Marcel GARNIER
Professeur agrégé
Médecin des Hôpitaux de Paris

Valery DELAMARE
Ancien interne
des Hôpitaux de Paris

DICTIONNAIRE
DES
TERMES TECHNIQUES
DE MÉDECINE

20e édition revue et augmentée par

Jean DELAMARE et Jacques DELAMARE
Anciens internes des Hôpitaux de Paris
Anciens chefs de clinique à la Faculté

Préfaces des

Professeurs René MOREAU et Georges BOUDIN
Membres de l'Académie Nationale de Médecine

OUVRAGE RÉCOMPENSÉ PAR L'ACADÉMIE FRANÇAISE EN 1932

MALOINE S. A. EDITEUR
27, rue de l'École-de-Médecine, - 75006 PARIS
1978

PRÉFACE

de la 19e édition (1972)

Le dictionnaire des termes techniques de médecine est entré dans sa soixante-treizième année.

C'est un adulte robuste, plein de substance et dont la croissance n'est pas terminée.

Il en est à sa 19e édition, qui marque sur la précédente un progrès. Celui-ci est-il un enrichissement? Est-il une inflation? Le nombre des termes techniques augmente chaque jour et cet accroissement répond à une nécessité.

L'évolution brusquée de la médecine contemporaine entraîne la création de mots nouveaux, qui expriment les faits, les idées et les doctrines qui viennent de naître. Ces mots, il est indispensable d'en connaître le sens exact, original; sans terminologie précise, il est impossible de s'entendre sur le fond. La pensée, l'influence et la culture françaises ne peuvent se développer et se maintenir que si elles s'expriment en une langue claire.

Le XIXe siècle, gardien de la Tradition et apôtre du Progrès, a forgé et admis des termes nouveaux, tout en ergotant sur les étymologies impures et les mésalliances linguistiques.

Le XXe siècle, voué à la trépidation et à l'action immédiate, ne s'attarde pas aux discussions grammaticales : il saisit le mot au vol, tant pis s'il est bancal, adopte les syndromes les yeux fermés et les théories avec enthousiasme — sous bénéfice d'inventaire. L'important est de savoir exactement ce que représentent les termes médicaux, qu'ils soient français, anglais, latins ou hybrides. Jamais la nécessité d'un dictionnaire de termes médicaux n'a été aussi grande et celui-ci n'est pas une sèche nomenclature, une aride compilation, mais un guide bien informé, bien français, juste et impartial, qui s'affirme un compagnon riche d'enseignement, un initiateur qui satisfait la curiosité et éveille l'imagination.

Depuis trente ans, la médecine a été bouleversée de fond en comble. Les maladies qui étaient courantes sont devenues rares, celles qui étaient exceptionnelles sont devenues familières, les fièvres tropicales éclosent en plein Paris... Des techniques nouvelles ont révolutionné la médecine et la chirurgie, la biologie médicale a pris son essor, la chimie biologique a engendré la chimie pathologique et les connaissances de physique atomique portent leurs premiers fruits. Les investigations radiologiques nous apportent, avec audace, des renseignements précieux; l'endocrinologie, la cardiologie, la neurologie sont secouées de puissants tourbillons.

La prodigieuse moisson de faits nouveaux enrichit la médecine. Elle exige un reclassement des maladies et un regroupement des syndromes. La science médicale recourt chaque jour aux bilans biologiques savamment chiffrés et semble réserver à l'art médical la sémiologie clinique et l'enquête étiologique, souvent impondérables.

La complexité chaque jour accrue des techniques d'exploration conduit à une spécialisation chaque jour plus étroite, et les spécialistes, entre eux, parlent une langue de plus en plus hermétique. Ils consentent encore à l'écrire, enrichie de sigles, hérissée de tableaux, de courbes, de formules chimiques ou algébriques, dont l'éclatante lumière n'échappe qu'aux imbéciles...

Les géniales découvertes de Pasteur ont approfondi notre connaissance des maladies, créé la médecine préventive et doté la thérapeutique de méthodes nouvelles. Surtout, elles ont révélé au monde une forme neuve de pensée médicale et appliqué les premières méthodes scientifiques à la pathologie humaine.

L'œuvre de Pasteur a été complétée par les admirables découvertes de Flemming : la pénicilline et les antibiotiques ont permis d'ajouter, à la prévention des maladies infectieuses par la vaccination, leur traitement et leur guérison par les antibiotiques. De même la découverte par Ch. Richet de l'anaphylaxie a ouvert le chapitre des maladies allergiques. Dans le même temps naissait la virologie et le microscope électronique permettait de parfaire nos connaissances toutes neuves sur les virus et de préciser le rôle et les anomalies des chromosomes et des gènes.

Ainsi l'enrichissement des techniques vient au secours de la vieille clinique qu'elles bousculent, renouvelle les investigations cliniques et donne toute sa puissance à la thérapeutique. De son côté, l'endoscopie a étendu son champ d'action jusqu'à l'indiscrétion : elle pousse ses sondes dans toutes les cavités et dans tous les conduits, dans tous les vaisseaux, du cœur au cerveau. Tout organe peut être ponctionné ou biopsié : le fœtus lui-même n'est pas à l'abri de la curiosité du médecin, dans sa niche amniotique dont la ponction peut conduire à une thérapeutique prénatale. Et il n'est pas jusqu'à nos insomnies, nos rêves et nos cauchemars qui ne puissent être étudiés, interprétés et estimés à poids d'or. Le rêve orgueilleux de Prométhée devient une réalité... mais il peut aussi se terminer comme le conte de l'apprenti sorcier.

La médecine actuelle se hausse sur les cothurnes de la Science, mais il apparaît parfois que les techniques sont imparfaites, et que la malice de la vie infirme la certitude des bilans biologiques et bouscule les éprouvettes.

Nous assistons à un véritable éclatement de la médecine traditionnelle : pour l'exprimer, le médecin a besoin de mots nouveaux. Il lui faut désigner les corps chimiques qu'il isole, les équilibres plasmatiques qu'il constate, les groupements qu'il entrevoit, les théories qui peuvent expliquer les états pathologiques, les maladies de systèmes, les réactions organiques, les hypothèses qui justifient un traitement, les anticipations qui suscitent la découverte d'une thérapeutique.

Le médecin continue à procéder à l'examen clinique rigoureux, mais il l'appuie d'investigations biologiques variées et judicieuses qui parfois le submergent. Les résultats du laboratoire semblent apporter des certitudes pathogéniques et imposer des traitements curateurs. Ceux-ci provoqueront des évolutions spectaculaires de la maladie : favorables le plus souvent, elles ne sont pas sans comporter de risques et entraîner des accidents. L'efficacité thérapeutique, sous quelque vocable qu'on la désigne, a ses rançons immédiates ou tardives ; elles doivent, autant que ses triomphes, être connues.

La médecine expérimentale de Claude Bernard, sous la pression existentialiste de la pensée contemporaine, aurait tendance à être appliquée non plus seulement aux animaux mais à l'homme. La passion louable de l'efficacité nous a mieux fait connaître le mécanisme des maladies — elle ne nous a pas encore enrichis, dans la même mesure, des connaissances de leurs causes. L'étiologie est la parente pauvre de cette admirable famille où pullulent les nouveaux riches. Elle aura, espérons-le, sa revanche. Dégagée de la gangue des pathogénies ingénieuses et de l'amphibologie des mots, cette médecine évitera de tomber dans un empirisme camouflé ; elle cessera d'être agressive, et devenue triomphante, elle méritera d'être promue Science médicale. Les temps sont proches... peut-être ; mais sûrement nous ne les verrons pas.

En trente ans, nous avons assisté à une transformation profonde de la médecine, qui impose un enrichissement de la terminologie médicale. Il faut aller vite, gagner du temps, devancer le voisin, créer rapidement le mot, le fabriquer bien ou mal, mais l'essentiel est qu'il existe.

Plus que jamais, le dictionnaire des termes médicaux est indispensable : il donne au mot son certificat de baptême; il en précise le sens et l'acception, il indique les principes ou les faits qui ont présidé à son éclosion, les théories, les hypothèses, les associations d'idées qu'il prétend exprimer. Le dictionnaire permet à ceux qui ne sont pas initiés de comprendre les textes sacrés, où la science médicale naissante s'épanouit : science jeune et confiante, oublieuse du passé, de ses riches et nobles origines; science qui lance à la volée le carillon de mots mal faits empruntés à toutes les langues, science qui se sent jeune et belle, riche d'avenir, promise à toutes les joies et confiante dans son pouvoir. Pour tant de jeunesse, qu'il lui soit beaucoup pardonné... même si son parlage nous écorche l'oreille.

L'adaptation d'un dictionnaire des termes médicaux aux exigences de cette science en perpétuelle gestation impose aux lexicologues un travail écrasant, un esprit toujours en éveil, avide de connaissances sans cesse renouvelées. L'étendue et la variété des matières à traiter, des mots à définir, des idées à interpréter rendent nécessaire le travail en équipe... et l'équipe familiale l'emporte sur toute autre. Jean Delamare a mis à contribution la juvénile ardeur de son fils Jacques, ancien interne des hôpitaux. Le petit-fils poursuit et rénove l'œuvre entreprise en 1899 par Marcel Garnier et Valery Delamare son grand-père.

En 73 années, 14 lustres, trois anciens internes du même sang donnent leurs soins zélés au même lexique toujours jeune et toujours « à la page ».

Grâce à ce dictionnaire des termes techniques de médecine, si soigneusement tenu à jour, dans sa forme et dans son esprit, par les Delamare, nous pourrons cheminer, sans surprise ni embûche, dans le labyrinthe du penser médical actuel et profiter pleinement des satisfactions chiffrées que la science médicale nous apporte, sans renoncer aux joies nuancées que l'art médical réserve à ceux qui l'ont pratiqué et qui, l'âge venant, finira par séduire ceux qui, chastes scouts, croient le dédaigner...

R. MOREAU

PRÉFACE
de la 20e édition

L'amitié de Jean Delamare me demande d'écrire une préface pour la 20ᵉ édition de son Dictionnaire. Mais cela me pose un problème, car quoi ajouter à la belle préface écrite pour l'édition de 1972 par notre vénéré maître René Moreau ? Tout y est dit, tout y est explicite et le Dictionnaire y est parfaitement analysé. Peut-être quelques termes nouveaux traduisent-ils nos pré-occupations actuelles, tels par exemple ceux qui sont liés à la conception de l'ensemble de la maladie de Parkinson dont une meilleure connaissance des mécanismes enzymatiques cérébraux a permis d'en bouleverser à la fois le traitement et la nosologie.

Un dictionnaire est un livre pratique que l'on consulte afin de préciser une définition, une orthographe ou une conception.

Et je pense qu'il doit peut-être y avoir bien de la joie à écrire un tel livre, puisque depuis le début du siècle, trois générations d'anciens internes de Paris s'y sont attelés, et que ce Diction-naire des termes techniques de médecine va connaître sa 20ᵉ édition.

Vous savez tous l'évasion que représente la compulsion d'un dictionnaire dans lequel, cherchant la définition exacte d'un mot, l'esprit brusquement vagabonde à la lecture d'articles suscités par des mots voisins. Même chose pour cet excellent Dictionnaire de Médecine où le hasard de l'ouverture d'une page vous fait tomber sur la définition du bruit de drapeau, et où, cherchant le sens exact de l'angle de Garland, vous continuez tout naturellement à lire l'épreuve du fil de Garrod pour passer au bacille de Gartner et au syndrome de Gasperini. Chaque fois vous admirez la précision de la définition qui, malgré sa brièveté, est complète. Et vous fermez le livre satisfait. Je crois que c'est le plus bel hommage que l'on puisse lui rendre.

Au fil des diverses éditions, ce dictionnaire s'est épaissi pour dépasser largement aujourd'hui les 1 000 pages. Cet épaissis-sement est le reflet de ce que l'on veut bien appeler les progrès de la médecine, et dont une partie consiste à créer des termes nouveaux parfois affublés de noms propres.

C'est pourquoi, pour le généraliste comme pour le spécialiste, ce dictionnaire est devenu un auxiliaire indispensable que l'on consulte facilement.

Et il faut admirer l'acharnement des auteurs, qui d'année en année ont tout remanié, complétant les omissions, ajoutant des créations nouvelles, et reprenant les vieilles définitions pour les polir et les compléter. Je connais mon ami Jean Delamare, et les siens, et je sais que leurs vacances bretonnes s'inquiètent peu de la pluie ou du vent qui, pour eux, ne sont qu'un prétexte à « travailler le Dictionnaire », travail sans fin, travail de bénédictin mais combien utile ! Car si ce Dictionnaire des termes techniques de médecine n'existait pas il faudrait le créer tant sa nécessité paraît évidente.

Aussi est-ce avec joie que j'écris ces quelques mots qui, en guise de préface, me font vous dire « cela pourrait être votre indispensable livre de chevet ». Vous vous y instruirez en musardant agréablement de page en page.

G. BOUDIN

DICTIONNAIRE

DES

TERMES TECHNIQUES

DE MÉDECINE

A

A (agglutinogène ou **antigène).** V. *agglutinogène* et *groupes sanguins*.

A (composé) de Kendall. V. *11-déhydrocorticostérone*.

a (onde). V. *pouls jugulaire*.

āā. V. *ana*.

A.A.L. Abréviation d'acide δ-aminolévulinique. V. *porphyrine*.

a-alphalipoprotéinémie ou **a-α-lipoprotéinémie,** *s. f.* V. *Tangier (maladie de)*.

Aalsmeer (test d'). Aggravation temporaire des symptômes cardio-vasculaires du béribéri par l'injection intramusculaire de 1 mg d'adrénaline.

abactériémique, *adj.* Se dit d'une maladie au cours de laquelle on ne trouve pas de microbe dans le sang circulant.

Abadie (signes d'). 1° (A. Joseph). Analgésie à la pression du tendon d'Achille; signe de tabes. 2° (A. Charles, 1877). Spasmes du releveur de la paupière supérieure dans la maladie de Basedow.

abaisse-langue, *s. m.* Instrument, en forme de palette, servant à déprimer la base de la langue pour l'examen de la gorge.

abarticulaire, *adj.* Qui est en dehors de l'articulation.

abasie, *s. f.* (ἀ- priv.; βάσις, marche). Perte plus ou moins complète de la faculté de marcher, sans trouble de la force musculaire ni de la sensibilité. Elle coïncide généralement avec l'astasie.

abattement, *s. m.* Diminution rapide, d'une durée plus ou moins longue, des forces physiques et des fonctions psychiques.

abcédé, *adj.* Transformé en abcès ou qui a donné lieu à un abcès.

abcédographie, *s. f.* Radiographie d'un abcès après ponction, évacuation et injection d'air ou de liquide opaque aux rayons X.

abcès, *s. m.* (*abcessus*, de *abcedere*, abcéder). Amas de pus collecté dans une cavité formée aux dépens des tissus environnants détruits ou refoulés. — *a. chaud.* A. accompagné de phénomènes inflammatoires aigus. — *a. froid.* A. qui se forme lentement sans réaction inflammatoire (tuberculose, mycose).

abcès arthrifluent. Abcès froid développé au niveau d'une lésion articulaire de nature tuberculeuse, entraînant la destruction de l'articulation, et s'extériorisant parfois assez loin de son point d'origine.

abcès en bouton de chemise. Abcès circonscrit comprenant deux cavités qui communiquent par un orifice étroit (chaque cavité étant comparée à une des têtes du bouton). On observe cette forme d'abcès dans le voisinage des aponévroses qui forment obstacle au développement régulier de la poche purulente.

abcès de Brodie. V. *Brodie* (*abcès de*).

abcès caséeux (Lannelongue). Abcès froid tuberculeux rempli d'une substance semi-liquide ressemblant à du fromage ou à du mastic.

abcès par congestion (Desault et Boyer) ou **ossifluent** (Gerdy). Abcès froid, développé au niveau d'une lésion osseuse de nature tuberculeuse (mal de Pott, etc.), entraînant la destruction du tissu osseux et apparaissant parfois assez loin de son point d'origine.

abcès de dérivation ou **de fixation** (Fochier, 1891). Abcès provoqué, dans un but thérapeutique, par l'injection hypodermique d'essence de térébenthine, dans certaines maladies infectieuses.

abcès métastatique. Abcès dû à une embolie septique partie d'un foyer infectieux plus ou moins éloigné. V. *hémosporie*.

abcès ossifluent. V. *abcès par congestion*.

abcès sous-périostique (Chassaignac). V. *ostéomyélite infectieuse aiguë*.

abcès toxinique. Nom par lequel Calmette désigne certains abcès du foie, d'origine dysentérique, dont le pus est *amicrobien*. Ces abcès seraient dus « à une accumulation de toxine nécrosante en un ou plusieurs points du parenchyme de la glande ».

abcès tubéreux. V. *hidrosadénite*.

abcès urineux. Abcès formé dans le voisinage de l'urètre, à la suite d'une rupture ou d'une fissure de ce conduit.

Abderhalden (réaction d') (1912). Réaction destinée à mettre en évidence l'existence de ferments protéolytiques particuliers, qui apparaîtraient dans le sang quand un organe malade y déverse des produits incomplètement élaborés (ferments de défense, voir ce terme). Cette réaction a été appliquée avec des succès divers au diagnostic des affections d'organes. Elle donne aussi des résultats concluants dans le diagnostic précoce de la grossesse; dès le début de la gestation, on trouve, en effet, dans le sang, un ferment doué d'une action spécifique vis-à-vis des albumines placentaires.

abdomen obstipum. V. *obstipum* (*abdomen*).

abdominal droit supérieur (syndrome). V. *Fitz-Hugh* (*syndrome de*).

abduction, *s. f.* (*abductio*, action d'emmener). Mouvement d'un membre ou d'un segment de membre qui a pour résultat de l'écarter du plan médian du corps.

aberrant, ante, *adj.* Qui s'écarte de la normale par son aspect, sa structure ou son siège.

aberration, *s. f.* (*ab* indiquant l'éloignement; *errare*, errer). Dérangement, déviation hors de l'état normal : *a*. des sens, du jugement, *a*. mentale. — *a. chromosomique.* V. *maladie par aberration chromosomique*.

a-bêta-lipoprotéinémie ou **a-β-lipoprotéinémie,** *s. f.* Syn. *syndrome de Bassen-Kornzweig* (1950). Maladie congénitale, héréditaire à transmission récessive autosomale, caractérisée par l'absence de β-lipoprotéines dans le sang. Le taux des lipides, du cholestérol et des phospholipides est bas. Cette variété d'hypolipidémie, dans laquelle la synthèse des chylomicrons est impossible, se manifeste chez le nourrisson par une diarrhée chronique graisseuse, du météorisme abdominal, un retard de croissance, des altérations dégénératives neuro-oculaires (ataxie et rétinite) et un aspect anormal des globules rouges (acanthocytose). Son pronostic est très grave. — L'*hypo-bêta-lipoprotéinémie*, dans laquelle le taux des β-lipoprotéines est simplement abaissé, se manifeste par un syndrome clinique plus ou moins complet. Elle est primitive, familiale (v. *Anderson, maladie d'*) ou secondaire à une mauvaise absorption intestinale ou à une maladie débilitante. V. *hypolipidémie*.

ABH (substances ou **système).** Ensemble des agglutinogènes présents dans les hématies des sujets des groupes sanguins A, B et O. On trouve également ces substances (mucopolysaccharides), sous une forme hydrosoluble, dans la salive de 80 % des individus de race blanche (sujets sécréteurs ABH), les 20 % restants étant les non-sécréteurs ABH. V. *agglutinogène, groupes sanguins, H (substance)* et *Lewis (facteur, substance ou système).*

abiogénèse, *s. f.* (ἀ- pr.; βίος, vie; γένεσις, génération) (Huxley). Syn. *archébiose, génération spontanée.* Nom donné à la théorie ancienne qui admettait la production d'êtres vivants issus directement de la matière brute.

abiorexie, *s. f.* (ἀ- priv.; βίος, vie; ὄρεξις, appétit). Terme proposé par H. P. Klotz (1955) pour désigner l'anorexie mentale, la perte des appétits vitaux étant le symptôme essentiel de cette maladie.

abiotique, *adj.* (ἀ- priv.; βίος, vie). Contraire à la vie : *rayons abiotiques.*

abiotrophie, *s. f.* (ἀ- priv.; βίος, vie; τροφή, nourriture) (Gowers, 1902). Processus dégénératif atteignant prématurément les éléments histologiques, en particulier les formations nerveuses, sans cause apparente et simplement parce que le terme de la vie de ces éléments est atteint; c'est le défaut de capacité vitale.

ablactation, *s. f.* (*ab*- priv.; *lac*, lait). Cessation de la lactation, considérée par rapport à la mère.

ablation, *s. f.* (*ablatio*, d'*ablatum*, supin d'*auferre*). Action d'enlever chirurgicalement une partie du corps (membre, organe, tumeur, etc.).

ablépharie, *s. f.* (ἀ- priv.; βλέφαρον, paupière). Absence congénitale totale des paupières.

ABO (groupe ou **système).** V. *groupes sanguins.*

abortif, ive, *adj.* (*ab*- priv.; *oriri*, naître). Qui est venu avant terme; *fœtus abortif* ou *avorton*. — Se dit des substances dont l'absorption passe pour provoquer l'avortement, et des manœuvres destinées à interrompre la grossesse. — Se dit aussi des processus qui ne vont pas jusqu'au terme normal de leur évolution. Ex. : *formes abortives des pyrexies.* — Employé comme *s. m.* pour désigner une substance abortive.

aboulie, *s. f.* (ἀ- priv.; βουλή, volonté). Trouble mental caractérisé par l'absence ou la diminution de la volonté (psychasthénie, états dépressifs).

abou-moukmouk, *s. m.* Maladie observée en Afrique centrale, ressemblant à la variole, dont elle est bien distincte; elle n'est autre, probablement, que l'*alastrim* (v. ce mot).

abrachie, *s. f.* (ἀ- priv.; βραχίων, bras). Syn. *lipobrachie.* Absence congénitale des bras.

abrachiocéphalie, *s. f.* (ἀ- priv.; βραχίων ; κεφαλή, tête). Syn. *lipobrachionocéphalie.* Absence congénitale des bras et de la tête.

Abrahams (signe d'). Douleur vive provoquée dans la lithiase vésiculaire en enfonçant brusquement l'index et le médius droit en un point situé à une distance égale de l'ombilic et du 9e cartilage costal droit.

Abrams (méthode d'). V. *spondylothérapie.*

Abrams (réflexes d') (1899). 1° *réflexe pulmonaire.* Dilatation des bords du poumon sous l'influence d'une excitation cutanée faite au niveau des régions correspondantes. — 2° *réflexe cardiaque.* Diminution du volume du cœur déterminée par l'irritation de la peau, la percussion des muscles, l'excitation des muqueuses, et en particulier de celle du nez. Ce réflexe ne peut être reconnu que par la radioscopie. — La percussion de la région précordiale détermine le réflexe pulmonaire (dilatation du poumon) en même temps que le réflexe cardiaque (constriction du cœur), et la diminution de la matité cardiaque est le résultat de l'association de ces deux réflexes.

abrasion, *s. f. (ab-* pr.; *radere,* racler).
Séparation ou excision de petits
fragments muqueux superficiels.

abréaction, *s. f. (ab,* hors de; *re*
indiquant le retour; *actio,* fait)
(psychiatrie). Réapparition, à la
conscience, d'une émotion passée
oubliée ou maintenue dans le subconscient par des barrages psychiques.

Abrikossoff (tumeur d'). Syn.
myome myoblastique (Abrikossoff,
1926), *rhabdomyome granuleux* ou
*granulo-cellulaire, tumeur à cellules
granuleuses.* Tumeur bénigne rare,
siégeant sur la peau et les muqueuses respiratoires et digestives,
le plus souvent sur la langue. Elle
est formée d'une nappe de grosses
cellules à granulations éosinophiles
proliférant dans la sous-muqueuse.
Elle est radiorésistante, curable par
exérèse, mais sujette aux récidives.
Son origine musculaire est actuellement contestée.

abruption, *s. f. (ab-* pr.; *rumpere,*
rompre). Fracture transversale d'un
os avec des fragments rugueux.

abscision ou **abscission,** *s. f. (absci-
dere,* couper).V. *excision* (peu usité).

absence, *s. f. (absentia).* Perte passagère de la mémoire et même de la
connaissance, due à un excès de
fatigue, à une intoxication (alcool,
opium, etc.) ou à un trouble passager de l'irrigation cérébrale. —
Depuis Calmeil (1824) et Delasiauve (1854), on réserve ce terme
à l'*a. épileptique,* manifestation mineure de l'épilepsie généralisée
(petit mal, v. ce terme) consistant
en une brève suspension de la
conscience avec interruption de
toute activité, pâleur, fixité du regard, parfois myoclonie et amnésie
complète consécutive. L'*a.* peut
être *simple,* ou *complexe* si elle est
accompagnée de signes neurologiques, *typique* (*a. petit mal*) ou
atypique (*variante d'a. petit mal*)
selon l'aspect de l'électroencéphalogramme pendant la perte de
conscience. Les brèves pertes de
connaissance dues à des crises
d'épilepsie localisée (généralement
temporale) sont exclues du cadre

des absences (*fausses absences*). V.
absence (état d') et *mal (petit).*

absence (état d'). Syn. *état de petit
mal.* Variété d'épilepsie se manifestant par des absences répétées et
prolongées avec persistance, pendant des heures et même des jours,
d'une perte plus ou moins profonde
de la conscience. C'est au cours de
cette forme que peut survenir une
fugue. L'état d'absence a été observé dans le syndrome de Lennox-
Gastaut.

absence atonique. V. *épilepsie atonique.*

absence petit mal. Absence typique.
V. *absence.*

absence petit mal (variante d').
Absence atypique. V. *absence* et
Lennox-Gastaut (syndrome de).

absinthisme, *s. m.* Intoxication par
l'absinthe.

absorbant, *adj.* et *s. m. (ab,* de;
sorbere, boire). Nom donné aux
médicaments destinés à absorber les
liquides ou les gaz.

absorption, *s. f.* « Mot qui sert en
physiologie à désigner une série
d'actes par lesquels des substances,
qui étaient extérieures à un organisme vivant, pénètrent sans lésion
traumatique dans l'intérieur de cet
organisme » (Paul Bert). — L'*a.*
fait partie de la nutrition.

abstème, *s. m.* ou *f. (abs-* priv.; *teme-
tum,* vin pur). Qui ne boit pas de
vin (peu usité).

abstergent, *adj.* et *s. m. (abstergere,*
nettoyer). Qui est propre à nettoyer
les plaies : médicaments abstergents.

abstersion, *s. f.* Action de nettoyer :
abstersion d'une plaie, ou effet des
médicaments abstergents.

Abt-Letterer-Siwe (maladie d')
(L., 1924; S., 1933; A., 1936). Syn.
histiocytose disséminée (ou *diffuse*)
*aiguë, réticulo-endothéliose aiguë hé-
morragique des nourrissons.* Affection des nourrissons caractérisée
par l'hypertrophie des ganglions,
du foie et surtout de la rate, la tendance aux hémorragies (purpura) et
une évolution fébrile vers la mort en
quelques mois. La radiographie
montre des images kystiques des os

longs et du bassin ainsi que des images nodulaires pulmonaires. Les viscères et les os sont envahis de grandes cellules réticulaires étoilées. V. *réticulose X*.

acalasie, *s. f.* (mauvaise orthographe). V. *achalasie*.

acalculie, *s. f.* Impossibilité d'utiliser les chiffres et les nombres, et d'effectuer les opérations arithmétiques; on l'observe dans certaines aphasies (lésions du pli courbe). V. *Gertsmann (syndrome de)*.

acampsie, *s. f.* (ά- priv.; κάμπτειν, fléchir). Impossibilité de plier une articulation (inusité).

acanthocytose, *s. f.* (άκανθα, épine; κύτος, cellule). Déformation des hématies qui semblent hérissées d'épines. V. *a-bêta-lipoprotéinémie*.

acantholyse, *s. f.* (άκανθα, épine; λύειν, dissoudre) (Auspitz, 1881). Etat particulier des cellules du corps muqueux de Malpighi caractérisé par la diminution de leur adhérence réciproque. L'*a.* favorise la formation des bulles.

acanthome, *s. m.* (άκανθα). Nom générique des tumeurs cutanées développées aux dépens de la couche de Malpighi (verrues).

acanthopelvis, *s. m.* (άκανθα; *pelvis*, bassin). Syn. *bassin épineux*. Variété de bassin rachitique caractérisée par la présence de pointes et de crêtes osseuses situées au niveau des insertions des tendons (éminence ilio-pectinée, pubis).

acanthose, *s. f.* Lésion cutanée caractérisée par l'épaississement du corps muqueux de Malpighi, dû à la multiplication exagérée des cellules.

acanthosis nigricans (άκανθα; *nigricare*, être noirâtre) (Pollitzer, 1890). Syn. *dystrophie papillaire et pigmentaire* (Darier, 1893). Dermatose caractérisée par une hypertrophie papillaire végétante et de la pigmentation localisées surtout aux aisselles, au cou, aux régions génito-crurales où la peau est rugueuse, épaissie, quadrillée; accessoirement par une dystrophie pilaire et unguéale. Elle coexiste, dans la moitié des cas, avec un cancer abdominal. Elle semble d'origine génétique. V. *para-néoplasiques (manifestations)*.

acapnie, *s. f.* (ά- priv.; καπνός, vapeur, fumée) (Mosso). Terme employé parfois dans le sens d'*hypocapnie* : v. ce mot.

acardiaque, *s. m.* (*adj.* pris substantivement) (ά- priv.; καρδία, cœur). Monstre privé de cœur. V. *anide*.

acare, *s. m.* (άκαρι, petit insecte). Nom donné à certains parasites de l'ordre des acariens, de petite taille; il désigne le plus souvent le *Sarcoptes* ou *Acarus scabiei*, parasite de la gale.

acariose, *s. f.* Maladie déterminée par les acares.

acarophobie, *s. f.* (άκαρι; φόβος, peur). Crainte excessive qu'éprouvent certains sujets de contracter la gale.

acatalasémie, *s. f.* Absence de catalase dans le sang.

acatalasie, *s. f.* (Takahara, 1952). Maladie rare, due à l'absence congénitale de catalase, signalée au Japon et en Suisse, et se manifestant par des ulcérations, parfois gangréneuses, de la bouche.

acataphasie, *s. f.* (ά- priv.; καταφήμι, j'affirme) (Steinthal, 1871). Trouble de la faculté du langage caractérisé par ce fait que la phrase, bien que traduisant logiquement la suite des idées, est construite d'une façon incorrecte sans tenir compte des règles de la syntaxe. Ce terme se trouverait déjà dans Aristote.

acathectique, *adj.* (άκαθεκτέω; je ne peux contenir) (Liebermeister, 1893). Se dit de la cellule hépatique qui devient incapable de retenir les pigments biliaires (*état acathectique*).

acathésie, acathisie ou **akathisie**, *s. f.* (ά- priv.; καθίζειν, faire asseoir) (L. Haskovec, 1901). Impossibilité pour certains malades de s'asseoir ou de rester assis, soit par suite d'une névralgie réveillée ou aggravée par la position assise, soit par suite de myoclonies en rapport parfois avec l'encéphalite épidémique, soit par suite d'une véritable phobie.

accablement, s. m. (du bas lat. *cadabalum*, machine de guerre. Littré). Diminution des forces physiques et morales plus accusée que dans l'abattement.

accalmie traîtresse (Dieulafoy). Phase observée au début de la péritonite putride d'origine appendiculaire, pendant laquelle la sédation momentanée des symptômes, succédant au tableau dramatique de la perforation de l'appendice, peut induire en erreur sur la gravité de l'évolution.

accelerator factor. V. *accélérine.*

accélérine, s. f. (Owren, 1947). Syn. *facteur VI, sérum ac-globuline.* Pseudo-globuline thermolabile intervenant dans le mécanisme de la coagulation du sang. Elle agit sur la thromboplastine déjà activée par la proconvertine et accélère la transformation de la prothrombine en thrombine. Cette pseudo-globuline, d'origine hépatique, existe dans le plasma sous forme de *proaccélérine (facteur V* d'Owren, *facteur A labile* de Quick, *plasma ac-globuline* de Ware et Seegers, *accelerator factor* de Fantl et Nance, *cofactor of thromboplastin* d'Honorato, *plasma prothrombin convertion factor* de Stefanini) qui, dès le début de la coagulation, devient plus active sous l'influence des premières traces de thrombine formées. V. *thromboplastine.*

accélérinémie, s. f. Présence d'accélérine dans le sang.

accepteur d'hydrogène. Corps capable de fixer l'hydrogène faisant partie d'un autre corps (donateur d'hydrogène). V. *transporteur d'hydrogène.*

accès, s. m. (*accessio*). Apparition brusque d'un phénomène morbide souvent violent et de courte durée, se répétant avec une certaine régularité. Ex. : *a. de fièvre, de toux, etc.* — *fièvre d'a.* Nom donné autrefois à la *fièvre intermittente.* — *a. pernicieux.* V. *fièvre pernicieuse.*

accident du travail. « Événement imprévu et soudain survenu du fait ou à l'occasion du travail et qui provoque dans l'organisme une lésion ou un trouble fonctionnel permanent ou passager » (Reclus).

acclimatation, s. f. Changement qui se produit chez un être vivant (animal ou végétal) pour lui permettre de vivre dans un climat différent du climat natal.

acclimatement, s. m. (*ad; clima, atis,* climat). Adaptation définitive d'un être vivant (animal ou végétal) à un climat nouveau.

acclimater, v. Habituer à un climat autre que celui du pays natal.

accommodation, s. f. (*ad,* à; *commodus,* commode). 1° (ophtalmologie). Propriété que possède l'œil de s'adapter à diverses distances. — 2° (obstétrique). Modification de l'attitude du fœtus ayant pour effet de loger sa grosse extrémité dans la partie la plus large de l'utérus, en particulier de mettre le siège et les membres inférieurs en rapport avec la partie supérieure de l'utérus, dans les trois derniers mois de la grossesse.

accouchement, s. m. (*accubare,* se mettre au lit). Acte par lequel une femme se délivre, ou est délivrée du produit de la conception (fœtus et annexes), à une époque où le fœtus est viable. V. *parturition.* — *a. dirigé* ou *médical.* Nom donné aux diverses techniques destinées à abréger le travail ou à diminuer l'intensité des douleurs. — *a. provoqué.* A. succédant au déclenchement artificiel du travail (par rupture des membranes, excitation mécanique ou médicamenteuse de l'utérus).

accoucher, v. Mettre au monde un enfant.

accoucheur, s. m. Médecin spécialisé dans l'art des accouchements. — *main d'accoucheur.* V. *main.*

accoutumance, s. f. Processus par lequel l'organisme devient insensible à l'action d'un médicament ou d'un poison, à la suite de l'administration de quantités d'abord faibles et inactives, puis croissantes de celui-ci. — *a. toxicomaniaque.* Toxicomanie bénigne comportant une dépendance psychique (v. *assuétude*) du sujet vis-à-vis du toxique, mais non une **dépendance physique**, c'est-à-dire l'obligation de répéter les doses pour faire disparaître les troubles qui se manifestent quand la drogue a cessé d'agir (v. *addiction*).

accrétion, *s. f.* (*accretio*, de *crescere*, croître). « Mode d'accroissement par juxtaposition » (Littré). Certains en font un synonyme d'accroissement, d'augmentation d'apport, de fixation, par opposition à résorption. Ex. : *a. calcique* par opposition à résorption calcique.

accroissement de volume (loi d'). V. *Cope (loi de).*

accroupissement, *s. m.* (en angl. *squatting*). « Tendance qu'ont les enfants atteints de maladie bleue à s'asseoir sur leurs talons pour se reposer et trouver un soulagement à la dyspnée d'effort » (M. Mouquin).

acéphalie, *s. f.* (ἀ- priv.; κεφαλή, tête). Monstruosité consistant en l'absence d'une portion de la tête ou de la tête entière.

acéphalocyste, *s. m.* (ἀ- priv.; κεφαλή, tête; κύστις, vessie). Echinocoque dont la tête ne s'est pas développée. Ce n'est pas un genre spécial à l'homme, comme l'avait cru Laënnec.

acervule, *s. m,* (*acervulus*, dimin. de *acervus*, amas). Petit grain de nature calcaire, trouvé dans les plexus choroïdes et la glande pinéale.

acétonémiante (hormone) (Anselmino et Hoffmann, 1930). Hormone sécrétée par le lobe antérieur de l'hypophyse, qui oxyderait les graisses et augmenterait le taux des corps cétoniques dans le sang et dans l'urine. Elle n'a jamais été isolée.

acétonémie, *s. f.* (acétone; αἷμα, sang). Présence dans le sang d'acétone et par extension des autres corps cétoniques. On admet que le coma diabétique est dû à l'excès de ces corps toxiques et acides dans l'organisme. Lancereaux a proposé d'appliquer le terme d'*a.* à l'« ensemble des complications survenant dans le cours du diabète et reconnaissant pour cause la rétention dans l'économie de produits

toxiques quels qu'ils soient, de même que le mot *urémie* n'indique pas un empoisonnement par l'urée, mais par toutes les substances excrémentitielles de l'urine que le rein n'élimine plus ». — *a. infantile.* V. *vomissements acétonémiques.*

acétonémique, *adj.* V. *vomissements acétonémiques.*

acétoniques (corps). V. *cétoniques (corps).*

acétonurie, *s. f.* (acétone; οὖρον, urine). Elimination d'acétone par l'urine. Elle se rencontre chez certains diabétiques et, à un très faible degré, chez les fébricants et les carcinomateux. Elle se révèle par la légère odeur chloroformique que l'acétone communique à l'urine.

acétylcholine, *s.f.* Ester de la choline. Ce corps vagomimétique est le médiateur chimique des nerfs cholinergiques; il provoque la vasodilatation des artères et des capillaires, renforce les contractions du tube digestif, déclenche la contraction et l'hypersécrétion des bronches.

acétylcholinomimétique, *adj.* Se dit d'une substance dont l'action est semblable à celle de l'acétylcholine.

A.C.G. Angiocardiographie (v. ce terme).

ac-globuline, *s. f.* V. *accélérine.*

achalasie, *s. f.* (ἀ- priv.; χάλασις, relâchement). Troubles dans le fonctionnement des sphincters, dont le relâchement ne s'effectue pas comme il devrait au moment des contractions des conduits sus-jacents. Ex. : l'*achalasie du cardia* (Tiprez et Ryckewaert, 1928) explique la dilatation de l'œsophage; celle de l'uretère, l'hydronéphrose intermittente.

Achalme (bacille d'). Bacille découvert en 1891 par Achalme à l'autopsie de malades morts de rhumatisme articulaire aigu. Il est identique au *Bacillus aerogenes capsulatus* de Welsch et Nuttal, appelé *Bacillus phlegmones emphysematosae* par E. Frænkel et *Bacillus perfringens* par Veillon et Zuber.

Achard, Foix et Mouzon (syndrome d'). Syn. *dystrophie cruro-vésicofessière* (Foix et Hillemand). Malformation congénitale caractérisée par l'absence du coccyx et des deux ou trois dernières pièces sacrées, l'atrophie des os du bassin, des fesses et des muscles de la jambe, associées à l'incontinence sphinctérienne.

Achard-Thiers (syndrome d'). V. *diabète des femmes à barbe.*

acheilie, achélie, ou mieux **achilie,** *s. f.* (ἀ- priv.; χεῖλος, lèvre). Absence congénitale totale ou partielle des lèvres.

achillodynie, *s. f.* (Achille; ὀδύνη, douleur). Syndrome dû à l'inflammation de la bourse séreuse située entre le tendon d'Achille et le calcanéum, et consistant en une douleur plus ou moins vive, provoquée par les mouvements de flexion et d'extension du pied et dans la tuméfaction de la région calcanéenne (blennorragie, contusions répétées, etc.).

achlorhydrie, *s. f.* V. *anachlorhydrie.*

achlorhydropepsie, *s. f.* (ἀ- priv.; chlorhydrie; πέψις, coction). V. *achylie.*

achloroblepsie ou **achloropsie,** *s. f.* (ἀ- priv.; χλωρός, vert; βλέψις ou ὄψις, vue). Syn. *deutéranopie, anomalie de Nagel.* Non-perception de la couleur verte, la seconde des trois couleurs fondamentales. Daltonisme pour le vert. C'est une variété de dichromasie. V. *dichromate, deutéranope* et *daltonisme.*

achoasme, *s. m.* V. *akoasme.*

acholie, *s. f.* (ἀ- priv.; χολή, bile). Suppression de la sécrétion biliaire. — *a. pigmentaire* (Hanot). Absence de sécrétion des pigments biliaires. Lorsqu'elle survient au cours d'une hépatite, elle entraîne la disparition de l'ictère, tandis que persiste la décoloration des matières fécales (aggravation du pronostic).

acholurique, *adj.* Se dit d'une variété d'ictère caractérisée par l'absence de pigment biliaire dans l'urine. V. *ictère acholurique.*

achondrodystrophie hypoplastique (ἀ- priv.; χόνδρος, cartilage; dystrophie). Lésion du cartilage de conjugaison observée dans le myxœdème congénital; elle est caractérisée par l'abondance de la substance fondamentale, la rareté et l'atrophie des chondroblastes et des ostéoblastes.

achondrogénèse, *s. f.* (Parenti, 1936). Absence de formation de tissu cartilagineux. Elle individualise une variété de nanisme micromélique incompatible avec la vie, caractérisée par une absence presque complète des os des membres. V. *nanisme thanatophore.*

achondroplase, *s. m.* ou *f.* Sujet atteint d'achondroplasie.

achondroplasie, *s. f.* (ἀ- priv.; χόνδρος, cartilage; πλάσσειν, former) (Parrot, 1876). Syn. *chondrodystrophie fœtale* (Kauffmann, 1892), *maladie de Parrot.* Affection congénitale, héréditaire à transmission dominante ou récessive, due à un gène mutant. Elle est caractérisée par un arrêt de développement des os en longueur, leur volume étant, au contraire, augmenté par suite de la prédominance de l'ossification périostique sur l'ossification enchondrale. Cliniquement elle se manifeste par un nanisme portant uniquement sur les membres (et surtout sur les segments proximaux : *micromélie rhizomélique* de P. Marie); la tête est volumineuse, le tronc est à peu près normal. Elle fait partie du groupe des chondrodystrophies (chondrodystrophie génotypique).

achorion, *s. m.* (ἀχώρ, gourme des enfants) (Schœnlein). Parasite du favus.

achromasie, *s. f.* (ἀ- priv.; χρῶμα, couleur). V. *achromatopsie.*

achromate, *adj.* Se dit de l'œil atteint d'achromatopsie.

achromatocyte, *s. m.* (ἀ- priv.; χρῶμα, couleur; κύτος, cellule) (Hayem). Globule rouge ayant perdu sa matière colorante après avoir subi la transformation vésiculeuse.

achromatopsie, *s. f.* (ἀ- priv.; χρῶμα, couleur; ὄψις vue). Syn. *achromasie.* Abolition de la perception des couleurs. La rétine ne fournit que la sensation du blanc, du noir et des teintes intermédiaires. — L'*a.* est le plus souvent *partielle* et ne porte que sur une ou quelques couleurs. V. *dyschromatopsie*.

achromie, *s. f.* (ἀ- priv.; χρῶμα, couleur). Diminution ou disparition complète de la pigmentation normale de la peau. — *a. parasitaire de la face et du cou à recrudescence estivale* (Jeanselme). V. *hodipotsy*.

achrooglycogénurie, *s. f.* Présence de l'achrooglycogène dans l'urine. L'achrooglycogène ou gomme animale offre quelques-unes des réactions qui servent à déceler l'albumine et peut donner lieu à des erreurs; c'est d'ailleurs un produit fort rare.

achylie, *s. f.* (ἀ- priv.; χυλός, suc) (Einhorn, 1888). Syn. *achlorhydropepsie, anachlorhydropepsie*. Syndrome analogue à l'*apepsie* (Hayem) caractérisé chimiquement par l'absence, dans le suc gastrique, de la pepsine et de l'acide chlorhydrique libre et combiné, et cliniquement par des troubles gastriques, intestinaux et nerveux banaux (douleurs, vomissements, céphalée, angoisse, etc.). — L'*a.* peut être accompagnée de modification du sang (anémie pernicieuse, anémie hypochromique).

acidité titrable urinaire. Quantité d'ions $H+$ libres dans l'urine; elle est normalement de 20 mEq/litre. Elle dépend essentiellement de l'élimination rénale des phosphates. On la mesure par la quantité de soude décinormale qu'il faut ajouter à l'urine pour élever son pH au niveau de celui du plasma.

acido-cétose, *s. f.* Syn. *cétose, cétoacidose*. Variété d'acidose observée parfois dans le diabète, les vomissements acétonémiques, les troubles digestifs ou hépatiques, le jeûne, etc. Elle est due à l'accumulation des corps cétoniques qui s'éliminent par l'urine. Au début (*a.c. pure*, ou *légère, préacidose*), l'organisme lutte efficacement contre l'envahissement de ces corps acides : la réserve alcaline reste normale; puis celle-ci s'abaisse (entre 50 et 30 volumes) sans modification du pH du sang : c'est l'*a.c. d'alarme*, ou *compensée*. Le mécanisme régulateur (tampons)

finit par être débordé : la réserve alcaline diminue considérablement et le pH sanguin s'abaisse : c'est la phase d'*a.c. grave* ou *décompensée*. Cliniquement, la 1re phase d'*a.c.* pure est à peu près latente; les phases suivantes correspondent généralement aux périodes de précoma et de coma diabétique.

acidogénèse, *s. f.* (acide; γένεσις, production). Formation d'acide. — *a. rénale*. Excrétion, par les cellules des tubes rénaux, d'ions acides $H+$ avec réabsorption, en échange, d'ions $Na+$ soustraits au liquide tubulaire. Elle abaisse rapidement le pH de l'urine et épargne les bases fixes. C'est un des mécanismes de régulation de l'équilibre acido-basique : son augmentation lutte contre l'acidose et sa diminution s'oppose à l'alcalose.

acidophile, *adj.* Se dit des éléments figurés qui se colorent de préférence par les réactifs (sels) dont l'élément acide est le colorant; l'éosine étant le plus employé, *éosinophile* est parfois pris comme synonyme d'*acidophile*.

acido-résistant, *adj.* Se dit des bacilles qui ont la propriété, après coloration par la solution de fuchsine phéniquée, de résister à la décoloration par l'acide nitrique au tiers. Le bacille de la tuberculose est le type des microbes de ce groupe.

acidose, *s. f.* (Stadelman). Rupture de l'équilibre acido-basique du plasma dans le sens de l'acidité, plus exactement par diminution de son alcalinité : le pH devient inférieur à 7,40. Cette rupture se traduit par l'augmentation du rapport : acide carbonique/bicarbonates du plasma. Celle-ci peut être due à l'accroissement du CO_2 dissous du plasma (*a. gazeuse* ou *respiratoire* par diminution de la ventilation pulmonaire) ou à la diminution des bicarbonates (*a. non gazeuse* ou *fixe* par déperdition de bases, ingestion ou rétention d'acides ou production excessive de métabolites acides : ce sont les *a. métaboliques*, diabétique, rénale, fébrile, de surmenage musculaire). Lorsque, grâce aux mécanismes régulateurs de l'organisme, l'autre terme du rapport évolue parallèlement à celui qui est perturbé, la valeur du rapport et le pH sanguin ne changent pas : l'*a.* est *compensée.* Si ces mécanismes régulateurs sont débordés, le pH s'abaisse (*a. décompensée*). — *coefficient d'acidose.* V. *Lantzenberg* (*coefficient d'*).

acidose rénale. Acidose métabolique (v. *acidose*) due à une insuffisance du fonctionnement rénal : *globale* (les néphrons intacts, en nombre très réduit, ne peuvent suffire à éliminer la quantité nécessaire d'ammoniac) ou *tubulaire isolée* (diminution élective de l'acidogénèse rénale, dans certaines néphropathies tubulaires, le plus souvent congénitales). V. *acidogénèse rénale, acidose rénale hyperchlorémique, Lightwood (syndromes de)*, 1° et *Boyd et Stearns (syndrome de)*. — *a. r. idiopathique.* V. *Lightwood (syndromes de)*, 1°.

acidose rénale hyperchlorémique (Butler, 1936 ; Albright, 1940). Syn. *syndrome d'Albright, syndrome de Butler-Albright, acidose tubulaire chronique d'Albright, tubulopathie d'Albright, acidose tubulaire chronique idiopathique avec hypercalciurie et hypocitraturie.* Affection se manifestant dès les premières années de la vie par une croissance difficile, une soif vive avec polyurie et parfois déshydratation. Elle est caractérisée par des altérations du squelette (rachitisme, nanisme, ostéomalacie), une néphrocalcinose et quelquefois des crises de paralysie périodique. Il existe une acidose avec hyperchlorémie, défaut de concentration urinaire et élimination excessive, par l'urine, du calcium et du potassium tandis que le taux des citrates urinaires est très bas. La calcémie et la citratémie sont normales ; la kaliémie est basse. L'évolution, chronique, est grave (déformations osseuses, fractures spontanées et surtout insuffisance rénale): elle peut être stabilisée par le traitement. La nature de l'affection est mal connue. Il s'agit d'un trouble primitif et héréditaire du fonctionnement du tube rénal avec incapacité d'excrétion des ions H$^+$; la fuite du Ca entraîne une hyperparathyroïdie secondaire avec ostéomalacie et calcifications rénales ou même calcinose généralisée. V. *néphropathie tubulaire chronique, hyperparathyroïdie et Lightwood (syndromes de)*, 1°.

acidose tubulaire chronique d'Albright, acidose tubulaire chronique idiopathique avec hypercalciurie et hypocitraturie. V. *acidose rénale hyperchlorémique.*

acidurie, s. f. Présence d'acide en excès dans l'urine.

acidurie argino-succinique. Maladie enzymatique due à une perturbation dans le mécanisme de formation de l'urée. L'acide arginique-succinique ne peut, par suite de l'absence de l'enzyme nécessaire, être transformé en arginine et en acide fumarique. La maladie se manifeste par des troubles digestifs, une altération de la conscience, une élévation de l'ammoniémie et une excrétion urinaire excessive d'acide argino-succinique.

acinèse, s. f. (ἀ- priv.; κίνησις, mouvement). 1° (Romberg). Paralysie. — 2° (histologie). V. *amitose.*

acinésie, s. f. (Sakorraphos). Terme plus correct qu'*acinèse* et dont le sens exact est : manque complet de mouvement. — Il est employé aussi dans le sens de difficulté ou impossibilité de faire certains mouvements.

acinétique (crise). V. *akinétique (crise).*

acinétique (division). V. *amitose.*

aclasie tarso-épiphysaire (ἀ- priv.; κλάσις, rupture). V. *dysplasie épiphysaire hémimélique.*

acmé, s. f. (ἀκμή, le plus haut point). Syn. *période d'état.* Durée pendant laquelle les symptômes ont leur maximum d'intensité, la maladie restant en quelque sorte stationnaire. V. *fastigium.*

acné, s. f. (ἀκνή, faute de copiste dans Aétius pour ἀκμή, efflorescence.

Littré). Depuis Willan, beaucoup de dermatologistes ont désigné sous ce nom toutes les affections de la peau caractérisées par une lésion ou un trouble fonctionnel des glandes sébacées ou pilo-sébacées. — Le terme d'*a.* s'applique actuellement à une dermatose, très fréquente à la puberté, due à l'inflammation des follicules pileux liée à une rétention sébacée chez des sujets séborrhéiques. C'est l'*a. vulgaire, juvénile* ou *polymorphe* qui siège au visage et au thorax; elle est caractérisée par une éruption de papules ou de papulo-pustules, parfois volumineuses (*a. tuberculo-papuleuse*) apparaissant autour des comédons. — *a. cachecticorum* (Hebra, Kaposi). V. *folliclis*. — *a. chéloïdienne.* Variété d'acné furonculeuse, siégeant à la nuque, dont les éléments en s'agglomérant forment des placards indurés qui se transforment en chéloïdes. — *a. conglobata* (Verneuil, 1854; Spitzer et Lang, 1902). Variété d'*a.* dans laquelle, aux papulo-pustules et aux comédons, s'associent des abcès profonds et des kystes sébacés contenant un pus huileux; ceux-ci se fistulisent et l'affection dure des années. Elle est généralisée, ou localisée au visage et à la nuque. — *a. cornée* ou *kératique.* V. *kératose folliculaire acuminée.* — *a. décalvante.* V. *folliculite décalvante.* — *a. érythémateuse.* V. *couperose.* — *a. frontalis.* V. *a. nécrotique.* — *a. goudronneuse.* V. *brai (maladie du).* — *a. hypertrophique* ou *éléphantiasique.* V. *rhinophyma.* — *a. meibomienne.* V. *canaliculite tarsienne.* — *a. miliaire.* V. *grutum.* — *a. nécrotique* (Boeck). Syn. *a. frontalis, a. pilaire* (Bazin), *a. rodens, a. varioliforme* (Hebra), *impetigo rodens* (Devergie). Variété d'*a.* de l'adulte, siégeant au pourtour du cuir chevelu et sur le nez, formée de papules rosées, de la taille d'une tête d'épingle, dont la partie centrale, déprimée et rapidement recouverte d'une croûte, est entourée d'un bourrelet périphérique. L'affection dure des années, chaque élément laissant une cicatrice indélébile. — *a. pilaire.*

V. *a. nécrotique.* — *a. ponctuée.* V. *comédon.* — *a. rodens.* V. *a. nécrotique.* — *a. rosacée* ou *rosée.* V. *couperose.* — *a. sébacée concrète.* V. *kératose sénile.* — *a. sébacée concrète avec hypertrophie* ou *a. sébacée cornée hypertrophique.* V. *Darier (maladie de).* — *a. varioliforme* de Bazin. V. *molluscum contagiosum.* — *a. varioliforme* de Hebra. V. *a. nécrotique.* — *a. vermoulante* (Thibierge et Brocq). V. *atrophodermie vermiculée.*

acnitis, s. f. Nom sous lequel Barthélemy avait décrit une dermatose folliculaire que l'on classe actuellement parmi les tuberculides papulo-nécrotiques (variété de *folliclis*).

acollis (uterus) (à- priv.; *collum*, col). Utérus dont le col a subi un arrêt de développement complet.

acorée ou **acorie,** s. f. (à- priv.; κόρη, pupille). Absence congénitale de la pupille.

acorie, s. f. (à- priv.; κόρος, satiété) (Boas, XIXᵉ siècle). Boulimie par perte du sentiment de satiété (terme désuet).

acorticisme, s. m. Ensemble des troubles provoqués par un arrêt de la sécrétion de la cortico-surrénale.

acoumètre, s. m. (ἀκούειν, entendre; μέτρον, mesure) (Politzer). Instrument destiné à mesurer l'acuité auditive et dont le tic-tac toujours identique s'entend normalement à 15 m.

acoumétrie, s. f. Examen de l'audition au moyen de différentes épreuves: épreuve de la voix, épreuve de la montre, épreuves de Weber, de Rinne, de Corradi, de Schwabach, de Gellé; ou avec divers instruments: acoumètre, diapason, audiomètre.

acouphène, s. m. (ἀκούειν; ψαίνειν, paraître). Sensation auditive ne résultant pas d'une excitation extérieure de l'oreille (bourdonnement, sifflement, tintement, etc.).

acousmatagnosie, s. f. (ἀκουσμα, ατος, son entendu; ἀγνωσία, défaut de reconnaissance) (Wyllie, 1894). Surdité mentale.

acro-angiomatose, s. f. Affection caractérisée par la présence d'angiomes multiples localisés aux extrémités. — *a. de Mali* (Mali et coll., 1965). Affection caractérisée par la présence, sur la peau des membres inférieurs, de placards angiomateux ressemblant à ceux de la sarcomatose multiple hémorragique de Kaposi. Ils sont en rapport avec des troubles circulatoires (souvent shunts artérioveineux).

acro-asphyxie, *s. f.* V. *asphyxie locale des extrémités.*

acrobrachycéphalie, *s. f.* (ἄκρος, le plus haut; βραχύς, court; κεφαλή, tête). Variété de craniosténose caractérisée par la soudure précoce de la suture coronale ou fronto-pariétale, et par un aplatissement antéro-postérieur du crâne avec saillie importante de la région bregmatique.

acrocéphalie, *s. f.* (ἄκρος, le plus haut; κεφαλή, tête). Syn. *hypso-céphalie.* (anthropologie). Malformation crânienne congénitale due à la soudure précoce des sutures sagittale et coronale, et caractérisée par le développement considérable, en hauteur, de la région occipitale avec aplatissement latéral de la tête. La base du crâne est également déformée. Le sommet peut être plat : *crâne en tour* (Welker), *turricéphalie, pyrgocéphalie, cylindrocéphalie,* ou pointu : *crâne en pain de sucre, oxycéphalie, tête à la Thersite* (Hamy). Cette malformation, qui est la forme de craniosténose la plus fréquente, peut être isolée ou associée à d'autres anomalies squelettiques (dysostose cranio-faciale de Crouzon, acrocéphalosyndactylie d'Apert).

acrocéphalopolysyndactylie, *s. f.* (ἄκρος; κεφαλή; πολύς, beaucoup; σύν, avec; δάκτυλος, doigt). Ensemble de malformations squelettiques héréditaires associant l'acrocéphalosyndactylie (v. ce terme) et l'existence d'orteils surnuméraires. On décrit le *type I* ou syndrome de Noack (1959) à transmission autosomique dominante, le *type II* ou syndrome de Carpenter (1901) à transmission autosomique récessive, qui comporte en outre obésité,

hypogénitalisme, retard mental, et des anomalies oculaires, auriculaires et cardiaques, et le *type III* ou syndrome de Sakati (1971) où l'on trouve aussi des anomalies osseuses des membres inférieurs.

acrocéphalo-synankie, *s. f.* (ἄκρος; κεφαλή; σύν, avec; ἀγκών, coude) (M. E. Apert, 1926). Association d'une soudure prématurée des sutures craniennes (craniosténose) et d'une fusion (synostose) des os du coude. V. *acrocéphalosyndactylie.*

acrocéphalosyndactylie, *s. f.* (ἄκρος; κεφαλή; σύν, avec; δάκτυλος, doigt) (M. E. Apert, 1906). Syn. *maladie* ou *syndrome d'Apert.* Malformation squelettique caractérisée, d'une part, par une malformation de la tête qui est aplatie d'avant en arrière et très développée en hauteur (craniosténose du type oxycéphalique), par de nombreuses anomalies de la face (exophtalmie, hypertélorisme, hypoplasie des maxillaires supérieurs, nez en lorgnette) et, d'autre part, par une syndactylie des quatre extrémités. Il peut exister en outre des troubles auditifs, visuels et mentaux. Dans certaines observations existait une transmission héréditaire autosomique dominante. V. *acrocéphalie.* — A côté du syndrome d'Apert, décrit ci-dessus (*acrocéphalosyndactylie de type I*), on distingue : l'*a. de type II* ou syndrome d'Apert-Crouzon ou de Vogt (v. *dyscéphalosyndactylie*), l'*a. de type III* ou syndrome de Chotzen (v. ce terme), l'*a. de type IV* ou syndrome de Waardenburg (v. ce terme) et l'*a. de type V* ou syndrome de Pfeiffer (v. ce terme). V. *acrocéphalie.*

acrochordon, *s. m.* (ἄκρος; χορδή, corde). Variété rare d'épithélioma cutané constitué par une production pédiculée, filiforme ou en battant de cloche, et terminée par des verrucosités.

acrocontracture, *s. f.* (ἄκρος, extrémité; contracture). Contracture des extrémités.

acrocyanose, *s. f.* (ἄκρος; κυανός, bleu) (Crocq, 1896). Syn. *syndrome de Crocq et Cassirer.* Syndrome caractérisé par la cyanose permanente des mains, quelquefois des jambes et plus rarement des oreilles, du nez, des pommettes et de la face postérieure des bras, observé surtout chez les jeunes filles. Il s'exagère par les temps froids et humides et semble dû à des troubles endocrino-sympathiques. Aux membres inférieurs, il revêt un aspect spécial (v. *érythrocyanose des jambes*).

acrodermatite, s. f. (ἄκρος; δέρμα, peau). Inflammation de la peau localisée aux extrémités. — *a. chronique atrophiante* (Herxheimer). V. *dermatite chronique atrophiante*. — *a. continue* d'Hallopeau (1890). Syn. *phlycténose récidivante des extrémités* (Audry, 1897). Dermatose constituée par des lésions érythémateuses, bulleuses ou pustuleuses, siégeant aux doigts, s'étendant parfois aux autres extrémités, s'accompagnant de dystrophie unguéale. Elle évolue par poussées pendant des années, les territoires atteints restant rouges et s'atrophiant. — *a. entéropathique* (Danbolt et Closs, 1942). Syn. *syndrome de Danbolt et Closs*. Maladie grave apparaissant chez les très jeunes enfants, caractérisée par l'association : 1) d'une éruption de pustulettes qui confluent et se transforment en nappes squameuses ou croûteuses, siégeant au pourtour des orifices naturels, sur les doigts et les orteils, accompagnée de chute de cheveux et d'altération des ongles ; 2) de troubles intestinaux (diarrhée); 3) d'une atteinte de l'état général avec retard de la croissance. Elle évolue par poussées successives fébriles pendant des années. — *a. érythémato-papuleuse de Gianotti et Crosti.* V. *Gianotti et Crosti (syndrome de)* — *a. papuleuse infantile.* V. *Gianotti et Crosti (syndrome de).*

acrodermatitis enteropathica. V. *acrodermatite entéropathique.*

acrodynie, s. f. (ἄκρος; ὀδύνη, douleur). Syn. *dermato-polyneuritis, érythroedème épidémique* (Swift, 1914), *maladie de Swift-Feer, maladie de Selter-Swift-Feer, pink disease, polynévrite pellagroïde, trophodermatoneurose* (Selter, 1903). Maladie épidémique décrite en 1828 par Chardon et qui cesse d'être mentionnée à partir de 1854. Elle avait été observée surtout chez l'adulte et avait la même symptomatologie que la maladie étudiée maintenant (d'abord en Australie, en Amérique, en Angleterre et en Suisse) sous le nom d'*acrodynie infantile* et dont la fréquence semble augmenter depuis le début du XXᵉ siècle. — L'*a. i.* qui frappe les enfants de 6 mois à 8 ans est caractérisée par une tuméfaction froide, humide, et cyanotique des mains et des pieds et souvent aussi du nez et de la face, accompagnée de prurit et de crises sudorales, parfois de troubles nerveux (asthénie, irritabilité, tremblement, paresthésies) ou de troubles cardiovasculaires (tachycardie, hypertension). Cette maladie apparaît après une période de courbature avec catarrhe oculo-nasal, rappelant la grippe, mais sans fièvre, et elle évolue par poussées successives pendant plusieurs mois et s'accompagne d'une cachexie progressive sans syndrome viscéral grave. Elle guérit généralement sans séquelles. Après l'avoir attribuée à une intoxication, puis à une carence alimentaire, on tend actuellement à la faire dépendre d'un virus neurotrope ayant une affinité particulière pour le système nerveux végétatif.

acro-érythrose, s. f. Coloration rouge des extrémités, observée dans l'érythromélalgie et dans la maladie de John Lane.

acrogéria, s. f. (ἄκρος; γεραιος, vieux) (Gottron, 1941). Variété de progéria dans laquelle les lésions sont localisées aux extrémités.

acrokératome, s. m. V. *kératodermie symétrique des extrémités.*

acro-kormique (rapport) (ἄκρος; κορμός, tronc d'arbre). Rapport entre la valeur volumétrique des cinq extrémités et celle du tronc.

acromacrie, s. f. (ἄκρος; μακρός, long). Nom proposé par Pfaundler

(1913) pour désigner l'arachnodactylie.

acromégale, *adj.* et *s. m.* ou *f.* Sujet
atteint d'acromégalie.

acromégalie, *s. f.* (ἄκρος; μέγας,
grand). Syn. *mégalacrie, maladie
de P. Marie, hyperéosinophilisme
hypophysaire.* Affection caractérisée par une « hypertrophie singulière non congénitale des extrémités
supérieures, inférieures et céphalique, hypertrophie des os des
extrémités et des extrémités des
os » (Pierre Marie, 1885), hypertrophie également du nez, des
oreilles et de la langue, par une
cyphose cervico-dorsale avec saillie
du sternum (double bosse de polichinelle) et par un sentiment de
grande lassitude. Lorsqu'elle survient au moment de la puberté, l'*a.*
s'accompagne de gigantisme ; c'est
l'*acromégalo-gigantisme* (Brissaud).
Elle est presque toujours due à un
adénome éosinophile du lobe antérieur de l'hypophyse qui provoque
un élargissement de la selle turcique.

acromégalique, *adj.* Qui a rapport à
l'acromégalie. — *bec a.* Saillie exagérée du tubercule de la selle turcique, entre les deux nerfs optiques,
visible sur les radiographies de
profil du crâne des acromégales. —
facies a. Aspect particulier du visage des acromégales : il est allongé,
avec un front bas, des arcades sourcilières et des pommettes saillantes,
un gros nez épaté, des lèvres épaisses, un menton haut, large et projeté en avant. — *main. a.* Aspect
particulier de la main des acromégales : elle est épaisse, large,
« en battoir », avec des doigts gros
et boudinés.

acromégalo-gigantisme, *s. m.* V.
acromégalie et *gigantisme.*

acromélalgie, *s. f.* (ἄκρος; μέλος,
membre; ἄλγος, douleur). Syndrome caractérisé par des douleurs
paroxystiques (brûlures, fourmillements, etc.), le plus souvent nocturnes, des extrémités des membres.
V. *érythromélalgie.*

acrométagénèse, *s. f.* (ἄκρος; μετά,
qui indique changement; γένεσις,

naissance) (Babes, 1904). Malformation développée symétriquement
au niveau des quatre membres sous
l'influence probable d'une anomalie
de la glande pituitaire.

acromicrie, *s. f.* (ἄκρος; μικρός,
petit) (Brugsch). Syn. *nanisme
micromélique* (Carnot et Cachera).
Syndrome opposé à l'acromégalie
qui est caractérisé par l'arrêt de
développement des membres (micromélie) et parfois de la tête (microcéphalie), le nanisme, et un
certain degré d'adipose (dystrophie
adiposo-génitale). — Pour certains,
ce syndrome n'existerait pas, les
observations publiées sous ce nom
étant simplement des cas de micromélie.

acromionite, *s. f.* Ostéomyélite localisée de l'acromion.

acromio-thoracique (rapport)
(Kretschmer). Rapport du diamètre
bi-acromial, multiplié par 100, au
périmètre du thorax au repos.

acroneurose, *s. f.* Troubles nerveux
des extrémités.

acro-ostéolyse, *s. f.* Destruction
progressive du tissu osseux localisée aux extrémités.

acroparesthésie, *s. f.* (ἄκρος; paresthésie) (Putnam et Schultze,
1880-1892). Syn. *chiro-brachialgie
paresthésique nocturne, nyctalgie paresthésique des membres supérieurs*
(Froment), *syndrome de Schultze.*
Syndrome caractérisé par des en-
gourdissements, des formications
ou d'autres paresthésies nocturnes
des doigts et de la main, et souvent des douleurs paroxystiques du
membre supérieur. Il survient chez
des instables neuro-végétatifs, et
peut être dû à la compression de
l'artère sous-clavière ou des racines inférieures du plexus brachial, au niveau de la base du cou,
par des anomalies ostéo-musculaires (v. *scalène antérieur, syndrome
du,* et *cervico-brachial, syndrome
douloureux*).

acropathie, *s. f.* (ἄκρος; πάθος,
affection). Nom générique donné
aux affections des extrémités :
acromélalgie, aïnhum, maladie de
Raynaud.

acropathie amyotrophiante. Syn. *amyotrophie neurale.* Terme sous lequel on réunit certaines affections caractérisées par une atrophie musculaire siégeant aux extrémités et due à une atteinte des nerfs périphériques, des racines postérieures, des ganglions rachidiens, des racines antérieures ou de la moelle: amyotrophie péronière de Charcot-Marie, névrite hypertrophique progressive familiale type Déjerine-Sottas. Avec l'acropathie ulcéro-mutilante, l'*a.a.* formerait le groupe des hérédo-dégénérations neuro-radiculaires (A. Thévenard, 1953).

acropathie ulcéro-mutilante (A. Thévenard, 1942). Syn. *maladie ou syndrome de Thévenard, neuropathie radiculaire sensitive héréditaire* (Denny-Brown, 1951), *syndrome de Denny-Brown.* Affection familiale débutant dans le jeune âge, caractérisée par l'existence, au niveau des extrémités (pieds et parfois mains), de maux perforants, de déformations (aspect cubique) avec ostéolyse, de troubles sensitifs (dissociation thermo-algésique) et souvent d'abolition des réflexes tendineux. Elle évolue très lentement. Elle est due non à une lésion médullaire du type syringomyélique (v. *myélodysplasique, syndrome familial*), mais à une altération des nerfs périphériques, des racines postérieures et des ganglions rachidiens. Il existe aussi une forme sporadique non familiale (Y. Bureau) dans laquelle le rôle de l'alcool, des carences et des traumatismes paraît important. — L'*a.u.m.* ferait partie, avec l'acropathie amyotrophiante, de l'hérédo-dégénération neuro-radiculaire (A. Thévenard, 1953).

acropathologie, *s. f.* (ἄκρος; pathologie). Etude des maladies des extrémités.

acropathologique, *adj.* Qui a rapport aux affections des extrémités. Ex.: *syndrome acropathologique* (Etienne May).

acrophase, *s. f.* (ἄκρος; φάσις, apparition d'une étoile qui se lève). Point le plus élevé d'une courbe représentant, p. ex., les variations, dans le temps, de phénomènes vitaux. V. *chronobiologie.*

acrophobie, *s. f.* (ἄκρον, sommet; φόβος, peur) (Verga). Phobie des lieux élevés.

acroplastique (formule) (ἄκρος; πλάσμα, modelé) (morphologie). Formule (ou ensemble de formules) précisant l'aspect des mains et des pieds.

acropolyarthrite, *s. f.* Arthrite frappant plusieurs articulations des extrémités.

acroposthite, *s. f.* (ἄκρος; πόσθη, prépuce). Inflammation de l'extrémité du prépuce.

acrosarcomatose de Kaposi. V. *sarcomatose multiple hémorragique de Kaposi.*

acrosclérose, *s. f.* (ἄκρος; σκληρός, dur). Sclérodactylie progressive. V. *sclérodermie.*

acrostéalgie, *s. f.* (ἄκρος; ὀστέον, os; ἄλγος, douleur) (Dionis du Séjour). Apophysite due au surmenage.

acrotrophonévrose, *s. f.* Trophonévrose des extrémités. Nom générique sous lequel Lancereaux désigne la gangrène symétrique des extrémités, l'aïnhum et l'acromégalie.

acruorie, *s. f.* (ἀ- priv.; *cruor*, sang). Diminution considérable du cruor (partie solide) du sang (chlorose).

acte manqué. Réaction d'apparence illogique, liée à des motifs cachés dans le subconscient.

A.C.T.H. Initiales d'adreno-corticotrophic hormone, terme par lequel les auteurs anglo-saxons désignent l'hormone corticotrope (corticostimuline) sécrétée par le lobe antérieur de l'hypophyse. V. *corticostimuline.*

A.C.T.H.-like, *adj.* (*like,* en angl.: semblable à). Dont l'action est semblable à celle de l'A.C.T.H.

actine, *s. f.* V. *myosine.*

actinite, *s. f.* (ἀκτίς, ῖνος, rayon lumineux). Syn. *actinodermatose, lucite* (Gougerot, 1922), *radiolucite.* Dermatite ou dermatose due à l'action des rayons lumineux. Ex.: *a. solaire.*

actinobactériose, s. f. Terme proposé par A. R. Prévot, en 1946, pour désigner les formes d'actinomycose localisées à l'appareil respiratoire. Elles sont dues, en effet, au genre *Actinobacterium,* anaérobie, distinct, dans la famille des *Actinomycetacae,* du genre *Actinomyces,* aérobie; et surtout (dans 80 % des cas) à l'*Actinobacterium* (ou *Actinomyces*) *israelii,* presque toujours associé à d'autres germes anaérobies. L'*a.* est caractérisée anatomiquement par des lésions de fibrose intense avec nécrose extensive et suppuration chronique contenant des grains jaunes presque caractéristiques; et cliniquement par une altération de l'état général et des manifestations pleuro-pulmonaires souvent considérées d'abord comme tuberculeuses ou cancéreuses. L'évolution, spontanément mortelle (métastases cérébrales et hépatiques, envahissement de la paroi thoracique), est devenue favorable grâce à l'antibiothérapie. V. *actinomycose.*

actinodermatose, s. f. V. *actinite.*

actinographie, s. f. (ἀκτίς; γράφειν, écrire). Photographie obtenue en plaçant l'objet entre la plaque sensible et la source lumineuse; les parties transparentes de l'objet laissent seules passer les rayons qui viennent ainsi impressionner la plaque.

actinologie, s. f. (ἀκτίς; λόγος, discours). Science consacrée spécialement à l'étude des rayons lumineux simples ou décomposés par le prisme (rayons ultra-violets et infrarouges, lumière rouge, etc.) et en particulier à leur action biologique.

Actinomyces, s. m. Genre de bactéries filamenteuses appartenant à la classe des Actinomycètes et comprenant deux espèces : l'*A. bovis,* agent de l'actinomycose bovine et *A. israelii* qui provoque, chez l'homme, l'actinomycose cervico-faciale et certains mycétomes. V. *actinobactériose.*

Actinomycètes, s. m. pl. Classe de bactéries filamenteuses considérées longtemps comme des champignons, leur filament ressemblant au mycélium de ces derniers. Elle comprend : les *Mycobacteriaceæ* (bacilles de la tuberculose et de la lèpre, principalement), les *Actinomycetaceæ* (Actinomyces, Nocardia) et les *Streptomycetaceæ* (Streptomyces).

actinomycine, s. f. V. *antimitotique.*

actinomycose, s. f. (ἀκτίς, rayon; μύκης, champignon). Maladie causée par le développement de bactéries filamenteuses, appartenant à la classe des Actinomycètes, dans les différents tissus ou organes de l'économie (en particulier au niveau de la bouche). Elle est caractérisée essentiellement par la présence, dans le pus ou dans les tissus, de petits grains jaunes dont les dimensions varient entre celles d'un grain de lycopode et celles d'un grain de millet. L'*a.* peut donner lieu à des manifestations cutanées, sous-cutanées et osseuses (à prédominance cervico-faciale : tumeur angulo-maxillaire due à *Actinomyces israelii*) ou viscérales. V. *mycétome, nocardiose* et *actinobactériose.*

actinoscopie, s. f. (ἀκτίς; σκοπεῖν, examiner). Etude de la transparence des tissus et des organes. Ex. : *examen d'une hydrocèle.* V. *transillumination.*

actinothérapie, s. f. (ἀκτίς; θεραπεύειν, soigner). Terme servant à désigner toutes les méthodes thérapeutiques qui utilisent les radiations de diverses natures, et que l'on emploie surtout actuellement pour désigner celles qui utilisent les rayons lumineux et les rayons ultra-violets et infra-rouges.

action dynamique spécifique des aliments (A.D.S.) (Rübner). Pouvoir que possèdent les aliments d'augmenter la dépense de fond (métabolisme basal) de l'organisme dans lequel ils sont introduits. Ainsi un sujet recevant 100 calories en dégagera 130 si elles ont été fournies par des protides, 114 si elles proviennent de lipides, 105 si elles ont été apportées par des glucides. Ce surplus calorique, appelé *extra-*

chaleur, mesure l'A.D.S. Cette action, qui s'exerce dans l'intimité des tissus, est donc variable selon le type d'aliment. On dit que l'A.D.S. des protides est de 30 %, celle des lipides de 14 % et celle des glucides de 5 %. En pratique, l'A.D.S. est mesurée par la différence entre le métabolisme de base et celui du même sujet après un repas.

activateur. 1° *adj.* Qui provoque l'activation ; v. ce terme. — 2° *s. m.* Élément (physique ou chimique) capable de développer considérablement les propriétés d'un corps ou d'accélérer une réaction (p. ex. enzymatique).

activation, *s. f.* Développement considérable des propriétés d'un corps (ex. : *a.* de l'oxygène : v. *oxydase*) sans ou avec transformation chimique (ex. : accélération d'une réaction enzymatique), sous l'influence d'irradiations diverses ou de quantités très faibles d'une autre substance (activateur). — *a. du complément.* V. *complément.* — *a. d'un œuf.* Excitation d'un œuf, par des moyens purement physiques ou chimiques, dans le but de provoquer le développement de cet œuf en dehors de toute fécondation (expérience de Lœb). — (électrocardiographie). Excitation de la fibre myocardique dont la surface, électropositive au repos, devient électronégative à l'endroit excité (dépolarisation), d'où la production d'un courant d'action (v. ce terme) enregistré par l'électrocardiographe.

actomyosine, *s. f.* V. *myosine.*

A.C.T.P. (P. et C. Morris, 1949). Polypeptide obtenu à partir des extraits hypophysaires et qui serait cinq à huit fois plus actif que l'A.C.T.H.

acupuncture, *s. f.* (*acus*, aiguille ; *punctura*, piqûre). Introduction dans les tissus, ou dans les organes, d'aiguilles fines qui y demeurent pendant un temps variable, dans un but thérapeutique.

acyanoblepsie ou **acyanopsie,** *s. f.* (ἀ- priv.; κύανος, bleu; βλέψις ou ὄψις, vue). Syn. *tritanopie.* Non-

perception de la couleur bleue (ou violette, pour certains auteurs), la troisième des trois couleurs fondamentales. C'est une variété de dichromasie. V. *dichromate, tritanope* et *daltonisme.*

Adamantiades (syndrome d'). V. *Behçet (syndrome ou trisyndrome de).*

adamantinome, *s. m.* (ἀδάμας, diamant, émail) (Pol. Coryllos, 1912). Syn. *améloblastome.* Tumeur des maxillaires, kystique ou solide, provenant des restes de l'appareil dento-formateur et se rapprochant, par leur structure, des tissus dentaires normaux, embryonnaires ou adultes. Elle peut être d'évolution maligne (*épithélioma adamantin*) ou bénigne (*a. odontoplastique* ou *a. solide dentifié*). — Onanoff a proposé de donner ce nom au *cranio-pharyngiome* (v. ce terme), épithélioma d'aspect voisin de celui des tumeurs maxillaires, développé aux dépens de vestiges embryonnaires. — *a. kystique.* V. *kystique de la mâchoire (maladie).*

Adams-Stokes (maladie ou **syndrome d')** (Adams, 1827 ; Stokes, 1846). Syn. *syndrome de Morgagni-Adams-Stokes.* Syndrome caractérisé par un ensemble d'accidents nerveux allant du vertige à l'attaque d'épilepsie, à la syncope avec chute et à la mort subite. Provoqué par un arrêt plus ou moins long de la circulation cérébrale, il survient au cours du pouls lent permanent par bloc auriculo-ventriculaire, à l'occasion d'un paroxysme de bradycardie (pause ventriculaire) ou, plus rarement, d'un accès de fibrillation ventriculaire ou de tachycardie ventriculaire très rapide (v. *torsade de pointes*) pendant lequel le débit cardiaque devient insuffisant. — Quelques auteurs, par extension, désignent ainsi le pouls lent permanent par bloc auriculo-ventriculaire complet.

adaptation, *s. f.* (ophtalmologie). 1° Synonyme d'*accommodation* (peu employé dans ce sens). — 2° *a. rétinienne.* Faculté que possède la rétine de s'habituer à des éclairages différents. Elle permet la vision dans la demi-obscurité.

adaptation (maladies de l') (Hans Selye). Manifestations pathologiques provoquées par une perturbation des réactions d'adaptation (v. *adaptation, syndrome d'*) : 1° une insuffisance de la réaction d'alarme ou de contre-choc laisse s'aggraver le syndrome du choc; 2° une réaction excessive ou déviée, à la suite d'agressions prolongées ou trop répétées, peut aboutir à des affections variées : ulcères digestifs, périartérite noueuse, rhumatismes, néphrite, hypertension, etc. Ces manifestations seraient dues, la première à une insuffisance, la seconde à un hyperfonctionnement du système hypophyso-corticosurrénal.

adaptation (syndrome d') (Hans Selye, de Montréal, 1936). Ensemble des réactions non spécifiques de l'organisme à une agression quelconque (traumatisme, surmenage, anoxémie, choc, infection, intoxication, irradiation, etc.). Il comprend 3 phases successives : 1° la *réaction d'alarme*, au cours de laquelle l'organisme, surpris par l'agression, présente un syndrome de choc, puis les premières réactions de défense (contre-choc); 2° le *stade de résistance*, plus durable, pendant lequel l'organisme s'adapte et accroît ses défenses contre l'agression; 3° un *stade d'épuisement* aboutissant à la mort. Dans la mise en œuvre de ces réactions végétatives, tissulaires et endocriniennes, le rôle de la cortico-surrénale, augmentant sa production de désoxycorticostérone et des 11-oxycorticostéroïdes, paraît essentiel. Il est déclenché par l'intermédiaire de l'hypophyse (hormone corticotrope). V. *Reilly (phénomène ou syndrome de)*.

adaptation statique (épreuve d') (Rademaker et Garcin). Étude des réactions d'équilibre d'un sujet placé à quatre pattes sur un lit basculant et tournant. Chez les malades atteints de troubles labyrinthiques, elles sont abolies pour les mouvements rapides, et conservées pour les rotations lentes.

adaptométrie, s. f. Mesure de la sensibilité de la rétine par l'étude de ses possibilités d'adaptation à l'obscurité. Elle permet d'explorer la vision crépusculaire.

addiction, s. f. (*addictio*, vente, adjudication). « Asservissement d'un sujet à l'usage d'une drogue dont il a contracté l'habitude par un emploi plus ou moins répété » (L. Hallion). V. *assuétude*, 2° et *accoutumance toxicomaniaque*.

Addis (compte ou **épreuve d')** (1925). Numération des éléments cellulaires (hématies surtout, cylindres, leucocytes, etc.) contenus dans le sédiment des urines de 12 heures, chez un sujet privé de boisson. Cette méthode permet d'apprécier le fonctionnement rénal, surtout au cours de l'évolution des néphrites hémorragiques de l'enfant. Un chiffre d'hématies inférieur à 600 000 est de bon pronostic.

Addis-Hamburger (technique d') (Thomas A., 1926; Jean H., 1950). Syn. *H.L.M.* (Hématies-Leucocytes-Minute), *mesure du débit-minute*. Numération des éléments cellulaires contenus dans le culot de centrifugation urinaire; en calculant la concentration de ces éléments par millilitre d'urine et le nombre de millilitres d'urine émis pendant les 3 heures qui ont précédé le prélèvement, on obtient le débit urinaire minute. Normalement, le débit-minute est de 100 à 1 000 leucocytes, hématies et petites cellules épithéliales, et de 1 à 3 cylindres. C'est au cours des glomérulonéphrites aiguës et subaiguës que l'augmentation du débit-minute des hématies est le plus considérable (de 100 000 à 3 millions).

Addison (maladie d') (1855). Syn. *maladie bronzée*. Maladie caractérisée par une asthénie profonde, avec hypotension artérielle, à laquelle se joignent des douleurs lombaires, des troubles gastriques, une coloration bronzée de la peau et des taches pigmentaires des muqueuses. C'est une insuffisance surrénale chronique, due le plus souvent à la destruction des deux glandes surrénales par des lésions tuberculeuses.

Addison ou **Addison-Biermer (maladie d').** V. *anémie de Biermer.*

addisonien, *adj.* Qui a trait à la maladie d'Addison. — *s. m.* ou *f.* Sujet atteint de maladie d'Addison.

addisonisme, *s. m.* Nom proposé par Boinet (1904) pour désigner le syndrome atténué de la maladie d'Addison que l'on rencontre parfois au cours de certaines maladies générales (tuberculose, cancer, syphilis, artério-sclérose, etc.), lorsque le processus morbide atteint secondairement les capsules surrénales.

addition latente (Ch. Richet) (physiologie). Variété de sommation (v. ce terme) dans laquelle des stimulations électriques répétées d'un nerf ou d'un muscle entraînent une réponse, alors que les mêmes stimulations, isolées, restent sans effet.

adduction, *s. f.* (*adductio*, action d'amener). Mouvement d'un membre ou d'un segment de membre qui a pour résultat de le rapprocher du plan médian du corps. — *signe de l'adduction associée* (Raïmiste, 1909). V. *Raïmiste (signes de)* N° 2.

adelphe, *adj.* (ἀδελφός, frère). Se dit parfois d'un organe symétrique d'un autre. Ex.: l'œil adelphe: « l'autre » œil.

adénectomie, *s. f.* (ἀδήν, glande; ἐκτομή, ablation). 1° Ablation d'une glande. — 2° Ablation des végétations adénoïdes.

adénectopie, *s. f.* (ἀδήν; ectopie). « Situation d'une glande hors de sa place normale » (Littré).

adénie, *s. f.* (ἀδήν, glande) (Trousseau, 1866). Syn. *maladie de Bonfils* (1856), *lymphadénie aleucémique à forme ganglionnaire*. Ensemble d'affections caractérisées par la prolifération du tissu lymphoïde dans un ou plusieurs groupes ganglionnaires. Les cas réunis sous ce vocable sont maintenant répartis entre différentes affections (lymphome tuberculeux,

lymphomatose sub- ou aleucémique, lymphogranulomatose maligne). En fait, la description de Trousseau, comme celle de Bonfils, correspond à la lymphogranulomatose maligne (v. ce terme). — *a. éosinophilique prurigène.* V. *lymphogranulomatose maligne.*

adénite, *s. f.* (ἀδήν, glande). Syn. *lymphadénite.* Inflammation aiguë ou chronique des ganglions lymphatiques. — *a. sudoripare.* V. *hidrosadénite.*

adénite mésentérique aiguë ou **subaiguë** (Massoff et Dolle, 1953; Knapp, 1954). Syn. *adénopathie iléo-mésentérique primitive, iléite lymphoïde terminale* (G. Arnulf et P. Buffard, 1953), *lymphadénite mésentérique.* Affection de l'enfant et de l'adulte jeune caractérisée anatomiquement par une inflammation aiguë ou subaiguë des ganglions mésentériques de la région iléocæcale, due au bacille de Malassez et Vignal (*Yersinia pseudo-tuberculosis*) ou à *Yersinia enterocolitica*, et, cliniquement, par un syndrome rappelant celui de l'appendicite aiguë. Elle guérit après appendicectomie. Elle est parfois due à un adénovirus. V. *yersiniose* et *adénovirose.*

adéno-cancer, *s. m.* (ἀδήν, glande; cancer) (Gilbert). Variété de cancer ayant les caractères histologiques de l'adénome, mais présentant la gravité et le pouvoir infectant propres au cancer. On l'observe en particulier au niveau du foie, où il est accompagné de cirrhose (cancer avec cirrhose). V. *hépatome.*

adéno-carcinome, *s. m.* Nom donné par les auteurs allemands à « l'épithélioma cylindrique formant des tubes pseudo-glandulaires qui reproduisent grossièrement l'aspect des glandes normales de la muqueuse » (P. Lecène et P. Moulonguet). — *a.-c. du foie.* V. *hépatome.*

adénochondrome, *s. m.* (ἀδήν; χόνδρος, cartilage). On donne parfois ce nom à une tumeur cartilagineuse (chondrome) développée au niveau d'une glande.

adénoculture, *s. f.* Ensemencement d'un milieu de culture avec une petite quantité de suc de ganglion lymphatique.

adénocystome, *s. m.* V. *cystadénome.* — *a. diffus des seins.* V. *kystique de la mamelle.*

adéno-fibrome, *s. m.* (ἀδήν; fibra, fibre). Tumeur développée aux dépens des éléments d'une glande (la mamelle), le tissu conjonctif évoluant suivant le type fibreux.

adéno-fibromyome, *s. m.* (ἀδήν; *fibra*; μῦς, muscle). Tumeur bénigne formée de tissu glandulaire, conjonctif et musculaire lisse; ex. : adénome ou « hypertrophie » prostatique, fibromyome utérin.

adénogramme, *s. m.* Formule indiquant la proportion respective des divers éléments cellulaires des ganglions lymphatiques.

adéno-hamartome, *s. m.* V. *hamartome.*

adénoïde, *adj.* Qui a rapport au tissu ganglionnaire. — *tumeur adénoïde diverticulaire* (Lannelongue et Frémont, 1884). V. *adénome diverticulaire.* — *végétations adénoïdes* (Meyer, de Copenhague, 1868). Hypertrophie du tissu adénoïde qui constitue l'amygdale pharyngée; on l'observe surtout dans la seconde enfance.

adénoïdien, *adj.* Qui se rapporte aux végétations adénoïdes. — *facies adénoïdien.* Aspect particulier que prend la figure des enfants atteints de végétations adénoïdes, par suite de l'aplatissement transversal du nez, de l'effacement des plis nasogéniens et naso-malaires, de la saillie des yeux et du raccourcissement de la lèvre supérieure, qui ne recouvre qu'imparfaitement les incisives supérieures; la bouche est entr'ouverte, le regard éteint, l'air hébété. — *syndrome adénoïdien.* V. *adénoïdisme.*

adénoïdisme, *s. m.* (Delacour). Nom donné à l'ensemble des manifestations locales et des troubles généraux que l'on rencontre habituellement chez les sujets porteurs de végétations adénoïdes.

adénoïdite, *s. f.* Poussée inflammatoire au niveau des végétations adénoïdes.

adénokyste ou **adénokystome**, *s. m.* V. *cystadénome.*

adénolipomatose symétrique à prédominance cervicale (Launois et Bensaude, 1898). Syn. *lipomatose symétrique à prédominance cervicale, maladie de Launois-Bensaude.* « Affection caractérisée par la présence de tuméfactions lipomateuses diffuses disséminées symétriquement dans les différents points du corps, et en particulier dans la région cervicale, où elles produisent des déformations caractéristiques, toujours semblables à elles-mêmes ». La cause de cette affection, qui atteint surtout les territoires ganglionnaires, est inconnue; il s'agit probablement d'une maladie héréditaire.

adéno-lymphangiome, *s. m.* Lymphangiome contenant de très nombreux amas de cellules lymphatiques.

adéno-lymphite, *s. f.* Inflammation des ganglions et des vaisseaux lymphatiques qui en sont tributaires.

adéno-lymphocèle, *s. f.* Dilatation variqueuse des ganglions lymphatiques.

adénolymphoïdite aiguë bénigne (P. Chevallier). V. *mononucléose infectieuse.*

adénomatose alvéolaire ou **pulmonaire.** V. *alvéolaire (cancer — du poumon).*

adénomatose essentielle du gros intestin. V. *polyadénome du gros intestin.*

adénomatose pluri-endocrinienne (J. A. Lièvre, 1931). Syn. *syndrome de Lloyd* (1929). Affection caractérisée par la coexistence d'adénomes multiples siégeant sur le lobe antérieur de l'hypophyse, les parathyroïdes, les îlots endocriniens du pancréas et plus rarement sur d'autres glandes. Elle se manifeste par l'association, à des degrés variables, de signes d'acromégalie, d'hyperparathyroïdisme et d'hyperinsulinisme. Ce syndrome a été également étudié en 1954 par

Wermer, qui lui attribue une origine génétique. — Certains auteurs décrivent, à côté de cette forme d'*a. p.-e.* (ou *type I*), un *type II* dans lequel les tumeurs endocriniennes siègent dans la médullo-surrénale et la thyroïde. V. *Zollinger et Ellison* (*syndrome de*).

adénome, *s. m.* (ἀδήν, glande). Tumeur développée aux dépens d'une glande et dont la structure rappelle celle de la glande normale dont elle dérive.

adénome basophile hypophysaire. V. *Cushing* (*maladie de*).

adénome bronchique. V. *épistome bronchique.*

adénome diverticulaire (Küstner et Duplay). Syn. *entéro-tératome, tumeur adénoïde diverticulaire.* Tumeur bénigne congénitale apparaissant au niveau de l'ombilic, dès la chute du cordon, et provenant de débris épithéliaux du conduit omphalo-mésentérique.

adénome kystique. V. *cystadénolymphome.*

adénome multiglandulaire (Broca). V. *polyadénome.*

adénome périurétral. Syn. *hypertrophie prostatique.* Tumeur (adénofibromyome) développée autour de l'urètre, dans les glandes de sa muqueuse, entre le col vésical et le veru montanum. Elle cause l'hypertrophie de la prostate et met un obstacle à la miction.

adénomes sébacés symétriques de la face. Syn. *épithéliome multiple bénin kystique* (Fordyce et White). Très nombreuses petites tumeurs, de la taille d'un grain de mil à celle d'un gros pois, siégeant sur le pourtour du nez et de la bouche. Il en existe une variété blanche (*type Balzer*, 1885), une variété rouge et molle, télangiectasique (*type Pringle*, 1890) et une variété dure, fibreuse (*type Hallopeau-Leredde-Darier*). Ces adénomes apparaissent dans la seconde enfance; ils sont souvent familiaux; on les observe dans la sclérose tubéreuse de Bourneville. La plupart des auteurs les identifient à l'*épithéliome adénoïde cystique* de Brooke (1892) ou *trichoépithélioma* de Jarisch (1894). V. *nævomatose basocellulaire.*

adénome solitaire du foie. V. *hépatome.*

adénome thyroïdien toxique ou **thyrotoxique** (Minnich, 1904 ; Plummer). Tumeur épithéliale bénigne circonscrite de la glande thyroïde généralement unique (goitre nodulaire) se compliquant de symptômes de thyréotoxicose (surtout cardiaques) analogues à ceux de la maladie de Basedow. L'adénome, longtemps silencieux, grossit et sécrète davantage; la production hypophysaire d'hormone thyréotrope (T.S.H.) est alors supprimée et la thyroïde s'atrophie. La scintigraphie montre que l'I^{131} se fixe seulement au niveau de l'adénome (*nodule chaud*). Si la sécrétion devient excessive, apparaissent les signes de thyréotoxicose : l'adénome est devenu toxique. Parfois il subit une nécrose hémorragique et perd alors toute activité fonctionnelle; il ne fixe plus l'I^{131} (*nodule froid*) qui, au contraire, est décelé dans le reste de la glande, car celle-ci retrouve son pouvoir sécréteur sous l'influence de la T.S.H. qui n'est plus freinée par l'adénome toxique. V. *goitre multinodulaire* et *basedowifiant* ou *basedowifié.*

adénomectomie transvésicale. V. *Freyer* (*opération de*).

adénomégalie, *s. f.* (ἀδήν; μέγας, grand). Augmentation de volume des ganglions lymphatiques.

adénomyome, *s. m.* (ἀδήν; μῦς, muscle). Tumeur bénigne formée de tissus glandulaire et musculaire lisse; ex.: adénome prostatique ou périurétral.

adéno-myxome, *s. m.* Tumeur développée aux dépens des éléments d'une glande (mamelle), le tissu conjonctif évoluant suivant le type muqueux.

adénopathie, *s. f.* (ἀδήν, glande; πάθος, maladie). Nom générique servant à désigner les inflammations chroniques des ganglions lymphatiques.

adénopathie angio-immunoblastique. Syn. *lympho-adénopathie immunoblastique* (Frizzera, Moran et Rappaport, 1974), *lympho-adénopathie angio-immunoblastique avec dysprotéinémie* (Lukes et Tindle, 1973-1975). Affection hématologique rare, cliniquement voisine de la maladie de Hodgkin, caractérisée par de la fièvre, des sueurs profuses, de l'amaigrissement, une importante augmentation de volume de tous les ganglions lymphatiques, souvent une hépatosplénomégalie et des rashs cutanés; il existe une dysglobulinémie polyclonale avec parfois cryoglobulinémie et anémie hémolytique. Le diagnostic repose essentiellement sur des particularités histologiques du tissu lymphoïde : formation de nouveaux vaisseaux, prolifération cellulaire à prédominance basophile (immunoblastes, plasmoblastes, plasmocytes), dépôts protéiniques intercellulaires acidophiles. Sensible d'abord aux corticoïdes, à la chimio- et à la radiothérapie, la maladie évoluerait secondairement vers le sarcome immunoblastique.

adénopathie iléo-mésentérique primitive. V. *adénite mésentérique aiguë ou subaiguë.*

adénopathie régionale subaiguë (P. Mollaret, 1950). V. *griffes de chat (maladie des).*

adénophlegmon, *s. m.* (ἀδήν; φλέγω, je brûle). Adénite suppurée, comprenant un abcès endo-ganglionnaire et un abcès péri-ganglionnaire.

adénosarcome, *s. m.* Tumeur développée aux dépens des éléments d'une glande, le tissu conjonctif évoluant suivant le type embryonnaire.

adénosine diphosphorique (acide) (A.D.P.). Substance (mononucléotide) composée d'une molécule d'adénine, d'une molécule de D-ribose et de deux molécules d'acide phosphorique. Elle intervient dans les oxydations cellulaires, la contraction musculaire et les réactions de synthèse utilisant l'acide adénosine triphosphorique.

adénosine triphosphorique (acide) (A.T.P.). Substance (mononucléotide) composée d'une molécule d'adénine, d'une molécule de D-ribose et de trois molécules d'acide phosphorique. Elle intervient dans le métabolisme cellulaire, la contraction musculaire et la synthèse des hormones cortico-surrénales.

Adénot (expérience d') (1895). Quand, sur le cadavre, on insuffle de l'air par l'intestin grêle, cet air s'arrête au niveau de l'angle colique gauche, si l'on exagère sa coudure. Explication des occlusions intestinales par coudure à angle aigu sous l'influence de la traction du ligament phrénico-colique.

adénotomie, *s. f.* (ἀδήν; τομή, section). Incision ou ablation d'une glande; et v. *adénectomie.*

adénotonsillectomie, *s. f.* (ἀδήν, glande; *tonsilla,* amygdale; ἐκτομή, ablation). Ablation des amygdales et des végétations adénoïdes.

adénotrichie, *s. f.* V. *folliculite.*

adénovirose, *s. f.* Maladie due à un adénovirus. Ces virus ont une affinité remarquable pour le tissu lymphoïde et provoquent des pharyngites aiguës, des conjonctivites, des kérato-conjonctivites épidémiques, des trachéobronchites fébriles, des bronchopneumopathies, des adénites mésentériques; ces affections sont presque toujours bénignes, sauf la pneumonie de l'enfant, souvent mortelle chez le nouveau-né.

adénovirus, *s. m.* Syn. *virus A.P.C.* (adéno-pharyngo-conjonctival). Groupe de virus à A.D.N. Les *a.* ont une symétrie cubique; ils sont dépourvus d'enveloppe, et leur capside est composée de 252 capsomères. Ils sont les agents d'un certain nombre de maladies de l'homme et des animaux, les adénoviroses (v. ce terme).

adermine, *s. f.* V. *pyridoxine.*

A.D.H. Initiales d'antidiuretic hormone. V. *pitressine.*

adhérence, *s. f.* (*adhaerere,* être attaché). Union congénitale ou cicatricielle de deux surfaces contiguës normalement indépendantes.

adiadococinésie, *s. f.* Disparition de la diadococinésie (v. ce mot).

adiastématie, *s. f.* Insuffisance diastématique. V. *diastématique.*

adiastolie, *s. f.* (Politzer). Gêne apportée à la diastole du cœur et au remplissage de ses cavités par la péricardite constrictive et par certaines affections myocardiques (fibrose, amylose, hémochromatose, certaines myocardopathies, endocardite fibroplastique). L'expansion diastolique des oreillettes et des ventricules est rapidement limitée, d'où une élévation des pressions télédiastoliques dans ces cavités. V. *dip.*

Adie (maladie ou syndrome d') (1931). Syn. *syndrome de Weill et Reys* (1926). « Affection spéciale, non syphilitique, caractérisée par des troubles pupillaires et l'abolition des réflexes tendineux » (Guillain et Sigwald). V. *pupillotonie.*

adipocire, *s. f.* (*adeps*, graisse; *cera*, cire). Syn. *gras de cadavre.* Substance d'un gris blanchâtre, molle et grasse au toucher, provenant de la saponification des tissus chez les cadavres qui ont séjourné longtemps dans l'eau ou la terre humide.

adipocyanose sus-malléolaire. V. *érythrocyanose des jambes.*

adipogénie, *s. f.* (*adeps*; γεννᾶν, engendrer). Formation de la graisse dans l'organisme.

adiponécrose multinodulaire disséminée aiguë non récidivante chez l'enfant (P. Royer et coll., 1958). Affection cutanée rare survenant chez le petit enfant, apparaissant brutalement après un bref épisode infectieux des voies respiratoires. Elle est caractérisée par la présence de multiples nodules non inflammatoires, de la taille d'un grain de riz ou d'un pois, disséminés dans le tissu sous-cutané de tout le tronc; une polymicroadénopathie les accompagne parfois. Ils disparaissent en trois semaines. Leur origine semble, dans certains cas, streptococcique.

adipopexique, *adj.* (*adeps*; πῆξις, fixation) (Gilbert). Se dit de la fonction d'un organe qui fixe les graisses dans ses éléments (foie).

adipophobie, *s. f.* (*adeps*; φόβος, peur) (J. Decourt, 1969). « Crainte obsédante et angoissante que certaines personnes, surtout des femmes, ont d'être ou de devenir trop grosses » (J. Decourt).

adiposalgie, *s. f.* (*adeps*; ἄλγος, douleur) (E. Faber, 1907). Syn. *panniculalgie.* Sensibilité spontanée ou provoquée, mais limitée, du tissu cellulaire sous-cutané avec induration au niveau des points douloureux. On l'observe surtout chez les femmes obèses menant une existence sédentaire.

adipose ou **adiposité**, *s. f.* (*adeps*, graisse). État morbide caractérisé par la surcharge graisseuse du tissu cellulaire. — *adipose douloureuse.* V. *Dercum (maladie de).* — *adiposité pâle* (Marañon). Obésité survenant chez certaines femmes minces et asthéniques au moment de la ménopause; elle est localisée à la partie inférieure du corps dont la peau est fine, infiltrée et froide. Elle serait en relation avec une insuffisance hypophysaire et surrénale. — *adiposité pléthorique* (Marañon). Obésité survenant chez certaines femmes robustes au moment de la ménopause; elle est localisée à la partie supérieure du corps et s'accompagne d'une tendance à l'hypertension, au diabète et à la virilisation. Elle serait en relation avec un fonctionnement exagéré de l'hypophyse et de la surrénale.

adiposo-génital (syndrome). V. *Babinski-Fröhlich (syndrome de).*

adiposo-génitale (dystrophie). Obésité survenant pendant l'adolescence, accompagnée de retard du développement génital. Elle se différencie du syndrome adiposo-génital par son origine simplement alimentaire (avec parfois prédisposition familiale) et son heureuse évolution.

adiposo-hypergénital (syndrome) (Nobécourt). Macrogénitosomie précoce (v. ce terme) avec obésité.

adipsie, *s. f.* (ἀ- priv.; δίψα, soif). Disposition naturelle chez certains sujets qui restent un temps plus ou moins long (jours, semaines) sans éprouver le besoin de boire.

adiurétine, s. f. V. *pitressine.*

A.D.N. Acide désoxyribonucléique (v. ce terme).

A.D.N.-polymérase A.R.N.-dépendante. V. *polymérase H.*

adolescence, s. f. Période de la vie intermédiaire entre l'enfance et l'âge adulte, contemporaine de la puberté et située entre 12 et 15 ans.

A.D.P. Acide adénosine, diphosphorique (v. ce terme).

adrénaline, s. f. (*ad*, près de; *ren*, rein) (isolée par Furth et Abel en 1898). Syn. *épinéphrine* (aut. anglosaxons). Hormone sécrétée par la substance médullaire de la glande surrénale et que l'on a pu obtenir par synthèse (Takamine, 1901). L'*a.*, sympathico-mimétique parfait, est le médiateur chimique des nerfs adrénergiques : elle stimule les récepteurs α et β. Elle accélère le cœur, augmente la force et l'amplitude de ses battements, contracte les vaisseaux (mais dilate les artères coronaires et celles des muscles squelettiques), élève la tension artérielle et la glycémie, inhibe les musculatures bronchiques et intestinales, accroît les sécrétions et provoque la mydriase. Normalement le sang contient, par litre, 0,5 à 1 µg d'*a.*, et l'élimination urinaire de l'*a.* est de 10 à 20 µg par 24 h. V. *catécholamine, sympathine* et *récepteurs adrénergiques et sympathiques.*

adrénalinémie, s. f. Présence d'adrénaline dans le sang.

adrénalinique, adj. Qui se rapporte à l'adrénaline.

adrénalinogène, adj. Qui produit l'adrénaline.

adrénalinolytique, adj. V. *adrénolytique.*

adrénarche, s. f. (*adrenal*, en angl. la glande surrénale, de *ad*, près de et *ren*, rein; ἀρχή, commencement). Déclenchement de la sécrétion, par le cortex surrénal, des hormones androgéniques; il précède la puberté et survient sous l'influence des hormones hypophysaires.

adrénergie, s. f. (adrénaline; ἔργον, travail). « Libération d'hormones adrénaliniques à partir de deux systèmes différenciés : la médullosurrénale et les fibres post-ganglionnaires du système orthosympathique » (Guy Duchesnay). — Terme employé parfois comme synonyme de sympathicotonie.

adrénergique, adj. (H. H. Dale). Qui agit par l'intermédiaire de l'adrénaline. — *nerfs a.* Syn. *nerfs noradrénergiques.* Nom donné aux fibres post-ganglionnaires sympathiques qui, sous l'effet de l'excitation, libèrent à leur extrémité distale un mélange d'adrénaline et de noradrénaline (sympathine). — *récepteur a.* V. ce terme.

adréno-corticotrope (hormone) ou adrénocorticotrophine (A.C. T.H.). Corticostimuline (v. ce terme). — *épreuve à l'hormone a. c.* V. *Thorn (épreuve de).*

adréno-génital (syndrome). V. *génito-surrénal (syndrome).*

adrénolytique, adj. Syn. *adrénalinolytique.* Qui s'oppose à l'action de l'adrénaline.

adrénopause, s. f. (*adrenal*; παῦσις, cessation). Ralentissement des fonctions du cortex surrénal, survenant vers la cinquantaine; il porte électivement sur la sécrétion des hormones androgéniques.

adrénostérone, s. f. Syn. *corps G* de Reichstein. Hormone extraite de la cortico-surrénale, rattachée au groupe des hormones mâles par ses propriétés physio-dynamiques.

adrénothérapie, s. f. Emploi thérapeutique de l'adrénaline.

adrénotrophine, s. f. (Houssay). Corticostimuline (v. ce terme).

A.D.S. Action dynamique spécifique des aliments (v. ce terme).

Adson (manœuvre d'). Manœuvre qui diminue ou fait disparaître le pouls radial, en cas de compression de l'artère sous-clavière dans le défilé costo-claviculaire : elle consiste dans l'élévation du menton avec rotation de la tête du côté malade et inspiration profonde. V. *Kleyne (manœuvre de).*

Adson (opération d'). Résection bilatérale des nerfs splanchniques, des deux premiers ganglions sympathiques lombaires et d'une corne du ganglion semi-lunaire; opération destinée à remédier à l'hypertension artérielle permanente solitaire.

adsorption, s. f. (ad ; sorbere, boire). Fixation d'une espèce primitivement libre (molécule, atome, ion) à la surface de séparation de deux milieux par une liaison chimique soit faible (a. dite physique ou physisorption), soit forte (a. dite chimique ou chimisorption).

adynamie, s. f. (ά- priv.; δύναμις, force). Épuisement neuromusculaire qui caractérise certaines maladies et en particulier certaines formes des pyrexies.

adynamie épisodique héréditaire (Ingrid Gamstorp, 1956). Syn. *maladie de Gamstorp.* Maladie héréditaire de type dominant, débutant dans l'enfance, voisine de la paralysie périodique familiale (v. ce terme), mais s'en distinguant par l'hyperkaliémie évoluant parallèlement aux crises et par le caractère plus fréquent, plus bref et moins sévère des crises paroxystiques qui peuvent atteindre les nerfs crâniens; son pronostic est toujours favorable.

æquiface ou **æquivulte,** adj. (æquus, égal; facies ou vultus, visage). V. mésoprosope.

aérémie, s. f. (άήρ, air; αἷμα, sang) (Silberstern, 1907). V. caissons (maladie des).

aéroasthénie de l'aviateur. V. aviateurs (mal des).

aérobie, adj. (άήρ, air; βίος, vie) (Pasteur). Se dit des microbes qui ont besoin pour vivre de la présence d'oxygène libre.

aérobiologie, s. f. Étude des rapports entre les êtres vivants et l'atmosphère.

aérobiose, s. f. Conditions nécessaires pour le développement des microbes aérobies.

aérocolie, s. f. (άήρ; κῶλον, côlon). Accumulation de gaz dans le côlon, principalement dans l'angle splénique.

aéroembolisme, s. m. V. caissons (maladie des).

aérogastrie, s. f. (άήρ; γαστήρ, estomac). Présence de gaz dans l'estomac, déterminant parfois la distension de cet organe.

aérogène, adj. (άήρ; γενής, qui est engendré). D'origine aérienne. — Ex. : contagion aérogène de la tuberculose par le poumon.

aéroiléie, s. f. (aer ; ileum). Présence de gaz dans l'iléon, partie de l'intestin grêle située entre le jéjunum et le gros intestin.

aéronévrose, s.f. V. aviateurs (mal des, fatigue des).

aérophagie, s. f. (άήρ; φαγεῖν, manger) (Bouveret, 1891). Déglutition volontaire ou non d'une certaine quantité d'air qui pénètre dans l'œsophage et l'estomac. Elle est physiologique à tout âge, mais l'exagération de ce phénomène chez les névropathes et les dyspeptiques détermine des éructations en salve et peut provoquer la dilatation de l'œsophage ou de l'estomac, des vomissements et l'exacerbation de la dyspepsie. L'a. pourrait aussi, d'après Mauban, être consécutive à la pénétration de l'air dans les voies digestives par aspiration.

aérophobie, s. f. (άήρ; φόβος, peur). Crainte morbide de l'air. — Phobie des courants d'air, du grand vent, observée souvent dans la rage.

aéropiésie ou **aéropiésothérapie,** s. f. (άήρ; πίεσις, pression; θεραπεία, cure). Méthode thérapeutique fondée sur l'emploi de l'air comprimé ou raréfié et comprenant : 1⁰ les cures d'altitude; 2⁰ l'emploi d'appareils spéciaux (cloches, chambres pneumatiques).

aéropiésisme, s. m. (άήρ; πίεσις). Ensemble des accidents provoqués par l'action sur l'organisme de l'air raréfié (a. négatif) ou comprimé (a. positif).

aéropiésothermothérapie, s. f. (άήρ; πίεσις; θέρμη, chaleur; θεραπεία). Emploi thérapeutique de l'air chaud sous pression.

aéropléthysmographe, s. m. (άήρ; πληθυσμός, accroissement; γραφή, inscription). Appareil destiné à enregistrer les changements de volume du thorax pendant la respiration.

aérosol, *s. m.* Système composé de particules très fines solides ou liquides tenues en suspension dans l'air ou dans un gaz : brouillard, fumées, etc. (Nom donné par analogie avec les solutions colloïdales ou *sols*).

aérosolthérapie, *s. f.* Emploi thérapeutique de certains médicaments réduits en aérosols : le brouillard ainsi formé, inhalé, pénètre profondément dans les voies respiratoires ; le médicament y produit une action locale et peut aussi être absorbé par l'organisme.

aérosporine, *s. f.* (Ainsworth, 1946). Syn. *polymyxine.* Substance élaborée par le *Bacillus ærosporus*, possédant une action antibiotique contre de nombreux germes Gram — et actif contre la coqueluche. Son usage est limité par sa toxicité.

aérostathérapie, *s. f.* Cure d'altitude en ballon captif qui avait été préconisée par Beck en 1907 dans le traitement de la tuberculose pulmonaire et de la psychasthénie.

aérostiers (mal des). V. *aviateurs* (*mal des*).

aérothérapie, *s. f.* (ἀήρ ; θεραπεία, traitement). Cure d'air. Méthode de traitement des maladies, et, en particulier, des affections chroniques du poumon (tuberculose, emphysème) par l'air offrant des qualités spéciales (air froid, air des montagnes ou de la mer, air comprimé, air raréfié).

aérothermothérapie, *s. f.* (ἀήρ ; θέρμη, chaleur ; θεραπεία, traitement) (Jayle, 1898). Emploi thérapeutique de l'air chaud.

aérotonomètre, *s. m.* (ἀήρ ; τόνος, pression ; μέτρον, mesure) (Pflüger). Appareil destiné à mesurer la tension des gaz dans le sang et les autres liquides de l'organisme.

aérotropisme, *s. m.* (ἀήρ ; τρέπειν, tourner). Propriété que possède le protoplasma de réagir à l'action de l'oxygène. — *a. positif.* Attraction de l'oxygène sur le protoplasma. — *a. négatif.* Répulsion.

Aertrycke (bacille d'). Bacille du genre *Salmonella,* agent de certains empoisonnements d'origine alimentaire.

æsthésiogène, *adj.* V. *esthésiogène.*

æsthésiogénie, *s. f.* V. *esthésiogénie.*

æsthésiomètre, *s. m.* V. *esthésiomètre.*

aétiocholanone, *s. f.* Hormone mâle extraite de l'urine. C'est un des 17 cétostéroïdes, dérivé de la testostérone. V. *androgènes* (*hormones*).

affection, *s. f.* (*afficere,* affaiblir). « Processus morbide envisagé dans ses manifestations actuelles, abstraction faite de ses causes. C'est dans ce sens que Landouzy a préconisé le terme de *pathie* comme suffixe après le nom de l'organe » (H. Roger). Ex. : *cardiopathie.*

affekt-épilepsie, *s. f.* V. *épilepsie affective.*

affrontement, *s. m.* Action d'affronter les lèvres d'une plaie pour en faciliter la cicatrisation.

affronter, *v.* Mettre en contact les deux lèvres d'une plaie.

affusion, *s. f.* (*affundere,* verser sur). Moyen thérapeutique qui consiste à verser en nappe et d'une faible hauteur une certaine quantité d'eau sur une partie quelconque du corps.

afibrinémie, *s. f.* V. *afibrinogénémie.*

afibrinogénémie, *s. f.* Syn. *afibrinémie, fibrinogénopénie.* Absence totale de fibrinogène dans le plasma sanguin. L'*a.* entraîne un syndrome hémorragique. Elle peut être due à un défaut de synthèse du fibrinogène (*a.* constitutionnelle — voir plus bas — ou, plus rarement, acquise), à un excès de destruction (fibrinolyse ou protéolyse) ou à une consommation excessive (coagulation intravasculaire disséminée : v. ce terme). — *a. totale congénitale.* Maladie exceptionnelle, qui semble héréditaire et familiale, caractérisée par des hémorragies provoquées répétées apparaissant généralement dès la naissance. Le sang est incoagulable par absence totale de fibrinogène, tous les autres facteurs d'hémostase existant normalement. Cette affection, très grave, est due à un défaut de synthèse du fibrinogène.

A.F.P. ou **α F.P.** Abréviations d'alpha-fœto-protéine. V. ce terme.

Ag (**antigène** ou **système**). V. *groupes sanguins*.

agalactie ou, à tort, **agalaxie**, *s. f.* (ἀ- priv.; γάλα, ακτος, lait). Absence de la sécrétion lactée après l'accouchement.

agammaglobulinémie, *s. f.* (ἀ- priv.; gammaglobuline; αἷμα, sang) (Bruton, 1952). Absence de gammaglobulines dans le sang. — Ce terme désigne un groupe de maladies dues à une carence de l'immunité humorale, dont certaines gammaglobulines, les immunoglobulines, sont le support. 1° Une *a. congénitale type Bruton* (1952), maladie héréditaire récessive liée au sexe, atteignant seulement les garçons. Elle se manifeste, chez le nourrisson, par des infections bactériennes graves et récidivantes des voies respiratoires et digestives et de la peau dues à une absence d'immunité par défaut de synthèse des anticorps sériques. Dans le sérum, le taux des trois immunoglobulines est très bas, ainsi que celui des agglutinines naturelles. Le caractère histologique essentiel est l'absence de plasmocytes (aplasmocytose) alors que la lymphocytose est normale. — 2° Des *a. idiopathiques acquises tardives* dont le tableau clinique est identique et qui seraient peut-être des formes congénitales d'expression tardive. — 3° Des *a. secondaires* à certaines maladies du sang (leucose lymphoïde chronique, myélome) et à certains états entraînant une erreur d'apport ou une déperdition de protéines. Il existe en outre des *a. dissociées* où seules manquent 1 ou 2 immunoglobulines (v. *dysgammaglobulinémie*). — *a. congénitale type Suisse* ou *type Glanzmann*. V. *alymphocytose congénitale*. — V. *immunité, carence immunitaire, cellule immunocompétente, alymphocytose, ataxietélangiectasies, dysglobulinémie*.

agamonte, *s. m.* (ἀ- priv.; γάμος, union). V. *schizonte*.

agar ou **agar-agar**, *s. f.* Algue de la famille des Floridées, commune dans les mers du Japon. Elle renferme un produit colloïde (gélose), et elle est utilisée pour faire des milieux de culture solides, que l'on nomme *agar* ou *gélose*.

agastrie, *s. f.* (ἀ- priv.; γαστήρ, estomac) (H. Annes Dias, 1938). Absence de l'estomac à la suite de résection totale.

âge mental (psychiatrie). Terme servant à fixer le niveau intellectuel d'un enfant. Il correspond à l'âge réel de l'enfant normal moyen capable d'exécuter correctement le test le plus compliqué auquel répond sans faute l'enfant examiné.

agénésie, *s. f.* (ἀ- priv.; γένεσις, génération). 1° Impuissance; impossibilité d'engendrer. — 2° Arrêt partiel de développement frappant l'embryon et provoquant certaines atrophies ou tératologique; — 3° (anthropologie). Syn. *homogénésie agénésique*. Nom donné par Broca aux croisements dont les produits sont absolument inféconds entre eux et avec des individus de l'une ou de l'autre race mère.

agénitalisme, *s. m.* (*a*- priv.; *genitalis*, génital). Etat d'un individu privé de la sécrétion interne de ses glandes sexuelles. V. *eunuchisme*.

agénosome, *s. m.* (ἀ- priv.; γεννᾶν, engendrer; σῶμα, corps) (Isidore Geoffroy St-Hilaire). Monstre chez lequel les organes génitaux et urinaires sont nuls ou très rudimentaires.

agglutination, *s. f.* Groupement en petits amas distincts de corps figurés (microbes, hématies) porteurs d'un antigène et en suspension dans un liquide, survenant lorsqu'on ajoute à ce liquide l'anticorps correspondant. Il a été observé dans les cultures en bouillon de certains microbes quand on y ajoute quelques gouttes du sérum d'un sujet vacciné contre la maladie causée par ce microbe ou atteint de cette maladie. Les bacilles, immobiles, forment des amas qui tombent au fond du tube.

Les cultures stérilisées jouissent de la même propriété (v. *séro-diagnostic*) et leur manipulation est sans danger. L'*a.* a été observée également sur les hématies. Cette *réaction d'a.* permet d'identifier un antigène (p. ex. d'un microbe, ou de globules rouges : groupe sanguin) ou d'affirmer la présence d'un anticorps (séro-diagnostic) que l'on recherche avec l'anticorps ou l'antigène correspondant. — *a. de groupe.* V. *coagglutination.* — *test d'a.* en milieu albumineux ou en *sérum-albumine* ; *test d'a. des hématies trypsinisées.* Méthodes destinées à mettre en évidence, dans le sérum, certains anticorps incomplets (v. ce terme et *hématies trypsinisées, procédé des*).

agglutinine, *s. f.* Nom donné à des substances spécifiques (anticorps) contenues dans certains sérums, substances qui provoquent l'agglutination, soit de certains microbes (*bactério-agglutinine*), soit des globules rouges (*hémo-agglutinine* ou *hémagglutinine*), qui renferment l'agglutinogène correspondant. Il existe plusieurs espèces d'*hémo-a.* : les plus anciennement connues sont les *a.* α et β, qui agglutinent respectivement les hématies contenant les agglutinogènes A et B; selon les individus, elles peuvent être seules ou associées dans le sérum ou être absentes de celui-ci (v. *groupes sanguins*). Ces deux *a.* existent spontanément et sont dites *régulières* ou *naturelles.* On décrit aussi des *a. irrégulières* ou *immunes,* ou *immun-anticorps* qui sont normalement absentes du sérum et qui apparaissent par un processus d'immunisation lorsqu'un antigène érythrocytaire est introduit dans l'organisme ; certaines appartiennent au système ABO, en particulier l'*a.* anti A présente chez certains sujets du groupe O (donneurs universels dangereux); d'autres dépendent du système Rhésus et apparaissent à la suite de transfusions répétées ou de grossesses hétérospécifiques. V. *iso-immunisation* et *Rhésus (facteur).*

— *a. anti-Gallus.* Anticorps sérique agglutinant les globules rouges de poulet, trouvé chez des malades atteints de pneumonie atypique primitive. — *a. chaude.* V. *anticorps chaud.* — *a. complète.* V. *anticorps complet.* — *a. froide* (Amzel et Hirszfeld, 1925). Syn. *cryo-agglutinine.* A. irrégulière non spécifique, contenue dans le sérum de certains sujets, capable d'agglutiner entre 0° et 5° les hématies de ces sujets (*auto-agglutinine froide*) et celles des personnes du même groupe et du groupe O. Elles existent chez quelques individus du groupe A_1 et au cours de certaines maladies (pneumonie atypique à virus, fièvre récurrente, et quelques affections hémolytiques, hépatiques et parasitaires); v. *anticorps froid.* — *maladie des a. froides.* V. *hémoglobinurie et acrocyanose paroxystiques avec agglutinines froides à un titre élevé.* — *a. de groupe* (bactério.). Syn. *coagglutinine.* Anticorps apparaissant dans le sérum d'un sujet atteint ou convalescent d'une maladie infectieuse et agglutinant, avec le microbe de la maladie, les microbes voisins. V. *coagglutination.* — *a. incomplète.* V. *anticorps incomplet.* — *a. O et H. A.* correspondant aux antigènes bactériens O et H (v. *antigène*). — *a. spécifique* (bactério.). Anticorps apparaissant dans le sérum d'un sujet atteint ou convalescent d'une maladie infectieuse et agglutinant uniquement le microbe de la maladie, ou l'agglutinant à une dilution beaucoup plus forte que les microbes voisins.

agglutinogène, *s. m.* Nom donné à des propriétés ou à des substances (antigènes) possédées par certains microbes ou certains globules rouges (*hémagglutinogènes*), qui rendent ces microbes ou ces globules agglutinables par des sérums contenant les agglutinines correspondantes. Les globules rouges possèdent plusieurs espèces d'*a.* : les plus anciennement connues sont l'*a.* A et l'*a.* B qui peuvent, selon les individus, être isolés ou associés dans les hématies, ou en être absents :

d'où division des individus en quatre catégories ou *groupes sanguins* (v. ce terme); les *a.* M, N et P (v. *types sanguins*); l'*a.* Rh et les *a.* voisins (v. *Rhésus, facteur*).

aglobulie, *s. f.* (ἀ- priv.; globule). Nom donné quelquefois à la diminution du nombre total des globules rouges. V. *anémie*.

aglossie, *s. f.* (ἀ- priv.; γλῶσσα, langue). Absence congénitale de la langue.

aglycone, *s. m.* V. *hétéroside*.

aggminé, *adj.* (*agminari,* aller en troupe). Se dit de plusieurs organes élémentaires de même espèce réunis les uns aux autres.

agnathie, *s. f.* (ἀ- priv.; γνάθος, mâchoire). Absence congénitale du maxillaire inférieur.

agnoscie, *s. f.* (ἀ- priv.; γιγνώσκω, je reconnais). V. *agnosie*.

agnosie, *s. f.* (ἀγνωσία, ignorance). « Trouble de la reconnaissance des objets, inexplicable par un déficit sensoriel et traduisant un déficit intellectuel spécialisé » (J. Delay). Il existe des *a.* pour tous les organes des sens (cécité, surdité verbale). Ce terme est ordinairement employé dans le sens d'*a. tactile*. — *a. auditive*. Trouble de l'audition portant électivement sur la compréhension des perceptions sensorielles élémentaires, celles-ci étant à peu près normalement entendues. Il est dû à une atteinte du cortex cérébral : il ne s'accompagne pas de troubles de l'intelligence, mais généralement de troubles du langage. — *a. auditive verbale congénitale*. V. *audi-mutité*. — *a. digitale*. Difficulté ou impossibilité, pour un malade, de distinguer les doigts de sa main ou de celle de l'observateur; v. *Gerstmann* (*syndrome de*). — *a. d'extensité*. V. *amorphognosie*. — *a. d'intensité*. V. *ahylognosie*. — *a. perceptive*. A. tactile caractérisée par un trouble dans la perception des sensations. — *a. sémantique*. Syn. *asymbolie tactile*. A. tactile caractérisée par l'impossibilité de construire, avec les éléments fournis par la palpation d'un objet, le schéma de cet objet,

nécessaire pour en comprendre la nature et l'usage. C'est une forme d'astéréognosie. V. *pariétal* (*syndrome*) et *analgognosie*. — *a. spatiale*. Impossibilité de localiser un objet dans l'espace; désorientation; perte de la mémoire topographique (lésions de l'écorce du lobe occipital). — *a. visuelle* ou *optique*. Perte des représentations visuelles, des images-souvenirs, observée dans la cécité psychique (v. ce terme); elle est due à une lésion du lobe occipital.

aghoso-apraxie, *s. f.* Apraxie associée à une agnosie tactile plus ou moins accentuée (apraxie idéatoire ou idéo-motrice).

agocytique, *adj.* (ἄγω, je mène; κύτος, cellule) (G. Billard, de Clermont-Ferrand, 1927). Se dit du pouvoir accélérant exercé par certaines eaux minérales sur la croissance des cellules.

agonie, *s. f.* (ἀγωνία, combat). Période de transition entre la vie et la mort, caractérisée par un affaiblissement de la circulation entraînant une irrigation cérébrale insuffisante et la diminution ou l'abolition de l'intelligence.

agoniste, *adj.* et *s. m.* (ἀγωνιστής, combattant) (physiologie). Se dit d'un muscle dont l'action produit le mouvement désiré.

agoraphobie, *s. f.* (ἀγορά, place; φόβος, peur) (Westphal, 1872). Syn. *kénophobie*. Peur des espaces; appréhension de traverser les places, les ponts, accompagnée souvent d'angoisse et de vertige.

agrammatisme, *s. m.* (ἀ- priv.; γράμματα, lettres). 1º Vice de prononciation résultant de l'omission d'une ou de plusieurs lettres d'un mot. — 2º (Kussmaul, 1876). Syn. *aphasie syntactique* (Head). Défaut de construction grammaticale des phrases aboutissant à un style télégraphique.

agrandissement radiographique. « Méthode radiographique consistant, en utilisant un tube à foyer fin, à modifier les rapports habituels de distance entre l'objet et le film. On obtient ainsi des images agrandies faisant apparaître les petits détails. » (R. Trial).

agranulocytose, *s. f.* (W. Schultz, 1922). Syn. *aneutrophilie, granulocytopénie maligne, maladie de Schultz.* Disparition des leucocytes granuleux du sang. — Ce terme, proposé d'abord pour désigner une affection autonome presque toujours mortelle, caractérisée par une angine ulcéro-nécrotique, un syndrome infectieux grave et un syndrome hématologique spécial (leucopénie considérable avec disparition presque totale des polynucléaires neutrophiles), s'applique aussi à un état (*syndrome agranulocytaire*) qui peut se rencontrer dans un grand nombre d'infections (septicémie), d'intoxications ou à la suite d'un traitement radioactif intense ou prolongé. Elle est parfois accompagnée de *myéloblastose*, d'*anémie* ou d'*hémorragies* (v. *panmyélophtisie*).

agranulocytose hyperplasique du type Rohr. V. *Rohr (agranulocytose hyperplasique du type ou moelle de).*

agranulocytose infantile héréditaire de von Kostmann. Maladie génétique du nourrisson observée en Suède et caractérisée par un arrêt de la maturation des leucocytes granuleux au stade promyélocytaire. Cette affection facilite le développement d'infections, souvent cutanées, qui peuvent entraîner la mort.

agraphie, *s. f.* (ά- priv.; γράφειν, écrire) (Ogle, 1867). Syn. *aphasie motrice graphique.* Impossibilité d'exprimer les idées et les sentiments en se servant de mots écrits ou de signes. Elle peut porter sur l'expression des sentiments par les signes musicaux (*agraphie musicale*). V. *amnésie grapho-cinétique.*

agravité, *s. f.* (a- priv.; *gravitas*, pesanteur). Syn. *apesanteur.* État d'un corps qui n'est pas soumis à la pesanteur.

agrégabilité, *s. f.* Faculté de pouvoir s'agréger, se grouper en amas. V. *agrégation des hématies* et *agrégation des plaquettes.*

agrégant, *adj.* Qui provoque ou favorise l'agrégation des globules rouges ou des plaquettes dans les vaisseaux sanguins.

agrégat d'hématies. Syn. *sludge* (en angl. boue d'égout). Amas d'hématies empilées en rouleaux se formant parfois dans les artérioles et les capillaires lorsque la circulation se ralentit.

agrégat de plaquettes. Amas de plaquettes qui se sont accolées et unies les unes aux autres. V. *agrégation des plaquettes.*

agrégation des hématies. Syn. *sludging* (de *sludge*). Groupement des globules rouges qui vont se réunir en petits amas dans les vaisseaux; il est lié au ralentissement de la circulation et provoque l'obstruction des artérioles et des capillaires. Il peut être localisé (zones ischémiées) ou généralisé (états de choc).

agrégation des plaquettes. Groupement des plaquettes qui vont s'accoler les unes aux autres dans les vaisseaux et s'unir entre elles par des filaments d'actine, de myosine et de fibrine. C'est le dernier stade de l'hémostase primaire (phase plaquettaire de l'hémostase), qui succède au « release ». *L'a.* (facilitée par les catécholamines, l'A.D.P., le facteur plaquettaire n° 4 et la présence de calcium) d'abord réversible, devient plus ou moins vite irréversible (formation d'un clou plaquettaire aidée par la présence de traces de thrombine. V. *thrombus blanc.*) Le processus de coagulation va ensuite se poursuivre grâce aux facteurs plasmatiques.

agressines, *s. f. pl.* (Bail, 1905). Substances particulières sécrétées par certaines bactéries, et possédant une action *agressive* envers les cellules de l'organisme. Les *a.* paralysent les leucocytes et favorisent ainsi la multiplication rapide des bactéries et le développement d'une toxi-infection à marche foudroyante.

agressologie, *s. f.* (*aggressio*, attaque; λόγος, science) (M. Mosinger, 1947). « Étude des chocs d'origine exogène et endogène, traumatique, physique, chimique, infectieuse ou neuro-psychique. »

agrypnie, s. f. (ἀγρυπνία, insomnie) (inusité). Insomnie.

agrypnode, adj. (ἄγρυπνος, qui ne dort pas). V. coma vigil.

agueusie, s. f. (ἀ- priv.; γεῦσις, goût). Diminution ou abolition du sens du goût.

AH (espace). Distance qui sépare, sur l'électrocardiogramme endocavitaire auriculo-ventriculaire (v. H, onde), l'onde A, onde auriculaire rapide, de l'onde H, due à l'activité du faisceau de His. Elle mesure le temps de conduction à travers le nœud de Tawara, normalement de 70 milli-secondes. Son allongement isolé traduit un ralentissement de la conduction nodale : c'est un bloc supra-hisien (v. ce terme).

Ahlquist (hypothèse ou **théorie d')**. V. récepteur adrénergique ou sympathique.

Ahrens (maladie d'). V. hyperlipidémie, type 4.

ahylognosie, s. f. (ἀ- priv.; ὕλη, matière; γνῶσις, connaissance). Syn. anhylognosie, agnosie d'intensité. Impossibilité de reconnaître, par le toucher, la matière constituant les différents objets.

aï crépitant ou **douloureux** (nom dû à la brusque douleur provoquée par le moindre mouvement). V. synovite crépitante.

aichmophobie, s. f. (αἰχμή, pointe; φόβος, crainte). Appréhension angoissante (phobie) de toucher les objets pointus.

ailourophobie, s. f. (αἴλουρος, chat; φόβος, crainte). Crainte morbide des chats.

aïnhum, s. m. Affection exotique, considérée comme une trophonévrose, et caractérisée par l'amputation spontanée d'un orteil (généralement le cinquième). L'aïnhum ne s'observe que dans la race noire et ne frappe que le sexe masculin.

air (mal de l'). V. transports (mal des).

air complémentaire. V. volume de réserve inspiratoire.

air courant. V. volume courant.

air de réserve. V. volume de réserve expiratoire.

air résiduel. V. volume résiduel. — a. r. fonctionnel V. capacité résiduelle fonctionnelle.

air trapping. V. trapping.

air velocity index. V. index de rapidité de l'air.

airain (bruit d') (Trousseau). Bruit analogue à celui qu'on obtiendrait en frappant sur un vase de bronze. Dans les vastes pneumothorax, on peut l'entendre en auscultant la paroi postérieure du thorax tandis qu'un aide frappe une pièce de monnaie appliquée sur la paroi antérieure.

akathisie, s. f. V. acathésie.

akidopeirastique, s. f. (ἀκίς, pointe; πειρᾶν, explorer) (Middeldorf). Méthode d'exploration au moyen d'instruments piquants.

akinesia algera (Mœbius, 1891). Syn. syndrome de Mœbius. « Syndrome caractérisé par des sensations douloureuses se produisant à l'occasion des mouvements volontaires, douleurs qui ne s'expliquent par aucune lésion locale et qui rentrent dans le groupe des algies centrales » (Déjerine).

akinésie, s. f. (ἀ- priv.; κίνησις, mouvement). V. acinésie. — Pris aussi dans le sens d'immobilisation. Ex. : akinésie palpébrale dans les opérations sur le globe oculaire.

akinétique (crise) (Lennox). Syn. attaque ou crise statique (Ramsay Hunt). Forme mineure de l'épilepsie (petit mal), caractérisée par la perte soudaine et brève du tonus de posture avec chute de la tête en avant et, si la crise est généralisée, chute brutale. V. épilepsie akinétique.

akoasme ou **achoasme**, s. m. (ἀκοή, oreille; audition). Nom proposé par Wernicke pour désigner l'ensemble des hallucinations auditives élémentaires (perception de sons indéfinis) et différenciées (sons rapportés à des objets déterminés).

A.L.A. Abréviation de δ-aminolévulinique acide. V. porphyrine.

alaise, s. f. V. alèze.

alalie, *s. f.* (ἀ- priv.; λαλεῖν, parler).
V. *aphémie.* — *alalie idiopathique.*
V. *audimutité.*

alarme (réaction d') de Selye. V.
adaptation (*syndrome d'*).

alarme (zone d') (Stephen Chauvet,
1908). Région limitée de la partie
interne de la fosse sus-épineuse au
niveau de laquelle apparaissent, au
début de la tuberculose pulmonaire, les premiers signes stéthoscopiques. C'est là que le sommet
est le plus facilement accessible, les
parties molles y étant moins épaisses
qu'ailleurs. Alors que le diagnostic
est devenu évident, c'est encore
dans cette zone qu'on trouve le
plus nettement les signes physiques correspondant à l'état des
lésions.

alastrim, *s. m.* (du portugais *alastar*,
qui se développe rapidement et
intensément). Syn. *milk-pox, paravariole.* Maladie contagieuse et
épidémique se rencontrant principalement aux Antilles, dans les
autres parties de l'Amérique, dans
l'Afrique du Sud où on la connaît
sous le nom d'*amass* et aux Indes,
ayant des symptômes qui rappellent à la fois ceux de la variole et
ceux de la varicelle, et frappant surtout les Noirs. Elle est considérée,
par certains, comme une fièvre
éruptive particulière, mais semble
bien être une forme légère de la variole (varioloïde) survenant chez les
sujets non ou insuffisamment vaccinés.

**Albarran (épreuve de la polyurie
expérimentale d')**. Epreuve permettant d'apprécier la sécrétion de
chacun des deux reins après cathétérisme des uretères et ingestion
de 600 ml d'eau. Les urines sont
recueillies de chaque côté toutes les
demi-heures pendant trois heures;
on mesure, pour chaque échantillon:
le volume, la concentration moléculaire (point cryoscopique), la
diurèse moléculaire, la quantité
d'urée et de NaCl éliminée par
litre et en quantité absolue (*v.
Albarran, lois d'*).

Albarran (loi d'). « Le rein malade
a un débit beaucoup plus constant

que le rein sain et son fonctionnement varie d'autant moins d'un
moment à l'autre que son parenchyme est plus détruit. »

Albarran (signe d'). Hémorragie
survenant au cours du cathétérisme
urétéral, lorsque le liquide injecté
distend le bassinet : signe de cancer
du bassinet.

Albee (méthodes ou opérations d').
1° Opération pratiquée dans le traitement du mal de Pott et dans
celui de certaines scolioses. Elle a
pour but de provoquer l'ankylose
d'un segment du rachis, au moyen
d'un long greffon osseux placé entre
les 2 moitiés des apophyses épineuses
des vertèbres, préalablement fen-
dues. — 2° Opération destinée à
empêcher la luxation récidivante
de la rotule. Elle consiste à rendre
sa hauteur normale à la berge externe de la surface articulaire fémorale atrophiée, en la surélevant par
une ostéotomie linéaire, la brèche
sous-jacente étant comblée par une
greffe osseuse tibiale. — 3° Arthrodèse intra-articulaire destinée
au traitement de l'arthrite déformante de la hanche; elle comporte
la résection du pôle supérieur de la
tête fémorale et l'avivement du toit
du cotyle.

Albers-Schönberg (maladie d').
V. *ostéopétrose.*

Albert (opération d') (1878). V.
arthrodèse.

Albini (nodosités d'). V. *Cruveilhier*
(*nodosités de*).

albinie, *s. f.* (terme ancien) ou **albinisme,** *s. m.* (*albus*, blanc). Absence
congénitale de pigment, partielle
ou générale, parfois limitée au
globe oculaire. Elle est due à une
anomalie héréditaire du métabolisme de la mélanine transmise selon
le mode dominant autosomique (*a.*
partiel), le mode récessif autosomique (*a.* généralisé) ou le mode
récessif lié au sexe (*a.* oculaire).

albinos, *s. m.* Individu atteint d'albinisme.

**Albright (acidose tubulaire chro-
nique d')**. V. *acidose rénale hyperchlorémique.*

Albright (dystrophie ou **ostéodystrophie héréditaire d').** V. *ostéodystrophie héréditaire d'Albright.*

Albright (maladies et syndromes d'). 1º (1937). Variété de dysplasie fibreuse des os (v. ce terme) à localisations multiples, unilatérales ou à prédominance unilatérale, avec pigmentation cutanée en aires disséminées du côté de la lésion osseuse et troubles endocriniens (puberté précoce dans le sexe féminin). — 2º V. *Seabright-Bantam (syndrome des)* et *ostéodystrophie héréditaire d'Albright.* — 3º V. *acidose rénale hyperchlorémique.* — 4º V. *Klinefelter (syndrome de).*

Albright (tubulopathie d'). V. *acidose rénale hyperchlorémique.*

Albright (type). V. *hyperparathyroïdie, hyperparathyroïdisme* et *ostéodystrophie héréditaire d'Albright.*

albuginite, *s. f.* Inflammation de l'albuginée, enveloppe conjonctive des organes génitaux de l'homme.

albugo, *s. m.* (*albus*, blanc) 1º Trouble trophique des ongles, caractérisé par la formation de petites taches blanches, transversales, striées ou non. — 2º Taches blanches de la cornée dues à l'accumulation de granulations graisseuses dans son épaisseur.

albumine, *s. f.* Variété de protéide simple (holoprotéide) soluble dans l'eau. Les *a.* existent dans le sérum sanguin (*sérum a.*), l'œuf (*ovalbumine*), le lait, le protoplasma.

albuminémie, *s. f.* (albumine; αἷμα, sang). Présence et taux de la sérum-albumine dans le plasma sanguin (55 % des protéines plasmatiques).

albuminimètre, *s. m.* Appareil employé en clinique pour mesurer approximativement la quantité d'albumine contenue dans une urine.

albuminisme, *s. m.* Exagération de la quantité d'albumine consommée comme aliment et troubles qui en résultent.

albuminocholie, *s. f.* (Bouisson). Présence de l'albumine dans la bile; elle se rencontre dans la congestion passive du foie, dans la dégé-

nérescence graisseuse, dans les anémies et dans le mal de Bright.

albuminorachie, *s. f.* Présence d'albumine dans le liquide céphalorachidien. Terme parfois employé, à tort, comm syn. de *protéinorachie* (v. ce terme).

albumino-réaction, *s. f.* Réaction indiquant la présence de l'albumine dans une sécrétion ou une excrétion : urine, crachats, etc.

albuminurie, *s. f.* Présence d'albumine dans l'urine. On en fait parfois un synonyme de *mal de Bright.* Actuellement, le terme d'*a.* est remplacé par celui de *protéinurie,* plus exact car, parmi les protéines parfois contenues dans l'urine, se trouvent, outre l'albumine proprement dite (sérum-albumine), les diverses globulines plasmatiques. — *a. cicatricielle* (Bard) ou *résiduale* (J. Teissier). *A.* isolée, séquelle d'une néphrite ancienne. — *a. clinostatique. A.* observée parfois dans la position couchée chez les femmes enceintes; elle est attribuée à l'utérus gravide pesant, dans cette position, sur le pédicule rénal et le comprimant. — *a. intermittente cyclique.* V. *Pavy (maladie de).* — *a. orthostatique* (Teissier, 1885) ou *de posture* (Stirling). Variété d'albuminurie intermittente, dans laquelle l'albumine apparaît uniquement dans la station debout. Elle s'observe chez les jeunes gens de souche neuro-arthritique, ne correspond à aucune lésion rénale et disparaît avec l'âge. L'*a. orthostatique* peut aussi se montrer au début ou à la fin des néphrites.

albumoptysie, *s. f.* (albumine; πτύσις, crachement) (Lesieur et Privey, 1910). Présence d'albumine dans les crachats.

albumose, *s. f.* V. *albumosurie.*

albumosurie, *s. f.* Syn. *hémialbumosurie, propeptonurie.* Présence dans l'urine de propeptone ou albumose. Les albumoses sont les produits de la digestion incomplète des matières albuminoïdes et constituent des substances intermédiaires entre les syntonines et les peptones. Elles ne se coagulent pas par la chaleur, mais se coagulent par l'acide nitrique à froid. V. *Bence-Jones (réaction de)*. — L'*a.* est observée dans les myélomes multiples (v. *Kahler, maladie de*) et accessoirement dans les leucémies, l'ostéomalacie et les cancers secondaires du squelette. En fait, il s'agit de la présence, dans l'urine, d'une paraprotéine (v. ce terme et *protéine de Bence-Jones*).

alcalinimétrie, *s. f.* Dosage de l'alcalinité d'un liquide organique et en particulier du sang.

alcalinophagie, *s. f.* (Hayem). Usage immodéré du bicarbonate de soude que font certains malades atteints d'hyperchlorhydrie douloureuse. V. *lait et des alcalins (syndrome du)*.

alcalinothérapie, *s. f.* Emploi thérapeutique des sels alcalins et en particulier du bicarbonate de soude.

alcalose, *s. f.* Rupture de l'équilibre acido-basique du plasma dans le sens d'une augmentation de l'alcalinité; le pH devient supérieur à 7,40. Cette rupture se traduit par l'abaissement du rapport : acide carbonique/bicarbonates du plasma. Celui-ci peut être dû à la diminution du CO_2 dissous du plasma (*a. gazeuse* ou *respiratoire* par élimination exagérée de CO_2 : hyperventilation pulmonaire) ou à l'augmentation des bicarbonates (*a. non gazeuse*, *fixe* ou *métabolique* par élimination d'acides — vomissements — ou par absorption excessive de bicarbonates). Lorsque, grâce aux mécanismes régulateurs de l'organisme, l'autre terme du rapport évolue parallèlement à celui qui est perturbé, la valeur du rapport et le pH sanguin ne changent pas : l'*a* est *compensée*. Si les mécanismes régulateurs sont débordés, le pH s'élève (*a. décompensée*).

alcaptonurie, *s. f.* (Bœdecker, 1859). Présence dans l'urine de l'alcaptone (ou acide homogentisique) qui est un produit de dégradation incomplète d'acides aminés aromatiques, la phénylalanine et la tyrosyne. Les urines alcaptonuriques réduisent la liqueur de Fehling; laissées à l'air et à la lumière, elles

noircissent et, en quelques jours, peuvent devenir noires comme de l'encre. L'*a.*, anomalie enzymatique héréditaire transmise selon le mode récessif, ne correspond pas à un état pathologique déterminé et peut même s'observer chez les sujets bien portants. Elle est due à l'absence d'oxydase homogentisique. Elle est très fréquente dans l'*ochronose*.

alcoolat, *s. m.* Médicament qui résulte de la distillation de l'alcool sur une ou plusieurs substances aromatiques.

alcoolature, *s. f.* Médicament obtenu en faisant macérer parties égales d'alcool et d'une plante fraîche.

alcoolé, *s. m.* Syn. *teinture alcoolique*. Médicament obtenu en faisant dissoudre dans l'alcool (solution, macération, lixiviation) les principes actifs de substances médicinales. Les teintures de substances végétales sont au *cinquième* (1 de substance pour 5 d'alcool). Les teintures de substances animales sont au *dixième*. « Les teintures simples des drogues héroïques, c'est-à-dire très actives, doivent être préparées par lixiviation avec de l'alcool à 70°, et de telle façon que le poids de la teinture obtenue soit égal à dix fois le poids de la substance employée » (Codex 1908).

alcoolémie, *s. f.* (alcool; αἷμα, sang). Présence passagère d'alcool dans le sang à la suite d'ingestion de boisson alcoolique. — Une *a.* supérieure à 0,80 par litre engage ou aggrave la responsabilité de l'auteur d'un accident, d'un délit ou d'un crime (loi du 9 juillet 1970).

alcoolépilepsie, *s. f.* (Bratz). Variété d'épilepsie engendrée directement par l'alcool. Les accès épileptiques surviennent d'abord pendant l'ivresse, puis à la suite d'ingestion de doses d'alcool ne déterminant pas l'ivresse. Ils diffèrent du mal comitial par un ictus psychique plus lent, et disparaissent complètement par l'abstinence. Ils diffèrent aussi de l'*épilepsie habituelle des buveurs* qui est définitive et persiste quand le malade a cessé de boire.

alcool-éther (épreuve de l'). Épreuve analogue à celle de Cosasesco; la réaction vasomotrice est provoquée par une friction à l'alcool-éther.

alcoolisation des nerfs (Sicard). Injection d'alcool dans un tronc nerveux (névralgie faciale, causalgie, ulcération tuberculeuse du larynx, etc.).

alcoolisme, *s. m.* (Huss, 1852). Syn. *éthylisme.* Ensemble des accidents morbides produits par l'abus des boissons alcooliques. — *a. aigu.* — *a. chronique.*

alcoolomanie, *s. f.* (alcool; μανία, folie). Période latente de l'intoxication alcoolique chronique, pendant laquelle l'alcool ne manifeste son action que par l'accoutumance et le besoin.

alcoolothérapie, *s. f.* (alcool; θεραπεία, traitement). Emploi thérapeutique de l'alcool, quel que soit son mode d'administration.

alcoylant, *adj.* et *s. m.* Syn. *alkylant.* Se dit d'un corps chimique possédant une ou plusieurs chaînes de la série alcoyle (ou alkyle) avides de se combiner avec certains groupements protéiques (nucléoprotéides en particulier) qu'il transforme. Quelques-uns sont utilisés en chimiothérapie comme antimitotiques (moutardes à l'azote : cyclophosphamide ou Endoxan, n. dep.); ils agissent probablement par cytotoxicité.

alcoylation, *s. f.* Syn. *alkylation.* Combinaison d'un groupement protéique avec un alcoylant (v. ce terme).

alcoylé, *adj.* Syn. *alkylé.* Qui a subi l'action d'un alcoylant (v. ce terme).

Aldactone, *s. f.* (n. dep.). V. *spironolactone.*

Alder (anomalie d'). Présence, dans les leucocytes polynucléaires neutrophiles et éosinophiles, de grosses granulations basophiles.

aldolase, *s. f.* Enzyme présente dans les tissus du fœtus, avec 3 variétés (isozymes, v. ce terme) : l'*a. A* qui existe seule dans les muscles, mais aussi — comme les autres *a.* — dans divers tissus; l'*a. B,* présente isolé-

ment dans le foie et l'*a. C* propre au cerveau. Les différentes *a.,* dans la chaîne des dégradations du glycogène ou du glucose, scindent le fructose 1-6 diphosphate (ou ester de Harden et Young) en deux trioses phosphates : la dihydroxyacétone phosphate et le phosphoglycéraldéhyde. Elles peuvent aussi (surtout l'*a.B*) agir sur le fructose 1-phosphate. Les *a.* ne se retrouvent qu'à l'état de traces chez l'adulte. Elles réapparaissent dans le foie et dans le sérum sanguin au cours des hépatites aiguës et au cours des cancers hépatiques (*a.* A et C). Leur taux sérique s'élève aussi de façon très transitoire au début de l'infarctus du myocarde. V. *antigènes fœtaux, alpha-fœto-protéine, dérépression* et *fructose (idiosyncrasie ou intolérance héréditaire au).*

aldolasémie, *s. f.* Présence et taux d'aldolase dans le sérum sanguin (normalement 0,8 unités par litre).

aldostérone, *s. f.* (ainsi nommée à cause de la fonction 18-aldéhyde qui la caractérise) (isolée par Simpson, Tait, Reichstein et Wettstein en 1953; synthétisée par Wettstein en 1954). Syn. *électrocortine,* 18-oxo-corticostérone, 11-β-oxy-18-oxo-cortexone. Hormone minéralocorticoïde sécrétée par la zone glomérulée de la cortisosurrénale; elle règle, dans l'organisme, le bilan du Na^+ et du K^+ dont elle contrôle les échanges au niveau de la partie distale du tube rénal. L'excès d'*a.* provoque une déplétion du potassium qui s'élimine en abondance par l'urine et dont le taux sanguin diminue, une rétention du sodium dans les cellules où il remplace le potassium éliminé, une augmentation limitée des liquides extra-cellulaires et une alcalose métabolique. La quantité d'*a.* sécrétée en 24 heures est de 10 à 200 μg. Elle s'accroît si la natrémie et le volume sanguin diminuent, par l'intermédiaire d'une hypersécrétion de rénine et d'angiotensine. Une augmentation de la volémie freine par contre la production de rénine et donc d'aldostérone. V. *hyperaldostéronisme*.

aldostéronémie, *s. f.* Présence d'aldostérone dans le sang. Son taux normal est de 2 à 25 nanogrammes par 100 ml de plasma (en moyenne 6,6).

aldostéronisme, *s. m.* V. *hyperaldostéronisme.* — *a. primaire.* V. *Conn (syndrome de).*

aldostéronurie, *s. f.* Présence d'aldostérone dans l'urine. Son taux normal est de 2 à 15 μg par 24 h. (méthode de Neher et Wettstein adaptée par Baulieu), et celui de son produit de dégradation, la tétrahydroaldostérone, est de 30 à 50 μg (méthode de Pasqualini).

Aldrich (syndrome d') (1954). V. *Wiskott-Aldrich (syndrome de).*

Aldrich et Mac Clure (épreuve d') (1923). Syn. *épreuve d'hydrophilie cutanée.* Méthode destinée à étudier le degré d'hydrophilie des tissus. On injecte dans le derme 2/10 de millilitre de soluté salé physiologique et l'on mesure le temps de résorption de la boule d'œdème. Chez le sujet normal, la boule d'œdème ne disparaît qu'au bout de 1 heure environ. Dans les régions œdématiées, ou en cas de trouble de la circulation, la résorption est plus rapide et peut même se faire en 5 minutes quand la région est très infiltrée.

Alep (bouton d'). V. *bouton d'Orient.*

alèse, *s. f.* V. *alèze.*

aleucémique (lymphadénie) (ἀ- priv.; λευκός, blanc; αἷμα, sang). V. *leucémie* et *lymphadénie.*

aleucie, *s. f.* Extrême leucopénie (v. ce terme). — *a. congénitale.* V. *dysgénésie réticulaire.* — *a. hémorragique.* V. *panmyélophtisie.*

Aleudrine (n. dep.), *s. f.* V. *isoprénaline.*

Alexander (maladie d') (1949). Affection rare caractérisée par un déficit global de toutes les fonctions du système nerveux, apparaissant dès les premiers mois de la vie et évoluant vers la mort dans un tableau dominé par une profonde arriération mentale. Le volume du crâne est augmenté et il existe une gliose diffuse de l'ensemble du cerveau et de la moelle avec dégénérescence fibrinoïde des astrocytes.

Alexander (opérations d'). 1° V. *Alquié-Alexander (opération d').* — 2° Lobectomie pulmonaire, ou pneumonectomie en deux temps, pratiquée en plèvre libre.

Alexander (syndrome ou parahémophilie d'). Syn. *angiohémophilie A.* Affection hémorragique grave très rare se manifestant peu de temps après la naissance et dans laquelle le temps de saignement est allongé et la coagulation sanguine perturbée par manque du facteur antihémophilique A.

alexie, *s. f.* (ἀ- priv.; λέξις, mot). V. *cécité verbale.* — *a. musicale.* V. *cécité musicale.*

alexine, *s. f.* (ἀλέξειν, repousser) (Buchner, 1889). V. *complément.*

alexipharmaque, *s. m.* (ἀλέξειν, repousser; φάρμακον, venin). Antidote.

alèze, alèse ou **alaise,** *s. f.* (à l'aise). Pièce de toile destinée à protéger le lit des malades.

algalie, *s. f.* (bas-grec, ἀργαλεῖον, instrument servant à injecter de l'eau) (peu usité). Sonde vésicale.

algésimètre, *s. m.* (ἄλγησις, douleur; μέτρον, mesure). Appareil permettant de mesurer l'intensité de l'excitation nécessaire pour faire naître une impression douloureuse.

algésiogène, *adj.* (ἄλγησις; γεννᾶν, engendrer). Qui provoque la douleur.

algide, *adj.* (*algidus,* qui glace). Se dit d'une maladie ou d'un syndrome s'accompagnant d'algidité. — *période algide* du choléra. — *accès algide* de certaines fièvres intermittentes pernicieuses. — *collapsus algide.* V. *collapsus.*

algidité, *s. f.* Etat morbide caractérisé par le refroidissement avec sensation de froid et tendance au collapsus, sans que la température centrale participe nécessairement à l'abaissement de la température périphérique. — *algidité progressive des nouveau-nés.* V. *athrepsie.*

algie, s. f. (ἄλγος, douleur). Douleur d'un organe ou d'une région, ne correspondant pas à une lésion anatomique évidente. Ex. : *algies hystériques, algies hypochondriaques.* — Employé comme suffixe, ce mot implique l'idée d'une douleur sans lésion évidente. Ex. : *arthralgie, névralgie.* — *algies diffusantes posttraumatiques* (Leriche). Syndrome caractérisé par l'apparition, à la suite d'un traumatisme insignifiant et en dehors de toute infection, de douleurs à type de brûlure, continues avec paroxysmes, qui débordent bientôt la zone blessée et diffusent à tout le membre et même au delà. Elles s'accompagnent de troubles trophiques de la peau et des phanères, de décalcification squelettique et parfois de troubles psychiques. Ce syndrome serait d'origine sympathique (à rapprocher de la *névrite ascendante,* de la *mélotrophose traumatique,* de l'*ostéoporose algique post-traumatique,* du *syndrome extenso-progressif* et de l'*atrophie de Sudeck ;* v. ces termes). — *a. sympathique.* V. *sympathalgie.* — *a. sympathique de la face.* V. *névralgisme facial.*

algique, *adj.* (ἄλγος). Qui est en rapport avec la douleur. — *fièvre algique.* Fièvre résultant d'une excitation douloureuse.

algodystrophie sympathique du membre supérieur (de Sèze). Syn. *algoneurodystrophie.* Ensemble de syndromes douloureux vaso-moteurs et trophiques d'origine sympathique, localisés au membre supérieur. Il comprend : le syndrome épaule-main, certaines périarthrites isolées de l'épaule, certaines douleurs isolées de la main, l'ostéoporose algique post-traumatique, la causalgie de Weir-Mitchell.

algogène, *adj.* (ἄλγος, douleur ; γεννᾶν, engendrer). Qui provoque la douleur.

algohallucinose, s. f. Douleur que les amputés ressentent dans leur membre absent. V. *amputés (illusion des).*

algolagnie, s. f. (ἄλγος ; λαγνεία, coït). Perversion du sens génital qui a

besoin, pour être excité, d'être associé à une douleur ressentie (*a.* passive ou masochisme) ou infligée à autrui (*a.* active ou sadisme).

algomanie, s. f. (ἄλγος ; μανία, folie) (Lemesle). Manie de la douleur ; penchant qu'ont certains individus à rechercher la douleur.

algomérasthénie, s. f. (ἄλγος ; μηρός, cuisse ; asthénie). V. *jambes sans repos (syndrome des).*

algométrie, s. f. (ἄλγος, douleur ; μέτρον, mesure). Mesure de l'intensité d'une douleur.

algoneurodystrophie, s. f. V. *algodystrophie sympathique du membre supérieur.*

algoparalysie, s. f. Paralysie accompagnée de phénomènes douloureux.

algoparésie, s. f. Légère paralysie accompagnée de phénomènes douloureux.

algoparesthésie, s. f. Paresthésie douloureuse.

algopareunie, s. f. (ἄλγος ; πάρευνος, compagnon de lit). V. *dyspareunie.*

algophilie, s. f. (ἄλγος ; φιλία, amitié). Recherche morbide des sensations douloureuses ; on l'observe au cours de certains délires mystiques et de la mélancolie. L'absence de tout caractère érotique la distingue du masochisme.

algophobie, s. f. (ἄλγος ; φόβος, peur). Crainte exagérée de la douleur.

algostase, s. f. (ἄλγος, douleur ; στάσις, arrêt) (Verneuil, 1866). Diminution et même quelquefois abolition complète de la sensibilité à la douleur, observée au moment d'un grand traumatisme, ou d'une blessure de guerre.

Alibert (maladie d'). V. *mycosis fongoïde.*

alibile, *adj.* (*alere,* nourrir). Se dit d'une substance propre à la nutrition ou entièrement assimilable.

aliénation, s. f. ou **aliénation mentale** (*alienus,* étranger) (Pinel). Terme générique désignant tous les troubles de l'esprit, permanents ou passagers, quelles qu'en soient la cause, la forme et l'étendue.

aliéné, *adj.* et s. Qui est atteint d'aliénation.

aliéniste, s. m. V. *psychiatre.*

Ali Krogius (opération d'). V. *Krogius (opération d'Ali).*

aliment, *s. m.* Substance qui, introduite dans l'économie, sert à la nutrition. — *aliment antidéperditeur, a. dynamophore, a. d'épargne.* Substance alimentaire (café, coca, kola, thé, etc.) jouissant, d'après quelques auteurs, de la propriété d'empêcher l'organisme de subir, pour un phénomène fonctionnel donné, les pertes que ce phénomène entraîne nécessairement. Les physiologistes n'admettent pas ce pouvoir et considèrent au contraire l'*aliment d'épargne* comme un *aliment d'usure.*

alkylant, *adj.* et *s. m.* V. *alcoylant.*

alkylation, *s. f.* V. *alcoylation.*

alkylé, *adj.* V. *alcoylé.*

allachesthésie, *s. f.* (ἀλλαχῆ, ailleurs ; αἴσθησις, sensibilité). Perception d'une sensation en un point éloigné du lieu excité. On l'observe en cas de lésion du faisceau spino-thalamique et après les cordotomies antéro-latérales pour douleurs irréductibles.

Allaines et Pointeau (opération de d'). Résection des variétés pelviennes de cancer du côlon sigmoïde par voie abdominale pure, le moignon supérieur étant invaginé dans l'inférieur et suturé sur drain ; la continence sphinctérienne est assurée.

Allan (syndrome d'). Maladie héréditaire caractérisée par l'association d'une microcéphalie avec débilité mentale, d'une diplégie spasmodique, d'une hypoplasie cérébelleuse, d'une atrophie optique et d'une aminoacidurie.

allantiasis, *s. f.* (ἀλλᾶς, saucisse). V. *botulisme.*

allassothérapie, *s. f.* (ἀλλάσσω, je change ; θεραπεία, traitement) (Sézary, 1927). Nom proposé pour désigner l'ensemble des thérapeutiques autres que les médications spécifiques, parce qu'on suppose que le mode d'action commun à toutes ces thérapeutiques consiste dans le *changement brutal des conditions biologiques générales de l'organisme.*

allèle, *s. m.* (génétique). V. *allélomorphe.*

allélognathie, *s. f.* (ἀλλήλων, l'un l'autre ; γνάθος, mâchoire). Rapport existant entre les deux mâchoires (anthropologie).

allélomorphe, *s. m.* ou **allélomorphique (gène)** (ἀλλήλων ; μορφή, forme, figure) (génétique). Syn. *allèle.* Nom donné à deux gènes d'une paire de chromosomes, formant paire eux-mêmes, ayant des emplacements (loci) identiques sur chacun de ces deux chromosomes et possédant la même fonction, mais exerçant une action différente. — *a. multiples.* V. *polyallélie.*

Allen (épreuve ou test d'). Manœuvre permettant de situer une oblitération artérielle sur l'artère radiale ou sur l'artère cubitale. Après une ou deux minutes d'exercice du bras malade levé, le patient abaisse et présente sa main devenue livide, dont le médecin comprime au poignet les artères radiale et cubitale. La recoloration des doigts, lors de la libération de l'une puis de l'autre artère, précise le siège de l'oblitération.

Allen (méthode d') (1937). Emploi thérapeutique de la réfrigération pour provoquer l'anesthésie chirurgicale, et, en cas de gangrène par artérite des membres, pour retarder de quelques jours une amputation qui semblait urgente. Ce délai permet d'équilibrer un diabète, de remédier à une insuffisance cardiaque, de remonter l'état général et d'amputer au niveau le plus bas. La réfrigération est obtenue en entourant de glace fondante le membre malade, un garrot étant placé à la limite supérieure de la zone refroidie.

Allen (triade d') (1955). Augmentation de la dyspnée, accélération du rythme cardiaque et fièvre : l'apparition de ces trois symptômes, chez un malade en insuffisance cardiaque, doit faire soupçonner une embolie pulmonaire.

Allen et Doisy (test d'). Production de l'œstrus, chez des rattes castrées, par injection de folliculine ou de produits analogues; on la met en évidence en recherchant, sur les frottis vaginaux, l'apparition de cellules kératinisées.

Allen et Masters (syndrome de) (1955). Syn. *syndrome du col en joint universel, syndrome de déchirure du ligament large.* Syndrome survenant chez une femme jeune le plus souvent après un accouchement, et caractérisé par des douleurs pelviennes spontanées, une dyspareunie profonde et de l'asthénie. Le toucher vaginal montre une rétroversion utérine dont la réduction est très douloureuse, et une mobilité anormale du col sur le corps utérin. Ce syndrome est dû à une déchirure de la face postérieure du ligament large : la suture de celle-ci amène la guérison.

allénolique (acide). V. *œstrogène de synthèse.*

allergène, *s. m.* Syn. *réactogène.* Substance (antigène) déterminant l'allergie (le terme d'allergie étant pris dans le sens d'augmentation de la sensibilité). — Les *a.,* d'origine animale ou végétale, sont les substances dont la pénétration dans l'organisme provoque les crises d'asthme de nature anaphylactique, ainsi que l'apparition de certaines dermatoses (prurigo, lichen, urticaire, eczéma).

allergénique, *adj.* Qui se rapporte à un allergène.

allergide, *s. f.* Nom donné aux manifestations cutanées de l'allergie. — *a. cutanées nodulaires* ou *a. nodulaires dermiques de Gougerot.* V. *trisymptôme de Gougerot.*

allergie, *s. f.* (ἄλλος, autre; ἔργον, réaction) (von Pirquet, 1906). Toute modification de l'organisme provoquée par l'apparition, en son sein, d'une substance capable de se comporter comme un antigène, soit que l'individu devienne plus sensible à un deuxième contact avec cet antigène, dans le cas d'anaphylaxie, soit qu'il réagisse d'une manière atténuée, dans le cas d'immunité. V. *réagine.* — Ce terme est parfois pris dans le sens plus

restreint d'anaphylaxie, d'hypersensibilité ou d'atopie (v. ces termes). — *a. différée* ou *retardée.* V. *hypersensibilité différée* ou *retardée (réaction d').* — *a. atopique.* V. *atopie.* — *a. cellulaire.* V. *hypersensibilité différée* ou *retardée (réaction d').* — *a. humorale.* V. *hypersensibilité immédiate (réaction d').*

allergique, *adj.* Qui se rapporte à l'allergie. — *maladie a.* Maladie provoquée par la sensibilisation de l'organisme à une substance étrangère. Ex. : asthme, urticaire, eczéma, certaines gastrites et colites, migraine, etc.

allergographie, *s. f.* (allergie; γράφειν, écrire). Méthode consistant à répéter et à mesurer les tests cutanés d'allergie ou de réceptivité (cutiréactions, intradermo-réactions) et à représenter par une courbe leur intensité et leur durée.

allergologie, *s. f.* (allergie; λόγος, discours). Etude de l'allergie et de ses manifestations morbides.

alliesthésie, *s. f.* (ἄλλος ou *alius,* autre; αἴσθησις, sensation) (M. Cabanac, 1968). Variations de l'impression agréable ou désagréable produite par un stimulus externe en fonction de l'état interne (température, poids, différentes constantes du milieu intérieur, etc.) du sujet qui le reçoit.

Allis (signe d'). Flaccidité anormale du *fascia lata,* du côté atteint, observée dans les fractures du bassin.

allo-anticorps, *s. m.* V. *iso-anticorps.*

allo-antigène, *s. m.* V. *iso-antigène.*

allochirie, *s. f.* (ἄλλος, autre; χείρ, main) (Obersteiner). V. *alloesthésie.*

allocinésie, *s. f.* (ἄλλος, autre; κίνησις, mouvement). Syn. *hétérocinésie.* Trouble de la motilité, consistant dans le fait de mouvoir un membre lorsqu'on veut faire agir le membre symétrique.

allodromie, *s. f.* (ἄλλος; δρόμος, parcours) (cardiologie). Terme employé par Donzelot, Milovanovich et Kaufmann pour « désigner toute anomalie de parcours du vectogramme que n'explique ni la situation du cœur, ni la dilatation de ses cavités, ni l'hypertrophie de ses parois ». — *a. vectorielle.* Déformation du vectogramme provoquée, au cours de l'infarctus du myocarde, par l'addition, aux vecteurs normaux, de vecteurs pathologiques. — *a. de conduction.* Déformation du vectogramme due à un cheminement anormal du processus d'excitation (blocs de branche).

alloesthésie, *s. f.* (ἄλλος; αἴσθησις, sensibilité). Syn. *allochirie, hétérochirie.* Trouble de la sensibilité caractérisé par la localisation en un point symétrique des sensations perçues à un endroit quelconque du revêtement cutané. Le sujet piqué au bras droit accuse une douleur au point symétrique du bras gauche.

allogénique, *adj.* (ἄλλος; γεννᾶν, engendrer). V. *homologue, 3º.*

allogreffe, *s. f.* V. *homœogreffe.*

alloïdisme, *s. m.* (ἄλλος, autre; εἶδος, forme) (R. Baron) (morphologie). Aspect du contour de la silhouette des individus, de profil, avec ses variations en saillie ou en creux.

allo-immunisation, *s. f.* V. *iso-immunisation.*

allopathie, *s. f.* (ἄλλος, autre; πάθος, maladie). « Méthode de traitement dans laquelle on fait usage de médicaments dont l'action sur l'homme sain produit des phénomènes morbides autres que ceux qu'on observe chez le malade » (Littré).

allophtalmie, *s. f.* (ἄλλος, autre; ὀφθαλμός, œil) (Sakorraphos). Terme qui pourrait servir à dénommer les anomalies désignées sous le nom moins correct d'*hétérophtalmie* (v. ce mot).

allopolyploïdie, *s. f.* (ἄλλος; polyploïde) (génétique). V. *tétraploïde.*

allopsychose, *s. f.* (ἄλλος; psychose) (Wernicke) (inusité). Nom donné aux psychoses caractérisées par des troubles dans la perception des phénomènes extérieurs au malade.

allopurinol, *s. m.* V. *urico-frénateur.*

allorythmie, *s. f.* (ἄλλος; ῥυθμός, rythme) (Sommerbrodt). Nom par lequel on a désigné les diverses arythmies périodiques du cœur et

du pouls, telles que le pouls bi-ou trigéminé, le rythme couplé, etc.

allosome, *s. m.* V. *hétérochromosome.*

allostérie, *s. f.* (Monod et Jacob, 1961 ; J.P. Changeux). Propriétés de certaines protéines qui modifient leurs formes et leurs activités sous l'influence de petites molécules (effecteurs allostériques) qui se fixent sur elles et, en quelque sorte, leur transmettent des signaux. Ainsi seraient activées, ou inhibées, les enzymes.

allotétraploïde, *adj.* (ἄλλος; τετραπλόος, quadruple) (génétique). V. *tétraploïde.*

allotriodontie, *s. f.* (ἀλλότριος, étranger; ὀδούς, dent). « Implantation anormale des dents » (Littré).

allotriophagie, *s. f.* (ἀλλότριος, étranger; φαγεῖν, manger). V. *pica.*

allotriosmie, *s. f.* (ἀλλότριος, étranger; ὀσμή, odeur). Trouble de l'olfaction, consistant en sensations olfactives paradoxales, l'odeur perçue étant autre que celle de la substance soumise à l'odorat. Ex. : le pain sentira le bois brûlé. — Lorsque l'a. est limitée à certaines odeurs, on la nomme parfois *daltonisme olfactif.*

allotype, *s. m.* (immunologie). Les *a.* sont des variétés de la même protéine sérique (en particulier de la même immunoglobuline, Ig G, p. ex.) produites chacune sous le contrôle d'un des gènes allélomorphes (ou allèles). Ces variétés se comportent comme des iso-antigènes, c.-à-d. comme un antigène vis-à-vis d'un autre sujet de la même espèce.

allotypie, *s. f.* (Jacques Oudin, 1956-1966) (immunologie). Existence de différences de détail dans la structure d'une même protéine sérique (une immunoglobuline p. ex.) chez des individus différents appartenant à la même espèce. Il en résulte des variétés différentes, ou allotypes (v. ce mot) de cette protéine.

alloxanémie, *s. f.* Présence et taux de l'alloxane dans le sang.

Almeida (maladie d'). V. *blastomycose brésilienne.*

alogie, s. f. (ἀ- priv.; λόγος, langage) (Broca, 1868). Aphasie résultant de l'absence d'idée; idiotie aphasique.

alopécie, s. f. (ἀλώπηξ, renard, parce que le renard est sujet à une maladie qui lui fait tomber tous les poils. Littré). Syn. *psilose.* Chute générale ou partielle des cheveux ou des poils. — *a. par grattage.* V. *trichotillomanie.* — *a. mucineuse de Pinkus.* V. *mucinose folliculaire.*

Alpers (maladies ou **syndromes d')** (1931). 1° Affection parfois familiale, caractérisée anatomiquement par la dégénérescence de la substance grise du cerveau (cortex et noyaux gris) et du cervelet, avec accumulation de lipides dans la microglie et prolifération des astrocytes; cliniquement par l'apparition, dès l'enfance, d'une déchéance mentale, de contractures avec myoclonies et convulsions, de choréoathétose et d'ataxie. L'évolution est rapidement mortelle. — 2° V. *inaccessibilité.*

alpha (onde et **rythme)** (onde et rythme α). V. *rythme alpha.*

alpha-adrénergique, adj. V. *alpha-stimulant.*

alpha-1-antitrypsine, s. f. Glycoprotéine de faible poids moléculaire élaborée par le foie et présente dans le sérum sanguin; elle est en grande partie responsable du pouvoir inhibiteur du sérum vis-à-vis de nombreuses enzymes, et surtout de la trypsine. Son taux sérique est abaissé au cours de certaines affections pulmonaires chroniques (Laurell et Erikson, 1963) et de certaines maladies de foie (Sharp, 1969): hépatite néo-natale, cirrhoses; dans ce cas, le protoplasme des cellules hépatiques contient des globules d'alpha-1-antitrypsine.

alpha-bloquant, adj. Syn. *alpha-inhibiteur, alphalytique.* Qui paralyse les récepteurs adrénergiques α (v. ce terme). Ex.: l'ergotamine, la yohimbine, la phentolamine (Régitine, n. dép.).

alphachymotrypsine, s. f. Ferment résultant de l'activation du chymotripsinogène (v. ce mot) par la trypsine dans le duodénum, et

dont le rôle est le même que celui de la trypsine. A cause de son pouvoir protéolytique et fibrinolytique, il a été utilisé comme anti-inflammatoire pour hâter la résorption d'un œdème ou d'un hématome, ou pour améliorer localement la circulation sanguine ou lymphatique.

alpha-fœtoprotéine, s. f. (A.F.P.) (Découverte en 1944 par Pedersen chez les bovidés et retrouvée en 1956 par Bergstrand et Czar chez l'homme). Syn. *fétuine* (Pedersen), *alphaglobuline embryospécifique, antigène embryonique* ou *fœtospécifique.* Variété de glycoprotéine, de type alpha-1-globuline qui, normalement, est synthétisée uniquement pendant la vie fœtale, probablement dans le foie, et disparaît définitivement du sérum quelques jours après la naissance. On la trouve en outre chez 60 à 80 % des sujets atteints de cancer primitif du foie, parfois aussi au cours de l'évolution d'autres cancers (cancers des glandes génitales à cellules embryonnaires, tératoblastomes, plus rarement cancers du tube digestif, de la vésicule biliaire, du rein) et d'autres maladies du foie (hépatite virale, cirrhose, hémochromatose) et aussi chez la femme enceinte. — V. *antigènes fœtaux, dérépression* et *antigène tumoral.*

alphaglobuline embryospécifique. V. *alpha-fœtoprotéine.*

alpha-inhibiteur, adj. V. *alpha-bloquant.*

alphalytique, adj. V. *alpha-bloquant.*

alpha-mimétique, adj. Qui imite l'action des récepteurs adrénergiques α (v. ce terme) et, par extension, qui les stimule.

alpha-stimulant, adj. Syn. *alpha-adrénergique.* Qui excite les récepteurs adrénergiques α (v. ce terme). Ex.: la noradrénaline.

alphos, s. m. (ἀλφός, dartre blanche). Vieux mot synonyme de *psoriasis.*

Alport (syndrome d') (Williamson, 1961; Alport, 1927). Syn. *néphropathie familiale avec surdité, néphrite chronique héréditaire* (Perkoff, 1951), *maladie congénitale hérédi-*

taire des reins avec surdité (R.E. Klotz, 1959), *néphropathie hématurique familiale* (Dickinson, 1895; M. Morin, 1958), *néphropathie hématurique héréditaire avec surdité, néphropathie bilatérale familiale* (Poli, 1953). Syndrome associant : 1° une néphrite chronique interstitielle avec sclérose glomérulaire centripète et pyélonéphrite chronique, se traduisant parfois, dès les premières années de la vie, par une protéinurie et des hématuries récidivantes, et évoluant généralement vers une insuffisance rénale mortelle; 2° une surdité progressive apparaissant plus tardivement; 3° des malformations oculaires (cataracte, sphérophakie, lenticone) inconstantes. Il s'agit d'un syndrome héréditaire; la tare rénale, plus grave chez l'homme, serait transmise selon le mode autosomique dominant et la surdité, inconstante et plus fréquente chez l'homme, serait transmise selon le mode récessif. — On a rapproché de ce syndrome des cas d'*hématurie familiale bénigne*, sans surdité (Mc Conville, 1966), transmise selon le mode autosomique dominant, caractérisée par des hématuries microscopiques récidivantes et n'évoluant pas vers l'insuffisance rénale.

Alquié-Alexander (opération d') (Alquié, 1840; Alexander, 1881). Syn. *ligamentopexie extra-abdominale*. Opération qui consiste, sans ouvrir la cavité abdominale, à raccourcir les ligaments ronds de l'utérus au niveau de leurs insertions pubiennes, et qui est destinée à corriger la rétroflexion ou la rétroversion de l'utérus.

alsacienne (méthode). V. *Belmas (méthode de).*

Alström (syndrome d') (1959). Syndrome associant obésité, cécité par dégénérescence rétinienne atypique, surdité de perception, et diabète sucré. Il est voisin du syndrome de Laurence-Moon-Biedl et du syndrome de Prader, Labhart, Willi et Fanconi (v. ces termes).

alternance du cœur. V. *pouls alternant.* — *alternance électrique.* Suc-

cession régulière, observée sur l'électrocardiogramme, de complexes ventriculaires d'amplitudes différentes.

alternance morbide. Alternance observée entre deux ou plusieurs affections différentes. Les *alt. m.* existent surtout entre les dermatoses et les affections viscérales. Ex. : *eczéma* et *crises d'asthme, érythrodermie* et *albuminurie,* etc. — Deux manifestations morbides rattachables à une même cause étaient autrefois appelées *métastase.*

alternances (loi des grandes et des petites). V. *Godin (lois de).*

alterne (folie). V. *folie intermittente* ou *périodique.*

alterne (hémiplégie, paralysie ou **syndrome).** V. *hémiplégie alterne.*

altitude (mal d'). Syn. *mal des montagnes.* Malaise que l'on observe chez les sujets qui s'élèvent rapidement à des altitudes où ils n'ont pas l'habitude de vivre (il peut débuter dès 2 000 mètres). Il consiste en céphalée, nausées, accélération du cœur et de la respiration et exagération de l'amplitude des mouvements respiratoires. On a incriminé l'*acapnie,* la diminution de la pression barométrique ou l'*anoxémie.*

aluminose, *s. f.* Pneumoconiose provoquée par l'inhalation de poussière d'argile (silicate d'alumine), de bauxite, d'émeri, etc. Elle est accompagnée des mêmes lésions que la silicose.

alvéolaire, *adj.* Qui a rapport aux alvéoles dentaires ou pulmonaires. — *cancer a. du poumon.* Syn. *adénomatose alvéolaire* ou *pulmonaire* (Swan, 1949), *cancer encéphaloïde du poumon* (Malassez, 1876), *épithéliomatose alvéolaire.* Variété rare de cancer pulmonaire caractérisée histologiquement par la prolifération régulière, formant parfois des papilles le long des parois alvéolaires, de cellules cylindriques mucipares d'aspect bénin; et cliniquement par de la toux, des douleurs thoraciques, parfois une expectoration muqueuse très abondante et surtout par une dyspnée qui évolue rapidement vers l'insuffisance respiratoire et cardiaque mortelle. — *point a.* Nom donné en craniométrie au milieu du bord antérieur de l'arcade alvéolaire du maxillaire supérieur.

alvéolite, *s. f.* 1º V. *périostite alvéolo-dentaire.* — 2º Inflammation des alvéoles pulmonaires quelle qu'en soit la nature (pneumonie, tuberculose, cancer, etc.).

alvéolyse, *s. f.* Destruction des alvéoles dentaires. — Terme pris souvent comme syn. de *pyorrhée alvéolo-dentaire.*

alvin, ine, adj. (*alvus,* bas-ventre). Qui provient de la partie terminale de l'intestin. — *déjections, évacuations alvines.*

alymphocytose, *s. f.* Absence de lymphocytes.

alymphocytose congénitale. Maladie congénitale très rare, héréditaire récessive, caractérisée par une diminution considérable du taux des lymphocytes dans le sang (lymphopénie) et dans tous les organes lymphoïdes qui, ainsi que le thymus, sont atrophiés. Elle se manifeste dès les premiers mois de la vie et elle évolue toujours rapidement vers la mort du fait d'infections récidivantes cutanées, respiratoires et intestinales, d'origine microbienne, virale ou mycotique. Le taux des immunoglobulines, comme celui des plasmocytes, est parfois normal (*a. pure, aplasie normo-plasmocytaire* ou *normo-globulinémique :* Nézeloff et Lamy, 1964; v. *Nézeloff, syndrome de*); le plus souvent ils sont abaissés. Cette maladie, qui ressemble aux accidents qui suivent l'ablation du thymus chez l'animal nouveau-né (v. *maladie homologue*), est en rapport avec un déficit immunitaire sévère, mixte, cellulaire et humoral. On en décrit deux formes : l'une, à transmission récessive autosomique, l'*agammaglobulinémie congénitale type Suisse* ou type *Glanzmann* ou *lymphocytophtisie essentielle de Glanzmann* (G. et Riniker 1950) ou *maladie de Glanzmann* ou *de Glanzmann-Riniker ;* et l'autre à transmission récessive liée au sexe : l'*alymphoplasie thymique* (Rosen, 1962) ou *aplasie thymique héréditaire* ou *athymolymphoplasie* (Gitlin, 1966) ou *syndrome de Gitlin* ou *aplasie thymolymphocytaire* (Veslot, 1966). Dans cette seconde forme, la lymphopénie serait moins accentuée que dans la première. Ces déficits immunitaires sont dus à une atteinte primitive des cellules souches de la moelle osseuse qui donnent naissance aux lymphocytes T et B. V. *immunité, carence immunitaire, agammaglobulinémie, ataxie-télangiectasies.*

alymphoplasie, *s. f.* Absence de développement du tissu lymphoïde. — *a. thymique.* V. *alymphocytose congénitale.*

Alzheimer (maladie d') (1906). Variété de démence présénile, caractérisée anatomiquement par une atrophie de l'écorce cérébrale localisée surtout aux régions pariéto-temporo-occipitales; et cliniquement par une démence massive avec gros troubles de la mémoire, désorientation spatiale, aphasie, apraxie, agnosie, hypertonie extrapyramidale et crises épileptiques. La mort survient dans la cachexie en quelques années.

Amann (opération d'). Opération analogue à celle de Schubert (v. ce terme).

amaril, ile, adj. (esp. *amarillo,* jaune). Qui a rapport à la fièvre jaune. — *groupe a.* Ensemble de formes de la fièvre jaune : f. j. épidémique urbaine, f. j. endémique de brousse, rurale ou selvatique (v. *fièvre jaune*). — *typhus a.* V. *fièvre jaune.* — *virus a.*

amass, *s. m.* V. *alastrim.*

amastie, *s. f.* V. *amazie.*

amaurose, *s. f.* (ἀμαυρόω, j'obscurcis). Perte complète de la vue, sans altération des milieux de l'œil. — *a. avec excavation.* V. *Graefe* (maladie de von). — *a. congénitale* ou *tapétorétinienne de Leber.* V. *Leber* (amaurose congénitale ou tapétorétinienne de).

amaxophobie, *s. f.* (ἄμαξα, chariot; φόβος, crainte). Appréhension angoissante (phobie) en présence des voitures; variété de claustrophobie (v. ce mot).

amazie ou **amastie,** s. f. (ἀ- priv.; μαζός ou μαστός, mamelle). Absence congénitale de la glande mammaire.

Ambard (constante uréo-sécrétoire d'). Syn. *coefficient* ou *constante uréo-sécrétoire.* Constante permettant de chiffrer « la manière dont le rein, à un moment donné et étant donnée la quantité d'urée existant alors dans le sang, l'élimine par l'urine ». Elle est chez l'homme de 0,07 et traduit l'état fonctionnel et non anatomique du rein.

Ambard (lois d'). Ensemble de trois lois mathématiques formulées par A. et qui précisent la sécrétion rénale de l'urée en fonction de la concentration de cette substance dans le sang.

ambigu, s. m. (*ambiguus,* de *ambigere,* douter). Individu atteint de malformation génitale (hypospadias vulviforme), chez lequel l'examen des organes génitaux externes et internes (par laparotomie) ne permet pas de préciser le sexe réel.

ambivalence, s. f. (*ambo,* l'un et l'autre; *valere,* valoir). « Apparition simultanée de deux sentiments opposés à propos de la même représentation mentale » (Bleuler, 1911). C'est un des symptômes de la schizophrénie.

amblyopie, s. f. (ἀμβλύς, obtus; ὤψ, œil). Diminution de l'acuité visuelle. — *a. crépusculaire.* V. *héméralopie.*

ambocepteur, s. m. (*ambo,* les deux; *capere,* prendre) (Ehrlich). V. *sensibilisatrice.* Dans la théorie de l'immunité d'Ehrlich, la substance sensibilisatrice servirait d'intermédiaire entre le complément et l'antigène, et les réunirait, grâce aux deux récepteurs qu'elle possède.

Amboine (bouton d'). V. *verruga.*

ambo-sexuel, adj. (*ambo,* les deux; *sexus,* sexe). Qui se rapporte à la fois au sexe masculin et au sexe féminin.

ambulant, adj. — *érysipèle a.* Erysi-

pèle qui s'étend de proche en proche. V. *érysipèle erratique.*

ambulatoire, adj. (*ambulare,* se promener). Qui peut s'accompagner de déambulation. — *automatisme a.* V. *automatisme* — *azotémie a.* V. *azotémie.* — *fièvre typhoïde a.* V. *typhus ambulatorius.* — *méthode a.* V. *appareil de marche.* — *pneumothorax artificiel a.* (Ameuille, 1928) ou *en cure libre.* Application du pneumothorax artificiel à des malades non hospitalisés.

amélie, s. f. (ἀ- priv.; μέλος, membre). Difformité congénitale, caractérisée par l'absence des quatre membres.

améloblastome, s. m. (ἀμελής, négligé; βλαστός, germe). V. *adamantinome.*

aménorrhée, s. f. (ἀ- priv.; μήν, mois; ῥεῖν, couler). Absence du flux menstruel, en dehors de l'état de grossesse, et chez une femme en âge d'être réglée. — *a. primaire.* Absence d'apparition des règles chez une jeune fille ayant dépassé l'âge de la puberté. Elle peut être due à une anomalie des voies génitales, ou à une cause endocrinienne (hypophysaire, plus rarement ovarienne); dans ce dernier cas, elle s'accompagne de persistance de caractères morphologiques infantiles (eunuchisme féminin) ou de pseudohermaphrodisme. — *a. secondaire.* A. survenant chez une femme jusque-là normalement réglée. Elle peut être due à une maladie générale (tuberculose, anémie, diabète), à une affection endocrinienne (myxœdème, maladies de Basedow, d'Addison, de Cushing, acromégalie), à une affection utérine, ovarienne ou hypothalamo-hypophysaire.

amétropie, s. f. (ἀ- priv.; μέτρον, mesure; ὤψ, œil). Nom donné à tous les troubles de la réfraction dus à une mauvaise mise au point de l'image sur la rétine: hypermétropie et myopie (*amétropies axiles*), et astigmatisme (*amétropie de courbure*).

Amétycine, s. f. (n. dép.). Mitomycine C. V. *antimitotique.*

amibe, s. f. (ἀμοιβαῖος, changeant). Organisme rudimentaire, appartenant au règne animal (protozoaire, rhizopode), formé d'une seule cellule et se déplaçant au moyen de pseudopodes.

amibiase, s. f. Maladie parasitaire due à un protozoaire, *Entamœba dysenteriae,* qui se localise d'abord au niveau du gros intestin en donnant lieu à un syndrome dysentérique (*dysenterie amibienne*), mais qui peut atteindre ensuite d'autres viscères : foie, poumons, reins, rate et même cerveau, sièges possibles d'*abcès amibiens.* — *a. chronique.* Forme observée en France depuis la guerre de 1914-18, caractérisée par une colite chronique avec diarrhée irrégulière et quelquefois constipation et due à diverses variétés d'amibes. — *a. cutanée.* Localisation de l'*a.* au niveau de la peau, tantôt prenant la forme d'une ulcération torpide, consécutive à l'ouverture d'un abcès amibien (*phagédénisme cutané amibien,* de Ménétrier et Touraine, 1908), tantôt n'étant qu'une simple dermatose sous la dépendance directe ou indirecte d'une rectite amibienne (M. Castex et Borda, 1938). — *a. intestinale.* Localisation de l'*a.* au niveau du côlon, donnant lieu à des manifestations aiguës (dysenterie amibienne) ou chroniques.

amibocyte, s. m. (amibe; κύτος, cellule). Cellule animale ou végétale, revêtant la forme et possédant les caractères des amibes.

amiboïde, adj. Qui ressemble aux amibes. — *mouvements a.* Mouvements analogues à ceux des amibes.

amiboïsme, s. m. Syn. *amoebisme.* Propriété dont jouissent certains éléments cellulaires de l'organisme (leucocytes, cellules migratrices) d'émettre des pseudopodes et de se déplacer comme des amibes (diapédèse).

amimie, s. f. (ἀ- priv.; μῖμος, mime). Perte plus ou moins complète de l'utilisation des gestes, soit comme symboles directs d'un sentiment, soit comme symboles indirects d'une idée. — *a. réceptive.* Trouble de la compréhension des gestes. — *a. motrice.* Trouble de l'exécution. — *a. musicale.* Impossibilité de jouer d'un instrument. V. *amnésie mimocinétique.*

aminémie, s. f. (Lœper, 1937). Syn. *baso-aminémie.* Présence dans le sang de bases aminées.

amino-acidémie, s. f. Présence dans le sang d'acides aminés; leur taux normal est de 300 à 350 mg par litre de plasma. — *épreuve de l'a.-a. provoquée.* L'ingestion de gélatine, chez un sujet dont les sucs digestifs contiennent leur quantité normale de trypsine, provoque une élévation du taux de l'*a.-a.;* celle-ci ne se produit pas en l'absence de trypsine.

amino-acidopathie, s. f. Nom générique des maladies enzymatiques caractérisées par une perturbation du métabolisme des acides aminés. Ex. : la tyrosinose, l'hyperlysinémie, l'histidinémie, l'oligophrénie phénylpyruvique, la cystinurie-lysinurie familiale, etc. V. *amino-acidurie.*

amino-acidurie, s. f. Présence d'acides aminés (leucine, tyrosine, etc.) dans l'urine. L'*a.-a.* normale est de 300 à 900 mg par 24 h. Elle est augmentée (*hyperamino-acidurie*) dans certaines maladies, de façon globale (dans les syndromes de De Toni-Debré-Fanconi et de Lowe, dans les maladies de Wilson et de Hartnup, p. ex.) ou élective (dans l'oligophrénie phénylpyruvique, dans la cystinurie-lysinurie familiale, etc.). V. *amino-acidopathie.*

aminoglucosides, s. m. pl. V. *aminosides.*

δ-aminolévulinique (acide). V. *porphyrine.*

aminophérase, s. f. V. *transaminase.*

aminopolypeptidase, s. f. Ferment sécrété par la muqueuse intestinale et qui a pour effet de décomposer les polypeptides ayant une fonction aminée libre en dipeptides. C'est un des constituants de l'érepsine.

aminoptérine, s. f. V. *antifolique.*

aminoptérinique (crise). Ensemble d'accidents graves hémorragiques (épistaxis, hémorragies digestives, purpura avec éléments bulleux et nécrotiques) provoqués par l'administration d'aminoptérine au cours des leucoses aiguës. Cette crise est transitoire et précède généralement l'amélioration clinique et hématologique.

aminosides, *s. m. pl.* Syn. *aminoglucosides* et (autrefois) *oligosaccharides.* Famille d'antibiotiques (v. ce terme) qui agissent en brouillant le code génétique des ribosomes bactériens, ce qui entraîne la production de protéines anormales et l'arrêt de la croissance des bactéries. Ils sont toxiques pour le rein et l'appareil auditif. Cette famille comprend essentiellement la streptomycine, la gentamycine, la kanamycine, la néomycine et la framycétine, ces deux dernières réservées à l'usage local. V. *ribosome.*

aminothiazolthérapie, *s. f.* Emploi thérapeutique de l'aminothiazol, médicament antithyroïdien de synthèse.

amitose, *s. f.* ou **amitosique (division).** Syn. *division acinétique, d. de Remak.* Division directe des cellules (amibes, leucocytes). Le noyau, au cours de la division, présente constamment le même aspect et ne semble pas prendre une part active au dédoublement de la cellule.

ammoniémie, *s. f.* Présence dans le sang de carbonate d'ammoniaque. Son taux normal est très faible, 15 ± 5 μg pour 100 ml de sang artériel. Il augmente (*hyperammoniémie*) dans les ictères graves et les comas hépatiques (70, 100 μg ou plus). Il peut aussi s'élever dans certaines maladies enzymatiques avec perturbation du mécanisme de synthèse de l'urée. L'hyperammoniémie provoque des troubles digestifs et nerveux graves.

ammoniogénèse, *s. f.* (ammoniaque; γένεσις, production) (Polonovski) (physiologie). Première partie du cycle de l'ammoniaque dans l'organisme, consistant dans la formation, au niveau de tous les tissus, d'ammoniaque dissimulée aussitôt

sous forme de composés ammoniogènes. La deuxième partie de ce cycle est l'*ammoniophanérèse.* — *a. rénale.* Synthèse, dans la cellule du tube rénal, de l'ammoniaque à partir de la glutamine. Les ions ammonium excrétés par le rein se combinent aux anions d'acides forts qui seront ainsi éliminés sous forme de sels d'ammonium au lieu de l'être sous forme de sels de sodium. C'est un des mécanismes de la régulation de l'équilibre acidobasique : dans l'acidose, cette substitution d'un sel acide d'ammonium à des sels neutres de sodium s'accroît et évite la chute de la réserve alcaline; elle diminue dans l'alcalose.

ammoniophanérèse, *s. f.* (ammoniaque; φανερός, apparent) (Polonovski) (physiologie). Deuxième partie du cycle de l'ammoniaque dans l'organisme, faisant suite à l'*ammoniogénèse ;* elle consiste dans la libération, au niveau de certains organes (surtout le rein), de l'ammoniaque contenue dans les composés ammoniogènes du sang.

ammoniurie, *s. f.* Élimination d'ammoniaque par l'urine. — *épreuve de l'ammoniurie expérimentale* (Gilbert et Carnot). Épreuve proposée pour explorer le fonctionnement de la cellule hépatique. Dans le cas d'insuffisance, l'ammoniaque ingérée sous forme d'acétate, au lieu d'être transformée en urée, se retrouve en nature dans l'urine. — *épreuve de l'ammoniurie provoquée* (Derrien et Olivier; Jeanbrau). Épreuve permettant d'apprécier la fonction ammonio-productrice du rein : l'ingestion d'acide phosphorique augmente le taux de l'ammoniaque urinaire si le fonctionnement rénal est normal.

amnésie, *s. f.* (ἀ- priv.; μνᾶσθαι, se souvenir). Perte totale ou partielle de la mémoire. L'*a.* est dite d'*évocation* quand le rappel des souvenirs antérieurement fixés est impossible; *systématique* quand elle frappe un groupe d'idées; *localisée* ou *lacunaire* quand elle se rapporte à une période de temps donnée; *parcellaire* quand elle porte sur des faits fragmentaires très localisés. Elle est dite *rétrograde* quand elle comprend les faits qui ont précédé un événement pris comme point de repère; *antérograde* (Charcot) (syn. *ecmnésie*) quand elle comprend ceux qui l'ont suivi; dans ce cas le sujet oublie les événements dès qu'ils se sont produits. Cette dernière est appelée aussi *a. de fixation* (impossibilité de fixer le souvenir). L'*a.* est *rétro-antérograde* quand elle porte à la fois sur les faits qui précèdent et sur ceux qui suivent immédiatement certains événements soudains (traumatisme grave, émotion violente); elle est *antéro-rétrograde* quand l'impossibilité de faire de nouvelles acquisitions se complique de l'abolition des souvenirs en allant des plus récents aux plus anciens (sénilité). L'*a.* est enfin *générale* quand le sujet perd tous les souvenirs de sa vie passée. — *a. graphocinétique*. Perte de la mémoire des mouvements graphiques; agraphie. — *a. logophonique*. Perte de la mémoire des sons, des mots; surdité verbale. — *a. logosémiotique*. Perte de la mémoire des signes graphiques; cécité verbale. — *a. mimocinétique*. Perte de la mémoire des gestes; amimie. — *a. phonocinétique*. Perte de la mémoire des mouvements articulateurs de la parole; aphasie motrice ou aphémie.

amnésie immunitaire ou **immunologique.** Absence de mémoire immunologique (v. ce terme). L'organisme ne formant pas d'anticorps, il en résulte une déficience des défenses de l'organisme; celle-ci peut entraîner, chez le nourrisson, une évolution rapidement mortelle par infections récidivantes. V. *carence immunitaire*.

amnésique, *adj.* Qui concerne l'amnésie. — *s. m.* ou *f.* Sujet qui a perdu la mémoire.

amnestique, *adj.* Qui fait perdre la mémoire.

amniocentèse, *s. f.* (amnios; κεντεῖν, piquer). Syn. *ponction amniotique.* Ponction de l'utérus gravide prati-

quée, généralement de la 12e à la 14e semaine, ou de la 23e à la 24e, par voie supra-symphysaire, dans le but de prélever du liquide amniotique. L'examen de celui-ci permet de dépister l'iso-immunisation fœto-maternelle et aussi de préciser le sexe nucléaire du fœtus ainsi que l'existence possible, chez lui, de certaines aberrations chromosomiques, de certaines maladies héréditaires, de certaines anomalies du système nerveux central. V. *grossesse à risque élevé*.

amnio-endoscopie, *s. f.* V. *endoamnioscopie.*

amniofœtographie, *s. f.* Radiographie du contenu de l'utérus gravide, après ponction du liquide amniotique et injection dans celui-ci d'un produit iodé huileux de contraste. On peut voir ainsi le siège de l'insertion du placenta, le contour externe du fœtus et même son transit digestif, car il déglutit le liquide opaque. Ce procédé permet de diagnostiquer certaines malformations fœtales, l'iso-immunisation Rh, le dépassement du terme de la grossesse et la mort du fœtus. Cet examen, qui n'est pas sans danger, déclenche en règle assez vite l'expulsion de l'œuf. V. *amniographie* et *fœtographie.*

amniographie, *s. f.* (amnios; γράφειν, inscrire) (Menes, Miller et Holly, 1930). Radiographie de la cavité amniotique opacifiée grâce à un liquide de contraste introduit par ponction de l'utérus gravide. V. *amniofœtographie.*

amnion nodosum (ἀμνίον, amnios) (décrit en 1897 par von Franque sous le nom d'Amnion Knotchen) (obstétrique). Anomalie de la plaque choriale placentaire, qui est revêtue de très nombreuses petites nodosités; elle s'accompagne constamment d'oligo-amnios et très souvent de malformations fœtales (surtout rénales).

amnioscope, *s. m.* V. *amnioscopie.*

amnioscopie, *s. f.* (amnios; σκοπεῖν, examiner). Examen du liquide amniotique par transillumination des membranes au pôle inférieur de l'œuf. Il est destiné à dépister, en fin de grossesse, des signes de souffrance fœtale. L'endoscope (amnioscope), introduit dans le canal cervical de l'utérus, montre normalement un liquide clair et opalescent avec des flocons de vernix caseosa; un liquide rougeâtre, en cas de mort du fœtus in utero; un liquide vert, par mélange de méconium, en cas de souffrance fœtale; un liquide jaune, par présence de bilirubine, dans les incompatibilités sanguines.

amniotique, adj. Qui a rapport à l'amnios. — *brides* ou *maladie amniotiques.* Brides fibreuses unissant tantôt deux points de la paroi amniotique, tantôt cette paroi à l'embryon; elles seraient cause des *amputations congénitales* ou des sillons observés parfois à la naissance sur des doigts ou des orteils. V. *ulcéreuse (maladie — intra-utérine).*

amniotite, s. f. Inflammation de l'amnios. Cause probable de l'hydramnios et des brides amniotiques.

amoebicide, adj. (amibe; *cædere,* tuer). Qui tue les amibes.

amoebisme, s. m. V. *amiboïsme.*

amoebome, s. m. Pseudo-tumeur inflammatoire d'origine amibienne.

amorphisme des dents. Modification de la forme des dents, généralement d'origine syphilitique (dents en tricorne, en cheville, en hache).

amorphognosie, s. f. (ἀ- priv.; morphognosie). Syn. *agnosie d'extensité.* Impossibilité de reconnaître, par le toucher, la forme des différents objets.

amphétamine, s. f. Syn. *Benzédrine, Orthédrine, Phénédrine* (noms spécialisés). Phényl-1-amino-2-propane. Médicament excitant le système nerveux central et accroissant les activités physique et psychique.

amphétaminique (choc). Réactions brutales (exagération des dispositions antérieures de l'humeur) provoquées par l'injection intra-veineuse d'amphétamine, pratiquée chez des sujets atteints de troubles mentaux, dans un but diagnostic et même, dans certains cas (psychonévroses et névroses) à des fins thérapeutiques.

amphibole (stade) (ἀμφίβολος, ambigu) (Wunderlich). Période de la fièvre typhoïde, prenant place entre le stade d'état et la défervescence, et caractérisée par ce fait que la température, très élevée le soir, descend le matin au voisinage de la normale; d'où l'incertitude du pronostic, la maladie paraissant encore très grave le soir, et au contraire presque achevée le matin.

amphidiploïde, adj. (ἀμφί, des deux côtés; διπλόος, double) (génétique). V. *tétraploïde.*

amphimixie, s. f. (ἀμφί, des deux côtés; μῖξις, mélange). Processus suivant lequel la fécondation a lieu au moyen de la réunion de deux cellules, l'une mâle, l'autre femelle, provenant de deux individus différents.

ampholophotriche, s. m. (ἄμφω, deux; λόφος, crinière; θρίξ, cheveu) (Ellis). Variété de bacilles ayant une houppe de cils vibratiles à chacune de leurs extrémités.

ampholyte, adj. et s. m. (ἄμφω, deux; λυτός, résolu). Se dit d'un corps pouvant se comporter tantôt comme un acide, tantôt comme une base.

amphomimétisme, s. m. Nom donné par Danielopolu à l'action de certaines substances (ion Ca, ion K, adrénaline) qui, sans être amphotropes, ont néanmoins une action analogue à celle qui est exercée par ces substances. V. *amphotropisme.*

amphophile, adj. Se dit des éléments figurés qui se colorent aussi bien par les couleurs acides que par les couleurs basiques. — *granulations a.* ou *pseudo-éosinophiles.*

amphorique, adj. (amphore). Se dit de certains sons stéthoscopiques qui rappellent le bruit obtenu en soufflant dans une cruche vide. — *bourdonnement a.* V. *amphorisme.* — *résonance a.* Variété de tintement métallique. — *respiration* ou *souffle a.* V. *amphorisme.*

amphorisme, s. m. Syn. *souffle amphorique, bourdonnement amphorique* (Laënnec). « Bourdonnement tout à fait semblable à celui que l'on produit en soufflant dans une carafe ou dans une cruche » (Laënnec). On l'entend à l'auscultation en cas de pneumothorax ou de grandes cavités gazeuses du poumon. — *a. vertical*. A. perçu seulement dans la position assise ou debout.

amphoro-métallique (syndrome). Ensemble de symptômes perçus à l'auscultation chez un malade porteur d'un pneumothorax : souffle amphorique (ou bourdonnement amphorique de Laënnec), retentissement métallique des bruits (voix, toux, râles), tintement métallique.

amphotéricine B, *s. f.* Syn. *Fungizone* (n. dép.). V. *antifongique*.

amphotonie, *s. f.* (ἄμφω, deux ; τόνος, ressort) (Danielopolu, 1924). Hypertonie portant à la fois sur les deux systèmes qui commandent la vie végétative : le sympathique et le pneumogastrique ou vague.

amphotriche, *s. m.* (ἄμφω, deux ; θρίξ, cheveu) (Ellis). Variété de bacilles munis d'un cil vibratile à chacune de leurs extrémités.

amphotropisme, *s. m.* (ἄμφω ; τρέπειν, tourner). Nom proposé par Danielopolu et Carniol pour désigner l'action simultanée de certaines substances dites *amphotropes* sur les deux groupes de nerfs antagonistes, sympathique d'une part, vague ou pneumogastrique d'autre part.

ampicilline, *s. f.* Syn. *Totapen* (n. dép.), Péniciline (n. dép.), Penbritine (n. dép.). V. *pénicilline*.

amplexion, *s. f.* ou **amplexation,** *s. f.* (Lasègue) (*amplexari*, embrasser). Moyen d'investigation consistant à embrasser la cage thoracique avec les deux mains placées, l'une en avant, l'autre en arrière, et à comparer le développement relatif de chacun des côtés du thorax.

ampullome vatérien (P. Carnot, 1928). Tumeur développée au niveau de l'ampoule de Vater.

amputation, *s. f.* Opération qui consiste dans l'ablation d'un membre, d'un segment de membre ou d'une partie saillante (langue, sein, verge).

amputation (syndrome respiratoire d'). V. *insuffisance respiratoire*.

amputation cinématique. Méthode d'amputation qui permet de remplacer les parties supprimées par des pièces artificielles.

amputation congénitale. Malformation congénitale consistant en une section complète d'un membre ou d'une partie de membre (doigt, orteil) ou en un sillon formant section incomplète. Elle serait due soit à un processus analogue à celui de l'aïnhum, soit à l'enroulement d'une bride amniotique, soit à la *maladie ulcéreuse intra-utérine* (v. ce terme).

amputation orthopédique (A. Ceci, 1906). V. *cinéplastie*.

amputation spontanée. Syn. *trophonévrose autocopique*. Séparation d'un membre ou d'une partie de membre (doigt, orteil), survenant soit sur le fœtus (*a. congénitale*), soit chez l'adulte (aïnhum), sans qu'on en connaisse exactement la cause.

amputé, *s. m.* Qui a subi l'ablation d'un membre ou d'un segment de membre. — *illusions des a.* Syn. *membre fantôme*. Sensations généralement douloureuses que les amputés localisent dans leur membre absent. V. *algohallucinose*.

amstelodamensis (typus) (*Amstelodamum*, Amsterdam) (Cornelia de Lange, 1933). Syn. *typus degenerativus amstelodamensis, maladie ou syndrome de Cornelia de Lange*. Variété de chondrodystrophie caractérisée par l'association d'un nanisme avec acromicrie et déformations faciales (front bombé, nez effilé, bouche petite et bien dessinée), d'arriération mentale, d'augmentation de volume du foie et de la rate, de quelques signes d'hirsutisme et parfois de syndactylie avec incurvation des 5es doigts en crochets.

amusie, *s. f.* (ἀ- priv. ; μοῦσα, musique). Trouble de la faculté musicale, de même nature que l'aphasie et coïncidant souvent avec elle. — *a. motrice*. Impossibilité de chanter un air. — *a. réceptive* ou *sensorielle*. V. *surdité musicale*.

Amussat (manœuvre d'). Procédé utilisé pour provoquer l'expulsion d'un corps étranger de l'urètre; il consiste à faire uriner le patient en oblitérant d'abord le méat, puis en le libérant brusquement.

Amussat (opération d') (1839). Colotomie par voie lombaire.

Amussat (signe d'). Signe permettant de distinguer une hernie crurale d'une hernie inguinale : la première siège au-dessous d'une ligne droite menée de l'épine iliaque antéro-supérieure à l'épine du pubis, la seconde, au-dessus.

amycose, s. f. (ἀ- priv.; μύκης, champignon). Absence complète de germe obtenue dans l'asepsie parfaite.

amyélocytémique, adj. (ἀ- priv.; myélocyte; αἷμα, sang). Caractérisé par l'absence de myélocytes dans le sang.

amygdalectomie, s. f. (ἀμυγδάλη, amygdale; ἐκτομή, ablation). Syn. *tonsillectomie*. Ablation totale des deux amygdales. — On donne parfois le nom d'*a. partielle* à l'amygdalotomie.

amygdalite, s. f. Inflammation des amygdales. — *a. chancriforme*. V. *Vincent (angine de)*.

amygdalotome, s. m. (ἀμυγδάλη, amygdale; τέμνω, je coupe). Syn. *tonsillotome*. Instrument destiné à pratiquer la section des amygdales.

amygdalotomie, s. f. Syn. *tonsillotomie*. Section des amygdales.

amygdalotripsie, s. f. (ἀμυγδάλη; τρίβω, je broie). Procédé d'ablation des amygdales hypertrophiées qui consiste à les écraser entre les mors d'une pince spéciale.

amylacé, adj. (ἀμυλον, amidon). Qui renferme de l'amidon. — *corps a.* V. *amyloïde*.

amylase, s. f. Syn. *ferment amylolytique*. Ferment du suc pancréatique et de la salive qui transforme l'amidon et le glycogène en dextrines et en maltose au cours de la digestion intestinale. Son poids moléculaire est de 45 000.

amylasémie, s. f. Présence d'amylase dans le sang. Le taux normal est de 8 à 32 unités Wohlgemuth ou de 50 à 100 unités Somogyi par litre de sérum. L'*a*. est anormalement élevée dans les pancréatites aiguës.

amylasurie, s. f. Présence d'amylase dans l'urine. Son taux normal est de 16 à 32 unités Wohlgemuth; il évolue parallèlement à celui de l'amylasémie.

amylogène, adj. Qui provoque l'amylose.

amyloïde, adj. (ἀμυλον, amidon; εἴδος, forme). Qui ressemble à l'amidon. — *corps amyloïdes* ou *amylacés*. Corps présentant la structure des grains d'amidon et les réactions de la matière amyloïde, que l'on rencontre dans les centres nerveux, la prostate et les poumons. Leur nature réelle n'est pas connue. — *dégénérescence, infiltration* ou *maladie amyloïde* (Virchow, 1853). Syn. *amyloïdisme, amyloïdose, amylose, dégénérescence chondroïde* (Policard), *cireuse* (Christensen, 1844) ou *lardacée* (Rokitanski, 1842), *leucomatose* (Lancereaux). Infiltration des différents organes et tissus par une substance spéciale, amorphe, qui a la propriété de se colorer en brun foncé par l'iode et dont la nature est mal connue. Ce n'est pas un corps voisin de l'amidon, comme l'avait cru Virchow, mais une substance protéique combinée à une glycoprotéine et à un polysaccharide. La *maladie a.* classique se manifeste par une hépatosplénomégalie avec œdèmes, albuminurie élevée et augmentation des α_2-globulines plasmatiques. Elle est le plus souvent *secondaire* à une tuberculose, une syphilis, une suppuration prolongée, un cancer, un rhumatisme chronique ou une collagénose. Mais il existe aussi des *amyloïdoses systématisées* (maladie de Königstein-Lubarsch, v. ce terme), *localisées*, voire *monosymptomatiques*, pouvant intéresser le foie, la rate ou les reins, mais surtout la peau (amyloïdose de Gutmann-Freudenthal, v. ce terme), le cœur, les muscles, le système nerveux (neuropathie amyloïde, v. ce terme), le tube digestif. Elles sont le plus souvent *primitives* ou associées à un myélome multiple. L'évolution des amyloïdoses est pratiquement toujours mortelle.

amyloïdisme, *s. m.* **amyloïdose,** *s. f.,* V. *amylose.*

amyloïdose cutanée type Gutmann-Freudenthal (1925-26). Syn. *lichen amyloïde* (Freudenthal). Variété d'amyloïdose localisée à la peau, caractérisée par son aspect papulo-nodulaire ou infiltré, plus ou moins lichénifié et pigmenté. Elle siège sur les membres inférieurs. C'est une affection très prurigineuse, mais bénigne, indépendante de la maladie amyloïde classique.

amyloïdose familiale primitive. V. *neuropathie amyloïde.*

amyloïdose type Lubarsch. V. *Königstein-Lubarsch (maladie de).*

amylose, *s. f.* V. *amyloïde.*

amyoplasie congénitale. 1° *a. c. de Sheldon.* V. *arthrogrypose multiple congénitale.* — 2° *a. c. de Krabbe.* Syn. *hypoplasie musculaire généralisée.* Maladie héréditaire familiale transmise selon le mode dominant, caractérisée par une atrophie musculaire généralisée sans contracture manifeste dès la naissance.

amyosthénie, *s. f.* (ἀ- priv.; μῦς, muscle; σθένος, force). Affaiblissement des mouvements volontaires.

amyotaxie, *s. f.* (ἀ- priv.; μῦς; τάξις, ordre) (Rossolino, de Moscou). Convulsions involontaires, d'origine réflexe, revêtant suivant les cas l'aspect des mouvements athétoïdes ou choréiformes, causées le plus souvent par des névrites multiples et observées parfois dans le tabes.

amyotonie, *s. f.* (ἀ- priv.; μῦς, muscle; τόνος, ressort). V. *myatonie.*

amyotonie congénitale ou **a. d'Oppenheim.** V. *myatonie congénitale.*

amyotonie généralisée. V. *Förster (maladie ou syndrome de).*

amyotrophie, *s. f.* (ἀ- priv.; μῦς; τροφή, nourriture). Syn. *myatrophie.* Diminution de volume des muscles; fonte musculaire. On n'ap-

plique généralement ce terme qu'aux muscles striés de la vie de relation. — *a. d'Aran-Duchenne.* V. *atrophie musculaire progressive.* — *a. type Charcot-Marie.* V. *Charcot-Marie* ou *Charcot-Marie-Tooth (amyotrophie de).* — *a. neurale.* V. *acropathie amyotrophiante.* — *a. neurogène familiale pseudo-myopathique de la seconde enfance* ou *a. neurogène juvénile précoce pseudo-myopathique.* V. *Kugelberg-Welander (syndrome de).* — *a. péronière.* V. *Charcot-Marie* ou *Charcot-Marie-Tooth (amyotrophie de).* — *a. primitive progressive.* V. *atrophie musculaire progressive.* — *a. spinale infantile.* V. *Werdnig-Hoffmann (amyotrophie de).* — *a., forme Werdnig-Hoffmann.* V. *Werdnig-Hoffmann (amyotrophie, forme).* — *a. de type Zimmerlin.* V. *Zimmerlin (amyotrophie ou myopathie de type).*

amyxie, *s. f.* (ἀ- priv.; μύξα, mucus) (E. Schütz, 1909). Absence de la sécrétion muqueuse. Ce terme devrait remplacer amyxorrhée.

amyxorrhée, *s. f.* (ἀ- priv.; μύξα; ῥεῖν, couler) (Kaufmann). Insuffisance ou absence complète de la sécrétion de mucus (estomac).

ana (ἀνά). Terme employé dans la rédaction des ordonnances (āā) et qui, placé après l'énumération de deux ou plusieurs substances, signifie : *de chaque.*

anabactérien, *s. m.* (R. Legroux, 1933). Nom proposé par R. Legroux pour désigner un autolysat de bactéries jeunes additionné de formol selon la méthode de G. Ramon. Legroux obtient ainsi avec diverses bactéries l'*anamorve,* l'*anapeste,* l'*anatuberculeux,* l'*anastaphylocoque,* etc.

anabiose, *s. f.* (Preyer). Retour à la vie active après la vie latente.

anabolisant, *adj.* Qui favorise l'anabolisme (v. ce terme).

anabolisme, *s. m.* (ἀνά, indiquant une idée de répartition; βάλλειν, lancer) (Duncan Bulkley). Transformation des matériaux nutritifs en tissu vivant. C'est la première phase du métabolisme.

anabolite, *s. m.* Produit formé au cours de l'anabolisme (v. ce terme).

anachlorhydrie, *s. f.* (ἀνά- priv.; chlorhydrie). Syn. *achlorhydrie.* Absence complète d'acide chlorhydrique libre dans le suc gastrique.

anachlorhydropepsie, *s. f.* (ἀνά- priv.; chlorhydrie; πέψις, coction). V. *achylie.*

anacinésie, *s. f.* (ἀνά, qui exprime l'idée de recommencer; κίνησις, mouvement). Rééducation motrice.

anaclitique, *adj.* (ἀνάκλιτος, étendu en arrière). Qui se repose sur quelqu'un, ou sur quelque chose; qui en dépend. — Se dit en particulier du jeune enfant dépendant des soins maternels. — *dépression a.* V. *arriération affective* (*syndrome d'*).

anacorèse, *s. f.* (ἀνά, vers le haut; κορέννυμι, je rassasie) (Ascoli). Loi générale d'immunité d'après laquelle tout sujet vacciné avec un vaccin tel que le B.C.G. présenterait une résistance supérieure à celle des témoins non seulement vis-à-vis du bacille contre lequel a été pratiquée la vaccination, mais aussi vis-à-vis des autres agents infectieux.

anacousie, *s. f.* (ἀνά; ἀκούειν, entendre) (de Parrel et Burguet, 1913). Rééducation auditive.

anacroasia ou **anacroasie,** *s. f.* (ἀν- priv.; ἀκροάσις, audition). Surdité verbale.

anacrote (onde) (ἀνά, en haut; κρότος, battement) (Landois, 1872). Soulèvement observé sur la ligne ascendante du tracé du pouls (sphygmogramme) ou du piézogramme artériel dans certains cas pathologiques, en particulier au cours du rétrécissement de l'orifice aortique. Il est situé à une distance variable du sommet de la courbe, d'autant plus loin que la sténose est plus serrée. L'existence de ce soulèvement caractérise l'*anacrotisme ;* le *pouls* présentant cette particularité est dit *anacrote.*

anacrotisme, *s. m.* V. *anacrote* (onde).

anadémie, *s. f.* (ἀνά, sur; δῆμος, pays, peuple). Terme proposé par M. Baltazar (1960) pour désigner les maladies épidémiques (v. *épidémie*) non contagieuses; p. ex. les maladies par carence, les cas humains de maladies infectieuses animales, etc.

anadiastase, *s. f.* V. *anaferment.*

ana-endotoxine, *s. f.* Endotoxine ayant perdu sa virulence par l'action du formol et de la chaleur, mais ayant gardé ses propriétés antigéniques et pouvant être utilisée comme vaccin.

anaérobie, *adj.* et *s. m.* (ἀν- priv.; ἀήρ, air; βίος, vie) (Pasteur). Se dit des microbes qui ne peuvent vivre au contact de l'air.

anaérobiose, *s. f.* Conditions nécessaires pour le développement des microbes anaérobies.

anaferment, *s. m.* Syn. *anadiastase.* Ferment ayant perdu son pouvoir diastasique par l'action du formol et de la chaleur, mais ayant gardé ses propriétés antigéniques. Il reste capable de provoquer, dans le sérum de l'animal auquel on l'injecte, l'apparition d'un antiferment (v. ce terme).

anagapie, *s. f.* V. *névrose anagapique.*

anagocytique, *adj.* (ἀνάγω, je conduis en arrière; κύτος, cellule) (G. Billard, de Clermont-Ferrand,1927). Se dit du pouvoir retardant exercé par certaines eaux minérales sur la croissance des cellules.

anagotoxique, *adj.* (ἀνάγω; τοξικόν, poison) (G. Billard, de Clermont-Ferrand). Se dit de la propriété de certaines eaux minérales qui s'opposent à une toxicité en puissance et non à une toxicité déclenchée. Cette propriété, qui s'applique à des poisons, à des toxines et à des venins, varie suivant la nature de l'eau minérale. — On aurait constaté également le *pouvoir anagotoxique* de certains corps tels que le thorium X.

anakhré. V. *goundou.*

analbuminémie, *s. f.* (ἀν- priv.; albumine; αἷμα, sang) (Bennhold). Absence de sérum-albumine dans le sang.

analepsie, *s. f.* (ἀναλαμβάνειν, reprendre). Rétablissement des forces chez un convalescent.

analeptique, *adj.* et *s. m.* Se dit des médicaments et des aliments qui rétablissent les forces et stimulent le fonctionnement des différents appareils de l'organisme.

analgésie, s. f. (άν- priv.; άλγησις, douleur). Abolition de la sensibilité à la douleur.

analgie, s. f. (άν- priv. et άλγος, d'ouleur). Insensibilité totale à la douleur. — Fanconi a décrit une *a. congénitale* héréditaire et récessive.

analgognosie, s. f. (άν- priv.; άλγος, douleur) (γνῶσις, connaissance) (Pieron, 1952). Impossibilité de localiser une douleur normalement ressentie, de reconnaître sa nature et sa cause et d'y réagir. V. *asymbolie à la douleur, hémiagnosie douloureuse.* L'*a.* survient au cours des lésions du lobe pariétal (v. *pariétal, syndrome*). Elle s'oppose à l'analgothymie (v. ce terme).

analgothymie, s. f. (άν- priv.; άλγος, θυμός, âme). Indifférence affective à une douleur parfaitement perçue, localisée et identifiée. Elle s'oppose à l'analgognosie (v. ce terme).

anallergie, s. f. (Dujarier). Terme qui serait plus exact qu'*anergie* pour désigner la disparition du pouvoir allergique.

analyseur, s. m. (Pavlov). Ensemble du récepteur sensible ou sensoriel périphérique et du centre cortical qui intervient dans la réception sensorielle. Ex. *a.* cutané, visuel, auditif.

anamnèse, s. f. ou **anamnestiques,** s. m. pl. (άνά, derechef; μνᾶσθαι, se souvenir). Renseignements que fournit le malade lui-même ou son entourage sur le début de sa maladie jusqu'au moment où il se trouve soumis à l'observation du médecin.

anamorphose, s. f. (άνά, sur; μορφή, forme) (R. Baron) (morphologie). Aspect des lignes générales des individus avec leurs variations en long ou en large (longilignes et brévilignes).

ananabasie, s. f., **ananastasie,** s. f. (άνά, selon; abasie, astasie) (Régis). Crainte anxieuse, obsédante, de manquer d'équilibre dans la station debout ou pendant la marche. Elle apparaît dans certaines névroses (névrose d'angoisse).

anancastique ou **anankastique,** adj. (άναγκαστικός, obligatoire). Obsessionnel.

anangioplasie, s. f. (Brissaud). Insuffisance du système vasculaire, caractérisée par l'étroitesse et le peu d'élasticité des artères, entraînant l'hypotension et la tachycardie et déterminant une variété d'arriération mentale.

anapeiratique, adj. (άνάπειρᾶν, recommencer). Se dit d'une paralysie consécutive à la répétition fréquente des mêmes mouvements. Elle complique parfois les crampes professionnelles (crampes des écrivains).

anaphrodisiaque, adj. et s. m. (άν- priv.; Ἀφροδίτη, Vénus). Se dit des substances qui passent pour amortir les désirs vénériens (camphre, nénuphar).

anaphrodisie, s. f. (άν- priv.; Ἀφροδίτη, Vénus). Faiblesse ou absence du désir sexuel.

anaphylactique, adj. Qui concerne l'anaphylaxie. — *choc a.* V. *choc.*

anaphylactoïdes (états). Nom sous lequel quelques auteurs proposent de grouper des modifications humorales analogues à l'anaphylaxie et qui en sont peut-être de simples modalités, telles que l'intolérance, l'hypersensibilisation, l'idiosyncrasie et la colloïdoclasie.

anaphylatoxine ou **anaphylotoxine,** s. f. (Friedberger, 1910). Substance qui serait responsable du choc anaphylactique : elle se forme dans le sang par combinaison du complément avec le précipité issu de la réaction antigène-anticorps. Il existe deux *a.*, C'3a et C'5a, l'une provenant de la fraction C'3 du complément, et l'autre de la fraction C'5. Comme l'histamine, l'*a.* augmente la perméabilité vasculaire et contracte les fibres musculaires lisses. Le sérum contient normalement une α-globuline capable d'inactiver les deux *a.* Pour Richet, elle serait identique à l'apotoxine (v. ce terme et *complément*).

anaphylaxie, s. f. (άνά, contraire de; φύλαξις, protection) (Portier et Richet, 1902). Syn. (inusité) *paraphylaxie* (Danielopolu). Augmentation de la sensibilité de l'organisme à une substance étrangère (antigène) après que celle-ci y a été introduite; c'est le contraire de l'immunité (ce terme étant pris dans son sens restrictif de protection de l'organisme). Cet état d'*a.* n'apparaît qu'un certain temps (2 ou 3 semaines) après le premier contact avec l'antigène; celui-ci peut avoir été introduit par injection (v. *injection préparante*) ou par les voies digestive ou percutanée. Un contact ultérieur avec le même antigène déclenchera, chez le sujet ainsi sensibilisé, des accidents parfois simplement désignés par le mot d'anaphylaxie. V. *injection déchaînante* et *choc anaphylactique*. — Les termes d'hypersensibilité et d'allergie sont parfois employés dans le sens d'anaphylaxie (v. *hypersensibilité* et *allergie*). — *a. alimentaire.* A. succédant à l'ingestion de diverses substances alimentaires habituellement inoffensives. — *a. passive.* Hypersensibilité conférée à un sujet neuf par l'injection du sérum d'un sujet préalablement sensibilisé. — *a. respiratoire.* A. déterminée par l'inhalation de certaines substances telles que le pollen des graminées qui jouent le rôle d'antigènes (rhume des foins).

anaphylotoxine, s. f. V. *anaphylatoxine.*

anaplasie, s. f. (άνάπλασις, terme employé par Hippocrate pour désigner la réduction d'une fracture ou d'une luxation). Syn. *cataplasie.* Processus par lequel certaines cellules perdent une partie de leurs caractères propres, sans pourtant retourner à l'état de cellules primitives.

anaplasmose, s. f. « Nom générique donné aux maladies produites par des protozoaires du genre *Anaplasma* (groupe des Piroplasmes). Ces maladies sévissent dans l'Ancien et le Nouveau Monde sur les bovidés et les ovidés » (Edm. Sergent).

anaplastie, s. f. (άναπλάσσειν, refaire). Réparation d'une partie mutilée, le plus souvent par *autogreffe.* V. ce mot.

anapnographe, s. m. (Bergeron et Kastus). Spiromètre perfectionné permettant d'inscrire sur une bande de papier les résultats obtenus en mesurant la capacité vitale d'un poumon.

anaraxie, s. f. (άν- priv.; άράσσειν, frapper). Absence d'affrontement des dents antagonistes (tératologie).

anarchie ventriculaire (Clerc et R. Lévy). Succession paroxystique ou continue de battements cardiaques irréguliers, généralement rapides, que les tracés électriques dessinent sous forme de complexes tellement atypiques et variables qu'ils défient toute description systématisée.

anarrhénie, s. f. (άν- priv.; άρρην, ενος, mâle). Syndrome caractérisé, chez l'homme, par l'atrophie des organes génitaux, l'absence des caractères sexuels secondaires, des troubles de la croissance et du psychisme. Il est dû au défaut de la sécrétion testiculaire au moment de la puberté. V. *hypogénitalisme.*

anarthrie, s. f. (άν- priv.; άρθρον, articulation) (Pierre Marie). Syn. *aphasie motrice sous-corticale* (Déjerine). Trouble du langage consistant uniquement dans l'impossibilité d'articuler les sons. Le malade atteint d'*a.* comprend ce qu'on lui dit, il peut lire, mais ne peut prononcer le mot qu'il lit; il peut écrire, il peut aussi indiquer par des pressions de main ou tout autre signe le nombre des syllabes contenues dans le mot qu'il ne peut prononcer. L'*a.* est due à une lésion cérébrale en foyer siégeant dans la zone du noyau lenticulaire.

anasarque, s. f. (άνά, autour; σάρξ, chair). Hydropisie du tissu cellulaire produisant un gonflement général du corps et des membres.

anasarque fœto-placentaire de Schridde (1910). Syn. *hydrops universus congenitalis, maladie de Schridde.* Anasarque énorme, avec ascite, hépato- et splénomégalies considérables, presque toujours observée chez les prématurés de 7 mois, soit mort-nés, soit morts pendant le travail ou ne vivant que quelques heures. Le placenta est gros et œdémateux. L'examen du sang montre un nombre considérable d'hématies nucléées (érythroblastes), une forte leucocytose avec présence de myélocytes et de myéloblastes. Cette affection est une forme de la maladie hémolytique du nouveau-né. V. *érythroblastose*.

anascitique, *adj.* Qui n'est pas accompagné d'ascite.

anaspadias, *s. m.* (ἀνά, en haut; σπάω, je divise). Malformation de l'urètre, dont le méat s'ouvre à la face dorsale du gland ou de la verge.

anaspongiocytose, *s. f.* (ἀν- priv.; σπόγγος, éponge; κύτος, cellule). Disparition complète des graisses labiles contenues normalement dans les spongiocytes, cellules de la zone fasciculée de la cortico-surrénale. On l'observe en cas de déchéance profonde de tout l'organisme.

anastaphylotoxine, *s. f.* Anatoxine staphylococcique. V. *anatoxine*.

anastomose, *s. f.* (ἀνά, avec; στόμα, bouche). Communication entre deux vaisseaux et, par extension, entre deux conduits de même nature, et entre deux nerfs. Elle peut être naturelle ou établie chirurgicalement. — *a. de Blalock-Taussig.* V. *Blalock-Taussig* (*opération de.*). — *a. cavo-pulmonaire.* V. *cavo-pulmonaire.* — *a. fistulo-digestive.* Abouchement, dans un but thérapeutique, d'une fistule pancréatique dans le tube digestif (estomac, intestin). — *a. latéro-latérale.* A. dans laquelle l'orifice de communication est établi sur les faces latérales de chacun des deux conduits. — *a. latéro-terminale* ou *termino-latérale.* A. dans laquelle l'extrémité d'un des conduits est implantée sur un orifice pratiqué dans la face latérale de l'autre. — *a. de Potts.* V. *Potts, Gibson et Smith* (*opération de*). — *a. termino-terminale.* A. dans laquelle les deux conduits s'abouchent à plein canal par leurs deux extrémités. — *a. de Waterston.* V. *Waterston* (*opération de*).

anatomie microscopique. V. *histologie.*

anatomie pathologique. Etude des modifications structurales des organes, résultant des actions et des réactions morbides.

anatomo-clinique (méthode) (Laënnec). Méthode d'observation médicale dont l'objet est de « reconnaître sur le vivant, à l'aide de signes précis, tirés de l'examen physique, les modifications pathologiques des organes profonds » (Achard).

anatoxine, *s. f.* (ἀνά, contraire de; toxine) (G. Ramon, 1923). Produit obtenu en additionnant une toxine de formol et en la maintenant à l'étuve pendant quelques semaines. La toxine perd ses propriétés toxiques et conserve ses propriétés immunisantes. Ex. : *a. diphtérique, a. tétanique, a. dysentérique, a. staphylococcique,* etc. V. *toxoïde.*

anatoxino-sérothérapie, *s. f.* Procédé d'immunisation combinant l'immunité passive rapidement obtenue par les injections de sérum et l'immunité active, plus lente, mais plus durable, provoquée par les injections d'anatoxine.

anatoxinothérapie, *s. f.* V. *anatoxithérapie.*

anatoxique, *adj.* « Qui n'est plus toxique, après l'avoir été » (G. Ramon). — *vaccin a.* Vaccin constitué par une anatoxine.

anatoxiréaction, *s. f.* (Zoeller). Intradermo-réaction faite au moyen d'une dilution d'anatoxine.

anatoxithérapie, *s. f.* (G. Ramon). Syn. *anatoxinothérapie.* Emploi thérapeutique des anatoxines.

anaudie, *s. f.* (ἀναυδίη, impuissance à parler, Hipp.). V. *aphémie.*

anautogène, *adj.* (ἀν- priv.; αὐτός, soi-même; γεννᾶν, engendrer) (Roubaud). Se dit d'un moustique qui ne peut pondre qu'après avoir pris un repas sanguin.

anavaccin, *s. m.* Syn. *vaccin anatoxique.* Vaccin préparé avec une anatoxine (v. ce terme).

anavenin, *s. m.* Venin transformé en antigène inoffensif par l'action combinée du formol et de la chaleur; transformation analogue à celle de la toxine en anatoxine et présentant les mêmes avantages pratiques.

anavirulent, adj. « Qui n'est plus virulent » (G. Ramon). — *vaccin a.* Syn. *anavirus-vaccin.* Vaccin constitué par un anavirus (v. ce terme).

anavirus, s. m. (G. Ramon, 1942). Virus (de la vaccine ou de la fièvre aphteuse) ayant perdu sa virulence par l'action du formol et de la chaleur, mais ayant gardé ses propriétés antigéniques et pouvant être utilisé, comme le virus, pour la production, chez le cheval, d'un sérum spécifique.

anavirus-vaccin, s. m. V. *anavirulent.*

anazoturie, s. f. (ἀν-, priv. ; azoturie). Diminution considérable, ou même absence complète, de l'azote dans l'urine (urée, urates).

anchilops, s. m. (ἀγχί, proche ; ὤψ, œil). Nom donné autrefois aux abcès situés dans l'angle interne de l'œil, et indépendants du sac lacrymal.

Ancotil, s. m. (n. dép.). Fluorocytosine. V. *antifongique.*

Andersen (maladie d') (1956). Syn. *glycogénose type IV.* Variété de maladie glycogénique (v. ce terme) caractérisée par l'accumulation dans l'organisme, et surtout dans le foie, d'un glycogène anormal. Elle est due à l'absence d'une enzyme glycogénolytique, l'amylo (1-4 ↓ 1-6) transglucosidase. C'est une maladie héréditaire, transmise selon le mode autosomique récessif.

Anderson (maladie d') (1961). Maladie héréditaire rare, à transmission autosomique récessive, caractérisée par un trouble de l'absorption intestinale des graisses. Elle se manifeste, chez le nourrisson, par une diarrhée graisseuse chronique avec météorisme abdominal, pâleur et hypotrophie considérable. Le taux sanguin des lipides est réduit, surtout celui des lipoprotéines β et α et du cholestérol. Il s'agit d'un trouble primitif de la synthèse des chylomicrons, et sa caractéristique anatomique est une infiltration lipidique de l'épithélium intestinal. C'est une variété d'hypo-béta-lipoprotéinémie ; elle diffère de l'a-béta-lipoprotéinémie (v. ce terme) par ses caractères sériques, par l'absence d'acanthocytose et de troubles neurologiques.

Anderson (syndrome d') (1930). Variété très rare de tumeur extrapancréatique avec hypoglycémie, survenant chez l'adulte jeune ; elle est caractérisée par une tumeur corticosurrénale, presque toujours maligne, une hypoglycémie avec accidents nerveux allant parfois jusqu'au coma, et souvent des signes d'hypercorticisme (syndrome de Cushing, virilisme). Le mécanisme de l'hypoglycémie est mal connu. V. *Doege et Potter (syndrome de)* et *Nadler, Wolfer et Elliot (syndrome de).*

Andogsky (syndrome d') (1914). Cataracte sous-capsulaire apparaissant au cours de l'évolution d'une névrodermite ou d'un eczéma.

Andrade (maladie de Corino). V. *neuropathie amyloïde.*

androblastome, s. m. Tumeur testiculaire rare, développée aux dépens des cellules de Sertoli. Elle est généralement bénigne.

androgamone, s. f. V. *gamone.*

androgène, adj. (ἀνήρ, ἀνδρός, homme ; γεννᾶν, engendrer). Qui provoque l'apparition des caractères sexuels masculins.

androgènes (hormones). Syn. *hormones mâles, hormones androgéno-protéiques, hormones azotées* ou *N* (Albright), *testocorticoïdes* ou *testo-corticoïdes* (Selye). Hormones stéroïdes (v. *17-cétostéroïdes*) qui provoquent le développement des caractères sexuels masculins et qui stimulent l'anabolisme protéique et le métabolisme lipidique. Elles sont sécrétées avant tout par le testicule, accessoirement par la zone réticulée de la cortico-surrénale et même (très peu) par l'ovaire. Le testicule, sous l'influence de la gonado-stimuline hypophysaire, sécrète essentiellement la testostérone (v. *testiculaires, hormones*), l'hormone masculinisante la plus puissante. Les hormones d'origine cortico-surrénale ont un pouvoir androgène plus faible : ce sont la déhydro-épi-androstérone (D.H.A.) et surtout son sulfate, l'adrénostérone, le 11-β-hydroxy-androstènedione, l'androsténedione; leur sécrétion est réglée par le corticostimuline. L'androstérone, l'iso-androstérone, la déhydro-androstérone, la déhydro-iso-androstérone, l'aétiocholanone, l'androstène, l'androstadiène sont des formes d'élimination urinaire des hormones androgènes. V. *androstane.*

androgénèse, *s. f.* (ἀνήρ, ἀνδρός, homme; γένεσις, création). Développement d'un embryon à partir d'un spermatozoïde normal fécondant un ovule dont les chromosomes ont été annihilés par extirpation, destruction ou irradiation du noyau. L'œuf se développe sous l'influence des seuls chromosomes paternels, sans apport d'hérédité maternelle.

androgénie, *s. f.* Présence d'hormones masculinisantes (androgènes) dans l'organisme. V. *hyperandrogénie.*

androgénique, *adj.* Qui se rapporte aux hormones masculinisantes. — *hormone a.* V. *androgène (hormone).* — *insuffisance a.* V. *hypoandrogénie.* — *syndrome a.* V. *virilisme.*

androgénoprotéiques (hormones). V. *androgènes (hormones).*

androgénothérapie, *s. f.* Emploi thérapeutique des hormones mâles (androgènes).

androgyne, *adj. et s. m.* (ἀνήρ, ἀνδρός; γυνή, femme). 1° Hermaphrodite. — 2° V. *androgynoïde.*

androgynie, *s. f.* Pseudohermaphrodisme partiel chez l'homme. Les sujets qui présentent cette malformation sont des cryptorchides qui ont certains caractères extérieurs de la femme; mais le scrotum est soudé et la verge se termine par un gland perforé.

androgynoïde, *s. m.* (ἀνήρ, ἀνδρός; γυνή; εἶδος, forme). Syn. *androgyne.* Individu du sexe masculin (cryptorchide), chez lequel le segment inférieur de l'appareil génital a évolué suivant le type féminin.

androïde, *adj.* (ἀνήρ; εἶδος, forme). Syn. *viriloïde.* Qui présente des caractères masculins. — *obésité a.* V. *obésité.*

andrologie, *s. f.* (ἀνήρ, ἀνδρός; λόγος, discours). Étude de l'homme, et plus particulièrement des maladies spéciales à l'homme, par analogie avec *gynécologie.*

andromastie, *s. f.* (ἀνήρ; μαστός, mamelle). Atrophie des mamelles chez la femme.

andromérogonie, *s. f.* (ἀνήρ; μέρος, partie; γονή, génération). Syn. *mérogonie.* Androgénèse (v. ce mot) réalisée en extirpant la zone de l'ovule qui contient le noyau. L'œuf se développe à partir de la portion anucléée de l'ovule, fécondée par le spermatozoïde.

andropause, *s. f.* Par analogie avec *ménopause,* ensemble des manifestations organiques et psychiques survenant chez l'homme entre 50 et 70 ans.

androstadiène, *s. f.* Hormone mâle, peu active, extraite de l'urine : c'est un des 17 cétostéroïdes. V. *androgènes (hormones).*

androstane, *s. m.* Carbure d'hydrogène dont dérivent les hormones androgènes.

androstanédiol, *s. m.* Hormone androgène extraite de l'urine de taureau et d'étalon.

androstène, *s. f.* Hormone mâle, peu active, extraite de l'urine. C'est un des 17 cétostéroïdes. V. *androgènes (hormones).*

androsténedione, *s. f.* Corps dérivé du cholestérol et qui représenterait l'une des étapes de la formation des hormones mâles. C'est un des 17-cétostéroïdes (v. ce terme et *androgènes, hormones).*

androstérone, *s. f.* (Butenandt, 1931). Hormone extraite de l'urine d'homme, et favorisant le développement de la puberté chez l'homme. C'est un dérivé de la véritable hormone mâle, la testostérone, et un des 17 cétostéroïdes (v. ce terme et *androgènes, hormones).*

androtermone, *s. f.* V. *termone.*

anectasine, *s. f.* (ἀν-, priv.; ἔκτασις, dilatation). Nom donné aux toxines microbiennes qui déterminent la vaso-constriction.

anélectrotonus, *s. m.* (du Bois-Reymond). Etat électrique, à l'anode ou pôle positif, d'un nerf soumis au passage d'un courant continu : son excitabilité et sa conductibilité sont diminuées à la fermeture et pendant le passage du courant; son excitabilité est augmentée à l'ouverture du courant (*a.* de rupture).

Anel-Hunter (méthodes d') (John Hunter, 1793). Traitement, abandonné, de l'anévrisme artériel circonscrit par ligature au-dessus du sac. — On donne plus particulièrement le nom de *m. d'Anel* à la ligature placée près du sac, et celui de *m. de Hunter* à la ligature à distance.

anélytrie, *s. f.* (ἀν-, priv.; ἔλυτρον, vagin). Absence congénitale de vagin.

anémie, *s. f.* (ἀν-, priv.; αἷμα, sang). Syn. (inusités) *oligaimie, spanémie.* Appauvrissement du sang, caractérisé par la diminution notable d'un, de plusieurs, ou de tous ses éléments (*anémie totale, anémies partielles*). — Ce mot s'applique généralement, quand il est employé sans épithète, à une *anémie partielle* caractérisée par la diminution du nombre des globules rouges, ou, plus exactement « par la diminution de la quantité d'hémoglobine contenue dans l'unité de volume de sang, le volume plasmatique n'étant pas augmenté » (Jean Bernard). — Il est employé aussi pour désigner l'état de l'organisme privé de sang, et à ce point de vue, l'*anémie* peut être *générale* ou *locale*. — L'*a.* est dite *hémophtisique*, quand elle est due à la destruction exagérée des hématies, et *myélophtisique* quand elle résulte de l'arrêt de leur formation par insuffisance du tissu myéloïde (Pappenheim).

anémie achrestique (ἄχρηστος, inutile) (Wilkinson et Israels). Syn. *maladie de Wilkinson.* Anémie grave dans laquelle les mégaloblastes, très abondants dans la moelle osseuse, ne se transforment pas en normoblastes. Elle serait due à l'absence d'utilisation, par l'organisme, du principe antianémique. Elle diffère de la maladie de Biermer par l'absence d'achylie gastrique. Sa terminaison est fatale en quelques mois.

anémie d'Addison. V. *anémie de Biermer.*

anémie agastrique (Morawitz, 1930). Anémie, généralement hypochrome, survenant après gastrectomie.

anémie aiguë curable du nouveau-né (M. Lelong et R. Joseph, 1938-1944). Syn. *anémie aiguë du nouveau-né, type Lelong-Joseph.* Anémie intense, apparaissant brusquement du 5e au 20e jour après la naissance, s'accompagnant de réticulocytose et d'érythroblastose; le foie et la rate sont normaux. L'évolution se fait vers la guérison. Sa cause est inconnue.

anémie aiguë fébrile (Brill, 1926). V. *Lederer-Brill* (*anémie de*).

anémie aplastique. Forme d'anémie caractérisée par l'absence de réaction de l'appareil hématopoïétique et l'évolution rapidement fatale.

anémie arégénérative chronique et congénitale. V. *Blackfan-Diamond* (*anémie de*).

anémie de Biermer. Syn. *anémie d'Addison, a. hyperchrome mégalocytique, a. idiopathique* (Addison, 1865), *a. pernicieuse progressive* (Biermer, 1868). Anémie caractérisée par une diminution considérable du nombre des globules rouges, leur augmentation de volume et leur teneur plus grande en hémoglobine : c'est une anémie hyperchrome mégalocytaire avec leuco- et neutropénie, et surtout présence de très nombreux mégaloblastes dans la moelle osseuse. Elle s'accompagne de troubles digestifs (glossite de Hunter, achylie, atrophie des muqueuses digestives) et nerveux (syndrome neuro-anémique). Son évolution, autrefois mortelle en 2 ou 3 ans (*a.* pernicieuse), a été transformée par l'hépatothérapie et surtout par l'usage de la vitamine B₁₂. Elle est due, en effet, à une carence en vitamine B₁₂, provoquée par un manque de sécrétion du facteur intrinsèque lié à une gastrite atrophique. V. *Castle* (*théorie de*), *Schilling* (*test de*), et *gastrinémie*. — La découverte, chez des malades atteints d'*a. de B.*, d'anticorps dirigés contre les cellules bordantes de la muqueuse gastrique et contre le facteur intrinsèque pose la question des rapports de l'*a. de B.* et des maladies par complexes immuns. V. *Hoffbrand* (*anémie pernicieuse juvénile vraie, type II de*).

anémie de Blackfan-Diamond. V. *Blackfan-Diamond* (*anémie de*).

anémie de Brill. V. *Lederer-Brill* (*anémie ou maladie de*).

anémie des briquetiers. V. *ankylostomasie*.

anémie carentielle. V. *anémie nutritionnelle*.

anémie de Cooley. V. *Cooley* (*anémie, maladie ou syndrome de*).

anémie cryptogénétique ou **cryptogénique.** V. *cryptogénétique ou cryptogénique*.

anémie drépanocytaire. V. *anémie à hématies falciformes*.

anémie elliptocytique. V. *ovalocytose, 2°*.

anémie enzymoprive ou **par enzymopathie.** V. *anémie hémolytique enzymoprive ou par enzymopathie*.

anémie érythroblastique. Anémie caractérisée par l'abondance particulière d'érythroblastes dans le sang. V. *érythroblastose* et *maladie érythroblastique*.

anémie érythrodysgénésique. V. *Blackfan-Diamond* (*anémie type*).

anémie érythro-plasmatique. Appauvrissement du sang en hématies et en albumines sériques.

anémie essentielle ou **a. essentielle des jeunes filles.** V. *chlorose*.

anémie familiale perniciosiforme. V. *Fanconi* (*maladie de*).

anémie de famine. V. *anémie de Lucy Wills*.

anémie ferriprive. Syn. *anémie sidéropénique*. Variété la plus importante d'anémie hypochrome (v. ce terme); elle est due à un manque de fer par défaut d'apport ou d'absorption, ou par perte ferrique (hémorragie).

anémie des géophages (ainsi nommée en raison de la *géophagie* des malades, déjà signalée par Hippocrate). Variété d'anémie, ou plutôt d'érythroblastose de la seconde enfance, qui diffère de l'anémie type Cooley par la moindre importance des déformations crâniennes. V. *géophagie*.

anémie globulaire. V. *anémie hyperchrome*.

anémie graisseuse. V. *obésité paradoxale avec rétention d'eau*.

anémie grave érythroblastique du nouveau-né (Ecklin). *A.* débutant avec la vie, caractérisée par un taux bas d'hémoglobine et une abondance particulière de réticulocytes, une érythroblastose et une leucocytose modérées. Elle est accompagnée souvent d'ictère et se confond alors avec l'*ictère grave familial du nouveau-né*, bien que n'ayant pas toujours une terminaison fatale. Elle est une forme de la maladie hémolytique du nouveau-né. V. *érythroblastose*.

anémie de Hayem-Faber. V. *anémie hypochrome*.

anémie à hématies falciformes (décrite par Dresbach, 1904, et par Herrick, 1910; nommée par Mason, 1922). Syn. *anémie drépanocytaire, drépanocytose, sicklémie, hémoglobinose S, maladie de Herrick, syndrome de Dresbach.* Variété d'anémie hémolytique avec érythroblastose, héréditaire, familiale, apparaissant dès l'enfance. Elle a été décrite aux Etats-Unis d'Amérique chez les Noirs et les Mulâtres; elle est fréquente en Afrique occidentale et équatoriale et dans le sud de l'Inde (anciennes communautés Veddites). C'est une hémoglobinose (v. ce terme) dans laquelle l'hémoglobine des hématies est constituée à 90 ou 95 % par une hémoglobine anormale, l'hémoglobine S due au remplacement, dans la chaîne β, du 6e acide aminé, l'acide glutamique, par un autre, la valine. Cette anémie doit son nom à la forme allongée, en croissant, que prennent de nombreux globules rouges (drépanocytes), surtout sous l'influence de l'anoxie qui provoque la précipitation de l'hémoglobine et des hématies et la formation de thromboses. La présence de la tare, dans les globules rouges des deux parents, détermine la forme homozygote de la maladie. Cette forme est grave, souvent mortelle, du fait de l'anémie importante et aussi des thromboses multiples responsables des accidents vasculaires coronariens et cérébraux, des douleurs abdominales, ostéo-articulaires et, partiellement, des ulcères de jambe. La forme hétérozygote, dans laquelle la tare n'existe que chez l'un des parents, reste souvent latente, parfois révélée lors d'une poussée d'anoxie. A noter la résistance au paludisme de ces malades.

anémie hémoglobinique. V. *anémie hypochrome.*

anémie hémolytique. Anémie due à la destruction des globules rouges anormalement fragiles ou dissous par un facteur d'agression apparu dans le plasma du malade. Elle peut évoluer de façon aiguë : anémie de Lederer-Brill, maladie hémolytique du nouveau-né, infections, intoxications ou parasitoses hémolytiques; de façon chronique ou subaiguë : ictères hémolytiques acquis ou congénitaux, maladie de Marchiafava-Micheli, thalassémie, anémie à hématies falciformes. V. *ictère hémolytique.*

anémie hémolytique aiguë (Lederer, 1925). V. *Lederer-Brill (anémie de).*

anémie hémolytique auto-immune ou **à auto-anticorps** ou **immunologique.** Variété d'anémie hémolytique dans laquelle l'hémolyse est due à la production, par le malade, d'auto-anticorps spécialelent agressifs contre les antigènes de ses propres hématies. Ce sont généralement des anticorps incomplets, décelables par le test de Coombs. Cliniquement, il s'agit soit d'une hémolyse brutale avec anémie intense, soit, plus souvent, d'un ictère hémolytique, soit encore d'hémoglobinurie avec acrocyanose paroxystique et agglutinines froides. L'*a.h.a.* peut survenir à la suite d'une pneumopathie virale, d'une

affection maligne du système lymphoïde, d'un lupus érythémateux aigu disséminé, d'une collagénose, d'une cirrhose, d'une polyarthrite rhumatoïde, de l'absorption de médicaments (α-méthyldopa, quinine, phénacétine, pénicilline). L'*a.h.a.* peut être primitive, d'évolution chronique, parfois associée à d'autres maladies auto-immunes (v. *auto-allergie*). Le traitement comprend transfusions et corticothérapie.

anémie hémolytique enzymoprive ou **par enzymopathie.** Syn. *érythro-enzymopathie.* Variété d'anémie hémolytique héréditaire non sphérocytaire (v. *Thompson, maladie de*) à transmission dominante liée au sexe. Elle est due à l'absence, dans le globule rouge, d'une des enzymes nécessaires à son métabolisme : soit d'une enzyme du cycle du glutathion (glucose-6-phosphate - déshydrogénase ou G-6-P.D. surtout, 6 - phosphogluconate - déshydrogénase ou 6-P.G.D., glutathion réductase, glutathion synthéase, glutathion péroxydase), soit d'une enzyme du cycle glucidique — voie d'Embden-Meyerhof — (pyruvate-kinase ou P.K. surtout, hexo-kinase, triose-phosphate-isomérase, glycéraldéhyde, 3-phosphate-déshydrogénase, diphosphoglycéromutase). Le tableau clinique est celui d'un ictère hémolytique (v. ce terme) congénital chronique; un déficit latent en G-6-P.D. peut favoriser l'apparition d'un ictère hémolytique aigu toxique (favisme; médicaments tels qu'antipaludéen — primaquine —, sulfamide, antipyrétique, etc.) ou infectieux. Cette anémie est plus fréquente chez les Noirs d'Afrique et d'Amérique, les Mongols et chez les habitants des pays riverains de la Méditerranée centrale et orientale.

anémie hémolytique héréditaire non sphérocytaire. V. *Thompson (maladie de).*

anémie hémolytique micro-angiopathique (Brain, Dacie et Hourthane, 1962). Variété d'anémie hémolytique, le plus souvent accompagnée de thrombopénie, caractérisée par une hémolyse intra-vasculaire avec fragmentation des hématies et lésions artériolo-capillaires. On groupe sous ce nom : le purpura thrombocytopénique thrombotique (v. ce terme) et les syndromes hémolytiques et urémiques (v. *néphro-anémiques, syndromes*). Ils peuvent apparaître au cours d'une toxémie gravidique, d'une collagénose, de cancers disséminés, d'hypertension artérielle maligne, d'allergies médicamenteuses, de maladies microbiennes ou virales.

anémie hyperchrome ou **hyperchromique.** Syn. *anémie globulaire.* Variété d'anémie dans laquelle le chiffre des hématies est beaucoup plus abaissé que le taux de l'hémoglobine; la valeur globulaire est augmentée. — *a. hyperchrome mégalocytique.* V. *anémie de Biermer.*

anémie hypochrome ou **hypochromique.** Syn. *a. hémoglobinique.* Anémie par manque d'hémoglobine. Elle est caractérisée par la diminution de la teneur et de la concentration en hémoglobine des globules rouges, que le nombre de ceux-ci soit ou non réduit. La valeur globulaire est abaissée. L'*a. h.* peut être due à plusieurs causes : les *a. ferriprives* (v. ce terme) sont les plus nombreuses, beaucoup plus fréquentes chez la femme que chez l'homme. Elles s'accompagnent chez l'adulte de troubles cutanéomuqueux (atrophies linguale et gastrique, dysphagie, koïlonychie, anachlorhydrie). Elles sont presque toujours secondaires à de petites hémorragies répétées (surtout digestives), plus rarement à des troubles nutritionnels, endocriniens, à la grossesse, à la tuberculose ou à la syphilis; elles sont exceptionnellement primitives: *chlorose essentielle des jeunes filles* (v. *chlorose*), *a. h. essentielle de l'adulte* (syn. syndrome de Knud Faber, 1909, chloroanémie achylique, chlorose tardive de Hayem, anémie de Hayem-Faber), *chloro-anémie des jeunes enfants* (ou oligosidérémie, v. ce terme), *a. h. des prématurés.*

L'*a. h.* peut être due à un manque de protides (v. *anémie protéiprive*) ou à un trouble dans la synthèse de l'hémoglobine: hémoglobinopathies (surtout thalassémie), *a. h.* hypersidérémique (v. ce terme), avitaminoses.

anémie hypochrome hypersidérémique. Anémie hypochrome avec élévation du taux du fer sérique et augmentation de la saturation de la sidérophiline. Elle est due à une perturbation de la synthèse de l'hémoglobine : soit par trouble congénital de la formation de la globine (thalassémie : v. ce terme); soit par trouble de la formation de l'hème, due à une intoxication (plomb, isoniazide, chloramphénicol) ou idiopathique (anémie sidéroachrestique, anémie pyridoxinosensible — exceptionnelle — liée à un trouble congénital de la vitamine B_6, anémies sidéroblastiques acquises, réfractaires à tout traitement). Dans tous les cas, le fer, inutilisé pour la synthèse de l'hémoglobine, s'accumule dans le sérum et les tissus (hémochromatose et sidéroblastose).

anémie hypochrome hyposidérémique ou **sidéropénique.** V. *anémie ferriprive.*

anémie hypoplastique du petit enfant, a. h. congénitale, a. h. idiopathique, a. h. permanente. V. *Blackfan-Diamond* (anémie type).

anémie hypoplastique avec pouces anormaux (syndrome de l') (Aase et Smith, 1969). Maladie héréditaire très rare qui semble transmise selon le mode récessif, caractérisée par l'association d'une anémie hypoplastique congénitale et d'une anomalie des pouces qui comportent 3 phalanges; un nanisme, d'autres malformations cardiaques ou osseuses peuvent coexister.

anémie idiopathique (Addison, 1865). V. *anémie de Biermer.*

anémie d'Imerslund-Najman-Gräsbeck. V. *Imerslund-Najman-Gräsbeck* (anémie ou maladie de).

anémie infantile pseudo-leucémique ou **a. i. splénique** (von Jaksch,

1888; Hayem, 1889, et son élève Luzet, 1891). Anémie survenant chez des enfants au-dessous de deux ans, accompagnée d'une importante splénomégalie, et souvent d'une hépatomégalie modérée et de fièvre. Son évolution est généralement mortelle en quelques mois. Le nombre des hématies est très abaissé et la quantité d'hémoglobine encore plus diminuée. Il existe, en outre, de nombreuses hématies nucléées (érythroblastes), et de la leucocytose avec prédominance, tantôt des myélocytes, tantôt des lymphocytes. La moelle osseuse et la rate sont en réaction myéloïde intense. Cette entité nosologique (actuellement classée parmi les érythroblastoses) est en voie de démembrement; de nombreuses observations anciennes d'*a. i. ps.-l.* étant actuellement rangées parmi les leucémies, les myélofibroses, les anémies hémolytiques héréditaires (thalassémie, anémie à hématies falciformes) ou les anémies secondaires à une infection ou à une intoxication.

anémie isochrome. Syn. *a. normochrome, a. orthochrome*. Variété d'anémie dans laquelle le taux de l'hémoglobine est abaissé, le chiffre des hématies aussi et dans les mêmes proportions; la valeur globulaire est normale.

anémie de Lederer ou **de Lederer-Brill.** V. *Lederer-Brill (anémie ou maladie de)*.

anémie leuco-érythroblastique. V. *érythroblastique de l'adulte (maladie)*.

anémie lévuro-curable. V. *anémie de Lucy Wills*.

anémie de Lucy Wills (1926). Syn. *anémie de famine, a. lévuro-curable, a. macrocytaire de nutrition, a. tropicale*. Anémie nutritionnelle (v. ce terme) décrite aux Indes, observée au cours des famines et des guerres et due à des carences multiples (vitamines, protéines, fer, etc.). C'est une anémie macrocytaire et mégaloblastique, avec asthénie, amaigrissement, œdèmes et troubles digestifs importants.

anémie macrocytaire ou **macrocytique.** V. *a. mégalocytaire*.

anémie macrocytaire de nutrition V. *anémie de Lucy Wills*.

anémie maligne intermédiaire (P. Chevallier, 1936). Variété d'*a. pernicieuse* caractérisée par sa marche continue.

anémie méditerranéenne. V. *Cooley (syndrome ou anémie de)*.

anémie mégaloblastique. Anémie avec présence d'érythroblastes de grande taille (mégaloblastes) dans le sang. Les *a. m.* comprennent l'anémie pernicieuse (maladie de Biermer), certaines anémies nutritionnelles (par carence en acide folique, p. ex.) et la maladie de Di Guglielmo. — *a. m. par malabsorption sélective de la vitamine B$_{12}$*. V. *Imerslund-Najman - Gräsbeck (anémie ou maladie de)*.

anémie mégalocytaire ou **mégalocytique.** Syn. *anémie macrocytaire* ou *macrocytique*. Anémie avec présence, dans le sang, d'hématies de grande taille. Les *a. m.* comprennent l'anémie de Biermer et certaines anémies nutritionnelles.

anémie microcytaire ou **microcytique.** Anémie avec présence de microcytes (microcytose) dans le sang circulant; la microcytose est habituelle au cours des anémies hypochromes ferriprives et de la thalassémie.

anémie microcytique drépanocytaire (ou **mycrocytémie**) **de Silvestroni et Bianco** (1948). Syn. *anémie microdrépanocytaire, thalasso-drépanocytose*. Variété d'hémoglobinose due à l'association de deux tares hétérozygotes; l'un des parents apportant la tare thalassémique (présence d'hémoglobine fœtale F) et l'autre la tare drépanocytaire (présence d'hémoglobine anormale S). Elle est caractérisée cliniquement par une anémie hémolytique sévère avec splénomégalie, crises douloureuses abdominales et articulaires, et présence, dans le sang, d'hématies falciformes. V. *thalassémie*.

anémie microdrépanocytaire. V. *anémie microcytique drépanocytaire de Silvestroni et Bianco*.

anémie des mineurs. V. *ankylosto-masie.*

anémie avec myélémie et spléno-mégalie. V. *érythroblastique de l'adulte* (*maladie*).

anémie normochrome. V. *anémie isochrome.*

anémie du nouveau-né, type Lelong-Joseph. V. *anémie aiguë curable du nouveau-né.*

anémie nutritionnelle. Syn. *anémie carentielle.* Anémie provoquée par l'absence d'éléments nécessaires à l'hématopoïèse, que ces éléments manquent dans l'alimentation (carence d'apport en fer, en protéines, en vitamines) ou ne puissent être absorbés (*a.* des stéatorrhées, *a.* des gastrectomisés, etc.) ou utilisés (au cours des maladies de foie, des glandes endocrines, de la grossesse, de certaines parasitoses: bothriocéphale). Elle revêt le type de l'anémie hypochrome, généralement ferriprive, ou de l'anémie macrocytaire et mégaloblastique.

anémie orthochrome. V. *anémie isochrome.*

anémie ostéosclérotique ou **ostéoscléreuse.** Anémie secondaire à une ostéopétrose grave; ou anémie provoquant secondairement une ostéopétrose symptomatique (v. *ostéopétrose*).

anémie des ouvriers du St-Gothard. V. *ankylostomasie.*

anémie ovalocytique. V. *ovalocytose, 2°.*

anémie parabiermérienne. Terme désignant un certain nombre d'anémies qui ressemblent à l'anémie de Biermer par la présence d'une mégaloblastose médullaire et leur curabilité par la vitamine B_{12} ou l'acide folique, mais qui en diffèrent par l'existence d'une cause connue capable d'entraver l'apport, la sécrétion ou l'absorption des facteurs anti-anémiques (gastrectomie, sprue, cancer gastrique, certaines lésions intestinales, botriocéphalose, carence alimentaire).

anémie pernicieuse (Biermer, 1868). V. *anémie de Biermer.* — *a. p. gravidique* (Aubertin). Variété d'*a. p.* survenant après le 4e mois de la grossesse, caractérisée par l'absence d'achlorhydrie et de complications nerveuses et par sa résistance au traitement par le foie. — *a. p. juvénile.* V. *Hoffbrand* (*anémie pernicieuse juvénile type I de*) et *Hoffbrand* (*anémie pernicieuse juvénile vraie, type II de*).

anémie pernicoïde (D. O. Wright). Variété d'*a. hypochrome* avec anachlorhydrie survenant le plus souvent après des hémorragies du tube digestif chez des cirrhotiques. Elle est peu influencée par l'ingestion de foie cru et sa gravité est liée à l'insuffisance de la fonction hématopoïétique du foie.

anémie du Pérou. Variété d'anémie pernicieuse propre à certaines vallées des Andes, dans laquelle les hématies contiennent de fins bâtonnets azurophiles qui seraient, pour les uns, des restes nucléaires, et pour d'autres, des parasites: *Bartonella bacilliformis* (v. *verruga*).

anémie phagocytaire. Syn. *syndrome de Malins.* Anémie d'évolution rapidement mortelle, caractérisée par la présence, dans le sang, d'un grand nombre de phagocytes (poly- et mononucléaires) qui détruisent les globules rouges.

anémie plasmatique. V. *anémie séreuse.*

anémie plastique. Forme d'anémie dans laquelle l'organisme réagit et dont l'évolution est irrégulière; on en décrit deux variétés: l'*a. p. orthoplastique*, où les hématies nucléées revêtent le type de normoblastes, et l'*a. p. métaplastique*, où les hématies nucléées revêtent le type de mégaloblaste et même parfois d'hématie primordiale.

anémie préleucoblastique. Anémie apparaissant comme premier symptôme d'une leucose aiguë.

anémie protéiprive. Anémie avec abaissement du taux des protéines sanguines. C'est une anémie macrocytaire modérée avec concentration globulaire en hémoglobine fortement abaissée; la déficience en hémoglobine est liée au manque de protides. On l'observe parfois, associée à une carence en facteur.

antipernicieux et en fer, après une gastrectomie totale (R. Fauvert, 1952) ou au cours des grands syndromes de dénutrition.

anémie séreuse (Gilbert et M. Garnier). Syn. *anémie plasmatique*. Appauvrissement du plasma sanguin en protéines, surtout en sérum-albumine, chez les cirrhotiques à la suite de ponctions répétées d'ascite. Il entraîne une asthénie progressive avec amaigrissement et hypotension.

anémie sidéro-achrestique ou **sidéroblastique héréditaire** (Heilmeyer, 1957). Anémie hypochrome hypersidérémique (v. ce terme) primitive, héréditaire, à transmission récessive liée au sexe, frappant les sujets jeunes, caractérisée par une diminution modérée du nombre des hématies, leur déformation (microcytose surtout), un abaissement important du taux de l'hémoglobine, un syndrome hémolytique et un trouble du métabolisme du fer qui, non utilisé pour la synthèse de l'hémoglobine, provoque une augmentation du fer sérique, avec saturation presque totale de la sidérophiline, qui aboutit à une hémochromatose mortelle.

anémie sidéropénique. V. *anémie ferriprive*.

anémie sphérocytaire. V. *microsphérocytose* et *ictère hémolytique congénital*.

anémie splénique (Strümpell). Terme sous lequel quelques auteurs rassemblent un certain nombre d'affections, souvent mal définies, ayant en commun une splénomégalie avec une anémie intense sans leucémie. Suivant la réaction splénique (myéloïde ou hémolytique), il peut y avoir, en outre, myélémie rouge (*anémie infantile pseudo-leucémique* et *anémie splénique myéloïde*), leucopénie avec hypopolynucléose (*maladie de Banti, kala-azar, anémie splénique hémolytique, anémie splénique paludéenne*), polynucléose (*anémies spléniques syphilitique et tuberculeuse*) ou leucocytose normale (*cirrhose de la rate, maladie de Gaucher*). — Pour d'autres auteurs (P. E.-Weil) ce terme doit être réservé à un groupe d'affections comportant, outre la splénomégalie, de l'anémie grave avec leucopénie et mononucléose. Cette *a. splénique* distincte des subleucémies, des *a.* avec myélémie et de la maladie de Banti, serait voisine des ictères chroniques splénomégaliques familiaux et des ictères hémolytiques.

anémie splénique érythro-myéloïde. V. *érythroblastique de l'adulte* (*maladie*).

anémie splénique hémolytique. Affection chronique caractérisée par l'association d'une anémie et d'une grosse rate. On la considère actuellement comme une variété d'ictère hémolytique chronique, dû à la présence d'auto- ou d'isoanticorps dans le plasma du malade. V. *ictère hémolytique*.

anémie splénique infectieuse ou **pseudo-leucémique.** V. *kala-azar infantile*.

anémie splénique myéloïde (Vaquez et Aubertin). 1° Chez l'enfant : v. *anémie infantile pseudo-leucémique*. — 2° Chez l'adulte : v. *érythroblastique de l'adulte* (*maladie*).

anémie tropicale. V. *anémie de Lucy Wills*.

anencéphalie, *s. f.* (ἀν- priv. ; ἐγκέφαλος, encéphale). Monstruosité caractérisée par l'absence d'encéphale.

anencéphalomyélie, *s. f.* Monstruosité caractérisée par l'absence du cerveau et de la moelle.

anéphrique, *adj.* (ἀ priv. ; νεφρός, rein). Dépourvu de rein.

anergie, *s. f.* (ἀν- priv. ; ἔργον, action) (von Pirquet). Disparition de l'allergie et, par suite, disparition de la faculté de réaction vis-à-vis d'une substance pour laquelle l'organisme était antérieurement en état d'allergie. Ainsi la cuti-réaction à la tuberculine est négative chez le tuberculeux atteint de rougeole ; elle devient de nouveau positive quand la rougeole est guérie. L'*a.* est la conséquence d'une perturbation de l'immunité cellulaire, les lymphocytes thymo-dépendants ne reconnaissant plus l'antigène auquel ils ont été sensibilisés, ne sécrétant et ne diffusant plus le facteur de transfert. V. ce terme et *cellules immunocompétentes.* — D'après V. de Lavergne, ce terme devrait avoir un sens plus général et signifier « l'état d'un organisme incapable de se défendre ».

anergisant, *adj.* Qui provoque l'anergie. — *maladie anergisante.*

anerménie, *s. f.* V. *anherménie.*

anérythroblepsie, *s. f.* (ἀν- priv.; ἐρυθρός, rouge; βλέψις, vue). V. *anérythropsie.*

anérythropoïèse, *s. f.* (ἀν- priv.; ἐρυθρός, rouge; ποιεῖν, faire). Insuffisance de la moelle osseuse à faire des érythrocytes. V. *anhématopoïèse.*

anérythropsie, *s. f.* (ἀν- priv.; ἐρυθρός; ὄψις, vue). Syn. *anérythroblepsie, anomalie de Dalton, protanopie.* Non-perception de la couleur rouge, la première des trois couleurs fondamentales. Daltonisme pour le rouge. C'est une variété de dichromasie. V. *dichromate, protanope* et *daltonisme.*

anesthésie, *s. f.* (ἀν- priv.; αἴσθησις, sensibilité). « Privation générale ou partielle de la faculté de sentir » (Littré). Elle peut être due à un état morbide, ou provoquée par un médicament. — *a. artificielle.* A. tantôt limitée à une région du corps et due à l'action d'un agent anesthésiant sur les terminaisons des nerfs (*a. locale* et *régionale*), sur leurs troncs (*a. tronculaire*) ou sur leurs racines sensitives (*rachianesthésie*); tantôt *générale*, s'accompagnant de narcose, et due à l'absorption de l'anesthésique par l'appareil respiratoire ou par l'appareil digestif (voie buccale ou rectale) ou bien due à son introduction directe dans la circulation par voie intraveineuse. L'*a.* enfin peut être obtenue par l'emploi simultané de plusieurs de ces méthodes (v. *a. de base* et *anocie-association*). — *a. de base.* Méthode destinée à provoquer, avant une intervention chirurgicale, une torpeur qui évitera au malade l'angoisse de l'anesthésie et de l'opération; cette torpeur est provoquée par l'administration buc-

cale, rectale ou parentérale de produits tels que les barbituriques, les opiacés, la chlorpromazine, etc. C'est une prémédication très poussée. — *a. caudale.* A. loco-régionale réalisée par l'introduction, dans la partie inférieure de l'espace épidural, à travers l'hiatus sacré, d'une solution anesthésique. Elle est utilisée en chirurgie périnéale, en obstétrique, et dans le traitement des sciatiques. — *a. de contact.* A. locale obtenue par application directe de la solution anesthésique sur la région à insensibiliser (muqueuse naso-pharyngée, trachéale, cornée, etc.). — *a. douloureuse.* Hyperalgésie combinée à l'anesthésie tactile dans le même territoire nerveux. — *a. épidurale.* A. loco-régionale obtenue par l'introduction dans l'espace épidural (compris entre la dure-mère et les parois du canal rachidien), d'une solution anesthésique qui baigne les racines sensitives et motrices. Selon le lieu de l'injection on obtient une anesthésie thoracique, lombaire ou caudale. — *a. en selle.* A. des fesses, de la face postérieure des cuisses, du périnée, des organes génitaux observée en cas d'atteinte des nerfs de la queue de cheval. V. *queue de cheval (syndrome de la).*

anesthésiologie, *s. f.* (anesthésie; λόγος, discours). Étude de l'anesthésie artificielle et de ses applications médico-chirurgicales.

anesthésique, *adj.* et *s. m.* Se dit d'une substance médicamenteuse employée pour obtenir une insensibilité locale ou générale.

anesthésiste, *s. m.* Celui qui est chargé de provoquer et d'entretenir l'anesthésie locale ou générale au cours d'une opération.

anesthie, *s. f.* (ἀν- priv.; ἐσθής, vêtement) (Régis). Obsession morbide consistant dans l'impossibilité, pour le malade, de mettre ses vêtements.

anétodermie érythémateuse (ἀνετός, lâche; δέρμα, peau) (Jadassohn, 1892). Syn. *dermatite atrophiante maculeuse* (Oppenheim, 1910). Dermatose caractérisée par une éruption généralisée de taches atrophiques, violacées ou nacrées, déprimées et molles à la palpation. Elles siègent surtout sur les faces d'extension des membres, les flancs et le dos. A côté de cette forme, on décrit le type *Schweninger et Buzzi* (1891) caractérisé par l'existence, sur la ceinture scapulaire, le tronc, la face d'extension des membres supérieurs, de très petites papules, blanchâtres et flasques, qui évoluent très vite vers l'atrophie et dont le centre se laisse facilement déprimer.

aneuploïde, *adj.* (ἀν- priv.; εὔπλοος, favorable) (génétique). Se dit de cellules dont les mitoses se sont effectuées de manière atypique et qui comportent un nombre anormal de chromosomes. V. *sexe nucléaire.*

aneuploïdie, *s. f.* Etat des cellules aneuploïdes (v. ce terme).

aneuploïdisation, *s. f.* Apparition d'aneuploïdie.

aneurine, *s. f.* Syn. *thiamine* ou *vitamine antinévritique.* Vitamine B₁. Elle joue, comme coenzyme de la carboxylase, un rôle important dans la respiration cellulaire, dans l'assimilation des hydrates de carbone, dans la nutrition du système nerveux et peut-être dans le métabolisme des lipides. Sa carence provoque le béribéri humain et la polynévrite aviaire.

aneurinothérapie, *s. f.* Emploi thérapeutique de l'aneurine (vitamine B₁).

aneutrophilie, *s. f.* Absence de polynucléaires neutrophiles. V. *agranulocytose.*

anévrisme ou **anévrysme,** *s. m.* (ἀνεύρυσμα, de ἀνευρύνειν, dilater). Syn. *artériectasie.* « Tumeur produite sur le trajet d'une artère par la dilatation des membranes (*a. artériel circonscrit* ou *vrai*); mais on a étendu ce nom aux tumeurs formées par le sang épanché hors d'une artère (*a. diffus* ou *faux*) et aux dilatations du cœur » (Littré).

anévrisme par anastomose. V. *anévrisme cirsoïde.*

anévrisme artério-veineux ou **artérioso-veineux.** Syn. *anévrisme par transfusion.* Communication permanente d'une artère et d'une veine avec sac anévrismal (*a. variqueux, a. a.-v. proprement dit*), ou sans dilatation des vaisseaux (*phlébartérie simple de Broca, varice anévrismale, fistule artério-veineuse*). — *a. a.-v. pulmonaire* (Charton, 1897). Communication pathologique entre des branches de l'artère pulmonaire et des veines pulmonaires, simple (fistule) ou avec poche multilobée (angiome ou hémangiome pulmonaire). C'est une malformation congénitale, longtemps latente mais évolutive, souvent multiple et produisant un shunt veino-artériel. Dans 2/3 des cas, elle s'accompagne des manifestations de l'angiomatose hémorragique familiale (v. ce terme).

anévrisme cirsoïde (κιρσός, varice; εἶδος, forme). Syn. *anévrisme par anastomose* (Bell), *angiome rameux, tumeur cirsoïde, tumeur érectile pulsatile, varice artérielle* (Dupuytren). Dilatation avec allongement des troncs, rameaux et ramuscules d'un ou plusieurs départements artériels et veineux, établissant une communication anormale et facile entre le système artériel et le système veineux.

anévrisme disséquant. Cavité développée dans l'épaisseur de la paroi artérielle, sur une longueur plus ou moins grande, aux dépens de la tunique moyenne du vaisseau, entre les tuniques interne et externe décollées par le sang provenant d'une rupture de la tunique interne. — *a. d. de l'aorte.* V. *dissection aortique.*

anévrisme fusiforme. Dilatation cylindrique d'un segment d'une artère, se continuant insensiblement en fuseau, en amont et en aval, avec le vaisseau normal.

anévrisme miliaire. V. *miliaire.*

anévrisme mycotique (μύκης, champignon). Terme créé par Osler, en 1885, pour désigner les anévrismes artériels dus à une localisation bactérienne sur les parois du vaisseau au cours d'une endocardite infectieuse subaiguë. Il est employé depuis dans ce sens, bien qu'il prête à confusion avec les affections mycosiques. — *a. m. primaire* (Crane, 1937). *A.* bactérien indépendant de tout foyer infectieux endocardique, vasculaire ou de voisinage.

anévrisme de Pestalozzi. V. *Pestalozzi* (anévrisme de).

anévrisme de Rasmussen. V. *Rasmussen* (anévrisme de).

anévrisme sacciforme. Poche limitée, appendue à la paroi d'une artère, développée aux dépens de cette paroi, et communiquant avec l'artère par un canal étroit, le collet.

anévrisme par transfusion. V. *anévrisme artério-veineux.*

anévrisme variqueux. V. *anévrisme artério-veineux.*

anévrismectomie, *s. f.* (anévrisme; ἐκτομή, ablation). Résection d'un anévrisme. — *a. ventriculaire.* V. *ventriculoplastie.*

anévrismorraphie, *s. f.* (anévrisme; ῥαφή, suture) (Matas, 1888). Syn. *endoanévrismorraphie, opération de Matas.* Méthode de traitement des anévrismes par voie endovasculaire. — *a. oblitérative* ou *oblitérante.* Opération pratiquée dans le cas d'anévrisme fusiforme et consistant, après ouverture du sac, dans la suture des orifices vasculaires et l'oblitération du sac par des points de capiton. — *a. restaurative* ou *restauratrice.* Opération pratiquée dans le cas d'anévrisme sacciforme et consistant à fermer l'orifice de communication et à oblitérer le sac. — *a. reconstructive.* Opération pratiquée dans les cas d'anévrisme fusiforme et consistant à réséquer une partie de la poche et à reconstituer la paroi artérielle avec la partie restante du sac.

anexosmotique, *adj.* (ἀν- priv.; ἐξ, hors; ὠσμός, action de pousser). Qui agit en diminuant les sécrétions ou en modérant la motricité de l'intestin.

angéiologie, *s. f.* (ἀγγεῖον, vaisseau; λόγος, science). Syn. *angiologie.* Étude des vaisseaux et de leurs maladies.

angéiothérapie, *s. f.* (ἀγγεῖον V.). *angiothérapie.*

angéite ou **angiite,** *s. f.* (ἀγγεῖον).

Syn. *vascularite, vasculite.* Nom générique désignant toutes les inflammations vasculaires (artérite, phlébite, lymphangite, etc.).

angéite familiale. Nom parfois donné à l'*angiomatose hémorragique familiale* (v. ce terme).

angéite granulomateuse allergique. Syn. *maladie* ou *syndrome de Churg et Strauss* (1951). Affection caractérisée anatomiquement par l'existence de granulomes contenant histiocytes, cellules épithélioïdes et cellules géantes, siégeant en dehors des vaisseaux et sur ceux-ci : sur les artérioles du cœur, du tube digestif, des voies biliaires, des reins, de la rate, sur les artères pulmonaires et sur les veines; et cliniquement par de l'asthme avec importante éosinophilie sanguine, de la fièvre, de l'amaigrissement, des douleurs abdominales, des hémorragies digestives et une défaillance cardiaque. L'évolution, par poussées, aboutit à la mort en quelques années. Cette affection entre dans le cadre des angéites nécrosantes (v. ce terme).

angéite nécrosante. Affection des artères et des artérioles caractérisée anatomiquement par une nécrose fibrinoïde, avec parfois infiltration de cellules géantes, de la tunique moyenne, par une infiltration cellulaire de l'adventice et par une altération de l'endothélium avec parfois thrombose intravasculaire. C'est un cadre très large dans lequel entrent la périartérite noueuse, l'artérite temporale, l'angéite granulomateuse allergique, le syndrome de Wegener et même les angéites du lupus érythémateux aigu disséminé, de la dermatomyosite, de la sclérodermie, de la polyarthrite rhumatoïde ainsi que celles des états d'hypersensibilité. On en a rapproché le syndrome de Lœffler. V. *complexe immun.*

Anger (méthode de Th.). Méthode de réduction des luxations de l'épaule dans laquelle la traction est réalisée automatiquement en fixant au bras un lien élastique qu'on attache d'autre part à un point fixe.

angialgie, s. f. (ἀγγεῖον, vaisseau; ἄλγος, douleur) (Lœper et Esmonet, 1910). Douleur siégeant sur le trajet d'un vaisseau sans lésion appréciable de celui-ci.

angiectasie, s. f. (ἀγγεῖον, vaisseau; ἔκτασις, dilatation). Nom générique désignant toutes les dilatations vasculaires.

angiectopie, s. f. (ἀγγεῖον; ectopie). Situation anormale d'un vaisseau.

angine, s. f. (ἄγχω, j'étrangle). Syn. (inus.) esquinancie, cynanche. Inflammation de l'isthme du gosier et du pharynx. Elle comprend de nombreuses variétés suivant le siège et la nature de l'infection (a. tonsillaire, a. pharyngienne, a. diphtérique, etc.). — On donne encore exceptionnellement le nom d'angine, comme le faisaient du reste les anciens médecins, à une série d'affections très différentes les unes des autres, et n'ayant pour caractère commun que la gêne respiratoire avec angoisse (a. de poitrine, a. laryngée œdémateuse).

angine couenneuse. V. angine pseudomembraneuse.

angine de décubitus (cardiologie). V. angine de poitrine (angor de décubitus).

angine diphtérique. A. due au bacille de Lœffler. V. diphtérie.

angine herpétique. A. caractérisée par l'apparition sur la muqueuse du pharynx et surtout des amygdales de vésicules d'herpès.

angine-infarctus pulmonaire (syndrome) (Lemierre et Aussanaire, 1943). Forme larvée de septicopyohémie, due le plus souvent au Bacillus funduliformis, caractérisée simplement par l'apparition, au décours d'une angine phlegmoneuse, d'un infarctus pulmonaire évoluant rapidement vers la guérison.

angine instable (cardiologie). V. état de mal angineux.

angine laryngée œdémateuse (Trousseau). Œdème de la glotte.

angine de Ludwig. V. Ludwig (angine de).

angine à monocytes ou **monocy-** taire (Schultz et Baader). V. mononucléose infectieuse.

angine phlegmoneuse. Phlegmon ou abcès de l'amygdale; on comprend parfois sous cette dénomination l'abcès rétro-pharyngien.

angine de poitrine (Rougnon, Heberden, 1768). Syn. angor pectoris, maladie d'Heberden ou de Rougnon-Heberden, sténocardie. V. angor. Syndrome caractérisé par des crises de douleurs constrictives violentes siégeant dans la région précordiale, irradiant dans le bras gauche et s'accompagnant d'une angoisse poignante avec sensation de mort imminente. Ces douleurs sont provoquées par l'effort, surtout par la marche (angor d'effort). Elles sont presque toujours dues à l'athérosclérose des artères coronaires (angor coronarien). — angor aigu coronarien fébrile (C. Lian et Puech, 1928). Angor caractérisé par un tableau clinique analogue à celui de l'infarctus du myocarde et des signes électrocardiographiques d'ischémie sans onde de nécrose (v. infarctus du myocarde rudimentaire). — angor de décubitus. Angine de poitrine dont les crises surviennent spontanément la nuit; ces crises, de durée plus longue que celles de l'angor d'effort, indiquent souvent l'imminence de l'infarctus du myocarde. V. état de mal angineux. — angor instable. V. état de mal angineux. — angor intriqué (R. Froment). Angor coronarien coexistant avec des douleurs d'origine digestive ou rachidienne. — angor névrosique. Douleurs précordiales souvent nocturnes accompagnées de cris et de tremblement, survenant chez des jeunes femmes nerveuses dont le cœur est sain. — angor réflexe. Angor dû à la répercussion sur le plexus cardiaque ou sur les artères coronaires saines, d'une douleur d'origine extra-cardiaque (digestive, p. ex.).

angine de Prinzmetal (cardiologie). V. angor type Prinzmetal.

angine pseudo - membraneuse. Syn. angine couenneuse. Nom générique donné à toutes les angines s'accompagnant d'un exsudat pseudo-membraneux. Ces angines sont dues le plus souvent au bacille de Lœffler (*diphtérie*), plus rarement au streptocoque, au pneumocoque ou au staphylocoque (*pseudo-diphtérie*).

angine pultacée. V. *pultacée.*

angine pustuleuse. V. *herpangine.*

angine scrofuleuse (Isambert, 1877). V. *Isambert* (*maladie d'*).

angine styloïdienne. V. *stylalgie.*

angine de Tornwaldt. V. *Tornwaldt* (*angine de*).

angine ulcéro-membraneuse ou **de Vincent.** V. *Vincent* (*angine de*).

angine ulcéro-nécrotique de Hénoch. Angine survenant au début d'une scarlatine grave, surtout chez le jeune enfant. Elle est caractérisée par une plaque grisâtre nécrosée dont la chute laisse une ulcération à fond sanieux, tendant à creuser en profondeur. Le pronostic de cette angine est toujours sévère.

angine de Vincent. V. *Vincent* (*angine de*).

angioalgie, *s. f.* (ἀγγεῖον, vaisseau; ἄλγος, douleur) (A. C. Guillaume, 1938). V. *angialgie.*

angioblastome, *s. m.* Syn. *angioréticulome, hémangioblastome* (Cushing et Bailey, 1928). Tumeur vasculaire rencontrée au niveau des centres nerveux (le plus souvent dans la fosse cérébrale postérieure), développée aux dépens des vaisseaux et comprenant du tissu nerveux entre les pelotons vasculaires. — Certains auteurs donnent ce nom à un angiome riche en cellules vasoformatrices d'aspect embryonnaire capable d'évoluer comme une tumeur maligne.

angiocardiogramme, *s. m.* Image radiologique obtenue par l'angiocardiographie; les premiers clichés montrent la veine cave supérieure, l'oreillette et le ventricule droits, l'artère pulmonaire (*dextro-angiocardiogramme*); sur les derniers apparaissent l'oreillette et le ventricule gauche, ainsi que l'aorte (*lévo-angiocardiogramme*).

angiocardiographie, *s. f.* (ἀγγεῖον; καρδία, cœur; γράφειν, inscrire) (Castellanos, Pereiras et Garcia, de La Havane, 1937). Enregistrement, à une cadence rapide, d'une série de radiographies des cavités du cœur et des gros vaisseaux de la base après injection d'une substance opaque aux rayons X dans les veines ou directement dans les cavités cardiaques droites, à l'aide d'une sonde introduite par voie veineuse (*cardioangiographie*). — *a. au gaz carbonique.* V. *carboxyangiographie.* — *a. ou cardioangiographie sélective.* A. d'une partie des cavités cardiaques, de l'artère pulmonaire ou de l'aorte, exclusivement opacifiées par l'injection in situ du produit de contraste, au cours du cathétérisme cardiaque.

angiocardiopneumographie, *s. f.* (ἀγγεῖον, vaisseau; καρδία, cœur; πνεύμων, poumon; γράφειν, inscrire). Radiographie des cavités du cœur, des gros vaisseaux du thorax et des branches de l'artère pulmonaire après injection d'une substance opaque aux rayons X.

angiocardiosclérose, *s. f.* V. *cardioangiosclérose.*

angiocardite, *s. f.* (ἀγγεῖον, vaisseau; καρδία, cœur). Inflammation du cœur et des vaisseaux.

angiocholécystite, *s. f.* Inflammation de la vésicule et des voies biliaires.

angiocholécystographie, *s. f.* (ἀγγεῖον; χολή, bile; κύστις, vessie; γράφειν, inscrire). V. *cholangiographie.*

angiocholégraphie, *s. f.* V. *cholangiographie.*

angiocholite, *s. f.* (ἀγγεῖον, vaisseau; χολή, bile). Inflammation des voies biliaires.

angiodermite pigmentée et purpurique (M. Favre, 1924). Altération de la peau siégeant à la face interne de la partie inférieure de la jambe. C'est une plaque brune ou chamois (*dermite ocre*), plus ou moins étendue et régulière qui, lors des poussées aiguës, souvent douloureuses, prend une teinte violet sombre, purpurique. C'est une forme de capillarite qui est souvent à l'origine d'ulcère de jambe. V.

dermatite lichénoïde purpurique et pigmentée de Gougerot et Blum.

angiodysplasie, s. f. (ἀγγεῖον; dysplasie). Anomalie vasculaire par trouble de développement. — *a. systématisée*. Terme sous lequel certains auteurs groupent de nombreuses affections, aux manifestations très diverses (parmi lesquelles une atteinte des parois vasculaires par trouble de leur développement embryonnaire), mais ayant en commun une atteinte du tissu conjonctif (maladies de système) : entre autres les phacomatoses, les angiomatoses, l'élastorrhexie, certaines maladies métaboliques et des anomalies artérielles telles que les coarctations et dissections aortiques, les anévrismes, etc.

angio-encéphalographie, s. f. Radiographie des vaisseaux du cerveau (artères, capillaires et veines) après injection, dans le système circulatoire, d'une substance opaque aux rayons X.

angio-endothéliome, s. m. Variété d'angiome, d'évolution maligne, dont les cellules, de type embryonnaire, se multiplient et forment un endothéliome.

angiofluoroscopie, s. f. (ἀγγεῖον; fluorescence; σκοπεῖν, examiner). Syn. *épreuve à la fluorescéine*, *fluoroscopie artérielle*. Méthode employée pour étudier la valeur de la circulation artérielle d'un membre, fondée sur l'apparition d'une fluorescence cutanée, sous lumière de Wood, après injection intraveineuse ou intra-artérielle de fluorescéine. En pratique, on mesure le temps qui sépare l'apparition de la fluorescence au niveau d'une papule histaminique préalablement créée à la cuisse, et l'apparition de la fluorescence au niveau d'une autre papule à la racine du gros orteil ; s'il est supérieur à 20 secondes, la capacité circulatoire de la jambe est médiocre (v. *angioscopie directe*).

angiogliome, s. m. Angioblastome dans lequel le tissu intervasculaire est de type glial, surtout astrocytaire.

angiographie, s. f. (ἀγγεῖον; γράφειν, inscrire). Radiographie des vaisseaux après injection d'un liquide opaque aux rayons X. — *a. cérébrale*. V. *angio-encéphalographie*. — *a. fluorescéinique* ou *en fluorescence*. Enregistrement de l'image des vaisseaux après injection intra-artérielle ou intraveineuse de fluorescéine. — L'*a. f.* permet en particulier l'étude précise des vaisseaux rétiniens lors d'une rétinographie.

angio-hamartome, s. m. V. *hamartome*.

angiohémophilie, s. f. (ἀγγεῖον; hémophilie) (Schumann, 1956). Affection caractérisée, comme l'hémophilie, par des hémorragies répétées, mais qui diffère de cette maladie par l'absence de caractère familial et les résultats des examens de sang. Le temps de coagulation est normal (malgré la diminution des facteurs anti-hémophiliques A ou B), le temps de saignement est allongé, la résistance des capillaires est très diminuée et les capillaires paraissent anormaux. Elle est améliorée par un facteur plasmatique, la fraction I de Cohn. — *a. A. V. Alexander* (*syndrome d'*).

angiohypotonie constitutionnelle (Ferranini). V. *hypotension artérielle permanente*.

angioïdes de la rétine (stries). Anomalies bilatérales du fond d'œil caractérisées par un réseau de lignes grisâtres ou vineuses rayonnant à partir de la zone juxta-papillaire, et sous-jacent aux vaisseaux rétiniens. Son extension lente mais inexorable aboutit à la formation d'un cercle péripapillaire et à la perte de la vue. Ces stries sont en rapport avec une altération des fibres élastiques et s'observent dans le syndrome de Grœnblad-Strandberg et dans l'élastorrhexie (v. ces termes).

angio-immunoblastiques (adénopathies). V. *adénopathies angioimmunoblastiques*.

angiokeratoma corporis diffusum de Fabry (1898). Syn. *angiokératose de Fabry* (Siguier et Duperrat, 1956), *maladie de Fabry*. Maladie héréditaire à transmission récessive liée au sexe, survenant chez des sujets masculins chétifs, caractérisée par de très nombreuses papules minuscules purpuriques, télangiectasiques ou squameuses, groupées en nappes au niveau du bassin. Elles s'accompagnent de paresthésies survenant par crises avec crampes et douleurs ostéo-musculaires, de troubles oculaires (kératite) et parfois d'altérations cardiaques, artérielles et rénales, ces dernières étant la cause habituelle de la mort. C'est une lipoïdose avec surcharge des tissus en céramido-trihexosides, dont la dégradation est empêchée par l'absence d'une enzyme, une α-galactosidase. V. *cytodystrophie rénale familiale* et *sphingolipidose*.

angiokératome, *s. m.* Syn. *télangiectasie verruqueuse, verrue télangiectasique.* « Dilatation vasculaire, marquée par un point rouge de la taille d'une tête d'épingle à celle d'un pois fin, sur laquelle se développe un processus kératosique plus ou moins apparent et parfois véritablement verruqueux » (P. de Graciansky et S. Boulle). L'*a.* peut siéger à la face (*a. hémorragique de la face*), à la langue, au scrotum. — Les *a. de Mibelli* (syn. *lymphangiectasies des mains et des pieds*) siègent, nombreux, sur le dos des orteils et des doigts et aux genoux : ils surviennent chez des adolescents atteints d'acroasphyxie et disparaissent en quelques mois.

angiokératose de Fabry. V. *angiokeratoma corporis diffusum de Fabry.*

angioleucite, *s. f.* (ἀγγεῖον; λευκός, blanc). V. *lymphangite.* — *a. totale* (Chassaignac). Suppuration simultanée des trois territoires lymphatiques (réticulaire, tronculaire, ganglionnaire).

angio-lipome, *s. m.* (ἀγγεῖον; λίπος, graisse) (Coyne). Angiome infiltré dans le tissu cellulo-adipeux.

angiolithe, *s. m.* (ἀγγεῖον; λίθος, pierre). Nom donné à des concrétions calcaires qui se trouvent parfois à l'intérieur des angiomes caverneux.

angiolithique (sarcome). Variété de sarcome, décrite par Cornil et Ranvier, siégeant dans la boîte crânienne ou le canal médullaire, et caractérisée par la présence de concrétions calcaires d'origine vasculaire (analogues aux phlébolithes). V. *endothéliome méningé.*

angiologie, *s. f.* V. *angéiologie.*

angio-lupoïde, *s. m.* (Brocq et Pautrier, 1909). Lésion de la face caractérisée par des plaques rouges, plus ou moins saillantes, arrondies ou ovalaires, larges de 2 cm à 2,5 cm, parcourues par de fines télangiectasies et formées de tissu tuberculeux analogue à celui du lupus vulgaire. C'est une tuberculose cutanée atypique pour les uns; pour d'autres, une variété de sarcoïdes et l'*a.-l.* entrerait dans le cadre de la maladie de Besnier-Bœck-Schaumann.

angioma serpiginosum Hutchinson-Crocker. Capillarite cutanée chronique caractérisée par la présence de télangiectasies linéaires, annulaires ou serpigineuses disposées symétriquement sur les membres inférieurs.

angiomalacie, *s. f.* (ἀγγεῖον; μαλακία, mollesse). Diminution de l'élasticité d'un vaisseau.

angiomatose, *s. f.* Maladie générale caractérisée par la formation d'angiomes multiples soit à la surface des téguments, soit dans la profondeur des organes.

angiomatose cérébrale ou **encéphalique.** *A.* due à l'existence d'angiomes calcifiés (radiographie) situés à la face interne du crâne, dans les régions temporale et occipitale. Elle se manifeste cliniquement par de l'arriération mentale et très souvent des crises d'épilepsie. — Elle est parfois associée à de l'*a.* de la face (*naevi*) (*a. encéphalotrigéminée; a. neuro-cutanée*). V. *Sturge-Weber-Krabbe* (*maladie de*) et *Lindau* (*maladie de*).

angiomatose encéphalo-trigéminée. V. *Sturge-Weber-Krabbe* (*maladie de*) et *angiomatose cérébrale.*

angiomatose hémorragique familiale ou **a. héréditaire hémorragique** (Rendu, 1896). Syn. *angéite familiale, hémangiomatose* *familiale, telangiectasia hereditaria hæmorragica* (Osler, 1901), *maladie de Rendu-Osler.* Affection héréditaire transmise selon le type dominant autosomique, débutant dans le jeune âge et se prolongeant pendant toute l'existence, caractérisée par des épistaxis à répétition, seul symptôme jusqu'à l'âge de 25 ans environ, époque à laquelle apparaissent des angiomes sur la peau et les muqueuses (surtout à la face), angiomes qui sont l'origine de nouvelles hémorragies. Elle peut s'accompagner d'angiomes viscéraux, d'anévrismes artério-veineux pulmonaires et d'atteinte hépatique. Tous les tests de l'hémostase sont normaux.

angiomatose de Leber. V. *Leber* (*angiomatose de*).

angiomatose neuro-cutanée. V. *Sturge-Weber-Krabbe* (*maladie de*) et *angiomatose cérébrale.*

angiomatose neuro-rétinienne. V. *Bonnet, Dechaume et Blanc* (*syndrome de*).

angiomatose optico-rétino-mésencéphalique. V. *Bonnet, Dechaume et Blanc* (*syndrome de*).

angiomatose de la rétine. V. *Hippel* (*maladie de von*).

angiomatose rétino-cérébelleuse. Maladie de von Hippel-Lindau. V. *Lindau* (*maladie de*).

angiome, *s. m.* (ἀγγεῖον). Syn. (inus.) *angionome, angiose.* Production pathologique circonscrite constituée par une agglomération de vaisseaux sanguins (*hémangiome*) ou lymphatiques (*lymphangiome*) de nouvelle formation, hyperplasiés et ectasiés. Ce n'est pas une tumeur, mais une malformation du système vasculaire, d'origine le plus souvent congénitale. — *a. aranéen.* V. *a. stellaire.* — *a. caverneux.* Syn. *cavernome, tumeur érectile* (Dupuytren), *fongus hématode. A.* formé par un système lacunaire analogue au système caverneux des organes érectiles. — *a. cutané caverneux.* V. *a. tubéreux.* — *a. cutané simple.* V. *a. plan.* — *a. lipogène.* Nom donné par Virchow aux angio-

mes caverneux nés dans le tissu adipeux. — *a. nodulaire.* V. *tache rubis.* — *a. phlébogène.* Nom donné par Virchow aux angiomes caverneux développés aux dépens des *vasa vasorum* des veines. — *a. plan.* Syn. *a. simple cutané, nævus flammeus, tache de vin, envie. A.* cutané se présentant sous l'aspect d'une tache rouge ou violacée, de taille variable, pâlissant à la pression. — *a. du poumon.* V. *anévrisme artério-veineux pulmonaire.* — *a. racémeux.* V. *a. simple.* — *a. rameux.* V. *anévrisme cirsoïde.* — *a. sénile.* V. *tache rubis.* — *a. serpigineux de Hutchinson-Crocker.* V. *angioma serpiginosum Hutchinson-Crocker.* — *a. simple.* Syn. *a. racémeux. A.* dans lequel les vaisseaux de nouvelle formation, qui constituent la tumeur, sont semblables aux vaisseaux normaux. — *a. stellaire* (Besnier et Doyon). Syn. *a. aranéen, nævus stellaire, nævus télangiectasique, nævus araneus. A.* siégeant généralement au visage, formé d'un minuscule point rouge vif saillant d'où irradient de fines télangiectasies. Il est formé d'ectasies capillaires et ne doit pas être confondu avec l'étoile vasculaire ni avec la tache rubis. — *a. tubéreux.* Syn. *a. cutané caverneux. A.* formant une petite tumeur plus ou moins saillante, molle, érectile, rouge ou violacée.

angiomégalie, *s. f.* (ἀγγεῖον; μέγας, grand). Augmentation des dimensions d'un vaisseau.

angiomyome, *s. m.* Tumeur formée de fibres musculaires lisses et de nombreux vaisseaux.

angio-myo-neurome artériel (Masson). V. *glomique* (*tumeur*).

angionécrose, *s. f.* (ἀγγεῖον; νεκρός, mort). Nécrose des parois d'un vaisseau, artère, veine ou capillaire.

angionéphrographie, *s. f.* (ἀγγεῖον; néphrographie). Radiographie du système vasculaire rénal (artériel, capillaire et veineux) après injection, dans l'aorte, d'un liquide opaque aux rayons X.

angioneurose cutanée ou **muqueuse.** Œdème aigu de la peau ou des muqueuses. V. *Quincke* (*maladie de*).

angio-neurotique (œdème aigu). V. *Quincke* (*maladie de*).

angionévrectomie ou **angioneurectomie**, *s. f.* (ἀγγεῖον; νεῦρον, nerf; ἐκτομή, ablation). Résection des vaisseaux et des nerfs. Elle a été appliquée (Albarran, Motz, 1898) au cordon spermatique, le canal déférent restant intact; cette opération, qui entraîne l'atrophie du testicule, a été préconisée dans le cas d'hypertrophie prostatique.

angio-névrose douloureuse du sein (A. et L. Van Bogaert, d'Anvers). Syn. *névrose vaso-constrictive des glandes mammaires de la femme*. Spasme douloureux de l'ensemble des muscles lisses et striés de la glande mammaire, accentué surtout au niveau des mamelons et de l'aréole qui pâlissent au moment de la crise. Ce syndrome peut être classé parmi les acroparesthésies.

angionome, *s. m.* V. *angiome*.

angio-pancréatite, *s. f.* Inflammation ascendante des voies pancréatiques, point de départ ordinaire des pancréatites.

angio-paralytique, *adj.* Se dit d'une affection qui s'accompagne de paralysie vaso-motrice. L'*érythromélalgie* peut être considérée comme une névrose des extrémités à forme angio-paralytique.

angiopathie, *s. f.* (ἀγγεῖον; πάθος, affection). Nom générique donné aux affections vasculaires.

angioplastie, *s. f.* (ἀγγεῖον; πλάσσειν, former). Opération destinée à réparer un vaisseau : suture, désobstruction, élargissement à l'aide d'une pièce, etc.

angio-pneumographie, *s. f.* (ἀγγεῖον; πνεύμων, poumon; γράφειν, inscrire) (Egas Moniz, Lopo de Carvalho et Al'meida Lima, 1931). Radiographie des vaisseaux pulmonaires dans lesquels on injecte sous l'écran une substance opaque aux rayons X à l'aide d'une longue sonde introduite dans une veine du pli du coude et pénétrant jusqu'à la veine cave supérieure. Actuellement l'*a.* se confond avec l'angiocardiographie (v. ce terme).

angio-réticulite, *s. f.* Inflammation des vaisseaux et du système réticulo-endothélial.

angioréticulome, *s. m.* V. *angioblastome*.

angiorraphie, *s. f.* (ἀγγεῖον; ῥαφή, suture). Suture vasculaire; anastomose.

angiosarcomatose de Kaposi. V. *sarcomatose multiple hémorragique de Kaposi*.

angio-sarcome, *s. m.* Sarcome où la prolifération cellulaire dérive des éléments conjonctifs des vaisseaux sanguins (périthéliome).

angioscintigraphie, *s. f.* Etude de la circulation artérielle, puis veineuse, dans un territoire vasculaire donné, au moyen d'un isotope radioactif injecté dans une veine et dont le cheminement est enregistré par une caméra à scintillations. V. *gamma-angiocardiographie* et *gamma-encéphalographie*.

angio-sclérose, *s. f.* Nom générique désignant les scléroses vasculaires et englobant à la fois l'artério-sclérose et la phlébo-sclérose.

angioscopie, *s. f.* (ἀγγεῖον; σκοπεῖν, examiner). Examen des vaisseaux. — *a. directe* (A. Lemaire, 1943). Procédé proposé pour dépister les troubles artériels des membres. Il est basé sur l'apparition d'une teinte jaune fluorescente de la peau 30 à 40 sec. après l'injection d'une solution de fluorescéine dans l'artère principale du membre. L'oblitération artérielle retarde ou empêche cette modification de couleur. V. *angiofluoroscopie*. — *a. rétinienne*. Examen, à l'aide d'un ophtalmoscope, des vaisseaux du fond de l'œil (hypertension, néphrite, etc.).

angiose, *s. f.* V. *angiome*.

angio-spasme, *s. m.* (ἀγγεῖον; σπάω, je contracte). Spasme des vaisseaux s'accompagnant d'une augmentation de la tension artérielle. — *a. orthostatique* (de Mayer et Van Bogaert). Augmentation du tonus de la paroi des grosses artères provoquée, chez l'homme, par le passage de la position couchée à la position verticale.

angio-spasmodique (syndrome) (Hirtz, 1901). Ensemble des accidents déterminés par le spasme des vaisseaux survenant soit dans les membres, soit dans les viscères, ou frappant une région plus ou moins limitée. Ex.: la maladie de Raynaud.

angio-spastique, *adj.* Se dit d'une affection qui s'accompagne de spasme des vaisseaux. La *maladie de M. Raynaud* peut être considérée comme une névrose des extrémités à forme angio-spastique.

angio-sténose, *s. f.* (άγγεῖον, vaisseau ; στενός, étroit). Rétrécissement des vaisseaux.

angiosterrométrie, *s. f.* (άγγεῖον ; στερρός, solide ; μέτρον, mesure) (Parrot). Mesure de la fragilité capillaire au moyen d'un appareil, l'angiosterromètre.

angiotensinase, *s. f.* Enzyme sérique capable de détruire rapidement l'angiotensine en la dégradant en 5 ou 6 acides aminés.

angiotensine, *s. f.* Syn. *angiotonine* (Page), *hypertensine* (Houssay). Polypeptide issu des α_2-globulines plasmatiques et produit par l'action de la rénine sur l'angiotensinogène. L'*a.* I, décapeptide inactif, est transformée par une enzyme hépatique en *a.* II, octopeptide actif, contenant 8 acides aminés. Cette dernière provoque une vasoconstriction intense des artérioles périphériques, surtout dans le territoire splanchnique, et une hypertension artérielle. Cette action n'est pas modifiée par les sympathicolytiques ni par les adrénolytiques. L'*a.* II contracte la musculature lisse et l'utérus ; elle stimule la production d'aldostérone par la cortico-surrénale. Sa synthèse a été effectuée en 1954 (Bumpus, Schwyser). V. *angiotensine (test à l')*, *rénine* et *rénine (activité — du plasma)*.

angiotensine (test à l') (N. M. Kaplan et J.-G. Silah, 1964). Syn. *test de Kaplan.* Etude de l'élévation de la pression artérielle sous l'influence d'une perfusion intraveineuse d'angiotensine. Elle permettrait de présumer la *cause de certaines hypertensions.* La dose test d'angiotensine

est celle qui augmente la pression diastolique de 20 mm au-dessus de son chiffre de base. Elle est élevée, égale ou supérieure à 8 nanogrammes par minute et par kilo, chez ceux des hypertendus qui ont un taux d'angiotensine circulante endogène supérieur à la normale, et donc une résistance accrue à l'angiotensine injectée : c'est le cas de la plupart des hypertensions avec atteinte rénale bilatérale et souvent insuffisance rénale, et surtout celui des hypertensions par ischémie rénale unilatérale (dose test souvent supérieure à 12 ng/kg/mn). La dose test est égale ou inférieure à 6 ng/kg/mn chez les hypertendus dont le taux d'angiotensine circulante endogène est bas : presque tous ceux atteints d'hypertension essentielle; dans l'hypertension du syndrome de Conn, elle est encore plus abaissée : égale ou inférieure à 4 ng/kg/mn. — Cette différence de sensibilité au *t. à l'a.* permet aussi de distinguer si l'*hyperaldostéronisme*, fréquent au cours de l'hypertension, est *primaire*, comme dans le syndrome de Conn où la sécrétion exagérée d'aldostérone par l'adénome surrénal freine la production d'angiotensine, ou *secondaire*, comme dans l'hypertension par ischémie rénale où l'hypersécrétion d'aldostérone est la conséquence de l'activité excessive du système rénine-angiotensine. V. *rénine (activité — du plasma)* et *hyperaldostéronisme.*

angiotensinémie, *s. m.* (angiotensine; αἷμα, sang). Présence d'angiotensine dans le sang. V. *rénine (activité — du plasma)*.

angiotensinogène, *s. m.* (angiotensine; γεννᾶν, engendrer). V. *angiotensine* et *rénine.*

angiothérapie, *s. f.* (άγγεῖον; θεραπεία, traitement). Utilisation des vaisseaux (artères et veines) pour l'introduction des médicaments dans l'organisme. — *a. artérielle.* V. *artériothérapie.*

angiotomographie, *s. f.* Combinaison de deux techniques radiologiques : tomographie et angiographie (v. ces termes), permettant l'étude, par coupes radiologiques, de vaisseaux opacifiés par un produit iodé de contraste.

angiotonine, *s. f.* V. *angiotensine.*

angiotribe, *s. m.* (ἀγγεῖον; τρίβω, je broie). Syn. *vasotribe.* Instrument servant à écraser les vaisseaux et à pratiquer l'hémostase.

angiotripsie, *s. f.* (Tuffier). Syn. *vasotripsie* (Doyen). Procédé d'hémostase ou d'oblitération d'un conduit (appendice) qui consiste dans l'application d'une forte pince qui écrase les tissus.

angle α (électrocardiographie). Angle formé, dans le triangle d'Einthoven (v. ce terme), par le vecteur représentant l'axe électrique du cœur et par l'horizontale parallèle à D₁; il exprime la direction de l'axe électrique. Normalement il est compris entre 0° et + 100°.

angle acétabulaire (radiologie). Angle mesuré sur une radiographie de face de l'articulation coxo-fémorale chez l'enfant. Il est défini par deux lignes : une horizontale passant par le cartilage en Y et une oblique, tangente au toit du cotyle. A la naissance, il est de 25° et il se ferme progressivement au cours des 3 premiers mois; à 1 an, il ne dépasse jamais 15°.

angle basal de Boogaard. Repère radiologique. Il est formé sur une radiographie de profil du crâne, par l'intersection de deux lignes droites, l'une joignant le point nasal au centre de la selle turcique, l'autre joignant ce centre à la lèvre antérieure du trou occipital. Normalement, il est compris entre 120 et 145 degrés.

angle de Böhler. V. *Böhler (angle de).*

angle carpien (radiologie). Angle mesuré sur les radiographies de face du poignet, formé par l'intersection de deux lignes droites, l'une tangente au semi-lunaire et au pyramidal, l'autre au semi-lunaire et au scaphoïde. Normalement il est de 131,5° ± 7,2°.

angle cérébello-occipito-vertébral de Sicard (syndrome de l'). Syn. *syndrome de Sicard.* Syndrome caractérisé par l'existence, du côté de la lésion, d'une paralysie du sterno-cléido-mastoïdien et du trapèze, d'une anesthésie des deux premiers nerfs cervicaux, et d'un syndrome cérébelleux; il est dû à une atteinte du bulbe.

angle de disparition de la pointe (mesure de l') (Vaquez et Bordet). Procédé radiologique permettant de mesurer l'hypertrophie du ventricule gauche au niveau de la pointe du cœur.

angle facial (anthropologie). Angle formé par la rencontre de deux droites qui circonscrivent la face; son ouverture est en rapport avec le développement de l'encéphale. On emploie en général les points de repère de Cloquet légèrement modifiés par Topinard. La ligne inférieure va du trou auditif au point alvéolaire, et la ligne faciale va de ce point (sommet de l'angle) au point sus-orbitaire. Cet angle est, en moyenne, de 62 degrés.

angle de Garland. V. *Garland (angle de).*

angle du genou (phénomène de l'). Manifestation de l'hypotonie musculaire et tendineuse des tabétiques : la jambe peut se fléchir sur la cuisse en formant un angle ouvert en avant.

angle iliaque (radiologie). Angle mesuré sur une radiographie de face du bassin, chez l'enfant. Il est défini par deux lignes : une horizontale passant par le cartilage en Y et une tangente au bord antérieur de l'aile iliaque. Il est normalement de 55° à la naissance, de 58° à un an.

angle d'impédance (recherche de l') (Mme Brazier, 1933). Epreuve électrique destinée à explorer la fonction du corps thyroïde. L'élévation de l'a. d'i. suit presque toujours celle du métabolisme basal (hyperthyroïdie).

angle d'insuffisance circulatoire (Buerger). Signe permettant d'apprécier la fonction circulatoire dans le membre inférieur d'un malade atteint d'artérite oblitérante : c'est la position de la jambe pour laquelle réapparaît la cyanose lorsque, après avoir élevé verticalement cette jambe, on l'abaisse ensuite progressivement.

angle de Louis. V. *angle sternal ou de Louis.*

angles morts rétrocardiaque et **rétrohépatique** (Ameuille et Le Melletier). Régions pulmonaires ne pouvant être explorées par la radiologie.

angle pariétal (de Quatrefages) (anthropologie). Angle formé par la rencontre de deux droites qui joignent les extrémités du diamètre transverse maximum de la face (bizygomatique) et du diamètre frontal transverse maximum. Cet angle est situé tantôt au-dessus de la tête (*a. p. positif*), tantôt au-dessous (*a. p. négatif*). Dans le premier cas, les arcades zygomatiques sont dites *phénozyges;* dans le second, elles sont *cryptozyges.*

angle ponto-cérébelleux (syndrome de l') (Cushing, 1917). Ensemble de symptômes provoqués par les tumeurs cérébrales siégeant à l'angle ponto-cérébelleux (neurinomes de l'acoustique) : troubles auditifs (perception de bruits anormaux, puis surdité), spasmes, parésie et hypoesthésie de la face, suivis d'un syndrome cérébelleux du côté de la tumeur. Plus tard apparaissent des symptômes d'hypertension intracrânienne, des troubles de la déglutition et des signes pyramidaux du côté de la lésion.

angle sphénoïdal de Walker (anthropologie). Angle formé par la rencontre de deux droites au niveau de la gouttière optique : l'une aboutit au point nasal et l'autre au basion. Il est en moyenne de 115 à 120 degrés.

angle sternal ou **de Louis.** Anomalie du thorax : angle saillant en avant formé, chez certains sujets, par la rencontre du manubrium et du corps du sternum, et dont le sommet répond à la soudure de ces deux pièces osseuses.

angoisse, *s. f.* (ἄγχω, j'étrangle). Sensation de resserrement à la région épigastrique avec striction respiratoire et cardiaque, malaise

général, constriction céphalique, accélération de la respiration et du pouls. Ces réactions neurovégétatives accompagnent les formes sévères d'anxiété (v. ce terme). On les observe dans les états mélancoliques, les obsessions, etc. — *a. de castration.* V. *castration (angoisse de).*

angophrasie, *s. f.* (Kussmaul, 1876). Ânonnement ; vice du langage qui consiste à intercaler dans les phrases des voyelles répétées ou allongées, des diphtongues : â, e-e, eng, ang, etc.

angor, *s. m.* ou **angor pectoris.** V. *angine de poitrine.*

angor abdominal ou **abdominalis.** 1° Douleur abdominale d'allure paroxystique et angoissante, observée dans l'aortite abdominale. — 2° V. *angor intestinal.*

angor aiguë coronarien fébrile. V. *angine de poitrine.*

angor de décubitus. V. *angine de poitrine.*

angor instable. V. *angine de poitrine.*

angor intestinal. Syn. *angor abdominal* ou *abdominalis, ischémie intestinale paroxystique.* Crise douloureuse siégeant dans la région médiane de l'abdomen, survenant généralement après les repas, due à une insuffisance circulatoire intermittente de l'intestin. Celle-ci est provoquée par l'athérosclérose oblitérante de l'origine de l'artère mésentérique supérieure, souvent associée à une sténose du tronc cœliaque et de l'artère mésentérique inférieure. L'*a. i.* peut entraîner la mort par cachexie ou infarctus intestinal.

angor intriqué. V. *angine de poitrine.*

angor névrosique. V. *angine de poitrine.*

angor type Prinzmetal (P., 1959). Variété d'angine de poitrine caractérisée par des crises douloureuses très violentes, spontanées, prolongées, survenant plusieurs fois par jour, parfois à heure fixe, le matin et le soir, s'accompagnant, sur l'électrocardiogramme, d'une surélévation de ST très importante et transitoire. Dans la moitié des cas, les crises s'accompagnent de troubles passagers du rythme (extrasystoles, bloc auriculo-ventriculaire ou tachycardie ventriculaire); dans 1/3 des cas, cet engor évolue vers l'infarctus du myocarde.

angor réflexe. V. *angine de poitrine.*

anguillule de l'intestin. V. *strongyloïde.*

anguillulose, *s. f.* Syn. *strongyloïdose.* Ensemble des accidents dus à l'infestation de l'organisme par *Strongyloïdes stercoralis* (anguillule de l'instestin). Le parasite pénètre à travers la peau, provoquant de l'urticaire et un érythème prurigineux. Puis apparaissent temporairement de la toux et des douleurs thoraciques qui traduisent le passage du parasite dans les poumons; enfin des troubles digestifs, douleurs, diarrhée et constipation, avec de l'anémie et de l'éosinophilie. V. *strongyloïdes.*

angustie, *s. f.* (*angustiae*). Rétrécissement, étroitesse. Ex.: *angustie du système artériel.*

anhélation, *s. f.* (*anhélatio*). Respiration courte et fréquente.

anhélie, *s. f.* (ἀν- priv.; ἥλιος, soleil) (Marfan). Absence ou insuffisance d'exposition aux rayons solaires.

anhématopoïèse, *s. f.* (ἀν- priv.; hématopoïèse) (Hayem). Arrêt ou trouble dans la production des hématies, entraînant la diminution de leur nombre et l'anémie. Il est dû à l'insuffisance de la moelle osseuse.

anhématose ou **anhématosie,** *s. f.* (ἀν- priv.; αἷμα, sang) (J. Pescher). Insuffisance de l'hématose due à une mauvaise respiration.

anhépatie, *s. f.* (ἀν- priv.; ἧπαρ, foie) (Gilbert). Diminution ou abolition de l'activité fonctionnelle du foie.

anherménie, *s. f.* (ἀν- priv.; ἑρμηνεύω, j'interprète) (Gubler, 1873). Suppression des diverses modalités du langage par lésion bilatérale des olives bulbaires.

anhidrose ou **anidrose,** *s. f.* (ἀν- priv.; ἱδρώς, sueur). Abolition ou diminution de la sécrétion sudorale.

anhidrose avec hypotrichose et anodontie (Touraine, 1936). Syn. *syndrome de Christ-Siemens* (Ch.,

1913; S., 1937), *syndrome de Weech* (1929). Affection caractérisée par la triade : absence des glandes sudoripares et sébacées, hypotrichose généralisée et absence de toutes ou de presque toutes les dents, à laquelle peuvent s'ajouter la rhinite atrophique avec nez en selle, la proéminence des arcades sourcilières et du menton, des malformations des ongles et des troubles intellectuels. Ce syndrome, héréditaire et récessif, se transmettrait seulement aux hommes par les femmes indemnes ou peu touchées. V. *polydysplasie ectodermique héréditaire.*

anhidrotique, *adj.* et *s. m.* Médicament qui diminue la sécrétion sudorale.

anhiste, *adj.* (ἀν- priv.; ἱστός, tissu). Qui n'a pas de texture déterminée.

anhydrémie, *s. f.* Diminution et insuffisance de la quantité d'eau contenue dans le sang.

anhydrobiose, *s. f.* (ἀν- priv.; ὕδωρ, eau; βίος, vie) (physiologie). Etat de déshydratation des tissus observé pendant le sommeil hibernal de certains animaux tels que la marmotte.

anhylognosie, *s. f.* V. *ahylognosie.*

anicotinose, *s. f.* V. *pellagre.*

anictérique, *adj.* (ἀν- priv.; ἱκτερος, ictère). Qui ne s'accompagne pas d'ictère.

anide, *s. m.* (ἀν- priv.; εἶδος, forme) (I. Geoff. Saint-Hilaire). Syn. *acardiaque.* Monstre unitaire omphalosite, caractérisé par une organisation très simple, à peine ébauchée, ne possédant généralement pas d'organe de circulation.

anidéation, *s. f.* V. *asthénie psychique.*

anidrose, *s. f.* V. *anhidrose.*

anilinophiles (cellules). Nom donné par Ehrlich à certaines cellules se colorant facilement par les couleurs d'aniline et qui ne sont probablement que les clasmatocytes de Ranvier.

anilisme, *s. m.* Intoxication par l'aniline. Elle peut être accidentelle ou professionnelle, aiguë ou chronique. — L'*a. aigu* est caractérisé par une céphalée violente, des douleurs généralisées, de la cyanose; bientôt surviennent le refroidissement des extrémités, la paralysie, le coma et la mort ordinairement en 24 heures. — L'*a. chronique* s'accompagne de pâleur du visage, de cyanose intermittente des lèvres, de céphalée, d'asthénie, d'anorexie et de tendance au vertige.

animisme, s. m. (*anima*, âme) (Stahl, 1660-1734). Doctrine physiologico-médicale qui fait intervenir l'âme dans les corps organisés considérés comme inertes, et veut ainsi expliquer non seulement les phénomènes intellectuels, mais les faits vitaux, physiologiques ou pathologiques.

anion, s. m. (ἀνά, en haut; ion). Nom donné aux ions négatifs qui, au cours de l'électrolyse, semblent remonter le courant, d'où leur nom. V. *ion*.

aniridie, s. f. (ἀν- priv.; ἴρις, iris). Absence congénitale de l'iris, ayant pour conséquence une grande diminution de l'acuité visuelle. Cette affection héréditaire et transmise selon le mode dominant, est souvent compliquée de glaucome.

anisergie circulatoire (ἀν- priv.; ἴσος, égal; ἔργον, action) (M. Villaret, L. Justin-Besançon et R. Cachera, 1931). Indépendance relative que possèdent, dans leur fonctionnement, les différents segments de l'appareil circulatoire, permettant l'établissement régional simultané de régimes de pression très différents.

anisochromémie ou **anisochromie**, s. f. (ἀν- priv.; ἴσος, égal; χρῶμα, couleur; αἷμα, sang). Inégalité de coloration des globules rouges du sang.

anisocorie, s. f. (ἀν- priv.; ἴσος, égal; χόρη, pupille). Inégalité pupillaire.

anisocytose, s. f. (ἀν- priv.; ἴσος, égal; κύτος, cellule). État pathologique des globules rouges dans lequel les éléments présentent des dimensions extrêmement variables au lieu d'avoir tous le même diamètre. — Ce terme est également

appliqué aux grandes variations de diamètre que peuvent présenter les globules blancs.

anisoménorrhée, s. f. (ἀν- priv.; ἴσος, égal; μήν, mois; ῥεῖν, couler). Règles de rythme irrégulier.

anisométrie, s. f. (ἀν- priv.; ἴσος; μέτρον, mesure). Inégalité de dimensions. — Terme employé surtout en parlant des globules rouges du sang.

anisométropie, s. f. (ἀν- priv.; ἴσος, égal; μέτρον, mesure; ὤψ, œil). Inégalité du pouvoir réfringent des deux yeux.

anisoscillométrie, s. f. (ἀν- priv.; ἴσος; oscillométrie). Inégalité d'amplitude des oscillations. Ce terme est surtout employé lors de l'étude des oscillations artérielles.

anisosphygmie, s. f. (ἀν- priv.; ἴσος; σφυγμός, pouls) (Lœper et Mougeot, 1921). Inégalité de l'amplitude des pulsations qui restent également espacées.

anisosthénie, s. f. (ἀν- priv.; ἴσος; σθένος, force). Inégalité du tonus dans des groupes musculaires devant agir synergiquement; asthénie dans un groupe et hypersthénie dans le groupe antagoniste.

anisotrope, adj. et s. m. (ἀν- priv.; ἴσος; τρέπειν, tourner) (optique). Se dit des substances qui jouissent de la biréfringence. Examinés à la lumière polarisée, ces corps sont lumineux dans un champ obscur, quand les deux prismes de Nicol sont croisés. Ex.: les segments sombres de la fibre musculaire.

anisurie, s. f. (ἀν- priv.; ἴσος, égal; οὖρον, urine) (Gilbert et Lippmann, 1906). Inégalité du débit urinaire; la quantité d'urine émise en vingt-quatre heures, au lieu d'être peu différente d'un jour à l'autre, présente des oscillations brusques et souvent très étendues. Ce symptôme se montre dans les affections hépatiques.

anite, s. f. (*anus*). Inflammation de l'anus. — *a. chancrelleuse* (Ravaut et Bord). Condylomes d'origine chancrelleuse siégeant autour de l'anus.

ankyloblépharon, s. m. (ἀγκύλη, frein; βλέφαρον, paupière). Soudure partielle ou totale, congénitale ou acquise, des bords palpébraux.

ankylocheilie, s. f. (ἀγκύλη, frein; χεῖλος, lèvre). Soudure accidentelle des lèvres sans perte de substance et sans adhérence aux mâchoires.

ankyloglosse, s. m. (ἀγκύλη; γλῶσσα, langue). Adhérence vicieuse de la langue, d'origine acquise ou congénitale.

ankylorrhinie, s. f. (ἀγκύλη; ῥίς, nez). Adhérence des parois des narines.

ankylose, s. f. (ἀγκύλωσις, courbure). Diminution ou impossibilité absolue des mouvements d'une articulation naturellement mobile.

ankylostomasie, s. f., **ankylostomiase,** s. f. ou **ankylostomose,** s. f. (d'ankylostome, ἀγκύλη, frein; στόμα, bouche) (Perroncito). Syn. *anémie des mineurs, des briquetiers, des ouvriers du Saint-Gothard* et (inusités) : *cachexie aqueuse, chlorose d'Egypte* ou *tropicale, hypohémie intertropicale, uncinariose.* Maladie provoquée par de petits nématodes (ankylostomes) qui se fixent en grand nombre à la muqueuse de l'intestin grêle et provoquent l'anémie par de nombreuses petites hémorragies répétées et par les poisons hémolysants qu'ils sécrètent. La pénétration du parasite se fait soit par la bouche, soit par la peau en déterminant une dermatose spéciale, caractérisée par des papulo-pustules et siégeant aux membres inférieurs. Cette dermatose constitue la phase préanémique de l'*a.*

anneau limite (méthode de l'). V. *diazoréaction limite* et *phosphovanillique (réaction).*

annexite, s. f. (Bouilly). V. *salpingo-ovarite.* — *a. respiratoire.* Nom proposé pour désigner l'inflammation des cavités groupées autour du rhino-pharynx et communiquant avec lui : trompe d'Eustache, oreille moyenne et sinus de la face.

annulite, s. f. Inflammation d'un anneau, en particulier de l'anneau d'un orifice auriculo-ventriculaire du cœur. — *a. mitrale.*

annuloplastie, s. f. Réparation chirurgicale d'un orifice annulaire anormal. — *a. de Wooler* (1962). Intervention conservatrice destinée à remédier à une insuffisance mitrale par dilatation de l'anneau mitral. L'*a.* diminue le calibre de l'anneau en raccourcissant par plicature l'attache de la petite valve (point faible de l'anneau, où la distension est maxima), les points d'appui étant pris sur les deux commissures.

anoblepsie, s. f. (ἄνω, en haut; βλέψις, regard). Symptôme caractérisé par la fixité du regard dirigé en haut, survenant par accès, et qui semble en rapport avec un syndrome parkinsonien fruste d'origine encéphalitique. V. *oculogyre (crise).*

anocie-association, s. f. (à- priv.; *nocere*, nuire). Syn. *méthode de Crile.* Association de l'anesthésie locale à l'anesthésie générale dans les grandes opérations afin d'éviter les réactions nerveuses que l'anesthésie générale ne supprime pas, mais dont elle empêche seulement les manifestations extérieures.

anode, s. f. (ἀνά, en haut; ὁδός, voie). Electrode positive.

anodin, adj. et s. m. (ἀν- priv.; ὀδύνη, douleur). Se dit des remèdes destinés à calmer la douleur.

anodontie, s. f. (ἀν- priv.; ὀδούς, ὀδόντος, dent). Absence de toutes ou de presque toutes les dents.

anodynie, s. f. (ἀν- priv.; ὀδύνη, douleur). Absence de douleur.

anœstrus, s. m. Absence complète de cycle œstral. V. *œstral (cycle).*

anonychie, s. f. (ἀν- priv.; ὄνυξ, ongle). Absence de tous les ongles ou de quelques-uns seulement; elle est habituellement congénitale et familiale.

anonymographie, s. f. (anonyme; γράφειν, écrire) (Locard). Rédaction et diffusion de lettres non signées, entreprises dans un but diffamatoire, le plus souvent par des femmes sexuellement refoulées et envieuses.

anoopsie, s. f. V. *anopsie, 2°.*

anophélisme, s. m. Syn. *culicidisme.* Présence, dans une région, de mous-

tiques de la sous-famille des anophèles (famille des culicidés), vecteurs des parasites du paludisme. —
a. résiduel. Syn. *c. résiduel.* Persistance des moustiques femelles dans
les habitations pendant les périodes
sèches, alors que les gîtes larvaires
ont disparu.

anophtalmie, *s. f.* (ἀν- priv.;
ὀφθαλμός, œil). Absence congénitale d'un œil. — Ce terme est inexact dans le sens où il est employé; il devrait désigner l'absence
congénitale des yeux. C'est le terme
monophtalmie qui exprime le sens
attribué à *anophtalmie* (Sakorraphos).

anopsie, *s. f.* 1° (ἀν- priv.; ὄψις, vue).
Privation de la vue. — *a. des aviateurs* ou *phénomène de la vision
noire.* Cécité passagère se produisant au cours d'acrobaties ou de
variations rapides de vitesse en plus
ou en moins. — 2° (ἄνω, en haut;
ὤψ, œil). Syn. *anoopsie.* Strabisme
dans lequel le globe oculaire est
dévié en haut.

anorchidie, *s. f.* (ἀν- priv.; ὄρχις,
testicule). Absence congénitale de
l'une ou des deux glandes spermatiques ou même d'une portion quelconque de l'appareil séminal. —
On donne également ce nom à
l'absence totale de la sécrétion interne du testicule.

anorchie, *s. f.* (ἄνορχος, privé de
testicule). Terme plus exact que
anorchidie (Sakorraphos).

ano-recto-génital (syndrome). V.
Jersild (syndrome de).

anorexie, *s. f.* (ἀν- priv.; ὄρεξις, appétit). Perte ou diminution de l'appétit.

anorexie mentale (Huchard, 1883).
Syn. *a. hystérique* (Lasègue, 1873),
cachexie cérébro-pituitaire (Gilbert
Dreyfus et Mamou), *cachexie psychogène* ou *psycho-endocrinienne de
l'adolescence* (J. Decourt), *cachexie
oligophagique d'origine psychonévrotique* (J. Decourt), *abiorexie* (H.P.
Klotz, 1955). Diminution ou abolition de l'alimentation par refus de la
nourriture ou perte de l'appétit observés chez des malades présentant
des troubles psychopathiques (oligo-

phagie psychonévrotique, J. Decourt). Elle est surtout fréquente
chez les jeunes filles de 15 à 20 ans
et provoque de l'aménorrhée et un
amaigrissement considérable qui
peut aboutir à la cachexie. Ses rapports avec la maladie de Simmonds
ont été discutés. V. *abiorexie.*

anorganique, *adj.* (ἀν- priv.; ὄργανον,
organe). 1° Syn. *inorganique.* Se
dit d'un phénomène qui est indépendant de toute lésion d'un organe;
tel est le cas de certains souffles
que l'auscultation du cœur fait entendre, alors que n'existe aucun
signe de lésion orificielle ou myocardique, dont l'absence, d'ailleurs,
est démontrée par l'évolution ultérieure et l'examen anatomique. Ces
souffles a. ou *innocents* peuvent avoir
leur origine dans le cœur lui-même
et être dus à des modifications de la
contraction cardiaque; ils peuvent
aussi naître en dehors du cœur, et
sont dits alors *extra-cardiaques. A.*
n'est pas synonyme de *fonctionnel.*
V. *souffle anémique, s. anémo-spas-
modique, s. anorganique pulmonaire,
s. cardiopulmonaire.* — 2° (chimie).
Syn. *minéral.* Se dit d'un élément
chimique non inclus dans une molécule contenant du carbone. Ex.
phosphore *a.* ou minéral.

anorthographie, *s. f.* (ἀν- priv.;
ὀρθογραφία, orthographe). Trouble
de l'écriture portant sur la correction orthographique des mots.

anosmie, *s. f.* (ἀν- priv.; ὀσμή, odorat). Diminution ou perte complète
de l'odorat.

anosodiaphorie, *s. f.* (νόσος, maladie;
ἀ-διαφορία, indifférence) (Babinski).
Indifférence manifestée par un malade vis-à-vis de l'affection dont il
est atteint. V. *Anton-Babinski
(syndrome d').*

anosognosie, *s. f.* (ἀν- priv.; νόσος,
maladie; γνῶσις, connaissance) (Babinski). Méconnaissance, par un
malade, de son affection, cependant
évidente, telle qu'une hémiplégie.
V. *Anton-Babinski (syndrome d').*

anovarie, *s. f.* Absence ou aplasie
plus ou moins complète de l'un ou
des deux ovaires. — Par extension,
insuffisance ovarienne; on en dé-

crit des formes précoces ou primaires, tardives ou secondaires (v. *aménorrhée, hypofolliculinie* et *hypolutéinie*).

anovulation, *s. f.* Absence de ponte ovarienne.

anovulatoire, *adj.* Qui empêche l'ovulation.

anoxémie, anoxhémie, ou **anoxémie,** *s. f.* (ἀν- priv.; ὀξύς, oxygène; αἷμα, sang) (Jourdanet, 1861). Diminution de la quantité d'oxygène contenu dans le sang (si elle est faible, on l'appelle *hypoxémie*). Cette diminution peut avoir différentes causes : dépression atmosphérique (mal d'altitude), anémie, anomalies ou altération de l'hémoglobine par certains toxiques (aniline, nitrites, sulfamides), empoisonnement par le CO ou l'HCN, pneumopathies chroniques, cardiopathies congénitales avec shunt veino-artériel, insuffisance cardiaque, etc. Elle provoque l'anoxie. — *épreuve d'a.* Epreuve consistant à faire respirer un malade, pendant 20 minutes, dans une atmosphère pauvre en oxygène (10 % d'O_2). En diminuant temporairement l'oxygénation du myocarde, cette épreuve peut faire apparaître passagèrement, en cas d'insuffisance coronarienne, des anomalies de l'électrocardiogramme qui n'existent pas dans les conditions normales.

anoxie, *s. f.* (ἀν- priv.; ὀξύς, oxygène). Diminution de la quantité d'oxygène distribuée aux tissus par le sang dans l'unité de temps; elle est la conséquence de l'anoxémie. Lorsque cette diminution est faible, elle est appelée *hypoxie*.

ansérine (peau) (*anserinus,* d'oie). Aspect de la peau au cours de la pellagre chronique : elle est rude, sèche, ridée, et ressemble à celle de la patte d'une oie.

ansérine (réaction) (*anserinus,* d'oie). V. *chair de poule*.

antagoniste, *adj.* et *s. m.* (ἀντί, contre; ἀγωνιστής, combattant) (physiologie). Se dit d'un muscle ou d'un phénomène dont l'action s'oppose à celle d'un autre.

antalgique, *adj.* et *s. m.* (ἀντί, contre; ἄλγος, douleur). Se dit de tout ce qui calme la douleur. — *attitude a.* — *médicament a.*

anté-allergie, *s. f.* ou **anté-allergique (période).** Délai qui s'écoule entre la première administration de l'antigène ou la première infection et l'apparition de l'allergie.

antébacillaire (phase ou **période).** Phase de l'infection tuberculeuse pendant laquelle on ne trouve pas le bacille et qui se révèle cliniquement par un état subfébrile indéterminé, rhumatoïde ou grippal, par une manifestation cutanée (érythème noueux) ou par des troubles respiratoires bronchitiques ou congestifs. Elle serait due à la pénétration du virus tuberculeux et correspond en partie à la granulémie prébacillaire de Calmette (v. ce terme).

antédéviation de l'utérus. Terme général qui comprend tous les déplacements en avant de l'utérus en totalité ou en partie.

antéflexion de l'utérus. Déviation de l'utérus dans laquelle le fond de l'organe se trouve incliné en avant, tandis que le col garde sa situation normale.

antéhypophysaire (insuffisance). V. *hypopituitarisme antérieur*.

antéphylactique, *adj.* Mot mal fait. V. *prophylactique*.

antéposition de l'utérus. Déplacement en totalité de l'utérus qui se trouve porté en avant.

antépulsion, *s. f.* (*ante,* devant; *pellere,* pousser). V. *propulsion*.

antérograde, *adj.* (*anterior,* plus en avant; *gradi,* aller) (Charcot). V. *amnésie*.

antétraction, *s. f.* (*ante; trahere,* entraîner). Flexion du corps en avant provoquée, chez certains malades (maladie de Parkinson), en station debout, par la contraction involontaire des muscles abdominaux.

antéversion de l'utérus. Déviation de l'utérus dans laquelle le fond de l'organe se trouve incliné en avant, tandis que le col remonte en arrière et s'appuie sur le rectum;

l'utérus présente une grande rigidité qui l'immobilise dans cette position.

anthelminthique, *adj.* (ἀντί, contre; ἕλμινς, ver). V. *vermifuge.*

anthormone, *s. f.* (ἀνθορμόναι) (de Loverdo, 1933). Terme correct qui devrait être substitué à *chalone* (voir ce mot).

anthracoïde, *adj.* (ἄνθραξ, charbon; εἶδος, forme). 1º Qui a la couleur du charbon. Ex.: *tumeur anthracoïde* ou *mélanique.* — 2º Qui ressemble à l'anthrax. — *furoncle a.* Petit anthrax.

anthracose, *s. f.* ou **anthracosis,** *s. f.* (ἄνθραξ, ακος, charbon). Syn. *phtisie des mineurs.* Infiltration des poumons par la poussière de charbon inhalée. Lorsque cette absorption devient particulièrement intense, elle donne naissance à une *ant. pathologique* qui constitue une maladie professionnelle, la *pneumoconiose anthracosique* ou *p. des houilleurs.* L'inhalation de poussières de silice accompagne souvent celle du charbon: il s'agit alors de pneumoconiose à poussières mixte ou anthracosilicose.

anthracosilicose, *s. f.* (ἄνθραξ; silex). Syn. *pneumoconiose à poussières mixtes.* Infiltration des poumons par des poussières de charbon et de silice.

anthracothérapie, *s. f.* (ἄνθραξ, charbon; θεραπεία, traitement). Emploi thérapeutique du charbon. — Injection intra-veineuse d'une suspension de carbone finement pulvérisé, qui a été préconisée pour augmenter le pouvoir défensif de l'organisme contre les infections (Conklin, de Montréal).

anthrax, *s. m.* (ἄνθραξ, charbon). Inflammation due au staphylocoque, qui débute dans l'appareil glandulaire pilo-sébacé, comme le furoncle, mais qui en diffère par la multiplicité des foyers bourbillonneux et par la tendance à la diffusion et à la mortification.

anthropogéographie, *s. f.* (ἄνθρωπος, homme; γεωγραφία, description de la terre). Géographie humaine. Partie de la géographie qui étudie l'homme et ses relations avec le milieu extérieur.

anthropologie, *s. f.* (ἄνθρωπος, homme; λόγος, discours). «Etude du groupe humain, envisagé dans son ensemble, dans ses détails et dans ses rapports avec le reste de la nature» (Broca). On applique plus spécialement ce terme à l'étude des types raciaux.

anthropométrie, *s. f.* (ἄνθρωπος; μέτρον, mesure). Partie de l'anthropologie qui a pour but la mensuration des diverses parties du corps.

anthropomorphisme, *s. m.* (ἄνθρωπος; μορφή, forme) (par analogie avec l'usage des anciens qui prêtaient à leurs divinités des formes et des sentiments humains.) Tendance que beaucoup ont d'attribuer aux organismes animaux et végétaux des caractères et des sentiments analogues à ceux des hommes.

anthropophilie, *s. f.* (ἄνθρωπος; φιλία, amitié) (parasitologie). Tendance de certains insectes (moustiques) à piquer l'homme. — *indice d'a.* «Proportion des anophèles, d'une espèce ou d'une variété, chez lesquels on décèle, par les réactions de précipitation, la présence de sang humain», dans des circonstances données» (Edm. Sergent, L. Parrot et A. Catanei).

anthropophobie, *s. f.* (ἄνθρωπος; φόβος, crainte). Appréhension angoissante (phobie) que certains névropathes éprouvent au milieu des foules ou en présence de certains individus.

anthropozoonose, *s. f.* (ἄνθρωπος; ζῶον, animal; νόσος, maladie). Maladie commune aux hommes et aux animaux vertébrés (p. ex. les arboviroses).

anti (ἀντί, contre). Préfixe qui indique une action contraire (antisepsie, antiscorbutique), une propriété inhibitrice ou contrariante (anticorps, antivirus).

anti-agrégant, *adj.* (angl. *antisludge*). Qui s'oppose à la formation d'amas de globules rouges ou de plaquettes sanguines dans les vaisseaux. V. *agrégation des hématies, agrégation des plaquettes.*

antiagressines, s. f. pl. Substances développées dans l'organisme à la suite de l'injection d'agressines. Les *a. a.* favorisent la phagocytose et peuvent lutter efficacement contre l'action des agressines comme de véritables vaccins.

antiamaril, adj. — *vaccination a.* Vaccination contre la fièvre jaune (v. *fièvre jaune*).

antianaphylaxie, s. f. V. *Besredka (méthode de).*

antianémique (principe). V. *Castle (théorie de).*

anti-anticorps, s. m. Anticorps capable de réagir (par exemple en les agglutinant) sur les protéines plasmatiques, et donc sur les anticorps.

antiathérogène, adj. (ἀντί; athérome; γεννᾶν, engendrer). Qui empêche la production de l'athérome.

antibiogramme, s. m. Résultat de l'étude de la sensibilité d'un microbe aux divers antibiotiques; il renseigne sur les activités bactériostatique et bactéricide de ces antibiotiques vis-à-vis du germe. V. *résistance bactérienne aux antibiotiques.*

antibiomimétiques, s. m. pl. Famille d'antibiotiques (v. ce terme) groupant des antibactériens de synthèse. Elle comprend les *nitrofuranes* (Furadoïne, n. dép.), l'*acide nalidixique* (Négram, n. dép.) qui s'opposent à la synthèse des protéines microbiennes et sont surtout utilisés dans les infections urinaires; les dérivés de la *quinoléine,* surtout antiseptiques, employés dans les infections intestinales et urinaires; la *triméthoprime,* généralement associée à un sulfamide (Bactrim, Eusaprim, noms dép.); enfin les *sulfamides* (v. ce terme).

antibiothérapie, s. f. Emploi thérapeutique des substances antibiotiques.

antibiotique, adj. et s. m. (ἀντί, contre; βίος, vie). Qui s'oppose à la vie. Se dit de substances telles que la pénicilline et les sulfamides qui empêchent le développement de certains micro-organismes dans lesquels elles pénètrent et dont elles perturbent le métabolisme, ou qui les détruisent. — Le cadre des *a.,* limité d'abord à des substances d'origine biologique produites par des champignons, s'est élargi et comprend actuellement d'autres corps possédant la même action antibactérienne, mais produits par synthèse. Selon leur formule chimique, la manière dont ils agissent sur les micro-organismes et leurs effets cliniques, on groupe les *a.* en *dix familles :* les bêta-lactamines, les aminosides (ou oligosaccharides), les phénicols, les tétracyclines, les polypeptides, les macrolides, les antituberculeux, les antifongiques, les antimitotiques et les antibiomimétiques (v. ces termes). — Enfin, on distingue les *a. bactéricides* (essentiellement les bêta-lactamines, les aminosides, les polypeptides) et les *a. bactériostatiques* (tétracyclines, phénicols, macrolides). V. *antivitamine, spectre d'un antibiotique, ribosome.*

antiblastique (pouvoir) (ἀντί; βλαστός, germe). Propriété possédée par un immun-sérum d'empêcher le développement du germe correspondant aux anticorps de ce sérum (phénomène indépendant de celui de l'agglutination).

anticarcinogénétique ou **anticarcinogénique,** adj. Qui s'oppose à la formation de cancer.

anticataphylaxie, s. f. (Wright). Influence qui s'oppose à la *cataphylaxie.*

anticéphaline, s. f. (Tocantins). Substance de nature lipidique existant dans le plasma et qui s'oppose à la coagulation du sang dans les vaisseaux.

anticétogène, adj. Qui s'oppose à la formation de corps cétoniques.

anti-cholinergique, adj. Qui s'oppose à l'action de l'acétylcholine et paralyse les éléments glandulaires et musculaires innervés par les fibres cholinergiques (ex. : atropine, hyoscyamine, scopolamine). V. *vagolytique.*

anticipation anté-position (loi d') (Morel et Mott) (génétique). Loi d'après laquelle, chez l'homme, une mutation apparue pour la première fois à un certain âge apparaît, dans les générations suivantes, à un âge toujours moindre. Cette loi semble applicable aux maladies héréditaires.

anticlasie, s. f. Syn. *anticolloïdoclasie.* Nom donné aux différentes méthodes thérapeutiques destinées à éviter ou à atténuer la *crise hémoclasique.*

anticoagulant, *adj.* Qui s'oppose à la coagulation. — s. m. Médicament possédant cette propriété.

anticodon, s. m. (génétique). Groupe de trois nucléotides situé à l'une des extrémités de l'A.R.N. de transfert et par lequel celui-ci s'adapte au codon correspondant de l'A.R.N. messager pour y fixer l'acide aminé dont il est porteur. V. *nucléotide, codon,* et *ribonucléique (acide).*

anticolloïdoclasie, s. f. V. *anticlasie.*

anticomplémentaire, *adj.* Se dit d'un sérum ou d'un antigène qui fixe directement le complément en l'absence de sensibilisatrice, rendant ainsi impossible à pratiquer la réaction de fixation du complément. V. *complément.*

anticonceptionnel, *adj.* V. *contraceptif.*

anticorps, s. m. « Globulines sériques particulières ayant la propriété de se combiner d'une manière spécifique à certaines substances étrangères solubles ou cellulaires qui leur correspondent et sont appelées antigènes » (Ch. Salmon et R. André) (v.*immunoglobulines*). Les *a.,* synthétisées par les plasmocytes, apparaissent généralement après l'introduction d'antigènes dans l'organisme. Ils agissent sur ces derniers en les immobilisant, en les agglutinant (*agglutinines*), en amenant leur destruction ou leur dissolution s'il s'agit d'éléments figurés (*cytotoxines, lysines, hémolysines*), en les neutralisant (*a. neutralisants*), s'il s'agit de virus ou de toxines (*antitoxines*), ou enfin en les précipitant (*précipitines*) s'il s'agit de substances albuminoïdes. Ce sont les agents de l'immunité. Certains *a.* (*hétéro-anticorps*) apparaissent

dans le sérum à la suite de l'introduction, dans l'organisme, d'antigènes provenant de sujets d'espèces différentes. D'autres (*iso-anticorps*), à la suite de la pénétration d'un antigène provenant d'un individu de même espèce. D'autres (*auto-anticorps*) peuvent apparaître spontanément dans l'organisme sans apport d'antigène étranger. V. *auto-antigène.* Enfin, certains *a.* existent spontanément dans le sérum (*a. naturels*) : p. ex. les hémo-agglutinines (v. *agglutinine*). V. *sensibilisatrice* et *complément.* — A côté de ces *a. sériques, circulants* ou *humoraux,* agents de l'immunité humorale et de l'hypersensibilité immédiate, existent des *a. cellulaires,* agents de l'immunité cellulaire et de l'hypersensibilité différée, produits et transportés par les leucocytes sur lesquels ils sont fixés (v. *cellule immunocompétente*).

anticorps (site). V. *récepteur de reconnaissance ou de surface.*

anticorps allergique. Anticorps dont l'union avec l'antigène s'accompagne de manifestations morbides d'hypersensibilité.

anticorps anti-acide désoxyribonucléique (anti-D.N.A.). V. *anticorps anti-noyaux.*

anticorps anti-A.D.N. V. *anticorps anti-noyaux.*

anticorps anti-Au. V. *antigène Australie.*

anticorps anti-D.N.A. V. *anticorps anti-noyaux.*

anticorps anti-D.N.P. V. *anticorps anti-noyaux.*

anticorps anti-leucocytaire. Syn. *leuco-anticorps.* Anticorps capable de détruire les leucocytes; il en existe 3 variétés : les leuco-agglutinines, les leucolysines et les leuco-opsonines (v. ces termes).

anticorps anti-mitochondries. Variété d'anticorps anti-tissus (auto-anticorps) réagissant contre les antigènes de la membrane interne des mitochondries. Ils existent dans le sérum au cours de certaines maladies de foie (cirrhose biliaire primitive surtout, hépatite chronique active). V. *anticorps anti-tissus.*

anticorps anti-noyaux ou **antinucléaire.** Syn. *facteur antinucléaire* (*F.A.N.*), *facteur lupique.* Variété d'anticorps anti-tissus réagissant contre les antigènes situés à la surface des noyaux cellulaires. Le groupe des *a. a.* (qui appartient aux Ig G, aux Ig M et aux Ig A) comprend essentiellement : l'*a. anti-acide désoxyribonucléique* ou *anti-A.D.N.* ou *anti-D.N.A.* (Seligman, 1957; Ceppelini, 1957) pratiquement caractéristique du lupus érythémateux aigu disséminé, et l'*a. antinucléoprotéines* ou *anti-D.N.P.* (DésoxyriboNucléoProtéine), toujours présent dans cette maladie et parfois dans la polyarthrite rhumatoïde : c'est le facteur de Haserick responsable de la formation des cellules L.E. Des *a. a.* existent dans diverses maladies: hépatite chronique active, cirrhose, sclérodermie, mononucléose infectieuse, etc. Les *a. a.* sont très vraisemblablement des auto-anticorps. V. *désoxyribonucléique (acide), désoxyribonucléoprotéine, Haserick (test de), anticorps anti-tissus.*

anticorps antinucléoprotéines. V. *anticorps anti-noyaux.*

anticorps antiplaquettaire. V. *thrombo-anticorps.*

anticorps anti-tissus. Anticorps réagissant contre les antigènes des tissus; généralement contre ceux du sujet qui a produit ces anticorps (auto-anticorps); parfois aussi contre ceux d'autres sujets de même espèce ou d'espèces différentes. Certains ne sont pas spécifiques d'un organe : les anticorps antinucléaires et les anticorps antimitochondries. D'autres, nombreux, n'attaquent qu'un seul type de tissu ou un seul viscère; parmi ceux-ci : les anticorps antithyroïdiens (v. *Hashimoto, goitre de*), les *a.* antimembranes glomérulaire et alvéolaire (v. *Goodpasture, syndrome de*), les *a.* anti-canaux salivaires (v. *Sjögren, syndrome de*), les *a.* anti-estomac, anti-surrénales, anti-muscles, anti-épiderme, peut-être aussi le long-acting thyroid stimulator, les *a.* anti-foie, les *a.* anti-

myéline recherchés dans la sclérose en plaques, etc. Les *a. a.-t.* sont la conséquence (et non la cause) des maladies au cours desquelles leur présence est décelée; celle-ci constitue alors un élément important de diagnostic. V. *auto-allergie* et *auto-antigène.*

anticorps Australie (ou **Au**). Anticorps capable de neutraliser l'antigène Australie; il est présent dans le sérum de certains sujets polytransfusés.

anticorps bivalent. Anticorps dont la molécule peut fixer à sa surface deux molécules de l'antigène correspondant : il précipite en présence de cet antigène. Presque tous les anticorps sont bivalents : ce sont les *anticorps* complets (v. ce terme).

anticorps bloquant. V. *anticorps incomplet.*

anticorps cellulaire. V. *anticorps.*

anticorps chaud. Anticorps n'agissant qu'à 37°.

anticorps circulant. V. *anticorps.*

anticorps complet. Anticorps capable d'agglutiner les hématies placées simplement dans la solution salée à 7 ⁰/₀₀, à la température du laboratoire ou à une température plus froide. V. *anticorps bivalent.*

anticorps F. V. *Forssman* (*phénomène de*).

anticorps facilitant. V. *facilitation immunitaire.*

anticorps froid. Anticorps actif seulement au-dessous de 10° : ce peut être une agglutinine froide (v. ce terme) ou une hémolysine froide (v. *hémoglobinurie paroxystique essentielle*).

anticorps de greffe. V. *rejet de greffe* (*phénomène du*).

anticorps de groupe. Anticorps réagissant contre les antigènes de toutes les bactéries ou de tous les virus appartenant à un même groupe.

anticorps hétérophile. Anticorps réagissant sur tous les individus, et, d'une manière plus générale, sur tous les supports contenant l'antigène hétérophile (v. ce terme) correspondant.

anticorps humoral. V. *anticorps.*

anticorps immun. Agglutinine irrégulière. V. *agglutinine*.

anticorps immunitaire. Anticorps neutralisant l'antigène *in vivo* sans produire de réactions nuisibles à l'organisme.

anticorps incomplet. Syn. *a. bloquant, a. inhibant.* Anticorps qui, mis en présence de son antigène (globule rouge, microbe), se fixe à la surface de celui-ci et le sensibilise, mais sans l'agglutiner ou l'hémolyser. L'agglutination (ou l'hémolyse) apparaît si l'on use d'artifices : réaction effectuée en milieu albumineux (plasma), avec des hématies préalablement traitées par un ferment protéolytique (trypsine), acidification, test de Coombs (v. ce terme et *conglutination, test de ; hématies trypsinisées, procédé des ; hémolyse à l'acide, test d'* ; *anticorps monovalent*).

anticorps inhibant V. *anticorps incomplet*.

anticorps irrégulier. V. *agglutinine irrégulière*.

anticorps monovalent. Anticorps dont la molécule ne peut fixer qu'une seule molécule de l'antigène correspondant ; il ne précipite pas en présence de cet antigène. Les *anticorps incomplets* (v. ce terme) sont monovalents.

anticorps naturel. V. *anticorps*.

anticorps neutralisant. V. *anticorps*.

anticorps réaginique. V. *réagine*.

anticorps régulier. V. *agglutinine régulière*.

anticorps sérique. V. *anticorps*.

anticorps de type. Anticorps réagissant seulement avec les antigènes d'un des types, d'une des variétés, d'une bactérie ou d'un virus (p. ex. du virus grippal A_1 ou A_2).

antidéperditeur, *adj.* V. *aliment*.

antidiurétique (hormone). V. *pitressine*.

antidiurétique (syndrome de sécrétion inappropriée d'hormone). Syndrome caractérisé par une hémodilution avec baisse du taux du sodium et de la pression osmotique du plasma sanguin, tandis que, dans l'urine, le taux du sodium et la pression osmotique sont anormalement élevés. Il est dû à une hypersécrétion pathologique d'hormone antidiurétique (v. *pitressine*). Sa forme pure est le syndrome de Schwartz-Bartter. On le rencontre également, associé à d'autres éléments, au cours de diverses maladies : nerveuses, pulmonaires, endocriniennes, cardiaques, hépatiques.

antidote, *s. m.* (ἀντί, contre ; δοτός, donné). Contre-poison.

antidromique, *adj.* (ἀντί ; δρόμος, course). — *conduction a.* Se dit d'une conduction qui se ferait, dans une fibre nerveuse, en direction inverse du sens habituel (Langley).

antiendogène, *s. m.* Anticorps provenant des endo-antigènes. V. *auto-anticorps*.

antienzyme, *s. f.* V. *antiferment*.

antiferment, *s. m.* Syn. *antienzyme.* Substance capable de neutraliser spécifiquement l'activité diastasique d'un ferment. Elle peut apparaître dans le sérum sanguin à la suite de l'injection de ce ferment ou de son anaferment.

antifibrinolysine, *s. f.* Syn. *antiplasmine.* Ferment sanguin qui, au cours de la coagulation normale, s'oppose à la dissolution du caillot. La fibrine peut gêner cette action.

antifolique, *adj.* Dont l'action est opposée à celle de l'acide folique. — *s. m.* Nom donné à certains médicaments (aminoptérine) chimiquement voisins de l'acide folique et qui se comportent comme des antivitamines ; ils provoquent l'aplasie de la moelle osseuse et ont été employés dans le traitement de la leucose aiguë.

antifongique ou **antifungique,** *adj.* et *s. m.* (ἀντί ; *fungus*, champignon). Qui s'oppose au développement des champignons. — Nom donné à une famille d'antibiotiques (v. ce terme) isolés des *Streptomyces*, actifs contre les champignons dont ils attaquent la membrane : ils les détruisent (fongicides) ou ils arrêtent leur croissance (fongistatiques). On les emploie localement (nystatine, pimaricine, variotine, etc.) ou par voie générale (amphotéricine B, fluorocytosine, griséofulvine).

antigène, *s. m.* (ἀντί, contre; γεννᾶν, engendrer). Toute substance qui, apparaissant dans un organisme qui ne la possédait pas, provoque chez celui-ci la formation d'un anticorps spécifique avec lequel elle peut se combiner de façon élective (v. *antigénique, site*). Ce peuvent être des corps figurés vivants ou morts (cellules des tissus, élément d'une cellule, microbes) ou leurs produits d'élaboration (sécrétions cellulaires, toxines), ou des composés organiques (albumines, nucléines). V. *anticorps*. Un *a.* est composé de deux éléments : une substance protéique et un haptène (v. ce terme). — Les *a.* assurent le caractère spécifique, individuel, des cellules qui les portent.

antigène antisulphoglucoprotéine. V. *antigène tumoral.*

antigène Australia ou **Australie** (ou **Au**) (découvert en 1964 par B. S. Blumberg chez un aborigène australien). Syn. *antigène S.H.* (Serum Hepatitis) (Price, 1968) ou *H* (Hépatite), *antigène Au/S.H.* Antigène trouvé dans le sérum de sujets atteints d'hépatite et de certains individus sains, surtout de ceux ayant reçu de nombreuses transfusions sanguines ou soumis à des épurations rénales ou à des traitements immuno-dépresseurs. Cet antigène correspond au virus de l'hépatite d'inoculation (virus B), dont il représente l'enveloppe (v. *icron*). Vu au microscope électronique, il se présente comme des particules (particules Au) soit en forme de cocardes (particules de Dane) qui correspondraient au virus B complet, soit sous des formes sphériques ou tubulaires qui seraient des fragments de virus. Des *anticorps anti-Au* ont été trouvés dans certains sérums et forment, avec les particules d'antigène, des complexes immuns (v. ce terme). La découverte de cet antigène permet d'éliminer les donneurs de sang qui en sont porteurs, et qui peuvent transmettre l'hépatite post-transfusionnelle.

antigènes carcino-fœtaux ou **carcino-embryonnaires.** V. *antigènes fœtaux.*

antigène carcino-fœtal glial. V. *antigène tumoral.*

antigène cilié. V. *a. H.*

antigène commun. V. *antigène hétérophile.*

antigène embryonique. V. *alphafœto-protéine.*

antigènes embryonnaires. V. *antigènes fœtaux.*

antigène endogène. V. *endogène.*

antigène érythrocytaire. Antigène présent dans les globules rouges, et aussi dans les leucocytes et les différents tissus de l'organisme. Il existe plus de 130 *a. e.*, mais deux seulement sont importants en pratique : l'*a. A* et l'*a. B*, dont la présence ou l'absence caractérise les groupes sanguins et commande les compatibilités sanguine et tissulaire. V. *groupes sanguins, agglutinogène* et *histocompatibilité.*

antigène externe. V. *a. H.*

antigène flagellaire. V. *a. H.*

antigène F. V. *Forssman (phénomène de).*

antigènes fœtaux. Syn. *antigènes carcino-fœtaux* ou *embryonnaires* ou *carcino-embryonnaires.* Variétés de glycoprotéines qui, normalement, existent seulement chez l'embryon. Chez l'adulte, on les trouve avant tout dans le sérum des cancéreux, d'où l'intérêt diagnostique et pathogénique de leur recherche. La mieux connue de ces substances antigéniques sécrétée par les cancers est l'alpha-fœto-protéine (v. ce terme). On a décrit également une gammafœto-protéine d'abord dans le cancer colique (Gold et Freedman, 1965), puis dans d'autres cancers et même au cours de maladies non cancéreuses : cirrhoses du foie, colites.

antigène fœtospécifique. V. *alphafœtoprotéine.*

antigène de Frei. V. *Frei (réaction de).*

antigène de greffe. V. *antigène tissulaire*.

antigène H. (*Hauch*, en allemand : film, les formes ciliées de *proteus* formant une pellicule sur les milieux de culture solide). Antigène microbien fixé sur les flagelles ou les cils du germe (*a.* flagellaire, cilié ou externe) ; il n'existe que sur les germes mobiles.

antigène hétérophile. Antigène présent dans des organismes vivants d'espèces différentes et provoquant toujours, quelle que soit son origine, la formation d'un anticorps doué des mêmes propriétés (anticorps hétérophile, v. ce terme). C'est un *a. commun* ; l'*a. F.* en est un exemple.

antigène d'histocompatibilité. V. *antigène tissulaire*.

antigène HLA. Ces antigènes sont les plus importants des antigènes leuco-plaquettaires ou tissulaires ; ils sont groupés dans le système HLA. V. ce terme et *antigène tissulaire*.

antigène Ia (*Associé à I*, v. *antigène Ir*). Antigène de groupe tissulaire découvert dans le système H-2 de la souris (homologue du système HLA de l'homme). Il se trouve surtout à la surface des lymphocytes B et intervient dans le déclenchement de l'immunité cellulaire et dans la coopération des deux sortes de lymphocytes, T et B. De tels antigènes existent probablement chez l'homme dans la série HLA-D. V. *système HLA*.

antigène Ir (de *Réponse Immune*). Antigène de groupe tissulaire découvert dans le système H-2 de la souris (homologue du système HLA de l'homme). Il jouerait un rôle dans le déclenchement de l'immunité humorale. De tels antigènes existent probablement chez l'homme dans la série HLA-D. V. *système HLA*.

antigène leucocytaire (Jean Dausset, 1958). Antigène présent dans certaines sortes de globules blancs (leucocytes, polynucléaires neutrophiles).

antigène leucoplaquettaire. Antigène présent dans les globules blancs et les plaquettes, et aussi dans la plupart des tissus de l'organisme. Ce sont des antigènes tissulaires (v. ce terme).

antigène O. (*Ohne Hauch*, en all. : sans film, les formes non ciliées de *proteus* ne formant pas de pellicule). Antigène microbien fixé sur le corps même du germe (*a. somatique*).

antigène partiel. V. *partigène*.

antigène plaquettaire. Antigène présent dans les plaquettes sanguines.

antigène de réponse immune. V. *antigène Ir*.

antigène somatique. V. *antigène O*.

antigène de surface. Antigène fixé sur la membrane cellulaire. Les *a. de s.* y sont répartis irrégulièrement par plaques, en des sites particuliers. Ce sont les antigènes d'histocompatibilité, les antigènes tumoraux sont des *a. de s.* (v. *antigène tissulaire*).

antigène Sutter. V. *groupes sanguins*.

antigène tissulaire. Syn. *antigène d'histocompatibilité, de greffe* ou *de transplantation*. Antigène présent dans toutes les cellules de l'organisme et jouant un rôle dans la défense de l'individu ; p. ex. en cas de greffe de tissu ou d'organe, les *a. t.* commandent l'acceptation ou le rejet de cette greffe. La greffe sera acceptée si receveur et donneur possèdent les mêmes *a. t.* ; sinon elle sera rejetée. Les *a. t.* présents dans le greffon susciteront alors chez le receveur la formation d'anticorps responsables du rejet de la greffe : ce sont, dans ce cas, des antigènes d'histo-incompatibilité. Les *a. t.*, de nature lipoprotéinique, dépendent des gènes d'histocompatibilité. Ils comprennent, outre les antigènes érythrocytaires du système ABO, les antigènes leucoplaquettaires, (essentiellement ceux du système HLA) et sont localisés à la surface des cellules. V. *groupe tissulaire, histocompatibilité, système HLA, rejet de greffe* (*phénomène du*).

antigène de transplantation. V. *antigène tissulaire*.

antigène tumoral. Antigène présent dans les tissus cancéreux : antigène des cellules leucémiques et des cellules sarcomateuses, alpha-fœto-protéine, antigène carcino-embryonnaire, antigène anti-sulfogluco-protéine, antigène carcino-fœtal glial, etc. La plupart de ces antigènes existent normalement chez l'embryon (v. *antigènes fœtaux*). Ils sont proches des antigènes tissulaires par leur siège à la surface de la membrane cellulaire et par les réactions immunitaires qu'ils provoquent.

antigène Vi (facteur de virulence). Variété d'*a.* somatique présent dans les germes qui viennent d'être extraits de l'organisme et ont leur virulence maxima.

antigènes (concurrence des). Théorie soutenue par les auteurs allemands d'après laquelle le même organisme serait incapable de faire les frais de plusieurs immunisations artificielles entreprises au moyen d'un mélange d'antigènes de nature différente (vaccin microbien et anatoxine). Cette théorie est ruinée par l'efficacité des vaccinations associées et doit être remplacée par celle de la *synergie des a.* (G. Ramon).

antigène (réaction de l'). Syn. *réaction de Debré et Paraf* (1911). Méthode qui consiste à rechercher dans les humeurs, au moyen de la réaction de fixation de Bordet et Gengou, non pas un anticorps, mais un antigène. Elle a été appliquée au diagnostic de la tuberculose. L'antigène, germe pathogène ou substance spéciale émanant du bacille, est mis en évidence dans un exsudat séreux ou purulent, dans une urine, etc., en prenant comme anticorps un sérum de tuberculeux. La combinaison de l'antigène et de l'anticorps qui se forme alors, si le produit examiné contient un antigène tuberculeux, est décelée par la constatation de la déviation du complément.

antigénétique (pouvoir). V. *bactériostatique*.

antigénicité, *s. f.,* **antigénie,** *s. f.* ou **antigénique (potentiel).** Pouvoir de se comporter comme un antigène, c.-à-d. de provoquer la formation d'anticorps. — Pour certains, l'antigénicité serait la faculté, pour l'antigène, de modifier le comportement immunologique, à son sujet, de l'organisme dans lequel il est introduit, sans pour cela qu'il y ait forcément production d'anticorps ; p. ex. en provoquant un état de tolérance immunitaire (v. ce terme). Elle diffère ainsi du pouvoir immunogène (v. *immunogène*).

antigénique, *adj.* Qui se rapporte à un antigène.

antigénique (site ou **déterminant).** Partie limitée de la molécule d'un antigène, spécialement adaptée à certaines parties de l'anticorps spécifique : elle conditionne l'aptitude de l'antigène à se combiner électivement à l'anticorps correspondant. Un antigène possède généralement plusieurs sites récepteurs, chacun d'eux pouvant s'unir avec un anticorps spécifique différent. V. *récepteur de reconnaissance* ou *de membrane, sensibilisation* et *fragment Fab*. — s. a. *Gm* ; s. a. *Inv.* V. *immunoglobuline*.

antigénothérapie, *s. f.* (Maurice Nicolle). Emploi thérapeutique de toutes les substances qui peuvent engendrer des anticorps. Ce terme comprend la *vaccinothérapie*, la *bactériothérapie* et la *protéinothérapie*.

antiglobuline, *s. f.* Globuline sérique agissant comme un anticorps vis-à-vis d'autres globulines (parmi celles-ci, des immunoglobulines) porteuses de sites antigéniques, et qui se comportent comme des antigènes. V. *groupes sanguins — sériques —, immunoglobuline* et *Coombs* (test de).

antiglobuline (test à l'). V. *Coombs* (test de).

antihelmintique, *adj.* et *s. m.* V. *vermifuge*.

antihémophiliques (facteurs ou **globulines** ou **substances). —** *facteur a. A.* V. *thromboplastinogène*. — *facteur a. B.* V. ce terme.

antihistaminique, *adj.* Qui s'oppose aux effets de l'histamine.

antihistaminothérapie, *s. f.* Emploi thérapeutique des substances qui s'opposent aux effets de l'histamine. L'*a.* est employée dans les maladies allergiques.

antihormone, *s. f.* (Collip, 1934). Substance qui s'oppose aux effets d'une hormone en agissant sur l'organe, le tissu ou la cellule électivement sensible à cette hormone (organe, tissu ou cellule-cible; v. *récepteur*).

antilipotropique (substance). V. *lipotropique (substance)*.

antiluétique, *adj.* Antisyphilitique.

antilysine, *s. f.* Substance dont l'action s'oppose à celle des lysines.

antimalarique, [*adj.* V. *antipaludéen.*

antimétabolique, *adj.* Qui entrave le métabolisme. V. *antimétabolite*.

antimétabolite, *s. m.* Substance entravant le métabolisme. En particulier, médicament (les antifoliques [v. ce terme] : Méthotrexate [n. dép.] ; les thiopurines : azathioprine : Imurel [n. dép.] et 6-mercaptopurine : Purinéthol [n. dép.]) s'opposant à certaines réactions chimiques intracellulaires et par conséquent à la croissance des cellules (traitement des cancers et des leucoses). V. *immuno-dépresseur* et *paramétabolite*.

antimitotique *adj.* Qui empêche la mitose. — *s. m.* Syn. *composé radiomimétique*. Médicament qui, comme les rayons X et les radiations émises par les corps radio-actifs, empêche la prolifération cellulaire; on étudie leur action sur les cancers et les leucémies (radioisotopes, colchique et ses dérivés, moutardes azotées). Certains antibiotiques sont antimitotiques, car ils agissent non seulement sur les bactéries, mais aussi sur les cellules des mammifères: dans les noyaux de celles-ci, ils empêchent la synthèse des ribosomes en inhibant la transcription du code génétique de l'A.D.N. sur l'A.R.N.-messager (v. *ribonucléique, acide*). Leur emploi dans le traitement des cancers est rendu délicat par leur toxicité. Ex. : actinomycine, mitomycine, bléomycine. V. *antibiotique, antifolique, antimétabolique, ribosome*.

antipaludéen, enne, *adj.* Syn. *antimalarique.* Qui s'oppose au paludisme (ou malaria).

antiparkinsonien, enne, *adj.* Qui diminue la rigidité ou le tremblement de la maladie de Parkinson. — *s. m.* Médicament possédant ces propriétés.

antipellagreuse (vitamine). Vitamine PP (Préventive de la Pellagre), identifiée avec l'amide nicotinique ou nicotinamide ou niacine. Elle joue, comme constituant essentiel de la cozymase, un rôle important dans la respiration cellulaire. Sa carence entraîne la pellagre classique ou des formes légères de pellagre, de l'anorexie, des troubles digestifs (aphtes, glossite), des troubles mentaux, des lésions cutanées, de la porphyrinurie, etc. La vitamine PP fait partie du groupe des vitamines B.

antipéristaltique, *adj.* (ἀντί, contre; περί, autour; στέλλειν, resserrer). Se dit des contractions qui se font de bas en haut dans l'intestin et l'estomac.

antipernicieux (principe). V. *Castle (théorie de)*.

antiphage, *s. m.* (ἀντί, contre; φαγεῖν, manger). Nom donné à des substances existant dans le sérum de certains malades; elles augmentent chez eux la résistance des germes pathogènes et s'opposent à l'action lytique du bactériophage.

antiphagine, *s. f.* (N. Tchistovitch et Yourévitch, 1908). Substance qui défend les microbes contre l'englobement par les phagocytes; elle se rencontre dans les cultures virulentes et diffère des agressines par sa résistance à l'action de la température de 70°.

antiphlogistique, *adj.* (ἀντί, contre; φλόξ, ογός, flamme). Qui combat l'inflammation.

antiphone, *s. m.* (ἀντί, contre; φωνή, son). Obturateur du conduit auditif externe destiné à amortir les sons violents (canonniers).

antiphtères, s. m. pl. (ἀντί, contre; φθείρειν, corrompre). Nom donné par Audibert (1903) aux granulations des cellules éosinophiles qui, d'après le auteur, auraient une action légèrement antitoxique.

antiplaquettaire, adj. Qui s'oppose à l'action des plaquettes, et en particulier à leur agrégation qui provoque la formation d'un thrombus blanc.

antiplasmine s. f. V. antifibrino-lysine.

antipolyurique (hormone). V. pitressine.

antiprolactinique, adj. Qui s'oppose à l'action de la prolactine.

antipsychotique, adj. Qui s'oppose aux troubles mentaux.

antipyrétique, adj. (ἀντί, contre; πυρετός, fièvre). Qui combat la fièvre.

antipyrinide, s. f. Eruption cutanée de nature toxique provoquée par l'antipyrine.

antirachitique, adj. Se dit de tout ce qui s'oppose au rachitisme, soit pour le combattre, soit pour le prévenir.

antirénine, s. f. Anticorps apparaissant, chez l'animal, à la suite d'injections répétées de rénine (v. ce terme) provenant d'un animal d'une autre espèce. Il peut remédier à certaines hypertensions artérielles d'origine rénale expérimentales.

antiscorbutique, adj. et s. m. Qui combat le scorbut. — vitamine a. V. ascorbique (acide).

antisepsie, s. f. (ἀντί, contre; σηπτικός, putréfié). Méthode qui consiste à combattre ou prévenir les maladies septiques ou infectieuses, d'ordre médical aussi bien que chirurgical, en détruisant systématiquement les bactéries qui en sont la cause. — a. physiologique de l'organisme. V. auto-antisepsie.

antiseptique, adj. Qui détruit les microbes et empêche leur développement. — s. m. Substance jouissant de cette propriété.

antisérum, s. m. Syn. sérum précipitant. Sérum d'un animal préparé par des injections d'un sérum étran-

ger, jouant le rôle d'antigène. Il est ainsi appelé parce qu'il renferme un anticorps. V. précipitine.

anti-sludge, adj. et s. m. V. anti-agrégant.

antisomeilleux, euse, adj. Qui est destiné à lutter contre la maladie du sommeil.

antispasmodique, adj, et s. m. (ἀντί; σπάω, je contracte). Médicament destiné à combattre l'état spasmodique, c'est-à-dire les contractures, crampes et convulsions.

antistéatogène (substance) (ἀντί; στέαρ, graisse; γεννᾶν, engendrer). V. lipotropique (substance).

antistreptokinase, s. f. Substance inhibant l'action de la streptokinase (v. ce terme).

antistreptolysine O (A.S.L. O), s. f. Anticorps neutralisant la streptolysine O. Il apparaît dans le sérum au cours des infections à streptocoques hémolytiques A, C ou G et au cours du rhumatisme articulaire aigu; sa recherche aide au diagnostic des formes atypiques de cette dernière maladie. On considère comme pathologiques que des taux d'a. excédant 200 unités par ml de sérum.

antisudoral, adj. et s. m. (ἀντί; sudor, sueur). Qui lutte contre la production de la sueur.

antisulfamide, adj. et s. m. Nom donné à des substances qui s'opposent à l'action bactériostatique des sulfamides. La plus importante serait l'acide p. aminobenzoïque, facteur essentiel du métabolisme bactérien. V. Wood (phénomène de) et para-aminobenzoïque (acide).

antithermique, adj. et s. m. (ἀντί; θέρμη, chaleur). Qui abaisse la température ou s'oppose à la production de chaleur.

antithrombine, s. f. Substance qui existe dans le sang circulant, antagoniste des coagulants. Elle intervient, une fois le caillot constitué, pour neutraliser lentement la thrombine restant en excès. Elle serait formée principalement dans le foie, mais aussi dans d'autres organes. On distingue : l'a. I, qui est la fibrine capable, par absorption, de fixer des quantités importantes de thrombine ; l'*a. III* qui inactive progressivement la thrombine adhérant transitoirement à la fibrine ou qui agit comme co-facteur de l'héparine, neutralisant alors aussi le facteur X (ou Stuart) ; l'*a. VI*, produit des réactions fibrinolytiques qui se développent après la formation de la fibrine.

antithromboplastinogène, *s. m.* Anticorps anticoagulant apparaissant exceptionnellement chez un hémophile à la suite de nombreuses transfusions de sang ou de plasma. Il empêche l'action du thromboplastinogène du sang transfusé.

antithyroïdien, *adj.* Qui s'oppose à l'action du corps thyroïde. — *s. m.* Substance qui empêche la formation des hormones thyroïdiennes.

antitoxine, *s. f.* (ἀντί ; τοξικόν, poison). Substance (anticorps) produite par l'organisme pour combattre les effets d'une toxine. Elle devient de plus en plus abondante à mesure que l'immunité devient plus forte ; on la trouve dans le sérum.

antitoxique, *adj.* Qui agit contre une toxine. — *sérum a.* V. *sérum.* — *unité a.* (Ehrlich). « Dose de sérum capable de protéger contre 100 doses mortelles de toxine, la dose mortelle étant de 0,1 ml » (Dopter et Sacquépée).

antitryptique, *adj.* Se dit de la propriété que possède le sérum sanguin (*pouvoir a.*) d'empêcher la digestion des albumines par la protéase.

antituberculeux, *adj. et s. m.* Qui s'oppose au développement de la tuberculose. — On donne ce nom à une famille d'antibiotiques (v. ce terme) ayant en commun leur activité contre le bacille de la tuberculose, mais différents par leur composition et leur mode d'action : l'acide para-aminosalicylique (P.A.S.) se comporte comme les sulfamides, la cyclosérine s'attaque à la paroi du bacille et l'isoniazide agit comme antimétabolite.

antivirus, *s. m.* (Besredka). Substance particulière se formant dans les vieilles cultures et pouvant être séparée des microbes par filtration ou centrifugation ; « les *a.* arrêtent le développement des germes dont ils sont issus », d'où leur nom.

antivirusthérapie, *s. f.* Emploi thérapeutique des antivirus. Les antivirus ayant une action purement locale, en renforçant l'immunité naturelle des cellules réceptives, doivent être mis à leur contact et ne trouvent leur application thérapeutique que lorsque ces cellules sont accessibles directement (pansement, instillation, etc.).

antivitamine, *s. f.* Substance capable d'inhiber à des doses proportionnelles de vitamine de croissance des germes, et dont le type est la sulfamide (v. *antisulfamide* et *Woods, phénomène de*). — *a. K. V. dicoumarine.*

antixénique, *adj.* (ἀντί ; ξένος, étranger). Qui s'oppose à des substances étrangères.

antixérophtalmique, *adj.* Qui s'oppose à la xérophtalmie. — *vitamine a.* V. *axérophtol.*

Anton-Babinski (syndrome d') (A., 1898 ; B., 1914). Perte de la conscience d'une moitié du corps paralysé et insensible ; le malade méconnaît son hémiplégie gauche, qui lui est indifférente. Ce trouble est lié à une lésion corticale du lobe pariétal droit ; il s'accompagne parfois d'une hémianopsie. V. *pariétal (syndrome), anosognosie, anosodiaphorie* et *hémiasomatognosie.*

antonin (faciès). Aspect du visage au cours de la lèpre nerveuse : l'atrophie musculaire donne au visage un aspect émacié, pâle, immobile, avec inocclusion et éversion des paupières, yeux fixes, secs et vagues.

antonomasie, *s. f.* (ἀντονομασία, expression contraire à l'idée) (Luys). Variété d'aphasie dans laquelle l'oubli des mots porte plus spécialement sur les substantifs.

antrectomie, *s. f.* (antrum ; ἐκτομή, ablation). Syn. *antro-pylorectomie.* Résection de l'antre du pylore, c.-à-d. de la portion horizontale de l'estomac précédant le pylore. V. *Péan* (*opération de*), *1°*.

antrite, *s. f.* Inflammation de l'antre mastoïdien, survenant au cours d'une otite moyenne. — Inflammation de l'antre du pylore.

antro-atticotomie, *s. f.* V. *attico-antrotomie.*

antro-duodénostomie, *s. f.* Opération qui consiste à mettre en communication l'antre pylorique et la 2e portion du duodénum; elle a été proposée en cas d'ulcère du bulbe duodénal.

antro-mastoïdite, *s. f.* Inflammation de l'antre et de la mastoïde, succédant presque toujours à une otite moyenne.

antro-pylorectomie, *s. f.* V. *antrectomie.*

antro-pylorite, *s. f.* Inflammation de l'antre du pylore.

antro-salpingite, *s. f.* Syn. *otite sèche sclérémateuse* (Duplay). Otite moyenne chronique survenant chez les arthritiques, caractérisée par un processus scléreux qui prend naissance dans la cavité de la caisse, gagne ensuite le labyrinthe et aboutit à la surdité.

antrotomie, *s. f.* Trépanation de l'apophyse mastoïde donnant accès à l'*antre mastoïdien* (cavité creusée dans l'épaisseur de l'apophyse et communiquant avec l'oreille moyenne).

Antyllus (méthode d') (Antyllos, chirurgien grec du IIIe siècle ap. J.-C.). Traitement de l'anévrisme artériel circonscrit par l'incision directe du sac après ligature de l'artère au-dessus et au-dessous.

antyphosclérose, *s. f.* (ἀντί ὑφῆς, à la place du tissu; sclérose) (Josué). Sclérose dans laquelle le tissu pathologique n'est pas surajouté aux éléments préexistants, mais se substitue à certaines portions détruites de l'organe.

anurie, *s. f.* (ἀν- priv.; οὖρον, urine). Absence d'urine dans la vessie. Elle est due à l'arrêt de la sécrétion rénale (*anurie vraie* ou *sécrétoire*) ou à un obstacle au cours de l'urine entre le rein et la vessie (*fausse anurie* ou *a. excrétoire*).

anus artificiel. Orifice anormal pratiqué sur l'intestin, au niveau des téguments de l'abdomen, permettant une dérivation totale des matières, et intéressant la paroi d'une anse de telle sorte que les deux bouts d'intestin, séparés par une sorte d'éperon, s'ouvrent à la peau.

anus contre nature. Ouverture anormale de l'intestin, siégeant en un point différent de l'anus ordinaire, et livrant continuellement passage à la plus grande partie ou à la totalité des matières (ce qui la distingue de la fistule stercorale); elle peut être congénitale, spontanée, chirurgicale ou accidentelle.

anuscope, *s. m.* Petit spéculum tubulaire destiné à l'examen du canal anal et de la partie inférieure du rectum.

anxiété, *s. f.* (ἄγχω, j'étrangle). Sentiment d'un danger imminent et indéterminé s'accompagnant d'un état de malaise, d'agitation, de désarroi et d'anéantissement devant ce danger. Dans les formes sévères, les réactions neuro-végétatives caractéristiques de l'angoisse s'y ajoutent (v. *angoisse*). — L'inquiétude, l'anxiété et l'angoisse sont trois degrés d'un même état (Littré). — *a. paroxystique pure* (Brissaud, 1890). Variété d'angoisse essentielle due à un trouble passager de l'irrigation bulbaire. Elle survient à l'improviste, surtout la nuit, s'accompagne de tremblements, de sueurs froides, de pâleur livide, et rappelle à la fois l'angine de poitrine et l'asthme. — *a. vestibulaire. A.* provoquée, chez les malades atteints d'altérations vestibulaires, par l'importance des troubles de leur équilibre.

anxieux, *adj.* Qui s'accompagne d'anxiété. Ex.: *agitation anxieuse, états anxieux.*

anxiogène, *adj.* (anxiété; γεννᾶν, engendrer). Qui provoque l'anxiété ou l'angoisse.

anxiolytique, *adj.* (anxiété; λυτικός, qui dissout). Qui apaise l'anxiété ou l'angoisse.

aorte à cheval ou **aorte biventriculaire.** V. *dextroposition de l'aorte.*

aorte plicaturée. Syn. *pseudo-coarctation* et en angl. *kinking of the aorta*, *buckling of the aorta* (*kink* : coque d'un nœud; *buckle*, boucle). Anomalie de l'aorte thoracique dont l'isthme est attiré en avant par un ligament artériel court. Au-dessus et en dessous de cette plicature, l'aorte, parfois élargie, décrit une sinuosité à convexité postérieure, une boucle, une « coque » qui donne sur les radiographies une image qui rappelle celle de la coarctation aortique. Cette anomalie n'entraîne aucune perturbation hémodynamique.

aortectomie, s. f. (aorte; ἐκτομή, ablation). Ablation d'une partie de l'aorte.

aortique, adj. Qui a rapport à l'aorte ou aux valvules situées à son orifice. — *insuffisance a.* V. *insuffisance valvulaire.* — *rétrécissement a.* V. *rétrécissement valvulaire.*

aortite, s. f. Inflammation des tuniques de l'aorte.

aorto-artériographie, s. f. Radiographie de l'aorte et de ses branches après injection, dans l'appareil circulatoire, d'un liquide opaque aux rayons X.

aortographie, s. f. (ἀορτή; γραφή, écriture) (Castellanos, Pereiras et Garcia, 1938). Radiographie de l'aorte après injection dans le vaisseau d'un liquide opaque aux rayons X.

aorto-myocardite, s. f. Association de lésions myocardiques et aortiques.

aortotomie, s. f. (aorte; τομή, section). Ouverture chirurgicale de l'aorte.

aoutat, s. m. V. *rouget.*

apareunie, s. f. (ἀ- priv.; πάρευνος, compagnon de lit). Impossibilité totale de copulation par malformation des organes génitaux féminins.

aparnétique (syndrome) (ἀπάρνησις, reniement). Attitude de refus vis-à-vis de leur maladie, décrite chez les tuberculeux par André Gilles en 1934.

APC (virus). V. *adénovirus.*

apeïdose, s. f. (ἀπεῖδον, aor. 2 d'ἀφοράω, je fixe les yeux de différents points sur une même chose). Processus suivant lequel des causes différentes provoquent une même lésion, processus dit *de convergence.*

apepsie, s. f. (ἀ- priv.; πέψις, digestion) (Hayem). Trouble du processus chimique de la digestion, caractérisé par la disparition de la réaction fermentative du suc gastrique.

apéristaltisme, s. m. Absence de péristaltisme d'une partie ou de la totalité de l'intestin.

Apert (maladie d'). V. *acrocéphalosyndactylie.*

Apert (syndromes d'). 1º V. *acrocéphalosyndactylie.* — 2º Déformation congénitale de la cage thoracique en forme d'entonnoirs situés de chaque côté du sternum, coïncidant avec un souffle systolique au foyer pulmonaire, sans cyanose. Cette malformation, compatible avec une parfaite santé, serait due à la pression des deux coudes du fœtus sur la face antérieure du thorax pendant la vie intra-utérine.

Apert et Crouzon (syndrome d'). V. *dyscéphalo-syndactylie.*

Apert et Gallais (syndrome d') (1910-12). V. *génito-surrénal (syndrome).*

apesanteur, s. f. V. *agravité.*

apex orbitaire (syndrome de l') (Rollet, 1927). Syn. *syndrome de Rollet.* Ensemble de symptômes caractérisé par un syndrome de la fente sphénoïdale (v. ce terme) associé à l'atteinte du nerf optique. Il en résulte, outre l'ophtalmoplégie et l'anesthésie dans le domaine du nerf ophtalmique, une atrophie optique aboutissant à la cécité unilatérale complète.

apexcardiogramme, s. m. V. *apexogramme.*

apexien, adj. (apex, sommet). Syn. *apical, mucronal.* Qui a rapport à l'extrémité d'un organe de forme conique. — *abcès dentaire apical.* — *caverne apicale du poumon.* — *foyer apexien de pétrosite.* — *souffle cardiaque apexien* ou *mucronal.*

apexite, s. f. Pétrosite limitée à la pointe du rocher. — Ce mot pourrait désigner une inflammation localisée au sommet ou à la pointe d'un organe plus ou moins conique comme le poumon,

apexocardiogramme, *s. m.* (apex, sommet ; καρδία, cœur ; γραμμά, écrit). V. *apexogramme.*

apexo-axillaire, *adj.* Se dit d'un souffle, d'un roulement entendu à la pointe du cœur et irradiant vers l'aisselle.

apexogramme, *s. m.* (apex ; γραμμά). Syn. *apexocardiogramme, apexcardiogramme, cardiogramme, cardiogramme apexien.* Courbe obtenue par l'enregistrement graphique du choc de la pointe du cœur à travers la paroi thoracique. Elle montre d'abord une petite onde *a* due à l'achèvement du remplissage du ventricule gauche lors de la systole auriculaire ; puis une grande onde ventriculaire systolique commençant 0,02 sec. après le début de l'onde QRS de l'électrocardiogramme (point *A*), s'élevant très rapidement (segment *AB*), se continuant par un plateau (*segment BC*) et descendant rapidement (segment *CD*) jusqu'au point *D* (ou *O*), le plus bas de la courbe, qui correspond à l'ouverture de la valvule mitrale. Le tracé remonte ensuite pendant la diastole — au moment où le ventricule se remplit — d'abord rapidement (avec une petite onde *E* dite de remplissage ventriculaire rapide) puis lentement.

Apgar (indice d') (1953). Chiffre permettant d'apprécier l'état de santé d'un nouveau-né, calculé dans les minutes qui suivent la naissance, en faisant intervenir la fréquence cardiaque, la respiration, la coloration de la peau, le tonus musculaire et la réaction à l'excitation des téguments. Chacun de ces éléments est affecté d'un coefficient de 0 à 2 : un total de 10 indique un état excellent ; un chiffre inférieur à 7, un état anormal.

aphagocide, *adj.* (ά- priv. ; φαγεῖν, manger ; caedere, tuer). Se dit de l'action bactéricide exercée par les leucocytes vivants, en dehors d'eux,

par suite de l'issue dans le sérum de leur substance active.

aphagopraxie, *s. f.* V. *apractophagie.*

aphakie, *s. f.* (ά- priv.; φακός, lentille). Absence de cristallin, d'origine traumatique ou opératoire.

aphalgésie, *s. f.* V. *haphalgésie.*

aphaque, *adj.* Se dit de l'œil privé de cristallin. — *s. m.* Sujet dont l'œil est privé de cristallin.

aphasie, *s. f.* (ά- priv.; φάσις, parole). Pour Trousseau, qui a créé ce mot en 1864, c'était l'impossibilité de traduire la pensée par des mots, malgré l'intégrité fonctionnelle de la langue et du larynx. — Depuis, le sens de ce mot a été étendu; il signifie maintenant le défaut d'adaptation du mot à l'idée, qu'il s'agisse d'une idée à transmettre (*aphasie motrice*), ou d'une idée à recevoir (*aphasie sensorielle*). D'une façon encore plus générale, l'*aphasie* est la perte de la mémoire des signes au moyen desquels l'homme échange ses idées avec ses semblables.

aphasie amnésique (Pitres). Léger degré de l'aphasie de Wernicke qui se limite à l'oubli plus ou moins marqué des substantifs.

aphasie de Broca. Variété d'aphasie caractérisée essentiellement par la perte de l'expression motrice du langage (anarthrie, agraphie) avec atteinte modérée de la compréhension de la parole et de la lecture. Elle est souvent associée à des troubles intellectuels et à de l'hémiplégie. Elle est due à une lésion siégeant dans les territoires, superficiel et profond, de l'artère sylvienne.

aphasie de conductibilité. V. *aphasie de Wernicke.*

aphasie congénitale. V. *audi-mutité.*

aphasie d'évolution. V. *audi-mutité.*

aphasie d'intégration. V. *audi-mutité.*

aphasie léthologique. V. *léthologique.*

aphasie motrice. Impossibilité d'exprimer la pensée par la parole (*aphémie* ou *aphasie motrice vocale*), le chant (*amusie motrice*), l'écriture (*agraphie* ou *aphasie motrice gra-*

phique), ou les gestes (*amimie motrice*) (v. ces mots). L'*a. m.* est rarement pure et se complique le plus souvent de troubles de la compréhension du langage, constituant alors l'aphasie de Broca (v. ce terme). V. *amnésie phono-cinétique.* — *a. m. sous corticale.* V. *anarthrie.*

aphasie nominale (Head). Variété d'aphasie caractérisée par un défaut de compréhension et d'usage des mots (mot employé pour un autre).

aphasie optique (Freund, 1888). Trouble du langage observé chez des aphasiques sensoriels; le malade ne peut nommer un objet soumis à son seul examen visuel, bien qu'il le reconnaisse; il prononce immédiatement son nom s'il le palpe, le goûte, le flaire. Elle s'accompagne souvent de *cécité psychique.*

aphasie de réception. V. *audimutité.*

aphasie sémantique (Head). Variété d'aphasie caractérisée par l'impossibilité d'adapter le mot au sens général de la phrase.

aphasie sensorielle. Impossibilité de comprendre les sons émis (*surdité verbale, surdité musicale, amusie réceptive*), les signes écrits (*cécité verbale* et *musicale*) ou les gestes (*amimie réceptive*) (v. ces mots). — L'*a. s.* est rarement pure et se complique le plus souvent de troubles du langage parlé, constituant alors l'aphasie de Wernicke. V. *aphasie de Wernicke.*

aphasie syntactique (Head). V. *agrammatisme,* 2°.

aphasie totale. Association de l'aphasie de Wernicke avec celle de Broca.

aphasie verbale (Head). Variété d'aphasie caractérisée par l'impossibilité de formuler les mots, oralement ou par écrit.

aphasie de Wernicke. Syn. *aphasie de conductibilité.* Variété d'aphasie caractérisée essentiellement par des troubles sensoriels ou de compréhension du langage (surdité et cécité verbales) entraînant secondairement des troubles de la parole : le malade parle, mais mal (paraphrasie, jargonaphasie). Elle est souvent associée à de gros troubles intellectuels et à de l'hémianopsie. Elle est due à une lésion de la région temporo-pariétale gauche.

aphelkia, *s. f.* (ἀφέλκω, je retire). Distraction, rêverie.

aphémesthésie, *s. f.* (ἀ- priv.; φήμη, parole; αἴσθησις, sensibilité) (Schaw, 1893). Défaut de compréhension du langage en général.

aphémie, *s. f.* (ἀ- priv.; φημί, je parle) (Broca, 1861). Syn. *alalie, anaudie, aphasie motrice vocale, aphrasie, aphtensie, laloplégie, logoplégie.* Impossibilité d'exprimer les idées et les sentiments en se servant de la parole.

aphlegmasique, *adj.* (ἀ- priv.; φλεγμασία de φλέγω, je brûle). Non inflammatoire.

aphonie, *s. f.* (ἀ- priv.; φωνή, voix). Perte plus ou moins complète de la voix, causée par une lésion ou une paralysie de l'organe de la phonation.

aphosphatasie, *s. f.* (Rathbun et Sobel). Affection congénitale très rare caractérisée par une absence de phosphatase alcaline. Elle se traduit par un rachitisme ou une ostéomalacie vitamino-resistants avec insuffisance rénale et néphrocalcinose d'évolution mortelle.

aphrasie, *s. f.* (ἀ- priv.; φράσις, manière de parler). 1° (Broca). V. *aphémie.* — 2° (A. de Fleury). V. *paraphasie.*

aphrodisiaque, *adj.* ('Αφροδίτη, Vénus). Qui excite l'appétit génésique. — *s. m.* Substance possédant cette propriété.

aphrodisie, *s. f.* ('Αφροδίτη, Vénus). Exagération morbide des désirs sexuels.

aphte, *s. m.* (ἅπτειν, brûler). Petite ulcération superficielle siégeant sur la muqueuse buccale ou pharyngée et succédant à une vésicule. — *a. de Bednar* ou *a. du palais.* V. *Bednar (aphte de).*

aphtenxie, *s. f.* (ἀφθεγξία, silence) (Popham, 1865). V. *aphémie.*

aphteux, euse, *adj.* — *fièvre a.*
Maladie éruptive épidémique et
contagieuse, due à un virus filtrant,
spéciale aux bovidés, caractérisée par
le développement d'aphtes sur la
muqueuse buccale, l'espace inter-
digité et les trayons. Des formes
malignes s'accompagnent de localisation digestives, respiratoires et
nerveuses. Elle peut se transmettre
au mouton, au chien, au porc et
même à l'homme. — *stomatite a.*
Eruption vésiculeuse siégeant sur
la muqueuse buccale et laissant
après elle des ulcérations superficielles. Elle s'accompagne parfois
de phénomènes généraux (fièvre,
céphalée, étourdissements) et de
troubles gastro-intestinaux consistant surtout en diarrhée et en hémorragies. Elle a été considérée
dans ces cas comme une maladie
contagieuse, inoculable, analogue
à la fièvre aphteuse des bovidés.

aphthongie, *s. f.* V. *aphtongie.*

aphtisation, *s. f.* Procédé d'immunisation active contre la fièvre
aphteuse qui utilise l'inoculation
du virus intégral de cette maladie. Analogue à la variolisation,
il est dangereux et doit être abandonné.

aphtongie, *s. f.* (ἄφθογγος, muet)
(A. de Fleury). Impossibilité de
parler due au fait que le moindre
essai provoque des crampes dans
le territoire du nerf grand hypoglosse (muscles de la langue).

aphtose, *s. f.* (Touraine, 1941).
Maladie infectieuse générale, due
à un ultra-virus, à début brusque et
souvent fébrile, évoluant par courtes
poussées récidivantes, et de pronostic presque toujours bénin. Les
manifestations muqueuses (aphtes
buccaux et génitaux) sont de
beaucoup les plus fréquentes; il
peut en exister d'autres : cutanées,
oculaires (conjonctivite, kératite,
iritis; v. *Behçet, syndrome de*), articulaires, viscérales, vasculaires, nerveuses.

aphylaxie, *s. f.* (Wright). Absence de
phylaxie.

apical, *adj.* (*apex,* sommet). V.
apexien.

**apico-costo-vertébral douloureux
(syndrome).** V. *Pancoast et Tobias*
(*syndrome de*).

apicolyse, *s. f.* (*apex,* sommet; λύειν,
délier). Pneumolyse (v. ce terme)
localisée à un sommet pulmonaire
dont elle permet l'affaissement
électif. Le décollement chirurgical
peut être : 1° soit *endofascial* (*opération de Tuffier*), le clivage passant entre : en dedans la plèvre
pariétale, en dehors le fascia endothoracique; la cavité extra-pleurale
ainsi obtenue devant être comblée
par une plastie (musculaire ou
graisseuse) ou par un plombage,
ou bien entretenue par une insufflation d'air (pneumothorax extra-
pleural); 2° soit *extra-fascial* (*opération de Semb*), le poumon recouvert du périoste costal et des
muscles intercostaux est décollé
du gril costal, dont il est temporairement séparé par une masse gazeuse, musculaire ou par des billes
de matière plastique.

apinéalisme, *s. m.* Syn. *syndrome de
Marburg* (1909). Insuffisance de
la sécrétion épiphysaire, à laquelle
on attribuait autrefois la macrogénitosomie consécutive à une
tumeur de la glande pinéale.

apithérapie, *s. f.* (*apis,* abeille;
θεραπεία, traitement). Emploi thérapeutique du venin d'abeille.

apituitarisme, *s. m.* Suppression
du fonctionnement de l'hypophyse. En clinique, elle réalise le
syndrome de Sheehan (v. ce terme).

aplaquettose, *s. f.* Diminution ou
absence des plaquettes sanguines.

**aplasia ossea microplastica, a.
periostalis.** V. *dysplasie périostale.*

aplasie, *s. f.* (ἀ- priv.; πλάσσειν,
façonner). Arrêt du développement
d'un tissu ou d'un organe survenant
après la naissance. Ex.: *a. artérielle,
a. médullaire, a. osseuse.* — *a.
germinale.* V. *Castillo, Trabucco et
H. de la Balze* (*syndrome de Del*). —
a. moniliforme. Dystrophie familiale du système pileux, caractérisée
par une alternance régulière de renflements et de rétrécissements des
poils.

aplasie normo-plasmocytaire ou **normo-globulinémique.** V. *alymphocytose : a. pure.*

aplasie thymique. V. *Di George (syndrome de).*

aplasie thymique héréditaire. V. *alymphocytose congénitale.*

aplasie thymo-lymphocytaire. V. *alymphocytose congénitale.*

aplasique ou **aplastique (anémie).** V. *anémie pernicieuse.*

aplasmocytose, s. f. Absence de plasmocytes dans la moelle osseuse et le tissu lymphoïde. L'*a.* caractérise les états pathologiques liés à une carence de l'immunité humorale (les immunoglobulines étant surtout produites par les plasmocytes), c.-à-d. les agammaglobulinémies (v. ce terme et *immunité*).

apnée, s. f. (ἀ- priv.; πνεῖν, respirer). Arrêt plus ou moins prolongé de la respiration.

apneumatose ou **apneumatosis,** s. f. (ἀ- priv.; πνεῦμα, ατος, souffle). V. *atélectasie.*

apocope, s. f. (ἀπό, de; κόπτειν, couper). « Blessure avec perte de substance » (Littré).

apocrine, adj. (ἀπο-κρίνω, j'exclus). Se dit d'une glande dont le produit de sécrétion est expulsé avec une partie de la cellule dans laquelle il a été accumulé. Processus intermédiaire entre l'holocrine et le mérocrine (v. ces termes).

apodie, s. f. (ἀ- priv.; πούς, ποδός, pied). « Monstruosité caractérisée par l'absence de pieds » (Littré).

apo-enzyme, s. f. Fraction protéique des enzymes hétéroprotéiniques. C'est elle qui donne à l'enzyme sa spécificité et détermine la vitesse de la réaction catalytique. L'autre partie de l'enzyme est la co-enzyme ou groupement prosthétique (v. ces termes, et *enzyme*).

apoferritine, s. f. Protéine formée dans la muqueuse intestinale. Elle capte le fer contenu dans les aliments, ionisé et transformé en sel ferreux dans l'estomac, assure son passage à travers la muqueuse digestive et forme alors la ferritine (v. ce terme).

apogamie, s. f. (ἀπό, hors de; γάμος, mariage). Syn. *apomixie.* Mode de reproduction sans fécondation, dans lequel le développement part d'une seule cellule végétative. On l'observe chez les protistes. V. *parthénogénèse.*

apogastrie, s. f. (Fr. Moutier). Altération dystrophique de la muqueuse de l'estomac, observée au cours de certaines anémies et de certaines avitaminoses.

apomixie, s. f. (ἀπό, indiquant le contraire; μίξις, mélange). V. *apogamie.*

aponévrectomie, s. f. Résection d'une aponévrose. — (Kocher). Opération pratiquée dans les cas de rétraction de l'aponévrose palmaire. Elle comprend l'excision du tissu scléreux et la réparation de la perte de substance. V. *Dupuytren (maladie de).*

aponévrosite, s. f. Inflammation d'une aponévrose. — *a. plantaire.* V. *Ledderhose (maladie de).*

aponévrotomie, s. f. (ἀπονεύρωσις, aponévrose; τομή, section). Section chirurgicale d'une aponévrose. — *a. plantaire.* Section de l'aponévrose plantaire pratiquée dans les cas de pied creux.

apophylaxie, s. f. (ἀπό, indiquant le contraire; φυλάσσω, je protège) (Wright). Diminution du pouvoir de défense de l'organisme. La phase apophylactique est la phase négative qui suit l'inoculation d'un vaccin bactérien.

apophysite, s. f. ou **apophysose,** s. f. Dystrophie de croissance limitée à une apophyse osseuse. C'est une variété d'ostéochondrose. — *a. calcanéenne postérieure.* V. *Sever (maladie de).* — *a. de croissance.* V. *apophysite tibiale antérieure.*

apophysite tibiale antérieure. Syn. *maladie de Lannelongue* (1878), *d'Osgood* (1903), *de Schlatter* (1908), *apophysite de croissance, ostéite apophysaire de croissance* (Lannelongue). Ostéochondrose du tubercule de Gerdy, le plus souvent bilatérale, se traduisant par une tuméfaction douloureuse et, sur les radiographies, par une fragmentation du noyau d'ossification. Cette affection, qui s'observe chez les garçons de 10 à 15 ans, guérit sans séquelles.

apoplectiforme, *adj.* Qui ressemble à l'apoplexie. — *attaque a.* Perte de connaissance subite, rappelant l'attaque d'apoplexie, mais guérissant en quelques heures ou quelques jours et ne laissant pas une hémiplégie permanente. On l'observe dans différentes maladies des centres nerveux (sclérose en plaques, paralysie générale). — *surdité a.* V. *Ménière (syndrome de).*

apoplectique, *adj.* 1° Qui se rapporte à l'apoplexie ou qui est provoqué par elle. — *attaque a.* V. *apoplexie.* — 2° Qui est prédisposé à l'apoplexie.

apoplexie, *s. f.* (ἀποπλήσσω, je frappe de stupeur). Syn. *attaque* ou *ictus apoplectique.* Suspension brusque et plus ou moins complète de toutes les fonctions du cerveau, caractérisée par la perte subite de la connaissance et de la motilité volontaire, avec persistance de la circulation et de la respiration. — L'*a.* étant due très souvent à une hémorragie cérébrale, on a pris ce mot comme synonyme d'hémorragie parenchymateuse (Rochoux, 1814), d'où les expressions : *a. de la rétine, a. placentaire, a. pulmonaire, a. rénale, a. splénique.*

apoplexie blanche (Ménétrier et Aubertin). Arrêt de la circulation dans un territoire vasculaire, dû à une thrombose des vaisseaux par des caillots blancs leucocytaires, au cours de la leucémie myéloïde.

apoplexie hystérique (Debove et Achard, 1886). Forme du sommeil hystérique à début brusque, ne s'accompagnant que très rarement d'hémiplégie.

apoplexie séreuse (Milian). Accident rare provoqué par l'injection intraveineuse d'arsénobenzol. Il débute brusquement, trois jours après la troisième injection, par une céphalée violente, des vomissements, des convulsions, une torpeur qui aboutit rapidement au coma; la tension artérielle s'élève, des paralysies peuvent apparaître et la mort survient presque toujours en 48 heures.

apoplexie spinale. V. *ictus médullaire.*

apoplexie utéro-placentaire. Syn. *syndrome de Couvelaire* (1911). Syndrome survenant brutalement chez la femme enceinte au cours des derniers mois de la grossesse ou pendant le travail. Il est caractérisé anatomiquement par l'apparition d'un hématome décollant le placenta de la paroi utérine qui est infiltrée de sang, l'apoplexie pouvant s'étendre aux annexes et même au foie et aux reins; et, cliniquement par une douleur abdominale, une métrorragie, une élévation tensionnelle transitoire précédant un état de choc avec albuminurie massive. Le pronostic est très grave pour le fœtus, sérieux pour la mère menacée d'hémorragie par afibrinogénémie et de nécrose corticale des reins.

aposképarnismos, *s. m.* (ἀπό, indiquant ablation; σκέπαρνον, doloire). Plaie du crâne par un instrument tranchant qui a détaché complètement une lamelle osseuse superficielle.

apostème ou **apostume,** *s. m.* (ἀφίστημι, je divise). Abcès (termes peu usités).—*a. aqueux* (Ambroise Paré). Hydarthrose.

apotoxine, *s. f.* (ἀπό, dérivant de; toxine) (Richet, 1908). Substance toxique prenant naissance dans le sang d'un animal sensibilisé à un antigène, après une nouvelle injection de cet antigène; elle résulterait de la réaction de l'antigène réinjecté avec la toxogénine déjà contenue dans le corps de l'animal à la suite de l'injection sensibilisante, et serait responsable du déclenchement du choc anaphylactique. Elle serait identique à l'anaphylatoxine (v. ce mot).

apozème, *s. m.* (ἀποζεῖν, faire bouillir). Syn. *tisane composée.* Décoction ou infusion de plusieurs substances végétales, à laquelle on ajoute divers autres médicaments.

appareil de... V. au nom propre. Ex. : appareil de Bérard. V. *Bérard (appareil de).*

appareil de marche. Appareil destiné au traitement des fractures du membre inférieur et permettant au blessé de marcher en s'appuyant sur la jambe brisée (*méthode ambulatoire*) (Reclus, Pierre Delbet).

appendicalgie, *s. f.* (*appendix, icis,* appendice; ἄλγος, douleur). Douleur siégeant au niveau de l'appendice.

appendicectomie, *s. f.* (*appendix*; ἐκτομή, ablation). Syn. *prosphysectomie* (inusité). Ablation chirurgicale de l'appendice iléo-cæcal.

appendicémie, *s. f.* (Dieulafoy, 1902). Toxémie d'origine appendiculaire.

appendicisme, *s. m.* (Chameroy, 1910). Nom proposé pour désigner l'inflammation des tissus voisins de l'appendice, donnant lieu à des symptômes qui rappellent ceux de l'appendicite.

appendicite, *s. f.* (Reginald Fitz; Mac Burney, 1889). Inflammation de l'appendice vermiforme du cæcum, tantôt aiguë, tantôt chronique.

appendicocèle, *s. f.* Hernie de l'appendice.

appendicostomie, *s. f.* (*appendix*; στόμα, bouche). Syn. *opération de Weir.* Abouchement de l'appendice perforé à la peau et création d'un anus artificiel dans les appendicites aiguës graves.

appendiculaire, *adj.* Qui a rapport à l'appendice iléo-cæcal sain ou malade. — *point a.* Point de la paroi abdominale correspondant à l'appendice, et dont la pression est douloureuse en cas d'appendicite. La situation de ce point varie suivant les auteurs. V. *Clado* (*point de*), *Lanz* (*point de*), *Lentzmann* (*point de*), *Mac Burney* (*point de*), *Munro* (*point de*). — *colique a.* Douleur siégeant au niveau de l'appendice.

appendiculo-cholécystite, *s. f.* Nom donné par Dieulafoy à la coexistence de l'appendicite chronique et de la cholécystite chronique.

appétition (loi d'). Loi « formulant le rôle de l'affectivité comme stimulant constant et nécessaire de

tout développement psychologique » (Ed. Pichon).

approbativité, *s. f.* Tendance à donner son assentiment immédiat aux propos d'un interlocuteur.

apracto-agnosie, *s. f.* ou **apractognosie,** *s. f.* Apraxie associée à l'agnosie.

apractophagie, *s. f.* (ἀ- priv.; πρᾶξις, action; φαγεῖν, manger). Syn. *aphagopraxie.* Apraxie alimentaire. Dysphagie du premier temps de la déglutition malgré l'intégrité des fonctions motrices, de la sensibilité et de la réflectivité.

apragmatisme, *s. m.* (ἀ- priv.; πρᾶγμα, activité). Absence d'activité efficace.

apraxie, *s. f.* (ἀ- priv.; πρᾶξις, action). 1º (phénomène psycho-sensoriel). Perte de la compréhension de l'usage des objets usuels qui se traduit par des actes plus ou moins absurdes. — 2º (phénomène psycho-moteur). Impossibilité de conformer les mouvements au but proposé, le sujet n'étant atteint ni de parésie ni d'ataxie. L'*a.* est toujours provoquée par des lésions du lobe pariétal (v. *pariétal, syndrome*).

apraxie constructive ou **géométrique** (Kleist). Variété d'*a.* dans laquelle le malade, tout en reconnaissant la forme des objets, ne peut ni les reproduire, ni faire le moindre assemblage (construction en pièces de bois, puzzle).

apraxie corticale. V. *apr. motrice.*

apraxie idéatoire de Pick. Variété d'*a.* apparaissant dans les actes compliqués. « C'est essentiellement l'incapacité, consécutive aux altérations psychiques, d'établir un plan adéquat au but à poursuivre » (Déjerine). Elle traduirait un trouble des fonctions psychiques plus profond que l'*a.* idéo-motrice.

apraxie idéo-motrice. Syn. *a. transcorticale* (Heilbronner). Variété d'*a.* apparaissant dans les actes simples; le malade ne peut se figurer (*a.* d'évocation) ou exécuter (*a.* d'exécution) le geste à accomplir.

apraxie d'innervation. V. *apraxie motrice.*

apraxie à la marche (Gertsmann et Schilder). Impossibilité d'effectuer les mouvements nécessaires pour marcher, alors qu'il n'existe aucune paralysie; elle a été observée dans les lésions du lobe frontal.

apraxie motrice (Lipmann). Syn. *a. corticale* (Heilbronner), *a. d'innervation* (Kleist). Variété d'*a*. due à une altération du centre de projection.

apraxie oculo-motrice de Cogan. V. *Cogan (apraxie oculo-motrice de)*.

apraxie répulsive. Variété d'*a*. caractérisée par des mouvements de retrait inappropriés déclenchés par le contact.

apraxie transcorticale. V. *a. idéomotrice*.

aproctie, *s. f.* (ἀ- priv.; πρωκτός, anus). Absence congénitale d'anus.

aproperdinémie, *s. f.* (ἀ- priv.; properdine; αἷμα, sang). Absence de properdine dans le sang.

aprosexie, *s. f.* (ἀ- priv.; προσέχειν, être attentif) (Guye, 1887). Syndrome caractérisé par la diminution de la mémoire, l'impossibilité de fixer l'attention, l'inaptitude au travail et la paresse intellectuelle.

aprosodie, *s. f.* (Monrad-Krohn). Monotonie de la parole, observée au cours de la maladie de Parkinson, caractérisée par la disparition de l'accent tonique des syllabes, du changement de rythme des phrases et des modifications de ton.

aprosopie, *s. f.* (ἀ- priv.; πρόσωπον, visage). Absence congénitale de la face.

apsithyrie, *s. f.* (ἀ- priv.; ψιθυρός, qui murmure) (Solis Cohen). Variété d'aphonie caractérisée par l'impossibilité d'émettre le plus léger murmure; elle ne s'observe guère que dans l'hystérie.

Apt (test d'). Procédé permettant de reconnaître si le sang rejeté par un nouveau-né dans ses vomissements ou dans les selles provient d'une hémorragie digestive ou est simplement du sang maternel dégluti pendant un accouchement long et pénible. Lorsqu'on ajoute une solution de soude au produit suspect, celui-ci

garde sa teinte rouge dans le premier cas; il prend une coloration jaune brun dans le second, car l'hémoglobine de l'adulte, contrairement à celle du fœtus, change de teinte sous l'action d'un alcali.

aptyalisme, *s. m.* (ἀ- priv.; πτύαλον, salive) (Hutchinson et Hadden, 1889). Syn. *asialie, xérostomie*. Diminution notable, pouvant aller jusqu'à la suppression, de la salivation. V. *Sjögren (syndrome de)*.

A.P.U.D. V. *cellule A.P.U.D*.

apudomatose, *s. f.* Affection caractérisée par l'existence de plusieurs apudomes (v. ce terme).

apudome, *s. m.* Tumeur développée aux dépens des cellules A.P.U.D. (v. ce terme). La plupart des *a*. sont sécrétants et beaucoup, qui sont d'origine endocrinienne, produisent des polypeptides ou des amines semblables aux hormones auxquelles donnent normalement naissance les cellules dont ils dérivent. C'est le cas des adénomes de l'hypophyse et des cellules de Langerhans du pancréas, des carcinomes thyroïdiens, des phéochromocytomes, des carcinoïdes du grêle. D'autres *a*. sécrètent des hormones différentes de celles de leurs glandes d'origine. Et certaines tumeurs, de structure non endocrinienne (p. ex. le cancer du poumon à petites cellules) peuvent également produire des hormones. Le cadre des *a*. groupe donc des tumeurs dissemblables, mais qui ont une origine embryologique commune : la crête neurale. Il comprend les cas d'adénomes endocriniens multiples (v. *Sipple, syndrome de*) et, pour certains auteurs, les diverses phacomatoses qui peuvent d'ailleurs coexister avec des tumeurs endocriniennes sécrétantes (p. ex. maladie de Recklinghausen et phéochromocytome). V. *phacomatose* et *Schwartz-Bartter (syndrome de)*.

apurinique, *adj*. Dépourvu de purine. — *régime a*. Régime privé de nucléoprotéine, corps dont la dégradation dans l'organisme produit des purines et de l'acide urique; il est prescrit dans la goutte.

apyrétique, adj. (ἀπύρετος ou ἀπύρεκτος, sans fièvre). Qui ne s'accompagne pas de fièvre.

apyrétogène, adj. (ἀ- priv.; πυρετός, fièvre; γεννᾶν, engendrer). Qui ne provoque pas de fièvre; dépourvu de substance pyrétogène. On emploie parfois à tort, dans ce sens, le terme *apyrogène.*

apyrexie, s. f. (ἀπυρεξία). Absence de fièvre.

apyrogène, adj. (ἀ- priv.; πῦρ, feu; γεννᾶν, engendrer). Terme employé à tort comme syn. d'*apyrétogène* (v. ce mot).

ÂQRS, ÂQRST. V. *axe électrique du cœur.*

aqueduc de Sylvius (syndrome de l'). Syn. *syndrome périaqueducal, syndrome de Kœrber, Salus et Elshnig.* Association d'un syndrome de Parinaud, d'une abolition des réflexes photomoteurs et d'un nystagmus retractorius (v. ces termes). Elle est due à une lésion de la calotte pédonculaire autour de l'aqueduc de Sylvius. V. *pédonculaires (syndromes).*

aquo-capsulite, s. f. V. *kératite ponctuée.*

arachnidisme, s. m. (ἀράχνη, araignée) (E. Bogen, de Los Angeles, 1926). Affection causée par la morsure des araignées appartenant au genre *lathrodectus.* Elle consiste en une douleur très vive au point piqué, se généralisant à tout le corps et s'accompagnant de convulsions, de contractures musculaires, de cyanose, d'ictère, de dyspnée; elle peut aboutir à la mort.

arachnitis, s. f. V. *arachnoïdite.* — — *a. chronique.* Nom donné par Bayle à la *paralysie générale progressive.*

arachnodactylie, s. f. (ἀράχνη, araignée; δάκτυλος, doigt) (Achard, 1902). Syn. *acromacrie.* Longueur exagérée des doigts et des orteils avec gracilité des os, sans trouble nerveux, ni rétraction tendineuse, et rappelant l'aspect des pattes d'araignée. V. *dolichosténomélie* et *Marfan (syndrome de).*

arachnoïdite, s. f. Syn. *arachnoïdo-*

piemérite séreuse cérébrale (H. Claude, 1933). Inflammation subaiguë ou chronique de l'arachnoïde avec formation d'adhérences limitant souvent des kystes où s'accumule le liquide céphalo-rachidien. V. *méningite séreuse.*

arachnoïdo-piemérite. V. *arachnoïdite.*

Aran (cancer vert d') (1854). V. *chlorome.*

Aran (lois d') (1844). Lois d'après lesquelles se produisent les fractures de la base du crâne. — 1° La plupart des fractures de la base sont des irradiations de fractures de la voûte. — 2° Le trait de fracture va de la voûte à la base par le plus court chemin. — 3° A une région donnée de la voûte correspond une région conjuguée de la base qui se fracture si on percute la première.

Aran-Duchenne (amyotrophie d'). V. *atrophie musculaire progressive.*

Aran-Duchenne (muscles du groupe). Muscles des éminences thénar et hypothénar, interosseux, fléchisseurs des doigts et cubital antérieur.

Aran-Duchenne (syndrome d'). Syn. *paralysie radiculaire inférieure du plexus brachial.* Syndrome provoqué par l'atteinte du tronc primaire inférieur du plexus brachial (8e racine cervicale et 1re racine dorsale). Il est caractérisé par une paralysie flasque avec atrophie des muscles du groupe Aran-Duchenne (v. ce terme), avec abolition du réflexe cubito-pronateur et troubles des réactions électriques; et par une hypoesthésie en bande le long du bord interne du bras, de l'avant-bras et de la main.

Aran-Duchenne (type). V. *atrophie musculaire progressive.*

Arbor (virus). V. *arbovirus.*

arbovirose, s. f. (1963). Nom donné à un groupe de maladies dues aux arbovirus. Certaines sont particulières aux animaux vertébrés; d'autres sont communes à ces derniers et aux hommes (anthropozoonoses). Selon le virus en cause, elles présentent des aspects très divers : affections fébriles avec rashs, arthralgies et adénopathies (p. ex. dengue, fièvre à pappataci, fièvre de la vallée du Rift), fièvres hémorragiques (p. ex. fièvre jaune, fièvre de Corée, fièvre de la forêt de Kyasanur) ou encéphalites (p. ex. encéphalite de St-Louis, encéphalite japonaise, encéphalite verno-estivale russe, louping-ill). Les *a.* sont des maladies tropicales; elles sont rares en Europe (encéphalite de l'Europe centrale, encéphalite écossaise), exceptionnelles en France (fièvres à virus West-Nile et à Virus Tahyna). V. ces différents termes, *arbovirus*, *encéphalites primitives à virus*.

arbovirus, *s. m.* (Arbor, abréviation pour *arthropod-borne*, transporté par les arthropodes). Syn. *virus Arbor*. Terme désignant, depuis 1950, un groupe de virus très nombreux transmis par des piqûres d'arthropodes hématophages (moustiques, tiques) dans l'organisme desquels ils se multiplient. Ces virus sont responsables de nombreuses maladies, les arboviroses (v. ce terme). Les *a.* isolés chez l'homme ont été classés, pour la plupart, en plusieurs groupes, A, B, C, California, Bunyam-Wera et Guama (Casals, 1961; Hannoun, 1964). Et, depuis que les virus ont été catalogués d'après leurs structures, de nombreux *a.* ont été reclassés dans d'autres groupes : togavirus, arénovirus, rhabdovirus, p. ex.

Arbuthnot Lane (maladie d') (1909). Stase intestinale chronique, déterminée par des troubles fonctionnels qui engendrent secondairement des obstacles mécaniques (coudures).

A. R. C. (sérum). Sérum antiréticulaire cytotoxique. V. *Bogomoletz* (*sérum de*).

arc (syndromes du premier). Ensemble de syndromes dus à un trouble de développement du premier arc branchial (et aussi souvent du 2e arc et des deux premières poches branchiales) : ces syndromes comportent des malformations de la face et de l'oreille. Ce sont les syndromes de Franceschetti, de Gol-

denhar, de Pierre Robin (v. ces termes) et leurs variantes : syndromes de François (ou de Hallermann-Streiff, v. ce terme), d'Ullrich et Frehmerey-Dohna, de Weyers et Thier (v. ce terme).

arc hémal (αἷμα, sang). Nom donné en embryologie et en anatomie comparée à un arc formé par la partie antérieure du corps de la vertèbre et par les côtes, arc entourant les viscères (par opposition à l'*arc neural*).

arc juvénile. Syn. *embryotoxon antérieur de la cornée*. Variété précoce de l'arc lipoïdique (v. ce terme).

arc lipoïdique. Opacité d'un blanc grisâtre formée de substances lipoïdes, disposée en forme de cercle au niveau de la circonférence de la cornée. Elle survient chez les sujets hypercholestérolémiques. Fréquente chez les vieillards (arc sénile), peut apparaître plus précocement (arc juvénile). V. ces deux termes.

arc neural (νεῦρον, nerf). Nom donné en embryologie et en anatomie comparée à l'arc formé par la partie postérieure du corps de la vertèbre et par les lames vertébrales, arc entourant le système nerveux central (par opposition à *arc hémal*).

arc sénile. Syn. *gérontoxon, gérontotoxon*. Variété d'arc lipoïdique (v. ce terme) apparaissant chez le vieillard.

archébiose, *s. f.* (ἀρχή, commencement; βίος, vie). V. *abiogénèse*.

archéoplasme, *s. m.* (ἀρχαῖος, ancien; πλάσσειν, former). Tuméfaction abdominale généralement profonde, qui reste longtemps stationnaire et qui est ordinairement due à un corps étranger intestinal ou à une accumulation de matières fécales.

Archibald (signe d'). Brièveté du 4e métacarpien, dont la longueur est inférieure à la somme de celles des 1re et 3e phalanges du même doigt. Anomalie observée dans le syndrome de Turner (v. ce terme).

arctiligne, *adj.* (*arctus*, étroit) (morphologie). Se dit d'un type d'individu chez lequel prédominent les dimensions longitudinales par rapport aux transversales.

ardoisiers (maladie des). V. *schistose.*

area Celsi (*area*, alopécie). Nom donné parfois à la pelade, à tort d'ailleurs, d'après Kaposi, car il est impossible de reconnaître cette maladie dans la description des alopécies de Celse. Le terme d'*area Jonstoni*, proposé par Sauvages, serait plus exact.

aréflectivité, s. f. (mot mal composé) ou **aréflexie,** s. f. V. *irréflectivité.*

arénation, s. f. (*arena*, sable). Méthode de traitement qui consiste à couvrir une partie ou la totalité du corps avec du sable chaud et sec, préconisée dans la cure du rhumatisme.

arénovirus, s. m. (*arena*, salle; virus). Terme réunissant un certain nombre de virus à A.R.N. qui ont été séparés, en 1970, du groupe des arbovirus. Chaque virion d'arénovirus contient un semis de petits granules que l'on a comparés à des grains de sable. Le groupe des arénovirus comprend le virus Tacaribe, les virus Junin et Machupo (ces derniers responsables des fièvres hémorragiques d'Argentine et de Bolivie), le virus de Lassa et, probablement, celui de la chorioméningite lymphocytaire.

aréocèle, s. f. (ἀραιός, léger; κήλη, hernie). Tumeur gazeuse du cou, formée par un épanchement limité d'air dans une poche adventice soit naturelle, soit artificielle.

aréole, s. f. Zone rougeâtre de forme circulaire qui entoure un point enflammé comme l'aréole entoure le mamelon. — *phénomène de l'a.* Mise en évidence d'une couronne périlésionnelle, jusque-là invisible, par badigeonnage de la lésion à l'éosine ou injection intra-veineuse de fluorescéine. — *a. vésiculaire de Chaussier.* V. *Chaussier* (aréole vésiculaire de).

Arétée (type d'). Type des jeunes gens prédisposés à la phtisie. « Ils sont grêles, délicats, minces comme des planches; ils ont des omoplates ailées, le gosier saillant, la peau blanche, la poitrine étroite » (Arétée).

argentaffine, adj. (*argentum*, argent; *affinis*, ami de) (histologie). Syn. *argyrophile.* Se dit de substances qui se colorent par les sels d'argent.

argentaffinome, s. m. V. *carcinoïde intestinal.*

Argonz - del Castillo (syndrome d'). Syn. *syndrome de Forbes-Albright.* Syndrome survenant chez une femme jeune, caractérisé par l'association d'une aménorrhée et d'une galactorrhée, et souvent lié à un adénome éosinophile de l'hypophyse. Il est voisin du syndrome de Chiari-Frommel.

Argyll Robertson (signe d') (1868). Abolition du réflexe pupillaire à la lumière et conservation du réflexe à l'accommodation et à la convergence, avec myosis permanent; signe de syphilis nerveuse.

argyrie, s. f. ou **argyrose,** s. f. (ἄργυρος, argent). Lésion cutanée, consistant en une coloration anormale des téguments qui deviennent ardoisés, ou brunâtres avec des reflets bleus métalliques; coloration plus marquée sur les parties exposées à la lumière, existant aussi sur les muqueuses et due à l'imprégnation de la peau par l'argent métallique. Elle est consécutive à l'administration prolongée de nitrate d'argent ou de collargol et elle est indélébile.

argyrisme, s. m. Ensemble des phénomènes toxiques provoqués par l'emploi prolongé des sels d'argent (nitrate) : dyspnée, palpitations, hydropisies et surtout argyrie. — On a signalé des cas rares d'*a. aigu* souvent mortels survenant à la suite d'injection intra-veineuse de solution de collargol.

argyrophile, adj. (ἄργυρος; φίλος, ami). V. *argentaffine.*

arhinencéphalie, s. f. (ἀ- priv.; rhinencéphale). Absence du rhinencéphale (v. ce terme).

ariboflavinose, s. f. Maladie déterminée par la carence en vitamine B₂ (riboflavine ou lactoflavine, v. ce terme). Elle est rare et généralement associée à d'autres avitaminoses (pellagre). Elle donne lieu à des troubles bénins : vascularisation cornéenne anormale, lésions de la muqueuse des commissures labiales et parfois dermite faciale.

arithmomanie, *s. f.* (ἀριθμός, nombre; μανία, folie). « Besoin invincible de faire diverses opérations d'arithmétique ou d'exécuter un certain nombre de fois, toujours le même, les actes les plus divers » (Blocq et Onanoff).

Arloing (phénomène de S.) (1903). Chute brusque et considérable de la pression artérielle, irrégularité respiratoire, accélération du cœur : phénomènes pouvant entraîner la mort subite, que l'on observe chez des animaux déjà tuberculeux (veau, mouton, chèvre, chien), chez lesquels on pratique une injection intra-veineuse de bacilles tuberculeux (il s'agit, d'après F. Arloing et P. Courmont, d'un choc anaphylactique.

Arlt (ligne d'). Cicatrice de la face interne de la paupière supérieure chez les sujets atteints de trachome. C'est un sillon avasculaire parallèle au bord libre de la paupière, et siégeant au tiers moyen de celle-ci.

Armanni (lésion d'). Lésion de l'épithélium rénal dans le diabète sucré, consistant en une dégénérescence hyaline des cellules.

Arméniens (maladie des). V. *périodique* (*maladie*).

Armstrong (maladie d') (1934). Syn. *chorio-méningite lymphocytaire*. Maladie due à un virus neurotrope appartenant probablement au groupe des arénovirus (v. ce terme), qui, inoculé dans le cerveau de la souris, détermine une méningite aiguë lymphocytaire avec infiltration du plexus choroïde. On a trouvé ce virus chez l'homme dans des cas de méningite lymphocytaire ou plus rarement d'encéphalomyélite. Il provoque parfois des manifestations d'allure grippale ou des infections inapparentes.

A.R.N. V. *ribonucléique* (*acide*).

A.R.N.-polymérase. V. *ribonucléique* (*acide*).

Arnaud (méthode de Jacques) (1941-42). Exploration fonctionnelle de l'un des deux poumons, la

bronche souche de l'autre étant temporairement obturée à l'aide d'une sonde à ballonnet.

Arneth (image d'). Tableau figurant la répartition des polynucléaires en 5 classes selon l'aspect plus ou moins lobulé de leurs noyaux. Dans certains états pathologiques existe une prédominance des formes jeunes (noyaux presque ronds ou à 2 lobes, correspondant aux classes 1 et 2); on dit que l'image dévie à gauche. Dans d'autres affections, une plus grande proportion de cellules vieillies à noyaux fragmentés en 4 ou 5 lobes (classes 4 et 5) fait dévier l'image à droite. Les polynucléaires adultes à noyaux trilobés constituent la classe 3.

Arnold-Chiari (syndrome d') (A., 1894; Ch., 1895). Malformation congénitale rare, observée chez les nouveau-nés, caractérisée par l'association d'un spina-bifida, d'une disposition anormale du cerveau postérieur (bulbe et cervelet) engagé dans la portion supérieure du canal rachidien, et d'une hydrocéphalie avec importantes lésions cérébrales.

Arnous-Gibert (opération d'). Variété de fundusectomie (v. ce terme) dans laquelle la résection porte sur la grande courbure de l'estomac, dans toute sa hauteur, et surles parties attenantes des faces antérieure et postérieure de l'estomac; une gastro-entérostomie y est associée.

Arnstein (maladie d'). Forme de la maladie de Vaquez (v. *érythrémie*) dans laquelle manque la splénomégalie.

aromatisme, *s. m.* (Fernet). Intoxication par les boissons dites aromatiques, contenant des essences, telles que les apéritifs, les amers, les liqueurs de table, etc.

Aron (réaction antéhypophysaire d'). Modification histologique de la thyroïde inactive du jeune cobaye injecté avec l'urine matinale d'un sujet normal, sous l'influence des thyréo-stimulines contenues dans cette urine et provenant du lobe antérieur de l'hypophyse. En cas d'insuffisance de ce lobe, on constate une diminution de cette réaction.

arousal, *s. m.* (de l'anglais *to arouse*, éveiller). V. *éveil (réaction d')*.

arrêt (réaction d'). V. *rythme alpha* et *rythme béta*.

arrêt cardiaque. Cessation des contractions du cœur (essentiellement des contractions ventriculaires) entraînant un arrêt de la circulation et une disparition de la pression artérielle. Elle peut être due à une asystole, à une fibrillation ventriculaire ou à une inefficacité ventriculaire (v. ces termes et *dissociation électro-mécanique*).

arrhénoblastome, *s. m.* (ἄρρην, mâle ; βλαστός, germe) (Robert Meyer, 1930). Tumeur bénigne masculinisante de l'ovaire, ayant la structure d'un adénome testiculaire et dont le développement provoque un syndrome de virilisme sans hypertension artérielle ni diabète.

arriération affective (syndrome d') (Codet). Syn. *dépression anaclitique*. Retard psycho-moteur provoqué, chez les petits enfants, par la privation des soins maternels (carence affective). V. *hospitalisme*.

arriération dysmétabolique. Arriération mentale en rapport avec le blocage du métabolisme d'une molécule alimentaire à un niveau intermédiaire, entraînant l'accumulation de produits toxiques pour le cerveau. Ex. : l'idiotie amaurotique, la maladie de Hurler, l'oligophrénie phénylpyruvique, le syndrome de Lowe. V. *maladie enzymatique*.

arriération intellectuelle ou **mentale.** État des enfants dits *arriérés*. Il est caractérisé par de la faiblesse mentale, de l'instabilité psychique et de l'inaptitude à réagir normalement aux excitations fournies par le milieu éducatif ordinaire. « Les états d'arriération intellectuelle comprennent 3 degrés, en allant du moins accentué au plus grave : la débilité mentale, l'imbécillité, l'idiotie » (A. Barbé). V. *oligophrénie*.

arriéré, *s. m.* Sujet atteint d'arriération mentale.

arrière-faix, *s. m.* Syn. *délivre*. Ce qui reste dans l'utérus après l'expulsion du fœtus (placenta et membranes).

arsenicisme, *s. m.* Empoisonnement par les composés de l'arsenic. L'intoxication arsenicale se manifeste par des troubles de l'appareil digestif, marqués surtout dans les formes aiguës où ils peuvent simuler une attaque de choléra, et par des accidents nerveux et cutanés rencontrés plus souvent dans les formes chroniques. L'*a.* est rangé parmi les intoxications professionnelles.

arsenicophage, *s. m.* (ἀρσενικόν, arsenic ; φαγεῖν, manger). Mangeur d'arsenic (acide arsénieux). Certains montagnards de la Styrie et du Tyrol arrivent progressivement à en prendre de 5 à 20 cg par jour pour se donner de l'embonpoint et faciliter la respiration dans les marches en montagne.

arséniémie, *s. f.* Présence d'arsenic dans le sang.

arsénothérapie, *s. f.* Emploi thérapeutique des composés arsenicaux, en particulier chez les syphilitiques.

arsonvalisation (d'). V. *darsonvalisation*.

artéfact, *s. m.* (*ars, artis,* métier ; *factum,* fait). Perturbation apportée, dans les résultats d'un examen de laboratoire, par les procédés techniques utilisés. Ex. : altérations d'un tissu par les manipulations auxquelles a été soumise sa préparation microscopique ; modification d'un tracé enregistré d'une manière incorrecte, etc.

artères vides de sang (syndrome des) (Broadbent, 1875 ; R. Fontaine et J.G. Lévy, 1959). Obstruction des grosses branches de la crosse aortique (tronc brachio-céphalique, artères sous-clavière et carotide gauches) par une sclérose périartérielle ou par une plaque d'athérome qui interrompent le cours du sang, en l'absence de toute thrombose intra-artérielle, ce qui distingue ce syndrome de celui de Takayashu. V. *crosse aortique (syndrome de la)*.

artériectasie, s. f. (ἀρτηρία, artère; ἔκτασις, dilatation). V. *anévrisme.*

artériectomie, s. f. (ἀρτηρία, artère; ἐκτομή, ablation). Résection d'un segment artériel plus ou moins étendu et du plexus sympathique qui l'entoure.

artériectopie, s. f. (ἀρτηρία; ectopie). Situation anormale d'une artère.

artériogramme, s. m. (ἀρτηρία; γράμμα, écriture). 1° Image radiographique d'un territoire artériel rendu opaque aux rayons X. V. *artériographie.* — 2° V. *sphygmogramme.*

artériographie, s. f. (ἀρτηρία; γραφή, écriture). 1° Radiographie d'un territoire artériel (membre, crâne : *a.* cérébrale ou encéphalographie artérielle d'Egas Moniz, rein, poumon, etc.) après injection dans le tronc principal, directement ou au moyen d'un cathéter, d'un liquide opaque aux rayons X. — 2° Terme employé parfois, à tort, dans le sens de *sphygmographie* (v. ce mot).

artériolithe, s. m. (ἀρτηρία; λίθος, pierre). Concrétion calcaire incrustant parfois les artères athéromateuses.

artériolo-sclérose, s. f. Dégénérescence hyaline de toute la paroi des artérioles.

artériolo-toxique, adj. Qui exerce une action nocive sur les artérioles.

artériopathie, s. f. (ἀρτηρία; πάθος, affection). Maladie des artères. — *a.* hémodynamique (Palma, 1950). Lésion segmentaire d'une artère battant contre un tissu dur; p. ex. l'artère sous-clavière contre une côte cervicale. Les microtraumatismes répétés au point de contact provoquent un épaississement de la paroi, une sténose et même une thrombose.

artério-phlébite, s. f. Artérite compliquée de phlébite des veines voisines.

artério-phlébographie, s. f. Radiographie d'une artère, de ses branches et des veines correspondantes après injection, dans l'artère, d'une substance opaque aux rayons X.

artério-piézogramme, s. m. Piézogramme (v. ce mot) artériel.

artériorraphie, s. f. (ἀρτηρία, artère; ραφή, suture). Suture d'une paroi artérielle.

artériosclérose, s. f. (Lobstein, 1833). Terme employé d'abord dans un sens très général, pour désigner tout épaississement des parois artérielles : il réunissait alors 3 types de maladies artérielles chroniques dégénératives, isolés ensuite: l'athérosclérose, l'artériosclérose au sens restrictif actuel, la médiacalcose. — Aujourd'hui, on le réserve à la variété de sclérose artérielle qui prédomine sur les fibres musculaires de la tunique moyenne (dégénérescence hyaline et épaississement) et s'étend aussi à la tunique interne. Elle siège surtout sur les artères musculaires et les artères rénales (néphro-angiosclérose). — *a.* hyperplasique (Moschowitz). Variété d'*a.* caractérisée par l'hypertrophie de l'intima, de la limitante élastique interne et de la media; l'infiltration lipidique y est inconstante. Cette lésion est observée dans la sénescence artérielle. — *a.* pulmonaire primitive. V. *hypertension artérielle pulmonaire primitive.*

artériospasme, s. m. Contraction des parois d'une artère.

artériothérapie, s. f. (ἀρτηρία; θεραπεία, traitement). Syn. *angiothérapie artérielle.* Injection, dans l'artère qui irrigue un organe malade, d'un médicament qui agira ainsi rapidement et à forte concentration.

artériotomie, s. f. (ἀρτηρία, artère; τομή, section). Incision d'une artère pratiquée pour soustraire du sang à l'organisme, pour introduire un cathéter dans cette artère, ou pour atteindre et supprimer un obstacle à la circulation (thrombose ou embolie). — La section d'une artère entre deux ligatures agit également, comme l'artériectomie, en sectionnant les filets sympathiques qui l'entourent.

artério-xérose, s. f. (ἀρτηρία; ξηρός, dur) (Boy-Tessier). Lésion des artères, distincte de celle de l'artérite chronique et due à la sénilité. V. *xérose*.

artérite, *s. f.* Nom générique donné aux lésions artérielles d'origine inflammatoire ou dégénérative, aboutissant à l'épaississement de ses parois, parfois à la dilatation où à l'oblitération du vaisseau.

artérite giganto-cellulaire. V. *artérite temporale*.

artérites des membres inférieurs (stades des). Étapes dans l'évolution des artérites des membres inférieurs, classées par ordre de gravité croissante des symptômes fonctionnels : *stade I*, de latence clinique ; *stade II*, de claudication intermittente à la marche (*st. II* large ou serré selon la distance pour laquelle la douleur apparaît) ; *stade III*, quand s'ajoutent des douleurs de décubitus ; *stade IV*, de gangrène.

artérite noueuse. V. *péri-artérite noueuse*.

artérite temporale (Horton, 1932). Syn. *artérite giganto-cellulaire*, *maladie de Horton*, *panartérite subaiguë des vieillards* (M. Morin), *péri-artérite segmentaire superficielle* (Louis Mathieu). Affection survenant vers la soixantaine et caractérisée par une atteinte profonde de l'état général, une fièvre modérée, une forte accélération de la vitesse de sédimentation globulaire, une céphalée violente prédominant aux tempes, enfin, par une inflammation bilatérale des artères temporales qui sont rouges, épaisses, thrombosées et très douloureuses au palper. L'évolution se fait vers la sédation en quelques mois ; mais elle est souvent aggravée par l'existence d'autres localisations artéritiques et surtout des complications oculaires qui peuvent aller jusqu'à la cécité. Il apparaît aussi parfois des manifestations extra-vasculaires, articulaires en particulier. Anatomiquement, il s'agit d'une atteinte de toutes les tuniques artérielles (panartérite), avec rupture de la limitante élastique interne, infiltrée de cellules géantes multinucléées. V. *angéite nécrosante* et *crosse aortique* (*syndrome de la*).

arthralgie, *s. f.* (ἄρθρον, articulation ;

ἄλγος, douleur). Douleur articulaire sans lésion appréciable de l'articulation.

arthrectomie, *s. f.* (ἄρθρον ; ἐκτομή, ablation) (Volkmann). V. *synovectomie*.

arthrifluent, *adj.* (ἄρθρον ; *fluere*, couler). Qui s'accompagne de destruction articulaire. — *abcès a.* V. ce terme.

arthrite, *s. f.* (ἄρθρον). Nom générique de toutes les affections inflammatoires aiguës ou chroniques qui frappent les articulations. Elles sont caractérisées anatomiquement par des lésions synoviales, puis cartilagineuses et osseuses ; cliniquement par la douleur, l'enflure, parfois la rougeur et la chaleur de l'articulation et par une atteinte plus ou moins marquée de l'état général. Elles évoluent vers la guérison totale, ou vers l'ankylose et la déformation. — *a. déformante* ou *sèche*. Syn. *arthrocace sénile*, *rhumatisme osseux partiel*, *rhum. articulaire chronique partiel*. Variété d'affection articulaire chronique caractérisée par l'altération des surfaces articulaires, la tendance à la déformation, la localisation à une seule ou à un petit nombre d'articulations et la fréquence chez le vieillard. V. *arthrose*. — *a. déformante juvénile*. V. *ostéochondrite déformante juvénile de la hanche*. — *a. rhumatoïde*. V. *polyarthrite chronique évolutive*.

arthritide, *s. f.* Nom donné par quelques auteurs aux manifestations cutanées qui sont sous la dépendance de l'arthritisme. — *a. bulleuse*. V. *dermatite herpétiforme*. — *a. palmaire*. Nom donné par Bazin aux *syphilides palmaires psoriasiformes*.

arthritisme, *s. m.* Syn. *diathèse arthritique*, *bradytrophique* ou *dystrophique*. Diathèse relevant d'un ralentissement dans les mutations nutritives et se traduisant en clinique par différents troubles : obésité, diabète, gravelle urinaire, goutte, etc.

arthrocace sénile (ἄρθρον ; κακόν, mauvais). V. *arthrite sèche*.

arthrocentèse, s. f. (ἄρθρον; κεντεῖν, piquer). Ponction d'une articulation).

arthrochondrite, s. f. (ἄρθρον; χόνδρος, cartilage). Inflammation d'un cartilage articulaire.

arthrocinétique, adj. (ἄρθρον; κίνησις, mouvement). Qui se rapporte aux mouvements articulaires.

arthroclyse, s. f. (ἄρθρον; κλύζειν, laver). Lavage d'une synoviale articulaire.

arthrodèse, s. f. (ἄρθρον; δέσις, action de lier). Syn. opération d'Albert. Opération qui a pour but de provoquer l'ankylose d'une articulation.

arthrodynie, s. f. (ἄρθρον; ὀδύνη, douleur). Douleur articulaire. — Cullen a désigné sous ce nom le rhumatisme chronique. V. polyarthrite chronique évolutive.

arthrogramme, s. m. Image obtenue par arthrographie.

arthrographie, s. f. (ἄρθρον; γραφή, dessin). Radiographie d'une articulation dans laquelle on a fait pénétrer un gaz (oxygène) ou une substance opaque aux rayons X.

arthrogrypose multiple congénitale (ἄρθρον; γρυπός, recourbé) (Stern, 1923). Syn. myodystrophie fœtale déformante (Middleton, 1923), amyoplasie congénitale (Sheldon, 1932), syndrome arthromyodysplasique congénital (Rossi, 1947). Maladie congénitale, peut-être entrevue par Ambroise Paré en 1573, décrite par Otto en 1841, caractérisée par : des raideurs articulaires multiples, plus ou moins symétriques, généralement en flexion, évidentes dès la naissance et non progressives; une atrophie musculaire; et une infiltration cutanée avec quelques zones d'atrophie dermique et parfois des palmures discrètes (doigts, aisselles, pterygium colli). Des malformations du crâne, de la face et des extrémités (main bote, pied en varus équin, syndactylie) sont fréquemment associées. Ses causes sont obscures et probablement multiples : certains cas semblent relever d'une affection familiale héréditaire à transmission

dominante, d'autres d'une embryopathie.

arthrologie, s. f. (ἄρθρον; λόγος, discours). Partie de l'anatomie qui traite des articulations.

arthrolyse ou **arthrolysie,** s. f. (ἄρθρον; λύειν, délier). Opération destinée à rendre la mobilité à une articulation ankylosée et qui consiste principalement dans la section de la capsule et de ses ligaments.

arthromalacie, s. f. (ἄρθρον; μαλακός, mou) (Ravina et Pecher). Syndrome héréditaire caractérisé par une hyperlaxité ligamentaire avec déformation des corps vertébraux et de certaines épiphyses; c'est une dysplasie spondylo-épiphysaire qui représenterait une forme mineure de la maladie de Morquio. V. Morquio (maladies de), 2°.

arthromyodysplasique congénital (syndrome). V. arthrogrypose multiple congénitale.

arthro-oculo-salivaire (syndrome). V. Sjögren (syndrome de).

arthro-onychodysplasie, s. f. V. onycho-ostéodysplasie héréditaire.

arthropathie, s. f. (ἄρθρον; πάθος, maladie). Nom générique donné à toutes les maladies des articulations. — a. nerveuse. Troubles trophiques articulaires observés dans les affections des nerfs périphériques ou des centres nerveux.

arthrophyte, s. m. (ἄρθρον; φυτόν, plante). Syn. corps étranger organique (Cruveilhier), corps mobile et flottant (Nélaton), cartilage mobile (Velpeau), souris articulaire. Corps étranger articulaire très mobile et fuyant sous les doigts qui cherchent à le palper; il prend naissance dans l'articulation à la suite d'une lésion traumatique ou pathologique de celle-ci.

arthroplasie ou **arthroplastie,** s. f. (ἄρθρον; πλάσσειν, former). Réfection opératoire d'une articulation plus ou moins altérée et ankylosée, destinée à rendre à celle-ci une mobilité satisfaisante. Ex. : l'a. de la hanche pour traiter la coxarthrose : a. partielle ou a. totale, cette dernière réalisant une articulation artificielle entre des pièces prothétiques scellées à la place du cotyle et de la tête fémorale.

arthro-pneumographie, s. f. Radiographie d'une articulation dans la cavité de laquelle on a, au préalable, injecté un gaz.

arthrorise, s. f. (ἄρθρον; ῥίζα, racine). Opération destinée à limiter les mouvements d'une articulation au moyen d'une butée osseuse et d'un enchevillement (Toupet). On a donné abusivement le nom d'*a.* à des opérations comportant seulement la constitution d'une butée. — *a. tibio-tarsienne* ou *astragalienne.* C'est l'*a.* la plus souvent pratiquée (traitement des séquelles de paralysie infantile). L'*a. t.-t. postérieure* remédie à l'équinisme ; l'*a. t.-t. antérieure* corrige le pied talus.

arthro-scintigraphie, s. f. Exploration radio-isotopique d'une articulation.

arthroscope, s. m. V. *arthroscopie.*

arthroscopie, s. f. (ἄρθρον; σκοπεῖν, examiner). Exploration visuelle de la cavité d'une articulation (genou) au moyen d'un arthroscope (instrument comportant un trocart, sa canule et un système optique) introduit dans la synoviale distendue par du soluté physiologique de ClNa. Elle permet de pratiquer, au besoin, une biopsie de la synoviale ou du cartilage articulaire, et même certaines manœuvres thérapeutiques.

arthrose, s. f. (Coste et Lacapère, 1931). Syn. *ostéo-arthrite hypertrophique dégénérative* (F. Bezançon et M.P. Weil), *ostéo-arthropathie dystrophique* ou *dégénérative* (aut. allemands) ou *déformante* (aut. anglais), *rhumatisme articulaire dégénératif,* *rhumatisme chronique dégénératif.* Nom sous lequel on désigne des affections chroniques dégénératives non inflammatoires des articulations, caractérisées, anatomiquement, par des lésions cartilagineuses avec production d'ostéophytes et de chondrophytes et, cliniquement, par des douleurs, des craquements, des déformations et de l'impotence sans jamais d'ankylose ni d'altération de l'état gé-

néral. Elles surviennent après la cinquantaine, sont généralement monoarticulaires et frappent surtout le genou (*lipo-arthrite* de Weissbach et Françon), la hanche (*coxarthrie*), les articulations vertébrales (*rhumatisme ostéophytique lombaire*) et les articulations des doigts (*nodosités d'Heberden*). — *maladie des a.* — V. *polyarthrose.*

arthrose angioneurale de Solis-Cohen avec périarthrose et paraarthrose (1911). Variété rare de rhumatisme, évoluant chez l'enfant, caractérisée par des crises polyarticulaires répétées, accompagnées de fièvre et d'éruption cutanée. Sa nature allergique est discutée.

arthrose interépineuse. V. *Baastrup (maladie de).*

arthrostomie, s. f. (ἄρθρον; στόμα, bouche) (Tixier). Ouverture chirurgicale d'une articulation, avec abouchement de la synoviale à la peau, pratiquée dans le but de réaliser un drainage permanent, en cas d'arthrite suppurée, par exemple.

arthrosynovite, s. f. Inflammation de la synoviale articulaire.

arthro-syphilis, s. f. Localisation articulaire de la syphilis, acquise ou congénitale. Elle est plus fréquente au niveau des grosses articulations (genou) et se manifeste par des arthralgies, une arthrite déformante ou une arthrite suppurée.

arthrotomie, s. f. (ἄρθρον; τομή, incision). Ouverture chirurgicale d'une articulation.

arthro-typhus, s. m. Variété de fièvre typhoïde à déterminations articulaires prédominantes.

Arthus (phénomène d') (1903). Manifestation locale d'anaphylaxie. Si l'on répète tous les 6 jours, au même endroit, chez le lapin, une injection sous cutanée de sérum de cheval, on voit apparaître, quelques heures après la 4ᵉ injection, qui joue le rôle d'injection déchaînante, une réaction locale œdémateuse et érythémateuse qui évolue vers la nécrose et l'élimination lors des injections suivantes. C'est un cas particulier d'allergie humorale. Le *ph d'A.* est lié à la présence d'anticorps précipitants circulants (IgG et IgM) qui forment, au voisinage des parois capillaires, avec les antigènes introduits localement dans l'espace extravasculaire, des complexes immuns. Ceux-ci fixent le complément, et entraînent des altérations vasculaires : vasodilatation, dégénérescence pariétale, thrombose plaquettaire et diapédèse leucocytaire. Chez l'homme, les pneumopathies immunologiques relèvent d'un mécanisme analogue à celui du *ph. d'A. V. hypersensibilité, hypersensibilité immédiate (réaction d'), complexe immun, pneumopathie immunologique.*

Arthus (rapport d'). Rapport de l'azote uréique sur la somme azote uréique + azote ammoniacal des urines. Il a la même signification que le coefficient de Maillard.

artioploïde, *adj.* (ἄρτιος, pair; suffixe *ploïde* tiré par analogie de haploïde, diploïde, etc.) (génétique). Se dit de cellules polyploïdes (v. ce terme) possédant un nombre pair de *n* chromosomes (4 *n*, 6 *n*, 8 *n*, ...).

aryténoïdite, *s. f.* Inflammation de la région aryténoïdienne qui s'observe surtout dans les laryngites tuberculeuses.

arythmie, *s. f.* (ἀ- priv.; ῥυθμός, rythme). Anomalie du rythme. — Employé surtout pour désigner les perturbations du rythme cardiaque, dans sa fréquence, sa régularité, et l'égalité des contractions.

arythmie complète (Josué et Clarac, 1909. Syn. (inusités) : *arythmie désordonnée* ou *perpétuelle* (Hering, 1908), *delirium cordis, folie du cœur* (Beau). Irrégularité du rythme cardiaque telle que les contractions ventriculaires sont séparées les unes des autres par des intervalles toujours inégaux. Elle est de plus ou moins longue durée, et le plus souvent accompagnée de tachycardie (*tachyarythmie*). Elle est provoquée par la fibrillation auriculaire. Elle peut survenir en dehors de toute lésion cardiaque apparente (*a. c. idiopathique* ou *primitive*) ou au cours de cardiopathies (rétrécissement mitral, myocardite des vieil-

lards) décompensées ou non, ou encore pendant l'évolution de la maladie de Basedow.

arythmie extrasystolique. Irrégularité du rythme cardiaque due à l'interposition, au cours d'un rythme normal, d'extrasystoles de nombre et de nature variables. V. *extrasystole.*

arythmie périodique ou **rythmée.** V. *allorythmie.*

arythmie sinusale. Irrégularité du rythme cardiaque due à une perturbation de la cadence des excitations au niveau du sinus lui-même. Généralement, les conductions sino-auriculaire et auriculo-ventriculaires étant normales, l'irrégularité des impulsions sinusales entraîne celle de l'ensemble du cœur (oreillettes et ventricules); p. ex. l'arythmie respiratoire. — *a. s. ventriculophasique.* Variété d'*a.s.* observée en cas de bloc auriculo-ventriculaire (bloc complet ou périodes de Wenckebach) : l'intervalle séparant deux contractions auriculaires est plus long lorsqu'il ne contient pas de contraction ventriculaire.

asbestose, *s. f.* Variété de pneumoconiose due à l'inhalation de poussière d'asbeste (amiante), minéral composé de silicate de magnésie et d'oxyde de fer, employé dans l'industrie textile.

Asboe-Hansen (maladie de) (1953). Dermatite bulleuse kératogène et pigmentaire avec éosinophilie sanguine observée chez des nouveaunés de sexe féminin; elle est très rare et paraît voisine de l'incontinentia pigmenti (v. ce terme).

ascaride ou **ascaris,** *s. m.* (ἀσκαρίζειν, sautiller). Genre de vers, de l'ordre des Nématodes, parmi lesquels se trouve l'*Ascaris lumbricoides*: ver cylindrique, grisâtre ou rougeâtre, long de 20 à 40 cm, parasite de l'intestin.

ascaridiase ou **ascaridiose,** *s. f.* Ensemble des troubles dus aux ascarides.

ascaris, *s. m.* V. *ascaride.*

ascension de carotidogramme temps d'). Durée de la montée rapide de la phase systolique du carotidogramme, comptée du départ de cette onde à son sommet. Elle est normalement de 0,06 à 0,12 sec. Le *temps de demi-ascension* va du départ de l'onde à la moitié de son amplitude maximale. Il est normalement, en moyenne, de 0,036 sec. Ces mesures permettent d'apprécier la vitesse de l'éjection ventriculaire gauche, ralentie en cas de rétrécissement aortique. V. *carotidogramme*.

aschématie, *s. f.* (ἀ- priv. ; σχῆμα, attitude) (Bonnier, 1905). Trouble par lequel certaines parties de nous-même cessent de figurer dans la notion que nous avons de notre corps. V. *asomatognosie* et *pariétal (syndrome)*.

Ascher (syndrome d'). Syn. *syndrome de Laffer-Ascher* (L., 1909 ; A., 1919). Association de macrocheilie, d'un double blépharochalasis, d'un goitre simple, parfois d'une hyperplasie de la muqueuse nasale et d'un épaississement des joues. Pour certains, ce syndrome serait dû à une adénomatose des glandes labiales, lacrymales, etc. ; pour d'autres, il serait une variété du syndrome de Melkersson-Rosenthal.

Aschheim-Zondek (méthode ou **réaction d') (AZ).** V. *Zondek et Aschheim (méthode de).*

Aschner (signe d') (1908). V. *réflexe oculo-cardiaque.*

Aschoff (nodule d') (1904). Syn. *granulome rhumatismal.* Figure histologique observée au cours du rhumatisme articulaire aigu et de diverses autres affections touchant le tissu conjonctif (polyarthrite chronique évolutive, etc.). Elle est caractérisée par l'œdème de la substance fondamentale du tissu conjonctif, la dégénérescence fibrinoïde du collagène et la prolifération des cellules conjonctives.

ascite, *s. f.* (ἀσκός, outre). Syn. *hydropéritoine.* Accumulation de liquide dans la cavité péritonéale. Ce liquide est ordinairement jaune citrin ; il peut être coloré en vert par la bile, en rouge par le sang (*a. hémorragique*), prendre un aspect laiteux (*a. laiteuse*) ou gélatineux (*a. géla-*

tineuse : v. *péritoine, maladie gélatineuse du*) ou contenir de la graisse émulsionnée (*a. chyliforme* ou *chyleuse* : v. *chylopéritoine*). — *a. essentielle des jeunes filles.* Péritonite tuberculeuse à forme ascitique.

ascitique, *adj.* Qui a rapport à l'ascite. — *bruit de flot a.* ou *double bruit a.* (Lian et Odinet, 1931). Double bruit perçu par l'auscultation combinée à la percussion de la paroi abdominale chez les ascitiques. Le 1er bruit est celui qu'on entend à la percussion d'un abdomen normal, le 2e est le bruit de flot caractéristique de l'ascite.

Ascoli (réaction d'). Réaction permettant d'affirmer, à l'autopsie d'un animal, que celui-ci est mort du charbon : un extrait de la rate de l'animal, mis en contact avec du sérum anti-charbonneux, produit un anneau blanc à la surface de séparation des deux liquides lorsque la rate est charbonneuse.

ascorbicurie, *s. f.* V. *ascorburie.*

ascorbicurie provoquée (épreuve de l'). V. *charge (épreuve de).*

ascorbie, *s. f.* Présence et taux d'acide ascorbique dans un organe ou une humeur.

ascorbinémie, *s. f.* Présence de l'acide ascorbique (vitamine C) dans le sang.

ascorbique (acide). Syn. *vitamine C, acide hexuronique.* Important facteur d'oxydo-réduction cellulaire présent dans tous les tissus de l'organisme (foie et glandes surrénales surtout). Il joue un rôle dans le métabolisme du glucose, de certains acides aminés et du fer, dans la synthèse des corticoïdes surrénaux, dans la résistance des parois vasculaires ; il règle la nutrition de tout le tissu conjonctif. Il agit en synergie avec le facteur, ou vitamine, G^2 (v. *citrine*). Leur carence provoque le scorbut.

ascorburie, *s. f.* Syn. *ascorbicurie.* Présence d'acide ascorbique (vitamine C) dans l'urine.

...ase. Désinence employée après le radical d'un corps pour désigner les enzymes qui effectuent la dégradation du corps envisagé.

asémie, *s. f.* (ά- priv.: σῆμα, signe). Abolition du langage mimique; on l'observe chez les mélancoliques, les idiots et les déments.

asepsie, *s. f.* (ά- priv.; σηπτικός, putréfié). Méthode qui consiste à prévenir les maladies septiques ou infectieuses en empêchant, par des moyens appropriés, l'introduction de microbes dans l'organisme. Elle diffère de l'antisepsie prophylactique en ce qu'elle n'emploie pas d'agents thérapeutiques.

aseptique, *adj.* Qui a rapport à l'asepsie.

aseptiser, *v.* Rendre aseptique un objet ou un local.

Asherman (syndrome d') (1948). Aménorrhée due à des adhérences intra-utérines d'origine traumatique (curetage). V. *synéchie utérine.*

Ashman (unité) (électrocardiographie). Unité de surface destinée à la mesure des aires des ondes Q R S et T (v. *axe électrique du cœur*); elle correspond à 4 microvolts-secondes (μ Vs).

asialie, *s. f.* (ά- priv.; σίαλον, salive). Absence de salive. V. *aptyalisme.*

asile, *s. m.* (*asylum*, de ἄσυλον, temple, refuge). Etablissement destiné à héberger des sujets qui ne peuvent être surveillés ou soignés chez eux — *a. d'aliénés.* Terme qui désignait autrefois l'hôpital psychiatrique. — *a. de convalescents.* — *a. de vieillards.*

Askanasy (syndrome d'). V. *polychondrite atrophiante chronique.*

A.S.L. O. V. *antistreptolysine O.*

asodé, *adj.* (*a-* priv.; sodium). V. *désodé.*

asomatognosie, *s. f.* (ά- priv.; σῶμα, corps; γνῶσις connaissance). Syn. *somato-agnosie.* Perte de la conscience d'une partie ou de la totalité du corps observée dans les lésions du lobe pariétal. V. *pariétal (syndrome)*, *aschématie* et *hémiasomatognosie.*

aspalasome, *s. m.* (ἀσπάλαξ, taupe; σῶμα, corps). Monstre caractérisé par une « éventration médiane ou latérale occupant principalement la portion inférieure de l'abdomen : appareil urinaire, appareil génital et appareil intestinal s'ouvrant au dehors par trois orifices distincts » (I. G. Saint-Hilaire).

aspartylglucosaminurie, *s. f.* (Politt, Jenner et Merskey, 1968). Maladie enzymatique caractérisée, du point de vue biologique, par la présence, dans l'urine, de 2-acétamido - 1 - (β_1-L-aspartamido) - 1,2 - didésoxy-D-glucose; c'est un résidu des glycoprotéines probablement incomplètement dégradées à cause d'une déficience fermentaire (en glucosidases). Elle est caractérisée cliniquement par une débilité mentale associée à des malformations squelettiques.

aspergilline, *s. f.* Substance élaborée par un champignon, l'*Aspergillus fumigatus* et active, par voies générale et locale, contre les staphylococcies cutanées.

aspergillome, *s. m.* Variété d'aspergillose dans laquelle le champignon forme une masse pseudo-tumorale (mycétome).

aspergillose, *s. f.* Maladie causée par le développement d'un champignon, *Aspergillus fumigatus,* dans l'organisme de l'homme et des animaux. Elle se présente généralement chez l'homme sous la forme d'une affection pulmonaire avec hémoptysies (pseudo-tuberculose aspergillaire) ou de lésions cutanées (érythème, pustules, ulcérations, tumeurs sous-cutanées fistulisées; v. aussi *tokélau*); les atteintes rénales, oculaires et auriculaires sont beaucoup plus rares.

aspermatisme, *s. m.* (ά- priv.; σπέρμα, semence). Impossibilité ou difficulté de l'éjaculation du sperme. — Pris quelquefois dans le sens d'*impuissance.*

aspermie, *s. f.* Absence de sperme.

asphygmie, *s. f.* (ά- priv.; σφυγμός, pouls). Absence de pouls.

asphyxie, *s. f.* (ά- priv.; σφύζω, je bats). Longtemps ce mot a signifié; mort par cessation des battements du cœur. — Actuellement, on entend par *a.* la difficulté ou l'arrêt de la respiration par obstacle mécanique (submersion, strangulation, gaz irrespirables mais non toxiques, compression du thorax, sténose laryngée, etc.) qui aboutissent à la fois à l'anoxie et à l'hypercapnie. — Par extension, on applique parfois ce nom à tous les états dans lesquels l'hématose est entravée.

asphyxie des nouveau-nés. Défaut d'oxygénation du sang fœtal, causé soit par la compression du cordon, soit par la pauvreté en oxygène du sang maternel. C'est la cause la plus fréquente de l'état de mort apparente des nouveau-nés.

asphyxie locale des extrémités. Syn. *acro-asphyxie.* Trouble vasomoteur observé dans la *maladie de Maurice Raynaud* ou *gangrène symétrique des extrémités.* Cette asphyxie est caractérisée par la cyanose des téguments avec anesthésie douloureuse.

asplénie, *s. f.* (ά- priv.; σπλήν, rate). Absence de rate. (V. *Ivemark syndrome d').*

assécurose, *s. f.* (*ad,* vers; *securus,* sans souci) (Laignel-Lavastine, 1938). « Tendance plus ou moins consciente à cultiver les maladies pour garder ou obtenir le bénéfice des lois sociales » (P. Sivadon). État d'esprit à rapprocher de la *sinistrose.*

assimilation, *s. f.* (*assimilare,* rendre semblable). Phénomène vital en vertu duquel les êtres organisés transforment en leur propre substance les matières qu'ils absorbent.

assimilation hydrocarbonée (coefficient d'). Syn. *tolérance hydrocarbonée.* Quantité la plus élevée de glucides que l'organisme peut absorber sans en rejeter par l'urine; ce coefficient est abaissé dans le diabète, d'autant plus que la maladie est plus grave.

assistance circulatoire ou **cardio-circulatoire.** Technique destinée à pallier temporairement une défaillance cardiaque aiguë. Elle permet d'assurer une perfusion sanguine efficace dans la grande circulation, y compris les artères coronaires. Le massage cardiaque externe (v. *Kouwenhoven, méthode de*) est le procédé le plus simple d'*a. c.* De nombreuses méthodes, nécessitant des appareillages complexes, ont été essayées; certaines sont en-

trées en pratique : 1º l'une d'elles, la *dérivation veino-artérielle* utilise une pompe asservie aux battements cardiaques, qui recueille le sang dans l'oreillette droite (au moyen d'un cathéter introduit dans la veine fémorale) et le réinjecte, après oxygénation, pendant la diastole, dans l'artère fémorale; 2º l'*a.c.* par *contre-pulsion diastolique intra-aortique* (Moulopoulos, 1962; Kantrowitz, 1968) consiste à mettre en place, par voie artérielle fémorale, dans l'aorte descendante thoracique, une sonde à ballonnets; ceux-ci sont gonflés pendant la diastole (ce qui accroît la perfusion coronaire) et dégonflés pendant la systole pour ne pas gêner le travail du ventricule gauche. Cette technique est employée dans les cas d'infarctus du myocarde avec collapsus cardiaque, éventuellement pour permettre au malade de supporter une coronarographie et même un pontage aorto-coronarien d'urgence.

Assmann (infiltrat d'). V. *infiltrat d'Assmann.*

assuétude, *s. f.* (*assuetudo,* habitude). 1º « Tolérance que manifeste l'économie animale à l'égard des causes perturbatrices. — *a. climatérique.* — *a. médicamenteuse* » (Littré). — 2º Dépendance psychique du toxicomane envers son toxique, qui le pousse à rechercher celui-ci, à en répéter les prises à doses croissantes pour assurer son bien-être et apaiser l'anxiété qu'il ressent à la pensée d'en être privé. V. *accoutumance toxicomaniaque* et *addiction.*

astacoïde, *adj.* (ἄστακός, homard) (Quinquaud). Se dit d'un rash rouge vif, couvrant les téguments d'une teinte uniforme qui rappelle celle du homard cuit. Ce rash se rencontre dans la variole hémorragique.

astasie, *s. f.* (ά- priv.; στάσις, station). Perte plus ou moins complète de la faculté de garder la station verticale. Elle coïncide presque toujours avec l'abasie.

astasie-abasie, *s. f.* (Blocq). Syn. *ataxie par défaut de coordination automatique* (Jaccoud), *maladie de*

Blocq. Impossibilité de garder la station debout (*astasie*) et de marcher (*abasie*), que n'expliquent ni des troubles moteurs, ni des troubles sensitifs, ni des troubles de la coordination des membres inférieurs. Elle peut être due à une apraxie de la marche, à une exagération des réflexes de soutien, à des lésions cérébelleuses ou labyrinthiques.

astasobasophobie, *s. f.* (ἀ- priv.; στάσις, station; βάσις, marche; φόβος, peur). Anxiété éprouvée, en station debout ou pendant la marche, par certains malades atteints de troubles de l'équilibre. Elle est souvent provoquée par des altérations des voies vestibulaires.

astéatose, *s. f.* (ἀ- priv.; στέαρ, ατος, graisse). « État particulier de la peau, caractérisé par une insuffisance marquée ou une privation absolue des sécrétions graisseuses qui se produisent normalement à sa surface » (Brocq).

aster, *s. m.* (ἀστήρ, étoile). V. *centrosome.*

astéréognosie, *s. f.* V. *stéréoagnosie.*

astérion, *s. m.* (*aster*, étoile). Point de la surface externe du crâne, où se rencontrent les trois sutures pariéto-mastoïdienne, lambdoïde et occipito-mastoïdienne.

astérixis, *s. f.* (ἀ- priv.; στηρίζω, je reste stationnaire). V. *tremor (flapping).*

asthénie, *s. f.* (ἀ- priv.; σθένος, force). Dépression de l'état général, entraînant à sa suite des insuffisances fonctionnelles multiples. — Ce terme désigne également l'affaiblissement des fonctions d'un organe ou d'un système. Ex.: *a. cardio-vasculaire, a. trachéobronchique, neurasthénie, myasthénie.* — *a. psychique.* Syn. *anidéation.* Affaiblissement de la mémoire, difficulté à fixer l'attention, ralentissement conscient du travail intellectuel.

asthénie bulbo-spinale. V. *myasthénie.*

asthénique, *adj.* Qui s'accompagne d'asthénie. Ex.: *formes a. des mala-*

dies. — *constitution a.* V. *leptoïde* ou *leptosome* (*constitution*).

asthénobiose, *s. f.* (ἀσθενής, faible; βίος vie) (Roubaud). Phase temporaire d'activité réduite, ressemblant à l'hibernation ou à l'estivation, mais indépendante de la température et de l'humidité, présentée parfois par certains animaux inférieurs (insectes ou arthropodes).

asthénomanie, *s. f.* Habitude morbide de l'asthénie, succédant à l'asthénie vraie.

asthénopie, *s. f.* (ἀσθενής, faible; ὤψ, œil). Syn. *kopiopie.* État dans lequel la vue est incapable d'une application soutenue. — *a. accommodative.* A. qui survient dans l'hypermétropie, à la suite de la fatigue causée par l'accommodation. — *a. musculaire.* A. qui survient dans la myopie et les névroses, par insuffisance des muscles droits internes, et qui s'accompagne souvent de diplopie.

asthénospermie, *s. f.* (ἀσθενής; σπέρμα, semence). Altération du spermatozoïde, qui est déformé et moins mobile que normalement.

asthmatique, *adj.* Qui se rapporte à l'asthme. — *s. m.* Malade atteint d'asthme.

asthme, *s. m.* (ἀσθμαίνειν, être essoufflé). Pris longtemps comme synonyme d'étouffement, ce mot désigne maintenant une forme particulière de dyspnée paroxystique. — 1° *a. vrai.* Affection caractérisée par des accès de dyspnée lente, expiratoire, d'abord nocturnes, liés au spasme, à la congestion et à l'hypersécrétion des bronches, se répétant pendant plusieurs jours (attaque d'asthme). Entre ces accès, l'appareil respiratoire est pratiquement normal. Cet *a.* (atopique ou réaginique) évolue sur un terrain neuro-endocrinien mal équilibré, et il est favorisé par les infections des voies respiratoires. Mais c'est l'allergie qui joue le rôle principal dans son déclenchement; souvent difficile à prouver d'ailleurs, qu'il s'agisse d'une manifestation d'hypersensibilité immédiate, semi-tardive ou retardée (v. *hypersensibilité*). L'évolution de la maladie asthmatique est capricieuse, souvent entrecoupée d'équivalents (coryza ou trachéo-bronchite spasmodiques). A la longue les accès changent de caractères (a. humide, a. intrigué, a. vieilli), avec expectoration et parfois fièvre; ils peuvent se succéder si rapidement, sur un fond de dyspnée et de toux permanentes, qu'un état de mal asthmatique s'installe, entraînant une défaillance cardiaque droite. — L'a. du nourrisson et du jeune enfant est grave, mais disparaît parfois à la puberté. — 2° a. symptomatique, pseudo-asthme. Dyspnée paroxystique, rappelant plus ou moins la crise d'asthme, liée à une lésion viscérale (bronchite, trouble cardiaque, insuffisance rénale, etc.). V. perlés (crachats), Curschmann (spirales de) et Charcot-Leyden (cristaux de).

asthme des foins. V. coryza spasmodique périodique.

asthme goitreux. Brusque accès de suffocation survenant chez les malades porteurs de goitre.

asthme de Millar. V. laryngite striduleuse.

asthme thymique ou **de Kopp.** V. laryngospasme.

asthmogène, adj. et s. m. Qui provoque la crise d'asthme.

astigmatisme, s. m. (ἀ- priv.; στίγμα, ατος, marque) ou **astigmie,** s. f. (ἀ- priv.; στιγμή, ῆς, point) (peu usitée). Défaut de courbure des milieux réfringents de l'œil, rendant impossible la convergence en un seul point des rayons homocentriques (partis d'un point).

Astley Cooper (hernie d'). Syn. hernie en bissac. Hernie crurale à sac bilobé, l'un des diverticules étant situé sous le fascia cribriformis et l'autre sous la peau au niveau du fascia superficialis.

Astley Cooper (signe d'). Dans la hernie crurale, apparition de douleurs assez vives à la racine du membre avec nausées et angoisse stomacale, lorsque le malade étend la cuisse. Une légère flexion calme ces phénomènes.

Astley Cooper (testicule irritable d'). V. testicule irritable.

astomie, s. f. (ἀ- priv.; στόμα, bouche). Absence congénitale de l'orifice buccal et de la cavité correspondante.

astragalectomie, s. f. Extirpation de l'astragale. — a. temporaire (Lorthioir). Extirpation de l'astragale dont on modifie la forme à volonté et remise en place de cet os (traitement du pied bot).

astragalien, enne, adj. Qui a rapport à l'astragale. — ballottement a. ou choc a. V. ballottement.

astraphobie, s. f. (ἄστρον, astre; φόβος, peur) (Beard). Crainte morbide des éclairs ou du tonnerre.

astringent, adj. et s. m. (astringere, resserrer). Qui exerce sur les tissus vivants un resserrement fibrillaire plus ou moins visible.

astroblasto-astrocytome, s. m. (Cl. Vincent et Loisel). Astrocytome en voie de transformation maligne.

astroblastome, s. m. (Bailey et Bucy, 1930). Variété rare de gliome cérébral développée, chez l'adulte, aux dépens des cellules névrogliques dénommées astroblastes. Elle est plus maligne que l'astrocytome, mais moins que le glioblastome multiforme.

astrocytome, s. m. Variété de gliome bénin du névraxe, solide ou kystique, constituée aux dépens des astrocytes, siégeant dans le cerveau et le cervelet, très rarement dans la moelle. On en distingue deux types histologiques : les a. protoplasmiques et les a. fibrillaires, selon Bailey et Cushing (ou a. gémistocytiques et a. pilocytiques selon la nomenclature de Penfield).

asyllabie, s. f. (ἀ- priv.; συλλαβή, syllabe) (Bertholle). Variété d'aphasie sensorielle dans laquelle le malade atteint de cécité verbale peut reconnaître les lettres, mais est incapable de les rassembler pour constituer des syllabes.

asymbolie, s. f. (ἀ- priv.; σύμβολον, symbole) (Finkelburg). « Nom générique de tous les troubles de l'utilisation des signes, soit pour exprimer, soit pour comprendre les idées et les sentiments » (Blocq et Onanoff). — *a. à la douleur* (Schilder et Stengel, 1928). Modification des réactions du sujet devant la douleur et le danger ; elle est due à une lésion du lobe pariétal gauche du cerveau (v. *pariétal, syndrome*). — *a. tactile.* V. *agnosie sémantique.*

asymptomatique, *adj.* Qui manque de symptôme clinique. — *maladie a.*

asynclitisme, *s. m.* (ἀ- priv.; synclitisme). Défaut de conjonction entre l'axe pelvien et l'axe de la tête fœtale pendant l'engagement.

asynergie, *s. f.* (ἀ- priv.; synergie). Syn. *dyssynergie.* « Phénomène particulier, qui n'est ni de la paralysie, ni de l'incoordination, mais qui consiste en une perturbation dans la faculté d'association des mouvements élémentaires dans les actes complexes » (Babinski). L'*a.* se rencontre dans certaines affections du cervelet (*a. cérébelleuse*).

asystole, *s. f.* (ἀ- priv; συστολή, systole). Arrêt des contractions cardiaques, surtout les contractions ventriculaires, le cœur restant immobile en diastole ; cette immobilité oppose cette forme d'arrêt cardiaque à celle due à la cessation des battements par fibrillation ventriculaire (v. ce terme et *arrêt cardiaque*).

asystolie, *s. f.* (ἀ- priv.; συστολή, systole) (Beau, 1856). Syn. *asthénie cardio-vasculaire* (Rigal): terme inusité; *défaillance* ou *insuffisance cardiaque congestive.* Ensemble des phénomènes dus à l'insuffisance cardiovasculaire et au trouble profond de la circulation qui en résulte (le terme *dyssystolie* serait plus exact). — *a. fébrile* (Josué) ou *a. inflammatoire* (Bard, 1892). Rhumatisme articulaire aigu avec pancardite (v. ce terme) évoluant vers une insuffisance cardiaque progressive tandis que persiste le syndrome infectieux (v. *rhumatisme cardiaque évolutif*). — *a. partielle* (Hering). Phénomène qui consisterait dans ce fait que des portions limitées du myocarde ventriculaire restent au repos complet à certains moments. Il en résulte un affaiblissement intermit-

tent du cœur et du pouls (pouls alternant).

AT. V. *axe électrique du cœur.*

A. T. 10 (épreuve à l') (Funfgeld, 1943). Syn. *épreuve de résistance à l'hypercalcémie provoquée.* Test de spasmophilie. Un sujet atteint de cette maladie garde une calcémie invariable après absorption, pendant 7 jours, d'A. T. 10 (dihydrotachystérol). Chez un sujet normal, cette épreuve élève la calcémie de 10 à 15 mg.

ataractique, *adj.* V. *ataraxique.*

ataraxie, *s. f.* (ἀ- priv., τάραξις, émotion). Tranquillité morale ; paix intérieure. — *a. digestive* (Jacquet, 1907). Absence de trouble de l'appareil digestif, état qui doit être réalisé pour obtenir la guérison de différentes dermatoses.

ataraxique, *adj.* Syn. *ataractique.* Qui tranquillise.

atavisme, *s. m.* (atavus, aïeul). Syn. *hérédité ancestrale* ou *en retour.* 1° « Ensemble des puissances héréditaires de la race » (Baudement). L'*a.* maintient les caractères fondamentaux d'une race à travers les générations successives et malgré les croisements. — 2° « Réapparition chez un descendant d'un caractère quelconque des ascendants, caractère demeuré latent pendant une ou plusieurs générations intermédiaires » (Le Gendre). L'*a.* est le plus souvent direct, c'est-à-dire du grand-père au petit-fils.

ataxie, *s. f.* (ἀ- priv., τάξις, ordre). Incoordination des mouvements volontaires avec conservation de la force musculaire. — *a. cinétique* ou *dynamique.* Nom donné à l'*a.* de mouvement par opposition à l'*a. statique* (Friedreich) qui est l'impossibilité pour le malade au repos de garder l'immobilité (instabilité choréiforme). — *a. par défaut de coordination automatique.* V. *astasie-abasie.*

ataxie aiguë (Leyden, 1862 ; Westphal, 1872). Syn. *ataxie* ou *maladie de Leyden, myélite aiguë disséminée.* Syndrome frappant surtout les jeunes gens, débutant souvent par des convulsions et des syncopes, caractérisé par la coexistence d'ataxie, d'exagération des réflexes tendineux, de parésie de divers groupes musculaires, de phénomènes spasmodiques (nystagmus, clonus du pied) et d'affaiblissement intellectuel. Son évolution est variable. Elle serait parfois apparentée à l'encéphalite épidémique.

ataxie aiguë tabétique (J. Decourt, 1927). Grande ataxie apparaissant en quelques heures ou en quelques jours chez un malade atteint d'un tabes fruste et pouvant rétrocéder rapidement sous l'action du traitement spécifique. Elle est due à une poussée inflammatoire de méningo-radiculomyélite postérieure syphilitique.

ataxie calleuse (Zingerlé). Trouble de l'équilibration caractérisé par l'association d'ataxie et de phénomènes spasmodiques, observé dans les tumeurs du tronc du corps calleux.

ataxie cérébelleuse. Syn. *asynergie, hypermétrie, dysmétrie.* V. *cérébelleux* et aussi *asynergie, hypermétrie, dysmétrie.*

ataxie cérébelleuse héréditaire. V. *hérédo-ataxie cérébelleuse.*

ataxie frontale (Bruns, 1892). *A.* ayant habituellement les caractères de l'*a. cérébelleuse* et comportant surtout un déséquilibre de la marche et de la station debout. Elle était considérée par Bruns comme un symptôme de tumeur siégeant au niveau de la circonvolution de Broca.

ataxie héréditaire. V. *Friedreich (maladie de).*

ataxie héréditaire cérébelleuse. V. *hérédo-ataxie cérébelleuse.*

ataxie labyrinthique. *A.* caractérisée surtout par des troubles d'équilibre de la station (*a. statique*) sans modification des mouvements isolés des membres. Elle est liée à des troubles labyrinthiques.

ataxie locomotrice progressive (Duchenne de Boulogne, 1858). V. *tabes.*

ataxie psycho-motrice (Lunier). V. *paralysie générale.*

ataxie-télangiectasies, *s. f. sing.* (E. Boder et R.P. Sedgwick, 1957). Syn. *syndrome de Louis-Bar* (Denise Louis-Bar, 1941). Maladie héréditaire transmise selon le mode récessif autosomique, apparaissant dans la petite enfance, caractérisée par l'association : 1° d'un syndrome cérébelleux avec, en outre, souvent syndrome extra-pyramidal, mouvements choréo-athétosiques et troubles de la motilité oculaire; 2° de télangiectasies de la conjonctive, des oreilles, du voile du palais, du cou; et 3° d'infections récidivantes, surtout des voies respiratoires, le plus souvent mortelles. Cette affection, au cours de laquelle peuvent apparaître une maladie de Hodgkin, un lympho- ou un réticulosarcome, est liée à une carence immunitaire cellulaire et parfois humorale, ajoutant dans ce dernier cas, à une hypoplasie des organes lymphoïdes, une diminution du taux des plasmocytes et des anticorps sériques (immunoglobulines IgA ou IgG). V. *carence immunitaire, alymphocytose, agammaglobulinémie.*

ataxique, *adj.* Qui a rapport à l'ataxie. — *s. m.* Malade atteint d'ataxie. — *démarche a.* Syn. *démarche tabétique.* Démarche observée chez les tabétiques, à la période de la grande ataxie : le malade lève le pied brusquement, lance la jambe en haut et en dehors, puis frappe le sol du talon; cette incoordination est accrue par l'occlusion des yeux. — *phénomènes a.* Ensemble de phénomènes nerveux que l'on rencontre dans les formes graves des pyrexies, et consistant surtout en une agitation extrême et convulsive avec insomnie et irrégularité dans la marche habituelle de la maladie.

ataxo-adynamique, *adj.* Se dit de la forme d'une maladie aiguë où se combinent l'adynamie et les phénomènes ataxiques.

ataxoparaplégie, *s. f.* ou **ataxoparétique (syndrome)** (André Thomas). Association de l'incoordination (ataxie) et de la paralysie, résultant de la lésion simultanée des cordons postérieurs et des cordons latéraux de la moelle. V. *scléroses combinées.*

atélectasie, s. f. (ἀτελής, incomplet; ἔκτασις, extension) (Legendre et Bailly, 1846). Syn. *état fœtal du poumon, pneumonie marginale, apneumatosis.* Affaissement des alvéoles pulmonaires dépourvues de leur ventilation tandis que fonctionne leur circulation sanguine. Il intéresse une partie plus ou moins étendue du parenchyme pulmonaire et se traduit radiologiquement par une opacité homogène avec rétraction et immobilité de la zone atteinte. L'*a.* est l'état normal des poumons du fœtus; après la naissance, elle est la conséquence d'une obstruction bronchique.

atéléiose, s. f. V. *atéliose.*

atélencéphalie, s. f. (ἀτελής; ἐγκέφαλος, encéphale). Développement incomplet de l'encéphale.

atéliose, s. f. ou **atéléiose,** s. f. (ἀτελείωσις, imperfection) (Hastings Gilford). Trouble du développement caractérisé par ce fait que l'individu reste imparfait et garde à l'âge adulte tous les caractères de l'enfant ou au moins plusieurs d'entre eux. Dans la variété asexuée, les organes génitaux restent rudimentaires; cette forme d'*a.* se confond avec l'infantilisme. Dans la variété sexuée, les organes génitaux se développent au moment de la puberté, mais le corps reste fixé à l'état d'homme ou de femme en miniature.

atéloprosopie, s. f. (ἀτελής, incomplet; πρόσωπον, visage). Malformation congénitale de la face.

athalamie des aphaques. (ἀ- priv.; θάλαμος, chambre). Affaissement de la chambre antérieure de l'œil survenant parfois à la suite de l'opération de la cataracte.

athélie, s. f. (ἀ- priv.; θηλή, mamelon). Absence congénitale du mamelon.

athermobiose, s. f. (ἀ- priv.; θέρμη, chaleur; βίος, vie). Vie en milieu froid.

athérogène, adj. (athérome; γεννᾶν, engendrer). Qui produit l'athérome.

athérogénèse, s. f. Production d'athérome.

athéromasie ou **athéromatose,** s. f. Affection déterminée par l'athérome artériel.

athérome, s. m. (ἀθήρη, bouillie). Nom donné autrefois aux kystes sébacés en raison de la bouillie blanchâtre qu'ils renferment. — Actuellement, ce mot est souvent employé dans le sens d'*a.* artériel.

athérome artériel. Lésion chronique des artères caractérisée par la formation, dans la tunique interne, de plaques jaunâtres constituées de dépôts lipidiques (cholestérol). Ces foyers, qui peuvent s'ulcérer et libérer dans le vaisseau une bouillie semblable à du pus grumeleux, ou se calcifier, constituent la manifestation initiale de l'athérosclérose (v. ce terme).

athérosclérose, s. f. (Marchand, 1904). Variété de sclérose artérielle caractérisée par l'accumulation de lipides amorphes dans la tunique interne du vaisseau (athérome). Elle débute dans la couche profonde de l'intima et se complique de prolifération et d'épaississement des fibres élastiques, d'atrophie des cellules conjonctives, puis de calcifications et s'étend vers la media. Elle atteint surtout les grosses et les moyennes artères (aorte, artères coronaires et cérébrales, artères des membres) dont elle peut provoquer l'oblitération.

athésie, s. f. (ἀθεσία) (Sakorraphos). V. *athétose.*

athétoïde, adj. Qui ressemble à l'athétose. — *mouvements a.* Mouvements qui rappellent ceux de l'athétose.

athétose, s. f. (ἀ- priv.; τίθημι, je pose). Syn. *athésie, maladie de Hammond* (1871). Mouvements involontaires, incoordonnés, de grande amplitude, affectant surtout les extrémités des membres et la face; leur lenteur et leur caractère ondulant les distinguent des mouvements choréiformes. L'*a.* est accompagnée d'état spasmodique et souvent de débilité intellectuelle. — *a. pupillaire.* V. *hippus.*

athétosique, *adj.* Qui a rapport à l'athétose. — *mouvements a.* V. *athétose.*

athlétoïde (constitution) (Kretschmer) (ἀθλητής, lutteur). Constitution morphologique caractérisée par la puissance de la carrure, la robustesse des membres, le fort développement de la mâchoire et des extrémités.

athrepsie, *s. f.* (ἀ- priv.; θρέψις, nutrition) (Parrot, 1877). Syn. *algidité progressive des nouveau-nés* (Hervieux). Etat de déchéance profonde de l'organisme constituant la phase ultime de la dénutrition chez des enfants privés du sein et âgés de moins de quatre mois. L'*a.* survient à la suite de diverses affections, et notamment de la diarrhée chronique; elle aboutit à la disparition du pannicule adipeux de tout le corps et à la déshydratation de tous les tissus. Vers la fin, la température et le pouls s'abaissent en dessous de la normale. Parrot en avait fait une maladie spéciale.

athrocytose, *s. f.* (ἀθροίζω, je condense; κύτος, cellule). Absorption d'une substance étrangère par le cytoplasme cellulaire, suivie de phénomènes de concentration et de floculation, et aboutissant à la constitution de formations granuleuses.

athrombasie, *s. f.* (P.E.-Weil, 1905). Absence de thrombase (ou thrombine) à laquelle on avait attribué le défaut de la coagulation sanguine chez les hémophiles.

athrombie, *s. f.* (Frank). V. *hémogénie.*

athymhormie, *s. f.* (ἀ- priv.; θυμός, âme; ὁρμάω, j'excite). Absence de l'élan vital qui caractérise l'être, symptôme observé dans la démence précoce.

athymie, *s. f.* 1° (ἀ- priv.; θυμός, âme). Trouble de l'humeur caractérisé par une indifférence, une inactivité totales. — 2° (ἀ- priv.; θύμος, thymus). Absence de thymus. Elle provoquerait un retard de la croissance somatique et psychique et du développement génital.

athymolymphoplasie, *s. f.* (ἀ- priv.; θύμος, thymus; *lympha,* de νύμφη, déesse des eaux; πλάσσειν, former). V. *alymphocytose congénitale.*

athyréose, *s. f.* ou **athyroïdie,** *s. f.* (ἀ- priv.; thyroïde). Absence complète de la sécrétion thyroïdienne, déterminant le myxœdème.

atlodyme, *s. m.* (ἄτλας, atlas; δίδυμος, jumeau) (I. G. Saint-Hilaire). Monstre caractérisé par deux têtes contiguës reposant sur un corps unique.

atloïdo-axoïdienne (luxation). Déplacement anormal de l'atlas par rapport à l'axis; le glissement en avant de la premirère vertèbre cervicale étant parfois associé à un mouvement de rotation. V. *Grisel (syndrome de).*

atmokausis, *s. f.* (ἀτμός, vapeur; καῦσις, combustion). Cautérisation par un jet de vapeur à haute température, qui a été employée pour provoquer la sclérose de l'utérus et la stérilité.

atmorhinomètre, *s. m.* (ἀτμός, vapeur; ῥίς, ῥινός, nez; μέτρον, mesure). Appareil destiné à enregistrer et à mesurer les taches faites par une surface froide par la vapeur d'eau contenue dans l'air expiré par les narines. La forme et la dimension de ces taches renseignent sur le degré de perméabilité des narines.

atonie, *s. f.* (ἀ- priv.; τόνος, ressort). Diminution de la tonicité normale d'un organe contractile.

atonie-astasie, *s. f.* V. *Förster (maladie ou syndrome de).*

atopène, *s. m.* (Coca, 1942). Allergène responsable de l'atopie.

atopie, *s. f.* (ἀτοπία, étrangeté) (A.F. Coca et R.A. Cooke, 1923). Terme désignant certaines manifestations morbides allergiques locales, survenant en apparence spontanément sur un terrain prédisposé, sous l'influence d'antigène spécifique: telles le rhume des foins, l'asthme, l'urticaire, l'œdème de Quincke, l'eczéma constitutionnel, que certains critères biologiques distingueraient de la véritable anaphylaxie. V. *réagine.*

atopognosie, s. f. (ἀ- priv.; τόπος, lieu; γνῶσις, connaissance) (Munk). Impossibilité de localiser une sensation perçue à la surface du corps.

A.T.P. Acide adénosine triphosphorique (v. ce terme).

A.T.P.S. (conditions ou **système).** (Ambiant Temperature Pressure Saturation water vapor). Mode d'expression d'un volume gazeux, dans lequel on considère que la température et la pression sont celles du milieu ambiant, et que la tension de vapeur d'eau est à saturation.

atrabile, s. m. (*atra*, noire; *bilis*, bile). Bouillie noirâtre provenant de la putréfaction *post mortem* de la substance médullaire surrénale. — Les anciens en faisaient une humeur sécrétée par les capsules surrénales et lui attribuaient les accès d'hypochondrie.

atractoïde, adj. (ἄτρακτος, fuseau; εἶδος, forme). V. *vexiligne.*

atrémie, s. f. (ἀ- priv.; τρέμω, je bouge) (Neftel). Forme héréditaire de neurasthénie caractérisée par un affaiblissement profond de l'énergie morale, sans asthénie musculaire, qui peut aller jusqu'à l'impuissance motrice complète des membres inférieurs. Les malades, sans être réellement paralysés, peuvent rester couchés des mois, des années entières.

atrésie, s. f. (ἀ- priv.; τρῆσις, trou). Occlusion complète ou incomplète, congénitale ou acquise d'un orifice ou d'un conduit naturels.

atrichie, s. f. (ἀ- priv.; θρίξ, τριχός, poil). Absence complète des poils, le plus souvent congénitale.

atriogramme, s. m. Portion de l'électrocardiogramme correspondant à l'activité de l'oreillette (onde P). V. *électrocardiogramme.* — *a. satellite* Pg. V. *Pg* (*atriogramme satellite*).

atriomégalie, s. f. (*atrium*, vestibule; μέγας, grand). Dilatation d'une oreillette du cœur.

atrio-necteur (appareil, faisceau ou **centre)** (*atrium*, vestibule ; *nectere*, unir). V. *cardio-necteur* (*appareil ou système*).

atrioseptopexie, s. f. (*atrium ; septum*, cloison; πῆξις, fixation) (Bailey). Intervention chirurgicale pratiquée pour corriger un abouchement anormal des veines pulmonaires dans l'oreillette droite, associé à une communication inter-auriculaire. Elle consiste à cloisonner cette oreillette de telle manière que le sang issu des veines pulmonaires se dirige vers l'oreillette gauche à travers la communication inter-auriculaire.

atrioseptostomie, s. f. (*atrium; septum ;* στόμα, bouche). V. *auriculotomie trans-septale de Rashkind.*

atriotomie, s. f. (*atrium ;* τομή, section). V. *auriculotomie, 1°.*

atrio-ventriculaire, adj. V. *auriculoventriculaire.*

atriplicisme, s. m. (*atriplex*, arroche) (Matignon, 1897). Affection observée en Chine, caractérisée par de l'œdème de la face et des extrémités supérieures, et attribuée à une intoxication consécutive à l'ingestion de feuilles d'arroche, mais dont l'étiologie n'est pas absolument élucidée.

atrophie, s. f. (ἀ- priv.; τροφή, nourriture). Défaut de nutrition des organes et des tissus, caractérisé par une diminution notable de leur volume et de leur poids. — Par extension, ce mot s'emploie souvent pour désigner la diminution de volume d'un organe, en rapport avec des lésions anatomiques variables.

atrophie cérébelleuse. V. *cérébelleux.*

atrophie de Charcot-Marie. V. *Charcot-Marie* ou *Charcot-Marie-Tooth* (*amyotrophie de, amyotrophie péronière de, atrophie de, syndrome de*).

atrophie jaune aiguë du foie. V. *ictère grave.*

atrophie jaune subaiguë ou **subchronique du foie.** V. *cirrhose post-nécrotique.*

atrophie musculaire juvénile hérédo-familiale simulant une dystrophie musculaire. V. *Kugelberg-Welander* (*syndrome de*).

atrophie musculaire progressive (Aran, 1850; Duchenne, 1853).

Syn. *amyotrophie primitive progressive, amyotrophie* ou *type d'Aran-Duchenne.* Type morbide, isolé par Duchenne de Boulogne, et caractérisé par une atrophie musculaire symétrique débutant par les muscles des mains (main de singe, en griffe, de prédicateur) et s'étendant lentement aux deux bras. Ce type n'est plus considéré aujourd'hui comme une entité morbide; il est sous la dépendance d'une lésion des cornes antérieures de la moelle. — *a. musc. progr. de l'enfance.* V. *Landouzy-Déjerine* (type).

atrophie numérique (Klippel, 1893). Atrophie caractérisée par une diminution du nombre des éléments anatomiques dont l'ensemble constitue un organe ou un tissu; on l'observe à la suite de lésions profondes (brûlures, maladies osseuses ou articulaires) survenues à la période de croissance.

atrophie olivo-ponto-cérébelleuse (Déjerine et André Thomas, 1900). Atrophie cérébelleuse primitive, parfois héréditaire et familiale, débutant après 50 ans, caractérisée anatomiquement par la dégénérescence de l'écorce et de la substance blanche du cervelet, du pédoncule cérébelleux moyen, des noyaux du pont et des olives bulbaires; et cliniquement par un syndrome cérébelleux pur et complet qui atteint les membres inférieurs puis les supérieurs, et par une évolution progressive en 3 à 7 ans, parfois compliquée de troubles sphinctériens, d'hypertonie musculaire et d'état démentiel.

atrophie olivo-rubro-cérébelleuse (Lejonne et Lhermitte). Variété d'atrophie cérébelleuse primitive caractérisée par la prédominance des lésions sur l'écorce du cervelet, les noyaux dentelés, les pédoncules cérébelleux supérieurs et, à un moindre degré, sur les noyaux rouges et les olives bulbaires.

atrophie de Sudeck. V. *Sudeck* (atrophie ou maladie de).

atrophique, adj. Qui s'accompagne de diminution de volume. Ex.: *cirrhose a., squirrhe a.*

atrophoderma pigmentosum. V. *xeroderma pigmentosum.*

atrophodermie vermiculée. Syn. *acné vermoulante.* Dermatose observée chez les enfants, caractérisée par de la kératose folliculaire et par une atrophie cutanée localisée aux deux joues qui prennent un aspect vermoulu.

atropine (épreuve de l') (François Franck, 1884). Accélération passagère du cœur, par paralysie du pneumogastrique, observée chez le sujet normal, à la suite de l'injection sous-cutanée de 2 mg de sulfate d'atropine.

atropisme, s. m. Intoxication par la belladone ou l'atropine.

attaque, s. f. Nom donné à chaque retour d'un état morbide qui apparaît brusquement, est caractérisé par des symptômes aigus, dure un temps variable, et laisse parfois, quand les phénomènes sont éteints, des reliquats plus ou moins graves. Ex.: *a. de goutte, d'apoplexie, d'épilepsie,* etc. Dans le langage courant, le mot *a.,* employé seul, désigne une attaque d'apoplexie (V. *apoplexie* et *apoplectiforme*). — *a. du gyrus uncinatus.* V. *unciforme* (crise). — *a. statique.* V. *akinétique* (crise).

attelle, s. f. (*hastella,* petit bâton). Syn. *éclisse.* Lame mince et résistante en bois, carton, fer-blanc, plâtre, etc., destinée à maintenir en place les fragments d'un os fracturé.

atticite, s. f. Variété d'otite moyenne dans laquelle l'inflammation prédomine dans la partie de la caisse nommée *attique.*

attico-antrotomie, s. f. Large trépanation ouvrant à la fois l'attique et l'antre mastoïdien.

atticotomie, s. f. Trépanation du temporal donnant accès à la partie de l'oreille moyenne nommée *attique* (étage supérieur de la caisse du tympan).

attrition, s. f. (*ad,* à; *terere,* broyer). Écorchure résultant d'un frottement. Très violente contusion. — *chambre d'a.* V. ce terme.

atypique, adj. Qui diffère du type normal. — *fièvre a.* — *tumeur a.*

Tumeur où l'évolution cellulaire est déviée du type normal et où les cellules affectent des formes et des dispositions qui sont sans analogues dans l'organisme.

Auberger (antigène ou **système).** V. *groupes sanguins.*

Aubertin et Rimé (syndrome d'). Syndrome observé chez les sujets atteints de rétrécissement mitral, lorsque survient une thrombose massive de l'oreillette gauche; il est caractérisé par une asystolie mortelle en quelques jours, avec tachyarythmie extrême, affaiblissement du pouls, cyanose et parfois gangrène des extrémités.

audibilité, *s. f. (audire,* entendre). Intensité physiologique d'un son. Limites entre lesquelles un son commence à être perçu (seuil d'audibilité) et devient une sensation douloureuse (maximum d'audibilité).

audimutité, *s. f. (audire ; mutus,* muet).* Mutité congénitale ne s'accompagnant pas de surdité, n'étant pas liée à un état mental ni à une anomalie des organes de la phonation et disparaissant avec les années. On en distingue 2 variétés : 1º l'*aphasie congénitale* de Kussmaul (syn. *agnosie auditive verbale congénitale, aphasie d'évolution* (Ley), *d'intégration* ou *de réception, surdité verbale congénitale*) dans laquelle l'enfant ne comprend pas le langage parlé et, 2º l'*alalie idiopathique* de Cohen (syn. *audimutité d'expression*) dans laquelle il le comprend.

audiogramme, *s. m.* V. *audiographie.*

audiographie, *s. f. (audire ;* γραφή, écriture).* Enregistrement graphique des résultats de l'audiométrie. On obtient une courbe (audiogramme) en réunissant sur un graphique les points qui marquent les différents seuils d'audibilité.

audiologie, *s. f. (audire ;* λόγος, discours).* Science de l'audition.

audiomètre, *s. m. (audire ;* μέτρον, mesure).* Appareil (hétérodyne harmonique) utilisé pour la mesure de l'acuité auditive.

audiométrie, *s. f.* Mesure du seuil d'audibilité pour des hauteurs de son différentes, son provenant d'une même source (audiomètre) et dont on fait varier la hauteur et l'intensité. La hauteur du son est donnée par le nombre des vibrations et son intensité par celle du courant qui produit le son.

audiophonologie, *s. f. (audire;* φωνή, voix; λόγος, discours).* Etude des troubles de l'audition, de la parole et du langage.

audio-viso-cardiographe, *s. m.* (A. Briskier, de New York, 1953). Appareil destiné à enregistrer l'électrocardiogramme et, simultanément, les bruits du cœur sur un graphique et sur une bande électromagnétique permettant leur reproduction sonore.

audiphone, *s. m. (audire,* entendre; φωνή, voix).* Appareil employé dans les cas de surdité extrême et qui communique les vibrations sonores au nerf auditif par l'intermédiaire des os de la tête.

audition, *s. f. (audire,* entendre).* Action d'entendre (*a. passive*), d'écouter (*a. active*). — *a. colorée.* Perception d'une image colorée provoquée par l'audition d'un certain son. L'*a. c.* est la plus fréquente des *pseudesthésies.*

Auenbrugger (signe d'). Voussure de la région précordiale dans les épanchements péricardiques moyens.

augnathe, *s. m.* (αὖ, qui indique redoublement; γνάθος, mâchoire) (G. Saint-Hilaire).* Monstre double parasitaire, caractérisé par l'implantation, sur le maxillaire inférieur de l'autosite, d'une partie fœtale rudimentaire (mâchoire) représentant le parasite.

Aujeszky (maladie d'). Syn. *paralysie bulbaire infectieuse, peste de cocar, pseudo-rage.* Maladie caractérisée par des phénomènes encéphalitiques et méningitiques, accompagnés de prurit violent, aboutissant rapidement à la mort. Due à un virus filtrant, elle n'atteint pas l'homme, mais frappe le chien, le chat, les équidés, les porcins, les ovidés, les bovidés, la souris et le rat. Expérimentalement elle est transmissible à tous les animaux de laboratoire.

aura, *s. f. (aura,* souffle). Sensation subjective passagère qui précède l'attaque d'hystérie, d'épilepsie, la crise d'asthme, etc. Cette sensation est très variable suivant les sujets, et peut être auditive, visuelle, olfactive, gustative, cutanée, ovarienne, abdominale, céphalique, psychique.

Auréomycine, *s. f.* (n. dép.) V. *chlortétracycline.*

auréomycinothérapie, *s. f.* Emploi thérapeutique de l'Auréomycine.

auriculaire, *adj.* (*auricula,* dim. de *auris,* oreille). Qui se rapporte à l'oreille ou à une oreillette du cœur.

auriculaire (bruit). V. *B*[4].

auriculaire (point) (anthropologie). Centre de l'orifice du conduit auditif externe.

auricular flutter. V. *flutter.*

auriculectomie, *s. f.* (auricule; ἐκτομή, ablation). Résection d'une auricule (p. ex. auricule gauche au cours d'une commissurotomie mitrale).

auriculo-temporal (syndrome de l'). Syn. *éphidrose parotidienne, syndrome de Lucie Frey* (1923). Rougeur, chaleur et sudation paroxystiques de la région parotidienne survenant parfois pendant la mastication, en cas de lésion parotidienne et traduisant l'atteinte du nerf auriculo-temporal; ce syndrome peut apparaître à la suite d'une paralysie faciale lorsque, au cours de leur régénération, les fibres nerveuses suivent une mauvaise voie. V. *larmoiement paroxystique.*

auriculotomie, *s. f.* (auricule; τομή, section). 1° Syn. *atriotomie.* Ouverture chirurgicale d'une oreillette du cœur pratiquée dans le but de remédier à une malformation cardiaque congénitale ou acquise. — *a. trans-septale de Rashkind* (1966). Syn. *atrioseptostomie, septostomie atriale.* Création (ou agrandissement) d'une communication inter-auriculaire sans thoracotomie au moyen d'une sonde à ballonnet introduite par cathétérisme droit dans l'oreillette gauche, puis retirée

brusquement dans l'oreillette droite après gonflement du ballonnet. C'est une intervention palliative pratiquée chez le nourrisson bleu porteur d'une transposition complète des gros vaisseaux. Elle permet un shunt croisé capable d'améliorer l'hématose et d'assurer la survie jusqu'à l'âge où une réparation complète sera possible. V. *Blalock-Hanlon* (opération de). — 2° Ouverture chirurgicale limitée d'une auricule cardiaque.

auriculo-ventriculaire, *adj.* (cardiologie). Syn. *atrio-ventriculaire.* Qui se rapporte aux oreillettes et aux ventricules ou au nœud auriculo-ventriculaire de Tawara : syn. alors de nodal (v. ce mot). — *bloc a. v.* V. *bloc cardiaque.*

auride, *s. f. (aurum,* or). Nom donné aux accidents cutanés (éruptions variées, érythèmes avec œdème, exfoliation) observés parfois au cours de la chrysothérapie.

auriscope, *s. m. (auris,* oreille; σκοπεῖν, examiner). Mot mal fait : v. *otoscope.*

auriste, *s. m. (auris,* oreille). Syn. *otologiste.* Médecin qui s'occupe spécialement du traitement des maladies des oreilles.

aurothérapie, *s. f. (aurum,* or; θεραπεία, traitement). V. *chrysothérapie.*

auscultation, *s. f. (auscultare,* écouter) (Laënnec). Mode d'exploration clinique qui consiste à écouter les bruits qui se passent à l'intérieur de l'organisme, soit en appliquant directement l'oreille sur la partie à explorer (*a. immédiate*), soit en interposant un stéthoscope entre l'oreille et le malade (*a. médiate*). — *a. plessimétrique.* V. *plessimétrique.*

auscultatoire (méthode). Procédé de mesure de la pression artérielle. L'emploi du stéthoscope biauriculaire permet de noter l'apparition puis la disparition des battements artériels au-dessous du bracelet pneumatique d'un sphygmomanomètre que l'on dégonfle peu à peu. Le premier battement perçu par l'oreille coïncide avec la pression maxima, le dernier avec la pression minima.

auscultatoire (trou) (Gallavardin et Tixier). Phénomène observé chez certains sujets (aortiques et hypertendus) lors de la mesure de la pression artérielle par la méthode auscultatoire. « La perception des premiers tons artériels est suivie, à mesure que la décompression progresse, par une période de silence, véritable *trou auscultatoire*, pouvant se prolonger sur 2 ou 3 cm de la pression décroissante, et après lesquels les chocs vasculaires s'entendent de nouveau » (A. Clerc) jusqu'à la pression minima.

Auspitz (signe d'). V. *psoriasis.*

Australia ou **Australie (antigène, particule, virus et anticorps anti-).** V. *antigène Australia.*

autacoïde, *s. m.* (αὐτός, lui-même; ἄκος, remède) (Schäfer). Substance spécifique formée par les cellules d'un organe et déversée dans le sang circulant, pour produire sur d'autres organes des effets analogues à ceux que déterminent des médicaments. Les *a.* agissent soit dans un sens d'excitation et prennent le nom d'*hormones*, soit dans un sens d'inhibition et prennent le nom de *chalones.*

authémographique (tracé) (αὐτός; αἷμα, sang; γραφεῖν, écrire). Syn. *hémautographique.* Courbe dessinée par le jet de sang qui s'écoule d'une artère ouverte, recueilli sur une feuille de papier mobile. Elle a le même profil que la courbe enregistrée par le sphygmogramme.

autisme, *s. m.* (αὐτός, soi-même) (Bleuler). Degré le plus avancé de la schizophrénie; développement exagéré de la vie intérieure et perte de tout contact avec la réalité.

autiste, *adj.* (αὐτός, soi-même). Se dit de la notion exagérée que certains individus ont d'eux-mêmes et qui les retranche en quelque sorte de la réalité. — *s. m.* Sujet atteint d'autisme.

auto-accusateur, *s. m.* Nom donné en psychiatrie, non seulement au sujet qui s'accuse d'un crime, mais encore au malade qui porte sur lui-même un jugement défavorable et exprime des idées générales d'incapacité et de culpabilité.

auto-accusation, *s. f.* Syn. *auto-dénonciation.* Variété de délire qui consiste non pas à se croire coupable (délire de la culpabilité), mais à se dire coupable et à s'accuser; on l'observe surtout chez les mélancoliques.

auto-agglutination, *s. f.* (Hayem, 1889). « Agglutination des globules rouges d'un sujet par son propre sérum, par suite de la présence d'une agglutinine adsorbable dans le sérum et de l'antigène correspondant dans les globules » (Wiener).

auto-agglutinine, *s. f.* Syn. *auto-hémagglutinine.* Anticorps sérique capable d'agglutiner les hématies du même sujet (auto-agglutination).

auto-agression, *s. f.* V. *auto-allergie.*

auto-allergie, *s. f.* Syn. *auto-agression, auto-sensibilisation.* Etat d'allergie caractérisé par l'apparition, dans l'organisme, d'auto-anticorps; celle-ci est généralement provoquée et entretenue par la survenue d'auto-antigènes, mais parfois elle est primitive, due à une déviation fonctionnelle des cellules immunocompétentes (v. ce terme). L'*a.-a.* serait à l'origine de certaines maladies dites parfois *auto-entretenues, auto-immunes,* par auto-agression ou *auto-immunisation* qui sont des réactions agressives de l'organisme contre ses propres constituants : certaines anémies hémolytiques aiguës, l'endophtalmie phako-anaphylactique, l'ophtalmie sympathique, certains purpuras; probablement aussi la thyroïdite d'Hashimoto, certaines encéphalomyélites; peut-être le rhumatisme articulaire aigu, certaines glomérulo-néphrites, le lupus érythémateux aigu disséminé, la sclérose en plaques, la polyarthrite rhumatoïde, les syndromes de Goodpasture et de Gougerot-Sjögren, la périartérite noueuse. Pour certains, la formation de complexes immuns interviendrait également dans l'apparition de la maladie. V. *auto-immunisation, auto-*

anticorps, auto-antigène, complexes immuns et *anticorps anti-tissus.*

auto-analgésie, *s. f.* (Chevassu, 1939). Syn. *auto-narcose.* Procédé d'analgésie préconisé pour les explorations urologiques douloureuses (cystoscopie, cathétérisme d'un uretère, urétéro-pyélographie, etc.), pour la chirurgie dentaire et l'obstétrique. Le patient s'administre lui-même un mélange de protoxyde d'azote et d'air suffisant pour l'insensibiliser, sans toutefois lui faire perdre ni la conscience ni la motricité.

auto-anaphylaxie sérique (Widal, 1912). Anaphylaxie déterminée chez un sujet par l'injection intraveineuse de son propre sérum; la première injection déchaîne les accidents anaphylactiques, et ces derniers d'autant plus fréquents que les albumines du sérum ont acquis une hétérogénéité plus accentuée du fait des préparations auxquelles elles ont été soumises.

auto-anticorps, *s. m.* Anticorps sérique ou cellulaire réagissant de façon spécifique avec une partie (tissu ou organe) du sujet qui l'a sécrété et qui se comporte comme un antigène (auto-antigène; v. ce terme, et *auto-allergie*). — *a.-a. froid.* V. *anticorps froid.*

auto-antigène, *s. m.* Tissu ou organe qui se comporte comme un antigène vis-à-vis de l'organisme auquel il appartient. Cette nouvelle et anormale aptitude antigénique, témoignant d'un dérèglement du système immunologique, apparaît dans trois cas : 1º quand le tissu a été modifié par une infection, une intoxication, une irradiation, une néoplasie (*a.-a. acquis*); 2º quand les cellules du tissu ont fixé un antigène étranger, un virus p. ex. (*pseudo a.-a.*); 3º quand un *a.-a. naturel* est accidentellement mis dans la circulation; ces *a.-a.* naturels sont des substances qui sont naturellement antigéniques mais qui, normalement, ne provoquent pas la formation d'anticorps (auto-anticorps) dans l'organisme

auquel elles appartiennent, car elles sont isolées des cellules immunocompétentes génératrices des anticorps : le cristallin, le tractus uvéal, la thyroïde, les spermatozoïdes, la myéline. Dans ces trois cas apparaissent des anticorps sériques ou cellulaires qui réagissent contre le tissu altéré et le tissu analogue sain et y provoquent lésions et troubles fonctionnels (maladie auto-immune). V. *auto-allergie, auto-immunisation* et *auto-tolérance.*

auto-antisepsie, *s. f.* Syn. *antisepsie physiologique de l'organisme.* Ensemble des moyens dont dispose l'organisme, à l'état physiologique, pour lutter contre les microbes qui sont en contact avec le revêtement cutané ou muqueux (appareils digestif, respiratoire, etc.).

autobolique, *adj.* (αὐτός, soi-même; βάλλω, je lance). Se dit d'un nerf qui « fabrique lui-même son influx de proche en proche » (L. Lapicque).

auto-castration, *s. f.* Auto-mutilation des organes génitaux.

autocatalyse, *s. f.* Action catalytique exercée par un des corps résultant d'une catalyse sur cette catalyse elle-même.

autochtone, *adj.* (αὐτόχθων, de αὐτός, même et χθών, terre). Se dit d'une infection contractée sur place, dans la région même où habite le malade.

autocinétisme, *s. m.* Ensemble des mouvements fixés par une longue habitude et ne différant des réflexes que parce qu'ils ont été appris. V. *réflexe conditionné.*

autoclave, *s. m.* (αὐτός, de soi-même; *clavis,* clef, qui se ferme de soi-même) (Le Mare, 1820). Appareil, dérivé de la marmite de Papin, servant à la stérilisation des conserves, des milieux de culture, etc., au moyen de la vapeur d'eau sous pression.

autocopique (tropho-névrose) (αὐτός; κόπτειν, couper). V. *amputation spontanée.*

autocoprophilie, *s. f.* (αὐτός; coprophilie). V. *coprophilie.*

autocritique, *s. f.* Faculté d'apprécier son propre état et ses propres actions à leur juste valeur.

autocytotoxique, *adj.* (αὐτός; κύτός, cellule; τοξικόν, poison). Se dit d'une substance qui détruit les cellules du sujet qui l'a produite. Ex. anticorps *a*.

autodénonciation, *s. f.* V. *auto-accusation.*

auto-entretenue (maladie). V. *auto-allergie.*

autofécondation, *s. f.* Fécondation d'un ovule par un spermatozoïde issu du même individu (cas de certains animaux hermaphrodites).

autogamie, *s. f.* (αὐτός, soi-même; γάμος, mariage). Mode de reproduction existant chez les protistes, dans lequel la cellule ne se divise pas entièrement pour donner les gamètes et où les noyaux seuls se différencient.

autogammagraphie, *s. f.* V. *scintigraphie.*

autogène, *adj.* (αὐτός; γεννᾶν, engendrer) (Roubaud). Se dit d'un moustique capable d'autogénèse.

autogénèse, *s. f.* (Roubaud). Aptitude d'un moustique à pondre sans avoir pris, à l'état ailé, d'alimentation extérieure (cas exceptionnel).

autographisme, *s. m.* V. *dermographie.*

autogreffe, *s. f.* Syn. *anaplastie, autoplastie, greffe autoplastique* ou *autologue.* Greffe dans laquelle le greffon est emprunté au sujet lui-même. V. *greffe.*

auto-hémagglutinine, *s. f.* V. *auto-agglutinine.*

auto-hématothérapie, *s. f.* (P. Ravaut, 1913) ou **auto-hémothérapie,** *s. f.* (F. Ramond, 1911). Mode de traitement surtout utilisé dans les états allergiques. Il consiste à injecter sous la peau ou, mieux, dans l'épaisseur des muscles, 20 à 25 ml de sang que l'on vient de recueillir dans une veine du malade, sans lui avoir fait subir aucune préparation.

auto-hémolyse, *s. f.* Destruction des globules rouges dans le propre plasma du sujet. V. *hémolyse à*

l'étuve (*test du temps d'*) et *Thompson* (*maladie de*).

auto-hémolysine, *s. f.* V. *autolysine.*

auto-hépatotoxine, *s. f.* (N. Fiessinger). Auto-anticorps apparaissant dans le sérum d'un sujet sous l'influence de son propre foie malade, et capable, en retour, de jouer un rôle agressif vis-à-vis de ce foie.

auto-histiothérapie, *s. f.* Thérapeutique désensibilisante préconisée dans le rhumatisme inflammatoire chronique et consistant dans l'injection d'iso-antigènes ou dans la transplantation de tissus.

auto-immune (maladie). V. *auto-allergie.*

auto-immunisation, *s. f.* Production, par l'organisme, d'anticorps (auto-anticorps) réagissant sur un ou plusieurs de ses constituants habituels qui se comportent comme des antigènes (auto-antigènes). Par exemple, apparition, dans le sérum d'un sujet, d'anticorps capables d'agglutiner les hématies de ce même sujet (auto-agglutination). Certaines anémies hémolytiques acquises seraient dues à l'*a. i.*, les hématies du malade, pour une cause inconnue, se comportant comme un antigène et provoquant la formation d'auto-anticorps sériques hémolytiques. V. *auto-allergie, auto-antigène* et *auto-tolérance.*

auto-immunisation'(maladie par). V. *auto-allergie.*

auto-immunité, *s. f.* Propriété possédée par certains individus de réagir, par l'intermédiaire d'anticorps (auto-anticorps) contre une partie de leur organisme qui se comporte comme un antigène (auto-antigène). V. ce terme, *auto-anticorps* et *auto-immunisation.*

auto-infection, *s. f.* Maladie infectieuse déterminée par des germes existant dans l'organisme, depuis un temps plus ou moins long, sans y provoquer de troubles. Il faut une cause occasionnelle augmentant la virulence du microbe ou diminuant la résistance de l'organisme pour faire éclater l'*auto-infection.*

auto-intoxication, *s. f.* Syn. *nosotoxicose.* Ensemble des accidents provoqués par les poisons qui prennent naissance dans l'organisme, poisons élaborés soit par les microbes contenus dans le tube digestif et dont la virulence est exaltée, soit par des organes glandulaires dont le fonctionnement est altéré; ces substances toxiques s'accumulent dans le sang par suite de l'insuffisance des émonctoires naturels.

autokinétisme, s. m. V. *autociné-tisme.*

autoleucocytothérapie, s. f. V. *leuco-cytothérapie.*

autologue, adj. (Terme incorrectement formé, sur le modèle d'homologue, avec le préfixe αὐτός, soi-même) (immunologie). Se dit de tissus, de cellules, de sérum, etc. appartenant au sujet lui-même.

autolymphocytotoxine, s. f. V. *lymphocytotoxine.*

autolysat, s. m. Produit de l'autolyse.

autolyse, s. f. (αὐτός; λύειν, dissoudre). 1º Suicide. — 2º Syn. *autophagie, auto-protéolyse.* Auto-digestion d'un organe, d'un tissu ou d'une cellule abandonnée à lui-même et aboutissant à sa destruction, sous l'influence de ferments protéolytiques propres à cet organe, à ce tissu ou à cette cellule, en dehors de toute intervention extérieure à lui. La libération des enzymes contenues dans les lysosomes (v. ce terme) est un facteur d'autolyse cellulaire.

autolysine ou **autohémolysine,** s. f. Nom donné aux hémolysines qui détruisent les hématies de l'individu même chez qui elles se rencontrent.

automathanasie, s. f. (αὐτόματος, spontané; θάνατος, mort) (Monnerot-Dumaine, 1964). « Mort naturelle qui survient par cessation de soins, chez un malade inguérissable » (M.-D.).

automatisme, s. m. (αὐτόματος, spontané). Accomplissement de divers actes sans que la volonté y participe. — *a. ambulatoire.* Accès d'une durée plus ou moins longue (quelquefois plusieurs jours) pendant lesquels certains névropathes obéissent à une impulsion irrésistible à voyager, et accomplissent une série d'actes sans rapports avec leurs occupations habituelles. Quand l'accès est passé, ils ont oublié toutes les circonstances de leur voyage et sont étonnés de se trouver loin de chez eux. — *a. cardiaque.* Propriété que possède le cœur de se contracter selon un rythme régulier en dehors de toute influence extérieure. — *a. comitial ambulatoire* (Charcot) ou *a. épilep-tique.* Automatisme ambulatoire survenant comme équivalent de l'épilepsie (petit mal) ou à la suite d'une crise d'épilepsie (temporale ou frontale); l'activité motrice coordonnée s'accompagne d'une perte de connaissance totale.

automatisme médullaire. Activité réflexe se manifestant dans le segment inférieur de la moelle épinière, quelque temps après l'interruption complète de celle-ci par un traumatisme. Elle consiste dans le retour et l'exagération du tonus musculaire et des réflexes tendineux; dans l'apparition de mouvements involontaires, de réflexes de défense et d'un fonctionnement automatique de la vessie et du rectum; dans l'exagération de la sudation et du réflexe pilomoteur. V. *réflexe de défense.*

automatisme mental (syndrome d') (G. de Clérambault, 1920-26). Syn. *syndrome de de Clérambault.* Syndrome observé au début des psychoses hallucinatoires chroniques, au cours duquel le sujet a l'impression que ses pensées sont répétées et que ses actions sont commentées ou commandées de l'extérieur.

automatose (syndrome d') (Zingerle). Syndrome neurologique caractérisé par des mouvements complexes, survenant par crises, d'enroulement du corps autour de son axe longitudinal, d'opisthotonos, d'emprosthotonos, de rotation de la tête ou des globes oculaires. Il serait dû à une lésion de la région temporo-pariétale; il est fréquemment associé à l'hémiasomatognosie.

auto-microbiothérapie, s. f. (S. Golovine, 1935). Mode de traitement qui consiste dans l'injection sous-cutanée ou intra-musculaire de tous les germes pathogènes recueillis en masse à la surface d'une plaie par raclage, ou dans une urine par centrifugation, dilués dans du sérum physiologique et tués par l'alcool iodé. Cette méthode a été appliquée avec succès en Afrique au traitement de l'ulcère phagédénique tropical, de la blennorragie et de diverses cystites.

automixie, s. f. (αὐτός; μίξις, mélange). Processus suivant lequel la fécondation a lieu par la réunion de deux cellules différenciées (*pædogamie*), ou de deux noyaux différenciés (*autogamie*), ou même de deux cellules non différenciées (*pseudogamie*), provenant d'un même individu.

automorphisme, s. m. (αὐτός; μορφή, forme). « Tendance à juger les autres d'après soi-même, à projeter ses sentiments sur autrui » (Logre).

auto-mutilation, s. f. Blessure et mutilation, surtout des organes génitaux, que se font à eux-mêmes certains aliénés ou déséquilibrés.

auto-narcose, s. f. V. *auto-analgésie.*

auto-observation, s. f. Observation pratiquée sur soi-même. — Chez certains névropathes (psychasthéniques), tendance morbide à l'analyse exagérée et à l'interprétation des nombreux malaises et des sensations viscérales pénibles qui les tourmentent.

auto-opothérapie, s. f. (Bourguignon). Méthode thérapeutique qui consiste à exciter les sécrétions hormonales d'un sujet en soumettant son hypophyse à l'ionisation transcérébrale.

auto-urothérapie, s. f. (αὐτός; οὖρον, urine; θεραπεία, traitement) (Jausion et Paléologue, 1929). Emploi thérapeutique, sous forme d'injection hypodermique, à un malade, de son urine fraîchement émise et aseptisée. Cette méthode de désensibilisation n'est plus guère utilisée.

autophagie, s. f. (αὐτός, soi-même; φαγεῖν, manger). 1° V. *autolyse,* 2°. — 2° Phénomène physiologique en vertu duquel un individu soumis à l'inanition prolonge son existence en usant sa propre substance.

autophagocytose, s. f. Absorption et destruction des cellules d'un sujet par ses propres globules blancs (phagocytes).

autophilie, s. f. (αὐτός; φιλεῖν, aimer) (Ball). Opinion favorable qu'ont d'eux-mêmes un certain nombre de psychopathes et en particulier les persécutés.

autophonie, s. f. (αὐτός, soi-même; φωνεῖν, parler). 1° Nom donné par Hourmann (1839) à un mode d'auscultation consistant, pour le médecin, à écouter le retentissement de sa propre voix pendant qu'il tient l'oreille appliquée contre la paroi thoracique du malade. Ce procédé n'a pas donné de résultat appréciable. — 2° Phénomène subjectif consistant en une résonance pénible et obsédante de la voix, qui s'observe dans plusieurs affections de l'oreille moyenne.

autophylaxie, s. f. (αὐτός; φύλαξις, protection) (Feuillée). Stimulation de la vitalité cellulaire, se traduisant par une rénovation leucocytaire, et obtenue par l'emploi thérapeutique de certaines substances jouissant de propriétés phylactiques, telles que les médicaments antisyphilitiques.

autoplasmothérapie, s. f. (Flandin et Tzanck, 1921). Emploi thérapeutique du plasma sanguin. Le sang est recueilli dans une seringue de 20 ml contenant quelques gouttes de solution à 1 % de sulfarsénobenzol qui le rend incoagulable; il est conservé dans un tube de verre où il se sédimente spontanément et le plasma surnageant peut être utilisé (action désensibilisatrice).

autoplastie, s. f. (αὐτός, soi-même; πλάσσειν, faire). V. *autogreffe* et *greffe.* — *a. péritonéale.* V. *péritonisation.*

autoplastique, adj. Qui a rapport à l'autoplastie. Ex. : *greffe a.*

autopolyploïdie, s. f. (αὐτός; polyploïde) (génétique). V. *tétraploïde.*

auto-protéolyse, s. f. V. *autolyse.*

autopsie, s. f. (αὐτός; ὄψις, vue). Syn. *nécropsie, nécroscopie.* Inspection et description de toutes les parties d'un cadavre.

auto-punition, s. f. Conduite de certains sujets (anxieux, phobiques, obsédés, mélancoliques) atteints de névroses ou de psychoses, qui éprouvent un sentiment non motivé de faute (sentiment de culpabilité) pour lequel ils s'infligent un traitement pénible allant parfois jusqu'au suicide.

autoradiographie, s. f. Image obtenue par l'application, sur un film photographique, d'une coupe de tissu contenant un corps radioactif : celui-ci, par son rayonnement, impressionne le film et précise ainsi sa répartition dans le tissu. — *a. viscérale.* V. *scintigraphie.*

auto-représentation, s. f. V. *autoscopie interne.*

autoscopie, s. f. (αὐτός; σκοπεῖν, examiner). Phénomène par lequel un sujet s'aperçoit lui-même soit extérieurement, soit intérieurement. — 1° *a. externe.* Syn. *deutéroscopie, hallucination autoscopique* ou *spéculaire* (Féré), *héautoscopie.* Le malade, parfois un névropathe ou un aliéné, voit sa propre image devant lui. — 2° *a. interne.* Syn. *autoreprésentation.* Le sujet (hystérique en état d'hypnose) prend conscience de ses organes internes, décrit leur forme, leur situation et leur fonctionnement.

auto-sensibilisation, s. f. V. *auto-allergie.*

auto-sérothérapie, s. f. 1° Injection sous-cutanée, à un malade, de quelques centimètres cubes de son propre sérum obtenus par ponction d'une veine, coagulation et rétraction du caillot; procédé thérapeutique analogue à l'*autohémothérapie* et employé dans les mêmes circonstances (traitement des dermatoses, de l'urticaire, de l'asthme, etc.). — 2° Syn. *méthode de Gilbert* (de Genève, 1891). Traitement des pleurésies séro-fibrineuses par injection sous-cutanée au malade de quelques centimètres cubes de son propre exsudat pleural. Le même traitement a été appliqué aux ascites par Audibert et Monges.

Ces procédés ne sont plus employés.

autositaire, adj. (αὐτός; σῖτος, aliment). Qui se procure soi-même sa nourriture. — *monstre a.* V. *monstre.*

autosite, s. m. (αὐτοσίτος, qui se procure soi-même sa nourriture). Un des trois ordres de classification des monstres d'Isidore G. Saint-Hilaire. Monstre pouvant vivre de la vie extra-utérine.

autosomal, adj. V. *autosomique.*

autosome, s. m. (αὐτός; σῶμα, corps) (génétique). Syn. *chromosome somatique* ou *autosomique, euchromosome.* Nom donné à tous les chromosomes qui n'ont pas d'action sur la détermination du sexe; il en existe 22 paires chez l'homme.

autosomique, adj. Syn. *autosomal.* Qui se rapporte aux chromosomes somatiques ou autosomes.

auto-stérilisation, s. f. Arrêt de développement, diminution de la vitalité et mort des microbes survenant progressivement dans les foyers purulents anciens (refroidissement des abcès).

auto-suggestion, s. f. « Suggestion née spontanément chez une personne, en dehors de toute influence étrangère appréciable » (Bernheim).

autotétraploïde, adj. (αὐτός; τετραπλόος, quadruple). V. *tétraploïde.*

auto-tolérance, s. f. Absence de réaction immunologique (par formation d'anticorps) d'un organisme contre ses propres antigènes. Cette situation, normale, peut être perturbée, l'organisme s'immunisant contre un ou plusieurs de ses antigènes. Il s'agit alors d'auto-immunisation. V. ce terme et *auto-antigène.*

autotomie, s. f. (αὐτός; τέμνω, je coupe). Acte par lequel certains animaux (orvet, lézard, crabe, araignée, sauterelle) échappent à l'ennemi qui les a saisis par un membre ou par la queue, en provoquant par voie réflexe la rupture de l'extrémité captive.

autotopoagnosie, s. f. (αὐτός; τόπος, lieu; ἀγνωσία, ignorance) (Pick, 1908). Discordance de l'image corporelle avec l'espace, d'où, pour le malade, perte de l'orientation sur son propre corps. V. *pariétal* (*syndrome*).

auto-toxine, s. f. (Conradi et Kurpjuweit, 1905). Poison fabriqué par les bactéries et exerçant une influence empêchante sur leur développement.

auto-transfusion, s. f. 1° Injection intra-veineuse à un opéré de son propre sang recueilli au cours de l'opération; cette transfusion est pratiquée dans les cas d'hémorragie intra-péritonéale abondante, à la suite de rupture du foie, de la rate ou surtout d'une grossesse extra-utérine. — 2° Compression méthodique des quatre membres, de leur extrémité vers leur racine, à l'aide d'une bande de toile. Ce moyen thérapeutique a été proposé par Coiffier pour remplacer dans certains cas la transfusion.

auto-transplantation, s. f. V. *transplantation*.

autotrophe, adj. (αὐτός; τροφή, nourriture). Se dit de tous les végétaux à chlorophylle et de certains types de bactéries dont la nutrition est entièrement inorganique; la seule source de carbone utilisée étant l'acide carbonique de l'air, l'eau fournissant l'hydrogène, les nitrates ou l'ammoniaque l'azote, les sulfates le soufre, les phosphates le phosphore, etc.

auto-urothérapie, s. f. V. *auto-ourothérapie*.

auto-vaccin, s. m. Vaccin préparé avec les cultures du ou des microbes prélevés sur le sujet même, auquel il sera administré dans un but thérapeutique.

auto-vaccination, s. f. Emploi des auto-vaccins, quel que soit leur mode d'administration.

auto-vaccinothérapie, s. f. Méthode thérapeutique qui consiste dans l'emploi des auto-vaccins.

Autric (triangle ou **angle d').** Angle aigu, sonore à la percussion, compris entre le sternum et la limite supérieure d'un épanchement pleural, lorsque cette limite (courbe de Damoiseau), au lieu d'être horizontale à sa partie antérieure, s'infléchit en bas et en avant.

auxilysine, s. f. (Manwaring). Nom donné à des substances existant dans le sérum de certains animaux, qui favorisent la lyse des microbes et des globules rouges et qui résistent au chauffage à 56° (ce qui les distingue de l'alexine).

auximone, s. f. (Bottomley et Mockeridge, 1917). Substance jouant chez les plantes le rôle rempli par les vitamines chez les animaux; ce sont les facteurs accessoires de la croissance et de l'équilibre.

auxine, s. f. Syn. *phytohormone*. Nom donné à des substances ayant dans le règne végétal un rôle analogue à celui des hormones dans le règne animal. Les *a.* favorisent la croissance de la cellule et déterminent la division cellulaire.

avancement, s. m. Opération destinée dans le cas de strabisme à rapprocher du bord de la cornée l'insertion d'un des muscles de l'œil.

avasculaire, adj. Dépourvu de vaisseau.

Avellis (syndrome d'). Association d'une hémiparalysie du voile du palais et d'une paralysie du nerf récurrent du même côté, que l'on observe dans les lésions du bulbe (noyau ambigu). V. *bulbaires postérieurs* (*syndromes*).

aVF, aVL, aVR. Symboles des 3 dérivations unipolaires des membres augmentées (v. *dérivation* et *borne centrale*).

A.V.I. V. *index de rapidité de l'air*.

aviateurs (mal des, fatigue des). Syn. *aéroasthénie de l'aviateur, aéronévrose* (Delucchi, 1950), *mal des aérostiers*. Syndrome de dépression générale avec instabilité nerveuse, troubles du caractère, fatigue musculaire, insomnie, tachycardie, troubles digestifs, amaigrissement. Il survient chez des aviateurs surmenés et semble dû à l'action combinée de l'altitude, de l'anoxie, de l'hypocapnie, du froid et aussi de l'accélération, des trépidations et des odeurs de l'avion.

avidité calcique (syndrome d'). V. *hyperostéoïdose*.

Aviragnet (signe d'). Collerette blanche, anémique, de quelques millimètres de large, qui entoure souvent les taches éruptives de la rubéole et les fait ressembler à certains érythèmes urticariens.

avitaminose, s. f. Nom donné aux manifestations qui suivent la suppression, dans la ration alimentaire, d'une ou de plusieurs des vitamines actuellement connues. On les désigne par la lettre caractéristique de la vitamine qui fait défaut. L'*a. A* entraîne l'héméralopie, le ralentissement, puis l'arrêt de la croissance et la kératinisation des épithéliums (xérophtalmie, colpokératose, etc.), l'*a. B_1* détermine le béribéri, l'*a. B_2* l'ariboflavinose, l'*a. C* le scorbut, l'*a. D* le rachitisme, l'*a. E* des troubles de la reproduction, l'*a. K* et l'*a. P* des hémorragies, l'*a. PP* la pellagre. — *a. relative.* V. *hypovitaminose.*

avivement, s. m. (*ad*, vers; *vivus*, vif). Mise à nu de la partie saine et vasculaire d'une plaie, d'une cicatrice vicieuse, de la paroi d'une fistule, etc., soit par excision, soit par grattage, pour favoriser la cicatrisation.

aVL. V. *aVF.*

avortement, s. m. (*aboriri*, avorter). Syn. *fausse couche, blessure.* Expulsion du fœtus avant qu'il soit viable, c'est-à-dire avant la fin du sixième mois de la grossesse. Au point de vue légal, le fœtus n'est viable que 180 jours après la fécondation. — Dans le langage courant, on désigne par *fausse couche* l'*a.* spontané, par *blessure* l'*a.* accidentel et par *avortement* l'*a.* provoqué.

avortement chromosomique ou **génétique** (J.-G. et A. Boué, 1965-1969). Mort très précoce d'un œuf, pendant les premières semaines après sa fécondation, en rapport avec une aberration chromosomique de l'embryon (trisomie surtout, triploïdie, monosomie, tétraploïdie, anomalie de structure, etc.). Son rejet n'a parfois lieu que quelques semaines plus tard. Cet avortement, souvent méconnu, en éliminant rapidement un embryon non viable, constitue un processus naturel de sélection. Il représenterait, pendant les 10 premières semaines de la grossesse, 60 % des avortements spontanés. V. *trisomie.*

avortement tubaire. Décollement et expulsion d'un œuf anormalement développé dans la trompe de Fallope (grossesse tubaire); ils entraînent une hémorragie soit dans la cavité utérine (*a. tubo-utérin*), soit dans le péritoine (*a. tubo-abdominal* ou *tubo-péritonéal*).

avortons (maladie des). V. *maladie homologue.*

aVR. V. *aVF.*

avulsion, s. f. (*avulsio*). Arrachement.

axe électrique du cœur (Waller) (électrocardiographie). Ligne droite primitivement définie comme unissant les deux points du cœur entre lesquels la différence de potentiel, constatée par l'électrocardiographe, est la plus forte; ces deux points sont situés approximativement à la base et à la pointe. En pratique, on détermine cet axe en construisant, dans le triangle d'Einthoven (v. ce terme) le vecteur de l'onde QRS au moment de son amplitude maxima. — On appelle *axe instantané* un vecteur, construit dans le triangle d'Einthoven, représentant l'intensité, la direction et le sens des différences de potentiel à un instant donné de la contraction cardiaque. — L'*axe moyen* est le vecteur, établi de façon semblable, d'après l'importance des surfaces positives et négatives comprises entre le tracé et la ligne isoélectrique pendant un laps de temps donné : pendant l'onde QRS (axe électrique moyen de QRS, ou $\widehat{AQRS}$), pendant l'onde T (axe électrique moyen de T, ou $\widehat{AT}$) ou pendant tout le complexe ventriculaire QRST (gradient ventriculaire ou $\widehat{AQRST}$ ou $\widehat{G}$).

axe instantané (électrocardiographie). V. *axe électrique du cœur.*

axe moyen (électrocardiographie). V. *axe électrique du cœur.*

Axenfeld (anomalie d'). Brides anormales du ligament pectiné de l'œil constituant des adhérences qui passent en pont devant l'angle irido-cornéen, unissant la partie antérieure de l'iris à un embryotoxon postérieur de la cornée (v. ce terme).

Axenfeld (syndrome d'). V. *embryotoxon postérieur de la cornée.*

axénique, *adj.* (ἀ-priv.; ξένος, étranger). Se dit d'animaux de laboratoire élevés en dehors de tout contact microbien et dépourvus de tout germe (en angl. *germ-free*).

axérophtol, *s. m.* Syn. *vitamine antixérophtalmique.* Vitamine A. Elle joue un rôle important dans la croissance; sa carence entraîne la dénutrition, l'amaigrissement, des troubles de la vision (héméralopie et xérophtalmie), des lésions des épithéliums et des infections multiples.

Axhausen (signe d'). Signe d'ostéochondrite disséquante (v. ce terme) du genou : le genou étant en flexion forcée, il existe une douleur à la pression entre le bord de la rotule et la face axiale du condyle interne.

axillographie gazeuse (M. Dupas, 1968). Radiographie de l'aisselle après injection d'hélium dans celle-ci. Elle est destinée à mettre en évidence des adénopathies inaccessibles à d'autres méthodes d'examen, dans les cancers du sein.

axiphoïdie, *s. f.* (ἀ-priv.; ξίφος, appendice xiphoïde). Absence d'appendice xiphoïde; malformation fréquente dans la syphilis congénitale.

axofibroscope, *s. m.* Syn. *axoscope.* V. *fibroscope.*

axone, *s. m.* (ἄξων, axe). V. *neurone.*

axon ou **axone-réflexe.** V. *réflexe d'axone.*

axonge, *s. f.* (*axium unguen*, graisse pour les essieux). Graisse de porc préparée.

axonotmésis, *s. f.* (ἄξων, ονος, axe; τμῆσις, section). Section des axones, avec conservation du névrilemme et de la gaine de Schwann, à la suite de la contusion d'un nerf. La guérison survient, lentement, par régénération spontanée de l'axone.

axoscope, *s. m.* V. *axofibroscope.*

Ayerza (maladie d'). Terme proposé par Escudero (1911) pour désigner une variété de cardiopathie noire due à une syphilis bronchopulmonaire chronique et à une sclérose syphilitique oblitérante de l'artère pulmonaire (primitive pour Arrillaga). L'existence de cette entité morbide est actuellement très discutée.

Ayerza (syndrome d') (1901). V. *cardiaques noirs (syndrome des).*

azathioprine, *s. f.* V. *antimétabolite.*

azoamylie, *s. f.* (ἀ- priv.; ξῶον, animal; *amylum*, amidon) (Lépine). État de la cellule qui perd plus de glycogène qu'elle n'en acquiert.

azoospermie, *s. f.* (ἀ- priv.; ξῶον, animal; σπέρμα, semence). Absence de spermatozoïdes dans le sperme.

azotées (hormones). V. *androgènes (hormones).*

azotémie, *s. f.* (azote; αἷμα, sang). Présence dans le sang de produits d'excrétion azotée (urée, urates, etc.). Normalement le sang prélevé à jeun contient de 0,20 à 0,60 g d'urée par litre de plasma ou de sérum. Quand le taux de l'urée augmente et arrive à dépasser 1 g, on peut voir apparaître le *syndrome azotémique.* — On donne quelquefois le nom d'a. à cette accumulation d'urée dans le sang causée par le défaut de la perméabilité rénale. On devrait la désigner sous le nom d'*hyperazotémie.* — *a. ambulatoire* (A. Javal). Augmentation notable du taux de l'urée sanguine, accompagnée de symptômes faibles ou nuls et n'empêchant pas le malade de mener sa vie habituelle. — *a. foudroyante* (A. Javal). Terminaison rapidement fatale d'une *a.* dont les manifestations cliniques sont peu marquées.

azotémique (coefficient). Rapport de l'azote uréique à l'azote total dans le sang; il est normalement de 44 à 50 %; il augmente au cours des néphrites azotémiques et diminue dans l'insuffisance hépatique et le diabète grave.

azotémique (syndrome) (Widal). Ensemble de phénomènes provoqués par l'accumulation dans le sang de l'urée et des corps azotés similaires. Ces phénomènes sont surtout d'ordre gastro-intestinal (urémie digestive) et d'ordre cérébral, et consistent en inappétence, vomissements aqueux, selles liquides et parfois sanglantes, torpeur allant jusqu'au coma; on peut aussi observer la respiration de Cheyne-Stokes, du prurit, de la péricardite et de la rétinite. L'intensité de ces symptômes est en rapport avec la teneur du sang en urée. Le *s. a.* est observé dans la période terminale des néphrites. V. *urémie.*

azotorrhée, *s. f.* (azote; ρεῖν, couler). Augmentation de la quantité d'azote contenue dans les selles par rapport à l'azote alimentaire. C'est un symptôme important d'insuffisance pancréatique; il peut parfois être reconnu cliniquement par l'apparition dans les matières fécales de morceaux de viande non digérés. V. *créatorrhée.*

azoturie, *s. f.* (azote; οὐρεῖν, uriner). Elimination d'azote par l'urine (urée, urates). — Terme employé parfois dans le sens d'hyperazoturie.

azoturique (coefficient). V. *Robin (coefficient de).*

Azoulay (manœuvre d'). Manœuvre tendant à renforcer les souffles organiques du cœur, pour en faciliter l'auscultation. Elle consiste à mettre le sujet dans le décubitus dorsal, la tête soulevée par un coussin, les bras étendus perpendiculairement et les jambes fléchies sur les cuisses relevées.

azurophile, *adj.* Se dit d'éléments

figurés se colorant en rouge pourpre par l'éosinate d'azur.

azygographie, *s. f.* Phlébographie sélective de la veine azygos.

azygos (débit ou **flot)** (Andreassen et Watson, 1952). Débit du sang amené par la veine azygos. A. et W. ont montré que cet apport sanguin, arrivant dans le cœur d'un animal dont les deux veines caves sont clampées, suffit pour maintenir le sujet en vie, même si le clampage dépasse 30 minutes. Ce *débit de base* est de 8 à 14 ml par minute et par kilo; il est égal au dixième du débit cardiaque au repos. Pour Lillehei (1954), il doit être de 30 à 40 ml par minute et par kilo, c.-à-d. le huitième ou le quart du débit cardiaque au repos. Cette notion de débit azygos a été utilisée, au début de la chirurgie cardiaque avec circulation extra-corporelle, pour régler le fonctionnement des systèmes cœur-poumon artificiels, dont le débit était alors faible. Elle n'est plus employée depuis que l'on dispose d'appareils assurant un débit important.

azygos (lobe). Partie du lobe supérieur du poumon droit situé parfois (rarement) à la partie interne de celui-ci. Sur les radiographies pulmonaires elle apparaît séparée du reste de ce lobe par une ligne verticale visible sur les radiographies (scissure azygos) : c'est le méso de la crosse de la grande veine azygos. Ce pseudo-lobe azygos est dépourvu de pédicule bronchovasculaire particulier.

azygos (scissure). V. *azygos (lobe).*

B

B₁. Premier bruit du cœur, survenant au moment de la fermeture des valves auriculo-ventriculaires. La première vibration (ou composante) est due essentiellement à la mise en tension des valves de la mitrale, et la deuxième à celle des valves de la tricuspide. Interviennent aussi dans la production de B₁ les vibrations du myocarde tout au début de la systole, celles des valves sigmoïdes au moment de leur ouverture, enfin celles du sang éjecté par la contraction ventriculaire. B₁ marque le début de la systole ventriculaire. Il est parfois désigné comme le *bruit systolique du cœur.*

B₂. Deuxième bruit du cœur, dû à la fermeture des valvules sigmoïdes : celles de l'aorte d'abord (premières vibrations), de l'artère pulmonaire ensuite (dernières vibrations, survenant 1 à 3 centièmes de seconde après les premières). Il marque la fin de la systole et le début de la diastole ventriculaire. Il est parfois désigné comme le *bruit diastolique du cœur.*

B₂CO. V. *index mitral.*

B₃. Syn. *bruit de remplissage ventriculaire rapide.* Troisième bruit du cœur, normalement inaudible, se traduisant sur le phonocardiogramme enregistré à la pointe par 2 ou 3 oscillations faibles et lentes. Il apparaît 12 à 16 centièmes de seconde après la fin du 2ᵉ bruit. Il est produit par la brusque distension des ventricules au moment de leur phase de remplissage rapide protodiastolique et par la mise en tension de leur appareil valvulaire mitral ou tricuspidien. Il correspond à l'onde E de l'apexogramme. Il est parfois audible : soit chez le sujet jeune : c'est le 3ᵉ bruit physiologique; soit dans certains cas pathologiques : augmentation du débit

d'un ventricule (shunt gauchedroite, insuffisance mitrale importante), défaillance cardiaque : c'est le bruit de galop proto-diastolique ou ventriculaire; rarement dans la péricardite constrictive (vibrance proto- ou isodiastolique) ou dans le rétrécissement mitral (première saccade du roulement diastolique).

B₄. Syn. *bruit auriculaire.* Quatrième bruit du cœur, normalement inaudible et s'inscrivant, sur le phonocardiogramme enregistré à la pointe, par 2 ou 3 oscillations faibles et lentes. Il dépend de la contraction auriculaire et apparaît 10 à 16 centièmes de seconde après le début de l'onde P de l'électrocardiogramme; il est synchrone de l'onde *a* de l'apexogramme. Il est produit, à la fin de la diastole ventriculaire, par la brusque distension des ventricules dont la réplétion s'achève à la suite de la contraction auriculaire. Il est parfois audible : c'est le bruit de galop présystolique ou auriculaire qui survient en cas de gêne au remplissage des ventricules (obstacle à l'éjection systolique, adiastolie, insuffisance cardiaque) et de certains troubles du rythme (flutter auriculaire, bloc auriculoventriculaire).

B (agglutinogène ou **antigène).** V. *agglutinogène et groupes sanguins.*

B (composé) de Kendall. V. *corticostérone.*

Baader (syndrome de). V. *ectodermose érosive pluri-orificielle.*

Baastrup (maladie de) (1932-34). Syn. *kissing-spine, arthrose* ou *ostéoarthrose interépineuse.* Variété de rhumatisme dégénératif caractérisée par l'existence d'une articulation anormale entre les apophyses épineuses hypertrophiées de deux vertèbres lombaires (le plus souvent la 4ᵉ et la 5ᵉ), par de la raideur rachidienne et par des douleurs lombaires accrues par les mouvements, dont la ténacité peut nécessiter la résection des apophyses épineuses pathologiques.

Babcock (opération de). Résection du rectum par voie combinée : le temps abdominal permet de libérer et de refouler dans le petit bassin le rectum et le côlon sigmoïde; le temps par voie endo-anale comprend la résection du rectum et l'abaissement, à travers le sphincter anal conservé, du bout inférieur du côlon qu'on laisse extériorisé sans suture. Opération pratiquée en cas de cancer du rectum.

babésiellose ou **babésiose**, *s. f.* (du nom du médecin roumain Babès). Piroplasmose des bovidés en Algérie.

Babinski (épreuve de). Syn. *épreuve de la flexion combinée de la cuisse et du tronc.* Manœuvre destinée à mettre en évidence une paralysie légère du membre inférieur : lorsque le malade, couché sur le dos, fait effort pour s'asseoir, il soulève la jambe paralysée plus que l'autre.

Babinski (signe de). Syn. *phénomène des orteils* (Babinski, 1896). Extension du gros orteil et accessoirement des quatre autres, sous l'influence de l'excitation de la plante du pied, qui normalement provoque leur flexion. Ce signe est en rapport avec une lésion du faisceau pyramidal.

Babinski-Fröhlich (syndrome de) (Babinski, 1900; Fröhlich, 1901). Syn. *syndrome adiposo-génital* (Bartels, 1906), *syndrome hypophysaire adiposo-génital* (Launois et Cléret, 1910). Syndrome constitué par l'association d'une obésité considérable prédominant au tronc et à la racine des membres, et d'une dystrophie génitale qui, chez un sujet jeune, se traduit par l'arrêt de développement des organes sexuels et, chez l'adulte, par l'aménorrhée chez la femme, l'impuissance chez l'homme, et, dans les deux sexes, par l'altération ou même l'inversion des caractères sexuels secondaires. Ce syndrome est lié à une

lésion de l'hypophyse ou de la région infundibulo-tubérienne (infection neurotrope : encéphalite; syphilis; rarement tumeur : adénome chromophobe de l'hypophyse, crânio-pharyngiome).

Babinski-Froment (syndrome de). V. *physiopathique (troubles).*

Babinski-Nageotte (syndrome de) (1902). Syn. *syndrome de l'hémibulbe.* Syndrome observé dans certains cas de lésions bulbaires unilatérales, caractérisé par les phénomènes alternes suivants : du côté de la lésion, troubles cérébelleux et sympathiques (asynergie, latéropulsion, syndrome de Claude Bernard-Horner); du côté opposé, hémiplégie et hémianesthésie de type syringomyélique.

Babinski-Vaquez (syndrome de) (1901). Association de troubles pupillaires (signe d'Argyll-Robertson), d'abolition des réflexes achilléens et rotuliens, de lymphocytose rachidienne, c'est-à-dire d'un tabes fruste, avec une aortite. Ce syndrome est sous la dépendance de la syphilis.

Babinski-Weill (épreuve de). V. *déviation angulaire (épreuve de la).*

Baccelli (opération de). V. *wiring.*

Baccelli (signe angulo-scapulaire de). Diminution de l'amplitude des mouvements de l'angle supéro-interne de l'omoplate, observée pendant la respiration, du côté malade ou du côté le plus malade, chez les sujets atteints de tuberculose du sommet ou des sommets. — Signe comparable au *signe de Kuthy.*

Baccelli (signe de). V. *pectoriloquie aphone.*

Baccelli (méthode de) (1906). Traitement du tétanos par des injections sous-cutanées de solution d'acide phénique; méthode abandonnée.

bacillaire, *adj.* Qui se rapporte à un bacille et, en particulier, au bacille de Koch. — *s. m.* ou *f.* Terme qui désigne parfois un malade atteint de tuberculose pulmonaire (due au bacille de Koch).

bacille, *s. m.* (*bacillus,* petit bâton). Nom donné à tous les microbes qui revêtent la forme d'un bâtonnet. — *b. d'Aertrycke, d'Eberth, de Gärtner*, etc. V. au nom propre. — *b. du charbon*. V. *bactéridie charbonneuse*. — *b. encapsulé de Friedländer*. V. *Friedländer (bacille de)*. — *b. pyocyanique*. V. *pyocyanique (bacille)*. — *b. du tétanos*. V. *Nicolaïer (bacille de)*.

bacille de la tuberculose. V. *Koch (bacille de)*.

bacillémie, *s. f. (bacillus ; αἷμα, sang)*. Présence de bacilles, en particulier de bacilles tuberculeux, dans le sang, pouvant être décelés par la culture ou l'inoculation au cobaye. — Nom donné par Benda à l'infection tuberculeuse généralisée, à marche plus ou moins rapide.

bacillisation, *s. f.* Envahissement de l'organisme entier ou d'une de ses parties par des bacilles (ordinairement par le bacille de la tuberculose).

bacilloscopie, *s. f. (bacillus ; σκοπεῖν, examiner)*. Syn. *bactérioscopie*. Recherche des bacilles dans un organe, ou dans les excreta d'un malade (crachats, pus, fèces, etc.).

bacillose, *s. f.* Nom donné parfois à la tuberculose pulmonaire (due au bacille de Koch).

bacillothérapie, *s. f.* V. *bactériothérapie*. On emploie de préférence ce terme quand il s'agit du bacille de la tuberculose.

bacillurie, *s. f.* Présence de bacilles, en particulier du bacille de la tuberculose, dans l'urine.

Bacillus abortus (Bang, 1896). V. *Brucella abortus*.

Bacillus aerogenes capsulatus. V. *Bacillus perfringens*.

Bacillus anthracis. V. *bactéridie charbonneuse*.

Bacillus botulinus (van Ermengen, 1895). Syn. *Clostridium botulinum*. Bacille anaérobie à Gram positif et dont les spores sont particulièrement résistantes à la chaleur. On le trouve dans la charcuterie avariée et dans les conserves mal préparées. La toxine qu'il sécrète détermine le *botulisme*.

Bacillus coli communis. V. *colibacille*.

Bacillus enteritidis. V. *Gärtner (bacille de)*.

Bacillus erysipelatus suis. V. *érysipéloïde*.

Bacillus funduliformis (Hallé, 1898). Syn. *Spherophorus funduliformis*, *Bacillus thetoides*. Microbe anaérobie, agent d'une septico-pyohémie dont le point de départ est, en règle, une infection rhinopharyngée (abcès amygdalien) compliquée de thrombo-phlébite. Cette maladie est caractérisée par de grands accès fébriles et des embolies microbiennes nécrosantes qui donnent lieu, selon le siège du foyer initial, à des infarctus pulmonaires avec pleurésie purulente, à des arthrites suppurées, à des abcès du foie avec ictère. Une forme atténuée de cette septicémie est le syndrome angine-infarctus pulmonaire (v. ce terme).

Bacillus influenzæ. V. *Pfeiffer (bacille de)*.

Bacillus lepræ. V. *Hansen (bacille de)*.

Bacillus perfringens (Veillon et Zuber, 1898). Syn. *B. aerogenes capsulatus*, *B. phlegmonis emphysematosae*, *B. welchii*, *bacille de Welch*, *bacille d'Achalme*. Bacille anaérobie, un des agents les plus fréquents de la gangrène gazeuse.

Bacillus pertussis (Bordet et Gengou, 1906). V. *coqueluche*.

Bacillus phlegmonis emphysematosæ. V. *Bacillus perfringens*.

Bacillus prodigiosus (appelé quelquefois à tort *Micrococcus*). Petit bacille se développant bien sur les milieux de culture habituels, où il donne une belle coloration rouge, pourvu qu'il soit à l'abri de la lumière et à une température de 15° à 20°. Il se développe quelquefois sur le pain, le lait, les pommes de terre exposés à l'air. C'est son développement qui donne lieu au phénomène des hosties sanglantes.

Bacillus rhusiopatiæ. V. *érysipéloïde*.

Bacillus thetoides. V. *Bacillus funduliformis*.

Bacillus tuberculosis. V. *Koch (bacille de)*.

Bacillus welchii. V. *Bacillus perfringens.*

bacitracine, *s. f.* (Margaret Tracey, nom de la malade chez laquelle on a isolé le germe producteur) (Johnson, Anker et Meleney, 1945). Antibiotique de la famille des polypeptides (v. ce terme) extrait du *bacillus subtilis,* employé en applications locales contre les germes Gram + et Gram —.

Backey (signe de de). Signe clinique permettant d'affirmer qu'un anévrisme de l'aorte abdominale siège en dessous de l'origine des artères rénales : le bord de la main peut être glissé entre le pôle supérieur de l'anévrisme et le rebord costal.

bactériacées, *s. f. pl.* (βαχτηρία, bâton). Nom de la deuxième famille des bactéries : bactéries à éléments en bâtonnets ou en filaments plus ou moins longs.

bactéricide, *adj.* (βαχτηρία; caedere, tuer). Qui tue les bactéries. — *pouvoir b.* « La plus faible concentration d'une substance capable d'amener la destruction définitive de la vitalité d'un microbe » (J. Lavagne). V. *antibiotique.*

bactéricidie, *s. f.* (βαχτηρία; caedere). Destruction des bactéries.

bactéridie charbonneuse. Syn. *bacille de Davaine, bacille du charbon, Bacillus anthracis.* Bactérie qui provoque chez l'homme le charbon ou pustule maligne et chez le mouton la maladie connue sous le nom de *sang de rate.*

bactérie, *s. f.* (βαχτηρία, bâton). Nom donné à des êtres unicellulaires, dépourvus de chlorophylle, dont les individus sont visibles seulement au microscope. Ils sont caractérisés par leur reproduction par scission, d'où les noms de *schizophytes* et *schizomycètes* qu'on leur a aussi donnés. Le genre *bactérie* renferme plusieurs espèces, dont les deux principales sont les microcoques et les bacilles. — *b. ovoïde.* V. *coccobacille.*

bactérie lysogène. Bactérie infectée par un fragment de bactériophage (prophage, v. ce terme) et dont la lyse ne survient que si ce prophage se transforme en bactériophage virulent.

bactériémie, *s. f.* (βαχτηρία; αἷμα, sang). Présence de bactéries dans le sang circulant. — La plupart des auteurs désignent par ce terme un état transitoire, caractérisé par le passage fugace de germes dans le sang, et dépourvu de manifestation clinique; d'autres appellent ainsi toute présence de germes dans le sang, qu'elle soit passagère ou durable, muette cliniquement ou accompagnée de phénomènes infectieux généraux (septicémie) ou locaux (pyohémie).

bactério-agglutinine, *s. f.* V. *agglutinine.*

bactériocine, *s. f.* (A. Lwoff, 1964). Substance protéique et antigénique élaborée par certaines souches virulentes microbiennes, capables de lyser d'autres souches non virulentes de ces mêmes germes. Les *colicines* ont été les premières *b.* découvertes, par Gratia, en 1925.

bactériocyte, *s. m.* (βαχτηρία, bâton; χύτος, cellule). Hématie très allongée, prenant la forme d'un bacille; variété extrême d'elliptocyte.

bactériocytose, *s. f.* Présence de bactériocytes dans le sang. V. *ovalocytose.*

bactériologie, *s. f.* (βαχτηρία; λόγος, discours). Etude des bactéries, de leurs propriétés et de leur action sur l'organisme.

bactériolyse, *s. f.* (βαχτηρία; λύειν, dissoudre). Dissolution des bactéries; action exercée sur les microbes par certains liquides de l'organisme et par certains antibiotiques (v. *polypeptides*).

bactériolysine, *s. f.* Anticorps capable de dissoudre et de détruire les bactéries. V. *sensibilisatrice.*

bactériolyte, *s. m.* (Plantureux, 1930). Principe déterminant la lyse des bactéries. Ce mot remplace le terme *bactériophage* pour ceux qui n'admettent pas que la lyse transmissible soit due à un organisme vivant.

bactériolytique, adj. Qui produit la bactériolyse. Ex. : *action, propriété, substance b.*

bactériopause, s. f. Disparition du pouvoir pathogène des microbes sous l'influence de certains antibiotiques de la famille des macrolides (v. ce terme) qui ont la particularité de s'accumuler dans les cellules bactériennes et d'y persister longtemps.

bactériopexie, s. f. (βαχτηρία; πῆξις, fixation). Fixation des bactéries dans l'organisme.

bactériopexique, adj. (Gilbert). Se dit de la fonction d'un organe ou d'un tissu qui fixe les bactéries à son niveau (foie).

bactériophage, s. m. (βαχτηρία, bâton; φαγεῖν, manger) (d'Hérelle, 1917; Twort, 1915). Syn. *phage.* Virus des bactéries. Le *b.* est formé d'un corps contenant un acide nucléique et d'une queue terminée par une plaque qui lui servent à se fixer sur la bactérie et à l'infecter. Les *b.* ont la propriété de lyser certains microbes (colibacille, bacilles typhique et paratyphiques, b. dysentérique, staphylocoque, etc.) dans lesquels ils pénètrent et se multiplient : ce sont les *b. virulents* qui déclenchent à tous coups la lyse bactérienne. Les *b. tempérés* peuvent, sous la forme de prophage (v. ce terme) rester longtemps inactifs dans les bactéries qu'ils infectent (bactéries lysogènes, v. ce terme). V. *Hérelle (phénomène de d').* — *b. défectif.* V. *prophage défectif.*

bactériophagie, s. f. Dissolution des bactéries par les bactériophages. — D'Hérelle considère la *b.* comme une « maladie infectieuse sévissant sur les bactéries ».

bactérioscopie, s. f. (bactérie; σκοπεῖν, examiner). V. *bacilloscopie.*

bactériose, s. f. Nom générique des maladies causées par les bactéries.

bactériostase, s. f. Arrêt de la multiplication des germes.

bactériostatique, adj. Se dit de l'action de certaines substances (antiseptiques, antibiotiques), qui suspendent la division bactérienne, entraînent le vieillissement de la bactérie et sa mort si la dose est suffisante. — *pouvoir b.* Syn. *pouvoir antigénétique.* « La plus faible concentration d'une substance capable d'amener l'arrêt du développement de la culture d'un microbe, sans tuer ce dernier » (J. Lavagne). V. *antibiotique.*

bactériothérapie, s. f. (βαχτηρία; θεραπεία, traitement) (Cantani). Emploi thérapeutique de certaines cultures microbiennes vivantes ou mortes. La *b.* consiste soit à injecter la culture tuée du microbe même qui cause la maladie, pour amener la formation d'anticorps (méthode de Wright), soit à employer un microbe antagoniste de l'agent pathogène (ingestion de levure dans la furonculose).

bactériotoxémie, s. f. Intoxication générale due aux toxines sécrétées par des bactéries qui restent localisées en un point de l'organisme. Ex. : tétanos, diphtérie, choléra.

bactériotoxine, s. f. Toxine d'origine bactérienne. V. *toxine.*

bactériotrope, adj. (βαχτηρία; τρέπειν, tourner) (Ehrlich). Se dit des substances chimiques qui se fixent d'une façon élective sur les bactéries.

bactériotropine, s. f. (Neufeld et Rimpau, 1904-05). Anticorps spécifique, thermostable, présent dans le sérum des animaux immunisés et capable de se fixer électivement, pour en préparer la phagocytose, sur le germe qui a servi à immuniser l'animal. — Pour certains, la *b.* serait une variété d'opsonine; car, comme le fait remarquer Achard, c'est détourner le terme opsonine du sens attribué par Wright que de le réserver à une substance existant uniquement dans les sérums normaux et n'ayant pas de caractère spécifique.

bactériotropique (indice) (Hudᵗˡ-leson, 1933; Van der Hoeden, 1940). Syn. *tropin-test.* Méthode de diagnostic sérologique des brucelloses. On mélange le sérum chauffé du malade avec des leucocytes d'un sujet normal et une suspension de *Brucella,* et l'on établit la proportion des polynucléaires neutrophiles intacts ayant phagocyté au moins 5 microbes ; si elle est égale ou supérieure à 5/10, le test est + : le sérum contient la bactériotropine anti-brucella et le sujet est, ou a été atteint de brucellose.

Bacterium coli commune. V. *coli-bacille.*

Bacterium influenzæ. V. *Pfeiffer* (*bacille de*).

bactériurie, *s. f.* (βαχτηρία ; οὐρεῖν, uriner). Syn. *microburie.* Présence de bactéries en très grande quantité dans l'urine fraîchement émise, coincidant ou non avec un processus inflammatoire des voies urinaires.

Bactrim, *s. m.* (n. dép.). V. *anti-biomimétiques.*

Baer (loi de von) (1828) (embryologie). L'embryon d'une forme supérieure ne ressemble jamais à un autre animal, mais seulement à l'embryon de ce dernier.

bagassose, *s. f.* (Jameson et Hopkins, 1941). Pneumopathie immunologique (v. ce terme) observée surtout dans les régions des Antilles chez les ouvrières qui manipulent les résidus fibreux de canne à sucre (bagasse ; d'un juron provençal qui désigne une « femme de mauvaise vie » : Mathurin Régnier).

Bail (phénomène de). Mort rapide en 6 à 18 heures, par péritonite hémorragique aiguë avec hypothermie, provoquée par la réinjection, à des cobayes tuberculeux, par voie péritonéale, d'une dose élevée de bacilles de Koch. La même dose inoculée de la même manière au cobaye neuf produit, après une période latente, une péritonite tuberculeuse.

Baillarger (signe de). Inégalité des deux pupilles, au cours de la paralysie générale.

Bailliart (indice rétino-huméral ou **rapport de).** Rapport entre la pression artérielle rétinienne (P.A.R.) et la pression artérielle humérale. Pratiquement, la P.A.R. diastolique (mesurée en grammes) est égale à la moitié de la pression artérielle humérale diastolique (mesurée en mm de Hg).

bain chaud (épreuve du) (Babinski et Heitz). Epreuve destinée à apprécier la part du spasme dans une oblitération artérielle du membre inférieur. Après immersion du pied dans un bain à 40° pendant 5 à 10 minutes, les pulsations et les oscillations reparaissent, les téguments rougissent et se réchauffent en cas de spasme ; l'épreuve n'entraîne aucune modification en cas de lésions organiques.

Bainbridge (réflexe de). Une hypertension dans l'oreillette droite (ou dans les veines caves près de leurs débouchés dans l'oreillette) provoque une accélération du rythme cardiaque ; une hypotension produit une bradycardie.

Baizeau et Trélat (méthode de). Procédé opératoire, analogue à celui de Langenbeck, destiné à remédier à la division du voile du palais.

B. A. L. Initiales du British-Anti-Lewisite (2-3 dimercapto-propanol), substance capable de neutraliser un gaz de guerre arsenical, la lewisite. Le B. A. L. est employé dans les intoxications par l'arsenic et par les métaux lourds.

balancement respiratoire du médiastin. Syn. *phénomène d'Holzknecht-Jacobson.* Déplacement respiratoire du médiastin qui est attiré du côté malade pendant l'inspiration, refoulé du côté sain pendant l'expiration, signe bien mis en évidence par la respiration profonde ou la toux. On l'observe souvent dans l'obstruction bronchique et dans le pneumothorax.

balanite, *s. f.* (βάλανος, gland). Inflammation de la muqueuse du gland. *b. érosive circinée.* B. caractérisée par l'existence d'ulcérations superficielles de forme circulaire. V. *Berdal et Bataille* (*maladie de*).

balanitis xerotica obliterans. V. *kraurosis penis.*

balano-posthite, *s. f.* (βάλανος ; πόσθη, prépuce). Inflammation du gland et du prépuce.

balantidiase ou **balantidiose,** *s. f.* Maladie causée par le développement dans le canal et les parois de l'intestin d'un infusoire cilié, *balan-*

tidium coli, se traduisant en clinique par de la diarrhée chronique.

balbisme, *s. m.* (*balbus*, bègue) (Legris). Begaiement idiopathique.

balbutiement, *s. m.* (bas-lat. *balbicare*). Vice de prononciation qui consiste en une articulation imparfaite et hésitante des mots. On l'observe dans l'enfance, la vieillesse, et chez les dégénérés et les débiles.

Baldwin (opération de) (1904-09). Syn. *opération de Mori.* Transplantation d'une anse intestinale destinée à remplacer un vagin absent.

Baldwin-Gardner-Willis (phénomène de) (1921-28). L'administration par injection ou inhalation « d'une dose nouvelle de bacilles tuberculeux à un cobaye précédemment tuberculisé avec une souche très peu virulente de bacilles de Koch, au point que la sensibilité cutanée à la tuberculine paraît éteinte, provoque une nouvelle infection bacillaire qui se caractérise par un raccourcissement important de la nouvelle période anté-allergique par rapport aux animaux témoins ayant reçu la même dose. Le *ph.* de *B. G. W.* prouve que certains sujets apparemment vierges de toute infection bacillaire ont été en réalité anciennement tuberculisés et que leur allergie est réelle malgré l'extinction des réactions cutanées tuberculiniques » (Brodin et Fourestier).

Baldy (opération de). Suture des ligaments ronds attirés derrière l'utérus, destinée à corriger la rétroflexion et la rétrodéviation de l'utérus qui est ainsi redressé, soulevé et soutenu.

Balfour (méthode de). Opération destinée à supprimer un ulcère gastrique par thermo-cautérisation et enfouissement. Elle n'est plus utilisée actuellement.

Balint (groupe). Réunions de plusieurs médecins et d'un psychanalyste au cours desquelles la discussion d'observations médicales tend à améliorer les relations psychologiques liant les malades et les médecins.

Balint (syndrome de) (1909). Syn. *syndrome d'errance du regard.* Syndrome dû à des lésions bilatérales pariéto-occipitales. Il est caractérisé par des anomalies des mouvements des yeux : perte des mouvements automatiques d'orientation du regard, alors que la fixation volontaire du regard est conservée, parfois altération du champ visuel et même agnosie visuelle, alexie, incoordination motrice. V. *pariétal (syndrome).*

balistocardiogramme, balistocardiographe, balistogramme, balistographe, *s. m.* V. *ballistocardiogramme* et *ballistocardiographe.*

ballistocardiogramme, *s. m.* Syn. *ballistogramme.* Courbe enregistrée par le ballistocardiographe.

ballistocardiographe, *s. m.* (βαλλίζω, je m'agite; καρδία, cœur; γράφω, j'inscris). Syn. *ballistographe.* Appareil destiné à enregistrer l'impulsion communiquée au corps par la contraction cardiaque. Il se compose d'une table mobile dans le plan horizontal, sur laquelle le sujet est couché et dont les mouvements sont amplifiés par un système optique, et photographiés (b. *indirecte* de Starr). Dans la *b. directe* de Dock et Taubman, on enregistre les mouvements d'une barre posée en travers des tibias du sujet, qui est couché sur une table fixe, sur laquelle il oscille grâce à son élasticité tissulaire.

ballistogramme, *s. m.* V. *ballistocardiogramme.*

ballistographe, *s. m.* V. *ballistocardiographe.*

ballon (signe du) (Nothnagel) ou **ballon symptôme** (Kiwul). Syn. *signe de Nothnagel, signe de Kiwul.* Signe observé au début de l'occlusion intestinale. La percussion, combinée ou non à l'auscultation de l'abdomen au niveau de l'anse dilatée, donne un son tympanique clair.

ballonnement, *s. m.* V. *météorisme.*

ballonnement (ou ballonnisation) de la valve mitrale. Syn. *syndrome de Barlow* (1966), *syndrome prolapsus de la valve mitrale-clic,* *syndrome de la valve flasque* (Read, 1965). Anomalie de fonctionnement de l'appareil valvulaire de l'orifice mitral : une valve (généralement la postérieure), — ou les deux valves — bombe dans l'oreillette gauche au moment de la systole ventriculaire. Cette anomalie, souvent familiale, observée chez la femme jeune, correspond à une dégénérescence myxoïde des valves. Il existe à l'auscultation de la pointe du cœur, dans la partie moyenne ou terminale de la systole, un clic généralement suivi d'un bref souffle systolique traduisant une insuffisance mitrale discrète. Les troubles du rythme sont fréquents (extrasystoles) ainsi que des anomalies de la repolarisation ventriculaire en D_2, D_3 et aVF. Cette variété d'insuffisance mitrale (dont certains cas ont été décrits au cours du syndrome de Marfan) est généralement bien tolérée V. *triolet (bruit de)*.

ballottement, s. m. Mouvement que communique le doigt ou la main à un corps solide flottant dans un liquide (viscère ou néoplasme dans l'ascite, partie fœtale dans les eaux de l'amnios). — Mouvement de va-et-vient imprimé à un organe ou à une tumeur, qu'une main renvoie à l'autre au cours du palper bimanuel (*b. rénal, b. utérin*). — Mouvement anormal de translation latérale que l'on peut imprimer au pied, en cas de fracture bi-malléolaire (*b. du pied*), le choc de l'astragale contre les malléoles étant parfois perceptible (*b. ou choc astragalien*).

balnéation, s. f. (*balneum*, bain). Immersion et séjour plus ou moins prolongé du corps ou d'une partie du corps dans un milieu quelconque autre que l'atmosphère.

balnéothérapie, s. f. (*balneum* ; θεραπεία, traitement). Emploi thérapeutique des bains généraux ou locaux. Ex. : *b. thermale, b. marine.* — Ce terme s'étend aujourd'hui aux bains de sable, de boue, d'air, de soleil, de lumière artificielle y compris les applications de rayons infra-rouges et ultra-violets.

Baló (encéphalite concentrique de). V. *encéphalite.*

Balzer (adénome sébacé de type). V. *adénomes sébacés symétriques de la face.*

Bamberger (mouvement cardiopneumatique de). Aspiration de la languette pulmonaire gauche venant combler le vide qui tend à se produire au niveau de la pointe du cœur au moment de la systole.

Bamberger (pouls bulbaire de). Pulsation du bulbe de la veine jugulaire accompagnée d'un claquement des valvules veineuses que l'on perçoit parfois très nettement derrière la clavicule chez les sujets atteints d'insuffisance tricuspidienne ; elle est isochrone à la systole ventriculaire. V. *pouls veineux ventriculaire.*

Bamberger (signe de). Chez les tabétiques une excitation cutanée limitée provoque une sensation rapportée par le malade au côté opposé du corps. V. *allochirie.*

bandage herniaire. Appareil orthopédique destiné à maintenir réduite une hernie. Il peut être *rigide*, la pelote de contention étant immobilisée par un ressort qui embrasse la demi-circonférence du corps (*b. pour hernie inguinale*) ou *mou* (ceintures pour éventration, pour hernie ombilicale de l'enfant).

banding, s. m. (en angl. ; cerclage). V. *Dammann-Muller (opération de).*

Bandl (anneau de). Limite supérieure du canal cervico-utérin. Il est marqué vers le septième mois de la grossesse par un rebord circulaire dû à la différence d'épaisseur de la paroi à ce niveau. La contracture de l'*a. de B.* au moment de l'accouchement est une cause de dystocie.

Bang (maladie de). Brucellose d'origine bovine se communiquant parfois à l'homme, chez lequel elle se manifeste par des symptômes analogues à ceux de la mélitococcie, mais moins caractéristiques et d'une intensité très variable. V. *brucellose* et *mélitococcie.*

Bankart (opération de). Opération destinée à éviter la luxation récidivante de l'épaule. Elle consiste dans la réinsertion de la capsule articulaire sur le bord antérieur de la cavité glénoïde avec suture et raccourcissement du muscle sous-scapulaire préalablement sectionné.

Banti (maladie de) (1894). Affection survenant chez des sujets jeunes, caractérisée par une augmentation du volume de la rate, une anémie progressive offrant cependant des rémissions, puis une cirrhose hépatique avec ascite. Elle a donné lieu à de très nombreuses discussions. Dans la conception de Banti, la splénomégalie, caractérisée par des lésions de fibro-adénie, serait primitive et le foie serait atteint secondairement par suite de l'action nocive des produits morbides charriés de la rate au foie par la veine splénique. Pour Gilbert et Lereboullet, la lésion du foie serait toujours la première en date, et les faits décrits par Banti entreraient dans le cadre de la cirrhose biliaire; pour P. E.-Weil, certains cas de *m. de B.* devraient être rattachés à la *maladie érythroblastique de l'adulte*. Actuellement, on tend à grouper sous le nom de *syndrome de Banti* des affections dues à des causes variées (au premier rang desquelles les lésions du système porte) et caractérisées par une splénomégalie fibro-congestive avec ou sans hémorragies et atteinte hépatique. Whipple fait du syndrome de *B.* le synonyme de splénomégalie congestive par hypertension portale.

bantien, enne, *adj.* Qui se rapporte à la maladie de Banti. — *splénomégalie b., syndrome b.* V. *Banti (maladie de).*

Baracz (opération de). Dénudation du nerf sciatique au niveau de la grande échancrure sciatique et destruction des adhérences inflammatoires qui provoquent certaines formes rebelles de névralgie sciatique.

baranesthésie, *s. f.* (βάρος, poids ; ά- priv.; αἰσθησις, sensibilité) (Marinesco, 1905). Abolition de la sensibilité des tissus profonds à la pression.

Barany (épreuve ou signe de) (1906). Syn. *épreuve calorique, réaction vestibulaire thermique, nystagmus provoqué de Barany, nystagmus vestibulaire calorique* (Lermoyez). Nystagmus provoqué par l'injection d'eau froide (12º), ou d'eau chaude (45º), dans le conduit auditif externe. Ce nystagmus est dirigé vers l'oreille non irriguée dans le premier cas, du côté irrigué dans le second cas. Ce réflexe fait défaut quand le labyrinthe statique est détruit; il manque habituellement dans les cas de cholestéatome, polype, congestion de la muqueuse de l'oreille moyenne et otite suppurée aiguë; il est rare chez les enfants au-dessous de deux ans. V. *vestibulaires (épreuves).*

barbitémie, *s. f.* Présence et taux des dérivés barbituriques dans le sang.

barbiturisme, *s. m.* Intoxication par les dérivés de l'acide barbiturique (phénobarbital, etc.). — Le *b. aigu* (suicide ou accident) débute par une période ébrieuse, aboutit rapidement à un coma plus ou moins profond avec troubles sphinctériens, respiration lente et stertoreuse, Cheyne-Stokes, hypothermie et défaillance cardiaque. Après une durée de trois à six jours la connaissance peut revenir lentement. — Le *b. subaigu* (cure médicamenteuse chez les névropathes) détermine des exanthèmes variés avec phénomènes généraux rappelant les fièvres éruptives, des œdèmes localisés, rarement des dermatoses chroniques.

Bard (loi de) (1890). Syn. *loi de Waldeyer.* Loi d'après laquelle un tissu ne peut engendrer qu'une tumeur de structure histologique identique à la sienne. V. *Bard (théories de), nº 2.*

Bard (théories de). 1º Hypothèse destinée à expliquer la pathogénie des tumeurs. La prolifération des cellules n'étant plus réglée par l'*induction vitale* (?) devient *anarchique* et produit le néoplasme. — 2º *Théorie de la spécificité cellulaire.*

Chaque variété de tumeur provient par filiation directe de cellules d'une variété correspondante de type adulte ou embryonnaire (*omnis cellula a cellula ejusdem naturæ*).

Bard et Pic (loi de). V. *Courvoisier et Terrier* (*loi de*).

Bard-Pic (syndrome de). Triade symptomatique qui consiste en un ictère chronique et progressif, une dilatation énorme de la vésicule biliaire, de l'amaigrissement aboutissant à une cachexie rapide. Elle se rencontre dans le cancer de la tête du pancréas.

Bardach (sérum de). Sérum analogue à celui de Bogomoletz (v. ce terme).

Bardet-Biedl (syndrome de). V. *Laurence-Biedl* ou *Laurence-Moon-Bardet* (*syndrome de*).

baresthésie, s. f. (βάρος, pression; αἴσθησις, sensibilité) (Marinesco, 1905). Sensibilité à la pression des tissus profonds (os, tendons, aponévroses, muscles, etc.).

barhypoesthésie, s. f. (βάρος; ὑπό, sous; αἴσθησις) (Marinesco, 1905). Diminution de la sensibilité des tissus profonds à la pression.

Barker (procédé de). Manœuvre préconisée dans la cure radicale des hernies : les extrémités de la ligature du sac sont passées à travers la paroi abdominale et liées en avant d'elle.

Barker et Widenham Maunsell (opération de). Opération pratiquée dans l'invagination intestinale chez l'adulte; elle consiste dans la résection intra-intestinale du boudin avec suture des cylindres l'un à l'autre.

Barlow (maladie de) (1883). V. *scorbut infantile*.

Barlow (syndrome de). V. *ballonnement* (ou *ballonnisation*) *de la valve mitrale*.

barognosie, s. f. (βάρος, poids; γνῶσις, connaissance). Appréciation du poids et de la consistance des objets.

barogramme, s. m. (βάρος, pression; γράμμα, caractère d'écriture). Courbe représentant les variations d'une pression dans le temps.

baronarcose, s. f. (βάρος, pression; narcose). Narcose obtenue par inhalation d'un mélange anesthésiant dont la pression est supérieure à la pression atmosphérique. Elle est employée dans les opérations pouvant entraîner l'ouverture d'une plèvre.

barorécepteur, s. m. Syn. *pressorécepteur*, *gravicepteur*. Organe ou région du corps sensible à des variations de pression. V. *barosensible* (*zone*).

barosensible, adj. Se dit des organes sensibles à la pression. — *zones b.* Régions aortique et sino-carotidiennes qui, par leur sensibilité aux variations de la pression artérielle, sont des organes régulateurs de cette pression.

barotraumatisme, s. m. Lésion provoquée par des variations de pression; p. ex. : lésions des oreilles et des sinus chez les plongeurs.

barotropisme, s. m. (βάρος; τρέπειν, tourner). Propriété que possède le protoplasma de réagir aux contacts et aux vibrations.

Barr (corpuscule de) (1949). Masse chromatinienne fortement colorable, accolée à la membrane, dans le noyau de la cellule. Chaque individu a, dans ses cellules, autant de ces corpuscules que de chromosomes X, moins un. Les sujets mâles normaux (de type XY) n'en ont donc pas; les sujets de sexe féminin normaux (de type XX), en ont un. Les super-femelles (de type XXX, v. *triplo X*) en ont deux. La recherche de ce corpuscule (test de Barr) permet de déterminer le sexe nucléaire (v. ce terme).

Barr (test de) (1949). Recherche du corpuscule de Barr (v. ce terme) dans les noyaux des cellules d'un épithélium, généralement celui de la muqueuse jugale, prélevées par frottis. Elle permet de déterminer le sexe nucléaire. La présence du corpuscule dans 10 % des noyaux permet d'affirmer que le sexe nucléaire est féminin (chromatine positive); son absence sur au moins 200 noyaux, qu'il est masculin (chromatine négative). V. *sexe nucléaire*.

barrage, *s. m.* (Kraepelin) (psychiatrie). « Arrêt brusque, chez le schizophrène négativiste, de l'acte volontaire ou provoqué » (Hesnard).

Barraquer (opération de) (1915). V. *phacoérisis.*

Barraquer-Simons (maladie de) (Barraquer, de Barcelone, 1906; Simons, 1911). V. *lipodystrophie progressive.*

Barré (épreuves, manœuvres ou signes de). Série de manœuvres portant sur les membres inférieurs (manœuvre de la jambe), plus rarement sur les membres supérieurs, destinées à déceler les signes d'une paralysie légère. L'ensemble de ces signes constitue le *syndrome pyramidal déficitaire.* V. *jambe (manœuvre de la).*

Barré et Liéou (syndrome de). V. *sympathique cervical postérieur (syndrome).*

Barret (syndrome de). Alternance de contractions gastriques violentes et de périodes d'immobilité, observée en radioscopie au cours d'une sténose pylorique spasmodique.

barrière alvéolo-capillaire. Ensemble des structures qui, dans le poumon, séparent l'air alvéolaire des globules rouges des capillaires; ce sont : la paroi de l'alvéole, la paroi du capillaire, le tissu interstitiel qui les sépare et le plasma sanguin. V. *bloc alvéolo-capillaire.*

Barsony-Teschendorff (syndrome de) (1928). Spasmes étagés de l'œsophage, du tiers inférieur surtout, donnant sur les radiographies des images de faux diverticules (œsophage en collier de perles). Ils se manifestent par des accès de dysphagie avec régurgitations muqueuses et douleurs rétro-sternales, durant quelques jours et cessant brusquement. On les observe après la quarantaine chez des sujets nerveux, tachyphages, souvent atteints d'ulcère duodénal, de cholécystite ou de sclérose cardio-aortique.

Bartenwerfer (syndrome de) (1924). Nanisme dysharmonique voisin de la maladie de Morquio (v. ce terme, 2°); les yeux sont bridés, obliques et anormalement écartés, le nez est épaté et le palais est ogival.

Barthélemy (signe de). Adénite primitive ne suppurant jamais, développée dès le début d'un zona aux dépens d'un ou, rarement, de plusieurs ganglions recevant les lymphatiques de la région où siège l'éruption.

bartholinite, *s. f.* Inflammation de la glande de Bartholin, généralement d'origine blennorragique.

bartonellose, *s. f.* V. *verruga du Pérou.*

Bärtschi-Rochain (syndrome de) (1949). Syn. *migraine cervicale.* Syndrome sympathique cervical postérieur (v. ce terme) d'origine traumatique, par compression de l'artère vertébrale.

Bartter (syndrome de) (1962). Syndrome d'hyperaldostéronisme secondaire à une sécrétion exagérée d'angiotensine, due à une hyperplasie primitive des appareils juxtaglomérulaires rénaux. Il existe une alcalose avec tétanie, asthénie et crampes musculaires, et une fuite urinaire du potassium avec hypokaliémie; mais pas d'hypertension artérielle, le système vasculaire ne paraissant pas sensible à l'angiotensine (v. ce terme, *aldostérone* et *hyperaldostéronisme).*

barytose, *s. f.* (Arrigoni, 1933). Pneumopathie professionnelle consécutive à l'inhalation prolongée de poussières de sulfate de baryum (ou baryte).

bas débit (syndrome du). Variété de choc cardiogénique (v. ce terme) dans laquelle l'inefficacité des contractions myocardiques et la vaso-constriction consécutive entraînent une baisse du débit cardiaque avec hypotension artérielle modérée et élévation de la pression veineuse centrale. Elle apparaît parfois dans les suites des interventions de chirurgie cardiaque, provoquée par une tamponade, une correction insuffisante de l'anomalie opérée, des troubles du rythme ou un mauvais état myocardique antérieur à l'intervention ou, dû à celle-ci (ischémie, troubles métaboliques).

Basedow (maladie de) (1840). Syn. *goitre exophtalmique, maladie de Graves* (1835, 43), *de Marsh* ou *de Flajani*. Affection de cause inconnue, plus fréquente chez la femme, caractérisée anatomiquement, par l'hyperplasie diffuse de l'épithélium thyroïdien entraînant une sécrétion excessive d'hormone thyroïdienne; et, cliniquement, par une augmentation de volume de la glande thyroïde, de la tachycardie, une exophtalmie bilatérale, un tremblement spécial, de l'amaigrissement avec augmentation de la nervosité, de l'anxiété, de la sudation et une élévation marquée du métabolisme basal; parfois les muscles de la racine des membres s'atrophient (myopathie thyréotoxique) et la peau s'épaissit (myxœdème cutané circonscrit : v. ce terme). — L'hypersécrétion d'hormone thyroïdienne est la cause de nombreux symptômes de la *m. de B.* (v. *thyréotoxicose*). Elle a d'abord été attribuée à un hyperfonctionnement autonome de la thyroïde; puis à un dérèglement des centres diencéphalo-hypophysaires avec production excessive d'hormone thyréotrope (T.S.H.). Actuellement on insiste sur le rôle d'une protéine sanguine qui paraît particulière aux basedowiens et que l'on trouve chez 60 % d'entre eux : le long-acting thyroid stimulator (v. ce terme). Certains symptômes de la maladie, tels l'exophtalmie et les manifestations cutanées, restent encore mal expliqués. V. *thyroïdiennes (hormones), adénome thyroïdien toxique, goitre multinodulaire, cœur basedowien.*

basedowien, *adj.* Qui se rapporte à la maladie de Basedow. — *s. m.* ou *f.* Sujet atteint de maladie de Basedow.

basedowifiant, *adj.* (Poncet) ou **basedowifié,** *adj.* (P. Marie, 1890). Se dit d'un goitre simple qui s'est compliqué à un moment donné, comme l'adénome thyroïdien toxique ou le goitre multinodulaire

(v. ces termes), des symptômes de thyréotoxicose.

basedowiforme, *adj.* V. *parabasedowien (syndrome).*

basedowisme aigu. Syn. *crise thyrotoxique, hyperthyroïdisme aigu, pseudo-basedowisme post-opératoire, thyroïdisme aigu post-opératoire, thyrotoxémie.* Crise suraiguë très grave survenant parfois au cours de la maladie de Basedow, à l'occasion d'une intervention chirurgicale ou d'une infection, ou encore après une thyroïdectomie mal préparée. Elle est caractérisée par une exagération de tous les signes de la thyréotoxicose : anxiété et agitation extrêmes, tachycardie et tremblement, par des vomissements, une fièvre qui s'élève rapidement à 40° ou plus, puis une adynamie qui, en l'absence de traitement, aboutit rapidement à la cachexie, au coma et à la mort. Le métabolisme basal s'élève à des chiffres extrêmes. Elle est due à une poussée aiguë d'hyperthyroxinémie.

basedowoïde, *adj.* V. *parabasedowien (syndrome).*

basidiobolomycose, *s. f.* V. *phycomycose.*

basilo-vertébral (syndrome). V. *sous-clavière voleuse (syndrome de la).*

basion, *s. m.* (βάσις, base) (anthropologie). Bord antérieur du trou occipital sur la ligne médiane.

basiotribe, *s. m.* (βάσις, base; τρίβω, je broie) (Tarnier, 1883). Instrument composé de trois branches qui peuvent s'articuler : une branche médiane (perforateur) destinée à perforer le crâne et deux branches en forme de forceps réunies par une vis et destinées à écraser la voûte et la base du crâne du fœtus.

basiotripsie, *s. f.* (βάσις; τρίψις, broiement). Opération qui consiste à broyer, in utero, au niveau de sa base, la tête d'un fœtus mort, à l'aide du basiotribe.

baso-aminémie, *s. f.* V. *aminémie.*

basophile, *adj.* Se dit des éléments figurés qui se colorent de préférence par les réactifs dont la base est l'agent colorant. — *polynucléaire b.* Polynucléaire dont le noyau est formé de 3 ou 4 segments irréguliers réunis en feuille de trèfle et dont le protoplasme contient des granulations métachromatiques basophiles nombreuses, volumineuses et opaques.

basophilie, *s. f.* Affinité pour les réactifs dont la base est l'agent colorant.

basophilisme pituitaire ou **hypophysaire.** V. *Cushing (maladie de).*

basophobie, *s. f.* (βάσις, marche; φόβος, peur) (Debove). Appréhension morbide de tomber en marchant; cette crainte, éprouvée par certains malades et notamment par les ataxiques, augmente chez eux la difficulté de la marche.

Bassen-Kornzweig (syndrome de). V. *a-bétalipoprotéinémie.*

bassin vicié (obstétrique). Bassin présentant une anomalie de conformation ou d'inclinaison rendant l'accouchement difficile ou impossible. Les principales variétés sont : *b. couvert.* V. *pelvis obtecta.* — *b. de Chrobak.* V. *protrusion acétabulaire.* — *b. coxalgique.* Déformation caractérisée par l'aplatissement du côté sain, dû à l'appui plus accentué sur le membre de ce côté. — *b. cyphotique.* — *b. épineux.* V. *acanthopelvis.* — *b. lordotique.* — *b. oblique ovalaire* ou *b. de Naegelé.* Malformation caractérisée par l'arrêt de développement d'une moitié du bassin, la synostose de l'articulation sacro-iliaque et la déformation par redressement de la courbure antéro-postérieure de l'os coxal de ce côté. — *b. oblique ovalaire double* ou *b. de Robert.* B. dans lequel il existe une synostose des deux articulations sacro-iliaques avec rétrécissement transversal très accentué. — *b. ostéomalacique.* — *b. d'Otto.* V. *protrusion acétabulaire.* — *b. plat.* B. caractérisé par la diminution des diamètres promonto-pubiens avec conservation ou exagération des diamètres transverses. — *b. rachitique.* — *b. scoliotique.*

bassines (mal des). Syn. *mal des vers.* Dermatite professionnelle des dévideuses ou fileuses de cocons de vers à soie, caractérisée par de la rougeur, du gonflement et la formation de petites vésicules qui s'ulcèrent au niveau des mains et des avant-bras.

Bassini (opération ou **procédé de)** (1889). Méthode la plus employée pour la cure radicale de la hernie inguinale. Elle permet, après la résection du sac, une réfection soignée de la paroi abdominale, rétablissant le trajet en chicane du canal inguinal. Le tendon conjoint et le faisceau inguino-pubien sont fixés au bord postérieur de l'arcade crurale, en arrière du cordon inguinal, devant lequel est suturée l'aponévrose du grand oblique.

Bastian-Bruns (signe de). Abolition définitive des réflexes tendineux dans les sections complètes de la moelle.

Bateman (purpura sénile de). V. *purpura sénile de Bateman.*

bathmotrope, *adj.* (βαθμός, gradin; τρέπειν, tourner). Se dit en physiologie de tout ce qui concerne l'excitabilité de la fibre musculaire (l'excitabilité s'inscrit suivant une ligne ondulée).

bathycardie, *s. f.* (βαθύς, profond; καρδία, cœur). Situation anormale du cœur placé trop bas, qui serait due au relâchement des gros vaisseaux. Elle détermine des palpitations, de la dyspnée et des intermittences du pouls.

batiochromie, *s. f.* (βάτιον, petite mûre sauvage; χρῶμα, couleur de la peau) (Nobécourt et Pichon). Cyanose ardoisée due à la présence dans le sang de méthémoglobine (par ex. au cours de certaines intoxications par l'aniline, les chlorates, etc.).

batrachoplastie ou **batrachosioplastie,** *s. f.* (βάτραχος, grenouille; πλάσσειν, former). Opération destinée à guérir la grenouillette et à empêcher son renouvellement. Elle consiste à inciser le kyste et à suturer les deux lèvres de l'incision à la muqueuse.

Batten-Mayou (idiotie amaurotique de type). V. *Spielmeyer-Vogt (maladie de).*

batteurs en grange (maladie des).
V. *poumon de fermier.*

Battey (méthode de) (1872). Castration ovarienne appliquée au traitement des fibromes utérins et préconisée également dans la neurasthénie et l'hystérie. Elle est abandonnée aujourd'hui.

Baty et Vogt (strie de). Variété localisée d'ostéoporose, formant une bande de siège juxta épiphysaire, observée dans les paralysies consécutives à un traumatisme médullaire.

bauhinite, *s. f.* Inflammation de la valvule de Bauhin.

Bauer (manœuvre de). Manœuvre de Kleyne (v. ce terme) associée à la compression de la carotide; elle n'est pas sans danger.

Baumès (loi de) (1840). Syn. *loi de Colles.* Loi qui régit la syphilis par conception. Une mère peut donner naissance à un enfant syphilitique du fait du père, sans présenter elle-même d'accidents spécifiques. Elle est néanmoins à l'abri de la contagion et peut nourrir son enfant, même si ce dernier présente des accidents buccaux. Actuellement on admet que la mère elle-même est infectée.

Baumgarten (loi de). Il existe toujours une lésion tuberculeuse locale au point où le bacille de Koch pénètre dans l'organisme. Cette loi, généralement vraie, comporte cependant des exceptions.

B.A.V. Abréviation de bloc atrio- (ou auriculo-) ventriculaire. V. *bloc cardiaque.*

Bayle (maladie de). V. *paralysie générale.*

Bazin (type). Variété de *mycosis fongoïde,* présentant, dans son évolution clinique, quatre périodes : eczémateuse, lichénoïde, période de tumeur et période d'ulcération.

Bazy (maladie de P.). Syn. *hydronéphrose congénitale intermittente.* Variété d'hydronéphrose due à une dilatation congénitale, par aplasie de leur musculature lisse, du bassinet et des calices.

Bazy (points de). 1° *point pyélo-urétéral, para-ombilical* ou *urétéral supérieur.* Point situé à l'intersection d'une ligne horizontale passant par l'ombilic et d'une ligne verticale passant par le point de Mc Burney; il correspond à l'abouchement pyélo-urétéral. La pression en ce point provoque une vive douleur dans les pyélites, les pyélonéphrites et la lithiase rénale, douleur qui irradie parfois le long de l'uretère et s'accompagne du besoin d'uriner (v. *réflexe pyélovésical).* — 2° *point urétéral inférieur.* Syn. *point de Pasteau, point urétérovésical.* Point douloureux révélé par le toucher vaginal qui permet de sentir, dans la tuberculose rénale et les pyélo-urétérites, l'uretère épaissi, sous l'apparence d'un cordon dur et douloureux sur la face postérieure de la vessie.

Bazy (signe de). Signe qui permet de différencier une sténose d'un spasme de l'urètre, d'après le point où s'arrête l'explorateur. Si la boule est perceptible à la palpation du périnée, il s'agit d'une sténose; si elle n'est perceptible que par le toucher rectal, c'est qu'elle est arrêtée par la contracture du sphincter.

Bazy-Moyrand (quadrilatère de). Zone de projection radiologique du bassinet. Elle est limitée en dedans par la ligne des apophyses épineuses des vertèbres, en dehors par une ligne parallèle à la précédente et distante de 5 cm, en haut et en bas par deux lignes horizontales passant par le milieu du corps des 1e et 2e vertèbres lombaires.

B.B.B. Bloc de branche bilatéral. V. *bibloc.*

B.B.D. Bloc de branche droit (v. *bloc de branche).*

B.B.D.I. Bloc de branche droit incomplet (v. *bloc de branche).*

B.B.G. Bloc de branche gauche (v. *bloc de branche).*

B.B.G.I. Bloc de branche gauche incomplet (v. *bloc de branche).*

B.B.S. Abréviation de Besnier-Bœck-Schaumann (maladie de). V. ce terme.

B.C.G. 1° (initiales désignant le bacille *bilié Calmette-Guérin*). Bacille tuberculeux d'origine bovine rendu inoffensif par des passages très nombreux sur milieu bilié, servant pour la vaccination antituberculeuse des enfants et des adolescents. On l'employait, au début, par voie buccale. Actuellement, on l'introduit, de préférence, par scarifications cutanées ou injections intradermiques. — 2° Abréviation de ballistocardiographie et de ballistocardiogramme.

B. C. G.-test, *s. m.* ou **test au B. C. G.** Intradermo- ou cutiréactions pratiquées avec du B. C. G. vivant ou tué. Ce test semble spécifique de l'allergie tuberculeuse; il est très sensible et se révèle positif chez 20 à 25 % des sujets ne réagissant pas à la tuberculine. Il serait le témoin d'une allergie infratuberculinique. Il est surtout employé pour surveiller l'allergie post-vaccinale (G. Mathé, 1967). Il est également utilisé pour apprécier l'immunité cellulaire. V. *hypersensibilité différée (tests d')*.

Beal-Longmire (opération de). V. *Mouchet-Camey (opération de)*.

Beal et Morax (conjonctivite de) (1905). Conjonctivite folliculaire aiguë et bénigne dont l'origine virale a été discutée.

Bear (méthode de). Emploi des asticots en application locale pour désinfecter et nettoyer les plaies septiques. Méthode peu employée actuellement.

Beard (maladie de) (1880). V. *neurasthénie*.

Beauvieux (maladie ou syndrome de). Retard de la myélinisation des nerfs optiques du nouveau-né, donnant une cécité apparente qui disparaît généralement en quelques mois.

bec acromégalique. V. *acromégalique*.

bec-de-lièvre, *s. m.* Nom donné à toutes les malformations congénitales de la face provenant d'un défaut de soudure des bourgeons faciaux (ligne de soudure apparente ou persistance d'une fente). Le plus souvent cette difformité se présente sous la forme d'une simple fissure de la lèvre supérieure; parfois elle intéresse aussi le maxillaire supérieur (bord alvéolaire et voûte palatine : *chéilo-palato-dysraphie* ou *cheilognatho-palatoschizis*). Elle peut être uni- ou bilatérale, simple ou complexe (intéressant la voûte palatine).

bec-de-perroquet. Nom donné aux ostéophytes en forme de crochet qui apparaissent sur les corps vertébraux dans certains cas de rhumatisme chronique (rh. ostéophytique vertébral).

bécégite, *s. f.* (L. Tixier, 1930). Affection inapparente due à la diffusion du B. C. G. dans tout l'organisme après la vaccination; cette diffusion est rapide et donne lieu à des lésions discrètes et très spéciales qui régressent totalement en quelques mois. Exceptionnellement, l'inoculation du B. C. G. est suivie d'accidents : nécrose locale avec adénopathie satellite, parfois localisations viscérales et ganglionnaires. L'évolution mortelle est rarissime et ne survient que chez des enfants en état de carence immunitaire (alymphocytose).

béchique, *adj.* (βήξ, toux). Employé contre la toux.

Bechterew (maladie de). Syn. *cyphose hérédo-traumatique*. Affection voisine de la spondylose rhizomélique, survenant après un traumatisme, chez des sujets ayant une prédisposition héréditaire. Elle est caractérisée par une cyphose à marche descendante avec ankylose des vertèbres, mais sans ankylose des articulations de la racine des membres et elle est accompagnée de phénomènes d'irritation et de compression nerveuses des régions cervicale, dorsale et parfois lombaire.

Bechterew (signes de). 1° Flexion réflexe des doigts, y compris le pouce, provoquée par la percussion du carpe au niveau du ligament transverse, de la région voisine du métacarpe palmaire ou des tendons fléchisseurs des doigts au-dessus du canal carpien. Elle traduirait une altération du faisceau pyramidal. — 2º V. *Bechterew-Mendel* (réflexe ou signe de).

Bechterew-Mendel (réflexe ou **signe de)** (Bechterew, 1901; Mendel, 1904). Syn. *réflexe tarsophalangien*. Inversion du réflexe cuboïdien observée en cas de lésion du faisceau pyramidal : la percussion de la face dorsale du tarse et de la base du métatarse provoque la flexion des quatre derniers orteils.

Beck (méthodes de). 1º (Emile B., de Chicago, 1908). Méthode de traitement des fistules tuberculeuses par l'injection dans leur trajet d'une pâte bismuthée. — 2º (1929). Traitement appliqué à certaines fractures d'un membre inférieur, dont la consolidation tarde à se produire. Il consiste à pratiquer avec un perforateur, dans les fragments osseux, un certain nombre de canaux obliques aboutissant en éventail à la surface de la fracture.

Beck (opérations de) (Claude B., de Cleveland, 1932-43). Opérations destinées à améliorer l'irrigation du myocarde en cas d'obstruction coronarienne : 1º (1932) en greffant sur le myocarde un lambeau pédiculé du grand pectoral (*cardiomyopexie*); 2º (1945) en faisant passer le sang artériel dans le réseau veineux coronarien au moyen d'une greffe veineuse dérivant le sang de l'aorte dans le sinus coronaire dont l'abouchement dans l'oreillette est partiellement fermé; 3º en provoquant des adhérences du myocarde au péricarde pariétal et à la paroi par l'introduction de poudre d'amiante dans la cavité péricardique avec abrasion de la surface épicardique, greffe du péricarde pariétal et d'un lambeau de graisse médiastinale, et occlusion partielle du sinus coronaire (*cardio-péricardopexie*).

Beck (triades de Claude) (B. de Cleveland). 1º Ensemble symptomatique observé en cas de compression aiguë du cœur par un épanchement péricardique (*tamponnade*, v. ce terme) : l'hypotension artérielle et l'hypertension veineuse contrastent avec l'allure tranquille du pouls (ce 3e symptôme étant inconstant). — 2º Ensemble de signes observés en cas de compression chronique du cœur (péricardite calleuse ou constrictive, v. ce terme) : ascite, hypertension veineuse et rythme cardiaque normal.

Beck et von Acker (procédé de). Cure chirurgicale de l'hypospadias par transplantation du méat hypospade à l'extrémité du gland tunnellisé. Il donne des résultats peu satisfaisants.

Beck-Doléris (opération de). Syn. *ligamentopexie intra-abdominale, opération de Doléris*. Raccourcissement des ligaments ronds, effectué par laparotomie, destiné à corriger la rétroflexion et la rétroversion de l'utérus.

Beckwith et Wiedemann (syndrome de). V. *Wiedemann et Beckwith (syndrome de)*.

Béclard (hernie de). Hernie à travers l'orifice de la saphène.

Bednar (aphte de). Syn. *a. du palais*. Taches jaunes situées de chaque côté du raphé médian du palais, pouvant aboutir à une ulcération. On les observe chez les jeunes enfants dans divers états morbides (traumatisme, athrepsie, kystes épidermoïdes, etc.).

Bedsonia, *s. f.* V. *Chlamydia*.

Beer (méthode de) (New York, 1910). Traitement, à l'aide du cystoscope, des tumeurs de la vessie, par des courants de haute fréquence employés en haute intensité, en contact avec des électrodes terminées par une pointe enfoncée dans la tumeur.

bégaiement, *s. m.* Névrose des organes de la parole, qui débute dans la première enfance, s'accompagne de troubles respiratoires et parfois de phobies. Le *b.* est intermittent et disparaît complètement dans le chant. V. *palisyllabie*. — *b. urinaire*. Miction hésitante et entrecoupée d'arrêts involontaires.

Bégouin (procédé de). Méthode d'hystérectomie abdominale subtotale, applicable aux fibromes enclavés.

behaviorisme, s. m. (améric. *behavior,* comportement) (J. B. Watson, 1912). Conception particulière de la psychologie basée sur l'étude du fonctionnement humain d'après les manifestations apparentes. La psychologie ainsi entendue devient une science purement objective ne tenant nul compte de l'observation intérieure (introspection).

Behçet (syndrome ou trisyndrome de) (Hulusi B., 1937). Syn. *syndrome d'Adamantiades* (1931). Syndrome observé chez l'adulte jeune, originaire de la partie orientale du bassin méditerranéen. Il est caractérisé par l'association de trois ordres de symptômes : des aphtes buccaux, des aphtes génitaux et, apparaissant plus tardivement, des lésions oculaires : uvéite à hypopion, la plus fréquente, chorio-rétinite. Plus rares sont les manifestations cutanées, articulaires, vasculaires, nerveuses. L'évolution se fait par poussées récidivantes pendant des années. Le pronostic est grave : fonctionnel, l'uvéite entraînant la cécité, et vital en cas de complications nerveuses tardives. L'étiologie est inconnue; peut-être est-elle virale. C'est une variété d'aphtose (v. ce terme et *muco-cutanéo-oculaire, syndrome*). V. *système H.L.A.*

Behr (maladie de) (1920). Dégénérescence de la macula de la rétine : forme tardive de la maladie de Stargardt (v. ce terme); c'est une maladie héréditaire à transmission dominante.

Behr (signe de) (1909-1912). L'hémianopsie latérale homonyme s'accompagne de dilatation de la pupille du côté de la lésion, lorsque l'atteinte des voies optiques siège sur la bandelette optique.

Behr (syndrome de) (1909). Variété d'atrophie optique bilatérale infantile et héréditaire : elle est souvent associée à un syndrome pyramidal, à de l'ataxie et à de l'arriération mentale.

B.E.I. Abréviation de Butanol Extractible Iodine. V. ce terme et *iodémie*.

Beigel (maladie de). Nodosités que l'on rencontre sur les cheveux artificiels et produites par l'accumulation d'un parasite appelé champignon des chignons.

bejel, s. m. Maladie due à un tréponème voisin du *Treponema pallidum,* existant de façon endémique au Moyen-Orient. Elle ressemble à la syphilis, mais la lésion primaire est généralement absente, et il n'y a pas d'atteinte viscérale (nerveuse ni cardiovasculaire en particulier). Elle donne les mêmes réactions sérologiques que la syphilis.

Bekhterev. V. *Bechterew.*

bel, s. m. (de Graham Bell, inventeur du téléphone; congrès électrotechnique de Côme, 1927). Unité de sensation auditive (appelée aussi intensité sonore). La loi de Fechner, qui s'énonce : « la sensation auditive varie comme le logarithme de l'excitation », conduit à exprimer les sensations auditives dans une échelle logarithmique dont l'unité est le bel. « La différence (exprimée en bels) entre deux sensations auditives I_1 et I_2 est égale au logarithme décimal du rapport des puissances vibratoires correspondantes W_1 et W_2 : $(I_1 — I_2)$ bels $= \log_{10} \dfrac{W_1}{W_2}$ » (Gribenski). Il en résulte que la sensation auditive augmente d'un bel chaque fois que la puissance vibratoire est multipliée par 10. L'audibilité normale qui s'étend du minimum au maximum d'audibilité est divisée en 13 *bels* ou 130 *décibels* (v. *décibel*).

Bell (paralysie de) (1825). Paralysie du nerf facial.

Bell (signe de) (1923). Dans la paralysie faciale à type périphérique, le globe oculaire se porte involontairement en haut et en dehors, quand le malade fait effort pour abaisser sa paupière supérieure paralysée.

Bell-Magendie (loi de). La racine antérieure d'un nerf est motrice, la racine postérieure sensitive.

Belmas (méthode de). Syn. *méthode alsacienne.* Ancien mode de traitement de l'anévrisme artériel, abandonné aujourd'hui, par compression de l'artère entre le cœur et le sac anévrismal.

bélonéphobie, *s. f.* (βελόνη, aiguille; φόβος, crainte). Appréhension angoissante de toucher les épingles ou les aiguilles.

Bence Jones (maladie de) (1847). Maladie caractérisée par la coexistence d'une affection osseuse (myélomes multiples), d'anémie intense et d'albumosurie. V. *Kahler (maladie de).*

Bence-Jones (protéine de). V. *protéine de Bence-Jones.*

Bence Jones (réaction de). Réaction d'une espèce d'albumose. L'urine albumosurique, chauffée après filtration, se trouble vers 60° pour s'éclaircir à l'ébullition. Le refroidissement fait de nouveau apparaître le précipité. Cette réaction extrêmement rare caractérise une variété d'albumose que l'on rencontre dans la maladie de Kahler (v. ce terme) et parfois dans les leucémies, l'ostéomalacie et les cancers secondaires du squelette, et que l'on considère comme une paraprotéine (v. ce terme et *protéine de Bence-Jones*).

Benckiser (anomalie de). V. *vélamenteuse du cordon (insertion).*

Benedikt (syndrome de) (1889). Paralysie directe du moteur oculaire commun (troisième paire), accompagnée, du côté opposé, de tremblement, de mouvements choréo-athétosiques et d'hypertonie. C'est un des types du syndrome inférieur du noyau rouge de Ch. Foix, classé parmi les syndromes alternes du noyau rouge (v. ce terme). Il est dû à une lésion siégeant dans le pédoncule cérébral au niveau du noyau de l'oculo-moteur, au point d'émergence de ce nerf (calotte pédonculaire).

Bénémide, *s. m.* (n. dép.). Probénécide. V. *urico-éliminateur.*

Béniqué (bougie de). Cathéter en laiton, présentant une double courbure destinée à s'adapter au trajet de l'urètre et employé dans le traitement des rétrécissements. La différence de diamètre entre deux

numéros consécutifs est de 1/6 de millimètre; c'est la moitié de la filière Charrière, et un numéro 30 Béniqué, par exemple, correspond à un 15 Charrière. (On désigne communément ces bougies par le nom de leur inventeur Béniqué.)

benjoin colloïdal (réaction au) (Guillain, Laroche et Léchelle, 1920). Floculation obtenue en mélangeant, dans une série de 15 tubes à hémolyse, 1 ml d'une solution de benjoin colloïdal récemment préparée à 1 ml de liquide céphalo-rachidien dilué à des taux divers dans une solution au dix-millième de Na Cl. Normalement, la floculation est limitée aux tubes du milieu de la série (tubes 6, 7 et 8). Chez les malades présentant une syphilis nerveuse évolutive ou une sclérose en plaques, elle a lieu dans les 5 premiers tubes (zone syphilitique); chez ceux atteints de certaines affections méningées (méningite tuberculeuse), de poliomyélite ou de tumeur cérébrale, la floculation se produit dans les tubes 6 à 15.

Bennett (fracture de). V. *boxeurs (fracture des).*

Bennett (maladie de) (Bennett, Hunter et Vaughan, 1932). Affection survenant chez le nourrisson et caractérisée cliniquement par une splénomégalie avec hépatomégalie, par de l'ostéoporose et de la stéatorrhée; et, du point de vue sanguin, par une anémie avec érythroblastose.

Bennhold (épreuve de). V. *rouge Congo (épreuve du).*

Bensaude (méthode de). Traitement des hémorroïdes par des injections sclérosantes; celles-ci sont faites sous la muqueuse, au-dessus des hémorroïdes.

Benson (maladie de) (1894). Syn. *hyalite étoilée.* Présence, dans le corps vitré, de nombreux corps flottants apparaissant sous forme de grains brillants ou de flocons neigeux. C'est une forme de synchisis étincelant (v. ce terme).

bentonite (réaction à la) (Bozicevich et Bunim, 1957). Réaction analogue à celle de Waaler-Rose (v. ce terme), dans laquelle les hématies de mouton sont remplacées par une suspension de bentonite.

benzédrine, s. f. V. *amphétamine*.

benzénisme ou **benzolisme**, s. m. Intoxication par le benzène et ses homologues : toluène, xylène, etc., ensemble d'hydrocarbures désignés sous le nom de benzols ; elle se manifeste par une myélose aplastique partielle ou totale, d'évolution plus ou moins grave et parfois mortelle. Le *b*. est observé chez les ouvriers qui préparent ou utilisent les benzols.

benzodioxane (test au) (Goldenberg, 1947). Épreuve destinée à dépister l'origine médullo-surrénale d'une hypertension artérielle. L'injection intra-veineuse de benzodioxane (933 F), dont l'action s'oppose aux effets de l'adrénaline, fait disparaître temporairement l'hypertension lorsque celle-ci est due à un phéochromocytome. Cette épreuve n'est pas toujours fidèle. V. *Régitine (épreuve à la)*.

béquillards (paralysie des). V. *béquilles (paralysie des).*

béquillards (syndrome des). Ensemble des troubles observés chez les infirmes utilisant des béquilles et dus à la compression, par ces dernières, dans le creux axillaire, du paquet vasculo-nerveux. Il comprend des troubles circulatoires (syndrome de Raynaud et même thrombose artérielle) et des paralysies (v. *béquilles, paralysie des).*

béquilles (paralysie des). Syn. *paralysie des béquillards.* Paralysie du nerf radial et quelquefois d'autres branches du plexus, due à la compression par une béquille des troncs nerveux à leur passage dans le creux de l'aisselle ou à la traction exercée sur les racines du plexus brachial. V. *béquillards (syndrome des).*

Bérard (appareil de). Appareil amovible destiné au traitement des fractures du bras. Il est composé d'un corselet de coutil baleiné avec de petites attelles de bois, qui entoure le bras et dont la partie inférieure est lestée avec un morceau de tuyau de plomb de 600 à 800 g.

Berdal et Bataille (maladie de). Balanite érosive circinée, due au spirochète de Berdal et Bataille associé à des cocci.

Berger (maladie de). V. *glomérulonéphrite chronique.*

Berger (procédé de). Opération destinée à remédier à la rétraction de l'aponévrose palmaire ; elle consiste dans l'ablation large de tous les tissus cicatriciels et la réparation de la perte de substance au moyen d'une greffe cutanée.

Berger (rythme de). V. *rythme alpha.*

Berger (signe de). Dans les luxations de l'épaule compliquées de fracture du col anatomique de l'humérus, l'abduction du bras est très facilement corrigée par la simple pression d'un doigt sur l'épicondyle (signe du coude au corps).

Bergeron (chorée ou maladie de) (1880). Syn. *chorée électrique de Henoch-Bergeron, électrolepsie* (Tordeus, 1883) (inusité). Forme de chorée électrique frappant surtout les enfants, et dans laquelle les secousses, localisées surtout au cou et aux épaules, sont répétées d'une façon rythmique à intervalles plus ou moins rapprochés. Certains la considèrent comme un trouble fonctionnel, d'autres comme une forme d'encéphalite aiguë épidémique. V. *myoclonie.*

Bergman (procédé de von). Résection totale de la vaginale, pratiquée dans la cure radicale de l'hydrocèle.

Bergonié et Tribondeau (loi de). Loi qui régit les variations de la sensibilité des tissus aux rayons X. « Les rayons agissent avec d'autant plus d'intensité sur les cellules : 1° que l'activité reproductrice de ces cellules est plus grande ; 2° que leur avenir caryocinétique est plus grand ; 3° que leur morphologie et leurs fonctions sont moins définitivement fixées ».

béribéri, s. m. (*béri*, mot cingalais qui signifie faiblesse). Syn. *kakke.* Maladie fréquemment observée en Extrême-Orient et due à l'alimen-

tation par le riz décortiqué dépourvu de vitamines B₁. C'est une
avitaminose B₁. Elle est caractérisée cliniquement par des troubles
moteurs, sensitifs, circulatoires et
sécrétoires, et anatomiquement par
sa localisation presque exclusive
sur les nerfs périphériques. Elle se
présente sous deux formes : 1°
b. hydropique ou *humide*, qui se
traduit par des œdèmes, des épanchements dans les séreuses et des
troubles cardiaques. — 2° *b. sec*,
paralytique ou *atrophique*, caractérisé par une paralysie prédominant
aux membres inférieurs.

Berlin (syndrome de) (1873). Réaction post-traumatique de la rétine
caractérisée cliniquement par une
baisse rapide et importante de la
vue avec scotome central. La région
péripapillaire de la rétine est œdématiée et sa couleur blanchâtre
contraste avec la tache rouge cerise
de la macula. La guérison survient
généralement en quelques jours,
mais des séquelles graves sont possibles (décollement de la rétine).

Bernard (signe de J.) (1902). Petite
tuméfaction de la grosseur d'une
noisette que fait percevoir la palpation soigneuse de la fosse iliaque
droite chez les enfants atteints de
fièvre typhoïde. Ce signe assez
fugace apparaît à la fin du premier
septénaire et disparaît quelques
jours après.

Bernhardt (maladie de). V. *mé-*
ralgie paresthésique.

Bernheim (syndrome de). Ensemble de troubles déterminés par la
compression et le refoulement du
ventricule droit par le ventricule
gauche du cœur hypertrophié.

Bernou (signe de). Signe radiologique permettant de distinguer une
grande caverne du lobe supérieur
du poumon d'un pneumothorax du
sommet : l'angle de jonction des
bords de la cavité avec la paroi thoracique est obtus en cas de caverne,
aigu en cas de pneumothorax.

Bernstein (loi de) (1924). Principe
régissant la transmission héréditaire
des groupes sanguins selon les lois
de Mendel : un individu du groupe

AB ne peut avoir d'enfant du groupe
O, et un individu du groupe O, ne
peut avoir d'enfant du groupe AB.

Bernütz (phlegmon de). Phlegmon
de la paroi abdominale développé
dans le tissu cellulaire sous-péritonéal.

Bert (effet Paul). Action toxique
de l'oxygène sur le tissu nerveux :
elle se traduit essentiellement par
des crises convulsives.

bérylliose, *s. f.* Manifestations toxiques provoquées par le béryllium : surtout pulmonaires (aiguës
ou subaiguës) par inhalation de
vapeurs ou de poussières de sels
de béryllium ; accessoirement conjonctivales ou cutanées.

Besnier (type). V. *kératodermie sy-*
métrique des extrémités.

Besnier-Bœck-Schaumann (ma-
ladie de) (B.B.S.) (Pautrier, 1934).
Syn. *lymphogranulomatose bénigne*
(J. Schaumann, 1916), *sarcoïdose.*
Maladie caractérisée par l'association de lésions cutanées décrites par
Besnier en 1889 sous le nom de
lupus pernio et par Bœck en 1899
sous celui de *sarcoïde cutanée*, et de
lésions ganglionnaires et pulmonaires, celles-ci décelables seulement par la radiographie. Ces lésions ont en commun leur aspect
histologique de granulome formé
de cellules épithélioïdes et de cellules géantes sans nécrose tissulaire,
entouré d'une couronne de lymphocytes. Cette maladie est considérée
comme une réticulo-endothéliose
pouvant intéresser aussi les os, la
rate, le foie, l'œil (irido-cyclite) et
d'autres viscères. Sa nature n'est
pas connue ; les uns en font une
manifestation atypique de la tuberculose, d'autres mettent en cause
un virus, certains en font une manifestation allergique (défaut d'immunité cellulaire) ou la rangent parmi
les collagénoses. Certains cas familiaux ont été observés, permettant de mettre en cause une prédisposition génétique. — Une convention internationale (1974) classe
les étapes de la maladie en 4 stades,
d'après l'aspect radiographique des
lésions pulmonaires : *stade O* : pou-

mons normaux; *st. 1* : adénopathies hilaires bilatérales régressant par la corticothérapie; *st. 2* : adénopathies hilaires bilatérales associées à une infiltration pulmonaire; *st. 3* : stade terminal de l'infiltration pulmonaire. V. *Heerfordt (syndrome de), Kveim (réaction de), Löfgren (syndrome de), Sjögren (syndrome de), Mikulicz (maladies ou syndromes de), nº 1, Perthes-Jungling (ostéite cystoïde de)* et *carence immunitaire.*

Besredka (méthode de) (1910). Syn. *antianaphylaxie, vaccination antianaphylactique.* Méthode indiquée par Besredka pour éviter les accidents anaphylactiques dans la pratique de la sérothérapie. Elle consiste à injecter une très faible quantité de sérum (1/10 à 1/100 de millilitre) deux heures avant de faire l'injection curative. Dans le cas de méningite cérébrospinale, l'injection antianaphylactique doit être faite, comme l'injection thérapeutique, dans le canal céphalorachidien. V. *tachyphylaxie.*

Bessel Hagen (déformation ou **maladie de)** (B.H., de Kœnigsberg). Malformation osseuse caractérisée par un raccourcissement du cubitus, dont l'extrémité inférieure est aplasique, et par une incurvation avec parfois luxation du radius. Cette anomalie, rare à l'état isolé, existe presque toujours dans la maladie ostéogénique.

Bessel Hagen (loi de). « L'os perd en longueur ce qu'il élabore sous forme d'exostoses ou d'hyperostoses ».

Bessis (test de réactivation de). Procédé destiné à mettre en évidence l'immunisation anti-Rh d'un sujet Rh— chez lequel toutes les réactions d'agglutination restent négatives. On essaie, en lui injectant à 3 reprises et à 3 jours d'intervalle 1/2 ml de sang Rh +, de réactiver les anticorps anti-Rh latents. Si ceux-ci existent (sujet isoimmunisé, v. *iso-immunisation*), ils apparaissent temporairement, dans le sérum après la 2ᵉ et surtout après la 3ᵉ injection. Ce procédé doit être appliqué avec prudence.

Best (maladie de) (1905). Forme infantile de la maladie de Stargardt (v. ce terme).

bestialité, *s. f.* (médecine légale). Syn. *zoophilie érotique.* Acte vénérien pratiqué par un homme ou par une femme avec un animal.

bêta (onde et **rythme)** (onde et rythme β). V. *rythme bêta.*

bêta-adrénergique, *adj.* V. *bêtastimulant.*

bêta-bloquant, *adj.* Syn. *bêta-inhibiteur, bêta-lytique.* Qui paralyse les récepteurs adrénergiques β (v. ce terme) et les rend insensibles à l'action de l'adrénaline et de l'isoprénaline. Ex.: le propranolol.

bêta-inhibiteur, *adj.* V. *bêta-bloquant.*

bêta-lactamines, *s. f. pl.* Famille d'antibiotiques (v. ce terme) comprenant les pénicillines et les céphalosporines, naturelles ou semisynthétiques. Les antibiotiques possèdent tous, dans leur formule, le noyau bêta-lactame et agissent en rompant la paroi rigide des bactéries Gram +. Lorsque la rupture est incomplète, les bactéries survivent sous des formes dépourvues de parois : ce sont les protoplastes, les sphéroplastes, les formes L (v. ces termes). Les *b.-l.* sont les moins toxiques des antibiotiques; ils peuvent provoquer des accidents allergiques.

bêta-lytique, *adj.* V. *bêta-bloquant.*

bêta-mimétique, *adj.* Qui imite l'action des récepteurs adrénergiques β (v. ce terme) et, par extension, qui les stimule.

bêta-stimulant, *adj.* Syn. *bêta-adrénergique.* Qui excite les récepteurs adrénergiques β (v. ce terme). Ex. : l'isoprénaline.

bêtathérapie, *s. f.* Emploi thérapeutique des rayons β émis par le radium ou des isotopes radioactifs. — Par extension, utilisation pour l'irradiation profonde de certains cancers, de faisceaux d'électrons produits par des accélérateurs de particules tels que les bétatrons.

Beth Vincent (épreuve de). V. *Vincent (épreuve de Beth).*

Beuren (syndromes de). 1° (1960). Cardiopathie congénitale exceptionnelle caractérisée par une transposition incomplète des gros vaisseaux de la base du cœur. L'aorte est seule transposée et part du ventricule droit; l'artère pulmonaire naît à cheval sur une communication interventriculaire et se trouve en arrière et à droite de l'aorte. V. *transposition artérielle* et *ventricule droit à double issue.* — 2° V. *Williams et Beuren (syndrome de).*

Beuttner (opération de). Opération qui consiste à enlever le fond de l'utérus en même temps que les trompes.

bézoard, *s. m.* (persan : *pad*, préserver; *zehr*, poison; allusion aux prétendues propriétés alexipharmaques de cette substance). Concrétions calculeuses des voies digestives ou urinaires chez les quadrupèdes. On réserve souvent ce nom aux corps étrangers trouvés dans l'estomac.

Bezold (mastoïdite de). Mastoïdite dont le pus se fait jour par la paroi inféro-interne de l'apophyse mastoïde au niveau de l'insertion du digastrique et fuse d'abord le long de ce muscle, puis sous le sterno-cléido-mastoïdien.

BG ou **Bg.** Abréviation de ballistocadiographie et de ballistocardiogramme.

biballisme, *s. f.* (*bis*, deux fois; βαλλισμός, danse). Syn. *paraballisme.* Syndrome rare caractérisé par l'extension à tout le corps des mouvements involontaires, violents et désordonnés qui, généralement localisés à un seul côté, sont le propre de l'hémiballisme (v. ce terme).

bibloc, *s. m.* (cardiologie). Syn. *bloc de branche bilatéral.* Perturbation de la conduction dans les deux branches du faisceau de His, atteintes le plus souvent successivement. Elle peut être *bifasciculaire,* touchant la branche droite et l'un des faisceaux (l'antérieur surtout) de la branche gauche; *trifasciculaire,* par lésion de la branche droite et des deux faisceaux de la branche gauche; ou *tronculaire* si les deux

branches (ou troncs) du faisceau de His sont altérées. Sur l'électrocardiogramme, le *b.* se présente soit comme un bloc atrio-ventriculaire (B.A.V.) complet, soit comme un bloc complet de l'une des deux branches avec un B.A.V. incomplet, soit comme un bloc droit complet associé à un hémibloc gauche, généralement antérieur, avec ou sans B.A.V. incomplet; soit enfin, plus rarement, comme un B.A.V. incomplet compliqué d'un hémibloc gauche et d'un bloc incomplet droit ou gauche. Ces aspects électriques sont variables chez un même sujet, se succèdent l'un à l'autre, alternent entre eux; ils aboutissent généralement au B.A.V. complet. V. *bloc cardiaque, bloc de branche, hémibloc.*

Bickel (syndrome de). V. *hypopituitarisme antérieur.*

bicornis (uterus) (*bis*, deux fois; *cornu*, corne). Malformation caractérisée par le dédoublement de l'utérus dans sa moitié supérieure, le col et la partie inférieure du corps étant bien conformés. Cette malformation est due à l'union incomplète des deux canaux de Müller.

bicuspide, *adj.* Se dit d'un orifice muni de deux valvules.

bicuspidie, *s. f.* (*bis*, deux fois; *cuspis, cuspidis*, pointe). Anomalie d'un orifice cardiaque (aortique, pulmonaire ou tricuspidien) qui comporte deux valvules au lieu de trois.

Bielschowsky ou **Dollinger-Bielschowsky** ou **Jansky-Bielschowsky (idiotie amaurotique de type)** (B., 1914; D., 1919). Variété infantile tardive d'idiotie amaurotique familiale (v. ce terme), se manifestant vers l'âge de 4 ans, entraînant la mort en 3 ou 4 ans, et dans laquelle les symptômes cérébelleux prédominent souvent.

Biemond (myopathia distalis juventis hereditaria de). V. *Gowers (myopathie distale ou type de).*

Biemond (syndrome de) (1934). Syndrome voisin de celui de Laurence-Moon-Bardet-Biedl et comprenant : une taille anormalement grande, de l'aplasie génitale, une cyphose, un coloboma double, de la polydactylie et de l'arriération mentale, souvent associés à des troubles des divers métabolismes.

Bier (méthodes de) (1899). 1° V. *rachianesthésie*. — 2° Application méthodique de l'hyperémie veineuse, déterminée par une bande de caoutchouc comprimant un segment de membre, au traitement des suppurations aiguës ou chroniques siégeant au-dessous du lien élastique.

bière (épreuve de la). V. *Neisser (épreuve de)*.

Biermer (anémie ou maladie de) (1868). V. *anémie de Biermer*.

Biermer (signe de). Signe observé dans les hydro-pneumothorax. La résonance métallique change de tonalité suivant la position du malade par suite de la mobilité du liquide.

biermérien, *adj.* Qui se rapporte à la maladie de Biermer ou anémie pernicieuse.

Biernacki (signe de). Anesthésie du nerf cubital dans la gouttière épitrochléenne, signe de tabes.

Biett (collerette de) Léger soulèvement épidermique qui existe souvent autour des lésions cutanées de la syphilis secondaire, et qui se présente sous la forme d'une petite collerette blanche, tranchant sur la coloration rouge ou cuivrée de la lésion.

biforis (uterus) (en lat. percé de deux trous). Malformation de l'utérus dont le col présente deux orifices, vestiges de la double origine de cet organe.

Bigelow ou **Bigelow-Cleland (myotomie ou opération de)** (1963). Intervention chirurgicale destinée à remédier à la sténose hypertrophique musculaire (ou cardiomyopathie obstructive) du ventricule gauche. Elle consiste dans la section, sous circulation extracorporelle et par voie aortique, du bourrelet musculaire sous-valvulaire qui sépare la chambre de remplissage de la chambre de chasse du ventricule gauche.

bigéminé, *adj.* (*bigeminus*, redoublé). Syn. *géminé*. V. *pouls bigéminé*.

bigéminie, *s. f.* ou **bigéminisme,** *s. m.* Association de deux systoles, composée de la systole normale suivie d'une extrasystole plus faible que la systole précédente. V. *pouls bigéminé*.

Biggs et Douglas (test de). V. *thromboplastinoformation*.

bigonadisme, *s. m.* (*bis*; γονή, sexe). Présence, chez un même sujet, de glandes sexuelles (gonades) des deux sexes. On l'a invoquée dans certains états intersexuels.

Bilharzia hæmatobia (Cobbold, 1859). Syn. *Distomum haematobium* (Bilharz, 1852), *Schistosoma hæmatobium* (Weinland, 1858). Nom donné à des parasites unisexués de l'ordre des Trématodes, longs de 12 mm, qui pénètrent dans le corps humain par effraction cutanée au cours d'une baignade et vont se fixer de préférence dans les organes creux, en particulier dans la vessie. Pour d'autres auteurs les *b.* seraient absorbés à l'état larvaire avec les eaux de boisson. Les œufs, munis d'une pointe acérée, déterminent de graves lésions dans les organes où ils les entraîne le cours du sang (bilharziose vésicale).

bilharziose, *s. f.* Ensemble des accidents provoqués par *Bilharzia* (ou *Schistosoma*) et surtout par ses œufs. La *b. vésicale*, observée en Afrique, est provoquée par *Schistosoma hæmatobium* ; elle se traduit principalement par des hématuries (hématuries d'Egypte, du Cap, hématuries bilharziennes). — La *b. intestinale*, fréquente en Amérique Centrale, en Amérique du Sud et en Afrique, est due à *Schistosoma mansoni* ; elle se manifeste par un syndrome dysentérique, parfois par une cirrhose du foie et une splénomégalie (splénomégalie égyptienne : v. ce terme). — La *b. artérioso-veineuse*, ou *sino-japonaise*, ou *schistosomiase* (v. ce terme) est due à *Schistosoma japonicum*.

biliaire, *adj.* Qui a rapport à la bile. — *fièvre b. intermittente*. V. *fièvre bilioseptique*.

bilieux, euse, *adj.* Qui est dû à une hypersécrétion biliaire. — *crise b.* ou *flux b.* Syndrome caractérisé par des vomissements bilieux survenant périodiquement et accompagnés souvent de diarrhée bilieuse et de migraine avec troubles généraux. — *fièvre b. hémoglobinurique.* V. *fièvre bilieuse hémoglobinurique.*

biligénèse, biligénie, *s. f.* ou **biligénique (fonction).** Élaboration de la bile.

biligraphie, *s. f.* V. *cholangiographie.*

bilioprive, *adj.* Qui est provoqué par le manque de bile.

bilioseptique (fièvre). V. *fièvre bilioseptique.*

biliphéique (ictère). V. *ictère biliphéique.*

bilirubimétrie, *s. f.* Dosage de la bilirubine.

bilirubine, *s. f.* Pigment biliaire jaune-rougeâtre produit par la réduction de la biliverdine (v. ce terme). Il est transporté dans le sang sous forme insoluble dans l'eau (*b. libre, vraie,* donnant la réaction *indirecte* d'Hymans Van den Bergh) jusqu'au foie qui la conjugue à l'acide glycuronique. La *b. glycuroconjuguée* (donnant la réaction *directe* d'H. Van den Bergh), hydrosoluble, peut alors être excrétée par la bile. V. *diazo-réaction,* 2°.

bilirubinémie, *s. f.* Présence de bilirubine dans le sang. Normalement, la *b. de type indirect* (ou *b. libre*) est de 3 à 4 mg par litre par la méthode d'Hymans Van den Bergh (v. *diazo-réaction,* 2°), de 2 mg par litre par celle de Rivoire, de 5 à 6 mg par litre par celle de Besson et Fauvert; elle est augmentée dans les ictères par hémolyse et par trouble congénital du métabolisme de la bilirubine. La *b. de type direct* (ou *b. glycuro-conjuguée*) est normalement de 3 à 10 mg par litre de plasma; elle est accrue dans les ictères des hépatites, des cirrhoses, des malformations des voies biliaires et des troubles excrétoires de la bilirubine. V. *bilirubine* et *ictère chronique idiopathique.*

biliverdine, *s. f.* Pigment biliaire vert, produit par le tissu réticulo-endothélial à partir de l'hémoglobine, par perte de la globine, du fer, et par ouverture du noyau tétrapyrrolique. Sa réduction aboutit à la bilirubine (v. ce mot).

Billroth (opérations de). Gastrectomies partielles consistant en résection du pylore avec anastomose duodéno-gastrique (1er procédé, 1880, v. opération de Péan) ou en résection du pylore avec exclusion duodénale et gastro-jéjunostomie postérieure latéro-latérale (2e procédé, 1885).

biloculaire, *adj.* (*bis,* deux fois; *loculus,* loge). Se dit d'une cavité naturelle subdivisée en deux loges. — *estomac b.* Syn. *estomac en sablier.* Estomac formé de deux cavités réunies par un étranglement dû soit à un spasme, soit à la cicatrice d'un ulcus (radioscopie).

bilocularis (uterus). Syn. *uterus bipartitus* ou *septus.* Malformation de l'utérus, qui garde une cloison dans toute sa hauteur comme vestige de sa double origine (canaux de Müller).

bilogie, *s. f.* (*bis;* suffixe *logie,* tiré par analogie de trilogie, tétralogie, etc.). Malformation cardiaque congénitale caractérisée par l'association d'une communication interventriculaire et d'un rétrécissement de l'artère pulmonaire, l'aorte étant à sa place normale, non dextroposée. On en distingue trois variétés : la 1re avec shunt gauche-droit exclusif; la 2e avec shunt croisé; la 3e comportant une atrésie de l'artère pulmonaire (pseudo-truncus) avec shunt droit-gauche exclusif.

bimastoïdien (diamètre) (obstétrique). Diamètre de la tête fœtale passant par les deux apophyses mastoïdes.

binephrectomie, *s. f.* Ablation des deux reins, pratiquée en cas de lésions rénales bilatérales incurables, la survie étant assurée par une hémodyalyse chronique en attendant la transplantation rénale.

Binet-Simon (tests de) (1905). Groupes de questions classées de telle sorte que les réponses faites par les enfants qui y sont soumis permettent de situer le niveau mental de ces derniers.

Bing (syndrome de). V. *céphalée vasculaire de Horton.*

binoculaire, *adj.* (*bis ; oculus,* œil). Qui résulte de l'emploi simultané des deux yeux. Ex. : *vision b., champ visuel b.*

biochimie, *s. f.* Application de la chimie à l'étude des phénomènes vitaux.

bio-densigramme, *s. m.* V. *densigramme.*

biodisponibilité, *s. f.* Aptitude d'un médicament à libérer, à partir de la forme pharmaceutique absorbée, une part plus ou moins grande de son principe actif capable de produire l'effet biologique et thérapeutique souhaité.

bioénergétique, *s. f.* Partie de la physiologie qui traite de la transformation de l'énergie à travers les corps vivants.

biogénèse, *s. f.* (βίος, vie; γένεσις, génération). 1° Théorie opposée à celle de la génération spontanée et d'après laquelle tout être vivant est issu d'un autre être vivant. — 2° Création d'un organisme vivant ou celle d'un produit de cet organisme : *b.* d'une hormone.

biogénétique (loi) (Serres, 1827). « L'ontogénèse est une courte et rapide récapitulation de la phylogénèse » (Haeckel). Les divers stades du développement embryonnaire d'un vertébré supérieur reproduisant, d'après cette loi, les formes successives présentées par les ancêtres de cet organisme (transformisme).

biogéographie, *s. f.* Science de la distribution des animaux et des plantes à la surface du globe.

biologie, *s. f.* (βίος, vie; λόγος, discours). Etude de la vie. « Science des rapports des organismes avec le milieu ambiant et avec les organismes présents et passés » (H. de Varigny).

biomécanique, *s. f.* Partie de la biologie qui étudie l'action des agents extérieurs sur les cellules et les modifications qui en résultent (transformisme).

biométéorologie, *s. f.* (βίος; μετεωρολογία, discours sur les phénomènes célestes). Etude de l'influence des facteurs climatiques sur les êtres vivants.

biométrie, *s. f.* (βίος; μέτρον, mesure) (Quételet). « Branche de la biologie qui applique à l'étude des êtres vivants les méthodes statistiques, le calcul des probabilités et les grands principes d'analyse mathématique » (Théret).

biomicroscope, *s. m.* Association d'un microscope et d'un système particulier d'éclairage dit lampe à fente.

biomicroscopie, *s. f.* Examen au microscope des tissus vivants. — En ophtalmologie, examen au microscope de l'œil (chambre antérieure, cristallin, vitré), avec l'éclairage spécial focalisé de la lampe à fente.

bionique, *s. f.* (βίος; [electro]nique) (Jack E. Steele, 1960). Science qui étudie l'application à la mécanique et à l'électronique des connaissances acquises par l'étude des êtres vivants.

bionose, *s. f.* (βίος; νόσος, maladie) (Lancereaux). Nom générique des maladies causées par des agents animés.

biopharmaceutique, *s. f.* Science des relations entre les propriétés physicochimiques des médicaments et leur activité biologique. La *b.* étudie les différents facteurs (forme cristalline, taille des particules, nature de l'excipient, mode de fabrication) qui influent sur la résorption des médicaments dans l'organisme. Son but est d'obtenir, avec un principe actif, le meilleur effet thérapeutique, c'est-à-dire de présenter ce principe sous la forme pharmaceutique la plus efficace. V. *pharmacocinétique* et *disponibilité biologique des médicaments.*

biophylaxie, *s. f.* (Tzanck, 1932). « Ensemble des mécanismes défensifs non spécifiques que l'organisme met en jeu pour assurer sa guérison » (Tzanck).

biophysique moléculaire. Application à l'étude des phénomènes vitaux des méthodes de la physique moléculaire.

bioplastique, *adj.* Se dit de la propriété que possèdent les cellules vivantes de réparer les pertes qu'elles ont subies.

biopsie, *s. f.* (βίος, vie; ὄψις, vue) (Besnier, 1879). Opération qui consiste à enlever sur le vivant un fragment d'organe ou de tumeur, dans le but de le soumettre à l'examen microscopique. — *b. de Daniels.* V. *Daniels (biopsie de).*

bios I. V. *méso-inositol.*

bios II. V. *biotine.*

biosmose, *s. f.* (Achard, 1907). Osmose se produisant à travers des membranes vivantes.

biostimuline, *s. f.* V. *Filatov (méthode de).*

biosynthèse, *s. f.* (βίος; σύνθεσις, composition). Elaboration d'un produit (cholestérol, hormone, etc.) dans un organisme vivant.

biotaxie, *s. f.* (βίος, vie; τάξις, arrangement). Syn. *taxinomie.* « Science qui a pour sujet les êtres organisés considérés à l'état statique, et pour objet la coordination hiérarchique de tous les organismes connus en une série générale destinée ensuite à servir de base indispensable à l'ensemble des spéculations biologiques » (Littré).

biothérapie, *s. f.* (βίος; θεραπεία, traitement). Méthode de traitement consistant dans l'emploi de cultures vivantes (kéfir, yoghourt, koumis, levure, ferments, etc.) ou de produits organiques (suc gastrique, bile, etc.).

biotine, *s. f.* Syn. *bios II, coenzyme R, vitamine B_8, H ou H_1.* Substance organo-soufrée appartenant au groupe des vitamines B et dont la carence, chez le rat, provoque une dermatose séborrhéique. Elle aurait un rôle de facteur de croissance et de transporteur d'H_2 et de CO_2.

biotropisme, *s. m.* (βίος; τρέπειν, tourner). 1° (Milian, 1920). Exaltation de la virulence des parasites de l'organisme, même s'ils se trouvent à l'état latent, par des agents chimiques, physiques, ou d'origine bactérienne. — *b. direct.*

Stimulation du microbe par la médication destinée à le combattre. — *b. indirect.* Stimulation d'un microbe par la médication destinée à en combattre un autre. — 2° P. Hauduroy (1944) désigne par ce terme une propriété essentielle des ultravirus qui ne peuvent se développer qu'en parasitant une cellule vivante.

biotype, *s. m.* (βίος; τύπος, forme). Ensemble de caractères propres à certains êtres vivants et permettant leur classification. — Catégories d'individus ayant en commun certains caractères morphologiques, psychologiques ou physiologiques; p. ex. possédant le même patrimoine héréditaire. V. *type.*

biotypologie, *s. f.* « Etude scientifique des individus d'une même espèce, de leurs différences et de la manière dont ces différences permettent de définir des types plus ou moins divers » (Henry Laugier).

bi-ovulaire, *adj.* (*bis*, deux fois; ovule, de *ovum*, œuf). V. *dizygote.*

bipariétal (diamètre) (obstétrique). Diamètre de la tête du fœtus passant par les deux bosses pariétales.

bipartitus (uterus) (*bis; partitus*, partagé). V. *bilocularis (uterus).*

Birch-Hirschfeld (tumeur de). V. *Wilms (tumeur de).*

Bircher (opération de). V. *œsophago-dermato-gastrostomie.*

Bird (maladie de) (1842). Syn. *thèse oxalique, goutte oxalique.* Nom donné parfois à l'ensemble des accidents déterminés par l'excès des oxalates dans l'organisme : irritabilité vésicale et pyélite, anorexie et constipation, palpitation et pseudo-angor, dyspnée, amaigrissement, fatigue intellectuelle, etc.

bis-acromial (diamètre) (obstétrique). Diamètre transverse du fœtus s'étendant d'un acromion à l'autre.

bisalbuminémie, *s. f.* Présence dans le sérum sanguin, de deux sortes d'albumine : l'albumine normale et une autre qui, au cours de l'électrophorèse, migre plus ou moins vite que la précédente. Il s'agit d'une anomalie probablement d'origine génétique, sans traduction clinique.

bis-iliaque (diamètre) (obstétrique). Diamètre transverse du fœtus s'étendant d'une crête iliaque à l'autre.

Biskra (bouton de). V. *bouton d'Orient.*

bismuthisme, s. m. Accidents toxiques observés parfois à la suite de l'emploi thérapeutique du bismuth. Ils consistent en stomatite, troubles digestifs intenses et albuminurie avec cylindres dans l'urine.

bismuthomanie, s. f. (Hayem). Habitude morbide du bismuth ingéré à fortes doses qu'arrivent à contracter certains gastropathes soulagés par ce médicament.

bismuthothérapie, s. f. Emploi thérapeutique des sels de bismuth, en particulier chez les syphilitiques (méthode de Louis Fournier).

bistouri, s. m. (*bastoria,* bâton). Instrument de chirurgie en forme de couteau, dont la lame est fixe, ou peut se replier dans le manche. — *b. électrique* ou *à haute fréquence.* Instrument utilisant la chaleur dégagée par les courants de haute fréquence pour sectionner les tissus.

bistournage, s. m. (*bis,* part. péjorative; tourner; proprement : mal tourner). Procédé de castration consistant à tordre les cordons sans pratiquer d'ouverture aux bourses.

bi-temporal (diamètre) (obstétrique). Diamètre de la tête fœtale passant par l'origine des deux sutures fronto-pariétales.

bitonale (toux). V. *toux bitonale.*

bitonale (voix). V. *diplophonie.*

Bitot (syndrome de) (1863). Xérophtalmie accompagnée d'héméralopie. On en fait actuellement une *avitaminose A.* Ce syndrome a été décrit au Japon sous le nom de *hikan.*

Bitot (tache ou **signe de)** (1863). Tache nacrée, triangulaire, à sommet externe et à base interne, siégeant sur la conjonctive bulbaire, au niveau de l'ouverture palpébrale, observée dans la xérophtalmie.

bi-trochantérien (diamètre) (obstétrique). Diamètre transverse du fœtus s'étendant d'un grand trochanter à l'autre.

biuret (réaction du). Coloration violet-pourpre que l'on obtient en traitant à froid le *biuret* par un alcali (lessive de soude ou de potasse) et un peu de sulfate de cuivre. Cette réaction s'obtient non seulement avec le *biuret,* mais encore avec les substances ayant une constitution analogue (*peptones, propeptones* ou *albumoses*), et elle est caractéristique de ces substances.

bivitellin, adj. (*bis,* deux fois; *vitellum,* jaune d'œuf). V. *dizygote.*

B. J. Initiales de Bravais Jackson. — *crise, épilepsie B. J.* Crise, épilepsie bravais-jacksonienne.

Bjerrum (scotome de) (1890). Scotome arciforme survenant au cours du glaucome, s'étendant de la tache aveugle à la région nasale.

Björck (syndrome de) (1952). Crises répétées de vaso-dilatation cutanée (flush), siégeant surtout au niveau du visage, évoluant parfois sur un fond de cyanose permanente et quelquefois accompagnées de dyspnée angoissante; elles surviennent chez les malades atteints de carcinoïdes du grêle (v. ce terme) et seraient en rapport avec une élévation marquée de la bradykinine et de la kallidine dans le sang, due à la sécrétion exagérée de Kallicréine (v. ces différents termes) par la tumeur intestinale et ses métastases hépatiques.

B. K. Abréviation de bacille de Koch.

black-disease (Gilruth, 1910; Dodd, 1918; Albiston, 1927). Hépatite dégénérative nécrosante suraiguë du mouton, mortelle en quelques heures. Elle est provoquée par un germe anaérobie, le *Clostridium œdematiens* dont les spores, ingérées puis stockées sans dommage dans le foie, donnent lieu à une infection foudroyante sous l'influence d'un facteur occasionnel ultérieur (généralement cheminement à travers le foie de larves parasitaires, *Fasciola hepatica,* p. ex.). — Quelques cas analogues ont été observés chez l'homme.

Blackfan-Diamond (anémie de)
(Josephs, 1936; D. et B., 1938).
Syn. *anémie arégénérative chronique
et congénitale, a. érythrodysgénésique, a. hypoplastique du petit enfant, a. hypoplastique congénitale* ou
idiopathique ou *permanente, érythroblastopénie chronique, érythrophtisie,
hypoplasie érythrocytaire chronique,
erythrogenesis imperfecta.* Anémie
survenant dans les premiers mois
de la vie, caractérisée uniquement
par une diminution du taux des
globules rouges du sang (1 à 2
millions); il n'y a ni hémorragie ni
hémolyse, ni modification des globules blancs ou des plaquettes; la
moelle osseuse est riche en normoblastes jeunes qui n'arrivent pas à
maturation. Cette anémie d'origine
inconnue, est grave et chronique.
Des survies importantes ont pu être
obtenues grâce aux transfusions et
à la corticothérapie.

Blair-Donati (point de). Point de
suture chirurgical dans lequel
l'aiguille, après avoir effectué un
point ordinaire, de dehors en dedans
sur une lèvre de l'incision, puis de
dedans en dehors sur l'autre,
pique de nouveau cette dernière
lèvre entre son point de sortie et
l'incision, fait le même trajet en
sens inverse, en ne prenant que le
bord de la peau et sort sur la lèvre
opposée entre l'incision et son
point d'entrée primitif. Point utilisé
dans une peau épaisse et rigide
(dos) pour obtenir un affrontement
parfait.

Blakemore (méthode de) (B., de
New-York, 1938). Syn. *wiring à
chaud.* Méthode de traitement,
abandonnée, de l'anévrisme de la
crosse aortique par la coagulation
massive du contenu du sac. Cette
coagulation était obtenue par le
chauffage à 80° pendant 10 secondes, au moyen d'un courant
électrique, d'un fil métallique très
fin et très long (plusieurs dizaines
de mètres) introduit et enroulé
dans le sac anévrismal. V. *wiring.*

Blalock (opérations de). 1° V.
Blalock-Clagett (opération de). —
2° V. *Blalock-Hanlon (opération de).*
— 3° V. *Blalock-Taussig (opération
de).* — 4° Création chirurgicale
d'une communication entre les
deux oreillettes, destinée à supprimer l'hypertension pulmonaire au
cours de certains rétrécissements
mitraux.

Blalock-Clagett (opération de).
Opération pratiquée dans certains
cas de rétrécissement congénital
de l'isthme aortique, lorsque l'opération de Crafoord est impossible.
Elle consiste dans une anastomose
de l'artère sous-clavière gauche
avec l'aorte au-dessous de la sténose. Cette anastomose peut être
termino-terminale (Clagett) après
résection de l'isthme sténosé, ou
termino-latérale (Blalock) si la résection est impossible.

Blalock-Hanlon (opération de)
(1950). Intervention chirurgicale
palliative destinée à améliorer l'état
des nourrissons bleus atteints de
transposition complète des gros
vaisseaux. Elle consiste dans la
création ou l'agrandissement d'une
communication inter-auriculaire
(septostomie); celle-ci permettra un
shunt croisé capable d'assurer la
survie jusqu'à l'âge où une réparation complète pourra être envisagée
(opération de Mustard 1°, de Senning ou de Rastelli, v. ces termes).
V. *auriculotomie trans-septale de
Rashkind.*

Blalock-Taussig (opération de)
(1945). Opération pratiquée dans
certaines malformations congénitales du cœur caractérisées par de
la cyanose et un rétrécissement de
l'artère pulmonaire (tétralogie de
Fallot). Elle est destinée à augmenter l'hématose en accroissant le
débit sanguin pulmonaire par l'apport, au poumon, de sang aortique
partiellement désaturé. Elle consiste
dans l'anastomose termino-latérale
ou, plus rarement, termino-terminale d'une branche de la crosse
aortique (sous-clavière le plus souvent ou tronc brachio-céphalique)
avec une branche (généralement la
gauche) de l'artère pulmonaire.

Blanc (vaccin de). V. *typhus exanthématique.*

blanc, che, *adj.* Qui n'a pas donné de résultat. Ex. : *ponction b.* ; *saignée b.*

blanchet, *s. m.* V. *muguet.*

blanchir, *v.* Effacer momentanément, par un traitement de courte durée, les symptômes d'une maladie telle que la syphilis.

Bland, White et Garland (syndrome de). Cardiopathie congénitale caractérisée par l'origine anormale de l'artère coronaire gauche qui naît de l'artère pulmonaire. D'où une anoxie du ventricule gauche aboutissant à une défaillance cardiaque mortelle dans le courant de la première année.

...blaste (βλαστός, germe) (hématologie). Suffixe indiquant une cellule jeune, non arrivée au stade de maturité : *myéloblaste, lymphoblaste, normoblaste.*

blastème, *s. m.* (βλαστός, germe). Matière vivante liquide ou semi-liquide, qui, d'après Ch. Robin, s'organiserait en éléments figurés (théorie abandonnée).

blast-injuries. V. *souffle (accidents du).*

blastoderme, *s. m.* (βλαστός, germe ; δέρμα, peau). Membrane primitive de l'embryon.

blastomérique (théorie) (Wilms). V. *Bonnet (théorie de).*

blastomycètes, *s. m. pl.* (βλαστός, germe ; μύκης, champignon). Famille de champignons se reproduisant par bourgeonnement, et se présentant soit sous la forme de levure, soit sous celle de filaments mycéliens, soit sous ces deux formes à la fois. Elle comprend, notamment, la levure de bière et le muguet.

blastomycose, *s. f.* Syn. *exascose.* Nom sous lequel on groupe toutes les infections par les blastomycètes et qui, pour certains, devrait être réservé aux mycoses provoquées par les champignons blastosporés (pratiquement, les candidoses et la cryptococcose). — *b. brésilienne* ou *sud-américaine.* Syn. *lymphomycose sud-américaine, para-coccidioïdal granuloma, paracoccidioïdose, maladie d'Almeida* ou *de Lutz-Splendore-*

Almeida. B. due à *Paracoccidioïdes* ou *Blastomyces brasiliensis,* débutant par une ulcération buccale qui s'étend à la peau voisine, aux amygdales et qui atteint les ganglions gastro-intestinaux, le foie et la rate. — *b. européenne.* V. *cryptococcose.* — *b. nord-américaine.* Syn. *maladie de Gilchrist. B.* chronique qui peut être due à plusieurs champignons (*Blastomyces dermatitidis, Scopulariopsis americana* surtout), se manifestant par des foyers de suppuration cutanée ou par des localisations viscérales diverses (os, poumons, foie, rate, reins). — *b. sud-américaine.* V. *b. brésilienne.*

blastophtorie, *s. f.* (βλαστός ; φθορά, corruption) (Forel). Altération des gamètes provoquée par une infection ou une intoxication.

blastose, *s. f.* (βλαστός). Maladie caractérisée par la prolifération de cellules jeunes (ou blastiques) ; p. ex. de cellules indifférenciées du sang : lymphoblastes, myéloblastes (leucose aiguë).

Blegvad-Haxthausen (syndrome de) (1921). Ostéopsathyrose (v. ce terme) avec atrophie cutanée, cataracte zonulaire et augmentation du taux des phosphatases sanguines.

blennorragie, *s. f.* (βλέννα, mucus ; ῥήγνυμι, je jaillis). Syn. *gonorrhée, chaudepisse, échauffement,* etc. Maladie infectieuse dont l'agent pathogène est le gonocoque. Elle se manifeste surtout sous forme d'urétrite chez l'homme ; de vulvite, de vaginite, ou de métrite chez la femme.

blennorrhée, *s. f.* (βλέννα, mucus ; ῥέω, je coule). Nom donné parfois aux *urétrites* chroniques. — D'après l'étymologie, on peut nommer ainsi tout écoulement chronique de muco-pus. Ex. : *b. du sac lacrymal,* dans la deuxième période de la dacryocystite.

bléomycine, *s. f.* V. *antimitotique.*

blépharite, *s. f.* (βλέφαρον, paupière). Inflammation du bord libre des paupières, à laquelle peuvent prendre part tous les éléments qui constituent le rebord palpébral : peau, conjonctive, cils et glandes.

Il en résulte un grand nombre de formes, dont la plus commune est la *b. ciliaire.*

blépharochalasis, *s. f.* (βλέφαρον; χάλασις, relâchement) (Fuchs). Atrophie du derme des paupières supérieures, accompagnée de relâchement du tissu cellulaire sous-cutané. Il en résulte la formation d'un large repli cutané qui tombe jusqu'au rebord ciliaire et gêne la vision directe en haut.

blépharophimosis, *s. m.* (βλέφαρον; φίμωσις, ligature). Insuffisance de la longueur de la fente palpébrale. Elle est congénitale ou due à une inflammation oculo-palpébrale.

blépharophtalmie, *s. f.* (βλέφαρον; ὀφθαλμός, œil). Inflammation simultanée des paupières et de la conjonctive.

blépharoplastie, *s. f.* (βλέφαρον; πλάσσειν, former). Syn. *blépharopoïèse.* Opération qui a pour but de réparer une paupière détruite ou déformée par une cicatrice.

blépharopoïèse, *s. f.* (βλέφαρον; ποιεῖν, faire). V. *blépharoplastie.*

blépharoptose, *s. f.* (βλέφαρον; πτῶσις, chute). Syn. *ptosis.* Chute de la paupière supérieure. Elle est complète ou incomplète suivant qu'elle abolit ou n'abolit pas la vision. Ce symptôme peut être causé par une lésion palpébrale (on emploie alors le terme de *blépharoptose*), ou par une lésion nerveuse de la IIIe paire ou des centres (on se sert de préférence, dans ce cas, du mot *ptosis*).

blépharorraphie, *s. f.* (βλέφαρον; ῥαφή, suture). Suture des paupières. Opération qui a pour but de rétrécir la fente palpébrale.

blépharospasme, *s. m.* (βλέφαρον; σπασμός, spasme). Contraction spasmodique de l'orbiculaire des paupières. — *b. tonique.* Spasme permanent symptomatique ou essentiel. — *b. clonique.* Clignements des paupières rapides et répétés.

blépharostat, *s. m.* (βλέφαρον; στατής, qui arrête). Instrument destiné à maintenir les deux paupières écartées.

blépharotic, *s. m.* (Meige). Tic convulsif des paupières. V. *blépharospasme clonique.*

blésité, *s. f.* (*blaesus*, bègue). Terme mal défini, pris le plus souvent comme synonyme de *dystomie* et désignant en particulier le zézaiement. Il signifie, pour quelques auteurs, la suppression de certaines consonnes telles que l'*r* (parler créole).

Blessig ou **Blessig-Iwanoff (kystes de)** (I., 1865; B., 1885). Dégénérescence kystique de la rétine, périphérique, localisée au secteur temporal. Elle survient chez les myopes, mais elle est parfois primitive, congénitale et familiale.

blessure, *s. f.* (moy. all. *bletzen,* rapiécer, blesser). 1° « Toute espèce de lésion locale, produite instantanément par une violence extérieure » (Littré). — 2° V. *avortement.*

bleu de Chicago (épreuve au) (Gregersen et Stewart, 1939; R. Cachera et P. Barbier, 1941). Epreuve permettant de mesurer le volume du plasma sanguin. Elle consiste à injecter dans les veines un colorant (bleu de Chicago de 6 B) qui diffuse rapidement et électivement dans le plasma; au bout de 10 à 20 minutes, on mesure sa concentration dans le sang; on en déduit le volume plasmatique (5 % du poids du sujet). V. *rhodanate de sodium (épreuve au).*

bleu de méthylène (épreuve du) (Achard et Castaigne, 1897). Syn. *épreuve de la glaucurie.* Examen de la perméabilité du filtre rénal, basé sur l'élimination par l'urine du bleu de méthylène injecté sous la peau. L'élimination prolongée est l'indice d'un rein peu ou pas perméable.

bleue (maladie). Syn. *cyanose congénitale.* Maladie due à des malformations cardio-vasculaires qui entraînent un shunt veino-artériel, c.-à-d. le passage du sang veineux dans le sang artériel. Il s'agit d'anomalies importantes et complexes, qui comportent dans 85 % des cas un rétrécissement de l'artère pul-

monaire : la tétralogie de Fallot est
à l'origine de 2/3 des cas de *m. b.*
Celle-ci est caractérisée cliniquement par une cyanose des téguments et des muqueuses avec hippocratisme digital, polyglobulie, dyspnée, réduction de l'activité physique et souvent troubles nerveux.
Tous ces symptômes sont la conséquence de l'anoxémie due au shunt
veino-artériel, et qui est responsable de la mort de ces malades. V. *cyanose.*

blind-test, *s. m.* (angl. *blind,* aveugle).
V. *placebo.*

bloc, *s. m.* (cardiologie). V. *bloc cardiaque.*

bloc alvéolo-capillaire (A. Cour-
nand, 1951). Etat pathologique empêchant la diffusion de l'oxygène de
l'air des alvéoles pulmonaires vers le
sang. Il est dû à une altération (sclérose ou œdème) des parois alvéolaires ou capillaires, ou du liquide
interstitiel qui les sépare; interviennent en outre l'état du plasma sanguin et de la membrane des hématies, la restriction du lit capillaire
dans lequel le sang circule plus vite
et reste moins longtemps en contact
avec l'air, et le déséquilibre du
rapport ventilation/perfusion. Le
bloc a.—c. est observé dans la
fibrose pulmonaire interstitielle diffuse, la sarcoïdose et la béryllliose
pulmonaires; il se traduit par une
diminution de la capacité de diffusion pulmonaire (v. ce terme) et par
une hypoxie avec hypocapnie.

bloc d'arborisations (cardiologie).
Terme créé en 1917 par Oppenheimer et Rothschild pour désigner
un trouble de la conduction intraventriculaire dû à des lésions étendues du myocarde intéressant le
réseau sous-endocardique de Purkinje (ramifications du faisceau de
His); l'élargissement, le crochetage
et le bas voltage des ondes Q R S de
l'électrocardiogramme dans les trois
dérivations standard en étaient les
caractéristiques. — L'étude ultérieure des dérivations précordiales a
montré l'insuffisance de ces critères.
Actuellement ce terme est tombé en
désuétude du fait de l'imprécision de

sa signification; il s'appliquait probablement à des altérations variées
de la conduction intraventriculaire :
blocs incomplets, blocs focaux ou
pariétaux, bloc péri-infarctus, peut-
être blocs bilatéraux. V. ces termes
et *bibloc.*

bloc atrio- ou **auriculo-ventriculaire (B.A.V.)** (Adams, 1827;
Stokes, 1846) (cardiologie). Trouble du rythme cardiaque caractérisé par le ralentissement ou l'arrêt
de la conduction de l'onde d'excitation entre les oreillettes et les
ventricules. C'est le plus fréquent
des blocs cardiaques (v. ce terme).
Si le *b.* est *incomplet* ou *partiel*, il
peut provoquer un simple ralentissement du passage de l'excitation
de l'oreillette au ventricule (allongement de l'espace PR) : c'est le *b.*
du 1er degré. Dans d'autres cas,
certaines contractions auriculaires
seulement se transmettent aux ventricules et les entraînent, p. ex.
sur 2 ou 3 (bloc 2/1 ou 3/1), les
autres systoles auriculaires restant
isolées et suivies d'une pause ventriculaire (ondes P bloquées); v.
aussi *Wenckebach* (bloc, *période et
phénomène de)* et *Mobitz* (bloc de).
C'est le bloc du 2e degré. Si le *b.*
est *complet* ou *total*, la contraction
ventriculaire est indépendante de
celle des oreillettes et le rythme
ventriculaire plus lent que le
rythme auriculaire (v. *pouls lent
permanent* et *Adams-Stokes, maladie ou syndrome d').* C'est le bloc du
3e degré. V. *H* (onde), *bloc infra-
hisien, bloc intra-hisien* et *bloc supra-
hisien.*

bloc avancé (cardiologie). V. *bloc de
haut degré.*

bloc bi-directionnel (cardiologie).
Variété de bloc cardiaque dans laquelle la conduction est arrêtée
dans les deux sens, de la région
proximale à la région distale et inversement.

bloc bi-fasciculaire (cardiologie).
Variété de trouble de conduction
intraventriculaire comportant une
atteinte des deux faisceaux, antérieur et postérieur, de la branche
gauche du faisceau de His, ou celle,

d'un seul de ces faisceaux associée à un bloc de la branche droite. V. *hémibloc* et *bibloc*.

bloc dans le bloc (Gallavardin) (cardiologie). Phénomène qui, au cours du pouls lent permanent par bloc auriculo-ventriculaire complet, expliquerait les paroxysmes bradycardiques avec pauses ventriculaires prolongées : l'excitation née dans le centre d'automatisme ventriculaire serait bloquée dans les ventricules et inefficace.

bloc de branche (image dite de) (cardiologie). Aspect de l'électrocardiogramme dû habituellement à la lésion d'une des deux branches du faisceau de His, qui empêche l'excitation motrice d'atteindre normalement le ventricule intéressé : elle lui parvient plus tard qu'à l'autre ventricule. Il est caractérisé essentiellement, sur un tracé montrant l'existence d'une conduction auriculo-ventriculaire (rythme sinusal ou arythmie complète par fibrillation auriculaire), par l'élargissement, au-delà de 12/100 de sec., et le crochetage de l'onde QRS (qui surviennent après un intervalle PR non raccourci), et par le retard de la déflexion intrinsécoïde dans les dérivations précordiales enregistrées en face du ventricule dont la branche est bloquée : en dérivations V_1 et V_2 en cas de *b. de b. droit*, en V_5 et V_6 en cas de *b. de b. gauche*. Généralement, l'onde T est dirigée dans le sens opposé à celui de QRS : il s'agit d'un bloc *typique* ou hétérophasique ; si elle est dirigée dans le même sens, le bloc est *atypique* ou homophasique. Le bloc est dit *incomplet* quand l'élargissement de QRS n'atteint pas 12/100 de seconde. Le bloc incomplet de la branche droite correspond à une surcharge diastolique du ventricule droit (v. *hypertrophie ventriculaire de surcharge*). V. *hémibloc*, *bloc bifasciculaire* et *bloc tri-fasciculaire*. — *b. de b. bilatéral*. V. *bibloc*. — *b. de b. de type Wilson*. V. *Wilson* (*bloc de branche de type*).

bloc cardiaque ou **bloc du cœur**. Syn. *blocage du cœur*. Trouble du rythme cardiaque caractérisé par ce fait que l'onde d'excitation ne se propage pas ou se propage difficilement dans le système de conduction cardiaque (nœud sinusal de Keith et Flack, nœud de Tawara et faisceau de His). Le siège du *b.* est variable : entre le sinus et l'oreillette (*bloc sino-auriculaire*) ou entre les deux oreillettes (*bloc intra-auriculaire*) ou, le plus souvent, entre les oreillettes et les ventricules (*bloc atrio-* ou *auriculoventriculaire*) ou enfin dans les ventricules (*bloc de branche*). V. ces différents termes. Le *b. du cœur* est dû à l'inhibition ou à la destruction du faisceau de His.

bloc distal (cardiologie). V. *bloc infra-hisien*.

bloc excitation-contraction (cardiologie). V. *dissociation électromécanique*.

bloc fasciculaire (cardiologie). V. *hémibloc*.

bloc focal (Weinberg et Katz, 1940) (cardiologie). Syn. *bloc intraventriculaire*. Trouble de la conduction intraventriculaire dans lequel les lésions sont limitées à un des rameaux distaux d'une des deux branches du faisceau de His ; elles intéressent une zone restreinte d'une paroi du cœur dont l'activation est retardée. Les plus fréquents sont les *b. f.* du ventricule gauche ; ceux du ventricule droit correspondent souvent à une hypertrophie de ce ventricule. Le *b. f.* ne diffère guère du bloc pariétal ; le bloc péri-infarctus en est la principale variété étiologique. V. *bloc pariétal* et *bloc péri-infarctus*.

bloc de haut degré (cardiologie). Syn. *bloc avancé* (Katz). Variété de bloc auriculo-ventriculaire grave du fait de la lenteur extrême du rythme ventriculaire qui entraîne les accidents du syndrome de Stokes-Adams. Il s'agit soit d'un bloc auriculo-ventriculaire complet, soit d'un bloc partiel (2e degré) dans lequel seulement une contraction auriculaire sur 3 ou 4 entraîne une systole ventriculaire.

bloc infra-hisien (cardiologie). Syn. *bloc distal*. Variété de bloc atrio-ventriculaire dans laquelle la lésion siège au niveau des branches du faisceau de His. Ce siège est précisé par l'enregistrement des potentiels hisiens. V. *H (onde)* et *HR (espace)*.

bloc infra-nodal (cardiologie). Variété de bloc atrio-ventriculaire dans laquelle la lésion siège dans le tronc (bloc tronculaire) ou les branches (bloc distal) du faisceau de His, en dessous du nœud auriculo-ventriculaire. V. *H (onde)*, *HR (espace)*, *bloc infra-hisien* et *bloc intra-hisien*.

bloc intra-auriculaire (cardiologie). Trouble rare de la conduction intracardiaque situé entre les deux oreillettes. Il peut être partiel : les ondes P de l'électrocardiogramme sont élargies et bifides (le premier sommet correspond à la contraction de l'oreillette droite, le second à celle de la gauche : c'est le cas au cours du rétrécissement mitral); ou total : il existe deux séries d'ondes P de forme et de fréquence différentes, ou un flutter ou une fibrillation d'une seule oreillette. V. *bloc cardiaque*.

bloc intra-hisien (cardiologie). Syn. *bloc tronculaire*. Variété de bloc atrio-ventriculaire dans laquelle la lésion siège au niveau du tronc commun du faisceau de His. Ce siège est précisé par l'enregistrement des potentiels hisiens. V. *H (onde)* et *HR (espace)*.

bloc intra-nodal (cardiologie). V. *bloc supra-hisien*.

bloc intraventriculaire (cardiologie). V. *bloc focal*.

bloc de Mobitz. V. *Mobitz (bloc de)*.

bloc pariétal (Segers, 1948) (cardiologie). Trouble de la conduction intraventriculaire caractérisé par un léger retard de l'activation de la paroi antéro-latérale du ventricule gauche. Sur l'électrocardiogramme, les derniers vecteurs de Q R S sont légèrement retardés et déviés dans leur orientation : celle-ci s'oppose à la direction, normale, des vecteurs initiaux de l'onde ventriculaire rapide, donnant le plus souvent une image R ou qR en D_1, aVR et aVL et un aspect rS en D_2, D_3 et aVF. Le *b. p.* ne diffère guère du bloc focal (v. ce terme).

bloc péri-infarctus ou **post-infarctus** (First, Bayley et Bedford, 1950) (cardiologie). Trouble de la conduction intraventriculaire limité à une partie du myocarde atteinte d'infarctus : il s'agit d'un bloc focal et le tracé électrocardiographique ressemble souvent à celui décrit sous le nom de bloc d'arborisations; il s'en distingue par la présence d'ondes Q de nécrose. V. *bloc focal* et *bloc d'arborisations*.

bloc de protection (cardiologie). Mécanisme invoqué, dans la parasystolie (v. ce terme), pour expliquer que les excitations venues du nœud sinusal ne pénètrent pas dans le paracentre et n'y détruisent pas les excitations en voie d'élaboration. Il s'agirait d'un allongement de la période réfractaire des fibres myocardiques entourant le paracentre et provoqué par la décharge de ce paracentre.

bloc proximal (cardiologie). V. *bloc supra-hisien*.

bloc rétrograde (cardiologie). Impossibilité, pour les excitations nées dans le nœud auriculo-ventriculaire, de remonter vers les oreillettes et de déclencher leurs contractions. Phénomène invoqué pour expliquer que, dans certaines dissociations par interférences, le nœud sinusal n'est pas régulièrement déchargé par les excitations du rythme nodal, de cadence plus rapide et qu'il entraîne les battements des oreillettes à un rythme normal. V. *interférence (dissociation par)*, 2°.

bloc segmentaire (cardiologie). Trouble de la conduction intraventriculaire intéressant une partie du faisceau de His, plus importante que dans le bloc focal mais moins que dans le bloc de branche complet. L'hémibloc est la variété la plus importante de *b. s.* (v. ces différents termes).

bloc sino-auriculaire (cardiologie). Trouble rare du rythme cardiaque dû, pour les uns (Wenckebach) au blocage de l'onde d'excitation entre le sinus et les oreillettes : trouble de conduction ; pour les autres (Lewis) à la faiblesse des impulsions sinusales incapables d'entraîner la contraction auriculaire, ou à leur absence (pause sinusale plus ou moins longue) : maladie du sinus. Par analogie avec le bloc atrio-ventriculaire (v. ce terme), on en décrit trois degrés : le 1er (retard de conduction) sans expression clinique ni électrique ; le 2e (bloc partiel) caractérisé sur l'électrocardiogramme par l'absence de tout un groupe PQRST soit épisodique (pause d'une durée double d'une diastole inter-auriculaire normale), soit rythmée : bloc 2/1 donnant un aspect de bradycardie sinusale, bloc 3/1 ressemblant à un bigéminisme sinusal ; dans le bloc du 3e degré (complet) les ventricules battent en rythme nodal à 35 à 40 par minute. V. bloc cardiaque.

bloc de sortie (cardiologie). Mécanisme invoqué, dans la parasystolie (v. ce terme), pour expliquer que les ventricules ne suivent pas uniquement le rythme du paracentre. Lorsque celui-ci est plus rapide que le rythme sinusal, le b. de s. empêcherait une partie des excitations du paracentre de gagner les ventricules et permettrait au rythme sinusal de se manifester.

bloc supra-hisien (cardiologie). Syn. bloc intra-nodal ou proximal. Variété de bloc atrio-ventriculaire dans laquelle la lésion siège dans le nœud auriculo-ventriculaire. Ce siège est précisé par l'enregistrement des potentiels hisiens. V. H (onde) et PH (espace).

bloc tri-fasciculaire (cardiologie). Variété de trouble de conduction intra-ventriculaire associant une atteinte de la branche droite et celle des deux faisceaux, antérieur et postérieur, de la branche gauche du faisceau de His. Elle se traduit par un bloc de branche bilatéral. V. bibloc et hémibloc.

bloc tronculaire (cardiologie). V. 1o bloc intra-hisien. — 2o bibloc.

bloc uni-directionnel (cardiologie). Variété de bloc cardiaque dans laquelle le passage de l'onde d'excitation n'est arrêté que dans un sens (généralement de la région proximale à la région distale), la conduction pouvant s'effectuer dans le sens contraire. V. bloc bi-directionnel.

bloc vertébral (Schmorl et Junghanns). Synostose de deux ou quelquefois trois vertèbres entraînant une attitude vicieuse, d'origine congénitale (agénésie du disque vertébral ; G. Mauric), ou consécutive à une spondylite infectieuse, au rhumatisme chronique ou au mal de Pott.

bloc de Wenckebach. V. Luciani-Wenckebach (bloc ou phénomène de).

blocage articulaire. Immobilisation brutale, douloureuse, temporaire mais récidivante d'une articulation, due à la présence d'un corps étranger intra-articulaire ou à la lésion d'un ménisque (genou).

blocage du cœur. V. bloc cardiaque.

blocage ganglionnaire. Interruption de la conduction nerveuse au niveau des synapses des ganglions sympathiques ; cette action paralysante peut être provoquée par certains produits chimiques appelés ganglioplégiques, synaptolytiques ou synaptoplégiques : nicotine (v. nicotinique, effet), tétraéthyl-ammonium, dérivés du méthonium, etc.

blocage méningé. Constitution d'un barrage en un ou plusieurs points de l'espace sous-arachnoïdien, épendymaire et ventriculaire, isolant certaines parties de cet espace (cloisonnement). Ce barrage peut être dû à des adhérences inflammatoires (méningite) ou à une compression (tumeur). Il interdit la circulation du liquide céphalo-rachidien et peut empêcher les médicaments injectés par ponction lombaire de gagner un foyer infectieux ainsi enkysté, qui doit alors être atteint directement par des ponctions étagées : dorsale, sous-occipitale ou ventriculaire.

blocage ventriculaire (neurologie). Variété de blocage méningé (v. ce terme) isolant des espaces sous-arachnoïdiens périphériques un ou plusieurs des ventricules cérébraux et provoquant de l'hypertension intra-crânienne.

Bloch-Miescher (syndrome de) (M., 1921). Syndrome caractérisé par l'association d'une déficience mentale et staturale, d'une obésité modérée, d'anomalies dentaires, d'hypertrichose, d'acanthosis nigricans et de diabète.

Bloch-Siemens (syndrome de) (S., 1929). Variété d'incontinentia pigmenti (v. ce terme) associée à des malformations multiples : anodontie, syndactylie, troubles oculaires.

Bloch-Sulzberger (maladie ou syndrome de). V. *incontinentia pigmenti.*

blockpnée d'effort, *s. f.* (Gallavardin, 1933). Crise de suffocation avec impression de « respiration bouchée », équivalent mineur et non douloureux de l'angine de poitrine.

Blocq (maladie de). V. *astasie-abasie.*

Blondlot (rayons de). V. *rayon.*

Bloom (syndrome de David) (1954). Variété de nanisme congénital avec érythème télangiectasique apparaissant sur la face dès le jeune âge (et dont l'aspect en ailes de papillon évoque celui du lupus érythémateux) et intolérance cutanée à la lumière. Il existe souvent d'autres anomalies morphologiques : visage étroit (faciès d'oiseau), anomalies cutanées, digitales, génito-urinaires, etc. Elle évolue parfois vers une leucémie aiguë ou une tumeur maligne. Cette maladie familiale est liée à des anomalies chromosomiques dépendant d'un gène autosomique récessif.

bloquant (test) (Wiener). Epreuve destinée à mettre en évidence, dans un sérum, des anticorps anti-Rh bloquants que la réaction d'agglutination ordinaire ne décèle pas. Des hématies Rh+, mises en présence du sérum suspect (qui ne les agglutine pas), puis lavées, sont soumises à l'action d'un sérum anti-Rh d'efficacité connue. Si elles ne sont pas agglutinées alors, c'est qu'il existait dans le sérum suspect un anticorps incomplet qui s'est fixé sur les hématies et les a « bloquées », empêchant l'action ultérieure de l'agglutinine étalonnée.

Blount (maladie de). V. *tibia vara.*

Blumenthal (maladie de). Variété de polyglobulie dans laquelle existe une hyperleucocytose portant sur les éléments granuleux.

Boari-Casati (opération de). Remplacement des six à huit derniers centimètres de l'uretère par un lambeau vésical tubulisé et pédiculisé.

Bobrow (méthode de). V. *Thornton-Bond (méthode de).*

Bockhart (impétigo de). V. *impétigo circumpilaire.*

Bodansky (unité). « L'un des moyens d'exprimer l'activité phosphatasique alcaline d'un liquide biologique. L'unité B. est égale à 1 mg de phosphore minéral libéré par 100 ml de plasma ou de sérum agissant pendant une heure à 38° centigrade et à $pH = 8$ sur un excès de β-glycéro-phosphate de sodium » (Lavagne).

Bogomoletz (sérum de). Syn. *sérum antiréticulaire-cytotoxique (A R C.).* Sérum obtenu en injectant au cheval ou à l'âne un extrait de tissu réticulo-endothélial (rate et moelle osseuse) d'un sujet d'une autre espèce, et électivement actif sur les cellules réticulo-endothéliales de cette espèce. Injecté dilué et à très petites doses, dans le derme, il stimulerait les fonctions du système réticulo-endothélial ; il accélérerait la cicatrisation des plaies et la consolidation des fractures ; il provoquerait l'amélioration de troubles variés ; chez le chien il aurait parfois une action remarquable sur la sénescence.

Bogorad (syndrome de). V. *larmoiement paroxystique ou larmes de crocodile (syndrome des).*

Böhler (angle de). Angle ouvert en arrière, formé par le croisement d'une ligne longeant la face supérieure de la grosse tubérosité du calcanéum et d'une autre ligne joignant le point le plus élevé du thalamus au point le plus élevé de la grande apophyse du même os. Cet angle est diminué dans les fractures du calcanéum par enfoncement du thalamus.

Böhler (méthode de). Traitement des fractures du rachis par la réduction immédiate en lordose exagérée, le port d'un corset plâtré pendant 3 à 6 mois et la mobilisation active dès que le plâtre est sec.

Bohn et Lewicki (épreuve de) (1938). En cas de persistance du canal artériel, la mesure de la pression artérielle, avant et immédiatement après effort, montre, après effort, un accroissement de la pression différentielle par chute de la pression diastolique.

Bohr (effet) (physiologie). La saturation oxyhémoglobinée du sang est modifiée par les variations de pression partielle sanguine du gaz carbonique, la pression partielle de l'oxygène restant fixe. V. *Haldane (effet)*.

Boiffin (opération de). Résection du segment postérieur des six dernières côtes, sur une longueur de 5 à 6 cm. Opération pratiquée dans les cas d'empyème postérieur.

Boinet (manœuvre de). Procédé permettant l'extraction d'une épingle introduite dans l'urètre : on coude le pénis sur la pointe de l'épingle qui traverse l'urètre et sort au dehors, puis on fait basculer l'épingle de façon que sa tête soit tournée vers le méat et puisse être aisément saisie.

Boinet (signes de). 1° Mouvement de torsion systolique vers la gauche, imprimé à la trachée par un anévrisme de la crosse de l'aorte. V. *trachée (signe de la)*. — 2° (1907). Signe d'hypertension veineuse. Lorsque, après avoir comprimé la veine jugulaire externe de haut en bas avec l'index, on soulève celui-ci, la veine se gonfle de bas en haut.

bois (bruit de) (Pitres). Bruit obtenu par la percussion plessimétrique du thorax lorsque le poumon est sain ou du moins normalement aéré. On perçoit un bruit sourd, comparable à celui que l'on obtient par

la percussion d'une pièce de bois avec l'extrémité du doigt.

bol, *s. m.* (βῶλος, morceau, bouchée). Portion d'électuaire qui doit être prise en une fois, après avoir été roulée dans une poudre inerte. — *b. alimentaire*. Nom donné à la portion d'aliments déglutie en une seule fois.

Bolen (test de) (1942). Etude de la rétraction du caillot pratiquée sur une goutte de sang recueillie sur lame, séchée et examinée au microscope. Cette rétraction présenterait, chez les sujets atteints de cancer, de leucémie et chez les femmes enceintes, des aspects différents de ceux observés chez les sujets normaux.

Bond (opération de). Opération destinée à remédier au pied plat valgus douloureux. Elle consiste à pratiquer avec un cautère des incisions transversales depuis la malléole interne jusqu'au tiers de la plante du pied en pénétrant jusqu'aux muscles.

Bonfils (maladie de) (1856). V. *adénie*.

Bonnafont (procédé de). Manœuvre permettant d'introduire une sonde (sonde d'Itard) dans l'orifice pharyngien de la trompe d'Eustache.

Bonnaire (manœuvre de) (obstétrique). Procédé de dilatation forcée et rapide du col utérin au cours de l'accouchement dystocique. L'index et le médius de chaque main introduits dans le col sont adossés et agissent comme les deux branches d'une pince dilatatrice.

Bonnet (gouttière de). Gouttière métallique capitonnée destinée à recevoir le bassin, un membre inférieur et la racine de la cuisse opposée, utilisée pour le transport des blessés atteints de fracture du bassin ou de cuisse.

Bonnet (loi de). Dans le cas d'hydarthrose, le malade place l'articulation atteinte dans la position qui correspond au maximum de la capacité de la cavité articulaire.

Bonnet (signe de). Syn. *signe du psoas*. Dans la névralgie sciatique

d'origine radiculaire, lorsque le
sujet est en décubitus dorsal, la
cuisse fléchie sur le bassin et la
jambe sur la cuisse, l'adduction du
membre inférieur est douloureuse,
l'abduction ne l'est pas.

Bonnet (syndrome de Charles)
(1769) (G. de Morsier, 1967). Hallucinations visuelles des vieillards indemnes de troubles mentaux.

Bonnet (syndrome de P. et Y.)
(1953). Syn. *syndrome du trou déchiré
antérieur*. Variété postérieure du
syndrome de la paroi externe du
sinus caverneux (v. ce terme) et dû,
le plus souvent, à un anévrisme de
la portion intra-crânienne de la carotide interne. Il comprend une paralysie totale du trijumeau (anesthésie
de la cornée et du territoire des
nerfs maxillaires, hypoesthésie du
territoire ophtalmique, paralysie des
muscles masticateurs), une paralysie
de la VIe paire crânienne et parfois
de la IIIe et de la IVe, une atteinte
du nerf grand pétreux superficiel
(larmoiement) et du sympathique
péricarotidien (syndrome de Claude
Bernard-Horner). V. *Raeder (syndrome de).*

Bonnet (théorie de) (1900). Syn.
*théorie blastomérique, théorie de
Wilms.* Théorie destinée à expliquer la formation des *embryons.*
Elle serait due à « l'enclavement au
milieu des feuillets de l'embryon
d'un blastomère séparé des autres et
évoluant pour son propre compte ».

**Bonnet, Dechaume et Blanc (syn-
drome de)** (1937). Syn. *angiomatose neuro-rétinienne, angiomatose
optico-rétino-mésencéphalique.* Ensemble de malformations vasculaires congénitales siégeant du même
côté du corps et comprenant des
anévrismes cirsoïdes de la rétine et
du cerveau (dans la région pardien-
céphalo-mésencéphalique) et parfois
un angiome plan de la face. Il s'agit
d'une dysplasie vasculaire neuro-
ophtalmique qui entrerait dans le
cadre des phacomatoses (v. ce
terme).

Bonnevie-Ullrich (syndrome de)
(B., 1934; U., 1930). Ensemble de
malformations congénitales compre-

nant, outre le pterygium colli, un
nombre variable des tares suivantes :
cutis laxa, déformations et fentes
palatines, malformations des oreilles, anomalies squelettiques, agéné-
sies musculaires, épicanthus, hypertélorisme, atteinte de certains nerfs
crâniens, hypoplasie des mamelons,
dystrophies unguéales, impressions
digitiformes du crâne, nanisme,
arriération psychique et parfois
œdème fugace lymphangiectasique
des mains et des pieds. Ce syndrome héréditaire se transmet selon
le mode récessif. Certains le considèrent comme une variété infantile
du syndrome de Turner ou Turner-
Albright (v. ce terme). V. *Nielsen
(syndrome de).*

Bonnier (syndrome de). V. *Deiters
(syndrome du noyau de).*

borborygme, *s. m.* (βορβορυγμός, murmure). Gargouillement produit dans
l'abdomen par les gaz intestinaux.

Borchardt (triade de). Groupe de
trois symptômes caractéristique du
volvulus aigu de l'estomac : signes
d'occlusion avec efforts infruc-
tueux de vomissements, météorisme localisé à l'épigastre et à
l'hypochondre gauche, impossibilité de cathétériser l'estomac.

Bordet et Gengou (réaction de)
(1901). Syn. *réaction de fixation.* Si,
à un mélange formé : 1o d'une
émulsion microbienne, 2o du sérum
chauffé d'un animal immunisé
contre ce microbe (c.-à-d. d'une
sensibilisatrice) et 3o d'un sérum
frais (c.-à-d. du complément), on
ajoute un second mélange formé
de globules rouges et de sérum
chauffé d'un animal ayant reçu
plusieurs injections de globules
rouges de même espèce, contenant
par conséquent une sensibilisatrice pour ces globules, les globules
restent intacts, il n'y a pas d'hémolyse, car le complément a été fixé
sur les microbes par la sensibilisatrice du microbe, et n'est plus dis-
ponible pour dissoudre les globules
rouges. Par suite, quand on veut
rechercher la présence d'une sensibilisatrice dans un sérum donné,
par ex. une sensibilisatrice de ba-

cille d'Eberth dans le sérum d'un malade atteint de fièvre typhoïde, on met en présence une émulsion de bacille d'Eberth, le sérum à examiner chauffé et du sérum neuf, et on ajoute le mélange globules rouges et sensibilisatrice de ces globules. Si le sérum à examiner renferme de la sensibilisatrice de bacille d'Eberth, l'hémolyse ne se produit pas; s'il n'en renferme pas, elle a lieu. Cette méthode a été employée pour reconnaître si un microbe trouvé dans une maladie est bien la cause de cette maladie; dans ce cas, on trouve la sensibilisatrice de ce microbe dans le sérum du malade. V. *déviation du complément.*

Bordet - Wassermann (réaction de). V. *Wassermann (réaction de).*

Bordetella pertussis. V. *coqueluche.*

Bordier (méthode de). Traitement de la poliomyélite antérieure aiguë par la radiothérapie médullaire associée à la diathermie et à la galvanisation.

Borelius (procédé de). Implantation des uretères dans une anse intestinale fermée à l'une de ses extrémités; méthode de dérivation de l'urine dans l'intestin utilisée dans l'exstrophie vésicale.

borisme, *s. m.* Nom donné à l'ensemble des troubles toxiques provoqués par l'ingestion d'acide borique ou de borax, mêlés frauduleusement aux aliments ou aux boissons : troubles gastriques, vertiges, érythèmes variés et même albuminurie.

Borna (maladie de) (épizootie de Borna en Saxe, 1894-96). Variété d'encéphalomyélite du cheval due à un virus filtrant neurotrope. Elle est caractérisée cliniquement par de la dépression entrecoupée de crises d'excitation avec agitation et contractures musculaires spasmodiques, des paralysies et une évolution presque toujours mortelle.

borne centrale (en angl. *central terminal*) (Wilson) (électrocardiographie). Point relié, directement ou par l'intermédiaire de résistances de 5 000 ohms, aux deux bras et à

la jambe gauche du sujet, et qui ne subit pas de variations de potentiel. On y place l'électrode indifférente lors de l'enregistrement des dérivations unipolaires (précordiales ou des membres). Pour la prise des dérivations unipolaires des membres, Goldberger relie directement l'électrode indifférente aux deux membres non explorés (d. unipol. augmentées : aVR, aVL, aVF).

Bornholm (maladie de) (du nom de l'île danoise où la maladie a été observée par Ejnar Sylvest en 1930). V. *myalgie épidémique.*

Bornstein (principe de) (1910). « Si on connaît le coefficient de solubilité d'un gaz dans le sang et le volume de ce gaz qui disparaît des poumons par minute, dans des conditions expérimentales données, on peut facilement calculer la quantité de sang ayant traversé les poumons dans l'unité de temps. » Ce principe a été utilisé pour calculer le débit cardiaque en faisant inhaler au sujet un mélange d'oxygène et d'un gaz, généralement l'acétylène.

Borrelia, *s. f.* 1° Genre de spirochètes, comprenant les parasites responsables des diverses fièvres récurrentes. V. *spirochètes* et *fièvre récurrente.* — 2° V. *Paschen-Borrel (corpuscules élémentaires de).*

borréliose, *s. f.* Nom générique des affections provoquées par les diverses variétés de *Borrelia.* — *b. récurrente.* V. *fièvre récurrente.*

Borsieri (signe de). Dans l'éruption de la scarlatine, le frottement de la peau avec l'ongle efface la rougeur et fait apparaître une raie blanche au milieu de laquelle se détache une mince ligne rouge. Ce signe n'est pas spécial à la scarlatine.

Borst (régime de). Régime dépourvu de protides et de sel, composé uniquement de glucides et de lipides (200 g de beurre, 200 g de sucre, 10 g de farine de froment, eau en quantité variable) et doué d'un haut pouvoir calorique (1 750 à 2 000 calories). Il est préconisé chez les azotémiques.

Bostock (maladie de). V. *coryza spasmodique périodique.*

Bosworth (fracture de). Fracture de l'extrémité inférieure du péroné avec déplacement du pied en arrière, associée à une luxation en arrière de l'extrémité supérieure et de la diaphyse du péroné qui se coince derrière le tibia.

bot, bote, *adj.* V. *main bote, pied bot.*

Botal (trou de). V. *ostium secundum.*

bothriocéphale, *s. m.* (βόθριον, fossette; κεφαλή, tête). Parasite intestinal de l'ordre des Cestodes, caractérisé par une tête sans crochet, pourvue de deux fossettes latérales, un corps long, rubané, avec pore génital situé au milieu de chaque anneau. Il se communique à l'homme par l'intermédiaire de divers poissons chez lesquels il commence son évolution (téra du lac Léman).

botryogenes (microccocus) (βότρυς, grappe de raisin; γεννᾶν, engendrer) (Rabe). Microbe découvert dans les cultures des grains jaunes de *botryomycose*. Il s'agit en fait d'un staphylocoque.

botryomycète, *s. m.* ou **botryomyces** (βότρυς; μύκης, champignon). Nom sous lequel Poncet et Dor désignèrent, en 1897, les amas granuleux contenus dans le botryomycome, qu'ils prenaient pour le champignon responsable de cette affection. Il s'agit en réalité de staphylocoques réunis en amas enkystés. V. *botryogenes (microccocus).*

botryomycome, *s. m.* Syn. *granulome pyogénique, tumeur framboisiforme, granulome télangiectasique* (Küttner, 1905) (ce dernier terme, pour éviter toute confusion, devrait remplacer celui de *b.*; Lecène). Petite tumeur bénigne pédiculée, comparée à une framboise, saignant facilement; le *b.* siège au doigt, à la main, à la face, et survient après une plaie légère. V. *botryomycète.*

botryomycose, *s. f.* Affection fréquente chez le cheval (*champignon de castration*), décrite par Poncet et Dor (1897) chez l'homme. Elle est caractérisée par l'existence de tumeurs inflammatoires appelées improprement botryomycomes (v. ce terme).

Bottini (opération de). Incision de la prostate avec le galvanocautère, pratiquée dans le cas de rétention d'urine par hypertrophie prostatique.

botulisme, *s. m.* (*botulus*, boudin). Syn. *allantiasis.* Intoxication due à l'ingestion de toxine de *Clostridium botulinum* ou *Bacillus botulinus* (v. ce terme) contenue le plus souvent dans la charcuterie avariée ou les conserves mal préparées. Après une incubation de un à trois jours, le *b.* débute par des troubles digestifs d'apparence banale : nausées, vomissements, douleurs épigastriques et une constipation qui deviendra de plus en plus opiniâtre. A ces symptômes s'ajoutent de l'asthénie, de l'ophtalmoplégie double, de la parésie diffuse de la gorge avec sécheresse de la bouche, de la dysurie et de la rétention d'urine. Le *b.* aboutit très souvent à la mort s'il n'est pas combattu par la vaccination (anatoxine) et la sérothérapie.

boubas ou **buba.** V. *pian.*

Bouchard (bulle ou **image de).** Image radioscopique de la caverne pulmonaire observée et décrite pour la première fois par Bouchard: zone claire circulaire, bordée d'une ligne sombre qui se contracte à la toux.

Bouchard (ligne de). Ligne allant de l'ombilic au point le plus rapproché du rebord des fausses côtes gauches. Quand le clapotement stomacal est perçu au-dessous de cette ligne, l'estomac est dilaté.

Bouchard (nodosités de). Epaississement des os des doigts, au niveau de l'articulation de la phalange et de la phalangine, signalé chez les sujets atteints de troubles digestifs et chez les rhumatisants chroniques.

Bouchard (rapport de). Rapport entre le poids et la taille d'un individu.

Bouchard (signe de). Nom donné par Bazy à un procédé qui permet de reconnaître si le pus contenu dans une urine a une origine vésicale ou rénale. Dans le cas où le pus vient du rein, l'urine additionnée de quelques gouttes de liqueur de Fehling donne par agitation de fines bulles de gaz qui entraînent à la surface le coagulum formé par la chaleur.

Bouchardat (régime de). Régime conseillé par B. aux diabétiques : aliments azotés (viande) et remplacement presque complet des féculents par des graisses animales et végétales.

bouche-à-bouche (méthode du). Procédé de respiration artificielle dans lequel le sauveteur insuffle l'air de ses propres poumons, au rythme de 15 fois par minute, dans la bouche du malade dont la tête a été rejetée en arrière, le menton soulevé en avant et les narines pincées. Dans les cas d'arrêt cardiaque il est associé au massage cardiaque externe. V. *Kouwenhoven (méthode de).*

Bouché - Hustin (méthode de). Traitement de certains phénomènes colloïdoclasiques (migraine, asthme) par la désensibilisation progressive obtenue en provoquant des chocs sériques légers répétés à intervalles variables pendant une assez longue durée.

bouchers (maladie des). V. *pemphigus aigu fébrile grave de Nodet.*

Bouchet (maladie de). V. *pseudo-typho-méningite des porchers.*

Bouchut (tubercule de) (1866). Petite tache blanche, à bords flous, peu saillante, siégeant sur la rétine près d'un vaisseau : manifestation rétino-choroïdienne d'essaimage au cours de la méningite tuberculeuse.

Boudin (loi de). Antagonisme de la tuberculose et du paludisme.

boue calcique rénale (syndrome de la). (Fresnais, 1937; Howell, 1960). Syndrome rare, caractérisé anatomiquement par la présence, dans un kyste pyélogénique du rein, ou dans la cavité d'une hydronéphrose, d'une substance liquide amorphe tenant en suspension des cristaux de sels de calcium. Cette anomalie est cliniquement latente; elle est découverte par la radiographie (simple ou l'urographie) qui montre une opacité peu dense, arrondie, à contours flous et mobiles avec les changements de position du sujet.

Bougainville (rhumatisme de). V. *polyarthrite aiguë épidémique tropicale.*

bougie, *s. f.* 1° Instrument formé par une tige mince et cylindrique, flexible ou rigide, que l'on introduit dans l'urètre ou dans un autre canal naturel, pour l'explorer ou le dilater. V. *Béniqué (bougie de).* — 2° Préparation médicamenteuse en forme de mince cylindre, destinée à être introduite dans l'urètre. — 3° Autrefois, unité d'intensité lumineuse, qui donnait à peu près le même éclairage qu'une bougie ordinaire du commerce; elle est remplacée par la candela (v. ce terme) ou *bougie nouvelle.*

bougirage, *s. m.* Cathétérisme pratiqué à l'aide d'une bougie; se dit surtout en parlant de l'introduction d'une bougie dans la trompe d'Eustache.

Bouillaud (lois de) (1836-1840). 1° Dans le rhumatisme articulaire aigu, violent, généralisé, la *coïncidence* d'une endocardite, d'une péricardite, ou d'une endopéricardite est la *règle* et la non-coïncidence l'exception. — 2° Dans le rhumatisme articulaire aigu, léger, partiel, apyrétique, la *non-coïncidence* d'une endocardite, d'une péricardite ou d'une endopéricardite est la *règle,* et la coïncidence l'exception. Ces lois ont été désignées par B. sous le nom de *lois de coïncidence.*

Bouillaud (maladie de) (1836). Syn. *rhumatisme articulaire aigu, fièvre rhumatismale, polyarthrite aiguë fébrile.* Maladie de l'enfance et de l'adolescence, fébrile, survenant à la suite d'une angine et caractérisée par une polyarthrite douloureuse et mobile, des sueurs, des manifestations viscérales, surtout cardiaques, qui en font toute la gravité, et une tendance aux rechutes. Le streptocoque A hémolytique joue un rôle essentiel dans sa pathogénie. V. *antistreptolysine O.*

bouillon de culture. Bouillon préparé avec de la viande, stérilisé et destiné à la culture des microbes.

Bouilly (opération de). Opération comportant une colpo-périnéorraphie postérieure, une colporraphie antérieure et une amputation haute du col de l'utérus; elle est pratiquée dans le prolapsus utérin accompagné d'allongement hypertrophique du col.

boule hystérique. Syn. *globe hystérique.* Sensation éprouvée très souvent par les hystériques au début de l'attaque; il leur semble qu'un corps rond remonte de l'épigastre au larynx, s'arrête et les étouffe.

boule d'œdème. Infiltration localisée de forme globulaire, succédant à l'injection d'un liquide quelconque dans le derme ou l'hypoderme. La rapidité de sa résorption dépend de l'état de la circulation. V. *Aldrich et Mac Clure (épreuve d').*

Bouley-Charcot (syndrome de). V. *claudication intermittente ischémique.*

boulimie, *s. f.* (βοῦ, part. augmentative; λιμός, faim). Syn. *hyperorexie, polyorexie.* Sensation de faim excessive et besoin d'absorber une grande quantité d'aliments; ce symptôme se rencontre le plus souvent dans les affections du système nerveux.

Bourassa et Judkins (technique de). Procédé de coronarographie sélective (v. ce terme) dans lequel la sonde est introduite par ponction percutanée dans l'artère fémorale.

bourbillon, *s. m.* (de *bourbe,* à cause de l'apparence). Masse filamenteuse blanchâtre, formée par les éléments sphacélés du derme, qui s'éliminent après l'ouverture d'un furoncle.

bourbouille, *s. f.* V. *lichen tropicus.*

bourdonnet, *s. m.* Autrefois, petit rouleau de charpie, de la taille d'une noix, destiné à absorber le pus dans une plaie profonde. — Aujourd'hui, petit rouleau de compresses stériles placé sur une suture chirurgicale lorsque l'on veut obtenir une hémostase du tissu cellulaire par compression. Il est maintenu en place par une série de points profonds noués sur lui (suture sur bourdonnet).

bourgeonnement d'une plaie. Production de bourgeons charnus à la surface d'une plaie.

Bourguignon (loi de) (1923) (physiologie). « Tous les muscles synergiques d'un même mouvement forment un groupe homogène caractérisé par la même chronaxie » (A. Strohl et A. Djourno).

Bourneville (phacomatose de ou sclérose tubéreuse de). V. *sclérose tubéreuse du cerveau.*

Bourneville et Brissaud (maladie de). V. *sclérose tubéreuse du cerveau.*

boussarole, *s. f.* V. *pinta.*

bouton d'Alep. V. *bouton d'Orient.*

bouton d'Amboine. V. *verruga.*

bouton de Bahia. V. *pian-bois.*

bouton de Biskra, de Delhi, de Gafsa. V. *bouton d'Orient.*

bouton de chemise (abcès en). V. *abcès.*

bouton diaphragmatique (Guéneau de Mussy). Point « situé assez exactement à l'intersection de deux lignes dont l'une continuerait la partie osseuse de la dixième côte et dont l'autre prolongerait le bord externe du sternum » (G. de Mussy). Dans la pleurésie diaphragmatique la pression de ce point détermine une vive douleur.

bouton d'huile. V. *élaioconiose.*

bouton de Murphy. V. *Murphy (bouton de).*

bouton du Nil. V. *bouton d'Orient.*

bouton d'Orient (Villemin, 1854). Syn. *b. d'Alep, b. de Biskra, b. d'un an, b. du Nil, b. de Delhi, b. de Gafsa, b. des pays chauds, b. des Zibans, chancre du Sahara, mal des dattes.* Maladie contagieuse, endémique dans les pays dont elle porte les noms, caractérisée par l'apparition, sur les parties découvertes, d'une ou de plusieurs saillies papuleuses, rouges, à base infiltrée, aboutissant à une ulcération qui laisse suinter une sérosité louche. Le *b. d'Or.* est déterminé par un protozoaire, *Leishmania tropica,* découvert par J.-H. Wright en 1903 et transmis par *Phlebotomus papatasi.*

boutons des pays chauds, d'un an, des Zibans. V. *bouton d'Orient.*

Bouveret (maladie de). V. *tachycardie paroxystique.*

Bouveret (signes de). 1° V. *tension intermittente de l'épigastre.* — 2° Signe de sténose médiogastrique : brusque rejet de liquide sale, chargé de particules alimentaires, survenant au cours ou après un lavage d'estomac, alors que le liquide revenait clair jusque-là. — 3° Signe d'occlusion du gros intestin : le cæcum est dilaté et la fosse iliaque droite est le siège d'un clapotement à timbre amphorique; ce signe est absent dans l'occlusion de l'intestin grêle.

bovarysme, *s. m.* (Madame Bovary : Flaubert). « Cas des jeunes femmes insatisfaites, qu'un mélange de vanité, d'imagination et d'ambition portent à des aspirations au-dessus de leur condition, surtout dans le domaine sentimental » (A. Porot).

Bowen (maladie de) (1912). Variété intra-épidermique d'épithélioma évoluant lentement sous forme de plaques arrondies bistres ou roses, parfois recouvertes de squames ou de croûtes, et s'étendant plus en surface qu'en profondeur. Au bout de longues années cependant l'évolution maligne se précipite. Bowen l'avait décrite comme une dyskératose précancéreuse. — *m. de Bowen des muqueuses.* V. *érythroplasie.*

Bowman (théorie de) (1842). Théorie, abandonnée, de la sécrétion rénale suivant laquelle l'eau et probablement les sels sont éliminés par les glomérules, tandis que l'acide urique et l'urée sont sécrétés par les tubes contournés.

boxeurs (fracture des). Fracture de la base, articulaire (Bennett), ou de la tête (O. Lenoir) du premier métacarpien.

Boyd et Stearns (syndrome de). Syndrome rare observé chez l'enfant en bas âge, associant un retard de croissance avec rachitisme, d'une part, une acidose tubulaire hypochlorémique d'autre part, avec polyurie, albuminurie et glycosurie intermittente. V. *acidose rénale.*

Boyden (épreuve ou **repas de).** L'ingestion d'un repas composé de 3 jaunes d'œufs et de 3 cuillerées à soupe de crème fraîche provoque la contraction de la vésicule biliaire qui, normalement, se vide de tout son contenu en une heure et quart. L'évacuation de la vésicule, préalablement opacifiée par le tétraïode, est suivie par des radiographies en série.

Boyer (théorie de). Théorie d'après laquelle les kystes synoviaux du poignet seraient de nature néoplasique.

Bozzolo (maladie de). V. *Kahler (maladie de).*

Bozzolo (signe de). Signe se rencontrant dans certains cas d'anévrisme de l'aorte thoracique et consistant en pulsations visibles au niveau des narines.

brachialgie ou mieux **brachionalgie,** *s. f.* (βραχίων, ονος, bras; ἄλγος, douleur). Névralgie du plexus brachial. Comme la sciatique, la *b.* peut être symptomatique ou essentielle avec crises paroxystiques séparées par des intervalles sans douleur.

brachionotomie, *s. f.* (βραχίων, ονος, bras; τέμνειν, couper) (Sakorraphos). Terme correct qui devrait être substitué à *brachiotomie.*

brachiotomie, *s. f.* Désarticulation de l'épaule, chez le fœtus, dans certains cas de dystocie.

Bracht-Wächter (nodules de). Amas lymphocytaires siégeant à l'intérieur des piliers myocardiques dans certaines endocardites aiguës.

brachycardie, *s. f.* (βραχύς, court; καρδία, cœur). V. *bradycardie.*

brachycéphalie, *s. f.* (βραχύς; κεφαλή, tête) (Retzius). Forme du crâne quand il est tronqué en arrière; le plus grande longueur ne dépasse pas de plus de 1/8 sa plus grande largeur. Cette forme caractérise certaines races humaines. — Terme désignant également une variété de craniosténose due à la soudure précoce des deux sutures coronales.

brachydactylie, *s. f.* (βραχύς; δάκτυλος, doigt). Malformation des doigts qui n'ont pas leur longueur normale; elle est héréditaire, transmise selon le mode dominant.

brachy-dolichotypique (rapport) (βραχύς, court; δολιχός, allongé; τύπος, forme) (morphologie). Rapport crânien entre le diamètre fronto-occipital, multiplié par 100, et la somme des diamètres bi-pariétal et apico-auriculaire divisée par 2.

brachygnathie, s. f. (βραχύς; γνάθος, mâchoire). Brièveté d'une ou des deux mâchoires.

brachymélie, s. f. (βραχύς; μέλος, membre). V. micromélie.

brachymésophalangie, s. f. Brièveté de la 2ᵉ phalange des doigts.

brachymétacarpie, s. f. (βραχύς; métacarpe). Brièveté anormale des métacarpiens.

brachymétatarsie, s. f. Brièveté anormale des métatarsiens.

brachymétropie, s. f. (βραχύς; μέτρον, mesure; ὄψ, œil). Nom donné par Donders à l'état de l'œil dans lequel l'image de l'objet supposé à l'infini se forme en avant de la rétine, et qui a pour résultat la myopie.

brachymorphe, adj. (βραχύς; μορφή, forme). Syn. brachytypique. Dont la forme est peu élevée, large et épaisse, trapue, ramassée.

brachymyomie, s. f. (βραχύς; μῦς, muscle) (Mme Nageotte-Wilbouchewitch, 1930). Syn. raideur juvénile (Mme N. W., 1905). Syndrome caractérisé par une raideur des 4 membres avec limitation anormale des mouvements due à la brièveté des muscles, se manifestant dès l'âge de 6 ou 7 ans.

brachy-œsophage, s. m. (M. Lelong, 1939). Malformation congénitale de l'œsophage caractérisée par sa brièveté anormale et la présence dans le thorax d'une partie de l'estomac qui n'a pu achever sa descente. Elle peut rester latente et n'être révélée que par l'examen radiologique. Elle est parfois la cause de vomissements et de régurgitations et même d'hématémèses. Ces troubles disparaissent avec l'âge. — Il existe des b. acquis, l'estomac étant attiré dans le thorax par un œsophage porteur de cicatrices rétractiles ou atteint d'œsophagite peptique due à une hernie hiatale par glissement, et des b. fonctionnels, l'ascension de l'estomac étant provoquée par un spasme.

brachyphalangie, s. f. (βραχύς; phalange). Brièveté anormale des phalanges.

brachypnée, s. f. (βραχύς; πνοιή, respiration). Respiration courte et lente.

brachyskélie, s. f. (βραχύς; σκέλος, jambe) (Manouvrier). Syn. microskélie. Développement insuffisant des membres inférieurs, coïncidant ordinairement avec un allongement exagéré des membres supérieurs.

brachysyndactylie, s. f. Malformation des doigts anormalement courts et soudés entre eux.

brachytypique, adj. (βραχύς; τύπος, forme). V. brachymorphe.

bradyarthrie, s. f. (βραδύς, lent; ἄρθρον, articulation). Syn. bradylalie. Parole scandée, monotone et lente.

bradyarythmie, s. f. Arythmie dans laquelle à des séries très lentes de contractions cardiaques succèdent des séries un peu plus rapides, mais d'un rythme toujours ralenti.

bradycardie, s. f. (βραδύς; καρδία, cœur). Syn. brachycardie. Ralentissement des battements du cœur. On admet qu'il y a b. quand le nombre des contractions est inférieur à soixante par minute. La b. peut être physiologique ou pathologique. Dans ce dernier cas, elle est totale, sinusale, ou nodale, ou due à un bloc auriculo-ventriculaire (pouls lent permanent).

bradycinésie ou **bradykinésie,** s. f. (βραδύς; κίνησις,[1] mouvement). 1º (Cruchet). Lenteur des mouvements volontaires que l'on observe dans certains syndromes post-encéphalitiques. — 2º (P. Marie et G. Lévy). Syn. de myorythmie (v. ce terme).

bradydiastolie, s. f. (βραδύς; διαστολή, diastole). Prolongement considérable de la pause diastolique, phénomène opposé à celui de l'embryocardie.

bradyesthésie, s. f. (βραδύς; αἴσθησις, sensibilité). Lenteur dans la perception des sensations.

bradykinésie, s. f. V. *bradycinésie.*

bradykinine, s. f. (βραδύς, lent; kinine). (La *b.* contracte l'iléon isolé du cobaye, comme l'histamine, mais plus *lentement*) (Rocha e Silva, 1949). Polypeptide composé de 9 acides aminés (nonapeptide), formé dans le plasma sanguin à partir d'un précurseur, le bradykininogène (une des α₂-globulines plasmatiques) sous l'influence de la kallikréine. Ses effets sont analogues à ceux des autres kinines. V. *hormone-kinine.*

bradykininogène, s. m. (bradykinine; γεννᾶν, engendrer). V. *bradykinine.*

bradykinolytique, adj. (bradykinine; λυτικός, qui dissout). Qui détruit la bradykinine (v. ce terme).

bradylalie, s. f. (βραδύς; λαλεῖν, parler). V. *bradyarthrie.*

bradylogie, s. f. (βραδύς; λόγος, discours) (Kussmaul, 1876). Langage coupé de temps d'arrêt.

bradypepsie, s. f. (βραδύς; πέψις, coction, digestion). Digestion lente.

bradyphagie, s. f. (βραδύς; φαγεῖν, manger). Action de manger lentement.

bradyphasie, s. f. (βραδύς; φάσις, parole). Lenteur de la prononciation des mots.

bradyphémie, s. f. (βραδύς; φημί, je parle). Lenteur de la parole.

bradyphrénie, s. f. (βραδύς, lent; φρήν, esprit) (Naville). Ralentissement des réactions psychiques. V. *bradypsychie.*

bradypnée, s. f. (βραδύς; πνοιή, respiration). Respiration lente.

bradypsychie, s. f. (βραδύς; ψυχή, intelligence). Syn. *viscosité psychique.* Ralentissement du processus psychique avec appauvrissement de la parole et inaptitude au travail, se rencontrant dans certaines formes d'encéphalite.

bradyrythmie ventriculaire. Ralentissement du rythme ventriculaire (pouls lent permanent).

bradysinusie, s. f. (cardiologie). Variété exceptionnelle de dissociation auriculo-ventriculaire complète dans laquelle les oreillettes battent plus lentement que les ventricules.

bradysphygmie, s. f. (βραδύς; σφυγμός, pouls). Ralentissement du pouls, dû soit au ralentissement des battements du cœur, soit à la production d'extra-systoles qui ne se manifestent pas à la radiale.

bradytéliose, s. f. (βραδύς lent; τελείωσις, achèvement) (J. Decourt). Retard simple de croissance avec puberté différée.

bradytrophie, s. f. (βραδύς; τροφή, nourriture) (Landouzy). Syn. *diathèse bradytrophique.* Ralentissement de la nutrition. Ce trouble nutritif tient sous sa dépendance les maladies du groupe arthritique : lithiases rénale et biliaire, obésité, diabète, asthme, goutte, rhumatisme articulaire aigu ou chronique, hémorroïdes, certains eczémas et certaines névralgies.

brai (maladie du). Maladie professionnelle due à la manipulation du brai, ou résidu solide de la distillation du goudron, employé dans la fabrication des briquettes. Elle se manifeste par des symptômes irritatifs aigus, picotements et brûlures au visage, de l'acné dite goudronneuse, des accidents cutanés chroniques, troubles pigmentaires, hyperkératose aboutissant parfois au cancer. Les poussières de brai agissent par leur action vulnérante et par leur teneur en arsenic.

braidisme, s. m. Terme par lequel on désigne parfois l'*hypnotisme* du nom de Braid qui le premier publia, en 1841, un travail dans lequel il cherchait à appliquer l'hypnotisme au traitement des maladies.

Brailsford (maladie de). V. *Morquio (maladies de),* 2°.

branchiome, s. m. (branchie). Syn. *enclavome* (Chevassu). Nom proposé pour désigner les tumeurs mixtes du cou d'évolution très rapidement mortelle (*br. parotidien* et *br. carotidien*), développées, pour les classiques, aux dépens des restes embryonnaires inclus lors de la régression des arcs branchiaux. La prolifération abondante de leurs éléments épithéliaux permet de les ranger parmi les tumeurs malignes; d'où le nom de *br. malin* (Veau, 1900) ou *épithélioma branchial*.

Brand (méthode de) (1861). Méthode de traitement de la fièvre typhoïde, qui consistait dans l'emploi systématique et exclusif des bains froids. Une des premières applications de la réfrigération au traitement des maladies hautement fébriles.

Brand (réaction de). Réaction permettant de dépister les maladies enzymatiques dues à une perturbation du métabolisme des acides aminés (amino-acidopathies). La présence d'acides aminés soufrés (cystine, homocystine) dans l'urine est décelée par la couleur rouge que prend celle-ci après addition de solution de cyanure de soude, puis de quelques gouttes d'une solution de nitroprussiate de soude.

Branham (phénomène de). L'occlusion d'un anévrisme artério-veineux élève la pression artérielle, ralentit le cœur et diminue le débit systolique : elle supprime ainsi les conséquences cardiovasculaires de la fistule artério-veineuse.

Braquehaye (théorie de) (1894). Théorie destinée à expliquer le mécanisme des lésions de l'encéphale dans les traumatismes crâniens : 1° la contusion directe au niveau du trauma serait due au choc de la paroi contre le cerveau; 2° la contusion indirecte serait due au choc du cerveau lancé contre la paroi opposée ou contre la base du crâne et au choc du liquide céphalorachidien.

bras tendus (épreuve des). Manœuvre destinée à mettre en évidence un trouble de l'équilibre; le malade étant assis, les yeux fermés, les bras étendus en avant avec le pouce en haut, les bras se déplacent horizontalement vers le côté de la lésion vestibulaire.

Brasdor (méthode de). Traitement abandonné de l'anévrisme artériel circonscrit par ligature immédiatement au-dessous du sac.

Bräuer (opération de) (1901). Syn. *thoracectomie antérieure* ou *précor-*

diale. Opération libératrice pratiquée en cas de symphyse péricardique. Elle consiste dans la résection extra-périostée des 2e, 3e et 4e côtes au-devant du cœur et la suppression des adhérences du péricarde à la paroi thoracique. Elle n'est plus guère employée.

Brauer (type). V. *kératodermie symétrique des extrémités.*

bravaisienne ou **bravais-jacksonienne (épilepsie)** (Bravais, 1827; Hughlings Jackson, 1863). Syn. *épilepsie jacksonienne* (Charcot) ou *corticale partielle*. Épilepsie partielle motrice, à début conscient, caractérisée par des secousses localisées à un groupe musculaire brachial, facial ou crural, et qui peuvent s'étendre à toute la moitié du corps; une généralisation et une perte de connaissance peuvent survenir, mais toujours secondairement. Cette *é.* est due à l'irritation d'une zone corticale située dans la circonvolution frontale ascendante du côté opposé à l'épilepsie.

Braxton-Hicks (méthode ou **manœuvre de)** (1864). Version bimanuelle ou bipolaire appliquée au traitement des hémorragies par insertion vicieuse du placenta.

brayer, s. m. (*braier*, en vieux français, ceinture destinée à soutenir les braies ou caleçon, du latin *braca*) (terme peu usité). Bandage herniaire.

bredouillement, s. m. (anc. fr. *bredir*, hennir). Vice de prononciation qui consiste à précipiter les mots les uns à la suite des autres sans les espacer, de sorte que la dernière syllabe de l'un se confond souvent avec la première du suivant.

bregma, s. m. (βρέγμα, sommet de la tête, de βρέχειν, humecter, à cause de la fontanelle : Littré). Région du crâne située au point de rencontre des sutures sagittale et coronale, occupée chez le fœtus et le nouveau-né par la fontanelle antérieure.

Bremer (signe ou **réaction de).** Signe fourni par l'examen du sang chez les diabétiques. Les hématies qui, à l'état normal, prennent les couleurs acides, se colorent, au contraire, par les couleurs basiques.

Brenner (tumeur de). V. *oophorome.*

bréphoplastie, *s. f.* (May, 1934) ou **bréphoplastique (greffe)** (βρέφος embryon; πλάσσειν, former). Transplantation de tissus d'embryons ou de nouveau-nés chez des animaux jeunes ou adultes de même espèce.

bréviligne, *adj.* (*brevis,* court; *linea,* ligne) (R. Baron) (morphologie). Se dit d'un type d'individu caractérisé par la brièveté des membres et la longueur du tronc.

Bridges et Good (syndrome de). V. *granulomatose septique progressive.*

bridou, *s. m.* (patois limousin). V. *perlèche.*

Bright (mal de) ou **brightisme,** *s. m.* Maladie décrite par Bright (1827), caractérisée cliniquement par des hydropisies multiples et persistantes, de l'albuminurie, et anatomiquement par une lésion des reins. Depuis, ce mot est devenu synonyme de *glomérulonéphrite chronique* (v. ce terme).

Brill (anémie de). V. *Lederer-Brill (anémie de).*

Brill (maladie de) (1910). Typhus d'allure bénigne observé dans les villes de l'est des Etats-Unis. C'est une variété atténuée du typhus historique.

Brill-Symmers ou **Brill-Pfister-Symmers (maladie de)** (Brill, 1925; Symmers, 1927-48). Syn. *centro-folliculose géante, histiocytose centro-folliculaire, lymphoblastome giganto-folliculaire, lymphome folliculaire* ou *giganto-folliculaire, maladie de Symmers.* Affection caractérisée cliniquement par une hypertrophie plus ou moins généralisée des ganglions lymphatiques, accompagnée parfois de splénomégalie; anatomiquement, par la dissémination dans la corticale et la médullaire des ganglions de follicules lymphoïdes gigantesques à centre germinatif énorme. Traitée par radio- ou corticothérapie, la maladie régresse rapidement; sinon elle peut se transformer en sarcome, ou

même en maladie de Hodgkin ou en leucémie lymphoïde.

brillance, *s. f.* Syn. préférable : *luminance.* Eclat d'une source lumineuse. En optique, la *b.* d'une surface considérée comme source lumineuse est le rapport de l'intensité lumineuse qu'elle émet dans une direction donnée à son aire projetée sur un plan perpendiculaire à cette direction. Elle s'exprime en *nit* (candela/m²) ou en *stilb* (*sb*) (candela/cm²). 1 stilb = 10^4 nits.

Brindeau et Hinglais (méthode de). Procédé de diagnostic biologique de la grossesse. C'est une variante quantitative de la réaction de Friedmann-Brouha (v. ce terme) dans laquelle on détermine la quantité d'urine ou de sérum capable de déclencher la réaction liminaire des ovaires de la lapine, c'est-à-dire l'apparition d'un seul follicule hémorragique sur un seul ovaire : elle permet de distinguer les cas de grossesse normale, de rétention de fœtus mort et de môle hydatiforme.

Brinton (maladie de). V. *linite plastique.*

Briquet (gangrène de). Syn. *gangrène des extrémités bronchiques dilatées.* Variété de gangrène des bronches associée à la bronchectasie. La dilatation bronchique est une cause de gangrène, et la gangrène, de son côté, en détruisant les tissus, produit, elle aussi, de la dilatation bronchique.

Briquet (syndrome de). Paralysie diaphragmatique d'origine hystérique.

Brissaud (infantilisme type). V. *infantilisme type Brissaud.*

Brissaud (névralgie de). V. *névralgisme facial.*

Brissaud-Marie (syndrome de). Syn. *diplégie faciale familiale.* Paralysie faciale congénitale et bilatérale par aplasie du noyau du facial.

Brissaud et Sicard (syndrome de). Syn. *hémispasme facial alterne.* Hémispasme facial associé à des troubles de la motilité des membres du côté opposé, dû probablement à une lésion de la partie inférieure de la protubérance du côté du spasme facial.

Broadbent (signe de). Dépression systolique de la région postérieure gauche du thorax au niveau des insertions postérieures du diaphragme. Ce signe se rencontre dans la symphyse cardiaque.

Broca (aphasie de). V. *aphasie de Broca*.

Broca (formule de). Un adulte normal pèse autant de kilogrammes qu'il mesure de centimètres au-dessus du mètre.

Broca (gouttière de). Appareil plâtré en forme de gouttière destiné à immobiliser l'avant-bras en flexion aiguë sur le bras, dans les fractures de l'extrémité inférieure de l'humérus.

broches de Kirschner et de Steinmann. V. *Kirschner (méthode de)* et *Steinmann (broche de)*.

Brock (opération de) (R. C. Brock, de Londres, 1948). Syn. *valvulotomie pulmonaire*. Section du rétrécissement en dôme de l'orifice de l'artère pulmonaire, isolé ou associé à d'autres malformations cardiaques (trilogie de Fallot), à l'aide d'un valvulotome lancéolé introduit à travers la paroi du ventricule droit. La valvulotomie pulmonaire est actuellement effectuée sous circulation extra-corporelle.

Brock (signe de). Raideur de la nuque non accompagnée de signe de Kernig. Signe observé dans les abcès du cervelet.

Brock (syndrome de). V. *lobe moyen (syndrome du)*.

Brocq (maladie de). V. *parapsoriasis en plaques*.

Brocq et R. Dulot (appareil de P.). Instrument destiné à pratiquer l'enchevillement du col fémoral. V. *Delbet (méthodes de P.)*, 2º.

Brodie (abcès de). Variété d'ostéite chronique à pyogènes caractérisée par la présence d'un abcès au centre de l'os, limité par de l'os dense, et ne contenant que rarement un séquestre.

Brodie (maladies de). 1º (1837).

V. *coxalgie hystérique*. — 2º V. *cystosarcome phyllode*.

Brodie-Trendelenburg (épreuve de). V. *Trendelenburg (manœuvre, procédé ou signe de)*.

bromatologie, s. f. (βρῶμα, ατος, aliment; λόγος, discours). Traité des aliments. Etude d'une substance considérée au point de vue alimentaire.

bromesulfonephtaléine (B. S. P.) (test de la) (Rosenthal et White, 1925). Syn. *épreuve à la sulfobromophtaléine*. Epreuve destinée à explorer la fonction excrétrice du foie. On injecte dans une veine un colorant, la bromesulfonephtaléine, qui est éliminée par la bile et on mesure la vitesse avec laquelle elle disparaît du sang circulant. Classiquement on injecte 150 mg par m² de surface corporelle; normalement, au bout de 15 minutes, le taux sanguin doit être inférieur à 25 % et, après 45 minutes, inférieur à 5 %. — La capacité d'épuration plasmatique (v. *clairance*) du parenchyme hépatique peut être mieux précisée (Lewis, 1948) par l'étude de la clairance relative ou fractionnelle de la B.S.P., c'est-à-dire du pourcentage du volume plasmatique épuré du colorant en une minute. Cette clairance est calculée après injection intraveineuse de 5 mg de B.S.P. par kg et au moyen de prélèvements sanguins pratiqués toutes les 5 minutes pendant 30 minutes. Chez le sujet normal, elle est de 14,5 ± 3,5 % (R. Fauvert, 1958); elle est diminuée au cours de l'insuffisance hépatique.

bromhidrose ou **bromidrose,** s. f. (βρῶμος, puanteur; ἱδρώς, sueur). Syn. *osmidrose*. Affection caractérisée par la sécrétion en plus ou moins grande abondance d'une sueur d'odeur désagréable. Elle est généralisée ou localisée (aisselle, plante des pieds).

bromide, s. f. V. *bromodermie*. — *b. végétante du nourrisson*. V. *granulome glutéal infantile*.

bromisme, s. m. Accidents toxiques provoqués par le brome et ses composés, en particulier par le bromure de potassium. Leur administration prolongée peut déterminer le *b. chronique*, caractérisé par de la dyspepsie, de la bronchite et des éruptions cutanées; leur ingestion à trop forte dose provoque le *b. aigu*, caractérisé par de la céphalalgie, des troubles cérébraux et de l'hypothermie.

bromocriptine, s. f. Substance dérivée de l'ergot de seigle et dont les effets sont semblables à ceux de la dopamine (v. ce terme). Elle est utilisée pour arrêter la sécrétion lactée; elle pourrait remédier à certains cas de stérilité.

bromodermie, s. f. Syn. *bromide.* Nom donné à l'ensemble des accidents cutanés (prurit, érythème et inflammations diverses) causés par le brome et ses composés. V. *halogénide.*

bronchectasiant, adj. Qui produit la dilatation des bronches. — *abcès pulmonaire b., sclérose pulmonaire b.*

bronchectasie, s. f. (βρόγχος, bronche; ἔκτασις, dilatation) ou **bronchiectasie,** s. f. (βρόγχιον, bronche; ἔκτασις). Dilatation des bronches. V. ce terme.

bronchectasie avec malformations œsophago-trachéale et vertébro-costale (syndrome de) (R. Turpin, 1949-56). Syndrome associant un méga-œsophage, une fistule trachéo-œsophagienne, un diverticule de la trachée, des bronchectasies, des anomalies vertébro-costales, une situation anormale du canal thoracique et un retard global du développement corporel et mental. Son origine est inconnue; il semble relever d'un trouble du développement pendant la vie embryonnaire.

bronchectasique, adj. Qui se rapporte à la dilatation des bronches, ou qui est provoqué par elle. — *syndrome b.* — *abcès b.* Abcès du poumon coexistant avec une dilatation des bronches, les deux lésions, pulmonaire et bronchique, apparaissant et se développant parallèlement.

bronchio-alvéolite, s. f. Inflamma-

tion simultanée des dernières ramifications bronchiques et des alvéoles adjacents.

bronchiolite, s. f. Inflammation des dernières ramifications bronchiques (bronchioles).

bronchiolite oblitérante (Lange, 1901). Affection rare de l'enfant et de l'adulte jeune, caractérisée anatomiquement par des lésions distales et irrégulières des bronchioles : un tissu de granulations se développe et comble plus ou moins la lumière bronchiolaire; il se transforme en fibrose bientôt cicatricielle et oblitérante; cliniquement par une évolution en 3 phases, d'installation fébrile, de rémission, puis de reprise où apparaît une grande insuffisance respiratoire mortelle en quelques mois. Peut-être existe-t-il des formes atténuées et prolongées, mal identifiées faute de critère anatomique. La cause de cette maladie est mal connue : inhalation de toxiques, infection bactérienne ou surtout virale (grippe, rougeole).

bronchiolyse, s. f. Lésion destructrice des parois des bronches. — *b. ectasiante.* Lésions des parois bronchiques à la suite de suppurations prolongées entraînant la dilatation des bronches.

bronchiome polymorphe. V. *épistome bronchique.*

bronchique (râle). V. *sonores (râles).* — *bronchique humide (râle).* V. *sous-crépitant (râle).*

bronchite, s. f. Syn. *trachéo-bronchite, rhume de poitrine.* Inflammation de la muqueuse des bronches.

bronchite capillaire. Syn. *catarrhe suffocant* (Laënnec). Inflammation aiguë de la muqueuse des dernières ramifications bronchiques.

bronchite chronique obstructive. Variété de bronchite chronique caractérisée par l'existence de toux et d'expectoration durant plusieurs mois de l'année, et évoluant pendant plus de trois ans. La sténose inflammatoire ou fibreuse des bronchioles lobulaires ou terminales provoque une réduction importante de la ventilation pulmonaire, sans atteinte du réseau capillaire. La maladie peut évoluer vers l'emphysème pulmonaire centrolobulaire ou irrégulier, et vers l'insuffisance respiratoire (v. ces différents termes).

bronchite sanglante. V. *spirochétose broncho-pulmonaire.*

broncho-aspiration, *s. f.* Syn. *drainage bronchoscopique.* Procédé thérapeutique utilisé dans les suppurations bronchiques et pulmonaires et qui consiste, après mise en place d'un bronchoscope, à aspirer les sécrétions bronchiques.

bronchobiopsie, *s. f.* Biopsie de la muqueuse bronchique effectuée au cours d'une bronchoscopie.

bronchocèle, *s. f.* (βρόγχος, bronche; κήλη, hernie). 1° Dilatation bronchique localisée, pleine de pus (bronchopyocèle) ou de mucus (bronchomucocèle), située en amont d'une sténose d'origine tuberculeuse ou cancéreuse. — 2° Tumeur gazeuse du cou en connexion avec une bronche.

bronchoconstrictif, ive, *adj.* ou **bronchoconstricteur, trice,** *adj.* Se dit d'une substance qui a la propriété de contracter les bronches.

bronchoconstriction, *s. f.* Contraction des bronches.

bronchodilatateur, trice, *adj.* Se dit d'une substance qui a la propriété de dilater les bronches.

bronchodilatation, *s. f.* Dilatation des bronches.

broncho-émollient, *adj.* et *s. m.* (βρόγχος; emollire, ramollir). Qui provoque le relâchement de la musculature des bronches.

broncho-emphysème, *s. m.* Affection fréquente de l'appareil respiratoire caractérisée au début par une bronchite avec bronchiolite et bronchorrhée. L'obstruction des bronchioles entraîne un emphysème pulmonaire qui se complique de poussées d'alvéolite, d'altération des parois thoraciques et du diaphragme, et aboutit à l'insuffisance respiratoire grave avec anoxie et souvent insuffisance cardiaque droite.

bronchogène, *adj.* ou **bronchogénique,** *adj* (βρόγχος; γένης, qui est engendré). D'origine bronchique. — *kyste b.*

bronchogramme, *s. m.* (βρόγχος; γράμμα, écrit). Image obtenue par la bronchographie.

bronchographie, *s. f.* (βρόγχος; γραφή, écriture). Examen radiographique d'une partie de l'arbre bronchique injectée préalablement avec un liquide opaque aux rayons X.

broncholithe, *s. m.* (βρόγχος; λίθος, pierre). Calcul des bronches.

broncholithiase ou **broncholithie,** *s. f.* (βρόγχος; λίθος, pierre). Syn. *lithiase bronchique.* Production de calculs dans les bronches.

bronchomucocèle, *s. f.* (βρόγχος; *mucus*; κήλη, hernie). V. *bronchocèle.*

bronchomycose, *s. f.* (βρόγχος; μύκης, champignon). Inflammation des bronches provoquée par des champignons.

bronchopathie, *s. f.* (βρόγχος; πάθος, souffrance). Nom générique de toutes les affections des bronches.

bronchophonie, *s. f.* (βρόγχος; φωνή, voix). Syn. *voix bronchique* ou *tubaire.* Signe fourni par l'auscultation, et consistant en une forte résonance de la voix dans l'intérieur de la poitrine. — *br. aphone* (d'Espine). V. *Espine (signe de d').*

bronchoplégie, *s. f.* (βρόγχος; πλήσσειν, frapper). Paralysie des bronches.

broncho-pneumonie, *s. f.* (Seifert, 1838). Syn. *pneumonie lobulaire, pneumonie catarrhale.* Affection caractérisée anatomiquement par l'inflammation du parenchyme pulmonaire et des bronches. Elle est, en général, secondaire soit à une affection des voies respiratoires, soit à une maladie générale. Sa cause est un micro-organisme de nature variable. — *b. p. tuberculeuse.* V. *phtisie galopante.*

bronchopneumopathie, *s. f.* (βρόγχος; πνεύμων, poumon; πάθος, souffrance). Nom générique de toutes les affections atteignant à la fois les bronches et les poumons.

bronchopneumopathie obstructive. Nom donné à un groupe de maladies des bronches et des poumons caractérisées par une gêne, inspiratoire et plus souvent expiratoire, au passage de l'air dans les voies aériennes. Cette gêne est due à une sténose, permanente ou passagère, des bronchioles. Ce groupe comprend la bronchite chronique obstructive, l'asthme et l'emphysème. V. *insuffisance respiratoire.*

bronchopneumopathie de type viral. Syn. *pneumonie atypique* (Reimann, 1938), *pneumopathie atypique* ou *virale* ou *à virus*, *virose pulmonaire.* Terme désignant un ensemble de manifestations pulmonaires, survenant en général de façon épidémique, chez l'adulte jeune, et dues à des virus, à des mycoplasmes ou à des rickettsies. La *b.* « de type viral » débute, selon le germe en cause, brutalement ou progressivement par un syndrome infectieux plus ou moins grave. Elle est remarquable par la diffusion et la discrétion des râles bronchiques ou sous-crépitants, l'importance et le caractère souvent périhilaire des ombres radiologiques (pneumonie hilifuge de Glanzmann) et une profonde asthénie. Le plus souvent l'évolution se fait vers la guérison, lentement, en 2 ou 3 semaines. Cette *b.* peut être due : 1° à des *virus à localisation pulmonaire élective* (virus de la grippe ou myxovirus influenzæ type A, B ou C, adénovirus, virus respiratoire syncytial, myxovirus para-influenzæ) ; 2° à des *virus accessoirement pneumotropes* (de la rougeole, de la varicelle, du zona, de la maladie des inclusions cytoméga-liques, des oreillons ; à des entérovirus : *v.* de la polyomyélite, *v.* Coxsackie, *v.* Echo ; aux *v.* de la variole, de l'hépatite, de la choriomningite lymphocytaire, de la lymphocytose infectieuse aiguë de Carl Smith) ; 3° à des *mycoplasmes* (le *mycoplasma pneumoniae* est l'agent de la plupart des *b. de type viral,* décrites d'abord sous le nom de pneumonie atypique primitive ou maladie d'Eaton : v. ce terme) ; 4° à des *corpuscules du genre Chlamydia,* germes des pneumopathies d'origine aviaire (ornithose, psittacose) ; 5° enfin à des *rickettsies :* les formes pulmonaires de la fièvre Q,

des divers typhus, etc. sont d'ailleurs rares. Il faut noter que la moitié de ces *b.* n'ont pas d'étiologie connue : c'est à elles que l'on réserve actuellement le terme de pneumopathie atypique primitive.

bronchopyocèle, *s. f.* (βρόγχος; πῦον, pus; κήλη, hernie). V. *bronchocèle.*

bronchorragie, *s. f.* (βρόγχος; ῥήγνυμι, je jaillis). Hémorragie des bronches.

bronchorrhée, *s. f.* (βρόγχος; ῥεῖν, couler). Hypersécrétion pathologique du mucus bronchique, s'observant dans les bronchites chroniques.

bronchoscopie, *s. f.* (βρόγχος; σκοπεῖν, examiner) (Killian, 1895). Examen de la cavité des bronches à l'aide d'un tube (bronchoscope) ou d'un fibroscope (v. ce terme) introduit par la bouche. La *b.* permet la biopsie de la muqueuse bronchique, l'extraction des corps étrangers des voies aériennes, le drainage et le traitement de certaines suppurations bronchiques ou pulmonaires.

bronchospasme, *s. m.* Contraction spasmodique des bronches.

broncho-spirochétose, *s. f.* (Castellani, 1905). V. *spirochétose broncho-pulmonaire.*

bronchospirographie, *s. f.* Enregistrement graphique des résultats de la bronchospirométrie.

bronchospirométrie, *s. f.* Examen fonctionnel simultanée de chacun des deux poumons ; l'air du poumon droit et celui du gauche, recueillis séparément par des sondes trachéo-bronchiques, sont amenés à deux spirographes distincts. Normalement le poumon droit assure 55 % de la ventilation totale, et le gauche 45 %.

broncho-sténose, *s. f.* (βρόγχος; στενός, étroit). Diminution de diamètre siégeant en un point quelconque de l'arbre bronchique, déterminant une dyspnée plus ou moins accentuée et du stridor.

bronchotomie, *s. f.* (βρόγχος; τομή, section). Ouverture chirurgicale d'une bronche. — Ce terme a été employé comme synonyme de trachéotomie et de laryngotomie.

broncho-typhus, *s. m.* (Gilbert, 1890). Variété de fièvre typhoïde à localisation presque exclusivement bronchique, décrite surtout chez les enfants.

bronzée (maladie). V. *Addison (maladie d').* — *bronzée hématurique du nouveau-né (maladie).* V. *tubulhématie.*

Brooke (tumeurs de) (1892). Petites tumeurs développées aux dépens des follicules pilo-sébacés ou des glandes sudoripares; elles forment de fines papules blanc-jaunâtre siégeant sur le visage, surtout sur les paupières inférieures. Elles restent longtemps stationnaires mais peuvent se transformer en épithéliomas baso-cellulaires.

Brophy (méthode de) (Chicago, 1900). Mode de traitement des divisions congénitales du palais consistant dans le rapprochement forcé des deux moitiés à l'aide de deux doubles fils d'argent qui traversent les deux maxillaires. Il est abandonné aujourd'hui.

Brouha-Hinglais-Simonnet (réaction de). Syn. *réaction de Fels.* Méthode de diagnostic biologique de la grossesse. On injecte chaque jour, pendant 10 jours, 2/10 de ml d'urine de la femme présumée enceinte à des souriceaux mâles de 7 à 9 g. Le 11ᵉ jour, leur autopsie montre, si la femme est enceinte, une hypertrophie des vésicules séminales, des testicules et de la prostate, provoquée par le prolan urinaire. Cette réaction est aussi très positive en cas de tumeur d'origine placentaire (môle hydatiforme, chorio-épithéliome).

broussaisisme, *s. m.* (Broussais). Théorie médicale d'après laquelle tous les phénomènes morbides, même les phlegmasies chroniques et les tumeurs, ont pour point de départ l'inflammation.

Brown (syndrome de H. W.) (1950). Syn. *syndrome de la gaine du grand oblique.* Rétraction congénitale de la gaine du muscle grand oblique de l'œil; elle simule une paralysie du petit oblique : les mouvements du regard en haut et en dedans sont limités.

Brown-Pearce (épithélioma de). Epithélioma spécial au lapin auquel on l'inocule dans un but expérimental.

Brown-Séquard (méthode de). Méthode de traitement qui consiste, dans le cas d'atrophie ou d'insuffisance fonctionnelle d'un organe, à administrer, comme médicament, ce même organe emprunté à un animal, soit en nature, soit sous forme d'extrait (*opothérapie*). Cette méthode repose sur la notion de la sécrétion interne des glandes démontrée par Brown-Séquard; l'organe sain administré apporte à l'organisme le principe qui lui manque et, de plus, excite la sécrétion glandulaire de l'organe déficient.

Brown-Séquard (syndrome de) (1847). Syn. *hémiparaplégie spinale.* Syndrome dû à une lésion d'une moitié de la moelle et caractérisé par une hémiparaplégie avec hémianesthésie profonde du côté de la lésion, et une hémianesthésie tactile, douloureuse et thermique du côté opposé. A la limite supérieure de la zone paralysée existe, du côté de la lésion et à son niveau, une bande d'anesthésie tactile surmontée d'une bande d'hyperesthésie.

brownien (mouvement) (Brown, 1827). Mouvement oscillatoire de durée indéfinie que présentent toutes les particules de matière dont le diamètre est égal ou inférieur à $4\,\mu$. Ce mouvement est indépendant de la nature du corps et des conditions extérieures. Il est d'autant plus rapide que le corps est plus petit. Il serait un premier degré du mouvement moléculaire qu'imagine la théorie cinétique de la matière.

brownisme, *s. m.* (Brown, médecin écossais du XVIIIᵉ siècle). Doctrine d'après laquelle la vie ne s'entretient que par l'excitabilité; les maladies sont dues à un excès ou à un défaut de cette excitabilité.

Brucella, *s. f.* (Sir David Bruce, qui a découvert, en 1886, le microbe de la mélitococcie). Nom sous lequel on réunit deux microbes, celui de la mélitococcie (*Micrococcus* ou *Brucella melitensis*) et celui de l'avortement épizootique des bovidés (*bacille de Bang* ou *Brucella abortus bovis*) qui, d'après certains auteurs, seraient identiques ; l'avortement épizootique des porcins serait dû à une variété du même bacille (*B. abortus suis*).

brucellose, *s. f.* Nom donné aux deux affections dues aux Brucellas : mélitococcie et avortement épizootique. L'identité de ces deux maladies explique la possibilité de la diffusion de la fièvre ondulante, ou mélitococcie, par l'intermédiaire des bovidés ou des porcins.

Bruck-de Lange (maladie de). V. *Lange (maladie de C. de)*.

Brudzinski (signes de). 1º Syn. *réflexe contro-latéral*. En fléchissant fortement la jambe et la cuisse d'un côté, le malade étant étendu sur le dos, on provoque un mouvement dans l'autre membre, flexion (réflexe identique) ou extension (réflexe réciproque), quand il existe de la méningite spinale. — 2º Syn. *signe de la nuque*. Dans la méningite, la flexion passive de la nuque en avant provoque la flexion des membres inférieurs.

bruit de ... V. au second mot. Ex. : *bruit d'airain*. V. *airain (bruit de)*. — *b. du cœur*. V. *B₁, B₂, B₃, B₄, galop (bruit de), claquement valvulaire*. — *bruit de galop*. V. *galop (bruit de)*, etc.

Brünauer-Fuhs (type). V. *kératodermie symétrique des extrémités*.

Brunings (position de). Position inclinée de la tête destinée à mettre dans un plan vertical le canal semicirculaire dont on veut éprouver l'intégrité par les épreuves de Barany.

Brunn (opération de). Lobectomie pulmonaire ou pneumonectomie en un temps, pratiquée en plèvre libre.

Bruns (ataxie frontale de). V. *ataxie frontale*.

Bruns (maladie de). V. *pneumopaludisme du sommet*.

Brushfield (taches de) (1924). Petites taches blanches ou jaunâtres disposées régulièrement sur le pourtour de l'iris des enfants atteints de mongolisme.

Bruton (maladie de). V. *agammaglobulinémie*.

bruxomanie, *s. f.* (Marie et Pietkiewitz fils, 1907) (terme incorrect). V. *brycomanie*.

Bryant (triangle de). Triangle formé, le sujet étant couché sur le dos, par une ligne verticale abaissée de l'épine iliaque antéro-supérieure au plan du lit, une seconde ligne menée perpendiculairement à celleci par le sommet du grand trochanter et une troisième unissant le grand trochanter à l'épine iliaque antéro-supérieure. Il sert à apprécier les déplacements du grand trochanter dans les fractures ou les luxations de la hanche.

brycomanie, *s. f.* (βρύκω, je grince des dents ; μανία, folie). Manie de grincer des dents.

Bryson (signe de). Défaut d'ampliation du thorax, pendant l'inspiration. Ce signe se rencontre dans le *goitre exophtalmique*.

B.S.P. (test de la). V. *bromesulfonephtaléine (test de la)*.

B.T.P.S. (conditions ou système) (Body Temperature Presure Saturated water vapor). Mode d'expression d'un volume gazeux dans lequel on considère que la température est celle du corps (37°), que la pression est de 760 mm de Hg et que la tension de vapeur d'eau est à saturation.

buba. V. *pian*.

bubon, *s. m.* (βουβών, aine) (Hippocrate). Mot qui a désigné d'abord l'adénite inguinale, puis toutes les tuméfactions ganglionnaires. — Actuellement, on l'applique plutôt aux adénopathies spécifiques. Ex. : *b. de la syphilis, de la chancrelle, de la peste*. — *b. climatique* (Trousseau, 1865), *climatérique* (médecins des pays chauds) ou *poradénique*. V. *Nicolas et Favre (maladie de)*.

bubonocèle, s. f. (βουβών. aine; κήλη, hernie). Syn. *hernie inguino-pubienne.* Nom donné à la hernie qui, après avoir parcouru le trajet inguinal, commence à bomber à travers l'anneau inguinal externe.

Bucaille (méthode ou opération de M.) (1952). Traitement des douleurs irréductibles (telles que celles des cancéreux incurables) par destruction des fibres thalamo-corticales au moyen d'infiltrations procaïniques ou d'électrocoagulation de la substance blanche des deux lobes préfrontaux du cerveau. Cette méthode a été également employée pour traiter les formes graves de recto-colite hémorragique.

buckythérapie, s. f. (G. Bucky, 1922). Emploi thérapeutique des rayons X « limite »; ce sont des rayons mous émis sous un faible voltage (6 à 15 kV) par un tube muni d'une fenêtre en béryllium doublée de mica; leur longueur d'onde est de 1 à 3 angströms. Ils sont presque totalement absorbés par les 3 premiers millimètres de la peau, et sont utilisés en radiothérapie superficielle, en particulier en dermatologie, pour le traitement des eczémas microbiens lichénifiés, des névrodermites, du psoriasis, des angiomes plans, etc.

Budd (cirrhose de) (1857). Nom donné par Hanot aux scléroses du foie dues, en dehors de tout alcoolisme, à l'auto-intoxication d'origine intestinale.

Budd-Chiari (syndrome de). V. *Chiari (maladie ou syndrome de).*

Budin (signe de). Mélange de pus et de lait obtenu par compression d'un sein atteint de mastite. On met le pus en évidence en recueillant le liquide sur un tampon d'ouate hydrophile qui absorbe le lait, le pus jaunâtre reste à la surface de l'ouate. Ce signe permet d'affirmer l'origine intraglandulaire de la suppuration (galactophoromastite de Budin).

Buerger (maladie de Léo). V. *thrombo-angéite.*

Buerger-Müller (épreuve ou manœuvre de). Syn. *manœuvre de Müller.* Manœuvre inverse de celle de Valsalva. Un effort d'inspiration forcée à glotte fermée, après une expiration profonde, provoque une augmentation de la pression dans les veines pulmonaires et un afflux sanguin vers le cœur qui augmente de volume.

bufothérapie, s. f. (*bufo,* crapaud; θεραπεία, traitement). Emploi thérapeutique du venin de crapaud.

Buhl (loi de). Loi d'après laquelle la tuberculose généralisée aurait toujours pour point de départ un foyer local plus ou moins ancien.

Buhl (maladie de). Affection congénitale d'origine toxi-infectieuse (septicémie intra-utérine), caractérisée anatomiquement par la dégénérescence graisseuse aiguë des viscères du nouveau-né, et cliniquement par une symptomatologie qui varie avec la virulence et l'espèce du germe pathogène. On a décrit la forme asphyxique, la forme hémorragique, la forme cyanotique et la forme cérébrale qui, toutes, aboutissent plus ou moins rapidement à la mort.

Bülau (procédé de). Mode de traitement de l'empyème pleural par drainage et aspiration permanente.

bulbaire antérieur (syndrome). Syn. *syndrome interolivaire de Déjerine, syndrome paramédian de Foix, syndrome de Reynold-Révillod et Déjerine.* Hémiplégie alterne due à une atteinte de la partie antérieure du bulbe, et comportant l'hémiparalysie et l'hémiatrophie de la langue du côté de la lésion, et la paralysie des membres du côté opposé.

bulbaires latéraux (syndromes). Syndromes dus le plus souvent à un ramollissement latéral du bulbe d'origine artérielle. Ils sont caractérisés par une hémiplégie alterne avec, du côté de la lésion, un hémisyndrome cérébelleux et parfois une paralysie vélo-palatine, pharyngée ou laryngée et, du côté opposé, des troubles moteurs ou sensitifs des membres. V. *Wallenberg, Babinski-Nageotte* et *Cestan-Chenais (syndromes de).*

bulbaires postérieurs (syndromes). Syn. *syndromes rétro-olivaires.* Syndromes dus à une atteinte de la partie postérieure du bulbe, caractérisés par une paralysie des nerfs bulbaires (X[e], XIe et XIIe nerfs crâniens) du côté de la lésion (v. *Avellis, Jackson* et *Schmidt, syndromes*) et une paralysie des membres du côté opposé.

bulbie, *s. f.* (René Chevallier). Manifestation allergique localisée au bulbe duodénal, analogue à la gastrie (v. ce terme).

bulbite, *s. f.* Nom donné par quelques cliniciens à la suppuration persistante de la muqueuse urétrale au niveau du cul-de-sac bulbaire, dans les vieilles blennorragies chroniques.

bulbopathie, *s. f.* Nom générique donné à toutes les affections du bulbe duodénal.

bulge, *s. m.* (en angl. bosse) (cardiologie). Deuxième sommet systolique du carotidogramme, observé dans la myocardiopathie obstructive. Il est moins élevé et plus arrondi que le premier sommet, protosystolique, dont il est séparé par une dépression; il précède l'incisure catacrote.

bulle, *s. f.* (*bulla*). Lésion élémentaire de la peau, qui n'est autre qu'une vésicule de grande dimension.

bulleux (râles). On désigne, en auscultation, sous le nom générique de *râles humides* ou de *râles bulleux*, les variétés de râles souscrépitants et caverneux par opposition aux *râles secs* ou *sonores.* Certains auteurs classent les râles crépitants parmi les râles bulleux.

buphtalmie, *s. f.* (βοῦς, bœuf; ὀφθαλμός, œil). Augmentation considérable du volume de l'œil. V. *hydrophtalmie.*

Buren (maladie de von). V. *La Peyronie (maladie de).*

Bürger et Grütz (maladie de). V. *hyperlipémie essentielle.*

Burkitt (lymphome ou **tumeur de)** (1959). Tumeur ganglionnaire d'origine virale (virus EB, v. ce terme), siégeant à la mâchoire et attaquant surtout les enfants en Afrique tropicale. Des conditions climatiques particulières, et peut-être l'existence d'un facteur associé (paludisme) semblent indispensables à son apparition.

Burnet (intradermo-réaction de). V. *mélitine.*

Burnett (syndrome de) (1949). V. *lait et des alcalins (syndrome du).*

bursite, *s. f.* Nom proposé par Lejars pour désigner l'inflammation des bourses séreuses et remplacer le terme d'*hygroma* qui signifie en réalité: collection séreuse enkystée.

burso-dépendant, *adj.* Qui dépend d'une bourse. — *cellule* ou *lymphocyte b.* V. *cellules burso-dépendantes.* — *immunité b.* Immunité humorale liée aux cellules (ou lymphocytes) burso-dépendants. V. *immunité* et *cellules immunocompétentes.*

Burstein (réaction ou **test de)** (1956). Méthode opacimétrique de dosage des β-lipoprotéines du sérum sanguin, fondée sur leur précipitation élective et complète par le sulfate de dextrane de poids moléculaire de 7 à 10 000 en présence de chlorure de calcium. Dans les cas d'hyperlipémie, cette précipitation entraîne celle des chylomicrons. Le chiffre normal varie de 20 à 40 unités Vernes. La *r. de B.* permet également d'éliminer les inhibiteurs non spécifiques de la streptolysine O et de réaliser un dosage spécifique de l'antistreptolysine.

Burton (liséré de) (Grisolle, 1836; Burton, 1840). Syn. *liséré plombique* ou *saturnin.* Liséré violacé ou noirâtre situé sur les gencives au niveau du collet des dents. Il indique une intoxication chronique par le plomb et s'observe surtout dans les intoxications professionnelles (peintres, plombiers, etc.).

Busacca (nodules de) (1932). Petits nodules inflammatoires grisâtres siégeant sur le feuillet antérieur mésodermique de l'iris dans les iritis granulomateuses.

Buschke-Fischer (type). V. *kératodermie symétrique des extrémités.*

Busse-Buschke (maladie de). V. *cryptococcose.*

Butanol Extractible Iodine. Iode extractible par le butanol : c'est l'iode hormonal, fraction de l'iode protéique. V. *iodémie.*

butée osseuse. Saillie osseuse créée chirurgicalement, au moyen d'une greffe, destinée à limiter un mouvement articulaire ou à empêcher la luxation récidivante d'une épiphyse (humérale ou fémorale).

butée sanglante (signe de la) (M. Chevassu et J. Mock). Dans les papillomes urétéraux, la sonde poussée dans l'uretère donne, au contact de la tumeur, issue à du sang ; puis, progressant encore, au-dessus du papillome, elle évacue de l'urine. Si le papillome est dans le bassinet, la sonde laisse couler de l'urine sanglante.

Butler (lenticône interne de). V. *lenticône.*

Butler-Albright (syndrome de). V. *acidose rénale hyperchlorémique.*

butylogramme, s. m. (M. F. Jayle). Tableau de la répartition des différents dérivés urinaires glycuro- ou sulfoconjugués des hormones stéroïdes, extraits par le norbutanol (c'est-à-dire butylo-solubles), en fonction de la variation du pH (de 1 à 12). V. *G B S 11 ou 13* et *S B S 11.*

butyromètre, s. m. (βούτυρος, beurre ; μέτρον, mesure). Instrument destiné à mesurer la quantité de beurre contenue dans le lait.

buveurs de lait (syndrome des). V. *lait et des alcalins (syndrome du).*

B. W. Abréviation de la réaction de Bordet-Wassermann.

by-pass, s. m. V. *pontage.*

Byrd (méthode de). Méthode de respiration artificielle des nouveau-nés qui consiste à plier et à déplier les membres inférieurs et le tronc autour des articulations des hanches comme on ferme et ouvre un livre.

byssinose, s. f. ou **byssinosis,** s. m. (βύσσος, coton). Pneumopathie immunologique (v. ce terme) spéciale aux ouvriers qui travaillent le coton et qui sont exposés à en respirer les poussières (batteurs, cardeurs, débourreurs).

Bywaters (syndrome de) (1941). Syn. *crush injury, syndrome d'écrasement.* Insuffisance rénale aiguë, souvent mortelle en peu de jours, survenant quelques heures après le choc traumatique, chez les blessés par écrasement porteurs de contusions musculaires étendues et profondes des membres ; elle s'accompagne souvent de présence, dans l'urine, d'hémoglobine musculaire. Celle-ci, libérée par l'attrition des muscles, bloquerait les tubes rénaux.

C

C. Symbole de la concentration d'un gaz dans le sang.

C'1...C'9. V. *complément.*

C (facteur). V. *Rhésus (facteur).*

c (onde). V. *pouls jugulaire.*

çà, *s. m.* (traduction du pronom allemand *Es*). Terme de psychanalyse employé par Freud pour désigner la source des pulsions (v. ce terme, 2°).

Cabot (corps annulaire de) (1905). Anneau plus ou moins régulier que l'on voit dans certaines hématies au cours d'anémies. Il représente le reste de la membrane nucléaire.

Cabrera (signes de). Signes électrocardiographiques d'infarctus du myocarde, de siège antéro-septal, associé à un bloc de branche gauche. 1° (Cabrera et Friedland, 1953). Présence, sur la branche ascendante de l'onde S en dérivations précordiales V_3 et V_4, d'un crochetage large, d'une durée d'au moins 0,05 sec. — 2° Présence d'une onde *r* en V_1.

Cacchi et Ricci (maladie de). V. *rein en éponge.*

cachexie, *s. f.* (κακός, mauvais; ἕξις, disposition). Trouble profond de toutes les fonctions de l'organisme. « Aboutissement commun de toutes les souffrances et résultat de toutes les maladies » (Arétée). — *c. amyotrophique* (Sézary, 1909). Affection caractérisée par les symptômes, atténués, de la maladie d'Addison associés à une amyotrophie diffuse. Elle serait due à une surrénalite scléreuse avec, souvent, aplasie de la corticale. — *c. aqueuse.* V. *ankylostomasie.* — *c. aqueuse des moutons.* V. *distomatose.* — *c. cérébro-pituitaire* (Gilbert Dreyfus et Mamou). V. *anorexie mentale.* — *c. de croissance* (Et. May et Layani). C. frappant les sujets jeunes, ressemblant à la maladie de Simmonds, mais s'accompagnant d'hyperglycémie et guérissant par l'insulinothérapie. — *c. eczémateuse.* Complication rare et grave de l'eczéma atopique du nourrisson, caractérisée par un amaigrissement important avec troubles digestifs et insomnie. — *c. fluorique.* V. *fluorose.* — *c. hydrohémique* (Kelsch). V. *c. séreuse.* — *c. hydropique.* V. *œdème par carence.* — *c. hypophysaire.* V. *Simmonds (maladie de).* — *c. myxœdémateuse.* Syn. *c. pachydermique, strumiprive* ou *thyréoprive, c. thyroïdienne (pro parte).* Phase terminale du myxœdème non traité; l'infiltration myxœdémateuse masque longtemps l'amaigrissement. — *c. œdémateuse d'Askanazy et Roch.* Maigreur extrême avec œdème de la moitié inférieure du corps, hypotension, hypothermie, bradycardie, aménorrhée, hypertrichose et hypoglycémie; elle serait due à une hyperplasie des îlots de Langerhans (v. *polynésie).* — *c. pachydermique* (Charcot). V. *c. myxœdémateuse.* — *c. paludéenne* ou *palustre.* V. *paludisme.* — *c. pancréatique.* C. survenant au cours des maladies du pancréas (cancer, diabète consomptif). V. *c. œdémateuse.* — *c. psychogène* ou *psycho-endocrinienne* (J. Decourt). V. *anorexie mentale.* — *c. séreuse.* Anémie profonde s'accompagnant d'hydropisies multiples sans albuminurie. — *c. strumiprive* ou *thyroïprive.* V. *c. myxœdémateuse* et *myxœdème.* — *c. surrénale.* V. *Pende (syndrome de),* 1°. — *c. thyroïdienne.* C. survenant soit à la période ultime ou dans les formes aiguës de la maladie de Basedow, soit à la dernière phase du myxœdème.

cachexie diencéphalique de Russel. Syn. *syndrome de Russel* (1951). Maladie rare caractérisée anatomiquement par une tumeur de la partie antérieure de l'hypothalamus et cliniquement par un amaigrissement débutant dans les deux premières années de la vie, rapidement progressif, dû à une fonte exclusive du tissu adipeux; il s'accompagne d'une accélération de la croissance et de la maturation osseuse, et contraste avec un état d'euphorie et l'exacerbation de l'appétit et de l'activité motrice.

Ca CO₂. Symbole de la concentration en gaz carbonique du sang artériel.

cacochymie, s. f. (κακός, mauvais; χυμός, humeur). Altération profonde des humeurs aboutissant à la cachexie (théorie humorale).

cacographie, s. f. (κακός; γράφειν, écrire). Ecriture incorrecte, avec déformation des mots et fautes de syntaxe, observée chez les déments et les aphasiques.

cacogueusie, s. f. (κακός; γεῦσις, goût). Perception délirante de goût désagréable en mangeant ou en dehors de tout repas; elle survient au cours des délires de persécution.

cacolalie, s. f. (κακός; λαλεῖν, parler). V. jargonaphasie.

cacophasie, s. f. (κακός; φάσις, parole). V. jargonaphasie.

cacosmie, s. f. (κακός, mauvais; ὀσμή, odeur). 1° Déviation du sens olfactif qui conduit les malades à aimer certaines odeurs désagréables ou fétides (hystérie, psychoses). — 2° Perception habituelle d'une odeur mauvaise; c. subjective ou hallucination de l'odorat; c. objective, due à l'existence d'une affection des voies aériennes ou digestives supérieures déterminant une odeur désagréable qui peut être perçue par d'autres que par le malade.

cacostomie, s. f. (κακός; στόμα, bouche). Mauvaise odeur de la bouche quelle qu'en soit la cause : carie dentaire, amygdalite, bronchite, trouble digestif, etc.

Cadet de Gassicourt (maladie de). Congestion pulmonaire primitive aiguë chez les enfants, d'une durée de 48 heures, se terminant par la guérison, et considérée comme une pneumonie abortive.

cadmium (test du). V. Wunderly (réaction de).

cæco-colostomie, s. f. Entéro-anastomose entre le cæcum et le côlon descendant. Opération préconisée en cas d'obstacle infranchissable du gros intestin (cancer).

cæco-cystoplastie, s. f. Variété d'entéro-cystoplastie (v. ce terme) utilisant le cæcum pour reconstituer la vessie.

cæcofixation, s. f. ou **cæcopexie**, s. f. (cæcum, πῆξις, fixation). V. typhlopexie.

cæcoplicature, s. f. Syn. typhlorraphie. Plicature de la paroi du cæcum avec invagination du fond dans la lumière du gros intestin. Opération préconisée dans la ptose avec distension du cæcum.

cæcosigmoïdostomie, s. f. V. typhlosigmoïdostomie.

cæcostomie, s. f. V. typhlostomie.

cæcotomie, s. f. (cæcum; τομή, section). Ouverture chirurgicale du cæcum.

cæruloplasmine, s. f. (caeruleus, bleu) (Holmberg et Laurell, 1948). Glycoprotéine du groupe des α₂-globulines présente dans le plasma sanguin (taux normal : 30 mg p. 100 ml). Elle contient 0,34 % de cuivre. Son taux est diminué dans la dégénérescence hépato-lenticulaire.

caféisme, s. m. (Fernet). Intoxication par le café.

Caffey-Smith (maladie ou syndrome de) (1948). Syn. hyperostose corticale infantile de Caffey-Silverman (1945), syndrome de Roske-De Toni-Caffey (R., 1930; De T., 1943). Affection, d'origine inconnue, survenant chez le nourrisson vers le 3ᵉ ou le 4ᵉ mois. Elle est caractérisée par l'apparition d'hyperostoses corticales au niveau de la clavicule, des côtes, du maxillaire inférieur, du cubitus, avec tuméfaction douloureuse des aponévroses et des muscles voisins et signes inflammatoires : fièvre, leucocytose, accélération de la vitesse de sédimentation globulaire. L'évolution se fait spontanément vers la guérison en quelques mois.

cagot, *s. m.* (*cánes Gothi*, chiens de Goth ou *cacou*, ladre en celto-breton). Nom sous lequel on désigne, dans les Pyrénées, des individus qui, pour certains auteurs, seraient des crétins, qui, d'après Magitot, offrent des signes de lèpre atténuée, et qui, pour d'autres, sont les derniers représentants d'une race disparue (Goths, Sarrasins). Ils ne se mêlent pas aux autres populations et se distinguent par certains caractères héréditaires.

Cahier (méthode de). Injection sous-cutanée, de chaque côté du raphé périnéal, de 80 à 100 ml de sérum physiologique ; manœuvre destinée à remédier à l'incontinence d'urine essentielle par l'étirement des filets nerveux périnéaux.

Caillaud (syndrome de). Variété de tétralogie de Fallot avec situation à droite de l'arc aortique, l'aorte descendant tantôt à droite, tantôt à gauche du rachis. Ce syndrome est nommé à tort, à l'étranger, *syndrome de Corvisart* ou de *Corvisart-Fallot*.

caille (bruit de). V. *rappel* (*bruit de*).

caillot, *s. m.* (*coagulare*, cailler). Masse spongieuse formée par la fibrine du sang. Cette masse retient dans ses mailles les globules rouges qui lui communiquent leur coloration. — *c. blanc, c. plaquettaire, c. primitif, c. de battage* (Hayem). V. *thrombus blanc*. — *c. rouge, c. cruorique, c. de fibrine, c. secondaire, c. de stase* (Hayem). V. *thrombus rouge*.

cailloute, *s. f.* (caillou). Syn. *chalicose*.

Caïn (complexe de). Syn. *complexe d'intrusion* (Lacan) (psychanalyse). Attitude hostile d'un enfant vis-à-vis de ses frères et sœurs qui, à ses yeux, lui disputent l'amour et les soins des parents. V. *complexe*.

caissons (maladie des). Syn. *maladie des plongeurs*. Accidents survenant chez les ouvriers travaillant dans l'air comprimé (caissonniers, scaphandriers), soit au moment d'une compression trop rapide (très vives douleurs dans les oreilles : *otite barotraumatique*) ; soit,

le plus souvent, au moment de la décompression opérée avec trop de rapidité. Les *accidents de décompression* consistent en douleurs articulaires violentes, vertige, prurit, paralysies, convulsions et même coma, parfois mortel ; ils sont curables par une prompte recompression. Ils sont dus (Paul Bert) à la libération de l'azote dissous dans le sang (*aérémie*), dont les bulles provoquent des embolies gazeuses dans les tissus, le système nerveux surtout (*aéroembolisme*). On les observe aussi chez les plongeurs en eau profonde, en cas de remontée trop rapide, et chez les aviateurs qui atteignent trop vite les hautes altitudes.

cal, *s. m.* (*callus*, callosité). Néoformation osseuse qui soude les deux parties d'un os fracturé. — *c. vicieux. C.* fixant les fragments osseux en mauvaise position.

calambre, *s. m.* (esp. crampe). Convulsions avec crampes douloureuses observées dans l'hydrargyrisme chronique, en particulier chez les mineurs d'Almaden.

calcaffine, *adj.* Qui présente de l'affinité pour les sels de calcium.

calcanéite, *s. f.* Inflammation du calcanéum.

calcémie, *s. f.* (*calx*, chaux ; αἷμα, sang). Quantité de calcium contenue dans le sang. Elle est normalement de 5 mEq ou 100 mg par litre de plasma, dont environ 57 mg sont ionisés, 38 mg liés aux protéines et 5 mg combinés à l'acide citrique.

calciférol, *s. m.* Vitamine D$_2$ antirachitique, obtenue par l'irradiation de l'ergostérol. Elle joue un rôle important dans la fixation du calcium. Sa carence, associée au déséquilibre phospho-calcique, contribue au développement du rachitisme. L'hypervitaminose D provoque de la diarrhée, de l'amaigrissement et un excès d'ossification.

calciférolique, *adj.* Qui se rapporte au calciférol. *Intoxication c.*

calcification, *s. f.* (*calx*, chaux ; *ficare*, fréquentatif de *facere*, faire). Syn.

infiltration, transformation, dégénérescence calcaire. Dépôt de carbonate et de phosphate de chaux dans les tissus et les organes. Ex. : *c. des cartilages.*

calcimyélie, *s. f.* Taux du calcium contenu dans la moelle osseuse.

calcinose, *s. f.* Production, dans l'organisme, de dépôts de sels de chaux. Elle peut être généralisée (tissu cellulaire sous-cutané, muscles, viscères : cœur, estomac, artères, exceptionnellement poumons) ou localisée (reins : v. *néphrocalcinose*); on l'observe en cas d'ostéolyse avec hypercalcémie : métastases osseuses, myélome, ostéite fibro-kystique, et aussi dans l'hypervitaminose D et dans le syndrome de Burnett et certaines insuffisances rénales avec acidose. — *c. fœtale épiphysaire chondrodystrophiante.* V. *épiphyses pointillées ou ponctuées (maladie des).* — *c. tumorale.* V. *lipocalcinogranulomatose symétrique progressive.*

calciorégulateur, *adj.* Qui règle le métabolisme du calcium. V. *calciostat.*

calciostat, *s. m.* Système régulateur du métabolisme du calcium dans l'organisme. Il dépend de deux hormones antagonistes, la parathormone (hypercalcémiante) et la calcitonine (hypocalcémiante). V. ces termes.

calcipexie, *s. f.* (*calx ;* πῆξις, fixation). Fixation de calcium.

calciphylaxie, *s. f.* (*calx ;* φύλαξις, protection) (H. Selye, 1961). Etat d'hypersensibilité diffuse provoqué par quelques agents sensibilisants (hormone parathyroïdienne, vitamines D_2 et D_3) et dans lequel certains tissus ou certains organes réagissent par une calcification locale intense, parfois éphémère, à l'administration de substances ayant pour ces tissus ou organes une affinité particulière (chlorure ferrique, dextran ferrique, blanc et jaune d'œuf).

calciprive, *adj.* Qui est provoqué par le manque de calcium.

calcirachie, *s. f.* (*calx ;* ράχις, épine dorsale). Présence de calcium dans le liquide céphalo-rachidien. Son taux normal est de 51,5 mg (dont 48,1 ionisé) par litre.

calcistie, *s. f.* (*calx ;* ιστός tissu). Présence de calcium dans les tissus.

calcithérapie, *s. f.* (*calx ;* θεραπεία, traitement). Syn. *chalicothérapie.* Emploi thérapeutique de sels de calcium.

calcitonine, *s. f.* (Copp, 1967). Syn. *thyrocalcitonine* (TCT) (Hirsch, 1964). Hormone hypocalcémiante sécrétée par les cellules parafolliculaires de la glande thyroïde (cellules C de Pearse, 1967); c'est un polypeptide composé de 32 acides aminés. La c. agit sur l'os, dont elle bloque la résorption, sur le rein (augmentation discrète de la calciurie et de la phosphaturie) et sur l'intestin (l'absorption de calcium est accrue et son excrétion diminuée). Calcitonine et parathormone sont antagonistes pour le métabolisme du calcium, mais synergiques pour celui des phosphates. La sécrétion de c. par la thyroïde est indépendante de celle des hormones iodées et de l'action de l'hypophyse. V. *parathormone, hypercalcémie provoquée (épreuve de l')* et *hyperthyrocalcitoninémie (syndrome d').*

calciurie, *s. f.* Présence de calcium dans l'urine. La c. normale est de 100 à 300 mg par 24 heures. — *épreuve de la c. provoquée.* V. *hypercalciurie (épreuve de l'h. provoquée).*

calcosphérite, *s. m.* Calcul arrondi formé par la combinaison d'une protéine et d'un sel de chaux.

calcul, *s. m.* (*calculus*). Concrétion pierreuse formée de substances organiques ou inorganiques qui prend parfois naissance dans les réservoirs glandulaires ou dans les canaux excréteurs.

calculo-cancer (Carnot). Cancer se développant sur une vésicule biliaire lithiasique.

calculographie, *s. f.* Radiographie de calculs (p. ex. de la vésicule biliaire) rendus opaques par précipitation, à leur surface, d'une substance de contraste absorbée par voie buccale.

Caldwell-Luc (opération de). Trépanation du sinus maxillaire au niveau de la fosse canine, suivie de curettage, avec contre-ouverture nasale située aussi bas et en avant que possible. Opération pratiquée en cas de sinusite maxillaire chronique.

calebasse (image en). Aspect radiologique observé dans les péricardites avec épanchement abondant. L'ombre cardiaque est très élargie et symétrique; ses bords sont proches de la paroi thoracique et elle est surmontée d'un pédicule étroit et court.

calenture, *s. f.* (esp. *calentura*, fièvre, de *calere*, chauffer). Délire furieux qu'on observe chez les navigateurs dans les zones tropicales. Il s'accompagne d'hallucinations de la vue et d'un désir irrésistible de se jeter à la mer. — La *c.* est due à un insolation ou à un coup de chaleur.

calicectasie, *s. f.* (χάλυξ, calice; ἔκτασις, dilatation). Dilatation d'un calice rénal.

calirraphie, *s. f.* (χάλυξ; ῥαφή, suture). Syn. *calyrrhaphie*. Réparation chirurgicale d'un calice du rein.

Callander (opération de) (1935). Amputation de cuisse avec section du fémur au-dessous du tubercule du 3e adducteur.

calleux (syndrome). Ensemble de symptômes observés dans les tumeurs ou les lésions vasculaires du corps calleux; il consiste essentiellement en troubles psychiques (apathie, indifférence émotionnelle, inattention, bizarrerie) avec apraxie, ataxie, parfois parésie et contracture des extrémités. V. *Raymond* (*syndrome de*), *inaccessibilité* et *Marchiafava-Bignami* (*maladie ou syndrome de*).

callite, *s. f.* Inflammation d'un cal osseux. — *c. tardive de guerre* (Sarroste, 1935). Ostéite chronique à poussées successives, observée au niveau des cals d'anciennes fractures de guerre compliquées, dont la désinfection complète a été impossible.

callosité, *s. f.* (*callus*, durillon). Induration du revêtement cutané,

siégeant le plus souvent aux mains, aux pieds, quelquefois aux genoux, due à la pression, et formée par une accumulation de couches stratifiées d'épiderme corné. Les *c.* sont généralement d'origine professionnelle, et servent, suivant leur localisation, de marques distinctives à certains métiers.

calorie, *s. f.* (*calor*, chaleur). Unité de mesure de la chaleur. Quantité de chaleur nécessaire pour élever de 0 à 1 degré centigrade 1 kg (*grande calorie*) ou 1 g (*petite calorie*) d'eau liquide.

calorimétrie animale. Mesure de la chaleur dégagée par un animal vivant, en un temps donné.

calorique (épreuve). V. *Barany* (*épreuve de*).

Calot (méthode de). Traitement des abcès froids tuberculeux par ponctions répétées suivies d'injections modificatrices.

calotte (syndromes de la). Ensemble de paralysies provoquées par une lésion de la calotte pédonculaire (région dorsale des pédoncules cérébraux). Il comprend les *syndromes du noyau rouge* (s. controlatéral et s. alterne), les *s. de von Monakow*, *de Parinaud* et de l'*aqueduc de Sylvius* (v. ces termes et : *pédonculaires, syndromes*).

calotte mésencéphalique (syndrome de la). V. *cérébelleuse supérieure* (*syndrome de l'artère*).

calotte protubérantielle (syndrome de la). Ensemble de troubles nerveux dus à un ramollissement, d'origine vasculaire, de la protubérance et caractérisé par des myoclonies vélo-palato-laryngées (« nystagmus du voile »). V. *myoclonique vélo-palatin* (*syndrome*) et *protubérantiels* (*syndromes*).

Calvé (maladies de). 1o V. *ostéochondrite déformante juvénile de la hanche.* — 2o V. *vertebra plana.*

calvitie, *s. f.* (*calvus*, chauve). Absence plus ou moins complète et définitive des cheveux.

calyrrhaphie, *s. f.* V. *calirraphie.*

camisole de force. Sorte de camisole en forte toile garnie de liens, propre à maintenir les aliénés ou les malades atteints de délire furieux.

Cammidge (réaction de). Réaction particulière que présentent certaines urines traitées après hydrolyse par la phénylhydrazine : elle consiste en la formation d'un précipité floconneux, jaune clair, soluble dans l'acide sulfurique. Elle a été donnée comme caractéristique d'une inflammation du pancréas, mais sa valeur est contestée par beaucoup d'auteurs.

campimètre, *s. m.* (*campus*, champ ; μέτρον, mesure). Instrument destiné à mesurer l'étendue du champ visuel (v. ce terme) et composé d'un tableau noir plat sur lequel se déplacent des index blancs. V. *campimétrie.*

campimétrie, *s. f.* Exploration des zones moyenne et centrale du champ visuel au moyen du campimètre (v. ce terme). Elle met surtout en évidence les scotomes centraux et paracentraux.

campomélique (syndrome) (P. Maroteaux, 1971) (καμπή, courbure ; μέλος, membre). Ensemble malformatif congénital apparaissant dès la naissance, caractérisé essentiellement par une incurvation des os des membres inférieurs : cuisses en abduction, tibias convexes en avant, pieds-bots varus équin. La face est aplatie, les oreilles sont implantées bas, le menton est en retrait ; des anomalies cardiaques, rénales et bronchiques sont fréquentes. La mort survient presque toujours dès la naissance ou dans les premières semaines, par accidents respiratoires.

camptocormie, *s. f.* (καμπτός, courbe ; κορμός, tronc) (Souques, 1916). Syn. *camptorachis.* Syndrome caractérisé par l'incurvation du dos avec flexion plus ou moins accentuée des hanches et limitation des mouvements seulement dans la position debout, observé après des éclatements d'obus de gros calibre.

camptodactylie, *s. f.* (καμπτός, courbe ; δάκτυλος, doigt) (Landouzy, 1885). Malformation des doigts caractérisée par la flexion permanente d'un (auriculaire) ou de plusieurs doigts de la main, flexion portant particulièrement sur l'articulation de la deuxième avec la première phalange. Elle serait un stigmate de neuro-arthritisme.

camptorachis, *s. m.* (καμπτός ; ράχις, rachis). V. *camptocormie.*

Camurati ou **Camurati-Engelmann (maladie de).** V. *Engelmann (maladie de).*

canal artériel (persistance du). Conservation, après la naissance, de la perméabilité du court vaisseau qui relie, pendant la vie intra-utérine, l'aorte au niveau de l'isthme et l'origine de la branche gauche de l'artère pulmonaire. Cette anomalie, qui réalise un shunt gauche-droite, est généralement bien supportée jusqu'à l'âge adulte : elle est caractérisée cliniquement par son souffle tunellaire (v. ce terme). Elle est curable chirurgicalement. — *canal systémique* ou *à shunt inversé.* Variété dans laquelle une élévation des résistances artériolaires pulmonaires, entraînant celle de la pression artérielle pulmonaire au dessus de la pression aortique, provoque un passage du sang non oxygéné dans l'aorte (shunt droite-gauche) et une cyanose de la moitié inférieure du corps.

canal atrio- (ou **auriculo-**) **ventriculaire commun (persistance du) (C.A.V.).** Syn. *persistance de l'ostium commune* ou *de l'orifice auriculo-ventriculaire commun* (ou *primitif*), *maladie des coussinets endocardiques, communication inter-auriculoventriculaire* (C.I.A.V.). Malformation congénitale du cœur due à un trouble du développement des bourrelets endocardiques qui divisent le canal auriculo-ventriculaire primitif en orifices mitral et tricuspidien. Elle comprend une *forme complète* dans laquelle on trouve : un orifice auriculo-ventriculaire commun avec une anomalie des valves auriculo-ventriculaires réduites à deux seules valves mitro-tricuspidiennes, une communication interauriculaire basse et une communication interventriculaire haute ; des *formes incomplètes* qui comprennent les malformations suivantes, isolées ou combinées de façons variables : communication inter-auriculaire basse, communication interventriculaire haute, anomalie de la valvule mitrale, anomalie de la valvule tricuspide. L'association de beaucoup la plus fréquente est celle qui réunit une communication interauriculaire basse (ostium primum) et une fente de la valve septale de la mitrale : celle-ci se trouve ainsi séparée en deux hémi-valves, antérieure et postérieure, qui s'insèrent chacune sur un des piliers ; c'est le *syndrome de Rokitansky-Maud Abbott.*

canal carpien (syndrome du) (Pierre Marie et Foix, 1913). Syn. *syndrome du tunnel carpien.* Syndrome dû à la compression du nerf médian dans le canal carpien ; il est caractérisé par des fourmillements, de l'engourdissement souvent nocturnes et de l'hypoesthésie des trois premiers doigts, par une atrophie des muscles de l'éminence thénar avec gêne aux mouvements d'opposition et d'adduction du pouce. Il est provoqué par une lésion des os du poignet : fracture, acromégalie, maladie de Paget, par une ténosynovite, l'amyloïdose, etc.

canal systémique. V. *canal artériel (persistance du).*

canal tarsien (syndrome du). Syn. *syndrome du tunnel tarsien* (Keck, 1962). Paresthésies et douleurs de la plante du pied, dues à la compression des nerfs plantaires interne et externe dans le tunnel tarsien correspondant à la gouttière rétromalléolaire interne. Ce syndrome, qui s'accompagne parfois de phénomènes vaso-moteurs, apparaît plus ou moins longtemps après une entorse ou une fracture du cou de pied.

canaliculite, *s. f.* Inflammation des conduits glandulaires. — *c. tarsienne.* Syn. *acné meibomienne* (Panas), *tarsite périglandulaire* (Horner). Inflammation des canalicules excréteurs des glandes de Meibo-

mius, survenant chez les sujets atteints de blépharite et se traduisant par une petite élevure conique d'un rouge vif, sur le bord interne ou tranchant de la paupière.

Canavan (maladie de) (1931). Syn. *sclérose cérébrale spongieuse de Canavan.* Maladie héréditaire à transmission récessive voisine de l'idiotie amaurotique familiale infantile. Elle est caractérisée cliniquement par un retard du développement psycho-moteur avec hydrocéphalie, atonie des muscles du cou, contracture des membres, troubles de la déglutition et de l'audition et par une évolution mortelle avant l'âge de 18 mois ; anatomiquement par une dégénérescence spongieuse et vacuolaire de la substance blanche du cerveau.

cancer, *s. m.* (*cancer*, crabe). Nom donné à toutes les tumeurs malignes qui s'étendent rapidement et ont tendance à se généraliser. On admet que le cancer se développe quand l'équilibre est rompu entre les mécanismes de défense de l'organisme et les forces qui provoquent l'anarchie cellulaire. Ces dernières sont multiples et encore imparfaitement connues : terrain héréditaire prédisposant au cancer, facteurs d'environnement très divers : produits chimiques (p. ex. tabac, goudron), radiations, virus, climat, habitudes alimentaires, etc., qui peuvent libérer le pouvoir cancérigène que certaines cellules gardent à l'état latent. — Quoique ne désignant pas une forme histologique spéciale de tumeur, ce mot s'applique surtout aux épithéliomes. — *c. du goudron.* Cancer expérimental provoqué chez la souris en badigeonnant de goudron, à plusieurs reprises, une surface cutanée dont on a rasé les poils. Il expliquerait pour certains auteurs les dermatoses observées chez les travailleurs qui sont en contact avec des substances contenant du goudron (brai, suie, etc.). V. *brai (maladie du).* — *c. des ramoneurs* (P. Pott). Épithélioma du scrotum (on le croyait très fréquent dans cette profession).

cancérigène, *adj.* (cancer; γεννᾶν, engendrer). Syn. *cancérogène, carcinogène.* Se dit de tout ce qui peut provoquer le développement d'un cancer, ou d'une lésion qui peut être le point de départ d'un cancer.

cancérisation, *s. f.* Transformation des cellules d'un tissu sain en cellules néoplasiques de type semblable.

cancérogène, *adj.* V. *cancérigène.*

cancérologie, *s. f.* (J. Ducuing). V. *carcinologie.*

cancérophobie, *s. f.* (cancer; φόβος, peur). Crainte angoissante et injustifiée qu'éprouvent certains sujets d'être atteints de cancer.

cancroïde, *s. m.* (cancer; εἶδος, forme). Nom donné par Alibert, en 1806, à la tumeur cutanée qu'il désigna en 1817 par le nom de *chéloïde* (v. ce mot). — Epithéliome de la peau ayant une allure moins rapide que les autres variétés de cancer. Il siège surtout à la face et plus particulièrement aux lèvres.

candela, *s. f.* (cd). Syn. *bougie nouvelle.* Unité d'intensité lumineuse : 1 cm² de surface d'un corps noir (p. ex. surface d'oxyde de thorium), porté à la température de fusion du platine, émet, perpendiculairement à cette surface, une intensité de 60 candelas.

Candida, *s. f.* Syn. *Monilia.* Levure (champignon blastosporé) dont quelques espèces sont pathogènes pour l'homme; la plus importante est *Candida albicans* (syn. *Monilia albicans; Oïdium albicans,* Ch. Robin; *Saccharomyces albicans; Endomyces albicans,* Wuillemin), agent des candidoses (v. ce terme).

candidose, *s. f.* Syn. *moniliase* ou *moniliose, endomycose, oïdiomycose.* Nom générique donné aux maladies provoquées par des champignons blastosporés du genre *Candida* : affections locales, muguet ou autres manifestations muqueuses, cutanées, digestives ou pulmonaires; ou affections générales, septicémie à *Candida albicans* et certaines blastomycoses. — *c. nodulaire de la région inguino-génitale et des fesses.* V. *granulome glutéal infantile.*

candidurie, *s. f.* Présence, dans l'urine, d'un champignon blastosporé du genre *Candida.*

canitie, *s. f.* (*canus,* qui a les cheveux blancs). Décoloration généralisée ou partielle, congénitale ou acquise, du système pileux.

cannabiose, *s. f.* (*cannabis,* chanvre). Syndrome allergique respiratoire consécutif à l'inhalation de poussières de chanvre.

cannabisme, *s. m.* Syn. *haschichisme.* Intoxication par le chanvre indien (*Cannabis sativa,* haschich, kif, etc.). La forme aiguë ressemble à l'ivresse alcoolique avec phase d'excitation, troubles sensoriels et affectifs, et phase dépressive. La forme chronique aboutit à des psychoses variées : manie, délire aigu, confusion mentale, démence précoce et cachexie.

cannes de Provence (maladie des). Syn. *eczéma des roseaux, maladie des cannisiers.* Ensemble d'accidents morbides survenant chez les ouvriers qui manipulent ce roseau utilisé pour la fabrication du papier : érythème avec œdème et fines vésicules siégeant sur la racine des cuisses, le scrotum, les mains, les bras et le visage; coryza, larmoiement, chémosis, toux, expectoration sanglante, douleurs thoraciques, dyspnée et fièvre. Il est probablement dû à un champignon.

cannisiers (maladie des). V. *cannes de Provence (maladie des).*

Cannon (hypothèse ou **théorie de).** V. *sympathine.*

canon (bruit de) (Strazhesko, 1908). Intensité particulière du premier bruit du cœur, survenant par intermittence au cours du bloc auriculo-ventriculaire complet. Elle apparaît lorsque la contraction auriculaire a lieu fortuitement très peu de temps avant la contraction ventriculaire.

canthoplastie, *s. f.* (κανθός, angle de l'œil; πλάσσειν, former). Opération qui consiste à prolonger en dehors la fente palpébrale en incisant la commissure externe de l'œil. Elle est indiquée chaque fois que l'orifice palpébral est insuffisamment fendu.

canthotomie, s. f. (κανθός; τομή, section). Incision de la commissure externe des paupières.

Ca O₂. Symbole de la concentration en oxygène du sang artériel.

capacité, coefficient ou **constante de diffusion pulmonaire** (symbole : DL) (M. Krogh, 1915). Syn. *capacité de transfert pulmonaire.* Pour un gaz donné, volume de ce gaz qui traverse la membrane alvéolo-capillaire pendant une minute, pour une différence de pression partielle alvéolo-capillaire de 1 mm de Hg. Pour l'oxygène, ce volume (DLO_2) est, au repos, normalement de 15 à 20 ml; le volume du CO_2 est vingt fois supérieur à celui de l'oxygène. V. DLO_2 et $DLCO_2$.

capacité de fixation en fer du sérum (épreuve de). La totalité de la sidérophiline (v. ce terme) du plasma sanguin n'étant pas, normalement, combinée au fer, on mesure, in vitro, la quantité de fer que peut fixer en supplément la sidérophiline avant d'en être saturée. Cette quantité (*capacité latente*), ajoutée au taux de la sidérémie, donne la *capacité totale* de fixation du fer par le sérum.

capacité inspiratoire (C. I.). Volume d'air maximum qui peut être inspiré à partir de la position de repos expiratoire; il comprend le volume courant + le volume de réserve inspiratoire. Il est, en moyenne, de 2,400 l chez la femme et de 3 l chez l'homme.

capacité pulmonaire de Gréhant, **capacité pulmonaire fonctionnelle au repos.** V. *capacité résiduelle fonctionnelle.*

capacité pulmonaire totale. V. *capacité totale.*

capacité pulmonaire utilisable à l'effort (Tiffeneau et Pinelli). V. *volume expiratoire maximum-seconde.*

capacité pulmonaire vitale. V. *capacité vitale.*

capacité résiduelle fonctionnelle (C.R.F.). Syn. (inusités actuellement) *air résiduel fonctionnel, capa-*

cité pulmonaire de Gréhant, *capacité pulmonaire fonctionnelle au repos.* Volume de gaz contenu dans les voies aériennes après une expiration spontanée, au repos. C'est la somme de volume de réserve expiratoire et volume résiduel. Il est en moyenne de 2,100 l chez la femme, et de 2,750 l chez l'homme.

capacité du sang en gaz carbonique. V. *gaz carbonique (capacité du sang en).*

capacité du sang en oxygène. V. *oxygène (capacité du sang en).*

capacité totale ou **capacité pulmonaire totale (C.P.T.)** (terme remplaçant celui de *volume pulmonaire total*). Volume de gaz maximum contenu dans les poumons et les voies aériennes à la suite d'une inspiration forcée. Il correspond à la somme de la capacité vitale et du volume résiduel. Il est, en moyenne, de 4,500 l chez la femme et de 5,750 l chez l'homme.

capacité de transfert pulmonaire. V. *capacité, coefficient* ou *constante de diffusion pulmonaire.*

capacité tubulaire maximum d'excrétion ou **de réabsorption.** (symbole **Tm**). Quantité maximale d'une substance que les tubes rénaux peuvent excréter (p. ex. l'acide para-amino-hippurique ou P.A.H.) ou réabsorber (p. ex. glucose) en une minute. On ajoute, au symbole Tm, des lettres indiquant la substance dont l'excrétion ou la réabsorption est étudiée. Ex. TmPAH (v. ce terme), TmG.

capacité vitale (C. V.) ou **capacité pulmonaire vitale.** Volume de gaz recueilli lors d'une expiration forcée faite après une inspiration forcée; il comprend la somme : volume courant + volume de réserve inspiratoire + volume de réserve expiratoire. Il est, en moyenne, de 3,150 l chez la femme, de 4,300 l chez l'homme. V. *coefficient d'utilisation de la capacité vitale.*

capeline, s. f. Bandage de tête comportant des tours circulaires et des jets de bande fronto-occipitaux imbriqués qui recouvrent toute la calotte crânienne.

Capgras (syndrome de). V. *folie raisonnante.*

capillarite, *s. f.* (Gougerot, 1932). Lésions aiguës ou chroniques des petits vaisseaux cutanés comprenant avec les capillaires, les artérioles, les veinules et le plexus veineux superficiel (*vasi minuti*). — On range parmi les *c.* un grand nombre d'affections cutanées : érythèmes, purpuras, gangrène superficielle, etc.

capillaronécrose, *s. f.* Nécrose des vaisseaux capillaires.

capillaroscopie, *s. f.* (Lombard, 1912). Syn. *microangioscopie.* Examen au microscope des capillaires du derme ou de la muqueuse conjonctivale sur le sujet vivant.

capillarotoxique, *adj.* Qui exerce une action nocive sur les capillaires sanguins.

capillarotrope, *adj.* (*capillaris*, de *capillus*, cheveu; τρέπειν, tourner). Qui présente de l'affinité pour les vaisseaux capillaires.

capitonnage, *s. m.* Procédé opératoire destiné à effacer une cavité (anévrisme, poche intra-parenchymateuse persistant après l'ablation d'un kyste); il consiste à rapprocher, par des fils les prenant en masse, les parois opposées de la cavité.

Caplan ou **Caplan-Colinet (syndrome de)** (Colinet, 1950-53; Caplan, 1953). Association d'une polyarthrite chronique évolutive sévère et d'une silicose pulmonaire d'un type spécial caractérisée par l'existence, sur un fond de pneumoconiose discrète, de nodules denses et bien limités situés dans les régions périphériques des poumons. Certains auteurs pensent qu'il s'agit d'une variété de silico-tuberculose.

capnie, *s. f.* (χαηνός, vapeur). Présence et taux du CO_2 dans le plasma sanguin.

capnigramme, *s. m.* (χαπνός, vapeur; γράμμα, caractère d'écriture). Courbe indiquant les variations de la concentration d'un gaz en CO_2 (p. ex. de l'air expiré) en fonction du temps.

capside, *s. f.* V. *virus.*

capsomère, *s. m.* V. *virus.*

capsule interne (syndrome de la). Ensemble de symptômes dus à une lésion (généralement vasculaire : hémorragie ou ramollissement) de la capsule interne : hémiplégie pure et proportionnelle, flasque, puis spasmodique, siégeant du côté opposé à la lésion.

capsule proligère. V. *hydatique (sable).*

capsulé, *adj.* Syn. *encapsulé.* Se dit d'une tumeur circonscrite, entourée d'une enveloppe fibreuse. Ex. : *angiome c.*

capsulectomie, *s. f.* (*capsula*, petite boîte; ἐκτομή, ablation). Résection partielle d'une capsule articulaire.

capsulite, *s. f.* 1° Syn. *périophtalmite, tenonite.* Inflammation de la capsule de Tenon, n'aboutissant presque jamais à la suppuration, caractérisée par de la douleur péri-orbitaire, de la diplopie, du chémosis, et se terminant par la guérison. — 2° Ce nom a été quelquefois donné à une altération de la capsule du cristallin. — 3° Inflammation d'une capsule articulaire. — *c. périhépatique.* V. *périhépatite.*

capsulorraphie, *s. f.* (*capsula*; ραφή, suture) (Ricard, 1894). Suture d'un pli vertical de la capsule articulaire de l'épaule, destinée à rétrécir cette capsule, pratiquée avec ou sans ouverture de celle-ci, dans les cas de luxation récidivante.

capsulotomie, *s. f.* (*capsula*; τομή, section). Incision d'une capsule articulaire.

captatif, *adj.* (*captator*, qui recherche) (psychanalyse). Se dit de sentiments qui portent le sujet à se faire aimer plutôt qu'à aimer activement.

capture ventriculaire (Géraudel) (cardiologie). Phénomène survenant parfois au cours d'une dissociation auriculo-ventriculaire par interférence et consistant dans la survenue anticipée d'une contraction ventriculaire entraînée par une systole auriculaire. V. *interférence (dissociation par).*

caput distortum, caput obstipum. V. *torticolis.*

caput membranaceum. Absence d'ossification de la boîte crânienne.

caput obliquum. Syn. *scoliose capitis* (auteurs allemands). Aplatissement du crâne et atrophie de la face du côté malade, observés dans certains cas de torticolis.

caput planum (Savariaud). V. *coxa plana.*

caquesangue, *s. f.* (*cacare*, aller à la selle; *sanguis*, sang) (inusité). V. *dysenterie.*

Carabelli (tubercule de) (1844). Cuspide surnuméraire située sur la face palatine de la première molaire permanente supérieure; malformation considérée autrefois comme un signe de syphilis congénitale.

caractère, *s. m.* (psychologie). « Structure fondamentale sur laquelle viennent se disposer les influences et s'enregistrer les événements... le caractère étant le centre de la personnalité » (Berger). « C'est l'ensemble des possibilités de réactions affectives et volontaires telles qu'elles se sont formées au cours de l'évolution » (R.A. Casaubon).

caractériel, *adj.* Qui se rapporte au caractère. — *s. m.* Malade atteint de trouble du caractère.

caractérologie, *s. f.* (caractère; λόγος, discours). Etude des caractères.

carate, *s. f.* (Alibert, 1820). V. *pinta.*

carbogénothérapie, *s. f.* (Yandell Henderson, 1910). Emploi thérapeutique d'un mélange d'oxygène et d'acide carbonique, dit *carbogène*, que l'on fait inhaler, à l'aide d'un masque spécial, en cas d'asphyxie ou d'intoxication par gaz toxiques (chloroforme, oxyde de carbone, gaz de guerre, etc.), l'acide carbonique excitant le centre bulbaire respiratoire.

carbomycine, *s. f.* (Kutscher, 1953). Syn. *Magnamycine* (n. dép.). Antibiotique extrait du *Streptomyces halstedii*, actif contre les bactéries Gram +, le bacille de la coqueluche, le gonocoque, les rickettsies et un grand nombre de virus. La c. est très peu toxique et son intérêt vient de son activité contre certaines souches de staphylocoques et de streptocoques résistant aux autres antibiotiques.

carbonarcose, *s. f.* (*carbo*, charbon; νάρκωσις, assoupissement). Somnolence, puis coma provoqués par l'hypercapnie (V. ce terme). — On a employé, dans le traitement de certaines névroses, un sommeil obtenu par inhalation d'un mélange d'oxygène et d'une forte proportion de gaz carbonique.

carbothérapie, *s. f.* Emploi thérapeutique du gaz carbonique soit en inhalation, soit en injection sous-cutanée ou même intra-veineuse.

carboxyangiographie, *s. f.* (Oppenheimer et Durant, 1956). Radiographie du cœur et des vaisseaux obtenue en utilisant comme produit de contraste du gaz carbonique injecté à l'état pur dans une veine périphérique (ce gaz est très rapidement et totalement soluble dans le sang). Cette méthode est parfois utilisée pour mettre en évidence un épanchement péricardique ou pour explorer les gros troncs veineux du thorax et de l'abdomen.

carboxyhémoglobine, *s. f.* Syn. *hémoglobine oxycarbonée.* Combinaison de l'hémoglobine et de l'oxyde de carbone, plus stable que l'oxyhémoglobine. On la rencontre dans l'intoxication par le gaz d'éclairage.

carboxylase, *s. f.* Ferment indispensable au catabolisme cellulaire des glucides. Il est formé de deux fractions : l'apo-enzyme, de nature protéique, et la co-enzyme ou co-carboxylase (v. ce terme).

carboxypolypeptidase, *s. f.* Ferment sécrété par le pancréas, transformant les polypeptides complexes ayant un carboxyle libre en peptides simples et en acides aminés.

carcinogène, *adj.* (καρκίνος, cancer; γεννᾶν, engendrer). V. *cancérigène.*

carcinogénèse, *s. f.* (καρκίνος, cancer; γένεσις, production). Production de cancer.

carcinoïde (tumeur). Tumeur rare, siégeant le plus souvent à l'extrémité de l'appendice, parfois dans le jéjunum ou l'iléon (v. *carcinoïde intestinal*). Des localisations bronchiques (ne contenant pas de granulations argentaffines), ovariennes et rectales ont été décrites.

carcinoïde intestinal ou **c. du grêle** (Lubarsh, 1888; Oberndorfer, 1907). Syn. *argentaffinome*, *carcinoïdose*. Petite tumeur jaune, unique ou multiple, développée dans la muqueuse de l'intestin grêle, surtout du segment terminal de l'iléon, aux dépens des cellules argentaffines de Kulchitsky-Masson. Elle a une évolution maligne, mais lente (10 à 15 ans), malgré la précocité et la multiplicité des métastases (foie, péritoine). Elle se manifeste par des accidents mécaniques d'obstruction intestinale récidivants (syndrome de König, v. ce terme) et par des troubles métaboliques (*carcinoïdose*), fréquents surtout en cas de métastases hépatiques. Ces derniers sont paroxystiques : bouffées de vasodilatation cutanée avec parfois cyanose et choc (v. *Björck, syndrome de*), crises d'asthme; ou permanents : diarrhée, rhumatisme, couperose du visage, quelquefois lésions des valvules cardiaques tricuspides et pulmonaires (v. *cardiopathie carcinoïde*). Cette carcinoïdose est attribuée à une sécrétion abondante, par la tumeur et ses métastases, de sérotonine et de kallicréine. V. *sérotonine, sérotoninémie, kallicréine* et *apudome*.

carcinoïdose, s. f. V. *carcinoïde intestinal*.

carcinologie, s. f. (χαρχίνος, cancer; λόγος, discours) (G. Roussy, 1933). Syn. *cancérologie*. Etude du cancer.

carcinomatose, s. f. V. *carcinose*.

carcinome, s. m. (χαρχίνος, crabe). Tumeur épithéliale maligne dont le stroma fibreux est creusé d'alvéoles formant un système caverneux et contenant des cellules libres dans un liquide plus ou moins abondant. — *c. érectile* ou *hématode*. Carcinome dont les vaisseaux présentent de petits anévrismes moniliformes qui, en se rompant, provoquent des hémorragies.

carcinose, s. f. Syn. *carcinomatose*. Nom donné à la maladie caractérisée par le carcinome. — *c. miliaire*

aiguë. Généralisation du carcinome qui envahit rapidement la plupart des viscères sous forme d'un semis de granulations.

Cardarelli (maladie de). V. *sub-glossite diphtéroïde*.

Cardarelli (signe de). Battements latéraux imprimés à la trachée par un anévrisme de la crosse de l'aorte.

cardiacalgie, s. f. (χαρδία, cœur; ἄλγος, douleur). Nom donné par Germain Sée aux variétés d'angine de poitrine qui ne s'accompagnent pas de sténose des coronaires (*fausses angines* de *poitrine* de Huchard).

cardial, adj. Qui se rapporte au cardia.

cardialgie, s. f. (χαρδία, estomac, cœur; ἄλγος, douleur). 1° Douleur au niveau du *cardia*. V. *gastralgie*. — 2° Douleur dans la région précordiale. V. *angine de poitrine*.

cardiaque, 1° adj. (χαρδία, cœur, cardia). Qui a rapport au cœur. V. *cardial*. — *défaillance* ou *insuffisance c. congestive*. V. *asystolie*. — 2° s. m. et f. Malade atteint d'une affection du cœur.

cardiaques noirs (syndrome des) (Ayerza, 1901). Syn. *syndrome d'Ayerza, cardiopathie noire*. Syndrome caractérisé par une cyanose très foncée, par une dyspnée intense avec hémoptysies, hippocratisme digital et polyglobulie, et par une évolution rapide vers une insuffisance ventriculaire droite irréductible. Il est dû à une sclérose accentuée des artères pulmonaires et à des lésions pulmonaires chroniques étendues associées. C'est une variété très grave de « cœur pulmonaire chronique ».

cardiazolthérapie, s. f. (von Meduna, 1934). Syn. *choc cardiazolique*. Utilisation, dans le traitement de certaines psychoses, des crises convulsives provoquées par l'injection intraveineuse de cardiazol.

cardiectasie, s. f. (χαρδία; ἔχτασις, dilatation). Dilatation partielle ou totale du cœur.

cardio-angiographie, s. f. (Ponsdomenech et Beato Nuñez, de La

Havane, 1951). V. *angiocardiographie*.

cardio-angiosclérose, s. f. (καρδία; ἀγγεῖον, vaisseau; σκληρός, dur). Syn. *angiocardiosclérose, cœur sénile.* Myocardite scléreuse des vieillards, due à l'athérome et à la sclérose des artères coronaires. — Parfois utilisé pour désigner la sclérose des vaisseaux du cœur (coronaires).

cardio-aortite, s. f. Association d'aortite syphilitique avec une endocardite aiguë ou chronique ou une myocardite, qu'elles soient syphilitiques ou non.

cardio-auditif (syndrome). V. *Jervell et Lange-Nielsen (syndrome de)*.

cardiobulbaire (syndrome) (G. Guillain et P. Mollaret, 1932). Association d'une respiration de Cheyne-Stokes d'origine bulbaire et de troubles du rythme cardiaque avec modification de l'électro-cardiogramme; cause fréquente de la mort dans la maladie de Friedreich.

cardio-cutanés (syndromes). Ensemble de syndromes héréditaires génétiques comportant, parmi d'autres, des anomalies cardio-vasculaires et cutanées. Certains font partie de cadres plus vastes : dystrophie du tissu élastique (tel le syndrome de Marfan), enzymopathies (telles certaines mucopolysaccharidoses), phacomatoses. Dans d'autres, l'atteinte cardiaque, associée à des taches cutanées pigmentaires, occupe une place plus importante : le syndrome Léopard (v. ce terme) et d'autres syndromes voisins : synd. « taches café au lait et sténose pulmonaire » (Watson, 1967), synd. « lentiginose profuse et troubles de conduction » (Walther, 1966), synd. « lentiginose profuse et cardiomyopathie obstructive » (Kraunz, 1968; Moynahan, 1970; C. Pernot, 1972).

cardiodiagramme, s. m. V. *rhéocardiogramme*.

cardiodiagraphie, s. f. V. *rhéocardiographie*.

cardiogénique, adj. (καρδία; γένης, qui est engendré). D'origine cardiaque. — *choc c.* V. *à choc*.

cardiogramme, s. m. (καρδία; γράμμα, écrit). V. *apexogramme*.

cardiographe, s. m. (καρδία; γράφειν, écrire). Appareil destiné à enregistrer les pulsations de là pointe du cœur. V. *apexogramme*.

cardiographie, s. f. Etude graphique des mouvements du cœur. — Quelquefois employé à tort dans le sens d'angio-cardiographie (v. ce terme).

γ-cardiographie, s. f. V. *radiocardiographie*.

cardiohépatomégalie, s. f. (Merklen). Augmentation de la surface de matité répondant à la région cardiohépatique, observée chez les sujets atteints d'asystolie.

cardiologie, s. f. Etude du cœur et de ses affections.

cardiolyse, s. f. (καρδία; λύειν, libérer). Destruction chirurgicale des adhérences du péricarde à la paroi (v. *Brauer, opération de*) et des adhérences des feuillets péricardiques entre eux. Actuellement, ce terme est appliqué à la résection du péricarde (v. *péricardectomie*) qui a remplacé les interventions précédentes.

cardiomégalie, s. f. Augmentation de volume du cœur. — *c. familiale* (W. Evans, 1949). Syn. *cardiomyopathie familiale* (Battersby et Glenner, 1961). Affection de cause inconnue, généralement familiale, observée chez des sujets jeunes; elle est caractérisée par une hypertrophie cardiaque globale, prédominant sur les cavités gauches, des signes électrocardiographiques de surcharge ventriculaire gauche ou de bloc de branche gauche avec parfois troubles de la conduction auriculo-ventriculaire et une évolution plus ou moins rapidement mortelle. — *c. glycogénique.* V. *Pompe (syndrome de)*.

cardiomyopathie, s. f. V. *myocardiopathie*. — *c. familiale.* V. *cardiomégalie familiale*.

cardiomyopexie, s. f. (καρδία, cœur; μῦς, muscle; πῆξις, fixation) (Cl. Beck, de Cleveland, 1932-35). V. *Beck (opérations de), 1°.*

cardionecteur (appareil ou **système)** (καρδία, cœur; *nectere*, unir). Système musculaire spécifique du cœur; il produit et conduit dans tout le muscle cardiaque l'excitation qui déclenche la contraction du cœur. C'est l'appareil de commande. Il est formé de deux éléments: *l'appareil* (ou *centre*) *atrio-necteur*, représenté par le nœud de Keith et Flack, situé dans l'oreillette droite près de l'embouchure de la veine cave supérieure; et *l'appareil ventriculo-necteur* qui comprend le nœud de Tawara, placé sur le plancher de l'oreillette droite près du septum, et le faisceau de His dont le tronc, qui chemine dans le septum, se divise rapidement en deux branches, droite et gauche, destinées à chacun des ventricules.

cardionéphrite, s. f. Terme par lequel Et. May a proposé de désigner les affections frappant à la fois le cœur et le rein, pour souligner l'étroite synergie fonctionnelle qui unit le cœur gauche au rein.

cardio-omentopexie, s. f. (καρδία, cœur; *omentum*, épiploon; πῆξις, fixation). Syn. *opération d'O'Shaughnessy* (1933-36). Greffe sur le myocarde d'un lambeau épiploïque, par voie transpleurale, opération destinée à améliorer la vascularisation du myocarde dans les cas d'insuffisance de la circulation coronaire (angine de poitrine, infarctus, myocardite sénile).

cardiopathie, s. f. (καρδία; πάθος, maladie). Nom générique de toutes les affections du cœur.

cardiopathie carcinoïde. Atteinte cardiaque caractérisée par un épaississement, riche en fibres collagènes, des couches superficielles de l'endocarde, presque toujours localisé aux cavités droites, avec atteinte des valvules tricuspides et pulmonaires, survenant au cours de l'évolution du carcinoïde du grêle (v. ce terme).

cardiopathie ischémique. Affection cardiaque due à un arrêt ou à une réduction de l'irrigation d'une partie du myocarde à la suite de lésions (le plus souvent athéromateuses) ou de malformations des artères coronaires.

cardiopathie noire. V. *cardiaques noirs (syndrome des).*

cardiopéricardiomyopexie, s. f. (Gorelik, de New York, 1949). Création d'adhérences entre le myocarde, le péricarde et le muscle pectoral. Ces adhérences sont obtenues par l'introduction de poudre de talc dans la cavité péricardique et par la mise au contact du sac péricardique et du pectoral, après résection du 5e cartilage costal gauche et de son périchondre. Opération destinée à améliorer la vascularisation du myocarde en cas d'insuffisance de la circulation coronarienne et en cas de défaillance cardiaque au cours des cardiopathies valvulaires rhumatismales.

cardiopéricardopexie, s. f. (Beck; Thompson, 1939-43). Création d'adhérences entre les deux feuillets du péricarde, que l'on irrite par des moyens physiques (abrasion) ou par des produits chimiques introduits dans la séreuse (solution d'aleuronate, poudre de talc ou d'amiante). Opération destinée à améliorer la vascularisation du myocarde en cas d'insuffisance de la circulation coronarienne. V. *Beck (opérations de)*, 3° et *Thompson (opération de).*

cardiophrénoptose, s. f. (G. Scherb, 1909). Abaissement et mobilité anormale du cœur entraînés par l'abaissement de la voûte du diaphragme; complication de l'entéroptose.

cardioplastie, s. f. (καρδία, cardia; πλάσσειν, former). Opération plastique portant sur la partie terminale de l'œsophage et sur le cardia et destinée à remédier au spasme ou au rétrécissement de cette partie du tube digestif: elle consiste dans la suture transversale d'une incision pratiquée verticalement.

cardioplégie, s. f. (καρδία; πλήσσειν, frapper). Paralysie du cœur qui s'arrête en diastole. V. *asystole.*

cardio-pneumopexie, s. f. (καρδία; πνεύμων, poumon; πῆξις, fixation). Syn. *opération de Lezius* (1938). Création d'adhérences entre le myocarde et le poumon après ouverture du péricarde et de la plèvre : opération destinée à améliorer la vascularisation du myocarde.

cardioptose, s. f. (καρδία; πτῶσις, chute) (Rummo, 1900). Déplacement du cœur par suite de l'allongement de ses moyens de suspension. La c. semble due à une prédisposition congénitale et apparaît chez les sujets jeunes.

cardio-puncture, s. f. (καρδία; punctura, piqûre). Procédé d'expérimentation destiné à étudier les mouvements du cœur d'un animal, en plantant dans cet organe des aiguilles munies de drapeaux.

cardio-rénal, adj. et s. m. Nom donné aux malades atteints à la fois de troubles cardiaques et rénaux retentissant les uns sur les autres; soit que la lésion cardiaque ait précédé la néphrite (*cardio-rénaux*), soit que la lésion des reins ait entraîné celle du cœur (*réno-cardiaques*), soit enfin qu'une lésion aortique ait déterminé la maladie des reins (*aortico-rénaux*). Les c.-r. présentent toujours un syndrome œdémateux.

cardiorraphie, s. f. (καρδία; ραφή, suture). Suture des plaies du cœur.

cardiorrhexie, s. f. (καρδία; ῥῆξις, rupture). Rupture du cœur.

cardiosclérose, s. f. Sclérose du cœur ou du cardia.

cardioscope, s. m. (καρδία; σκοπεῖν, examiner). Instrument permettant d'éclairer et d'inspecter les cavités cardiaques dans lesquelles on l'introduit.

cardiospasme, s. m. (καρδία; σπασμός, spasme) (von Mikulicz, 1904). Syn. *phrénospasme, phrénocardiospasme, rétrécissement essentiel cardio-œsophagien*. Contraction spasmodique du cardia s'opposant au passage des aliments de l'œsophage dans l'estomac et pouvant entraîner, au bout d'un certain temps, de l'œsophagite, de la dilatation de l'œsophage et la dénutrition générale.

cardiostimulateur, s. m. V. *stimulateur*.

cardiothoracique (rapport). Rapport entre le diamètre du cœur et celui du thorax, mesuré sur une téléradiographie de face. Il ne doit pas dépasser 0,50 chez l'adulte et 0,55 chez le nourrisson.

cardiothyréose, s. f. (L. Bérard, 1934). Affection cardiaque provoquée par une perturbation du fonctionnement du corps thyroïde (hyperthyroïdie : cœur basedowien; hypothyroïdie : cœur myxœdémateux; v. ces termes). Le terme de c. est généralement réservé aux complications cardiaques de l'hyperthyroïdie.

cardiothyréotoxicose, s. f. V. *cœur basedowien*.

cardiotocographie, s. f. (καρδία, cœur; τόκος, accouchement; γράφειν, inscrire). Enregistrement électrocardiographique de la fréquence cardiaque chez le fœtus.

cardiotomie, s. f. (καρδία; τομή, incision). 1° Incision chirurgicale du cœur. — 2° Incision du cardia. V. *cardioplastie*. — c. extramuqueuse. V. *Heller* (opération de).

cardiotonique, adj. Syn. *tonicardiaque*. Qui augmente la tonicité du muscle cardiaque. — s. m. Médicament jouissant de cette propriété.

cardiotopométrie, s. f. (Rummo, 1900). Mensuration de l'aire de la matité cardiaque.

cardiovalvulite, s. f. V. *cardivalvulite*.

cardiovalvulotome, s. m. (καρδία; valvula, dim. de valva, porte double; τομή, incision) (Cutler). Instrument permettant de couper ou de réséquer une valvule cardiaque rétrécie.

cardiovasculaire, adj. Se dit de tout ce qui concerne à la fois le cœur et les vaisseaux. Ex. *médication c.-v.*

cardiovectographe, s. m. V. *vectocardiogramme*.

cardiovectographie, s. f. V. *vectocardiographie*.

cardioversion, *s. f.* (terme emprunté à l'anglais). Rétablissement d'un rythme cardiaque normal au moyen d'un choc électrique externe. V. *défibrillateur* et *défibrillation.*

cardiovolumétrie, *s. f.* (Rummo, 1900). Mensuration du volume du cœur.

Cardis (image ou **ligne de).** Image radiologique parfois observée lorsque, après un pneumothorax, le poumon revient à la paroi et qu'une symphyse pleurale s'établit : c'est une ligne sombre plus ou moins large qui borde, en dehors, l'image pulmonaire.

cardite, *s. f.* Nom donné par les anciens auteurs à l'inflammation des parois du cœur. — *c. récurrente de Henoch.* Nouvelle atteinte cardiaque rhumatismale, frappant un cœur antérieurement touché par la maladie de Bouillaud, et dont la lésion semblait cicatricielle. — *c. rhumatismale.* Syn. *rhumatisme cardiaque.* Atteinte du cœur au cours du rhumatisme articulaire aigu; elle peut donner lieu à des troubles de la conduction, prédominer sur l'endocarde, sur le péricarde, ou frapper les 3 tuniques (formes graves ou malignes du rhumatisme cardiaque, *pancardite rhumatismale, rhumatisme cardiaque évolutif*).

cardivalvulite, *s. f.* (Bouillaud). Syn. *cardiovalvulite, valvulite, endocardite valvulaire.* Inflammation de la partie de l'endocarde qui recouvre les différentes valvules du cœur; c'est la forme la plus fréquente de l'endocardite.

carence, *s. f.* (*carere,* manquer de). Absence ou insuffisance, dans l'organisme, d'un ou de plusieurs éléments indispensables à son équilibre ou à son développement. Elle peut être due à un défaut d'apport (*c. alimentaire, c. solaire*) ou d'utilisation (*c. digestive, c. nutritive*). Elle peut être globale ou élective, et porter sur des substances agissant parfois à très petite dose : sels minéraux (*c. saline*), acides aminés (*c. protéique*), et surtout vitamines. Elle provoque dans l'organisme des désordres variés, réunis sous le terme de *maladie par carence,* terme que certains emploient dans le sens restrictif d'avitaminose.

carence affective. V. *arriération affective* (*syndrome d'*) et *hospitalisme.*

carence ou **déficit immunitaire.** Insuffisance des moyens de défense naturels de l'organisme : soit des moyens non spécifiques (déficience de la phagocytose), soit des réactions d'immunité humorale ou cellulaire. Cette dernière déficience met le sujet qui en est atteint dans l'impossibilité d'avoir une réponse immunologique spécifique normale à la stimulation de n'importe quel antigène, soit par la production d'anticorps sériques (immunoglobulines), soit par une réaction d'hypersensibilité retardée (anticorps cellulaires). Par ailleurs, la production insuffisante d'anticorps pourrait, en favorisant la persistance, dans le sang circulant, d'un excès d'antigène, provoquer la formation de complexes immuns (v. ce terme). Certaines maladies rares (*maladies par c. i.*), caractérisées essentiellement par une sensibilité anormale aux infections, sont dues à une *c. i.* primitive, congénitale (*par déficience de la phagocytose :* maladies avec neutropénie, granulomatose septique progressive; *par déficience de l'immunité humorale* ou *cellulaire* ou *des deux immunités* — *carence immunitaire combinée* ou *mixte* —: dysgénésie réticulaire, agammaglobulinémie, alymphocytose, syndromes de Di George, de Wiskott-Aldrich, ataxie-télangiectasies, amnésie immunitaire). La *c. i.* peut être secondaire à certaines affections du tissu lymphoïde ou à un traitement immuno-dépresseur. V. *immunité, cellule immunocompétente, dysglobulinémie, dysgammaglobulinémie* et *tolérance immunitaire.*

carène (front en). Front présentant sur la ligne médiane une saillie qui suit le trajet de la suture médio-frontale (syphilis congénitale).

carène (thorax en). V. *thorax en carène.*

carentiel, elle, *adj.* Qui se rapporte à une carence. — *polynévrite c.*

carie, *s. f.* (*caries*). Ostéite chronique de nature tuberculeuse, caractérisée par la formation de séquestres et la destruction progressive du tissu osseux. — *c. dentaire.* Affection qui consiste dans la formation de cavités dans une ou plusieurs dents, et la destruction progressive de ces organes. — *c. sèche* (Volkmann). Syn. *caries sicca.* Variété d'ostéoarthrite tuberculeuse, fréquente à l'épaule, caractérisée par une évolution torpide, sans suppuration, avec résorption graduelle de l'os, sclérose et atrophie des ligaments.

caries carnosa (Koenig). Syn. *tuberculose charnue* (Mauclaire). Variété de carie osseuse caractérisée par la présence de fongosités vasculaires et exubérantes.

caries sicca. V. *carie sèche.*

carillon (bruit de) (Friedreich et Eisenlohr). Variété de bruit de moulin (v. ce terme) dans laquelle le clapotement prend une résonance métallique.

Carl Smith (maladie de). V. *lymphocytose infectieuse aiguë.*

Carlborg (épreuve de) (C., 1969). Étude de la migration des spermatozoïdes dans un tube capillaire rempli de mucus cervical utérin, destinée à prouver la compatibilité d'un sperme et d'un mucus cervical donnés.

carminatif, *adj.* et *s. m.* (*carminare*, nettoyer). Qui jouit de la propriété de faire expulser les gaz intestinaux.

carnification, *s. f.* (*caro, carnis,* chair; *ficare,* fréquentatif de *facere,* faire) ou **carnisation,** *s. f.* Aspect particulier du parenchyme pulmonaire, dont la couleur et la consistance se rapprochent de celles de la chair musculaire. La c. se rencontre souvent dans les congestions pulmonaires chroniques des cardiaques et dans la broncho-pneumonie subaiguë. L'aspect est identique à celui du poumon atélectasié; mais le mot *atélectasie* doit être appliqué seulement aux cas où l'aspect de *carnification* est dû au retrait des alvéoles qui sont privés d'air. — Certains auteurs réservent le terme de *carnification* à l'atélectasie, et celui de *carnisation* aux lésions de la bronchopneumonie.

Caroli (maladie de) (1958). Dilatation segmentaire des gros canaux biliaires intra-hépatiques, qui restent en communication avec l'arbre biliaire. C'est une malformation congénitale rare, se manifestant parfois seulement à l'âge adulte, par des douleurs, de la fièvre, du subictère; il n'y a ni gros foie, ni cirrhose. Elle peut être associée à une fibro-angioadénomatose des voies biliaires (v. ce terme) et son pronostic est alors beaucoup plus grave.

Caroli (test de). V. *hémolyse à l'étuve (test du temps d').*

Caroli (triade de). Association de douleurs articulaires multiples, d'urticaire (ou d'autres manifestations cutanées) et de maux de tête, au stade pré-ictérique de l'hépatite à virus.

carotène, *s. m.* ou **carotine,** *s. f.* (καρωτόν, carotte). Pigment orangé très répandu dans la nature et particulièrement abondant dans certains aliments d'origine végétale (carottes, oranges, légumes verts, potirons, courges, etc.) ou d'origine animale (jaune d'œuf, beurre). — On en fait actuellement une provitamine A, difficilement transformable dans l'organisme en vitamine A, et par conséquent d'une utilité thérapeutique douteuse.

caroténémie ou **carotinémie,** *s. f.* (καρωτόν, carotte; αἷμα, sang). Présence dans le sang de *carotène* entraînant, lorsqu'elle est abondante (*hypercarotinémie*), la *caroténodermie.*

caroténodermie ou **carotinodermie,** *s. f.* Coloration jaune des téguments, observée dans l'hypercarotinémie.

caroténoïde ou **carotinoïde,** *adj.* Se dit des substances contenant du carotène.

carotide (syndrome de coudure de la). Syndrome survenant chez les sujets dont la carotide interne, normale par ailleurs, présente une sinuosité plus ou moins accentuée, allant parfois jusqu'à dessiner un angle aigu. Lors des mouvements de rotation de la tête, la coudure artérielle peut s'accentuer au point d'interrompre le flux sanguin et de provoquer une ischémie cérébrale transitoire ou même parfois durable.

carotidogramme, *s. m.* (Marey, 1881 ; Hurtle, 1893). Courbe obtenue par l'enregistrement, à travers les téguments, des pulsations (sphygmogramme) ou des variations de pression (piézogramme) de l'artère carotide. Le c. normal comporte d'abord une *phase systolique* qui commence par une ascension rapide (AB) de 0,06 à 0,12 sec., correspondant à l'ondée systolique. Elle débute à l'ouverture des valvules sigmoïdes aortiques, 0,11 sec. après le départ de l'onde QRS de l'électrocardiogramme, 0,05 à 0,06 sec. après les premières vibrations de B₁. La courbe descend ensuite, lentement d'abord, puis plus vite jusqu'à l'incisure catacrote qui marque la fermeture des sigmoïdes et la fin de l'éjection ventriculaire. La *phase diastolique* commence alors, la courbe dessinant au début un soulèvement arrondi, l'onde dicrote, puis descendant lentement jusqu'au point A, début de la systole suivante. V. *catacrote (incisure), dicrote (onde), ascension du carotidogramme (temps d'), éjection ventriculaire gauche (temps d').*

carotine et ses dérivés. V. *carotène* et ses dérivés.

carpectomie, *s. f.* (καρπός, poignet ; ἐκτομή, ablation). Résection totale ou partielle des os du carpe.

Carpenter (syndrome de). V. *acrocéphalopolysyndactylie.*

carphologie, *s. f.* (κάρφος, flocon ; λέγειν, ramasser). Syn. *crocidisme.* Mouvements continuels et automatiques des mains qui semblent chercher à saisir des flocons voltigeant dans l'air ou qui se promènent machinalement sur le lit, tirent ou repoussent les couvertures, etc. — Ce symptôme très grave accompagne souvent le délire

calme de certaines pyrexies ; on l'observe aussi dans les méningites, le delirium tremens, etc.

carpite, *s. f.* Inflammation des os du carpe.

carpocyphose, *s. f.* (καρπός, poignet ; κυφός, courbé) (Robinson). Syn. *carpus curvus* (Delbet, 1897), *dyschondroplasie de l'épiphyse radiale inférieure, maladie de Madelung* (1879), *radius curvus* (Deslot, 1923), *subluxation spontanée de la main.* Déformation due à une irrégularité de croissance de l'extrémité inférieure du radius : la partie postérieure se développant plus vite que l'antérieure, il en résulte une flexion en avant du carpe qui semble luxé.

carpus curvus. V. *carpocyphose.*

Carré (maladie de). Maladie du jeune chien, caractérisée par du catarrhe des muqueuses, une éruption cutanée, des symptômes pulmonaires, digestifs ou nerveux ; elle est due à un virus (Carré) du groupe des pseudomyxovirus, et elle peut être transmise de l'homme, chez qui elle existe sous forme de maladie inapparente (Ch. Nicolle), au chien, au chat et aux espèces voisines.

carreau, *s. m.* Nom sous lequel les anciens auteurs englobaient diverses maladies de l'enfance accompagnées de tuméfaction et de dureté du ventre (qui devient dur comme un *carreau*), avec cachexie généralisée. — Ce terme ne désigne plus aujourd'hui que la tuberculose des ganglions mésentériques.

carrefour condylodéchiré postérieur (syndrome du). V. *Collet (syndrome de).*

carrefour hypothalamique (syndrome du). V. *hypothalamique (syndrome).*

carrefour pétro-sphénoïdal (syndrome du) (Jacod, 1921). Syn. *syndrome de Jacod.* Syndrome caractérisé par une cécité et une ophtalmoplégie totale unilatérales et par une céphalée frontale permanente avec exacerbations névralgiques dans l'hémiface correspondante, surtout dans le territoire de l'ophtalmique. Il est dû à une compression des IIe, IIIe, IVe, V^e et VIe nerfs crâniens par un sarcome de la trompe d'Eustache ou par une tumeur hypophysaire ou orbitaire.

Carrel (méthode de). Irrigation discontinue, avec le liquide de Dakin, des plaies ou des cavités naturelles infectées.

Carrion (maladie de). V. *verruga*.

Carter et Robins (test de) (1947). Epreuve destinée à contrôler la sécrétion d'hormone post-hypophysaire (hormone antidiurétique), utilisée pour le diagnostic du diabète insipide. Chez le sujet normal, la perfusion intraveineuse, en 45 minutes, de 600 à 800 ml de sérum salé hypertonique à 25 °/oo provoque une libération d'hormone antidiurétique et réduit de 70 à 90 % le débit urinaire. Elle reste sans action en cas de diabète insipide vrai.

carteron, one, s. V. *quarteron*.

cartographie, s. f. V. *scintigraphie*.

carus, s. m. (χάρος, assoupissement profond). Degré extrême du coma, caractérisé par l'abolition complète des réflexes et la coexistence de troubles respiratoires et circulatoires prononcés.

Carvallo (signe de). V. *Rivero Carvallo (signe de)*.

caryoanabiose, s. f. (Guyesse-Pelissier, 1917). Processus de formation du noyau des cellules géantes au contact des corps étrangers.

caryocinèse, s. f. (χάρυον, noyau; χίνησις, mouvement). Syn. *cinèse, division cinétique, mitose*. Mode de division indirecte de la cellule, caractérisé par une série de modifications dans la chromatine du noyau.

caryoclasique, adj. (χάρυον; χλάσις, rupture). Se dit d'un poison qui frappe la cellule en division ou en imminence de division, en altérant son noyau (pycnose) et en s'opposant à la caryocinèse.

caryolyse, s. f. (χάρυον, noyau; λύειν, dissoudre). Stade de mort du noyau de la cellule, au cours duquel il ne prend plus les colorants, la chromatine diffusant dans le protoplasma.

caryolytique, adj. (χάρυον; λυτικός, qui dissout). Qui provoque la caryolyse.

caryorexie ou **caryorrhexie,** s. f. (χάρυον; ῥῆξις, éclatement). Eclatement du noyau de la cellule en débris basophiles; stade de mort du noyau succédant à la pycnose.

caryoschise, s. f. (χάρυον; σχίζειν, séparer). Phénomène d'excrétion ou d'osmose en vertu duquel le noyau de la cellule laisse échapper une partie des éléments qui le constituent. Ex.: d'après Lilienfeld, le ferment qui produit la coagulation du sang sort du noyau des leucocytes par *caryoschise*.

caryotype, s. m. (χάρυον; τύπος, empreinte) (génétique). Equipement chromosomique caractéristique d'une espèce donnée. Il est mis en évidence par la microphotographie de cellules (lymphocytes ou fibroblastes) cultivées et en état de mitose : les chromosomes, alors en forme de X, isolés, sont rangés selon la classification de Denver (v. ce terme). Chez l'homme, le c. comporte 46 chromosomes (Tjio et Levan, 1956) qui se répartissent ainsi : pour les cellules du *soma*, 44 A (Autosomes ou chromosomes somatiques : formule autosomique) $+$ 2 chromosomes sexuels ou gonosomes qui sont X et Y chez l'homme, 2 X chez la femme (formule gonosomique); — pour les cellules du *germen* (cellules sexuelles), après la méiose : 22 A $+$ X pour l'ovule, 22 A $+$ X ou 22 A $+$ Y pour le spermatozoïde. L'ensemble : formules autosomique et gonosomique constitue la formule chromosomique. V. *maladie par aberration chromosomique*.

Casal (collier de). V. *collier de Casal*.

caséeux ou **caséiforme,** adj. Qui a l'apparence du fromage.

caséification, s. f. **caséeuse (dégénérescence)** (caseus, fromage) (Vetter, 1803). Mode de nécrose qui frappe le centre des tubercules, caractérisé par la formation d'une matière d'un gris jaunâtre, compacte, granuleuse, et offrant à la coupe l'aspect d'un morceau de fromage de Roquefort.

Casoni (épreuve de) (1912). Intradermo-réaction pratiquée avec le liquide du kyste hydatique. La réaction est positive non seulement chez les malades atteints d'échinococcose, mais aussi chez les porteurs d'helminthes et en particulier de tænia.

casque neurasthénique. Céphalée comparée par les malades à la sensation que donnerait une coiffure trop lourde ou trop serrée. Elle est localisée surtout à la nuque et à l'occiput. On l'observe au cours de la *neurasthénie*.

Castaigne (épreuve de). Etude, par densimétrie, de la concentration de l'urine au cours de toutes les mictions d'un nycthémère; si elle fournit des chiffres très différents les uns des autres, le fonctionnement du rein est souple et normal; il est «rigide» et défectueux si tous les chiffres notés sont identiques.

Castellani (maladie de). V. *spirochétose broncho-pulmonaire*.

Castello (maladie de Del). Maladie de Vaquez accompagnée d'hypertension artérielle (v. *érythrémie*).

Caster et Jaffé (signe de). Présence d'indican dans l'urine, observée dans les occlusions de l'intestin grêle.

Castillo, Trabucco et H. de la Balze (syndrome de Del) (1947). Syn. *aplasie germinale*. Syndrome d'azoospermie primitive voisin du syndrome de Klinefelter, dont il se distingue par l'absence de gynécomastie et d'aspect eunuchoïde, et par le taux urinaire normal de l'hormone folliculo-stimulante. Il est lié à l'atteinte élective des cellules séminifères, qui contraste avec l'intégrité des cellules de Sertoli (cellules nourricières) et des cellules interstitielles. Le sexe nucléaire de ces malades est masculin. Certains auteurs en font une variété du syndrome de Klinefelter.

Castle (méthode de) (1930). Traitement de l'anémie pernicieuse par des extraits gastriques, cette maladie étant due, selon Castle, à la carence d'un principe antianémique fourni normalement par l'estomac.

Castle (théorie de) (1936). Le *principe antianémique* ou *antipernicieux* (*hémon* ou *hématopoïétine*), substance capable de stimuler la formation des globules rouges normaux, existant dans l'estomac et stocké dans le foie, provient de l'action l'un sur l'autre d'un *facteur intrinsèque* thermolabile (hémogénase), mucoprotéine sécrétée par les glandes du fundus gastrique, et d'un *facteur extrinsèque* thermostable (hémogène), apporté par l'alimentation (protéine des viandes ingérées) et qui est la vitamine B_{12} (v. ce terme). Dans l'anémie de Biermer, l'absence de facteur intrinsèque empêche l'utilisation de la vitamine B_{12}.

castrat, *s. m.* (*castratus*). Qui a subi la castration.

castration, *s.f.* Opération ayant pour but de priver un individu de la faculté de se reproduire. Ce terme est souvent employé dans le sens plus restreint d'ablation des deux testicules ou des deux ovaires, ou même d'un seul de ces organes (*c. incomplète*).

castration (angoisse de) (psychanalyse). Terreur consciente résultant, chez le petit garçon, de menaces maladroites faites par les parents, et aussi crainte inconsciente et permanente qui apparaît chez l'enfant lorsqu'il découvre la différence des sexes : chez le garçon qui redoute l'ablation du pénis et chez la fille révoltée à l'idée qu'elle a été privée de cet organe.

castration (complexe de) (psychanalyse). Crainte interdisant, chez l'adulte, la recherche du partenaire et l'accomplissement de l'acte sexuel. Elle résulte de la persistance de l'angoisse de castration chez des sujets névrosés n'ayant pas surmonté leur complexe d'Œdipe (v. ce terme et *complexe*).

catabolisme, *s. m.* (κατά, indiquant l'idée de descendre; βάλλειν, lancer) (Duncan Bulkley). Transformation en énergie des matériaux assimilés par les tissus. C'est une des phases du métabolisme.

catacrote (incisure) (κατά, en bas; κρότος, battement). Dépression rapide qui, sur le sphygmogramme ou le piézogramme artériel, apparaît après le sommet systolique au début de la ligne de descente; elle correspond à la fermeture des valvules sigmoïdes aortiques; elle est suivie de l'onde dicrote. V. *carotidogramme*.

catacrotes (ondes). Soulèvements situés sur la ligne de descente du sphygmogramme ou du piézogramme artériel; le plus important est l'onde dicrote. L'existence de ces soulèvements caractérise le *catacrotisme*. V. *carotidogramme*.

catacrotisme, *s. m.* V. *catacrotes (ondes).*

cataire, *adj.* (bas-lat. *catus*, chat). Qui ressemble au ronron du chat. — *frémissement c.* (décrit par Corvisart, baptisé par Laënnec). Frémissement vibratoire perceptible à la main appliquée sur la poitrine; il « peut être comparé assez exactement au frémissement qui accompagne le murmure de satisfaction que font entendre les chats quand on les flatte de la main» (Laënnec). Il est la traduction tactile d'un souffle vibrant, généralement dû au rétrécissement d'un orifice intra-cardiaque (mitral, aortique, pulmonaire) ou à l'existence d'un orifice anormal (communication inter-ventriculaire). Dans certains cas, le frémissement est perçu sur les grosses artères. V. *frémissement vibratoire*.

catalase, *s. f.* Enzyme oxydante capable de décomposer l'eau oxygénée avec dégagement d'oxygène ordinaire, c.-à-d. qui ne peut être fixé que par un corps spontanément oxydable. La c. est très proche de la peroxydase, composée du même groupement prosthétique, mais différente par la structure de sa partie protéinique (apoenzyme).

catalepsie, *s. f.* (καταλαμβάνειν, suspendre). Perte momentanée de la contractilité volontaire des muscles de la vie animale avec hypertonie s'opposant à tout essai de mobilisation et aptitude des membres et du tronc à conserver les attitudes qu'on leur donne. C'est la *flexibilitas cerea* (v. ce terme) des anciens auteurs. — La c. s'observe dans la schizophrénie, l'hystérie, le sommeil hypnotique, au cours des différentes psychoses et aussi dans les syndromes parkinsoniens et post-encéphalitiques.

cataleptiforme, *adj.* Qui rappelle la catalepsie. — *attitude c.* (Bernheim). V. *catalepto-catatonie*.

cataleptique, *adj.* Qui a rapport à la catalepsie. — *s. m. et f.* Sujet atteint de catalepsie.

catalepto-catatonie, *s. f.* (Dufour). Syndrome cérébral qu'on observe dans les pyrexies et notamment dans la fièvre typhoïde, et qui est caractérisé par de la stupeur avec catalepsie.

catalyse, *s. f.* (καταλύειν, dissoudre) (Berzélius, 1835). Syn. *action catalytique*. Action physico-chimique par laquelle certains corps dits *catalyseurs*, même en très faible quantité, déterminent des modifications dans le milieu où ils se trouvent, sans être eux-mêmes chimiquement modifiés.

cataménial, *adj.* (καταμήνια, menstrues; de κατά, par; μήν, mois). Qui a rapport aux règles.

catamnèse, *s. f.* (κατά, en suivant; μνᾶσθαι, se souvenir). Renseignements obtenus sur un malade, après sa sortie de l'hôpital ou de la clinique, permettant d'étudier l'évolution de sa maladie et d'en établir le pronostic.

cataphasie, *s. f.* (κατά, en suivant; φάσις, parole) (Enrico de Renzi, 1879). Trouble de la parole caractérisé par ce fait que le malade répond à la question posée, puis répète sa réponse un nombre indéterminé de fois.

cataphora ou **cataphore,** *s. m.* (κατά, en bas; φέρειν, porter). Terme par lequel on désignait autrefois un état d'assoupissement profond intermédiaire entre le sopor et le coma proprement dit.

cataphorèse, s. f. Syn. *électrophorèse.* Mode d'introduction dans l'organisme de substances médicamenteuses au moyen de courants continus.

cataphylacto-transfusion, s. f. (G. Jeanneney et L. Castanet, de Bordeaux, 1939). Immuno-transfusion pratiquée avec un sang dont le donneur non seulement a été immunisé longtemps d'avance (*phylacto-transfusion*), mais a subi, quelques heures avant la prise de sang, une réactivation de ses défenses par une nouvelle dose de vaccin et par l'absorption de sulfamides et même de substances qui favoriseraient la formation d'anticorps (sucre, acide uronique).

cataphylaxie, s. f. Transport des agents phylactiques au siège de l'infection.

cataplasie, s. f. (κατά, en bas; πλάσσειν, former). V. *anaplasie.*

cataplasme, s. m. (καταπλάσσειν, enduire). Topique de la consistance d'une bouillie épaisse, formé le plus souvent de farine de graine de lin ou de fécule de pomme de terre.

cataplexie, s. f. (κατά, sur; πλήσσειν, frapper). 1º Nom donné à l'état cataleptique chez les animaux (Preyer). — 2º Apoplexie foudroyante (Littré). — 3º (Henneberg). Affection caractérisée par la perte soudaine plus ou moins complète du tonus, sous l'influence d'une émotion. Tantôt généralisée, tantôt ne portant que sur les membres supérieurs ou les membres inférieurs, la c. est de courte durée, sans abolition de la conscience; elle coïncide presque toujours avec la narcolepsie dont elle serait une complication pour certains auteurs.

cataptose, s. f. (καταπίπτειν, tomber). Chute soudaine lors d'une attaque d'épilepsie ou d'apoplexie.

cataracte, s. f. (καταρράκτης, chute d'eau; on croyait que la cataracte était due à la chute d'une humeur sur les yeux). Affection oculaire aboutissant à l'opacité du cristallin ou à celle de sa capsule; d'où la division en c. *lenticulaire,* c. *capsulo-*

lenticulaire et c. *capsulaire.* La c. peut être congénitale, traumatique ou spontanée. — On distingue la c. *sénile* qui débute par le noyau du cristallin et la c. *endocrinienne,* c. corticale, localisée aux couches périphériques. — c. *floriforme de Koby.* V. *Koby* (cataracte floriforme de). — c. *de Morgagni.* V. *Morgagni* (cataracte de). — c. *zonulaire.* Variété de cataracte incomplète présentant une zone d'opacité autour du noyau du cristallin (toujours d'origine congénitale).

catarrhe, s. m. (κατά, en bas; ρέω, je coule). Nom donné par les anciens à toutes les inflammations aiguës ou chroniques des muqueuses avec hypersécrétion des glandes de la région enflammée. — c. *suffocant* (Laënnec). V. *bronchite capillaire.*

catathymie, s. f. (κατά, de haut en bas; θυμός, âme). Perturbation paroxystique de l'humeur.

catatonie, s. f. (κατά; τόνος, tension) (Kahlbaum, 1866). Attitude psychomotrice constituée essentiellement par de l'inertie et du négativisme vis-à-vis du milieu extérieur et, accessoirement, par des actes paradoxaux, des attitudes, des gestes, des paroles bizarres et stéréotypées. Elle est généralement rattachée à la schizophrénie; pour certains auteurs la c. est un syndrome qui peut relever de causes variées, infectieuses, toxiques ou mentales.

catatonique, adj. Qui a rapport à la catatonie. — *syndrome c.* V. *catatonie.*

cataxie, s. f. (καταξόω, je disloque) (Weinberg et Ginsbourg, 1924). Brisement des associations microbiennes. Certains agents thérapeutiques (sérum antigangréneux) agissent dans les affections polymicrobiennes en neutralisant un ou plusieurs des agents pathogènes.

catécholamine, s. f. Nom sous lequel on désigne les amines vasopressives sympathicomimétiques (adrénaline, noradrénaline), ainsi que leurs précurseurs (dopamine) et les produits qui en dérivent (acide vanylmandélique), qu'ils soient actifs ou non. Elles sont élaborées dans la médullo-surrénale et les autres éléments du système chromaffine. Elles sont constituées par un noyau pyrocatéchol et une courte chaîne latérale située en position para et portant une fonction amine. L'homme élimine normalement par l'urine, en 24 h, moins de 200 μg de c. selon le procédé de dosage fluorimétrique, ou de 300 à 700 selon d'autres procédés de dosage chimique ; l'excrétion urinaire des c. est augmentée dans le phéochromocytome (supérieure à 1 500 μg) et parfois aussi dans l'hypertension artérielle ordinaire (1 000 μg). V. *dopamine*, *monoamine*, *récepteur adrénergique* ou *sympathique*.

catélectrotonus, s. m. V. *cathélectrotonus*.

caténaire, adj. (*catena*, chaîne). Qui se rapporte à la chaîne des ganglions sympathiques.

Cates et Garrod (test de) (1951). Syn. *épreuve à la nicotine*. Epreuve destinée à contrôler la sécrétion d'hormone post-hypophysaire (hormone antidiurétique), utilisée pour le diagnostic du diabète insipide. Chez le sujet normal, l'injection intraveineuse de 1 à 2 mg de nicotine provoque une libération d'hormone antidiurétique et réduit de 80 % le débit urinaire; elle reste sans action en cas de diabète insipide vrai.

catgut, s. m. (de l'anglais *cat*, chat; *gut*, boyau). Lien employé en chirurgie pour la réunion des plaies. Il présente l'avantage de pouvoir être facilement résorbé, étant formé uniquement de substances organiques.

cathartique, adj. et s. m. (χάθαρσις, purgation). Qui purge légèrement.

cathélectrotonus, s. m. ou **catélectrotonus,** s. m. (du Bois-Reymond). Etat électrique, à la cathode ou pôle négatif, d'un nerf soumis au passage d'un courant continu : son excitabilité est augmentée à la fermeture et pendant le passage du courant; elle est diminuée à l'ouverture du courant (c. de rupture).

Cathelin (méthode de). V. *épidurale (méthode)*.

cathérétique, adj. et s. m. (χαθαιρεῖν, détruire). Caustique faible.

cathéter, s. m. (χαθιέναι, plonger). Tube long et mince (sonde), flexible ou rigide, en métal, verre, gomme, caoutchouc ou matière plastique, etc., destiné à être introduit dans un canal, un conduit, un vaisseau ou un organe creux pour l'explorer, injecter un liquide ou vider une cavité. Ce terme avait été surtout employé par Celse et Voillemier pour désigner les explorateurs de l'urètre et de la vessie.

cathétérisme, s. m. Introduction d'une bougie ou d'une sonde dans un canal, un conduit, un vaisseau ou un organe creux (œsophage, trompe d'Eustache, urètre, artère, cœur, etc.). — c. vélocimétrique. Méthode permettant, grâce à l'introduction dans les vaisseaux et dans le cœur d'une sonde ultrasonique miniaturisée et à l'emploi de l'effet Doppler sur les hématies, d'enregistrer des courbes traduisant la vitesse instantanée du courant sanguin et ses variations au cours de la révolution cardiaque. V. *fluxmètre* et *Doppler (effet)*.

cathion, s. m. V. *cation*.

cathode, s. f. (χατά, en bas; ὁδός, voie). Electrode négative.

Cathomycine, s. f. (n. dép.). Novobiocine. V. *macrolides*.

cathypnique, adj. En rapport avec le sommeil. Ex. : *myosis c.*

cathypnose, s. f. (χατά; ὕπνος, sommeil) (Van den Corput). V. *sommeil (maladie du)*.

cation ou **cathion,** s. m. (χατά, en bas; ion). Nom donné aux ions positifs qui, au cours de l'électrolyse, semblent descendre du courant, d'où leur nom. V. *ion*.

catiopexique, adj. Qui fixe les cations.

causalgie, s. f. (χαῦσις, chaleur brûlante : ἄλγος, douleur) (Weir Mitchell, 1864) ou **causalgique (syndrome).** Syn. *syndrome de Weir Mitchell*, *thermalgie*. Syndrome caractérisé par une sensation de brûlure cuisante avec hyperesthésie cutanée et par une altération spéciale de la peau qui devient rouge et luisante et est le siège de transpiration locale. La c. est due ordinairement à une plaie nerveuse. — On attribue aussi à la c. certaines douleurs à type de brûlure des muqueuses œsophagienne et gastrique. — c. faciale. V. névralgisme facial.

caustique, adj. et s. m. (καίω, je brûle). Se dit de toute substance chimique qui détruit les tissus.

cautère, s. m. (καίω, je brûle). 1° Employé quelquefois à tort comme synonyme de caustique, s. m. — 2° Instrument destiné à brûler les tissus : c. actuel, thermocautère, galvano-cautère. — 3° Petite ulcération artificielle établie à l'aide d'un caustique.

cautérisation, s. f. Destruction d'un tissu vivant à l'aide d'un caustique ou d'un cautère.

C.A.V. V. canal atrio-ventriculaire commun (persistance du).

caverne, s. f. Syn. spélonque. Excavation située dans l'épaisseur d'un parenchyme et en particulier dans le poumon, succédant à l'évacuation d'un abcès, d'un tubercule ramolli, d'une escarre de gangrène, etc. — c. soufflée. V. c. soufflée. — c. inerte. C. tuberculeuse sur laquelle le pneumothorax thérapeutique n'a aucun effet, favorable ou néfaste. — c. résiduelle. C. tuberculeuse qui, après avoir partiellement régressé sous l'effet de la collapsothérapie, ne s'efface pas complètement et persiste, immuable, pendant plusieurs mois. — c. soufflée ou ballonisée. C. tuberculeuse qui augmente de volume sous l'effet du pneumothorax thérapeutique.

caverneux, euse, adj. 1° Qui présente une structure analogue à celle des organes érectiles. — angiome c. V. angiome. — 2° Qui se rapporte aux cavernes d'origine pathologique, en particulier aux cavernes pulmonaires. — râles c. Râle souscrépitant à grosses bulles dont le timbre particulier (râle consonant) est dû à son origine dans une cavité formant caisse de résonnance

au milieu d'un bloc de condensation. V. gargouillement. — souffle c., respiration c. Syn. souffle cavitaire. Souffle respiratoire analogue au bruit que l'on obtient en soufflant dans les deux mains disposées en cavité. Il se rencontre dans les cavernes pulmonaires et les dilatations bronchiques.

cavernite, s. f. Induration de la gaine des corps caverneux.

cavernome, s. m. V. angiome caverneux.

cavernographie, s. f. ou **cavernosographie,** s. f. Radiographie du sinus caverneux préalablement injecté d'une substance opaque aux rayons X.

cavernuleux, euse, adj. Qui a rapport aux petites cavernes pulmonaires. — râle c. Râle humide à bulles plus petites que celles du râle caverneux, sans mélange de souffle.

cavigalbe, adj. (cavus, creux; anc. fr. garbe, de l'ital. garbo) (R. P. Dr Verdun). V. caviligne.

cavigalbie, s. f. (R. P. Dr Verdun). Etat d'un sujet cavigalbe.

caviligne, adj. (cavus, creux) (R. Baron) (morphologie). Syn. cavigalbe (R. P. Dr Verdun), salpingoïde. Dont le profil (v. alloïdisme) est caractérisé par la prédominance des creux (profils caves).

cavitaire, adj. Qui a rapport à une caverne pulmonaire. — signes c. (Jaccoud). Signes physiques qui révèlent l'existence d'une caverne. — souffle c. V. caverneux.

cavographie, s. f. Syn. phlébocavographie. Radiographie d'une veine cave rendue visible par l'injection préalable d'un liquide opaque aux rayons X.

cavo-manométrie, s. f. Etude de la pression à l'intérieur d'une veine cave.

cavo-pulmonaire (anastomose). (Bakuliew et Glenn). Anastomose termino-terminale de l'extrémité distale de la veine cave supérieure à celle de la branche droite de l'artère pulmonaire. Opération palliative pratiquée dans certains cas de maladie bleue et destinée à envoyer dans le poumon droit du sang veineux pour qu'il y soit oxygéné, et à soulager le ventricule droit.

Cazenave (lupus de). V. *lupus érythémateux.*

Cazenave (maladies de). 1° V. *lupus érythémateux.* — 2° V. *pemphigus foliacé.*

Cazin (signe de) (Cazin, de Berck). Signe inconstant de coxalgie, à la période d'état : le toucher rectal provoque une douleur vive sur la face pelvienne de l'acetabulum, atteint par la destruction osseuse.

C.C.M.H. V. *hémoglobine (concentration corpusculaire — ou globulaire — moyenne en).*

cd. Abréviation de candela (v. ce terme).

cébocéphale, *s. m.* (κῆβος, singe; κεφαλή, tête) (I.-G. St-Hilaire). Monstre cyclocéphalien chez lequel l'appareil nasal atrophié est réduit à une narine simple, et dont les deux cavités orbitaires sont très rapprochées, ce qui lui donne une certaine ressemblance avec le singe.

C.E.C. Abréviation de circulation extra-corporelle. V. ce terme.

Cécile et Oscar Vogt (syndrome de). V. *Vogt (syndrome de Cécile et Oscar).*

cécité, *s. f.* (*cæcitas*). Privation de la vue.

cécité corticale. Cécité due à une lésion des lobes occipitaux sans altération de l'œil.

cécité littérale. Variété de cécité verbale caractérisée par l'abolition de la faculté de lire les lettres alphabétiques, tandis que, dans la cécité verbale, le malade continue le plus souvent à pouvoir épeler les mots qu'il ne peut lire.

cécité musicale. Syn. *alexie musicale.* Variété de cécité verbale dans laquelle le malade ne comprend plus la notation musicale.

cécité des neiges. V. *ophtalmie des neiges.*

cécité nocturne. V. *héméralopie.*

cécité psychique (Freud, 1888). Trouble psychique consistant en ce fait que les malades qui en sont atteints ne reconnaissent plus la nature ni l'usage des objets qu'ils

voient. Ce trouble a été observé chez des aphasiques sensoriels (type Wernicke).

cécité verbale (Kussmaul, 1876). Syn. *alexie.* Impossibilité de comprendre les idées exprimées par l'écriture. V. *amnésie logosémiotique.*

Ceelen (maladie de). V. *hémosidérose pulmonaire idiopathique.*

ceinture scapulaire (névrite ou **syndrome de la).** V. *Parsonage et Turner (syndrome de).*

Cejka (signe de). Invariabilité de l'aire de matité cardiaque pendant les différentes phases de la respiration : signe de symphyse du péricarde.

...cèle (κήλη, tumeur, hernie). Suffixe qui désigne presque toujours les tumeurs formées par la hernie d'un organe. Ex. : *entérocèle, épiplocèle.*

Cellano (antigène, facteur ou **système).** V. *groupes sanguins.*

cellulalgie, *s. f.* Douleur provoquée par la cellulite. — Paviot, de Lyon (1929), désigne par ce mot une névralgie ayant la plus grande analogie avec la névralgie sciatique. Elle est due à des nodules douloureux disséminés dans le tissu cellulaire des muscles de la fesse au voisinage du nerf sciatique. La c. diffère de la névralgie sciatique vraie par la disparition de la douleur au repos, l'absence d'exacerbation spontanée et l'absence de troubles sensitifs et trophiques.

cellule, *s. f.* (*cellula*). Petite masse de protoplasma individualisée par un noyau.

cellule anilinophile. V. *anilinophile (cellule).*

cellule A.P.U.D. (initiales d'Amine Precursor Uptake Decarboxylation) (Pearse, 1966). Nom donné à des cellules réparties dans de nombreux organes (glandes endocrines, tube digestif, etc.) et que certains caractères communs permettent de réunir en un véritable système, le *système A.P.U.D.:* le pouvoir de capter des amines et leurs précurseurs, la présence, en leur sein, d'amino-acide-décarboxylase, leur origine embryologique dans la crête neurale. Elles sécrètent, pour la plupart, des hormones, amines ou polypeptides (A.C.T.H., calcitonine, glucagon, gastrine, etc.), et peut-être certaines catécholamines). Les cellules A.P.U.D. situées en dehors des glandes endocrines forment le *système endocrinien diffus* (S.E.D.) à cellules claires de Feyrter (1938-1954).

cellule B. V. *cellule burso-dépendante.*

cellule B de Heller et Zimmerman. V. *Heller et Zimmerman (cellule B de).*

cellule blastique (βλαστός, germe). Cellule jeune; p. ex. le lymphoblaste, le myéloblaste du système hématopoïétique.

cellule burso-dépendante (par référence à la bourse de Fabricius, annexe du tube digestif chez le poulet, qui règle le développement des plasmocytes de cet animal). Syn. *lymphocyte B* ou *burso-dépendant, cellule B.* Variété de cellules immunocompétentes issues probablement des formations lymphoïdes du tube digestif considérées comme l'équivalent, chez l'homme, de la bourse de Fabricius. Ce sont les plasmocytes, qui produisent les anticorps sériques circulants et sont les agents de l'immunité humorale. V. ces différents termes.

cellule C. V. *calcitonine.*

cellule-cible, *s. f.* 1° Syn. *target-cell.* Globule rouge dans lequel l'hémoglobine, inégalement répartie, forme des anneaux concentriques. On observe ces hématies dans le sang des sujets atteints d'hémoglobinoses (v. ce terme). — 2° V. *récepteur.*

cellules circulantes (syndrome des petites). Affection cutanée voisine du syndrome de Sézary (v. ce terme). Elle s'en distingue par sa fréquence plus grande chez la femme, autour de 70 ans, par le caractère plus localisé des lésions cutanées érythémato-squameuses, infiltrées et sèches, par l'existence, dans le derme et dans le sang, de petites cellules mononucléées dont le noyau ressemble à celui des cellules de Sézary et qui sont également des variétés de lymphocytes

T (cellules de Lutzner et Flandrin). L'évolution, marquée par un prurit intense et permanent, est mortelle en 5 à 10 ans.

cellule de Crooke. V. *Crooke (cellule de).*

cellule embryonnaire. V. *cellule indifférenciée.*

cellule endothélioïde. V. *endothélioïdes (cellules).*

cellule géante. Syn. *cellule de Langhans.* Masse protoplasmique de forme irrégulière, contenant un grand nombre de noyaux, que l'on rencontre dans différentes lésions, en particulier dans le follicule tuberculeux dont elle forme le centre; elle contient souvent alors de nombreux bacilles de la tuberculose. — *cellule géante de la moelle des os.* Nom donné parfois aux *myéloplaxes* et aux *mégacaryocytes.*

cellule de Hargraves. V. *Hargraves (cellule de).*

cellule B de Heller. V. *Heller et Zimmerman (cellule B de).*

cellule immunocompétente (Dameshek). Syn. *immunocyte, cellule immunologiquement compétente.* Cellule du tissu lymphoréticulaire productrice d'anticorps. Les *c.i.* sont : 1° les *plasmocytes* ou *cellules* ou *lymphocytes burso-dépendants* (et leurs précurseurs les plasmoblastes) qui sécrètent les immunoglobulines : ils sont responsables de l'immunité humorale et des phénomènes d'hypersensibilité immédiate; 2° les *petits lymphocytes à vie longue* ou *cellules* ou *lymphocytes thymo-dépendants* (ou les immunoblastes qui leur donnent naissance, v. *lymphocytes*) : ce sont les agents de l'immunité cellulaire; ils ont gardé la mémoire immunologique acquise lors d'un contact antérieur avec un antigène et déclenchent, lors d'un deuxième contact avec cet antigène, des phénomènes d'hypersensibilité retardée (v. ce terme et *lymphocytes K*); ils peuvent aussi se transformer en plasmocytes. Les deux variétés d'immunité, humorale et tissulaire, sont parfois associées dans la réponse à certains antigènes. V. *immunité, im-*

munitaire (*compétence*) 2°, *rejet de greffe* (*phénomène du*), *phytohémagglutinine*, *lymphostimulation* 2°, *sensibilisation*, *cellule burso-dépendante*, *cellule thymo-dépendante et système HLA.*

cellule indifférenciée. Syn. *c. embryonnaire*, *primordiale ou souche*, *grand lymphocyte embryonnaire*, *leucoblaste de Türk*, *lymphoblaste*, *lymphogonie*, *macrolymphocyte*, *mononucléaire orthobasophile*, *myéloblaste*, *myélocyte homogène orthobasophile*, *myélogonie*, *polyeidocyte*. Cellule de 10 à 20 μ de diamètre à protoplasma basophile, étroit, en couronne, à gros noyau peu dense, se colorant intensément avec des nucléoles presque noirs. Ces éléments, les plus jeunes de la série leucocytaire, se trouvent en grande abondance dans le sang des malades atteints de leucémie aiguë.

cellule d'irritation. V. *Türk* (*cellules de*) 1°.

cellule de Küpffer. V. *Küpffer* (*cellule de*).

cellule L.E. V. *Hargraves* (*cellule de*).

cellule de Lutzner et Flandrin. V. *cellules circulantes* (*syndrome des petites*).

cellule migratrice. V. *migratrices* (*cellules*).

cellule muriforme de Mott. V. *Mott* (*cellule muriforme de*).

cellule primordiale. V. *cellule indifférenciée*.

cellule de Rieder. V. *Rieder* (*cellule de*).

cellule de Sézary. V. *Sézary* (*syndrome de*).

cellule souche. Cellule qui donne naissance à tous les éléments figurés du sang circulant et aux cellules libres des tissus. Elle appartient au système réticulo-endothélial (v. *mohistioblaste*). — On réserve parfois ce nom aux cellules les plus jeunes de la lignée des globules blancs. V. *cellule indifférenciée*.

cellule de Sternberg. V. *Sternberg* (*cellule de*).

cellule suppressive (immunologie). Lymphocyte inhibant la réponse immunitaire de l'organisme vis-à-vis d'une substance étrangère (an-

tigène). Les c. s. jouent un rôle dans la tolérance immunitaire (v. ce terme).

cellule T. V. *cellule thymo-dépendante.*

cellule de Tart. V. *Tart-cell.*

cellule thymo-dépendante. Syn. *cellule T*, *lymphocyte T ou thymo-dépendant*. Petit lymphocyte qui, grâce à l'action humorale du thymus, est devenu cellule immunocompétente. Ces éléments sont les agents de l'immunité cellulaire; ils interviendraient aussi pour régler la sécrétion des anticorps humoraux par les cellules burso-dépendantes (v. ces différents termes, *lymphocyte* et *thymosine*).

cellule de Türk. V. *Türk* (*cellules de*).

cellulifuge, adj. (*cellula*; *fugere*, fuir). Qui s'éloigne de la cellule. — *conduction c.* Conduction qui porte l'excitation depuis la cellule nerveuse vers les centres par un prolongement central.

cellulipète, adj. (*cellula*; *petere*, s'approcher). Qui se dirige vers la cellule. — *conduction c.* Conduction qui porte l'excitation provenant d'une surface sensible vers la cellule nerveuse par un prolongement périphérique.

cellulite, s. f. 1° Inflammation du tissu cellulaire pouvant se rencontrer partout où existe ce tissu, mais surtout sous la peau. Ces *c. superficielles* peuvent être généralisées ou localisées (hypodermites chroniques circonscrites). La c. se manifeste par des névralgies rebelles et par des indurations plus ou moins limitées et douloureuses à l'examen (v. *adiposalgie*). — *c. diffuse.* V. *phlegmon diffus.* — *c. pelvienne diffuse* (Bouilly). V. *périproctite septique diffuse.* — 2° Inflammation des cellules mastoïdiennes (c. *postérieure*).

cellulo-capillarite, s. f. (Gerson). Inflammation des vaisseaux capillaires de la peau entre lesquels l'œdème s'infiltre, favorisant des dépôts protéiniques, la prolifération des fibroblastes et l'apparition d'hypodermite scléreuse. V. *capillarite.*

cellulo-névrite, s. f. (Raymond). Atteinte simultanée du centre cellulaire du neurone et de ses prolongements. Elle serait à l'origine des polynévrites toxi-infectieuses.

celluloradiculonévrite (Sicard). V. *polyradiculonévrite*.

célorraphie, *s. f.* (χήλη, tumeur; ραφή, suture). V. *orchidopexie*.

célosome, *s. m.* (χήλη, hernie; σῶμα, corps) (I. G. Saint - Hilaire). Monstre présentant une « éventration latérale ou médiane, avec fissure, atrophie ou même manque total du sternum et déplacement herniaire du cœur ».

Celse (kérion de). V. *kérion*.

Celse (méthodes de). 1° Variété de cystotomie périnéale dite : *taille bilatérale*. — 2° Procédé de greffe cutanée (dit aussi *méthode française*) qui consiste à faire glisser sur la perte de substance un lambeau emprunté aux téguments voisins et préalablement disséqué.

Celse (quadrilatère de) (Aulus Cornelius Celsus, médecin romain qui vivait sous le règne d'Auguste). On donne ce nom aux quatre symptômes cardinaux de l'inflammation : rougeur, tuméfaction, chaleur et douleur, que Celse a groupés dans la formule suivante : « *Notae vero inflammationis sunt quatuor, rubor et tumor, cum calore et dolore.* »

cénapse, *s. f.* V. *synapse* 2°.

cénesthésie, *s. f.* ou **cœnesthésie,** *s. f.* (χοινός, commun; αἴσθησις, sensibilité). Sentiment vague que nous avons de notre être indépendamment du concours des sens; ou même (Deny et Camus) sentiment que nous avons de notre existence, grâce à la sensibilité organique vague et faiblement consciente à l'état normal, qui dérive de tous nos organes et tissus, y compris les organes des sens.

cénesthésiopathie, *s. f.* (cénesthésie; πάθος, maladie) (Deny et Camus, 1905). Trouble de la cénesthésie dans le sens où Deny et Camus emploient ce terme. Bonnier a proposé pour le même trouble le terme d'*aschématie*.

cénestopathie, *s. f.* (χοινότης, τητος, caractère général; πάθος, maladie) (E. Dupré, 1907). Trouble de la

sensibilité interne ou commune consistant en une sensation corporelle anormale plus gênante que douloureuse, ne s'accompagnant ni de dépression, ni de délire et résistant à toute thérapeutique médicamenteuse ou psychique. C'est une hallucination de la sensibilité commune analogue aux hallucinations sensorielles.

cénotoxine, *s. f.* (χενός, épuisé; toxine). Toxine produite par les muscles sous l'influence de la fatigue.

central-terminal. V. *borne centrale*.

centrifugeur, *s. m.* Instrument de laboratoire appliquant la force centrifuge à la séparation des particules solides tenues en suspension dans un liquide (éléments cellulaires ou figurés, bactéries).

centro-folliculose géante. V. *Brill-Symmers (maladie de)*.

centromère, *s. m.* Portion du chromosome qui, au moment de la division cellulaire (mitose et méiose), unit les deux chromatides, c.-à-d. les deux éléments issus de la division longitudinale de ce chromosome et qui formeront les deux chromosomes-fils. V. *caryotype* et *Denver (classification de)*.

centrosome, *s. m.* Nodule existant parfois dans le cytoplasme de la cellule, à côté du noyau; il est entouré d'une masse de protoplasma (*sphère attractive*) d'où partent des filaments disposés en rayons, l'*aster*. Cet ensemble, ou *centre cellulaire*, joue un rôle dans la division de la cellule.

cénurose, *s. f.* ou **cœnurose,** *s. f.* Infestation par les larves (ou cénures) d'un cestode, le *Taenia multiceps*, qui vit à l'état adulte chez le chien. Celles de la variété *multiceps* ou *cœnurus* parasitent habituellement le système nerveux central du mouton, chez qui elles provoquent le tournis. On connaît quelques cas humains de cénurose cérébrale, caractérisés par des lésions multivésiculaires mortelles ou, plus rarement, par un kyste isolé curable chirurgicalement. Les larves de la variété *serialis* parasitent le tissu cellulaire sous-cutané des lapins et des lièvres et, tout à fait exceptionnellement, de l'homme.

céphalalgie, *s. f.* (κεφαλή, tête; ἄλγος, douleur). Nom par lequel on désigne toutes les douleurs de tête, quelle que soit leur nature.

céphalée, *s. f.* Souvent pris comme synonyme de céphalalgie, ce mot désigne une douleur violente et tenace. — *c. histaminique, c. par hyperhémie.* V. *céphalée vasculaire de Horton.*

céphalée durale (Penfield, 1932). Céphalée frontale irradiant vers la parotide et l'épaule, accompagnée de pâleur du visage, d'obstruction nasale et de larmoiement. Elle guérit par la section de la racine ophtalmique du trijumeau.

céphalée vasculaire de Horton (1939). Syn. *céphalée histaminique* (Horton), *céphalée par hyperhémie* (Alajouanine et Thurel), *érythro-mélalgie céphalique, syndrome de Bing, syndrome paramigraineux, syndrome de vasodilatation hémicéphalique* (Pasteur Vallery-Radot et Blamoutier, 1925). Variété de névralgisme facial (v. ce terme) caractérisée par une douleur paroxystique à type de brûlure, localisée à une moitié du crâne, accompagnée de sensation très pénible de battements intra-crâniens, de troubles vaso-moteurs de la moitié de la face et parfois du membre supérieur correspondant et d'hyperesthésie à la pression des branches de la carotide externe. Ces crises se répètent en accès durant 24 heures ou même plusieurs semaines. Horton les attribuait à une libération d'histamine.

céphalématome, *s. m.* (κεφαλή, tête; αἱματόμα, tumeur sanguine). Tumeur formée par un épanchement sanguin entre les os du crâne et leur périoste. On ne l'observe guère que chez le nouveau-né, à la suite d'un traumatisme accidentel ou opératoire.

céphalhydrocèle traumatique (κεφαλή, tête; ὕδωρ, eau; κήλη, tumeur). Tumeur siégeant sous le cuir chevelu et renfermant du liquide céphalo-rachidien; elle se développe parfois chez l'enfant à la suite d'un traumatisme du crâne ayant entraîné une solution de continuité de l'enveloppe osseuse (fracture, disjonction des sutures, etc.).

céphaline (temps de). Temps de recalcification (v. *Howell, temps de*) d'un plasma totalement dépourvu de plaquettes, en présence de céphaline (variété de phospholipide). Il est normalement de 65 à 85 secondes. Le plus souvent on ajoute au mélange un activateur (*temps de céphaline activé* ou *T.C.A.*), une poudre inerte : kaolin (*temps de céphaline kaolin*), célite ou diatomite, de la silice colloïdale, de l'acide ellagique; la coagulation est alors plus rapide. Le *t. de c.* est un test global de la coagulation dont il explore tous les facteurs plasmatiques (le facteur VII ou proconvertine excepté); il permet la surveillance d'un traitement anticoagulant par les antivitamines K ou par l'héparine.

céphaline (test à la) ou **cephalin cholesterol test.** V. *Hanger (réaction de).*

céphaline kaolin (*temps de*). V. *céphaline (temps de).*

céphalique, *adj.* Qui a rapport à la tête. — *indice c.* (Anders Retzius, 1842) (anthropologie). Rapport du diamètre transverse maximum au diamètre antéro-postérieur maximum du crâne. — *souffle c.* Souffle bref, doux, que l'on perçoit au niveau de la fontanelle antérieure chez le nouveau-né.

céphalocèle, *s. f.* (κεφαλή; κήλη, tumeur). Nom sous lequel on désigne parfois l'ensemble des méningocèles et des encéphalocèles.

céphalogyre, *adj.* et *s. m.* (κεφαλή; gyro, je tourne). Qui fait tourner la tête. Nom sous lequel Grasset désigne les centres, les nerfs et les muscles rotateurs de la tête.

céphalo-kormique (rapport) (κεφαλή, tête; κόρμος, tronc d'arbre) (morphologie). Rapport entre les valeurs volumétriques du tronc et de la tête.

céphalome, *s. m.* Cancer encéphaloïde (v. ce mot).

céphalomèle, *s. m.* (κεφαλή; μέλος, membre) (I. G. Saint-Hilaire). Monstre présentant un membre supplémentaire s'insérant sur la tête.

céphalométrie, *s. f.* (κεφαλή; μέτρον, mesure). Mensuration méthodique de la tête.

céphalo-orbitaire (indice) (anthropologie). Rapport qui existe sur le squelette entre la somme du volume des deux orbites et la capacité cérébrale. D'après Mantegazza, cet indice est d'autant plus faible qu'il se rapporte à des races plus élevées.

céphalopage, *s. m.* (κεφαλή; παγεῖς, unis) (I. G. Saint-Hilaire). Monstre formé par deux individus à ombilics distincts réunis par leur extrémité céphalique, la face ventrale de l'un faisant suite à la face dorsale de l'autre.

céphaloplastique (formule) (κεφαλή; πλάσμα, modelé) (morphologie). Formule (ou ensemble de formules) précisant le modelé de la tête et l'aspect des vestibules sensoriels.

céphalo-spinal (indice) (anthropologie). Rapport qui existe entre la superficie du trou occipital exprimée en millimètres carrés et la capacité crânienne exprimée en millilitres. D'après Mantegazza, le chiffre de cet indice est d'autant plus élevé qu'il se rapporte à des races plus développées.

céphalosporine, *s. f.* Syn. *Keflin, Keflodin, Keforal, Céporine, Céporexine* (noms déposés). Groupe d'antibiotiques de la famille des bêta-lactamines (v. ce terme); la variété naturelle est extraite d'un champignon voisin du *Penicillium,* le *Céphalosporium.* Les c. ont un spectre plus étendu que celui des pénicillines semi-synthétiques et résistent mieux aux pénicillinases; mais elles sont plus toxiques pour les reins.

céphalosporiose, *s. f.* Affection, généralement cutanéo-muqueuse, due à un champignon du genre *Cephalosporium.*

céphalostyle (rapport) (κεφαλή; στῦλος, colonne) (morphologie). Rapport entre le périmètre susorbitaire et la hauteur de la tête.

céphalothlasie, *s. f.* (κεφαλή; θλάω, je broie). V. *céphalotripsie.*

céphalothoracopage, *s. m.* (κεφαλή; θώραξ, poitrine; παγεῖς, unis). Nom donné au groupe des monstres doubles caractérisés par deux têtes fusionnées en une seule, deux troncs soudés par le thorax et indépendants au-dessous de l'ombilic, et présentant quatre bras et quatre jambes (sycéphaliens, janiceps).

céphalotomie, *s. f* (κεφαλή; τομή, section). Opération consistant à sectionner la tête du fœtus dans certains cas de dystocie.

céphalotribe, *s. m.* (κεφαλή; τρίβω, je broie). Nom donné à une série d'instruments, en forme de forceps, dont les deux branches peuvent être rapprochées à l'aide d'une vis, et qui servent à extraire la tête fœtale après l'avoir broyée.

céphalotripsie, *s. f.* Syn. *céphalothlasie.* Opération qui consiste à broyer la tête fœtale avec le céphalotribe.

Ceporexine, *s. f.* (n. dép.), **Ceporine,** *s. f.* (n. dép.). V. *céphalosporine.*

cérat, *s. m.* (κηρός, cire). Médicament externe ayant pour bases la cire et l'huile.

cerclage, *s. m.* Contention d'un os fracturé à l'aide de fils ou de lames métalliques qui encerclent les fragments. — *c. de l'artère pulmonaire.* V. *Dammann-Muller* (opération de).

cercle de Kayser-Fleischer. V. *Kayser-Fleischer* (cercle de).

cercle péricornéal, cercle périkératique. V. *périkératique* (cercle).

cerebellar fit (angl.). V. *postérieure* (crise).

cérébelleuse postéro - inférieure (syndrome de l'artère). V. *Wallenberg* (syndrome de).

cérébelleuse supérieure (syndrome de l'artère). Syn. *syndrome de la calotte mésencéphalique.* Syndrome alterne caractérisé par l'existence, du côté de la lésion, d'un hémisyndrome cérébelleux avec mouvements involontaires et d'un syndrome de Claude Bernard-Horner; et, du côté opposé, d'une hémianesthésie thermo-algésique et d'une atteinte du nerf pathétique. Il est dû à un ramollissement étendu d'un pédoncule cérébral par oblitération de l'artère cérébelleuse supérieure.

cérébelleux, euse, *adj.* Qui a rapport au cervelet. — *ataxie* ou *démarche c.* (v. *asynergie, dysmétrie, hypermétrie*). Instabilité en station debout immobile et pendant la marche (*démarche cérébelleuse*) qui s'accompagne d'une titubation analogue à celle de l'ivresse, observée chez les sujets atteints d'une lésion du cervelet (et en particulier du vermis). — *atrophie c.* Atrophie du cervelet, soit primitive, soit consécutive à une encéphalite, une méningite ou un trouble vasculaire. Elle apparaît chez le jeune enfant, associée à une hémiplégie infantile, ou dans la deuxième moitié de l'existence; elle se manifeste par un syndrome cérébelleux pur et bilatéral, d'évolution lente. — *syndrome c.* Ensemble des troubles nerveux déterminés par les lésions du cervelet et traduisant le défaut de coordination des mouvements : troubles de la statique et de la marche (vertiges, ataxie, démarche ébrieuse), dysmétrie, asynergie, adiadococinésie, tremblement, nystagmus, parole scandée, troubles du tonus musculaire. — *hémiplégie c.* V. ce terme. — *hémisyndrome c.* V. *hémiplégie cérébelleuse.*

cérébellite, *s. f.* Variété d'encéphalite localisée au cervelet, se manifestant par le syndrome cérébelleux.

cérébello-spasmodique (démarche). Démarche caractérisée à la fois par la titubation (cérébelleuse), l'exagération des réflexes et la raideur des jambes (spasmodique). Elle se rencontre surtout dans la sclérose en plaques.

cérébello-sympathique (syndrome) (Lhermitte). Association d'un hémi-syndrome cérébelleux et d'un syndrome de Claude Bernard-Horner, siégeant tous les deux du côté de la lésion. Elle est provoquée

par l'atteinte, dans le bulbe, du pédoncule cérébelleux inférieur et du centre oculo-sympathique placé dans la substance réticulée.

cérébello - thalamiques (syndromes). 1º (P. Marie et Foix). V. *hypothalamique (syndrome).* — 2º (Cl. Vincent). Syndrome thalamique associé à un syndrome cérébelleux (v. ces termes) par atteinte des radiations de la calotte.

cérébral, ale, *adj.* Qui a rapport au cerveau, à l'encéphale. — *ramollissement c.* V. ce terme.

cérébrale antérieure (syndrome de la). Variété de ramollissement cérébral, due à l'oblitération de l'artère cérébrale antérieure. Elle est caractérisée par une monoplégie crurale associée à des troubles psychiques variables.

cérébrale postérieure (syndrome de la). Variété très fréquente de ramollissement cérébral, due à l'oblitération de l'artère cérébrale postérieure. Elle est caractérisée essentiellement par une hémianopsie homonyme, avec, parfois, cécité verbale, syndrome thalamique, paralysie de la IIIᵉ paire, ou syndrome cérébello-pyramidal du côté opposé à la lésion. V. *Dide et Botcazo (syndrome de).*

cérébrasthénie, *s. f.* Syn. *neurasthénie cérébrale.* Forme clinique de la neurasthénie dans laquelle prédominent la céphalée, l'insomnie, la dépression des facultés mentales, l'aboulie et les phobies. Elle survient surtout à la suite du surmenage intellectuel.

cérébro-angiosclérose, *s. f.* (cerebrum, cerveau; ἀγγεῖον, vaisseau; σκληρός, dur). Sclérose des vaisseaux cérébraux.

cérébromalacie, *s. f.* (cerebrum, cerveau; μαλακία, mollesse) (Grasset). V. *ramollissement cérébral.*

cérébrome, *s. m.* (Hayem). Tumeur dont tous les éléments appartiennent au type nerveux; le stroma est formé par de la névroglie, dans les mailles de laquelle sont contenus des neuroblastes embryonnaires, de grandes cellules multipolaires, ou plus rarement des tubes nerveux.

cérébrosclérose, s. f. (cerebrum ; σκληρός, dur) (Grasset, 1904). Lésion du cerveau déterminée par l'athéro-sclérose, caractérisée par des foyers lacunaires et se manifestant par la paralysie pseudo-bulbaire (v. ce terme et *lacunes*).

cérébrostimuline, s. f. (Popa, de Jassy, 1938). Substance excitante du cerveau produite par l'hypophyse, se trouvant dans le liquide céphalo-rachidien.

Cerise-Thurel (syndrome de). V. *ganglion ciliaire (syndrome du).*

Cerletti et Bini (méthode de). V. *électrochoc.*

céruloplasmine, s. f. V. *cœruloplasmine.*

cervical, adj. (cervix, cou, col). Qui a rapport à la région du cou, ou bien au col utérin et à sa cavité, ou bien encore au col vésical.

cervicalgie, s. f. Douleur ayant son siège au niveau du rachis cervical.

cervicarthrose, s. f. Rhumatisme chronique dégénératif (arthrose) localisé à la colonne cervicale ; il provoque des névralgies du plexus cervico-brachial.

cervicite, s. f. (cervix). 1° Inflammation du col utérin ; métrite localisée au col. — 2° Inflammation du col de la vessie ; cystite localisée à la région du col.

cervico-brachial (syndrome douloureux) (Aynesworth). Douleurs du membre supérieur, à type radiculaire (C7-D1), parfois associées à une parésie et à de l'atrophie musculaire, quelquefois aussi à des fourmillements, des brûlures et des phénomènes vaso-moteurs (vasoconstriction, syndrome de Raynaud) pouvant aboutir à une thrombose artérielle. Cet ensemble de symptômes, strictement unilatéral, est dû à la compression ou à l'irritation des racines nerveuses, du sympathique et de l'artère sousclavière par une côte cervicale, une hypertrophie de l'apophyse transverse de la 7e cervicale, une anomalie de la 1re côte ou des scalènes (v. *scalène antérieur, syndrome du* et *acroparesthésie*).

cervico-brachialgie, s. f. Névralgie à topographie cervico-brachiale. V. *cervico-brachialite.*

cervico-brachialite, s. f. Radiculite du plexus brachial caractérisée par des douleurs vives et tenaces siégeant à la face postéro-externe du membre supérieur, au moignon de l'épaule, à la face externe du cou et à la nuque ; parfois par des troubles sensitifs, vasomoteurs et réflexes et par des paralysies qui prennent, suivant les racines atteintes, le type Duchenne-Erb, le type Aran-Duchenne ou le type Déjerine-Klumpke.

cervico-cystopexie, s. f. Syn. *opération de Perrin.* Opération destinée à combattre l'incontinence orthostatique d'urine chez la femme et consistant dans l'amarrage du col vésical à la symphyse pubienne (v. *Gœbell-Stœckel, opération de*).

cervicopexie, s. f. (cervix, col ; πῆξις, fixation). Fixation du col utérin.

cervicotomie, s. f. (cervix ; τομή, incision). Incision chirurgicale pratiquée au niveau du cou.

cervico-vaginite, s. f. Inflammation du col utérin et de la région voisine de la muqueuse vaginale.

césarienne (opération) (caedere, couper). Syn. *gastro-hystérotomie, hystérotomie abdominale, hystérotomotokie, laparo-hystérotomie.* Opération qui consiste à pratiquer l'ouverture de la paroi abdominale et de l'utérus gravide dans le but d'en extraire le fœtus vivant.

Cestan-Chenais (syndrome de). (1903). Hémiplégie alterne, due à une lésion du bulbe, caractérisée par l'association d'un syndrome de Babinski-Nageotte à un syndrome d'Avellis (v. ces termes).

Cestan et Lejonne (type). V. *myopathie primitive progressive.*

cestode ou **cestoïde,** s. m. (κεστός, festonné). Ordre de vers de la classe des Plathelminthes qui comprend le Tænia et le Bothriocéphale.

Cétavlon, n. dép. **(réaction** ou **test au)** (Martin et Badin, 1957). Floculation, en présence de cétyl-triméthyl-ammonium, des séromucoïdes α_2 du sérum sanguin. Ces glycoprotéines proviennent de la dépolymérisation de la substance fondamentale du tissu conjonctif. Cette floculation est mesurée à l'électrophotomètre de Vernes; le chiffre normal est de 10 unités. Elle est beaucoup plus intense (et peut dépasser 200 unités) dans la tuberculose, le rhumatisme articulaire aigu, la polyarthrite chronique évolutive, les collagénoses.

céto-acidose, s. f. V. acido-cétose.

céto-acidurie à chaînes ramifiées. V. leucinose.

cétodiérèse, s. f. (Snapper et Grünbaum). Pouvoir que possède le rein de fixer et de détruire les corps cétoniques.

cétogène, adj. et s. m. Qui se rapporte à la formation des corps cétoniques. Ex. : fonction c. du foie.

cétogénèse, s. f. Formation des corps cétoniques.

cétolyse, s. f. Destruction des corps cétoniques; elle s'effectue dans les tissus par oxydation, avec formation d'eau et de gaz carbonique et dégagement important d'énergie.

cétolytique, adj. Qui détruit les corps cétoniques.

cétonémie, s. f. Présence normale des corps cétoniques dans le sang. La c. augmente dans les troubles fonctionnels du foie (d'où l'épreuve de l'hypercétonémie provoquée pour l'exploration fonctionnelle du foie).

cétoniques (corps). Syn. corps acétoniques. Nom donné à certaines substances (acétone, acide diacétique et acide β oxybutyrique) provenant de la dégradation des albumines et des graisses. Détruits chez le sujet sain, ces corps, presque tous acides, apparaissent dans l'organisme du diabétique, provoquant les accidents d'acido-cétose et sont éliminés par l'urine.

cétose, s. f. V. acido-cétose.

17-cétostéroïdes. Syn. 17-C S. Groupe d'hormones dérivées des stérols et caractérisées par la présence en 17 d'un radical cétone. A l'exception de l'œstrone, elles ont toutes une action androgène (hormones androgènes, v. ce terme); elles interviennent aussi dans les métabolismes des protides, du Cl, du Na et du K. Elles sont sécrétées par le testicule et la cortico-surrénale. Elles sont éliminées par l'urine, où leur dosage (taux normal : 13 à 18 mg par 24 heures chez l'homme, 7 à 10 mg chez la femme) permet d'étudier les fonctionnements testiculaire, cortico-surrénal et hypophysaire.

CF (Chest Foot) (électrocardiographie). Symbole des dérivations précordiales dans lesquelles l'électrode indifférente est fixée à la jambe gauche.

C.G.M.H. V. hémoglobine (concentration corpusculaire ou globulaire moyenne en).

Chagas (maladie de) (1909). Syn. thyroïdite parasitaire, trypanosomose américaine. Maladie infectieuse, observée d'abord au Brésil, mais répandue dans l'Amérique du Sud et l'Amérique Centrale, due à l'inoculation au niveau de la muqueuse conjonctivale du Trypanosoma cruzi contenu dans les déjections d'un insecte réduvidé hématophage du genre Triatoma (Brumpt, 1912). Elle atteint surtout les enfants, et se manifeste par un œdème de la face débutant au niveau de l'une des paupières (signe de Romana), par une conjonctivite intense, mais jamais purulente, avec dacryoadénite (signe de Mazza et Benitez) et légère adénite. Elle s'accompagne d'une fièvre rémittente, d'une hypertrophie thyroïdienne, hépatique et splénique, et d'une myocardite. Son évolution est souvent mortelle. A côté de cette forme aiguë existent de nombreuses formes chroniques : myxœdémateuse, myocardique, paraplégique, psychique, etc.

chagome, s. m. Chancre d'inoculation de la maladie de Chagas.

chaînes lourdes alpha (maladie des) (M. Seligmann, 1968). Variété rare de paraprotéinémie se manifestant par un syndrome de malabsorption intestinale grave. Il existe dans le chorion de l'intestin grêle et dans les ganglions lymphatiques du mésentère une prolifération tumorale plasmocytaire, cause probable de la présence, dans le sang et dans l'urine, d'une protéine anormale, qui est un fragment d'une chaîne lourde d'immunoglobuline A. On observe cette maladie chez des jeunes Arabes et des jeunes Israélites Séphardim; elle semble en rapports étroits avec le lymphome méditerranéen (v. ce terme).

chaînes lourdes gamma (maladie des) (E. C. Franklin, 1964). Variété rare de paraprotéinémie proche de la maladie de Kahler; elle est caractérisée par une hépato-splénomégalie avec tuméfaction des ganglions lymphatiques, anémie, plasmocytose et prolifération maligne de la lignée lymphocytaire. Son évolution est mortelle. Il existe, dans le sang, une diminution des protéines et des gamma-globulines normales. Par contre, on y décèle une paraprotéine qui est un fragment d'une chaîne lourde d'immunoglobuline G. L'urine contient une protéine qui est également une partie de cette chaîne lourde. V. *immunoglobuline* et *paraprotéinémie*.

chaînon (bruit de) (Dupuytren). Bruit particulier perçu dans certains cas de kyste hydatique du foie à plusieurs loges réunies par des espaces rétrécis. Ce bruit, provoqué par des pressions alternatives des deux mains, est dû au passage de vésicules filles par un espace rétréci. — On désigne également ainsi la crépitation perçue à la palpation d'une synovite à grains riziformes : les grains, franchissant une partie rétrécie de la gaine produisent une vibration caractéristique.

chair de poule. Syn. *réaction ansérine.* « État particulier et transitoire de la peau consistant dans l'érection des follicules pileux sous la forme de petites éminences coniques; il est dû à la contraction des fibres lisses des follicules et survient sous l'impression de froid, d'une frayeur, etc. » (Brocq).

chalarose, s. f. (Roger, Sartory et Ménard, 1914). Mycose déterminée

par le développement dans l'organisme d'un champignon du genre *Chalara*, le *Chalara pyogenes*. Elle se traduit par des abcès sous-cutanés multiples et guérit facilement par le traitement ioduré.

chalazion, s. m. (χάλαζα, grêle). Petite tumeur palpébrale d'origine inflammatoire, adhérente au cartilage tarse et sans connexion avec la peau.

chalazodermie, s. f. (χάλασις, relâchement; δέρμα, peau). V. *dermatolysie.*

chalicose, s. f. (χάλιξ, ικος, chaux). Syn. *cailloute, mal de Saint-Roch, phtisie des tailleurs de pierre.* Pneumoconiose provoquée par l'inhalation des poussières minérales (tailleurs de pierre, piqueurs de meules, cantonniers, porcelainiers, etc.). — Il est démontré que l'agent nocif sur le poumon est la silice et non la chaux. Ce terme devrait donc être remplacé par celui de *silicose.*

chalicothérapie, s. f. (χάλιξ, ικος, chaux; θεραπεία, traitement). Terme correct. V. *calcithérapie.*

Chalier et Levrat (maladie de). Affection caractérisée par un état fébrile à grandes ondulations, de l'hypertrophie modérée de la rate et du foie et surtout une éosinophilie prononcée pouvant atteindre 71 % des leucocytes.

chalodermie, s. f. (χαλάω, je détends; δέρμα, peau) (von Kely). V. *dermatolysie.*

chalone, s. f. (χαλάω, je ralentis) (Schäfer). Produit endocrinien qui a pour effet d'inhiber un autre organe ou de diminuer son activité (*anthormone* serait plus correct d'après de Loverdo).

chamæprosope ou **chamæprosope,** adj. (χαμαί, à terre et, par extension, bas, rampant, nain; πρόσωπον, visage) (morphologie). Qui a la face courte.

Chamberlain (ligne de). Repère radiologique. Ligne unissant, sur une radiographie du crâne de profil, le bord postérieur du trou occipital au bord postérieur du palais osseux.

chambre d'attrition musculaire. Dans les blessures des masses musculaires, zone où les fibres broyées par le projectile (éclat d'obus), infiltrées de sang, mêlées à des débris osseux et vestimentaires, forment un milieu favorable à l'infection.

champ opératoire. Zone cutanée au niveau de laquelle on pratique une opération et, par extension, les linges stériles (champs) qui servent à limiter et à protéger cette zone.

champ visuel. Étendue de l'espace qu'embrasse le regard, l'œil étant immobile. Son étude, qui permet d'explorer la valeur fonctionnelle de la rétine, comprend la campimétrie et la périmétrie (v. ces termes).

chancre, *s. m.* (*cancer*). Nom donné autrefois à de petits ulcères ayant tendance à s'étendre ; aujourd'hui ce terme désigne non seulement les ulcérations vénériennes de différentes natures, mais aussi, par analogie, les ulcérations qui servent de porte d'entrée à certaines maladies infectieuses. — *ch. blennorragique*. Ulcérations petites, multiples, irrégulières, siégeant au niveau des organes génitaux, observées parfois au cours d'une balano-posthite ou d'une vulvo-vaginite gonococcique. — *ch. huntérien*. V. *ch. induré*. — *ch. induré, ch. infectant, ch. huntérien, ch. syphilitique*. Accident primitif de la syphilis, survenant au point où s'est faite l'inoculation. Il consiste en une ulcération superficielle, indolore, reposant sur une base indurée. — *ch. lépreux*. Lésion unique, cutanée ou muqueuse, siégeant au point d'inoculation de la lèpre et pouvant constituer pendant de longues années la seule manifestation de la maladie. — *ch. lymphogranulomateux*. V. *Nicolas et Favre* (*maladie de*). — *ch. mixte* (Laroyenne). Ulcération provenant de la double infection syphilitique et chancrelleuse. — *ch. mou* ou *simple*. Syn. *chancrelle, chancroïde*. Maladie spécifique locale, due au bacille de Ducrey, consistant en un ulcère spécial sécrétant un pus inoculable.

— *ch. phtisiogène*. V. *Cohnheim-Baumgarten* (*loi de*). — *ch. poradénique*. V. *Nicolas et Favre* (*maladie de*). — *ch. redux*. V. *redux*. — *ch. du Sahara*. V. *bouton d'Orient*. — *ch. syphilitique*. V. *ch. induré*.

chancrelle, *s. f.* **chancroïde**, *s. m.* V. *chancre mou*.

Chandler (opération de) (1964). Opération destinée à la cure du glaucome malin (v. ce terme). Elle consiste à évacuer, par ponction à travers une incision périlenticulaire de la sclérotique, l'humeur aqueuse qui a envahi le vitré.

chant du coq. V. *coqueluche*.

Chantemesse (signe de) (Malisch, 1908). Ophtalmo-réaction obtenue chez les typhiques en leur instillant dans l'œil une ou deux gouttes d'une solution de toxine sèche de bacilles typhiques.

Chantemesse et Widal (bacille de) (1888). Syn. *bacille de Shiga*. Bacille se rapprochant du bacille d'Eberth par ses principaux caractères, mais en différant par son peu de mobilité et l'absence habituelle de cils vibratiles. Il est l'agent pathogène de la *dysenterie épidémique*, dite pour cette raison *dysenterie bacillaire*.

Chaoul (méthode de) (Chaoul et Adam, 1933). Syn. *contactthérapie, contactothérapie, plésiothérapie*. Radiothérapie à courte distance dite *de contact*, utilisée pour le traitement des tumeurs cutanées ou des tumeurs situées dans une cavité naturelle (rectum).

chapelet costal, rachitique ou **thoracique.** Série de nodosités saillantes observées chez les rachitiques à l'union des côtes et des cartilages costaux. Elles forment une double rangée moniliforme en dehors du sternum.

chapelet scorbutique. Série de nodosités saillantes observées chez les enfants scorbutiques à l'union des côtes et des cartilages costaux ; elles sont dues à des hémorragies des articulations chondro-costales.

Chaput (bouton anastomotique de). Anneau elliptique en étain dont la section offre la forme d'un

U à concavité tournée en dehors. Il est destiné à maintenir en contact les lèvres des deux orifices lorsqu'on pratique la gastro-entérostomie ou l'entéro-anastomose. Il offre un plus large orifice que le bouton de Murphy; son application est plus facile et plus sûre.

Chaput (gants de). Gants de caoutchouc stérilisables employés en chirurgie.

Chaput (procédé de). Méthode employée pour compléter la cure radicale d'une hernie crurale; elle consiste dans l'obturation de l'anneau, quand il est très dilaté, par un cartilage costal.

charbon, *s. m.* **charbonneuse (fièvre)** *(carbo).* Maladie infectieuse commune à l'homme et aux animaux (sang de rate), provoquée par l'introduction dans l'organisme d'un microbe spécial, la *bactéridie charbonneuse*. Elle débute soit par la pustule maligne, soit par l'œdème malin, plus rarement par des localisations intestinales ou pulmonaires (maladie des trieurs de laine) et, exceptionnellement, sans lésion appréciable *(septicémie charbonneuse).*

Charcot (maladies de). V. *sclérose latérale amyotrophique.* — Nom donné aussi par les auteurs anglais aux *arthropathies des tabétiques* et par quelques français à la *polyarthrite chronique évolutive.*

Charcot (pied de). V. *pied tabétique.*

Charcot (triade de). Groupe de trois symptômes évocateur du diagnostic de sclérose en plaques: nystagmus, tremblement intentionnel, parole scandée.

Charcot-Leyden (cristaux de). Syn. *cristaux asthmatiques* (Leyden). Cristaux octaédriques formés probablement par des phosphates, trouvés par Leyden dans l'expectoration des asthmatiques, et par Charcot dans la rate et la moelle des os des leucémiques.

Charcot-Marie (signe de). Tremblement menu et rapide qui constitue un des signes cardinaux du goitre exophtalmique.

Charcot - Marie ou **Charcot - Marie-Tooth (amyotrophie de,** **amyotrophie péronière de, atrophie de** ou **syndrome de)** (1886). Affection héréditaire transmise selon le mode dominant, débutant dans l'adolescence, caractérisée par une paralysie avec atrophie des muscles innervés par les péroniers; elle évolue très lentement et s'étend aux muscles des mains et des bras. Elle est due à la dégénérescence des cordons postérieurs et des cellules des cornes antérieures de la moelle. V. *acropathie amyotrophiante.*

Charcot-Mœbius (syndrome de). V. *migraine ophtalmoplégique.*

Charcot-Weiss-Barber (syndrome de). V. *sinu-carotidien (syndrome).*

charge (épreuve de) (Harris et Ray; Giroud et Leblond). Syn. *épreuve de l'ascorburie provoquée, test de saturation, épreuve de Harris et Ray.* Epreuve destinée à mesurer la déficience de l'organisme en vitamine C ou acide ascorbique. Une quantité importante de cette vitamine (300 mg) est administrée chaque jour. L'organisme carencé la retient et l'élimination urinaire en est faible. Lorsque celle-ci atteint 60 à 80 % de la dose ingérée, on admet que le malade est saturé d'acide ascorbique. La différence entre la quantité ingérée et celle qui est rejetée correspond au déficit vitaminique.

Charlin (syndrome de) (1931). Syn. *syndrome du nerf nasal* (Carlos Charlin). Variété de névralgisme facial (v. ce terme) caractérisée par le siège oculo-nasal des douleurs qui irradient vers la mâchoire et les tempes et s'accompagnent de larmoiement et de rhinorrhée. Il existe un point douloureux à l'émergence du nerf nasal, l'irritation de ce nerf serait la cause du syndrome.

Charlton-Schultz (signe de). V. *Schultz-Charlton (réaction de).*

Charmot (maladie de) (1957). Variété de macroglobulinémie observée en Afrique Noire; elle diffère de la macroglobulinémie essentielle de Waldenström par certains caractères, dont la rareté des tuméfactions ganglionnaires et des hémorragies et par une évolution moins grave. V. *macroglobulinémie*.

Charpy (traitements de). 1° (1943). Traitement curatif du lupus tuberculeux par l'ingestion de gluconate de calcium et de fortes doses répétées de vitamine D$_2$. — 2° (1947). Traitement de l'eczéma par l'absorption d'acides gras non saturés et de vitamine B$_6$.

Chassaignac (signe de). Phlyctènes à contenu d'abord citrin, puis roussâtre, apparaissant sur la peau, au bout de quelques heures, dans les fractures de jambe avec déplacement.

chasse (syndrome de) (angl. *dumping syndrome* : syndrome de décharge). Complication de la gastrectomie avec anastomose gastrojéjunale, liée à l'évacuation trop rapide du moignon gastrique dans la première anse jéjunale. Elle est caractérisée cliniquement par l'apparition, en position debout ou assise, au cours du repas, d'un malaise avec lipothymies, sensation de chaleur, sueurs, nausées, palpitations, vertiges, parfois obnubilation cérébrale ou collapsus. Ces troubles disparaissent en décubitus dorsal.

chatonnement du placenta. V. *enchatonnement*.

chaud, chaude, adj. Se dit d'une tumeur, d'un tissu, d'une cellule ou d'un de ses éléments fixant avec une forte intensité les substances marquées par un isotope radio-actif administrées dans un but diagnostic. Ex. *nodule thyroïdien c.*, *chromosome c.*

chaudepisse, s. f. V. *blennorragie*.

Chauffard-Still (maladie ou syndrome de) (Chauffard, 1896; Still, 1897). Maladie évoluant chez l'enfant (*maladie ou syndrome de Still*) par poussées fébriles successives, caractérisée par de la polyarthrite déformante des grosses articulations, des adénomégalies, de la splénomégalie et une atteinte de l'état général avec arrêt du développement. Elle peut se compliquer de graves manifestations oculaires, iritis, kératite, cataracte, etc. Un syndrome analogue a été décrit chez

l'adulte (*syndrome de Chauffard*). On considère actuellement cette affection comme étant d'origine infectieuse indéterminée, ou comme une réticulo-endothéliose. V. *Felty (syndrome de)* et *système HLA*.

chaussette (image en). Aspect radiologique du méga-œsophage au stade de dilatation : il prend un aspect coudé en L au-dessus du défilé diaphragmatique.

chaussette (signe de la) (Vaquez et Bricout). Syn. *érythrose de déclivité*. Teinte rouge des téguments au niveau de la cheville et du pied, s'arrêtant au milieu du mollet, observée en cas d'artérite oblitérante d'un membre inférieur, lorsque le malade laisse pendre la jambe atteinte.

Chaussier (aréole vésiculaire de). Cercle de petites vésicules entourant l'escarre centrale de la pustule maligne.

Chaussier (signe de). Douleur au creux épigastrique dans l'albuminurie gravidique.

Cheadle-Mœller-Barlow (maladie de). V. *scorbut infantile*.

Chediak - Steinbrinck - Higashi (maladie de) (1948-54). Affection héréditaire très rare, transmise vraisemblablement selon le mode récessif autosomique, observée chez des jeunes enfants. Elle est caractérisée par de l'albinisme, une augmentation de volume des ganglions lymphatiques, du foie et de la rate, parfois des éruptions cutanées et une évolution mortelle, entrecoupée d'infections récidivantes, d'œdèmes, d'accidents nerveux et d'hémorragies. L'examen du sang montre une neutropénie et l'existence, dans les leucocytes, de granulations de très grande taille qui sont des lysosomes anormaux. Cette maladie est vraisemblablement due à une déficience de la phagocytose. V. *carence immunitaire*.

cheese syndrome. V. *fromage (maladie du)*.

cheilite, s. f. (χεῖλος, lèvre). Inflammation des lèvres. — *ch. chronique hyperkératosique ponctuée* (Gougerot, 1930). *Ch.* de la lèvre supérieure qui présente une infiltration au pourtour des glandes sébacées. — *ch. exfoliative* (Crocker). Variété de *ch.* avec formation de croûtes épaisses et noirâtres. — *ch. glandulaire* (R. Volkmann, 1870). Affection chronique de la lèvre inférieure, caractérisée par une hyperplasie des glandes muqueuses. — *ch. glandulaire apostémateuse* (Brocq, 1907). Variété de *ch. glandulaire* caractérisée par l'apparition de fissures, de croûtelles et d'abcès sur la lèvre inférieure. Cette forme aboutit souvent au cancer. — *ch. granulomateuse* de Miescher. V. *macrocheilie.* — *ch. du rouge* (Audry et Valdiguié, 1928). Eczéma artificiel localisé aux lèvres et s'étendant parfois aux régions voisines, dû à l'intolérance de certains sujets pour un des éléments qui entrent dans la composition des bâtons de rouge pour les lèvres (ordinairement l'éosine).

cheilo... V. *chilo...*

cheilochalasis, *s. f.* (χεῖλος, lèvre; χάλασις, relâchement). Relâchement avec atrophie du tégument des lèvres.

cheilognathopalatoschizis, *s. f.* (χεῖλος; γνάθος, mâchoire; *palatum*; σχίζειν, diviser). V. *bec de lièvre.*

cheilopalatodysraphie, *s. f.* (χεῖλος; *palatum*; dysraphie). V. *bec de lièvre.*

cheilophagie ou **chilophagie,** *s. f.* (χεῖλος, lèvre; φαγεῖν, manger) (H. Meige). Tic des lèvres qui consiste à les mordre constamment.

cheiloplastie ou **chiloplastie,** *s. f.* (χεῖλος; πλάσσειν, former). Opération qui consiste à restaurer plus ou moins complètement l'une ou l'autre lèvre.

cheilorraphie, *s. f.* (χεῖλος; ῥαφή, suture). Suture d'une lèvre.

cheiloscopie, *s. f.* (χεῖλος; σκοπεῖν, examiner) (médecine légale). Étude des empreintes labiales.

cheiro... V. *chiro...*

cheiro-brachial (rapport) (χείρ, main; βραχίων, bras) (morphologie). Rapport entre la longueur de la main et la somme des longueurs de l'avant-bras et du bras.

cheiromégalie, *s. f.* V. *chiromégalie.*

cheiro-morphique (rapport) (χείρ; μορφή, forme) (morphologie). Rapport entre la longueur totale de la main (ou la longueur de la paume) et la largeur de la paume.

cheiroplastie, *s. f.* (χείρ; πλάσσειν, former). Chirurgie réparatrice de la main.

cheiro-orale (hémiparesthésie) (χείρ, main; *os, oris,* bouche) (Lhermitte). Troubles unilatéraux de la sensibilité limités à une main et à un côté de la bouche. Ils peuvent être dus à un spasme de la branche postérieure de l'artère sylvienne; ils sont alors transitoires et associés à une hémianopsie passagère.

cheiropodal, *adj.* (χείρ; πούς, ποδός, pied). Syn. *chiropodal.* Qui se rapporte à la fois à la main et au pied.

cheiropompholyx, *s. m.* (χείρ, main; πομφόλυξ, vésicule) (Hutchinson). Variété de dyshidrose siégeant aux mains. V. *dyshidrose.*

cheirostyle (rapport) (χείρ; στύλος, colonne) (morphologie). Rapport entre le périmètre du métacarpe et la longueur de la main.

chélateur, *adj.* V. *chélation.*

chélation, *s. f.* (χηλή, pince). Processus physico-chimique de captation d'ions positifs multivalents (calcium, cuivre, plomb, mercure, fer, chrome) par certains corps : agents chélateurs ou complexons, tels les dérivés de l'acide éthylène-diamine-tétra-acétique (EDTA). La *ch.* a été employée pour traiter certaines intoxications (par le plomb surtout, le chrome, le mercure, le cobalt), certains états d'hypercalcémie, l'hémochromatose, l'hémosidérose, la maladie de Wilson. L'agent chélateur forme, avec le métal dont on veut débarrasser l'organisme, un complexe soluble, stable, non ionisé, non toxique, et rapidement éliminé par le rein.

chéloïde, *s. f.* (χηλή, pince d'écrevisse; εἶδος, forme) (Alibert, 1817; v. *cancroïde*). Tumeur cutanée se présentant ordinairement sous forme d'un bourrelet allongé, muni de prolongements ou digitations radiculaires (comparées aux pinces de l'écrevisse), ressemblant plus ou moins à une cicatrice hypertrophique. Elle peut être primitive (*ch. spontanée* ou *vraie* de certains auteurs) ou secondaire à une lésion antérieure, en particulier à une cicatrice opératoire (*ch. secondaire* ou *fausse*). Elle est encore caractérisée par sa tendance marquée à la récidive après ablation.

hemo... V. aussi *chimio...*

hémodectome, s. m. Tumeur rare et généralement bénigne développée aux dépens des organes chémorécepteurs, du glomus carotidien en particulier. Leur structure est analogue à celle des paragangliomes, mais elle ne contient pas de *cellules chromaffines.*

hémo-récepteur, adj. V. *chémosensible.* — s. m. Organe ou région du corps sensible aux excitants chimiques (p. ex. crosse de l'aorte et glomus carotidien qui règlent le fonctionnement des centres vasomoteurs et respiratoires d'après la composition chimique du sang; cellules olfactives et gustatives).

chémo-sensibilité, s. f. Sensibilité aux excitants chimiques.

chémo-sensible, adj. Syn. *chémorécepteur.* Qui est sensible aux excitants chimiques. — *zone ch.-s.* V. *chémo-récepteur.*

chémosis, s. m. (χήμη, trou). Infiltration œdémateuse de la conjonctive qui forme un bourrelet circulaire autour de la cornée. Cet œdème est presque toujours d'origine inflammatoire.

chémotactique, adj. V. *chimiotactique.*

chémotique, adj. Qui est dû au chémosis.

Cherchewski (maladie de). Atonie intestinale fréquente chez les neurasthéniques et pouvant simuler, dans les cas intenses, l'obstruction intestinale.

chérubisme, s. m. (Jones, 1933). Dysplasie fibreuse familiale du maxillaire inférieur donnant au visage de l'enfant un aspect joufflu de chérubin, d'où son nom. Elle se traduit cliniquement par une tuméfaction palpable de la branche montante et de l'angle de la mâchoire, radiologiquement par une image claire multiloculaire. C'est une lésion bénigne qui régresse, en règle, à la puberté.

chétivisme, s. m. Nom proposé par Bauer (1909), pour désigner l'*infantilisme du type Lorain.*

Chevalet (fracture de). Fracture verticale du cartilage du nez.

Chevalier (Paul) et Bouinevitch (théorie de). Théorie abandonnée de la sécrétion rénale suivant laquelle l'urine, élaborée au niveau des tubuli, se concentrerait dans le glomérule en y perdant une partie de son eau.

Chevassu (opération de) (1905). Ablation du testicule avec la totalité de son pédicule vasculaire et lympho-ganglionnaire (cancer du testicule).

Chevassu (signes de). 1º Immobilité de la coupole diaphragmatique du côté malade, observée à l'écran radioscopique, en position debout, en cas de phlegmon périnéphrétique. — 2º Syn. *signe du pincement de l'épididyme.* Signe permettant de préciser la nature d'une tumeur des bourses : le pincement de la tête de l'épididyme est possible dans le cancer du testicule et ne l'est pas dans l'hématocèle.

chevauchement, s. m. Déplacement des fragments d'un os fracturé qui se superposent sur une étendue variable. — *ch. aortique.* V. *dextroposition de l'aorte.*

chevêtre, s. m. Bandage destiné à maintenir réduites les fractures ou les luxations du maxillaire inférieur.

chevrotement, s. m. Tremblotement de la voix qui rappelle plus ou moins le cri de la chèvre.

Cheyne-Stokes (respiration de). Variété spéciale de rythme respiratoire, caractérisée par une période d'apnée plus ou moins longue, à laquelle succède une série de respirations d'amplitude croissante, suivie d'une autre série d'amplitude décroissante, aboutissant à une nouvelle pause. Ce type s'observe surtout dans l'urémie. Il semble dû à une irrigation défectueuse du centre respiratoire.

Chiari (maladie ou syndrome de). Syn. *syndrome de Budd-Chiari* (B., 1846; Ch., 1899). Affection rare, caractérisée anatomiquement par une oblitération (généralement une thrombose primitive) des veines sus-hépatiques et, dans la moitié des cas, de la veine cave inférieure à leur niveau; et cliniquement par des douleurs abdominales, une hépato-splénomégalie, une ascite, une circulation veineuse sous-cutanée thoraco-abdominale, parfois des œdèmes, rarement un ictère, et une évolution mortelle en quelques semaines ou quelques mois. — Dans la *maladie veino-occlusive du foie* (Jellife, Bras et Stuart, 1954) l'oblitération par endophlébite siège à l'intérieur du foie, sur les veinules centrolobulaires et les petites veines sus-hépatiques. Fréquente à la Jamaïque, où elle semble secondaire à l'ingestion d'alcaloïdes toxiques, la m. v.-o. atteint surtout les jeunes enfants; son début est aigu et fébrile, son évolution grave vers une cirrhose parfois rapidement mortelle.

Chiari-Frommel (syndrome de). Syndrome survenant après un accouchement, caractérisé par une galactorrhée persistante, de l'aménorrhée, une atrophie utéro-ovarienne et une faible sécrétion d'hormone folliculo-stimulante. Il est lié à un adénome chromophobe de l'hypophyse. Il est voisin du syndrome d'Argonz-del Castillo.

chiasmatique (syndrome). Syndrome constitué par le rétrécissement bi-temporal du champ visuel, la diminution de l'acuité visuelle et l'atrophie des nerfs optiques. Il témoigne de la compression du chiasma par une tumeur de la région hypophysaire.

Chicago (opération de). V. *rachicocaïnisation*.

chien (maladie de). Syn. *typhus de chien.* Maladie observée en Herzégovine et en Dalmatie, considérée d'abord comme une modification de la fièvre thyphoïde par le paludisme; elle n'est probablement qu'une forme de la *fièvre à pappataci* (v. ce mot).

chien de fusil (attitude ou position en). Attitude provoquée par l'irritation des méninges (méningite, hémorragie méningée), caractérisée par la contracture en extension de la tête et du tronc et en flexion des membres supérieurs et inférieurs.

chiffonniers (maladie des). Infection mal déterminée dont une des formes serait due au vibrion septique ayant pénétré par les voies respiratoires.

Chikungunya (ce qui fait plier, en dialecte local). Variété de dengue (v. ce terme) observée en 1952 au Tanganyika et due à un arbovirus du groupe A, *l'a.* Chikungunya.

Chilaïditi (syndrome de) (1910). Interposition du côlon entre la face supérieure du foie et la coupole diaphragmatique droite. Elle se traduit, sur les clichés radiographiques de l'abdomen, par une clarté inter-hépato-diaphragmatique; elle peut provoquer des douleurs abdominales plus ou moins aiguës.

chilblain lupus. V. *lupus (chilblain)*.

Childs (opération de). Plicature en accordéon des anses intestinales réalisée par un fil passé en U dans leur mésentère; opération préconisée en cas d'occlusions récidivantes. V. *Noble (opération de)*.

chilo... V. *cheilo...*

chimbéré, *s. m.* Epidermomycose achromique observée en Amérique du Sud chez les Indiens du Matto-Grosso et due au *Trichophyton roquettei.*

chimère, *s. f.* (génétique). « Individu qui porte en mosaïque des caractères propres à deux génotypes différents. Les *ch.* sont connues chez les plantes, beaucoup plus rares chez les animaux. Elles résultent le plus souvent de mutations somatiques. On peut également rencontrer des *ch.* dans les cas d'hybridation vraie (croisements interspécifiques)» (Théret).

chimiatrie, *s. f.* (χημεία - grec moderne, chimie; ιατρός, médecin)

(Paracelse, Van Helmont). Médecine fondée sur la chimie telle qu'on la connaissait au XVIᵉ siècle (alchimie, médecine hermétique).

chiminose, s. f. (χημεία; νόσος, maladie) (Lancereaux). Nom générique des maladies causées par les agents chimiques.

chimio... V. aussi **chémo...**

chimiopallidectomie, s. f. (χημεία; pallidum; ἐκτομή, ablation) (I. S. Cooper) (1955). Destruction chimique du pallidum (partie interne du noyau lenticulaire du cerveau) au moyen d'une injection d'alcool; opération proposée comme traitement de la maladie de Parkinson.

chimioprévention, s. f. V. *chimio-prophylaxie.*

chimioprophylaxie, s. f. Syn. *chimioprévention.* Emploi préventif de certaines substances chimiques dans le but d'empêcher l'apparition d'une maladie (prophylaxie étiologique ou causale vraie, étioprophylaxie) ou de ses manifestations cliniques (prophylaxie clinique ou médicamenteuse, clinoprophylaxie). Ex. *ch.* du paludisme.

chimiotactique, adj. Syn. *chémotactique.* Qui concerne le chimiotactisme.

chimiotactisme, s. m., **chimiotaxie,** s. f., **chimiotropisme,** s. m. (χημεία; τακτός, réglé; τάξις, arrangement; τρέπειν, tourner). Syn. *trophotropisme.* Propriété que possède le protoplasma d'être attiré (ch. *positif*), ou repoussé (ch. *négatif*), par certaines substances chimiques, en particulier par les toxines microbiennes. L'accoutumance peut produire l'inversion des propriétés chimiotactiques. Le *ch. positif* des leucocytes leur permet de lutter contre les agents infectieux; il est favorisé par l'action du complément. V. *immunophagocytose.*

chimiothalamectomie, s. f. (χημεία; thalamus; ἐκτομή, ablation). Destruction chimique du thalamus (couche optique du cerveau) au moyen d'une injection d'alcool; opération proposée comme traitement des syndromes parkinsoniens.

chimiothérapie, s. f. (χημεία; θεραπεία, traitement). Thérapeutique par les substances chimiques.

chimisme stomacal. Etat du suc gastrique considéré au point de vue de sa composition chimique.

chinoanisme, s. m. Trouble de la prononciation caractérisé par l'omission de l'*r* (la langue chinoise ne possédant pas ce son).

Chipault (schéma de). Règle donnant la correspondance entre les apophyses épineuses des vertèbres et les racines des nerfs rachidiens. Chez l'adulte, pour savoir le numéro des racines naissant au niveau d'une apophyse épineuse vertébrale, il suffit, au numéro de l'apophyse, d'ajouter les chiffres : 1 à la région cervicale, 2 à la région dorsale supérieure, 3 de la 6ᵉ à la 11ᵉ apophyse dorsale; la partie inférieure de la 11ᵉ apophyse dorsale et l'espace inter-épineux sous-jacent correspondent aux points d'origine des trois dernières paires lombaires; la 12ᵉ apophyse épineuse dorsale et l'espace sous-jacent, à ceux des paires sacrées.

chique, s. f. Variété de puce (*Pulex* ou *Sarcopsylla penetrans*) commune dans l'Amérique du Sud et en Afrique. La femelle pénètre dans la peau des pieds (sous l'ongle des orteils) où elle détermine des abcès et des plaies profondes.

chiragre, s. f. (χείρ, main; ἄγρα, douleur, prise). Douleur d'origine goutteuse localisée aux mains.

chiralgie paresthésique (χείρ, main; ἄλγος, douleur) (Bivona, 1902). Syndrome morbide offrant une grande analogie avec la *méralgie paresthésique*, et se manifestant par une sensibilité douloureuse à la pression au niveau de la main.

Chiray (signe de). Douleur provoquée par la palpation profonde de la région vésiculaire, en position assise; signe de lithiase vésiculaire.

Chiray, Foix et Nicolesco (syndrome de). V. *noyau rouge (syndrome controlatéral du).*

Chiray et Pavel (maladie de). V. *cholécystatonie.*

chiro... V. *cheiro...*

chiro-brachialgie paresthésique nocturne (χείρ; βραχίων, bras; ἄλγος, douleur) (Froment). V. *acroparesthésie.*

chiromégalie, s. f. (χείρ, main; μέγας, grand). Syn. *mégalochirie.* Hypertrophie des doigts et des mains analogue à celle que l'on observe dans l'acromégalie, signalée par Charcot et Brissaud dans la syringomyélie.

chiropodal, adj. V. *cheiropodal.*

chiropraxie, s. f. (χείρ; πρᾶξις, action). Méthode empirique de traitement de nombreuses affections (et en particulier des algies d'origine rachidienne) par des manipulations diverses.

chirurgie, s. f. (χείρ, main; ἔργον, œuvre). Partie de la thérapeutique qui consiste à pratiquer certaines opérations avec la main ou à l'aide d'instruments.

chitoneuromatose, s. f. (χιτών, tunique; νεῦρον, nerf). V. *phacomatose.*

chitoneurone, s. m. V. *neurinome.*

Chlamydia, s. f. Syn. *Bedsonia, Miyagawanella, pararickettsie.* Petit organisme intermédiaire entre les virus et les bactéries. Comme ces dernières, les *Ch.* synthétisent à la fois l'A.D.N. et l'A.R.N., elles sont pourvues de parois cellulaires et de ribosomes, elles se reproduisent par scission et sont sensibles aux antibiotiques; mais, comme les virus, elles ne peuvent vivre qu'en parasitant des cellules auxquelles elles empruntent l'énergie nécessaire à leur métabolisme. On les considère comme des petites bactéries spéciales. Les *Ch.* sont Gram négatives et comprennent les agents infectieux de la psittacose, de la maladie de Nicolas et Favre, du trachome, de la conjonctivite à inclusions et peut-être de l'urétrite à inclusions (v. *TRIC, agent*), et aussi d'autres agents responsables de certaines maladies des animaux.

chloasma, s. m. (χλοάζειν, germer, verdir). Lésion de la peau consistant en taches pigmentaires de forme irrégulière, de grandeur variable, à contours géographiques, siégeant

habituellement à la face. Elle se développe dans des états morbides très divers (affections utérines, anémie grave, etc.), mais elle est surtout symptomatique de la grossesse (masque des femmes enceintes).

chloralisme, s. m. Ensemble des accidents morbides provoqués par l'absorption du chloral à trop forte dose (*chl. aigu*), ou par l'habitude de ce médicament (*chl. chronique, chloralomanie*). Ces accidents sont analogues à ceux de l'alcoolisme.

chloralomanie, s. f. (chloral; μανία, manie). Habitude morbide du chloral. Le besoin de ce médicament se transforme peu à peu en une impulsion d'autant plus impérieuse que l'intoxication est plus forte.

chloramphénicol, s. m. (Burkholder, 1947; Gottlieb, 1948). Syn. *Chloromycétine* (n. dép.), *Tifomycine* (n. dép.). Antibiotique de la famille des phénicoles (v. ce terme) élaboré par un champignon, le *Streptomyces venezuelae*, et doué d'une grande activité dans la fièvre typhoïde et les salmonelloses, certaines affections à bacilles Gram — (entérocoque, colibacille, b. de Friedlaender et de Pfeiffer) ou Gram + (strepto-, pneumo- et gonocoque). Il est actif également dans les brucelloses, la tularémie, la coqueluche, la mononucléose infectieuse, les maladies provoquées par les rickettsies (typhus, trachome) et par certains virus (psittacose, lymphogranulomatose inguinale, pneumonies et urétrites à virus, zona, vaccine). Il agit par voie buccale et a pu être reproduit par synthèse.

chloration, s. f. Procédé de purification des eaux destinées à la consommation, au moyen de chlore liquide mélangé à l'eau en quantité telle qu'il n'en modifie pas les qualités organoleptiques.

chlorémie, s. f. Teneur en chlore du sang. — On distingue la *c. plasmatique*, qui est de 3,6 g (103 mEq) de chlore par litre de plasma sanguin, à l'état normal, et la *c. globulaire*, qui est de 1,8 g (52 mEq) par litre de globules rouges.

chlorhydrie, *s. f.* (Hayem). Terme qui sert à désigner la somme de l'acide chlorhydrique libre et du chlore combiné aux matières organiques, lorsqu'on fait l'examen du suc gastrique après un repas d'épreuve.

chloro-anémie, *s. f.* V. *anémie hypochrome.* — *ch. a. achylique* (Kaznelson). V. *anémie hypochrome.*

chloro-brightisme, *s. m.* (Dieulafoy, 1893). Chlorose vraie accompagnée de troubles attribuables à l'urémie (Dieulafoy), ou variété de chloroanémie, qui est sous la dépendance d'une néphrite (Hayem).

chlorocyte, *s. m.* (χλωρός, vert; κύτος, cellule) (Hayem). Globule rouge ayant perdu une partie de sa matière colorante, après avoir subi la transformation vésiculeuse.

chloroformisation, *s. f.* Procédé d'anesthésie générale qui consiste à faire respirer au sujet un mélange d'air et de vapeur de chloroforme. — *chl. à la reine* (obstétrique). Administration du chloroforme à faibles doses au moment des douleurs de l'accouchement, sans chercher à obtenir le sommeil complet. Une des premières applications de cette méthode fut faite par Simpson pour l'accouchement de la reine Victoria.

chloro-leucémie, *s. f.* (Nægeli). Variété de chlorome dans laquelle on observe une hyperleucocytose considérable.

chlorolymphome, *s. m.* Variété de chlorome à prédominance ganglionnaire.

chloroma, chloromatose, *s. f.,* ou **chlorome,** *s. m.* (χλωρός, vert). Syn. *cancer vert d'Aran, chloromyélome, chloromyélose, myélomatose leucémique et myélocytome combinés* (Ménétrier). Affection propre aux enfants et caractérisée par le développement de nodules lymphatiques verdâtres siégeant ordinairement à la surface des os plats, sur le crâne en particulier, provoquant de l'exophtalmie, de la compression des nerfs crâniens et l'apparition de bosses temporo-occipitales, mais pouvant aussi se développer dans les viscères et à la surface des téguments et des muqueuses. Il existe de l'anémie. La présence dans le sang d'une notable proportion de cellules anormales (myéloblastes, leucoblastes), avec ou sans hyperleucocytose, et l'évolution vers la mort en quelques mois font du *chlorome* une maladie intermédiaire entre les tumeurs malignes et la leucémie aiguë.

Chloromycétine, *s. f.* (n. dép.). V. *chloramphénicol.*

chloromycétinothérapie, *s. f.* Emploi thérapeutique de la Chloromycétine.

chloromyélome, *s. m.,* ou **chloromyélose,** *s. f.* V. *chlorome.*

chloro-paludisme, *s. m.* (Sakorraphos, 1905). Syndrome rappelant l'ensemble symptomatique de la chlorose grave, observé chez les jeunes gens atteints de paludisme chronique.

chloropénie, *s. f.* (chlore; πενία, pauvreté) (Léon Blum). Diminution des chlorures (essentiellement du chlorure de sodium) des liquides de l'organisme et en particulier du sérum sanguin et du liquide céphalorachidien.

chloropexie, *s. f.* (chlore; πῆξις, fixation). Fixation des chlorures dans les tissus de l'organisme.

chloroprive, *adj.* Qui est dû à la privation de chlorure.

chlorose, *s. f.* (χλωρός, vert) (Varandal, 1615). Syn. *anémie essentielle des jeunes filles.* Variété d'anémie caractérisée par la diminution modérée du nombre des hématies contrastant avec l'abaissement considérable de leur richesse en hémoglobine; cliniquement, elle se manifeste par une teinte jaune verdâtre des téguments et des troubles des divers appareils (palpitations, vertiges, troubles gastriques, aménorrhée). Elle se rencontre surtout dans le sexe féminin et au moment de la puberté et s'accompagne souvent de troubles dystrophiques multiples. Cette affection tend à devenir de plus en plus rare; elle est améliorée par le traitement ferrugineux. — *ch.*

d'*Egypte* ou *tropicale*. V. *ankylosto-masie*. — *ch. tardive de Hayem.* V. *anémie hypochrome.*

chlorotique, *adj.* et *s. m.* et *f.* Qui a rapport à la chlorose. Malade atteint de chlorose.

chlortétracycline, *s. f.* Syn. *Auréomycine* (n. dep.) (Duggar, 1948). Antibiotique de la famille des tétracyclines (v. ce terme) élaboré par un champignon, le *Streptomyces aureofaciens.* Il est doué d'une grande activité contre de nombreux germes: streptocoque, staphylocoque, pneumocoque, méningocoque, gonocoque, brucellæ, tréponème pâle, germe de la tularémie, et amibe dysentérique. Il est, en outre, efficace dans certaines maladies provoquées par d'autres micro-organismes tels que les *chlamydiæ* et les mycoplasmes (maladie de Nicolas-Favre, kératite herpétique, pneumonies atypiques) ou par des rickettsies (typhus). Il est actif par voie buccale.

chlorurachie, *s. f.* Présence de chlore ou de chlorures, dans le liquide céphalo-rachidien.

chloruration, *s. f.* 1° Teneur en chlorure de sodium des humeurs de l'organisme; la *ch.* peut être normale, exagérée (*hyperchloruration*) ou diminuée (*hypochloruration*). — 2° Administration d'une ration déterminée de chlorure de sodium supérieure à la normale.

chlorurémie, *s. f.* (chlorure; αἷμα, sang). Présence normale de chlorures (essentiellement de chlorure de sodium) dans le sang.

chlorurémique (syndrome (Widal). V. *œdémateux (syndrome).*

chlorurie, *s. f.* Présence normale de chlorures dans l'urine; elle est proportionnelle à la quantité de sel ingérée et varie ordinairement de 12 à 14 g par 24 heures. — *épreuve de la ch. alimentaire.* Administration d'une ration déterminée de chlorure de sodium et comparaison entre la quantité de chlorures ingérée et celle qui est éliminée par les reins. Cette épreuve, pratiquée lorsque l'on soupçonne une néphrite, renseigne sur le degré de la rétention saline et permet de dépister une chlorurémie latente. V. *Pasteur Vallery-Radot (épreuve de).*

choc, *s. m.* Sidération brusque du système nerveux caractérisée par de la stupeur, de l'hypothermie, du collapsus cardio-vasculaire (v. ce terme), parfois même par des convulsions avec perte de connaissance, aboutissant soit à la mort, soit à la guérison rapide. Il résulte toujours « d'une diminution du volume du sang circulant par rapport à la capacité fonctionnellement active du lit vasculaire » (J. Hamburger) entraînant une insuffisance brutale de l'irrigation d'organes d'importance vitale, privés d'oxygène et encombrés de déchets métaboliques acides qui ne sont plus évacués. Le *c.* peut relever de deux mécanismes: 1° *une brusque réduction du retour du sang veineux au cœur :* par effondrement de la masse sanguine à la suite de pertes de sang ou de plasma (*c.* hémorragique, *c.* des brûlés, *c.* traumatique, *c.* post-opératoire) par déshydratation aiguë ou perte de sodium à la suite de diarrhée ou de vomissements abondants, au cours de la maladie d'Addison ou de l'acidose diabétique; par vaso-dilatation généralisée avec stockage du sang dans les artérioles et les capillaires (*c.* anaphylactique, *c.* réflexe, *c.* toxique, *c.* infectieux où bactérimique); dans tous ces cas il s'agit de *c.* hypovolémique (v. ce terme). — 2° *un fonctionnement cardiaque défectueux.* C'est alors le *c.* cardiogénique (v. ce terme) dû à un remplissage cardiaque insuffisant, gêné par une tamponnade ou provoqué par une tachycardie extrême, ou à une insuffisance cardiaque aiguë au cours de l'infarctus du myocarde, des myocardites, de l'embolie pulmonaire massive, des sténoses aortiques et mitrales très serrées. V. *poumon de choc.*

choc (poumon de). V. *poumon de choc.*

choc aérien. V. *vent du boulet.*

choc amphétaminique. V. *amphétaminique.*

choc anaphylactique. Choc qui suit l'injection déchaînante (v. ce terme) d'une substance intraveineuse (antigène) généralement protéique, chez un sujet sensibilisé, en état d'anaphylaxie (v. ce terme). Son début est particulièrement brutal; mais, même dans les formes dramatiques, exceptionnelles, avec prurit généralisé, pâleur, angoisse, refroidissement et coma, la guérison est possible; elle est de règle dans les formes plus légères au cours desquelles apparaissent des œdèmes cutanéomuqueux (urticaire, toux, dyspnée asthmatiforme). Le *c.a.* peut survenir aussi à la suite de l'introduction de l'antigène par voie souscutanée, intra-musculaire, intradermique ou digestive. Il est dû à une réaction immunologique de l'antigène avec l'anticorps sérique spécifique (v. *réagine*) fixé sur les cellules basophiles qui, à ce moment, libèrent les médiateurs chimiques dilatateurs des artérioles, dont le principal est l'histamine. V. *choc*.

chocs astragalien, rotulien, tibial. V. *astragalien, rotulien, tibial*.

choc bactériémique. Syn. *Choc infectieux, choc septique*. Insuffisance circulatoire aiguë (v. *choc*) succédant immédiatement à un frisson avec élévation thermique en clocher, déclenchée par une infection bactérienne, surtout à germes, Gram négatif. Le refroidissement et la cyanose des extrémités, ainsi que la chute de la diurèse en dessous de 25 ml par heure, ont une grande valeur diagnostique et pronostique. L'évolution spontanée se fait rapidement vers la mort.

choc cardiogénique. Choc dans lequel le collapsus est dû à une brusque défaillance du cœur (collapsus cardiogénique), incapable de maintenir un débit sanguin suffisant et au cours duquel la pression veineuse centrale est normale ou élevée. Il survient au cours de l'infarctus du myocarde, de l'embolie pulmonaire massive, de l'insuffisance cardiaque terminale, des tamponnades, des accès de tachycardie extrême. V. *choc* et *collapsus cardiaque ou cardiovasculaire*.

choc colloïdoclasique. V. *hémoclasique* (*crise*).

choc compensé. Choc dans lequel la pression artérielle et l'irrigation sanguine périphérique sont maintenues, de façon à peu près normale, par l'accélération du rythme cardiaque et la vaso-constriction périphérique.

choc en dôme (Bard). Sensation particulière éprouvée par la main qui palpe la région précordiale d'un sujet atteint d'insuffisance aortique avec hypertrophie du cœur. Le choc « s'arrondit, s'étale, prend contact sur une plus grande surface, tout en restant bien circonscrit; la sensation est celle d'une boule ou d'un globe qui se durcit sous la main ».

choc électrique (cardiologie). Application, sur le cœur, d'un courant électrique pendant une fraction de seconde. Selon ses caractéristiques, le choc peut, soit provoquer la fibrillation et l'arrêt du cœur : c'est un procédé utilisé en chirurgie cardiaque pour immobiliser le cœur pendant l'intervention, soit rétablir un rythme cardiaque normal. V. *défibrillateur, défibrillation, cardioversion*. — (neuro-psychiatrie). V. *électrochoc*.

choc hémoclasique. V. *hémoclasique* (*crise*).

choc hypovolhémique. Choc dans lequel le collapsus est dû à une brusque et importante diminution de la masse sanguine : a. hémorragique, compliqué d'anémie; c. par déshydratation extra-cellulaire avec perte d'eau et des électrolytes par voie digestive ou rénale, chez l'adulte et surtout chez le nourrisson (toxicose). Il s'accompagne d'un abaissement de la pression veineuse centrale.

choc infectieux. V. *choc bactériémique*.

choc insulinique. V. *insulinique* (*choc*).

choc irréversible. Choc dans lequel la chute progressive de la pression sanguine et l'évolution vers la mort se poursuivent malgré le rétablissement de la masse sanguine, probablement à la suite d'une vaso-dilatation paralytique tardive et de troubles myocardiques.

choc (onde de). V. *vent du boulet.*

choc opératoire. Syn. *maladie opératoire.* Choc (v. ce terme) survenant au cours d'une intervention chirurgicale ou aussitôt après. Il a des causes multiples : longueur d'une intervention ayant entraîné des délabrements importants, perte de sang, déséquilibre humoral, etc.

choc d'origine vasculaire. Choc dans lequel le collapsus est provoqué par une brusque et très importante vaso-dilatation : après un traumatisme, au cours de certaines maladies infectieuses (fièvre typhoïde), du choc anaphylactique, etc. V. *collapsus cardiaque ou cardiovasculaire.*

choc réversible. Choc dans lequel le fonctionnement normal de l'appareil circulatoire peut être rétabli. Le choc est réversible à sa phase initiale.

choc septique. V. *choc bactériémique.*

choc spinal. V. *spinal.*

cholagogue, adj. et s. m. (χολή, bile; ἀγωγός, qui amène). Se dit des substances qui facilitent l'évacuation de la bile renfermée dans les voies biliaires extra-hépatiques et surtout dans la vésicule.

cholalémie, s. f. (Chauffard, 1913). Présence des sels biliaires dans le sang.

cholalurie, s. f. Présence des sels biliaires dans l'urine.

cholangio-cholécystographie, s. f. V. *cholangiographie.*

cholangio-cystostomie, s. f. Syn. *hépato-cystostomie.* Abouchement de conduits biliaires dans la vésicule à travers sa paroi supérieure; opération pratiquée dans les cas d'obstruction du canal hépatique.

cholangio-entérostomie, s. f. (Marcel Baudouin). Abouchement chirurgical des conduits biliaires dans l'intestin.

cholangiographie, s. f. (χολή, bile; ἀγγεῖον, vaisseau; γράφειν, écrire). Syn. *angiocholécystographie, angiocholégraphie, biligraphie, cholangiocholécystographie, cholégraphie.* Ra-diographie de la vésicule et des voies biliaires préalablement opacifiées par un produit iodé. Celui-ci est ingéré ou, mieux, injecté dans les veines, ou encore directement introduit dans les voies biliaires pendant ou après une opération ou sous contrôle laparoscopique (technique de Royer, 1952) ou bien au cours d'une duodénoscopie (v. ce terme).

cholangio-hamartome, s. m. V. *hamartome.*

cholangio-jéjunostomie intra-hépatique (χολή; ἀγγεῖον, vaisseau; jéjunum; στόμα, bouche). Abouchement d'un conduit biliaire intra-hépatique dans le jéjunum. Opération pratiquée lorsque les canaux cholédoque et hépatique sont obstrués.

cholangiolite, s. f. (χολή; ἀγγεῖον). Inflammation des cholangioles des canaux biliaires interlobulaires.

cholangiome, s. m. (χολή; ἀγγεῖον). Variété de tumeur du foie développée aux dépens des cellules des canalicules biliaires intra-hépatiques. Elle peut être de nature bénigne (il s'agit souvent de petits nodules multiples) ou maligne (épithélioma cholangio-cellulaire).

cholangiométrie, s. f. (χολή; ἀγγεῖον; μέτρον, mesure) (L. Léger et Ph. Détrie). Etude radiographique de la morphologie et du fonctionnement des voies biliaires après injection dans le canal cholédoque, au cours d'une intervention chirurgicale, d'un volume donné (5 ml) d'un produit opaque aux rayons X, dont on suit, dans le temps, sur des clichés successifs, l'évacuation par l'hépatocholédoque et la progression dans le duodénum. Normalement le produit est totalement évacué des voies biliaires au bout de 15 minutes.

cholangiostomie, s. f. (χολή; ἀγγεῖον, vaisseau; στόμα, bouche). Abouchement à la peau d'un conduit biliaire. Opération pratiquée quand les canaux cholédoque et hépatique sont oblitérés d'une façon irrémédiable.

cholangiotomie, *s. f.* (χολή; ἀγγεῖον, vaisseau; τομή, section). Ouverture chirurgicale d'un conduit biliaire.

cholangite, *s. f.* (χολή; ἀγγεῖον). Inflammation des voies biliaires. — *ch. diffuse non oblitérante de Rössle*. Inflammation diffuse sans obstruction des voies biliaires extrahépatiques. Elle survient au cours d'une infection intestinale ou de l'évolution d'un ulcère digestif avec dyskinésie duodénale. Elle peut s'accompagner de l'obstruction des voies biliaires intra-hépatiques, provoquant alors une cirrhose cholostatique (maladie de Rössle ou de Hanot-Rössle). V. *cirrhose de Hanot*.

cholécystalgie, *s. f.* (χολή; κύστις, vessie; ἄλγος, douleur). Douleur au niveau de la vésicule biliaire.

cholécystatonie, *s. f.* (Chiray et Pavel). Syn. *maladie de Chiray et Pavel*. Atonie de la vésicule biliaire entraînant sa distension et se manifestant par la sensibilité locale, des troubles dyspeptiques, des migraines et de l'amaigrissement.

cholécystectasie, *s. f.* (χολή; κύστις, vessie; ἔκτασις, dilatation). Distension de la vésicule biliaire.

cholécystectomie, *s. f.* (χολή; κύστις; ἐκτομή, ablation). Ablation chirurgicale de la vésicule biliaire.

cholécystentérostomie, *s. f.* (χολή; κύστις; ἔντερον, intestin; στόμα, bouche). Syn. *cholécysto-entérostomie*, *opération de von Winiwarter*. Opération qui consiste à aboucher la vésicule biliaire dans l'intestin.

cholécystite, *s. f.* Inflammation de la vésicule biliaire.

cholécystocinétique, *adj.* (χολή; κύστις; κίνησις, mouvement). Se dit des substances qui favorisent l'excrétion de la bile contenue dans la vésicule.

cholécysto-colostomie, *s. f.* (Mayo). Opération qui consiste à aboucher directement la vésicule biliaire dans le côlon.

cholécystodochostomie, *s. f.* (F. Franke, 1910). Opération qui consiste, après avoir ouvert la vésicule et débridé le canal cystique, à faire passer par ce canal un gros drain jusque dans le cholédoque. Ce drain reste en place 2 ou 3 semaines et, lorsqu'on le retire, le canal cystique est assez dilaté pour que la stase vésiculaire soit impossible.

cholécysto-duodénostomie, *s. f.* Opération qui consiste à aboucher directement la vésicule biliaire dans le duodénum.

cholécysto - entérostomie, *s. f.* (Körte, 1892). V. *cholécystentérostomie*.

cholécysto-gastrostomie, *s. f.* (Giordani). Opération qui consiste à aboucher directement la vésicule biliaire dans l'estomac.

cholécystographie, *s. f.* Syn. *épreuve de Graham ou de Graham-Cole* (1924). Examen radiologique de la vésicule biliaire après ingestion ou injection intra-veineuse d'une substance contenant du brome ou de l'iode. Les sels de brome ou d'iode sont éliminés par la bile et rendent la vésicule apparente sur l'écran quelques heures après leur absorption.

cholécysto-jéjunostomie, *s. f.* Opération qui consiste à aboucher directement la vésicule biliaire dans la première anse jéjunale.

cholécystokinine, *s. f.* Hormone sécrétée par la muqueuse duodénale, sous l'influence du passage dans le duodénum d'acides ou de graisses, et provoquant par voie humorale la contraction de la vésicule biliaire.

cholécystolithotripsie, *s. f.* (χολή; κύστις; λίθος, pierre; τρίβω, je broie). Opération qui consiste à broyer, à travers les parois de la vésicule ou du canal cystique, les calculs qui s'y trouvent et à les refouler dans l'intestin.

cholécystopathie, *s. f.* (χολή; κύστις; πάθος, maladie). Nom générique donné à toutes les affections de la vésicule biliaire.

cholécystopexie, *s. f.* (χολή; κύστις; πῆξις, fixation). Syn. *opération de Czerny*. Opération qui consiste à fixer la vésicule biliaire à la paroi abdominale.

cholécystorraphie, *s. f.* (χολή; κύστις; ραφή, couture). Suture d'une plaie, opératoire ou non, de la vésicule biliaire.

cholécystostomie, s. f. (χολή; κύστις; στόμα, bouche). Syn. *opération de Lawson Tait*. Ouverture de la vésicule biliaire avec suture des lèvres de l'incision vésiculaire aux lèvres de l'incision cutanée.

cholécystotomie, s. f. (χολή; κύστις; τομή, section). Incision de la vésicule biliaire dans le but d'évacuer du pus ou des calculs. — *ch. idéale*. Syn. *opération de Meredith*. Ch. dans laquelle on suture immédiatement après avoir évacué les calculs sans fistulisation à la peau.

cholédochoclyse, s. f. (χοληδόχος, cholédoque; κλύζειν, laver) (A. J. Bengolea et S.C. Velasco, 1938). Méthode d'alimentation des opérés des voies biliaires consistant dans l'introduction de liquide par le tube de drainage. On peut ainsi faire parvenir directement dans le duodénum par le cholédoque des solutions sucrées destinées à augmenter la réserve glycogénique du foie.

cholédocho-duodénostomie, s. f. Opération qui consiste à anastomoser le canal cholédoque avec le duodénum.

cholédocho-duodénotomie interne (χοληδόχος, cholédoque; *duodenum*; τομή, section). Syn. *duodéno-cholédochotomie*, *cholédochotomie transduodénale*. Opération pratiquée dans les cas d'enclavement d'un calcul dans la portion terminale du cholédoque. Elle consiste à ouvrir le duodénum au niveau de l'ampoule de Vater, à chercher le relief du calcul et à inciser à ce niveau pour extraire le corps étranger.

cholédocho-entérostomie, s. f. (χοληδόχος; ἔντερον, intestin; στόμα, bouche) (Terrier). Abouchement du canal cholédoque dans l'intestin. — *ch.-ent. latérale*. Syn. *opération de Riedel*. Abouchement latéral du cholédoque dans l'intestin.

cholédocho-fibroscopie, s. f. Méthode d'exploration visuelle peropératoire du canal cholédoque au moyen d'un fibroscope (v. ce terme).

cholédocho-gastrostomie, s. f. Opé-

ration qui consiste à aboucher le canal cholédoque dans l'estomac.

cholédochographie, s. f. Radiographie du cholédoque rendu visible grâce à l'administration de tétraïode, dans le cas où la bile se trouve arrêtée par des calculs occupant le conduit.

cholédocholithiase, s. f. Présence de calculs dans le canal cholédoque.

cholédocholithotripsie, s. f. (χοληδόχος; λίθος, pierre; τρίψις, broiement). Opération qui consiste à broyer, à travers la paroi du cholédoque, les calculs qui s'y trouvent et à les refouler dans l'intestin.

cholédochoplastie, s. f. (χοληδόχος; πλάσσειν, former). Opération destinée à rétablir l'écoulement de la bile dans l'intestin, dans les cas de rétrécissement du canal cholédoque. La réfection de ce canal se fait soit avec des lambeaux épiploïques, soit avec des lambeaux stomacaux ou duodénaux, soit avec un lambeau vésiculaire.

cholédochostomie, s. f. (χοληδόχος; στόμα, bouche). Ouverture du canal cholédoque avec suture des lèvres de l'incision du canal aux lèvres de l'incision cutanée.

cholédochotomie, s. f. (χοληδόχος; τομή, section). Incision du cholédoque dans le but d'extraire de ce canal des corps étrangers qui l'obstruent. — *ch. transduodénale*. V. *cholédocho-duodénotomie interne*.

cholédocite, s. f. (Kleb). Inflammation du cholédoque.

cholédoco... V. *cholédocho...*

cholégraphie, s. f. (χολή, bile; γράφειν, écrire). V. *cholangiographie*.

cholélithe, s. m. (χολή, bile; λίθος, pierre). Calcul biliaire.

cholélithiase, s. f. Présence de calcul dans la vésicule ou dans les voies biliaires; lithiase biliaire.

cholélithotripsie, s. f. (χολή; λίθος; τρίψις, broiement) ou **cholélithotritie**, s. f. (*terere*, broyer). Opération qui consiste à broyer un calcul dans l'intérieur du canal cholédoque ou du canal cystique à travers les parois du canal, soit avec les doigts, soit avec une pince.

cholémèse, s. f. (χολή; ἐμεῖν, vomir). Vomissement de bile.

cholémie, s. f. (χολή, bile; αἷμα, sang). Existence des éléments de la bile dans le sang. La *ch.* est constituée par la réunion de la bilirubinémie (*ch. pigmentaire*), de la cholestérolémie et de la cholalémie (*ch. saline*). — Le terme de *ch.* est souvent employé seul pour désigner la *ch. pigmentaire.*

cholémie familiale (A. Gilbert et P. Lereboullet, 1900). Syn. *maladie de Gilbert.* Anomalie du métabolisme des pigments biliaires, se transmettant selon les lois de l'hérédité dominante, et se traduisant par une hyperbilirubinémie de type indirect (ou libre). Elle apparait cliniquement comme un subictère chronique le plus souvent isolé, évoluant par poussées, et de pronostic bénin. Un trouble de la glycuroconjugaison de la bilirubine (v. ce terme) par défaut de certaines enzymes hépatiques en est la cause; la *ch. f.* est due à une forme atténuée de ce trouble et l'ictère familial congénital de Crigler et Najjar (v. ce terme) à une forme grave. V. *ictère chronique idiopathique.*

cholémimétrie, s. f. (χολή; αἷμα; μέτρον, mesure). Dosage du pigment biliaire contenu dans le sérum sanguin, à l'aide d'un appareil spécial nommé cholémimètre.

cholémogramme, s.m. (χολή; αἷμα, sang; γράμμα, écriture). Résultat du dosage, dans le sang, des pigments, des sels biliaires et du cholestérol.

cholépathie, s. f. (χολή; πάθος, souffrance). Maladie des voies biliaires.

cholépéritoine, s. m. Epanchement de bile dans le péritoine (traumatisme, rupture de kyste hydatique du foie, etc.).

cholépoèse ou **cholépoïèse,** s. f. (χολή; ποιεῖν, faire). V. *cholérèse.*

cholépoétique ou **cholépoïétique,** adj. et s. m. V. *cholérétique.*

choléra, s. m. (étymol. discutée. 1° χολή, bile; ῥέω, je coule; à rejeter; 2° χολέρα, gouttière, allusion à l'écoulement incessant des évacuations, Littré; 3° hébr. *choli-ra,* mauvaise maladie, Desnos). Syn.

ch. asiatique ou *indien.* Infection intestinale aiguë, très contagieuse, existant à l'état endémique en Asie (Inde), d'où elle se répand parfois en épidémies mondiales. Elle est due au vibrion découvert en 1883 par Koch (*Vibrio choleræ* — et depuis 1937, à sa variété *El Tor*). Le *ch.* est caractérisé par une diarrhée profuse et des vomissements qui entraînent rapidement des pertes hydroélectrolytiques importantes, des crampes musculaires, de l'hypothermie, un collapsus et une anurie; dans les formes sévères, l'évolution spontanée est mortelle en 12 à 36 heures.

choléra anglais. V. *choléra nostras.*

choléra asiatique. V. *choléra.*

choléra des doigts. Ecchymoses suivies d'ulcérations très douloureuses qui surviennent chez les tanneurs et les mégissiers. V. *rossignol des tanneurs.*

choléra européen. V. *choléra nostras.*

choléra indien. V. *choléra.*

choléra infantile. Syn. *entérite cholériforme.* Maladie spéciale aux enfants du premier âge, provoquée par une infection digestive, caractérisée par des vomissements, de la diarrhée, une déshydratation rapide et se terminant spontanément par la mort.

choléra morbus. V. *choléra nostras.*

choléra nostras. Syn. *choléra anglais* (Graves), *choléra européen, choléra morbus* (Sydenham). Maladie en général sporadique qui survient dans nos contrées vers la fin de l'été. Elle se rapproche beaucoup du choléra asiatique par sa symptomatologie, mais elle n'est pas transmissible et les selles ne contiennent pas le vibrion de Koch.

choléra du porc. V. *hogcholera.*

choléra sec. Variété de choléra dans laquelle la mort survient très rapidement par collapsus avant l'apparition de la diarrhée.

cholérèse, s. f. (χολή; ῥέω, je coule). Syn. *cholépoèse, cholépoïèse.* Sécrétion de la bile.

cholérétique, adj. et s. m. (χολή; ἐρεθίζω, j'excite). Syn. *cholépoétique, cholépoïétique.* Se dit des substances qui augmentent la sécrétion de la bile.

cholériforme, *adj.* Syn. *choléroïde.* Se dit des diarrhées ou des entérites dans lesquelles le flux intestinal ressemble à celui qu'on observe dans le choléra.

cholérine, *s. f.* Diarrhée qu'on observe fréquemment pendant les épidémies de choléra. — Actuellement on la considère soit comme la diarrhée prémonitoire ou première période du choléra, soit comme une forme atténuée de cette maladie.

cholérique, *adj.* Qui a rapport au choléra. — *s. m.* et *f.* Malade atteint du choléra.

choléroïde, *adj.* V. *cholériforme.*

cholerragie, *s. f.* (χολή; ῥήγνυμι, je jaillis). Ecoulement abondant de bile qui se produit parfois au niveau des incisions d'abcès du foie, de kystes du foie et en général de toute plaie hépatique.

cholestase, *s. f.* V. *cholostase.*

cholestase intra-hépatique récidivante bénigne. V. *cholostase récurrente bénigne.*

cholestatique, *adj.* V. *cholostatique.*

cholestéatome, *s. m.* (χολή; στέαρ, στέατος, suif) (Müller). 1° On désigne sous ce nom deux variétés de néoplasme : I. *ch. perlé.* Syn. *épithélioma pavimenteux perlé* (Cornil et Ranvier). Petites tumeurs épithéliales bénignes, lobulées et enkystées, caractérisées par la présence de petits grains formés de lamelles épidermiques, rondes et desséchées; la coupe de cette tumeur est brillante comme du cholestérol, d'où le nom proposé par Müller. — II. *ch. massif.* Tumeur exceptionnelle chez l'homme mais fréquente chez le cheval. Elle résulte de la prolifération des cellules endothéliales qui tapissent les espaces sous-arachnoïdiens. Ce sont des endothéliomes qui s'infiltrent de cholestérol. — 2° (otologie). Masse non néoplasique formée de cellules épithéliales pavimenteuses, infiltrées de cholestérol, se développant le plus souvent dans l'oreille moyenne et consécutives à une inflammation de la caisse.

cholestérine, *s. f.* Nom ancien du cholestérol (v. ce terme).

cholestérinémie, *s. f.* V. *cholestérolémie.*

cholestérogénèse, *s. f.* Formation de cholestérol.

cholestérol, *s. m.* (χολή) (Conradi; Chevreul). Syn. ancien : *cholestérine.* Variété de stérol (alcool secondaire solide possédant un noyau polycyclique dérivé du phénantrène) présent dans les tissus et les humeurs de l'organisme; son origine est mixte: exogène (alimentaire) et endogène (synthèse dans le foie). Il intervient dans la formation des hormones sexuelles, des corticostéroïdes, des acides biliaires. Le *ch.* sanguin se trouve dans les molécules complexes des lipoprotéines, surtout dans les β-lipoprotéines (70 %) et dans les α-lipoprotéines (25 %).

cholestérolémie, *s. f.* Syn. ancien : *cholestérinémie.* Présence de cholestérol dans le sang. Le taux normal, par litre, est de 1 g 50 à 2 g 80 de cholestérol total et de 0 g 80 à 1 g 30 de cholestérol estérifié, et le rapport

$$\frac{ch. \ estérifié}{ch. \ total} = 0,60 \ \text{à} \ 0,75.$$

Dans l'insuffisance hépatique légère, le taux de *ch.* estérifié seul est abaissé, et le rapport tombe entre 0,15 et 0,40. Dans la grande insuffisance hépatique, le taux de *ch.* total est légèrement diminué, mais celui du *ch.* estérifié subit une chute massive, et le rapport est de 0,10 à 0,40. V. *hypercholestérolémie.*

cholestérol-estérase, *s. f.* Enzyme du suc pancréatique et du foie qui catalyse l'estérification du cholestérol par les acides gras.

cholestérolyse, *s. f.* (cholestérol; λύειν, dissoudre). Dissolution du cholestérol par un liquide organique (sérum).

cholestérolytique (pouvoir) (M. Loeper, A. Lemaire et A. Lesure, 1928). Possibilité que possèdent certains sérums sanguins de dissoudre *in vitro* une partie du cholestérol qu'on leur ajoute en excès.

cholestéropexie, *s. f.* Précipitation et fixation du cholestérol soit dans les tissus (xanthome, arc cornéen, athérome, artérite), soit dans le foie sous forme de calculs (lithiase biliaire).

cholestérose de la vésicule. V. *vésicule fraise.*

choléthorax, s. f. (χολή; θώραξ, poitrine). Epanchement de bile dans la plèvre (traumatisme, rupture de kyste hydatique du foie).

choline, s. f. Alcool azoté rangé parmi les vitamines du groupe B. Il s'oppose à la surcharge graisseuse du foie chez les animaux soumis à un régime très riche en lipides (action lipotropique).

cholinergie, s. f. (choline; ἔργον, travail). Libération d'acétylcholine, médiateur chimique transmettant l'influx nerveux au niveau des synapses : 1° de tout le système parasympathique, depuis les centres nerveux jusqu'aux viscères; 2° du système préganglionnaire orthosympathique (des centres aux ganglions), et de certaines fibres post-ganglionnaires orthosympathiques; 3° de la médullo-surrénale; 4° des plaques motrices des muscles. La *ch.* paraît être un processus très étendu réglant la transmission synaptique du système nerveux central. — Terme parfois employé comme synonyme de vagotonie.

cholinergique, adj. (H.H. Dale). Qui agit par l'intermédiaire de l'acétyl-choline. — *nerfs ch.* Nom donné aux fibres post-ganglionnaires parasympathiques, à quelques fibres ganglionnaires sympathiques (innervant les glandes sudoripares et certains vaisseaux), à toutes les fibres pré-ganglionnaires sympathiques ou parasympathiques, aux fibres splanchniques de la médullo-surrénale, aux nerfs moteurs des muscles striés; ils libèrent de l'acétylcholine sous l'effet de l'excitation.

cholinestérase, s. f. Ferment hydrolysant l'acétylcholine dans le sang et les tissus et la rendant inactive.

cholinomimétique, adj. (choline; μιμέομαι, j'imite). Se dit d'une substance dont l'action imite celle

de l'acétylcholine. V. *vagomimétique.*

cholorrhée, s. f. (χολή; ῥεῖν, couler). Diarrhée bilieuse.

cholostase, s. f. (χολή; στάσις, action de s'arrêter). Syn. *choléstase.* Arrêt de l'écoulement biliaire.

cholostase récurrente bénigne, (Summerskill, 1959; Tygstrup, 1960). Syn. *choléstase intrahépatique récidivante bénigne, ictère choléstatique récidivant.* Affection rare caractérisée par la survenue, dès l'enfance, d'épisodes ictériques récidivant à intervalles variables. Ce sont des poussées d'ictère par rétention avec élévation, dans le sang, du taux de la bilirubine conjuguée et de celui des phosphatases alcalines. Ces poussées, d'une durée moyenne de trois mois, régressent spontanément. Dans leur intervalle, tout est normal, et l'évolution est toujours bénigne. Les voies biliaires extra-hépatiques sont libres; la cholostase est intra-hépatique, à prédominance centro-lobaire; les canalicules biliaires sont encombrés de pigments biliaires formant parfois des thrombi; le tout disparaissant après chaque poussée ictérique. La cause de cette affection, à prédominance masculine, reste obscure; il pourrait s'agir d'une maladie héréditaire récessive liée au sexe.

cholostatique, adj. Syn. *choléstatique.* Qui se rapporte à la stase biliaire ou qui est déterminé par elle. — *cirrhose ch.* V. ce terme. — *ictère ch.* V. *ictère par rétention.*

cholo-thrombose, s. f. (N. Fiessinger et C. M. Laur, 1933). Distension des canalicules biliaires par une bile compacte et solide qui se moule dans leur lumière.

cholurie, s. f. (χολή; οὖρον, urine). Présence dans l'urine des éléments de la bile; la *ch.* accompagne en général l'ictère, mais peut exister en dehors de toute coloration ictérique des téguments (*ch. sans ictère*). — Ce terme est souvent employé pour désigner seulement la présence des pigments biliaires dans l'urine.

chondralloplasie, s. f. (χόνδρος, cartilage; ἄλλος, différent; πλάσσειν, former). V. *dyschondroplasie*.

chondrectomie, *s. f.* (χόνδρος; ἐκτομή, ablation). Résection de cartilage, en particulier des cartilages costaux, pour rendre leur mobilité à certains thorax rigides (opération de Freund), ou des cartilages de conjugaison, opération proposée par Ollier pour ralentir certaines croissances.

chondrioconte, *s. m.* V. *chondriome*.

chondriolyse, *s. f.* Destruction du chondriome.

chondriome, *s. m.* Terme par lequel on désigne l'ensemble des formations (*chondriosomes*) qui parsèment le protoplasma des cellules; le *ch.* se présente sous forme de grains isolés ovoïdes (*mitochondries*) ou groupés en chapelet (*chondriomites*) ou de bâtonnets (*chondriocontes*) et joue un rôle très important dans l'activité cellulaire : il est le siège de réactions chimiques (phosphorylation oxydative) capables de libérer de l'énergie et d'effectuer la synthèse de certaines protéines.

chondriomite, *s. m.* V. *chondriome*.

chondriosome, *s. m.* V. *chondriome*.

chondrite, *s. f.* (χόνδρος, cartilage). Inflammation d'un cartilage.

chondroblastome bénin (Jaffe et Lichtenstein). Tumeur bénigne siégeant électivement dans les épiphyses des os longs, chez les adolescents. Simulant cliniquement une arthropathie, elle apparaît sur les radiographies comme une zone transparente assez petite, arrondie et bien limitée, multiloculée ou mouchetée. Le curetage de la tumeur suffit à en assurer la guérison.

chondrocalcinose articulaire. (Wermath, 1928; Zitnan et Sitaj, 1957; Ravault, 1959; Mac Carty, 1962). Maladie caractérisée par l'imprégnation calcaire des cartilages articulaires qui apparaissent, sur les radiographies, comme de fins liserés opaques cernant à faible distance les contours osseux articulaires. Elle atteint aussi les fibrocartilages (ménisques) et les ligaments articulaires. Elle se traduit par des manifestations arthritiques aiguës, semblables

à celles de la goutte, ou chroniques. Elle touche surtout les genoux, plus rarement les hanches, la symphyse pubienne, les épaules, les coudes, les os du carpe et souvent de façon symétrique. Le liquide synovial contient des cristaux de pyrophosphate de calcium. La cause de cette maladie est inconnue. Il existe des formes secondaires (ou associées) à l'hyperparathyroïdie, la goutte, le diabète, l'hémochromatose primitive; et des formes idiopathiques dont certaines semblent avoir une origine génétique.

chondro-calcose, *s. f.* Epaississement de la couche chondro-calcaire de Parrot (située chez l'enfant entre le cartilage d'accroissement et la région juxta-épiphysaire), que l'on observe chez les nouveau-nés atteints de syphilis congénitale.

chondrodysplasie, *s. f.* (Mauclair, 1926). V. *chondrodystrophie*. — *ch.* calcifiante congénitale. V. *épiphyses pointillées ou ponctuées (maladie des)*. — *ch.* spondylo-épiphysaire congénitale. V. *dysplasie spondylo-épiphysaire génotypique*.

chondrodystrophie, *s. f.* (χόνδρος; δύς, indiquent la difficulté; τροφή, nourriture). Syn. *chondrodysplasie, chondropolydystrophie, dysplasie méta-épiphysaire* ou *métaphyso-épiphysaire, ostéochondrodystrophie*. Terme désignant tous les troubles de l'ossification enchondrale et les perturbations de la chondrogénèse; ces troubles peuvent être d'origine endocrinienne, vasculaire, mécanique, métabolique ou héréditaire (ch. génotypique, v. plus bas). — *ch.* déformante héréditaire. V. *ostéogénique (maladie)*. — *ch. fœtale* (Kauffmann). Nom donné par les auteurs allemands à l'achondroplasie. — *ch.* génotypique. Ch. « constitutionnelle, secondaire à l'action d'un gène jouant un rôle électif et spécifique sur l'ossification enchondrale » (M. Lamy, 1958). On groupe sous ce terme l'achondroplasie, la dyschondrostéose, la dysostose métaphysaire, les dysplasies spondylo-épiphysaires, l'ostéodystrophie héréditaire d'Albright, la maladie des épiphyses ponctuées, les nanismes diastrophique, métatropique et thanatophore, la dyschondroplasie d'Ollier, la chondromatose, la maladie ostéogénique. — *ch. spondylo-épiphysaire.* V. *dysplasie spondylo-épiphysaire génotypique.*

chondro-épiphysose, *s. f.* V. *ostéochondrite ou ostéochondrose.*

chondro-fibrome, *s. f.* V. *fibrochondrome.*

chondrogénèse, *s. f.* (χόνδρος; γένεσις, formation). Formation de tissu cartilagineux.

chondroïde, *adj.* (χόνδρος; εἶδος, aspect). Qui a l'aspect du cartilage. — *dégénérescence ch.* V. *amyloïde.*

chondromalacie, *s. f.* (χόνδρος; μαλακός, mou). Ramollissement des cartilages. — *ch. généralisée ou systématisée.* V. *polychondrite atrophiante chronique.*

chondromatose, *s. f.* Chondrodysplasie génotypique caractérisée par l'existence d'îlots chondromateux à topographie bilatérale plus ou moins symétrique, prédominant aux extrémités, tout particulièrement à la main. Elle s'accompagne de raccourcissement des os longs. Ces chondromes des gros os peuvent se transformer en chondrosarcomes. Pour certains auteurs, la *ch.* serait une variété de dyschondroplasie. — *ch. articulaire ou synoviale* (Reichel, 1900). V. *ostéochondromatose articulaire.* — *ch. enchondrale multiple.* V. *dyschondroplasie.*

chondrome, *s. m.* (χόνδρος, cartilage). Tumeur formée de tissu cartilagineux. Le chondrome ne se développe jamais aux dépens des cartilages préexistants. — *ch. externe* (Virchow). V. *périchondrome.* — *ch. interne.* V. *enchondrome.* — *ch. ossifiant.* Syn. *ostéochondrome.* Variété de *ch.* dans laquelle le tissu cartilagineux donne naissance à de l'os. — *ch. ostéogéniques.* Tumeurs cartilagineuses toujours multiples, siégeant surtout aux doigts, apparaissant dans l'enfance et s'accroissant lentement. C'est une forme de la *maladie ostéogénique* (v. ce terme).

chondro-myxome, *s. m.* V. *myxochondrome.*

chondropolydystrophie, *s. f.* (χόνδρος; πολύς, beaucoup; δύς indiquant la difficulté; τροφή, nourriture). V. *chondrodystrophie.*

chondro-sarcome, *s. m.* Tumeur maligne mixte présentant, avec du tissu cartilagineux, des éléments embryonnaires. Les chondromes (sauf ceux des petits os) peuvent se transformer en chondrosarcomes.

chondrotomie, *s. f.* (Siedel, 1908). Section d'un cartilage costal. Cette opération a été pratiquée sur le cartilage de la première côte dans le but de mobiliser l'articulation chondro-costale et de faciliter la guérison d'une lésion tuberculeuse du sommet du poumon.

Chopart (amputation ou **opération de).** Syn. *désarticulation médiotarsienne.* Amputation de la partie antérieure du pied dans laquelle le couteau passe entre l'astragale et le scaphoïde.

Chopart-Stokes (loi de). V. *Stokes (loi de).*

chordapsus, *s. m.* (χορδή, corde; ἅπτω, lie) (Klauber, 1909). Forme particulière d'étranglement interne due à une production pathologique (bride cicatricielle, adhérence, diverticule de Meckel) s'insérant sur la surface libre de l'intestin.

chordite, *s. f.* (χορδή, corde). Inflammation des cordes vocales. — *ch. tubéreuse.* Syn. *laryngite granuleuse.* Affection laryngée caractérisée par la présence de petites saillies roses, lisses ou veloutées sur la face supérieure des cordes vocales. Elle se manifeste par des
• troubles variés de la phonation.

chordome, *s. m.* Tumeur le plus souvent maligne développée aux dépens des restes de la corde dorsale. Sa symptomatologie varie avec son point de développement, crânien, vertébral ou sacro-coccygien.

chordotomie, *s. f.* ou **cordotomie,** *s. f.* (χορδή, cordon; τομή, section). Syn. *myélotomie transversale* (Spiller, 1910). Section d'un cordon médullaire dans un but thérapeutique. On emploie généralement ce terme pour désigner la section des faisceaux spino-thalamiques dans le cordon antéro-latéral pour supprimer la sensibilité dans la zone sous-jacente, en particulier dans les cas de douleurs intolérables, rebelles à tout traitement (cancer, radiculite, névrite, tabes, etc.).

chorea minor. V. *chorée.*

chorée, *s. f.* (χορεία, danse). Nom donné à tout un ordre de manifestations nerveuses caractérisées essentiellement par les contractions cloniques des muscles, tantôt lentes (*ch. gesticulatoire*), tantôt brusques (*ch. électrique* ou *myoclonie*) (v. ce mot). — Quand il est employé seul, ce mot désigne une maladie spéciale, dite encore *chorée rhumatismale, chorée de Sydenham* (1686), *chorea minor, danse de Saint-Guy,* caractérisée par des contractions musculaires involontaires persistant pendant le repos et provoquant une succession de mouvements désordonnés, amples et rapides, par de l'incoordination dans les mouvements voulus, par des douleurs articulaires vagues et fugaces, et parfois par un syndrome inflammatoire très discret. C'est une maladie de la deuxième enfance, très proche du rhumatisme articulaire aigu par ses récidives, ses manifestations cardiaques et le rôle du streptocoque dans sa pathogénie. V. *Bouillaud (maladie de).*

chorée de Bergeron. V. *Bergeron (chorée de).*

chorée de Dubini. V. *Dubini (chorée de).*

chorée électrique. V. *myoclonie.*

chorée électrique de Henoch-Bergeron. V. *Bergeron (chorée de).*

chorée fibrillaire (Morvan, 1890). Syn. *chorée de Morvan.* Variété rare de chorée électrique « caractérisée par des contractions fibrillaires apparaissant tout d'abord dans les muscles du mollet et de la partie postérieure des cuisses, pouvant s'étendre aux muscles du tronc et même à l'un des membres supérieurs, mais respectant toujours les muscles du cou et de la face »

(Morvan). Ces secousses musculaires sont associées à de vives douleurs dans les membres, à des acroparesthésies, à des crises sudorales, à des éruptions cutanées, à des troubles psychiques (anxiété, délire). La maladie évolue lentement vers la guérison ; elle semble être provoquée par un virus neurotrope.

chorée héréditaire ou **ch. de Huntington** (H., 1872). Affection rare, héréditaire, transmise selon le mode dominant autosomique, se manifestant chez l'adulte par l'association de troubles mentaux (altération du caractère : impulsivité, agressivité ou dépression ; déficit intellectuel), de mouvements choréiques lents, débutant à la face et prédominant aux mains, de rigidité, d'acinésie et parfois d'épilepsie. Son évolution se fait en 20 ou 30 ans vers la mort dans la cachexie et la démence.

chorée hystérique, chorée (grande), chorea major, chorée rythmée. Manifestation particulière de l'hystérie, se présentant sous forme d'accès pendant lesquels le malade exécute une série de mouvements rappelant assez bien des gestes professionnels. — On a décrit plusieurs variétés : *ch. malléatoire.* Le sujet semble frapper comme le forgeron avec son marteau. — *ch. rotatoire.* Le sujet porte constamment la tête à droite et à gauche. — *ch. saltatoire.* Le sujet saute constamment dès qu'il est debout, etc.

chorée malléatoire. V. *chorée hystérique.*

chorée mentale. Maladie de l'enfance caractérisée par une grande instabilité mentale et l'impossibilité de fixer l'attention qui fait du jeune enfant un être exclusivement réflexe, variable, inconstant et inconscient. Elle s'accompagne souvent d'insuffisance psychique et de retard dans le développement physique.

chorée molle ou **paralytique.** Chorée se compliquant de phénomènes paralytiques, soit que la paralysie soit généralisée dès le début (*véri-*

table ch. molle), soit qu'il s'agisse simplement de paralysie survenant chez un choréique.

chorée de Morvan. V. *chorée fibrillaire*.

chorée paralytique. V. *chorée molle*.

chorée rhumatismale. V. *chorée*.

chorée rotatoire, ch. rythmée, ch. saltatoire. V. *chorée hystérique*.

chorée de Sydenham. V. *chorée*.

chorée variable des dégénérés (Brissaud, 1896). Affection que l'on a rapprochée de la maladie des tics convulsifs, mais qui en diffère par le caractère choréiforme des mouvements et leur modification sous l'influence de la volonté et sous celle du temps.

choréiforme, *adj.* Qui ressemble à la chorée. — *instabilité ch.* dans l'*ataxie statique* (v. *ataxie*). — *mouvements ch.* Mouvements rappelant ceux de la chorée.

choréique, *adj.* Qui a rapport à la chorée.

choréo-athétosique, *adj.* Qui participe à la fois de la chorée et de l'athétose. — *mouvements ch.-a.*

choréoïde, *s. f.* Nom proposé par Austregesilo pour désigner les « fausses chorées »: chorées hystérique, de Morvan, de Dubini, de Bergeron et les myoclonies, par opposition aux « vraies chorées »: chorées de Sydenham et de Huntington.

choréophrasie, *s. f.* (Rouma, 1907). Trouble du langage dans lequel le sujet émet des phrases n'ayant aucune forme ni aucun sens.

chorio-carcinome, *s. m.* ou **chorio-épithéliome,** *s. m.* Syn. *déciduome malin, placentome.* Épithéliome développé aux dépens de la partie fœtale du placenta, apparaissant le plus souvent à la suite d'une gestation pathologique (môle hydatiforme) et aboutissant rapidement à la mort par hémorragie, infection ou généralisation métastatique. — *ch.-épithéliome du testicule.* Nom donné à tort à certaines tumeurs épithéliales du testicule dont la structure histologique rappelle celle des villosités choriales. V. *embryome*.

chorio-méningite lymphocytaire. V. *Armstrong* (*maladie d'*).

chorionique (gonadostimuline ou **hormone).** V. *gonadostimuline*.

chorionitis, *s. f.* V. *sclérodermie*.

chorioplaxe, *s. m.* Cellule conjonctive hypertrophiée munie de plusieurs noyaux, que l'on a signalée dans certaines formes de lèpre tégumentaire.

chorio-rétinite, *s. f.* Inflammation de la choroïde et de la rétine.

chorio-rétinite de Ridley. V. *Ridley* (*chorio-rétinite de*).

chorio-rétinite (ou rétinopathie) séreuse centrale. Syn. *maladie de Kitahara* (1936). Œdème de la région maculaire aboutissant à un décollement séreux de la rétine.

choristoblastome, *s. m.* Tumeur provenant du développement du choristome; tumeur hétérotopique.

choristome, *s. m.* (Albrecht, 1902). Nom donné en Allemagne à des malformations congénitales, d'aspect tumoral, pouvant être considérées comme des parties d'organe ayant un siège anormal. Il s'agit de l'*hétérotopie* des auteurs français.

choroïdérémie, *s. f.* (choroïde; ἐρημία, dévastation). Dégénérescence progressive de la choroïde et de la rétine, entraînant une baisse de la vision de plus en plus accentuée.

choroïdien, *adj.* Qui se rapporte à la choroïde.

choroïdite, *s. f.* Inflammation de la choroïde oculaire. Elle retentit souvent sur l'iris (*irido-choroïdite*). — *ch. d'Hutchinson-Tay.* V. *Hutchinson-Tay* (*choroïdite de*).

choroiditis guttata. V. *Hutchinson-Tay* (*choroïdite de*).

choroïdose, *s. f.* Dégénérescence de la choroïde.

Chotzen (syndrome de) (1933). Syn. *acrocéphalosyndactylie de type III, syndrome de Saethre* (1931). Variété d'acrocéphalosyndactylie (v. ce terme) héréditaire à transmission autosomique dominante dans laquelle existent une microcéphalie et une déviation latérale des doigts, dont la soudure est discrète.

chou-fleur, *s. m.* Végétation (papillome) à bourgeonnements multiples, d'origine vénérienne, siégeant sur une muqueuse. V. *condylome.*

Christ-Siemens (syndrome de). V. *anhidrose avec hypotrichose et anodontie.*

Christian (syndrome de) (1919). V. *Schüller-Christian (maladie de).*

Christiansen (syndrome de). V. *macrosomie adiposogénitale.*

Christiansen-Silverstein (syndrome de). Monoplégie brachiale due à une atteinte très localisée de l'écorce cérébrale; elle est parcellaire, caractérisée par une paralysie dont la topographie semble radiculaire, de type Aran-Duchenne, et par d'autres troubles corticaux : sensitifs, analogues à ceux du syndrome sensitif cortical de Déjerine, et trophiques. V. *pariétal (syndrome).*

Christmas (facteur) (du nom du malade chez lequel ce facteur a été découvert par Biggs). V. *facteur anti-hémophilique B.*

Christmas (maladie de). Hémophilie B (v. *hémophilie*).

Chrobak (bassin de). V. *protrusion acétabulaire.*

chromaffine, *adj.* (χρῶμα, couleur; *affinis*, ami de). Se dit des cellules qui se colorent en brun par les sels de chrome (cellules de la portion médullaire de la glande surrénale) parce qu'elles contiennent des catécholamines (v. ce terme). — *système ch.* (Kohn). Ensemble formé par la partie médullaire des capsules surrénales et par des amas, plus ou moins considérables, de cellules chromaffines, disséminés le long du système sympathique ganglionnaire (quelques-uns de ces amas sont de véritables petites glandes accessoires) : c'est le *système ch.* qui sécrète l'adrénaline. V. *catécholamine.*

chromaffinome, *s. m.* V. *phéochromocytome.*

chromagogue (fonction) (χρῶμα, couleur; ἄγω, je chasse). Fonction du foie « qui a pour but d'extraire de l'organisme et d'excréter par les voies biliaires certaines substances colorantes introduites artificiellement dans le milieu sanguin » (N. Fiessinger).

chromatide, *s. f.* V. *centromère.*

chromatine négative, ch. positive. V. *Barr (test de).*

chromato-électrophorèse, *s. f.* (χρῶμα; électrophorèse). V. *électrophorèse, 2°.*

chromatographie, *s. f.* (χρῶμα; γράφειν, inscrire). Procédé de séparation des différentes substances en solution ou en suspension dans un liquide. Une bande verticale de papier filtre trempe par son extrémité dans le liquide à analyser, dont les constituants sont entraînés par capillarité sur le papier, d'autant plus haut qu'ils sont moins adsorbés par celui-ci. Cette méthode, d'abord employée pour l'étude des pigments des solutions colorées (d'où son nom), est utilisée pour la séparation et l'identification de corps incolores (protéines, glucides du plasma, enzymes, hormones, etc.), qui forment sur le papier une série de taches que l'on révèle par un réactif coloré et dans lesquelles on dose la substance isolée (*chromatogramme*). La *ch. de partage* (Consden, Gordon et Martin, 1944) utilise, pour séparer les constituants du liquide, en plus des différences d'adsorbabilité, les différences de solubilité de ces constituants dans les solvants imbibant le papier. Cette *ch.* de partage peut être à deux dimensions (*ch. bidimensionnelle*) : une feuille de papier filtre carrée, dans l'angle de laquelle est déposé le liquide à analyser, est parcourue d'abord par un premier solvant qui entraîne et étale parallèlement à un côté les substances contenues dans le liquide; puis par un deuxième solvant qui étale, perpendiculairement aux premières traînées, les éléments, parfois complexes, du premier chromatogramme.

chromatolyse, *s. f.* (χρῶμα, couleur; λύειν, dissoudre) (Flemming, 1885). Modification, dégénérescence et disparition de la chromatine dans le noyau de la cellule. La *ch.* caractérise l'une des dernières phases de l'évolution cellulaire. — Ce mot est souvent employé à tort pour désigner la *chromophillyse* (v. ce mot).

chromatomètre, s. m. (χρῶμα; μέτρον, mesure). V. *chromoptomètre*.

chromatophore, s. m. (χρῶμα; φορός, qui porte). V. *mélanocyte*.

chromatophorome, s. m. 1° (Ribbert). Tumeur formée aux dépens des chromatophores, cellules conjonctives du derme ou de la choroïde qui normalement fabriquent du pigment. V. *mélanosarcome*. — 2° (Riecke, 1903) V. *naevus bleu de Max Tièche*.

chromhidrose ou **chromidrose**, s. f. (χρῶμα; ἱδρώς, sueur). Trouble fonctionnel des glandes sudoripares, surtout des glandes de l'aisselle, caractérisé par la sécrétion de sueur colorée le plus souvent en noir ou en brun-noir, mais quelquefois en bleu, vert, jaune ou rouge.

chromoblastomycose, s. f. (O. da Fonseca, 1930). Syn. *chromomycose*. Dermatite mycosique dont le parasite a une couleur brune ou noirâtre et qui se présente sous la forme d'une éruption de papules, de nodules ou de verrues aboutissant parfois à l'ulcération.

chromocystoscopie, s. f. Examen cystoscopique des éjaculations urétérales, après injection intra-musculaire d'une solution colorée qui est éliminée par les reins.

chromo-diagnostic, s. m. Etude, dans un but diagnostique, de la couleur des organes ou des humeurs. — 1° (Sicard). Diagnostic des lésions des centres nerveux par l'examen de la coloration du liquide céphalo-rachidien. Le *ch.* n'a été employé jusqu'ici que pour le diagnostic des hémorragies; l'aspect rouge ou ambré du liquide signifie hémorragie sous-dure-mérienne (cérébrale ou méningée). — 2° (Caroli). Appréciation de la couleur du foie au cours d'une laparoscopie : le foie de stase est vert, brunâtre; le foie d'hépatite

est de teinte normale, ou bien rouge ou blanc.

chromogène, adj. (χρῶμα; γεννᾶν, engendrer). Qui produit de la couleur. Ex. : *bactérie ch.* — s. m. Nom donné à certaines substances incolores par elles-mêmes, mais capables sous diverses influences (oxydation) de donner naissance à des produits colorés. Ex. : *ch. de l'urobiline*.

chromohémodromographie, s. f. (χρῶμα, couleur; αἷμα, sang; δρόμος, course; γράφειν, écrire) (Condorelli, 1960). Etude de la courbe de dilution (v. ce terme) d'une substance colorante injectée dans l'appareil cardio-vasculaire.

chromolyse, s. f. (χρῶμα; λύειν, dissoudre). Terme employé par les ophtalmologistes pour désigner la décoloration de la rétine (névrite optique).

chromomère, s. m. (χρῶμα; μέρος, part). Disque colorable qui, dans le chromosome, contient un plus ou moins grand nombre de gènes. Les *ch.* alternent avec des zones qui ne fixent pas les colorants.

chromométrie du sang (χρῶμα; μέτρον, mesure). Syn. *hématochromométrie* (Hayem), *colorimétrie*. Dosage de l'hémoglobine du sang à l'aide d'un appareil (chromomètre) qui permet de comparer la couleur du sang examiné à une échelle de teintes dont chacune correspond à une valeur hémoglobique connue, appréciée en globules normaux.

chromomycose, s. f. V. *chromoblastomycose*.

chromophillyse, s. f. (χρῶμα; φίλος, ami; λύειν, dissoudre) (Retterer). Modification, dégénérescence et disparition des corpuscules de substance chromophile qui se trouvent dans le corps des cellules nerveuses. Marinesco désigne à tort ce phénomène sous le nom de chromatolyse, bien qu'il ne s'agisse pas de la chromatine des noyaux.

chromophobe, adj. (χρῶμα; φόβος, crainte). Se dit des éléments figurés qui prennent difficilement les colorants.

chromoprotéide, *s. m.* Variété de protéide complexe (hétéroprotéide) résultant de la combinaison d'un protéide et d'un composé coloré métallifère (fer ou cuivre). L'hémoglobine est un *ch.*

chromoptomètre, *s. m.* (χρῶμα; ὤψ, œil; μέτρον, mesure). Syn. *chromatomètre.* Instrument destiné à reconnaître et à mesurer la dyschromatopsie et l'achromatopsie partielle (daltonisme).

chromoscopie, *s. f.* (χρῶμα; σκοπεῖν, examiner). Étude de la couleur d'un liquide organique (urine, suc gastrique, liquide céphalorachidien, etc.), couleur qui peut être modifiée par une circonstance pathologique ou l'élimination d'un colorant introduit dans l'organisme. — *ch. gastrique.* Syn. *épreuve de Glaessner-Wittgenstein.* Epreuve reposant sur le pouvoir d'élimination de la muqueuse gastrique vis-à-vis d'un colorant, le rouge neutre, introduit par voie intra-musculaire ou intraveineuse. L'élimination se fait ordinairement 15 minutes après l'injection, mais elle peut manquer dans le cas d'achylie.

chromosome, *s. m.* (χρῶμα, couleur; σῶμα, corps) (Waldeyer, 1888). Nom donné aux bâtonnets apparaissant dans le noyau de la cellule en voie de division, et résultant de la segmentation du réseau sur lequel s'était concentrée la chromatine. Leur forme varie selon le stade de la méiose : à la prométaphase (stade fixé pour l'étude du caryotype, v. ce terme), ils sont presque tous en forme d'X. Le nombre des *ch.* est fixe dans chaque espèce animale. Les *ch.,* constitués par une chaîne d'acide désoxyribonucléique (v. ce terme), sont les supports des gènes. Il existe deux sortes de *ch.* : les *ch. somatiques* (ou autosomiques, v. *autosome*) et les *ch. sexuels* (ou gonosomiques, ou *ch. X,* ou *hétérochromosome*). V. *hérédité* et *diploïde.* — *ch. Philadelphie 1* ou *Ph 1* (du nom de la ville où ils ont été découverts par Nowell et Hungerford en 1960). Petit chromosome de la paire 22 ayant perdu la moitié de sa sub-

stance (délétion de son bras long); ou, pour certains, ayant échangé ce segment contre un autre appartenant au chromosome de la paire 9 (translocation entre les bras longs des chromosomes des paires 22 et 9). On l'observe chez des malades atteints de leucémie myéloïde chronique. V. *délétion* et *translocation.*

chromosomique, *adj.* Qui concerne le chromosome. — *aberration ch.* V. *maladie par aberration chromosomique.* — *garniture ch.* Ensemble des chromosomes.

chromothérapie, *s. f.* (χρῶμα; θεραπεύειν, soigner). 1° Application thérapeutique de la lumière colorée. — 2° (Ehrlich). Emploi thérapeutique des matières colorantes.

chromotropisme, *s. m.* (χρῶμα; τρέπειν, tourner). 1° Propriété que possède le protoplasme (ou certains êtres vivants), d'être attiré ou repoussé par telle ou telle couleur. — 2° Attirance de certains psychopathes vers une couleur déterminée, au cours du test de Rorschach.

chronaxie, *s. f.* (χρόνος, temps; ἀξία, valeur) (Lapicque, 1909). « La *ch.* est le temps de passage du courant nécessaire pour obtenir le seuil de la contraction avec une intensité double de la rhéobase » (Lapicque). — *ch. de constitution* (L. et M. Lapicque). *Ch.* propre à chaque nerf, dépendant de sa constitution; chez l'animal vivant et intact, elle est rarement atteinte, car elle est modifiée sans cesse par l'influence des centres nerveux supérieurs : c'est la *ch. de subordination* (v. *métachronose*). — *ch. vestibulaire.* *Ch.* des fibres vestibulaires du nerf auditif; on la mesure par l'étude du vertige voltaïque.

chronaximétrie, *s. f.* Mesure de la chronaxie.

chronobiologie, *s. f.* (χρόνος, temps; biologie) (A. Reinberg). Branche de la biologie qui étudie les variations des phénomènes vitaux en fonction du temps. Ces variations se présentent souvent sous forme d'oscillations rythmiques (v. *circadien, circannien, infradien, ultradien, synchroniseur*).

chronographe, *s. m.* (χρόνος, temps; γράφειν, inscrire) (Marey). Instrument destiné à inscrire les unités de temps (fractions de seconde p. ex.) sur un papier enregistreur mobile. Il permet d'apprécier la durée exacte des phases d'un mouvement inscrit en même temps sur le même papier.

chronopharmacologie, *s. f.* Étude des variations de l'action d'un médicament en fonction du moment du cycle biologique de l'individu auquel on l'administre. V. *chronobiologie.*

chronosusceptibilité, *s. f.* Sensibilité de l'organisme variable suivant les oscillations cycliques des rythmes biologiques. V. *chronobiologie.*

chronotoxicologie, *s. f.* Étude des variations de la toxicité des substances en fonction du moment du cycle biologique de l'individu qui entre en contact avec elles. V. *chronobiologie.*

chronotrope, *adj.* (χρόνος, temps; τρέπειν, tourner). Se dit, en physiologie, de tout ce qui concerne la régularité et la fréquence d'un rythme. — *ch. positif.* Se dit des influences qui accélèrent un rythme. — *ch. négatif.* Se dit des influences qui ralentissent un rythme. — *fonction ch.* Fonction qui règle le rythme cardiaque.

chrysocyanose, *s. f.* (χρυσός, or; κύανος, bleu) (Nové-Josserand, 1930). Complication assez rare des traitements auriques prolongés, consistant en une coloration mauve des téguments exposés à la lumière.

chrysopexie, *s. f.* (χρυσός, or; πῆξις, fixation). Fixation de l'or dans les tissus, en particulier dans les éléments phagocytaires, au cours d'un traitement aurique prolongé.

chrysothérapie, *s. f.* (χρυσός, or; θεραπεία, traitement) (Mollgaard, 1924). Syn. *aurothérapie.* Emploi thérapeutique des sels d'or (tuberculose, rhumatisme chronique).

chuintement, *s. m.* Vice de prononciation consistant dans la substitution du son *ch* à l's.

Churchill (opération de). Péricardectomie totale.

Churg et Strauss (maladie ou syndrome de). V. *angéite granulomateuse allergique.*

Churilov (maladie de). Variété de fièvre hémorragique épidémique. V. *fièvre de Corée.*

Chvostek (signe de) (1878). Hyperexcitabilité mécanique des nerfs et des muscles dans la tétanie, en dehors des accès. Actuellement employé comme synonyme de *signe du facial* (v. ce terme).

chylangiome, *s. m.* (χυλός, suc; ἀγγεῖον, vaisseau) (Knapper). Dilatation variqueuse des vaisseaux lymphatiques de l'abdomen.

chyleux, euse, *adj.* Qui appartient au chyle. Qui contient du chyle. — *épanchement ch.* — *pleurésie ch.* V. *chylothorax.* — *hydrocèle ch.* V. *hydrocèle.*

chyliforme, *adj.* Se dit d'un liquide d'apparence laiteuse et sans odeur qui ressemble à du chyle et qui constitue certains épanchements. Ex.: *ascite ch., péricardite ch., pleurésie ch.*

chylomicron, *s. m.* Une des variétés de lipoprotéines sanguines: celle dont les molécules sont les plus légères et les plus volumineuses. Elles sont constituées presque uniquement de triglycérides exogènes: elles en contiennent 80 à 90 % et apparaissent dans le sang après un repas riche en graisses; ce sont les *ch. vrais* ou *primaires.* — Les *ch. secondaires* (ou *lipomicrons* ou *pré-β-lipoprotéines*) sont un peu moins légers et volumineux: ils contiennent 60 % de triglycérides endogène et 15 % de cholestérol. V. *lipémie, lipidémie, lipoprotéine* et *triglycéride.*

chylopéricarde, *s. m.* Epanchement de chyle dans la séreuse péricardique.

chylopéritoine, *s. m.* Syn. *ascite chyleuse.* Epanchement de chyle dans le péritoine.

chylothorax, *s. m.* Syn. *pleurésie chyleuse.* Epanchement de chyle dans la plèvre à la suite de la rupture du canal thoracique.

chylurie, *s. f.* (χυλός; οὖρον, urine). Présence de chyle dans l'urine. Elle s'accompagne souvent d'hématurie (*hématochylurie*). — La *ch.* est parfois parasitaire; elle est due alors à la *filaire du sang* ou à *Bilharzia haematobia*, qui ne se rencontrent que dans les pays chauds. Dans nos climats, elle peut s'observer chez des sujets qui ne présentent pas d'autres troubles : sa cause est inconnue.

α-chymotrypsine, *s. f.* V. *alphachymotrypsine*.

chymotrypsinogène, *s. m.* Proferment inactif sécrété par le pancréas, et que la trypsine transforme en alphachymotrypsine active.

C. I. Capacité inspiratoire (v. ce terme).

C. I. A. Communication inter-auriculaire (v. ce terme).

C. I. A. V. Communication inter-auriculo-ventriculaire. V. *canal atrio-ventriculaire commun (persistance du)*.

cicatrice, *s. f.* (*cicatrix*). Tissu fibreux de nouvelle formation qui réunit les parties divisées et remplace, s'il y a lieu, les pertes de substance; il est le résultat de la cicatrisation.

cicatriciel, *adj.* Qui est dû à une cicatrice. — *adhérence c.* — *chéloïde c.* V. *chéloïde*.

cicatricule, *s. f.* 1o Petite cicatrice. — 2o Nom donné au *vitellus formatif* des œufs à segmentation partielle. La *c.* se présente sous forme d'une petite tache blanchâtre à la surface du jaune des œufs d'oiseaux.

cicatrisation, *s. f.* Guérison d'une plaie. — 1o *c.* ou *réunion par première intention* ou *immédiate* (*per primam intentionem*). *C.* obtenue rapidement quand les lèvres de la plaie sont accolées spontanément ou par suture et qu'il n'y a pas d'infection. — 2o *c.* ou *réunion par deuxième intention* ou *secondaire* (*per secundam intentionem*). Guérison plus lente, obtenue quand les lèvres de la plaie sont écartées, lorsqu'il y a perte de substance et surtout infection; la plaie est comblée par des bourgeons charnus (granulations) qui s'épidermisent. Quelques auteurs dénomment cette variété *c. médiate* ou par *troisième intention* et réservent le terme de *c. immédiate*

par *deuxième intention*, ou *secondaire* aux cas où la cicatrisation est obtenue par la mise en contact secondaire des bords d'une plaie déjà bourgeonnante. — 3o *c. sous-crustacée* (sous une croûte) (Richet). Réparation des plaies superficielles de la peau avec perte de substance, mais sans infection. Le derme se recouvre d'un nouvel épiderme à l'abri de la croûte (sang et lymphe coagulés) qui tombe quand la réparation est terminée.

cicérisme, *s. m.* (*cicero*, pois chiche). Intoxication par les pois chiches.

ciliairotomie, *s. f.* (Abadie). Section du plexus ciliaire; opération destinée à combattre certaines formes de glaucome qui résistent à l'iridectomie.

cimeterre (syndrome du) (décrit par Halasz en 1956; nommé par Neill, 1960). Syn. *syndrome de Halasz*. Ensemble de malformations du poumon droit, des bronches et des vaisseaux correspondants. Il est caractérisé essentiellement par le drainage anormal des veines du poumon droit (ou seulement de ses lobes moyen et inférieur) dans la veine cave inférieure par un tronc commun qui donne, sur les radiographies de face, une image latéro-cardiaque droite verticale, concave en dedans, en forme de cimeterre. Ce retour veineux anormal est souvent associé à une hypoplasie d'un lobe du poumon droit et des bronches correspondantes, à l'irrigation de ce lobe par une artère anormale venue de l'aorte et à une dextroposition ou à une dextrorotation du cœur. Des malformations cardiaques coexistent parfois.

ciné-angiocardiographie, *s. f.* Syn. *cinécardioangiographie*. Enregistrement cinématographique des images radiologiques des cavités cardiaques et des gros vaisseaux de la base du cœur opacifiés par une substance de contraste. V. *radiocinématographie* et *angiocardiographie*.

ciné-angiographie, *s. f.* Enregistrement cinématographique des images radiologiques des vaisseaux opacifiés par une substance de contraste. V. *radiocinématographie* et *angiographie*.

cinécardioangiographie, s. f. V. *ciné-angiocardiographie*.

cinécoronarographie, s. f. Enregistrement cinématographique des images radiologiques des artères coronaires opacifiées par une substance de contraste.

cinédensigraphie, s. f. (χίνησις, mouvement; densité; γράφειν, écrire) (Maurice Marchal, 1946). Syn. *électrocardiokymographie, kymodensigraphie, kinédensigraphie, radioélectrokymographie* (Lian et Minot). Enregistrement, au moyen d'une cellule photoélectrique et d'un oscillographe, des pulsations de l'ombre radiologique du cœur, de celle des gros vaisseaux, des artères et des capillaires pulmonaires. V. *densigraphie*.

cinégammagraphie, s. f. Enregistrement cinématographique, grâce à une caméra à scintillations, du cheminement dans l'organisme d'un isotope radio-actif introduit par voie vasculaire.

cinélyse, s. f. (χίνησις, mouvement; λύειν, dissoudre) (M. Villaret, 1937). Vitesse de l'hémolyse des globules rouges mesurée par la durée de leur destruction par l'eau distillée.

cinématique (amputation). V. *amputation cinématique*.

cinématisation des moignons. V. *cinéplastie*.

cinémyélographie, s. f. Enregistrement cinématographique des déplacements, dans l'espace sousarachnoïdien, de la substance opaque injectée pour une myélographie. V. *Sicard (épreuve de)*.

cinépathie, s. f. (χίνησις, mouvement; πάθος, souffrance). V. *transports (mal des)*.

cinéplastie, s. f. (χίνησις; πλάσσειν, former). Syn. *cinématisation des moignons, amputation orthopédique*. Opération chirurgicale réparatrice pratiquée chez les amputés pour leur permettre de mouvoir leur appareil de prothèse au moyen des muscles et des tendons qui s'insé-

raient sur la partie amputée. V. *amputation cinématique*.

cinéradiographie, s. f. V. *radiocinématographie*.

cinéradiométrie, s. f. (Fr. Besançon, Chérigié, Hebert et Ch. Debray, 1961). Radiocinématographie d'un segment du tube digestif avec enregistrement simultané des pressions et du pH endocavitaires.

cinèse, s. f. V. *caryocinèse*.

cinésialgie, s. f. (χίνησις; ἄλγος, douleur) (Gubler). Douleur provoquée par la rupture des fibres musculaires profondes d'un muscle épais.

cinésie, s. f. (χίνησις, mouvement). Aptitude aux mouvements. Terme surtout employé dans des mots composés (p. ex. bradycinésie) où il apporte la notion de mouvement. — *c. paradoxale* (Souques). Rapidité surprenante de mouvements que présentent, dans certaines circonstances (stimulation psychique), des malades ordinairement figés (maladie de Parkinson).

cinésithérapie, s. f. ou **kinésithérapie,** s. f. (χίνησις; θεραπεία, traitement). Nom sous lequel on désigne tous les modes de traitement qui agissent sur l'organisme en lui imprimant des mouvements soit actifs, soit passifs : électricité, massage, gymnastique.

cingulotomie, s. f. (*cingulum; τομή*, section). Destruction, par électrocoagulation, du cingulum, faisceau situé à la face interne des hémisphères cérébraux et qui paraît jouer un rôle important dans la genèse des émotions. Elle a été préconisée comme traitement des douleurs chroniques rebelles avec composante émotionnelle importante.

Ciniselli (méthode de). Traitement des anévrismes de la crosse de l'aorte par électro-puncture (abandonnée aujourd'hui).

cinorthèse, s. f. (χίνησις, mouvement; ὀρθόω, je redresse). Manipulation articulaire.

cinquième maladie. V. *mégalérythème épidémique*.

cionite, s. f. (χίων, luette). Inflammation de la luette.

cionotome, *s. m.* (χίων; τομή, section). Ciseaux qui servent à couper la luette.

circadien, *adj.* (*circa*, environ; *dies*, jour) (F. Halberg, 1959). Qui se rapporte à une durée d'environ 24 heures. V. *nycthéméral*. — *domaine c.* Ensemble des rythmes dont la période varie entre 20 et 28 heures. — *rythme c.* Rythme dont la période est d'environ 24 heures. — *système c.* Ensemble de rythmes c. qui paraissent liés les uns aux autres, soit par une relation de cause à effet, soit parce qu'ils dépendent tous d'un même synchroniseur (v. ce terme) appartenant à l'organisme ou extérieur à lui. V. *chronobiologie.*

circannien ou **circannuel,** *adj.* (*circa*; *annus*, année). Qui se rapporte à une durée d'environ un an. — *rythme c.* Rythme dont la période est d'environ un an. V. *circadien.*

circaseptidien, *adj.* (*circa*; *septem*, sept; *dies*, jour). Qui se rapporte à une durée de sept jours environ. — *rythme c.* Rythme dont la période est d'environ sept jours. V. *circadien.*

circatrigintidien, *adj.* (*circa*; *triginta*, trente; *dies*). Qui se rapporte à une durée de trente jours environ. — *rythme c.* Rythme dont la période est d'environ trente jours. V. *circadien.*

circavigintidien, *adj.* (*circa*; *viginti*, vingt; *dies*). Qui se rapporte à une durée de vingt jours environ. — *rythme c.* Rythme dont la période est d'environ vingt jours. V. *circadien.*

circiné, *adj.* (*circinus*, cercle). Se dit des lésions élémentaires de la peau, quand elles sont groupées de telle sorte qu'elles dessinent des fragments de cercle dont le centre est relativement indemne.

circoncision, *s. f.* (*circum*, autour; *caedere*, couper). Syn. *péritomie, posthectomie, posthéotomie.* Excision du prépuce en totalité ou en partie.

circulaire (folie). V. *folie intermittente ou périodique.*

circulaires du cordon. Enroulement du cordon ombilical autour du cou du fœtus pendant l'accouchement.

circulation assistée. V. *assistance circulatoire.*

circulation extra-corporelle (C.E.C.). Dérivation, en dehors du corps humain, d'une partie ou de la totalité de la circulation sanguine sur une plus ou moins grande étendue de son cours. Technique employée en chirurgie cardiaque, depuis 1956, pour assécher le cœur et rendre possible son ouverture; dans ce cas elle consiste, grâce à un appareil, le *cœur-poumon artificiel*, à dériver la totalité du sang veineux avant son arrivée dans le cœur droit, à l'oxygéner et à le refouler dans l'aorte en aval du cœur gauche. Elle est aussi utilisée dans l'épuration extra-rénale au moyen du *rein artificiel*, traversé par le sang du malade détourné entre une artère et une veine (v. *hémodialyse*).

circulus viciosus. Terme qui sert à désigner le reflux du contenu gastrique par le bout supérieur de l'anastomose intestinale dans le cas de gastro-entérostomie. Les aliments retournent dans l'estomac au lieu de suivre le trajet intestinal.

circumduction, *s. f.* (*circumducere*, conduire autour). Mouvement faisant décrire à un membre ou à un segment de membre un cône dont l'articulation supérieure forme le sommet.

circumfusa, *s. m. pl.* (en latin : les choses répandues autour : de *circum*, autour; *fundere*, répandre). Terme par lequel on désigne, en hygiène, les agents physiques extérieurs (climat, atmosphère, habitation, etc.), envisagés au point de vue de leur influence sur l'organisme humain.

circumpilaire, *adj.* (*circum*; *pilus*, poil). Syn. *péripilaire.* Autour du poil.

circumvallation, *s. f.* V. *Moreschi* (*opération de*).

circus movement (angl.). V. *mouvement circulaire.*

cireux, euse, *adj.* Qui a la consistance ou l'aspect de la cire. — *dégénérescence c.* (Christensen, 1844). V. *amyloïde.*

cirrhogène, *adj.* (cirrhose; γεννᾶν, engendrer). Qui détermine un processus de cirrhose hépatique. — *splénomégalie c.*

cirrhose, *s. f.* (χιρρός, roux; terme créé en 1819 par Laënnec qui avait remarqué la couleur rousse d'un foie atrophié). Nom donné à plusieurs affections hépatiques ayant toutes pour caractère commun « la prolifération du stroma conjonctif suivant un certain type anatomique et physiologique » (Chauffard). Cette prolifération conjonctive peut s'accompagner de différentes modifications des cellules, d'où les variétés : *c. graisseuse, c. pigmentaire.* Elle peut être déterminée par différentes causes : *c. alcoolique, c. tuberculeuse, c. paludéenne.* — On donne parfois par extension le nom de *c.* à des scléroses avec atrophie d'autres viscères (*c. du rein, c. pulmonaire*).

cirrhose aiguë. V. *cirrhose post-nécrotique.*

cirrhose alcoolo-tuberculeuse. V. *cirrhose hypertrophique graisseuse.*

cirrhose atrophique. Sclérose du foie s'accompagnant de diminution du volume de l'organe; elle peut être la phase terminale des autres variétés de cirrhose. — *c. a. alcoolique,* ou *c. de Laënnec.* Variété la plus fréquente et la première décrite; elle est caractérisée anatomiquement par la présence dans le foie de granulations d'un jaune roux, et cliniquement par une ascite abondante et une déchéance rapide. — *c. a. subaiguë.* V. *cirrhose post-nécrotique.*

cirrhose biliaire. V. *cirrhose choléstatique* ou *cholostatique.* — *c. b. primitive.* V. *cirrhose de Hanot.*

cirrhose biliaire hypersplénomégalique (Gilbert et Fournier). Forme anatomo-clinique de cirrhose biliaire, essentiellement caractérisée par un ictère chronique et une hypertrophie splénique considérable, le foie n'étant lui-même que peu, parfois même très peu développé.

cirrhose biliaire xanthomateuse. V. *Mac Mahon (maladie ou syndrome de).*

cirrhose bronzée. Syn. *cirrhose pigmentaire* (Letulle, 1897). Variété de cirrhose hypertrophique accompagnée d'infiltration du foie et des autres viscères par des pigments ferrugineux, et de mélanodermie généralisée; le plus souvent existe, en outre, un diabète sucré (*c. hypertrophique pigmentaire dans le diabète sucré,* Hanot et Chauffard, 1882; v. *diabète bronzé*). V. *hémochromatose* et *sidérose hépatique.*

cirrhose de Budd. V. *Budd (cirrhose de).*

cirrhose cardio-tuberculeuse (Hutinel). V. *symphyse cardio-tuberculeuse.*

cirrhose carentielle. Affection apparaissant généralement au moment du sevrage, chez des nourrissons soumis à un régime trop pauvre en protéines animales. Elle se manifeste par des troubles digestifs, un défaut de développement avec souvent déficit psycho-moteur, des œdèmes, un gros foie d'abord graisseux puis scléreux et une évolution très grave. Très rare en France, elle est fréquente en Asie (cirrhose des Indes) et en Afrique (kwashiorkor, v. ce terme).

cirrhose choléstatique ou **cholostatique.** Syn. *cirrhose biliaire.* Variété de cirrhose du foie dans laquelle la prolifération du tissu conjonctif hépatique est consécutive à une oblitération chronique des voies biliaires. Le plus souvent l'obstacle siège sur les voies *extra-hépatiques* (lithiase surtout, cancer, pancréatite ou cholédocite chronique). Plus rarement il s'agit d'une obstruction des voies biliaires *intra-hépatiques,* réalisant le tableau clinique de la cirrhose de Hanot (v. ce terme). Chez le nouveau-né, la *c. ch.* est due à une malformation ou à l'absence des voies biliaires. Elle se manifeste par une augmentation du volume du foie et de la rate, très souvent par un ictère et de la fièvre, parfois par des signes d'hypertension portale.

cirrhose cicatricielle aiguë. V. *cirrhose post-nécrotique.*

cirrhose de Cruveilhier-Baumgarten. V. *Cruveilhier-Baumgarten (cirrhose de).*

cirrhose de la femme jeune, cirrhose de la femme ménopausée. V. *hépatite chronique active.*

cirrhose de Hanot. Syn. *cirrhose biliaire primitive, cirrhose hypertrophique avec ictère chronique.* (V. Hanot, 1875), *maladie ou syndrome de Hanot.* Affection caractérisée cliniquement par un ictère chronique avec hépatalgie, s'accentuant au cours de poussées fébriles, une hépato- et splénomégalie, une cholurie et une coloration normale des selles, une évolution lente avec conservation d'un bon état général pendant plusieurs années et se terminant toutefois par la mort dans la cachexie. La *c. de H.* est une cirrhose biliaire primitive par cholostase intra-hépatique (v. *cirrhose choléstatique*). Anatomiquement on en distingue 3 types, décrits par Rössle (v. *cholangite diffuse non oblitérante*), Mac Mahon (v. *Mac Mahon, maladie ou syndrome de*) et Kiener (v. *Kiener, maladie de*).

cirrhose hypertrophique biliaire. Affection caractérisée par la sclérose du foie, avec augmentation du volume de l'organe, l'hypertrophie de la rate et des poussées d'ictère. Elle retentit moins sur l'état général que les autres variétés de cirrhose.

cirrhose hypertrophique diffuse (Gilbert et Garnier). Variété de cirrhose hypertrophique caractérisée anatomiquement par la diffusion du tissu conjonctif dans l'intérieur du lobule et cliniquement par une évolution subaiguë, peu ou pas d'ictère et une ascite peu considérable. Elle est d'origine alcoolique ou tuberculeuse.

cirrhose hypertrophique graisseuse (Hutinel et Sabourin). Syn. *cirrhose alcoolo-tuberculeuse de Hutinel-Sabourin.* Cirrhose avec hypertrophie et sensibilité du foie, sans splénomégalie ni ascite, mais remarquable par son évolution rapide, avec fièvre, amaigrissement, insuffisance hépatique et mort en 2 ou 3 mois. Elle est d'origine à la fois alcoolique et tuberculeuse.

cirrhose hypertrophique avec ic- tère chronique. V. *cirrhose de Hanot.*

cirrhose hypertrophique pigmentaire dans le diabète sucré (Hanot et Chauffard, 1882). V. *diabète bronzé.*

cirrhose hypertrophique splénogène (Abrami et Frumusan, 1936). Affection caractérisée par une cirrhose hépatique à gros foie, avec hypertrophie importante de la rate, qui présente des lésions de fibroadénie. Cette cirrhose, qui ne s'accompagne ni d'ictère ni d'ascite, se complique souvent d'hémorragies digestives et de crises douloureuses hépato-vésiculaires; elle peut être très améliorée par la splénectomie. Son étiologie est inconnue; certains auteurs la rapprochent des ictères hémolytiques.

cirrhose hypertrophique veineuse (Hanot et Gilbert). Cirrhose présentant avec moins de gravité les symptômes de la cirrhose de Laënnec et s'accompagnant d'hypertrophie du foie.

cirrhose ictéro-pigmentaire sidéro-lipidique (Gilbert Dreyfus et collab., 1954). Affection rare, caractérisée par un ictère chronique avec hépato- et splénomégalie, une mélanodermie et des xanthomes. Elle associe les signes de la cirrhose pigmentaire (augmentation du fer sérique avec infiltration du foie par les pigments ferriques, troubles de la régulation glucidique) à ceux de la cirrhose xanthomateuse (hyperlipidémie globale).

cirrhose ictéro-xanthomateuse. V. *Mac Mahon (maladie ou syndrome de).*

cirrhose des Indes. V. *cirrhose carentielle.*

cirrhose de Laënnec. V. *cirrhose atrophique alcoolique.*

cirrhose lupoïde. V. *hépatite chronique active.*

cirrhose méta-ictérique. V. *cirrhose post-nécrotique.*

cirrhose de Mossé-Marchand-Mallory. V. *cirrhose post-nécrotique.*

cirrhose périhépatogène (Gilbert et Garnier). Cirrhose du foie à point de départ péritonéal : les travées fibreuses nées de la capsule pénètrent dans la profondeur de l'organe et diminuent d'épaisseur et de nombre à mesure qu'elles s'éloignent de la surface.

cirrhose pigmentaire. V. *cirrhose bronzée.*

cirrhose post-nécrotique. Syn. *atrophie jaune subaiguë ou subchronique du foie* (Bergstrand; Lepehne, 1921), *cirrhose aiguë* (Reiche), *cirrhose atrophique subaiguë* (Villaret et Justin-Besançon; Delort), *cirrhose cicatricielle aiguë* (N. Fiessinger), *cirrhose méta-ictérique* (Chabrol), *cirrhose de Mossé-Marchand-Mallory* (N. Fiessinger et Bastin, 1944), *cirrhose subaiguë fébrile* (Justin-Besançon), *ictère cirrhogène, ictère grave prolongé cirrhogène* (Chiray, Albot et Thiébaut), *hépatite maligne cirrhogène.* Cirrhose du foie succédant immédiatement ou après un délai variable, allant jusqu'à 5 ou 10 ans, à une hépatite toxique ou virale. Elle est caractérisée anatomiquement par l'atrophie et la pâleur du foie, la coexistence de lésions de nécrose et de nodules de régénérescence cellulaire et le développement d'une sclérose jeune; cliniquement par un ictère, des douleurs abdominales, des hémorragies (purpura), une ascite tardive et une évolution, en quelques semaines ou quelques années, vers une insuffisance hépatique mortelle.

cirrhose splénogène avec lithiase pigmentaire (Cattan, Carasso, Frumusan, Mlle Teisseyre, 1954). Syndrome caractérisé par une cirrhose avec gros foie et grosse rate, une lithiase vésiculaire pigmentaire et la présence dans le sang d'agglutinines irrégulières. Il entrerait dans le cadre de la cirrhose hypertrophique splénogène (v. ce terme).

cirrhose subaiguë fébrile. V. *cirrhose post-nécrotique.*

cirrhose xanthomateuse. V. *Mac Mahon (maladie ou syndrome de).*

cirrhotique, *adj.* Qui se rapporte à la cirrhose. — *s. m.* et *f.* Malade atteint de cirrhose du foie.

cirsocèle, *s. f.* (κιρσός, varice; κήλη, tumeur). Dilatation variqueuse des veines cutanées du scrotum.

cirsoïde, *adj.* (κιρσός; εἶδος, forme). — Qui ressemble aux varices. — *anévrisme, tumeur* c. V. *anévrisme c.*

cirsotomie, *s. f.* (κιρσός; τομή, section). Extirpation des varices.

cisternal, *adj.* (*cisterna*, citerne). Qui se rapporte à une citerne, région élargie des espaces sous-arachnoïdiens.

cisternite, *s. f.* Méningite localisée aux citernes, régions élargies des espaces sous-arachnoïdiens à la base du crâne.

cisternographie, *s. f.* (G. B. Belloni, 1940) (*cisterna*; γράφειν, écrire). Syn. *pneumocisternographie.* Radiographie des citernes de la base du crâne. De l'air (20 à 40 ml) est insufflé par ponction lombaire et son cheminement intra-crânien est suivi par des radiographies en série; on le voit injecter progressivement les citernes en même temps que les ventricules et les espaces sous-arachnoïdiens. Cette méthode permet de préciser les lésions de la région hypophyso-chiasmatique et les anomalies de circulation du liquide céphalo-rachidien.

cisternotomie, *s. f.* (*cisterna*; τομή, section). Ouverture chirurgicale des citernes de la base du crâne et des kystes arachnoïdiens qu'elles peuvent contenir.

cistron, *s. m.* (génétique). Groupement de plusieurs codons qui tient sous sa dépendance la synthèse d'une protéine : chacun des codons déterminant l'élaboration d'un des acides aminés constituant cette protéine. Le c. est l'unité fonctionnelle la plus petite du chromosome, autrefois appelée gène. V. *code génétique* et *codon.*

citratémie, *s. f.* Présence des citrates dans le sang.

citraturie, *s. f.* Présence de citrates dans l'urine.

citrémie, *s. f.* Présence d'acide citrique dans le sang.

citrine, *s. f.* Produit extrait du citron par Szent-Györgyi, constitué par un mélange de flavones et dont la substance active paraît être l'hes-péridine. Il a une action vitami-nique P (ou C_2 : Bezssonof, Ran-doin et Lecoq) et règle la perméa-bilité et la croissance capillaire ; il complète l'action de l'acide ascor-bique (J.L. Parrot et Cottereau, 1945). D'autres composés différents polyphénoliques (coumarine, caté-chine, rutine) ont une action ana-logue. La carence de vitamine (ou de facteur) P (ou C_2) jouerait un rôle dans certains purpuras.

citrullinémie, s. f. Présence d'un acide aminé, la citrulline, dans le sang. L'élévation anormale du taux de la c. est observée au cours d'une maladie enzymatique due à une perturbation du mécanisme forma-teur de l'urée. La citrulline ne peut, par suite du défaut de l'enzyme nécessaire, être transformée en acide arginique-succinique. La maladie se manifeste par des troubles digestifs et nerveux avec hyperammoniémie.

cittosis, s. f. (κίττησις), envie de femme enceinte). V. pica.

C.I.V. Communication inter-ven-triculaire (v. ce terme).

Civatte (maladie de) (1922). V. poïkilodermie.

CL (Chest Left) (électrocardiogra-phie). Symbole des dérivations précordiales dans lesquelles l'élec-trode indifférente est fixée au bras gauche.

CL (L : lung, poumon en anglais). Symbole de la compliance pulmo-naire (v. ce terme).

Clado (point de). Point situé à l'intersection du bord externe du muscle droit de l'abdomen et de la ligne qui joint les deux épines iliaques antéro-supérieures ; c'est un des points appendiculaires.

cladothrix, s. m. (κλάδος, branche ; θρίξ, cheveu). Bactérie dont les éléments se présentent sous forme de longs filaments plus ou moins ramifiés.

Clagett (opération de). V. Blalock-Clagett (opération de).

clairance, s. f. (en angl. clearance, enlèvement, débarras) (Möller, Mc Intosh et Van Slyke, 1928). Coeffi-cient d'épuration plasmatique. Il a

été étudié d'abord à propos du fonc-tionnement du rein : c'est le rapport entre le débit urinaire, par minute, d'un corps et sa concentration dans le plasma. La c. rénale d'un corps est représentée par le nom-bre de ml de plasma que le rein peut débarrasser totalement en une minute de ce corps. L'épreuve de Van Slyke (v. Van Slyke, coefficient de) étudie la c. de l'urée. Le calcul de la c. de certaines substances éliminées par le glomérule rénal (c. glomérulaire) et non réabsorbées ni excrétées par les tubuli (inuline, hyposulfite de Na, mannitol, injec-tés dans les veines, ou créatinine, présente normalement dans le sang) et le calcul de la c. d'autres subs-tances excrétées presque unique-ment par les tubuli (acide para-amino-hippurique, diodrast) per-mettent d'apprécier séparément le fonctionnement des glomérules (v. filtrat glomérulaire) et le flux plas-matique rénal (v. ce terme). — La notion de c. est aussi appliquée à l'exploration fonctionnelle d'autres organes et l'on a étudié l'épuration plasmatique de certains corps par le foie (v. bromesulfonephtaléine, test de la), le corps thyroïde (iode), la moelle osseuse (fer), etc. — maximum c. et standard c. V. Van Slyke, coeffi-cient de.

clamp, s. m. (en anglais to clamp, fixer). Variété de pince à mors très longs et munie d'un cran d'arrêt.

clampage, s. m. Pose d'un clamp sur un vaisseau ou sur un segment du tube digestif, pour en oblitérer temporairement la lumière.

clangor, s. m., ou **clangoreux (bruit)** (clangor, de κλάγγω, je crie bruyam-ment) (Guéneau de Mussy). Se dit du deuxième bruit du cœur quand il prend une résonance mé-tallique.

clapier, s. m. (bas-lat. claperius, trou à lapin). Foyer purulent, souvent à multiples orifices, d'où le pus s'écoule avec peine.

clapotage, s. m. (all. klappen, faire du bruit). Bruit obtenu en impri-mant du bout des doigts de petites secousses brusques et répétées à la paroi abdominale relâchée, lorsque l'estomac ou l'intestin dilatés renferment une certaine quantité de liquide et de gaz. La recherche de ce signe permet d'apprécier le degré de dilatation de ces organes.

claquement métallique mésosystolique (Lian et Corneau). Bruit de timbre métallique entendu parfois au milieu du petit silence, à l'auscultation du cœur, dans les cas d'hydropneumopéricarde.

claquement péricardique iso-diastolique (Lian, 1941). Bruit analogue à la vibrance péricardique isodiastolique (v. ce terme), mais moins intense, observé dans les symphyses péricardiques non calcifiées.

claquement pleuro-péricardique V. *triolet* (bruit de).

claquement valvulaire. Bruit sec, bref, produit par le choc des valvules cardiaques (auriculo-ventriculaires ou sigmoïdes aortiques et pulmonaires) au moment de leur fermeture ou de leur ouverture. — Ce terme (ou celui de *clic*) est surtout employé pour désigner une accentuation, un éclat spécial des bruits du cœur, observé en cas d'éréthisme ou d'extrasystoles, et dû à l'induration des valvules. — *c. artériel protosystolique* (Lian) ou *clic d'éjection systolique*. Claquement protosystolique audible à la pointe du cœur et survenant 4 à 7/100e de seconde après le début du 1er bruit. On le perçoit dans les dilatations de l'aorte et de l'artère pulmonaire, que celles-ci fassent suite à un rétrécissement, qu'elles soient dues à un accroissement de débit (shunt gauche → droite, insuffisance aortique), à l'hypertension ou à l'athérome. Il est dû à l'ouverture brusque de valves sigmoïdes anormales ou à la distension soudaine de la racine de l'aorte ou de l'artère pulmonaire. — *c. de fermeture de la mitrale.* Dureté anormale du 1er bruit, perçue à la pointe du cœur, dans presque tous les cas de rétrécissement mitral, due au choc, au moment de leur fermeture, des valvules mitrales indurées; on l'en-

tend également au cours des insuffisances mitrales importantes. — *c. d'ouverture de la mitrale* (CO ou COM) (Sansom, 1880; Potain, 1881). Bruit sec, suivant de près le 2e bruit du cœur (5 à 12/100e de sec. après sa composante aortique), synchrone du point *O* de l'apexogramme, perçu au 4e espace intercostal gauche dans presque tous les cas de rétrécissement mitral et dans les insuffisances mitrales importantes; il est dû à la vibration, au moment de leur ouverture, des valvules mitrales indurées et à la modification de certains facteurs hémodynamiques.

Clar (miroir de). Miroir concave, percé de deux trous, et portant à son foyer une petite ampoule électrique. Un ressort fronto-occipital le maintient devant les yeux de l'opérateur qui, à la fois, éclaire et regarde, à travers les deux trous, la cavité qu'il veut examiner. Cet instrument est surtout utilisé en otorhino-laryngologie.

Clarke (langue de). Syn. *cirrhose linguale, glossite scléreuse profonde, langue parquettée.* Aspect particulier de la langue qui est tuméfiée, d'une dureté ligneuse, et dont la surface présente des sillons plus ou moins profonds circonscrivant des mamelons irréguliers. Ces lésions sont caractéristiques de la glossite profonde tertiaire syphilitique.

Clarke-Hadfield (syndrome de). Affection congénitale caractérisée anatomiquement par une atrophie progressive du pancréas et, cliniquement, par la maigreur et la petitesse de l'enfant, l'augmentation de volume du foie, des selles graisseuses et volumineuses.

clasmatocyte, *s. m.* (Ranvier). V. *histiocyte.*

clastomanie, *s. f.* (χλαστός, brisé; μανία, folie). Impulsion qui pousse certains aliénés à briser tous les objets.

Claude (signes de). 1o V. *hyperkinésie réflexe.* — 2o V. *poing fermé* (signe du).

Claude (syndromes de). 1o V. *schizophrénie.* — 2o Syndrome alterne

dû à une lésion d'un pédoncule
cérébral et caractérisé par de la dysarthrie avec une paralysie du moteur
oculaire commun du côté de la
lésion et, du côté opposé, par
un hémisyndrome cérébelleux. V.
noyau rouge (syndrome alterne du).
Claude Bernard (syndrome de)
(1862) ou **Claude Bernard-
Horner (syndrome de).** Syn. *synd.
de Horner* (1869), *synd. d'Hutchinson, synd. oculaire-sympathique, synd.
oculo-sympathique paralytique.* Association de myosis, de rétrécissement
de la fente palpébrale et d'énophtalmie avec, presque toujours, élévation de la température de la joue et
sudation d'un seul côté. Ce synd.,
dû à la paralysie du sympathique
cervical du même côté, se rencontre
également dans certaines lésions des
hémisphères cérébraux et du bulbe
(tronc cérébral).
**Claude et Gougerot (syndrome
de).** V. *pluriglandulaire (syndrome).*
claudication intermittente. Claudication survenant après quelques
instants de marche et due à des
causes variables. — *cl. int. ischémique* ou *syndrome de Bouley-
Charcot* (B., 1831 ; Ch., 1858). *Cl.* se
rencontrant dans l'athérosclérose et
due à l'oblitération des artères du
membre inférieur. Au bout de
quelques instants de marche, le
malade éprouve de l'engourdissement douloureux et de la raideur
du membre qui le forcent à s'arrêter
et qui disparaissent avec le repos.
— *cl. int. médullaire* (Déjerine,
1900). Sensation de poids et de
raideur non douloureuse, survenant
dans un membre inférieur ou dans
les deux, après quelques instants
de marche, et disparaissant par le
repos, s'accompagnant d'exagération des réflexes et aboutissant,
après un temps plus ou moins long,
à la paraplégie spasmodique. C'est
une manifestation de début de la
myélite à forme paraplégique, en
particulier de la myélite syphilitique
(paraplégie d'Erb). — *cl. int. de
Roth.* Nom donné parfois à certains
cas de *méralgie paresthésique,* pro-
cédant par crises déterminées par la

marche. Il s'agit probablement d'un
angiospasme prédominant dans la
sphère du nerf fémoro-cutané.
Cette forme entre dans la *cl. int.
ischémique* de Charcot.
claumatographie, s. f. (κλαῦμα,
ατος, pleurs ; γράφειν, écrire). Enregistrement graphique des cris du
nourrisson.
claustrophobie, s. f. (*claustra,* endroit clos ; φόβος, peur) (Ball, 1879).
Angoisse particulière que certains
névropathes (psychasthéniques, anxieux) éprouvent dans les lieux clos.
Elle s'observe surtout en wagon.
claveau, s. m. Virus de la clavelée,
contenu dans les pustules, et pouvant transmettre la maladie par inoculation.
clavelée, s. f. (*clavellus,* petit clou).
Syn. *variole ovine.* Maladie contagieuse et inoculable, due à un pox
virus (v. ce terme), spéciale aux
ovidés, caractérisée par une éruption pustuleuse apparaissant sur la
peau et sur diverses muqueuses.
Elle peut être inoculée au bœuf, au
cheval, au porc et peut-être à
l'homme. Elle se rapproche de la
vaccine par certains caractères, mais
ne peut être identifiée avec elle.
Elle a disparu en France.
clavelisation, s. f. Inoculation du
virus claveleux au mouton dans le
but d'obtenir une immunité contre
la clavelée. Procédé analogue à la
variolisation.
clavetage, s. m. (M. Galland, de
Berck, 1932). Procédé d'arthrodèse
de l'articulation tibio-tarsienne consistant dans l'introduction d'un
greffon osseux formant clavette
entre les surfaces articulaires du
tibia et de l'astragale préalablement
forées. Le c. a été appliqué également à l'articulation du genou.
clearance, s. f. V. *clairance.*
clef (signe de la). V. *Kérandel (signe
de).*
cléidectomie, s. f. (κλειδίον, clavicule ; ἐκτομή, ablation). Ablation
chirurgicale de la clavicule (tumeur osseuse, collapsothérapie, etc.)
cléidorrhexie, s. f. (κλειδίον, clavicule ; ῥῆξις, rupture) (obstétrique).
Fracture des deux clavicules dans

l'accouchement tête dernière, se produisant lorsqu'on se livre à des tractions brutales, les bras restant engagés en totalité ou en partie.

cléidotomie, s. f. (κλειδίον; τομή, section) (Phœnomenoff, 1895) (obstétrique). Opération qui consiste à sectionner une des clavicules ou toutes les deux, lorsque la largeur du diamètre bisacromial ou l'étroitesse du bassin empêche le passage des épaules.

Clément (maladie de). V. *polyostéochondrite.*

cleptomanie, s. f. V. *kleptomanie.*

cleptophobie, s. f. V. *kleptophobie.*

Clérambault (syndrome de de). V. *automatisme mental (syndrome d').*

Clerc, Robert-Lévy et Cristesco (syndrome de) (1938) (cardiologie). Aspect de l'électrocardiogramme caractérisé par un raccourcissement durable de l'espace PR, isolé, les complexes ventriculaires étant normaux, leur seule déformation, rarement constatée, se réduisant à l'inversion de T. Ce syndrome est lié à l'existence d'un faisceau anormal de tissu nodal, le faisceau de James, qui court-circuite le nœud auriculo-ventriculaire en réunissant directement le nœud sinusal au tronc commun du faisceau de His : les ventricules sont ainsi excités prématurément. C'est une variété de syndrome de pré-excitation (v. ce terme). Il a été décrit à nouveau en 1952 par Lown, Ganong et Levine, auteurs dont il porte les noms dans les pays Anglo-Saxons. V. *Wolff - Parkinson - White (syndrome de).*

clic, s. m. (angl.: *click*). V. *claquement valvulaire.*

clic d'éjection systolique. V. *claquement valvulaire.*

clic méso- ou **télésystolique.** V. *triolet (bruit de).*

clichement, s. m. Vice de prononciation consistant dans l'addition du son *ll* mouillé après certaines consonnes. Ex.: *chillanter* pour chanter.

climalyse, s. f. (κλίμα, région; λύειν, résoudre) (Lapicque et Duhem, 1935). Procédé d'électro-diagnostic analogue à la chronaxie, permettant

de mesurer la valeur fonctionnelle des muscles et d'apprécier les divers degrés de la réaction de dégénérescence.

climat, s. m. (κλίμα). Ensemble des conditions météorologiques d'une contrée, envisagées dans leurs rapports avec la vie des êtres organisés qui y habitent et en particulier de l'homme.

climatère, s. m. (κλιμακτήρ, échelon, étape de la vie difficile à franchir). Age critique, correspondant à la ménopause.

climatérique, adj. Qui se rapporte au climatère.

climatique, adj. Qui a rapport au climat. — s. f. Etude de l'utilisation thérapeutique des différents climats.

climatisation, s. f. Réglage de la température et de l'état hygrométrique d'un local (chambre de malade, salle d'opération) qui doivent rester indépendants des conditions ambiantes.

climatisme, s. m. Terme qui s'applique à tout ce qui concerne les stations climatiques : organisation, aménagements, hygiène, urbanisme, considérés aussi bien au point de vue administratif et social qu'au point de vue thérapeutique.

climatologie, s. f. (κλίμα, ατος, climat; λογος, discours). Etude des différents climats et de leurs actions sur l'organisme sain ou malade.

climatopathologie, s. f. Partie de la climatologie traitant de l'action pathogène des climats sur l'organisme. La c. comprend la météoropathologie, la cosmopathologie, la telluropathologie, et les climatopathologies spéciales (tropicale, polaire, désertique, des hauts plateaux, etc.).

climatothérapie, s. f. (κλίμα; θεραπεία, traitement). Application à la cure des maladies de l'action produite sur l'organisme par les différents climats.

clindamycine, s. f. Syn. *streptovaricyne, Dalacine* (n. dép.). Antibiotique de la famille des macrolides (v. ce terme), extrait de cultures d'un actinomycète, actif contre les germes Gram +.

clinique, adj. (κλίνη, lit). 1° Qui concerne l'enseignement de l'art médical donné auprès du lit du malade. — 2° Qui peut être effectué, ou constaté par le médecin, au lit du malade, sans le secours d'appareils ou de méthodes de laboratoire (*examen c. ; signe c.*). — s. f. 1° Enseignement de l'art médical donné auprès du lit du malade et ensemble des connaissances acquises de cette manière. — 2° Service hospitalier où se donne cet enseignement et local spécialement affecté à cet usage.

clinocéphalie, s. f. (κλίνη, lit, selle; κεφαλή, tête) (anthropologie). Déformation du crâne qui présente un aplatissement ou même une incurvation de la voûte, comparée à la forme d'une selle.

clinodactylie, s. f. (κλίνω, j'incline; δάκτυλος, doigt). Déviation des doigts ou des orteils vers la face dorsale, la face palmaire ou plantaire ou latéralement. Elle est due généralement à des rétractions cicatricielles ou ligamenteuses.

clinomanie, s. f. (κλίνη, lit; μανία, folie). Tendance exagérée à garder le lit ou le décubitus horizontal (chaise longue), que l'on observe chez certains neurasthéniques et surtout chez les neurasthéniques génitaux.

clinoprophylaxie, s. f. V. *chimioprophylaxie*.

clinostatique, adj. Se dit des phénomènes provoqués par la position couchée. — *bradycardie c.*

clinostatisme, s. m. (κλίνη; στατεῖν, se tenir). Position couchée et phénomènes qui en résultent.

clinothérapie, s. f. (κλίνη; θεραπεία, traitement). Méthode de traitement consistant dans le repos au lit.

cliquetis métallique. Bruit perçu par l'auscultation, analogue à celui que produirait la chute de plusieurs grains de plomb dans une coupe métallique. C'est une variété du tintement métallique.

clitoridectomie, s. f. (κλειτορίς; ἐκτομή, ablation). Ablation du clitoris.

clomifène (test au). Épreuve destinée à explorer la capacité des centres hypothalamiques à déclencher la sécrétion, par l'hypophyse, des gonadostimulines. On l'emploie, dans les cas où ovaires et endomètre sont normaux, pour savoir si l'absence d'activité de l'antéhypophyse est due à une altération de cette glande ou à un défaut de stimulation hypothalamique. Le clomifène est un produit de synthèse à action anti-œstrogénique complexe. V. *facteurs de déclenchement*.

clonal, adj. Qui se rapporte à un clone.

clone, s. m. (κλών, rejeton) (génétique). Groupe d'individus, ou de cellules, de même constitution génétique, issus, par reproduction asexuée, d'un seul individu, ou d'une seule cellule.

clonie, s. f., **clonisme,** s. m. ou **clonique (convulsion)** (κλόνος, agitation). Convulsion caractérisée par une série de rapides contractions musculaires, plus ou moins régulières, produisant de grands mouvements. V. *myoclonie*.

clonus du pied (Charcot et Vulpian, 1862). Syn. *trépidation épileptoïde* ou *spinale, phénomène du pied*. Phénomène que l'on peut provoquer lorsque les réflexes sont exagérés; en fléchissant rapidement le pied sur la jambe, les contractions successives des extenseurs et des fléchisseurs provoquant une trépidation rapide du pied. On observe également ce phénomène à la **main** et au niveau de la **rotule**. V. *rotule* (*phénomène de la*). Ces divers symptômes sont des réflexes polycinétiques en rapport avec la dégénérescence du faisceau pyramidal.

clopémanie, s. f. (κλοπή, vol; μανία, folie). V. *kleptomanie*.

Cloquet (hernie de). Syn. *h. pectinéale*. Variété très rare de hernie crurale causée par la présence de l'intestin dans la gaine du muscle pectiné.

Cloquet et Demeaux (hernie de). Hernie crurale à travers deux orifices du *fascia cribriformis*.

Clostridium botulinum. V. *Bacillus botulinus.*

clou, *s. m.* 1° V. *furoncle.* — 2° Tige métallique que l'on introduit dans le canal médullaire d'un os fracturé pour assurer, après réduction, l'immobilisation rigoureuse des fragments (ostéosynthèse par enclouage ou enchevillement, v. ces termes). — *c. de Smith-Petersen. C.* à ailettes destiné au traitement des fractures du col du fémur (v. *Delbet, méthode de Pierre,* 2°). — *c. de Küntscher.* V. *Küntscher (méthode de).*

clou hémostatique. Nom donné au thrombus blanc dont la formation, au cours d'une hémorragie, concourt à l'arrêt de l'écoulement sanguin.

clou hystérique. Douleur vive, localisée généralement en un point hystérogène, que les hystériques comparent à la sensation produite par un clou enfoncé en ce point.

clou phtisique. Douleur vive ressentie par les phtisiques en un point très limité du thorax (généralement vers le sommet du poumon) et due à de la pleurésie sèche. Elle est quelquefois spontanée, mais le plus souvent provoquée par la pression.

clou plaquettaire (Hayem). V. *thrombus blanc.*

Clough-Richter (syndrome de) (1918). Anémie familiale avec forte autoagglutination des hématies.

clownisme, Gesticulation désordonnée et grotesque des hystériques pendant leurs crises. — *c. congénital.* Laxité articulaire excessive, congénitale, généralisée, permettant des subluxations et des contorsions multiples.

clubbing, *s. m.* Déformation des épiphyses osseuses en canne de golf (club). V. aussi *hippocratique (doigt).*

C. M. Abréviation par laquelle on désigne la *concentration maxima* d'urée. V. ce terme,

C.M.H. Abréviation de complexe majeur d'histocompatibilité. V. *système HLA.*

C.M.O. Abréviation de cardiomyopathie obstructive. V. *myocardiopathie.*

cnémalgie, *s. f.* (χνήμη, jambe; ἄλγος, douleur). Nom parfois donné aux névralgies des membres inférieurs.

cnidose, *s. f.* ou **cnidosis,** *s. m.* (χνίδη, ortie). Nom donné par quelques auteurs à l'*urticaire.*

CO. V. *claquement valvulaire (c. d'ouverture de la mitrale).*

CO₂ (capacité du sang en). V. *gaz carbonique (capacité du sang en).*

CO₂ (contenance du sang en). V. *gaz carbonique (contenance ou teneur du sang en).*

CO₂ (pression partielle en). V. *pCO₂.*

CO₂ (teneur du sang en). V. *gaz carbonique (contenance ou teneur du sang en).*

coagglutination, *s. f.* Syn. *agglutination de groupe.* Nom donné à la propriété que possède le sérum de certains malades d'agglutiner, non seulement le microbe causal de la maladie, mais certains microbes voisins. Ainsi dans les fièvres paratyphoïdes, le sérum agglutine les différents bacilles paratyphiques, et même le bacille d'Eberth, mais à des taux généralement moins élevés que le bacille paratyphique causal. V. *agglutinine de groupe.*

coagglutinine, *s. f.* V. *agglutinine de groupe.*

coagulabilité, *s. f.* Propriété que possèdent certaines humeurs de coaguler. — *indice de c.* V. *indice de coagulabilité.*

coagulase, *s. f.* Ferment sécrété par certains microbes et en particulier par la plupart des staphylocoques pathogènes (staphylocoagulase). Il coagule le sang (même oxalaté) en présence d'un facteur d'activation, le *coagulase reacting factor,* normalement présent dans le sang de l'homme et de quelques animaux. La *c.* provoque des thromboses dans les foyers de suppuration et la formation d'un revêtement protecteur de fibrine autour des germes.

coagulase reacting factor. V. *coagulase.*

coagulation, *s. f.* Transformation d'une substance organique liquide en une masse solide ou demi-solide, de consistance plus ou moins molle et gélatineuse. La c. du sang s'effectue en plusieurs stades grâce à l'action simultanée ou successive de nombreux ferments. V. *hémostase*. — *temps de c.* Durée nécessaire à la coagulation du sang *in vitro ;* elle comprend les durées d'activation des facteurs de contact, de thromboplastino-, de thrombino- et de fibrino-formation (v. ces termes). On la mesure en recueillant le sang, prélevé par ponction veineuse, dans de petits tubes ou sur une lame de verre. Suivant le procédé employé, le *t. de c.* est de 5 à 10 minutes. Dans un tube de verre, il est de 7^m à 37°.

coagulation intravasculaire disséminée (syndrome de) (Hardaway et Mac Kay, 1961). Syn. *syndrome de défibrination* (Sherry), *coagulopathie de consommation* (Lasch, 1961). Syndrome hémorragique particulier caractérisé par la disparition du fibrinogène du sang circulant. Celle-ci fait suite à une soudaine apparition de facteurs d'activation de la thrombine qui provoque des dépôts de fibrine dans les petits vaisseaux et l'oblitération de ces derniers par des thromboses plus ou moins durables. Ces coagulations multiples ayant consommé le fibrinogène ainsi que les facteurs V et VIII et les plaquettes, le sang devient incoagulable et des hémorragies surviennent. Dans une phase réactionnelle apparaît une héparinémie d'origine endogène et une fibrinolyse. Ce syndrome peut être provoqué par un accouchement, une intervention de chirurgie thoracique (cardiaque avec circulation extracorporelle) ou prostatique, une septicémie, un choc, certaines maladies du sang, un cancer généralisé, une cirrhose, une intoxication, etc. Sa gravité dépend de l'importance des hémorragies et de celle des thromboses responsables de l'ischémie de certains organes, les reins en particuliers. Il guérit sous l'action de l'héparine, remplacée, au stade ultime hémorragique de la maladie, par les inhibiteurs de la fibrinolysine (inhibiteur de Kunitz). V. *fibrinolyse, Merskey (test de), hypercoagulation, coagulo-lytique thrombogène (déséquilibre), fibrine (produits de dégradation de la), éthanol (test à l')* et *protamine (test au sulfate de).*

coagulation plasmatique. (A. Gilbert et P. E.-Weil). Coagulation anormale du sang, observée quand elle est retardée. Les hématies ayant le temps de se déposer, le caillot présente une partie supérieure blanchâtre, translucide, qui contient des plaquettes et des leucocytes et qui se rétracte davantage, et une partie inférieure, rouge, opaque, formée par les hématies. La *c. p.* s'observe dans les anémies graves et l'hémophilie.

coagulographie, *s. f.* Enregistrement des variations de viscosité du sang au cours de la coagulation.

coagulo-lytique (équilibre). État physiologique du sang dans lequel les mécanismes fibrino-générateurs — capables de provoquer la formation d'un caillot — prédominent sur les mécanismes antagonistes fibrinolytiques — capables de dissoudre le caillot.

coagulo-lytique thrombogène (déséquilibre). Rupture de l'équilibre coagulo-lytique (v. ce terme), localisée à un secteur vasculaire ou généralisée à l'ensemble de l'appareil circulatoire. Elle provoque des thromboses plus ou moins étendues, aiguës ou chroniques, isolées ou récidivantes, accompagnées parfois d'accidents hémorragiques. Elle est déclenchée par l'association de lésions de l'endothélium vasculaire, de perturbations hémodynamiques et (si elle est généralisée) de modifications des différents facteurs de la coagulation (le plus souvent la thromboplastine) dans le sens de l'hypercoagulabilité (v. ce terme et *hypercoagulation*). Ce déséquilibre apparaît dans de très nombreuses circonstances : suites opératoires ou obstétricales, après un traumatisme, un choc, une hémorragie massive, mais aussi au cours d'infections, d'intoxications, d'acidose, d'affections respiratoires rénales, digestives, sanguines, etc.

coagulopathie, s. f. Maladie due à un trouble de la coagulation sanguine. — c. de consommation. V. coagulation intravasculaire disséminée (syndrome de).

coagulum, s. m. (coagulum, présure). Mot latin devenu en français synonyme de caillot.

coalescence, s. f. (cum, avec; alere, nourrir). Adhérence de deux surfaces en contact (cicatrisation, adhérences vicieuses, etc.).

coallergie, s. f. V. parallergie.

coaptation, s. f. (cum, avec; aptare, ajuster). Réduction d'une fracture ou d'une luxation.

coarctation, s. f. (coarctare, rétrécir). Rétrécissement d'un conduit naturel. — c. aortique (Mercier, 1838). Rétrécissement congénital de l'isthme de l'aorte. Malgré le développement d'une importante circulation collatérale, il provoque une hypertension artérielle aux membres supérieurs qui contraste avec l'hypotension des membres inférieurs. Son évolution est généralement mortelle avant l'âge de 30 ans par greffe bactérienne, complication vasculaire cérébrale, rupture de l'aorte ou insuffisance ventriculaire gauche. Elle est curable chirurgicalement (opération de Crafoord, v. ce terme).

coarctotomie, s. f. (coarctare, rétrécir; τομή, section). Section d'un rétrécissement.

Coats (anneau cornéen de) (1912). Dystrophie des couches superficielles de la cornée, constituée de minuscules points brillants disposés en anneaux plus ou moins réguliers à la périphérie cornéenne. On peut l'observer sur un œil par ailleurs normal; sa cause est inconnue.

Coats (maladie ou rétinite de) (1908). Rétinite exsudative d'origine mal connue, survenant électivement chez les jeunes garçons. Elle provoque une baisse, puis une disparition de la vision, généralement unilaté-

rale. A l'ophtalmoscope, on constate la présence d'un exsudat jaunâtre formant un cercle autour du pôle postérieur de l'œil, et de télangiectasies.

cocaïnisation, s. f. Emploi thérapeutique d'une solution de chlorhydrate de cocaïne.

cocaïnisme, s. m. Intoxication par la cocaïne.

cocaïnomanie, s. f. (cocaïne; μανία, folie). Habitude morbide de la cocaïne, le besoin de ce médicament s'étant transformé en une impulsion d'autant plus impérieuse que l'intoxication est plus forte.

co-carboxylase, s. f. (Lohmann). Ester pyrophosphorique de l'aneurine (vitamine B_1). Il joue un rôle essentiel dans le métabolisme des glucides en assurant la décarboxylation de l'acide pyruvique.

coccacées, s. f. pl. (κόκκος). Nom de la première famille des bactéries. Bactéries à éléments sphériques.

coccidie, s. f. (κόκκος, grain; εἶδος, forme). Parasite unicellulaire de la classe des sporozoaires, observé surtout dans le foie du lapin où il détermine des lésions tantôt kystiques, tantôt d'apparence néoplasique. Quelques observations tendent à prouver que les c. se développent également dans le foie de l'homme. — Pour certains auteurs, elles joueraient un rôle dans la pathogénie du cancer.

coccidioïdine, s. f. Substance extraite des cultures de Coccidioides immitis ; son injection intradermique, chez les sujets atteints ou guéris de coccidioïdomycose, provoque une réaction locale analogue à celle donnée par la tuberculine chez les individus infectés par le bacille de Koch.

coccidioïdomycose, s. f. Syn. maladie de Posadas-Wernicke ou de Posadas-Rixford. Affection observée en Californie, dans la vallée de San Joaquin, caractérisée le plus souvent par un simple épisode fébrile de quelques jours (fièvre de San Joaquin), parfois accompagné d'une légère atteinte pulmonaire. Mais, dans certains cas, cette phase primaire est suivie d'une période secondaire, dont les manifestations ressemblent beaucoup à celles de la tuberculose (érythème noueux, suppurations ostéo-articulaires, pleurésies, cavernes pulmonaires et méningites, ces deux dernières localisations étant généralement mortelles). Cette affection est provoquée par un champignon. *Coccidioides immitis*, dont les spores sont inhalées avec la poussière, et dont la culture est particulièrement dangereuse.

coccidiose du foie. Affection hépatique déterminée par les coccidies et rappelant au point de vue clinique tantôt le kyste hydatique, tantôt l'angiocholite catarrhale ulcéreuse. Très rare dans l'espèce humaine, elle a été surtout étudiée chez le lapin.

cocco-bacille, *s. m.* Syn. *bactérie ovoïde.* Petit bacille très court et de forme ovalaire.

coccus, *s. m.* (κόκκος, grain). Syn. *micro-coccus.* Bactérie de forme arrondie.

coccycéphale, *s. m.* (κόκκυξ, coccyx; κεφαλή, tête) (I. - G. Saint-Hilaire). Monstre acéphale chez qui les os de la sommité du corps ont la forme d'un coccyx.

coccydynie ou **coccygodynie,** *s. f.* (κόκκυξ, υγος; ὀδύνη, douleur) (Simpson). Douleur localisée au coccyx et due soit à une névralgie des branches postérieures des nerfs sacrés, soit à une lésion du coccyx. On l'observe surtout dans les métrites avec rétroversion et dans les affections des annexes.

coccygotomie, *s. f.* (κόκκυξ; τομή, section) (obstétrique). Section du coccyx, opération destinée à élargir la filière pelvienne dans certains cas de rétrécissement du bassin.

coccy-pubien (diamètre) (obstétrique). Diamètre du bassin allant du coccyx à la symphyse pubienne. Au cours de l'accouchement, il peut être légèrement agrandi par refoulement du coccyx.

Cochin (pied de). V. *Madura (pied de).*

cochléaire, *adj.* (*cochlea,* limaçon). Qui se rapporte au limaçon et,

par extension, à l'audition. — *examen c.* Examen de l'audition.

cochléo-vestibulaire, *adj.* Qui se rapporte à la fois au limaçon et au vestibule, ou à leurs deux nerfs (cochléaire et vestibulaire) ou à l'audition et à l'équilibration.

Cockayne (syndrome de) (1936). Dystrophie héréditaire, à transmission récessive autosomique, associant un nanisme avec microcéphalie, atrophie de la face, prognatisme et limitation des mouvements articulaires, une rétinite pigmentaire et une surdimutité. V. *Hallgren (syndrome de)* et *Usher (syndrome de).*

coconscient, *s. m.* Automatisme de la pensée développé à côté et en dehors de l'activité consciente.

code génétique. (Nirenberg, Holley et Khorana). Conception de l'ensemble des informations héréditaires inscrites, comme un plan détaillé, dans les longues chaînes d'A.D.N. chromosomique; informations qui sont nécessaires pour réaliser, pendant la vie entière de l'individu, dans un ordre immuable et pré-réglé, la synthèse des protéines cellulaires (le plus souvent des enzymes). Le choix et l'agencement des acides aminés qui constituent celles-ci est déterminé par l'enchaînement rigoureux des paires de bases azotées de l'A.D.N. Ce message héréditaire est transmis du noyau au protoplasme de la cellule, et utilisé par lui, grâce à l'A.R.N. et aux ribosomes. V. *désoxyribonucléique (acide), ribonucléique (acide), ribosome, gène, codon, cistron, opéron* et *hérédité.*

codéinomanie, *s. f.* Habitude morbide de la codéine.

codélirant, *adj.* Qui participe à un délire collectif.

codéshydrase, *s. f.,* **codéshydrogénase,** *s. f.* V. *co-enzyme.*

codex, *s. m.* (en latin : recueil de lois). Syn. *codex medicamentarius.* Formulaire officiel contenant toutes les préparations qui doivent être délivrées par le pharmacien.

codominance, *s. f.* (génétique). Propriété de deux caractères différents, portés par deux gènes allélomorphes chez un sujet hétérozygote, qui s'expriment simultanément.

codon, *s. m.* (Crick, 1963). (génétique). Unité du code génétique de l'A.D.N. (acide désoxyribonucléique) chromosomique tenant sous sa dépendance la synthèse d'un seul acide aminé; il est constitué par un groupe de 3 paires de nucléotides de l'A.D.N. Les molécules d'A.R.N. (acide ribonucléique) comprennent, elles, des *c.* formés chacun de 3 nucléotides. Un ensemble de plusieurs codons (cistron) est nécessaire pour l'élaboration des nombreux acides aminés formant une protéine. Le *c. initiateur* est situé sur l'A.R.N. messager à l'emplacement où l'A.R.N. de transfert doit se fixer pour apporter le premier acide aminé de la chaîne synthétisée par le ribosome. Le *c. de terminaison* ou *c. non-sens* marque, sur l'A.R.N. messager, l'emplacement où se termine la chaîne d'acides aminés qui a formé la protéine synthétisée par le ribosome d'après le code génétique, et d'où cette chaîne va se détacher. V. *code génétique, désoxyribonucléique (acide), cistron, ribonucléique (acide), nucléotide, ribosome* et *anticodon.*

Codounis (maladie de) (C., d'Athènes, 1946). Cyanose méthémoglobinémique héréditaire.

coefficient d'acidose. V. *Lantzenberg (coefficient de).*

coefficient ammoniacal d'Hasselbalch. V. *Hasselbalch (coefficient d').*

coefficient d'assimilation hydrocarbonée. V. *assimilation hydrocarbonée (coefficient d').*

coefficient azotémique. V. *azotémique (coefficient).*

coefficient azoturique. V. *Robin (coefficient de).*

coefficient de diffusion pulmonaire. V. *capacité de diffusion pulmonaire.*

coefficient entérotoxique. V. *entérotoxique (coefficient).*

coefficient d'épuration. V. *clairance.* — *c. d'épuration urique.* V. *Van Slyke (coefficient ou épreuve de).*

coefficient d'imperfection uréo-

génique. V. *Maillard (coefficient d'imperfection uréogénique de).*

coefficient de Lantzenberg. V. *Lantzenberg (coefficient 1e).*

coefficient lipocytique. V. *lipocytique (coefficient ou indice).*

coefficient pondéral (Pende). Chiffre obtenu en divisant la taille d'un sujet par son poids; il est en moyenne de 2,71 pour les adultes masculins; il est d'autant meilleur qu'il est plus bas.

coefficient de Robin. V. *Robin (coefficient de).*

coefficient de robusticité. V. *robusticité (coefficient ou indice de).*

coefficient thérapeutique (C/T). Rapport entre la dose curative (C) et la dose toxique (T) d'un médicament.

coefficient uréo-sécrétoire. V. *Ambard (constante uréo-sécrétoire d').*

coefficient urotoxique. V. *urotoxique (coefficient).*

coefficient d'utilisation de la capacité vitale (ou de la C.V.) (Tiffeneau). Syn. *fréquence optima, rapport de Tiffeneau.* Rapport du volume expiratoire maximum-seconde, multiplié par 100, à la capacité vitale observée (V.E.M.S. ×100/C.V.); il est utilisé pour l'évaluation de la fonction pulmonaire. Sa valeur normale est comprise entre 70 et 85. Sa diminution indique une perte d'élasticité pulmonaire ou de la perméabilité bronchique. V. *volume expiratoire maximum-seconde* et *capacité vitale.*

coefficient d'utilisation de l'oxygène. V. *oxygène (coefficient d'utilisation de l').*

coefficient de Van Slyke. V. *Van Slyke (coefficient ou épreuve de).*

coefficient de la ventilation pulmonaire (Gréhant). Rapport entre le volume d'air nouvellement inspiré qui reste dans l'appareil pulmonaire et la capacité de cet appareil lui-même, à la fin d'une expiration normale; il est de 1/10e.

cœliakie, *s. f.* V. *Gee (maladie de).*

cœlialgie, *s. f.* (χοιλία, ventre; ἄλγος, douleur) (Lœper et Esmonet). Nom générique donné aux différentes variétés d'algies abdominales profondes sympathiques, quelle que soit leur origine, névropathique, névralgique ou névritique.

cœliaque, *adj.* (κοιλία, ventre, intestin). Qui a rapport au ventre et aux intestins. — *maladie c.* V. *Gee (maladie de).* — *réflexe c.* (A. Thomas et J.-Ch. Roux, 1913). Syn. *réflexe solaire.* Affaiblissement et même disparition ou ralentissement du pouls radial enregistrés à le sphygmomanomètre, lorsque la main déprime la paroi abdominale au niveau du creux épigastrique sans brusquerie et profondément. — *point c. droit.* V. *Morris (point de).*

cœlioscopie, *s. f.* (κοιλία, ventre; σκοπεῖν, examiner) (Jayle, 1910). Examen visuel direct de la cavité abdominale préalablement distendue par un pneumo-péritoine, au moyen d'un endoscope introduit à travers la paroi abdominale (*c. transpariétale, péritonéoscopie* ou *laparoscopie*) ou à travers le cul-de-sac de Douglas (*c. transvaginale*). V. *pélycoscopie.*

cœliotomie, *s. f.* (κοιλία, ventre; τομή, section). Syn. *laparotomie abdominale.* Opération qui consiste à ouvrir la cavité abdominale.

cœlome, *s. m.* (κοίλωμα, cavité). Syn. *cavité cœlomique* ou *pleuro-péritonéale.* Cavité comprise entre les deux feuillets du mésoderme chez l'embryon.

cœlomyélie, *s. f.* (κοῖλος, creux; μυελός, moelle). Nom proposé par H. Roger en 1892, pour désigner les cavités pathologiques de la moelle épinière.

cœlonychie, *s. f.,* **coïlonychie,** *s. f.* ou **koïlonychie,** *s. f.* (κοῖλος; ὄνυξ, ongle). Altération des ongles caractérisée par le relèvement de leurs bords latéraux si bien que la partie médiane est déprimée et devient concave.

cœlothéliome, *s. m.* V. *mésothéliome.*

cœnesthésie, *s. f.* V. *cénesthésie.*

cœnurose, *s. f.* V. *cénurose.*

co-enzyme, *s. f.* Syn. *coferment* (Warburg). Groupement prosthétique (v. ce terme) des enzymes hétéroprotéiniques; c'est la partie dé-

pourvue de spécificité de l'enzyme : elle participe à la réaction catalysée par cette enzyme et se retrouve telle quelle à la fin de la réaction. Suivant les cas, on désigne la *c.* sous le nom de co-carboxylase, co-déshydrase ou co-déshydrogénase, co-zymase (von Euler), co-enzyme I, II, A. L'autre partie de l'enzyme est l'apoenzyme. V. ce terme, et *enzyme.* — *c. R.* V. *biotine.*

cœur (bruits du). V. B_1, B_2, B_3, B_4, galop *(bruit de),* claquement valvulaire.

cœur arachnodactylique (Van Buchem, 1959). Cardiomégalie familiale en rapport avec le syndrome de Marfan.

cœur basedowien. Syn. *cardiothyréose, cardiothyréotoxicose.* Terme par lequel on désigne l'ensemble des complications cardiaques de la maladie de Basedow (thyréotoxicose) : dyspnée, palpitations, extrasystoles, crises tachycardiques, arythmie complète, qui peuvent aboutir à l'insuffisance cardiaque (insuffisance cardiaque à débit élevé). Elles sont surtout fréquentes dans les adénomes toxiques et dans les goitres multinodulaires toxiques.

cœur de batracien. Malformation cardiaque congénitale comportant l'association d'un ventricule unique avec deux oreillettes (cœur triloculaire), d'une transposition complète des gros vaisseaux et d'une sténose pulmonaire.

cœur biloculaire. Cardiopathie congénitale caractérisée par l'existence d'une cavité auriculaire unique et d'une cavité ventriculaire unique. Elle est toujours associée à d'autres malformations du cœur.

cœur de bœuf. V. *cor bovinum.*

cœur forcé (Beau). Attaque d'asystolie survenant brusquement à la suite d'un effort violent ou d'une fatigue prolongée.

cœur des gibbeux. Insuffisance cardiaque droite associée à une insuffisance pulmonaire, chez des sujets porteurs de déformations thoraciques importantes (cyphose, scoliose).

cœur irritable (Lewis). Syn. *instabilité cardiaque* (Laubry et P. Merklen), *syndrome neuro-tachycardique* (Vaquez et Donzelot), *névrose cardiaque*, *névrose tachycardique* (Gallavardin). Tachycardie sinusale constitutionnelle, permanente ou variable avec les efforts, les émotions, l'orthostatisme. Elle s'accompagne de palpitations, d'angoisse et de troubles vaso-moteurs. Elle est conditionnée par l'instabilité ou l'irritabilité du système végétatif avec prédominance d'hypersympathicotonie.

cœur et de la main (syndrome du). V. *Holt-Oram (syndrome de).*

cœur myxœdémateux (Zondek, 1918). Terme par lequel on désigne l'ensemble des manifestations cardiaques d'origine hypothyroïdienne: bradycardie, forte augmentation de volume du cœur (due à une infiltration myxœdémateuse du myocarde et surtout à un épanchement péricardique), bas voltage de l'électrocardiogramme. Elles cèdent à l'administration d'extrait thyroïdien.

cœur-poumon artificiel. V. *circulation extra-corporelle.*

cœur pseudo-biloculaire. Cardiopathie congénitale caractérisée par l'existence d'une oreillette unique et de deux ventricules, dont un seul fonctionne, l'autre étant hypoplasié.

cœur pseudo-triloculaire bi-auriculaire. Cardiopathie congénitale caractérisée par l'existence de deux oreillettes et de deux ventricules, dont un seul fonctionne, l'autre étant hypoplasié.

cœur pulmonaire. Terme par lequel on désigne les accidents cardiaques, chroniques (*c. p. chronique*) ou aigus (*c. p. aigu*), provoqués par une affection pulmonaire lentement progressive (emphysème, sclérose pulmonaire, asthme) ou brutale (embolie pulmonaire). Ils consistent en une insuffisance ventriculaire droite avec dyspnée, cyanose et gros foie. L'électrocardiogramme montre des images caractéristiques.

cœur rhumatismal (grand) (Duroziez). V. *pancardite.*

cœur en sabot (Vaquez et Bordet). Image radiologique du cœur traduisant l'hypertrophie du ventricule droit, caractérisée par une augmentation transversale de l'ombre cardiaque qui fait saillie dans le champ pulmonaire droit, bombe sous le diaphragme et provoque un relèvement de la pointe du cœur.

cœur sénile. V. *cardioangiosclérose.*

cœur systémique. V. *systémique, 2°.*

cœur de Traube. V. *Traube (cœur de).*

cœur triatrial (décrit par Church en 1868; nommé par Borst en 1905). Malformation cardiaque congénitale rare caractérisée par le cloisonnement de l'oreillette gauche par une membrane. Celle-ci divise l'oreillette en deux chambres communiquant par un petit orifice : la supérieure qui reçoit le sang des veines pulmonaires; l'inférieure qui, par l'orifice mitral, s'ouvre dans le ventricule gauche. Cette malformation entraîne généralement la mort avant l'âge de 5 ans; elle est curable chirurgicalement.

cœur triloculaire. Cardiopathie congénitale caractérisée par l'existence de trois cavités cardiaques : soit une oreillette et deux ventricules (*c. t.* uni-auriculaire bi-ventriculaire), soit deux oreillettes et un ventricule (*c. t.* bi-auriculaire). Elle est toujours associée à d'autres malformations cardiaques.

cofacteur, *s. m.* Substance dont l'action renforce celle d'un autre principe actif. Ex. facteurs co-thromboplastiques.

co-factor of thromboplastin. V. *accélérine.*

coferment, *s. m.* V. *coenzyme.*

Coffey (technique de) (1924). Procédé d'implantation des uretères dans l'intestin, constituant une variante de l'opération de Maydl (v. ce terme).

Cogan (apraxie oculo-motrice de) (1953). Perturbation congénitale des mouvements latéraux volontaires du regard avec conservation des mouvements verticaux, la fixation du regard s'effectuant au prix de mouvements de rotation réflexe de la tête.

Cogan (syndrome de) (1945). Syndrome d'origine inconnue, caractérisé par l'association d'une kératite interstitielle profonde non syphilitique et d'un trouble de la fonction vestibulo-auditive. Quelquefois existent en outre des lésions cardiaques et vasculaires diffuses.

cognition, *s. f.* (*cognitio*, action de connaître). 1° Ensemble des processus psychiques aboutissant à la connaissance (p. ex. la perception, la pensée). — 2° Acte de connaître. — 3° Connaissance. V. *conation*.

cohérent, *adj.* (*cum*, avec; *haerere*, attacher). Se dit d'une éruption dont les éléments primitivement distincts arrivent secondairement au contact les uns des autres (*variole cohérente*).

Cohnheim (théorie de). « Théorie d'après laquelle les néoplasmes proviennent du développement plus ou moins tardif de cellules embryonnaires restées isolées au milieu des tissus, une cause occasionnelle provoquant la prolifération de ces germes » (Lecène).

Cohnheim-Baumgarten (loi de). Le bacille de la tuberculose n'infecte l'organisme qu'après avoir produit une lésion locale au point d'inoculation (chancre phtisiogène). Cette loi n'est pas admise par les partisans de l'origine intestinale de la tuberculose pulmonaire.

coiffe, *s. f.* Fragment plus ou moins circulaire des membranes de l'œuf qui recouvre la tête du fœtus au moment de l'expulsion (*enfant né coiffé*). Cette disposition est très rare, les membranes se déchirant ordinairement pour laisser passer le fœtus.

coilonychie, *s. f.* V. *cœlonychie*.

coïncidence (lois de). V. *Bouillaud* (*lois de*).

coït, *s. m.* (*coitus*, de *cum*, avec; *ire*, aller). « Union des sexes pour la génération » (Littré).

col en joint universel (syndrome du). V. *Allen et Masters* (*syndrome de*).

col vésical (maladie du) (G. Marion, 1912). Syn. *prostatisme vésical* (Guyon), *sclérose cervico-prostatique*.

Affection vésicale observée surtout chez le nourrisson et le jeune enfant, mais apparaissant quelquefois chez l'adulte. Elle se manifeste cliniquement par de la dysurie, puis de la rétention d'urine avec pollakiurie et même incontinence par regorgement. Elle est due à l'hyperplasie ou à la contracture du sphincter vésical ou à une malformation de l'urètre postérieur. Chez l'adulte elle succède à une prostatite ou à une urétrite chroniques qui a provoqué, autour du col vésical, soit une fibrose sous-muqueuse intrasphinctérienne, soit une sclérose prostatique extra-sphinctérienne. V. *dysectasie du col vésical* et *prostatique sans prostate*.

col vésical (maladie néoformante du — chez la femme) (Heitz-Boyer). Syn. *urétrite végétante, urétro-cervico-trigonite, néoformation inflammatoire du col vésical*. Affection caractérisée par la présence, sur le col de la vessie, de petits polypes, de kystes, de bulles d'œdème, de petits angiomes ou de petits abcès, qui provoquent de la pollakiurie et des douleurs pendant la miction.

cold pressor test. V. *froid* (*épreuve au*).

Cole (méthode de). Radiographie en série d'un ulcère gastrique ou duodénal.

Cole, Rauschkolb et Toomay (syndrome de). Poïkilodermie apparaissant chez l'enfant entre 5 et 13 ans, localisée au cou et au tronc, accompagnée de dystrophies unguéales et de leucokératose des muqueuses. V. *Thomson* (*syndrome de*).

colectasie, *s. f.* (κῶλον, ου, côlon; ἔκτασις, dilatation). Dilatation du côlon.

colectomie, *s. f.* (κῶλον; ἐκτομή, ablation). Résection de la totalité ou d'une partie du côlon. — *c. idéale* (Reybard). C. totale en un temps. — *c. splénique*. Résection de l'angle gauche (ou splénique) du côlon.

coléocèle, *s. f.* (κολεός, vagin; κήλη, hernie). V. *colpocèle*.

coléoptose, *s. f.* (κολεός; πτῶσις, chute). V. *colpoptose*.

coléorrhexie, s. f. (κολεός; ῥῆξις, rupture). Rupture du vagin pouvant survenir dans les accouchements difficiles.

coléostégnose, s. f. (κολεός; στέγνωσις, resserrement). V. colposténose.

Coley (méthode de) (1893). Traitement des sarcomes inopérables par des injections, dans la tumeur ou à distance, de cultures stérilisées de prodigiosus ou de streptocoque (certains sarcomes auraient disparu à la suite d'érysipèle). Méthode abandonnée.

colibacille, s. m. Syn. Escherichia coli, Bacillus coli communis, Bacterium coli commune. Bacille que l'on rencontre normalement dans l'intestin de l'homme et des animaux, où il vit en parasite. Ses caractères principaux sont la mobilité et l'absence de coloration par la méthode de Gram. Non pathogène à l'état normal, il peut acquérir, dans certains cas, une virulence très grande; il engendre alors des affections variées : diarrhée infantile, choléra nostras, etc.

colibacillémie, s. f. Présence du colibacille dans le sang.

colibacillose, s. f. Syn. eschérichiose. Ensemble des accidents morbides causés par le colibacille.

colibacillurie, s. f. Présence du colibacille dans l'urine.

colicine, s. f. Bactériocine (v. ce terme) du colibacille.

Colimycine, s. f. (n. dép.). Polymyxine E. V. polymyxine et polypeptides.

colipyurie, s. f. (Armand Delille, 1927). Affection des nourrissons caractérisée par la présence de pus et de colibacilles dans les urines avec poussées thermiques irrégulières, troubles digestifs et parfois état toxémique. Elle est le plus souvent secondaire à une autre infection.

colique, s. f. (bas-latin colica, de κῶλον, côlon). Ce mot, qui désignait primitivement une affection douloureuse du côlon, s'applique actuellement aux douleurs qui siègent dans la plupart des viscères abdominaux. — c. appendiculaire. V. appendiculaire.

colique hépatique. Syndrome comprenant une douleur au niveau de l'hypocondre droit, irradiant vers l'épaule, accompagnée de constipation et de vomissements, parfois suivie d'ictère. Il est dû à la contraction de la vésicule biliaire sur un calcul ou un corps étranger dont elle détermine la migration à travers les voies biliaires.

colique néphrétique. Syndrome comprenant une violente douleur de la région lombaire irradiant vers la vessie et la cuisse, accompagnée de constipation, de vomissements et souvent de ténesme vésical. Il est dû à la migration d'un calcul ou d'un corps étranger, du rein vers la vessie, à travers les uretères.

colique de plomb ou **saturnine.** Syndrome caractérisé par une douleur abdominale très vive irradiant de l'ombilic vers les lombes, les cuisses et les bourses, par une constipation opiniâtre et des vomissements : il existe souvent, en même temps, de la rétraction du ventre (ventre en bateau) et des organes abdominaux, ainsi que des modifications du pouls (dicrotisme). C'est un des symptômes les plus fréquents du saturnisme.

colique salivaire. Crise douloureuse, accompagnée d'une sécrétion abondante, siégeant dans une glande salivaire et due à la présence d'un calcul dans le canal excréteur. V. grenouillette aiguë.

colique salpingienne. Crise douloureuse aiguë, courte et sujette à répétition, siégeant dans la région ovarienne, survenant parfois au cours des salpingo-ovarites chroniques et se terminant par l'expulsion brusque d'un liquide séreux ou purulent. Des douleurs analogues peuvent apparaître au cours d'une grossesse tubaire, provoquant un écoulement sanglant.

colique sèche. Colique avec constipation, observée dans l'intoxication saturnine.

colique spermatique (Reliquet). Crampe survenant parfois à la fin du coït chez les malades atteints d'inflammation des vésicules séminales.

colique testiculaire. Crise douloureuse aiguë survenant, à partir de l'adolescence, au niveau d'un testicule ectopique et provoquée par l'étranglement, dans le canal inguinal, de la glande augmentée de volume depuis la puberté.

colique utérine. Crise douloureuse aiguë pelvienne, à tendances expulsives, survenant chez les femmes porteuses de polypes intra-utérins.

colique vésiculaire (Gilbert). Variété de colique hépatique accompagnée de distension de la vésicule biliaire et due à la contraction de cette vésicule sur un calcul qui cherche à s'engager dans le canal cystique sans y parvenir.

coliques étagées (Kœberlé). Syn. *syndrome de Kœberlé*. Succession de crises douloureuses avec gargouillements et ondulations péristaltiques survenant pendant la digestion chez des sujets atteints de rétrécissements multiples de l'intestin grêle.

colistine, s. f. Polymyxine E. V. *polymyxine* et *polypeptides*.

colite, s. f. (κῶλον, côlon). Inflammation du côlon. — *c. cryptogénétique suppurante* ou *ulcéreuse*. V. *rectocolite hémorragique*. — *c. mucomembraneuse* ou *pseudo-membraneuse*. V. *entéro-colite muco-membraneuse*.

collaber, v. (*collabi*, tomber). Provoquer l'affaissement d'un organe; p. ex. du poumon à l'aide d'un pneumothorax artificiel.

collagénase, s. f. (Maschmann). Ferment, existant dans le filtrat de culture de certains germes, capable de lyser le tissu collagène.

collagène (maladie du) (Klemperer, Pollack et Baehr, 1942). Syn. *collagénose, connectivite*. Terme sous lequel on groupe un certain nombre de maladies d'apparences dissemblables : essentiellement le lupus érythémateux aigu disséminé, la dermatomyosite, la sclérodermie et la périartérite noueuse; d'autres auteurs font entrer dans ce cadre le rhumatisme articulaire aigu, la poly-

arthrite chronique évolutive, le purpura thrombocytopénique thrombotique, la thrombo-angéite, la néphroangiosclérose, l'endocardite abactérienne, la maladie périodique, etc. Elles sont toutes unies par un caractère commun : l'atteinte diffuse du collagène (ce terme, désignant une scléroprotéine qui constitue les fibres collagènes de la trame conjonctive, est pris dans le sens plus large de tissu conjonctif) qui subit une dégénérescence mucoïde, puis fibrinoïde à la suite de réactions allergiques, par un mécanisme qui mettrait en jeu les hormones corticosurrénales. Elles entreraient dans le cadre des maladies par autoagression ou dans celui des maladies des complexes immuns (v. ce terme). V. *auto-allergie* et *mésenchyme* (*maladie du*).

collagénose, s. f. V. *collagène* (*maladie du*).

collapsothérapie, s. f. Méthode opératoire qui a pour but de réaliser mécaniquement l'affaissement du poumon et, par suite, d'accoler les parois des cavernes, d'évacuer leur contenu et de permettre leur cicatrisation (thoracoplastie, pneumothorax artificiel, pneumothorax extra-pleural, pneumolyse, etc.).

collapsus, s. m. (*cum*, avec; *lapsus*, chute) (Cullen). 1° « Chute rapide des forces, par suite de laquelle les mouvements deviennent pénibles, la parole faible, le pouls dépressible; c'est une sorte d'intermédiaire entre la syncope et l'adynamie » (Dechambre). Aujourd'hui pris souvent dans le sens de *collapsus cardiaque*. — 2° Affaissement d'un organe (c. pulmonaire).

collapsus algide. Forme de *c. cardiaque* où prédomine le refroidissement.

collapsus cardiaque ou **cardiovasculaire.** Syndrome d'apparition brutale, caractérisé par un refroidissement des extrémités avec prostration considérable, sueurs profuses, cyanose, pouls rapide et imperceptible, chute de la tension artérielle systolique à 8 cm de mercure ou au-dessous, oligurie ou anurie. V. *choc*. Il peut être dû à l'effondrement subit de l'énergie cardiaque ou à une hypotonie vasculaire primitive. On réserve souvent le nom de c. à un accident de courte durée, au cours duquel prédominent les réactions vagales, et guérissant sans séquelle. V. *choc*, *choc cardiogénique* et *choc d'origine vasculaire*.

collapsus-flush (syndrome) (*flush*, angl. rougeur subite). Association d'un état de choc avec cyanose et de bouffées de vasodilatation survenant parfois au cours de l'évolution des carcinoïdes du grêle (v. ce terme).

collapsus pulmonaire. Ischémie et pâleur du poumon dont le parenchyme est affaissé, refoulé par un épanchement pleural, un pneumothorax ou une tumeur de la région.

collapsus ventriculaire. Aplatissement des ventricules cérébraux dû à une hypotension du liquide céphalorachidien. V. *hypotension intracrânienne (syndrome de l')*.

collatérale (hémiplégie). V. *hémiplégie collatérale*.

collatéralité, *s. f.* V. *hérédité*.

collémie, *s. f.* (Haig, 1903). Ensemble des accidents goutteux dus à l'excès d'acide urique dans le sang (migraines, troubles cérébraux, insomnies, vertiges, asthme, angine de poitrine, hémorroïdes, etc.), ainsi nommé par Haig parce que l'acide urique, en excès dans le sang, ne resterait pas en solution, mais formerait un précipité colloïdal obstruant les capillaires, gênant la circulation et provoquant l'hypertension.

Colles (fracture de) (1814). Syn. *fracture de Pouteau*. Nom donné en Angleterre aux fractures de l'extrémité inférieure du radius.

Colles (lois de). 1° V. *Baumès (loi de)*. — 2° Dans l'atrophie portant sur une partie quelconque du corps, la lésion osseuse est d'autant plus accusée que la lésion musculaire est plus ancienne et plus profonde.

Colles (pustules ou **maladie de)** (1822). Variété de septicémie à localisations cutanées, caractérisée par des symptômes généraux et une éruption de pustules dont le pus contient des staphylocoques dorés. Cette affection diffère de la variole par la rapidité de son évolution, l'absence de caractère épidémique, et l'aspect des pustules qui sont plus superficielles.

Collet (syndrome de) (1915). Syn. *syndrome du carrefour condylo-déchiré postérieur de Sicard* (1912). Paralysie unilatérale des quatre derniers nerfs crâniens : glosso-pharyngien, pneumogastrique, spinal et grand hypoglosse. Synd. analogue au synd. de Vernet avec, en plus, paralysie de la moitié de la langue.

collier de Casal. Manifestation cutanée de la pellagre, siégeant autour du cou. Elle est formée de placards rouges œdémateux, qui deviennent rouge foncé, puis pigmentés, et desquament ensuite en larges lambeaux, laissant un épiderme mince, luisant et rosé.

collier de Vénus. Syphilide pigmentaire siégeant au niveau du cou chez la femme.

Collin (épreuve de). Epreuve destinée à mettre en évidence l'existence de syncinésies. On demande au sujet, assis, de serrer fortement un objet dans la main ; la main de l'autre côté se ferme, tandis que les orteils se fléchissent d'un côté et s'étendent de l'autre.

Collins (opération de). Syn. *lithectomie cholédocienne par voie duodénale*. Extraction simple des calculs biliaires arrêtés au niveau de l'ampoule de Vater après ouverture de la paroi antérieure du duodénum.

Collins (syndrome de Treacher). V. *Franceschetti (syndrome de)*.

Collip (unité). Unité servant à exprimer l'activité de l'hormone parathyroïdienne. Une unité C. est « la centième partie de la quantité nécessaire pour élever de 5 mg le calcium sérique des chiens normaux de 20 kg, 16 à 18 h après l'injection » (H. Mamou).

colliquatif, ive, *adj.* (*colliquescere*, se résoudre en eau). Se dit de certaines sécrétions d'une abondance anormale, qui semblent être dues à la liquéfaction des tissus et qui épuisent profondément les malades. — *dégénérescence c.* Syn. *dég. aqueuse* ou *vacuolaire.* Dégénérescence cellulaire caractérisée par une sorte d'hydropisie de la cellule. Elle frappe surtout les cellules glandulaires et nerveuses qui se trouvent envahies par une bulle d'un liquide albuminoïde. Ce processus s'observe surtout dans les intoxications et les infections (f. typhoïde, rage, tétanos, tuberculose, choléra). — *diarrhée c.* Diarrhée très abondante. — *sueurs c.* Transpirations extrêmement abondantes.

collodion (réaction au) (Wallis). Floculation d'une pseudo-solution colloïdale de collodion en présence de certains sérums pathologiques (dans quelques formes de rhumatisme, dans quelques maladies du sang ou dans quelques maladies infectieuses).

colloïd milium (Wagner). Syn. *colloïdome miliaire* (Besnier), *hyalome* (Leloir-Vidal). Dégénérescence colloïde du derme. Affection très rare de la peau, caractérisée par la formation de petites élevures brillantes, translucides, de la grosseur d'une tête d'épingle, produites par la dégénérescence colloïde des couches superficielles du derme.

colloïdal, adj. Qui se rapporte à une substance colloïde. — *état c.* « Système se composant de deux phases dont l'une est continue et l'autre est dispersée en particules de un millionième à un dix-millionième de millimètre de diamètre » (A. Strohl et A. Djourno). Milieu dispersé et milieu de dispersion peuvent se rencontrer dans les trois états : solide, liquide et gazeux. V. *micelle.* — *solution c.* Terme servant à désigner non une solution, mais un système hétérogène dans lequel la substance introduite dans l'excipient reste à l'état non dissous, sous forme de fines particules (*micelles*), en suspension dans le milieu (ou phase) liquide. On attribue cet état de suspension à la force répulsive des charges électriques de même signe que possèdent les mi-

celles. Si cet état d'équilibre est rompu, les micelles s'agglomèrent et forment des amas ou flocons qui sédimentent (*floculation*).

colloïde, adj. (χόλλα, colle; εἶδος, forme). — Qui ressemble à de la gelée. — *dégénérescence c.* Transformation des cellules de certaines tumeurs malignes en une sorte de gelée. Ex. : *cancer c.* — *substance c.* Matière gélatineuse analogue à la mucine, mais plus consistante et ne précipitant pas comme elle par l'acide acétique. C'est tantôt un produit de sécrétion cellulaire comme dans la glande thyroïde, tantôt le résultat de la dégénérescence des cellules. — *s. m.* Corps à l'état colloïdal (v. *colloïdal*). — *c. micellaire* et *c. moléculaire.* V. *micelle.*

colloïdoclasie, s. f. (colloïde; χλάειν, briser). Nom sous lequel on désigne parfois le phénomène qui constitue l'essence de la crise hémoclasique et qui consiste dans le brusque déséquilibre des colloïdes du sang. V. *hémoclasique* (crise).

colloïdoclasique (choc ou **crise).** V. *hémoclasique* (crise).

colloïdoclasique (diathèse). Nom donné par Widal au terrain spécial propre à l'éclosion du choc anaphylactique.

colloïdome miliaire. V. *colloïd milium.*

colloïdopexie, s. f. (Bratianu). Fixation des colloïdes électronégatifs par le système réticulo-endothélial.

colloïdothérapie, s. f. Détermination d'un *choc*, dans un but thérapeutique, en introduisant dans la circulation un colloïde. V. *hémoclasique* (crise).

collutoire, s. m. (*colluere,* laver). Médicament destiné à agir sur les gencives et les parois de la cavité buccale.

collyre, s. m. (χολλύρα, pâte non levée; les collyres étaient primitivement des médicaments solides). Médicament destiné à être appliqué sur la conjonctive.

coloboma ou **colobome,** s. m. (χολο-66ω, je mutile). 1° Malformation congénitale consistant en une fissure siégeant au niveau des paupières, de l'iris, de la choroïde ou de la rétine. Elle peut intéresser la face et s'étendre verticalement de la lèvre supérieure à la paupière inférieure. — 2° Malformation du cristallin consistant en encoche périphérique, unique ou multiple.

colo-colostomie, s. f. (κῶλον, côlon; στόμα, bouche). Opération qui consiste à aboucher, entre eux, deux segments du gros intestin; p. ex. le côlon transverse et le sigmoïde (c.-c. transverso-sigmoïdienne).

colocystoplastie, s. f. (κῶλον; κύστις, vessie; πλάσσειν, former). Variété d'entérocystoplastie (v. ce terme) utilisant un segment de colon pour reconstituer la vessie.

colodystonie, s. f. (κῶλον; δύς indiquant la gêne; τόνος, ressort). Terme proposé pour désigner un ensemble de troubles coliques, dus à une perturbation du tonus neuro-végétatif et de la tonicité musculaire du gros intestin. Ils sont caractérisés, cliniquement, par des spasmes, de l'aérocolie, une douleur à la palpation de la région solaire. Ils peuvent être déclenchés par une lésion colique, abdominale (hépato - vésiculaire, utéro - annexielle, rénale, gastrique) ou éloignée (pleurale); ou être d'origine névropathique ou psychique.

colofibroscope, s. m. Syn. coloscope, fibrocoloscope. Fibroscope (v. ce terme) à vision axiale destiné à l'examen du côlon.

colofibroscopie, s. f. Syn. coloscopie, fibrocoloscopie. Méthode d'exploration visuelle du côlon au moyen du colofibroscope introduit par voie rectale.

cololyse, s. f. (κῶλον; λύειν, délier). Libération des adhérences du côlon.

Colomb (maladie de) (1967). Syn. pseudo-cicatrices stellaires spontanées. Petites taches cutanées blanchâtres en étoile siégeant parfois sur les avant-bras et le dos des mains des vieillards.

colomnisation. V. columnisation.

colonectasie, s. f. (κῶλον, κῶλου, côlon; ἔκτασις, dilatation) (Bastianelli, 1905). Terme incorrect. V. colectasie.

colonies cellulaires ou de fibroblastes (test d'inhibition des). 1° (Hellström, 1967). Méthode d'appréciation de la compatibilité cellulaire entre donneur et receveur de greffe. Une culture de fibroblastes du donneur est mise en contact avec les lymphocytes du receveur. Au bout de 48 heures, la numération des fibroblastes renseigne sur l'existence et l'importance d'une cytotoxicité des lymphocytes du receveur vis-à-vis des fibroblastes du donneur : celle-ci est d'autant plus grande qu'il reste moins de fibroblastes, par comparaison avec une réaction témoin (épreuve d'immunité à médiation cellulaire). — 2° (Jean Hamburger, 1972). L'addition, à la culture de fibroblastes du donneur, de sérum du receveur et de complément permet de rechercher, dans ce sérum, la présence d'anticorps circulants dirigés contre les cellules du donneur (épreuve d'immunité à médiation humorale).

colonoplication, s. f. (Bastianelli, 1905). Terme incorrect. V. coloplication.

colonoscope, s. m. (terme incorrect). V. colofibroscope.

colonoscopie, s. f. (terme incorrect). V. colofibroscopie.

colopathie, s. f. (κῶλον; πάθος, maladie). Affection du côlon; ce terme ne préjugeant pas la nature inflammatoire, est préféré par Le Gendre pour désigner certains cas de colite muco-membraneuse où l'élément névropathique joue le plus grand rôle.

colopexie, s. f. (κῶλον; πῆξις, fixation) (Jeannel, 1889). Fixation d'un point du côlon à la paroi abdominale.

colopexotomie, s. f. (κῶλον; πῆξις; τομή, section). Colopexie avec ouverture de l'intestin à la paroi abdominale.

coloplication, s. f. (κῶλον; plicare, plier). Opération qui consiste à pratiquer le plissement du côlon. Elle a pour but de diminuer le volume de cet organe dans les cas de mégacôlon.

coloptose, s. f. Ptose du côlon transverse.

colorectorraphie, s. f. (κῶλον; rectum; ῥαφή, suture). Suture de l'extrémité inférieure du côlon sigmoïde à l'extrémité supérieure du moignon rectal, destinée à rétablir la continuité de l'intestin après résection d'un cancer recto-sigmoïdien.

colo-rectostomie, s. f. (κῶλον; rectum; στόμα, bouche). Opération qui consiste à aboucher une anse du gros intestin (généralement l'S iliaque) au rectum.

colorimétrie, s. f. (color, couleur; μέτρον, mesure). V. chromométrie.

colorraphie, s. f. (κῶλον; ῥαφή, suture). 1° Suture du côlon. — 2° Plicature du côlon (v. coloplication).

coloscope, s. m. V. colofibroscope.

coloscopie, s. f. V. colofibroscopie.

colo-sigmoïdostomie, s. f. Entéroanastomose entre le côlon ascendant ou transverse et l'anse sigmoïde du gros intestin.

colostomie, s. f. (κῶλον; στόμα, bouche). Création d'un anus artificiel en abouchant à l'extérieur le côlon descendant (c. lombaire, opération d'Amussat) ou l'S iliaque (c. iliaque, opération de Littre).

colostrum, s. m. Premier lait d'une accouchée. C'est le « résultat d'une sécrétion non encore établie ou bien dérangée par une cause intercurrente comme le retour des règles ou la grossesse chez une nourrice » (M. Duval).

colosuccorrhée, s. f. Hypersécrétion de la muqueuse du gros intestin.

colotomie, s. f. (κῶλον, côlon; τομή, section). Ouverture chirurgicale du côlon.

colo-tuberculose, s. f. Tuberculose du gros intestin.

colotyphlite, s. f. (κῶλον, côlon; τυφλός, cæcum). V. typhlo-colite.

colotyphoïde, s. f. ou **colotyphus,** s. m. Nom parfois donné aux formes de la fièvre typhoïde où les ulcérations siègent dans le gros intestin.

colpectomie, s. f. (κόλπος, vagin; ἐκτομή, ablation). Ablation du vagin. Elle est parfois pratiquée pour remédier au prolapsus utérin et consiste dans la suture entre elles des parois vaginales après ablation préalable de leur muqueuse. La c. peut être totale ou, plus souvent, subtotale (v. Le Fort, opération de).

colpeurynter, s. m. (κόλπος, vagin; εὐρυντήρ, qui élargit) (Braun, 1851). Sorte de pessaire en caoutchouc que l'on introduit dans le vagin et que l'on gonfle avec de l'eau. Il était destiné, par son inventeur, à provoquer le travail dans l'accouchement prématuré artificiel; il est encore parfois employé pour la réduction de l'utérus inversé.

colpocèle, s. f. (κόλπος; κήλη, hernie). Syn. coléocèle. Saillie faite dans le vagin soit par le rectum qui repousse la paroi vaginale postérieure (c. postérieure ou rectocèle), soit par la vessie qui repousse la paroi vaginale antérieure (c. antérieure ou cystocèle). Dans la c., il n'y a pas de sac péritonéal interposé, tandis qu'il y en a un dans l'élytrocèle.

colpocléisis, s. m. (κόλπος; κλεῖσις, fermeture). Opération qui consiste à oblitérer le vagin par avivement et suture de ses parois, et qui se pratique dans certains cas de fistules vésico-vaginales, urétro-vaginales, ou entéro-vaginales.

colpocœliotomie, s. f. (κόλπος; κοιλία, ventre; τομή, section). Opération qui consiste à ouvrir la cavité péritonéale par le vagin.

colpocystographie, s. f. (κόλπος; κύστις, vessie; γράφειν, écrire) (A. Béthoux et J. Huguier, 1965). Etude radiologique, sur des clichés de profil, des viscères contenus dans le bassin, préalablement opacifiés, pendant la contraction des muscles pelviens, puis des muscles abdominaux.

colpocystopexie, s. f. (κόλπος; κύστις, vessie; πῆξις, fixation) (Perrin, 1944; L. Léger, 1946). Remise en place du col vésical par fixation chirurgicale du vagin à la paroi abdominale antérieure. Cette intervention est destinée à traiter l'incontinence urinaire d'effort.

colpocystostomie, s. f. (κόλπος; κύστις, vessie; στόμα, bouche). Taille vésicale pratiquée à travers la cloison vésico-vaginale.

colpocytogramme, s. m. (κόλπος; κύτος, cellule; γράμμα, écriture). Syn. *colpogramme.* Résultat de l'étude cytologique du frottis vaginal (v. *vaginal*).

colpocytologie, s. f. (κόλπος; κύτος; λόγος, discours). Étude des cellules épithéliales du vagin recueillies par frottis. V. *vaginal*, étude des frottis vaginaux.

colpodesmorraphie, s. f. (κόλπος; δεσμός, lien; ῥαφή, suture) (Freund). V. *colpostricture.*

colpogramme, s. m. V. *colpocytogramme.*

colpohyperplasie kystique (κόλπος; ὑπέρ, trop; πλάσσειν, former) (Winkel). V. *pachyvaginite kystique.*

colpo-hystérectomie, s. f. (κόλπος; ὑστέρα, matrice; ἐκτομή, ablation). Extirpation de l'utérus et d'une partie plus ou moins étendue du vagin par voie abdominale ou vaginale.

colpo-hystéropexie, s. f. (κόλπος; ὑστέρα; πῆξις, fixation). V. *hystéropexie vaginale.*

colpo-hystérostomie, s. f. (κόλπος; ὑστέρα; στόμα, bouche) (Wennerstrom). Opération destinée à extraire le fœtus de l'utérus rétrofléchi ou enclavé dans le petit bassin. Elle consiste dans l'incision des parois vaginale et utérine maintenues au contact l'une de l'autre.

colpo-hystérotomie, s. f. (κόλπος; ὑστέρα; τομή, section). Opération pratiquée par voie vaginale, destinée à réduire l'inversion de l'utérus par une incision du cul-de-sac vaginal, du col et du corps utérin.

colpokératose, s. f. Dégénérescence de l'épithélium de la muqueuse vaginale qui tend à se kératiniser (forme de l'avitaminose A).

colpo-périnéoplastie, s. f. (κόλπος; περίνεος, périnée; πλάσσειν, former). Opération destinée à augmenter l'épaisseur du périnée en diminuant l'orifice vulvaire. Elle a pour but de remédier au prolapsus vaginal.

colpo-périnéorraphie, s. f. (κόλπος; περίνεος; ῥαφή, suture) (Hegar). Opération destinée à refaire le périnée en totalité ou en partie, en reconstituant le plan musculo-aponévrotique profond et en suturant avec elle-même la paroi vaginale partiellement avivée au préalable. Elle a pour but de remédier au prolapsus des organes génitaux chez la femme jeune.

colpopexie, s. f. (κόλπος; πῆξις, fixation). Fixation du vagin. Opération pratiquée pour remédier à un prolapsus vaginal survenant après une hystérectomie subtotale : le vagin est suspendu à une bandelette aponévrotique isolée de la gaine du grand droit (Auclair).

colpoplastie, s. f. (κόλπος; πλάσσειν, former). Syn. *élytroplastie.* Réfection du vagin au moyen d'une greffe. — Création d'un vagin artificiel pour remédier à l'absence congénitale de ce conduit.

colpoproctectomie, s. f. (κόλπος; πρωκτός, rectum; ἐκτομή, ablation) (Herzen, 1894). Syn. *diacolpoproctectomie.* Opération qui a pour but d'enlever le rectum en l'abordant par sa face antérieure après incision longitudinale totale de la cloison recto-vaginale et même du triangle recto-vaginal.

colpoptose, s. f. (κόλπος; πτῶσις, chute). Syn. *coléoptose, élytroptose.* Prolapsus du vagin.

colporraphie, s. f. (κόλπος; ῥαφή, suture). V. *élytrorraphie.*

colposcopie, s. f. (κόλπος, vagin; σκοπεῖν, examiner) (Hinselmann, 1925). Inspection du vagin et du col de l'utérus au moyen du colposcope à loupe binoculaire. Elle permet de dépister des lésions minimes (cancer au début).

colposténose, s. f. (κόλπος; στενός, étroit). Syn. *coléostégnose.* Rétrécissement du vagin.

colpostricture, s. f. (κόλπος; *strictura,* rétrécissement) (Jacobs). Opération qui consiste à rétrécir le vagin par une série de sutures parcourant circulairement les parois vaginales.

colpotomie, *s. f.* (κόλπος; τομή, section). Syn. *élytrotomie.* Incision du vagin, pratiquée le plus souvent pour évacuer une collection purulente du petit bassin.

colpotrope, *adj.* (κόλπος; τρέπειν, tourner). Syn. *vaginotrope.* Qui agit sur le vagin. — *hormone c.*

Colrat (épreuve de) (1875). Syn. *épreuve de la glycosurie alimentaire.* Epreuve qui consiste à faire ingérer à jeun 150 g de glucose anhydre et à rechercher le sucre dans l'urine recueillie d'heure en heure. L'épreuve est positive dans les cas d'insuffisance hépatique avec perméabilité rénale normale.

columnisation du vagin (*columna,* colonne) (Bozeman). Tamponnement complet du vagin employé pour combattre la congestion et l'inflammation de l'utérus et des tissus voisins.

C.O.M. V. *claquement valvulaire (c. d'ouverture de la mitrale).*

coma, *s. m.* (κῶμα, assoupissement). Etat morbide caractérisé par un assoupissement profond avec perte totale ou partielle de l'intelligence, de la sensibilité et de la motilité, et conservation des fonctions respiratoire et circulatoire. Selon l'état de profondeur croissante du *c.,* on distingue (Fischgold et Mathis) : le *c. vigil* (v. ce terme) ou stade I; le *c. d'intensité moyenne* ou stade II, le *c.* profond, *c. carus* (v. ce terme) ou stade III, enfin le *c. du stade IV* ou *c. dépassé* (v. ce terme).

coma acidocétosique. V. *coma diabétique.*

coma agrypnode. V. *coma vigil.*

coma azotémique. Phase terminale de l'insuffisance rénale, réalisant un coma vigil avec douleurs diffuses, anxiété, pâleur, hypothermie, myosis, dyspnée de Cheyne-Stokes, vomissement, diarrhée, crises nerveuses et taux d'urée sanguine très élevé.

coma basedowien. Coma terminal du basedowisme aigu (v. ce terme).

coma carus. V. *carus.*

coma dépassé (P. Mollaret et M. Goulon, 1959). « Coma dans lequel se surajoute, à l'abolition totale des fonctions de la vie de relation (conscience, motilité, sensibilité, réflexes), non pas des perturbations, mais une abolition également totale des fonctions de la vie végétative » (M. et G.). La survie n'est assurée que par l'emploi permanent d'un appareil respirateur et de perfusions de vaso-presseurs. Il apparaît à la suite de syncope cardio-respiratoire prolongée ou après des lésions destructrices des centres nerveux. Persistant pendant 24 heures, il traduit une perte totale et irréversible des fonctions du système nerveux.

coma diabétique. Syndrome survenant parfois au cours du diabète sucré (surtout du diabète consomptif). Il est annoncé cliniquement par de l'amaigrissement, des troubles digestifs, une torpeur qui aboutit à un coma profond avec respiration de Küssmaul. Chimiquement il est caractérisé par la présence, dans l'urine hyperacide, de glucose, d'ammoniaque en excès et de corps cétoniques, et, dans le sang, par l'effondrement de la réserve alcaline au-dessous de 30 volumes, ainsi que par l'abaissement léger du pH. Le *c. d.* est l'expression clinique d'une toxémie, l'acidocétose (*coma acido-cétosique*) ; il est toujours rapidement mortel en l'absence du traitement insulinique (v. *acidose* et *acido-cétose*). — Il existe d'autres variétés beaucoup plus rares de *c. d.,* le coma par acidose lactique et le coma hyperosmolaire.

coma diabétique hyperosmolaire ou **par hyperosmolarité** (Frerichs, 1883; Sament et Schwartz, 1957). Variété rare de coma provoqué par le diabète sucré et caractérisé par une perte de connaissance plus ou moins complète et des signes de déshydratation intense (peau sèche, langue rôtie) avec hypotension artérielle et fièvre. Il n'y a pas d'acido-cétose : la réserve alcaline et le pH du sang sont presque normaux. L'hyperglycémie est massive avec hémoconcentration, hypernatrémie et hyperazotémie. Ce coma résulte d'une forte déperdition aqueuse par diurèse osmotique sans élimination correspondante d'électrolytes, aboutissant à un syndrome d'hypertonie osmotique du plasma (hyperosmolarité). Son pronostic est sombre : malgré le traitement insulinique et hydrique, la mort survient dans 38 % des cas.

coma hépatique. Ensemble de manifestations neuropsychiques observées au cours des ictères graves et des cirrhoses ; il associe des signes neurologiques (flapping tremor — v. ce terme —, phénomène de la roue dentée ou rigidité en « tuyau de plomb » et parfois un signe de Babinski bilatéral) à des troubles du comportement. Tous ces symptômes, caractérisant la phase de *précoma*, vont s'effacer devant l'aggravation des troubles de la conscience qui aboutit à un *coma* calme sans signe de localisation neurologique, avec une fétidité spéciale de l'haleine dite « fœtor hepaticus », des ondes en pointes triphasiques à l'électroencéphalogramme et une hyperammoniémie. Mortel dans l'ictère grave, le coma peut guérir dans les cirrhoses, au cours desquelles il est souvent déclenché par une hémorragie digestive ou une thérapeutique intempestive. De nombreux auteurs attribuent le *c. h.* aux effets toxiques de l'ammoniaque sur l'encéphale. V. *encéphalopathie hépatique.*

coma hyperosmolaire. V. *coma diabétique hyperosmolaire, hypertonie osmotique du plasma.*

coma hypoglycémique. V. *hypoglycémique (coma).*

coma hypopituitaire ou **hypopituitarien.** Coma survenant au cours de la grande insuffisance antéhypophysaire (maladies de Sheehan, de Simmonds), parfois déclenché par une infection minime ou une opération. Il est caractérisé par un collapsus cardiovasculaire avec hypothermie, hypoglycémie et rigidité des membres. Il semble surtout en rapport avec une insuffisance surrénale aiguë.

coma myxœdémateux. Coma d'apparition progressive survenant par-

fois au cours de l'insuffisance thyroïdienne.

coma urémique. Terme qui désignait autrefois, outre le coma azotémique (v. ce terme), certains accidents cérébraux secondaires à l'hypertension artérielle ou à une rétention hydrosodée.

coma vigil (κῶμα ; *vigil,* éveillé). Syn. *coma agrypnode.* Variété de coma accompagnée de délire ; le malade s'agite et parle en dormant, mais il ouvre les yeux au moindre appel.

comatogène, *adj.* (κῶμα ; γεννᾶν, engendrer). Qui détermine le coma.

Comby (signe de). Stomatite érythémato-pultacée observée dans plusieurs maladies aiguës et en particulier pendant la période prodromique de la rougeole. Les gencives sont rouges, gonflées, recouvertes d'un enduit blanchâtre dû à la desquamation épithéliale.

comédon, *s. m.* (*comedere,* manger). Syn. *acné ponctuée.* Lésion des glandes sébacées, caractérisée par une petite saillie blanchâtre marquée, au centre, d'un point noir. Elle siège de préférence à la face et spécialement sur le nez. Elle coexiste ordinairement avec les autres variétés d'acné et avec la séborrhée.

comitée (fièvre) (*comitari,* accompagner). Dans la classification des fièvres paludéennes de Torti, on donne ce nom à une variété d'accès pernicieux, dont la gravité résulte de la prédominance d'un symptôme ou de l'adjonction de phénomènes anormaux (en opposition avec la *fièvre solitaire*).

comitial, ale, *adj.* (Les comices se séparaient quand il y survenait une attaque d'épilepsie. — *morbus comitialis, mal comitial.* V. *épilepsie.* — *s. m.* et *f.* Malade atteint d'épilepsie.

comitialité, *s. f.* V. *mal* (grand ou haut).

commande instable (cardiologie). Syn. *wandering pacemaker.* Trouble du rythme caractérisé par le déplacement continuel, entre le nœud sinusal et celui de Tawara, du centre où naissent les excitations rythmiques qui commandent la contraction cardiaque ; il se traduit, sur l'électrocardiogramme, par des modifications dans l'aspect de l'onde auriculaire P et des variations dans la durée de PR entre le chiffre normal et zéro.

comminutif, ive, adj. (comminuere, briser). Qui réduit en petits fragments. — *fracture c.* V. *fracture.*

comminution, s. f. Acte par lequel un os est brisé en nombreux fragments.

commissuroplastie, s.f. (commissura, joint ; πλάσσειν, former). Réparation chirurgicale de la commissure d'un orifice cardiaque.

commissurotome, s. m. (commissura, joint ; τομή, section). Instrument de chirurgie cardiaque constitué par une lame fixée à l'index de l'opérateur et portant un éperon qui permet de sectionner les commissures valvulaires anormales (v. *commissurotomie*).

commissurotomie, s. f. 1º Section chirurgicale des commissures d'un orifice cardiaque (mitral — Bailey, 1948 —, aortique ou pulmonaire) rétréci. Elle est effectuée aux ciseaux ou par dilatation digitale ou instrumentale de l'orifice. — 2º Syn. de myélotomie commissurale. V. *myélotomie.*

commotion, s. f. (commovere, émouvoir). Ebranlement d'un organe par un choc ou une violence portant sur une partie éloignée ou rapprochée. Elle abolit les fonctions de l'organe d'une façon temporaire ou permanente sans détruire son tissu.

communication inter-aorto-pulmonaire. V. *fistule aorto-pulmonaire.*

communication interauriculaire (C.I.A.). Malformation congénitale du cœur caractérisée par l'existence d'un orifice anormal entre les deux oreillettes, due à un arrêt ou à un trouble du développement de la cloison inter-auriculaire. Selon leur emplacement sur cette cloison, on distingue : l'ostium secundum ou type central, le type cave supérieur et le type cave inférieur siégeant près de l'embouchure des veines du même nom, l'ostium primum rarement isolé, faisant habituellement partie du canal atrio-ventriculaire. La C.I.A. est souvent associée à un retour veineux anormal (v. ce terme). C'est la plus fréquente des malformations cardiaques ; elle réalise un shunt gauche-droite avec une augmentation du volume du cœur (surtout des cavités droites) et du système artériel pulmonaire ; elle est généralement bien tolérée jusque vers l'âge de 30 ou 40 ans, mais aboutit alors à une insuffisance cardiaque irréductible. La C.I.A. peut être isolée, mais elle est beaucoup plus souvent associée (80 % des cas) à d'autres malformations cardiaques (sténose pulmonaire, atrésie tricuspidienne, etc.). V. *ostium primum, ostium secundum, sinus venosus.*

communication interauriculo-ventriculaire. V. *canal atrio-ventriculaire commun (persistance du).*

communication interventriculaire (C.I.V.). Malformation congénitale du cœur caractérisée par l'existence d'un orifice dans la cloison interventriculaire, due à un défaut partiel du développement du septum ; elle réalise un shunt gauche-droite. Elle peut être isolée, comportant des aspects divers suivant le calibre de l'orifice et selon qu'elle s'accompagne ou non d'hypertension artérielle pulmonaire. On réserve actuellement le nom de maladie de Roger (v. ce terme), aux formes à petit shunt et à pressions pulmonaires normales. Elle peut être associée à des anomalies simples (sténose pulmonaire, communication interauriculaire, persistance du canal artériel) ou à des anomalies complexes, faisant alors partie intégrante de nombreuses cardiopathies cyanogènes (tétralogie de Fallot, complexe d'Eisenmenger, etc.).

compatibilité sanguine. Rapports entre les sangs de deux sujets tels qu'une transfusion soit possible sans accident de l'un à l'autre, les hématies de l'un n'étant pas détruites par le plasma de l'autre. — *épreuve de la c. directe* ou *test croisé* (*cross matching*). Test destiné à vérifier, au lit du malade, la compatibilité du sang du donneur avec celui du receveur. Il consiste à mélanger, sur lame, quelques gouttes du plasma du receveur avec quelques gouttes du sang du donneur. L'incompatibilité A B O se manifeste en 4 ou 5 minutes, par une agglutination des hématies visible à l'œil nu. V. *incompatibilité sanguine* et *groupes sanguins*.

compatibilité tissulaire, ou de transplantation, ou de greffe. V. *histocompatibilité.*

compensateur (repos) ou compensatrice (pause) (cardiologie). Durée qui, la plupart du temps, sépare une extrasystole de la contraction cardiaque normale qui la suit. Elle est plus longue que celle qui survient entre deux systoles habituelles: elle est telle que l'intervalle qui sépare les deux systoles normales encadrant la contraction prématurée est exactement le double de l'intervalle existant entre deux systoles régulières consécutives.

compensation, *s. f.* (*compensatio*, de *compensare*, compenser). Suppression des effets nuisibles d'une lésion, ou d'un déséquilibre humoral, par des modifications secondaires de l'organisme qui tendent à rétablir l'équilibre physiologique. — *courbures de c.* Inflexion des segments vertébraux voisins d'une déformation angulaire pathologique du rachis dans le sens opposé à cette déformation. Elle est destinée à corriger cette dernière et à rétablir l'équilibre de la colonne vertébrale. Ex. : exagération des lordoses cervicale et lombaire à la suite d'une gibbosité dorsale.

compensé, *adj.* Se dit d'une lésion dont les effets nuisibles ont été supprimés. V. *compensation.*

compétence immunitaire. V. *immunitaire* (*compétence*).

complément, *s. m.* (Ehrlich, 1901). Syn. *alexine* (Buchner, 1889), *cytase.* Globuline présente dans tout sérum sanguin frais. Elle est détruite par une température de 55-56° maintenue pendant une demi-heure. Le *c.* est composé de 11 fractions (qui constituent le système complémentaire) numérotées de C'1 à C'9 — C'1 étant divisé en 3 sous-fractions C'1q, C'1r, C'1s — et dont la plus importante est C'3. C'est un facteur non spécifique qui intervient dans les réactions immunologiques, par ses propriétés neutralisantes ou destructrices, seulement quand un anticorps spécifique, la sensibilisatrice, s'est fixé sur l'antigène. Le complexe antigène-anticorps est, en effet, l'agent d'activation du *c.* le mieux connu (Pfeiffer, 1894; J. Bordet, 1898), le *c.* se fixant sur la fraction anticorps du complexe. D'autres agents (endotoxines, polysaccharides ou enzymes protéolytiques) peuvent également activer le *c.*, même parfois en l'absence d'anticorps spécifiques (v. *anticomplémentaire*). Ils agissent directement au niveau de la fraction C'3, peut-être en liaison avec la properdine. En pathologie, le rôle du *c.* apparaît de plus en plus important, surtout dans les maladies par hypersensibilité et dans les maladies infectieuses. Au cours des conflits antigène-anticorps, le *c.* favorise les lésions tissulaires (altération des membranes), l'inflammation et la coagulation : essentiellement dans les maladies des complexes immuns et les maladies auto-immunes, dans les glomérulonéphrites aiguës streptococciques et dans l'œdème de Quincke. Dans toutes ces affections, et aussi dans les réactions de rejet de greffe, le taux du complément est bas dans le sang, car le complément est consommé, fixé sur l'antigène. Par contre il est élevé dans le sérum au cours des réactions inflammatoires (maladies infectieuses, goutte, infarctus du myocarde). V. *sensibilisatrice, ambocepteur, anticorps, immuno-hémolyse (réaction d'), complexe immun, auto-allergie, properdine, opsonine.*

complément (déviation et fixation du). V. *déviation du complément* et *fixation du complément.*

complémentaire, *adj.* Qui se rapporte au complément.

complémentémie, *s. f.* Présence et taux du complément dans le sang.

complémenturie, *s. f.* Présence et taux du complément dans l'urine.

complexe, *s. m.* Terme employé en physiologie et en pathologie pour désigner les associations pathologiques concourant au même effet total. Ex.: *c. ganglio-pulmonaire* dans la tuberculose. — Association de plusieurs affections réunies sur le même secteur cutané ou muqueux (chancre mou et chancre induré, urétrite et balano-posthite, etc.). — (psychanalyse) (Bleuler). « Mélange indissoluble et inextricable... d'attitudes affectives... contradictoires... et cependant si essentielles à la sensibilité de l'individu qu'il ne peut s'en dégager sans compromettre sa personnalité même » (J. Boutonier). Certains d'entre eux jalonnent le développement affectif normal de l'enfant.

complexe antigène-anticorps, ou antigène - anticorps - complément. V. *complexe immun.*

complexe de Caïn. V. *Caïn (complexe de).*

complexe de castration. V. *castration (complexe de).*

complexe HLA. V. *système HLA.*

complexe immun. Syn. *immun-complexe, complexe antigène-anticorps, complexe antigène-anticorps-complément.* Combinaison d'un antigène et d'un anticorps circulant spécifique, capable de fixer le complément. Si antigène et anticorps sont respectivement en proportions telles qu'ils se neutralisent exactement, ou si l'anticorps est en excès, le complexe est rapidement précipité et phagocyté. Si l'antigène est en excès, les complexes, de grande taille (surtout si l'excès d'antigène est discret), solubles, restent dans la circulation. Normalement ils sont captés et digérés par les phagocytes; mais parfois, surtout s'ils sont très abondants, ils vont se déposer dans les parois vasculaires, essentiellement dans la membrane basale des capillaires rénaux. Les *c.i.* jouent probablement un rôle important en pathologie (*maladies des complexes immuns,* ou *maladies par complexes antigène-anticorps* ou *maladies à précipitines*): dans le phénomène d'Arthus et dans la maladie du sérum, et aussi dans certaines affections attribuées à la formation d'auto-anticorps (maladies dites auto-immunes): purpura hyperimmunoglobulinémique, lupus érythémateux aigu disséminé (en particulier sa néphropathie) et certaines gloméruo-néphrites aiguës ou chroniques. Peut être aussi dans certaines affections telles que la périartérite noueuse, la polyarthrite rhumatoïde, certaines maladies microbiennes ou virales (hépatites): toutes maladies dont le polymorphisme clinique refléterait les diverses localisations des dépôts des *c.i.* Enfin dans les états de carence ou de déficit immunitaire, dans lesquels la faible production d'anticorps favorise la présence d'antigènes en excès, seraient aussi liées aux dégâts des *c.i.* V. *complément.*

complexe d'infériorité. V. *infériorité (complexe d').*

complexe d'intrusion. V. *intrusion (complexe d').*

complexe majeur d'histocompatibilité. V. *système HLA.*

complexe d'Œdipe. V. *Œdipe (complexe d').*

complexe pathogène (Max Sorre). Ensemble des organismes concourant à la production d'une même maladie infectieuse; il comprend l'homme, l'agent causal de l'affection avec ses vecteurs et tous les êtres qui conditionnent ou compromettent leur existence.

complexe ventriculaire. V. *ventriculogramme* et *électrocardiogramme.*

complexon, *s. m.* V. *chélation.*

complexus morbide. Terme qui désigne tous les phénomènes morbides en général, et non pas seulement ceux qui sont perceptibles en clinique (symptômes) et dont l'ensemble forme le syndrome.

compliance, *s. f.* Rapport entre le volume d'un réservoir élastique et la pression du fluide qu'il contient ($\Delta V/\Delta P$).

compliance pulmonaire (symbole C_L) (Mead, 1953). Variation du volume pulmonaire observée pour une variation de pression d'une unité. La *c. p.* renseigne sur la résistance à l'expansion du tissu élastique pulmonaire; elle est d'autant plus faible que la résistance est grande. Elle est mesurée en litre par cm d'H_2O : normalement elle est de 0,25 l pour 1 cm d'eau. C'est l'inverse de l'élastance pulmonaire (v. ce terme). — *c. p. spécifique.* Rapport de la *c. p.* à la capacité pulmonaire vitale. Il est normalement de 0,045 l/cm d'H_2O pour un l de C V.

complication, *s. f.* Phénomène survenant au cours d'une maladie, distinct des manifestations habituelles de cette maladie, et conséquence des lésions provoquées par elle. Les *c.* aggravent généralement le pronostic.

compteur de Geiger-Müller. V. *compteur de particules.*

compteur de particules. Appareil destiné à la détection et au dénombrement des particules ionisantes et à l'étude des rayonnements radio-actifs α, β et γ. Il en existe deux types : le *compteur de Geiger-Müller* (1928), formé d'un tube à deux électrodes dans une atmosphère de gaz à basse pression (argon et vapeur d'alcool éthylique) et le *compteur à scintillations,* beaucoup plus sensible et sélectif, utilisant la fluorescence brusque émise par certains corps sous le choc d'une particule.

compteur à scintillations. V. *compteur de particules.*

compulsion obsessionnelle. « Besoin irrésistible ressenti par certains névropathes d'accomplir des actions, des rites déterminés, pour échapper à la crainte angoissante de ce qui pourrait arriver, s'ils ne les accomplissaient pas » (Sivadon).

conation, *s. f. (conatio,* effort). 1° Ensemble des processus psychiques aboutissant à l'action (p. ex. l'at-

tention, la volonté). — 2° Par extension, effort. V. *cognition.*

Concato (maladie de) (1881). Polysérite probablement tuberculeuse atteignant le péricarde, les plèvres et le péritoine. — Certains auteurs utilisent ce terme comme synonyme de péricardite constrictive.

concentration (épreuve de la). V. *Volhard (épreuves de).*

concentration galactosurique provoquée (épreuve de la). V. *galactosurie fractionnée (épreuve de la).*

concentration globulaire en hémoglobine. V. *hémoglobine.*

concentration ionique du plasma. Taux, dans le plasma sanguin, des différents ions; il règle la pression osmotique et l'équilibre acidobasique du plasma; on le représente par un ionogramme (v. ce terme). Normalement, la concentration ionique du plasma est de 300 à 310 milliéquivalents par litre (cations 153,5 milliéquivalents, dont Na^+ : 142 mEq, K^+ : 5, Ca^{++} : 5, Mg^{++} : 1,5; anions 153,5 mEq, dont Cl^- : 103, HCO_3^- : 27, HPO_4^{--} : 2, HSO_4^- : 1, acides organiques : 4,5, protéines : 16). Un chiffre supérieur traduit une hypertonie plasmatique, et un chiffre inférieur, une hypotonie.

concentration maxima. Nom donné par Ambard et Papin au taux le plus élevé auquel le rein peut éliminer une substance dissoute (urée) dans un volume déterminé d'urine (1000 ml). La *c.m.* de l'urée éliminée par le rein est d'environ 50 p. 1 000.

concentration du sang en gaz carbonique. V. *Gaz carbonique (concentration, contenance ou teneur du sang en).*

concentration du sang en oxygène. V. *oxygène (concentration, contenance ou teneur du sang en).*

conchotomie, *s. f.* ($\varkappa \acute{o} \gamma \chi \eta$, coquillage; $\tau o \mu \acute{\eta}$, section), ou mieux **conchectomie,** *s. f.* ($\varkappa \acute{o} \gamma \chi \eta$; $\grave{\epsilon} \varkappa \tau o \mu \acute{\eta}$, ablation). V. *turbinectomie.*

concrétion, *s. f.* (*concrescere,* se condenser). Corps étranger solide qui se forme parfois dans les tissus ou les organes au cours de différentes affections. Ce mot a une plus vaste signification que calcul. — *c. calcaire.* — *c. tophacée.* V. *tophus.*

condensante (ostéite). V. *ostéite productive.*

conditionné, *adj.* (physiologie). — *réflexe c.* V. *réflexe* (*acte ou phénomène*). — Se dit aussi d'un sujet chez lequel a été développé un réflexe conditionné; ou même, d'une façon plus générale, d'un sujet qui a subi une préparation particulière en vue d'un examen ou d'une intervention chirurgicale, ou d'un objet modifié à des fins déterminées (p. ex. *air conditionné*).

conditionnement, *s. m.* Développement d'un réflexe conditionné. — D'une façon plus générale, préparation particulière d'un objet (*c.* de l'air) ou d'un sujet à des fins déterminées.

conductibilité, *s. f.* Propriété de certains tissus de propager une excitation reçue. — *c. nerveuse.* — *c. cardiaque,* particulièrement marquée au niveau du faisceau de His.

conductibilité (aphasie de) (Wernicke, 1874). V. *aphasie de Wernicke.*

conducteur, trice, *adj.* (génétique). Se dit d'un sujet, sain en apparence, mais porteur, sur l'un des chromosomes d'une paire, d'un gène anormal récessif, et capable de transmettre à ses enfants la tare correspondante. Ex.: l'hémophilie est transmise aux enfants de sexe masculin par leur mère indemne de la maladie, mais conductrice (transmission *diagynique,* v. ce mot).

conduit auditif interne (syndrome du) (Jacod). Syndrome caractérisé cliniquement par une surdité progressive, parfois accompagnée de bourdonnements d'oreille, par des vertiges avec troubles labyrinthiques et nystagmus, par une paralysie faciale périphérique et, fréquemment, par une névralgie faciale. Il est dû à l'atteinte des nerfs auditif et facial, et parfois du trijumeau, par une tumeur du nerf auditif, à son début.

condylo-déchiré postérieur de Sicard (syndrome). V. *Collet* (*syndrome de*).

condylome, *s. m.* (κονδύλωμα). Petite tumeur cutanée siégeant au niveau de l'anus ou des organes génitaux. — Les *c. acuminés* (végétations vénériennes, choux-fleurs, crêtes de coq, verrue-figue) sont des excroissances papilliformes contagieuses humides et molles, parfois pédiculées et auto-inoculables qui constituent parfois des masses importantes; elles sont favorisées par l'irritation locale et sont dues au même virus que les verrues. — Le *c. chancrelleux* de l'anus est une tuméfaction qui résulte de l'adossement des deux bords de l'ulcération pliée en feuillets de livre. — *c. plat.* Plaque muqueuse syphilitique hypertrophique.

cône terminal (syndrome du). Ensemble des phénomènes paralytiques que l'on observe dans les cas de lésions du cône terminal de la moelle épinière: troubles sphinctériens, troubles de l'éjaculation, anesthésie des muqueuses urétrale et rectale, anesthésie cutanée des régions périnéale et rectale.

confabulation, *s. f.* (*confabulatio,* entretien). Fabulation (v. ce terme) délirante.

confusion mentale (Delasiauve). Syn. *stupidité.* Syndrome psychique caractérisé par une dissolution plus ou moins complète de la conscience avec état stuporeux, idéation difficile et obnubilation intellectuelle. Elle est en règle passagère et suivie d'une amnésie lacunaire (v. ce terme). La *c. m.* est le plus souvent d'origine toxique ou infectieuse.

congénique, *adj.* (génétique). Qui possède le même ensemble de gènes, le même génome.

congénital, *adj.* (*cum,* avec; *genitus,* engendré). Syn. *conné.* Qui dépend de l'organisation de l'individu telle qu'elle est au moment de sa naissance. Ex: *hernie inguinale c.* — *maladie c.* V. ce terme.

congestion, *s. f.* (*congerere,* accumuler). Syn. *hyperémie.* Excès de sang dans les vaisseaux d'un organe ou d'une partie d'organe. — *c. active.* Syn. *fluxion.* Congestion due à une inflammation ou à une irritation locale. — *c. cérébrale.* Terme imprécis désignant toute perturbation subite de la circulation cérébrale. — *c. hypostatique.* V. *hypostase.* — *c. passive.* Syn. *stase sanguine.* Congestion due à une gêne ou à un obstacle de la circulation, d'origine centrale (cœur) ou périphérique. — *c. pleuro-pulmonaire.* V. *Woillez (maladie de).* — *abcès par congestion.* V. *abcès.*

conglutination, *s. f.* (Bordet). Formation d'amas volumineux constitués par des globules rouges sensibilisés par l'action d'un anticorps spécifique en présence de complément, sous l'influence d'une substance existant dans certains sérums, en particulier dans le sérum du bœuf, la conglutinine.

conglutination (test de) (Diamond et Wiener). Epreuve destinée à mettre en évidence, dans le sérum, certains anticorps anti-Rh spéciaux (incomplets) que la réaction d'agglutination ordinaire ne décèle pas. Elle consiste à diluer le sérum suspect, non dans l'eau salée physiologique, mais dans le plasma humain ou dans une solution d'albumine humaine ou bovine. Si l'anticorps est présent, l'agglutination apparaît. Pour Wiener, ce plasma apporte une substance complémentaire ou *conglutinine* indispensable pour compléter l'action de l'anticorps anti-Rh (*glutinine*) univalent qui se fixe sur les hématies sans les agglutiner.

conglutinine, *s. f.* Protéine du sérum sanguin normal (surtout du sérum de bœuf) résistant à la température de 55° et capable d'agir sur les complexes antigènes-anticorps qui ont subi l'action du complément. V. *conglutination* et *conglutination (test de).*

coniophtisie, *s. f.* (χόνις, poussière; phtisie) (Belt et Farris). Aspect histologique des lésions de tuberculose survenant sur un poumon empoussiéré.

coniose, *s. f.* (χόνις, poussière). Maladie produite par les poussières. Ex. : *pneumoconiose.*

coniosporiose, *s. f.* (Towey, 1932; Emmanuel, 1962). Pneumopathie immunologique (v. ce terme) observée chez les ouvriers qui écorcent les troncs d'érables. Elle est due à l'inhalation de spores de *Coniosporium corticale,* moisissure développée entre le bois et l'écorce des arbres abattus.

coniotomie, *s. f.* Incision du cône laryngé entre les cartilages cricoïde et thyroïde. Cette intervention peut, dans certains cas, remplacer la trachéotomie.

conisation, *s. f.* Ablation d'une partie du col utérin, taillée en forme de cône.

conjonctivite, *s. f.* Nom donné à toutes les inflammations de la conjonctive quelle qu'en soit la cause : irritation par un corps étranger ou par la grande lumière, ou infection microbienne. — *c. de Beal et Morax.* V. *Beal et Morax (conjonctivite de).* — *c. granuleuse.* V. *trachome.* — *c. impétigineuse.* V. *kérato-conjonctivite impétigénulaire.* — *c. de Morax.* V. *Morax (maladie de).* — *c. de Parinaud.* V. *Parinaud (c. de). c.* — *phlycténulaire.* V. *kérato-conjonctivite phlycténulaire.*

conjonctivite à inclusions. Conjonctivite avec formation de follicules, pouvant provoquer une perte transitoire de la vue. Elle survient chez les nageurs, surtout en piscine. Elle est voisine du trachome, provoquée par le même agent infectieux (agent TRIC) appartenant au groupe des chlamydias.

conjonctivome, *s. m.* (Letulle, 1908). Type rare de tumeur congénitale d'origine branchiale formée uniquement de cellules appartenant à la série conjonctive. Les cellules de la partie centrale peuvent subir une désagrégation liquéfiante et donner lieu à la formation d'un kyste séro-albumineux. Le *c.* est d'un pronostic favorable.

conjonctivo-urétro-synovial (syndrome). V. *Fiessinger et Leroy (syndrome de).*

conjugaison bactérienne (Lederberg et Tatum, 1946). Transmission de caractères génétiques d'une bactérie à une autre, d'une bactérie « donneuse » ou « mâle » à une bactérie « acceptrice » ou « femelle » (Hayes, 1952). La présence, dans une bactérie, d'une variété de plasmide, le facteur *F*, affirme le caractère « mâle » de cette bactérie. V. *plasmide, facteur F, facteur R.*

Conn (épreuve de) (1954). Epreuve d'hyperglycémie provoquée par ingestion de glucose et de cortisone, destinée à dépister une prédisposition au diabète sucré chez des sujets apparemment sains, ayant une hérédité diabétique, une glycémie et une épreuve d'hyperglycémie provoquée classique normales.

Conn (syndrome de) (J.W. Conn, 1955). Syn. *aldostéronisme primaire, hyperaldostéronisme primaire* (Conn). Affection caractérisée cliniquement par une hypertension artérielle permanente, une polydipsie avec polyurie et faible densité urinaire, une asthénie permanente avec poussées paroxystiques et parfois des crises de tétanie; du point de vue biologique par l'abaissement, dans le sang, du taux de potassium qui est éliminé en excès par le rein, par l'élévation du taux de sodium sanguin, par de l'alcalose et par la présence, dans l'urine, d'une quantité excessive d'aldostérone et de son dérivé, la tétrahydroaldostérone; anatomiquement par un adénome (rarement un carcinome) cortico-surrénal riche en aldostérone. L'ablation de cet adénome amène la disparition rapide de tous les signes cliniques et biologiques. V. *hyperaldostéronisme.*

conné, adj. (*cum*, avec; *natus*, né). V. *congénital.*

connectivite, s. f. V. *collagène (maladie du).*

Connel-Mayo (suture de). Variété de suture en surjet utilisée dans l'entérorraphie. Les points, qui prennent toutes les tuniques, inversent et enfouissent la muqueuse à l'intérieur de la lumière intestinale et réalisent un adossement séro-séreux. Elle est complétée par un deuxième plan de suture séroséreuse (v. *Lembert, points, surjet ou suture de, 1°*).

connexion (principe de). « Chez un monstre ou d'un animal à l'autre, on peut voir manquer un organe qui existe chez des êtres voisins; mais, s'il existe, rudimentaire ou complet, on le trouvera partout avec les mêmes connexions et jamais transposé » (Littré).

Conor et Bruch (maladie de). V. *fièvre boutonneuse.*

conquassant, ante, adj. (*conquassare*, briser). Qui brise. — *douleurs c.* V. *douleurs.*

Conradi-Hünermann (maladie de). V. *épiphyses pointillées ou ponctuées (maladie des).*

consanguin, ine, adj. (*consanguineus*, de *cum*, avec; *sanguis*, sang). Né du même père. — *parenté c.* Parenté venant du père. — Par extension : *union c.* Mariage entre individus plus ou moins étroitement apparentés, soit du côté du père, soit du côté de la mère.

consanguinité, s. f. Parenté du côté du père. — Par extension, lien de parenté qui existe entre deux sujets ayant un procréateur commun, père ou mère. La *c.* est d'autant plus forte que les êtres considérés sont moins éloignés de cet ancêtre commun.

consensuel (réflexe). V. *réflexe consensuel.*

consensus, s. m. (en lat. consentement). Relation qui existe entre les différentes parties du corps.

conserve, s. f. 1° « Préparation pharmaceutique de consistance molle formée par un mélange de sucre et d'une seule substance végétale » (Littré). Electuaire simple. Ex. : *c. de casse, c. de rose.* — 2° Terme générique servant à désigner toutes les substances alimentaires qui, par des préparations spéciales, ont été soustraites aux différentes causes d'altération, en vue d'une conservation plus ou moins prolongée. — On donne parfois à ce mot un sens plus restreint en l'appliquant seulement aux aliments stérilisés par la chaleur (v. *préserve*).

conserves (maladie des) (J.-B. Charcot, 1931). Maladie observée chez des sujets nourris surtout de conserves de viande (explorateurs polaires, coloniaux, etc.), caractérisée par de l'œdème, des pétéchies, des ecchymoses, de l'asthénie et de la cachexie, pouvant aboutir à la mort en 5 à 7 mois. L'adjonction de vitamines aux aliments est sans effet; la suppression complète de l'usage des conserves amène seule la guérison. Cette maladie offre des analogies avec le scorbut, le béri-béri et l'œdème de guerre.

consommation (syndrome de) (hématologie). Terme qui désigne parfois l'hypercoagulation (v. ce terme) à cause de la consommation des facteurs de coagulation qui l'accompagne...

consommation de luxe (Liebig; Ch. Richet). Combustion, dans l'organisme, des aliments ingérés en sus des besoins réels.

consommation d'oxygène. V. *oxygène (consommation d').*

consomption, *s. f. (consumere, consumer).* Amaigrissement et perte de force qui s'observent dans toutes les maladies graves et prolongées.

consonant, *adj.* Se dit d'un râle qui prend un timbre particulier parce qu'il se produit dans un bloc de condensation pulmonaire (râle sec) ou dans une excavation formant caisse de résonance (râle caverneux).

constance symptomatique (loi de). « Les maladies à manifestations paroxystiques tendent à se répéter de façon identique d'une crise à l'autre chez le même sujet » (François Moutier).

constante de diffusion pulmonaire. V. *capacité de diffusion pulmonaire.*

constante hémoméningée. V. *hémoméningée (constante).*

constante lipémique. V. *lipémique (constante ou indice).*

constante uréo-sécrétoire. V. *Ambard (constante uréo-sécrétoire d').*

constipation, *s. f. (constipare).* Retard dans l'évacuation des selles, quelle qu'en soit la forme.

constitution, *s. f.* On entend actuellement par c. « tout ce qui concerne les variations individuelles dans la charpente et dans l'architecture du corps, dans la proportion des organes, des appareils, de l'organisme entier, dans l'adaptation physique de chaque partie à sa fonction, dans la répartition de la matière, soit dans la totalité de l'organisme, soit dans chaque élément. La c. a donc trait à la structure du corps, elle est une caractéristique statique » (Bouchard). — c. *asthénique.* V. *leptoïde ou leptosome (constitution).* — c. *athlétoïde.* V. *athlétoïde (constitution).* — c. *épileptique ou épileptoïde.* V. *épileptique.* — c. *ictaffine.* V. *ictaffine.* — c. *ixophrénique ou ixothymique.* V. *épileptique (constitution).* — c. *leptosome ou leptoïde.* V. *leptoïde ou leptosome (constitution).* — c. *pycnique ou pycnoïde.* V. *pycnoïde (constitution).*

constitution médicale. Aspect, manière d'être des maladies régnantes considérées comme modifiées par les influences cosmiques (doctrine d'Hippocrate).

constitution psychopathique (Dupré, Delmas). Ensemble des tendances psychiques faisant partie de la personnalité innée du sujet, durant toute l'existence et pouvant aboutir à diverses psychoses : c. *cyclothymique.* V. *cyclothymie.* — c. *émotive* (Dupré, 1911). V. *émotif.* — c. *hyperémotive.* V. *hyperémotivité.* — c. *mythomaniaque.* V. *mythomanie.* — c. *paranoïaque.* V. *paranoïa et monomanie.* — c. *schizoïde.* V. *schizoïde,* 1°.

contact lombaire. Perception large et immédiate d'un rein ptosé ou hypertrophié pesant sur la main glissée sous la région lombaire.

contacthérapie ou **contactothérapie,** *s. f.* V. *Chaoul (méthode de).*

contage, *s. m. (cum,* avec; *tangere,* toucher). Cause matérielle de la contagion : substances organiques telles que squames, exsudats, servant de vecteurs aux microbes.

contagieux, euse, *adj.* Transmissible par un contage. Ex. : *maladie* c. — *s. m.* ou *f.* Sujet atteint d'une maladie contagieuse.

contagion, *s. f.* Transmission d'une maladie d'un malade à une personne bien portante. La c. est tantôt *directe* quand il y a contact entre les deux sujets, tantôt *indirecte* quand il existe un intermédiaire qui transporte le contage (garde-malade, animaux domestiques, insectes, vêtements, aliments, boissons). — *c. mentale*. Propagation de symptômes d'ordre psychiatrique par imitation ou suggestibilité. Ex. la folie à deux.

contagiosité, *s. f.* Qualité de ce qui est contagieux.

contamination, *s. f.* (*cum ; taminare*, souiller). Infection par des germes pathogènes, des virus, ou des contages quelconques. Ce terme s'applique aux choses et aux êtres animés. Ex. : *c. d'une rivière, d'une localité.*

contenance du sang en gaz carbonique. V. *gaz carbonique* (*concentration, contenance ou teneur du sang en*).

contenance du sang en oxygène. V. *oxygène* (*concentration, contenance ou teneur du sang en*).

continuation azygos. Anomalie de la veine cave inférieure qui, au lieu de s'aboucher dans l'oreillette droite, se jette dans la veine azygos et, par l'intermédiaire de celle-ci, dans la veine cave supérieure.

continue (fièvre). V. *fièvre continue.*

contondant, *adj.* (*contundere*, écraser). Qui fait des contusions.

contraceptif, ive, *adj.* Syn. *anti-conceptionnel.* Qui empêche la fécondation ou, d'une façon plus générale, la grossesse.

contraception, *s. f.* Prévention de la fécondation ou, de manière plus générale, de la grossesse.

contractilité, *s. f.* Propriété vitale que possèdent certaines cellules, et surtout la fibre musculaire, de réduire une ou plusieurs de leurs dimensions en effectuant un travail actif.

contraction, *s. f.* Modification dans la forme de certains tissus sous l'influence d'excitations diverses. — *c. fibrillaire* ou *vermiculaire.* Petites secousses irrégulières et involontaires qui agitent le muscle fibre par fibre, donnant sous la peau une impression de reptation

analogue à celle des vers ; elles sont surtout fréquentes dans la sclérose latérale amyotrophique. — *c. musculaire.* Raccourcissement avec augmentation de l'épaisseur de la fibre musculaire. — *c. paradoxale de Westphal.* V. *réflexe de posture locale.*

contracture, *s. f.* (*contrahere*, resserrer). Contraction prolongée et involontaire d'un ou de plusieurs muscles sans lésion de la fibre musculaire. — *c. extrapyramidale.* V. *extrapyramidale* (*contracture ou hypertonie*). — *c. ischémique de Volkmann.* V. *Volkmann* (*maladie de*). — *c. pyramidale.* V. *pyramidale* (*contracture*). — *c. réflexe* (Babinski et Froment). V. *physiopathique* (*trouble*) et *main figée.*

contra-insuline (hormone). Nom donné en Allemagne à l'hormone diabétogène de l'hypophyse (v. ce terme).

contra-latéral, *adj.* V. *contro-latéral.*

contre-choc, *s. m.* V. *adaptation* (*syndrome d'*).

contre-extension, *s. f.* (*contra extendere*, étendre en sens contraire). Immobilisation de la partie supérieure d'un membre pendant la réduction d'une fracture ou d'une luxation.

contre-indication, *s. f.* Circonstance qui empêche d'appliquer le traitement qui semblerait d'abord approprié à la maladie.

contrepulsation, *s. f.* ou (mieux) **contrepulsion,** *s. f.* **diastolique.** V. *assistance circulatoire.*

contre-stimulisme, *s. m.* V. *rasorisme.*

contro-latéral, *adj.* Du côté opposé. — *douleur provoquée c.-l.* Syn. *signe de Moutard-Martin.* Douleur provoquée du côté malade, dans les cas de sciatique, au niveau d'un des points de Valleix, quand on fléchit fortement la jambe saine ou qu'on lui imprime un mouvement d'adduction. — *hémiplégie c.-l.* V. *hémiplégie.* — *réflexe c.-l.* V. *Brudzinski* (*signes de*), 1°.

contusion, *s. f.* (*contusio*). Lésion produite par la pression ou le choc d'un corps mousse avec ou sans déchirure des téguments (plaie contuse ou contusion simple).

conus myopique. V. *myopie*.

convalescence, *s. f.* (*cum*, avec; *valere*, avoir de la force). Période plus ou moins longue qui succède à la fin de la maladie et pendant laquelle se rétablit progressivement le fonctionnement normal des divers organes et appareils. La *c.* n'est terminée qu'après le retour complet à la santé.

conversion lysogénique. Syn. *lysogénie*. Modification d'une bactérie dont le chromosome a fixé un prophage (v. ce terme). La bactérie acquiert de nouvelles propriétés antigéniques et métaboliques et peut — elle, ou une de ses descendantes — être brusquement lysée si le prophage se transforme en bactériophage virulent.

convertine, *s. f.* (Owren, 1951). Pseudo-globuline intervenant dans le mécanisme de la coagulation du sang. Elle permet la transformation de la prothrombine en thrombine. Elle résulte de la réaction sur la thromboplastine, en présence de calcium ionisé, de la *proconvertine* de Owren (syn. *facteur VII de Koller, S. P. C. A.* ou serum prothrombin conversion accelerator de de Vries et Alexander, *co-thromboplastine* de Mann et Hurn, *cothrombin conversion factor* de Owren et Bollmann). Cette proconvertine, d'origine hépatique, existe à l'état inactif dans le plasma et le sérum sanguin; elle est activée, dès le début de la coagulation, par le contact avec des surfaces étrangères au système vasculo-sanguin normal.

convertinémie, *s. f.* Présence de convertine dans le sang.

convexobasie, *s. f.* (Léri). Déformation de la base du crâne observée dans la maladie osseuse de Paget : autour de la saillie centrale, plus résistante, la base du crâne s'affaisse et, de concave en haut, devient plane, puis convexe.

convulsion, *s. f.* (*convulsio*, de *convellere*, secouer). Contractions involontaires et instantanées, déterminant des mouvements localisés à un ou plusieurs groupes musculaires ou généralisés à tout le corps. Elles peuvent être d'origine cérébrale ou médullaire, anoxique (au cours d'une syncope), toxique (p. ex. strychnique) ou psychique (hystérie). Suivant la durée des contractions, on distingue deux variétés de *c.* : les *c. toniques* et les *c. cloniques* (v. *tonisme* et *clonisme*). — Chez les jeunes enfants, les *c.*, appelées improprement *éclampsie infantile*, sont toujours généralisées et constituent, surtout chez les nerveux, une réaction fréquente de l'organisme à des excitations diverses : émotion, corps étranger d'une cavité naturelle, trouble digestif, début d'une maladie aiguë fébrile, quinte de coqueluche, etc. Elles peuvent être dues à une ischémie cérébrale passagère, à un réflexe vagal plus ou moins cardio-inhibiteur; elles peuvent être de nature épileptique (*épilepsie infantile*) dues à une exacerbation soudaine, sous l'influence de la fièvre ou de facteurs extrinsèques, de la prédisposition convulsive (v. ce terme) constitutionnelle, importante dans l'enfance. — *c. internes*. Spasme de la glotte avec menace d'asphyxie survenant chez les jeunes enfants sous l'influence d'excitations variées.

convulsivothérapie, *s. f.* (mot mal fait). V. *sismothérapie, 2°*.

Cooley (anémie, maladie ou **syndrome de)** (1925). Syn. *anémie méditerranéenne, leptocytose héréditaire*. Variété majeure de la thalassémie (v. ce terme). Anémie grave infantile, héréditaire et familiale, décrite aux États-Unis chez des enfants d'origine méditerranéenne. Elle est caractérisée par de la pâleur, des troubles morphologiques et osseux (aspect chétif, maigre, facies mongolien), une forte splénomégalie, une augmentation modérée du volume du foie, des poussées fébriles. L'anémie est importante, hypochrome, hypersidérémique, avec hémolyse. Les hématies sont petites, minces, déformées; leur résistance aux solutions salées hypotoniques est augmentée; il existe de l'érythroblastose sanguine et médullaire. L'évolution, plus ou moins rapide, est toujours mortelle, au plus tard dans l'adolescence. L'anémie de Cooley doit être rapprochée de l'ictère hémolytique congénital et de l'anémie à hématies falciformes. L'anémie de C. est une hémoglobinopathie quantitative; elle est caractérisée par la présence, dans les hématies, d'une hémoglobine du type fœtal (F). C'est la forme homozygote de la thalassémie, les deux parents étant porteurs du gène thalassémique.

Cooley (opération de). Cure chirurgicale du retour veineux pulmonaire anormal total par voie transauriculaire droite. A travers la communication interauriculaire, l'oreillette gauche est anastomosée à la veine cave supérieure gauche; celle-ci est ensuite liée et la communication interauriculaire fermée.

Coombs (test de) (Coombs, Mourant et Race, 1945). Syn. *test à l'antiglobuline*. Epreuve destinée à mettre en évidence, dans le sérum, certains anticorps spéciaux (anticorps incomplets, v. ce terme) que la réaction d'agglutination ordinaire ne décèle pas. Par exemple, pour rechercher, dans un sérum, un anticorps anti-Rh incomplet, on met en contact ce sérum avec des hématies Rh +. Si l'anticorps (qui est une gamma-globuline) existe dans le sérum, il se fixe sur les hématies sans les agglutiner; et celles-ci, lavées — mais toujours porteuses de l'anticorps incomplet — seront ensuite agglutinées par un sérum antiglobuline, sérum de lapin préparé au moyen d'injections de globulines de sérum humain (*test indirect*). Ce test peut servir également à déceler, chez le nouveau-né, la sensibilisation des hématies par un anticorps anti-Rh. Ces hématies, lavées, sont alors agglutinées par le sérum de lapin antiglobuline (*test direct*). V. *cryptagglutinoïde*.

Coons (méthode de). V. *immunofluorescence (méthode d').*

Cooper (hernie, signe, testicule irritable d'Astley). V. *Astley Cooper.*

coordination, *s. f.* — *c. des mouvements.* Combinaison des contractions des muscles dans un ordre rigoureux nécessaire pour atteindre le but recherché. Elle est réglée par des centres nerveux situés dans le cerveau et le cervelet.

Cope (loi de). Syn. *loi d'accroissement de volume* (évolution). Les formes les plus anciennement observées d'un type animal sont généralement petites et remplacées par de plus grandes. Ex.: *équidés, prosboscidiens.*

Cope (syndrome de). V. *lait et des alcalins (syndrome du).*

copeau (signe du). Syn. *signe du coup d'ongle* (Besnier). Dans le pityriasis versicolor, le grattage appuyé des taches avec une curette mousse ou avec l'ongle décolle une squame épaisse et molle, cohérente, sous laquelle l'épiderme apparaît lisse et rosé.

Copeman (procédé de) (1875). Dilatation digitale du col utérin, suivie du décollement du pôle inférieur de l'œuf, manœuvre destinée à interrompre les vomissements incoercibles de la grossesse.

cophémie, *s. f.* (κῶφος, sourd; φήμι, je parle). V. *surdité verbale.*

cophochirurgie, *s. f.* (κῶφος; chirurgie). « Chirurgie de la surdité par otospongiose. Elle comprend: 1° la fenestration (v. ce mot); 2° la mobilisation de l'étrier: rupture de l'ankylose osseuse de la platine de l'étrier dans la fenêtre ovale (opération de Rosen, 1951) » (J.-J. Debain). — Ces deux interventions sont, depuis 1959, supplantées par la *platinectomie*, ou ablation de la platine de l'étrier, enlevée avec l'hypertrophie osseuse voisine, et remplacée par un greffon veineux qui va fermer la fenêtre ovale et sur lequel vient parfois s'articuler un étrier artificiel en téflon. V. *otospongiose.*

cophose, *s. f.* (κῶφος, sourd). Abolition complète du sens de l'ouïe.

Coppez et Danis (dégénérescence maculaire de) (1923). Lésion dégénérative de la macula de la rétine observée chez le vieillard, souvent bilatérale, et entraînant la perte de la vision centrale. Elle se présente sous forme de petites taches blanc-jaunâtre parfois pseudo-tumorales.

coprémie, s. f. (κόπρος, excréments; αἷμα, sang) (Barnes). Syn. *stercorémie*. Accidents toxiques provoqués par la résorption des matières excrémentitielles dans les constipations opiniâtres, l'occlusion intestinale et la hernie étranglée.

coproculture, s. f. (κόπρος, excrément; *cultura*, culture). Ensemencement d'un milieu de culture avec une petite quantité de matière fécale, pour déceler dans celle-ci la présence de germes (b. typhique, p. ex.).

coprolalie, s. f. (κόπρος; λαλεῖν, parler). Syn. *manie blasphématoire* (Verga). Impulsion morbide à pousser des interjections ordurières (un des stigmates psychiques des aliénés).

coprolithe, s. m. (κόπρος; λίθος, pierre). Concrétions formées de matières fécales durcies se rencontrant dans les selles.

coprologie, s. f. (κόπρος; λόγος, discours). Etude des matières fécales.

copromanie, s. f. (κόπρος; μανία, folie). Tendance à se souiller d'excréments, fréquente chez les aliénés.

coprome, s. m. (κόπρος). V. *scatome*.

coprophagie, s. f. (κόπρος; φαγεῖν, manger). Action de manger des excréments.

coprophilie, s. f. (κόπρος; φιλία, amitié). Tendance de certains aliénés (grands arriérés, déments, schizophrènes, maniaques) à se complaire au contact de leurs excréments (*auto-c.*) ou de ceux d'autrui (*hétéro-c.*).

coproporphyrie héréditaire. V. *porphyrie*.

coproporphyrine, s. f. V. *porphyrine*.

coproporphyrinogène, s. m. V. *porphyrine*.

coproporphyrinurie, s. f. Présence de coproporphyrine dans l'urine.

coprostase ou **coprostasie,** s. f. (κόπρος; στάσις, rétention). Accumulation de matières fécales dans le gros intestin, d'où peut résulter la coprémie.

coprotoxie, s. f. (κόπρος; τοξικόν, poison) (Roger et Garnier, 1908). Quantité de matière fécale nécessaire pour tuer 1 kg de lapin, lorsqu'elle est injectée dans la veine de l'oreille. V. *entérotoxie*.

copulation, s. f. (*copulare*, assembler). Accouplement et plus particulièrement processus par lequel les éléments sexuels mâles sont mis en contact avec les éléments sexuels femelles dans l'intérieur des organes génitaux correspondants.

coqueluche, s. f. (vient du *coqueluchon* dont les malades se couvraient la tête). Maladie infectieuse épidémique, contagieuse due au bacille de Bordet et Gengou (1906) : *Bordetella pertussis, Hæmophilus pertussis* ou *Bacillus pertussis*. Elle est caractérisée, à la période d'état, par des accès de toux spasmodique, revêtant la forme de quintes, les quintes étant séparées par une inspiration longue et sifflante appelée *reprise* (*chant du coq*). Elle atteint surtout les enfants; son pronostic est grave chez le nourrisson.

coqueluchoïde, adj. Qui ressemble à la coqueluche. — *toux c.* Toux quinteuse analogue à celle de la coqueluche que l'on observe dans les cas de compression du nerf pneumogastrique (adénopathie trachéo-bronchique).

cor, s. m. (*cornu*, corne). Syn. *tylosis gompheux* (Alibert). Petite tumeur dure, très douloureuse, siégeant au-dessus des articulations des phalanges du pied et parfois à la plante, due à la compression des téguments serrés entre une chaussure étroite et l'os sous-jacent. Elle est formée par un épaississement des couches cornées de l'épiderme qui s'enfonce dans le derme en formant la racine ou clou, caractéristique du cor.

cor bovinum (cœur de bœuf). Nom donné au cœur présentant une hypertrophie totale considérable, sans que sa forme générale soit modifiée.

coracoïdite, *s. f.* Ostéite de l'apophyse coracoïde.

corde des radiaux (signe de la) (Velpeau). Dans la fracture de l'extrémité inférieure du radius, les tendons des radiaux, soulevés par le fragment osseux inférieur déplacé en arrière et en dehors, sont tendus comme les cordes d'un violon sur son chevalet.

cordeau (signe du) (Pitres). Mode d'exploration du thorax consistant à tendre une ficelle de la fourchette sternale à la symphyse pubienne. L'appendice xiphoïde se trouve rejeté à droite ou à gauche de cette ligne en cas d'épanchement pleural.

cordon sanitaire. Ligne de surveillance établie à la limite d'un pays ou d'une province où règne une maladie pestilentielle. Elle ne peut être franchie que sous certaines conditions déterminées par les règlements sanitaires.

cordonal, ale, *adj.* Qui se rapporte aux cordons de la moelle épinière. — *douleurs c.* Douleurs violentes, en éclair, plus rarement continues, dues à l'irritation du faisceau spino-thalamique ; elles surviennent dans les compressions ou les tumeurs de la moelle. — *syndrome c. moteur.* Ensemble de symptômes dus à l'altération du faisceau pyramidal croisé (voie motrice principale) dans le cordon latéral de la moelle et siégeant du côté de la lésion : paralysie plus ou moins accentuée, avec contracture, exagération des réflexes tendineux, signe de Babinski. — *syndrome c. postérieur.* Ensemble de symptômes dus à l'altération des cordons postérieurs de la moelle et siégeant du côté de la lésion : ataxie, abolition des réflexes tendineux, douleurs fulgurantes, hypotonie et troubles de la sensibilité profonde. — *syndrome c. sensitif.* Ensemble de symptômes dus à l'altération des voies sensitives dans les cordons médullaires : voies de la sensibilité profonde dans les cordons postérieurs (v. *syndr. c. postérieur*) ; voies des sensibilités thermique et douloureuse dans le cordon antéro-latéral ; voies de la

sensibilité tactile dans le cordon antérieur. Ils consistent en anesthésies aux différents modes de sensibilité, siégeant du côté opposé à la lésion pour les sensibilités thermiques, douloureuse et tactile.

cordotomie, *s. f.* V. *chordotomie.*

corectopie, *s. f.* (κόρη, pupille ; ectopie). Anomalie congénitale ou acquise de la pupille qui se trouve placée en dehors du centre de l'iris.

corélysis, *s. m.* (κόρη, pupille ; λύσις, solution). Opération qui consiste à rompre les adhérences de la face postérieure de l'iris et de la cristalloïde (synéchies) à l'aide d'un crochet ou d'une spatule (après ponction de la cornée).

corescope, *s. m.* (κόρη, pupille ; σκοπεῖν, examiner). Instrument destiné à l'examen de la pupille.

Cori (classification de) (1958). Classification des glycogénoses (v. *glycogénique, maladie*) en 6 types : *type I* : maladie de von Gierke ; *type II* : maladie de Pompe ; *type III* : maladie de Forbes ; *type IV* : maladie d'Andersen ; *type V* : maladie de Mac Ardle-Schmid-Pearson ; *type VI* : maladie de Hers. V. ces différents termes.

Cori (maladie de). V. *Forbes (maladie de).*

Corino Andrade (maladie de). V. *neuropathie amyloïde.*

cornage, *s. m.* Terme emprunté à la médecine vétérinaire pour désigner un sifflement laryngo-trachéal assez prononcé pour être entendu à distance. Il traduit une gêne, d'abord inspiratoire, au passage de l'air dans les voies respiratoires hautes. V. *serratique (bruit).*

corne antérieure (syndrome de la). Ensemble de symptômes dus à l'altération de la corne antérieure de la moelle (poliomyélite antérieure) : paralysie flasque avec abolition des réflexes, atrophie musculaire avec contractions fibrillaires, troubles trophiques et électriques, sans signe d'atteinte du faisceau pyramidal.

corne cutanée. Lésion rare de la peau, formée par un épaississement circonscrit des couches cornées de l'épiderme reposant sur des papilles hypertrophiées, et formant des saillies dures, droites ou enroulées sur elles-mêmes. Elles peuvent parfois se développer sur des muqueuses (gland, prépuce).

cornée conique. V. *kératocone*.

cornée globuleuse. V. *kératocone*.

cornéen, adj. Qui se rapporte à la cornée.

Cornelia de Lange (maladies ou syndromes de). V. *Lange (maladies ou syndromes de Cornelia de)*.

Corning (méthode de) (du nom du chirurgien américain qui injecta le premier, en 1885, une solution de cocaïne dans le canal rachidien pour obtenir l'anesthésie du segment inférieur du corps). V. *rachi-cocaïnisation*.

corona seborrhoïca (Unna). Couronne séborrhéique. Aspect particulier que prennent certaines formes de séborrhée (croûtes graisseuses du cuir chevelu), quand la lésion, partie du cuir chevelu, gagne le front, ou elle s'arrête par un bord net, recouvert de squames jaunâtres formant une espèce de couronne de 1 à 2 cm de largeur.

corona Veneris. V. *couronne de Vénus*.

coronaire, adj. Qui se rapporte aux vaisseaux coronaires (cardiologie : V. *coronarien*) ou à la couronne dentaire.

coronale (suture). V. *suture crânienne*.

coronarien, enne, adj. Qui se rapporte aux vaisseaux coronaires. — *insuffisance c.* Irrigation imparfaite du myocarde due à une altération des artères coronaires ; elle se traduit par l'angine de poitrine. — *insuffisance c. aiguë.* V. *état de mal angineux.* — *onde c.* V. *Pardee (onde de),* 1° — *syndrome c.* Ensemble de symptômes provoqués par une perturbation brusque ou progressive dans la circulation artérielle coronarienne : infarctus du myocarde, angine de poitrine.

coronarite, s. f. Artérite des artères coronaires, entraînant souvent la sténose de ces vaisseaux et pouvant déterminer des accès d'angine de poitrine.

coronarographie, s. f. Radiographie des artères coronaires injectées d'un liquide opaque aux rayons X. Elle peut être *globale*, lorsque le produit de contraste est injecté au-dessus des valvules aortiques ou *sélective*, quand il est envoyé directement dans chacune des artères coronaires dont l'orifice a été cathétérisé. V. *Sones (technique de)* et *Bourassa et Judkins (technique de)*.

coronaropathie, s. f. Maladie des artères coronaires.

coronavirus, s. m. Virus à A.R.N., de 70 à 120 mµ de diamètre, dont l'enveloppe porte une couronne rappelant les pétales d'une fleur. Les c. sont, comme les rhinovirus, les agents des rhinites et des rhinopharyngites des jeunes adultes.

corps de... V. au nom propre. Ex. *corps de Jolly.* V. *Jolly (corps de)*; *corps annulaire de Cabot.* V. *Cabot (corps annulaire de)*.

corps acétoniques. V. *cétoniques (corps)*.

corps calleux (nécrose du). V. *Marchiafava-Bignami (maladie ou syndrome de)*.

corps calleux (syndrome du). V. *calleux (syndrome)*.

corps cétoniques. V. *cétoniques (corps)*.

corps étranger. Corps inanimé se trouvant dans un point de l'organisme (conduit ou cavité naturelle, viscère, organe), soit qu'il ait été apporté du dehors (projectile, objet dégluti ou passé dans la trachée ou les bronches), soit qu'il se soit formé sur place (calcul, fragment d'os ou de cartilage), mais de toute façon ne faisant pas ou ne faisant plus partie de l'économie et ne participant pas à sa vie. — *c. e. articulaire.* V. *arthrophyte.* — *c. e. organique.* V. *arthrophyte*.

corps fibreux de Dupuytren. Variété d'adamantinome solide simple, d'aspect fibreux.

corps flottants. Corps étrangers mobiles observés dans le corps vitré par le médecin et perçus par le malade lui-même; ils sont formés, le plus souvent, par des cellules ou par un exsudat inflammatoire ou hémorragique.

corps flottant articulaire. V. *arthrophyte*.

corps granuleux. Eléments cellulaires que l'on rencontre dans un grand nombre de lésions du système nerveux (ramollissement cérébral, etc.); ce sont des leucocytes de grande dimension chargés de granulations graisseuses.

corps hématoxyliques. Formations extracellulaires plus ou moins arrondies, présentes dans le sang des sujets atteints de lupus érythémateux aigu disséminé. Ce sont vraisemblablement, comme les inclusions des cellules de Hargraves (v. ce terme), des noyaux de leucocytes détruits par les anticorps antinucléaires.

corps immunisant. V. *sensibilisatrice*.

corps jaune. Syn. *oariule* (Robin), *métoarion* (Raciborski). Vestige de la vésicule de Graaf après sa rupture et la chute de l'ovule. Quand l'ovulation a été suivie de fécondation, le corps jaune est beaucoup plus volumineux et plus persistant (*c. jaune* de la grossesse) que dans le cas où il n'y a pas eu fécondation (*c. jaune* de la menstruation).

corps de Luys (syndrome du). Hémiballisme (v. ce mot).

corps mobile articulaire. V. *arthrophyte*.

corps strié (syndrome du). V. *striés (syndromes)*.

Corradi (épreuve de). Quand on enlève le diapason placé sur la mastoïde au moment où le malade cesse de l'entendre et si on l'y replace, il y a une nouvelle perception sonore, dite secondaire. L'absence de perception secondaire indique une affection du labyrinthe.

correctif, adj. et s. m. Substance que l'on ajoute à un médicament pour en adoucir ou en modifier l'action.

corrélation (loi de) (Cuvier) (anatomie comparée). « Tout être organisé forme un ensemble, un système unique et clos, dont les parties se correspondent mutuellement et concourent à la même action défi-

nitive par une action réciproque. Aucune de ces parties ne peut changer sans que les autres changent aussi » (Cuvier). Ex. : chez les carnivores, les mâchoires, les griffes, les organes locomoteurs, etc., ont chacun une conformation qui facilite l'alimentation de l'animal.

Corrigan (maladie de) (1832). Insuffisance aortique et plus spécialement insuffisance d'origine endocarditique.

Corrigan (pouls de). Pouls fort, bondissant (*pulsus celer et alter*), rappelant la détente subite d'un ressort, aussitôt suivie d'une dépression marquée. Le tracé sphygmographique présente une ascension brusque et de grande amplitude, suivie d'un plateau court, parfois bifide (*pulsus bisferiens*) et d'une descente rapide avec une onde dicrote parfois très importante. L'incisure catacrote est peu marquée, ou même absente. Ce pouls appartient à l'insuffisance aortique.

corrugation, s. f. (*cum*, avec; *ruga*, ride). Froncement de la peau par suite de la contraction du peaucier sous-jacent (se dit surtout du scrotum).

corset (maladie du) (Hayem). Déformation du foie déterminée par le corset. Si la constriction exercée par ce vêtement est sus-hépatique, il y a ptose du foie; si elle est hépatique, le foie s'allonge et se laisse déprimer par les impressions costales. Par suite des variations de la mode, cette maladie a presque complètement disparu.

Cortancyl, s. m. (n. dép.). V. *delta-cortisone*.

cortectomie, s. f. (*cortex*, enveloppe; ἐκτομή, ablation). Résection d'une partie de l'écorce cérébrale.

cortico-dépendant, adj. Qui ne peut se passer d'hormones corticosurrénales. — Se dit d'une maladie qui ne peut être soignée qu'à l'aide de ces hormones, ou d'un sujet atteint d'une telle maladie.

corticogenèse, s. f. Syn. *corticostéroïdogenèse*. Production d'hormones par le tissu cortical de la glande surrénale.

corticographie, s. f. V. *électro-corti-cographie.*

corticoïdes, s. m. pl. Hormones cortico-surrénales (v. ce terme) et produits de synthèses ayant les mêmes propriétés que ces hormones.

corticomimétique, adj. (angl. *cortisone-like* : like, semblable à). Dont l'action est semblable à celle de la cortisone.

cortico-minéralotrope (hormone). V. *minéralocorticoïdes.*

cortico-pleurite, s. f. (Bezançon et de Jong). V. *spléno-pneumonie.*

corticoprive, adj. (*cortex,* enveloppe; *privare,* priver). Qui se rapporte à l'insuffisance de la cortico-surrénale.

cortico-résistance, s. f. État de certains malades chez lesquels les hormones cortico-surrénales sont inefficaces.

11-corticostéroïdes. V. *11-oxycorticostéroïdes.*

corticostéroïdogenèse, s. f. V. *corticogenèse.*

corticostérone, s. f. (Kendall et Reichstein, 1933). Syn. *composé H de Reichstein, composé B de Kendall.* Un des 11-oxycorticostéroïdes (v. ce terme) sécrétés par le cortico-surrénale.

corticostimuline, s. f. Syn. *A.C.T. H.* (adreno-cortico-trophic hormone), *adrénocorticotrophine, adrénotrophine* (Houssay), *corticotrophine, hormone corticotrope* ou *adrénocorticotrope.* Hormone d'origine anté-hypophysaire excitant la sécrétion de la substance corticale de la capsule surrénale. Elle stimulerait surtout la production des 11-oxycorticostéroïdes, celle des 17-cétostéroïdes étant sous la dépendance de la gonado-stimuline B. Elle a sur les phénomènes inflammatoires et allergiques la même action sédative que la cortisone (v. ce terme). La sécrétion de la c. est sous la dépendance d'un centre nerveux situé dans l'hypothalamus. V. *corticotrophin releasing factor.* — *épreuve à la c.* V. *Thorn* (test de).

cortico-surrénal, adj. Qui a rapport au tissu cortical de la glande surrénale. — *hormones c.-s.* Hormones sécrétées par le cortex surrénal :

elles sont très nombreuses, toutes composés stéroïdes, réparties en trois groupes : l'aldostérone, qui agit sur le métabolisme de l'eau et des électrolytes (hormone minéralotrope); les 11-oxycorticostéroïdes (hormones protéino-glucidiques); les 17-cétostéroïdes (hormones androgènes) (v. ces termes). Leur sécrétion dépend de l'hypophyse : V. *corticostimuline.* — *néoplasie c.-s.* Syn. *cortino-surrénalome.* Tumeur bénigne ou maligne observée surtout chez la femme où elle entraîne de l'obésité, le développement du système pilaire, des vergetures larges et colorées et une tendance au masculinisme qui peut aller jusqu'au pseudo-hermaphrodisme. V. *génito-surrénal (syndrome).*

cortico-surrénalome, s. m. V. *cortico-surrénal.*

corticothérapie, s. f. Emploi thérapeutique des hormones cortico-surrénales (en particulier de la cortisone) et de l'A.C.T.H.

corticotrope, adj. Qui a des affinités pour la substance corticale de la capsule surrénale. — *hormone c.* V. *corticostimuline.*

corticotrophin releasing factor (C.R.F.). Polypeptide sécrété par un centre nerveux situé dans l'hypothalamus, qui gagne le lobe antérieur de l'hypophyse par le système porte hypophysaire et règle la sécrétion de corticostimuline (v. ce terme).

corticotrophine, s. f. V. *corticostimuline.*

cortico-viscérale (pathologie). Terme que les auteurs soviétiques, afin de marquer leur position matérialiste, emploient pour désigner la médecine psycho-somatique (v. *psycho-somatique, médecine* et *sommeil, cure de*).

cortine, s. f. (Swingle et Pfiffner, 1930). Extrait cortico-surrénal total naturel, obtenu à partir des capsules surrénales de bœuf et contenant toutes les hormones cortico-surrénales.

cortinique, adj. Qui se rapporte à la cortine.

cortisol, *s. m.* V. *17-hydroxycorticostérone.*

cortisone, *s. f.* Syn. *composé E* de Kendall (1935), *17-hydroxy-11-déhydrocorticostérone.* Un des 11-oxycorticostéroïdes (v. ce terme) sécrétés par la cortico-surrénale. Il semble régir toute la vie du tissu collagène et inhibe les réactions inflammatoires et allergiques; il calme rapidement les phénomènes inflammatoires des polyarthrites chroniques (Hench et Kendall, 1949) et de la goutte : il agit également dans le rhumatisme articulaire aigu, l'état de mal asthmatique, le lupus érythémateux aigu disséminé, la sclérodermie et les hémopathies malignes; il est employé aussi comme immuno-dépresseur. Mais son action disparaît dès l'arrêt du traitement, et son emploi prolongé n'est pas toujours sans inconvénients (œdèmes, diabète, décalcifications, syndrome de Cushing).

Δ **cortisone,** *s. f.* V. *delta-cortisone.*

cortisone-glucose (épreuve de) (Conn). Méthode destinée au dépistage des états pré-diabétiques. C'est une épreuve d'hyperglycémie provoquée sensibilisée par l'ingestion, quelques heures auparavant, de 100 à 125 mg de cortisone. Celle-ci prolonge l'hyperglycémie qui, 2 heures après l'ingestion de glucose est encore, chez le sujet normal, de 1,40 g °/∘∘. La durée de cette hyperglycémie est encore plus grande chez le sujet prédisposé au diabète.

cortisone-like, *adj.* V. *corticomimétique.*

cortisonothérapie, *s. f.* Emploi thérapeutique de la cortisone.

cortisonurie, *s. f.* Présence de la cortisone dans l'urine (taux normal : 160 γ par 24 heures).

Corvisart (facies de). Aspect du visage chez les malades en état d'asystolie. La face est turgide et violacée, les yeux sont brillants, les paupières bouffies.

Corvisart (maladie de). Hypertrophie cardiaque essentielle.

Corvisart ou **Corvisart-Fallot (syndrome de).** V. *Caillaud (syndrome de).*

corymbiforme, *adj.* (κόρυμβος, sommet, grappe de fruits ou de fleurs en forme de pyramide) (Jaccoud). Se dit d'une éruption quand les éléments en sont réunis par groupes séparés par des intervalles de peau saine.

corynébactériose, *s. f.* Terme proposé pour désigner toutes les affections dues aux germes du genre *Corynebacterium.* En dehors de la diphtérie, ces microbes peuvent provoquer des septicémies et des suppurations localisées (ganglionnaires, articulaires, etc.).

Corynebacterium, *s. m.* (κορύνη, massue) (Lehmann et Neumann, 1896). Nom donné à un groupe de bactéries comprenant le bacille de la diphtérie et les bacilles pseudo-diphtériques. V. *Klebs-Löffler (bacille de)* et *Weeks (bacille massué de).*

coryza, *s. m.* (κόρυζα). Syn. *rhume de cerveau.* Rhinite à virus. Affection caractérisée par une obstruction nasale avec écoulement, éternuements et léger mal de gorge. Elle est provoquée par un virus, un rhinovirus, le virus respiratoire syncytial ou un coronavirus. — *c. spasmodique périodique.* Syn. *asthme des foins, maladie de Bostock, rhume des foins.* « Catarrhe aigu des muqueuses nasales et oculaires survenant périodiquement chez certains malades à l'époque de la floraison des graminées » (Bezançon et de Jong). Le *c. s. p.* est considéré comme un équivalent de l'asthme.

Cosasesco (épreuve de). Epreuve qui consiste à provoquer une raie vaso-motrice sur un membre atteint d'artérite oblitérante. Elle permet, par le repérage de la limite inférieure de la coloration rouge, d'apprécier le siège de l'oblitération.

cosmétologie, *s. f.* (κοσμητής, de κοσμέω, je pare, j'orne; λόγος, discours). Étude des soins du corps et des techniques destinées à l'embellir.

cosmobiologie, *s. f.* Etude de l'action des milieux cosmiques sur les êtres vivants, en particulier sur l'homme.

cosmopathologie, *s. f.* Partie de la climatologie qui étudie l'action nocive sur l'organisme des facteurs cosmiques (soleil, lune, rayons cosmiques, etc.).

Cossio (opération de) (1948). Ligature de la veine cave inférieure dans les cardiopathies décompensées (surtout les cardiopathies mitrales). Elle soulage les cavités droites du cœur en freinant le retour du sang veineux et accroît ainsi le débit cardiaque.

Costantini (signe de). Immobilité de l'ombre cardiaque observée à la radioscopie chez un blessé porteur d'une plaie du cœur : signe d'hémopéricarde.

costectomie, s. f. (costa, côte ; ἐκτομή, ablation). Résection costale.

Costen (syndrome de). Arthralgie temporomaxillaire associée à des troubles fonctionnels de l'oreille : hypoacousie, bourdonnements, vertiges. Elle est parfois due à un mauvais articulé dentaire.

costo-musculaire (point). Point situé au sommet de l'angle formé par la dernière côte et le bord externe de la masse sacro-lombaire ; il est douloureux à la pression dans les pyélonéphrites et la lithiase rénale.

costo-vertébral (point). Point situé au sommet de l'angle formé par la 12e côte et le rachis ; il est douloureux à la pression dans les pyélonéphrites et la lithiase rénale.

costo-transversectomie, s. f. (Ménard). Opération qui consiste à réséquer des apophyses transverses et les têtes des côtes correspondantes pour obtenir une voie d'accès sur l'espace extradural antérieur (m. de Pott, ostéomyélite, etc.).

Cot (méthode de). Traitement de l'asphyxie par l'oxyde de carbone, comprenant la respiration artificielle, la carbogénothérapie, la saignée et l'injection intra-veineuse d'huile camphrée.

Cotard (syndrome de). V. délire de négation.

côte cervicale. V. dorsalisation. — syndrome de la c. c. V. scalène antérieur (syndrome du).

co-thrombin conversion factor. V. convertine.

co-thromboplastine, s. f. V. convertine.

Cottalorda (fracture en étoile à trois branches de). Fracture du bassin dans laquelle les traits, irradiant du cotyle, séparent l'ilion, l'ischion et le pubis.

Cotte (opération de). Résection du nerf présacré, opération pratiquée dans les cas de douleurs pelviennes invétérées et de prurit anal ou vulvoanal.

Cottet (rapport de Jules). Syn. rapport uréique hémato-urinaire. Rapport du chiffre d'urée sanguine, à jeun, exprimé en centigrammes par litre, au chiffre de l'urée urinaire de 24 heures exprimé en grammes. Il permet d'apprécier l'excrétion de l'urée par le rein. Normalement, il est de 1 à 2.

coude au corps (signe du). V. Berger (signe de).

couenne, s. f. (cutis, peau). Nom donné à la partie supérieure du caillot sanguin se formant après la saignée, quand cette partie est décolorée (ce qui se rencontre dans les maladies inflammatoires et normalement chez certains animaux, cheval). La formation de la couenne est due à la lenteur de la coagulation qui permet aux globules rouges de gagner la partie inférieure du vase.

couenneux, euse, adj. V. pseudomembraneux. — angine c. V. angine pseudo-membraneuse. — entérite c. V. entérite glaireuse.

Councilman (corps de). Corpuscules intracellulaires observés à l'examen histologique du foie des sujets atteints de fièvre jaune.

coup de chaleur. Nom donné à un ensemble d'accidents, souvent mortels, causés tantôt par l'irradiation solaire (insolation), tantôt par une chaleur excessive (climat chaud et humide, foyer des chaudières à vapeur, etc.). Il se manifeste par une céphalalgie intense, de la tendance au sommeil, l'arrêt des sécrétions, des vomissements, des hallucinations, du délire et la perte de connaissance. L'évolution varie de quelques minutes à un ou deux jours.

coup de fouet. Affection caractérisée par une douleur subite dans le mollet survenue à la suite d'une violente contraction des muscles extenseurs du pied, par un gonflement rapide de la jambe avec ou sans ecchymose et une impotence plus ou moins complète du membre. Verneuil l'attribuait à la rupture d'une varice profonde ; elle semble due le plus souvent à une déchirure musculaire avec hématome. — *c. de f. du cordon.* Nom parfois donné à l'hématome funiculaire par rupture d'une veine du cordon chez un sujet atteint de varicocèle.

coup de hache. V. *Dupuytren (fracture de).*

coup de hache sous-mammaire. Dépression angulaire qui existe au niveau des fausses côtes chez les rachitiques, par suite de la diminution du diamètre vertical du thorax et de la déviation en dehors des fausses côtes.

coup d'ongle (signe du). V. *copeau (signe du).*

coup de poignard abdominal. Douleur vive et soudaine, en un point de l'abdomen, au début de la péritonite par perforation.

couperose, *s. f.* Syn. *acné rosacée, rosée* ou *érythémateuse, rosacée.* Lésion cutanée localisée au visage, caractérisée par une congestion avec dilatation vasculaire se compliquant presque toujours d'une altération des glandes sébacées (séborrhée simple, papulo-pustules d'acné, ou même rhinophyma).

courant d'action. Courant électrique produit par un muscle en activité : il résulte des différences de potentiel existant entre les parties au repos et les parties excitées du muscle.

courant diadynamique. V. *diadynamique (courant).*

courant de lésion. Courant électrique produit, au repos, par un muscle lésé ; il résulte de la différence de potentiel pathologique existant entre la partie saine et la partie altérée du muscle. On le représente par un vecteur, le vecteur I (I, initiale du mot anglais « injury » : lésion) de Bayley. Il existe à la phase aiguë de

l'infarctus du myocarde ; on observe ses conséquences indirectes pendant la systole sous forme d'un décalage du segment ST (onde en dôme) de l'électrocardiogramme. Ce décalage a comme symbole un vecteur égal au vecteur I et dirigé en sens inverse, le vecteur — I de Bayley.

couronne séborrhéique. V. *corona seborrhoica.*

couronne de Vénus (*corona Veneris*). Cercle formé autour du front par des syphilides secondaires, circinées, séborrhéiques.

Courvoisier et Terrier (loi de). Syn. *loi de Bard et Pic.* La vésicule biliaire est atrophiée dans le cas d'obstruction du cholédoque par un calcul ; elle est dilatée dans les obstructions dues à toute autre cause (cancer).

coussinets endocardiques (maladie des). V. *canal atrio-ventriculaire commun (persistance du).*

Couteaud (méthode de). Traitement des fractures de la clavicule qui utilise, pour la réduction et le maintien de la coaptation des fragments, le poids du membre pendant hors du lit.

Couvelaire (syndrome de). V. *apoplexie utéro-placentaire.*

couveuse, *s. f.* Appareil destiné à maintenir à une température constante les enfants nés avant terme ou en état de débilité congénitale.

cove-plane T. V. *Pardee (onde de),* 1°.

cowpérite, *s. f.* Inflammation des glandes de Cowper (ou de Méry ou bulbo-urétrales), presque toujours d'origine blennorragique.

cow-pox, *s. m.* (angl. *cow,* vache ; *pox,* variole). Maladie des pis et des mamelles de la vache due à un pox-virus. Elle peut se transmettre à ceux qui traient les vaches et à leur entourage. Elle est caractérisée, chez l'homme, par une fièvre modérée et une éruption, sur les mains, de petites papules qui se transforment en vésicules et en pustules analogues à celles de la *vaccine* (v. ce terme et *tubercules des trayeurs*).

Cox (vaccin de). V. *typhus exanthématique.*

coxa-adducta, *s. f.* (Kocher) ou **coxa-flexa,** *s. f.* (Gangolphe). V. *coxa-vara.*

coxalgie, *s. f.* (*coxa,* hanche; ἄλγος, douleur). 1º Nom donné par quelques auteurs à toutes les douleurs et arthrites de la hanche. — 2º Syn. *coxo-tuberculose.* Actuellement on réserve ce nom à la tuberculose de l'articulation coxo-fémorale. — *c. hystérique.* Syn. *maladie de Brodie.* Contracture musculaire donnant au membre inférieur une attitude rappelant celle de la coxalgie; on l'observe chez les pithiatiques, le plus souvent à la suite d'un traumatisme. — *c. méditerranéenne.* Localisation à la hanche de la mélitococcie; son évolution subaiguë ou chronique simule celle de l'ostéo-arthrite tuberculeuse.

coxa magna. V. « *observation Hip* » (*syndrome d'*).

coxa-plana, *s. f.* (Waldenström). Syn. *caput planum.* Déformation de la hanche consécutive à une ostéochondrite juvénile. La tête fémorale est aplatie et élargie en champignon ou en béret basque, le col est raccourci et il existe une légère subluxation. Cette déformation provoque une discrète boiterie et quelques douleurs; elle peut évoluer rapidement vers une coxarthrose. V. *ostéochondrite déformante juvénile de la hanche.*

coxa retrorsa (*retrorsa,* en arrière). V. *coxa vara.*

coxarthrie (André Léri) ou **coxarthrose,** *s. f.* Syn. *morbus coxae senilis.* Rhumatisme chronique non inflammatoire (arthrose) de la hanche, survenant après la cinquantaine, et se manifestant par de la douleur, de l'impotence fonctionnelle et une évolution lente sans tendance à l'ankylose.

coxa-valga, *s. f.* Déviation du membre inférieur en abduction et rotation externe, avec limitation de la rotation interne et allongement du membre. Cette déviation est due au redressement du col fémoral.

coxa-vara, *s. f.* Syn. *coxa-adducta, coxa-flexa, coxa retrorsa, hanche bote.* Déviation du membre inférieur en adduction et rotation interne, par suite de la flexion du col fémoral dont l'angle avec la diaphyse diminue, se rapproche de l'angle droit, et parfois même devient aigu. On distingue des *c. v. essentielles* (*c. v.* congénitale de l'enfance et *c. v. e.* de l'adolescence ou épiphyséolyse, v. ce mot) et des *c. v. symptomatiques* (rachitique et traumatique).

Coxiella, *s. f.* V. *rickettsie.*

coxite, *s. f.* (*coxa,* hanche). Arthrite coxo-fémorale. Ex. : *c. gonococcique.* — *c. transitoire.* V. « *observation Hip* » (*syndrome d'*).

coxopathie, *s. f.* (*coxa* ; πάθος, affection). Nom générique des maladies de la hanche.

coxo-tuberculose, *s. f.* Nom par lequel Lannelongue désignait la coxalgie tuberculeuse pour éviter toute confusion avec les autres arthrites de la hanche.

Coxsackie (virus) (C., village de l'Etat de New York où habitaient les deux premiers porteurs de ce virus). Virus appartenant au groupe des entéro-virus, découvert par Dalldorf, en 1947, dans les matières fécales de sujets atteints de poliomyélite antérieure aiguë, où il est fortuitement associé au virus de cette dernière maladie. On distingue le virus Coxsackie A, responsable de l'herpangine, d'affections des voies respiratoires, d'hépatites, d'éruptions cutanées, de méningites lymphocytaires, et le virus Coxsackie B, agent de la myalgie épidémique, d'affections respiratoires, d'exanthèmes, de diarrhée, d'atteintes cardiaques et nerveuses et peut-être de malformations congénitale.

cozymase, *s. f.* V. *co-enzyme.*

C.P.A. Cœur pulmonaire aigu. V. *cœur pulmonaire.*

C.P.C. Cœur pulmonaire chronique. V. *cœur pulmonaire.*

C protein reactive. V. *protéine C réactive.*

C.P.T. V. *capacité pulmonaire totale.*

C.P.U.E. Capacité pulmonaire utilisable à l'effort. V. *volume expiratoire maximum-seconde.*

CR (Chest Right) (électrocardiographie). Symbole des dérivations précordiales dans lesquelles l'électrode indifférente est fixée au bras droit.

crachat amygdaloïde ou **bursiforme.** Masse de pus concrété, dense, tombant au fond du crachoir, caractéristique des cavernes tuberculeuses.

crachat jus de pruneau ou **de réglisse.** Crachat de couleur brun violacé, liquide, caractéristique de la pneumonie évoluant vers l'hépatisation grise.

crachat nummulaire. V. *nummulaire.*

crachat perlé. V. *perlés (crachats).*

crachat rouillé. Crachat de couleur jaune (due aux pigments sanguins), visqueux, caractéristique de la pneumonie.

Crafoord (opération de C.) (1944). Opération ayant pour but le traitement radical du rétrécissement congénital de l'isthme aortique ; elle consiste dans la résection de la portion sténosée de l'aorte, suivie de suture bout à bout des deux segments sus- et sous-jacents.

Craib (théorie de). V. *doublets (théorie des).*

Cramer-Schilling (lésion de). Plaque d'athérome siégeant à la naissance de la veine cave inférieure.

crampe, s. f. (all. *krämpen*, retrousser). Contraction involontaire, douloureuse et transitoire d'un muscle ou d'un groupe musculaire. — *c. fonctionnelles* ou *professionnelles.* V. *spasmes fonctionnels.* — *c. passagère du diaphragme.* V. *myalgie épidémique.*

crâne (syndrome subjectif des blessés du) (Pierre Marie, Mairet et Pierron). Syn. *syndrome postcommotionnel, syndr. subjectif postcommotionnel, syndr. subjectif des traumatisés du crâne.* Ensemble de symptômes tenaces, fréquent après les traumatismes crâniens : céphalée à forme névralgique avec hypersensibilité locale, éblouissements, vertiges, troubles visuels et vasomoteurs, éréthisme cardiaque, oppression, altération de la mémoire, de l'attention et du caractère. Leur importance est fréquemment hors de proportion avec celle du trauma et ils dépendent souvent d'un état névrotique dépressif. V. *névrose traumatique.*

crâne en besace. V. *cymbocéphalie.*

crâne en brosse. Aspect radiologique du crâne dont la table externe est amincie et dont le diploé, élargi, est traversé de spicules parallèles rayonnant à partir de la table interne. Il est observé dans l'anémie de Cooley.

crâne natiforme. V. *natiforme.*

crâne olympien. V. *olympien (crâne ou front).*

crâne en pain de sucre. V. *acrocéphalie.*

crâne platybasique. V. *platybasique (crâne).*

crâne à rebord (Apert). Déformation du crâne observée tardivement dans l'ostéopsathyrose : elle est caractérisée par l'affaissement de la voûte, l'élargissement des diamètres bi-pariétal et bi-temporal, la saillie de la tubérosité occipitale et des régions temporo-pariétales, qui rabattent vers le bas le pavillon de l'oreille.

crâne à la Thersite. V. *acrocéphalie.*

crâne en tour. V. *acrocéphalie.*

crâne en trèfle. V. *trigonocéphalie.*

craniectomie, s. f. (κρανίον, crâne ; ἐκτομή, résection). 1° Opération proposée par Lannelongue pour permettre le développement du cerveau dans les cas d'ossification prématurée des sutures crâniennes (craniosténose). Elle consistait à enlever des bandelettes osseuses au niveau des régions fronto-pariétales ou même, pour certains, une grande partie de la calotte crânienne, celle-ci se régénérant sous la protection temporaire d'un casque. — 2° Actuellement, ce terme désigne le détachement complet d'un volet osseux qui peut être remis en place sans modification ou plus ou moins remanié (*cranioplastie*).

cranioclasie, s. f. (κρανίον ; κλάω, je brise). Extraction de la tête d'un fœtus mort, à l'aide du cranioclaste.

cranioclaste, s. m. Instrument destiné à extraire la tête d'un fœtus mort après en avoir réduit le volume sans le broyer complètement.

cranio-facial (rapport volumétrique). Rapport entre la valeur volumétrique de la face, multipliée par 100, et celle du crâne; il est normalement de 35,5 environ.

craniographie, s. f. (χρανίον; γραφεῖν, inscrire). Radiographie du crâne.

cranio-hydrorrhée, s. f. V. hydrorrhée nasale.

craniologie, s. f. (χρανίον, crâne; ᾿λογός, discours). 1° V. phrénologie; — 2° Partie de l'anthropologie qui concerne l'étude du crâne.

craniomalacie, s. f. (χρανίον; μαλαχός, mou) (Lasègue, 1850). V. craniotabes.

craniométrie, s. f. (χρανίον; μέτρον, mesure). Branche de l'anthropométrie qui a pour objet la mensuration des os du crâne soit sur le squelette, soit sur le vivant.

craniopage, s. m. (χρανίον; παγείς, unis). Nom donné au groupe des monstres doubles unis par l'extrémité céphalique.

cranio-paracritique (syndrome) (R.P. Dr Verdun). Syndrome caractérisé par des variations parallèles du rapport cranio-somatique (v. ce terme) et du sens critique. Un abaissement de ce rapport est généralement accompagné d'une diminution du sens critique, légère (naïveté, infatuation) ou grave (narcissisme, délire hallucinatoire ou suggestibilité hystérique); une élévation du rapport cranio-somatique est habituelle chez les sujets dont le sens critique est exagéré, légèrement (scepticisme, méticulosité, insatisfaction) ou profondément (délires d'indignité, de réprobation, d'interprétation, de persécution).

craniopathie métabolique. V. Morgagni ou Morgagni-Morel (syndrome de).

cranio-pharyngiome, s. m. (Cushing et Bailey). Syn. adamantinome (Onanoff), tumeur de la poche de Rathke. Tumeur cérébrale mi-kystique, micharnue, souvent calcifiée, se développant chez l'enfant ou l'adolescent, au-dessus de la selle turcique,

aux dépens du canal cranio-pharyngé (partie supérieure de la tige pituitaire et poche de Rathke). Elle provoque une hémianopsie bitemporale avec atrophie optique primitive, de l'hypertension intracrânienne, des signes d'insuffisance hypophysaire (infantilisme, syndrome adiposo-génital) et des troubles tubériens. La radiographie du crâne peut montrer une selle turcique aplatie, surmontée de concrétions calcaires.

cranioplastie, s. f. (χρανίον; πλάσσειν, former). Transport et greffe d'un lambeau ostéo-périostique au niveau d'une brèche faite au crâne, dans le but de faciliter la formation de tissu osseux nouveau. V. craniectomie, 2°.

craniorrhée, s. f. (χρανίον; ρεῖν, couler) (Freudenthal). Affection caractérisée cliniquement par l'écoulement du liquide céphalo-rachidien par le nez et par des signes de compression cérébrale, et anatomiquement par une communication spontanée ou traumatique entre le crâne et le rhino-pharynx, et par un processus d'irritation des espaces arachnoïdiens de la fosse cérébrale moyenne.

cranioschisis, s. m. (χρανίον; σχίζειν, diviser.). Malformation du crâne due à un défaut d'ossification sur la ligne médiane.

cranioscopie, s. f. (χρανίον; σκοπεῖν, examiner). V. phrénologie.

cranio-somatique (rapport) (R.P. Dr Verdun) (morphologie). Rapport entre la valeur volumétrique du crâne, multipliée par 100, et le volume global du corps; il est normalement de 6,16 environ. V. cranioparacritique (syndrome).

cranio-spongiose, s. f. (χρανίον; σπόγγος, éponge). Affection douloureuse des os du crâne, d'origine syphilitique pour certains auteurs, caractérisée anatomiquement et radiologiquement par la formation, dans le diploé, de nombreuses excavations.

craniosténose, s. f. (χρανίον; στενός, étroit). Syn. craniosynostose. Soudure prématurée d'une ou de plusieurs sutures crâniennes (v. ce terme) provoquant un arrêt de développement et des déformations variées du crâne : acrocéphalie, scaphocéphalie, trigonocéphalie, plagiocéphalie (v. ces différents termes). Elle peut entraîner des troubles cérébraux (hypertension intracrânienne) et oculaires.

cranio-style (rapport) (χρανίον, crâne; στύλος, colonne) (morphologie). Rapport entre le périmètre susorbitaire et la hauteur du crâne.

craniosynostose, s. f. V. *craniosténose.*

craniotabes, s. m. (χρανίον; *tabes,* ramollissement) (Elsasser, 1843). Syn. *craniomalacie, occiput mou.* Ramollissement des os du crâne, appréciable à la palpation, chez les enfants du premier âge. Il s'accompagne d'un amincissement qui peut aller jusqu'à la résorption complète de la substance osseuse. Cette lésion s'observe surtout au niveau de l'occipital, des pariétaux et de l'écaille des temporaux. Elle est d'origine rachitique.

craniotomie, s. f. (χρανίον; τομή, section). Opération consistant à sectionner les os du crâne : chez l'adulte blessé à la tête ou atteint de tumeur cérébrale; chez le fœtus dans certains cas de dystocie.

craquement pulmonaire. Bruit consistant en une série de petites crépitations, plus grosses que le râle crépitant, survenant à l'inspiration; on l'entend à l'auscultation des sommets des poumons en cas de tuberculose.

crase, s. f. (χρᾶσις, mélange). Constitution. — c. sanguine. Syn. *hémocrasie.* Constitution du sang; terme employé surtout pour désigner les propriétés du sang qui ont trait à la coagulation (temps de coagulation, de saignement, signe du lacet).

crasse des vieillards. V. *kératose sénile.*

crassigalbe, adj. (crassus, épais) (morphologie). V. *galbo-typique* (rapport).

crassiligne, adj. (crassus, épais) (A. Thooris) (morphologie). Se dit d'un

type d'individu caractérisé par l'importance de ses diamètres sagittaux.

cratériforme, adj. (crater, coupe; forma, forme). En forme de coupe.

craw-craw, s. m. Lésion cutanée due à une filaire (*Filaria perstans*) caractérisée par des taches rouges qui se recouvrent de vésicules, puis de pustules contenant le parasite et se terminant par des croûtes. Cette maladie, décrite par O'Neil (1875) chez les Noirs africains, est sans doute la *gale filarienne* (v. ce mot).

C reactive protein. V. *protéine C réactive.*

créatine-kinase, s. f. (Banga, 1943). Ferment catalysant la réaction : adénosine - triphosphate + créatine ⇄ adénosine - diphosphate + créatine phosphate (phosphagène). Il exise uniquement dans les cellules des muscles. Son taux dans le sérum sanguin, normalement inférieur à une unité, s'élève dans tous les cas d'atteinte musculaire : myopathies, ischémies aiguës des membres, infarctus du myocarde; dans ce dernier cas, il augmente de 30 % au cours des cinq premiers jours.

créatinémie, s. f. (Jaccoud). Présence de créatine dans le sang : son taux normal moyen est de 27 mg par litre de sang total, et de 3 à 4 mg par litre de sérum ou de plasma.

créatinine (épreuve à la). V. *clairance.*

créatininémie, s. f. Présence de créatinine dans le sang : son taux normal est de 8 à 13 mg par litre de plasma ou de sérum chez l'homme, de 7 à 10 mg chez la femme.

créatininurie, s. f. Présence de créatinine dans l'urine. L'élimination normale moyenne est, par 24 h et par kg de poids corporel, de 1,80 g chez l'homme, et de 1,17 g chez la femme.

créatinurie, s. f. Présence de créatine dans l'urine; normalement, en 24 h et par kg de poids corporel, l'homme élimine 52 mg et la femme 92 mg.

créatorrhée, s. f. (χρέας, chair; ρεῖν, couler). Elimination exagérée de protides dans les selles. V. *azotorrhée*.

Credé (méthodes de). 1° (obstétrique) (1854). Syn. *méthode d'expression placentaire*. Manœuvre destinée à hâter la délivrance : elle consiste en pression exercée sur le fond et les parois de l'utérus par la main de l'accoucheur, qui saisit l'organe à travers l'abdomen. Ces pressions doivent coïncider avec les contractions utérines. — 2° (ophtalmologie) (1884). Ensemble des moyens proposés pour la prophylaxie de la conjonctivite purulente des nouveau-nés.

creeping disease. V. *myiase cutanée*.

crémation, *s. f.* (*cremare*, brûler). Combustion et réduction en cendres des cadavres.

cremnophobie, *s. f.* (κρεμνάω, je pends; φόβος, crainte). Appréhension angoissante à la vue d'un précipice. Peur du vide qui se rapproche de l'agoraphobie et des états anxieux.

crémomètre, *s. m.* (*cremum*, crème; μέτρον, mesure). Instrument destiné à mesurer la crème du lait.

créneau (signe du) (pneumologie). Anomalie de la courbe d'enregistrement spirographique, au cours d'une épreuve de ventilation maxima, témoignant d'une obstruction bronchique ou bronchiolaire. Les oscillations respiratoires du tracé, d'amplitude limitée, sont toutes situées dans la zone d'inspiration forcée. Le décalage brusque vers le haut de ce segment de tracé, par rapport à ceux enregistrés avant et après l'épreuve, dessine un créneau grossièrement carré.

créno-climatique (cure). Cure thermale associée à la cure climatique.

crénothérapie, *s. f.* (κρήνη, source; θεραπεία, traitement) (Landouzy, 1908). Application thérapeutique des eaux minérales.

crépitant (râle). Syn. *crépitation, râle vésiculaire*. Râle pulmonaire qui ressemble, d'après Laënnec, au bruit que produit du sel que l'on fait décrépiter à une chaleur douce dans une bassine. Les *r. c.* sont des bruits fins, rapides, régulièrement espacés, éclatant en bouffées à la fin de l'inspiration; ils se rencontrent surtout au début de la pneumonie. — *r. c. de retour* (Laënnec). Râle plus gros et plus humide que le *r. c.*; on l'entend à la troisième période de la pneumonie. C'est plutôt un râle sous-crépitant.

crépitation, *s. f.* Bruit spécial, produit par le frottement des deux fragments d'un os fracturé (*c. osseuse*); par le broiement des caillots sanguins dans un hématome (*c. sanguine*); par la pression sur un emphysème sous-cutané (*c. neigeuse*); par le frottement d'un tendon enflammé contre la paroi rugueuse de la synoviale; par la pression sur certains ostéo-sarcomes pourvus d'une mince coque osseuse (*c. parcheminée*). — *c. pulmonaire*. V. *crépitant* (*râle*). Des *c.* fines et sèches peuvent être entendues à l'auscultation de poumons atélectasiés ou même normaux. — *c. sous-pleurale*. Syn. *frottement-râle* (Damoiseau). Bruit sec et fin perçu aux deux temps de la respiration.

crépusculaire (état). Altération transitoire de la conscience avec, en règle, persistance d'une activité relativement coordonnée. Cet état est voisin de la confusion mentale.

crête neurale (embryologie). Cordon cellulaire d'origine ectodermique, issu d'un des bords de la gouttière neurale au moment où celle-ci se ferme pour constituer un tube, le canal neural qui deviendra la moelle épinière. Il existe deux cordons, allongés de part et d'autre de ce canal, situés entre lui et les téguments. Ils se divisent en groupes cellulaires qui forment les ganglions spinaux.

crêtes de coq. Végétations (papillomes), d'origine vénérienne, situées dans le sillon balano-préputial, chez les sujets atteints de phimosis. V. *condylome*.

crétification, *s. f.* Infiltration de sels calcaires et transformation crétacée de certaines productions tuberculeuses (processus de guérison).

crétin, *s. m.* (*creta*, craie, à cause du teint blanchâtre). Individu affecté de crétinisme.

crétineux, *s. m.* Individu atteint d'un crétinisme atténué et pouvant être éduqué dans une certaine mesure.

crétinisme, *s. m.* Etat de l'organisme caractérisé par l'absence à peu près complète des facultés intellectuelles (idiotie), l'arrêt de développement du corps (nanisme) et en particulier des organes génitaux, et le ralentissement des diverses fonctions. Il est analogue au myxœdème congénital, mais s'en différencie par l'absence à peu près constante de l'infiltration myxœdémateuse des téguments. Il apparaît dans les pays où existe le goitre endémique, se rencontre chez les goitreux ou leurs descendants; parfois le goitre manque et le corps thyroïde est atrophié. — *c. hypoparathyroïdien* (Schüpbach et Courvoisier, 1949). V. *ostéodystrophie héréditaire d'Albright.*

crétino-goitreuse (endémie). Endémie existant dans quelques vallées des Alpes et des Pyrénées, caractérisée par la fréquence, dans certaines familles, du goitre et du crétinisme, affections coexistant parfois chez le même individu.

crétinoïde, *adj.* Qui ressemble au crétin. — *état c.* Etat se rapprochant du crétinisme, mais dans lequel la déchéance physique et intellectuelle est moins marquée. Il se rencontre souvent chez les goitreux dans les pays où le goitre est endémique.

Creutzfeldt-Jakob (maladie de) (C., 1920; J., 1923). Syn. *pseudosclérose spastique de Jakob.* Affection survenant vers la cinquantaine, caractérisée cliniquement par l'association de troubles psychiques à type de démence, d'un syndrome extrapyramidal avec mouvements anormaux et rigidité, et de signes pyramidaux; anatomiquement par une atteinte (destruction des neurones avec gliose astrocytaire) du cortex cérébral, des corps striés et du thalamus. Elle évolue vers la mort en quelques mois. L'agent responsable de la maladie, trans-

missible expérimentalement au chimpanzé, n'a pas encore été identifié. On range cette affection parmi les encéphalopathies spongiformes subaiguës à virus, dont elle a les caractères anatomiques, et donc parmi les maladies à virus lents (v. ces termes).

Creyx et Lévy (syndrome de). V. *ophtalmo-rhino-stomato-hygrose* (*syndrome d'*).

CRF. V. *carticotrophin releasing factor.*

C.R.F. V. *capacité résiduelle fonctionnelle.*

cri du chat (maladie du) (J. Lejeune, Lafourcade et Turpin, 1963). Ensemble de malformations congénitales associant : des anomalies cranio-faciales (microcéphalie, facies lunaire, écartement excessif des yeux, aplatissement de la racine du nez, épicanthus, obliquité en bas et en dehors des fentes palpébrales, implantation basse des oreilles, micro- et rétrographie); une débilité mentale profonde; une consonnance particulière du cri, plaintif et aigu, simulant le miaulement du chat; un retard staturo-pondéral; des anomalies des dermatoglyphes (triradius axial en position haute, pli palmaire transverse unique); parfois des malformations cardiaques. Il est dû à une aberration chromosomique : la perte de la moitié de la longueur (délétion) du bras court d'un des chromosomes 5 (5 p.). V. *monosomie, délétion* et *haploïde.*

Crigler et Najjar (maladie ou syndrome de). V. *ictère familial congénital* de Crigler et Najjar.

Crile (méthode de). V. *anocie-association.*

criminogène, *adj.* (crime; γεννᾶν, engendrer) (méd. légale). Qui provoque un crime.

criminologie, *s. f.* (crime; λόγος, science) (méd. légale). Etude des crimes et des criminels.

crise, *s. f.* (κρίσις, de κρίνειν, juger). 1º Changement rapide qui se produit dans l'état d'un malade et qui annonce presque toujours la guérison. La *c.* se manifeste par des phénomènes particuliers : chute brusque de la température, diurèse et sueurs abondantes. — 2° Accident subit survenant en bonne santé apparente (c. d'appendicite) ou aggravation brusque au cours d'un état chronique (c. d'asthme). — c. akinétique. V. akinétique. — c. aminoptérinique. V. aminoptérinique (crise). — c. bilieuse. V. bilieux. — c. colloïdoclasique. V. hémoclasique (crise). — c. épileptique. V. épilepsie. — c. focale. V. focal. — c. gastrique. V. gastrique. — c. hématique ou hématoblastique. V. hématique. — c. hémoclasique. V. hémoclasique. — c. hépatargique. V. hépatargique. — c. intermenstruelle. V. quatorzième ou quinzième jour (syndrome du). — c. intestinale. V. intestinale. — c. laryngée. V. laryngée. — c. myoclonique. V. myoclonique (crise). — c. nitritoïde. V. nitritoïde. — c. de niveau supérieur. V. niveau supérieur. — c. oculogyre. V. oculogyre. — c. de plafonnement. V. oculogyre. — c. postérieure. V. postérieure. — c. psychomotrice. V. temporale (crise ou épilepsie). — c. du rejet. V. rejet de greffe (phénomène du). — c. statique. V. akinétique. — c. temporale. V. temporale (crise ou épilepsie). — c. thyrotoxique. V. basedowisme aigu. — c. tonique. V. postérieure. — c. du transplant. V. rejet de greffe (phémonène du). — c. unciforme. V. unciforme. — c. urinaire. V. urinaire. — c. viscérale. V. viscérale.

cristallophobie, s. f. (χρύσταλλος, verre ; φόβος, peur). Appréhension angoissante de toucher les objets en verre.

cristaux asthmatiques, c. de Charcot-Leyden. V. Charcot-Leyden (cristaux de).

Critchett (opération de). Ablation du staphylome cornéen suivie de la suture des lèvres de la plaie.

critique, adj. Qui a rapport à la crise d'une maladie. — âge c. Epoque de la ménopause.

crocidisme, s. m. (κροχιδίζειν, ramasser de légers flocons). V. carphologie.

Crocq et Cassirer (syndrome de) (Crocq, 1896 ; Cassirer, 1902). V. acrocyanose.

Crohn (maladie de) (1932). V. iléite régionale.

croisement (signe du) (Gunn, 1893). Syn. signe de Gunn. Disparition apparente des veines de la rétine au point où elles sont croisées par des artères. Cet aspect est un indice d'artériosclérose rétinienne ; normalement la transparence des artères permet d'apercevoir les veines sous-jacentes.

croissance (hormone de). V. somatotrope (hormone).

Cronkhite-Canada (syndrome de) (1955). Association de polypose gastro-intestinale généralisée, d'alopécie diffuse, de dystrophie unguéale et de pigmentation cutanée.

Crooke (cellule de). Cellule anormale découverte par C. en 1935 dans le lobe antérieur de l'hypophyse de sujets atteints de maladie de Cushing. Elle résulte de la dégénérescence hyaline d'une cellule basophile. Son rôle dans la pathogénie de la maladie est discuté.

Crookshank (ligne de). Pli transversal unique au niveau de la paume de la main : pli palmaire médian.

Crosby (test de) (Crosby et Dameshek, 1950). Les hématies des sujets atteints de maladie de Marchiafava-Micheli sont hémolysées par un sérum normal additionné de thrombine acide.

cross matching, s. m. V. compatibilité sanguine.

crosse aortique (syndrome de la) (Ross et Kusick, 1953). Syndrome caractérisé anatomiquement par l'oblitération des grosses branches de la crosse aortique (carotides et sous-clavières), et cliniquement par : 1° des signes d'ischémie musculaire des membres supérieurs et de la face ; 2° des signes d'ischémie encéphalique transitoires dans le territoire vertébro-basilaire (vertiges, diplopie, céphalée ; v. sous-clavière voleuse, syndrome de la et insuffisance vertébro-basilaire) ou dans le territoire carotidien (hémi- ou monoparésie, aphasie), ou durables (ramollissement cérébral) ; 3° des signes oculaires (baisse de la vision, hémianopsie) par ischémie encéphalique ou rétinienne. Il existe souvent, en outre, une atteinte artérielle athéromateuse diffuse. Ce syndrome peut être réalisé par des maladies inflammatoires (syphilis, maladie de Takayashu, artérite temporale, panaortite idiopathique; v. ces termes) ou non inflammatoires (athérome, anévrisme ou dissection aortique, affections congénitales telles que l'élastorrhexie systématisée). V. *artères vides de sang* (*syndrome des*).

crossectomie, *s. f.* (bas lat. *crossa,* crosse; ἐκτομή, ablation). Résection de la crosse de la saphène interne et de ses affluents, préconisée comme traitement des varices des membres inférieurs.

crossing-over, *s. m.* (angl. enjambement, entrecroisement) (génétique). V. *enjambement.*

crouomanie, *s. f.* (κρούειν, heurter; μανία, folie). Impulsion qui pousse certains névropathes à se cogner la tête.

croup, *s. m.* (expression d'origine écossaise) (Home, 1765). Laryngite pseudo-membraneuse, presque toujours de nature diphtérique. — *faux c.* V. *laryngite striduleuse.* — *c. intestinal.* V. *entérite couenneuse.*

croupal, ale, *adj.* 1° Qui dépend du croup. — *toux* et *voix* c. Toux et voix des enfants atteints de croup; on a comparé la *t. c.* au chant d'un jeune coq. — 2° Qui rappelle le croup par l'existence de fausses membranes. — *entérite c.* V. *entérite pseudo-membraneuse.* — *pneumonie c.* Nom donné parfois à la *pneumonie franche* en raison de l'exsudat fibrineux qui remplit les alvéoles pulmonaires.

croûtes de lait. V. *dermatite séborrhéique du nourrisson.*

Crouzon (maladie de). V. *dysostose cranio-faciale héréditaire.*

Crowe (signe de). Syn. *signe de Fleischmann.* En cas de thrombose du sinus caverneux, la compression de la veine jugulaire interne du côté atteint n'entraîne pas de dilatation des veines de la rétine, comme elle le fait du côté sain.

C.R.P. Abréviation de C reactive protein. V. *protéine C réactive.*

Cruchet (maladie de). V. *encéphalite épidémique d'Economo-Cruchet.*

cruenté, *adj.* (*cruentus,* sanglant). Saignant. — *surface c.* Surface dépouillée de son revêtement et laissant écouler du sang.

cruor, *s. m.* (*cruor,* sang). Partie solide du sang (globules) à l'état physiologique (d'après M. Duval). — On désigne aussi sous ce nom le liquide rouge très riche en globules obtenu en exprimant le caillot (Frédéricq). — On a quelquefois ainsi nommé le caillot lui-même.

cruro-pelvimètre, *s. m.* Instrument destiné à fixer mathématiquement les rapports du bassin et des membres inférieurs.

crush injury (angl. *crush,* écrasement; *injury,* lésion). V. *Bywaters* (*syndrome de*).

Cruveilhier (maladie de). Ulcère simple de l'estomac (v. ce terme).

Cruveilhier (nodosités de) (1849). Syn. *nodosités d'Albini* (1859). Nodosités siégeant sur le bord libre des valvules cardiaques chez les nourrissons et disparaissant à mesure que l'enfant avance en âge.

Cruveilhier (signe de). Durcissement intermittent et douloureux de l'estomac, dû à la contraction de la musculature gastrique dans les cas de sténose du pylore.

Cruveilhier - Baumgarten (cirrhose de) (C., 1835; B., 1908). Variété de cirrhose du foie caractérisée par une disposition particulière de la circulation collatérale abdominale, due à la persistance de la veine ombilicale et se manifestant par une énorme dilatation du réseau veineux ombilical au niveau duquel on perçoit un souffle continu et un thrill. — Certains auteurs isolent la *maladie de Cruveilhier-Baumgarten,* caractérisée par la perméabilité anormale de la veine ombilicale avec hypertension portale sans cirrhose, et qui serait un cas particulier d'hypertension portale essentielle.

cryanesthésie, *s. f.* (κρύος, froid; anesthésie). Anesthésie au froid.

cryesthésie, *s. f.* (κρύος; αἴσθησις, sensibilité) (Dieulafoy). Sensibilité particulière au froid, observée chez les brightiques.

crymothérapie, s. f. (κρυμός, grand froid; θεραπεία, thérapie). Méthode thérapeutique qui utilise les températures très basses, celles pour lesquelles le corps humain devient diathermane, c.-à-d. laisse passer les vibrations calorifiques sans les arrêter (application de la méthode de Pictet).

cryo-agglutinine, s. f. V. *agglutinine froide.*

cryobiologie, s. f. Étude du comportement des tissus vivants aux très basses températures.

cryocautère, s. m. (κρύος, froid; καίω, je brûle). Appareil, en forme de cautère, utilisant, dans un but thérapeutique, le froid obtenu par l'évaporation de CO_2 solide.

cryochirurgie, s. f. Utilisation du froid (et même des grands froids) au cours d'une intervention chirurgicale.

cryodessiccation, s. f. V. *lyophilisation.*

cryofibrinogène, s. m. Variété de fibrinogène qui précipite par refroidissement. On a noté sa présence, exceptionnelle, dans certains cas de cryoglobulinémie (v. ce terme).

cryoglobuline, s. f. V. *cryoglobulinémie.*

cryoglobulinémie, s. f. (Lerner et Watson, 1947). Syn. *cryoprotéinémie.* Présence dans le plasma sanguin d'une variété de gamma-globuline (cryoglobuline, cryoprotéine), presque toujours une immunoglobuline de type Ig G ou Ig M, qui précipite ou se solidifie par le refroidissement et qui se dissout par réchauffement. Elle peut provoquer du purpura, un syndrome de Raynaud, des hémorragies muqueuses, une thrombose rétinienne, des arthrites : c'est la *c. essentielle,* très rare. La *c. secondaire* est plus fréquente : elle a été observée dans le myélome plasmocytaire, la macroglobulinémie de Waldenström, et plus rarement dans le kala-azar, les collagénoses, les cirrhoses, etc.

cryopathie, s. f. (κρυός, froid; πάθη, souffrance) (Telford). Terme désignant l'ensemble des affections provoquées par le froid : gelure, pied de tranchée, pied d'immersion, etc.

cryophakoexérèse, s. f. (κρύος; φακός, lentille; exérèse). Ablation d'un cristallin préalablement refroidi. Technique préconisée pour la cure chirurgicale de la cataracte.

cryophile, adj. (κρύος; φίλος, ami) (physiologie). Se dit des êtres végétaux ou animaux qui vivent et se développent à de basses températures (au voisinage de $0°$).

cryoplexie, s. f. (κρύος; πλῆξις, coup) (Vagliano, 1948). Terme désignant les effets généraux du froid sur l'organisme lorsque sa température centrale tombe au-dessous du point critique de $34°$.

cryoprécipitabilité, s. f. Possibilité d'être précipité par refroidissement : caractère essentiel des cryoglobulines. V. *cryoglobulinémie.*

cryoprotecteur, adj. et s. m. Qui protège des effets nuisibles du froid.

cryoprotéine, s. f. V. *cryoglobulinémie.*

cryoprotéinémie, s. f. V. *cryoglobulinémie.*

cryoscopie, s. f. (κρύος, froid; σκοπεῖν, examiner) (Raoult). Méthode utilisée en chimie biologique pour déterminer le poids moléculaire des substances dissoutes. Elle est fondée sur la mesure du point de congélation d'une dissolution, et la comparaison de ce point avec le point de congélation du liquide dissolvant. Raoult a démontré que l'abaissement du point (ou température) de congélation est proportionnel directement à la quantité de substance dissoute et inversement au poids moléculaire de cette substance. V. *delta cryoscopique du plasma.*

cryothalamectomie, s. f. (κρύος; thalamus; ἐκτομή, ablation) (I. S; Cooper, 1961). Inhibition ou destruction du thalamus (couche optique du cerveau) par le froid, au moyen d'une canule réfrigérée à l'azote liquide; opération proposée comme traitement des syndromes parkinsoniens.

cryothérapie, *s. f.* (κρύος; θεραπεία, thérapie). Syn. *frigothérapie*. Application thérapeutique du froid obtenu soit au moyen de douche froide, d'enveloppement humide, de bain refroidi, de vessie de glace, etc., soit au moyen du chlorure de méthyle, de l'acide carbonique neigeux, etc.

cryptagglutinoïde, *s. m.* (κρυπτός, caché). Nom proposé par Hill, Haberman et Jones pour désigner l'anticorps anti-Rh décelé par le test de Coombs (v. ce terme).

cryptocéphale, *s. m.* (κρυπτός, caché; κεφαλή, tête) (I.-G. Saint-Hilaire). Monstre dont la tête est représentée par quelques pièces non apparentes au dehors.

cryptococcose, *s. f.* Syn. *blastomycose européenne, maladie de Busse-Buschke* (1895), *torulose, torulopsidose*. Affection grave provoquée par le développement d'une levure, *Torula histolytica*, *Torulopsis* ou *Cryptococcus neoformans*, dans la peau, les poumons, les os et l'axe cérébrospinal.

crypto-érythroblastose, *s. f.* (P. E. Weil). Variété d'érythroblastose dans laquelle l'examen du sang ne montrant que de l'anémie, seule la ponction de la rate décèle les réactions érythroblastique et myéloïde de cet organe.

cryptogénétique ou **cryptogénique**, *adj.* (κρυπτός; γένεσις, génération). Se dit d'une affection dont la nature ou la cause échappe à nos moyens d'investigation. — *anémie cryptogénique*. Anémie dont la cause est inconnue, par opposition aux anémies symptomatiques. — *septicémie cryptogénétique* (Leube). Nom donné en Allemagne aux septicémies qui envahissent d'emblée tout l'organisme, la lésion initiale qui sert de porte d'entrée aux microbes passe inaperçue ou manque, d'où le nom de *septicémie spontanée*, donné également à cette variété.

cryptoleucémie, *s. f.* (κρυπτός; leucémie) (P. Emile-Weil, 1935) ou **cryptoleucose**, *s. f.* Nom donné aux formes cachées de leucémies (ou leucoses), dans lesquelles la formule sanguine reste normale et qui ne peuvent être révélées que par la ponction de la rate ou de la moelle osseuse.

cryptoménorrhée, *s. f.* (κρυπτός; ménorrhée). Absence apparente de menstruation due à la rétention de l'hémorragie menstruelle, par suite de l'atrésie d'un point quelconque du canal génital.

cryptophtalmie, *s. f.* (κρυπτός; ὀφθαλμός, œil). Malformation congénitale des globes oculaires, qui sont réduits à une petite vésicule sur laquelle s'insèrent les muscles et qui se dissimule sous les téguments.

cryptopodie, *s. f.* (κρυπτός; πούς, ποδός, pied) (Bonsfield, 1919). Affection caractérisée par un gonflement considérable de la face dorsale du pied débordant et surplombant le contour de la plante ainsi que des orteils. L'empâtement remonte jusqu'au genou.

cryptopsychisme, *s. m.* (κρυπτός; ψυχή, âme). Part secrète de l'état mental d'un sujet, ne pouvant être révélée que par un examen psychiatrique ou psychanalytique.

cryptorchidie, *s. f.* (κρυπτός; ὄρχις, testicule). Absence des deux testicules dans les bourses, par suite de leur arrêt dans l'abdomen.

cryptotétanie, *s. f.* V. *spasmophilie.*

cryptothyréose, *s. f.* Hyperthyroïdie évoluant en l'absence de toute tuméfaction thyroïdienne et souvent de toute augmentation caractéristique du métabolisme de base.

cryptotoxines ou **cryptotoxiques (substances)** (κρυπτός, caché; τοξικόν, poison) (Achard, 1913). Substances existant dans le sérum ou le plasma normal à l'état de combinaison plus ou moins lâche. Dans les conditions physiologiques, l'équilibre colloïdal du plasma stabilise ces substances qui alors sont en quelque sorte latentes; elles ne deviennent actives et même toxiques qu'après avoir été libérées du complexe qui les retenait fixées; on y parvient en modifiant l'état colloïdal du sérum (chauffage, adjonction d'une substance étrangère, etc.). Ces substances, parmi lesquelles figurent certaines bactériolysines et certaines hémolysines, n'ont pas été isolées à l'état de pureté; ce sont peut-être de simples propriétés du sérum. — Pour H. Vincent (1926), les c. seraient des poisons microbiens ayant perdu leur toxicité par le contact avec certaines substances, mais ayant gardé un certain pouvoir immunogène.

crypto-tuberculose, *s. f.* Tuberculose déguisée se manifestant par des lésions que l'on attribue à une autre maladie.

cryptozyge, *adj.* (κρυπτός; ζύγος, joug, zygoma). V. *angle pariétal*.

17-CS. Abréviation de 17-cétostéroïdes.

C.T. V. *capacité totale*.

cubitus-valgus, *s. m.* Exagération de la légère abduction que présente normalement l'avant-bras. Elle se rencontre surtout chez les femmes, où elle est en rapport avec la largeur du bassin. Le c.-v. peut être également dû à une fracture du coude vicieusement consolidée.

cubitus-varus, *s. m.* Déformation de la région du coude qui a pour résultat de porter l'avant-bras en adduction. Elle s'observe parfois dans la fracture de la trochlée.

cubomanie, *s. f.* (κύβος, jeu de dés; μανία, folie). Impulsion morbide vers le jeu.

cucurbitin, *s. m.* (*cucurbita*, courge). Nom donné aux anneaux de tænia expulsés séparément (à cause de leur ressemblance avec des semences de courge).

Cuignet (méthode de). V. *skiascopie*.

cuiller ou **cuillère,** *s. f.* Par analogie avec l'ustensile de table, instrument ou partie d'instrument en ayant la forme. — c. du forceps.

cuir neuf (bruit de). Bruit particulier, mentionné par Hippocrate, observé dans la pleurésie sèche et dans la péricardite sèche (Collin, 1824) et dû à des frottements pleuraux ou péricardiques. Il est com-

paré par Laënnec au « *cri du cuir* d'une selle neuve sous le cavalier ».

culdoscopie, *s. f.* (angl. *culdoscopy*, de cul-de-sac et σκοπεῖν, examiner). V. *pélycoscopie*.

culicidisme, *s. m.* (*culex*, moucheron). V. *anophélisme*. — c. résiduel. V. *anophélisme résiduel*.

Cullen ou **Cullen-Hellendall (signe de)** (C. de Baltimore, 1919). Coloration ecchymotique bleuâtre ou jaune de l'ombilic due à un épanchement sanguin intrapéritonéal, visible seulement chez les sujets maigres ou atteints de hernie ombilicale.

culminectomie, *s. f.* (*culmen*, sommet: ἐκτομή, ablation). Ablation chirurgicale du culmen du lobe supérieur du poumon gauche, c.-à-d. des trois segments : apical, dorsal et ventral de ce lobe.

culot urinaire. V. *urocytogramme*.

culpabilité (sentiment de). V. *auto-punition*.

Cunéo (opérations de). 1° (1911). Opération pratiquée dans l'extrophie de la vessie. Elle consiste à fabriquer une vessie avec une anse grêle exclue et à y implanter les uretères (*iléocystoplastie*). Le nouveau réservoir est abouché au périnée entre le rectum et sa gaine. — 2° Résection du rectum par voie combinée, abdominale et périnéale, avec conservation du sphincter. Le temps périnéal, par une longue incision sur un des côtés de l'anus, permet l'ablation et l'anastomose colo-rectale. Opération pratiquée en cas de cancer du rectum.

cunéo-hystérectomie, *s. f.* Excision d'un coin de paroi utérine en respectant la muqueuse. Cette opération, faite par voie abdominale ou vaginale, a pour but de redresser l'axe utérin dans le cas de flexion de cet organe.

cuprémie, *s. f.* (*cuprum*, cuivre; αἷμα, sang). Présence de cuivre dans le sang (taux normal : 90 à 150 γ p. 100 ml de plasma).

cuprorrachie, *s. f.* Présence de cuivre dans le liquide céphalorachidien (taux normal : 10 à 15 γ p. 100 ml).

cuprothérapie, *s. f.* (*cuprum*, cuivre; θεραπεία, traitement). Emploi thérapeutique du cuivre ou de ses composés.

cuprurie, *s. f.* Présence de cuivre dans l'urine (taux normal : 50 γ par 24 heures).

cupulogramme, *s. m.* Tracé obtenu par cupulométrie.

cupulométrie, *s. f.* (*cupula*, petite cuve; μέτρον, mesure). Méthode d'exploration fonctionnelle des canaux semi-circulaires de l'oreille. Après l'arrêt rapide des épreuves rotatoires, on mesure la durée de la persistance du nystagmus et de la sensation de rotation. Lors de cet arrêt rapide, le liquide endolymphatique des canaux, mu par la force d'inertie, déplace et excite la cupule, masse gélatineuse qui surmonte les cellules sensorielles des canaux et qui contient les cils vibratiles de ces cellules.

curage, *s. m.* V. *curetage*.

curare (test au) (Bennet et Cash). Épreuve destinée à déceler les formes frustes de myasthénie : l'injection de doses très faibles de curare provoque un accroissement considérable des symptômes de la maladie.

curarisant, *adj.* Se dit des substances qui, agissant comme le curare, abolissent l'action des nerfs moteurs sur les muscles.

curarisation, *s. f.* Empoisonnement par le curare. Actuellement, on applique ce mot à d'autres poisons qui arrêtent également la transmission entre le nerf et le muscle. Leur action serait due à la modification de la chronaxie d'un des éléments du complexe neuro-musculaire (L. Lapicque) (V. *hétérochronisme*). — Emploi thérapeutique des médicaments curarisants pour obtenir le relâchement des muscles striés, p. ex. au cours d'une anesthésie en chirurgie abdominale ou thoracique, ou au cours du tétanos.

cure, *s. f.* (*curare*, soigner). Traitement et, plus particulièrement, traitement heureux. — *c. de terrain.* V. *Œrtel* (méthode d'). — *c. radicale.* Opération destinée à remédier d'une façon complète et définitive à une déformation (hernie) ou à une lésion (hydrocèle).

cure bulgare. Traitement de la maladie de Parkinson par la belladone à hautes doses, administrée *per os* d'une manière progressive (décoction à 5 % de racines de belladone dans du vin blanc).

curetage ou **curettage,** *s. m.* Syn. *curage.* Opération qui consiste à dépouiller, avec le doigt (*curage*) ou avec un instrument (*curetage*) une cavité naturelle (utérus, articulation, etc.) ou accidentelle (foyer d'un abcès) des produits morbides qu'elle peut contenir et de sa muqueuse malade, s'il y a lieu.

curie, *s. f.* (de Curie, qui a découvert le radium et ses applications). Unité de radioactivité définie comme la quantité de tout radioélément dans lequel le nombre de désintégrations par seconde est de $3.700 . 10^{10}$.

curiepuncture, *s. f.* Syn. *radium-puncture*. Traitement de certains cancers par l'introduction, dans la tumeur, d'aiguilles contenant du radium.

curiethérapie, *s. f.* Syn. *radium-thérapie*. Emploi thérapeutique du radium.

Curling (ulcère de). Ulcère du duodénum, ordinairement méconnu, survenant chez les grands brûlés.

curo-vaccination, *s. f.* Syn. *vaccination curative.* V. *vaccination*.

Curschmann (spirales de). Syn. *exsudat spiroïde.* Pelotons de filaments muqueux enroulés en spirale, et parcourus par une cavité centrale remplie d'air, que l'on observe dans l'expectoration des asthmatiques.

Cushing (maladie et syndrome de). Syn. *hypercorticisme glycocorticoïde* ou *métabolique*, *obésité ostéoporotique* (Askanazy, 1900). Syndrome survenant surtout chez la femme jeune, caractérisé par une obésité localisée à la face, au cou et au tronc, de l'hypertension artérielle, de l'amyotrophie avec asthénie, de l'ostéoporose, une insuffisance génitale, des vergetures pourpres, de l'hypertrichose faciale, parfois une hyperglycémie et une polyglobulie discrètes. Son évolution est mortelle en 2 à 10 ans. Il est dû à l'hypersécrétion des hormones glycocorticoïdes du cortex surrénal. Celle-ci provient soit d'un excès d'A.C.T.H., parfois lié à une affection neuro-hypophysaire (adénome basophile de l'hypophyse : Cushing, 1932; basophilisme hypophysaire; adénome hypophysaire non basophile; lésion hypothalamique) et généralement accompagné d'hyperplasie surrénale bilatérale : c'est la *maladie de Cushing*; soit d'une tumeur corticosurrénale bénigne ou maligne (v. *virilisme* et *hirsutisme*) : c'est le *syndrome de Cushing*. V. *hypercorticisme*.

Cushing (surjet ou **suture de).** Suture en surjet, variante de celle de Lembert (v. *suture de Lembert*, 1°).

cushingoïde, adj. Qui ressemble à la maladie de Cushing. — *syndrome, état c.*

Cushny (théorie de). Théorie de la sécrétion rénale très voisine de celle de Ludwig (v. ce terme).

cuspide, s. f. (*cuspis, cuspidis,* pointe). Pointe aiguë et allongée.

cutanéo-intestinal mortel (syndrome). V. *papulose atrophiante maligne.*

cuti-pronostic, s. m. Application de la cuti-réaction au pronostic de la tuberculose, chez l'adulte. Les réactions fortes se montrent chez les tuberculeux peu gravement atteints qui se défendent énergiquement et dont la maladie a une évolution favorable. Les réactions moyennes caractérisent les malades qui supportent assez bien des lésions souvent avancées. Les réactions faibles sont l'indice d'un manque de résistance de la part du malade. Quant aux réactions négatives, on les observe chez les tuberculeux cachectiques.

cuti-réaction, s. f. Réaction cutanée inflammatoire survenant au point où l'on a déposé, après une légère scarification, une très petite quantité de certaines substances (produit microbien, protéine animale

ou végétale, etc.), quand le sujet étudié est sensibilisé ou allergique par rapport à l'antigène. — La *c.-r.* pratiquée avec la tuberculine (von Pirquet, 1907) révèle l'existence d'un foyer tuberculeux latent ou en activité; avec la toxine diphtérique, elle indique la réceptivité au bacille de Lœffler ou précise la nature d'une angine suspecte. — La *c.-r.* peut être obtenue dans un certain nombre d'affections anaphylactisantes (asthme, coryza spasmodique, rhume des foins, migraine, urticaire, eczéma) et peut servir à établir leur diagnostic.

cutis gyrata. V. *pachydermie vorticellée du cuir chevelu.*

cutis hyperelastica (Unna). Hyperélasticité de la peau, extraordinairement extensible et qui revient sur elle-même dès que cesse la traction. V. *Danlos (syndrome de).*

cutis laxa. Etat de relâchement passif de la peau qui retombe spontanément en plis flasques. V. *dermatolysie.*

cutis marmorata telangiectica congenita (Van Lohuizen, 1922). Dystrophie cutanée congénitale rare constituée par une érythrocyanose réticulée avec télangiectasies. Son évolution est, en règle, spontanément régressive dans les premières années de la vie.

cutis verticis plana (Gasne, 1932). Variété de pachydermie régionale d'origine nævique.

cutisation, s. f. (*cutis,* peau). Induration et sécheresse de certaines muqueuses qui les rendent semblables à la peau lorsqu'elles font saillie en dehors d'une façon permanente (vagin, lèvres, etc.).

cutite, s. f. (*cutis,* peau). Nom donné par Blandin à l'inflammation du derme dans l'érysipèle (terme inusité).

Cutler (épreuve de). V. *Harrop et Cutler (épreuve de).*

Cutler (signe de). Signe de tumeur du sein : la transillumination du sein montrerait une ombre circonscrite, tandis qu'une mastite donnerait une ombre diffuse et qu'un kyste serait transparent.

C. V. 1º (pneumologie). V. *capacité vitale.* — 2º (ophtalmologie). Champ visuel.

Cv̄CO₂. Symbole de la concentration en gaz carbonique du sang veineux mêlé.

Cv̄O₂. Symbole de la concentration en oxygène du sang veineux mêlé.

cyanocobalamine, *s. f.* Syn. *vitamine B₁₂.* Complexe cobaltique, facteur extrinsèque de maturation des hématies. Il est présent dans le foie et le rein, accessoirement la viande et le lait. V. *Castle (théorie de).*

cyanodermie, *s. f.* (κύανος, bleu ; δέρμα, peau). V. *cyanose.*

cyanogène, *adj.* (κύανος ; γεννᾶν, engendrer). Qui produit la cyanose.

cyanopathie, *s. f.* (κύανος ; πάθος, maladie). V. *cyanose.*

cyanophilie, *s. f.* (κύανος ; φιλία, amitié). Variété de polychromatophilie caractérisée par l'aptitude du protoplasma de l'hémoglobine réduite à se colorer par le bleu de Lœffler. Cet état se rencontre dans l'anémie.

cyanose, *s. f.* (κύανος). Syn. *dyshématose, ictère bleu, ictère violet* (inusités). Coloration bleue des téguments due à l'augmentation, dans le sang capillaire, de l'hémoglobine réduite dont le taux dépasse 5 g par 100 ml. Elle peut être localisée ou généralisée. Dans ce dernier cas, elle est soit *d'origine périphérique*, par désaturation veineuse excessive, un ralentissement circulatoire (par insuffisance cardiaque p. ex.) provoquant une extraction plus importante, par les tissus, de l'oxygène du sang ; ou *d'origine centrale*, par désaturation artérielle due à une gêne de l'hématose (c. acquise des affections broncho-pulmonaires) ou à une anomalie circulatoire (c. congénitale : v. *bleue, maladie*) permettant le mélange du sang veineux au sang artériel. Parfois elle est provoquée par la présence, dans le sang, d'une hémoglobine pathologique (v. *méthémoglobinémie, sulfhémoglobinémie*): pour certains ce seraient des *fausses cyanoses.* — Employé seul, ce terme est quelquefois pris comme synonyme de *maladie bleue.*

cyanose congénitale. V. *bleue (maladie).*

cyanose entérogène (Stokvis, 1902). Syndrome caractérisé par une coloration bleue des téguments et des muqueuses liée à des troubles dyspeptiques d'origine intestinale. La coloration bleue est due à une altération de l'hémoglobine, qui est transformée en méthémoglobine et en sulfhémoglobine.

cyanose paroxystique de Variot, Sébileau et Ferrand (1905). Accès de cyanose, généralement provoqué par l'effort, au cours des formes frustes de maladie bleue.

cyanosé, *adj.* Se dit de la couleur bleu violacé présentée par la face, les lèvres, etc., en cas de grande gêne de l'hématose. — *s. m.* Malade atteint de cyanose.

cyanurie, *s. f.* (κύανος, bleu ; οὖρον, urine). Emission d'urines bleues.

cybernétique, *s. f.* (κυβερνητική, art de gouverner). « Nom donné par Ampère à la partie de la politique qui s'occupe des moyens de gouverner » (Littré). — (Norbert Wiener, 1947). « Science des appareils de gouverne ou de commande, dont le système nerveux n'est, en somme, qu'un cas particulier » (Alfred Fessard). Elle étudie la distribution des ordres, le fonctionnement des communications et des contrôles chez les êtres vivants, dans les communautés animales et les machines automatiques.

cycle de l'acide citrique. V. *Krebs (cycle de).*

cycle de Krebs. V. *Krebs (cycle de).*

cycle tricarboxylique. V. *Krebs (cycle de).*

cyclique, *adj.* (κύκλος, cercle). Se dit d'une maladie dont l'évolution passe par des étapes successives, que l'on peut prédire d'avance, du moment qu'elle se traduit par sa symptomatologie habituelle. — *vomissements c.* V. *vomissements acétonémiques.*

cyclite, *s. f.* (κύκλος, cercle). Inflammation du corps ciliaire de l'œil, associée le plus souvent à celle de l'iris (irido-cyclite ; v. ce terme). V. *kératite ponctuée.*

cyclocéphale, s. m. (κύκλος, globe de l'œil; κεφαλή, tête) (I. G. Saint-Hilaire). Monstre dont les deux yeux sont confondus en un seul et dont l'appareil nasal est complètement atrophié.

cyclocéphalien, s. m. Nom donné au groupe des monstres par arrêt de développement, ayant pour caractère commun la fusion des deux yeux en un œil médian, ou la réunion des deux yeux dans une orbite unique et médiane, ou le rapprochement exagéré des deux orbites. Ce groupe renferme les rhinencéphales, les cyclocéphales, les ethmocéphales et les cébocéphales.

cycloïdie, s. f. (κύκλος, cercle). Etat analogue à la cyclothymie. La c. est synonyme de ce dernier terme pour beaucoup d'auteurs (elle s'oppose à la schizoïdie). Pour Kretschmer, la c. a un caractère pathologique plus marqué que la cyclothymie.

cyclophosphamide, s. f. V. alcoylant.

cyclophrénie, s. f. (κύκλος, cercle; φρήν, esprit). V. cyclothymie.

cyclopie, s. f. (κύκλος; ὤψ, œil). Syn. monopsie. Malformation congénitale caractérisée par la fusion des deux orbites et l'existence d'un œil.

cycloplégie, s. f. (κύκλος; πλήσσειν, frapper). Ophtalmoplégie totale atteignant à la fois les musculatures interne et externe de l'œil; les yeux sont immobilisés en position moyenne, les pupilles fixes, dilatées.

cycloradiothérapie, s. f. V. cyclothérapie.

cyclosérine, s. f. Antibiotique extrait des cultures de Streptomyces orchidaceus, actif, in vitro, contre de multiples germes; in vivo, il est efficace contre les infections urinaires et la tuberculose. V. antituberculeux.

cyclospasme, s. f. Spasme de l'accommodation résultant de la contraction permanente du muscle ciliaire.

cyclosthénie, s. f. (κύκλος, cercle; σθένος, force). Forme atténuée de la psychose maniaque dépressive, caractérisée par de petits états d'asthénie et d'hypomanie périodiques, se produisant sans cause connue, spécialement sans cause morale.

cyclothérapie, s. f. Syn. cycloradiothérapie. Variété de radiothérapie pénétrante dans laquelle, pour éviter les accidents cutanés, on multiplie les champs d'application des rayons en faisant tourner, l'un par rapport à l'autre, le tube à rayons X et le malade.

cyclothymie, s. f. (κύκλος, cercle; θυμός, état d'esprit) (Kahlbaum, 1882). Syn. cyclophrénie, syntonie (v. ce terme). Anomalie psychique caractérisée par des alternances de périodes d'excitation, avec euphorie et instabilité motrice, et de périodes de dépression mélancolique. Quelques auteurs font de la c. une forme atténuée de la folie circulaire ou psychose maniaque dépressive ; d'autres (Kahlbaum, Deny) en font une constitution psychique spéciale sur laquelle peuvent se greffer des accidents de la folie circulaire.

cylindraxe, s. m. V. neurone.

cylindres urinaires. Petits cylindres microscopiques de substance protéique, qui se produisent dans les tubes urinifères et en prennent la forme. On les trouve dans le dépôt des urines, pendant la vie, et sur les coupes des reins à l'examen anatomo-pathologique. Leur composition est variable; on décrit : 1° des cylindres amorphes, hyalins, colloïdaux ou cireux, muqueux; 2° des cylindres constitués par des éléments figurés, épithéliaux, hématiques, leucocytaires, granuleux, graisseux. Les cylindres du second groupe ont seuls une importance pathologique.

cylindrocéphalie, s. f. (κύλινδρος, cylindre; κεφαλή, tête) (anthropologie). V. acrocéphalie.

cylindroïdes, s. m. pl. (Rovida). Variété de cylindres urinaires (cylindres muqueux).

cylindrome, s. m. Syn. épithéliome à corps oviformes (Billroth), myxosarcome, syphonome (Henle), tumeur hétéradénique à corps oviformes. Tumeur à tissus multiples, siégeant généralement à la face, presque toujours encapsulée, et caractérisée par la formation de cylindres épithéliaux contenant des corps réfringents oviformes. Entre ces cylindres se développent des bourgeons de tissu conjonctif translucide qui les refoulent et les atrophient. — On donne également ce nom aux *cranio-pharyngiomes* (v. ce terme) lorsque les axes conjonctifs des travées épithéliales ont subi la dégénérescence kystique, et à certaines formes d'*épistome bronchique* (v. ce terme). V. aussi *Poncet-Spiegler (tumeurs de).*

cylindrurie, *s. f.* Présence dans les urines de cylindres d'origine rénale.

cyllosome, *s. m.* (κυλλός, boiteux, manchot; σῶμα, corps). Monstre caractérisé par une « éventration latérale occupant principalement la région inférieure de l'abdomen et par l'absence ou le développement très imparfait du membre pelvien du côté occupé par l'éventration » (I.G. Saint-Hilaire).

cymbocéphalie, *s. f.* (κύμβος, besace; κεφαλή, tête). Syn. *kumbocéphalie, crâne en besace* (anthropologie). Déformation du crâne présentant une profonde dépression en arrière du bregma (déformation artificielle).

cynanche, *s. f.* (κύων, chien; ἄγχειν, étrangler; le malade tire la langue comme un chien haletant: Littré). V. *angine.* — *c. sublingualis typhoides.* Terme autrefois employé pour désigner l'angine de Ludwig.

cynanthropie, *s. f.* (κύων; ἄνθρωπος, homme). Monomanie dans laquelle le malade se croit changé en chien.

cynique, *adj.* (κύων, chien). Qui concerne les muscles canins. — *rire* ou *spasme c.* V. *sardonique (rire).*

cynophobie, *s. f.* (κύων; φόβος, peur). Crainte morbide des chiens.

cynorexie, *s. f.* (κύων; ὄρεξις, appétit). Faim canine. Boulimie.

cypho-scoliose, *s. f.* Double déviation de la colonne vertébrale à convexité postérieure et latérale.

cyphose, *s. f.* (κυφός, courbé). Déviation de la colonne vertébrale à convexité postérieure. — *c. douloureuse des adolescents.* V. *épiphysite vertébrale douloureuse de l'adoles-*

cence. — *c. hérédo-traumatique.* V. *Bechterew (maladie de).*

cypridologie, *s. f.* (Κύπρις, ιδος, Vénus; λόγος, discours) (Queyrat). V. *vénéréologie.*

cypridopathie, *s. f.* (Κύπρις; πάθος, maladie). Maladie vénérienne.

cypridophobie, *s. f.* (Κύπρις; φόβος, peur). Crainte morbide des maladies vénériennes.

Cyril Ogle (signes de). 1° Gonflement des veines jugulaires avec disparition du pouls veineux dû à la compression des oreillettes (droite surtout) par un épanchement péricardique abondant. — 2° (1858). Au cours du syndrome de Claude Bernard-Horner, la paupière inférieure est discrètement surélevée, son bord recouvrant légèrement la cornée qu'il laisse normalement découverte.

cyrtomètre, *s. m.* (κύρτος, cage; μέτρον, mesure) (Woillez). Instrument formé de tiges métalliques articulées destiné à mesurer le périmètre thoracique et permettant d'en tracer le contour sur le papier.

cystadéno-lymphome, *s. m.* (κύστις, vessie; ἀδήν, glande; *lympha*, eau). Syn. *adénome kystique, cystadénome papillaire.* Tumeur polykystique encapsulée formée d'éléments épithéliaux et lymphoïdes associés. — *c. de la parotide.*

cystadénome, *s. m.* Syn. *adénocystome, adénokyste, adénokystome.* Tumeur bénigne développée aux dépens d'un parenchyme glandulaire et creusée de cavités kystiques. — Nom donné parfois aux adénomes polykystiques (*maladie kystique de la mamelle, du rein, du testicule, du foie*). — *c. papillaire.* V. *cystadéno-lymphome.*

cystalgie, *s. f.* (κύστις, vessie; ἄλγος, douleur). Syn. *cystodynie.* Névralgie de la vessie.

cystathioninurie, *s. f.* (Harris, 1959). Présence d'un acide aminé soufré, la cystathionine, dans l'urine. Elle est le signe biologique essentiel d'une maladie enzymatique héréditaire rare due à une perturbation du métabolisme de la méthionine, voisine de l'homo-cystinurie (v. ce terme) et caractérisée essentiellement par de la débilité mentale.

cystectasie, s. f. (χύστις; ἔκτασις, extension). Dilatation de la vessie normale ou pathologique.

cystectomie, s. f. (χύστις; ἐκτομή, ablation). Résection totale ou partielle de la vessie.

cystencéphalocèle, s. f. (Guibert). Encéphalocèle congénitale avec dégénérescence kystique de la partie centrale.

cysthématome menstruel post-opératoire (Dartigues, 1907). Nom donné à des productions kystiques hématiques qui se développent aux dépens des débris ovariens chez des sujets ayant subi une hystérectomie incomplète.

cysticercoïde, adj. et s. m. Nom donné par Leuckart aux tænias caractérisés par l'absence de vésicule caudale lorsqu'ils sont à l'état larvaire.

cysticercose, s. f. Maladie causée par le développement de cysticerques dans l'organisme, et en particulier de *Cysticercus cellulosae,* larve de *Taenia solium ;* cette c. porte aussi le nom de *ladrerie.*

cysticerque, s. m. (χύστις, vessie; κέρκος, queue). Nom donné aux tænias vésiculaires pendant le stade de leur évolution qui succède à l'état larvaire. Cette période est caractérisée par la formation d'une vésicule caudale qui ne tarde pas à prendre un développement considérable. Les cysticerques de certaines espèces ne sont autres que les kystes hydatiques.

cysticite, s. f. Inflammation du canal cystique.

cysticotomie, s. f. (cystique; τομή, section). Incision du canal cystique.

cystine, s. f. Acide aminé soufré : il entre dans la composition de nombreux protides (sérum-albumine, fibrine, insuline).

cystinéphrose, s. f. ou **cystinéphrosis,** s. m. (Kuster). V. *rein sacciforme.*

cystinose, s. f. (Abderhalden, 1903; Lignac, 1924; Fanconi, 1936). Syn. *maladie de Lignac-Fanconi.* Maladie héréditaire transmise selon le mode autosomique récessif, caractérisée par un trouble du métabolisme de la cystine qui se dépose dans les tissus (système réticulo-endothélial du foie, de la rate, des poumons, des ganglions lymphatiques). Elle se manifeste chez le très jeune enfant par une néphropathie tubulaire chronique (v. ce terme) avec syndrome voisin de celui de De Toni-Debré-Fanconi (v. ce terme) : arrêt de la croissance avec rachitisme, mauvais état général, fièvre avec, en outre, augmentation de volume du foie, de la rate et des ganglions. L'évolution est mortelle, très rapidement par déshydratation et collapsus, ou vers l'âge de 5 à 10 ans par insuffisance rénale avec nanisme.

cystinurie, s. f. (Wollaston, 1810). Élimination de cystine par l'urine. Elle s'accompagne souvent d'élimination de graviers cystiniques avec coliques néphrétiques et peut donner lieu à la formation de caculs dans la vessie. La c. s'observe chez les sujets à nutrition ralentie. — *c.-lysinurie familiale.* Syn. *diabète aminé.* Affection héréditaire transmise selon le type autosomique récessif, observée chez l'enfant, due à un trouble du métabolisme de la cystéine, de son dérivé, la cystine et de trois autres acides aminés : la lysine, l'arginine et l'ornithine, au niveau des cellules de l'intestin grêle et de celles des tubes contournés rénaux. Elle est caractérisée par une élimination urinaire exagérée de la cystine et des autres aminoacides, qui peut entraîner une lithiase rénale. V. *néphropathie tubulaire chronique* et *glycinurie.*

cystique, adj. (χύστις, vessie). Qui appartient à la vessie ou à la vésicule biliaire. — *point c.* Point situé à la rencontre du rebord costal droit et du bord externe du muscle droit; il correspond à la vésicule biliaire.

cystirragie, s. f. V. *cystorragie.*

cystite, s. f. (χύστις, vessie). Inflammation aiguë ou chronique de la vessie. — *c. disséquante.* Gangrène partielle de la muqueuse et de la musculeuse vésicale. — *c. framboisée.* Forme de c. tuberculeuse caractérisée par l'existence, autour du méat urétéral, de petits papillomes

grenus. — *c. incrustée.* C. caractérisée par l'existence de concrétions
calcaires adhérant à la muqueuse
vésicale. — *c. en plaques.* V. *malacoplasie.*

cystocèle, *s. f.* (κύστις; κήλη, hernie).
Hernie de la vessie. Ce mot ne
s'applique pas seulement aux cas
où une partie de la vessie s'est engagée dans un trajet herniaire,
mais il désigne encore ceux où la
vessie fait plus ou moins saillie
dans le vagin : *colpocèle antérieure*
(début de prolapsus génital).

cystochondrome, *s. m.* (Virchow).
Variété de myxochondrome dans
laquelle le tissu muqueux ramolli
donne naissance à un kyste.

cystodynie, *s. f.* (κύστις; ὀδύνη, douleur). V. *cystalgie.*

cysto-épithéliome de l'ovaire
(Quénu). Syn. *cystome de l'ovaire,
épithélioma mucoïde*(Malassez), *kyste
prolifère* (Cornil et Ranvier), *kyste
proligère* (Pozzi). Nom donné à une
variété de kystes de l'ovaire (kystes
mucoïdes, multiloculaires), de nature
épithéliale, formés très probablement par la prolifération de l'épithélium germinatif. V. *kystome.*

cysto-fibrome de l'utérus. Fibrome
utérin creusé de cavités kystiques.

cystographie, *s. f.* Syn. *cystoradiographie* (Legueu et Papin, 1912). Radiographie de la vessie remplie
d'une substance opaque aux rayons
X, soit à la suite d'une urographie,
soit après injection de ce produit
par l'urètre (*c. rétrograde*).

cysto-hystéropexie, *s. f.* (κύστις;
ὑστέρα, utérus; πῆξις, fixation)
(G. Marion et K. Jonard). Opération
pratiquée, par voie abdominale,
en cas de prolapsus utérin avec cystocèle importante : elle consiste à
suturer le bas-fond vésical, préalablement décollé, à la face antérieure de l'isthme de l'utérus, et à
fixer la matrice à la paroi abdominale. V. *Halban* (*opération d'*).

cystolithotomie, *s. f.* (κύστις; λίθος,
pierre; τομή, section). Ouverture
chirurgicale de la vessie pour en
extraire des calculs.

cystome de l'ovaire. V. *cysto-épithéliome.*

cystométrie, *s. f.* (κύστις; μέτρον,
mesure). Mesure de la capacité
vésicale et de la pression pour laquelle sont ressentis le premier besoin et les besoins pénibles et impérieux d'uriner; on peut représenter
ces résultats par une *courbe cysto-
métrique* ou *cystométrogramme.*

cystométrogramme, *s. m.* V. *cystométrie.*

cystopexie, *s. f.* (κύστις; πῆξις, fixation). Fixation de la paroi antérieure
de la vessie à la paroi abdominale
au-dessus de la symphyse pubienne.

cystoplastie, *s. f.* (κύστις; πλάσσειν,
former). Opération ayant pour but
de réparer la vessie. V. *entérocystoplastie.*

cystoplégie, *s. f.* (κύστις; πλήσσειν,
frapper). Paralysie de la vessie.

cystoradiographie, *s. f.* V. *cystographie.*

cystorragie, *s. f.* (κύστις; ῥήγνυμι, je
jaillis). Syn. *cystirragie.* Hémorragie vésicale.

cystorraphie, *s. f.* (κύστις; ῥαφή,
suture). Suture de la vessie après
avivement de la paroi vaginale;
opération préconisée par G. Marchant dans certains cas de cystocèle
vaginale.

cysto-sarcome, *s. m.* Nom donné
généralement à des tumeurs complexes où peuvent se rencontrer
la plupart des tissus (carcinome,
sarcome, enchondrome, etc.) avec
des cavités kystiques. Ces tumeurs
sont presque toujours congénitales.
— *c.-s. phyllode.* Syn. *maladie de
Brodie* (1847). C. se développant
ordinairement sur un adénofibrome
intra-canaliculaire du sein, ressemblant cliniquement à un cancer, mais d'évolution bénigne et
ne donnant pas lieu à des métastases.

cystoscope, *s. m.* (κύστις; σκοπεῖν,
examiner). Instrument qui permet,
après cathétérisme de l'urètre, de
regarder dans la vessie en éclairant
sa cavité.

cystoscopie, *s. f.* Examen de la vessie
à l'aide du cystoscope.

cystosigmoïdoplastie, *s. f.* Opération plastique destinée à augmenter la capacité d'une vessie

atrophiée en l'abouchant avec une partie de l'anse sigmoïde isolée de l'intestin.

cystostomie, *s. f.* (κύστις; στόμα, bouche). Opération qui consiste à aboucher la vessie à la paroi abdominale (premier temps de la prostatectomie). Cette ouverture ordinairement transitoire peut devenir définitive et constituer un urètre hypogastrique.

cystotomie, *s. f.* (κύστις; τομή, incision). V. *taille.*

cysto-urétroscopie, *s. f.* Examen endoscopique de la vessie et de l'urètre.

cytase, *s. f.* (κύτος, cellule) (Metchnikoff). 1° Ferment d'origine leucocytaire, restant confiné dans les phagocytes pendant la vie. Il est destiné à dissoudre, à digérer les microbes qui ont pénétré dans les leucocytes (phagocytose). — 2° V. *complément.*

...cyte (κύτος, cellule) (hématologie). Désinence indiquant, à quelques exceptions près (p. ex. myélocyte), une cellule mûre : érythrocyte, lymphocyte.

cytémie ou **cythémie,** *s. f.* (κύτος, cellule; αἷμα, sang). Présence dans le sang de cellules appartenant à d'autres tissus normaux ou pathologiques.

cythémolyse, *s. f.* (κύτος; αἷμα, sang; λύειν, dissoudre). V. *hémolyse.*

cythémolytique, *adj.* V. *hémolytique.*

cyto-architectonie, *s. f.* (κύτος, cellule; ἀρχιτέκτων, architecte). Structure cellulaire.

cytochimie, *s. f.* Réactions chimiques intra-cellulaires.

cytochrome, *s. m.* (κύτος; χρῶμα, couleur) (Keilin, 1925). Syn. *histohématine, myohématine* (Mac Munn, 1886). Pigment contenant du fer et jouant un rôle essentiel dans la respiration cellulaire (théorie de Keilin). C'est, en effet, un transporteur d'hydrogène capable de s'oxyder directement, donc de capter l'oxygène activé par les oxydases, et de le fixer sur l'hydrogène activé apporté par les déshydrases et les divers transporteurs. Il existe trois *cytochromes* désignés par les lettres

a, b et *c.* — *c.-oxydase.* V. *ferment respiratoire.*

cytodiagnostic, *s. m.* (Widal et P. Ravaut, 1900). Méthode de diagnostic basée sur la recherche des diverses formes cellulaires normales ou pathologiques trouvées dans les liquides organiques ou recueillies par raclage d'une lésion et colorées à l'état frais (*c. d. immédiat*, Tzanck, 1948).

cytodystrophie rénale familiale (Jean Hamburger, 1964). Néphropathie familiale très rare, se manifestant entre 20 et 30 ans par une protéinurie et des hématuries microscopiques; elle évolue lentement vers l'insuffisance rénale. Les cellules épithéliales des capillaires glomérulaires et celles de nombreux tubes contournés contiennent des vacuoles claires remplies d'inclusions lipidiques très denses et lamellaires. Ces lésions ressemblent à celles des reins de l'angiokeratoma corporis diffusum de Fabry; peut-être la *c. r. f.* n'est-elle qu'une forme rénale de la maladie de Fabry.

cyto-enzymologie, *s. f.* (κύτος; enzymologie). Etude des enzymes contenues dans la cellule, de leurs anomalies et des conséquences de ces dernières en pathologie (génétique métabolique).

cytogénétique, *adj.* Qui concerne les caractères histologiques de l'hérédité. — *s. f.* Etude, au niveau de la cellule, des caractères particuliers à l'hérédité, essentiellement des chromosomes et des gènes. Elle permet l'établissement du caryotype (v. ce terme).

cyto-hormonal (examen). V. *vaginal, étude des frottis vaginaux.*

cytologie, *s. f.* (κύτος; λόγος, discours). Etude de la cellule considérée au point de vue de sa constitution intime, de sa morphologie et de son évolution.

cytolyse, *s. f.* (κύτος; λύειν, dissoudre). Dissolution ou destruction des cellules.

cytolysine, *s. f.* Substance ayant la propriété de détruire les cellules; elle se rencontre dans certains liquides organiques (venin de serpent, etc.).

cytolytique, *adj.* Qui se rapporte à la destruction des cellules, ou qui la produit.

cytomégalovirus, *s. m.* Virus responsable de la maladie des inclusions cytomégaliques (v. ce terme).

cytonocivité, *s. f.* V. *cytotoxicité.*

cytopathogène, *adj.* (κύτος; πάθος, souffrance; γεννᾶν, engendrer). Qui provoque un état pathologique de la cellule.

cytopathologie, *s. f.* Etude des maladies de la cellule.

cytopénie, *s. f.* (κύτος; πενία, pauvreté). Diminution du nombre des cellules.

cytopexique, *adj.* (κύτος; πῆξις, fixation) (Gilbert). Se dit de la fonction d'un organe (foie) qui fixe dans son intimité les cellules normales ou pathologiques (cellules cancéreuses) qui lui sont amenées par le sang.

cytophylaxie, *s. f.* (κύτος; φύλαξις, protection) (Delbet, 1915). Action protectrice exercée par certaines solutions salines naturelles (eaux minérales) ou artificielles sur les cellules, en particulier sur les leucocytes; la *c.* favorise la phagocytose.

cytoplasique (processus) (κύτος; πλάσσειν, former). Formation des cellules.

cytoplasme, *s. m.* V. *protoplasma.*

cytoréducteur, trice, *adj.* Qui diminue le nombre des cellules.

cytoscopie, *s. f.* (κύτος; σκοπεῖν, examiner). Recherche et examen des éléments cellulaires dans un liquide organique.

cytosidérose, *s. f.* (κύτος; σίδηρος, fer). Présence de pigments ferrugineux à l'intérieur d'une cellule. — Gilman décrit sous ce nom l'hémochromatose (v. ce terme).

cytostatique, *adj.* (κύτος; στάσις, arrêt). Qui arrête la multiplication des cellules.

cyto-stéatonécrose, *s. f.* Nom sous lequel Dieulafoy désignait la stéatonécrose du pancréas. V. *stéatonécrose.*

cytotactique, *adj.* (κύτος; τακτός, réglé). Qui provoque le chimiotactisme des polynucléaires.

cytotaxine, *s. f.* (κύτος; τάξις, arrangement). Substance apparaissant dans le plasma sanguin, sous l'influence de bactéries, d'enzymes, de complexes immuns, etc., capable de provoquer le chimiotactisme des polynucléaires neutrophiles.

cytothérapie, *s. f.* (κύτος; θεραπεία, traitement). Nom donné aux procédés thérapeutiques qui dérivent de l'étude des cytotoxines.

cytotoxicité, *s. f.* (κύτος; toxicité). Syn. *cytonocivité.* Pouvoir destructeur envers les cellules. Leur destruction peut être provoquée par des anticorps actifs, en présence de complément, contre les cellules visées; ou directement par des cellules agressives, lymphocytes (lymphocytes K) ou macrophages : c'est la *cytotoxicité à médiation cellulaire.* V. *cytotoxine, lymphocytotoxicité 2°* et *lymphocyte K.*

cytotoxine, *s. f.* 1° Toxine d'origine cellulaire. — 2° Substance (anticorps) capable de détruire telle ou telle espèce de cellule, apparaissant dans le sérum ou les lymphocytes d'un animal à la suite d'injections répétées de ces mêmes cellules provenant d'un animal différent (p. ex. des spermatozoïdes : *spermotoxine;* du tissu rénal : *néphrotoxine;* ou du tissu hépatique : *hépatotoxine*).

cytotoxique, *adj.* Toxique pour une espèce de cellule (v. *cytotoxine*).

cytotrope (virus) (κύτος; τρέπω, je tourne) (Philibert). V. *ultra-virus.*

cytotropisme, *s. m.* Etat de certains germes ou virus qui ne peuvent vivre et se développer qu'à l'intérieur de cellules vivantes (virus de la rage, de l'herpès, agent du trachome, de la variole, etc.). V. *virus.*

cytozyme, *s. f.* (κύτος; ζύμη, levain). V. *thromboplastine.*

Czermak (épreuve ou **manœuvre de).** Compression digitale de la carotide au niveau du cartilage cricoïde; elle provoque normalement une bradycardie par excitation du pneumo-gastrique. V. *réflexe sinucarotidien.*

Czerny (opération de). V. *cholécystopexie.*

D

D. Symbole de la capacité de diffusion d'une membrane, d'un tissu, d'un milieu quelconque, pour un gaz (oxygène p. ex.). V. *DL, DLO₂, DLCO₂.*

D₁, D₂, D₃, (électrocardiographie). V. *dérivation.*

D (facteur). V. *Rhésus, facteur.*

∆ (onde). V. *Wolff-Parkinson-White (syndrome de).*

∆ corrigé, ∆ cryoscopique du plasma, ∆ plasmatique. V. *delta cryoscopique du plasma.*

Dacie (classification de). V. *Thompson (maladie de).*

dacnomanie, s. f. (δάκνω, je mords; μανία, folie). Impulsion qui pousse certains déséquilibrés à mordre.

Da Costa (érythrokératodermie variable de Mendes). V. *érythrokératodermie variable de Mendes Da Costa.*

dacryadénite ou **dacryoadénite,** s. f. (δάκρυ ou δάκρυον, larme; ἀδήν, glande). Inflammation de la glande lacrymale.

dacryocystectomie, s. f. (δάκρυον; κύστις, vessie; ἐκτομή, ablation). Ablation du sac lacrymal dans la dacryocystite.

dacryocystite, s. f. (δάκρυον; κύστις, vessie). Inflammation du sac lacrymal. Elle s'accompagne presque toujours d'inflammation du canal nasal.

dacryocystorhinostomie, s. f. (δάκρυον; κύστις; ῥίς, nez; στόμα, bouche) (Toti, 1904) ou **dacryo-rhinostomie plastique** (Dupuy-Dutemps, 1922). Syn. *opération de Dupuy-Dutemps.* Opération pratiquée dans certains cas de dacryocystite et destinée à rétablir le cours des larmes et à drainer le sac lacrymal quand le canal nasal est obstrué ou insuffisant. Elle consiste à aboucher, par un orifice pratiqué dans la cloison lacrymo-nasale, le sac lacrymal au méat moyen des fosses nasales, et à suturer les muqueuses nasale et lacrymale. (D.-D.)

dacryogène, adj. (δάκρυον; γεννᾶν, engendrer). Préférable à *lacrymogène ;* v. ce mot.

dacryolithe, s. m. (δάκρυον; λίθος, pierre). Calcul formé dans les conduits lacrymaux (le plus souvent dans le conduit inférieur).

dacryon, s. m. (δάκρυον) (anthropologie). Point situé sur le côté de la racine du nez où se rencontrent le frontal, l'unguis et l'apophyse montante du maxillaire supérieur.

dacryops, s. m. (δάκρυ, larme; ὤψ, œil). Nom donné par les anciens auteurs aux kystes de la portion palpébrale de la glande lacrymale.

dacryo-rhinostomie plastique. V. *dacryocystorhinostomie.*

dactyle (bruit de) (Peter). Rythme des bruits du cœur dans le rétrécissement mitral, quand on ausculte à la base. Par suite du dédoublement du second temps, on entend trois bruits, dont les deux derniers sont brefs et rapprochés, d'où la comparaison avec le dactyle, qui, dans la versification grecque et latine, est un pied formé d'une syllabe longue et de deux brèves : — ◡ ◡. V. *rappel (bruit de).*

dactylite, s. f. (δάκτυλος, doigt). Panaris. Inflammation d'un doigt. On n'emploie guère ce mot que pour désigner la localisation des accidents tertiaires de la syphilis au niveau des doigts : *d. syphilitique.*

dactylodiastrophie, s. f. (δάκτυλος; διαστροφή, contorsion) (Robert Clément, 1937). Malformation familiale des doigts due à une grande laxité des ligaments articulaires, permettant l'hyperextension des deuxièmes phalanges sur les premières.

dactylomégalie, *s. f.* (δάκτυλος; μέγας, grand) (F. Ramond). Hypertrophie des doigts ou des orteils quelle qu'en soit la cause (acromégalie, ostéopathie hypertrophiante pneumique, etc.).

dactylophasie, *s. f.* (δάκτυλος; φάσις, parole) (Pitres, 1899). Procédé employé par les sourds-muets pour communiquer entre eux et dans lequel les sons se trouvent remplacés par les mouvements des doigts.

dactyloscopie, *s. f.* (δάκτυλος; σκοπεῖν, examiner). Étude des empreintes digitales, utilisée surtout en anthropométrie judiciaire.

dactylostyle (rapport) (δάκτυλος; στῦλος, colonne) (morphologie). Rapport entre le périmètre moyen des deux premières phalanges du médius et la somme de leurs longueurs.

Dalacine, *s. f.* (n. dép.). V. *clindamycine.*

Dalrymple (signe de) (1852). Chez les sujets atteints de maladie de Basedow, on voit, sans exophtalmie marquée, la sclérotique apparaître au-dessus et au-dessous de la cornée dans la position moyenne de regard en avant.

Dalton (anomalie de). V. *anérythropsie.*

daltonien, *adj.* et *s. m.* Se dit d'un sujet atteint de *daltonisme.*

daltonisme, *s. m.* Trouble de la vue qui consiste dans l'abolition de la perception de certaines couleurs, généralement le rouge et le vert. Il a été décrit en 1798 par Dalton, physicien anglais, atteint lui-même de cette affection. Cette anomalie est héréditaire, récessive et liée au sexe. V. *anérythropsie, achloroblepsie.*

Dammann-Muller (opération de) (1961) (pulmonary artery banding). Cerclage constrictif de l'artère pulmonaire pratiquée, au moyen d'un lac, chez le nourrisson porteur d'une cardiopathie congénitale avec shunt gauche-droite à gros débit à l'étage ventriculaire et forte hypertension artérielle pulmonaire, cardiopathie qui entraîne une insuffisance cardiorespiratoire rapide. Cette opération palliative équivaut à une sténose pulmonaire modérée; elle diminue le shunt et le débit pulmonaire; elle évite l'altération du réseau artériel pulmonaire et permet d'attendre le moment propice pour effectuer une correction chirurgicale complète.

damnomanie, *s. f.* (mot mal formé: *damno,* je condamne; μάνια, folie). Délire de damnation.

Damoiseau (courbe de) (1842). Courbe parabolique à convexité supérieure qui forme la limite supérieure des épanchements de la plèvre.

Danbolt et Closs (syndrome de). V. *acrodermatite entéropathique.*

Dance (signe de). Dépression du flanc droit observée quelquefois chez les enfants atteints d'invagination intestinale chronique.

Dandy (opérations de) (1927). 1° Syn. *neurotomie juxta-protubérantielle.* Section juxta-protubérantielle de la racine sensitive du trijumeau, pratiquée dans les cas de névralgie faciale. — 2° Section endocrânienne du nerf glosso-pharyngien, pratiquée dans les cas de névralgie de ce nerf.

Dandy-Walker (syndrome de) (1921). Hydrocéphalie congénitale par atrésie des trous de Magendie et de Luschka.

Dane (particules de). V. *antigène Australia.*

Danelius (signe de). Signe radiologique d'agénésie unilatérale de l'artère pulmonaire : le hile, de ce côté, ne montre pas d'ombre vasculaire. V. *Janus (syndrome de).*

Danielopolu (opération de). Section, du côté gauche, et au besoin des deux côtés, du sympathique cervical au-dessus du ganglion stellaire, du nerf vertébral, des rami communicantes unissant le ganglion étoilé aux racines de C_5 à D_1 et des branches cardiaques du vague cervical et du sympathique cervical. Opération préconisée en cas d'angine de poitrine; elle respecte le ganglion stellaire, en raison de son rôle coronaro-dilatateur et supprimerait, non seulement la douleur, mais encore l'accès angineux lui-même (abolition du réflexe presseur : Danielopolu).

Daniels (biopsie de) (1949). Recherche, par prélèvement de tissu rétroscalénique, d'éléments permettant le diagnostic d'une néoplasie intra-thoracique, en l'absence d'adénopathie périphérique cliniquement décelable.

Danlos (syndrome de). Syn. *maladie* ou *syndrome d'Ehlers-Danlos.* (E., 1899; D., 1908). Dystrophie héréditaire du mésenchyme transmise selon le mode dominant; elle est caractérisée anatomiquement par une altération des fibres collagènes et cliniquement par l'association d'une hyperlaxité articulaire, d'une hyperélasticité de la peau (*cutis hyperelastica*) et d'une fragilité cutanée qui est à l'origine de cicatrices atrophiques planes multiples et de pseudo-tumeurs molluscoïdes.

danse des hiles (Pezzi). Pulsatilité exagérée, avec expansion systolique, des branches de l'artère pulmonaire au niveau des hiles du poumon. On l'observe à l'examen radioscopique des sujets porteurs de cardiopathies congénitales avec augmentation du débit sanguin dans la petite circulation par shunt gauche-droite (v. ce terme), essentiellement dans les communications inter-auriculaires.

danse de Saint-Guy. V. *chorée.*

Darier (maladie de). Syn. *psorospermose folliculaire végétante* (Darier, 1889), *dyskératose folliculaire* (Darier), *ichtyose folliculaire* (White, Lesser), *ichtyose sébacée* (Lebert, Wilson, Eliott), *acné sébacée cornée hypertrophique* (Lutz), *acné sébacée concrète avec hypertrophie* (Hallopeau). Dermatose héréditaire, transmise selon le mode dominant, caractérisée par une éruption de papulocroûtes cornées brunes ou grisâtres, siégeant surtout à la face, et aussi sur le cou et la poitrine. L'éruption persiste longtemps puis disparaît en laissant des taches pigmentaires. On l'avait attribuée à tort à une psorospermie.

Darling (maladie de). V. *histoplasmose.*

darmous, *s. m.* Syn. *maladie de Velu-Spéder* (1932). Nom donné au Maroc à l'intoxication chronique par le fluor. Elle se traduit, chez l'homme, par une dystrophie dentaire frappant les dents permanentes qui naissent ternes, jaunâtres et dépolies et qui sont de dimensions irrégulières (naines ou géantes); et souvent aussi par des ossifications squelettiques anormales. Cette fluorose provient de l'ingestion de végétaux trop riches en fluor. V. *ostéopathie fluorée.*

Darrow ou **Darrow-Eliel (syndrome de).** Insuffisance rénale aiguë secondaire à une perte excessive d'eau et d'électrolytes (par diarrhée ou vomissements abondants) qui entraîne une hypokaliémie sévère avec alcalose et presque toujours déshydratation extra-cellulaire, prostration et asthénie musculaire.

darsonvalisation, *s. f.* (d'Arsonval). Nom proposé par Benedikt de Vienne, en 1899, pour désigner toutes les applications thérapeutiques ou expérimentales des courants de haute fréquence découverts par d'Arsonval en 1890.

Dartigues (techniques de). Plicature des ligaments ronds dans leur trajet inguinal, après laparotomie exploratrice (variante de l'opération d'Alquié-Alexander), destinée à corriger la rétroflexion et la rétroversion de l'utérus.

dartre furfuracée ou **volante.** V. *pityriasis simplex circonscrit.*

Darwin (lois de). Ensemble de règles dans lesquelles Darwin avait résumé ses conceptions de l'hérédité : 1° *loi de l'hérédité directe.* Les parents ont tendance à transmettre à leurs enfants leurs caractères généraux et individuels anciennement ou récemment acquis. — 2° *loi de prépondérance.* Un des parents a parfois une influence plus marquée que l'autre. — 3° *loi de l'atavisme.* V. *atavisme,* 2°. — 4° *loi de l'hérédité homochrone* (v. ce terme).

darwinisme, s. m. (Darwin). Théorie qui explique le *transformisme* par la sélection naturelle due à la lutte pour l'existence.

dattes (mal des). V. *bouton d'Orient.*

Davaine (bacille de). V. *bactéridie charbonneuse.*

davier, s. m. Pince très solide ayant de longs bras de levier et des mors très courts, servant en chirurgie osseuse et dans la pratique de l'art dentaire.

Davies (thorax de). Déformation thoracique caractérisée par la projection en avant de la partie haute du plastron sterno-costal surplombant une dépression sous-mammaire bilatérale. On l'observe chez l'enfant atteint de communication interventriculaire ou de canal artériel persistant, à gros débit.

Debains (réaction de). Variante de la réaction de Wassermann.

débile, adj. Qui est atteint d'une des formes de débilité.

débilité, s. f. Manque de force. — *d. congénitale.* Faiblesse extrême de certains nouveau-nés, ordinairement prématurés, ayant souffert avant la naissance d'une maladie aiguë ou chronique de la mère. — *d. constitutionnelle.* Etat de déficience chronique de l'organisme remontant à l'enfance. — *d. intellectuelle* (Simon). Degré le moins accentué d'arriération intellectuelle (ou mentale). Il comporte un retard intellectuel moins profond que l'idiotie et l'imbécillité. Au bout de son évolution, le débile ne dépasse pas le niveau mental d'un enfant de 9 à 10 ans. — *d. mentale* (Chaslin). Nom donné à « un certain genre de fausseté de jugement s'exerçant quel que soit le degré des acquisitions intellectuelles ». La *d. m.* correspond à ce qu'on appelle dans le langage courant la *sottise.* Ce terme est parfois utilisé pour désigner la débilité intellectuelle. — *d. motrice* (E. Dupré). Ensemble de troubles moteurs comprenant l'exagération des réflexes tendineux, la perturbation de la réflectivité plantaire (signe de Babinski, signe de l'éventail, absence de réflexe), les syncinésies, la paratonie et la maladresse constitutionnelle. On l'observe fréquemment chez les sujets atteints de débilité mentale, imbécillité ou idiotie. — *d. rénale* (Castaigne). Etat congénital des reins prédisposant les membres de certaines familles à contracter des affections rénales et en particulier de l'albuminurie.

débit azygos. V. *azygos (débit ou flot).*

débit cardiaque (symbole Q̇ ou Q̇b). Quantité de sang propulsée par chaque ventricule du cœur en une minute (5,5 l en moyenne). V. *Fick (principe ou théorie de).*

débit expiratoire maximum seconde (D.E.M.S.). V. *volume expiratoire maximum seconde.*

débit du gaz carbonique éliminé. V. *gaz carbonique éliminé (débit du).*

débit-minute, s. m. V. *Addis-Hamburger (technique d').*

débit d'oxygène. V. *oxygène (consommation d')* et *oxygène (différence artério-veineuse en).*

débit systolique. Syn. *ondée systolique, volume systolique.* Quantité de sang expulsée par la contraction d'un ventricule cardiaque; à chaque systole, chaque ventricule éjecte en moyenne de 70 à 80 ml.

débit urinaire. Quantité en poids d'une substance éliminée, en un temps donné, par les reins.

débit ventilatoire maxima minute (D.V.M.M.). V. *ventilation maxima.*

Debove (maladie de). Splénomégalie primitive avec légère hypertrophie du foie. Cette affection ne serait autre que l'*anémie splénique* (v. ce terme).

Debove (tube de). Tube de caoutchouc, long de 1,50 m et muni d'un entonnoir à son extrémité supérieure, employé pour cathétériser l'œsophage et laver l'estomac.

Debré-Fibiger (syndrome de) (F., 1905; D., 1925). Forme de la maladie de Wilkins (v. ce terme) dans laquelle l'évolution, en dehors de toute corticothérapie, se fait généralement vers la mort avant l'âge de 6 mois au cours d'un accès de déshydratation avec perte de sel et collapsus, par insuffisance surrénale aiguë. En effet, l'hypersécrétion d'hormones androgénoprotéiques virilisantes et le déficit de l'hydrocortisone sont associés à un manque d'aldostérone. Il s'agit d'une variété d'hyperplasie surrénale congénitale.

Debré-Mollaret (maladie de). V. *griffes de chat (maladie des)*.

Debré et Paraf (réaction de) (1911). V. *antigène (réaction de l')*.

Debré-Semelaigne (syndrome de). Hypertrophie musculaire congénitale avec rigidité, observée chez le nouveau-né, intéressant les membres, la face, le diaphragme, l'estomac et le cœur avec retard intellectuel et syndrome myxœdémateux.

débridement, *s. m.* Opération ayant pour but de faire disparaître l'étranglement d'un organe en sectionnant la bride qui le comprime. Ex. : *débridement des hernies.* — On donne aussi ce nom aux larges ouvertures pratiquées dans les foyers purulents. — *d. enzymatique.* V. *streptokinase.*

décalcification, *s. f.* Diminution de la quantité de calcium contenue dans l'organisme, essentiellement dans le squelette (déminéralisation squelettique). Elle peut être localisée ou diffuse. Dans ce dernier cas, on distingue les *d.* par insuffisance de l'ostéogénèse : ostéomalacie, ostéoporose, et les *d.* par ostéolyse exagérée : hyperparathyroïdie, maladie de Paget, myélomes et cancers osseux.

décalvant, *adj.* Qui provoque la chute des cheveux. V. *teigne, trichophytie* et *microsporie.*

décalvation, *s. f.* (*decalvatio,* action de se raser la tête). Syn. *déglabration.* Chute des cheveux.

décanulation, *s. f.* Enlèvement d'une canule, p. ex. d'une canule de trachéotomie.

décapsidation, *s. f.* Disparition de la coque (capside) d'un virus.

décapsulation totale du rein. V. *Edebohls* (*opération d'*).

décarboxylation, *s. f.* Isolement et élimination d'une molécule globale

de CO$_2$ au cours de la dégradation que subissent, pendant leur combustion dans l'organisme, les substances alimentaires.

décérébration, *s. f.* 1° Ablation du cerveau. — 2° Section du mésencéphale. V. *rigidité décérébrée.*

décharge épileptique. V. *épilepsie.*

déchloruration (cure de) (Widal). Méthode de diététique ayant pour base la restriction du chlorure de sodium alimentaire et s'appliquant à la cure des œdèmes et des épanchements séreux d'origine rénale ou autre. L'exagération de ce régime peut entraîner l'hyponatrémie.

déchloruration (test de). V. *Wilder* (*test de*).

déchloruré, *adj.* Dépourvu de chlorure (surtout de chlorure de sodium); ex. : *régime déchloruré.*

décholine (épreuve ou **méthode à la).** Syn. *épreuve au déhydrocholate de sodium.* V. *saccharinate de soude* (épreuve au).

déchoquage, *s. m.* Traitement du choc.

décibel, *s. m.* ou **db.** Sous-multiple du *bel,* employé plus couramment que le *bel.* « Unité logarithmique d'intensité sonore. C'est la plus petite différence d'intensité perceptible à l'oreille pour un son de 1 000 fréquences par seconde » (J.-J. Debain). V. *bel.*

décidual, *adj.* (*decidua,* caduque). Qui concerne la caduque, c'est-à-dire la portion de la muqueuse utérine qui, après l'accouchement, sera expulsée avec le placenta.

déciduome malin (*decidua,* caduque). V. *chorio-épithéliome.*

déclampage, *s. m.* Ablation d'un clamp (v. *clampage*).

déclenchement (rythme de). V. *rythme de déclenchement.*

déclive, *adj.* (*de ; clivus,* pente). Se dit du point le plus bas d'une plaie, d'un épanchement ou d'une partie quelconque du corps.

décocté, *s. m.* Produit d'une décoction.

décoction, *s. f.* (*decoquere,* cuire). 1° Ebullition dans un liquide de substances médicamenteuses dont on veut extraire les principes actifs.

— 2° Syn. *décocté*. Liquide résultant de cette opération.

décollation, *s. f.* (*de*, part. séparat.; *collum*, cou). Syn. *dérotomie*, *détroncation*. Opération qui consiste à sectionner le cou d'un fœtus mort, lorsque son extraction est impossible autrement.

décollement épiphysaire. V. *disjonction épiphysaire*.

décollement du sommet (signe du) (Belot et Peuteuil). V. *double contour (signe du)*.

décompensation, *s. f.* Rupture de l'équilibre réalisé par la compensation (v. ce mot).

décompensé, *adj.* Se dit d'une lésion dont les effets nuisibles se manifestent à la suite de la rupture de l'équilibre réalisé jusque-là par la compensation (v. ce mot). — *cardiopathie décompensée*.

décomplémentation, *s. f.* Suppression de l'activité du complément du sérum sanguin par chauffage à 56° pendant une demi-heure.

décomplémenté, *adj.* Dont le complément a été inactivé.

décompression (mal de). V. *caissons (maladie des)*.

déconditionné, *adj.* (physiologie). Se dit d'un sujet chez lequel a été aboli un réflexe conditionné.

déconditionnement, *s. m.* Abolition d'un réflexe conditionné.

déconnexion neuro-végétative. Suppression des réactions neuro-végétatives de l'organisme au moyen de médicaments qui paralysent les centres encéphaliques, les synapses ganglionnaires et les effecteurs du système végétatif. Elle est employée dans l'hibernation artificielle.

décontraction, *s. f.* Relâchement du muscle succédant à la contraction.

décortication, *s. f.* 1° Séparation chirurgicale d'un organe et de son enveloppe fibreuse normale ou pathologique. — *d. du cœur*. V. *péricardectomie*. — *d. pleuro-pulmonaire*. V. *Delorme (opération de)*. — *d. rénale*. V. *Edebohls (opération d')*. — *d. du testicule*, dans les vieilles hydrocèles ou hématocèles. — 2° Ablation des couches superficielles

d'un organe. — *d. cérébrale*. Résection du cortex cérébral. V. *rigidité de décortication*.

décours, *s. m.* (*decursus*, descente rapide). Période de déclin d'une maladie.

décubitus, *s. m.* (*de ; cubare*, être couché). Attitude du corps reposant sur un plan horizontal. Le *d.* est spontané et implique le repos, ce qui le distingue de la *position* (v. ce mot). Il varie avec l'état du sujet : *dorsal* le plus souvent; *ventral*, chez les enfants; *latéral*, dans la pleurésie; *en chien de fusil*, dans la méningite, etc. — *d. aigu* ou *d. acutus* ou *d. ominosus* (en lat. : de mauvais augure) (Charcot). Nom donné parfois aux escarres à marche rapide (*escarres de décubitus*) que l'on observe dans les affections graves du système nerveux, et surtout chez les hémiplégiques. Leur siège indique qu'elles sont provoquées à la fois par le décubitus du malade, et par la localisation de la lésion nerveuse. — *d. ulcéreux* (Volkmann). V. *ulcération compressive*.

décussation, *s. f.* (*decussatio*). Croisement en X. — Ce mot sert surtout à désigner l'entre-croisement des pyramides du bulbe.

dédifférenciation, *s. f.* Nom donné aux modifications de forme et de fonction des cellules de différents tissus cultivés dans des milieux naturels ou artificiels. Les cellules reviennent à l'état embryonnaire et perdent ainsi leurs caractères différentiels.

dédoler, *v.* (*dedolare*, travailler à la doloire). Couper en tenant l'instrument tranchant très obliquement de façon à n'enlever que les parties superficielles. Ex. *disséquer en dédolant*.

dédoublement de la personnalité. Coexistence, chez un même sujet, de deux types de comportement, l'un normal fondé sur des raisons conscientes et bien adapté au milieu, l'autre anormal, répondant à des motivations inconscientes et paraissant automatique, illogique et inadapté (d'après P. Sivadon).

défaillance, s. f. (de, hors de; fallere, tromper). Premier degré de la syncope. — d. cardiaque. V. asystolie.

défécation, s. f. (de, hors de; faex, faecis, lie). 1º Expulsion des fèces par l'extrémité inférieure du rectum. — 2º Séparation des sédiments qui se forment dans un liquide et décoloration de ce liquide à l'aide du noir animal, du sousacétate de plomb ou d'une autre substance.

déféminisation, s. f. Disparition, chez la femme pubère, des caractères sexuels qui lui sont particuliers.

déférentite, s. f. Inflammation des canaux déférents.

déférento-urétrostomie, s. f. (A. Boari, 1909). Implantation des canaux déférents dans l'urètre antérieur; opération destinée à obvier à la perte de la fonction génitale après la prostatectomie périnéale ou dans certaines conditions pathologiques.

défervescence, s. f. (defervescere, se refroidir). Diminution ou disparition complète de la fièvre.

défibrillateur, adj. Qui supprime la fibrillation. — s. m. Appareil employé pour arrêter la fibrillation cardiaque (v. ce terme) au moyen d'un choc électrique produit presque toujours par la décharge d'un condensateur. Le choc est utilisé en chirurgie thoracique pour faire cesser la fibrillation ventriculaire, en mettant les électrodes directement au contact du cœur. Il est aussi appliqué par voie externe, en plaçant les deux électrodes sur le thorax : c'est le traitement d'urgence des fibrillations ventriculaires. Le d. est également employé, par voie externe et au cours d'une brève anesthésie, pour réduire d'autres troubles du rythme : tachycardies ventriculaire et auriculaire, fibrillation et flutter auriculaires. Le choc électrique agit en dépolarisant simultanément toutes les cellules du myocarde, le rythme sinusal se rétablissant ensuite. V. défibrillation, choc électrique, cardioversion.

défibrillation, s. f. Suppression d'une fibrillation musculaire. — (cardiologie). La d. des ventricules est obtenue, en extrême urgence (la fibrillation ventriculaire entraîne l'arrêt cardiaque), par un choc électrique externe; ou, au cours de la chirurgie cardiaque, en mettant les électrodes au contact du cœur. La d. des oreillettes s'effectue le plus souvent de la même manière; mais la fibrillation auriculaire (cause de l'arythmie complète) peut également être réduite par certains médicaments (quinidine). V. défibrillateur, fibrillation cardiaque et arrêt cardiaque.

défibrination, s. f. Disparition de la fibrine du sang, qui devient incoagulable. Elle peut être provoquée, in vitro, par battage. Elle peut survenir au cours de certaines maladies, soit par destruction (fibrinolyse ou protéolyse), soit par excessive consommation (syndrome de coagulation intravasculaire disséminée, v. ce terme, dont celui de syndrome de défibrination est parfois synonyme).

déficience, s. f. (deficientia, épuisement). Insuffisance, épuisement. Ex.: d. organique.

deficiens (uterus) (deficiens, manquant). Absence totale congénitale de l'utérus.

déficit immunitaire. V. carence immunitaire.

défilé costo-claviculaire (syndrome du) (Leriche) ou **défilé des scalènes (syndrome du).** V. scalène antérieur (syndrome du).

déflexion, s. f. (deflectare, fléchir). Extension de la tête du fœtus pendant l'accouchement. — (électrocardiographie). Déviation du tracé au-dessus ou au-dessous de la ligne isoélectrique, pendant le passage du courant cardiaque. — d. intrinsécoïde. En dérivations précordiales, d. apparaissant au moment où la portion du myocarde sous-jacente à l'électrode thoracique exploratrice devient négative, c.-à-d. au moment où débute son activité électrique; c'est la partie descendante RS de l'onde ventriculaire rapide. La d. intrinsèque (Lewis) est celle que l'on recueille directement sur l'épicarde ventriculaire. — *d. extrinsèque* (Lewis). En dérivations précordiales, *d.* correspondant à l'activation des parties du cœur éloignées de l'électrode exploratrice.

défloration, *s. f.* (*defloratio*). Action d'enlever à une fille sa virginité.

déformation annulaire ou **toulousaine** (anthropologie). Déformation artificielle du crâne par une bande qui, pressant sur le front et prenant son point d'appui sur la nuque, étrangle la région moyenne.

défoulement, *s. m.* Retour dans le conscient de souvenir, d'idée ou d'émotion jusque-là refoulé dans le subconscient (v. *refoulement*).

défrénation, *s. f.* (de priv.; *frenare*, retenir). Section des nerfs dépresseurs de la tension artérielle (nerfs de Cyon et de Hering), ou énervation des zones vaso-sensibles aortiques et sino-carotidiennes qui déclenchent chez l'animal une hypertension artérielle forte et durable avec tachycardie.

dégagement, *s. m.* (obstétrique). Ensemble des évolutions qui permettent à la tête du fœtus de franchir le détroit inférieur et l'orifice vulvaire. — *d. des membres.* Aide portée par l'accoucheur à la sortie des membres retenus dans le petit bassin.

dégastro-entérostomie avec gastrectomie. V. *dégastro-gastrectomie.*

dégastro-gastrectomie, *s. f.* Syn. *dégastro-entérostomie avec gastrectomie.* Opération pratiquée en cas d'ulcère gastrique évolutif ou d'ulcère peptique chez un malade ayant subi une gastro-entérostomie. Elle consiste à supprimer la gastro-entérostomie en rétablissant la continuité de l'anse intestinale, et à pratiquer une gastrectomie type Péan ou Polya.

dégénération, *s. f.* V. *dégénérescence.*

dégénéré, *s. m.* Individu dont la constitution physique et mentale est atteinte de déchéance plus ou moins prononcée. — On divise les *dégénérés* en *d. supérieurs* qui présentent des lacunes dans le caractère, le jugement et le sens moral, mas-

quées par certaines qualités brillantes, et *d. inférieurs* dont les troubles psychiques peuvent aller jusqu'à la complète idiotie.

dégénérescence, *s. f.* (*degenerare*, dégénérer). Syn. *dégénération.* Dégradation totale ou partielle d'un organisme. En anatomie pathologique, modification d'un tissu ou d'un organe dont les cellules se transforment en une substance inerte et perdent toute activité fonctionnelle; parfois il s'agit d'une infiltration des cellules par cette substance : ex. *d. amyloïde.*

dégénérescence amyloïde. V. *amyloïde.*

dégénérescence aqueuse. V. *colliquatif.*

dégénérescence calcaire. V. *calcification.*

dégénérescence caséeuse. V. *caséification.*

dégénérescence chondroïde. V. *amyloïde.*

dégénérescence cireuse. V. *amyloïde* et *dégénérescence zenkérienne.*

dégénérescence colliquative. V. *colliquatif.*

dégénérescence colloïde. V. *colloïde.*

dégénérescence combinée subaiguë de la moelle. V. *scléroses combinées.*

dégénérescence fibrinoïde. V. *nécrose de coagulation.*

dégénérescence graisseuse. Présence de granulations graisseuses dans une cellule dont le noyau et le protoplasma sont altérés.

dégénérescence grise des cordons postérieurs. V. *tabes.*

dégénérescence hépato-lenticulaire (Hall, 1921). Syn. *syndrome hépato-strié.* Affection héréditaire transmise selon le mode autosomique récessif, apparaissant chez des adolescents ou des adultes jeunes. Elle est caractérisée : 1° par des manifestations *cérébrales* : syndrome strié (c'est la variété appelée maladie de Wilson ou hépatite familiale juvénile avec dégénérescence des corps striés, v. ce terme) ou syndrome cérébello-strié (c'est la variété nommée pseudo-sclérose en plaques de Westphal-Strümpell, v. ce terme), dues à la dégénérescence des noyaux gris centraux; 2° par une atteinte *hépatique*, la première en date, le plus souvent latente, évoluant parfois vers la cirrhose; 3° par des troubles *pigmentaires* dont le principal est le cercle cornéen de Kayser-Fleischer; 4° accessoirement par des troubles psychiques, sanguins, osseux, endocriniens ou de la glycorégulation. — Du point de vue biologique, elle est caractérisée par une augmentation de l'élimination urinaire des acides aminés et par des troubles génétiques importants du métabolisme du cuivre : impossibilité de synthétiser la céruloplasmine (v. ce terme), augmentation de l'absorption intestinale du cuivre qui est retenu en excès dans les tissus (surtout dans le foie, le cerveau et le cercle cornéen) et éliminé en abondance dans l'urine. V. *Menkes* (*syndrome de*).

dégénérescence lardacée. V. *amyloïde*.

dégénérescence lenticulaire progressive (Wilson). V. *hépatite familiale juvénile avec dégénérescence du corps strié*.

dégénérescence maculaire de Coppez et Danis. V. *Coppez et Danis* (*dégénérescence maculaire de*).

dégénérescence maculaire de Doyne. V. *Doyne* (*dégénérescence maculaire de*).

dégénérescence maculaire de Haab. V. *Haab* (*dégénérescence maculaire de*).

dégénérescence maculaire de Holthouse-Batten. V. *Holthouse-Batten* (*dégénérescence maculaire de*).

dégénérescence maculaire pseudo-inflammatoire de Sorsby. V. *Sorsby* (*dégénérescence maculaire pseudo-inflammatoire de*).

dégénérescence mentale (Magnan). Syn. *dysgénésie cérébrale*. Amoindrissement de l'individu caractérisé par la débilité mentale, l'instabilité, la perversion des sentiments et les tares physiques. La *d.m.* frappe surtout les descendants d'alcooliques et de syphilitiques, et, transmise de génération en génération, compromet l'existence même de la race.

dégénérescence nerveuse descendante. V. *wallérienne* (*dégénérescence*).

dégénérescence (réaction de). Syn. *réaction de ralentissement*. Ensemble de phénomènes qui traduisent l'interruption de la conductivité nerveuse au niveau du neurone moteur périphérique : inexcitabilité du nerf aux courants galvanique et faradique; inexcitabilité du muscle au courant faradique; réponse lente à l'excitation galvanique du muscle, avec contraction de fermeture plus forte au pôle positif qu'au pôle négatif (inversion de la formule normale) et réaction longitudinale (v. ce terme).

dégénérescence segmentaire périaxile. Lésion caractéristique des névrites infectieuses ou toxiques; elle est localisée à certains segments interannulaires et consiste en altérations de la myéline qui se met en grains et en boules, et en multiplication des noyaux de la gaine de Schwann; le cylindraxe est longtemps respecté.

dégénérescence (stigmates de). Anomalies de développement corporel, remarquables surtout au niveau de la tête : microcéphalie, asymétries crânio-faciales, implantation défectueuse des dents, malformation des oreilles, forme ogivale de la voûte palatine, strabisme. Elles vont souvent de pair avec la dégénérescence mentale.

dégénérescence tapéto-rétinienne. Altération héréditaire de la couche pigmentaire de la rétine (tapetum nigrum). Elle intéresse souvent aussi la choroïde. V. *hérédo-dégénérescence choriorétinienne* et *Senior-Loken* (*syndrome de*).

dégénérescence tubulaire progressive familiale. V. *néphronophtise héréditaire de l'enfant ou n. de Fanconi*.

dégénérescence vacuolaire. V. *colliquatif*.

dégénérescence vitreuse. V. *nécrose de coagulation*.

dégénérescence wallérienne. V. *wallérienne* (*dégénérescence*).

dégénérescence zenkérienne. Syn. *dégénérescence cireuse.* Altération de la fibre musculaire qui se transforme en une masse homogène et fortement éosinophile.

déglabration, *s. f.* (*deglabrare,* épiler). V. *décalvation.*

déglobulisation, *s. f.* Diminution du nombre des globules rouges du sang.

Degos (syndrome de). V. *papulose atrophiante maligne.*

dégranulation, *s. f.* Disparition des granulations contenues dans le protoplasme de certaines cellules (polynucléaires, mastocytes, etc.) : par exemple, lorsque ces granulations (ou lysosomes) déversent leur contenu enzymatique dans les vacuoles intracellulaires (ou phagocytomes) où s'effectuera la phagocytose.

Dehio (épreuve de). Injection souscutanée d'un milligramme de sulfate d'atropine à un sujet atteint de bradycardie. Le ralentissement du cœur persiste s'il est d'origine musculaire; les battements du cœur s'accélèrent au contraire, si la bradycardie est d'origine nerveuse.

déhydrase, *s. f.* V. *déshydrase.*

déhydroandrostérone, *s. f.* Hormone mâle extraite de l'urine et voisine de l'androstérone. V. *androgènes* (*hormones*).

déhydrocholate de sodium (épreuve au). V. *saccharinate de soude* (*épreuve au*).

11-déhydrocorticostérone, *s.f.* Syn. *composé A de Kendall.* Un des 11-oxycorticostéroïdes (v. ce terme) sécrétés par la cortico-surrénale.

Δ-1-déhydrocortisone, *s. f.* V. *delta-cortisone.*

déhydro-épiandrostérone, *s. f.* (**D.H.A.**). V. *androgènes* (*hormones*).

déhydrogénase, *s. f.* V. *déshydrase.*

déhydro-isoandrostérone, *s.f.* Hormone mâle extraite de l'urine et voisine de l'isoandrostérone. Elle possède également une action œstrogène (hormone ambosexuelle). V. *androgènes* (*hormones*).

déitéro-spinal (syndrome). Syn. *syndrome de déséquilibration.* Variété de syndrome vestibulaire (v.

ce terme) caractérisée par l'impossibilité de maintenir l'équilibre du corps, le nystagmus et les vertiges étant inconstants. Elle est due à l'altération simultanée des deux faisceaux déitéro- (ou vestibulo-) spinaux.

Deiters (syndrome du noyau de) (Pierre Bonnier, 1903). Syn. *syndrome de Bonnier.* Syndrome attribué à une lésion du noyau de Deiters (bulbe), caractérisé par du vertige avec dérobement partiel ou total de l'appareil de sustentation, des troubles oculo-moteurs réflexes, un état nauséeux et anxieux, des phénomènes auditifs passagers et des manifestations douloureuses dans certains domaines du trijumeau.

Dejean (syndrome de) (1935). Syn. *syndrome du plancher de l'orbite.* Syndrome dû à la compression, par une tumeur orbitaire, du nerf maxillaire supérieur dans son trajet au niveau du plancher de l'orbite. Il est caractérisé par une névralgie de ce nerf et une anesthésie dans son territoire cutané associées à de l'exophtalmie.

Déjerine (syndrome des fibres radiculaires longues des cordons postérieurs de). V. *fibres longues* (*syndrome des*).

Déjerine (syndrome interolivaire de). V. *bulbaire antérieur* (*syndrome*).

Déjerine (syndrome sensitif cortical de) (Déjerine et Verger, 1900). Syn. *syndrome pariétal de Ch. Foix, Chavany et Lévy.* Syndrome sensitif comprenant les erreurs de localisation, l'affaiblissement de la discrimination tactile, l'altération du sens des attitudes et de la perception stéréognostique avec conservation des autres modes de la sensibilité (douleur, froid, diapason), que l'on observe, du côté opposé, dans les lésions de la circonvolution pariétale ascendante (ramollissement, traumatisme, tumeur). V. *pariétal* (*syndrome*).

Déjerine-Klumpke (syndrome de). Syn. *paralysie de Klumpke.* Association d'un syndrome d'Aran-Duchenne (paralysie radiculaire inférieure du plexus brachial) et d'un syndrome de Claude Bernard-Horner du même côté (v. ces termes).

Déjerine-Mouzon (syndrome de). Syndrome rare, parfois observé, du côté opposé, en cas de lésion de la circonvolution pariétale ascendante. A l'inverse du syndrome sensitif cortical de Déjerine, il comprend des troubles des sensibilités douloureuse, thermique et osseuse, et une atteinte discrète de la stéréognosie, du sens des attitudes et de l'aptitude à la localisation et à la discrimination tactile. V. *pariétal (syndrome)*.

Déjerine-Roussy (syndrome de) (1906). Syn. *syndrome thalamique, syndrome de l'artère* ou *du territoire thalamo-genouillé.* Syndrome comprenant, du côté opposé à la lésion, une hémiplégie légère régressive, sans contracture, une hémianesthésie superficielle et surtout profonde, de l'hémi-ataxie, de l'astéréognosie, des mouvements choréo-athétosiques et surtout des douleurs vives, tenaces et souvent intolérables qui sont au premier plan du tableau. Une hémianopsie latérale homonyme est fréquemment associée. Ce syndrome est sous la dépendance d'une lésion de la couche optique ou thalamus.

Déjerine-Sottas (type). Syn. *type Gombault - Déjerine.* (Gombault, 1880; Déjerine et Sottas, 1890). Nom sous lequel on désigne l'une des deux formes connues de la *névrite hypertrophique progressive familiale* (v. ce terme). Elle a comme caractères distinctifs les signes de Romberg et d'Argyll-Robertson, des douleurs fulgurantes, de l'ataxie, signes qui la font confondre avec le tabes, et parfois du nystagmus. V. *acropathie amyotrophiante.*

Delagenière (opérations ou **procédés de).** 1º Cure radicale de la hernie crurale par voie crurale directe, la fermeture de l'anneau étant assurée par la suture des deux lambeaux de l'aponévrose du grand oblique à l'aponévrose pectinéale. — 2º Méthode d'hystérectomie abdominale subtotale. — 3º Tho-

racoplastie basse, comportant la résection des 6e, 7e, 8e et 9e côtes.

de Lange (maladies ou **syndromes de C.).** V. *Lange (maladies* ou *syndromes de Cornelia de).*

Delbet (appareils de). V. *appareils de marche.* 1º *appareil de bras.* Appareil métallique à extension continue destiné au traitement des fractures de la diaphyse humérale. Il est composé d'un arc axillaire réuni à un demi-bracelet antibrachial par une tige extensible. — 2º *appareil de cuisse.* Appareil destiné au traitement ambulatoire des fractures de cuisse; il est peu employé. — 3º *appareil de jambe.* Appareil plâtré destiné au traitement ambulatoire des fractures de jambe; il est composé de deux attelles latérales réunissant deux colliers, l'un tibial supérieur, l'autre malléolaire : il permet la marche normale, avec flexion du genou et du cou-de-pied.

Delbet (méthodes de Pierre). 1º V. *appareils de marche.* — 2º Traitement des fractures du col du fémur par l'enchevillement des fragments osseux au moyen d'un clou traversant le trochanter et le col fémoral. — 3º Traitement des fractures de Dupuytren par réduction sous extension continue et immobilisation dans un appareil de jambe de Delbet.

Delbet-Kirmisson (opération de Pierre). V. *proctoplastie.*

Delbet et Mocquot (épreuve de). V. *Perthes (épreuve de).*

Del Castello (maladie de). V. *Castello (maladie de Del).*

Del Castillo, Trabucco et H. de la Balze (syndrome de). V. *Castillo, Trabucco et H. de la Balze (syndrome de Del).*

délétion, *s. f.* (*deletio,* destruction) (génétique). Anomalie de la méiose consistant dans la disparition d'un segment de chromosome (v. *mutation*). Certaines maladies par aberration chromosomique (v. ce terme) sont dues à une d. : — *d. du bras court du chromosome 4 (4 p —).* Elle est liée à un ensemble de malformations associant, à un retard mental et staturo-pondéral, une micro-

céphalie avec hypertélorisme et épicanthus et des anomalies de fusion
de la ligne médiane : défaut du
scalp, fente palatine, bec-de-lièvre,
anomalies du nez, colobome des
iris, hypospadias. Des crises convulsives, une communication interauriculaire sont fréquentes. — *d. du bras
court du chromosome 5 (5 p —)*. V.
cri du chat (maladie du). — *d. du bras
court du chromosome 18*. Elle est liée
à un ensemble de malformations
associant une arriération mentale,
un retard staturo-pondéral et des
anomalies oculaires (ptosis en particulier). — *d. du bras long du chromosome 13* (Colette Laurent, 1966).
Elle est liée à un ensemble de malformations comportant, entre autres,
une microcéphalie avec facies arrondi, bosse métopique et hypertélorisme, une microphtalmie avec obliquité mongoloïde des fentes palpébrales et anomalies oculaires, du
rétrognathisme, une bifidité de la
1ʳᵉ côte gauche, une hypoplasie des
ischions, une petitesse des extrémités avec atrophie du pouce, extension des 2ᵉ et 5ᵉ doigts et flexion des
3ᵉ et 4ᵉ. — *d. du bras long du chromosome 18*. Elle est liée à un ensemble
de malformations associant un
retard mental, une microcéphalie et
des anomalies morphologiques (rétraction de l'étage moyen de la face
avec hypertélorisme et bouche en
chapeau de gendarme, implantation
basse des oreilles avec anomalies du
pavillon, fossettes sus-acromiales,
doigts fuselés, atypies des dermatoglyphes) et viscérales touchant le
cœur, les reins et les os. — *d. du
bras long du chromosome 22*. V. *chromosome Philadelphie 1*.

Delhi (bouton de). V. *bouton
d'Orient*.

Delinotte (opération de). Procédé
de cure chirurgicale de l'incontinence d'urine chez la femme.

délire, *s. m.* (*delirare*, s'écarter du
sillon ; *de*, hors de ; *lira*, sillon).
Désordre des facultés intellectuelles
caractérisé par une suite d'idées
erronées, choquant l'évidence, inaccessibles à la critique. Le *d.* s'accompagne parfois de troubles de

la conscience. Il peut être *polymorphe* ou au contraire *systématisé*.
On le classe encore selon son *thème* :
persécution, grandeur, mélancolie,
passion, mysticisme ; son *mécanisme* :
hallucination, intuition, interprétation, fabulation, onirisme ; sa
structure : paranoïaque, paranoïde,
paraphrénique (v. ces termes) ; son
degré de conviction, de richesse.
Les idées délirantes manquent de
vraisemblance ou de cohérence
en cas d'état démentiel associé.

délire aigu (Calmeil, 1859). Forme
de folie à évolution rapide, s'accompagnant de fièvre et de symptômes
généraux. Elle est caractérisée par
une agitation extrême, des hallucinations, de la sitiophobie, et se termine le plus souvent par le collapsus
et la mort. On admet que cette maladie est de nature toxi-infectieuse et
peut être causée par différents germes pathogènes.

**délire chronique à évolution sys-
tématique.** V. *psychose hallucinatoire chronique*.

délire cohérent. V. *délire systématisé*.

délire des dégénérés. V. *psychose
hallucinatoire chronique*.

délire ecmnésique. V. *ecmnésique*.

délire égocentrique. V. *égocentrique
(délire)*.

délire à formes alternes. V. *folie
périodique*.

délire hallucinatoire. V. *hallucinose*.

délire d'interprétation. V. *folie
raisonnante*.

délire métabolique ou **de transformation.** Délire provenant de per-
versions de la cénesthésie ou sens
de la vie. Les malades qui en sont
atteints croient certains de leurs
organes transformés ou se croient
transformés en d'autres personnes,
en animaux, en objets, et présentent
également des troubles de la notion
du temps et de l'espace.

délire de négation (J. Cotard, 1882).
Syn. *syndrome de Cotard* (Régis).
Syndrome délirant caractérisé par
un état mélancolique anxieux, avec
idées de négation, de non existence
(des objets, des organes, de Dieu,
etc.), d'immortalité, d'énormité et

d'immensité, de culpabilité, d'indignité, idées accompagnées d'analgésie, de tendance aux mutilations volontaires et au suicide. On l'observe dans les différents états de mélancolie, dans la démence sénile, la paralysie générale, la folie circulaire, etc.

délire onirique. V. *onirisme.*

délire palingnostique. V. *palingnostique (délire).*

délire paranoïaque. V. *paranoïaque (structure).*

délire paranoïde. V. *paranoïde (structure).*

délire partiel. V. *monomanie.*

délire de persécution. V. *psychose hallucinatoire chronique.*

délire rétrospectif. État mental caractérisé par les interprétations délirantes données à des événements anciens survenus avant l'éclosion de la maladie actuelle (persécutés).

délire systématique progressif. V. *psychose hallucinatoire chronique.*

délire systématisé. Syn. *délire cohérent.* Variété de délire dans laquelle un lien logique semble exister entre les conceptions du malade, chez lequel prédominent des idées de persécution (*d. de persécution*), de grandeur (*d. de grandeur*) ou des idées mystiques. Le *délire systématisé* aboutit quelquefois à une formule invariable (*d. cristallisé* ou *stéréotypé*). V. *paranoïaque (psychose).* — *d. s. progressif.* V. *psychose hallucinatoire chronique.*

délire du toucher. Crainte morbide et insurmontable du contact de certains objets ou de certains individus.

delirium cordis. V. *arythmie complète.*

delirium tremens. Syn. *œnomanie* (Rayer). Délire alcoolique aigu accompagné d'agitation et de tremblement. Il évolue de façon paroxystique, en quelques jours, et s'accompagne de fièvre, de sueurs et de déshydratation.

délirogène, *adj.* et *s. m.* Qui provoque le délire. Ex. les cholinergiques centraux.

délitescence, *s. f.* (*delitescere,* se cacher). Disparition d'un phéno-

mène morbide (tumeur, éruption, etc.) sans qu'il en résulte d'accident ni que la maladie se manifeste en une autre région comme dans la métastase.

délivrance, *s. f.* (*de,* hors de; *liber,* libre). Expulsion naturelle ou extraction des annexes du fœtus (cordon, placenta, membranes).

délivre, *s. m.* V. *arrière-faix.*

Delmas (procédé de Paul). Méthode d'évacuation extemporanée de l'utérus en fin de grossesse. Elle consiste à pratiquer : 1º la rachianesthésie basse; 2º la dilatation manuelle du col utérin; 3º la version podalique ou l'application de forceps. Cette méthode permet l'accouchement rapide du fœtus à terme avant tout début de travail.

Delorme (opérations de). 1º Décortication du poumon. Opération pratiquée dans les pleurésies purulentes anciennes avec formation de fausses membranes épaisses qui empêchent le poumon de reprendre son élasticité. — 2º Péricardectomie (v. ce terme), opération proposée en 1895 par Weill (de Lyon) et en 1898 par Delorme.

Delpech (loi de) (1828). Syn. *loi de Wolff.* Loi concernant la croissance des os. « Partout où les cartilages diarthrodiaux transmettent une pression anormalement diminuée, le cartilage de conjugaison voisin entre en hyperactivité » et inversement.

delta (onde) (onde δ). 1º (cardiologie). V. *Wolff-Parkinson-White* (*syndrome de*). — 2º (électroencéphalographie). *a*) Oscillation régulière du rythme delta (v. ce terme). *b*) Oscillation de l'électroencéphalogramme, lente, de même fréquence, de même forme et de même amplitude que celle du rythme delta, mais apparaissant de manière isolée, non rythmée. On voit ces oscillations au cours du sommeil profond ou dans certains cas pathologiques.

deltacisme, *s. m.* (Δ). Vice de prononciation consistant dans l'articulation vicieuse des *d* et des *t.*

delta (ou Δ) corrigé. V. *delta cryoscopique du plasma.*

delta-cortisone, s. f. Syn. *Cortancyl*
(n. dép.), *delta-1-déhydrocortisone*,
*delta-1-4-prégnadiène-17-α-21 diol-
3-11-20-trione*, *métacortandracine*,
métacortène, *prednisone*. Composé
stéroïde de synthèse, obtenu par
déshydrogénation en positions 1 et
2 de la cortisone. Son activité anti-
inflammatoire, plus grande que celle
de la cortisone, permet de la pres-
crire à des doses faibles qui provoquent moins de rétention d'eau et
de sodium.

delta (ou Δ) **cryoscopique du
plasma** ou **delta plasmatique.**
Abaissement du point cryoscopique
(point ou température de congélation) du plasma sanguin par rapport
à celui de l'eau. Il est normalement
de — 0° 56 à — 0° 57. Il correspond
à une pression osmotique de 308 milliosmoles par litre. V. *cryoscopie*,
osmotique (pression) et *milliosmole*. —
delta (ou Δ) *corrigé*. Chiffre trouvé
lorsque, au Δ plasmatique obtenu
par cryoscopie, on a soustrait la fraction de l'abaissement du point de
congélation due aux taux de l'urée
et du glucose sanguin (1 g d'urée
par litre abaisse le point cryoscopique de 0° 03, ce qui correspond
à 16,6 milliosmoles ; 1 g de glucose
l'abaisse de 0° 01, ce qui correspond
à 5 mos M). Le Δ corrigé permet
de calculer la pression osmotique
efficace du plasma (v. ce terme). Le
plasma sanguin normal a un Δ
corrigé de — 0° 55 et une pression
osmotique efficace de 302 mos M
par litre.

delta-1-déhydrocortisone, s. f. V.
delta-cortisone.

delta-1-déhydro-hydrocortisone,
s. f. V. *delta-hydrocortisone.*

delta-hydrocortisone, s. f. Syn.
*delta-1-déhydro-hydrocortisone, del-
ta-1-4-prégnadiène 11 β- 17α-21
triol 3-20 dione, Hydrocortancyl* (n.
dép.), *métacortandralone, prednisolone*. Composé stéroïde de synthèse,
obtenu par déshydrogénation, en
positions 1 et 2, de l'hydrocortisone. Il présente les mêmes propriétés que la delta-cortisone.

delta (ou Δ) **plasmatique.** V. *delta
cryoscopique du plasma.*

**delta-1-4-prégnadiène-17-α-21-
dio-13-11-20-trione,** s. f. V. *delta-
cortisone.*

**delta-1-4-prégnadiène-11-β-17α-
21-triol-3-20-dione,** s. f. V. *delta-
hydrocortisone.*

démarche, s. f. Manière de marcher.
— *d. ataxique.* V. *ataxique.* — *d. de
canard. D. des myopathiques*, caractérisée par un balancement des
hanches dû à l'atteinte des muscles
de la racine des membres inférieurs.
— *d. cérébelleuse.* V. *cérébelleux.* —
d. cérébello-spasmodique. V. *cérébello-
spasmodique.* — *d. en ciseaux. D. des
malades atteints de paraplégie spasmodique, dans laquelle, à chaque
pas, l'adduction des cuisses s'accentue au point que les genoux se
croisent. — *d. en draguant* (Charcot)
ou *d. helcopode* ou *d. de Todd.*
Démarche dans laquelle le membre
inférieur paralysé est traîné comme
un corps étranger qui serait attaché
au malade sans qu'il en ait connaissance. Elle est observée dans l'hémiplégie flasque (hystérie). — *d.
ébrieuse. D. de l'ivresse.* Titubation.
— *d. en fauchant* ou *d. hélicopode. D.*
dans laquelle la jambe contracturée
en extension est obligée de décrire
une courbe à concavité interne pour
se porter en avant. Elle est observée
dans l'hémiplégie organique avec
contracture. — *d. de gallinacé*
(Charcot). V. *spasmodique.* — *d.
pendulaire.* Mode de progression de
certains malades atteints de paraplégie avec contracture extrême des
membres inférieurs. La marche a
lieu à l'aide de béquilles ; les pieds
ne se posent sur le sol que pour
permettre aux béquilles d'être ra-
menées en avant, puis le corps
oscille d'arrière en avant comme un
pendule. — *d. à petits pas. D.* dans
laquelle le malade avance lentement, en hésitant, détachant difficilement ses pieds du sol et ne les
faisant passer l'un devant l'autre que
très péniblement. Elle est caractéristique de la paralysie pseudo-
bulbaire. — *d. spasmodique* ou *spastique.* V. *spasmodique.* — *d. en step-
pant.* V. *steppage.* — *d. tabétique.*
V. *ataxique.* — *d. tabéto-cérébelleuse.*

V. *tabéto-cérébelleuse.* — *d. tabéto-spasmodique.* V. *tabéto-spasmodique.* — *d. de Todd.* V. *d. en draguant.*

démasculinisation, *s. f.* V. *dévirilisation.*

déméchage, *s. m.* Ablation d'une mèche.

démence, *s. f.* (*de,* hors de; *mens,* esprit). Syn. *détérioration mentale.* Diminution irréversible des facultés intellectuelles. C'est une régression alors que l'idiotie est un arrêt du développement.

démence de Heller. V. *Heller (démence de).*

démence paralytique (Baillarger). V. *paralysie générale.*

démence paranoïde. Ensemble d'idées délirantes chroniques, hallucinatoires, mal systématisées, avec dissociation de la personnalité. — Nom parfois donné à la *psychose hallucinatoire chronique.* (v. ce terme).

démence précoce ou **juvénile** (Morel, 1853). « État mental de jeunes sujets dont les facultés intellectuelles subissent un temps d'arrêt et sombrent ensuite plus ou moins rapidement dans l'idiotisme le plus irrémédiable » (Morel). Ce terme est considéré par certains comme synonyme de schizophrénie (v. ce terme, *hébéphréno-catatonie* et *folie discordante*).

démence vésanique. Nom générique sous lequel « on désigne généralement les états d'affaiblissement permanent, progressif et définitif des facultés intellectuelles, morales et affectives, consécutifs aux psychoses » (Deny).

déméthylation, *s. f.* Réaction chimique par laquelle une substance perd un radical méthyle (CH_3).

déminéralisation, *s. f.* Élimination par les excreta d'une quantité exagérée de substances minérales (phosphore, potasse, chaux, soude, etc.), que l'on observe dans les cachexies et notamment dans la tuberculose. Actuellement ce terme n'est plus guère employé que pour désigner la perte, par le squelette, de ses éléments minéraux : phosphore et calcium. — *coeffi-*

cient de d. (Robin). Rapport des matières minérales aux matières fixes totales (résidu sec) de l'urine. Normalement il est de 0,30 à 0,32.

démodécie, *s. f.* Infestation par le démodex.

Demodex folliculorum. Parasite vermiforme de l'ordre des Acariens que l'on trouve dans les glandes sébacées et les follicules pileux.

démographie, *s. f.* (δῆμος, peuple; γράφειν, écrire). Statistique appliquée à l'étude collective de l'homme. Elle étudie l'état et les mouvements de la population.

démonolâtrie, *s. f.* (δαίμων, démon; λατρεία, culte). V. *démonomanie.*

démonomanie, *s. f.* (δαίμων, démon; μανία, folie). Délire systématique d'ordre religieux ayant surtout pour objet la crainte de l'enfer et du démon. — La *d.* comprend comme variétés : la *démonopathie,* caractérisée par la conviction d'être possédé du diable, et la *démonolâtrie,* dans laquelle le malade se croit voué au culte du diable.

démonopathie, *s. f.* (δαίμων; πάθος, souffrance). V. *démonomanie.*

Demons-Meigs (syndrome de). V. *Meigs (syndrome de).*

démorphinisation, *s. f.* Traitement de la morphinomanie par la suppression de la morphine brusque, rapide, ou lente.

D.E.M.S. Débit expiratoire maximum seconde. V. *volume expiratoire maximum seconde.*

démyélinisant, *adj.* Qui détruit la myéline.

démyélinisation, *s. f.* Disparition de la gaine de myéline qui entoure le cyclindraxe d'une fibre nerveuse. On l'observe dans certaines maladies telles que la sclérose en plaques.

dendrite, *s. m.* (δένδρον, arbre). V. *neurone.*

dendrone, *s. m.* (δένδρον). V. *neurone.*

dénervation (troubles de la) (Lhermitte et Hécaen). Contracture massive et simultanée des muscles agonistes et antagonistes rendant pénibles, lents et incomplets les mouvements passifs : on l'observe d'une façon passagère chez les vieillards où

elle précède souvent la rigidité artério-scléreuse.

dengue, *s. f.* (en espagnol : manières
affectées, minauderies : à cause de
la démarche raide et affectée des
personnes atteintes de cette maladie). Terme adopté en 1869 par le
Collège Royal de médecine de Londres. Syn. *fièvre rouge*. Maladie endémo-épidémique répandue au
Vietnam, aux Philippines, en Afrique équatoriale et occidentale, en
Amérique équatoriale et dans les
pays de la Méditerranée orientale.
Elle est provoquée par un arbovirus
appartenant au groupe B et dont
on connaît 4 variétés, inoculé par
un *Stegomyia* (*Aedes Aegypti*). Elle
est caractérisée par un début brutal,
des douleurs musculaires et articulaires, la congestion de la face
avec catarrhe oculo-nasal, des adénopathies généralisées, une température oscillant entre 38° et 40°
avec rémission vers le 4ᵉ jour. On
observe parfois une éruption urticarienne ou morbilliforme à la
fin de l'attaque. La guérison est la
règle, vers le 7ᵉ jour. La première
atteinte est souvent suivie d'une
rechute. La *d.* peut être aussi due
à d'autres arbovirus : a. chikungunya et a. o'nyong-nyong (du
groupe A), a. West-Nile. Tous ces
virus de la *d.* peuvent provoquer les
fièvres hémorragiques observées depuis 1953 dans le sud-est asiatique
et qui évoluent souvent, après un
début fébrile, vers la mort dans un
tableau de choc avec troubles de
l'hémostase. V. *arbovirose*. — *d.
méditerranéenne* ou *d'Orient*. V.
fièvre à pappataci. — *d. des tommiers.* V. *pseudo-typho-méningite
des porchers*.

**dénivellation densimétrique post-
hypophysaire (épreuve de)** (Taylor, J. Hamburger et Millet, 1953).
Epreuve destinée à mesurer la capacité de concentration globale des
reins : elle explore le fonctionnement de la partie distale du tube
rénal. Le sujet reçoit, par voie intra-
veineuse, 10 unités d'extrait post-
hypophysaire. L'urine est recueillie
1 h et 2 h plus tard, et sa densité est
mesurée; la dénivellation (*d*) représente l'écart entre la densité de
l'urine émise immédiatement avant
l'injection et celle de l'échantillon le
plus concentré recueilli après. Les
résultats de cette épreuve sont exprimés par un coefficient qui, chez le
sujet normal, est égal ou supérieur
à 100 % et qui, en cas d'insuffisance
rénale, s'abaisse jusqu'à 50 % de la
normale et parfois davantage. Il est
très élevé en cas d'insuffisance hépatique avec œdème.

Denker (opération de). Trépanation du sinus maxillaire au niveau
de la branche montante de l'os,
suivie de curettage; opération pratiquée en cas de sinusite maxillaire
chronique.

Denny-Brown (syndromes de).
1° V. *acropathie ulcéro-mutilante*. —
2° (1948). Neuropathie sensitive à
forme pseudo-tabétique, s'accompagnant de dégénérescence musculaire, survenant au cours d'un cancer
bronchique. C'est une neuropathie
paranéoplasique (v. ce terme). —
3° Syndrome neurologique alterne
comportant : du côté de la lésion,
une perte de la vision, transitoire
puis parfois définitive avec atrophie
optique plus ou moins totale et spasmes rétiniens; et, du côté opposé,
une hémiplégie. Il est caractéristique d'une thrombose de la carotide
interne.

dens in dente. Dentome intra-den-
taire.

densaplasie, *s. f.* (*dens*, dent;
aplasie). V. *odontaplasie*.

densigramme, *s. m.* Syn. *bio-densigramme*. Tracé obtenu par la
densigraphie et la cinédensigraphie (v. ces termes).

densigraphie, *s. f.* Enregistrement
graphique des variations de transparence (densité optique) d'un organe (poumon) examiné aux rayons
X. V. *cinédensigraphie*.

densimétrie, *s. f.* Etude de la densité
d'un liquide. — En clinique, la *d.*
simple des urines fractionnées émises en 24 heures permet d'apprécier
l'état du filtre rénal. V. *Castaigne*
(*épreuve de*). — On applique également ce terme à l'étude de la trans-

parence (densité optique) de certains organes (poumons) examinés aux rayons X.

densité parasitaire. Chiffre indiquant le nombre moyen de parasites par millimètre cube de sang pour tous les sujets d'une collectivité donnée (*moyenne d'infection*) ou seulement pour tous les sujets parasités de cette collectivité (*moyenne d'infection des parasités*). Ce chiffre mesure l'intensité moyenne de l'infection dans la collectivité. La *d. p.* est surtout utilisée dans l'étude du paludisme.

dentaire (syndrome) (Jacquet). Groupe de phénomènes qui accompagnent l'évolution dentaire ou l'arthrite alvéolo-dentaire : hyperesthésie, érythrose, hyperthermie, adénopathie, lymphite, œdème, etc., et que l'on observe également dans la pelade d'origine dentaire.

dentinaires (grains). Petites concrétions calcaires dont sont infiltrés certains odontomes odonto-plastiques non identifiés et qui donnent à ces tumeurs une dureté osseuse.

dentome, *s. m.* (Pol. Coryllos, 1912). Syn. *odontome, paradentome.* Tumeur bénigne de la dent adulte, dont elle reproduit la structure histologique.

Denucé (méthode de). Procédé de réduction de la luxation congénitale de la hanche, chez les jeunes enfants. Il comporte la mise de la cuisse en flexion forcée, puis en adduction forcée, suivie d'un mouvement de circumduction qui porte le genou en dehors et en bas, tandis qu'on repousse le trochanter.

dénutrition, *s. f.* Trouble de la nutrition caractérisé par l'excès de la désassimilation sur l'assimilation.

Denver (classification de) (1960). Classification des 23 paires de chromosomes humains d'après leur taille, la position de leur centromère (v. ce terme) et l'existence éventuelle de satellites. Les chromosomes sont isolés sur des cellules en culture, au stade de prométaphase de leur mitose, et microphotographiés. Les chromosomes somatiques sont classés de 1 à 22,

les chromosomes sexuels gardant leurs dénominations X et Y. La correspondance entre les nomenclatures littérale (ancienne) et numérale (Denver) est la suivante : groupes A : 1 à 3; B : 4 et 5; C : 6 à 12 et X; D : 13 à 15; E : 16 à 18; F : 19 et 20; G : 21, 22 et Y. V. *caryotype.*

déontologie, *s. f.* (δέον, devoir; λόγος, discours). « Partie de la médecine qui traite des devoirs (et, suivant quelques-uns, des droits) des médecins » (Littré).

dépendance, *s. f.* V. *pharmacodépendance.*

dépersonnalisation, *s. f.* Syn. *sentiment d'étrangeté.* Impression de ne plus être soi-même.

dépilation, *s. f.* (*de* priv.; *pilus,* poil). Chute des poils.

déplétif, *adj.* (*deplere,* vider). Qui diminue la masse de liquide contenue dans l'organisme.

déplétion, *s. f.* (*depletio*). Diminution de la quantité de liquide, et en particulier de sang, contenu dans l'économie ou accumulé dans un organe.

déplétion sodique (syndrome de). Syn. *syndrome de perte de sel.* Syndrome provoqué par une déperdition excessive de sodium. Il est caractérisé cliniquement par de la fatigue, des myalgies, des nausées et des vomissements, de l'oligurie; et, du point de vue biologique, par un abaissement du taux du sodium et du chlore dans le sérum sanguin, une acidose métabolique et une élévation du taux sérique de l'urée et du potassium. Il peut suivre l'emploi exagéré de diurétiques, de résines échangeuses d'ions ou une déshydratation par voie digestive. Il accompagne très fréquemment les néphrites interstitielles chroniques consécutives à une infection ascendante des voies urinaires ou à une intoxication, néphrites au cours desquelles une insuffisance de réabsorption tubulaire du sodium contraste avec la persistance de fonctions glomérulaires normales (*néphrites avec perte de sel*). Il cède rapidement à l'administration de sel, sauf dans une forme très grave, le *diabète salin* (ou *sodé*) survenant très rarement au cours de néphrites interstitielles chroniques (J. Traeger, 1964).

déplombisme, *s. m.* Une des phases du traitement de l'intoxication saturnine : mobilisation du plomb fixé sur le squelette, afin de l'éliminer de l'organisme.

dépolarisation, *s. f.* Perte de charges électriques positives. La d. de la surface de la fibre musculaire est la conséquence de son activation (v. ce terme et *doublets, théorie des*) ; sur l'électrocardiogramme elle correspond à l'onde QRS.

dépossession (syndrome de) (Lévy-Valensi). Impression de ne plus s'appartenir ; elle fait partie du syndrome d'automatisme mental (v. ce terme).

dépravation, *s. f.* (*depravatio*). Etat dans lequel les désirs sensoriels sont pervertis. Ex. : *d. du goût, de l'odorat*, etc.

dépression, *s. f.* « Fléchissement du tonus neuro-psychique » (A. Porot). — *d. anaclitique*. V. *arriération affective (syndrome d')*.

dépuratif, ive, *adj.* (*depurare*, nettoyer). Qui purifie l'organisme ; qui élimine les toxines ou les poisons. Ex. : *saignée d.* dans l'éclampsie et dans certaines asphyxies. — *s. m.* Médicament qui passait autrefois pour avoir la propriété de débarrasser les humeurs de leurs principes nuisibles.

dépuration, *s. f.* Purification spontanée ou provoquée de l'organisme sain ou malade.

déradelphe, *s. m.* (δέρη, cou ; ἀδελφός, frère) (I. G. Saint-Hilaire). Nom donné à des monstres doubles monocéphaliens présentant les caractères suivants : troncs séparés audessous de l'ombilic, réunis audessus, trois ou quatre membres thoraciques, une seule tête sans partie surnuméraire à l'extérieur.

dératisation, *s. f.* Destruction systématique des rats dans les navires, les docks, les magasins, etc. Mesure prophylactique prise en vue d'empêcher la propagation de la peste et autres maladies dont les rats sont les agents ordinaires de transmission directement ou par l'intermédiaire de leurs parasites.

Dercum (maladie de) (1888). Syn. *adipose, neurolipomatose, obésité douloureuses*. Affection caractérisée par la présence de masses adipeuses douloureuses, disposées sur le tronc et les membres, par de l'obésité, par des troubles sensitifs et psychiques, de l'asthénie musculaire et une terminaison fatale. Elle coexiste parfois avec des lésions des glandes endocrines (thyroïde, hypophyse).

dérencéphale, *s. m.* (δέρη, cou ; ἐγκέφαλος, encéphale) (I. G. St-Hilaire). Nom donné à des monstres chez lesquels le crâne est largement ouvert en haut et en arrière. L'arrêt de développement peut s'étendre jusqu'aux vertèbres cervicales. Il n'existe ni cerveau, ni moelle au niveau de la malformation.

dérépression, *s. f.* Inhibition des gènes qui empêchent (« répriment ») normalement la synthèse d'une substance (certaines protéines par exemple) dans l'organisme. La présence anormale d'une telle substance a été notée au cours de certaines maladies ; p. ex. : l'alpha-fœto-protéine (v. ce terme) dans le cancer primitif du foie. V. *répresseur*.

dérivation, *s. f.* 1° (chirurgie). Intervention destinée à rétablir la circulation d'aval dans un conduit dont un segment est oblitéré, en abouchant ensemble les portions sus et sous-jacentes à l'obstacle. En chirurgie digestive, on réalise ainsi un court-circuit excluant un segment malade du tractus digestif ; ex. iléo-transversostomie. En chirurgie vasculaire, v. *pontage* et *shunt*. — 2° (cardiologie). Mode de connexion des deux électrodes de l'électrocardiographe avec le sujet. Les d. *directes*, dans lesquelles les électrodes sont directement placées sur le cœur, ne sont utilisées qu'en expérimentation. En clinique, on emploie les d. périphériques (d. standard et *d.* unipolaires des membres) et les *d.* précordiales. Il existe 3 *d. standard* : D1 : une électrode est fixée au bras droit, l'autre au bras gauche ; D2 : électrodes au bras droit et à la jambe gauche ; D3 : bras gauche, jambe gauche. Les *d.* thoraciques ou *précordiales* comportent une électrode indifférente placée à la borne centrale (v. ce terme : elles sont désignées par V) ou à la jambe gauche (elles sont appelées alors C. F. : chest-foot), et une électrode exploratrice appliquée sur la région précordiale en différents points repérés et numérotés de 1 à 6 (V1 ou CF1 à V6 ou CF6). Dans les *d. œsophagiennes,* l'électrode exploratrice est placée dans l'œsophage. Les *d. unipolaires des membres* sont enregistrées avec une électrode indifférente reliée à la borne centrale et une électrode exploratrice placée successivement sur le bras droit (VR), le bras gauche (VL) et la jambe gauche (VF). — *d. endocavitaire. D.* dans laquelle l'électrode exploratrice, fixée en bout de sonde est, au cours du cathétérisme intracardiaque, introduite dans les différentes cavités du cœur. Lorsqu'elle est placée dans le cœur droit, au contact du septum, au niveau du plancher auriculo-ventriculaire, elle recueille les potentiels du faisceau de His (*d. auriculo-ventriculaire*) (v. *H, onde*). — *d. de Pescador* (P. et Martin de Prados, 1950). Syn. *3ᵉ précordiale, 3 P. D.* précordiale bipolaire réalisée en plaçant une électrode en V_1 et l'autre en V_6 (Sainz). Dans certains cas d'insuffisance coronarienne, elle peut montrer des modifications de l'électrocardiogramme inapparentes dans les *d.* usuelles.

dérivation (abcès de) (Dieulafoy). V. *abcès.*

dermalgie ou **dermatalgie**, *s. f.* (δέρμα, ατος, peau ; ἄλγος, douleur). Douleur spontanée, ressentie dans la peau, en dehors de toute lésion appréciable du tégument ou du système nerveux. Certains auteurs étendent ce nom à toutes les douleurs cutanées sans lésion dans la peau, et décrivent ainsi une *dermalgie* symptomatique des affections nerveuses (tabes).

dermatite, *s. f.* (δέρμα, peau). Syn. *dermite.* Inflammation de la peau.

dermatite atrophiante lipoïdique (Oppenheim, 1928). Syn. *nécrobiose lipoïdique des diabétiques* (Urbach, 1932). Affection cutanée rare, observée le plus souvent chez les diabétiques, caractérisée anatomiquement par des dépôts lipoïdiques (formés de phospho-lipides et de cholestérol) extra-cellulaires situés au centre de plages de dégénérescence fibrinoïde dans les couches sous-papillaires du derme. Cliniquement elle se présente, au niveau des jambes, sous forme de nappes ou de bandes infiltrées, recouvertes d'un épiderme atrophié ; le centre est jaunâtre et déprimé, les bords polycycliques sont rouge violacé, légèrement surélevés (*dermite atrophiante sclérodermiforme*), ou bien indurés et ulcérés (*placards syphiloïdes*) ; parfois la *d. a. l.* prend l'aspect d'un bourrelet annulaire (*granulome annulaire*) ou plus rarement d'un placard parakératosique, d'une pigmentation (*dermite ocre*), d'ulcérations, etc. L'évolution se fait lentement, en plusieurs années, vers la guérison.

dermatite atrophiante maculeuse. V. *anétodermie érythémateuse.*

dermatite céphalique. V. *dermatite séborrhoïde du nourrisson.*

dermatite chronique atrophiante ou **atrophique** (Pautrier). Syn. *acrodermatite chronique atrophiante, érythromélie* (Pick, 1894), *maladie de Pick-Herxheimer.* Dermatose d'évolution très lente, caractérisée par l'apparition de placards érythémateux sur la face dorsale des membres, respectant les doigts et les orteils et gagnant peu à peu vers la racine. Cet érythème est accompagné d'abord d'infiltration, puis d'atrophie de la peau qui, en gardant une coloration dont la diversité passe par toute la gamme des rouges, devient mince, plissée, transparente, laissant apparaître le réseau veineux superficiel. Certains auteurs classent cette affection parmi les maladies du collagène.

dermatite collodionnée. V. *desquamation collodionnée.*

dermatite contusiforme. V. *érythème noueux.*

dermatite exfoliative généralisée subaiguë ou **chronique, type Wilson-Brocq.** Variété d'érythrodermie (v. ce terme).

dermatite exfoliatrice des nouveau-nés (Ritter, 1879). Syn. *maladie de Ritter von Rittersheim.* Variété d'érythrodermie débutant dans les premières semaines de la vie par des bulles localisées à la face, autour de la bouche ; puis apparaissent un érythème qui se généralise, une desquamation sèche et de la fièvre. L'évolution est mortelle dans la moitié des cas.

dermatite exsudative discoïde et lichénoïde chronique de Sulzberger et Garbe (1937). Dermatose très rare, encore mal classée, caractérisée par une éruption extrêmement prurigineuse, atteignant surtout la face, le tronc, le scrotum et la verge et passant par 4 phases : exsudative et discoïde, lichénoïde, infiltrante, urticarienne. Elle évolue pendant des années, par poussées au cours desquelles coexistent des éléments éruptifs de stades différents. Elle a été observée presque toujours chez des hommes de 30 à 60 ans, de race juive, et d'un tempérament neuro-psychique particulier.

dermatite fessière. V. *dermatite séborrhoïde du nourrisson.*

dermatite herpétiforme (Dühring, 1884). Syn. *arthritide bulleuse, maladie de Dühring-Brocq.* Variété de *dermatite polymorphe douloureuse,* caractérisée par la petitesse des bulles qui ressemblent aux vésicules de l'herpès. V. *système HLA.*

dermatite lichénoïde purpurique et pigmentée de Gougerot et Blum. Variété de capillarite cutanée caractérisée par une éruption chronique de points rouges lichénoïdes, saillants et parfois finement squameux, disposés symétri-

quement sur les membres inférieurs. Contrairement à l'angiodermite pigmentée et purpurique (v. ce terme) elle survient sur des jambes non variqueuses.

dermatite polymorphe douloureuse chronique à poussées successives (Brocq, 1888-98). Affection cutanée caractérisée par une éruption polymorphe généralisée symétrique, plus accentuée sur les membres, dont l'élément le plus important est la bulle, des phénomènes douloureux et un prurit intense, une durée très longue entrecoupée de poussées et de rémissions, la conservation d'un bon état général et une évolution favorable, sauf chez le vieillard. Elle entre dans le groupe des affections bulleuses ou pemphigoïdes. — *d. polym. doul. récidivante de la grossesse.* V. *herpes gestationis.* — On tend actuellement à réunir toutes ces variétés, ainsi que la *dermatite herpétiforme,* sous le nom de *dermatite* ou de *maladie de Dühring-Brocq* (Hallopeau, 1907).

dermatite des prés. V. *Oppenheim* (*maladie d'*).

dermatite primulaire. Dermatite provoquée par le contact des primevères.

dermatite pustuleuse chronique centrifuge d'Hallopeau. V. *pyodermite végétante généralisée.*

dermatite pustuleuse contagieuse ovine. Syn. *Orf.* Affection cutanée rare, due à un poxvirus (v. ce terme), le virus de l'ecthyma contagieux du mouton, que peuvent contracter les bergers, les éleveurs, les vétérinaires, les employés des laboratoires au contact des moutons infectés. Elle est caractérisée par l'apparition, sur les doigts, de lésions ovalaires surélevées, rouges, bourgeonnantes, à centre ombiliqué, séro-purulentes à la périphérie ; elles sont indolores et ne s'accompagnent ni d'adénopathie, ni de fièvre. Elles guérissent spontanément en quelques semaines. Les lésions ressemblent aux tubercules des trayeurs (v. ce terme), dus à un virus voisin.

dermatite séborrhoïde du nourrisson (Moro, 1928). Variété d'eczématide (v. ce terme) du nourrisson, généralement de type psoriasiforme, dont on décrit plusieurs variétés : la *dermatite fessière*, érythémateuse, puis recouverte de squames lamellaires, qui gagne les plis voisins ; la *dermatite céphalique*, débutant à la face, puis gagnant le cuir chevelu qui est rapidement tapissé de croûtes grasses sur un fond rouge infiltré (croûtes de lait). L'extension de la maladie à tout le corps réalise l'érythrodermie de Leiner-Moussous (v. ce terme).

dermatite serpigineuse (R. Crocker, 1888). Syn. *dermatitis repens*. Affection cutanée de nature inconnue, siégeant généralement au membre supérieur, débutant au niveau d'une plaie ou de sa cicatrice et caractérisée par une plaque rouge violacé, le plus souvent recouverte de croûtes épaisses et sur laquelle apparaissent par poussées des pustules jaunâtres isolées ou confluentes. Cette plaque a des bords polycycliques constitués par une colerette d'épiderme décollé par une sérosité louche ; ils progressent de telle sorte que la plaque change continuellement de forme et d'étendue au cours d'une évolution qui dure de très nombreuses années. Pour les auteurs anglosaxons, cette affection est identique à l'acrodermatite continue d'Hallopeau.

dermatite vacciniforme infantile (Hallopeau). Variété d'*impetigo*.

dermatite exfoliativa. V. *érythrodermie*.

dermatitis repens. V. *dermatite serpigineuse*.

dermato-fibrome, s. m. (Ranvier). Tumeur fibreuse de la peau. V. *molluscum*. — *d.-f. progressif et récidivant de Darier-Ferrand.* V. *fibrosarcome de la peau*.

dermatoglyphe, s. m. (δέρμα, ατος, peau ; γλυφή, gravure.). Dessins formés sur les paumes des mains, les plantes des pieds et la pulpe des doigts, par les plis cutanés, les crêtes et les sillons dermiques et leur organisation en lignes, boucles et tourbillons. Leur étude est très importante dans les maladies par aberration chromosomique.

dermatologie, s. f. (δέρμα ; λόγος, discours). Partie de la pathologie qui s'occupe des maladies de la peau.

dermatolysis, s. f. (δέρμα ; λύειν, relâcher) (Alibert). Syn. *chalazodermie, chalodermie, pachydermatocèle, pachydermocèle*. Malformation congénitale donnant lieu, dans certaines régions (paupières, joues, abdomen, organes génitaux, etc.), soit à des allongements avec relâchement de la peau qui retombe en plis (*dermatolysie, cutis laxa*), soit à des tumeurs lobulées et conglomérées (*naevi pachydermiques*).

dermatome, s. m. 1° (Besnier). Nom donné par quelques auteurs aux néoplasmes cutanés. — 2° Syn. *zone radiculaire*. Bande de territoire cutané innervée par les fibres sensitives provenant d'une racine postérieure.

dermatomycose, s. f. (δέρμα ; μύκης, champignon). Syn. *dermatophytie, dermatophytose*. Nom générique donné aux maladies de la peau causées par des champignons parasites (dermatophytes) : teignes, épidermophyties, onychomycoses, trichophytides.

dermatomyome, s. m. (δέρμα ; μῦς, muscle). Myome de la peau, développé aux dépens des fibres musculaires lisses, et par conséquent se montrant surtout aux points où celles-ci sont les plus abondantes (seins, parties génitales).

dermatomyosite, s. f. (Unverricht, 1887). Syn. *érythrœdème myasthénique de Milian, polymyosite aiguë progressive* (Wagner, 1863-1887), *polymyosite œdémateuse de Wagner-Unverricht*. Affection de cause inconnue, caractérisée par un érythème accompagné d'œdème, débutant à la face, puis gagnant le cou et les mains ; par l'affaiblissement, de l'atrophie et des douleurs frappant irrégulièrement, mais avec symétrie, les muscles du tronc et des membres ; enfin par de la fièvre et une atteinte sévère de l'état général. L'évolution, par poussées, aboutit à la mort dans plus de la moitié des cas; ou à de graves séquelles : atrophie cutanée, atrophie musculaire avec contracture. — A côté de cette affection (*d. de Wagner-Unverricht*), on place dans le groupe des *d.* la maladie de Petges-Cléjat (v. ce terme) ou poïkilodermatomyosite. On considère actuellement ces *d.* comme les variétés de la maladie du collagène, voisines de la sclérodermie et du lupus érythémateux aigu disséminé.

dermatoneurose, s. f. Terme employé autrefois pour désigner une « affection cutanée secondaire à une modification du système nerveux central, ganglionnaire ou périphérique » (Leloir). — Les *dermatoneuroses* peuvent être *sensitives* (dermalgies), *motrices* (chair de poule), *vaso-motrices* (maladie de Raynaud, urticaire), *trophiques* (trophonévroses cutanées dans lesquelles entrent les affections d'aspect symptomatique très variable, et dont le type est le mal perforant).

dermato-phanéroplastique (formule) (δέρμα, peau; φανερός, apparent; πλάσσειν, former) (morphologie). Formule (ou ensemble de formules) résumant les caractères des téguments, des ongles, des muqueuses et de l'iris d'un sujet.

dermatophobie, s. f. (δέρμα; φόβος, peur). « Crainte excessive que provoque chez certains sujets l'existence de lésions cutanées ou la possibilité du développement de celles-ci » (Thibierge).

dermatophytie, s. f. ou **dermatophytose,** s. f. (δέρμα; φυτόν, plante). V. *dermatomycose.*

dermato-polyneuritis, s. f. (Thursfield, Patterson). V. *acrodynie.*

dermatorragie, s. f. (δέρμα; ῥήγνυμι, je jaillis). Hémorragie cutanée.

dermatosclérose, s. f. V. *sclérodermie.*

dermatoscopie, s. f. (δέρμα; σκοπεῖν, examiner). Examen microscopique de la surface de la peau chez le sujet vivant, utilisé surtout dans l'étude des dermatoses et des érythèmes (gale, eczéma, scarlatine,

rougeole, typhus, fièvre typhoïde, etc.).

dermatose, s. f. Syn. *dermopathie.* Nom générique de toutes les affections de la peau.

dermatose figurée médio-thoracique (Brocq). Syn. *eczéma acnéique* (Bazin et Lailler) ou *flanellaire, eczématide figurée stéatoïde, pityriasis stéatoïde* de Sabouraud, *seborrhea corporis* de Dühring. Variété d'eczématide (v. ce terme) caractérisée par une éruption de petites papules peu saillantes, roses, s'élargissant peu à peu jusqu'à 2 cm de diamètre maximum et prenant alors l'aspect circiné, centre affaissé, périphérie saillante, souvent prurigineuse, se recouvrant parfois de squames et de croûtelles séborrhéiques. Elle siège surtout sur la poitrine, dans le dos, entre les épaules et sur le cuir chevelu où elle réalise un des aspects de la *corona seborrhoica.* Son évolution spontanée est indéfinie.

dermatose pigmentaire en éclaboussures. V. *incontinentia pigmenti.*

dermatose pigmentaire progressive. V. *Schamberg (maladie de).*

dermatose pigmentaire réticulée (Franceschetti et Jadassohn, 1954). Syn. *syndrome de Naegeli* (1927). Affection très voisine de l'incontinentia pigmenti (v. ce terme). Elle s'en distingue par un début plus tardif, vers l'âge de 2 ans, l'absence de phénomènes inflammatoires, une disposition en réseau de la pigmentation, l'existence d'une kératose palmo-plantaire et d'une diminution de la sudation. Cette maladie héréditaire à transmission dominante autosomale, atteint également les deux sexes.

dermatose stéréographique. V. *dermographie.*

dermatostomatite, s. f. (Baader, 1925). V. *ectodermose érosive pluriorificielle.*

dermatothérapie, s. f. (δέρμα; θεραπεία, traitement). Nom employé parfois pour désigner le traitement des affections de la peau.

dermatozoonose, s. f. (δέρμα; ζῶον, animal). Maladie de la peau provoquée par des animaux parasites.

dermite, s. f. V. dermatite.

dermite artificielle. V. eczéma aigu ou de Willan

dermite atopique. V. eczéma atopique.

dermite atrophiante sclérodermiforme. V. dermatite atrophiante lipoïdique.

dermite lichénoïde purpurique et pigmentée (Gougerot et Blum). V. dermatite lichénoïde purpurique et pigmentée de Gougerot et Blum.

dermite livédoïde et gangréneuse de la fesse. V. Nicolau (syndrome de).

dermite ocre. V. angiodermite pigmentée et purpurique et dermatite atrophiante lipoïdique.

dermo-antergie, s. f. (δέρμα; ἀντί, contre; ἔργον, action) (Woringer, de Strasbourg, 1935). Fonction protectrice de la peau contre les agents infectieux; cette fonction est spécifique et liée à un contact préparant avec l'antigène. On la constate dans les fièvres éruptives, la syphilis, la tuberculose, etc.

dermocyme, s. m. (δέρμα; κύμα, fœtus) (I. G. St-Hilaire). Tumeur sous-cutanée formée par une masse où l'on trouve des vestiges de fœtus. I. G. St-Hilaire la considère comme un monstre parasitaire. Actuellement, on en fait plutôt un kyste dermoïde.

dermogramme, s. m. Formule quantitative et qualitative des cellules recueillies sur une lame de verre par application d'une tranche fraîche de biopsie de peau.

dermographie, s. f. ou **dermographisme,** s. m. (δέρμα; γραφή, écriture). Syn. autographisme, dermatose stéréographique. Propriété que possède la peau de certains individus de se tuméfier quand on promène sur le tégument la pointe d'un instrument mousse; on voit apparaître, aux points touchés, une rougeur vive, puis une saillie d'un blanc rosé, urticarienne, suivant exactement la ligne tracée par l'instrument; d'où la possibilité de faire sur la peau des inscriptions plus ou moins durables. La d. se montre surtout chez les névropathes. — dermographisme douloureux. Syn. réflexe de Müller. Rubéfaction de la peau obtenue en traçant à sa surface une raie avec la pointe d'une aiguille. La bande rouge ainsi obtenue est douloureuse et dépasse plus ou moins largement la ligne faite par l'aiguille. Cette forme de d. est due à un trouble de l'innervation.

dermoïde, adj. (δέρμα; εἶδος, forme). Dont la structure rappelle celle de la peau. — kyste dermoïde. Kyste dont la paroi a une structure dermoïde et qui contient les produits de la sécrétion des glandes pilosébacées et sudoripares. On rencontre ces kystes surtout au niveau de la face et du cou et ils proviennent d'un enclavement de l'ectoderme embryonnaire (Verneuil, Lannelongue). — kystes dermoïdes de l'ovaire et du testicule. V. embryome kystique. — tumeur dermoïde. Production congénitale non kystique à structure dermoïde, siégeant sur une muqueuse, le plus souvent sur la conjonctive (t. d. oculaire), quelquefois sur la muqueuse buccale ou la muqueuse des voies urinaires.

dermopathie, s. f. (δέρμα; πάθος, maladie). V. dermatose.

dermophylaxie, s. f. (δέρμα; φύλαξις, protection) (Woringer, de Strasbourg, 1935). Fonction protectrice permanente et multivalente de la peau contre les agents infectieux; elle est soumise à des influences saisonnières et présente son maximum en été.

dermotrope, adj. (δέρμα; τρέπειν, tourner). Se dit des substances chimiques, des microbes, des virus, etc., qui se fixent d'une façon élective sur la peau et les muqueuses.

dermotropisme, s. m. Aptitude à se fixer sur les téguments cutanés ou muqueux présentée par certains germes morbides. Le d. de certaines variétés de tréponèmes aurait pour conséquence les accidents cutanés et muqueux de la syphilis (théorie discutée).

dermo-vaccin, s. m. Vaccin obtenu en inoculant le virus vaccinal dans l'épaisseur de la peau.

dermo-viscérite, s. f. Terme proposé par Lian (1947) pour désigner un groupe d'affections « dans lesquelles un processus général provoque simultanément, par un même mécanisme, des lésions cutanées et des lésions viscérales ». Ce groupe comprendrait la maladie de Besnier-Boeck-Schaumann, le trisymptôme de Gougerot et la lupo-érythémato-viscérite maligne (maladie de Libman-Sachs).

dérodyme, s. m. (δέρη, nuque; δίδυμος, double) (I. G. Saint-Hilaire). Monstre double n'ayant qu'un seul corps surmonté de deux têtes. Il possède deux colonnes vertébrales voisines qui s'écartent seulement à la région cervicale.

dérotation, s. f. (de hors de; rotatio, rotation). Opération destinée à remédier à l'attitude d'un membre en rotation interne irréductible (bras, à la suite de la paralysie obstétricale du plexus brachial; jambe, à la suite d'une luxation congénitale de la hanche. — Ombrédanne). Elle consiste en la section de la diaphyse de l'humérus ou du fémur à la partie inférieure de laquelle on imprime une rotation en dehors (dérotation) et que l'on immobilise, après ostéosynthèse, en donnant au membre une attitude correcte (chirurgie infantile).

dérotomie, s. f. (δέρη, nuque; τομή, section). V. décollation.

déroulement aortique (Chaperon). Aspect radiologique anormal de la crosse de l'aorte vue en position oblique ; rigide et dilatée, elle redresse sa courbure, élargit son cercle et barre transversalement l'ombre rachidienne. Cette image se voit au cours des aortites.

Derrick-Burnet (maladie de). V. fièvre Q.

désagrégation sus-polygonale (Grasset). V. désinhibition.

désaminase, s. f. Ferment sous l'action duquel, dans l'organisme, s'effectue la désamination.

désamination, s. f. Dégradation d'un acide aminé, caractérisée par la perte du radical amine (NH_2) avec formation d'un acide cétonique et d'ammoniaque. C'est un des stades de la digestion des matières albuminoïdes. — indice de d. V. indice d'insuffisance de clivage.

désartérialisation, s. f. Suppression de la circulation artérielle dans un organe, ou dans une partie d'organe, dont on désire provoquer la nécrose (p. ex. dans le cancer du foie).

désarticulation, s. f. Amputation au niveau d'une articulation ou amputation dans la contiguïté.

désassimilation, s. f. Phénomène vital en vertu duquel certains principes entrant dans la composition intime d'un être vivant se séparent de la substance de celui-ci et sont éliminés de l'organisme.

Desault (appareil de). Appareil qui servait autrefois à l'immobilisation, en bonne position, des fractures de la clavicule.

descemétite, s. f. V. kératite ponctuée.

Descomps (procédé de). Méthode analogue à celle de Borelius (v. ce terme).

désensibilisation, s. f. Procédé par lequel on arrive à faire disparaître la sensibilité anormale ou l'intolérance de certains sujets à des agents peu ou pas nuisibles pour le plus grand nombre des organismes (traitement de l'eczéma, de l'asthme, etc.).

déséquilibration, s. f. Perte de la possibilité, pour l'organisme, de maintenir l'équilibre du corps. — syndrome de d. V. déitéro-spinal (syndrome).

déséquilibre, s. m. — d. alimentaire. Modification dans la proportion des divers éléments de la ration alimentaire ou suppression d'un de ces éléments remplacé ou non par une autre substance. Le d. a. est souvent accompagné d'avitaminose. — syndrome du d. alimentaire (L. Rimbaud et H. Serre, de Montpellier, 1943). Groupe de quatre symptômes : polyurie, œdème, bradycardie et sclérose artérielle (facteur favorisant), observé chez certains sujets dont l'alimentation a été longtemps insuffisante et déséquilibrée. V. *œdème par carence*.

Desfosses et Colleu (technique de). Procédé de réduction des fractures de l'extrémité inférieure de l'humérus : elle consiste à refouler en avant le fragment inférieur pendant qu'un aide tire sur l'avant-bras, puis le fléchit sur le bras.

déshydrase, déhydrase ou **déshydrogénase,** *s. f.* Enzyme capable de libérer par déshydrogénation et d'activer l'hydrogène des molécules organiques lors de leur combustion *in vivo*. V. *déshydrogénation, activation* et *transporteur d'hydrogène*. — *d. lactique, d. malique, sorbitol-d., glucose-6-phosphate d.* Groupe d'enzymes dont le taux sanguin s'élève pendant certaines maladies s'accompagnant de nécrose cellulaire (infarctus du myocarde, hépatite). La *sorbitol-d.* est particulièrement abondante dans le sang au cours des lésions hépatiques.

déshydratation cellulaire (syndrome de). Ensemble de symptômes secondaires à une hypertonie osmotique extracellulaire. V. *hypertonie osmotique du plasma (syndrome d')*.

déshydratation extracellulaire (syndrome de). Syndrome caractérisé, du point de vue biologique, par une diminution de la quantité totale du sodium extracellulaire avec déperdition d'eau proportionnelle : il y a hémoconcentration, mais la natrémie et la pression osmotique du plasma demeurent normales. Il est caractérisé cliniquement par l'asthénie, la sécheresse des téguments, la tachycardie avec hypotension artérielle, l'oligurie avec azotémie élevée. Il peut être provoqué par des pertes d'eau et de sel par voie digestive (vomissements, diarrhée, fistules digestives), cutanée ou rénale (insuffisance surrénale chronique, coma diabétique, néphrite). Le traitement de ce syndrome consiste en l'administration d'eau et de sel.

déshydratation extracellulaire avec hyperhydratation cellulaire (syndrome de). Syndrome associant une hémoconcentration et une intoxication par l'eau avec abaissement du taux du sodium et de la pression osmotique plasmatique. Il se manifeste par une sécheresse des téguments, de l'hypotension artérielle, une langue humide, du dégoût de l'eau, des nausées, des vomissements, de la céphalée, une oligurie avec azotémie. Ce syndrome est provoqué par une déperdition hydrosodée compensée par de seuls apports aqueux (insuffisance surrénale chronique, insuffisance rénale chronique avec régime sans sel, vomissements, diarrhée, etc.). Il cède à l'administration de sel.

déshydratation globale (syndrome de). Syndrome associant les signes de la déshydratation extracellulaire à ceux de la déshydratation intracellulaire. Il existe une hémoconcentration et une augmentation du sodium plasmatique. Ce syndrome est provoqué par un déficit simultané d'eau et de sel consécutif à des pertes hydrosalines abondantes (digestives et sudorales surtout) non compensées chez des vieillards, des nourrissons, des sujets comateux. Il se traduit par de la soif, de l'hypotension, de la sécheresse de la peau et de la muqueuse buccale, de l'agitation et des troubles psychiques. Il nécessite l'administration simultanée d'eau et de sel.

déshydrogénase, *s. f.* V. *déshydrase*.

déshydrogénation, *s. f.* Oxydation d'une substance par départ d'hydrogène.

désinfectant, *adj.* Se dit de substances à l'aide desquelles on pratique la désinfection. — *s. m.* Substance qui neutralise ou détruit les matières organiques dont la décomposition est une cause d'infection, en agissant sur elles chimiquement ou mécaniquement.

désinfection, *s. f.* Opération qui a pour but de débarrasser les téguments (mains, champ opératoire, cavité organique), les parois d'une pièce (salle d'hôpital, salle d'opération, appartement), l'épaisseur des vêtements, tapis, tentures, matelas, etc., des germes qui s'y trouvent. On a recours, pour la pratiquer, à des moyens mécaniques (lavage et brossage au savon), à des moyens physiques (chaleur sèche ou humide) ou à des moyens chimiques (antiseptiques).

désinhibition, s. f. (Robert Bing). Syn. *désagrégation sus-polygonale* (Grasset), *dissociation neuronale* (Van Bogaert). Libération des centres psychiques et moteurs inférieurs, sous-corticaux et automatiques, du contrôle des centres psychiques supérieurs corticaux. Elle provoque les mouvements anormaux et les troubles du tonus du syndrome extra-pyramidal. Pour certains, l'hystérie traduirait une prédisposition purement fonctionnelle à une telle libération.

désinsertion, s. f. Arrachement, de son point d'attache, d'un muscle, d'un tendon ou d'une membrane (épiploon).

désintoxication, s. f. Action par laquelle l'organisme se débarrasse ou est débarrassé des poisons ou des toxines qui l'imprègnent. — *cure de désintoxication.*

désinvagination, s. f. Réduction d'une invagination.

Desjardins (point pancréatique de). Point douloureux correspondant à la terminaison du canal de Wirsung, dans les cas de pancréatite. Il est situé sur la ligne ombilico-axillaire à 5 ou 7 cm. de l'ombilic.

Desjardins (triangle d'infection du pancréas de). Zone triangulaire, limitée par le duodénum, les canaux de Wirsung et de Santorini, dans laquelle débute la pancréatite hémorragique lorsque l'écoulement du suc pancréatique est gêné.

desmognathe, s. m. (δεσμιος, lié; γνάθος, mâchoire) (I. G. St-Hilaire). Monstre double parasitaire, caractérisé par une tête surnuméraire et imparfaite, unie au sujet principal par des attaches musculaires et cutanées, non osseuses, sous le cou.

desmoïde-réaction, s. f. (δεσμός, lien) (Sahli). Procédé d'examen du chimisme gastrique basé sur l'ingestion par le patient d'un sachet fermé par un lien de catgut qui ne peut être dissous que par le suc gastrique. Le sachet contient une substance facile à déceler dans l'urine (iodoforme ou bleu de méthylène) où elle n'apparaît (desmoïde-réaction positive) que si la digestion gastrique s'accomplit normalement.

desmolase, s. f. (δεσμός, chaîne). Ferment capable de disloquer les chaînes carbonées des molécules en libérant de grandes quantités d'énergie. Ex. : *oxydase, déshydrase, etc.*

desmon, s. m. (δεσμός, lien) (London). V. *sensibilisatrice.*

desmopathie, s. f. (δεσμός; πάθος, affection). Affection des ligaments.

desmorrhexie, s. f. (δεσμός; ῥῆξις, rupture). Rupture des ligaments.

désoblitération ou **désobstruction artérielle.** Ablation d'un corps étranger (caillot le plus souvent) bouchant une artère; opération employée d'abord dans les cas d'embolie (Severeanu, 1884), puis dans les thromboses artérielles anciennes (Jean Cid dos Santos, de Lisbonne, 1946).

désodé, adj. Syn. *asodé.* Dépourvu de sodium. — *régime d.*

désorientation, s. f. (psychiatrie). Perte de la notion de l'espace et du temps, et parfois aussi de celle du schéma corporel.

désoxycorticostérone, s. f. Syn. *DOCA, composé Q* de Reichstein. Substance produite synthétiquement, en 1937, par Reichstein et Steiger, et qui favorise, dans l'organisme, la fixation du sodium et de l'eau et l'excrétion du potassium; elle entretient l'activité musculaire. Elle agit comme les hormones minéralotropes, mais n'est pas sécrétée par la surrénale. Elle est 30 fois moins active que l'aldostérone (v. ce terme).

11-désoxy-cortisol, s. m. V. *S (composé — de Reichstein).*

désoxygénation, s. f. Réduction d'une substance par départ d'oxygène.

désoxyribonucléique (acide) (A.D.N. ou D.N.A.) (Friedrich

Miescher, 1869) (génétique). Molécule géante (macromolécule) se présentant (Watson et Crick, 1953) sous forme d'une double chaîne spiralée formée de groupements sucre (désoxyribose) et phosphate alternés, les spirales des deux chaînes étant réunies de place en place par des groupements de bases azotées, puriques ou pyrimidiques. Le groupe de ces trois constituants (sucre, phosphate et base azotée) forme un nucléotide, qui est l'unité primaire de l'A.D.N. Ces macromolécules constituent les chromosomes, et leurs différents segments forment les gènes ou cistrons, supports des caractères héréditaires. L'ensemble des informations génétiques conservées ainsi constitue le code génétique (v. ce terme, *chromosome* et *ribonucléique, acide*).

desoxyribonucléoprotéine, *s. f.* **(D.N.P.).** Molécule constituée d'acide désoxyribonucléique et de protéine, et présente dans le noyau cellulaire.

despiciens, *adj.* (*despicere*, regarder d'en haut). Qui fait tourner l'œil vers le bas; se dit des fibres des nerfs oculomoteurs qui commandent l'abaissement du globe oculaire.

d'Espine (signe de). V. *Espine (signe de d').*

desquamation, *s. f.* (de priv.; *squama*, écaille). Exfoliation de l'épiderme sous forme de squames pulvérulentes ou de plaques plus ou moins étendues. — *d. épithéliale de la langue* (Gautier). V. *glossite exfoliatrice marginée.* — *d. marginale aberrante de la langue.* V. *glossite exfoliatrice marginée.*

desquamation collodionnée ou lamelleuse du nouveau-né. Syn. *dermatite collodionnée, exfoliation lamelleuse du nouveau-né.* Sorte de desquamation, observée très rarement chez le nouveau-né, caractérisée par l'étendue et la finesse des squames rappelant une lame de collodion sec; les squames tombent au bout de quelques jours. Cette dermatose entre dans le cadre des états ichtyosiformes congénitaux. V. *hyperkératose ichtyosiforme.*

desternalisation costale. Variété de thoracoplastie consistant en la section des cartilages costaux, du 2e au 7e (Jaboulay).

Destot (appareils de). 1º Gouttière en bois destinée à immobiliser et à réduire par l'extension continue les fractures des deux os de l'avant-bras. — 2º Appareil destiné au traitement des fractures de la clavicule; il est composé d'une chambre à air de bicyclette, tordue en 8, croisée dans le dos, dont les deux boucles encerclant les épaules, réalisent l'effacement forcé de celles-ci.

détection, *s. f.* (*detectio*, révélation). Recherche. — *d. des gaz.* « Ensemble des procédés utilisés pour mettre en évidence la présence des gaz toxiques, soit dans l'atmosphère, soit sur les matériaux » (Cot). — *électro-diagnostic de d.* V. *électro-diagnostic.*

déterger, *v.* (*de; tergere,* essuyer). Nettoyer une plaie.

déterminant antigénique. V. *antigénique (site ou déterminant).*

déterminisme, *s. f.* Théorie admettant la liaison inflexible des phénomènes naturels, et permettant, par la définition exacte des conditions dans lesquelles ils s'enchaînent et apparaissent, de prévoir rigoureusement les phénomènes futurs à partir des phénomènes actuels.

détersif, *adj.* et *s. m.* Se dit de substances qui avivent les plaies torpides et en favorisent la cicatrisation.

De Toni-Debré-Fanconi (syndrome de) (De T., 1933; D., 1934; F., 1939). Syn. *diabète rénal gluco-phospho-aminé, diabète phospho-gluco-aminé.* Affection héréditaire à caractère récessif autosomique, due à une lésion spéciale de la portion proximale des tubes contournés des reins qui ne réabsorbent pas le glucose, les phosphates, ni les acides aminés : d'où l'élimination anormale de ces éléments par l'urine, avec acidose hyperchlorémique, les taux sanguins du glucose, du calcium restant normaux et celui des phosphates étant abaissé. Elle se manifeste chez l'enfant par un rachitisme précoce avec fièvre irrégulière, asthénie, polyurie et soif vive; elle peut guérir, laissant persister un nanisme. Chez l'adulte elle réalise une ostéomalacie douloureuse avec syndrome de Milkman et parfois pseudo-paralysies par déficit de potassium; elle peut évoluer vers la néphrocalcinose et l'insuffisance rénale. On a décrit quelques cas secondaires à un syndrome néphrotique, à un myélome, à une intoxication saturnine. V. *néphropathie tubulaire chronique, cystinose, Lowe* (syndrome de) et *Luder-Sheldon* (syndrome de).

détoxication, *s. f.* Neutralisation du pouvoir toxique de certains corps par leur combinaison avec d'autres substances : la *d.* peut être réalisée *in vitro* ou *in vivo* par l'action de certains organes (foie).

détresse inspiratoire (ou **respiratoire**) **du nouveau-né.** Syndrome survenant chez le nouveau-né, caractérisé par une dyspnée croissante avec polypnée et cyanose. En dehors des causes chirurgicales, cardiaques, neurologiques et malformatives, il relève de trois étiologies principales : l'inhalation de liquide amniotique, la maladie des membranes hyalines (v. ce terme) et l'infection broncho-pulmonaire. A côté de ces formes très graves, on a décrit une *détresse respiratoire transitoire* (syn. *tachypnée transitoire du nouveau-né :* Avery, 1966) observée surtout après une naissance par césarienne, due à un retard de résorption du liquide pulmonaire fœtal et qui guérit en quelques heures ou en quelques jours.

détresse néo-natale. État d'une très haute gravité traduisant la difficulté, pour le nouveau-né (surtout le prématuré), de rétablir un équilibre interne perturbé par la naissance. Il résulte d'un ensemble de désordres, dont les plus importants sont respiratoires, cérébraux, acidobasiques et métaboliques. V. *détresse inspiratoire* (ou *respiratoire*) *du nouveau-né.*

détroit, *s. m.* (obstétrique). Nom donné aux deux rétrécissements du bassin osseux. — 1º *d. supérieur.* Rétrécissement qui sépare le grand bassin du pelvis ou petit bassin. — 2º *d. inférieur.* Orifice inférieur du petit bassin.

détroncation, *s. f.* (de, part. séparative; *truncus*, tronc). V. *décollation.*

dette d'oxygène. V. *oxygène* (dette d').

détubage, *s. m.* Enlèvement d'un tube; p. ex. d'un tube placé dans le larynx : v. *tubage du larynx.*

détumescence, *s. f.* (de ; *tumor*, tumeur). Dégonflement du corps ou d'une de ses parties.

deutéranomalie, *s. f.* (δεύτερος, second; ἀνωμαλία, irrégularité). Syn. *anomalie de Rayleigh.* Légère anomalie (affaiblissement) de la vision du vert; faible degré de deutéranopie. C'est une trichromasie congénitale anormale. V. *trichromate anormal* et *achloroblepsie.*

deutéranope, *adj.* (δεύτερος, second; ἀ- priv.; ὄψ, vue). Se dit de l'œil incapable de voir le vert (le vert étant la seconde des trois couleurs fondamentales : rouge, vert et bleu). V. *achloroblepsie.*

deutéranopie, *s. f.* V. *achloroblepsie.*

deutéropathie, *s. f.* (δεύτερος, second; πάθος, affection). Affection secondaire à une autre maladie.

deutéroporphyrine, *s. f.* Variété de porphyrine provenant de l'hémoglobine et rejetée dans les selles.

deutéroscopie, *s. f.* (δεύτερος, σκοπεῖν, examiner). V. *autoscopie,* 1º.

Deutschlander (maladie de). V. *pied forcé.*

Dévé (précepte de) (1901). Pour éviter la greffe échinococcique secondaire, il est indispensable de formoler tout kyste hydatique avant de l'ouvrir et de l'évacuer.

Devergie (puits de). Erosions épidermiques punctiformes observées dans l'eczéma, et par lesquelles suinte la sérosité des vésicules.

déviation angulaire (épreuve de la). Syn. *épreuve de Babinski-Weil, épreuve de la marche en étoile* (Babinski et Weil). Manœuvre destinée à mettre en évidence un trouble de l'équilibre (lésion du cer-

velet ou de l'appareil vestibulaire) :
le malade, prié de faire, les yeux
fermés, alternativement 10 pas en
avant et 10 pas en arrière, en ligne
droite, plusieurs fois de suite, dévie
à chaque trajet un peu plus, et
finit par suivre une direction perpendiculaire à celle primitivement
tracée.

déviation des bras tendus. V. *bras
tendus (épreuve des).*

déviation de C'1q (Sobel, Bokisch
et Muller-Eberhard, 1975). Application de la réaction de déviation
du complément (v. ce terme) à la
recherche des complexes immuns
circulants; on utilise, dans cette
réaction, la fraction C'1q, marquée
à l'Iode 125, du complément.

déviation conjuguée des yeux. Déviation des deux yeux dans le même
sens. Elle s'observe surtout dans
l'apoplexie et s'accompagne alors
de déviation de la tête du même
côté (*d. conjuguée de la tête et des
yeux*). V. *Prévost (phénomène de)* et
Vulpian et Prévost (loi de).

déviation du complément. Quand,
dans un mélange contenant un
antigène et une sensibilisatrice
(anticorps), on ajoute du sérum
frais, c'est-à-dire du complément,
celui-ci disparaît du mélange et se
fixe sur l'antigène, à condition que
la sensibilisatrice soit bien celle qui
correspond à l'antigène apporté
(v. : *fixation du complément*). Pour
reconnaître que le complément est
fixé, on ajoute à ce premier mélange
une émulsion de globules rouges
de mouton et un sérum anti-mou-
ton précédemment chauffé à 56°
et ne contenant plus, par conséquent, que la sensibilisatrice sans
complément; si le complément apporté par le sérum frais a bien été
fixé par le premier mélange, il n'est
plus libre pour dissoudre les globules rouges du mouton, l'hémolyse
ne se produit pas, le milieu ne devient pas rouge; on dit alors que le
complément a été dévié : la réaction
est positive. Elle est négative lorsque
le mélange ne contient pas d'antigène et que le complément, libre,
provoque l'hémolyse; d'où le nom

de *réaction d'hémolyse* parfois donné
à cette réaction. La connaissance de
ce phénomène permet de résoudre
les deux problèmes suivants : 1°
un antigène étant donné, reconnaître
si une humeur renferme la sensibilisatrice qui y correspond (réaction de Bordet et Gengou); 2° une
sensibilisatrice étant donnée, reconnaître la présence de l'antigène
dans un milieu, ou reconnaître si
ce que l'on considère comme l'antigène l'est bien en réalité. V. *complément* et *sensibilisatrice.*

Devic (maladie de). V. *neuromyélite
optique aiguë.*

Devic (signe de). V. *Pins (signe de).*

Devic (syndrome de) (D. et Bussy,
1912). Syndrome analogue à celui
de Gardner (v. ce terme) mais dans
lequel la polypose intestinale est
disséminée sur le grêle, le côlon et
le rectum.

dévirilisation, *s. f.* (*de* ; *vir*, homme).
Syn. *démasculinisation.* Disparition,
chez l'homme, des caractères sexuels
qui lui sont particuliers.

dexaméthasone (épreuve ou **test
de la).** Epreuve biologique destinée
à contrôler la dépendance de la
cortico-surrénale par rapport à l'hypophyse. Elle consiste à freiner la
sécrétion hypophysaire de corticostimuline (A.C.T.H.) par l'administration de 3 mg de dexaméthasone
(corticostéroïde dérivé de la delta-
hydrocortisone : Dectancyl, n. dép.,
ou Décadron, n. dép.) pendant
5 jours consécutifs. Un dosage, dans
l'urine, des 17-CS et des 17-OH est
pratiqué la veille et le lendemain de
l'épreuve. Normalement, et en cas
de syndrome d'hypercorticisme par
hyperplasie surrénale, le 2e dosage
montre une diminution importante
du taux des stéroïdes urinaires. Par
contre, si le syndrome d'hypercorticisme est dû à une tumeur surrénale, le blocage de lA.C.T.H. est
inefficace et le taux des stéroïdes
urinaires ne change pas.

dextro-angiocardiogramme, *s. m.*
V. *angiocardiogramme.*

dextro-angiocardiographie, *s. f.*
Syn. *dextrogramme* (pro parte). An-

giocardiographie de l'oreillette droite, du ventricule droit et de l'artère pulmonaire.

dextrocardie, s. f. (*dexter*, à droite; καρδία, cœur). Déplacement du cœur dans l'hémithorax droit. Il existe des *d. acquises*, le cœur étant refoulé par une tumeur intra-thoracique ou un épanchement pleural gauches, ou bien attiré et maintenu à droite par des adhérences pleurales, de la sclérose ou de l'atélectasie pulmonaire (*dextroposition* ou *dextroversion*); et des *d. congénitales* dans lesquelles la pointe est tournée vers la droite et dont on décrit 3 variétés : 1° les *d.* isolées sans inversion des cavités cardiaques (*dextro-rotation*), les cavités droites (veineuses) restant à droite, mais se plaçant en arrière des cavités gauches (artérielles); 2° les *d.* isolées avec inversion des cavités selon une image en miroir (*situs inversus isolé*), les cavités « droites » ou veineuses étant situées à gauche et en avant des cavités « gauches » ou artérielles; 3° les *d.* avec inversion des cavités cardiaques associée à une inversion de tous les viscères (*situs inversus totalis*). Les *d.* congénitales s'accompagnent généralement d'autres malformations cardiaques, le plus souvent cyanogènes, et aussi de malformations diverses, squelettiques, etc.

dextrocardiogramme, s. m. (*dexter*, à droite; cardiogramme). Partie de l'électrocardiogramme correspondant théoriquement à l'activité du ventricule droit.

dextrogramme, s. m. (*dexter*; γράμμα, tracé). 1° Syn. de dextrocardiogramme. — 2° Electrocardiogramme traduisant la prépondérance du ventricule droit. — 3° Cliché enregistré au cours de l'angiocardiographie, au moment où les cavités droites du cœur sont opacifiées (*dextro-angiocardiogramme*).

dextrogyre, adj. (*dexter*, à droite; *gyro*, je tourne). Qui fait tourner à droite. Ex. : fibres de l'oculomoteur commun qui déterminent la rotation des yeux à droite; dextrose ou glucose, sucre qui dévie le plan de polarisation à droite.

dextro-isomérisme, s. m. (*dexter*; ἴσος, égal; μέρος, partie). Variété de situs incertus dans laquelle chacun des deux poumons a trois lobes, comme le poumon droit normal. Cette malformation fait partie du syndrome d'Ivemark (v. ce terme).

dextroposition de l'aorte. Syn. *aorte à cheval, aorte biventriculaire, chevauchement aortique.* Déviation vers la droite de l'origine de l'aorte, qui naît à cheval sur le septum, au niveau d'une communication interventriculaire, et reçoit le sang des deux ventricules (tétralogie de Fallot, complexe d'Eisenmenger).

dextroposition du cœur. V. *dextrocardie.*

dextrorotation du cœur. Rotation du cœur vers la droite, autour d'un de ses axes; c'est la rotation dans le sens des aiguilles d'une montre, encore appelée horaire ou dextrogyre. Ce terme désigne surtout la rotation autour de l'axe longitudinal, le cœur étant vu par sa pointe : le ventricule droit est ainsi amené en avant, et le gauche en arrière. V. *rotation du cœur, position électrique du cœur* et *dextrocardie.*

dextroversion du cœur. V. *dextrocardie.*

D.H.A. Abréviation de déhydroépiandrostérone (v. ce terme).

D.I. (anatomie). Abréviation de détroit inférieur.

diabète, s. m. (διαβαίνειν, passer à travers). Terme générique par lequel on désigne plusieurs espèces morbides distinctes, dont les caractères communs sont : une augmentation de la faim et de la soif, une exagération de la quantité d'urine émise, avec modification de sa composition chimique, enfin une cachexie consomptive aboutissant à la mort. — On emploie généralement le nom de diabète sans épithète pour désigner la forme la plus fréquente : le *diabète sucré.*

diabète alloxanique (Schaw Dunn, Sheehan et Mc Letchie, 1943). Diabète sucré provoqué expérimentalement chez le lapin par l'injection d'alloxane, dérivé de l'acide urique qui détruit électivement les îlots de Langerhans du pancréas.

diabète aminé. V. *cystinurie-lysinurie familiale* et *Hartnup (maladie de).*

diabète arthritique ; d. asthénique ; d. avec ou sans acido-cétose. V. *diabète sucré.*

diabète azoturique. Affection caractérisée par les symptômes ordinaires du diabète, sans glycosurie, mais avec une augmentation de l'urée dans l'urine.

diabète bénin. V. *diabète sucré.*

diabète bronzé (P. Marie, 1895). Syn. *cirrhose hypertrophique pigmentaire dans le diabète sucré* (Hanot et Chauffard, 1882). Affection caractérisée par la coexistence d'une mélanodermie généralisée, d'une cirrhose hypertrophique avec sidérose et d'un diabète grave avec acidose ; il existe souvent, en outre, une insuffisance endocrinienne (infantilisme réversif) et des troubles cardiaques (v. *endocrino-hépato-myocardique, syndrome*). C'est la forme complète de l'hémochromatose primitive (v. *hémochromatose, cirrhose bronzée* et *sidérose hépatique*).

diabète calcique. V. *hypercalciurie idiopathique.*

diabète consomptif ; d. constitutionnel. V. *diabète sucré.*

diabète cortisonique. V. *diabète stéroïde.*

diabète des femmes à barbe (Achard et Thiers, 1921). Syn. *syndrome d'Achard-Thiers.* Syndrome caractérisé par l'association, chez la femme, d'un diabète sucré et d'une hypertrichose à topographie masculine. C'est une forme fruste de virilisme, d'origine cortico-surrénale.

diabète fruste. Forme asymptomatique de diabète sucré, révélée seulement par les résultats anormaux de l'épreuve de l'hyperglycémie provoquée, ou de l'épreuve de cortisone-glucose (v. ces termes).

diabète galactosique. V. *galactosémie congénitale.*

diabète gras ; d. grave. V. *diabète sucré.*

diabète hydrurique. V. *diabète insipide.*

diabète insipide. Syn. *diabète hydrurique.* Affection caractérisée par une polydipsie et une polyurie intenses, sans modification de l'urine autre que sa faible densité. Ce trouble du métabolisme de l'eau est dû à un déficit en hormone anti-diurétique consécutif à une atteinte de la région diencéphalo-hypophysaire (tumeur, infection, traumatisme). L'administration d'adiurétine le fait disparaître (*diabète pitresso-sensible*). — *d. i. néphrogène héréditaire* ou *pitresso-résistant* (Waring et Kadji, 1945). Maladie héréditaire rare à transmission parfois récessive liée au sexe et parfois dominante autosomique, évoluant comme un *d. i.* précoce ; sa gravité tient aux accidents de déshydratation aiguë et aux troubles de la croissance qu'elle entraîne. Elle est due à la non-réabsorption de l'eau par les tubes contournés des reins, insensibles à l'hormone antidiurétique hypophysaire. V. *néphropathie tubulaire chronique.*

diabète léger ; d. maigre. V. *diabète sucré.*

diabète lipoatrophique. V. *Lawrence (syndrome de).*

diabète nerveux. *D.* sucré consécutif à une lésion des centres nerveux, du bulbe en particulier.

diabète pancréatique. V. *diabète sucré*

diabète phosphaté familial chronique. Syn. *rachitisme vitaminorésistant familial hypophosphatémique de Fanconi, ostéomalacie vitamino-résistante essentielle.* Affection héréditaire transmise selon le mode dominant, due vraisemblablement à une réabsorption insuffisante des phosphates par les tubes contournés des reins. Elle est caractérisée par un rachitisme apparaissant vers l'âge de 2 ou 3 ans, avec hypophosphatémie, hyperphosphaturie et hyperphosphatasémie. Elle aboutit à un nanisme dysharmonieux. V. *néphropathie tubulaire chronique.*

diabète phospho-gluco-aminé. V. *De Toni-Debré-Fanconi (syndrome de).*

diabète pitresso-sensible. V. *diabète insipide.*

diabète rénal (Klemperer). Affection caractérisée par une glycosurie permanente coexistant avec une glycémie normale. Elle est due à une anomalie de la portion proximale du tube rénal qui ne réabsorbe pas le glucose. C'est une anomalie héréditaire transmise selon le type dominant avec pénétrance incomplète. — *d. r. gluco-phospho-aminé.* V. *De Toni-Debré-Fanconi (syndrome de).* — *d. r. phosphoglucidique* (Lièvre et Bloch-Michel, 1948). Syn. *ostéoporose avec diabète rénal.* Affection observée chez l'adulte et caractérisée par de l'ostéoporose avec douleurs et fractures, de la faiblesse musculaire, une glycosurie sans hyperglycémie, un abaissement de la phosphorémie et une élévation de la phosphatase sanguine. Elle serait due à la non-réabsorption des phosphates et du glucose par le tube rénal. — V. *néphropathie tubulaire chronique.*

diabète salin. V. *déplétion sodique (syndrome de).*

diabète simple; d. sthénique. V. *diabète sucré.*

diabète sodé. V. *déplétion sodique (syndrome de).*

diabète stéroïde. Syn. *diabète cortisonique.* Diabète sucré provoqué par la présence en excès, dans l'organisme, de certaines hormones corticosurrénales (11-oxycorticostéroïdes). Il est généralement léger, mais résiste à l'insuline. Il peut être dû à un hyperfonctionnement surrénal primitif ou secondaire à un trouble hypophysaire (syndrome de Cushing), ou être déclenché par l'administration de cortisone ou d'ACTH.

diabète sucré. Syn. *maladie de Willis.* Affection caractérisée par une glycosurie persistante avec hyperglycémie, associée aux symptômes ordinaires du diabète. Elle est la conséquence d'un trouble grave du métabolisme hydrocarboné aboutissant à l'accumulation de glucose dans les tissus (*d. arthritique, bénin, constitutionnel, gras, léger, sans dénutrition azotée, sans acido-cétose, simple* ou *sthénique*). Dans certains cas existe en outre un trouble du métabolisme des albumines et des graisses (*d. asthénique, avec acidose et dénutrition azotée, avec acido-cétose, consomptif, grave, maigre* ou *pancréatique*). Ces formes plus graves aboutissent au coma.

diabète toxique. Nom donné aux *diabètes* provoqués par des substances qui agissent soit sur le bulbe, soit sur le rein (phloridzine).

diabétide, s. f. (Fournier). Nom donné aux accidents cutanés se rencontrant au cours du diabète, et dont les uns sont en rapport avec l'altération générale de l'économie (anthrax, gangrènes, etc.), et les autres sont dus à l'action irritante locale des sécrétions chargées de sucre (éruptions eczématiformes des organes génitaux en rapport avec la glycosurie).

diabétique, adj. Qui concerne le diabète. — s. m. ou f. Sujet atteint de diabète. — *états diabétiques* (Rathery). Manifestations pathologiques proches du diabète, dépourvues d'expression clinique et caractérisées uniquement par une hyperglycémie modérée (accentuée par l'épreuve d'hyperglycémie provoquée), avec ou sans glycosurie. On les rencontre dans les mêmes circonstances que les états paradiabétiques (v. ce terme). — *coma diabétique.* V. *coma.*

diabétogène, adj. Qui détermine le diabète. — *hormone d.* (Young). Syn. *hormone contra-insuline* (Lucke), *glycogénolytique* (Anselmino et Hofman), *glycorégulatrice, glycostatique* (Russel), *glycotrope* ou *hyperglycémiante.* Hormone hypophysaire antérieure, que l'on n'a pas encore réussi à isoler, et qui serait douée d'une action hyperglycémiante s'opposant à celle de l'insuline. Une hormone pancréatique, le glucagon (v. ce terme) a les mêmes propriétés.

diabétologie, s. f. Étude du diabète.

diable (bruit de). Syn. *bruit de rouet, bruit de nonnes, bruit de toupie.* Bruit vasculaire, continu, avec renforcement systolique, à timbre bas, se produisant dans la jugulaire interne. On l'entend quand on appuie légèrement le stéthoscope sur cette veine, chez les chlorotiques.

diacétémie, *s. f.* Présence dans le sang de l'acide diacétique.

diacéturie, *s. f.* Présence dans l'urine de l'acide diacétique (révélé par la réaction de Gerhardt). Elle indiquerait une intoxication par l'acide diacétique qui serait pour certains auteurs la cause du coma diabétique (théorie de la *diacéturie*).

diacolpoproctectomie, *s. f.* V. *colpoproctectomie.*

diacondylien, enne, adj. (διά, à travers; κόνδυλος, renflement articulaire). Qui traverse le condyle. — *fracture d. de Kocher.* Fracture de l'extrémité inférieure de l'humérus dont le trait, transversal, isole les surfaces articulaires en passant au-dessous des saillies épicondylienne et épitrochléenne.

diacopé, *s. m.* ou *f.* (διά, préf. disjonct.; κόπτειν, couper). Plaie oblique du crâne faite par un instrument tranchant qui a taillé un lambeau osseux sans le détacher complètement.

diacritique, adj. (διά; κρίνειν, distinguer). V. *pathognomonique.*

diadococinésie, *s. f.* (διάδοχος, qui succède; κίνησις, mouvement) (Babinski, 1902). Faculté de faire se succéder rapidement certains mouvements, comme la pronation et la supination alternatives du poignet. Cette fonction est troublée chez les cérébelleux et dans la sclérose en plaques.

diadynamique (courant) (Pierre Bernard). Courant électrique employé en thérapeutique pour calmer les algies. Il est caractérisé par une périodicité fondamentale de basse fréquence, une courbe ondulatoire à faible pente et une modulation d'un type particulier.

diagnose, *s. f.* (διάγνωσις, discernement). « Connaissance qui s'acquiert par l'observation des signes diagnostiques » (Littré).

diagnostic, *s. m.* (διά, à travers; γνῶναι, connaître). Acte par lequel le médecin, groupant les symptômes morbides qu'offre le malade, les rattache à une maladie ayant sa place dans le cadre nosologique.

diagraphie, *s. f.* (διά, à travers; γράφειν, inscrire) (Donzelot et Milovanovich, 1948). Enregistrement graphique des variations d'impédance (ou de résistance) liées aux changements de volume d'un organe pulsatile traversé par des rayons à haute fréquence (rayons X : cinédensigraphie, radio-électrokymographie; ou ondes hertziennes: rhéocardiographie, v. ces termes). Les courbes obtenues permettent d'apprécier les modifications volumétriques d'organes profonds (cœur, artères) (*pléthysmodiagraphie*). V. *rhéographie.*

diagynique, adj. (διά; γυνή, femme) (génétique). Se dit de la transmission héréditaire d'une tare ou d'une maladie ne pouvant se faire que par la mère, indemne elle-même et dite *conductrice.* Elle est liée à des gènes situés sur le segment non homologue du chromosome sexuel X (variété d'hérédité liée au sexe, v. ce terme). Ex. l'hémophilie.

dialyse, *s. f.* (διά, à travers; λύειν, dissoudre). Méthode de séparation des substances dissoutes, consistant à les faire passer à travers une membrane spéciale (papier parchemin). — *d. intestinale.* Syn. *perfusion intestinale* (J. Hamburger, G. Mathé et J. Crosnier, 1950). Procédé d'épuration extrarénale (v. ce terme) permettant d'extraire les déchets toxiques accumulés dans le sang et l'eau en excès par diffusion à travers la muqueuse intestinale : l'intestin est irrigué pendant plusieurs heures par un liquide légèrement hypertonique introduit par une sonde duodénale et évacué par une sonde rectale, et dans lequel diffuse l'urée. — *d. péritonéale* (préconisée par Putnam et Gantner en 1923; utilisée par M. Dérot, P. Tanret et J. L. Reymond en 1947). Syn. *hémodialyse* *intra-péritonéale, péritonéo-dialyse.* Procédé d'épuration extrarénale (v. ce terme) permettant d'extraire les déchets toxiques accumulés dans le sang et l'eau en excès par diffusion à travers le péritoine ; la cavité péritonéale étant irriguée de façon continue, pendant 24 à 36 heures, par une solution légèrement hypertonique dans laquelle diffuse l'urée. V. *hémodialyse.*

diaméatique, *adj.* (O.R.L.). Qui se produit à travers un méat. Ex.: *ponction d.* du sinus maxillaire.

diapédèse, *s. f.* (διαπηδᾶν, traverser) (Cohnheim, 1867). Migration des leucocytes hors des capillaires. Grâce à leurs mouvements amiboïdes, les globules blancs traversent les parois vasculaires par des orifices presque imperceptibles et deviennent les cellules migratrices.

diaphanoscopie, *s. f.* (διά, à travers ; φαίνειν, briller ; σκοπεῖν, examiner). V. *transillumination.*

diaphorèse, *s. f.* (διαφορέω, je répands). Transpiration. Sueurs abondantes.

diaphorétique, *adj.* V. *sudorifique.*

diaphragmatite, *s. f.* Inflammation du diaphragme. V. *phrénite* et *phrenitis*, 2⁰.

diaphragmatocèle, *s. f.* (διαφράγμα, diaphragme ; χήλη, hernie). Syn. *hernie diaphragmatique.* Hernie des viscères abdominaux à travers un orifice du diaphragme.

diaphysectomie, *s. f.* Résection d'une partie de la diaphyse d'un os long.

diaplégie, *s. f.* (διά, à travers ; πλήσσειν, frapper) (Spring). Nom donné aux paralysies généralisées (par opposition aux *monoplégies*).

diapneusie, *s. f.* (διά ; πνέω, je souffle). Petit nodule conjonctif, recouvert d'une muqueuse normale, développé sur le bord de la langue, en face d'un hiatus de l'arcade dentaire dans lequel il se loge. La lésion peut également se présenter en creux, vis-à-vis d'une saillie dentaire anormale.

diapnoïque, *adj.* (διαπνοή, transpiration). Sudorifique léger.

diarrhée, *s. f.* (διαρρεῖν, couler de toutes parts). Fréquence et liquidité des selles. — *d. de Cochinchine.* V. *sprue.* — *d. glutineuse.* V. *entérite couenneuse.* — *d. prandiale.* V. *prandiale.* — *d. tropicale.* V. *sprue.*

diaschisis, *s. m.* (διάσχισις, action de déchirer) (von Monakow). Phénomène d'inhibition consistant en l'interruption d'une fonction nerveuse par suppression du courant nerveux assurant cette fonction.

diascopie, *s. f.* (διά, à travers ; σκοπεῖν, examiner). V. *transillumination.*

diastase, *s. f.* (διάστασις, séparation) (Payen et Persoz). Terme qui a servi à désigner le premier ferment connu, celui qui se trouve dans l'orge germée et qui saccharifie l'amidon. On en fait actuellement un syn. de *ferment soluble.*

diastasigène, *adj.* (diastase ; γεννᾶν, engendrer). Qui possède la propriété de sécréter des diastases. Ex. : *bactérie d.*

diastasis, *s. m.* (διάστασις, séparation). 1⁰ Ecartement permanent de deux surfaces articulaires appartenant à deux os parallèles, comme le tibia et le péroné, le radius et le cubitus, les deux pubis, etc. — *d. spatulo-columnaire.* Ecartement entre le 1ᵉʳ métatarsien (colonne interne) et les 4 derniers (la spatule) dans la luxation divergente tarso-métatarsienne. — 2⁰ V. *pouls jugulaire.*

diastématique, *adj.* (διάστημα, interstice) (Ancel et Bouin, 1906). — *glande d.* Glande interstitielle du testicule ; elle est formée par des cellules situées entre les canaux séminifères et on lui attribue la sécrétion interne de l'organe. — *insuffisance d.* Syn. *adiastématie.* Insuffisance de la glande interstitielle du testicule, qui retentit sur tout l'organisme et se traduit par l'aspect du castrat.

diastématomyélie, *s. f.* (διάστημα, intervalle ; μυελός moelle). Syn. *diplomyélie.* Dédoublement de la moelle épinière au-dessous de la 5ᵉ vertèbre dorsale, en rapport avec une anomalie vertébrale : spicule osseux développé sur le corps ou l'arc postérieur de la vertèbre. Cette malformation congénitale, qui coexiste généralement avec un spina bifida, se traduit dès les premières années de la vie par une atteinte neurologique des membres inférieurs et par des troubles intestinaux et vésicaux.

diastole, s. f. (διαστέλλω, je dilate). Relâchement du cœur ou des artères au moment de l'afflux sanguin. Au niveau du cœur, la d. des oreillettes précède celle des ventricules. La d. des ventricules succède à leur systole au moment de la fermeture des valvules sigmoïdes aortiques et pulmonaires; elle dure jusqu'au début de la systole suivante, marquée par la fermeture des valvules auriculo-ventriculaires. Elle correspond au grand silence. V. *systole.*

diastolique, adj. Qui se rapporte à la diastole. — *souffle, roulement d.* Souffle, roulement survenant pendant la diastole, après le 2e bruit du cœur. V. *roulement diastolique.* — *bruit d. du cœur.* V. B_2.

diathermie, s. f. (διά, à travers; θέρμη, chaleur). Syn. *thermo-pénétration, transthermie.* « Modalité de darsonvalisation utilisant des courrants de haute fréquence à forte intensité pour obtenir le développement d'effets thermiques dans l'intimité des tissus » (Trial).

diathermo-coagulation, s. f. (Doyen, 1910). Application de la diathermie à la destruction des tissus.

diathèse, s. f. (διατίθημι, je dispose). Nom sous lequel on désigne un ensemble d'affections atteignant simultanément ou successivement un même sujet, affections différant par leur siège anatomique et leurs symptômes cliniques, mais supposées de nature identique. Ce mot n'est plus guère usité depuis qu'on a reconnu la nature infectieuse et parasitaire de plusieurs de ces grands processus morbides (tuberculose, syphilis); il ne sert plus qu'à désigner l'arthritisme et la scrofule.

diathèse arthritique. V. *arthritisme.*

diathèse d'auto-infection (Gilbert et Lereboullet, 1903). Prédisposition qu'ont certains sujets à présenter des auto-infections se manifestant par des inflammations canaliculaires et glandulaires.

diathèse biliaire. Prédisposition, qui s'observe chez certains sujets, à contracter des affections biliaires (angiocholite, lithiase).

diathèse bradytrophique. V. *bradytrophie.*

diathèse colloïdoclasique. V. *colloïdoclasique (diathèse).*

diathèse dystrophique (Fernet). V. *arthritisme.*

diathèse exsudative (Czerny, de Breslau, 1905). Diathèse se manifestant dès la première enfance par des troubles de la peau (eczéma, intertrigo, strophulus, urticaire) et des muqueuses (catarrhe rhinopharyngé, angine striduleuse, diarrhée avec mucosités), plus tard par de l'acné, de la séborrhée, des coryzas à répétition, de la gastrosuccorrhée et des crises d'entérite muco-membraneuse. En outre, les *exsudatifs* sont à tout âge de grands émotifs et le moindre choc nerveux détermine chez eux un accès d'exsudation.

diathèse lymphogène (Jaccoud). V. *lymphadénie.*

diathèse oxalique. V. *Bird (maladie de).*

diathèse précipitante (Loeper). Tendance qu'auraient certains sujets (arthritiques) à la précipitation, dans leurs tissus, de substances dissoutes dans leurs humeurs (p. ex. acide urique chez les goutteux).

diathèse spasmogène ou **spasmophile.** V. *spasmophilie.*

diazonium (méthode au). V. *diazo-réaction, 2°.*

diazo-réaction, s. f. 1° (Ehrlich, 1882). Réaction présentée par certaines urines pathologiques qui se colorent en rouge par addition d'une quantité égale de réactif d'Ehrlich et de quelques gouttes d'ammoniaque. Après 24 heures de repos, elles laissent un dépôt vert. — On a d'abord cru que la *d.-r.* était particulière à la fièvre typhoïde, mais on peut la rencontrer dans toutes les affections fébriles (rougeole, variole, scarlatine, etc.), ce qui lui retire tout intérêt. — 2° (Hymans Van den Bergh). Procédé de dosage des pigments biliaires dans le sérum sanguin. Il consiste à comparer, avec celle d'un étalon colorimétrique au cobalt, la teinte violette obtenue par l'addition au sérum, en proportions variables (réaction directe ou indirecte), de diazo-réactif d'Ehrlich, d'alcool et d'ammoniaque. Normalement le chiffre obtenu est égal ou inférieur à 0,6 unité (3 à 4 mg par litre); l'ictère apparaît aux environs de 1,6 unité. — *d. r. limite* (E. Chabrol, R. Charonnat et A. Busson, 1932). Simplification de la méthode précédente : le réactif est mis en contact avec des échantillons de sérum de plus en plus dilués et l'on note la dilution pour laquelle la réaction est la plus faible (anneau-limite) : les chiffres normaux sont de 7 à 12 mg par litre.

dicéologie, s. f. (δίκη, droit; λόγος, discours). Nom proposé par Dechambre pour désigner l'étude des droits des médecins, le terme *déontologie* étant réservé à l'étude des devoirs.

dicéphalie, s. f. (δίς, deux; κεφαλή, tête). Monstruosité caractérisée par l'existence de deux têtes.

dichroïsme, s. m. (δίς, deux; χρόα, couleur). Propriété que possèdent certaines substances transparentes, ou certaines solutions, d'offrir une couleur différente suivant qu'on les examine par réflexion ou par réfraction.

dichromasie, s. f. (δίχρωμος, de deux couleurs). État d'un sujet dichromate (v. ce terme).

dichromate, adj. (δίχρωμος). Se dit de l'œil qui ne voit que 2 des 3 couleurs fondamentales (rouge, vert, bleu — ou violet pour certains auteurs). V. *anérythropsie, achloroblepsie* et *acyanoblepsie.*

Dick (réaction de) (1924). Intradermo-réaction pratiquée avec une toxine extraite d'un streptocoque hémolytique isolé de préférence chez

un scarlatineux. Si l'intradermo-réaction est positive, le sujet est considéré comme sensible à la scarlatine. Il est en état d'immunité dans le cas contraire.

Dickson-O'Dell (opération de). Transplantation du petit pectoral sur la face antérieure de la grosse tubérosité humérale; intervention destinée à éviter la luxation récidivante de l'épaule.

diclonie, s. f. (δίς, deux; κλόνος, agitation). Mycolonie ne portant que sur les deux membres supérieurs ou inférieurs.

dicoumarine, s. f. ou **dicoumarol,** s. m. Substance chimiquement voisine de la vitamine K, pouvant se substituer à celle-ci dans l'organisme (c'est une anti-vitamine K) et empêcher la formation de prothrombine par le foie; d'où son action anticoagulante, tardive et persistante, utilisée en clinique. La *d.* agit aussi sur d'autres facteurs de coagulation : le facteur Stuart, la proconvertine et le facteur IX. Cette action anticoagulante est imparfaite : elle n'agit pas sur les plaquettes, ni sur les facteurs plasmatiques de contact.

dicoumarine (test à la) (Saracbasi et Inceman, 1950). Épreuve destinée à explorer le fonctionnement hépatique; elle consiste à mesurer le temps de prothrombine (v. *Quick, méthode de*) pendant les jours qui suivent l'ingestion d'une quantité définie de dicoumarine (300 mg le premier jour et 200 mg le second). Chez le sujet normal, l'allongement du temps de prothrombine est maximum vers le 2e ou le 4e jour et disparaît en 5 à 6 jours; il survient plus rapidement en cas d'hépatite.

dicrocœliose, s. f. Affection exceptionnelle déterminée par une variété de douve, *Dicrocœlium lanceolatum*; elle est caractérisée par des troubles digestifs, une hépatomégalie, de l'anémie ou des accidents cérébraux.

dicrote (onde) (δίς, deux fois; κρότος, battement). Syn. *onde de réflexion.* Soulèvement que l'on observe sur la ligne de descente dans un tracé sphygmographique ou piézographique artériel. Normalement il n'est pas senti par le doigt qui tâte le pouls, mais, dans certains états pathologiques (affections fébriles : fièvre typhoïde), il s'exagère et le doigt sent les deux pulsations ; le pouls est dit alors *dicrote*. L'existence de ce soulèvement caractérise le *dicrotisme*. L'onde dicrote provient de la réflexion de l'onde systolique à la périphérie du système artériel. Le pouls dicrote ne doit pas être confondu avec le *pulsus bisferiens*. V. *carotidogramme*.

dicrotisme, s. m. V. *dicrote* (*onde*).

Dide et Botcazo (syndrome de). Syndrome dû au ramollissement dans le territoire des deux artères cérébrales postérieures (lobes occipitaux). Il associe : une atteinte de la vue (cécité corticale complète ou hémianopsie double avec hallucinations visuelles et anosognosie), une agnosie spatiale et des troubles de la mémoire du type syndrome de Korsakoff.

didelphe (utérus) (δίς, deux ; δελφύς, matrice) ou **diductus (uterus)** (en lat. séparé). Malformation caractérisée par la présence de deux utérus et de deux vagins indépendants. Elle est due au défaut de fusion des deux canaux de Muller.

Didromycine, s. f. (n. dép.). V. *streptomycine*.

Diego (antigène, facteur ou système). V. *groupes sanguins*.

diélectrographie, s. f. (Atzler et Lehmann, 1932). V. *rhéocardiographie*.

diélectrolyse, s. f. (διά, à travers ; électrolyse) (Bourguignon). Ensemble des phénomènes électrolytiques produits par le courant galvanique à travers les tissus après introduction ionique. — d. *médicamenteuse*. V. *ionisation*.

diencéphalite, s. f. Inflammation du diencéphale.

diencéphalopathie, s. f. Affection du diencéphale.

diencéphalo-hypophysaire, adj. Qui se rapporte au diencéphale (ou cerveau intermédiaire, comprenant les centres nerveux végétatifs groupés autour du 3e ventricule) et à l'hypophyse.

dienœstrol, s. m. V. *œstrogènes de synthèse*.

diérèse, s. f. (διαιρεῖν, diviser). Division, solution de continuité sans perte de substance, qu'il s'agisse d'une plaie accidentelle ou chirurgicale. — Division et multiplication cellulaire.

diète, s. f. (δίαιτα, régime). 1º Régime. Emploi raisonné de nourriture. — d. *hydrique*. Usage exclusif de l'eau bouillie comme aliment et comme boisson. — d. *lactée*. — d. *végétale*. — 2º Abstinence (sens ordinaire, qui s'éloigne de l'étymologie). Ex. : d. *absolue*.

diététique, adj. (δίαιτα). Qui a rapport au régime. — s. f. Étude de l'hygiène et de la thérapeutique alimentaire.

diéthylstilbœstrol, s. m. V. *œstrogènes de synthèse*.

diétothérapie, s. f. (δίαιτα, régime ; θεραπεία, traitement). Emploi thérapeutique de régimes alimentaires. Ex. d. du diabète.

diétotoxicité, s. f. (Mouriquand, 1926). Toxicité de certaines substances, ordinairement inoffensives, apparaissant dans les cas de déficience ou de déséquilibre alimentaire.

diétotoxique, adj. Se dit d'une substance alimentaire ou autre, sans toxicité apparente dans les conditions normales de la diététique et de la nutrition, mais révélant sa toxicité à l'occasion d'une déficience ou d'un déséquilibre alimentaire.

Dieuaide (schéma ou table de) (électrocardiographie). Figure permettant de calculer l'axe électrique du cœur d'après le sens et l'importance de la déflexion de l'onde rapide en première et en troisième dérivations.

Dieulafoy (syndrome de). V. *pathomimie*.

différence artério-veineuse en oxygène. V. *oxygène* (*différence artério-veineuse en*).

diffluent, adj. (dis, préf. indiquant l'éloignement ; fluere, couler). Se dit des tissus ramollis ayant une consistance presque liquide.

diffusion (capacité, coefficient ou constante de). V. *capacité de diffusion pulmonaire.*

diffusion (facteurs de) (Duran-Reynals, 1928). Substances découvertes d'abord dans le testicule de certains animaux, puis dans d'autres organes, dans de nombreux microbes et dans divers produits biologiques (venins); elles accroissent la diffusion des virus, des toxines et des colorants dans les tissus : l'hyaluronidase est un des facteurs de diffusion.

diffusion alvéolo-capillaire. Passage des gaz respiratoires de l'alvéole au capillaire pulmonaire. V. *capacité de diffusion pulmonaire.*

digastroscopie, *s. f.* (δίς, deux; γαστήρ, estomac; σκοπεῖν, examiner) (Cavazzani). Procédé d'exploration de l'estomac destiné à établir le diagnostic entre la gastrectasie et la gastroptose. Il consiste à séparer l'estomac dilaté en deux poches à l'aide d'une main placée de champ et enfoncée profondément dans l'abdomen, tandis que l'autre main par des pressions méthodiques cherche à faire passer les liquides et les gaz d'une poche dans l'autre.

digénèse, *s. f.* (δίς, deux fois; γένεσις, génération) (Van Beneden). Syn. *génération alternante.* Nom donné à la génération de certains invertébrés (ordre des trématodes et des cestodes) qui se reproduisent alternativement par des œufs et par scission ou par gemmation. — Ce mot est pris aussi adjectivement.

Di George (syndrome de) (1965). Syndrome caractérisé par une absence congénitale du thymus et des glandes parathyroïdes associée à des malformations faciales (hypertélorisme, implantation basse des oreilles, micrognathie), par des troubles du développement des premiers arcs branchiaux et des premières poches branchiales. Il entraîne une carence en immunité cellulaire et un tableau analogue à celui de l'alymphocytose (v. ce terme) avec, en outre, des crises de

tétanie et souvent des malformations cardio-vasculaires.

digesteur, *s. m.* Sorte d'autoclave destiné à cuire les viandes rapidement et à dissoudre la gélatine des os.

Dighton (maladie d'Adair). V. *ostéopsathyrose.*

digitiformes (impressions ou **empreintes).** « Zones multiples d'amincissement de la table interne de la voûte du crâne en forme d'empreintes qu'on observe dans les affections où le contenant crânien est disproportionné par rapport au contenu, comme les craniosténoses et l'hydrocéphalie » (Trial).

digito-palmaire (rapport) (*digitus,* doigt; *palma,* paume) (morphologie). Rapport entre la longueur du médius et celle de la paume de la main.

diglycéride, *s. m.* V. *glycéride.*

digraphie, *s. f.* (G. Pollitzer, de Buenos-Aires, 1936). Syn. *radiodigraphie.* Procédé radiographique comportant un système de lames parallèles verticales, opaques, d'une largeur égale à l'intervalle qui les sépare, et que l'on interpose entre le sujet et le film. Il permet d'enregistrer, sur un même cliché, la juxtaposition des images de plages pulmonaires identiques, prises en inspiration puis (en déplaçant le film de la largeur des lames) en expiration forcées. On peut ainsi étudier les modifications radiologiques de la cage thoracique, du diaphragme et des champs pulmonaires pendant les mouvements respiratoires.

17-dihydroéquilénine, *s. f.* Hormone femelle extraite de l'urine.

dihydrofolliculine, *s. f.* V. *œstradiol.*

dihydrostreptomycine, *s. f.* Produit dérivé de la streptomycine, aussi efficace et moins toxique.

diiodo-3,3' thyronine, *s. f.* Syn. *T'2.* Hormone thyroïdienne accessoire. V. *thyroïdiennes (hormones).*

diiodo-3,5, tyrosine, *s. f.* (Harrington et Kendall, 1929). V. *iodotyrosine.*

dikémanie, *s. f.* (δίκη, justice; μανία, folie). Tendance morbide de certains sujets à rechercher les contacts avec la justice, son appareil et ses représentants.

diképhobie, s. f. (δίκη justice; φόβος, peur). Crainte morbide de la justice, de son appareil et de ses représentants.

dilacération, s. f. (dilacerare, déchirer). Déchirement fait avec violence.

dilatation des bronches. Syn. *bronchectasie, bronchiectasie.* Augmentation du calibre des bronches, tantôt régulière (*d. cylindrique*), tantôt sous forme d'une série de renflements (*d. moniliforme*), tantôt ne siégeant qu'à l'extrémité bronchique (*d. ampullaire ou sacciforme*).

dilatation du cœur. Augmentation partielle ou totale des cavités cardiaques avec ou sans hypertrophie du myocarde.

dilatation de l'estomac. Syn. *gastrectasie.* Augmentation de la capacité de l'estomac due, soit à la sténose du pylore, soit au relâchement de la musculature gastrique, d'où (Bouchard) stase alimentaire, fermentations et phénomènes d'autointoxication. — *d. aiguë de l'estomac.* Distension considérable de l'estomac, avec phénomènes d'occlusion intestinale, survenant parfois après les opérations sur l'abdomen et attribuée à la compression du duodénum par la racine du mésentère.

dilatation de l'œsophage. Augmentation du calibre de l'œsophage (*d. fusiforme*), ou, plus souvent, formation d'une poche latérale, où s'accumulent les aliments (*d. sacciforme*).

dilatations thérapeutiques. Mode de traitement appliqué aux canaux ou aux cavités dont on veut rétablir ou augmenter le calibre. — *d. du canal lacrymal, de l'urètre,* dans les cas de rétrécissement. — *d. du col de l'utérus,* pour provoquer l'accouchement ou l'avortement.

dilution (courbe de) (cardiologie). (Stewart, 1894; Hamilton, 1932; Swan et Wood, 1950-1958). Syn. *méthode de Stuart et Hamilton.* Tracé représentant, en fonction du temps, les variations de concentra-

tion, en un point donné de l'appareil circulatoire (artère périphérique, cavité cardiaque), d'une substance injectée dans une veine ou dans une cavité cardiaque (colorant, radioisotope, acide ascorbique) ou inhalée (hydrogène). L'aspect de la courbe renseigne sur le débit cardiaque, le volume sanguin, la vitesse circulatoire, l'existence de shunt et d'insuffisance valvulaire. V. *chromohémodromographie.*

dilution (épreuve de). V. *Volhard (épreuves de).*

dimérie, s. f. (δίς, deux fois; μέρος, fonction) (génétique). Hérédité dont chacun des caractères normaux ou pathologiques est déterminé par l'action concordante de deux gènes dominants ou de deux paires de gènes récessifs. V. *polymérie.*

dimidié, adj. (dimidium, la moitié). Qui a rapport seulement à une moitié du corps. Ex. : anesthésie d.

Dimmer (kératite nummulaire de) (1905). Kératite superficielle probablement d'origine virale. Elle est caractérisée anatomiquement par des infiltrations discoïdes et bilatérales de la cornée, ne s'accompagnant pas de conjonctivite et régressant lentement; et cliniquement par de la douleur, de la photophobie et du larmoiement. Le pronostic est bénin.

diodoncéphale, s. m. (δίς, deux; ὀδούς, dent; κεφαλή, tête) (I. G. St-Hilaire). Monstre dont la tête porte une double rangée d'os dentaires.

diodrast, s. m. Produit de contraste iodé utilisé pour opacifier certaines cavités en vue de leur examen radiographique (urographie p. ex.). — *épreuve au d.* V. *clairance.*

diœstrus, s. m. V. *œstral (cycle).*

dioptrie, s. f. (διά, à travers; ὅπτομαι, je regarde). Unité employée dans la mesure de la réfraction des lentilles et de l'œil considéré comme système optique. — Une lentille d'une d. est une lentille à distance focale de 1 m. Si elle est divergente, elle corrige une myopie d'une *dioptrie*; si elle est convergente, elle corrige une hypermétropie d'une *dioptrie.* — Une lentille de 2 *diop-*

tries a une distance focale d'un demi-mètre.

dioptrique, *s. f.* Etude des rayons lumineux déviés par une ou plusieurs réfractions. — *d. de l'œil.* V. *optométrie, 2°.*

diospyrobézoard, *s. m.* Phytobézoard (v. ce terme) constitué par des fruits de diospyros (kaki) dont la peau, riche en tanin, durcit au contact du suc gastrique acide.

dip, *s. m.* (en angl., dépression) (Bloomfield, 1946). Brève dépression protodiastolique inscrite sur les courbes de pression auriculaire et ventriculaire obtenues par cathétérisme cardiaque; elle est suivie d'une remontée brusque de la courbe, puis d'un plateau télédiastolique (aspect de *dip-plateau*) précédant l'ascension systolique. Cet aspect, qui dessine le symbole de la racine carrée √‾ traduit la rapide élévation des pressions diastoliques intracardiaques. On l'observe dans les états d'adiastolie (v. ce terme) et en particulier dans la péricardite chronique constrictive (Hansen, 1951; Mc Kusick, 1952).

dipeptidase, *s. f.* Ferment sécrété par la muqueuse intestinale et qui a pour effet de décomposer les dipeptides; il est un des constituants de l'érepsine.

diphasique, *adj.* (δίς, deux; φάσις, période). Se dit de tout ce qui présente dans son existence ou dans son évolution deux périodes alternantes, qu'il s'agisse de phénomènes, d'objets inanimés ou d'êtres vivants. En biologie, on applique ce terme aux animaux migrateurs dont l'existence est partagée en une période génésique ou de reproduction et une période trophique consacrée à la nutrition.

diphosphoglycéromutase, *s. f.* V. *anémie hémolytique enzymoprive.*

diphtérie, *s. f.* (διφθέρα, membrane). Maladie microbienne, contagieuse, caractérisée par la production, au niveau de certaines muqueuses (pharynx et larynx principalement), de pseudo-membranes fibrineuses où l'on trouve en grande abondance le microbe spécifique de la maladie (bacille de Löffler), et par des phénomènes d'intoxication générale (paralysies, néphrite, myocardite) dus aux toxines sécrétées par ce microbe. — *diphtérie, diphtérite, diphtéroïde des plaies.* V. *pourriture d'hôpital.*

diphtérino-réaction, *s. f.* V. *Schick (réaction de).*

diphtérique, *adj.* Qui a rapport à la diphtérie.

diphtonguie, *s. f.* (δίς, deux; φθόγγος, son). V. *diplophonie.*

diplacousie, *s. f.* (διπλόος, double; ἀκούειν, entendre). Syn. *paracousie double.* Perception simultanée par une oreille, ou par les deux oreilles, de deux sons qui diffèrent d'une tierce, d'une quarte ou d'une octave (*dip. dysharmonique,* Kayser) ou qui sont séparés par un court laps de temps (*dip. en écho,* Kayser).

diplégie, *s. f.* (διπλόος, double; πλήσσειν, frapper). Paralysie bilatérale, atteignant symétriquement des régions du corps plus ou moins étendues. Ce terme désigne parfois une hémiplégie double, survenue en deux temps. — *d. cérébrale familiale* (Higier). Affection familiale caractérisée cliniquement par de la paraplégie spasmodique, du nystagmus et des troubles du langage; on la croit due à une sclérose en plaques, dont l'existence ne peut pourtant être affirmée en l'absence de vérification anatomique. — *d. cérébrale infantile.* Affection apparaissant dans l'enfance, caractérisée par une double hémiplégie en contracture ou par une paraplégie spasmodique (maladie de Little), due à une encéphalopathie infantile (v. ce terme). — *d. crurale.* V. *Little (maladie ou syndrome de).* — *d. faciale congénitale.* V. *Mœbius (syndromes de), 2°.* — *d. faciale familiale.* V. *Brissaud-Marie (syndrome de).*

diplo X (génétique). Caryotype (v. ce terme) féminin normal caractérisé par l'existence de 2 chromosomes sexuels (gonosomes) X normaux.

diplocéphalie, *s. f.* (διπλόος, double; κεφαλή, tête). Monstruosité caractérisée par l'existence de deux têtes implantées sur le même corps.

diplocoque, *s. m.* (διπλόος; κόκκος, graine). Microcoque formé de deux éléments associés. Ex. : *pneumocoque, gonocoque.*

diploégraphie, *s. f.* Radiographie des os plats (crâne) après injection dans leur tissu spongieux (diploé) d'une substance opaque aux rayons X.

diplogenèse, *s. f.* (διπλόος; γένεσις, génération). Nom générique donné à toutes les monstruosités doubles résultant, soit de la fusion de deux fœtus plus ou moins développés, soit de la fécondation d'un seul œuf par deux spermatozoïdes et la formation de deux centres embryonnaires.

diploïde ou **diplo,** *adj.* (διπλόος) (génétique). Se dit de la constitution des cellules de *soma,* qui possèdent le nombre normal de chromosomes : $2 n$ (23 paires chez l'homme, comprenant 22 paires de chromosomes somatiques et 2 chromosomes sexuels).

diploïdie, *s. f.* Etat d'une cellule ou d'un individu diploïde (v. ce terme).

diploïque, *adj.* Qui se rapporte au *diploé* (tissu spongieux des os du crâne séparant les deux tables compactes, externe et interne).

diplomyélie, *s. f.* V. *diastématomyélie.*

diplophonie, *s. f.* (διπλόος, double; φωνή, voix). Syn. *diphtonguie, voix bitonale.* Trouble de la phonation caractérisé par la formation simultanée de deux sons dans le larynx. On l'observe : 1° dans le cas de paralysie unilatérale, les deux cordes vocales étant inégalement tendues produisent deux sons distincts; 2° lorsqu'un petit polype ou un nodule partage la fente vocale en deux glottes donnant des sons de hauteurs différentes.

diplopie, *s. f.* (διπλόος; ὤψ, vue). Perception de deux images pour un seul objet. — *d. binoculaire.* Défaut de fusion des images fournies par chacun des deux yeux. — *d. monoculaire.* Perception de deux images par un seul œil (subluxation du cristallin).

diplosomie, *s. f.* (διπλόος; σῶμα, corps). V. *disomie.*

dipoles (théorie des). V. *doublets* (*théorie des*).

diprosope, *s. m.* (δίς, deux; πρόσωπον, visage). Nom donné à un groupe de monstres doubles caractérisés par un seul tronc surmonté de deux têtes fusionnées présentant deux faces plus ou moins distinctes (iniodyme, opodyme).

dipsomanie, *s. f.* (δίψα, soif; μανία, folie). Impulsion qui force certains malades mentaux à boire avec excès des liquides toxiques, généralement alcooliques. « Les ivrognes sont des gens qui s'enivrent lorsqu'ils trouvent l'occasion de boire; les dipsomanes sont des malades qui s'enivrent toutes les fois que leur accès les prend » (Trélat).

dipyge, *s. m.* (δίς, deux; πυγή, fesse). Nom donné au groupe des monstres doubles qui ont une tête et un thorax unique et se dédoublent au-dessous de l'ombilic en présentant deux sièges et quatre membres inférieurs.

dirofilariose, *s. f.* Affection rare et bénigne, propre au littoral méditerranéen, due à l'inoculation à l'homme, probablement par un moustique, d'un nématode *Dirofilaria* (sous-groupe *Nochtiella*) *conjunctivae,* hôte fréquent du chien. Le parasite est localisé au niveau des régions découvertes des téguments : face surtout (paupière, conjonctive, région orbitaire), bras, tronc. Il se manifeste par un œdème fugace, itinérant, douloureux (v. *œdème de Calabar*), dû à la progression du ver qui s'enkyste, soit dans la conjonctive, soit sous la peau où il forme un nodule prurigineux, dont l'incision ou l'extraction amène la guérison.

discal, *adj.* Qui se rapporte à un disque intervertébral. — *hernie d.* V. *disque intervertébral (hernie du).*

discarthrose, *s. f.* Variété de rhumatisme chronique dégénératif vertébral caractérisé, sur les radiographies de profil, par un pincement de l'interligne discal avec condensation des plateaux vertébraux adjacents et production d'ostéophytes.

discectomie, *s. f.* Ablation d'un disque intervertébral.

discission, *s. f.* (*discissio*, séparation). 1° (Daviel, 1762). Opération qui consiste à pratiquer à la cristalloïde antérieure une petite ouverture destinée à favoriser l'imbibition et la résorption par l'humeur aqueuse du cristallin atteint de cataracte. — 2° Dilacération, à l'aide d'un crochet mousse, de l'amygdale hypertrophiée ou lacunaire.

discite, *s. f.* Inflammation d'un disque intervertébral.

discographie, *s. f.* (δίσκος, disque; γράφειν, inscrire) (Lindblom, 1950). Radiographie du *nucleus* du disque intervertébral, dans lequel un liquide opaque aux rayons X a été injecté.

discomycose, *s. f.* Maladie causée par un champignon appartenant au genre des *Discomyces* et caractérisée par la production de nombreux abcès à évolution chronique; elle est voisine de l'actinomycose.

discopathie, *s. f.* (δίσκος, disque; πάθη, souffrance). Maladie du disque intervertébral.

disco-radiculographie, *s. f.* Epreuve de Sicard (v. ce terme) appliquée à la recherche des hernies du disque intervertébral.

discordance, *s. f.* (*discordia*, désaccord). Syn. *dissociation* (psychiatrie). « Rupture de l'unité psychique » (Kammerer). Symptôme essentiel de la schizophrénie (v. ce terme).

discordante (folie). V. *folie discordante.*

discret, ète, *adj.* (*discretio*, séparation). Se dit d'une éruption dont les éléments sont espacés. — *variole d., aphte d.*

discriminatif (système) (Head). Syn. *néosensibilité.* Ensemble des sensibilités épicritiques intégrées au niveau du cortex cérébral et qui nous informent d'une manière précise des modifications de l'environnement : ex. l'ouïe, la vue.

disjonction épiphysaire. Syn. *décollement épiphysaire.* Lésion traumatique des os longs observée chez les enfants, consistant soit, chez les tout petits, en décollement du bloc cartilagineux épiphysaire, soit, chez les plus grands, en solution de continuité entre la diaphyse et le cartilage de conjugaison.

dislocation verticale de l'estomac. Nom donné à la ptose totale de l'estomac, qui n'est plus soutenu que par le cardia; le pylore est abaissé au-dessous de l'ombilic et l'axe de l'estomac tend à se rapprocher de la verticale. La *disl.* peut accompagner l'entéroptose généralisée; elle peut exister seule et être due soit au corset, soit à une sténose du pylore.

disomie, *s. f.* (δίς, deux; σῶμα, corps). Syn. *diplosomie.* Monstruosité caractérisée par l'existence de deux corps complets réunis par une ou plusieurs parties.

dispensaire, *s. m.* (*dispensare*, distribuer). Etablissement public ou privé, ne comportant pas de lits d'hospitalisation, où, au cours de consultations, on distribue des soins ou des conseils de médecine préventive.

disponibilité biologique des médicaments. Possibilité pour le principe actif d'un médicament, d'être résorbé en quantité suffisante et assez rapidement pour être efficace. Elle dépend de différents facteurs : solubilité, vitesse de dissolution de la substance active, composition, état physique des excipients, forme pharmaceutique du médicament. V. *biopharmaceutique* et *pharmacocinétique.*

disque intervertébral (hernie du). Syn. *hernie discale, h. méniscale.* Saillie anormale du disque intervertébral dans le canal rachidien, due à l'expulsion, en arrière, à la suite d'un traumatisme, du *nucleus pulposus.* Cette hernie siège le plus souvent sur le disque L$_4$-L$_5$, plus rarement sur le disque L$_5$-S$_1$; elle provoque la compression des racines du sciatique et une névralgie tenace de ce nerf, curable par l'ablation du nucleus hernié.

dissection, *s. f.* (*dis*, préfixe disjonctif; *secare*, couper). Opération qui consiste à séparer méthodiquement les différents organes, à en étudier les rapports et l'aspect macroscopique.

dissection aortique (Burchell, 1955). Syn. *anévrysme disséquant de l'aorte* (Laënnec, 1819), *hématome disséquant de l'aorte* (Gonin, Perrin, Pellet et Froment, 1958), *hématome primitif de la paroi aortique* (Bouchut, Guichard et Bourret, 1938), *médianécrose disséquante de l'aorte* (Poumailloux, 1948). Maladie de cause inconnue, caractérisée anatomiquement par un clivage de la tunique moyenne de l'aorte, s'étendant parfois sur toute sa circonférence et souvent sur toute sa longueur. La cavité ainsi formée est infiltrée et distendue par du sang entré par un orifice de rupture situé au-dessus des valvules sigmoïdes aortiques; il retourne parfois dans l'aorte par un deuxième orifice de rupture siégeant au point distal du clivage. Cette dissection résulte de lésions dégénératives de la média : destruction des fibres élastiques et musculaires, zones lacunaires circonscrites plus ou moins régulières à contenu mucoïde (*médianécrose aortique idiopathique* de Gsell, 1928; *médianécrose kystique de l'aorte* d'Erdheim, 1929). Cliniquement, la *d. a.* se manifeste brutalement par une douleur interscapulo-vertébrale, à irradiations descendantes et un tableau voisin, par ailleurs, de celui de l'infarctus du myocarde. C'est une affection d'une exceptionnelle gravité, mortelle en quelques jours dans 80 % des cas par rupture dans le péricarde, plus rarement dans le médiastin, la plèvre ou l'abdomen.

dissociation, *s. f.* (psychiatrie). V. *discordance.*

dissociation (maladie de) (Hering). V. *dissociation auriculo-ventriculaire* et *pouls lent permanent.*

dissociation albumino-cytologique du liquide céphalo-rachidien (Sicard, Foix et Salin). Elévation importante du taux de l'albumine dans le liquide céphalorachidien, alors que la réaction cellulaire reste nulle ou très discrète. Cette dissociation est observée au cours de l'encéphalite

épidémique, des tumeurs cérébrales, des compressions médullaires, de la polyradiculonévrite, de la myélite nécrotique subaiguë, et des manifestations nerveuses de la mélitococcie.

dissociation auriculo-ventriculaire (Chauveau, 1883). Activité indépendante des oreillettes et des ventricules cardiaques. Elle peut être due à un trouble de l'excitation (*d. par interférence*, parasystolie, *d. iso-rythmique et tachycardie ventriculaire*; v. ces termes) ou, le plus souvent, à un trouble de la conduction : c'est le pouls lent permanent (v. ce terme) ou maladie de dissociation (Hering) par bloc auriculo-ventriculaire complet. V. *bloc cardiaque.* — On réserve généralement ce terme aux rythmes dissociés dans lesquels les ventricules battent plus vite que les oreillettes.

dissociation électromécanique (cardiologie). Absence de contraction cardiaque malgré l'existence d'une activité électrique normale du myocarde (électrocardiogramme normal). Elle est parfois observée après défibrillation par choc électrique externe. Sans conséquences hémodynamiques graves quand elle est localisée aux oreillettes, après réduction d'une arythmie complète, elle entraîne au contraire une inefficacité cardiaque avec persistance de l'arrêt cardio-circulatoire si elle touche les ventricules après réduction d'une fibrillation ventriculaire. Elle serait la conséquence d'un « bloc excitation-contraction » par trouble du transfert des ions calcium dans la cellule myocardique.

dissociation par interférence. V. *interférence.*

dissociation isorythmique. V. *isorythmique.*

dissociation neuronale (Van Bogaert). V. *désinhibition.*

dissociation plantaire (L. Rimbaud). Signe de sciatique; la réponse du réflexe médio-plantaire est dissociée : le réflexe, tendineux, d'extension du pied est aboli, alors que celui, idio-musculaire, de flexion des orteils est conservé.

dissociation syringomyélique. V. *syringomyélique*.

dissociation tabétique. V. *tabétique*.

dissociation thermo-algésique. V. *syringomyélique*.

distal (système) (*distare*, être éloigné) (R. P. Dr Verdun) (morphologie). Ensemble biologique formé du système neuro-musculaire avec son squelette de soutien (membres et crâne) et ses prolongements sensoriels d'origine épidermique (organes des sens). V. *médial (système* et *proximal (système)*.

distension de l'aine (Paul Berger). Association d'une hernie crurale et d'une hernie inguinale.

distichiase, s. f. ou **distichiasis,** s. m. (δίς, deux fois; στίχος, rang). Déviation en arrière de la rangée postérieure des cils, la rangée antérieure gardant sa situation normale. Cette difformité entraîne les mêmes accidents que le trichiasis : conjonctivite, kératite, entropion, et parfois ulcération et opacité de la cornée.

distomatose, s. f. Syn. *distomiase*. Nom générique des maladies déterminées par les distomes ou douves. La *d. hépatique* frappe les ovidés chez lesquels elle détermine une sorte d'anémie nommée *cachexie aqueuse* des moutons. — Elle a été rarement signalée chez l'homme dans nos pays et se manifeste alors sous la forme d'une cirrhose biliaire hypertrophique causée par l'envahissement des canaux biliaires par les douves. On rencontre la *d.* plus souvent dans les contrées tropicales où elle serait due à *Distomum conjunctum* et à *D. sinense*. — *d. pulmonaire*. V. *paragonimiase*. — Les divers distomes sont absorbés avec l'eau de boisson.

distome, s. m. (δίς, deux; στόμα, bouche). Syn. *grande douve, Distoma hepaticum* (Retzius, 1786), *Fasciola hepatica* (Linné, 1758). Parasite de l'ordre des trématodes que l'on trouve dans les canaux biliaires du mouton. On l'a quelquefois observé chez l'homme.

distomiase, s. f. V. *distomatose*.

Distomum hæmatobium. V. *Bilharzia haematobia*.

distorsion, s. f. (*distorsio*). 1° Etat d'une partie du corps qui se tourne d'un côté par relâchement des muscles du côté opposé ou par contraction des muscles correspondants. — 2° Déformation inconsciente que certains font subir à une idée, à un souvenir, pour le rendre conforme à leurs désirs.

disystolique, adj. (δίς, deux; systole). Se dit du pouls lorsqu'il présente une arythmie spéciale caractérisée par une pulsation à la radiale pour deux systoles ventriculaires (la seconde pulsation plus faible ne se laisse pas percevoir à l'exploration digitale). V. *pouls bigéminé*.

D.I.T. Abréviation de diiodotyrosine. V. *iodotyrosine*.

Dittel et Forgue (opération de) (1893). Suppression d'une fistule vésico-vaginale par voie haute, transpéritonéale.

Dittrich (bouchons de). Petites masses granuleuses de couleur jaunâtre ou verdâtre, formées surtout par des cristaux d'acides gras, répandant une odeur infecte caractéristique. Ils se rencontrent dans les produits d'expectoration de la gangrène pulmonaire.

diurèse, s. f. (διά, à travers; οὖρον, urine). Elimination urinaire dans son ensemble, qu'il s'agisse de la quantité des urines ou de leur composition.

diurèse osmotique. Augmentation du volume urinaire consécutive à l'élévation de la pression osmotique du plasma sanguin. L'hypertonie osmotique de l'urine qui en résulte, dans la lumière du tube proximal du rein, s'oppose à la réabsorption de l'eau et entraîne son élimination proportionnelle : le débit urinaire croît comme le débit osmotique et l'urine devient progressivement isotonique au plasma. La *d. o.* est une diurèse aqueuse, pauvre en Na et en Cl. Elle survient au cours de certaines maladies qui s'accompagnent d'hypertonie osmotique du plasma : p. ex. diabète avec glycémie et glycosurie élevées, surcharge azotée du sang, etc. Elle peut être provoquée par l'administration de glucose, d'urée, de mannitol. V. *diurétique osmotique* et *coma diabétique hyperosmolaire*. — *épreuve de la d. o.* Epreuve étudiant l'excrétion de l'eau sous l'influence des diurétiques osmotiques.

diurèse provoquée (épreuve de la). 1° (H. Vaquez et Jules Cottet, 1910). Syn. *épreuve de Vaquez et Cottet*. Epreuve permettant d'explorer la perméabilité du rein pour l'eau. Elle dure quatre nychthémères, au cours desquels on apprécie, par des prises fractionnées d'urine, les actions exercées sur l'excrétion d'urine par l'ingestion de 600 ml d'eau le matin à jeun, par l'orthostatisme et le clinostatisme, ainsi que le rythme de l'excrétion urinaire pendant 24 heures (volume, densité, concentration en chlorures). — 2° J. Hamburger propose une épreuve analogue, simplifiée. L'urine est recueillie toutes les heures pendant les 4 heures qui suivent l'ingestion de 600 ml d'eau, et chaque fois volume et densité sont notés. Au bout de 2 h, le sujet normal a éliminé 600 ml ou davantage, et la densité d'un au moins des échantillons d'urine est de 1003. En cas d'insuffisance rénale, surtout dans les altérations tubulaires, le débit et la chute de la densité urinaire sont moindres. — Les épreuves peuvent être perturbées en cas d'insuffisance hépatique, cardiaque ou surrénale. V. *Volhard (épreuves de)*, 2° et *dilution*.

diurétique, *adj.* Qui augmente la sécrétion urinaire. — *s. m.* Agent qui provoque la diurèse. — *d. hémodromique. D.* qui agit en régularisant et en accélérant la circulation sanguine (digitale, etc.). — *d. hémopiésique. D.* qui agit en augmentant la tension artérielle (bain froid, caféine, etc.). — *d. osmotique. D.* dont la réabsorption tubulaire est minime (glucose) ou nulle (mannitol) et qui, injecté dans les veines en solution hypertonique, entraîne une élimination hydrique accrue en augmentant la pression osmotique du plasma. V. *diurèse osmotique*.

diverticule, *s. m.* Cavité pathologique ou tératologique terminée en cul-de-sac et communiquant avec un conduit naturel (p. ex. tube digestif). — *d. du côlon.* Nom donné à de petites hernies de la muqueuse se présentant sous forme de saillies arrondies dont la grosseur varie de celle d'un pois à celle d'une noisette. — *d. épiphrénique. D.* de la partie inférieure de l'œsophage. — *d. de Meckel* sur l'intestin grêle. — *d. de l'œsophage: d. de pulsion. D.* de la partie cervicale de l'œsophage, dont le développement serait provoqué par l'effort de déglutition et d'expulsion du bol alimentaire; *d. de traction. D.* de la partie thoracique de l'œsophage, attiré par l'adhérence de cet organe à un ganglion chroniquement enflammé.

diverticulectomie, *s. f.* Ablation chirurgicale d'un diverticule du tube digestif (côlon ou œsophage).

diverticulite, *s. f.* Inflammation du diverticule de Meckel. Affection très rare dont les symptômes rappellent ceux de l'appendicite. — *d. du côlon.* Inflammation d'un diverticule du côlon pouvant donner lieu à un abcès ou à de la péritonite.

diverticulopexie, *s. f.* (Lenormant, 1933). Fixation du fond d'un diverticule de l'œsophage dans une position qui empêche les aliments d'y séjourner.

diverticulose, *s. f.* Existence de diverticules en un point quelconque du tube digestif : œsophage, intestin grêle (duodénum) ou côlon, entraînant des troubles ou des accidents variables selon leur siège et leur étendue. — Il existe également une *d.* de la trompe de Fallope pouvant déterminer une grossesse tubaire (v. *endosalpingiose*).

Divry et Van Bogaert (syndrome de). V. *Van Bogaert et Divry (syndrome de)*.

divulsion, *s. f.* (*dis*, préf. séparat.; *vellere*, arracher). 1° Dilatation forcée (pylore, rectum, col utérin). — 2° Arrachement (fracture par divulsion).

dizygote, *adj.* (δίς, deux fois; ζυγόω, j'unis). Syn. *bi-ovulaire, bi-vitellin.* Se dit des jumeaux à placentas séparés, provenant de deux œufs différents. V. *jumeaux.*

DL (L : *lung,* poumon en anglais). Symbole de la capacité de diffusion pulmonaire (v. ce terme).

DLCO₂. Symbole de la capacité de diffusion pulmonaire (v. ce terme) pour le gaz carbonique.

DLO₂. Symbole de la capacité de diffusion pulmonaire (v. ce terme) pour l'oxygène.

D.N.A. Initiale de l'acide désoxyribonucléique (v. ce mot).

D.N.C. ou **D.N.C.B.** Abréviation de dinitrochlorobenzène. V. *hypersensibilité différée ou retardée* (*tests d'*).

D.N.P. Abréviation de désoxyribonucléoprotéine (v. ce terme).

Doan et Wright (syndrome de). Pancytopénie splénique. V. *pancytopénie.*

D.O.C.A. Initiales de DesOxy-Corticostérone Acétate (v. *désoxycorticostérone*).

docimasie, *s. f.* (δοκιμάζειν, éprouver) (médecine légale). Terme qui désigne les diverses épreuves auxquelles on soumet les organes d'un cadavre pour déterminer les circonstances de la mort. — *d. auriculaire.* V. *Wreden* (*épreuve de*). — *d. hépatique* (Lacassagne). Recherche du glycogène et du glucose dans le foie des cadavres. La présence de ces deux substances (*d. positive*) prouve que le sujet est mort en pleine santé; leur absence (*d. négative*) indique que le décès est survenu à la suite d'une longue maladie; la présence de sucre sans glycogène (*d. positive incomplète*) témoigne d'une mort subite au cours d'une maladie. — *d. pulmonaire.* Epreuves auxquelles on soumet l'appareil respiratoire d'un fœtus pour savoir s'il a respiré avant de mourir. — *d. du tube digestif.* Recherche de l'air contenu dans le tube digestif d'un cadavre de nouveau-né, air dégluti avec les premières inspirations.

docimastique, *s. f.* (δοκιμαστικός, apte à examiner). Technique des examens.

docimologie, *s. f.* (δοκιμή, épreuve; λόγος, étude). Étude des examens.

Doege et Potter (syndrome de) (1930). Variété de tumeur extrapancréatique avec hypoglycémie, survenant chez l'homme de plus de 40 ans. La tumeur est d'origine mésodermique, généralement à cellules fusiformes; elle siège soit dans le thorax, soit en arrière du péritoine, soit dans la cavité abdominale. L'hypoglycémie donne lieu à des accidents nerveux : crises comitiales, paralysies, troubles psychiques; parfois existent des manifestations endocriniennes associées : acromégalie, goitre, hypercorticisme surrénal, etc., des ulcères digestifs, un syndrome paranéoplasique. Le pronostic dépend du degré de malignité de la tumeur. Les rapports entre cette dernière et l'hypoglycémie sont mal connus. V. *Nadler, Wolfer et Elliot* (*syndrome de*) et *Anderson* (*syndrome de*).

dogmatisme, *s. m.* (δόγμα, opinion). Doctrine médicale ancienne qui cherchait à connaître par le raisonnement les causes occultes des maladies.

doigts (phénomène des) (Souques, 1907). Syn. *phénomène des interosseux, signe de Souques.* Quand on ordonne à un hémiplégique organique de lever le bras paralysé, au moment où s'exécute le mouvement commandé, on voit les doigts de la main paralysée s'étendre et s'écarter en éventail (contraction des muscles inter-osseux dorsaux). Ce phénomène est très fréquent dans les hémiplégies flasques incomplètes par altération organique.

doigt en baguette de tambour, en battant de cloche. V. *hippocratiques* (*doigts*).

doigt en baïonnette. Déformation observée chez les hémiplégiques atteints de contracture avec flexion du membre supérieur. Les troisièmes phalanges de l'index et du médius sont en flexion palmaire, les deuxièmes en hyperextension avec subluxation, et les premières en flexion.

doigt en botte de panais. Doigt aux jointures tuméfiées par des infiltrations uratiques, rappelant l'aspect des racines de panais. Ces déformations apparaissent dans la goutte chronique.

doigts en coup de vent. Déformation de la main dont les doigts, en demi-flexion sur les métacarpiens, sont déviés en masse sur le bord cubital, les 3 phalanges étant placées dans le prolongement les unes des autres. Elle survient au cours de la polyarthrite chronique évolutive. V. *Vidal* (type).

doigts hippocratiques. V. *hippocratiques* (doigts).

doigt mort. Engourdissement douloureux avec fourmillements et crampes, s'accompagnant souvent de pâleur et d'insensibilité de l'extrémité des doigts. Ce trouble vaso-moteur a été signalé dans un certain nombre d'affections générales ou locales (maladie de Raynaud, néphrite chronique, etc.).

doigt à ressort. Arrêt brusque dans le mouvement de flexion ou d'extension d'un doigt, suivi d'une sorte de déclenchement qui termine le mouvement tout d'un coup, comme si le doigt était mû par un ressort. Il est dû au blocage, contre sa poulie fibreuse, du tendon du long fléchisseur porteur d'un nodule anormal. Les doigts les plus souvent atteints de cette affection sont le pouce et l'annulaire.

doigt de Telford-Smith. V. *Telford-Smith* (doigt de).

doisynolique (acide). V. *œstrogènes de synthèse*.

Doléris (opération de). V. *Beck-Doléris* (opération de).

dolicho-artère, s. f. V. *dolicho et méga-artère*.

dolichocéphalie, s. f. (δολιχός, allongé; κεφαλή, tête) (Retzius). Forme du crâne quand il est allongé d'avant en arrière; la plus grande longueur l'emporte environ d'un quart sur la plus grande largeur. Cette forme caractérise certaines races humaines.

dolichocolie, s. f. ou **dolichocôlon,** s. m. (δολιχός; κῶλον, côlon) (Lardennois et Aubourg, 1914). Allongement d'un segment de côlon pouvant être accompagné d'une augmentation de son calibre (mégacôlon).

dolichoentérie, s. f. (δολιχός; ἔντερον, intestin) (Marfan). Allongement plus ou moins considérable de l'intestin se traduisant cliniquement par un gros ventre flasque (ventre de batracien), que l'on observe chez les enfants rachitiques atteints de dyspepsie atonique.

dolichognathie, s. f. (δολιχός; γνάθος, mâchoire). Forme que présente la mâchoire dans la dolichocéphalie.

dolicho et méga-artère, s. f. (R. Leriche, 1943) (δολιχός; μέγας, grand; ἀρτηρία, artère). Syn. *méga-dolicho-artère*. Allongement et dilatation d'une artère sur un point de son trajet sans qu'il y ait anévrisme.

dolicho-mégalie, s. f. (δολιχός; μέγας, grand). Allongement et dilatation d'un vaisseau ou d'une partie du tube digestif.

dolicho-mégaœsophage, s. m. Allongement et dilatation de l'œsophage qui se coude à sa partie inférieure, aspect révélé par la radiographie.

dolicho et mégaveine, s. f. (R. Leriche, 1943). Allongement et dilatation de la veine satellite d'un tronc artériel lui-même atteint d'allongement et de dilatation; ces malformations artérielles et veineuses étant concomitantes et parallèles.

dolichomorphe, adj. (δολιχός, allongé; μορφή, forme). Dont la forme est mince et élevée, svelte, élancée.

dolichoprosope, adj. (δολιχός; πρόσωπον, visage) (morphologie). Syn. *longiface, longivulte*. Dont le visage est plus long que large.

dolichosigmoïde, s. m. Allongement anormal de l'anse sigmoïde du côlon.

dolichosténomélie, s. f. (δολιχός, long; στενός, étroit; μέλος, membre) (Marfan, 1896). Déformation congénitale des quatre membres, plus prononcée aux extrémités (*arachnodactylie*), caractérisée par l'allongement et l'amincissement des os donnant aux membres un aspect grêle et étiré. Elle est souvent associée à d'autres malformations et constitue alors le syndrome de Marfan (v. ce terme).

dolichotypique, *adj.* (δολιχός; τύπος, forme). De forme allongée.

Dollinger-Bielschowsky (idiotie amaurotique type). V. *Bielschowsky* (*idiotie amaurotique type*).

doloire (bandage en). Bandage enroulé obliquement de façon que chaque tour de bande recouvre les deux tiers du tour précédent.

Domagk (phénomène de). « Variation de l'effet thérapeutique (des sulfamides) suivant les oscillations du potentiel de résistance de chaque sujet; toutes choses égales par ailleurs » (C. Levaditi et R. Pérault).

dôme (onde en). Syn. *onde monophasique* (Smith; Pardee). Aspect de l'électrocardiogramme au début de l'infarctus du myocarde. Cette onde prend naissance sur la branche descendante de R, près du sommet, décrit une courbe à convexité supérieure, en dôme, et rejoint la ligne iso-électrique (v. ce terme) à l'endroit où devrait se trouver la fin de l'onde T, qui est absorbée par l'onde monophasique. Elle ne dure que quelques heures, puis s'efface et fait place à l'onde coronarienne. V. *Pardee* (*ondes de*), *1°* et *courant de lésion*.

dominance, *s. f.* (génétique). Propriété d'un gène — ou d'un caractère — de se manifester dans tous les cas, chez le sujet homozygote comme chez l'hétérozygote, où elle masque les effets du gène allélomorphe récessif. Dans une expérience d'hybridation, tous les individus de la 1re génération (hétérozygotes) ressemblent à un seul des parents. V. *dominant* et *récessivité*. — *loi de d.* V. *Mendel* (*lois de*).

dominant, *adj.* (génétique). Se dit d'un gène qui manifeste son effet qu'il soit présent sur les deux chromosomes de la paire, ou sur un seul (c.-à-d. à l'état homozygote ou à l'état hétérozygote). Le *caractère dominant* est le caractère transmis par ce gène; il apparaît dans tous les cas : chez l'homozygote et chez l'hétérozygote; chez ce dernier, en effet, il masque le caractère correspondant (récessif) porté par le gène allélomorphe. Le *mode d.* est le mode de transmission des maladies héréditaires liées à des gènes *d.* V. *récessif.*

domisme, *s. m.* (*domus*, maison). Science qui règle la construction et l'aménagement de chaque demeure en tenant compte, non seulement de l'esthétique et du confort, mais aussi de l'hygiène.

donateur d'hydrogène. Corps capable de céder par déshydrogénation son hydrogène à un autre corps (accepteur d'hydrogène). V. *transporteur d'hydrogène.*

Donath et Landsteiner (épreuve de). Epreuve destinée à mettre en évidence, *in vitro*, le pouvoir hémolysant du plasma sur ses propres hématies, au cours de l'hémoglobinurie paroxystique *a frigore*. Le sang du malade, rendu incoagulable, est refroidi à 0° pendant une demi-heure, puis réchauffé à 37° pendant 2 heures. On dit que l'épreuve est positive si l'hémolyse se produit. Celle-ci est due à la présence dans le plasma, d'hémolysine biphasique (v. ce terme).

Donnan (équilibre de). Quand une membrane sépare deux solutions d'électrolyte dont l'une contient un ion non diffusible à travers cette membrane, les autres ions diffusant librement, il en résulte une distribution inégale des ions diffusibles des deux côtés de cette membrane, le surplus d'ions se trouvant du côté qui contient la variété non diffusible.

donneur dangereux. Sujet appartenant généralement au groupe sanguin O ou au groupe B, dont le plasma contient (naturellement ou à la suite d'injections de vaccin, de sérum, d'un médicament) un taux anormalement élevé d'anticorps, presque toujours anti-A (ou agglutinine α). Cet anticorps, lorsque le sujet est donneur de sang, peut, au cours de la transfusion, agglutiner les globules rouges des receveurs du groupe A ou AB. V. *incompatibilité*

sanguine, *agglutinine* et *groupes
sanguins.*

donneur universel. Nom donné aux
individus appartenant au groupe
sanguin (v. ce terme) O. Leurs
hématies, privées d'agglutinogène,
ne sont agglutinables par aucun
sérum. Ils peuvent donc donner leur
sang pour la transfusion à tous les
sujets, quel que soit le groupe sanguin de ceux-ci, sauf dans certains
cas : V. *donneur dangereux.*

dopa, *s. f.* Dihydroxyphénylalanine.
Un des éléments de la chaîne qui
aboutit à la synthèse des catécholamines ; il dérive de la tyrosine et il
est le précurseur de la dopamine.

dopamine, *s. f.* Acide aminé qui, au
cours de la synthèse des catécholamines (v. ce terme), est formé aux
dépens de la dopa (v. ce terme) et
précède immédiatement la formation de noradrénaline. Contrairement aux autres catécholamines,
la *d.* est vasodilatatrice au niveau
des reins, de l'intestin et des coronaires. La *d.* est un médiateur chimique. Sa disparition de certaines
régions du cerveau (corps striés,
locus niger) est à l'origine de la
maladie de Parkinson, et son précurseur, la L-dopa, est utilisé dans le
traitement de cette affection ; d'autres anomalies de la production
de la *d.* semblent être en rapport
avec le développement de la schizophrénie. On emploie la *d.* dans le
traitement du choc : elle augmente
le débit urinaire, le débit et la force
de contraction du cœur sans modifier le rythme de celui-ci, ni la pression artérielle. Elle inhibe l'action
de la prolactine. V. *médiateur chimique, récepteur* et *système dopaminergique, bromocriptine* et *prolactine.*

dopaminergique, *adj.* Qui agit par
l'intermédiaire de la dopamine. —
nerf d. Nerf dont les terminaisons
libèrent la dopamine (V. *médiateur
chimique*). — *récepteur d.* V. ce terme. — *système d.* V. ce terme.

dopa-réaction, *s. f.* (Bruno Bloch).
Noircissement de certaines cellules
de la peau des addisoniens plongées
dans une solution de dopa (v. ce

terme) qui joue le rôle de chromogène.

doppelton de Traube. V. *Traube
(double ton de).*

Doppler (effet). Si l'on dirige un
faisceau d'ultra-sons de fréquence
donnée sur un corps en mouvement,
ce faisceau est réfléchi avec une fréquence différente de celle d'arrivée,
et la différence entre ces 2 fréquences
est directement proportionnelle à la
vitesse du corps étudié. V. *fluxmètre.*

Döppler (opération de). V. *isophénolisation.*

dorsalgie, *s. f.* Douleur ayant son
siège au niveau du rachis dorsal.

dorsalisation, *s. f.* Anomalie de développement de la 7e vertèbre cervicale dont l'apophyse costiforme s'est
transformée en une côte plus ou
moins évoluée (*côte cervicale*). Cette
anomalie peut déterminer des troubles dus à la compression des nerfs
ou des vaisseaux ; c'est le *syndrome
de la côte cervicale.* V. *scalène antérieur (syndrome du).*

dorsarthrose, *s. f.* Rhumatisme
chronique dégénératif (arthrose)
vertébral localisé à la colonne dorsale.

dos de fourchette (Velpeau). Déformation du poignet caractéristique de la fracture de l'extrémité
inférieure du radius.

dose absorbée (radiologie). Quantité d'énergie délivrée par des particules ionisantes à l'unité de masse
de la substance irradiée, au point
considéré, quelle que soit la nature
du rayonnement ionisant utilisé.
L'unité, le *rad,* vaut 100 ergs par
gramme. C'est la *d. a.* qui mesure
la quantité d'énergie reçue par les
tissus, à laquelle sont liés les effets
biologiques des radiations.

dose intégrale (radiologie). Quantité
totale d'énergie absorbée dans
toute une région irradiée. C'est
donc le produit de la dose absorbée
par la masse de la région irradiée
(en grammes). L'unité vaut donc
100 ergs.

dose maximum admissible (radiologie). Dose totale de rayonnements
ionisants qu'un individu peut

recevoir sans danger au cours de sa vie.

dose volume ou **dose tumorale** (radiologie). Quantité totale d'énergie absorbée par une tumeur irradiée. C'est le produit de la dose absorbée par la masse de la tumeur (en grammes) calculée d'après le volume géométrique qui la délimite approximativement.

dothiénentérie, *s. f.* (Trousseau), **dothiénentérite,** *s. f.* (Bretonneau) (δοθιήν, bouton; ἔντερον, intestin). V. *typhoïde* (*fièvre*).

Dott et Bailey (syndrome de) (1925). Syndrome caractérisé par la coexistence de signes d'hyper- et d'hypofonctionnement de l'hypophyse, p. ex. acromégalie et aspect eunuchoïde.

double anonymat ou **double aveugle (épreuve en).** Syn. *épreuve en double insu, double-blind test.* Méthode employée lors des essais cliniques d'un médicament et destinée à éliminer tout élément subjectif dans l'appréciation des résultats obtenus. Elle consiste à donner le médicament au sujet en le faisant alterner avec un placebo à l'insu du sujet et aussi à l'insu du médecin; le véritable contenu du produit administré n'étant connu, au moment de l'essai, que d'une tierce personne.

double-blind test. V. *double anonymat ou double aveugle* (*épreuve en*).

double bouton aortique (signe du) (Lian, Marchal et Abaza, 1936). Signe radiologique du rétrécissement congénital de l'isthme aortique. Sur les clichés de face, à l'intérieur de l'ombre de l'arc aortique, existe une autre opacité arrondie (double bouton), formée par l'origine de l'aorte descendante en aval du rétrécissement.

double bruit ascitique. V. *ascitique* (*bruit de flot*).

double contour (signe du) (Brun et Jaubert de Beaujeu). Syn. *signe du décollement du sommet.* Aspect radiologique caractéristique du kyste hydatique du poumon lorsque le kyste est altéré et se décolle de la paroi; c'est une image en croissant,

formée de deux courbes convexes en haut, coiffant le pôle supérieur du kyste.

double genou aortique (signe du) (Bramwell). Signe radiologique de la sténose congénitale de l'isthme de l'aorte : de face, l'arc aortique présente deux saillies arrondies séparées par une encoche (indentation); la supérieure correspond à la portion sus-stricturale de l'aorte ou à l'artère sous-clavière dilatée; l'inférieure est formée par l'aorte au-dessous de la sténose. V. *indentation* (*signe de l'*).

double forme (folie à) (Baillarger). V. *folie intermittente ou périodique.*

double insu (épreuve en). V. *double anonymat ou double aveugle* (*épreuve en*).

double quarte (fièvre). Fièvre intermittente dans laquelle l'accès se répète deux jours de suite, le troisième étant marqué par l'apyrexie; puis le quatrième et le cinquième jour surviennent de nouveaux accès, suivis d'apyrexie le sixième, etc.

double quotidienne (fièvre). Fièvre intermittente avec deux accès par jour.

double souffle intermittent crural de Duroziez. V. *Duroziez* (*signe de*).

double tierce (fièvre). Forme de fièvre intermittente caractérisée par des accès survenant tous les jours comme dans la fièvre quotidienne; mais les accès n'apparaissent pas aux mêmes heures; ils se correspondent en tierce, c.-à-d. que les accès des 1er, 3e et 5e jours se ressemblent, ils débutent à la même heure et ont la même intensité, tandis que les accès des 2e, 4e et 6e jours sont semblables entre eux, mais diffèrent des précédents.

double ton (en allemand *Doppelton*, Traube). V. *Traube* (*double ton de*).

doublet (signe du) (R. Turpin, J. Lefebvre et J. Lerique, 1943). Apparition, sur l'électromyogramme, d'ondes doubles formées par la répétition, à bref intervalle, d'ondes simples normales (pointes triphasiques élémentaires). Elle est observée au cours de la crise de tétanie (spontanée ou provoquée par hyperpnée) et même au repos dans les cas de tétanie latente.

doublets (théorie des) (Craib) (cardiologie). Syn. *théorie des dipoles*. Théorie destinée à expliquer les phénomènes électriques observés dans le muscle cardiaque pendant son excitation. Le passage de la région excitée de la positivité à la négativité (dépolarisation) peut être figuré par le cheminement, le long de l'onde d'excitation, d'un train de « doublets » ou de « dipoles » électriques, groupes de deux charges opposées, dont le pôle + est situé en avant et le pôle — en arrière. Le retrait de l'onde d'excitation (repolarisation) serait représenté par un autre train de doublets progressant dans le même sens, mais le pôle — en avant et le pôle + en arrière, rétablissant, dans la région abandonnée par l'excitation, la positivité initiale, caractéristique de la période de repos.

Douglas (cri ou signe du) (Proust, 1914). Douleur extrêmement vive, arrachant un cri à la malade, déterminée par la palpation profonde du cul-de-sac de Douglas, chez la femme atteinte de rupture de grossesse extra-utérine. Cette douleur est localisée et s'accompagne d'une parfaite dépressibilité du cul-de-sac où le toucher bi-manuel ne permet pas de percevoir le sang liquide répandu.

douglassectomie, *s. f.* (cul de sac de Douglas ; ἐκτομή, ablation). Résection chirurgicale du péritoine pelvien du cul de sac de Douglas, avec accolement du vagin et du rectum et suture bord à bord des 2 feuillets péritonéaux restants et des ligaments utérosacrés. C'est le traitement des rétroversions utérines des femmes jeunes, et aussi des prolapsus ovariens et du syndrome d'Allen et Masters.

douglassite, *s. f.* Péritonite chronique localisée au cul-de-sac de Douglas.

douleur, *s. f.* « Impression anormale et pénible reçue par une partie vivante et perçue par le cerveau »

(Littré). — *d. cordonale*. V. *cordonal*. — *d. erratique*. D. qui change fréquemment de place (rhumatisme). — *d. exquise*. D. vive et nettement localisée en un point très limité (goutte, appendicite). — *d. fulgurante*. D. très vive survenant spontanément (période initiale du tabes) et dont la durée très courte a été comparée à celle de l'éclair. — *d. gravative*. D. accompagnée d'une sensation de pesanteur. — *d. morale* (psychiatrie). Inquiétude pénible et indéfinissable accaparant l'affectivité. Symptôme essentiel de la mélancolie (v. ce terme). — *d. ostéocope*. Syn. *ostéodynie*. D. osseuse profonde, aiguë, ne coïncidant avec aucun signe extérieur. — *d. pongitive*. D. analogue à celle que fait une pointe en pénétrant profondément (pleurésie). — *d. pulsative*. Battements douloureux perçus dans les parties enflammées, en rapport avec les pulsations artérielles. — *d. tensive*. Douleur accompagnée d'une impression de distension (formation d'un abcès, inflammation d'une muqueuse). — *d. térébrante*. D. profonde qui semble produite par la pénétration d'un corps vulnérant. — *d. tormineuse*. Coliques violentes revenant par accès.

douleurs, *s. f. pl.* Sensations pénibles qui accompagnent les contractions utérines pendant le travail de l'accouchement. — *d. conquassantes*. D. très violentes ressenties par la parturiente quand la tête franchit la vulve. — *d. expultrices* ou *expulsives*. D. ressenties par la parturiente, quand la dilatation du col est complète et que la partie engagée commence à franchir la filière pelvienne. — *d. préparantes*. D. ressenties par la parturiente pendant la période de dilatation de l'orifice du col.

Doumer (méthode de). Traitement des hémorroïdes par le courant électrique de haute fréquence à haute tension.

dourine, *s. f.* Syn. *mal du coït*. Trypanosomiase qui frappe les équidés et qui se communique par le coït ; son mode de propagation et ses symptômes l'ont fait comparer à la syphilis. Cette maladie sévit en Algérie.

doute (folie du). V. *folie du doute.*

douve, *s. f.* V. *distome.*

Down (maladie ou syndrome de). V. *mongolisme.*

doxycycline, *s. f.* Syn. *Vibramycine* (n. dép.). Antibiotique de la famille des tétracyclines (v. ce terme).

Doyen (procédé de). V. *Vautrin (procédé de).*

Doyne (dégénérescence maculaire de) (1889). Dégénérescence colloïde familiale et héréditaire de la partie centrale de la rétine. De nombreuses taches jaunes saillantes sont disposées en mosaïque (aspect en rayons de miel) autour de la macula. Des hémorragies et l'atrophie de la rétine peuvent survenir à la longue, et entraîner une diminution de la vision.

dracunculose, *s. f.* Infestation de l'organisme par la filaire de Médine (ou ver de Guinée). Elle se manifeste par une ou plusieurs tumeurs sous-cutanées qui ne tardent pas à s'abcéder et d'où l'on peut extraire les parasites.

dragonneau, *s. m.* V. *filaire de Médine.*

Dragstedt (iléostomie à la). V. *iléostomie.*

Dragstedt (opération de) (D., de Chicago, 1943). Syn. *vagotomie bilatérale.* Section des deux nerfs pneumogastriques, au niveau de la portion inférieure de l'œsophage. Opération destinée à supprimer la sécrétion gastrique et pratiquée en cas d'ulcère de l'estomac et surtout en cas d'ulcère du duodénum et d'ulcère peptique.

drain, *s. m.* (angl. *to drain,* faire écouler). Tube de caoutchouc, de verre, de matière plastique ou de toute autre substance facile à stériliser, percé de trous le long de sa paroi et destiné à assurer le drainage.

drainage, *s. m.* Traitement des collections liquides septiques ou aseptiques, qui consiste à favoriser leur écoulement continu en maintenant la béance de leur orifice par un tube (drain) permettant l'aspiration, par une lame de caoutchouc ou par une mèche. — *d. d'attitude.* V. *postural.* — *d. bronchoscopique.* V. *broncho-aspiration.* — *d. endocavitaire.* V. *Monaldi (méthode de).* — *d. hépatique.* V. *hepaticus drainage.* — *d. de Mikulicz.* V. *Mikulicz (drainage et pansement de).* — *d. pariétal.* V. *Monaldi (méthode de).* — *d. de posture* ou *postural.* V. *postural.* — *tidal d.* (angl. *tide,* marée). Terme anglais désignant le siphonage intermittent employé pour drainer la vessie.

drame pancréatique de Dieulafoy. Apparition brutale de symptômes d'emblée très alarmants (douleur épigastrique atroce, vomissements répétés, météorisme abdominal, état de choc intense) au début d'une pancréatite aiguë hémorragique.

drapé (signe du) (Gutmann). Aspect radiologique des plis de la muqueuse gastrique observé au cours du cancer de l'estomac : sur la courbure opposée à la lésion existe une rétraction fixe comparable au fronçage d'une étoffe épinglée ; il se traduit le plus souvent une traînée néoplasique.

drapeau (bruit de). Signe stéthoscopique dû au flottement d'un lambeau membraneux siégeant dans une bronche assez volumineuse. Il indique l'existence d'une bronchite pseudo-membraneuse.

drastique, *adj.* et *s. m.* (δράω, j'agis). Purgatif énergique.

dreamy state (en angl. état de rêve). V. *unciforme ou uncinée (crise).*

drépanocyte, *s. m.* (δρέπανον, faux ; κύτος, cellule). Syn. *hématie falciforme, sickle-cell.* Hématie déformée, en faucille ou en fuseau. V. *drépanocytose.*

drépanocytose, *s. f.* (δρέπανον, faux ; κύτος, cellule). Présence, dans le sang de certains anémiés, d'hématies en forme de croissant. La *d.* est spéciale à la race noire. V. *anémie à hématies falciformes.*

Dresbach (anémie, maladie ou syndrome de) (1904). V. *ovalocytose* et *anémie à hématies falciformes.*

Dressler (syndrome de). V. *post-infarctus du myocarde (syndrome).*

Drew (méthode de) (1959). Méthode permettant, en chirurgie cardiaque, d'opérer sur cœur arrêté et ouvert. Elle utilise l'hypothermie profonde par refroidissement du sang et une double circulation extra-corporelle, droite et gauche, l'oxygénation du sang étant assurée par les poumons du sujet.

Drinkwater (syndrome de). V. *symphalangie.*

drip-feeding, *s. m.* V. *goutte à goutte alimentaire.*

droitier, ière, *adj.* ou *s.* Celui qui a une « tendance innée et irréversible à se servir de sa main et de son pied droits pour tous les mouvements volontaires ou spontanés » (V. Kovarsky).

dromomanie, *s. f.* (δρόμος, course; μανία, folie). Impulsion morbide à marcher.

dromophobie, *s. f.* (δρόμος; φόβος, crainte). Peur morbide de marcher, de voyager.

dromothérapie, *s. f.* (δρόμος; θεραπεία, traitement). Emploi thérapeutique de la course, et en particulier de la course en flexion, comme gymnastique respiratoire et circulatoire (neurasthénie, arthritisme).

dromotrope, *adj.* (δρόμος; τρέπειν, tourner) (Engelmann) (physiologie). Se dit de tout ce qui concerne le pouvoir de conductibilité de la fibre musculaire et surtout de ce qui intéresse la conduction intra-cardiaque de l'excitation.

drusen, *s. f.* (en allemand, glande). Petite excroissance blanchâtre siégeant dans la région maculaire de la rétine, au cours de la dégénérescence sénile de la macula.

D. S. (anatomie). Abréviation de détroit supérieur.

Dt. Symbole de la capacité de diffusion d'un tissu pour un gaz.

DtCO₂. Symbole de la capacité de diffusion d'un tissu pour le gaz carbonique.

DtO₂. Symbole de la capacité de diffusion d'un tissu pour l'oxygène.

Dubin-Johnson (ictère, maladie ou syndrome de) (1954). Affection rare et qui semble familiale, caractérisée par un ictère débutant dans l'enfance et persistant ensuite, peu intense et variable, sans altération de l'état général. La bilirubinémie directe est élevée; il n'y a pas d'hémolyse ni d'atteinte des fonctions hépatiques ni d'obstacle sur les voies biliaires. Le foie est gros, vert-noir, et les cellules centro-lobulaires contiennent en abondance un pigment brun appartenant au groupe des mélanines. Cette maladie est due à une mauvaise excrétion de la bilirubine directe (ou conjuguée), provoquée par l'absence d'une enzyme hépatique. V. *ictère chronique idiopathique.*

Dubini (chorée de) (1845). Variété de chorée électrique caractérisée par des attaques convulsives suivies souvent de paralysie, et se terminant par le coma et la mort. Ce type clinique, observé en Italie, paraît être très rare en France. On tend aujourd'hui à le faire entrer dans le cadre des encéphalites aiguës épidémiques (forme myoclonique de Sicard).

Du Bois-Reymond (loi de). « Ce sont les périodes d'état variable du courant continu qui provoquent l'excitation des nerfs et des muscles » (A. Strohl et A. Djourno).

Dubos et Middlebrook (réaction de) (1948). Procédé permettant d'apprécier la virulence d'un bacille tuberculeux. A un pH de 8,9, les bactéries virulentes se colorent en rouge par le rouge neutre, et les non pathogènes en jaune. La réaction doit être effectuée sur des bacilles issus de cultures jeunes. (A distinguer de la réaction de Middlebrook et Dubos).

Duboué (méthode de) (de Pau, 1864). Traitement des fistules vésico-vaginales par dédoublement de la cloison et suture des deux plans (vessie et vagin).

Ducci (réaction ou test de). V. *rouge colloïdal (réaction au).*

Duchenne (maladie de). Nom donné au *tabes dorsalis*, décrit pour la première fois d'une façon complète en 1858 par Duchenne (de Boulogne), quelquefois aussi à la *paralysie labio-glosso-laryngée* découverte en 1860 par le même auteur et à la *paralysie pseudo-hypertrophique type Duchenne* (1849-61), variété la plus fréquente de myopathie primitive progressive (v. ces différents termes).

Duchenne (signes de) (D. de Boulogne). 1° Signe de pied plat valgus douloureux : l'enfant, couché sur le dos, ne s'oppose que faiblement aux tentatives de flexion dorsale du pied malade, faites en appuyant sous la tête du 1er métatarsien. — 2° Signe observé au cours de la paralysie radiale saturnine. Le long supinateur, dont la motilité est conservée, fait saillie lorsqu'on s'oppose à la flexion de l'avant-bras sur le bras.

Duchenne (syndrome de). V. *paralysie labio-glosso-laryngée.*

Duchenne (type pseudo-hypertrophique de). V. *paralysie musculaire pseudo-hypertrophique.*

Duchenne-Erb (muscles du groupe). Deltoïde, biceps, brachial antérieur et long supinateur.

Duchenne-Erb (syndrome ou paralysie type). Syn. *paralysie ou syndrome radiculaire supérieur du plexus brachial.* Syndrome provoqué par l'atteinte du tronc primaire supérieur du plexus brachial (5e et 6e racines cervicales). Il est caractérisé par une paralysie flasque frappant les muscles du groupe Duchenne-Erb (v. ce terme) avec abolition des réflexes tendineux, atrophie, troubles des réactions électriques, et par une hypoesthésie en bande le long du bord externe de l'épaule, de l'avant-bras et du bras.

Ducrey (bacille de). Microbe spécifique du chancre mou.

Ducroquet et Launay (opération de). Opération correctrice du pied plat valgus douloureux; elle consiste en une double arthrodèse sousastragalienne et médiotarsienne qui corrige les déformations et ankylose les articulations intéressées.

Dudley Morton (maladie ou syndrome de). V. *Morton (maladies de)*, 2°.

Duffy (antigène, facteur ou système). V. *groupes sanguins.*

Dufour (méthode de H.) (1925). Traitement du tétanos par la sérothérapie intrarachidienne associée aux anesthésies chloroformiques répétées; celles-ci libéreraient la toxine fixée sur la cellule nerveuse, méthode actuellement abandonnée.

Dufourmentel (ostéotomie curviligne de). Réfection de l'interligne articulaire pratiquée dans l'ankylose de l'articulation temporomaxillaire.

Duguet (signe de). Ulcération des piliers antérieurs du voile du palais dans la fièvre typhoïde.

Duhamel (opération de). Opération pratiquée en cas de mégacôlon congénital. Elle consiste dans une résection recto-sigmoïdienne avec fermeture de l'extrémité supérieure de l'ampoule rectale suivie d'un abaissement du côlon sigmoïde en arrière du rectum et de son abouchement à la peau à travers le sphincter anal.

Dühring ou **Dühring-Brocq (maladie de).** V. *dermatite herpétiforme* et *dermatite polymorphe douloureuse chronique à poussées successives.*

Duke (épreuve de). Recherche du *temps de saignement.* Une piqûre du lobule de l'oreille donne chez un sujet sain un écoulement de quelques gouttes de sang qui s'arrête spontanément en 3 ou 4 minutes. Sa prolongation indique un état pathologique, en particulier l'hémogénie. — Avec la *technique d'Ivy* plus sensible mais plus complexe, le temps de saignement normal est de 6 à 10 minutes.

Dukes-Filatoff ou **Filatow (maladie de)** (1904). Syn. *fourth disease, quatrième maladie, rubéole scarlatiniforme.* Fièvre éruptive dont les caractères se rapprochent de ceux de la rubéole et de la scarlatine : exanthème léger, angine, adénopathies et symptômes généraux peu marqués. Elle n'est pas admise comme une entité morbide distincte par tous les auteurs.

dumping syndrome. V. *chasse (syndrome de).*

Dungern-Hirszfeld (épreuve de von). Procédé de détermination du groupe sanguin analogue à l'épreuve de Beth Vincent (v. ce terme), dans lequel le mélange sang-sérum étalon est fait dans des tubes.

Dungern et Hirszfeld (loi de von) (1910). Principe régissant la transmission héréditaire des groupes sanguins selon les lois de Mendel : les agglutinogènes A et B existant chez les parents peuvent se retrouver chez leurs enfants ou disparaître (suivant que les parents sont homo- ou hétérozygotes); ils ne peuvent pas apparaître chez les enfants s'ils n'existent pas chez leurs parents.

duodénectomie, s. f. (duodénum; ἐκτομή, ablation). Résection du duodénum; elle est presque toujours partielle.

duodénite, s. f. Inflammation du duodénum. Elle se confond ordinairement avec la gastrite ou l'entérite.

duodéno-cholédochotomie, s. f. V. *cholédocho-duodénotomie interne.*

duodéno-gastrectomie, s. f. V. *gastro-duodénectomie.*

duodénogastroscopie, s. f. Syn. *fibroduodénogastroscopie.* Méthode d'exploration visuelle du duodénum et de l'estomac au moyen d'un fibroscope (v. ce terme) introduit dans l'œsophage.

duodéno-jéjunostomie, s. f. Opération qui consiste à mettre en communication le duodénum et le jéjunum.

duodéno-pancréatectomie, s. f. Syn. *pancréatoduodénectomie.* Ablation chirurgicale du pancréas et du duodénum, préconisée en cas de cancer du pancréas et en cas de cancer du cholédoque ou de l'estomac propagé au pancréas. — *d. p. céphalique.* Ablation du duodénum et de la tête du pancréas.

duodéno-pylorectomie antérieure ou **duodéno-sphinctérectomie antérieure** (Judd). Résection d'une partie du duodénum et du pylore.

duodénoscope, s. m. Syn. *fibroduodénoscope.* Fibroscope (v. ce terme) destiné à l'exploration visuelle du duodénum.

duodénoscopie, s. f. (1967). Syn. *fibroduodénoscopie.* Méthode d'exploration visuelle directe de la lumière du duodénum, au moyen d'une variété de fibroscope, le duodénoscope (v. ces termes). Elle permet aussi d'injecter un liquide opaque aux rayons X dans le canal de Wirsung et la voie biliaire principale. V. *pancréato-cholangiographie.*

duodénostomie, s. f. (duodénum; στόμα, bouche). Création d'une bouche sur le duodénum; opération pratiquée dans des cas de sténose pylorique, lorsqu'on ne peut faire la gastro-entérostomie.

duodénotomie, s. f. (duodénum; τομή, section). Incision du duodénum.

Duplay (boîte de). V. *Lannelongue (lit de).*

Duplay (maladie de). Périarthrite scapulo-humérale s'accompagnant de calcification de la bourse séreuse sous-acromiale.

Duplay ou **Duplay-Marion (opération de).** Opération plastique destinée à la cure de l'épispadias et de l'hypospadias. Elle consiste dans la reconstitution de l'urètre au moyen de deux lambeaux cutanés péniens latéraux adossés par leurs faces avivées; le méat anormal est fermé dans un second temps (Duplay). Marion dérive l'urine par une cystostomie préalable et suture les lambeaux cutanés sur une sonde en gomme.

duplex (uterus) (*duplex*, double). Malformation caractérisée par la présence de deux corps utérins réunis par un col unique, et due à ce fait que les deux canaux de Müller ne se sont unis que dans leur partie inférieure.

duplicature champêtre (*duplicare*, courber). Cyphose lombaire et dorsale inférieure, avec souvent ankylose progressive des hanches en flexion, apparaissant, à l'âge adulte, chez des cultivateurs travaillant sans cesse penchés en avant.

Dupuy-Dutemps (opération de). V. *dacryocystorhinostomie*.

Dupuy-Dutemps et Cestan (signe de). V. *relèvement paradoxal de la paupière (signe du)*.

Dupuy de Frenelle (appareil de). Appareil destiné au traitement des fractures du bras, analogue à celui de Pouliquen (v. ce terme).

Dupuytren (attelle de). Appareil destiné à l'immobilisation provisoire des blessés atteints de fracture de Dupuytren; il comporte une attelle de bois fixée contre la face interne de la jambe et du pied par des bandes de toile, un coussin de balle d'avoine ne descendant pas jusqu'à la cheville, écartant la jambe de l'attelle et permettant d'immobiliser le pied en varus.

Dupuytren (cordon mésentérique de). Nom donné par D. à la rétraction spontanée du mésentère de l'éperon dans l'anus artificiel, dans les cas de guérison spontanée.

Dupuytren (éperon de). V. *éperon*.

Dupuytren (fractures de). 1° Variété de fracture du péroné siégeant à 5 ou 6 cm du sommet de la malléole; il existe à ce niveau une dépression souvent perceptible à la vue et toujours reconnaissable au toucher, surmontée d'une saillie anguleuse formée par l'extrémité du fragment supérieur (*coup de hache* de Dupuytren). Elle est accompagnée, en général, de l'arrachement de la malléole interne. — 2° *fr. de D. du membre supérieur*. Fracture de l'extrémité inférieure du radius avec translation externe de la main, dépression en coup de hache sur le bord externe de l'avant-bras et forte saillie mobile de la tête cubitale.

Dupuytren (maladie de) (1831). Syn. *rétraction de l'aponévrose palmaire*. Affection caractérisée par l'épaississement et le raccourcissement de l'aponévrose palmaire qui entraînent la formation de nodules fibreux et la flexion progressive des doigts (4e et 5e surtout). Elle est plus fréquente chez l'homme et doit

être rapprochée d'autres affections du tissu conjonctif; la maladie de Ledderhose et la maladie de La Peyronie (v. ces termes).

Dupuytren (sac de) (1817). Pansement de la vessie, après l'opération de la taille, imaginé par Dupuytren et consistant à introduire dans la plaie des compresses tassées dans un sac de linge fin. Il a été inventé de nouveau par Mikulicz.

Dupuytren (signe de). Signe traduisant l'anormale laxité de la capsule articulaire chez les nourrissons prédisposés à la luxation de la hanche : l'enfant étant couché sur le dos, le refoulement du membre inférieur de bas en haut provoque une ascension de la tête fémorale avec raccourcissement du membre et parfois sensation de ressaut; la traction rend à la jambe sa longueur apparente primitive.

Duraffourd (index) (1954). Chiffre traduisant, d'après l'aspect du thrombo-élastogramme, l'état de la coagulation du sang. Le chiffre 100 indique une coagulabilité normale, un chiffre plus faible montre l'hypocoagulabilité (15 chez l'hémophile) et un chiffre plus élevé mesure l'hypercoagulabilité (400 au cours des thromboses).

dural ou **dure-mérien**, *adj.* Qui se rapporte à la dure-mère. — *hématome dural*. Hémorragie siégeant dans l'épaisseur de la dure-mère. V. *pachyméningite interne* ou *hémorragique*. — *hématome extradural* ou *sus-dure-mérien*. Épanchement sanguin traumatique collecté entre la dure-mère et les os du crâne : il siège le plus souvent dans la région sphéno-temporo-pariétale (zone décollable de Gérard-Marchant). — *épanchement sous-dural* ou *sous-dure-mérien*. Hémorragie d'origine traumatique, diffuse ou circonscrite, siégeant entre la dure-mère et l'écorce cérébrale.

Durand et Giroud (vaccin de). V. *typhus exanthématique*.

Durante (maladie de). V. *dysplasie périostale*.

Durante (méthode de). Méthode destinée à provoquer la sclérose d'un foyer tuberculeux par des injections répétées, à sa périphérie, de solution iodo-iodurée de Lugol.

durillon, *s. m.* Epaississement de l'épiderme de la paume de la main et de la plante du pied présentant parfois, comme le cor, un prolongement dans le derme. Une bourse séreuse se développe sous l'épiderme épaissi, parfois même l'os sousjacent s'altère. — *d. enflammé* ou *forcé.* Inflammation et suppuration de la bourse séreuse sous-jacente au durillon.

Duroziez (double souffle de). V. *Duroziez (signe de).*

Duroziez (maladie de). Rétrécissement mitral pur.

Duroziez (onomatopée de) (1862). *Ffoutt-tata-rrou,* terme créé par D., imitant les signes d'auscultation du rétrécissement mitral : le souffle présystolique suivi du 1er bruit, le dédoublement du 2e bruit et le roulement diastolique.

Duroziez (signe de) (1861). Syn. *double souffle intermittent crural.* Double souffle que l'on entend dans l'insuffisance aortique en appuyant assez fortement le stéthoscope sur l'artère fémorale au triangle de Scarpa.

Durupt (test de). V. *métabolique d'effort (test).*

Duvernay (opération de) (1930). Syn. *tunellisation* (Ollier), *saignée osseuse* (Périer). Trépanation profonde ou forage de l'épiphyse d'un os dont l'altération menace de se propager à l'articulation voisine. Opération qui, appliquée à la hanche ou au genou dans l'ostéite à forme névralgique de Gosselin, amène une sédation immédiate de la douleur.

Du Verney (fracture de) (1751). Fracture transversale de l'os iliaque.

D.V.M.M. Débit ventilatoire maximum minute. V. *ventilation maxima.*

D-xylose (épreuve au). Epreuve permettant d'étudier l'absorption intestinale des glucides. Après l'ingestion de 25 grammes de D-xylose (sucre absorbable, non métabolisé dans l'organisme et éliminé par l'urine), on en trouve normalement plus de 5 g dans l'urine sécrétée pendant les 5 heures suivantes. Une élimination inférieure à 3,5 g traduit une absorption intestinale défectueuse.

Dycholium (épreuve au). V. *saccharinate de soude (épreuve au).*

dye-test de Sabin et Feldman (1948) (angl. *dye,* teinture). Procédé de diagnostic sérologique de la toxoplasmose. Des anticorps spécifiques apparaissent précocement dans le sérum du malade, et le sérum, mis en présence de toxoplasmes, les altère et modifie leurs réactions aux colorants.

Dyggve (syndrome de) (Dyggve, Melchior et Clausen, 1962). Syn. *mucopolysaccharidose de type VII.* Syndrome voisin de la maladie de Hurler, dans lequel l'urine contient un mucopolysaccharide proche de l'acide hyaluronique; il fait partie des mucopolysaccharidoses (v. ce terme).

dynamogène, *adj.* Qui crée ou augmente la force, l'énergie; qui surexcite la fonction d'un organe. Ex.: *aliment d.*

dynamogénie, *s. m.* (δύναμις, force; γεννάν, engendrer) (Brown-Séquard) (physiologie). Exaltation de la fonction d'un organe sous l'influence d'une excitation quelconque; contraire d'inhibition. V. *facilitation.*

dynamographe, *s. m.* (δύναμις; γράφειν, tracer). Instrument destiné à enregistrer la force musculaire (dynamomètre enregistreur).

dynamomètre, *s. m.* (δύναμις, force; μέτρον, mesure). Instrument destiné à mesurer la force musculaire.

dynamophore, *adj.* (δύναμις; φέρειν, porter). V. *aliment.*

dynamoscopie, *s. f.* (δύναμις; σκοπεῖν, examiner). Procédé d'auscultation abandonné aujourd'hui, qui consistait à étudier certains bruits organiques perceptibles soit en introduisant dans son oreille l'auriculaire du sujet, soit en l'auscultant à l'aide du dynamoscope.

dyphtongie, *s. f.* (δύς; φθέγγομαι, j'articule) (Armand de Fleury,

1864). Difficulté de la parole due à un phénomène réflexe.

dys... (δύς...). Préfixe indiquant une idée de gêne, de difficulté.

dysacromélie, *s. f.* (δύς, indiquant la difficulté; ἄκρος, extrémité; μέλος, membre) (M. Bariéty, 1946). Terme proposé pour désigner un groupe de manifestations morbides caractérisées par l'hypertrophie des extrémités des membres et souvent des anomalies de leur périoste, survenant presque toujours au cours d'affections thoraciques (doigts hippocratiques, ostéo-arthropathie hypertrophiante pneumique et pachydermopériostose).

dysallélognathie, *s. f.* (δύς; ἀλλήλων, l'un l'autre; γνάθος, mâchoire). Manque d'équilibre dans les proportions des deux mâchoires que l'on observe dans les types tératologiques.

dysankie, *s. f.* (δύς; ἄγκος, coude) (A. Léri, 1926). Défaut d'extension du coude considéré comme une anomalie réversible et dû à un arrêt de développement de l'extrémité supérieure du cubitus. La d. est tantôt isolée, tantôt associée à d'autres anomalies de développement.

dysantigraphie, *s. f.* (δύς; ἀντιγράφειν, copier) (Gulbenk, 1904). Variété d'agraphie dans laquelle le malade éprouve uniquement une difficulté à copier; au bout de quelques lignes, il cesse de pouvoir transcrire le modèle. Ce trouble serait dû à une claudication intermittente du faisceau reliant le pli courbe au centre de l'écriture.

dysaraxie, *s. f.* (δύς; ἀφάσσειν, frapper). Affrontement irrégulier des dents antagonistes (tératologie).

dysarthrie, *s. f.* (δύς; ἄρθρον, articulation). Difficulté de la parole due à une paralysie ou à un spasme des organes de la phonation : langue, lèvres, voile du palais, etc.

dysarthrose, *s. f.* (δύς; ἄρθρον). Articulation défectueuse. Ce terme s'applique surtout aux synarthroses. — *d. cranio-faciale.* V. *dysostose cranio-faciale.*

dysautonomie, *s. f.* (*dysfonctionnement du système nerveux autonome*). Fonctionnement anormal du système nerveux autonome.

dysautonomie familiale. Syn. *syndrome de Riley-Day* (1949). Affection héréditaire autosomique récessive très rare, observée chez l'enfant et surtout chez les Israélites et caractérisée par différentes manifestations neurologiques : 1° du système autonome : absence totale de larmes, troubles de la vasomotricité, des régulations tensionnelles et thermiques (poussées d'hypertension artérielle, de fièvre), des fonctions digestives (vomissements, atonie gastro-intestinale); et 2° du système de la vie de relation, surtout une insensibilité généralisée à la douleur, parfois des troubles de la vue, de l'odorat, de la coordination. Il existe une hypotrophie staturo-pondérale et une instabilité émotionnelle. Son pronostic est très mauvais. Sa pathogénie est inconnue.

dysbasie, *s. f.* (δύς; βάσις, marche). Difficulté de la marche. — *d. lordotique progressive* (Oppenheim). V. *maladie de Ziehen-Oppenheim* et *spasme de torsion.*

dysboulie, *s. f.* (δύς; βουλή, volonté) (Apert, 1909). Nom générique donné à tous les troubles morbides de la volonté que l'on observe fréquemment chez les malades mentaux, et dans lesquels on peut faire entrer les tics, les manies, obsessions, phobies, etc.

dyscalcémie, *s. f.* Perturbation du taux du calcium sanguin. V. *calcémie.*

dyscalcie, *s. f.* Trouble du métabolisme du calcium (hypo- ou hypercalcie).

dyscataménie, *s. f.* (δύς; καταμήνια, menstrues). V. *dysmolimnie.*

dyscataposie, *s. f.* (δύς; καταπίνειν, avaler) (Nicoletopoulos, 1907). Difficulté d'avaler. Terme peu employé. V. *dysphagie.*

dyscéphalie, *s. f.* (δύς; κεφαλή, tête). Malformation du crâne et de la face. — *d. à tête d'oiseau.* V. *François* (*syndrome de*). — *d. splanchnocystique*. V. *Gruber* (*syndrome de*).

dyscéphalique à tête d'oiseau (syndrome). V. *François* (*syndrome de*).

dycéphalo-syndactylie, *s. f.* (δύς; κεφαλή, tête; syndactylie) (A. Vogt, 1933). Syn. *syndrome d'Apert-Crouzon, synd. de Vogt, acrocéphalosyndactylie de type II.* Ensemble de malformations associant celles de l'acrocéphalosyndactylie et celles de la dysostose cranio-faciale héréditaire (v. ces termes). Il peut exister en outre une obliquité en bas et en dehors des fentes palpébrales, une division palatine, des anomalies auriculaires, claviculaires, cardiaques, un pseudo-hermaphrodisme, une ankylose des coudes et des genoux.

dyschésie ou **dyschézie,** *s. f.* (δύς; χέζειν, déféquer). Défécation difficile, quelle qu'en soit la cause.

dyschondroplasie, *s. f.* (δύς; χόνδρος, cartilage; πλάσσειν, former) (Ollier, 1899). Syn. *chondralloplasie, maladie d'Ollier, chondromatose enchondral multiple.* Chondrodystrophie génotypique (v. ce terme) caractérisée par la présence d'îlots chondromateux dans les métaphyses des os, à topographie ou à prédominance unilatérale, entraînant des inflexions ou des raccourcissements des os longs. Pour certains auteurs, la *d.* ne serait qu'une variété de chondromatose. — *d. de l'épiphyse radiale inférieure.* V. *carpocyphose.*

dyschondrostéose, *s. f.* (δύς; χόνδρος, cartilage; ὀστέον, os) (A. Léri et J. Weill, 1929). Chondrodystrophie génotypique autosomique à transmission dominante se traduisant par un nanisme dû au développement insuffisant des segments moyens des membres (avant-bras et jambes) et par des déformations de l'avant-bras rappelant celles de la maladie de Madelung. La *d.* serait une forme fruste de la maladie ostéogénique.

dyschromatopsie, *s. f.* (δύς; χρῶμα, couleur; ὄψις, vue). Nom générique servant à désigner les troubles dans la perception des couleurs, particulièrement la difficulté à reconnaître les nuances. V. *protanopie, deutéranopie, tritanopie, dichromate* et *trichromate.*

dyschromie, *s. f.* (δύς; χρῶμα). Nom générique de tous les troubles de la pigmentation de la peau (achromie, hyperchromie, vitiligo).

dyschromie en confettis. Variété d'achromie en petites taches rondes comme des confettis, survenant après des essais de dépigmentation avec des produits à base d'hydroquinone; actuellement ces produits ne sont plus fabriqués ni vendus en France.

dyschronométrie, *s. f.* (δύς; χρόνος, temps; μέτρον, mesure) (A. Thomas, 1937). Trouble de la motilité portant sur la vitesse et la durée des mouvements, sur leur mise en marche et leur arrêt.

dyscinésie, *s. f.* ou **dyskinésie,** *s. f.* (δύς; κίνησις, mouvement). Difficulté des mouvements quelle qu'en soit la cause (incoordination, spasme, parésie, etc.). — *d. biliaire.* Syn. *dystonie biliaire.* Ensemble des troubles fonctionnels, moteurs et sensitifs, affectant un appareil biliaire exempt de lithiase et de toute altération inflammatoire, dégénérative ou néoplasique. Son diagnostic repose essentiellement sur l'étude de la radio-manométrie des voies biliaires. — *d. oddienne. D.* de la voie biliaire principale, qui apparaît dilatée sur les cholangiographies. Elle est due à un mauvais fonctionnement du sphincter d'Oddi. — *d. professionnelle* (Jaccoud). V. *spasmes fonctionnels.*

dyscorticisme, *s. m.* Altération des sécrétions du cortex surrénal dans leurs qualités ou dans leurs proportions respectives.

dyscrasie, *s. f.* (δύς; κρᾶσις, tempérament). Mauvaise constitution.

dysdipsie, *s. f.* (δύς; δίψα, soif). Difficulté de la déglutition pour les liquides, observée chez les hystériques.

dysécée, *s. f.* (δυσηκοΐα, dureté de l'ouïe, de δύς; ἀκούειν, entendre). Affaiblissement simple de l'ouïe.

dysectasie, *s. f.* (δύς; ἔκτασις, extension) (F. Legueu et Dossot,

1931). — *d. cervicale* ou *d. du col de la vessie*. Difficulté pour le col de la vessie de s'ouvrir, cause la plus fréquente de la rétention d'urine. Elle est due à une lésion organique du col (hypertrophie de la prostate, tumeur, sclérose du col) ou à des troubles nerveux (hypertonie du sphincter). V. *col vésical* (*maladie du*).

dysélastose, s. f. (δύς; ἐλαστής, qui pousse). Altération dégénérative des fibres élastiques des différents tissus.

dysembryome, s. m. Tumeur développée aux dépens de débris embryonnaires restés inclus dans l'organisme; le *d.* peut être bénin ou malin, kystique ou solide, simple (formé d'un seul tissu) ou complexe (tumeur mixte); le *d. tératoïde* (syn. *embryome*), qui contient des ébauches d'organes, est une forme de transition avec le tératome (v. ce mot).

dysembryoplasie, s. f. (Letulle, 1911). Malformation d'un organe, d'origine embryonnaire. V. *hamartome*.

dysembryoplasmome, s. m. Tumeur développée à la faveur d'une *dysembryoplasie* (théorie de Letulle).

dysencéphalie splanchnokystique (Gruber, 1934). Association d'encéphalocèle congénitale et de reins polykystiques avec présence fréquente de kystes dans le foie et le pancréas. Cette monstruosité incompatible avec l'existence semble être familiale.

dysendocrinie, s. f. Nom donné aux troubles du fonctionnement des glandes endocrines.

dysenterie, s. f. (δύς; ἔντερον, intestin). Syn. *caquesangue* (inusité). Maladie infectieuse endémo-épidémique et contagieuse, caractérisée par une inflammation ulcéreuse du gros intestin donnant lieu à des évacuations fréquentes de glaires sanguinolentes accompagnées de coliques violentes. — On distingue actuellement deux variétés de *d.* : 1° La *d. amibienne* due à un parasite intestinal, appartenant au genre amibe (*Amœba dysenteriae* ou *Enta-*

mœba histolytica; Schaudinn), observée dans les pays chauds, sujette aux récidives et donnant lieu souvent aux abcès du foie. — 2° La *d. baccillaire* due à une bactérie intestinale (b. de Chantemesse et Widal, ou de Shiga), observée sous toutes les latitudes et ne récidivant pas.

dysentériforme, adj. Se dit des entérites dans lesquelles les évacuations ressemblent à celles de la dysenterie.

dysentérique, adj. Qui a rapport à la dysenterie.

dysépinéphrie, s. f. (δύς; ἐπί, sur; νεφρός, rein). Trouble du fonctionnement de la glande surrénale.

dysergie, s. f. (δύς; ἔργον, action). 1° Trouble fonctionnel. — 2° Employé parfois comme synonyme d'allergie et d'hyperergie.

dysesthésie, s. f. (δύς; αἴσθησις, sensibilité). Diminution ou exagération de la sensibilité. Employé aussi dans le sens de paresthésie.

dysfermentose, s. f. Ensemble des troubles des organes fabriquant des ferments (foie et pancréas).

dysgammaglobulinémie, s. f. (δύς; gammaglobuline; αἷμα, sang). Anomalie des gammaglobulines sanguines. Terme employé souvent comme syn. de *dysglobulinémie* (v. ce terme). — On désigne parfois aussi par ce nom des *maladies par carence immunitaire* (v. ce terme) congénitales ou acquises, qui présentent une symptomatologie analogue à celle des agammaglobulinémies, mais atténuée. Elles sont caractérisées par un déficit de certaines immunoglobulines sériques (p. ex. Ig G et Ig A, ou Ig A et Ig M), le taux des autres Ig étant normal ou augmenté. V. *agammaglobulinémie, immunoglobuline* et *gammapathie*.

dysgénésie, s. f. (δύς; γένεσις, génération). 1° Syn. *homogénésie dysgénésique*. Nom donné par Broca aux croisements dont les produits sont stériles entre eux, mais sont féconds avec des individus de l'une ou de l'autre race mère; les produits ainsi obtenus (métis de second rang) restant toujours stériles. — 2° Malformation.

dysgénésie cérébrale. V. *dégénérescence mentale.*

dysgénésie épiphysaire. Anomalie de développement des noyaux d'ossification épiphysaire survenant dans le myxœdème précoce de l'enfant. Le noyau apparaît tardivement et fragmenté en de multiples petits îlots irréguliers.

dysgénésie gonadique. Anomalie de développement des gonades : elle aboutit à un état intersexué. V. *dysgonosomie.*

dysgénésie gonadosomatique XX-XXY (R. Turpin et coll., 1962). Ensemble de malformations congénitales décrit en 1960 par Fraccaro, comportant, chez un enfant de sexe masculin, de la débilité mentale, des anomalies somatiques (tête petite avec aspect mongoloïde, déviation des doigts, soudure du radius et du cubitus à leurs extrémités supérieures) et génitales, (verge courte, testicules petits et ectopiques dont les tubes séminifères sont atrophiés et les cellules de Leydig absentes, ce dernier point distinguant ce syndrome de celui de Klinefelter, v. ce terme). L'étude du caryotype montre l'existence de 49 chromosomes, l'anomalie portant sur les chromosomes sexuels, ou gonosomes : la formule chromosomique est de 49 XXXXY. C'est une variété de polygonosomie. V. ce terme.

dysgénésie réticulaire (de Vaal et Seynhaeve, 1959). Syn. *aleucie congénitale, syndrome de Vaal.* Maladie réalisant un tableau de déficit immunitaire très précoce et rapidement mortel, très voisin de celui de l'alymphocytose. Il existe en outre une agranulocytose, alors que les lignées des hématies et des plaquettes sont normales. Le thymus est hypoplasique. Cette maladie serait due à une atteinte de la cellule souche réticulaire. V. *carence immunitaire.*

dysgénésie des tubes séminifères. V. *Klinefelter (syndrome de).*

dysgénésique, *adj.* Qui rend la reproduction difficile.

dysgerminome, *s. m.* (δύς ; indiquant les déviations ; *germen,* germe). Tumeur de l'ovaire ayant le même aspect histologique que le séminome. Sa malignité est discutée.

dysglobulinémie, *s. f.* Anomalie quantitative ou qualitative des globulines (surtout des gammaglobulines : on parle alors de *dysgammaglobulinémie*) du plasma sanguin. Ces globulines peuvent être trop abondantes : *d.* hyperplasique ou hyperglobulinémie ou encore hypergammaglobulinémie ; ou bien être en quantité insuffisante : hypo- ou agammaglobulinémie. — Ce terme est souvent employé comme syn. de *paraprotéinémie.* — Par extension, on l'utilise aussi pour désigner des maladies dont l'anomalie des globulines sériques constitue le caractère essentiel. V. ces termes, et *dysprotidémie.*

dysglobulinémie biclonale. Syn. *hyperglobulinémie biclonale, hypergammaglobulinémie biclonale, gammapathie biclonale, paraprotéinémie biclonale.* Variété de dysglobulinémie caractérisée par la présence, dans le sérum, de 2 immunoglobulines (Ig) particulières (p. ex. Ig A et Ig M) s'inscrivant, sur le diagramme de l'électrophorèse, sous forme de 2 pics étroits : elles sont issues de deux familles cellulaires ou clones.

dysglobulinémie monoclonale. Syn. *hyperglobulinémie monoclonale, hypergammaglobulinémie monoclonale, gammapathie monoclonale, paraprotéinémie monoclonale.* Dysglobulinémie caractérisée par la présence, dans le sérum, d'une immunoglobuline (Ig) particulière (paraprotéine) sécrétée par une seule famille cellulaire, ou clone. Cette Ig est identifiée, sur le diagramme de l'électrophorèse, par son aspect de pic étroit. Ce trouble de la synthèse des Ig (il s'agit surtout d'une Ig G) est propre à un groupe de maladies qui comprend la maladie de Kahler, la macroglobulinémie essentielle de Waldenström, la dysglobulinémie ou gammapathie monoclonale bénigne, les maladies des chaînes lourdes; on le rencontre aussi dans d'autres affections : cancer (paraprotéinémie néoplasique), hémopathies malignes, polyarthrite, amylose. V. *paraprotéinémie* et *immunoglobuline*. — *d. m. asymptomatique.* V. *gammapathie monoclonale bénigne.*

dysglobulinémie polyclonale. Syn. *hyperglobulinémie polyclonale, hypergammaglobulinémie polyclonale, gammapathie polyclonale, paraprotéinémie polyclonale.* Variété de dysglobulinémie caractérisée par l'augmentation de toutes les immunoglobulines sériques, issues de très nombreuses familles cellulaires ou clones. On l'observe dans les hépatites aiguës, les cirrhoses et les maladies auto-immunes.

dysgnosie, *s. f.* (δύς; γνῶσις, connaissance). Agnosie atténuée ou temporaire.

dysgonosomie, *s. f.* (δύς; gonosome). Syn. *dysgénésie gonadique.* Variété de maladie par aberration chromosomique (v. ce terme) dans laquelle l'anomalie porte sur les chromosomes sexuels ou gonosomes.

dysgraphie, *s. f.* (δύς; γράφειν, décrire, écrire). 1° Vice de conformation d'un organe. — 2° Trouble de l'écriture.

dysgueusie, *s. f.* (δύς; γεῦσις, goût). Anomalie du goût.

dysharmonie vestibulaire (Barré, 1926). Syndrome voisin du syndrome vestibulaire central (v. ce terme), dans lequel l'examen clinique montre une dysharmonie entre la secousse lente du nystagmus, la déviation des bras tendus et celle de l'axe du corps qui se font de côtés différents. Il est dû à une atteinte cérébelleuse.

dyshématopoïèse, *s. f.* Trouble dans la formation des globules du sang.

dyshématose, *s. f.* V. *cyanose.*

dyshémoglobinose, *s. f.* V. *hémoglobinose.*

dyshépathie, *s. f.* (δύς; ἧπαρ, foie). V. *parhépatie.*

dyshépatome, *s. m.* (Lecène). Kyste hépatique épithélial, variété de dysembryome.

dyshidrose ou **dysidrose,** *s. f.* (δύς; ἱδρώς, sueur) (Tilbury Fox, 1873). Syn. *eczéma dysidrosique.* Variété d'eczéma dans laquelle les vésicules

ressemblent à des grains de sagou cuits, siègent aux mains et aux pieds sur les faces latérales des doigts et dans les espaces interdigitaux, s'accompagnent de sensation de brûlure, durent en moyenne de 10 à 15 jours et sont très sujettes à récidiver.

dyshormonogénèse, *s. f.* (δύς; hormone; γεννᾶν, engendrer). Perturbation dans la production d'hormone par une glande endocrine.

dyshyperleucocytose, *s. f.* (A. Guieysse-Pellissier, 1927). Exagération et danger de l'afflux leucocytaire observé dans un certain nombre de cas d'inflammations aiguës ou chroniques.

dysidrose, *s. f.* V. *dyshidrose.*

dysinsulinisme, *s. m.* Nom donné par Seale Harris à un état dans lequel alternent des crises d'hypoglycémie et de la glycosurie; il serait dû à une instabilité fonctionnelle des îlots de Langerhans du pancréas.

dyskaliémie, *s. f.* Perturbation du taux du potassium sanguin. V. *kaliémie.*

dyskératose, *s. f.* (δύς; κέρας, corne). Nom donné à différents troubles de la kératinisation des téguments cutanés ou muqueux, dont l'évolution peut aboutir à un épithélioma (maladie de Paget, maladie de Bowen, etc.). — *d. folliculaire.* V. *Darier (maladie de).*

dyskinésie, *s. f.* V. *dyscinésie.*

dyslalie, *s. f.* (δύς; λαλεῖν, parler). Difficulté de la prononciation des mots due à une malformation ou à une lésion de l'appareil extérieur de la parole (langue, lèvres, dents, larynx).

dysleptique, *adj.* et *s. m.* (δύς; λαμβάνειν, saisir). Se dit d'un médicament qui dévie le fonctionnement d'un organe.

dyslexie, *s. f.* (δύς; λέξις, mot) (Bruns, 1887). 1° Difficulté de la lecture caractérisée par ce fait que le malade, après avoir lu facilement quelques mots, est incapable de comprendre ce qui suit, s'arrête et ne peut reprendre qu'après quelques secondes de repos. C'est une alexie transitoire, sorte de claudication intermittente du pli courbe (Déjerine). 2° D'une manière plus générale, « difficulté particulière à identifier, comprendre et reproduire les symboles écrits » (Mme Roudinesco). — 3° Difficulté dans l'apprentissage de la lecture, en dehors de toute anomalie visuelle ou auditive, de tout retard intellectuel ou de scolarisation.

dyslipémie, s. f. (δύς; λίπος, graisse; αἷμα, sang). Modification du taux des triglycérides contenus dans le sang. V. *dyslipidémie* (que certains emploient comme syn. de dyslipémie) et *lipémie.*

dyslipémique (rapport) (A. Soulairac, 1964). Rapport du β-cholestérol (cholestérol lié aux β-lipoprotéines) au cholestérol total. Son élévation au-dessus de 0,70 serait un bon critère des troubles du métabolisme lipidique de l'athérome.

dyslipidémie, s. f. (δύς; λίπος, graisse; αἷμα, sang). Modification du taux des lipides sanguins totaux. Souvent pris dans le sens plus général de trouble du métabolisme des lipides. V. *dyslipémie* (que certains emploient comme syn. de dyslipidémie) et *lipidémie.*

dyslipidose ou **dyslipoïdose,** s. f. (Van Bogaert). Nom donné par V. B. à certaines lipoïdoses (v. ce terme): *maladies de Gaucher, de Niemann-Pick* et *de Schüller-Christian,* qui constituent un groupe nosologique voisin des polycories et présentent, comme caractère commun, l'accumulation de certaines substances lipidiennes dans le système réticulo-endothélial de quelques organes (d'où le nom de *réticulose* également proposé). Dans la polycorie, l'accumulation des substances se fait dans la cellule noble, hépatique, rénale, musculaire ou nerveuse (v. *réticulo-endothéliose* et *lipoïdose*).

dyslogie, s. f. (δύς; λόγος, discours) (Séglas). Syn. *logoneurose, logopathie.* Nom générique de tous les troubles du langage causés par la défectuosité de l'intelligence (logorrhée, verbigération, irrégularité dans le débit, écholalie, incorrection, stéréotypie, néologismes, mutisme, etc.).

dysmature, adj. Se dit d'un nouveau-né de taille normale, né à terme, mais de poids insuffisant. V. *hypotrophie des nourrissons.*

dysménorrhée, s. f. (δύς; μήν, mois; ῥεῖν, couler). Menstruation difficile et douloureuse. Les règles peuvent s'accompagner de l'expulsion d'une partie de la muqueuse utérine (*d. membraneuse*).

dysmétabolie, s. f. Toute affection caractérisée par une perturbation du métabolisme; p. ex. la maladie glycogénique (métabolisme des glucides), la cystinose (métabolisme de la cystine).

dysmétabolique, adj. Qui se rapporte à une perturbation du métabolisme.

dysmétabolisme, s. m. Perturbation du métabolisme.

dysmétrie, s. f. (δύς; μέτρον, mesure) (André Thomas). Exécution des mouvements, sans mesure dans le temps ni dans l'espace (avec trop de brusquerie, de rapidité ou d'amplitude, etc.). Elle serait due à une lésion du cervelet ou des voies cérébelleuses.

dysmicrobisme intestinal ou **digestif** (J. Ch. Roux et R. Goiffon, 1935). Défaut d'équilibre entre les produits des putréfactions et des fermentations intestinales se traduisant par un excès des putréfactions ou des fermentations ou par ces deux troubles associés.

dysmimie, s. f. (δύς; μῖμος, mime) (Kussmaul, 1876). Difficulté de l'utilisation des gestes.

dysmnésie, s. f. (δύς; μνῆσις, mémoire). Affaiblissement de la mémoire.

dysmolimnie, s. f. (δύς; *molimen,* effort). Syn. *dyscataménie.* Noms proposés par Albert Netter (1951) pour désigner, sans préjuger de sa pathogénie, le syndrome appelé classiquement « d'hyper-folliculinémie », au cours duquel les tests biologiques d'hyperfolliculinie sont rarement positifs.

dysmorphie, s. f. ou **dysmorphose,** s. f. (δύσμορφος, difforme). Difformité. — *d. des freins buccaux.* V. *dysmorphie orodactyle.* — *d. jambière de Weissmann-Netter.* V. *toxo-pachyostéose diaphysaire tibio-péronière.* — *d. mandibulo-faciale type François.* V. *François (syndrome de).*

dysmorphie orodactyle (*os, oris,* bouche; δάκτυλος, doigt). (R. Clément). Syn. *dysmorphie des freins buccaux* (Mme Papillon-Léage et J. Psaume, 1954), *syndrome oro-digito-facial, syndrome de Gorlin.* Syndrome caractérisé par un ensemble de malformations affectant spécialement la bouche et les mains : la langue est divisée en plusieurs lobes par l'hypertrophie des freins buccaux, le palais et souvent la lèvre supérieure sont fendus, et des anomalies dentaires multiples sont fréquentes; d'autre part, les doigts sont courts, déviés, fléchis ou soudés. Parfois existent de la polydactylie, des anomalies faciales (hypoplasie des os malaires, des cartilages du nez; bosses frontales; micrognathie; hypertélorisme), un retard pondéral et psycho-moteur. Il s'agit d'une maladie héréditaire, atteignant presque exclusivement le sexe féminin, dont on distingue 2 formes : le type I à transmission gonosomique dominante (synd. de Papillon-Léage et Psaume) et le type II à transmission autosomique récessive (synd. de Mohr, 1941).

dysmorphophobie, *s. f.* (Morselli, 1886). Syndrome psychiatrique dans lequel le malade est convaincu qu'une partie de son corps est déformée, et craint d'impressionner ainsi défavorablement autrui. C'est un trouble de l'image corporelle situé aux confins de la névrose et de la psychose.

dysnervé, *adj.* (δύς; *nervus,* nerf) (H. Meunier, 1897). Se dit d'un organe troublé dans son innervation.

dysontogénèse, *s. f.* Développement défectueux de l'individu.

dysontogénétique, *adj.* (δύς; ontogénèse). Qui se rapporte à un défaut de développement de l'individu.

dysorchidie, *s. f.* (δύς; ὄρχις, testicule). Trouble fonctionnel du testicule.

dysorexie, *s. f.* (δύς; ὄρεξις, appétit). Inappétence.

dysosmie, *s. f.* (δύς; ὀσμή, odorat). Nom générique sous lequel on réunit les divers troubles de l'olfaction.

dysostose, *s. f.* (δύς; ὀστέον, os). Trouble du développement osseux.

dysostose cléido-crânienne héréditaire (Pierre Marie et Sainton, 1897). Syn. *hydrocéphalie héréditaire, maladie de P. Marie et Sainton, syndrome de Scheuthauer (1871).* « Affection osseuse héréditaire, transmise selon le mode dominant autosomique, caractérisée par l'aplasie ou l'hypoplasie des clavicules, par le retard ou l'absence de soudure des os du crâne et des malformations dentaires. A cette triade s'associent fréquemment des hypoplasies du rachis, du bassin ou des phalanges » (Trial). Le crâne est augmenté de volume, avec des bosses frontales, pariétales et occipitales.

dysostose ou **dysarthrose cranio-faciale** (Léri et Lebourg, 1931). Mobilité indolore cranio-faciale manifeste surtout dans le sens frontal, due à un retard de l'ossification des synarthroses cranio-faciales et pouvant entraîner un certain nombre de difformités.

dysostose cranio-faciale héréditaire (O. Crouzon, 1912). Syn. *maladie de Crouzon.* Maladie héréditaire à transmission dominante autosomique; elle est caractérisée par des malformations du crâne (résultant de craniosténose complexe) et de la face avec bosse frontale, hypoplasie du maxillaire supérieur, saillie du maxillaire inférieur; le nez est en bec de perroquet, les yeux écartés et saillants avec strabisme divergent, la lèvre inférieure épaisse. Il existe en outre des troubles visuels, auditifs et olfactifs et un déficit intellectuel. V. *dyscéphalo-syndactylie.*

dysostose cranio-hypophysaire. V. *Schüller-Christian (maladie de).*

dysostose cranio-métaphysaire. V. *Pyle (maladie de).*

dysostose avec élimination urinaire exclusive de chondroïtine

sulfate B. V. *nanisme polydystrophique.*

dysostose enchondrale héréditaire. V. *polyostéochondrite.*

dysostose mandibulo-faciale. V. *Franceschetti (syndrome de).*

dysostose métaphysaire (Murk Jansen, 1934). Anomalie de développement du système osseux portant uniquement sur les métaphyses des os longs, qui sont élargies, de structure irrégulière et spongieuse, tandis que les noyaux épiphysaires se développent normalement. Elle perturbe la croissance de l'os et provoque un nanisme avec incurvation des membres inférieurs. A côté de cette forme sévère (type Jansen), il existe une variété (type Schmid, 1949) dans laquelle les lésions sont moins accentuées et localisées aux segments proximaux des membres : elle laisse peu de séquelles chez l'adulte (coxa vara, os courts et trapus). Cette anomalie se transmet héréditairement selon le mode dominant.

dysostose oto-mandibulaire. V. *François et Haustrate (syndrome de).*

dysostosis enchondralis (Jansen, 1934) et **d. e. epiphysaria** (Catel, 1944). V. *polyostéochondrite.*

dysostosis enchondralis metaepiphysaria (Catel, 1944). V. *Morquio (maladie de), 2°.*

dysostosis multiplex. V. *Hurler (maladie, polydystrophie ou syndrome de).*

dysovarie, *s. f.* Trouble fonctionnel de l'ovaire.

dysovulation, *s. f.* Anomalie de la ponte ovarique.

dyspareunie, *s. f.* (δύς ; πάρευνος, compagnon de lit). Syn. *algopareunie.* Douleur pendant le coït chez la femme sans contracture de la vulve.

dyspepsie, *s. f.* (δύς ; πέψις, digestion). Digestion difficile, quelle que soit la cause de cette difficulté : maladie de l'appareil digestif et de ses annexes, maladie de la nutrition, intoxication chronique, etc. — *d. acide* dans l'hyperchlorhydrie. — *d. flatulente* due à l'aérophagie ou à des putréfactions intestinales avec production de gaz.

dyspéristaltisme, *s. m.* Péristaltisme intestinal de durée et d'intensité très faibles, que l'on observe dans les étranglements intestinaux.

dysphagia lusoria (*lusoria,* qui concerne le jeu. Bayford, qui a décrit cette dysphagie en 1789, l'attribuait à un jeu de la nature). Dysphagie provoquée par une malformation de la crosse aortique (crosse aortique double, complète ou incomplète) ou d'une de ses branches, encerclant et comprimant l'œsophage et parfois la trachée. Il s'agit le plus souvent d'une artère sous-clavière droite anormale qui, née de l'aorte en aval de la sous-clavière gauche, croise transversalement l'œsophage de gauche à droite, en arrière de lui. La *d. l.* apparaît généralement vers l'âge moyen de la vie et reste peu accentuée.

dysphagie, *s. f.* (δύς ; φαγεῖν, manger). Difficulté d'accomplir l'action de manger. Ce terme est souvent pris dans le sens restreint de *difficulté d'avaler* pour lequel le mot *dyscataposie* semble plus exact.

dysphasie, *s. f.* (δύς ; φάσις, parole). Difficulté de la fonction du langage provoquée par des lésions des centres cérébraux.

dysphatnie, *s. f.* (δύς ; φάτνη, alvéole). Irrégularité de la courbe de l'arc alvéolaire que l'on observe chez les types tératologiques (anthropologie).

dysphémie, *s. f.* (δύς ; φήμι, je parle). Difficulté de la prononciation des mots indépendamment de la paralysie des organes de la phonation.

dysphonie, *s. f.* (δύς ; φωνή, voix). Difficulté de la phonation, quelle que soit son origine : centrale (*dysarthrie*) ou périphérique (*dyslalie*).

dysphorie, *s. f.* (δύς ; φορός, de φέρειν, porter). Instabilité de l'humeur, avec malaises, anxiété et souvent réactions coléreuses.

dysphrasie, *s. f.* (δύς ; φράσις, élocution) (Armand de Fleury, 1864). Vice de construction du langage par dyslogie.

dysphrénie, *s. f.* (δύς ; φρήν, diaphragme) (Gallavardin, 1933). Gêne respiratoire consistant en une sensation d'essoufflement, sans qu'il y ait accélération réelle de la respiration ; l'examen radiologique permet de constater une limitation par parésie ou par spasme des mouvements du diaphragme.

dysphylaxie, *s. f.* (δύς ; φύλαξις, protection) (H. Vincent, 1939). Contraste entre l'immunité naturelle ou acquise de l'organisme, et la réceptivité locale de certains viscères, tels que le foie et le rein, pour le colibacille et les autres microbes du groupe coli-typhique.

dyspituitarisme, *s. m.* Déviation des fonctions de l'hypophyse (glande pituitaire) pouvant entraîner différentes dystrophies. V. *hypophysaire.*

dysplasia epiphysialis multiplex (Fairbanks, 1947). V. *polyostéochondrite.*

dysplasia epiphysialis punctata. V. *épiphyses pointillées ou ponctuées (maladie des).*

dysplasie, *s. f.* (δύς ; πλάσσειν, façonner). Trouble dans le développement de tissus, d'organes ou de parties anatomiques entraînant des difformités ou même des monstruosités compatibles ou non avec l'existence.

dysplasie atrio-digitale. V. *Holt-Oram (syndrome de).*

dysplasie chondro-ectodermique. V. *Ellis-Van Creveld (syndrome de).*

dysplasie cranio-métaphysaire. V. *Pyle (maladie de).*

dysplasie diaphysaire progressive. V. *Engelmann (maladie d').*

dysplasie ectodermique anidrotique. Affection « caractérisée par une absence congénitale des glandes sudoripares qui entraîne parfois de graves troubles de la régulation thermique et aussi par une anodontie totale ou partielle » (M. Lamy). V. *anhidrose avec hypotrichose et anodontie.*

dysplasie encéphalo-ophtalmique. V. *Krause (syndrome d'Arlington).*

dysplasie de l'endocarde. V. *fibro-élastose endocardique.*

dysplasie épiphysaire hémimé-

lique (Fairbanks, 1956). Syn. *aclasie tarso-épiphysaire* (Trevor, 1950), *tarsomégalie* (A. Mouchet et J. Belot, 1926). Affection osseuse rare caractérisée par une croissance anormale et asymétrique du cartilage épiphysaire, localisée à un seul côté, et le plus souvent au membre inférieur (astragale, épiphyses inférieures du fémur ou du tibia). Elle évolue lentement et peut laisser des déformations articulaires.

dysplasie épiphysaire multiple. V. *polyostéochondrite.*

dysplasie épiphysaire ponctuée. V. *épiphyses pointillées ou ponctuées (maladie des).*

dysplasie fibreuse des os. Syn. *fibroblastose médullaire.* Affection osseuse congénitale caractérisée par la dégénérescence fibreuse de la moelle (fibroblastose médullaire) avec formation d'îlots cartilagineux et osseux atypiques. Elle semble provenir d'un trouble du développement de la moelle osseuse au cours de la vie embryonnaire ; on en décrit 2 variétés : la maladie de Jaffe-Lichtenstein (v. ce terme) et celle d'Albright (v. *Albright, maladies et syndromes, 1° et ostéopathie fibreuse).*

dysplasie méta-épiphysaire ou **métaphyso-épiphysaire.** V. *chondrodystrophie.*

dysplasie métaphysaire familiale. V. *Pyle (maladie de).*

dysplasie neuro-ectodermique congénitale. V. *phacomatose.*

dysplasie oculo-auriculo-vertébrale. V. *Goldenhar (syndrome de).*

dysplasie oculo-dento-digitale. V. *Meyer-Schwickerath (syndrome de).*

dysplasie olfacto-génitale. Syn. *syndrome olfacto-génital, syndrome de Georges de Morsier* (1955). Syndrome observé presque uniquement dans le sexe féminin, caractérisé par l'association d'une hypotrophie des glandes génitales avec infantilisme pur et, chez la fille, aménorrhée primaire ; et par une anosmie globale liée à une lésion des centres olfactifs et de l'hypothalamus. Ce syndrome pose la question d'un retentissement direct d'une lésion cérébrale sur les gonades, les gonadostimulines et l'hypophyse étant normales. Sa cause est inconnue; le caryotype est normal.

dysplasie périostale (Porak et Durante, 1905). Syn. *fragilité osseuse héréditaire congénitale* (R. Clément), *osteogenesis imperfecta* (Vrölik, 1845), *osteogenesis imperfecta congenita* (Looser), *maladie de Vrölik, maladie de Porak et Durante, osteopsathyrosis congenita* (Kleps), *osteopsathyrosis fœtalis* (Hochsinger), *aplasia periostalis* (Müller), *aplasia ossea microplastica* (Kardamatis), *malacia microplastica* (von Recklinghausen). Dystrophie osseuse congénitale, caractérisée par la friabilité et la fragilité des os des membres qui présentent de multiples fractures dès la naissance ou au cours de la vie intra-utérine. Chez les enfants atteints de cette affection, le rachis est déformé, les membres sont courts et boudinés, la voûte crânienne, mal ossifiée, a une consistance de parchemin, mais la face reste normale. Cette maladie, rapidement mortelle, est une forme de la fragilité osseuse héréditaire (v. ce terme).

dysplasie pigmentaire neuro-ectodermique. V. *mélanoblastose neurocutanée*.

dysplasie polyépiphysaire dominante. V. *polyostéochondrite*.

dysplasie rétinienne de Reese-Blodi. V. *Reese-Blodi (dysplasie rétinienne de)*.

dysplasie spondylo-épiphysaire génotypique. Syn. *chondrodysplasie spondylo-épiphysaire congénitale* (F. Layani et L. Durupt, 1948), *chondrodystrophie spondyloépiphysaire* (Worms et Gougeon, 1947). Terme groupant des « affections osseuses constitutionnelles se traduisant par des modifications plus ou moins généralisées des noyaux osseux des vertèbres, du carpe, du tarse, des épiphyses des os longs, ainsi que de la métaphyse adjacente, sans aucun trouble métabolique ou endocrinien décelable par nos méthodes actuelles d'in-

vestigation » (P. Maroteaux et M. Lamy, 1958). Le groupe comprend la *dysplasie polyépiphysaire dominante* ou polyostéochondrite, la *d. s.-é. g. récessive* qui groupe les mucopolysaccharidoses et certaines gangliosidoses généralisées, et une *d. s.-é. g. tardive* (Maroteaux, Lamy et Bernard, 1957), forme récessive liée au sexe, caractérisée par un aplatissement de toutes les vertèbres, se manifestant vers la puberté par une cyphose dorsale avec saillie du sternum. Il fait partie des chondrodystrophies génotypiques.

dysplasie verruciforme de Lutz-Lewandowski. V. *Lutz-Lewandowski (dysplasie verruciforme de)*.

dyspnée, s. f. (δύς; πνεῖν, respirer). Difficulté de la respiration.

dyspneumie, s. f. (δύς; πνεῦμα, souffle) (Pierre Marie, 1906). Difficulté de l'utilisation de la colonne d'air aspirée pour l'articulation du langage; on l'observe chez les pseudo-bulbaires.

dysporie entéro - broncho - pancréatique (δυσπορία, passage difficile) (Glanzmann). V. *mucoviscidose*.

dyspraxie, s. f. (δύς; πρᾶξις, action). Terme servant à désigner l'ensemble des diverses formes d'*apraxie*.

dysprotéinémie, s. f. V. *dysprotidémie*.

dysprotéinorachie, s. f. Anomalie des protéines du liquide céphalorachidien.

dysprothrombie, s. f. (P. Chevallier et A. Fiehrer, 1949). Syndrome hémorragique caractérisé par l'allongement permanent du temps de Quick. Il peut être primitif ou secondaire; il peut se présenter comme une hémophilie, comme une hémogénie, comme une hémophilo-hémogénie ou rester latent. V. *prothrombinémie*.

dysprotidémie, s. f. (δύς; protidémie). Syn. *dysprotéinémie*. Anomalie quantitative des ou qualitative des protides du plasma sanguin (albumines, globulines, fibrinogène). Ce terme est souvent employé dans le sens plus restrictif d'anomalie des globulines (v. *dysglobulinémie*) ou même comme syn. de paraprotéinémie (v. ce terme).

dyspubérisme, *s. m.* Anomalie de la puberté.

dyspurinie, *s. f.* Trouble du métabolisme des bases puriques et de leur dérivé, l'acide urique; il est à l'origine de la goutte.

dyspyridoxinose cérébrale. V. *pyridoxino-dépendance*.

dyspyrie, *s. f.* (δύς; πῦρ, πυρός, feu) (Bayeux, 1905). Ralentissement des combustions; on l'observe en particulier dans les hautes altitudes.

dysraphie, *s. f.* (δύς; ῥαφή, suture). Syn. *status dysraphicus* (Bremer, 1926). Trouble dans la coalescence des raphés médians ou latéraux entraînant des malformations telles que : bec-de-lièvre, luette bifide, voûte palatine ogivale, hernie ombilicale, naevus lombaire, spina bifida, syringomyélie, hétérochromie irienne type Fuchs, certains cas de syndrome de Claude Bernard-Horner, hémiatrophie faciale progressive, etc. V. *Passow (syndrome de)*.

dysréflexie, *s. f.* Trouble du fonctionnement des réflexes.

dysrythmie, *s. f.* Trouble du rythme. — *d. majeure* (Gastaut). V. *hypsarythmie*.

dyssémie, *s. f.* (δύς; σῆμα, signe) (Leite de Vasconcellos, 1884). Difficulté de l'utilisation des symboles du langage.

dysspermatisme, *s. m.* (δύς; σπέρμα, sperme). Difficulté de l'éjaculation.

dyssynergie, *s. f.* V. *asynergie*.

dyssynergie cérébelleuse myoclonique. V. *Hunt (maladies ou syndromes de Ramsay)* n° 2.

dyssynergie cérébelleuse progressive. V. *Hunt (maladies ou syndromes de Ramsay)* n° 1.

dyssystolie, *s. f.* (δύς; συστολή, systole) (Fernet). V. *hyposystolie*. — Au point de vue grammatical ce mot devrait être substitué au terme *asystolie* (Sakorraphis).

dystasie, *s. f.* (δύς; στάσις, action de se lever). Difficulté de la station debout. — *d. aréflexique héréditaire*

(G. Roussy et G. Lévy, 1926). « Maladie familiale caractérisée par des troubles de la station debout et de la marche, l'existence d'un pied creux bilatéral et une abolition ou une diminution très marquée des réflexes tendineux ». Elle entrerait dans le cadre de l'*hérédodégénération spino-cérébelleuse*.

dysthénie abdominale digestive (Rosiers). V. *entéro-colite muco-membraneuse*.

dysthénie périodique (δύς; σθένος, force) (Benon et Decolland, de Nantes). Nom donné par ces auteurs aux psychoses dont les crises sont séparées par des périodes variables d'état psychique normal; fréquemment observées à la suite de traumatismes crâniens, d'épuisement nerveux ou de maladies infectieuses.

dysthrombasie, *s. f.* (δύς; θρόμβος, caillot) (P. E. -Weil, 1905). Trouble de la formation de la thrombine par lequel on explique le retard et l'anomalie de la coagulation du sang chez les hémophiles.

dysthymie, *s. f.* (δύς; θυμός, âme). Ensemble des perturbations de l'humeur (dépression, excitation, anxiété).

dysthyroïdie, *s. f.* (Hertoghe). Syn. *dysthyroïdisme*. Anomalie de la sécrétion thyroïdienne quantitative (hyper- ou hypothyroïdie) ou qualitative.

dysthyroïdisation, *s. f.* Transformation de la sécrétion thyroïdienne qui devient pathologique.

dysthyroïdisme, *s. m.* V. *dysthyroïdie*.

dystocie, *s. f.* (δύς; τόκος, accouchement). Accouchement difficile, quelle que soit l'origine de l'obstacle.

dystomie, *s. f.* (δύς; στόμα, bouche). Syn. *blésité*. Nom générique qui désigne les différents troubles de la prononciation tels que le zézaiement, le chuintement, etc.

dystonie, *s. f.* (δύς; τόνος, ressort). Trouble de la tension, de la tonicité ou du tonus. — *d. d'attitude* (Ch. Foix et A. Thévenard). Modification pathologique des actions musculaires qui maintiennent l'homme en équilibre dans la station debout. — *d. biliaire.* V. *dyscinésie biliaire.* — *d. lordotique progressive* et *d. musculaire déformante* (Oppenheim). V. *maladie de Ziehen-Oppenheim* et *spasme de torsion.* — *d. neuro-végétative* ou *vagosympathique.* Trouble de l'excitabilité des nerfs vague et sympathique pouvant revêtir quatre modalités : 1° hypertonie des deux systèmes antagonistes réalisant l'*amphotonie* (v. ce mot); 2° hypotonie de ces deux systèmes appelée aussi *hypoamphotonie;* 3° et 4° hypertonie d'un système avec ou sans hypotonie de l'autre correspondant soit à la *sympathicotonie,* soit à la *vagotonie* selon l'hypertonie prédominante (v. ces mots).

dystopie, *s. f.* (δύς; τόπος, lieu). Anomalie dans la situation d'un organe. — *d. rénale.* Rein déplacé congénitalement, reins soudés, etc.

dystrophie, *s. f.* (δύς; τροφή, nourriture). Trouble de la nutrition d'un organe ou d'une partie anatomique avec les lésions qui en sont la conséquence.

dystrophie adiposo-génitale. V. *adiposo-génitale (dystrophie).*

dystrophie d'Albright. V. *ostéodystrophie héréditaire d'Albright.*

dystrophie chondrocalcinosique ectodermique. V. *épiphyses pointillées ou ponctuées (maladie des).*

dystrophie cornéenne de Fehr. V. *Fehr (dystrophie cornéenne de).*

dystrophie cornéenne de Haab-Dimmer. V. *Haab-Dimmer (dystrophie cornéenne de).*

dystrophie cornéenne de Reis-Bücklers. V. *Reis-Bücklers (dystrophie cornéenne de).*

dystrophie cornéenne de Waardenburg-Jonkers. V. *Waardenburg-Jonkers (dystrophie cornéenne de).*

dystrophie cristalline de la cornée de Schnyder. V. *Schnyder (dystrophie cristalline de la cornée de).*

dystrophie cruro-vésico-fessière (Foix et Hillemand). V. *Achard, Foix et Mouzon (syndrome d').*

dystrophie dermo-chondro-cornéenne familiale. V. *François et Détroit (maladie de).*

dystrophie de Fleicher. V. *Fehr (dystrophie cornéenne de).*

dystrophie granuleuse de Groenouw, type I. V. *Grœnouw (dystrophie granuleuse de —, type I).*

dystrophie de Groenouw, type II. V. *Fehr (dystrophie cornéenne de).*

dystrophie de Hurler-Ellis. V. *Hurler (maladie, polydystrophie ou syndrome de).*

dystrophie métaphyso - épiphysaire. V. *polyostéochondrite.*

dystrophie musculaire progressive (Erb). V. *myopathie primitive progressive.*

dystrophie myotonique. V. *myotonie atrophique.*

dystrophie neuro-axonale infantile de Seitelberger. V. *Seitelberger (maladies de), 1°.*

dystrophie œdémateuse. V. *trophœdème.*

dystrophie ostéochondrale polyépiphysaire. V. *polyostéochondrtie.*

dystrophie papillaire et pigmentaire (Darier). V. *acanthosis nigricans.*

dystrophie pulmonaire progressive (Heilmeyer et Schmid, 1956). V. *poumon évanescent.*

dystrophie réticulaire pigmentaire de Sjögren. V. *Sjögren (dystrophie réticulaire pigmentaire de).*

dystrophie subluxante (Ombrédanne). V. *malformation subluxante de la hanche.*

dystrophie thoracique asphyxiante (M. Jeune, 1955). Syn. *maladie* ou *syndrome de Jeune.* Variété de chondrodystrophie génotypique (v. ce terme) à transmission récessive autosomique, voisine de l'achondroplasie et du syndrome d'Ellis-Van Creveld. Elle est caractérisée avant tout par des malformations du thorax, qui est étroit, immobile avec des côtes courtes et des clavicules en position haute; la dystrophie osseuse atteint aussi les ceintures scapulaire et pelvienne et les os longs. Elle entraîne la mort du nouveau-né ou du très jeune enfant par asphyxie ou infection broncho-pulmonaire. Parfois cependant l'évolution est favorable. Il existe enfin des formes avec insuffisance rénale.

dystrophie thrombocytaire hémorragipare (J. Bernard et J.-P. Soulier, 1948). Syndrome hémorragique constitutionnel et familial, apparaissant dès le jeune âge, caractérisé par une modification de l'aspect des plaquettes sanguines, l'allongement du temps de saignement et une perturbation de la consommation de la prothrombine (absence de la thromboplastinogénase).

dysurie, s. f. (δύς; οὖρον, urine). Difficulté de la miction.

E

E (composé) de Kendall. V. *corti-sone.*

E (facteur). V. *Rhésus (facteur).*

E.A.C'. Symbole de la réaction d'immuno-hémolyse (v. ce terme).

Eagle (syndrome d') (1937). Syn. *syndrome stylocarotidien.* Ensemble de symptômes dus à la présence d'une apophyse styloïde anormalement longue et qui irrite les filets sympathiques de la carotide externe (douleurs temporales et rétro-auriculaires) ou ceux de la carotide interne (douleurs pariétales et orbitaires). Ces douleurs migraineuses unilatérales s'accompagnent de sifflements auriculaires. Ce syndrome apparaît souvent après un traumatisme ou une intervention chirurgicale effectuée dans le voisinage (amygdalectomie, avulsion dentaire, etc.). V. *stylalgie.*

Eales (syndrome d') (E., 1880). Syndrome caractérisé par des hémorragies récidivantes de la rétine et du corps vitré observées surtout chez l'homme jeune et dues à des lésions de périphlébite rétinienne. Elles se manifestent par l'apparition soudaine d'une sensation de brouillard devant un œil.

Eaton (agent d'). V. *mycoplasma.*

Eaton (maladie d'). Syn. *pneumonie à agglutinines froides.* La plus fréquente des bronchopneumopathies de type viral, décrite aux États-Unis en 1942-1943 sous le nom de pneumonie atypique primitive. Elle a été considérée d'abord comme d'origine virale (Eaton, 1944); elle est due en réalité à *Mycoplasma pneumoniæ*, germe qui occupe une place croissante dans la pathologie pulmonaire. Le sérum de ces malades contient souvent une agglutinine froide. V. *bronchopneumopathie de type viral* et *mycoplasma.*

eau (syndrome d'intoxication par l'). V. *hypotonie osmotique du plasma (syndrome d').*

eau distillée (réaction ou test à l') (B. Hejda, de Prague; F. Dreyfuss, de New York; 1948). Trouble apparaissant lors de la dilution du sérum sanguin par l'eau distillée; son intensité est accrue dans les hépatites et parfois dans les cirrhoses; il est en rapport avec le taux des β-globulines du sérum.

eaux minérales. Nom donné aux eaux de source utilisées en médecine « en raison des vertus thérapeutiques qu'on leur attribue, ces vertus paraissant tenir soit à des qualités physiques (température de la source, etc.), soit à la richesse ou à la nature spéciale de la minéralisation » (Ch. Moureu). — Beaucoup sont douées de radioactivité, d'où leur plus grande efficacité quand elles sont employées à la sortie même du griffon.

eaux vannes. Eaux provenant des fosses d'aisances, des égouts, etc.

Eberth (bacille d') (1881). Syn. *bacille typhique, Bacillus typhosus.* Bactérie se présentant sous la forme d'un bâtonnet animé de mouvements très vifs, agent pathogène de la fièvre typhoïde.

éberthien, *adj.* Qui a rapport au bacille d'Eberth. — *infection é.* Fièvre typhoïde.

éberthite, *s. f.* (V. Audibert, 1908). Septicémie à bacilles d'Eberth sans localisation intestinale.

Ebstein (maladie d') (1866). Malformation cardiaque congénitale exceptionnelle, caractérisée par une anomalie des valves de la tricuspide qui, étirées, restent accolées aux parois du ventricule droit sur les 2/3 supérieurs de leur longueur. L'orifice tricuspidien, déplacé vers la pointe du ventricule, est déformé et constitue un barrage; en amont, l'oreillette droite est dilatée et son volume est augmenté de la partie adjacente, hypoplasiée, du ventricule droit; en aval, le reste du ventricule droit a un volume réduit. Il résulte de ces malformations une diminution du débit pulmonaire. Dans les 2/3 des cas existe une communication interauriculaire cyanogène. Cette affection se manifeste cliniquement par de la dyspnée et des troubles du rythme. L'augmentation du volume de l'oreillette droite donne au cœur un aspect spécial : il est énorme, sphérique ou ovoïde avec un pédicule étroit au milieu de champs pulmonaires anormalement transparents. L'électrocardiogramme montre une hypertrophie auriculaire et une image très particulière de bloc de branche droit. L'évolution, d'une durée variable, se termine fréquemment par la mort subite.

éburnation, s. f. (ebur, ivoire). Augmentation considérable de la densité d'un os, dont une partie plus ou moins étendue devient compacte comme de l'ivoire.

ecbolique, adj. (ἐκ, hors de; βάλλειν, jeter) (obstétrique). Qui détermine l'expulsion.

ecchondrome, s. m. ou **ecchondrose,** s. f. (ἐκ, hors de; χόνδρος, cartilage). Nom donné à des saillies formées au niveau des articulations, des côtes, du larynx, etc., par la prolifération du tissu cartilagineux. Elles se rencontrent le plus souvent dans les arthrites chroniques dont elles contribuent à former les nodosités.

ecchymatose habituelle féminine. Affection souvent héréditaire, caractérisée par la facilité avec laquelle sont provoquées les ecchymoses cutanées. Elle est liée à une finesse anormale de la peau et ne s'accompagne ni d'hémorragie muqueuse ni de fragilité capillaire.

ecchymose, s. f. (ἐκ, hors de; χυμός, suc). Tache tantôt noire, tantôt brune, ou jaunâtre, qui résulte de l'infiltration du tissu cellulaire par une quantité variable de sang. Elle peut apparaître sur la peau, les muqueuses ou les séreuses.

ecchymotique, adj. De la nature de l'ecchymose. — tache é.

eccopé, s. f. (ἐκ; κόπτειν, couper). Plaie du crâne par un instrument tranchant ayant fait dans les os une section droite plus ou moins profonde.

eccoprotique, adj. (ἐκ; κόπρος, excrément). Qui facilite la défécation.

eccrine, adj. (ἐκ-κρίνω, je sécrète). Se dit d'une glande mérocrine (v. ce terme) dont le canal excréteur débouche directement à la surface de la peau. Ex. les petites glandes sudoripares disséminées sur tout le tégument.

E.C.G. Electrocardiogramme (v. ce terme).

échappement nodal (ou **jonctionnel**) et **é. ventriculaire** (nodal et ventricular escape) (cardiologie). Contraction des ventricules déclenchée par le nœud de Tawara (é. nodal ou jonctionnel) ou née dans une des branches du faisceau de His ou dans la paroi ventriculaire (é. ventriculaire), en cas de défaillance momentanée du centre d'automatisme cardiaque normal : le nœud sinusal (ralentissement excessif du rythme sinusal).

écharpe, s. f. Pièce de toile triangulaire utilisée pour l'immobilisation temporaire, en flexion, du membre supérieur.

échauffement, s. m. V. blennorragie.

échinococcose, s. f. Maladie due au développement dans l'organisme de la larve de Taenia echinococcus. Elle se traduit, soit par un kyste hydatique (forme kystique : v. hydatidose), soit par de nombreuses petites alvéoles (forme alvéolaire) parsemant le tissu hépatique. L'é. alvéolaire, souvent méconnue, s'accompagne d'ictère et fait penser presque toujours à une tumeur maligne du foie. — é. secondaire (Dévé). E. déterminée par la greffe des germes échinococciques mis en liberté par la rupture d'un kyste hydatique primitif.

échinocoque, *s. m.* (ἐχῖνος, hérisson ; κόκκος, grain). Syn. *Taenia echinococcus.* Tænia qui vit dans l'intestin du chien et dont l'œuf, ingéré par l'homme avec ses aliments, donne naissance à un embryon hexacanthe. Ce dernier, après avoir traversé la parois de l'intestin, se fixe dans un organe, généralement le foie, où il produit, en se développant, le kyste hydatique.

ECHO (virus) (initiales d'Enteric Cytopathogenic Human Orphan). Sous-groupe des entéro-virus auquel, lors de sa découverte, on ne pouvait attribuer aucune maladie humaine. En fait, certains des virus ECHO donnent des affections analogues à celles provoquées par les virus Coxsakie : méningites, gastroentérites, affections grippales, exanthèmes, maladies des voies respiratoires des nourrissons et des jeunes enfants. — *ECHO* 10. V. *réovirus.*

écho de la pensée. Hallucination auditive faisant croire au malade « qu'on répète ses propres pensées, qu'on lui énonce ses intentions et ses actes » (A. Porot). Signe de début d'*automatisme mental* (v. ce terme).

échocardiographie, *s. f.* Syn. *ultrasonocardiographie* (Edler, 1954). Exploration du cœur par les ultrasons (v. *échographie*). L'*é.* permet l'étude des différentes structures de l'organe : parois ventriculaires, septum, valves, cavités, leurs dimensions, leurs mouvements, les malformations et l'hémodynamique cardiaques, la recherche des tumeurs et des caillots intra-cavitaires ou celle d'épanchements péricardiques. L'échographie de type M et l'*é.* multidimensionnelle sont les plus employées.

échocinésie ou **échokinésie,** *s. f.* (ἠχώ, écho ; κίνησις, mouvement). Syn. *échopraxie.* Impulsion morbide qui pousse certains aliénés à répéter plusieurs fois les mouvements imprimés à leurs membres. V. *stéréotypie.*

écho-encéphalographie, *s. f.* (L. Leksell, 1955). Exploration de l'encéphale par les ultra-sons. Un faisceau d'ultra-sons est envoyé dans le crâne, dirigé selon le diamètre bi-temporal ; on recueille les échos provenant des surfaces réfléchissantes : échos des parois osseuses à l'entrée et à la sortie entre lesquels, situé exactement au milieu, l'écho des structures médianes de l'encéphale (région du 3e ventricule) dont les déplacements pathologiques peuvent être ainsi décelés. D'autres échos intermédiaires peuvent être enregistrés.

échogramme, *s. m.* Syn. *ultrasonogramme.* Tracé recueilli par l'échographie (v. *échographie,* 2°).

échographie, *s. f.* (ἠχώ ; γράφειν, écrire). 1° (Pick). Impulsion morbide qui pousse certains aliénés à répéter plusieurs fois de suite les mots écrits. V. *stéréotypie.* — 2° Syn. *ultrasonographie.* Exploration d'un organe, ou d'une région du corps, au moyen des ultra-sons. Un faisceau d'ultra-sons est dirigé sur la zone à étudier, et les échos renvoyés par les différentes structures de celle-ci sont recueillis et projetés sur un oscilloscope cathodique. Dans l'*é. de type A* (Amplitude), les échos s'inscrivent comme des traits dont l'espacement mesure les distances qui séparent les diverses structures du ou des organes. Dans l'*é. type M* ou *TM* (Temps Mouvement) on enregistre les variations, dans le temps, des échos ponctuels d'une ou de plusieurs structures mobiles, ce qui permet, sur des courbes dont le déroulement est observé sur l'écran cathodique ou fixé sur un film photographique, d'étudier les mouvements de ces structures, la sonde étant immobile ou pivotant autour d'un point fixe, de façon que le déplacement angulaire du faisceau d'ultra-sons réalise un balayage sectoriel de l'organe examiné. Dans l'*é. de type B* (Brillance, car l'intensité plus ou moins grande de la réflexion des ultra-sons se traduit, sur l'écran, par un aspect plus ou moins brillant de l'écho), ou *échotomographie,* ou *tomoéchographie,* ou *ultrasonotomo-*

graphie, le déplacement lent et régulier de la sonde selon une ligne horizontale ou sagittale permet d'enregistrer une succession d'échos des divers points de l'organe et d'avoir, de celui-ci, une image statique bidimensionnelle en coupe (s'il s'agit d'un organe animé de mouvements cycliques, un système de synchronisation — réglé sur l'électrocardiogramme, p. ex. s'il s'agit du cœur — permet de capter les échos émis toujours au même moment du cycle). Enfin, avec l'*é. multidimensionnelle* on obtient, sur l'écran ou sur un film, grâce à une batterie de nombreuses sondes émettrices, une image animée de mouvements de la coupe ultrasonique de l'organe examiné. V. *échocardiographie,. écho-encéphalographie, écho-ophtalmographie* et aussi *Doppler* (effet), *fluxmètre ultrasonique directionnel* et *cathétérisme vélocimétrique*.

écholalie, *s. f.* (ἠχώ ; λαλεῖν, parler). Impulsion morbide qui pousse certains aliénés à répéter comme un écho les paroles prononcées devant eux. V. *stéréotypie*.

échomatisme, *s. m.* (ἠχώ ; μάτος, effort). Impulsion morbide à répéter les sons et les mouvements ; elle comprend l'échocinésie et l'écholalie. V. *stéréotypie*.

échomimie, *s. f.* (ἠχώ ; μῖμος, mime). Impulsion morbide qui pousse certains aliénés à répéter les jeux de physionomie de leur entourage. V. *stéréotypie*.

écho-ophtalmographie, *s. f.* Exploration oculaire par les ultrasons, dont un faisceau est envoyé dans l'œil. Les échos produits par sa réflexion sur les interfaces des milieux transparents et les parois du globe renseignent sur ces différentes structures, en particulier sur l'état du segment postérieur : décollement de la rétine, tumeur ou corps étranger intra-oculaire, etc.

échopraxie, *s. f.* (ἠχώ ; πρᾶξις, action). V. *échocinésie*.

échotomographie, *s. f.* V. *échographie* (de type B).

Echovirus, *s. m.* V. *ECHO* (virus).

Eck (opération ou fistule de von) (1877). Anastomose chirurgicale de la veine porte dans la veine cave inférieure, destinée à remédier à l'hypertension portale. Elle peut être termino-latérale ou latéro-latérale.

Ecklin (anémie ou maladie d'). V. *anémie grave érythroblastique du nouveau-né*.

éclaircissement (facteur d'). Principe apparaissant dans le sérum sanguin après injection intraveineuse d'héparine ; il modifie les lipides sanguins et rend le sérum plus transparent.

éclairement, *s. m.* Quotient du flux lumineux que reçoit une surface par l'aire de cette surface. Il s'exprime en lux et en phots. V. *radiance*.

éclampsie, *s. f.* (ἐκλάμπειν, faire explosion). Syn. *accès éclamptiques*. Terme par lequel on désignait l'épilepsie dont les crises (le plus souvent généralisées) étaient la conséquence de troubles métaboliques ; p. ex. au cours de l'insuffisance rénale (*é. urémique*). Il n'est plus utilisé que sous la forme *é. gravidique* ou *é. puerpérale* pour nommer un état caractérisé par une série d'accès consistant en convulsions toniques, puis cloniques avec suspension de la conscience et offrant la plus grande analogie avec l'épilepsie. Elle survient dans les trois derniers mois de la grossesse, au moment de l'accouchement ou dans les suites de couches. V. *toxémie gravidique*. — *é. infantile*. V. *convulsion*.

éclamptique, *adj.* Qui a rapport à l'éclampsie. — *s. f.* Malade atteinte d'éclampsie.

éclat, *s. m.* V. *brillance*, 2°.

éclipse cérébrale (Donzelot). Paralysie brusque et passagère (hémi- ou monoplégie, aphasie, hémianopsie, etc.). survenant chez un malade atteint d'hypertension artérielle. Elle est due à un spasme d'une artère cérébrale. Elle peut également être provoquée par une hypotension paroxystique.

éclisse, *s. f.* V. *attelle*.

ecmnésie, *s. f.* (ἐκ, de, à partir de ; μνᾶσθαι, se souvenir). V. *amnésie antérograde.*

ecmnésique ou **ecmnétique,** *adj.* — *délire e.* Délire dans lequel le malade atteint d'*ecmnésie* se croit ramené à une époque antérieure de son existence.

écologie, *s. f.* (οἶκος, demeure ; λόγος, discours). Syn. *œcologie.* 1º Etude de l'habitat d'une espèce animale ou végétale et de l'influence qu'il exerce sur celle-ci. — 2º Etude des êtres vivants (particulièrement des microbes) dans leur milieu habituel ou dans des conditions qui se rapprochent autant que possible de celles de leur existence naturelle. V. *mésologie.*

Economo ou **Economo-Cruchet (maladie de von).** V. *encéphalite épidémique d'Economo-Cruchet.*

écouvillonnage, *s. m.* Nettoyage et brossage de la cavité utérine ou d'une autre cavité naturelle, à l'aide d'un écouvillon.

ecphylaxie, *s. f.* (ἐκ, hors de ; φυλάσσω, je protège) (Wright, 1919). Suppression, dans une région donnée, du pouvoir de défense de l'organisme.

écrasement (syndrome d'). V. *Bywaters (syndrome de).*

écrasement linéaire. Syn. *histotripsie, sarcotripsie.* Méthode d'amputation inventée par Chassaignac, qui consistait à sectionner les tissus avec une chaîne progressivement serrée.

écriture en miroir ou **spéculaire.** Variété d'écriture dans laquelle les lettres et les mots se suivent de droite à gauche comme s'ils étaient vus dans un miroir. Certains aphasiques écrivent ainsi en se servant de la main gauche ; mais cette *écriture spéculaire* ne constitue pas une variété spéciale d'aphasie, comme on l'a cru ; elle représente l'écriture instinctive normale de la main gauche.

écrouelles, *s. f. pl.* (bas-latin *scrofellae* de *scrofulae,* scrofules). Syn. *mal du roi* (v. ce terme). Adénopathie cervicale tuberculeuse chronique.

ectasie, *s. f.* (ἔκτασις, dilatation). Dilatation d'un organe creux ou d'un vaisseau. — *signe de l'e. paradoxale.* V. *Jaworski (signe de).*

ectasie canaliculaire précalicielle diffuse. V. *rein en éponge.*

ectasie précalicielle des tubes rénaux. V. *rein en éponge.*

ectasies tubulaires précalicielles. V. *rein en éponge.*

ectasine, *s. f.* (Bouchard). Nom donné aux toxines microbiennes qui déterminent la vaso-dilatation.

ecthyma, *s. m.* (ἐκ ; θύειν, faire éruption). Affection cutanée microbienne caractérisée par des pustules nummulaires ayant tendance à s'étendre par leurs bords, tandis que le centre se recouvre d'une croûte brunâtre masquant une ulcération qui laisse toujours une cicatrice. Elle est inoculable et auto-inoculable. C'est un impétigo ulcéreux. — *e. contagieux* ou *infectieux du mouton.* V. *dermatite pustuleuse contagieuse ovine.*

ectocardie, *s. f.* (ἐκτός, en dehors ; καρδία, cœur). Anomalie de situation du cœur. Il peut : 1º faire hernie à travers le diaphragme : *ectocardie sous-diaphragmatique ;* 2º faire saillie hors de la poitrine par suite de la bifidité ou de l'absence du sternum : *ectocardie pré-thoracique.*

ectoderme, *s. m.* (ἐκτός, en dehors ; δέρμα, peau). Feuillet externe du blastoderme qui formera le revêtement cutané et les organes des sens d'une part, le système nerveux central et les nerfs périphériques, d'autre part.

ectodermose érosive pluri-orificielle (N. Fiessinger et R. Rendu, 1916-1917). Syn. *syndrome de Baader, syndrome de Fiessinger-Rendu, syndrome de Stevens-Johnson* (1922), *dermatostomatite* (Baader, 1925), *syndrome oculo-muco-cutané* ou *syndrome de Fuchs.* Affection frappant les sujets jeunes, caractérisée par un début brutal, avec atteinte diffuse des muqueuses, surtout de la bouche (stomatite bulleuse) et de la conjonctive, parfois des muqueuses génitales avec urétrite, par des lésions cutanées plus discrètes et variables, parfois à type d'érythème polymorphe, par une altération sévère de l'état général et souvent par des manifestations pulmonaires. L'évolution se fait vers la guérison en quelques semaines ; des récidives peuvent survenir. Cette affection, d'origine inconnue, est voisine de l'érythème polymorphe. V. *muco-cutanéo-oculaire (syndrome)*.

ectodermose neurotrope (Levaditi et Harvier, 1921). Syn. *neuroecto-dermite* (Roger). Nom générique proposé pour désigner les maladies dont le virus présente une affinité élective pour les tissus dérivés de l'ectoderme (revêtement cutané et muqueux d'une part et système nerveux central et ses annexes d'autre part). Ces maladies comprennent la poliomyélite, les encéphalites, l'herpès, la rage et le vaccine.

...ectomie (ἐκτομή, ablation). Suffixe qui, placé après le nom d'un organe, forme avec ce nom, un mot composé signifiant : ablation de cet organe.

ectopage, s. m. (ἐκτός ; παγείς, unis) (I. G. St-Hilaire). Monstre double caractérisé par la fusion des parois costo-sternales d'un côté, l'autre paroi étant normalement développée. Les bras qui correspondent au côté atrophié et soudé sont souvent fusionnés.

ectoparasite, s. m. (ἐκτός ; παράσιτος, qui mange à côté). Parasite végétal ou animal vivant à la surface du corps.

ectopie, s. f. (ἐκ, hors ; τόπος, lieu). Anomalie de situation d'un organe. Ex. : e. du cœur, e. du rein.

ectopique, adj. Qui n'est pas à sa place habituelle. — *grossesse e.* ou *extra-utérine.*

ectoplacenta, s. m. (ἐκτός ; placenta). Revêtement endothélial incomplet des lacunes placentaires.

ectoplasmiques (productions). Nom donné aux diverses substances extra-cellulaires élaborées par la cellule.

ectopœsophage, s. m. Instrument en forme de sonde que l'on introduit dans l'œsophage ; il est destiné à faire saillir le bord gauche de ce conduit dans l'opération de l'œso-phagotomie externe.

ectosympathose, s. f. (E. May et H. M. Gallot, 1936). Nom proposé pour désigner les divers syndromes par lesquels se manifestent les troubles dans le fonctionnement du système sympathique superficiel (maladie de Raynaud, érythromé-lalgie, œdème de Quincke).

ectothrix, adj. (ἐκτός, en dehors ; θρίξ, cheveu). Qui se trouve à l'extérieur du poil. — *champignon e.*

ectozoaire, s. m. (ἐκτός ; ζῶον, animal) (Rudolfi). Syn. *épizoaire.* Animal parasite vivant à la surface du corps (acare, puce, pou, etc.).

ectrodactylie, s. f. (ἐκτρώω, je fais avorter ; δάκτυλος, doigt). Absence congénitale d'un ou de plusieurs doigts.

ectromèle, s. m. (ἐκτρώω ; μέλος, membre) (I.G. St-Hilaire). Monstre caractérisé par l'arrêt de développement d'un ou de plusieurs membres. Cet arrêt peut porter également sur un seul segment de membre. V. *monomèle.*

ectromélie, s. f. 1° Malformation embryonnaire ou fœtale. V. *ectromèle.* — 2° e. infectieuse (J. Marchal, 1930). Maladie épidémique et contagieuse de la souris, due à un ultra-virus, caractérisée par la gangrène d'une patte ou des troubles de l'état général aboutissant à la mort.

ectropion, s. m. (ἐκτρέπω, je renverse). Renversement en dehors des paupières. — On emploie également ce terme pour désigner l'éversion de la muqueuse du col utérin.

ectropodie, s. f. (ἐκτρώω, je fais avorter ; πούς, ποδός, pied). Absence congénitale d'un pied en totalité ou en partie.

ectrourie, s. f. (ἐκτρωσις, avortement ; ούρά, queue). Monstruosité caractérisée par une absence de développement de l'extrémité caudale de l'embryon, partout sur le sacrum, le rectum, l'anus, les organes génito-urinaires qui sont rudimentaires ou absents. L'aplasie touche également les deux membres inférieurs (ectromélie); les deux membres sont parfois soudés entre eux (sirénomélie).

eczéma, s. m. (ἐχ; ζεῖν, bouillonner). Lésion cutanée caractérisée par un placard rouge vif, prurigineux, légèrement surélevé, sur lequel apparaissent rapidement des groupes de petites vésicules transparentes qui crèvent vite, laissant suinter une sérosité qui empèse le linge. Cet écoulement, issu des puits de Devergie (v. ce terme), dure plus ou moins longtemps, pendant qu'apparaissent de nouvelles poussées de vésicules. Il aboutit à la formation de croûtes, qui précède la réparation des lésions. L'e. « est ordinairement l'effet d'une irritation interne ou externe, et, chez les sujets dont le tégument est constitutionnellement irritable, il trouve des causes occasionnelles dans les agents irritants les plus variés » (Bateman). V. *spongoïde (état).* — *e. acnéique* (Bazin et Lailler). V. *dermatose figurée médio-thoracique.* — *e. aigu* ou *de Willan.* Syn. *dermite artificielle.* E. presque toujours vésiculeux et dû à une irritation externe. — *e. aigu disséminé.* V. *lichen tropicus.* — *e. en aires* ou *marginé desquamatif de la langue* (Besnier). V. *glossite exfoliatrice marginée.* — *e.-asthme.* V. *eczéma atopique.* — *e. bulleux* ou *pemphigoïde.* E. dont les vésicules sont de grande taille et qui peut simuler la maladie de Dühring-Brocq. — *e. chronique,* vulgaire ou *de Rayer-Devergie.* E. presque toujours dû à une cause interne dyscrasique ou diathésique. — *e. circiné.* V. *eczématide.* — *e. constitutionnel.* V. *eczéma atopique.* — *e. corné de Wilson* ou *e. kératosique.* Kératose palmaire ou plantaire symétrique, épaisse, fissurée, douloureuse, recouvrant des lésions d'eczéma. — *e. diathésique.* V. *eczématose.* — *e. dysidrosique.* V. *dyshidrose.* — *e. érythrodermique.* Forme ordinairement généralisée de l'e. *vulgaire* chez l'enfant. — *e. exsudatif.* V. *eczéma atopique.* — *e. figuré.* V. *eczématide.* — *e. flanellaire.* V. *dermatose figurée médio-*thoracique. — *e. herpétiforme.* V. *pustulose vacciniforme.* — *e. kératosique.* V. *e. corné de Wilson.* — *e. neuropathique.* V. *eczéma atopique.* — *e. pemphigoïde.* V. *e. bulleux.* — *e. prurigo.* V. *eczéma atopique.* — *e. récidivant de la lèvre supérieure.* V. *sycosis.* — *e. des roseaux.* V. *cannes de Provence (maladie des).* — *e. séborrhéique* (Unna). V. *eczématide.* — *e. tylosique.* V. *e. corné de Wilson.*

eczéma atopique. Syn. *eczéma constitutionnel* (Koch), *prurigo diathésique* de Besnier (1892), *prurit à forme eczémato-lichénienne* (Brocq), *eczéma-asthme* (Jadassohn), *eczéma prurigo* (Sabouraud), *eczéma exsudatif* (Schreus), *eczéma neuropathique* (Brill), *dermite atopique* (Sulzberger, 1935). Eczéma du nourrisson, suintant, croûteux et très prurigineux; il siège aux joues, évolue par poussées qui peuvent s'étendre au tronc et aux membres. Il guérit généralement avant l'âge de 2 ans. Parfois il persiste jusqu'à l'âge adulte, et prend alors l'aspect de placards lichénifiés très prurigineux, pigmentés, situés aux plis de flexion des membres, quelquefois à la face, au tronc et aux mains. Ces placards subissent des poussées avec éléments vésiculo-pustuleux ou de pyodermite, alternant chez certains malades avec des crises d'asthme, de rhinite, de colite ou de conjonctivite allergique, de migraine, d'urticaire, etc. V. *atopie.*

eczéma marginé de Hebra. Dermatose prurigineuse caractérisée par des taches arrondies qui, en s'accroissant, forment des plaques circinées dont le lieu d'élection est la face interne des cuisses. L'é. *m.* est dû à l'*Epidermophyton inguinale* (Sabouraud, 1907).

eczéma variqueux. Placard érythémateux à bords émiettés, criblé de points suintants, qui complique parfois les dermo-épidermites et les capillarites autour des ulcères de jambes des variqueux.

eczématide, s. f. (Darier). Syn. *eczéma figuré, circiné* ou *séborrhéique* (Unna). Affection cutanée voisine de l'eczéma, apparaissant dans les mêmes conditions, mais s'en distinguant par l'absence de vésicules. Elle est caractérisée par une éruption de taches rouges circonscrites siégeant sur le tronc et parfois les membres inférieurs, recouverte de squames. Selon l'aspect et le siège des lésions, on distingue les *e. figurés stéatoïdes* (ou dermatose figurée médio-thoracique, v. ce terme), les *e. psoriasiformes* (ou parakératose psoriasiforme, v. ce terme), les *e. pityriasiformes* (ou parakératose pityriasiforme, v. ce terme), les *e. folliculaires* (ou séborrhéides péripilaires), dans lesquelles les squames recouvrent un follicule pileux enflammé, et les *e. à type de pityriasis rosé de Gibert*.

eczématisation, s. f. Transformation eczémateuse, survenant souvent au cours de certaines dermatoses (prurigo, ichtyose, etc.).

eczématose, s. f. (Darier). Etat morbide chronique de la peau que les auteurs ont appelé *eczéma diathésique, e. maladie* ou *e. vrai.* V. *eczéma atopique.*

Eddowes (syndrome d'). V. *ostéopsathyrose.*

Edebohls (opération d'). Syn. *décapsulation totale* ou *décortication du rein, réno-décortication.* Opération qui consiste à séparer le rein de sa capsule propre par une sorte de décortication. Elle est préconisée par quelques auteurs dans le traitement du mal de Bright, de certaines formes d'anurie et d'hypertension artérielle.

édocéphale, s. m. (αἰδοῖον, parties sexuelles ; κεφαλή, tête) (I. G. St-Hilaire). Monstre caractérisé par une seule orbite contenant un œil ou deux yeux, surmontée d'une trompe en forme de pénis, par la réunion des deux oreilles sous la tête et par l'absence de bouche.

édo-vaccin, s. m. (*edere,* manger ; vaccin). Nom donné aux vaccins absorbés par la bouche.

E.D.T.A. Abréviation d'éthylène-diamine-tétra-acétique, acide utilisé comme chélateur (v. *chélation*). — *test à l'E.D.T.A.* V. *hypocalcémie provoquée (épreuve de l').*

édulcoration, s. f. (*edulcare,* rendre doux). Adjonction d'une substance sucrée à un médicament dont on veut masquer la saveur.

Edwards (syndrome d') (1959). Syn. *trisomie 18* et, anciennement : *trisomie 17, trisomie 17-18, trisomie E* ou E_1. Maladie par aberration chromosomique en rapport avec la présence d'un 3e chromosome sur la 18e paire d'autosomes (v. *trisomie*). Elle est caractérisée par un ensemble de malformations : retard staturo-pondéral, micro- et dolicho-céphalie avec menton fuyant et oreilles de faune, thorax étroit avec voussure précordiale, bassin étroit, doigts fléchis (l'index, très long, chevauchant les 3e et 4e), anomalies cardiaques, souvent en fer à cheval. Les dermatoglyphes présentent des anomalies caractéristiques. La survie ne dépasse pas 2 mois.

Edwin Beer (signe d') (E. B. de New York). Signes radiologiques du phlegmon périnéphrétique : 1° scoliose vertébrale, concave du côté malade ; 2° obscurcissement du bord externe du psoas du même côté.

E. E. G. Electroencéphalogramme (v. ce terme).

effecteur, s. m. (*effector,* celui qui fait). 1° (R. Collip). V. *récepteur.* — 2° Toute substance autre que l'enzyme et le substrat, capable d'influencer la vitesse d'une réaction enzymatique (activateur, inhibiteur, etc.). — *e. allostérique.* V. *allostérie.*

effleurage, s. m. Mode de massage qui consiste à passer légèrement la main entière ou l'extrémité des doigts, ou bien la face dorsale des phalanges, poing fermé, sur la partie à masser.

efflorescences de la peau. On donne ce nom aux lésions élémentaires de la peau, c.-à-d. aux lésions cutanées envisagées dans leur forme et leur aspect extérieur, en dehors de toute idée de cause et sans tenir compte de leur évolution.

effondrement épileptique. V. *épilepsie atonique.*

effort (épreuve d'). Epreuve destinée à apprécier la valeur fonctionnelle des poumons et du cœur; elle consiste à faire effectuer à un sujet un effort donné pendant et après lequel on étudie son comportement respiratoire (spirogramme) ou cardiovasculaire (rythme du cœur, pression artérielle, électrocardiogramme). Par exemple, en cas d'insuffisance coronarienne, cette épreuve, en provoquant une ischémie passagère du myocarde, peut faire apparaître temporairement des anomalies de l'électrocardiogramme qui n'existent pas au repos. De nombreuses variétés d'épreuves d'effort ont été proposées. L'épreuve de Martinet, le test de Flack, l'exercice des deux marches (v. ces termes) sont actuellement remplacés par les épreuves d'effort sur tapis roulant et sur bicyclette ergométrique qui, pratiquées avec prudence et étroitement surveillées, permettent de mesurer l'effort du malade et la valeur fonctionnelle de son cœur ou de ses poumons.

égagropile, s. m. (αἴγαγρος, chèvre sauvage; πῖλος, boule de laine). V. *trichobézoard*.

E.GE.G. Abréviation d'électro-gastro-entérographie (v. ce terme).

egesta, s. m. pl. (en lat. choses évacuées). V. *excreta.*

Egger (signe d'). Signe observé au cours de l'hémiplégie flasque. Pendant l'inspiration forcée, l'hémithorax du côté paralysé se soulève moins que celui du côté sain.

égilops, s. m. (αἴξ, chèvre; ὤψ, œil). Petite ulcération qui se forme dans l'angle interne de l'œil, et qui succède à l'anchilops.

égocentrique (délire). Délire dans lequel le malade se considère comme un centre d'attraction vers lequel converge l'attention générale, qu'il croit le plus souvent lui être hostile (persécutés).

égophonie, s. f. (αἴξ, chèvre; φωνή, voix). Syn. *voix chevrotante* ou *de polichinelle*. Résonance particulière de la voix que l'on entend à l'auscultation de la poitrine dans les cas de pleurésie, ou, plus rarement, dans certaines formes de congestion pulmonaire. La voix est tremblotante, nasillarde et ressemble au bêlement de la chèvre.

Ehlers (1899)**-Danlos** (1908) **(maladie d').** V. *Danlos (syndrome de).*

Ehrlich (cellules d'). V. *éosinophile.*

Ehrlich (épreuve d'). Epreuve destinée à montrer *in vivo* le pouvoir hémolysant du plasma pour ses propres hématies, au cours de l'hémoglobinurie paroxystique *a frigore.* Un doigt, où la circulation est arrêtée par un lien, est refroidi dans l'eau glacée, pendant un quart d'heure, puis réchauffé pendant un quart d'heure dans l'eau tiède; le sang obtenu par la piqûre de ce doigt est en partie laqué et le sérum teinté en rose.

Ehrlich (réaction d'). V. *diazoréaction.*

Eichhorst (myopathie ou **type fémoro-tibial d').** Variété de *myopathie primitive progressive* (v. ce terme), débutant par les membres inférieurs et envahissant le tronc et les membres supérieurs. Elle s'accompagne souvent de griffes des orteils. V. *Gowers (myopathie distale ou type de).*

eidétisme, s. m. (εἴδω, je vois). Phénomène voisin de l'hallucination, observé parfois chez l'enfant : un objet, aperçu un certain temps auparavant, est vu à nouveau lorsque le sujet fixe une surface unie.

Eijkman (syndrome d'). Ensemble de symptômes nerveux apparaissant chez l'animal privé de vitamine B₁ : paralysie progressive des membres, puis crises convulsives précédant de peu la mort (béribéri expérimental).

Einhorn (sonde d'). Sonde en caoutchouc souple munie de points de repère, terminée par une ampoule percée de trous; elle sert à faire le tubage duodénal.

Einthoven (équation ou **règle d')** (cardiologie). L'amplitude d'une onde de l'électrocardiogramme enregistrée en 2ᵉ dérivation est égale à la somme algébrique des amplitudes des ondes enregistrées au même instant dans les 1re et 3e dérivations ($D_2 = D_1 + D_3$).

Einthoven (triangle d') (électrocardiographie). Triangle équilatéral à sommet inférieur dont les 3 sommets représentent schématiquement la position des électrodes des dérivations périphériques (bras droit, bras gauche, jambe gauche). Lorsqu'on reporte, sur les côtés supérieur et gauche, des longueurs correspondant au voltage des deux premières dérivations considérées au même instant, ce triangle permet de construire, à l'aide de ces deux vecteurs, un vecteur commun donnant la direction de l'axe électrique du cœur (v. ce terme) et la valeur de sa force électromotrice apparente à l'instant considéré.

Eisenmenger (complexe d') (1897). Cardiopathie congénitale rare, caractérisée par l'existence d'une communication interventriculaire haute, d'une dextroposition de l'aorte, par l'absence de sténose pulmonaire et par une hypertrophie du ventricule droit, dont le sang est éjecté en partie dans l'aorte. Les artères pulmonaires sont altérées : dilatation, hypertrophie de la média, épaississement de l'intima. L'évolution, marquée par une hypertension pulmonaire, une cyanose tardive et modérée et par des hémoptysies, entraîne généralement la mort avant la trentième année.

éjaculatorite, *s. f.* Inflammation des canaux éjaculateurs.

éjection ventriculaire gauche (temps d'). Durée de l'expulsion, dans l'aorte, du sang chassé par la contraction du ventricule gauche. On la mesure, sur le carotidogramme, du début de l'ascension de la courbe à l'incisure catacrote. Elle est normalement de 0,25 à 0,32 sec. Elle varie selon la durée du cycle précédent, d'après laquelle on corrige (grâce à l'abaque de Meiners) le chiffre mesuré sur le carotidogramme. On l'exprime alors en pourcentage par rapport au chiffre normal. C'est le *temps d'éjection corrigé.* V. *carotidogramme.*

Ekbom (syndrome d'). V. *jambes sans repos (syndrome des).*

ekiri. Maladie épidémique, dysentériforme, très aiguë, qui sévit presque exclusivement sur les enfants de deux à six ans au Japon. Elle serait due à un bacille voisin du colibacille.

EL (L : *lung,* poumon, en anglais). Symbole de l'élastance pulmonaire (v. ce terme).

élaïoconiose, *s. f.* (Ἔλαιον, huile; χόνις, poussière) (P. Blum, 1919). Variété de folliculite acnéiforme professionnelle, observée chez les ouvriers métallurgistes et due à l'action des poussières et de l'huile. On l'appelle vulgairement *bouton d'huile.*

élastance, *s. f.* Rapport entre la pression d'un fluide et le volume du réservoir élastique qui le contient ($\Delta P/\Delta V$). — *é. pulmonaire* (EL) (Bayliss et Robertson, 1939). Variation de pression nécessaire pour produire une variation du volume pulmonaire d'une unité. L'*é. p.* renseigne sur la résistance à l'expansion du tissu élastique pulmonaire. Elle est d'autant plus élevée que la résistance est grande. Elle est de 4 à 5 cm d'eau par litre, en position assise. C'est l'inverse de la compliance pulmonaire (v. ce terme). L'*é. totale du thorax* (ET) est la somme de l'*é.* pulmonaire et de l'*é.* de la paroi thoracique (EW); elle est de l'ordre de 10 cm d'eau par litre.

élastéidose cutanée nodulaire à kystes et à comédons. Syn. *maladie de Favre et Racouchot* (1937). Affection cutanée caractérisée par la présence, sur les tempes et les régions périorbitaires, de nombreux comédons et de petits nodules; ceux-ci peuvent atteindre 2 à 4 mm de diamètre et comporter un ou plusieurs comédons. Cette maladie atteint surtout les hommes après la cinquantaine.

élastome diffus. (Dubreuilh, 1913). Bande feutrée sous-épidermique, formée de fibres élastiques altérées et gonflées, recouvertes d'un épiderme aminci et pigmenté; c'est la lésion caractéristique de la dégénérescence colloïde sénile de la peau.

élastopathie, s. f. (ἐλαστής, qui meut; πάθος, affection) (Paul Godin, 1928). Nom donné à la déficience du tissu élastique que l'on observe à tous les âges de la vie. Elle peut être congénitale ou acquise (intoxications diverses, surmenage, vieillesse).

élastorrhexie, s. f. (ἐλαστής; ῥῆξις, déchirure). Rupture des fibres élastiques des tissus survenant à la suite de leur dégénérescence. — é. systématisée (Touraine, 1940). Affection congénitale héréditaire et familiale due à la dégénérescence systématisée des fibres élastiques de tout l'organisme, en particulier du derme (donnant naissance à de petites élevures jaunes linéaires), de la vitrée choroïdienne (formant un anneau pigmentaire péripapillaire d'où partent des stries grisâtres radiées), du système vasculaire (endocarde, artères); elle est parfois accompagnée d'hémorragies digestives. V. Grönblad-Strandberg (syndrome de) et élastorrhexis.

élastorrhexis, s. f. (Darier, 1896). « Dégénérescence du réseau élastique des parties profondes du chorion » dont les « fibres se gonflent, bourgeonnent, se fondent et se fragmentent » (Darier). Cette lésion est caractéristique du pseudoxanthome élastique (v. ce terme).

élastose endocardique. V. fibroélastose endocardique.

élective (propriété) ou **électivité,** s. f. Propriété de certaines substances de se fixer à des humeurs ou à des éléments anatomiques déterminés, à l'exclusion des autres.

électro-absence, s. f. Electro-choc léger, provoquant une perte de connaissance passagère, sans convulsion.

électro-anesthésie, s. f. Anesthésie générale provoquée par des courants de haute fréquence, rythmés et polarisés.

électrobiologie, s. f. Application de l'électricité aux études biologiques.

électrocardiogramme, s. m. **(E.C.G.)** (cardiologie). Courbe obtenue avec l'électrocardiographe. Dans toutes les dérivations (v. ce terme), elle comprend : 1° une onde P, auriculaire ou atriogramme, liée à la contraction des oreillettes ; 2° une série d'ondes correspondant à la contraction des ventricules : le complexe ventriculaire ou ventriculogramme. Ce complexe est formé d'une onde rapide QRS de forte amplitude, suivie d'une onde T lente et moins élevée, et parfois d'une onde U. Entre ces ondes, le tracé revient à la ligne iso-électrique (v. ce terme) : espace PR correspondant au temps que met l'excitation à se propager de l'oreillette au ventricule, et segment ST. — é. vectoriel. V. électrocardiovectogramme.

électrocardiographe, s. m. Appareil enregistreur des courants électriques qui accompagnent les contractions cardiaques. Ces courants, très faibles, sont rendus appréciables par un galvanomètre à corde très sensible ou plutôt, actuellement, par un système d'amplification électronique.

électrocardiographie, s. f. (Waller). Application de la méthode graphique à l'étude des courants électriques dégagés par les contractions cardiaques.

électrocardiokymographie, s. f. V. cinédensigraphie.

électrocardioscope, s. m. Appareil dérivé de l'électrocardiographe, projetant sur un écran la courbe que l'électrocardiographe inscrit sur un film.

électrocardioscopie, s. f. Examen sur un écran des courbes électriques du cœur projetées par l'électrocardioscope.

électrocardiovectogramme, s. m. (Milovanovich). Syn. électrocardiogramme vectoriel. Vectogramme enregistré sur un film se déroulant devant l'écran ; on obtient ainsi un tracé présentant une succession de boucles : P, QRS et T, et permettant d'apprécier le sens de rotation des vecteurs et la vitesse des différents segments du vectogramme.

électrochoc, s. m. (Cerletti, 1938). Syn. électroconvulsion, méthode de

Cerletti et Bini. Crise convulsive provoquée par le passage d'un courant alternatif entre deux électrodes placées de part et d'autre du crâne et agissant sur les centres épileptogènes. On obtient cette crise avec 300 à 600 milliampères, sous 60 à 90 volts, appliqués pendant un ou deux dixièmes de seconde. L'é. est employé dans le traitement de certaines affections mentales telles que la schizophrénie, les états dépressifs, mélancoliques et confusionnels. — Ce terme n'est guère employé en cardiologie, où l'on parle plutôt de choc électrique (v. ce terme).

électro-coagulation, *s. f.* Méthode d'électrothérapie qui utilise la chaleur excessive développée dans un tissu, au voisinage d'une électrode punctiforme, lorsqu'on y fait passer un courant de haute fréquence, l'autre électrode étant très large. Les modifications dans le tissu au contact de l'électrode vont de la volatilisation, en passant par la carbonisation, à la coagulation du protoplasma cellulaire.

électrocochléogramme, *s. m.* Courbe enregistrée lors de l'étude des phénomènes électriques apparaissant dans la cochlée au moment d'une stimulation sonore (électrocochléographie); les potentiels ainsi recueillis témoignent du fonctionnement des cellules de Corti et de celui du nerf auditif. C'est un moyen d'explorer les fonctions auditives.

électrocochléographie, *s. f.* V. *électrocochléogramme.*

électroconvulsion, *s. f.* V. *électrochoc.*

électroconvulsivante (méthode). Emploi thérapeutique de l'électrochoc dans certaines affections mentales.

électrocorticogramme, *s. m.* Courbe obtenue par l'électrocorticographie.

électrocorticographie, *s. f.* Syn. *corticographie.* Electroencéphalographie pratiquée en plaçant les électrodes au contact même de l'écorce cérébrale, après trépanation et dissection de la dure-mère. Elle est employée pour préciser, avant son ablation, l'emplacement d'un foyer épileptogène.

électrocortine, *s. f.* V. *aldostérone.*

électrodiagnostic, *s. m.* Application de l'électricité à l'examen des malades. Terme généralement réservé à l'étude des réponses musculaires à l'excitation électrique. L'é. *qualitatif* apprécie la qualité de la réaction à l'excitation faradique ou galvanique; l'é. *quantitatif* (étude des chronaxies) mesure cette excitabilité. — *é. de détection.* Méthode d'exploration qui utilise les phénomènes électriques produits dans l'intimité des tissus. Appliquée aux centres nerveux supérieurs, elle permet, dans l'épilepsie en particulier, d'évaluer la gravité de l'affection en dehors de toute manifestation clinique.

électroencéphalogramme, *s. m.* **(E.E.G.).** Courbe obtenue par l'électroencéphalographie.

électroencéphalographie, *s. f.* (Hans Berger, 1924-29). Enregistrement graphique des variations de potentiel électrique qui se produisent de façon continue au niveau de l'écorce cérébrale et qui constituent les manifestations électriques de son activité; et des modifications que leur font subir les diverses excitations sensorielles, l'activité mentale ou certaines affections cérébrales (épilepsie, tumeurs, troubles circulatoires, traumatismes, etc.). V. *pointe, pointe-onde, polypointe.*

électro-gastro-entérographie, *s. f.* **(E.GE.G.)** (A. Martin et J.L. Thillier, 1971). Enregistrement graphique des variations lentes des potentiels électriques reflétant l'activité de l'estomac et de l'intestin, au moyen de 4 électrodes placées sur les bras et sur les jambes. V. *électrosplanchnographie.*

électrogastrographie, *s. f.* Enregistrement des courants d'action émis par l'estomac et traduisant son travail sécrétoire et sa motricité.

électrogénèse ou **électrogénie,** *s. f.* (Ch. Robin et Béraud). « Production d'électricité par les tissus vivants comme résultat de leur activité spéciale ou de leur activité nutritive » (Littré).

électro-immunodiffusion, s. f. (Culliford, 1964). Immunodiffusion (v. ce terme) effectuée dans un champ électrique. L'*é. i.* est plus simple, plus rapide et plus sensible que l'immunodiffusion. V. *électrophorèse* et *immuno-électrophorèse*.

électrokymographie, s. f. (cardiologie). Kymographie (v. ce terme) enregistrée en même temps que l'électrocardiogramme, la simultanéité des courbes permettant de préciser la chronologie des mouvements cardiaques (p. ex. l'expansion systolique d'un anévrisme ventriculaire).

électrolepsie, s. f. (Tordeus, 1883). V. *Bergeron* (*chorée de*).

électrologie médicale. Partie de la physique concernant les applications médicales de l'électricité.

électrolyse, s. f. Décomposition électro-chimique d'un corps. L'*é.* est employée en thérapeutique pour détruire certaines tumeurs (névromes, naevi, etc.), sectionner les parois de rétrécissement ou supprimer des bulbes pileux (épilation).

électrolyte, s. m. Corps dont les molécules, lorsqu'elles sont en solution, sont capables de se dissocier en ions. Un *é.* est dit *fort* si toutes ses molécules, mises en solution, s'ionisent ; c'est le cas de tous les sels, des acides dits forts et des bases dites fortes. Un *é.* est dit *faible* si une partie seulement de ses molécules se dissocie en solution. V. *ionisation*, 2°.

électrolytémie, s. f. Présence, et taux, des électrolytes dans le plasma sanguin. V. *concentration ionique du plasma*.

électro-moteur (centre). V. *localisation cérébrale*.

électromyogramme, s. m. (E.M.G.). Courbe obtenue par l'enregistrement graphique des courants électriques dégagés par les contractions musculaires.

électromyographie, s. f. Enregistrement des courants électriques qui accompagnent l'activité musculaire.

électron, s. m. (Larmor). Syn. *atome électrique*. Nom donné aux corpuscules élémentaires, de charge électrique négative, provenant de la dissociation de l'atome. Ils sont doués d'un mouvement dont la vitesse, bien qu'inférieure, est de l'ordre de la vitesse de la lumière, et forment, par leur ensemble, les rayons cathodiques émis par l'ampoule de Crookes, ou les rayons β des substances radioactives.

électronarcose, s. f. Sommeil provoqué par le passage prolongé, à travers le cerveau, d'un courant électrique.

électro-nystagmogramme, s. m. Tracé obtenu par l'électro-nystagmographie (v. ce terme).

électro-nystagmographie, s. f. (E.N.G.) Enregistrement graphique du nystagmus, qu'il soit spontané ou provoqué (épreuves caloriques ou giratoires). Il consiste dans l'inscription et la mesure des variations du potentiel cornéo-rétinien qui accompagnent les mouvements du globe oculaire, au moyen d'électrodes péri-orbitaires. La *n.* fournit un document objectif du comportement du labyrinthe.

électrophorégramme, s. m. Représentation graphique des résultats de l'électrophorèse.

électrophorèse, s. f. (électro ; φορεῖν, emporter). 1° V. *cataphorèse.* — 2° Transport vers les électrodes, sous l'influence d'un champ électrique, des particules chargées électriquement en solution ou en suspension dans un liquide. Ce terme est appliqué aux particules ionisées formées de grosses molécules, telles que les colloïdes, celui d'électrolyse étant réservé aux ions de petite taille. L'*é.* est employée pour séparer en plusieurs fractions les protéines des humeurs de l'organisme et surtout du sérum sanguin ; celles-ci, en présence d'une solution-tampon d'un pH déterminé, s'ionisent et se déplacent dans le champ électrique à des vitesses différentes suivant la taille, la forme et la charge électrique de leurs molécules. Elle est effectuée en cuve (é. libre ou de frontière : méthode de Tiselius, 1937) ou sur papier (é. de zone : méthode de Grassman), ce dernier procédé permettant de doser également, à l'aide de colorants appropriés, les différentes glucoprotéines et lipoprotéines (*chromato-électrophorèse*).

électroprotéinogramme, s. m. Graphique (ou formule) représentant le taux des différentes fractions des protéines des humeurs et, en particulier, du sérum sanguin (albumine ; globulines α_1 et α_2, β et γ) séparées par électrophorèse.

électro-puncture, s. f. V. *galvanopuncture*.

électropyrexie, s. f. (électricité ; πυρετός, fièvre). Élévation artificielle de la température du corps humain au moyen d'ondes courtes appliquées à fortes doses, dans un but thérapeutique (v. *pyrétothérapie*).

électroradiologie, s. f. Partie de la physique concernant les applications de l'électricité et de la radiologie.

électro-rétino-encéphalographie, s. f. Étude des courants électriques apparaissant dans la rétine et le centre visuel cortical à la suite d'une stimulation lumineuse oculaire.

électrorétinogramme, s. m. (E.R.G.). Courbe obtenue par l'électrorétinographie. Elle comprend normalement 2 ondes : l'onde *a* négative, rapide et de faible amplitude, suivie d'une onde *b*, positive, beaucoup plus ample et longue.

électrorétinographie, s. f. Enregistrement graphique des divers courants électriques produits par la rétine sous l'influence de la stimulation lumineuse.

électrorhéophorèse, s. f. (électro ; ῥεῖν, couler ; φορεῖν, porter). (Durrum et Machebœuf). Variété d'électrophorèse de zone dans laquelle le papier repose en son milieu sur un chevalet et retombe de chaque côté dans des cuves remplies de liquide tampon. Le déplacement des diverses fractions des protéines dépend de la migration des anions

vers l'anode et aussi de l'ascension du liquide des cuves. V. *électrophorèse*.

électrosplanchnographie, s. f. (E.S.G.). (J. Thouvenot et A. Martin, 1967). Enregistrement graphique des variations lentes des potentiels électriques reflétant l'activité des viscères digestifs, au moyen d'un jeu d'électrodes placé sur l'abdomen. V. *électro-gastro-entérographie*.

électrosynérèse, s. f. (électro ; συνέρεισις, rapprochement) (Bussard, 1959). Syn. *immuno-électro-diffusion*. Variété d'immuno-électrophorèse sur membrane d'acétate de cellulose provoquant la migration des gamma-globulines vers la cathode et celle de l'antigène en sens contraire, de telle sorte que le précipité se forme rapidement si l'antigène rencontre l'anticorps correspondant.

électrosystole, s. f. Battement cardiaque déclenché par une impulsion électrique extérieure. V. *électrosystolie*.

électrosystolie, s. f. (Duchenne, de Boulogne, 1872 ; Zoll, 1952). Déclenchement artificiel des battements cardiaques au moyen d'impulsions électriques rythmées. Il est employé comme traitement de la bradycardie du bloc auriculo-ventriculaire et de ses accidents (syndrome d'Adams-Stokes) : en cas d'urgence, au moyen d'une source d'énergie (stimulateur ou pacemaker) externe et d'électrodes appliquées sur la peau du thorax ou introduites dans le ventricule droit par cathétérisme ; comme traitement permanent, au moyen d'un petit stimulateur intracorporel implanté à demeure dans la paroi de l'abdomen ou du thorax et d'électrodes fixées à la surface du cœur (*entraînement épicardique*) ou situées dans une sonde placée dans le ventricule droit (*entraînement endocavitaire*). V. *stimulateur*.

électrosystologie, s. f. Étude de l'électrosystolie (v. ce terme).

électrothérapie, s. f. (électricité ; θεραπεία, thérapie). Emploi de

l'électricité comme moyen thérapeutique.

électrotonus, *s. m.* « Etat électrique
d'un nerf parcouru dans une partie
de sa longueur par un courant constant » (Du Bois-Reymond). Il consiste dans la production de courant
en dehors de la zone comprise entre
les électrodes, courant s'éloignant
de l'anode et se rapprochant de la
cathode, et en modification de
l'excitabilité et de la conductibilité
au voisinage des électrodes (v.
anélectrotonus et *cathélectrotonus*).

électrotropisme, *s. m.* (électricité;
τρέπειν, tourner). Propriété que
possède le protoplasma d'être attiré
ou repoussé par l'électricité.

électuaire, *s. m.* (*eligere,* choisir).
Préparation pharmaceutique de
consistance molle, formée de poudres mélangées à du sirop, à du
miel ou encore à des pulpes végétales
additionnées de sucre.

éléidome, *s. m.* (ἔλαιον, huile). Tuméfaction ayant tendance à s'étendre,
due à des injections d'huile végétale.

éléolat, *s. m.* Médicament à base
d'huile volatile.

éléolé, *s. m.* (ἔλαιον, huile). Médicament à base d'huile fixe.

éléphantiasis, *s. m.* (ἐλέφας, éléphant).
Augmentation considérable du vo-
lume d'un membre ou d'une partie
du corps, causée par un œdème
dur et chronique des téguments.
C'est un symptôme que l'on observe dans un certain nombre de
maladies. — *é. des Arabes* ou *des
pays chauds.* Œdème énorme du derme et du tissu cellulaire sous-cutané
accompagné de sclérose, siégeant
aux membres inférieurs et aux organes génitaux. Cette maladie est
observée dans toute la zone tropicale et frappe surtout les indigènes.
Elle est due (Manson) à la pénétration, dans les vaisseaux lymphatiques, de la filaire du sang (*Wuchereria bancrofti, Onchocerca volvulus,
Filaria malayi*). V. *filariose.* — *é.
familial de Milroy.* V. *trophœdème.*
— *é. génito-anorectal* (Jersild) V.
Jersild (syndrome de). — *é. des Grecs.*
V. *lèpre.* — *é. nostras.* E. observé en

Europe, dû à des érysipèles à répétition (infection par le streptocoque).

**élévation congénitale de l'omo-
plate** (Willett et Walsham, 1880).
Syn. *maladie* ou *déformation de
Sprengel, scapula elevata.* Déplacement en haut et en dedans d'une
ou des deux omoplates avec déformation et parfois fixation au rachis
de l'os déplacé.

**éleveurs d'oiseaux (maladie, pou-
mon** ou **pneumopathie des).**
(Pepys, 1966). Syn. *poumon des
éleveurs de pigeons* (Reed, Sosman
et Barbec, 1965). Pneumopathie
immunologique (v. ce terme) d'évolution généralement aiguë, parfois
subaiguë, rarement chronique. Elle
est due à l'inhalation d'un antigène
contenu dans les déjections desséchées de certains oiseaux (pigeons,
perruches, gallinacés) et atteint
les préposés au nettoyage des cages
et des volières.

**éleveurs de pigeons (maladie ou
poumon des).** V. *éleveurs d'oiseaux (maladie des).*

**élimination acide provoquée
(épreuve de l')** (Jeanbrau, Cristol
et Bonnet). Epreuve destinée à
explorer le pouvoir rénal d'élimination des acides : l'ingestion
d'acide phosphorique augmente
normalement la concentration des
urines en ions H.

élixir, *s. m.* (*elicere,* extraire). Préparation pharmaceutique consistant
dans le mélange de certains sirops
avec des alcoolats.

ellipométrie, *s. f.* (ἐλλιπής, insuffisant; μέτρον, mesure) (R. Baron)
(morphologie). Etat d'un individu
de petit format et de masse réduite.

elliptocyte, *s. m.* (ἔλλειψις, ellipse;
κύτος, cellule). Hématie de forme
elliptique présentant deux extrémités arrondies et des parois latérales peu bombées.

elliptocytose, *s. f.* Présence d'elliptocytes dans le sang. V. *ovalocytose.*

Ellis-Van Creveld (syndrome d')
(1940). Syn. *dysplasie chondro-ectodermique.* Dysplasie héréditaire,
classée parmi les mucopolysaccharidoses (v. ce terme), transmise selon le mode récessif autosomique,

caractérisée par un nanisme avec raccourcissement des segments moyen et distal des membres, malformations squelettiques diverses, polydactylie, syndactylie, altérations cutanées avec dystrophies unguéales et anodontie et souvent anomalies cardiovasculaires (communication inter-auriculaire : ostium primum ou oreillette unique). L'urine contient un excès de mucopolysaccharides acides (chondroïtine-sulfates A et C).

Ellsworth-Howard (épreuve d') (1934). Syn. *épreuve à la parathormone.* Epreuve destinée à apprécier la sensibilité du rein, en tant qu'organe « récepteur », à l'hormone parathyroïdienne. Lorsque cette sensibilité est normale, chez le sujet sain ou hypoparathyroïdien, l'injection intraveineuse de 200 unités de parathormone provoque une diurèse phosphatée par arrêt de la réabsorption tubulaire du phosphore ; chez le sujet atteint de pseudo-hypoparathyroïdisme par inhibition du « récepteur » rénal, ou chez l'hyperparathyroïdien, l'élimination phosphatée ne subit aucune modification. L'interprétation de ce test est souvent difficile, et sa valeur est contestée. V. *Seabright-Bantam (syndrome des)* et *ostéodystrophie héréditaire d'Albright.*

élongation des nerfs. Opération qui consiste à faire une traction plus ou moins énergique sur un nerf mis à nu, dans le but de faire disparaître les douleurs dont ce nerf est le siège.

Elpénor (syndrome d') (Elpénor, jeune marin d'Ulysse qui s'était endormi sur la terrasse du temple de Circé, après avoir trop bu ; mal réveillé au moment du départ de l'équipage, il tomba de la terrasse et se tua. — Homère, l'Odyssée, chant X, vers 552-561) (Logre). Etat de demi-inconscience avec désorientation dans l'espace et agissements semi-automatiques survenant, au réveil, chez des sujets qui, peu de temps auparavant se sont endormis dans un lieu inhabituel après des excès de boisson ou d'absorption de somnifères. Cet état peut aboutir à une chute dans le vide ou à des actes délictueux.

Elsberg (tumeur géante d'). Variété de tumeur intrarachidienne développée au-dessous de la première vertèbre lombaire et qui, emplissant tout le cul-de-sac terminal, atteint des dimensions considérables.

élytrocèle, *s. f.* (ἔλυτρον, vagin ; κήλη, hernie). Syn. *entérocèle vaginale.* Hernie de l'intestin descendu dans le cul-de-sac de Douglas et refoulant la paroi vaginale postérieure à travers la vulve.

élytroplastie, *s. f.* (ἔλυτρον ; πλάσσειν, faire). V. *colpoplastie.*

élytroptose, *s. f.* (ἔλυτρον ; πτῶσις, chute). V. *colpoptose.*

élytrorragie, *s. f.* (ἔλυτρον ; ῥήγνυμι, je jaillis). Hémorragie vaginale.

élytrorraphie, *s. f.* (ἔλυτρον ; ῥαφή, suture). Syn. *colporraphie.* Opération qui consiste à suturer avec elle-même une portion de la muqueuse vaginale préalablement avivée, dans le but de renforcer le périnée et de remédier au prolapsus des organes génitaux.

élytrotomie, *s. f.* (ἔλυτρον ; τομή, section). V. *colpotomie.*

émaciation, *s. f.* (*emaciare,* maigrir). Amaigrissement pathologique.

émanation, *s. f.* En radiologie, nom donné par Rutherford à un gaz radioactif très instable produit par la décomposition spontanée du radium et des substances radio-actives.

émanothérapie, *s. f.* Emploi thérapeutique des émanations des corps radio-actifs : radon (émanation du radium) et thoron (émanation du thorium).

émasculation, *s. f.* (e-priv. ; *masculus,* mâle). Castration chez l'homme. — *é. totale.* Amputation de la verge et ablation des testicules.

embarras gastrique. Ensemble symptomatique caractérisé par des troubles gastro-intestinaux de durée variable accompagnés ou non de fièvre, et pouvant s'observer sous l'influence d'infections ou d'intoxications diverses.

embarrure, *s. f.* Nom donné par les anciens à la variété de fracture complète de la voûte du crâne par enfoncement, caractérisée par l'existence d'un fragment complètement détaché et déplacé en bloc parallèlement à la surface du crâne.

Embden-Meyerhof (voie d'). Chaîne des réactions métaboliques qui, dans l'organisme, transforment le glucose en acide pyruvique.

embole, *s. f.* (ἔμβολον, éperon de navire, coin) ou **embolus,** *s. m.* Corps étranger qui détermine l'embolie.

embolectomie, *s. f.* (ἔμβολον; ἐκτομή, ablation). Ablation chirurgicale du caillot qui provoque l'embolie.

embolie, *s. f.* (ἐμβολή, action de jeter dans). 1° (Virchow, 1845-56). Syn. *embolisme.* Oblitération brusque d'un vaisseau sanguin ou lymphatique par un corps étranger entraîné par la circulation (caillot, fragments de néoplasme, etc.). — Par extension : arrêt brusque d'un corps étranger dans un vaisseau sans que l'oblitération en soit complète, du moins immédiatement (microbes). — 2° Syn. *invagination.* Processus caractérisé par ce fait que la paroi d'une cavité s'enfonce, s'excave et va s'appliquer sur la paroi opposée en déterminant la formation d'une nouvelle cavité qui ne communique pas avec l'ancienne (*gastrulation*).

embolie amniotique (J. R. Meyer, 1926). Accident dramatique rare survenant au cours d'un accouchement anormal ayant nécessité des manœuvres obstétricales. Il est dû au passage, dans la circulation maternelle, de liquide amniotique charriant des particules de méconium et de kératine qui vont obstruer de très nombreuses artérioles pulmonaires. Après quelques prodromes (malaise avec angoisse, agitation, frissons, essoufflement) survient brutalement un collapsus avec cyanose, dyspnée et arrêt cardiaque mortel. Parfois l'évolution, plus longue, réalise un tableau de cœur pulmonaire aigu compliqué

d'hémorragies par coagulation intravasculaire disséminée et d'insuffisance rénale aiguë.

embolie croisée. Syn. *embolie paradoxale.* Oblitération d'une artère périphérique par un caillot parti d'une veine périphérique et envoyé dans l'aorte à travers un orifice anormal du septum cardiaque, le plus souvent une communication interauriculaire.

embolie graisseuse. Embolie observée au cours des fractures, surtout chez les polytraumatisés. Souvent multiples, elles provoquent des accidents graves, différents suivant leurs sièges : dans les poumons (insuffisance respiratoire aiguë) ou dans la grande circulation : purpura, accidents neurologiques (hémiplégie, coma), oculaires (exsudats du pôle postérieur de l'œil, hémorragies) ou rénaux (lipurie). Elles sont formées de gouttelettes graisseuses qui proviennent classiquement de la moelle osseuse et franchissent parfois le filtre capillaire pulmonaire (embolie artérielle); pour certains auteurs, elles seraient formées *in situ* par la coalescence des chylomicrons due aux modifications physico-chimiques du sang provoquées par le traumatisme.

embolie paradoxale. V. *embolie croisée.*

emboligène, *adj.* (ἐμβολή; γεννᾶν, engendrer). Qui produit des embolies.

embolisation, *s. f.* (Brooks, 1930). Obstruction thérapeutique du pédicule artériel d'une malformation (angiome), d'une tumeur ou d'une lésion hémorragique qui est, en règle, chirurgicalement inaccessible. Elle est obtenue par la mise en place, dans l'artère nourricière de la lésion cathétérisée de manière sélective, d'un fragment de muscle ou de substance synthétique qui permet à une thrombose de s'organiser et d'oblitérer le vaisseau.

embolisme, *s. m.* V. *embolie.*

embololalie, *s. f.* (ἐμβολή; λαλεῖν, parler) (Merkel) ou **embolophasie,** *s. f.* (ἐμβολή; φάσις, parole) (Küssmaul, 1876). Trouble du langage caractérisé par l'interpolation, entre les termes de la conversation, de mots, d'expressions ou de sons explétifs inutiles, n'ajoutant rien au sens de la phrase.

embrocation, s. f. (ἐμβροχή, lotion). 1° Action de verser lentement un liquide sur une partie malade. — 2° Ce liquide lui-même.

embryocardie, s. f. (ἔμβρυον, embryon; χαρδία, cœur). Syn. *rythme fœtal.* Accélération du cœur et modification de son rythme qui font ressembler ses battements à ceux du cœur fœtal. Les deux silences deviennent égaux et les deux bruits semblables. — *e. dissociée* (Grasset). V. *rythme pendulaire.*

embryogénie, s. f. (ἔμβρυον; γεννᾶν, engendrer). Développement de l'embryon.

embryogénique, adj. Se dit des tumeurs et productions qui sont liées à des vices de développement de l'être : greffe parasitaire, hétérotopie, persistance d'un organe transitoire, kyste dermoïde, môle, déciduome.

embryoïde, adj. Qui rappelle l'embryon par sa structure et son développement. — *tumeur e.* V. *embryome.*

embryologie, s. f. (ἔμβρυον; λόγος, discours). Étude de l'embryon et de ses organes.

embryome, s. m. (Wilms, 1896). Syn. *dysembryome tératoïde, tumeur embryoïde, embryonnée ou tridermique.* Tumeur maligne solide, kystique ou microkystique siégeant surtout au niveau de l'ovaire ou du testicule, mais quelquefois dans la région sacro-coccygienne, dans le médiastin, etc. Elle contient des tissus dérivés des trois feuillets du blastoderme, avec prédominance du tissu ectodermique, parfois disposés en ébauche d'organe. — Le nom de *tumeur embryoïde* est donné aux formes où prédomine le tissu mésodermique, et celui d'*embryome kystique* aux formes où l'élément kystique domine, formes appelées autrefois *kyste dermoïde de l'ovaire* ou *du testicule.*

embryon, s. m. (ἔμβρυον, embryon; de ἐν, dans; βρύειν, croître). Nom donné, dans l'espèce humaine, au produit de la conception pendant les trois premiers mois; à partir du quatrième mois, l'*embryon* devient *fœtus.*

embryonnaire, adj. Qui a rapport à l'embryon.

embryonnée (tumeur). V. *embryome.*

embryopathie, s. f. (ἔμβρυον; πάθος, souffrance). Terme groupant les malformations congénitales dues à certaines actions (radiations ionisantes, produits chimiques, maladies infectieuses) exercées sur le produit de la conception pendant la période embryonnaire (les 2 ou 3 premiers mois) de la vie intra-utérine. V. *fœtopathie* et *maladie congénitale.* — l'*e. rubéoleuse* est la mieux connue; elle provoque des malformations oculaires (cataracte), crâniennes, cardiaques et de l'hypotrophie. V. *Gregg (syndrome de).*

embryoplastique, adj. (Robin). Se dit des tumeurs dont les éléments revêtent le type embryonnaire. V. *sarcome.*

embryospécifique, adj. Qui est particulier à l'embryon, et à lui seul.

embryotomie, s. f. (ἔμβρυον; τομή, section). Nom générique donné à toutes les opérations qui consistent à écraser ou morceler la tête du fœtus, à l'aide d'instruments nommés *embryotomes,* pour faciliter son extraction. — *e. rachidienne.* V. *rachitomie.*

embryotoxon (s. m.) **antérieur de la cornée** (ἔμβρυον; τόξον, arc). V. *arc juvénile.*

embryotoxon postérieur de la cornée (ἔμβρυον; τόξον). (Axenfeld, 1920). Syn. *syndrome d'Axenfeld.* Malformation congénitale bilatérale caractérisée par la présence d'un anneau blanchâtre à la périphérie de la cornée, faisant saillie sur sa face postérieure à laquelle il adhère. Elle est souvent associée à d'autres malformations oculaires, anomalies de la chambre antérieure surtout et en particulier de l'angle irido-cornéen (v. *Axenfeld, anomalie* d') et à diverses malformations d'autres organes (cœur : communication inter-auriculaire).

embryotrophe, *adj.* et *s. m.* Nom donné aux produits de désintégration des tissus maternels qui sont utilisés directement et sur place par l'œuf pour sa nutrition propre.

émétique, *adj.* (ἐμέω, je vomis). Se dit de toute substance qui provoque le vomissement.

émétisant, *adj.* Qui détermine le vomissement. — *toux é.* Syn. *toux de Morton.* Accès de toux provoqué par le repas et suivi de vomissements alimentaires, observé dans la tuberculose pulmonaire.

éméto-cathartique, *adj.* et *s. m.* (ἔμετος, vomissement : καθαίρειν, purger). Médicament qui agit comme vomitif et comme purgatif.

E. M. G. Electromyogramme (v. ce terme).

émission, *s. f.* (*emittere*, émettre). Se dit de l'écoulement sous pression de certains liquides. Ex. *é. d'urine, é. sanguine* ou *saignée.*

emménagogue, *adj.* et *s. m.* (ἐμμηνος, menstrues ; ἀγωγός, qui amène). Syn. *ménagogue.* Qui provoque ou régularise le flux menstruel.

Emmet (opération d'). V. *trachélorraphie.*

emmétropie, *s. f.* (ἐν, dans ; μέτρον, mesure ; ὤψ, œil). Nom donné à la vision normale, c'est-à-dire à l'état de l'œil dans lequel les rayons partis de l'infini viennent former une image exactement sur la rétine. — Contraire de l'*amétropie.*

émollient, *adj.* et *s. m.* (*emollire*, amollir). Qui relâche et ramollit les tissus enflammés.

émonctoire, *s. m.* (*emungere*, tirer dehors). Organe destiné à éliminer les déchets de la nutrition. — On donnait autrefois le nom d'*é. artificiel* aux agents (vésicatoire, cautère, etc.) destinés à suppléer aux *é. naturels.*

émotif, ive, *adj.* et *s.* Sujet réagissant vivement aux émotions. — *constitution é.* (Dupré, Claude). Disposition congénitale à l'hyperémotivité (v. ce terme).

émotivité, *s. f.* Aptitude de chaque individu à réagir plus ou moins vivement (réactions psychiques et somatiques) aux impressions perçues. C'est l'aspect le plus élémentaire de l'affectivité.

emphysème, *s. m.* (ἐν, dans ; φῦσα, souffle). Infiltration gazeuse diffuse du tissu cellulaire.

emphysème pseudo-kystique bilatéral du prématuré. V. *Wilson et Mikity (maladie ou syndrome de).*

emphysème pulmonaire. Etat pathologique du poumon caractérisé par la dilatation et la destruction des bronchioles respiratoires et des éléments conjonctivo-élastiques de la paroi des alvéoles. Dans l'*e. panlobulaire* ou *panacinaire* les lésions, localisées à la moitié inférieure des poumons, portent, de façon diffuse, sur toutes les structures des acini pulmonaires (bronchioles respiratoires, canaux et sacs alvéolaires), le réseau capillaire étant également détruit. Dans l'*e. centrolobulaire* ou *centro-acinaire* les lésions, situées dans la moitié supérieure des poumons, sont localisées aux bronchioles respiratoires (souvent sténosées) au centre de l'acinus, la région périphérique de ce dernier, c.-à-d. les canaux et les sacs alvéolaires, restant indemnes, ainsi que les capillaires. Enfin, dans l'*e. irrégulier, paracicatriciel* ou *paralésionnel,* les lésions sont limitées autour d'un ancien foyer pulmonaire sclérosé. L'*e.* se traduit, en clinique, par une dyspnée, et finit par entraîner la mort en 10 à 20 ans par insuffisance respiratoire, hâtée souvent par des poussées d'infection bronchique et, dans l'*e.* centrolobulaire, par l'insuffisance cardiaque droite. — Au cours des formes généralisées ou localisées peuvent se développer des *bulles d'emphysème* (*e. bulleux*), épanchements aériens intra-pulmonaires arrondis, de taille et de nombre variables, qui peuvent se rompre dans la plèvre.

empirisme, *s. m.* (ἐν, en ; πεῖρα, expérience). Médecine fondée sur l'expérience.

Empis (maladie d'). V. *granulie*.

Empis (signe d'). Hyperesthésie des téguments du thorax dans la granulie.

emplâtre, *s. m.* (ἐμπλάττω, j'enduis). Médicament externe se ramollissant légèrement à une chaleur douce et devenant alors adhérent.

emprosthotonos, *s. m.* (ἔμπροσθεν, devant; τόνος, tension). Variété de contracture généralisée prédominant sur les muscles fléchisseurs, observée dans certains cas de tétanos (*tétanos en boule*). Le blessé est replié sur lui-même comme le fœtus dans la matrice.

empyème, *s. m.* (ἐν, dans; πύον, pus). Collection purulente située dans une cavité naturelle. Ex. *e. du sinus maxillaire*. — Ce terme employé seul signifie presque toujours pleurésie purulente. — *e. de nécessité*. Pleurésie purulente qui vient se faire jour à la paroi. Il se produit un abcès thoracique qui communique avec l'abcès pleural. — *e. pulsatile*. Pleurésie purulente gauche animée de mouvements synchrones aux battements du cœur. — On donne aussi parfois ce nom à l'opération destinée à évacuer le liquide de la pleurésie purulente (*op. de l'empyème*).

empyreumatique, *adj.* (ἐν, en; πῦρ, πυρός, feu). Se dit d'une saveur ou d'une odeur analogues à celles que l'on obtient en distillant les matières animales et végétales.

émulsion, *s. f.* (*emulgere*, traire). Liquide d'apparence laiteuse tenant en suspension un corps gras finement divisé.

émulsoïde, *s. m.* V. *micelle*.

énanthème, *s. m.* (ἐν, dedans; ἄνθειν, fleurir). Taches rouges plus ou moins étendues, que l'on observe sur les muqueuses, dans un grand nombre de maladies, et qui correspondent à l'exanthème cutané.

encanthis, *s. f.* (ἐν, dans; κανθός, angle de l'œil). Nom donné par les anciens ophtalmologistes à toutes les affections de la caroncule lacrymale et du repli semilunaire.

encapsulé, *adj.* V. *capsulé*.

encéphalalgie, *s. f.* (ἐγκέφαλος, cerveau; ἄλγος, douleur) (Fournier). Douleur de tête intense, gravative, profonde, se rencontrant dans la syphilis cérébrale.

encéphalite, *s. f.* (ἐγκέφαλος) (Bouillaud, 1823). Inflammation, sans suppuration, d'une partie plus ou moins étendue de l'encéphale. Elle peut être d'origine bactérienne, parasitaire, mycosique, virale ou allergique; primitive ou secondaire à une affection générale; isolée ou associée à une atteinte des méninges. V. *encéphalite virale*. —

encéphalite aiguë post-infectieuse de l'enfance. E. aiguë non suppurée pouvant survenir au cours ou au décours de toutes les maladies infectieuses de l'enfance; surtout après la vaccine, mais aussi après la diphtérie, la rougeole, la coqueluche, etc. Elle revêt des formes diverses, convulsive, paralytique, sensorielle ou psychique, guérit parfois complètement, mais laisse souvent des séquelles définitives telles que l'épilepsie, l'idiotie, l'hémiplégie spasmodique (mais jamais la maladie de Parkinson).

encéphalite américaine de St-Louis. Encéphalite survenant de manière endémique et épidémique aux Etats-Unis (dans l'Est et le Middle-West) où elle a été décrite en 1932 et en 1933 (à St-Louis, Illinois). Elle est due à un arbovirus du groupe B, isolé en 1933 par Muckenfuss et par Webster et Fite, le virus SLE. Il est transmis par un moustique, les oiseaux étant réservoirs de virus. Elle débute brusquement par de la fièvre, des douleurs musculaires, du catarrhe; puis, après une brève rémission, survient une reprise brutale de la fièvre, accompagnée de violents maux de tête, d'agitation, de torpeur, de contractures, de tremblement. L'évolution est parfois mortelle; mais le plus souvent, elle se fait lentement vers la guérison. A la différence de l'encéphalite d'Economo-Cruchet, elle ne se complique pas de troubles oculaires et ne laisse pas de séquelles. V. *encéphalite primitive à virus, arbovirose.*

encéphalite basse. Syn. *encéphalite périphérique.* Variété de névraxite localisée à la moelle, à la racine antérieure et au nerf, se manifestant par des symptômes semblables à ceux de la maladie de Heine-Médin.

encéphalite de Californie. Encéphalite due à un arbovirus connu depuis 1943 (virus California) et dont la première épidémie a été observée en 1964 aux Etats-Unis (Etat de Wisconsin). Elle est rarement mortelle. V. *encéphalite primitive à virus* et *arbovirose.*

encéphalite centro-européenne. V. *encéphalite primitive à virus.*

encéphalite chronique infantile. V. *encéphalopathie infantile.*

encéphalite chronique interstitielle diffuse (Magnan). V. *paralysie générale.*

encéphalite concentrique de Baló. Variété de *leuco-encéphalite* (v. ce terme) de l'adulte jeune évoluant anatomiquement par foyers concentriques et caractérisée cliniquement par des contractures, un aspect pseudo-bulbaire avec troubles démentiels, un syndrome d'hypertension intracrânienne et une évolution rapidement mortelle. Ses rapports avec la sclérose en plaques ont été discutés.

encéphalite à corps d'inclusion. V. *leuco-encéphalite sclérosante subaiguë.*

encéphalite écossaise. V. *louping-ill.*

encéphalite épidémique d'Economo-Cruchet ou **léthargique** (von Economo, 1917). Syn. *encéphalomyélite diffuse* (Cruchet, 1917), *maladie de Cruchet, maladie de von Economo, encéphalite* ou *maladie d'Economo-Cruchet, névraxite épidémique* (Sicard). Maladie infectieuse, épidémique ou sporadique, frappant surtout le mésencéphale, mais pouvant atteindre la moelle et les nerfs périphériques. Elle est caractérisée cliniquement par de la fièvre, de la somnolence, des paralysies de certains nerfs crâniens surtout les nerfs moteurs de l'œil (forme oculo-léthargique), par des myoclonies souvent précédées de douleurs lancinantes (forme algo-myoclonique), parfois par des troubles psychiques. Le taux de mortalité (en moyenne de 30 à 40 %) varie selon les épidémies. L'*e. e. d'E.-C.* peut guérir complètement ou aboutir, après une rémission plus ou moins longue, à la *maladie de Parkinson* (v. ce terme et *oculogyre, crise*). L'agent pathogène est un virus neurotrope dont Harvier et Levaditi (1920) et Blanc ont étudié les rapports avec le virus herpétique; sa nature reste inconnue.

encéphalites équines américaines. Groupe d'encéphalites responsables de graves épidémies chez le cheval, en Amérique. On en connaît 3 variétés, dues à 3 sortes d'arbovirus du groupe A : l'*e. équine du type Ouest,* dont la principale épidémie humaine a été observée en 1941 dans le Dakota du Nord. Elle est grave par l'importance de la fièvre et des signes nerveux (coma) et par ses séquelles motrices et psychiques; il en existe cependant de nombreuses formes inapparentes. Les rongeurs et les oiseaux migrateurs sont les réservoirs du virus qui est transmis par les moustiques; l'*e. équine du type Est* et l'*e. équine vénézuélienne* atteignent rarement l'homme. V. *encéphalite primitive à virus* et *arbovirose.*

encéphalite à inclusions de Dawson. V. *leuco-encéphalite sclérosante subaiguë.*

encéphalite japonaise (ou de **type B** — 1924 — pour la distinguer de l'encéphalite épidémique d'Economo-Cruchet, appelée type A). Variété d'encéphalite épidémique observée dans l'Asie Orientale, due à un arbovirus du groupe B, isolé en 1936. Elle est d'allure très polymorphe, et évolue classiquement, comme l'encéphalite américaine de St-Louis (v. ce terme) en deux phases, infectieuse puis méningo-encéphalique. Elle est remarquable par l'importance des troubles psychiques et des contractures, par sa gravité et la fréquence des séquelles psychiques et motrices (syndrome parkinsonien). V. *encéphalite primitive à virus et arbovirose.*

encéphalite léthargique. V. *encéphalite épidémique d'Economo-Cruchet.*

encéphalite myoclonique. V. *spasmes en flexions (syndrome des).*

encéphalite périaxiale diffuse. V. *sclérose cérébrale de Schilder.*

encéphalite périphérique. V. *encéphalite basse.*

encéphalite post-vaccinale ou **vaccinale.** V. *encéphalite aiguë postinfectieuse de l'enfance.*

encéphalites primitives à virus. Terme sous lequel on groupe les encéphalites apparaissant comme une maladie indépendante et dues à des virus identifiés : l'encéphalite de la rage, celles dues aux entérovirus (virus de la maladie de Heine-Medin, virus Coxsackie et ECHO) et aux arbovirus. Parmi les arbovirus, ceux du groupe A sont à l'origine des *e.* équines américaines, et ceux du groupe B de l'*e.* japonaise, de l'*e.* américaine de St-Louis, de l'*e.* de la vallée de la Murray, de l'*e.* de Californie (v. ces différents termes) : toutes ces maladies sont transmises par les moustiques. Les arbovirus du groupe B sont aussi la cause de l'*e.* russe (ou verno-estivale ou *e.* de la taïga), de l'*e.* d'Europe Centrale et de l'*e.* écossaise (louping ill), transmises par les tiques. Dans l'*e.* russe (de la Sibérie extrême-orientale) et dans celle de l'Europe Centrale, la contamination peut aussi s'effectuer par voie digestive, et l'atteinte nerveuse prédomine sur les paires crâniennes, le cou, les épaules et même les bras, territoires où pourront apparaître des séquelles (atrophie) dans les formes non mortelles. V. *encéphalite virale et arbovirose.*

encéphalite pseudo-tumorale. Variété d'*e.* se manifestant par des symptômes analogues à ceux de la tumeur cérébrale : crises épileptiques, céphalées, vomissements,

troubles oculaires, psychiques, sphinctériens et cérébelleux.

encéphalite psychogène ou **psychosique.** Variété d'*e.* souvent mortelle, caractérisée essentiellement par des troubles psychiques (état anxieux, délire) et de la catatonie.

encéphalite psychosique aiguë azotémique (Toulouse, Marchand et Courtois, 1930). Variété de *délire aigu* (v. ce terme) dans laquelle on observe une élévation rapidement croissante de l'urée sanguine : cette rétention azotée n'étant pas la cause de l'*encéphalite.*

encéphalite russe. V. *encéphalite primitive à virus.*

encéphalite de St-Louis. V. *encéphalite américaine de St-Louis*

encéphalite de la taïga ou **de la toundra.** V. *encéphalites primitives à virus*

encéphalite traumatique. Syn. *punch drunk.* Ensemble de phénomènes nerveux observés chez certains pugilistes professionnels, consistant en maladresse progressive avec incoordination des mouvements, tremblement, parfois rigidité, dysarthrie et déficit intellectuel plus ou moins prononcé. L'évolution en est lente et progressive.

encéphalite de la vallée de la Murray. Variété d'encéphalite particulière à l'Australie et à la Nouvelle-Guinée. V. *encéphalites primitives à virus et arbovirose.*

encéphalite verno-estivale. V. *encéphalites primitives à virus.*

encéphalite virale. Encéphalite due à un virus. Elle peut être *secondaire* à une affection virale étrangère au système nerveux : oreillons, grippe (myxovirus), herpès, zona, varicelle, etc.; ou *primitive : e.* de la rage, dues aux entéro-virus, aux arbovirus (v. *encéphalites primitives à virus*). A côté de ces *e.* dues à des virus identifiés, on en place d'autres dont le virus n'est pas encore connu (p. ex. *e.* épidémique d'Economo-Cruchet) ou dont la nature virale est seulement suspectée (leuco-encéphalite sclérosante subaiguë, panencéphalite de Pette-Döring).

encéphalocèle, *s. f.* (ἐγκέφαλος, cerveau; κήλη, hernie). Ectopie, à la face externe du crâne, d'une partie du cerveau ou de ses enveloppes. Elle est presque toujours congénitale, mais peut cependant succéder à un traumatisme et se produire à la façon des hernies.

encéphalo-cystocèle, *s.f.* (ἐγκέφαλος; κύστις, vessie; κήλη, hernie). V. *hydrencéphalocèle.*

encéphalo-cysto-méningocèle, *s. f.* (ἐγκέφαλος; κύστις; μήνιγξ, membrane; κήλη). Ectopie cérébrale, solide ou liquide, associée à un kyste méningé.

encéphalographie, *s. f.* (ἐγκέφαλος; γράφειν, écrire). Nom donné aux différents procédés d'exploration radiographique de l'encéphale. 1º *e. gazeuse* ou *pneumo-encéphalographie* par insufflation d'air ou de gaz stérilisés, soit directement dans les ventricules, après trépanation (*ventriculographie* de Dandy), soit par ponction sous-occipitale ou lombaire (*pneumorachie* de Bickel). — 2º *e. artérielle* d'Egas Moniz. V. *artériographie.* — 3º *e. liquidienne* par injection dans le liquide céphalo-rachidien d'une substance opaque aux rayons X. V. *liquidographie.*

γ - encéphalographie, *s. f.* V. *gamma-encéphalographie.*

encéphaloïde, *adj.* (ἐγκέφαλος; εἶδος, forme). Se dit des tumeurs ayant l'aspect et la consistance du cerveau. Ex. *sarcome e., cancer e.* — *cancer e. du poumon.* V. *alvéolaire* (*cancer a. du poumon*).

encéphalomalacie, *s. f.* (ἐγκέφαλος; μαλακός, mou). V. *ramollissement cérébral.*

encéphalome, *s. m.* (Berger). Encéphalocèle constitué par du tissu nerveux compact.

encéphalomégalie, *s. f.* Syn. *mégalencéphalie.* Hypertrophie massive d'une région étendue de l'encéphale, due à une glioblastose ou à une gliomatose diffuses.

encéphalométrie isotopique. V. *gamma-encéphalographie.*

encéphalomyélite, *s. f.* (ἐγκέφαλος; μυελός, moelle). Inflammation du névraxe se manifestant par de la céphalée, de la raideur de la nuque et des troubles visuels, psychiques et moteurs, observés parfois au décours de certaines fièvres éruptives et se terminant presque toujours par la guérison avec ou sans séquelles. Certaines formes sont dues au virus de la maladie de Heine-Médin. — *e. diffuse.* Nom sous lequel Cruchet avait décrit ce que l'on appelle actuellement encéphalite épidémique d'Economo-Cruchet. — *e. enzootique des porcs.* V. *Teschen* (*maladie de*).

encéphalomyélite aiguë disséminée (Muller, 1904). Maladie du système nerveux central d'évolution aiguë, débutant brutalement après un épisode d'allure infectieuse et caractérisée cliniquement par une symptomatologie très variée en rapport avec la diffusion des lésions à tout le névraxe, aussi bien à la moelle qu'au cerveau (atteinte des nerfs crâniens, troubles bulbaires et mésencéphaliques). Pour certains, il s'agit d'une sclérose en plaques aiguë; pour d'autres, ce syndrome pourrait être également d'origine infectieuse ou virale.

encéphalo-myélographie liquidienne (A. Radovici et O. Meller, 1932). Radiographie de l'encéphale et de la moelle après injection, dans l'espace sous-arachnoïdien, d'un liquide opaque aux rayons X, qui se mêle au liquide céphalo-rachidien. V. *liquidographie.*

encéphalomyocardite, *s. f.* Affection des animaux due à un groupe de petits virus à A.D.N. (variétés Columbia, S.K., MM, Mengo, EMC), les rongeurs sont les réservoirs de virus. L'infection primaire, observée en Asie du S.-E. se manifeste par des symptômes méningés ou encéphalo-myélitiques plus ou moins graves avec défaillance cardiaque.

encéphalopathie, *s. f.* (ἐγκέφαλος; πάθος, maladie). Nom donné à un ensemble de troubles cérébraux qui compliquent parfois certaines infections (rhumatisme articulaire aigu), certaines altérations de l'état général (métaboliques, ioniques p. ex.) ou certaines intoxications (saturnisme) et correspondant à des altérations anatomiques sévères et variées, toxiques, anoxiques ou vaso-motrices dans lesquelles l'élément inflammatoire ne prédomine pas.

encéphalopathie alcoolique. Syn. *encéphalopathie éthylique.* Terme réunissant plusieurs syndromes cérébraux dus à une carence en vitamine B₁, d'origine alcoolique; il comprend l'encéphalopathie de Gayet-Wernicke ou polio-encéphalite supérieure hémorragique, le syndrome de Korsakoff, la maladie de Marchiafava-Bignami.

encéphalopathie bilirubinéurique. V. *ictère nucléaire du nouveau-né.*

encéphalopathie bismuthique. Encéphalopathie myoclonique dont de nombreux cas ont été publiés, depuis 1974, à la suite d'ingestion de sels de bismuth dont l'innocuité (due à leur insolubilité et à leur absence de passage dans le sang) semblait bien établie depuis longtemps. Elle survient chez des sujets qui pour une affection colitique ancienne avec constipation tenace, ingèrent des sels de Bi (surtout le sous-nitrate) chaque jour depuis plusieurs mois ou plusieurs années. Le début de l'intoxication est insidieux et progressif, marqué pendant 2 à 6 semaines par l'accentuation des troubles digestifs, par de la céphalée, des vertiges, des tremblements et des manifestations psychiques. Puis, en 24 ou 48 heures, l'état s'aggrave rapidement; les myoclonies — signe essentiel — apparaissent, surtout aux membres supérieurs, permanentes avec des paroxysmes souvent déclenchés par des mouvements volontaires; elles sont accompagnées d'un syndrome confusionnel, de dysarthrie et de troubles de la statique. Cette encéphalopathie guérit toujours complètement lorsque le traitement bismuthique est arrêté définitivement. Le diagnostic est assuré par le dosage du Bi dans le sang et dans l'urine.

encéphalopathie épileptique de l'enfant avec pointes-ondes lentes diffuses. V. *Lennox (syndrome de).*

encéphalopathie éthylique. V. *encéphalopathie alcoolique.*

encéphalopathie hépatique. Syn. *encéphalopathie porto-cave.* Variété de précoma et de coma hépatique (v. ce terme) observée au cours des cirrhoses du foie, souvent régressive et récidivante, et qui serait due à l'action, sur le cerveau, de l'ammoniaque déversée dans la veine cave inférieure, soit par un shunt porto-cave, soit par un foie fonctionnellement insuffisant.

encéphalopathie hyperuricémique. V. *Lesch et Nyhan (syndrome de).*

encéphalopathie infantile (Brissaud et Souques, 1904). Cadre groupant des syndromes neurologiques survenant précocement et d'évolution chronique, dus à des agressions frappant le cerveau pendant la vie intra-utérine, au moment de la naissance ou dans les premiers mois de la vie. Ces agressions sont avant tout l'anoxie et l'hémorragie; ou encore elles sont le fait de virus (rubéole), de parasites (toxoplasmes), d'une incompatibilité fœto-maternelle (Rhésus), d'un diabète maternel. Elles provoquent des lésions cicatricielles définitives se traduisant cliniquement par des troubles neurologiques ou psychiques, souvent intriqués, et dont les types les mieux individualisés sont l'hémiplégie cérébrale infantile et la maladie de Little; les contractures extra-pyramidales, l'athétose, l'épilepsie, des altérations du langage, de la vue et de l'ouïe peuvent s'y ajouter; des troubles intellectuels et affectifs également, surtout dans la maladie de Little.

encéphalopathie myoclonique infantile avec hypsarythmie. V. *spasmes en flexion (maladie des).*

encéphalopathie porto-cave. V. *encéphalopathie hépatique.*

encéphalopathie réactionnelle. (F. Thiébaut et J. N. Taptas, 1949). « Syndrome exprimant la réaction du cerveau et de la méninge à des perturbations vasomotrices excessives » provoquées par des causes diverses et survenant sur un terrain prédisposé

encéphalite respiratoire. Ensemble des troubles neuropsychiques provoqués par l'hypoxie cérébrale au cours de l'insuffisance respiratoire aiguë : céphalée pulsatile, altération de la conscience allant de la somnolence à l'état confusionnel et au coma avec mouvements anormaux (flapping tremor). Elles surviennent quand une insuffisance respiratoire chronique est décompensée brusquement par une infection broncho-pulmonaire, un pneumothorax spontané, des embolies pulmonaires ou une erreur thérapeutique (oxygénothérapie excessive, administration de dépresseurs du système nerveux central ou de certains diurétiques).

encéphalopathie de Reye. V. *Reye ou Reye-Johnson (syndrome de).*

encéphalopathies spongiformes subaiguës à virus (Gajdusek, 1968-1972). Dénomination sous laquelle on groupe un certain nombre d'affections virales du système nerveux central, caractérisées anatomiquement par une atteinte prédominante et dégénérative de la substance grise avec raréfaction des neurones, gliose, astrocytose et spongiose due à une vacuolisation des cytoplasmes des neurones et des cellules de la névroglie. Il n'y a pas de réaction inflammatoire ni d'altération des vaisseaux; l'atteinte de la substance blanche est modérée et secondaire à celle de la substance grise. Ce groupe comprend 4 maladies : la tremblante du mouton ou scrapie, l'encéphalopathie du vison et, chez l'homme, le Kuru et la maladie de Creutzfeldt-Jakob (v. ces derniers termes), toutes caractérisées cliniquement par des manifestations nerveuses et une lente et mortelle évolution. Leurs virus n'ont pas été identifiés, mais ils ont pu être transmis expérimentalement à l'animal.

encéphalorragie, *s. f.* (ἐγκέφαλος, encéphale; ῥήγνυμι, je jaillis). Terme qui désigne toutes les hémorragies intra-crâniennes et non pas seulement l'hémorragie cérébrale.

encéphalose, *s. f.* (Claude, 1932). Terme proposé pour désigner un groupe d'affections de l'encéphale, de nature non inflammatoire, ayant pour caractères communs l'atrophie cérébrale et des troubles psychiques et somatiques en rapport avec le siège de cette atrophie. On peut y faire entrer les maladies de Pick et d'Alzheimer et un certain nombre de démences décrites sous des noms différents. — *e. azotémique* (A. Lemierre, 1941). Troubles psychiques déterminés par la rétention azotée dans l'organisme, disparaissant quand le taux de l'urée sanguine est revenu à son chiffre normal.

encéphalo-ventriculographie, *s. f.* V. *ventriculographie, 1°.*

enchatonnement du placenta. Rétention d'une partie du placenta, maintenue par une contraction irrégulière et spasmodique d'une région limitée de l'utérus.

enchevillement, *s. m.* Immobilisation des deux fragments d'un os fracturé au moyen d'une forte cheville d'acier ou d'un greffon osseux introduit dans la cavité médullaire de l'os brisé (fémur). V. *Delbet (méthode de Pierre), 2°.* — Immobilisation d'une articulation au moyen d'un greffon traversant la jointure loin du centre de ses mouvements.

enchondral, *adj.* (ἐν, dans; χόνδρος, cartilage). Syn. *endochondral.* Qui se trouve ou se produit à l'intérieur du cartilage. — *ossification e.* V. *ossification.*

enchondromatose, *s. f.* Affection caractérisée par la présence de multiples enchondromes.

enchondrome, *s. m.* (ἐν, dans; χόνδρος, cartilage). Syn. *chondrome interne* (Virchow). Nom donné aux chondromes développés aux dépens de la substance médullaire des os et quelquefois aux dépens du tissu compact lui-même. Il finit par refouler et user la coque osseuse qui l'entoure. — Parfois employé comme synonyme de *chondrome*.

enclavement, s. m. (*in,* dans; *clavus,* clou). 1º (embryologie) Processus par lequel, pendant le développement de l'embryon, un bourgeon va se fixer dans une partie voisine de celle dont il provient et devient l'origine d'un kyste dermoïde ou d'une tumeur (théorie de Verneuil). — 2º (obstétrique) *e. de la tête.* Immobilisation de la tête engagée au cours de l'accouchement et tellement serrée qu'elle ne peut ni descendre, ni être refoulée. — 3º (obstétrique) *e. de l'utérus.* Immobilisation de l'utérus gravide, en rétroversion, dans le petit bassin auquel il s'adapte exactement, d'où compression des organes de la région et trouble dans leur fonctionnement.

enclavome, s. m. (Chevassu). Synonyme de *branchiome* (v. ce terme).

enclétophilie, s. f. ou (moins correct) **enclitophilie,** s. f. (ἐγκλητός, blâmable; φιλία, amitié) (Edm. Locard, de Lyon). Attrait exercé par les criminelles sur certains psychopathes. Ce dérèglement existe aussi chez la femme.

enclouage, s. m. Emploi de clous pour maintenir les fragments osseux en bonne position, dans certains cas de fracture.

enclume (bruit d'). 1º Nom donné au dédoublement du deuxième bruit dans le rétrécissement mitral, parce qu'on l'a comparé au « double ressaut du marteau sur l'enclume après qu'il a frappé le fer ». V. *rappel* (*bruit de*). — 2º Tripier et Devic désignent également par ce nom le timbre particulier que prend parfois le premier bruit du cœur dans la maladie de Corrigan (insuffisance aortique).

encoprésie, s. f. (ἐν, dans; κοπρεῖν, jeter des ordures). Incontinence des matières fécales, d'origine fonctionnelle.

endapexien, adj. (ἔνδον, au dedans; *apex,* pointe) (cardiologie). Qui siège en dedans de la pointe du cœur.

endartériectomie, s. f. ou **e. désoblitérante** (endartère; ἐκτομή, ablation) (H. Reboul, 1947). Syn. *thrombo-endartériectomie* (R. Leriche). Opération pratiquée, dans les cas d'artérite oblitérante, pour rétablir la perméabilité du vaisseau. Elle consiste dans l'ouverture de l'artère sur toute la longueur du segment obstrué, dans la résection du thrombus avec la totalité des parties dégénérées et nécrosées des tuniques artérielles qui adhèrent au caillot (c.-à-d. l'intima et une partie de la média, parfois jusqu'à la limitante élastique externe), en laissant une surface endartérielle parfaitement lisse, dans la désobstruction de l'origine des collatérales et dans la reconstitution, par une suture, du tube artériel, redevenu perméable. V. *neuro-endartériectomie.*

endartériose, s. f. (Leriche). V. *thrombo-angéite oblitérante.*

endartérite, endartériolite, s. f. (ἔνδον, au dedans; ἀρτηρία, artère). Inflammation de la tunique interne des artères. Elle n'existe pas sans inflammation concomitante des autres tuniques; l'artérite est toujours totale avec maximum des lésions sur l'endartère. C'est surtout au niveau des petites artères qu'on observe l'épaississement énorme de la tunique interne avec tendance à l'oblitération (*endartérite oblitérante*). — *e. oblitérante primitive de l'artère pulmonaire.* V. *hypertension artérielle pulmonaire primitive.*

endectomie, s. f. (ἔνδον, au dedans; ἐκτομή, ablation). Ablation de la muqueuse qui tapisse une cavité; opération pratiquée sur la vésicule biliaire dans certains cas de cholécystite.

endémicité, s. f. Qualité des maladies endémiques.

endémie, s. f. (ἔνδημος, qui reste dans son pays). Persistance, dans une région, d'une maladie particulière, soit qu'elle y règne constamment, soit qu'elle revienne à des époques déterminées.

endémique, adj. Qui a le caractère de l'endémie. Ex. : *maladie e.*

endermique, adj. (εν, dans; δέρμα, peau). — *méthode e.* Méthode thérapeutique qui utilise le pouvoir d'absorption de la peau dépouillée de son épiderme.

endhormone, s. f. (Lucie Randoin et H. Simonet, 1928). Nom donné aux hormones proprement dites et aux vitamines synthétiques de l'animal (vitamine C du rat).

endoamnioscopie, s. f. (Carlo Valensi). Syn. *amnio-endoscopie.* Examen visuel du fœtus in utero au moyen d'un fibroscope introduit dans l'utérus après laparotomie. L'*e.* pourrait permettre une biopsie des cellules cutanées du fœtus et renseigner sur l'existence d'anomalies fœtales chez celui-ci. V. *amniocentèse* et *amnioscopie.*

endo-anévrismorraphie, s. f. (ἔνδον, au dedans; ἀνεύρυσμα, anévrisme; ῥαφή, suture). V. *anévrismorraphie.*

endo-antigène. V. *endogène*

endo-appendicite, s. f. Appendicite sans lésion péritonéale.

endo-bronchique, adj. (ἔνδον, au dedans; βρόγχος, bronche). A l'intérieur d'une bronche.

endocardiaque, adj. « Se dit des bruits et autres phénomènes qui se passent dans les cavités du cœur » (Littré).

endocardique, adj. Qui se rapporte à l'endocarde, tunique interne du cœur.

endocardite, s. f. (ἔνδον; καρδία, cœur) (Bouillaud, 1840). Inflammation de l'endocarde. Elle peut être localisée au niveau des différentes valvules du cœur (*e. valvulaire* ou *cardi-valvulite*), ou, au contraire, se rencontrer sur les parois des cavités cardiaques (*e. pariétale*). — *e. abactérienne.* Endocardite aiguë d'allure infectieuse dans laquelle les hémocultures sont négatives. — *e. fibroplastique, e. fœtale.* V. *fibroélastose endocardique.* — *e. infectieuse, e. infectante, e. ulcéreuse, e. végétante.* Maladie infectieuse provoquée par le passage dans le sang de

différentes sortes de microbes (streptocoque, staphylocoque, etc.), qui se localisent spécialement au niveau de l'endocarde où ils provoquent des lésions ulcéreuses ou végétantes. — *e. infectieuse maligne à évolution lente.* V. *Jaccoud-Osler (maladie de).* — *e. de Löffler.* V. *Löffler (endocardite de).* — *e. pariétale fibroplastique avec éosinophilie sanguine.* V. *Löffler (endocardite de).*

endocervical, adj. Qui est situé sur ou dans le canal cervical utérin.

endocervicite, s. f. (ἔνδον, au dedans; *cervix,* col). Inflammation de la muqueuse du canal cervical utérin.

endochondral, adj. (ἔνδον, au dedans; χόνδρος, cartilage). V. *enchondral.*

endocraniose hyperostosique. V. *Morgagni ou Morgagni-Morel (syndrome de).*

endocrine, adj. (ἔνδον; κρίνω, je sécrète). Se dit d'une glande dont la sécrétion est directement déversée dans le sang (glande à sécrétion interne).

endocrinide, s. f. (Audry et Chatellier). Nom générique donné aux réactions cutanées dues à un trouble des glandes endocrines.

endocrinie, s. f. Sécrétion interne.

endocrinien, adj. Qui se rapporte à une glande endocrine. — *syndromes endocriniens communs* (Sézary). Ensembles de symptômes qui ne sont pas caractéristiques de l'atteinte d'une seule glande endocrine, mais qui peuvent apparaître lors de l'altération de glandes différentes; ex. : infantilisme, états intersexuels, macrogénitosomie précoce, mélanodermie, certaines obésités et cachexies, etc.

endocrino-cardiaque ou **endocrino-hépato-myocardique (syndrome)** (Royer de Véricourt, 1935). Syn. *myocardie pigmentaire* (Ch. Laubry), *myocardite pigmentaire* (Bouchut, Levrat, Froment et Loras, 1935). Syndrome observé surtout chez les sujets jeunes du sexe masculin, caractérisé par l'existence simultanée : 1° d'une *cirrhose pigmentaire* avec ou sans ascite, 2° de *troubles endocriniens* consistant en l'arrêt de développement des organes génitaux ou en infantilisme régressif et 3° d'une *insuffisance cardiaque* grave et irréductible.

endocrinologie, s. f. Etude des glandes à sécrétion interne ou endocrines.

endocrino-musculaire (syndrome). Syndrome caractérisé par une dystrophie musculaire (hypertrophie et myotonie, associées ou isolées) et une insuffisance thyroïdienne plus ou moins accentuée; il régresse sous l'influence de l'opothérapie thyroïdienne.

endocrino-névrose, s. f. Terme générique désignant les syndromes endocriniens d'origine névrotique.

endocrino-névrose hypotensive (Laignel-Lavastine). V. *hypotension artérielle permanente.*

endocrinopathie, s. f. (endocrine; πάθη, souffrance). Maladie des glandes endocrines.

endocrinoplastique (formule) (endocrine; πλάσσειν, former) (morphologie). Formule (ou ensemble de formules) résumant, pour un sujet, ses caractères morphologiques en rapport avec l'activité de ses glandes endocrines.

endocrino-polynévritique (syndrome) (Villaret et ses élèves). Polynévrite alcoolique accompagnée de troubles endocriniens importants (aménorrhée, dépilation, insuffisance thyroïdienne).

endocrinose, s. f. (M. Chiray, 1941). Terme proposé pour désigner un groupe d'affections se développant autour d'une épine irritative locale, sous l'influence de l'altération fonctionnelle des glandes endocrines. Ces affections sont améliorées ou guéries par l'administration d'hormones antagonistes. Parmi elles on range l'asthme, la colite spasmodique, la recto-colite, l'urticaire et quelques psychoses.

endocrinothérapie, s. f. Emploi thérapeutique des glandes endocrines.

endocrinotropes (hormones). V. *stimulines*, 2°.

endocyme, s. m. (ἔνδον; κῦμα, fœtus) (I. G. St-Hilaire). Tumeur située

assez profondément, formée par une masse où l'on retrouve des vestiges de fœtus, considérée par I. G. Saint-Hilaire comme une monstruosité. Actuellement, on tend à en faire, le plus souvent, un kyste dermoïde.

endoderme, s. m. (ἔνδον, au dedans; δέρμα, peau) ou **entoderme**, s. m. (ἔντος, dedans). Feuillet interne du blastoderme, qui formera la muqueuse intestinale et les glandes annexes.

endodiascopie, s. f. (ἔνδον; διά, à travers; σκοπεῖν, examiner) (Bouchacourt). Méthode qui consiste à introduire une source de rayons X (tube de Crookes) dans une cavité naturelle pour radiographier et surtout pour examiner directement sur l'écran fluorescent les images formées par les tissus que rencontrent les rayons X.

endogamie, s. f. (ἔνδον; γάμος, mariage). Union entre sujets consanguins.

endogène (ἔνδον; γενής, engendré). 1° *adj.* Qui est produit dans l'organisme. — 2° *s. m.* Syn. *antigène endogène* ou *endo-antigène.* Nom donné à des substances ayant les propriétés des antigènes et produites dans l'organisme à la faveur de divers processus infectieux. Les e. donnent naissance à des anticorps, les *anti-endogènes.* V. *auto-antigène.* — *intoxication e.* V. *intoxication.*

endognathie, s. f. (ἔνδον; γνάθος, mâchoire). Déformation de la mâchoire dans le sens transversal par étroitesse du maxillaire.

endolymphite, s. f. Inflammation de l'endothélium des vaisseaux lymphatiques, observée dans la filariose.

endométrial, *adj.* Qui se rapporte à la muqueuse utérine (endomètre).

endométrioïde (ἔνδον; μήτρα, utérus; εἶδος, forme). 1° *adj.* Se dit de la muqueuse tubaire devenue identique à la muqueuse utérine. — 2° *s. m.* V. *endométriome.*

endométriome, s. m. (Sampson). Syn. *endométrioïde, solénome* (Jayle). Tumeur bénigne se développant presque toujours au niveau des cornes de l'utérus chez la femme en période d'activité génitale, et formée d'éléments normaux aberrants de la muqueuse utérine. Suivant la prédominance de l'épithélium cylindrique, du stroma ou des fibres musculaires lisses, on décrit des *solénomes kystiques*, des *fibro-solénomes*, des *myo-solénomes*. Comme l'endomètre normal, ces tumeurs subissent les modifications cycliques imposées par l'activité de l'ovaire. Elles sont capables de s'accroître en surface et en profondeur. On a pensé qu'elles se développaient aux dépens de débris embryonnaires mülleriens, wolffiens ou cœlomiques. On croit qu'elles résultent plutôt de l'essaimage, par voie tubaire ou sanguine, de fragments d'endomètre. — *e. erratique* (Letulle). Variété rare d'*e.* développée sur l'intestin ou, exceptionnellement la vessie, l'ombilic, une cicatrice, etc.

endométriose, s. f. 1° Processus en vertu duquel la muqueuse tubaire devient identique à la muqueuse utérine, ce qui permet l'arrêt et la nidation de l'œuf fécondé dans un segment de la trompe, d'où développement d'une grossesse tubaire. — 2° Affection caractérisée par le développement d'endométriomes (v. ce terme).

endométrite, s. f. Inflammation de la muqueuse utérine. — *e. kystique* (Cornil). Métrite chronique dans laquelle la surface de la muqueuse est parsemée de petits kystes.

endométrite hémorragique. Affection caractérisée par un dérèglement du cycle menstruel : les hémorragies utérines sont trop fréquentes, trop prolongées, non périodiques ; elles alternent parfois avec des périodes d'aménorrhée. Elle est due à l'hyperfolliculinisme qui provoque une hyperplasie glandulo-kystique de l'endomètre.

endomitose, s. f. (ἔνδον, au-dedans ; μίτος, fil, peloton). Mode de reproduction de certaines cellules dont la chromatine nucléaire se multiplie. Sans qu'il y ait formation de fuseaux, de plaque équatoriale ni

de division cytoplasmique ; il aboutit à la formation de cellules à plusieurs noyaux.

Endomyces albicans. V. *Candida.*

endomycose, s. f. (ἔνδον ; μύκης, champignon). V. *candidose.*

endomyocardite, s. f. Inflammation simultanée de l'endocarde et du myocarde, de nature le plus souvent rhumatismale. — *e. fibreuse du nourrisson.* V. *fibro-élastose endocardiaque.*

endomyopéricardite, s. f. V. *pancardite.*

endoparasite, s. m. (ἔνδον ; παράσιτος, parasite). Syn. *entoparasite.* Parasite végétal ou animal vivant dans l'intérieur de l'organisme (tube digestif ou ses annexes, appareil circulatoire, tissu musculaire, etc.).

endopélycoscopie, s. f. V. *pélycoscopie.*

endopéricardite, s. f. « Inflammation du péricarde et de l'endocarde » (Littré).

endopéroxyde, s. m. (Piper et Vane ; Corey ; Hamberg et Samuelson). Enzyme qui serait un précurseur des prostaglandines, très instable (sa demi-vie est inférieure à 5 min.), et très rapidement transformé en thromboxane, composé encore plus instable (d'une demi-vie inférieure à 30 sec.). Ces précurseurs seraient responsables des effets attribués aux prostaglandines ; ils favoriseraient, en particulier, l'agrégation des plaquettes en face d'une lésion de l'endothélium vasculaire, la thrombose et la contraction des muscles lisses. Selon Vane (1976), l'*e.* pourrait également donner naissance à une autre enzyme instable, la « PGX » qui s'opposerait à l'agrégation des plaquettes dans les vaisseaux dont l'endothélium est normal.

endophlébite, s. f. (ἔνδον ; φλέψ, veine) (Epstein). Inflammation de la tunique interne de la veine ; elle est considérée par certains auteurs comme la cause de la dilatation variqueuse.

endophtalmie phako-anaphylactique (ἔνδον ; ὀφθαλμός, œil ; φακός, lentille, cristallin ; anaphylaxie). Inflammation aseptique de la chambre antérieure de l'œil, consécutive à une blessure du cristallin. Il s'agirait d'une maladie auto-immune avec réaction d'hypersensibilité retardée, provoquée par la persistance, dans la chambre antérieure de l'œil, de quelques fibres lenticulaires. V. *auto-antigène* et *auto-allergie*.

endophytique du pied (maladie). V. *Madura* (*pied de*).

endoplasmique, *adj.* (ἔνδον; plasma). Se dit des différents éléments intracellulaires élaborés par la cellule. Ils peuvent être unis d'une façon intime au protoplasma ou contenus dans les loges circonscrites par ce dernier.

endoprotéine, *s. f.* (Reilly). « Solution stérilisée d'albumines microbiennes obtenue par broyage des germes desséchés et utilisée comme vaccin thérapeutique ».

endoprotéinothérapie, *s. f.* Emploi thérapeutique des endoprotéines.

endoprothèse, *s. f.* Inclusion, à l'intérieur de l'organisme, d'une pièce étrangère, en métal ou surtout en matière plastique, destinée à remplacer de façon permanente un os ou une articulation.

endoradiothérapie, *s. f.* Syn. *endoröntgenthérapie.* Application de la radiothérapie aux organes profonds à l'aide d'appareils spéciaux introduits dans les cavités naturelles (larynx, vagin, rectum, etc.).

endoröntgenthérapie, *s. f.* V. *endoradiothérapie.*

endorphine, *s. f.* (morphine interne) (John Hughes et Hans Kosterlintz; Snyder). Syn. *enképhaline.* Nom donné à certains composés formés de quelques acides aminés, isolés d'extraits de cerveau et capables, les uns d'effets analgésiques, les autres d'effets tranquillisants ou excitants. Ils agiraient en se fixant électivement sur des sites récepteurs particuliers de la membrane des cellules nerveuses, sites auxquels s'adaptent précisément les opiacés et spécialement la morphine (Snyder et Golstein, 1973).

endosacculaire, *adj.* (ἔνδον, au dedans; *sacculus,* petit sac). V. *intrasacculaire.*

endosalpingiose, *s. f.* (ἔνδον; σάλπιγξ, trompe). Malformation congénitale ou acquise de la trompe utérine (diverticule), entraînant l'arrêt de l'œuf fécondé et son implantation précaire sur une muqueuse tubaire normale non faite pour la nidation, d'où rupture et avortement tubaires survenant rapidement. Certains auteurs identifient *endosalpingiose* (diverticulose inflammatoire ou congénitale) et *endométriose.*

endoscope, *s. m.* (ἔνδον; σκοπεῖν, examiner). Instrument destiné à permettre l'examen visuel direct des cavités profondes du corps et à les éclairer à l'aide d'une lumière extérieure dont les rayons sont réfléchis par les parois de l'appareil (*e. à lumière externe* de Désormaux, 1853), ou à l'aide d'une lampe électrique portée dans la cavité même de l'organe. — *e. à fibres.* V. *fibroscope.*

endoscopie, *s. f.* Méthode d'exploration visuelle des conduits (tube digestif) et des cavités à orifice étroit (vessie) à l'aide de l'endoscope. L'*e.* a été appliquée également aux cavités closes (péritoine, plèvre). V. *fibroscopie, cœlioscopie* et *pleuroscopie.*

endosmose, *s. f.* (ἔνδον; ὠσμός, action de pousser). Nom donné au courant osmotique qui, à travers une membrane semi-perméable, pénètre dans un système clos (une cellule p. ex.) dont le contenu est hypertonique par rapport au milieu ambiant. V. *exosmose* et *osmotique* (*pression*).

endostéthoscope, *s. m.* (ἔνδον; stéthoscope) (Hoffmann, 1892). Appareil composé d'une sonde œsophagienne à laquelle on adapte un pavillon de stéthoscope. Introduit plus ou moins profondément dans l'œsophage, il permettrait d'explorer les bruits de la pointe et de la base du cœur.

endostimuline, *s. f.* Nom donné par Danielopolu aux stimulines (v. ce mot) qui agissent à distance par l'intermédiaire de la circulation.

endostose, *s. f.* V. *énostose.*

endosympathose, *s. f.* (E. May et H. M. Gallot, 1936). Nom proposé pour désigner les divers syndromes par lesquels se manifestent les troubles dans le fonctionnement du système sympathique profond (tachycardie avec palpitations, angoisse avec tendance à la lipothymie, hypertension artérielle, infarctus de divers organes, etc.)

endothéliite, *s. f.* Inflammation de l'endothélium (e. *artério-capillaire*).

endothélioïdes (cellules) (Eichhorst). Cellules arrondies de 15 à 20 μ, à protoplasma homogène ou finement granuleux, à noyau ovoïde formé par un réticulum fin et serré. Ces cellules, d'origine réticulo-endothéliale, se rencontrent dans le sang au cours de la fièvre typhoïde et surtout de l'endocardite d'Osler.

endothéliome, *s. m.* Tumeur développée aux dépens des cellules endothéliales. — *e. intravasculaire.* Tumeur très rare, développée aux dépens de l'endothélium des capillaires sanguins, formée par un système de cavités tubulées communiquant entre elles, contenant du sang et tapissées de cellules volumineuses, cubiques ou cylindroconiques (v. *angio-endothéliome* et *hémangio-endothéliome*). — *e. méningé.* Syn. *leptoméningiome* (Learmonth), *psammome* (Virchow), *sarcome angiolithique* (Cornil et Ranvier), *tumeur sableuse de Virchow* (v. ces termes). Tumeur énucléable, siégeant au niveau du cerveau ou de la moelle, développée aux dépens de l'arachnoïde et contenant de petits nodules calcaires. Cette tumeur, appelée maintenant *méningiome* (v. ce mot) est considérée, depuis les travaux de Cushing, comme de nature épithéliale. — *e. osseux.* V. *Ewing (sarcome d').* — *e. pleural.* V. *mésothéliome pleural.* — La classification des *e.* est très discutée, et certains auteurs réservent le terme d'*e.* aux néoplasmes de la plèvre, du péritoine, du péricarde et des séreuses articulaires.

endothrix, *adj.* (ἔνδον; θρίξ, cheveu). Qui se trouve à l'intérieur du poil. — *champignon e.*

endotoxine, *s. f.* Toxine contenue dans l'intérieur du corps des bactéries et ne diffusant pas dans les milieux de culture.

endo-urétral, *adj.* Syn. *transurétral.* — *résection e. de l'adénome prostatique.* Opération pratiquée par voie endoscopique.

endoveineux, euse, *adj.* Mot mal fait. V. *intra-veineux* ou *intra-vasculaire.*

endoveinite chimique. Irritation de la tunique interne de la veine par injection intraveineuse d'une substance capable de provoquer l'oblitération (procédé de Sicard). V. *veinite.*

endovirus, *s. m.* Virus oncogène (v. ce terme) transmis héréditairement grâce à sa fraction d'A.D.N. incorporée à un chromosome des cellules sexuelles de son hôte. Le virus fait alors partie du patrimoine génétique de ce dernier, et il est transmis de génération en génération comme tous les autres gènes. V. *exovirus* et *provirus.*

Endoxan, *s. m.* (n. dép.). Cyclophosphamide. V. *alcoylant.*

énergamétrie, *s. f.* (ἐνέργεια, force en action; μέτρον, mesure) (G. Bidou). Méthode fondée sur les lois de la physique, permettant d'évaluer en chiffres le degré d'impotence fonctionnelle d'un membre. Elle est utilisée dans les cas de séquelles de blessures pour déterminer le degré d'incapacité de travail.

énervation, *s. f.* Ablation ou section d'un nerf ou d'un groupe de nerfs innervant une région du corps. — Autrefois, section de tendon (Littré).

enfance, *s. f.* Période prépubertaire de l'existence. La *première e.* fait suite à l'état de nourrisson, et va de 2 à 6 ans; la *seconde e.* va de 6 à 12 ans; elle précède l'adolescence.

enfance (état d'). Démence sénile.

enfants battus (syndrome des). V. *Silverman (syndrome de).*

enfant Hercule. V. *macro-génitosomie.*

enfouissement, *s. m.* Temps opératoire consistant à recouvrir par une suture séro-séreuse, pour l'isoler de la cavité abdominale, la tranche de section dépéritonisée d'un organe abdominal.

E.N.G. Abréviation d'électro-nystagmographie (v. ce terme).

engagement, *s. m.* 1° (obstétrique). Descente de la tête du fœtus dans l'excavation pelvienne. — 2° (neurologie). V. *engagement cérébral.*

engagement amygdalien. V. *engagement cérébral.*

engagement cérébelleux. V. *engagement cérébral.*

engagement cérébral. Syn. *hernie cérébrale.* Refoulement de certaines parties du cerveau à travers les orifices intracrâniens de la dure-mère. C'est une complication mécanique de l'hypertension intracrânienne due à des causes locales (hémorragie, tumeur à croissance rapide, hématome sous dural traumatique). Le siège de la cause détermine la partie du cerveau engagée et l'orifice de passage : 1° l'*e. sous la faux du cerveau,* très fréquente dans l'œdème cérébral, intéresse surtout la partie antérieure des hémisphères, elle n'a pas, généralement, de conséquences graves. — 2° l'*e. temporal,* dans lequel la partie inférieure du lobe temporal, glissant par l'orifice du toit de la tente cérébelleuse, comprime les pédoncules cérébraux, est infiniment plus grave; il entraîne un coma avec mydriase du côté de la lésion, rigidité de décérébration, tachycardie, polypnée avec encombrement respiratoire et souvent la mort par hémorragie du tronc cérébral. — 3° l'*e. cérébelleux* ou *amygdalien* est aussi grave. Les amygdales cérébelleuses, s'insinuant par le trou occipital, bloquent l'orifice du IVe ventricule et étranglent le bulbe. V. *hypertension intracrânienne.*

engagement sous la faux du cerveau. V. *engagement cérébral.*

engagement temporal. V. *engagement cérébral.*

Engel (syndrome d'). Affection décrite à Shanghaï, survenant en mai et en juin, caractérisée par de la toux, une expectoration séreuse jaune clair, des ombres pulmonaires fugaces révélées par la radiographie et une éosinophilie sanguine élevée. Il s'agit d'un infiltrat labile du poumon, voisin du syndrome de Löffler, dû à la sensibilisation du poumon au pollen de troènes.

Engelmann (maladie d') (1929). Syn. *maladie de Camurati* (1922), ou de *Camurati-Engelmann, ostéopathie hyperostosante et sclérosante multiple infantile, dysplasie diaphysaire progressive.* Dystrophie osseuse congénitale exceptionnelle, d'origine génétique, apparaissant dans l'enfance, caractérisée par de l'asthénie, des troubles de la marche, un retard de la croissance, un épaississement bilatéral et symétrique des diaphyses des os longs (fémurs, humérus) et du crâne avec condensation osseuse et ostéosclérose. Il existe parfois des troubles psychiques.

engelure, *s. f.* Syn. *érythème pernio, pernion.* Lésion due au froid, siégeant surtout au niveau des doigts et des orteils, caractérisée par une enflure limitée, dure, rouge et douloureuse, compliquée parfois de phlyctènes et de crevasses. Elle apparaît surtout chez les individus atteints d'acrocyanose et hypoglandulaires.

engorgement, *s. m.* Augmentation de volume et de consistance d'un organe, provoquée par une accumulation de sang, de sérosité ou du liquide qu'il sécrète (glande).

engouement, *s. m.* Obstruction d'un conduit ou d'une cavité. — *e. herniaire.* Arrêt des matières dans une anse intestinale herniée; c'est le premier degré de l'étranglement herniaire. — *e. du poumon.* 1° Premier stade anatomique de la pneumonie (Laënnec). Le poumon est rouge, turgescent, friable, crépitant sous le doigt; les capillaires alvéolaires sont dilatés et les alvéoles pulmonaires sont remplies d'une sérosité riche en hématies, en leucocytes et en cellules desquamées. — 2° (inusité) Congestion des poumons par stase sanguine.

Engström (appareil d'). V. *respirateur.*

enjambement, s. m. (génétique). Syn. *crossing over, entrecroisement.* Echange de segments entre chromosomes homologues au moment de la méiose. V. *remplacement.*

enképhaline, s. f. V. *endorphine.*

enkystement, s. m. (ἐν, dans; κύστις, vessie). Formation d'une couche de tissu conjonctif dense autour d'un corps étranger ou d'une production pathologique qui se trouve ainsi isolée du tissu environnant.

énophtalmie, s. f. (ἐν, au dedans; ὀφθαλμός, œil). Position anormale du globe oculaire qui se trouve situé dans l'orbite plus profondément qu'il ne l'est à l'état normal. C'est un symptôme qui peut se rencontrer dans diverses affections (paralysie du sympathique cervical, fièvres graves); il est permanent, ou transitoire, ou bien il alterne avec l'exophtalmie. — *é. et exophtalmie alternantes* (Terson). Affection rare, spontanée ou d'origine traumatique dans laquelle l'*énophtalmie* est habituelle, mais fait place à l'*exophtalmie* sous l'influence d'un effort ou de la compression des jugulaires.

énostose, s. f. (ἐν, dans; ὀστέον, os). Syn. *endostose.* Production osseuse, généralement formée de tissu compact qui comble en partie le canal médullaire d'un os. — *é. ostéogénique.* Hyperactivité du cartilage conjugal, en certains points, chez l'enfant, expliquant diverses déformations des membres (coxavara, etc.).

Enroth (signe d'). Comblement œdémateux des sillons orbito-palpébraux supérieur, puis inférieur, observé dans l'hyperthyroïdie.

ensellure lombaire. Terme emprunté à la médecine vétérinaire et servant à désigner la courbure à concavité postérieure que présente le rachis au niveau des lombes, courbure qui s'exagère dans la grossesse et dans certains états pathologiques (tumeurs abdominales, coxalgies, etc.).

entéralgie, s. f. (ἔντερον, intestin; ἄλγος, douleur). Douleur intestinale.

entéramine, s. f. V. *sérotonine.*

entérectomie, s. f. (ἔντερον; ἐκτομή, ablation). Résection d'une partie du tube intestinal.

entérite, s. f. (ἔντερον). Inflammation de la muqueuse intestinale. — *e. cholériforme.* V. *choléra infantile.* — *e. folliculaire.* Variété d'entérite particulière à la première enfance, caractérisée anatomiquement par une hypertrophie des follicules clos de l'intestin et cliniquement par des selles muqueuses souvent striées de sang. — *e. folliculaire et segmentaire.* V. *iléité régionale.* — *e. couenneuse, e. glaireuse, e. muco-membraneuse* ou *pseudo-membraneuse.* Syn. *diarrhée glutineuse* (Van Swieten), *croup intestinal* (Clemens), etc. V. *entéro-colite muco-membraneuse.* — *e. interstitielle chronique* (Dalziel, 1913), *e. phlegmoneuse* (Helström, 1919), *e. régionale* ou *e. ulcéreuse* (Lecène et Moulonguet). V. *iléite régionale.*

entérite aiguë nécrosante. V. *Hambourg (maladie de).*

entéro-anastomose, s. f. Syn. *opération de Maisonneuve.* Opération qui consiste à mettre en communication latéralement deux anses intestinales sans pratiquer de résection préalable.

entérobiase, s. f. V. *oxyurose.*

entérocèle, s. f. (ἔντερον; κήλη, hernie). Hernie ne comprenant que des anses intestinales. — *e. vaginale.* V. *élytrocèle.*

entéroclyse, s. f. (ἔντερον; κλύζειν, laver). Lavage de l'intestin à l'aide d'une sonde introduite profondément dans le rectum, et d'un réservoir dont la hauteur varie avec la pression que l'on veut obtenir.

entérococcie, s. f. Etat morbide dû à l'infection par l'entérocoque.

entérocolite, s. f. (ἔντερον; κῶλον, côlon), Inflammation simultanée des muqueuses de l'intestin grêle et du côlon. — *e.-c. muco-membraneuse.* Syn. *colite muco-* ou *pseudomembraneuse, hypersthénie intestinale* (Blondel), *entéronévrose muco-membraneuse* (Lyon), *entéropathie mucino-membraneuse* (Legendre), *entéro-mucose* (Gallois), *dysthénie abdominale digestive* (Rosiers); et v. *entérite couenneuse.* Affection chronique du gros intestin caractérisée par la triade symptomatique : expulsion de muco-membranes ou de glaires, constipation habituelle et douleurs abdominales ; il existe en outre souvent des phénomènes d'intoxication. Ce syndrome est surtout observé chez les neuro-arthritiques.

entérocoque, s. *m.* (ἔντερον; *coccus*) (Thiercelin). Syn. *Streptococcus fæcalis*. Bactérie ovoïde non hémolytique, trouvée dans l'intestin de l'homme sain, responsable d'infections urinaires et d'endocardites subaiguës. Elle est classée parmi les streptocoques.

entérocystocèle, s. *f.* (ἔντερον; κύστις, vessie ; κήλη, hernie). Hernie dont le sac contient de l'intestin et une partie de la vessie.

entérocystoplastie, s. *f.* (ἔντερον; κύστις, vessie ; πλάσσειν, former). Opération consistant dans la reconstruction, partielle ou totale, d'une vessie à l'aide d'une anse intestinale grêle (iléocystoplastie, v. Cunéo, opération de 1°) ou d'une partie du côlon (colocystoplastie, caecocystoplastie)

entéro-épiplocèle, s. *f.* (ἔντερον; ἐπίπλοος, épiploon ; κήλη, hernie). Hernie contenant de l'intestin et de l'épiploon.

entérogastrone, s. *f.* (R. A. Gregory et H. J. Tracy, 1959). Substance qui serait capable d'inhiber la sécrétion gastrique.

entéro-hépatique (syndrome) (Desgeorges). Ensemble de troubles observés chez les sujets atteints d'entéro-colite chronique, soit généralisée à tout le gros intestin, soit localisée à l'un de ses segments, avec retentissement sur le fonctionnement du foie.

entéro-hépatocèle, s. *f.* (ἔντερον; ἧπαρ, foie ; κήλη). Hernie ombilicale embryonnaire contenant le foie avec des anses intestinales.

entéro-hydrocèle, s. *f.* (ἔντερον; ὕδωρ, eau ; κήλη, hernie). « Hernie intestinale compliquée d'hydrocèle » (Littré).

entéroïde, adj. (ἔντερον; εἶδος, forme). Dont la structure rappelle celle de l'intestin. — *kyste e.* Kystes congénitaux, juxta-intestinaux, dont la structure est analogue à celle de la paroi intestinale ; ils sont le plus souvent sous-séreux et siègent surtout dans la région iléo-cæcale.

entérokinase, s. *f.* (Pawlow). Ferment soluble contenu dans le suc duodénal et dont l'action est nécessaire pour activer la trypsine ou ferment protéolytique du pancréas. La trypsine ne peptonise les matières albuminoïdes qu'en présence de l'*entérokinase*, quelque faible d'ailleurs que soit la proportion de cette substance.

entérokystome, s. *m.* Petit kyste provenant d'une évolution imparfaite du canal omphalo-mésentérique. Il se développe parfois au niveau de l'ombilic dans l'épaisseur de la paroi abdominale, plus souvent dans la paroi de l'intestin grêle, près de la valvule iléo-cæcale. L'*e.* se rencontre surtout chez les jeunes enfants et peut donner lieu à une occlusion intestinale.

entérolithe, s. *m.* (ἔντερον; λίθος, pierre). Concrétion intestinale. Les calculs de l'intestin se présentent souvent sous forme de sable et sont composés surtout de phosphates ammoniaco-magnésiens.

entéro-ménorragique (fièvre) (Dalché). V. *fièvre ménorragique.*

entéro-mucose, s. *f.* (Gallois). V. *entéro-colite.*

entéro-myxorrhée, s. *f.* (ἔντερον; μύξα, mucus ; ῥεῖν, couler). Hypersécrétion de mucus intestinal observée surtout chez les névropathes et les constipés. Elle se manifeste par des accès précédés ou non de douleurs paroxystiques et entraîne des évacuations, parfois abondantes, de mucus pur, survenant d'une façon soudaine et impérieuse à des intervalles irréguliers.

entéro-névrite, s. *f.* (Loeper). Inflammation de la muqueuse intestinale associée à celle des filets nerveux de l'intestin.

entéro-névrose muco-membraneuse (Lyon). V. *entéro-colite.*

entéropathie, s. *f.* (ἔντερον; πάθος, souffrance). Terme générique désignant les affections de l'intestin. — *e. allergique.* V. *iléopathie segmentaire* œdémateuse. — *e. mucino-membraneuse* (Le Gendre). V. *entérocolite*.

entéropathie exsudative (Waldman, 1961 ; Jarnum, 1963). Syn. *lymphangiectasie intestinale*. Maladie présentant parfois un caractère familial, caractérisée anatomiquement par une dilatation des vaisseaux lymphatiques sous-muqueux et sous-séreux de l'intestin, et cliniquement par des œdèmes, parfois de la diarrhée et des douleurs abdominales. Du fait d'une importante déperdition de protéines par voie digestive, le taux des protéines sanguines est abaissé, surtout celui des albumines, de l'immunoglobuline G et de la transferrine. L'origine de la maladie est inconnue ; peut-être s'agit-il d'une malformation lymphatique congénitale.

entéropexie, s. f. (ἔντερον ; πῆξις, fixation). Fixation de l'intestin à la paroi abdominale.

entéroplastie, s. f. (ἔντερον ; πλάσσειν, former). Opération qui a pour but le rétablissement du diamètre normal de l'intestin dans le cas de sténose de cet organe.

entéroptose, s. f. (ἔντερον ; πτῶσις, chute) (Glénard). Abaissement du côlon transverse par suite de relâchement de son méso. L'*e.* s'accompagne généralement de splanchnoptose et donne lieu à des troubles gastro-intestinaux (constipation, etc.).

entéro-rectostomie, s. f. (ἔντερον ; *rectum* ; στόμα, bouche). Syn. *anastomose entéro-rectale*. Opération qui consiste à anastomoser l'intestin avec le rectum. On pratique cet abouchement quand l'obstacle au cours des matières siège trop bas (anse sigmoïde) pour l'établissement d'une entéro-anastomose.

entéro-rénal (syndrome) (Heitz-Boyer, 1919). Syn. *syndrome d'Heitz-Boyer*. Ensemble des accidents infectieux de l'appareil urinaire (pyélite, pyélo-néphrite, cystite), d'origine intestinale, survenant au cours d'une crise d'entérocolite avec constipation.

entérorragie, s. f. (ἔντερον ; ῥήγνυμι, je jaillis). Hémorragie intestinale.

entérorraphie, s. f. (ἔντερον ; ῥαφή, suture). Suture d'une plaie intestinale. — Réunion des deux extrémités sectionnées de l'intestin (*e. termino-terminale*) ou anastomose d'une extrémité et d'une anse (*e. termino-latérale*), ou de deux anses (*e. latéro-latérale*).

entérospasme, s. m. Contraction spasmodique, douloureuse, d'une portion plus ou moins étendue de l'intestin, observée souvent chez les neurasthéniques. Lorsque l'*e.* siège du côté droit, il peut faire croire à l'existence d'une appendicite.

entérosténose, s. f. (ἔντερον ; στενός, étroit). Rétrécissement de l'intestin.

entérostomie, s. f. (ἔντερον ; στόμα, bouche). Etablissement d'une ouverture temporaire ou permanente entre une anse intestinale et la paroi abdominale.

entéro-tératome, s. m. (Kolaczeck, 1871). V. *adénome diverticulaire*.

entérotome, s. m. (ἔντερον ; τομή, section). 1° Ciseaux à extrémités arrondies servant, au cours de l'autopsie, à ouvrir rapidement le tube digestif dans toute sa longueur. — 2° Pince inventée par Dupuytren, destinée à sectionner lentement, par une pression continue, l'éperon qui, dans l'anus artificiel, s'oppose au rétablissement du cours des matières.

entérotomie, s. f. 1° Incision d'une anse intestinale fixée préalablement à un orifice cutané, dans le but d'évacuer les matières fécales (occlusion intestinale). — 2° Section de l'éperon d'un anus artificiel à l'aide de l'entérotome.

entérotoxie, s. f. (Roger et Garnier, 1905). Quantité de matière intestinale qui, injectée dans les veines d'un lapin, est capable de tuer un kg d'animal. V. *coprotoxie*.

entérotoxique (coefficient). Poids de matière vivante que peut tuer la totalité du contenu de l'intestin grêle. V. *entérotoxie*.

entérotrope, adj. (ἔντερον ; τρέπειν, tourner). Qui présente de l'affinité pour l'intestin : *toxine e.*

entéro-virus, s. m. Nom donné à de nombreux virus à A.R.N. découverts dans le tube digestif humain. Les *e.* font partie des picornavirus et comprennent les virus Coxsackie, les poliovirus et les ECHO virus.

enthésite, *s. f.* (ἔνθεσις, introduction, pris à tort dans le sens d'insertion musculaire) (La Cava, 1958). V. *insertions* (*mal des*).

entoderme, *s. m.* V. *endoderme.*

entoparasite, *s. m.* (ἐντός, dedans; parasite). V. *endoparasite.*

entoptique, *adj.* (ἐντός, en dedans; ὤψ, ὀπτός, œil). Se dit des sensations lumineuses nées dans la rétine. — *image e.* V. *phosphène.*

entorse, *s. f.* (*in*; *torquere*, tordre). Lésion traumatique d'une articulation résultant de sa distorsion brusque, avec élongation ou arrachement des ligaments, sans déplacement permanent des surfaces articulaires.

entoscopie, *s. f.* (ἐντός, au dedans; σκοπεῖν, examiner) (Fortin, Scheerer). Examen des capillaires de notre propre rétine. Il consiste à regarder une forte source lumineuse à travers un condensateur et un verre uviol donnant une lumière monochromatique. On voit passer les globules sanguins dans les capillaires voisins de la macula.

entotique, *adj.* (ἐντός, en dedans; οὖς, ὠτός, oreille). Se dit d'un bruit ayant son point de départ dans l'oreille moyenne ou dans les vaisseaux de la caisse.

entozoaire, *s. m.* (ἐντός, en dedans; ζῶον, animal) (Rudolphi). Parasite animal vivant à l'intérieur du corps de l'homme ou des animaux et appartenant en général à l'embranchement des Vers.

entraînement, *s. m.* « Ensemble des moyens hygiéniques mis en pratique chez l'homme et chez les animaux dans le but de favoriser le développement des organes dans une direction donnée. — L'*e.* est applicable à la cure de certaines affections : traitement de l'obésité, tr. du diabète, tr. de la débilité organique » (Gilbert).

entrecroisement, *s. m.* (génétique). V. *enjambement.*

entropion, *s. m.* (ἐν, au dedans; τρέπω, je tourne). Renversement des paupières en dedans.

énucléation, *s. f.* (*e*, hors; *nucleus*, noyau). Mode particulier d'extirpation d'une tumeur encapsulée à travers les deux lèvres d'une incision « comme un noyau qu'on chasse en pressant un fruit ». — Se dit aussi de l'extirpation de l'œil à travers la conjonctive incisée.

énurèse ou **énurésie,** *s. f.* (ἐν, dans; οὐρεῖν, uriner). Incontinence d'urine, presque toujours nocturne et d'origine fonctionnelle.

envenimation, *s. f.* ou **envenimement,** *s. m.* (préférable). Empoisonnement général consécutif à la morsure d'un serpent, à la piqûre d'un scorpion, d'une guêpe, etc.

envie, *s. f.* V. *angiome plan.*

enzootie, *s. f.* (ἐν, en; ζῶον, animal). Maladie qui frappe une ou plusieurs espèces animales dans une région, soit d'une façon constante, soit à certaines époques déterminées.

enzymatique (système). Ensemble de plusieurs enzymes dont les activités catalytiques sont coordonnées, p. ex. pour agir successivement sur les différents maillons d'une chaîne de dégradation ou de synthèse métabolique.

enzyme, *s. f.* (ἐν, dedans; ζύμη, levain). (Walter Kühne, 1877). Syn. *ferment soluble.* Substance de nature protéinique, élaborée par un être vivant et capable, par ses propriétés catalytiques, d'activer une réaction chimique définie. L'*e.* est soit une holoprotéine, ne renfermant que des acides aminés, soit une hétéroprotéine contenant, outre les acides aminés, un groupement prosthétique : la partie protéique est l'*apoenzyme* et le groupement prosthétique, la *co-enzyme.* (v. ces différents termes). — *e. plaquettaire.* V. *thromboplastinogénase.*

enzymogramme, *s. m.* Résultat du dosage des différentes enzymes présentes dans les tissus ou les humeurs (plasma sanguin, p. ex.).

enzymologie, *s. f.* Etude des enzymes ou ferments.

enzymopathie, s. f. (enzyme; πάθος, maladie). Syn. *maladie enzymatique, erreur innée du métabolisme.* Maladie héréditaire due à l'absence, à l'insuffisance ou à l'altération d'un système fermentaire, d'une enzyme ou d'un groupe d'enzymes. Ex. les glycogénoses, les mucopolysaccharidoses, la galactosémie et la fructosurie du nourrisson, l'oligophrénie phénylpyruvique, les anémies hémolytiques enzymoprives, le syndrome de Lesch et Nyhan, etc.

enzymoprive, adj. Qui est en rapport avec un manque d'enzyme. — *anémie e.* V. *anémie hémolytique enzymoprive.*

enzymorachie, s. f. Présence et taux d'enzyme dans le liquide céphalorachidien.

enzymothérapie, s. f. Emploi thérapeutique des enzymes.

enzymurie, s. f. Présence d'enzyme dans l'urine.

éonisme, s. m. (Chevalier d'Eon). Désir et besoin que ressentent certains hommes de se vêtir de costumes féminins. V. *travestisme.*

éosinocyte, s. m. (éosine; κύτος, cellule). Variété d'histiocyte, de 20 à 25 μ de diamètre, à protoplasme très légèrement basophile contenant des granulations éosinophiles arrondies et un petit noyau foncé et périphérique.

éosinopénie, s. f. (éosine; πενία, pauvreté). Diminution du nombre des polynucléaires éosinophiles.

éosinophile, adj. (éosine; φιλεῖν, aimer). Syn. *oxyphile.* Qui présente une grande affinité pour l'éosine. — *cellules ou polynucléaires éosinophiles* ou *cellules α d'Ehrlich.* Variété de leucocytes remarquables par leur gros noyau polylobé et leurs grosses granulations faciles à colorer avec l'éosine. On les rencontre dans le sang, dans l'expectoration des asthmatiques et dans différentes sécrétions pathologiques (tuberculose, pneumonie, etc.).

éosinophilémie, s. f. (Widal et Faure-Beaulieu). Présence en excès de leucocytes éosinophiles dans le sang.

éosinophilie, s. f. 1º Affinité pour les réactifs dont l'acide est l'agent colorant, et en particulier pour l'éosine. V. *acidophile.* — 2º Variété de leucocytose dans laquelle l'augmentation du chiffre des leucocytes porte exclusivement sur les *éosinophiles.*

éosinophilie tropicale (Weingarten, 1943). Syn. *poumon tropical éosinophilique, syndrome de Weingarten.* Affection observée d'abord dans le S.-E. asiatique, puis dans les autres régions tropicales, caractérisée par une atteinte sévère de l'état général (fièvre, amaigrissement) et un syndrome bronchique avec toux rebelle et dyspnée. La radiographie montre un semis de petites taches arrondies dans les deux poumons, variable selon les jours. Il existe une forte hyperleucocytose sanguine (30 à 50 000 leucocytes) avec 80 à 90 % d'éosinophiles. Le traitement par les arsenicaux provoque une guérison rapide; spontanément la maladie évolue vers la chronicité. Ce syndrome est généralement dû à une parasitose, le plus souvent une filariose lymphatique à *Filaria Wüchereria,* parfois des larves d'acariens. Il est voisin du syndrome de Löffler.

épanalepsie méditerranéenne (ἐπανάληψις, répétition) (H. Mamou, 1954). V. *périodique* (*maladie*).

épanchement, s. m. Présence de liquide (sérosité, sang, bile, etc.), ou de gaz dans une partie du corps qui n'en renferme pas normalement.

épargne (aliments d'). V. *aliment.*

épaule ballante ou **flottante.** Affection caractérisée par une atrophie de l'épaule, un allongement extrême de la capsule articulaire et une impotence absolue du membre qui se balance passivement en tous sens. Elle est due à une paralysie de tous les muscles de l'épaule, généralement d'origine myélitique (paralysie infantile), ou à une destruction étendue des surfaces articulaires.

épaule gelée. Ankylose de l'articulation scapulo-humérale au stade chronique de la périarthrite scapulo-humérale : les mouvements de l'épaule se font dans l'articulation scapulo-thoracique.

épaule-main (syndrome). V. *rhumatisme neurotrophique du membre supérieur.*

épaulette (déformation en). Déformation de l'épaule caractéristique d'une luxation antéro-interne : le deltoïde tombe verticalement au-dessous de la saillie de l'acromion, au lieu de former l'arrondi habituel.

épendymaire, *adj.* Qui se rapporte au canal de l'épendyme.

épendymite, *s. f.* Inflammation du canal de l'épendyme.

épendymoblastome, épendymocytome, épendymoépithéliome, épendymogliome, *s. m.* Variétés d'épendymomes.

épendymome, *s. m.* (Bailey, 1924). Syn. *glioépithéliome.* Tumeur histologiquement bénigne observée surtout chez l'enfant, siégeant dans les ventricules cérébraux ou à l'intérieur de la moelle et développée aux dépens des cellules de l'épendyme. Elle est grave, car inaccessible chirurgicalement.

éperon, *s. m.* (Dupuytren). Syn. *promontoire* (Scarpa). Cloison qui sépare les deux orifices intestinaux dans l'anus contre nature; elle est formée par une saillie de la paroi profonde de l'anse intestinale ouverte à la peau et coudée à angle aigu; elle est indispensable pour assurer une dérivation complète des matières. — *é. de Pelkan.* V. *Pelkan* (éperon de). — *é. de Sussman.* V. *Sussman* (éperon de).

éphébocrasie, *s. f.* (ἔφηβος, adolescent; χρᾶσις, tempérament) (Marfan, 1937). Syndrome observé chez les écoliers, caractérisé principalement par une céphalée tenace reliée à des troubles endocriniens.

éphélide, *s. f.* (ἐπί, à cause; ἥλιος, soleil). Nom donné à de petites taches brunes observées sur les parties découvertes de la peau et dues à l'action du soleil et de l'air. — *é. mélanique.* V. *mélanose circonscrite précancéreuse de Dubreuilh.*

éphidrose, *s. f.* (ἐπί, sur; ἱδρόω, je sue). Syn. *hyperhidrose localisée.* Trouble de la sécrétion sudorale, caractérisé par une augmentation de cette sécrétion dans un point localisé du corps. Ex. : *é. frontale et crânienne des arthritiques — é. parotidienne.* V. *auriculo-temporal (syndrome de l').*

épicanthis, *s. m.* ou **épicanthus,** *s. m.* (ἐπί; χάνθος, angle de l'œil). Repli semi-lunaire que forme parfois la peau au-devant du grand angle de l'œil.

épicardique, *adj.* (ἐπί, sur; χαρδία, cœur). Qui se rapporte au feuillet viscéral de la séreuse péricardique.

épicardite, *s. f.* Inflammation de l'épicarde, feuillet viscéral de la séreuse péricardique.

épicardo-péricardite, *s. f.* Variété de péricardite dans laquelle l'inflammation porte plus spécialement sur le feuillet viscéral de la séreuse péricardique. — *é.-p. tuberculeuse à évolution constrictive subaiguë* (Gonin, Froment et Gravier, 1951). Forme grave de péricardite tuberculeuse, évoluant en quelques mois vers la péricardite constrictive, curable par la résection chirurgicale précoce de l'épaisse gangue péricardique et épicardique qui enserre le cœur et envahit les couches sous-épicardiques du myocarde.

épichorion, *s. m.* (ἐπί; χόριον, chorion). Nom donné par Chaussier à la caduque.

épicome, *s. m.* (ἐπί, sur; χόμη, chevelure) (I. G. Saint-Hilaire). Monstre caractérisé par une tête accessoire insérée par son sommet sur le sommet de la tête principale.

épicondylalgie, *s. f.* (épicondyle; ἄλγος, douleur) (Ferré, 1897). Forme légère d'épicondylite.

épicondylite, *s. f.* (Vulliet) ou **épicondylose,** *s. f.* Inflammation de l'épicondyle. — *é. humérale.* Syn. *tennis elbow, tennis arm.* Douleur siégeant sur l'épicondyle, survenant à la suite du surmenage de l'avant-bras ou d'un léger traumatisme provoquant une irritation périostée de cette région.

épicrise, *s. f.* (ἐπί, sur; χρίσις, crise). 1° Enseignement qui se dégage de l'observation complète d'une maladie suivie de son origine à son issue. — 2° Ensemble des phénomènes qui surviennent après la crise et qui ont la même signification.

épicutané, *adj.* Qui est sur la peau. — *test é.* Epreuve destinée à rechercher la sensibilité de la peau à une substance, et consistant à déposer une petite quantité de celle-ci sur l'épiderme.

épidémicité, *s. f.* Qualité des maladies épidémiques.

épidémie, *s. f.* (ἐπιδημία, propagation [d'une maladie contagieuse] dans un pays). Développement d'une maladie ou d'un phénomène pathologique qui atteint simultanément de nombreux individus répartis dans un territoire plus ou moins étendu et soumis à des influences identiques et inhabituelles. Ex. : é. de scorbut, de toxicomanies, de suicides. — On emploie souvent ce terme pour désigner simplement l'apparition intermittente et la diffusion rapide d'une maladie infectieuse contagieuse. Ex. : *é.* de peste, de variole, de grippe. — M. Baltazard (1960) réserve ce terme aux maladies contagieuses, transmissibles, infectieuses ou non; les *é.* de suicide ou de grippe p. ex.

épidémiologie, *s. f.* (épidémie; λόγος, discours). Etude des épidémies. Branche de la médecine qui étudie les différents facteurs intervenant dans l'apparition et l'évolution des maladies, que ces facteurs dépendent de l'individu ou du milieu qui l'entoure. Ex. : *é.* de la variole, de l'athérosclérose, du cancer.

épidémique, *adj.* Qui a le caractère de l'épidémie.

épidermique, *adj.* Qui concerne l'épiderme ou qui dérive de l'épiderme. — *globes é.* (Lebert). Petites masses globulaires formées par des cellules cornées imbriquées en couches concentriques qui se rencontrent dans les *épithéliomes pavimenteux lobulés.*

épidermodysplasie verruciforme de Lewandowsky-Lutz. V. *Lutz-Lewandowsky (dysplasie verruciforme de).*

épidermoïde, *adj.* (épiderme; εἶδος, forme). Dont la nature rappelle celle de l'épiderme. — *kyste é.* Kyste sous-cutané provenant de l'enclavement d'un fragment d'épiderme.

épidermolyse bulleuse héréditaire (épiderme; λύειν, détacher) (Köbner, 1884). Syn. *pemphigus congénital* (Legg), *héréditaire* ou *traumatique* (Brocq). Dermatose héréditaire rare, le plus souvent congénitale, « caractérisée par une fragilité de l'épiderme telle que les pressions extérieures en déterminent avec la plus grande facilité le décollement et le soulèvement en forme de bulles » (Thibierge). Suivant le mode de transmission et les lésions associées, on distingue : la *forme simple,* dominante; la *f. dystrophique dominante* ou *é. b. hyperplasique* de Touraine avec kystes épidermiques et hyperkératose palmo-plantaire; la *f. dystrophique récessive* ou *é. b. polydysplasique* de Touraine, avec atteinte des muqueuses, des phanères, amincissement de la peau, parfois atrophie des extrémités des doigts et même troubles endocriniens, neuro-psychiques et de la croissance.

épidermolyse nécrosante suraiguë. V. *érythrodermie bulleuse avec épidermolyse.*

épidermomycose, *s. f.* (épiderme; μύκης, champignon). Nom générique donné aux dermatomycoses dans lesquelles les parasites restent dans l'épiderme.

épidermophytie ou **épidermophytose,** *s. f.* (épiderme; φύτον, plante). Dermatose érythémateuse et légèrement squameuse, due à la présence d'*Epidermophyton inguinale.* V. *eczéma marginé de Hebra.* — Elle siège parfois entre les orteils (*é. interdigitale*) (v. *dyshidrose*) et donne lieu alors à de véritables épidémies observées chez les sportifs en Danemark et en Californie (*é. plantaire* ou *pied d'athlète,* v. ce terme).

épidermo-réaction, *s. f.* Procédé destiné à rechercher l'intolérance de l'épiderme pour une substance donnée; il consiste dans l'application de celle-ci sur une surface très limitée de la peau : si l'épiderme est sensible, une réaction érythémato-vésiculeuse apparaît au bout de 24 heures.

épididymectomie, s. f. (épididyme; ἐκτομή, ablation). Ablation chirurgicale de l'épididyme.

épididymite, s. f. (ἐπί, sur; δίδυμοι, testicules). Inflammation de l'épididyme. Elle s'accompagne très souvent d'orchite.

épididymographie, s. f. Radiographie de l'épididyme après injection, dans le canal déférent, d'un produit opaque aux rayons X.

épididymotomie, s. f. (épididyme; τομή, section). Incision de l'épididyme.

épidurale (méthode). Syn. *méthode de Cathelin* ou *de Sicard.* Introduction d'une substance médicamenteuse dans l'espace épidural, c.-à-d. dans le canal sacré, en dehors des méninges. On y pénètre par l'extrémité inférieure du canal sacré au niveau de l'articulation sacro-coccygienne.

épidurite, s. f. Inflammation localisée à l'espace épidural, c.-à-d. à l'espace en forme de gouttière à concavité antérieure compris entre la dure-mère en avant et le canal rachidien en arrière.

épigastralgie, s. f. (épigastre; ἄλγος, douleur). Douleur à l'épigastre.

épigastrocèle, s. f. (épigastre; κήλη, hernie). Hernie de la ligne blanche au niveau de l'épigastre.

épigénèse, s. f. (ἐπί, sur : γένεσις, génération). Développement d'un être organisé par « une succession de divisions cellulaires au cours desquelles s'établit progressivement la différenciation en tissus et organes » (Caullery).

épiglottite, s. f. (ἐπί; γλῶσσα, langue). Inflammation catarrhale aiguë du larynx et du pharynx, ayant son maximum au niveau de l'épiglotte; elle est due, le plus souvent, à l'action irritante de liqueurs alcooliques ou à l'ingestion de liquides trop chauds ou glacés.

épignathe, s. m. (ἐπί; γνάθος, mâchoire) (I. G. Saint-Hilaire). Monstre double caractérisé par l'insertion du parasite sur le maxillaire supérieur (apophyse palatine).

épilepsie, s. f. (ἐπιλαμβάνειν, saisir). Affection chronique caractérisée par la répétition de paroxysmes dus à des « décharges épileptiques », c.-à-d. à l'activation subite, simultanée et anormalement intense d'un grand nombre de neurones cérébraux. Ces paroxysmes se traduisent cliniquement par des *crises épileptiques :* celles-ci, toujours soudaines, ont des aspects cliniques variables allant des crises généralisées aux crises partielles et aux absences (v. ces termes). Elles s'accompagnent de manifestations électroencéphalographiques à début et à fin brusques : ce sont des pointes brèves et amples, associées souvent à des ondes plus lentes (complexe pointe-onde : v. ce terme); leur répartition, à la surface du crâne, est plus ou moins diffuse selon le type de crise.

épilepsie adversive. V. *épilepsie versive.*

épilepsie affective. 1o Epilepsie dont les crises débutent par une modification de l'état affectif du sujet : peur, accès de rire, etc. — 2o Épilepsie dont les crises sont provoquées par une émotion.

épilepsie akinétique. Variété d'épilepsie généralisée dont les crises consistent en une chute avec une immobilité persistant pendant quelques minutes, accompagnée d'obnubilation ou de perte de connaissance, mais avec conservation du tonus musculaire. Elle est plus fréquente chez les enfants. V. *akinétique (crise)* et *épilepsie atonique.*

épilepsie ambulatoire. V. *épilepsie procursive.*

épilepsie atonique. Variété d'épilepsie généralisée dont les crises s'accompagnent d'un affaiblissement ou d'une perte du tonus musculaire de posture entraînant une chute. Celle-ci peut être très brève (*effondrement épileptique*), un peu plus durable, de 1 à 3 sec. (*absence atonique*) ou plus longue : c'est la crise épileptique atonique vraie, dans laquelle le sujet reste étendu inerte et inconscient pendant une ou plusieurs minutes. V. *épilepsie akinétique.*

épilepsie automatique. Variété d'épilepsie généralisée à type d'absence, ou d'épilepsie partielle, dont les crises se manifestent par une activité motrice involontaire et inconsciente plus ou moins coordonnée. Ex. épilepsie procursive.

épilepsie bravaisienne ou **bravais-jacksonienne.** V. *bravaisienne (épilepsie).*

épilepsie cardiaque. V. *épilepsie circulatoire.*

épilepsie centrencéphalique. V. *niveau supérieur (crise de).*

épilepsie circulatoire. Terme impropre qui désignait les syncopes avec convulsions consécutives à une ischémie cérébrale; celle-ci peut être due à une pause cardiaque (*épilepsie cardiaque* : p. ex. syndrome d'Adams-Stokes), à une chute brutale de la pression artérielle ou à l'oblitération d'une artère cérébrale.

épilepsie corticale. Epilepsie provoquée par une lésion, généralement localisée, de l'écorce cérébrale. V. *épilepsie partielle.*

épilepsie essentielle. Syn. *épilepsie idiopathique.* Terme périmé qui désignait toute épilepsie que l'on ne pouvait rattacher à une lésion cérébrale ou à un trouble métabolique. Ces *é.* de cause inconnue sont actuellement classées parmi les *é.* généralisées primaires.

épilepsie contraversive. V. *épilepsie versive.*

épilepsie familiale. Epilepsie généralisée ou partielle survenant chez les membres d'une même famille à l'occasion de troubles métaboliques ou de lésions cérébrales acquises qui viennent extérioriser la prédisposition épileptique constitutionnelle (v. ce terme). V. *épilepsie héréditaire.*

épilepsie en flexion généralisée. V. *spasmes en flexion (syndrome des).*

épilepsie focale. V. *épilepsie partielle.*

épilepsie généralisée. Variété d'épilepsie caractérisée par des crises dont les manifestations frappent d'emblée tout le corps, avec perte de connaissance, chute et troubles moteurs : le plus souvent contracture et secousses rythmées qui surviennent isolément ou se succèdent (crise tonico-clonique ou grand mal, v. ce terme); elles s'accompagnent de perturbations neuro-végétatives (tachycardie, hypertension artérielle, mydriase, etc.), d'apnée et de miction. Certaines crises ne comportent pas de convulsions : épilepsie atonique, épilepsie akinétique, absence. Ces différents types d'*é. g.* peuvent exister isolément ou s'intriquer. Au cours des crises l'électroencéphalogramme est toujours altéré de façon bilatérale et symétrique. Certaines crises généralisées succèdent à une crise d'épilepsie partielle dont les manifestations constituent l'« aura » de la crise généralisée. — *é. g. primaire. E. g.* débutant souvent dans l'enfance et dont la cause est inconnue; elle survient chez un sujet paraissant indemne de toute affection neurologique ou psychique. Les altérations paroxystiques de l'électroencéphalogramme, pendant ou entre les crises, ont un rythme rapide. — *é. g. secondaire. E. g.* fréquente dans l'enfance, entre les crises desquelles on trouve les symptômes neurologiques ou psychiques de l'affection cérébrale diffuse causale. Les altérations de l'électroencéphalogramme ont un rythme plus lent que dans la forme précédente. Le syndrome des spasmes en flexion, ceux de Lennox-Gastaut et d'Unverricht-Lundborg appartiennent à cette forme.

épilepsie giratoire. Forme d'épilepsie versive (v. ce terme) caractérisée par des crises de rotation du corps autour de son axe vertical.

épilepsie héréditaire. Variété exceptionnelle d'épilepsie généralisée dépendant d'une forte accentuation de la prédisposition épileptique constitutionnelle héréditaire (v. ce terme); les crises d'épilepsie surviennent sans cause déclenchante ou pour des causes provocatrices minimes. V. *épilepsie familiale*.

épilepsie idiopathique. V. *épilepsie essentielle*.

épilepsie infantile. V. *convulsion*.

épilepsie insulaire. Syn. *épilepsie masticatoire*. Variété d'épilepsie partielle dont les crises comportent des mouvements de mastication et de déglutition accompagnés de salivation, de douleurs épigastriques, d'angoisse, et suivis fréquemment d'automatisme post-critique. Il est dû à une lésion du cortex de l'insula.

épilepsie intermittente myoclonique de Rabot (1899). Myoclonies survenant entre les crises épileptiques au cours de l'*é.* essentielle.

épilepsie ipsiversive. V. *épilepsie versive*.

épilepsie jacksonienne. V. *bravaisienne ou bravais-jacksonienne (épilepsie)*.

épilepsie locale. V. *épilepsie partielle*.

épilepsie marmottante. Variété d'épilepsie partielle consistant en répétition paroxystique du même mot.

épilepsie masticatoire. V. *épilepsie insulaire*.

épilepsie métabolique. Epilepsie observée surtout chez le jeune enfant et provoquée par une anomalie métabolique, p. ex. de la pyridoxine (pyridoxino-dépendance), des acides aminés (oligophrénie phénylpyruvique), des électrolytes et de l'eau (déshydratation aiguë), du glucose (hypoglycémie), des lipides (lipoïdoses), du calcium (hypocalcémie), etc.

épilepsie mnésique. Accès légers de mal comitial avec conservation plus ou moins complète de la conscience.

épilepsie myoclonique. Terme qui désigne toutes les épilepsies accompagnées de myoclonies, que ces dernières surviennent au cours des crises d'épilepsie généralisée ou dans leur intervalle. V. *myoclonies épileptiques*.

épilepsie myokinétique grave de la première enfance avec pointes-ondes lentes. V. *Lennox-Gastaut (syndrome de)*.

épilepsie organique. Epilepsie symptomatique due à une lésion cérébrale.

épilepsie partielle (Pritchard, 1822; J. Voisin). Syn. *épilepsie corticale, é. focale, é. locale*. Epilepsie dont le foyer d'excitation est une lésion localisée à une partie du cerveau, presque toujours dans l'écorce cérébrale. Elle est caractérisée par des crises n'intéressant qu'une région du corps, qu'il s'agisse de manifestations motrices (crises somato-motrices ou jacksoniennes), sensorielles (crises somato-sensitives) ou végétatives (crises abdominales). Ces crises ont parfois une symptomatologie complexe (psychique, psycho-sensorielle ou psychomotrice). Une crise d'*é.* partielle peut se transformer en crise généralisée (crise épileptique à début local).

épilepsie partielle continue (Kojewnikoff, 1894). Syn. *épilepsie myoclonique* (pro parte), *syndrome* ou *polyclonie de Kojewnikoff*. Syndrome caractérisé par la coexistence, chez le même sujet, de grandes attaques épileptiques et de secousses cloniques localisées, se reproduisant sans perte de connaissance, à des intervalles variables, mais presque constamment. Elle serait due à une lésion de la zone motrice.

épilepsie pleurale. Convulsions survenant au cours d'une affection ou d'une ponction pleurale; on les considérait autrefois comme des crises d'épilepsie réflexe; en fait, ce sont des crises convulsives provoquées par une ischémie cérébrale due à une syncope ou à une embolie gazeuse.

épilepsie procursive. Syn. *épilepsie ambulatoire*. Variété d'épilepsie automatique dont les crises consistent en une marche ou une course soudaine.

épilepsie réflexe. Variété d'épilepsie généralisée dont les crises sont déclenchées par une stimulation sensorielle (auditive ou visuelle).

épilepsie sous-corticale. Epilepsie provoquée par une lésion de la substance grise du cerveau autre que l'écorce. V. *niveau supérieur* (*crise de*).

épilepsie spinale (Brown-Séquard). Terme impropre qui désigne des contractions involontaires observées dans certaines affection médullaires spontanées ou expérimentales et assimilées par Charcot et Vulpian au clonus du pied (l'épilepsie est, par définition, d'origine cérébrale).

épilepsie symptomatique. Epilepsie survenant au cours d'une maladie connue.

épilepsie temporale. V. *temporale* (*crise ou épilepsie*).

épilepsie versive (*verso*, je tourne souvent). Variété d'épilepsie partielle dont les crises comportent un déplacement conjugué des yeux et de la tête, ou des yeux, de la tête et du tronc (*é. adversive*, dans laquelle le sujet se tourne de côté). La rotation s'effectue le plus souvent vers le côté opposé à l'hémisphère cérébral d'où part l'excitation (*é. contraversive*), très rarement vers le même côté (*é. ipsiversive*). V. *épilepsie giratoire*.

épileptiforme, adj. Qui ressemble à l'épilepsie; qui en présente les caractères. — *névralgie é.* (Trousseau). V. *tic douloureux de la face.* — *attaque é.* dans l'hystérie, la paralysie générale.

épileptique, adj. Qui a rapport à l'épilepsie. — *s. m. et f.* Malade atteint d'épilepsie.

épileptique (constitution). Syn. *constitution ixothymique* ou *ixophrénique* (ἰξός, glu; θυμός, âme; φρήν esprit) (Dahlgren). Terme impropre désignant un type constitutionnel fait de lourdeur et de pesanteur aussi bien physique que psychique (viscosité de la pensée: *glischroïdie*) et de colères explosives. Ce type n'est pas caractéristique de l'épilepsie. V. *ictaffine* (*constitution*).

épileptique (décharge). V. épilepsie.

épileptique (effondrement). V. *épilepsie atonique.*

épileptique (myoclonie). V. *myoclonie épileptique.*

épileptique (prédisposition). V. *prédisposition épileptique.*

épileptogène, adj. Qui détermine la crise d'épilepsie. — *aptitude é.* Possibilité, pour le cerveau, de réagir par des manifestations épileptiques à certaines excitations (toxiques p. ex.). — *centre, foyer* ou *zone é.* Partie plus ou moins circonscrite des centres nerveux où naissent les excitations provocatrices des crises épileptiques. On donne aussi le nom de *zone é.* à une région plus ou moins limitée du revêtement cutané dont l'excitation provoque la crise épileptique.

épileptoïde, adj. Qui rappelle l'épilepsie. — *trépidation é.* V. *clonus.*

épiloïa, s. f. V. *sclérose tubéreuse du cerveau.*

épinéphrectomie, s. f. (ἐπί; νεφρός, rein; ἐκτομή, ablation). V. *surrénalectomie.*

épinéphrine, s. f. V. *adrénaline.*

épinéphrome, s. m. (ἐπί, sur; νεφρός, rein). Tumeur de la glande surrénale. V. *surrénalome.*

épineurectomie, s. f. (ἐπί; neurectomie). Ablation de l'enveloppe d'un nerf.

épineurolyse, s. f. (ἐπί; neurolyse). Libération d'un nerf par résection de son enveloppe.

épiphénomène, s. m. (ἐπί, sur; φαινόμενον, phénomène). Symptôme accessoire.

épiphora, s. m. (ἐπί; φέρω, je porte). Ecoulement de larmes sur les joues, dans les cas où elles ne peuvent passer par les points lacrymaux (paralysie faciale, dacryocystite).

épiphylaxie, s. f. (ἐπί, en plus de; φύλαξις défense) (Wright). Réaction de défense instantanée de l'organisme au moyen de substances non spécifiques (dites allotropes), élaborées par les leucocytes. D'après Wright l'*é.* entre en jeu seulement dans les infections graves, où l'invasion microbienne est importante.

épiphysaire, adj. Qui se rapporte à l'épiphyse des os, ou à la glande pinéale (épiphyse). — *syndrome é.* V. *pinéal* (*syndrome*).

épiphyses pointillées ou ponctuées (maladie congénitale des) (J. Jeune, 1953). Syn. *calcinose fœtale épiphysaire chondro-dystrophiante, chondrodysplasie calcifiante congénitale, dysplasie épiphysaire ponctuée, dystrophie chondrocalcinosique ectodermique, maladie de Conradi-Hünermann* (C., 1914; H., 1927). Variété de chondrodystrophie génotypique (v. ce terme) rare, transmise selon le mode récessif autosomique, se manifestant dans les premières années de la vie et ressemblant à l'achondroplasie. Elle est caractérisée cliniquement par un nanisme portant sur les segments proximaux des membres avec flexion et raideur des articulations, auquel s'ajoutent une cataracte congénitale, de l'ichtyose ou de l'hyperkératose; et radiologiquement par la présence de multiples calcifications épiphysaires de la taille d'une grosse tête d'épingle. Le pronostic chez ces enfants débiles et souvent atteints d'autres malformations (cardiaques ou osseuses) est très grave.

épiphysectomie, *s. f.* (épiphyse; ἐκτομή, ablation). Ablation de l'épiphyse ou glande pinéale.

épiphyséolyse ou épiphysiolyse, *s. f.* (ἐπίφυσις, épiphyse; λύσις, solution) 1º Destruction de l'extrémité d'un os. — 2º Syn. *coxa vara essentielle de l'adolescence ou coxa flexa.* Terme souvent réservé à une variété de coxa vara survenant exclusivement pendant la grande enfance ou l'adolescence et due à une ostéochondrose (v. ce terme) de la métaphyse du fémur, localisée au col, en dessous du cartilage de conjugaison sur lequel la tête fémorale glisse vers le bas, par rapport au col. Elle peut aboutir à une déformation permanente de l'extrémité supérieure du fémur, ou même à la nécrose de la tête fémorale.

épiphysiodèse, *s. f.* (ἐπίφυσις, épiphyse; δέσις, action de lier). Opération destinée à freiner la croissance d'un os; elle consiste dans le verrouillage, par greffon, des cartilages de conjugaison.

épiphysiolyse, *s. f.* V. *épiphyséolyse.*

épiphysite ou épiphysose, *s. f.* Ostéochondrose épiphysaire. Elle peut être unique ou multiple et constituer alors une dysplasie polyépiphysaire ou spondylo-épiphysaire. — *é. fémorale supérieure.* V. *ostéochondrite déformante juvénile de la hanche.* — *é. métatarsienne de Köhler.* V. *Freiberg (maladie de).*

épiphysite vertébrale douloureuse de l'adolescence (Sorrel, 1920). Syn. *cyphose douloureuse des adolescents, maladie de Scheuermann* (1920), *polyépiphysite vertébrale, maladie des plateaux vertébraux.* Ostéochondrose vertébrale parfois familiale, frappant les adolescents et associant douleur, légère raideur et cyphose dorsale à grand rayon. La radiographie montre l'aplatissement cunéiforme des corps de plusieurs vertèbres dont les plateaux sont irréguliers, feuilletés, avec des encoches semi-circulaires correspondant à des hernies discales intraspongieuses. Elle peut laisser comme séquelle une déformation cunéiforme des corps vertébraux et une légère cyphose.

épiphyte, *adj. et s. m.* (ἐπί, sur; φυτόν, plante). Plante vivant sur d'autres plantes. — Se dit parfois des cryptogames parasites des animaux.

épiphytie, *s. f.* Maladie qui frappe simultanément un grand nombre de plantes de la même espèce dans la même région.

épiplocèle, *s. f.* (ἐπίπλοος, épiploon; κήλη, hernie). Hernie de l'épiploon.

épiploïte, *s. f.* (ἐπίπλοος). Inflammation aiguë ou chronique d'une portion herniée d'épiploon (épiplocèle) ou de l'épiploon dans sa totalité.

épiplooplastie, *s. f.* V. *épiploplastie.*

épiploopexie ou épiplopexie, *s. f.* (ἐπίπλοος; πῆξις, fixation). V. *omentofixation.*

épiploplastie, *s. f.* (ἐπίπλοος; πλάσσειν, former). Variété de péritonisation pratiquée à la suite des opérations sur l'estomac, l'intestin ou les voies biliaires, dans laquelle on utilise l'épiploon pour recouvrir les surfaces cruentées.

épisclérite, s. f. Inflammation du tissu cellulaire qui entoure la sclérotique ; elle est plus fréquente que la *sclérite* et présente les mêmes caractères.

épisiorraphie, s. f. (ἐπίσειον, pubis ; ῥαφή, suture). Opération qui consiste à oblitérer le vagin en avivant et en suturant les faces internes des grandes lèvres.

épisiotomie, s. f. (ἐπίσειον ; τομή, section). Opération qui consiste à pratiquer une ou plusieurs incisions sur le pourtour de la vulve, de manière à en agrandir l'orifice ; elle a pour but d'empêcher la rupture traumatique du périnée au cours de l'accouchement.

épispadias, s. m. (ἐπί, au-dessus ; σπάω, je divise). Malformation congénitale de l'urètre de l'homme, caractérisée par la situation anormale de son orifice sur la face dorsale de la verge.

épispastique, adj. et s. m. (ἐπισπάω, j'attire). Nom donné aux substances qui provoquent la vésication de la peau (moutarde, cantharide, etc.).

épistasie, s. f. (ἐπίστασις, action de se placer au-dessus) (Pierre Bonnier, 1908). Modification fonctionnelle du système nerveux dépendant d'une excitation minime et déterminant par voie réflexe des troubles durables dans un autre appareil. Ex. : migraine ou entérite dues à une métrite légère.

épistasis, s. m. (ἐπίστασις, action de se placer au-dessus). Malformation caractérisée par une augmentation du nombre des vertèbres : les vertèbres surnuméraires sont placées au-dessous du segment dorsal et au-dessus du segment lombaire du rachis. Cette anomalie est souvent associée à des malformations anorectales. V. ectrourie.

épistaxis, s. f. (ἐπί, sur ; στάζειν, couler goutte à goutte) (Vogel et Pinel, 1808). Saignement de nez. — *é. essentielle des jeunes gens*. V. *hémorragiose constitutionnelle anhémopathique*.

épistome bronchique (ἐπιστομίζω, j'obstrue) (Pruvost ; Delarue et De-

pierre, 1941). Syn. *adénome bronchique* (Chevalier-Jackson, 1917), *bronchiome polymorphe* (Rolland, 1943), *hamartome* (pour certains auteurs, et à tort). Tumeur bronchique, de malignité variable, analogue à certaines tumeurs mixtes des glandes salivaires, développée aux dépens des glandes de la paroi des grosses bronches. Elle forme des bourgeons qui obturent la lumière bronchique (tumeur carcinoïde : adénome bronchique) et infiltrent parfois la paroi sur une étendue plus ou moins grande (cylindromes). L'évolution, marquée par des hémoptysies et des phénomènes d'obstruction bronchique, aboutit à la mort en 10 à 20 ans par suppuration broncho-pulmonaire. Les formes infiltrantes (cylindromes) sont plus graves ; elles métastasent et récidivent après ablation chirurgicale.

épitest (Rémond et Gastaud). V. *seuil photo-cardiazolique*.

épithalaxie, s. f. (Sanarelli, 1924). Chute massive des épithéliums de revêtement des surfaces muqueuses (tube digestif, vessie, vésicule biliaire) que l'on observe dans le choléra expérimental.

épithéliite, s. f. Inflammation de l'épithélium. — Elle a été décrite comme premier stade de la radiodermite (érythème suivi d'une chute de l'épiderme).

épithélioïde, adj. Qui ressemble à l'épithélium. — *cellules é.* Cellules que l'on rencontre dans certaines productions pathologiques (zone moyenne des tubercules). Elles se rapprochent, par leur aspect, des cellules épithéliales, mais on les considère actuellement comme des leucocytes modifiés.

épithélioma, s. m. ou **épithéliome**, s. m. Tumeur maligne formée par la prolifération désordonnée d'un épithélium, le tissu néoformé n'ayant pas tendance à reproduire un organe défini (glande). Cette tumeur présente de nombreuses variétés, suivant le type d'épithélium reproduit (*é. spino-cellulaire, baso-cellulaire, cylindrique ou glandulaire*), et suivant la disposition des cellules (*é. lobulé, é. tubulé, é perlé*). — *é. acnéiforme* (Hallopeau et Leredde) V. *kératose sénile*. — *é. adamantin*. V. *adamantinome*. — *é. adénoïde cystique* (Brooke, 1892). V. *adénomes sébacés symétriques de la face*. — *é. bénin syphiloïde*. V. *érythroplasie*. — *é. branchial*. V. *branchiome*. — *e. contagiosum*. V. *molluscum contagiosum*. — *é. à corps oviformes*. V. *cylindrome*. — *é. dendritique*. Tumeur kystique du sein, bénigne, developpée dans les canaux galactophores. — *é. mucoïde*. V. *cysto-épithéliome*. — *é. multiple bénin cystique* (Fordyce et White). V. *adénomes sébacés symétriques de la face*. — *é. pagétoïde* (Darier). E. cutané baso-cellulaire superficiel ressemblant à la *maladie de Paget*. — *é. papillaire*. V. *érythroplasie*. — *é. pavimenteux perlé*. V. *cholestéatome 1°*. — *é. tubulé*. V. *tubulé* (épithéliome).

épithéliomatose, *s. f.* Nom donné parfois à la maladie caractérisée par le développement de l'épithéliome. — *é. alvéolaire*. V. *alvéolaire* (*cancer a. du poumon*). — *é. multiple*. Développement simultané d'épithéliomas cutanés sur des taches de kératose sénile.

épithéliose, *s. f.* Borrel, (1903). Nom générique servant à désigner toutes les maladies dans lesquelles on observe des proliférations épithéliales comparables à celles qui caractérisent l'épithéliome (fièvre aphteuse, clavelée, peste bovine, molluscum contagiosum des oiseaux).

épithème, *s. m.* (ἐπί, sur ; θέμα, action de poser). Nom donné aux topiques qui ne sont ni des onguents ni des emplâtres (cataplasme, poudre, etc.).

épitrochléalgie, *s. f.* ou **épitrochléite,** *s. f.* Douleur siégeant sur l'épitrochlée, survenant à la suite du surmenage de l'avant-bras ou d'un léger traumatisme provoquant une irritation périostée de cette région.

épituberculose, *s. f.* (Eliasberg et Neuland, 1920). Syn. *réaction pérituberculeuse* (Ribadeau-Dumas et H. Béclère, 1919). Type particulier de tuberculose infantile caractérisée par une ombre radiologique étendue, des signes cliniques discrets et une tendance à la régression. Elle serait due à une poussée congestive autour d'un foyer peu étendu. On l'observe parfois chez l'adulte.

épizoaire, *s. m.* (ἐπί ; ζῶον, animal). V. *ectozoaire*.

épizootie, *s. f.* (ἐπί ; ζῶον, animal). Maladie qui frappe simultanément un grand nombre d'animaux de même espèce ou d'espèces différentes.

épluchage, *s. m.* V. *excision d'une plaie de guerre*.

épreintes, *s. f. pl.* (*exprimere*, faire sortir en pressant). Coliques violentes qui précèdent les évacuations dans les inflammations du gros intestin.

épreuve, *s. f.* Recherche des caractères spécifiques d'une chose, d'une maladie. — *é. d'effort*. V. *effort* (*épreuve d'*). — *signe de l'é.* (Lannelongue). Signe de la coxalgie au début, révélé de la façon suivante : le malade placé debout, le poids du corps portant également sur les deux jambes, ne tarde pas à s'incliner sur le côté sain de façon à soulager l'articulation malade. — *traitement d'é.* Traitement spécifique pour une maladie déterminée (syphilis, mycose, etc.) appliqué dans les cas douteux et dont l'efficacité prouve la nature de la maladie.

Epstein (maladie d'). Néphrose lipoïdique (v. ce terme).

Epstein (traitement d'). Traitement de la néphrose lipoïdique par un régime hyperazoté et pauvre en graisses, associé à l'opothérapie thyroïdienne à fortes doses.

Epstein-Barr (virus d'). V. *virus E.B.*

épuisement (réaction d') (Jolly, 1895). V. *myasthénique (réaction)*.

épuisement (stade d'). V. *adaptation (syndrome d')*.

épuisement nerveux. V. *neurasthénie*.

épulide, épulie ou **épulis,** *s. f.* (ἐπί ; οὖλον, gencive). Petite tumeur bénigne, rouge violacé, développée au niveau du rebord alvéolaire des gencives, aux dépens de l'os ou des parties molles. Elle peut revêtir le type inflammatoire, vasculaire ou fibreux, contenir des myéloplaxes et s'ossifier secondairement.

épuration extrarénale. Extraction thérapeutique des déchets azotés retenus dans l'organisme et correction des désordres électrolytiques au cours de l'insuffisance rénale. On emploie, dans ce but, la dialyse péritonéale et surtout le rein artificiel. L'exsanguino-transfusion, la perfusion intestinale, la lymphodialyse ont des indications plus limitées. L'é.e. permet au malade, dans certains cas d'insuffisance rénale aiguë, de vivre jusqu'au moment où les lésions du rein seront réparées; on l'emploie parfois aussi, de façon répétée, dans l'insuffisance rénale chronique. V. *hémodialyse.*

épuration uréique (épreuve de l'). V. *Van Slyke (coefficient de).*

épuration uréique maxima et standard. V. *Van Slyke (coefficient de).*

épyphosclérose, *s. f.* (ἐπὶ ὑφῆς, en plus du tissu; sclérose) (Josué). Sclérose dans laquelle le tissu pathologique se surajoute aux éléments anatomiques de l'organe envahi.

équilénine, *s. f.*, **équiline,** *s. f.* Hormones femelles extraites de l'urine de jument par A. Girard.

équilibration, *s. f.* Mise en œuvre des différents moyens employés par l'organisme pour maintenir l'équilibre.

équimolécularité, *s. f.* État des liquides ou des solutions qui contiennent pour un volume donné une même quantité de molécules.

équin, *adj.* (*equus,* cheval). Se dit du pied atteint d'équinisme.

équinisme, *s. m.* (*equus*). Hyperextension de tout le pied sur la jambe; déformation congénitale ou acquise.

équivalent, *s. m.* 1° Manifestation pathologique survenant dans l'intervalle des accès de certaines affections paroxystiques et considérée comme une expression différente de la même maladie; elle se présente souvent sous la forme de crise paroxystique moins violente que celles de l'affection principale. P. ex. le rhume des foins, les trachéites et bronchites spasmodiques sont considérées comme des *é.* de l'asthme. — *é. épileptique.* Terme par lequel on désignait les manifestations paroxystiques d'aspect différent de celui de la grande crise d'épilepsie généralisée convulsive et alternant parfois avec cette dernière, p. ex. myoclonies, crises akinétiques, fugues, absences, etc. Ce sont en réalité des formes variées d'épilepsie véritable comme le prouve l'aspect des électroencéphalogrammes. Et les crises qui ne s'accompagnent pas d'altérations typiques du tracé électrique doivent être rejetées du cadre de l'épilepsie. — 2° (Eq) Syn. *équivalent gramme, valence gramme (val)* (chimie). Quantité d'un anion ou d'un cation correspondant à une fonction monoacide ou à une fonction monobasique. Lorsque l'ion est monovalent, p. ex. Cl^- (dans HCl) ou Na^+ (dans NaOH), l'équivalent est égal au poids atomique; si l'ion est bivalent, comme Ca^{++} [dans $Ca(OH)_2$], l'équivalent est égal à la moitié du poids atomique; il est égal au tiers si l'ion est trivalent, etc. L'équivalent est donc le poids atomique en grammes divisé par la valence. V. *milliéquivalent.*

équivalent gramme, *s. m.* V. *équivalent,* 2°.

équivalent respiratoire ou **ventilatoire pour l'oxygène (E.R.O₂).** Nombre de litres d'air que le sujet doit respirer pour consommer effectivement un litre d'O₂. Chez l'adulte il est compris entre 20 et 26. Son élévation au-delà de 28 ou 30 traduit une gêne à l'hématose consécutive à des troubles de distribution (relations entre la ventilation et l'irrigation pulmonaire défectueuses) ou de diffusion (diminution de la perméabilité de la membrane alvéolaire).

équivalent toxique (Bouchard). Quantité de poison capable, par injection intraveineuse, de tuer 1 kg d'animal. L'*é. t.* varie suivant les espèces animales.

équivalent ventilatoire. V. *équivalent respiratoire pour l'oxygène.*

érable (maladie du sirop d') V. *leucinose.*

éradication, *s. f.* (*eradicare*, déraciner). Arrachement ; ex. : *é. de l'amygdale.* — au figuré. Suppression totale ; ex. : *é.* d'un foyer endémique (paludisme, trypanosomiase africaine).

Erb (myopathie ou type scapulo-huméral ou forme juvénile d') (1882-84). Variété de myopathie primitive progressive (v. ce terme) débutant dans l'adolescence par les épaules et les bras, et dans laquelle l'atrophie musculaire s'accompagne parfois d'hypertrophie vraie transitoire ou de pseudo-hypertrophie de certains muscles (deltoïde). Les muscles de la ceinture pelvienne et des membres inférieurs restent longtemps indemnes ; ceux de la face sont rarement et tardivement touchés. L'évolution est extrêmement lente.

Erb (paraplégie d') (1892). Type de myélite dorsale d'origine syphilitique débutant par la claudication intermittente médullaire, se traduisant par une rigidité spasmodique des membres inférieurs, des troubles génito-urinaires et une évolution très lente.

Erb (réaction d'). Syn. *inversion de la formule polaire.* Inversion de la formule normale de la loi des secousses musculaires, lors de l'excitation du muscle par le courant galvanique : la contraction de fermeture est plus forte au pôle positif qu'au pôle négatif (PF > NF), alors que normalement NF > PF.

Erb (signes d'). 1° Abaissement du seuil d'excitation électrique du nerf au courant de fermeture, au pôle négatif ; il est surtout net au nerf cubital. La contraction apparaît avec un courant inférieur à 1 milliampère, alors qu'il faut normalement au moins 2 milliampères, 5. C'est un signe d'hyperexcitabilité électrique neuro-musculaire, ob-

servé dans la tétanie. — 2° Disparition du réflexe pupillaire à la douleur (tabes).

Erb (syndrome d') (1878). V. *myasthénie.*

Erb (type scapulo-huméral ou forme juvénile d'). V. *Erb (myopathie d').*

Erb-Goldflam (syndrome d'). V. *myasthénie.*

Erdheim (syndrome d') (1931). Variété de rhumatisme survenant au cours de l'acromégalie et caractérisée par l'atteinte élective de la colonne vertébrale et des articulations chondro-costales.

érecteur, *adj.* (*erigere*, relever). Qui provoque l'érection.

érectile, *adj.* Qui peut se gonfler et durcir par afflux de sang dans ses vaisseaux ; ex. : *tissu é.* — Par analogie, qui présente une structure voisine de celle du tissu érectile. — *carcinome é.* V. *carcinome.* — *tumeur é.* V. *angiome caverneux.* — *tumeur é. pulsatile.* V. *anévrisme cirsoïde.*

érection, *s. f.* (*erectio*). « Etat d'une partie qui, de molle qu'elle était, devient raide, dure et gonflée par afflux de sang dans ses vaisseaux » (Littré).

érepsine, *s. f.* (ἐρείπω, je démolis) (O. Cohnheim, 1901). Ferment se rencontrant surtout dans le suc intestinal et ayant pour effet de transformer les polypeptides en acides aminés. On le trouve aussi dans différents organes : rein, foie, poumon, rate.

érésipèle, *s. m.* V. *érysipèle.*

éréthisme, *s. m.* (ἐρεθίζω, j'irrite). Etat d'excitation d'un organe. Ex. : *é. cardiaque.*

éreuthophobie, *s. f.* (ἐρευθος, rougeur ; φόβος, crainte) (Pitres et Régis, 1896). Syn. *érythrophobie.* Crainte angoissante et morbide (phobie) de rougir, accompagnée d'une rougeur effective.

erg, *s. m.* (ἔργον, travail). Unité de travail ou d'énergie dans le système CGS (centimètre, gramme, seconde). C'est le travail produit par une force constante de 1 dyne qui déplace son point d'application de

l cm dans sa propre direction.
l erg = 10^{-7} joule.

E.R.G. Electrorétinogramme (v. ce terme).

ergine, s. f. Nom proposé par Ammon et Dirscherl pour désigner les vitamines, les hormones et les ferments.

ergographe, s. m. (ἔργον, travail; γράφειν, écrire). Appareil destiné à enregistrer le travail d'un muscle ou d'un groupe musculaire et à mettre en évidence les modifications dues à la fatigue ou à la maladie.

ergomètre, s. m. (ἔργον; μέτρον, mesure). Instrument destiné à mesurer le travail exécuté par un muscle ou par un groupe musculaire.

ergone, s. f. Nom proposé par von Euler pour désigner les vitamines et les hormones qui, pour un certain nombre d'auteurs, seraient de même nature.

ergostérol, s. m. Stérol contenu dans l'ergot de seigle et la levure de bière. Il constitue une provitamine qui, sous l'action des rayons ultra-violets, se transforme en vitamine D_2 (calciférol).

ergothérapie, s. f. (ἔργον, travail; θεραπεία, traitement). Méthode de rééducation active des infirmes qui consiste à leur faire exécuter un travail manuel destiné à améliorer leur état physique et psychique et à préparer la reprise de leur vie professionnelle.

ergotisme, s. m. Ensemble des accidents provoqués par l'usage alimentaire répété de seigle ergoté. Ces accidents sont tantôt convulsifs (e. convulsif), tantôt gangréneux (e. gangréneux).

Erichsen (signe d'). Douleur déterminée au niveau de l'interligne sacro-iliaque dans la sacro-coxalgie par le rapprochement des os iliaques, en appuyant brusquement sur les deux épines iliaques antérieures et supérieures.

érisiphaque, s. m. V. phacoérisis.

Ernst et Halle (méthode de). Procédé opératoire destiné à remédier à la division du voile du palais.

E.R.O₂. V. équivalent respiratoire pour l'oxygène.

érotisation, s. f. (ἔρως, amour). Apparition chez les deux sexes, au moment de la maturité sexuelle, de réflexes innés, restés latents jusqu'alors, tendant au rapprochement et à la fécondation.

érotomanie, s. f. (ἔρως, amour; μανία, folie). « Illusion délirante d'être aimé » (G. de Clérambault).

errance du regard (syndrome d'). V. Balint (syndrome de).

erratique, adj. (errare, errer). 1° Irrégulier. — fièvre e. — douleur e. V. douleur. — 2° Eloigné. — noyaux cancéreux e. — érysipèle e. V. érysipèle.

erreur innée du métabolisme. V. enzymopathie.

éructation, s. f. (eructare, roter). Emission bruyante par la bouche de gaz venant de l'estomac.

éruption, s. f. (erumpere, sortir). 1° Apparition sur la peau soit de taches (rougeurs, purpura), soit d'éléments figurés (vésicules, phlyctènes, etc.), avec ou sans fièvre. — 2° é. des dents. Apparition des dents.

erysipelas perstans faciei (Kaposi). V. erythema perstans.

érysipélateux, adj. Qui tient de l'érysipèle ou en présente les caractères. Ex. : inflammation é.

érysipélatoïde, s. f. (George et Giroire, 1926). Dermite infectieuse caractérisée par un placard simulant l'érysipèle, violacé, souvent froid et sans bourrelet. Elle est due au staphylocoque et non au streptocoque comme l'érysipèle. Elle s'accompagne d'une septicémie à staphylocoque presque toujours mortelle.

érysipèle ou **érésipèle**, s. m. (ἐρύειν, attirer; πέλας, proche; ou ἐρυθρός, rouge; πέλλα, peau). Inflammation aiguë des téguments caractérisée par un placard (la plaque érysipélateuse) rouge, surélevée, limitée par un bourrelet, siégeant le plus souvent à la face; elle s'accompagne de signes généraux sévères. Elle traduit une réaction de l'organisme au streptocoque hémolytique. — é. bronzé. Complication des plaies, caractérisée par une inflammation à marche rapidement extensive, avec teinte livide de la peau et habituellement production de gaz ; c'est une variété de gangrène gazeuse. — *é. ambulant* ou *erratique*. Erysipèle formé par des placards successifs qui restent séparés par des intervalles de peau saine. — *é. phlegmoneux*. V. *phlegmon diffus*. — *é. serpigineux*. V. *serpigineux*.

érysipéloïde, *s. f.* Syn. *maladie de Rosenbach*. Maladie infectieuse due à l'inoculation, sur la face dorsale de la main, le plus souvent, du bacille du rouget du porc (*Erysipelothrix rhusiopathiæ, Bacillus rhusiopathiæ suis* ou *B. erysipelatus suis*). Elle consiste en une plaque rouge lie de vin, légèrement infiltrée, prurigineuse, dont les bords sont nettement arrêtés, mais ne forment pas de bourrelet. Il existe souvent de l'arthrite des doigts et des adénites épitrochléennes et axillaires. L'état général reste bon et, le plus souvent, la guérison survient spontanément.

erysipelothrix rhusiopathiæ. V. *érysipéloïde*.

erythema arthriticum. Maladie caractérisée par une éruption cutanée à type d'érythème polymorphe due au *Streptobacillus moniliformis* (Lavaditi, Nicolau et Poincloux, 1925). V. *fièvre de Haverhill*.

erythema elevatum diutinum (Radcliffe Crocker et Campbell Williams, 1894). Dermatose chronique exceptionnelle apparaissant au décours d'une crise rhumatismale ou d'un épisode infectieux pharyngé ; elle est caractérisée par une éruption de nodules aplatis, durs, brun violacé, prédominant sur les faces d'extension des articulations des extrémités.

erythema gyratum repens (Gammel, 1952). Syn. *syndrome de Gammel*. Dermatose érythémato-squameuse généralisée très rare, dessinant des bandes et des arabesques migratrices, précédant ou accompagnant l'évolution d'un cancer viscéral et régressant après traitement de celui-ci. C'est une manifestation paranéoplasique (v. ce terme).

erythema perstans (Jadassohn). Syn. *erysipelas perstans faciei* (Kaposi). Variété de lupus érythémateux symétrique aberrant dans laquelle les plaques, rouges et œdémateuses, présentent peu de tendance à la migration.

érythémateux, *adj.* Qui présente les caractères de l'érythème. Ex. : *lupus érythémateux*.

érythème, *s. m.* (ἐρύθημα, rougeur à la peau). Nom générique d'une série d'affections cutanées qui ont pour caractère clinique commun une rougeur plus ou moins intense des téguments disparaissant par la pression.

érythème annulaire rhumatismal. V. *érythème marginé discoïde de Besnier*.

érythème automnal (Carle). *E.* accompagné de prurit intolérable provoqué par la morsure et la salive irritante de la larve de *Trombidium holosericeum*, appelée vulgairement rouget ou aoûtat.

érythème centrifuge symétrique ou **de Biett.** V. *lupus érythémateux* et *vespertilio*.

érythème exsudatif multiforme (Hebra). V. *érythème polymorphe*.

érythème induré de Bazin (B., 1885). Dermatose caractérisée par un placard violacé, infiltré, froid, parsemé de nodules fermes, siégeant sur les jambes et frappant surtout les jeunes filles. Leur évolution, subaiguë, aboutit fréquemment à des ulcères torpides et rebelles (*type Hutchinson de l'é. ind.*). C'est une variété de tuberculide dermo-hypodermique.

érythème infectieux aigu. V. *mégalérythème épidémique*.

érythème intertrigo. V. *intertrigo*.

érythème lenticulaire (Sevestre) ou **papuleux post-érosif.** V. *syphiloïde post-érosive*.

érythème marginé discoïde de Besnier (Rayer, 1835 ; Besnier, 1862). Syn. *érythème annulaire rhumatismal* (Lehndorff et Leiner, 1922), *érythème rhumatismal.* Éruption cutanée siégeant sur le tronc, formée de plaques arrondies ou ovalaires, rosées ou cuivrées, plus colorées à la périphérie, s'étendant de manière centrifuge. Elles apparaissent assez rarement et d'une façon fugace au cours de certaines crises graves de rhumatisme articulaire aigu.

érythème mycotique infantile (Beck, 1910). Éruption généralisée, formée de nappes érythématosquameuses cernées d'une collerette épidermique. Elle est due à un champignon du genre *Candida*.

érythème du 9ᵉ jour (Milian). Érythème morbilliforme, scarlatiniforme ou rubéoliforme survenant 9 jours environ après le début d'une chimiothérapie (arsenicale, aurique, barbiturique, sulfamidée) et disparaissant rapidement. Pour Milian et la majorité des auteurs, il s'agit d'une éruption infectieuse de nature biotropique.

érythème noueux. Syn. *dermatite contusiforme, maladie de Trousseau, urticaire tubéreuse.* Maladie caractérisée par une éruption de nodosités érythémateuses dermo-épidermiques localisées aux jambes et aux pieds, plus rarement aux avantbras, des symptômes généraux plus ou moins marqués, et souvent des arthropathies d'intensité variable. Elle survient surtout chez l'enfant et l'adulte jeune, parfois de façon épidémique. La tuberculose est, de toutes ses causes, de beaucoup la plus fréquente : l'*é. n.* est généralement contemporain de la primoinfection, mais il peut survenir au cours d'autres infections, de mycoses, d'intoxications, et de nombreux auteurs le considèrent comme un syndrome d'origine allergique qui peut être déclenché par des antigènes variés, toxiques ou infectieux.

érythème palmaire héréditaire ou **palmo-plantaire symétrique héréditaire.** V. *Lane (malaise de John).*

érythème papuleux post-érosif. V. *syphiloïde post-érosive.*

érythème pernio. V. *engelure.*

érythème polymorphe. Syn. *érythème exsudatif multiforme* (Hebra, 1866). Syndrome de cause inconnue, caractérisé par une éruption de papules rouges qui s'étendent et peuvent confluer, et dont le centre s'affaisse, se plisse et parfois se couvre d'une bulle (*hydroa bulleux* ou *vésiculeux* de Bazin). — Dans certains cas apparaît, autour de cet élément en cocarde, une couronne de bulles périphériques entourée d'une aréole rouge (*herpes iris* de Bateman). L'éruption siège sur les faces d'extension des membres et autour du cuir chevelu, quelquefois sur les muqueuses. Elle survient au printemps et à l'automne, chez les adultes jeunes, et guérit après quelques poussées successives. Certaines formes, où l'éruption est intense, s'accompagnent de fièvre élevée; on a rapproché de celles-ci l'ectodermose érosive pluri-orificielle (v. ce terme).

érythème rhumatismal. V. *érythème marginé discoïde de Besnier.*

érythème vacciniforme syphiloïde (Besnier). V. *syphiloïde post-érosive.*

érythrasma, *s. m.* (Boerensprung). Maladie de la peau causée par un parasite appelé *Microsporon minutissimum, Sporotrichum minutissimum, Nocardia minutissima* ou *Actinomyces minutissimus,* se localisant à la région inguino-scrotale, se présentant sous forme d'une plaque jaune brunâtre avec exfoliation de l'épiderme et ne donnant pas lieu, en général, à des troubles subjectifs.

érythrémie, *s. f.* (ἐρυθρός, rouge; αἷμα, sang) (Vaquez, 1892). Syn. *maladie ou syndrome de Vaquez* (1892), *polycythémie vraie, polyglobulie primitive essentielle.* Maladie de cause inconnue, caractérisée cliniquement par une coloration rouge des téguments avec prédominance à la face, par la dilatation des veines sous-cutanées et des veines du fond de l'œil, par de la splénomégalie, par des maux de tête, des vertiges et par des douleurs dans les membres inférieurs. Il existe une importante polyglobulie (7 à 9 millions de globules rouges au mm³) avec élévation parallèle du taux de l'hémoglobine. Les hématies sont d'aspect normal. Cette polyglobulie va de pair avec une augmentation considérable du volume globulaire total. Elle s'accompagne d'un accroissement du nombre des globules blancs et des plaquettes. Malgré le traitement par saignées, phosphore radio-actif ou chimiothérapie, l'évolution est toujours mortelle en 10 ou 15 ans par thrombose vasculaire ou transformation maligne : en leucose aiguë, pancytopénie ou myélofibrose avec splénomégalie. L'*é.* est liée à une activité excessive de la moelle osseuse portant essentiellement sur la formation des globules rouges normaux (*myélomatose érythrémique* de Ménétrier et Aubertin, *polyglobulie myélogène* de Vaquez, *myélose hyperplasique érythrocytaire simple* de Di Guglielmo; elle entre dans le cadre des syndromes myéloprolifératifs (v. ce terme, et *polyglobulie*). — *é. aiguë.* V. *myélose érythrémique aiguë.* — *é. hyperchylique.* V. *polyglobulie gastrogène.* — *é. subleucémique* (Aubertin). *E.* s'accompagnant d'une hyperleucocytose avec myélémie très intense.

érythrisme, *s. m.* (ἐρυθρός, rouge). Coloration plus ou moins rouge du système pileux (anthropologie).

érythroblaste, *s. m.* (ἐρυθρός; βλαστός, germe). Globule rouge à noyau, de taille variable (mégaloblaste, normoblaste ou microblaste) et de protoplasma acidophile ou orthobasophile dans les formes jeunes.

érythroblastémie, *s. f.* Présence d'érythroblastes dans le sang.

érythroblastique, *adj.* Qui concerne la formation des globules rouges. — *maladie érythroblastique de l'adulte* (P. E.-Weil et Mme S. Perlès, 1938). Syn. *anémie leucoérythroblastique, anémie avec myélémie et splénomégalie, anémie splénique érythro-myéloïde, anémie splénique myéloïde* (Vaquez et Aubertin, 1904), *érythroblastose chronique de l'adulte* (P. E.-Weil et Isch-Wall), *leucémie ostéosclérotique, leuco-érythroblastose, myélose aleucémique mégacaryocytaire* (Favre, Croizat et Guichard), *panmyélose splénomégalique chronique* (Bénard), *splénomégalie chroni-*

que avec anémie et myélémie (P. E.-Weil et Clerc, 1902), *splénomégalie érythroblastique* ou *érythromyéloïde, splénomégalie myéloïde* (Chevallier), *splénomégalie myéloïde mégacaryocytaire* (Favre, Croizat et Guichard, 1933), *splénomégalie myéloïde avec myélocythémie* (Rathery, 1902), *splénomégalie avec sclérose de la moelle osseuse.* Affection de l'adulte caractérisée par un gros foie et une énorme rate, de l'anémie ou de la polyglobulie, de la leucocytose avec réaction myéloïde et présence de nombreuses hématies nucléées. Son évolution est lentement progressive et aboutit à des hémorragies multiples et à l'anémie grave. Anatomiquement, elle est caractérisée par des lésions de la rate et du foie qui sont le siège d'une triple réaction métaplasique myéloïde, érythroblastique et mégacaryocytaire, et par des lésions osseuses (condensation osseuse et myélosclérose; v. ce terme). Ce syndrome est parfois dû à l'intoxication benzolique ou à la tuberculose; bien souvent sa cause est inconnue. Sa place, dans la pathologie sanguine, est imprécise; sa parenté avec la leucémie myéloïde et l'érythrémie a été discutée.

érythroblastolyse, *s. f.* Destruction des érythroblastes.

érythroblastome, *s. m.* (Ribbert, 1904; L. Berger, 1923). Myélome développé aux dépens des cellules de la lignée des hématies.

érythroblastopénie, *s. f.* ou **érythroblastophtisie,** *s. f.* Ralentissement ou arrêt de la formation des globules rouges, dû à une myélose aplastique (v. ce terme) partielle. — *é. chronique.* V. *Blackfan-Diamond* (anémie type).

érythroblastose, *s. f.* Augmentation du nombre des globules rouges nucléés (érythroblastes) dans les organes hématopoïétiques et, éventuellement, dans le sang circulant. — (Rautmann, 1912). Groupe d'affections présentant les caractères hématologiques précédents. Il existe des *é. familiales* dues à une maladie génotypique du globule rouge (anémies de l'enfance : anémie de Cooley, anémie à hématies falciformes, maladie hémolytique) ou secondaires à une iso-immunisation maternelle (*é. du fœtus* ou *du nouveau-né*, ou maladie hémolytique du nouveau-né, qui comprend l'anasarque fœto-placentaire de Schridde, l'ictère grave familial et l'ictère nucléaire du nouveau-né, l'anémie grave érythroblastique du nouveau-né. V. *Rhésus, facteur*); des *é.* secondaires post-hémorragiques, infectieuses, toxiques, cancéreuses; et des *é.* primitives : érythromyéloses (ou myéloses érythrémiques aiguës ou chroniques), anémie infantile pseudo-leucémique, maladie érythroblastique de l'adulte. — *é. chronique de l'adulte*. V. *érythroblastique de l'adulte (maladie).* — *é. aiguë*. V. *myélose érythrémique*.

érythrocyanose des jambes. Syn. *adipocyanose susmalléolaire, œdème strumeux* ou *asphyxique symétrique des jambes*. Affection caractérisée par une cyanose symétrique avec infiltration de la peau des jambes au tiers inférieur, un refroidissement très marqué et une hyperkératose rouge ponctuée. Ce syndrome s'observe surtout chez les jeunes filles. Le froid joue un rôle important dans son apparition.

érythrocyte, *s. m.* (ἐρυθρός; κύτος, cellule). V. *hématie*.

érythrocytome, *s. m.* Variété de myélome développée aux dépens des éléments médullaires formateurs des globules rouges.

érythrocytose, *s. f.* Augmentation du nombre des globules rouges. — Aubertin a proposé de le réserver pour désigner les polyglobulies réactionnelles symptomatiques ou secondaires par opposition à l'érythrémie de cause inconnue.

érythrocytose primitive. Syn. *maladie d'Escudero*. Affection chronique décrite par P. Escudero de Buenos Aires en 1926, attribuée par lui à la syphilis et due à une réaction orthoplastique de la moelle des os longs. Il semble bien s'agir d'érythrémie.

érythrodermie, *s. f.* (ἐρυθρός; δέρμα, peau). Syn. *dermatitis exfoliativa* (Wilson, 1867), *herpétides exfoliatrices* (Bazin), *pityriasis rubra* (Willan, Bateman). « Syndrome caractérisé par une rougeur inflammatoire de la peau généralisée ou très étendue, accompagnée de desquamation contemporaine de l'érythème » (de Graciansky et Boulle). Il en existe plusieurs variétés : l'*érythème scarlatiniforme*, évoluant comme une maladie infectieuse aiguë et guérissant en 15 ou 20 jours; la *dermatite exfoliative généralisée subaiguë ou chronique type Wilson-Brocq*, caractérisée par l'importance de la desquamation, l'altération de l'état général et sa longue évolution, parfois mortelle; le *pityriasis rubra de Hebra*, évoluant lentement vers la cachexie et vers un épaississement de la peau qui se rétracte ensuite, s'atrophie, se fissure; l'*érythrodermie vésiculo-œdémateuse* (Milian, 1919) fébrile, prurigineuse, dans laquelle la peau, infiltrée de sérosité et couverte de petites et très nombreuses vésicules, risque de s'infecter. L'*é.* peut être secondaire à une dermatose préexistante (psoriasis, eczéma, pemphigus) ou apparaître sur des téguments sains : *é.* des hématodermies, *é.* médicamenteuses (arsénobenzènes, sels d'or, antibiotiques), *é.* infectieuses (streptocoque).

érythrodermie bulleuse avec épidermolyse (R. Debré, M. Lamy, M. Lamotte, 1939-42). Syn. *nécrose toxique de l'épiderme* (Lyell, 1956), *maladie* ou *syndrome de Lyell* (1956), *nécrolyse épidermique toxique, épidermolyse nécrosante suraiguë*. Dermatose débutant brusquement par une éruption généralisée de placards érythémateux infiltrés sur lesquels apparaissent rapidement des bulles dont le décollement donne au malade l'aspect d'un grand brûlé; l'éruption s'étend aux muqueuses. L'état général est sévèrement atteint; l'évolution est souvent mortelle chez l'adulte, beaucoup moins grave chez l'enfant. Cette dermatose est presque toujours consécutive à l'absorption de médicaments (sulfamides, etc.); l'intolérance de l'organisme pour ceux-ci semble due à une tare génétique.

érythrodermie desquamative des nourrissons. Syn. *maladie de Leiner-Moussous*. Érythrodermie généralisée avec desquamation lamelleuse survenant dans les deux premiers mois de l'existence et s'accompagnant de troubles digestifs et d'altération plus ou moins profondes de l'état général.

érythrodermie ichtyosiforme. V. *hyperkératose ichtyosiforme*.

érythrodermie pityriasique en plaques disséminées. V. *parapsoriasis en plaques*.

érythrodermie prémycosique. Erythrodermie avec œdème cutané, prurit intense et adénopathies généralisées, marquant le début du *mycosis fongoïde*.

érythrodermie vésiculo-œdémateuse. V. *érythrodermie*.

érythrodiapédèse, *s. f.* Diapédèse des globules rouges.

érythrodontie, *s. f.* (ἐρυθρός, rouge; ὀδούς, ὀδόντος, dent). Coloration rose des dents. L'é. est parfois observée dans la porphyrie familiale (v. ce terme).

érythrœdème épidémique (Swift, 1914). V. *acrodynie*.

érythrœdème myasthénique de Milian. V. *dermato-myosite*.

érythro-enzymopathie, *s. f.* V. *anémie hémolytique enzymoprive* ou *par enzymopathie*.

erythrogenesis imperfecta. V. *Blackfan-Diamond* (*anémie type*).

érythrokératodermie, *s. f.* (ἐρυθρός; κέρας, corne; δέρμα, peau). Dermatose caractérisée par l'existence de placards rouges et squameux.

érythrokératodermie variable de Mendes Da Costa (1925). Forme rare d'é. héréditaire et familiale, transmise selon le mode dominant, débutant dès la première enfance et caractérisée par la grande variabilité de siège, de taille, de forme et d'évolution des zones hyperkératosiques.

érythro-leucémie, *s. f.* ou **érythro-leucose,** *s. f.* ou **érythro-leuco-**

myélose, *s. f.* 1° Association de polyglobulie et de leucémie évoluant parallèlement. — 2° Poussée polyglobulique spontanée qui survient exceptionnellement à la phase ultime de certaines leucémies. V. *panmyélose hyperplasique chronique* et *myélose hyperplasique*.

érythrolyse, *s. f.* (ἐρυθρός; λύειν, dissoudre). Destruction des globules rouges. V. *hémolyse*.

érythromatose, *s. f.* Nom proposé pour désigner les états pathologiques caractérisés par la prolifération maligne des centres médullaires formateurs de globules rouges.

érythromélalgie, *s. f.* (ἐρυθρός; μέλος, membre; ἄλγος, douleur) (Weir Mitchell, 1878). Syn. *maladie de Weir Mitchell*. Affection caractérisée par des accès de douleurs accompagnées de gonflement et de rougeurs des téguments, siégeant aux extrémités et en particulier aux pieds. Elle est rangée parmi les troubles vaso-moteurs fonctionnels à côté de la maladie de Raynaud. — *é. céphalique*. V. *céphalée vasculaire de Horton*.

érythromélie, *s. f.* (ἐρυθρός; μέλος). V. *dermatite chronique atrophiante*.

érythromycine, *s. f.* (Waksman). Antibiotique de la famille des macrolides (v. ce terme) extrait du *Streptomyces erythreus*, actif contre la plupart des germes Gram + et contre un certain nombre de germes Gram —, de rickettsies, de parasites et de virus; il est efficace par voie buccale et très peu toxique.

érythromyéloblastome, *s. m.* (Schridde) Myélome développé aux dépens des érythroblastes et des myélocytes.

érythromyéloïde, *adj.* Qui se rapporte aux globules rouges et aux leucocytes granuleux.

érythromyélose (Paul Chevallier et Mlle Z. Ely). V. *myélose érythrémique aiguë*.

érythropathie, *s. f.* (ἐρυθρός; πάθος, maladie). Maladie des globules rouges.

érythropénie, *s. f.* (ἐρυθρός; πενία, pauvreté). Diminution considérable du nombre des globules rouges.

érythrophagie, s. f. Phagocytose des globules rouges. V. *hématophagie*.

érythrophobie, s. f. (ἐρυθρός; φόβος, crainte). 1° Crainte angoissante de la couleur rouge. — 2° V. *éreuthophobie*.

érythrophtisie, s. f. (ἐρυθρός; φθίσις, consomption). V. *Black-fan-Diamond* (*anémie type*).

érythroplasie, s. f. (ἐρυθρός; πλάσσειν, former) (Queyrat, 1911). Syn. *maladie de Queyrat, maladie de Bowen des muqueuses* (Hudelo et Cailliau, 1924), *épithélioma bénin syphiloïde* (Fournier et Darier), *épithélioma papillaire* (Darier). Affection précancéreuse des muqueuses (bouche, langue, lèvres, gland, prépuce, vulve), se présentant sous forme d'une surface rouge velvétique et brillante, bien limitée, s'étendant lentement résistant à tous les topiques et évoluant vers un épithélioma spinocellulaire avec adénopathie précoce.

érythropoïèse, s. f. (ἐρυθρός; ποιεῖν, faire). Formation des globules rouges.

érythropoïétine, s. f. (ἐρυθρός; ποιεῖν, faire) (Bonsdorf, 1949). Syn. *hémopoïétine* (Carnot et Mlle Deflandre, 1906). Glycoprotéine sécrétée principalement par le rein et qui stimule la production des globules rouges. Elle apparaît dans le sérum après les saignées copieuses; sa sécrétion est freinée par un excès d'oxygène dans les tissus, et accrue par l'anoxie. Son hypersécrétion serait à l'origine des polyglobulies secondaires. V. *polyglobulie*.

érythropsie, s. f. (ἐρυθρός; ὄψις, vue). Teinte rouge uniforme qui semble colorer tous les objets. L'*é.* peut apparaître sous forme d'accès (*é. paroxystique*) au cours de l'épilepsie.

érythrorrhexis, s. f. (ἐρυθρός; ῥῆξις, rupture, écoulement brusque et violent). 1° Hémorragie. — 2° Fragmentation des globules rouges.

érythrose, s. f. (ἐρυθρός). 1° Coloration rouge des téguments observée dans la polyglobulie. — 2° Grande facilité à rougir. — *é. de déclivité*

(Parkes-Weber). V. *chaussette* (*signe de la*).

érythrurie, s. f. (ἐρυθρός; οὖρον, urine). Coloration en rouge de l'urine par l'hémoglobine ou un pigment coloré introduit dans l'organisme.

Esbach (tube d'). V. *albuminimètre*.

escalier (signe de l') (Fournier). Hésitation et gêne à descendre un escalier éprouvées par les tabétiques avant l'apparition de l'incoordination des mouvements. Il permet un diagnostic précoce du tabès.

escarre, s. f. ou **escharre**, s. f. (ἐσχάρα, croûte). Croûte noirâtre plus ou moins épaisse tendant à s'éliminer, formée par du tissu mortifié. — *é. de décubitus*. V. *décubitus aigu*.

escarrification, s. f. ou **escharrification**, s. f. Formation d'une escarre.

escarrotique, adj. et s. m. ou **escharrotique**, adj. et s. m. Se dit des substances dont l'application sur la peau produit une escarre.

escharre, escharrification, escharrotique. V. *escarre, escarrification, escarrotique*.

Escherich (signes d'). 1° Contraction en museau des lèvres, provoquée par la percussion de la commissure labiale : signe de spasmophilie. — 2° Hyperexcitabilité galvanique des nerfs périphériques, plus accentuée à l'ouverture qu'à la fermeture du courant, et à l'ouverture du pôle + qu'à l'ouverture du pôle — : signe de spasmophilie.

Escherichia coli. V. *colibacille*.

eschérichiose, s. f. V. *colibacillose*.

Escudero (maladie d'). V. *érythrocytose primitive*.

Escudero (test d'). Epreuve d'élimination de l'acide urique. Elle consiste à faire absorber en 3 fois 100 g d'extrait de viande Armour contenant 1 g de purines. En 24 heures, l'homme normal en éliminerait 70 %, et le goutteux 15 à 35 % seulement.

...èse (Euler). Désinence employée après le radical d'un corps pour désigner les enzymes qui effectuent la synthèse du corps envisagé. Ex. :

la *nitrilèse* est l'enzyme qui effectue la synthèse d'un nitrile.

E.S.G. Abréviation d'*électrosplanchnographie* (v. ce terme).

Esmarch (bande ou **appareil d').** Appareil composé d'une bande élastique que l'on enroule autour d'un membre pour en chasser le sang vers la racine, et d'un lien circulaire, également élastique, qui empêche le retour du sang dans le membre rendu exsangue.

espace mort respiratoire. 1° *e. m. anatomique.* Segment des voies aériennes compris depuis le nez et la bouche jusqu'aux alvéoles pulmonaires exclues, et au niveau duquel il n'y a aucun échange entre l'air et le sang. Son volume (symbole Vd) est normalement de 100 à 200 ml. — 2° *e. m. physiologique.* Son volume comprend l'*e.m. anatomique* auquel s'ajoute, dans les cas pathologiques, le volume gazeux *a)* ventilant les alvéoles non irrigués ou *b)* inspiré en excès de celui nécessaire à l'oxygénation du flux capillaire autour de l'alvéole. Ce volume gazeux ajouté porte le nom d'*e. m. parallèle* ou *alvéolaire ;* il est mesuré par la différence entre l'*e. m.* physiologique et l'*e. m.* anatomique.

Espildora-Luque (syndrome d') (1934). Syndrome dû à une embolie de l'artère ophtalmique qui provoque un spasme réflexe de l'artère sylvienne du même côté. Il est caractérisé par la cécité de l'œil du côté de la lésion et une hémiplégie du côté opposé.

Espine (signe de d'). Retentissement exagéré et timbre bronchophonique de la voix auscultée sur la colonne vertébrale; signe d'adénopathie trachéo-bronchique. Ce phénomène est plus net quand la voix est chuchotée; il est désigné par d'Espine sous le nom de *chuchotement* ou *bronchophonie aphone.*

esquille, s. f. (σχίζειν, fendre). Fragment d'os brisé dans les fractures comminutives.

esquillectomie, s. f. (esquille; ἐκτομή, ablation). Ablation d'une esquille.

esquilleux, euse, adj. Qui présente des esquilles. — *fracture e.* (Malgaigne). Fracture dans laquelle un fragment est détaché d'un os sans en interrompre la continuité.

esquinancie, s. f. (σύν, avec; ἄγχειν, serrer). Ancien nom de l'*angine.*

essencisme, s. m. Intoxication par les boissons à essence, telles que l'absinthe.

essentiel, adj. Se dit des affections, des syndromes, ou des symptômes qui ne se rattachent à aucun état morbide défini, par opposition à *symptomatique.* Ex.: *tachycardie e.* — V. *idiopathique.*

estérase, s. f. Ferment hydrolysant les fonctions ester. Ex. : lipase, cholinestérase.

esthésie, s. f. (αἴσθησις, sensibilité). Sensibilité.

esthésiogène, adj. (αἴσθησις, sensibilité; γεννᾶν, engendrer). Syn. *æsthésiogène.* Qui modifie la sensibilité, presque toujours en l'exagérant. — *point, zone e.* Région hyperesthésiée dont la pression provoque une sensation douloureuse.

esthésiogénie, s. f. Syn. *æsthésiogénie.* Restauration de toutes les sensibilités.

esthésiomètre, s. m. (αἴσθησις, sensibilité; μέτρον, mesure). Syn. *æsthésiomètre.* Instrument destiné à mesurer la sensibilité tactile à l'état normal et à l'état pathologique (compas de Weber).

esthésioneuro-épithéliome (s. m.) **olfactif, esthésio-neurocytome,** s. m. (L. Berger, 1924 et 1926), **esthésio-neuroblastome,** s. m. Tumeur maligne très rare, observée chez l'enfant ou l'adulte jeune, développée aux dépens des éléments nerveux olfactifs de la muqueuse nasale restée ou redevenue à l'état embryonnaire (placode olfactive). Elle siège dans une fosse nasale, à sa partie supérieure, et peut envahir la base du crâne. Selon leurs caractères histologiques, on distingue l'esthésioneuro-épithéliome, l'esthésio-neurocytome, ces deux variétés étant groupées par certains sous le terme d'esthésio-neuroblastome.

esthiomène de la vulve (ἐσθίειν, ronger) (Huguier, 1848). Ulcère de la vulve avec sclérose et hypertrophie des téguments. — L'*e. éléphantiasique* est de nature diverse : tuberculeuse (lupus), chancrelleuse, syphilitique, poradénique, etc.

Estlander (opération d') (1879). Résection sous périostée de plusieurs côtes sur une étendue plus ou moins considérable. On y a recours dans les pleurésies purulentes chroniques, pour affaisser la paroi externe de la cavité pleurale. V. *Létiévant (opération de)*.

Estlander-Verneuil (signe d'). Elévation de la température cutanée au niveau d'un ostéosarcome.

estomac biloculaire. V. *biloculaire.*

estomac (petit e. de Pavlov). V. *Pavlov.*

estomac en sablier. V. *biloculaire.*

ET. Symbole de l'élastance thoracique totale. V. *élastance.*

état (période d'). V. *acmé.*

état d'absence. V. *absence (état d').*

état crépusculaire. V. *crépusculaire (état).*

état lacunaire. V. *paralysie pseudo-bulbaire.*

état de mal. Série de paroxysmes, survenant immédiatement les uns après les autres, entre lesquels le malade ne revient pas à son état normal. Ex. : *état de mal épileptique, hystérique, éclamptique,* etc.

état de mal angineux (cardiologie). Syn. *syndrome prémonitoire* ou *de menace (d'infarctus), insuffisance coronaire aiguë, angine* ou *angor instable.* Syndrome faisant craindre l'oblitération prochaine d'une artère coronaire. Il est caractérisé par l'apparition récente et l'aggravation rapide de crises d'angine de poitrine de plus en plus fréquentes, longues et spontanées; par des signes électrocardiographiques d'ischémie, et, sur les coronarographies, par une sténose importante, proximale, d'une ou de plusieurs artères coronaires (l'interventriculaire antérieure le plus fréquemment). L'évolution spontanée est grave et la menace d'infarctus et de mort

subite justifie, pour certains, un pontage coronarien en urgence pour revasculariser le myocarde. V. *angor type Prinzmetal.*

état de mal asthmatique. V. *asthme.*

état de petit mal. V. *absence (état d').*

état de rêve. V. *unciforme ou uncinée (crise).*

état thymolymphatique, V. *thymolymphatique (état).*

état typhoïde. V. *tuphos.*

éthanol (test à l') (Breen et Tullis, 1968). Epreuve destinée à mettre en évidence, dans le plasma sanguin, des substances solubles produites par la formation de thrombine. L'apparition d'un gel, lorsqu'on ajoute un peu d'alcool éthylique au plasma additionné de soude, indique la présence de ces substances. Ce test est habituellement positif dans les syndromes de coagulation intravasculaire disséminée (v. ce terme).

éther (épreuve à l') (Hitzig, 1936). Méthode destinée à mesurer la vitesse de la circulation. Elle consiste dans l'injection intra-veineuse de 1/10 à 1/2 ml d'éther. Le sujet normal perçoit, au bout de 4 à 8 secondes, le goût d'éther dans la bouche, et tousse. Le délai est plus long dans l'insuffisance cardiaque. Chez le porteur d'une communication pathologique entre les cavités droites et gauches du cœur avec shunt droite-gauche, apparaissent en même temps que le goût d'éther, de la chaleur, de la rougeur et des picotements au niveau de la face. — *épreuve à l'e. sélective* (Donzelot, Vlad, Durand et Métianu, 1951). Epreuve permettant, dans les cardiopathies congénitales avec shunt veino-artériel, de préciser le siège de la communication. Elle consiste, au cours du cathétérisme cardiaque, dans l'injection répétée d'éther dans l'artère pulmonaire, puis dans le ventricule droit et dans l'oreillette droite : lorsque l'injection est faite au niveau du shunt, le patient ressent un picotement du cuir chevelu et de la face, au lieu du goût d'éther habituel.

éthérisation, s. f. (Jackson, 1846). Procédé d'anesthésie générale qui consiste à faire respirer au sujet un mélange d'air et de vapeur d'éther. — *é. locale.* Pulvérisation d'éther sur un point limité, dans le but d'obtenir un refroidissement intense avec insensibilité.

éthérisme, s. m. Ensemble des phénomènes provoqués par l'éther absorbé sous forme de vapeur (éthérisation) ou en boisson.

éthérolat, s. m. Médicament qui résulte de la distillation d'éther sur des substances aromatiques.

éthérolature, s. f. ou **éthérolé,** s. m. Médicament formé d'éther et de principes médicamenteux solubles dans ce liquide.

éthéromanie, s. f. Habitude morbide de l'éther; le besoin de ce médicament s'étant transformé peu à peu en une impulsion d'autant plus impérieuse que l'intoxication est plus forte.

éthinyl-œstradiol, s. m. V. *œstrogènes de synthèse.*

éthinyltestostérone, s. f. V. *prégnéninolone.*

ethmocéphale, s. m. (ἠθμός, racine du nez; κεφαλή, tête) (I. G. St-Hilaire). Monstre cyclo-céphalien dont les deux orbites sont très rapprochées, sans être confondues, et dont l'appareil nasal est réduit à une petite trompe se terminant par une ou deux narines.

ethmoïdite, s. f. Inflammation de la muqueuse qui recouvre l'os ethmoïde et de cet os lui-même.

ethmoïdo-sphénoïdotomie, s. f. Exérèse du cornet moyen entraînant l'effraction des cellules ethmoïdales postérieures et suivie de l'ouverture du sinus sphénoïdal par effondrement de sa paroi antérieure.

ethnique, adj. (ἔθνος, peuple) (anthropologie). Qui concerne la race ou en dépend.

ethnographie, s. f. (ἔθνος; γράφειν, décrire) (anthropologie). Étude des différents peuples et de leurs mœurs, coutumes, religions, langages.

ethnologie, s. f. (ἔθνος; λόγος, traité) (anthropologie). Étude des origines, mélanges et migrations des différentes races, à l'aide de l'histoire, de la linguistique et des données de l'ethnographie.

éthologie, s. f. (ἦθος, caractère; λόγος, discours) (Stuart-Mill, 1843). Science des caractères.

éthylisme, s. m. V. *alcoolisme.*

étincelage, s. m. V. *fulguration,* 2°.

étiologie, s. f. (αἰτία, cause; λόγος, discours). Étude des causes des maladies.

étioprophylaxie, s. f. V. *chimioprophylaxie.*

étoile vasculaire (Gilbert et Hanot). Petit angiome cutané formé d'un point rouge central saillant, de la taille d'une grosse tête d'épingle ou d'une lentille, entouré d'un chevelu de télangiectasies. Peu nombreux, ils siègent sur le visage, les poignets et le dos des mains, surtout chez les hépatiques. V. *angiome stellaire* et *tache rubis.*

étranglement d'un organe (*strangulare,* étrangler). Constriction d'un organe avec arrêt de la circulation, entraînant un ensemble de symptômes (douleurs, vomissements, angoisse, etc.), qui sont presque toujours les mêmes, quel que soit le viscère étranglé. Ex. : *e. herniaire, e. du testicule.*

étuve, s. f. (bas-lat. *stuba*). 1° Endroit clos dont on élève la température pour provoquer la sudation. — *é. sèche.* — *é. humide* ou *bain de vapeur.* — 2° Appareil destiné à obtenir une température déterminée. De ces *é.* les unes produisent une température supérieure à 100° et sont destinées à la désinfection ou à la stérilisation; les autres, munies d'un régulateur, maintiennent une température constante; ex. : *é. à incubation,* 33° à 38°, *é. à paraffine,* 48° à 52°.

eubinisme, s. m. ou **eucodalisme,** s. m. (aut. allemands). Intoxication chronique par l'Eubine (n. dép.) ou Eucodal (n. dép.) (chlorhydrate de déhydrooxyco-déinone).

eucaryote, adj. et s. m. Se dit des organismes dont les noyaux cellulaires sont entourés de membrane.

euchromosome, s. m. V. *autosome.*

eucorticisme, s. m. (εὖ, bien; *cortex*, écorce). Etat de l'équilibre de l'organisme dû à la sécrétion suffisante de la cortico-surrénale.

eucrasie, s. f. (εὖ, bien; κράσις, mélange). Bonne constitution.

eufolliculinie, s. f. Sécrétion normale de folliculine.

eugénésie, s. f. (εὖ; γένεσις, génération). Syn. *homogénésie eugénésique, hybridité directe* (anthropologie). Nom donné par Broca aux croisements dont les produits ou métis sont indéfiniment féconds aussi bien entre eux qu'avec les individus des deux races mères. Il y a ainsi production d'une race nouvelle.

eugénie, eugénique, s. f. ou **eugénisme,** s. m. (εὖ; γεννᾶν, engendrer) (E. Galton, 1883). Science qui se propose d'étudier les conditions les plus favorables au relèvement qualitatif de la race humaine et de fixer les règles d'une bonne reproduction. Les moyens préconisés, rendus légaux dans certains pays, varient du certificat prénuptial à la stérilisation (vasectomie ou salpingectomie et des dégénérés).

euglobuline, s. f. V. *globuline.* — *mesure du temps de lyse des e.* V. *Kaulla (test de von).*

eugonadotrophique, adj. Qui se rapporte au fonctionnement normal des gonadostimulines (v. ce terme).

Eulenburg (maladie d'). V. *paramyotonie congénitale.*

eumétrie, s. f. (εὖ, bien; μέτρον, mesure) (R. Baron) (morphologie). Syn. *mésométrie.* Etat d'un individu de masse et de format moyens et harmonieux.

eunuchisme, s. m. Etat des individus de l'un et de l'autre sexe, privés depuis l'enfance de la sécrétion interne de leurs glandes génitales (eunuques) soit par ablation de ces glandes pour des raisons sociales (en Orient) ou religieuses (secte des Skoptzis russes), soit par un processus pathologique (oreillons, etc.). Il est caractérisé par un ensemble de troubles qui apparaissent à la période pubertaire ou plus tard : taille anormalement élevée, persis-

tance de la morphologie et du psychisme infantile, absence des caractères sexuels secondaires, du développement des organes génitaux et des fonctions sexuelles.

eunuchoïde, adj. Qui ressemble à l'eunuque. — *aspect e.* — *voix eunuchoïde* (Krishaber). Voix d'une grande hauteur, mais d'une faible intensité, conservant chez l'homme adulte son caractère infantile. Elle est due soit à l'arrêt de développement du larynx, soit à des troubles de coordination des muscles vocaux. C'est la voix de l'eunuque.

eunuchoïdisme, s. m. Variété atténuée d'eunuchisme dû à une insuffisance de la sécrétion des testicules ou des ovaires survenant avant la puberté.

eunuque, s. m. (εὐνή, lit; ἔχειν, garder). Individu à qui l'on a enlevé les organes génitaux.

eupareunie, s. f. (εὖ; πάρευνος, compagnon de lit). Accomplissement de l'acte sexuel normal, également satisfaisant pour les deux partenaires.

eupepsie, s. f. (εὖ, bien; πέψις, digestion). Digestion normale.

eupeptique, adj. Qui facilite la digestion.

euphorie, s. f. (εὖ, bien; φορός, de φέρειν, porter). Etat de confiance, de satisfaction, de bien-être du sujet, qui croit se bien porter, soit que cette sensation corresponde à une amélioration réelle de son état (convalescence), soit qu'elle provienne d'une illusion comme on en observe à la période terminale de certaines maladies (phtisie), dans quelques affections neuropsychiatriques ou sous l'influence des stupéfiants (haschich, opium, etc.).

euploïde, adj. (εὖ, bien; suffixe *ploïde,* tiré par analogie de haploïde, diploïde, etc.) (génétique). Se dit de cellules dont les mitoses se sont effectuées de manière typique, et qui comportent des chromosomes normaux en nombre et en qualité.

euploïdie, s. f. (génétique). Etat de cellules euploïdes.

eupnée, *s. f.* (εὖ, bien ; πνεῖν, respirer). Respiration facile.

eupraxie, *s. f.* (εὖ, πρᾶξις, action). Faculté de conformer les mouvements au but proposé.

eurycéphalie, *s. f.* (εὐρύς, large ; κεφαλή, tête) (anthropologie). 1° Crâne large. — 2° Pour Huxley, *e.* est synonyme de *brachycéphalie.*

eury-dolichotypique (rapport) (εὐρύς, large ; δολιχός, allongé ; τύπος, forme) (R. P. Dr Verdun) (morphologie). Syn. *rapport planotypique.* Rapport entre la longueur et la largeur des différents segments du corps, V. *plan.*

eurygnathe, *adj.* (εὐρύς ; γνάθος, mâchoire) (anthropologie) (I. G. St-Hilaire). Se dit des races à visage élargi par suite de la proéminence des pommettes (type mongolique).

euryprosope, *adj.* (εὐρύς ; πρόσωπον, visage) (morphologie). Syn. *latiface, lativulte.* Dont le visage est plus large que long.

eury-sténotypique (rapport) (εὐρύς ; στενός, étroit ; τύπος, forme) (morphologie). Rapport crânien entre le diamètre bi-pariétal multiplié par 100 et la somme des diamètres fronto-occipital et apico-auriculaire divisé par 2.

eurythmie, *s. f.* (εὖ ; ῥυθμός, rythme). Régularité du pouls.

Eusaprim (n. dép.). V. *antibiomimétique.*

eusémie, *s. f.* (εὖ ; σῆμα, signe). « Ensemble de bons signes dans une maladie » (Littré).

eusomphalien, *s. m.* (ἐύς, bien conformé ; ὀμφαλός, ombilic) (I. G. St-Hilaire). Nom donné à une famille de monstres caractérisés par la réunion de deux sujets à peu près complets, pouvant accomplir indépendamment l'un de l'autre la presque totalité des fonctions vitales et possédant chacun un ombilic distinct.

eustrongylose, *s. f.* Maladie très rare chez l'homme, plus fréquente chez le chien, caractérisée par de vives douleurs lombaires et des hématuries abondantes, entraînant souvent la mort. Elle est due à la présence d'*Eustrongylus* dans l'appareil urinaire.

Eustrongylus gigas. V. *strongle géant.*

eusystolie, *s. f.* (εὖ ; συστολή, systole). Etat d'un sujet atteint d'une cardiopathie qui ne donne lieu à aucun trouble fonctionnel.

euthanasie, *s. f.* (εὖ ; θάνατος, mort). Mort calme et exempte de souffrances, naturellement ou grâce à l'emploi de substances calmantes ou stupéfiantes (morphine, chloral, chloroforme, etc.).

euthymie, *s. f.* (εὖ, bien ; θυμός, âme). Comportement extérieur joyeux, humeur gaie.

euthyréose, *s. f.*, **euthyroïdie,** *s. f.* ou **euthyroïdisme,** *s. m.* Syn. *normothyroïdie.* Fonctionnement normal et régulier d'une glande thyroïde quel qu'en soit le volume.

eutocie, *s. f.* (εὖ ; τόκος, accouchement). Accouchement normal.

eutocique, *adj.* Qui facilite l'accouchement. — *ceinture e.* Ceinture destinée à maintenir le fœtus en bonne position à la fin de la grossesse.

eutrépistie, *s. f.* (εὐτρεπίζειν, préparer avec une bonne intention) (Dor, 1901). Méthode de traitement préventif qui avait pour but de préparer le malade à résister aux risques d'une infection septique.

eutrophie, *s. f.* (εὖ ; τροφή, nourriture). Nutrition et développement parfaits et réguliers de toutes les parties de l'organisme.

euzoamilie, *s. f.* (Lépine). Etat de la cellule qui acquiert plus de glycogène qu'elle n'en perd.

évanouissement pulmonaire (syndrome d'). V. *poumon évanescent.*

Evans (syndrome d'). Association d'une anémie hémolytique avec auto-anticorps chauds et d'un purpura thrombopénique.

Evans (test d'). Méthode destinée à apprécier le taux sanguin de l'hormone somatotrope hypophysaire. On injecte du plasma de malade à un rat femelle privé de son hypophyse et on mesure les modifications du cartilage épiphysaire du tibia.

Eve (méthode d') (1944). Procédé de respiration artificielle dans lequel le sujet est placé sur une planche ou un lit basculant, dont on élève alternativement les pieds et la tête. Le déplacement des viscères abdominaux suffit à mobiliser le diaphragme et à provoquer une certaine ventilation.

éveil (réaction d') (Gangloff et Monnier). Syn. *arousal*. Modifications de l'électroencéphalogramme observées au moment de l'éveil.

éveinage, *s.m.* Syn. *tringlage* (*Fredet*), *stripping* (*Babcock*). Procédé de cure chirurgicale des varices du membre inférieur, appliqué surtout au segment crural de la saphène. Il consiste dans l'arrachement de la veine avec ses perforantes au moyen d'une tige introduite dans le vaisseau au pli de l'aine. Les deux extrémités de la veine sont liées par deux petites incisions à l'aine et à la face interne du genou.

éventail (signe de l') (Babinski, 1903). Signe consistant en mouvements d'abduction des orteils qui s'écartent les uns des autres, en *éventail*, quand on fait exécuter à certains hémiplégiques (hémiplégie infantile) des mouvements alternatifs de flexion et d'extension du tronc sur le bassin. Il peut être associé au *phénomène des orteils*, et présente la même valeur sémiologique.

éventration, *s. f.* (*e*, hors de; *venter*, ventre). Hernie ventrale, c.-à-d. se formant dans les régions antérieures et latérales de l'abdomen. L'*é.* est *spontanée*, due à une déficience de la paroi (aplasie, rachitisme, paralysie, vieillesse, nombreux accouchements qui écartent les deux muscles droits et distendent l'aponévrose); ou *traumatique*, due à une plaie ou à un relâchement d'une cicatrice de laparotomie. — *é. diaphragmatique*. Surélévation permanente d'une coupole du diaphragme, sans qu'il y ait solution de continuité dans le muscle (différence avec la hernie diaphragmatique).

éversion, *s. f.* (*evertere*, renverser). Bourrelet formé au niveau d'un orifice naturel par la muqueuse plus ou moins herniée. Ex. : *é. des points lacrymaux*.

évidement pétro-mastoïdien. Trépanation de l'apophyse mastoïde avec ouverture de l'antre mastoïdien, de l'aditus et de l'oreille moyenne. Opération pratiquée en cas de mastoïdite chronique ou d'otorrhée chronique avec menace de complications intra-crâniennes.

éviscération, *s. f.* (*e*, hors; *viscera*, viscère). Syn. *exentération*. 1° Opération qui consiste à extraire la masse intestinale par une incision allant de l'appendice xiphoïde au pubis (recherche d'une lésion intestinale). — 2° Issue au dehors des organes abdominaux provoquée par la désunion d'une plaie opératoire. — 3° L'*é.* est pratiquée dans certains cas de dystocie; elle comprend alors l'ouverture du thorax et de l'abdomen du fœtus et l'extraction de tous les viscères. — 4° L'*é.* se dit aussi de l'évidement de la cavité orbitaire ou du globe oculaire seul.

évolutif, ive, *adj.* Se dit d'une affection ou d'une lésion qui se modifie incessamment, ce qui entraîne le plus souvent son aggravation. Ex. : *tuberculose é., rhumatisme cardiaque é.*

évolution, *s. f.* Développement d'un organe, d'un être ou d'un groupement d'êtres organisés. — L'*é.* des êtres vivants ou *é. biologique* est la transformation de ces êtres qui dériveraient les uns des autres. — *é. aberrante*. Développement d'un tissu ou d'un organe en dehors de la règle normale, qu'il s'agisse de leur aspect, de leur structure ou de leur siège. — *é. d'une maladie*. Différentes phases par lesquelles elle passe. — *é. onychogène*. V. *onychogène* (*évolution*). — *é. spontanée du fœtus*. Terminaison exceptionnelle de l'accouchement dans la présentation de l'épaule lorsque le fœtus est petit ou macéré; l'expulsion se fait par le tronc, les hanches, les fesses, et la tête se dégage en dernier.

évolutionnisme, *s. m.* Théorie philosophique à laquelle aboutit l'application de l'idée d'évolution à la nature entière.

Ew. (w = *wall*, paroi en anglais). Symbole de l'élastance de la paroi thoracique. V. *élastance*.

Ewald (repas d'). Repas d'épreuve (v. ce terme) composé de 60 g de pain et de 250 g de thé léger sucré.

Ewart (signe d'). Signe d'épanchement péricardique. La matité du bord droit du cœur forme avec la matité hépatique un angle obtus.

Ewing (sarcome d') (1921). Syn. *endothéliome osseux, myélo-endothéliome*. Tumeur maligne de la moelle osseuse d'origine réticulo-endothéliale (réticulo-sarcome ou réticulo-endothéliome) siégeant surtout sur la diaphyse, survenant vers l'âge de 10 à 14 ans, ayant un début insidieux, une évolution par poussées et une tendance aux métastases.

exacerbation, *s. f.* (*ex; acerbus*, fâcheux). Exagération transitoire des symptômes d'une maladie.

exanie, *s. f.* (*ex*, hors; *anus*). Prolapsus du rectum.

exanthème, *s. m.* (ἐξανθεῖν, fleurir). Rougeur cutanée plus ou moins vive, ne s'accompagnant ni de papule, ni de vésicule, que l'on rencontre dans un grand nombre de maladies.

exanthème de Boston (1951). Maladie infectieuse de l'enfance caractérisée par de la fièvre, un exanthème avec stomatite herpétiforme, une adénopathie cervicale discrète et une brève éruption de petites maculo-papules roses siégeant surtout à la face et à la partie supérieure de la poitrine. Elle est due à un Echovirus 16.

exanthème critique (Glanzmann). V. *sixième maladie*.

exanthème subit (Veeder et Hempelmann, 1921). V. *sixième maladie*.

exarthrose, *s. f.* (ἐξ, hors de; ἄρθρον, articulation). Luxation.

exarticulation, *s. f.* Désarticulation.

exascose, *s. f.* V. *blastomycose*.

excipient, *s. m.* (*excipere*, recevoir). Véhicule d'un médicament; substance à laquelle on incorpore les principes actifs pour les rendre plus facilement absorbables.

excision, *s. f.* (*excidere*, couper). Syn. *abscision* ou *abscission*. Amputation d'une partie peu volumineuse. Ex. : *e. du prépuce*, etc. — *e. d'une plaie de guerre*. Syn. *épluchage*. Ablation à l'aide de la pince, du bistouri et des ciseaux des corps étrangers et de tous les tissus souillés, ainsi que des tissus déchirés ou contusionnés voués à la nécrose. Elle doit être pratiquée dans les 12 premières heures.

excitabilité, *s. f.* « Faculté des muscles et des nerfs d'entrer en action sous l'influence d'un excitant artificiel ou physiologique » (Littré). — Certains auteurs donnent à ce terme le sens plus étendu d'*irritabilité* (v. ce mot).

excitation, *s. f.* 1º Etat d'activité d'un élément nerveux ou musculaire; il s'accompagne de phénomènes électriques (apparition d'un potentiel d'action caractérisé par une ample et brusque variation de potentiel dessinant une « pointe » sur les tracés) et physico-chimiques (modifications de la perméabilité de la membrane cellulaire). — 2º Ce terme est parfois employé, à tort, comme synonyme de stimulation. — 3º Accélération du fonctionnement d'un ou de plusieurs organes.

excito-moteurs (centres). V. *localisations cérébrales*.

exclusion d'un segment du tube digestif. Opération qui consiste à éliminer un segment du tube digestif du trajet que doivent suivre les matériaux de la digestion. Ex. : *e. du pylore*.

excoriation, *s. f.* (*ex*, hors; *corium*, peau). Ecorchure légère.

excrémentiel ou **excrémentitiel, elle,** *adj.* Se dit de ce qui est rejeté normalement hors de l'organisme.

excreta, *s. m. pl.* (en lat. criblures). Syn. *egesta*. Ensemble des déchets de la nutrition rejetés hors de l'organisme (fèces, urine, sueur, bile, etc.).

excrétion, *s. f.* (*excernere*, séparer). Acte physiologique en vertu duquel le produit des sécrétions d'une glande est versé hors de cette glande par des conduits spéciaux, dits *conduits excréteurs*. — Pris au pluriel dans le sens d'*excreta*.

exencéphale, *s. m.* (ἐξ, hors; ἐγκέφαλος, encéphale) (I. G. Saint-Hilaire). Monstre caractérisé par la situation de l'encéphale qui est placé en arrière du crâne, la paroi supérieure de celui-ci faisant défaut, ainsi que la paroi postérieure du canal vertébral.

exentération, *s. f.* (ἐξ, hors; ἔντερον, intestin). V. *éviscération*.

exérèse, *s. f.* (ἐξ; αἱρεῖν, enlever). Ablation chirurgicale d'une partie inutile ou nuisible à l'organisme, ou d'un corps étranger.

exfoliation, *s. f.* (*ex*, de; *folium*, feuille). 1° Élimination, sous forme de lamelles, de certaines parties nécrosées (os, tendons). 2° Ce terme est employé également en dermatologie pour désigner la destruction des couches superficielles de l'épiderme. — *e. en aires de la langue* (Unna). V. *glossite exfoliatrice marginée*. — *e. lamelleuse du nouveau-né*. V. *desquamation collodionnée*. — 3° Syn. angl. *peeling* (to peel, peler, écorcer). Application, sur la peau, de produits destinés à faire peler l'épiderme; utilisée dans le traitement de l'acné.

exhémie, *s. f.* (ἐξ, hors; αἷμα, sang). Syn. *exsiccose*. Diminution de la masse de sang circulant, due, pour les uns, à la rétention d'une certaine quantité d'eau dans les tissus, pour d'autres, à la fuite de l'eau hors des capillaires devenus perméables et incapables de retenir et d'absorber.

exhibitionnisme, *s. m.* (Lasègue, 1887). Obsession morbide avec ou sans angoisse qui pousse certains malades mentaux à exhiber leurs organes génitaux.

exhormone, *s. f.* (Lucie Randoin et H. Simonet, 1928). Nom donné aux vitamines apportées à l'organisme animal par l'alimentation végétale.

exocardie, *s. f.* Ectopie cardiaque extra-thoracique.

exocervical, *adj.* Qui est situé à la surface du col de l'utérus.

exocervicite, *s. f.* Nom sous lequel on groupe les lésions observées à la surface du col utérin : ectropion, granulations, œufs de Naboth, érosions, ulcérations, adénomes.

exocholécystopexie, *s. f.* (ἔξω, en dehors; cholécystopexie). Opération qui consiste à ouvrir la vésicule biliaire et à la fixer définitivement en dehors de la cavité abdominale.

exocrine, *adj.* (ἔξω; κρίνω, je sécrète). Qui a rapport à la sécrétion de produits éliminés directement, soit au niveau des téguments externes, soit au niveau d'une muqueuse.

exocrinopathie, *s. f.* Maladie des glandes à sécrétion externe.

exocrinose, *s. f.* (Justin Besançon et Leheuzey, 1955) Affection non inflammatoire des glandes à sécrétion externe; ex.: maladie de Sjögren.

exocytose, *s. f.* (ἔξω; κύτος, cellule). Présence, dans les lésions épidermiques de l'eczéma (spongiose et vésicules), de cellules mononucléaires, lymphocytes et histiocytes, issues du derme; elle accompagne l'exosérose (v. ce terme).

exogamie, *s. f.* (ἔξω, en dehors; γάμος, mariage). Union entre sujets non consanguins.

exogène, *adj.*. (ἔξω, dehors; γενής, engendré). Qui est produit hors de l'organisme. — *intoxication e.* V. *intoxication*. .

exognathie, *s. f.* (ἔξω; γνάθος, mâchoire). Déformation de la mâchoire dans le sens transversal, élargissement du maxillaire.

exo-hémophylaxie, *s. f.* (Flandin, Tzanck et Roberts, 1921). Méthode de *tachyphylaxie* (dans les injections d'arsénobenzol) qui consiste à ponctionner la veine avec une seringue de 10 ml contenant le produit à injecter dissous dans une petite quantité d'eau distillée. On remplit la seringue de sang et au bout de 5 à 10 minutes, on réinjecte le tout sans changer la seringue de place. On peut appliquer ce procédé à d'autres produits qu'aux arsenicaux.

exomphale ou **exomphalocèle**, *s. f.* (ἔξω, dehors; ὀμφαλός, ombilic; κήλη, tumeur). Hernie ombilicale.

exophorie, *s. f.* (ἔξω, au dehors; φέρω, je porte). Trouble de la vision de près, due à la difficulté de convergence des yeux; la vision de loin est nette, et il n'existe pas de lésion du fond de l'œil. L'*e.* a été observée à la suite de traumatisme de la face et serait due à une commotion des centres de la convergence.

exophtalmie, *s. f.* (ἔξω; ὀφθαλμός, œil). Saillie ou propulsion du globe oculaire hors de l'orbite. — *e. et énophtalmie alternantes.* V. *énophtalmie.* — *e. maligne.* V. *exophtalmos malin.* — *e. pulsatile.* E. s'accompagnant de pulsations visibles et perceptibles au toucher, de thrill et de bruit de souffle; elle est due à la rupture de la carotide interne dans le sinus caverneux et à la formation d'un anévrisme artério-veineux (Nélaton).

exophtalmométrie, *s. f.* Mesure du degré de protrusion du globe oculaire, au moyen de l'exophtalmomètre.

exophtalmos malin. Exophtalmie d'évolution aiguë et douloureuse survenant parfois au cours de la maladie de Basedow ou après certaines thyroïdectomies.

exophtalmos pulsatile. V. *exophtalmie pulsatile.*

exoplasmique, *adj.* (ἔξω; πλάσμα). Se dit des différentes productions cellulaires situées à l'extérieur de la cellule (substance intercellulaire).

exorbitis, *s. f.* ou **exorbitisme**, *s. m.* (*ex*, hors de; *orbita*, trace d'une roue). Pris quelquefois comme synonyme d'*exophtalmie.* Ce terme, en réalité, signifie protrusion hors de la cavité orbitaire de tout son contenu : globe oculaire, muscles, glande lacrymale, tissu cellulo-adipeux.

exosérose, *s. f.* (ἔξω; *serum*, petit lait). 1° Passage du plasma sanguin hors des capillaires lorsque leur perméabilité est augmentée dans certains états pathologiques (choc anaphylactique). — 2° (Sabouraud). Processus de réaction cutanée observé dans l'eczéma quelle qu'en

soit la nature. Il est caractérisé par la production de liquide qui dissocie d'abord les cellules de l'épiderme (spongiose), puis forme des vésicules, et s'écoule au dehors par rupture de celles-ci. V. *exocytose.*

exosmose, *s. f.* (ἐξ, hors; ὠσμός, action de pousser). Nom donné au courant osmotique qui, à travers une membrane semi-perméable, sort d'un système clos (une cellule par exemple) dont le contenu est hypotonique par rapport au milieu ambiant. V. *endosmose* et *osmotique* (*pression*).

exosplénopexie, *s. f.* (ἔξω; σπλήν, rate; πῆξις, fixation). Opération qui consistait à fixer la rate hors de la cavité abdominale pour en provoquer le sphacèle.

exosquelette, *s. m.* Nom donné chez les animaux supérieurs à l'ensemble des productions épidermiques telles que poils, plumes, ongles, sabots, etc.

exostosante (maladie) (Léri). V. *ostéogénique* (*maladie*).

exostose, *s. f.* (ἐξ, dehors; ὀστέον, os). Tumeur formée de tissus osseux qui se développe à la surface d'un os. — *e. ostéogénique.* « Ostéochondrome se développant au cours de la croissance, affectant électivement les métaphyses fertiles, en particulier la partie interne de la métaphyse inférieure du fémur. L'*e.* est solitaire ou multiple. Elle correspond, dans ce dernier cas, à une maladie ostéogénique » (Trial).

exostosique (maladie). V. *ostéogénique* (*maladie*).

exothymopexie, *s. f.* (ἔξω; θύμος, thymus; πῆξις, fixation) (Rehn). Opération qui consiste à luxer le thymus de sa loge et à le fixer dans la région sus-sternale. Cette opération a été pratiquée pour éviter la compression exercée par le thymus hypertrophié sur la trachée.

exothyropexie, *s. f.* (ἔξω; θυρεός, glande thyroïde; πῆξις, fixation) (Jaboulay). Opération qui consiste à inciser les téguments au niveau du corps thyroïde et à maintenir ce dernier hors de la plaie pour en provoquer le sphacèle. Opération préconisée dans le goitre exophtalmique, et aujourd'hui abandonnée.

exotoxine, *s. f.* Toxine formée soit dans le microbe lui-même, soit en dehors de lui par l'action d'un ferment qu'il a sécrété, et diffusant dans le milieu ambiant.

exovirus, *s. m.* Virus oncogène (v. ce terme) qui se transmet de cellule à cellule, de proche en proche, et d'un individu à l'autre comme les virus banaux. V. *endovirus.*

expectation, *s. f.,* **expectante (méthode)** (*expectare,* attendre). Méthode qui consiste à observer la marche de la maladie en n'employant que des moyens hygiéniques pour la combattre.

expectorant, *adj. et s. m.* Se dit des médicaments qui facilitent l'expectoration.

expectoration, *s. f.* (*ex,* hors; *pectus,* poitrine). 1° Phénomène par lequel les produits formés dans les voies respiratoires sont rejetés hors de la poitrine. — 2° Crachat.

expérience, *s. f.* (*experiri,* éprouver). 1° Epreuve destinée à étudier certains phénomènes. — *e. cruciale.* Expérience dont on a fait la contre-épreuve et qui ne laisse place à aucun doute. — 2° Ensemble des connaissances acquises involontairement.

expérimental, ale, *adj.* Qui est fondé sur l'expérience. — *méthode e., médecine e., pathologie e., physiologie e., thérapeutique e.,* etc.

expiration forcée (épreuve de l'). V. *volume expiratoire maximum-seconde.*

explorateur, *s. m.* Instrument formé d'une tige mince et cylindrique, que l'on introduit dans le canal urétral pour vérifier sa perméabilité. — *e. à boule olivaire.* Bougie terminée par un renflement en forme d'olive. — *e. métallique.* Tige en métal, droite avec une extrémité courbe, montée sur un manche creux destiné à amplifier le contact sonore donné par les calculs vésicaux.

explosion, *s. f.* (*explodere,* pousser dehors). Mot proposé par Ch.

Deperet (1907) pour désigner la *mutation* de De Vries. V. *mutation.*

explosive (onde). V. *vent du boulet.*

expression, *s. f.* (génétique). Modalité quantitative de la manifestation des effets d'un gène (v. *spécificité*).

expression de l'orteil (signe de l') (Buerger). Chez un malade atteint d'artérite oblitérante, la pression d'un orteil entre les doigts laisse une teinte livide de la peau qui persiste plus longtemps que chez le sujet normal.

expression placentaire (méthode de l'). V. *Credé (méthode de),* 1°.

expressivité, *s. f.* (génétique). Qualité du gène capable de se manifester par des modalités variables quantitativement.

expuition, *s. f.* (*exspuitio,* crachement). Action d'expulser hors de la cavité buccale les substances qui s'y sont accumulées.

expultrice, *adj. f.* (*expultrix,* celle qui chasse). Qui rejette. — *douleurs expultrices* ou *expulsives.* V. *douleurs.*

exquis, ise, *adj.* (*exquisitus,* raffiné). — *douleur e.* V. *douleur.*

exsanguination, *s. f.* (*ex,* hors; *sanguinare,* saigner). Soustraction de la totalité du sang d'un sujet; on l'associe à une transfusion massive (v. *exsanguino-transfusion*).

exsanguino-plasmathérapie, *s. f.* Saignée suivie de l'injection intraveineuse d'une quantité de plasma égale à celle du sang enlevé : procédé employé dans le traitement de l'érythrémie.

exsanguino-transfusion, *s. f.* Remplacement total du sang d'un malade obtenu par une transfusion massive (pouvant atteindre 2 à 3 fois le volume sanguin entier) faite en même temps que la soustraction d'une quantité de sang équivalente. Méthode préconisée dans certaines maladies du sang (maladie hémolytique du nouveau-né, leucémie aiguë) et dans certaines intoxications (néphrites aiguës avec anurie).

exsiccose, *s. f.* V. *exhémie.*

exstrophie, *s. f.* (ἐξ, hors; στροφή, renversement). Syn. *extroversion.*

Vice de conformation d'un organe membraneux dont la muqueuse se trouve mise à nu. — *e. de la vessie.* Malformation de la vessie, dont la muqueuse vient faire saillie à l'hypogastre par suite de l'absence de la paroi antérieure de l'abdomen et de celle du réservoir urinaire.

exsudat, *s. m.* (*ex,* hors; *sudare,* suer). Liquide organique tantôt séreux, tantôt fibrineux ou muqueux, qui suinte au niveau d'une surface enflammée.

exsudatif (nodule ou **tubercule), exsudative (granulation),** Nom donné par Aschoff à la granulation grise (tubercule miliaire) considérée au point de vue histopathologique. Cette lésion est caractérisée par le passage dans l'alvéole pulmonaire d'histiocytes, de polynucléaires et de fibrine.

exsudation, *s. f.* « Suintement d'une humeur à travers les parois de son réservoir naturel » (Littré).

exsufflation, *s. f.* (*ex,* en dehors; *sufflare,* souffler). Soustraction d'une certaine quantité de gaz d'une cavité. Ex. : *e.* thérapeutique dans le cas de pneumothorax suffocant.

extase, *s. f.* (ἔξ, hors; στάσις, station). État mental caractérisé par une contemplation profonde avec abolition de la sensibilité et de la motricité.

extemporané, *adj.* (*extemporalis,* improvisé). Qui se fait sur-le-champ.

extension continue. Méthode générale d'immobilisation des fractures. Elle assure le maintien de leur réduction et leur contention au moyen d'une force (poids, ressort) qui, s'opposant à la contracture musculaire, tire constamment le fragment osseux inférieur vers l'extrémité distale du membre; elle peut être indirecte, s'exerçant à travers les téguments, ou directe, trans-osseuse (v. *Kirschner, méthode de*). Elle est compensée par une *contre-extension,* réalisée par le poids du corps ou l'action du ressort sur son autre point d'appui.

extensité, *s. f.* (neurologie). Situation, dans l'espace, d'une sensation (p.

ex. localisation d'une excitation en un point des téguments, perception de l'amplitude ou de la direction des mouvements, de l'attitude d'un segment de membre). Elle s'oppose à l'appréciation de l'intensité de la sensation. La perception de l'extensité et de l'intensité s'effectue dans le cortex du lobe pariétal du cerveau.

extenso - progressif (syndrome). Ensemble des troubles nerveux apparaissant après une plaie minime d'une extrémité. Ils sont variables : douleur, paralysie, atrophie musculaire, cutanée ou osseuse, syndromes syringomyélique, parkinsonien, hypertonique, convulsif, etc. Ils sont transitoires ou durables; mais ils ont en commun leur importance hors de proportion avec celle de la cause provocatrice, et leur évolution : débutant près de la blessure, ils s'étendent par étapes à tout le membre, parfois à toute la moitié du corps ou même au côté opposé. Pour Barré, ce syndrome post-traumatique est déclenché par une action réflexe s'étendant aux divers segments médullaires; pour d'autres, il serait dû à la pénétration, par la blessure, d'un virus neurotrope. V. *physiopathiques* (*troubles*) et *algies diffusantes post-traumatiques.*

extérioration, *s. f.* Action de rapporter à sa terminaison toute excitation portant sur un nerf, même quand cette terminaison n'existe plus (illusion des amputés).

extériorisation, *s. f.* 1° Action de placer hors de soi la cause des sensations. — 2° Opération consistant à sortir un viscère hors de la cavité qui le contient : le plus souvent un segment intestinal qui doit être réséqué dans un temps ultérieur. — *e. de l'utérus.* V. *Portes* (*opération de*).

extérocepteur, *s. m.* (*exterus,* extérieur; *capere,* prendre) (Sherrington). Terminaison nerveuse sensitive (récepteur sensitif) recueillant les excitations venues du milieu extérieur.

extéroceptif (réflexe). V. *réflexe extéroceptif.*

extéroceptive (sensibilité). V. *sensibilité.*

Exton (épreuve d') (1934). Variante de l'épreuve de Traugott (v. ce terme).

extra-cardiaque, *adj.* Qui a son origine en dehors du cœur. Ex. : souffle e.-c.

extra-chaleur, *s. f.* V. *action dynamique spécifique des aliments.*

extra-corporel, *adj.* ou **extra-corporeal** (angl.). En dehors du corps. — *circulation e.-c.* V. *circulation.*

extracystite, *s. f.* (Aversenq). V. *paracystite.*

extrait, *s. m.* (*extrahere,* retirer). Produit obtenu en traitant une substance animale ou végétale par un liquide, et en évaporant ce véhicule jusqu'à consistance voulue.

extramélique, *adj.* (*extra,* hors de ; μέλος, membre). En dehors des membres.

extra-pyramidal (syndrome). Ensemble de troubles provoqués par l'altération du système extra-pyramidal : ce sont essentiellement des modifications de la tonicité musculaire et de la régulation des mouvements involontaires et automatiques ; elles se groupent en différents types : syndrome parkinsonien (le plus fréquent), chorées, athétose, maladie de Wilson, spasmes de torsion, hémiballisme, certaines myoclonies, etc.

extra-pyramidal (système). Ensemble des noyaux gris moteurs et des fibres afférentes et efférentes situées dans les régions sous-corticales et sous-thalamiques, à l'exclusion de la voie pyramidale et du cervelet. Certains auteurs modernes préfèrent l'expression de *système sous-cortical.*

extra-pyramidale (contracture ou **hypertonie).** Hypertonie musculaire permanente généralisée due à l'atteinte de la voie motrice extra-pyramidale. Elle ne s'accompagne pas de paralysie ni de modifications des réflexes tendineux ou cutanés ; par contre, les réflexes de posture sont exagérés. On la rencontre dans la maladie de Parkinson, la maladie de Wilson, la rigidité décérébrée.

extrasystole, *s. f.* (Marey, 1857 ; Dastre, 1882). « Contraction supplémentaire du cœur qui, née avant son temps, altère ainsi la succession régulière des battements normaux » (A. Clerc). Elle est suivie d'une pause plus longue que la pause normale, « le repos compensateur » de Marey et Gley (v. *compensateur, repos*) ; mais parfois l'e. se glisse entre les pulsations normales, sans altérer leur succession régulière (*e. interpolée*), ou bien elle est séparée de la pulsation normale par la distance normale antérieure (*e. décalante*). Suivant son point d'origine, la contraction extra-systolique peut porter sur le cœur en entier (*e. supra-ventriculaires : auriculaires* ou *nodales* [ou *jonctionnelles*]) ou seulement sur les ventricules (*e. ventriculaires*). Cliniquement l'e. s'accompagne d'une sensation spéciale de choc ou de spasme avec angoisse. — *e. sommées. E.* se succédant sans interruption, les contractions normales disparaissant passagèrement pendant un temps très bref (salves d'e.) ou plus long (e. massées).

extra-utérin, ine, *adj.* Situé hors de la cavité utérine. — *grossesse e.-u.* Fixation et développement de l'œuf fécondé en dehors de la cavité utérine (trompe, péritoine).

extraversion, *s. f.* (*extra* ; *vertere,* tourner). Tendance à se tourner vers le monde extérieur.

extrinsèque (facteur). V. *Castle (théorie de).*

extroversion, *s. f.* V. *exstrophie.*

exulceratio simplex (Dieulafoy, 1848). Ulcération de la muqueuse gastrique, n'intéressant que la muqueuse et la sous-muqueuse, au fond de laquelle se trouve une artériole érodée. Elle siège le plus souvent sur la partie haute de l'estomac et donne lieu à des hématémèses abondantes et récidivantes.

exulcération, *s. f.* Ulcération légère et superficielle.

exutoire, *s. m.* (*exuere,* dépouiller). Ulcère artificiel destiné à entretenir une suppuration permanente. Procédé thérapeutique abandonné.

F

F. Symbole de la concentration d'un gaz dans un mélange gazeux.

f. Symbole de la fréquence ventilatoire par minute.

F (composé) de Kendall. V. *17-hydroxycorticostérone.*

Fab. V. *fragment Fab.*

Faber (syndrome de). V. *anémie hypochrome.*

fabisme, *s. m.* (*faba,* fève). V. *favisme.*

Fabry (angiokératose ou **maladie de).** V. *angiokeratoma corporis diffusum de Fabry.*

fabulation, *s. f.* (*fabula,* fable). Habitude prise par certains malades de faire des récits fantaisistes tirés de leur imagination.

facial (signe du) (Weiss et Chvostek). Contraction des muscles de la face (et surtout de la partie médiane de la lèvre supérieure) observée dans la tétanie, lorsque l'on percute doucement le nerf facial entre l'apophyse zygomatique et la commissure labiale. — On a constaté ce signe dans beaucoup d'autres états morbides : chlorose, tuberculose, intoxication à point de départ gastro-intestinal.

facies, *s. m.* (en lat. face). Expression de la face dans les maladies.

facies acromégalique. V. *acromégalique.*

facies adénoïdien. V. *adénoïdien.*

facies antonin. V. *antonin (facies).*

facies aortique. Pâleur un peu jaunâtre du visage, avec parfois bouffées de rougeur, que présentent certains malades atteints d'insuffisance aortique.

facies de Corvisart. V. *Corvisart (facies de).*

facies d'elfe. V. *Williams et Beuren (syndrome de).*

facies grippé. Syn. *facies péritonéal.* Altération du facies au cours de la péritonite aiguë diffuse ou sous l'influence d'une vive douleur (appendicite, colite, etc.) : le teint est livide, le visage paraît aminci, les saillies osseuses sont accentuées, l'œil est terne, enfoncé dans l'orbite, le regard anxieux, le nez effilé avec les ailes pincées, les lèvres sèches.

facies hippocratique. V. *hippocratique (facies).*

facies d'Hutchinson. V. *Hutchinson (facies d').*

facies léonin. V. *léontiasis.*

facies mitral. V. *mitral.*

facies mongolique. V. *mongolisme.*

facies myasthénique. V. *myasthénique (facies).*

facies myopathique. V. *myopathique.*

facies ovarien. V. *ovarien.*

facies parkinsonien. V. *Parkinson (maladie de).*

facies péritonéal. V. *facies grippé.*

facies scarlatin. Aspect particulier du visage pendant l'éruption de la scarlatine. V. *Filatoff (signe de)* et *facies souffleté de Trousseau.*

facies de Schattuck. V. *Schattuck (facies de).*

facies souffleté de Trousseau. Aspect du visage dans l'éruption de la scarlatine, des raies rouge vif alternant avec des raies blanches. V. *facies scarlatin.*

facies de Spencer Wells. V. *ovarien.*

facilitation, *s. f.* (*facilitas,* facilité). Processus en vertu duquel un réflexe s'établit d'autant plus facilement que les excitations provocatrices de ce réflexe ont été répétées plus fréquemment. Pour certains auteurs, la *f.* serait analogue à la sommation (v. ce terme). V. *dynamogénie.*

facilitation immunitaire ou **immunologique** (Kaliss, 1957). Protection d'un antigène par un anticorps spécifique. Ce phénomène paradoxal préserve électivement le tissu qui porte l'antigène des anticorps chargés de le reconnaître et de le supprimer. En particulier, il protège le tissu ou l'organe greffé contre les réactions de défense de l'organisme du receveur qui, normalement, devrait le détruire. Il facilite la prise du greffon. Il est dû à la fixation, sur des cellules de ce dernier, de certains anticorps (*anticorps facilitants* — G. Voisin, 1958 — issus des lymphocytes B) incomplets, qui n'attirent pas le complément et qui protègent ces cellules contre les autres anticorps (des lymphocytes T) capables de se fixer sur elles (le complément — v. ce terme — est le facteur qui attaque les cellules). Ces anticorps facilitants exerceraient par ailleurs, sur les lymphocytes, une action immunodépressive. Ce phénomène expliquerait, dans certains cas, l'absence de rejet d'un greffon malgré l'incompatibilité tissulaire. Pour certains, les anticorps facilitants existeraient en plus ou moins grande quantité chez tous les porteurs d'homogreffe; ils peuvent être apparus à l'occasion d'un contact antérieur avec les antigènes du greffon. L'injection de sérum d'un porteur d'homogreffe (contenant ces anticorps) à un sujet devant recevoir une homogreffe de même origine a pu transmettre à ce dernier la tolérance immunitaire (v. ce terme). Le même phénomène assure la protection immunologique de certaines tumeurs.

facio-scapulo-huméral (type). V. *Landouzy-Déjerine (type).*

facteur, *s. m.* Substance, élément jouant un rôle dans le déclenchement ou l'évolution d'une réaction, d'une maladie ou d'un phénomène quelconque. Ex.: *f.* de coagulation, *f.* de gravité d'une maladie.

facteur A labile. V. *accélérine.*

facteur antianémique. V. *Castle (théorie de).*

facteur antihémophilique A. V. *thromboplastinogène.*

facteur antihémophilique B (J.-P. Soulier, 1953). Syn. *facteur IX, facteur Christmas* (Biggs, 1952), *plasma thromboplastin component,*

P. T. C. (Aggeler, 1952), *plasma thromboplastin factor B* (PTFB), *beta prothromboplastin.* Globuline présente, sous une forme inactive, dans le plasma et le sérum sanguins. Elle est activée par le contact avec des surfaces étrangères au système vasculo-sanguin normal; et, avec le thromboplastinogène (v. ce mot), elle concourt à la formation de la thromboplastine; elle fait défaut chez l'hémophile de type B. — V. *facteurs prothromboplastiques.*

facteur anti-nucléaire. V. *anticorps antinoyaux.*

facteur antipernicieux. V. *Castle (théorie de).*

facteur C. 1° V. *plasma thromboplastin antecedent.* — 2° V. *Rhésus (facteur).*

facteur C₂. V. *citrine.*

facteur Cellano. V. *groupes sanguins.*

facteur Christmas. V. *facteur antihémophilique B* et *Christmas (facteur).*

facteur clarifiant. V. *lipoprotéine-lipase.*

facteurs de contact. Ferments intervenant dans la coagulation sanguine, présents dans le plasma sous une forme inactive; ils sont activés, en 5 minutes environ, par leur contact avec une surface mouillable étrangère au milieu vasculo-sanguin normal. Ce sont le facteur Hageman (facteur XII) et le plasma thromboplastin antecedent (facteur XI). Ce sont des facteurs prothromboplastiques (v. ce terme et *thromboplastine*).

facteurs co-thromboplastiques. Terme désignant l'accélérine, la convertine et le facteur Stuart, qui renforcent l'action de la prothrombine dans la formation de thrombine V. *prothrombique (complexe).*

facteur cytotoxique. V. *lymphotoxine.*

facteur D. V. *Rhésus (facteur).*

facteurs de déclenchement. Syn. *hormones hypothalamiques,* (angl.): *releasing factor, R.F.* Substances polypeptidiques produites par l'hypothalamus et qui stimulent la sécrétion des hormones hypophysaires. Ex.: thyreotropin releasing factor, v. ce terme.

facteur Diego. V. *groupes sanguins.*

facteurs de diffusion. V. *diffusion (facteurs de).*

facteur Duffy. V. *groupes sanguins.*

facteur E. V. *Rhésus (facteur).*

facteur d'éclaircissement. V. *éclaircissement (facteur d').*

facteur extrinsèque. V. *Castle (théorie de).*

facteur F. Syn. *facteur sexuel des bactéries.* Plasmide (v. ce terme) transmettant le caractère génétique « mâle » ou « donneur » d'une bactérie. V. *conjugaison bactérienne.*

facteur FF, facteur de filtrat, facteur filtrant. V. *pantothénique (acide).*

facteur Hageman (du nom du malade chez lequel il a été découvert). Syn. *facteur XII.* Un des ferments plasmatiques de coagulation dits facteurs de contact (v. ce terme) très voisin du facteur C; son absence provoque seulement un allongement du temps de coagulation sans autre trouble de la crase sanguine, et sans manifestation clinique. V. *facteurs prothromboplastiques.*

facteurs idiocinétiques. V. *idiocinétiques (facteurs).*

facteur inducteur ou **facteur d'induction.** V. *inducteur.*

facteur inhibant la synthèse de l'A.D.N. (angl.: inhibitor of D.N.A. synthesis; I.D.S.) (Smith, 1970). Un des médiateurs humoraux de l'immunité cellulaire sécrétés par les lymphocytes thymo-dépendants (v. *lymphokine*). Il freine la fabrication de l'A.D.N. et empêche la prolifération de toute cellule, mais sans gêner la transformation blastique des lymphocytes.

facteur inhibiteur de migration des leucocytes (angl.: migration inhibitory factor; M.I.F.) (Bloom et Jimenez, 1970). Un des médiateurs humoraux de l'immunité cellulaire sécrétés par les lymphocytes thymo-dépendants (v. *lymphokine*). Ce facteur, thermostable, est libéré par les lymphocytes mis au contact de l'antigène auquel ils sont sensibilisés (Ire étape, spécifique); il agit ensuite sur les cellules possédant ou non cet antigène :

c'est la 2e étape, non spécifique, au cours de laquelle il agglutinerait sur place les cellules mononuclées intravasculaires et celles ayant franchi la paroi vasculaire. V. *leucocyte (test de migration des).*

facteur intrinsèque. V. *Castle (théorie de).*

facteur Kell. V. *groupes sanguins.*

facteur Kidd. V. *groupes sanguins.*

facteur L. E. V. *Haserick (test de).*

facteur létal ou **léthal.** V. *létal ou léthal (facteur ou gène).*

facteur Lewis. V. *Lewis (facteur, substance et système).*

facteur lipotrope. V. *lipotropique (substance).*

facteur lupique. V. *anticorps antinoyaux.*

facteur Lutheran. V. *groupes sanguins.*

facteur mitogène (L.A.M.) (Ling; Smith, 1970). Un des médiateurs humoraux de l'immunité cellulaire sécrétés par les lymphocytes thymodépendants (v. *lymphokine*). Il provoque la multiplication des lymphocytes en présence de l'antigène spécifique. Le test de transformation des lymphocytes in vitro le met en évidence. Il serait proche du facteur de transformation lymphocytaire et du facteur inhibiteur de migration.

facteur P. V. *citrine.*

facteur de perméabilité (L.N.P.F.) (Willoughby). Un des médiateurs humoraux de l'immunité cellulaire sécrétés par les lymphocytes thymodépendants (v. *lymphokine*). Il modifie la perméabilité capillaire et favorise le passage des leucocytes et du plasma vers les espaces extravasculaires.

facteur PF/dil. (permeability factor/ dilute). Protéine augmentant la perméabilité vasculaire dans le sérum de cobaye dilué. C'est un activateur du kallicréinogène. V. *kallicréine.*

facteur plaquettaire. V. *thromboplastinogénase.*

facteurs plasmatiques. V. *facteur antihémophilique B, facteurs prothromboplastiques, hémophilie et thromboplastinogène.*

facteur plasmatique d'Haserick. V. *Haserick (test ou plasma test d').*

facteurs prothromboplastiques (ou **thromboplastiques**). Terme désignant les éléments formateurs de la thromboplastine. L'un est libéré par les *plaquettes*, la thromboplastinogénase. Les autres sont d'origine *plasmatique* : *f. p.* plasmatique A ou thromboplastinogène et *f. p.* plasmatique B qui manquent dans l'une ou l'autre des formes communes d'hémophilie (d'où leur appellation de facteurs antihémophiliques), *f. p.* plasmatique C (plasma thromboplastin antecedent), *f. p.* Hageman (v. ces différents termes), *facteurs de contact* et *thromboplastine.*

facteur Prower. V. *facteur Stuart.*

facteur R. Syn. *facteur de résistance, plasmide de résistance.* Plasmide (v. ce terme) capable de transférer d'une bactérie à une autre variété actuellement la plus fréquente de résistance bactérienne aux antibiotiques, la résistance plasmidique.

facteur de résistance. V. *facteur R.*

facteur Rhésus. V. *Rhésus (facteur).*

facteur rhumatoïde. Euglobuline de poids moléculaire très élevé, appartenant à la catégorie des immunoglobulines IgM, présente dans le plasma sanguin des malades atteints de polyarthrite rhumatoïde. Il s'agit probablement d'un autoanticorps réagissant contre les gammaglobulines du même sujet, que l'on peut mettre en évidence par le test d'hémoagglutination de Waaler-Rose, le test des rosettes rhumatoïdes et l'immunofluorescence (v. ces termes).

facteur sécréteur. Substance liée au gène Se, capable de transformer la substance Lewis en substance H qui servira à la synthèse des antigènes érythrocytaires A et B. Le gène Se est situé sur le même chromosome que le gène Lutheran. V. *Lewis (facteur, substance ou système), ABH (substance ou système)* et *groupes sanguins.*

facteur semi-léthal. V. *semi-léthal (facteur ou gène).*

facteur sexuel des bactéries. V. *facteur F.*

facteur Stuart (1956). Syn. *facteurs VII bis* et *X, facteur Stuart-Prower, facteur Prower.* Elément qui, dans la coagulation sanguine, accélère la transformation de la prothrombine en thrombine ; il semble très proche de la proconvertine. V. *convertine* et *thromboplastine.*

facteur Sutter. V. *groupes sanguins.*

facteurs thromboplastiques. V. *facteurs prothromboplastiques.*

facteur de transfert (angl.: transfer factor ; T.F.) (Lawrence, 1949-1965). Facteur humoral spécifique de l'immunité cellulaire sécrété par les lymphocytes thymo-dépendants sensibilisés à un antigène (v. *lymphokine*). Il est capable de transférer la mémoire immunitaire de ces lymphocytes vis-à-vis de cet antigène, et de celui-là seul, à d'autres lymphocytes non sensibilisés du même sujet, et aux lymphocytes d'un autre sujet non sensibilisé auquel il est injecté. Cette transmission à un sujet neuf, par un facteur soluble, de l'immunité cellulaire spécifique, peut se répéter en série. L'emploi thérapeutique du facteur de transfert, dans les maladies comportant un déficit de l'immunité cellulaire (anergie) est à l'étude : c'est une variété d'immunothérapie adoptive. Le facteur de transfert est probablement un polynucléoprotéide à double chaîne ou un polypeptide.

facteur de transformation lymphocytaire (angl.: lymphocyte transforming factor ; L.T.F.) (Lawrence et Valentine, 1970). Un des médiateurs humoraux de l'immunité cellulaire sécrétés par les lymphocytes thymo-dépendants (v. *lymphokine*). En présence de l'antigène auquel ces lymphocytes ont été sensibilisés, il peut déclencher la transformation blastique des lymphocytes non sensibilisés. Il est voisin du facteur inhibiteur de migration des leucocytes, mais il est thermolabile, contrairement à ce dernier facteur. V. *lymphocytes (transformation des — in vitro).*

facteur Xg^a. V. *groupes sanguins.*

facteur I. V. *fibrinogène.*

facteur II. V. *prothrombine.*

facteur III. V. *thromboplastinogénase.*

facteur IV. Calcium, en tant qu'élément nécessaire à la coagulation du sang.

facteur V. Pro-accélérine. V. *accélérine.*

facteur VI. V. *accélérine.*

facteur VII. Proconvertine. V. *convertine.*

facteur VII bis. V. *facteur Stuart.*

facteur VIII. V. *thromboplastinogène.*

facteur IX. V. *facteur antihémophilique B.*

facteur X. V. *facteur Stuart.*

facteur XI. V. *plasma thromboplastin antecedent.*

facteur XII. V. *facteur Hageman.*

facteur XIII. Syn. *fibrinase, fibrine-polymérase ;* angl.: fibrin stabilizing factor (F.S.F.). Elément qui, au cours de la coagulation sanguine, et en présence de calcium, stabilise la fibrine; il est activé par la thrombine. V. *fibrinoformation.*

factor (corticotrophin releasing). V. *corticotrophin releasing factor.*

factor (releasing). V. *facteur de déclenchement.*

factor (thyreotropin releasing). V. *thyreotropin releasing factor.*

factoriel, adj. Qui se rapporte à, ou dépend d'un facteur (v. ce mot).

Faget (signe de) (1853). Discordance entre la courbe du pouls et celle de la température dans la fièvre jaune.

Fahr (maladie de) (1930). Affection caractérisée anatomiquement par des dépôts calcaires infiltrant, des 2 côtés, les noyaux gris centraux du cerveau et les noyaux dentelés du cervelet et visibles sur les radiographies du crâne; cliniquement, par son apparition chez les hommes à l'âge moyen de la vie qui présentent des troubles nerveux (épilepsie, atteinte des voies pyramidales, syndrome parkinsonien, syndrome cérébelleux), une altération du caractère, un affaiblissement intellectuel progressif et quelquefois des signes d'insuffisance parathyroïdienne. L'évolution progressive aboutit à la mort en quelques

années. Les causes et la pathogénie de cette affection sont mal connues : on discute son origine parathyroïdienne, nerveuse ou métabolique.

faim douloureuse. Syn. *hunger pain* de Moynihan. Douleur épigastrique tardive, survenant lorsque l'estomac est vide et la faim réveillée; elle est calmée par l'ingestion d'aliments. On l'observe dans l'ulcère du duodénum.

faim-valle ou **faim-calle,** s. f. (étym. discutée : 1° bas-lat. *fames caballi,* faim de cheval ; 2° faim, et bas-breton *gwall,* mauvais). Terme de l'art vétérinaire employé quelquefois en médecine pour désigner un besoin impérieux de manger, survenant par accès, accompagné d'angoisse pouvant aller jusqu'à la syncope et calmé par l'ingestion d'une minime quantité d'aliments. Ce phénomène constitue un équivalent épileptique.

Fairbank (maladie de). V. *polyostéochondrite.*

faisceau de His (enregistrement de l'activité électrique du). V. *H (onde).*

faisceau de Kent (syndrome du). V. *Wolff-Parkinson-White (syndrome de).*

falcographie, s. f. (*falx, falcis,* faux ; γράφειν, écrire). Radiographie de la faux du cerveau après injection dans les sinus longitudinaux d'une substance opaque aux rayons X.

Fallot (tétralogie ou **tétrade de)** (1888). Malformation cardiaque congénitale caractérisée par l'association d'une sténose pulmonaire (en général infundibulaire et valvulaire), d'une dextroposition de l'orifice aortique (aorte à cheval sur le septum interventriculaire), d'une communication interventriculaire haute et d'une hypertrophie ventriculaire droite. Elle représente la variété la plus fréquente de cyanoses congénitales ($^2/_3$ des cas environ); son tableau clinique est celui de la maladie bleue (v. ce terme). Elle permet une survie variant, selon la gravité de la malformation, entre quelques mois et 50 ans, en moyenne 5 à 15 ans, la mort étant due aux progrès de l'anoxie. Elle est opérable, soit que le chirurgien effectue une anastomose aorto-pulmonaire (v. *Blalock-Taussig, opération de* et *Potts, Gibson et Smith, opération de*), soit qu'il réalise une réparation complète. — *tétralogie de Fallot extrême.* Variété comportant l'oblitération totale de l'orifice pulmonaire et la persistance du canal artériel : celle-ci assure un débit pulmonaire efficace et une bonne tolérance de la maladie. — *tétralogie type trilogie.* Tétralogie dans laquelle la dextroposition peu accentuée de l'aorte gêne l'évacuation du ventricule droit : les conditions circulatoires se rapprochent de celles d'une trilogie de Fallot.

Fallot (trilogie ou **triade de)** (1888). Malformation cardiaque caractérisée anatomiquement par un rétrécissement en diaphragme de l'orifice de l'artère pulmonaire, l'intégrité de la cloison interventriculaire et une communication interauriculaire ; cliniquement par de la dyspnée, parfois de la cyanose et par une hypertrophie puis une insuffisance ventriculaire droite, parfois tardive, mais rapidement progressive. Cette malformation est curable chirurgicalement sous circulation extra-corporelle (valvulotomie pulmonaire et fermeture de la communication interauriculaire).

Falta (syndrome de) (1912). Sclérose généralisée des glandes endocrines.

familial, ale, *adj.* — *maladie familiale.* V. ce terme.

F.A.N. Abréviation de facteur antinucléaire. V. *anticorps antinoyaux.*

Fanconi (maladie de) (1927). Syn. *anémie familiale perniciosiforme, myélose aplasique infantile familiale avec malformations et troubles endocriniens, myélose aplasique avec infantilisme et malformations.* Anémie aplasique isochrome familiale, héréditaire, à transmission récessive autosomique probable, accompagnée d'une forte diminution du nombre des leucocytes — surtout granuleux — et des plaquettes. Elle est due à une aplasie congénitale de la moelle osseuse. Elle se

manifeste vers l'âge de 6 ans, et elle est associée à des malformations diverses : pigmentation cutanée, retard de la croissance, aplasie des os de la main (pouce raccourci ou absent), parfois malformations cardiaques ou rénales, retard de la puberté. La mort survient vers l'âge de 15 ou 20 ans.

Fanconi (néphronophthise de). V. *néphronophthise héréditaire de l'enfant.*

Fanconi (rachitisme vitamino-résistant familial hypophosphatémique de). V. *diabète phosphaté familial chronique.*

Fanconi (syndrome de). V. *De Toni-Debré-Fanconi (syndrome de).*

Fanconi-Hegglin (syndrome de). Syn. *syndrome de Hegglin.* Variété de pneumonie atypique avec réaction de Bordet-Wassermann temporairement positive dans le sang.

Fanconi-Schlesinger (syndrome de) (F., 1952 ; S., 1952). Syn. *hypercalcémie chronique idiopathique avec ostéosclérose.* Syndrome caractérisé par un retard du développement somatique et intellectuel, un trouble du métabolisme calcique (hypercalcémie, hypercalciurie, hyperphosphaturie, ostéosclérose) et une atteinte rénale (protéinurie massive et hyperazotémie). Un strabisme convergent et une cardiopathie congénitale sont souvent associés.

fanon (drap) (bas-lat. *fano,* bande). Drap dont on entoure les attelles avant de les appliquer contre le membre fracturé.

fantasme, *s. m.* V. *phantasme.*

Farabeuf (opération de). V. *ischiopubiotomie.*

faradisation, *s. f.* (*Faraday,* physicien anglais) (Duchenne, de Boulogne). Application des courants d'induction.

Farber (maladie de) (1952). Syn. *lipogranulomatose disséminée.* Maladie rare due à un trouble du métabolisme des cellules mésenchymateuses aboutissant à la surcharge des histiocytes par un polypeptide-mucopolysaccharide auquel s'ajoute plus tard un lipide. Ces lésions, granulomateuses, sont situées sur le larynx, les valves mitrales, les séreuses articulaires, pleurales et péricardique, les ligaments, les tendons, le derme. La maladie se manifeste cliniquement chez le nourrisson par de la dysphonie, du stridor, une augmentation de volume et une déformation des articulations, et par l'infiltration de la peau et du tissu sous-cutané. Elle aurait des points communs avec la maladie de Hurler. V. *mucopolysaccharidose* et *gangliosidose*.

farcin, s. m. (*farcire*, farcir, parce que le *farcin* gonfle et farcit pour ainsi dire les membres qu'il affecte, Littré). Nom donné à la morve envisagée seulement dans ses manifestations cutanées. V. *morve*.

farcin du bœuf. Maladie rare, spéciale aux bovidés, due à un parasite de l'ordre des streptothricées, se montrant sous forme d'une tumeur cutanée, suivie de gonflement ganglionnaire et de cachexie. Elle est complètement distincte de la morve.

farcinose mutilante. Forme particulière de farcin chronique, décrite par Besnier, et consistant en vastes ulcérations indolores, envahissant la face et détruisant les parties molles sur une plus ou moins grande étendue.

Farquhar (maladie de). V. *lymphohistiocytose familiale.*

fasciculé, adj. (*fasciculus,* dim. de *fascis,* faisceau). Qui est disposé en faisceaux. — *tumeur f.* Tumeur où dominent les faisceaux de fibres conjonctives ou nerveuses. Ex. : *sarcome f., fibrome f., névrome f.,* etc.

fastigium, s. m. (en lat. faîte). Terme employé quelquefois pour désigner le moment pendant lequel une maladie ou un symptôme offrent leur maximum d'intensité; il y a une signification voisine de celle d'*acmé.* Ex.: *f. de la fièvre.*

fatigue, s. f. État résultant de l'activité prolongée d'un organe ou d'un appareil doués de sensibilité, se traduisant par une diminution du fonctionnement et une sensation particulière (sentiment de fatigue) propre à chaque organe. L'entraî-

nement a pour but de retarder l'apparition de la fatigue.

Fauchard (maladie de) (1720). V. *pyorrhée alvéolodentaire.*

Faucher (tube de). Tube de caoutchouc destiné au cathétérisme de l'estomac. V. *Debove (tube de).*

Faure (procédé de J.-L.). Méthode d'hystérectomie abdominale subtotale.

fausse couche. V. *avortement.*

fausse route. Accident du cathétérisme; la sonde, ayant perforé la paroi du canal, s'enfonce dans les tissus environnants.

faux tronc artériel. V. *truncus aorticus.*

Favaloro (opération de). Pontage aorto-coronarien. Opération destinée à rétablir le flux sanguin dans une artère coronaire en aval d'une sténose ou d'une oblitération. V. *pontage.*

faveux, euse, adj. Qui dépend du favus. — *teigne f.* Favus du cuir chevelu.

favisme, s. m. ou **fabisme,** s. m. (*faba,* fève) (Montano, 1894). Maladie caractérisée par un ictère hémolytique avec anémie et hémoglobinurie, de l'asthénie, des troubles digestifs et de la fièvre, et pouvant entraîner la mort par anémie ou azotémie. Elle est due à une substance nuisible contenue dans les fleurs et les fruits de la fève et s'observe, chez certains individus prédisposés par un déficit enzymatique héréditaire du globule rouge, après l'ingestion ou l'inhalation de cette légumineuse. V. *anémie hémolytique enzymoprive.*

Favre et Racouchot (maladie de). V. *élastéidose cutanée nodulaire à kystes et à comédons.*

favus, s. m. (*favus,* gâteau de miel). Dermatose parasitaire contagieuse, siégeant surtout au cuir chevelu, caractérisée par la formation de croûtes jaunâtres, formant des godets au niveau desquels les cheveux tombent. Elle est due à un champignon parasite de l'homme et des animaux, *Achorion* ou *Trichophyton schönleini.* — *f.* squarreux ou en

galette. V. *squarreux* — *f. urcéolaire.*
F. à godets isolés et réguliers.

fébricule, *s. f.* (*febricula,* diminutif de *febris,* fièvre). Petite fièvre.

fébrifuge, *adj.* (*febris ; fugare,* chasser). Qui combat la fièvre. — *s. m.* Médicament ayant cette propriété.

fébrile, *adj.* Syn. *pyrétique.* Qui se rapporte à la fièvre.

febris uveo-parotidea subchronica (Heerfordt). V. *Heerfordt* (*syndrome d'*).

Fc. V. *fragment Fc.*

fécaloide, *adj.* (*faex,* lie ; εἶδος, forme). Qui a l'odeur et l'aspect des matières fécales. — *vomissements f.* Vomissements formés de matières foncées ayant l'odeur des matières fécales, observés dans l'occlusion intestinale.

fécalome, *s. m.* (*faex*). V. *scatome.*

fécalurie, *s. f.* Emission, par l'urètre, de matières fécales mélangées à l'urine, due à l'existence d'une fistule entéro-vésicale.

fèces, *s. f. pl.* (*faeces,* pl. *de faex,* lie). Excréments.

Fechner (loi de) (physiologie). La sensation varie comme le logarithme de l'excitation. Ex. : des excitations dont les intensités varient comme 10, 100, 1 000, 10 000, etc., provoquent des sensations qui varient comme 1, 2, 3, 4, etc.

FECO₂. Symbole de la fraction de gaz carbonique contenue dans l'air expiré.

fécondation, *s. f.* Union d'un gamète mâle (spermatozoïde) et d'un gamète femelle (ovule) avec formation d'un zygote (œuf).

Fede (maladie de). V. *subglossite diphtéroïde.*

Feer (maladies de). 1° V. *acrodynie.* — 2° (1915). Pachyméningite hémorragique du nourrisson, caractérisée par des signes méningés, des convulsions, une distension progressive de la fontanelle antérieure et la disjonction des sutures du crâne. La syphilis jouerait un rôle important dans l'étiologie de cette maladie.

Feer (signe de). Sillon transversal apparaissant pendant la scarlatine près de la base de l'ongle, surtout au pouce.

Fehr (dystrophie cornéenne de) (1904). Syn. *dystrophie de Fleischer, dystrophie de Groenouw type II* (1890). Dystrophie cornéenne héréditaire à transmission récessive autosomique caractérisée par l'existence de fines opacités grisâtres disséminées dans toute la cornée. Elle se manifeste, dès l'enfance, par une baisse de la vision, puis par de la photophobie et des douleurs. Elle serait due à un trouble du métabolisme des mucopolysaccharides.

Félix (opération de). Ablation chirurgicale du nerf phrénique et de ses anastomoses : phrénicectomie (v. de terme).

Félix (séro-diagnostic qualitatif de). Variété de séro-diagnostic permettant, grâce à l'emploi d'émulsions microbiennes contenant isolément les antigènes H et O, d'arriver à une grande précision dans le diagnostic bactériologique des salmonelloses (affections typhiques et paratyphiques surtout).

Fels (réaction de). V. *Brouha-Hinglais - Simonnet* (*réaction de*).

Felty (syndrome de) (1924). Nom donné par les auteurs nord-américains à une variété de maladie de Chauffard-Still observée chez l'adulte. Ce syndrome est caractérisé par la coexistence d'une polyarthrite chronique évolutive, de splénomégalie, de leucopénie avec neutropénie et anémie modérée. L'atteinte de l'état général, la présence de manifestations viscérales (pleurales et péricardique) et souvent celle d'anticorps antinucléaires sériques rapprochent cette maladie du lupus érythémateux aigu disséminé. L'évolution est dominée par de fréquentes complications infectieuses.

féminisant, te, *adj.* Qui provoque l'apparition de caractères sexuels secondaires féminins. — *hormone f.* — *tumeur f.*

féminisation, *s. f.* (*femina,* femme). Apparition, chez l'homme, des caractères sexuels secondaires appartenant au sexe féminin, féminisme évoluant après une période de dévirilisation. On l'observe en cas de castration, d'insuffisance testiculaire, de tumeur féminisante du testicule (chorio-épithéliome), de corticosurrénalome ou de traitement par les œstrogènes.

féminisation testiculaire (syndrome de.) V. *testicule féminisant (syndrome du).*

féminisme, *s. m.* (Lorain). Aspect de certains individus dont les testicules ne se sont pas développés et qui présentent quelques caractères du sexe féminin, tels que développement des seins, absence de barbe, élargissement des hanches, finesse de la peau et des cheveux.

femmes sans pouls (maladie des). V. *Takayashu (maladie ou syndrome de).*

fenestration, *s. f.* (*fenestra,* fenêtre). Syn. *opération de Sourdille* ou *de Lempert, tympano-labyrinthopexie.* Intervention chirurgicale destinée à rendre l'audition aux sujets atteints d'otospongiose, en ouvrant, sur le canal semi-circulaire externe, une fenêtre que l'on recouvre d'une mince greffe cutanée en continuité avec la membrane du tympan. V. *cophochirurgie.*

fenestration thoracique. V. *Létiévant (opération de).*

fenêtre (signe de la). Espace anormalement clair, situé en arrière de l'aorte ascendante et en dessous de la bifurcation trachéale, observé, sur les radiographies tirées en position oblique antérieure gauche, dans les cardiopathies congénitales avec atrophie ou absence du tronc de l'artère pulmonaire (tétralogie de Fallot, truncus aorticus).

fenêtré, *adj.* « Se dit des compresses, des emplâtres où l'on a pratiqué des ouvertures » (Littré).

fente sphénoïdale (syndrome de la) (Casteran, 1926). Paralysie unilatérale des IIIe, IVe et VIe nerfs crâniens et de la branche ophtalmique du Ve, provoquée par une périostite syphilitique de la fente sphénoïdale ou par une tumeur, une fracture, un anévrisme, une arachnoïdite du voisinage. Il est caractérisé cliniquement par une ophtalmoplégie complète avec ptosis, légère exophtalmie, mydriase,

abolition des réflexes pupillaires et cornéens et par une anesthésie du globe oculaire, de la paupière supérieure, de la racine du nez et du front. Rochon-Duvignaud, qui décrivit ce syndrome en 1896 sous le nom d'*ophtalmoplégie sensitivo-sensorio-motrice,* y associait l'atteinte du nerf optique (v. *apex orbitaire, syndrome de l'*). V. *sinus caverneux (syndrome de la paroi externe du).*

FEO₂. Symbole de la fraction d'oxygène contenue dans l'air expiré.

Fergusson-Braquehaye (procédé de) (1893). Opération destinée à supprimer une fistule vésico-vaginale par voie vaginale; elle consiste à dédoubler la cloison vésicovaginale et à suturer en deux plans les lambeaux avivés de la vessie d'une part et du vagin de l'autre.

férin, ine, *adj.* (*fera,* bête sauvage). — *toux f.* Toux sèche et opiniâtre, parfois un peu rauque.

ferment, *s. m.* (*fermentum,* levain, de *fervere,* être chaud). Substance capable de déterminer certains processus chimiques sans être, elle-même, apparemment modifiée. On divise les *f.* en *f. solubles* ou *enzymes* (v. ce terme) (*diastases* ou *zymases*), produits de l'activité cellulaire, et *f. figurés,* végétaux inférieurs qui attaquent et transforment diverses matières organiques (levures, moisissures, bactéries). Ces derniers agissent par l'intermédiaire des *f. solubles* qu'ils sécrètent. Aussi a-t-on tendance actuellement à réserver la dénomination de *ferment* (sans épithète) aux seuls *f. solubles.*

ferment jaune de Warburg. Ferment résultant d'une combinaison de l'ester phosphorique de la flavine (vitamine B₂) et d'une protéine. Il joue, comme transporteur d'hydrogène, un rôle important dans le métabolisme cellulaire des glucides.

ferment lab. V. *lab* ou *lab-ferment.*

ferment protéolytique. V. *trypsine.*

ferment respiratoire (Warburg) ou **f. transporteur d'oxygène.** Syn. *cytochrome-oxydase, indophénol-oxydase* (Keilin). Oxydase contenant du fer dont le rôle serait, dans la respiration cellulaire, d'activer l'oxygène et de le transférer au cytochrome.

ferments de défense (Abderhalden, 1912). Ferments développés spontanément dans l'organisme pour lutter soit contre une substance étrangère (albumine), introduite par voie parentérale ou intraveineuse, soit contre un tissu qui prolifère d'une façon anormale (glandes endocrines, tumeurs). Ces ferments diffèrent des anticorps et paraissent constitués par une réaction locale, au niveau de la lésion.

fermentation, s. f. Transformation chimique d'une substance, se produisant sous l'influence d'un corps (ferment) qui semble ne subir, lui-même, aucune modification du fait de l'action qu'il détermine; cette transformation consiste, suivant le cas, en décomposition ou en recomposition.

Fernandez (réaction de). L'injection intradermique de lépromine provoque, chez le lépreux, au bout de 48 h, une réaction maculopapuleuse.

Fernet-Boulland (syndrome de). V. péritonéo-pleural (syndrome).

Ferraresi (opération de). Autoplastie tendineuse prérotulienne; un lambeau, taillé dans l'épaisseur du tendon du quadriceps, et dont la base correspond à la rotule, est rabattu sur cet os et suturé aux ligaments rotuliens et latéro-rotuliens. Opération préconisée pour maintenir les fragments de la rotule dans les fractures anciennes de cet os.

Ferraro (maladie de ou type) (1927). Variété de leucodystrophie (v. ce terme) débutant entre 20 et 30 ans, caractérisée cliniquement par de l'atrophie optique, du tremblement de la face et de la langue, une parole scandée, du rire spasmodique, de la raideur pyramidale, parfois des hallucinations. Elle évolue vers la mort en une dizaine d'années.

Ferrata (cellule de). V. hémohistioblaste.

Ferraton (maladie de) (1905). V. Perrin-Ferraton (maladie de).

Ferrier (test de). Méthode proposée pour étudier le fonctionnement des différentes glandes endocrines; elle consiste à mesurer, au spectroscope, le temps de réduction de l'hémoglobine après excitation diathermique de chaque glande. Sa valeur est contestée.

ferriprive, adj. (ferrum, fer; privare, priver). Syn. sidéropénique. Qui est provoqué par le manque de fer. — anémie f. V. ce terme.

ferritine, s. f. Protéine riche en fer, qui assure le stockage de ce métal dans le foie et aussi dans la rate et la moelle osseuse. V. apoferritine.

férulation, s. f. (ferula, baguette). V. palettation.

festination, s. f. (festinare, se hâter). Tendance que certains malades (maladie de Parkinson) éprouvent à accélérer leur marche pour éviter la chute en avant. Premier degré de la propulsion.

fétichisme, s. m. Perversion sexuelle obsédante et impulsive conférant à un objet ou à une partie du corps le pouvoir exclusif de produire l'orgasme génital.

fétuine, s. f. V. alpha-fœtoprotéine.

feu sacré, feu de Saint Antoine. Nom donné autrefois, en raison des violentes douleurs, à type de brûlure, qu'elles peuvent provoquer, à différentes affections, telles que le zona et l'ergotisme gangréneux, qui sévit sous forme épidémique du Xe au XIVe siècle.

feuillées, s. f. pl. Latrines d'un camp.

Fèvre (opération de). Opération destinée à empêcher la luxation récidivante de la rotule. Elle consiste à suturer, au côté externe de cet os, un lambeau, à pédicule supérieur, prélevé dans le muscle vaste interne, et surcroisant le tendon rotulien, et à reporter en dedans l'implantation tibiale du ligament rotulien. Elle associe les opérations d'Ali Krogius et de Roux.

fibres longues (syndrome des). Syn. syndrome de Lichtheim (1887), syndrome des fibres radiculaires longues des cordons postérieurs de Déjerine. Forme pseudo-tabétique du syndrome neuro-anémique (v. ce terme). Elle est caractérisée anatomiquement par une lésion des cordons postérieurs avec intégrité des racines correspondantes. Cliniquement il existe de l'ataxie avec abolition des réflexes, signe de Romberg, incoordination, troubles de la sensibilité profonde; l'absence de signe d'Argyll Robertson, d'anesthésie radiculaire, de symptômes de syphilis et son évolution plus rapide distinguent ce syndrome du tabes.

fibreux (corps). V. *fibromyome.*

fibrillation auriculaire. V. *fibrillation cardiaque.*

fibrillation cardiaque. Trémulation désordonnée des fibres musculaires cardiaques, donnant à la paroi du cœur l'apparence du grouillement d'un paquet de vers. Elle entraîne la paralysie des cavités cardiaques intéressées, incapables de contractions coordonnées. La *f.* est limitée ordinairement aux oreillettes (*f. auriculaire*); elle provoque l'arythmie des ventricules (*arythmie complète*). Si la *f.* touche les ventricules (*f. ventriculaire*), elle entraîne très rapidement la mort par arrêt cardiaque (v. ce terme).

fibrillation ventriculaire. V. *fibrillation cardiaque.*

fibrillo-flutter, *s. m.* (Yacoël) (cardiologie). Etat de l'oreillette qui présente des alternatives de fibrillation et de flutter. V. *trémulation auriculaire.*

fibrin stabilizin factor. V. *facteur XIII.*

fibrinase, *s. f.* V. *facteur XIII.*

fibrine, *s. f.* (*fibra,* filament). Globuline filamenteuse insoluble, blanchâtre et élastique, qui se dépose par coagulation spontanée du sang, de la lymphe et de certains exsudats. Les filaments forment un réseau dont les nœuds sont constitués par des agrégats de plaquettes : la thrombosthénine de celles-ci provoque la rétraction du caillot. La fibrine est formée aux dépens du fibrinogène grâce à l'action de la thrombine. V. *fibrinoformation.* — *f. musculaire.* V. *myosine.*

fibrine (produits de dégradation de la) (P.D.F.). Eléments issus de la fluidification d'un caillot de fibrine par la fibrinolysine (ou plasmine). Ils ont une action anticoagulante, inhibant la thrombine (antithrombine VI), gênant la formation de la fibrine et l'activité des plaquettes, augmentant la perméabilité capillaire. Parmi ces éléments, on distingue les fragments X encore coagulables par la thrombine et dont la digestion par la fibrinolysine donne naissance à des fragments Y et à des fragments D, les fragments Y donnant eux-mêmes issue à des fragments E et à des fragments D (les fragments provenant de la dégradation du fibrinogène sont appelés X' et Y', et ceux nés de la fibrine X" et Y"). Lorsqu'ils sont dus à une fibrinolyse apparue au cours d'une coagulopathie de consommation, les produits de dégradation forment avec les monomères de la fibrine et du fibrinogène les « solubles fibrine monomère complexes » ou S.F.M.C. V. *fibrinoformation* et *Merskey* (test de).

fibrine-polymérase, *s. f.* V. *facteur XIII.*

fibrinémie, *s. f.* Taux, par litre de sang, de la fibrine obtenue après coagulation du sang extravasé; il est normalement de 4 à 5 g par litre de plasma (Forster et Whipple); il est abaissé dans l'insuffisance hépatique, élevé dans certaines affections inflammatoires (pneumonie, rhumatisme articulaire aigu, etc.).

fibrin-ferment, *s. m.* (A. Schmidt, 1876). V. *thrombine.*

fibrino-diagnostic, *s. m.* (Hayem). Application, au diagnostic des affections phlegmasiques (pneumonie, grippe, appendicite), de la recherche du reticulum fibrineux dans l'examen du sang pur. On dit que le *fibrino-diagnostic* est *positif* quand il y a un reticulum fibrineux (pneumonie); il est au contraire *négatif* (fièvre typhoïde), quand il n'y a pas de reticulum fibrineux.

fibrinoformation, *s. f.* Transformation du fibrinogène en fibrine sous l'action de la thrombine : c'est le

3e stade de la coagulation, qui s'effectue normalement en 3 secondes. L'apparition de la fibrine se fait en 3 étapes successives : formation de monomères, puis de polymères de la fibrine, d'abord solubles (fibrine S) puis insolubles (fibrine I) dans l'urée ; cette dernière étape dépend du facteur stabilisant de la fibrine ou facteur XIII. Des coagulases microbiennes (staphylocoagulases), des venins de serpents, de scorpions, d'araignées peuvent aussi déclencher la formation de la fibrine.

fibrinogène, *s. m.* (Alexander Schmidt). Syn. *facteur I.* Globuline soluble à grosses molécules allongées, contenue dans le plasma sanguin (2,5 g à 5 g par litre) et dans certaines exsudations séreuses. Sous l'action de la thrombine, elle se transforme en fibrine. V. *fibrinoformation.*

fibrinogénémie, *s. f.* Présence et taux du fibrinogène dans le sang.

fibrinogénérateur, *adj.* Qui provoque la formation de fibrine et celle d'un caillot. V. *fibrinoformation.*

fibrinogénolyse, *s. f.* Disparition du fibrinogène dans le plasma sanguin.

fibrinogénopénie, *s. f.* V. *afibrinogénémie.*

fibrinoglobuline, *s. f.* (Hammarsten). Globuline existant dans le sérum, mais non dans le plasma. Elle serait formée aux dépens du fibrinogène lorsque celui-ci a fourni la fibrine.

fibrinokinase, *s. f.* Syn. *plasmokinase.* Ferment existant à l'état normal dans le plasma, sous une forme inactive. Il peut être activé par des extraits tissulaires et provoque alors la transformation de la profibrinolysine en fibrinolysine. V. *profibrinolysine.*

fibrinolyse, *s. f.* (fibrine ; λύειν, dissoudre). Dissolution de la fibrine et, par extension, dissolution d'un caillot sanguin (*thrombolyse*). C'est un phénomène qui survient normalement quelques jours ou quelques semaines après la formation du caillot. Lorsqu'elle se produit trop rapidement, la *f.* peut provoquer des hémorragies dramatiques (*f.*

hémorragique) per- ou post-opératoires (surtout en chirurgie thoracique) ou après un accouchement, un avortement ou un choc traumatique ; ou bien des hémorragies moins importantes (ecchymoses, hématuries) au cours de certains cancers (prostate, pancréas, estomac), des cirrhoses et des leucoses. Elle est due soit à la libération d'activateurs de la profibrinolysine, soit à la production d'un ferment protéolytique par les tissus malades. Elle est parfois primitive, mais le plus souvent elle est secondaire, réactionnelle, au cours d'un syndrome de coagulation intravasculaire disséminée (v. ce terme).

fibrinolysine, *s. f.* Syn. *plasmine, thrombolysine, tryptase.* Ferment protéolytique plasmatique formé par l'activation de la profibrinolysine (v. ce terme). Il dissout la fibrine et attaque aussi le fibrinogène, la pro-accélérine, le facteur anti-hémophilique A et le complément.

fibrinolytique, *adj.* Qui dissout la fibrine et les caillots sanguins.

fibrinopénie, *s. f.* (fibrine ; πενία, pauvreté). Syn. *hypofibrinémie, hypinose, hypofibrinogénémie.* Diminution du taux du fibrinogène dans le sang. Lorsqu'elle est très accentuée, elle provoque un retard de la coagulation et des hémorragies. L'absence totale du fibrinogène est l'*afibrinogénémie* (v. ce terme).

fibrinoplastique, *adj.* (fibrine ; πλάσσειν, former). Qui provoque la formation de fibrine.

fibrinurie, *s. f.* Élimination par l'urine de fibrine ou de fibrinogène en dehors de toute hématurie. Les urines se coagulent spontanément soit dans le rein, ce qui paraît rare, soit dans le vessie et le malade élimine des caillots fibrineux, soit dans le vase immédiatement après la miction.

fibro-adénie, *s. f.* Lésion de la rate caractéristique de la maladie de Banti (v. ce terme).

fibro-adénomatose kystique des seins. V. *kystique de la mamelle (maladie).*

fibro - angio - adénomatose des voies biliaires. Malformation des voies biliaires intra-hépatiques, probablement familiale, caractérisée anatomiquement par une prolifération considérable avec aspect microkystique des canaux biliaires et par une sclérose localisée aux espaces portes; cliniquement par l'apparition, chez un enfant ou un adulte jeune, d'une hépatomégalie, parfois accompagnée de splénomégalie, et d'une hypertension portale révélée par des hématémèses. Elle peut coexister avec d'autres malformations (rein polykystique). V. *Caroli (maladie de).*

fibroblaste, s. m. Cellules fusiformes provenant des cellules conjonctives en voie de prolifération. — *test d'inhibition des colonies de fibroblastes.* V. *colonies cellulaires ou de fibroblastes (test d'inhibition des).*

fibroblastome, s. m. (Mallory, 1931). Nom donné aux tumeurs observées dans la maladie de Recklinghausen, tumeurs qui prendraient naissance aux dépens des fibroblastes de la gaine des nerfs.

fibroblastose, s. f. Affection caractérisée par la prolifération des fibroblastes. — *f. médullaire.* V. *dysplasie fibreuse des os.*

fibro-chondrome, s. m. ou **chondro-fibrome,** s. m. Variété de chondrome dans laquelle les lobules cartilagineux de la tumeur sont séparés par un abondant tissu fibreux.

fibro-chondro-ostéosarcome, s. m. Variété de sarcome dans laquelle la prolifération des fibroblastes aboutit à la formation d'éléments de tissus cartilagineux et osseux.

fibrocoloscope, s. m. V. *colofibroscope.*

fibrocoloscopie, s. f. V. *colofibroscopie.*

fibroduodénogastroscopie, s. f. V. *duodénogastroscopie.*

fibroduodénoscope, s. m. V. *duodénoscope.*

fibroduodénoscopie, s. f. V. *duodénoscopie.*

fibro-élastose, s. f. Remplacement d'un tissu normal par du tissu fibreux et élastique.

fibro-élastose endocardique (Weinberg, 1943). Syn. *dysplasie de l'endocarde* (Prior et Wyatt, 1950), *élastose endocardique, endocardite fibroplastique, endocardite fœtale, endomyocardite fibreuse du nourrisson, fibrose cardiaque du nourrisson.* Affection d'origine inconnue, survenant chez le nourrisson ou le jeune enfant, caractérisée anatomiquement par un épaississement massif de l'endocarde qui prend un aspect laiteux et porcelainé avec une énorme prolifération de fibres conjonctives et surtout élastiques de la zone sous-endothéliale. Cliniquement, elle débute par des troubles digestifs et de la croissance; une insuffisance cardiaque apparaît rapidement avec dyspnée et œdème pulmonaire. Classiquement, elle est toujours mortelle. Le cœur est énorme, le ventricule gauche dilaté et hypertrophié. — Il existe une *f.-é.* secondaire à des cardiopathies congénitales (sténose aortique orificielle, coarctation aortique) et une *f.-é.* de l'adolescent et de l'adulte, qui est probablement une variété de l'endocardite pariétale fibroplastique (v. *Löffler, endocardite de*).

fibrogastroscope, s. m. V. *gastrofibroscope.*

fibrogastroscopie, s. f. V. *gastrofibroscopie.*

fibro-gliome, s. m. Gliome dans lequel le tissu conjonctif participe à l'hyperplasie tumorale.

fibrogranuloxanthome, s. m. V. *xanthogranulome rétropéritonéal.*

fibro-kystique (tumeur). Tumeur fibreuse contenant des kystes, telles que les tumeurs kystiques de la mâchoire et de la mamelle. V. *kystique de la mâchoire (maladie)* et *kystique de la mamelle (maladie).*

fibro-kystique du pancréas (maladie). V. *mucoviscidose.*

fibro-lipome, s. m. Lipome contenant une grande quantité de tissu conjonctif.

fibromatose, s. f. Développement de tumeurs fibreuses en certains points de l'organisme. — *f. cutanée* (Marie). Affection caractérisée par des tumeurs fibreuses se développant dans le tissu conjonctif périglandulaire, en dehors des rameaux nerveux. Elle serait, à part l'origine nerveuse, analogue à la polyfibromatose neuro-cutanée. — *f. diffuse de l'utérus.*

fibrome, *s. m.* (Verneuil). Tumeur formée uniquement par du tissu fibreux, c.-à-d. par des faisceaux du tissu conjonctif au milieu desquels on observe des cellules également de nature conjonctive.

fibrome molluscum. V. *molluscum.*

fibromyome, *s. m.* Nom donné à des tumeurs utérines formées de tissu conjonctif et de tissu musculaire lisse. Au point de vue histologique, ce sont des *myomes.* On les désigne aussi souvent par les noms de *fibromes, tumeurs fibreuses,* ou *corps fibreux.*

fibromyopathie ossifiante neurogène. V. *para-ostéo-arthropathie.*

fibro-myxome, *s. m.* Tumeur complexe formée de tissu fibreux et de tissu muqueux et pouvant présenter la malignité cancéreuse.

fibroplasie rétro-cristallinienne ou **rétro-lentale.** Syn. *maladie de Terry* (1942). Affection oculaire survenant chez des prématurés quelques mois après la naissance, aboutissant quelquefois à la cécité. Elle débute par un aspect angiomateux, œdémateux et hémorragique de la rétine qui, ultérieurement, va se décoller, se plisser et se fixer derrière le cristallin, formant une membrane fibreuse, opaque et nacrée. Cette maladie paraît favorisée par une oxygénation trop importante du prématuré.

fibro-plastique (tumeur). V. *sarcome* (Lebert).

fibroréticulose, *s. f.* Syn. *réticulofibrose.* Prolifération du système réticulo-endothélial accompagnée de sclérose.

fibro-sarcome, *s. m.* 1° *F.-s. de la peau.* Syn. *dermato-fibrome progressif et récidivant de Darier-Ferrand* (1924). Maladie de peau rare, caractérisée par une masse saillante ou un placard bosselé d'une dureté ligneuse, indolent, recouvert d'une peau d'aspect variable (normal, ivoire ou pigmenté), siégeant sur l'abdomen ou à l'aine. Cette tumeur grossit avec une extrême lenteur, s'ulcère et finit par entraîner la mort par infection ou cachexie. Elle récidive toujours après ablation, mais ne donne pas de métastase viscérale. — 2° Syn. *sarcome fibroblastique.* Tumeur maligne développée aux dépens des fibroblastes. — 3° Variété rare de tumeur maligne primitive des os, développée le plus souvent aux dépens du périoste, d'évolution plus lente que l'ostéosarcome.

fibroscope, *s. m.* (fibra, filament; σκοπεῖν, examiner). Variété d'endoscope (v. ce terme) conduisant les rayons lumineux par un faisceau de fibres de verre souples. Le *f.* permet d'explorer, de façon très complète, par vision directe, photographie, cinématographie, télévision et prélèvement biopsique la muqueuse des bronches et de zones étendues du tube digestif (estomac, duodénum, canal cholédoque, colon...). — *f. à vision axiale* ou *terminale.* Syn. *axofibroscope, axoscope.* F. dans lequel l'objectif est placé au bout de l'extrémité distale, dans l'axe de l'appareil. Il est employé pour examiner l'œsophage et l'estomac (œsofibroscope).—*f. à vision latérale.* Syn. *latérofibroscope, latéroscope.* F. dans lequel l'objectif est placé sur le côté de l'extrémité distale de l'appareil. Il est employé pour examiner l'estomac (fibrogastroscope).

fibroscopie, *s. f.* Méthode d'exploration visuelle de l'intérieur des conduits (bronches, tube digestif p. ex.) ou des cavités de l'organisme au moyen du fibroscope (v. ce terme).

fibrose, *s. f.* Transformation fibreuse de certaines formations pathologiques et en particulier des cavernes pulmonaires.

fibrose cardiaque du nourrisson. V. *fibro-élastose endocardique.*

fibrose kystique du pancréas. V. *mucoviscidose.*

fibrose pulmonaire. Syn. *sclérose pulmonaire.* Développement de tissu conjonctif (fibroblastes et collagène) dans le parenchyme pulmonaire. Il peut être localisé ou généralisé, anarchique et mutilant ou systématisé ; la fibrose peut être cicatricielle et fixe ou bien évolutive et extensive ; elle peut être secondaire à une maladie connue ou apparaître comme primitive. On distingue : 1° les *fibroses focales*, séquelles dues à l'organisation d'un foyer pulmonaire inflammatoire (tuberculeux ou silicotique), qui se traduisent sur les radiographies pulmonaires par des aspects trabéculaires, réticulaires ou nodulaires étoilés, denses, plus ou moins étendus, parfois à topographie segmentaire, souvent accompagnés de rétraction du médiastin, des côtes et du diaphragme ou de pachypleurite (v. *fibrothorax*). — 2° les *fibroses systématisées* localisées aux cloisons interalvéolaires : v. *fibrose pulmonaire interstitielle diffuse*.

fibrose pulmonaire interstitielle diffuse. Syn. *sclérose pulmonaire idiopathique*. Affection rare, d'origine inconnue, caractérisée anatomiquement par une fibrose extensive, avec infiltration de cellules rondes et de plasmocytes, de tout le tissu interstitiel du poumon et, particulièrement, de la paroi alvéolo-capillaire qui, épaissie, empêche la diffusion de l'oxygène. La maladie se manifeste cliniquement par une dyspnée progressive avec cyanose et toux ; elle évolue vers la mort en quelques mois ou quelques années, souvent par insuffisance du cœur droit. Les radiographies pulmonaires montrent des images diffuses et bilatérales, granitées, réticulées ou micronodulaires. On en décrit plusieurs formes, différentes par la rapidité de leur évolution : le syndrome d'Hamman-Rich, aigu ; le syndrome de Scadding, subaigu ; le syndrome de Kaplan ou Walford-Kaplan, chronique. — A côté de cette forme primitive existent des *f.p.i.d.* secondaires : infectieuses, cancéreuses, au cours des pneumoconioses, des collagénoses, des réticulo-endothélioses, des phacomatoses, des chocs, de l'oxygénothé-

rapie, des réactions d'hypersensibilité, de la sténose mitrale, après radiothérapie, inhalation de vapeurs toxiques ou de poussières. V. *bloc alvéolo-capillaire, poumon en rayons de miel* et *pneumonie réticulée hypertrophique*.

fibrose rétropéritonéale idiopathique. V. *Ormond (maladie d')*.

fibrosigmoïdoscopie, s. f. V. *sigmoïdofibroscopie*.

fibrosite, s. f. Inflammation d'origine souvent rhumatismale du tissu fibreux articulaire et périarticulaire ; elle provoque des douleurs et parfois une rétraction de ce tissu (maladie de Dupuytren, v. ce terme).

fibro-solénome, s. m. (Jayle, 1926). V. *endométriome*.

fibrothorax, s. m. (Vincenti, 1932). Envahissement d'un poumon par un tissu fibreux dense, souvent rétractile. — On donne communément ce nom à un aspect radiologique d'hémithorax sombre et rétracté, aboutissant lointain d'inflammations pleuro-pulmonaires diverses (sclérose pulmonaire rétractile, épanchements de pneumothorax abandonnés, pleurésies séro-fibrineuses ou purulentes).

fibrotuberculome, s. m. Tumeur fibreuse, pouvant contenir des tubercules, qui se rencontre assez fréquemment chez les animaux tuberculeux et plus rarement chez l'homme.

fiche réticulo-endothéliale (Sandor, 1952). Courbe de précipitation des différentes euglobulines du sérum sanguin en fonction des variations du pH du sérum. Les modifications du taux de ces euglobulines renseigneraient sur les altérations fonctionnelles des tissus dérivés du mésenchyme.

Fick (principe ou **théorie de)** (1870). « Le débit cardiaque est égal à la consommation d'oxygène du sujet, divisée par la différence de la teneur en oxygène du sang artériel (prélevé par ponction d'une artère périphérique) et du sang veineux mêlé (prélevé dans l'oreillette ou le ventricule droit) » (B. Coblence).

FICO₂. Concentration du gaz carbonique dans l'air inspiré.

F.I.D. Abréviation de fosse iliaque droite.

Fiedler (myocardite interstitielle de). V. *myocardite interstitielle de Fiedler.*

Fieschi (syndrome de). Compression du rein gauche par une rate leucémique augmentée de volume.

Fiessinger (syndrome de Noël). Terme proposé par A. Lemaire (1952) pour désigner le syndrome d'auto-agression (v. *auto-allergie*).

Fiessinger et Leroy ou **Fiessinger-Leroy-Reiter (syndrome de Noël) (1916).** Syn. *pseudo-gonococcie entéritique* (Touraine et Ruel), *syndrome conjonctivo-* ou *oculo-urétro-synovial, oculo-urétro-synovie, syndrome de Reiter* (1916). Affection débutant par une atteinte intestinale fugace, avec douleur et diarrhée (souvent dysenterie bacillaire), suivie au bout de 2 à 3 semaines par une urétrite subaiguë non gonococcique, une conjonctivite légère et surtout une polyarthrite douloureuse et fébrile avec amyotrophie immobilisant successivement les grosses articulations; il existe parfois des lésions cutanées (v. *Vidal-Jacquet, syndrome de*). Après quelques poussées, la guérison survient en 2 à 4 mois. Le diagnostic est confirmé par la constatation, dans les cellules urétrales, conjonctivales et cutanées, d'inclusions virales caractéristiques. Ce syndrome est dû à un granulo-virus du genre *Bedsonia* de la famille des *Chlamydiaceæ*; il surviendrait chez des sujets porteurs de l'antigène HLA W₂₇, comme la pelvispondylite rhumatismale, qui peut d'ailleurs succéder au syndrome de F.-L.-R. V. *pararickettsiose* et *mucocutanéo-oculaire (syndrome).*

Fiessinger-Rendu (syndrome de). V. *ectodermose érosive pluri-orificielle.*

Fiessinger et Roudowska (réaction de N.). Coloration par la benzidine oxygénée des ferments oxydants contenus dans le protoplasma des polynucléaires.

fièvre, *s. f. (febris,* de φέβομαι, je tremble). Syndrome caractérisé par l'élévation de la température du corps avec accélération du pouls et de la respiration, oligurie, sécheresse de la langue et parfois délire.

fièvre algique. V. *algique.*

fièvre amarile. V. *fièvre jaune.*

fièvre aphteuse. V. *aphteux.*

fièvre aseptique. Fièvre se produisant en dehors de toute infection microbienne.

fièvre automnale. V. *fièvre de sept jours.*

fièvre biliaire intermittente. V. *fièvre bilio-septique.*

fièvre bilieuse hémoglobinurique. Manifestation grave du paludisme à *Plasmodium falciparum,* survenant dans les pays de forte endémie, chez des sujets antérieurement impaludés et affaiblis. Elle est due à une brutale hémolyse intravasculaire et se manifeste par des frissons, une fièvre élevée avec prostration, des vomissements, un ictère, une anémie et une hémoglobinurie qui peut entraîner une anurie et une azotémie mortelles. Le rôle favorisant de la quinine a été discuté.

fièvre bilio-septique (Chauffard). Syn. *f. intermittente biliaire, f. hépatique.* Fièvre due à l'infection des voies biliaires et affectant le type intermittent ou le type rémittent.

fièvre des boues. V. *fièvre des marais, 2°.*

fièvre boutonneuse (Conor et Bruch, de Tunis, 1910). Syn. *f. boutonneuse arthromyalgique* (Raybaud), *f. exanthématique du littoral méditerranéen, maladie de Conor et Bruch, maladie d'Olmer.* Maladie infectieuse bénigne, survenant en été, durant une quinzaine de jours, caractérisée au début par une petite tache noire, escarre superficielle, qui semble le point d'inoculation, par des signes généraux, température élevée, arthralgies, troubles gastro-intestinaux, et enfin par une éruption papulo-nodulaire (Carducci) de coloration rose vif ou violacée, siégeant sur différentes parties du corps. Elle est due à *Rickettsia conorii* transmise par la puce du chien ou une tique, le chien servant de réservoir de virus.

fièvre de Bullis. Rickettsiose observée en 1942 chez les soldats du camp de Bullis (Texas). Elle est caractérisée par un début brutal, de la fièvre, une éruption maculo-papuleuse généralisée, et guérit en 48 heures.

fièvre de la canne à sucre. Leptospirose à *Leptospira australis* transmise par les rats et qui atteint, en Extrême-Orient, les cultivateurs des plantations humides. Elle est caractérisée par un syndrome infectieux grave avec signes méningés et souvent ictère.

fièvre des champs. V. *fièvre des marais, 2°.*

fièvre de Chitral. V. *fièvre à pappataci.*

fièvre de cinq jours. V. *fièvre des tranchées.*

fièvre climatique. V. *fièvre à pappataci.*

fièvre comitée. V. *comitée (fièvre).*

fièvre continue. Se dit d'un état fébrile dans lequel la température reste constamment au-dessus de la normale et ne présente que des variations légères. — Cette expression a parfois servi à désigner la *fièvre typhoïde.*

fièvre de Corée. Syn. *fièvre hémorragique épidémique, fièvre hémorragique d'Omsk.* Maladie infectieuse sévère due à un arbovirus du groupe B transmis par les tiques. Après une incubation de 10 à 25 jours elle évolue en 4 phases : phase d'invasion fébrile à début brutal avec céphalée, myalgies, érythème de la face et du cou, pétéchies et troubles digestifs ; phase avec hypotension artérielle et quelquefois état de choc au 5e jour de la maladie ; phase oligurique qui commence vers le 8e jour avec élévation de l'azotémie et hémorragies ; enfin du 7e au 11e jour la diurèse reparaît, abondante, précédant une convalescence marquée par une asthénie importante. L'évolution est parfois mortelle. V. *arbovirose.*

fièvre de croissance (Bouilly, 1879). Syn. *ostéite hyperémique non sup-*purée, *ostéite plastique de la croissance.* Mouvement fébrile, s'accompagnant parfois de symptômes généraux et de douleurs au niveau des épiphyses, coïncidant avec la croissance rapide ou exagérée des jeunes gens et due à des lésions osseuses au voisinage des cartilages juxta-épiphysaires. On la considère comme le premier degré de l'*ostéomyélite.*

fièvre de Dalmatie. V. *fièvre à pappataci.*

fièvre de dix jours de Prétoria. V. *tick bite fever.*

fièvre double quarte ; f. double quotidienne ; f. double tierce. V. *double quarte, double quotidienne, double tierce (fièvre).*

fièvre des eaux. V. *fièvre des marais, 2°.*

fièvre entérique. Nom sous lequel on désigne la *fièvre typhoïde* en Australie et dans l'Afrique du Sud.

fièvre entéro-ménorragique. V. *fièvre ménorragique.*

fièvre entéro-mésentérique (Petit, 1813). V. *fièvre typhoïde.*

fièvre éphémère. Accès de fièvre causé par la fatigue. Sa durée ne dépasse généralement pas vingt-quatre heures.

fièvre éruptive. Nom donné à un groupe de maladies générales, contagieuses, épidémiques, de nature spécifique et infectieuse, qui présentent comme caractères cliniques communs : des éruptions cutanées et muqueuses, et une évolution cyclique. Ce groupe comprend : la rougeole, la rubéole, la scarlatine, la vaccine, la variole et la varicelle.

fièvre estivale de trois jours ou **fièvre d'été.** V. *fièvre à pappataci.*

fièvre estivo-automnale. Variété de paludisme due à *Plasmodium falciparum.*

fièvre exanthématique. Nom sous lequel on réunit un certain nombre d'affections ayant des caractères communs : symptômes cliniques : exanthème et typhos ; agent pathogène : rickettsie transmise par un arthropode hématophage (pou, puce, tique) ; parenté immunologique variable. Cette famille infectieuse comprend essentiellement le typhus exanthématique, le typhus bénin, la fièvre pourprée des Montagnes Rocheuses, la fièvre maculeuse brésilienne, la fièvre boutonneuse, le typhus tropical asiatique, la fièvre Q. — *f. e. du littoral méditerranéen*. V. *fièvre boutonneuse*.

fièvre fluviale du Japon. Syn. *maladie de Kedani, scrub typhus, tsutsugamushi, typhus rural* ou *tropical de Malaisie*. Affection observée au Japon, à Formose et en Indonésie, due à la morsure de *Trombicula akamushi* qui inocule une rickettsie, *Rickettsia orientalis*. Elle se manifeste par une lésion nécrotique au point d'inoculation, une adénopathie correspondante, des exanthèmes, une courbe fébrile d'allure typhoïde et de la leucopénie. Le campagnol commun japonais serait le réservoir du virus.

fièvre des fondeurs (Blandet, 1846). Accès fébriles observés chez les fondeurs de laiton, survenant à des dates plus ou moins espacées et attribuées, par les uns, à l'intoxication par les vapeurs de zinc, et, par les autres, à la grande chaleur et à la fatigue.

fièvre de la forêt de Kyasanur. V. *Kyasanur (maladie de la forêt de)*.

fièvre ganglionnaire. Nom donné par E. Pfeiffer (*f. glandulaire*, 1889) et J. Comby (1928) à une affection de la première enfance, caractérisée par une poussée fébrile accompagnant une tuméfaction des ganglions cervicaux. Pour quelques auteurs, la *f. g.* n'est pas une affection spécifique, comme on l'avait d'abord cru ; elle est due à la réaction ganglionnaire, fréquente dans l'enfance, à la suite d'infections buccale, nasale ou pharyngée de natures diverses. — D'autres auteurs la rattachent à la *mononucléose infectieuse*. V. ce terme.

fièvre du Gulf-Stream. V. *Gulf-Stream (fièvre ou maladie du)*.

fièvre de Haverhill. Affection épidémique observée en 1926 à Haverhill (Massachusetts), caractérisée par une fièvre (parfois récurrente) accompagnée de polyarthrite et d'érythème papuleux. Elle est due à un germe (*Haverhillis multiformis* ou *Streptobacillus moniliformis*) transmis par le rat. V. *erythema arthriticum*.

fièvre hectique. État fébrile caractérisé par de grandes oscillations de température, de l'amaigrissement et de la cachexie à marche rapide, qui peut compliquer les maladies les plus diverses.

fièvre hémorragique d'Amérique du Sud ou **d'Argentine** ou **de Bolivie.** Maladie analogue à la fièvre de Corée (v. ce terme) et due à un arénovirus du groupe Tacaribe : le virus Junin pour la fièvre d'Argentine, le virus Machupo pour celle de Bolivie.

fièvre hémorragique d'Argentine. V. *fièvre hémorragique d'Amérique du Sud*.

fièvre hémorragique de l'Asie du Sud-Est. V. *dengue*.

fièvre hémorragique de Bolivie. V. *fièvre hémorragique d'Amérique du Sud*.

fièvre hémorragique de Crimée (1943-44). Maladie analogue à la fièvre de Corée (v. ce terme), due à un arbovirus transmis par les tiques.

fièvre hémorragique épidémique. V. *fièvre de Corée, dengue, Kyasanur (maladie de la forêt de)*.

fièvre hémorragique d'Omsk. V. *fièvre de Corée*.

fièvre hépatalgique. V. *hépatalgique (fièvre)*.

fièvre hépatique. V. *f. bilio-septique*.

fièvre d'inondation. V. *fièvre des marais, 2°*.

fièvre intermittente. Forme de fièvre caractérisée par des accès régulièrement espacés et séparés par des intervalles d'apyrexie complète. Elle est quelquefois symptomatique d'une suppuration profonde (hépatite suppurée, infection urinaire, endocardite ulcéreuse, infection purulente) ; mais presque toujours elle est due à l'infection palustre et le terme de *f. i.* est souvent pris comme synonyme de *paludisme.* — *f. i. biliaire.* V. *fièvre bilio-septique.*

fièvre jaune. Syn. *fièvre amarile, typhus amaril, typhus ictérode, vomito negro.* Maladie infectieuse, endémo-épidémique, ayant pour origine les rives du golfe du Mexique; il en existe deux foyers : dans la zone tropicale en Amérique du Sud et en Afrique. Elle est caractérisée par un début brutal, avec fièvre à 40°, violentes douleurs (céphalée et « coup de barre » lombaire), vomissements, congestion de la face et rash thoracique. En 3 ou 4 jours la fièvre tombe et, après une légère reprise, la guérison survient dans les formes légères. Dans les formes graves, la fièvre monte à nouveau, les vomissements sanglants (*vomito negro*), l'ictère et l'albuminurie apparaissent. La *f. j.* est due à un virus, le *virus amaril* (Stokes, 1928; Mathis, 1928), du groupe B des arbovirus, transmis par un moustique (Carlos Finlay, 1881) du genre *Stegomya* (*Ædes aegypti*) pour la *f. j. épidémique urbaine* et, pour la *f. j. de brousse*, par un moustique du genre *Haemagogus* en Amérique du Sud et par *Ædes Africanus* ou *Ædes simpsoni* en Afrique. On peut la prévenir par la vaccination au moyen d'un virus vivant atténué. V. *arbovirose.* — *f. j. nostras.* V. *ictère grave.*

fièvre de lait. Forme atténuée de la fièvre puerpérale, ainsi nommée parce qu'elle coïncide avec la montée du lait (on attribuait autrefois cette fièvre à ce phénomène physiologique).

fièvre de lait condensé ou **de lait sec.** Hyperthermie observée chez quelques nourrissons élevés au lait condensé ou au lait sec. Son origine n'est ni infectieuse, ni toxique; elle semble due à l'insuffisance de la quantité d'eau servant à diluer la poudre de lait ou le lait condensé.

fièvre larvée. V. *larvé.*

fièvre de Lassa. V. *Lassa (fièvre de).*

fièvre limnémique (λίμνη, étang). V. *paludisme.*

fièvre maculeuse brésilienne (S. Libanio, de Minas Geraes, 1937).

Syn. *typhus de Sao Paulo.* Variété de fièvre pourprée des Montagnes Rocheuses (v. ce terme), observée dans les Etats de Minas Geraes et de Sao Paulo, provoquée par *Rickettsia rickettsi,* var. *brasiliensis,* transmise du chien, du lièvre ou de l'agouti à l'homme par une tique (*Amblyomma cayennense*). V. *fièvre tachetée américaine.*

fièvre de Malte. V. *mélitococcie.*

fièvre des marais. 1° V. *paludisme.* — 2° Syn. *f. des boues, des champs, des eaux, d'inondation, des moissons, de vase.* Leptospirose à *Leptospira grippo-typhosa.* Elle est caractérisée par un début brutal, une fièvre intense avec asthénie, céphalée et myalgie, inconstamment par de l'injection des conjonctives, du subictère et de l'albuminurie. La guérison se produit en quelques jours, parfois suivie d'une légère rechute. Cette affection saisonnière est généralement d'origine hydrique V. *leptospire.*

fièvre maremmatique. V. *paludisme.*

fièvre méditerranéenne. V. *mélitococcie.*

fièvre ménorragique (Trousseau), **menstruelle, ovarienne** ou **prémenstruelle.** Syn. *f. entéro-ménorragique, ovarienne* ou *prémensttruelle.* Fièvre généralement modérée, accompagnée de phénomènes intestinaux, survenant chez des femmes indemnes de toute maladie, à un des stades du cycle ovarien, presque toujours avant les règles et cessant dès leur apparition.

fièvre miliaire. V. *suette miliaire.*

fièvre des moissons. V. *fièvre des marais, 2°.*

fièvre par morsure de tiques. V. *tick bite fever.*

fièvre de Mossman. V. *fièvre Q.*

fièvre muqueuse. V. *muqueuse (fièvre).*

fièvre du Natal. V. *tick bite fever.*

fièvre nonane. V. *nonane (fièvre).*

fièvre octane. V. *octane (fièvre).*

fièvre ondulante. V. *mélitococcie.*

fièvre O'Nyong-Nyong. Variété de dengue (v. ce terme) décrite en

1959 dans le nord de l'Ouganda, due à un arbovirus du groupe A.

fièvre de la Oroya. V. *verruga*.

fièvre ortiée. V. *urticaire*.

fièvre ovarienne. V. *fièvre ménorragique*.

fièvre paludéenne, paludique ou **palustre.** V. *paludisme*.

fièvre à pappataci (*pappataci*, petit moucheron, en italien). Syn. *dengue méditerranéenne* ou *d'Orient, f. de Chitral, f. climatique, f. de Dalmatie, f. estivale de trois jours* (Trabaud), *f. d'été, f. à phlébotome* (Newstead, 1911), *f. de Pick, f. de Pym, typhus* ou *maladie de chien*. Maladie infectieuse caractérisée par un violent accès de fièvre, survenant brusquement et durant trois jours; cet accès est précédé de céphalée et de courbature et souvent accompagné de bradycardie, de troubles digestifs et d'un érythème scarlatiniforme; la guérison est de règle. La *f. à pappataci* règne en Italie, en Bosnie, en Dalmatie et en Syrie pendant l'été; elle est due à un arbovirus transmis par la piqûre d'un petit diptère, *Phlebotomus papatasii*. V. *arbovirose*.

fièvre paratyphoïde. V. *paratyphoïde (fièvre)*.

fièvre pernicieuse. Syn. *accès pernicieux*. Forme grave et parfois rapidement mortelle de paludisme, due le plus souvent à *Plasmodium falciparum*, survenant en région d'endémie palustre chez des sujets débilités. Elle est caractérisée par un syndrome malin à début fréquemment brutal, avec adynamie, prostration, collapsus cardiovasculaire, sueurs froides, cyanose et refroidissement périphérique malgré l'hyperthermie centrale, anémie, vomissements et diarrhée qui entraînent déshydratation, anurie et hyperazotémie.

fièvre pétéchiale des Montagnes Rocheuses. V. *fièvre pourprée des Montagnes Rocheuses*.

fièvre à phlébotome. V. *fièvre à pappataci*.

fièvre de Pick. V. *fièvre à pappataci*.

fièvre pneumotyphoïde. V. *pneumotyphoïde (fièvre)*.

fièvre pourprée des Montagnes Rocheuses (Gwinn et Mc Cullough, 1902). Syn. *fièvre pétéchiale* ou *tachetée des Montagnes Rocheuses, fièvre à tique, fièvre du Texas, spotted fever*. Maladie saisonnière (printemps, été) observée dans la région des Montagnes Rocheuses et dans l'Inde, due à *Rickettsia rickettsi*, transmise par une tique (*Dermacentor andersoni*). Elle est caractérisée par un début brusque (frissons violents), une température très élevée dès les premiers jours, un état typhique grave et une éruption pétéchiale abondante survenant du deuxième au cinquième jour. La mortalité est très élevée, mais varie selon les régions. V. *fièvre maculeuse brésilienne* et *fièvre tachetée américaine*.

fièvre prémenstruelle. V. *fièvre ménorragique*.

fièvre puerpérale. V. *puerpérale*.

fièvre de Pym. V. *fièvre à pappataci*.

fièvre Q. Syn. *Q fever* (*query fever*, fièvre indéterminée), *fièvre de Mossman, fièvre du Queensland, maladie de Derrick-Burnet* (1937). Maladie identifiée chez les travailleurs des plantations de canne à sucre (1910) et décrite à Brisbane (Queensland, Australie), depuis 1933, chez des employés des abattoirs. Elle est actuellement répandue en Amérique et dans le bassin méditerranéen. Il en existe une forme fébrile rappelant, par ses phénomènes généraux, le typhus exanthématique, mais se terminant presque toujours par la guérison, une forme évoluant comme une pneumonie atypique, une forme pseudo-grippale et une forme méningée. Cette maladie est due à *Rickettsia burneti*, qui aurait comme réservoir de nombreux rongeurs sauvages et le bétail domestique, transmettant la maladie à l'homme directement (ingestion de lait, inhalation de poussières virulentes) ou par l'intermédiaire du pou ou de tiques.

fièvre quarte. V. *quarte (fièvre)*.

fièvre du Queensland. V. *fièvre Q*.

fièvre quinique. V. *Tomaselli (maladie de)*.

fièvre quintane. V. *quintane (fièvre).*

fièvre quotidienne. V. *quotidienne (fièvre).*

fièvre récurrente (*recurrere*, courir en arrière). Syn. *spirochétose récurrente, borréliose récurrente.* Nom sous lequel on désigne un groupe de maladies caractérisées par des accès de fièvre à répétition et provoquées par des spirochètes (*Borrelia*) transmis par des arthropodes : poux ou tiques. — *f. r. cosmopolite* ou *à poux.* Syn. *typhus récurrent, t. à rechute.* Maladie infectieuse et épidémique, se rencontrant en Europe orientale et dans les régions tropicales de l'Afrique, de l'Asie et de l'Amérique, due à un *spirille, Spirochaeta* ou *Borrelia recurrentis* (spirochète d'Obermeier), qui est transmis à l'homme par les déjections des poux et accessoirement des punaises. Elle est caractérisée cliniquement par un type fébrile spécial : la fièvre débute brusquement, atteint d'emblée son maximum, se maintient très élevée pendant 5 à 7 jours, puis la température redescend d'un seul coup à la normale; après une période d'apyrexie égale à la période fébrile, apparaît une deuxième poussée de fièvre analogue à la première, et suivie ordinairement de guérison; il y a quelquefois un troisième accès. — Les autres *f. r.* sont transmises par des tiques : *f. r. espagnole* ou *hispano-africaine.* Variété de *f. r.* observée en Espagne en 1926 (Sadi de Buen) et en Afrique du Nord en 1928-33, due à *Spirochaeta hispanica* inoculé par une tique (*Ornithodorus erraticus*) contaminée elle-même par certains rongeurs (rat, hérisson, etc.) qui seraient les réservoirs de virus. La *f. r. hisp.-afr.* se distingue par la moindre durée de chaque accès (2 ou 3 jours) et leur plus grand nombre (de 4 à 5), l'intervalle d'apyrexie étant de 7 à 20 jours. — *f. r. sporadique des Etats-Unis* ou *f. r. du Texas.* Variété américaine de *f. r.* due au *Spirochaeta turicatae*, transmis par une tique, *Ornithodorus turicata* et *O. hermsi.* — *f. r. d'Amérique du*

Sud due à *S. venezuelensis* et à *S. neotropicalis* transmis par *Ornithodorus venezuelensis* et *O. talaje.* — *f. r. asiatique* ou *de Perse*, variété grave due à *S. persica*, transmis par *Ornithodorus papillipes.* — *f. r. à tiques africaine.* V. ce terme.

fièvre rémittente. V. *rémittent.*

fièvre rhumatismale. V. *Bouillaud (maladie de).*

fièvre rouge. V. *dengue.*

fièvre de San Joaquin. V. *coccidioïdomycose.*

fièvre de sel. Elévation thermique provoquée, chez un nourrisson, par l'apport alimentaire et la rétention d'un excès de NaCl. Ce sel immobilise une certaine quantité d'eau, qui ne peut plus être utilisée pour la régulation thermique.

fièvre de sept jours. Syn. *fièvre automnale.* Maladie infectieuse fébrile, observée aux Indes et au Japon, présentant des analogies avec la fièvre des tranchées, mais caractérisée par des accès de fièvre, en général au nombre de deux. La température redevient normale 7 jours après le 2e accès. Les rechutes sont très rares. Elle est due à un spirochète, *Leptospira hebdomalis.*

fièvre septane. V. *septane (fièvre).*

fièvre sextane. V. *sextane (fièvre).*

fièvre de soif. Ascension thermique brutale et transitoire survenant chez un nouveau-né de 3 à 4 jours, le plus souvent pendant la saison chaude. Elle est due à l'absorption d'une quantité insuffisante de liquide.

fièvre solitaire. V. *solitaire (fièvre).*

fièvre Songo. Variété de fièvre hémorragique épidémique. V. *fièvre de Corée.*

fièvre sudorale ou **sudoro-algique.** V. *mélitococcie.*

fièvre synoque. V. *synoque (fièvre).*

fièvre tachetée américaine. Terme sous lequel on réunit certaines fièvres exanthématiques dues à des rickettsies transmises par des tiques et dont la répartition géographique est purement américaine. Ce groupe comprend les *f. t. nord-américaines* (fièvre pourprée des Montagnes Rocheuses et f. pourprée des Etats de l'Est) et les *f. t. sud-américaines* (fièvre maculeuse brésilienne).

fièvre tachetée des Montagnes Rocheuses. V. *fièvre pourprée des Montagnes Rocheuses.*

fièvre tellurique. V. *paludisme.*

fièvre du Texas. V. *fièvre pourprée des Montagnes Rocheuses.*

fièvre tierce. V. *tierce (fièvre).*

fièvre à tique. V. *fièvre pourprée des Montagnes Rocheuses, tick bite fever* et *fièvre récurrente.*

fièvre à tiques africaine. Syn. *tick fever.* Variété de fièvre récurrente remarquable par ses troubles digestifs, la brièveté des accès et l'existence de 5 à 6 rechutes; elle est due à *Spirochaeta duttoni*, transmis à l'homme par une tique, *Ornithodorus moubata*, et sévit en Afrique tropicale.

fièvre à tiques du Colorado. Maladie infectieuse due à un arbovirus transmis par les tiques. Elle a été distinguée des formes bénignes de la fièvre pourprée des Montagnes Rocheuses par Becker en 1930. Elle débute brutalement par la céphalée, des myalgies, des frissons, une fièvre à 40°; celle-ci tombe au bout de 2 jours et, 2 jours après, reprend pour 2 à 3 jours. Une profonde asthénie persiste pendant plusieurs semaines.

fièvre à tiques du Queensland. Rickettsiose de symptomatologie analogue à celle de la fièvre boutonneuse et due à une rickettsie voisine de *R. rickettsii*, *R. australis*, transmise par les tiques.

fièvre à tiques sibérienne. Rickettsiose de symptomatologie analogue à celle de la fièvre boutonneuse due à une rickettsie voisine de *R. rickettsii*, *R. siberica*, transmise par les tiques.

fièvre des tranchées. Syn. *fièvre de cinq jours, fièvre de Volhynie.* Maladie infectieuse attribuée à *Rickettsia quintana*, hébergée par le pou du corps et transmissible d'homme à homme. Elle est caractérisée par de violents et courts accès fébriles débutant brusquement avec céphalée,

vertige et douleurs dans les jambes, se répétant tous les 5 jours, par une éruption érythémateuse, papuleuse ou maculeuse, l'hypertrophie de la rate et la fréquence des rechutes. Observée pendant la guerre de 1914 à 1918, elle a fait sa réapparition en Russie au début de 1942 sous des aspects souvent atypiques, traînants ou ondulants.

fièvre triple quotidienne. V. *quotidienne (fièvre).*

fièvre de trois jours. V. *fièvre à pappataci.* — *f. de t. j. des jeunes enfants* ou *avec exanthème critique.* V. *sixième maladie.*

fièvre tropicale. Variété de paludisme due à *Plasmodium falciparum.*

fièvre typhoïde (Louis, 1829). Syn. (inusités) *dothiénentérie* (Trousseau), *dothiénentérite* (Bretonneau), *fièvre continue, fièvre entérique* (en Australie et dans l'Afrique du Sud), *fièvre entéromésentérique* (Petit, 1813), *typhus abdominalis* (en Allemagne). Maladie infectieuse, contagieuse, due à un bacille spécial (*bacille d'Eberth*), caractérisée, au point de vue anatomique, par des lésions des plaques de Peyer et des follicules clos de l'intestin, et, au point de vue clinique, par l'état *t.*, l'élévation de la température qui évolue d'une façon cyclique, par des troubles nerveux et intestinaux, et par une éruption discrète de taches rosées lenticulaires.

fièvre typho-malarienne. V. *typhomalarienne (fièvre).*

fièvre d'Ukraine (Westphal, 1943). Maladie voisine de la fièvre de Volhynie, caractérisée par un début brusque, une fièvre élevée avec rémissions matinales, tombant au bout de 7 à 10 jours, accompagnée de céphalée, de splénomégalie et d'exanthème.

fièvre urineuse. Fièvre due à l'infection urinaire. Elle se présente, soit sous la forme d'un accès isolé, violent, à évolution rapide, soit sous forme d'accès prolongés et répétés souvent intenses, soit sous forme de fièvre continue, plus ou moins élevée et tendant à la chronicité.

fièvre de la vallée du Rift (1930). Syn. *hépatite enzootique*. Maladie due à un arbovirus, qui ravage le bétail d'une région limitée du Kénia (Afr. Or.). Elle se communique à l'homme chez qui elle se manifeste par des poussées fébriles violentes de 3 à 5 jours, séparées par 2 ou 3 jours d'apyrexie et accompagnées de courbatures violentes et de congestion de la face. Elle est toujours bénigne, mais entraîne une longue convalescence. V. *arbovirose*.

fièvre de la vallée de San Joaquin. V. *coccidioïdomycose*.

fièvre de vase. V. *fièvre des marais*, 2°.

fièvre à virus de la forêt Semliki. Affection fébrile analogue à la fièvre à virus Mayaro et due aussi à un arbovirus du groupe A.

fièvre à virus de Lassa. V. *Lassa (fièvre de)*.

fièvre à virus de Marburg. V. *Marburg (maladie à virus de)*.

fièvre à virus Mayaro. Affection fébrile, observée en Amérique du Sud, accompagnée de céphalée, de courbatures, de vomissements. Elle est due à un arbovirus de groupe A, isolé en 1954 à la Trinité et transmis par un moustique.

fièvre à virus Tahyna. Arbovirose (v. ce terme) dont le virus a été isolé en 1965 en Tchécoslovaquie. Il appartient au groupe *California ;* il est voisin du virus de l'encéphalite de Californie, et serait parfois même la cause, aux Etats-Unis, de cette maladie. En France, au Languedoc, on a trouvé dans le sérum de sujets bien portants des anticorps actifs contre ce virus.

fièvre à virus West-Nile. Arbovirose dont le virus, appartenant au groupe B, a été isolé en 1937 dans l'Ouganda. On observe cette maladie en Afrique du Sud, en Egypte, en Israël, aux Indes. Des cas ont été notés en France de 1962 à 1965 (Camargue, Languedoc). Elle se présente le plus souvent en clinique comme une affection fébrile, simulant parfois la dengue et rarement compliquée d'encéphalite. V. *arbovirose*.

fièvre de Volhynie. V. *fièvre des tranchées*.

F.I.G. Abréviation de fosse iliaque gauche.

fil (épreuve du) (Garrod). V. *Garrod (épreuve du fil de)*.

filaire, *s. f.* Nom donné à des parasites de l'ordre des Nématodes que leur longueur a fait comparer à un fil. — *Filaria loa* (Guyot) ou *loa-loa*. Parasite transmis par les taons et produisant en se déplaçant sous les téguments des œdèmes fugaces dits : *œdèmes de Calabar ;* on les rencontre dans l'Afrique tropicale. — *filaire de Médine, Filaria medinensis, dragonneau, ver de Guinée.* F. longue de plusieurs décimètres, dont la présence sous la peau provoque des collections suppurées. V. *dracunculose*. — *Filaria perstans,* qui ne détermine aucun trouble. — *filaire du sang, filaire de Bancroft* ou *de Malaisie, Filaria sanguinis hominis, Filaria bancrofti, Wuchereria bancrofti, Brugia malayi.* Parasite des vaisseaux sanguins et lymphatiques provoquant la filariose. V. *onchocercose*.

filariose, *s. f.* Syn. *wuchériose.* Nom réservé à la maladie déterminée par la filaire du sang (*Wuchereria bancrofti*). Elle se manifeste par des accidents variés : accès fébriles avec névralgie, hématurie, chylurie, adénolymphocèle et éléphantiasis. La contamination se fait par l'intermédiaire d'un moustique (culex, anophèle) qui inocule l'embryon de la filaire au moment de la piqûre (Manson).

Filatoff (maladie de). V. *Dukes-Filatoff ou Filatow (maladie de)*.

Filatoff ou **Filatov (signe de).** Contraste entre la pâleur des ailes du nez, des lèvres et du menton, et la rougeur intense des joues, dans l'éruption de la scarlatine. V. *facies scarlatin*.

Filatov (méthode de) (1933). Syn. *histothérapie, thérapie tissulaire.* Méthode destinée à exalter les réactions vitales de l'organisme par l'injection d'extraits de tissus ou par la greffe de tissus (placenta surtout) qui, conservés dans des conditions de vie défavorables (au froid), ont élaboré et contiennent des substances excitant l'activité cellulaire (biostimulines, stimulines ou stimulateurs biogéniques). Cette méthode a donné de bons résultats en ophtalmologie (myopie, décollement de la rétine, irido-cyclite, iridochoroïdite, certaines affections de la cornée, etc.), en dermatologie (psoriasis, plaies atones, acné), ainsi que dans diverses maladies (artérites, névralgies, ulcères digestifs, polyarthrite, etc.).

Filatov (signe de). V. *Filatoff* (*signe de*).

Filatow (maladie de). V. *Dukes-Filatoff ou Filatow* (*maladie de*).

filière, *s. f.* Instrument destiné à déterminer le diamètre des sondes et bougies dont on se sert pour pratiquer le cathétérisme. — Les unes sont graduées en 1/3 de millimètre (filière Charrière), les autres en 1/6 de millimètre (filière Béniqué).

filiforme (pouls). V. *pouls f.*

Filipowicz (signe de). V. *palmo-plantaire* (*signe*).

filtrat glomérulaire. Syn. *flux glo-mérulaire.* Liquide provenant de l'ultra-filtration du plasma sanguin dans la capsule de Bowmann à travers les parois des capillaires des glomérules rénaux. Il représente 20 % du plasma qui traverse les glomérules (120 à 130 ml par minute pour les deux reins, chez un adulte normal) et contient, à la même concentration que le plasma sanguin, du glucose, du chlore, du sodium, de l'urée, des phosphates, de la créatinine, de l'acide urique et aussi des traces de protéines de faible poids moléculaire. On le mesure par la clairance à la créatinine, à l'inuline, à l'hyposulfite de Na et surtout au mannitol. Cette clairance (v. ce terme) est normalement de 120 à 130 ml par minute.

filtration-réabsorption (théorie de la). Théorie de la sécrétion rénale suivant laquelle tous les éléments du plasma sanguin, à l'exception des protéines et des graisses, filtrent, par un processus physique, à travers les glomérules, les tubes contournés

réabsorbant ensuite certains de ces éléments, en totalité ou en partie. V. *Ludwig, Cushny, Rehberg* (*théories de*).

finalisme, *s. m.* Doctrine suivant laquelle les transformations successives et en particulier les mutations de la matière vivante se font selon le « plan préconçu d'une finalité dirigée ».

finalité, *s. f.* Hypothèse d'après laquelle on suppose que toute chose et tout être ont été créés en vue d'une fin.

Finsen (méthode de) ou **finsenthérapie.** « Modalité d'actinothérapie consistant à traiter les affections cutanées, et en particulier le lupus tuberculeux, par des doses fortes d'ultra-violets, avec un appareillage particulier » (Trial).

Finsterer (opération de). Syn. *op. d'Hofmeister.* Gastrectomie partielle (pylorectomie) avec implantation termino-latérale de la tranche gastrique dans le jéjunum et fermeture d'une partie de cette tranche gastrique (procédé de Polya modifié). C'est actuellement le procédé le plus usité.

Finsterer (signe de). Ralentissement paradoxal du pouls observé parfois dans certaines hémorragies intrapéritonéales graves.

FIO₂. Concentration de l'oxygène dans l'air inspiré.

Fischer (théorie de). Théorie d'après laquelle l'albuminurie proviendrait de la surcharge de l'organisme et du sang en acides qui solubilisent les substances protéiques du rein et les font passer dans l'urine.

Fischgold (ligne digastrique de). Repère radiologique ; ligne unissant sur une radiographie du crâne de face les 2 apophyses mastoïdes.

Fisher (syndrome de) (1956). Syndrome associant des paresthésies, une aréflexie généralisée, une ataxie cérébelleuse et une ophtalmoplégie externe. L'examen du liquide céphalo-rachidien montre une dissociation albumino-cytologique. Ce syndrome, d'apparition brutale et de régression lente, est considéré

comme une variété de polyradiculonévrite (v. ce terme).

Fisher-Evans (syndrome de). Association d'hémogénie et d'anémie
hémolytique par auto-immunisation.

fissiparité, s. f. (*fissum*, fente; *parere*,
engendrer). Syn. *scissiparité*. Mode
de reproduction, par segmentation,
de certains organismes monocellu-
laires (protozoaires, bactéries).

fissuraire, *adj.* Qui se rapporte à une
fissure. — *syndrome f.* ou *crise f.*
Douleurs atroces qui, chez un malade atteint de fissure anale, surviennent pendant et surtout après
la défécation.

fissure, s. f. (*fissura*, fente, crevasse).
— *f. anale.* Ulcération allongée et
superficielle, généralement très douloureuse, siégeant dans les plis ra-
diés de l'anus. — *f. faciale.* Malformation congénitale de la face due
à un arrêt de développement et à un
défaut de coalescence des bourgeons
faciaux (bec-de-lièvre, coloboma,
macrostomie). — *f. spinale* ou du
rachis. V. *spina-bifida.*

fistulaire (bruit) (Chaussier). Gargouillement intense donnant à l'o-
reille qui ausculte l'impression d'un
robinet subitement ouvert dans
la cavité pleurale. Ce signe stéthoscopique s'observe dans les cas d'hy-
dro- ou de pyopneumothorax communiquant largement avec une
bronche.

fistule, s. f. (*fistula*, canal). Trajet,
congénital ou accidentel, livrant
passage à un liquide physiologique
ou pathologique, et entretenu par
l'écoulement même de ce liquide. —
f. anale. Trajet irrégulier allant de
la muqueuse rectale à la marge de
l'anus et faisant communiquer l'une
de ces surfaces, ou toutes les deux,
avec la cavité d'un abcès péri-anal.
— *f. artério-veineuse.* V. *anévrisme
artério-veineux.* — *f. borgne externe.*
F. anale s'ouvrant à la marge de
l'anus. — *f. borgne interne.* F. s'ouvrant dans le rectum. — *f. branchiale.* F. par arrêt de développement
de l'appareil branchial; elle siège à la
face ou au cou et peut être complète,
borgne interne ou borgne externe.

— *f. congénitale du cou.* V. *f. branchiale.* — *f. d'Eck.* V. *Eck* (*opération
ou fistule d'*). — *f. extra-sphinctérienne.* F. anale dont le trajet est
situé en dehors du sphincter. — *f.
gastrique.* Trajet étroit faisant communiquer la cavité gastrique avec
celle d'un viscère voisin ou avec la
peau; elle peut être spontanée, traumatique ou chirurgicale (v. *gastrostomie*). — *f. intra-sphinctérienne*
(ou *sous-muqueuse*). F. anale dont le
trajet est situé en dedans du sphincter. — *f. jéjuno-colique.* Ouverture
par perforation, dans le côlon transverse, d'un ulcère du jéjunum ou
d'un ulcère peptique évoluant sur
l'anse jéjunale efférente après
gastro-entérostomie (*f. gastro-jéjuno-
colique*). — *f. lacrymale.* F. d'origine
traumatique intéressant la glande ou
les conduits lacrymaux. — *f. pilonidale.* V. *sinus pilonidal.* — *f. pyos-
tercorale.* F. stercorale communiquant avec un abcès. — *f. sacro-
coccygienne.* V. *sinus pilonidal.* —
f. sous-muqueuse. V. *fistule intra-
sphinctérienne.* — *f. stercorale.* F.
mettant en communication la lumière intestinale avec une cavité
naturelle ou avec la peau, en ne
laissant passer qu'une faible partie
des matières; elle peut être traumatique, spontanée ou chirurgicale
(*iléostomie, caecostomie*). V. *anus
artificiel.* — *f. trans-sphinctérienne.*
F. anale dont le trajet passe à travers
le sphincter.

fistule aorto-pulmonaire. Syn.
*communication inter-aorto-pulmo-
naire.* Orifice qui met en communication l'aorte et l'artère pulmonaire,
tout près de leurs origines, sans
canal intermédiaire; il est dû à un
arrêt de développement du septum
aortique pendant la vie fœtale. Le
tableau clinique ressemble à celui
de la persistance du canal artériel,
mais l'évolution est rapidement mortelle par insuffisance cardiaque.

fistulo-duodénostomie, s. f. Opération qui consiste à aboucher une
fistule biliaire ou pancréatique dans
le duodénum.

fistulo-gastrostomie, s. f. Opération qui consiste à aboucher une

fistule biliaire ou pancréatique dans l'estomac.

fistulotomie interne. Opération qui consiste à traiter une fistule anale comme un urètre rétréci, en sectionnant sa paroi, en la dilatant et en instillant dans le trajet des antiseptiques.

Fitz-Hugh (syndrome de) (1933). Syn. *syndrome abdominal droit supérieur, périhépatite gonococcique.* Douleur vive de l'hypochondre droit, irradiée dans les régions voisines, accompagnée de contracture des muscles abdominaux et d'une fièvre légère. Elle est due à une péritonite localisée autour du foie et de la vésicule et s'observe chez des femmes atteintes d'une affection annexielle de nature gonococcique. Ce syndrome évolue spontanément vers la guérison et nécessite rarement l'intervention du chirurgien.

fixateur, s. m. V. *sensibilisatrice.*

fixation (abcès de). V. *abcès.*

fixation (réaction de). V. *Bordet et Gengou (réaction de).*

fixation du complément. Si, à un mélange contenant un antigène et la sensibilisatrice qui y correspond, on ajoute un sérum frais, contenant par conséquent du complément, celui-ci disparaît de ce sérum, qui par suite devient incapable de réactiver un autre mélange contenant un antigène et une sensibilisatrice. C'est ce qu'on exprime en disant que le complément a été fixé sur le premier antigène. V. *déviation du complément, complément* et *sensibilisatrice.*

fixation d'iode radioactif (I¹³¹) **(épreuve de).** V. *iode radioactif (test à l').*

Flabelline (n. dép.). Méthicilline. V. *pénicilline.*

flaccidité, s. f. (*flaccidus,* flasque). Absence de toute tonicité que l'on observe dans certaines paralysies.

flacherie, s. f. Dysenterie infectieuse du ver à soie, étudiée par Pasteur. Elle est due à un ultra-virus; les agents microbiens (*Streptococcus bombycis* et *B. bombycis*) sont des germes d'infection secondaire.

Flack (test de) (Martin F., 1919). Syn. *endurance test,* 40 mm Hg apnee-test. Epreuve utilisée pour étudier les qualités cardio-pulmonaires des aviateurs et des sportifs. Le sujet, après une inspiration forcée, doit souffler dans un manomètre et maintenir une dénivellation de 40 mm de la colonne de mercure le plus longtemps possible. Le pouls est compté de 5 en 5 secondes. Un abandon de l'épreuve avant 50 secondes, une tachycardie importante, surtout si elle est rapidement suivie de bradycardie, indiquent l'inaptitude. Ce test explore la réponse du cœur à une élévation des pressions thoracique et intra-ventriculaire droite.

flagellation, s. f. (massage). Variété de tapotement qui consiste à frapper successivement avec les doigts la partie que l'on veut masser.

flagellés, s. m. pl. (*flagellum,* fouet). « Protozoaires pourvus d'un ou de plusieurs flagelles, et parfois d'une membrane ondulante, qui leur servent d'organes locomoteurs » (E. Brumpt). Un certain nombre de *f.* sont parasites de l'homme : Leishmania, Trypanosoma, Trichomonas, Giardia, etc.

Flajani-Basedow (maladie de) (auteurs italiens). V. *Basedow (maladie de).*

flapping tremor. V. *tremor (flapping).*

flasco-spasmodique, adj. Se dit d'une paralysie flasque avec exagération des réflexes tendineux (signe de spasmodicité).

flasque, adj. Qui s'accompagne d'hypotonie musculaire. — *paralysie f.*

Flatau (signe de) (1922). Syn. *phénomène nuquo-mydriatique.* Dilatation des pupilles sous l'influence d'une flexion de la tête en avant, signe caractéristique de la méningite.

flatulence, s. f. (*flatus,* souffle, de *flare,* souffler). Production de gaz gastro-intestinaux donnant lieu à un ballonnement plus ou moins considérable de l'estomac ou de l'intestin, s'accompagnant souvent d'émission de gaz par la bouche et quelquefois aussi par l'anus.

flatulent, adj. Qui s'accompagne de gaz. — *dyspepsie f.* Dyspepsie avec présence de gaz dans le tube digestif par aérophagie ou fermentation, putréfaction et défaut de résorption.

flatuosité, s. f. Gaz existant dans le tube digestif. — Gaz expulsés du tube digestif.

Fleig et Lisbonne (réaction de). V. *précipito-diagnostic.*

Fleischer (cercle de). V. *Kayser-Fleischer (cercle de).*

Fleischer (dystrophie de). V. *Fehr (dystrophie cornéenne de).*

Fleischmann (signe de). V. *Crowe (signe de).*

Fleischner (lignes de). Images linéaires ou discoïdes denses observées sur les radiographies des poumons au cours de l'embolie pulmonaire. Elles sont dues à des atélectasies focales, produites par l'hypersécrétion bronchique consécutive à l'embolie.

flexibilitas cerea. Impression de cire molle donnée par les segments de membres de certains malades quand on les mobilise et aptitude particulière que possèdent ces malades à conserver l'attitude qu'on leur donne. V. *catalepsie.*

flexion combinée de la cuisse et du tronc (épreuve de la). V. *Babinski (épreuve de).*

Flint (roulement ou **signe de)** (Austin Flint, 1862). Roulement présystolique qu'on entend parfois à la pointe du cœur, dans l'insuffisance aortique non compliquée de rétrécissement mitral.

floculation, s. f. Coagulation d'une solution colloïdale diluée, sous forme de flocons qui se déposent au fond du vase (v. *colloïdal*). — *réaction de floculation* (syphilis). Syn. *r. d'opacification* ou *de précipitation.* Apparition de la floculation dans une solution colloïdale titrée à laquelle on ajoute une quantité déterminée de sérum syphilitique. Les principales *r. de f.* sont les réactions de Kahn, de Kline, de Meinicke, de Vernes (v. ces termes) pratiquées sur le sang, du benjoin colloïdal et de Targowla, dans le liquide céphalo-rachidien. — On a préconisé certaines *r. de f.* pour le diagnostic du paludisme (r. de Henry), de la tuberculose (r. de Vernes-résorcine), du cancer, des hépatites (r. de Mac Lagan, de Gros, de Kunkel, de Hanger), etc.

Flosdorf (test de) (1946). L'injection intradermique de 0,1 ml d'agglutinogène extrait du bacille de Bordet et Gengou détermine, au bout de 24 heures, une papule large de 1 cm chez les sujets ayant eu la coqueluche ou ayant été vaccinés efficacement. L'épreuve est négative chez les sujets réceptifs à la maladie.

flot, s. m. (Tripier et Mouisset). Signe de la pleurésie que l'on recherche avec les deux mains. L'une, inférieure, fait corps avec la partie postéro-externe de la cage thoracique; l'autre pratique de haut en bas une percussion brève par les quatre derniers doigts allongés frappant à plat; à partir d'un certain point qui correspond au niveau supérieur du liquide elle produit le flot perçu par l'autre main.

flot (bruit de). Clapotement particulier que l'on produit en imprimant des secousses à une cavité contenant un liquide et un gaz (hydropneumothorax, dilatation d'estomac). V. *glou-glou (bruit de)* et *succussion hippocratique.* — *b. de f. ascitique.* V. *ascitique (bruit de flot).*

flot (phénomène du). V. *Schwartz (signe de).*

flot (sensation de). Symptôme d'ascite : une main posée à plat sur un flanc perçoit le choc provoqué par la percussion du flanc opposé. — *f. lombo-abdominal* (Bard). Sensation de flot recherchée d'avant en arrière, sur le sujet assis.

flot (signe du). V. *Schwartz (signe de).*

flot transthoracique (Chauffard, 1909). Signe observé chez les malades atteints de kyste hydatique ascendant de la convexité du foie. On l'obtient « en plaçant la main gauche, en travers, en dessous de la pointe de l'omoplate droite, tandis que la main droite percute légèrement et au même niveau la paroi thoracique antérieure. On sent ainsi une ondulation vibratoire très nette ».

fluctuation, *s. f.* (*fluctuare*, flotter). Mouvement ondulatoire que l'on communique à un liquide contenu dans une cavité de l'organisme, en déprimant ou en percutant la paroi de celle-ci avec une main tandis que l'autre est placée de façon à percevoir ce mouvement.

fluer, *v.* (*fluere*, couler). Couler en parlant des liquides, des sérosités provenant de quelques parties du corps.

flueurs blanches. V. *leucorrhée.*

Flügge (gouttelettes de). Gouttelettes expulsées par les secousses de toux des tuberculeux, pouvant disséminer la maladie.

fluorescéine (épreuve à la). V. *angiofluoroscopie.*

fluorescence, *s. f.* (du *spath fluor*, sur lequel on a d'abord observé ce phénomène). Propriété de certains corps qui transforment les radiations électromagnétiques qu'ils reçoivent en radiations de plus grande longueur d'onde. Soumis à un faisceau de rayons ultra-violets ou de rayons X, ces corps émettent des radiations lumineuses visibles. Ce phénomène a été utilisé pour étudier la vascularisation de certains territoires, l'aspect de certains organes, l'excrétion biliaire et urinaire, la circulation des leucocytes, etc.

fluoride, *s. f.* Accident cutané provoqué par le fluor ou ses composés. V. *halogénide.* — *fluorides végétantes de contact.* V. *granulome glutéal infantile.*

fluorochrome, *s. m.* Substance ayant la propriété de rendre fluorescents les objets qu'elle imprègne (technique de la microscopie en fluorescence).

fluorocytosine, *s. f.* Syn. *Ancotil* (n. dép.). V. *antifongique.*

fluorométrie, *s. f.* ou **fluoroscopie,** *s. f.* Utilisation du phénomène de fluorescence (v. ce terme) pour l'étude de certains tissus, organes ou fonctions. Par exemple, examen des téguments rendus fluorescents par l'action des rayons ultra-violets. Des altérations épidermiques sont décelées par ce procédé avant qu'elles soient apparentes à la lumière blanche. La *f.*, après injection de fluorescéine dans une veine ou dans une artère, permet l'étude du réseau vasculaire en lumière ultra-violette. — *f. artérielle.* V. *angiofluoroscopie.*

fluorose, *s. f.* (H. Christiani). Syn. *cachexie fluorique.* Maladie toxique, d'origine industrielle et alimentaire, frappant le bétail voisin des usines émettant des émanations fluorées (usines d'aluminium). Elle se manifeste sous forme de raideur musculaire, fragilité des os, paralysie aboutissant à la mort. Les composés fluorés étant employés pour la conservation des aliments, et surtout du lait, il est possible que beaucoup d'états cachectiques, de nature indéterminée, soient dus à l'intoxication fluorée. V. *ostéopathie fluorée.*

flush, *s. m.* V. *Björck* (*syndrome de*).

flutter, *s. m.* (en angl.: mouvement rapide) (Mac William, 1887; Jolly et Ritchie, 1910) (cardiologie). Trouble du rythme cardiaque, peu fréquent, caractérisé par une suite de contractions se succédant régulièrement et rapidement sans pause aucune. Le *f.* est ordinairement localisé aux oreillettes (*f. auriculaire*; syn. *auricular flutter, tachycardie permanente par flutter*) qui battent à 300 par minute environ; le rythme ventriculaire est généralement rapide et régulier, à 150, rarement plus lent ou irrégulier. Le *f. ventriculaire*, caractérisé par une succession, à plus de 200 par minute, de contractions ventriculaires dont les complexes électriques sont très déformés, est un état pré-agonique. V. *ré-entrée.*

flux, *s. m.* (*fluere*, couler). Ecoulement d'un liquide. — *f. bilieux.* V. *bilieux.* — *f. hémorroïdal.* Ecoulement sanguin au niveau des hémorroïdes. — *f. menstruel* ou *cataménial.* Règles. — *f. salivaire.* V. *ptyalisme.*

flux glomérulaire. V. *filtrat glomérulaire.*

flux lumineux. Energie lumineuse qui traverse, en une seconde, une surface donnée.

flux plasmatique rénal. Quantité de plasma sanguin qui traverse les deux reins en une minute. Elle est de 600 ml chez un adulte normal ; elle est mesurée par la clairance maximale à l'acide para-amino-hippurique ou au Diodrast. V. *clairance*. Seuls les chiffres inférieurs à 400 ml seront retenus comme franchement pathologiques : la diminution de la clairance à l'acide para-amino-hippurique étant difficile à interpréter, car elle peut être due à une ischémie rénale comme à une insuffisance des tubes rénaux.

flux sanguin rénal. Quantité de sang qui traverse les deux reins en une minute. Elle est, chez un adulte normal, de 1 000 à 1 200 ml, soit 20 % du débit cardiaque. On calcule le *f. s. r.* à partir du flux plasmatique rénal et du taux de l'hématocrite (v. ce terme).

fluxion, *s. f.* (*fluxio*, de *fluere*, couler). V. *congestion active*. — Pris souvent dans le sens de *fluxion dentaire* : tuméfaction inflammatoire du tissu cellulaire des joues et des gencives, provoquée par une infection dentaire.

fluxion de poitrine (Grasset, Dieulafoy). Congestion pulmonaire compliquée de congestion des bronches, de la plèvre et des muscles de la paroi, et se traduisant par un violent point de côté, des crachats striés de sang, des frottements, des râles fins et des sibilances.

fluxmètre, *s. m.* Appareil permettant de mesurer l'écoulement d'un liquide dans un conduit, ou simplement la vitesse d'écoulement ou vélocité (vélocimètre). — *f. ultrasonique directionnel* (D. L. Franklin, 1961 ; Chiche et Toutain, 1967). Appareil utilisant les ultrasons et l'effet Doppler sur les hématies pour mesurer, par voie transcutanée ou intra-vasculaire, la vitesse de l'écoulement sanguin dans un vaisseau (v. *cathétérisme vélocimétrique*).

F. O. Fond d'œil. V. *Wegener (stade du fond d'œil selon).*

focale (crise) (W. Penfield). Crise d'épilepsie localisée, au moins au début (v. *bravaisienne, épilepsie*) ; la décharge épileptogène naît dans un foyer cortical.

Fochier (méthode de). V. *abcès de dérivation ou de fixation.*

Fodéré (signe de). Œdème de la paupière inférieure au cours de la rétention hydrochlorurée sodique.

Foerster. V. *Förster.*

Foerster (syndrome de). Syn. *rigidité des artério-scléreux.* Rigidité observée chez les vieillards artério-scléreux, due à l'exagération du tonus musculaire et à la persévération tonique des réflexes. Elle s'accompagne de lenteur des mouvements, d'amimie et de tremblement des extrémités et frappe d'abord, parfois uniquement, les membres inférieurs. La *rigidité artério-scléreuse* est due à la désintégration du système extra-pyramidal. Marinesco l'identifie avec la *myosclérose rétractile des vieillards.*

fœtal, *adj.* Qui a rapport au fœtus. Par extension, qui ressemble aux organes du fœtus ou aux phénomènes observés chez lui. — *état f. du poumon.* V. *atélectasie.* — *rythme f.* (Stokes). V. *embryocardie.*

fœticide, *s. m.* (*fœtus ; caedere,* tuer). Acte par lequel on provoque la mort du *fœtus* à une époque quelconque de la gestation.

fœticulture, *s. f.* (Bonnaire). Hygiène de la grossesse. V. *puériculture.*

fœtographie, *s. f.* (fœtus ; γράφειν, inscrire) (Kraubig, 1957 ; Lennon, 1967). Radiographie des contours du fœtus in utero, rendus visibles par injection intra-amniotique d'un liquide huileux de contraste. V. *amniofœtographie.*

fœtopathie, *s. f.* (*fœtus* ; πάθος, souffrance). Terme groupant les malformations (ou plutôt les anomalies morphologiques et les altérations viscérales) congénitales dues à certaines actions (toxiques, infectieuses ou carentielles) exercées sur le produit de la conception pendant la période fœtale (à partir du 4e mois) de la vie intra-utérine. V. *embryopathie.*

fœtor hepaticus. Odeur désagréable de l'haleine, observée dans le coma hépatique.

fœtor ex ore. Mauvaise haleine d'origine buccale.

fœtus, *s. m.* (*fetare,* produire, engendrer). Nom donné au produit de la conception après le troisième mois de la vie utérine, c'est-à-dire vers l'époque où il commence à présenter les caractères distinctifs de l'espèce humaine. V. *embryon.*

fœtus arlequin. V. *kératome malin diffus congénital.*

fœtus macéré. Aspect, lors de son expulsion, d'un fœtus mort in utero au 5e mois de la grossesse.

fœtus pain d'épice ou **papyraceus** (en lat. : f. papyracé) (obstétrique). Nom donné à celui des deux jumeaux monozygotes qui, défavorisé par la circulation inter-fœtoplacentaire, a transfusé son sang à l'autre fœtus, a succombé et prend un aspect parcheminé et brunâtre.

fœtus vopiscus (en lat. : né viable, en parlant d'un jumeau) (obstétrique). Nom donné à celui des deux jumeaux monozygotes qui s'est développé au détriment de l'autre; ce dernier meurt et prend l'aspect parcheminé.

Föhn (maladie du). All. *Föhnkrankheit.* Ensemble de troubles observés au Tyrol et en Suisse quand souffle le föhn, vent du midi sec et chaud: nervosité, insomnie, fatigue avec dépression psychique, palpitations angoissantes, troubles digestifs variés, déshydratation chez le nourrisson. Certains sujets les ressentent la veille ou l'avant-veille de la perturbation atmosphérique.

foie accordéon (Hanot). Foie cardiaque dont le volume augmente ou diminue, souvent très rapidement, selon que la défaillance du cœur s'aggrave ou régresse.

foie cardiaque. Foie congestionné par rétrostase au cours de l'asystolie.

foie ficelé. Foie sclérogommeux de la syphilis tertiaire dont la surface est parcourue de profonds sillons correspondant aux régions scléreuses.

foie glacé (Curshmann, 1884). 1o Foie entouré d'une capsule de Glisson épaissie et nacrée, due à une périhépatite adhésive parfois associée à une péritonite chronique souvent tuberculeuse. — 2o Foie amyloïde.

foie muscade. Aspect macroscopique que présente à la coupe le gros foie congestif de l'insuffisance cardiaque : des taches rouge sombre entourées de zones jaunâtres le font ressembler à la coupe d'une noix muscade.

foie systolique. Foie cardiaque présentant des mouvements d'expansion rythmés par chaque contraction du cœur : signe fidèle d'insuffisance tricuspidienne. V. *pouls hépatique.*

foins (asthme, fièvre ou **rhume des).** V. *coryza spasmodique périodique.*

Foix (syndrome de). V. *sinus caverneux (syndrome de la paroi externe du).*

Foix (syndrome paramédian de). V. *bulbaire antérieur (syndrome).*

Foix et Hillemand (syndrome de Ch.). Syndrome semblable à celui de Wallenberg (v. ce terme) attribué à l'obturation de l'artère de la fossette latérale du bulbe, branche du tronc basilaire.

Foix-Julien Marie (type ou **maladie de).** V. *sclérose cérébrale centrolobaire.*

folie, *s. f.* (*follis,* soufflet, ballon plein de vent, pris dans le sens figuré de tête vide). V. *aliénation.*

folie alterne. V. *folie périodique.*

folie brightique (Dieulafoy). Troubles mentaux d'origine urémique.

folie cardiaque. 1o Nom donné par Bouillaud aux cas extrêmes d'arythmie cardiaque. — 2o Troubles psychiques pouvant revêtir différentes formes (hallucinations, délire aigu, impulsions, délire de persécution), que l'on observe parfois chez les cardiaques au moment des crises d'asystolie et même en dehors de ces crises.

folie circulaire. V. *folie périodique.*

folie du cœur. Nom sous lequel Beau désignait l'arythmie complète (v. ce terme).

folie communiquée (Legrand du Saulle, 1871; Lasègue et Falret, 1873). « Délire à deux ou à plusieurs (délire collectif) dans lequel un des sujets, habituellement plus intelligent et pourvu d'une certaine autorité sur les autres, joue un rôle actif tandis que ces derniers participent passivement au délire » (Sivadon). V. *folie à deux*.

folie à deux. Délire de même espèce, coexistant chez deux individus vivant ensemble. Il s'agit ordinairement de délire systématisé qui tantôt apparaît au bout d'un certain temps chez un sujet prédisposé (parent) vivant constamment avec un délirant (*folie à deux communiquée*), tantôt éclate simultanément chez deux individus dont la vie est étroitement unie (*f. à deux simultanée par contagion réciproque*). V. *folie communiquée*.

folie discordante (Chaslin, 1912). Psychose caractérisée par le manque d'harmonie entre les différentes fonctions psychiques. Les malades expriment en même temps des idées de mort et d'immortalité, de richesse et de pauvreté, ou ils tiennent des propos incohérents tout en écrivant des lettres sensées, etc. Elle paraît entrer dans le cadre de la schizophrénie (v. ce terme).

folie à double forme, folie à double phase. V. *folie périodique*.

folie du doute. Obsession éprouvée par certains malades, dont l'esprit est tourmenté par des questions incessantes, auxquelles ils ne trouvent jamais de réponse satisfaisante.

folie à formes alternes. V. *folie périodique*.

folie hépatique (Klippel). Agitation furieuse observée lors du précoma hépatique (v. *coma hépatique*).

folie intermittente (Magnan). Terme employé souvent comme syn. de *folie périodique*. — Actuellement on considère que l'intermittence ou intervalle de lucidité, ainsi que la rémission ou le paroxysme, peuvent être observés dans toutes les formes de folie, aussi bien dans la psychose maniaque dépressive que dans la démence.

folie maniaco-dépressive. V. *folie périodique*.

folie périodique. Syn. *folie à double phase* (Billod), *folie intermittente* (Magnan, 1890), *folie maniaco-dépressive, manie intermittente ou*

périodique, mélancolie intermittente ou périodique, psychose cyclothymique (Deny et Camus), *psychose maniaque dépressive* (Kraepelin, 1899), *psychose périodique* (Gilbert Ballet). Maladie mentale caractérisée par la succession, à des intervalles variables, d'accès de manie ou de mélancolie, tantôt isolés, tantôt conjugués. — On en a décrit plusieurs formes selon la périodicité des accès : — *f. alterne, folie à formes alternes* (Delaye), *délire à formes alternes* (Legrand du Saulle). Forme caractérisée par l'alternance régulière des accès maniaques et mélancoliques, chacun d'eux étant séparé du suivant par une période où le psychisme est normal; — *f. circulaire* (J. P. Falret, 1851), *psychose circulaire*. Forme où l'accès se compose d'une phase maniaque et d'une phase mélancolique se succédant sans intervalle lucide intercalaire; — *f. à double forme* (Baillarger, 1854), caractérisée par l'évolution successive et régulière de l'état maniaque, de l'état mélancolique et d'un intervalle lucide plus ou moins prolongé. — On réserve plutôt le nom de *f. intermittente* ou *périodique* aux formes caractérisées par le retour des accès de manie et de mélancolie chaque année à la même époque (*manie interm.* ou *pér., mélancolie interm.* ou *pér.*).

folie raisonnante (Sérieux et Capgras, 1909). Syn. *délire d'interprétation de Sérieux et Capgras, syndrome de Capgras*, ou de *Sérieux et Capgras*. Délire dans lequel des perceptions exactes servent de base à des interprétations pathologiques qui constituent un système logiquement ordonné. V. *paranoïa*.

folie sympathique (σύν, avec; πάθος, affection). Nom donné « à toute folie développée sous l'influence d'un processus physiologique ou pathologique de l'organisme, réagissant à distance et indirectement sur le cerveau » (Régis).

folique (acide) (ainsi nommé en raison de son abondance dans les *feuilles* d'épinard; Mitchell, 1941). Syn. *vitamine B₉, Bc, M*. Substance complexe (acide ptéroyl-glutamique) appartenant au groupe des vitamines B (vit. B₉), douée d'un important pouvoir anti-anémique; elle existe dans les extraits de foie, les levures, les polissures de riz et les épinards.

folliclis, *s. m.* (Barthélemy, 1891). Syn. *acne cachecticorum* (Hebra, Kaposi), *folliculites disséminées symétriques des parties glabres à tendances cicatricielles* (Brocq), *folliculites miliaires ou disséminées* (Thibierge), *psoriasis scrofuleux* (Hutchinson), *tuberculide papulo-nécrotique* (Darier, 1896), *tuberculose atypique à petits nodules* (Pautrier). Variété de tuberculose cutanée (tuberculide, v. ce terme), caractérisée par une éruption de papules infiltrées, dures, rouges, surmontées d'une petite vésicule percée d'un orifice. Cette éruption, qui siège surtout sur la face d'extension des membres, évolue lentement vers la guérison, laissant après elle une cicatrice déprimée semblable à celle de la variole. V. *acnitis*.

follicule persistant (syndrome du). V. *ovulation sidérée (syndrome de l'*).

follicule tuberculeux (Charcot). Syn. *tubercule élémentaire*. Lésion élémentaire de la tuberculose que l'on a considérée, avant la découverte du bacille de Koch, comme la véritable caractéristique de la maladie. — Elle est formée, au centre, d'une cellule géante entourée d'une zone de cellules volumineuses dites épithélioïdes, autour desquelles est une troisième zone formée de cellules embryonnaires.

folliculine, *s. f.* V. *œstrone*.

folliculinémie, *s. f.* Présence de folliculine dans le sang.

folliculinurie, *s. f.* Présence de folliculine dans l'urine.

folliculite, *s. f.* Syn. *adénotrichie*. Terme générique désignant toutes les inflammations des follicules et en particulier des follicules pileux. — *f. abdominale* (P. Descomps). Inflammation des follicules intestinaux qui pourrait être le point de départ de l'appendicite. — *f. décalvante*. Syn. *acné décalvante*, *maladie de* *Quinquaud*. Folliculite du cuir chevelu, provoquant une alopécie en plaques. — *f. disséminées* et *f. disséminées symétriques des parties glabres à tendances cicatricielles.* V. *folliclis.* — *f. miliaires.* V. *folliclis.* — *f. urétrale.* Inflammation des foramina de la muqueuse urétrale, consécutive à une blennorragie.

folliculome, *s. m.* « Nom sous lequel on groupe des néoformations dont la morphologie générale et les éléments cellulaires rappellent ceux du follicule de de Graaf à un stade quelconque de son évolution et qui déterminent d'autre part des modifications somatiques consécutives à une hypersécrétion d'hormones sexuelles féminines » (P. Moulonguet et J. Varangot).

folliculo-stimulante (hormone) ou **folliculo-stimuline,** *s. f.* V. *gonadostimuline A.*

Fölling (maladie de). V. *oligophrénie phénylpyruvique.*

Follmann (balanite de) (1931). Balanite syphilitique caractérisée par des érosions souples, fourmillant de tréponèmes pâles et précédant le chancre induré. — Certains auteurs la considèrent comme une balanite non syphilitique coexistant avec une infection tréponémique à la période préchancreuse.

fomentation, *s. f.* (*fomentum,* de *fovere,* chauffer). Action d'appliquer la chaleur comme moyen thérapeutique. — La *f.* est tantôt *sèche* (boule d'eau chaude, sac de sable chaud), tantôt *humide* (cataplasme, compresse, etc.).

fonctionnel, elle, *adj.* Qui se rapporte à une fonction. — *souffle f.* V. *organique.* — *trouble f.* Manifestation morbide, généralement bénigne et réversible, qui ne semble pas due à une lésion actuellement décelable d'un organe, mais à une perturbation de son fonctionnement.

fond d'œil (stades du). V. *Wegener* (*stades du fond d'œil selon*).

Fong (syndrome de). V. *onychoostéo-dysplasie héréditaire.*

fongicide, *adj.* (*fungus,* champignon; *caedere,* tuer). Qui tue les champignons.

fongiforme, *adj.* (*fungus*, champignon; *forma*, forme). En forme de champignon.

fongique, *adj.* (*fungus*). Qui a rapport aux champignons. — *intoxication f.* Empoisonnement par les champignons.

fongistatique, *adj.* (*fungus*; στάσις, action de s'arrêter). Qui suspend la croissance et le développement des champignons (propriété de certains antibiotiques).

fongoïde, *adj.* Qui ressemble aux champignons. — *mycosis f.* V. *mycosis.*

fongosité, *s. f.* (*fungus*, champignon). Nom donné aux végétations qui se produisent à la surface d'une plaie, d'une muqueuse, ou dans une cavité naturelle, et qui se présentent sous l'aspect d'une masse molle, friable et très vasculaire. Elles peuvent être de natures diverses, mais sont souvent tuberculeuses ou cancéreuses.

fongueux, euse, *adj.* Qui présente l'aspect d'une éponge ou d'un champignon. — *arthrite f.*

fongus, *s. m.* (*fungus*). Nom donné aux tumeurs qui offrent l'aspect macroscopique d'une éponge ou d'un champignon. — *f. hématode.* V. *angiome caverneux.* — *f. ombilical des nouveau-nés.* Nom donné aux tumeurs plus ou moins complexes dérivées des débris du canal omphalo-mésentérique. — *f. du pied.* V. *Madura (pied de).* — *f. du testicule.* Tumeur granuleuse constituée tantôt par le testicule hernié couvert de bourgeons charnus, tantôt par des fongosités issues d'un tubercule, d'une gomme ou d'un cancer (*f. malin*), et qui font saillie à la surface des bourses.

fontanelle, *s. f.* (*fons, fontis*, source). Espace membraneux compris entre les os du crâne chez les nouveaunés. V. *suture crânienne.*

Fontoynont (maladie de). V. *mangy.*

foramen ovale. V. *ostium secundum.*

Forbes (maladie de) (1953). Syn. *maladie de Cori* (1958), *glycogénose type III.* Variété de maladie glycogénique (v. ce terme) avec parfois faiblesse et hypotonie musculaire,

et plus rarement défaillance cardiaque grave; elle est caractérisée par l'accumulation d'un glycogène anormal au niveau du foie, du cœur et des muscles. Elle est due à l'absence d'une enzyme glycogénolytique, l'amylo-1-6-glucosidase. C'est une maladie héréditaire, transmise selon le mode autosomique récessif.

Forbes-Albright (syndrome de). V. *Argonz - del Castillo (syndrome d').*

forceps, *s. m.* (*forceps*, tenaille) (P. Chamberlen, XVIe siècle). Nom donné à des instruments obstétricaux disposés en forme de pinces à branches séparables (*cuillers*). Ils sont destinés à saisir la tête du fœtus et à l'extraire rapidement, quand la lenteur de l'accouchement met en péril la mère ou l'enfant.

forcipressure, *s. f.* Méthode d'hémostase provisoire consistant à saisir un vaisseau sectionné dans les mors d'une pince hémostatique.

Fordyce (maladie de). Altération de la muqueuse buccale caractérisée par un semis de petits points jaunes sur la face interne des joues et sur les lèvres, et due à l'hypertrophie des glandes de la muqueuse (nævi sébacés). — Cette anomalie a été observée aussi, mais très rarement, sur les muqueuses génitales de la femme et de l'homme.

Forestier et Certonciny (syndrome de). V. *pseudopolyarthrite rhizomélique.*

Forestier et Rotès-Quérol (syndrome de). V. *mélorhéostose vertébrale.*

Forgue (procédé de). Variante de l'opération de Bassini (v. ce terme) dans laquelle le cordon spermatique est placé en arrière du petit oblique et transverse.

Forgue (signes de). 1° Signe permettant de distinguer une ascite enkystée dans la partie antérieure de l'abdomen d'un kyste de l'ovaire: sur le sujet assis apparaît une saillie oblongue entre les deux muscles droits, en cas d'ascite; le kyste ne provoque pas de semblable déformation. — 2º Ascension du mamelon, signe de cancer du sein.

Forgue et Reclus (appareil plâtré thoraco-abdominal de). Appareil qui servait autrefois à l'immobilisation, en bonne position, des fractures de la clavicule.

Forlanini (méthode de). V. *pneumothorax artificiel.*

formication, *s. f.* (*formica*, fourmi). Syn. *fourmillement.* Sensation particulière d'engourdissement comparée à celle que produirait le passage de fourmis sur les téguments.

formol gélification ou **formol-leucogel-réaction,** *s. f.* Syn. *réaction de Fox et Mackie.* Réaction de Gaté et Papacostas (v. ce terme) appliquée au kala-azar.

formulaire, *s. m.* Nomenclature des médicaments simples, et recueil de formules comprenant les préparations officinales et un nombre plus ou moins considérable de préparations magistrales.

formule autosomique. V. *caryotype.*

formule cellulaire ou **cytologique** d'un liquide organique, physiologique ou pathologique. Proportions respectives des différents éléments cellulaires contenus dans ce liquide.

formule chromosomique. V. *caryotype.*

formule gonosomique. V. *caryotype.*

formule leucocytaire du sang. Syn. *leucogramme.* Nombre des leucocytes contenus dans 1 mm³ de sang d'un sujet, et proportion respective de leurs différentes variétés. — *inversion de la formule leucocytaire.* Augmentation des lymphocytes et des mononucléaires dont le pourcentage dépasse 40 %, et diminution des polynucléaires du sang.

formule polaire (inversion de la). V. *Erb* (*réaction d'*).

Forssman (phénomène de) (1911). Il est possible de préparer un sérum hémolytique pour les globules rouges de mouton en injectant à des lapins, non seulement des globules rouges de mouton, mais aussi (au lieu de ces derniers) des extraits de viscères de cobaye (et même d'autres organismes animaux, bactériens ou végétaux). Un même *antigène commun,* l'antigène Forssman ou F, capable de susciter la formation d'anticorps Forssman ou F, se trouve donc dans les différents produits injectés. Forssman a constaté que les hommes et les animaux peuvent être classés en deux catégories : la 1ʳᵉ possédant l'antigène F, la 2ᵉ l'anticorps F. Chez l'homme les groupes sanguins A et AB ont l'antigène F; les groupes B et O, l'anticorps F. Le sang d'un donneur de la 2ᵉ catégorie peut provoquer un choc chez un receveur de la 1ʳᵉ catégorie si le taux de l'hémolysine F est élevé.

Förster (maladie ou **syndrome de).** Syn. *amyotonie généralisée, atonie-astasie.* Affection débutant chez le nouveau-né par un accès convulsif, et caractérisée par une atonie musculaire considérable avec hyperlaxité ligamentaire, permettant des mouvements passifs d'une amplitude extraordinaire et provoquant de gros troubles statiques et de l'ataxie. Il n'y a ni paralysie, ni modification des réactions électriques; mais, très souvent, des troubles intellectuels importants. Cette maladie est fréquemment congénitale; la syphilis congénitale tiendrait une grande place dans son étiologie.

Förster (opération de) (1908). Section bilatérale intra-dure-mérienne d'un certain nombre de racines médullaires postérieures (rhizotomie postérieure) au-dessous de la 5ᵉ dorsale; opération destinée à faire disparaître la paraplégie spasmodique (maladie de Little), ou les crises gastriques du tabes.

Förster-Dandy (opération de). Section chirurgicale des racines médullaires antérieures (rhizotomie ou radicotomie antérieure) pratiquée, exceptionnellement, pour créer une paralysie localisée et supprimer certaines dyskinésies (torticolis spasmodique).

fortuitisme, *s. m.* Habitude qu'ont certains enfants de répondre n'importe quoi aux questions de l'adulte.

Foster Kennedy (syndrome de).
V. *Kennedy (syndrome de Foster).*

Fothergill (maladie de). Névralgie faciale essentielle. V. *névralgie faciale.*

Fouineau (signe de). Chatouillement laryngé annonciateur d'une crise d'œdème aigu du poumon.

Fournier (exercice à la). Série de mouvements, exécutés au commandement, destinés à révéler une ataxie au début (hésitations, maladresses, incoordination).

Fournier (méthode de Louis). V. *bismuthothérapie.*

Foville (syndrome inférieur ou **type III de** ou **syndrome protubérantiel inférieur de)** (1858). Variété de paralysie alterne motrice, d'origine protubérantielle, caractérisée par la paralysie du facial et de l'hémi-oculomoteur rotateur des yeux du côté de la lésion et par la paralysie des membres du côté opposé.

Foville (syndrome moyen ou **type II de** ou **syndrome protubérantiel supérieur de)** (1858). Hémiplégie alterne, due à une lésion de la protubérance, et caractérisée par une paralysie de l'hémi-oculomoteur du côté de la lésion et par une paralysie de la face et des membres du côté opposé.

Foville (syndrome supérieur ou **type I de** ou **syndrome pédonculaire de)** (1858). Syndrome dû à une lésion d'un pédoncule cérébral et caractérisé par l'existence, du côté opposé, d'une paralysie de la face, des membres et des muscles oculogyres.

Fowler (phénomène de). V. *recruitment.*

Fowler (position de). Attitude relevée du tronc et de la tête, que l'on donne au malade couché dans son lit, au moyen d'un dossier mobile, cette attitude pouvant aller jusqu'à la position assise. Elle a été préconisée par les chirurgiens américains dans les cas de péritonite pour empêcher les liquides septiques de gagner les parties supérieures de la cavité péritonéale.

Fox et Fordyce (maladie de) (1902). Dermatose bénigne observée presque uniquement chez la femme, caractérisée par un semis de petites papules rondes translucides, siégeant dans les régions sudoripares : les aisselles et aussi autour des mamelons et parfois dans la région pubienne ; elle s'accompagne de prurit et souvent de lésions eczémateuses.

Fox et Mackie (réaction de). V. *formol gélification.*

foyer, s. m. 1° Siège principal d'une maladie ; endroit exact d'une lésion. — 2° Lieu d'où rayonne une maladie.

foyer invétéré (épidémiologie). Région bio-géographique limitée contenant un certain nombre de lieux où se perpétue une maladie endémo-épidémique, p. ex. les terriers de rongeurs où, dans le sol, se conserve le bacille de Yersin (v. *peste endogène*).

fracas, s. m. Fracture comminutive, ouverte, avec dilacération des parties molles voisines.

fracture, s. f. (*frangere,* rompre). Lésion osseuse consistant en une solution de continuité complète ou incomplète avec ou sans déplacement des fragments. — *f. comminutive.* Fracture comportant de nombreux fragments. — *f. engrenée. F.* avec interpénétration et immobilisation des deux fragments. — *f. exposée.* V. *f. ouverte.* — *f. fermée. F.* dans laquelle le foyer ne communique pas avec l'extérieur. — *f. ouverte* ou *exposée. F.* dans laquelle le foyer communique avec l'extérieur. — *f. par retour de manivelle. F.* de l'extrémité inférieure du radius (v. *Pouteau, fracture de, 1°*), ou *f.* des 2 os de l'avant-bras provoquée par un retour de manivelle, lors de la mise en route d'un moteur d'automobile. — *f. spiroïde* ou *en V* ou *hélicoïdale.* V. *Gerdy (fracture de).*

Fraenkel (bande opaque de). Symptôme radiologique du scorbut infantile : ombre transversale bordant l'extrémité de la diaphyse des os longs et la séparant du cartilage épiphysaire.

fragilité globulaire. V. *résistance globulaire.*

fragilité osseuse héréditaire (R. Clément, 1959). Trouble de l'ostéogénèse portant sur la formation de la matrice protidique de l'os; il est héréditaire, transmis selon le type dominant. On en distingue une forme congénitale (v. *dysplasie périostale*) et une forme tardive (v. *ostéopsathyrose*) qui ont en commun la fragilité des os longs (fractures peu douloureuses se réparant rapidement), la teinte bleue des sclérotiques, l'aspect du crâne à rebord élargi avec relief rétro-auriculaire. Parfois la *f. o. h.* se manifeste tardivement (maladie de Spurway, 1896).

fragment D. V. *fibrine (produits de dégradation de la)*.

fragment E. V. *fibrine (produits de dégradation de la)*.

fragment Fab (antigen binding fragment : fragment qui attache l'antigène). Morceau d'une molécule d'immunoglobuline G dont les liaisons peptidiques ont été rompues par des enzymes protéolytiques. Cette rupture provoque la formation de 3 fragments : un fragment Fc (v. ce terme) et 2 fragments Fab. Chacun de ces derniers comporte une moitié de chaîne lourde attachée à une chaîne légère et un site de combinaison avec l'antigène (chaque molécule d'anticorps pouvant fixer 2 molécules d'antigène). V. *antigénique (site)*.

fragment Fc. (crystallisable fragment). Un des 3 morceaux de la molécule d'immunoglobuline G rompue par les enzymes protéolytiques (v. *fragment Fab*). Il comprend la moitié des 2 chaînes lourdes, et ne possède pas de site de fixation d'antigène : il n'a donc pas d'activité anticorps.

fragment X. V. *fibrine (produits de dégradation de la)*.

fragment Y. V. *fibrine (produits de dégradation de la)*.

frambœsia, *s. m.* V. *pian*.

frambœside, *s. f.* ou **frambœsome,** *s. m.* V. *pianome*.

framycétine, *s. f.* Syn. *Soframycine* (n. dép.). Antibiotique de la famille des aminosides (v. ce terme).

Franceschetti (syndrome de) (F. et Zwahlen, 1944). Syn. *dysostose mandibulo-faciale, syndrome de Treacher Collins* (1900). Ensemble de malformations congénitales et familiales, transmises très probablement selon le mode dominant et réunissant : l'obliquité en bas et en dehors des fentes palpébrales, l'atrophie du maxillaire inférieur et de l'os malaire, une malformation de l'oreille externe et parfois de l'oreille interne, l'endognathie, la suppression de l'angle naso-frontal avec profil de poisson, la macrostomie, un palais fortement ogival, un vice de l'implantation dentaire, des mèches de cheveux pré-auriculaires et de l'oligophrénie. L'association avec des malformations cardiaques est rare. C'est un des syndromes du premier arc (v. ce terme).

Francis (maladie de). V. *tularémie*.

Franck-Lowemberg (procédé de). Manœuvre permettant d'introduire une sonde (sonde d'Itard) dans l'orifice pharyngien de la trompe d'Eustache.

François (syndrome de ou syndrome dyscéphalique de) (1957). Syn. *syndrome de Hallermann-Streiff* (H., 1948; S., 1950), *dysmorphie mandibulo-faciale type François, syndrome dyscéphalique* ou *dyscéphalie à tête d'oiseau*. Variété rare de syndrome du premier arc (v. ce terme) caractérisé par des malformations céphaliques : aspect de tête d'oiseau typique (nez mince, effilé, pointu, recourbé en bec de perroquet, hypoplasie du maxillaire inférieur, scapho- ou brachycéphalie), microphtalmie, cataracte congénitale, sclérotiques bleues, fentes palpébrales obliques en dehors et en bas, strabisme et nystagmus. Les dents sont anormales, l'hypotrichose et l'atrophie cutanée sont de règle, le nanisme très fréquent. Il n'y a pas d'anomalie de l'oreille externe ni des extrémités, ni d'arriération mentale importante. Il s'agit probablement d'une maladie héréditaire et familiale. Le caryotype est normal. V. *nanisme à tête d'oiseau*.

François et Détroit (maladie de)

(1949). Syn. *dystrophie dermo-chondro-cornéenne familiale*. Affection familiale, probablement héréditaire à transmission récessive autosomique, caractérisée par l'association : de dystrophie ostéo-chondrale des extrémités entraînant subluxations, rétractions et déformations des mains et des pieds; de xanthomes cutanés du nez, de l'oreille et de la face d'extension des articulations (doigts, coudes); d'opacités irrégulières, centrales et superficielles de la cornée. Il s'agit d'une thésaurismose avec dépôts de cholestérol.

François Franck (manœuvre de). Compression d'une tumeur pulsatile abdominale dont on veut établir la nature. Si cette compression diminue l'amplitude des pouls fémoraux, il s'agit d'une tumeur péri-aortique; si elle augmente cette amplitude, il s'agit d'un anévrisme.

François et Haustrate (syndrome de) (1953-54). Syn. *dysostose oto-mandibulaire*. Variété de syndrome du premier arc (v. ce terme) caractérisé essentiellement par une agénésie uni- ou bilatérale du maxillaire inférieur avec déviation latérale de la bouche et macrostomie, des malformations de l'articulation temporo-maxillaire et de l'oreille externe.

Franke (opération de) (1910). Arrachement du bout central des 7e, 8e et 9e nerfs intercostaux à quelque distance des ganglions spinaux pour calmer les crises gastriques du tabes.

Fränkel (signe de). Signe qui permet de faire le diagnostic d'une *sinusite maxillaire* chez les malades atteints d'un écoulement nasal purulent. En faisant pencher fortement la tête en avant, on voit le pus apparaître en quantité notable dans le méat moyen préalablement nettoyé.

franklinisation, *s. f.* ou **franklinisme,** *s. m.* Application de l'électricité statique.

fratrie, *s. f.* (*fratria*, phratrie, tribu chez les Grecs) (génétique). Groupe d'individus d'une même génération appartenant à la même famille,

comprenant frères, sœurs et cousins.

Frazier (opération de). V. *névrotomie rétro-gassérienne*.

Frédéric von Müller (signe de). V. *Müller (signe de Friedrich von)*.

Frederickson (classification de). V. *hyperlipidémie*.

Fredet (opération de). V. *pylorotomie*.

Freeman-Sheldon (syndrome de) (1938). Ensemble de malformations congénitales intéressant la face (yeux écartés et enfoncés, oreilles déformées, bouche petite avec lèvres éversées, palais ogival), les extrémités (mains et pieds bots) et les téguments (peau épaisse au niveau de la face palmaire des doigts).

free-martin, *s. m.* (mot anglo-saxon; *ferry*, stérile, en dialecte écossais; *martin*, vache ou bœuf). En médecine vétérinaire, nom donné à un fœtus femelle ayant subi, *in utero*, l'influence d'un fœtus mâle jumeau avec lequel il présentait une circulation commune. Sa morphologie est modifiée (caractères sexuels secondaires atténués, ovaire et utérus peu développés) et il est toujours stérile. Ce phénomène est parfois observé chez les vaches, les moutons, les chèvres et les porcs.

Frei (réaction de) (1925). Intradermo-réaction pratiquée avec un antigène poradénique (antigène de Frei : pus tyndallisé). Cette réaction est spécifique de la maladie de Nicolas et Favre; elle n'est positive que chez les sujets qui en sont atteints.

Freiberg (maladie de) (1914). Syn. *maladie de Köhler, épiphysite métatarsienne de Köhler*. Ostéochondrose de la tête du 2e métatarsien, survenant chez les adolescents, et évoluant lentement vers la guérison.

freinage (symptôme du) (Söderberg, 1909). Ralentissement brusque d'un mouvement volontaire comme si ce mouvement était enrayé par un frein. Ce symptôme est observé dans la sclérose en plaques et dans les syndromes cérébelleux.

frémissement, *s. m.* Tremblement léger localisé ou généralisé. — *f.*

cataire (Laënnec). V. *cataire*. — *f. hydatique*. V. *hydatique*. — *f. vibratoire*. Syn. *thrill*. Sensation particulière perçue par la main appliquée sur un anévrisme artério-veineux ; elle a été comparée au frémissement des vitres d'une maison ébranlée par le passage d'un lourd fardier (Delbet). On désigne également ainsi la traduction tactile de certains souffles cardiaques rudes.

frénésie, *s. f.* ou **phrénésie**, *s. f.* (φρήν, pensée et diaphragme, parce qu'on localisait jadis la pensée dans la région du diaphragme). Nom donné autrefois au délire violent provoqué par une affection cérébrale aiguë (méningite, manie, delirium tremens).

Frenkel (méthode de). Rééducation méthodique des mouvements pour corriger l'incoordination des tabétiques.

fréquence des cas nouveaux (épidémiologie). V. *incidence*.

fréquence globale (épidémiologie). V. *prévalence*.

fréquence optima. V. *coefficient d'utilisation de la capacité vitale*.

Freund (adjuvant de). Mélange d'huiles de mannitol et de paraffine, parfois additionné de bacilles de Koch tués ; il est employé pour renforcer le pouvoir antigénique de certains antigènes.

Freund (opération de). 1o (1878). Hystérectomie abdominale pour cancer. — 2o (1906). Résection d'une partie des cartilages costaux dans le but de mobiliser les côtes et de faciliter l'expiration chez certains emphysémateux à thorax rigide.

Frey (syndrome de Lucie). V. *auriculo-temporal (syndrome de l')*.

Freyer (opération de). Syn. *prostatectomie sus-pubienne* ou *hypogastrique, adénomectomie transvésicale*. Enucléation de la prostate hypertrophiée (adénome périurétral) par voie sus-pubienne transvésicale.

friction, *s. f.* Mode de massage consistant dans des mouvements de va-et-vient de la main assez appuyés pour entraîner les téguments et les déplacer sur les plans profonds.

Friedländer (bacille de) (1882). Syn. *Klebsiella pneumoniæ, pneumobacille*. Nom donné à des bactéries encapsulées Gram négatives, souvent associées par deux (diplobacilles), que l'on trouve dans un certain nombre d'infections des voies respiratoires (angines, broncho-pneumonies, etc.).

Friedman-Brouha (réaction de). Méthode de diagnostic biologique de la grossesse analogue à celle de Zondek et Aschheim (v. ce terme). Des follicules hémorragiques apparaissent sur les ovaires d'une lapine à laquelle on a fait une injection intra-veineuse de 15 à 20 ml d'urine de femme enceinte, 24 ou 48 heures auparavant. Cette réaction est très fortement positive en cas de tumeur d'origine placentaire (môle hydatiforme, chorio-épithéliome).

Friedreich (maladie de) (1861). Syn. *ataxie* ou *tabes héréditaire*. Affection chronique de la moelle, n'ayant aucun lien avec l'ataxie locomotrice, caractérisée principalement par des troubles de la coordination motrice (ataxie statique, démarche tabéto-cérébelleuse), par de la dysarthrie, un tremblement intentionnel, une abolition des réflexes tendineux, un signe de Babinski bilatéral, des déformations des pieds et du rachis, et du nystagmus ; enfin, au point de vue évolutif, elle est caractérisée par son début dans l'enfance, sa durée indéfinie et son caractère de maladie familiale. L'atteinte myocardique est très fréquente, souvent à type de myocardiopathie obstructive. Elle est héréditaire selon le type récessif autosomique. Elle entrerait dans le cadre de l'*hérédodégénérescence spino-cérébelleuse*.

Friedreich (pied bot de). Déformation du pied, creux, en varus équin, avec léger tassement antéropostérieur, saillie du dos et du talon antérieur, extension des premières phalanges et flexion en griffe des autres phalanges des orteils, observée dans la maladie de Friedreich.

Friedrich (opération de). Syn. *pleuropneumolyse thoracoplastique.* Résection étendue de la paroi thoracique, pratiquée dans les cas de tuberculose pulmonaire unilatérale avec adhérences pleurales. Elle a pour but de permettre la rétraction et l'immobilisation du poumon malade, dont les lésions peuvent ainsi se cicatriser.

frigidité, *s. f. (frigidus,* froid). Inertie des fonctions génitales; en particulier chez la femme, impossibilité d'obtenir l'orgasme par coit vaginal.

frigothérapie, *s. f. (frigor,* froid; θεραπεία, traitement). V. *cryothérapie.*

Frisch (bacille de). Bacille encapsulé, très voisin du pneumobacille de Friedländer et qui est l'agent pathogène du rhinosclérome.

frisson, *s. m.* (bas-latin *frictio*). Tremblement inégal et irrégulier accompagné d'une sensation de froid; il marque le début de la fièvre.

Fritz (indice de) (de Bruxelles). Chiffre traduisant la pression qu'il faut excercer sur l'œil, en partant de la pression diastolique oculaire, pour obtenir l'écrasement complet de l'artère rétinienne. Cet « indice de souplesse vasculaire » est normalement de 10 mm de Hg. Son élévation est en rapport avec la rigidité de l'artère.

Fröhlich (syndrome de) (1901). V. *Babinski-Fröhlich (syndrome de).*

froid (épreuve au). Syn. *cold pressor test* (Hines, 1940). Recherche des modifications du pouls et de la tension artérielle, étudiées d'une façon rigoureusement codifiée chez un sujet couché, puis debout, avant, pendant et après l'immersion d'une main froide pendant une minute dans de l'eau froide à 4 ou 5°. Cette épreuve renseignerait sur le rôle joué par le système nerveux chez certains hypertendus : une élévation de la pression artérielle supérieure à 2 cm pour la maxima et à 1,5 cm pour la minima indiquerait une importante hyper-excitabilité sympathique.

froidure, *s. f.* Terme général désignant les différentes lésions provoquées par le froid sur les tissus (gelure, pied de tranchée, pied d'immersion).

Froin (syndrome de) (1903). Syn. *syndrome de Lépine-Froin.* Xanthochromie et hyperalbuminose, avec parfois coagulation massive spontanée, du liquide céphalo-rachidien retiré par ponction lombaire. Ce syndrome est observé dans certains cas de compression médullaire.

fromage (maladie du). Angl. *cheese syndrome.* Accès hypertensif (avec céphalée, parfois pâleur, vomissement, constriction thoracique) survenant chez des malades en cours de traitement par des médicaments inhibiteurs de la mono-amine-oxydase (IMAO), lorsqu'ils absorbent du fromage fort : celui-ci contiendrait en effet des amines sympathicomimétiques vaso-pressives en forte quantité qui, du fait de la présence des IMAO, persisteraient trop longtemps dans l'organisme.

Frome (maladie de) (1919). Tuméfaction douloureuse du genou avec décalcification de l'épiphyse tibiale supérieure, observée chez les adolescents soumis à un régime de famine. Probablement variété d'ostéomalacie.

Froment (signes de). 1° Signes de paralysie du nerf sciatique poplité interne : *a)* aspect ballant du pied lorsque le sujet, à plat ventre, fléchit énergiquement la jambe malade sur la cuisse; *b)* flaccidité des jumeaux et du tendon d'Achille, dans la station à cloche-pied, sur la jambe malade. — 2° V. *journal (signe du).*

fronde, *s. f.* Bandage de toile, rectangulaire, muni de quatre lacs, destiné à fixer les pansements du menton ou du nez.

front en carène. V. *carène (front en).*

front olympien. V. *olympien (crâne ou front).*

frontal (syndrome). Ensemble de symptômes provoqués par une lésion du lobe frontal du cerveau. Si elle siège au niveau de la frontale ascendante (zone motrice), elle détermine des troubles moteurs (épilepsie, paralysie) dans toute la moitié du corps opposée à la lésion ou seulement dans la jambe, le bras ou la face (*s. frontal juxta-rolandique*). Si la lésion siège à la partie antérieure du lobe frontal (*s. préfrontal*), elle se manifeste par d'importants troubles psychiques (indifférence, inattention, inactivité, euphorie, désorientation), par de l'anosmie, des troubles de l'équilibre (ataxie frontale de Bruns), quelquefois par une légère paralysie faciale et de l'anarthrie.

fronto-crânien (rapport) (R. P. Dr Verdun) (morphologie). Rapport de la hauteur du front, multipliée par 100, à la hauteur du crâne.

frottement, *s. m.* Bruit qui donne à l'oreille, et parfois à la main, l'impression de deux surfaces qui glissent rudement l'une sur l'autre. On le perçoit en cas d'inflammation des séreuses pleurales ou péricardique (frottement pleural, f. péricardique). V. *cuir neuf* (bruit de) et *va-et-vient* (bruit de).

frottement-râle, *s. m.* V. *crépitation sous-pleurale.*

frottis vaginaux (étude des). V. *vaginal.*

fructose (idiosyncrasie ou intolérance héréditaire au) (Chambers et Pratt, 1956). Syn. *fructosémie congénitale.* Affection héréditaire, transmise selon le mode récessif autosomique, se manifestant dès le premier âge ou plus tardivement, caractérisée cliniquement par de l'anorexie et des vomissements déclenchés par l'ingestion de fructose, accompagnés d'accidents d'hypoglycémie : sueurs, pâleur, convulsions et même collapsus. Il existe un retard de croissance, une hépatomégalie parfois cirrhotique et des troubles rénaux : protéinurie, cylindrurie, hyper-amino-acidurie, rarement acidose hyperchlorémique. Après ingestion de fructose, celui-ci apparaît dans le sang et dans l'urine. La guérison survient lorsqu'on supprime dans l'alimentation tout apport de fructose et de ses précurseurs (saccharose, sorbitol et peut-être inuline). Cette maladie est due à l'absence d'une aldolase hépatique (ou aldolase B), la fructose-l-fruc-

taldolase ; cette carence d'une enzyme nécessaire à la dégradation du fructose entraîne l'accumulation d'un corps intermédiaire toxique, le fructose-l-phosphate. V. *aldolase.*

fructosémie, *s. f.* Présence de fructose (ou lévulose) dans le sang. V. *lévulosémie.* — *f. congénitale.* V. *fructose (idiosyncrasie ou intolérance héréditaire au).*

fructosurie, *s. f.* Présence de fructose (ou lévulose) dans l'urine. — *f. héréditaire bénigne.* Affection héréditaire bénigne à transmission autosomique récessive, caractérisée par la présence de fructose dans l'urine. Elle n'a pas d'expression clinique. Elle est due à l'absence d'une enzyme, la fructokinase, nécessaire au métabolisme du fructose.

fruitières (maladies des). V. *pseudo-typho-méningite des porchers.*

f. s. a. (*fac secundum artem*). Abréviation par laquelle on terminait parfois une formule magistrale.

F.S.F. V. *facteur XIII.*

F. S. H. V. *gonadostimuline.*

Fuchs (signe de) (1895). Syncinésie paradoxale oculo-palpébrale : le fait de diriger le regard vers le bas entraîne, avec un très léger retard, l'élévation de la paupière supérieure. Cette syncinésie apparaît après une ancienne paralysie de la IIIe paire crânienne et semble due à une régénération aberrante des fibres nerveuses de la musculature oculaire externe.

Fuchs (syndromes de). 1° (1906). Syndrome oculaire caractérisé par une hétérochromie irienne, des précipités sur la face postérieure de la cornée et une cataracte capsulaire. — 2° V. *sympathique cervical postérieur (syndrome).* — 3° V. *ectodermose érosive pluriorificielle.*

Fuchs (tache noire de) (1901). « Tache ronde d'un noir de charbon » due à une hémorragie choroïdienne, centrée sur la macula. On l'observe au cours de la myopie maligne (v. ce terme).

fucosidose, *s. f.* Maladie métabolique héréditaire, du groupe des mucolipidoses (v. ce terme) due à l'absence d'une enzyme, l'α-fucosidase. Elle est caractérisée essentiellement par une profonde arriération mentale et une évolution rapidement mortelle.

fugue, s. f. (*fuga*, fuite). Abandon subit du domicile suivi presque toujours de déambulation plus ou moins prolongée, sous l'influence d'une impulsion morbide. La *fugue* est un accès de durée généralement courte, tandis que le vagabondage est un état chronique. — Quelquefois la fugue peut survenir au cours de certaines crises d'épilepsie à type d'absence (épilepsie automatique ambulatoire). V. *état d'absence*.

fuite (syndromes de) (cardiologie). 1° *Syndrome de fuite aortique*. Ensemble des signes périphériques de l'insuffisance aortique : battements aortiques et artériels d'une amplitude excessive, augmentation de la pression artérielle différentielle et de l'indice oscillométrique, pouls capillaire, etc. On l'observe également dans les shunts gauche → droite (canal artériel persistant, fistule aorto-pulmonaire). — 2° (électrosystolie). Variation brutale de l'axe du « pic » de stimulation, décelée par comparaison des électrocardiogrammes successifs enregistrés au cours de la surveillance périodique des porteurs de stimulateurs cardiaques. Ce changement traduit la rupture d'un fil ou un défaut d'isolement dans le circuit électrique. Il impose la réintervention.

Fulcine, s. f. (n. dép.). Griséofulvine. V. *antifongique*.

fulgurant, ante, adj. (*fulgur*, foudre). Rapide comme l'éclair. — *douleur f.* V. *douleur*.

fulguration, s. f. (*fulgur*, foudre). 1° Nom donné à l'action de la foudre sur le corps de l'homme et celui des animaux, et, par extension, à l'ensemble des accidents causés par l'électricité. — 2° Syn. *étincelage*. Emploi des étincelles de haute fréquence et de haute tension dans la thérapeutique et notamment dans le traitement des tumeurs malignes (*f. de Keating Hart*).

fuliginosité, s. f. (*fuligo, inis*, suie). Dépôt noirâtre qui recouvre les

dents, les gencives et les lèvres dans certaines maladies (fièvre typhoïde).

fumer la pipe. Terme qui exprime la façon de respirer de l'apoplectique atteint d'hémiplégie. Du côté paralysé, la joue est flasque et se gonfle à chaque expiration.

fumigation, s. f. (*fumigare*, enfumer). Production, en espace clos et aux dépens de substances médicamenteuses, de fumées ou de vapeurs dont on cherche à utiliser les propriétés thérapeutiques.

fundoplication, s. f. ou **fundoplicature,** s. f. (Nissen). Opération pratiquée dans la cure de la hernie hiatale. Elle consiste dans l'enroulement du fundus (partie haute et gauche de l'estomac) autour du segment inférieur de l'œsophage pour prévenir le reflux œsophagien.

fundusectomie, s. f. (*fundus* ; ἐκτομή, ablation). Résection du fundus de l'estomac, c.-à-d. de la portion gauche de l'organe comprenant la grosse tubérosité, et qui est la zone de sécrétion acide. Opération pratiquée en cas d'ulcère gastrique.

fung... (dérivé de *fungus*, champignon). V. *fong...*

Fungizone, s. f. (n. dép.). Amphotéricine B. V. *antifongique*.

funiculaire, adj. (*funiculus*, cordon). 1° Qui se rapporte au cordon spermatique. — *hernie f.* ou *péritonéo-f.* Hernie inguinale congénitale dont le sac, formé par le canal péritonéo-vaginal, descend dans les bourses mais ne communique pas avec la vaginale. — 2° Qui se rapporte au cordon ombilical. — 3° Qui se rapporte au *funiculus*, c.-à-d. à la portion de la racine nerveuse qui chemine dans le trou de conjugaison, entre le ganglion rachidien et le plexus.

funiculalgie, s. f. (*funiculus*, cordon ; ἄλγος, douleur). 1° Névralgie du cordon spermatique. — 2° Douleur due à l'atteinte de la racine nerveuse dans son trajet intra-rachidien (v. *funiculite vertébrale*).

funiculite, s. f. (*funiculus*, cordon). 1° Inflammation du cordon spermatique. — *f. endémique* (Castel-

lani, 1908). Maladie endémo-épidémique dans le sud de l'Inde et à
Ceylan, caractérisée par une inflammation du cordon avec fièvre et
état général grave; elle paraît due
à un diplo-streptocoque non capsulé; elle aboutit à une septicémie
mortelle, si on n'intervient pas. —
2° V. *funiculite vertébrale.*

funiculite vertébrale (A.-J. Sicard, 1918). Irritation d'une racine
nerveuse comprimée dans son trajet intra-rachidien (trou de conjugaison) depuis le ganglion jusqu'à
l'origine du plexus. Elle est provoquée par des altérations traumatiques ou rhumatismales des vertèbres, et se manifeste par des douleurs unilatérales avec contracture
et inflexion rachidiennes. C'est une
variété de radiculite (v. ce terme).

Furadoïne, *s. f.* (n. dép.). Nitrofurane. V. *antibiomimétiques.*

Fürbringer (signe de). Signe permettant de déterminer la situation,
par rapport au diaphragme, d'un
épanchement purulent que l'on
vient de ponctionner. S'il s'agit d'un
abcès sous-phrénique, l'aiguille qui
traverse le diaphragme suit ses
mouvements respiratoires; si l'on
se trouve en présence d'une pleurésie, l'aiguille reste immobile.

Fürbringer (virgules de). Filaments incurvés en virgule qui se
déposent au fond du verre où l'on
recueille l'urine d'un malade atteint
d'urétrite. Ces filaments lourds,
différents de ceux qui flottent dans
le liquide, sont formés de pus, de
cellules épithéliales et de microbes.
Ils représentent les moules des
canaux excréteurs des glandes de
Littre et des glandes prostatiques.

furfur, *s. m.* (*pl.* furfures) (*furfur,* son,
pellicule). Écaille épidermique de la
peau.

furfuracé, *adj.* Qui ressemble à du
son. Ex. : *desquamation de la rougeole.*

furoncle, *s. m.* (*furunculus,* petit
larron). Inflammation circonscrite
de la peau dont le siège est l'appareil pilo-sébacé; elle est caractérisée
par une tuméfaction acuminée (clou)
et la formation d'une petite escarre
(bourbillon). L'agent habituel des
f. est le *staphylocoque pyogène doré.*

furonculose, *s. f.* Nom donné à
l'éruption d'une série de furoncles.

fusée, *s. f.* Trajet long et sinueux
(comme celui d'une fusée d'arti-
fice) parcouru par le pus entre le
foyer de l'abcès et le point d'émergence. — *vomissement en f.* Vomissement subit sans effort des malades
atteints de méningite.

fusion (onde de) (électrocardiographie). Aspect des ondes auriculaires ou ventriculaires intermédiaire entre le profil normal et celui
d'une extrasystole, apparaissant p. ex.
au cours de la dissociation par interférence, lorsque les oreillettes ou les
ventricules sont excités simultanément par les deux foyers (v. *interférence*).

fuso-cellulaire (sarcome). Syn.
sarcome fasciculé. Sarcome à cellules
fusiformes.

fuso-spirochétose bronchique.
Nom sous lequel Vincent désigne
les inflammations bronchiques et
les cas de gangrène pulmonaire dans
lesquels le bacille fusiforme s'associe en proportion variable au
spirochète.

G

$\hat{G}$ ou $\vec{G}$. V. *gradient ventriculaire.*

G-6-P.D. V. *anémie hémolytique enzymoprive.*

G (corps) de Reichstein. V. *adrénostérone.*

Gaba, s. f. Abréviation de gamma-amino-butyrique (acide). V. ce terme.

gabaminergique, adj. Qui agit par l'intermédiaire de la Gaba (acide gamma-amino-butyrique). — *système g.* V. ce terme.

Gabon (ulcère du). V. *ulcère phagédénique des pays chauds.*

Gafsa (bouton de). V. *bouton d'Orient.*

gaine du grand oblique (syndrome de la). V. *Brown (syndrome de H. W.).*

Gaisböck (maladie de) (G., 1905). Syn. *polycythémie hypertonique, polyglobulie des artériopathiques, pléthore* (P. Chevallier et Orinstein). Affection survenant généralement chez des hommes sédentaires et gros mangeurs, caractérisée par une forte hypertension artérielle, une polyglobulie importante, une congestion de la muqueuse gastrique avec hyperchlorhydrie, une augmentation, dans le sang, du taux du glucose, du cholestérol, des protides, de l'acide urique. Il n'y a pas de splénomégalie. La maladie aboutit, en quelques années, à la mort par insuffisance cardiaque ou accident vasculaire cérébral. C'est une fausse polyglobulie par hémoconcentration.

G.A.L. Globuline anti-lymphocyte. V. *sérum anti-lymphocyte.*

galactagogue, adj. et s. m. (γάλα, ακτός, lait; ἀγωγός, qui amène). Substance médicamenteuse ou alimentaire qui favorise la sécrétion lactée.

galactocèle, s. f. (γάλα; κήλη, tumeur). 1° Kyste contenant du lait plus ou moins modifié, se formant au cours de la lactation. — 2° Nom donné par Vidal de Cassis à une variété d'hydrocèle dont le liquide est blanc (*hydrocèle chyleuse*).

galactogène, adj. (γάλα; γεννᾶν, engendrer). Qui détermine la sécrétion lactée. — *hormone g.* V. *prolactine.*

galactogénèse, s. f. (γάλα; γένεσις, production). V. *galactopoïèse.*

galactographie, s. f. (γάλα; γράφειν, inscrire). Radiographie du sein après injection de substance opaque aux rayons X dans les conduits galactophores. V. *mastographie.*

galactomètre, s. m. (γάλα; μέτρον, mesure). Instrument destiné à mesurer la densité du lait.

galactopexie, s. f. (γάλα; πῆξις, fixation). Fixation du galactose dans les tissus.

galactophore, s. m. (γάλα; φέρειν, porter). Nom donné aux instruments nommés *bouts de seins,* et, par Budin, à un appareil pouvant s'adapter à une bouteille quelconque destinée à remplacer le biberon.

galactophorite, s. f. Inflammation des conduits galactophores, qui sont les canaux excréteurs de la glande mammaire.

galactophoromastite, s. f. (Budin). Inflammation de la mamelle ayant pour point de départ une galactophorite.

galactopoïèse, s. f. (γάλα; ποιεῖν, faire). Syn. *galactogénèse.* Sécrétion lactée.

galactorrhée ou **galactirrhée,** s. f. (γάλα; ῥέω, je coule). 1° Ecoulement surabondant de lait chez une nourrice. — 2° Ecoulement de lait en dehors des conditions ordinaires de la lactation.

galactose (maladie du). V. *galactosémie congénitale.*

galactosémie, *s. f.* Présence de galactose dans le sang. — *g. congénitale.* Syn. *diabète galactosique, maladie du galactose, galactosémie* ou *galactosurie du nourrisson.* Affection héréditaire, transmise selon le mode autosomique récessif, très rare, apparaissant chez le nouveau-né, caractérisée cliniquement par une cirrhose ascitique grave hépato-splénomégalique, avec ictère prolongé, dénutrition rapide, cataracte bilatérale, troubles psychomoteurs et une évolution possible vers la guérison par le régime sans lait. Après ingestion de galactose, celui-ci apparaît dans le sang et dans l'urine, qui contient aussi des protéines et un excès d'amino-acides. La maladie est due à une perturbation du métabolisme du galactose: l'absence d'une enzyme, la galactose-1-phosphate uridyl transférase, empêche la transformation du galactose en glucose et provoque l'accumulation de galactose-1-phosphate, toxique pour le système nerveux, le foie, le cristallin. — *g. du nourrisson.* V. *g. congénitale.*

galactosémie provoquée (épreuve de la) (R. Rivoire, 1941). Epreuve destinée à révéler l'hyperthyroïdie; elle est basée sur « l'accélération de l'absorption intestinale de la galactose chez les hyperthyroïdiens. Une heure après ingestion d'une petite dose de galactose, on trouve dans le sang de ces malades une proportion de ce sucre bien supérieure à celle observée chez les sujets normaux dans les mêmes conditions ».

galactosurie, *s. f.* Présence de galactose dans l'urine. — *g. du nourrisson.* V. *galactosémie congénitale.*

galactosurie fractionnée ou **concentration galactosurique provoquée (épreuve de la)** (N. Fiessinger, F. Thiébaut et J. Dieryck). Epreuve destinée à explorer la fonction glycopexique du foie. On fait absorber au sujet, le matin à jeun, dans 200 ml d'eau, 40 g de galactose dont on recherche la concentration dans les urines recueillies d'une façon fractionnée pendant les 24 heures suivantes. Chez l'homme sain, cette concentration au cours des 2 heures qui suivent l'ingestion ne dépasse pas 5 p. 1 000 et devient négligeable ensuite. Dans les hépatites aiguës, elle est très augmentée pendant les 2 ou 4 premières heures, puis retombe à la normale; dans les cirrhoses, elle est modérément augmentée au début mais persiste à un taux plus faible pendant toute la journée.

galacturie, *s. f.* (γάλα; ούρεῖν, uriner). Présence de graisse émulsionnée, en quantité considérable, dans l'urine, lui donnant l'aspect du lait. C'est une variété de la *lipurie.*

Galassi (réflexe de) (1887). Syn. *réflexe de Piltz-Westphal* (1899) ou *de Westphal-Piltz, réflexe palpébral de la pupille.* Rétrécissement de la pupille pendant l'occlusion des paupières (phénomène physiologique).

Galata (signe de). Occlusion incomplète des paupières pendant le sommeil au cours de la maladie de Basedow.

galbe, *s. m.* (anc. fr. garbe, de l'ital. *garbo* : grâce, élégance, cambrure) (morphologie). Terme d'architecture désignant le contour des volumes et appliqué par le R. P. Verdun à l'étude des variations, en saillie ou en creux, du massif crânio-facial (sujets vexigalbes, cavigalbes, planigalbes).

galbo-typique (rapport) (galbe; τύπος, forme) (morphologie). Rapport entre la hauteur et l'épaisseur du tronc, vu de profil. Le tronc peut être épais et court (crassigalbe), mince et long (planigalbe) ou harmonieux (normogalbe).

gale, *s. f.* (galla, galle des arbres). Syn. *scabies, psore.* Maladie cutanée produite par un parasite animal (*Sarcopte* ou *Acarus scabiei*), et caractérisée par des démangeaisons et une lésion spécifique (sillon).

gale bédouine. V. *lichen tropicus.*

gale du ciment. Dermatose professionnelle frappant les ouvriers cimentiers et caractérisée par un prurit intense et une éruption de papules qui s'excorient par le grattage. Les lésions siègent aux mains, en particulier dans les espaces interdigitaux, aux poignets, aux coudes et dans toutes les parties qui sont en contact avec le ciment. Elles peuvent aboutir à la lichénification et à l'eczématisation.

gale filarienne (Montpellier et Lacroix, 1920). Eruption cutanée prurigineuse et papulo-pustuleuse, rappelant grossièrement la gale, observée sur les Noirs de l'Afrique occidentale et équatoriale, et due à l'envahissement du derme par les embryons d'*Onchocerca volvulus* (filaridé). Cette maladie semble avoir été entrevue par O'Neil sous le nom de craw-craw.

gale norvégienne. Forme particulière de la gale caractérisée par une éruption érythémato-squameuse généralisée atteignant même la face et le cuir chevelu. Sa gravité coïncide avec l'abondance des sarcoptes trouvés dans les squames, d'où sa grande contagiosité.

galéanthropie, s. f. (γαλῆ, chat; ἄνθρωπος, homme). Monomanie dans laquelle le malade se croit transformé en chat; observée surtout chez les femmes.

galeati, s. m. pl. (*galea,* casque) (Charcot). Neurasthéniques souffrant de la céphalée occipitale (qui coiffe seulement la partie postérieure du crâne, comme le casque de Minerve).

Galeazzi (opération de). Opération pratiquée en cas de synostose congénitale radiocubitale; elle consiste dans la création d'une néarthrose au-dessous du bloc osseux, par résection d'un segment du radius.

galénique, adj. Qui a rapport à la doctrine de Galien. — *remèdes g.* Remèdes végétaux.

galénisme, s. m. (Γαληνός, Galien). Doctrine de Galien qui attribuait une action prépondérante sur la santé aux quatre humeurs cardinales : sang, pituite, atrabile (qui venait des capsules surrénales) et bile jaune. De leur mélange ou *crase,* en proportion variable, dépendait le tempérament bon ou mauvais, la santé ou la maladie.

Galien (luxation de). Luxation sus-acromiale de l'extrémité externe de la clavicule (Galien s'en fit une au gymnase).

Gallavardin (syndrome de). Hypertension paroxystique survenant chez des sujets jeunes, émotifs et sympathicotoniques, généralement de bon pronostic, et n'évoluant que rarement vers l'hypertension artérielle permanente.

Galli (tubes de). V. *suture de rapprochement.*

Galli Maïnini (réaction de). Syn. *réaction de Hogben.* Méthode de diagnostic biologique de la grossesse donnant une réponse très rapide. 5 ml de l'urine de la femme présumée enceinte sont injectés dans le sac lymphatique d'un crapaud mâle, en dehors d'une période de rut. Si la femme est enceinte, son prolan urinaire provoque l'apparition de spermatozoïdes dans l'urine du crapaud, au bout de 40 minutes et pendant 24 heures.

gallinacé (démarche de) (Charcot). V. *spasmodique.*

Galliot (point de). Point déterminé par l'intersection de deux lignes conventionnelles. l'une horizontale passant à deux travers de doigt au-dessus du grand trochanter, l'autre verticale séparant le tiers interne de la fesse de son tiers moyen. C'est un des points au niveau desquels on pratique ordinairement les injections intra-musculaires.

galop (bruit et **rythme de)** (découvert par Charcellay, de Tours, 1838; nommé par Bouillaud, 1847). « Triple bruit du cœur constitué par l'addition aux deux temps normaux d'un troisième temps étranger à ceux-ci, qui n'est ni un souffle, ni un frottement, mais un bruit frappé, interposé entre les bruits normaux dans l'un ou l'autre silence » (Potain). En fait le *b. de g.* est situé dans la diastole, et il est provoqué par le brutal remplissage du ventricule anormal; il est sourd et correspond souvent à un choc perceptible à la palpation. C'est un signe d'insuffisance ventriculaire.

On en décrit plusieurs variétés : le *b. de g. présystolique* (ou *auriculaire*) précède le 1er bruit du cœur (v. B_4) ; le *b. de g. protodiastolique* (ou *ventriculaire*) succède immédiatement au second (v. B_3) ; parfois ces deux variétés se confondent en un *galop mésodiastolique* ou *g. de sommation* (Wolferth et Margolies, 1933), ou *b. de g. auriculo-ventriculaire* de Laubry et Pezzi (v. *sommation, bruit de ou galop de*). — *g. du bloc* (Gallavardin, 1915). Terme proposé pour désigner les systoles en écho (v. ce terme). Ces bruits seraient dus, selon G., à la brusque distension des ventricules par l'ondée sanguine chassée par la contraction des oreillettes (pathogénie semblable à celle du galop présystolique). — *b. de g. post-systolique*. V. *vibrance péricardique protodiastolique*. — *g. systolique*. Nom parfois donné à tort à certains bruits surajoutés produits pendant la systole, différant par leur mécanisme et leur signification du *b. de g.* : bruit de triolet (*g. mésosystolique* de Cuffer et Barbillon, 1887), dédoublement du premier bruit à la pointe ou au foyer aortique (claquement aortique protosystolique de Lian).

Galton (sifflet de). Sifflet dont la hauteur de son peut être augmentée ou diminuée et qui sert à mesurer l'acuité auditive. Dans les affections labyrinthiques, les sons aigus cessent les premiers d'être perçus.

galvanique (épreuve) (Babinski). V. *voltaïque (épreuve)*.

galvanisation, *s. f.* Application des courants continus.

galvanocautère, *s. m.* Cautère dont l'incandescence est obtenue par le passage d'un courant électrique.

galvano-faradisation, *s. f.* Application simultanée de courants continus et de courants d'induction.

galvanopuncture, *s. f.* Syn. *électropuncture*. Opération qui consiste à implanter dans un tissu des aiguilles par lesquelles on fait passer un courant électrique continu.

galvanotonique (réaction) ou **galvanotonus,** *s. m.* Persistance de la contraction musculaire provoquée par le courant continu, pendant tout le temps de passage du courant, cessant avec la fin de ce passage.

galvanotropisme, *s. m.* (galvanisme ; τρέπειν, tourner). Propriété que possède le protoplasma de réagir sous l'influence de la galvanisation.

gamète, *s. m.* (γαμέτης, époux). Syn. *gamonte*. Nom donné aux cellules spéciales sexuées, différenciées chez les métazoaires en *g.* mâle et en *g.* femelle, dont l'union formera l'œuf.

gaméticide, *adj.* (gamète ; *caedere*, tuer). Qui détruit les gamètes. Se dit de certains médicaments antipaludiques utilisés en prophylaxie collective.

gamma, *s. m.* (γ). V. *microgramme*.

gamma A, gamma M. V. *immunoglobuline*.

gamma amino-butyrique (acide) (Gaba). Substance dérivée de l'acide glutamique, médiateur chimique des neurones de la susbtance grise du cerveau.

gamma-angiocardiographie ou γ-**angiocardiographie,** *s. f.* (J. Kriss, 1971). Etude de la forme et du fonctionnement du cœur et des gros vaisseaux (veines caves, aorte, artère pulmonaire) au moyen d'un radio-isotope émetteur de rayons γ (Technétium 99 m) injecté par voie veineuse et dont le cheminement dans les cavités cardiaques et les gros vaisseaux est photographié en série sur l'écran d'une caméra à scintillations et enregistré sur bande magnétique. V. *scintigraphie*.

gamma-angio-encéphalographie, *s. f.* V. *gamma-encéphalographie*.

gamma-cardiogramme, *s. m.* V. *radiocardiogramme*.

gamma-cardiographie ou γ-**cardiographie,** *s. f.* V. *radiocardiographie*.

gammacisme, *s. m.* (gamma). Vice de prononciation caractérisé par la difficulté ou l'impossibilité de prononcer la lettre *g*.

gamma-encéphalographie ou γ-**encéphalographie,** *s. f.* Syn. *encéphalométrie isotopique, gamma-*

graphie cérébrale. Exploration de l'encéphale par les radio-isotopes. Elle permet de diagnostiquer et de localiser certaines lésions intra-crâniennes très vascularisées : surtout les tumeurs, mais aussi les collections liquidiennes, sanguines et les cicatrices, toutes fortement irriguées à la périphérie. Ces lésions, en effet, fixent électivement et rapidement l'isotope radioactif (sérum-albumine marquée à l'iode 131, Technétium 99 m) injecté par voie veineuse; le rayonnement γ émis par celui-ci est détecté par un compteur de Geiger (ou un compteur à scintillations) explorant la surface crânienne. Cette exploration peut être faite point par point par un détecteur de petite taille déplacé autour du crâne, ou par un détecteur balayant automatiquement des surfaces parallèles aux plans sagittal et frontal du crâne. Le rayonnement émis par le cerveau s'inscrit alors sur une feuille de papier par une série de traits dont la densité est proportionnelle à l'importance de cette radio-activité (*scintigraphie,* v. ce terme). Cette « carte du cerveau » peut aussi être recueillie et photographiée sur l'écran d'un oscilloscope (*scinti-photographie*). Enfin l'isotope peut être injecté par voie veineuse pour étudier par *angio-scintigraphie* (v. ce terme) la circulation carotidienne et le réseau vasculaire du cerveau (*gamma-angio-encéphalographie*).

gamma-encéphalogramme, *s. m.* Graphique résumant les résultats de la gamma-encéphalographie.

gamma-fœto-protéine, *s. f.* V. *antigènes fœtaux.*

gamma-globuline ou **γ-globuline,** *s. f.* (Cohn de Boston, 1944). Fraction des protéines sériques qui, au cours de l'électrophorèse, se déplace le plus lentement. Cette portion des globulines comprend les immunoglobulines (v. ce terme), supports des anticorps sériques. — *g.-g. anti D* ou *anti Rh.* V. *incompatibilité fœto-maternelle.*

gammaglobulino-prophylaxie, *s. f.* Emploi dans un but prophylacti-

que, des gamma-globulines, parties des protéines sériques sur lesquelles sont fixés les anticorps.

gammagraphie, *s. f.* V. *scintigraphie.* — *g. cardiaque.* V. *radio-cardiographie* et *gamma-angiocardiographie.* — *g. cérébrale.* V. *gamma-encéphalographie.* — *g. hépatique.* Syn. *hépatographie isotopique.* Exploration du foie au moyen d'isotope radioactif : rose bengale marqué à l'iode 131 pour l'étude du parenchyme hépatique, or radio-actif pour celle du mésenchyme; le rayonnement γ dessine la silhouette du foie. — *g. rénale.* Exploration du rein au moyen d'un isotope radio-actif ($^{197}HgCl_2$) injecté par voie veineuse. Il se fixe sur les reins, dont les silhouettes sont dessinées, renseignant sur leur position et leur morphologie. V. *néphrogramme isotopique.*

gammapathie, *s. f.* (γ; πάθος, maladie). Maladie caractérisée par une anomalie des gamma-globulines sériques. V. *dysgammaglobulinémie, dysglobulinémie.* — *g. biclonale, g. monoclonale, g. polyclonale.* V. *dysglobulinémie biclonale, d. monoclonale, d. polyclonale.*

gammapathie monoclonale bénigne (Waldenström, 1944). Syn. *paraprotéinémie essentielle bénigne, dysglobulinémie monoclonale asymptomatique.* Affection rare, survenant chez le sujet âgé, latente cliniquement et caractérisée essentiellement par une anomalie particulière des protéines sanguines : le protidogramme montre un pic des immunoglobulines G (Ig G) dont la hauteur est excessive et dont la base est anormalement étroite. La globuline en excès (paraprotéine) serait produite par des plasmocytes d'une seule famille (ou clone). En outre, la vitesse de sédimentation globulaire est très élevée, et il existe une légère plasmocytose médullaire. Ces anomalies biologiques restent stables pendant de longues années; cependant la maladie finit par prendre une évolution maligne. C'est une paraprotéinémie moins rare que la maladie de Kahler (v. ces termes).

gamma-phlébographie, s. f. (L. Rosenthal, 1966). Etude morphologique et fonctionnelle des troncs veineux au moyen d'un isotope radio-actif (Technétium 99 m) injecté dans une veine en amont de la région à examiner, et dont le cheminement est photographié en série sur l'écran d'une caméra à scintillations et enregistré sur bande magnétique.

gammathérapie, s. f. (γ; θεραπεία, traitement). Variété de radiothérapie utilisant les rayons γ émis par le radium ou les radio-isotopes artificiels comme le cobalt 60.

Gammel (syndrome de). V. *erythema gyratum repens*.

gamomanie, s. f. (γάμος, mariage; μανία, folie). Impulsion morbide poussant certains déséquilibrés à multiplier les demandes en mariage.

gamophobie, s. f. (γάμος; φόβος, peur). Crainte morbide du mariage.

gamone, s. f. Substance d'attraction sexuelle, sécrétée par les cellules sexuelles femelles (gynogamones) et mâles (androgamones) et attirant les cellules de l'autre sexe. Elles ont été mises en évidence chez les protistes, les algues, les champignons, et chez certains vers, échinodermes, mollusques et poissons.

gamonte, s. m. (γάμος, union). V. *gamète*.

gampsodactylie, s. f. (γαμψός, crochu; δάκτυλος, doigt) (Chevrier, 1907). Déviation des orteils caractérisée par l'hyperextension de la première phalange sur le métatarsien et la flexion des deux autres phalanges.

Gamstorp (adynamie épisodique héréditaire ou maladie de I.). V. *adynamie épisodique héréditaire de Ingrid Gamstorp*.

Gandy (infantilisme type). V. *infantilisme type Gandy*.

Gandy-Gamna (nodule de). Nodule de la taille d'une tête d'épingle, jaune chamois, observé sur la tranche de section de la rate au cours de certaines splénomégalies primitives. Ils sont formés d'une zone périphérique hémorragique, d'une zone intermédiaire scléreuse et fi-

broïde, d'une zone centrale, infiltrée de pigments ferriques et où l'on a décrit des filaments mycéliens (argument invoqué en faveur de l'origine mycosique de ces splénomégalies). V. *splénomégalie mycosique*.

gangliectomie, s. f. (γάγγλιον, γαγγλίου, glande; ἐκτομή, ablation). Ablation d'un ganglion, généralement d'un ganglion de la chaîne sympathique lombaire ou cervicodorsale.

gangliogliome, s. m., **ganglioglioneurome**, s. m., **gangliome**, s. m. V. *ganglioneurome*.

ganglion anatomique (Ricord). Le plus volumineux des ganglions qui accompagnent le chancre syphilitique: c'est celui qui reçoit directement les lymphatiques de la région ou siège la lésion.

ganglion ciliaire (syndrome du). Syn. *syndrome de Cerise-Thurel*. Variété de névralgisme facial (v. ce terme) due à l'irritation du ganglion ciliaire; elle est caractérisée par le siège oculo-nasal des douleurs et l'existence de congestion conjonctivale avec larmoiement, hydrorrhée nasale, parfois œdème des paupières, hyperesthésie cornéenne et, même, ulcère de la cornée.

ganglion géniculé (névralgie du). V. *névralgie du ganglion géniculé*.

ganglion sphéno-palatin (névralgie ou syndrome du). V. *Sluder (névralgie de)*.

ganglion synovial. V. *kyste synovial*.

ganglionectomie, s. f. (incorrect). V. *gangliectomie*.

ganglioneuroblastome, s. m. V. *neuroblastome*.

ganglioneurome, s. m. (Loretz, 1870). Syn. *neurocytome* (Wright, 1910), *gangliogliome* (Perkins, 1926), *ganglioglioneurome* (Bielchowsky, 1928), *gangliome, neurogliome, neurogangliome*. Tumeur relativement bénigne, formée de cellules nerveuses adultes et différenciées (grandes cellules ganglionnaires et cellules gliales), développée le plus souvent au niveau de la chaîne sympathique ou de la médullo-surrénale, beaucoup plus rarement dans le système nerveux central (plancher du 3e ventricule). — *g. sympathique.* Tumeur bénigne développée au niveau de la chaîne sympathique ou de la médullo-surrénale, formée de cellules nerveuses adultes et différenciées.

ganglionite, *s. f.* Inflammation d'un ganglion nerveux.

ganglionnaire (fièvre). V. *fièvre ganglionnaire.*

gang100plégique, *adj.* (γάγγλιον; πλήσσειν, frapper). Syn. *synaptolytique, synaptoplégique.* Qui paralyse les ganglions nerveux. V. *blocage ganglionnaire.*

gangliosidose, *s. f.* Maladie enzymatique appartenant au groupe des lipoïdoses, caractérisée par la surcharge de l'organisme en gangliosides. Cette surcharge peut être généralisée ou localisée et, dans ce cas, surtout au système nerveux central. Les *g.* comprennent les formes congénitale et infantile (maladies de Norman-Wood et de Tay-Sachs) de l'idiotie amaurotique familiale et les *g.* généralisées. On distingue 3 variétés de *gangliosides* (mucolipides du groupe des glycosphingoïdes): les mono-, di- et trisialo-gangliosides désignées respectivement par les symboles GM, GD et GT. Le cerveau normal contient les GD_1 et $_2$ aussi le GM_1. V. *sphingolipidose, thésaurismose* et *mucolipidose.*

gangliosidose généralisée (O'Brien, 1965). Syn. *lipidose neuroviscérale familiale* (Landing, 1964), *lipidose infantile tardive généralisée* (Gonatas, 1965), *maladie de Norman-Landing* (N., 1959-1964; L., 1964). Maladie familiale rare qui apparaît peu après la naissance. Elle est caractérisée par de l'œdème, des malformations somatiques, surtout du crâne, de la face et du thorax, des manifestations neurologiques importantes (retard psychique considérable, hypo- puis hypertonie musculaire, cécité progressive) et pluriviscérales : gros foie, souvent grosse rate et atteinte pulmonaire. L'évolution est mortelle en quelques mois. Le cerveau est surchargé d'un ganglioside (variété de lipide), le mono-

sialo-ganglioside normal ou GM_1. Tous les viscères en renferment, ainsi que des mucopolysaccharides. Il s'agit d'une maladie enzymatique, héréditaire probablement selon le mode récessif, due à l'absence de β-galactosidase; elle appartient au groupe des lipoïdoses, variété de thésaurismose (v. ce terme) et s'apparente aux mucopolysaccharidoses (la maladie semble avoir été décrite sous le nom de *pseudo-Hurler* ou de *variant de Hurler*), aux maladies de Niemann-Pick et de Tay-Sachs. V. ces termes, *gangliosidose* et *sphingolipidose.*

Gangolphe (signes de). 1° Dans les luxations de l'épaule compliquées de fracture du col anatomique de l'humérus, les mouvements de rotation externe du bras sont douloureux. — 2° Signe d'occlusion de l'intestin grêle : matité mobile située dans les parties déclives de l'abdomen, due à la présence d'un épanchement séro-hématique dans la cavité péritonéale.

gangosa, *s. f.* Rhinopharyngite mutilante, accident tertiaire du pian.

gangrène, *s. f.* (γάγγραινα, de γραίνω, je mange). Syn. *nécrose, sphacèle.* « Processus morbide caractérisé par la mortification des tissus et leur putréfaction » (Roger), cette dernière pouvant être très atténuée. — *g. blanche* (Quesnay). G. dans laquelle la plaque mortifiée est d'un blanc laiteux. — *g. des extrémités bronchiques dilatées.* V. *Briquet (gangrène de).* — *g. humide.* G. dans laquelle les phénomènes de putréfaction dominent. — *g. nosocomiale.* V. *pourriture d'hôpital.* — *g. sèche.* G. avec faible putréfaction, dans laquelle les tissus sont noirs, desséchés; elle est causée ordinairement par une oblitération artérielle.

gangrène curable du poumon. V. *Lasègue (gangrène de).*

gangrène foudroyante ou **gazeuse.** Complication des plaies anfractueuses, due au développement d'un microbe anaérobie (*Bacillus perfringens, vibrion septique,* etc.) et caractérisée par la mortification des tissus, la production de gaz, une marche rapidement envahissante et une atteinte profonde de l'état général qui aboutit le plus souvent à la mort.

gangrène symétrique des extrémités. V. *Raynaud (maladie de).*

gangrène symétrique familiale avec arthropathie (Bruns). V. *myélodysplasique (syndrome familial).*

Ganser (syndrome de). Syndrome caractérisé par des réponses à côté, de tour souvent enfantin et ironique, observé dans certains troubles mentaux tels que le pithiatisme, le puérilisme, la schizoïdie, l'hébéphrénie, etc.

Gänsslen (syndrome de) (1927). Ictère hémolytique associé à une déformation crânienne (crâne en tour), syndrome familial et héréditaire.

Ganter (méthode de). Hyperhémie active obtenue en appliquant sur un membre la manchette d'un tensiomètre dans laquelle la pression est maintenue au-dessus de la pression artérielle pendant 5 minutes, puis est brusquement relâchée. Cette manœuvre a un intérêt thérapeutique, quand elle est répétée plusieurs fois à quelques minutes d'intervalle ; elle peut être appliquée à toutes les affections des extrémités justiciables d'un traitement thermique.

Garcin (syndrome de) (1927). Syn. *syndrome paralytique unilatéral global des nerfs crâniens.* Syndrome comprenant : 1º des paralysies multiples unilatérales, progressivement extensives des nerfs crâniens, pouvant frapper les 12 nerfs, sans paralysie des membres ni signe d'hypertension intra-crânienne ; 2º des lésions du plancher de la base du crâne révélées par l'examen radiologique. Il est en rapport avec une tumeur de la base du crâne (sarcome) ou une tumeur rhinopharyngée envahissant secondairement la cavité crânienne.

Gardner et Diamond (maladie de) (1955). Purpura par autosensibilisation aux hématies. Il apparaît chez des femmes souvent névrosées, précédé de sensations de brûlure, puis d'un œdème sous-cutané avec érythème bientôt entouré d'une ecchymose. L'évolution se fait vers la résorption en 10 à 20 jours, mais des récidives surviennent à plus ou moins longue échéance. Le diagnostic est affirmé par la positivité d'une intra-dermo-réaction faite avec les globules rouges de la malade ou d'un sujet du groupe O Rh —, qui reproduit les caractères de l'ecchymose spontanée.

Gardner ou **Gardner et Richards (syndrome de)** (1953). Maladie héréditaire à transmission dominante autosomale rare, survenant chez l'adulte jeune, caractérisée par l'association : d'une polypose rectocolique disséminée évoluant généralement vers la dégénérescence maligne ; de kystes sébacés multiples ; d'ostéomes bénins localisés le plus souvent au crâne et aux maxillaires ; de lipomes sous-cutanés ; et de tumeurs fibreuses ou musculaires rétropéritonéales ou intramésentériques, histologiquement bénignes, mais dont les dernières localisations peuvent, par leur volume, entraîner de graves complications mécaniques. Cette affection, comme les syndromes de Devic et de Cronkhite-Canada et la lentiginose périorificielle avec polypose viscérale (v. termes), atteint des organes dérivés des trois feuillets embryonnaires : endoderme, ectoderme et mésoderme.

Garengeot (signe de). Epanchement sanguin localisé à l'hypogastre, observé dans les plaies de l'épiploon.

gargarisme, s. m. (γαργαρίζειν, se gargariser). 1º Médicament liquide destiné à être agité dans l'arrière-bouche et la gorge. Son action est à la fois topique et mécanique. — 2º Action de se gargariser.

gargouillement, s. m. (bas lat. *gargula*, gosier). Bruit formé par l'association de gros râles caverneux et d'un souffle caverneux. — *bruit de g.* (Stokes). V. *moulin (bruit de).*

gargoylisme, s. m. (Ellis). V. *Hurler (maladie, polydystrophie ou syndrome de).*

Garland (angle de). Angle aigu, sonore à la percussion, compris entre la colonne vertébrale et la limite supérieure d'un épanchement pleural (extrémité postérieure de la courbe de Damoiseau).

Garrod (épreuve du fil de) (1848). Procédé destiné à mettre en évidence l'excès d'acide urique dans le sang des goutteux. Un fil, plongé dans le sérum du malade, additionné de quelques gouttes d'acide acétique et placé au frais, se couvre, après évaporation du sérum, de cristaux d'urate de soude.

garrot, *s. m.* Appareil servant à comprimer l'artère principale d'un membre de manière à interrompre le cours du sang ; il se compose d'une pelote appliquée sur l'artère et maintenue fortement par un lien, dont on augmente la tension en y passant un bâtonnet que l'on fait tourner sur lui-même (tourniquet).

Gärtner (bacille de) (1888). Syn. *Bacillus enteritidis.* Bacille compris dans le groupe des *Salmonellae,* considéré comme un des agents les plus fréquents des empoisonnements d'origine alimentaire.

Gasperini (syndrome de). Syndrome protubérantiel (v. ce terme) caractérisé cliniquement par l'existence, du côté de la lésion, d'une paralysie du facial et du moteur oculaire commun associées à une atteinte du trijumeau ; et, du côté opposé, d'une hémi-anesthésie le plus souvent de type thermoalgésique.

gassérectomie, *s. f.* Ablation du ganglion de Gasser ; opération pratiquée chez les malades atteints de névralgie faciale. Elle peut entraîner la kératite neuro-paralytique (v. ce terme).

Gassette (appareil de Miss). Appareil destiné à immobiliser en abduction, avec extension continue, les fractures de l'humérus ; il comporte un corset en aluminium, un cadre gouttière supportant le bras, et une gouttière soutenant l'avant-bras fléchi.

Gassette (lit de Miss). Cadre ne bois adaptable à un lit et permet-

tant d'immobiliser, chez l'enfant, les fractures de la diaphyse fémorale sous extension continue avec traction au zénith du membre inférieur.

Gastinel (réaction de) (1913). Réaction de déviation du complément proposée pour le diagnostic sérologique de la variole : on recherche la présence, dans le sérum du malade, d'une sensibilisatrice spécifique, l'antigène étant le virus vaccinal ou une émulsion de croûtes varioliques. La réaction est positive en cas de variole ou de vaccine.

gastralgie, *s. f.* (γαστήρ, estomac ; ἄλγος, douleur). Syn. *cardialgie, gastrodynie.* Douleur vive, exacerbante, localisée par le malade à l'épigastre.

gastrectasie, *s. f.* (γαστήρ ; ἔκτασις, dilatation). Dilatation de l'estomac (v. ce terme).

gastrectomie, *s. f.* (γαστήρ ; ἐκτομή, ablation). Résection totale ou partielle de l'estomac. — *g. totale,* avec anastomose directe du cardia au jéjunum, qui se fait parfois pour les cancers étendus et haut situés. — *g. totale élargie* avec, en outre, ablation de l'artère coronaire stomachique et de ses ganglions, du grand épiploon, de la rate, de la queue du pancréas et parfois d'un segment du côlon. — *g. partielle,* plus fréquente, rarement médiogastrique annulaire, consistant généralement en une pylorectomie plus ou moins étendue. On distingue, selon la méthode utilisée pour rétablir la continuité du tube digestif, les procédés de Péan, de Billroth (1re et 2e manières), de Kocher, de Polya et de Finsterer (v. chacun de ces noms).

gastrectomie pour exclusion. Variété de gastrectomie parfois pratiquée en cas d'ulcère inextirpable de la face postérieure du duodénum. On réséque les 2/3 inférieurs de l'estomac, le duodénum étant sectionné au ras du pylore et laissé en place. Cette technique a pour but de supprimer la sécrétion acide réflexe du fundus gastrique.

gastrectomie type Kelling Madlener. Résection chirurgicale du pylore et des 2/3 inférieurs de l'estomac, en cas d'ulcère du cardia inextirpable; celui-ci est laissé en place. Cette technique a pour but de supprimer la sécrétion acide réflexe du fundus gastrique.

gastrectomie pour réduction d'acidité. Il en existe deux variétés : la g. pour exclusion et la g. type Kelling Madlener. V. ces termes.

gastride, s. f. V. gastrie.

gastrie, s. f. (René Chevallier). Syn. gastride (H. Berg et Moutier). Manifestation gastrique d'origine allergique; elle se traduit anatomiquement par des œdèmes fugaces de la muqueuse de l'estomac, visibles à la gastroscopie, parfois accompagnés d'hémorragies et d'érosions, et, cliniquement, par des douleurs qui peuvent simuler l'ulcère ou le cancer gastriques, la cholécystite, etc.

gastrine, s. f. (John Sydney Edkins, 1905). Hormone sécrétée par les cellules de l'antre pylorique lorsqu'elles sont stimulées par la présence, dans l'estomac, de certains aliments (extraits de viande, alcalins, alcool), par la distension de l'antre ou, pour certains, par l'excitation du nerf vague. Elle passe dans la circulation et provoque la sécrétion gastrique de pepsine et surtout d'Hcl, celle des enzymes pancréatiques et les contractions de l'estomac, de l'intestin et de la vésicule biliaire. La g. est un polypeptide formé d'une chaîne de 17 acides aminés; on en distingue 2 variétés (I et II).

gastrinémie, s. f. Présence de gastrine (v. ce terme) dans le sang. Son taux est anormalement et considérablement élevé dans le syndrome de Zollinger et Ellison et dans l'anémie de Biermer.

gastrinome, s. m. Tumeur des îlots de Langerhans du pancréas sécrétant la gastrine. V. Zollinger et Ellison (syndrome de) et gastrine.

gastrique, adj. Syn. stomacal. Qui a rapport à l'estomac. — crise g. Accès de douleurs épigastriques très violentes, accompagnées de vomissements incessants, durant quelques jours, débutant et se ter-

minant brutalement; ces crises, entre lesquelles l'estomac est indolore, sont observées au cours du tabes. — embarras g. V. ce terme.

gastrite, s. f. Inflammation aiguë ou chronique de la muqueuse de l'estomac. — g. atrophique. G. avec atrophie de la muqueuse et diminution de sa sécrétion. La plus fréquente est celle de l'anémie de Biermer; elle peut évoluer vers la cancérisation. — g. hyperpeptique (Hayem). V. hyperpeptique (gastrite). — g. hypertrophique géante. V. polyadénome gastrique diffus. — g. phlegmoneuse. Affection caractérisée par une inflammation diffuse ou localisée des parois gastriques; elle évolue en quelques jours vers la mort par péritonite au milieu d'un tableau de septicémie avec douleurs épigastriques et vomissements. — g. ulcéreuse. V. ulcère simple.

gastro-bactérioscopie, s. f. V. Meunier (procédé ou méthode de H.).

gastrobiopsie, s. f. Biopsie de la muqueuse gastrique, pratiquée au cours de la gastroscopie.

gastrocèle, s. f. (γαστήρ; κήλη, hernie). Hernie de l'estomac.

gastrochronorrhée ou **gastrohyperchronorrhée,** s. f. Prolongation de la durée de la sécrétion gastrique. Ces termes ont été proposés par Hayem pour remplacer celui de gastrosuccorrhée, qui donne lieu à des confusions.

gastro-colite, s. f. « Inflammation simultanée de l'estomac et du côlon » (Littré).

gastrocoloptose, s. f. Ptose simultanée de l'estomac et du côlon transverse.

gastrodiaphanie, s. f. (γαστήρ, estomac; διά, au travers; φαίνειν, briller) (Max Einhorn) ou **gastrodiaphanoscopie,** s. f. Procédé d'exploration de l'estomac, consistant à introduire dans sa cavité une source lumineuse de manière à reconnaître par transparence sa forme, ses rapports et l'état de ses parois.

gastro-duodénectomie, s. f. Syn. duodéno-gastrectomie. Résection des deux tiers inférieurs de l'estomac

et de la première portion du duodénum.

gastro-duodénite, s. f. « Inflammation simultanée de l'estomac et du
duodénum » (Littré).

gastro-duodénostomie, s. f. (Doy-
en). Opération qui consiste à anastomoser l'estomac au duodénum en
sectionnant le pylore ; préconisée
dans les ulcères gastriques éloignés
du pylore.

gastrodynie, s. f. (γαστήρ; ὀδύνη,
douleur). V. *gastralgie.*

gastro-élytrotomie, s. f. (γαστήρ;
ἔλυτρον, vagin). V. *laparo-élytroto-
mie.*

gastro-entérite, s.f. (γαστήρ; ἔντερον,
intestin). Inflammation des muqueuses gastrique et intestinale.

gastro-entérologie, s. f. Etude de la
physiologie et de la pathologie de
l'estomac et de l'intestin.

gastro-entérostomie, s. f. (γαστήρ;
ἔντερον; στόμα, bouche). Opération
qui consiste à mettre en communication l'estomac, au niveau de la
face postérieure de l'antre, près de
la grande courbure, et une anse
intestinale (le jéjunum). — *g.-e.
transpylorique* (R. A. Gutmann,
1949). *G.-e.* dans laquelle la bouche
nouvelle est placée sur le bord inférieur du pylore, débordant de
2 cm sur le bulbe et de 4 à 5 cm sur
l'estomac. Ce procédé supprime
l'action du sphincter pylorique et
force le contenu duodénal à baigner
la région ulcérée sans séjourner
dans l'estomac.

gastrofibroscope, s. m. Syn. *fibrogastroscope.* Fibroscope (v. ce terme)
destiné à l'exploration de l'estomac.

gastrofibroscopie, s. f. Syn. *fibrogastroscopie.* Méthode d'exploration visuelle de la cavité gastrique
au moyen d'un fibroscope (gastrofibroscope) introduit par l'œsophage. V. *fibroscope.*

gastro-gastrostomie, s. f. Opération qui consiste à aboucher l'une
à l'autre les deux poches d'un estomac rendu biloculaire par sténose
médio-gastrique.

**gastro-hystéropexie, gastro-hys-
térorraphie, gastro-hystérosynaphie,** s. f. (γαστήρ; ὕστερα, utérus;

πῆξις, fixation ; ῥαφή, suture ; συναφή,
union). V. *hystéropexie abdominale.*

gastro-hystérotomie, s. f. V. *césarienne (opération).*

gastro-iléostomie, s. f. Abouchement de l'iléon dans l'estomac ; il
peut être la conséquence d'une
erreur opératoire au cours d'une
gastrectomie ou d'une gastro-entérostomie. Il provoque des troubles métaboliques rapidement mortels s'il n'est pas corrigé chirurgicalement.

gastro-jéjunostomie, s. f. Opération
qui consiste à mettre en communication l'estomac et le jéjunum.

gastrolyse, s. f. ou **gastrolysis,** s. f.
(γαστήρ, estomac; λύειν, dissoudre).
Opération qui consiste à libérer
l'estomac de brides et d'adhérences
avec les organes voisins.

gastromèle, s. m. (γαστήρ; μέλος,
membre). Monstre « caractérisé par
l'existence d'un ou de deux membres accessoires insérés entre les
membres pelviens et les membres
thoraciques » (I. G. St-Hilaire).

gastromyxorrhée, s. f. (Kuttner,
1905). Syn. *gastrosuccorrhée muqueuse.* Exagération de la sécrétion
du mucus gastrique survenant d'une
façon continue ou paroxystique et
déterminant alors des vomissements
muqueux et bilieux, abondants et
incoercibles.

gastro-œsophagectomie, s. f. (Phemister et Humphreys, 1947). Résection du tiers inférieur de l'œsophage
et de la moitié supérieure de l'estomac, suivie d'anastomose gas-
tro-œsophagienne intra-thoracique.
Opération destinée à supprimer les
hémorragies provenant des varices
œsophagiennes, dans l'hypertension portale.

gastropathie, s. f. (γαστήρ; πάθος,
souffrance). Nom générique donné
à toutes les affections de l'estomac.
— *g. exsudative.* V. *polyadénome
gastrique diffus.*

gastropexie, s. f. (γαστήρ; πῆξις, fixation). Fixation de l'estomac dans le
cas de gastroptose, soit en raccourcissant l'épiploon gastro-hépatique,
soit en suturant la tunique séreuse

de l'estomac au bas du lobe gauche du foie.

gastrophotographie, s. f. Photographie de la muqueuse de l'estomac prise sur le vivant à l'aide d'un appareil introduit par l'œsophage, après insufflation d'air dans l'estomac (pneumogastrographie). V. *gastrofibroscopie* et *fibroscope*.

gastroplastie, s. f. (γαστήρ ; πλάσσειν, former). Nom donné à diverses opérations plastiques portant sur l'estomac : oblitération d'un ulcère perforé, cure d'une sténose médiogastrique, etc.

gastroplégie, s. f. (γαστήρ ; πλήσσειν, frapper). Paralysie de l'estomac.

gastroplication, s. f. (gaster ; plicare, plier). Syn. *gastrorraphie*. Opération qui consiste à pratiquer le plissement de l'estomac. Elle a pour but de diminuer son volume dans le cas de dilatation atonique.

gastroprive, adj. Qui est en rapport avec la suppression de l'estomac : anémie g., ostéomalacie g.

gastroptose, s. f. (γαστήρ ; πτῶσις, chute). Relâchement des moyens de fixité de l'estomac, coïncidant généralement avec une dilatation de cet organe et s'accompagnant de troubles gastriques.

gastro-pylorectomie, s. f. Syn. *pyloro-gastrectomie*. Résection d'une partie de l'estomac et du pylore. V. *gastrectomie*.

gastro-pylorospasme, s. m. Syn. *maladie des vomissements habituels* (Marfan). Contracture spasmodique de l'estomac et du pylore, survenant chez certains nourrissons, de 15 à 20 minutes après la tétée et déterminant des vomissements en fusée. Le plus souvent une quantité importante de lait est gardée et digérée ; il n'y a pas de stase à jeun et la courbe de poids ne fléchit que peu à peu.

gastrorragie, s. f. (γαστήρ ; ῥήγνυμι, je jaillis). Hémorragie de la face interne de l'estomac, se traduisant souvent par une hématémèse ou par du melæna.

gastrorraphie, s. f. (γαστήρ ; ῥαφή, suture). 1° Suture de l'estomac. 2° V. *gastroplication*.

gastrorrhée, s. f. (γαστήρ ; ῥεῖν, couler). 1° Vomissement ou régurgitation d'un liquide aqueux provenant de l'estomac malade. — 2° Hypersécrétion continue du suc gastrique.

gastroscopie, s. f. (γαστήρ ; σκοπεῖν, examiner). Examen direct de la cavité gastrique à l'aide d'un instrument spécial (*gastroscope*) introduit par l'œsophage. V. *gastrofibroscopie*.

gastrose, s. f. Affection non inflammatoire de l'estomac.

gastrospasme, s. m. Contracture totale de la tunique musculaire de l'estomac ; état assez rare qui se produit au cours de certaines crises de vomissements nerveux.

gastrostomie, s. f. (γαστήρ ; στόμα, bouche). Opération consistant à établir une ouverture permanente qui fait communiquer l'estomac et la paroi abdominale (*fistule gastrique*) et qui permet de faire absorber, au moyen d'une sonde, des aliments quand la partie supérieure du tube digestif est obstruée. Cette sonde est parfois glissée jusqu'au duodénum à travers le pylore (*g. transpylorique*).

gastrosuccorrhée, s. f. Syn. *syndrome de Reichmann* (1882). Syndrome caractérisé par la présence, dans l'estomac à jeun, d'une quantité plus ou moins considérable de suc gastrique pur ou renfermant une faible quantité de matières alimentaires et généralement très riche en acide chlorhydrique libre. Il est presque toujours en rapport avec un ulcère gastrique. — g. muqueuse. V. *gastromyxorrhée*.

gastrotomie, s. f. (γαστήρ ; τομή, section). Opération qui consiste à ouvrir l'estomac après laparotomie.

gastrotonométrie, s. f. (Le Noir et Gaultier, 1919). Mesure de la tonicité de la musculature stomacale, au moyen d'un manomètre adapté à la sonde insufflatrice employée pour la détermination de la *gastrovolumétrie*.

gastrovolumétrie, s. f. (Le Noir et Gaultier, 1919). Mesure de la capacité de l'estomac par l'insufflation d'air dans sa cavité jusqu'au moment où se produit une réaction douloureuse indiquant la limite de la *dilatabilité*.

gastroxie, *s. f.* (Lépine) ou **gastroxynsis,** *s. f.* (Rossbach). Syn. *maladie de Rossbach.* Névrose survenant d'une façon paroxystique et se manifestant par une céphalée violente et diffuse et une hypersécrétion acide de la muqueuse gastrique. Des vomissements répétés marquent la fin de la crise. Cette affection, que l'on a rapprochée de la migraine, est presque toujours une conséquence du surmenage intellectuel.

Gaté et Papacostas (réaction de). Gélification, au bout de 24 ou 36 heures, de sérum de syphilitique auquel on a ajouté quelques gouttes de formol; cette réaction, qui n'est pas nettement spécifique et qui peut se produire, bien que moins constamment, avec des sérums non syphilitiques (kala-azar humain, trypanosomiase des bovidés, etc.), coïncide le plus souvent avec une réaction de Wassermann positive. On l'observe très précocement chez les sujets atteints de maladie de Kahler. Elle est en rapport avec le taux des γ-globulines du sérum.

gâteau péritonéal. Empâtement plus ou moins étendu que la palpation de l'abdomen permet de percevoir dans les péritonites chroniques (en particulier dans la péritonite tuberculeuse).

Gatellier (opération de). Syn. *médiastinotomie sus-sternale.* Incisions pratiquées au-dessus de la fourchette sternale, pour permettre l'issue de l'air, en cas d'emphysème médiastinal grave.

gâteux, euse, *adj.* et *s.* Nom donné aux paralytiques, aux infirmes et aux aliénés qui rendent involontairement les urines et les selles.

gâtisme, *s. m.* « État de celui qui est gâteux » (Littré).

gaucher, ère, *adj.* ou *s.* Celui qui a une « tendance innée et irréversible à se servir de sa main et de son pied gauches, pour tous les mouvements volontaires ou spontanés » (V. Kovarsky). — *g. contrarié* G. obligé

de travailler uniquement de sa main droite.

Gaucher (maladie de) (1882). Maladie héréditaire, à transmission récessive autosomique, frappant surtout les femmes juives, débutant souvent dans l'enfance et évoluant très lentement. Elle est caractérisée cliniquement par une splénomégalie considérable, une pigmentation ocre brun des téguments, de la leucopénie, de l'hyperplasie des ganglions lymphatiques et du foie, et souvent des hémorragies. Gaucher la considérait comme un épithélioma primitif de la rate. C'est une lipoïdose hépato-splénique (v. ce terme) à cérébrosides avec accumulation, dans la rate, d'un de ceux-ci, le céramido-glucose. Ce trouble du métabolisme des graisses est dû à l'absence d'une enzyme, la glucocérébrosidase. V. *sphingolipidose* et *réticulo-endothéliose.*

Gauckler (sclérose hypertrophiante pulpaire de). Organisation scléreuse hypertrophique de la rate, débutant par une congestion des cordons des sinus et, plus tard, aboutissant à la prolifération du réticulum conjonctif des cordons.

gavage, *s. m.* Introduction d'aliments dans l'estomac à l'aide d'un tube. Le g. est employé pour nourrir certains malades chez qui l'alimentation normale est impossible (paralysie du pharynx empêchant la déglutition; aliénation mentale).

gaveurs de pigeons (maladie des). *Aspergillose* (v. ce terme). La contamination est due à des grains de vesce ou de maïs contenant l'*Aspergillus* que le gaveur insuffle de sa bouche dans le bec du pigeon.

Gayet-Wernicke (encéphalopathie ou maladie de) (G., 1875; W., 1881). Syn. *maladie de Wernicke, polioencéphalite supérieure hémorragique.* Affection caractérisée cliniquement par un mélange de signes psychiques à type de confusion mentale avec désorientation dans le temps et dans l'espace, et de manifestations neurologiques à type de troubles de l'équilibre, puis de contracture extrapyramidale avec, parfois, mouvements anormaux; une ophtalmoplégie peut s'y ajouter. Anatomiquement, par des lésions (de la névroglie, des vaisseaux et des cellules nerveuses), parfois hémorragiques, situées autour de l'épendyme entre les 3e et 4e ventricules. A défaut d'un traitement par la vitamine B_1 à fortes doses, l'évolution est rapidement mortelle. Cette maladie résulte, en effet, d'une carence en vitamine B_1 généralement due à l'alcoolisme, plus rarement à d'autres causes capables d'entraîner une grave dénutrition. On a souligné sa parenté avec le syndrome de Korsakoff (les lésions anatomiques sont les mêmes). V. *encéphalopathie alcoolique*.

gaz carbonique (capacité du sang en). Quantité maxima de gaz carbonique que peut fixer le sang sous une pression de ce gaz égale à sa pression partielle dans les alvéoles pulmonaires, c.-à-d. 40 mm de mercure.

gaz carbonique (concentration, contenance ou teneur du sang en). Quantité de gaz carbonique (CO_2) fixée par le sang. Elle est normalement de 60 à 68 ml (ou de 60 à 68 volumes, selon l'expression courante) par 100 ml de sang veineux mêlé ($C\bar{v}CO_2$) et de 50 à 55 ml (ou volumes) par 100 ml de sang artériel ($CaCO_2$). Sur cette quantité totale, une très petite fraction (3 volumes) est dissoute dans le plasma (v. PCO_2); une égale partie est liée aux protéines des globules; la presque totalité est combinée aux bases dans le plasma à l'état de bicarbonates, et forme la réserve alcaline (v. ce terme).

gaz carbonique (pression partielle en). V. PCO_2.

gaz carbonique éliminé (débit du). (symbole VCO_2). Volume de CO_2, exprimé en ml par minute, produit, rejeté dans les alvéoles par la circulation sanguine capillaire pulmonaire, et exhalé par la respiration. Il est normalement de 200.

gazométrie, *s. f.* (gaz; μέτρον, mesure). Dosage des différents cons-

tituants d'un mélange gazeux. — Dosage d'un corps solide ou liquide d'après le volume de gaz dégagé au cours d'une réaction chimique. — Terme employé parfois pour désigner le dosage des gaz du sang (O_2 et CO_2).

G. B. S. 11 ou 13 (M. F. Jayle). Syn. *Glycuronidates Butylo-Solubles, glycuronides de 3 α-stéroïdes neutres*. Fraction glycuro-conjuguée, extraite par le norbutanol (c.-à-d. butylosoluble) en milieu alcalin (pH 11 à 13), des produits d'élimination urinaire des hormones stéroïdes. Elle comprend une substance d'action analogue à celle du prégnandiol (PL G, v. ce terme) et certains 17 cétostéroïdes dérivés de la testostérone. L'élimination urinaire des G. B. S. 11 ou 13 est de 19 mg par 24 h chez l'homme, et de 9 mg par 24 h chez la femme (M. F. Jayle).

Gc (antigène ou **système).** V. *groupes sanguins*.

G. C. 6 (M. F. Jayle). Fraction des G. B. S. 13 extraite par le butanol en milieu neutre; elle est constituée de métabolites de nature indéterminée.

GD. Symbole du disialo-ganglioside. V. *gangliosidose*.

G.D.P. Abréviation de 2 corps chimiques, l'acide guanosine-diphosphorique et le guanosine-diphosphate qui, grâce à leurs réactions réversibles avec le G.T.P., jouent un rôle important dans le métabolisme cellulaire. V. *G.T.P.*

géantisme, *s. m.* V. *gigantisme*.

Gee (maladie de) (1888). Syn. *cœliakie, maladie cœliaque* (Gee) ou *de Herter, infantilisme intestinal* (Herter). Affection du nourrisson et du jeune enfant caractérisée par une diarrhée à début brusque avec stéatorrhée, un météorisme énorme, un mauvais état général avec amaigrissement, anémie, hypotonie musculaire, tétanie, un retard de croissance avec rachitisme et ostéomalacie. L'évolution est chronique, avec des poussées; la guérison est possible vers l'âge de 7 à 8 ans, laissant un infantilisme. Elle serait due à une intolérance au gluten et surtout à un de ses constituants, la gliadine. V. *stéatorrhée idiopathique* et *système HLA*.

Geiger-Müller (compteur de). V. *compteur de particules.*

gel, *s. m.* Nom donné au solide résultant de la coagulation d'un *sol* (solution colloïdale). Ce terme est employé comme suffixe : *hydrogel, organogel* (provenant d'hydrosol ou d'organosol).

gélatineuse (maladie — du péritoine). V. *péritoine (maladie gélatineuse du).*

gélatinisation du sérum. Opération qui consiste à faire solidifier le sérum sous l'action d'une température convenable (65°).

gélification, *s. f.* Coagulation en masse d'une solution colloïdale par formation d'un réseau solide extrêmement fin contenant dans ses mailles un liquide.

Gélineau (maladie de). V. *narcolepsie.*

Gellé (épreuve de). Epreuve destinée à déceler l'ankylose plus ou moins complète de la platine de l'étrier. On place un diapason en vibration sur la mastoïde et on comprime l'air dans le conduit auditif externe à l'aide d'un ballon. Le son du diapason devient plus faible quand l'appareil de transmission et le labyrinthe sont normaux, et reste sans changement quand cette pression ne peut se transmettre au labyrinthe.

Gellé (syndrome de). Hémiplégie alterne due à une lésion protubérantielle caractérisée, du côté de la lésion, par des troubles auditifs et, du côté opposé, par une hémiparésie et parfois une paralysie faciale.

gélose, *s. f.* Nom donné par Payen à une substance de nature cellulosique contenue dans une algue nommée agar, substance liquide à chaud et ayant la propriété de se prendre en gelée en se refroidissant. L'agar sert à préparer des milieux de culture solides, auxquels on donne indifféremment le nom d'*agar* ou de *gélose.*

gélule, *s. f.* Capsule gélatineuse servant à contenir les médicaments, et remplaçant les cachets.

gelure, *s. f.* Lésion due au froid, siégeant aux extrémités des membres, parfois à la face, et dont la gravité, l'étendue et la profondeur sont variables selon l'intensité du refroidissement. Au début l'extrémité est blanche, insensible, enraidie : c'est la période de vaso-constriction à laquelle fait suite une phase de réchauffement, douloureuse, où la peau reprend sa couleur normale. Dans les cas graves, des thromboses artérielles localisées provoquent l'apparition de phlyctènes et de gangrène.

Gély (surjet ou **suture de).** Suture en lacet tle soulier, formant un double surjet, exécutée avec un fil muni d'une aiguille à chaque extrémité. (V. *suture de Lembert, 1°*).

gémellaire, *adj.* (*gemellus,* jumeau). Qui est relatif aux jumeaux. Ex. : *grossesse g.*

géminé, *adj.* (*geminus,* double). Se dit de la disposition d'une série d'objets placés deux par deux. Ex. : *noyaux g.,* noyaux de deux cellules situés près de la ligne intercellulaire. V. *bigéminé.*

gemmation (reproduction par). V. *gemmiparité.*

gemmiparité, *s. f.* (*gemma,* bourgeon ; *parere,* produire). Syn. *reproduction gemmipare* ou *par gemmation.* Mode de reproduction par gemmes ou bourgeons dont chacun, en se développant, forme un individu semblable à celui sur lequel il a pris naissance (polypier).

génalcaloïde, *s. m.* Dérivé d'un alcaloïde aussi actif pharmacologiquement, mais moins toxique que l'alcaloïde correspondant.

Gendrin (signe de). Perception du choc de la pointe du cœur au-dessus de la limite inférieure de la matité cardiaque. Signe d'épanchement péricardique.

...gène. Suffixe qui signifie le plus souvent *engendrant.* Ex. : *pathogène,* qui cause une maladie ; *antigène,* qui engendre des anticorps. — Cependant, pour Littré, *gène* ne viendrait pas du verbe γεννᾶν, *engendrer,* mais du suffixe γένης *qui est engendré.* C'est dans ce sens qu'il entre dans la composition des mots *neurogène* qui est d'origine nerveuse, et *thyréogène*, qui est d'origine thyroïdienne.

gène, *s. m.* (γένος, origine, descendance) (Johannsen, 1909). Particule élémentaire située en un point défini d'un chromosome (locus) et dont dépend le développement des caractères héréditaires de l'individu. Les *g.* sont formés d'acide désoxyribonucléique (A.D.N.); ils sont capables de donner naissance à des gènes identiques par replication; ils peuvent aussi subir des mutations. Les *g. de structure* commandent la formation de diverses enzymes qui règlent la synthèse des protéines cellulaires, sous le contrôle des *g. régulateurs.* V. *hérédité, cistron, opéron, désoxyribonucléique (acide), replication* et *mutation.*

gène allélomorphique. V. *allélomorphe.*

gène dominant. V. *dominant.*

gène d'histocompatibilité. *G.* dont la présence simultanée chez deux individus conditionne le succès de la greffe d'un organe de l'un à l'autre. V. *histocompatibilité* et *antigène tissulaire.*

gène HLA. V. *système HLA.*

gène Ia. Gène dont dépend la production des antigènes Ia (v. ce terme).

gène Ir. Syn. *gène de réponse immune.* Gène dont dépend la production des antigènes Ir.

gène léthal (ou létal). V. *létal* ou *léthal (facteur ou gène).*

gène mutant. Gène qui a subi une mutation (mutation génétique). V. *mutation.*

gène récessif. V. *récessif.*

gène de réponse immune. V. *gène Ir.*

gène semi-léthal ou sub-léthal. V. *semi-léthal (facteur ou gène).*

génération, *s. f.* Production d'un nouvel être aux dépens d'êtres antérieurs plus ou moins semblables. — *g. alterne* ou *alternante.* V. *digénèse.* — *g. directe.* V. *monogénèse.* — *g. spontanée.* V. *abiogénèse.*

genèse, *s. f.* (γεννᾶν, engendrer). Syn. *formation libre.* Nom donné à la théorie aujourd'hui abandonnée de la génération spontanée des cellules.

génétique, *adj.* Qui a rapport aux fonctions de génération ou aux gènes. — *hybridation g.* V. *hybridation.* — *maladie g.* V. *maladie héréditaire.* — *manipulation g., recombinaison g.* V. *hybridation.*

génétique, *s. f.* (W. Bateson, 1906). Science de l'hérédité. — *g. biochimique.* Etude des phénomènes chimiques liés au mécanisme de l'information dont les chromosomes sont les supports. — *g. formelle* ou *mendélienne.* Etude des caractères héréditaires et de leur transmission. — *g. métabolique.* V. *cyto-enzymologie.* — *g. physiologique.* Etude de la formation des gènes et du mécanisme de leur action.

géniculée (névralgie). V. *névralgie du ganglion géniculé.*

génioplastie, *s. f.* (γένειον, menton; πλάσσειν, former). Opération qui consiste à réparer, par l'autoplastie, les pertes de substance du menton.

génique, *adj.* Qui se rapporte à un gène. — *maladie* ou *pathologie g.* V. *maladie héréditaire.*

génito-surrénal (syndrome) (Apert et Gallais, 1910-12). Syn. *syndrome adréno-génital, syndrome d'Apert et Gallais, syndrome surréno-* ou *surrénalo-génital.* Syndrome provoqué par un fonctionnement exagéré de la cortico-surrénale, d'origine tumorale (v. *cortico-surrénale, néoplasie*), observé presque toujours chez la femme. On en distingue deux formes : le *pseudo-hermaphrodisme,* survenant à la puberté, dû à un épinéphrome bénin, caractérisé par des troubles morphologiques compatibles avec une longue existence : ce sont des femmes ayant des caractères sexuels primaires et secondaires rappelant le type masculin (v. *gynandrie*); et le *virilisme surrénal* (v. *virilisme*), survenant après la puberté, rapidement mortel, dû à un épinéphrome malin. V. *hypercorticisme.*

Gennes (classification de J.-L. de). V. *hyperlipidémie.*

génodermatologie, *s. f.* (Touraine). Étude de l'influence de l'hérédité sur les affections cutanées.

génodermatose, *s. f.* (Touraine). Maladie cutanée héréditaire.

génodermatose scléro-atrophiante et kératodermique des extrémités (Cl. Huriez, Deminatti, Agache et Mennecier, 1963). Affection familiale, héréditaire, dominante et autosomale caractérisée par l'association d'une scléro-atrophie cutanée diffuse et symétrique des mains et d'une kératodermie discrète plus palmaire que plantaire. La dégénérescence fréquente des lésions cutanées en épithélioma spino-cellulaire et la mortalité élevée par cancers viscéraux dans les familles atteintes rendent le pronostic sévère. Le gène responsable de la maladie est situé sur le même chromosome que celui du système sanguin MNS.

génodysplasie, *s. f.* (γένος; δύς, indiquant la difficulté; πλάσσειν, façonner). Dysplasie héréditaire génotypique.

génodystrophie, *s. f.* (γένος, origine, descendance; δύς indiquant la difficulté; τροφή, nourriture). Dystrophie héréditaire génotypique.

géno-ectodermose, *s. f.* (Touraine). V. *géno-neuro-dermatose.*

génome, *s. m.* (génétique). Ensemble des gènes des chromosomes.

géno-neuro-dermatose, *s. f.* (Kissel et Beurey). Syn. *géno-ectodermose* (Touraine). Affection héréditaire caractérisée par des manifestations à la fois nerveuses et cutanées (p. ex. phacomatose).

génopathie, *s. f.* (γένος; πάθος, maladie). V. *maladie héréditaire.*

génoplastie, *s. f.* (γένυς, joue; πλάσσειν, former). Opération par laquelle on répare les pertes de substance des joues ou leurs difformités.

génotype, *s. m.* (γενεά, génération; τύπος, empreinte) (Johannsen, 1909) (génétique). Patrimoine héréditaire de l'individu, dépendant de l'ensemble des gènes des cellules reproductrices dont il est issu, que ce patrimoine soit apparent ou non. V. *phénotype.*

génotypique, *adj.* Qui se rapporte au génotype. — *maladie g.* V. *maladie héréditaire.*

genou (pseudo-phénomène du) (Westphal). Dans certains cas d'abolition des réflexes tendineux, notamment chez des paraplégiques, la percussion du tendon rotulien, en excitant la peau de la région, provoque un mouvement réflexe dit *réflexe de défense,* plus lent et d'une durée plus longue que le réflexe tendineux et qui en outre envahit plusieurs groupes musculaires.

genou angulaire complexe. V. *Volkmann* (*difformité ou déformation de*).

Gensoul (maladie de) (médecin français qui a décrit le premier cette affection en 1830). V. *Ludwig* (*angine de*).

Gentalline, *s. f.* (n. dép.). V. *gentamycine.*

gentamycine, *s. f.* (Marvin et J. Weinstein, 1963). Syn. *Gentalline* (n. dép.). Antibiotique de la famille des aminosides (v. ce terme) issu de la fermentation de deux espèces d'actinomycètes : *Micromonospora purpurea* et *Micromonospora echinospora.* La *g.* est active sur les germes Gram + (staphylocoque) et Gram—.

genu-cubitale (position). Attitude dans laquelle le tronc repose en arrière sur les genoux, et en avant sur les coudes appuyés sur un même plan (sol, lit).

genu-pectorale (position). Attitude dans laquelle le tronc repose sur les genoux et la poitrine, appuyés sur le plan du lit; l'axe du tronc est ainsi fortement incliné d'arrière en avant, et de haut en bas (gynécologie).

genu recurvatum. Déformation du genou caractérisée par la possibilité de fléchir la jambe sur la cuisse de façon à former un angle ouvert en avant.

genu valgum. Syn. *genou cagneux.* Déformation du membre inférieur caractérisée par l'obliquité de la jambe, qui forme avec la cuisse un angle ouvert en dehors.

genu varum. Syn. *jambes arquées.* Déformation du membre inférieur caractérisée par ce fait que la cuisse et la jambe forment un arc à concavité interne.

géode, s. f. Cavité pathologique creusée dans divers tissus (os, poumon) (par analogie avec les cavités trouvées dans certaines pierres).

géophagie, s. f. ou **géophagisme,** s. m. (γῆ, terre; φαγεῖν, manger). Perversion du goût, qui pousse à manger de la terre, présente chez certains aliénés. La g. a été, en outre, observée chez des enfants et des adultes vivant au Proche-Orient ou en Afrique dans des groupes socioéconomiques déshérités. Au bout de quelques années, elle aboutit à un *syndrome* comportant une anémie microcytaire avec hyposidérémie, une hépato-splénomégalie et, chez l'enfant, un retard statural et pubertaire. V. *pica.*

géotaxie, s. f. (γῆ; τάξις, arrangement), **géotactiques (propriétés), géotactisme,** s. m. Syn. *géotropisme.* Sensibilité du protoplasme à la pesanteur (étudiée sur le plasmode). Si la masse protoplasmique tend à s'élever le long des parois du vase où elle est contenue, la *géotaxie* est *négative.* Elle est *positive* dans le cas contraire.

géotrichose, s. f. Maladie rare causée par le développement d'un champignon saprophyte de la race *Geotrichum,* qui peut devenir pathogène et envahir les voies aériennes et digestives.

géotropisme, s. m. (γῆ; τρέπειν, tourner). V. *géotaxie.*

Gérard-Marchant (fracture de). Fracture de l'extrémité inférieure du radius dans laquelle le fragment inférieur bascule en dehors, entraînant la main en valgus, provoquant une dépression « en coup de hache » à 3 ou 4 cm au-dessus de la styloïde radiale, et arrachant parfois la styloïde cubitale.

Gérard-Marchant (zone décollable de). Région bien limitée, située sur la face interne de la boîte crânienne, au niveau de laquelle la dure-mère est facilement séparable de l'os; elle est le siège habituel des hématomes extraduraux. Elle s'étend, en longueur, sur 13 cm, des petites ailes du sphénoïde à 3 cm en avant de la protubérance occipitale interne : en hauteur, sur 12 cm, du voisinage de la faux du cerveau à une ligne croisant les bords supérieurs du rocher et de la gouttière latérale de l'occipital.

gerçure, s. f. (bas-lat. *garsa,* scarification). Syn. *crevasse.* Petite fissure intéressant l'épiderme et une partie du derme, qui s'observe surtout au niveau des mains, des lèvres, des mamelons.

Gerdy (fracture spiroïde de). Syn. *fr. hélicoïdale de Gosselin, fr. en V.* Fracture par torsion de la diaphyse du tibia. La forme du trait est en bec de flûte dirigé en bas, en avant et en dedans. Du sommet du V part, sur le fragment inférieur, une fissure qui contourne la face interne, puis la face postérieure du tibia et descend jusqu'à l'interligne tibio-tarsien.

Gerdy-Trendelenburg (opération de). Cure radicale de l'exstrophie vésicale par la suture directe des deux bords de la vessie, facilitée par le rapprochement du pubis obtenu grâce à une arthrotomie sacro-iliaque préalable. Opération grave et qui ne donne que de médiocres résultats.

Gerhardt (réaction de). Coloration rouge Bordeaux ou Porto que l'addition de perchlorure de fer donne à l'urine des malades atteints de coma diabétique. Cette réaction révèle la présence de l'acide diacétique et non de l'acétone; d'autres corps peuvent la donner.

Gerhardt (signes de). 1° Modification du son tympanique obtenu par la percussion de certaines cavernes pulmonaires, sous l'influence des changements de position du malade. La sonorité est généralement plus grave dans la position couchée. Elle peut même disparaître dans certaines positions, par suite du déplacement du liquide contenu dans la caverne. — 2° Bruit vasculaire entendu au niveau de l'occiput et de l'apophyse mastoïde dans les cas d'anévrisme de l'artère basilaire et des artères vertébrales.

Gerhardt (syndrome de). Paralysie de la moitié du voile du palais et de l'abducteur de la corde vocale.

gériatrie, *s. f.* (γῆρας, vieillesse; ιατρεία, traitement). Branche de la médecine qui s'occupe des maladies des vieillards.

Gerlier (maladie de). V, *vertige paralysant.*

germ-free. (angl.). V. *axénique.*

germain, aine, *s. m.* et *f.* et *adj.* (*germanus,* frère). Frère et sœur nés du même père et de la même mère (par opposition à *consanguin* et *utérin*). — *cousins g.* Enfants issus de deux frères, de deux sœurs ou du frère et de la sœur.

germe de sortie (Maurice Nicolle). Microbe apparaissant épisodiquement dans le sang (d'où on l'isole par hémoculture) au cours d'une maladie infectieuse provoquée par un autre germe, et ne jouant aucun rôle dans l'évolution de cette maladie.

germen, *s. m.* (en lat. germe). Terme employé en anatomie comparée et en biologie pour désigner le tissu génital par opposition au reste de l'économie ou *soma.*

gérodermie, *s. f.* (γέρων, vieillard; δέρμα, peau) (Apert). V. *géromorphisme cutané* et *progeria.*

gérodermie génito-dystrophique. Syn. *maladie de Rummo et Ferranini* (1897). Affection souvent familiale, observée surtout chez le jeune garçon, caractérisée par un sénilisme précoce (peau sèche et flasque, calvitie), par l'absence de développement des organes génitaux et des caractères sexuels secondaires et par une cyphose avec hypertrophie des extrémités rappelant l'acromégalie.

géromorphisme cutané (γέρων; μορφή, forme) (Souques et J. B. Charcot). Syn. *gérodermie* (Apert). Trouble trophique de la peau, qui devient semblable à celle des vieillards, c.-à-d. sèche, ridée, paraissant trop large pour les parties qu'elle recouvre; il se manifeste à la puberté et s'accompagne d'aspect eunuchoïde.

gérontisme, *s. m.* (γέρων). V. *sénilisme.*

gérontologie, *s. f.* (γέρων, γέροντος, vieillard; λόγος, discours). Etude du vieillard, de ses conditions de vie normales et pathologiques (*g.* biologique, *g.* sociale, *g.* médicale ou gériatrie).

gérontophilie, *s. f.* (γέρων, γέροντος, vieillard; φιλία, amitié) (Feré, 1905). Anomalie de l'instinct sexuel caractérisée par la recherche des individus âgés.

gérontoxon ou **gérontotoxon,** *s. m.* (γέρων; τόξον, arc). V. *arc sénile.*

Gerstmann (syndrome de) (1924). Syndrome neurologique caractérisé anatomiquement par une lésion corticale du lobe pariétal gauche, et, cliniquement, par de l'agnosie digitale, de l'acalculie, de l'agraphie pure et des troubles du schéma corporel (confusion du côté droit avec le gauche); parfois aussi par de l'aphasie et une hémianopsie homonyme. V. *pariétal (syndrome).*

Gersuny (procédés de). 1º Injection sous-cutanée ou interstitielle de vaseline stérilisée, pour remédier à certaines difformités acquises ou à des troubles fonctionnels purement mécaniques. — 2º Méthode analogue à celle de Borelius (v. ce terme).

Gersuny (signe de). Dans la coprostase avec formation de stercorome, si, après avoir fortement déprimé la paroi abdominale sur la tumeur, on diminue peu à peu la pression, on sent la muqueuse glisser sur la tumeur; signe rare.

Gesell (tests d'Arnold). Série d'épreuves destinées à explorer le développement psycho-moteur chez les nourrissons et les jeunes enfants.

gestagène, *adj.* Qui favorise l'évolution de la grossesse.

gestation, *s. f.* (*gestare,* porter). V. *grossesse.* — Ce terme est seul usité quand il s'agit du temps pendant lequel les femelles portent leurs petits.

Ghon (nodule de) (1912). Localisation pulmonaire de la primo-infection tuberculeuse (chancre

d'inoculation, chancre phtisiogène).
V. *Ranke* (*classification de*).

Gianotti et Crosti (syndrome de)
(1955). Syn. *acrodermatite érythémato-papuleuse de Gianotti et Crosti,
acrodermatite papuleuse infantile*.
Syndrome de cause inconnue, survenant chez le jeune enfant et caractérisé par une éruption, d'apparition
brutale, de petites papules rouges
très nombreuses, parfois confluentes, prédominant sur les membres
et la face, accompagnée d'adénopathies discrètes, d'une hépatosplénomégalie modérée et d'une
atteinte légère de l'état général;
elle guérit spontanément en quelques semaines.

giardiase, *s. f.* V. *lambliase*.

gibbosité, *s. f.* (*gibbus*, bossu). Courbure anormale du rachis, se manifestant par une saillie de la cage
thoracique. — *g. pottique*. G. observée dans le mal de Pott; elle est
postérieure et presque toujours
médiane et angulaire.

Gibert (pityriasis rosé de). V.
pityriasis rosé.

Gibson (signe de). V. *souffle tunellaire*.

Giedion et Scheidegger (syndrome de) (1957). Maladie par carence
de l'immunité humorale se traduisant en clinique par une grande
sensibilité aux infections. Le taux
sanguin des IgA et des IgM est
abaissé, tandis que celui des IgG
est normal ou élevé, et que l'immunité cellulaire est normale ou peu
diminuée.

Gierke (maladie de von) (1928). V.
glycogénique (*maladie*).

Gifford (signe de). Rétraction spasmodique des paupières, surtout de
la supérieure, qui oppose une résistance considérable quand on veut
la retourner. Ce signe se rencontre
dans le goitre exophtalmique et
chez certains sujets nerveux.

gigantisme, *s. m.* (*gigas, gigantis*,
géant). Syn. *géantisme* (Brissaud et
Meige, 1895). Affection apparaissant à la puberté et caractérisée
par un accroissement exagéré de la
taille. Il peut être simple, harmonieux ou être accompagné de trou

bles morphologiques : infantilisme
ou acromégalie (*acroméalo-gigantisme*). G. et acromégalie sont en
effet une seule et même affection,
due à l'adénome éosinophile du
lobe antérieur de l'hypophyse : elle
donne naissance au type gigantesque lorsqu'elle se développe
avant la soudure des épiphyses; elle
évolue au contraire vers le type
acromégalique quand elle apparaît
plus tard.

gigantisme cérébral (Sotos, 1964).
Syn. *syndrome de Sotos*. Syndrome
rare, observé chez l'enfant, caractérisé par une taille et un poids supérieurs à la normale, dès la naissance,
et une croissance staturo-pondérale
trop rapide, sans trouble endocrinien; par des malformations craniofaciales (crâne volumineux et bombé, front large et proéminent, arcades sourcilières saillantes, dilatation
des ventricules cérébraux); par de
la débilité mentale et parfois des
convulsions.

gigantoblaste, *s. m.* (γίγας, géant;
βλαστός, germe). Erythroblaste de
taille supérieure à 10 μ.

Gigli (opération de) (1894). V.
pubiotomie.

Gilbert (iritis de) (1921). Iritis récidivante à hypopion, coïncidant avec
des poussées d'aphtose cutanéomuqueuse. V. *Behçet* (*syndrome ou
trisyndrome de*).

Gilbert (maladie de). V. *cholémie
familiale*.

Gilbert (méthode de). V. *autosérothérapie*.

Gilchrist (maladie de). V. *blastomycose*.

Gilford (progeria de). V. *progérie*.

Gilles de la Tourette (maladie de).
V. *tic* (*maladie des*).

Gillies (points de, technique de).
Technique de suture cutanée à
points séparés destinée à obtenir
une cicatrice linéaire sans trace de
point. Le fil pénètre d'un côté dans
la tranche de section en dessous de
la peau, enserre le tissu sous-cutané
et ressort dans la tranche de section
de l'autre côté, également sous la
peau, qui n'a pas été perforée.

gingivite, s. f. (*gingiva*, gencive). Syn. *ulite*. Inflammation des gencives, isolée ou associée à la stomatite. — *g. expulsive*. V. *pyorrhée alvéolo-dentaire*.

gingivorragie, s. f. (*gingiva* ; ῥήγνυμι, je jaillis). Hémorragie survenant au niveau des gencives.

gingivo-stomatite, s. f. Inflammation des gencives et des muqueuses buccales.

Giocomini (maladie de). V. *microcéphalie*.

Giordano (signe de). Douleur provoquée, dans la pyélonéphrite, par le choc du bord cubital de la main contre la région lombaire du patient, assis et penché en avant.

giratoire (épreuve). V. *rotatoire (épreuve)*.

Giroud (test de P.). V. *séro-protection (test cutané de)*.

Gitlin (syndrome de). V. *alymphocytose congénitale*.

glabelle, s. f. (*glabellus*, dim. de *glaber*, glabre) (anthropologie). Saillie située sur le squelette entre les deux crêtes sourcilières.

glaçon (signe du) (Létienne). Choc en retour du foie, de la rate ou d'une tumeur mobile intra-péritonéale, que l'on obtient dans les cas d'ascite, par une palpation brusque et saccadée de l'abdomen.

Glaessner-Wittgenstein (épreuves de). V. *chromoscopie gastrique*.

glaire, s. f. (bas-lat. *clara ovi*, blanc d'œuf). Liquide incolore, filant comme du blanc d'œuf, plus consistant que le mucus, sécrété par les muqueuses, dans certains états pathologiques.

glandulose pigmentaire (Rendu et de Massary). V. *hémochromatose*.

Glanzmann ou **Glanzmann-Riniker (maladie de).** V. *alymphocytose congénitale*.

Glaubach (phénomène de). Choc mortel, analogue au choc anaphylactique, provoqué, chez le rat, par l'administration simultanée de sulfamide et de papavérine.

glaucome, s. m. (γλαυκός, verdâtre). Affection de l'œil caractérisée par une élévation de la pression oculaire au dessus de 20 mm de Hg. Elle est due à une gène à l'écoulement normal de l'humeur aqueuse à travers le réseau trabéculaire situé dans l'angle irido-cornéen. Suivant l'état de celui-ci, on distingue : 1° le *g. à angle ouvert* (comme il l'est normalement) ou *g. chronique simple*, dans lequel l'écoulement de l'humeur aqueuse est freiné. C'est une affection fréquente, héréditaire, d'évolution insidieuse et lente, caractérisée par (outre l'élévation de la tension intra-oculaire) la pâleur et l'excavation de la papille et le rétrécissement du champ visuel; non traitée, elle évolue vers la cécité. — 2° le *g. à angle fermé* par accolement de l'iris à la cornée, dans lequel la résorption de l'humeur aqueuse est impossible; il est caractérisé par des accès aigus de violentes douleurs oculaires avec nausées, vomissements, vision trouble, photophobie, mydriase, rougeur et dureté « en bille de verre » du globe de l'œil. Un traitement d'urgence de ce *g. aigu* est indispensable pour éviter la perte de la vision. — Le *g. congénital*, généralement bilatéral, par malformation de la zone de résorption de l'humeur aqueuse, est habituellement reconnu au cours de la première année de la vie : il est souvent associé à d'autres anomalies; son traitement est chirurgical. V. *trabéculectomie*.

glaucome malin. Complication grave de la cure chirurgicale du glaucome : l'humeur aqueuse se collecte, non pas dans la chambre antérieure de l'œil, mais derrière le cristallin ou même derrière un décollement postérieur du vitré. V. *Chandler (opération de)*.

glaucurie, s. f. (γλαυκός ; οὖρον, urine). Coloration bleue des urines à la suite de l'ingestion ou de l'injection de bleu de méthylène. — *épreuve de la g.* V. *bleu de méthylène (épreuve du)*. — *g. intermittente* (Chauffard, 1898). Intermittence de l'élimination du bleu de méthylène, que l'on observe lorsqu'on pratique l'épreuve du bleu de méthylène chez un sujet atteint d'insuffisance hépatique.

Gleich (opération de). Opération destinée à reconstituer la concavité plantaire dans le cas de pied plat valgus douloureux ; elle consiste en une ostéotomie oblique du calcanéum.

Glénard (procédés de). 1° Syn. *palper néphroleptique.* Procédé de palpation du rein avec une seule main. Il n'est applicable que chez les sujets maigres à rein mobile. La main saisit la paroi latérale, le pouce en avant ; au moment de l'inspiration, le rein descend et peut être capturé et palpé ; puis il s'échappe et remonte pendant l'expiration. — 2° V. *pouce (procédé du).*

glénoïdite, s. f. Ostéite de la cavité glénoïde de l'omoplate.

glioblastome, s. m. Variété de gliome formée de tissu nerveux à l'état embryonnaire et d'évolution maligne. A côté du g. *multiforme* (Bailey et Cushing) ou *hétéromorphe* (Del Rio Hortega) ou *spongioblastome multiforme* (Globus et Strauss) à cellules monstrueuses et polymorphes, on décrit le g. *isomorphe* (Del Rio Hortega) formé de cellules indifférenciées (v. *neuro-spongiome*).

glioblastose cérébrale diffuse (Scheinher, 1936). Prolifération très étendue du tissu glial dont les cellules présentent une métaplasie blastomateuse généralement bénigne.

gliocinèse, s. f. (γλοιός, matière visqueuse ; κίνησις, mouvement) (Lapicque). Fluidification du protoplasma qui devient plus mobile et dont la chronaxie est abaissée, sous l'influence de substances qui augmentent son imbibition.

gliode, s. f. (γλοιός, matière visqueuse). Nom donné par Bottazi à la matière vivante pour bien marquer sa ressemblance avec les liquides.

glio-épithéliome, s. m. V. *épendymome.*

glio-fibromatose, s. f. (γλία, glu ; fibromatose). V. *Recklinghausen (maladie ou neurofibromatose de).*

glioma durum. Astrocytome de consistance solide.

gliomatose cérébrale diffuse. Gliome mal limité, d'évolution maligne, infiltrant la totalité d'un hémisphère cérébral et pouvant se propager du côté opposé.

gliomatose médullaire. V. *syringomyélie.*

gliome, s. m. (γλία, glu). Tumeur développée aux dépens du tissu nerveux, d'une consistance molle, dont la structure se rapproche de celle de la névroglie. — g. *périphérique.* V. *neurinome.* — g. *télangiectasique.* Gliome dans lequel prédomine l'élément vasculaire.

gliosarcome, s. m. (Stræbe). Syn. *sarcome névroglique.* 1° Gliome dans lequel prédomine l'élément cellulaire, dépourvu de fibrille, et longtemps confondu avec le sarcome. — 2° Sarcome développé aux dépens du tissu nerveux : v. *glioblastome.*

gliosclérèse ou **gliosclérie,** s. f. (γλοιός, matière visqueuse ; σκληρός, dur) (Lapicque). Epaississement du protoplasma, avec accroissement de sa chronaxie, sous l'influence de substances qui diminuent son imbibition.

gliose, s. f. Prolifération du réseau névroglique.

glischroïdie, s. f. (γλίσχρος, visqueux). Viscosité mentale.

Glisson (maladie de). V. *rachitisme.*

globe de sûreté (obstétrique). Masse dure, globuleuse, facilement révélée par la palpation de l'abdomen, formée par le corps de l'utérus contracté et revenu sur lui-même après l'expulsion du délivre. La parturiente est considérée comme à l'abri des hémorragies post-partum par inertie utérine, quand on a constaté l'existence de ce globe (d'où son nom).

globe hystérique. V. *boule hystérique.*

globie, s. f. Agglomération de bacilles, de forme arrondie (p. ex. dans les lésions lépreuses).

globine, s. f. Un des deux constituants de l'hémoglobine (v. ce terme). C'est une protéine incolore, formée de 4 chaînes d'acides aminés

(140) doublement enroulées et liées à l'hème, l'autre constituant de l'hémoglobine. Elle peut présenter des variations de structure portant sur un plus ou moins grand nombre d'acides aminés, variations transmissibles héréditairement et qui sont à l'origine des différentes espèces d'hémoglobine. V. *hémoglobinose.*

globo-cellulaire (sarcome). Syn. *sarcome encéphaloïde.* Sarcome à cellules rondes.

globulie, *s. f.* Nombre des globules rouges du sang à l'état normal ou à l'état pathologique. — *g. de base* (L. Binet et Strumza, 1935). *G.* au cours du repos profond tel que le réalise l'anesthésie générale. Elle est un peu inférieure à la *g.* du sujet éveillé.

globulin, *s. m.* V. *plaquette.*

globuline, *s. f.* Groupe des holoprotéides dont le poids moléculaire est le plus élevé. Il comprend les *euglobulines,* insolubles dans l'eau pure, solubles seulement en présence d'électrolytes, et les *pseudo-globulines,* solubles dans l'eau pure. D'autre part, l'électrophorèse permet de séparer, selon leur vitesse de déplacement décroissante, les *g.* en plusieurs fractions : α_1, α_2, β (avec les fractions β_1 et β_2) et γ. Les euglobulines contiennent surtout des β- et des γ-globulines ; elles comprennent les activateurs de la fibrinolyse (plasminogène), le facteur V, le facteur anti-hémophilique A et, à des taux plus faibles, le fibrinogène, le facteur VII et des traces de facteur anti-hémophilique B. Les pseudo-globulines comportent une très forte majorité d'α-globulines et un peu de γ-globulines. — Chez l'homme, les principales *g.* sont : le fibrinogène du plasma, les sérum-globulines (le terme de *g.* est souvent employé pour désigner ces dernières), l'ovoglobuline, la lactoglobuline, la myosine, la thyréoglobuline. — V. *sérum-globuline.*

globuline anti-hémophilique A. V. *thromboplastinogène.*

globuline anti-lymphocyte. V. *sérum anti-lymphocyte.*

globuline immune, globuline du système γ. V. *immunoglobuline.*

globulinémie, *s. f.* (globuline; $\alpha\tilde{\iota}\mu\alpha$, sang). Présence normale de globuline dans le sérum sanguin. V. *sérum-globuline.*

globuline-substance, *s. f.* V. *thromboplastinogène.*

globulinurie, *s. f.* (globuline : οὐρεῖν, uriner). Variété de protéinurie, caractérisée par la présence de globuline seule dans l'urine.

globuloclasie, *s. f.* (globule; κλάειν, briser) (Froin). Processus de désintégration des globules rouges consistant en une fragmentation grossière, due surtout à l'action d'agents extérieurs (chaleur, pression, etc.).

globulolyse, *s. f.* (globule; λύειν, dissoudre) V. *hémolyse.*

glomectomie, *s. f.* (*glomus*; ἐκτομή, ablation). Ablation du glomus carotidien.

glomérulite, *s. f.* V. *glomérulonéphrite.*

glomérulite lobulaire. V. *glomérulonéphrite lobulaire.*

glomérulographie, *s. f.* (Takaro, 1967). Radiographie des glomérules du rein au cours d'une artériographie rénale de haute définition, éliminant les diverses causes de flou.

glomérulohyalinose, *s. f.* V. *Kimmelstiel et Wilson (syndrome de).*

glomérulonéphrite, *s. f.* Syn. *glomérulite.* Variété de glomérulopathie secondaire à une infection ou paraissant primitive, évoluant de manière aiguë, subaiguë ou chronique.

glomérulonéphrite aiguë. Glomérulonéphrite succédant à une infection, généralement rhino-pharyngée et de nature streptococcique, caractérisée par l'émission d'urines rares, troubles, foncées, contenant protéines, hématies et cylindres; par de la fatigue, de la pâleur, des œdèmes, une hypertension, une défaillance cardiaque et une hyperazotémie légères. L'évolution se fait le plus souvent vers la guérison, mais parfois lentement, en quelques mois. Anatomiquement, les lésions glomérulaires comportent essentiellement une prolifération cellulaire endocapillaire. La présence, sur le versant externe de la membrane basale glomérulaire, de dépôts riches en immunoglobulines et en complément, l'abaissement temporaire du taux de ce dernier dans le sérum qui contient, le plus souvent, des complexes immuns circulants, rendent probable le rôle de ces complexes dans la pathogénie de la *g.n.a.* Cette *g.n.a.* est rarement mortelle; dans ces rares cas (*g.n. maligne*, J. Hamburger, 1956) une anurie s'installe, irréversible, aboutissant en quelques semaines à l'insuffisance rénale. Il s'agit alors de lésions glomérulaires avec prolifération extra capillaire de cellules endothéliales aboutissant à la dégénérescence fibro-hyaline. V. *complexes immuns* et *complément*.

glomérulonéphrite chronique. Nom donné à un ensemble d'affections rénales ayant, en commun le siège glomérulaire des lésions et leur évolution fréquente, lente et irrégulière, vers une insuffisance rénale mortelle. La *g. chr.* succède rarement à une *g. aiguë*; elle est le plus souvent primitive. Jean Hamburger (1976) classe les *g. chr.* en : 1° *glomérulonéphrites extramembraneuses* (ou *g. membraneuses* des anglo-saxons), caractérisées cliniquement par un syndrome néphrotique plus ou moins marqué, des hématuries microscopiques et une évolution spontanée, lente, vers l'amélioration; anatomiquement par des dépôts diffus, riches en immunoglobuline G et en complément, le long du versant externe de la membrane basale du capillaire glomérulaire, qui évoquent le rôle des complexes immuns. — 2° « *néphrose lipoïdique* », avec un syndrome néphrotique typique, des lésions glomérulaires minimes et une évolution favorable assez fréquente grâce à la corticothérapie; — 3° *néphrites prolifératives chroniques* dont le type est la *g. membrano-proliférative* : son évolution, avec protéinurie, hématuries, œdèmes, est presque fatale vers l'urémie et l'hypertension artérielle. Elle associe une prolifération des cellules glomérulaires endocapillaires et des dépôts endomembraneux épaississant la paroi des capillaires. Il en existe deux formes : une forme lobulaire (v. *glomérulonéphrite lobulaire*) et une autre, caractérisée par l'existence de *dépôts denses* dans les membranes basales glomérulaires, tubulaires et capsulaires. Dans ces formes, l'existence presque constante, dans le glomérule, de dépôts d'immunoglobulines et de complément a fait discuter le rôle des complexes immuns. — 4° *formes mésangiales*, c.-à-d. *avec dépôts dans tout le mésangium* (tissu intercapillaire) de l'ensemble des glomérules, d'*IgA* et d'*IgG*, décrites par Jean Berger et P. Galle (1962) : ce sont des formes hématuriques longtemps bénignes, mais qui finissent par amener la destruction du rein (*maladie de Berger*). — Au stade terminal de toutes ces variétés de *g. chr.*, l'aspect histologique peut devenir uniforme, réalisant l'aspect de glomérule en pain à cacheter. — Les *g. chr. secondaires* à certaines maladies générales (lupus, amylose, diabète, syndrome de Goodpasture, purpura rhumatoïde) doivent être classées à part, de même que les *g. héréditaires* : cytodystrophie rénale familiale et maladie de Fabry, hypoplasie rénale oligonéphronique, syndrome d'Alport, etc. V. *Bright* (*mal de*), *complément* et *complexe immun*.

glomérulonéphrite à dépôts denses. V. *glomérulonéphrite chronique*.

glomérulonéphrite extramembraneuse. V. *glomérulonéphrite chronique*.

glomérulonéphrite focale (M. Löhlein, 1910). Syn. *glomérulonéphrite segmentaire* (Vernier, 1958). Variété de glomérulonéphrite chronique (v. ce terme) dans laquelle les lésions sont localisées à certains secteurs du peloton capillaire du glomérule rénal et à certains glomérules. Elles sont généralement associées à des lésions banales des tubes et des espaces interstitiels du rein. Parmi leurs formes cliniques très variées, celles avec hématuries isolées et récidivantes sont fréquentes. On rencontre souvent ces lésions dans les manifestations rénales des endocardites infectieuses subaiguës, des collagénoses, du purpura rhumatoïde, dans le syndrome de Goodpasture.

glomérulonéphrite lobulaire ou **nodulaire** ou **lobulo-nodulaire** (Allen, 1951). Variété de glomérulonéphrite proliférative chronique, caractérisée anatomiquement par l'atteinte de tous les glomérules rénaux dont le peloton capillaire est augmenté de volume et lobulé, avec prolifération cellulaire endocapillaire; chaque lobule contient un nodule hyalin dont les prolongements s'accolent à la paroi des capillaires et finissent par envahir tout le lobule.

glomérulonéphrite maligne. V. *glomérulonéphrite aiguë.*

glomérulonéphrite membraneuse, g. membrano-proliférative. V. *glomérulonéphrite chronique.*

glomérulonéphrite mésangiale. V. *glomérulonéphrite chronique.*

glomérulonéphrite nodulaire. V. *glomérulonéphrite lobulaire.*

glomérulonéphrite segmentaire. V. *glomérulonéphrite focale.*

glomérulopathie, *s. f.* (glomérule; πάθος, maladie). Syn. *néphropathie glomérulaire.* Terme général désignant toute maladie des reins (néphropathie) atteignant électivement les glomérules. La *g.* peut être aiguë ou chronique, diffuse ou segmentaire, secondaire ou primitive. Elle comprend, outre les glomérulonéphrites, les lésions glomérulaires de l'amylose, de la néphrose lipoïdique et de certaines maladies générales : collagénoses, diabète, etc. — *g. extramembraneuse.* Glomérulonéphrite extramembraneuse. V. *glomérulonéphrite chronique.*

glomérulosclérose, *s. f.* Variété de néphrite caractérisée par la sclérose des glomérules.

glomérulosclérose intercapillaire ou **nodulaire.** V. *Kimmelstiel et Wilson (syndrome de).*

glomérulose, *s. f.* Forme de néphrose dans laquelle les lésions dégénératives prédominent sur les glomérules.

glomérulostase, *s. f.* Stase sanguine dans les capillaires du glomérule rénal.

glomique (tumeur) (*glomus,* petite boule, pelote) (Masson, 1924). Syn. *angio-myo-neurome artériel* (Masson). Petit angiome nodulaire intradermique ou sous-cutané, siégeant surtout dans les régions tactiles, riches en glomi. Il est généralement provoqué par une piqûre et il est le siège de douleurs paroxystiques, irradiées, à type de causalgie.

glomus (pl. *glomi*) **neuro-vasculaire** (Masson). Anastomose artérioveineuse microscopique riche en fibres musculaires lisses et en éléments nerveux, siégeant surtout dans la peau des doigts et des orteils.

glossalgie, *s. f.* (γλῶσσα, langue; ἄλγος, douleur). Syn. *glossodynie.* Névralgie linguale.

glossite, *s. f.* Nom générique donné à toutes les lésions inflammatoires de la langue, superficielles ou profondes, aiguës ou chroniques. — *g. dépapillante.* Glossite de la période secondaire de la syphilis que l'on observe chez les fumeurs, et qui est due à la desquamation épithéliale des papilles de la langue. Elle se présente sous forme de plaques bien circonscrites, rouges et lisses, sur la face dorsale de la langue. — *g. exfoliatrice marginée* (A. Fournier). Syn. *pityriasis lingual* (Rayer, 1831), *langue géographique* (Bergeron), *eczéma en aires* ou *marginé desquamatif* (Besnier), *syphilis desquamative* (Parrot), *état tigré* (Bridou, 1872), *desquamation épithéliale* (Gautier), *d. marginée aberrante* (L. Brocq), *exfoliation en aire de la langue* (Unna). Affection de la muqueuse linguale, de nature non syphilitique, caractérisée par une desquamation se faisant sous forme de plaques aberrantes, limitées du côté où elles s'étendent par un bourrelet blanc circiné. La *g. e. m.* précède souvent la *langue plicaturée* ou lui est associée. Ces deux dystrophies peuvent se rencontrer chez les membres d'une même famille. — *g. phlegmoneuse.* Phlegmon de la langue pouvant entraîner la suffocation ou se terminer par un abcès.

glossocèle, *s. f.* (γλῶσσα, langue; κήλη, hernie). Saillie de la langue hors de la bouche, quelle qu'en soit la cause (inflammation, tumeur, hypertrophie simple).

glossodynie, *s. f.* (γλῶσσα; ὀδύνη, douleur) (Verneuil). V. *glossalgie.* — On réserve souvent le nom de *glossodynie* à une névralgie spéciale de la langue, remarquable par la fixité du point douloureux et se rencontrant en particulier chez les arthritiques névropathes (*topoalgie*).

glossolalie, s. f. (γλῶσσα; λαλεῖν, parler). Trouble du langage observé chez certains aliénés (délirants, paranoïdes mégalomaniaques) qui croient inventer un langage nouveau.

glossomanie, *s. f.* (γλῶσσα; μανία, folie) (Linossier, 1920). Préoccupation hypochondriaque, que présentent certains sujets, de l'état de leur langue qu'ils examinent à tout instant.

glossophytie, *s. f.* (γλῶσσα; φυτόν, végétal) (Dessois). Syn. *langue noire pileuse* ou *villeuse* (Rayer, 1835; Wallerand, 1890), *mélanotrichie linguale* (H. Surmont). Affection rare, de nature inconnue, caractérisée par l'existence d'une coloration plus ou moins foncée de la face dorsale de la langue et par une hypertrophie considérable des papilles filiformes.

glossoptose, *s. f.* (γλῶσσα; πτῶσις, chute) (P. Robin). Refoulement en arrière de la langue dont la base fait basculer l'épiglotte et rétrécit le pharynx, gênant l'alimentation du nourrisson et entraînant des troubles du développement. Cette situation de la langue serait en rapport avec un rapprochement anormal des deux branches de la mâchoire inférieure et avec une attitude défectueuse de l'enfant pendant la tétée.

glossotomie, *s. f.* (γλῶσσα; τομή, section). Amputation de la langue.

glossy-skin (angl. *glossy,* luisant; *skin,* peau) (Weir Mitchell). Trouble trophique de la peau consistant en un aspect lisse et luisant, avec disparition presque complète des plis de flexion. Cette lésion s'observe surtout au niveau des doigts et des orteils, à la suite des plaies des nerfs, et fait partie du syndrome *causalgie.*

glou-glou (bruit de). Bruit que l'on provoque en imprimant quelques secousses au thorax d'un malade atteint d'hydro- ou de pyo-pneumothorax (succussion hippocratique, v. ce terme). On l'a comparé au bruit obtenu en secouant une bouteille à demi remplie. V. *flot* (*bruit de*).

glucagon, *s. m.* (Staub, Sinn et Behrens). Hormone antagoniste de l'insuline, hyperglycémiante et glycogénolytique, sécrétée par les cellules α des îlots de Langerhans du pancréas.

glucagonome, *s. m.* Tumeur développée aux dépens des cellules α, des îlots de Langerhans du pancréas, et sécrétrices de glucagon.

glucide, *s. m.* Terme sous lequel on désigne les hydrates de carbone (sucres simples, polysaccharides et glucosides) (décision de l'Union Internationale de la Chimie, Cambridge, 1923). On les divise en 2 classes, les oses et les osides.

glucidogramme, *s. m.* Syn. *glucoprotéinogramme.* Graphique ou formule indiquant les proportions des différentes fractions de glucoprotéines contenues dans un liquide organique, séparées par électrophorèse sur papier et révélées par des colorants spéciaux. Les glucoprotéines du sérum sanguin forment un groupe complexe où l'on a isolé l'haptoglobine et les stimulines hypophysaires (qui migrent respectivement avec les globulines α₂ et avec les globulines β), la protéine C (v. *protéine C réactive*) et l'acide hyaluronique.

glucido-protidiques (hormones). V. *11-oxycorticostéroïdes.*

gluco... V. aussi *glyco...*

glucocorticoïde, *s. m.* V. *11-oxycorticostéroïdes.*

gluco-corticostéroïde, *s. m.* V. *11-oxycorticostéroïdes.*

glucoformateur, *adj.* V. *glycogénique.*

gluconéogénèse, *s. f.* V. *néoglucogénèse.*

glucoprotéine, *s. f.* Syn. *glycoprotéine.* Variété de protéide complexe (hétéroprotéide) résultant de la combinaison d'un protéide et d'un oside. Certains se rapprochent, par leur constitution, des glucides : ce sont les *mucopolysaccharides* ; d'autres, des protéines : ce sont les *mucoprotéides* (v. ces termes).

glucoprotéinogramme, *s. m.* V. *glucidogramme.*

glucose - 6 - phosphate - déshydrogénase. V. *anémie hémolytique enzymoprive.*

glucoside, *s. m.* V. *hétéroside.*

Glüge (corpuscules de). Amas de détritus cellulaires agglomérés ayant subi la dégénérescence graisseuse que l'on rencontre dans le pus.

glutathiémie ou **glutathionémie,** *s. f.* Présence (normale) de glutathion dans le sang.

glutathion, *s. m.* (F. G. Hopkins, 1921). Tripeptide composé de cystéine, d'acide glutamique et de glycine. Il passe facilement, et de façon réversible, de sa forme oxydée à sa forme réduite un rôle important dans l'organisme comme transporteur d'hydrogène.

glutathion-péroxydase, glutathion-réductase, glutathion-synthétase, *s. f.* V. *anémie hémolytique enzymoprive.*

glutineux, *adj.* Qui est collant et visqueux comme le gluten.

glutinine, *s. f.* V. *conglutination (test de).*

glycémie, *s. f.* (γλυκύς, doux, sucré; αἷμα, sang). Syn. *glycohémie* (inus.). Nom donné par Claude Bernard à la présence (normale) de glucose dans le sang. A jeun, la g., chez les sujets sains, peut varier de 0,90 à 1 g 10 par litre (Baudouin). Au-dessous de 0,90 il y a *hypoglycémie* ; au-dessus de 1,10 il y a *hyperglycémie.*

glycéraldéhyde - 3 - phosphate - déshydrogénase, *s. f.* V. *anémie hémolytique enzymoprive.*

glycéré, *s. m.* Syn. *glycérolé.* Préparation pharmaceutique dans laquelle l'excipient est formé par la glycérine ou le glycérolé d'amidon.

glycéride, *s. m.* Syn. *graisse neutre.* Variété de lipide résultant de l'estérification du glycérol par des acides gras. Le plus souvent les 3 fonctions alcool du glycérol sont estérifiées par 3 molécules d'acides gras : il s'agit alors d'un *triglycéride* (v. ce terme). Parfois 2 fonctions alcool seulement sont estérifiées par 2 molécules d'acides gras (*diglycéride*); ou même une seule fonction alcool est estérifiée par une seule molécule d'acide gras (*monoglycéride*). — Le terme de g. est parfois employé comme synonyme de triglycéride.

glycéridémie, *s. f.* Présence de glycérides dans le sang. V. *triglycéridémie.*

glycérolé, *s. m.* V. *glycéré.*

glycinose, *s. f.* V. *hyperglycinurie.*

glycinurie, *s. f.* (de Vries, 1957). Présence de glycine dans l'urine. Elle est le signe biologique essentiel d'une maladie héréditaire, transmise selon le mode dominant, caractérisée par une diminution de la réabsorption tubulaire d'un acide aminé, la glycine ou glycocolle. Celle-ci est éliminée dans l'urine (hyperglycinurie sans hyperglycinémie) avec formation de calculs. Cliniquement cette maladie se manifeste par une lithiase rénale récidivante débutant dès l'enfance. C'est une variété de diabète aminé différente de l'hyperglycinurie. V. *néphropathie tubulaire chronique.*

glyco... V. aussi *gluco...*

glyco-corticoïde, *s. m.* V. *11-oxycorticostéroïdes.*

glyco-corticostéroïde, *s. m.* V. *11-oxycorticostéroïdes.*

glycogénase, *s. f.* Ferment contenu dans la cellule hépatique et capable de transformer le glycogène en glucose lorsqu'il est activé par un facteur nerveux ou hormonal.

glycogène, *s. m.* (γλυκύς, chose

douce; γεννᾶν, engendrer). Syn. *zoamyline* (Rouget). Substance amylacée découverte par Cl. Bernard dans le foie, où elle forme une réserve destinée à se transformer en sucre suivant les besoins de l'organisme. Le *g.* se rencontre aussi dans d'autres organes (placenta, muscles, etc.).

glycogénésie, s. f. (Cl. Bernard). Formation de glycogène. V. *glycogénie, 2°.*

glycogénie ou **glycogénèse,** s. f. 1° Syn. *glycogénolyse.* Formation du sucre dans l'organisme; elle se fait surtout dans le foie, aux dépens du glycogène contenu dans cet organe. — 2° Syn. *glycogénésie.* Formation du glycogène à partir des sucres simples (oses); elle se fait surtout dans le foie.

glycogénique, adj. Syn. *glucoformateur.* Qui donne naissance au glucose.

glycogénique (maladie). Syn. *glycogénose, polycorie glycogénique.* Terme désignant actuellement un ensemble de maladies héréditaires dues à l'absence d'une des enzymes intervenant dans le métabolisme du glycogène; ce métabolisme est perturbé et le glycogène (normal ou non) se dépose en excès dans certains organes. V. *Cori (classification de)* et *thésaurismose.* — Ce terme a d'abord désigné la *maladie de von Gierke* (Snapper et Van Creveld, 1928; von Gierke et Schönheimer, 1929). Syn. *maladie de Van Creveld et von Gierke, hépato-néphromégalie glycogénique, glycogénose type I.* Maladie héréditaire transmise selon le mode récessif, apparaissant dès les premières années de la vie, caractérisée cliniquement par un nanisme, une obésité de la face et du tronc, une hépatomégalie considérable et un appétit excessif. Il existe une hypoglycémie sans hyperglycémie adrénalinique, de l'acidose, de l'hyperlipidémie. Cette maladie est due à un trouble du métabolisme glucidique : l'absence d'une enzyme, la glucose-6-phosphatase, empêche la transformation en glucose du glycogène, qui s'accumule

dans le foie, les reins, le cœur et les centres nerveux.

glycogénolyse, s. f. (γλυκύς; λύσις, destruction). Destruction du glycogène. V. *glycogénèse, 1°.*

glycogénolytique, adj. Qui a la propriété de diminuer la teneur en glycogène du foie. Ex. : *l'hormone g. de l'hypophyse* (Anselmino et Hoffmann, 1934); v. *diabétogène (hormone).*

glycogénopexie, s. f. (glycogène; πῆξις, fixation). Fixation du glycogène dans le foie.

glycogénose, s. f. V. *glycogénique (maladie).*

glycohémie, s. f. V. *glycémie.*

glycolipide, s. m. Lipide contenant du sucre dans sa molécule.

glycolyse, s. f. (γλυκύς; λύειν, dissoudre). Diminution ou disparition du sucre contenu dans les tissus ou liquides de l'organisme.

glycomyélie, s. f. Présence (normale) de sucre dans la moelle osseuse; son taux est égal ou très légèrement inférieur à celui de la glycémie.

glyconéogénèse, s. f. V. *néoglycogénèse.*

glycopénique (complexe). V. *hypoglycémique (état).*

glycopexie, s. f. (γλυκύς; πῆξις, fixation). Fixation du sucre dans les tissus.

glyco-phlycténie, s. f. (H. Warembourg et M. Bocquet, de Lille, 1943). Syn. *phlycténo-glucose* (Gilbert-Dreyfus et Lamotte). Présence de sucre dans le liquide obtenu par pose de vésicatoire.

glycoprotéide, s. m. V. *mucoprotéide.*

glycoprotéine, s. f. V. *glucoprotéine.*

glycorachie, s. f. Présence (normale) de glucose dans le liquide céphalorachidien (0,52 g ⁰/₀₀).

glycorégulation, s. f. Régulation du métabolisme des hydrates de carbone; son mécanisme, complexe, est dû à l'intervention du foie, du pancréas, des muscles, des autres glandes endocrines et du système nerveux.

glycorégulatrice (hormone). V. *diabétogène (hormone).*

glycosisme, *s. m.* Syn. *saccharisme*. Accidents morbides aigus ou chroniques provoqués par l'ingestion d'une quantité exagérée de sucre. Cette intoxication, qui n'est guère connue que par des expériences de laboratoire, ressemblerait à l'alcoolisme.

glycostase, *s. f.* (γλυκύς, chose douce; στάσις, arrêt). Maintien, à leur valeur normale, des réserves en glycogène du foie et des muscles.

glycostatique (hormone) (Russel). V. *diabétogène* (*hormone*).

glycosurie, *s. f.* (γλυκύς, doux; οὐρεῖν, uriner). Présence d'un sucre, le glucose, dans l'urine. — *épreuve de la g. alimentaire*. V. *Colrat* (*épreuve de*).

glycotrope (hormone) (γλυκύς; τρέπειν, tourner). V. *diabétogène* (*hormone*).

glycuronidates butylosolubles. V. *G. B. S. 11 ou 13*.

glycuronurie, *s. f.* (H. Roger, 1916). Présence d'acide glycuronique dans l'urine. Cette substance, dérivée du glucose, existe normalement dans l'urine, sauf quand la glycogénie hépatique est insuffisante. La recherche de la *g.* et l'étude de ses variations renseignent sur la fonction glycogénique du foie.

GM. Symbole du monosialo-gangliaside. V. *gangliosidose*.

Gm (antigène, gène, site antigénique ou système). V. *immunoglobuline* et *groupes sanguins*.

Gmelin (réaction de). Réaction obtenue en faisant couler doucement de l'acide nitrique le long des parois d'un verre qui contient l'urine d'un malade atteint d'ictère biliphéique. L'acide va au fond du verre, et, entre les deux liquides, se forme une série de disques colorés, dont le plus élevé, d'un beau vert émeraude, est dû à la transformation, par oxydation, de la bilirubine en biliverdine.

gnathostomose, *s. f.* Affection observée en Extrême-Orient, caractérisée par des œdèmes et des douleurs locales; elle est due à un ver, *Gnathostoma hispidum*, parasite habituel de l'intestin du porc, parfois trouvé chez l'homme où il affecte une localisation erratique (poumon, vessie).

gnosie, *s. f.* (γνῶσις, connaissance). Faculté permettant de reconnaître, par l'un des sens (toucher, vue, etc.), la forme d'un objet, de se le représenter et d'en saisir la signification.

Gobiet (signe de). Ballonnement abdominal localisé au côlon transverse, observé au cours de la pancréatite aiguë hémorragique.

Godelier (loi de). La tuberculose du péritoine est toujours accompagnée de la tuberculose de l'une ou des deux plèvres.

Godelier (signe de). Mouvements fibrillaires de la langue, à la période d'état du typhus exanthématique.

godet, *s. m.* Empreinte que laisse la pression du doigt sur un tégument cutané ou muqueux infiltré par de l'œdème (V. *œdème*).

Godin (lois de) (anthropométrie). 1° *loi des petites alternances*. L'accroissement des os longs se fait alternativement en longueur et en largeur. — 2° *loi des grandes alternances*. L'allongement des membres inférieurs précède celui des membres supérieurs; le buste s'allonge ensuite, puis s'élargit.

Godin (rapport de) (morphologie). Rapport du périmètre du poignet multiplié par 100, à celui de l'avant-bras.

Godtfredsen (syndrome de) (1947). Syndrome caractérisé par une ophtalmoplégie, une paralysie de l'hypoglosse, une atteinte du trijumeau et, parfois, du glosso-pharyngien. Il a été observé au cours des tumeurs malignes du rhinopharynx avec métastases.

Gœbell-Stœckel (opération de). Opération destinée à combattre l'incontinence d'urine, surtout chez la femme. Elle consiste à suspendre le col vésical en enroulant autour de lui un fragment musculaire ou un lambeau d'aponévrose prélevés sur la paroi abdominale antérieure (v. *cervico-cystopexie*).

Gœtsch (épreuve de). Epreuve consistant à injecter dans les muscles un demi-centimètre cube de solution d'adrénaline au millième et à observer ensuite les modifications du pouls, de la tension artérielle et des urines. Si le pouls s'accélère, si la tension artérielle augmente et si le sucre apparaît dans l'urine, l'épreuve est positive; elle indiquerait l'hyperthyroïdisme.

Gœtze (opération de). Section chirurgicale du nerf phrénique et du nerf phrénique accessoire : phrénicectomie (v. ce terme).

goitre, *s. m.* (*guttur,* gorge). Syn. *thyréocèle* (inus.). Tumeur thyroïdienne bénigne. — On donne quelquefois ce nom à toutes les tuméfactions de la glande thyroïde, quelle que soit leur nature; d'où les *g. cancéreux, fibreux, kystiques, parenchymateux, tuberculeux,* etc.

goitre aberrant. Goitre développé aux dépens d'une glande thyroïde accessoire : il peut siéger dans le médiastin, sur les côtés du cou ou à la base de la langue.

goitre aigu ou **épidémique.** Tuméfaction de la glande thyroïde survenant sous forme de petites épidémies dans les régions où existe le goitre endémique. Le *g. aigu* disparaît presque toujours très rapidement quand les malades quittent la région contaminée.

goitre basedowifiant ou **basedowifié.** V. *basedowifiant.*

goitre bénin métastatique. Nom donné à certaines tumeurs thyroïdiennes d'évolution lente, semblables à des adénomes bénins, mais qui engendrent des tumeurs secondaires presque toujours osseuses. Ce sont, en réalité, des tumeurs malignes (adéno-carcinomes ou adénomes malins).

goitre endémique. Syn. *goitre myxœdémateux.* Maladie endémique dans certaines régions montagneuses (Alpes, Pyrénées), caractérisée par le développement d'une tuméfaction thyroïdienne (goitre) et par des troubles somatiques et intellectuels plus ou moins marqués. Quand la maladie apparaît chez l'enfant, la fonction thyroïdienne est supprimée et on voit le crétinisme se développer.

goitre endothoracique. Goitre situé derrière le sternum ou la clavicule; il est développé aux dépens d'une glande thyroïde en situation normale, à laquelle il est relié par un pédicule.

goitre épidémique. V. *goitre aigu.*

goitre exophtalmique. V. *Basedow* (*maladie de*).

goitre inflammatoire. V. *thyroïdite.*

goitre lymphomateux. V. *Hashimoto* (*goitre lymphomateux de*).

goitre multinodulaire. Goitre simple renfermant plusieurs nodules. Au bout d'une longue évolution, il peut se transformer en *g. m. toxique.* Des signes de thyréotoxicose apparaissent, mais le tableau de maladie de Basedow est discret et comporte surtout des manifestations cardiovasculaires (fibrillation auriculaire, défaillance cardiaque). V. *cœur basedowien.*

goitre myxœdémateux. V. *goitre endémique.*

goitre pendulaire ou **en sonnaille.** Goitre très volumineux, pendant au-devant du cou, et même parfois de la poitrine.

goitre plongeant. Goitre qui, entraîné par les efforts d'inspiration, s'engage dans l'orifice supérieur du thorax; on l'observe surtout chez les vieillards et les emphysémateux.

goitre toxique. V. *adénome thyroïdien toxique.*

goitreux, euse, *adj.* et *s.* Qui est atteint du goitre. Ce terme s'applique surtout aux sujets atteints du goitre endémique.

goitrigène, *adj.* Qui provoque le goitre.

Goldblatt (hypertension artérielle de type ou **syndrome de).** Syn. *hypertension réno-vasculaire, hypertension par ischémie rénale.* Variété rare d'hypertension artérielle, d'évolution maligne, provoquée, chez l'homme, par l'oblitération ou le rétrécissement d'une ou des deux artères rénales (embolie, thrombose, compression, lésion de la paroi artérielle). Elle s'accompagne d'un hyperaldostéronisme secondaire. Elle rappelle l'hypertension réalisée expérimentalement par Goldblatt (v. *Goldblatt, méthode de*). Si la sténose artérielle est unilatérale, la néphrectomie ou le rétablissement d'une circulation artérielle rénale normale fait généralement disparaître l'hypertension. V. *hyperaldostéronisme.*

Goldblatt (méthode de) (1932). Reproduction expérimentale de l'hypertension artérielle chez le chien par striction partielle permanente des artères rénales.

Goldblatt (unité). Quantité d'angiotensine qui, injectée dans les veines d'un chien, élève sa pression artérielle moyenne fémorale de 30 mm Hg.

Goldenhar (syndrome de) (1952). Syn. *dysplasie oculo-auriculo-vertébrale.* Ensemble de malformations congénitales caractérisées essentiellement par l'association d'anomalies oculaires (petites tumeurs de structure dermoïde ou lipodermoïde situées sur le limbe cornéen, souvent colobome palpébral), auriculaires (appendices préauriculaires, parfois hypoplasie de l'oreille, hypo-acousie) et vertébrales (fusion, vertèbres surnuméraires); il existe parfois d'autres anomalies : faciales, squelettiques, urinaires, de la débilité mentale, rarement des malformations cardiaques. C'est un des syndromes du premier arc (v. ce terme).

Goldspohn (opération de). Exploration et destruction des adhérences de l'utérus à l'aide de l'index introduit dans l'abdomen par le canal inguinal, au cours de l'opération d'Alquié-Alexander.

Goltz (réflexe de). Arrêt du cœur provoqué, sur une grenouille laparotomisée, par un choc appliqué sur le mésentère. Ce réflexe explique la possibilité de syncope mortelle à la suite d'un choc abdominal.

Gombault-Déjerine (type). V. *Déjerine-Sottas (type).*

gomme, *s. f.* Production pathologique, apparaissant sous la forme d'une tuméfaction limitée, et devant son nom soit à sa consistance, soit au liquide qui s'en écoule parfois et qui ressemble à une solution de gomme. La g. passe par les 4 phases de crudité, d'ulcération avec évacuation, puis de réparation. — *g. syphilitique.* Accident de la période tertiaire pouvant se développer dans tous les tissus. — Le mot de *g.,* employé d'abord uniquement pour désigner certaines productions syphilitiques, a été appliqué par la suite à des lésions de nature différente, mais présentant une plus ou moins grande analogie avec les *g.* syphilitiques. — C'est en dermatologie surtout que le sens du mot *g.* a été ainsi étendu; il désigne une nodosité siégeant dans l'hypoderme, d'évolution subaiguë, qui, après ouverture, donne lieu à un ulcère profond. Il s'agit le plus souvent de *g. syphilitique,* mais il existe aussi des *g. tuberculeuses* ou *scrofulo-tuberculeuses* et des *g. mycosiques.*

gonade, *s. f.* (γονή, génération). Glande génitale (testicule et ovaire).

gonadoblastome, *s. m.* Tumeur gonadique rare, de malignité purement locale, résultant très probablement du développement anormal d'un testicule. Le caryotype du sujet est masculin (XY), mais sa morphologie est féminine avec signes de virilisation, aménorrhée primaire et taux élevé d'hormone folliculo-stimulante.

gonadoplastique (formule) (γονή; πλάσσειν, former) (morphologie). Formule (ou ensemble de formules) résumant, pour un sujet, les caractères morphologiques en rapport avec l'activité de ses glandes sexuelles.

gonadostimuline ou **gonadotrophine,** *s. f.* Syn. *hormone gonadotrope, prolan.* Nom donné à plusieurs hormones qui agissent sur les glandes sexuelles, mâles et femelles, et stimulent leur activité fonctionnelle. On distingue : 1° les *g. hypophysaires,* sécrétées par le lobe antérieur de l'hypophyse et qui sont : la *g. s. A* (hormone folliculostimulante, F. S. H. des auteurs anglosaxons) qui, chez la femme, active la maturation du follicule ovarien et, associée à la *g. s. B,* déclenche la sécrétion de l'œstrone et qui, chez l'homme, agit sur la lignée séminale ; et la *g. s. B* (hormone lutéinisante, L. H. ou I. C. S. H. des Anglo-Saxons — Interstitial Cell Stimulating Hormone, en raison de son action sur les cellules interstitielles du testicule) qui provoque la ponte ovulaire, transforme en corps jaunes les follicules ovariens mûrs et, en synergie avec la prolactine (luteotrophin ou L. T. ou L. T. H. des Anglo-Saxons), commande la sécrétion de progestérone ; elle stimule la production des androgènes testiculaires et cortico-surrénaux (17-céto-stéroïdes). — 2° la *g. chorionique* sécrétée par les villosités placentaires, trouvée en même abondance dans le sang et l'urine des femmes enceintes, et appelée *prolan*. On admet actuellement qu'il n'existe qu'un prolan au lieu des deux variétés A et B (possédant les mêmes propriétés que les *g.* hypophysaires A et B) primitivement distinguées.

gonadothérapique, *adj.* Qui se rapporte à une thérapeutique par les hormones sexuelles.

gonadotrope, *adj.* (γονή, génération, sexe ; τρέπειν, tourner). Qui agit sur les glandes sexuelles. Ex. : *hormone g.* (v. *gonadostimuline*), *activité g.*

gonadotrophine, *s. f.* V. *gonadostimuline.*

gonadotrophinurie, *s. f.* Présence de gonadotrophine dans l'urine.

gonalgie, *s. f.* (γόνυ, genou ; ἄλγος, douleur). Douleur du genou.

gonarthrie, *s. f.* V. *gonarthrose.*

gonarthrite, *s. f.* Inflammation de l'articulation du genou.

gonarthrose, *s. f.* (γόνυ ; ἄρθρον, articulation). Syn. *gonarthrie.* Rhumatisme chronique non inflammatoire du genou. Une des formes de *g.* les plus fréquentes est la *lipoarthrite sèche des genoux* (v. ce terme).

Gonda (signe de). Extension du gros orteil provoquée par la torsion brusquement interrompue d'un autre orteil du même pied (le 4e surtout) en cas d'atteinte du faisceau pyramidal. Ce signe, analogue

au signe de Babinski, serait plus précoce et plus persistant que lui.

Gonin-Vogt (réseau de). Lésion rétinienne congénitale se présentant sous forme d'un réseau de stries filiformes blanchâtres, et prédisposant aux déchirures et au décollement de la rétine.

goniome, *s. m.* Nom proposé par Masson pour désigner le séminome ordinaire et le distinguer du séminome spermatique.

goniomètre, *s. m.* (γωνία, angle ; μέτρον, mesure). Instrument destiné à mesurer les angles. Il est utilisé en anthropologie pour mesurer les angles de la face et du crâne, et en physiologie pour mesurer l'amplitude des mouvements de certaines articulations.

gonion, *s. m.* (γωνία) (anthropologie). Région de l'angle de la mâchoire inférieure.

gonioscopie, *s. f.* (γωνία ; σκοπεῖν, examiner). Étude visuelle d'un angle. — (ophtalmologie). Étude de l'angle irido-cornéen. V. *glaucome.*

gonococcémie, *s. f.* Présence de gonocoques dans le sang. — Infection sanguine due au gonocoque.

gonococcie, *s. f.* Maladie due à l'infection de l'organisme par le gonocoque.

gonocoque, *s. m.* Syn. *Micrococcus gonorrhœæ* (Neisser). Microbe spécifique de la blennorragie. Les *g.* sont des microcoques en forme de rein accolés généralement deux à deux par leur face concave.

gono-réaction, *s. f.* Réaction de fixation permettant, selon le principe de la réaction de Bordet et Gengou (v. ce terme), de déceler, dans le sérum d'un malade, la présence de sensibilisatrice pour le gonocoque. Cette réaction n'a pas une valeur absolue pour le diagnostic de gonococcie.

gonorrhée, *s. f.* (γόνος, semence ; ῥεῖν, couler). V. *blennorragie.* — Les anciens croyaient que l'écoulement urétral de la blennorragie était un écoulement de semence.

gonosome, *s. m.* (γόνος, sexe ; σῶμα, corps). V. *hétérochromosome.*

gonosomique, adj. Qui se rapporte aux chromosomes sexuels ou gonosomes. V. *hétérochromosome.*

Goodpasture (syndrome de) (G., 1919; Stanton et Tange, 1958). Syn. *hémosidérose pulmonaire avec glomérulonéphrite segmentaire nécrosante* (M. Morin, 1965). Association d'une *pneumopathie* caractérisée par des hémoptysies répétées avec anémie, et des lésions d'alvéolite hémorragique et macrophagique avec hémosidérose; et d'une *glomérulonéphrite* avec protéinurie, hématuries microscopiques et insuffisance rénale progressive, mortelle en quelques mois dans un tableau de grande azotémie; elle est due à une glomérulite segmentaire nécrotique avec transformation hyaline d'une partie du peloton glomérulaire. Ce syndrome, est rare et frappe électivement les hommes jeunes. Il s'agit peut-être d'une maladie auto-immune (v. auto-allergie) ou d'une maladie des complexes immuns (v. ce terme) avec présence, dans le sérum, d'un anti-corps anti-membrane alvéolaire et glomérulaire. V. *anticorps antitissus* et *hémosidérose pulmonaire idiopathique.*

Gordon (épreuve de) (1932). L'inoculation dans le cerveau d'un lapin d'une émulsion de tissu lymphatique d'un malade atteint de lymphogranulomatose maligne (maladie de Hodgkin) est suivie presque toujours de paralysie, d'ataxie et souvent de mort de l'animal.

Gordon (signes de). 1° Signe précurseur de la chorée, basé sur la recherche du réflexe rotulien lorsque le malade est dans le décubitus dorsal. Le pied reste quelques instants comme suspendu, puis s'abaisse lentement. Dans d'autres cas, il y a un arrêt dans la chute et une seconde secousse. Parfois la recherche du réflexe provoque une extension plus ou moins permanente du membre. — 2° Extension du gros orteil déterminée par la compression des muscles du mollet; ce signe révèle une lésion du faisceau pyramidal.

Gorham (maladie de) (1954). Syn. *ostéolyse massive.* Affection héréditaire et familiale, frappant généralement les adolescents, caractérisée anatomiquement par une destruction progressive du tissu osseux qui atteint surtout la clavicule, le sternum, les côtes, l'humérus : l'os est mou, spongieux, transparent aux rayons X, puis réduit à une simple lame fibreuse. La maladie progresse insidieusement pendant des années, jalonnée de douleurs, d'impotence fonctionnelle et de fractures provoquées par de minimes traumatismes. Son extension, accompagnée d'atteintes viscérales, peut aboutir à la mort.

Gorlin (formule de). Formule permettant de calculer la surface de l'orifice mitral, en fonction du débit cardiaque et de la pression capillaire pulmonaire; elle est utilisée lors de la discussion du traitement chirurgical du rétrécissement mitral. La surface mitrale est normalement de 4 à 6 cm^2 chez l'homme adulte.

Gorlin (syndrome de). V. *dysmorphie orodactyle.*

Gorlin ou **Gorlin-Goltz (syndrome de)** (1960). Syndrome qui semble transmis héréditairement selon le mode autosomique dominant et qui associe essentiellement des épithéliomas cutanés baso-cellulaires naevoïdes, des kystes multiples des mâchoires (qui peuvent subir la dégénérescence maligne) et des anomalies costales.

Gornall et Mac Donald (méthode de). V. *11-oxycorticostéroïdes.*

Gosselin (fracture hélicoïdale de). V. *Gerdy (fracture spiroïde de).*

Gosselin (opération de). Décortication du testicule et résection du feuillet pariétal de la vaginale; opération pratiquée dans les pachyvaginalites.

Gosselin (signes de). 1° Signe permettant de distinguer un lipome d'un abcès froid. Un sac de glace ou une pulvérisation d'éther qui refroidit la tumeur durcit le lipome et ne change pas la consistance de l'abcès. — 2° Signe indirect de fracture du bassin. L'abduction forcée de la cuisse, du côté atteint, provoque, en mobilisant le fragment coxo-fémoral, une vive douleur au niveau du trait de fracture. — 3° Signe de pied plat valgus douloureux. Le pied, immobilisé par la contracture musculaire, ne ballotte pas lorsqu'on imprime à la jambe des mouvements saccadés. — 4° Signe de cancer du testicule. Il existe parfois, au-devant de la tumeur, une lame d'hydrocèle sous laquelle on sent la dureté du néoplasme.

Gosset (appareil de J.). Étrier métallique, prenant point d'appui, par un anneau, sur la branche ischio-pubienne, et muni d'un système de traction mécanique ; il est destiné à la réduction des fractures de jambe.

GO - T. Glutamique - oxalacétique transaminase. V. *transaminase*.

Gothenburg (système de) (1865). Règlement d'hygiène qui donne aux communes le droit de concéder le monopole de la vente au détail des spiritueux à des sociétés constituées dans un but philanthropique, et s'interdisant tout gain et tout avantage personnel. Le nombre des débits peut être limité, ainsi que la quantité d'alcool fournie à chaque consommateur. Ce système, appliqué en Suède et en Norvège, aurait réduit considérablement la consommation de l'alcool.

Göthlin (test de) (1932). Syn. *épreuve de la résistance des capillaires.* Recherche du signe du lacet (v. ce terme) chez les sujets que l'on suppose en état de carence ou de précarence en vitamine C. Cette carence vitaminique diminue la résistance des capillaires, et la stase veineuse (obtenue par la pose du brassard d'un tensiomètre) provoque l'apparition de purpura.

Gottlieb et Magnus (théorie de). Théorie complexe de la sécrétion rénale, suivant laquelle l'eau, le NaCl et le sucre filtreraient au niveau des glomérules, les tubes contournés intervenant ensuite par des phénomènes de sécrétion et de réabsorption.

goudron (cancer du). V. *cancer*.

Gougerot (trisymptôme de). V. *trisymptôme de Gougerot.*

Gougerot et Carteaud (papillomatose confluente et réticulée de). V. *papillomatose confluente et réticulée de Gougerot et Carteaud.*

Gougerot - Houwer - Sjögren ou **Gougerot-Sjögren (syndrome de).** V. *Sjögren (syndrome de).*

goundou, *s. m.* (A. Macalister, 1882). Syn. *anakhré.* Ostéite hypertrophiante de la face frappant surtout les maxillaires supérieurs, observée chez les Noirs de l'Afrique occidentale. Pour certains auteurs, le *g.* devrait être rattaché au *pian.*

Gourdon (signe de). Signe traduisant l'anormale laxité de la capsule articulaire chez les nourrissons prédisposés à la luxation de la hanche : l'enfant étant couché sur le dos, les cuisses fléchies à angle droit sur le bassin et les jambes fléchies à angle droit sur les cuisses, le pied du côté malade peut être porté en dehors beaucoup plus loin que du côté sain, le genou restant toujours élevé à la verticale.

gourme, *s. f.* 1° Nom vulgaire donné à l'impétigo de la face ainsi qu'à d'autres dermatoses du visage (eczéma impétigineux, croûtes séborrhéiques, etc.), que l'on rencontre chez les enfants mal soignés. — 2° En médecine vétérinaire, on donne ce nom à une maladie virulente, contagieuse, propre aux solipèdes, due au développement dans l'organisme du *Streptococcus equi* de Schütz.

goutte, *s. f.* (*gutta*, syn. dans le latin du Moyen Age de *humor*). La *goutte*, jusqu'au XIII° siècle, désignait, en langue vulgaire, une diathèse se manifestant fréquemment par des localisations articulaires (podagre) et correspondant à l'*arthritisme.* Le langage populaire a conservé une trace de cette ancienne signification dans les expressions de *g. sciatique*, *g. migraine*, *g. sereine*, *g. rose*, etc. (d'après Delpeuch). — Aujourd'hui on désigne sous ce nom une « maladie constitutionnelle, souvent héréditaire, caractérisée par une dyscrasie urique et par des attaques de fluxions articulaires spécifiques, susceptibles de métastase et de compensation » (Jaccoud). — *g. abarticulaire* ou *viscérale*. Ensemble de manifestations rénales, cardio-vasculaires, digestives ou nerveuses survenant chez les goutteux et groupées autrefois sous les noms de g. métastatique ou remontée, et de g. larvée (v. ces termes). —*g. aiguë*. G. évoluant sous forme d'accès paroxystiques douloureux nocturnes, siégeant presque toujours au gros orteil et se répétant plusieurs nuits de suite (attaque de goutte); entre les attaques, la guérison paraît complète. — *g. asthénique*. G. articulaire à accès subaigus. — *g. asthénique primitive*. V. *polyarthrite chronique évolutive*.—*g. chronique* ou *tophacée*. G. caractérisée par de la douleur, de la déformation, de l'enraidissement permanent des articulations, et par l'existence de tophi (v. *tophus*). — *g. larvée*. Ensemble d'accidents viscéraux (surtout rénaux) de nature arthritique, qui peuvent évoluer chez les goutteux. — *g. métastatique, remontée* ou *rétrocédée*. Phénomènes nerveux, cardiaques, respiratoires ou digestifs qui peuvent, à la suite d'une médication intempestive, remplacer, chez un goutteux, les phénomènes articulaires. — *g. oxalique*. V. *Bird* (*maladie de*). — *g. saturnine*. Manifestations articulaires du saturnisme, rappelant celles de la goutte, mais s'en différenciant par l'évolution torpide et l'absence de rémission complète entre les attaques. — *g. sciatique*. V. *sciatique*.— *g. sthénique*. G. articulaire aiguë typique. — *g. tophacée*. V. *g. chronique*. — *g. viscérale*. V. *g. abarticulaire*.

goutte-à-goutte (Murphy). Administration goutte à goutte d'un liquide médicamenteux soit sous la peau, soit dans le rectum (v. *protoclyse*), soit dans un vaisseau sanguin.

goutte-à-goutte alimentaire. (angl. *drip-feeding*, de *drip*, goutte; *to feed*, nourrir). Alimentation goutte à goutte au moyen d'une fine sonde introduite par le nez jusque dans

l'estomac ou le duodénum. Cette sonde, qui peut être maintenue en place pendant des jours et des semaines, permet d'administrer une solution nutritive de protéines, de glucose et de sels chez certains malades cachectiques, comateux ou incapables de déglutir.

goutte militaire. Blennorragie chronique.

Govaerts (théorie de). Théorie d'après laquelle les œdèmes seraient dus à la diminution de la pression osmotique des protéides sanguins. Cette pression ne suffit plus à équilibrer la pression sanguine sous l'influence de laquelle l'eau filtre à travers les capillaires dans les espaces interstitiels.

Gowers (myopathie distale ou **type de)** (1902). Forme rare de myopathie primitive progressive (v. ce terme) débutant vers l'âge de 40 ans par l'atrophie des petits muscles des extrémités et s'étendant parfois vers les racines des membres et la face. On lui rattache : la *myopathia distalis tarda hereditaria de Welander* (1951) débutant, après la 3e année, par les extrémités des membres supérieurs, d'évolution bénigne et très lente, et la *myopathia distalis juvenilis hereditaria de Biemond* (1953-55) dans laquelle l'atrophie débute par les mains et les pieds, et dont l'évolution est également très lente. Et l'on rapproche des myopathies distales celle d'Eichhorst (v. ce terme) et la myopathie type Mellori avec atrophie des muscles des mains et des mollets.

Goyrand (fracture de). V. *Pouteau* (*fr. de — renversée*).

Goyrand (hernie de). Hernie inguino-interstitielle; l'intestin est situé dans l'épaisseur du canal inguinal.

GP-T. Glutamique-pyruvique transaminase. V. *transaminase*.

grabataire, *adj*. (*grabatus*, lit misérable). Confiné au lit par sa maladie.

Gradenigo (syndrome de) (1904). Syn. *syndrome de la pointe du rocher*. Association de douleurs faciales paroxystiques unilatérales, d'écoulement purulent abondant et irrégulier et de paralysie du moteur oculaire externe, observée dans les mastoïdites trépanées compliquées de pétrosite.

gradient ventriculaire (G ou **ÂQRST) (**Wilson) (électrocardiographie). Axe moyen (v. *axe électrique du cœur*) de tout le complexe ventriculaire; c'est un vecteur représentant la somme algébrique des 2 axes moyens QRS et T.

Graefe (maladie de von). Syn. *amaurose avec excavation.* Atrophie optique considérée comme un glaucome sans hypertension oculaire.

Graefe (signe de von) (1864). Défaut de synchronisme entre les mouvements d'élévation et d'abaissement de la paupière supérieure et les mouvements semblables du globe oculaire. Il se rencontre dans le goitre exophtalmique.

Graefe-Lindenov (syndrome de von). Syndrome caractérisé par l'association de surdimutité congénitale et de vertiges labyrinthiques; et accessoirement de rétinite pigmentaire, de cataracte congénitale, de retard psycho-moteur, de nanisme, de malformations squelettiques, etc.

graft-versus-host reaction. V. *maladie homologue.*

Graham ou **Graham et Cole (épreuve de).** V. *cholécystographie.*

Graham (méthode de). Exérèse pulmonaire pratiquée de proche en proche, en plèvre cloisonnée.

Graham Little - Lassueur (syndrome de). V. *Lassueur et Graham Little (syndrome de).*

Graham Steell (murmure de) (1886). Souffle diastolique d'insuffisance fonctionnelle de l'artère pulmonaire, provoquée par l'hypertension de la petite circulation (rétrécissement mitral).

grain de beauté. V. *lentigo.*

grain hordéiforme. V. *riziforme (grain).*

grain riziforme. V. *riziforme (grain).*

grains dentinaires. V. *dentinaires (grains).*

grains jaunes. Grains jaunes ayant le volume d'une tête d'épingle que l'on trouve dans le pus et les cultures d'*actinomycose.* V. *actinomycose* et *Actinomycète.*

grains de Porta. V. *Porta (grains de).*

graisse neutre. V. *glycéride* et *triglycéride.*

Gram (méthode de). Méthode de coloration des microbes, qui consiste à faire agir une solution iodoiodurée (liqueur de Gram) sur une préparation déjà colorée par une couleur d'aniline (violet de gentiane). Si on lave ensuite cette préparation à l'alcool, certains microbes se décolorent et sont ensuite teintés en rouge par une solution de fuchsine (*ne prennent pas le Gram et sont dits : Gram négatifs*), tandis que d'autres restent plus ou moins fortement colorés en violet (*prennent le Gram : Gram positifs*).

gram-roentgen, s. m. Un g.-r. est l'énergie perdue dans 1 g d'air par 1 rep, soit 83,8 ergs. V. *rep.*

gramicidine, s. f. V. *tyrothricine.*

Grancher (maladie de) (1883). V. *splénopneumonie.*

Grancher (schéma de). Groupement des signes fournis par la palpation, la percussion et l'auscultation de la fosse sous-claviculaire, dans la pleurésie séro-fibrineuse, permettant de diagnostiquer l'état du poumon sous-jacent. Lorsque l'on trouve : son + (de tonalité plus élevée que normalement), vibrations + (augmentées d'intensité), respiration — (faible ou rude), on a le schéma + + —, qui indique une congestion pulmonaire presque toujours de nature tuberculeuse.

Grancher (signes de). Signes fournis par l'auscultation du sommet du poumon et donnés par Grancher comme révélateurs précoces de la tuberculose pulmonaire : 1° affaiblissement du murmure vésiculaire; 2° rudesse de l'inspiration dont la tonalité s'abaisse et prolongement de l'expiration qui devient soufflante; 3° respiration saccadée; 4° retentissement de la voix et de la toux.

Grandidier (loi de). Caractère héréditaire de l'hémophilie.

granulation exsudative. V. *exsudatif (nodule ou tubercule).*

granulations grises ou **tubercu-leuses** (Laënnec). Syn. *granulations* ou *tubercules miliaires*. Petites nodo-sités de volume variable (de 1 ving-tième de millimètre, jusqu'à 2 et 3 mm), dures, d'abord transparen-tes, puis opaques ; elles sont tantôt isolées, tantôt confluentes, et se transforment en nodules caséeux.

granulation primaire de Grall. Petit nodule centré par une veinule porte thrombosée, entourée d'une plage de cellules hépatiques dégé-nérées, puis d'une zone congestion-née et infiltrée de leucocytes. Il constitue la lésion initiale de l'abcès amibien du foie.

granulémie prébacillaire. Ex-pression proposée par Calmette (1930) pour désigner « un groupe de maladies généralement aiguës dé-terminées par l'*ultravirus* tuber-culeux, caractérisées par l'absence ou la rareté des formes normales acido-résistantes du bacille de Koch ». On peut ranger dans ces maladies les divers épanchements séreux, pleuraux, péricardiques, péritonéaux, articulaires, ménin-gés, les hydrocèles, les érythèmes noueux et polymorphes, certaines septicémies (typho-bacillose) et même la granulie.

granulie, *s. f.* (Laënnec, 1819 ; Empis, 1865). Syn. *maladie d'Empis, miliaire, tuberculose miliaire* ou *micronodulaire*. Forme aiguë et géné-ralisée de la tuberculose carac-térisée du point de vue anatomique par la présence, dans le poumon et dans presque tous les organes, de granulations grises miliaires, le bacille ayant envahi l'organisme par la voie sanguine. — A côté de cette forme aiguë (ou *phtisie aiguë granu-lique*) fébrile, souvent asphyxique, évoluant spontanément toujours vers la mort, existent des formes sub-aiguës et des formes chroniques ; ces dernières, les *g. froides* (Burnand et Sayé, 1924) sont cliniquement muettes et se manifestent unique-ment par la présence, sur les radio-graphies pulmonaires, de l'image typique de toute granulie : l'image miliaire (v. *miliaire*). Elles sont

rares et souvent difficiles à distin-guer des manifestations pulmonai-res des sarcoïdoses.

granuloblastome, *s. m.* V. *neuro-spongiome.*

granulocytaire (série). Série de cellules qui, à partir de l'hémocyto-blaste, aboutit au leucocyte granu-leux du sang circulant (granulocyte). Elle comprend le mégaloblaste, le promyélocyte, le myélocyte, le métamyélocyte et le granulocyte.

granulocyte, *s. m.* (*granulum*, petit grain ; χύτος, cellule). V. *poly-nucléaire.*

granulocytopénie, *s. f.* V. *granulo-pénie.* — *g. maligne* (A. Lichten-stein, de Stockholm, 1932). V. *agranulocytose.*

granulo-diagnostic, *s. m.* (R. Benda et D. A. Urquia, 1939). Procédé de diagnostic biologique de la tuber-culose, fondé sur l'existence, dans les polynucléaires neutrophiles des sujets infectés par des bacilles de type humain, de granulations pa-thologiques, augmentées de volume et de nombre, inégales et rassem-blées à la périphérie de la cellule.

granulogramme, *s. m.* Résultat de l'étude des granulations des poly-nucléaires neutrophiles. V. *granulo-diagnostic.*

granuloma (paracoccidioidal) (angl.). V. *blastomycose brésilienne.*

granulomateuse chronique ou **sep-tique de l'enfant (maladie).** V. *granulomatose septique progressive.*

granulomatose chronique fami-liale. V. *granulomatose septique pro-gressive.*

granulomatose lipoïdique. Mala-die très rare, frappant les enfants et les adolescents, caractérisée par l'apparition de nodules granulo-mateux multiples formés de cellules du tissu réticulo-endothélial et se-condairement infiltrés de lipides. Ces nodules siègent sur les os (sur-tout ceux du crâne, donnant un tableau analogue à celui de la ma-ladie de Schüller-Christian), la peau, les ganglions lymphatiques, le foie, la rate, les autres viscères. L'évolution, souvent fébrile, est rapidement mortelle. — *g. l. des os.* (Snapper). V. *Schüller-Christian (maladie de).*

granulomatose maligne (Ménétrier). V. *lympho-granulomatose maligne.*

granulomatose septique progressive ou **familiale** (Berendes, Bridges et Good; Landing et Shirkey, 1957). Syn. *maladie granulomateuse chronique* ou *septique de l'enfant, syndrome de Bridges et Good, granulomatose chronique familiale.* Affection héréditaire récessive liée au sexe, atteignant surtout les garçons, caractérisée par la survenue, dès la première année de la vie, d'infections et de suppurations ganglionnaires, cutanées et viscérales (surtout pulmonaires) multiples, récidivantes et graves, plus ou moins rapidement mortelles. Des granulomes inflammatoires sont trouvés dans presque tous les organes. Il existe une hyperleucocytose avec polynucléose neutrophile; les polynucléaires phagocytent normalement les microbes, mais sont incapables de les détruire (v. *Holmes, test de* et *nitrobleu de tétrazolium, épreuve du*). Il existe une hypergammaglobulinémie; les immunoglobulines, les anticorps circulants, les réactions d'hypersensibilité retardée sont normaux. C'est une maladie par déficit de l'activité phagocytaire. Des formes atypiques à transmission autosomique récessive, ont été décrites chez les filles. V. *carence immunitaire* et *Job (syndromes de), 2°.*

granulomatose de Wegener. V. *Wegener (granulomatose ou syndrome de).*

granulome, s. m. Syn. *plasmome.* Nom donné parfois à des tumeurs ayant l'aspect des néoplasmes et déterminant les mêmes réactions qu'eux, bien qu'étant de nature inflammatoire. Elles sont formées de tissu conjonctif très vasculaire et infiltrées de cellules polymorphes : histiocytes, leucocytes, plasmocytes, etc. Elles peuvent être spécifiques et dues à la tuberculose, à la lèpre, à la syphilis, à l'achorion Schœn-

leinii (*g. favique*) ou au trictophyton.

granulome annulaire (Radcliffe Crocker, 1902). Dermatose bénigne caractérisée par des élevures ou tubercules rose pâle, indolents, groupés en anneaux. Considérée autrefois comme une tuberculide, cette maladie paraît être d'origine allergique. V. *dermatite atrophiante lipoïdique.*

granulome éosinophilique des os (Jaffe et Lichtenstein, 1944). Syn. *granulome solitaire de l'os* (Otani, 1940), *histiocytome éosinophilique* (Layani, 1948), *myélome à éosinophiles* (Finzi, 1929), *ostéomyélite à éosinophiles* (Mignon, 1930). Affection osseuse rare, frappant le grand enfant et l'adulte jeune, caractérisée par l'existence d'une lacune, généralement unique, siégeant le plus souvent sur un os plat (crâne) et accompagnée de tuméfaction des parties molles. Elle est due à une hyperplasie localisée de la trame de l'os, de type histiocytaire et éosinophilique. D'évolution bénigne, elle représenterait une forme mineure de la maladie de Schüller-Christian (variété de lipoïdose). Il existe également des formes à localisations multiples (osseuses, ganglionnaires, hépatiques, cutanées — maladie de Nanta et Gadrat —, pulmonaires). V. *réticulose X.*

granulome glutéal infantile (J. Tappeiner et L. Pfleger, 1971). Syn. *toxidermie bromo-potassique végétante* (H. Feulard, 1891), *bromides végétantes du nourrisson* (M. Kaplan et coll., 1962), *candidose nodulaire de la région inguino-génitale et des fesses* (J. Delacrétaz et col. 1971), *fluorides végétantes de contact* (A. Bazex et coll. 1972). Dermatose du nourrisson caractérisée par la présence, sur les fesses et la partie supéro-interne des cuisses, de nodules symétriques arrondis, violacés, de la taille d'une cerise ou d'une prune. Histologiquement, il existe de l'hyperkératose avec hyperacanthose de l'épiderme et des foyers d'infiltration dermique riches en plasmocytes et en polynucléaires neutro- et éosinophiles formant parfois des micro-abcès. Cette dermatose guérit spontanément en quelques mois. Pour les uns, il s'agit d'une candidose ; pour d'autres, elle est due à l'application, à l'occasion d'une dermite fessière, sur une peau macérée, d'une pommade bromurée ou contenant un corticoïde bromuré ou fluoré. A. Bazeix (1972) regroupe ces bromides et ces fluorides fessières sous le nom d'*halogénides végétantes infantiles*.

granulome histiocytaire. V. *réticulose X*.

granulome de Hodgkin. Selon Jackson et Parker (1947), une des trois formes anatomiques de la lymphogranulomatose maligne (v. ce terme). Elle correspond au type classiquement décrit.

granulome inguinal. V. *granulome ulcéreux des parties génitales*.

granulome lipoïdique des os. V. *Schüller. Christian (maladie de)*.

granulome lipophagique. Nom parfois donné à la *stéatonécrose*, à cause de la réaction inflammatoire provoquée par la masse graisseuse nécrosée agissant comme corps étranger.

granulome malin centro-facial (Mc Bride, 1897 ; J.P. Stewart, 1933). Affection débutant par une rhinorrhée et provoquant une nécrose ulcéreuse des os et des cartilages du nez, des sinus, de la voûte palatine et de l'orbite. Elle évolue en quelques mois vers la mort par hémorragies et infection. Sa nature est inconnue. Les lésions histologiques de granulome sont banales. Cette maladie est voisine, mais différente, de la granulomatose de Wegener (v. ce terme).

granulome moniliasique. Forme grave et rebelle au traitement de la candidose, réalisant une lésion végétante localisée.

granulome pyogénique. V. *botryomycome*.

granulome-rhinogène. V. *Wegener (granulomatose ou syndrome de)*.

granulome rhumatismal. V. *Aschoff (nodule d')*.

granulome solitaire des os. V. *granulome éosinophilique des os*.

granulome télangiectasique (Bennecke et Küttner). Maladie observée en Allemagne et caractérisée cliniquement par des ulcérations des doigts et du cuir chevelu, du fond desquelles émergent des proliférations en forme de champignon. Elle serait une variété européenne de la verruga du Pérou (*granulome télangiectasique tropical*) : d'après Schridde, elle serait due à des protozoaires appartenant au groupe des leishmania, ce qui la rapprocherait du bouton d'Orient. Elle a été considérée aussi comme analogue à la botryomycose.

granulome ulcéreux des parties génitales (Mc Leod, 1882 ; Burton Cleland, de Sydney, 1911). Syn. *granulome inguinal, g. vénérien*. Maladie vénérienne des pays chauds caractérisée par des nodules ayant tendance à s'ulcérer, siégeant surtout au niveau des organes génitaux (gland, vulve). Elle affecte la forme chronique et peut aboutir, au bout de plusieurs années, à de vastes pertes de substance de la région inguinale et entraîner la mort par septicémie ou hémorragie. Elle serait due à *Klebsiella granulomatis* (corps de Donovan, 1905).

granulome vénérien. V. *granulome ulcéreux des parties génitales*.

granulopénie, *s. f.* (*granulum*, granule ; πενία, pauvreté). Syn. *granulocytopénie*. Diminution des leucocytes granuleux dans le sang ; elle se rencontre dans l'*agranulocytose* (v. ce mot).

granulopexique, *adj.* (*granulum*, petit grain ; πῆξις, fixation) (Gilbert). Se dit de la fonction d'un organe (foie) ou de cellules (système réticulo-endothélial) qui fixent dans leurs éléments les particules solides circulant dans le sang (poudres inertes, pigments mélanique et ocre).

granulo-sarcomatose, *s. f.* (Pappenheim). Forme de la *lympho-granulomatose maligne* caractérisée par l'absence d'adénopathie superficielle et par l'hypertrophie de la rate et des ganglions profonds qui prennent l'aspect néoplasique.

granulosis rubra nasi (Jadassohn). Affection du nez apparaissant chez les enfants, et caractérisée par une hyperhidrose persistante de la peau qui recouvre la partie cartilagineuse avec de petites papules miliaires rouges au niveau des orifices sudoripares sur un fond lilacé et froid.

granulothérapie, s. f. (A. Lumière, 1935). Emploi thérapeutique, sous forme d'injections intra-veineuses, de certains médicaments faiblement solubles (composés auriques ou autres) réduits en particules très fines. Ces substances agissent d'abord physiquement en augmentant le pouvoir défensif de l'organisme contre l'infection (action leucogène), puis chimiquement en se dissolvant peu à peu dans le sérum sanguin.

graphitose, s. f. Pneumopathie professionnelle consécutive à l'inhalation prolongée de poussières de graphite.

graphocinétique (amnésie) (γράφειν, écrire; κίνησις, mouvement). V. amnésie.

graphomanie, s. f. (γράφειν; μανία, folie) (Sakorraphos) ou **graphorrhée**, s. f. (γράφειν; ρεῖν, couler). Syn. scribomanie. Besoin irrésistible d'écrire, se rencontrant dans certaines formes d'aliénation mentale; les mots se succèdent sans suite logique.

graphophobie, s. f. (γράφειν; φόβος, peur). Crainte morbide d'écrire.

graphorrhée, s. f. V. graphomanie.

gras de cadavre. V. adipocire.

grasping-reflex. Trouble de la préhension, caractérisé par le tendance de la main du malade à saisir celle de l'observateur lorsque celle-ci passe à sa portée (grasping-movement) et par la contraction tonique en flexion des doigts du malade lorsque la paume de sa main est excitée (tonic-grasping reflex). V. réflexe de préhension.

Grassman (méthode de). V. électrophorèse.

Graupner (épreuve de). Abaissement de la pression artérielle sys-

tolique à la suite d'un effort, observé dans l'insuffisance cardiaque, le phénomène inverse se produisant chez le sujet sain. La valeur de cette épreuve est contestée.

gravatif, tive, adj. (gravis, lourd). Qui consiste en une sensation de pesanteur. — douleur g. V. douleur.

gravelle, s. f. (bas-latin graveira, sable). 1° Concrétions rénales ordinairement de la grosseur d'une tête d'épingle; les concrétions plus petites forment le sable urinaire; celles qui sont plus grosses sont désignées sous le nom de graviers, calculs ou pierres suivant leur dimensions. — 2° Par extension, synonyme de lithiase urinaire.

Graves (maladie de) (1835). V. goitre exophtalmique.

gravicepteur, s. m. V. barorécepteur.

gravide (utérus) (gravis, lourd). Utérus contenant un embryon ou un fœtus.

gravidine, s. f. (Bourg, de Bruxelles). Ensemble des substances gonadostimulantes se trouvant dans l'urine des femmes enceintes.

gravidique, adj. Qui dépend de la grossesse. Ex. : accidents g.

gravidisme, s. m. État physiologique de la femme enceinte.

gravido-cardiaque, adj. Se dit des troubles cardiaques survenant pendant la grossesse.

gravidotoxique, adj. Se dit des accidents d'origine toxique en rapport avec la grossesse. Ex. : pyélonéphrite g.

Grawitz (tumeur de). V. hypernéphrome, 2°.

Greenfield (maladie de) (1933). V. Scholz-Greenfield (maladie de).

greffe, s. f. (γραφίς, poinçon pour écrire, greffoir). Implantation sur un individu d'une portion de tissu ou d'organe, empruntée soit à lui-même, soit à un autre individu. — Nom également donné à la portion de tissu ou d'organe transplanté. V. transplant. — Ex. : g. cutanée, g. osseuse, g. nerveuse, g. ovarienne. On distingue les fausses greffes de tissus peu vascularisés (cornée, cartilages, os, vaisseaux) et les vraies greffes de cellules hématopoïétiques ou d'organes qui, pour continuer à vivre et rester fonctionnels, doivent être irrigués par l'hôte et être tolérés du point de vue immunologique (v. *transplantation* et *histocompatibilité*). — *g. allogénique.* V. *homœogreffe.* — *g. apposée* ou *en onlay.* G. osseuse dans laquelle le greffon est fixé sur la surface osseuse avivée. — *g. autologue* ou *autoplastique.* V. *autogreffe.* — *g. bréphoplastique.* V. *bréphoplastie.* — *g. cornéenne.* V. *kératoplastie.* — *g. encastrée* ou *en inlay.* G. osseuse dans laquelle le greffon est placé dans un lit creusé à sa taille. — *g. française.* V. *Celse (méthode de),* 2⁰. — *g. hétérologue.* V. *hétérogreffe.* — *g. hétéroplastique.* V. *hétérogreffe.* — *g. hétérospécifique.* V. *hétérogreffe.* — *g. hétérotopique.* G. effectuée à un emplacement anatomiquement différent. — *g. hindoue* ou *indienne.* Procédé de greffe cutanée autoplastique consistant à fixer sur la perte de substance un lambeau emprunté aux téguments voisins, que l'on fait basculer autour de son pédicule. — *g. homœoplastique.* V. *homœogreffe.* — *g. homologue.* V. *homœogreffe.* — *g. en inlay.* V. *g. encastrée.* — *g. isogénique* ou *isologue.* V. *isogreffe.* — *g. à l'italienne.* Procédé de greffe cutanée autoplastique dans lequel le greffon pédiculé, pris sur une partie du corps éloignée de la brèche à combler est appliqué sur celle-ci grâce à un rapprochement temporaire des deux régions maintenu jusqu'à la section du pédicule. — *g. de Mowlen-Jackson.* V. *Mowlen-Jackson (greffe de).* — *g. en onlay.* V. *g. apposée.* — *g. orthotopique.* G. effectuée à un emplacement anatomiquement correspondant. — *g. de Reverdin.* V. *Reverdin (greffe de).* — *g. siamoise.* V. *parabiose,* 2⁰. — *g. syngénique.* V. *isogreffe.* — *g. de Thiersch.* V. *Thiersch (greffe de).* — *g. en timbre-poste.* Procédé de g. dans lequel la surface à épidermiser est parsemée de petits greffons de la taille d'un timbre. — *g. xénogénique.* V. *hétérogreffe.*

greffe (rejet de). V. *rejet de greffe (phénomène du).*

greffon, *s. m.* Partie de tissu ou d'un organe transplanté dans l'opération de la greffe.

greffon contre l'hôte (réaction du). V. *maladie homologue.*

Gregg (syndrome de) (1941). Ensemble de malformations parfois constaté dès la naissance chez un enfant dont la mère a été atteinte de rubéole de primo-infection (forme reconnaissable à la présence d'immuno-globulines M dans le sérum) dans les 2 premiers mois de sa grossesse : cataracte centrale, presque toujours bilatérale et entraînant la cécité, parfois associée à de la microphtalmie et à une pseudo-rétinite pigmentaire ; surdité entraînant une pseudo-mutité ; lésions cardiaques : persistance du canal artériel, communication inter-ventriculaire ou inter-auriculaire. A cette triade s'ajoute parfois des anomalies dentaires et des troubles mentaux. Cette embryopathie comporte rarement une longue survie.

Greig (syndrome de). V. *hypertélorisme.*

Greither (type). V. *Meleda (maladie de).*

grenailles, *s. f. pl.* V. *Simon (foyer de).*

Grenet (syndrome de) Syndrome protubérantiel (v. ce terme) caractérisé cliniquement par l'existence, du côté de la lésion, d'une anesthésie faciale, d'une paralysie des masticateurs et d'un syndrome cérébelleux ; et, du côté opposé, d'une anesthésie dissociée thermo-algésique et parfois d'une hémiparésie.

grenouillette, *s. f.* Syn. *ranule.* Tumeur enkystée liquide, d'origine salivaire, siégeant à la face inférieure de la langue et dans l'épaisseur du plancher buccal. — *g. aiguë.* Gonflement brusque et douloureux d'une glande salivaire dont le canal excréteur est obstrué par un calcul.

Griesinger (signes de). 1⁰ Dilatation de la pupille du côté atteint, observée dans les cas d'épanchement intra-crânien. — 2⁰ Disparition de la matité hépatique au cours d'une perforation intestinale de la fièvre typhoïde ; elle est due à la formation d'un pneumopéritoine.

Griesinger-Kussmaul (signe de).
V. *pouls paradoxal.*

griffe cubitale. Position spéciale que
prend la main dans la paralysie du
nerf cubital : hyperextension de la
1re phalange et flexion des deux
dernières phalanges de l'annulaire
et du petit doigt, seuls innervés par
le nerf cubital. V. *main cubitale.*

griffes de chat (maladie des) (R.
Debré et M. Lamy, 1950). Syn.
adénopathie régionale subaiguë (P.
Mollaret, 1950), *lymphoréticulose
bénigne d'inoculation* (P. Mollaret,
1950), *maladie de Debré-Mollaret*.
Affection caractérisée par une adénopathie subaiguë, indolore et apyrétique, frappant un ou plusieurs
ganglions d'un groupe superficiel
quelconque, évoluant le plus souvent vers la suppuration. Il existe
une leucocytose légère. La guérison
survient spontanément en quelques
semaines. Cette maladie, une réticulose infectieuse aiguë bénigne, est
due à un germe non encore identifié (virus ? Chlamydia ? bactérie ?)
pénétrant par une excoriation cutanée (souvent une griffure de chat)
ou à travers une muqueuse.

griffon, s. m. Point d'émergence d'une
source d'eau minérale.

Grimaldi (réaction de). Méthode
de diagnostic biologique de la grossesse fondée sur l'altération de
l'hémoglobine par l'urine. Normalement ce pigment, dissous dans
l'urine diluée, flocule à la chaleur
sous l'influence d'une substance
organique inconnue; celle-ci disparaissant dès les premières semaines
de la gestation, l'hémoglobine, dissoute dans l'urine de femme enceinte, résiste à la chaleur.

Grimbert (syndrome de). Syn.
retard neuro-psychique simple. « Forme passagère, atténuée et amen-
dable des arriérations mentales »
(Grimbert).

Grimson (opération de) (1940).
Résection des nerfs splanchniques,
du ganglion cœliaque, et de toute la
chaîne sympathique depuis le ganglion stellaire jusqu'au 1er ou au
2e ganglion lombaire inclus. Cette
intervention est effectuée des 2

côtés, en 2 temps, pour remédier à
l'hypertension artérielle permanente
solitaire.

Grinspan (syndrome de). Syndrome caractérisé par l'association
d'un lichen plan de la bouche,
érosif, d'un diabète et souvent
d'une hypertension artérielle.

grippe, s. f. (goth. *gripan* ; all. *greifen*,
saisir). Syn. *influenza.* Maladie infectieuse, épidémique, contagieuse,
due à un virus à A.R.N. du groupe
orthomyxovirus, *Myxovirus influenzae*, dont il existe plusieurs types :
A (le plus fréquemment en cause),
B et C, avec de nombreux sous-
types et variants. Elle est caractérisée par un début ordinairement
brusque avec fièvre à 40°, courbatures, maux de tête violents, un
abattement général, et une symptomatologie très variable, revêtant le
plus souvent la *forme thoracique*
(catarrhe et congestion bronchopulmonaires), parfois la *forme nerveuse* (névralgies variées); l'existence
de troubles digestifs fait parfois
parler, à tort, de grippe intestinale
(le virus grippal ne touche pas l'intestin). La grippe évolue le plus
souvent vers la guérison en quelques
jours. Les formes graves sont dues
à une virulence particulière du
germe ou à l'association à des microbes (*Haemophilus influenzae* surtout) responsables des complications
broncho-pulmonaires. Les dernières
grandes épidémies sont celles de
1918 (*grippe espagnole :* 20 à 40
millions de morts, due à un virus
proche de celui du hog-flu), de
1957 (*grippe asiatique*), et de 1968
(*grippe de Hong-Kong*) dues au
virus A. V. *myxovirus et hog-flu.*

grippe du diable. V. *myalgie épidémique.*

grippe d'été. V. *myalgie épidémique.*

grippe des laiteries. V. *pseudo-typho-
méningite des porchers.*

grippe porcine. V. *hog-flu.*

grippé, adj. Atteint de la grippe. —
facies g. V. ce terme.

Griséfuline, s. f. (n. dép.). Griséofulvine. V. *antifongique.*

Grisel (maladie de) (1930). Syn.
torticolis naso-pharyngien. « Torti-

colis à début brusque caractérisé cliniquement et radiologiquement par une énucléation de l'atlas en position de luxation-rotation, due à une contracture inflammatoire des muscles prévertébraux, dont l'origine ne peut être qu'une infection spontanée ou post-opératoire du naso-pharynx et de l'espace rétro-pharyngien » (Grisel) ou même du voisinage. Ce syndrome évolue en 2 phases d'infection rhino-pharyngée, puis de torticolis brusquement apparu et qui peut être fixé ensuite par la rétraction fibreuse définitive des muscles et des ligaments, et donner lieu à des accidents de compression bulbo-médullaire. En dehors du déplacement, il n'y a pas de lésion osseuse.

griséofulvine, *s. f.* Syn. *Griséfuline* (n. dép.), *Fulcine* (n. dép.). Substance extraite du *Penicillium griseofulvum* et douée d'une puissante activité antibiotique contre les champignons, surtout contre ceux qui parasitent la peau. V. *antifongique*.

Grisolle (loi de). La péritonite tuberculeuse survient chez des sujets apparemment bien portants et indemnes de tuberculose pulmonaire; les lésions pleuro-pulmonaires apparaissent secondairement. Cette règle est trop absolue.

Gritti (opération de). Procédé d'amputation de la cuisse dans lequel on enlève par un trait de scie les surfaces articulaires du fémur et de la rotule. Les surfaces osseuses ainsi avivées sont maintenues en contact jusqu'à consolidation.

Grocco (triangle de) (1902). Matité relative affectant la forme d'un triangle que l'on observe du côté sain chez les malades porteurs d'un épanchement pleural liquide. Ce triangle est situé le long de la colonne vertébrale, au niveau de la partie inférieure du thorax et correspond aux organes du médiastin refoulés par le cul-de-sac pleural distendu.

Grocco-Frugoni (signe de). V. *lacet* (*signe du*).

Grœnouw (dystrophie granuleuse de —, type I) (1889). Dystrophie

cornéenne héréditaire à transmission dominante autosomique, caractérisée par l'existence de nodules blanc laiteux groupés au centre de la cornée, près de sa paroi antérieure; leur extension provoque des ulcérations douloureuses de la cornée et son opacification progressive centrifuge aboutissant à la cécité.

Grœnouw type II (dystrophie de). V. *Fehr (dystrophie cornéenne de).*

Grönblad-Strandberg (syndrome de) (1929). Syndrome réunissant le *pseudoxanthome élastique* (Darier, 1896) et les *stries angioïdes* du fond de l'œil (Plange, 1891). Il fait partie de l'*élastorrhexie systématisée* (v. ce terme).

Gros (réaction de). Floculation du sérum sanguin en présence d'une solution contenant du sublimé, du sulfate de soude et du chlorure de sodium. Elle serait particulièrement rapide en cas d'atteinte hépatique, mais elle manque de spécificité. Elle est en rapport avec l'équilibre entre la sérum-albumine et les euglobulines du sérum. V. *Takata-Ara (réaction de).*

Gross (corps basophiles de) (1932). Petites masses homogènes, provenant de débris de noyaux cellulaires variés, colorables en violet par l'hématoxyline, siégeant dans les végétations endocardiques et dans le myocarde des sujets atteints de lupus érythémateux aigu disséminé.

Gross (opération de) (G., de Boston). Opération pratiquée dans certains cas de rétrécissement congénital de l'isthme de l'aorte, lorsque celui-ci est anormalement long : une greffe d'aorte conservée est interposée entre les deux tranches de section trop éloignées pour être suturées l'une à l'autre.

grosse oreillette gauche - arythmie complète - fièvre (syndrome) (Donzelot et Kaufmann). Triade symptomatique dont l'apparition, au cours de l'évolution du rétrécissement mitral, annonce une évolution fatale au milieu d'accidents thrombo-emboliques.

grosse pulmonaire-petite aorte (Laubry, Routier et Heim de Balsac, 1940). Cardiopathie congénitale caractérisée par une dilatation du tronc et des branches de l'artère pulmonaire et une réduction du calibre de l'aorte. Il s'agit presque toujours d'une malformation accompagnant une communication interauriculaire.

grossesse, s. f. Syn. *gestation*. Etat de la femme enceinte commençant avec la fécondation et se terminant avec l'accouchement. — *g. ectopique* ou *extra-utérine*. Développement de l'ovule hors de la cavité utérine soit dans une des trompes de Fallope (*g. tubaire*), soit dans l'ovaire (*g. ovarienne*), soit dans la cavité péritonéale (*g. abdominale*). La *g. tubaire* peut être, suivant le siège de l'ovule : *interstitielle*, dans la paroi utérine; *isthmique*, dans la portion rétrécie de la trompe; *ampullaire*, dans sa portion évasée; *infundibulaire* ou *tubo-abdominale*, sur le pavillon. — *g. gémellaire*. Développement simultané de deux fœtus dans la même cavité utérine; la *g. g.* peut être bi- ou univitelline (v. *jumeau*). — *g. hétérospécifique*. V. *hétérospécifique*. — *g. môlaire*. G. évoluant vers la dégénérescence kystique des villosités choriales (môle hydatiforme). — *g. nerveuse* ou *fausse g*. Etat morbide présentant quelques-uns des signes de la grossesse, sans qu'il y ait développement d'un produit de la conception.

grossesse (diagnostic biologique de la). Diagnostic de la grossesse fondé sur la recherche du prolan dans l'urine ou le sérum de la femme présumée enceinte. Il en existe plusieurs variétés : réactions de Zondek et Aschheim, de Brouha-Hinglais-Simonnet, de Friedmann, de Brindeau et Hinglais, de Galli Maïnini (v. ces termes).

grossesse à risque élevé. Grossesse qui a de fortes probabilités de se terminer par la naissance d'un enfant anormal; c.-à-d. lorsqu'elle survient chez une femme : soit ayant déjà eu un enfant atteint d'une maladie métabolique héréditaire ou porteur d'une aberration chromosomique; soit ayant eu des métrorra-

gies au début de sa grossesse; soit ayant subi une irradiation ou une agression virale ou médicamenteuse; soit peut-être même âgée de plus de 40 ans. Dans ces cas, l'étude hormonale et cytologique du liquide amniotique recueilli par amniocentèse (v. ce terme) peut renseigner sur l'existence d'une maladie héréditaire chez le fœtus.

Grossich (procédé de). Désinfection de la peau par la teinture d'iode.

groupage leucocytaire ou **tissulaire.** Détermination du groupe tissulaire.

groupage sanguin. Détermination du groupe sanguin.

groupage tissulaire. V. *groupage leucocytaire.*

groupes leucocytaires. V. *groupes tissulaires.*

groupes sanguins. Catégories où, depuis les travaux de Landsteiner (1900) l'on range tous les individus selon la variété d'*agglutinogènes* (antigènes érythrocytaires du système ABO) et d'*agglutinines* (anticorps : hémo-agglutinines) possédée par leurs hématies et leurs sérums. Leur connaissance est indispensable pour la pratique de la transfusion sanguine et celle des greffes d'organe (v. *histocompatibilité*). Il existe 4 groupes sanguins principaux : le groupe AB, dans lequel les hématies possèdent les agglutinogènes A et B et dont le sérum ne renferme pas d'agglutinine (receveurs universels); le groupe A, dont les hématies ont l'agglutinogène A et le sérum l'agglutinine β : le groupe B, caractérisé par l'existence, dans les globules rouges, de l'agglutinogène B et, dans le sérum, de l'agglutinine α; enfin le groupe O (donneurs universels) dont les hématies sont dépourvues d'agglutinogène, mais dont le sérum contient les agglutinines α et β. Cette classification internationale, due à Landsteiner, a remplacé celle de Moss, dans laquelle le groupe 1 correspond au groupe AB de la précédente, le groupe 2 au groupe A, le groupe 3 au groupe B, le groupe 4 au groupe O. Ces 4 groupes sanguins constituent le *système ABO* dans lequel on a décrit des sous-groupes : A₁, A₂, A₃, Ax et Am (selon la variété d'agglutinogène A). La présence, dans les hématies, d'autres agglutinogènes, a permis d'identifier le *système Rh* (v. *Rhésus, facteur*) et d'autres systèmes moins importants, caractérisés par la présence d'agglutinogènes supplémentaires : M, N, S (v. *types sanguins*), P, Lutheran, Kidd, Duffy, Kell (et son allélomorphe le facteur Cellano), Auberger, Diego, Sutter, Xgᵃ, etc. — On a décrit récemment les *groupes sanguins sériques* caractérisés par l'existence d'antigènes en solution dans le plasma et appartenant aux diverses globulines. Il en existe plusieurs systèmes : le groupe des haptoglobines (Hp) et celui des α₂-macroglobulines (Gc) dans les α₂-globulines; le groupe des transferrines (Tf) et celui des β-lipoprotéines (Ag) dans les β-globulines; les groupes Gm et Inv dans les immunoglobulines (v. ce terme). — Chacun de ces systèmes est défini par la présence, chez tout sujet, de 2 antigènes, identiques chez l'homozygote, différents chez l'hétérozygote, produits par 2 gènes allèles du système considéré et qui se transmettent héréditairement. V. *ABH* (*substances ou système*), *H* (*substance*), *Lewis* (*facteur, substance ou système*), *P* (*système*).

groupes tissulaires. Syn. *groupes leucocytaires* (J. Dausset, 1958). Catégories où l'on range tous les individus selon les variétés d'antigènes leucoplaquettaires et tissulaires (v. ces termes) qu'ils possèdent. Ces antigènes appartiennent pour la plupart à un seul système principal de groupe, le système HL-A (v. ce terme). La connaissance de ces groupes est indispensable pour la pratique des greffes et des transplantations d'organes (v. *histocompatibilité*). Une incompatibilité des *g. t.* peut expliquer certaines réactions post-transfusionnelles et certains accidents d'iso-immunisation.

Gruber (maladie de). V. *patella bipartita*.

Gruber (syndrome de) (1934). Syn. *dyscéphalie splanchnocystique*. Ensemble de malformations atteignant le crâne (microcéphalie avec exophtalmie et hypertélorisme), les doigts (polydactylie et syndactylie), les viscères (maladie polykystique des reins, des ovaires, du foie et du pancréas) et les raphés dont la coalescence anormale provoque des malformations uro-génitales et vertébrales.

Gruby-Sabouraud (maladie de). V. *trichophytie*.

Grunert-Lombart-Rouget (opération de). Trépanation de la mastoïde, avec ouverture du sinus latéral jusqu'au golfe de la jugulaire. Opération pratiquée en cas de mastoïdite avec thrombo-phlébite du sinus latéral et de la jugulaire.

grutum, *s. m.* Syn. *acné miliaire, milium*. Lésion cutanée bénigne consistant en granulations arrondies de la grosseur d'une tête d'épingle, de couleur blanche ou jaunâtre, répandues sur le front et sur le visage, et constituées par de petits kystes épidermiques de kératine.

grypose, *s. f.* (γρυπός, recourbé). Courbure. — Généralement employé comme syn. d'onychogryphose (v. ce terme).

GT. Symbole du trisialo-ganglioside. V. *gangliosidose*.

G.T.P. Abréviation de 2 corps chimiques qui, par leurs liaisons riches en énergie, jouent chacun de son côté, un rôle important dans le métabolisme cellulaire : *l'acide guanosinetriphosphorique*, indispensable à la synthèse intra-cellulaire des protéines et des acides ribonucléiques, et le *guanosine-triphosphate*, composé d'un glucide (D-ribose), d'une base purique (guanine) et de 43 molécules d'acide phosphorique, qui intervient dans la synthèse des acides nucléiques.

guanidinémie, *s. f.* Présence dans le sang de guanidine (poison musculaire très toxique, voisin de l'urée), dont le taux normal est de 7 mg par litre et ne doit pas dépasser 20 mg. Des chiffres supérieurs sont observés dans l'hypertension artérielle, les néphrites et l'éclampsie.

guanidinurie, *s. f.* Présence de guanidine dans l'urine.

Guarnieri (corps ou **corpuscules de)** (1892). Corpuscules présents dans les cellules de la cornée du lapin inoculée avec du pus variolique ou vaccinal. Ce sont très probablement des réactions de la cellule contre les virus.

guanosine-diphosphate, *s. m.* V. *G.D.P.*

guanosine diphosphorique (acide). V. *G.D.P.*

guanosine-triphosphate, *s. m.* V. *G.T.P.*

guanosine-triphosphorique (acide). V. *G.T.P.*

Gubler (réaction de). Coloration brun acajou vieilli obtenue en versant doucement de l'acide nitrique nitreux dans un verre contenant l'urine d'un malade atteint d'ictère hémaphéique. Pour G. cette coloration aurait été caractéristique de la présence d'hémaphéine dans le sang. V. *ictère hémaphéique*.

Gubler (taches de). Petites taches ardoisées situées autour de l'orifice du canal de Sténon, témoignant d'une intoxication par le plomb.

Gubler (tumeur de). Tumeur dorsale du carpe dans la paralysie saturnine.

Gudzent (test de). Epreuve d'élimination de l'acide urique consistant en injection intraveineuse d'acide urique ou d'urates.

Guelpa (cure, méthode ou **régime de)** (1910). Syn. *cure de jeûne*. Régime préconisé dans le diabète et comportant une diète de 3 jours (bouillon de légumes, thé ou café) avec ou sans purgation, suivie d'une réalimentation progressive, commençant par un jour de régime lacté et un jour de régime végétarien.

Guéneau de Mussy (point de). V. *bouton diaphragmatique*.

Guérin (fracture de A.). Fracture horizontale de la mâchoire supérieure, intéressant également la lame verticale du palatin.

Guérin (loi de J.). Loi d'après laquelle le rachitisme procède, dans la déformation du squelette, de bas en haut; le degré des déformations successives est en rapport avec leur ordre de manifestation.

Guérin-Kerguistel (signe de). Elargissement du grand trochanter observé dans la fracture cervico-trochantérienne engrenée et la fracture trans-trochantérienne. Cet élargissement est dû à la pénétration des fragments dans le grand trochanter qui paraît comme éclaté.

Guersant (méthode de). Traitement du prolapsus rectal muqueux de l'enfant, consistant dans l'application d'une pointe de feu à chacun des quatre points cardinaux du prolapsus, à l'union de la peau et de la muqueuse.

gueule de loup. Nom donné parfois au bec-de-lièvre complexe, bilatéral et total.

Guglielmo (maladie de Di). V. *myélose érythrémique aiguë*.

Guibé, Proust et Forgue (procédé de). Cure radicale de la hernie crurale par voie crurale, la fermeture de l'anneau étant assurée, après section du ligament de Gimbernat, par la suture de l'arcade crurale à l'aponévrose pectinéale ou, mieux, au ligament de Cooper (plan fibreux superficiel) et par la suture du petit oblique et du transverse abaissés à la crête fibreuse de Cooper (plan musculaire profond).

Guillain (réflexe de). V. *réflexe naso-palpébral*.

Guillain et Barré (syndrome de). V. *polyradiculonévrite*.

Guillain, Guy Laroche et Léchelle (réaction de). V. *benjoin colloïdal* (*réaction au*).

Guillain-Thaon (syndrome de). Syndrome rare dû à la syphilis diffuse du névraxe, et réunissant des signes empruntés à la paralysie générale, à la myélite syphilitique et au tabes.

Guleke (opération de). Section extra-dure-mérienne des racines médullaires postérieures, préconisée dans la maladie de Little.

Gulf-Stream (fièvre ou **maladie du)** (Bohec, 1935). Syn. *fièvre cli-*

matique. Affection de courte durée observée à bord des navires qui traversent la mer des Caraïbes ou la mer Rouge. Elle se manifeste par les signes de l'embarras gastrique fébrile et elle est vraisemblablement sous la dépendance de conditions climatiques et météorologiques particulières.

Gunn (phénomène de M.) (1883). Syn. *mâchoire à clignotement*. Synergie fonctionnelle consistant, chez un sujet atteint de ptosis congénital, dans l'élévation de la paupière supérieure provoquée par la succion, l'acte de tirer la langue ou le bâillement. Elle est généralement unilatérale. V. *Marin Amat (phénomène de)*.

Gunn (signe de). V. *croisement (signe du)*.

Gunn (signe pupillaire de Marcus) (1904). En cas de névrite optique, la réponse pupillaire à la lumière consiste en une brève contraction suivie d'une dilatation anormale.

Günther (maladie de). V. *porphyrie congénitale*.

Gunther (syndrome de) (1931). Syndrome voisin de celui de Laurence-Biedl, associant une oxycéphalie, une rétinite pigmentaire, des troubles mentaux et un syndrome adiposo-génital.

gustation, *s. f.* (*gustatio*). Exercice du goût.

Guterman (réaction de). Réaction permettant le diagnostic précoce de la grossesse (dès le 5e ou le 10e jour d'aménorrhée), fondée sur la recherche du prégnandiol dans l'urine.

Guthrie (test de). Méthode de diagnostic précoce (dès le 10e jour de la vie) de l'oligophrénie phénylpyruvique (v. ce terme). Elle est fondée sur l'antagonisme de la phénylalanine et de la thiénylalanine. Cette dernière, mélangée à un milieu de culture, empêche le développement du *Bacillus subtilis*. Si, à la surface d'un milieu ainsi inhibé, on dépose un fragment de papier filtre imbibé du sang d'un enfant atteint d'oligophrénie phénylpyruvique — sang qui contient de la phénylalanine — l'action empêchante de la thiényl-

alanine est annulée et le *Bacillus subtilis* pousse.

Guthrie et Emery (syndrome de). Macrogénitosomie précoce (v. ce terme) avec hirsutisme, due à une tumeur cortico-surrénale.

Guyon (épreuve des trois verres de). Méthode employée pour déterminer le point de départ d'une hématurie. On fait uriner le malade dans trois verres : 1o si la coloration est la même dans chacun d'eux, l'hématurie est d'origine rénale ; 2o si l'urine du 3e verre est plus colorée, le sang vient de la vessie ; 3o si le sang colore surtout le 1er verre, il vient de l'urètre postérieur. — L'épreuve des trois verres peut également servir en cas de pyurie.

Guyon (procédé de). Recherche du ballottement rénal par le palper bi-manuel.

Guyon (signe de). Quand la vessie a été évacuée avec une sonde molle, sa palpation bi-manuelle provoque, par la sonde laissée en place, un écoulement de sang pur en cas de tumeur vésicale.

Guyon et Albarran (loi de). V. *Albarran (loi d')*.

gynandre, *adj.* et *s. f.* V. *gynandroïde*.

gynandrie, *s. f.*, **gynanthropie,** *s. f.* (γυνή, femme ; ἀνήρ ou ἄνθρωπος, homme). Pseudo-hermaphrodisme partiel chez la femme qui présente certains caractères sexuels secondaires masculins. En outre, une hypertrophie du clitoris et une soudure des grandes lèvres simulent grossièrement le pénis et le scrotum.

gynandroïde, *adj.* et *s. f.* (γυνή ; ἀνήρ ; εἶδος, forme). Nom donné parfois aux sujets atteints de *gynandrie*.

gynandromorphisme, *s. m.* (γυνή, femme ; ἀνήρ, ἀνδρός homme ; μορφή, forme). Pseudo-hermaphrodisme. V. *hermaphrodisme*.

gynatrésie, *s. f.* (γυνή ; ἀ-priv. ; τρῆσις, trou). Atrésie d'une partie du canal génital chez la femme (vagin, col de l'utérus).

gynécographie, *s. f.* Pelvigraphie gazeuse chez la femme. Radiographie de l'utérus, des trompes de

Fallope et des ovaires, dont les contours extérieurs sont rendus visibles par insufflation d'air dans la cavité péritonéale (pneumo-péritoine).

gynécologie, s. f. (γυνή, γυναικός, femme; λόγος, discours). Etude de l'organisme de la femme et de son appareil génital considéré au point de vue morphologique, physiologique et pathologique.

gynécomastie, s. f. (γυνή; μαστός, mamelle). Hypertrophie des mamelles chez l'homme.

gynéphobie ou **gynécophobie**, s. f. (γυνή; φόβος, crainte). Appréhension angoissante que certains névropathes éprouvent en présence d'une femme.

gynogamone, s. f. V. gamone.

gynogénèse, s. f. (γυνή; γεννᾶν, engendrer). Développement d'un embryon à partir d'un ovule normal fécondé par un spermatozoïde dont les chromosomes ne se sont pas joints à ceux de la cellule femelle. Le spermatozoïde ne joue alors qu'un rôle de stimulation dans le développement de l'œuf qui se fera sous l'influence des seuls chromosomes maternels, sans apport d'hérédité paternelle. Ce phénomène peut être provoqué expérimentalement en utilisant du sperme irradié (radium — V. *Hertwig, phénomène d'—*, rayons X, etc.), en refroidissant l'œuf immédiatement après la fécondation ou en croisant deux espèces très différentes.

gynoïde, adj. (γυνή; εἶδος, forme). Qui présente des caractères féminins. — *obésité g.* V. *obésité.*

gynotermone, s. f. V. *termone.*

gypsotomie, s. f. (γύψος, plâtre; τομή, section). Section d'un appareil plâtré.

gyrus uncinatus (attaque du). V. *unciforme ou uncinée (crise).*

H

H (composé) de Reichstein. V. *corti-costérone*.

H (onde) (cardiologie). Déflexion de l'électrocardiogramme correspondant à l'activité électrique du faisceau de His. Elle est enregistrée par une électrode endocavitaire placée dans le cœur droit au contact du septum, au niveau du plancher auriculo-ventriculaire, contre la partie supérieure de la valve tricuspide (dérivation auriculo-ventriculaire). V. *P.A. (espace)*, *PH (espace)*, *HR (espace)*, *RBD (onde)*, *bloc infrahisien, bloc intra-hisien et bloc suprahisien*.

H (substance) (ainsi nommée à cause de son caractère hétérogène). Mucopolysaccharide qui constitue la dernière étape de la synthèse des antigènes érythrocytaires A et B, spécifiques des groupes sanguins A, B et AB. On le trouve en abondance dans les hématies des sujets du groupe O, dépourvues d'antigène A et B et aussi, mais en petites quantités, dans les globules rouges des sujets A, B et AB. V. *groupes sanguins*, *ABH (substance ou système)*, *Lewis (facteur, substance ou système)* et *phénotype Bombay*.

Haab (dégénérescence maculaire de) (1885). Lésion dégénérative de la macula de la rétine observée chez le vieillard, souvent bilatérale et entraînant la perte de la vision centrale. Elle se présente sous la forme d'un dépôt pigmentaire de la macula, constitué d'abord de quelques grains, puis d'une zone atrophique aréolaire.

Haab (réflexe de). Syn. *réflexe idéo-moteur* ou *à l'attention, réflexe pupillaire cortico-visuel*. Myosis survenant quand l'attention est attirée sur une source lumineuse faible et éloignée ou quand le sujet pense à la lumière.

Haab (stries de) (1889). Fines stries curvilignes et horizontales de la face postérieure de la cornée : ce sont de minces déchirures de la membrane de Descemet qui se produisent au cours du glaucome congénital.

Haab-Dimmer (dystrophie cornéenne de) (1889). Dystrophie de la cornée, héréditaire à transmission dominante autosomique. Elle est caractérisée par un réseau de filaments réfringents situés dans la région centrale de la cornée. Elle se manifeste dès l'âge de 20 ans par une baisse de la vision dont l'évolution progressive sera entrecoupée d'ulcérations récidivantes et douloureuses.

habitus, *s. m.* (*habitus*, manière d'être). Apparence générale du corps, considérée comme expression extérieure de l'état de santé ou de maladie du sujet. — D'où un *habitus physiologique* et de nombreux *habitus morbides*.

habronémose, *s. f.* Maladie causée par un parasite du genre *Habronema*. — On connaît l'*habronémose* de la conjonctive, maladie observée chez le cheval en Australie.

hachette (déformation en) (L. Bazy). Déformation de la tête humérale favorisant la luxation de l'épaule; la surface articulaire est aplatie, réduite et bordée en haut et en bas par des angles; le col huméral est allongé et coudé sur une diaphyse infléchie.

hachischisme, *s. m.* V. *cannabisme*.

hachure, *s. f.* Mode de massage qui consiste à percuter une partie du corps avec le bord cubital de la main.

Hacker et Beck (opération de von) (1898). Reconstitution de l'urètre pénien antérieur par transplantation, à travers le gland, de l'urètre spongieux disséqué et étiré; opération pratiquée dans l'hypospadias.

Hæckel (loi de) (1868) (biogénétique. Loi fondamentale). « L'histoire du développement individuel ou *ontogénie* n'est qu'une brève récapitulation de la longue histoire paléontologique ou *phylogénie*. » C'est la loi de Serres (1842) présentée sous une autre forme. Elle est aujourd'hui très discutée.

Haemophilus aegyptius. V. *Haemophilus conjunctivitidis*.

Haemophilus conjunctivitidis. Syn. *Haemophilus aegyptius, bacille de Weeks* (1886), *bacille de Koch-Weeks*. Bacille Gram négatif, court, se colorant à ses 2 extrémités, se présentant en courtes chaînettes ou en filaments. Il provoque les conjonctivites aiguës ou subaiguës, contagieuses et épidémiques des pays chauds.

Haemophilus influenzae. V. *Pfeiffer (bacille de)*.

Haemophilus pertussis. V. *coqueluche*.

Haff (maladie du) (1924). Syn. *myoglobinurie épidémique*. Intoxication par l'ingestion de poissons ayant absorbé des déchets industriels et pêchés dans une lagune de la Baltique, le Kœnigsberg Haff. Elle se manifeste par de l'asthénie, de vives douleurs musculaires et de la myoglobinurie.

Hageman (facteur). V. *facteur Hageman*.

Haglund (syndrome de). Inflammation douloureuse du talon, due à la présence de saillies anormales sur la tubérosité postérieure du calcanéum. V. *talalgie*.

Hahn-Huntington (opération de). Opération destinée à remédier à une pseudarthrose du tibia avec perte de substance étendue. C'est l'implantation, dans le segment périphérique du tibia, du fragment central du péroné accompagné de la membrane interosseuse, d'une partie des fibres du jambier postérieur et de l'artère nourricière du péroné.

Hahnemann (doctrine ou méthode de). Homœopathie.

Hailey (maladie de). V. *pemphigus chronique bénin familial*.

Halasz (syndrome de). V. *cimeterre (syndrome du)*.

Halban (opération d'). Variété de cysto-hystéropexie (v. ce terme) effectuée par voie vaginale, et comportant la suture de la séreuse vésicale et du fascia vaginal au fond et à la face antérieure de l'utérus.

Halban (syndrome d') (1911). Syndrome observé chez la femme jeune, caractérisé par une tumeur ovarienne bénigne, formée d'un corps jaune anormalement persistant et par des symptômes évoquant une grossesse : aménorrhée et troubles subjectifs, l'utérus restant cependant normal.

Haldane (effet) (physiologie). La quantité de gaz carbonique combiné dans le sang est modifiée par les variations de la saturation oxyhémoglobinée, la pression partielle sanguine de gaz carbonique restant fixe. V. *Bohr (effet)*.

halistérèse, *s. f.* ($\mathring{\alpha}\lambda\varsigma$, sel; $\sigma\tau\varepsilon\rho\dot{\varepsilon}\omega$, je prive). Appauvrissement du tissu osseux en sels minéraux.

halistérique (fonte) (Volkmann). Syn. *ramollissement graisseux*. Variété de dégénérescence graisseuse du tissu osseux que l'on observe sur les os atteints de lésions tuberculeuses, à une certaine distance de ces lésions.

halitose, *s. f.* (halitus, vapeur). Mauvaise haleine d'origine non buccale.

halitueux, euse, *adj.* (halitus, vapeur). Se dit de la peau lorsqu'elle est chaude et couverte de moiteur ou de sueur. Ex. : *chaleur halitueuse, peau halitueuse*.

Hall (signe de). Choc trachéal diastolique faisant suite au choc systolique (signe de la trachée) que l'on observe dans l'anévrisme de l'aorte. Il est attribué soit à l'occlusion des sigmoïdes aortiques, soit au retour du larynx à sa place normale par suite de son élasticité.

Hallermann-Streiff (syndrome de). V. *François (syndrome de)*.

Hallervorden-Spatz (maladie ou syndrome de) (1922). Affection familiale rare, débutant dans l'enfance par des troubles de la marche dus à une hypertonie qui s'étend des membres inférieurs à tout le corps, rendant la parole et la déglutition très difficiles; des mouvements involontaires et une agitation psychique s'y ajoutent. Cette maladie est en rapport avec une lésion dégénérative du globus pallidus et du locus niger envahis par des pigments ferriques.

Hallgren (syndrome d') (1958). Syndrome héréditaire à transmission récessive associant une rétinite pigmentaire aboutissant souvent à la cécité, une surdité congénitale, une ataxie vestibulo-cérébelleuse et une déficience mentale; parfois aussi une cataracte avec nystagmus. V. *Cockayne (syndrome de)* et *Usher (syndrome d')*.

hallomégalie, s. f. (*hallus*, orteil; μέγας, grand). Hypertrophie d'un orteil.

Hallopeau (maladie de). V. *pyodermite végétante généralisée.*

Hallopeau-Leredde-Darier (adénomes sébacés de type). V. *adénomes sébacés symétriques de la face.*

hallucination, s. f. (*hallucinare*, se tromper). « Conviction intime d'une sensation actuellement perçue, alors que nul objet extérieur propre à exciter cette sensation n'est à portée des sens » (Esquirol). — *h. autoscopique* ou *spéculaire.* V. *autoscopie, 1°.* — *h. haptique* (ἅπτειν, s'attacher). *H.* tactile. — *h. hypnagogique* (ὕπνος, sommeil; ἀγωγός, qui amène) (Baillarger). Nom donné aux visions fugitives qui précèdent parfois immédiatement le sommeil.

hallucinogène, adj. Syn. *neurodysleptique* (Delay). Qui provoque des hallucinations; ex. la mescaline.

hallucinose, s. f. (Dupré et Gelma, 1911). 1° Syn. *délire hallucinatoire* (Séglas). Etat caractérisé par des hallucinations multiples, tantôt demi-conscientes, tantôt inconscientes, n'entraînant ni système, ni explications délirantes, et évoluant sans démence. — 2° Phénomène sensoriel analogue à l'hallucination, mais dont le malade admet l'irréalité et qui ne bouleverse pas la personnalité du sujet. — L'*h. pédonculaire* (Jean Lhermitte, 1922),

de type visuel, est due à une lésion de la calotte pédonculaire.

hallus ou **hallux abductus.** V. *hallus* ou *hallux valgus.*

hallus ou **hallux flexus** (*hallus* ou *hallex*, gros orteil) (Longuet, 1904). Orteil en marteau (mauvaise dénomination, car cette déformation ne se voit jamais au gros orteil).

hallus ou **hallux rigidus.** Arthrose ankylosante de l'articulation métatarso-phalangienne du gros orteil.

hallus ou **hallux valgus.** Syn. *hallus* ou *hallux abductus.* Déviation en dehors du gros orteil, souvent avec subluxation de l'articulation métatarso-phalangienne.

hallus ou **hallux varus.** Déviation en dedans du gros orteil.

halo glaucomateux (ἅλως, aire). Cercle brillant qui entoure la pupille de l'œil glaucomateux.

halogénide, s. f. Accident cutané provoqué par un des halogènes (brome, chlore, fluor, iode) ou par un de leurs composés. — *h. végétantes infantiles.* V. *granulome glutéal infantile.*

Halstead (méthode d'). Variante de l'opération d'Albee n° 1 permettant d'enfouir profondément, au contact des arcs vertébraux, le greffon osseux.

Halstead (signe de). Taches cyanotiques sur l'abdomen observées à une phase avancée de la nécrose aiguë du pancréas.

Halsted (opération d'). Large amputation du sein avec ablation des muscles pectoraux et curage ganglionnaire de l'aisselle pratiquée en cas de tumeur maligne du sein.

Halsted (procédé d'). Variante de l'opération de Bassini dans laquelle le cordon spermatique est placé sous la peau.

Halsted (suture ou **points d').** Variété de suture de Lembert (v. ce terme) utilisant des points séparés en U.

Ham et Dacie (test de). V. *hémolyse à l'acide (test d').*

hamartoblastome, s. m. (*Albrecht*, 1907). Tumeur maligne développée au niveau d'un hamartome.

hamartochondrome, s. m. Hamar-

tome contenant du tissu cartilagineux.

hamartome, *s. m.* (ἁμαρτάνω, je
manque le but) (Albrecht, 1902).
Nom donné en Allemagne à une
malformation congénitale, d'aspect
tumoral, due à un mélange anormal
des éléments constitutifs normaux;
c'est la *dysembryoplasie* des auteurs
français. Il existe des *h.* du *foie*,
terme qui désigne selon les auteurs
des lésions très différentes. Suivant
que la prolifération cellulaire prédomine sur les vaisseaux, les voies
biliaires ou les cellules du parenchyme hépatique (hépatocytes), on
distingue (Popper et Shaffner, 1953;
Pagès et Marty, 1967): des *h.* vasculaires ou angio-*h.* ou angiomes
caverneux, des *h.* biliaires ou cho-
langio-*h.*, des *h.* composés d'hépatocytes, *h.* hépatocytaires, adéno-
ou hépatocyto-*h* (appelés parfois
hépatomes bénins) et des *h.* compo-
sites, massifs ou mixtes (parmi lesquels les hépato-cholangiomes bénins) formés du mélange des précédents additionné parfois de tissu
fibreux. Les *h. d'origine bronchique*
ou *trachéale* évoluent comme des
tumeurs bénignes développées soit
à l'intérieur des bronches, soit dans
le médiastin (kyste bronchogénique,
cilié ou respiratoire). — Certains
donnent, à tort, ce nom à l'épistome
bronchique. — Les *h.* coexistent
parfois avec d'autres malformations,
angiomes ou kystes multiples. V.
hépatome.

Hambourg (maladie de) (décrite à
H. en 1946-1947 par Beckermann
et Laas). Syn. *entérite aiguë nécrosante.* Affection rare, débutant brutalement par des douleurs abdominales violentes accompagnées de
vomissement et de météorisme
abdominal, par une fièvre élevée
avec hyperleucocytose et polynucléose sanguines et par une atteinte
sévère de l'état général avec asthénie
et collapsus circulatoire. L'évolution est presque toujours mortelle
par péritonite évoluant à bas bruit
et par défaillance hépato-rénale. De
très nombreuses taches de nécrose
nummulaire siègent sur tout l'in-

testin grêle et parfois le côlon; les
artères du tube digestif sont normales. La maladie est due à un
germe anaérobie, un Perfringens de
type A.

Hamburger (effet ou **phénomène
de H. J.)** (1892). Echange, à travers
la membrane des hématies, d'ions
Cl — qui passent du plasma aux
globules, et d'ions CO_3H — qui
vont des globules vers le plasma.
Il fait partie du fonctionnement du
système tampon de l'hémoglobine,
qui concourt au maintien de l'équilibre acido-basique des humeurs.

Hamman et Rich (syndrome de)
(1935-1944). Forme de fibrose
pulmonaire interstitielle diffuse (v.
ce terme) dont l'évolution, aiguë,
est spontanément mortelle en quelques mois.

Hammond (maladie de). Nom
donné quelquefois à l'*athétose.*

Hamolsky (test de) (1966). Syn.
T_3 test. Procédé d'exploration fonctionnelle du corps thyroïde. Il consiste dans l'étude de la saturation en
hormone thyroïdienne (thyroxine
ou T_4) des protéines transporteuses
de cette hormone (thyroid binding
globulin ou TBG). Une certaine
quantité d'une hormone thyroïdienne, la triiodothyronine (T_3), marquée par l'iode radioactif, est mélangée in vitro au sang du sujet. Sa
fixation sur les protéines transporteuses, dont les capacités d'absorption sont limitées, sera d'autant plus
importante que celles-ci seront
moins saturées en thyroxine. La
quantité de traceur (T_3 radioactif)
non captée par les protéines transporteuses va se fixer sur les globules
rouges : elle est d'autant plus importante que les protéines ont été
plus complètement saturées par la
thyroxine : elle est donc anormalement élevée chez l'hyperthyroïdien
et basse, au contraire, chez l'hypothyroïdien. V. *thyroïdiennes (hormones).*

hamster irradié (test du) (T.H.I.).
Méthode préconisée pour apprécier,
avant une transplantation d'organe,
la compatibilité tissulaire entre
donneur et receveur. Elle consiste

à injecter, dans la peau d'un hamster albinos irradié mortellement, un mélange des lymphocytes du donneur et du receveur. L'intensité de la réaction locale, au bout de 24 heures (qui peut aller de l'érythème à la nécrose) renseigne sur la plus ou moins grande compatibilité tissulaire. V. *histocompatibilité*.

hanche-bote. Nom donné parfois à la *coxa-vara*.

hanche irritable. V. « *observation Hip* » (*syndrome d'*).

hanche luxable (Le Damany). V. *malformation luxante de la hanche*.

hanche à ressort. V. *Perrin-Ferraton* (*maladie de*).

Hand-Schüller-Christian (**syndrome de**) (Hand, 1893). V. *Schüller-Christian* (*maladie de*).

Handley (méthode de). Traitement de l'éléphantiasis par le drainage sous-cutané de la sérosité vers une région non infiltrée, au moyen de fils de soie.

Hanger (réaction de) (1938). Syn. *cephalin cholesterol floculation test*. Une émulsion d'un antigène « cephalin cholesterol », extrait d'un cerveau de brebis, flocule lorsqu'on lui ajoute le sérum d'un malade atteint d'une inflammation ou d'une dégénérescence du parenchyme hépatique. Cette réaction est positive dans les ictères par hépatite, au cours des poussées évolutives des cirrhoses; elle est négative dans les ictères par rétention. Elle est en rapport avec le taux des γ-globulines du sérum.

Hanlon-Blalock (opération de). V. *Blalock-Hanlon* (*opération de*).

Hanot (cirrhose, maladie ou syndrome de). V. *cirrhose de Hanot*.

Hanot-Kiener (maladie de). V. *cirrhose de Hanot*.

Hanot-Mac Mahon (maladie de). V. *cirrhose de Hanot*.

Hanot-Rössle (maladie de). V. *cirrhose de Hanot*.

Hansen (bacille de). Syn. *bacille de la lèpre*, *Bacillus* ou *Mycobacterium leprae*. Agent spécifique de la lèpre; c'est un bacille ressemblant au bacille de la tuberculose, ayant les mêmes réactions colorantes que lui, et ne donnant pas de cultures sur les milieux usuels.

Hansen (maladie de). V. *lèpre*.

Hansen (méthode de). Manœuvre consistant, au cours du cathétérisme cardiaque, à obturer temporairement, à l'aide d'une sonde à ballonnet, une des 2 branches de l'artère pulmonaire. Elle a pour but d'apprécier la résistance vasculaire dans l'autre poumon : si celle-ci est anormalement élevée, la pression pulmonaire s'élève rapidement et de manière durable.

Hansen (maladie de). V. *lèpre*.

hanseniase, *s. f.* V. *lèpre*.

haphalgésie, *s. f.* (ἀφή, toucher; ἄλγος, douleur) (Pitres). Variété de paresthésie consistant en une sensation douloureuse intense produite par l'application sur la peau de certaines substances (laiton, or, cuivre, etc.) qui ne provoquent à l'état normal qu'une sensation banale de contact (hystérie et tabes).

haphémétrie, *s. f.* (ἀφή, sens du toucher; μέτρον, mesure). Exploration de la sensibilité tactile avec un appareil particulier (variété d'esthésiomètre).

haplo X (génétique). Caryotype (v. ce terme) caractérisé par l'existence, à la place de la paire de chromosomes sexuels, d'un seul chromosome X. Ce caryotype, encore appelé XO, est celui de presque tous les syndromes de Turner (v. ce terme). V. *sexe nucléaire*.

haploïde ou **haplo,** *adj.* (ἀπλόος, simple) (génétique). 1° Se dit de la constitution des cellules du *germen*, des gamètes, qui, après la méiose, ne possèdent que *n* chromosomes (23 chromosomes simples chez l'homme); « chaque chromosome du spermatozoïde trouve dans l'ovule le chromosome qui lui correspond et reconstitue une paire avec lui » (M. Lamy). Il en résulte que l'ovule fécondé possède *2n* chromosomes (23 paires chez l'homme), chaque sexe ayant fourni la moitié des chromosomes. — 2° Se dit également d'un sujet atteint de monosomie (v. ce terme) chez lequel manque, totalement ou en partie (v. *délétion*), l'un des chromosomes d'une paire. On fait suivre le terme haploïde du numéro de la paire pathologique : il s'agit soit de chromosomes sexuels (haplo X ou syndrome de Turner), soit de chromosomes somatiques (haploïde 21, haploïde 5 ou maladie du cri du chat).

haploïdie, s. f. Etat d'une cellule ou d'un individu haploïde (v. ce terme).

haplotype, s. m. (ἀπλόος, simple ; τύπος, empreinte). La moitié du génotype, c'est-à-dire de l'ensemble des gènes, portée par un seul des chromosomes d'une paire. Ce terme est généralement employé en immunologie pour désigner un ou plusieurs gènes précis commandant un antigène sanguin ou tissulaire, situé sur ce seul chromosome.

haptène, s. m. ou **haptine,** s. f. (ἅπτειν, s'attacher) (Landsteiner, 1926). Un des deux éléments constitutifs d'un antigène : c'est une substance (généralement un polysaccharide) dont la structure varie avec chaque antigène, et dont dépend sa spécificité. Elle est capable de réagir avec l'anticorps correspondant, mais ne peut à elle seule en provoquer la formation. Cette dernière se produit seulement après association à l'haptène d'une substance protidique ; cette association est indispensable pour conférer à l'haptène un pouvoir antigène.

haptoglobine, s. f. (ἅπτειν, s'attacher) (M. Polonovski et M. F. Jayle, 1939). Syn. *séromucoïde* α₂. Mucoprotéine existant dans le plasma sanguin, appartenant au groupe des globulines α₂ et capable de se combiner avec l'hémoglobine. Son taux est anormalement élevé au cours des infections, des maladies du collagène et de toutes les agressions subies par l'organisme. — On exprime son abondance par l'*indice d'haptoglobine* (H. I.), qui est normalement compris entre 0,3 et 1,2 et dont les chiffres pathologiques vont de 1,5 à 8,5. — *groupe* ou *système des h.* V. *groupes sanguins.*

haptoglobinémie, s. f. Présence d'haptoglobine (v. ce terme) dans le plasma sanguin.

haptoglobinogramme, s. m. Diagramme représentant les variations de l'indice d'haptoglobine, chez un malade, en fonction du temps.

haptophore, adj. (ἅπτειν, s'attacher ; φόρος, qui porte) (Ehrlich). Se dit du groupement atomique qui permet à une molécule de substance quelconque (en particulier de toxine) de se fixer sur les tissus.

Harada (maladie de) (1926). Syn. *uvéo-encéphalite.* Affection observée en Extrême-Orient, débutant brusquement par des phénomènes méningés et caractérisée par une diminution de l'acuité visuelle pouvant aller jusqu'à la cécité (uvéite bilatérale, puis décollement de la rétine), une surdité plus ou moins accentuée et la chute ou la décoloration des cheveux et des poils. Sa durée est de deux à huit mois et elle laisse après elle de l'affaiblissement de l'ouïe et de la vue. Il semble bien s'agir d'une infection à virus ; certains, cependant, lui attribuent une origine allergique. V. *Vogt-Koyanagi* (*syndrome de*).

harara, s. m. Nom populaire donné en Palestine aux accidents cutanés (papules urticariennes et parfois pustules) occasionnés par les insectes piqueurs, notamment les phlébotomes.

Hargraves (cellule de) (1948). Syn. *cellule L. E., L. E. cell.* Polynucléaire neutrophile contenant une grosse inclusion basophile arrondie, homogène, pale, refoulant le noyau à la périphérie, constituée par des débris de noyaux de leucocytes phagocytés et lysés. On le trouve dans la moelle osseuse et le sang des sujets atteints de lupus érythémateux (L. E.) aigu disséminé. Il est presque pathognomonique de cette maladie. V. *Haserick* (*test d'*).

Hargraves (phénomène de). L'injection au cobaye de sérum d'un sujet atteint de lupus érythémateux aigu disséminé provoque, chez cet animal, l'apparition de cellules de Hargraves dans la moelle osseuse et dans le sang. V. *Haserick* (*test de*).

haricocèle, s. f. (haricot ; κήλη, tumeur) (Ricord). Nom donné parfois au testicule atrophié (syphilis congénitale, orchite de l'enfance).

Harley (maladie de). V. *hémoglobinurie paroxystique essentielle ou a frigore.*

harmonicité (loi d') (*harmonia*, accord entre les parties d'un tout) (Raoul Baron) (morphologie). Loi précisant les relations qui existent entre les caractères des phanères et des téguments et le type morphologique de l'individu.

harmozone, *s. f.* (ἁρμόζω, je règle) (Gley, 1913). Substance produite par les glandes endocrines, agissant au cours de la croissance en réglant d'autres sécrétions et en dirigeant le développement de l'individu.

Harris et Ray (épreuve de). V. *charge (épreuve de).*

Harrison (réflexe de). Augmentation de la ventilation pulmonaire en réponse à des mouvements volontaires (p. ex.: mouvements d'ouverture et de fermeture de la main).

Harrop (régime de) (1934). Régime destiné à combattre l'obésité et comportant uniquement, chaque jour, 6 bananes et 4 grands verres de lait.

Harrop et Cutler (épreuve de). Epreuve destinée à explorer le fonctionnement de la cortico-surrénale (métabolisme hydrique et salé). Elle est fondée sur l'augmentation de l'élimination de chlorure de sodium après ingestion de citrate de potassium; chez les sujets atteints de maladie d'Addison, elle provoque une aggravation immédiate, et d'ailleurs dangereuse, de leur état.

Hart (anomalie de). V. *protanomalie.*

Hartmann (opération de). Extirpation, par voie abdominale, du côlon pelvien et de la partie haute du rectum avec abouchement à la peau du côlon gauche par un anus définitif. Opération pratiquée en cas de cancer du rectum.

Hartnup (maladie de) (1956) (nom de la famille anglaise atteinte de cette affection, décrite par Baron et Dent en 1956). Affection caractérisée cliniquement par un érythème

pellagroïde, des accès répétés d'ataxie cérébelleuse et parfois un retard mental. L'examen de l'urine montre de l'hyperamino-acidurie, et une excrétion accrue d'indican, de tryptophane et surtout d'acide indol-3-acétique et d'indol-3-acétyl-glutamique. Il s'agit d'une maladie héréditaire : variété de néphropathie tubulaire chronique par défaut de réabsorption des acides aminés pour les uns, ou anomalie du métabolisme du tryptophane pour les autres.

Harzer (signe de) (1920). Perception, à l'épigastre, des battements cardiaques: signe d'hypertrophie du ventricule droit.

haschichisme, *s. m.* V. *cannabisme.*

Haserick (facteur plasmatique de). V. *Haserick (test ou plasma-test de).*

Haserick (rosette de) (1949). Petite masse arrondie, basophile, extracellulaire et étroitement entourée d'une rangée de polynucléaires, que l'on observe dans le sang et la moelle osseuse des sujets atteints de lupus érythémateux disséminé. Elle est analogue à l'inclusion qui caractérise les cellules de Hargraves et elle a la même valeur diagnostique que ces dernières.

Haserick (test ou **plasma-test de)** (1949). Syn. *test L. E.* ou *phénomène L. E.* Le plasma ou le sérum d'un sujet atteint de lupus érythémateux aigu disséminé, mis en présence de moelle osseuse ou de leucocytes d'un sujet normal, y fait apparaître des cellules de Hargraves. Il contient en effet un anticorps antileucocytaire (leuco-opsonine), lié aux γ-globulines, le *facteur L. E.* ou *facteur plasmatique d'Haserick,* qui est un anticorps antinucléaire (v. ce terme) et qui s'attaque aux noyaux des globules blancs dont les débris constituent les inclusions caractéristiques des cellules de Hargraves. V. ce terme et *Hargraves (phénomène de).*

Hashimoto (goitre lymphomateux de, thyroïdite ou thyroïdose chronique de). Syn. *struma lymphomatosa* (Hashimoto, 1912), *thyréose involutive* (Bastenié, 1959), *thyroïdose involutive* (Klotz, 1961). Affection caractérisée anatomiquement par une infiltration lymphocytaire et une sclérose discrète du corps thyroïde, et cliniquement par un goitre diffus et dur associé à des signes frustes de myxœdème. On l'observe chez les femmes à la période pré-ménopausique. Elle semble due à un phénomène d'auto-immunisation, l'altération du corps thyroïde étant provoquée par des anticorps antithyroïdiens apparus à la suite d'une extravasation initiale de thyroglobuline. Une pathogénie analogue a été invoquée, à tort semble-t-il, pour la thyroïdite ligneuse de Riedel et la thyroïdite subaiguë de de Quervain. V. *anticorps anti-tissus*.

Hasselbalch (coefficient ammoniacal d'). Relation constante entre l'index ammoniacal (rapport de l'azote ammoniacal et de l'azote total) et le *p*H dans l'urine; à *p*H élevé correspond un chiffre faible d'ammoniaque et vice versa. — *coefficient ammoniacal réduit.* Valeur de l'index ammoniacal pour *p*H = 5,8. Cette valeur est normalement de 4. Elle augmente dans l'acidose et diminue dans l'alcalose.

Hassler (signe de) (1910). Sonorité tympanique anormale et limitée de l'abdomen, survenant deux ou trois heures après un traumatisme quand le tube digestif a été intéressé (coup de feu, instrument tranchant, coup de pied de cheval).

Haudek (niche de). Image radiologique d'un ulcère de l'estomac généralement perforé bouché : c'est une image arrondie extérieure à l'image gastrique à laquelle elle est rattachée par un pédicule (niche pédiculée); le fond est rempli de substance opaque et le sommet renferme une bulle d'air.

haustral, *adj.* Qui se rapporte à l'haustration.

haustration, *s. f.* (*haustrum*, godet d'une drague). Aspect radiologique du côlon qui apparaît segmenté par la présence, sur ses deux bords, d'incisures profondes, fixes, symétriques, rapprochées, au niveau

de ses portions mobiles et flexueuses, chez les sujets longilignes.

haversite, *s. f.* Inflammation des canaux de Havers de l'os.

havresac (syndrome du) (Bourrel, 1970). Paralysie du plexus brachial consécutive à sa compression par les bretelles d'un sac à dos.

Hawley (opération de). Variante de l'opération d'Albee.

Hay (réaction de). Procédé clinique destiné à déceler la présence des acides biliaires dans l'urine. La fleur de soufre répandue sur l'urine fraîchement émise tombe au fond du verre quand l'urine contient des acides biliaires et reste à la surface quand l'urine n'en contient pas.

Hayem (chlorose tardive de) ou **Hayem-Faber (anémie de).** V. *anémie hypochrome.*

Hayem-von Jaksch-Luzet (maladie de). V. *anémie infantile pseudo-leucémique.*

Hayem et Sonnenburg (signe de). Leucocytose sanguine observée au cours de l'appendicite avec péritonite localisée.

Hayes (signe de). Au cours d'une sténose duodénale sous-vatérienne due à une compression par le pédicule mésentérique, la voussure et le tympanisme épigastrique disparaissent quand, par une pression juste au-dessus de l'ombilic, on refoule la masse abdominale en haut, en arrière et à gauche; cette manœuvre ouvre l'angle duodéno-jéjunal, ou soulève la corde mésentérique, et le duodénum se vide.

Hb. V. *hémoglobine.*

Head (zones de). Zones cutanées dont l'innervation provient de segments médullaires qui innervent également des viscères abdominaux ou thoraciques. Les troubles de ces viscères déterminent des hyperesthésies cutanées au niveau des zones correspondantes.

héautoscopie, *s. f.* (ἑαυτοῦ, soi-même; σκοπέω, j'observe). V. *autoscopie, 1°.*

hébéfrénie ou **hébéphrénie,** *s. f.* (ἥβη, puberté; φρήν, intelligence) (Kahlbaum, 1863). Troubles mentaux survenant au moment de la puberté, débutant par une tendance à la mélancolie, de vagues idées ambitieuses ou de persécution, des mouvements de colère ou de violence, et aboutissant à la démence. Certains auteurs considèrent l'*h.* comme un syndrome que l'on observe dans la démence précoce.

hébéphréno-catatonie, *s. f.* (Kraepelin, 1893). Forme de la démence précoce caractérisée par un syndrome psychomoteur fait de la perte de l'initiative, avec inertie, tension musculaire, parfois mouvements paradoxaux et de troubles mentaux (stupeur et négativisme).

Heberden (maladie d'). V. *angine de poitrine.*

Heberden (nodosités d'). Epaississement des os des doigts au niveau de l'articulation de la phalangine avec la phalangette, que l'on observe dans le rhumatisme chronique. V. *Heberden (rhumatisme d').*

Heberden (rhumatisme d'). Rhumatisme chronique localisé aux articulations interphalangiennes distales des doigts; il est caractérisé par des douleurs, un enraidissement variable et des déformations osseuses (nodosités d'Heberden). Pour certains auteurs, il est toujours arthrosique; pour d'autres, il peut s'observer dans la polyarthrite chronique évolutive et dans la goutte.

hébétude, *s. f.* (*hebes,* émoussé). Etat morbide particulier caractérisé par la suppression des facultés intellectuelles avec conservation de l'usage des sens. Premier degré de la stupeur.

hébostéotomie, *s. f.* (Zweifel) ou **hébotomie,** *s. f.* (ήβη, pubis; τομή, section) (Van de Velde). V. *pubiotomie.*

Hebra (érythème exsudatif multiforme de). V. *érythème polymorphe.*

Hebra (prurigo de). V. *prurigo de Hebra.*

Hecht (réaction de). Modification de la technique de la réaction de Wassermann, qui consiste à employer le sérum du malade non chauffé; si bien que le complément est emprunté à ce sérum même, au lieu d'être fourni par un sérum frais de cobaye.

hecticité, *s. f.* Etat particulier de maigreur et de faiblesse causé par la fièvre hectique.

hectique, *adj.* (ἑκτικός, continu). Qui persiste; n'est employé que dans les expressions : *chaleur h.* Sensation de chaleur sèche et brûlante accompagnée de fièvre continue. — *fièvre h.* (v. ce terme).

Hedblom (syndrome de). Nom donné en Amérique au groupe de symptômes caractérisant l'inflammation du diaphragme : respiration et toux douloureuses, respiration costale et immobilité du diaphragme à l'examen radioscopique.

hédonisme, *s. m.* (ήδονή, plaisir). Recherche du plaisir.

hédra, *s. m.* et *f.* Plaie du crâne par un instrument tranchant (sabre) qui n'a laissé qu'une marque superficielle sur l'os.

hédrocèle, *s. f.* (ἔδρα, anus; κήλη, hernie). Hernie des anses intestinales faisant saillie par l'anus en repoussant le rectum prolabé.

Heerfordt (syndrome de). Syn. *febris uveo-parotidea subchronica* (Heerfordt, 1909). Affection ordinairement fébrile caractérisée par l'association de lésions inflammatoires du tractus uvéal (iris, corps ciliaires et choroïde) et des glandes parotides et lacrymales rappelant la maladie de Mikulicz, avec des manifestations nerveuses: paralysie faciale, ou, plus rarement, d'autres nerfs crâniens (III et VI), légère réaction méningée. Il persiste presque toujours des lésions oculaires (synéchies postérieures, descemétite, iritis, etc.), avec troubles de la vision. Cette uvéo-parotidite entre dans le cadre de la maladie de Besnier-Boeck-Schaumann.

Hegar (bougies de). Série de bougies cylindriques rigides dont le diamètre augmente de 1 mm par bougie, servant à obtenir une dilatation extemporanée du col de l'utérus.

Hegar (signe de). Signe précoce de la grossesse fourni par la palpation bi-manuelle, qui permet de constater, dès la 10e semaine environ, le ramollissement de l'utérus ; cet état spécial de l'organe est surtout facile à apprécier quand on provoque l'antéflexion du corps sur le col.

Hegglin (syndromes de). 1o (Hegglin et Grumbach, 1941). V. *Fanconi-Hegglin (syndrome de).* — 2o (Hegglin, 1947). Trouble de la contraction myocardique d'origine métabolique, observé dans l'hypokaliémie et dans diverses maladies graves : il est caractérisé par la rapidité de l'expulsion du sang par les ventricules, lors de la systole, rapidité dont témoigne la précocité anormale du 2e bruit du cœur, très rapproché du 1er, alors que, sur l'électrocardiogramme, l'espace QT est normal.

Heidenhain (syndrome d') (1929). Syndrome dû à une dégénérescence cérébrale sénile, à prédominance pariéto-occipitale, et comportant des troubles psychiques, allant de la confusion à la démence, une rigidité extra-pyramidale avec mouvements anormaux (spasmes, myoclonies) et des troubles visuels (hémianopsie, cécité corticale). Ce syndrome est probablement une variété de celui de Creutzfeldt-Jakob (v. ce terme).

Heidenhain (théorie de) (1883). Théorie de la sécrétion rénale suivant laquelle les glomérules éliminent l'eau et le NaCl, tandis que les tubuli sécrètent l'urée, l'acide urique, les pigments et les sels, ainsi que l'eau au cours des diurèses provoquées. Théorie abandonnée.

Heim et Kreysig (signe de). Dépression systolique des espaces intercostaux au niveau de la pointe du cœur, que l'on observe dans la symphyse cardiaque.

Heim et Sanders (signe de). Mouvement continu d'ondulation épigastrique coexistant avec le retrait systolique de l'épigastre dans la symphyse cardiaque. Phénomène déjà signalé par Sénac.

Heine-Medin (maladie de). Dénomination historique donnée à la maladie infectieuse, épidémique et contagieuse due au virus (poliovirus) découvert en 1909 par Landsteiner et Popper, et dont les formes sporadiques, les plus anciennement connues, sont désignées par le terme clinique de *paralysie spinale infantile* et le terme anatomique de *poliomyélite antérieure aiguë*. Elle atteint surtout les jeunes enfants. On distingue : 1o la *paralysie spinale infantile* (Heine, 1840), sporadique, caractérisée anatomiquement par l'atteinte des cornes antérieures de la moelle sur une étendue limitée et, cliniquement, par l'apparition brusque, après quelques jours de fièvre et de céphalée, de paralysies flasques d'étendue variable ; ces paralysies sont précédées de douleurs dans les muscles qui seront atteints ; elles se localisent ensuite à un ou plusieurs groupes musculaires qui s'atrophient ; le squelette subit également un arrêt de développement, d'où des déformations définitives dans les territoires qui correspondent aux cellules des cornes antérieures détruites. 2o Les *formes épidémiques de la poliomyélite* (Cordier, 1887 ; Medin, 1890), remarquables par la diffusion du virus aux méninges, à toute la moelle, au bulbe même et parfois au cerveau (v. *polioencéphalite*), ce qui explique le polymorphisme clinique et la gravité de ces formes, à la suite desquelles les séquelles sont moins importantes que dans les formes infantiles. 3o Des formes *nerveuses non paralytiques*, méningées, bénignes ; des formes *mineures*, à symptomatologie pseudo-grippale, gastrointestinale ou rhinopharyngée ; des formes *inapparentes* qui représentent 95 % des infections par les poliovirus. V. *poliovirus.*

Heineke-Mikulicz (opération de) (1886-87). V. *pyloroplastie.*

Heitz-Boyer (maladies d'). V. *col vésical (maladie néoformante du — chez la femme)* et *prostate (maladie diverticulaire de la).*

Heitz-Boyer (syndrome d'). V. *entéro-rénal (syndrome).*

Heitz-Boyer-Hovelacque (opération de) (1910). Opération pratiquée dans l'exstrophie de la vessie. Elle consiste à fabriquer une nouvelle vessie à l'aide de l'extrémité inférieure du rectum, sectionnée et fermée, où l'on abouche les uretères. L'extrémité supérieure du rectum est amenée au périnée et forme un nouvel anus.

helcopode (démarche) (ἕλκω, je traîne; ποῦς, ποδός, pied) (Charcot). V. *démarche en draguant*.

Helferich (méthode d'). Stase veineuse provoquée par un lien placé au-dessus d'une fracture dans le but d'en activer la consolidation.

hélicopode (démarche) (ἕλιξ, mouvement circulaire; ποῦς) (Charcot). V. *démarche en fauchant*.

héliodermite, *s. f.* (ἥλιος, soleil; δέρμα, peau). Nom générique pouvant désigner toutes les affections cutanées dues aux rayons solaires. — *h. aiguë*. Coup de soleil. — *h. chronique*. Dermite des parties découvertes leur donnant un aspect sénile.

héliopathie, *s. f.* (ἥλιος, soleil; πάθος, affection). Accidents causés par les rayons solaires.

héliophobie, *s. f.* (ἥλιος, soleil; φόβος, crainte). Crante miorbide de la lumière solaire.

hélioprophylaxie, *s. f.* (ἥλιος; προφυλάσσειν, garantir). Emploi de la lumière solaire pour prévenir l'apparition de diverses formes de la tuberculose chez des jeunes citadins envoyés à la campagne, à la montagne ou au bord de la mer (camps de vacances, etc.).

héliothérapie, *s. f.* (ἥλιος; θεραπεία, traitement). Application thérapeutique des rayons solaires. L'*h.* peut être totale ou limitée aux parties malades.

héliotropisme, *s. m.* (ἥλιος; τρέπειν, tourner). Propriété que possède le protoplasma d'être attiré ou repoussé par la lumière solaire.

Heller (démence de) (1909). Affection rare, apparaissant vers l'âge de 3 ans, caractérisée par de l'angoisse, de l'agitation, des troubles du langage et une démence affective et intellectuelle.

Heller (opération de). Syn. *œsophago-cardiotomie extra-muqueuse, myotomie* ou *cardiotomie extra-muqueuse*. Incision longitudinale extra-muqueuse de la tunique musculaire du cardia et de la partie adjacente de l'œsophage sur une longueur de 8 à 10 cm, pratiquée dans les cas de mégaœsophage et parfois dans ceux de rétrécissement de la partie inférieure de l'œsophage.

Heller et Zimmerman (cellule B de). Cellule analogue à celle de Hargraves (v. ce terme) et ayant la même valeur diagnostique.

helminthe, *s. m.* (ἕλμινς, ver). Nom générique donné aux vers parasites de l'homme et des animaux; ils comprennent les *plathelminthes* ou vers plats et les *némathelminthes* ou vers ronds.

helminthiase, *s. f.* Nom générique donné aux maladies causées par les vers intestinaux.

helminthide, *s. f.* Eruption cutanée due aux toxines sécrétées par les vers intestinaux.

helminthologie, *s. f.* (ἕλμινς; λόγος, traité). Etude des vers intestinaux et des troubles qu'ils provoquent.

hélodermie, *s. f.* (ἧλος, excroissance en forme de clou; δέρμα, peau). Nodosités calleuses, généralement indolores, se développant sur la face dorsale des articulations phalangiennes et métacarpo-phalangiennes. Elles sont parfois associées à une rétraction des aponévroses palmaires ou plantaires.

hémagglutination, *s. f.* Agglutination des hématies.

hémagglutination (réaction d'inhibition de l'). Certains virus, mis en présence d'hématies d'espèces animales particulières, agglutinent ces hématies (p. ex. virus de la rougeole pour les hématies de singe, virus de la rubéole pour celles d'oie ou de poulet d'un jour). Ce phénomène ne se produit pas si on ajoute au mélange précédent du sérum contenant l'anticorps spécifique du virus : cet anticorps capte les particules virales et les empêche de se fixer sur les hématies et de les agglutiner. Cette réaction est utilisée pour le diagnostic sérologique des maladies virales. V. *Hirst (réaction de)*.

hémagglutination de Middlebrook et Dubos. V. *Middlebrook et Dubos (réaction de)*.

hémagglutination passive. V. *immuno-adhérence*.

hémagglutination passive des globules rouges tannés et sensibilisés par du fibrinogène (test d'inhibition de l'). V. *Merskey (test de)*.

hémagglutinine, s. f. V. *agglutinine*.

hémagglutinogène, s. m. V. *agglutinogène*.

hémagogue, adj. et s. m. (αἷμα, sang; ἄγειν, chasser). Nom donné aux substances auxquelles on attribue la propriété d'amener l'écoulement des règles ou du flux hémorroïdal.

hémal (arc) V. *arc hémal*.

hémangiectasie hypertrophique (αἷμα; ἀγγεῖον, vaisseau; ἔκτασις, dilatation). Nom sous lequel Parkes Weber décrivit, en 1918, l'hypertrophie d'un membre associée à des varices, à des angiomes, ou à des anévrismes cirsoïdes ou artérioveineux (v. *Klippel-Trenaunay, syndrome de*).

hémangioblastome, s. m. V. *angioblastome*. — *h. multiple*. V. *Lindau (maladie de)*.

hémangioendothéliomatose, s. f. V. *hémangioendothéliome*.

hémangioendothéliome, s. m. Tumeur, parfois maligne, développée aux dépens de l'endothélium des capillaires. C'est une variété d'angiohamartome, c.-à-d. d'harmartome (v. ce terme) dans lequel l'élément vasculaire prédomine. Elle peut siéger dans différents organes, être unique ou multiple (*h. multinodulaire, hémangioendothéliomatose*), être associée à d'autres angiomes (angiomatose cutanée). Les *h.* nodulaires du foie, chez le jeune enfant, provoquant souvent une insuffisance cardiaque par shunt artério-veineux, rapide-

ment mortelle. V. *endothéliome intravasculaire*.

hémangiofibrosarcome, s. m. Tumeur maligne développée aux dépens des cellules périthéliales des vaisseaux capillaires.

hémangiomatose familiale. V. *angiomatose hémorragique familiale*.

hémangiome, s. m. Angiome développé aux dépens des vaisseaux sanguins. — *h. du poumon*. V. *anévrisme artério-veineux pulmonaire*.

hémangiopéricytome, s. m. (Murray et Stout, 1942). Variété rare d'angiome formant des tumeurs cutanées fermes, brunâtres, siégeant surtout aux jambes, au tronc, à la nuque; plus rarement il s'agit de tumeurs viscérales. Son évolution n'a pas toujours la bénignité qu'il est classique de lui attribuer. L'*h.* est formée de cordons endothéliaux entourés de très nombreux *péricytes*, cellules contractiles analogues aux cellules musculaires lisses et qui bordent les parois des capillaires.

hémangiosarcome, s, m. V. *hémangiosarcome*.

hémaphémie (ictère). V. *ictère hémaphéique*.

hémarthrose, s. f. (αἷμα; ἄρθρον, articulation). Epanchement de sang dans une cavité articulaire.

hématangio-sarcome, s. m. (αἷμα, sang; ἀγγεῖον, vaisseau; sarcome) (Waldstein). Syn. *hémangiosarcome, sarcome angioplastique*. Tumeur d'origine conjonctive (sarcome), se développant aux dépens de la tunique la plus externe des vaisseaux sanguins (hématangiome). V. *hémangioendothéliome*.

hématémèse, s. f. (αἷμα; ἐμεῖν, vomir). Vomissement de sang, quelle que soit son origine (estomac, œsophage, sang dégluti, etc.).

hématexodie, s. f. (αἷμα; ἔξοδος, sortie) (R. Waitz, de Strasbourg, 1936). Processus de désintégration du globule rouge, caractérisé par l'expulsion hors de l'hématie de substance sous forme de granules et de filaments visibles à l'ultramicroscope.

hémathidrose ou **hématidrose,** *s. f.* (αἷμα; ἱδρώς, sueur). Syn. *sueur de sang.* Trouble de la sécrétion sudorale, caractérisé par la coloration rouge de la sueur; cette teinte est due à la présence de la matière colorante du sang, sans les globules.

hématie, *s. f.* (αἷμα, sang). Globule rouge, ayant la forme d'une lentille biconcave de 8 μ 5 de diamètre. L'*h.* adulte (*érythrocyte*) est acidophile, d'aspect homogène et dépourvue de noyau. — *h. falciforme,* *h. en faucille.* V. *drépanocyte.* — *h. granuleuse* ou *granulo-réticulo-filamenteuse.* Syn. *réticulocyte. H.* dans laquelle la coloration par le bleu de Sabrazès appliquée sur du sang frais non fixé montre un réseau irrégulier de très fines granulations. — *h. nucléée. H.* jeune (*érythroblaste*) et ses cellules originelles) qui se trouve normalement dans les organes hématopoïétiques. — *h. ponctuée. H.* où les colorations habituelles font apparaître des granulations basophiles; ces *h.* apparaissent dans le sang au cours d'anémies graves et d'intoxications (saturnisme). La présence dans le sang d'*h. granuleuses* et d'*h. ponctuées* serait due à l'effort de régénération médullaire. — *h. primordiale* et *secondaire.* Syn. *métrocyte de 1re* et de *2e génération.* Premières formes d'*h.* apparaissant chez l'embryon et provenant les unes du mésenchyme, les autres du foie et de la rate.

hématies trypsinisées (procédé des). Méthode destinée à mettre en évidence, dans le sérum, certains anticorps incomplets (v. ce terme) qui agissent sur les hématies seulement lorsque l'enveloppe de celles-ci a été attaquée par la trypsine.

hématimètre, *s. m.* (hématie; μέτρον, mesure). Appareil permettant de compter les globules du sang.

hématimétrie, *s. f.* V. *numération globulaire.*

hématine, *s. f.* V. *hème.*

hématique, *adj.* Qui est d'origine sanguine. — *crise hématique* ou *hématoblastique* (Hayem). Augmentation du nombre des hématoblastes suivie d'une augmentation du nombre des hématies observée après les hémorragies et les maladies aiguës. — *kyste h.* Kyste contenant une sérosité plus ou moins colorée, succédant à un hématome.

hémato... V. *hémo...*

hémato-aspiration, *s. f.* (G. Laurens, 1905). Hémostase et assèchement de la plaie opératoire, pratiqués au cours de l'opération, d'une façon continue, par un appareil aspirateur spécial.

hématoblaste, *s. m.* (αἷμα; βλαστός, germe) (Hayem, 1877). 1° V. *plaquette.* — Pour Hayem ces éléments se transformaient en hématies. Cette fonction génératrice n'est plus admise. — 2° (Chevallier). V. *hémocytoblaste.*

hématobulbie, *s. f.* Hémorragie siégeant dans le bulbe et provoquant des symptômes variables selon les centres lésés.

hématocatharsie, *s. f.* (αἷμα; κάθαρσις, lavage) (P. Delbet). Injection massive de sérum artificiel faite dans une veine pour relever la tension vasculaire (hémorragie, diarrhée), ou pour pratiquer le lavage du sang.

hématocèle, *s. f.* (αἷμα; κήλη, tumeur). Ce mot, dont le sens propre est *tumeur sanguine,* n'est généralement employé que pour désigner certaines hémorragies enkystées (hématomes) des organes génitaux; chez l'homme : *h. scrotale, h. vaginale* (v. *pachyvaginalite*), *h. funiculaire, h. intra-testiculaire;* chez la femme : *h. péri-* ou *rétro-utérine* siégeant dans le pelvis et en particulier dans le cul-de-sac de Douglas et provoquée soit par une pachy-pelvipéritonite, soit par la rupture d'une grossesse extra-utérine. — *h. du cou.* Nom donné à certains kystes sanguins de la région cervicale.

hémato-chromométrie, *s. f.* (Hayem). V. *chromométrie du sang.*

hématochylurie, *s. f.* Présence dans les urines des principaux éléments du sang, qui lui donnent une apparence à la fois laiteuse et rosée. L'*h.* est un des principaux symptômes de la filariose.

hématocolpos, *s. m.* (αἷμα; κόλπος, vagin). Masse ayant l'apparence d'une tumeur, formée par la rétention du sang menstruel dans le vagin, par imperforation de l'hymen ou atrésie de l'orifice vulvaire.

hématoconie, *s. f.* V. *hémoconie.*

hématocrite, *s. m.* (αἷμα; κριτός, séparé) (Wintrobe). 1° Appareil destiné à mesurer le volume des globules par rapport à celui du sang. C'est un tube de verre de 11 cm de long, dans lequel on sépare, par centrifugation, la masse des globules rouges de celle du plasma. Le volume des globules rouges est normalement de 40 à 45 ml pour 100 ml de sang chez l'homme et de 38 à 42 ml chez la femme. — 2° Par extension, résultat de l'examen fait avec cet appareil, c.-à-d. pourcentage du volume globulaire par rapport au volume sanguin total.

hématocritie, *s. f.* Etude du volume occupé par les hématies dans le sang total au moyen de l'hématocrite.

hématode (carcinome) (αἱματώδης, qui a l'aspect du sang; de αἷμα et ὄζω, sentir). V. *carcinome.*

hématodermie, *s. f.* (αἷμα; δέρμα, peau). Terme désignant les diverses manifestations cutanées et muqueuses survenant au cours des maladies du sang et des organes hématopoïétiques (leucoses, réticuloses, réticulosarcomes, maladie de Hodgkin, mycosis fongoïde, maladie de Kaposi, urticaire pigmentaire, syndrome de Sézary, etc.). — Il est parfois réservé aux symptômes cutanés ou muqueux des affections du système leucopoïétique.

hématogène, *adj.* (αἷμα; γενής, qui est engendré). Qui dépend du sang. Qui est dû à la circulation sanguine. Ex. : *dissémination h. des microbes.*

hématogonie, *s. f.* (Sabrazès). V. *hémocytoblaste.*

hématogramme, *s. m.* V. *hémogramme.*

hématoïdine, *s. f.* (αἱματοειδής, semblable au sang). Corps dérivé de l'hémoglobine, que l'on trouve dans les vieux foyers hémorragiques sous forme de cristaux microscopiques, rhomboïdaux, d'une belle couleur rouge.

hématologie, *s. f.* (αἷμα; λόγος, discours). Etude du sang au point de vue anatomique, physiologique et pathologique.

hématologie ethnologique. V. *hématologie géographique.*

hématologie géographique. (Jean Bernard, 1963). Etude des variations des différents caractères sanguins selon les pays. Elle peut aider à résoudre certains problèmes anthropologiques : p. ex. des migrations de populations ont pu être reconstituées grâce à l'*h. g. héréditaire* (ou *génotypique*) qui précise les caractères propres à certaines races transmis dans le patrimoine chromosomique (hémoglobines anormales, groupes sanguins et tissulaires). Ces caractères hérités subissent d'ailleurs l'influence de l'environnement (fréquence plus grande de certaines leucémies et de certains cancers selon les contrées) : c'est le domaine de l'*h.g. écologique* (ou *péristatique*). Et ces mêmes caractères sont souvent aussi en étroites relations avec les facteurs culturels : il y en a de particuliers à des types ethniques bien définis par leurs coutumes et leurs langues; et certaines altérations sanguines sont liées au type de société (parasitoses dans les sociétés primitives, maladies carentielles dans celles adonnées à la monoculture, intoxications dans celles arrivées au stade industriel) : leur étude est le but de l'*hématologie ethnologique.*

hématolyse, *s. f.* (αἷμα; λύειν, dissoudre). V. *hémolyse.*

hématome, *s. m.* (αἱματοῦν, remplir de sang). Collection sanguine enkystée. — *h. anévrismal diffus* ou *h. pulsatile* (appelé faussement *anévrisme diffus*). H. formé par le sang épanché en dehors d'une artère, et restant en communication avec celle-ci. Recevant constamment un nouvel apport sanguin, l'*h.* augmente progressivement et peut atteindre des proportions énormes. — *h. disséquant de l'aorte.* V. *dissection aortique.* — *h. dural* et *h. extra-dural.* V. *dural.* — *h. intracérébral.* Hémorragie intra-cérébrale progressive, évoluant parfois en deux temps, et dont le foyer, expansif, se manifeste par des signes de compression et nécessite une thérapeutique chirurgicale. — *h. primitif de la paroi aortique.* V. *dissection aortique.*

hématome périrénal. Syn. *maladie de Wunderlich.* Collection sanguine siégeant en dessous, en dedans ou en dehors de la capsule rénale, due à une lésion du rein, d'un organe voisin, ou à une maladie vasculo-sanguine. Elle se manifeste brutalement par une douleur rénale violente, des signes de choc et d'hémorragie interne, une réaction péritonéale, une fièvre à 38°, une tuméfaction lombaire, une hématurie discrète avec azotémie. L'évolution est très grave, mortelle en quelques heures par anémie, ou plus lentement par atrophie rénale.

hématomètre, s. m. ou **hématométrie,** s. f. (αἷμα; μήτρα, utérus). Masse ayant l'apparence d'une tumeur, formée par la rétention du sang menstruel dans l'utérus, par atrésie du col utérin ou aplasie totale du vagin.

hématomyélie, s. f. (αἷμα; μυελός, moelle). Hémorragie de la moelle épinière. Elle siège toujours dans le centre gris.

hématonéphrose, s. f. (αἷμα; νεφρός, rein). Epanchement de sang dans le bassinet et le rein.

hématonodule, s. m. (Parrot, 1874). Nodosité siégeant sur la face auriculaire des valvules auriculo-ventriculaires, en particulier sur la grande valve de la mitrale près du bord libre, chez les jeunes enfants. Ces nodosités sont dues, semble-t-il, à de petites ectasies capillaires formées aux dépens des vaisseaux de la valvule, en voie de régression. Elles ne doivent pas être confondues avec des productions pathologiques. Elles ne se retrouvent plus chez les enfants au-dessus de trois ans.

hématopelvis, s. m. (αἷμα; *pelvis,* bassin). Collection de sang dans le bassin.

hématophagie, s. f. (αἷμα; φαγεῖν, manger). 1° Syn. *érythrophagie.* Phagocytose des hématies. — 2° Le fait de se nourrir du sang d'un autre animal.

hématophobie, s. f. (αἷμα; φόβος, crainte). Syn. *hémophobie.* Crainte morbide du sang.

hématopoèse ou **hématopoïèse,** s. f. (αἷμα; ποιεῖν, faire). Formation des globules sanguins.

hématopoïétine, s. f. V. *Castle (théorie de).*

hématopoïétique, *adj.* Qui concerne l'hématopoïèse. — *organes h.* Organes où se forment les globules sanguins : moelle osseuse, tissu lymphoïde.

hématoporphyrine, s. f. Matière colorante violet foncé, non ferrugineuse, obtenue lorsque l'on fait agir sur l'hématine de l'acide chlorhydrique ou de l'acide sulfurique concentré.

hématoporphyrinurie, s. f. V. *porphyrinurie.*

hématorrachis, s. m. (αἷμα; ῥάχις, rachis). Hémorragie intra-rachidienne provenant soit des sinus du rachis, soit des méninges.

hématosalpinx, s. f. (αἷμα; σάλπιγξ, trompe). Hématome de la trompe utérine, dû le plus souvent à une grossesse extra-utérine, et plus rarement à la rétention du sang menstruel par atrésie de l'*ostium uterinum* (orifice de la trompe dans l'utérus).

hématoscope, s. m. (αἷμα; σκοπεῖν, examiner). 1° Spectroscope à vision directe permettant d'examiner le spectre du sang qui circule sous les téguments. — 2° Instrument basé sur la transparence du sang, permettant d'évaluer rapidement la quantité d'hémoglobine contenue dans le sang (*hématoscope* d'Hénocque).

hématose, s. f. Transformation du sang veineux en sang artériel au niveau des poumons (fixation d'oxygène et élimination du CO_2).

hématospectroscopie, *s. f.* Application du spectroscope à l'étude du sang.

hématospermie, *s. f.* (αἷμα; σπέρμα, sperme). Syn. *hémospermie*. Présence d'une quantité plus ou moins grande de sang dans le liquide émis au moment de l'éjaculation. Cette éjaculation sanglante est due à une inflammation de la prostate ou des vésicules séminales, ou peut survenir sans cause apparente.

hématothérapie, *s. f.* V. *hémothérapie*.

hématotympan, *s. m.* Syn. *hémotympan*. Epanchement de sang dans la caisse du tympan, parfois observé dans la fracture du rocher.

hématozoaire, *s. m.* (αἷμα; ζωάριον, petit animal). Parasites animaux vivant dans le sang. — *h. de Laveran*. Parasite du paludisme.

hématurie, *s. f.* (αἷμα; οὐρεῖν, uriner). Emission par l'urètre de sang mélangé intimement à une plus ou moins grande proportion d'urine. — *h. endémique, h. d'Egypte, du Cap, h. bilharzienne*. V. *bilharziose*. — *h. familiale bénigne*. V. *Alport (syndrome d')*. — *h. de Sydenham*. V. *Sydenham (hématurie de)*.

hémautographique, *adj.* V. *authémographique*.

hème, *s. m.* Syn. *hématine*. Dérivé ferreux de la protoporphyrine (v. *porphyrine*). C'est un des éléments constitutifs de l'hémoglobine (v. ce terme, *globine* et *oxyhémoglobine*), celui qui se combine, de manière réversible, à l'oxygène.

héméralopie, *s. f.* (ἡμέρα, jour; ὄπτομαι, je vois). Syn. *amblyopie crépusculaire, cécité nocturne, hespéranopie*. Terme mal formé et qui prête à confusion. Etymologiquement, il signifie : aptitude à voir en plein jour ; il est inutilisé dans ce sens. — Il est employé pour désigner l'affaiblissement considérable de la vision dès que la lumière diminue ; il serait préférable de le remplacer, dans ce sens, par le terme d'*hespéranopie* (A. Terson, 1918) ou par celui d'*hypoadaptation rétinienne* (Terrien). — *h. épidémique*. On a signalé jadis des épidé-

mies d'*h.* dans des collectivités soumises à une alimentation déficiente, telles que des troupes en campagne ; elles seraient dues à l'avitaminose A.

héméralopie de Nougaret. Héméralopie congénitale, héréditaire à transmission dominante, retrouvée régulièrement dans la descendance de Jean Nougaret, depuis 1637.

hémiacéphale, *s. m.* (ἥμισυς, demi; α- priv.; κεφαλή, tête) (I. G. St-Hilaire). Monstre chez lequel la tête est représentée par une masse arrondie recouverte de quelques replis cutanés ; les viscères manquent en partie et les membres sont atrophiés.

hémiachromatopsie, *s. f.* (ἥμισυς; α- priv.; χρῶμα, couleur; ὄψις, vue). Hémianopsie portant sur les couleurs.

hémiagnosie, *s. f.* (ἥμισυς; ἀγνωσία, ignorance). Agnosie limitée à une moitié du corps. — *h. douloureuse* (P. Marie et Faure-Beaulieu, 1924). Impossibilité de préciser et de localiser la douleur, observée chez des hémiplégiques semi-comateux, lorsque l'on pince leur peau du côté paralysé ; on l'observe du côté gauche du corps, en cas de lésion pariétale droite. V. *analgognosie et pariétal (syndrome)*.

hémiagueusie, *s. f.* (ἥμισυς; α- priv.; γεῦσις, goût). Abolition du goût sur une moitié de la langue.

hémialbumosurie, *s. f.* V. *albumosurie* (l'hémialbumose est le même produit que l'albumose).

hémialgie, *s. f.* (ἥμισυς; ἄλγος, douleur). Migraine.

hémianesthésie, *s. f.* (ἥμισυς; α- priv.; αἴσθησις, sensibilité). Anesthésie d'une moitié du corps.

hémianopie, *s. f.* (ἥμισυς; α- priv.; ὄπτομαι, je vois), ou

hémianopsie, *s. f.* (ἥμισυς; α- priv.; ὄψις, vue). Affaiblissement ou perte de la vision sur une moitié du champ visuel. — *h. altitudinale*. H. à limite horizontale, généralement de la moitié inférieure du champ visuel. — *h. double*. H. frappant successivement les deux côtés et entraînant la cécité. — *h. hétéronyme*. Suppression dans les deux champs visuels des moitiés symétriques (droite d'un côté et gauche de l'autre). — *h. homonyme.* H. qui intéresse les deux moitiés correspondantes des deux champs visuels (droite ou gauche de chaque côté). — *h. nasale.* H. de la moitié interne du champ visuel. — *h. en quadrant.* Syn. *quadranopsie.* H. d'un quart du champ visuel. — *h. temporale.* H. de la moitié externe du champ visuel.

hémianopsique, *adj.* Syn. *hémiopique.* Qui se rapporte à l'hémianopsie.

hémianosmie, *s. f.* (ἥμισυς; ἀ- priv.; ὀσμή, odorat). Perte unilatérale de l'odorat.

hémiasomatognosie, *s. f.* (ἥμισυς; ἀ- priv.; σῶμα, corps; γνῶσις, connaissance). Perte de la conscience d'une moitié du corps (généralement le côté gauche). V. *pariétal (syndrome)* et *Anton-Babinski (syndrome d').*

hémiasynergie, *s. f.* (ἥμισυς; ἀ- priv.; synergie). Asynergie observée d'un seul côté du corps dans les lésions unilatérales du cervelet ou des faisceaux cérébelleux.

hémiataxie, *s. f.* (ἥμισυς; ataxie). Défaut de coordination des mouvements volontaires que l'on observe parfois du côté paralysé dans les hémiplégies incomplètes.

hémiathétose, *s. f.* (ἥμισυς; ἀ- priv.; τίθημι, je pose). Athétose ne portant que sur un côté du corps.

hémiatrophie, *s. f.* (ἥμισυς; ἀ- priv.; τροφή, nourriture). Atrophie unilatérale. — *h. faciale progressive.* V. *Romberg (maladie de).*

hémiballisme, *s. m.* (ἥμισυς; βαλλισμός, danse). Syn. *syndrome du corps de Luys.* Syndrome constitué par des mouvements involontaires, violents, désordonnés, de grande amplitude, limités à une moitié du corps, associés parfois à des troubles mentaux et végétatifs. Il débute brusquement et évolue rapidement vers la mort. L'*h.* est dû à une lésion (généralement hémorragique) de la région du corps de Luys.

hémibloc, *s. m.* (Rosenbaum, 1968) (cardiologie). Syn. *bloc fasciculaire.* Variété de trouble de conduction intraventriculaire dû à l'interruption d'un des 2 faisceaux de division de la branche gauche du faisceau de His. L'*h. gauche antérieur,* le plus fréquent, est catactérisé, sur l'électrocardiogramme, par des ondes QRS modérément élargies, dont l'axe électrique est dévié à gauche (— 60°), et qui présentent généralement de petites ondes Q dans les dérivations D_1 et aVL et toujours des ondes S profondes en D_3, aVF et en précordiales gauches V_5 et V_6. Dans l'*h. gauche postérieur,* les ondes QRS ont une durée normale, un axe électrique dévié à droite (+ 120°) et des ondes S en D_1 et Q en D_3. — Ces deux *h.* peuvent s'associer entre eux (*bloc bi-fasciculaire*) réalisant un bloc de branche gauche complet, ou à un bloc complet de la branche droite (*bloc bi- ou tri-fasciculaire*), formant un bloc de branche bilatéral qui peut évoluer vers le bloc auriculo-ventriculaire. V. *bloc bifasciculaire, bloc trifasciculaire et bibloc.*

hémibulbe (syndrome de l'). V. *Babinski-Nageotte (syndrome de).*

hémicerclage de la rotule (Quénu). Opération pratiquée dans les fractures de la rotule; elle consiste à passer un fil métallique à travers le fragment supérieur et autour du fragment inférieur.

hémichorée, *s. f.* (ἥμισυς; χορεία, danse). Mouvements choréiformes ne se manifestant que dans une moitié du corps.

hémiclonie, *s. f.* (ἥμισυς; κλόνος, agitation). Myoclonie ne portant que sur une moitié du corps.

hémicolectomie, *s. f.* (ἥμισυς; κῶλον, côlon; ἐκτομή, ablation). Résection de la moitié du côlon (côlon droit le plus souvent).

hémicorporectomie, *s. f.* (ἥμισυς; corpus, corps; ἐκτομή, ablation). Mot mal composé. V. *hémisomatectomie.*

hémicranie, *s. f.* (ἥμισυς; κρανίον, crâne). V. *migraine.*

hémicraniose, *s. f.* (Brissaud et Lereboullet, 1903). Hypertrophie d'une moitié du crâne et de la face, accompagnée de différents symptômes cérébraux ou méningés (céphalée, vomissements, convulsions, etc.), dus à des productions sarcomateuses de la dure-mère.

hémicystectomie, s. f. (ἥμισυς; κύστις, vessie; ἐκτομή, ablation). Résection d'une moitié de la vessie.

hémidiaphorèse, s. f. (ἥμισυς; διαφορέω, je répands). V. *hémidrose.*

hémidrose, s. f. (ἥμισυς; ἱδρώς, sueur). Syn. *hémidiaphorèse.* Exagération de la sécrétion sudorale limitée à une moitié du corps.

hémidysesthésie, s. f. (ἥμισυς; δύς, indiquant la difficulté; αἴσθησις, sensibilité). Diminution ou exagération de la sensibilité, étendue à toute une moitié du corps.

hémiencéphale, s. m. (ἥμισυς; ἐγκέφαλος, cerveau). Monstre privé d'organe des sens, possédant un cerveau à peu près normal.

hémi-épilepsie, s. f. Epilepsie localisée à une moitié du corps.

hémiglossite, s. f. (ἥμισυς; γλῶσσα, langue). 1° Glossite circonscrite à une moitié de la langue. — 2° Herpès lingual unilatéral accompagné de névralgie linguale. Il est probablement de même nature que le zona.

hémihypothalamectomie, s. f. Ablation d'une moitié du thalamus.

hémilaminectomie, s. f. Résection de la moitié d'une lame vertébrale (v. *laminectomie*).

hémilaryngectomie, s. f. (ἥμισυς; λάρυγξ, larynx; ἐκτομή, ablation). Extirpation d'une moitié du larynx.

hémimèle, s. m. (ἥμισυς; μέλος, membre) (I. G. Saint-Hilaire). Monstre dont les bras et les cuisses sont de dimensions normales, tandis que les avant-bras et les jambes ainsi que les mains et les pieds sont réduits à l'état de moignons.

hémimélie, s. f. (ἥμισυς; μέλος, membre). Malformation congénitale caractérisée par l'absence de l'extrémité d'un membre (v. *hémimèle*).

hémi-mimie, s. f. (ἥμισυς; μῖμος, mime). Asymétrie du visage animé.

hémine, s. f. (αἵμα). Chlorhydrate d'hématine se présentant sous forme de cristaux rhomboïdaux,

allongés, très bruns, dits *cristaux de Teichmann.* V. *Teichmann* (*réaction de*).

hémineurasthénie, s. f. (Beard). Syn. *neurasthénie dimidiée* (Charcot). Forme clinique rare de neurasthénie caractérisée par de la faiblesse ou de la céphalée unilatérales; elle peut éveiller l'idée d'une lésion des centres nerveux.

hémiopie, s. f. (ἥμισυς; ὤψ, ὠπός, œil). Conservation de la vision normale dans une seule moitié du champ visuel. Ce mot est l'équivalent d'*hémianopie*, mais n'en est pas synonyme.

hémiopique, adj. V. *hémianopsique.* — *réaction pupillaire h.* V. *Wernicke* (*réaction hémiopique de*).

hémiorganisme, s. m. (Frémy, 1871). Etat de certains corps qui, en raison de la « force vitale » dont ils sont doués, éprouvent des décompositions successives et donnent naissance à des dérivés nouveaux. — Cette hypothèse était destinée à expliquer la production des ferments et se rattachait à la théorie de la génération spontanée.

hémipage, s. m. (ἥμισυς; παγείς, unis) (I. G. Saint-Hilaire). Monstre formé de deux corps unis par le thorax, le cou et la partie inférieure de la face jusqu'à la bouche, qui est commune aux deux individus.

hémiparacousie, s. f. (ἥμισυς; παρακούειν, entendre mal). Paracousie limitée à une oreille.

hémiparaplégie spinale. V. *Brown-Séquard* (*syndrome de*).

hémiparésie, s. f. (ἥμισυς; πάρεσις, faiblesse). Paralysie légère (parésie) d'une moitié du corps.

hémiparesthésie, s. f. (ἥμισυς; παρά, impliquant l'idée de défectuosité; αἴσθησις, sensibilité). Paresthésie limitée à une moitié du corps.

hémipareunie, s. f. (ἥμισυς; πάρευνος, compagnon de lit). Impossibilité de copulation complète par malformation des organes génitaux féminins.

hémiparkinsonien, enne, adj. Qui se rapporte à une variété de la maladie de Parkinson limitée à une moitié du corps.

hémiplégie, s. f. (ἥμισυς; πλήσσειν, frapper). Paralysie complète ou incomplète frappant une moitié du corps entièrement ou partiellement. — D'une façon générale et conformément à l'étymologie : atteinte dimidiée de l'organisme (P. Marie et Foix).

hémiplégie alterne. Hémiplégie comportant la paralysie d'un ou de plusieurs nerfs crâniens du côté de la lésion et la paralysie des membres du côté opposé. L'*h. a.* est produite par une lésion du pédoncule, de la protubérance ou du bulbe, à un niveau où les fibres du faisceau pyramidal destinées aux nerfs crâniens ont déjà subi leur décussation.

hémiplégie alterne supérieure. V. *Weber (syndrome de).*

hémiplégie bulbaire. V. *bulbaires (syndromes).*

hémiplégie capsulaire. Hémiplégie pure, totale et proportionnelle due à une hémorragie de la capsule interne.

hémiplégie cérébelleuse (Pierre Marie et Foix, 1912). Ensemble des troubles qui résultent du déficit unilatéral de la fonction cérébelleuse (latéro-pulsion, hémi-asynergie, dysmétrie, adiadococinésie, etc.). V. *cérébelleux (syndrome).* Leur complexité plus ou moins grande et leur siège (du côté de la lésion ou du côté opposé) dépendent de celui de la lésion (lobes ou pédoncules cérébelleux). Celle-ci est le plus souvent un ramollissement par oblitération artérielle. — Ce terme, qui peut prêter à confusion (car il n'y a pas de paralysie d'un côté du corps) devrait, pour certains, être remplacé par celui d'*hémisyndrome cérébelleux.*

hémiplégie cérébrale infantile. Syn. *hémiplégie spasmodique infantile.* Hémiplégie apparaissant dès la fin de la première année, spasmodique en extension au membre inférieur et en flexion au membre supérieur. C'est la séquelle d'une encéphalopathie infantile (v. ce terme). Elle perturbe gravement la croissance

des membres atteints et y provoque de gros troubles trophiques.

hémiplégie collatérale. Syn. *hémiplégie homolatérale.* Hémiplégie siégeant du côté de la lésion, en cas de section haute d'une moitié de la moelle épinière. V. *h. spinale.*

hémiplégie contro-latérale. Hémiplégie siégeant du côté opposé à celui de la lésion cérébrale.

hémiplégie corticale. Hémiplégie souvent partielle, due à un ramollissement de l'écorce cérébrale; elle peut être accompagnée de troubles de la sensibilité, du langage, de la vue et de crises convulsives.

hémiplégie homolatérale. V. *hémiplégie collatérale.*

hémiplégie pédonculaire. V. *pédonculaires (syndromes).*

hémiplégie pédonculo-protubérantielle. V. *Weber (syndrome de).*

hémiplégie proportionnelle. Hémiplégie dans laquelle la face, le membre supérieur et le membre inférieur sont atteints avec une égale intensité.

hémiplégie protubérantielle. V. *protubérantiels (syndromes).*

hémiplégie spasmodique infantile. V. *hémiplégie cérébrale infantile.*

hémiplégie spinale. Hémiplégie due à une lésion d'une moitié de la moelle siégeant au-dessus du renflement cervical; elle est caractérisée par l'intégrité de la face, une hémiplégie du côté de la lésion et une anesthésie de l'autre côté (syndrome de Brown-Séquard).

hémisomatectomie, s. f. (ἥμισυς; σῶμα, ατος, corps; ἐκτομή, ablation). Syn. *hémicorporectomie* (incorrect). Amputation de la moitié inférieure du corps, au niveau de la région lombo-sacrée, en cas de cancer envahissant de la région pelvienne.

hémispasme, s. m. Spasme unilatéral. — *h. facial.* Syndrome caractérisé par des crises de contractions d'abord parcellaires, puis envahissant rapidement tous les muscles d'une moitié de la face. Il en existe une forme essentielle, évoluant parfois pendant des années et une forme secondaire à une paralysie faciale. — *h. facial alterne.* V. *Bris-saud et Sicard (syndrome de).* — *h. glossolabié.* Spasme des muscles de la langue et des lèvres pouvant faire croire à une paralysie faciale du côté opposé.

hémisphérectomie, s. f. Ablation d'un hémisphère cérébral, totale (à l'exception du thalamus), ou partielle. Elle a été préconisée dans les tumeurs ou les angiomes très volumineux et surtout dans l'hémiplégie infantile.

hémispondylie, s. f. (ἥμισυς; σπόνδυλος, vertèbre). Malformation congénitale du rachis caractérisée par l'absence de la moitié d'une ou de plusieurs vertèbres (hémivertèbre).

hémisporose, s. f. (Gougerot et Caraven, 1909). Maladie causée par un champignon du genre *Hemispora* et caractérisée par la production d'abcès à évolution chronique siégeant sous la peau et dans les os.

hémisyndrome cérébelleux. V. *hémiplégie cérébelleuse.*

hémisystolie, s. f. (ἥμισυς; συστολή, systole) (Leyden, 1868). Systole limitée à un seul des deux ventricules, soit que les ventricules se contractent alternativement, chacun donnant ainsi sa systole isolée, soit que l'un des deux ventricules suspende ses contractions pendant que l'autre continue les siennes. L'*h.*, invoquée pour expliquer certaines arythmies régulières ou irrégulières, n'est plus admise aujourd'hui.

hémitérie, s. f. (ἥμισυς; τέρας, monstre). Nom générique donné par I. G. Saint-Hilaire à un très grand nombre d'anomalies simples, telles que l'imperforation d'un conduit (œsophage, rectum, vulve, iris, etc.), le bec-de-lièvre, la hernie ombilicale, les organes supplémentaires, etc.

hémitétanie, s. f. Variété de tétanie dans laquelle les contractures sont localisées à une moitié du corps.

hémithermie, s. f. (ἥμισυς; θερμη, chaleur) (Vanlair). (Élévation de la température observée du côté paralysé chez les sujets atteints d'apoplexie avec hémiplégie.

hémithyroïdectomie, s. f. (ἥμισυς; thyroïde; ἐκτομή, ablation). Ablation d'un seul lobe du corps thyroïde.

hémivertèbre, s. f. V. *hémispondylie.*

hémizygote, adj. (ἥμισυς; ζυγόν, paire). Se dit d'un sujet mâle dont le chromosome sexuel X est porteur d'un caractère particulier. Ce chromosome étant unique, le sujet ne peut être dit homozygote ni hétérozygote (ces deux conditions nécessitant une paire de chromosomes) et le caractère génétique porté par ce chromosome s'exprimera toujours, même s'il est récessif.

hemmage, s. m. (hem, onomatopée). Raclement de la gorge destiné à débarrasser le pharynx ou le larynx des mucosités qui l'encombrent; le *h.* est, dans certains cas, un véritable tic.

hémo-agglutination, s. f. V. *hémodiagnostic.*

hémo-agglutinine, s. f. V. *agglutinine.*

hémo-aspiration, s. f. V. *hématoaspiration.*

hémo-bactéricide (pouvoir). Action destructive du sang sur les bactéries.

hémobilie, s. f. (αἷμα, sang; bile). Emission de sang par les voies biliaires; elle peut être due à un traumatisme, à une tumeur du foie ou des voies biliaires, à une cholécystite aiguë, à un infarctus vésiculaire, à une ulcération de la muqueuse des voies biliaires par migration de calcul.

hémocathérèse, s. f. (αἷμα; καθαίρεσις, destruction). Destruction des cellules sanguines.

hémocholécyste, s. m. (αἷμα; κολή, bile; κύστις, vessie). Epanchement hémorragique dans la vésicule biliaire.

hémochromatomètre de Hayem, hémochromomètre de Malassez (αἷμα; χρῶμα, couleur; μέτρον, mesure). Instruments à l'aide desquels se pratique la chrommométrie du sang. V. ce terme.

hémochromatose, s. f. (αἷμα; χρῶμα) (Quincke et Recklinghausen, 1899).

Syn. *cytosidérose* (Gilman), *glandulose pigmentaire* (Rendu et de Massary). Terme qui désigne théoriquement toute coloration diffuse anomale des tissus, d'origine sanguine. Pratiquement, il est réservé à l'imprégnation de tous les tissus de l'organisme (et surtout du foie) par des pigments ferrugineux (hémofuchsine et hémosidérine), accompagnée d'une sclérose plus ou moins importante des parenchymes. Il existe une *h. primitive familiale*, héréditaire selon le mode dominant, due à un trouble constitutionnel du métabolisme du fer, dont le diabète bronzé constitue la forme complète, et des *h. secondaires* à des transfusions répétées, à des cirrhoses, à des carences alimentaires (pellagre), à certaines anémies. V. *diabète bronzé, cirrhose bronzée, sidérose hépatique*.

hémochromogène, *s. m.* V. *oxyhémoglobine.*

hémochromomètre de Malassez. V. *hémochromatomètre.*

hémoclasique (choc ou **crise)** (αἷμα; κλάειν, briser) (Widal, 1914). Syn. *crise colloïdoclasique*. Crise vasculo-sanguine résultant d'un brusque déséquilibre apporté à l'état des constituants du plasma sanguin et consécutive souvent à l'introduction directe dans le sang d'une substance étrangère, en particulier d'un colloïde. Elle est caractérisée par une chute de la pression artérielle, une leucopénie marquée avec hypo-polynucléose, l'augmentation de la coagulabilité sanguine, une baisse rapide et intense de l'index réfractométrique. Elle est suivie parfois de phénomènes critiques variables, comme l'urticaire, le frisson, la fièvre. Ce choc, non spécifique, est parfois difficile à distinguer du choc anaphylactique, dont la pathogénie est différente.

hémoconcentration, *s. f.* Concentration du sang caractérisée par l'augmentation de son poids spécifique, de sa viscosité, du taux des protides et du nombre des globules rouges. Elle est due à une diminution du volume plasmatique sans diminution proportionnelle du volume globulaire total. On observe l'*h.* dans les cas d'exhémie et de déshydratation extracellulaire (v. ces termes) et aussi chez certains pléthoriques. V. *Gaisböck (maladie de).*

hémoconie ou mieux **hématoconie,** *s. f.* (αἷμα; κόνις, poussière) (F. Müller). Corpuscules de 1 μ au maximum, animés de mouvements browniens, visibles à l'ultramicroscope quand on examine une goutte de sang frais prélevée pendant la digestion; on pense que la plupart sont d'origine graisseuse.

hémocrasie, *s. f.* V. *crase sanguine.*

hémocrinie, *s. f.* (αἷμα; κρίνω, je sécrète). Passage dans le sang du produit de la sécrétion des glandes endocrines.

hémocrinothérapie, *s. f.* (Filderman, 1933). Injection, dans un but thérapeutique, d'un mélange de sang et d'un extrait glandulaire.

hémoculture, *s. f.* Ensemencement d'un milieu de culture avec une petite quantité de sang prélevé sur un sujet.

hémocytoblaste, *s. m.* (αἷμα; κύτος, cellule; βλαστός, germe). Syn. *hématoblaste* (Chevallier), *hématogonie* (Sabrazès), *lymphoïdocyte* (Pappenheim), *myéloblaste* (au sens de Schridde et Naegeli). Grande cellule de 30 μ environ, à protoplasme basophile peu abondant, à gros noyau régulier. Elle dérive de l'hémohistioblaste, et se trouve dans la moelle osseuse, les ganglions lymphoïdes et la rate. C'est la cellule originelle des lignées des globules blancs (lymphocytes et granulocytes) — à l'exception des monocytes —, des globules rouges et des plaquettes. Pour certains l'*h.* n'est autre que la cellule indifférenciée.

hémocytoblastomatose ou **hémocytoblastose,** *s. f.* V. *leucémie aiguë.*

hémocytopénie, *s. f.* (αἷμα; κύτος; πενία, pauvreté). Diminution partielle ou globale du nombre des cellules (hématies, leucocytes, plaquettes) circulant dans le sang.

hémocytophtisie, *s. f.* V. *myélose aplasique.*

hémodétournement, *s. m.* Dérivation du courant sanguin.

hémodétournement dans les artères du cou à destination cérébrale. V. *sous-clavière voleuse (syndrome de la).*

hémodiagnostic, *s. m.* 1° Syn. *hémoagglutination.* Méthode, dérivée du séro-diagnostic de Widal, « permettant de faire, au lit du malade, le diagnostic rapide de toutes les maladies infectieuses comportant une agglutination spécifique » (L. C. Brumpt) : fièvre typhoïde, typhus exanthématique, brucellose, dysenterie bacillaire, etc. Elle consiste à mélanger sur lame de verre ou sur papier, à la température ordinaire, une grosse goutte de l'émulsion du germe suspecté, formolée et colorée, et une petite goutte de sang du malade; en moins de 4 minutes, l'agglutination des germes est lisible macroscopiquement. — 2° (Demanche). Procédé simple et rapide, utilisant les méthodes de floculation ou de fixation du complément, permettant de faire le diagnostic biologique de la syphilis avec une goutte de sang, prélevée par piqûre de la peau et recueillie sur lame de verre ou sur papier.

hémodialyse, *s. f.* (αἷμα; διά, à travers; λύειν, dissoudre) (P. Tanret et J.-L. Reymond, 1947). Syn. *vividialyse.* Procédé d'épuration extra-rénale (v. ce terme) débarrassant le sang des déchets toxiques par diffusion à travers une membrane semi-perméable. On utilise la muqueuse intestinale (dialyse ou perfusion intestinale), le péritoine (dialyse péritonéale) et surtout les membranes artificielles (cellophane) dans le rein artificiel. V. ces termes. — *h. intra-péritonéale.* V. *dialyse péritonéale.*

hémodilution, *s. f.* Dilution du sang circulant, caractérisée par la diminution de son poids spécifique, de sa viscosité, du taux des protéines et du nombre des globules rouges. Elle se produit en cas d'afflux des liquides des espaces interstitiels vers la masse sanguine, p. ex. pour compenser la diminution de celle-ci à la suite d'une hémorragie importante.

hémodromique, *adj.* (αἷμα : δρόμος, course). V. *diurétique.*

hémodromomètre, *s. m.* (αἷμα; δρόμος, course : μέτρον, mesure). Instrument destiné à mesurer la vitesse du cours du sang dans les artères ou dans les veines.

hémodynamique, *adj.* (αἷμα; δύναμις, force). Qui se rapporte aux conditions mécaniques de la circulation du sang : pression, débit, vitesse, vasomotricité, résistance vasculaire, etc. — *s. f.* Etude des lois qui règlent l'écoulement et le débit du sang dans les vaisseaux.

hémodynamomètre, *s. m.* (αἷμα; δύναμις; μέτρον, mesure). Instrument manométrique destiné à mesurer la pression sanguine intravasculaire.

hémofuchsine, *s. f.* (Recklinghausen). Syn. *pigment brun.* Pigment ferrugineux voisin de la rubigine (v. ce mot), mais contenant un sel ferreux.

hémogénase, *s. f.* V. *Castle (théorie de).*

hémogène, *s. m.* V. *Castle (théorie de).*

hémogénie, *s. f.* (P. Emile-Weil, 1922). Syn. *athrombie* (Frank), *purpura thrombocytopénique essentiel, purpura thrombopénique chronique idiopathique, thrombocytopénie* ou *thrombopénie chronique idiopathique* ou *thrombopénie essentielle* (Frank). Diathèse hémorragique chronique plus fréquente chez la femme, caractérisée par des hémorragies cutanées (purpura) ou muqueuses (épistaxis, gingivorragies, hémorragies génitales) et par des désordres vasculo-sanguins particuliers : raretés des plaquettes, non-rétractilité du caillot, prolongation du temps de saignement, fragilité vasculaire.

hémogéno-hémophilie, *s. f.* (P. Emile-Weil et Isch-Wall, 1925). Syndrome résultant de l'association, en proportions variables, des signes de l'*hémogénie* et de ceux de l'*hémophilie*.

hémoglobine, *s. f.* **(Hb)** (αἷμα; *globus*, boule). Pigment respiratoire du globule rouge auquel ce dernier doit sa coloration. L'*h.*, soluble dans l'eau, est formée de l'union d'une protéine incolore (globine) et d'un composé coloré contenant du fer bivalent (hème ou hématine); elle est très avide d'oxygène. Le sang en contient 14,50 g par 100 ml. V. *hème* et *globine*. — *h. oxycarbonée.* V. *carboxyhémoglobine.*

hémoglobine (concentration corpusculaire ou **globulaire moyenne en) (C.C.M.H.** et **C.G.M.H.).** Rapport entre le poids d'hémoglobine et le volume des globules rouges contenus dans un même volume de sang (100 ml p. ex.). Il est normalement de 0,35 g/ml ou 35 % en moyenne. C'est le rapport T.G.M.H. du V.G.M. — V. *hémoglobine (teneur corpusculaire ou globulaire moyenne en)* et *volume globulaire moyen.*

hémoglobine (teneur corpusculaire ou **globulaire moyenne en) (T.C.M.H.** et **T.G.M.H.).** Quantité d'hémoglobine contenue dans un globule rouge. Elle est donnée par le rapport entre le poids d'hémoglobine et le nombre des hématies contenues dans le même volume de sang. Il est normalement de 28 à 32 micromicrogrammes (μγ ou μμg).

hémoglobinémie, *s. f.* Présence d'hémoglobine dans le plasma sanguin par suite de la dissolution des globules rouges. L'*h.* se révèle par l'état laqué du plasma; elle peut donner naissance à de l'hémoglobinurie.

hémoglobinimètre ou **hémoglobinomètre,** *s. m.* (hémoglobine ; μέτρον, mesure). Instrument destiné à mesurer la teneur du sang en hémoglobine.

hémoglobinique, *adj.* Qui a rapport à l'hémoglobine. — *valeur h.* V. *valeur globulaire.*

hémoglobinobilie, *s. f.* Présence d'hémoglobine dans la bile. C'est un symptôme toujours patholo-

gique, comparable à l'hémoglobinurie.

hémoglobinométrie, *s. f.* Dosage de la teneur du sang en hémoglobine.

hémoglobinopathie, *s. f.* Maladie du sang due à une anomalie de l'hémoglobine. 1º Il peut s'agir d'une répartition différente dans la molécule d'hémoglobine, des chaînes polypeptidiques qui la constituent et qui ont chacune une structure normale. L'*h.* est alors *quantitative*, liée à un défaut du gène régulateur de l'hémoglobine. V. *thalassémie.* — 2º L'*h.* peut résulter, d'autre part, d'une anomalie de la structure d'une des chaînes polypeptidiques de l'hémoglobine. L'*h.* est *qualitative ;* c'est une hémoglobinose (v. ce terme).

hémoglobinose, *s. f.* Syn. *dyshémoglobinose.* Maladie du sang due à l'altération qualitative de l'hémoglobine des globules rouges, liée à une anomalie des gènes de structure de l'hémoglobine : dans une des chaînes polypeptidiques de l'hémoglobine, un acide aminé est remplacé par un autre. Les *h.* sont très nombreuses, mais quelques-unes seulement ont une importance pratique; on les distingue par le type de leur hémoglobine anormale (S.C.E., etc.). Cette anomalie héréditaire peut rester latente : ce sont les formes hétérozygotes, la tare n'existant que chez l'un des parents. Les formes homozygotes (la tare étant présente chez les deux parents) donnent des manifestations cliniques à type d'anémie hémolytique. Parmi ces formes homozygotes, la plus grave est l'*h.S.* ou drépanocytose, ou anémie à hématies falciformes (v. ce terme). Les autres sont rares. L'*h. C.* due au remplacement, dans la chaîne β de l'hémoglobine, du 6e acide aminé, l'acide glutamique, par un autre, la lysine, entraîne, chez les Noirs de l'Afrique Occidentale, une anémie analogue à celle de la drépanocytose, moins grave cependant, et dans laquelle les hématies ont une forme de cible. L'*h. E.*, dans laquelle le

26e acide aminé (acide glutamique) de la chaîne β est remplacé par la lysine, existe en Birmanie, en Malaisie, au Cambodge (h. des Khmers), en Thaïlande où elle provoque une légère anémie hémolytique microcytaire avec cellules-cibles. D'autres h. sont exceptionnelles, les h. D, G, J, K, L, N, O, dont les formes homozygotes donnent parfois une légère anémie hémolytique; l'h. M. qui entraîne une méthémoglobinémie congénitale; l'h. Lepore qui provoque une anémie hémolytique sévère; l'h. Zurich, dont la forme hétérozygote, la seule connue, est caractérisée par des poussées d'anémie hémolytique déclenchées par la prise de sulfamides. Il existe enfin des formes associées, résultant d'un double hétérozygotisme, chacun des parents apportant une tare hémoglobinique différente : l'h. SC, l'h. SD dont les manifestations ressemblent, en moins grave, à celle de la drépanocytose. L'association d'une h. S avec la thalassémie réalise la thalasso-drépanocytose ou anémie microcytique drépanocytaire de Silvestroni et Bianco (v. ce terme et thalassémie). V. hémoglobinopathie, globine et maladie moléculaire.

hémoglobinosynthèse, s. f. Production d'hémoglobine.

hémoglobinurie, s. f. (hémoglobine; οὖρον, urine). Présence d'hémoglobine dans l'urine.

hémoglobinurie et acrocyanose paroxystiques avec agglutinines froides à un titre élevé. Syn. maladie des agglutinines froides (auteurs anglo-saxons). Affection survenant chez des adultes, caractérisée par des accès d'hémolyse avec hémoglobinurie accompagnés d'acrocyanose et d'acroparesthésies et déclenchés par le refroidissement. Entre les accès persiste une anémie chronique avec parfois subictère et splénomégalie. Le sérum contient des agglutinines froides à un taux élevé (responsables de l'auto-agglutination des hématies), un anticorps froid incomplet et souvent une hémolysine froide. Il existe une forme idio-

pathique, et des formes associées à d'autres hémopathies. C'est une forme d'anémie hémolytique auto-immune. V. ce terme.

hémoglobinurie paroxystique essentielle ou **a frigore.** Syn. maladie de Harley. Affection survenant chez des sujets jeunes, parfois chez des syphilitiques, et dont les manifestations, déclenchées par un refroidissement, consistent en accès d'hémoglobinurie précédés de frissons, d'angoisse et de courbature et accompagnés d'une crise hémoclasique sanguine; le sérum contient une hémolysine : c'est une immunoglobuline de type M (IgM) capable de détruire les hématies du groupe P (auto-anticorps froid anti-P). Cette affection, variété d'anémie hémolytique, est une maladie auto-immune (v. auto-allergie).

hémoglobinurique (fièvre bilieuse). V. fièvre b. h.

hémogramme, s. m. (αἷμα; γράμμα, écriture). Syn. hématogramme. 1° Résultat de l'étude quantitative et qualitative des éléments figurés du sang (nombre des hématies et des leucocytes par mmc, taux de l'hémoglobine et formule leucocytaire). — 2° Courbe qui représente les variations de diamètre des globules sanguins au cours d'une maladie. — h. rouge. H. concernant les érythrocytes. — h. blanc. H. concernant les leucocytes.

hémohistioblaste, s. m. (αἷμα; ἱστίον, tissu; βλαστός, germe). Syn. cellules de Ferrata. Grandes cellules de 15 à 20 μ à protoplasma étendu légèrement basophile, à gros noyau arrondi. Cette cellule semi-libre du tissu réticulo-endothélial, détachée du tissu hémohistioblastique, se trouve dans la moelle osseuse, la rate et les ganglions : c'est la cellule souche indifférenciée, origine des diverses lignées de cellules sanguines et des cellules libres des tissus. Elle donne naissance aux hémocytoblastes et aux histioblastes (v. ces termes).

hémohistioblastique (tissu). Ensemble des cellules du système réticulo-endothélial groupées en réseau qui, chez l'homme normal donnent naissance aux différents éléments figurés du sang. Ce sont les cellules réticulaires des organes hématopoïétiques (v. *hémohistioblaste*).

hémohistioblasto-plasmocytome, *s. m.* V. *réticulo-plasmocytome*.

hémohistioblastose, *s. f.* V. *réticulo-endothéliose*.

hémo-hydarthrose, *s. f.* Epanchement à la fois séreux et sanguin dans une cavité articulaire. Ex. : *h. de la fracture de la rotule*.

hémoleucocytaire (formule). V. *formule leucocytaire du sang*.

hémolymphangiome, *s. m.* (Lannelongue). Tumeur complexe formée de l'association de l'*hémangiome* et du *lymphangiome*.

hémolyse, *s. f.* (αἷμα; λύειν, dissoudre). Syn. *hématolyse, cythémolyse*. Mise en liberté de l'hémoglobine contenue dans le globule rouge (*érythrolyse, globulolyse*) par suite d'une altération de la paroi de ce globule (*h. chimique*), ou lorsque le globule est distendu par l'action d'une solution hypotonique (*h. osmotique*).

hémolyse (réaction d'). V. *déviation du complément*.

hémolyse à l'acide (test d'). Syn. *test de Ham et Dacie*. Méthode destinée à mettre en évidence dans le sérum, par acidification de celui-ci, certains anti-corps incomplets (v. ce terme) qui ne provoquent l'hémolyse qu'en milieu acide. Ce test est positif dans la maladie de Marchiafava-Micheli.

hémolyse à l'étuve (test du temps d') (Caroli et Etève). Syn. *test de Caroli, test d'incubation croisée*. Mesure de la résistance globulaire effectuée dans le propre plasma du malade et dans un plasma témoin mis à l'étuve à 37° et observés pendant 3 jours. Normalement, l'hémolyse ne commence qu'à partir du 4e jour. Elle est beaucoup plus précoce pour les hématies des malades atteints d'ictère hémolytique dont le plasma, par contre, n'accélère pas l'hémolyse d'hématies témoins.

hémolysine, *s. f.* Nom donné aux substances qui jouissent de la pro-

priété de détruire les globules rouges du sang. Elles peuvent apparaître dans le sérum (anticorps) sous l'action de certains antigènes; on les trouve aussi dans quelques toxines microbiennes ou venins, etc. V. *sensibilisatrice*. — *h. biphasique* de Donath et Landsteiner (ou *h. bitermique*). *H.* dont l'action se fait en 2 étapes successives, à 2 températures différentes : à 4° en présence du complément, l'anticorps se fixe sur l'hématie qui sera dissoute ensuite lors du réchauffement à 37°. V. *Donath et Landsteiner (épreuve de)*. — *h. chaude, complète, froide, incomplète*. V. *anticorps chaud, complet, froid, incomplet*. — *h. F. V. Forssmann (phénomène de)*. — *h. O.* V. *streptolysine O*.

hémolysinique (ictère). V. *ictère h.*

hémolysothérapie, *s. f.* Emploi thérapeutique de sang laqué provenant soit du sujet (*autohémolysothérapie*), soit d'un autre individu (*isohémolysothérapie*), soit d'un animal. Après préparation, le sang est injecté à très petites doses dans l'épaisseur du derme. Procédé abandonné actuellement.

hémolytique, *adj.* Syn. *cythémolytique*. Qui se rapporte à l'hémolyse ou qui la provoque. Ex. : *microbes hémolytiques*. — *ictère h.* V. *ictère h.* — *maladie h.* V. *ictère h.* — *maladie h. du nouveau-né*, ou *mal hémolytique néo-natal*. Erythroblastose du nouveau-né. V. *érythroblastose*.

hémolytique et urémique (syndrome). V. *néphro-anémiques (syndromes)*.

hémomédiastin, *s. m.* Epanchement sanguin siégeant dans le tissu cellulaire du médiastin.

hémoméningée (constante) (Derrien et Mestrezat). Rapport fixe existant entre les taux de concentration des solution dialysables dans le sang et dans le liquide céphalorachidien. Il est parfois cliniquement discutable.

hémon, *s. m.* V. *Castle (théorie de)*.

hémoneurocrinie, *s. f.* (αἷμα; νεῦρον, nerf; κρινῶ, je sécrète). Passage dans le système nerveux des produits de glandes à sécrétion interne par l'intermédiaire d'une voie sanguine spéciale dont les rameaux émissaires sont en relation intime avec les neurones (système porte reliant la glande pituitaire à l'hypothalamus).

hémo-ovoculture, s. f. (R. Nativelle, 1961). Inoculation à un œuf (ovoculture) du liquide d'une hémoculture.

hémopathie, s. f. (αἷμα; πάθος, souffrance). Nom générique de toutes les affections caractérisées par une modification du sang, soit destructive (anémies), soit hyperplasique (leucémie, érythrémie, etc.).

hémopéricarde, s. m. Epanchement de sang dans le péricarde.

hémopéritoine, s. m. Epanchement de sang dans le péritoine.

hémophilie, s. f. (αἷμα; φιλία, amitié). Terme désignant : 1° l'*h. familiale.* Affection héréditaire récessive liée au sexe, transmise par les femmes et n'atteignant que les hommes, remarquable par une disposition aux hémorragies graves, internes ou externes, provoquées, incoercibles et récidivantes. L'*h.* est caractérisée par un grand retard de la coagulation sanguine dû à l'absence de l'un des facteurs antihémophiliques A et B (ce qui permet de distinguer l'hémophilie A et l'hémophilie B ou maladie de Christmas), tous les autres éléments physiques, chimiques et biologiques du sang, ainsi que l'endothélium vasculaire, étant normaux. — *hémophilie C. V. Rosenthal* (*maladie de*). — 2° les *états hémophiliques.* Etats pathologiques caractérisés par l'apparition, en dehors de tout antécédent héréditaire et familial, des signes cliniques et biologiques, souvent atténués, de l'*h.* Ils surviennent sans cause apparente (*h. sporadique*) ou bien au cours d'infections ou d'intoxications, fréquemment associés au purpura.

hémophilique, adj. Qui a rapport à l'hémophilie. — *état h.* — *syndrome h.* V. *hémophilie.*

hémophiloïde, s. m., **hémophiloïde (constitution).** V. *hémorragiose constitutionnelle anhémopathique.*

Hemophilus influenzae. V. *Pfeiffer* (*bacille de*).

hémophobie, s. f. (αἷμα; φόβος, peur). V. *hématophobie.*

hémophtalmie, s. f. (αἷμα; ὀφθαλμός, œil). Epanchement de sang dans l'intérieur du globe de l'œil.

hémophtisique (anémie) (Pappenheim). V. *anémie.*

hémopiésique, adj. (αἷμα; πιέζειν, presser). V. *diurétique.*

hémopneumopéricarde, s. m. Collection de gaz et de sang dans la cavité du péricarde.

hémopneumothorax, s. m. Epanchement de sang et d'air dans la cavité pleurale.

hémopoïétine, s. f. (αἷμα; ποιεῖν, faire). V. *érythropoïétine.*

hémoprévention, s. f. V. *hémoprophylaxie.*

hémopronostic, s. m. Pronostic tiré de l'examen du sang et de l'état de ses divers éléments.

hémoprophylaxie, s. f. Syn. *hémoprévention.* Injection, dans un but prophylactique, du sang prélevé dans les veines d'un sujet immunisé par une atteinte antérieure d'une maladie, à un sujet non encore atteint de cette maladie (rougeole).

hémoprotozoose, s. f. Syn. *protozoose sanguine.* Nom sous lequel on groupe les maladies dues à la présence dans le sang de parasites appartenant à l'embranchement des protozoaires : paludisme, trypanosomiases, leishmanioses, piroplasmoses, anaplasmoses.

hémoptoïque, adj. (αἱμοπτοϊκός, faute de copiste pour αἱμοπτυϊκός, de αἷμα et πτύειν, cracher). Qui a rapport à l'hémoptysie. Ex. : *crachat h., foyer h.*

hémoptysie, s. f. (αἷμα; πτύειν, cracher). Crachement d'une quantité plus ou moins abondante de sang provenant des voies respiratoires. Ce sang a pour origine : soit une hémorragie de cet appareil, soit une hémorragie d'un organe voisin qui s'est fait jour dans l'arbre respiratoire. — *h. des pays chauds.* V. *paragonimiase.*

hémorragico-ascitique (syndrome) (N. Fiessinger et R. Messimy).

Syndrome survenant chez un malade atteint de cirrhose hépatique, caractérisé par de brusques hémorragies gastriques ou intestinales suivies d'anémie persistante et, au bout de 10 à 20 jours, d'ascite. La crase sanguine est peu modifiée. Le pronostic est grave : ce syndrome traduit une insuffisance hépatique sévère.

hémorragie, s. f. (αἷμα; ῥήγνυμι, je jaillis). Effusion d'une quantité plus ou moins considérable de sang hors d'un vaisseau sanguin. — h. occulte. H. peu abondante de la muqueuse gastrique ou de la muqueuse intestinale, ne modifiant pas l'aspect des fèces et ne pouvant être décelée que par leur analyse chimique.

hémorragine, s. f. (Simon Flexner). Substance spéciale contenue dans le venin des vipéridés, qui provoque des hémorragies et digère les tissus autour du point d'inoculation; d'où formation d'une plaque de gangrène à ce niveau.

hémorragiose constitutionnelle anhémopathique (P. Chevallier, 1931). Syn. constitution hémophiloïde, hémophiloïde (Mas y Magro, 1923-24), épistaxis essentielle des jeunes garçons (P. Chevallier, 1922). Affection prédominant chez les jeunes garçons, caractérisée par une tendance aux hémorragies, isolée, la crase sanguine et la résistance capillaire étant normales.

hémorragipare, adj. (hémorragie; parere, déterminer). Qui détermine des hémorragies.

hémorragique, adj. Qui a rapport à l'hémorragie. — diathèses hémorragiques. Etats pathologiques caractérisés par un trouble de la coagulation. On en distingue actuellement 4 variétés, dues : 1° à un défaut de calcium, 2° à un défaut de thromboplastine et de plaquettes sanguines (hémophilie), 3° à un défaut de fibrinogène et 4° à une insuffisance de prothrombine (hypo-prothrombinémie).

hémorroïdal, adj. Qui a rapport aux hémorroïdes. — flux h. V. hémorroïde, 2°.

hémorroïde, s. f. (αἷμα; ῥέω, je coule). 1° Tumeur variqueuse formée par la dilatation d'une veine de l'anus et du rectum. Elle est dite externe ou interne selon qu'elle se développe au-dessous ou au-dessus du sphincter anal. — 2° Syn. flux hémorroïdal. Ecoulement de sang par l'anus, qui survient chez les sujets atteints de tumeurs hémorroïdales.

hémosialémèse, s. f. (αἷμα; σίαλον, salive; ἐμεῖν, vomir) (Josserand). Syn. pituite hémorragique (Mathieu et Milian). Vomissement sanguin peu abondant, généralement d'origine œsophagienne, formé d'une certaine quantité de salive colorée ayant l'aspect de sirop de groseille.

hémosidérine, s. f. (αἷμα; σίδηρος, fer). Syn. pigment ocre (Kelsch et Kiener), rubigine (Auscher et Lapicque), sidérine (Quincke). Pigment ferrugineux insoluble contenant un sel ferrique; sa constitution chimique est mal définie (probablement hydroxyde de fer adsorbé par une protéine). On le rencontre dans les foyers hémorragiques anciens et dans certaines maladies : cardiopathies à la dernière période, infections chroniques et surtout hémochromatose où il infiltre les viscères et principalement le foie.

hémosidérinurie, s. f. Syn. sidérinurie. Présence d'hémosidérine dans l'urine (anémie hémolytique).

hémosidérose, s. f. (Perls, Virchow et Quincke). Syn. hypersidérose. Surcharge pathologique des organes et en particulier du foie par l'hémosidérine. H. n'est pas synonyme d'hémochromatose.

hémosidérose pulmonaire idiopathique (Ceelen, 1931). Syn. maladie de Ceelen. Syndrome rare, non familial, observé chez l'enfant et caractérisé par de la toux, de la dyspnée et des hémoptysies, évoluant généralement par poussées en quelques semaines ou en quelques années vers la mort par anémie hypochrome ou insuffisance respiratoire et cardiaque. Les poumons sont brun-rouge, hémorragiques, surchargés en fer : il existe des dépôts d'hémosidérine dans les alvéoles, dans les cellules alvéolaires hyperplasiées et dégénérées, dans les parois des capillaires dilatés, et parfois une fibrose interstitielle diffuse. Comme le syndrome de Goodpasture (v. ce terme), ce syndrome est peut-être de cause immunologique.

hémosidérose pulmonaire avec glomérulo-néphrite segmentaire nécrosante. V. *Goodpasture* (*syndrome de*).

hémospermie, s. f. V. *hématospermie*.

hémosporidies, s. f. pl. (αἷμα; σπόρος, semence). Sporozoaires appartenant à l'ordre des Coccidies, vivant en parasites dans les hématies de Vertébrés. Les h. parasites de l'homme font partie du genre *Plasmodium* (hématozoaire du paludisme).

hémosporidiose, s. f. Nom générique que l'on a proposé pour toutes les manifestations morbides provoquées par les hématozoaires.

hémosporie, s. f. (αἷμα; σπόρος, semence) (Dupuy-Dutemps, 1922). Ensemencement par le sang. Nom proposé par D.-D. pour désigner les foyers secondaires et les manifestations locales observées dans beaucoup de maladies infectieuses, quels que soient la nature de l'agent pathogène et son mode de fixation. Ex. : arthrite *hémosporique* à streptocoques, *hémosporie* cancéreuse, etc. Ce terme est préférable à métastase, que l'on emploie parfois dans ce sens.

hémostase ou **hémostasie,** s. f. (αἷμα; στάσις, arrêt). Phénomène physiologique (h. *spontanée*) ou opération (h. *provoquée*) qui arrête l'hémorragie. L'h. spontanée met en jeu, pour le colmatage de la brèche vasculaire, des processus complexes : vaso-constriction, facteurs enzymatiques de coagulation libérés par les tissus voisins ou présents dans le sang, plaquettes qui déclenchent la formation du caillot (thrombus blanc : hémostase primaire), facteurs plasmatiques qui, par des interventions successives, transforment le caillot

plaquettaire en caillot de fibrine (thrombus rouge). V. *plaquette*.

hémostatique, adj. et s. m. Se dit de tous les moyens mis en usage pour arrêter un écoulement sanguin (moyens physiques et moyens chimiques). — pince h. (Kœberlé, 1868). Pince dont les branches sont munies de crans d'arrêt permettant de la maintenir fermée. V. *forcipressure*.

hémothérapie, s. f. (αἷμα; θεραπεία, cure). Syn. *hématothérapie*. Emploi thérapeutique du sang, quel que soit son mode d'administration : ingestion, injection sous-cutanée ou intra-veineuse (transfusion).

hémothorax, s. m. Epanchement de sang pur dans la cavité pleurale (généralement d'origine traumatique).

hémotoxine, s. f. Substance exerçant une action nocive sur le globule rouge et différant des hémolysines par l'absence de spécificité, la thermostabilité, et l'efficacité de son action sans intervention du complément.

hémotrope, adj. (αἷμα; τρέπειν, tourner). Se dit d'un virus qui se fixe électivement sur les cellules sanguines. Ex. : virus de la leucose transmissible des oiseaux.

hémotrypsie hémorragipare (αἷμα; τρίβω, je broie, j'affaiblis) (Paul Chevallier, 1924). Accidents hémorragiques déclenchés par une hémorragie première survenant chez un hémogénique ou un hémogéno-hémophilique. Les hémorragies secondes peuvent être remplacées par une anémie intense ou de l'hémoglobinurie.

hémotympan, s. m. V. *hématotympan*.

hémozoïne, s. f. (P. Manson). Syn. *pigment paludéen* ou *palustre*. Pigment noir, formé d'hématine et de protéine, dérivé de l'hémoglobine, présent dans le cytoplasme des parasites du paludisme (Plasmodium) intra-érythrocytaires. Il se trouve également dans les hématies et les différents tissus à la suite de la destruction du parasite.

Henderson-Hasselbalch (équation d'). Formule permettant de calculer le pH sanguin d'après les concentrations, dans le plasma, du CO_2 dissous et du CO_2 combiné à l'état de bicarbonates (réserve alcaline).

$$pH = 6,12 + \log \frac{CO_3\ HNa}{CO_3\ H_2}.$$

Henderson-Jones (maladie de). V. *ostéochondromatose articulaire.*

Henley (opération de). Gastrectomie complétée par l'interposition, entre l'estomac et le duodénum, d'une anse intestinale grêle destinée à former un nouveau réservoir gastrique.

Hennebert (signe ou syndrome de) (1909). Syn. *réflexe oculo-moteur pneumatique.* Mouvement du globe oculaire produit par un changement brusque de la pression de l'air contenu dans le conduit auditif externe. L'aspiration détermine un réflexe qui éloigne l'œil de l'oreille en expérience; la compression détermine un mouvement inverse. Ce réflexe s'observe chez les syphilitiques congénitaux atteints de lésions labyrinthiques. V. *Mygind (signe de).*

Hennequin (appareil de). 1° Appareil destiné à réduire les fractures de la diaphyse du fémur et à maintenir le membre en bonne position à l'aide de la traction continue. Il comprend une gouttière métallique crurale et une installation de traction continue exercée par un bandage prenant point d'appui sur l'extrémité inférieure de la cuisse et l'extrémité supérieure de la jambe, le genou étant en demi-flexion. — 2° Appareil plâtré destiné à maintenir réduites les fractures de l'humérus : il n'est plus utilisé actuellement. — 3° Gouttière plâtrée destinée à l'immobilisation, après réduction, des fractures de l'extrémité inférieure du radius.

Henoch (angine de). V. *angine ulcéro-nécrotique de Henoch.*

Henoch-Bergeron (chorée électrique de). V. *Bergeron (chorée ou maladie de).*

Henry (réaction de) (1927). Syn. *sérofloculation* ou *mélano-floculation palustres.* Floculation obtenue dans une émulsion de mélanine par l'addition de sérum de paludéen. La

disparition de cette réaction peut être considérée comme un signe de guérison du paludisme. Sa valeur diagnostique est très discutée.

héparine, *s. f.* (Mac Lean, Howell, 1916). Anticoagulant naturel, faisant partie des mucopolysaccharides, existant en une proportion plus ou moins importante dans tous les tissus de l'organisme, mais particulièrement abondant dans le foie et dans les muscles. C'est un anticoagulant complet utilisé par voie intraveineuse ou sous-cutanée dans le traitement des thromboses. Il ralentit la formation et empêche l'action de la thromboplastine et de la thrombine, s'oppose à l'apparition de la fibrine, inhibe le facteur XIII et le facteur X activé, ainsi que l'adhésion et l'agrégation des plaquettes; il neutralise aussi les inhibiteurs de la fibrinolysine. L'*h.* possède aussi d'autres propriétés : action clarifiante sur le sérum riche en lipides, action anti-inflammatoire et action anti-exsudative. V. *mastocyte.*

héparine (test à l') ou **héparine-tolérance (test d').** V. *tolérance à l'héparine in vivo* et *in vitro* (tests).

héparinémie, *s. f.* Présence d'héparine dans le sang.

hépariniser, *v.* Traiter par l'héparine.

héparinocyte, *s. m.* (héparine; κύτος, cellule). V. *mastocyte.*

héparinothérapie, *s. f.* Emploi thérapeutique de l'héparine.

héparinurie, *s. f.* Présence d'héparine dans l'urine.

hépatalgie, *s. f.* (ἧπαρ, foie; ἄλγος, douleur). Douleur au niveau du foie. — *h. d'effort* (Boyer et P. D. White, 1942; J. Lenègre et A. Mathivat, 1949). Douleur de la région hépatique survenant à l'occasion de l'effort chez les cardiaques mitraux et pulmonaires.

hépatalgique (fièvre) (Charcot). Accès fébrile accompagnant la migration d'un calcul dans les voies biliaires et lié le plus souvent à des crises de colique hépatiques.

hépatargie, *s. f.* (ἧπαρ; ἀργία, inaction) (Quincke). Insuffisance hépatique.

hépatargiques (crises). Coma hépatique évoluant par poussées curables au cours des cirrhoses du foie.

hépatectomie, s. f. (ἧπαρ; ἐκτομή, excision). Ablation du foie en totalité ou en partie : h. droite ou gauche, sectoriectomie, segmentectomie (v. ces termes). V. hépatolobectomie.

hépatico-duodénostomie, s. f. Opération qui consiste à anastomoser le canal hépatique avec le duodénum.

hépatico-gastrostomie, s. f. Opération qui consiste à pratiquer l'abouchement du canal hépatique dans l'estomac.

hépatico-jéjunostomie, s. f. Implantation termino-latérale du canal hépatique dans le jéjunum.

hépaticoliase, s. f. Maladie causée par des nématodes du genre Hepaticola, se localisant sur le foie, et rencontrée chez le rat, le chimpanzé et l'homme.

hépatico-lithotripsie, s. f. Opération qui consiste à broyer à travers la paroi du canal hépatique les calculs qui s'y trouvent (peu usitée).

hépaticostomie, s. f. (hépatique; στόμα, bouche). Abouchement à la peau du canal hépatique.

hépaticotomie, s. f. (hépatique; τομή, section). Incision du canal hépatique; opération pratiquée habituellement pour l'ablation des calculs biliaires.

hepaticus-drainage, s. m. (Kehr). Drainage du canal hépatique préconisé par Kehr après les opérations portant sur les voies biliaires.

hépatique, adj. Qui a rapport au foie et aux voies biliaires. — colique hépatique. V. colique h. — typhus hépatique. V. ictère infectieux à recrudescence fébrile.

hépatisation, s. f. (Lœlius a Fonte). Modification d'un tissu qui présente l'aspect compact et brun rouge du foie. L'h. pulmonaire est observée dans la pneumonie (Laënnec, 1819) où l'on rencontre successivement les stades d'h. rouge (période d'état : alvéolite fibrineuse contenant leucocytes et hématies)

et d'h. jaune (résorption de la fibrine intra-alvéolaire); plus rarement d'h. grise (fonte purulente du foyer pneumonique). — Laënnec donnait le nom d'h. grise à l'aspect aujourd'hui dénommé h. jaune.

hépatisme, s. m. (ἧπαρ). Terme employé pour désigner l'ensemble des symptômes qui relèvent des affections chroniques du foie. Les plus fréquents sont la sensibilité hépatique à la pression, des altérations cutanéo-muqueuses et l'instabilité du caractère.

hépatite, s. f. Nom générique donné aux affections inflammatoires du foie.

hépatite A. V. hépatite épidémique.

hépatite B. V. hépatite d'inoculation.

hépatite chronique active. Syn. cirrhose de la femme jeune (Waldenström), cirrhose de la femme ménopausée (Cattan, 1951), cirrhose lupoïde (Joske, 1955; McKay, 1956), hépatite lupoïde. Variété d'hépatite, observée surtout chez la femme au décours d'un épisode de la vie génitale, caractérisée par un ictère avec hépato- et splénomégalie et un ensemble de symptômes analogues à ceux du lupus érythémateux aigu disséminé. Elle évolue par poussées vers une cirrhose avec hypertension portale, mortelle par hémorragies ou coma hépatique. Il existe une hyperglobulinémie portant sur l'ensemble des immunoglobulines (dysglobulinémie polyclonale) et des autoanticorps sériques. V. système HLA.

hépatite chronique nodulaire hypertrophique avec cirrhose d'Achard et Foix. Variété d'hépatite ambienne caractérisée par la présence d'abcès chroniques multiples noyés dans une sclérose diffuse.

hépatite chronique simple d'Hutinel et Paisseau. Variété d'hépatite ambienne caractérisée par une périhépatite adhésive.

hépatite cirrhogène. Hépatite dans laquelle les zones d'atrophie hépatique sont progressivement remplacées par un tissu cicatriciel de sclérose.

hépatite enzootique. V. *fièvre de la vallée du Rift.*

hépatite épidémique ou **I.H.** (infectious hepatitis). Syn. *hépatite A, hépatite à incubation courte.* Affection spécifique et contagieuse due à un virus filtrant (virus A) qui pénètre généralement dans l'organisme par voie digestive, mais parfois à la suite d'une injection de sang. Ce virus a été isolé et identifié par Hilleman (de New York) en 1973. L'*h. e.* existe sous forme sporadique et peut apparaître en épidémies plus ou moins étendues. Après une période d'incubation de 18 à 40 jours, elle se manifeste par un ictère légèrement fébrile qui guérit en 15 jours environ. Certaines épidémies comportent cependant des formes malignes (ictère grave d'emblée, ou secondaire à une forme à début bénin; atrophie jaune subaiguë du foie). V. *hépatite virale.*

hépatite familiale juvénile avec dégénérescence du corps strié (Lhermitte). Syn. *dégénérescence lenticulaire progressive* (Wilson, 1912), *maladie de Wilson.* Maladie familiale observée chez les enfants et les jeunes gens, débutant parfois par un léger ictère, et caractérisée par une rigidité spasmodique avec tremblement, qui rappelle la paralysie agitante, l'existence d'un anneau bronzé sur le limbe scléro-cornéen (cercle de Kayser-Fleischer) et des troubles psychiques marqués (affaiblissement intellectuel, euphorie) sans démence. Elle semble incurable et entraîne la mort dans un délai assez court. Anatomiquement, elle est caractérisée par l'existence simultanée d'une hépatite nodulaire avec cirrhose et d'une dégénérescence du corps strié. C'est une forme de *dégénérescence hépato-lenticulaire* (v. ce terme).

hépatite à incubation courte. V. *hépatite épidémique.*

hépatite à incubation longue. V. *hépatite d'inoculation.*

hépatite d'inoculation. Syn. *hépatite sérique homologue, ictère d'inoculation, sérum-hépatite* (S.H., *hépatite post-transfusionnelle, hépatite B* (H. B.), *hépatite à incubation longue.* Affection due à un virus spécifique (virus B ou MS-2) transmis accidentellement lors d'injection de sérum ou de sang humain infectés ou par l'usage de seringues ou d'aiguilles contaminées et mal stérilisées; ou bien, plus rarement, ayant pénétré *per os* dans l'organisme. L'*h. i.* se traduit par les mêmes symptômes que l'hépatite épidémique (v. ce terme); mais sa période d'incubation est plus longue (60 à 150 j.), les formes anictériques et les formes inapparentes sont plus fréquentes. Les deux virus sont différents. V. *antigène Australia* et *hépatite virale.*

hépatite lupoïde. V. *hépatite chronique active.*

hépatite maligne cirrhogène. V. *cirrhose post-nécrotique.*

hépatite mésenchymateuse diffuse avec lymphomatose nodulaire. V. *Kiener (maladie de).*

hépatite sérique homologue. V. *hépatite d'inoculation.*

hépatite symplasmique (Craig, Landing, Cazal, 1955). Hépatite du nouveau-né, probablement infectieuse, caractérisée anatomiquement par le remplacement presque total des travées lobulaires par de volumineux plasmodes multinucléés.

hépatite tropicale infantile d'Indochine. V. *kwashiorkor.*

hépatite virale ou **à virus.** Inflammation du foie provoquée par un virus filtrant. Elle se traduit par un ictère infectieux. On en connaît deux variétés (Krugman, 1964): l'hépatite épidémique, de beaucoup la plus fréquente (80 % des cas) et l'hépatite d'inoculation (v. ces termes).

hépatoblastome, *s. m.* (ἧπαρ, foie; βλαστός, germe). Tumeur maligne du foie formée de cellules hépatiques embryonnaires à développement anarchique. Elle survient chez le nourrisson et évolue très rapidement vers la mort.

hépatocarcinome, *s. m.* V. *hépatome.*

hépatocèle, *s. f.* (ἧπαρ; κήλη, hernie). Hernie du foie.

hépato-cérébro-rénal (syndrome). V. *Zellweger (syndrome de).*

hépato-cholangio-cysto-duodénostomie ou **gastrostomie,** *s. f.* Opération qui consiste à aboucher dans le duodénum ou dans l'estomac la vésicule largement ouverte après avoir excisé au thermocautère du parenchyme hépatique. On la pratique quand les canaux hépatique et cholédoque sont obstrués; elle permet à la bile de couler directement des gros conduits biliaires intra-hépatiques dans le duodénum ou dans l'estomac.

hépato-cholangio-entérostomie, *s. f.* (Kehr). Abouchement dans l'intestin des gros conduits biliaires intra-hépatiques. Opération pratiquée dans les cas où les canaux cholédoque et hépatique sont obstrués.

hépato-cholangiome, *s. m.* Tumeur du foie développée aux dépens des cellules du parenchyme hépatique et des cellules des canulicules biliaires intra-hépatiques. C'est une variété d'hamartome (v. ce terme, *hépatome* et *cholangiome*).

hépatocrinie, *s. f.* (M. E. Binet, 1941). « Ensemble des faits conditionnés et réglés par l'association fonctionnelle de la glande hépatique aux autres éléments du système endocrinien » (Binet).

hépato-cystostomie, *s. f.* V. *cholangio-cystostomie.*

hépatocyto-hamartome, *s. m.* V. *hamartome.*

hépato-duodénostomie transvésiculaire. Implantation du canal hépatique dans la vésicule anastomosée elle-même avec le duodénum.

hépato-gastrostomie, *s. f.* (Dogliotti). Opération ayant pour but de drainer les voies biliaires dans l'estomac.

hépatogène, *adj.* (ἧπαρ; γένης, qui est engendré). Qui a son origine dans le foie.

hépatogramme, *s. m.* (ἧπαρ; γράμμα, écriture). 1º Formule indiquant la proportion respective des différents éléments cellulaires (des séries hématopoïétiques surtout) recueillis par ponction du foie. — 2º Radio-

graphie du foie obtenue par l'hépatographie. — *h. isotopique.* V. *gammagraphie hépatique.*

hépatographie, *s. f.* (ἧπαρ, foie; γραφή, description). 1º Description du foie. — 2º Opacification du parenchyme hépatique, obtenue au cours de la splénoportographie, de la phlébographie sus-hépatique ou de l'artériographie hépatique. — *h. isotopique.* V. *gammagraphie hépatique.*

hépato-jéjunostomie, *s. f.* (Longmire). Opération ayant pour but de drainer les voies biliaires dans le jéjunum.

hépatolobectomie, *s. f.* Résection d'un lobe du foie.

hépatologie, *s. f.* (ἧπαρ; λόγος, discours). Étude du foie aux points de vue anatomique, physiologique et pathologique.

hépatolytique (ictère). V. *ictère h.*

hépatomacrosie, *s. f.* (ἧπαρ; μακρός, long) (Charcot). V. *hépatomégalie.*

hépatomanométrie, *s. f.* (Lemaire et Housset). Mesure de la pression dans le foie, et par conséquent dans le système de la veine porte, par ponction hépatique. La pression normale est de 10 cm d'eau.

hépatome, *s. m.* (L. Rénon). Tumeur du foie développée aux dépens des cellules du parenchyme hépatique (hépatocytes). L'*h.* peut être *bénin* (adénome solitaire bénin de Cathala, 1921) ou *malin* (épithélioma ou carcinome hépatocellulaire, hépatocarcinome, adéno-carcinome ou adéno-cancer du foie), souvent secondaire, dans ce dernier cas, à une cirrhose. L'*h.* apparaît comme une hépatomégalie solitaire, qui, dans les formes malignes s'accroît rapidement, est douloureuse et s'accompagne d'une altération rapide de l'état général. V. *hamartome, alpha-fœto-protéine* et *aldolase.* — *h. hypoglycémiant.* V. *Nadler, Wolfer et Elliot (syndrome de).*

hépatomégalie, *s. f.* (ἧπαρ; μέγας, grand). Syn. *mégalhépatie, hépatomacrosie.* Augmentation de volume du foie. — *h. polycorique.* Nom sous lequel R. Debré et G. Semelaigne proposent de grouper des affections

congénitales chroniques parfois familiales, non infectieuses et consta-
tées dès la première enfance. Elles
sont caractérisées par une hypertrophie considérable du foie sans
splénomégalie, un retard de la croissance, un trouble du métabolisme
des glucides et des lipides. Elles
seraient dues à l'accumulation massive dans le foie de graisse (*stéatose
hépatique massive des nourrissons*) ou
de glycogène (*glycogénose hépatique*
ou *maladie glycogénique*).

hépatomphale, s. m. (ἧπαρ; ὀμφαλός,
nombril). Hernie ombilicale du
foie.

hépato-myocardie, s. f. Myocardie
consécutive à une cirrhose presque
toujours éthylique; les troubles hépatiques masquant assez longtemps
les signes de la défaillance ventriculaire gauche.

hépato-néphrite, s. f. Association
de lésions rénales et hépatiques, se
traduisant en particulier par de
l'ictère, de l'albuminurie et de l'hyperazotémie, avec oligurie ou anurie.
L'*h.-n.* est tantôt infectieuse (fièvre
jaune, spirochétose ictérigène, septicémie, syphilis, paludisme), tantôt
toxique (alcool, chloroforme, plomb,
phosphore, arsenic).

**hépato-néphromégalie glycogé-
nique** (von Gierke). V. *glycogénique*
(*maladie*).

hépatopathie, s. f. (ἧπαρ; πάθος,
souffrance). Nom générique donné
à toutes les affections du foie.

hépatopexie, s. f. (ἧπαρ; πῆξις, fixation). Fixation chirurgicale du foie
déplacé ou d'un lobe hépatique
flottant.

hépato-polynévritique (syndrome)
(Castaigne et Sainton). Polynévrite
alcoolique grave accompagnée de
signes de grande insuffisance hépatique.

hépatoptose, s. f. (ἧπαρ; πτῶσις,
chute). Abaissement et mobilité
anormale du foie par suite du relâchement de ses moyens de fixité.

hépato-rénal (syndrome). Ensemble des symptômes observés dans
l'*hépato-néphrite*.

hépatorraphie, s. f. (ἧπαρ; ῥαφή,

suture). Suture des deux lèvres
d'une plaie hépatique.

hépatose, s. f. Terme employé pour
désigner les lésions dégénératives
du parenchyme hépatique; elles
sont le résultat de perturbations
du métabolisme : dégénérescence
(p. ex. graisseuse), infiltration par
un métabolite anormal (p. ex. substance amyloïde), surcharge par un
métabolite normal déposé dans les
cellules réticulo-endothéliales (dys-
lipoïdie) ou dans les cellules nobles
(polycorie).

hépatosidérose, s. f. (ἧπαρ; σίδηρος,
fer). V. *sidérose hépatique.*

hépatosplénite, s. f. V. *splénohépatite.*

hépatosplénographie, s. f. V. *spléno-
portographie.*

hépatosplénomégalie, s. f. Augmentation de volume du foie et de
la rate

hépatostomie, s. f. (ἧπαρ; στόμα,
bouche) (Cahen). Drainage du foie
avec abouchement à la paroi; opération analogue à la *cholangiostomie*,
qui est pratiquée quand les canaux
cholédoque et hépatique sont obstrués d'une façon irrémédiable.

hépato-strié (syndrome). V. *dégénérescence hépato-lenticulaire.*

hépatothérapie, s. f. Emploi thérapeutique du foie administré en
nature ou sous forme d'extrait hépatique pris par la bouche ou injecté dans le tissu musculaire.

hépatotomie, s. f. (ἧπαρ; τομή, section). Incision chirurgicale du foie.

hépatotoxémie, s. f. Intoxication
d'origine hépatique.

hépatotoxicité, s. f. Pouvoir destructeur envers les cellules du foie.

hépatotoxine, s. f. Anticorps capable
de léser le foie, développé dans le
sérum sous l'influence d'un antigène hépatique. V. *cytotoxine.*

hépatotrope, adj. (ἧπαρ; τρέπειν,
tourner). Qui a de l'affinité pour le
foie. — *virus h.*

Herbert (kératite ponctuée d')
(1900). Variété unilatérale de kératite ponctuée observée aux Indes,
caractérisée par de fines ulcérations
superficielles de la cornée.

Herbert (rosettes d') (1907). Petits
nodules translucides entourés d'un

fin réseau capillaire, disposés à la périphérie de la cornée, dans le trachome.

héréditaire, *adj.* Qui est transmis des parents aux descendants. — *maladie h.* V. ce terme.

hérédité, *s. f.* (*heres,* héritier). « Transmission, par les parents à leurs descendants, de caractères ou de qualités exprimés ou non » (Théret). Ces caractères sont inscrits dans les gènes, supportés par les chromosomes, sous forme de véritables messages codés qui régleront toutes les synthèses protidiques que le cytoplasme devra effectuer pendant la vie. V. *gène, chromosome, code génétique.* — *h. ancestrale* ou *en retour.* V. *atavisme.* — *h. autosomique.* Transmission d'un caractère lié à un gène situé sur un autosome (chromosome non sexuel). — *h. collatérale* ou *collatéralité.* Apparition chez un sujet des caractères et des tares existant chez ses collatéraux (maladies familiales). — *h. convergente.* *H.* dans laquelle les caractères transmis existent des côtés paternel et maternel. — *h. diagynique.* V. *diagynique.* — *h. directe. H.* du père au fils. — *h. dominante.* Transmission d'un caractère dominant. V. *dominant.* — *h. gonosomique.* V. *hérédité liée au sexe.* — *h. hétérologue.* Apparition chez les descendants de névropathes, d'arthritiques, de maladies différentes de celles des ascendants : épileptique engendrant un monomaniaque, goutteux engendrant un diabétique. — *h. holandrique.* V. *holandrique.* — *h. hologynique.* V. *hologynique.* — *h. homochrone. H.* caractérisée par l'apparition, chez les enfants, des caractères transmis, précisément à l'âge où ils se sont manifestés chez les parents (loi formulée par Darwin). — *h. homologue.* Survivance dans une famille d'une maladie ou d'un vice qui se retrouvent de génération en génération : tuberculose, cancer, alcoolisme. — *h. indirecte.* Ressemblance avec des collatéraux. — *h. d'influence.* V. *imprégnation, 2°.* — *h. maternelle* ou *matrocline.* Syn. *matroclinie.* Appa-

rition, chez les enfants, de caractères venant presque uniquement de leur mère. — *h. monomérique.* V. *monomérie.* — *h. morbide progressive.* Aggravation de génération en génération de certaines manifestations morbides transmises par hérédité. — *h. paternelle* ou *patrocline.* Syn. *patroclinie.* Apparition, chez les enfants, de caractères venant presque uniquement de leur père. — *h. précessive.* Manifestation des troubles héréditaires chez les enfants avant l'apparition de ces mêmes troubles chez les parents (psychoses). — *h. récessive.* Transmission d'un caractère récessif. V. *récessif.*

hérédité liée au sexe. Syn. *hérédité gonosomique.* Transmission d'un caractère lié à un gène situé sur le segment non homologue d'un chromosome sexuel (portions de ces chromosomes qui sont différentes sur les chromosomes X et Y). Il s'agit généralement d'une tare récessive située sur cette portion d'un chromosome X et qui n'apparaît que chez le garçon, ce gène étant masqué chez la fille par le gène allélomorphe normal dominant de l'autre chromosome X (sauf dans le cas exceptionnel de la femme homozygote pour ce gène). Ces tares (p. ex. le daltonisme ou l'hémophilie) frappent les hommes et sont transmises par les femmes (*hérédité diagynique*). La transmission des tares situées sur le segment non homologue du chromosome Y est l'hérédité holandrique (v. *holandrique*).

hérédo-ataxie cérébelleuse (P. Marie, 1893). Syn. *maladie de Pierre Marie.* Affection familiale héréditaire transmise selon le type dominant, apparaissant chez l'adulte jeune, caractérisée par de l'incoordination des mouvements à type cérébelleux, une démarche cérébello-spasmodique, des troubles de la parole et de la vision (cataracte, atrophie optique), un nystagmus, parfois des paralysies oculo-motrices, l'exagération des réflexes tendineux et un signe de Babinski bilatéral. Anatomiquement elle répond à l'atrophie des lobes latéraux du cervelet. Elle ressemble à la maladie de Friedreich et entre dans le cadre de l'*hérédo-dégénération spino-céré-belleuse*.

hérédo-contagion, *s. f.* Présence, dans l'organisme du fœtus, d'un bacille ou d'un germe morbide, quel qu'il soit (tuberculose, syphilis), provenant du sperme du père, de l'ovule de la mère ou du sang maternel à travers le placenta.

hérédo-dégénération neuro-radiculaire (A. Thévenard, 1953). Syn. *neuropathie dégénérative radiculaire* (Denny-Brown, 1951). Groupe nosologique qui comprend l'acropathie ulcéro-mutilante de Thévenard et les acropathies amyotrophiantes (syndromes de Charcot-Marie et de Déjerine-Sottas).

hérédo-dégénération spino-cérébelleuse. Nom sous lequel G. Guillain et P. Mollaret (1933) ont proposé de grouper la *maladie de Friedreich*, l'*hérédo-ataxie cérébelleuse*, la *paraplégie spasmodique familiale*, la *dystasie aréflexique héréditaire* et le *syndrome de Marinesco-Sjögren* en raison des importantes relations évolutives, familiales et anatomiques qui unissent ces trois types cliniques.

hérédo-dégénérescence chorio-rétinienne. Altération héréditaire précoce et progressive de la choroïde et de la rétine.

hérédo-hérédo-syphilis, *s. f.* Terme qui désignait ce que l'on croyait être la syphilis transmise à la seconde génération.

hérédopathie, *s. f.* Maladie héréditaire, v. ce terme. — *h. ataxique polynévritique.* V. *Refsum (maladie de).*

hérédo-prédisposition, *s. f.* Prédisposition que présenteraient les enfants de phtisiques à contracter la tuberculose.

hérédo-syphilis, *s. f.* Terme improprement employé pour désigner la syphilis congénitale.

hérédo-tuberculose, *s. f.* Tuberculose héréditaire (conception abandonnée).

Hérelle (phénomène de d'). Syn. *phénomène de Twort-d'Hérelle.* Dis-

solution totale d'une émulsion bactérienne, en particulier de bacilles dysentériques ou typhiques, par addition d'une trace d'un liquide contenant le bactériophage de d'Hérelle qui se rencontre, tout au moins pour les microbes cités, dans le filtrat du liquide intestinal des sujets convalescents de dysenterie ou de fièvre typhoïde (v. *bactériophage*).

Hergott (fracture d'). Variété de fracture du péroné siégeant à la partie supérieure de l'os résultant du diastasis de l'articulation tibio-péronière inférieure, et s'accompagnant de blessure du nerf sciatique poplité externe (paralysie des muscles de la région antéro-externe de la jambe, attitude du pied en varus équin).

Hergott (gouttière d'). Appareil plâtré en forme de gouttière destiné à immobiliser les fractures de jambes.

Hering et Breuer (réflexe d'). « L'insufflation du poumon provoque un réflexe expiratoire et l'exsufflation un réflexe inspiratoire dont le vague constitue la voie centripète » (J. Le Melletier).

Herman-Perutz (réaction d'). (1912). Réaction obtenue en ajoutant, au sérum d'un malade supposé syphilitique, certaines quantités d'une solution aqueuse de glycocholate de soude, et d'une solution alcoolique de cholestérol : la formation d'un dépôt floconneux indique que la réaction est positive et par suite que le malade est syphilitique.

hermaphrodisme, *s. m.* ('Ερμῆς, Mercure ; 'Αφροδίτη, Vénus). 1° Présence, chez un même individu, de testicule et d'ovaire, isolés ou réunis (ovotestis). L'*h.* vrai est normal chez un certain nombre d'invertébrés. Dans l'espèce humaine, il est tout à fait exceptionnel. Il résulte d'une aberration chromosomique (v. *maladie par aberration chromosomique*), se voit chez des sujets dont les organes génitaux externes sont plus ou moins mal formés et dont le sexe nucléaire est soit masculin, soit féminin. — 2°

Malformation des organes génitaux caractérisée par la présence chez le même individu de quelques-uns des caractères apparents des deux sexes. C'est plutôt un *pseudo-hermaphrodisme* ou *gynandromorphisme*. — *pseudo-h.* d'Apert et Gallais. V. *génito-surrénal* (syndrome). — *pseudo-h. féminin*. V. *gynandrie*. — *pseudo-h. masculin*. V. *androgynie* et *androgynoïde*.

hermaphrodite, adj. et s. m. Sujet atteint d'hermaphrodisme.

hermétique, adj. (hermeticus, de Ἑρμῆς, Mercure). Qui appartient à la science d'Hermès (ou de Mercure). — *médecine h.* Médecine utilisant les moyens qui provenaient, croyait-on, des livres d'Hermès.

herniaire, adj. Qui a rapport aux hernies. — *engouement h.* V. *engouement*. — *étranglement h.* Ensemble des accidents dus à la constriction d'une hernie, les uns locaux provoqués par l'occlusion de l'intestin hernié ou de ses vaisseaux, les autres généraux, d'origine toxique. — *incarcération h.* V. *incarcération*. — *pincement h.* ou *p. latéral de l'intestin*. Etranglement herniaire incomplet sans arrêt des matières ni des gaz. — *sac h.* Diverticule péritonéal engagé dans le trajet herniaire et contenant les viscères prolabés. — *zones h.* Points faibles de la paroi abdominale par où les viscères peuvent faire issue à l'extérieur : ils peuvent être dus à une disposition embryonnaire anormalement persistante (hernie congénitale) ou à l'affaiblissement ultérieur de la paroi, souvent au niveau du trajet d'un paquet vasculo-nerveux (hernies acquises).

hernie, s. f. (hernia). Masse circonscrite formée par un organe ou une partie d'organe (le plus souvent l'intestin) sorti de la cavité qui le contient normalement par un orifice naturel ou accidentel. — *h. acquise*. V. *herniaires* (zones). — *h. d'Astley Cooper*. V. *Astley Cooper* (hernie d'). — *h. de Béclard*, V. *Béclard* (hernie de). — *h. en bissac*. V. *Astley Cooper* (hernie d'). — *h. cérébrale*. V. *engagement cérébral*. — *h. de Cloquet*. V.

Cloquet (hernie de). — *h. de Cloquet et Demeaux*. V. *Cloquet et Demeaux* (hernie de). — *h. congénitale*. V. *herniaires* (zones). — *h. diaphragmatique*. V. *diaphragmatocèle*. — *h. discale* ou *du disque intervertébral*. V. *disque intervertébral*. — *h. enkystée d'A. Cooper*. Variété de *h.* inguinale dans laquelle l'intestin plonge dans une hydrocèle vaginale, chez l'homme, ou dans un vestige kystique du canal de Nück, chez la femme. — *h. de faiblesse. H.* acquise constituée à la faveur d'une diminution de résistance de la paroi, au niveau d'un point faible de celle-ci. — *h. de force*. Variété rare de *h.* acquise, provoquée par un traumatisme ou un effort exceptionnel, malgré la constitution normale de la paroi. — *h. funiculaire*. V. *funiculaire*. — *h. de Goyrand*. V. *Goyrand* (hernie de). — *h. de Hesselbach*. V. *Hesselbach* (hernie de). — *h. hiatale*. V. *hiatal*. — *h. inguino-pubienne*. V. *bubonocèle*. — *h. inguino-propéritonéale*. V. *Krönlein* (hernie de). — *h. inguino-superficielle*. V. *Küster* (hernie de). — *h. intra-somatique*. V. *Schmorl* (nodule de). — *hernie de J.-L. Petit*. V. *Petit* (hernie de J.-L.). — *h. de Krönlein*. V. *Krönlein* (hernie de). — *h. de Küster*. V. *Küster* (hernie de). — *h. de Laugier*. V. *Laugier* (hernie de). — *h. de la ligne semi-lunaire de Spiegel*. V. *Spiegel*. — *h. de Littre*. V. *Littre* (hernie de). — *h. méniscale*. V. *méniscal*. — *h. muqueuse* (Rokitansky) ou *h. tunicaire* (Cruveilhier). Nom donné aux diverticules acquis de l'intestin dont la paroi ne comprend que la couche séreuse et la couche muqueuse, la tunique musculeuse faisant défaut à leur niveau. — *h. musculaire*. Syn. *myocèle*. « Tumeur formée par l'issue d'une portion de muscle, non rompu, au travers d'un orifice accidentel de la gaine aponévrotique » (Forgue). — *h. pectinéale*. V. *Cloquet* (hernie de). — *hernie de J.-L. Petit*. V. *Petit* (hernie de J.-L.). — *h. de Rieux*. V. *Rieux* (hernie de). — *h. de Rust*. V. *Rust* (hernie de). — *h. de Treitz*. V. *Treitz* (hernie de). — *h. ventrale*. V. *laparocèle*.

herniographie, *s. f.* (Ducharme, 1967). Radiographie du canal péritonéo-vaginal, pratiquée dans certains cas de hernie inguinale chez l'enfant, au moyen d'une injection de produit de contraste hydrosoluble dans la cavité abdominale.

hernioplastie, *s. f.* (*hernia* ; πλάσσειν, former). Procédé de cure radicale d'une hernie, employé lorsque la paroi musculaire est faible (hernie inguinale directe, hernie volumineuse ou récidivée). Il consiste, après résection du sac, dans la consolidation de la paroi abdominale postérieure à l'aide d'une greffe cutanée, aponévrotique, ou d'une prothèse.

herniorraphie, *s. f.* (*hernia*; ραφή, suture). Cure radicale d'une hernie, consistant dans la résection du sac et la consolidation de la paroi par suture, aux fils non résorbables, des bords du canal (pour la hernie inguinale, suture à l'arcade crurale du grand ou du petit oblique).

héroïnomanie, *s. f.* Habitude morbide de l'héroïne, substance parfois employée comme succédané de la morphine, mais plus toxique et plus dangereuse que celle-ci.

herpangine, *s. f.* (John Zahorsky, 1917). Syn. *angine pustuleuse* (Marfan, 1924), *pharyngite vésiculaire* (Levine, 1938), *pharyngite aphteuse* (Breese, 1941). Affection survenant en été, chez les enfants âgés de moins de 10 ans. Elle débute brutalement par une fièvre élevée, de l'anorexie, des vomissements, souvent de la céphalée et des douleurs musculaires généralisées. Il existe une angine herpétiforme. L'évolution se fait en 2 à 4 jours vers la guérison. Elle est due à des virus Coxsackie du groupe A.

herpès, *s. m.* (ἕρπειν, ramper). Lésions cutanées consistant en vésicules transparentes du volume d'une grosse tête d'épingle, réunies en nombre variable dans un même groupe et entourées d'une aréole rouge. L'*h.* est provoqué par un virus, l'*herpesvirus hominis* (v. ce terme), du groupe herpesvirus, dont le *type 1* provoque, lors de la primo-infection, une gingivo-stomatite avec fièvre, éruption vésiculeuse sur la muqueuse buccale, adénopathies sous-maxillaire et parfois conjonctive et kératite; les sujets possédant des anticorps neutralisants font une infection latente avec des poussées récurrentes d'herpès labial (*h. récidivant*) ou de névralgies du trijumeau, à l'occasion d'infections, d'exposition solaire, d'émotions, des règles, et parfois une encéphalite souvent mortelle. Le virus du *type 2* est responsable de l'herpès génital, souvent récidivant, qui se propage par contact vénérien. Un enfant né d'une mère ainsi infectée sera contaminé et fera une maladie généralisée le plus souvent mortelle.

herpès circiné. Syn. *trichophytie circinée, h. parasitaire*. Lésion de la peau glabre causée par un trichophyton. Elle se présente sous forme de taches érythémato-squameuses, aux bords nets, circulaires, vésiculeux, et d'évolution rapidement extensive.

herpès crétacé (Devergie). Lupus érythémateux avec hyperkératose massive en nappe.

herpes gestationis. Syn. *dermatite polymorphe douloureuse récidivante de la grossesse*. Dermatose bulleuse se rencontrant chez les femmes enceintes et disparaissant après l'accouchement, caractérisée par sa tendance aux récidives à chaque nouvelle grossesse ; elle entraîne souvent l'avortement ou la naissance d'un enfant prématuré et débile. C'est une forme de la maladie de Duhring-Brocq (v. *dermatite polymorphe douloureuse chronique à poussées successives*).

herpes iris. V. *érythème polymorphe*.

herpès du Nil. V. *bouton d'Orient*.

herpès parasitaire. V. *herpès circiné*.

herpès vacciniforme (Fournier). Variété d'impétigo.

herpesvirus, *s. m.* Virus à A.D.N., de grande taille (80 à 100 mμ), dont la capside a une symétrie cubique et porte 162 capsomères. Le groupe *h. v.* comprend l'herpesvirus hominis, le cytomégalovirus et le virus Epstein-Barr. D'après certaines observations, il semblerait exister une relation entre *h. v.* et cancer.

herpesvirus hominis (H.V.H.). Virus appartenant au groupe herpès (herpesvirus). Il provoque des primo-infections aiguës disséminées (gingivo-stomatite) ou des infections latentes avec présence constante du virus, réactivé plus ou moins périodiquement (kératite herpétique, herpès labial récidivant). On en distingue deux types : le *type 1* responsable des gingivo-stomatites, des kérato-conjonctivites, de l'eczéma herpétiforme, des méningo-encéphalites, et le *type 2*, virus de l'herpès génital. V. *herpès.*

herpes zoster. V. *zona.*

herpétide, *s. f.* Nom donné autrefois aux éruptions cutanées que l'on croyait sous la dépendance d'une diathèse appelée herpétisme.

herpétides exfoliatrices (Bazin). V. *érythrodermie.*

herpétiforme, *adj.* Qui ressemble à l'herpès. — *dermatite h.* V. *dermatite.*

herpétique, *adj.* Qui a rapport à l'herpès. — *angine h.* V. *angine.*

herpétisme, *s. m.* « Maladie constitutionnelle à longues périodes, essentiellement héréditaire, non contagieuse, caractérisée par des désordres dynamiques des trois grandes fonctions nerveuses, et des lésions trophiques des téguments, des systèmes locomoteur et sanguin » (Lancereaux). Elle se traduit, « dans la première moitié de la vie, par des manifestations vaso-motrices, des dermatoses, des crises spasmodiques, des poussées congestives et, dans la deuxième » se comporte « comme une diathèse trophique entraînant l'artériosclérose et le diabète » (Boltansky et Ph. Sée). Elle est voisine de l'arthritisme.

Herrick (maladie de). V. *anémie à hématies falciformes.*

Hers (maladie de) (1959). Syn. *glycogénose type VI.* Variété de ma-

ladie glycogénique (v. ce terme), dans laquelle l'accumulation de glycogène dans le foie est due à l'absence d'une enzyme glycogénolytique, la phosphorylase hépatique. C'est une maladie héréditaire, transmise selon le mode récessif.

hersage des nerfs (Gérard Marchand). Dilacération des fibres nerveuses à l'aide d'un instrument à pointes mousses, préconisée dans les névralgies rebelles (sciatique).

Herter (maladie de) (H., de New York, 1908). V. *Gee (maladie de).*

Hertoghe (syndrome de). Hypothyroïdie chronique, bénigne, se manifestant par l'adipose, le développement insuffisant du système pileux (diminution de la queue du sourcil), le refroidissement des extrémités et l'asthénie. Plusieurs de ces troubles existent également dans d'autres insuffisances glandulaires, en particulier dans l'hypopituitarisme.

Hertwig (phénomène d'). Action paradoxale du radium sur le sperme de grenouille. La fécondation d'un ovule normal avec de la semence, irradiée pendant un temps de plus en plus long, donne des embryons de plus en plus tarés, conséquence de l'atteinte croissante des chromosomes mâles. Mais si la fécondation a lieu avec des spermatozoïdes irradiés pendant plus longtemps encore (plusieurs heures), les embryons obtenus sont de nouveau presque normaux ; en effet les chromosomes mâles sont alors trop altérés pour s'unir à ceux de l'ovule, et le développement se fait à partir des seuls chromosomes maternels, le spermatozoïde ne jouant qu'un rôle de stimulation (v. *gynogénèse).*

Hertwig-Magendie (phénomène d'). Syn. *stéréo-déviation.* Symptôme essentiel des paralysies protubérantielles, caractérisé par le fait qu'un des globes oculaires se trouve sur un niveau plus bas que l'autre, l'ensemble des deux yeux paraissant avoir une direction oblique : l'œil du côté de la lésion regarde en bas et en dedans, l'autre œil en haut et en dehors.

Hertz (signe de). Douleur déterminée au niveau de l'interligne sacro-iliaque, dans la sacro-coxalgie, par l'hyperextension de la cuisse du côté malade, le sujet étant placé en décubitus ventral.

Herxheimer (réaction ou **phénomène de)** (Karl H., 1902). Syn. *réaction de Jarisch-Herxheimer*. Action paradoxale du mercure sur la syphilis : le traitement mercuriel, au lieu de les faire disparaître, exagère momentanément certaines manifestations de la maladie. Le même effet est produit par les composés bismuthiques et arsenicaux (surtout les arsénobenzols) et, à un moindre degré, par les antibiotiques (pénicilline). V. *réactivation*, 3°.

Heryng (signe de). Signe qui permet de faire le diagnostic d'une sinusite maxillaire. En éclairant la face du malade par transparence à l'aide d'une lampe électrique placée dans la bouche, on peut constater, s'il y a empyème maxillaire : 1° une zone obscure dans la partie supérieure de la joue correspondante ; 2° l'obscurité de la pupille du côté malade ; 3° la perception, par le sujet, de la source lumineuse buccale, par l'œil du côté sain, lorsqu'on lui fait fermer les yeux.

Herz (procédé de Max). Méthode permettant d'apprécier la capacité fonctionnelle du cœur d'après les variations de fréquence du pouls provoquées par une série de mouvements de flexion de l'avant-bras sur le bras.

hespéranopie, s. f. (ἕσπερ, soir; ἀ-priv.; ὄψ, œil) (A. Terson, 1918). Syn. *hypoadaptation rétinienne*. Diminution de la vision dès le crépuscule. Ce terme devrait remplacer le mot *héméralopie*.

Hesselbach (hernie de). Hernie crurale à diverticules multiples.

Hétényé (épreuve d'). Epreuve destinée à explorer la fonction des glandes parathyroïdes. On injecte dans une veine 10 ml d'une solution à 10 % de chlorure de calcium. Chez un sujet normal, il y a augmentation de 23 à 30 % du taux de la calcémie qui revient à la normale en 3 heures. L'hypercalcémie est plus forte et plus prolongée chez les hypoparathyroïdiens, plus faible et plus courte dans les cas contraire.

hétéradelphe, s. m. (ἕτερος, autre; ἀδελφός, frère) (I. G. St-Hilaire). Monstre hétérotypien chez lequel le parasite est dépourvu de tête et semble s'implanter par la partie supérieure du tronc dans l'épigastre du sujet principal (autosite).

hétéralien, s. m. (ἕτερος; ἄλλως, place) (I. G. St-Hilaire). Classe de monstres doubles caractérisés par l'insertion du parasite, réduit généralement à une tête, sur le vertex de l'autosite; le parasite ne présentant jamais de cordon ombilical.

hétéresthésie, s. f. (ἕτερος; αἴσθησις, sensibilité) (Graham Brown). Trouble de la sensibilité provoqué par la commotion de la moelle cervicale. Il consiste dans une modification de la qualité des sensations perçues dans les segments radiculaires qui composent le territoire cutané sous-lésionnel.

hétéro-accusation, s. f. Dénonciation calomnieuse par certains mythomanes et hystériques qui accusent d'autres personnes de délits ou de crimes imaginaires ou réels, mais qu'elles n'ont pas commis.

hétéro-agglutination, s. f. (ἕτερος). Agglutination survenant entre les sangs d'individus d'espèces différentes.

hétéro-agglutinine, s. f. Agglutinine agissant sur les globules d'un individu d'espèce différente.

hétéro-allergie, s. f. (Dujardin et Decamps, 1925). « Modifications réactionnelles que la sensibilisation allergique confère à un organisme à l'égard de substances différentes de l'allergène spécifique ». (P. Gastinel, R. Fasquelle, P. Barbier). Ex. le phénomène de Sanarelli (v. ce terme).

hétéro-anticorps, s. m. Anticorps sérique actif contre un antigène provenant d'individus d'espèces différentes.

hétéro-antigène, s. m. Antigène provoquant le développement d'anticorps dans le sérum d'individus d'espèces différentes.

hétérocaryote, *adj.* (ἕτερος; κάρυον, noyau). Se dit de deux sujets dont les chromosomes sont différents. — *monozygote h.* V. *monozygote.*

hétérochirie, *s. f.* (ἕτερος; χείρ, main) (Sakorraphos). Terme correct qui devrait remplacer *allochirie.* V. *alloesthésie.*

hétérochromasie, *s. f.* (ἕτερος; χρωμάτιον, couleur). Propriété de certains myélocytes qui contiennent à la fois des granulations éosinophiles et des granulations basophiles.

hétérochromie, *s. f.* (ἕτερος; χρῶμα, couleur). Coloration différente des deux iris. C'est une anomalie héréditaire, transmise selon le type dominant.

hétérochromosome, *s. m.* (ἕτερος; chromosome) (génétique). Syn. *allosome, chromosome sexuel, chromosome X, gonosome, idiochromosome.* Nom donné aux deux chromosomes d'une même paire dont l'une des fonctions est la détermination du sexe. Chez la femme, cette paire est composée de deux éléments égaux, les chromosomes X. Chez l'homme, ces deux éléments sont inégaux : l'un est identique aux chromosomes X de la femme, et l'autre, de dimensions beaucoup plus faibles, est désigné sous le nom de chromosome Y.

hétérochronie, *s. f.* (ἕτερος; χρόνος, temps). Apparition d'un tissu à une époque où on ne le rencontre pas habituellement dans l'organisme (pathogénie des néoplasmes).

hétérochronisme, *s. m.* (ἕτερος; χρόνος) (L. Lapicque) (neurologie). Inégalité de chronaxie entre deux fibres nerveuses, entre un nerf et un muscle. Elle empêcherait la transmission de l'influx nerveux lors des excitations isolées, mais le laisserait passer lors des excitations réitérées.

hétérocinésie, *s. f.* (ἕτερος; κίνησις, mouvement) (Sakorraphos). Terme correct qui devrait remplacer *allocinésie.*

hétéro-coprophilie, *s. f.* (ἕτερος; coprophilie). V. *coprophilie.*

hétérocytotrope, *adj.* Qui a de l'affinité pour les cellules d'individus d'espèce différente.

hétérodrome, *adj.* (ἕτερος; δρόμος, course) (cardiologie). Se dit d'une contraction cardiaque qui ne se propage pas dans le sens habituel.

hétérodyme, *s. m.* (ἕτερος; δίδυμος, jumeau) (I. G. St-Hilaire). Monstre hétérotypien, chez lequel le parasite n'est plus représenté que par une tête s'implantant par un cou et parfois un thorax rudimentaire sur la face antérieure du sujet principal.

hétérodyname, *adj.* (ἕτερος; δύναμις, force) (Roubaud). Se dit d'un « organisme (insecte ou arthropode) dont l'une des générations du cycle annuel peut présenter une phase spontanée d'activité réduite (asthénobiose, v. ce mot) indépendante des circonstances extérieures » (Edm. Sergent, L. Parrot et A. Catanei).

hétérogamétique, *adj.* (ἕτερος; gamète) (génétique). Se dit d'un être vivant dont la paire d'hétérochromosomes (v. ce terme) est formée de deux éléments différents et dont, par conséquent, les gamètes seront dissemblables : la moitié portant un chromosome sexuel mâle, et l'autre un femelle. Dans la grande majorité des espèces animales, ce sont les mâles qui sont hétérogamétiques.

hétérogène, *adj.* (ἕτερος; γένος, race). 1° Qui n'est pas de la même nature, étranger. — 2° Composé d'éléments différents.

hétérogénéité, *s. f.* Le fait d'être hétérogène. En embryologie, propriété intrinsèque que possède l'organisme animal, dès sa formation (œuf), de déclencher un mécanisme ou d'élaborer des substances (analogues aux hormones) capables de provoquer de proche en proche, et avec une fixité remarquablement déterminée pour chaque espèce, les divisions successives de l'œuf et des cellules de l'embryon, ainsi que les différenciations des tissus et des organes.

hétérogénèse, *s. f.,* **hétérogénie,** *s. f.* (ἕτερος; γεννᾶν, engendrer). 1° Production d'êtres vivants due à la décomposition de matières organiques, sans le concours d'individus de même espèce préexistant. Cette théorie, confondue parfois avec celle de la génération spontanée (*abiogénèse*), était généralement admise jusqu'au milieu du XIXᵉ siècle; les travaux de Pasteur en ont démontré l'inexactitude. — 2⁰ Kœlliker (1864) désigne par ce terme l'apparition brusque de types nouveaux stables; cette hypothèse, opposée à l'évolution continue de Darwin, n'a été vérifiée que dans des limites étroites par de Vries dans le règne végétal. V. *mutation*.

hétérogénésie, *s. f.* (ἕτερος; γένεσις, production). 1⁰ « Nom collectif de toutes les déviations organiques dans lesquelles il existe une anomalie » (Littré). — 2⁰ Broca désigne ainsi l'impossibilité de la fécondation entre deux individus d'espèces différentes.

hétérogénie, *s. f.* V. *hétérogénèse*.

hétérogreffe, *s. f.* Syn. *greffe hétéroplastique* ou *hétérologue* ou *hétérospécifique* ou *xénogénique, hétéroplastie, xénogreffe*. Greffe dans laquelle le greffon est emprunté à un sujet d'espèce différente.

hétérogroupe, *adj.* Qui appartient à un autre groupe (sanguin, ethnique, etc.).

hétéro-hémolysine, *s. f.* Nom donné aux hémolysines qui détruisent les hématies d'individus d'espèces différentes.

hétéro-hémothérapie, *s. f.* Injection sous-cutanée à un malade, dans un but thérapeutique, du sang d'un autre sujet.

hétéro-immunisation, *s. f.* Immunisation (v. ce terme) provoquée par l'injection à un animal d'un antigène provenant d'une autre espèce.

hétéro-infection, *s. f.* Maladie infectieuse due à l'introduction dans l'organisme de germes provenant de l'extérieur.

hétéro-leuco-anticorps, *s. m.* Anticorps sérique actif contre les leucocytes d'un sujet d'espèce différente.

hétéro-leucocytothérapie, *s. f.* V. *leucocytothérapie*.

hétérologue, *adj.* (ἕτερος; λόγος, rapport). 1⁰ Syn. *hétéromorphe*. Qui semble sans analogie avec d'autres parties, d'autres tissus, d'autres caractères. — 2⁰ (immunologie). Se dit de tissus, de cellules, de sérums, etc., appartenant à un individu d'une autre espèce que celle du sujet considéré. — *sérum h*. V. *sérum hétérologue*. — *transmission héréditaire hétérologue des névroses*: pithiatique engendrant un épileptique. — *tissu h*. Syn. *pseudo-plasma*. Nom donné par les anciens anatomo-pathologistes aux tissus morbides qui étaient *sans analogue* avec les tissus du corps.

hétérolysat, *s. m.* (ἕτερος; λύω, je dissous). Résultat d'une lyse microbienne déterminée par l'action d'autres microbes de race différente dits *microbes bactériolytiques* ou *lysobactéries*. — Le bacille du rouget du porc a la propriété de lyser un grand nombre de microbes.

hétérolysine, *s. f.* Nom donné aux lysines qui détruisent les éléments figurés provenant d'individus d'espèces différentes.

hétérométrie, *s. f.* (ἕτερος, autre, différent; μέτρον, mesure). 1⁰ Développement d'un tissu à un degré tel qu'il s'éloigne de la formation typique normale (pathogénie des néoplasmes). — 2⁰ (morphologie) (R. Baron). Etude de la taille et du poids, du volume et du format des individus.

hétéromorphe, *adj.* (ἕτερος; μορφή, forme). V. *hétérologue*.

hétéronyme, *adj.* (ἕτερος; ὄνομα, nom). Se dit d'une lésion ou d'un trouble qui frappe deux organes ou deux parties d'organes, placés l'un à droite, l'autre à gauche du plan médian.

hétéropage, *s. m.* (ἕτερος; παγείς, uni) (I. G. St-Hilaire). Monstre hétérotypien chez lequel le parasite présente une tête et des membres distincts.

hétérophrasie, *s. f.* (Moore). V. *paraphasie*.

hétérophtalmie, *s. f.* (ἕτερος, autre; ὀφθαλμός, œil). Nom donné à la fois aux anomalies de coloration de l'iris d'un même œil et aux dissemblances qui peuvent exister dans la coloration des deux yeux chez un même individu (*yeux vairons*). V. *allophtalmie*.

hétéroplasie, *s. f.* (ἕτερος ; πλάσσειν, former) (Virchow). Syn. *hétéroplastie*. Formation d'un tissu pathologique aux dépens d'un tissu sain ; les éléments néoformés ne ressemblant pas à leurs générateurs (par opposition à *hyperplasie*).

hétéroplasme, *s. m.* Nom donné par les anciens anatomo-pathologistes à des produits morbides qu'ils croyaient formés d'éléments n'ayant pas leurs analogues parmi les tissus normaux.

hétéroplastie, *s. f.* 1° V. *hétéroplasie*. — 2° V. *hétérogreffe*.

hétéroploïde, *adj.* (ἕτερος ; suffixe *ploïde*, tiré par analogie de haploïde, diploïde, etc.) (génétique). Se dit de certaines constitutions anormales des cellules du *soma* qui possèdent un nombre de chromosomes différent de $2n$ sans être un multiple exact de n. V. *triploïde*.

hétéroprotéide, *s. m.* Nom donné à un groupe de protéides complexes, dont l'hydrolyse produit des acides aminés et des substances non protidiques (groupement prosthétique). On les divise en glucoprotéides (mucine), nucléoprotéides, chromoprotéides (hémoglobine) et phosphoprotéides (caséine). V. *protéide*.

hétéro-sérothérapie, *s. f.* 1° Application au traitement d'une maladie du sérum d'un animal immunisé contre une autre maladie. Ex. : injection à des tuberculeux de sérum antistreptococcique (Emmerich). — 2° Injection sous-cutanée à un malade, dans un but thérapeutique, du sérum d'un autre sujet.

hétérosexuel, *adj.* Qui se rapporte au sexe opposé. — *s. m.* et *f.* Sujet qui recherche la satisfaction de l'instinct sexuel avec les individus du sexe opposé.

hétéroside, *s. m.* Syn. *glucoside*. Une des variétés d'osides (glucides) : l'hydrolyse des *h.* donne des oses et des substances non glucidiques (aglycone).

hétérosis, *s. f.* (ἑτέρωσις, changement) (biologie). Accroissement de la vitalité, observée chez les hybrides, par rapport à celle de leurs parents.

hétéro-spécifique, *adj.* Qui a trait à, ou qui s'accompagne des caractères propres à une autre espèce. — *grossesse h.-s.* Grossesse pendant laquelle le fœtus possède des caractères sanguins différents de ceux de la mère (fœtus Rh +, mère Rh —; v. *Rhésus, facteur*, et *iso-immunisation*).

hétérotaxie, *s. f.* (ἕτερος ; τάξις, ordre). Nom donné par I. G. St-Hilaire, dans sa classification des anomalies de développement, à l'inversion viscérale totale ou partielle « ne mettant obstacle à l'accomplissement d'aucune fonction ». V. *inversion*, 1°.

hétérothérapie, *s. f.* (ἕτερος ; θεραπεία, traitement) (Milian, 1920). Thérapeutique d'une infection par le médicament spécifique d'une autre infection ou maladie.

hétéro-thrombo-anticorps, *s. m.* Anticorps sérique actif contre les plaquettes d'un sujet d'espèce différente.

hétérotope, *adj.* (ἕτερος ; τόπος, lieu) (cardiologie). Se dit d'une contraction cardiaque anormale quant à son origine.

hétérotopie, *s. f.* (ἕτερος ; τόπος, lieu). Théorie de Lebert, d'après laquelle des tissus simples ou composés et même des organes peuvent se former de toute pièce dans les endroits du corps où, normalement, on ne les rencontre pas. — Cette théorie était destinée à expliquer la pathogénie des tumeurs, et même des kystes dermoïdes.

hétérotopique, *adj.* (ἕτερος ; τοπος). 1° Qui est situé à une place anormale. — 2° Qui a rapport à l'hétérotopie. — *ostéogénèse h.* Formation de tissu osseux obtenue à l'aide de greffe, dans divers tissus (muscle, rate, tissu conjonctif), d'un lambeau de muqueuse vésicale. — *tumeur h.* Tumeur développée aux dépens du lobe aberrant d'un organe.

hétérotransplantation, *s. f.* V. *transplantation.*

hétérotrophe, *adj.* (ἕτερος; τροφή, nourriture). Se dit de tous les animaux, de tous les champignons et de la plupart des bactéries qui s'alimentent aux dépens des matières organiques produites par les êtres autotrophes (végétaux à chlorophylle).

hétérotype, *adj.* (ἕτερος; τύπος, modèle) (cardiologie). Se dit d'une contraction cardiaque anormale quant à sa qualité.

hétérotypien, *s. m.* (ἕτερος; τύπος, modèle) (I. G. St-Hilaire). Classe de monstres caractérisée par la présence d'un parasite appendu à la paroi antérieure du corps du sujet principal, tous deux ayant un cordon ombilical commun.

hétérotypique, *adj.* (ἕτερος; τύπος). De forme différente. — (morphologie). Dont les caractères morphologiques ont évolué dans des sens différents; ex.: sujets longilignes, dolichocéphales et cavigalbes ou brévilignes, dolichocéphales et planigalbes. — *division h.* Fragmentation en segments inégaux (division des spirochètes dans les cultures âgées).

hétéroxène, *adj.* V. *parasite.*

hétérozygote, *adj.* (ἕτερος; ζυγόν, paire) (W. Bateson) (génétique). Se dit d'un sujet chez lequel les deux chromosomes d'une paire portent, au même emplacement, deux gènes dissemblables (p. ex. un gène normal et un gène pathologique).

hétérozygotisme, *s. m.* Le fait d'être hétérozygote.

Heubner-Schilder (type). Variété de leuco-encéphalite caractérisée par une déchéance intellectuelle progressive et par une paralysie hyperspastique avec cécité et parfois surdité. C'est la forme typique de la sclérose cérébrale de Schilder (v. ce terme).

Heurteaux (phlegmon de). Phlegmon de la paroi abdominale développé au-dessous de l'ombilic et en arrière de la gaine des muscles droits.

hexacanthe (embryon) (ἕξ, six; ἄκανθα, épine). Embryon du tænia échinocoque, ainsi nommé parce qu'il est muni de trois paires de crochets, qui lui permettent de quitter le tube digestif en traversant la muqueuse, et de gagner un capillaire sanguin ou lymphatique; la circulation le transporte en un point quelconque de l'économie (surtout dans le foie), où il forme un kyste hydatique.

hexadactylie, *s. f.* (ἕξ; δάκτυλος, doigt). V. *sexdigitisme.*

hexœstrol, *s. m.* V. *œstrogènes de synthèse.*

hexokinase, *s. f.* V. *phosphorylation* et *anémie hémolytique enzymoprive.*

hexuronique (acide). V. *ascorbique (acide).*

Heyrovski (opération de). V. *œsophago-gastrostomie.*

H. I. Symbole de l'indice d'haptoglobine.

5 H. I. A. Abréviation de 5 hydroxy-indol-acétique. V. *sérotonine.*

hiatal, *adj.* Qui concerne un hiatus. — *hernie h.* Issue d'une partie de l'estomac hors de la cavité abdominale à travers l'hiatus œsophagien du diaphragme.

Hibbs (opération de). Opération destinée à obtenir une ankylose vertébrale sans utiliser de greffon, par soudure entre elles des apophyses épineuses préalablement fracturées et juxtaposées.

hibernation artificielle (*hibernus,* de l'hiver) (H. Laborit). Syn. *méthode* ou *technique de Laborit.* Mise de l'organisme en état de vie ralentie par l'emploi conjugué de médicaments paralysant le système nerveux végétatif et de la réfrigération totale, celle-ci étant obtenue par des vessies de glace appliquées sur le tronc et les membres. Cette technique permet à l'organisme de mieux résister aux diverses agressions.

hibernome, *s. m.* (Merkel, 1905; Géry, 1914). Tumeur sous-cutanée bénigne rare, siégeant surtout dans l'aisselle et la région scapulaire, formée par une graisse brune, différente du tissu adipeux normal et analogue à celle du médiastin supérieur de certains animaux hibernants. — **h. malin**. Variété de liposarcome dont les cellules contiennent une graisse analogue à celle des animaux hibernants.

hibernothérapie, *s. f.* (*hibernus*; θεραπεία, traitement). Emploi thérapeutique de l'hibernation artificielle.

hican, *s. m.* Maladie très rare, observée au Japon, due à la carence de la vitamine A, caractérisée par la xérophtalmie, des troubles de croissance et une prédisposition aux maladies des voies respiratoires. Elle doit être combattue par l'administration de corps gras (beurre, huile de foie de morue, etc.).

hidradénite, *s. f.* V. *hidrosadénite*.

hidradénome, *s. m.* (ἱδρώς, sueur; ἀδήν, glande). Syn. *syringocystadénome*, *syringome*. Ensemble d'adénomes de petite taille, souvent kystiques, développés aux dépens des glandes sudoripares, ayant l'aspect de petites papules de consistance ferme. — Il en existe deux formes : l'*h. éruptif* (Darier, Jacquet, 1885) siégeant sur la face antérieure du thorax, et l'*h. des paupières inférieures* fréquent chez les femmes âgées. — **h. papillaire bénin.** Tumeur souscutanée solide des grandes lèvres subissant des poussées fluxionnaires menstruelles. — **h. verruqueux fistulo-végétant** (Darier). Syn. *syringocystadénome papillifère* (Werther). Variété de nævus formée de petites tumeurs verruqueuses groupées en plaques ou en lignes sur lesquelles on distingue parfois les orifices suintants de minuscules kystes; elles siègent surtout sur le cou et le cuir chevelu.

hidrocystome, *s. m.* (ἱδρώς; κύστις, vessie) (Robinson, Thibierge). Adénome kystique développé aux dépens des glomérules sudoripares.

hidrorrhée, *s. f.* (ἱδρώς; ῥεῖν, couler). Sueurs abondantes.

hidrosadénite, *s. f.* (ἱδρώς; ἀδήν, glande) (Verneuil, 1854). Syn. *adénite sudoripare*, *abcès tubéreux* (Velpeau), *hidradénite*. Petit abcès arrondi siégeant au niveau de la peau ou dans le tissu cellulaire souscutané, presque toujours dans le creux de l'aisselle, ayant pour point de départ une glande sudoripare.

hidrose, *s. f.* (ἱδρώς). Trouble fonctionnel de la sécrétion sudorale.

hiérolisthésis, *s. m.* (ἱερόν, sacrum; ὀλίσθησις, glissement). V. *sacrum basculé*.

hikan, *s. m.* V. *hican*.

hilaire, *adj.* Qui a rapport à un hile et surtout au hile pulmonaire. — *image h.* Aspect radiologique du hile du poumon et de la région voisine.

Hilgenreiner (repères de). Repères radiologiques permettant d'apprécier le déplacement de la tête fémorale chez le nourrisson atteint de luxation congénitale de la hanche.

Hill et Flack (phénomène de) (1908). Hypertension au niveau des membres inférieurs plus accentuée que normalement et s'accompagnant d'une augmentation considérable de l'indice oscillométrique. Ce phénomène est fréquent dans l'insuffisance aortique.

Hinton et Lord (opération de) (1945). Résection bilatérale des nerfs splanchniques et de la chaîne sympathique du 3e ganglion dorsal au 2e ganglion lombaire inclus. Opération destinée à remédier à l'hypertension artérielle permanente solitaire.

hippanthropie, *s. f.* (ἵππος, cheval; ἄνθρωπος, homme). Monomanie dans laquelle le malade se croit transformé en cheval.

Hippel (maladie de von) (1903). Syn. *angiomatose de la rétine*. Affection rétinienne assez souvent familiale caractérisée par la présence d'une petite tumeur pédiculée constituée par des vaisseaux et de la névroglie. V. *Lindau* (*maladie de*).

hippocratique, *adj.* Qui concerne Hippocrate et sa doctrine. — *doigts h.* Déformation des doigts, observée surtout dans les suppurations pulmonaires prolongées, la tuberculose pulmonaire chronique et aussi dans les affections cardio-vasculaires cyanogènes, l'amibiase, la polypose intestinale, etc. Elle consiste en un élargissement de la pulpe de la dernière phalange et une incurvation des ongles vers la face palmaire donnant aux doigts la forme d'une baguette de tambour ou d'un battant de cloche. V. *dysacromélie* et *paranéoplasiques* (*manifestations*). — *facies h.* « Face profondément altérée et qui annonce une mort prochaine; ainsi dite, parce que Hippocrate en a donné une description dans son *Pronostic* » (Littré). — *succussion h.* V. *succussion*.

hippocratisme, *s. m.* 1° Doctrine qui préconise l'observation et l'expérimentation raisonnée. D'après Hippocrate, le médecin doit étudier la nature dans la lutte contre la maladie, lutte qui aboutit à la *crise* et ses efforts doivent agir dans le même sens que ceux de la nature. — 2° Déformation particulière des doigts. V. *hippocratique.*

hippuricurie ou **hippurie,** *s. f.* Présence accidentelle d'acide hippurique ou d'hippurates dans l'urine de l'homme. — *hippuricurie provoquée.* V. *Quick* (épreuve de *J. A.*).

hippurique (épreuve de l'acide). V. *Quick* (épreuve de *J. A.*).

hippuropathie, *s. f.* (ἵππος, cheval; οὐρά, queue; πάθος, affection). Affection des nerfs de la queue de cheval.

hippus, *s. m.* Syn. *athétose pupillaire.* Alternatives de contractions et de dilatations de la pupille se produisant d'une façon rythmique. — *h. circulatoire* (Landolt, 1909). Syn. *pouls pupillaire.* Variété d'*h.* observée parfois dans l'insuffisance aortique; le rétrécissement correspondant à la systole et la dilatation à la diastole.

Hirsch (méthode de). V. *interférométrie.*

Hirschsprung (maladie de) (1886). V. *mégacôlon.*

Hirst (réaction de). 1° (1941). Réaction sérologique spécifique de la grippe. Elle est fondée sur ce fait que le sérum des individus atteints ou guéris de la grippe inhibe l'agglutination des hématies de poule par le virus grippal. Ce pouvoir inhibiteur est étudié, sur diverses dilutions de sérum, vis-à-vis des types A, A' et

B du virus. Seule compte la comparaison entre le titre de la réaction pratiquée avec le sérum prélevé dans les 48 premières heures de l'infection et celui observé avec du sérum recueilli 15 jours plus tard, après l'apparition des anticorps. — 2° Une réaction analogue (inhibition de l'hémo-agglutination) permet le diagnostic sérologique des oreillons. V. *hémagglutination* (*réaction d'inhibition de l'*).

hirsutisme, *s. m.* (*hirsutus*, velu). 1° Pour Apert (1911), ce terme est synonyme de *virilisme.* — 2° Guthrie et Emery ne l'appliquent qu'au *virilisme pilaire* (v. *virilisme*).

Hirtz (indice de). Chiffre mesurant l'ampliation thoracique : c'est la différence entre les périmètres thoraciques inspiratoire et expiratoire mesurés à hauteur des mamelons : il est en moyenne de 7 cm chez l'adulte.

Hirtz (ostéopériostite hypertrophiante de). V. *ostéopériostite hypertrophiante de Hirtz.*

hirudination ou **hirudinisation,** *s. f.* (*hirudo, inis,* sangsue). Application dans un but thérapeutique de sangsues au voisinage d'une veine atteinte de phlébite. On a également conseillé l'*h.* préventive chez les opérés menacés de phlébite.

His (enregistrement de l'activité électrique du faisceau de). V. *H* (*onde*).

hisien ou **hissien, enne,** *adj.* (cardiologie). Qui se rapporte au faisceau de His.

histaminase, *s. f.* Ferment détruisant l'histamine dans le sang et les tissus.

histaminasémie, *s. f.* Présence d'histaminase dans le sang.

histamine, *s. f.* Corps dérivé de l'imidazole, existant dans les divers tissus animaux. L'*h.* provoque la sécrétion du suc gastrique, contracte les fibres lisses, les artérioles et dilate les capillaires. L'*h.* est un médiateur chimique; elle intervient aussi dans le déclenchement des phénomènes allergiques (asthme, urticaire, choc anaphylactique, etc.).

histamine (épreuves ou **tests à l').**
1º (Carnot, Koskowski et Libert).
Procédé destiné à obtenir le suc gastrique pur ; il consiste à injecter sous la peau ½ à 1 mg de chlorhydrate d'histamine et à recueillir par tubage gastrique, de quart d'heure en quart d'heure, et pendant une heure et demie, le suc dont la sécrétion est ainsi provoquée. — 2º Mesure du temps qui s'écoule entre l'injection intradermique d'histamine et l'apparition d'une papule urticarienne (réaction de Lewis). Il est augmenté lorsque le membre sur lequel on pratique la réaction a une mauvaise circulation artérielle. — 3º (Roth et Kvale, 1945). Chez les malades atteints de phéochromocytome, l'injection intraveineuse de 1/40 de mg d'histamine provoque une décharge d'adrénaline et une poussée hypertensive. C'est une épreuve dangereuse.

histaminémie, s. f. Présence d'histamine dans le sang. Son taux normal est de 40 à 60 μg par litre de sang.

histaminergie, s. f. Libération d'histamine ou de substances voisines par certains nerfs qui exerceraient leur action au moyen de ces médiateurs chimiques.

histaminergique, adj. — nerf h. Nom donné à certains nerfs qui, sous l'effet de l'excitation, libèrent, à leur extrémité distale, une substance analogue à l'histamine.

histaminolytique, adj. (histamine ; λύειν, dissoudre). Qui détruit l'histamine.

histaminopexie, s. f. (histamine ; πῆξις, fixation) (J. L. Parrot, 1948). Fixation de l'histamine par certaines substances : mucine, héparine et par une globuline du plasma sanguin, la plasmapexine 1, qui est absente chez les sujets allergiques.

histaminopexique (pouvoir) (J.-L. Parrot). Propriété de certaines humeurs de diminuer l'activité d'une solution d'histamine sur l'iléon de cobaye in vitro. V. histaminopexie.

histaminurie, s. f. Présence d'histamine dans l'urine.

histidinémie, s. f. (histidine ; αἷμα, sang). Présence d'un acide aminé, l'histidine, dans le sang. Elle est le signe biologique essentiel d'une maladie héréditaire enzymatique par défaut d'histidase. L'absence de ce ferment provoque l'accumulation, dans le sang, d'histidine et de dérivés imidazoliques avec, par contre, un déficit en acides urocanique et forminoglutamique. L'histidine est éliminée par l'urine. Cette maladie se traduit, en clinique, par un retard intellectuel plus ou moins important, des troubles de la parole et une sensibilité particulière aux infections.

histidinurie, s. f. Présence d'histidine dans l'urine.

histioblaste, s. m. (ἱστίον, tissu ; βλαστός, germe). Syn. monoblaste. Grande cellule ovale de 25 à 30 μ de diamètre, à protoplasme basophile peu abondant, à dans noyau ovale dans lequel la chromatine prend un aspect strié ou quadrillé. Il dérive de l'hémohistioblaste et se trouve dans tout le système réticulo-endothélial. Il donne naissance aux histiocytes, aux monocytes et aux mastocytes.

histioblastome, s. m. Variété de réticulo-sarcome dont les cellules ont subi un début de différenciation histiocytaire.

histioblastoplasmocytome, s. m. V. réticulo-plasmocytome.

histiocyte, s. m. Syn. clasmatocyte (Ranvier). Terme d'histologie désignant les cellules macrophages des tissus. Les hématologistes font en outre entrer dans ce cadre des cellules non macrophages : plasmocytes, mastocytes, éosinocytes et même parfois les monocytes (seules cellules de ce groupe se trouvant normalement dans le sang circulant). L'h. dérive de l'histioblaste, élément du système réticulo-endothélial.

histiocytémie aiguë. Variété de leucémie aiguë caractérisée par la présence dans le sang d'hémohistioblastes.

histiocytomatose, s. f. V. réticulo-endothéliose.

histiocytome, s. m. Tumeur développée aux dépens des cellules du système réticulo-endothélial (histiocytes). — En particulier, variété de sarcome rencontrée surtout au niveau du poumon, remarquable par la diffusion des métastases qui apparaissent dans les régions lointaines en respectant les ganglions du hile. — *h. éosinophilique* (Layani, 1948). V. *granulome éosinophilique.*

histiocytosarcome, s. m. Syn. *histiosarcome.* Sarcome formé de cellules histioïdes volumineuses qui se comportent parfois comme des phagocytes, notamment à l'égard des lipides (*histiocyto-xanthosarcome*).

histiocyte, s. f. (ἱστίον, tissu; κύτος cellule). V. *réticulo-endothéliose.*

histiocytose centro-folliculaire. V. *Brill-Symmers (maladie de).*

histiocytose disséminée (ou diffuse) aiguë. V. *Abt-Letterer-Siwe (maladie de).*

histiocytose folliculaire (Touraine, 1939). Nom proposé pour désigner les lésions cutanées appelées ordinairement *tuberculides* et qui n'ont le plus souvent aucun rapport avec la tuberculose.

histiocytose lipochromique familiale (D.K. Ford, 1962). Affection proche de la granulomatose septique progressive (v. ce terme), due également à un déficit de l'activité bactéricide des leucocytes. Elle en diffère par l'absence de lésions granulomateuses.

histiocytose lipoïdique essentielle. V. *Niemann-Pick (maladie de).*

histiocytose non lipoïdique. V. *réticulose histiocytaire aiguë.*

histiocytose X. V. *réticulose X.*

histioïde, adj. — *cellule h.* V. *histiocyte.* — *tumeur h.* Tumeur formée aux dépens d'un tissu adulte nettement différencié.

histioleucémie, s. f. V. *réticulémie*, 2°.

histiosarcome, s. m. V. *histiocytosarcome.*

histo-autoradiographie, s. f. Méthode d'étude du métabolisme cellulaire. Une substance marquée (isotope radioactif), venue s'incorporer à certaines cellules à la place des molécules normales correspondantes, imprimera sa trace sur une émulsion photographique appliquée sur la coupe histologique ou le frottis d'organe à étudier.

histo-chimie, s. f. Etude des réactions chimiques des tissus et de leurs éléments à l'aide du microscope.

histocompatibilité, s. f. Syn. *compatibilité tissulaire* ou *de greffe* ou *de transplantation.* Rapports entre les tissus d'un donneur et ceux du receveur tels qu'une greffe d'organe du 1er sujet au second puisse réussir. Ce succès dépend des patrimoines génétiques du donneur et du receveur : la greffe réussira si ces patrimoines sont identiques (c.-à-d. comportent les mêmes gènes d'histocompatibilité) ou peu différents. Si ces différences sont importantes, le greffon sera rejeté par le receveur. Ce rejet est un phénomène immunologique dû à la présence, dans le greffon, d'antigènes qui sont absents chez le receveur. Certains de ces antigènes d'*h.* conditionnent une incompatibilité majeure : antigènes du système érythrocytaire ABO, et certains antigènes leucoplaquettaires (système HLA); le groupage des hématies et des leucocytes permettra d'éliminer les donneurs qui les portent. D'autres antigènes d'*h.*, responsables d'une incompatibilité mineure, pourront être neutralisés par des méthodes immuno-suppressives. — L'*h.* pourrait en outre jouer un rôle dans la défense de l'organisme contre certaines cellules de ce dernier ayant présenté des mutations, cancéreuses ou non, et possédant des antigènes différents de ceux du reste de l'organisme. V. *antigène tissulaire, groupes tissulaires, système HLA, rejet de greffe (phénomène du).* — *complexe majeur d'h.* V. *système HLA.*

histo-enzymologie, s. f. Etude des ferments (ou enzymes) cellulaires au cours de l'examen microscopique des tissus.

histogénèse, s. f. (ἱστός, tissu; γένεσις, production). Partie de l'embryologie qui s'occupe du développement des tissus. — On emploie aussi ce mot pour désigner l'étude de la formation des tissus morbides (néoplasme, tubercule, etc.).

histogénétique, *adj.* Qui se rapporte à l'histogénèse.

histohématine, *s. f.* V. *cytochrome.*

histo-incompatibilité, *s. f.* Syn. *incompatibilité tissulaire* ou *de greffe* ou *de transplantation.* Rapports entre les tissus de deux sujets tels qu'une greffe d'organe ne puisse se faire de l'un à l'autre sans risque important de rejet du greffon. Cette *h.* est due au fait que donneur et receveur ont des patrimoines génétiques différents, c.-à-d. à la présence, chez le donneur, d'antigènes érythrocytaires ou leucoplaquettaires qui sont absents de l'organisme du receveur. V. *histocompatibilité* et *incompatibilité sanguine.*

histologie, *s. f.* (ἱστός; λόγος, discours). Syn. *anatomie microscopique.* Partie de l'anatomie qui étudie les tissus dont sont formés les êtres vivants.

histolyse, *s. f.* (ἱστός; λύειν, dissoudre). Destruction des tissus.

histone, *s. f.* (Kossel, 1884). Terme générique appliqué à des protéides simples (holoprotéides) basiques qui, au sein du noyau cellulaire, sont liées à l'acide désoxyribonucléique (A.D.N.) dans les chromosomes et jouent un rôle de répression non spécifique dans la transmission du message génétique (v. *répresseur*).

histopathologie, *s. f.* Etude, au microscope, des tissus et des organes malades.

histoplasmose, *s. f.* (S. T. Darling, 1908). Syn. *maladie de Darling.* Mycose tropicale, plus fréquente et plus rapidement mortelle chez l'enfant, de symptomatologie variable (anémie, fièvre, hépato-splénomégalie, accidents respiratoires, digestifs ou cutanés), évoluant lentement vers la généralisation et la mort. Elle est due à un champignon, *Histoplasma capsulatum*, qui détermine une hyperplasie élective du système réticulo-endothélial.

histopoïèse, *s. f.* (ἱστός; ποιεῖν, faire) (Chauveau). Syn. *nutrition formative* (Virchow), *synthèse morphologique* (Cl. Bernard). Ensemble des phénomènes de chimie biologique, qui modifient la structure de chaque cellule au cours de son développement, et lui permettent de se différencier en vue d'une aptitude spéciale.

histopycnose, *s. f.* (ἱστός; πύκνωσις, condensation). Nom proposé par R. Clément (1942) pour désigner l'augmentation de la densité des tissus cutanés, musculaires et osseux, observée dans la mélorhéostose et la sclérodermie.

historadiogramme, *s. m.* Image obtenue par l'historadiographie.

historadiographie, *s. f.* (P. Lamarque, de Montpellier, 1936). Application de la radiographie à l'étude histologique des tissus.

histothérapie, *s. f.* V. *Filatov (méthode de).*

histotoxique, *adj.* (ἱστος; τοξικόν, poison). Qui se rapporte à l'intoxication des cellules.

histotripsie, *s. f.* (ἱστός; τρίψις, écrasement). V. *écrasement linéaire.*

histurie, *s. f.* (ἱστός; οὖρον, urine). Variété de protéinurie caractérisée par la présence, dans l'urine, de protéines d'origine tissulaire provenant du tube rénal. L'*h.* est constante et importante dans les tubulopathies aiguës et l'hypokaliémie.

HLA (antigène). V. *antigène HLA* et *antigène tissulaire.*

HLA (système). V. *système HLA.*

H.L.M. Abréviation du terme *hématies-leucocytes-minute*, employé parfois pour désigner la technique d'Addis-Hamburger (v. ce terme).

Hochenegg (signe de). Constatation, au toucher, d'une ampoule rectale flasque et très distendue; signe décrit au cours de l'appendicite aiguë avec péritonite.

Hochsinger (signe de) (1903) (cardiologie). Accentuation du 2e bruit du cœur perçue quelquefois, en cas de persistance du canal artériel, au-dessous du foyer maximum du souffle.

Hodgkin (granulome, paragranulome et sarcome de). V. *granu-*

lome de Hodgkin, paragranulome de H., sarcome de H.

Hodgkin (maladie de) (1832). Syn. *lymphogranulomatose maligne, adénie éosinophilique prurigène, granulomatose maligne* (Ménétrier), *maladie de Paltauf* (1897) ou *de Sternberg* (1898); les descriptions de l'*adénie de Trousseau* et de la *maladie de Bonfils* (1857) correspondent à la maladie de Hodgkin (v. *adénie*). Maladie caractérisée cliniquement par la tuméfaction des ganglions superficiels et profonds (les premiers atteints étant généralement les ganglions cervicaux), la splénomégalie, une fièvre affectant soit le type rémittent, soit, le plus souvent, une évolution à rechutes, des lésions cutanées prurigènes et enfin de l'éosinophilie sanguine. Elle est spontanément mortelle en quelques années; la radiothérapie intensive, surtout lorsque la maladie est localisée, donne de bons résultats et parfois même des guérisons. Depuis le symposium d'Ann Arbor (Michigan) en 1971, on classe les cas de cette maladie, en vue de l'établissement du pronostic et d'un traitement, en 4 *stades* selon le nombre des territoires ganglionnaires et des organes non lymphoïdes atteints (les stades I et II, où ne sont touchés que un ou deux territoires, comportent un taux de survie supérieur à 70 % au bout de 5 ans); au chiffre du stade (I, II, III, IV) on ajoute les lettres A — selon l'absence — ou B — selon la présence de certains symptômes (fièvre, sueurs nocturnes, amaigrissement) et, en cas de biopsie, d'autres lettres désignent l'organe examiné. Anatomiquement la structure ganglionnaire est bouleversée par une double prolifération lymphoïde et réticulo-endothéliale (cellules de Sternberg) associée à de la sclérose. Jackson et Parker (1947) distinguent trois formes anatomiques: le paragranulome de Hodgkin, le granulome de Hodgkin, et le sarcome de Hodgkin (v. ces termes) que Lukes et Butler (1966) classent, en allant également de la moins grave à la plus grave, en formes à prédominance lymphocytaire, formes à cellularité mixte, formes à extrême déplétion lymphocytaire. — Malgré l'existence des métastases viscérales, qui rapprochent cette affection des tumeurs malignes, son allure générale rappelle celle des maladies infectieuses ou virales. Par certains de ses caractères, elle ressemble aux maladies par carence de l'immunité cellulaire. V. *carence immunitaire*.

Hodgson (maladie de). Nom parfois donné à l'insuffisance aortique d'origine artérielle.

hodi-potsy, *s. m.* Syn. *tinea flava* (Castellani et Chalmers), *achromie parasitaire de la face et du cou à recrudescence estivale* (Jeanselme). Dermatomycose observée à Madagascar et caractérisée par une desquamation furfuracée qui, sur la peau pigmentée, tranche par sa blancheur; elle est due à l'*Hormodendron fontoynonti*.

hodologie, *s. f.* ὁδός, voie; λόγος, science). Étude des voies nerveuses.

Hœt-Abaza (syndrome de). V. *Young (syndrome de)*.

Hoeve-Halbertsma-Waardenburg (syndrome de Van der). V. *Van der Hoeve-Halbertsma-Waardenburg (syndrome de)*.

Hoeve et de Kleyn (syndrome de Van der) (1916). V. *Van der Hoeve et de Kleyn (triade de)*.

Hoff (loi de Van t'). V. *Van t'Hoff (loi de)*.

Hoffa (maladie de) (1904). Syn. *lipome arborescent de la synoviale du genou*. Prolifération diffuse ou localisée du tissu graisseux soussynovial et de la synoviale du genou. Elle entraîne la disparition des deux dépressions situées de chaque côté du ligament rotulien ou même la tuméfaction globale du genou, et s'accompagne de douleur et de gêne dans les mouvements. C'est une affection inflammatoire de nature mal connue (forme atténuée de la tuberculose?); le rôle du traumatisme semble uniquement révélateur ou aggravant.

Hoffa (signe de). Signe de luxation congénitale de la hanche chez le jeune enfant : la palpation de l'articulation montre l'existence de gros craquements pendant les mouvements passifs de flexion et d'extension de la cuisse.

Hoffbrand (anémie pernicieuse juvénile, type I de) (1971). Variété d'anémie pernicieuse juvénile apparaissant généralement au cours des 2 premières années de la vie. C'est une anémie mégaloblastique ressemblant à l'anémie de Biermer, mais s'en distinguant par l'aspect normal de la muqueuse gastrique, dont la sécrétion chlorhydrique est normale. Elle est due à une absence congénitale du facteur intrinsèque. Le sérum ne contient aucun anticorps anti-facteur intrinsèque ou anti-cellule pariétale gastrique.

Hoffbrand (anémie pernicieuse juvénile vraie, type II de) (1971). Anémie de l'enfant ayant tous les caractères de l'anémie de Biermer, y compris l'atrophie gastrique avec achlorhydrie et absence de facteur intrinsèque. Il existe dans le sang des anticorps anti-facteur intrinsèque et anti-cellules pariétales gastriques. S'y associent fréquemment des insuffisances endocriniennes avec auto-anticorps contre les glandes déficientes.

Hoffmann (signes de). 1° Phénomène dû à la très grande excitabilité des nerfs dans la tétanie. Il suffit de percuter les nerfs des territoires cutanés atteints de paresthésie pour réveiller les spasmes. — 2° Flexion réflexe de tous les doigts provoquée par la percussion légère — ou le pincement — de l'extrémité de la face palmaire des doigts (surtout du médius) légèrement fléchis. Elle traduirait une atteinte du faisceau pyramidal.

Hoffmann et Habermann (maladie de). Affection caractérisée par une pigmentation du visage analogue à celle de la mélanose de Riehl (v. ce terme), accompagnée de comédons et de folliculites ; elle est due, en très grande partie, à l'action des huiles de graissage, des crèmes de beauté et des fards de mauvaise qualité (v. *élaioconiose*).

Hofmeister (opération d'). V. *Finsterer* (*op. de*).

Hofmokl (signe de). Dans la coprostase avec formation de stercorome, on produit un godet persistant en déprimant fortement la pseudo-tumeur avec le doigt, sauf dans les cas d'induration excessive.

Hogben (réaction de). V. *Galli-Maïnini* (*réaction de*).

hog-choléra, *s. m.* (*hog*, en anglais, porc). Syn. *choléra du porc*. Maladie infectieuse du porc, due à une bactérie du genre *Salmonella*.

hog-flu, *s. m.* (R. E. Shope, de Princeton). Syn. *grippe porcine*. Influenza épizootique du porc, analogue à la maladie humaine. Son virus, isolé en 1930 (le premier des virus grippaux) s'est avéré être le même que celui de la pandémie de 1918, transmis de l'homme au porc, et conservé par celui-ci aux Etats-Unis d'Amérique où, en 1974 et 1975, il a provoqué quelques cas humains de grippe.

Hoigné (syndrome de) (1962). Association d'angoisse, d'hallucinations auditives, de tachycardie et d'élévation de la pression artérielle, survenant pendant ou aussitôt après une injection intramusculaire de procaïne-pénicilline G. Ce syndrome, sans rapport avec une allergie, et dont l'évolution est, en règle, rapidement régressive, est expliqué par le passage, dans la circulation veineuse, de micro-agrégats du médicament.

holandrique, *adj.* (ὅλος, tout : ἀνήρ, homme) (génétique). Se dit de la transmission héréditaire d'une tare ou d'une maladie se faisant d'un père à tous ses fils, les filles restant toutes indemnes. Elle est liée à des gènes situés sur le segment non homologue du chromosome sexuel Y (variété d'hérédité liée au sexe, v. ce terme).

Holger-Nielsen (méthode de). Procédé manuel (le meilleur) de respiration artificielle dans lequel le sujet, couché sur le ventre, les bras écartés à 90° et les avant-bras fléchis, a alternativement les bras tirés en arrière, puis la base du thorax fortement comprimée par le sauveteur, placé à la tête de l'accidenté.

Holländer (méthode de). Application des courants d'air chaud au traitement des dermatoses.

Hollander (test de). Epreuve qui préciserait le mécanisme de l'hyperacidité gastrique de l'ulcère duodénal. On compare les sécrétions chlorhydriques obtenues : 1° directement en stimulant les cellules bordantes de la muqueuse antrale par une injection d'histamine; et 2° indirectement, en faisant sécréter les mêmes cellules par l'intermédiaire du pneumogastrique, dont le noyau est excité par l'hypoglycémie insulinique. Une réponse à l'insuline supérieure à la réponse à l'histamine témoignerait d'une hypertonie vagale. Ce test permettrait de choisir le meilleur type d'intervention chirurgicale pour un ulcère donné.

Holmes (épreuve ou test de) (1966). Etude directe du pouvoir bactéricide des polynucléaires mis, in vitro, en présence d'une quantité connue de colonies microbiennes dont on suit la diminution dans le temps. V. *granulomatose septique progressive.*

holocrine, *adj.* (ὅλος, entier; κρίνειν sécréter) (Ranvier). Se dit d'une glande dans laquelle la cellule remplie de ses produits de sécrétion se détache tout entière et meurt, la sécrétion se faisant par fonte cellulaire. Ex. : les glandes sébacées. V. *mérocrine, eccrine, apocrine.*

holodiastolique, *adj.* (ὅλος; diastole). Se dit d'un phénomène (bruit, souffle, etc.) qui occupe toute la durée de la diastole.

hologénèse, *s. f.* (ὅλος; γεννᾶν, engendrer) (D. Rosa). « Théorie qui prétend expliquer la formation des êtres vivants par le développement d'un plasma spécifique propre ».

hologynique, *adj.* (ὅλος, tout; γυνή, femme) (génétique). Se dit de la transmission héréditaire d'une tare ou d'une maladie d'une mère à toutes ses filles, les fils restant tous indemnes. Type d'hérédité exceptionnel.

holoprotéide, *s. m.* Syn. *protéine* (v. ce terme). Nom donné à un groupe de protéides dont l'hydrolyse produit presque uniquement des acides aminés. On les divise en protéoses, protamines, histones, glutélines, albumines, globulines, scléroprotéines. Parmi les *h.* on range la sérum-albumine et la sérum-globuline, la lactalbumine, la kératine, etc. V. *protéide.*

holoside, *s. m.* Une des deux variétés d'osides (glucides). Les *h.* sont exclusivement constitués d'oses; d'après le nombre de molécules d'oses qu'ils contiennent, on les distingue en diholosides (saccharose), tri-, tétra-, polyholosides (amidon, glycogène, etc.).

holosympathose, *s. f.* (ὅλος, entier; sympathique). Syn. *pan-sympathite.* Affection frappant le système nerveux sympathique dans son ensemble. Ex. : *acrodynie.*

holosystolique, *adj.* (ὅλος, entier; συστολή). Se dit d'un phénomène (souffle, bruit, etc.) qui occupe toute la durée de la systole.

holothymique, *adj.* (ὅλος; θυμός, âme). Qui se rapporte électivement à l'humeur (psychiatrie).

Holt-Oram (syndrome de) (1960). Syn. *dysplasie atrio-digitale, syndrome du cœur et de la main.* Ensemble fort rare de malformations congénitales transmis selon le mode dominant autosomique, associant des anomalies cardiaques (communication inter-auriculaire avec troubles du rythme) et squelettiques (pouces ayant l'aspect d'un doigt radial, poignets, avant-bras).

Holtermüller-Wiedemann (syndrome de) (1958). Syndrome caractérisé par une déformation du crâne en feuille de trèfle avec hydrocéphalie et des malformations du massif facial, du maxillaire et parfois des membres. Elle n'est pas héréditaire et ne fait pas partie des chondrodystrophies.

Holth (méthode de). V. *kinescopie.*

Holthouse-Batten (dégénérescence maculaire de) (1897). Variété de dégénérescence de la macula rétinienne gênant peu la vue et voisine de celle de Doyne.

Holzknecht-Jacobson (phénomène d'). V. *balancement respiratoire du médiastin.*

Homans (signe d'). Douleur dans le mollet provoquée par la flexion dorsale du pied sur la jambe : signe précoce de thrombose des veines du cou-de-pied.

homéostase, *s. f.* V. *homœostase.*

homéostasie, *s. f.* V. *homœostasie.*

homme raide ou **rigide (syndrome de l')** (Mœrsch et Woltman, 1956). Syn. *syndrome de Mœrsch et Woltman.* Syndrome caractérisé par une raideur progressive et irréversible des muscles du tronc et des membres, accompagnée de spasmes très douloureux aussi intenses que ceux du tétanos. Il évolue vers la mort en quelques années. Sa nature est inconnue.

hommes de verre (maladie des). V. *ostéopsathyrose.*

homochromie, *s. f.* (ὁμός, semblable ; χρῶμα, couleur). Faculté possédée par certains animaux de prendre la couleur du milieu ambiant. — *h. fixe. H.* dans laquelle l'animal présente une coloration invariable en accord avec celle du milieu où il vit. — *h. mobile. H.* caractérisée par le changement de couleur plus ou moins rapide de l'animal (caméléon). V. *mimétisme.*

homochrone (hérédité) (ὁμός, le même ; χρόνος, temps). V. *hérédité.*

homocystinurie, *s. f.* (1962). Présence d'homocystine (acide aminé soufré) dans l'urine. Elle est le signe biologique essentiel d'une maladie enzymatique, due à un trouble du métabolisme de la méthionine par défaut d'activité d'un ferment, la cystathionine-synthéase, qui intervient dans la formation de cystathionine à partir de l'homocystéine et de la sérine. Cette maladie est caractérisée cliniquement par un ensemble de malformations rappelant le syndrome de Marfan : anomalies squelettiques, ectopie du cristallin, avec souvent retard mental et crises convulsives. Des thromboses fréquentes aggravent son pronostic. C'est une maladie héréditaire, transmise selon le mode récessif autosomique.

homocytotrope, *adj.* Qui a de l'affinité pour les cellules d'individus de même espèce.

homodyname, *adj.* (ὁμός ; δύναμις, force) (Roubaud). Se dit d'un « organisme (insecte ou arthropode) dont toutes les générations du cycle annuel sont douées d'une activité métabolique constante tant que les conditions extérieures sont favorables » (Edm. Sergent, L. Parrot et A. Catanei).

homœogreffe, *s. f.* (ὅμοιος, semblable). Syn. *allogreffe, greffe allogénique* ou *homologue* ou *homœplastique, homogreffe, homoplastie.* Greffe dans laquelle le greffon est emprunté à un sujet de même espèce, mais de formule génétique différente. V. *isogreffe.*

homœomorphe, *adj.* (ὅμοιος, semblable ; μορφή, forme). V. *homologue.*

homœopathie, *s. f.* (ὅμοιος ; πάθος, maladie) (Hahnemann). « Méthode thérapeutique qui consiste à traiter les maladies à l'aide d'agents qu'on suppose doués de la propriété de produire sur l'homme sain des symptômes semblables à ceux qu'on veut combattre » (Littré).

homœoplasie, *s. f.* (ὅμοιος ; πλάσις, formation) (Lobstein). Nom donné par les anciens anatomo-pathologistes à la formation des tissus pathologiques identiques aux tissus naturels.

homœostase, *s. f.* (W. B. Cannon). Équilibre du milieu intérieur de l'individu. V. *homœostasie.*

homœostasie, *s. f.* (ὅμοιος ; στάσις, position) (W. B. Cannon, 1929-32). Maintien à leur valeur normale des différentes constantes physiologiques de l'individu (température, tonus cardio-vasculaire, composition du sang, etc.). L'*h.* est réglée par le système nerveux végétatif et les glandes endocrines.

homœothérapie, *s. f.* (ὅμοιος ; θεραπεία, traitement). Méthode de traitement par les semblables. V. *homœopathie*.

homœotherme, *adj.* (ὅμοιος; θέρμη, chaleur). Se dit des animaux à température constante, couramment appelés à sang chaud; leur température est indépendante de celle du milieu ambiant.

homogamétique, *adj.* (ὁμός, pareil; gamète) (génétique). Se dit d'un être vivant dont la paire d'hétéro-chromosomes (v. ce terme) est formée de deux éléments semblables et dont, par conséquent, les gamètes seront tous porteurs de chromosomes sexuels identiques, du même sexe que leur parent. Dans la grande majorité des expèces animales, ce sont les femelles qui sont homogamétiques.

homogénéisation, *s. f.* Transformation spontanée ou obtenue par des moyens physiques ou chimiques des excreta (crachats) ou des éléments d'un organe ou d'un tissu qui se changent en une masse dont toutes les parties sont de même nature.

homogénésie ou **homogénie,** *s. f.* (ὁμός, pareil; γένεσις, production) (anthropologie). Nom par lequel Broca désigne les divers degrés de l'affinité sexuelle entre individus d'espèces différentes. — *h. agénésique*. V. *agénésie, 3°*. — *h. dysgénésique*. V. *dysgénésie*. — *h. paragénésique*. V. *paragénésie*. — *loi d'homogénésie*. Loi d'après laquelle la descendance des métis finit toujours par revenir à l'un des types concourants. Cette loi, étudiée par les naturalistes et les éleveurs, est applicable à l'homme.

homogreffe, *s. f.* V. *homœogreffe*.

homohémothérapie, *s. f.* (A.-J. Sicard, 1918). Procédé thérapeutique qui consiste à injecter sous la peau d'un sujet malade une certaine quantité de sang prélevé sur un sujet sain.

homolatéral, *adj.* (ὁμός, pareil; *lateralis*, du côté). Syn. *ipsilatéral*. Du même côté.

homologie, *s. f.* État de deux parties homologues dans des espèces différentes.

homologue, *adj.* (ὁμός, pareil; λόγος, rapport). 1° (anatomie comparée). Syn. *homœomorphe*. Se dit des parties du corps qui se correspondent d'une espèce à une autre. Ex.: Les membres antérieurs des mammifères sont *homologues*. — 2° (anat. pathol.). S'est dit autrefois de tissus morbides que l'on considérait comme analogues aux tissus de l'organisme sain. — 3° (immunologie). Syn. *allogénique*. Se dit de tissus, de cellules, de sérums, etc. appartenant à un individu de même espèce, mais pas de même lignée que celles du sujet considéré. — *maladie h.* V. *maladie homologue*. — *sérum h.* V. *sérum homologue*.

homonyme, *adj.* (ὁμός, le même; ὄνομα, nom). Se dit d'une lésion ou d'un trouble qui frappe deux organes ou deux parties d'organes placés du même côté, c.-à-d. tous deux à droite ou à gauche du plan médian.

homophanie, *s. f.* (ὁμός; φαίνω, je fais paraître) (Piéron). Faculté que possèdent certains animaux d'adapter la teinte de leurs téguments à la clarté du milieu ambiant.

homoplastie, *s. f.* (ὁμός; πλάσσειν, former). V. *homœogreffe*.

homosexuel, *adj.* (ὁμός, pareil; *sexus*, sexe). Qui se rapporte au même sexe. — *s. m.* ou *f.* Syn. *uraniste*. Individu qui, bien que ses organes génitaux soient normalement conformés, présente une inversion de l'instinct sexuel dont il recherche la satisfaction avec un sujet du même sexe. On distingue les *h.* masculins en pédérastes, sodomites et invertis (v. ces termes). V. aussi *tribadisme*.

homotransplant, *s. m.* V. *transplantation*.

homotransplantation, *s. f.* V. *transplantation*.

homotypique, *adj.* (ὁμός; τύπος, forme). De même forme. — Se dit des parties qui se correspondent en miroir d'une moitié à l'autre du corps. — (morphologie). Dont les caractères morphologiques ont évolué dans le même sens; ex.: sujets longilignes, élancés, dolichocéphales, vexigalbes, ou brévilignes, petits, brachycéphales et cavigalbes. — *division h.* Fragmentation en segments égaux (division des spirochètes dans les cultures jeunes).

homozygote, *adj.* (ὁμός, semblable; ξυγόν, paire) (W. Bateson) (génétique). Se dit d'un sujet chez lequel les deux chromosomes d'une même paire portent, au même emplacement, deux gènes semblables (normaux ou pathologiques). V. *gène.*

homozygotisme, *s. m.* Le fait d'être homozygote.

Hong et Good (syndrome de). Syndrome de carence immunitaire cellulaire avec hypoplasie du thymus et du corps thyroïde. V. *carence immunitaire.*

hôpital Trousseau (signe de l'). V. *Trousseau (signe de l'hôpital).*

hoquet, *s. m.* Syn. *myoclonie phrénoglottique.* Contraction spasmodique du diaphragme qui détermine une brusque secousse de l'abdomen et du thorax, et s'accompagne d'un bruit rauque spécial, causé par la constriction de la glotte et la vibration des cordes vocales. — *h. épidémique.* Forme monosymptomatique probable de l'encéphalite épidémique (*myoclonie diaphragmatique*).

hordéiforme (grain) (*hordeum,* orge; *forma,* forme). V. *riziforme (grain).*

hormonal, *adj.* Qui se rapporte à une hormone.

hormone, *s. f.* (ὁρμάω, j'excite) (Bayliss et Starling, 1905). Substance produite dans un organe (glande endocrine) et transportée par la circulation sanguine dans un autre organe ou un tissu (organe ou tissu-cible) dont elle excite ou inhibe le développement et le fonctionnement (v. *récepteur*). On divise chimiquement les *h.* en 3 groupes : *groupe phénolique* (adrénaline, thyroxine), *groupe stéroïde* (hormones surrénales et génitales), *groupe protéique* (hormones hypophysaires, pancréatique, parathyroïdienne). V. les différentes hormones à l'adjectif qualificatif correspondant. — Ex. *h. androgène.* V. *androgène.* — *h. antidiurétique.* V. *pitressine.* — *h.*

antipolyurique. V. *pitressine.* — *h. azotée.* V. *androgénoprotéique (hormone).* — *h. bradypractique* (βραδύς, lent; πρακτικός, qui agit) (R. Collin). *H.* agissant lentement. — *h. externe* (L. Randoin et Simonnet, 1928). Terme proposé pour désigner les vitamines. — *h. interne.* *H.* proprement dite. — *h. lutéinisante.* V. *gonadostimuline B.* — *h. mâle.* V. *androgène.* — *h. oligurique.* V. *pitressine.* — *h. tachypractique* (ταχύς, vite). *H.* agissant rapidement.

hormone-kinine, *s. f.* V. *kinine.*

hormonémie, *s. f.* Présence d'hormone dans le sang.

hormoniurie, *s. f.* Syn. *hormonurie.* Présence d'hormone dans l'urine.

hormono-dépendant, *adj.* Qui subit l'influence d'une hormone (ou qui ne peut s'en passer).

hormonogène, *adj.* Se dit de substances produites par les glandes endocrines, substances mal définies se transformant en hormones ou jouant le rôle d'hormones.

hormonogénèse, *s. f.* Syn. *hormonosynthèse.* Production d'hormone dans une glande endocrine.

hormonogramme, *s. m.* Tableau ou graphique résumant le taux des différentes hormones d'un individu.

hormonologie, *s. f.* Etude des hormones.

hormonosynthèse, *s. f.* V. *hormonogénèse.*

hormonothérapie, *s. f.* Emploi thérapeutique des hormones.

hormonurie, *s. f.* V. *hormoniurie.*

Horner (syndrome de). V. *Claude Bernard (syndrome de).*

Horniker (syndrome d') (1927). Rétinopathie centrale angiospastique caractérisée par un œdème maculaire et surtout périmaculaire, un aspect étroit et sinueux des vaisseaux périmaculaires, parfois de petites hémorragies à leur contact et de petites taches rosées. Elle provoque une gêne de la vision, mais évolue souvent vers la guérison. Elle s'accompagne généralement d'acrocyanose avec spasmes artériolaires des extrémités et de troubles psychiques allant de la neurotonie au pithiatisme.

horripilation, *s. f.* (*horrere,* se hérisser; *pilus,* poil). Nom donné à l'érection des poils (chair de poule) que l'on observe dans le frisson. — Pris souvent comme synonyme de frissonnement.

horse-pox (anglais : *horse,* cheval; *pox,* variole). Vaccine du cheval. V. *vaccine.*

Horton (céphalée vasculaire ou **histaminique de).** V. *céphalée vasculaire de Horton.*

Horton (maladie de). V. *artérite temporale.*

hospitalisme, *s. m.* (Navarro, 1933). 1° Comportement d'enfants privés, dès leur jeune âge, de soins maternels (séjour dans les hôpitaux, les dépôts d'enfants). Cette carence affective entrave la croissance physique et le développement psychique (apathie, mouvements stéréotypés) et favorise l'apparition de troubles du caractère, de névroses et de psychoses. V. *arriération affective.* — 2° Plus récemment, nom donné aux infections contractées en milieu hospitalier.

hôte contre greffon (réaction). V. *rejet de greffe (phénomène du).*

houblon (maladie du). V. *urines à odeur de houblon (maladie des).*

Houssay (phénomène de) (1932). Le diabète expérimental par pancréatectomie est amélioré par l'ablation du lobe antérieur de l'hypophyse.

Howard (épreuve de). Etude du débit urinaire et du pouvoir concentrateur en sodium de chacun des deux reins, au moyen d'un cathétérisme urétéral bilatéral. Un débit urinaire abaissé de 50 % et une concentration sodée réduite de 15 % par rapport au côté opposé seraient un signe précoce d'ischémie rénale unilatérale.

Howell (temps de). Syn. *temps de recalcification* ou *de recalcification plasmatique* (*T.R.P.*). Temps de coagulation mesuré sur du plasma sanguin rendu incoagulable par addition d'oxalate, puis recalcifié. Il mesure la somme des durées de la thromboplastinoformation, de la thrombinoformation et de la fibrinoformation. Il est normalement compris entre 1 minute 30 et 2 minutes 30.

Howship (lacunes de). Cavités creusées dans les lamelles osseuses par les myéloplaxes, au cours des processus de décalcification.

Hoyne (signe de). Signe observé dans la poliomyélite antérieure aiguë : quand on relève les épaules du malade couché sur le dos, sa tête tombe en arrière.

Hp (antigène ou **système).** V. *groupes sanguins.*

HR (espace) (cardiologie). Syn. *espace HV.* Distance qui sépare, sur l'électrocardiogramme endocavitaire auriculo-ventriculaire (v. *H, onde*), l'onde H, due à l'activation du faisceau de His, de l'onde R, correspondant à celle des ventricules (V). Elle mesure le temps de conduction hisio-ventriculaire, normalement de 35 à 55 millisecondes. Son allongement isolé traduit un trouble de la conduction dans le tronc ou dans les branches du faisceau de His : dans le tronc (bloc tronculaire ou intra-hisien) si les complexes ventriculaires de l'électrocardiogramme enregistré à la surface du corps sont normaux, dans les branches (bloc distal ou infra-hisien) si ces complexes ventriculaires sont de forme anormale. V. *bloc intra-hisien* et *bloc infrahisien.*

Hr ou **Hr' (facteur)** (Levine). V. *Rhésus (facteur).*

H₄S. Fraction des produits d'élimination urinaire des 17-hydroxy-cortico-stéroïdes (17-OH) qui correspond à l'élimination du composé S de Reichstein (v. ce terme et *métopirone, test à la*).

5-HT. V. *sérotonine.*

H. T. A. Hypertension artérielle.

H.T.A.P. Hypertension artérielle pulmonaire (v. ce terme).

Hu-1 (système). V. *système HLA.*

Huc (opération de). Opération destinée à reconstituer la concavité plantaire dans le cas de pied plat valgus douloureux; elle consiste, après arthrodèse des articulations médiotarsienne et sous-astragalienne, à soulever et à déplacer en dehors le 2e métatarsien, le 2e cunéiforme et le scaphoïde amputé d'une partie de son extrémité externe.

Huc (procédé de G.). Variante de l'opération d'Albee n⁰ 1 permettant d'enfouir profondément, au contact des arcs vertébraux, le greffon osseux.

Hudson-Stähli (ligne de) (H., 1911; S., 1918). Liséré brun-jaunâtre dû à des dépôts d'hémosidérine qui barre parfois horizontalement la cornée au niveau de la fente palpébrale.

Hueter (opération de) (1870). Résection de la tête du premier métatarsien pour remédier à l'hallus valgus.

Huhner (test de) (1913). Syn. *test post-coïtal.* Epreuve pratiquée en cas de stérilité. L'examen microscopique, 24 h après un rapport sexuel, de la glaire du col utérin, permet d'y rechercher les spermatozoïdes, et d'apprécier leur nombre, leur forme et leur mobilité. — *test d'H. in vitro.* Syn. *test de pénétration-survie.* Mise en présence, dans un fin tube de verre, d'une goutte de sperme et de glaire cervicale : on apprécie le degré d'envahissement de celle-ci par les spermatozoïdes et, après 24 h, d'étude à 37⁰, la mobilité des spermatozoïdes dans cette glaire.

huilome, *s. m.* V. *oléome.*

humage, *s. m.* Aspiration de gaz ou de vapeurs (eaux minérales, solutions, etc.).

humide (râle). V. *bulleux* (*râle*).

humorique (timbre). Bruit hydro-aérique.

humorisme, *s. m.* Doctrine médicale dans laquelle on rapporte les troubles morbides aux altérations des humeurs de l'organisme.

hunger-pain (Moynihan). V. *faim douloureuse.*

Hunner (ulcère vésical de). V. *ulcère vésical de Hunner.*

Hunt (attaque ou **crise statique de Ramsay).** V. *akinétique* (*crise*).

Hunt (maladies ou **syndromes de Ramsay).** 1⁰ Syn. *dyssynergie céré-*

belleuse progressive (R.H., 1914). Affection rare caractérisée par des myoclonies déclenchées par les mouvements, associées à un syndrome cérébelleux ou cérébello-spinal et au cours de laquelle l'électroencéphalogramme reste sensiblement normal. — 2⁰ Syn. *dyssynergie cérébelleuse myoclonique* (R. Hunt, 1921). Affection rare, débutant dans l'enfance, caractérisée par l'apparition successive de crises d'épilepsie généralisée, de myoclonies spontanées ou provoquées par les mouvements et de troubles cérébelleux. Son évolution est irrégulière et très longue. L'électroencéphalogramme montre des paroxysmes lors des crises. — 3⁰ Zona facial.

Hunt (névralgie de Ramsay). V. *névralgie du ganglion géniculé.*

Hunt (zone de Ramsay). Zone sensitive cutanée innervée par le nerf facial (intermédiaire de Wrisberg); elle comprend une partie du tympan, le conduit auditif externe et une partie du pavillon de l'oreille : conque, tragus, antitragus, anthélix et fosse de l'anthélix. C'est dans ce territoire que siègent les vésicules au cours du zona facial ou otitique.

Hunter (langue de). Langue présentant, sur les bords, de petites taches rouges ou des vésicules qui donnent une sensation de brûlure au contact de mets épicés. On l'observe dans l'anémie de Biermer.

Hunter (loi d'). Loi d'après laquelle « deux fièvres différentes ne peuvent exister à la fois dans le même organisme ». Cette loi n'est plus admise aujourd'hui; on connaît de nombreux exemples d'association de fièvres (éruptives ou non).

Hunter (maladie de). V. *Hurler-Hunter* (*maladie de*).

Hunter (méthode de). V. *Anel-Hunter* (*méthode de*).

huntérien (chancre) (de Hunter qui en a donné le premier une bonne description). V. *chancre induré.*

Huntington (chorée de). V. *chorée héréditaire* ou *chorée de Huntington.*

Hurler (maladie, polydystrophie ou **syndrome de), Hurler-Ellis**

ou **Hurler-Hunter** ou **Hurler Pfaundler (dystrophie, maladie ou syndrome de)** (G. Hurler, 1919). Syn. *dysostosis multiplex* (Catel, 1944), *lipo-chondrodystrophie* (Washington, 1945), *nanisme à type de gargouille, gargoylisme* (Ellis, 1936), *mucopolysaccharidose CSB-HS*. Affection congénitale et souvent familiale, se manifestant vers l'âge de 2 ou 3 ans, caractérisée par des troubles dans le développement du squelette, dus à des lésions épiphysaires multiples et symétriques : nanisme, crâne volumineux, face difforme rappelant les gargouilles moyenâgeuses (*gargoylisme*), cyphose dorso-lombaire accentuée avec saillie du sternum et de l'abdomen, membres courts aux mouvements limités avec coxa vara et genu valgum, mains épaisses et trapues dont les doigts sont fléchis. Il existe en outre une hypertrophie du foie et de la rate, une importante arriération mentale, de la surdité, des opacités cornéennes, des anomalies hématologiques et parfois une atteinte cardiaque. L'évolution est grave, et la mort survient généralement entre 6 et 9 ans. Anatomiquement, les cellules de tous les organes sont surchargées de substances complexes (gangliosides dans le névraxe, mucopolysaccharides et glucolipides ailleurs). L'urine contient des mucopolysaccharides acides en grande abondance, héparitine-sulfate (HS, ou héparan-sulfate) et surtout chondroïtine-sulfate B (CSB, ou dermatan-sulfate). Cette maladie, qui fait partie du groupe des mucopolysaccharidoses (v. ce terme) est due à la déficience d'une enzyme, l'α-L-iduromidase et se transmet héréditairement selon le mode récessif. — On en distingue 2 types, la *maladie de Hurler* proprement dite ou mucopolysaccharidose type I, caractérisée par l'importance des troubles morphologiques, des opacités cornéennes, un pronostic grave et sa transmission autosomique ; et la *maladie de Hunter* ou mucopolysaccharidose type II, sans opacité cor-

néenne mais avec surdité, atteinte cardiaque plus fréquente, arriération mentale moins profonde, évolution plus longue et transmission par les chromosomes sexuels. — Enfin il est des *formes tardives* de la maladie de Hurler (Spät-Hurler des auteurs allemands) caractérisées par leur date d'apparition retardée, la discrétion des altérations squelettiques et mentales et l'importance des opacités cornéennes.

Hurler (pseudo). V. *gangliosidose généralisée*.

Hurler (pseudo-polydystrophie de). V. *pseudo-polydystrophie de Hurler*.

Hurler (variant de). V. *gangliosidose généralisée*.

hurlérien, enne, *adj.* Qui se rapporte à la maladie de Hurler. — *syndrome ou maladie h.* V. *mucopolysaccharidose*.

Hutchinson (dent de). Malformation des incisives médianes supérieures de la deuxième dentition, consistant dans l'échancrure semilunaire du bord libre de ces dents, le rétrécissement de leur partie supérieure et la déviation de leurs axes qui convergent inférieurement. Elle est caractéristique de la syphilis congénitale.

Hutchinson (facies de). Aspect de la face chez les malades atteints d'ophtalmoplégie nucléaire. Il est caractérisé par l'immobilité des globes oculaires et la chute des paupières que le malade cherche à relever en contractant son frontal.

Hutchinson (fracture de). Fracture de l'apophyse styloïde du radius.

Hutchinson (kératite de). V. *kératite parenchymateuse* ou *interstitielle diffuse*.

Hutchinson (syndromes de). 1° V. *Claude Bernard-Horner (syndrome de)*. — 2° V. *Hutchinson (tumeur d')*.

Hutchinson (triade de). Syndrome consistant en la coexistence de malformations dentaires (v. *Hutchinson, dent de*), de lésions oculaires (kératite parenchymateuse) et de surdité progressive due à une atteinte labyrinthique. Il est caractéristique de la syphilis congénitale.

Hutchinson (tumeur d') (1907). Syndrome dû, chez l'enfant, à l'apparition de métastases osseuses, souvent révélatrices d'un sympathome embryonnaire de la médullo-surrénale : douleurs dans les membres inférieurs, fièvre, anémie, nodosités crâniennes, ecchymoses et œdèmes palpébraux puis exophtalmos.

Hutchinson-Tay (choroïdite de) (1875). Syn. *choroïditis guttata.* Dégénérescence hyaline bilatérale de la macula de la rétine, provoquant une diminution de l'acuité visuelle. Elle serait voisine de celle de Doyne (v. ce terme).

Hutinel (syndrome d'). V. *symphyse cardio-tuberculeuse.*

Hutinel et Sabourin (cirrhose alcoolo-tuberculeuse de). V. *cirrhose hypertrophique graisseuse.*

HV (espace). V. *HR* (espace).

H.V.C. Hypertrophie ventriculaire combinée (portant sur les 2 ventricules); hypertrophie biventriculaire.

H. V. D. Hypertrophie ventriculaire droite.

H. V. G. Hypertrophie ventriculaire gauche.

H.V.H. Abréviation d'herpesvirus hominis. V. ce terme.

hyalin, *adj.* (ὕαλος, verre). Qui est transparent comme le verre. — *corps hyalins.* Productions sphériques, hyalines, que l'on rencontre assez souvent dans les néoformations granuleuses, inflammatoires, chroniques (rhinosclérome, cancer, polypes, etc.).

hyalinose, *s. f.* (ὕαλος). Transformation hyaline de certaines productions pathologiques. — *h. cutanéomuqueuse.* V. *lipoïdo-protéinose de la peau et des muqueuses.*

hyalite, *s. f.* ou **hyalitis,** *s. f.* Inflammation du corps vitré. — *h. étoilée.* V. *Benson (maladie de).*

hyalome, *s. m.* V. *colloïd milium.*

hyaloplasma, *s. m.* Portion amorphe et homogène du protoplasma.

hyaluronidase, *s. f.* (Meyer et Palmer, 1937). Ferment existant dans certains organes (testicule,

rate, corps ciliaire, iris) et sécrété par divers microbes. Il est capable d'hydrolyser l'acide hyaluronique (polysaccharide abondant dans le tissu conjonctif et dans de nombreuses humeurs qui lui doivent leur viscosité) et de rendre plus fluides les liquides organiques. C'est un des facteurs de diffusion (v. ce terme). Les *h.* interviennent dans de nombreux processus biologiques et pourraient, dans certains cas, être employées en thérapeutique.

hybridation, *s. f.* (ὕβρις, viol). Fécondation entre des sujets d'espèces différentes, mais voisines, ou de même espèce, mais de variété différentes. — *h. génétique artificielle.* Syn. *recombinaison génétique in vitro, manipulation génétique.* Modification expérimentale d'une cellule vivante (en l'espèce, une bactérie, le colibacille) par incorporation à son matériel génétique (A.D.N.) d'un matériel génétique étranger. Ce transfert d'A.D.N. se produit parfois spontanément (v. *plasmide*).

hybride, *adj.* et *s. m.* Nom donné primitivement au sujet provenant du croisement de deux espèces différentes (mulet, léporide); actuellement on étend cette désignation à tout sujet provenant du croisement de deux variétés d'une même espèce.

hybridité, *s. f.* « Condition d'un végétal ou d'un animal produit par deux espèces différentes » (Littré). — *h. directe.* V. *eugénésie.* — *h. collatérale.* V. *paragénésie.* — On emploie parfois ce terme pour désigner la double nature de certaines lésions par analogie avec l'hybridité des animaux et des végétaux. Ex. : *h. cancéro-syphilitique* de certaines tumeurs.

hydarthrose, *s. f.* (ὕδωρ, eau; ἄρθρον, articulation). Épanchement d'un liquide séreux dans une cavité articulaire. — *h. intermittente* ou *périodique* (Moore, 1864). Syn. *hydrops articulorum intermittens.* Affection de l'âge moyen de la vie, plus fréquente chez la femme, frappant une ou plusieurs articulations parmi lesquelles est toujours le genou, et survenant sans cause apparente, à intervalles fixes, toujours les mêmes pour chaque malade.

hydatide, s. f. (ὕδωρ). Nom donné à l'état larvaire ou vésiculaire du tænia échinocoque, tel qu'on le trouve chez l'homme. Les *hydatides* ont la forme de sphères plus ou moins volumineuses, remplies de liquide incolore.

hydatidémèse, s. f. (hydatide; ἐμέω, je vomis) (Devé, 1919). Rejet de membranes ou de vésicules hydatiques par vomissements.

hydatidentérie, s. f. (hydatide; ἔντερον, intestin) (Devé, 1919). Rejet de membranes ou de vésicules hydatiques par les selles.

hydatidocèle, s. f. (hydatide; κήλη, tumeur). « Tumeur contenant des hydatides, en particulier de l'oschéocèle » (Littré).

hydatidologie, s. f. (hydatide; λόγος, science). Étude de l'infestation de l'organisme par le tænia echinococcus (v. *hydatidose* et *échinococcose*).

hydatidose, s. f. Maladie déterminée par le tænia échinocoque à l'état larvaire ou vésiculaire (hydatide), se présentant sous forme de kyste en un point quelconque de l'organisme. — *h. hépatique, pulmonaire, splénique,* etc. Kyste hydatique du foie, du poumon, de la rate, etc. V. *échinococcose.*

hydatidothorax, s. m. Epanchement pleural provenant de la rupture dans la plèvre d'un kyste hydatique pulmonaire.

hydatiforme, adj. (hydatide; *forma,* forme). Qui ressemble aux hydatides. — *môle h.* V. *môle.*

hydatique, adj. Qui concerne les hydatides. — *frémissement h.* Syn. *signe de Récamier.* Frémissement particulier qu'on obtient parfois en percutant un kyste hydatique. Il a été comparé par Davaine au tremblement qu'on détermine en frappant un siège élastique. — *kyste h.* Kyste plus ou moins volumineux pouvant se développer dans tous les organes de l'économie, mais se localisant surtout dans le foie, et formé par une hydatide qui elle-

même peut contenir un plus ou moins grand nombre de *vésicules-filles;* il est souvent entouré d'un périkyste. V. *périkystite.* — *sable h.* Petits grains blancs, d'abord fixés à la paroi interne du kyste hydatique, puis libres; ce sont des *capsules proligères,* petites vésicules secondaires contenant des scolex.

hydaturie, s. f. Emission, par l'urine, de débris de kyste hydatique.

hydradénome (mauvaise orthographe; ce mot vient de ἱδρῶς, sueur, et non de ὕδωρ, eau). V. *hidradénome.*

hydragogue, adj. et s. m. (ὕδωρ; ἄγειν, chasser). Nom s'appliquant à tous les agents capables de provoquer une évacuation de liquide, tels que : sudorifiques, purgatifs, diurétiques.

hydramnios, s. m. (ὕδωρ; ἄμνιος, amnios). Syn. *hydropisie de l'amnios, polyhydramnios.* Abondance anormale du liquide amniotique. On admet généralement qu'il y a *h.* quand le poids du liquide dépasse 1 kg.

hydrargyrie, s. f. ou **hydrargyrose,** s. f. (ὑδράργυρος, mercure). Eruption cutanée ou coloration anormale des téguments produites par l'administration à l'intérieur ou l'application à l'extérieur de mercure ou de composés mercuriels.

hydrargyrisme, s. m. Syn. *mercurialisme.* Intoxication par les préparations mercurielles.

hydrargyrostomatite, s. f. « Stomatite mercurielle » (Littré).

hydrargyrothérapie, s. f. (ὑδράργυρος, mercure; θεραπεία, traitement). Emploi thérapeutique du mercure.

hydratation, s. f. (ὕδωρ, eau). Introduction d'eau dans l'organisme.

hydrémèse, s. f. (ὕδωρ; ἐμεῖν, vomir). « Vomissements aqueux » (Littré).

hydrémie ou **hydrohémie,** s. f. (ὕδωρ; αἷμα, sang). Quantité d'eau contenue dans le sang. Ce mot est pris souvent dans le sens d'*hyperhydrémie.* — *h. globulaire.* Quantité d'eau contenue dans les globules rouges. — *h. plasmatique.* Quantité d'eau contenue dans le plasma.

hydrencéphalie, s. f. (ὕδωρ; ἐγκέφαλος, cerveau). V. *hydrocéphalie.*

hydrencéphalique (cri) (Coindet). Cri bref, aigu, monotone, que poussent, sans raison appréciable, les enfants atteints de méningite tuberculeuse.

hydrencéphalocèle, s. f. (ὕδωρ; ἐγκέφαλος, cerveau; κήλη, tumeur). Syn. *encéphalo-cystocèle. hydrocéphalocèle, hydro-encéphalocèle.* Ectopie à la face externe du crâne d'une partie du cerveau contenant un prolongement ventriculaire distendu par du liquide (variété d'encéphalocèle).

hydrencéphalocrinie, s. f. Passage dans le liquide céphalo-rachidien du produit de la sécrétion des glandes endocrines.

hydriatrie, s. f. (ὕδωρ; ἰατρική, médecine). V. *hydrothérapie.*

hydroa, s. m. (ὕδωρ). Nom donné autrefois à toute éruption vésiculeuse. Aujourd'hui ce mot sert à désigner : 1° l'*h. bulleux.* V. *érythème polymorphe.* — 2° l'*h. estival,* forme atténuée de l'*h. vacciniforme.* — 3° l'*h. puerorum* (Unna, 1889). Forme de l'enfant de la maladie de Dühring-Brocq. — 4° l'*h. vacciniforme* (Bazin, 1860). Eruption de vésiculo-pustules reposant sur une base inflammatoire, auxquelles succèdent des ulcérations suppurantes et des croûtes brunâtres qui aboutissent à des cicatrices blanches indélébiles. Elle siège sur les parties exposées à la lumière. V. *porphyrie congénitale.* — 5° l'*h. vésiculeux* (Bazin). Variété d'érythème polymorphe (v. ce terme) caractérisée par la forme spéciale de l'éruption. La papulo-vésicule primitive s'entoure d'un cercle de vésicules (quelquefois d'un double cercle) pendant que la vésicule centrale se sèche et se recouvre d'une croûtelle.

hydro-aérique (bruit). Bruit particulier à timbre généralement métallique que l'on obtient en percutant une cavité contenant des liquides et des gaz (grosse caverne pulmonaire, pneumothorax, estomac, etc.).

hydro-aérique (image). Image radiologique caractéristique de la coexistence, dans une cavité, d'un épanchement liquide et d'un épanchement gazeux; elle est formée d'une opacité liquidienne à limite supérieure horizontale, surmontée d'une zone de clarté (abcès du poumon, hydropneumothorax, occlusion intestinale, etc.).

hydrocalice, s. m. Dilatation d'un calice du rein, rempli d'urine.

hydrocarburisme, s. m. Ensemble des troubles toxiques causés par l'inhalation des gaz hydrocarburés ou des vapeurs dégagées par des essences d'origine minérale (benzine, pétrole, etc.), par la série des aldéhydes et acétones aromatiques, par la térébenthine et les essences d'origine végétale et par les carbures azotés aromatiques comme l'aniline.

hydrocèle, s. f. (ὕδωρ; κήλη, tumeur). Epanchement de sérosité dans une tunique vaginale (*h. vaginale*) normale (*h. simple*) ou prolongée par un canal péritonéo-vaginal demeuré entièrement ou partiellement perméable (*h. congénitale*). — On donne aussi ce nom à l'infiltration séreuse du tissu cellulaire du scrotum (œdème des bourses). — *h. biloculaire.* H. congénitale formée de deux poches, abdominale et scrotale. — *h. en bissac.* H. congénitale formée de deux poches communicantes, vaginale et funiculaire. — *h. chyleuse.* Variété d'*h.* dont l'épanchement a un aspect laiteux (filariose). — *h. enkystée du cordon.* Syn. *kyste du cordon, kyste péritonéo-vaginal.* H. localisée dans la partie moyenne du canal péritonéo-vaginal. — Par analogie, on désigne sous le nom d'*h. de la femme* les kystes de la grande lèvre. — On a même donné le nom d'*h. du cou* à certains kystes séreux uniloculaires de la région cervicale.

hydrocéphalie, s. f. (ὕδωρ; κεφαλή, tête). Syn. *hydrencéphalie.* Epanchement de liquide séreux dans la cavité des ventricules cérébraux (*h. interne* ou *ventriculaire*), ou en dehors du cerveau entre les méninges (*h. externe*), provoquant parfois une augmentation du volume du crâne. En fait, ce terme ne désigne plus actuellement que les *h.* internes, c.-à-d. les dilatations ventriculaires avec excès de liquide. Elles sont secondaires aux obstacles à la libre circulation et à la résorption du liquide céphalo-rachidien. Si l'obstruction siège dans le système ventriculaire, l'*h.* est dite *occlusive* ; dans le cas inverse, elle est dite *communicante.* — *h. héréditaire* (Marie). V. *dysostose cléidocrânienne héréditaire.* — *h. postérieure. H.* dans laquelle l'épanchement liquidien est localisé dans la fosse cérébrale postérieure.

hydrocéphalocèle, *s. f.* V. *hydrencéphalocèle.*

hydrochlorurie sodique (syndrome de rétention). V. *œdémateux* (*syndrome*).

hydrocholécyste, *s. m.* (ὕδωρ ; χολή, bile ; κύστις, vessie). Dilatation considérable de la vésicule biliaire non enflammée due à un obstacle au cours de la bile.

hydrocinésithérapie, *s. f.* ou **hydrokinésithérapie,** *s. f.* (ὕδωρ ; κίνησις, mouvement ; θεραπεία, traitement). Méthode de rééducation musculaire utilisant la mobilisation dans l'eau, en piscine.

hydrocirsocèle, *s. f.* Cirsocèle et hydrocèle existant simultanément.

hydrocolpos, *s. m.* (ὕδωρ ; κόλπος, vagin). Collection aqueuse enkystée dans le vagin.

hydrocolpotomie, *s. f.* (M. Odent, 1973). Technique de colpotomie, facilitée par la distension du cul-de-sac de Douglas au moyen de l'injection d'un litre de soluté salé physiologique dans la cavité péritonéale.

Hydrocortancyl, *s. m.* (n. dép.). V. *delta-hydrocortisone.*

hydrocortisone, *s. f.* V. *17-hydroxycorticostérone.*

hydroculdoscopie, *s. f.* (M. Odent, 1973). Technique de cœlioscopie transvaginale, facilitée par la distension du cul-de-sac de Douglas au moyen de l'injection d'un litre de soluté salé physiologique dans la cavité péritonéale.

hydrocution, *s. f.* (Lartigue, 1953). Syncope survenant brutalement au cours d'un bain froid et entraînant la noyade du nageur, qui coule à pic ; elle est suivie d'un état asphyxique (aspect blanc, puis bleu du noyé). L'*h.*, comparable à l'électrocution et à certaines asphyxies brutales, est due à un trouble vaso-moteur réflexe de mécanisme diencéphalique ; la température froide de l'eau joue un rôle déclenchant essentiel. L'*h.* doit être traitée par la respiration artificielle et la saignée abondante. Les noyades dites à tort « par congestion » sont en réalité des noyades par *h.*

hydrocystome, *s. m.* (ὕδωρ, eau ; κύστις, vessie). Petit kyste épidermique translucide rempli de sérosité claire, siégeant électivement au visage.

hydro-électrolytique, *adj.* Qui concerne l'eau et les électrolytes, et leur équilibre dans l'organisme.

hydro-encéphalocèle, *s. f.* V. *hydrencéphalocèle.*

hydrogastrie, *s. f.* (ὕδωρ ; γαστήρ, estomac). Nom donné quelquefois à la vaste dilatation d'estomac avec rétrécissement du pylore et stase alimentaire.

hydrogénation, *s. f.* Réduction d'une substance par fixation d'hydrogène.

hydro-hémarthrose, *s. f.* Épanchement d'un liquide séro-hématique dans une cavité articulaire.

hydro-hématocèle, *s. f.* Variété de pachy-vaginalite dans laquelle le liquide épanché est séro-hématique.

hydrokinésithérapie, *s. f.* V. *hydrocinésithérapie.*

hydrolase, *s. f.* (ὕδωρ, eau). Ferment agissant par hydrolyse. Ex. : lipase, amylase, pepsine, etc.

hydrolat, *s. m.* (ὕδωρ). Médicament obtenu en distillant avec de l'eau une substance contenant des principes actifs.

hydrolé, *s. m.* (ὕδωρ). Médicament dont le véhicule est de l'eau tenant en dissolution une ou plusieurs substances actives.

hydrolipopexie, *s. f.* (ὕδωρ ; λίπος, graisse ; πῆξις, fixation) (M.

Albeaux-Fernet, 1947). V. *obésité paradoxale avec rétention d'eau*.

hydrologie médicale. Etude des différentes espèces d'eaux naturelles ou artificielles, envisagées au point de vue de leurs propriétés thérapeutiques.

hydrolyse, *s. f.* 1° Fixation d'une molécule d'eau sur une substance qui est ainsi transformée en une autre. Ex. : *h.* du glycogène en glucose. — 2° *h. d'un sel.* Phénomène par lequel la mise en solution dans l'eau de certains sels provoque une variation de pH dans la solution (primitivement neutre). — Les sels qui subissent l'hydrolyse sont ceux qui résultent de l'action d'un acide et d'une base de force différente. La solution devient acide si l'acide était plus fort que la base, basique dans le cas contraire.

hydromanie, *s. f.* (ύδωρ; μανία, folie) (Strambio). Variété de manie qui pousse le malade au suicide par submersion; elle est fréquente dans la pellagre.

hydroméningocèle, *s. f.* (ύδωρ; μήνιγξ, méninge; κήλη, tumeur) (Virchow). V. *méningocèle*.

hydromètre, *s. m.* ou **hydrométrie,** *s. f.* (ύδωρ; μήτρα, utérus). Collection de liquide séreux dans l'utérus.

hydrominéral, le, *adj.* Qui dépend d'une eau minérale. — *cure h.*

hydromphale, *s. f.* (ύδωρ; όμφαλός, nombril). Tumeur liquide formée chez quelques ascitiques par la distension de la cicatrice ombilicale.

hydromyélie, *s. f.* (ύδωρ; μυελός, moelle). Nom donné d'abord à toutes les affections, congénitales ou non, y compris la syringomyélie, qui s'accompagnent d'une excavation pathologique intra-médullaire. — On ne l'applique plus aujourd'hui qu'à la dilatation simple du canal de l'épendyme, par comparaison avec l'*hydrocéphalie*.

hydromyélocèle, *s. f.* (ύδωρ; μυελός; κήλη, tumeur) (Virchow). V. *myélocystocèle*.

hydronatré, ée, *adj.* (ύδωρ; Na, symbole de sodium). V. *hydrosodique*.

hydronéphrose, *s. f.* (ύδωρ; νεφρός, rein) (Rayer, 1841). Syn. *uronéphrose.* Distension du bassinet, des calices et souvent aussi du rein par l'urine aseptique, dont l'écoulement est entravé par un obstacle permanent ou passager, ou par un défaut de la tonicité et de la motricité du bassinet. V. *pyélectasie, néphrectasie, hydrocalice.* — *h. congénitale intermittente.* V. *Bazy* (maladie de P.). — *h. externe, péri-rénale* ou *sous-capsulaire.* V. *hydroma du rein.* — *h. intermittente. H.* due classiquement à la coudure ou à la torsion de l'uretère (rein mobile).

hydropancréatose, *s. f.* (Soupault). Aspect kystique du pancréas dû à une dilatation globale du canal de Wirsung.

hydroparésie, *s. f.* Terme employé autrefois pour désigner le myxœdème.

hydropénie, *s. f.* (ύδωρ; πενία, pauvreté). Diminution de la quantité d'eau contenue dans l'organisme.

hydropéricarde, *s. m.* (ύδωρ; péricarde). Epanchement de sérosité à l'intérieur du péricarde, sans réaction inflammatoire.

hydropéritoine, *s. m.* V. *ascite*.

hydropexie, *s. f.* (ύδωρ; πῆξις, fixation). Fixation d'eau dans les tissus de l'organisme.

hydrophilie, *s. f.* (ύδωρ; φιλιά, amitié). En physico-chimie, propriété qu'ont les colloïdes d'attirer et de garder l'eau avec une énergie plus ou moins grande. — *épreuve d'h. cutanée.* V. *Aldrich et Mac Clure* (*épreuve d'*).

hydrophobie, *s. f.* (ύδωρ; φόβος, crainte). 1° Peur morbide de l'eau. — 2° Synonyme de *rage*, dont l'*h.* est un des principaux symptômes.

hydrophtalmie, *s. f.* (ύδωρ; όφθαλμός, œil). Distension des enveloppes du globe oculaire par suite de l'augmentation de volume des différents milieux de l'œil. C'est une affection propre à l'enfance et quelquefois congénitale.

hydropigène, *adj.* (ύδρωψ, ωπος, hydropisie; γεννᾶν, engendrer). Qui détermine l'hydropisie. Ex. : *maladie h.*, *action h. du sodium.* — *syndrome h.* (Castaigne). V. *œdémateux* (*syndrome*).

hydropique, adj. et s. Qui est atteint d'hydropisie.

hydropisie, s. f. (ὕδωρ; ὄψις, aspect). Syn. hydrops. Epanchement de sérosité dans une cavité naturelle du corps ou entre les éléments du tissu conjonctif. — h. de l'amnios. V. hydramnios. — h. méningée. V. méningite séreuse.

hydropneumatocèle, s. f. (ὕδωρ; πνεῦμα, air; κήλη, hernie). « Hernie contenant un liquide et un corps gazeux » (Littré).

hydro-pneumokyste post-opératoire (Chauffard et Ronneaux, 1912). Syn. pneumatose kystique post-opératoire (Devé). Cavité contenant de l'air et de la sérosité plus ou moins mélangés de sang et de bile, qui subsiste parfois après l'évacuation et la suture d'un kyste hydatique du foie. Cette cavité, dont l'existence est révélée par la radiographie, disparaît lentement et expose pendant quelque temps le malade à des accidents d'infection ou d'intoxication.

hydropneumopéricarde, s. m. (ὕδωρ; πνεῦμα, air; péricarde). Epanchement d'air et de liquide dans la cavité péricardique. Il se manifeste par un clapotage particulier dit bruit de moulin.

hydropneumothorax, s. m. (ὕδωρ; πνεῦμα; θώραξ, poitrine). Epanchement gazeux de la cavité pleurale (pneumothorax), accompagné d'un épanchement séreux ou séro-purulent d'une abondance variable.

hydrops, s. m. (ὕδρωψ, hydropisie, Hippocrate). V. hydropisie. — h. articulorum intermittens. V. hydarthrose périodique. — h. endolabyrinthique (Hallpike et Cairn, 1938). Augmentation de la quantité de liquide endolabyrinthique; elle survient en particulier au début du vertige de Ménière. — h. tubae profluens. Ecoulement vaginal séro-sanguinolent, continu avec des recrudescences précédées de coliques salpingiennes, que l'on observe chez les femmes atteintes de cancer de la trompe de Fallope. — h. tuberculosus. Hydarthrose tuberculeuse, manifestation de début de la tumeur

blanche. — h. universus congenitalis. V. anasarque fœtoplacentaire de Schridde.

hydrorachis, s. m. (ὕδωρ; ῥάχις, rachis). V. spina-bifida. — h. externe prémédullaire (Cruveilhier). V. myélomeningocèle. — h. externe retromédullaire. V. méningocèle. — h. interne intramédullaire (Cruveilhier). V. myélocystocèle.

hydrorragie, s. f. (ὕδωρ; ῥήγνυμι, je jaillis). Passage de l'eau du plasma sanguin dans les espaces interstitiels de l'organisme, observé au cours de certains chocs.

hydrorrhée, s. f. (ὕδωρ; ῥεῖν, couler). Perte séreuse abondante provenant d'une muqueuse enflammée (utérus, conjonctive, etc.). — h. nasale. Syn. rhinorrhée. Ecoulement aqueux par les narines, permanent, dû à l'hypersécrétion pituitaire. C'est la rhino-hydrorrhée entotopique qui doit être distinguée de l'écoulement aqueux venu du cerveau (liquide céphalo-rachidien : cranio-hydrorrhée ou hydrorrhée cérébro-spinale, v. craniorrhée) ou des sinus (sinuso-hydrorrhée) et aussi du coryza aigu et du coryza spasmodique.

hydrosadénite, s. f. (mauvaise orthographe; étym. ἱδρώς, sueur, et non ὕδωρ, eau; ἀδήν, glande). V. hidrosadénite.

hydrosaline (syndrome de rétention). V. œdémateux (syndrome).

hydrosalpinx, s. m. (ὕδωρ; σάλπιγξ, trompe). Collection séreuse enkystée dans la cavité d'une trompe utérine.

hydrosodique, adj. (ὕδωρ; sodium). Syn. hydronatré. Qui concerne à la fois l'eau et le sodium. — rétention h. Présence en excès, dans l'organisme, d'eau et de sodium. V. œdémateux (syndrome).

hydrosol, s. m. V. sol.

hydrosyntasie, s. f. (ὕδωρ; σύντασις, distension). Gonflement des gels par la pénétration de l'eau attirée. C'est un phénomène physico-chimique, différent de l'imbibition, qui est un phénomène physique et de l'hydratation qui est un phénomène chimique.

hydrothérapie, s. f. (ὕδωρ; θεραπεία, traitement). Syn. *hydriatrie*. Emploi thérapeutique de l'eau sous toutes ses formes et à des températures variables : bains, douches d'eau ou de vapeur, sudation dans des étuves sèches ou humides, enveloppement froid et, d'après quelques auteurs, emploi de l'eau à l'intérieur.

hydrothermothérapie, s. f. (ὕδωρ; θέρμη, chaleur; θεραπεία, traitement). Emploi thérapeutique de l'eau chaude.

hydrothorax, s. m. (ὕδωρ; θώραξ, poitrine). Epanchement séreux de la cavité pleurale, tantôt unilatéral, tantôt bilatéral, sans réaction inflammatoire, s'accompagnant généralement d'autres hydropisies et survenant au cours de certaines affections cardiaques et rénales.

hydrotimétrie, s. f. (ὕδωρ; τιμή, valeur; μέτρον, mesure). Procédé destiné à évaluer la valeur hygiénique ou industrielle d'une eau, en mesurant la proportion de sels terreux qu'elle contient.

hydrotomie, s. f. (ὕδωρ; τομή, dissection). Procédé destiné à faciliter les dissections fines; il consiste à injecter sous pression, et d'une façon continue, de l'eau dans la principale artère de l'organe que l'on veut étudier.

hydrotropie, s. f. (ὕδωρ; τρέπειν, tourner). Propriété présentée par certaines substances, dites *hydrotropes*, de rendre solubles dans l'eau des corps insolubles, sans former eux avec eux une combinaison chimique définie et sans les faire passer à l'état colloïdal. Ex. : le benzoate de soude rend soluble la caféine; le cholestérol est *hydrotrope* des graisses.

11-β-hydroxyandrosténédione, s. f. V. *androgéniques (hormones)*.

17-hydroxycorticostéroïdes. Syn. *17-OH corticoïdes*. Terme désignant quelques-uns des 11-oxycorticostéroïdes (v. ce terme) : l'hydrocortisone (17-hydroxycorticostérone), la cortisone (17-hydroxy-11-déhydrocorticostérone), la 17-hydroxycortexone.

17-hydroxycorticostérone, s. f. Syn. *composé F de Kendall*, *cortisol*,

hydrocortisone (Reichstein, 1937, Kendall, 1938). Un des 11-oxycorticostéroïdes (v. ce mot), très proche de la cortisone et beaucoup plus actif qu'elle. On le considère actuellement comme la véritable hormone protidoglucidique sécrétée par la cortico-surrénale.

17-hydroxy-11-déhydrocorticostérone, s. f. V. *cortisone*.

hydroxylase, s. f. Enzyme favorisant la fixation d'un groupement hydroxyle (OH) sur un des atomes de carbone d'un noyau aromatique cyclique (dérivés stéroïdes, p. ex.).

hydroxyprolinurie, s. f. Présence, dans l'urine, d'hydroxyproline, le plus abondant des acides aminés du collagène. Le taux normal de l'*h.* est de 20 à 30 mg/24 heures. Une élimination plus élevée est observée dans les maladies osseuses avec important remaniement organique : maladie de Paget, hyperparathyroïdisme primaire, métastases osseuses néoplasiques.

5-hydroxytryptamine, s. f. V. *sérotonine*.

hydruretère, s. m. (ὕδωρ; οὐρητήρ, uretère). Syn. *urétérhydrose*. Distension de l'uretère par l'urine aseptique par suite d'un obstacle à son libre écoulement.

hydrurie, s. f. (ὕδωρ; οὐρεῖν, uriner). Elimination d'une urine claire, de faible densité, dont la composition se rapproche beaucoup de celle de l'eau.

hygide (état) (ὑγιεία, santé). Etat de santé.

hygiène, s. f. (ὑγιεία). Science qui apprend à conserver et à améliorer la santé.

hygroma, s. m. (ὑγρός, humide). Nom par lequel on désigne toutes les variétés d'inflammation des bourses séreuses. — *h. du rein* (Ponfick). Syn. *hydronéphrose externe*, *péri-rénale* ou *sous-capsulaire*. Epanchement d'urine entre le rein et sa capsule.

hylognosie, s. f. (ὕλη, matière; γνῶσις, connaissance). Faculté de reconnaître, par le toucher, la matière constituant les différents objets.

Hymans Van den Bergh (méthode de). V. *diazo-réaction, 2°.*

hypémie, *s. f.* (ὑπό, sous; αἷμα, sang). Diminution de la quantité du sang, portant sur sa totalité ou sur l'un quelconque de ses éléments (on emploie généralement le mot *anémie* dans les sens d'*hypémie*).

hyper... (ὑπέρ, au-dessus, au delà). Préfixe qui indique : excès, surabondance, une situation plus élevée.

hyperacanthose, *s. f.* (ὑπέρ, qui indique l'excès; ἄκανθα, épine). Hypertrophie de la couche de Malpighi de l'épiderme, que l'on observe dans les végétations vénériennes et les papillomes.

hyperacousie, hyperacusie, hypercousie, *s. f.* (ὑπέρ; ἀκούειν, entendre). 1° Exaltation de l'ouïe avec audition douloureuse de certains sons (surtout de tonalité élevée). — 2° Exagération subjective de l'intensité du son, sans que l'acuité auditive soit exagérée, c.-à-d. sans que le sujet puisse mieux différencier les sons de diverses intensités.

hyperalbuminémie, *s. f.* Augmentation de la quantité d'albumine contenue dans le plasma sanguin. Terme employé autrefois dans le sens d'hyperprotidémie.

hyperalbuminose, *s. f.* Augmentation du taux de l'albumine.

hyperaldolasémie, *s. f.* Augmentation du taux de l'aldolase (v. ce terme) dans le sérum sanguin.

hyperaldostéronisme, *s. m.* Syn. *aldostéronisme, hypercorticisme minéralotrope, hyperminéralocorticisme, syndrome minéralocorticoïde.* Exagération de production d'aldostérone (v. ce terme) par le cortex surrénal entraînant une élimination excessive de potassium, une rétention de sodium et une alcalose métabolique, et l'ensemble des troubles qui en résultent. L'*h.* peut être primitif (ou primaire) ou secondaire. Dans l'*h. primaire,* l'aldostérone est sécrétée en excès par un adénome cortico-surrénal; elle freine alors la production de rénine et d'angiotensine; cette *h.* primaire se traduit en clinique par le syndrome de Conn (v. ce terme). L'*h. secondaire* est très

fréquent. La production excessive d'aldostérone y est provoquée par une hypersécrétion de rénine et d'angiotensine. On l'observe ainsi au cours de certaines hypertensions artérielles : les HTA malignes avec lésions artériolaires rénales diffuses et les HTA par ischémie rénale, qui s'accompagnent d'une hyperaldostéronurie particulièrement importante. L'*h.* secondaire complique également les syndromes œdémateux des cardiaques et ceux des néphroses et des cirrhoses, l'hypovolémie de ces deux dernières déclenchant l'hyperactivité rénine-angiotensine. L'*h.* secondaire peut enfin être la conséquence d'une déplétion hydro-sodée excessive due à l'abus des diurétiques. V. *angiotensine* (*test à l'*), *Bartter* (*syndrome de*) et *Goldblatt* (*hypertension artérielle de type*).

hyperaldostéronurie, *s. f.* Présence, dans l'urine, d'aldostérone en trop grande quantité (v. *aldostéronurie*).

hyperalgie, *s. f.* (ὑπέρ; ἄλγος, douleur) ou **hyperalgésie,** *s. f.* (ὑπέρ; ἄλγησις, douleur). Exaspération de la sensibilité à la douleur.

hyperallergie, *s. f.* V. *hyperergie.*

hyperalloxanémie, *s. f.* Augmentation du taux de l'alloxane dans le sang.

hyperalphaglobulinémie, *s. f.* Augmentation du taux des α-globulines du sérum sanguin.

hyperaminoacidémie, *s. f.* Augmentation du taux des acides aminés sanguins.

hyperaminoacidurie, *s. f.* V. *aminoacidurie.*

hyperammoniémie, *s. f.* Augmentation de l'ammoniémie (v. ce terme).

hyperamylasémie, *s. f.* Augmentation du taux de l'amylase dans le sang (v. *amylasémie*); on l'observe dans les pancréatites aiguës. — *épreuve de l'h. provoquée.* Etude du taux de l'amylase sanguine pendant les 6 heures qui suivent l'injection intra-veineuse de 100 unités de pancréozyme puis, 30 minutes après, de 100 unités de sécrétine. Dans les affections chroniques du pancréas (kyste, lithiase, pancréatite), on observe des modifications anormales de l'amylasémie.

hyperandrisme, s. m. (ὑπέρ; ἀνήρ, ἀνδρός, homme). Exagération des caractères sexuels chez l'homme.

hyperandrogénie, s. f. ou **hyperandrogénisme,** s. m. (ὑπέρ; androgène). Surabondance d'hormones masculinisantes (androgènes) dans l'organisme; chez la femme, elle provoque l'apparition de virilisme (v. ce terme).

hyperangiotensinémie, s. f. Augmentation du taux de l'angiotensine dans le sang.

hyperazotémie, s. f. V. azotémie.

hyperazoturie, s. f. Augmentation de la quantité d'urée éliminée par l'urine.

hyperbare, adj. (ὑπέρ; βάρος, pression). Syn. hyperbarique. Qui concerne une pression élevée. — oxygénothérapie h. V. oxygénothérapie.

hyperbarie, s. f. Syn. hyperbarisme. Augmentation de pression; p. ex.: surpression de l'atmosphère ambiante, que cette dernière soit constituée par de l'air ou de l'oxygène. V. oxygénothérapie hyperbare.

hyperbarique, adj. V. hyperbare.

hyperbarisme, s. m. V. hyperbarie.

hyperbêtaglobulinémie, s. f. Augmentation du taux des β-globulines du sérum sanguin.

hyperbilirubinémie, s. f. Augmentation du taux de la bilirubine dans le sang. V. bilirubinémie.

hypercalcémiant, adj. Qui augmente le taux du calcium dans le sang.

hypercalcémie, s. f. Taux anormalement élevé du calcium dans le sang. L'h. se voit dans les maladies de l'ostéolyse (v. hyperostéolyse) sauf dans la maladie de Paget, et dans les hyperabsorptions calciques telles que l'hypervitaminose D et le syndrome du lait et des alcalins. L'h. déterminerait un syndrome clinique associant pâleur, amaigrissement, asthénie, hypotonie, vomissements et diabète insipide.

hypercalcémie chronique idiopathique avec ostéosclérose. V. Fanconi-Schlesinger (syndrome de).

hypercalcémie idiopathique de Lightwood et Payne (1952). Syndrome observé chez le nourrisson, caractérisé par des lésions squelettiques (densification de la base du crâne), de la néphrocalcinose, une augmentation des taux du calcium, de l'urée et du cholestérol dans le sang. Il est transitoire et curable, et serait dû à une intolérance à la vitamine D.

hypercalcémie provoquée (épreuve de l') (H. P. Klotz, 1967). Etude des variations de la calcémie après injection intra-veineuse rapide de 0,8 ml/kg d'une solution de gluconate de Ca à 10 %. Normalement la calcémie s'élève 15 minutes après l'injection entre 112 et 125 mg $^o/_{oo}$, puis revient à la normale au bout de 2 h 30. Cette épreuve explore la capacité de lutte contre l'hypercalcémie, essentiellement la sécrétion de calcitonine (v. ce terme). La courbe d'h. p. est généralement allongée dans les maladies thyroïdiennes (goître simple, hyper- et surtout hypothyroïdie), témoignant d'une insuffisance de sécrétion de calcitonine.

hypercalcie, s. f. Ensemble des troubles morbides liés à l'augmentation du calcium dans l'organisme.

hypercalcifiant, adj. Qui augmente la fixation du calcium dans les tissus.

hypercalcistie, s. f. Augmentation de la quantité de calcium contenue dans les tissus.

hypercalcitoninémie (syndrome d'). V. hyperthyrocalcitoninémie (syndrome d').

hypercalciurie, s. f. Elimination exagérée de calcium par l'urine. L'h. s'observe essentiellement dans l'ostéoporose, l'hyperparathyroïdie, l'hypervitaminose D, le syndrome de Burnett. — épreuve de l'h. provoquée. Etude de l'élimination urinaire du calcium après perfusion intra-veineuse de 1,5 mg/kg de la solution de gluconate de Ca à 10 %. Le sujet normal élimine entre 10 et 40 % du Ca injecté; une élimination inférieure est en faveur d'une hyperostéoïdose (v. ce terme); une élimination supérieure à la normale plaide pour une hypo-ostéoïdose (v. ce terme).

hypercalciurie idiopathique. Syn. *diabète calcique.* Syndrome caractérisé par une hypercalciurie très importante associée à une hyperphosphaturie et une hypophosphatémie. La décalcification osseuse, la lithiase rénale (souvent révélatrice), la néphrocalcinose, la spasmophilie, la cataracte de type endocrinien en sont les manifestations cliniques les plus fréquentes. Ce syndrome est attribué à un trouble enzymatique primitif au niveau du tube rénal entraînant une mauvaise réabsorption du calcium. — On a signalé quelques cas d'*h. i. chez l'enfant* avec polyurie et insuffisance du développement staturo-pondéral; leur caractère familial plaide en faveur de l'origine génétique du syndrome. V. *néphropathie tubulaire chronique.*

hypercapnie, s. f. (ὑπέρ; καπνός, vapeur). Augmentation du CO_2 dissous dans le plasma sanguin (où il existe surtout sous forme d'acide carbonique); elle est due à une diminution de la ventilation pulmonaire. Si elle survient brutalement, elle provoque l'acidose gazeuse; si elle est chronique, le mécanisme rénal de régulation la compense par une élévation du taux des bicarbonates du plasma et il n'y a pas d'acidose.

hypercémentose, s. f. Hypertrophie, par cémentogénèse, de la racine d'une dent dépulpée.

hyperchlorémie, s. f. Augmentation de la quantité de chlore contenue dans le sérum sanguin. — L'*h.* accompagne un trouble de l'équilibre acido-basique (acidose métabolique, alcalose gazeuse) ou une hypernatrémie. V. *chlorémie.*

hyperchlorhydrie, s. f. Excès d'acide chlorhydrique dans le suc gastrique. L'*h.* se traduit par des douleurs survenant à la fin des digestions, des régurgitations, parfois des vomissements, et du ralentissement du travail digestif.

hyperchlorhydropepsie, s. f. (ὑπέρ; chlorhydrie; πέψις, coction). Augmentation du taux de la pepsine et de l'acide chlorhydrique dans le suc gastrique.

hyperchloruration, s. f. Augmentation des chlorures (essentiellement du chlorure de sodium) contenus dans l'organisme. Elle peut être due à l'augmentation des chlorures alimentaires, à l'élimination insuffisante des chlorures par les reins, ou à ces deux causes simultanées. Elle est accompagnée presque toujours d'hydratation exagérée de l'organisme et d'œdème (néphrites).

hyperchlorurie, s. f. Augmentation de la quantité des chlorures éliminés par les reins.

hypercholémie, s. f. Augmentation des pigments biliaires dans le sérum sanguin au-dessus du taux normal.

hypercholestérinocholie, s. f. Augmentation du taux du cholestérol dans la bile vésiculaire.

hypercholestérolémie, s. f. Augmentation de la quantité de cholestérol contenue dans le sang (au-dessus de 2,8 g par litre). On l'observe souvent dans les hyperlipidémies (v. ce terme) : elle est particulièrement forte dans une variété (type 2) où le taux du cholestérol, supérieur parfois à 5 g par litre, atteint ou dépasse le 1/3 de celui des lipides totaux. Il est lié à l'accroissement de la proportion des β-lipoprotéines : le sérum est clair; les triglycérides y sont modérément en excès. L'*h.* est habituelle dans le myxœdème, l'ictère par obstruction, la néphrose; elle est parfois primitive: c'est l'*h. familiale.* V. *xanthomatose hypercholestérolémique familiale.*

hypercholestérorachie, s. f. Augmentation de la quantité de cholestérol dans le liquide céphalorachidien.

hypercholie, s. f. (ὑπέρ; χολή, bile). Augmentation de la sécrétion biliaire.

hyperchondroplasie, s. f. (ὑπέρ; χόνδρος, cartilage; πλάσσειν, former) (Méry). Allongement excessif des os dû à une épaisseur plus grande des cartilages de conjugaison. V. *dolichosténomélie.*

hyperchrome ou **hyperchromique (anémie).** V. *anémie pernicieuse.*

hyperchromie, *s. f.* (ὑπέρ ; χρῶμα, couleur). Nom générique donné à toutes les exagérations de la pigmentation normale de la peau. L'*h.* comprend : le lentigo, les éphélides, le chloasma et les mélanodermies de cause interne ou externe. Parfois employé dans le sens d'anémie hyperchrome.

hyperchylomicronémie, *s. f.* V. *hyperlipémie.*

hypercinèse, *s. f.* (ὑπέρ ; κίνησις, mouvement) (Romberg). Syn. *hyperkinésie.* Augmentation de l'amplitude et de la rapidité des mouvements. — Convulsion.

hypercitraturie, *s. f.* Augmentation du taux des citrates dans l'urine.

hypercitricémie, *s. f.* Elévation du taux de l'acide citrique dans le sang (au-dessus de 27 μg par ml de sérum).

hyperclarté pulmonaire unilatérale. V. *poumon évanescent.*

hypercoagulabilité, *s. f.* Syn. *thrombophilie.* Augmentation de l'aptitude à coaguler. — L'*h. sanguine* se traduit par l'augmentation de la vitesse de coagulation du sang (*h. chronométrique*) : on la mesure par le test de tolérance à l'héparine *in vitro* et surtout par la thrombo-élastographie qui permet, en outre, d'apprécier l'augmentation de la résistance du caillot (*h. structurale*), plus riche en fibrine et en plaquettes que normalement. V. *coagulolytique thrombogène* (*déséquilibre*).

hypercoagulant, te, *adj.* Qui se rapporte ou qui provoque l'augmentation de la coagulabilité. — *tendance h.* Etat sanguin d'hypercoagulabilité relative observé au cours du traitement anticoagulant par la dicoumarine et ses dérivés : l'abaissement de la tolérance à l'héparine *in vitro* est faible par rapport à celui, plus considérable, du taux de prothrombine ; cette dissociation s'oppose à l'évolution parallèle des deux tests, chez un sujet normal, sous l'action du même médicament.

hypercoagulation, *s. f.* Excès de coagulation. — Coagulation généralisées du sang dans les petits vaisseaux, surtout ceux qui présentent des lésions ou des perturbations hémodynamiques. Elle est due à l'accentuation de l'hypercoagulabilité (v. ce terme) qui aboutit à la précipitation intravasculaire de fibrine, à la consommation des plaquettes et des facteurs de coagulation (fibrinogène, prothrombine, accélérine, facteurs anti-hémophiliques, facteur Stuart et facteur de stabilisation de la fibrine), enfin à une réaction fibrinolytique généralisée de défense. En effet, les parois vasculaires, irritées par les dépôts de fibrine, libèrent les kinases qui transforment (et consomment) la profibrinolysine et activent la fibrinolysine. Celle-ci va dissoudre la fibrine et achever l'inactivation des facteurs de coagulation, aidée par les produits de dégradation de la fibrine. Surviendra alors parfois une hypocoagulabilité (hypocoagulation de consommation) dont les manifestations hémorragiques et l'évolution dépendront des causes du déséquilibre coagulolytique thrombogène .V. ce terme, *fibrinolyse* et *coagulation intravasculaire disséminée* (*syndrome de*).

hypercomplémentémie, *s. f.* Elévation du taux sanguin du complément.

hypercorticisme, *s. m.* Ensemble de troubles provoqués par une sécrétion trop abondante de la corticosurrénale. On distingue trois types d'*h.* selon les hormones corticales sécrétées en excès : 1° l'*h. métabolique* ou *glycocorticoïde* (v. *Cushing, maladie ou syndrome de*); 2° l'*h. androgénique* (v. *génito-surrénal, syndrome ; Wilkins, maladie de ; Debré-Fibiger, syndrome de*); 3° l'*h. minéralotrope* (v. *hyperaldostéronisme*).

hypercorticoïdémie, *s. f.* Augmentation du taux sanguin des hormones cortico-surrénales, et en particulier des 17-hydroxycorticostéroïdes.

hypercorticoïdurie, *s. f.* Augmentation du taux urinaire des hormones cortico-surrénales, et en particulier des 17-hydroxycorticostéroïdes.

hypercortinémie (syndrome d'). Ensemble de symptômes provoqués parfois par l'extrait cortico-surrénal (cortine) employé à fortes doses : œdèmes, hypertension artérielle, rétention de chlorure de sodium extracellulaire. V. *hypercorticisme.*

hypercortisolisme, s. m. Variété d'hypercorticisme dans laquelle prédomine la sécrétion de cortisol (hydrocortisone). V. *Cushing (maladie ou syndrome de).*

hypercréatininurie, s. f. Augmentation de l'élimination urinaire de la créatinine. V. *créatininurie.*

hypercréatinurie, s. f. Augmentation de l'élimination urinaire de la créatine. V. *créatinurie.*

hypercrinémie, s. f. (Lœper, 1933). Augmentation dans le sang des produits de sécrétion glandulaire.

hypercrinie, s. f. (ὑπέρ; κρίνειν, séparer). Augmentation d'une sécrétion coïncidant ou non avec des modifications dans la qualité de cette sécrétion.

hypercuprémie, s. f. Augmentation du taux de cuivre dans le sang. V. *cuprémie.*

hypercuprorrachie, s. f. Augmentation du taux du cuivre dans le liquide céphalo-rachidien. V. *cuprorrachie.*

hypercuprurie, s. f. Augmentation du taux du cuivre dans l'urine. V. *cuprurie.*

hypercytose, s. f. (ὑπέρ, indiquant l'excès; κύτος, cellule). V. *pléocytose.*

hyperdiadococinésie, s. f. Augmentation de la diadococinésie (lésions du cervelet).

hyperdiastématique (type) (ὑπέρ; διάστημα, interstice). V. *hyperorchidie.*

hyperdiastolie, s. f. Augmentation temporaire de la capacité des cavités cardiaques, permettant au cœur d'accroître son débit et de s'adapter à un travail supplémentaire.

hyperectodermose congénitale. V. *Schäffer (syndrome de).*

hyperélectrolytémie, s. f. Augmentation du taux des électrolytes sanguins; elle provoque une élévation de la pression osmotique du plasma (hypertonie plasmatique). V. *concentration ionique du plasma.*

hyperémèse, s. f. (ὑπέρ; ἐμέω, je vomis). Vomissements continuels; ce terme est souvent employé pour désigner les vomissements incoercibles de la grossesse.

hypérémie ou **hyperhémie,** s. f. (ὑπέρ; αἷμα, sang). V. *congestion.* — *h. active.* Congestion locale obtenue par un moyen physique (applications chaudes, air chaud, sinapisme, etc.) ou chimique (application d'histamine). — *h. passive.* Congestion locale obtenue en pratiquant la ligature élastique d'un membre. V. *Bier (méthode de).*

hyperémotivité, s. f. Aptitude de certains individus à réagir de façon excessive et inadéquate aux impressions perçues; elle prédispose aux obsessions, à l'anxiété, à l'hypocondrie. V. *émotivité.*

hyperencéphale, s. m. (ὑπέρ, au-dessus; ἐγκέφαλος, cerveau). Monstre exencéphale, chez lequel la voûte crânienne fait défaut et dont l'encéphale est situé en totalité ou en partie hors du crâne, mais qui ne présente pas de fissure spinale.

hyperendémicité, s. f. Qualité d'une maladie endémique telle que peu d'individus d'une même collectivité échappent à l'infection.

hyperendophasie, s. f. (ὑπέρ; ἔνδον, en dedans; φάσις, parole). Exagération pathologique du langage intérieur, conduisant le sujet à se parler à lui-même. L'*h.* fait partie du syndrome d'automatisme mental de G. de Clérambault (v. ce terme).

hyperéosinophilisme hypophysaire. V. *acromégalie.*

hyperéphidrose, s. f. (ὑπέρ; ἐπί, sur; ἰδρώς, sueur). Sueurs excessives.

hyperépidermotrophie généralisée (ὑπέρ; épiderme; τροφή, nourriture) (E. Vidal). Type de dermatose très rare débutant dès la naissance, caractérisé par une rougeur généralisée du derme, une hyperkératose accentuée, une abondante sécrétion séborrhéique du cuir chevelu, une suractivité marquée dans la croissance des poils et des ongles et la production plus ou moins abondante de soulèvements bulleux de l'épiderme.

hyperépidose, s. f. (ὑπέρ; ἐπίδοσις, accroissement). Hypertrophie d'un tissu, d'un organe.

hyperépinéphrie, s. f. (ὑπέρ; ἐπί, sur; νεφρός, rein) (Léon Bernard). Syn. *hypersurrénalisme* (mot mal composé). Exagération d'activité de la glande surrénale se traduisant par la tendance à l'obésité portant surtout sur le tronc, l'hypertension artérielle (Vaquez), l'athérome aortique (Josué), l'hypertrichose, remarquable surtout chez la femme, et l'augmentation de l'élimination urinaire des 11-corticostéroïdes et des 17-cétostéroïdes. V. *corticosurrénale* (*néoplasie*) et *génitosurrénal* (*syndrome*).

hyperergie, s. f. (ὑπέρ; ἔργον, réaction). Syn. *hyperallergie*. Exagération de la faculté de réaction vis-à-vis d'une substance. Pour von Pirquet, qui créa le mot, l'*h.* est la forme d'*allergie* caractérisée par une réaction accrue ou accélérée.

hyperesthésie, s. f. (ὑπέρ; αἴσθησις, sensibilité). Exagération des divers modes de la sensibilité.

hyperfibrinémie, s. f. Syn. *hyperinose*. Augmentation du taux de la fibrine dans le sang (de 6 à 12 g par litre). Elle est notable au cours de la pneumonie et du rhumatisme articulaire aigu.

hyperfibrinogénémie, s. f. Augmentation du taux du fibrinogène (v. ce mot) dans le sang.

hyperfibrinolyse, s. f. Augmentation de la fibrinolyse (v. ce terme).

hyperfolliculinémie, s. f. Excès de folliculine dans le sang. — *syndrome d'h.* V. *hyperfolliculinisme.*

hyperfolliculinie, s. f. Sécrétion exagérée de folliculine entraînant l'hyperfolliculinisme. V. *hyperœstrogénie.* — *syndrome d'h.* V. *hyperfolliculinisme* (*syndrome d'*).

hyperfolliculinisme, s. m. Surabondance de folliculine dans l'organisme féminin due, soit à une produc-tion excessive de folliculine, soit à l'injection répétée de folliculine à doses considérables dans un but thérapeutique ou expérimental. — *syndrome d'h.* Manifestations cliniques classiquement attribuées à l'*h.*, mais qui diffèrent souvent de l'*h.* expérimental. Chez le sujet impubère, se développe une puberté précoce; chez le sujet pubère, apparaissent des troubles menstruels, exagération ou rarement suppression des règles, accentuation des manifestations pré-menstruelles et syndrome du 14ᵉ jour (v. ce terme); après la ménopause, métrorragies plus ou moins régulières.

hypergammaglobulinémie, s. f. Augmentation du taux des γ-globulines du sérum sanguin. — Souvent employé comme syn. d'hyperglobulinémie (v. ce terme et *dysglobulinémie*). — *h. biclonale, h. monoclonale, h. polyclonale.* V. *dysglobulinémie biclonale, d. monoclonale, d. polyclonale.*

hypergastrinémie, s. f. Augmentation du taux de la gastrine dans le sang. V. *gastrine* et *gastrinémie.*

hypergastrinie, s. f. Augmentation de la sécrétion de gastrine (v. ce terme).

hypergénèse, s. f. (ὑπέρ; γένεσις, génération). Multiplication exagérée des éléments cellulaires d'un organe, d'un tissu ou d'un néoplasme. V. *hyperplasie.*

hypergénitalisme, s. m. Etat d'un sujet dont les glandes génitales ont une sécrétion interne exagérée; il se traduit, en clinique, par l'hyperorchidie ou l'hyperovarie (v. ces termes).

hyperglobulie, s. f. Augmentation du nombre des globules rouges contenus dans le sang. — Pour Vaquez ce terme désigne l'augmentation du diamètre des globules rouges.

hyperglobulinémie, s. f. Augmentation de la quantité des globulines contenues dans le sérum sanguin; soit de toutes les variétés de globulines, toutes les familles cellulaires (ou clones) sécrétrices étant hyperactives : c'est l'*h.* (ou dysglobulinémie) *polyclonale*; soit seulement d'une variété : c'est l'*h*. (ou dysglobulinémie) *monoclonale* résultant de l'activité excessive d'un seul clone. La globuline en excès est généralement une immunoglobuline particulière ou paraprotéine; et les termes de paraprotéinémie et de dysglobulinémie sont souvent employés comme syn. d'*h*. V. ces termes et *immunoglobuline*. — *h. biclonale, h. monoclonale, h. polyclonale.* V. *dysglobulinémie biclonale, d. monoclonale, d. polyclonale.*

hyperglycémiant, ante, *adj.* Qui élève le taux du sucre sanguin. — *hormone h.* V. *diabétogène (hormone).*

hyperglycémie, *s. f.* (ὑπέρ; γλυκύς, sucre; αἷμα, sang). Exagération de la quantité de glucose contenue dans le sang. On l'observe d'une façon passagère après les repas, sous l'influence de certaines substances (adrénaline) et dans certains états pathologiques (fièvre, affections du foie, hyperthyroïdie et surtout diabète).

hyperglycémie (triangle d') (Marcel Labbé). Syn. *triangle de Marcel Labbé.* Figure triangulaire résultant de la représentation graphique de l'épreuve d'hyperglycémie provoquée (v. ce terme), les temps étant portés en abscisse et les glycémies en ordonnée. Ce triangle, et la surface qu'il limite (*aire d'hyperglycémie*), sont plus vastes (surélévation et allongement de la courbe) chez les diabétiques que chez les sujets normaux.

hyperglycémie adrénalinique (épreuve de l') (Blum). Dosage du sucre dans le sang après injection intramusculaire d'un milligramme d'adrénaline. Normalement le taux de la glycémie s'élève de 0,20 g par suite de la transformation du glycogène hépatique en glucose.

hyperglycémie alimentaire ou provoquée (épreuve de l') (Gilbert et Baudouin). Syn. *test de tolérance au glucose.* Dosage du sucre dans le sang après l'ingestion de 50 g de glucose. Chez le sujet normal, la glycémie s'élève, mais n'atteint pas 1,60 g dans la première heure, et revient à la normale 1 h et demie après l'ingestion. Au cours du diabète, et de la plupart des maladie du foie, la glycémie dépasse 1,80 g dans la première heure et n'est pas revenue à la normale au bout de 2 h.

hyperglycémique (syndrome). Ensemble de symptômes liés à l'accumulation anormale de sucre dans le sang et dans les tissus : hyperglycémie, glycosurie, polyurie, polydipsie, polyphagie, amaigrissement avec asthénie. Ce sont les signes du *diabète sucré* (v. ce terme).

hyperglycéridémie, *s. f.* V. *hyperlipémie.*

hyperglycinémie, *s. f.* Présence en excès d'un acide aminé, la glycine, dans le sang. V. *hyperglycinurie.*

hyperglycinurie, *s. f.* Présence surabondante de glycine dans l'urine. Elle est le signe biologique essentiel d'une maladie enzymatique héréditaire (*glycinose*) due à une anomalie du métabolisme de cet acide aminé. Elle se manifeste chez le jeune enfant par des troubles digestifs, de l'acidose et des désordres cérébraux et sanguins (neutropénie, thrombopénie avec tendance aux infections). Elle est due à un défaut de dégradation de la glycine qui se trouve en excès dans le sang (hyperglycinémie) et qui est éliminée par l'urine. Elle est différente de la glycinurie (v. ce terme).

hyperglycistie, *s. f.* (ὑπέρ; γλυκύς; ἱστός, tissu). Accumulation de glucose dans les tissus des diabétiques.

hyperglycorachie, *s. f.* Augmentation de la quantité de glucose contenue dans le liquide céphalorachidien (encéphalite épidémique, zona).

hypergonadotrophinurie, *s. f.* Augmentation du taux urinaire des gonadotrophines.

hypergonadotrophique, *adj.* En rapport avec une exagération de la sécrétion des hormones gonadotropes (ou gonadotrophines).

hypergueusie, *s. f.* (ὑπέρ; γεῦσις, goût). Exagération de la sensibilité gustative.

hypergynisme, *s. m.* (ὑπέρ; γυνή, femme). Exagération des caractères sexuels chez la femme.

hyperhémie, *s. f.* V. *hypérémie.*

hyperhémolyse, *s. f.* Exagération de l'hémolyse.

hyperhéparinémie, *s. f.* Présence en excès d'héparine dans le sang.

hyperhépatie, *s. f.* (ὑπέρ; ἥπαρ, foie) (Gilbert). Exagération dans le fonctionnement de la cellule hépatique, s'exprimant soit par une multiplication cellulaire anormale, soit par une activité sécrétoire exagérée.

hyperhidrose ou **hyperidrose,** *s. f.* (ὑπέρ; ἱδρώς, sueur). Exagération de la sécrétion sudorale. — *h. localisée.* V. *éphidrose.*

hyperhormonal, *adj.* Qui est en rapport avec un excès d'hormone.

hyperhormoniurie, *s. f.* Présence dans les urines d'une quantité d'hormone supérieure à la normale.

hyperhydratation cellulaire (syndrome d'). Ensemble de symptômes secondaires à une hypotonie osmotique extracellulaire. V. *hypotonie osmotique du plasma (syndrome d').* Il existe parfois sans hypotonie plasmatique, par accroissement de la synthèse de l'eau dans les cellules (au cours de fièvres prolongées, de carences, etc.).

hyperhydratation extra-cellulaire (syndrome d'). Syndrome caractérisé, du point de vue biologique, par une augmentation de la teneur des liquides extracellulaires en sodium avec rétention hydrique proportionnelle; la pression osmotique du plasma reste normale. La surcharge hydrosaline se localise dans les espaces interstitiels et se manifeste par une augmentation de poids, puis par de l'œdème. Elle peut être due à une glomérulo-néphrite, à une insuffisance cardiaque, à une hypoprotidémie. Le traitement consistera dans la suppression de tout apport de sodium, et dans l'accroissement de l'élimination du sodium et de l'eau. V. *œdémateux (syndrome).*

hyperhydratation extra-cellulaire avec déshydratation cellulaire (syndrome d'). Syndrome associant une rétention de sodium avec hypernatrémie et une rétention hydrique proportionnellement moindre. Cliniquement, les œdèmes traduisent l'hyperhydratation extracellulaire; la sécheresse de la langue, la soif vive, la fièvre, l'agitation et parfois la torpeur signent la déshydratation cellulaire. Ce syndrome survient surtout dans les pays chauds chez les œdémateux (cardiaques, rénaux ou hépatiques) éliminant l'eau par voie cutanée ou respiratoire sans éliminer leur excès de sel. Il cède à l'administration d'eau.

hyperhydratation globale (syndrome d'). Syndrome associant les signes de l'hyperhydratation extracellulaire à ceux de l'hyperhydratation intracellulaire. Il est dû à une accumulation plus importante d'eau que de sodium. Il se manifeste par des œdèmes, le dégoût de l'eau, des vomissements, de l'hypertension artérielle et des troubles nerveux qui, comme ceux du syndrome d'hypotonie osmotique du plasma (v. ce terme), peuvent aboutir au coma. Le taux du Na plasmatique est abaissé. Ce syndrome survient au cours de l'insuffisance rénale aiguë oligo-anurique traité par des perfusions intempestives salées et glucosées, chez les œdémateux ayant des troubles de l'excrétion de l'eau surajoutés à ceux du sodium : insuffisance hépatique décompensée, cirrhoses hépatiques trop souvent ponctionnées, grande insuffisance cardiaque avec atteinte rénale organique, surtout après traitement diurétique trop intense. Il nécessite la soustraction simultanée d'eau (surtout) et de sodium.

hyperhydrémie, *s. f.* Augmentation de la quantité d'eau contenue dans le sang.

hyperhydropexique (syndrome) (ὑπέρ; ὕδωρ, eau; πῆξις, fixation) (Parhon, 1933). V. *obésité d'eau et de sel.*

hyperidrose, *s. f.* V. *hyperhidrose.*

hyper-immunisation, *s. f.* Augmentation croissante du taux des anticorps de l'organisme à la suite d'introduction répétée du même antigène. Par exemple, en cas de greffe tissulaire, chez un sujet ayant déjà reçu un greffon incompatible, l'implantation d'un second greffon provenant du même donneur provoque un rejet plus rapide : c'est la *réponse secondaire* (second set response).

hyperindoxylémie, *s. f.* Présence dans le sang d'une quantité d'indoxyle supérieure à 1 mg par litre. L'*h.* se rencontre dans les néphrites chroniques avec azotémie.

hypérinose, *s. f.* (ὑπέρ; ἴς, ἰνος, fibre). V. *hyperfibrinémie.*

hyperinsulinémie, *s. f.* Excès de l'insuline contenue dans le sang, se traduisant cliniquement, quand il est marqué, par le syndrome hypoglycémique.

hyperinsulinie, *s. f.* Sécrétion exagérée d'insuline par le pancréas, entraînant l'hyperinsulinisme.

hyperinsulinisme, *s. m.* Surabondance d'insuline dans l'organisme, entraînant l'hypoglycémie. L'*h.* peut provoquer des attaques convulsives avec lipothymie et syncope.

hyperkalicytie, *s. f.* Augmentation du taux du potassium intracellulaire. V. *kalicytie.*

hyperkaliémie, *s. f.* Syn. *hyperpotassémie.* Augmentation du taux du potassium dans le sang. V. *kaliémie.*

hyperkératose, *s. f.* (ὑπέρ; κέρας, corne). Nom donné au groupe des dermatoses caractérisées par une hyperplasie de la couche cornée de l'épiderme (ichtyose, kératodermie, porokératose, verrue). — *h. figurée centrifuge atrophiante* (Ducrey et Respighi). V. *porokératose.*

hyperkératose ichtyosiforme (Darier). Syn. *érythrodermie ichtyosiforme* (Brocq). Dermatose ressemblant à l'ichtyose, mais apparaissant dès la naissance, s'étendant aux plis articulaires, aux paumes des mains et aux plantes des pieds et s'accompagnant souvent d'érythème, parfois de bulles et d'hypersécrétion sudorale et sébacée. Avec le kératome malin, la desquamation collodionnée du nouveau-né et les kératodermies palmo-plantaires con-

génitales, cette dystrophie constitue le groupe des *états ichtyosiformes congénitaux* (ou ichtyose congénitale de Unna) que l'on tend à rapprocher de l'ichtyose vraie.

hyperkinésie, *s. f.* V. *hypercinèse.* — *h. réflexe* (Claude, 1910). Syn. *signe de Claude.* Mouvements réflexes observés parfois dans les membres paralysés des hémiplégiques. Ce phénomène, très précoce, indique que le malade doit récupérer une grande partie de son activité fonctionnelle motrice, sans contracture.

hyperleucocytose, *s. f.* Augmentation considérable du nombre des globules blancs dans le sang.

hyperlipémie, *s. f.* 1° Syn. *hypertriglycéridémie, hyperchylomicronémie, hyperglycéridémie.* Variété d'hyperlipidémie (v. ce terme). L'augmentation du taux des lipides sanguins, pouvant atteindre 60 et même 100 g par litre, porte essentiellement sur celui des triglycérides qui dépasse parfois 20 et 40 g par litre avec élévation massive du taux des chylomicrons, rendant le sérum lactescent. Le cholestérol sanguin est modérément accru; son taux est toujours inférieur au 1/3 de celui des lipoprotéines totales. C'est l'*hyperlipidémie type 1* de Frederickson, observée au cours du diabète, des pancréatites, des glycogénoses, de l'alcoolisme. Il en existe une forme primitive l'*h. essentielle primitive* ou *idiopathique* (ou *maladie de Bürger et Grütz,* 1932, ou *xanthomatose par hyperlipémie essentielle*). C'est une affection héréditaire rare transmise selon le mode récessif autosomique, débutant dans l'enfance, caractérisée cliniquement par une hépatomégalie et une splénomégalie modérées, des xanthomes éruptifs, des crises douloureuses abdominales et une rétinite lipémique; elle évolue par poussées. L'athérome artériel précoce est rare, mais son existence aggrave le pronostic. C'est une hypertriglycéridémie d'origine exogène, dépendant de l'apport lipidique et réductible par un régime de restriction des graisses. — 2° Pour certains, syn. d'*hyperlipidémie* (v. ce terme). — *épreuve d'hyperlipémie provoquée.* V. *indice d'hyperlipidémie provoquée.*

hyperlipidémie, *s. f.* Syn. *hyperlipoprotéinémie* et *hyperlipémie* (pour certains auteurs). Augmentation de la quantité globale des lipides contenus dans le sang, quelle que soit la fraction lipidique prédominante : lipoprotéines (cholestérol, triglycérides, phospholipides) ou acides gras libres. Le taux des lipides dépasse 8 g par litre, pouvant atteindre 50 et même 100 g. Selon le type de lipoprotéines (v. ce terme) dont l'augmentation prédomine, on distingue 5 catégories (Frederickson, 1967) : *type 1,* caractérisé par un accroissement considérable des chylomicrons et des triglycérides : v. *hyperlipémie; — type 2,* avec une prédominance des β-lipoprotéines et du cholestérol : v. *hypercholestérolémie* et *xanthomatose hypercholestérolémique familiale; — type 3,* mixte, avec élévation simultanée des β-lipoprotéines (donc hypercholestérolémie) et des pré-β-lipoprotéines (et donc des triglycérides endogènes) : cliniquement existent des xanthomes tendineux et éruptifs, des douleurs épigastriques et une tendance à l'athérosclérose; — *type 4* (hyperlipomicronémie) avec sérum lactescent et riche électivement en préβ-lipoprotéines et triglycérides d'origine endogène (hydrates de carbone); cliniquement le tableau est analogue à celui de l'hyperlipémie essentielle : il se rencontre chez les myxœdémateux, les néphrotiques, les diabétiques (ou les prédiabétiques obèses et hyperuricémiques), les alcooliques (v. *Zieve, syndrome de*), au cours des ictères par rétention; ce type peut être primitif (maladie d'Ahrens, 1961); il prédispose à l'athérosclérose; — *type 5,* rare, associant, chez un sujet jeune, les types 1 et 4 — J.L. de Gennes (1971) classe plus simplement les *h.* en 3 catégories : 1° les *hypercholestérolémies essentielles* : c'est le type 2 de Frederickson, très athérogène; 2° les *hyperglycéridémies majeures,* comprenant les types 1 et 4 de

Frederickson, moins athérogènes; 3° les *hyperlipidémies mixtes* athérogènes. — *épreuve d'h. provoquée.* V. *indice d'hyperlipidémie provoquée.*

hyperlipomicronémie, *s. f.* V. *hyperlipidémie, type 4.*

hyperlipoprotéinémie, *s. f.* V. *hyperlipidémie.*

hyperlutéinémie, *s. f.* Présence, en quantité exagérée, d'hormone lutéique dans le sang.

hyperlutéinie, *s. f.* Sécrétion exagérée de lutéine. — *syndrome d'h.* Ensemble de manifestations cliniques provoquées par l'*h.* : hémorragies utérines de la métrite déciduiforme (v. ce terme), dysménorrhée ou aménorrhée; il est dû à la persistance d'un corps jaune périodique, à une tumeur du corps jaune ou du placenta (môle hydatiforme ou chorio-épithéliome sécrétant des quantités considérables de prolan B).

hyperlutéinisation, *s. f.* Surabondance de lutéine dans l'organisme. V. *hyperlutéinie (syndrome d').*

hyperlysinémie, *s. f.* Augmentation du taux sanguin d'un acide aminé, la lysine. Elle est le signe biologique essentiel d'une maladie enzymatique héréditaire rare due à une anomalie du métabolisme de la lysine, dont la dégradation est entravée. Cette affection se traduit en clinique par un retard staturo-pondéral accompagné de débilité mentale. Le taux de la lysine est élevé dans le sang et dans l'urine.

hypermacroskèle, *s. m.* (ὑπέρ; μακρός, long; σκέλος, jambe). Variété de géant, appelé aussi *géant échassier,* caractérisée par une augmentation considérable des dimensions des membres inférieurs par rapport aux dimensions des autres parties du corps.

hypermagnésémie, *s. f.* ou **hypermagnésiémie,** *s. f.* Augmentation du taux du magnésium dans le sang. On l'observe dans l'insuffisance rénale. V. *magnésémie.*

hypermagnésiurie, *s. f.* Augmentation du taux du magnésium dans l'urine. V. *magnésiurie.*

hypermastie, s. f. (ὑπέρ; μαστός, mamelle). Hypertrophie mammaire, rappelant histologiquement l'aspect de la glande en lactation.

hyperménorrhée, s. f. (ὑπέρ; μήν, mois; ῥεῖν, couler). Exagération de l'écoulement menstruel; règles trop abondantes.

hypermétamorphose, s. f. (Neumann). Syn. *hyperprosexie.* Etat que l'on constate chez certains malades mentaux agités. L'attention chez ces sujets est surexcitée par la moindre excitation extérieure; ils sont invinciblement entraînés à imiter tout ce qui se fait autour d'eux.

hyperméthioninémie, s. f. Augmentation du taux sanguin de la méthionine. Elle est le signe biologique essentiel d'une maladie enzymatique due à une perturbation congénitale et héréditaire du métabolisme de cet acide aminé. Elle se manifeste chez le nourrisson par une somnolence progressive, une odeur spéciale de l'urine, de la sueur et de l'haleine rappelant celle du poisson ou du beurre rance, une tendance aux hémorragies et à l'hypoglycémie; le taux de la méthionine est très augmenté dans le sang et dans l'urine. La mort survient dans les premiers mois par infection intercurrente. Anatomiquement existent une cirrhose du foie, une dilatation des tubes rénaux et une hyperplasie des îlots de Langerhans du pancréas.

hypermétrie, s. f. (ὑπέρ; μέτρον, mesure). 1º (Babinski). Trouble de la motilité caractérisé par ce fait que le mouvement est démesuré et dépasse le but; il diffère de l'ataxie en ce que la direction générale du mouvement est conservée; c'est un signe de lésion cérébelleuse. — 2º (R. Baron) (morphologie). Etat d'un individu de forte stature et de poids élevé.

hypermétropie, s. f. (ὑπέρ; μέτρον, mesure; ὤψ, œil). Anomalie de la réfraction statique dans laquelle les rayons lumineux parallèles vont converger au delà de la rétine lorsque l'accommodation n'intervient pas.

hypermimie, s. f. (ὑπέρ; μῖμος, mime). Trouble de la mimique émotive caractérisé par l'exagération des mouvements (grimaces, etc.).

hyperminéralocorticisme, s. m. V. *hyperaldostéronisme.*

hypermnésie, s. f. (ὑπέρ; μνᾶσθαι, se souvenir). Exaltation de la mémoire.

hypermyxie, s. f. (ὑπέρ; μύξα, mucosité). Hypersécrétion de mucus.

hypernatrémie, s. f. Augmentation du taux du sodium dans le sang.

hypernatriurèse, s. f., **hypernatriurie,** s. f., **hypernatrurie,** s. f. Augmentation du taux du sodium dans l'urine.

hypernéphrome, s. m. (ὑπέρ; νεφρός, rein). 1º Nom générique donné aux tumeurs des capsules surrénales. V. *surrénalome.* — *h. médullaire.* V. *phéochromocytome.* — 2º On désigne également ainsi certains épithéliomas du rein à cellules claires, que l'on croyait issus de débris corticosurrénaux inclus dans le rein (Grawitz, 1883).

hyperœstrogénie, s. f. Excès, dans l'organisme, d'hormones œstrogènes dû à un fonctionnement ovarien exagéré. V. *hyperfolliculinie* et *hyperfolliculinisme.*

hyperœstroïdie, s. f. Excès, dans l'organisme, de phénolstéroïdes peu actifs sur les récepteurs tissulaires; il est dû à une hyperactivité de la cortico-surrénale.

hyperœstroïdurie, s. f. V. *hyperphénolstéroïdurie.*

hyperorchidie, s. f. (ὑπέρ; ὄρχις, testicule). Syn. *hypertestostéronie.* Exagération de la sécrétion interne du testicule; chez l'adulte, elle provoque une exagération du tempérament génital (type hyperdiastématique) et, chez l'enfant, la macrogénitosomie précoce (adénome de la glande interstitielle du testicule).

hyperorexie, s. f. (ὑπέρ; ὄρεξις, appétit) (Bouveret). V. *boulimie.*

hyperorgano-acidurie, s. f. Augmentation de l'organo-acidurie (v. ce terme).

hyperosmie, s. f. (ὑπέρ; ὀσμή, odorat). Exaltation de l'olfaction.

hyperosmolalité, s. f. Augmentation de l'osmolalité (v. ce terme et *hypertonie*).

hyperosmolarité, s. f. Augmentation de l'osmolarité (v. ce terme et *hypertonie*).

hyperostéogénèse périosto-enchondrale régressive du fœtus et du nourrisson. Nom donné par de Toni à une affection osseuse très voisine de l'hyperostose corticale infantile, mais dans laquelle les lésions sont constatables à la naissance.

hyperostéoïdose, s. f. Quantité anormalement élevée, au niveau du squelette, de tissu ostéoïde (trame protéique) non calcifié. L'h., qui s'observe dans l'ostéomalacie, s'accompagne d'un syndrome biologique d'*avidité calcique* : le calcium ingéré ou injecté n'apparaît pas dans l'urine, car il est fixé par le tissu ostéoïde.

hyperostéolyse, s. f. Destruction exagérée et généralisée du tissu osseux, non compensée par une ostéogénèse équivalente, et entraînant une décalcification diffuse du squelette. Les maladies osseuses par h. sont essentiellement l'ostéite parathyroïdienne et aussi l'hyperthyroïdie, les proliférations néoplasiques et myélomateuses, la maladie de Paget.

hyperostose, s. f. (ὑπέρ; ὀστέον, os). Déformation constituée par l'épaississement d'une portion d'os, d'un os ou de plusieurs os. — h. *ankylosante vertébrale sénile* (Forestier). V. *mélorhéostose vertébrale*. — h. *corticale infantile de Caffey-Silverman*. V. *Caffey-Smith (syndrome de)*. — h. *frontale interne*. V. *Morgagni-Morel (syndrome de)*. — h. *généralisée avec pachydermie*. V. *pachydermie avec pachypériostose des extrémités*. — h. *ostéogénique*. V. *ostéogénique (maladie)*. — h. *vertébrale engainante*. V. *mélorhéostose vertébrale*.

hyperovarie, s. f. Exagération du fonctionnement ovarien. Elle provoque un syndrome d'hyperfolliculinisme ou un syndrome d'hyperlutéinie (v. ces termes).

hyperoxalémie, s. f. Augmentation du taux de l'acide oxalique dans le sang. V. *oxalémie*.

hyperoxalurie, s. f. Augmentation du taux de l'acide oxalique dans l'urine. — L'h. *primitive* serait due à un défaut d'enzyme.

hyperoxémie, s. f. (ὑπέρ; ὀξύς, oxygène; αἶμα, sang). Augmentation de la quantité d'oxygène contenue dans le sang.

hyperoxie, s. f. (ὑπέρ; ὀξύς, oxygène). Augmentation de la quantité d'oxygène distribuée aux tissus par le sang dans l'unité de temps.

hyperpancréatie, s. f. V. *hyperinsulinisme*.

hyperparathyroïdie, s. f. ou **hyperparathyroïdisme,** s. m. (Barr et Bulger, 1929). Syndrome provoqué expérimentalement par l'administration d'hormone parathyroïdienne (Collip) et cliniquement par l'hyperfonctionnement des glandes parathyroïdes. Ce dernier peut être primaire, dû à un adénome, plus rarement à un carcinome ou à une hyperplasie-hypertrophie (type Albright) des glandes et son aspect typique est celui de l'ostéite fibrokystique (v. ce terme) ou ostéose parathyroïdienne; mais il peut provoquer aussi une ostéoporose diffuse ou une lithiase rénale isolée. Il est quelquefois secondaire au rachitisme, à l'ostéomalacie, à une carence minérale, ou même à des lésions rénales (v. *acidose rénale hyperchlorémique*) ou à un cancer (myélome multiple).

hyperparathyroïdisation, s. f. Apparition, dans l'organisme, d'une trop grande quantité d'hormone parathyroïdienne; elle réalise le *syndrome d'hyperparathyroïdie* (v. ce terme).

hyperparotidie, s. f. Augmentation de volume des parotides avec exagération de la sécrétion salivaire. L'h. a été surtout observée pendant la grossesse et au moment de la ménopause.

hyperpathie, s. f. (ὑπέρ; πάθος, souffrance). Perception, accompagnée d'une douleur anormale par son intensité et son caractère angoissant, des moindres excitations sensitives ou affectives. L'*h.* est un élément du syndrome thalamique.

hyperpepsie, *s. f.* (ὑπέρ; πέψις, coction) (Hayem). Exagération du fonctionnement de la muqueuse gastrique avec exaltation du processus fermentatif. Elle se traduit par l'augmentation de l'appétit et une sensation pénible pendant la digestion gastrique.

hyperpeptique (gastrite) (Hayem). Variété de gastrite caractérisée par l'hypersécrétion du suc gastrique, les crises douloureuses après les repas, et la conservation de l'appétit.

hyperpéristaltisme, *s. m.* Exagération du péristaltisme normal de l'estomac ou de l'intestin.

hyperphagie, *s. f.* (ὑπέρ; φαγεῖν, manger). Ingestion d'une quantité excessive d'aliments.

hyperphénolstéroïdurie, *s. f.* Syn. *hyperœstroïdurie.* Élimination exagérée des phénolstéroïdes (v. ce terme) par l'urine.

hyperphosphatémiant, *adj.* Qui augmente le taux des phosphates sanguins.

hyperphosphatémie, *s. f.* Syn. *hyperphosphorémie.* Augmentation de la quantité de phosphates contenue dans le sang, ou phosphatémie; celle-ci est exprimée en mg de phosphore par litre. V. *phosphorémie.*

hyperphosphaturie, *s. f.* Augmentation de la quantité de phosphates éliminée par les reins.

hyperphosphaturique, *adj.* Qui augmente la quantité de phosphates dans l'urine.

hyperphosphorémie, *s. f.* V. *hyperphosphatémie.*

hyperphrasie, *s. f.* (ὑπέρ; φράσις, discours) (Rouma, 1907). Bavardage incessant, sans suite dans les idées.

hyperpiésie, *s. f.* (ὑπέρ; πίεσις, pression) (Clifford-Allbutt). V. *hypertensive (maladie).*

hyperpituitarisme, *s. m.* Syndrome dû à un fonctionnement exagéré et toujours dissocié de la glande pituitaire, se traduisant, quand l'excitation est localisée au lobe antérieur, par l'acromégalie avec ou sans gigantisme, l'hyperglycémie, avec ou

sans glycosurie ou la maladie de Cushing.

hyperplaquettose, *s. f.* Syn. *thrombocytose.* Augmentation du taux des plaquettes sanguines.

hyperplasie, *s. f.* ou **hyperplastie,** *s. f.* (ὑπέρ; πλάσσειν, former). 1° (Virchow). Formation d'un tissu pathologique aux dépens d'un tissu sain; les éléments néoformés ne diffèrent en rien, ni dans leur forme, ni dans leurs fonctions, de leurs générateurs (par opposition à *hétéroplasie*). — 2° Développement exagéré d'un tissu ou d'un organe.

hyperplasie lipoïde des surrénales. V. *Prader et Gurtner (syndrome de).*

hyperplasie surrénale congénitale. V. *Wilkins (maladie de).*

hyperplastique (inflammation). Inflammation caractérisée d'emblée par une prolifération de tissu embryonnaire qui se transforme peu à peu en tissu conjonctif.

hyperpnée, *s. f.* (ὑπέρ; πνέω, je respire). Exagération de l'amplitude des mouvements respiratoires. — *épreuve de l'h.* 1° Contracture musculaire provoquée, chez un grand nombre de sujets, par l'*h.* plus ou moins prolongée. Elle peut déterminer de la tétanie chez les prédisposés et une attaque d'épilepsie chez les comitiaux (méthode de Fœrster, de Breslau). — 2° Chute de la pression artérielle, dépassant 2 cm pour la maxima et 1 cm pour la minima, provoquée, en cas d'hypertension artérielle avec forte hyperexcitabilité sympathique, par une série de 10 inspirations profondes. Elle ne se produit pas si les artères sont sclérosées.

hyperpneumatose, *s. f.* (ὑπέρ; πνεῦμα, ατος, souffle). Distension des alvéoles pulmonaires et augmentation de volume du territoire pulmonaire correspondant. Elle est due à une obstruction bronchique incomplète qui forme soupape, laissant pénétrer l'air dans le poumon, mais gênant sa sortie.

hyperpneumocolie, *s. f.* Exagération de la pneumocolie.

hyperpolypeptidémie, *s. f.* V. *polypeptidémie.*

hyperpotassémie, s. f. V. *hyper-kaliémie.*

hyperprégnandiolurie, s. f. Présence, dans l'urine, de quantités de prégnandiol supérieures à la normale.

hyperprolactinémie, s. f. Augmentation du taux de la prolactine dans le sang.

hyperprolinémie, s. f. Présence excessive de proline (acide aminé) dans le sang. Elle résulte probablement d'un trouble enzymatique d'origine génétique et s'accompagne d'excrétion urinaire abondante de proline (hyperprolinurie) et d'autres acides aminés. Elle se traduit cliniquement par de l'arriération mentale, des troubles auditifs (surdité pour les sons aigus) et une hypoplasie rénale. On la rapproche de certaines néphropathies tubulaires chroniques héréditaires, et en particulier du diabète aminé.

hyperprolinurie, s. f. Présence en excès de proline dans l'urine. V. *hyperprolinémie.*

hyperprosexie, s. f. (ὑπέρ; προσέχειν, être attentif) (Ziehen). Exagération de l'attention. V. *hypermétamorphose.*

hyperprotéidoglycémie, s. f. Augmentation du taux du sucre protéidique du plasma. L'*h.* est fréquente au cours des néphrites aiguës et surtout des néphrites chroniques. Pour Bierry, Rathery et Bordet, elle est d'un pronostic grave, car elle indiquerait le retentissement du trouble rénal sur le métabolisme général.

hyperprotéinémie, s. f. V. *hyper-protidémie.*

hyperprotéinorachie, s. f. Augmentation de la quantité de protides contenue dans le liquide céphalorachidien.

hyperprothrombinémie, s. f. Augmentation du taux de prothrombine dans le sang.

hyperprotidémie, s. f. Syn. *hyperprotéinémie.* Augmentation du taux des protides contenus dans le sérum sanguin. Elle peut être due à un accroissement de la masse des protéines ou à une hémoconcentration.

hyperpyrexie, s. f. Terme employé à l'étranger comme synonyme d'*hyperthermie* (v. ce mot).

hyperpyruvicémie, s. f. V. *pyruvicémie.*

hyperréflectivité, s. f. ou **hyperréflexie,** s. f. Mots mal composés. V. *surréflectivité.*

hyperréflectivité autonome (syndrome d'). Ensemble de manifestations neurovégétatives provoquées par la distension de la vessie et, accessoirement, par celle de l'urètre, de la vésicule biliaire ou d'un segment quelconque du tube digestif. On l'observe chez les sujets paralysés à la suite d'un traumatisme médullaire. Il consiste en un violent malaise général avec céphalée, palpitations et douleurs abdominales, accompagné d'une crise sudorale dans le territoire sus-lésionnel et surtout d'une élévation brusque et considérable de la pression artérielle avec bradycardie.

hyperréninémie, s. f. Taux anormalement élevé de rénine dans le sang.

hyperréticulocytose, s. f. Augmentation du taux des réticulocytes dans le sang; c'est un signe de régénération médullaire observé dans certaines anémies. L'*h.* peut atteindre 20 à 30 % dans les anémie hémolytiques. V. *réticulocytose.*

hypersarcosinémie, s. f. Présence surabondante d'un acide aminé, la sarcosine, dans le sang. Elle est le signe biologique essentiel d'une maladie enzymatique du jeune enfant caractérisée cliniquement par des troubles neurologiques et un retard staturo-pondéral. Cette affection est due à une perturbation du métabolisme de la sarcosine, dont la dégradation est bloquée par le déficit d'une enzyme, la déshydrogénase-sarcosine. La sarcosine accumulée dans le sang est éliminée abondamment par l'urine.

hypersécrétion, s. f. Exagération de la sécrétion d'un organe glandulaire.

hypersémie, s. f. (ὑπέρ; σῆμα, signe). Exagération du langage mimique;

on l'observe chez les excités maniaques, etc.

hypersensibilité, *s. f.* Augmentation de la sensibilité. — Pris parfois comme synonyme d'*anaphylaxie* ou d'*allergie*. La classification des états d'*h.* (ou d'*allergie*) a d'abord été fondée sur le temps écoulé entre le second contact avec l'antigène et l'apparition des réactions de l'organisme : *h. immédiate* et *h. différée* ou *retardée* (v. ces termes). Gell et Coombs ont classé les accidents d'*h.* en 4 types : *types* 1, *h. anaphylactique* (immédiate), avec anticorps circulants (réagines) se fixant sur les tissus ; en présence de l'antigène spécifique, ils provoquent la libération de médiateurs chimiques (histamine, sérotonine, bradykinine, héparine, acétylcholine) ; ce type comprend l'anaphylaxie et l'atopie. — *type* 2, *h. cytotoxique* avec destruction par l'anticorps et le complément des cellules contenant l'antigène ; ex. l'anémie hémolytique auto-immune. — *type* 3, *h. semi-tardive* qui comprend les maladies des complexes immuns ; ex. le phénomène d'Arthus, la maladie du sérum, les pneumopathies immunologiques. — *type* 4, *h. retardée* avec anticorps portés par les lymphocytes sensibilisés ou sécrétés par eux (lymphokines) ; ex. allergie tuberculinique.

hypersensibilité anaphylactique. V. *hypersensibilité*.

hypersensibilité cytotoxique. V. *hypersensibilité*.

hypersensibilité différée ou **retardée (réaction d')**. Syn. *réaction d'allergie différée* ou *retardée*. Manifestation de nature immunologique survenant 24 à 36 heures après un nouveau contact avec un antigène étranger, et traduisant un conflit antigène-anticorps. Elle est liée, non à la présence d'anticorps sériques, mais à celle d'anticorps formés et transportés par les petits lymphocytes, agents de l'immunité cellulaire, ayant gardé « en mémoire » le souvenir de l'antigène, doués de cytotoxicité et sécrétant les lymphokines (v. ce terme). C'est un phéno

mène d'allergie cellulaire. Exemples : réactions cutanées à la tuberculine et aux piqûres d'insectes, sensibilité de contact aux produits chimiques, réaction de rejet des homogreffes, peut être maladies par auto-immunisation, réaction de défense antibactérienne au cours de la tuberculose, de la brucellose, de la toxoplasmose, de la lèpre, etc. V. *allergie, anaphylaxie, immunité, autoallergie, hypersensibilité, hypersensibilité retardée (tests d'), hypersensibilité immédiate (réaction d'), mémoire immunologique, sensibilisation*.

hypersensibilité différée ou **retardée (tests d')**. Épreuves permettant d'apprécier l'existence et l'importance de l'immunité cellulaire ; p. ex. intradermo-réactions à la tuberculine, au BCG, à la candidine, à la streptokinase, au dinitrochlorobenzène (DNC), ou épreuve à la phytohémagglutinine, étude du rejet d'une homogreffe cutanée, test du transfert normal des lymphocytes, culture mixte des lymphocytes, test du 3e homme, test du hamster irradié, test de la migration des leucocytes, test d'inhibition des colonies cellulaires, etc. (v. ces termes). Les épreuves sont positives si l'immunité cellulaire est normale, négatives si elle est absente (carence immunitaire cellulaire). V. *hypersensibilité différée ou retardée (réaction d')*.

hypersensibilité immédiate (réaction d'). Manifestation de nature immunologique due à la présence, dans le sérum, d'anticorps circulants (immunoglobulines) et traduisant un conflit antigène-anticorps. C'est un phénomène d'allergie humorale. Il apparaît, le plus souvent très rapidement (en quelques secondes ou quelques heures), à l'occasion d'un nouveau contact de l'organisme avec l'antigène qui, lors d'une première rencontre, avait suscité la formation de l'anticorps. Il se manifeste par des phénomènes généraux (accidents anaphylactiques ou allergiques), ou locaux (phénomène d'Arthus). Le phénomène d'Arthus et la maladie du sérum (v. ces termes) sont des cas particuliers d'allergie humorale.

V. *allergie, anaphylaxie, hypersensibilité, hypersensibilité différée ou retardée (réaction d').*

hypersensibilité retardée. V. *hypersensibilité différée.*

hypersensibilité semi-tardive. V. *hypersensibilité.*

hypersensitivité, s. f. (de l'angl. *hypersensitivity*). V. *hypersensibilité.*

hypersérinémie, s. f. Augmentation de la quantité de sérum-albumine contenue dans le sérum sanguin.

hypersérotoninémie, s. f. Présence, en excès, de la sérotonine (v. ce terme) dans le sang. V. *carcinoïde du grêle.*

hypersialie, s. f. (ὑπέρ; σίαλον, salive). Excès de la sécrétion salivaire.

hypersidérémie, s. f. Augmentation du taux du fer dans le sérum sanguin (v. *sidérémie*). On l'observe dans certaines anémies (hémolytiques, pernicieuse, thalassémie, etc.), dans les hémochromatoses et dans les ictères par hépatite. — *épreuve d'h. provoquée.* Etude de l'élévation du taux du fer sérique dans les heures qui suivent l'ingestion ou l'injection intra-veineuse d'un sel ferreux. Elle est anormalement faible et brève au cours des hémochromatoses.

hypersidérose, s. f. V. *hémosidérose.*

hypersodique, adj. Qui contient beaucoup de sodium. — *régime h.*

hypersomnie, s. f. Exagération de l'aptitude au sommeil. — *h. continue.* Symptôme observé surtout dans l'encéphalite épidémique, dans la maladie du sommeil et dans certaines tumeurs cérébrales. — *h. paroxystique. H.* survenant par accès, durant de quelques minutes à quelques heures. V. *narcolepsie.*

hyperspasmodique ou **hyperspastique,** adj. Qui s'accompagne de contractures intenses. — *paralysie h.* V. ce terme.

hypersplénie, s. f. (ὑπέρ; σπλήν, rate) (Eppinger, 1913). Augmentation du volume de la rate. V. *hypersplénisme* et *splénomégalie.*

hypersplénisme, s. m. Syndrome caractérisé par une forte diminution, dissociée ou globale, des hématies, des leucocytes et des plaquettes du sang circulant; par une activité normale ou accrue de la moelle osseuse; et par son amélioration ou sa guérison par la splénectomie. Il est dû, en effet, à l'activité excessive de la rate, souvent hypertrophiée, qui détruit les globules qu'elle contient, forme des anticorps nocifs pour les éléments figurés du sang circulant, ou trouble la maturation et la libération des cellules de la moelle. L'*h.* est secondaire (tuberculose, paludisme, leucémie, maladies de Besnier-Bœck-Schaumann, de Hodgkin, de Brill-Symmer, troubles de la circulation portale) ou primitive (ictère hémolytique congénital, hémogénie, neutropénie splénique, pancytopénie). V. *pancytopénie* et *neutropénie splénique.*

hypersplénomégalie, s. f. (Gilbert et Fournier). Hypertrophie considérable de la rate dont le volume peut atteindre et dépasser celui du foie; on l'observe dans certains cas de maladie de Hanot.

hyperspongiocytose, s. f. Augmentation de la quantité de graisses labiles contenues normalement dans les spongiocytes, cellules de la zone fasciculée de la cortico-surrénale. Elle serait le témoin de l'hyperactivité de la glande; on l'observe dans les maladies où l'organisme réagit vigoureusement.

hypersthénie, s. f. (ὑπέρ; σθένος, force). « Exaltation des forces qui accompagne les maladies inflammatoires » (Littré). — *h. gastrique* (A. Robin). Exagération de la motilité de l'estomac. — *h. intestinale* (Blondel). V. *entérocolite.*

hyperstimulinie, s. f. Sécrétion exagérée des stimulines hypophysaires.

hypersurrénalisme, s. m. Terme mal composé. V. *hyperépinéphrie.*

hypersympathicotonie, s. f. Exagération de la sympathicotonie se manifestant surtout par une élévation de la pression sanguine.

hypertélisme, s. m. (ὑπέρ; τέλειος, parfait). Disproportion par excès entre un organe parfaitement constitué et le reste de l'organisme (influence d'une sécrétion intense en harmozone).

hypertélorisme, *s. m.* (ὑπέρ; τῆλε, loin; ὁρίζειν, séparer). Syn. *syndrome de Greig* (1924). Malformation cranio-faciale congénitale caractérisée par un élargissement de la petite aile du sphénoïde, donc de l'espace inter-orbitaire et de la racine du nez et par un écartement excessif des yeux. Elle est souvent associée à des anomalies oculaires, à la débilité intellectuelle, à la syndactylie et à la dysostose cranio-faciale (maladie de Crouzon). Pour certains, elle serait due à une anomalie de développement du 1er arc branchial.

hypertensif, *adj.* Qui s'accompagne d'hypertension, ou qui la provoque. — *surrénalome h.* V. *phéochromocytome.*

hypertensinase, *s. f.* Diastase sécrétée par le rein normal et qui serait capable de détruire l'hypertensine (v. *rénine*).

hypertensine, *s. f.* V. *angiotensine.*

hypertensinogène, *s. m.* V. *angiotensine* et *rénine.*

hypertension, *s. f.* Augmentation de la tension. — Pris habituellement dans le sens de *hypertension vasculaire* (Vaquez) ou d'*hypertension artérielle*, c.-à-d. d'augmentation de la pression dans le réseau artériel. Le terme d'*h.* artérielle désigne en pratique l'élévation tensionnelle dans les artères de la grande circulation (*hypertension systémique*) : la pression maxima dépasse le chiffre de 17 cm de Hg. et peut atteindre 25 à 30, la pression minima s'élevant au-dessus de 10. Cette *h.* provoque souvent des céphalées, des troubles sensoriels légers, des crampes des extrémités et peut aboutir à des complications graves : accidents nerveux d'origine vasculaire, insuffisance ventriculaire gauche, néphrite azotémique.

hypertension artérielle. V. *hypertension.*

hypertension artérielle de type Goldblatt. V. *Goldblatt (h. artérielle de type).*

hypertension artérielle maligne. (Keith, Wagener et Kernohan, 1928). Forme rapidement mortelle de l'hypertension artérielle, frappant l'adulte jeune, que certains auteurs étrangers ont décrit comme une affection autonome. Elle est caractérisée anatomiquement par la néphro-angiosclérose maligne (v. ce terme).

hypertension artérielle pulmonaire (H.T.A.P.). Augmentation de la pression du réseau artériel pulmonaire au delà de 35 mm de Hg (chiffres normaux de pression artérielle pulmonaire : Mx 25 mm, Mn 15, My 20). Elle peut être due : 1º dans certaines cardiopathies congénitales, à un shunt gauche-droite à gros débit; ou 2º à une résistance excessive à l'écoulement sanguin, soit au niveau des artérioles pulmonaires (bronchopneumopathies chroniques, embolies pulmonaires massives ou répétées, certains rétrécissements mitraux, certaines cardiopathies congénitales avec shunt gauche-droite, *h. a. p.* primitive) : c'est l'*h. a. p. précapillaire* avec pression capillaire pulmonaire normale; soit en aval de ces artérioles, au niveau du cœur gauche (lésions mitrales, insuffisance ventriculaire gauche) : c'est l'*h. a. p. postcapillaire, passive* ou *veineuse,* associée à une élévation de la pression capillaire pulmonaire. Elle provoque une dilatation du tronc et des grosses branches de l'artère pulmonaire et une hypertrophie ventriculaire droite, et se manifeste par une dyspnée d'effort croissante et une évolution plus ou moins rapide vers l'insuffisance ventriculaire droite. — *h. a. p. primitive* (Lian, 1940). Syn. *artériosclérose pulmonaire primitive* (Brenner, 1935), *endartérite oblitérante primitive de l'artère pulmonaire* (H. Durand, 1927), *sclérose primitive de l'artère pulmonaire* (Romberg, 1891). Affection rare, de cause inconnue, frappant les adultes jeunes et caractérisée anatomiquement par un épaississement considérable de la paroi des artérioles et des petites artères pulmonaires et par une évolution mortelle en peu d'années.

hypertension convergente. Hypertension artérielle dans laquelle « la tension diastolique s'élève proportionnellement bien plus que la tension maxima » (A. Clerc).

hypertension décapitée. Hypertension artérielle au cours de laquelle, par suite de la défaillance du cœur, la tension maxima seule s'est abaissée, la tension minima restant élevée.

hypertension décompensée ou **troublée.** « Phase de l'hypertension au cours de laquelle l'excès de pression lui-même entraine les accidents nerveux, vasculaires ou les hémorragies, l'insuffisance cardiaque et même éventuellement les troubles rénaux » (A. Clerc).

hypertension divergente. Hypertension artérielle dans laquelle seule la tension maxima est élevée, la tension minima restant normale ou étant même abaissée.

hypertension équilibrée. Hypertension artérielle « dans laquelle les deux chiffres des tensions maxima et minima s'élèvent parallèlement ou du moins dans les rapports donnés » (A. Clerc).

hypertension essentielle progressive. V. *hypertensive (maladie)*.

hypertension intracrânienne (syndrome de l'). Syndrome caractérisé par de la céphalée frontale ou occipitale, des vomissements, des manifestations oculaires (diplopie par paralysie de la VIe paire crânienne, œdème papillaire par stase pouvant aboutir à la cécité par atrophie optique). Il évolue plus ou moins vite selon la cause, vers l'obnubilation intellectuelle puis le coma, avec hypertonie musculaire permanente ou paroxystique et troubles végétatifs altérant les fonctions vitales circulatoires et respiratoires. Il est dû à une hypertension dans les vaisseaux cérébraux, à un œdème du cerveau ou à une accumulation de liquide céphalorachidien. Il est provoqué essentiellement par le développement de lésions expansives intracrâniennes (tumeur, hé-

matome, abcès), par des accidents vasculaires (œdème cérébroméningé paroxystique de certaines poussées d'hypertension artérielle, hémorragie cérébrale ou méningée, ramollissement cérébral), par des infections (méningites, encéphalites), par l'hydocéphalie. V. *engagement cérébral, rigidité de décérébration, postérieure (crise).*

hypertension par ischémie rénale. V. *Goldblatt (hypertension artérielle de type).*

hypertension paroxystique essentielle. V. *phéochromocytome.*

hypertension portale (syndrome d'). Ensemble de symptômes (ascite, circulation collatérale, splénomégalie, hémorragies digestives) provoqués par un blocage de la circulation portale, soit intrahépatique (cirrhose), soit extrahépatique (sténose congénitale de la veine porte chez l'enfant, thrombose de la veine porte).

hypertension rénovasculaire. V. *Goldblatt (hypertension artérielle de type).*

hypertension solitaire. V. *hypertensive (maladie).*

hypertension systémique. V. *hypertension.*

hypertensive (maladie) (A. Dumas, de Lyon, 1932). Syn. *hyperpiésie* (Clifford Allbutt), *hypertension essentielle progressive.* Hypertension artérielle dont la pathogénie est encore mal connue, évoluant lentement et progressivement, sans lésion de sclérose au début (*hypertension solitaire* de Pelissier), puis s'accompagnant d'épaississement des artères et d'hypertrophie du cœur (phase d'angiosclérose) et aboutissant aux lésions viscérales (cerveau, rein, cœur, etc.).

hypertestostéronie, *s. f.* V. *hyperorchidie.*

hyperthermie, *s. f.* (ὑπέρ; θέρμη, chaleur). Syn. *hyperpyrexie.* Elévation de la température du corps ou d'une partie du corps au-dessus de la normale.

hyperthermie maligne per-anesthésique (Bendord, 1940; Guedel,

1951; Denborough et Lowel, 1960). Syndrome survenant exceptionnellement au cours des anesthésies générales, surtout pendant celles associant le thiopental-succinylcholine et l'halotane. Il se manifeste par une fièvre atteignant rapidement 43° ou plus accompagnée souvent de rigidité musculaire et toujours d'hyperpnée, de cyanose, d'hypertension artérielle et de tachycardie; il existe une acidose métabolique avec hyperkaliémie, hypocalcémie et élévation du taux sérique des enzymes musculaires. Il évolue rapidement vers la mort dans 60 à 70 % des cas. Il a été observé en Amérique du Nord, exceptionnellement en Europe. Sa pathogénie est mal connue. Les maladies musculaires semblent y prédisposer; un facteur génétique interviendrait également.

hyperthiémie, s. f. (Læper, 1926). Augmentation de la teneur du sang en soufre.

hyperthymie, s. f., **hyperthymique (syndrome)** ou **hyperthymisme,** s. m. (ύπέρ; θύμος, thymus) (Pende, 1938). Syn. syndrome de Pende. Ensemble de troubles attribués au fonctionnement exagéré du thymus, observé chez les enfants et les adolescents. Il consiste en une adipose généralisée avec lymphatisme et insuffisance du développement physique, sexuel et psychique (v. thymolymphatique, état); il n'est pas sans analogie avec le syndrome de Babinski-Frölich. — l'hypertrophie du thymus a été retrouvée dans de nombreux cas de myasthénie d'Erb-Goldflam. Chez le nourrisson, elle donne des signes de compression médiastinale avec stridor.

hyperthymie, s. f. (ύπέρ; θυμός, âme) (psychiatrie). Trouble de l'humeur caractérisé par une exacerbation de l'activité accompagnée habituellement d'une certaine euphorie.

hyperthymisation, s. f. (Svelha). Intoxication aiguë par une sécrétion thymique surabondante qui expliquerait certains cas de mort subite des nourrissons.

hyperthyréose, s. f. (auteurs suisses). V. hyperthyroïdie.

hyperthyréostimulinie, s. f. Sécrétion exagérée de thyréostimuline.

hyperthyrocalcitoninémie (syndrome d') (Mazzuoli, 1966; Chimènes et H. P. Klotz, 1967). Syn. syndrome d'hypercalcitoninémie. Syndrome caractérisé par l'hypersécrétion de thyrocalcitonine (v. calcitonine). Il a été observé dans certaines affections thyroïdiennes (cancer médullaire à stroma amyloïde, cancer thyroïdien riche en mucopolysaccharides acides, adénome à cellules C), dans les carcinoïdes bronchique et intestinal, les phéochromocytomes et les mélanomes. Il est caractérisé par de la fatigue, de la spasmophilie et une calcémie basse.

hyperthyroïdation, s. f. ou **hyperthyroïdisation,** s. f. Apparition dans l'organisme d'une trop grande quantité d'hormone thyroïdienne provenant : soit d'une hypersécrétion de la glande (maladie de Basedow), soit d'un traitement thyroïdien intensif. V. thyréotoxicose.

hyperthyroïdie, s. f. ou **hyperthyroïdisme,** s. m. Syn. hyperthyréose. Exagération des sécrétions thyroïdiennes donnant lieu à un certain nombre de signes de la maladie de Basedow. V. thyréotoxicose. — hyperthyroïdisme aigu. V. basedowisme aigu.

hyperthyroxinémie, s. f. Présence, en excès, de thyroxine dans le sang.

hyperthyroxinie, s. f. Etat caractérisé par la présence d'un excès de thyroxine dans l'organisme. V. hyperthyroïdie.

hypertonie, s. f. (ύπέρ; τόνος, tension). 1° Etat d'un liquide ou d'une solution ayant une tension osmotique plus élevée que celle d'un autre liquide en présence duquel on le met. — h. plasmatique. Augmentation de la pression osmotique du plasma sanguin due à l'élévation du taux des électrolytes. V. concentration ionique du plasma et hypertonie osmotique du plasma (syndrome d'). — 2° Spasme permanent artério-capillaire qui, d'après Volhard, provoquerait l'hypertension artérielle. — 3° Augmentation de l'excitabilité nerveuse ou de la tonicité musculaire. — *h. extrapyramidale.* V. *extrapyramidale (contracture ou hypertonie).*

hypertonie osmotique du plasma (syndrome d') (J. Hamburger, J. Crosnier et G. Mathé, 1950). Ensemble de symptômes liés à une élévation de la pression osmotique du plasma et à la déshydratation cellulaire consécutive : soif impérieuse, sécheresse de la muqueuse buccale, chute de poids, asthénie, torpeur, dyspnée, fièvre légère, oligurie et élévation de l'azotémie. Ce syndrome est dû à l'élévation du taux des électrolytes plasmatiques (sodium) par déperdition aqueuse : rénale (diabète insipide, diurèse osmotique de certains diabétiques, de certains insuffisants rénaux, diabète insipide néphrogénique, etc.), digestive (vomissements, aspiration gastrique, diarrhée), cutanée (sueurs), respiratoire (par voie buccale ou par trachéotomie) ou par apport hydrique insuffisant. Dans certains cas, une rétention saline est associée à la perte d'eau. Il régresse à la suite de l'administration de solutions hypotoniques jointe au régime sans sel.

hypertonique, *adj.* Qui présente de l'hypertonie.

hypertransaminasémie, *s. f.* Augmentation du taux des transaminases dans le sang.

hypertréphocytose, *s. f.* Augmentation du nombre des tréphocytes et de leur activité. — L'*h. contrôlée* (Carrel) explique la cicatrisation. — L'*h. anarchique* (P. Lemay) est invoquée comme facteur de cancérisation.

hypertrichose, *s. f.* (ὑπέρ; θρίξ, τριχός, poil). Syn. *polytrichie, polytrichose, trichauxis.* Difformité cutanée consistant en un développement anormal du système pileux. Elle peut être congénitale ou acquise, généralisée ou localisée.

hypertriglycéridémie, *s. f.* Augmentation du taux des triglycérides sanguins. V. *triglycéride, hyperlipémie* et *lipoprotéine.* — *h. endogène.* V.

hyperlipidémie, type 4. — *h. exogène.* V. *hyperlipémie essentielle.*

hypertrophiante singulière (maladie) (C. Tournier). V. *pachydermie plicaturée avec pachypériostose des extrémités.*

hypertrophie, *s. f.* (ὑπέρ; τροφή, nutrition). Augmentation de la nutrition d'un organe. — Ce mot s'emploie souvent dans le sens d'augmentation de volume d'un organe en rapport avec des altérations anatomiques variables.

hypertrophie biventriculaire. V. *hypertrophie ventriculaire.*

hypertrophie cardiaque idiopathique. V. *myocardiopathie.*

hypertrophie staturale avec macroglossie et omphalocèle (syndrome d'). V. *Wiedemann et Beckwith (syndrome de).*

hypertrophie sténosante du ventricule gauche. (R. Froment et Gravier). V. *myocardiopathie.*

hypertrophie ventriculaire (électrocardiographie). Syn. *surcharge ventriculaire.* État anormal du cœur caractérisé, sur l'électrocardiogramme, par une déviation pathologique (inconstante) de l'axe électrique vers la gauche ou vers la droite, par une augmentation d'amplitude et un léger élargissement de l'onde QRS qui est positive avec une déflexion intrinsécoïde retardée dans les dérivations précordiales enregistrées en face du ventricule hypertrophié et par des modifications des ondes T (aplatissement ou déplacement dans le sens opposé à celui de l'onde QRS). Il correspond à la réaction du cœur (hypertrophie ou hypertrophie-dilatation d'un ventricule, avec généralement rotation du cœur) soumis pendant longtemps à un surcroît de travail. V. *prédominance ventriculaire.* — *h. par adaptation* (Donzelot, Métianu et Durand). Aspect de l'électrocardiogramme réalisé lorsque le ventricule droit est obligé de s'adapter, en se dilatant et en s'hypertrophiant, au régime de pression de la grande circulation : par exemple dans la tétralogie de Fallot où il doit se vider dans l'aorte à travers la communication interventriculaire. Cet aspect se traduit, sur les dérivations précordiales situées à droite du sternum, par une grande onde R et une onde T négative ; à partir de V$_2$, on retrouve une image RS et des ondes T positives ; ces altérations, comme l'adaptation du ventricule, restent fixes, et n'évoluent pas. — *h. de barrage* (Donzelot, Métianu et Durand, 1952). Syn. *surcharge systolique* (Cabrera et Monroy, 1952). Aspect de l'électrocardiogramme observé en cas d'accroissement des résistances à l'évacuation des ventricules dont les parois développent une hypertrophie concentrique (hypertension artérielle systémique ou pulmonaire, sténose aortique ou pulmonaire). Il est caractérisé par une accentuation progressive de l'image de l'hypertrophie ventriculaire, surtout sur les dérivations précordiales en regard du ventricule hypertrophié (onde R ample, onde T négative, profonde, parfois pointue et symétrique). — *h. biventriculaire*. Aspect de l'électrocardiogramme combinant de manière variable des signes d'hypertrophie ventriculaire gauche et ceux d'hypertrophie ventriculaire droite. On l'observe d'emblée dans certaines cardiopathies surchargeant simultanément les deux ventricules et dans certaines affections cardiaques qui, après avoir longtemps surchargé le ventricule gauche, retentissent secondairement sur le ventricule droit. — *h. de surcharge* ou *de reflux* (Donzelot, Métianu et Durand, 1952). Syn. *surcharge diastolique* (Cabrera et Monroy, 1952) ou *volumétrique* (Deglaude et Laurens, 1958). Aspect de l'électrocardiogramme observé lorsqu'un ventricule reçoit, par suite de conditions pathologiques (insuffisance valvulaire ; shunt gauche-droite augmentant le débit dans le ventricule droit), un apport sanguin supplémentaire qui lui impose une activité accrue (augmentation de débit et dilatation), sans qu'il y ait gêne à son évacuation. Il est caractérisé en cas d'hypertrophie du ventricule gauche, par une onde R de grande amplitude avec retard de la déflexion intrinsécoïde, une onde Q accentuée et une onde T positive, pointue et symétrique, parfois aplatie ou légèrement inversée ; en cas d'hypertrophie du ventricule droit, par un bloc incomplet droit.

hyperuraturie, *s. f.* Augmentation de l'uraturie.

hyperuricémie, *s. f.* Augmentation de la quantité d'acide urique en circulation dans le sang et phénomènes pathologiques qui en résultent (goutte, gravelle). — *h. congénitale*. V. *Lesch et Nyhan (syndrome de)*.

hyperuricosurie, *s. f.* Augmentation de la quantité d'acide urique éliminée par les reins.

hypervascularisé, *adj.* (ὑπέρ ; *vasculum,* petit vase, vaisseau). Dont les vaisseaux sont exagérément développés.

hypervasopressinémie, *s. f.* Augmentation du taux sanguin de la vasopressine.

hyperventilation pulmonaire. Augmentation de la quantité d'air inspiré qui entre par minute dans les alvéoles pulmonaires (v. *ventilation alvéolaire*) et qui devient excessive par rapport à la consommation d'oxygène du sujet. Elle provoque une diminution de la teneur CO_2 du sang artériel et une alcalose respiratoire.

hypervitaminémie A provoquée (épreuve de l'). Procédé permettant l'étude du métabolisme des graisses neutres. La vitamine A est dosée dans le sérum sanguin 3, 6, 9, 12 et 24 heures après l'ingestion de 500 000 unités de cette vitamine. Celle-ci, dissoute dans les chylomicrons, accompagne les graisses neutres dans leur absorption intestinale et leur transfert sanguin ; l'élévation de son taux sérique reflète l'augmentation de la quantité des graisses neutres. Cette élévation est anormalement forte et prolongée dans l'hyperlipémie essentielle (v. ce terme).

hypervitaminose, *s. f.* Troubles dus à l'administration inconsidérée de substances alimentaires très riches en vitamines (on a étudié surtout l'*h. D*).

hypervolémie ou **hypervolhémie,** *s. f.* (ὑπέρ; *volumen,* masse; αἷμα, sang) (Rowntree). Augmentation du volume sanguin total. V. *volémie.*

hypesthésie, *s. f.* V. *hypoesthésie.*

hyphéma, *s. m.* V. *hypohéma.*

hyphémie, *s. f.* Terme plus correct qu'*hypémie* (v. ce mot).

hyphomycétome, *s. m.* (ὕφος, tissu; μύκης, μύκητος, champignon). 1° (Vuillemin). V. *maduromycose.* — 2° (de Magalhaes). Tuméfaction inflammatoire sans ulcération, ni suppuration, ni grains, due au développement d'un champignon, d'ailleurs indéterminé.

hypinose, *s. f.* (ὑπό, sous; ἴς, ἰνός, fibre). V. *fibrinopénie.*

hypnagogique, *adj.* (ὕπνος, sommeil; ἀγωγός, qui amène). Qui conduit au sommeil. — *hallucination h..* V. *hallucination.*

hypnalgie, *s. f.* (ὕπνος; ἄλγος, douleur) (Oppenheim). Douleur ressentie seulement pendant le sommeil et disparaissant au réveil.

hypnoanesthésie, *s. f.* (ὕπνος; anesthésie). Anesthésie générale obtenue par le sommeil (chloroforme, éther, etc.).

hypnodrasie, *s. f.* (ὕπνος; δράω, je fais). Action commise pendant le sommeil. Ce terme comprend les terreurs nocturnes et le somnambulisme.

hypnogène, *adj.* (ὕπνος; γεννᾶν, engendrer). V. *hypnotique, 1°.*

hypnopathie, *s. f.* (ὕπνος; πάθος, maladie). V. *sommeil (maladie du).*

hypnopompique, *adj.* (ὕπνος; πομπή, renvoi). Se produisant au réveil.

hypnose, *s. f.* (ὕπνος). Variété spéciale et incomplète de sommeil, provoquée par la parole, le regard ou les gestes de l'opérateur, et dans laquelle le sujet est particulièrement apte à recevoir les suggestions de celui qui l'hypnotise. V. *hypnotisme.*

hypnoserie, *s. f.* (de hypnosie, maladie du sommeil). Etablissement destiné, en Afrique occidentale, à hospitaliser les sujets atteints de la maladie du sommeil assez grave-

ment pour qu'ils ne puissent plus subvenir à leurs besoins.

hypnosie, *s. f.* (ὕπνος). V. *sommeil (maladie du).*

hypnotique, *adj.* et *s. m.* 1° Syn. *hypnogène, somnifère.* Qui provoque le sommeil. Les médicaments h. font partie des psycholeptiques. V. *narcotique.* — 2° Qui concerne l'hypnotisme.

hypnotisme, *s. m.* (ὕπνος) (Braid, 1841). 1° Syn. *braidisme.* « Etat psychique particulier susceptible d'être provoqué, qui met en activité ou exalte à des degrés divers la suggestibilité, c'est-à-dire l'aptitude à être influencé par une idée acceptée par le cerveau et à la réaliser » (Bernheim). — 2° Ensemble des procédés capables de provoquer l'hypnose.

hypnurie, *s. f.* (ὕπνος; οὖρον, urine). Miction ou groupe de mictions interrompant le sommeil.

hypo... (ὑπό, sous). Préfixe qui indique une diminution, une situation inférieure.

hypo-accélérinémie, *s. f.* (ὑπό; accélérine; αἷμα, sang). Abaissement du taux d'accélérine dans le sang. Il provoque un syndrome hémorragique grave (*h. constitutionnelle,* v. *parahémophilie, 1°*),apparaissant parfois dès la naissance, et au cours duquel le temps de Quick est allongé.

hypoacousie, *s. f.* (ὑπό, sous; ἀκούειν, entendre). Diminution de l'acuité auditive.

hypoadaptation rétinienne. Terme proposé par Terrien pour remplacer celui de héméralopie. V. *hespéranopie.*

hypoalbuminémie, *s. f.* Diminution de la quantité d'albumine contenue dans le plasma sanguin. — Terme employé parfois, à tort, dans le sens d'hypoprotidémie (v. ce terme).

hypoalgésie, *s. f.* (ὑπό; ἄλγησις, douleur). Diminution de la sensibilité à la douleur.

hypoaminoacidémie, *s. f.* Diminution du taux des acides aminés dans le sang.

hypoamphotonie, *s. f.* Diminution du tonus des deux systèmes vague et sympathique. V. *dystonie neuro-végétative.*

hypoandrisme, s. m. (ὑπό; ἀνήρ, homme). Infantilisme masculin.

hypoandrogénie, s. f. (ὑπό; androgène). Syn. *insuffisance androgénique, hypoleydigisme.* Diminution, dans l'organisme, des hormones dont dépendent les caractères masculins (androgènes).

hypoarrhénie, s. f. (ὑπό; ἄρρην, mâle). Infantilisme régressif dû à l'arrêt de la sécrétion testiculaire après la puberté.

hypoazoturie, s. f. Diminution de l'azote éliminé par l'urine (urée, urates). Elle se rencontre dans l'insuffisance hépatique.

hypo-béta-lipoprotéinémie (ou **hypo-β-lipoprotéinémie**), s. f. V. *a-béta-lipoprotéinémie.*

hypocalcémiant, adj. Qui diminue le taux du calcium dans le sang.

hypocalcémie, s. f. Taux anormalement bas du calcium dans le sang. L'*h.* s'observe essentiellement lors des hypoparathyroïdies et des ostéomalacies. C'est la baisse de la fraction *ionisée* du calcium sanguin (v. *calcémie*) qui peut provoquer la tétanie.

hypocalcémie provoquée (épreuve d'). Syn. *test à l'EDTA.* Epreuve destinée à mettre en évidence une hypoparathyroïdie. Une perfusion intraveineuse de chélateur (tétraacétate sodique d'éthylène-diamine ou EDTA) abaisse la calcémie; chez le sujet normal, cette baisse est transitoire, la calcémie étant revenue à 97 % de son taux initial à la 3e heure (H. P. Klotz). Chez l'hypoparathyroïdien, la chute de la calcémie serait plus marquée et plus prolongée.

hypocalcie, s. f. (J. Decourt) Terme désignant « tous les troubles morbides liés à l'insuffisance générale du calcium dans l'organisme ». V. *décalcification* et *tétanie.*

hypocalcistie, s. f. Diminution de la quantité de calcium contenue dans les tissus.

hypocalcitoninémie, s. f. V. *hypothyrocalcitoninémie.*

hypocalciurie, s. f. Diminution de la quantité de calcium contenue dans

l'urine. Elle s'observe notamment dans les ostéomalacies, les insuffisances parathyroïdiennes et les insuffisances rénales glomérulaires.

hypocapnie, s. f. (ὑπό, pris dans le sens d'insuffisance; καπνός, gaz). Diminution du CO_2 dissous dans le plasma sanguin, où il existe surtout sous forme d'acide carbonique. Elle est due à une élimination excessive de CO_2 par augmentation de la ventilation pulmonaire. Si elle survient brutalement, elle provoque l'alcalose gazeuse; si elle est chronique, le mécanisme rénal de régulation la compense par un abaissement du taux des bicarbonates du plasma, et il n'y a pas d'alcalose. Elle entraîne, par inhibition du centre respiratoire, le ralentissement ou même l'arrêt de la respiration. — Le mot *acapnie* était parfois employé dans le sens d'*h.*

hypochlorémie, s. f. Diminution de la quantité de chlore contenue dans le plasma sanguin. Elle est très souvent due à une fuite du chlore par voie digestive (vomissements, diarrhée profuse) ou à une insuffisance rénale. V. *chlorémie.*

hypochlorhydrie, s. f. Diminution de la quantité d'acide chlorhydrique (libre ou combiné) contenu dans le suc gastrique; symptôme fréquent dans le cancer de l'estomac.

hypochloruration, s. f. Diminution de la quantité des chlorures (essentiellement chlorure de sodium) contenus dans l'organisme.

hypochlorurie, s. f. Diminution de la quantité des chlorures éliminés par les reins.

hypocholémie, s. f. Diminution des pigments biliaires dans le sérum sanguin au-dessous du taux normal.

hypocholestérolémie, s. f. Diminution de la quantité de cholestérol en circulation dans le sang (moins de 1,50 g de *ch.* par litre de sérum). V. *cholestérolémie.*

hypocholie, s. f. (ὑπό; χολή, bile). Diminution de la sécrétion biliaire.

hypocholurie, s. f. Faible élimination par l'urine des éléments de la bile, présentant parfois des intermittences. On l'observe dans la cholémie simple familiale et elle coïncide avec une recrudescence de l'ictère.

hypochondrie, *s. f.* V. *hypocondrie.*

hypochondroplasie, *s. f.* (Léri et Linossier, 1924). Chondrodysplasie héréditaire voisine de l'achondroplasie caractérisée par la petitesse de la taille, la longueur du tronc (avec dos plat), la brièveté des membres (avec mains courtes et doigts divergents), la grosseur de la tête (avec enfoncement de la racine du nez et aspect ogival de la voûte palatine).

hypochrome ou **hypochromique (anémie).** V. *anémie hypochrome.*

hypochromie, *s. f.* (ὑπό; χρῶμα, couleur). Nom générique donné à toutes les diminutions de la pigmentation cutanée : vitiligo, etc. — Parfois employé dans le sens d'anémie hypochrome.

hypocinétique, *adj.* et *s. m.* (ὑπό; κίνησις, mouvement). Qui détermine une dépression de l'organisme, ou qui est provoqué par cette dépression. — *médicament h.* — *respiration h.* (Holovtschiner). Respiration accélérée, superficielle, avec pénétration incomplète de l'air dans les poumons. Type respiratoire observé dans les hémorragies graves.

hypocitraturie, *s. f.* Diminution du taux des citrates dans l'urine.

hypocoagulabilité, *s. f.* Diminution de l'aptitude à coaguler. — *l'h. sanguine* se traduit par la diminution de la vitesse de coagulation du sang (*h. chronométrique*) : on la mesure par le test de tolérance à l'héparine, *in vitro* et surtout par la thrombo-élastographie qui permet, en outre, d'apprécier la diminution de la résistance du caillot (*h. structurale*), plus pauvre en fibrine et en plaquettes que normalement. — *h. de consommation.* V. *hypercoagulation.*

hypocomplémentémie, *s. f.* Diminution du taux sanguin du complément.

hypocondrie, *s. f.* (ὑποχόνδριον, hypocondre). Etat dans lequel le sujet est en permanence inquiet pour sa santé, se croyant atteint d'une maladie affectant les organes situés dans les hypocondres (foie, estomac).

hypoconvertinémie, *s. f.* Abaissement du taux de convertine dans le plasma sanguin. — *h. congénitale hémorragipare* (J.-L. Beaumont et J. Bernard, 1952). Syndrome constitutionnel analogue à la parahémophilie d'Owren, apparaissant dès la naissance, caractérisé par la répétition d'hémorragies graves et par l'allongement du temps de Quick; il est dû à l'absence, dans le sang, de convertine (v. ce terme).

hypocorticisme, *s. m.* Ensemble de troubles provoqués par une sécrétion insuffisante de la cortico-surrénale.

hypocortinémie, *s. f.* Diminution du taux de l'hormone cortico-surrénale dans le sang.

hypocréatininurie, *s. f.* Diminution de l'élimination urinaire de la créatinine. V. *créatininurie.*

hypocréatinurie, *s. f.* Diminution de l'élimination urinaire de la créatine. V. *créatinurie.*

hypocrinie, *s. f.* (ὑπό; κρίνειν, séparer). Diminution de la sécrétion dans une ou plusieurs glandes.

hypocuprémie, *s. f.* Diminution du taux du cuivre dans le sang. V. *cuprémie.*

hypodermique, *adj.* (ὑπό; δέρμα, peau). Syn. *sous-cutané.* Qui concerne le tissu cellulaire situé sous la peau. — *méthode* ou *injection h.* Injection dans le tissu cellulaire sous-cutané d'une substance médicamenteuse en solution ou en suspension dans un liquide.

hypodermite, *s. f.* Inflammation du tissu cellulaire sous-cutané. — *h. chronique circonscrite.* Cellulite superficielle localisée. — *h. rhumatismale.* V. *panniculite fébrile nodulaire récidivante non suppurée.*

hypodermoclyse, *s. f.* (ὑπό; δέρμα, peau; κλύζειν, laver) (Cantani). Injection sous-cutanée d'une grande quantité de sérum artificiel, dans le but de pratiquer un lavage du sang.

hypodermose, *s. f.* Variété de myiase sous-cutanée (v. ce terme) due à la reptation sous la peau, de larves d'une mouche, *Hypoderma bovis* ou *H. lineatum.*

hypodontie, *s. f.* (ὑπό; ὀδούς, ὀδόντος, dent). Absence d'un certain nombre de dents.

hypodynamie myocardique (Lian). V. *myocardie.*

hypo-électrolytémie, *s. f.* Diminution du taux des électrolytes sanguins provoquant une baisse de la pression osmotique du plasma (hypotonie plasmatique). V. *concentration ionique du plasma.*

hypoépinéphrie, *s. f.* (ὑπό; ἐπί, sur; νεφρός, rein) (Léon Bernard). Syn. *insuffisance capsulaire pure* (Sergent et Bernard), *hyposurrénalisme* (terme mal composé). Insuffisance fonctionnelle des glandes surrénales se traduisant par de l'asthénie musculaire, quelquefois assez marquée, de l'hypotension artérielle, entraînant de nombreux troubles circulatoires (tachycardie, arythmie, tendance à la syncope), des troubles digestifs (vomissements) et des troubles nerveux (mydriase, céphalée, délire, états convulsifs ou apoplectiformes).

hypoergie, *s. f.* (ὑπό; ἔργον, action). Diminution de l'allergie.

hypoérythroblastose, *s. f.* Diminution de la quantité des érythroblastes de la moelle osseuse.

hypoesthésie, *s. f.* (ὑπό; αἴσθησις, sensibilité). Diminution des divers modes de la sensibilité.

hypofibrinémie, *s. f.* V. *fibrinopénie.*

hypofibrinogénémie, *s. f.* V. *fibrinopénie.*

hypofolliculinémie, *s. f.* Présence en quantité insuffisante de folliculine dans le sang.

hypofolliculinie, *s. f.* ou **hypofolliculinisme,** *s. m.* Insuffisance de la sécrétion de folliculine par l'ovaire. — *syndrome d'hypofolliculinie.* Ensemble de troubles liés à l'*h.*; il comporte : à la puberté, essentiellement une aménorrhée primaire (v. ce terme) et souvent de l'infantilisme; chez l'adulte jeune ou à la ménopause, la disparition des règles, une atrophie des organes génitaux, des malaises, des bouffées de chaleur, souvent de l'obésité et de la cyanose des extrémités.

hypogalactie, *s. f.* (ὑπό; γάλα, ακτος, lait). Insuffisance de la quantité de lait sécrété.

hypogammaglobulinémie, *s. f.* Diminution du taux des gammaglobulines dans le sang. V. *agammaglobulinémie* et *dysgammaglobulinémie.*

hypogastropage, *s. m.* (ὑπό; γαστήρ, estomac; παγείς, unis) (Marcel Baudouin, 1902). Monstre double monomphalien dont les deux corps sont unis de l'ombilic à la région prépubienne.

hypogénésie, *s. f.* (ὑπό; γένεσις, génération). Insuffisance de développement d'un organe ou d'un individu.

hypogénitalisme, *s. m.* Syn. *hypogonadisme.* État d'un sujet dont les glandes génitales ont une sécrétion interne insuffisante. Il peut être dû à une altération primitive des ovaires ou des testicules (*h. primitif* ou *hypergonadotrophique*) ou être secondaire à une insuffisance hypophysaire (*h. secondaire* ou *hypogonadotrophique*).

hypoglandulaire, *adj.* Dont les glandes endocrines sont fonctionnellement insuffisantes.

hypoglobulie, *s. f.* Diminution de la quantité des globules rouges contenus dans le sang.

hypoglobulinémie, *s. f.* Diminution de la quantité de globuline contenue dans le sang.

hypoglossite, *s. f.* « Inflammation de la partie inférieure de la langue, de son frein » (Littré).

hypoglycémie, *s. f.* Diminution de la quantité de glucose contenue dans le sang.

hypoglycémie provoquée (épreuve de l') (Radoslaw; Sandrail). Syn. *épreuve de Radoslaw.* Dosage du sucre dans le sang pendant les deux heures qui suivent l'injection intraveineuse, à jeun, de 12 unités d'insuline. Normalement la glycémie est abaissée de 50 %. Une chute supérieure à 60 % indique une sensibilité exagérée à l'insuline (insuffisance surrénale ou hypophysaire); un abaissement inférieur à 40 % révèle une insulino-résistance partielle.

hypoglycémie provoquée de Uhry (test d'). Epreuve permettant de juger des possibilités thérapeutiques des sulfamides hypoglycémiants dans le diabète sucré; le traitement a des chances de réussir si l'absorption à jeun de 2 g du produit étudié abaisse la glycémie d'au moins 30 %.

hypoglycémie (coma). Etat résultant de l'aggravation du syndrome hypoglycémique (v. ce terme). C'est un coma avec contractures généralisées, secousses musculaires, signe de Babinski bilatéral; il est parfois précédé d'une période d'angoisse, d'hébétude ou d'excitation. On l'observe au cours de certaines tumeurs pancréatiques (hyperinsulinisme), de l'insuffisance surrénale, antéhypophysaire ou hépatique, après l'injection de fortes doses d'insuline.

hypoglycémique (état ou syndrome). Ensemble des troubles provoqués par l'abaissement, au-dessous du taux normal, du glucose contenu dans le sang. Ils varient de l'état de faiblesse avec sueurs et fringales jusqu'à la syncope avec ou sans convulsions et au coma.

hypoglycéridémie, s. f. Terme employé parfois comme syn. d'*hypolipémie*.

hypoglycorachie, s. f. Diminution de la quantité de glucose contenue dans le liquide céphalo-rachidien (méningite purulente).

hypognathe, s. m. (ὑπό; γνάθος, mâchoire) (I. G. St-Hilaire). Monstre double caractérisé par l'implantation du parasite sur le maxillaire inférieur du sujet principal (autosite).

hypogonadique, adj. (ὑπό; gonade). Se dit d'un sujet dont les glandes génitales ont une sécrétion interne insuffisante.

hypogonadisme, s. m. V. *hypogénitalisme*.

hypogonadotrophinurie, s. f. Dimi-

nution du taux urinaire des gonadotrophines.

hypogonadotrophique, adj. En rapport avec une insuffisance de sécrétion des hormones gonadotropes (ou gonadotrophines).

hypogranulocytose, s. f. Diminution du nombre des leucocytes granuleux du sang.

hypogueusie, s. f. ou **hypogueustie,** s. f. (ὑπό; γεῦσις, goût). Diminution des sensations gustatives.

hypogynisme, s. m. (ὑπό; γυνή, femme). Aspect infantile des jeunes filles ou des jeunes femmes dont les caractères sexuels sont insuffisamment développés.

hypohéma, s. m. (ὑπό; αἷμα, sang). Syn. *hyphéma*. Epanchement sanguin dans la chambre antérieure de l'œil.

hypohémie intertropicale. V. *ankylostomasie*.

hypohémoglobinie, s. f. Diminution de l'hémoglobine. — *h. musculaire*. Diminution de l'hémoglobine propre du muscle.

hypohépatie, s. f. (ὑπό; ἧπαρ, foie) (Gilbert et Carnot). Syn. *insuffisance hépatique*. Diminution ou insuffisance du fonctionnement de la cellule hépatique.

hypohidrose, s. f. (ὑπό; ἱδρώς, sueur). Diminution de la sécrétion sudorale.

hypohormoniurie, s. f. Présence dans l'urine d'une quantité d'hormone inférieure à la normale.

hypohydrémie, s. f. Diminution de la quantité d'eau contenue dans le sang.

hypohypophysie, s. f. V. *hypopituitarisme*.

hypo-insulinisme, s. m. Syn. *hypopancréatie*. Sécrétion par le pancréas d'une quantité insuffisante d'insuline; elle se traduit par un diabète sucré grave.

hypokalicytie, s. f. Diminution du taux du potassium intracellulaire. V. *kalicytie*.

hypokaliémie, s. f. Syn. *hypopotassémie*. Diminution du taux du potassium dans le sang. Elle peut être provoquée par des pertes de potassium par voie digestive (vomissements, diarrhée) ou par une modification de la réabsorption tubulaire du potassium d'origine rénale ou cortico-surrénale. V. *kaliémie.*

hypolaryngite, s. f. Inflammation de la partie sous-glottique du larynx et de la partie haute de la trachée. —

hypoleucie, s. f. V. *leucopénie.* — *h. hémorragique.* V. *panmyélophtisie.*

hypoleucocytose, s. f. V. *leucopénie.*

hypoleydigisme, s. m. Syn. d'hypoandrogénie (v. ce terme); les hormones mâles étant sécrétées par les cellules interstitielles du testicule, ou cellules de Leydig.

hypolipémie, s. f. Syn. *hypotriglycéridémie,* *hypoglycéridémie.* Variété d'hypolipidémie (v. ce terme) caractérisée par la diminution du taux des triglycérides sanguins. On l'observe parfois au cours de certaines maladies du sang, des a-bêta-lipoprotéinémies et des cirrhoses avec insuffisance hépatique. V. *triglycérides.*

hypolipidémie, s. f. Syn. *hypolipoprotéinémie.* Diminution des lipides totaux contenus dans le sang sous forme de lipoprotéines. On l'observe au cours des cirrhoses avec insuffisance hépatique. La maladie de Tangier, l'a-bêta-lipoprotéinémie sont deux formes congénitales d'*h.* V. *hypolipémie, hyperlipidémie, hyperlipémie* et *lipoprotéines.*

hypolipoprotéinémie, s. f. V. *hypolipidémie.*

hypologie, s. f. (ὑπό; λόγος, parole) (Rouma, 1907). Variété d'altération de la parole dans laquelle le sujet ne peut prononcer que les mots d'une à deux syllabes; l'émission des termes polysyllabiques est impossible.

hypolutéinémie, s. f. Présence, en quantité insuffisante, d'hormone lutéinique dans le sang.

hypolutéinie, s. f. Insuffisance de la sécrétion de lutéine par l'ovaire. L'*h.* peut provoquer la stérilité, des accouchements prématurés ou des avortements répétés.

hypomagnésémie, s. f. ou **hypomagnésiémie,** s. f. Diminution du taux du magnésium dans le sang. V. *magnésémie.*

hypomagnésiurie, s. f. Diminution du taux du magnésium dans l'urine. V. *magnésiurie.*

hypomanie, s. f. (ὑπό; μανία, folie). Syn. *exaltation maniaque.* Forme clinique atténuée de la manie, dans laquelle le délire fait souvent défaut. Elle est caractérisée par une activité exagérée à laquelle succède souvent une période de dépression.

hypoménorrhée, s. f. (ὑπό; μήν, mois; ῥεῖν, couler) (Cotte). Insuffisance de l'écoulement menstruel; règles pauvres.

hypomimie, s. f. (ὑπό; μῖμος, mime). Trouble de la mimique émotive caractérisé par une diminution et un ralentissement des mouvements.

hyponatrémie, s. f. Diminution du taux de sodium dans le sang.

hyponatriurèse, s. f., **hyponatriurie,** s. f., **hyponatrurie,** s. f. Diminution du taux du sodium dans l'urine.

hypo-orchidie, s. f. (ὑπό; ὄρχις, testicule). Syn. *hypotestostéronie.* Diminution de la sécrétion interne du testicule. Elle provoque l'eunuchoïdisme, l'infantilisme ou le juvénilisme.

hypo-osmie, s. f. (ὑπό; ὀσμή, odorat). Syn. *hyposmie.* Diminution de l'olfaction.

hypo-osmolarité, s. f. Diminution de la pression osmotique. V. *hypotonie, 1°* — *h. plasmatique.* V. *concentration ionique du plasma* et *hypotonie osmotique du plasma* (*syndrome d'*).

hypo-ostéoïdose, s. f. Insuffisance quantitative de la trame protéique du squelette, aboutissant à une raréfaction des travées osseuses. Elle s'observe dans l'ostéoporose et s'accompagne d'un syndrome biologique de *refus calcique :* le calcium ingéré ou injecté, qui ne peut être fixé par l'os en l'absence de tissu ostéoïde, est éliminé dans l'urine.

hypo-ovarie, s. f. Diminution de la sécrétion interne de l'ovaire. V. *hypofolliculinie* et *hypolutéinie.*

hypopancréatie, s. f. V. *hypo-insulinisme.*

hypoparathyroïdie, s. f. ou **-disme,** s. m. V. *parathyréoprive* (*syndrome*).

hypopepsie, *s. f.* (ὑπό ; πέψις, coction)
(Hayem). Diminution du processus
fermentatif de l'estomac se traduisant par une sécrétion chlorhydrique moindre, des fermentations
anormales plus fréquentes et plus
intenses et de la dilatation atonique
de l'estomac.

hypophamine, *s. f.* — H. α. V. *ocyto-*
cine. — *h.* β. V. *pitressine.*

hypophobie, *s. f.* (ὑπό ; φόβος, peur)
(Grasset). Diminution de l'émotivité qui empêche ceux qui en sont
atteints de se rendre exactement
compte de l'étendue des dangers
qu'ils peuvent courir. On observe
l'*h.* chez les aventuriers, chez certains mégalomanes, chez les névrosés fanfarons.

hypophosphatasie, *s. f.* (J. C. Rathbun, de Toronto, 1948). Syn. *syn-*
drome de Rathbun. Anomalie familiale de développement du nourrisson caractérisée par un amaigrissement, des crises convulsives, une
décalcification diffuse du squelette,
un abaissement du taux des phosphatases alcalines du sang, tandis
que le taux du calcium et celui du
phosphore restent normaux ou
légèrement augmentés ; l'urine contient la phosphoéthanolamine. La
maladie, transmise selon le mode
récessif autosomique, aboutit à la
mort en quelques semaines.

hypophosphatémiant, *adj.* Qui diminue le taux des phosphates sanguins.

hypophosphatémie, *s. f.* Syn. *hypo-*
phosphorémie. Diminution de la
quantité des phosphates contenus
dans le plasma sanguin ou phosphatémie. Celle-ci est exprimée en
mg de phosphore par litre. V. *phos-*
phorémie.

hypophosphaturie, *s. f.* Diminution de la quantité de phosphates
éliminée par les reins.

hypophosphaturique, *adj.* Qui diminue la quantité de phosphates
dans l'urine.

hypophosphorémie, *s. f.* V. *hypo-*
phosphatémie.

hypophrasie, *s. f.* (ὑπό ; φράσις, discours) (Rouma, 1907). Variété d'altération de la parole caractérisée

par la lenteur et la monotonie du
débit qui est souvent saccadé ; elle
se manifeste chez les vieillards et
chez certains débiles mentaux.

hypophysaire, *adj.* Qui a rapport
à l'hypophyse. — *cachexie h.* (Simmonds, 1914). V. *Simmonds (mala-*
die de). — *infantilisme h.* V. *infan-*
tilisme. — *syndromes h.* Nom donné
aux différents groupes de phénomènes rattachés au mauvais fonctionnement de l'hypophyse : *acro-*
mégalie, gigantisme, syndrome de
Babinski-Fröhlich, maladie de Cu-
shing, syndrome de Sheehan, mala-
die de Simmonds, etc. — *syndrome*
h. adiposo-génital. V. *Babinski-*
Fröhlich (syndrome de). — *syndrome*
h. fruste (Hutinel). Groupe de
phénomènes dus à une légère insuffisance hypophysaire, comprenant l'amaigrissement, l'asthénie,
l'hypotension, sans cachexie véritable.

hypophysectomie, *s. f.* Ablation de
la glande pituitaire (hypophyse).

hypophyséoprive, *adj.* V. *hypophy-*
soprive.

hypophysite, *s. f.* Nom proposé pour
désigner l'hyperplasie glandulaire
de l'hypophyse et les processus inflammatoires de cette glande.

hypophysogramme, *s. m.* Schéma
représentant les résultats des divers tests d'exploration fonctionnelle de l'hypophyse (sécrétion des
hormones somato-, cortico-, thyréo-
et gonadotropes).

hypophysoprive, *adj.* (hypophyse ;
privere, priver). Syn. *hypophyséo-*
prive, pituitoprive. Qui est en rapport avec la suppression de l'hypophyse.

hypophyso-tubérien (syndrome).
Syn. *syndrome hypothalamo-hypo-*
physaire, syndrome infundibulo-hypo-
physaire. Nom donné à différents
phénomènes rattachés à un mauvais fonctionnement de l'hypophyse et de la région infundibulo-
tubérienne : acromégalie, gigantisme, infantilisme, syndrome adiposo-génital, diabète insipide et
sucré, troubles du métabolisme
basal, du sommeil, de la tempéra-

ture, de la pression artérielle, maladies de Cushing, de Simmonds, de Schüller-Christian.

hypopinéalisme, *s. m.* Insuffisance du fonctionnement de la glande pinéale (épiphyse).

hypopion, *s. m.* V. *hypopyon.*

hypopituitarisme, *s. m.* Syn. *hypohypophysie.* Insuffisance du fonctionnement de l'hypophyse. — *h. antérieur* (Bickel). Syn. *insuffisance antéhypophysaire, panhypopituitarisme* (Albright), *syndrome de Bickel.* Ensemble des troubles rattachés au fonctionnement insuffisant du lobe antérieur de l'hypophyse. Ils consistent en troubles génitaux (impuissance ou aménorrhée avec atrophie génitale et mammaire), atrophie cutanée et viscérale avec chute des poils, abaissement du métabolisme basal et anorexie, hypotension, hypoglycémie, asthénie avec apathie et parfois troubles psychiques. Ils témoignent d'une insuffisance des glandes génitales, thyroïde et cortico-surrénales : « cet état peut être considéré comme l'expression de la faillite terminale de tout l'appareil endocrinien définitivement privé du stimulus antéhypophysaire qui ne cesse, à l'état normal, d'encourager son activité » (G. Bickel). L'amaigrissement, la cachexie ou l'infiltration myxœdémateuse sont rares. Ce syndrome est dû à une lésion du lobe antérieur de l'hypophyse (souvent nécrose après accouchement, parfois compression par une tumeur intraou supra-sellaire). Actuellement, on considère que le tableau d'*h. a.* pur est réalisé par *le syndrome de Sheehan* (v. ce terme et *Simmonds, maladie de*).

hypoplaquettose, *s. f.* Diminution du taux des plaquettes sanguines.

hypoplasie, *s. f.* ou **hypoplastie,** *s. f.* (ὑπό; πλάσσειν, former) (Virchow, 1870). 1º Diminution de l'activité formatrice des tissus. — 2º Développement insuffisant d'un tissu ou d'un organe; aplasie légère (v. *aplasie*). — *h. érythrocytaire chronique.* V. *Blackfan-Diamond*

(*anémie type*). — *h. musculaire généralisée.* V. *amyoplasie congénitale, 2º.*

hypoplasie rénale bilatérale avec oligonéphronie ou **hypoplasie oligomacronéphronique** (P. Royer, 1962). Malformation rénale congénitale rare caractérisée anatomiquement par la petitesse des reins et le nombre très réduit des néphrons : les glomérules sont très peu nombreux, mais de grand diamètre; les tubes contournés sont, eux aussi, hypertrophiés. Elle se manifeste chez le nourrisson par des vomissements inquiétants, parfois fébriles, accompagnés de polyurie puis de retard staturo-pondéral. L'évolution est mortelle, soit au cours de la première année par déshydratation aiguë, soit entre 6 et 15 ans, parfois plus tard, par insuffisance rénale.

hypopnée, *s. f.* (ὑπό; πνέω, je respire). Diminution de la ventilation pulmonaire.

hypopneumatose, *s. f.* (ὑπό; πνεῦμα, ατος, souffle). Affaissement incomplet des alvéoles pulmonaires avec diminution de volume du territoire pulmonaire correspondant. Il est dû à une obstruction bronchique incomplète.

hypopotassémie, *s. f.* V. *hypokaliémie.*

hypoprégnandiolurie, *s. f.* Présence dans l'urine de quantités de prégnandiol inférieures à la normale.

hypoprosexie, *s. f.* (ὑπό; προσέχειν, être attentif). Diminution de l'attention, qui s'observe dans certaines affections nerveuses.

hypoprotéinémie, *s. f.* V. *hypoprotidémie.*

hypoprothrombinémie, *s. f.* V. *prothrombinémie.*

hypoprotidémie, *s. f.* Syn. *hypoprotéinémie.* Diminution du taux des protides contenus dans le sérum sanguin. Elle peut être due à une réduction de la masse des protéines circulantes (par apport insuffisant, mauvaise absorption digestive, trouble de la production — hépatique —, déperdition par voie digestive ou rénale) ou à une hémodilution. V. *dysglobulinémie.*

hypopyon ou **hypopion**, *s. m.* (ὑπό; πῦον, pus). Syn. *pyophtalmie*. Collection purulente de la chambre antérieure de l'œil.

hyporéflectivité ou **hyporéflexie**, *s. f.* Mots mal composés. V. *subréflectivité*.

hyporéninémie, *s. f.* Taux anormalement bas de rénine dans le sang.

hyposémie, *s. f.* (ὑπό; σῆμα, signe). Diminution du langage mimique; on l'observe chez les mélancoliques, les idiots et les déments.

hyposérinémie, *s. f.* Diminution de la quantité de sérum-albumine contenue dans le sérum sanguin.

hyposialie, *s. f.* (ὑπό; σίαλον, salive). Insuffisance de la sécrétion salivaire.

hyposidérémie, *s. f.* Diminution du taux du fer dans le sérum sanguin (v. *sidérémie*). On l'observe dans toutes les anémies par carence.

hyposmie, *s. f.* V. *hypo-osmie*.

hyposodé ou **hyposodique**, *adj.* Qui contient peu de sodium. — *régime h.*

hyposomnie, *s. f.* Insuffisance du sommeil.

hypospadias, *s. m.* (ὑπό, sous; σπάω, je divise). Malformation congénitale de l'urètre de l'homme, caractérisée par la division, sur une plus ou moins grande étendue, de sa paroi inférieure, avec un orifice anormal situé à une distance variable de l'extrémité du gland.

hyposphyxie, *s. f.* (ὑπό; σφύξις, pouls) (A. Martinet, 1913). Syndrome circulatoire caractérisé par une faiblesse habituelle, du moins relative, de l'impulsion cardiaque, entraînant un ralentissement de la circulation, une diminution du débit artériel, avec petitesse du pouls et une réplétion exagérée du système veineux avec tendance à la cyanose, au refroidissement des extrémités, à la congestion hépatique, aux varices. Il serait lié à l'exagération de la viscosité sanguine.

hypospongiocytose, *s. f.* Diminution de la quantité des graisses labiles contenues normalement dans les spongiocytes, cellules de la zone fasciculée de la cortico-sur-

rénale. On l'observe dans les infections et les intoxications graves.

hypostase, *s. f.*, **hypostatique (congestion)** (ὑπό; στάσις, position). Accumulation du sang dans les parties déclives du poumon, chez les individus dont la circulation se fait mal, et qui sont obligés de rester dans le décubitus dorsal.

hypostéatolyse, *s. f.* (ὑπό; στέαρ, graisse; λύειν, dissoudre) (Hallion, 1905). Défaut de dédoublement des graisses ingérées, par insuffisance d'action du suc pancréatique. Ce symptôme a plus de valeur que la stéarrhée.

hyposthénie, *s. f.* (ὑπό; σθένος, force). Diminution des forces. — *h. gastrique* (Robin). V. *hypopepsie*.

hyposthénurie, *s. f.* (Schlayer et Takayasu, 1909). Emission d'urine faiblement minéralisée et ayant une densité abaissée; elle peut être ou non accompagnée de polyurie.

hypostimulinie, *s. f.* Sécrétion insuffisante des stimulines hypophysaires.

hyposulfite de soude (épreuve à l'). V. *clairance*.

hyposurrénalisme, *s. m.* (Sainton). V. *hypoépinéphrie*.

hyposystolie, *s. f.* (ὑπό; συστολή, systole). Syn. *dyssystolie*. Diminution dans la force de la contraction cardiaque, qui s'observe dans les cardiopathies chroniques avant la phase d'asystolie.

hypotélisme, *s. m.* (ὑπό; τέλειος, parfait). Disproportion par défaut entre un organe normalement constitué et le reste de l'organisme. Ex. : petitesse de l'œil des grands mammifères. L'*h.* serait dû à l'influence d'une chalone.

hypotélorisme, *s. m.* Malformation cranio-faciale associant un rapprochement excessif des yeux avec épicanthus, une microcéphalie avec turricéphalie, et une insuffisance de développement de la cavité buccale.

hypotension, *s. f.* Syn. *hypotonie*. Diminution de la tension. Ex. : *h. oculaire*. — *h. artérielle permanente* (C. Lian et A. Blondel, 1929). Syn. *angiohypotonie constitu-*

tionnelle, *endocrino-névrose hypotensive*. Syndrome caractérisé par
la diminution de la tension artérielle, la tendance aux syncopes, la
cyanose et le refroidissement des
extrémités, la fatigabilité, des ptoses
viscérales et de la constipation. Ce
syndrome est voisin de l'hyposphyxie. — *h. contrôlée*. Abaissement de
la tension artérielle provoquée, au
cours de certaines interventions
chirurgicales (tumeurs vasculaires
cérébrales, chirurgie maxillo-faciale,
etc.), pour éviter les hémorragies
per-opératoires. — *h. orthostatique*
(Laubry et Doumer, 1924; Brad-
burry et Eggleston, 1925). Diminution notable de la pression artérielle
dans la position verticale pouvant
s'accompagner de vertige et de
lipothymie.

**hypotension intracrânienne (syn-
drome de l').** Ensemble des troubles nerveux et psychiques qui accompagnent la diminution de la
pression intracrânienne. Ils débutent par le changement de caractère, de la céphalée, des vomissements, de la somnolence, souvent
de l'hyperthermie, de la déshydratation et des troubles vasomoteurs.
Puis, surviennent de la confusion
mentale, des convulsions ou des
paralysies et un coma rapidement
mortel. La trépano-ponction révèle
l'hypotension des ventricules latéraux et permet, par l'injection d'air
ou de sérum physiologique, de faire
disparaître ces symptômes.

hypotestostéronie, *s. f.* V. *hypo-
orchidie*.

hypothalamectomie, *s. f.* Ablation
du thalamus.

hypothalamiques (hormones). V.
facteurs de déclenchement.

hypothalamique (syndrome)
(Guillain, Alajouanine et Mathieu,
1924). Syn. *syndrome du carrefour
hypothalamique, syndrome cérébello-
thalamique* de P. Marie et Foix,
*syndrome des pédicules thalamo-
genouillé et thalamo-perforé*. Syndrome provoqué par une lésion des
centres nerveux sous-thalamiques
réalisant, du côté opposé, des troubles cérébelleux atteignant surtout

la synergie et le tonus, des mouvements à type choréo-athétosique,
une hémianopsie latérale homonyme, une hémiplégie légère et quelques troubles sensitifs uniquement
objectifs, portant surtout sur la sensibilité profonde.

**hypothalamo-hypophysaire (syn-
drome).** V. *hypophyso-tubérien*
(*syndrome*).

hypothermie, *s. f.* (ὑπό; θέρμη, chaleur). Abaissement de la température du corps, ou d'une partie du
corps, au-dessous de la normale. —
h. provoquée. Abaissement de la
température centrale réalisé en refroidissant le sujet après avoir supprimé ses mécanismes de défense
(frisson) par une anesthésie générale, le curare ou des sédatifs.
Ce procédé diminue les besoins en
oxygène de l'organisme et permet
une interruption de la circulation
générale ou locale momentanée
mais suffisante pour permettre certaines interventions chirurgicales
exsangues (chirurgie à cœur ouvert,
chirurgie cérébrale). V. *hibernation
artificielle*.

hypothrepsie, *s. f.* (ὑπό; θρέψις,
nutrition) (Marfan). Etat d'affaiblissement dû à la dénutrition, dans
la première enfance. Elle se manifeste par la disparition du pannicule
adipeux et peut aboutir à l'athrepsie.

hypothromboplastinémie, *s. f.* Insuffisance de thromboplastine dans
le sang, se traduisant cliniquement
par une tendance hémorragique.

hypothymie, *s. f.* (ὑπό; θύμος, thymus). Insuffisance thymique. On
l'observe dans les états hypotro-
phiques de la première enfance,
dans l'insuffisance génitale de l'enfance et dans certaines obésités.

hypothymie, *s. f.* (ὑπό; θυμός, âme)
(psychiatrie). Trouble de l'humeur
caractérisé par une diminution de
l'activité accompagnée habituellement de tristesse.

hypothyréose, *s. f.* (auteurs suisses).
V. *hypothyroïdie*.

hypothyrocalcitoninémie, *s. f.* Syn.
hypocalcitoninémie. Insuffisance de
sécrétion de thyrocalcitonine (v.
calcitonine) entraînant l'hypercalcé-

mie. Elle a été observée dans certains goitres.

hypothyroïdation, *s. f.* ou **hypothyroïdisation,** *s. f.* Ralentissement de la sécrétion du suc thyroïdien déversé dans l'organisme.

hypothyroïdie, *s. f.* ou **hypothyroïdisme,** *s. m.* Syn. *hypothyréose.* Insuffisance de la sécrétion thyroïdienne se traduisant par les formes frustes du myxœdème, dont la plus légère constitue le syndrome de l'*hypothyroïdie bénigne chronique de Hertoghe.*

hypothyroxinémie, *s. f.* Insuffisance du taux de thyroxine dans le sang. — *h. aiguë* ou *crise hypothyroxinémique* ou *hypothyroxinique* (J. Mahaux, 1943). Conception pathogénique du basedowisme aigu (v. ce terme). Il serait dû à une profonde perturbation des centres végétatifs par une hypersécrétion d'hormone thyréotrope antéhypophysaire, cette hypersécrétion étant consécutive à la chute brutale, dans le sang, du taux de l'iode et de la thyroxine. La crise céderait à l'emploi de la thyroxine.

hypothyroxinien, *adj.* Qui se rapporte à une insuffisance de la thyroxine.

hypotonie, *s. f.* (ὑπό; τόνος, tension). 1° Etat d'un liquide ou d'une solution ayant une tension osmotique plus faible que celle du milieu de référence. — *h. plasmatique.* Diminution de la pression osmotique du plasma sanguin due à la baisse du taux des électrolytes. V. *concentration ionique du plasma* et *hypotonie osmotique du plasma* (*syndrome d'*). — 2° V. *hypotension.* — 3° Diminution de l'excitabilité nerveuse ou de la tonicité musculaire; l'*h. musculaire* se rencontre au cours du tabes (Fränkel), dans l'hémiplégie organique (Babinski), etc.

hypotonie osmotique du plasma (syndrome d') (J. Hamburger, J. Crosnier et G. Mathé, 1950). Ensemble de symptômes liés à un abaissement de la pression osmotique du plasma et à l'hyperhydratation cellulaire consécutive. On l'observe dans les états comportant une diminution du taux des électrolytes plasmatiques (surtout le sodium) avec surcharge aqueuse : soit par perte de sel proportionnellement supérieure à la spoliation hydrique (vomissements, diarrhée traités par l'administration d'eau pure, insuffisance surrénale aiguë), soit par réduction de l'élimination rénale de l'eau (insuffisance rénale ou cardiaque traitée avec un apport hydrique excessif, certaines affections libérant probablement un principe antidiurétique). Le *syndrome d'intoxication par l'eau* est caractérisé par de l'anorexie avec dégoût de l'eau, l'humidité de la muqueuse buccale, des vomissements, de l'asthénie, des crampes musculaires, de la céphalée, de l'obnubilation, des convulsions et parfois un coma. Il existe une oligurie avec élévation de l'azotémie et chute du Cl et du Na sanguins. On le combat par la restriction hydrique, parfois la soustraction d'eau ou l'administration de sel.

hypotonique, *adj.* Qui présente de l'hypotonie.

hypotransaminasémie, *s. f.* Diminution du taux des transaminases dans le sang.

hypotrichose, *s. f.* (ὑπό; θρίξ, τριχός, cheveu). Arrêt de développement des poils localisé ou s'étendant à toutes les régions pileuses.

hypotriglycéridémie, *s. f.* V. *hypolipémie.*

hypotrophie, *s. f.* (ὑπό; τροφή, nourriture). Défaut de nutrition d'un organe, entraînant généralement sa déchéance. — *h. des nourrissons* (Variot). Type clinique caractérisé par le retard dans le développement du poids et de la taille des nourrissons, le retard de la taille étant inférieur à celui du poids. V. *dysmature.*

hypo-uraturie, *s. f.* Diminution de l'uraturie.

hypo-uricémie, *s. f.* V. *hypuricémie.*

hypovascularisé, *adj.* (ὑπό; *vasculum,* petit vase, vaisseau). Dont les vaisseaux sont insuffisants.

hypoventilation alvéolaire primitive d'origine centrale. V. *Ondine (malédiction d').*

hypoventilation pulmonaire. Diminution de la quantité d'air inspiré qui entre par minute dans les alvéoles pulmonaires (v. *ventilation alvéolaire*) et qui ne suffit plus à la consommation d'oxygène du sujet. Elle peut être due à une atteinte des centres, des voies nerveuses ou des muscles respiratoires, à une altération de la cage thoracique, des plèvres ou des poumons. Elle provoque une hypoxémie avec rétention de CO_2 et acidose respiratoire. V. *insuffisance respiratoire*.

hypovitaminose, *s. f.* Syn. *avitaminose relative.* Forme fruste d'avitaminose (v. ce terme). Elle peut être associée à d'autres carences, en lipides, protides, glucides, sels, etc.

hypovolémie ou **hypovolhémie,** *s. f.* (ὑπό; *volumen,* masse; αἷμα, sang). Diminution du volume sanguin total. V. *volémie.*

hypoxémie ou **hypoxhémie,** *s. f.* (ὑπό; ὀξύς, oxygène; αἷμα, sang). V. *anoxémie.*

hypoxie, *s. f.* (ὑπό; ὀξύς). V. *anoxie.*

hypsarythmie, *s. f.* (ὕψος, sommet; ἀ-priv.; ῥυθμός, rythme) (F. A. Gibbs, 1950). Syn. *dysrythmie majeure* (Gastaut). Anomalie de l'électro-encéphalogramme caractérisée par la substitution, au rythme physiologique, de pointes-ondes de grande amplitude, asynchrones et généralisées, associées à des pointes rapides ou lentes et à des ondes lentes. Cet aspect accompagne le plus souvent les spasmes en flexion. V. *spasmes en flexion (syndrome des).*

hypsocéphalie, *s. f.* (ὕψος, hauteur; κεφαλή, tête). V. *acrocéphalie.*

hyptiogénèse, *s. f.* (ὕπτιος, couché sur le dos; γένεσις, cause) (J. Wertheimer, de Strasbourg, 1938). Action du décubitus dorsal sur certains phénomènes physiologiques ou pathologiques. Ex. h. de l'énurésie nocturne.

hypurgie, *s. f.* (ὑπουργία, assistance). Technique des soins à donner aux malades.

hypuricémie, *s. f.* Diminution de la quantité d'acide urique en circulation dans le sang.

hystéralgie, *s. f.* (ὑστέρα, utérus; ἄλγος, douleur). V. *métralgie.*

hystérectomie, *s. f.* (ὑστέρα; ἐκτομή, ablation) (Tillaux, 1879). Ablation de l'utérus en totalité ou en partie par « voie haute » (*h. abdominale*) ou par « voie basse » (*h. vaginale*) (Récamier, 1829; Péan, 1882). — *h. élargie.* V. *Wertheim (opération de).* — *h. interannexielle de Soresi-Brocq.* V. *Soresi-Brocq (hystérectomie interannexielle).* — *h. subtotale.* H. dans laquelle le col utérin est laissé en place. — *h. totale.* H. dans laquelle l'utérus est enlevé en totalité, y compris le col.

hystérie, *s. f.* (ὑστέρα, utérus). Névrose caractérisée par l'existence de deux ordres de signes : les uns permanents (paralysies, troubles sensitifs et sensoriels; certains de ces signes : anesthésie, rétrécissement concentrique du champ visuel, etc. constituant les classiques stigmates de l'*h.*), les autres transitoires, se manifestant généralement d'une façon bruyante (crises épileptiformes, accidents tétaniformes, attaques). Le caractère commun de ces manifestations est de ne répondre à aucune systématisation nerveuse anatomique ou physiologique. Les phénomènes hystériques peuvent être reproduits par suggestion ou autosuggestion. V. *pithiatisme, clownisme* et *stigmates.*

hystérique, *adj.* V. *pithiatique.* — *boule* ou *globe h.* Sensation de strangulation comparée par les malades à celle que produirait un corps étranger arrêté dans le pharynx. — *clou h.* Hyperesthésie localisée à un point très limité chez les hystériques. — *coxalgie h.* V. *coxalgie.*

hystérocèle, *s. f.* (ὑστέρα; κήλη, hernie). Syn. *métrocèle.* Hernie de l'utérus.

hystérocleisis ou **hystérostomatocleisis,** *s. m.* (ὑστέρα; στόμα, bouche, orifice; κλεῖσις, fermeture). Suture des deux lèvres du col utérin. Opération pratiquée dans les cas de fistule vésico-utérine. L'utérus se trouve ainsi oblitéré et les règles passent par la vessie. —

h. vésical. Opération pratiquée dans les cas de fistule vésico-vaginale juxta-cervicale; elle consiste à suturer la lèvre postérieure du museau de tanche au bord antérieur de la fistule, l'utérus s'abouchant ainsi dans la vessie.

hystérocolpectomie, *s. f.* (ὑστέρα; κόλπος, vagin; ἐκτομή, ablation) (Fritsch et Pozzi). Suppression subtotale du vagin avec ablation de l'utérus par voie vaginale et réfection du périnée; opération destinée à remédier au prolapsus génital chez les femmes âgées.

hystérocystocèle, *s. f.* (ὑστέρα; κύστις, vessie; κήλη, hernie). Hernie contenant l'utérus et la vessie.

hystéro-épilepsie, *s. f.* Grande hystérie dont les attaques ressemblent aux crises d'épilepsie.

hystérogènes (zones). V. *spasmogène.*

hystérographie, *s. f.* Radiographie de l'utérus injecté au préalable d'une substance opaque aux rayons X.

hystérolabe, *s. m.* (ὑστέρα; λαμβάνω, je prends) (Dartigues, 1906). Instrument destiné à saisir l'utérus sans le blesser, au cours des laparotomies.

hystéromalacie, *s. f.* (ὑστέρα; μαλακός, mou). Ramollissement de l'utérus, pouvant entraîner sa rupture pendant l'accouchement.

hystérome, *s. m.* (ὑστέρα). Nom proposé par Broca pour désigner les corps fibreux de l'utérus.

hystérométrie, *s. f.* (ὑστέρα; μέτρον, mesure). Cathétérisme de l'utérus à l'aide d'une tige de métal, de baleine ou de gomme (hystéromètre), qui permet d'apprécier la forme, les dimensions et la sensibilité de la cavité de l'organe.

hystéro-neurasthénie, *s. f.* Hystérie dont les accidents rappellent les troubles neurasthéniques.

hystéropexie, *s. f.* (ὑστέρα; πῆξις, fixation). 1° *h. abdominale.* Syn. *gastro-hystéropexie, gastro-hystérorraphie, gastro-hystérosynaphie, ventro-fixation de l'utérus.* Fixation de l'utérus à la paroi abdominale antérieure pour obvier à la rétroflexion ou au prolapsus. — 2° *h. vaginale.* Syn. *colpohystéropexie, vagino-fixation de l'utérus.* Opération consistant à fixer le col utérin à la paroi postérieure du vagin, pour remédier aux rétro versions et aux rétroflexions.

hystérophore, *s. m.* (ὑστέρα; φόρος, qui porte). Pessaire à tige soutenu par une ceinture.

hystéroptose, *s. f.* (ὑστέρα; πτῶσις, chute). Syn. *métroptose.* Prolapsus utérin.

hystérosalpingographie, *s. f.* Radiographie de l'utérus et des trompes après injection, dans la cavité utérine, d'une substance opaque aux rayons X.

hystérosalpingomanographie, *s. f.* (P. Langlois, 1959). Hystérosalpingographie réalisée avec un appareil qui permet de contrôler la pression et le débit du liquide injecté.

hystéroscope, *s. m.* (ὑστέρα; σκοπεῖν, examiner). Instrument (endoscope) qui, introduit dans le canal cervical de l'utérus, permet de voir, de photographier ou de filmer la cavité utérine grâce à un système optique éclairant.

hystéroscopie, *s. f.* (ὑστέρα; σκοπεῖν, examiner) (Desormeaux, 1853). Examen visuel de la cavité de l'utérus dans laquelle on introduit un fibroscope (*hystéroscope*, v. ce terme).

hystérostomatocleisis, *s. m.* V. *hystérocleisis.*

hystérotomie, *s. f.* (ὑστέρα; τομή, section). Syn. *métrotomie.* Incision de l'utérus. — *h. abdominale.* V. *césarienne* (opération).

hystérotomotokie, *s. f.* (ὑστέρα; τομή; τόκος, accouchement). V. *césarienne* (opération).

hystéro-traumatisme, *s. m.* Nom donné à l'hystérie se révélant à l'occasion d'un traumatisme.

hystricisme, *s. m.* (ὑστριξ, porc-épic, de ὅς, porc; θριξ, τριχός, poil). V. *ichtyose hystrix.*

I

I (vecteur — de Bayley). V. *courant de lésion.*

I. A. Insuffisance aortique.

iatraliptique, *adj.* (ἰατρός; ἀλείφειν, frotter) (Littré). Syn. *iatroleptique.* Se dit des méthodes thérapeutiques qui consistent à faire pénétrer les médicaments à travers la peau recouverte de son épiderme, par des frictions, des fomentations ou des onctions.

iatrochimie, *s. f.* (ἰατρός, médecin; chimie) (Sylvius de la Boe, XVIIᵉ siècle). Doctrine médicale qui explique tous les actes vitaux physiologiques et pathologiques par des actions chimiques telles que fermentations, alcalinités, distillations, effervescences, volatilisations.

iatrogène, *adj.* (ἰατρός; γένης, qui est engendré). Qui est provoqué par le médecin.

iatroleptique, *adj.* V. *iatraliptique.*

iatromécanisme, *s. m.* (ἰατρός; mécanisme). Syn. *mécanicisme* (Descartes). Doctrine médicale qui ramène les phénomènes vitaux à des actions mécaniques et qui, par suite, cherche à traduire les lois de la physiologie par des formules mathématiques.

iatrophysique, *s. f.* (ἰατρός; φυσική, physique). « La physique dans ses applications à la médecine » (Littré).

ichor, *s. m.* (ἰχώρ). Pus de mauvaise nature, sanguinolent et fétide.

ichoreux, *adj.* Qui concerne l'ichor. — *écoulement i.*

ichthyose ou **ichtyose,** *s. f.* (ἰχθύς, poisson). État particulier de la peau, qui est sèche et couverte de squames fines à bords libres, semblables aux écailles des poissons; il peut être généralisé, mais respecte la face, les plis, les paumes des mains et les plantes des pieds. Parfois la desquamation se fait en larges squames polygonales (*i. scutulaire* ou *serpen-*

tine); dans l'*i. cornée,* les squames rappellent les vastes plaques épaisses des sauriens (*sauriasis*) ou, quand elles sont saillantes et dures, les piquants du porc-épic (*i. hystrix* ou *hystricisme*). C'est une dystrophie cutanée héréditaire transmise, selon les formes, en dominance ou en récessivité; elle n'apparaît ordinairement que quelques mois après la naissance, ou au cours des premières années. — *i. ansérine.* V. *kératose pilaire.* — *i. congénitale* ou *états ichtyosiformes congénitaux.* V. *hyperkératose ichtyosiforme.* — *i. fœtale, i. intra-utérine.* V. *kératome malin diffus congénital.* — *i. folliculaire.* V. *Darier (maladie de).* — *i. linguale* (Hulke). V. *leucoplasie.* — *i. sébacée.* V. *Darier (maladie de).*

ichtyosisme, *s. m.* (ἰχθύς). Ensemble des accidents toxiques provoqués par l'ingestion de certains poissons frais ou conservés (poissons vénéneux par eux-mêmes ou par leur genre de nourriture), ou de poissons en voie de putréfaction.

icron, *s. m.* (d'après les initiales d'Institut for Cancer Research). Terme proposé par Blumberg pour désigner l'ensemble formé d'un virus et de constituants empruntés à l'hôte qui l'héberge. Les travaux de Blumberg ont porté sur le virus de l'hépatite B dont l'enveloppe, considérée comme l'antigène Australie, comporte certains antigènes provenant du sujet chez lequel ce virus s'est développé. — Lorsqu'un tel virus (icron) pénètre chez un autre sujet ne possédant pas d'antigènes semblables à ceux que ce virus a captés sur l'hôte précédent, cet autre sujet réagit violemment par la production d'anticorps, et, de ce conflit immunologique résulte une hépatite aiguë, grave dont la guérison complète s'accompagne de la destruction du virus. Mais si cet autre sujet a les mêmes antigènes que ceux déjà fixés par le virus, il ne réagit pas, et l'absence de réaction de défense immunologique entraîne une infection inapparente.

I. C. S. H. V. *gonadostimuline*.

ictaffine (constitution) (ictus, chute; affinis, ami de) (Mauz). Terme impropre qui désignait un état analogue à la constitution épileptique (v. ce terme) observé chez des sujets prédisposés aux attaques d'épilepsie.

ictère, *s. m.* (ἴκτερος, jaunisse, loriot). Syn. *jaunisse*. Symptôme consistant en une coloration jaune plus ou moins intense de la peau et des muqueuses, due à l'imprégnation des tissus par les pigments biliaires.

ictère acholurique. Syn. *ictère préhépatique* ou *urobilinurique, ictère à bilirubine libre*. Variété d'ictère caractérisée par l'absence, dans l'urine, de pigments biliaires. Le sang contient de la bilirubine libre (indirecte); celle-ci n'est pas excrétée par les reins, mais transformée en urobiline qui s'élimine dans l'urine. C'est un ictère léger, dû à une production excessive de bilirubine, soit — le plus souvent — par destruction exagérée de globules rouges (ictère hémolytique), soit par perturbation enzymatique du métabolisme des pigments biliaires (défaut de conjugaison : cholémie familiale).

ictères additionnés (N. Fiessinger). Nom proposé pour désigner les ictères hépatiques survenant au cours d'un ictère hémolytique. On en distingue trois variétés : les ictères lithiasiques, les ictères hépatiques et les ictères de la granulomatose maligne.

ictère bénin précoce (Halbrecht, 1944). Ictère du nouveau-né, distinct de l'ictère dit « physiologique », survenant dans les 24 premières heures de la vie. Il serait dû à une incompatibilité sanguine fœto-maternelle de type A B O.

ictère biliphéique. Syn. *ictère vrai*. Ictère dû au passage dans le sang des pigments normaux de la bile; il est accompagné presque toujours

de l'élimination par l'urine de ce même pigment biliaire.

ictère à bilirubine conjuguée. V. *ictère par régurgitation ou par rétention*.

ictère à bilirubine libre. V. *ictère acholurique*.

ictère bleu. V. *cyanose*.

ictère catarrhal. Ictère autrefois attribué à l'inflammation catarrhale des voies biliaires. Il mérite plutôt le nom d'*ictère aigu apyrétique*. C'est une forme d'hépatite à virus (v. ce terme).

ictère catarrhal aggravé. Ictère débutant comme un ictère infectieux bénin, mais se prolongeant anormalement et se terminant soudain dans un tableau d'ictère grave mortel.

ictère cholestatique ou **cholostatique.** Ictère dû à l'accumulation, dans le sang, de bilirubine conjuguée à la suite de l'oblitération des voies excrétrices de la bile : au niveau des canalicules biliaires intrahépatiques, du canal hépatique ou du canal cholédoque (*ictère posthépatique*).

ictère cholestatique ou **cholostatique chronique par cholangiolite et péricholangiolite.** V. *MacMahon (maladie ou syndrome de)*.

ictère cholestatique récidivant. V. *cholostase récurrente bénigne*.

ictère cholurique. Ictère caractérisé par la présence de pigments biliaires dans l'urine. V. *ictère par régurgitation ou par rétention*.

ictère chronique idiopathique. Ictère d'évolution souvent très longue, dû à l'absence d'une des enzymes hépatiques nécessaires au métabolisme de la bilirubine et de cause inconnue. Il en existe plusieurs variétés : certaines sont dues à un déficit du mécanisme de la glycuro-conjugaison de la bilirubine (cholémie familiale de Gilbert et ictère familial congénital de Crigler et Najjar); d'autres sont liées à une déficience d'excrétion de la bilirubine conjuguée (maladie de Dubin-Johnson et syndrome de Rotor). V. ces termes et *ictère physiologique*.

ictère chronique splénomégalique de Hayem. V. *ictère infectieux chronique splénomégalique*.

ictère cirrhogène. V. *cirrhose post-nécrotique*.

ictère congénital non hémolytique avec ictère nucléaire de Crigler et Najjar. V. *ictère familial congénital de Crigler et Najjar*.

ictère dissocié. Variété d'ictère dans lequel on ne trouve dans l'urine que des sels biliaires ou des pigments biliaires, mais non ces deux éléments à la fois.

ictère de Dubin-Johnson. V. *Dubin-Johnson (ictère, maladie ou syndrome de)*.

ictère épidémique à rechute (E. Chabrol, J. Sallet et H. Tétreau, 1942). Ictère infectieux bénin, contagieux, débutant par un état grippal fébrile et durant une dizaine de jours. Il est accompagné d'une hypertrophie du foie et de la rate se prolongeant pendant plusieurs semaines au cours desquelles l'ictère réapparaît, plus intense que la première fois. L'évolution se fait en quelques mois vers la guérison. Il s'agit d'une forme de l'hépatite épidémique à virus au cours de laquelle se développe un processus cirrhogène bénin et curable.

ictère familial congénital de Crigler et Najjar (1952). Syn. *ictère congénital non hémolytique avec ictère nucléaire de Crigler et Najjar, maladie de Crigler et Najjar*. Affection très rare, caractérisée par un ictère apparaissant dès le 2ᵉ jour de la vie, intense, progressif, sans modification de l'aspect de l'urine et des selles, ni du volume du foie et de la rate, et par une hypertonie musculaire avec mouvements choréo-athétosiques analogues à ceux de l'ictère nucléaire. L'évolution est, en règle, mortelle en quelques semaines ou quelques mois. La bilirubinémie est très élevée, de type indirect (ou libre). La maladie, héréditaire, transmise selon le mode récessif autosomique, est due à l'impossibilité, pour le foie, faute de certaines enzymes, surtout de glycuronyl-transférase,

d'effectuer la glycuro-conjugaison de la bilirubine. V. *ictère chronique idiopathique*.

ictère fébrile à rechute. V. *i. infectieux à recrudescence fébrile*.

ictère grave, malin ou **typhoïde.** Syn. *fièvre jaune nostras*. Syndrome caractérisé par de l'ictère, des phénomènes nerveux, des hémorragies et une altération profonde de l'état général conduisant plus ou moins rapidement à la mort. Il peut être secondaire à une infection (spirochétose ictéro-hémorragique, fièvre jaune, syphilis, typhoïde, septicémie, etc.), à une intoxication (phosphore, chloroforme, atophan, etc.), à une maladie de foie, ou correspondre à l'*atrophie jaune aiguë du foie* de Frerichs, dont la cause n'est pas encore déterminée.

ictère grave familial du nouveau-né. Syn. *maladie de Pfannenstiel*. Ictère apparaissant quelques heures après la naissance, ayant nettement le caractère familial, s'accompagnant de tuméfaction du foie et de la rate, de somnolence et d'hémorragies et aboutissant presque toujours à la mort. Il existe de l'anémie et de l'érythroblastose sanguine. Cet ictère est une forme de la maladie hémolytique du nouveau-né. V. *érythroblastose*.

ictère grave prolongé cirrhogène (Albot et Thiébaut). V. *cirrhose post-nécrotique*.

ictère hémaphéique (Gubler). Ictère dû à l'accumulation dans le sang d'une substance hypothétique dite *hémaphéine*, qui s'éliminerait normalement par le foie; l'*ictère hémaphéique* apparaîtrait, soit quand il y a surproduction de cette substance (destruction exagérée de globules rouges), soit quand, le foie étant lésé, elle ne peut plus être éliminée. — Aujourd'hui on n'admet plus l'existence de l'hémaphéine et on attribue ce syndrome à la présence dans le sang des pigments biliaires modifiés (pigment rouge-brun) (Hayem) ou de pigments biliaires normaux en petite quantité (Gilbert et Herscher). L'urine présente en même temps la réaction de Gubler, qui, d'après Gilbert et Herscher, serait due à la concentration du liquide et à la présence d'urobiline en excès.

ictère hémolysinique. Variété d'ictère hémolytique dans laquelle le sérum contient une hémolysine.

ictère hémolytique (Minkowski, 1900 ; Chauffard, 1908). Ictère léger dû à une destruction massive des globules rouges (hémolyse), avec splénomégalie et anémie, sans sels biliaires dans l'urine. Il peut être dû : 1º à une *altération primitive du globule rouge*. C'est l'*i. h. congénitale de Minkowski-Chauffard* (syn. *anémie sphérocytaire, sphérocytose congénitale, sphérocytose héréditaire, ictère chronique splénomégalique* ou *ictère infectieux chronique splénomégalique de Hayem*), dû à une fragilité constitutionnelle du globule rouge qui se transmet héréditairement selon le type dominant (v. *microsphérocytose*). Cette forme est la variété complète, ictérique, de la *maladie hémolytique* de R. Debré et M. Lamy, qui peut se présenter sous des aspects purement anémiques ou splénomégaliques. A côté de ces formes d'ictère ou d'anémie hémolytiques caractérisées par la sphérocytose, existent des anémies hémolytiques chroniques héréditaires non sphérocytaires (v. *Thompson, maladie de*), dont les mieux connues sont dues à l'absence, dans le globule rouge, d'une enzyme indispensable à son métabolisme. Près de la maladie de Minkowski-Chauffard, il faut placer également les *hémoglobinoses* (v. ce terme), caractérisées par une anomalie héréditaire de l'hémoglobine, et le syndrome de Marchiafava-Micheli. — 2º L'*i. h.* peut être dû aussi à la présence, dans le plasma, d'un *facteur d'agression pour les globules rouges* (*hémolysine*), apporté par un toxique, un microbe, un parasite (*i. h.* acquis, type Widal, Abrami et Brulé, 1907), ou développé à la suite de réactions immunologiques survenues plus ou moins tardivement (auto-immunisation) ou pendant la vie fœtale (iso-immunisation : maladie hémolytique du nouveau-né ou

érythroblastose fœtale : v. ce terme). — L'anémie splénique hémolytique, les splénomégalies hémolytiques entreraient dans le cadre des *i. h.* chroniques acquis d'origine immunologique. V. *auto-allergie* et *complexes immuns*.

ictère hépatique. V. *ictère par régurgitation ou par rétention*.

ictère hépatolytique. Ictère attribué à une lésion du foie.

ictère par hyperhémolyse. Nom sous lequel Chabrol et Bénard groupent les ictères par exagération de l'hémolyse (*i. hémolytique, i. hémolysinique*, etc.).

ictère infectieux. Nom donné à une série d'affections caractérisées principalement par de l'ictère et des symptômes généraux.

ictère infectieux chronique splénomégalique (Hayem, 1898). « Maladie particulière caractérisée essentiellement par : un ictère chronique d'une durée indéfinie avec poussées paroxystiques passagères ; une hypertrophie lisse et modérée du foie ; une tuméfaction plus marquée de la rate avec sclérose progressive, des troubles digestifs et une anémie assez intense, pouvant à certains moments atteindre un très haut degré ». Cette description correspond à l'ictère hémolytique congénital.

ictère infectieux des nouveau-nés. V. *tubulhématie*.

ictère infectieux à recrudescence fébrile (M. Garnier, 1916). Syn. *ictère fébrile à rechute, maladie de Mathieu* ou *de Weil, typhus hépatique*. Maladie caractérisée par une première phase fébrile à la fin de laquelle apparaît l'ictère, puis après une période d'apyrexie, par une deuxième poussée fébrile ne s'accompagnant pas de reprise des phénomènes hépatiques. C'est la forme clinique habituelle de la *leptospirose* ou *spirochétose ictérigène* (v. ces termes) qui comporte aussi des signes méningés, une atteinte rénale et, rarement dans nos pays, des hémorragies.

ictère d'inoculation. V. *hépatite d'inoculation*.

ictère malin. V. *ictère grave.*

ictère noir des nouveau-nés (Liou-ville). V. *tubulhématie.*

ictère nu. Ictère isolé, dont l'apparition n'a pas été précédée de symptômes pré-ictériques, et qui n'est pas accompagné d'autres signes; il constitue la seule manifestation apparente de la maladie. Il peut s'agir d'un ictère cholestatique ou d'un ictère hépatique toxique.

ictère nucléaire du nouveau-né (Schmorl, 1904). Syndrome observé uniquement chez le nouveau-né, surtout lorsqu'il est déjà atteint d'*ictère grave familial.* Il est caractérisé, anatomiquement, par des altérations des noyaux gris du cerveau, et, cliniquement, en plus de la teinte ictérique, par de la dyspnée, de l'inappétence, une apathie générale, de l'hypertonie musculaire avec hyperextension de la nuque, des mouvements athétosiques et un coma, aboutissant à la mort en quelques jours. La guérison est cependant possible, mais elle est souvent suivie d'arriération psychomotrice avec état spastique des membres. Le plus souvent, il s'agit d'une forme de la maladie hémolytique du nouveau-né (v. *érythroblastose*); mais ce syndrome peut quelquefois être provoqué par une hépatite à virus ou par une perturbation du métabolisme de la bilirubine (v. *ictère familial congénital de Crigler et Najjar*). Il est dû à la toxicité de la bilirubine pour l'encéphale du nouveau-né (encéphalopathie bilirubinémique).

ictère physiologique. Syn. *ictère simple du nouveau-né.* Ictère transitoire observé à la naissance chez tous les prématurés et chez la moitié des nouveaux-nés; il est dû à l'absence passagère d'une enzyme indispensable à la transformation de la bilirubine indirecte en bilirubine directe, la cellule hépatique n'ayant pas encore acquis ses capacités fonctionnelles normales.

ictère pléiochromique (Stadelmann, 1891). Ictère causé par l'existence d'une quantité exagérée de pigments qui épaississent la bile et

entravent son écoulement. Il s'accompagne d'une coloration très foncée des matières fécales.

ictère polycholique. Ictère dont la cause serait due à une sécrétion exagérée de bile.

ictère post-hépatique. V. *ictère cholestatique ou cholostatique.*

ictère pré-hépatique. V. *ictère acholurique.*

ictère par régurgitation ou **par rétention.** Syn. *ictère à bilirubine conjuguée.* Ictère dû à l'accumulation, dans le sang, de la bilirubine conjuguée, soit à la suite de l'oblitération des voies excrétrices de la bile (ictère par cholestase ou post-hépatique), soit d'une altération de la cellule hépatique ou de son fonctionnement (ictère hépatique). L'urine contient des pigments biliaires (ictère cholurique). V. *ictère cholestatique ou cholostatique.*

ictère simple du nouveau-né. V. *ictère physiologique.*

ictère typhoïde. V. *ictère grave.*

ictère urobilinurique. V. *ictère acholurique.*

ictère violet (Paracelse). V. *cyanose.*

ictère vrai. V. *ictère biliphéique.*

ictérigène, *adj.* Qui détermine l'ictère. Ex.: *cholédocite i., spirochétose i.*

ictérique, *adj.* Qui a rapport à l'ictère ou qui en dépend. Ex.: *teinte i.* — *s. m.* Malade atteint d'ictère.

ictéro-ascitique (syndrome) (N. Fiessinger et P. Brodin). Syndrome caractérisé par l'apparition, chez un malade atteint de cirrhose hépatique, d'un ictère franc, cholurique, puis, quelques jours après, d'une ascite et d'une altération rapide de l'état général (amaigrissement, fièvre, purpura). Ce syndrome curable ou mortel, est dû à une poussée de dégénérescence graisseuse du foie.

ictérode (typhus) (ικτερώδης, ictéreux; de ἴκτερος, ictère, et ὄζω, sentir). V. *fièvre jaune.*

ictéroïde (bacille). Bacille en forme de bâtonnet que Sanarelli croyait être l'agent spécifique de la fièvre jaune.

ictéro-œdémateux (syndrome) (M. Læper). Syndrome rare, survenant chez un malade atteint de cirrhose hépatique, caractérisé par un ictère suivi d'œdèmes importants; il est dû à une poussée de dégénérescence graisseuse du foie.

icterus index (H. P. Maue et Alice R. Bernheim). Syn. *index ictérique*. Chiffre indiquant la richesse du sérum sanguin en pigments biliaires; il est obtenu en comparant la teinte du sérum à celle d'une solution étalon de bichromate de potasse. Normalement il est de 4 à 6; l'ictère apparaît au-dessus de 15.

ictus, *s. m.* (*ictus*, coup, choc). Nom donné en neuropathologie à toute manifestation morbide se produisant subitement. Ex.: *i. apoplectique.* V. *apoplexie.* — *i. laryngé.* V. *vertige laryngé.*

ictus amnésique. Accès durant quelques heures, à début et fin subits, caractérisé uniquement par un oubli des faits à mesure qu'ils se produisent (amnésie antérograde ou de fixation) et pendant lequel le comportement du sujet est, par ailleurs, normal. Après la crise, la perte du souvenir de ce qui s'est passé pendant celle-ci est totale. L'*i. a.*, généralement unique et de pronostic apparemment bénin, survient vers la soixantaine, le plus souvent sans cause décelable.

ictus médullaire. Syn. *apoplexie spinale.* Survenue brutale d'une paraplégie ou d'une quadriplégie due à un accident vasculaire subit au niveau de la moelle épinière (hémorragie ou oblitération d'une artère nourricière).

...ide. Suffixe qui désigne habituellement l'ensemble des manifestations cutanées d'une maladie générale, ou d'une intoxication. Ex.: *arthritide, syphilide, iodide.*

idéo-moteur (centre). Syn. de *psycho-moteur (centre).* V. *localisations cérébrales.*

idéo-moteurs (phénomènes). Actions accomplies sous l'influence d'une idée, par opposition aux réflexes.

idiochromosome, *s. m.* (ἴδιος, propre; chromosome). V. *hétérochromosome.*

idiocinèse, *s. f.* (ἴδιος, propre;

κίνησις, mouvement) (Lenz, 1912) (génétique). V. *mutation.*

idiocinétiques (facteurs). « Influences d'ordre physique ou d'ordre chimique capables de déterminer des mutations » (M. Lamy).

idioglossie, *s. f.* (ἴδιος, propre; γλῶσσα, langue). Variété d'altération du langage caractérisée par la substitution de sons particuliers, dépourvus de sens, aux termes habituels de la langue. Elle se montre chez l'enfant et chez les individus bornés.

idiopathie, *s. f.*, **idiopathique (maladie)** (ἴδιος, propre; πάθος, affection). Maladie qui existe par elle-même, qui est indépendante de tout autre état morbide (par opposition à *affection symptomatique*). V. *essentiel.*

idiophagédénisme, *s. m.* (P. Chevallier). Syn. *phagédénisme géométrique.* Phagédénisme spécial dont l'ulcération s'accroît selon de larges segments de cercle et qui est dû à un staphylocoque doré de très grande virulence.

idiosyncrasie, *s. f.* (ἴδιος, propre; σύγκρασις, constitution). Disposition particulière en vertu de laquelle chaque individu ressent d'une façon qui lui est propre les influences des divers agents qui impressionnent ses organes. Cette *susceptibilité personnelle* (Bard) est innée et constitutionnelle. Elle peut être responsable d'accidents d'hypersensibilité provoqués, chez certaines personnes, par des substances habituellement bien tolérées.

idiotie, *s. f.* (Esquirol), **idiotisme,** *s. m.* (peu usité) (ἴδιος, seul, isolé). Diminution considérable ou absence complète de l'intelligence et des facultés affectives, sensitives et motrices, accompagnée ou non de perversion des instincts. C'est la forme la plus grave de l'arriération mentale. Le niveau intellectuel de l'idiot ne dépasse pas celui d'un enfant de deux ans, il n'arrive pas à communiquer par la parole avec ses semblables. L'*i.* coïncide presque toujours avec un arrêt du développement de l'encéphale qui peut se produire soit dans la vie intra-utérine, soit après la naissance, et avoir pour cause l'hérédité ou une maladie quelconque.

idiotie amaurotique familiale. Nom donné à un groupe d'idioties héréditaires dans lesquelles une cécité par lésions du fond d'œil est associée à l'absence du développement intellectuel. On décrit une forme congénitale (Norman-Wood, 1941), une forme infantile (*i. a. familiale* ou *maladie de Tay-Sachs*), une forme infantile tardive de *Bielschowsky*, une forme juvénile (*maladie de Spielmeyer-Vogt*), une forme tardive de l'adulte de *Kufs* (v. ces différents termes). L'*i. a.* est due à une tare héréditaire de type récessif; elle est caractérisée anatomiquement par la dégénérescence des cellules du système nerveux central envahies par une variété de lipides, les gangliosides; on la range dans le groupe des lipoïdoses (v. ce terme, *gangliosidose* et *sphingolipidose*).

idiotie microcéphalique familiale. V. *microcéphalie.*

idiotie mongolienne. V. *mongolisme.*

idiotie myxœdémateuse (Bourneville). V. *myxœdème congénital.*

idiotie phénylpyruvique. V. *oligophrénie phénylpyruvique.*

idiotie spastique amaurotique axonale. V. *Seitelberger* (*maladies de*), *1°.*

idiotie xérodermique (de Sanctis et Cacchione). Syndrome caractérisé par l'association d'idiotie, de *xeroderma pigmentosum*, d'hypoplasie testiculaire et de retard du développement physique.

idiotypie, *s. f.* (Jacques Oudin, 1956-1966) (immunologie). Apparition de modifications dans la structure de certaines protéines sériques (immunoglobulines) — identiques chez tous les individus de même espèce — chez un sujet immunisé contre une substance donnée. Ce nouveau caractère peut varier, non seulement d'un individu à l'autre, mais selon la substance immunisante.

idio-ventriculaire, *adj.* (ἴδιος, propre; ventriculaire) (cardiologie). Qui est particulier au ventricule. —

rythme i.-v. Rythme lent et régulier (40 à 50 par minute) propre aux centres ventriculaires d'automatisme cardiaque : il ne se manifeste qu'en cas de bloc auriculo-ventriculaire complet (pouls lent permanent).

I.D.S. Abréviation d'inhibitor of DNA synthesis. V. *facteur inhibant la synthèse de l'ADN.*

Ig. Abréviation d'immuno-globuline (v. ce terme).

Ig sécrétoire, V. *immunoglobuline sécrétoire.*

ignipuncture, *s. f.* (*ignis*, feu; *punctura*, piqûre) (Richet). Méthode de cautérisation qui « consiste à plonger à plusieurs reprises et en des points différents, dans les tissus morbides que l'on désire modifier, un petit cautère à boule terminé par une aiguille longue et fine rougie à blanc ».

iléadelphe, *s. m.* (*ilion* et par corruption *iléon* ; ἀδελφός, frères) (I.G. St-Hilaire). Monstre double ne présentant qu'une tête et un tronc qui se bifurque au niveau de la région pelvienne où s'attachent quatre membres inférieurs.

iléite, *s. f.* Inflammation de la dernière partie de l'intestin grêle (iléon). — *i. folliculaire et segmentaire.* V. *i. régionale* ou *terminale.*— *i. lymphoïde terminale* (G. Arnulf et P. Buffard, 1953). V. *adénite mésentérique aiguë* ou *subaiguë.* — *i. régionale* ou *terminale* (Crohn, 1932). Syn. *entérite interstitielle chronique, phlegmoneuse, régionale* ou *ulcéreuse, maladie de Crohn, entérite* ou *iléite folliculaire et segmentaire* (A. Rachet et A. Busson, 1946). Inflammation ulcéreuse et sténosante d'un segment de l'intestin grêle, siégeant le plus souvent à sa partie terminale et pouvant se combiner avec une colite du même type. Il existe une importante hyperplasie des follicules et des ganglions lymphoïdes (l'iléite succéderait à une adénite mésentérique aiguë ou subaiguë : Rachet et Busson). Elle peut débuter d'une manière aiguë ou subaiguë, simulant l'appendicite, et prend souvent une allure chronique et cachectisante avec diarrhée tenace, subocclusion et suppuration. Son étiologie est inconnue.

iléo-colo-rectoplastie ou **recto-stomie,** *s. f.* Entéro-anastomose entre le côlon et le rectum, à l'aide d'une anse grêle exclue, dont une extrémité est abouchée dans le côlon au-dessus de l'obstacle qu'il s'agit de contourner, et l'autre extrémité invaginée dans le rectum au-dessous de cet obstacle. Opération très rare destinée à éviter les inconvénients d'un anus iliaque définitif.

iléo-colostomie, *s. f.* Entéro-anastomose entre l'intestin grêle et le gros intestin.

iléocystoplastie, *s. f.* (iléon; χύσις, vessie; πλάσσειν, former). V. *Cunéo (opérations de),* 1°.

iléo-iléostomie, *s. f.* Entéro-anastomose entre deux anses d'intestin grêle.

iléopathie, *s. f.* Terme générique désignant les affections de l'iléon. — *i. segmentaire œdémateuse* (E. Fassio, 1959). Syn. *entéropathie allergique, œdème segmentaire du grêle* (H. Cabanié, 1950). Affection d'origine allergique caractérisée anatomiquement par une tuméfaction œdémateuse d'un segment de l'intestin grêle et de son mésentère et cliniquement par une occlusion intestinale aiguë; elle guérit par la thérapeutique antihistaminique.

iléoportographie, *s. f.* Radiographie du tronc et des branches de la veine porte après injection d'une substance opaque aux rayons X dans une veine intestinale cathétérisée au cours d'une intervention chirurgicale.

iléo-rectostomie, *s. f.* Entéro-anastomose entre l'intestin grêle et le rectum, opération préconisée dans les cancers inopérables du gros intestin.

iléo-sigmoïdostomie, *s. f.* Entéro-anastomose entre l'intestin grêle et l'anse sigmoïde du gros intestin, opération préconisée dans les colites graves et dans les cancers inopérables du gros intestin.

iléostomie, *s. f.* (iléon; στόμα, bouche). Création d'un anus artificiel au niveau de la dernière partie de l'intestin grêle. — *i. à la Dragstedt. I.* avec extériorisation, sur 15 cm, du bout supérieur de l'anse grêle que l'on recouvre, en manchon, d'un greffon cutané. Ce procédé permet d'éviter l'ulcération de la peau au niveau d'un anus artificiel définitif. — *i. à la Witzel. I.* avec enfouissement de la sonde dans la tunique externe de l'intestin, sous un surjet séro-musculaire. Cet enfouissement, pratiqué sur une longueur de 10 cm, facilite la fermeture de la fistule de l'intestin grêle après ablation de la sonde.

iléo-transversostomie, *s. f.* Entéro-anastomose entre l'intestin grêle et le côlon transverse.

iléus, *s. m.* (εἰλεῖν, tourner, parce que dans cette affection les anses intestinales sont parfois enroulées les unes autour des autres). Occlusion intestinale aiguë ou chronique. — *i. biliaire. I.* dû à l'arrêt, dans l'intestin, d'un calcul issu des voies biliaires. — *i. dynamique. I.* provoqué par un spasme de l'intestin. — *i. mécanique. I.* dû, soit à l'écrasement de l'intestin et de ses vaisseaux (*i. par strangulation :* étranglement interne, volvulus, invagination intestinale), soit à l'oblitération de la lumière intestinale (*i. par obturation*) par un corps étranger, un rétrécissement de l'intestin ou par une compression extérieure. — *i. méconial.* Occlusion intestinale du nouveau-né, due à l'arrêt du méconium dans le jéjunum; c'est la forme la plus précoce et la plus grave de la mucoviscidose (v. ce terme). — *i. paralytique. I.* dû à l'arrêt du péristaltisme.

iliogramme, *s. m.* Myélogramme obtenu par ponction de l'aile iliaque.

iliopsoïte, *s. f.* Inflammation du muscle psoas-iliaque, ordinairement d'origine appendiculaire.

illuminisme, *s. m.* Excitation cérébrale accompagnée d'hallucinations qui font croire à des révélations (prophéties, création de sectes religieuses, etc.).

illusion, *s. f.* (*in,* dans; *ludere,* jouer). Interprétation fausse d'une sensation réellement perçue. — *i. des am-*

putés. V. *amputé.* — *i. de fausse reconnaissance.* V. *paramnésie, 2°.*

I. M. Insuffisance mitrale.

image en calebasse. V. *calebasse (image en).*

image de Cardis. V. *Cardis (image ou lignes de).*

image en chaussette. V. *chaussette (image en).*

image en cheminée. 1° Aspect radiologique du pédicule aortique, de face, dans le rétrécissement congénital de l'isthme de l'aorte : l'absence de l'hémicercle de la crosse aortique rend parallèles les deux bords du pédicule. — 2° Aspect radiologique à bords parallèles du pédicule vasculaire aorto-pulmonaire, de face, dans les adénopathies médiastinales hautes.

image diverticulaire. Image radiologique d'un diverticule. Au niveau du tube digestif, la bouillie opaque pénétrant dans le diverticule donne sur l'écran une image en forme de niche. Une image analogue est observée dans l'ulcère de l'estomac (niche pédiculée, niche de Haudek. V. *Haudek, niche de*).

image entoptique. V. *entoptique* et *phosphène.*

image en huit de chiffre. Aspect radiologique, de face, du retour veineux pulmonaire anormal total, lorsque toutes les veines pulmonaires droites et gauches se jettent dans le tronc veineux innominé gauche par l'intermédiaire d'une veine cave supérieure gauche. Celle-ci forme le bord gauche d'une opacité arrondie qui, élargissant le pédicule vasculaire, surmonte l'ombre cardiaque et forme avec celle-ci une image rappelant le chiffre 8. V. *retours veineux anormaux.*

image hydro-aérique. V. *hydro-aérique (image).*

image lacunaire (Béclère, 1912). Image radioscopique d'un estomac atteint de cancer bourgeonnant, après ingestion de bouillie opaque. Elle donne l'impression qu'une partie de l'estomac a été supprimée.

image en mie de pain. Syn. *image en nid d'abeilles.* Aspect radiologique réalisé par la juxtaposition de nombreuses petites cavernes tuberculeuses au milieu d'une opacité diffuse.

image en nid d'abeilles. V. *image en mie de pain.*

images en tuyaux d'orgue. V. *tuyaux d'orgue (images en).*

I.M.A.O. Abréviation de : inhibiteur de la mono-amine-oxydase (v. ce terme).

imbécillité, *s. f.* (*imbecillitas,* faiblesse). Deuxième degré de l'arriération mentale. Le niveau intellectuel de l'imbécile est compris entre celui d'un enfant de 2 ans et celui d'un enfant de 7 ans. Il ne peut communiquer avec ses semblables par le langage écrit, mais il peut accomplir quelques actions simples. — *i. mongolienne.* V. *mongolisme.* — *i. phénylpyruvique.* V. *oligophrénie phénylpyruvique.*

Imbert (opération de Léon) (1902). Orchidopexie avec fixation temporaire à la peau de la cuisse, au moyen d'un fil, du testicule abaissé.

Imerslund - Najman - Gräsbeck (anémie ou **maladie de)** (I., 1950 et 1960; N., 1952; G., 1959). Syn. *anémie mégaloblastique par malabsorption sélective de la vitamine B_{12}, malabsorption spécifique de la vitamine B_{12} avec protéinurie.* Anémie mégaloblastique rare, avec présence de sérum-albumine dans l'urine, débutant vers l'âge de 2 ans, évoluant avec de nombreuses rechutes et guérissant spontanément vers la 20e ou la 30e année. L'acide chlorhydrique et le facteur intrinsèque sont présents dans l'estomac. Cette anémie est due à une mauvaise absorption par l'iléon de la vitamine B_{12}, et d'elle seule; elle est corrigée par l'injection intra-musculaire de vitamine B_{12}. C'est une maladie héréditaire à transmission récessive autosomique. V. *Schilling (test de).*

immature, *adj.* (*immaturus,* qui n'est pas mûr). Qui n'a pas encore atteint son développement complet.

immaturité, *s. f.* (*immaturitas,* manque de maturité). Le fait d'être immature.

immédiat, ate, *adj.* Qui a lieu sans

intermédiaire. — *auscultation i.* V. *auscultation.*

immobilisine, s. f. Anticorps spécifique immobilisant le *Treponema pallidum* et lui faisant perdre sa virulence. Sa présence, dans le sang des syphilitiques, permet le diagnostic sérologique de la maladie (test de Nelson).

immun, une, *adj.* Se dit du sujet qui possède l'immunité.

immun-anticorps, s. m. Anticorps immun ou agglutinine irrégulière. V. *agglutinine.*

immun-complexe, s. m. V. *complexe immun.*

immun-sérum, s. m. V. *sérum immunisant.*

immune-adhérence, s. f. V. *immuno-adhérence.*

immunir, v. (Ch. Nicolle). Conférer, provoquer l'immunité.

immunisation, s. f. 1º Acte par lequel on confère l'immunité, soit par la vaccination (*i. active*), soit par l'injection de sérum spécifique (*i. passive*). — 2º D'une façon plus générale, production d'anticorps par un organisme dans lequel est apparu un antigène ; soit que cet anticorps protège l'organisme de manifestations morbides, soit qu'il entre en conflit avec l'antigène et provoque une maladie. V. *allergie.* On distingue l'*hétéro-i.*, l'*iso-i.* et l'*auto-i.* — *i. occulte. I.* se produisant à l'insu des sujets et dont on ne connaît pas encore le mécanisme. Elle serait due probablement, pour C. Zœller et G. Ramon, à la rhino-vaccination spontanée. — *i. primaire.* Réaction immunologique de l'organisme à son premier contact avec un antigène. — *i. secondaire.* Réaction immunologique de l'organisme succédant à un second contact avec un antigène.

immuniser, v. (Ch. Nicolle). Déterminer l'immunisation (immunité provoquée).

immunisine, s. f. (Buchner). V. *sensibilisatrice.*

immunitaire, *adj.* Qui se rapporte à l'immunité.

immunitaire (carence). V. *carence immunitaire.*

immunitaire (compétence). 1º Présence, chez un individu, d'anticorps sérique (conférant l'immunité humorale) ou cellulaire (agent de l'immunité cellulaire). V. *immunité.* — 2º Possibilité, pour un petit lymphocyte, de produire des anticorps cellulaires : il devient alors immunocompétent. Le thymus joue un rôle essentiel dans l'acquisition de cette compétence. V. *cellule immunocompétente* et *cellule thymodépendante.*

immunitaire (déficit). V. *carence immunitaire.*

immunitaire (maladie). V. *maladie immunitaire.*

immunitaire (système). Ensemble des moyens de défense de l'organisme contre les agressions extérieures. Certains sont dépourvus de spécificité (complément, properdine, opsonines : système humoral ; histiocytes, macrophages : système cellulaire). D'autres sont spécifiques, adaptés à la défense contre un antigène donné : ce sont les anticorps sériques (immunité humorale) et les anticorps issus des lymphocytes et transportés par eux (immunité cellulaire). V. *immunité, cellule immunocompétente* et *carence immunitaire.*

immunitaire (tolérance). V. *tolérance immunitaire.*

immunité, s. f. (*in*, nég. ; *munus*, service). 1º Propriété que possèdent certains individus d'être exempts de manifestations morbides apparentes, quand ils sont soumis à l'action d'une cause pathogène déterminée : microbes, cellules ou leurs sécrétions, protéines, etc., agissant comme antigènes. L'*i.* peut être *naturelle* et elle est alors congénitale ; elle est plus souvent *acquise* et, dans ce cas, elle est tantôt *spontanée*, obtenue, par exemple, à la suite d'une maladie infectieuse apparente ou occulte, tantôt *provoquée* par une action thérapeutique. L'*i. provoquée* est soit *active*, c'est-à-dire due aux substances élaborées par l'organisme qui réagit contre l'agent pathogène inoculé (vaccination), soit *passive*, c'est-à-dire due aux substances immunisantes introduites dans l'organisme

et élaborées en dehors de lui. — 2°
Par extension, certains auteurs désignent abusivement par *i.* toute
modification apportée à un organisme par la présence d'anticorps,
que cette modification lui soit
bénéfique ou nuisible, et font de
ce terme un syn. d'immunisation
(2°), d'allergie, d'hypersensibilité
(v. ces termes). — L'*i.* est généralement *humorale* (*i. à médiation
humorale* ou *i. burso-dépendante*) ou
précoce, due à la présence, dans le
sérum, d'anticorps circulants (immunoglobulines, v. ce terme) sécrétées surtout par les plasmocytes;
elle est parfois *cellulaire* (*i. à médiation cellulaire* ou *i. thymo-dépendante*) ou *retardée*, en rapport avec
des anticorps formés et transportés
par les lymphocytes sur lesquels
ils sont fixés (v. *cellules immunocompétentes*). Dans le cas de maladies à virus, elle peut être *tissulaire*
(Levaditi et Nicolau, 1922), localisée au tissu infecté et propagée
par voie nerveuse à toutes les cellules pour lesquelles le virus possède
de l'affinité; les nerfs régleraient
ainsi le « tonus immunotrophique »
de Levaditi (v. *refus, phénomène
tissulaire de*); la réaction de défense
cellulaire anti-virale consiste dans
la production d'interféron (v. ce
terme).

immunité adoptive. Immunité cellulaire passive, conférée par l'apport d'anticorps cellulaires. Elle
peut être réalisée soit par l'injection
de cellules immuno-compétentes
vivantes (lymphocytes thymo-dépendants) porteurs de ces anticorps,
ce qui n'est possible qu'entre sujets
génétiquement identiques (sinon
les lymphocytes du donneur seront
détruits par le receveur, ou bien,
si ce dernier est en état de tolérance
immunitaire, ses propres cellules
seront attaquées par celles du donneur : v. *maladie homologue*); soit
au moyen d'injection du facteur
de transfert (v. ce terme), possible
dans tous les cas.

immunité d'infection, i. non-stérilisante, i. partielle. V. *prémunition.*

immunité de réinfection. V. *immunité vraie.*

immunité relative. V. *prémunition.*

immunité stérilisante. V. *immunité vraie.*

immunité de surinfection, i.-tolérance. V. *prémunition.*

immunité vraie. Syn. *i. stérilisante*
(Edm. Sergent, L. Parrot et Donatien), *i. de réinfection* (R. Debré et
Bonnet, 1927). Immunité proprement dite, consécutive à une infection aiguë et persistant longtemps
après la guérison de celle-ci.

immunition, *s. f.* (Ch. Nicolle).
État réfractaire survenant à la suite
d'atteintes naturelles d'une maladie.

immuno-adhérence, *s. f.* (R. A.
Nelson, 1953). Syn. *immune-adhérence, phénomène de Nelson*. Fixation,
à la surface de globules rouges
humains lavés, non sensibilisés, de
microbes, isolés ou en amas. Ce
phénomène se produit en présence
d'anticorps spécifiques du microbe et de complément et augmente
la phagocytose des microbes par les
leucocytes. — D'une manière plus
générale, l'*i.-a.* peut fixer divers
complexes antigène (soluble ou
figuré) - anticorps - complément
à la surface de particules telles que
hématies, plaquettes, leucocytes,
grains de silice ou d'amidon, etc.
La fraction du complément qui
intervient dans l'*i.-a.* est la C'_3. V.
complément, immuno-adhérence-hémagglutination (*réaction d'*) et *immuno-cyto-adhérence.*

immuno - adhérence - hémagglutination (réaction d'). Procédé
permettant de mettre en évidence,
par l'agglutination des hématies,
l'immuno-adhérence (v. ce terme)
lorsque l'antigène n'est pas figuré.

immuno-adsorption, *s. f.* Adsorption de certains anticorps humoraux (du sérum, p. ex.) au moyen
d'un sérum témoin contenant les
antigènes correspondants. Cette
méthode est employée pour obtenir
des sérums très étroitement spécifiques en éliminant les anticorps
voisins gênants.

immuno-autoradiographie, *s. f.*
Méthode analogue à celle d'immu-

nofluorescence (v. ce terme), mais dans laquelle c'est un isotope radio-actif qui marque l'anticorps spécifique et permettra de repérer l'antigène sur lequel l'anticorps va se fixer.

immunoblaste, s. m. (immunité; βλαστός, germe). V. *lymphocyte* et *cellule immunocompétente.*

immuno-chimie, s. f. 1° Etude de la constitution chimique des antigènes et des anticorps. — 2° Partie de la chimie qui étudie les réactions d'immunité, les réactions antigène-anticorps. V. *immuno-diffusion, immuno-électrophorèse, immuno-précipitation.*

immuno-chimique, adj. Qui concerne l'immuno-chimie.

immuno-chimiothérapie, s. f. Thérapeutique associant l'emploi des anticorps à celui des médicaments chimiques.

immunocompétente (cellule). V. *cellule immunocompétente.*

immunocyte, s. m. (immunité; κύτος, cellule). V. *cellule immunocompétente.*

immuno-cyto-adhérence, s. f. Agglutination d'un antigène figuré autour des cellules lymphoïdes sécrétrices d'anticorps. V. *rosette (technique des)* et *immuno-adhérence.*

immuno-cytochimie, s. f. Syn. *immuno-histochimie.* Procédé de détection des éléments d'un complexe immun (immuno-globuline, complément, antigène) au niveau des tissus et des cellules, par la méthode de l'immuno-fluorescence (v. ce terme).

immuno-cytolyse (réaction d'). Dissolution de cellules sensibilisées par un anticorps spécifique sous l'action du complément.

immuno-déficitaire (maladie). V. *maladie immunitaire.*

immuno-dépresseur, adj. et s. m. Syn. *immuno-suppresseur, immuno-inhibiteur.* Qui supprime ou réduit les réactions immunologiques spécifiques de l'organisme contre un antigène, en bloquant le système de défense immunitaire humoral ou cellulaire de cet organisme; celui-ci se trouve alors en état de tolérance

immunitaire (v. ce terme). Les principaux agents *i. d.* sont : les rayons X, les antimétabolites (les thiopurines agissent sur les cellules thymo-dépendantes) et les alkylants (actifs contre les cellules burso-dépendantes et les cellules thymo-dépendantes), les corticoïdes (qui semblent s'attaquer aussi à ces deux catégories de cellules), le sérum anti-lymphocyte (qui élimine les lymphocytes thymo-dépendants et, d'autre part, les rend incapables de reconnaître l'antigène). Les *i.-d.* sont utilisés, en particulier, dans les transplantations d'organes, pour éviter le phénomène du rejet. V. *mémoire immunologique.*

immuno-dépression, s. f. Syn. *immuno-suppression, immuno-inhibition.* Réduction ou abolition des réactions immunologiques d'un organisme contre un antigène. V. *immuno-dépresseur.*

immuno-diffusion (technique d'). Méthode de dosage quantitatif des antigènes du sérum sanguin. Des cupules de 2 cm de diamètre, creusées dans une plaque de gélose imbibée d'un immun-sérum spécifique, reçoivent le (ou les) sérum(s) à étudier. On laisse, pendant 18 h à 4° en chambre humide, les antigènes, contenus dans les sérums à tester, diffuser dans la gélose (*i.-d. radiale*). Si l'anticorps de l'immun-sérum, qui imbibe la gélose, correspond à un de ces antigènes, il se forme autour de la cupule un anneau. La largeur de celui-ci, comparée à une échelle étalon, permet d'apprécier la quantité d'antigène.

immuno-électrodiffusion, s. f. V. *électrosynérèse.*

immuno-électrophorèse, s. f. (Grabar et Williams, 1953). Procédé de séparation et d'étude qualitative des protéines humorales, sanguines en particulier. On pratique d'abord une électrophorèse (v. ce terme) de zone sur une plaque de gélatine, puis on fait diffuser dans la plaque, tout le long de la ligne de migration des protéines et perpendiculairement à celle-ci, un sérum préparé anti-humain ou un sérum préparé pour réagir électivement avec une des protéines plasmatiques, par exemple les immunoglobulines (immuno-diffusion). Les anticorps de ce sérum, lorsqu'ils rencontrent leurs antigènes spécifiques, (c.-à-d., selon les cas, toutes les protéines sanguines étalées par l'électrophorèse, ou la protéine contre laquelle le sérum a été électivement préparé) forment un précipité linéaire arciforme révélateur (immuno-précipitation). V. *électrophorèse*.

immunofluorescence (méthode d') (Coons, 1941). Syn. *méthode de Coons*. Fixation de fluorescéine sur un anticorps spécifique permettant de repérer ce dernier dans un mélange anticorps-antigène, par examen au microscope en lumière ultraviolette. — *Méthode directe*. Le sérum à examiner est additionné de fluorescéine, qui se fixe sur les globulines, support des anticorps ; lorsque le sérum est mélangé à des antigènes figurés connus, ceux-ci apparaissent fluorescents s'ils ont rencontré dans le sérum et capté l'anticorps correspondant (diagnostic d'un anticorps). Inversement, un sérum contenant un anticorps connu et rendu fluorescent permet d'identifier un antigène figuré inconnu avec lequel on l'a mis en contact, car il le rend fluorescent si l'anticorps qu'il contient est spécifique de cet antigène. — *Méthode indirecte*. Le mélange antigène figuré connu-sérum à examiner est mis en présence d'une anti-γ-globuline fluorescente correspondant à l'espèce animale du sérum à tester : si le sérum contient l'anticorps spécifique, celui-ci est capté par l'antigène et fixe à son tour l'antiglobuline : le mélange devient fluorescent ; si le sérum ne contient pas d'anticorps correspondant, l'antiglobuline ne se fixe pas et l'antigène reste non fluorescent. Cette méthode est utilisée en bactériologie, et pour rechercher les auto-anticorps dans certaines maladies auto-immunes.

immunogène ou **immunogénique**, *adj.* (immunité ; γεννᾶν, engendrer).

Qui provoque une réponse immunologique (v. *immunologie*).

immunogénétique, *s. f.* Etude de la transmission héréditaire des antigènes et des anticorps sériques et tissulaires.

immunogénicité, *s. f.* Pouvoir de provoquer une réaction immunologique (v. *immunologie*).

immunoglobuline, *s. f.* Symbole *Ig*. Syn. *globulines immunes* (R. Fauvert), *globulines du système* γ (J. Heremans). Nom sous lequel on désigne diverses globulines appartenant au groupe des gamma-globulines, existant dans le sérum sanguin et dans diverses humeurs, douées d'une activité anticorps et possédant des structures biochimiques analogues. Chaque groupe d'Ig comporte 2 paires de chaînes polypeptidiques : une paire de *chaînes légères* (chaînes L, de light, léger, en anglais) commune à tous les groupes d'Ig, et dont il existe 2 variétés, ϰ et λ, et une paire de *chaînes lourdes* (chaînes H, de heavy, lourd, en anglais), propres à chaque groupe d'Ig : chaîne γ pour les Ig G (anciennes gamma-G globulines, γG, γ2, γ2 7S), chaîne α pour les IgA (anciennes gamma-A, γA, γ1A, γ1 7S, β2A), chaîne μ pour les Ig M (anciennes gamma-M, γM, γ1M, γ19 S, β2 M, macroglobuline). Deux nouveaux groupes, les Ig D (ou γD) et les Ig E (ou γE) ont été récemment découverts (1965-67). Il existe des *Ig pathologiques* (ou paraprotéines) au cours de certaines maladies : myélome diffus, macroglobulinémie essentielle de Waldenström. La synthèse des *i.* est effectuée essentiellement par les cellules lymphoïdes (lymphocytes) et surtout par les plasmocytes, sous le contrôle de nombreux systèmes de gènes dont les mieux connus sont les systèmes Gm et Inv : le premier est responsable du site antigénique Gm placé sur une chaîne lourde, le second du site antigénique Inv placé sur une chaîne légère de type ϰ : les molécules d'Ig, de nature protéique, peuvent en effet se comporter en antigène. V. *groupes sanguins* : groupe sanguin sérique, *antigénique* (*site*), *fragment Fab* et *fragment Fc.* — *N. B. S* : unité Svedberg (v. ce terme), mesurée par ultra-centrifugation. Les Ig G, plus légères, ont une constante de sédimentation de 7 S et les Ig M, lourdes, une constante de 14 à 20 S.

immunoglobuline anti-D. V. *incompatibilité fœto-maternelle.*

immunoglobuline de membrane ou **de surface.** V. *récepteur de reconnaissance.*

immunoglobuline secrétoire (*Ig secrétoire*, *S.Ig*). Immunoglobuline (A ou G) produite localement dans une secrétion (bronchique, p. ex.), cet anticorps assurant la défense immunologique autonome, in situ, de l'organe secréteur.

immunoglobulinogénèse, *s. f.* Synthèse des immunoglobulines.

immunoglobulinopathie, *s. f.* Maladie caractérisée par une modification des immunoglobulines. V. ce terme, *paraprotéinémie* et *dysglobulinémie.*

immuno-hématologie, *s. f.* Etude des propriétés antigéniques des éléments figurés du sang et des humeurs, des différents anticorps qui peuvent exister dans le sérum sanguin et des manifestations pathologiques résultant de la réaction de ces anticorps avec ces antigènes.

immuno-hémolyse (réaction d') (J. Bordet, 1898). Dissolution des globules rouges, sensibilisés par un anticorps spécifique, sous l'action du complément. Selon la recommandation de l'O.M.S. (1968), cette réaction est désignée par les symboles EAC' ou SAC', dans lesquels E = érythrocyte, A = anticorps, S = site antigénique de l'érythrocyte sur lequel se fixe une molécule de l'anticorps spécifique correspondant, C' = complément, affecté des chiffres 1, 4, 2, etc., selon la fraction du complément en cause. V. *complément* et *déviation du complément.*

immunohistochimie, *s. f.* V. *immunocytochimie.*

immuno-inhibiteur, *adj.* et *s. m.* V. *immuno-dépresseur.*

immuno-inhibition, *s. f.* V. *immuno-dépression.*

immuno-leucopénie, *s. f.* (Mœschlin, 1953). Diminution du taux des globules blancs sanguins due à l'action destructrice d'un anticorps anti-leucocytaire.

immunologie, *s. f.* Partie de la médecine qui étudie les réactions (bénéfiques ou nocives) de l'organisme dans lequel apparaît un élément entrant dans la catégorie des antigènes (réaction antigène-anticorps).

immunologique, *adj.* Qui a rapport à l'immunologie.

immunomimétique, *adj.* (Hallion). Qui imite un processus d'immunité déterminé. — *réflexe conditionnel i.* Réactions d'immunité telles que la modification leucocytaire du sang et la production d'anticorps spécifiques sont obtenues par des réflexes conditionnels appropriés (Métalnikov, 1934).

immunoparasitologie, *s. f.* Etude des propriétés antigéniques des différents parasites, et des anticorps qui apparaissent dans l'organisme infesté.

immuno-pathologie, *s. f.* Etude des réactions morbides provoquées par l'apparition d'un antigène dans l'organisme, et par la formation consécutive de l'anticorps correspondant (conflit antigène-anticorps).

immunophagocytose, *s. f.* Phagocytose particulièrement rapide d'antigènes figurés sensibilisés par l'anticorps spécifique en présence des 4 premières fractions du complément, surtout de C'3. V. *opsonine*, *complément* et *chimiotactisme.*

immunoprécipitation, *s. f.* Formation d'un précipité le long de la ligne de rencontre d'un immun-sérum et d'un antigène (p. ex. une protéine) plasmatique, au cours d'une immunodiffusion ou d'une immuno-électrophorèse (v. ces termes), lorsque l'antigène du plasma correspond à l'anticorps spécifique de l'immun-sérum.

immunoprévention, *s. f.* Immunothérapie employée préventivement, avant l'agression de l'organisme par l'antigène.

immunosérologique (méthode).
Syn. *méthode séro-immunologique.*
Procédé permettant d'étudier la
présence d'anticorps dans le sérum
sanguin.

immuno-sérum. V. *sérum immunisant.*

immuno-stimulateur, *adj.* Qui provoque l'immuno-stimulation (v. ce terme).

immuno-stimulation, *s. f.* Déclenchement ou accélération des réactions de l'organisme envers un antigène.

immuno-suppresseur, *adj. et s. m.*
V. *immuno-dépresseur.*

immuno-supression, *s. f.* V.
immuno-dépression.

immunothérapie, *s. f.* Thérapeutique destinée à protéger un organisme contre l'agression d'une substance étrangère (antigène) au moyen d'anticorps spécifiques apportés à cet organisme (*i. passive,* par sérum ou immunoglobulines) ou dont la production est suscitée dans l'organisme (*i. active* par injection de petites doses d'antigène; p. ex. vaccination). — L'*i. active non spécifique* consiste dans le renforcement des défenses immunitaires générales de l'organisme par diverses thérapeutiques (B.C.G. p. ex.). L'*i. adoptive* confère l'immunité cellulaire (v. *immunité adoptive*).

immuno-tolérance, *s. f.* V. *tolérance immunitaire.*

immuno-transfusion, *s. f.* (Wright, 1919). Transfusion d'un sang étranger immunisé, le donneur ayant reçu, quelques heures avant la prise de sang, une injection sous-cutanée ou intra-veineuse de vaccin, afin d'augmenter le pouvoir bactéricide du sérum.

impaludation, *s. f.* Envahissement d'un sujet par l'hématozoaire du paludisme. — *i. thérapeutique.* V. *paludothérapie.*

impaludisme, *s. m.* V. *paludisme.*

imparidensité, *s. f.* (Castaigne et Chaumerliac). Variation de densité de l'urine allant de moins de 1010 à plus de 1020, mesurée sur différents échantillons émis par un même sujet

en 24 heures. L'*i.* permet d'affirmer un bon fonctionnement des reins.

impatiences, *s. f. pl.* V. *jambes sans repos* (*syndrome des*).

imperfection uréogénique (coefficient ou indice d'). V. *Maillard* (*coefficient d'i. u. de*).

imperforation, *s. f.* (*in nég.; perforare,* percer). Malformation congénitale consistant en l'occlusion complète d'un canal ou d'un orifice naturel. Ex. : *i. de l'anus, de l'œsophage,* etc. — Par extension on donne parfois ce nom aux oblitérations accidentelles ou opératoires.

impétiginisation, *s. f.* Inoculation d'impétigo sur une plaie ou sur une lésion cutanée (eczéma).

impétiginisé, *adj.* Qui a subi le processus d'impétiginisation; p. ex. : dermatose surinfectée.

impétigo, *s. m.* ou **i. vrai,** ou **i. de Tilbury Fox.** (*impetere,* attaquer). Dermatose très fréquente chez l'enfant, siégeant surtout au visage et aux mains. Elle est caractérisée par la formation de vésiculo-pustules qui laissent échapper un liquide se concrétant en croûtes jaunâtres mélitagreuses caractéristiques, recouvrant une ulcération rouge. Elle est contagieuse et auto-inoculable, et est due à l'infection par des microbes pyogènes.

impétigo circumpilaire ou **i. de Bockhart** (1887). Syn. *ostiofolliculite staphylococcique.* Dermatose caractérisée par des vésico-pustules se développant toujours autour d'un poil et situées dans le réseau muqueux de Malpighi, en dehors de l'espace compris entre le poil et la gaine folliculaire; elle est due au staphylocoque.

impétigo herpétiforme (Hebra). Affection rare de la peau, survenant chez les femmes enceintes et caractérisée par une éruption de plaques érythémateuses criblées de pustules miliaires se disposant par groupes et se recouvrant d'une croûte brunâtre, par une fièvre continue ou rémittente, et par un état général grave aboutissant ordinairement à la mort.

impétigo miliaire. V. *lichen tropicus.*

impétigo rodens. V. *acné nécrotique.*

impétigo sec (Sabouraud). V. *pityriasis simplex circonscrit.*

impétigo sycosiforme de la lèvre supérieure. V. *sycosis.*

impétigo de Tilbury Fox, impétigo vrai. V. *impétigo.*

implant, s. m. Comprimé ou fragment de tissu utilisé en implantation (v. ce terme).

implantation, s. f. (*implantare*, planter dans). Mise en place, dans le tissu cellulaire sous-cutané, de comprimés d'hormones (implants ou pellets) ou de fragments de tissus (placenta, amnios : v. *Filatov, méthode de*). Leur résorption lente et régulière maintient l'organisme, pendant plusieurs mois, sous l'action de l'hormone ou des produits tissulaires. Elle est utilisée pour les hormones sexuelles et cortico-surrénales.

importé, adj. Se dit d'une infection contractée par un sujet en dehors du pays où il habite et dans lequel il la rapporte : *paludisme i.*

imprégnation, s. f. (*in*, dans; *praegnans*, qui est fécondé). 1° Fécondation de l'ovule par le spermatozoïde. — 2° Syn. *hérédité d'influence, télégonie.* Influence qui serait exercée par une première fécondation sur les produits des fécondations ultérieures dérivant d'autres géniteurs. Théorie très contestée.

impression basilaire (Virchow). Syn. *invagination basilaire.* Déformation du crâne due à un trouble du développement de la base de l'occipital. Elle est caractérisée par le déplacement vers le haut du trou occipital, les premières vertèbres cervicales semblant enfoncées dans la cavité cranienne. Sur les radiographies de profil, la base du crâne paraît convexe vers le haut : la profondeur de la fosse postérieure est réduite au point d'amener parfois les amygdales cérébelleuses à s'invaginer dans le canal rachidien à travers le trou occipital, souvent élargi. Des déformations analogues peuvent être dues au rachitisme, à l'ostéomalacie, à

l'ostéose parathyroïdienne, à l'osteogenesis imperfecta et surtout à la maladie de Paget. V. *crâne à rebord, convexobasie, platybasique (crâne).*

impubère, adj. (*in*, nég.; *pubertas*, puberté). « Qui n'a pas atteint l'âge de la puberté » (Littré).

impuissance, s. f. (*in*, nég.; *posse*, pouvoir). Impossibilité de pratiquer l'acte sexuel normal et complet, chez la femme aussi bien que chez l'homme, par vice de conformation, et de plus, chez l'homme, par défaut d'érection ou éjaculation précoce.

impulsif, adj. et s. m. Individu chez lequel la volonté est profondément lésée et qui est incapable de résister à ses impulsions.

impulsion, s. f. (*in*, sur; *pellere*, pousser). Trouble de la volonté que l'on observe dans certaines affections mentales. Ces malades, bien que conscients de leurs actes, sont entraînés d'une façon irrésistible à accomplir certaines actions qui s'imposent à leur volonté. L'*i.* est accompagnée d'une sensation d'angoisse particulière qui disparaît dès qu'elle est satisfaite.

Imurel, s. m. (n. dép.). V. *antimétabolite.*

inaccessibilité, s. f. (Barré). Syn. *imperviousness* (B. J. Alpers, 1936). Déficit intellectuel particulier aux lésions du corps calleux : le malade, l'air absorbé et lointain, ne peut concentrer ni élaborer sa pensée et surtout ne répond à aucune excitation extérieure.

inactivateur, s. m. Substance capable de neutraliser les effets biologiques d'une enzyme.

inactivation, s. f. Suppression de l'activité biologique d'une substance. Ex. : *i.* du complément par la chaleur, *i.* d'une toxine par le formol (v. *anatoxine*), *i.* d'une enzyme par un antiferment.

inanisation, s. f. Inanition partielle due à une ration alimentaire inférieure aux 1 500 calories nécessaires à un sujet au repos.

inanitiation, s. f. Mot mal fait, v. *inanisation.*

inapparente (infection). V. *infection.*

inappétence, *s. f.* V. *anorexie.*

incapacité pulmonaire. Impossibilité, pour un sujet, de mener une vie normale du fait d'une affection pulmonaire.

incarcération herniaire (*in*, dans; *carcer*, prison). Nom donné autrefois à l'étranglement herniaire.

incidence, *s. f.* (épidémiologie) (terme remplaçant celui de « fréquence des cas nouveaux ». Organisation Mondiale de la Santé, 1966). « Nombre de cas de maladies qui ont commencé ou de personnes qui sont tombées malades pendant une période donnée, dans une population » (Monnerot-Dumaine). L'*i.* s'exprime généralement en proportion par rapport au nombre d'individus.

incipiens, *adj.* (en latin : commençant). Se dit d'une maladie à son début. Ex. : *tabes i.*

incision, *s. f.* (*incidere*, couper). « Division méthodique des parties molles avec un instrument tranchant » (Littré). — Résultat de cette opération. — *i. cruciale.* Incision qui est faite en croix.

incitabilité, *s. f.* (Brown, 1780). V. *irritabilité.*

incitation, *s. f.* (*in*, dans; *citare*, pousser). Terme employé en physiologie comme synonyme d'*excitation.*

inclusion, *s. f.* (*includere*, de *in* et *claudere*, fermer). Opération qui consiste à introduire une pièce anatomique dans un milieu homogène avec lequel elle fait corps et qui lui donne le degré de dureté nécessaire pour être débitée en tranches fines.

inclusion de la dent de sagesse. Impossibilité pour la dent de sagesse, entourée par le tissu osseux du maxillaire, de faire éruption au dehors.

inclusion fœtale. Emboîtement d'un ovule fécondé dans un autre ovule fécondé en même temps (monstruosité par *inclusion* de Geoffroy Saint-Hilaire). — Pour d'autres auteurs, il s'agirait de la fécondation d'un seul œuf par deux spermatozoïdes. V. *diplogénèse.*

inclusions cytomégaliques (maladies des) (Wyatt, 1950). Affection frappant l'homme à tous les âges : surtout les enfants débiles et les adultes porteurs de maladies des tissus hématopoïétiques et lympho-réticulaires, ou soumis à un traitement immuno-dépresseur. Chez le nouveau-né, elle provoque une hépatosplénomégalie avec hépatite et cirrhose, une anémie, du purpura, une méningo-encéphalite parfois mortelle. Chez l'adulte, elle se présente comme une mononucléose infectieuse sans tuméfaction des ganglions, du foie ni de la rate; ou bien sous la forme de troubles gastro-intestinaux, ou comme une pneumonie interstitielle souvent surinfectée, et qui constitue la complication terminale des sujets affaiblis; les formes disséminées sont généralement mortelles. Les inclusions cytomégaliques, caractéristiques de la maladie, siègent dans de grandes cellules dont le noyau contient une très volumineuse inclusion arrondie acidophile, et le cytoplasma des grosses granulations basophiles. Elles sont produites par le cytomégalovirus, du groupe herpesvirus, transmis à travers le placenta ou acquis pendant les premières années de la vie; il persiste longtemps, à l'état latent, chez l'homme. Les formes de l'adulte résultent d'une réactivation d'une forme latente ou d'une infection récente.

incompatibilité fœto-maternelle. Etat résultant de la présence, chez une femme enceinte, dans les globules rouges du fœtus, d'antigènes qui n'existent pas dans ceux de la mère. Quelques-uns de ces globules passant dans le sang de la mère, celle-ci élabore des anticorps circulants capables de traverser le placenta et de détruire les hématies fœtales porteuses de ces antigènes. Ceux-ci appartiennent presque toujours au système Rhésus (en règle, l'antigène Rho ou D). Du conflit hématies fœtales porteuses du facteur Rh (Rh +) et anticorps sériques anti-Rh maternels résulte la maladie hémolytique du nouveau-né, et parfois la mort du fœtus in utero (v. *iso-immunisation*). Il est possible de prévenir cette *i. f.-m.* chez la mère par l'injection, à celle-ci, de gamma-globulines anti-Rh (ou anti-D) qui vont détruire chez elle les hématies fœtales (Finn et Clarke, 1961; Freda, Gorman et Pollack, 1965), et de la dépister par le dosage des anticorps maternels et par l'ammio-centèse. Les *i. f.-m.* portant sur les antigènes érythrocytaires du système ABO sont assez fréquentes, mais beaucoup moins graves; elle peu-vent entraîner cependant un ictère néo-natal. Celles qui concernent les antigènes leucocytaires sont rares; elles provoquent une neutro-pénie du nouveau-né.

incompatibilité de greffe. V. *histo-incompatibilité.*

incompatibilité sanguine. Rapport entre les sangs de 2 sujets tels qu'une transfusion de l'un à l'autre soit impossible sans provoquer des acci-dents; le plus souvent parce que les *hématies* du donneur seront agglu-tinées puis hémolysées par l'anti-corps correspondant contenu dans le plasma sanguin du receveur (*i.* érythrocytaire : *i. ABO* si le sys-tème des agglutinogènes A et B des hématies et des agglutinines régu-lières α et β du plasma est en cause; v. *groupes sanguins.* — i. *par iso-im-munisation* si elle est due à la pré-sence, dans le plasma du receveur, d'agglutinine irrégulière); plus rare-ment parce que le plasma du don-neur contient un anticorps capable de détruire les hématies du rece-veur (donneur dangereux, v. ce terme). L'*i. s.* est responsable des accidents de la transfusion sanguine et doit être évitée par l'étude pré-alable des groupes sanguins et les soins apportés à la conservation du sang. Elle est également un des élé-ments de l'incompatibilité tissulaire. — L'incompatibilité dans le *système HLA* des *leucocytes* et des *plaquettes* peut aussi entraîner des accidents de transfusion sanguine; elle doit être évitée surtout lors des transfu-sions de leucocytes et de plaquettes dans les cas d'aplasie médullaire. V. *compatibilité sanguine, agglutinine* et *histocompatibilité.*

incompatibilité tissulaire ou **de transplantation.** V. *histo-incompa-tibilité.*

incontinence, s. f. (*in* nég.; *continere*, retenir). Emission involontaire de matières fécales ou d'urine.

incontinentia pigmenti (Bruno Bloch, 1926; Sulzberger, 1928). Syn. *dermatose pigmentaire en écla-boussures* (Franceschetti et Jadas-sohn, 1954), *maladie* ou *syndrome de Bloch-Sulzberger, naevus chromato-phore héréditaire* (Naegeli), *mélano-se dégénérative du chorion* (Sie-mens, 1929). Affection cutanée le plus souvent congénitale et familiale, apparaissant chez des fillettes et caractérisée par une pigmentation brun chocolat en taches, en plaques ou en bandes, réparties irrégulière-ment « en éclaboussures » sur le tronc. Cette pigmentation est très souvent précédée, dès la naissance, d'une phase inflammatoire (éruption érythémato-papulo-bulleuse), suivie d'une éruption de papules verru-queuses, parfois croûteuses, plus ou moins diffuse. L'*i. p.* est fréquem-ment associée à d'autres anomalies : des phanères, des dents, des yeux, du système nerveux surtout (défi-cience mentale, épilepsie, etc.) et à un retard de croissance. Bruno Bloch attribuait cette affection à des lésions de la couche basale de l'épiderme permettant le passage des pigments dans le derme. V. *dermatose pigmen-tée réticulée* et *Asboe-Hansen (mala-die de).*

incoordination, s. f. Difficulté ou impossibilité de coordonner les mouvements des différents groupes musculaires.

incrétion, s. f. Par opposition avec excrétion, ce mot désigne une sécré-tion glandulaire qui reste à l'inté-rieur de l'organisme.

incubateur, s. m. Appareil destiné à assurer, dans une enceinte close et vitrée, chauffée, ventilée et sur-oxygénée, l'élevage des enfants nés prématurément.

incubation, s. f. (*in*, dans; *cubare*, dormir). Syn. *infection latente pro-critique* (Edm. Sergent). Temps qui s'écoule entre l'époque de la contagion et l'apparition des premiers symptômes de la maladie. — *i. parasitaire*. V. *prépatence (période de)*.

incubation croisée (test d'). V. *hémolyse à l'étuve (test du temps d')*.

indentation (signe de l'). Signe radiologique de sténose congénitale de l'isthme de l'aorte : de face, il existe sur la partie supérieure du bord gauche de l'ombre cardiovasculaire une encoche située entre une saillie supérieure (aorte au-dessus de la sténose ou artère sous-clavière gauche dilatée) et une saillie inférieure (aorte en dessous de la sténose). V. *double genou aortique (signe du)*.

index (air velocity). V. *index de rapidité de l'air*.

index (épreuve de l') (Barany). Syn. *épreuve de l'indication*. Manœuvre destinée à mettre en évidence un trouble de l'équilibre : le malade, les yeux fermés, dévie lorsqu'on lui demande de toucher avec son index celui de l'observateur, dont il a préalablement repéré la position.

index du bleu de toluidine (Soulier et Mlle Le Bolloch). Comparaison de la quantité de bleu de toluidine qu'il faut ajouter au sang veineux, hépariné, d'un sujet à examiner, pour le faire coaguler en une heure, à celle qu'il faut ajouter, dans les mêmes conditions, à un sang normal. C'est une épreuve destinée à mesurer la coagulabilité sanguine.

index cardiaque. Quantité de sang propulsée par chacun des ventricules du cœur, par minute et par mètre carré de surface corporelle (normalement 3,2 litres).

index de concentration. Rapport entre le taux urinaire et le taux plasmatique d'une substance.

index Duraffourd. V. *Duraffourd (index)*.

index endémique. V. *indice endémique*.

index hémolytique (Miller, Singer et Dameshek). Rapport de la stercobiline éliminée en 24 h et exprimée en mg sur l'hémoglobine totale du corps exprimée en gramme, multipliée par 100. Il est normale-

ment de 10 à 21 ; il est augmenté dans les anémies hémolytiques.

index ictérique. V. *icterus index*.

index iliaque (Coffey) (radiologie). Demi-somme des 2 angles iliaques et des 2 angles acétabulaires (v. ces termes). Valeur normale : 80.

index mitral (Wells, 1954 ; Broustet, 1963). Chiffre donné par la formule $QB_1 — B_2CO$, dans laquelle QB_1 représente le temps s'écoulant entre le début de l'onde Q de l'électrocardiogramme et la 1re vibration ample du 1er bruit cardiaque (B_1) enregistré sur le phonocardiogramme : cette durée est normalement de 0,05 à 0,06 sec ; et B_2CO représente le temps séparant le début du 2e bruit du cœur (B_2) du début de l'ouverture de la mitrale, repéré par le claquement d'ouverture (CO) enregistré sur le phonocardiogramme, ou par l'onde correspondante du cardiogramme apexien : cette durée est normalement de 0,10 sec. L'*i. m.* est normalement de — 4 à — 5 ; il s'élève en cas de rétrécissement mitral sévère (l'allongement de QB_1 est d'autant plus grand que la sténose est plus serrée et la surface mitrale plus réduite, et B_2CO est d'autant plus court que la pression capillaire pulmonaire est plus forte).

index de morbidité. Pourcentage des malades, pour une maladie déterminée, par rapport à la population totale d'une région ou à un groupement particulier (enfance, âge adulte, malades hospitalisés).

index de mortalité. Pourcentage de la mortalité due à une maladie déterminée, par rapport au nombre total des décès, ou au chiffre de la population d'une région.

index de protamine. 1° (Allen, Grossman et Elghammer, 1949). Comparaison de la quantité de protamine qu'il faut ajouter au sang veineux, additionné d'héparine, d'un sujet à examiner, pour le faire coaguler en une heure, à celle qu'il faut ajouter, dans les mêmes conditions, à un sang normal. C'est une épreuve destinée à mesurer la coagulabilité sanguine. — 2° Dose de sulfate de protamine nécessaire pour arrêter une hémorragie due à l'injection de trop fortes doses d'héparine. Elle est déterminée par l'étude, in-vitro, de la coagulation du sang du malade en présence de doses variables de protamine.

index de rapidité de l'air (air velocity index, A.V.I.). Rapport du pourcentage de la ventilation maxima (V.M.) du sujet comparé à sa V.M. théorique au pourcentage de sa capacité vitale (C.V.) réelle comparée à sa C. V. théorique. Il est normalement de 1.

index systolique. Quantité de sang expulsée par chaque ventricule cardiaque, à chaque contraction, par mètre carré de surface corporelle : elle est en moyenne de 30 à 50 ml.

index thérapeutique. V. *indice thérapeutique.*

index tuberculinique. Index de la morbidité tuberculeuse recherchée à l'aide de la cuti-réaction à la tuberculine.

index-tyrosine (Goiffon et Spaey). Chiffre indiquant, par litre de sérum, la quantité de polypeptides mesurée par leur teneur en tyrosine : il est normalement de 25 mg. Il varie à l'état pathologique (v. *polypeptidémie*).

indicanémie, *s. f.* Présence de l'indican dans le sang; l'*i.* est fonction de l'insuffisance rénale et elle est très marquée chez les urémiques.

indicanurie, *s. f.* Présence de l'indican dans l'urine. L'indican urinaire ou indoxylsulfate de potassium vient de l'indol, corps formé dans l'intestin aux dépens des albuminoïdes, et n'apparaît dans l'urine que dans les cas d'insuffisance hépatique ou de fermentations intestinales intenses. On révèle sa présence en ajoutant à l'urine une quantité égale d'acide chlorhydrique et en agitant avec de l'éther ou du chloroforme, qui dissolvent cette substance et prennent sa coloration bleue ou lilas. V. *indoxylurie.*

indication (épreuve de l'). V. *index (épreuve de l').*

indice anastimo-carpien (M. Monnerot-Dumaine, 1955). Formule indiquant le poids (P) que doit peser

un sujet, d'après sa taille et son ossature. $\dfrac{T - 100 + 4\,C}{2} = P$

(T = taille en cm; C = périmètre du poignet en cm).

indice d'anthropophilie. V. *anthropophilie.*

indice bactériotropique. V. *bactériotropique (indice).*

indice de Bailliart. V. *Bailliart (indice rétino-huméral ou rapport de).*

indice biliaire plasmatique ou **I. B. P.** (N. Fiessinger). Chiffre indiquant la concentration du plasma en pigments biliaires, mesurée directement par colorimétrie. Normalement ce chiffre est de 1,6 à 1,8; quand l'ictère apparaît il atteint 5 à 6.

indice céphalique. V. *céphalique.*

indice céphalo-orbitaire. V. *céphalo-orbitaire.*

indice céphalo-spinal. V. *céphalo-spinal (indice).*

indice de coagulabilité (R. Froment et Mlle Ithier, 1953). Chiffre exprimant le résultat du test de tolérance à l'héparine *in vitro* (coagulabilité sanguine); il est obtenu en divisant le temps de coagulation du témoin par celui du malade. Lorsque ces deux temps sont égaux, il est de 1 (chiffre normal); il est supérieur à 1 en cas d'hypercoagulabilité; inférieur en cas d'hypocoagulabilité.

indice de corpulence (M. Monnerot-Dumaine, 1955). Rapport du poids d'un sujet donné avec le poids qu'il devrait peser s'il était normal. V. *indice anastimo-carpien.*

indice de désamination. V. *indice d'insuffisance de clivage.*

indice de déviation axiale. V. *White-Bock (indice de).*

indice ou **index endémique** (paludologie). 1° (Stephens et Christophers, 1902). Index parasitaire (v. ce terme) chez les enfants âgés de 2 à 10 ans. — 2° (Ross, 1910). Chiffre indiquant le nombre d'enfants, âgés de 2 à 10 ans, qui présentent des signes de paludisme (parasites ou splénomégalie, ou ces deux symptômes simultanément) pour 100 individus examinés, vivant dans une région déterminée et pendant un laps de temps donné. — En pratique, l'étude de l'endémicité du paludisme utilise l'*indice splénique* basé sur le pourcentage des rates hypertrophiées palpables, l'*indice splénométrique* (v. ce terme) qui tient compte de la dimension apparente de la rate et renseigne sur les variations de l'endémie, l'*indice parasitaire* ou *plasmodique* (v. ce terme) basé sur l'examen microscopique du sang, l'*indice d'infection vraie* (v. ce terme) et l'*indice sporozoïtique* ou « proportion des anophèles trouvés porteurs de sporozoïtes sur 100 examinés dans une localité » (Ed. Sergent). — Stephens et Christophers ont, en 1902, employé ce terme pour désigner l'*index parasitaire*.

indice d'essoufflement (R. P. Dr Verdun). Chiffre obtenu par la formule :

$$\frac{(R' + R'') - 2(16 - r)}{10},$$

R' étant le nombre de mouvements respiratoires par minute après 30 flexions sur les genoux en 45 secondes; R'', celui de ces mouvements une minute après la prise de R'; 16 est le rythme respiratoire moyen d'un adulte de 20 ans; r, l'écart entre ce dernier et le rythme respiratoire du sujet debout, au repos. Ce chiffre est normalement voisin de 0; son élévation au-dessus de 3 est pathologique. La comparaison de cet indice avec celui de résistance cardiaque est précieuse pour l'étude de la fonction cardio-pulmonaire.

indice de Fritz. V. *Fritz (indice de)*.

indice fronto-crânien. V. *métopiques (rapports)*.

indice galvanotonique (R. Turpin et J. Lefebvre, 1943). Rapport entre l'intensité minima du courant continu capable de provoquer le galvanotonus, et la rhéobase. Normalement il est égal ou supérieur à 2; il tend à se rapprocher de l'unité dans la tétanie.

indice d'haptoglobine. V. *haptoglobine*.

indice (ou épreuve) d'hyperlipidémie ou **d'hyperlipémie provoquée** (Fröhlich; Camelin, 1954). Différence entre la lipidémie à jeun et celle mesurée 5 heures après un repas contenant 70 g d'hydrate de carbone, autant de protides et de lipides. Normalement la lipidémie postprandiale est augmentée de 0,70 à 2 g par litre; elle est augmenté, chez les artérioscléreux (2,5 g à 3 g) et surtout chez les athéroscléreux (3 à 6 g) et les sujets atteints de diabète et de xanthomatose.

indice d'infection. Chiffre indiquant le nombre de sujets atteints de la maladie étudiée (paludisme) pour 100 individus examinés, vivant dans une région déterminée et pendant un laps de temps donné. — *i. d'infection spécifique.* Pourcentage des sujets infectés par l'une des espèces de *Plasmodium*. — *i. d'infection vraie.* Pourcentage des sujets réellement atteints de paludisme dans une collectivité donnée. Il est déduit de certains éléments indirects. V. *Macdonald (indice de)*.

indice d'insuffisance de clivage (N. Fiessinger, H.-R. Olivier et M. Herbain). Syn. *indice de désamination.* Rapport de l'azote polypeptidique à l'azote total du sérum; il permet d'apprécier la fonction protéique du foie. Normalement il est de 0,12 à 0,16; il s'élève dans l'insuffisance hépatique.

indice de Katz. V. *Katz (indice de)*.

indice lipémique. V. *lipémique (constante ou indice)*.

indice lipocytique. V. *lipocytique (coefficient ou indice)*.

indice de Macdonald. V. *Macdonald (indice de)*.

indice des membres (Viola) (anthropométrie). Chiffre obtenu en ajoutant à la longueur du membre inférieur (mesuré du bord supérieur de la symphyse pubienne à l'interligne tibiotarsien) celle du membre supérieur (mesurée du point acromial à l'interligne du poignet).

indice opsonique. V. *opsonique (indice)*.

indice oscillométrique. V. *oscillométrique*.

indice parasitaire ou **plasmodique.** Chiffre indiquant le nombre, sur 100 individus, de ceux « dans le sang desquels un bref examen, effectué à une époque déterminée, permet de constater la présence de parasites » (Edm. Sergent, L. Parrot et A. Catanei) (paludisme).

indice Pignet ou **de robusticité.** V. *robusticité* (*coefficient de*).

indice de polypeptidémie (Cristol et Puech). V. *polypeptidémie*.

indice pondéro-somatique (Viola) (anthropométrie). Chiffre indiquant le rapport du poids à la valeur somatique.

indice du potentiel thrombodynamique (I.P.T.). Chiffre permettant d'apprécier, d'après les données du thrombo-élastogramme, la solidité d'un caillot sanguin (hypercoagulabilité structurale). Il est obtenu en divisant la valeur de *Emx* par celle de *K*. Normalement il est compris entre 5 et 10. Au-dessus de 12, il y a hypercoagulabilité structurale; au-dessous de 5 : hypocoagulabilité structurale. V. *hypercoagulabilité*.

indice de profondeur (mesure de l') (Vaquez et Bordet). Procédé radiologique permettant de mesurer l'hypertrophie du ventricule gauche au niveau de la pointe du cœur.

indice de résistance cardiaque (Ruffier, 1943). Chiffre obtenu par la formule:

$$\frac{(P' + P'') - 2\,(70 - p)}{10},$$

P' étant le nombre des pulsations à la minute après 30 flexions sur les genoux en 45 secondes; P'', celui des pulsations une minute après le début de la prise de P'; 70 est le pouls moyen d'un adulte de 20 ans; *p* est l'écart entre ce dernier et le pouls du sujet debout, au repos. Un indice faible, un peu au-dessus ou au-dessous de 0, caractérise un cœur vigoureux; au-dessus de + 10, il indique un cœur peu résistant.

indice rétino-huméral. V. *Bailliart* (*indice rétino-huméral ou rapport de*).

indice de robusticité. V. *robusticité* (*coefficient ou indice de*).

indice skélique (σκέλος, jambe) (L. Manouvrier, 1902) (anthropométrie). Rapport de la longueur du membre inférieur (hauteur ischio-calcanéenne) à celle du buste (hauteur apico-ischiatique).

indice de Sokolov et Lyon. V. *Sokolow et Lyon* (*indice de*).

indice splénique. V. *indice endémique*.

indice splénométrique (L. Parrot, 1923). Chiffre obtenu en multipliant l'indice splénique (v. *indice endémique*) par la valeur de la rate hypertrophiée moyenne (v. ce terme). Il exprime en même temps la fréquence et le degré de la splénomégalie et, par là, la fréquence et l'intensité du paludisme.

indice temporo-pariétal. V. *métopiques* (*rapports*).

indice thérapeutique. Rapport (C/T) existant entre la dose curative (C) et la dose toxique (T) d'un médicament.

indice du tronc (Viola) (anthropométrie). Chiffre obtenu en additionnant les valeurs volumétriques du thorax, de la région supérieure et de la région inférieure de l'abdomen.

indice de White-Bock. V. *White-Bock* (*indice de*).

indigène, adj. « Se dit de tout ce qui est né dans un pays, par opposition à exotique; plante indigène, remède indigène » (Littré). — Se dit également d'une infection contractée par le malade dans la région où il réside (infection autochtone), lorsque cette infection y existe à l'état habituel : paludisme indigène.

indophénol-oxydase, s. f. V. *ferment respiratoire*.

indosé organique urinaire. Différence qui existe entre l'extrait organique total d'une urine et la somme des composés organiques qu'on y dose habituellement. L'indosé varie suivant l'état de santé ou de maladie du sujet examiné.

indoxylémie, s. f. Présence d'indoxyle dans le sang. Son taux normal est un peu inférieur à un demi-milligramme par litre. Il s'élève dans les néphrites chroniques avec azotémie.

indoxylurie, s. f. Présence dans l'urine d'indoxyle. L'indol provenant des putréfactions intestinales donne en s'oxydant l'indoxyle de l'indol, qui, par sulfo-conjugaison, forme l'indoxylsulfate de potassium ou indican urinaire.

inducteur, adj. Qui oriente et facilite un processus biologique, une réaction chimique. — s. m. Syn. *facteur inducteur.* Substance douée de cette propriété. Ex. : le collagène qui attire les plaquettes sanguines et favorise leur adhésion ; les acides gras, les catécholamines, l'acide urique, la thrombine qui facilitent leur agrégation. — (embryologie). Syn. *organisateur.* Substance qui, au cours du développement de l'embryon, règle la différenciation des cellules. Ce sont les *i.* qui, à partir des cellules indifférenciées, orientent la formation des divers tissus et organes. — (génétique). Substance élaborée par les gènes régulateurs et capable d'inhiber l'action des répresseurs et donc de permettre la synthèse de l'A.R.N. messager et des protéines. V. *gène, ribonucléique (acide), répresseur* et *dérépression.*

induction, s. f. Premier temps de l'anesthésie générale ; il consiste à endormir le malade par inhalation (éther, cyclopropane) ou par injection intra-veineuse d'un barbiturique ; il comporte parfois l'injection de curare. Au cours de l'opération, l'anesthésie est ensuite maintenue par des moyens différents, avec ou sans intubation.

induration, s. f. (*indurare*, durcir). Durcissement des tissus.

inefficacité cardiaque ou **ventriculaire.** V. *dissociation électromécanique.*

infanticide, s. m. Meurtre d'un enfant nouveau-né ayant vécu.

infanticulture, s. f. (Bonnaire). Hygiène du nouveau-né et du nourrisson. V. *puériculture.*

infantilisme, s. m. (Lorain). Etat d'un individu qui présente à l'âge adulte un aspect rappelant plus ou moins celui d'un enfant : petitesse de la taille, défaut de développement des organes génitaux, absence des caractères sexuels secondaires et souvent psychisme infantile. — *i. type Brissaud* ou *i. dysthyroïdien.* Variété d'*i.* caractérisée par l'aspect gras et potelé des membres, la persistance des cartilages épiphysaires et la petitesse de la glande thyroïde ; la bouffissure générale rappelle le myxœdème. — *i. dyscrasique. I.* généralement de type Lorain provoqué par des maladies infectieuses chroniques (tuberculose, syphilis congénitale, paludisme), des lésions viscérales (rein, foie, cœur, intestin) ou des carences alimentaires ou solaire. — *i. type Gandy* (1906), *i. régressif, i. réversif* ou *i. tardif. I.* survenant chez l'homme vers 30 ou 40 ans, caractérisé par la régression des caractères sexuels, l'apparition d'une morphologie et d'un psychisme infantiles et d'une infiltration myxœdémateuse des téguments. Il est vraisemblablement lié à l'insuffisance de plusieurs glandes endocrines et évolue lentement vers la sénilité précoce. — *i. génital. I.* du type Lorain associé à l'atrophie des glandes génitales. V. *Turner (syndrome de).* — *i. hypophysaire* (Souques et Stephen Chauvet, 1911). *I.* de type Lorain, avec arrêt du développement génital, accompagné de signes hypophyso-tubériens (obésité ou cachexie, polyurie) et de signes de tumeur de la région hypophysaire (crânio-pharyngiome), céphalée, élargissement de la selle turcique, hémianopsie bitemporale. — *i. intestinal.* V. *Gee (maladie de).* — *i. type Lorain* (1871). Variété d'*i.* caractérisée par la débilité générale et la gracilité des formes qui restent bien proportionnées ; l'apparence chétive justifie le terme de *chétivisme* proposé par Bauer. Les fonctions génitales peuvent être complètement absentes. — *i. mitral* (Ferranini, 1899). V. *nanisme mitral.* — *i. myxœdémateux.* V. *i. type Brissaud.* — *i. pluriglandulaire.* V. *pluriglandulaire.* — *i. rénal.* V.

nanisme rénal. — *i. thyroïdien.* V. *i. type Brissaud.*

infantilo-gigantisme, *s. m.* Gigantisme associé à certains symptômes d'infantilisme : absence de caractères sexuels secondaires, psychisme puéril.

infantilo-nanisme, *s. m.* Variété d'infantilisme accompagné de nanisme. Ex. : la progéria.

infarcissement, *s. m.* Formation d'un infarctus dans un organe.

infarcectomie, *s. f.* (infarctus; ἐκτομή, ablation). Résection d'un infarctus. V. *ventriculoplastie.*

infarctogène, *adj.* (infarctus; γεννάω, je produis). Qui provoque un infarctus.

infarctus, *s. m.* (part. passé de *infarcire,* remplir, farcir, parce qu'au niveau de l'infarctus les tissus semblent infiltrés et gonflés). Nom donné à un territoire vasculaire où cesse la circulation, quand la région ainsi frappée de mort n'est pas le siège de phénomènes septiques; il se produit une infiltration du tissu par un épanchement sanguin.

infarctus diffus festonné (Renault). Infarctus pulmonaire dû à de minimes embolies qui déterminent des hémorragies ponctiformes.

infarctus entéro-mésentérique ou **de l'instestin.** Hémorragies produites dans l'épaisseur des tuniques intestinales par l'oblitération d'une artère ou d'une veine mésentérique. Elles déclenchent un syndrome d'irritation péritonéale et d'occlusion intestinale dont le pronostic est des plus graves.

infarctus hémoptoïque (Laënnec). Infarctus pulmonaire accompagné d'hémoptysie.

infarctus du myocarde. Nécrose d'une partie du muscle cardiaque privée d'apport sanguin, presque toujours à la suite de la thrombose d'une artère coronaire.

infarctus du myocarde rudimentaire (Holzmann, 1944; Kubicek, 1958), **incomplet** ou **sous-endocardique.** Variété d'infarctus du myocarde caractérisée anatomiquement par des lésions plus ou moins étendues localisées soit aux couches sous-endocardiques du myocarde (*infarctus sous-endocardique*), soit dans l'épaisseur du myocarde, à distance de l'endocarde et du péricarde (*infarctus intramural*); cliniquement par des crises d'angine de poitrine spontanées et prolongées et, sur l'électrocardiogramme, par des modifications de la repolarisation ventriculaire dans les dérivations précordiales (décalage du segment ST, inversion des ondes T) sans modification des ondes QRS. V. *angor aigu coronarien fébrile.*

infarctus pulmonaire. Infiltration d'une partie du parenchyme pulmonaire (alvéoles et cloisons) par du sang sorti des vaisseaux; l'*i. p.* résulte le plus souvent de l'oblitération d'une branche de l'artère pulmonaire par un caillot sanguin (embolie cruorique).

infectant, *adj.* Qui peut causer l'infection. — *chancre i.* V. *chancre.*

infectieux, euse, *adj.* Qui communique ou détermine une infection. — *maladie infectieuse.* « Ensemble des troubles des fonctions vitales qui trahissent un conflit entre l'organisme et un microbe agresseur » (Edm. Sergent). — *syndrome infectieux secondaire ou tardif de la scarlatine* (Roger). Ensemble des manifestations, dues principalement au streptocoque, qui peuvent survenir vers le 25ᵉ jour de l'évolution d'une scarlatine : angine, adénite, otite, rhumatisme et surtout néphrite.

infection, *s. f.* 1º Envahissement d'un organisme par un microbe. — 2º État d'un organisme envahi par un microbe. Si celui-ci est pathogène, l'état qui en résulte est une maladie infectieuse (v. *infectieuse, maladie*). — *i. inapparente* (Ch. Nicolle, 1925). Maladie infectieuse septicémique aiguë, ayant une incubation et une évolution, guérissant en laissant après elle une immunité plus ou moins durable, mais différant d'une infection du type ordinaire par l'absence de tout symptôme clinique. Elle permet d'expliquer la conservation des maladies infectieuses et leur apparition soudaine sous forme d'épidémie. V. *i. latente* d'emblée. — *i. latente. I.* cachée, ne déterminant aucune réaction apparente de l'organisme, pendant un temps plus ou moins long. — *i. latente d'emblée* (Et. et Edm. Sergent, 1910-23). *I.* silencieuse dès l'introduction du microbe dans l'organisme (v. *i. inapparente*). — *i. latente métacritique. I.* silencieuse succédant, dans certaines maladies chroniques (paludisme) à l'accès de première invasion; elle s'accompagne de prémunition (v. ce terme) et peut donner lieu à des rechutes. — *i. latente procritique* (Edm. Sergent). V. *incubation*. — *i. manifeste* ou *patente. I.* provoquant une réaction visible de l'organisme et des symptômes apparents (maladie infectieuse). — *indice d'i.* V. *indice d'i.* — *moyenne d'i.* et *moyenne d'i. des parasites*. V. *densité parasitaire*.

infectiosité, *s. f.* Qualité de ce qui est infectieux. Pouvoir infectant. Ex. : *i.* des poussières.

infériorité (complexe, ou mieux **sentiment d')** (psychanalyse). Impression d'insuffisance, d'être en dessous de sa tâche ou incapable d'atteindre l'idéal désiré. Ce n'est pas un « complexe », mais un état élémentaire qui apparaît dans de nombreux syndromes mentaux.

infestation, *s. f.* 1° Pénétration dans l'organisme, ou fixation sur lui, d'un parasite non microbien. — État de l'organisme envahi par ce parasite. — 2° (malariologie). Présence de moustiques dans une collectivité.

infibulation, *s. f.* (*in*, dans; *fibula*, agrafe). Opération pratiquée chez certaines peuplades sauvages dans le but d'empêcher le coït. Elle consiste à passer un anneau, chez l'homme, à travers le prépuce ramené sur le gland, et, chez la femme, à travers les petites et grandes lèvres.

infiltrat, *s. m.* Terme utilisé en radiologie pulmonaire pour désigner une opacité dont le diamètre ne dépasse pas quelques centimètres. Elle peut être floue et nuageuse, ou dense, homogène et bien limitée.

infiltrat d'Assmann (1925-27) ou **infiltrat précoce.** Lésion tuberculeuse pulmonaire caséo-pneumo-

nique, circonscrite, isolée, torpide, siégeant le plus souvent dans la région sous-claviculaire externe, traduisant un des modes de début de la période tertiaire de la tuberculose. Ne donnant lieu à aucun symptôme clinique, elle se manifeste uniquement, chez un adulte jeune, par une opacité radiologique ronde, homogène, à bords plus ou moins nets, découverte fortuitement dans un parenchyme pulmonaire normal par ailleurs.

infiltrat labile du poumon. Terme proposé par Ameuille et Lejars en 1932 pour désigner des opacités radiologiques pulmonaires fugaces et bénignes, dont la nature tuberculeuse avait d'abord été suspectée. Elles surviennent au cours de pneumopathies diverses (à pneumococques ou à virus : grippe, ornithose, etc.), de la coqueluche, de certaines affections sanguines ou parasitaires (v. *Loeffler, syndrome de*).

infiltration, *s. f.* Envahissement des tissus et en particulier du tissu cellulaire par un liquide organique (sérosité de l'œdème, sang, urine, pus, etc.), par un liquide injecté (sérum artificiel ou organique), par des gaz (emphysème sous-cutané, gangrène gazeuse) ou par le développement d'un tissu néoplasique. — Injection d'un liquide anesthésique au contact d'un ganglion ou d'un nerf (sympathique ou sensitif) dont on veut interrompre passagèrement les fonctions : ex. infiltration stellaire, i. lombaire. — *i. d'urine* ou *urineuse*. V. *urineux*.

inflammation, *s. f.* (*inflammare*, brûler). Syn. *phlegmasie, phlogose.* « Ensemble des phénomènes réactionnels se produisant au point irrité par un agent pathogène » (G. H. Roger). Elle se traduit ordinairement par quatre symptômes cardinaux : chaleur, douleur, rougeur et tuméfaction (quadrilatère de Celse). — *i. hyperplastique.* V. *hyperplastique (inflammation).*

inflatio, *s. f.* (en lat. : gonflement). Glossite phlegmoneuse.

influenza, *s. f.* (en italien : grippe). V. *grippe*.

infra... (en lat., en dessous de). Préfixe indiquant une position en dessous.

infra-clinique, adj. Qui ne provoque pas de manifestation clinique et ne peut être mis en évidence que par des examens de laboratoire.

infradiathermie, s. f. Application thérapeutique des ondes hertziennes courtes. Leur action est analogue à celle que l'on obtient avec la diathermie.

infradien, adj. (par analogie avec infra-rouge; dies, jour). Qui se rapporte à une durée supérieure à 28 heures. — rythme i. Rythme dont la période est supérieure à 28 heures. V. circadien.

infragerme, s. m. V. virus.

inframastite, s. f. (infra, en-dessous; μαστός, mamelle). Phlegmon rétro-mammaire (sous-adénoïdien), c.-à-d. développé dans le tissu cellulaire qui sépare la mamelle de la paroi thoracique.

inframicrobe, s. m. Nom par lequel Ch. Nicolle (1925) propose de remplacer le terme impropre selon lui, d'ultra-virus. Il désigne ainsi les germes invisibles au microscope ordinaire et les formes invisibles de nombreux microbes. Les formes invisibles dériveraient des formes visibles, soit par multiplication intensive, soit par fragmentation en granules.

infrasonothérapie, s. f. Thérapeutique par les infra-sons.

infrathermothérapie, s. f. Thérapeutique par les rayons infra-rouges dont les effets sont essentiellement thermiques.

infundibulaire (syndrome). 1° (neurologie) (Camus et Roussy). Syn. syndrome infundibulo-tubérien. Ensemble des symptômes dus à un dysfonctionnement des noyaux végétatifs du plancher du 3e ventricule. Ce sont les accès de somnolence, les crises de tachycardie, la polyurie, la polydipsie, la glycosurie, l'obésité avec troubles génitaux et parfois des modifications de la régulation thermique. Ils peuvent être provoqués par un traumatisme crânien, une encéphalite ou une méningite de la base, une tumeur de voisinage (hypophyse). — 2° (cardiologie). V. infundibulo-pulmonaire (syndrome).

infundibulectomie, s. f. Résection partielle de l'infundibulum de l'artère pulmonaire; opération pratiquée lorsque l'hypertrophie de l'infundibulum provoque une sténose de l'artère pulmonaire (trilogie ou tétralogie de Fallot).

infundibulo-hypophysaire (syndrome). V. hypophyso-tubérien.

infundibuloplastie, s. f. Réfection chirurgicale d'un infundibulum.

infundibulo-pulmonaire (syndrome) (R. Froment, 1941). Syn. syndrome infundibulaire ou infundibulo-ventriculaire droit. Syndrome observé dans les cardiopathies mitrales, les affections de l'artère pulmonaire et du ventricule droit. Il consiste en une impulsion systolique, un éclat vibrant du 2e bruit, un souffle systolique léger et parfois aussi un petit souffle diastolique perçus le long du bord gauche du sternum, au niveau des 2e, 3e et 4e espaces intercostaux gauches. La radiographie montre un développement anormal de l'infundibulum ventriculaire droit. Ce syndrome traduit l'existence d'une forte hypertension artérielle pulmonaire et, s'il accompagne un rétrécissement mitral, il affirme le caractère serré de la sténose.

infundibulotomie, s. f. 1° (Brock). Incision chirurgicale de l'infundibulum de l'artère pulmonaire, par laquelle on introduit un valvulotome (v. Brock, opération de). — 2° Section chirurgicale de l'infundibulum de l'artère pulmonaire rétréci. — Ces deux opérations sont pratiquées en cas de rétrécissement de l'artère pulmonaire (valvulaire ou infundibulaire : trilogie ou tétralogie de Fallot).

infundibulo-tubérien (syndrome). V. infundibulaire (syndrome), 1°.

infundibulo-ventriculaire droit (syndrome). V. infundibulo-pulmonaire (syndrome).

infundibulum pulmonaire (sténose isolée de l'). V. Lafitte et Barié (syndrome de).

infusoires, *s. m. pl.* Protozoaires ayant, à la surface de leurs corps, un nombre plus ou moins grand de cils vibratiles et possédant deux noyaux, un *macronucleus* végétatif et un *micronucleus* reproducteur. Le *Balantidium coli*, parasite de l'homme, est un infusoire.

ingesta, *s. m. pl.* (en lat. : choses introduites). Nom générique donné à tous les aliments solides ou liquides.

inguinal (point). Point siégeant au niveau de l'orifice inguinal externe et de l'émergence de la branche génitale du nerf abdomino-génital; la pression en ce point est parfois douloureuse dans les affections rénales (Pasteau).

I. N. H. V. *isoniazide.*

I. N. H.-résistance, *s. f.* V. *isoniazido-résistance.*

inhalation, *s. f.* (*inhalare,* souffler). Absorption par les voies respiratoires de gaz, de vapeurs ou de liquides réduits en brouillards.

inhibiteur. 1° *adj.* Qui provoque l'inhibition (v. ce terme). — 2° *s. m.* Elément (physique ou chimique) capable de diminuer ou de suspendre l'activité d'une substance organique, de ralentir ou d'arrêter une réaction chimique (p. ex. enzymatique) sans prendre part à cette réaction. — *i. de Kunitz.* V. *Kunitz (inhibiteur de).*

inhibition, *s. f.* (*inhibere,* arrêter). Ralentissement ou arrêt d'une réaction chimique (p. ex. enzymatique) sous l'effet d'un inhibiteur (v. ce terme). — Arrêt des fonctions d'un organe, par suite d'une irritation portant sur un point de l'organisme plus ou moins éloigné; l'irritation est transmise à l'organe qui cesse de fonctionner, par l'intermédiaire du système nerveux.

iniencéphale, *s. m.* (ἰνίον, occiput; ἐγκέφαλος, encéphale) (I. G. St-Hilaire). Monstre exencéphalien caractérisé par l'ouverture du crâne à la région occipitale, ouverture compliquée d'une fissure spinale. Il présente aussi souvent des anomalies viscérales.

iniodyme, *s. m.* (ἰνίον; δίδυμος, jumeau) (I. G. St-Hilaire). Monstre double caractérisé par un corps surmonté de deux têtes soudées par leur partie postérieure.

inion, *s. m.* (ἰνίον, occiput) (anthropologie). Protubérance occipitale externe.

iniope, *s. m.* (ἰνίον; ὤψ, œil) (I. G. St-Hilaire). Monstre double caractérisé par l'existence de deux corps distincts au-dessous de l'ombilic, et soudés au-dessus. La tête présente une face complète et une incomplète.

injection, *s. f.* (*injicere,* lancer). Introduction sous pression d'un liquide ou d'un gaz dans une cavité naturelle ou pathologique, dans un vaisseau ou dans l'épaisseur d'un tissu. — *i. intradermique, sous-cutanée, intra-musculaire, intra-veineuse,* etc. — *i. vaginale, intra-utérine, urétrale,* etc. — *i. d'air ou d'azote dans la plèvre, le péritoine,* etc. — *i. des vaisseaux d'un cadavre.* — *i. d'un liquide opaque aux rayons X,* etc.

injection déchaînante. Injection capable de déterminer chez les individus en état d'anaphylaxie des accidents généraux graves (dyspnée, tachycardie, collapsus, etc.), qui ne sont pas dus à la nature de la substance injectée, mais à l'état particulier où se trouve l'individu du fait de l'injection préparante reçue antérieurement. Ces accidents traduisent un violent conflit entre l'antigène ré-introduit dans l'organisme et les anticorps précipitants spécifiques apparus chez celui-ci après le premier contact avec l'antigène. V. *choc anaphylactique.*

injection préparante. Injection, d'une substance qui crée, chez le sujet injecté, l'état d'anaphylaxie.

innéité, *s. f.* (*in,* dans; *natus,* né). Par opposition à l'hérédité, disposition propre à l'individu, relevant de causes occasionnelles ayant agi, plus ou moins directement, pendant la conception ou la gestation.

inoculation, *s. f.* (*inoculare,* greffer). Introduction dans l'organisme, par une brèche faite aux téguments, d'une substance contenant les germes d'une maladie (microbe pathogène ou virus).

inoculum, *s. m.* Produit introduit par inoculation.

inodulaire (tissu) (ἰνώδης, fibreux). Nom donné par Delpech au tissu fibreux cicatriciel.

inondation ventriculaire. Irruption de sang dans les ventricules du cerveau au cours d'une hémorragie cérébrale. Elle provoque un coma profond avec contractures et hyperthermie; le liquide céphalo-rachidien est sanglant et la mort survient en quelques heures ou quelques jours.

inopexie, *s. f.* (ἴς, ἰνός, fibre; πῆξις, coagulation). Exagération de la coagulabilité du sang.

inorganique, *adj.* V. *anorganique.*

inoscopie, *s. f.* (ἴς, ἰνός, fibrine; σκοπεῖν, examiner) (Jousset, 1903). Méthode bactérioscopique ayant pour but de déceler les microbes contenus dans les liquides de l'organisme normaux ou pathologiques (sérosité d'ascite, de pleurésie, sang, liquide céphalo-rachidien, urine, etc.). Elle consiste à provoquer la formation d'un coagulum qui entraîne les microbes; la dissolution de ce caillot par du suc gastrique artificiel fluoré met en liberté les microbes, qu'il est facile ensuite de colorer.

inosculation, *s. f.* (*in,* dans; *osculari,* baiser). Abouchement direct de deux vaisseaux de même calibre sans interposition de vaisseaux moins volumineux. Ex. : *anastomose par i.*

inositol, *s. m.* Substance appartenant au groupe des vitamines B; sa carence provoque, chez la souris, l'arrêt de la croissance et, chez le rat, la dégénérescence graisseuse du foie (rôle lipotropique).

inotrope, *adj.* (ἴς, ἰνός, substance rétractile; τρέπειν, tourner). Se dit en physiologie de tout ce qui concerne la contractilité de la fibre musculaire.

insémination, *s. f.* Introduction de sperme dans les voies génitales féminines.

insensibilisation, *s. f.* 1° Abolition de la sensibilité locale ou générale. — 2° Nom sous lequel Arloing et Langeron (1935) désignent une désensibilisation passagère, de durée plus ou moins longue, obtenue en administrant l'antigène de façon répétée et prolongée (expériences de laboratoire).

insertion, *s. f.* (génétique). Anomalie de la méiose consistant dans l'adjonction, à un chromosome, d'un segment supplémentaire. V. *mutation.*

insertions (mal des) (M. P. Weil). Syn. *enthésite* (La Cava, 1958), *mal des tubérosités* (Deniéville), *tendinopériostite, tendinite d'insertion, tendinite rhumatismale.* Rhumatisme extra-articulaire localisé au niveau des insertions osseuses des tendons, des ligaments et des aponévroses. Il est souvent d'origine traumatique, comme l'épicondylite.

insolation, *s. f.* V. *coup de chaleur.*

instabilité cardiaque. V. *cœur irritable.*

instantané hépatique (N. Fiessinger). Résultats fournis par l'exécution rapide et simultanée d'un certain nombre d'épreuves fonctionnelles hépatiques différentes selon les auteurs; essentiellement : dosage de la cholémie, test de la bromesulfonephtaléine combiné au tubage duodénal, galactosurie provoquée et quelques réactions de floculation (réaction de Gros, réaction au thymol). On obtient ainsi une vue d'ensemble sur l'état fonctionnel du parenchyme hépatique.

instillation, *s. f.* (*in,* dans; *stilla,* goutte). Action de verser un liquide goutte à goutte.

insuffisance, *s. f.* (*in* nég.; *sufficiens,* suffisant). Etat d'infériorité physiologique dans lequel se trouve un organe ou une glande devenus incapables de remplir leurs fonctions dans leur intégralité.

insuffisance antéhypophysaire. V. *hypopituitarisme antérieur.*

insuffisance capsulaire. V. *hypoépinéphrie.*

insuffisance cardiaque congestive. V. *asystolie.*

insuffisance cardiaque primitive. V. *myocardiopathie.*

insuffisance coronarienne. V. *coronarien.*

insuffisance coronarienne aiguë. V. *état de mal angineux.*

insuffisance hépatique. V. *hypohépatie.*

insuffisance ovarienne. V. *anovarie* et *hypo-ovarie.*

insuffisance parathyroïdienne. V. *parathyréoprive (syndrome).*

insuffisance du premier métatarsien (syndrome d'). V. *insuffisance du premier rayon (syndrome d').*

insuffisance du premier rayon (syndrome d') (J. Lelièvre). — Syn. *Syndrome d'insuffisance du premier métatarsien* (Viladot), qui constitue le premier « rayon » de l'éventail des métatarsiens. Variété la plus fréquente de métatarsalgie, liée à l'insuffisance d'appui de la tête du premier métatarsien et du gros orteil lors de la marche. Cette insuffisance relève de causes diverses : brièveté congénitale du 1er métatarsien (pied ancestral ou maladie de Dudley J. Morton), métatarsus varus, faiblesse des ligaments et des muscles du gros orteil, anomalie des sésamoïdes, pied plat, résection de la tête du 1er métatarsien ou de la 1re phalange du gros orteil. Ce syndrome peut prendre une forme aiguë : c'est le pied forcé (v. ce terme).

insuffisance pulmonaire. 1° Insuffisance des valvules pulmonaires. V. *insuffisance valvulaire.* — 2° Insuffisance respiratoire. V. ce terme.

insuffisance rénale aiguë. Défaillance aiguë des fonctions des reins qui se manifeste par un arrêt total (anurie) ou presque total (oligurie sévère) de l'émission spontanée d'urine. Elle peut être due à un obstacle sur les voies excrétrices (*i. r. a. post rénale*), à un trouble hémodynamique provoquant l'ischémie du rein (*i. r. a. prérénale* par collapsus cardio-vasculaire), ou à une atteinte organique du parenchyme rénal (anurie toxique ou succédant à une glomérulo-néphrite aiguë). Le pronostic de l'*i. r. a.* a été transformé par la mise en œuvre des méthodes d'épuration extrarénales. — *i. r. a. à diurèse conservée. i. r. a.* coexistant avec une émission abondante d'urine purement aqueuse.

insuffisance respiratoire. Impossibilité, pour l'appareil respiratoire, de maintenir, dans le sang artériel, les pressions partielles d'O_2 et de CO_2 et la saturation en oxygène à leurs niveaux normaux; ou nécessité, pour le faire, de recourir à des processus d'adaptation dépassant les limites physiologiques. Elle peut être due à une ventilation insuffisante : c'est l'*i. r. ventilatoire* (v. *hypoventilation pulmonaire*) qui peut être soit *restrictive* (syndrome restrictif ou d'amputation) par diminution des volumes pulmonaires (ablation d'un poumon, symphyse pleurale), soit *obstructive* (syndrome obstructif) par gêne inspiratoire et surtout expiratoire à l'écoulement du flux gazeux dans les voies aériennes (bronchite chronique obstructive, asthme, emphysème), ou *mixte.* L'*i. r.* peut résulter aussi d'altérations de la membrane alvéolaire ou de la paroi capillaire gênant les échanges gazeux entre l'air des alvéoles et le sang des capillaires : c'est l'*i. r. post ventilatoire.* V. *diffusion alvéolo-capillaire.*

insuffisance surrénale. V. *hypoépinéphrie.*

insuffisance testiculaire. V. *anorchidie* et *hypo-orchidie.*

insuffisance thymique. V. *hypothymie.*

insuffisance thyroïdienne. V. *hypothyroïdie.*

insuffisance valvulaire. Défaut d'application des valves d'un orifice cardiaque, ayant pour résultat le reflux d'une partie du sang dans la cavité qu'il vient de quitter (*i. mitrale, aortique, tricuspidienne* et *pulmonaire*).

insuffisance vertébrale (Schanz, 1907). Affection caractérisée cliniquement par une sensibilité à la pression d'un certain nombre d'apophyses épineuses et de corps vertébraux (quand ceux-ci sont accessibles à travers l'abdomen) et un état d'asthénie générale portant surtout sur l'appareil digestif. La pathogénie n'en est pas élucidée.

insuffisance vertébro-basilaire (Silvestrides, 1954; Millikan et

Siekert, 1955; Denny-Brown, 1963). Déficit circulatoire dans le territoire des artères vertébrales et du tronc basilaire, dû presque toujours à des lésions athéromateuses sténosantes et thrombosantes. Il donne lieu à des manifestations variées, parfois déclenchées par l'effort ou des changements de position toujours transitoires et récidivantes, traduisant la souffrance ischémique du tissu nerveux : céphalée occipitale, perte d'équilibre, troubles visuels (amaurose, perception de points ou de lignes brillants) ou moteurs (dérobement des jambes), épisodes de somnolence ou d'amnésie, accessoirement troubles auditifs, cérébelleux, sensitifs, dysarthrie, etc. L'évolution est très variable. Elle peut aboutir à la chronicité par insuffisance circulatoire permanente ou à la thrombose avec ramollissement. V. *ramollissement vertébro-basilaire, sous-clavière voleuse (syndrome de la)* et *Kleyne (manœuvre de)*.

insuffisance vertébro-brachiale. V. *sous-clavière voleuse (syndrome de la).*

insufflation, *s. f.* (*insufflare*, souffler). Injection, dans une cavité, de gaz ou de corps solides ou liquides pulvérisés.

insulaire, *adj.* (*insula*, île). Qui se rapporte aux îlots de Langerhans du pancréas.

insuline, *s. f.* (Banting et Best, 1923). Hormone antidiabétique provenant du pancréas (cellules β des îlots de Langerhans); elle abaisse le taux de la glycémie et favorise l'utilisation du sucre par les tissus. — *i. protamine-zinc* (*I. P. Z.*) ou *i. retard* (Hagedorn, 1934; Scott et Fisher, 1936). *I.* dont la résorption est retardée et dont l'action est ralentie et prolongée par l'addition de protéines extraites de la laitance de poisson (protamine) et de zinc.

insuline (épreuve à l') (La Barre). Procédé destiné à obtenir le suc gastrique pur. Une injection d'insuline déclenche une hypoglycémie avec excitation vagale; celle-ci provoque une sécrétion de suc que l'on recueille par tubage gastrique.

insuline (test d'intolérance à l') (Fraser, Albright et Smith, 1941). Etude de la réaction de l'organisme à une hypoglycémie insulinique provoquée (injection intra-veineuse de 0,1 unité par kilo de poids). Elle est destinée à explorer le fonctionnement hypophysaire (hormone diabétogène) et surrénal. Normalement, au bout de 2 heures, l'abaissement de la glycémie reste inférieur à 20 p. 100.

insuline - glucose (test) (Himsworth, 1939). Etude de la courbe de glycémie après ingestion de glucose (30 g par m² de surface corporelle) et injection intraveineuse simultanée d'insuline (5 unités par m² de surface corporelle) : épreuve destinée à apprécier la sensibilité d'un malade (surtout d'un diabétique) à l'insuline : la glycémie diminue de manière importante chez le sujet sensible, s'élève chez le résistant, et ne varie pas chez l'indifférent.

insulinémie, *s. f.* Taux d'insuline dans le sang.

insulinique (choc). Coma hypoglycémique provoqué par une injection intraveineuse d'insuline. Il a été utilisé dans un but thérapeutique. V. *Sakel (méthode de).*

insulino-dépendant, adj. Qui ne peut se passer d'insuline. — Se dit d'un diabète, qui ne peut être équilibré qu'à l'aide d'un traitement insulinique, ou d'un malade atteint d'un tel diabète.

insulinome, *s. m.* (*insula*, île). Syn. *nésidioblastome.* Tumeur bénigne ou maligne des îlots de Langerhans du pancréas. Certaines sont formées de cellules β sécrétrices d'insuline et provoquant de l'hypoglycémie.

insulino-résistance, *s. f.* Résistance de l'organisme à l'action hypoglycémiante de l'insuline; elle peut être *totale,* si le taux de la glycémie n'est pas modifié, ou *partielle,* s'il est insuffisamment abaissé par l'injection de l'hormone pancréatique.

insulino-sécrétion, *s. f.* Sécrétion d'insuline. — *coefficient d'i. s.*

(Duprey et Lubetski, 1970). Rapport du taux sanguin d'insuline à celui du glucose (I/G). Il est normalement de 2.

insulinothérapie, *s. f.* Traitement par l'insuline.

intention, *s. f.* (*intentio*, action de tendre). Action de tendre les lèvres d'une plaie pour les rapprocher (d'après Littré). — *cicatrisation* ou *réunion par première* ou *deuxième intention.* V. *cicatrisation.*

intercurrent, *adj.* (*inter*, entre; *currere*, courir). Se dit d'une complication ou d'une maladie survenant au cours d'une autre maladie.

interférence, *s. f.* (*inter*, entre; *ferre* porter) (cardiologie). Réaction l'une sur l'autre de deux excitations nées dans le cœur à des foyers différents, en des temps très rapprochés. La seconde reste sans effet, les voies de conduction étant encore en période réfractaire à la suite de la première excitation. — *dissociation par i.* 1° Nom donné par White et Mobitz à la dissociation isorythmique (v. ce terme). — 2° Variété d'arythmie caractérisée par la coexistence, dans le cœur, de deux rythmes indépendants, de cadences à peu près égales. Le plus souvent, il s'agit de la juxtaposition du rythme sinusal qui entraîne les oreillettes et d'un rythme nodal, un peu plus rapide, qui commande les ventricules. L'excitation sinusale ne peut, dans la majorité des cas, se transmettre aux ventricules (interférence avec l'excitation nodale précédente); parfois cependant elle tombe en dehors de la période réfractaire et entraîne la contraction des ventricules; on dit qu'il y a une *capture ventriculaire.* (v. ce terme). — La parasystolie (v. ce terme) est une autre variété de dissociation par *i.* — V. *interféron.*

interférométrie, *s. f.* Méthode de mesure quantitative des ferments de défense répandus dans l'organisme. Elle consiste à comparer avec l'interféromètre de Hirsch les quantités d'opzymes de diverses natures transformées en peptone par les ferments de défense divers contenus dans le sérum examiné. V.

ferments de défense et *opzymes.* — Ce procédé a été appliqué à l'étude des glandes endocrines (mesure de l'activité fermentaire du sérum vis-à-vis des opzymes extraits des diverses glandes).

interféron, *s. m.* (Isaacs et Lindenmann, 1957). Ainsi nommé à cause de l'*interférence virale* : protection contre un virus assurée par une infection préalable de la cellule ou de l'organisme par un autre virus. Substance protéique, très rapidement formée par les cellules exposées à une infection virale (surtout les cellules réticulo-endothéliales et les lymphocytes) et diffusant dans le tissu avoisinant; elle est capable d'inhiber la multiplication du virus, et de virus d'autres espèces, dans d'autres cellules. L'interféron, synthétisé dans la cellule parasitée par le virus, diffuse et informe d'autres cellules non infectées; celles-ci sécrètent une autre protéine, différente de l'interféron, qui va bloquer la synthèse de l'acide nucléique des virus qui ne pourront se reproduire. Les virus sont inégalement sensibles à l'interféron : les myxovirus sont sensibles, les herpesvirus sont résistants. L'*i.* n'est pas spécifique du virus, mais de l'espèce animale infectée. Il semble en outre que la production d'*i.* peut être déclenchée, non seulement par des virus, mais aussi par différents micro-organismes et certaines substances biologiques naturelles (endotoxines microbiennes) ou synthétiques; et que l'*i.* a, en plus de son action anti-virale, un pouvoir inhibiteur envers d'autres micro-organismes bactériens ou fungiques et même, expérimentalement, sur la croissance de cellules tumorales. V. *stimulon.*

intériorisation (syndrome d'). V. *schizose.*

interlobite, *s. f.* Pleurésie interlobaire.

intermédine, *s. f.* Syn. *hormone mélanophoro-dilatatrice, hormone mélanotrope.* Hormone dilatatrice des mélanophores des poissons, qui serait sécrétée par le lobe intermédiaire de l'hypophyse (Zondek et Krohn, 1932). Pour Sulzberger, elle aurait également une action antidiurétique (v. *adiurétine*). — Chez l'homme, l'*h. mélanotrope* serait sécrétée par le lobe antérieur de l'hypophyse.

intermédinémie, *s. f.* Présence d'intermédine dans le sang. Le taux de l'intermédine varie selon certains états physiologiques et pathologiques; il augmente dans la grossesse et l'intermédine est alors excrétée en abondance dans l'urine.

intermenstruel, *adj.* Qui survient entre les règles. — *crise i.* ou *syndrome i.* V. *quatorzième jour (syndrome du).*

intermission, *s. f.* (peu usité) ou **intermittence,** *s. f.* (*inter*, entre; *mittere*, mettre). 1° Intervalle qui sépare les accès d'une fièvre ou d'une maladie quelconque. Ex.: *paludisme, folie périodique.* — 2° *i. du pouls et du cœur.* Arrêt survenant de temps en temps, parfois périodiquement, et rompant la série régulière des battements du cœur et du pouls. Cette *i. vraie* correspond à une pause ventriculaire plus ou moins longue (due à un bloc auriculo-ventriculaire ou plus rarement, sino-auriculaire); dans l'*i. fausse*, la contraction ventriculaire n'est pas absente, mais elle est insuffisante (extrasystole) pour être perçue au niveau des artères périphériques.

intermittent, *adj.* Se dit d'une maladie, d'un phénomène, d'un signe qui se reproduisent à intervalles réguliers. — *fièvre i.* V. *fièvre i.* et *paludisme.* — *fièvre biliaire i.* V. *fièvre bilio-septique.* — *folie i.* V. *folie i.* — *pouls i.* V. *intermittence,* 2° et *pouls paradoxal.*

intérocepteur, *s. m.* (*interior*, qui est dedans; *capere*, recueillir) (Sherrington). Terminaison nerveuse sensitive (récepteur sensitif) recueillant les excitations venues de l'intérieur du corps. On distingue les *propriocepteurs* siégeant dans les muscles, les os, les articulations, et les *viscérocepteurs* répondant aux sensations de pression vasculaire et aux sensations douloureuses.

interoceptive (sensibilité). V. *sensibilité.*

interoestrus, *s. m.* V. *œstral (cycle).*

interolivaire (syndrome). V. *bulbaire antérieur (syndrome).*

interosseux (phénomène des). V. *doigts (phénomène des).*

intersexualité, *s. f.* (Goldschmidt, 1915). D'après G. « un intersexué est un individu qui commence son développement suivant un sexe génétique et l'achève suivant le sexe opposé », dit *sexe induit.* — Ce mot, détourné de son sens primitif, désigne aussi les malformations sexuelles ou les simples modifications des caractères sexuels secondaires qui rapprochent celui qui en est atteint du sexe opposé.

intersexué ou **intersexuel (état).** État caractérisé par l'existence, chez un même sujet, d'attributs masculins et féminins. La présence de caractères opposés au sexe anatomique peut être très discrète et physiologique (apparence féminine des garçons à la puberté, allure masculine des femmes à la ménopause); dans certains cas pathologiques elle transforme l'aspect du sujet (pseudo-hermaphrodisme androgynoïde ou gynandroïde congénital, virilisme acquis). L'hermaphrodisme véritable est tout à fait exceptionnel. Ces cas pathologiques résultent le plus souvent d'une maladie génétique : anomalie du nombre des chromosomes, mutation de gènes.

interstitiel, *adj.* Qui concerne le tissu de soutien (tissu conjonctif et vaisseaux) entourant l'élément noble d'un organe. Ex.: *néphrite i., encéphalite i.* (paralysie générale). — *glande i.* V. *diastématique (glande).*

intersystole, *s. f.* (Chauveau). Temps très court qui s'écoule entre la systole des oreillettes et la systole des ventricules.

intertrigineux, euse, *adj.* « Qui concerne l'intertrigo » (Littré).

intertrigo, *s. m.* (*inter*, entre; *terere*, frotter). Syn. *érythème intertrigo.* Inflammation de la peau au niveau des plis, favorisée par l'obésité et la transpiration. Elle est d'origine microbienne.

intervalle libre ou **lucide.** Temps qui s'écoule entre le moment où un phénomène se produit et celui où il se manifeste cliniquement. — *i. l. dans les épanchements sanguins intra-crâniens* (J.-L. Petit). Les premiers symptômes de compression cérébrale ou d'irritation méningée n'apparaissent que quelques heures après le traumatisme, en cas d'épanchement extra-dural, et seulement quelques jours après, en cas d'épanchement sous-dural. — *i. l. dans les perforations gastro-intestinales.* V. *accalmie traîtresse.* — *i. l. dans la sténose pylorique du nourrisson.*

intestinale (crise). Accès de violentes douleurs intestinales ou rectales, accompagnées de diarrhée ou simulant l'occlusion, que l'on observe au cours du tabes.

intolérance, *s. f.* Terme qui, en biologie, désigne toutes les réactions opposées par certains sujets à un agent extérieur toléré par la plupart des autres individus. Ces réactions peuvent être générales (crise, fièvre) ou localisées à un organe ou à un tissu (urticaire, ictère, néphrite, etc.). — L'*i.* peut être innée (*idiosyncrasie*) ou acquise (*sensibilisation*).

intoxication, *s. f.* (*in*, dans; *toxicum*, poison). Syn. *maladie toxique.* Maladie provoquée par l'action de poisons sur l'organisme. — *i. endogène.* Syn. *toxicose. I.* par des substances produites dans l'organisme, soit par des germes vivants, soit par l'organisme lui-même (déchet de la nutrition). Dans ce dernier cas, il y a *auto-intoxication* (v. ce mot). — *i. exogène. I.* par des poisons produits en dehors de l'organisme. — — *i. inapparente.* Par analogie avec l'infection inapparente on a proposé de nommer *i. inap.* les *i.* (saturnisme, benzénisme) qui ne donnent pas lieu à des signes cliniques, mais qui peuvent être révélées par les méthodes de laboratoire.

intra-artériel, *adj.* V. *intra-vasculaire.*

intra-capsulaire, *adj.* « Qui est dans la capsule articulaire » (Littré). — *corps étranger i.-c.*

intra-cornéen, *adj.* A l'intérieur de la cornée.

intra-cytoplasmique, *adj.* Qui se trouve à l'intérieur du cytoplasme.

intra-dermique, *adj.* Qui est dans l'épaisseur du derme. Ex. : *injection i.-d.*

intradermo-réaction, *s. f.* (Mantoux). Réaction cutanée inflammatoire survenant au point où l'on a pratiqué une injection intra-dermique d'une très minime quantité de certaines substances se comportant comme un antigène (toxine, p. ex.), quand le sujet inoculé réalise des conditions particulières qui varient avec la substance injectée. — Etudiée d'abord avec la *tuberculine* (Mantoux) et la *luétine* (Noguchi), la réaction est positive quand le sujet est atteint de tuberculose dans le premier cas ou de syphilis dans le deuxième cas. — L'*i.-r.* pratiquée avec des toxines diverses permet d'étudier le degré d'immunité ou de réceptivité pour les maladies qui correspondent à chacune de ces toxines; telles que la toxine diphtérique (réaction de Schick), la t. tétanique, la t. streptococcique (réaction de Dick). — *i.-r. de Burnet.* V. *mélitine.* — *i.-r. de Casoni.* V. *Casoni* (épreuve de). — *i.-r. de Montenegro.* V. *Montenegro* (intradermo-réaction de).

intradurographie, *s. f.* V. *radiculographie.*

intra-mural, *adj.* Qui est situé dans l'épaisseur d'une paroi (artère, bronche, cœur), séparé de la surface par une couche de tissu sain. — *neurectomie i.-m.* V. *neuroendartériectomie i.-m.*

intra-musculaire, *adj.* Qui est dans l'épaisseur du tissu musculaire. Ex.: *injection i.-m.*

intra-rachidien ou **intra-vertébral,** *adj.* Qui est ou se fait dans l'intérieur du canal vertébral. — *ponction, injection i.-r.*

intra-sacculaire, *adj.* (*intra*, en dedans; *sacculus*, petit sac). Syn. *endosacculaire.* Qui est à l'intérieur d'un sac (anévrismal p. ex.) ou d'un saccule.

intra-scléral, *adj.* A l'intérieur de la sclérotique.

intra-sellaire, *adj.* A l'intérieur de la selle turcique.

intra-ténonien, *adj.* A l'intérieur de la capsule de Tenon.

intra-thécal, *adj.* (θήκη, boîte). Dans l'espace arachnoïdien; intrarachidien.

intra-vasculaire, *adj.* Qui est à l'intérieur d'un vaisseau sanguin, soit artériel (*intra-artériel*), soit veineux (*intra-veineux*). Ex. : *injection i.-v.*

intra-veineux, *adj.* V. *intra-vasculaire.*

intra-ventriculaire, *adj.* Qui est ou se fait dans l'intérieur d'un ventricule cérébral ou cardiaque. — *injection, ponction i.-v.*

intrinsèque (facteur). V. *Castle (théorie de).*

introduit, *adj.* Se dit d'une infection contractée par un malade dans la région où il réside (infection autochtone) et où cette infection, qui n'existait pas à l'état habituel, a été importée par des sujets contaminés au dehors. — *paludisme i.*

introversion, *s. f.* (*introversio*, de *introversus*, vers l'intérieur). Tendance à se replier sur soi-même, à s'intéresser uniquement à sa vie intérieure.

intrusion (complexe d'). V. *Caïn (complexe de).*

intubation, *s. f.* Introduction d'un tube dans un conduit naturel. — En anesthésie, mise en place, à la phase de début et après induction (v. ce terme), d'une sonde endotrachéale destinée à assurer la liberté des voies aériennes.

intubation du larynx. V. *tubage du larynx.*

intumescence, *s. f.* (*in*, en; *tumescere*, se gonfler). « Augmentation de volume du corps ou d'une de ses parties » (Littré).

intussusception, *s. f.* (*intus*, en dedans; *suscipere*, recevoir). 1° Pénétration par endosmose des éléments nutritifs à l'intérieur des cellules des êtres organisés. — 2° V. *invagination*, 2°.

inuline (épreuve à l'). V. *clairance.*

inunction, *s. f.* (*in*, sur; *unctio*, onction). V. *onction.*

Inv (antigène, gène, site antigénique ou **système).** V. *groupes sanguins* et *immunoglobuline.*

invagination, *s. f.* (*in*, dans; *vagina*, gaine). 1° V. *embolie*, 2°. — 2° « Mode de déplacement du canal intestinal qui consiste dans l'introduction ou *intussusception* d'une portion d'intestin dans la portion qui lui fait suite, de telle sorte que la première portion est engainée dans la deuxième, à la manière d'un doigt de gant » (Cruveilhier).

invagination basilaire. V. *impression basilaire.*

invasion, *s. f.* (*invadere*, envahir). Période qui s'étend depuis l'apparition des premiers symptômes d'une maladie jusqu'à la période d'état.

inversion, *s. f.* (*in*, en; *versus*, tourné). 1° Syn. *hétérotaxie, situs inversus* (v. ces termes), *transposition viscérale.* Anomalie consistant en ce fait qu'un ou tous les organes se trouvent du côté du corps opposé à celui qu'ils occupent normalement. Ex. : *i. du cœur* (cœur à droite), *i. du foie* (foie à gauche), etc. — 2° *i. du testicule.* Situation anormale d'un testicule dans les bourses, l'épididyme couvrant son bord antérieur. — 3° *i. de l'utérus.* Invagination de l'utérus, le fond de cet organe descendant plus ou moins dans la cavité utérine ou vaginale. — 4° *i. des points lacrymaux.* Déviation en arrière des points lacrymaux. — 5° *i. thermique.* Modification de la température dans laquelle le maximum thermique se produit le matin et non le soir. Elle peut se rencontrer au cours de certaines fièvres, en particulier de la fièvre tuberculeuse et aussi (Gilbert et Lereboullet) dans les affections biliaires et gastro-intestinales. — 6° *i. du sens génital* (Charcot et Magnan). Syn. *sens sexuel contraire* (Westphall, 1870). Anomalie psychique dans laquelle les sujets atteints, malgré une conformation physique normale, présentent les instincts sexuels du sexe qui n'est pas le leur. V. *homosexuel.* — 7° *i. de la formule polaire.* V. *Erb (réaction d').*

invertase ou **invertine**, *s. m.* Ferment sécrété par la muqueuse intestinale et qui dédouble le saccharose en glucose et en lévulose.

inverti, *s. m.* Sujet atteint d'inversion du sens génital (homosexuel ; v. ce terme). — Dans un sens restrictif, celui « qui, dans la comédie de l'amour, assume le rôle d'une femme et désire être possédé » (André Gide).

involution, *s. f.* (*in*, dans ; *volvere*, rouler). Terme par lequel on désigne en physiologie ou en pathologie toute modification régressive d'un organe sain ou malade, d'un processus morbide, d'un ensemble d'organes ou de l'organisme tout entier. — *i. sénile.* Régression générale de l'organisme sous l'influence de la vieillesse. — *i. utérine.* Retour progressif de l'utérus à sa dimension normale après l'accouchement.

iod-Basedow, *s. m.* (Kocher). Hyper-thyroïdie apparaissant parfois à la suite d'un traitement iodé, chez des sujets porteurs d'un goitre simple.

iode hormonal, iode protéique. V. *iodémie*.

iodémie, *s. f.* Présence d'iode dans le sang. Le taux normal de l'*i. totale* est de 5 à 9 γ (ou μg) pour 100 ml de plasma. Cette *i.* se décompose en : *iode minéral* ou inorganique : 1 γ % et *iode organique lié aux protéines* (*iode protéique*) (P.B.I. : Protein Bound Iodine) : 4 à 8 γ %. Ce dernier est formé d'une fraction non hormonale (iodotyrosines) et d'une fraction hormonale (extractible par le butanol, d'où les initiales B.E.I. : Butanol Extractible Iodine) ; cette fraction hormonale (*iode hormonal*) comprend essentiellement la thyroxine (T4) liée aux protéines (3 à 8 γ) et très accessoirement la thyroxine libre et T3. — Le taux de l'*iode protéique* est abaissé dans l'hypothyroïdie (inférieur à 3 γ) et élevé dans l'hyper-thyroïdie (supérieur à 9 γ) ; celui de l'*iode hormonal* est inférieur à 2 γ dans l'hypothyroïdie et supérieur à 8 γ dans l'hyperthyroïdie. V. *thyroïdiennes* (*hormones*), *iodotyrosine* et *thyroxine*.

iode radio-actif (test à l'). Epreuve destinée à apprécier le fonctionnement de la glande thyroïde, en mesurant, à son niveau, le taux de fixation de l'iode radio-actif (I^{131}) ingéré ou injecté en minime quantité. Un corps thyroïde normal fixe au maximum 30 à 50 % de l'iode vers la 24e heure ; en cas de maladie de Basedow, la fixation est beaucoup plus élevée (80 à 95 %) et plus précoce (vers la 6e heure). Elle est très faible chez les myxœdémateux.

iodide, *s. f.* (iode). Manifestation cutanée observée chez certains sujets après absorption de l'iode ou d'un de ses composés. V. *halogénide*.

iodisme, *s. m.* Nom donné à l'ensemble des phénomènes toxiques qui se manifestent chez quelques cas à la suite de l'absorption de l'iode ou d'un de ses composés.

iodophilie, *s. f.* (iode ; φιλία, amitié). Affinité pour l'iode ; p. ex. de certaines cellules qui contiennent du glycogène et qui se colorent en brun par les réactifs iodés.

iodothyrine, *s. f.* (Baumann, 1895). La première des substances iodées extraites du corps thyroïde.

iodotyrosine, *s. f.* Substance présente dans la thyroglobuline et produite par la fixation d'iode sur la tyrosine ; on distingue la monoiodo-3-tyrosine (M.I.T.) et la diiodo-3,5 tyrosine (D.I.T.) qui, par condensation, donnent naissance aux hormones thyroïdiennes. V. ce terme et *thyroglobuline*.

iodurie, *s. f.* Elimination d'iode par l'urine ; elle est plus abondante chez les basedowiens que chez les sujets normaux. — *test de l'i. provoquée.* 1º (Guy Laroche). L'injection intraveineuse d'iode augmente beaucoup moins l'iodurie chez le basedowien, dont le corps thyroïde retient l'iode, que chez le sujet normal. — 2º L'ingestion d'huile iodée est rapidement suivie d'élimination d'iode par l'urine, lorsque les sucs digestifs contiennent leur taux normal de lipase ; en cas d'absence de ce ferment, l'iodurie n'apparaît pas (Tremolières et Chéramy).

ion, *s. m.* (ἰών, part. de εἶμι, je vais) (Faraday 1839). Atome ou groupement d'atomes ayant perdu ou gagné un ou plusieurs électrons et qui, de ce fait, a acquis une charge électrique. Il y a deux sortes d'ions : les ions positifs ou *cations* (ions H^+ Na^+ Ca^{++} NH_4^{++}) et les ions négatifs ou *anions* (ions OH^- Cl^- CO_3^{--} SO_4^{---} HPO_4^{--}). Ces ions résultent de la scission d'une molécule d'un électrolyte en solution. Si, dans cette solution, on établit un champ électrique, le cation va à l'électrode négative ou cathode et l'anion à l'électrode positive ou anode. Certains cations constituent les rayons canaux des ampoules de Crookes et les rayons α des corps radioactifs (v. *électron, ionogramme, concentration ionique du plasma* et *valence*).

ionisation, *s. f.* 1º (S. Leduc). Introduction dans l'organisme des éléments d'une substance chimique décomposée par électrolyse. Ex. : traitement local du rhumatisme par l'ion salicylique. — 2º Formation d'ions à partir de molécules. Elle peut se produire dans les gaz ou dans certains liquides comme l'eau, qui sont dits ionisants. Dans un gaz, elle résulte de bombardement de ses molécules par un rayonnement suffisamment énergétique pour leur arracher des électrons (rayons cosmiques, X, etc.). Dans un liquide ionisant, seuls les acides, bases, et sels s'ionisent. Ces corps sont dits : électrolytes. Une molécule (p. ex. : H_2SO_4) se dissocie en plusieurs ions, simples (H^+) ou complexes (SO_4^{--}). La somme des charges électriques des ions fournis par une molécule est nulle. L'ionisation d'un acide (ou d'une base) peut être totale ou partielle, suivant que l'acide (ou la base) est fort ou faible.

ionogramme, *s. m.* Formule ou graphique indiquant la concentration des différents ions dans un liquide (plasma, p. ex.). L'*i.* est généralement exprimé en milli-équivalents par litre. V. *concentration ionique du plasma.*

ionothérapie, *s. f.* (ion; θεραπεία,

thérapeutique). Partie de l'électrothérapie qui concerne l'introduction des médicaments à travers la peau saine par l'intermédiaire des courants électriques.

iophobie, *s. f.* (ἰός, venin, poison; φόβος, crainte). Crainte morbide des poisons.

iotacisme, *s. m.* (iota). Difficulté de prononcer les lettres *g* doux et *j* qui sont remplacées par *i* : *ienou* au lieu de genou, *Iules* au lieu de Jules.

ipsilatéral, *adj.* (*ipse*, même; *latus*, côté). V. *homolatéral.*

I.P.T. Abréviation d'indice du potentiel thrombodynamique (v. ce terme).

I. P. Z. Initiales de l'insuline-protamine-zinc. V. *insuline.*

iridectomie, *s. f.* (ἶρις, iris; ἐκτομή, ablation) (de Graefe). Résection partielle de l'iris, pratiquée pour ouvrir un passage aux rayons lumineux (*i. optique*) ou pour combattre une inflammation (*i. antiphlogistique*).

iridencleisis, *s. m.* (ἶρις; ἐγκλείω, j'enferme) (S. Holth, 1907). Opération qui consiste à déterminer l'enclavement d'un lambeau d'iris entre la sclérotique et la conjonctive. Elle est pratiquée dans les cas de glaucome chronique simple.

iridocèle, *s. f.* (ἶρις, κήλη, tumeur). Hernie de l'iris à travers une plaie de la cornée.

irido-choroïdite, *s. f.* Inflammation de l'iris et de la choroïde.

irido-cyclite, *s. f.* Variété d'iritis ou d'iridochoroïdite associée à l'inflammation du corps ciliaire. C'est une affection récidivante qui peut laisser des adhérences entre l'iris et le cristallin.

iridodialyse, *s. f.* (ἶρις; διάλυσις, séparation). 1º Déchirure traumatique de l'iris. — 2º Dissection et arrachement d'un lambeau d'iris pour pratiquer une pupille artificielle.

iridodonèse, *s. f.* ou **iridodonésis,** *s. m.* (ἶρις; δονέω, je secoue). Syn. *iris tremulans.* Tremblement particulier de l'iris qui se produit au moindre mouvement de l'œil et que l'on a comparé « à l'ondulation de la voile que fait flotter le vent par un temps calme » (Fano). Il est généralement causé par l'absence du cristallin qui sert de point d'appui à l'iris.

iridoplégie, *s. f.* Paralysie de l'iris.

iridopsie, *s. f.* (ἴρις, arc-en-ciel; ὄψις, vue). Trouble oculaire consistant dans la vision d'arc-en-ciel.

iridorrhexie ou **iridorrhexis,** *s. f.* (ἴρις ; ῥῆξις, arrachement). Arrachement d'un lambeau d'iris lorsque cette membrane adhère au cristallin par des synéchies postérieures.

iridoschisis, *s. m.* (ἴρις; σχίζω, je divise) (Lœwenstein, 1945). Clivage du feuillet mésodermique de l'iris, dont la couche supérieure s'atrophie.

iridotomie ou **iritomie,** *s. f.* (ἴρις ; τομή, section). Simple section de l'iris destinée à produire une pupille artificielle.

iris (herpès). V. *hydroa.*

iritis, *s. f.* Inflammation de l'iris. Elle est caractérisée cliniquement par de la douleur, du larmoiement, de la photophobie et une rougeur localisée au pourtour de la cornée. Elle est souvent associée à une inflammation du procès ciliaire (irido-cyclite).

irradiation, *s. f.* Syn. *radiation.* 1° Emission de rayons lumineux (y compris les rayons invisibles du spectre, ultra-violets et infra-rouges), et, par extension, émission de rayons X et de rayonnements des corps radio-actifs. — 2° Application de ces divers rayons sur des organismes ou des substances d'origine animale ou végétale. — *i. douloureuse.* Propagation d'une sensation douloureuse d'un point fixe, siège de la douleur, vers des régions plus ou moins éloignées. — *fracture par i.* « Fracture dans laquelle l'action du corps vulnérant s'est propagée d'un point central dans une ou plusieurs directions » (Littré). — *mal des i. pénétrantes.* V. *rayons (mal des).*

irréflectivité, *s. f.* (Babinski). Syn. *aréflectivité, aréflexie.* Absence des réflexes.

irritabilité, *s. f.* (Glisson, 1672). Syn. *incitabilité.* Propriété possédée par les tissus et les organes vivants qui les fait réagir sous l'influence d'une excitation externe ou interne.

irritabilité spécifique (loi d'). Syn. *loi de Müller.* Chaque nerf sensitif ne répond qu'à une seule variété de stimulus et ne donne naissance qu'à une seule forme de sensation; s'il est anormalement excité par un stimulus différent, il répond toujours par la même sensation.

irritation (réflexe ou **syndrome d')** V. *Reilly (phénomène ou syndrome de).*

Irvine-Gass (syndrome d') (I., 1953; G., 1966). Complication postopératoire de la cataracte due à la rupture tardive de la membrane hyaloïde suivie d'adhérences de la chambre antérieure de l'œil. Anatomiquement existe un œdème de la macula (et parfois de la papille) avec des microkystes; cliniquement de la photophobie et une baisse de l'acuité visuelle. L'évolution est variable : tantôt vers la guérison sans séquelle, tantôt vers une perte plus ou moins complète de la vision.

Isambert (maladie d'). Syn. *angine scrofuleuse.* Localisation pharyngolaryngée de la granulie.

ischémie, *s. f.* (ἴσχειν, arrêter; αἷμα, sang). 1° Anémie locale. — *i. d'élévation* (Buerger). *I.* provoquée par l'élévation à la verticale de la jambe, chez un malade atteint d'artérite oblitérante; elle se manifeste par la disparition de la couleur vermillon des téguments existant dans le décubitus. — *i. intestinale paroxystique.* V. *angor intestinal.* — 2° (électrocardiographie). Degré de souffrance myocardique le plus précoce et le plus faible, à la suite de l'oblitération d'une artère coronaire. L'*i.* ne correspond à aucune altération histologique connue. Elle se traduit, sur l'électrocardiogramme, par une modification des ondes T qui peut disparaître rapidement si l'obstruction est temporaire. V. *lésion* et *nécrose.*

ischémie-lésion (syndrome d') (électrocardiographie). Altération de l'électrocardiogramme observée au cours de l'infarctus du myocarde, caractérisée par un segment ST décalé (effet de lésion) suivi d'une onde T dirigée en sens opposé à celui de ce décalage (effet d'ischémie).

ischiadelphe, s. m. (ισχίον, ischion; ἀδελφός, frère), ou **ischiopage**, s. m. (ισχίον; παγείς, uni) (I. G. St-Hilaire). Monstre double ayant un ombilic commun : les deux sujets sont soudés par la région pelvienne et ils ont la face tournée du même côté.

ischio-pubiotomie, s. f. Syn. *pélycotomie, opération de Farabeuf*. Section de la branche ascendante de l'ischion et de la branche horizontale du pubis, pour produire l'élargissement momentané d'un bassin oblique ovalaire (bassin de Nægelé), au moment de l'accouchement.

ischurie, s. f. (ισχειν, arrêter; οὖρον, urine). Suspension de l'excrétion urinaire due à ce que les uretères ou les conduits urinifères ne laissent plus passer le liquide sécrété par les glomérules.

iso-agglutination, s. f. Agglutination survenant entre les sangs d'individus de même espèce.

iso-agglutinine, s. f. Syn. *iso-hémagglutinine*. Agglutinine contenue dans un sérum et capable d'agglutiner les hématies provenant d'un individu de même espèce.

iso-agglutinogène, s. m. Syn. *iso-hémagglutinogène*. Agglutinogène présent dans les hématies et les rendant agglutinables par le sérum d'un individu de même espèce.

iso-agression, s. f. V. *iso-immunisation*.

iso-allergie, s. f. Etat d'allergie provoqué dans un organisme par l'introduction d'un antigène provenant d'un sujet de même espèce.

iso-androstérone, s. f. Hormone androgène extraite de l'urine. C'est un des 17-cétostéroïdes, dérivé de la testostérone (v. ces termes) et *androgènes (hormones)*.

iso-anticorps, s. m. (ίσος, égal). Syn. *allo-anticorps*. Anticorps sérique réagissant de façon spécifique avec un antigène provenant d'un individu de même espèce (iso-antigène). Ex. : iso-agglutinine.

iso-antigène, s. m. Syn. *allo-antigène*. Antigène capable de provoquer la formation d'anticorps (iso-anticorps) chez un individu de même espèce.

isochrome, adj. (ίσος, égal; χρῶμα, couleur). — *anémie i.* V. *anémie i.*

isochrone, adj. (ίσος; χρόνος, temps). Qui se fait en des temps égaux. Ex. : *battements isochrones*. — (neurologie). Qui a des chronaxies égales (Lapicque).

isochronisme, s. m. (ίσος; χρόνος) (L. Lapicque) (neurologie). Egalité, au moins approximative, de chronaxie entre deux fibres nerveuses, entre un nerf et un muscle. Elle serait la condition nécessaire à la transmission de l'influx nerveux lors des excitations isolées (*loi de l'isochronisme* de Lapicque).

isocoagulabilité, s. f. Aptitude normale à coaguler. — l'*i. sanguine* se traduit par une vitesse de coagulation normale du sang.

isocorie, s. f. (ίσος; κόρη, pupille). Egalité de diamètre des deux pupilles.

isocytose, s. f. (ίσος; κύτος, cellule). Egalité dans la dimension des globules rouges qui sont presque toujours de taille normale (*normocytose*), mais parfois de taille un peu inférieure, dans quelques anémies.

isodactylie, s. f. (ίσος; δάκτυλος, doigt). Egalité de la longueur des doigts qui sont en même temps courts et renflés à leur base.

iso-diagnostic, s. m. « Procédé proposé par Etienne Sergent, en 1920, pour déceler une infection latente par l'inoculation du sang du sujet suspect à un autre sujet supposé neuf et sensible. Un résultat positif indique que le sujet suspect est réellement en état d'infection latente; si le résultat est négatif, on réinocule le sujet d'épreuve avec du sang parasité pour vérifier qu'il n'est pas lui-même en état de prémunition » (Edm. Sergent, L. Parrot et A. Catanei).

isodiastolique, adj. (C. Lian). Se dit d'un phénomène qui se passe tout à fait au début de la diastole ventriculaire, avant l'ouverture des orifices auriculo-ventriculaires.

isodiphasisme, s. m. (ἴσος; δίς, deux; φάσις, période). Egalité des deux périodes ou phases d'un phénomène alternatif. — Lian applique ce terme à l'égalité des ondes Q et R de l'électrocardiogramme en 3ᵉ dérivation; l'i. serait un signe d'infarctus du myocarde.

isodyname, adj. (ἴσος; δύναμις, force). Qui dégage la même quantité d'énergie. — aliment i.

isodynamie des aliments (Rübner, 1885). Egalité du pouvoir calorique, dans l'organisme, des diverses catégories d'aliments (protides, lipides, glucides) qui, par conséquent, seraient interchangeables, sans inconvénient, dans la ration alimentaire. Cette loi de l'i. des a. doit être corrigée par la notion de l'action dynamique spécifique (v. ce terme). De plus, elle ne concerne que la valeur calorique des aliments et non leur valeur en tant que source de matériaux nécessaires à l'édification et à l'entretien des tissus; de ce point de vue, protides, lipides et glucides ne peuvent être remplacés les uns par les autres sans détruire l'équilibre nutritif.

iso-électrique (ligne) (électrocardiographie). Ligne horizontale tracée sur l'électrocardiogramme, correspondant à la position de repos du galvanomètre, lorsque aucun courant cardiaque ne traverse l'électrocardiographe.

iso-électrique (point). Syn. pHi. Valeur du pH d'un milieu pour laquelle un ampholyte contenu dans ce milieu est également dissocié en valences acides et basiques; il est alors électriquement neutre. C'est le point critique de l'ampholyte en deçà et au delà duquel il se comportera de nouveau comme un acide ou comme une base. V. ampholyte.

isogénique, adj. (immunologie). Se dit de tissus, de cellules, de sérums, etc., appartenant à un individu de même espèce et de même lignée que celles du sujet considéré.

isoglycémie, s. f. (Escudero, 1932).

Constance de la concentration du glucose dans le sang (glycémie), sans qu'elle soit influencée par l'alimentation ou l'exercice du sujet observé. Cette anomalie a été signalée par E. chez certains diabétiques.

isogreffe, s. f. (ἴσος; greffe). Syn. greffe isogénique, isologue ou syngénique. Greffe dans laquelle le greffon est prélevé sur un jumeau homozygote ou, au laboratoire, sur un animal de même race pure, c.-à-d. sur un sujet ayant la même formule génétique.

iso-groupe, adj. Du même groupe sanguin.

iso-hémagglutinine, s. f. V. iso-agglutinine.

iso-hémagglutinogène, s. m. V. iso-agglutinogène.

isohygie, s. f. (ἴσος, égal; ὑγιεία, santé). Egalité de conditions hygiéniques dans plusieurs régions.

iso-immunisation, s. f. Syn. allo-immunisation, iso-agression, iso-sensibilisation. Apparition d'anticorps (iso-anticorps) dans un organisme qui a reçu un antigène provenant d'un sujet de la même espèce (iso-antigène). Par exemple, lorsqu'un individu reçoit des hématies d'un sujet de la même espèce, possédant un agglutinogène dont il est dépourvu lui-même, il apparaît dans son plasma sanguin un agglutinine (agglutinine immune ou irrégulière, ou immun-anticorps; v. agglutinine) capable de détruire ces hématies. L'i.-i. de beaucoup la plus fréquente est celle de sujets Rh — élaborant un anticorps (dont ils sont normalement dépourvus) agglutinant les hématies Rh +. Elle est provoquée par l'injection de sang Rh + ou par le développement d'une grossesse lorsque le fœtus est Rh +. Elle est à l'origine de certains accidents de la transfusion et de la maladie hémolytique du nouveau-né. V. Rhésus (facteur) et incompatibilité fœto-maternelle. Après l'antigène Rh standard, ceux qui sont le plus souvent responsables des phénomènes d'i.-i. sont les antigènes Kell, E, Duffy et Kidd, présents dans les hématies de certains sujets. — A côté de cette *i.-.i anti-érythrocytaire* existe une *i.-i. anti-leucocytaire* et une *i.-i. anti-plaquettaire* qui, développées chez des sujets ayant reçu de nombreuses transfusions sanguines, peuvent provoquer des réactions transfusionnelles (lyse fébrile des leucocytes, thrombopénie transitoire).

iso-leuco-anticorps, *s. m.* Anticorps sérique actif contre les leucocytes d'un sujet de même espèce.

isologue, *adj.* (Terme incorrectement formé, sur le modèle d'homologue, avec le préfixe ἴσος, égal) (immunologie). Se dit de tissus, de cellules, de sérums, etc. appartenant à un individu de la lignée pure ou à un jumeau homozygote du sujet considéré.

isolysine ou **iso-hémolysine,** *s. f.* Hémolysine contenue dans un sérum et capable de détruire les hématies provenant d'un sujet de même espèce.

isométrique, *adj.* (ἴσος; μέτρον, mesure). Qui ne s'accompagne pas de changement de dimensions (d'un organe, p. ex.). — *contraction i. des ventricules.* V. *isovolumétrique.*

isoniazide, *s. m.* Syn. *acide isonicotinique hydrazide, I.N.H., Rimifon* (n. dép.). Corps chimique possédant une action bactériostatique, *in vitro,* contre le bacille de Koch et très actif, *in vivo,* contre la tuberculose. V. *antituberculeux.*

isoniazido-résistance, *s. f.* Syn. *I. N. H.-résistance, iso-résistance.* Résistance des bacilles de Koch à l'action de l'isoniazide.

isopathie, *s. f.* (ἴσος, semblable; πάθος, affection). Doctrine d'après laquelle l'organisme animal, sous l'influence de la maladie, élabore des substances destinées à combattre cette même maladie. Cette doctrine, qui remonte à Hippocrate (ce qui fait la maladie la guérit aussi), a été remise en honneur par l'école pastorienne sous le nom d'*immunisation active* et a eu pour conséquence l'emploi thérapeutique des sérums ou sérothérapie.

isophénolisation, *s. f.* Syn. *opération de Döppler.* Friction, avec une solution isotonique de phénol, d'un pédicule vasculaire, dans le but de détruire chimiquement les filets sympathiques qui l'entourent et de produire de la vasodilatation. — *i. du cordon et du testicule* préconisée dans l'impuissance; *i. du pédicule ovarien* dans le cas de névralgies pelviennes.

isoprénaline, *s. f.* Amine sympathicomimétique de synthèse (isopropylnoradrénaline) stimulant les récepteurs adrénergiques β (v. ce terme). Spécialisée sous les noms déposés d'Isuprel (chlorhydrate d'*i.*) et d'Aleudrine (sulfate d'*i.*).

iso-résistance, *s. f.* V. *isoniazido-résistance.*

isorythmique, *adj.* Qui à un rythme égal. — *dissociation i.* (cardiologie). Variété de dissociation auriculo-ventriculaire par interférences dans laquelle oreillettes et ventricules battent isolément à des rythmes presque aussi rapides; sur l'électrocardiogramme, l'onde auriculaire P semble «flotter» autour de l'onde ventriculaire rapide R. V. *interférences (dissociation par).*

isoschémie phylétique (loi d') (ἴσος; σχῆμα, ébauche) (O. Hertwig, 1906) (embryologie). Les parties des embryons ne sont encore que des ébauches d'organes, et si les ébauches d'organes correspondants se ressemblent beaucoup à cause de leur simplicité et peuvent être dites semblables dans un même embranchement, leur devenir est différent dans les divers types faisant partie de cet embranchement.

iso-sensibilisation, *s. f.* V. *iso-immunisation.*

isosexuel, *adj.* (ἴσος, égal; sexuel). Conforme à l'évolution sexuelle normale, c.-à-d. au sexe génétique et gonadique du sujet.

isosthénurie, *s. f.* (ἴσος, égal; σθένος, force; οὐρεῖν, uriner). Émission d'une urine de densité fixe et voisine de 1010 (densité du plasma sanguin débarrassé de ses protéines). Elle témoigne de la perte du pouvoir de concentration-dilution du rein et se voit dans l'insuffisance rénale chronique. V. *paridensité.*

isothérapie, *s. f.* (ἴσος, égal ; θεραπεία, thérapeutique). « Méthode thérapeutique qui, comptant sur les *égalités* de puissance, d'action, de force, met en jeu les moyens d'amener les divinités, les éléments, les hommes, les animaux, les végétaux, en un mot les causes qui ont fait la maladie, à faire la guérison » (Landouzy).

isothermie cutanée. Nom donné à l'égalité de température entre tous les points du revêtement cutané ; symptôme observé fréquemment dans le goitre exophtalmique.

isothermognosie, *s. f.* (ἴσος, égal ; θέρμη, chaleur ; γνῶσις, connaissance) (Sicard). Impossibilité de distinguer le froid du chaud.

iso-thrombo-anticorps, *s. m.* Anticorps sérique actif contre les plaquettes d'un sujet de même espèce.

isotonie, *s. f.* (ἴσος, égal ; τόνος, tension) ou **isotonisme,** *s. m.* État des liquides ou des solutions qui ont une même tension osmotique ; si de tels liquides sont séparés par une membrane organique, aucun courant ne s'établit entre eux.

isotonique, *adj.* (ἴσος ; τόνος, tension). 1° Qui a la même pression osmotique qu'un autre liquide pris comme terme de comparaison (généralement le sang). — 2° Se dit d'un phénomène pendant lequel la pression reste constante. — (cardiologie). *Contraction i. des ventricules.* Deuxième phase de la systole s'étendant de l'ouverture à la fermeture des sigmoïdes, pendant laquelle le ventricule, diminuant de volume, expulse son contenu sous pression constante, d'abord énergiquement (éjection maximale) puis plus lentement. V. *isovolumétrique.*

isotope, *s. m.* (ἴσος ; τόπος, emplacement). Les isotopes sont des corps ayant le même numéro atomique, donc les mêmes propriétés chimiques (leurs noyaux possèdent le même nombre de protons), mais ayant des masses différentes (leurs noyaux contiennent un nombre différent de neutrons). La stabilité des isotopes est liée à celle du noyau, c.-à-d. au rapport du nombre des neutrons au nombre des protons qu'il renferme. L'isotope est stable si ce rapport reste compris entre 1 et 1,5 environ. Il est instable s'il est supérieur à 1,5. Il est dit alors *radioactif* (*radio-isotope*) car il se désintègre spontanément, en émettant des radiations ; celles-ci peuvent être utilisées comme moyen de diagnostic : elles permettent de suivre et de localiser un isotope introduit dans l'organisme et d'étudier les tissus qui l'ont fixé ; ou comme moyen thérapeutique (iode et phosphore radioactifs, télécobalthérapie).

isotransplantation, *s. f.* V. *transplantation.*

isovaléricémie, *s. f.* Maladie enzymatique héréditaire due à une perturbation du métabolisme d'un acide aminé, l'acide isovalérique, voisin de la leucine. Elle se manifeste, dès les premiers mois de la vie, par des vomissements, de l'acidose, des troubles nerveux (somnolence, ataxie, retard psychomoteur) ; elle évolue par poussées, celles-ci étant favorisées par des infections des voies respiratoires. L'urine, comme l'haleine et la peau, a une odeur particulière comparable à celle du fromage. Le sang et l'urine contiennent de l'acide isovalérique à un taux élevé. La maladie est due à un défaut d'activité de l'isovaléryl-coenzyme A-déshydrogénase.

isovolumétrique, *adj.* (ἴσος ; volume ; μέτρον, mesure). Qui ne s'accompagne pas de changement de volume (d'un organe, p. ex.). — (cardiologie). *Contraction i. (ou isométrique) des ventricules.* Première phase de la systole ventriculaire, qui précède l'ouverture des valvules sigmoïdes, pendant laquelle le ventricule, se contractant sans expulser son contenu (mise en tension), ne diminue pas de volume, mais élève brusquement la pression à l'intérieur de sa cavité. — (cardiologie). *Relaxation i. des ventricules.* Première phase de la diastole ventriculaire, qui suit la fermeture des valvules sigmoïdes et précède l'ouverture des valves auriculo-ventriculaires, pendant laquelle la pression intraventriculaire décroît (elle tombe des chiffres de la pression artérielle à ceux de la pression auriculaire) sans que le volume ventriculaire soit modifié. V. *isotonique* et *apexogramme*.

isozyme, *s. f.* Enzyme formée d'un mélange de plusieurs acides aminés et dont il existe plusieurs variantes différant les unes des autres par certains détails de structures et certaines propriétés des molécules protéiniques. Ces variantes proviennent parfois d'organes différents. P. ex. la lactico-déshydrogénase myocardique diffère de celle du muscle squelettique et de celle du foie, et sa thermostabilité à 65° est utilisée pour son dosage, préconisé pour le diagnostic d'infarctus du myocarde.

Israël (procédé d'). Palpation bimanuelle du rein, le malade étant couché sur le côté sain, les cuisses fléchies; elle est employée pour déceler une ptose rénale. V. *Guyon (procédé de).*

Isuprel, *s. m.* (n. dep.). V. *isoprénaline.*

isurie, *s. f.* (ἴσος; οὖρον, urine) (Gilbert et Lippman, 1909). Elimination quotidienne d'une même quantité d'urine. La courbe de la diurèse se rapproche de la ligne droite. L'*i.* s'accompagne souvent d'oligurie; elle se rencontre dans certains cas de cirrhose alcoolique avec ascite.

...ite (*...itis*). Suffixe qui désigne les maladies de nature inflammatoire. Ex.: *bronchite.*

itération, *s. f.* (psychiatrie). Répétition involontaire, rapide et inutile de gestes ou de paroles. Ex.: la palilalie, la paligraphie, la palicinésie : v. ces termes.

I. V. D. Insuffisance ventriculaire droite.

Ivemark (syndrome d') (1955). Ensemble de malformations congénitales comportant : 1° des anomalies cardiaques complexes, associant le plus souvent : ventricule unique ou cœur biloculaire, transposition des gros vaisseaux, sténose pulmonaire, retours veineux anormaux, lévocardie; 2° un situs incertus (s. sagittalis) ou situs inversus incomplet (poumons à 3 lobes chacun, estomac à droite, foie et cæcum médians); 3° une absence de rate. Il se présente en clinique comme une maladie bleue très rapidement mortelle. V. *dextro-isomérisme, asplénie* et *polysplénie.*

I. V. G. Insuffisance ventriculaire gauche.

Ivy (épreuve d'). V. *Duke (épreuve de).*

ixophrénique ou **ixothymique (constitution).** V. *épileptique (constitution).*

J

J (point) (électrocardiographie). Point de *jonction* entre l'onde rapide QRS et le segment ST, dans le complexe ventriculaire.

Jaboulay (méthodes ou **procédés de).** 1° (1896). Syn. *sympathicectomie cervicale partielle*. Résection du ganglion cervical supérieur avec quelques centimètres du cordon sympathique sous-jacent, dans le goitre exophtalmique. — 2° Injection, entre le rectum et le coccyx, de 200 ml de sérum physiologique ; manœuvre destinée à remédier à l'incontinence d'urine essentielle par l'étirement du plexus sympathique pelvien. — 3° V. *Vautrin (procédé de)*.

Jaboulay (opération de). V. *desternalisation costale*.

Jaboulay-Dufourmentel (opération de). Résection des deux condyles du maxillaire inférieur ; opération pratiquée pour corriger le prognathisme osseux congénital.

Jaccoud (signe de). V. *roulis (mouvement de)*.

Jaccoud (triade de). Ensemble de trois signes : souffle cavitaire, pectoriloquie aphone et râles cavitaires, perçus à l'auscultation en cas de caverne pulmonaire volumineuse et superficielle.

Jaccoud-Osler (maladie de) (J., 1882 ; O., 1885). Syn. *maladie d'Osler*. Endocardite infectieuse maligne à évolution lente, classiquement secondaire à une cardiopathie valvulaire préexistante, due le plus souvent à *Streptococcus viridans*. Son évolution insidieuse, avec poussées fébriles successives, arthralgies et souffle cardiaque, est marquée par des accidents cutanés (nodules d'Osler, purpura, pétéchies), des accidents viscéraux (infarctus du rein, de la rate, de la rétine, du cer-

veau, des intestins, etc.) et des lésions artérielles (endartérite, anévrisme). Elle aboutissait fatalement à la mort avant l'emploi des antibiotiques. — Actuellement on tend à appeler de ce nom toute endocardite infectieuse, même primitive et d'évolution aiguë.

Jackson (membrane de) (Jackson, 1909). Voile de péricolite membraneuse s'étendant à la surface du côlon ascendant et du cæcum.

Jackson (syndrome de) (1872). Association des paralysies unilatérales du voile du palais, de la langue, du larynx et des muscles trapèze et sterno-mastoïdien, que l'on observe dans les lésions du bulbe. V. *bulbaires postérieurs (syndromes)*.

jacksonien, enne. Qui se rapporte à Jackson. — *épilepsie j.* V. *bravais-jacksonienne (épilepsie)*.

Jacob (ulcère de). V. *ulcus rodens*.

Jacobæus (opération de). Syn. *section de brides*, *synéchotomie pleurale* (G. Poix), *thoracocaustie* ou *thoracocaustique* (Jacobæus, 1913). Section, à l'aide du galvanocautère et sous le contrôle de la pleuroscopie, des brides et adhérences pleurales qui empêchent le poumon de se collaber complètement après la création d'un pneumothorax artificiel.

Jacobsthal (méthode de). Modifications dans la technique de la réaction de Wassermann, qui consiste à maintenir les mélanges à la glacière, au lieu de les mettre à l'étuve à 37°, pour reconnaître si les globules rouges du système hémolytique se dissolvent ou non.

Jacod (syndrome de). V. *carrefour pétro-sphénoïdal (syndrome du)*.

Jacod (triade de). Association d'ophtalmoplégie totale, d'amaurose et de névralgie trigéminale, caractérisant le syndrome du carrefour pétro-sphénoïdal.

Jacquemet (réaction de) (1898). Réaction de l'albumosurie. L'éther agité dans un tube à essai avec des urines albumosuriques débarrassées de l'albumine, de la mucine et des phosphates, perd sa mobilité et son aspect si caractéristique, et se présente sous l'aspect d'un coagulum gélatineux qui, au repos, gagne la partie supérieure du tube.

Jacquemier (manœuvre de) (obstétrique). Manœuvre destinée à dégager les épaules retenues dans le bassin après le passage de la tête. Elle consiste à rechercher le bras postérieur et à l'abaisser au-dessous du promontoire. On transforme ainsi le diamètre bisacromial en un diamètre axillo-acromial moins étendu que le précédent et plus apte à franchir la filière osseuse.

Jacquemier (signe de). Couleur violacée que prend la muqueuse vaginale pendant la grossesse. Cette coloration débute par la paroi vaginale antérieure, et apparaît de la 7e à la 10e semaine; elle est parfois plus tardive encore.

jactation ou **jactitation**, *s. f.* (*jactare*, jeter çà et là). Anxiété, agitation.

Jadassohn (anétodermie érythémateuse de). V. *anétodermie érythémateuse.*

Jadassohn-Lewandowsky (maladie ou **syndrome de)** (1906). Affection cutanée héréditaire transmise selon le type dominant, apparaissant chez le nouveau-né ou le jeune enfant, caractérisée par l'association de pachyonychie avec kératose sous-unguéale, de kératodermie palmo-plantaire en îlots avec hyperhidrose, de kératose cutanée disséminée folliculaire ou en plaques et de leucokératose des muqueuses, généralement localisée à la langue.

Jaffe-Lichtenstein (maladie de) (1937). Syn. *ostéofibromatose kystique.* Variété de dysplasie fibreuse des os (v. ce terme) apparaissant dans l'enfance ou l'adolescence, caractérisée anatomiquement par des kys-

tes osseux isolés remplis de tissu fibreux, débutant dans la moelle des os longs (col du fémur et tibia surtout); et, cliniquement, par une très longue évolution entrecoupée de douleurs, de déformations osseuses et de fractures spontanées. Dans le sang, les taux du calcium, du phosphore, de la phosphatase et du cholestérol sont normaux. Elle serait voisine de la maladie d'Albright et de la neuro-fibromatose de Recklinghausen.

Jahnke (syndrome de) (1930). Variété de syndrome de Sturge-Weber-Krabbe (v. ce terme) dans laquelle il n'y a pas de glaucome.

Jakob (pseudo-sclérose spastique de ou **maladie de)** (1921). V. *Creutzfeldt-Jakob (maladie de).*

Jaksch-Hayem-Luzet (maladie ou **syndrome de von)** (von Jaksch, 1888; Hayem, 1889 et son élève Luzet, 1891). V. *anémie infantile pseudo-leucémique.*

Jalaguier (incision de). Incision cutanée pratiquée dans l'appendicectomie; elle suit le bord externe du muscle grand droit, du côté droit, dont elle ouvre la gaine.

jambes arquées. V. *genu-varum.*

jambe (manœuvre de la) (Barré). Epreuve destinée à révéler une parésie légère d'un membre inférieur. Le malade étant couché à plat ventre, les genoux fléchis à l'équerre, de telle sorte que les jambes soient dressées verticalement, la jambe parésiée baisse rapidement et tombe sur le lit. V. *Barré (signe de).*

jambe en équerre (Trillat, 1910). Signe de la luxation congénitale de la hanche destiné à mettre en évidence la rotation interne exagérée du fémur. Le sujet étant dans le décubitus dorsal, on peut, du côté malade, amener la jambe à former un angle droit avec la cuisse en portant le pied en dehors et en appliquant le genou sur le plan du lit. Du côté sain, la rotation interne du fémur étant limitée, on ne peut, par la même manœuvre, amener le genou au contact du lit.

jambes en guillemets. Association d'un genu varum d'un côté et d'un genu valgum du côté opposé.

jambes en manches de veste. V. *manche de veste (déformation en)* et *Paget (maladie osseuse de).*

jambes sans repos (syndrome des) (Ekbom, 1945). Syn. *impatiences, mérasthénie agitante, paresthésie agitante nocturne des membres inférieurs, syndrome d'Ekbom*. Sensations désagréables profondes de reptation, d'agacement, siégeant dans les jambes, le plus souvent entre le genou et la cheville. Elles sont accompagnées d'agitation motrice, de secousses brusques, parfois de douleurs (algomérasthénie). Elles surviennent le soir ou la nuit, en position assise ou couchée, et ne sont calmées que par la marche ou des mouvements continuels.

James (faisceau de). V. *Clerc, Robert-Lévy et Cristesco (syndrome de).*

Janet (épreuve de). Tentative de réveil de l'urétrite par ingestion, à jeun, d'eau de Vichy Grande-Grille, pratiquée pour contrôler la guérison de la blennorragie.

Janet (méthodes de). 1º Traitement abortif de la blennorragie par des injections d'argyrol à 20 ou à 10 % dans l'urètre antérieur. — 2º Traitement curatif de la blennorragie par des grands lavages de l'urètre antérieur et de l'urètre postérieur avec une solution de permanganate de potassium.

Janeway (signe de). Macules rougeâtres ou ecchymotiques, indolores, apparaissant au niveau de la paume des mains ou de la plante des pieds chez des malades atteints d'endocardite lente du type Jaccoud-Osler; elles diffèrent du panaris d'Osler.

janicéphale ou **janiforme,** s. m. V. *sycéphalien.*

janiceps, s. m. (*Janus; caput*, tête). Monstre double dont les deux corps sont soudés à la partie supérieure et dont la tête présente deux faces opposées.

Jansen (dysostose métaphysaire de type). V. *dysostose métaphysaire.*

Jansky - Bielschowsky (idiotie amaurotique de type). V. *Bielschowsky (idiotie amaurotique de type).*

Janus (syndrome de) (Janus, personnage de la légende romaine, aux deux visages adossés) (J. Bret, 1956). Aspect radiologique spécial propre à certaines cardiopathies congénitales avec cyanose et consistant dans le contraste entre les deux champs pulmonaires, dont l'un est clair et l'autre sombre avec des battements exagérés des artères pulmonaires. On l'observe dans la tétralogie de Fallot avec atrésie pulmonaire unilatérale et dans le vrai truncus artériosus avec une seule artère pulmonaire. — Certains auteurs désignent par ce nom tous les syndromes d'hyperclarté pulmonaire unilatérale, d'origine circulatoire, ventilatoire (emphysème obstructif) ou mixte. V. *Mac Leod (syndrome de)* et *poumon évanescent.*

jargonaphasie, s. f. Syn. *cacolalie, cacophasie, paraphasie littérale.* Langage incorrect, avec déformation et substitution de mots et fautes de syntaxe, observé dans les aphasies et les catatonies.

Jarisch-Herxheimer (réaction de). V. *Herxheimer (réaction de).*

Jarjavay (fracture de). Luxation chondro-vomérienne; variété de fracture du cartilage nasal.

jauneux, euse, s. m. et f. Malade atteint de fièvre jaune.

jaunisse, s. f. V. *ictère.*

Jausion (méthode de) (1925). Traitement de la blennorragie par des injections intra-veineuses de sels d'acridine, actuellement abandonné.

javellisation, s. f. Procédé de purification des eaux destinées à la consommation, consistant à ajouter à ces eaux une quantité déterminée d'eau de Javel, suffisante pour détruire les matières organiques qu'elles contiennent, par le chlore actif mis en liberté, mais incapable de modifier leurs qualités organoleptiques.

Jaworski (signe de). Syn. *signe de l'ectasie paradoxale.* Symptôme de sténose médio-gastrique : bien qu'il y ait des signes de sténose pylorique, l'eau introduite au cours du lavage d'estomac ne revient pas, car elle est passée dans la poche inférieure.

Jeanbrau (technique de). Procédé de transfusion de sang frais citraté; le sang est recueilli dans une ampoule de 500 ml munie d'un embout spécial et d'une soufflerie de thermocautère : il y est rendu incoagulable par addition de citrate de soude, puis est injecté au malade.

Jefferson (syndrome de). V. *sinus caverneux* (*syndrome de la paroi externe du*).

jéjunoplastie, *s. f.* Opération destinée à modifier la forme et le fonctionnement du jéjunum.

jéjunostomie, *s. f.* (jéjunum; στόμα, bouche). Syn. *opération de Surmay*. Création d'une bouche sur le jéjunum; opération que l'on a pratiquée pour alimenter le malade, dans les cas de rétraction de l'estomac.

Jellinek (signe de). Pigmentation anormale des paupières et des téguments périorbitaires que l'on observe chez 20 % environ des malades atteints de goitre exophtalmique. — Ce symptôme se rencontre aussi chez les névropathes non basedowiens.

Jendrassik (manœuvre de). Manœuvre qui consiste à tirer fortement sur les deux mains unies par l'extrémité des doigts recourbés en crochet. Elle a pour but d'imposer au sujet, dont on examine les réflexes rotuliens, un effort pendant lequel les groupes musculaires étudiés restent à l'état de relâchement complet.

jennérienne (vaccination). Vaccination antivariolique de bras à bras.

jennérisation, *s. f.* (von Behring, 1902). Nom donné par v. Behring à un mode d'immunisation préventive de la tuberculose bovine par un virus affaibli.

Jersild (syndrome de) (1933). Syn. *syndrome ano-recto-génital, éléphantiasis génito-ano-rectal* (Jersild). Association d'un rétrécissement inflammatoire du rectum, d'adénopathie et d'éléphantiasis de la région

périnéale, conséquence d'une infection du système lymphatique de cette région. Elle peut avoir des causes multiples : maladie de Nicolas et Favre, syphilis, tuberculose, actinomycose, etc.

Jervell et Lange-Nielsen (syndrome de) (1957). (cardiologie). Syn. *syndrome cardio-auditif de Jervell et Lange-Nielsen*. Affection rare, très probablement héréditaire et transmise selon le mode récessif, comprenant une surdi-mutité congénitale, des syncopes survenant à l'effort et, à l'électrocardiogramme, des troubles de la repolarisation ventriculaire (allongement important de l'intervalle QT avec anomalies des ondes T). Elle se termine généralement par la mort subite au cours des premières années de la vie. V. *Romano Ward* (*syndrome de*).

jet-lésion, *s. f.* (cardiologie). Altération de la paroi cardiaque ou artérielle au point d'impact d'un courant sanguin violent et étroit projeté à travers un orifice rétréci (aortique ou pulmonaire) ou insuffisant (orifice mitral).

jetage, *s. m.* (jeter). Ecoulement nasal chez les animaux (cheval) atteints de morve. — Par analogie, ce mot s'emploie aussi pour désigner tout écoulement nasal abondant chez l'homme.

jeûne (cure de). V. *Guelpa* (*cure de*).

Jeune (maladie ou **syndrome de).** V. *dystrophie thoracique asphyxiante*.

Jirgl (réaction de) (1957). Aspect trouble et formation de précipité survenant lorsque le sérum sanguin d'un malade atteint d'ictère cholostatique est mis en présence de réactif des Phénols, de Folin-Cioccalten. Il est dû à la présence de mucoprotéine dans le sérum.

Job (syndromes de) 1° (Maldowa). Association du syndrome de Zollinger-Ellison et d'une adénomatose endocrinienne multiple (hypophysaire et parathyroïdienne), de caractère familial. Nom proposé en raison des douleurs violentes et rebelles endurées par ces malades. — 2° Etat cachectique provoqué chez l'enfant par des suppurations froides multiples et récidivantes à staphylocoques. Elles sont associées à un eczéma chronique, à une faible pigmentation de la peau et à la couleur rousse des cheveux. Cet aspect des suppurations, sans inflammation locale, semble dû à une anomalie particulière des polynucléaires neutrophiles, dépourvus de chimiotactisme et sécrétant peu d'enzymes lysosomiales et d'histamine. Certains auteurs rapprochent ce syndrome de la granulomatose septique progressive. V. ce terme et *carence immunitaire*. Terme proposé par S. D. Davis et coll. en 1966 par analogie avec l'état misérable du prophète.

Jobert (opération de). « Opération de la fistule vésicovaginale par autoplastie » (Littré).

Jobert (signe de). Sonorité pré-hépatique observée dans les plaies de l'abdomen.

Joffroy (signes de). 1º Syn. *signe de Sainton*. Parésie du muscle frontal qui ne se contracte pas quand on fait porter le regard en haut (goitre exophtalmique). — 2º Suppression du spasme de la face par compression du nerf facial, dans la chorée électrique.

Johnson (syndrome de). Syndrome post-péricardiotomie. V. *post-commissurotomie (syndrome)*.

Jolly (corps de) (1905). Corpuscules arrondis, basophiles, que l'on voit dans certaines hématies au cours d'anémies graves. Ils représentent les restes du noyau.

Jolly (réaction de). V. *myasthénique (réaction)*.

jonction pyélo-urétérale (syndrome de la). Syndrome dû à une anomalie, souvent congénitale, de l'implantation de l'uretère dans le bassinet du rein, provoquant la formation d'une hydronéphrose longtemps latente, mais pouvant se compliquer d'infection et de lithiase rénale.

jonctionnel, *adj.* (cardiologie). Qui se rapporte à la zone de jonction auriculo-ventriculaire (région du nœud de Tawara). V. *nodal*.

Jones (opération de Robert). Double résection du tarse pratiquée pour remédier au pied creux.

Jonnesco (opération de). Résection de toute la chaîne sympathique cervicale avec ses trois ganglions pratiquée chez les malades atteints d'angine de poitrine.

Josserand (signe de) (1894). Eclat clangoreux avec timbre râpeux du 2e bruit du cœur au foyer de l'artère pulmonaire, survenant au cours du rhumatisme. Ce symptôme permet de prévoir l'apparition imminente d'une péricardite.

Josué (syndrome de). Accidents rénaux observés dans l'insuffisance cardiaque (protéinurie, hyperazotémie, oligurie) qui, avec les œdèmes, peuvent en imposer pour un mal de Bright. V. *cardio-rénal*.

journal (signe du). Syn. *signe de Froment*, *signe du pouce*. Préhension difficile d'une feuille de papier, entre le pouce et l'index, dans la paralysie cubitale, du fait de la parésie de l'adducteur du pouce.

Judd (opération de). V. *duodéno-pylorectomie antérieure*.

Judet (appareil de). Appareil destiné au traitement des fractures du bras, analogue à celui de Pouliquen (v. ce terme).

Judet (opération de). Intervention chirurgicale consistant, en cas de coxarthrose grave, dans le remplacement de la tête fémorale déformée par une prothèse en acrylic.

jugulogramme, *s. m.* Courbe obtenue par l'enregistrement du pouls jugulaire (v. ce terme et *phlébogramme*).

julep, *s. m.* (arabe, *jeláb*). Potion adoucissante et calmante où n'entrent que de l'eau distillée et des sirops.

Julliard (procédé de). Résection partielle du feuillet pariétal de la vaginale, pratiquée dans la cure radicale de l'hydrocèle.

jumeau, elle, *adj.* et *s. m.* ou *f.* (*gemellus*, jumeau). Né d'un même accouchement. Les enfants *j.* peuvent être issus de deux œufs différents (*j. biovulaires, bivitellins ou* dizygotes) ou de la division anormale d'un œuf unique (*j.* uniovulaires, univitellins ou monozygotes); ils sont, dans ce dernier cas, toujours du même sexe et leur ressemblance est frappante. V. *dizygote* et *monozygote*.

jumenteuse (urine) (*jumentum*, bête de somme). V. *urine jumenteuse*.

Jung-Vogel (syndrome de). Association d'une érythrodermie ichtyosiforme congénitale non bulleuse et d'une dystrophie cornéenne.

Jungling (maladie ou **ostéite polykystique de).** V. *Perthes-Jungling (ostéite cystoïde de).*

juvénilisme, *s. m.* (Apert). Infantilisme atténué.

K

K (complexe). Aspect de l'électro-encéphalogramme caractérisé par une onde lente entrecoupée d'oscillations rapides; on l'observe au cours du sommeil, du coma ou de la narcose, en réponse à une stimulation sensorielle.

Kahler (maladie de) (1889). Syn. *myélomes multiples, maladie de Mac Intyre, de Rustitzky, de Bozzolo.* Affection caractérisée par le développement simultané, dans la moelle osseuse, de très nombreuses tumeurs malignes formées aux dépens du tissu hématopoïétique (généralement myélomes plasmocytaires ou plasmocytomes). Elle frappe surtout le rachis et les os plats et provoque des douleurs osseuses, des fractures spontanées, souvent de l'albumosurie (paraprotéinurie), une insuffisance rénale et une anémie modérée (*maladie de Bence-Jones*). Elle altère rapidement l'état général et aboutit à la mort en deux ou trois ans. Le sang contient des immunoglobulines pathologiques des groupes Ig A, Ig G, Ig D et Ig E (paraprotéines). V. *immunoglobuline, paraprotéine* et *gammapathie monoclonale bénigne.*

Kahlmetter (maladie ou rhumatisme de). V. *rhumatisme allergique de Kahlmetter.*

Kahn (réaction de) (1928). Réaction de floculation obtenue avec un sérum syphilitique auquel on ajoute, comme antigène, un extrait alcoolique au sixième de poudre de cœur de bœuf épuisé par l'éther; cet extrait est en outre fortement cholestérolé et employé en dilution très concentrée. La réaction, très rapide, ne demande que quelques minutes.

kakke, s. m. V. *béribéri.*

kakkecoccus, s. m. (Tsusuki, 1906). Microbe qui a été autrefois considéré par certains auteurs comme l'agent du *béribéri* ou *kakke.*

kala-azar, s. m. (fièvre noire ou mort noire). Syn. *fièvre doum-doum, fièvre épidémique d'Assam, maladie de Sahib.* Maladie endémique aux Indes et en Extrême-Orient et en voie d'extension dans le bassin méditerranéen, caractérisée par une fièvre irrégulière, l'augmentation de volume de la rate et du foie, une coloration plus ou moins bronzée de la peau, de l'anémie avec inversion de la formule leucocytaire, souvent des symptômes dysentériques et parfois des nodules cutanés tardifs. Elle évolue spontanément vers la mort dans un délai de 6 mois à 2 ans. Elle est due à un protozoaire *Leishmania donovani* (Leishman, juin 1903; Donovan, nov. 1903), qui se trouve en grande abondance dans la rate et dans la moelle osseuse, et qui est transmis de l'homme ou du chien à l'homme par le *Phlebotomus argentipes.* — *k.-a. infantile.* Syn. *anémie splénique infectieuse* ou *pseudo-leucémique, leishmaniose splénique infantile, lymphadénie splénique des nourrissons, pseudo-leucémie infantile infectieuse, ponos.* Cette variété, sporadique en Arménie, dans le Turkestan et dans le bassin méditerranéen, où elle a été étudiée par Ch. Nicolle (1907), est caractérisée par la fièvre désordonnée, l'intensité de l'anémie, le volume considérable de la rate et de l'abdomen et une cachexie mortelle en 6 mois environ; elle est due à *Leishmania infantum,* variété de *L. donovani,* qui serait transmise du chien à l'homme par les phlébotomes (*P. perniciosus*).

kalicytie, s. f. (arabe *kali,* potasse; χύτος, cellule). Présence et taux du potassium dans les cellules. La *k.* est de 4,60 à 6,60 g par litre d'eau intracellulaire (115 à 160 mEq).

kaliémie, s. f. (arabe *kali,* potasse; αἷμα, sang). Syn. *potassémie.* Taux du potassium contenu dans le sang. Chez un sujet normal il est de 2,26 g pour 1 litre de sang total et de 0,20 g par litre de plasma, soit 5 mEq.

kaliopénie, s. f. (*kali* ; πενία, pauvreté). Diminution du taux du potassium (K) dans les humeurs de l'organisme.

kalisme, s. m. (arabe *kali,* potasse, soude, etc.). Syn. *potassisme.* Ensemble des accidents toxiques causés par la potasse : troubles gastriques, ralentissement du cœur, cachexie alcaline.

kalithérapie, s. f. Emploi thérapeutique du potassium.

kaliurie, s. f. Présence (et taux) du potassium dans l'urine. La *k.* varie de 2 à 3,50 g (50 à 90 mEq) par 24 heures chez le sujet normal.

kallicréine ou **kallikréine,** s. f. (Frey, 1925). Enzyme polypeptidique présente chez l'homme dans le pancréas, le plasma sanguin et l'urine. Elle est liée, à l'état normal, et de façon réversible, à un inactivateur spécifique, l'ensemble constituant le *kallikréinogène.* Dans le plasma celui-ci est transformé en kallicréine sous diverses influences : p. ex. par addition d'un complexe antigène-anticorps, surtout par un facteur de perméabilité cellulaire, le facteur PF/dil, lui-même activé par le facteur de coagulation Hageman. Le kallicréinogène glandulaire est transformé en kallicréine par la trypsine et les sucs tissulaires. Dans la pancréatite aiguë hémorragique, la *k.*, qui se forme sous l'action de la trypsine et libère deux autres polypeptides vaso-dilatateurs et hypotenseurs comme elle, la kallidine et la bradykinine, est responsable de l'état de choc. L'inactivateur (antienzyme) de la *k.* est aussi un inhibiteur de la trypsine, de la chymotrypsine et de la fibrinolysine. V. *kallidine, bradykinine, kinine* et *Björck (syndrome de).*

kallicréinogène, s. m. Proferment de la kallicréine, normalement présent dans le sang. V *kallicréine.*

kallidine, s. f. (Werle, 1937). Syn. *lysyl-bradykinine.* Polypeptide composé de dix acides aminés (décapeptide), provenant de la transformation du kallidinogène (une des α₂-globulines du plasma) sous l'influence de la kallicréine. Ses effets sont analogues à ceux des autres kinines (v. *kallicréine* et *kinine*).

kallidinogène, s. m. V. *kallidine.*

kanamycine. V. *aminosides.*

Kaplan (syndrome de) (1956). V. *fibrose pulmonaire interstitielle diffuse.*

Kaplan (test de). V. *angiotensine (test à l').*

Kaposi (éruption varicelliforme de). V. *pustulose vacciniforme.*

Kaposi (maladies de). 1° V. *sarcomatose multiple hémorragique de Kaposi.* — 2° V. *lupus érythémateux aigu disséminé.*

Kaposi-Irgang (lupus érythémateux profond de). Variété de lupus érythémateux chronique caractérisée par la présence de nodules hypodermiques.

Kaposi-Juliusberg (maladie de). V. *pustulose vacciniforme.*

Karell (cure de) (1886). Méthode qui consiste à soumettre un malade à un régime comprenant pour toute nourriture et boisson 200 à 800 g de lait écrémé par jour. Cette réduction extrême des aliments avait été préconisée pour diminuer le travail du cœur.

Karman (méthode de). Procédé d'avortement par aspiration du contenu utérin, utilisable pendant les premières semaines de la grossesse.

Kartagener (syndrome de) (1935). Syndrome rare caractérisé par la triade : inversion viscérale, polypose nasale avec infection chronique du rhinopharynx et dilatation des bronches.

karyokinèse, s. f. V. *caryocinèse.*

karyoschise, s. f. V. *caryoschise.*

Kasabach-Merritt (syndrome de) (1940) Syndrome très rare décrit chez le nouveau-né ou le nourrisson et caractérisé par l'association d'un angiome géant, de thrombopénie et d'hémorragies souvent mortelles.

Kashin-Bek (maladie de) (K., 1859; B., 1906). Syn. *osteoarthritis deformans endemica* (Bek), *maladie de l'Ourov*. Dystrophie ostéo-articulaire frappant les populations pauvres de Sibérie transbaïkale (le long du fleuve Ourov), de la Chine du N.-E. et de la Corée du Nord. Elle apparaît entre 10 et 18 ans, débute par les petites jointures, procède par poussées successives qui entravent le développement des os et laisse chaque fois les articulations plus volumineuses et plus déformées. Sa cause est mal connue : pour certains, intoxication par les céréales parasitées par un champignon (*Fusarium sporotrichiella*); pour d'autres, résultat des conditions générales de vie des populations, en particulier de la faible teneur des eaux en minéraux, surtout en calcium.

Kast (syndrome de). V. *Maffucci (syndrome de).*

kataphasie, *s. f.* V. *cataphasie.*

Katayama (maladie de). V. *schistosomiase.*

Katz (indice de). Chiffre représentant la vitesse de sédimentation des hématies (v. *sédimentation*). Il est donné, à partir des chiffres lus au bout des 1re et 2e heures, par la formule :

$$\dfrac{\text{chiffre } 1^{re} \text{ h} + \dfrac{\text{chiffre } 2^{e} \text{ h}}{2}}{2}.$$

Il est normalement égal ou inférieur à 7.

Katzenstein (épreuve de). Etude des variations de la pression artérielle après compression des artères fémorales dans le triangle de Scarpa. L'abaissement de la pression systolique indiquerait l'insuffisance cardiaque.

Kaulla (test de von) (1958). Syn. *mesure du temps de lyse des euglobulines.* Méthode de mesure de l'activité fibrinolytique du sang par l'étude des activateurs de la fibrinolyse (plasminogène surtout). Ceux-ci sont contenus dans les euglobulines que l'on précipite par acidification et dilution et que l'on coagule ensuite. Les inhibiteurs de la fibrinolyse (antiplasmine) restent dans le liquide surnageant. Normalement le caillot des euglobulines se dissout en 3 heures ou plus : une lyse plus rapide témoigne d'une surabondance d'activateurs, et donc d'une tendance à la fibrinolyse : si elle survient avant la 30e minute, elle est aiguë; entre la 30e et la 60e, elle est modérée; fruste si elle apparaît entre la 60e et la 120e minute.

Kayser-Fleischer (cercle de) (1902). Anneau bronzé situé sur le limbe scléro-cornéen. Cette pigmentation, due à des dépôts de cuivre, constitue un des signes les plus constants de l'hépatite familiale juvénile ou maladie de Wilson et du syndrome de Westphal-Strümpell.

Kearns (syndrome de) (1958). Association de rétinite pigmentaire, d'ophtalmoplégie externe avec ptosis et strabisme divergent et de myocardiopathie avec bloc auriculo-ventriculaire.

Kedani (maladie de). V. *fièvre fluviale du Japon.*

kéfir ou **képhir,** *s. m.* Liqueur gazeuse et acidulée, obtenue en soumettant le lait à la fermentation de *Dispora caucasica.*

Keflin, *s. m.* (n. dép.); **Keflodin,** *s. m.* (n. dép.); **Keforal,** *s. m.* (n. dép.) V. *céphalosporines.*

Kehr (drain de). Drain en forme de T utilisé dans la cholédochotomie.

Kehr (opération de). Résection de la vésicule biliaire et du canal cystique suivie de l'ouverture et de la désobstruction du cholédoque et de l'hépatique, et du drainage direct de ce dernier.

Keilin (théorie de). V. *cytochrome.*

Kell ou **Kell-Cellano (antigène, facteur** ou **système).** V. *groupes sanguins.*

Kelling-Madlener (gastrectomie type). V. *gastrectomie type Kelling-Madlener.*

Kelly (procédé de). Méthode d'hystérectomie abdominale subtotale.

Kelly et Marion (procédé de). Froncement du col vésical, opération pratiquée pour remédier à certaines incontinences d'urine chez la femme.

Kelly-Patterson (syndrome de). V. *Plummer-Vinson (syndrome de).*

kéloïde, *s. f.* V. *chéloïde.*

kélotomie, *s. f.* (κήλη, hernie; τομή, section). Opération de la hernie étranglée : section de la bride qui provoque l'étranglement.

Kempner (régime de) (1944). Régime désodé strict, dépourvu de protéines animales et de graisses, préconisé dans le traitement de l'hypertension artérielle et de l'insuffisance cardiaque. Il est uniquement composé d'hydrates de carbone : 250 à 300 g de riz chaque jour, fruits et sucre à volonté et 500 ml de jus de fruits, comme boisson.

Kennedy (syndrome de Foster) (1911). Syndrome oculaire caractérisé par une atrophie optique primitive d'un côté et une stase papillaire de l'autre. Il est presque toujours dû à une tumeur cérébrale de la région frontale, située du côté de l'atrophie optique.

kénophobie, *s. f.* (κενός, vide; φόβος, crainte). V. *agoraphobie.*

Kent (syndrome du faisceau de). V. *Wolff-Parkinson-White (syndrome de).*

kentomanie, *s. f.* (κεντέω, je pique; μανία, folie) (Morel-Lavallée, 1911). Habitude morbide de se faire des piqûres.

kentrotomie, *s. f.* (κέντρον, pointe; τομή, section) (Le Dentu). Opération de la fistule stercorale à l'aide de l'entérotome de Dupuytren.

képhir, *s. m.* V. *kéfir.*

Kérandel (signe de). Syn. *signe de la clef.* Exagération de la sensibilité des tissus profonds; ainsi, le fait de tourner une clef dans une serrure occasionne une douleur excessive dans le creux de la main. C'est un signe du début de la trypanosomiase humaine ou maladie du sommeil.

Kérangal (signe de). Dans l'appendicite rétro-cæcale, il est nécessaire de placer le malade en décubitus latéral gauche pour dégager le cæcum de la masse intestinale et rendre l'appendice accessible à la palpation.

kératalgie, *s. f.* (κέρας, cornée; ἄλγος, douleur). Douleur à point de départ cornéen.

kératectomie, *s. f.* (κέρας, cornée; ἐκτομή, excision). Excision d'une portion de la cornée.

kératinisation, *s. f.* Transformation des couches superficielles de la peau ou d'une muqueuse qui s'infiltrent de kératine.

kératite, *s. f.* (κέρας, cornée). Nom générique de toutes les inflammations de la cornée. — La *k.* se manifeste par de la rougeur de la conjonctive, une vive douleur, du larmoiement, du clignement, de la photophobie. L'instillation d'un collyre à la fluorescéine montre une altération de l'épithélium cornéen. La *k.* peut être d'origine microbienne, virale, mycosique ou allergique.

kératite calcaire (Galezowski, 1878). Affection caractérisée par la présence sur la cornée de plaques opaques, de teinte grisâtre, avec des reflets légèrement brunâtres. Ces plaques peuvent se développer devant la pupille et troubler plus ou moins la vision.

kératite filamenteuse ou **fibrillaire.** Affection de la cornée caractérisée par le développement rapide et répété à la surface de cette membrane d'excroissances longues et grêles, comparables à des fils de soie tendus et d'origine épithéliale.

kératite de Hutchinson. V. *kératite parenchymateuse.*

kératite à hypopyon (Roser). Syn. *ulcère de Saemisch, ulcus serpens.* Variété de kératite infectieuse caractérisée par une ulcération serpigineuse de la cornée, accompagnée souvent de formation de pus dans la chambre antérieure. Le pneumocoque serait l'agent causal de cette kératite.

kératite lymphatique (Panas). V. *kérato-conjonctivite phlycténulaire.*

kératite neuro-paralytique. Ulcération de la cornée d'origine dystrophique, liée à une altération du nerf trijumeau. Elle est caractérisée cliniquement par son début insidieux, du fait de l'anesthésie cor-

néenne, et par son évolution spontanée très grave, vers l'opacification
et la perforation de la cornée et
parfois la fonte purulente de l'œil.
Elle survient le plus souvent à la
suite d'un zona ophtalmique ou
d'une kératite herpétique, d'une
intoxication par l'arsenic ou le
trichloréthylène, ou d'une atteinte
du trijumeau, lésé au niveau de son
noyau, comprimé par une tumeur
cérébrale ou interrompu par la
destruction du ganglion de Gasser,
la section chirurgicale ou traumatique du nerf.

kératite nodulaire de Salzmann.
V. *Salzmann* (*kératite nodulaire de*).

kératite nummulaire de Dimmer.
V. *Dimmer* (*kératite nummulaire de*).

kératite parenchymateuse ou **interstitielle diffuse.** Syn. *kératite
de Hutchinson* (1858-63). Lésion de la
cornée se manifestant par un trouble
diffus des lames moyennes et profondes de cette membrane. Elle est
très fréquemment réalisée par la
syphilis congénitale.

kératite phlycténulaire ou **pustuleuse.** V. *kérato-conjonctivite phlycténulaire.*

kératite ponctuée. Syn. *aquo-capsulite, descemétite.* Inflammation de la
couche la plus profonde de la cornée
(membrane de Descemet) sur laquelle siègent de petites taches. Elle
s'accompagne presque toujours
d'une iritis séreuse avec trouble de
l'humeur aqueuse et augmentation
de tension de l'œil. V. *Posner-
Schlosmann* (*syndrome de*) et *Fuchs*
(*syndromes de*), n° 1. — *k. p. de
Herbert.* V. *Herbert* (*kératite ponctuée de*).

kératite de Thygeson. V. *Thygeson*
(*kératite de*).

kératite ulcéreuse. Ulcération de la
cornée presque toujours de nature
infectieuse.

kératite vésiculaire. Herpès de la
cornée.

kérato-acanthome, *s. m.* (Freudenthal, 1950; Rook et Whimster, 1950).
Syn. *kyste sébacé atypique* (Dupont,
1930), *molluscum sebaceum* (Mac
Cormac et Scarff, 1936), *molluscum
pseudo-carcinomatosum* (Hamperl et

Kalkoff, 1954). Petite tumeur cutanée de la taille d'un pois ou d'une
noisette, rouge violacé, hémisphérique ou discoïde et dont le centre
déprimé est rempli de squames kératinisées. Elle siège au visage, et
apparaît chez l'homme après la cinquantaine. Elle guérit spontanément
en quelques mois, mais pourrait se
transformer en épithélioma spino-
cellulaire.

**kérato-atrophodermie héréditaire
chronique et progressive.** V. *porokératose.*

kératocèle, *s. f.* (κέρας, cornée; κήλη,
hernie). Hernie de la membrane de
Descemet à travers une ulcération
de la cornée.

kératocône, *s. m.* Syn. *staphylome
pellucide conique, cornée conique.* Altération de la courbure de la cornée
qui, tout en restant transparente,
prend une forme conique. Cette déformation s'accompagne de myopie
souvent excessive et parfois d'astigmatisme ou de polyopie.

kérato-conjonctivite, *s. f.* Inflammation de la cornée et de la conjonctive.

kérato-conjonctivite épidémique.
Conjonctivite infectieuse et contagieuse due à un adénovirus; c'est
une conjonctivite folliculaire avec
fausses membranes et parfois iritis;
puis la cornée devient le siège d'une
inflammation douloureuse avec opacités ponctuées. La maladie guérit
sans séquelles importantes.

**kérato-conjonctivite phlycténu-
laire,** *s. f.* Syn. *ophtalmie phlycténulaire, conjonctivite phlycténulaire,
conjonctivite impétigineuse, scrofulo-
tuberculide de la cornée et de la conjonctive, kératite lymphatique* (Panas), *kératite phlycténulaire ou pustuleuse.* Affection de l'enfance caractérisée par le développement sur
la conjonctive et la cornée d'un ou
de plusieurs petits nodules gris-âtres,
avec vive inflammation, photophobie et larmoiement, suivis d'ulcérations souvent superficielles et vite
cicatrisées, n'entraînant que rarement des taies ou la perforation de
la cornée. L'affection peut être localisée à la conjonctive ou à la

cornée. Elle se développe chez des enfants atteints d'une tuberculose atténuée, d'impétigo de la face ou d'infection rhino-pharyngée.

kératodermie, *s. f.* (κέρας, corne; δέρμα, peau). V. *kératose*. — *k. symétrique des extrémités* ou *palmoplantaire.* Syn. *kératose palmo-plantaire.* Dermatose tantôt congénitale et héréditaire, tantôt acquise, et alors soit secondaire à une infection (syphilis entre autres), à une intoxication (arsenic surtout), à une autre maladie de peau (eczéma, etc.), soit primitive (*k.* essentielle ou tylosis essentiel, acrokératome des adultes, *k.* érythémateuse de Brooke). Elle est caractérisée par l'épaississement de la couche cornée de la paume des mains et de la plante des pieds. Dans les *k.* congénitales, on décrit une forme diffuse (type Thost-Unna), une forme en bandes linéaires de la paume (type Brünauer-Fuhs), des formes en îlots disséminés ponctués ou papuleux (types Besnier, Buschke-Fischer, Brauer et Michael). V. aussi *porokératose papillomateuse* et *Meleda (maladie de).*

kératoglobe, *s. m.* (κέρας, cornée; *globus,* sphère). Syn. *staphylome pellucide globuleux, cornée globuleuse.* Distension générale de la cornée qui devient hémisphérique et parfois tellement saillante que les paupières ne peuvent la recouvrir. Cette dilatation accompagne généralement la *buphtalmie* et coïncide avec un affaiblissement rapide de la vision.

kératolyse, *s. f.* (κέρας, corne; λύειν, dissoudre). 1° Dissolution de la couche cornée de l'épiderme par des substances chimiques employées en dermatologie dans un but thérapeutique. — 2° Décollement de l'épiderme et desquamation abondante et généralisée que présentent parfois les nouveau-nés.

kératolytique, *adj.* et *s. m.* (κέρας; λύειν). Agent thérapeutique ayant la propriété de dissoudre la kératine. Ex.: acide sulfhydrique (employé dans l'acné, l'ichtyose, etc.).

kératomalacie, *s. f.* (κέρας, cornée; μαλακία, mollesse). Kératite profonde propre aux nouveau-nés athrepsiques et due à l'avitaminose A. Elle débute par un état de sécheresse particulier de la conjonctive (xérophtalmie), auquel succède une infiltration grise, suivant le méridien transversal de la cornée (tache de Bitot), une moitié inférieure envahie à son tour peut s'ulcérer et se perforer si l'on ne remédie au manque de vitamine A.

kératome malin diffus congénital. Syn. *ichtyose fœtale, i. intra-utérine, fœtus arlequin.* Dermatose apparaissant dès la naissance et caractérisée par une hyperkératose généralisée formant une carapace complète, épaisse, craquelée, dure, obturant les orifices et empêchant les mouvements. Elle entraîne la mort en quelques jours par inanition, asphyxie ou infection. C'est une maladie héréditaire récessive, considérée comme une forme d'ichtyose. V. *hyperkératose ichtyosiforme.*

kératome sénile. V. *kératose sénile.*

kératomégalie, *s. f.* (κέρας, cornée; μέγας, grand). Syn. *mégalocornée.* Dimension excessive de la cornée, assimilée quelquefois à la buphtalmie.

kératométrie, *s. f.* (κέρας; μέτρον, mesure). Mensuration du rayon de courbure de la cornée à l'aide du kératomètre.

kératomycose, *s. f.* (κέρας; μύκης, champignon). Infection cornéenne due à un champignon (*Aspergillus fumigatus*). Elle se manifeste par un ulcère situé au milieu de la cornée, laissant après lui un leucome plus ou moins étendu.

kératonyxis, *s. f.* (κέρας; νύσσειν, percer). Ponction de la cornée faite dans le but d'opérer une cataracte.

kératoplastie, *s. f.* (κέρας; πλάσσειν, former). Syn. *greffe cornéenne.* Opération qui consiste à remplacer un fragment de cornée pathologique par un fragment de cornée saine et transparente. La *k.* peut être *lamellaire,* intéressant la partie superficielle de la cornée, ou *transfixiante* (ou *perforante*) lorsque après ouverture de la chambre antérieure de l'œil, on remplace une rondelle de cornée dans toute son épaisseur.

kératoplastique, adj. et s. m. (κέρας, corne; πλάσσειν, former). Agent thérapeutique ayant la propriété d'activer la kératinisation des cellules épithéliales (employé dans l'eczéma). — k. palmo-plantaire.

kératoscopie, s. f. (κέρας, cornée; σκοπεῖν, examiner) (Cuignet). V. skiascopie.

kératose, s. f. (κέρας, corne). Syn. kératodermie. Lésion de la peau caractérisée par une hypertrophie considérable des couches cornées de l'épiderme, accompagnée ou non d'hypertrophie des papilles du derme. — k. palmo-plantaire. V. kératodermie symétrique des extrémités.

kératose folliculaire acuminée. Syn. acné cornée (Hardy, Leloir, Vidal) ou kératique (Tenneson), lichen spinulosus (Adamson, 1905). Variété de kératose pilaire d'évolution subaiguë, apparaissant en placards (tronc, épaules, base du cou, fesses, cuisses) chez des sujets jeunes.

kératose obturante (Wreden). V. otite externe desquamative.

kératose pilaire (Brocq). Syn. ichtyose ansérine, lichen pilaire, xérodermie pilaire. Dermatose caractérisée par un état de sécheresse de la peau et par de petites élevures sèches, cornées, dont le centre est formé par un poil atrophié. Elle a des localisations particulières : partie postérieure du bras, face externe de la cuisse, enfin le visage, où elle s'accompagne de rougeur et d'atrophie des téguments (kératite pilaire atrophiante rouge de Brocq). Ses formes atténuées sont fréquentes et ne donnent pas lieu à des symptômes subjectifs.

kératose sénile. Syn. crasse des vieillards. Lésion cutanée des parties découvertes observées chez les vieillards et compliquant l'atrophie sénile de la peau. Elle consiste en taches brunâtres sèches, parfois rugueuses, enchâssées dans la peau, qui, peu à peu, se recouvrent d'une formation cornée plus ou moins saillante, très adhérente, le kératome

sénile (ou acné sébacée concrète ou épithélioma acnéiforme), sous lequel la peau est irrégulière et saignante. Ces lésions peuvent dégénérer en épithéliomas cutanés.

kératosis, s. f. (Kaposi). V. leucoplasie buccale.

kératotomie, s. f. (κέρας, cornée; τομή, section). Incision de la cornée.

kérauno-paralysie, s. f. (κεραυνός, foudre) (Charcot). Paralysie hystérique déterminée par la fulguration.

kérion, s. m. (κηρίον, rayon de miel) (Celse). Syn. teigne suppurative. Variété de trichophytie du cuir chevelu et de la barbe, formant des placards arrondis et saillants, dans lesquels le derme est épaissi et laisse échapper un liquide puriforme par les orifices des follicules pileux; elle aboutit souvent à la destruction du follicule et à l'alopécie définitive.

kérithérapie, s. f. (κηρίον, cire; θεραπεία, traitement). Emploi thérapeutique des paraffines pour faire des enveloppements cireux se maintenant pendant plusieurs heures à une température élevée (rhumatisme).

Kerley (lignes de) (K., 1933). Fines opacités linéaires, parfois visibles sur les radiographies pulmonaires de sujets atteints de silicose. Elles sont de deux types : les lignes A, centrales, dirigées vers le hile, et les lignes B, horizontales, périphériques, situées dans les sinus costodiaphragmatique. Ces dernières ont été décrites également chez les cardiaques (en particulier les mitraux) atteints d'hypertension artérielle pulmonaire, et dans les localisations pulmonaires de réticuloses, de cancers, de leucoses, de sarcoïdose. Leur signification est discutée : elles correspondraient à l'œdème, à l'empoussiérage ou à la calcification des septa interlobulaires.

kernictère, s. m. Terme imité du mot allemand kernicterus, qui désigne l'ictère nucléaire du nouveau-né (v. ce terme).

Kernig (signe de) (1882). Impossibilité d'obtenir l'extension complète de la jambe sur la cuisse quand le sujet est assis; signe de méningite spinale.

kérose, *s. f.* (Darier). Etat morbide chronique de la peau caractérisé par une coloration jaune sale, bistrée, une accentuation des pores pilosébacés et un léger épaississement des téguments. La *k.* serait le substratum habituel de la séborrhée, du pityriasis, de certaines eczématides, etc.

Keutel (syndrome de) (1972). Ensemble rare de malformations congénitales, décrit chez l'enfant, associant des infections respiratoires à répétition, une surdité de type mixte, une calcification des cartilages et une hypoplasie des phalanges terminales des doigts.

khi-huen. V. *tinea albigena.*

Khmers (hémoglobinose des). V. *hémoglobinose.*

Kidd (antigène, facteur ou **système).** V. *groupes sanguins.*

Kienböck (loi de). Loi qui régit les variations de la sensibilité des tissus aux rayons X. « Une cellule est d'autant plus sensible que ses mutations nutritives sont plus rapides, que ses processus de division sont plus fréquents, qu'elle est plus riche en cytoplasme non différencié » (P. Lehmann).

Kienböck (maladie de). Syn. *lunarite, maladie du semi-lunaire.* Ramollissement du semi-lunaire carpien, parfois bilatéral, considéré quelquefois comme une variété d'ostéochondrose, mais, en réalité, presque toujours consécutif à une fracture du semi-lunaire. Il est caractérisé cliniquement par de l'œdème, de la douleur et de la limitation des mouvements du poignet et, radiologiquement, par un aspect pommelé ou éburné de l'os.

Kienböck (phénomène de). Phénomène observé sur l'écran radioscopique, en cas de paralysie d'un côté du diaphragme (phrénicectomie, épanchement pleural hydro-aérique). Il consiste dans le parallélisme des mouvements du diaphragme et des côtes. Pendant l'inspiration, le diaphragme s'élève du côté paralysé en même temps que les côtes, tandis qu'il s'abaisse du côté sain.

Kiener (maladie de). Syn. *maladie de Hanot-Kiener, hépatite mésenchymateuse diffuse avec lymphomatose nodulaire* (Guy Albot). Variété de cirrhose de Hanot (v. ce terme) caractérisée anatomiquement par une hyperplasie lymphoïde diffuse intrahépatique, prédominant à la frontière entre le lobule et l'espace porte et comprimant les canaux biliaires péri-lobulaires, et par une sclérose qui diffuse autour des cellules dans le lobule hépatique. Elle serait due à un virus.

Killian (méthode de) (1897). V. *bronchoscopie.*

Kiloh-Nevin (syndrome de) (1951). Syndrome caractérisé par une impotence oculo-motrice et un ptosis bilatéraux et progressifs : il est dû, pour les uns, à une dégénérescence des noyaux des nerfs oculo-moteurs et pour K. et N. à une myopathie oculaire.

Kimmelstiel et Wilson (syndrome de) (1936). Syn. *glomérulo-hyalinose.* Syndrome survenant fréquemment chez les diabétiques, caractérisé anatomiquement par l'épaississement de la membrane basale des capillaires glomérulaires et parfois tubulaires, le développement de nodules dans ces capillaires, la transformation hyaline de la substance fibrinoïde transsudée entre les anses glomérulaires (*glomérulosclérose intercapillaire* ou *nodulaire*) et, cliniquement, de façon inconstante, par une protéinurie isolée ou associée à un syndrome néphrotique, ou par une insuffisance rénale progressive avec hypertension artérielle, avec ou sans œdème. V. *micro-angiopathie diabétique.*

ki-mo. Maladie contagieuse, endémique chez les indigènes du Laos. Elle ressemble à la syphilis et au pian, procède par poussées successives avec fièvre et présente, comme principales manifestations, des ulcérations cutanées recouvertes de végétations, laissant suinter un liquide sanieux. Une première atteinte confère l'immunité.

kinase, *s. f.* (χίνησις, mouvement) (Pavlov). 1° Enzyme catalysant la formation d'une autre enzyme, à partir de son précurseur. Ex. : l'entérokinase pancréatique permet la transformation du trypsinogène en trypsine. — 2° Enzyme transportant le radical phosphate à partir des nucléosides-triphosphates, le plus souvent à partir de l'acide adénosine-triphosphorique. Ex. : la pyruvate-kinase. V. *anémie hémolytique enzymoprive.*

kinédensigraphie, s. f. V. *cinédensigraphie.*

kinescopie, s. f. Syn. *méthode de Holth.* Méthode de détermination de la réfraction oculaire.

kinésie, s. f. V. *cinésie.*

kinésisme, s. m. (χίνησις). Syn. *ponose* (Revilliod). Auto-intoxication due à la fatigue et au surmenage physique. Elle se manifeste surtout par de l'essoufflement, du délire et de l'hyperthermie.

kinésithérapie, s. f. V. *cinésithérapie.*

kinésodique, adj. (χίνησις; ὁδός, voie). Qui conduit les mouvements. — *nerf k.* Nerf moteur ou centrifuge.

kinesthésiomètre, s. m. Petit appareil imaginé par Grasset et destiné à indiquer la sensation la plus faible d'allègement.

kinesthésique (fonction) (χίνησις; αἴσθησις, sensibilité). V. *sens musculaire.*

kinétoplasma, s. m. Nom donné par Marinesco aux grains chromophiles de la cellule nerveuse, parce qu'ils joueraient un rôle dans l'activité de l'élément nerveux.

King (opération de) (1938). Intervention chirurgicale pratiquée pour remédier à la pyrgocéphalie et consistant à fragmenter la calotte crânienne en une mosaïque régulière de neuf fragments rectangulaires.

kininase, s. f. Enzyme détruisant la kinine (v. ce terme).

kinine, s. f. Syn. *hormone-kinine.* Nom générique de certains polypeptides qui sont libérés dans le plasma sanguin à partir d'une globuline α₂ synthétisée dans le foie, le *kininogène,* sous l'action de la kallicréine. Leur durée est éphémère : au bout de quelques secondes, ils sont dé-

truits par la kininase. Ils contractent les muscles lisses, dilatent les artères, augmentent la perméabilité des capillaires et la migration des leucocytes et provoquent de l'hypotension et de la douleur. Les 2 principales *k.* sont la bradykinine et la kallidine. V. ces termes et *kallicréine.*

kininogène, s. m. V. *kinine.*

kinking aortique. V. *aorte plicaturée.*

Kinnier Wilson (maladie de) (1912). V. *hépatite familiale juvénile avec dégénérescence du corps strié.*

Kirkes (maladie de William Senhouse). V. *Senhouse-Kirkes (maladie de).*

Kirmisson (signe de) (1912). Ecchymose linéaire transversale située au niveau du pli du coude, que l'on observe dans la fracture de l'extrémité inférieure de l'humérus avec déplacement du fragment supérieur en avant. Elle est due à la contusion des couches profondes de la peau par le bord tranchant du fragment supérieur.

Kirschner (méthode de). Procédé de réduction et de contention des fractures avec extension continue; il utilise la traction directe sur le fragment osseux inférieur traversé par une broche métallique (broche de Kirschner).

Kirstein (méthode de). Laryngoscopie directe, la tête du malade étant fortement inclinée en arrière (peu usitée sauf chez les jeunes enfants).

kissing-spine (de l'angl. *to kiss,* embrasser; *spine,* colonne vertébrale). V. *Baastrup (maladie de).*

kissing-ulcer (de l'angl. *to kiss,* embrasser) (Moynihan). V. *ulcère en miroir.*

Kitahara (maladie de). V. *choriorétinite* (ou *rétinopathie) séreuse centrale.*

Kiwul (signe de). V. *ballon (signe du).*

Klebs-Löffler (bacille de). Syn. *Corynebacterium diphtheriae, bacille de Löffler, bacille de la diphtérie, Bacillus diphteriae.* Agent spécifique de la diphtérie. V. *Corynebacterium.*

Klebsiella pneumoniae. V. *Friedlander (bacille de).*

Klein-Waardenburg (syndrome de). V. *Waardenburg (syndromes de) n° 2.*

Kleine-Levin (syndrome de) (K., 1925; L., 1936). Syndrome caractérisé par des accès d'hypersomnie qui durent quelques jours ou quelques semaines, pendant lesquels le sujet ne se réveille que pour absorber une énorme quantité de nourriture. Cette affection, exceptionnelle, a presque toujours été observée dans le sexe masculin; elle débute dans l'adolescence et s'accompagne souvent de troubles caractériels. Sa cause est inconnue.

kleptomanie, s. f. ou **cleptomanie,** s. f. (κλέπτω, je vole; μανία, folie) (Marc, 1840). Syn. *clopémanie.* Tendance morbide à voler, se présentant comme une impulsion consciente et angoissante chez les débiles, les pervers, les hystériques, les épileptiques, etc. — ou comme un acte inconscient chez les paralytiques généraux, les déments, les idiots, etc.

kleptophobie, s. f. (κλέπτω; φόβος, peur). Crainte obsédante et morbide de commettre un vol.

Kleyne (manœuvre de). Au cours de l'insuffisance vertébro-basilaire (v. ce terme), l'hyperextension de la tête et sa rotation extrême provoquent le nystagmus, ou l'accentuent, en comprimant l'artère vertébrale (homolatérale en cas d'ostéophytose, controlatérale en cas d'obstruction). Le même geste peut déclencher un vertige (manœuvre d'Adson).

Kline (réaction de). Réaction de floculation employée pour le diagnostic sérologique de la syphilis. Elle est analogue à celle de Kahn (v. ce terme); elle s'en différencie par la concentration plus grande de l'antigène en lipoïdes et par la lecture microscopique des résultats.

Klinefelter (syndrome de) (1942). Syn. *syndrome de Klinefelter-Reifenstein-Albright, dysgénésie des tubes séminifères, orchidystrophie polygonosomique* (J. Decourt, 1962). Syndrome observé chez des hommes jeunes, caractérisé par de la gynéco-mastie et la petitesse des testicules avec azoospermie. Ces malades sont souvent grands et minces, débiles mentaux et parfois eunuchoïdes; le taux de l'hormone folliculo-stimulante est augmenté dans l'urine. Ce syndrome est lié à l'atteinte élective des tubes séminifères du testicule (hyalinisation) entraînant l'arrêt de la spermatogénèse et contrastant avec l'intégrité des cellules interstitielles de Leydig qui sécrètent l'hormone mâle. Génétiquement ce syndrome est défini par un phénotype masculin et un sexe nucléaire féminin, et, presque toujours, par l'existence de trois chromosomes sexuels XXY, résultat de l'union d'une cellule sexuelle normale et d'une autre qui, au moment de la méiose, a gardé ses deux chromosomes sexuels; beaucoup plus rarement par l'existence de 3 ou 4 chromosomes X et par celle de 1 ou 2 chromosomes Y. V. *sexe nucléaire, trisomie* et *polygonosomie.*

Klippel (maladie de) (1892). Syn. *pseudo-paralysie générale arthritique.* Complexus morbide, observé chez des sujets âgés, se distinguant de la paralysie générale par l'apparition rapide de la démence et par des troubles paralytiques succédant à des ictus. Anatomiquement on ne constate que de l'athérome des artères cérébrales.

Klippel ou **Klippel-Lhermitte (syndrome de).** Association d'une polynévrite éthylique à marche rapide, d'une cirrhose hypertrophique graisseuse et de troubles psychiques, évoluant rapidement vers la mort par insuffisance hépatique.

Klippel-Feil (syndrome de) (1911). Malformation de la colonne cervicale se traduisant par l'absence apparente du cou; la tête, dont les mouvements sont très limités, étant posée directement sur le tronc. Anatomiquement, les corps vertébraux, atrophiés et aplatis, sont soudés en un ou plusieurs blocs irréguliers et les arcs postérieurs, également fusionnés, présentent le plus souvent un spina-bifida étendu. V. *Nielsen (syndrome de).*

Klippel-Trenaunay (syndrome de)
(1900). Syn. *naevus variqueux ostéo-hypertrophique*. Syndrome apparaissant dans l'enfance ou l'adolescence, caractérisé par l'hypertrophie d'un membre portant surtout sur le squelette, accompagnée localement de varices et d'un angiome plan. Il doit être rapproché de l'hémangiectasie hypertrophique de Parkes Weber (1918) et du syndrome de Maffucci.

Klippel et Weil (signe de). V. *pouce (signe du)*.

Klose (loi de). Tout gonflement d'un organe amorce un mouvement de torsion. Processus invoqué pour expliquer le volvulus du cæcum.

Klumpke (paralysie de). V. *Déjerine-Klumpke (syndrome de)*.

Klüver et Bucy (syndrome de)
(1937). Ensemble de troubles observés après une lobectomie temporale et au cours de certaines atrophies du cortex cérébral. Il comprend une tendance à porter tous les objets à la bouche, une apathie avec diminution des réactions émotionnelles et du pouvoir de concentration, et de l'inhibition sexuelle.

Knaus (loi de). V. *Ogino-Knaus (loi de)*.

Knowles (triade de). Groupe des trois symptômes les plus importants de la pellagre : diarrhée, manifestations cutanées et troubles mentaux.

Kobrak (épreuve de). Simplification de l'épreuve calorique de Barany.

Koby (cataracte floriforme de)
(1923). Cataracte congénitale, héréditaire à transmission probablement autosomale dominante, caractérisée par la présence de multiples opacités colorées, en ombelles, prédominant sur les sutures en Y du cristallin, et ne gênant guère la vue.

Koch (bacille de) (1882). Syn. *B.K., bacille de la tuberculose, Bacillus tuberculosis*. Agent spécifique de la tuberculose appartenant à la famille des *mycobacteriaceæ*. Il en existe 3 variétés, les bacilles de la tuberculose humaine (*Mycobacterium tuberculosis*), de la tuberculose bovine (*M. bovis*) et de la tuberculose aviaire (*M. avium*).

Koch (phénomène de) (1891). « Les cobayes déjà tuberculisés, sous la peau desquels on introduit de nouveau une petite quantité de bacilles tuberculeux, réagissent immédiatement contre cette seconde inoculation par une inflammation locale très vive, suivie de nécrose et d'élimination rapide des tissus mortifiés avec leur contenu de microbes. Ce processus, contrairement à ce qui se passe pour une première inoculation sous-cutanée, n'est suivi ni de la formation d'un abcès permanent, ni de l'hypertrophie des ganglions voisins » (Calmette). — Ce phénomène est observé, non seulement chez les cobayes, mais chez tous les êtres susceptibles de contracter la tuberculose.

Koch-Weeks (bacille de). V. *Hæmophilus conjunctivitidis*.

Kocher (fractures de). 1° V. *diacondylien*. — 2° *fracture prétuberculaire ou transtubérositaire*. Fracture engrenée de la tête de l'humérus, dont le trait, oblique en bas et en dedans, va de la partie moyenne de la grosse tubérosité à l'extrémité inférieure du col anatomique.

Kocher (opération de). Extraction, après ouverture du duodénum, des calculs biliaires arrêtés dans la portion duodénale et rétroduodénale du cholédoque.

Kocher (procédés de). 1° Syn. *procédé de Lacour-Kocher*. Manœuvre employée pour la réduction des luxations antéro-internes extra ou sous-coracoïdiennes de l'épaule ; elle consiste à imprimer au bras, successivement, des mouvements d'adduction, de rotation externe, d'élévation en avant et enfin d'adduction. — 2° Pylorectomie avec implantation du duodénum à la face postérieure de l'estomac.

Kocher (signes de). Signes d'hyperthyroïdie : 1° Rétraction excessive de la paupière, lors des efforts de fixation du regard. — 2° Lorsque le malade dirige son regard vers le haut, la paupière s'élève plus vite que l'œil.

Kœberlé (syndrome de). V. *coliques étagées de Kœberlé*.

Kœbner (phénomène de). Apparition, sur le trajet d'une égratignure, de nouveaux éléments d'une dermatose dont le sujet est déjà porteur. Ce phénomène est surtout observé dans le psoriasis.

Kœnen (tumeur périunguéale de). Petite tumeur pédiculée rose, ferme, siégeant dans le sillon périunguéal des doigts et des orteils, chez les malades atteints de sclérose tubéreuse du cerveau.

Kœppe (nodules de) (1962). Petits nodules blanchâtres siégeant sur le bord pupillaire de l'iris, dans les iritis granulomateuses.

Kœrber, Salus et Elshnig (syndrome de). V. *aqueduc de Sylvius (syndrome de l').*

Köhler (maladies de). 1o (1908). V. *scaphoïdite tarsienne.* — 2o V. *Freiberg (maladie de).* — 3o Ostéochondrose atteignant, chez l'adolescent, l'épiphyse primitive de la rotule : celle-ci apparaît, sur les radiographies, fragmentée en masses irrégulières ; elle évolue rapidement vers la guérison.

Köhler-Mouchet (maladies de). 1o V. *scaphoïdite tarsienne.* — 2o Syn. *maladie de Preiser.* Ramollissement du scaphoïde carpien, primitif ou succédant à un traumatisme, caractérisé cliniquement par de l'œdème, de la douleur et de la limitation des mouvements du poignet et, radiologiquement, par un aspect pommelé et éburné de l'os.

Köhler-Stieda (maladie de). V. *Pellegrini-Stieda (maladie de).*

koïlonychie, s. f. V. *cœlonychie.*

Kojesnikow ou Kojewnikoff (syndrome de). V. *épilepsie partielle continue.*

kolatisme, s. m. Intoxication par la noix de kola. L'abus de cet excitant, devenu un véritable besoin, entraîne l'insomnie, l'anorexie, l'amaigrissement et des troubles cardiaques. On ne l'observe guère que chez les Noirs africains.

Koller (épreuve de). Epreuve destinée à explorer la fonction sanguine du foie. On mesure le taux de prothrombine sanguine par la méthode de Quick avant et 24 heures après la prise orale de 30 mg de vitamine K. Un taux de prothrombine abaissé avant l'épreuve revient, après absorption de vitamine, à son chiffre normal chez un sujet dont le foie est sain ; il reste au contraire abaissé chez les hépatiques.

Kolmer (réaction de). Variante de la réaction de Wassermann.

Kondoléon (opération de). Syn. *opération de Payr-Kondoléon.* Opération destinée à remédier à l'éléphantiasis des membres inférieurs ; elle consiste dans l'établissement d'une large communication entre les plans superficiels œdématiés et les loges musculaires saines par l'excision de tranches longitudinales de l'aponévrose superficielle ; l'œdème est drainé par le réseau veineux profond.

kongo, s. m. Maladie épidémique observée dans certains villages du Congo où elle frappe de préférence les enfants. Elle débute par une paresthésie douloureuse des membres inférieurs et de la région lombaire et aboutit rapidement à une paraplégie d'abord flasque, puis spasmodique et définitive. Sa cause est inconnue.

König (maladie de) (1887). V. *ostéochondrite disséquante.*

König (syndrome de) (1890, déjà décrit par Cruveilhier en 1852). Syndrome caractérisé par des crises de douleurs abdominales bien localisées et dont la violence s'accroît en quelques minutes, puis qui disparaissent avec des gargouillements. Ces crises, accompagnées de voussure et d'ondulations péristaltiques limitées à un segment de l'intestin, se répètent, généralement un certain temps après les repas ; elles indiquent une sténose de l'intestin grêle.

Königstein-Lubarsch (maladie de) (K., 1925 ; L., 1929). Syn. *amyloïdose systématisée primitive, paramylose* (Strauss, 1933), *para-amyloïdose.* Variété rare de la maladie amyloïde caractérisée par l'existence de lésions viscérales multiples, surtout cardiaques, mais aussi musculaires,

nerveuses (neuropathie amyloïde,
v. ce terme), œsophagiennes et gastriques, pharyngées, articulaires,
spléniques, etc. La peau est souvent
atteinte : petites papules hémisphériques cireuses ou orangées, péri-
orificielles, siégeant surtout à la
face, infiltration pseudo-scléroder-
mique des mains et du cou, pigmentation cervicale, purpura; la
langue est infiltrée (macroglossie).
Cette affection évolue vers la mort
en quelques années par défaillance
cardiaque ou cachexie. Elle est primitive, mais coexiste souvent avec
un myélome multiple. Des formes
familiales ont été décrites.

koniose, s. f. V. coniose.

kophémie, s. f. V. surdité verbale.

kopiopie, s. f. (κόπος, fatigue; ὄψις,
vue). V. asthénopie.

Koplik (signe de) (1896). Signe de
la période prodromique de la rougeole. Il consiste en taches rouges
dont le centre est occupé par un
point blanc bleuâtre, arrondi, légèrement saillant et ne dépassant jamais 1 mm de diamètre, apparaissant sur la face interne des joues
deux ou trois jours avant l'éruption
et disparaissant au bout de trois
jours.

Kopp (asthme de). V. laryngospasme.

Koranyi (théorie de). Théorie de la
sécrétion rénale suivant laquelle
l'eau et les chlorures passent au
niveau du glomérule. Dans le tube
contourné, il s'effectue, selon les
lois de l'osmose, un échange de molécule à molécule qui aboutit à la
reprise par l'économie d'un certain
nombre de molécules de chlorure
de sodium contre l'émission dans
l'urine d'un nombre égal de molécules de corps azotés. Théorie périmée.

kormo-morphique (rapport) (κορμός, tronc d'arbre; μορφή, forme)
(morphologie). Rapport entre la
longueur du tronc et la valeur moyenne de sa largeur (moyenne des
diamètres bi-axillaire, thoracique,
hypochondriaque transverse et bi-
siliaque).

kormo-style (rapport) (κορμός;
στῦλος, colonne) (morphologie).

Rapport entre la moyenne des périmètres pelvien, abdominal et thoracique et la hauteur du tronc.

koro, s. m. Syn. so in tchen. « Etat
d'angoisse temporaire dans lequel le
malade craint que son membre génital se rétracte et disparaisse dans
son bas-ventre avec une conséquence fatale pour lui ». Observé
en Indonésie et en Chine (Van
Wulfften Palthe).

Korotkow (phases de). Nom donné
aux 4 types de tons artériels enten-
dus successivement lorsque l'on dé-
comprime l'artère humérale, au
cours de la mesure de la pression
artérielle par la méthode auscultatoire. Près de la tension maxima, les
tons sont secs et d'intensité moyenne; puis soufflants ou assourdis;
puis secs et de plus en plus forts,
enfin faibles et sourds.

**Korsakoff (psychose ou syndrome
de)** (1890). Troubles mentaux associés aux polynévrites et consistant
le plus souvent en amnésie surtout
antérograde, désorientation, tendance à la fabulation morbide et
troubles de la mémoire de fixation.
L'alcoolisme en est souvent la cause
déterminante. V. encéphalopathie
alcoolique.

Kosowicz (signes de). Signes radiologiques observés dans le syndrome
de Turner (v. ce terme) 1° au niveau
du poignet. Augmentation de la fermeture de l'angle carpien, de 131°,
chiffre normal, à 118° en moyenne,
du fait de l'ascension du semi-lunaire. — 2° au niveau du genou.
Aspect en enclume du bord interne
du plateau tibial qui, hypertrophié,
déborde en dedans, à angle droit,
le bord interne de l'os.

koumis ou **koumys,** s. m. Lait de
jument fermenté.

Kouwenhoven (méthode de) (1957-
60). Procédé de massage cardiaque
(v. ce terme) à thorax fermé. L'opérateur applique le talon de sa main
droite sur la partie inférieure du
sternum du malade, place sa main
gauche par-dessus la droite et, en
appuyant de tout son poids, comprime vigoureusement le sternum
vers le rachis à la cadence de 60 par

minute, chaque pression étant suivie d'un relâchement brusque. Le massage cardiaque doit être associé à une ventilation pulmonaire artificielle pratiquée par la méthode du bouche à bouche, 15 fois par minute.

Krabbe (maladies de). 1° V. *Sturge-Weber-Krabbe (maladie de).* — 2° V. *leucodystrophie à cellules globoïdes.*

Kraske (opération de). Résection partielle du rectum en l'abordant par la voie sacrée; opération qui évite la laparotomie et respecte les sphincters.

kraurosis penis. Syn. *balanitis xerotica obliterans.* Processus scléro-atrophique, analogue au *k. vulvae,* survenant très rarement au niveau du gland ou du prépuce, spontanément ou, quelquefois, après circoncision (*maladie de Stuhmer,* 1928).

kraurosis vulvae (χραυρόω, je dessèche) (Breisky, 1885). Affection caractérisée par une atrophie avec rétraction des téguments des organes génitaux externes de la femme, accompagnée d'un prurit intense. Elle survient après la ménopause ou à la suite d'une castration. Elle peut se compliquer de leucoplasie et même se transformer en cancer.

Krause (syndrome d'Arlington) (1946). Syn *dysplasie encéphalo-ophtalmique.* Ensemble de malformations apparaissant dès la naissance, concernant l'œil (microphtalmie, dysplasie du vitré et de la rétine, malformations vasculaires avec hémorragies aboutissant à la cécité), le système nerveux central (hydrocéphalie ou microcéphalie, hernie cérébrale, syndrome d'Arnold-Chiari) et aussi l'ensemble des viscères et du squelette. Il peut être rapidement mortel.

Krebs (cycle de). Syn. *cycle tricarboxylique, cycle de l'acide citrique.* Série de réactions enzymatiques intracellulaires productrices d'énergie, au cours de la dégradation des glucides. L'acide pyruvique, issu de l'acide lactique, lui-même produit par la fermentation anaérobie du glucose, donne naissance à l'acétyl-

coenzyme A; celui-ci sera totalement oxydé au cours du cycle. Il se condense d'abord avec l'oxalacétate pour former un citrate; puis s'enchaîne une longue série de réactions d'oxydation à la suite desquelles l'oxalacétate est régénéré et rentre dans le cycle ainsi refermé. Celui-ci est relié, au cours de ces nombreuses réactions, à d'autres processus métaboliques, protidiques (intervention d'acides aminés) et lipidiques.

Kreysig (signe de). V. *Heim et Kreysig (signe de).*

Krogius (opération d'Ali) (1904). Opération destinée à empêcher la luxation récidivante de la rotule. Elle consiste à suturer, au côté externe de cet os, un lambeau à pédicule supérieur, taillé dans le muscle vaste interne et surcroisant le tendon du quadriceps.

Krönlein (hernie de). Hernie inguino-propéritonéale; l'intestin est situé en avant du péritoine et de son fascia, et en arrière du plan des muscles transverse et petit oblique.

Krönlein (méthode ou opération de). Procédé opératoire qui consiste à pénétrer dans l'orbite par la fosse temporale en mobilisant l'os malaire.

Krönlein (point de). Point où l'on pratique la trépanation dans le cas d'épanchement sanguin traumatique intra-crânien; il est situé sur une ligne horizontale partant du rebord supérieur de l'orbite, à 2 ou 4 cm en arrière de l'apophyse orbitaire du frontal.

krouomanie, *s. f.* V. *crouomanie.*

Krükenberg (amputation de). Variété d'amputation cinématique de l'avant-bras, avec séparation des deux os que l'on entoure de manchons musculo-cutanés. Il en résulte une sorte de pince qui permet la pronation et la supination.

Krükenberg (tumeurs de) (1895). Tumeurs ovariennes métastatiques, plus fréquentes au cours des néoplasmes gastriques, mais observées aussi chez les malades atteintes de cancer du côlon, du sein ou de la glande thyroïde.

kubisagari, *s. m.* (en japonais, baisse-cou) (Nakano, 1884). V. *vertige paralysant.*

Kufs (idiotie amaurotique de type). Forme tardive d'idiotie amaurotique familiale (v. ce terme) caractérisée par son apparition à l'âge adulte, une déficience mentale progressive, des crises d'épilepsie, des signes cérébelleux et extra-pyramidaux et une évolution mortelle en une dizaine d'années; il n'y a pas de trouble visuel.

Kugel-Stoloff (syndrome de). Dégénérescence du myocarde d'origine inconnue, caractérisée par l'effacement des fibrilles, la vacuolisation du sarcoplasma et une fibrose interstitielle. Elle serait une modalité de fibro-élastose endocardique.

Kugelberg-Welander (syndrome de). Syn. *syndrome de Wohlfart-Kugelberg-Welander* (W., 1942; K. et W., 1956), *amyotrophie neurogène familiale pseudo-myopathique de la seconde enfance, atrophie musculaire juvénile hérédo-familiale simulant une dystrophie musculaire* (K. et W.). Maladie familiale et héréditaire rare débutant dans l'enfance, entre 2 et 17 ans, par une atrophie et une impotence musculaires d'abord proximales, atteignant les membres inférieurs, puis les supérieurs; son évolution est lente; parfois même la maladie cesse de progresser. Elle est probablement due à une atteinte des cornes antérieures de la moelle comme la maladie de Werdnig-Hoffmann, dont elle serait une variété tardive et moins grave.

Kulenkampff (signe de). Douleur provoquée par la pression des muscles de la nuque; signe précoce de méningite septique otitique.

Kulz (signe de). Aspect laiteux de l'urine au cours de certains comas diabétiques : il est dû à la présence d'albumine et de cylindres granuleux en quantité considérable.

Kumazaï et Inoue (épreuve de). Modification de l'épreuve de Donath et Landsteiner consistant en l'adjonction de sérum neuf humain ou animal.

kumbocéphalie, *s. f.* V. *cymbocéphalie.*

Kümmell-Verneuil (maladie de) (1891-1892). Syn. *spondylite traumatique.* Déformation tardive de la colonne vertébrale, consécutive à un traumatisme et survenant après une période de guérison apparente. Elle est caractérisée par une cyphose avec déformation angulaire et par des phénomènes de compression nerveuse (douleurs et contractures musculaires). Attribuée par Kümmell à une ostéite raréfiante, cette affection paraît due, le plus souvent, comme l'avait dit Verneuil, à une fracture méconnue des corps vertébraux.

Kundrat (lymphosarcome de). V. *lymphosarcomatose.*

Kunitz (inhibiteur de) (1936). Polypeptide d'origine pancréatique qui s'oppose à l'action des ferments protéolytiques (trypsine, chymotrypsine, fibrinolysine). Il empêche la dissolution de la fibrine sous l'influence de la fibrinolysine. Il est employé dans le traitement de la fibrinolyse aiguë et de la pancréatite aiguë hémorragique.

Kunkel (méthodes ou réactions de). 1° Procédé d'évaluation des γ-globulines (surtout des euglobulines γ) et accessoirement des α2-globulines et des β-lipoprotéines du sérum par la mesure du trouble (turbidimétrie) que provoquent les sels de métaux lourds (zinc) ajoutés, à basse concentration, au sérum. — 2° *réaction de K. au phénol.* Floculation du sérum sanguin en présence d'un réactif au phénol. Son intensité, proportionnelle à la quantité des β-lipoprotéines, permet d'apprécier le taux de celles-ci dans le sérum. Le chiffre normal varie de 17 à 28 unités Vernes.

Küntscher (méthode de) (K., de Kiel, 1939-1940). Traitement des fractures diaphysaires des os des membres par l'introduction dans le canal médullaire, sur toute sa longueur, d'un long clou en acier qui maintient les deux fragments en bonne position.

Kupffer (cellules de). Grandes cellules étoilées que l'on trouve dans le foie et qui appartiennent au revêtement endothélial des vaisseaux sanguins.

kupfférien, *adj.* Qui se rapporte aux cellules de Kupffer.

kupfférome, *s. m.* Syn. *réticuloangio-sarcome du foie.* Tumeur maligne primitive du foie, développée aux dépens des cellules de Kupffer.

Kurt Mendel (syndrome de). Diabète insipide associé à une paralysie du nerf pathétique.

kuru, *s. m.* (*kuru* : trembler de froid ou de peur, en langue Foré) (Zigas et Gajdusek, 1957). Maladie du système nerveux, particulière aux indigènes (et surtout aux femmes) des populations Foré des Hautes Terres de la Nouvelle-Guinée. Elle se manifeste au début par des troubles de la marche ; puis apparaissent des troubles cérébelleux, du tremblement, des mouvements choréoathétosiques, enfin de la démence. La mort survient en quelques mois. Les lésions du *k.* sont celles des encéphalopathies spongiformes subaiguës à virus (v. ce terme). L'agent responsable de cette maladie, transmissible expérimentalement au chimpanzé, n'a pas encore été identifié. On range le *k.* parmi les maladies à virus lent (v. ce terme).

Kurz (syndrome de) (1951). Variété de cécité congénitale accompagnée d'énophtalmie importante, d'abolition des réflexes pupillaires, d'un nystagmus pendulaire et d'une forte hypermétropie ; le fond d'œil est normal.

Kuss (maladie de). Rétrécissement péricolique pelvien.

Kussmaul ou **Kussmaul-Maier (maladie de)** (1866). V. *périartérite noueuse.*

Kussmaul (signe de). Ondulation péristaltique de l'estomac visible à travers la paroi abdominale, dans les sténoses du pylore.

Kussmaul et Kien (respiration de). Type respiratoire qu'on observe dans le coma diabétique ; il consiste en une inspiration profonde suivie d'une courte pause en inspiration forcée, et en une expiration brève et gémissante à laquelle succède une nouvelle pause. Ces phénomènes se reproduisent ensuite dans le même ordre.

Küster (hernie de). Hernie inguinosuperficielle : l'intestin est situé dans le tissu cellulaire sous-cutané, en avant de l'aponévrose du grand oblique.

Küster (position ventrale de). V. *ventrale (position).*

Kuthy (signe acromial de). Diminution du soulèvement ou même immobilité de l'acromion, observée pendant l'inspiration, du côté malade ou du côté le plus malade, chez les sujets atteints de tuberculose pulmonaire. Comparable au signe angulo-scapulaire de Bacelli.

Kveim ou **Nickerson-Kveim (réaction de)** (Williams et Nickerson, 1935 ; Kveim, 1941). Intradermoréaction pratiquée avec un antigène provenant d'un ganglion d'un sujet atteint de maladie de Besnier-Bœck-Schaumann. Elle est presque toujours positive dans les formes ganglio-médiastino-pulmonaires de cette affection.

kwashiorkor, *s. m.* (en dialecte africain ashanti, de la Côte-de-l'Or : *kwashi,* garçon ; *orkor,* rouge) (C.D. Williams, 1933). Syn. *pellagre infantile d'Afrique noire, hépatite tropicale infantile d'Indochine, stéatocirrhose carentielle du sevrage* (Monnerot-Dumaine, 1953). Affection apparaissant en Afrique tropicale, chez le nourrisson, au moment du sevrage ; elle est caractérisée par des troubles digestifs avec amaigrissement, apathie, œdèmes et anémie ; par une hépatomégalie (stéatose, puis stéato-cirrhose avec pancréatite) et par des lésions cutanées caractéristiques : taches noires apparaissant sur les fesses, le dos, les régions articulaires, dont la desquamation laissera des zones rouge sombre qui donneront des cicatrices dépigmentées. Elle retarde la croissance et évolue fréquemment vers la mort. Elle semble due à une carence en protéines animales et s'apparente à la maladie œdémateuse du sevrage (v. ce terme et *cirrhose carentielle*).

Kyasanur (maladie de la forêt de). Maladie décrite aux Indes (état de Mysore) depuis 1963; elle est caractérisée par un début brutal avec fièvre, céphalalgie, myalgies, prostration, par de la conjonctivite, de la diarrhée, des vomissements, des adénites, une bradycardie avec hypotension et parfois un syndrome hémorragique responsable des cas mortels. La convalescence est longue et peut être entrecoupée de rechutes. Cette maladie est due à un arbovirus du groupe B, transmis par piqûre de tiques; les réservoirs de virus sont l'homme, certains singes, des rongeurs et de nombreuses espèces d'oiseaux. V. *arbovirose*.

kymodensigraphie, s. f. V. *cinédensigraphie*.

kymogramme, s. m. Syn. *kymoradiogramme*. Image obtenue par la kymographie.

kymographie, s. f. (χῦμα, ατος, onde; γράφειν, écrire) (Gœt et Rosenthal, 1911; Pleikhart et Stumpf, 1926). Syn. *kymoradiographie, radiokymographie*. Enregistrement radiographique des phases successives du mouvement d'un organe vivant. Ce procédé a été appliqué à l'inscription des contractions cardio-vasculaires et des mouvements du poumon et du diaphragme; il est fondé sur l'emploi d'un écran opaque percé de fentes horizontales étroites (grille) qui se déplace verticalement entre le film sensible et le sujet pendant l'enregistrement. Les fentes découvrent de proche en proche les points voisins de toutes les images thoraciques dont les positions successives sont inscrites sur le film.

kymomètre, s. m. (χῦμα; μέτρον, mesure) (Vaquez). Oscillomètre spécialement construit pour la mesure de la pression moyenne. L'aiguille du grand cadran part toujours du 0.

kymoradiogramme, s. m. V. *kymogramme*.

kymoradiographie, s. f. V. *kymographie*.

Kyrle (maladie de) (1916). Maladie de peau rare, d'origine inconnue, caractérisée par des papules de la taille d'une tête d'épingle, peu saillantes, grisâtres puis brunâtres, sur lesquelles apparaît une tête cornée. Les éléments, généralement folliculaires, sont parfois groupés en placards; ils siègent surtout aux membres inférieurs. L'affection a une durée indéfinie.

kystadénome, s. m. (Stœrk, 1897). Maladie polykystique du poumon (v. *kyste aérien du poumon*) caractérisée histologiquement par une hyperplasie bronchique avec prolifération épithéliale exubérante.

kyste, s. m. (χύστις, vessie). Production pathologique formée par une cavité ne communiquant pas avec l'extérieur, contenant une substance liquide, molle ou rarement solide, et dont la paroi n'a pas de rapport vasculaire avec le contenu.

kyste aérien du poumon. Syn. *maladie kystique du poumon*. Cavités uniques ou multiples, parfois énormes, réparties dans un ou plusieurs lobes pulmonaires. On distingue les *k. a.* vrais, congénitaux ou quelquefois secondaires à des suppurations pulmonaires, les bulles d'emphysème et les dilatations des bronches kystiformes. Les *k. a.* peuvent se compliquer d'hémoptysies ou d'infection. V. *kystadénome*.

kyste anévrysmal des os (Jaffe et Lichtenstein, 1942). Lésion bénigne et circonscrite de l'os formée de tissu fibreux creusé de cavités remplies de sang. Elle est souvent d'origine traumatique et siège surtout sur la métaphyse des os longs des membres, accessoirement sur les vertèbres et les os plats. Elle se manifeste sous forme d'une tuméfaction douloureuse. Les radiographies montrent une image lacunaire d'ostéolyse cloisonnée en logettes, souvent vastes et repoussant vers l'extérieur une mince coque périostée. Elle guérit par curetage et comblement de la cavité par autogreffe, mais récidive parfois.

kyste arthrosynovial. V. *kyste synovial*.

kyste bénin des os. V. *Mikulicz (maladies de)*, 2°.

kyste branchial. Nom donné aux kystes congénitaux du cou qui proviennent presque toujours de l'appareil branchial.

kyste bronchogénique. Hamartome (v. ce terme) du médiastin.

kyste cilié. Hamartome (v. ce terme) du médiastin.

kyste du cordon. V. *hydrocèle*.

kyste corono-dentaire. V. *kyste dentifère*.

kyste dentifère. Syn. *kyste corono-dentaire*. Kyste des maxillaires développé au niveau d'une dent incluse aux dépens des débris paradentaires.

kyste dentigère. Kyste dentifère renfermant des rudiments de dent.

kyste dermoïde. V. *dermoïde*.

kyste entéroïde. V. *entéroïde*.

kyste épidermoïde. V. *épidermoïde*.

kyste essentiel des os. V. *Mikulicz (maladies de)*, 2°.

kyste folliculaire. 1° Kyste dentifère développé aux dépens d'un follicule dentaire. — 2° Kyste de l'ovaire développé à partir d'un follicule de de Graaf.

kyste gazeux de l'intestin. V. *pneumatose intestinale*.

kyste hydatique. V. *hydatique*.

kyste lutéinique. V. *lutéinique*.

kyste métaclastique (μετά, après; κλαστός, brisé) (Brunswic Le Bihan). Kyste hématique, observé dans les pays à paludisme, survenant à la suite d'un traumatisme de la région splénique et provoqué par la rupture sous-capsulaire d'une rate volumineuse et adhérente aux organes voisins.

kyste mucoïde. V. *mucoïde*.

kyste mullérien. V. *mullérien*.

kyste de l'ovaire. Kyste à contenu liquide développé aux dépens de l'ovaire, tantôt *uniloculaire*, tantôt *multiloculaire* et pouvant prendre un volume considérable.

kyste paranéphrétique (Paul Delbet). V. *périnéphrose traumatique*.

kyste parovarien. V. *wolffien*.

kyste pilonidal. V. *sinus pilonidal*.

kyste prolifère ou **proligère.** V. *cysto-épithéliome*.

kyste pyélogénique. Kyste du rein communiquant avec un calice et le bassinet.

kyste radiculo-dentaire. Kyste uniloculaire développé dans le maxillaire (surtout le maxillaire supérieur) au niveau de l'apex d'une dent normalement évoluée, aux dépens de débris épithéliaux para-dentaires.

kyste respiratoire. Hamartome (v. ce terme) du médiastin.

kyste sacculaire (Duplay). Kyste formé par l'accumulation de sérosité dans un sac herniaire dont le collet s'est oblitéré. — Si l'oblitération du collet n'est pas complète, on donne à cette tumeur le nom de pseudo-kyste sacculaire.

kyste sébacé (*sebum*, graisse). Syn. *loupe, tanne* et autrefois *athérome*. Tumeur formée par une poche développée aux dépens d'une glande sébacée et remplie de cellules épidermiques et de matière grasse. — *k. s. atypique.* V. *kérato-acanthome*.

kyste synovial. Syn. *ganglion synovial*. Petite tumeur kystique, siégeant généralement au niveau de la face dorsale du poignet et se développant aux dépens des synoviales articulaires des culs-de-sac (*k. arthro-synovial*).

kyste wolffien. V. *wolffien*.

kystectomie, *s. f.* (κύστις, capsule; ἐκτομή, ablation). 1° Arrachement d'un lambeau de la capsule antérieure au cours de l'extraction de la cataracte. — 2° Extirpation d'un kyste. Ce terme n'est guère employé dans ce sens que pour désigner l'ablation d'un kyste hydatique.

kystique du foie (maladie). Affection non parasitaire très rare chez l'homme, caractérisée par le développement d'un ou de plusieurs kystes, à contenu variable, dans l'épaisseur du foie. Ils coïncident parfois avec la maladie kystique du rein.

kystique de la mâchoire (maladie). Syn. *adamantinome kystique*. Epithéliome kystique multiloculaire de la mâchoire inférieure, à évolution très lente, mais pouvant devenir énorme, sans tendance à la généralisation.

kystique de la mamelle (maladie)
(Reclus, 1880). Syn. *adénocystome diffus* ou *fibroadénomatose kystique des seins, maladie noueuse de la mamelle* (Tillaux et Phocas), *maladie polykystique des seins, mammite noueuse, maladie de Reclus, maladie de Tillaux et Phocas, maladie de Schimmelbusch.* Syndrome clinique consistant en la production, dans les deux mamelles, de kystes multiples, dont la plupart sont très petits (maladie kystique), ou de petits nodules fibreux (maladie noueuse). Considérée par quelques auteurs comme une forme de cancer, cette affection serait pour d'autres une variété de mammite chronique.

kystique de la médullaire (maladie) (Smith et Graham, 1945; Straussen, 1962) (néphrologie). Maladie familiale, transmise selon le mode dominant ou le mode récessif, débutant insidieusement, chez un sujet jeune et caractérisée cliniquement par une anémie, une polydipsie avec polyurie et baisse du pouvoir de concentration urinaire et, chez l'enfant, par un retard pondéro-statural. Elle évolue vers la mort par insuffisance rénale en quelques mois ou quelques années. Les reins sont atrophiques, avec de nombreux kystes, surtout dans la médullaire, et des lésions tubulaires et interstitielles diffuses. Pour la majorité des auteurs, la m. k. de la médullaire et la néphronophtise héréditaire de l'enfant (v. ce terme) sont la même maladie.

kystique du poumon (maladie). V. *kyste aérien du poumon.*

kystique des reins (maladie). Syn. *maladie polykystique des reins, polykystome rénal, reins polykystiques* ou *polymicrokystiques, polykystose rénale.* Affection caractérisée par la production de kystes multiples dans les deux reins, transformés en masses bosselées, souvent énormes, facilement perceptibles à la palpation bimanuelle. Elle se manifeste par des poussées douloureuses, des hématuries, parfois de l'infection urinaire et des signes d'insuffisance rénale. Son évolution, d'une durée de 5 à 20 ans, aboutit toujours à la mort.

kystique du testicule (maladie) (A. Cooper). Affection caractérisée par la formation de kystes nombreux dans les testicules. Elle a été considérée par Malassez comme un épithéliome mucoïde et rapprochée des kystes de l'ovaire.

kystitome, *s. m.* (χύστις, vésicule, capsule; τομή, section). Instrument destiné à diviser la cristalloïde antérieure dans l'opération de la cataracte.

kysto-anastomose, *s. f.* Nom donné aux différentes opérations destinées à anastomoser des kystes ou pseudokystes, en particulier les kystes du pancréas, soit avec une partie voisine du tube digestif (*kysto-gastrostomie, kysto-duodénostomie, kysto-jéjunostomie*), soit avec la vésicule biliaire (*kysto-cholécystostomie*).

kysto-cholécystostomie, *s. f.*; **kysto-duodénostomie,** *s. f.*; **kysto-gastrostomie,** *s. f.*; **kysto-jéjunostomie,** *s. f.* Opérations ayant pour but de drainer un pseudo-kyste du pancréas (dépourvu de paroi propre et non énucléable) dans la vésicule biliaire, dans le duodénum, dans l'estomac ou dans le jéjunum. V. *kysto-anastomose.*

kystographie, *s. f.* Radiographie d'un kyste après injection, dans sa cavité, d'air ou de liquide opaque aux rayons X.

kystome, *s. m.* Tumeur kystique d'origine glandulaire (adénome kystique) formée d'un amas de kystes de différents volumes (pouvant contenir jusqu'à plusieurs litres), que l'on rencontre surtout au niveau de l'ovaire. V. *cysto-épithéliome de l'ovaire.*

L

L (formations ou **formes bacté-riennes)** (L, de Lister Institute) (Mme Klieneberger-Nobel, 1935). Formes anormales de microbisme : petits granules qui apparaissent parfois temporairement dans des cultures qui se clarifient ensuite et restent alors stériles. Elles représentent une phase du cycle évolutif des bactéries. Certains procédés (hémo-ovoculture) permettent de cultiver les formes L et d'obtenir des formes bactériologiques classiques. V. *bêta-lactamines, protoplaste, sphéroplaste* et *pleuropneumonia-like organism.*

lab ou **lab-ferment,** *s. m.* (Hammarsten). Ferment qui existe dans le suc gastrique et qui a la propriété de coaguler l'albumine ; il est surtout abondant dans l'estomac des jeunes animaux, et en particulier dans la présure : il coagule presque instantanément la caséine du lait.

Labbé (triangle de Marcel). V. *hyperglycémie (triangle d').*

labile, *adj.* (*labi,* tomber). Qui tombe, se détache, s'élimine facilement. — *courants labiles.* Courants électriques continus fréquemment interrompus ou appliqués en promenant les électrodes sur la peau.

labimètre, *s. m.* (λαβίς, pince, forceps ; μέτρον, mesure). Instrument destiné à mesurer l'écartement des branches du forceps et par conséquent celui des cuillères.

Laborit (méthode ou **technique de).** V. *hibernation artificielle.*

labrocyte, *s. m.* (λάβρος, vorace ; κύτος, cellule) (R. Blanchard). V. *mastocyte.*

labyrinthique (syndrome). V. *vestibulaire (syndrome).*

labyrinthite, *s. f.* Otite interne frappant spécialement le labyrinthe. V. *Ménière (syndrome de).*

lacet (signe du) (E. Weill et J. Chalier, de Lyon, 1911). Syn. *signe* ou *phénomène de Rumpel-Leede* (1911), *signe de Grocco-Frugoni* (1911). Signe de fragilité des capillaires. Un lien, placé sur le bras de façon à interrompre la circulation veineuse en respectant la circulation artérielle, provoque sur l'avant-bras, l'apparition de taches de purpura, par stase veineuse et rupture des capillaires (Rumpel et Leede ont décrit ce signe au cours de l'éruption de la scarlatine).

lacet de soulier (signe du) (Hillemand, 1952). Douleur épigastrique à irradiations ascendantes, apparaissant quand le malade se penche en avant, p. ex. pour lacer son soulier : signe de hernie diaphragmatique.

lacodacryocystostomie, *s. f.* (λάκκος, réservoir ; δάκρυον, larme ; κύστις, vessie ; στόμα, bouche). Opération destinée à remédier à l'obstruction des canalicules lacrymaux.

Lacour-Kocher (procédé de). V. *Kocher (procédés de),* 1°.

lacrymogène, *adj.* (*lacryma,* larme ; γεννᾶν, engendrer). Qui détermine la sécrétion des larmes (*dacryogène* serait préférable).

lactacidémie, *s. f.* V. *lacticémie.*

lactarium, *s. m.* (*lactarius,* qui se rapporte au lait). Etablissement où l'on collecte et distribue du lait de femme.

lactase, *s. f.* Ferment sécrété par la muqueuse intestinale, surtout chez les jeunes animaux, et qui dédouble le lactose en glucose et en galactose.

lactation, *s. f.* (*lac,* lait). 1° Allaitement. — 2° Sécrétion et excrétion du lait.

lacticémie, *s. f.* Syn. *lactacidémie.* Présence d'acide lactique dans le sang ; son taux normal est de 10 à

15 mg pour cent. Son accumulation pathologique a pour cause l'insuffisance des oxydations (asphyxie, maladies infectieuses, empoisonnements par le phosphore et l'oxyde de carbone, diabète, etc.).

lacto-butyromètre, s. m. Instrument destiné à mesurer la quantité de beurre contenue dans le lait.

lacto-densimètre, s. m. Instrument destiné à apprécier la valeur du lait par la recherche de sa densité.

lactoflavine, s. f. Syn. *riboflavine* ou *vitamine nutritive*. Vitamine B$_2$, pigment jaune auquel le petit-lait doit sa teinte, qui joue un rôle essentiel dans les phénomènes d'oxydo-réduction cellulaire, comme constituant du ferment jaune de Warburg. Sa carence provoque l'ariboflavinose.

lactogénèse, s. f. Etablissement de la sécrétion lactée.

lactoglobuline, s. f. Globuline, analogue à la sérum-globuline, contenue dans le lait de vache.

lactoscope, s. m. (*lac*, lait; σκοπεῖν, examiner). Instrument destiné à apprécier la valeur du lait par son opacité.

lactosémie, s. f. Présence de lactose dans le sang.

lactostimuline, s. f. V. *prolactine*.

lactosurie, s. f. (lactose; οὖρον, urine). Présence de lactose dans l'urine. — *l. permanente de l'enfant* (Paolo Durand, 1958). Maladie familiale transmise selon le mode récessif, se manifestant, chez le nourrisson, par une hypotrophie avec anorexie, diarrhée chronique et lactosurie, et parfois albuminurie et acidose rénale. Elle est due à l'absence d'activité lactasique du suc intestinal, empêchant l'utilisation du sucre de lait.

lacunaire, adj. Qui se rapporte à une lacune. — s. m. ou f. Malade atteint de paralysie pseudo-bulbaire (v. ce mot, *lacunes* et *cérébrosclérose*).

lacune, s. f. (radiologie). Aspect radiologique d'une tumeur végétante d'un segment du tube digestif; le profil irrégulier et fixe de la tumeur fait saillie à l'intérieur du viscère opacifié par la baryte, interrompant le contour et amputant partiellement la silhouette de l'organe.

lacunes, s. f. pl. (neurologie). Syn. *foyers lacunaires de désintégration cérébrale* (P. Marie, 1901). Lésion des centres nerveux (cerveau, cervelet) caractérisée par la production de petites cavités irrégulières creusées en plein tissu et se rencontrant fréquemment chez les vieillards. Elles prédominent autour des vaisseaux scléreux, et au niveau de la substance blanche du centre ovale et des noyaux gris centraux. Ces *l.* se traduisent en clinique par la paralysie pseudo-bulbaire (v. ce terme).

ladre, adj. (du latin *Lazarus*, nom du pauvre couvert d'ulcères dans la parabole du mauvais riche, et qu'au Moyen Age on crut lépreux). Qui a rapport à la lèpre ou à la ladrerie. — s. m. et *ladresse*, s. f. Celui ou celle qui est atteint de la lèpre.

ladrerie, s. f. (ladre). 1° Autrefois synonyme de *lèpre* et de *léproserie*. — 2° Maladie causée par le développement, dans divers tissus de l'économie, de cysticerques ou larves de tænia (*cysticercose*, v. ce terme). Cette maladie, très rare chez l'homme, est fréquente chez le porc (larves de *Tænia solium*) et chez le bœuf (larves de *Tænia saginata*). C'est par l'absorption de viande ladre insuffisamment cuite que l'on peut s'infester du ver solitaire.

Laënnec (catarrhe suffocant de). V. *bronchite capillaire*.

Laënnec (cirrhose de). V. *cirrhose atrophique*.

Laënnec (crachats perlés de). V. *perlés (crachats)*.

lævogyre, adj. V. *lévogyre*.

Laffer-Ascher (syndrome de). V. *Ascher (syndrome de)*.

Laffont (signe de). Douleur épigastrique, sous-claviculaire ou scapulaire, observée parfois dans les hémorragies intrapéritonéales abondantes, lorsque l'épanchement sanguin s'étend sous le diaphragme.

Lafitte-Barié (syndrome de) (L., 1892 ; B., 1895). Terme proposé par P. Soulié (1964) pour désigner la sténose isolée de l'infundibulum de l'artère pulmonaire. Il existe 2 variétés de cette malformation cardiaque congénitale : le *rétrécissement infundibulaire étendu*, dans lequel la chambre de chasse du ventricule droit est réduite à un étroit chenal entouré de parois épaisses, et le *rétrécissement infundibulaire en diaphragme*, formé d'un anneau blanchâtre situé plus ou moins loin en dessous des valves pulmonaires.

Lafora (maladie de). V. *Unverricht-Lundborg (maladie de).*

lagophtalmie, *s. f.* (λαγώς, lièvre ; ὀφθαλμός, œil). Brièveté anormale des paupières, et en particulier de la paupière supérieure, les empêchant de recouvrir complètement le globe oculaire.

Lagrot (opération de). Opération associant la section des deux nerfs pneumogastriques à la partie inférieure de l'œsophage (op. de Dragstedt) et l'antro-duodénostomie (v. ce terme).

Lahm-Schiller (test de). V. *Schiller (test de).*

Laigret (vaccin de). V. *typhus exanthématique.*

lait et des alcalins (syndrome du). Syn. *syndrome des buveurs de lait.* Insuffisance rénale avec azotémie élevée survenant chez les malades atteints d'ulcère duodénal et longtemps traités par de fortes quantités de sels alcalins ou calciques, ou de lait. Cette insuffisance rénale s'accompagne d'alcalose métabolique et d'hypercalcémie. — Le plus souvent il s'agit d'une *forme chronique* ou *syndrome de Burnett* (1949) dans laquelle la phosphorémie est normale et la calciurie normale ou basse ; les précipitations de sels de chaux dans les tissus y sont fréquentes (reins surtout : néphrocalcinose, lithiase ; cornée ; tissus sous-cutané, périarticulaire ; artères ; poumons ; cerveau ; parfois os : ostéosclérose). Tous ces troubles peuvent disparaître ou s'atténuer si l'ingestion d'alcalins, de calcium ou de lait

est arrêtée à temps ; sinon la mort survient dans le coma azotémique. — Il existe également une *forme aiguë* réalisant un syndrome d'hypercalcémie aiguë avec vomissements, polyurie, asthénie, torpeur, parfois déshydratation ; la calciurie est élevée et la concentration uréique urinaire normale. Elle guérit rapidement et sans sequelle. — Une forme subaiguë ou *syndrome de Cope* (1936) est intermédiaire entre les types précédents : l'atteinte oculaire y est fréquente, l'hypercalcémie est lente à disparaître et l'insuffisance rénale est parfois définitive.

laiteries (grippe des). V. *pseudo-typho-méningite des porchers.*

laitmatophobie, *s. f.* (λαῖτμα, ματος, gouffre ; φόβος, crainte) (Bertelsen, 1905). Crainte morbide, accompagnée d'angoisse et de vertige (phobie), de tomber à la mer qu'éprouvent parfois les pêcheurs groenlandais isolés sur leurs kayaks par temps calme, d'où le nom de *kajaksvimmel* (vertige du kayak) donné à ce malaise par les Danois.

lallation, *s. f.* ou **lalliement,** *s. m.* 1° Balbutiement infantile. — 2° V. *lambdacisme.*

laloneurose, *s. f.* (Kussmaul, 1876). Trouble nerveux du langage.

lalopathie, *s. f.* (λαλεῖν, parler ; πάθος, maladie). Nom générique comprenant tous les défauts de l'utilisation des mots parlés ou écrits qu'ils résultent d'une altération dans la prononciation des mots, ou d'un trouble dans leur utilisation comme symbole.

laloplégie, *s. f.* (λαλεῖν ; πλήσσειν, frapper) (Lichtenstein, 1862). V. *aphémie.*

L.A.M. V. *facteur mitogène.*

Lamarck (lois de). Lois qui résument le transformisme ou doctrine de Lamarck : 1° *loi d'adaptation.* Chez tout animal, l'emploi plus fréquent d'un organe le développe, son défaut d'usage l'affaiblit et finit par le faire disparaître. — 2° *loi d'hérédité.* Les modifications produites chez les individus, sous l'influence de l'emploi prédominant ou du manque d'usage constant d'un organe, se transmettent à la descendance de ces individus, pourvu que les changements acquis soient communs aux deux sexes.

lamarckisme, s. m. V. *transformisme*.

lambda, s. m. Point de rencontre des sutures sagittale et lambdoïde.

lambdacisme, s. m. Syn. *lallation, lalliement.* Vice de prononciation qui porte surtout sur la lettre *l*, et qui consiste soit à la mouiller mal à propos, soit à prononcer la lettre *r* comme un *l*.

lambdoïde (suture). V. *suture cranienne.*

lambert, s. m. Ancienne unité de brillance (v. ce terme) : quantité de lumière émise par une source de 1 cm² et de 1 bougie.

Lambert (loi de). Loi permettant de déterminer la quantité des rayons utilisés en radiothérapie : « la dose superficielle reçue par une surface déterminée est directement proportionnelle à l'intensité du courant qui passe dans le tube radiogène et à la durée de l'application, inversement proportionnelle au carré de la distance focale du tube à cette surface » (P. Lehmann).

Lambert (point d'inflexion de). Un des lieux d'élection des fractures indirectes du rachis; il est situé dans la zone de raccordement de la cyphose dorsale et de la lordose lombaire et comprend les deux dernières vertèbres dorsales et les deux premières lombaires.

Lambert-Eaton (syndrome de) (1956). Syn. *syndrome pseudo-myasthénique paranéoplasique de Lambert-Eaton.* Syndrome neuromusculaire rare caractérisé par un déficit moteur prédominant à la racine des membres et une fatigabilité ressemblant à celle de la myasthénie; il s'accompagne souvent d'abolition des réflexes et de troubles sensitifs. Il est dû à un blocage de la transmission neuro-musculaire d'un type particulier, bien mis en évidence par l'électromyographie : cette transmission s'améliore sous l'action de stimulations itératives à cadence rapide (potentiation). Ce syndrome apparaît généralement comme une variété de neuropathie paranéoplasique (v. ce terme) survenant au cours d'un cancer bronchique.

lambliase, s. f. Syn. *giardiase.* Maladie causée par les *Lamblia* ou *Giardia intestinalis.* Elle se manifeste par de la diarrhée avec selles pâteuses, de l'asthénie, de l'amaigrissement et parfois de la cholécystite.

Lambret-Quénu-Mathieu (appareil de). Appareil destiné à pratiquer, au moyen de deux broches métalliques fixées sur un cadre extérieur, la réduction et la contention, avec extension et contre-extension continues, des fractures de jambe.

laminaire, s. f. Tige d'une algue (*Laminaria digitata*) desséchée et préparée qui, sous l'influence de l'humidité, augmente de volume; on l'emploie pour dilater les conduits étroits et surtout la cavité utérine.

laminectomie, s. f. (*lamina*, lame; ἐκτομή, excision) (Kraske). Résection d'une ou de plusieurs lames vertébrales; opération pratiquée pour diminuer la compression de la moelle ou des racines médullaires, ou redresser le rachis.

Lamy, Mayer et Rathery (théorie de) (1906). Théorie périmée de la sécrétion rénale suivant laquelle le glomérule n'aurait qu'un simple rôle propulseur, la sécrétion de tous les constituants de l'urine étant assurée par les seuls tubes contournés.

Lance (technique de). Procédé de réduction de la luxation congénitale de la hanche chez l'enfant : il comporte la flexion forcée de la cuisse, le refoulement du fémur suivant son axe, vers le bas, puis l'abduction de la cuisse pendant qu'on repousse le trochanter et la tête fémorale de bas en haut.

lancette, s. f. Instrument composé d'une lame plate, pointue, tranchante sur les deux bords, de 3 cm de long, et de deux plaquettes mobiles, la châsse, qui, repliées, protègent la lame. La *l.* sert à l'opération de la saignée, à la vaccination, aux scarifications, etc.

Landing (maladie de). V. *ganglio-sidose généralisée.*

Landis (épreuve ou méthode de) (1932). Épreuve permettant d'apprécier la perméabilité capillaire. Elle consiste à provoquer une stase veineuse dans un bras et, au bout de 30 minutes, à prélever du sang à ce bras et à l'autre (témoin); dans ces deux échantillons on mesure le nombre des globules rouges à l'hématocrite, l'hémoglobine, les protides totaux, le rapport albumine-globulines, l'extrait sec du plasma et du sang total. La comparaison des résultats obtenus dans les deux échantillons permet de calculer la fuite d'eau et de protéines à travers les parois des capillaires du bras soumis à la stase.

Landouzy-Déjerine (type facio-scapulo-huméral d'atrophie musculaire de) (Landouzy, 1874). Syn. *atrophie musculaire progressive de l'enfance* (Duchenne, de Boulogne, 1852). Variété de myopathie primitive progressive (v. ce terme) débutant vers l'âge de 3 ou 4 ans par une atrophie des muscles de la face (v. *myopathique, facies*), atteignant ensuite ceux de la ceinture scapulaire et des membres supérieurs; les membres inférieurs sont rarement et tardivement touchés. L'évolution, par poussées, est très longue. C'est une maladie héréditaire à transmission dominante autosomique.

Landowski (triade de). Nom parfois donné aux trois symptômes caractéristiques de la maladie de Recklinghausen : tumeurs cutanées, tumeurs des nerfs et taches pigmentaires de la peau.

Landry (maladie ou syndrome de) (1859). Syn. *leucomyélite ascendante, myélite aiguë ascendante* ou *diffuse, paralysie ascendante aiguë.* Syndrome caractérisé par une paralysie flasque débutant par les membres inférieurs, envahissant rapidement le tronc et les membres supérieurs, puis le cou et amenant la mort en quelques jours par troubles respiratoires et cardiaques. Il peut survenir au cours de n'importe quelle affec-

tion touchant le neurone périphérique (cylindraxe ou centre cellulaire) : poliomyélite antérieure aiguë, polynévrites, maladies infectieuses multiples, etc.

Landsteiner (classification de). V. *groupes sanguins.*

Landsteiner - Fanconi - Andersen (syndrome de). V. *mucoviscidose.*

Lane (bride de). Bride coudant à angle plus ou moins aigu la dernière anse iléale. Cette bride fait souvent partie du processus d'appendicite chronique avec pérityphlite.

Lane (maladie de John) (1929). Syn. *érythème palmaire héréditaire de Lane, érythème palmo-plantaire symétrique héréditaire, syndrome des paumes rouges.* Affection héréditaire, le plus souvent dominante, apparaissant dès la naissance, consistant en un érythème rouge vif intense, brillant, localisé aux éminences thénar et hypothénar, à la face palmaire des doigts et aux points d'appui de la plante des pieds. Elle est généralement considérée comme une variété d'angiome plan.

Lane (maladie de William Arbuthnot). V. *Arbuthnot Lane (maladie de).*

Lane (méthodes ou opérations de). 1° Colectomie totale avec iléo-sigmoïdostomie, préalable ou concomitante. — 2° (1891). Procédé opératoire destiné à remédier à la division du voile du palais; il est abandonné aujourd'hui. — 3° Ostéotomie de la branche montante du maxillaire inférieur au-dessus de l'épine de Spix. Opération pratiquée pour corriger le prognathisme osseux congénital.

Langdon-Down (maladie ou syndrome de). V. *mongolisme.*

Lange (maladies ou syndromes de Cornelia de). 1° V. *amstelodamensis (typus).* — 2° (1934). Syn. *maladie de Bruck-de Lange.* Affection, le plus souvent congénitale, observée chez des nourrissons, caractérisée par une hypertrophie des muscles, par des troubles moteurs extra-pyramidaux et par une déficience mentale. A ces troubles correspond un arrêt de développement du corps strié.

Lange (réaction de) (1912). Syn. *réaction à l'or colloïdal.* Réaction de floculation obtenue avec un liquide céphalo-rachidien syphilitique auquel on ajoute une suspension d'or colloïdal. Elle est peu employée.

Langenbeck (méthode de) (1861). Procédé opératoire destiné à remédier à la division du voile du palais. Il consiste, par deux incisions latérales le long des dents, à décoller la muqueuse palatine en deux lambeaux en forme de ponts qui, abaissés, peuvent être suturés sur la ligne médiane.

Langerhans (cellule de). V. *mélanocyte.*

langerhansien, *adj.* Qui se rapporte aux îlots de Langerhans du pancréas.

Langhans (cellules de). 1° V. *cellule géante.* — 2° Cellule de la couche de Langhans.

Langhans (couche de). Couche profonde de l'épithélium du chorion.

langue cérébrale. V. *langue plicaturée.*

langue de Clarke. V. *Clarke (langue de).*

langue (état tigré de la) (Bridou). V. *glossite exfoliatrice marginée.*

langue fissurale. V. *langue plicaturée.*

langue fuligineuse. Langue sèche et recouverte d'un dépôt noirâtre (fuliginosités) observée au cours de la fièvre typhoïde.

langue géographique. V. *glossite exfoliatrice marginée.*

langue de Hunter. V. *Hunter (langue de).*

langue montagneuse. V. *langue plicaturée.*

langue noire pileuse ou **villeuse.** V. *glossophytie.*

langue parquetée. V. *Clarke (langue de).*

langue de perroquet. Langue sèche, rugueuse et ratatinée que l'on observe dans les états typhiques.

langue plicaturée symétrique congénitale (Fournier). Syn. *langue scrotale, cérébrale, fissurale* ou *montagneuse.* Dystrophie presque toujours associée à d'autres malforma-

tions portant sur la face et la bouche. Elle consiste en sillons longitudinaux assez profonds et en papilles fongiformes saillantes qui donnent à la langue un aspect spécial.

langue scrotale. V. *langue plicaturée.*

langue stuporeuse. V. *stuporeux.*

langue urinaire. Langue couverte d'un enduit pultacé mais dont les bords et la pointe sont rouge vif, observée au début de l'empoisonnement urineux.

langueyage, *s. m.* Examen de la face inférieure de la langue du porc présumé ladre, pour y rechercher les petits kystes sous-muqueux, ovoïdes, opalins, formés par les cysticerques.

Lannelongue (lit de). Syn. *lit de Ménard.* Planche rembourrée d'un mince matelas permettant d'immobiliser en extension continue les très jeunes enfants atteints de coxalgie ; le pied est fixé en position verticale dans un petit box en bois, la *boîte de Duplay,* qui empêche la rotation externe de la jambe.

Lannelongue ou **Lannelongue-Osgood-Schlatter (maladie de).** V. *apophysite tibiale antérieure.*

Lannelongue (méthode de). V. *sclérogène (méthode).*

Lantzenberg (coefficient de). Syn. *coefficient d'acidose.* Rapport de l'azote ammoniacal plus l'azote des acides aminés, sur la somme de l'azote uréique, de l'azote des acides aminés et de l'azote ammoniacal dans l'urine. Le chiffre normal varie avec le régime de 4,18 à 6,31. Le *c. de L.* s'élève dans l'acidose et s'abaisse dans l'alcalose ; il est équivalent à celui de Maillard qui dose l'azote aminé, sans le faire entrer dans sa formule.

lanugo, *s. m.* (en latin : duvet). Fin duvet qui recouvre les parties pileuses du corps chez le fœtus.

Lanz (point de) (1893). Point situé à l'union du tiers droit avec le tiers moyen d'une ligne joignant les 2 épines iliaques antéro-supérieures. Ce point correspond presque toujours à l'insertion de l'appendice sur le cæcum.

laparocèle, *s. f.* (λαπάρα, les lombes; κήλη, hernie). Syn. *hernie ventrale, latérocèle.* Hernie s'échappant par un point de la paroi abdominale autre que les anneaux inguinal ou crural.

laparoélytrotomie, *s. f.* (λαπάρα; ἔλυτρον, vagin; τομή, section). Syn. *gastro-élytrotomie.* Variante de l'opération césarienne, dans laquelle, après avoir incisé l'abdomen, on décolle le péritoine sans l'ouvrir et on arrive au col utérin par une incision faite à la paroi vaginale.

laparohystérotomie, *s. f.* (λαπάρα; ὑστέρα, utérus; τομή, section). V. *césarienne (opération).*

laparophotographie, *s. f.* Photographie des viscères abdominaux (foie, vésicule biliaire, rate, etc.) effectuée à l'aide d'un endoscope, au cours d'une laparoscopie. V. *cœlioscopie.*

laparoplastie, *s. f.* (λαπάρα; πλάσσειν, former). Résection des téguments abdominaux tombant « en tablier » chez certains obèses amaigris.

laparoscopie, *s. f.* (λαπάρα; σκοπεῖν, examiner) (Jacobæus, de Stockholm, 1910). V. *cœlioscopie.*

laparosplénectomie, *s. f.* (λαπάρα; σπλήν, rate; ἐκτομή, ablation) (Czerny). V. *splénectomie.*

laparostat, *s. m.* (λαπάρα; στατής, qui arrête) (Dartigues, 1907). Instrument composé de deux branches égales réunies par un ressort, destiné à maintenir l'écartement invariable des deux lèvres de la plaie opératoire au cours de la laparotomie.

laparo-thoraco-phrénotomie. Opération destinée à réduire une hernie de la coupole diaphragmatique gauche et à combler la brèche du diaphragme. On aborde la hernie par voie abdominale puis, en cas d'obstacle, par voie thoracique, en fendant le diaphragme jusqu'à l'orifice herniaire.

laparotomie, *s. f.* (λαπάρα; τομή, section). Incision chirurgicale de la paroi abdominale et du péritoine.

La Peyronie (maladie de) (François de La P., 1743). Syn. *maladie de von Buren.* Induration plastique des corps caverneux, dont l'albuginée présente une infiltration scléreuse segmentaire incurvant la verge au moment de l'érection. V. *Dupuytren (maladie de).*

Lapinski et Jaworski (signe de). V. *Meltzer (signe de).*

Laporte et Brocard (réaction de séro-floculation de) (1939). Procédé de diagnostic biologique des infections dues au *Bacillus funduliformis.* Il consiste à ajouter, à 1/10e de ml d'un mélange d'antigène (culture du bacille lavée, traitée à l'alcool et vieillie) et de benjoin de Sumatra, 5 ml d'eau physiologique et 1 ml du sérum à étudier. Si celui-ci appartient à un sujet atteint ou guéri d'une infection à *B. funduliformis,* et dans ce cas seulement, après un séjour de 4 à 12 h à l'étuve à 37°, il se produit une floculation à gros grains, tandis que le liquide devient transparent.

laqué (sang). V. *sang laqué.*

lardacé, *adj.* Se dit des tissus dont l'aspect macroscopique et la consistance ressemblent à ceux du lard; ils se rencontrent en général au pourtour des lésions tuberculeuses. — *dégénérescence* ou *maladie l.* (Rokitanski, 1842). V. *amyloïde.*

larmoiement paroxystique ou **larmes de crocodile (syndrome des)** (Bogorad, 1928). Sécrétion abondante de larmes, unilatérale, survenant par crises au moment de la mastication. Elle apparaît parfois à la suite d'une paralysie faciale quand, au cours de leur régénération, les fibres nerveuses suivent une mauvaise voie, celles destinées à la parotide aboutissant à la glande lacrymale. V. *auriculo-temporal (syndrome de l').*

Larrey (opération de). Péricardiotomie (v. ce terme) par voie épigastrique.

Larrey (signes de). 1° Douleur vive au niveau de la symphyse sacro-iliaque, ressentie par les malades atteints de sacro-coxalgie, quand ils s'asseyent brusquement sur un plan résistant. — 2° Signe indirect de fracture du bassin. L'écartement des deux ailes iliaques provoque une douleur au niveau des traits de fracture.

Larrey (tétanos dysphagique de). Forme de tétanos caractérisée par la prédominance de la contracture sur le pharynx et l'intensité de la dysphagie et de la dyspnée.

larvé, adj. (*larva,* masque). Se dit d'une maladie qui se manifeste sous les apparences d'une autre maladie. — *fièvre l.* Forme du paludisme dans laquelle l'accès fébrile est remplacé par une manifestation d'un autre ordre (urticaire, névralgie) cédant également à l'action de la quinine.

laryngectomie, s. f. (λάρυγξ, larynx; ἐκτομή, ablation). Extirpation totale ou partielle (unilatérale) du larynx. — *l. totale en trois temps* (Portmann, 1935). *L.* précédée d'une trachéotomie basse (1er temps), accompagnée d'une pharyngostomie (2e temps) dont l'orifice sera suturé ultérieurement (3e temps).

laryngée (crise). Accès de suffocation avec assourdissement de la voix et de la toux, et état lipothymique, survenant au cours du tabes. Parfois l'intensité de l'accès entraîne la chute du malade (*ictus* ou *vertige laryngé*).

laryngisme, s. m. Nom donné à la contraction spasmodique des muscles du larynx et du cou, et à l'asphyxie qui en résulte.

laryngite, s. f. (λάρυγξ, larynx). Nom générique de toutes les inflammations aiguës ou chroniques du larynx. — *l. granuleuse.* V. *chordite tubéreuse.* — *l. striduleuse* ou *sousglottique aiguë.* Syn. *asthme de Millar, faux croup.* Variété de *l.* spéciale aux enfants, caractérisée par des accès de suffocation avec quintes de toux rauque, stridente, survenant la nuit, et conservation d'un bon état général.

laryngocèle, s. f. (λάρυγξ; κήλη, hernie). Tumeur gazeuse du cou, formée par une hernie de la muqueuse laryngée.

laryngofissure, s. f. (λάρυγξ; fissura, fente). Syn. *laryngotomie totale.* Opération consistant à fendre sur la ligne médiane le cartilage thyroïde seul, ou ce cartilage ainsi que les deux membranes sus- et sousjacentes et le cartilage cricoïde.

laryngologie, s. f. (λάρυγξ; λόγος, discours). Étude du larynx et des maladies qui lui sont spéciales.

laryngopathie, s. f. (λάρυγξ; πάθος, souffrance). Nom générique donné à toutes les affections du larynx.

laryngoplégie, s. f. (λάρυγξ; πλήσσειν, frapper). Paralysie complète ou incomplète des muscles du larynx.

laryngopuncture, s. f. (λάρυγξ; punctura, piqûre) (Rossbach). Ponction du larynx avec un couteau dont on dirige les mouvements dans le conduit aérien à l'aide du laryngoscope; opération destinée à aborder les tumeurs du larynx.

laryngoscope, s. m. (λάρυγξ; σκοπεῖν, examiner). 1o (Garcia, 1865). Instrument composé d'un petit miroir monté sur une longue tige qui permet d'éclairer et d'examiner la cavité du larynx (*laryngoscopie indirecte*). — 2o Instrument utilisé en anesthésie lors de l'intubation trachéale ou pour pratiquer l'aspiration laryngée; il se compose d'un manche contenant une pile électrique et d'une lame munie d'une ampoule éclairante (*laryngoscopie directe*).

laryngoscopie, s. f. Examen de la cavité du larynx, dont on observe l'image réfléchie sur le miroir du laryngoscope (*l. indirecte*) ou que l'on regarde directement à l'aide d'un tube-spatule introduit sur le dos de la langue, la tête étant en extension (*l. directe*).

laryngospasme, s. m. 1o Syn. *asthme thymique* ou *de Kopp, spasme glottique essentiel des nourrissons.* Accès de suffocation débutant par une inspiration bruyante à laquelle font suite des mouvements respiratoires de plus en plus brefs et une phase d'apnée avec cyanose. Ces crises surviennent brutalement chez le nourrisson, souvent à l'occasion d'une maladie aiguë. Dues à une contracture des cordes vocales, elles sont une manifestation de la tétanie. Elles sont souvent accompagnées de contracture du diaphragme

(*phrénoglottisme* de Bouchut). —
2° Contracture tonique des cordes
vocales qui s'oppose à l'entrée de
l'air dans les poumons; elle survient parfois au début des anesthésies générales.

laryngospasmophilie, *s. f.* Spasmophilie se manifestant sous forme de
laryngospasme avec ou sans convulsion, et aboutissant presque toujours à la mort.

laryngo-sténose, *s. f.* (λάρυγξ; στενός,
étroit). Rétrécissement du larynx.

laryngotomie, *s. f.* (λάρυγξ; τομή,
section). Opération consistant à
inciser sur la ligne médiane le
larynx sur une hauteur plus ou
moins grande. — *l. totale.* V.
laryngofissure. — *l. partielle.* L.
pratiquée soit au-dessus du cartilage thyroïde (*l. susthyroïdienne*),
soit au-dessous du cartilage thyroïde (*l. intercricothyroïdienne*).

laryngo-trachéite, *s. f.* Inflammation du larynx et de la trachée.
Rhume.

laryngo-trachéo-bronchite, *s. f.*
Inflammation simultanée du larynx,
de la trachée et des bronches. —
La *l.-t.-b. aiguë* des Américains
(Chevalier Jackson) est décrite en
France sous le nom de *trachéo-
bronchite fulgurante* (v. ce terme).

laryngo-typhoïde, *s. f.* ou **laryngo-
typhus,** *s. m.* Fièvre typhoïde se
compliquant d'ulcération du larynx
et de nécrose des cartilages pouvant
entraîner l'œdème laryngé ou la
perforation de la muqueuse.

Lasègue (gangrène de). Syn. *gangrène curable du poumon.* Variété
de gangrène des bronches se terminant par la guérison; bronchite
chronique avec expectoration fétide.

Lasègue (maladie de) (1852). V.
psychose hallucinatoire chronique.

Lasègue (signe de). Symptôme fréquent de la névralgie sciatique.
Si on pratique la flexion de la
cuisse sur le bassin, la jambe étant
en extension sur la cuisse, le mouvement est bientôt arrêté par suite
de la douleur très vive que ressent
le malade au niveau de la fesse,
douleur causée par le tiraillement
du nerf; si, au contraire, on pra-

tique le même mouvement, la
jambe étant fléchie sur la cuisse,
la douleur est faible ou même
nulle. — *s. de Lasègue du bras* (H.
Roger et Rathelot). Douleur provoquée, en cas de cervico-brachialite, par la mise du bras en abduction horizontale, puis en rétropulsion et en supination forcée.

Lasègue (syndrome de). Syndrome
se rencontrant dans l'hystérie; le
malade est incapable de faire un
seul mouvement de son membre
anesthésié sans le secours de la vue,
tandis que les mouvements suggérés peuvent être accomplis sans
l'aide de la vision.

L.A.S.S. (Labile Aggregating Stimulating Substance). Substance
thrombogène issue de la prosta-
glandine E 2.

Lassa (fièvre de) (1969). (Lassa,
ville du N.-E. du Nigéria). Maladie
infectieuse endémo-épidémique en
Afrique occidentale. Elle est due à
un virus à A.R.N., le virus de
Lassa, du groupe des arénovirus.
Elle est très contagieuse, se transmettant d'un sujet à un autre,
particulièrement au personnel de
santé très exposé. Après une incubation de 3 à 16 jours elle se manifeste par un syndrome infectieux
sévère avec atteinte des différents
appareils, respiratoire, cardiaque,
digestif, etc., et parfois hémorragies
et éruptions cutanées. La période
fébrile dure 1 à 3 semaines, avec
leucopénie. La mort survient dans
la moitié des cas. Le diagnostic
peut être affirmé par la recherche
du virus et celle des anticorps.

Lassen (méthode de) (1953). Traitement des formes bulbaires de la
poliomyélite antérieure aiguë, où
dominent les troubles respiratoires,
par la trachéotomie, la mise en
place à demeure d'une sonde trachéale par laquelle on aspire les
sécrétions qui encombrent la trachée et les bronches et par la
respiration artificielle contrôlée « au
ballon » d'un mélange gazeux approprié.

**Lassueur et Graham Little (syn-
drome de).** Syndrome dermatolo-

gique caractérisé par l'association d'une alopécie cicatricielle en aires du cuir chevelu de type pseudo-pelade, d'une alopécie non cicatricielle des aisselles et du pubis et d'un lichen spinulosus localisé aux aisselles et aux épaules.

Lasthénie de Ferjol (syndrome de) (Jean Bernard, 1967) (du nom de l'héroïne d'une « Histoire sans nom » de Barbey d'Aurevilly). Anémie hypochrome avec microcytose et diminution du taux du fer sérique, due à des hémorragies volontairement provoquées, répétées et dissimulées. On l'observe chez des femmes au psychisme particulier.

latent, ente, adj. (latere, être caché). Se dit d'une maladie dont les symptômes ne sont pas apparents, ou manquent de précision; ou d'un germe pathogène qui ne manifeste pas sa présence dans l'organisme. — infection l. V. infection. — microbisme l. V. microbisme.

latérocèle, s. f. (latus, lateris, côté; κήλη, hernie). V. laparocèle.

latérocidence, s. f. (obstétrique). Descente d'une anse de cordon qui vient se placer entre la partie fœtale qui se présente et la paroi utérine ou vagino-pelvienne, sans descendre au-devant de la partie engagée.

latérocolis, s. m. Variété de torticolis dans lequel la tête est rejetée latéralement.

latérofibroscope, s. m. Syn. latéroscope. V. fibroscope.

latéroflexion de l'utérus. Déviation de l'utérus dans laquelle le fond de cet organe se trouve incliné à droite ou à gauche, tandis que le col garde sa situation normale.

latérognathie, s. f. (latus; γνάθος, mâchoire). Déformation de la mâchoire observée quand le milieu d'une arcade dentaire ne coïncide pas avec le plan de symétrie du visage.

latéroposition de l'utérus. Déplacement en totalité de l'utérus à droite ou à gauche.

latéropulsion, s. f. (latus; pulsio, action de repousser). Difficulté que

les parkinsoniens éprouvent à reprendre leur équilibre lorsqu'on les a tirés de côté.

latéroscope, s. m. V. fibroscope.

latéro-sellaire, adj. A côté de la selle turcique.

latéroversion de l'utérus (latus; vertere, tourner). Déviation de l'utérus, dans laquelle le fond de l'organe se trouve incliné à droite ou à gauche, tandis que le col, par un mouvement de bascule, remonte du côté opposé.

latex (réaction au) (Singer et Plotz, 1956). Syn. réaction de Singer et Plotz. Réaction analogue à celle de Waaler-Rose (v. ce terme), dans laquelle les hématies de mouton sont remplacées par une suspension de latex.

lathyrisme, s. m. (lathyrus, gesse). Intoxication provoquée par l'ingestion d'aliments contenant de la farine de gesse. Cette intoxication se révèle par une paraplégie spasmodique très accentuée.

latiface, adj. (latus, large; facies, visage). V. euryprosope.

latiligne, adj. (latus; linea, ligne) (morphologie). Se dit d'un type d'individu chez lequel prédominent les dimensions transversales par rapport aux dimensions longitudinales.

lativulte, adj. (latus; vultus, visage). V. euryprosope.

L.A.T.S. V. stimulator (long acting thyroid).

Laubry et Pezzi (syndrome de) (1921). Cardiopathie congénitale caractérisée par l'association d'une communication interventriculaire haute et d'une insuffisance aortique survenant secondairement par attraction et capotage d'une des valvules sigmoïdes dans le ventricule gauche.

Laugier (distension en cadre de). Ballonnement de tout l'abdomen, prédominant dans les flancs, en cas d'occlusion de l'anse sigmoïde ou du rectum.

Laugier (hernie de.) Variété externe très rare de hernie crurale caractérisée par l'issue de l'intestin à travers le ligament de Gimbernat.

Laugier (signes de). 1° Signe indiquant une fracture de l'extrémité inférieure du radius. Il consiste dans l'ascension de l'apophyse styloïde de cet os : cette apophyse se trouve alors au niveau et même au-dessus de l'apophyse styloïde du cubitus. — 2° Signe de fracture sous-capitale ou transcervicale du col du fémur. On perçoit dans le pli de l'aine une légère tuméfaction ferme et dure, due à la saillie du fragment externe. — 3° Ecoulement de sang par l'oreille dans la fracture du rocher. — 4° Signe d'occlusion de l'intestin grêle : le ballonnement abdominal est d'abord localisé aux environs de l'ombilic, tandis que les flancs restent plats.

Launois-Bensaude (maladie de). V. *adénolipomatose symétrique à prédominance cervicale*.

Laurence-Biedl ou **Laurence-Moon-Biedl-Bardet (syndrome de)** (Laurence et Moon, 1866; Bardet, 1920; Biedl, 1922). Ensemble symptomatique héréditaire, transmis probablement selon le type autosomique récessif, comprenant essentiellement une obésité avec rétinite pigmentaire, associée très souvent à un retard mental, à une aplasie génitale, à de la polydactylie. Des anomalies rénales, cardiaques, neurologiques sont plus rarement rencontrées.

lavage à l'urée (épreuve du) (Amplatz, 1962). Syn. *wash-out*. Epreuve pratiquée au cours d'une urographie intraveineuse, lorsque le pyélogramme est normal, pour rechercher une éventuelle sténose d'une artère rénale responsable d'une hypertension artérielle. On injecte, à la 15ᵉ minute de l'urographie, 30 g d'urée dissous dans 200 à 400 ml de soluté salé physiologique, ce qui déclenche une brusque diurèse. Si les 2 reins sont normaux, les 2 images pyéliques sont lavées simultanément et disparaissent, sur les clichés successifs, en 10 à 12 minutes. S'il y a une sténose d'une artère rénale capable de troubler les fonctions du rein (par diminution de la filtration glomérulaire et augmentation de la réabsorption de l'eau et du Na), l'image du bassinet persiste de ce côté alors qu'elle a disparu du côté sain.

Laveran (hématozoaire de) (1880). Parasite du paludisme.

Lawford (syndrome de) (1884). Variété de syndrome de Sturge-Weber-Krabbe (v. ce terme) accompagnée d'un glaucome chronique tardif, mais sans augmentation du volume du globe oculaire.

Lawrence (syndrome de). Syn. *diabète lipoatrophique* (R. D. Lawrence, 1946), *lipoatrophie diabétogène, lipodystrophie généralisée* (Ziegler, 1928), *lipohistodiérèse* (Hansen et Mac Quarrie, 1940). Affection métabolique complexe, rare et grave, de pathogénie obscure, se manifestant dès la naissance ou pendant l'enfance et l'adolescence. Elle est caractérisée essentiellement par l'association d'une fonte graisseuse généralisée (lipoatrophie), d'un gros foie de surcharge évoluant vers la cirrhose, d'une hyperlipidémie avec hypertriglycéridémie et d'un diabète sucré insulino-résistant non acidosique. D'autres symptômes sont moins constants : accélération de la croissance et de la maturation osseuse, augmentation de volume des organes génitaux, de la rate, parfois du cœur (avec hypertension artérielle), hypertricose avec pigmentation cutanée.

Lawson Tait (opérations de). V. *Tait (opérations de Lawson)*.

laxatif, *adj.* et *s. m.* (*laxare*, relâcher). Purgatif léger. V. *minoratif*.

laxatifs (maladie des). Syndrome observé chez les sujets qui abusent des laxatifs de façon chronique : il associe des malaises, des lipothymies, une fatigabilité extrême, des œdèmes, du météorisme abdominal, des accès de tétanie. Il s'accompagne d'une alcalose hypochlorémique et hypokaliémique avec élimination excessive de potassium.

laxité, *s. f.* (*laxitas*, relâchement). Défaut de tension et de résistance dans les fibres musculaires, conjonctives ou élastiques.

lazaret, *s. m.* (bas-lat. *lazarus,* lépreux). Etablissement installé soit dans les ports, soit dans les stations frontières, où l'on soumet à un examen sanitaire les voyageurs et les marchandises venant de pays où règnent des maladies contagieuses et épidémiques. C'est également au *lazaret* que les voyageurs subissent la quarantaine s'il y a lieu.

L.C.R. Liquide céphalo-rachidien.

Le^a (antigène, facteur, substance et **système).** V. *Lewis* (*facteur, substance et système*).

L. E. cell (angl. cellule du lupus érythémateux). V. *Hargraves* (*cellule de*).

L. E. facteur. V. *Haserick* (*test de*).

L.E. (phénomène ou **test).** V. *Haserick* (*test de*).

L.E.A.D. Lupus érythémateux aigu disséminé (v. ce terme).

Leber (amaurose congénitale ou **tapéto-rétinienne de)** (1869-71). Variété de dégénérescence neuro-rétinienne provoquant une cécité qui se manifeste chez les très jeunes enfants et parfois même dès la naissance. La rétine a un aspect variable, pigmentaire par endroits. C'est une maladie héréditaire transmise selon le mode récessif.

Leber (angiomatose de) (1912). Maladie caractérisée par la présence de multiples anévrismes miliaires arrondis, rouge vif, appendus aux vaisseaux rétiniens. Progressivement apparaissent, autour de la région maculaire et des foyers d'anévrisme, des exsudats circinés. Cette affection unilatérale évolue lentement, mais peut se compliquer d'hémorragies du vitré.

Leber (maladie de) (1871). Névrite optique familiale et héréditaire à transmission récessive liée au sexe, atteignant les jeunes hommes. Elle se manifeste par une baisse progressive de la vision avec scotome central. Il s'agit d'une névrite optique rétrobulbaire avec œdème papillaire au début, puis atrophie optique.

Leber (rétinite de) (1909-16). Rétinite œdémateuse caractérisée par la présence d'exsudats stellaires au niveau de la macula et parfois de la papille. Elle peut être secondaire à une infection générale ou locale (dents, sinus).

Lebreton (procédé de). Traitement abortif de la blennorragie par des grands lavages urétro-vésicaux et des petites injections de solution de permanganate de potassium, pratiquées pendant 4 jours.

Le Brigand (Henri) - Duprez (type). V. *Séquestration pulmonaire*.

Lecène (opération de). Opération pratiquée dans les cas de panaris des gaines du pouce ou du petit doigt. Elle consiste en une incision qui ouvre largement le foyer purulent en sectionnant le ligament antérieur du carpe, ce qui permet de panser à plat et évite souvent les complications osseuses et articulaires.

lécithinase, *s. f.* Ferment du suc pancréatique qui hydrolyse les lécithines au cours de la digestion intestinale.

L. E. D. V. *lupus érythémateux aigu disséminé*.

Ledderhose (maladie de) (1894-1897). Syn. *aponévrosite plantaire*. Infiltration de l'aponévrose plantaire par des nodules fibreux situés sur les tendons fléchisseurs. Elle entraîne parfois la rétraction de l'aponévrose, avec déformation du pied en varus et flexion des orteils en griffe. V. *Dupuytren* (*maladie de*).

Ledderhose (signe de) (1896). Signe inconstant d'hémorragie traumatique intracrânienne : une stase papillaire unilatérale apparaît du côté de la lésion.

Le Dentu (appareil à claire-voie de). Appareil qui servait autrefois à l'immobilisation, en bonne position, des fractures de la clavicule.

Le Dentu (suture de). Procédé de suture tendineuse.

Lederer (syndrome de). Association de goitre, d'hyperthyroïdie et d'hirsutisme.

Lederer-Brill (anémie ou **maladie de)** (L., 1925; B., 1926). Syn. *anémie aiguë fébrile, anémie hémolytique aiguë, anémie de Brill, anémie de Lederer*. Affection frappant surtout les enfants, débutant brusquement par une fièvre élevée, de la céphalée, des vomissements, et caractérisée par une anémie profonde avec leucocytose, érythroblastose et augmentation du taux de la bilirubinémie (due à l'hémolyse), et parfois par une splénomégalie, du subictère, et quelques hémorragies. En l'absence d'un traitement par transfusions sanguines, elle évolue rapidement vers la mort.

Leede (phénomène ou **signe de).** V. *lacet (signe du).*

Le Fort (fractures de). 1° Syn. *fracture de Wagstaffe.* Fracture verticale par arrachement de la malléole externe, due à l'adduction forcée du pied et ne s'accompagnant presque jamais de déplacement. — 2° *Fractures du maxillaire supérieur* (1901). — *moyenne* : le trait de fracture passe par la partie inférieure des os du nez, la branche montante du maxillaire supérieur sous l'os malaire et atteint les ptérygoïdes. — *haute* ou *disjonction cranio-faciale* : le trait de fracture passe par la partie supérieure des os du nez, de la branche montante du maxillaire supérieur et la paroi osseuse de l'orbite.

Le Fort (opération de). Cloisonnement vertical du vagin, après avivement de ses parois, destiné à remédier au prolapsus utéro-vaginal, chez les femmes âgées.

Le Fort (suture de). Procédé de suture tendineuse.

Legal (réaction de). Apparition d'un disque violet entre une urine additionnée de quelques gouttes de solution de nitroprussiate acétique et une couche d'ammoniaque versée à sa surface. Cette réaction caractérise la présence d'acétone.

Léger-Kanour (opération de). Variété de fundusectomie (v. ce terme) dans laquelle la résection porte sur la grosse tubérosité de l'estomac, la grande courbure dans toute sa hauteur et les parties attenantes des faces antérieure et postérieure de l'organe.

Legg (maladie de) (L., de Boston, 1902) ou **Legg-Perthes-Calvé (maladie de).** V. *ostéochondrite déformante juvénile de la hanche.*

Legroux (traitement de) (1941). Association d'iode et de sulfamide employée dans la cure des staphylococcies.

Legueu (opération de) (1919). Suppression d'une fistule vésico-vaginale par voie haute, transpéritonéovésicale.

Legueu, Ambard et Chabanier (épreuve de). Méthode de recherche de la concentration maxima de l'urée dans l'urine. On fait ingérer au sujet pendant 3 ou 4 jours consécutifs, à l'exclusion de toute autre nourriture, le coagulum de 4 litres de lait, débarrassé de son sérum et sucré. Pendant les deux premiers jours, toute boisson est supprimée; le 3° et le 4° jour, un ou deux verres d'eau sont ingérés par petites gorgées. La concentration maxima est atteinte dès le 3° jour. Normalement elle est de 55 g par litre.

léiasthénie, *s. f.* V. *liasthénie.*

Leiner-Moussous (maladie de) (1907). V. *érythrodermie desquamative des nourrissons.*

léiomyome, *s. m.* V. *liomyome.*

léiomyosarcome, *s. m.* (λεῖος, lisse; μυών, muscle; sarcome). V. *myosarcome.*

léiotonique, *adj.* (λεῖος; τόνος, tension).Qui contracte les muscles lisses.

leishmanide, *s. f.* Lésion de la peau apparaissant au cours des leishmanioses cutanées; il s'agit d'éléments tubéreux, nodulaires ou de minuscules papules lichénoïdes. Les *l.* résulteraient d'une dissémination hématogène ou traduiraient un état variable d'allergie.

leishmaniose, *s. f.* (Leishman, qui découvrit en 1903 le parasite du kala-azar). Nom générique donné aux maladies produites par les protozoaires du genre *Leishmania,* créé par R. Ross. Les *l.* comprennent des formes cutanées : *bouton d'Orient* dû à *Leishmania tropica, l. américaine* ou *pian-bois* dû à *Leishmania brasiliensis,* et des formes viscérales : *kala-azar* dû à *Leishmania donovani*, *l. splénique infantile* ou *kala-azar infantile* dû à *Leishmania infantum*, et le *kala-azar de l'Amérique du Sud* encore mal connu. — Il existe une *l.* du chien transmissible à l'homme.

Lelong-Joseph (anémie du nouveau-né, type). V. *anémie aiguë curable du nouveau-né.*

Lembert (point, surjet ou **suture de).** 1° Suture à points séparés ou en surjet, dont les points, non perforants et enfouissants prennent la séreuse, la musculeuse et la sous-muqueuse et réalisent un adossement séro-séreux destiné à recouvrir une suture d'un segment du tube digestif de type Connel-Mayo (v. ce terme). — 2° Procédé de périnéorraphie.

lemmoblastome, *s. m.* V. *neurinome.*

lemmome, *s. m.* V. *neurinome.*

Lempert (opération de) (1938). Fenestration (v. ce terme) en un temps, par voie intra-auriculaire.

Lenègre (maladie de) (1963) (cardiologie). Affection dégénérative, de nature encore inconnue, frappant les deux branches de division du faisceau de His. Son évolution lente et progressive entraîne des troubles de conduction d'abord à type de blocs de branches, puis bloc auriculo-ventriculaire de degré croissant. Elle constitue le substratum anatomique du bloc auriculo-ventriculaire chronique et des accidents du syndrome d'Adams-Stokes.

leniceps, *s. m.* (*leniter capiens,* prenant doucement) (Mattei). Variété de forceps, inventé par Mattei et qui n'est pas entré dans la pratique.

lénitif, *adj.* (*lenire,* adoucir). Adoucissant.

Lenk (triade de). Groupement des trois symptômes principaux de l'hématome périrénal : douleur lombaire en coup de poignard, signes d'hémorragie interne, tuméfaction lombaire.

Lennox ou **Lennox-Gastaut (syndrome de)** (Lennox et Gibbs, 1939). Syn. *variante du Petit Mal* (Petit mal Variant de L. et G.), *épilepsie myokinétique grave de la première enfance avec pointes-ondes lentes* (Sorel, 1963), *encéphalopathie épileptique de l'enfant avec pointes-ondes lentes diffuses* (Gastaut et Dravet, 1965). Variété d'épilepsie infantile grave, apparaissant entre 1 et 6 ans. Les crises sont généralisées, le plus souvent toniques ; elles alternent avec des absences (atypiques) brèves, à début et fin progressifs, qui peuvent être de simples obscurcissements de la conscience, parfois avec automatismes et atonie. Les crises se répètent fréquemment, pouvant former un état de mal d'attaques toniques ou de simples absences. Il existe un déficit intellectuel profond avec souvent atrophie cérébrale. L'évolution des crises est variable, mais il persiste généralement un important ralentissement du développement psychomoteur. Entre les crises épileptiques on trouve des altérations typiques de l'électroencéphalogramme : des pointes-ondes lentes diffuses. Cette affection peut succéder au syndrome des spasmes en flexion (v. ce terme) dont elle semble voisine. V. *absence, mal (petit), absence (état d'), épilepsie généralisée secondaire.*

Lenoir (fracture de). V. *boxeurs (fracture des).*

Lenormant-Wilmoth (méthodes de). 1° Traitement des fractures du calcanéum au moyen de greffes ostéo-périostées. — 2° Variante du procédé d'Oudard (v. ce terme) remplaçant l'allongement de l'apophyse coracoïde par l'inclusion d'un greffon tibial dans le tendon du coraco-biceps.

lenticône ou **lentiglobe,** *s. m.* (*lens, lentis,* lentille ; κῶνος, cône ; *globus,* sphère). Déformation de la face antérieure ou postérieure du cristallin, dont les surfaces ont une courbure plus accusée qu'à l'état normal. — *l. interne* ou *périnucléaire de Butler* (1938). Déformation interne du cristallin : la partie postérieure du noyau adulte fait saillie dans le cortex sans déformer la courbure de la face postérieure du cristallin.

lentigine, s. f. V. *lentigo.*

lentiginose, s. f. Affection cutanée caractérisée par de nombreuses lentigines disséminées. — *l. centrofaciale* ou *l. neuro-dysraphique.* Semis de lentigines disposées horizontalement sur le nez, les régions sous-orbitaires et les tempes; il est souvent associé à des troubles neuro-psychiques (épilepsie, oligophrénie, perversité) réalisant alors une neuro-ectodermose congénitale. — *l. périorificielle avec polypose viscérale* (Touraine et Couder, 1946). Syn. *syndrome de Peutz* (1921) ou *de Peutz-Jeghers.* L. siégeant à la face, surtout autour de la bouche, parfois sur la muqueuse buccale et sur les mains, associée à une polypose digestive disséminée de l'estomac au rectum, subissant rarement la dégénérescence maligne; c'est une affection héréditaire transmise selon le mode dominant. V. *Gardner (syndrome de)* et *Cronkhite-Canada (syndrome de).* — *l. profuse* (Darier, 1902), répandue sur tout le corps. — *l. profuse avec cardiomyopathie* et *l. profuse avec troubles de conduction.* V. *cardio-cutanés (syndromes).*

lentigo, s. m. (*lens, lentis,* lentille). Syn. *grain de beauté, lentigine, nævus pigmentaire commun, taches de rousseur.* Petites taches pigmentaires de la peau, parfois saillant légèrement, se montrant aux mains, au cou et surtout au visage, persistantes, mais plus visibles en été qu'en hiver, plus fréquentes chez les personnes rousses, et apparaissant dès la seconde enfance. — *l. malin.* V. *mélanose circonscrite précancéreuse de Dubreuilh.* — *l. sénile.* Tache chamois apparaissant sur le dos des mains et le visage des sujets âgés.

Lenzmann (point de). Point situé sur la ligne qui joint les deux épines iliaques antéro-supérieures et à 6 cm de l'épine droite (point appendiculaire).

Léofungine, s. f. (n. dép.) Variotine. V. *antifongique.*

léontiasis, s. m. (λέων, lion). Hypertrophie de la face lui donnant un aspect léonin. Cette hypertrophie porte généralement sur les téguments; elle est due à une localisation de la lèpre, quelquefois de la syphilis.

leontiasis ossea (Virchow, 1867). Ostéose hypertrophiante diffuse, bilatérale, se développant lentement sur les os de la face et surtout sur les maxillaires supérieurs, donnant un aspect léonin. Le *l. o.* est presque toujours une forme localisée de dysplasie fibreuse des os.

Léopard (syndrome) (Gorlin et coll., 1969). Syn. *syndrome de Gorlin.* Association de malformations héréditaires génétiques désignée par les initiales de celles-ci en langue anglaise. = Lentigines, Electrocardiographic conductive defects, Ocular hypertelorism, Pulmonary stenosis, Abnormalities of genitalia, Retardation of growth, Deafness sensorineural. Il comprend une lentiginose, des anomalies cardiaques (sténose pulmonaire, troubles de conduction surtout intraventriculaires), un hypertélorisme, des malformations génitales, un retard de croissance, une surdité et une débilité mentale. Cette affection entre dans le cadre des syndromes neurocutanés (v. ce terme).

L. E. phénomène. V. *Haserick (test de).*

Lépine-Froin (syndrome de). V. *Froin (syndrome de).*

lépothrix, s. m. (λεπίς, écaille; θρίξ, poil) (Wilson). Syn. *trichomycose vulgaire, trichomycosis palmellina* (Pick). Affection des poils, de nature probablement parasitaire, se rencontrant surtout aux aisselles et aux parties génitales. Elle est caractérisée par la présence de petites concrétions faisant saillie sur la tige du poil, principalement vers le tiers moyen; elle coïncide souvent avec des sueurs colorées, principalement avec des sueurs rouges.

lépralgie, s. f. (λέπρα, lèpre; ἄλγος, douleur). Douleur musculaire observée dans la lèpre.

lèpre, s. f. (λέπρα, de λεπίς, écaille).
Syn. *maladie de Hansen, éléphantiasis des Grecs, hanséniase.* Maladie
infectieuse due au développement
dans l'organisme du bacille de
Hansen (*Mycobacterium leprae*) qui
pénètre probablement par la peau
ou la muqueuse nasale, et se propage le long des nerfs périphériques.
La *l.* est surtout fréquente dans
les pays tropicaux; elle a souvent
un caractère familial. Son incubation est longue: 3 à 5 ans en
moyenne. Elle débute par des lésions de la peau (macules et papules)
dépigmentées ou hyperpigmentées.
Elle revêt 2 formes : 1º la *l. tuberculoïde* (type T) dans laquelle les manifestations cutanées sont peu nombreuses, limitées, dépigmentées,
anesthésiques ou hyperesthésiques,
et l'atteinte nerveuse importante :
douleurs, épaississement des nerfs,
troubles sensitifs des extrémités,
atrophie des muscles de la main
avec, souvent, ulcérations et perte
de phalanges (*l.* mutilante), fonte
des muscles de la face (v. *Antonin,
facies*), ulcérations cornéennes amenant la cécité. C'est une forme peu
contagieuse, d'évolution générale
bénigne. Le test à la lépromine est
positif. — 2º La *l. lépromateuse*
(type L) dont les lésions cutanées,
les plus importantes, sont extensives, diffuses et symétriques : macules rouges, papules, nodosités
cuivrées (lépromes) à bords flous,
soulevées par une infiltration profonde; elles siègent surtout à la face,
où la peau est épaissie (facies léonin : v. *léontiasis*), aux poignets, aux
coudes, aux chevilles, aux genoux;
elles s'accompagnent de rhinite et
d'atteinte cornéenne; celle des
nerfs est moins fréquente que dans
la forme précédente. C'est une
lèpre sévère, très contagieuse. Anatomiquement existe une réaction
granulomateuse diffuse avec cellules
géantes et nombreux bacilles intracellulaires. Le test à la lépromine est
négatif : la réaction immunitaire est
faible. — Des formes intermédiaires
(*l. borderline*), mixtes, dimorphiques
(type D), indéterminées (type I),

d'autres à type d'érythème noueux
ont été décrites. L'évolution de la *l.*
est lente, avec des poussées subaiguës : la maladie est curable par la
chimiothérapie (sulfones) maintenue pendant des années.

lèpre kabyle. (Arnould). Nom sous
lequel fut d'abord décrite en Algérie
(où elle est très fréquente) la leucomélanodermie de Fournier. On en
faisait alors une maladie spéciale,
indépendante de la syphilis. V. *leucomélanodermie.*

lèpre lazarine. Lèpre dont les lésions
cutanées bulbeuses, en se rompant,
ont laissé des cicatrices déprimées
et irrégulières (v. *Lucio, phénomène
de*). Ces éruptions bulbeuses peuvent aussi évoluer vers des ulcérations très riches en bacilles, creusant en profondeur jusqu'aux tendons et aux os, entraînant des mutilations considérables et parfois la
mort (Pardo Castello et Caballero,
1931).

lèpre de Lucio. V. *Lucio (phénomène
de*).

lepréchaunisme, s. m. (Donohue et
Uchida, 1954). Ensemble exceptionnel de malformations congénitales
caractérisé par un aspect de « lepre-
chaun » (lutin du folklore irlandais)
fait d'un nanisme avec aspect vieillot
et hirsutisme, d'un facies de gnome
(yeux saillants et écartés, nez épaté,
massif facial atrophié, oreilles longues et implantées bas), de dénutrition avec troubles de la déglutition,
d'hypertrophie des seins et des organes génitaux. Tous les examens
biologiques et le caryotype sont
normaux. La mort survient au bout
de quelques semaines ou de quelques
mois.

lépreux, euse, adj. et s. m. et f.
Qui concerne la lèpre ou qui en est
atteint.

lépride, s. f. Manifestation cutanée
de la lèpre.

léproline, s. f. (E.-R. Rost, 1904).
Substance extraite des cultures que
Rost prétend avoir obtenues avec le
bacille de la lèpre. Injectée à un
lépreux, elle provoquerait une
réaction générale et locale comme

la tuberculine injectée au tuberculeux.

léprologie, s. f. (lèpre; λόγος, discours). Etude de la lèpre.

lépromateux, adj. Qui se rapporte au léprome.

léprome, s. m. Nom donné aux tumeurs nodulaires qui se développent dans le derme ou le chorion muqueux des sujets atteints de lèpre à forme lépromateuse.

lépromine, s. f. Substance obtenue par broyage, filtration et stérilisation de nodules lépreux. — *épreuve à la l.* (Mitsuda, 1916). Syn. *réaction de Mitsuda.* L'injection intradermique de 0,1 ml de suspension de *l.* provoque, au bout de 4 à 6 semaines, une réaction papuleuse chez le malade atteint de lèpre à forme tuberculoïde; la réaction est négative en cas de lèpre à forme lépromateuse. Elle peut être positive chez des sujets sains. V. *Fernandez (réaction de).*

léprose, s. f. (dom Sauton). Nom donné à la *lèpre* envisagée comme maladie spécifique.

léproserie, s. f. Nom donné aux endroits (maisons, hôpitaux, villages) où l'on isole et soigne les lépreux.

leptique, adj. ou s. m. (λαμβάνειν, saisir). Se dit d'un médicament qui déprime le fonctionnement d'un organe.

leptocyte, s. m. (λεπτός, mince; κύτος, cellule). Hématie anormalement mince; déformation observée dans l'anémie de Cooley.

leptocytose héréditaire. V. *Cooley (anémie, maladie ou syndrome de).*

leptoïde ou **leptomorphe,** adj. (λεπτός, maigre; εἶδος ou μορφή, forme). De forme grêle et mince.

leptoïde ou **leptosome (constitution)** (Kretschmer). Syn. *constitution asthénique.* Constitution morphologique caractérisée par la prédominance des dimensions verticales, par la largeur des épaules, l'étroitesse de la poitrine, la longueur et la gracilité des membres et de leurs extrémités, la rareté des poils sur le thorax, la minceur et

l'allongement du visage, le manque de hauteur et de largeur du front. Elle correspondrait le plus souvent à la constitution psychopathique schizoïde (v. *schizoïdie*). V. *pycnoïde ou pycnique (constitution).*

leptoméningiome, s. m. (Learmonth, 1927). V. *endothéliome méningé.*

leptoméningite, s. f. (λεπτός, grêle; μῆνιγξ, membrane). Inflammation de la leptoméninge (pie-mère et arachnoïde). V. *arachnoïdite.*

leptoprosope, adj. (λεπτός, allongé; πρόσωπον, face) (morphologie). Qui a la face allongée.

leptorrhinien, s. m. (λεπτός, fin, délié; ῥίς, nez) (Broca). Nom donné en anthropologie et en ethnographie aux individus et aux races dont l'indice nasal est petit (de 42 à 47). Cet indice correspond à un nez relativement long et étroit (race caucasique).

leptosome, adj. et s. m. (λεπτός, mince; σῶμα, corps). Qui est caractérisé par la gracilité du corps. Ex.: *constitution leptosome,* v. *leptoïde ou leptosome (constitution).*

leptospire, s. f. (λεπτή, grêle; σπείρα, spirale). Nom proposé par Noguchi pour désigner, en raison de sa minceur, le spirochète d'Inada et Ido. Les principaux *l.* parasites pour l'homme sont: *Leptospira icterohemorragiae,* parasite habituel du rat qui le transmet à l'homme par l'intermédiaire de la boue ou de l'eau des piscines: il est l'agent de la spirochétose ictéro-hémorragique; *Leptospira grippo-typhosa* dont le réservoir de virus est une souris des champs (*Microtus arvensis*) et qui serait le principal agent de la fièvre des marais (celle-ci pouvant être provoquée par un autre *L.,* *L. Sejrö*); *Leptospira canicola* transmis par le chien; *Leptospira bataviae,* *L. hebdomadis* et *L. autumnalis,* responsables de maladies analogues qui sévissent en Malaisie et au Japon (fièvre de sept jours); *Leptospira pomona,* agent de la pseudo typhoméningite des porchers; *L. australis* responsable d'une leptospirose caractérisée en Europe Occidentale par un syndrome infectieux et méningé bénin et appelé en Extrême-Orient : fièvre de la canne à sucre (v. ce terme).

leptospirose, *s. f.* Nom sous lequel devrait être désignée l'infection par le *leptospire* quelle que soit la forme observée (vœu du XXVe Congrès Français de Médecine). — Les formes de *l.* sont nombreuses et comprennent la spirochétose ictérigène avec ses formes méningées, rénales et même occultes ; la fièvre des marais et la fièvre de sept jours.

leptostyle, *adj.* (λεπτός ; στῦλος, colonne). De forme longue et mince.

leptothrix, *s. m.* (λεπτός, grêle ; θρίξ, cheveu). Bactérie dont les éléments forment des filaments disposés en touffes plus ou moins longues. Ex. : *L. buccalis.*

Léri (maladies de). V. *pléonostéose* et *mélorhéostose.*

Léri et Joanny (maladie de). V. *mélorhéostose.*

Leriche (appareil de). Appareil permettant d'immobiliser les fractures sus-condyliennes du fémur en extension continue avec demi-flexion du genou ; il est composé de deux attelles métalliques articulées au genou, réunies à leurs deux extrémités par des demi-cercles, entre lesquelles la jambe et la cuisse reposent dans un hamac, et que l'on suspend par un système à contrepoids de façon que la cuisse fasse un angle de 45° avec le plan du lit.

Leriche (opérations de). 1° Traitement de l'angine de poitrine par l'infiltration procaïnique ou l'ablation du ganglion étoilé gauche. — 2° Résection des nerfs splanchniques, des deux derniers ganglions dorsaux et des deux premiers ganglions lombaires sympathiques d'un côté, combinée avec la surrénalectomie et avec la résection des splanchniques et des deux premiers ganglions sympathiques lombaires de l'autre côté. Intervention destinée à remédier à l'hypertension artérielle permanente solitaire.

Leriche (syndrome de). Ensemble de phénomènes observés dans la thrombose de la terminaison de l'aorte avant l'apparition de la gangrène : fatigabilité extrême des membres inférieurs avec atrophie de leur musculature, coloration ivoirine des jambes et des pieds lorsqu'ils sont élevés, disparition des pouls fémoraux et des oscillations et impossibilité d'une érection stable.

Lermoyez (signe de). V. *tête de méduse,* 2°.

Lermoyez (syndrome de) (1919). Syndrome caractérisé par « un vertige brusque, apoplectiforme, paroxystique, récidivant, qui éclate dans le calme de la bonne santé » et se termine par le rétablissement de l'audition ; « vertige qui fait entendre », ce qui le distingue du syndrome de Ménière.

lesbianisme, *s. m.* (île de Lesbos). V. *tribadisme.*

Lesch et Nyhan (syndrome de) (1964). Syn. *hyperuricémie congénitale, encéphalopathie hyperuricémique.* Maladie héréditaire à transmission récessive liée au sexe, observée seulement chez les garçons, caractérisée par l'association de choréoathétose, d'hypertonie musculaire et d'arriération mentale avec agressivité et mâchonnement des lèvres et des doigts pouvant aboutir à une auto-mutilation. Il existe une hyperproduction d'acide urique, dont les taux sanguin et urinaire sont élevés, qui peut provoquer la goutte et parfois une insuffisance rénale. Cette maladie est liée à l'absence d'une enzyme nécessaire au métabolisme des purines, l'hypoxanthine-guanine-phospho-ribosyl-transférase.

Leschke (syndrome de). Syndrome voisin de la neurofibromatose de Recklinghausen, caractérisé par l'association d'asthénie, de taches pigmentaires cutanées et d'hyperglycémie.

lésion, *s. f.* (*laedere,* blesser). 1° Changement, appréciable à nos moyens d'investigation, survenu dans les caractères anatomiques et histologiques d'un organe, sous l'influence d'une cause morbide. La *l.* est donc l'effet de la maladie ; elle tient sous sa dépendance un certain nombre de symptômes. L'étude des *l.* constitue l'anatomie pathologique. — 2° (électrocardiographie). Degré de souffrance myocardique plus accentué que l'ischémie, à la suite de l'oblitération d'une artère coronaire. La *l.* correspond, au bout de quelques jours, à une infiltration lympho-plasmocytaire avec œdème interstitiel du myocarde. Elle se traduit sur l'électrocardiogramme par un décalage du segment ST, concave vers la ligne iso-électrique (onde en dôme), qui disparaît généralement en quelques semaines. V. *ischémie* et *nécrose*.

lésionnel, elle, *adj.* Qui se rapporte à une lésion. — *signe* ou *trouble l.* Manifestation morbide provoquée par la lésion d'un organe. — *signes* ou *syndrome l. au cours d'une compression médullaire* (Ch. Foix). Ensemble de symptômes à topographie radiculaire traduisant l'atteinte des centres et des racines médullaires au niveau de la compression : douleurs violentes, hyperesthésie ou anesthésie, abolition du réflexe pilo-moteur, plus rarement parésie ou amyotrophie localisée. — *signes* ou *syndrome sous-l. au cours d'une compression médullaire* (Ch. Foix). Ensemble de symptômes traduisant l'isolement du segment inférieur de la moelle au-dessous de la compression : paraplégie spasmodique avec exagération des réflexes tendineux et des réflexes d'automatisme, anesthésie, abolition des réflexes cutanés, troubles sphinctériens. — *souffle l.* V. *organique*.

létal ou **léthal (facteur** ou **gène)** (génétique) (Lucien Cuénot, 1905). Gène dont la présence, chez les parents, provoque la mort du nouveau-né ou du nourrisson ou même celle, in utero, du fœtus ou de l'embryon (*facteur léthal zygotique*).

létalité ou **léthalité,** *s. f.* (letalis, préf. à *lethalis*, mortel). Présence, dans le patrimoine héréditaire d'un individu, d'un ou de plusieurs gènes qui le rendent non viable. — Employé aussi dans le sens de

mortalité. — *l. zygotique.* V. *létal* ou *léthal (facteur* ou *gène)*.

Letenneur (fracture de). V. *Rhea Barton (fr. de — renversée)*.

L. E. test. V. *Haserick (test de)*.

léthargie, *s. f.* (λήθη, oubli; ἀργία, paresse). « Sommeil profond et continuel, dans lequel le malade parle quand on le réveille, mais ne sait ce qu'il dit, oublie ce qu'il a dit et retombe promptement dans son premier état » (Littré). On rattache actuellement la *l.* à l'hystérie monosymptomatique. — *l. d'Afrique.* V. *sommeil (maladie du)*.

léthologique, *adj.* (λήθη; λόγος, langage) (Popham, 1867). Se dit de l'aphasie quand elle n'est caractérisée uniquement que par la perte du souvenir des mots, l'intelligence étant intacte et la prononciation possible.

Létiévant (opération de) (1875). Syn. *fenestration thoracique* (Létiévant). Résection de plusieurs côtes permettant l'affaissement de la paroi thoracique, dans les cas de pleurésie purulente chronique. Opération reprise par Estlander, et qui devint la *thoracoplastie*. V. ce mot et *thoracectomie*.

Letterer-Siwe (maladie de). V. *Abt-Letterer-Siwe (maladie de)*.

leucanémie, *s. f.* (λευκός, blanc; anémie) (von Leube, 1900). Etat pathologique caractérisé par les signes hématologiques d'une anémie aiguë à allure pernicieuse et ceux d'une leucémie. De nombreux cas décrits sous ce vocable entreraient dans le cadre de la maladie érythroblastique de l'adulte. (v. ce terme).

leucémide, *s. f.* Manifestations cutanées des diverses leucémies (prurigo, eczéma, érythrodermie, nodules sous-cutanés).

leucémie, *s. f.* (λευκός, blanc; αἷμα, sang) (Virchow, 1845). Syn. *leucocythémie*. Affection caractérisée par l'augmentation considérable du nombre des globules blancs dans le sang, augmentation qui est liée à une hyperplasie des tissus lymphoïde ou myéloïde. On décrit des *l. chroniques (lymphoïde* et *myéloïde)* et des *l. aiguës*. L'existence de leucémies animales d'origine virale, la découverte de polymérase H dans les cellules leucémiques de certains malades, font émettre l'hypothèse que la leucémie humaine, comme le cancer, est peut-être due, parfois, à un virus.

leucémie aiguë (Ebstein). Syn. *hémocytoblastose, hémocytoblastomatose, leucoblastose, leucoblastomatose, leucose aiguë, leucomyélose aiguë, lymphadénie leucémique aiguë, macrolymphocytomatose, myélose aiguë leucémique* ou *aleucémique*. Forme de *leucémie* (ou *leucose*) à marche rapide, mortelle en quelques semaines, s'accompagnant de fièvre élevée, de tuphos, de stomatite, d'hémorragies et de tuméfaction modérée de la rate et des ganglions. L'examen du sang montre une hyperleucocytose (60 à 80 000) dont l'élément prédominant est la cellule indifférenciée, et une anémie marquée. Il existe des formes de *l. a.* à tendance myéloïde, lymphoïde ou monocytaire.

leucémie aleucémique. Syn. *leucose aleucémique*. Variété de *l.* au cours de laquelle le nombre des globules blancs est normal dans le sang, tandis que la formule leucocytaire reste caractéristique de la leucémie (myélomatose ou leucoblastose aleucémique). Quelquefois la formule leucocytaire elle-même est normale (*cryptoleucémie*). V. *lymphadénie*. La *l. a.* entrerait dans le cadre de la maladie érythroblastique de l'adulte (v. ce terme).

leucémie à cellules chevelues. V. *leucémie à tricholeucocytes.*

leucémie histiomonocytaire. V. *leucémie à monocytes.*

leucémie lymphatique ou **lymphoïde.** Syn. *leucose lymphoïde, lymphomatose leucémique*. Leucémie caractérisée par l'hypertrophie des ganglions lymphatiques et une hyperleucocytose considérable (200 000) constituée presque exclusivement par des lymphocytes. V. *lymphomatose.*

leucémie monoblastique. V. *leucémie à monocyte.*

leucémie à monocytes. Syn. *leucémie monoblastique*. Variété de leucémie aiguë d'évolution rapide au cours de laquelle les éruptions cutanées nodulaires sont fréquentes. Ses caractères hématologiques ont été controversés. Tantôt la moelle osseuse et le sang sont riches en myéloblastes et en monocytes : c'est la leucémie myélomonocytaire type Naegeli (1900); tantôt ils paraissent peuplés de monocytes jeunes (monoblastes, pour certains auteurs) : c'est la leucémie histiomonocytaire de Schilling (1913). V. *réticulose maligne* et *réticulose histiocytaire aiguë.*

leucémie myélogène ou **myéloïde.** Syn. *leucose myéloïde, myélose leucémique* (Schridde). Variété la plus fréquente des *leucémies*, caractérisée cliniquement par une énorme augmentation du volume de la rate et une hépatomégalie modérée, et hématologiquement par une hyperleucocytose considérable (100 à 300 000), bigarrée, portant sur toutes les variétés de globules blancs, et par la présence de quantités anormales de polynucléaires éosinophiles et basophiles et surtout de nombreux éléments jeunes qui ne se rencontrent normalement que dans la moelle osseuse (hématies nucléées, myélocytes et quelques myéloblastes). V. *myélomatose* et *chromosome Philadelphie 1.*

leucémie myélomonocytaire. V. *leucémie à monocytes.*

leucémie ostéosclérotique. V. *érythroblastique de l'adulte* (*maladie*).

leucémie à tricholeucocytes (Flandrin et Daniel, 1973). Syn. *leucémie à cellules chevelues* (Schrek et Donnelly, 1966). Maladie du sang rare et grave prédominant chez les adultes de sexe masculin. Elle est caractérisée cliniquement par de la faiblesse, de la pâleur, une splénomégalie souvent importante et parfois une hépatomégalie. L'examen du sang montre une pancytopénie avec chute du nombre des hématies, des plaquettes et des globules blancs (surtout des polynucléaires neutrophiles) sans tendance à la régénération. Caractère particulier :

le sang contient des *tricholeucocytes*, un peu plus grands que les lymphocytes et dont le cytoplasme est hérissé de fins prolongements qui leur donnent un aspect chevelu. Ces cellules infiltrent la moelle osseuse et la rate. Leur nature histiocytaire ou lymphocytaire est discutée. L'évolution de la maladie est subaiguë, aggravée par la fréquence des complications, hémorragiques et surtout infectieuses.

leucémique, adj. Qui est caractérisé par l'augmentation du nombre des globules blancs. — *s. m.* Malade atteint de leucémie. — *lymphadénie l.* V. *lymphadénie.*

leucémogène, adj. (leucémie; γεννᾶν, engendrer). Qui provoque la leucémie.

leucémogénèse, s. f. (leucémie; γενεσις, naissance). Production de leucémie.

leucinose, s. f. (Woolf, 1962). Syn. *maladie du sirop d'érable, maladie des urines à odeur de sirop d'érable* (Menkes, Hurst et Craig, 1954), *cétoacidurie à chaînes ramifiées* (Dancis, 1960). Affection métabolique héréditaire rare, transmise selon le mode récessif autosomique, se manifestant dès les premiers jours de la vie par des troubles neurologiques (de la déglutition, de la respiration, du tonus, parfois convulsions) et des troubles digestifs avec acidose, et évoluant en quelques mois vers une dégradation physique et psychique mortelle. Elle est due à l'absence d'enzymes (décarboxylases) entraînant le blocage de la décarboxylation des acides aminés ramifiés (leucine, valine, isoleucine, alloisoleucine); ceux-ci s'accumulent dans le sang et s'éliminent, ainsi que les acides cétoniques correspondants, dans l'urine à laquelle ils communiquent une odeur caractéristique de sirop d'érable (ou de sucre brûlé).

leuco-activant (pouvoir) (Achard, 1910). Action du sérum sur les leucocytes dont il stimule les propriétés phagocytaires. Cette action, dépourvue de toute spécificité, existe constamment dans le sérum des sujets normaux et subit de grandes varia-

tions à l'état pathologique et suivant les phases diverses d'un même état morbide. Le *pouvoir l.-a.* peut être une cause d'erreur dans la recherche de l'indice opsonique.

leuco-agglutination, s. f. Agglutination des globules blancs.

leuco-agglutinine, s. f. Agglutinine contenue dans certains sérums sanguins anormaux, capable d'agglutiner les globules blancs. V. *anticorps anti-leucocytaire.*

leuco-anticorps, s. m. V. *anticorps anti-leucocytaire.*

leucoblaste, s. m. V. *cellule indifférenciée.*

leucoblastémie, s. f. (Laubry et Marchal). Présence abondante dans le sang de leucoblastes ou cellules indifférenciées, caractéristiques de la leucémie aiguë.

leucoblastique, adj. (λευκός, blanc; βλαστός, germe). 1° Qui concerne la formation des globules blancs. — 2° Qui concerne les leucoblastes.

leucoblastomatose, s. f. Nom générique donné aux affections caractérisées par une hyperplasie du système hématopoïétique avec infiltration de tous les organes par les leucoblastes. V. *leucémie aiguë.*

leucoblastorachie, s. f. Présence de leucoblastes dans le liquide céphalorachidien.

leucoblastose, s. f. (Clerc). 1° Présence de leucoblastes dans la moelle osseuse ou dans le sang. — 2° V. *leucémie aiguë.* — *l. aleucémique.* Variété aleucémique de la leucémie aiguë. — *l. décalcifiante diffuse* (J. Lereboullet et P. Droguet, 1948). Affection analogue à la myélose ostéomalacique et à la myélomatose décalcifiante diffuse (v. ces termes), caractérisée par une décalcification diffuse et douloureuse avec lacunes multiples du squelette et une évolution clinique et hématologique rappelant celle de la leucémie aiguë.

leucoblasturie, s. f. Présence de leucoblastes dans l'urine.

leucocidine, s. f. (λευκός; caedere, tuer). Syn. *leucocytolysine.* Substance qui jouit de la propriété de détruire les globules blancs du sang (to-xines bactériennes, etc.).

leucoconcentration, s. f. Technique permettant l'étude des éléments figurés du sang, que l'on concentre par centrifugation après avoir lysé les hématies, et qui est utilisée en particulier pour la recherche d'éléments tumoraux.

leucocytaire (formule). V. *formule leucocytaire du sang.*

leucocyte, s. m. (λευκός; κύτος, cellule). Globule blanc. Le sang de l'adulte en contient deux sortes : les *mononucléaires* et les *polynucléaires.*

leucocytes (test de migration des) — T.M.L. — ou (test d'inhibition de la migration des) (George et Vaughan, 1962; Söborg et Bendixen, 1967-1969). Epreuve destinée à rechercher la présence, dans les lymphocytes, d'anticorps de l'immunité cellulaire. Une suspension de ces lymphocytes (ou de macrophages) est introduite dans un tube capillaire borgne dont l'extrémité ouverte est placée dans une cupule contenant un milieu de culture additionné d'un antigène donné et mise à l'étuve à 37° pendant 18 heures. Si les leucocytes ne renferment par l'anticorps spécifique de cet antigène, la migration des leucocytes s'effectue et ceux-ci se dispersent dans toute la cupule. Si les leucocytes contiennent l'anticorps correspondant à l'antigène, leur migration est inhibée et ils restent groupés au centre de la cupule, près du tube capillaire. V. *hypersensibilité différée ou retardée (test d')* et *facteur inhibiteur de migration.*

leucocythémie, s. f. (λευκός; κύτος; αἷμα, sang). V. *leucémie.*

leucocytolyse, s. f. (λευκός; κύτος; λύειν, dissoudre). Syn. *leucolyse.* Disparition ou destruction des globules blancs dans le sang, soit à l'état normal, soit à l'état pathologique.

leucocytolysine, s. f. V. *leucocidine.*

leucocytométrie, s. f. (leucocyte; μέτρον, mesure). Numération des globules blancs.

leucocytophérèse, s. f. (leucocyte; ἀφαίρεσις, suppression). V. *leucophérèse.*

leucocytose, s. f. Augmentation passagère du nombre des globules blancs dans le sang ou dans une sérosité.

leucocytothérapie, s. f. Emploi thérapeutique des leucocytes. Tantôt on cherche à provoquer une hyperleucocytose (*auto-leucocytothérapie,* abcès de fixation), tantôt on introduit dans l'organisme des leucocytes étrangers (*hétéro-leucocytothérapie,* injection de pus aseptique).

leucocyturie, s. f. (leucocyte; οὖρον, urine). Présence de leucocytes dans l'urine. Lorsqu'elle est abondante, la *l.* caractérise la pyurie.

leucodermie, s. f. (λευκός; δέρμα, peau). Variété d'achromie, caractérisée uniquement par de la décoloration de la peau et se rencontrant dans diverses affections (sclérodermie, lèpre, syphilis, etc.).

leucodystrophie, s. f. (λευκός; dystrophie) (Bielchowsky et Henneberg, 1928). Affection appartenant au groupe des scléroses cérébrales diffuses (v. ce terme). Elle ressemble à la sclérose cérébrale de Schilder, mais en diffère par son caractère souvent héréditaire et familial et par l'origine de la désintégration de la myéline, dont le métabolisme est perturbé, peut-être par l'incapacité de la glie d'assurer son rôle nutritif. Cliniquement, la détérioration mentale occupe le 1er plan; une quadriplégie en contracture avec crises toniques se constitue progressivement et la mort survient dans la cachexie, avec rigidité de décérébration, démence profonde, et parfois cécité et surdité. On décrit une forme infantile précoce (maladie de Krabbe), une forme juvénile (maladie de Scholz-Greenfield), une forme adulte (Ferraro, 1927) et une forme tardive (Van Bogaert et Nyssen, 1936). La maladie de Pelizaeus-Merzbacher est, pour de nombreux auteurs, une variété de *l.* Certaines *l.* entrent dans le cadre des lipoïdoses. V. ce terme, *dyslipidoses* et *sphingolipidose.*

leucodystrophie à cellules globoïdes. Syn. *maladie* (ou *type*) *de Krabbe* (1913-16). Variété infantile précoce de leucodystrophie (v. ce terme) à caractère familial et à transmission héréditaire récessive. Elle débute dans la première année de la vie et évolue vers la mort en quelques mois. Elle est caractérisée anatomiquement par la présence, dans les zones démyélinisées, de grandes cellules de 20 à 50 μ, globoïdes (Collier et Greenfield, 1925), multinucléées, groupées en amas périvasculaires et contenant des cérébrosides; et cliniquement par l'importance de la rigidité généralisée, des accès de contracture et des crises convulsives.

leucodystrophie avec insuffisance gliale. Leucodystrophie dans laquelle la dégénérescence de la myéline paraît due à une insuffisance enzymatique de la glie. V. *Scholz-Greenfield* (*maladie de*).

leucodystrophie métachromatique infantile familiale. V. *Scholz-Greenfield* (*maladie de*).

leucodystrophie à prélipoïdes. Leucodystrophie dans laquelle les déchets issus de la destruction de la myéline, et accumulés dans l'organisme, n'ont pas dépassé le stade prélipoïde.

leucodystrophie soudanophile. Variété de leucodystrophie caractérisée par la présence, dans les zones démyélinisées, de lipides se colorant par le Soudan. V. *Pelizaeus-Merzbacher* (*maladie de*), *Seitelberger* (*maladie de*), *Lowenberg et Hill* (*maladie de*).

leuco-encéphalite, *s. f.* Groupe d'affections des centres nerveux caractérisées, anatomiquement, par l'existence de vastes plages de démyélinisation suivie ou non de sclérose et de réaction gliale, situées dans la substance blanche des hémisphères cérébraux, le corps calleux, les cordons médullaires, intéressant parfois aussi la substance grise, le cortex, les noyaux gris centraux, le cervelet; et, cliniquement, par des symptômes très variables, selon la localisation : troubles psychiques, troubles moteurs à forme spasmodique, troubles de la sensibilité, troubles cérébelleux et vestibulaires, troubles sensoriels et signes d'hypertension intra-cranienne. Ce groupe comprend des affections très diverses : essentiellement la *sclérose en plaques*, où les zones de démyélinisation sont disséminées, et les *scléroses cérébrales diffuses*, où elles atteignent d'une façon élective, diffuse et symétrique les deux hémisphères cérébraux. V. ces termes.

leuco-encéphalite hémorragique (Hurst, 1941). Variété de leuco-encéphalite (v. ce terme) caractérisée anatomiquement par le siège vasculaire et périvasculaire des lésions et par leur type inflammatoire; et cliniquement par une évolution foudroyante: elle rappelle celle des encéphalites allergiques des maladies éruptives.

leuco-encéphalite sclérosante subaiguë (Ludo Van Bogaert, 1945). Syn. *panencéphalite sclérosante subaiguë* (Dawson, 1932), *encéphalite à inclusions* ou à *corps d'inclusion de Dawson*. Variété de leuco-encéphalite débutant progressivement chez l'enfant de 4 à 10 ans, caractérisée cliniquement par une démence profonde, une hypertonie généralisée avec secousses cloniques et une évolution rapide, en 5 à 11 mois, vers la cachexie et la mort. Anatomiquement, la destruction de la myéline est accompagnée d'une intense réaction glio-fibrillaire et d'une atteinte modérée des noyaux gris centraux. Le noyau et le cytoplasme des cellules gliales contiennent des inclusions : ce sont des virus, celui de la rougeole ou un paramyxovirus voisin, et un papovavirus. La maladie est considérée comme une forme lente de l'encéphalite morbilleuse. V. *virus lents* (*maladies à*).

leuco-encéphalopathie multifocale progressive (Aström, Mancall et Richardson, 1958). Affection cérébrale rare, survenant comme complication de certaines maladies du sang ou du système réticulo-endothélial, généralement malignes. Elle est caractérisée par des troubles psychiques (état confusionnel, puis détérioration intellectuelle), des paralysies (hémiplégie), des accidents visuels et une évolution mortelle en 2 à 4 mois; anatomiquement par de petits foyers de démyélinisation disséminés dans la substance blanche sous-corticale avec inflammation périvasculaire et lésions particulières des cellules gliales. Elle semble provoquée par un virus du groupe Papova (papovavirus), dont l'action serait favorisée par une perturbation du système immunitaire due à la maladie sanguine initiale. V. *virus lents (maladies à).*

leuco-érythroblastose, *s. f.* V. *érythroblastique de l'adulte (maladie).*

leucogène, *adj.* Qui provoque la formation de globules blancs.

leucogénèse, *s. f.* ou **leucogénie,** *s. f.* (λευκός; γεννᾶν, engendrer). Formation des leucocytes ou globules blancs.

leucogramme, *s. m.* (λευκός; γράμμα, écriture). V. *formule leucocytaire du sang.*

leucokératose, *s. f.* (λευκός; κέρας, corne) (Besnier). V. *leucoplasie.*

leucolyse, *s. f.* (λευκός; λύειν, dissoudre). V. *leucocytolyse.*

leucolysine, *s. f.* Agglutinine contenue dans certains sérums sanguins anormaux, capable de dissoudre les globules blancs, en présence de complément. V. *anticorps anti-leucocytaire.*

leucomaïne, *s. f.* (λεύκωμα, blanc d'œuf) (A. Gautier). Nom donné aux alcaloïdes formés au cours des phénomènes physico-chimiques dont les organes sont le siège pendant la vie.

leucomatose, *s. f.* (Lancereaux). V. *amyloïde (dégénérescence).*

leucome, *s. m.* (λευκός, blanc). Syn. *taie.* Tache blanche succédant à une plaie ou à une ulcération de la cornée.

leucomélanodermie, *s. f.* (λευκός; μέλας, noir; δέρμα, peau) (Fournier, 1893). Trouble de la pigmentation cutanée, consistant à la fois et simultanément en hyperchromie et en hypochromie. Ces lésions peu-

vent être congénitales ou accompagner diverses dermatoses : syphilides tertiaires, prurigos, lichens, morphées, radiodermites, cicatrices.

leucomyélite, *s. f.* (λευκός ; μυελός, moelle). Inflammation des cordons blancs de la moelle épinière. — *l. ascendante.* V. *Landry (maladie ou syndrome de).* — *l. postérieure.* V. *tabes dorsalis.*

leucomyélose aiguë. V. *leucémie aiguë.*

leuconeutropénie, *s. f.* (λευκός; *neuter,* neutre; πενία, pauvreté). Diminution du taux des leucocytes à granulations neutrophiles (polynucléaires neutrophiles).

leuconévraxite, *s. f.* (λευκός; névraxite). Maladie du système nerveux central dont les lésions sont localisées à la substance blanche.

leuconychie, *s. f.* (λευκός; ὄνυξ, ongle) (Unna). Décoloration partielle ou totale de l'ongle se montrant sous diverses influences pathologiques.

leuco-opsonine, *s. f.* Agglutinine contenue dans certains sérums sanguins anormaux, capable de favoriser la destruction par phagocytose des globules blancs sensibilisés V. *anticorps anti-leucocytaire.*

leucopathie, *s. f.* (λευκός; πάθος, maladie). Nom donné quelquefois : 1º aux diverses variétés d'achromie et en particulier à l'albinisme; — 2º aux maladies des centres formateurs des leucocytes.

leucopédèse, *s. f.* (Lœper). Nom parfois donné à la diapédèse leucocytaire.

leucopénie, *s. f.* (λευκός; πενία, pauvreté). Syn. *hypoleucie, hypoleucocytose.* Diminution du nombre des globules blancs (leucocytes) contenus dans le sang.

leucopénique (lymphadénie). V. *lymphadénie.*

leucophérèse, *s. f.* (λευκός, blanc; ἀφαίρεσις, suppression). Syn. *leucocytophérèse.* Méthode complexe de soustraction rapide des globules blancs hors de l'organisme, parfois utilisée dans le traitement de la leucémie myéloïde chronique.

leucoplasie, *s. f.* (λευκός; πλάσις, formation). Syn. *leucokératose*. Affection chronique qui frappe les muqueuses à épithélium pavimenteux stratifié (muqueuse buccale — *plaque des fumeurs, plaque nacrée commissurale* — et plus rarement muqueuses vulvaire, vaginale et vésicale) et qui est caractérisée anatomiquement par la transformation cornée de la partie superficielle de l'épithélium, et cliniquement par des plaques blanchâtres ou simplement opalines. Elle dégénère quelquefois en cancer. — *l. laryngée.* V. *pachydermie blanche laryngée.*

leucopoïèse, *s. f.* (λευκός; ποιεῖν, faire). Formation des globules blancs.

leucoprécipitine, *s. f.* Précipitine contenue dans certains sérums sanguins anormaux, capables de précipiter les globules blancs.

leuco-pronostic, *s. m.* (Achard). Pronostic fondé sur les variations du pouvoir leuco-activant, lequel diminue au cours des infections aiguës, s'abaisse considérablement quand la mort approche, augmente au contraire au déclin de la maladie et pendant la convalescence. Ces variations du pouvoir leuco-activant sont indépendantes des variations du pouvoir opsonique.

leuco-prophylaxie, *s. f.* Syn. *leucothérapie préventive.* Méthode qui consiste à provoquer, avant les opérations chirurgicales, une leucocytose générale ou locale.

leuco-pyrétothérapie, *s. f.* (λευκός; πυρετός, fièvre; θεραπεία, traitement) (A. Marie). Modification de la pyrétothérapie qui consiste à associer les accès de fièvre et la leucocytose provoqués, avec une médication spécifique complémentaire (traitement de la paralysie générale par la pyrétothérapie et la médication arsenicale).

leucorragie, *s. f.* (λευκός, blanc; ῥήγνυμι, je jaillis). 1º Leucorrhée abondante. — 2º Nom donné à l'hémorragie chez les malades atteints de lymphadénie leucémique et chez lesquels le sang prend un aspect puriforme.

leucorrhée, *s. f.* (λευκός; ῥεῖν, couler). Syn. *fleurs* ou *flueurs blanches.* Ecoulement muqueux ou mucopurulent se faisant par la vulve, dû à l'exagération pathologique des sécrétions normales de l'appareil génital de la femme.

leuco-sarcomatose, *s. f.* (Sternberg). Affection maligne caractérisée par l'existence de tumeurs ganglionnaires (surtout médiastinales), puis de signes sanguins de leucémie aiguë à lymphoblastes et de métastases multiples.

leucose, *s. f.* Nom proposé pour désigner les « états leucémiques », c'est-à-dire les diverses affections aiguës ou chroniques caractérisées par la prolifération des centres formateurs de leucocytes, qu'elle s'accompagne de l'invasion du sang par les globules blancs ou non (leucémies myéloïdes, lymphoïdes ou aiguës; leucémies aleucémiques, crypto-leucémies). Lorsque la prolifération pathologique détruit la moelle osseuse, la *l.* peut ressembler pendant une partie ou la totalité de son évolution à une agranulocytose, à une anémie, à un syndrome hémorragique ou à une aleucie hémorragique. Le diagnostic de ces *l.* aleucémiques et leucopéniques ne peut être affirmé que par la ponction sternale. V. *leucémie.* — *l. aiguë.* V. *leucémie aiguë.* — *l. aleucémique.* V. *leucémie aleucémique.* — *l. lymphoïde.* V. *leucémie lymphatique ou lymphoïde.* — *l. myéloïde.* V. *leucémie myéloïde.*

leucosique, *adj.* Qui se rapporte à la leucose.

leuco-stimulant, *adj.* Qui accélère la production de leucocytes.

leucotaxique, *adj.* (leucocyte; τάξις, arrangement). Qui concerne la migration des globules blancs.

leucothérapie, *s. f.* (λευκός; θεραπεία, traitement). Méthode de traitement qui consiste à provoquer la leucocytose par l'action d'une substance chimique. — *l. préventive.* V. *leucoprophylaxie.*

leucotome, *s. m.* (λευκός; τομή, section). V. *lobotomie.*

leucotomie, *s. f.,* **l. préfrontale**
(λευκός ; τομή) (Moniz et Lima,
1935). V. *lobotomie.*

leucotoxine, *s. f.* Substance thermolabile, destructrice de globules
blancs, qui se formerait dans le sérum des leucémiques traités par les
rayons X.

leucotoxique, *adj.* Qui est toxique
pour les globules blancs.

leuco-transfusion, *s. f.* Injection
intra-veineuse d'une suspension de
leucocytes ; elle a été préconisée dans
le traitement des agranulocytoses.

leucotrichie, *s. f.* (λευκός ; θρίξ,
poil). Décoloration congénitale des
poils.

leucovirus, *s. m.* V. *oncornavirus.*

Leveuf (procédé de). Opération plastique destinée à la cure de l'hypospadias. Elle consiste dans la reconstitution de l'urètre au moyen de
lambeaux cutanés péniens et dans
la couverture de la zone cruentée
de la face inférieure de la verge
par les téguments du scrotum di-
visés sur la ligne médiane. La verge
est ensuite, en un deuxième temps,
libérée du scrotum.

lévo-angiocardiogramme, *s. m.* V.
angiocardiogramme.

lévo-angiocardiographie, *s. f.* Angiocardiographie de l'oreillette gauche, du ventricule gauche et de
l'aorte.

lévocardie, *s. f.* (*laevus,* gauche ; καρδία, cœur). Syn. *sinistrocardie.* Déplacement anormal du cœur dans l'hémithorax gauche. Il existe des *l.
acquises* (ou *sinistroversions*), le cœur
étant refoulé par un épanchement
pleural ou une tumeur siégeant à
droite, ou attiré par des adhérences
pleurales, une sclérose ou de l'atélectasie pulmonaires siégeant à gauche ;
et des *l. congénitales,* anomalies de
position cardiaque très rares, dans
lesquelles le cœur est en situation
gauche habituelle chez un sujet
présentant un *situs inversus* de
tous les autres viscères. Chez un
tel sujet, la *l.* représente l'homologue d'une dextrocardie chez un
sujet normal ; il existe des formes
avec inversion des cavités ou sans
inversion (lévorotation). La *l.* est

toujours accompagnée d'autres malformations cardiaques donnant le
tableau de la maladie bleue.

lévocardiogramme, *s. m.* (*laevus ;*
cardiogramme). Partie de l'électrocardiogramme correspondant théoriquement à l'activité du ventricule
gauche.

lévogramme, *s. m.* (*laevus ;* γράμμα,
tracé). 1º Syn. de *lévocardiogramme.*
— 2º Electrocardiogramme traduisant la prépondérance du ventricule gauche. — 3º Cliché enregistré au cours de l'angiocardiographie, au moment où les cavités
gauches du cœur sont opacifiées.

lévogyre, *adj.* (*laeva,* à gauche ;
gyro, je tourne). Syn. *senestrogyre.*
Qui fait tourner à gauche. Ex. : 1º
Fibres de l'oculo-moteur commun
qui déterminent la rotation des
yeux à gauche. 2º Lévulose, sucre
qui dévie le plan de polarisation à
gauche.

lévo-isomérisme, *s. m.* (*lævus ;* ἴσος
égal ; μέρος, partie). Variété de situs
incertus dans laquelle chacun des
deux poumons a deux lobes, comme le poumon gauche normal. Cette
malformation fait partie du syndrome de polysplénie (v. ce terme).

Lévophed, *s. m.* (n. dép.) V. *noradrénaline.*

lévoposition pulmonaire. Déplacement vers la gauche de l'origine de
l'artère pulmonaire, qui naît à
cheval sur le septum, au niveau
d'une communication interventriculaire, et reçoit le sang des deux
ventricules. Cette anomalie est
toujours associée à une transposition de l'aorte qui naît du ventricule
droit (syndrome de Taussig-Bing).

lévorotation du cœur. Rotation
du cœur vers la gauche autour d'un
de ses axes ; c'est la rotation dans le
sens inverse de celui des aiguilles
d'une montre, encore appelée rotation anti-horaire ou lévogyre.
Ce terme désigne surtout la rotation
autour de l'axe longitudinal, le
cœur étant vu par sa pointe ; le ventricule gauche est ainsi amené en
avant, et le droit en arrière. V. *rotation du cœur, position électrique du
cœur* et *lévocardie.*

lèvre de tapir. 1° Nom donné à la lèvre supérieure fortement saillante que l'on observe dans le *facies myopathique.* — 2° Ce terme de comparaison est parfois employé en gynécologie dans les cas d'hypertrophie de la lèvre antérieure du col de l'utérus.

lévulosémie, *s. f.* Présence de lévulose dans le sang. V. *fructosémie.* — *épreuve de la l. provoquée* (R. Rivoire, R. Gayet, A. Bermond et F. Moreau, 1938). Dosage de la lévulose dans le sang, après ingestion de 30 g de ce sucre, pour déceler l'insuffisance hépatique.

lévulosurie, *s. f.* V. *fructosurie.*

lévulosurique (syndrome). Syn. *syndrome de Marie et Robinson,* (1898). Syndrome caractérisé essentiellement par la présence dans l'urine d'une substance réductrice et lévogyre, et par un état mélancolique avec idées de ruine et de suicide.

levure, *s. f.* (*levare,* lever). Organisme monocellulaire, de la famille des blastomycètes, se reproduisant par bourgeonnement.

levurides, *s. f. pl.* (P. Ravaut, 1929). Nom sous lequel Ravaut désigne un groupe de réactions cutanées allant de l'eczéma au psoriasis, constituant des manifestations secondaires allergiques d'une infection par des levures. Le foyer infectieux primitif peut être visible (intertrigo à levures) ou rester caché V. *réaction seconde.*

Lewis (facteur, substance et système). Mucopolysaccharide soluble (substance Lewis ou Le[a]) élaboré dans la salive chez 90 % des sujets. Il est transformé par le gène Se en substance H (v. ce terme) qui servira à la synthèse des antigènes érythrocytaires A et B, spécifiques des groupes sanguins A, B et AB. Quand la transformation en substance H est impossible (en l'absence de gène Se), la substance Le[a], inemployée, se fixera sur les hématies (antigène, facteur, système Lewis ou Le[a]). La substance Lewis existe également dans l'érythroblaste, où elle est transformée en substance H par le gène H (ou X). V. *groupes sanguins,* H (*substance*) et *phénotype Bombay.*

Lewis (phénomène de). V. *pinocytose.*

Lewis (réaction et triade de). Réaction cutanée locale survenant rapidement après injection intradermique d'histamine. On voit apparaître successivement : une zone blanc bleuté, puis une auréole érythémateuse périphérique, puis une papule urticarienne circulaire (*triade de Lewis*).

Leyden (ataxie ou **maladie de).** V. *ataxie aiguë.*

Leyden (signe de). Signe d'abcès sous-phrénique à évolution thoracique. Il existe à la base du thorax une zone mate, où le silence respiratoire est absolu, au-dessus de laquelle on retrouve, sans transition, le murmure vésiculaire normal.

Leyden-Mœbius (myopathie de, ou type). Variété de myopathie primitive progressive (v. ce terme) dans laquelle l'atrophie musculaire débute par la ceinture pelvienne et envahit ultérieurement les membres supérieurs. Elle se distingue de la paralysie pseudo-hypertrophique type Duchenne (v. ce terme) par l'absence de pseudo-hypertrophie et par son évolution plus longue.

leydigien, enne, *adj.* Qui se rapporte aux cellules de Leydig (cellules interstitielles du testicule sécrétant les hormones mâles). — *tumeur l.*

Lezius (opération de). V. *cardiopneumopexie.*

L. H. V. *gonado-stimuline.*

Lhermitte (signe de). Sensation de décharge électrique parcourant de haut en bas la colonne vertébrale et les membres inférieurs, déclenchée par la flexion de la tête; signe observé au cours de la sclérose en plaques et des scléroses combinées de la moelle.

Lhermitte et Duclos (maladie de) (1920). Maladie rare caractérisée anatomiquement par une augmentation de volume du cervelet avec hypertrophie des cellules de la couche granulaire et surabondance des fibres myéliniques de la couche moléculaire; et cliniquement, par des signes d'hypertension intracranienne et des troubles cérébelleux.

liaison, *s. f.* (génétique). Syn. angl. *linkage,* (de *link,* lien) (Morgan, 1910). Groupement de deux ou de plusieurs gènes situés sur le même chromosome et unis entre eux, dont les caractères sont transmis solidairement. Ex. : le gène de l'ovalocytose avec celui du facteur Rhésus, celui du facteur Sécréteur avec celui du groupe Lutheran, celui de l'onycho-ostéo-dysplasie avec celui du système ABO. Ce groupement peut siéger sur un chromosome somatique ou sur un chromosome sexuel (*sex-linkage :* Morgan, 1914).

Lian (épreuve de). Epreuve permettant d'étudier le comportement du cœur après un effort standardisé : une minute de pas gymnastique sur place.

Lian (signe de). Dans la maladie de Basedow, hyperesthésie cutanée limitée à l'aire de projection de la glande thyroïde sur la peau.

Lian et Odinet (signe de). V. *ascitique* (*bruit de flot*).

Lian, Siguier et Welti (syndrome de) (1953). Association d'une hernie diaphragmatique, d'une anémie hypochrome et d'une thrombophlébite des membres inférieurs.

liasthénie, *s. f.* (λεῖος, lisse; asthénie) (Lœper et Baumann, 1929). Syn. *léiasthénie.* Asthénie du système musculaire lisse, se traduisant par l'hypotonicité gastro-intestinale et l'hypotension artérielle.

libido, *s. f.* (en lat., violente envie) (psychanalyse). Energie qui anime l'instinct de la recherche du plaisir.

Libman-Sacks (syndrome de) (1923). Lupus érythémateux aigu disséminé (v. ce terme) associé à une atteinte cardiaque : péricardique, endocardique surtout (endocardite verruqueuse très particulière, valvulaire ou pariétale) et à une atteinte rénale. L'évolution est toujours fatale en 6 à 10 mois.

lichen, *s. m.* (λειχήν). Nom générique donné à tout un groupe de dermatoses, qui sont caractérisées par la présence de papules agglomérées ou discrètes plus ou moins prurigineuses. Elles se compliquent, à une certaine période de leur développement, d'épaississement de la peau avec exagération de ses plis naturels. — *l. acuminatus.* Forme aiguë ou subaiguë du lichen plan, dont les éléments sont saillants et pointus. — *l. agrius.* Prurigo de Hebra, variété *ferox* (v. *prurigo*). — *l. albus* (von Zumbusch). V. *lichen plan atrophique ou scléreux.* — *l. amyloïde.* V. *amyloïdose cutanée type Gutmann-Freudenthal.* — *l. corné hypertrophique.* V. *lichen verruqueux.* — *l. fibromucinoïde.* V. *myxœdème cutané circonscrit ou atypique.* — *l. myxœdémateux.* V. *myxœdème cutané circonscrit ou atypique.* — *l. nitidus* (en lat. brillant) (Pinkus). Variété de lichen plan constitué de petites papules planes, blanches, brillantes. — *l. pilaire.* V. *kératose pilaire.* — *l. polymorphe chronique.* V. *prurigo de Hebra.* — *l. polymorphe ferox* (Vidal). V. *lichen obtusus corné.* — *l. porcelainé.* V. *lichen plan atrophique.* — *l. psoriasis* (Neisser). V. *parapsoriasis en gouttes.* — *l. ruber.* V. *lichen plan.* — *l. ruber acuminatus acutus.* V. *lichen neuroticus.* — *l. ruber acuminatus* de Kaposi. V. *pityriasis rubra pilaire.* — *l. ruber moniliformis* (Kaposi). Variété rare de lichen plan, à grosses papules hémisphériques, alignées en chapelet. — *l. ruber planus.* V. *lichen plan.* — *l. simplex aigu* (Vidal). V. *strophulus.* — *l. simplex chronique* de Vidal ou *lichen Vidal.* V. *prurigo simplex chronique circonscrit.* — *l. spinulosus* (Adamson, 1905). V. *kératose folliculaire acuminée.* — *l. urticatus.* V. *strophulus.* — *l. variegatus* (Crocker). V. *parapsoriasis lichénoïde.*

lichen neuroticus (Unna). Syn. *lichen ruber acuminatus acutus* (Rona, von Duhring, Rothe). Dermatose grave, souvent mortelle en quelques mois, caractérisée par une éruption de papules rouges coniques, des érythèmes ou une érythrodermie généralisée avec œdèmes diffus, et des phénomènes généraux et nerveux.

lichen obtusus corné (*obtusus,*

émoussé). Syn. *lichénification nodulaire circonscrite* (Pautrier), *prurigo nodulaire* de Hyde, *lichen polymorphe ferox* de Vidal. Lichénification anormale caractérisée par la présence de grosses papules rosées ou brunâtres, toujours extrêmement prurigineuses, groupées sur les jambes.

lichen obtusus vulgaire. Eruption cutanée voisine du lupus obtusus corné, dans laquelle les papules sont moins volumineuses et souvent moins prurigineuses.

lichen plan (E. Wilson, 1867). Syn. *lichen ruber* (Hebra, 1862), *l. de Wilson.* Dermatose à marche chronique, caractérisée par des papules polygonales de 2 à 3 mm de diamètre, d'un rouge tirant sur le jaune, aplaties et brillantes, isolées ou groupées en plaques d'étendue variable, finement squameuses, quadrillées par un réseau de stries opalines (stries de Wickham) et siégeant sur les différentes parties du corps (poignet) et même sur la muqueuse buccale. — *l. p. atrophique* ou *scléreux.* 1° Variété de *l. p.* où les papules s'affaissent en leur centre qui prend un aspect nacré, cicatriciel. — 2° Syn. *lichen albus* (von Zumbusch), *lichen porcelainé* (Gougerot). Variété de *l. p.* siégeant le plus souvent à la nuque, caractérisé par des papules blanches confluant parfois en placards porcelainés à contours anguleux. Le *l. p. a.* semble voisin des sclérodermies (morphée en plaques). — *l. planus obtusus* (Hebra). Variété de lichen plan dont les papules sont de la taille d'un pois, hémisphériques, sèches, brunâtres ou violacées. V. *Grinspan* (*syndrome de*).

lichen scrofulosorum (Hebra). Syn. *scrofulide boutonneuse* (Bazin), *tuberculide folliculaire* ou *lichénoïde* (Darier), *tuberculose lichénoïde.* Dermatose rare, observée chez des sujets jeunes, appartenant au groupe des tuberculides et caractérisée par une éruption, sur le tronc, de petites papules planes ou légèrement saillantes (folliculaires), surmontées parfois d'une squame, groupées en placards circulaires, à

évolution très lente et laissant, après guérison, de toutes petites cicatrices blanches ou pigmentées.

lichen striatus (Crocker, 1910). Dermatose atteignant avec prédilection les grands enfants et caractérisée par une éruption unilatérale de papules rouges ou brillantes et lichénifiées, disposées en longue bande sur toute la longueur du membre, supérieur ou inférieur. Elle disparaît spontanément en quelques semaines.

lichen trichophytique (Jadassohn, 1911). Trichophytide (v. ce terme) caractérisée cliniquement par une éruption de petites papules folliculaires rose pâle, coniques ou planes, disséminées ou groupées, sur le tronc et les membres.

lichen tropicus. Syn. *bourbouille, eczéma aigu disséminé, gale bédouine, impétigo miliaire, miliaire rouge.* Dermatose propre aux pays tropicaux consistant en une éruption très prurigineuse de vésicules miliaires, avec érythème diffus. V. *miliaire.*

lichen verruqueux. Syn. *l. corné hypertrophique.* Variété de *lichen plan* consistant en élevures verruqueuses, rougeâtres, recouvertes de matière cornée très adhérente, de la taille d'un pois ou plus grandes. Elle siège surtout aux jambes.

lichénification, *s. f.* (Brocq, 1891) ou **lichénisation,** *s. f.* (Besnier, Darier). Processus morbide, consécutif au grattage, caractérisé par l'épaississement de la peau avec exagération de ses plis naturels et apparition d'une sorte de quadrillage. La *l.* peut être primitive, quand le prurit apparaît au niveau d'une surface de peau saine en apparence, ou secondaire à une lésion antérieure des téguments. — *plaque de l.; — l. circonscrite.* V. *névrodermite. — l. diffuse.* V. *prurigo simplex chronique. — l. nodulaire circonscrite.* V. *lichen obtusus corné.*

lichénifié, *adj.* Qui a subi le processus de lichénification. *Eczéma l.*

lichénoïde, *adj.* (lichen; εἶδος, forme). Qui ressemble au lichen.

Lichtenberg (test de von). Appréciation de la valeur fonctionnelle du rein d'après l'intensité de l'ombre pyélique obtenue au cours de l'urographie intra-veineuse.

Lichtheim (signe de). Possibilité pour un sujet aphasique d'indiquer à l'aide des doigts le nombre des syllabes des mots qu'il ne peut prononcer. — On a considéré ce signe comme un symptôme pathognomonique de l'aphasie sous-corticale.

Lichtheim (syndrome de). V. *fibres longues (syndrome des).*

Lieben (réaction de). Réaction révélant la présence d'acétone dans l'urine. Par addition de quelques gouttes de lessive de soude et de solution de lugol forte, il se produit un trouble dû à la formation d'iodoforme reconnaissable à son odeur et à sa cristallisation.

Liebow (syndrome de). V. *pneumonie interstitielle desquamante.*

liénal ou **liénique**, *adj.* (lien, rate). V. *splénique.* — *leucémie l.* (Virchow). V. *leucémie myéloïde.*

liénase, *s. f.* (Hédin et Rowland). Ferment soluble qui produit la dissolution des globules rouges vieux et altérés dans les espaces lacunaires de la rate.

lientérie, *s. f.* (λεῖος, poli, glissant; ἔντερον, intestin). Diarrhée dans laquelle les selles sont formées d'aliments incomplètement digérés.

ligament large (syndrome de déchirure du). V. *Allen et Masters (syndrome de).*

ligamentopexie, *s. f.* (*ligamentum*, bande; πῆξις, fixation). Nom donné aux diverses opérations qui consistent à raccourcir les ligaments ronds dans le but de corriger la rétrodéviation de l'utérus : *l. extra-abdominale* ou opération d'Alquié-Alexander; *l. intra-abdominale* ou opération de Beck-Doléris.

ligature, *s. f.* (*ligare*, lier). 1° Nœud de fil de soie, de caoutchouc, etc., qui enserre un ou plusieurs vaisseaux pour arrêter le cours du sang. — 2° Fil de chanvre, de soie, de métal, etc., qui sert à lier. — 3° Application d'un fil, d'un lien quelconque sur un ou des vaisseaux, sur une portion de tissu, un organe ou une tumeur.

ligaturés (maladie des) (Leriche, 1939). Ensemble de troubles dus à une insuffisance circulatoire, survenant après la ligature de l'artère principale d'un membre : claudication intermittente, parésie musculaire, cyanose, refroidissement périphérique, douleur à type causalgique et troubles trophiques de la peau et des phanères.

Lightwood (syndromes de). 1° Syn. *acidose rénale idiopathique* (1935-53). Acidose rénale hyperchlorémique (v. ce terme) transitoire et curable du nourrisson. Elle se manifeste cliniquement par de la soif, de la polyurie, un arrêt de croissance avec apathie et des accès de déshydratation aiguë fébrile. — 2° V. *hypercalcémie idiopathique de Lightwood et Payne.*

Lignac-Fanconi (maladie de). V. *cystinose.*

ligne blanche surrénale (Sergent, 1904). Raie blanche assez large persistant 3 ou 4 minutes, que l'on fait apparaître chez les sujets atteints d'insuffisance surrénale, en frôlant légèrement la peau de l'abdomen avec la pulpe du doigt. Ce phénomène n'est pas spécial à l'insuffisance surrénale; il est l'exagération d'un réflexe vaso-moteur physiologique.

ligne médiane (syndrome de la). Ensemble de symptômes provoqués par les tumeurs cérébrales siégeant dans la fosse postérieure, au voisinage de la ligne médiane (vermis du cervelet, IV° ventricule); il consiste en un syndrome d'hypertension intra-crânienne précoce et intense, associé à des troubles de l'équilibre (instabilité de la station verticale avec tendance à la chute en arrière), à une raideur douloureuse de la nuque, à des crises toniques postérieures, à de l'hypotonie et souvent à un nystagmus horizontal.

ligneux, euse, *adj.* (lignum, bois). Qui a la consistance du bois. — *phlegmon l.* V. *phlegmon.*

...like (suffixe anglais : semblable). Ex. *cortisone-like*. V. *corticomimétique*.

lilac-ring, *s. m.* (en angl., anneau lilas). Liséré rose violacé qui borde les plaques de sclérodermie.

Lima (opération de E. de). Traitement chirurgical des sinusites chroniques consistant dans le curage de tous les sinus de la face (maxillaire, éthmoïdal, frontal, sphénoïdal) par voie transmaxillaire.

limbique (système). Région du cerveau constituée par la circonvolution du corps calleux (circonvolution limbique de Broca) et celle de l'hippocampe. Elle joue un rôle important dans le fonctionnement des différents viscères, dans la régulation du métabolisme et de la vie émotionnelle.

lime (bruit de). V. *râpe (bruit de).*

Lincocine, *s. f.* (n. dép.) Lincomycine. V. *macrolides*.

lincomycine, *s. f.* Syn. *Lincocine* (n. dép.). V. *macrolides*.

Lindau (maladie de) (1926). Syn. *hémangioblastome multiple*. Tumeur vasculaire du système nerveux central (angioblastome) siégeant le plus souvent au niveau du cervelet. Elle se manifeste par des signes de compression cérébrale. Elle peut être accompagnée d'angiome de la rétine (maladie de von Hippel) et de malformations ou de tumeurs des organes abdominaux (kystes du pancréas ou des reins); cette forme associée porte le nom de *maladie de von Hippel-Lindau* ou *angiomatose rétino-cérébelleuse*, et Van der Hoeve la range dans le cadre des phacomatoses (v. ce terme).

linéo-segmentaires (rapports) (*linea*, ligne) (morphologie). Rapport entre les longueurs des segments distaux et celles des segments proximaux du corps.

lingua vituli (en lat. langue de veau). V. *macroglossie*.

linguatule, *s. f.* (*linguatus*, en forme de langue). Syn. *pentastome*. Parasite de la classe des Arachnides, à corps vermiforme, annelé, qu'on a longtemps pris pour un ver. A l'état adulte, il vit dans l'appareil respiratoire des grands serpents et à l'état larvaire, dans les viscères de différents animaux, y compris l'homme.

linguatulose, *s. f.* Syn. *pentastomose*. Infestation par les linguatules.

lingulectomie, *s. f.* (*lingula*; ἐκτομή, ablation). Ablation chirurgicale de la lingula, portion du lobe supérieur du poumon gauche.

liniment, *s. m.* (*linire*, oindre). Topique onctueux dont on se sert pour enduire et frictionner la peau.

linite plastique (*linea*, lin, à cause de la blancheur et de la résistance du tissu pathologique) (Brinton). Syn. *maladie de Brinton*. Lésion de l'estomac dont la nature n'est pas complètement élucidée. Les symptômes qu'elle provoque font généralement penser à un squirrhe de l'estomac. Au point de vue anatomo-pathologique, elle est caractérisée par le développement des villosités de la muqueuse et l'épaississement considérable de la couche fibreuse sous-jacente. On en fait généralement une forme particulière de carcinome à stroma scléreux surabondant.

Link-Shapiro (temps ou **test de).** Méthode de dosage de la prothrombine du sang par la mesure du temps de coagulation du plasma dilué à 12,5 % en solution saline en présence de thromboplastine.

linkage, *s. m.* (en angl., *link*, lien). V. *liaison*.

liomyome, *s. m.* (λεῖος, lisse; μυῶν, muscle) (Zenker). Syn. *léiomyome*. Tumeur formée de tissu musculaire lisse. Elle se développe surtout au niveau de l'utérus.

liothrique, *adj.* (λεῖος; θρίξ, τρίχος, cheveu) (anthropologie). Se dit des races humaines dont les représentants ont les cheveux lisses (Bory de Saint-Vincent).

liparitose, *s. f.* (du nom des îles Lipari, volcaniques). Pneumopathie professionnelle consécutive à l'inhalation prolongée de poussières de pierre-ponce.

lipase, *s. f.* (λίπος, graisse) (Bourquelot). Syn. *ferment lipolytique*. Ferment soluble ayant la propriété d'hydrolyser les graisses en acides gras et alcool (v. *lipolyse*). On le rencontre dans le suc pancréatique (Cl. Bernard), dans le suc intestinal, dans le sang (Hanriot) et dans les extraits des principaux viscères.

lipasémie, s. f. Taux de la lipase dans le sérum.

lipectomie, s. f. (λίπος ; ἐκτομή, ablation). Ablation d'un large coin de tissu graisseux prélevé dans la paroi abdominale d'un sujet obèse.

lipémie, s. f. (λίπος ; αἷμα, sang). Présence et taux, dans le sang, d'une variété de lipides, les triglycérides (v. ce terme). Le taux normal est inférieur à 1,50 g par litre. V. *lipidémie* que certains emploient comme syn. de lipémie.

lipémique (constante ou **indice)** (Terroine). Rapport du cholestérol aux acides gras dans le sang. V. *lipocytique* (*coefficient* ou *indice*).

lipide, s. m. (λίπος). Nom donné aux matières grasses et aux éthers-sels analogues (décision de l'Union Internationale de la Chimie. Cambridge, 1923).

lipidémie, s. f. Syn. *lipoïdémie*. Présence et taux des lipides totaux dans le sang : il est normalement de 5 à 8 g par litre. Les lipides totaux comprennent le cholestérol et ses esters, les triglycérides, les phospholipides et les acides gras libres. Sauf ces derniers, les lipides sanguins sont toujours associés à des protéines sous forme de complexes : les lipoprotéines. V. ce terme, et *lipémie* (terme dont certains font un syn. de lipidémie).

lipidique (transit). V. *Warter et Métais* (*épreuve de*).

lipidoglobuline, s. f. V. *lipoprotéine*.

lipidogramme, s. m. Syn. *lipoprotéinogramme*. Graphique ou formule représentant les proportions des différentes fractions des lipoprotéines (v. ce terme) contenues dans un liquide organique, séparées par électrophorèse sur papier et révélées par des colorants spéciaux.

lipidoprotéine, s. f. V. *lipoprotéine*.

lipidoprotéinique ou **lipidoprotidique (complexe** ou **cénapse).** V. *lipoprotéine*.

lipidoprotéinose de la peau et des muqueuses. V. *lipoïdoprotéinose de la peau et des muqueuses*.

lipidoprotidogramme, s. m. Juxtaposition des graphiques du lipidogramme et du protidogramme (v. ces termes).

lipidose, s. f. V. *lipoïdose*.

lipidose infantile tardive généralisée. V. *gangliosidose généralisée*.

lipidose neuroviscérale familiale. V. *gangliosidose généralisée*.

lipio- ou **lipiodo-diagnostic.** Syn. *examen radiolipiodolé*. Emploi du Lipiodol (liquide opaque aux rayons X) injecté dans une cavité ou dans un conduit de l'organisme pour obtenir une image radiographique ou radioscopique de cette cavité ou de ce conduit — *l.-d. médullaire*. V. *Sicard* (*épreuve de*).

Lipiodol (épreuve du) (Sicard et Forestier). V. *Sicard* (*épreuve de*).

Lipman (système de). Ensemble d'enzymes respiratoires et énergétiques contenu dans la membrane cytoplasmique des bactéries.

lipo-albuminique (index) (Macheboeuf). Chiffre mesurant la quantité de lipides attachés à la sérum-albumine du plasma ; il est normalement inférieur à 12 %, et dépasse 60 % dans la néphrose lipoïdique.

lipo-arthrite sèche ou **lipo-arthrose des genoux** (Weissenbach et Françon, 1929). Variété d'arthrose du genou (gonarthrose) survenant chez les femmes au moment de la ménopause, s'accompagnant d'un peu de douleur, d'impotence fonctionnelle, de laxité des ligaments, de craquements articulaires, d'hypertrophie du tissu adipeux périarticulaire.

lipo-atrophie, s. f. (λίπος, graisse, ἀ-priv., τροφή, nourriture). Diminution de volume et de poids, fonte du tissu graisseux. — *l. diabétogène*. V. *Lawrence* (*syndrome de*).

lipo-atrophique, adj. S'accompagnant d'atrophie du tissu graisseux.

lipobrachie, s. f. (λείπειν, manquer ; βραχίων, bras) (Sakorraphos). Terme correct qui devrait être substitué à *abrachie*.

lipobrachionocéphalie, s. f. (λείπειν; βραχίων; κεφαλή, tête) (Sakorraphos). Terme correct qui devrait être substitué à *abrachiocéphalie.*

lipocaïque (hormone) (Dragstedt, 1936). Hormone sécrétée par les cellules A des îlots de Langerhans du pancréas, dont le rôle serait de transformer les acides gras en sucre; sa carence provoquerait une augmentation de la lipémie et la dégénérescence graisseuse du foie.

lipocalcinogranulomatose symétrique progressive (Teutschländer, 1935). Syn. *calcinose tumorale* (Inclan, 1943). Affection de pronostic bénin, caractérisée par l'apparition, dans les tissus péri-articulaires (surtout au niveau des genoux et des coudes), de concrétions calcaires enfouies dans des formations lipomateuses. Ces concrétions, symétriques, évoluent d'une manière chronique, avec des poussées inflammatoires récidivantes et douloureuses.

lipocèle, s. f. (λίπος, graisse; κήλη, hernie). Hernie formée par de la graisse.

lipochondrodystrophie, s. f. V. *Hurler (maladie, polydystrophie ou syndrome de).*

lipochrome, s. m. V. *xanthochromie cutanée.*

lipochromie, s. f. V. *xanthochromie cutanée.*

lipocytique (coefficient ou **indice)** (Mayer et Schæffer). Rapport du cholestérol aux acides gras totaux, dans les tissus ou dans le sang. Dans le sang (*indice lipémique* de Terroine), il est normalement de 0,43 à 0,45. L'hydrosyntasie d'un tissu est d'autant plus élevée que le cholestérol est en plus forte proportion.

lipodiérase, s. f. V. *lipodiérèse.*

lipodiérèse, s. f. (λίπος; διά, indiquant une idée de séparation; ῥῆξις, rupture). « Dislocation complète des matières grasses, sous l'influence d'un ferment, la lipodiérase, surtout abondant dans le poumon. La *l.* s'oppose à la lipolyse, qui est le simple dédoublement des graisses

neutres en glycérol et acides gras » (H. Roger).

lipodystrophie, s. f. (λίπος; dystrophie). Dystrophie localisée du tissu sous-cutané, par altération des cellules graisseuses, entraînant soit l'atrophie, soit la tuméfaction de ce tissu. — *l. généralisée.* V. *Lawrence (syndrome de).* — *l.* ou *lipolyse insulinique* (Depish, 1926). Mélange d'atrophie et d'hypertrophie du tissu graisseux sous-cutané parfois observé chez les diabétiques aux points d'injection d'insuline. — *l. intestinale* V. *Whipple (maladie de).* — *l. progressive.* Syn. *maladie de Barraquer-Simons* (B., 1906; S., 1911). Syndrome caractérisé par la disparition progressive et totale de la graisse sous-cutanée des régions supérieures du corps et par l'adipose des régions sous-ombilicales.

lipofibrome, s. m. Tumeur mixte composée de tissu adipeux et de tissu fibreux.

lipofuchsine, s. f. Pigment brunâtre de nature mal connue. V. *liposidérine.*

lipogène (angiome). V. *angiome.*

lipogranulomatose, s. f. Inflammation aseptique du tissu cellulograisseux, caractérisée anatomiquement par la prolifération, la nécrose et la transformation fibreuse des cellules adipeuses, accompagnées de réaction inflammatoire du tissu conjonctif voisin, et, cliniquement, par la formation de tumeurs graisseuses plus ou moins circonscrites (lipogranulomes). — *l. disséminée.* V. *Farber (maladie de).*

lipogranulomatose sous-cutanée disséminée spontanément résolutive. V. *Rothmann-Makaï (syndrome ou panniculite de).*

lipogranulome, s. m. V. *lipogranulomatose.*

lipogranuloxanthome, s. m. V. *xanthogranulome rétropéritonéal.*

lipohistodiarèse, s. f. V. *Lawrence (syndrome de).*

lipoïdase, s. f. (N. Fiessinger et Clogne). Ferment capable d'hydrolyser les lipoïdes; il se trouve dans les leucocytes de la série myéloïde.

lipoïdémie, s. f. V. *lipidémie.*

lipoïdique, adj. Qui ressemble au tissu graisseux ou qui le concerne. — arc l. V. arc lipoïdique. — néphrose l. V. néphrose. — sclérose l. V. stéatose.

lipoïdo-protéinose de la peau et des muqueuses. Syn. lipidoprotéinose ou lipoprotéinose de la peau et des muqueuses, maladie d'Urbach-Wiethe (1929), maladie de Wiethe, hyalinose cutanéo-muqueuse. Affection héréditaire rare caractérisée par des dépôts extracellulaires de lipides (lécithine) unis à une substance protéinique. Ces dépôts siègent sous la peau où ils forment des nodules, et sous les muqueuses de la face : l'atteinte laryngée est généralement précoce. Cette affection s'accompagne souvent d'hyperlipidémie et serait voisine des xanthomatoses.

lipoïdose, s. f. Syn. lipidose. Infiltration des cellules d'un organe ou d'un tissu par certains lipides : phosphatides, cérébrosides et, par extension, cholestérol. Cette surcharge lipidique (variété de thésaurismose) existe dans un certain nombre de maladies du métabolisme des graisses que l'on réunissait autrefois sous le nom de xanthomatoses (v. ce terme) et que l'on groupe aujourd'hui sous celui de l. Selon la répartition des dépôts lipidiques, on distingue des formes localisées (gérontoxon, xanthomes cutanés) et des formes systématisées à certains appareils : l. cutanées, hépatospléniques, osseuses, nerveuses, pulmonaires (certains cas de poumons en rayons de miel), cardiovasculaires (coronarites : syndrome de Müller), rénales (néphrose lipoïdique ?). V. ces termes, dyslipidose, réticulo-endothéliose, sphingolipidose et thésaurismose.

lipoïdoses cutanées. Variétés de lipoïdoses (v. ce terme) dans lesquelles les dépôts graisseux, plus ou moins généralisés, prédominent sur la peau : il peut s'agir de cholestérol (xanthomatoses hypercholestérolémique ou à cholestérolémie normale) ou de lipides (dermatite atrophiante lipoïdique, lipoïdo-protéinose de la peau et des muqueuses). V. ces termes.

lipoïdoses hépatospléniques. Variétés de lipoïdoses (v. ce terme) dans lesquelles la surcharge graisseuse prédomine sur le foie et la rate. Selon la nature du lipide déposé, on distingue les phospholipidoses (maladie de Niemann-Pick), les l. à cérébrosides (maladie de Gaucher) et les l. à stérides (cirrhose xanthomateuse). V. ces termes.

lipoïdoses nerveuses. Syn. neurolipidoses. Variétés de lipoïdoses (v. ce terme) dans lesquelles les dépôts graisseux siègent dans le système nerveux central. Selon la nature du lipide de surcharge, on distingue les neurophospholipidoses (idiotie amaurotique familiale, v. ce terme) et les l. n. à cérébrosides et à cholestérol, beaucoup plus rares. Les leucodystrophies (v. ce terme) entreraient dans le cadre des l. n.

lipoïdoses osseuses. Variétés de lipoïdoses (v. ce terme), caractérisées par la destruction des os par un tissu granulomateux avec cellules xanthomateuses spumeuses bourrées d'esters du cholestérol. La forme la plus connue est la maladie de Schüller-Christian (v. ce terme).

lipolyse, s. f. (λίπος; λύειν, dissoudre). Hydrolyse des graisses alimentaires en acides gras libres et alcool (glycérol dans le cas des triglycérides). Elle se produit au cours de la digestion intestinale, sous l'influence de la bile et du suc pancréatique. — l. insulinique. V. lipodystrophie.

lipolytique, adj. Qui provoque la lipolyse (v. ce terme).

lipomatose, s. f. (λίπος). État morbide caractérisé par l'existence d'un plus ou moins grand nombre de lipomes. — l. nodulaire multiple de la ceinture et des membres (Roch, 1908). Syn. l. mésosomatique (Léri, 1926), l. circonscrite multiple (Krabbe et Bartels, 1944). Affection héréditaire et familiale caractérisée par la présence de nombreux nodules graisseux sous-cutanés, dont le volume ne dépasse pas celui d'une noix, au niveau du tronc, des bras et des cuisses. Ils sont souvent associés à des troubles nerveux (douleurs, troubles de la sensibilité). — *l. segmentaire du tronc* (Touraine et Renault, 1938). Variété de *l.* dans laquelle les masses graisseuses occupent les ceintures scapulaire et pelvienne et la partie inférieure du thorax. — *l. symétrique circonscrite*. Affection analogue à l'adénolipomatose symétrique à prédominance cervicale, mais à localisations électives différentes. — *l. symétrique à prédominance cervicale* (Reclus). V. *adénolipomatose symétrique à prédominance cervicale*.

lipome, *s. m.* (λίπος). Syn. *adipome* (Cruveilhier). Tumeur sous-cutanée bénigne formée par une prolifération du tissu adipeux normal — *l. arborescent du genou*. V. *Hoffa (maladie de)*.

lipomicron, *s. m.* V. *chylomicron*.

lipomyxome, *s. m.* Tumeur complexe formée de tissu adipeux et de tissu muqueux.

liponéogenèse, *s. f.* (λίπος; νέος, nouveau; γεννᾶν, engendrer). Syn. *néolipogenèse*. Formation dans l'organisme (dans le foie et dans la cellule adipeuse) de graisses à partir d'hydrates de carbone. L'insuline joue un rôle important dans cette transformation.

lipophagique (maladie) (λίπος, graisse; φαγεῖν, manger) (Max Biebl, de Magdebourg, 1938). Nom sous lequel Biebl groupe un certain nombre d'affections (*granulome l.*, *synovite l.*) ayant comme caractère commun la disparition de masses graisseuses par saponification et l'apparition à leur niveau de tissu fibreux d'origine inflammatoire.

lipoprotéine, *s. f.* Syn. *complexe* ou *cénapse lipoprotéique*, *lipoprotéinique*, *lipidoprotidique*, *protéolipidique* ou *protidolipidique*. Molécule mixte lipido-protéinique : c'est la forme sous laquelle les lipides sont présents dans le sang (lipidémie : v. ce terme), associés aux protéines (généralement aux globulines) plasmatiques. Il existe plusieurs variétés de *l.*, séparées par l'ultra-centrifugation; par ordre de densité croissante : les *chylomicrons*, les *pré-β-l.* ou *β-l.-légères* (ou chylomicrons secondaires, ou lipomicrons), les *β-l.* et les *α-l.*

(ces 2 dernières catégories formant les *l.* lourdes). Les premières sont très riches en lipides (triglycérides exogènes pour les chylomicrons, triglycérides endogènes pour les pré-β-*l.*) et très pauvres en protéines; les dernières contiennent au contraire plus de protéines et moins de lipides (surtout cholestérol et phospholipides). L'électrophorèse montre que les α-*l.* migrent avec les α-globulines et les β-*l.* avec les β-globulines. Ces dernières *l.*, qui représentent 56 à 70 % des *l.* totales, et qui renferment le cholestérol libre, sont anormalement abondantes dans l'athérosclérose et dans la néphrose lipoïdique. V. *chylomicron*, *triglycéride*, *hyperlipidémie*, *hyperlipémie*.

lipoprotéine-lipase, *s. f.* Enzyme lipolytique capable d'hydrolyser les triglycérides et de les dégrader progressivement en glycérol et en acides gras. Elle existe dans de nombreux tissus, comme le tissu adipeux et le myocarde. Elle est sécrétée par les parois des capillaires après injection intraveineuse d'héparine : c'est le *facteur clarifiant* qui fait disparaître les chylomicrons responsables, dans certains cas, de l'aspect lactescent du plasma.

lipoprotéinogramme, *s. m.* V. *lipidogramme*.

lipoprotéinose de la peau et des muqueuses. V. *lipoïdo-protéinose de la peau et des muqueuses*.

lipoprotéique (cénapse ou **complexe).** V. *lipoprotéine*.

liposarcome, *s. m.* Tumeur maligne développée aux dépens du tissu adipeux.

liposclérose, *s. f.* (λίπος; σκληρός, dur). Transformation scléreuse du tissu graisseux.

liposclérose périurétérale. V. *Ormond (maladie d')*.

liposclérose rétropéritonéale idiopathique. V. *Ormond (maladie d')*.

liposidérine, *s. f.* (λίπος; σίδηρος, fer). Pigment ferrugineux composé de lipofuchsine ou d'hémofuchsine liée à de très petites quantités de fer. Sa nature exacte est mal connue. Comme l'hémosidérine, on la trouve dans les viscères au cours des surcharges ferriques (hémochromatose surtout).

liposoluble, adj. Se dit des substances solubles dans les corps gras.

lipothymie, s. f. (λείπειν, manquer; θυμός, âme). Malaise passager caractérisé par une impression angoissante d'évanouissement imminent avec pâleur, sueurs, tintements d'oreilles et vue trouble; il aboutit rarement à l'évanouissement total. Il est d'origine vasomotrice et survient souvent à l'occasion d'une émotion, du premier lever d'un alité, etc.

lipothymome, s. m. Lipome développé à l'intérieur du thymus.

lipotrope, adj. (λίπος; τρέπειν, tourner) (Ehrlich). Se dit des substances chimiques qui se fixent d'une façon élective sur le tissu adipeux. — substance l. V. lipotropique (substance).

lipotropique (substance) (λίπος; τρέπειν, tourner). Syn. facteur ou substance lipotrope ou antistéatogène. Substance capable d'accroître le transit hépatique des lipides et de s'opposer à la dégénérescence graisseuse du foie. Ex. : choline, inositol, méthionine, hormone lipocaïque, bétaïne. — A l'opposé, des substances antilipotropiques (cystine, vitamine B₁, biotine) favoriseraient la surcharge et la dégénérescence graisseuse du foie.

lipovaccin, s. m. Vaccin constitué par des microbes tués maintenus en suspension dans l'huile.

Lipschütz (loi de). Syn. loi de constance folliculaire. « L'organisme ne peut tolérer qu'un certain taux de folliculine au delà duquel les follicules s'atrophient ». D'où le danger des injections d'hormones folliculaires ou de l'opothérapie ovarienne qui pourraient entraîner à la longue la stérilisation ou même la formation de kystes ovariens.

lipurie, s. f. (λίπος; οὐρεῖν, uriner). Présence dans l'urine d'une quantité plus ou moins considérable de graisse; celle-ci peut être émulsionnée et donner à l'urine un aspect trouble semblable au chyle, ou même au lait (galacturie); ou, au contraire, la graisse n'est pas mélangée à l'urine et forme une couche à la surface. La l. se rencontre soit à la suite de la dégénérescence graisseuse des reins, soit par l'intermédiaire de la lipémie à la suite de certaines intoxications (phosphore) ou de lésions du foie et surtout du pancréas.

liquidien, adj. — kyste l. Kyste à contenu liquide.

liquidographie, s. f. (A. Radovici et O. Meller, de Bucarest, 1934). Procédé d'encéphalographie qui consiste à rendre apparent le relief de l'encéphale par le mélange au liquide céphalo-rachidien d'une solution opaque aux rayons X. Cette substance est injectée après ponction lombaire ou sous-occipitale.

liquor, s. m. Partie liquide du sang à l'état physiologique (sérum et fibrine).

liséré de Burton. V. Burton (liséré de).

liséré de deuil (Ménard). Trait noir cernant les lésions osseuses, visible sur les radiographies, et traduisant la recalcification et la guérison au cours d'une ostéo-arthrite tuberculeuse.

liséré plombique ou **saturnin.** V. Burton (liséré de).

Lisfranc (amputation ou **opération de).** Désarticulation tarso-métatarsienne.

listel, s. m. Partie antéro-latérale du rebord vertébral, dépourvue de cartilage. Il peut être considéré comme une épiphyse articulaire.

Lister (pansement de). Le plus ancien des pansements antiseptiques fait avec de la gaze phéniquée recouverte d'un tissu imperméable; abandonné aujourd'hui.

listerellose ou **listériose,** s. f. Affection due au Listerella, fréquente en pathologie vétérinaire, rare en médecine humaine; elle se présente alors sous la forme de septicopyohémie généralement mortelle (formes du nouveau-né) ou d'infections localisées : méningite le plus souvent, pleuropneumonie, pseudo-angine à monocytes (formes de l'adulte).

listérien, adj. Qui se rapporte à Lister ou à la listériose.

lithectomie, *s. f.* (λίθος, pierre; ἐκτομή, ablation). Ablation d'un calcul. — *l. cholédocienne.* Extraction des calculs biliaires du canal cholédoque. — *l. ch. par voie duodénale.* V. *Collins* (opération de).

lithiase, *s.f.* (λίθος, pierre). Formation de calculs dans un appareil glandulaire ou dans un réservoir. Ex. : *l. rénale, l. salivaire, l. laiteuse, l. biliaire, l. intestinale,* etc.

lithoclaste, *s. m.* (λίθος; κλᾶν, briser). V. *lithotriteur.*

lithoclastie, *s. f.* V. *lithotritie.*

lithogène, adj. (λίθος; γεννᾶν, engendrer). Qui produit des calculs.

lithogénie, *s. f.* Production de calcul.

litholabe, *s. m.* (λίθος; λαμβάνειν, saisir). Nom donné aux pinces destinées à saisir un calcul dans la vessie.

litholapaxie, *s. f.* (λίθος; λάπαξις, évacuation). Nom donné parfois à la lithotritie telle qu'on la pratique actuellement sous anesthésie générale avec broyage et évacuation de tous les calculs en une seule séance.

lithologie, *s. f.* (λίθος; λόγος, discours). Partie de la pathologie qui traite de la formation des calculs dans l'économie.

litholytique ou **lithotriptique,** adj. et *s. m.* (λίθος; λύσις, dissolution; τρίψις, broiement). Se dit des substances auxquelles on attribue la propriété de dissoudre les calculs, quel que soit d'ailleurs leur mode d'administration.

lithopédion, *s. m.* (λίθος; παῖς, παιδός, enfant). Syn. *ostéopédion.* Fœtus mort, infiltré de sels calcaires, à la suite d'un long séjour dans l'utérus.

lithopexie, *s. f.* (λίθος; πῆξις, fixation) (H. Paillard). Formation de concrétions tophacées au milieu des masses graisseuses (topholipomes) observées parfois chez les goutteux.

lithotome, *s. m.* (λίθος; τομή, section). Instrument inventé par Ammonius d'Alexandrie pour couper et diviser la pierre dans la vessie avant de l'extraire.

lithotomie, *s. f.* (λίθος; τομή). Section de la pierre en plusieurs fragments, au moyen du lithotome, après ouverture de la vessie. Opération abandonnée aujourd'hui.

lithotriteur, *s. m.* (λίθος; terere, broyer) (Civiale). Syn. *lithoclaste.* Nom donné à divers instruments destinés à broyer les calculs à l'intérieur de la vessie.

lithotritie, *s. f.* (λίθος; terere) ou **lithotripsie,** *s. f.* (λίθος; τρίψις, broiement). Syn. *lithoclastie.* Opération qui consiste à broyer un calcul dans la vessie et à en faire sortir les fragments par l'urètre.

Litten (signe de). Dans les affections pleuro-pulmonaires, disparition ou diminution, du côté malade, de la transmission des mouvements du diaphragme à la paroi thoracique, visible normalement à jour frisant, sous forme d'une ondulation, au niveau des régions axillaires antérieure et moyenne, vers le 7ᵉ espace intercostal.

Little (maladie ou **syndrome de)** (1861-62). Syn. *diplégie crurale, rigidité spasmodique congénitale des membres* (Little). Affection caractérisée par une paraplégie spasmodique, apparaissant dès les premiers mois de la vie chez des enfants venus au monde avant terme ou en état d'asphyxie, ou par un accouchement difficile. Elle est due à des lésions cérébrales; c'est une diplégie cérébrale infantile, et elle entre dans le cadre des encéphalopathies infantiles (v. ce terme).

Little-Lassueur (syndrome de Graham). V. *Lassueur et Graham Little* (syndrome de).

Littre (hernie de). Hernie du diverticule de Meckel à travers l'orifice inguinal ou l'orifice crural.

Littre (opération de). V. *colostomie.*

littrite, *s. f.* Inflammation, ordinairement blennorragique, d'une glande de Littre et formation d'un petit abcès glandulaire qui peut s'ouvrir à la fois dans le canal et à la peau d'où la formation d'une fistule pénienne.

livedo, *s. m.* (en lat. tache bleue). Syn. *livor cutis* (Hebra). Coloration livide du tégument, commandée par un facteur local quelconque (froid, compression, névrose vaso-motrice, etc.). — On décrit parfois des formes diffuses et des formes figurées. Les lividités diffuses sont le plus souvent désignées par le terme de cyanose (acrocyanose) et on nomme *livedo* les marbrures de la peau formées par un mélange de parties colorées en rouge violacé et de parties dont la coloration est normale. Les lividités dessinent souvent un véritable réseau, d'où les noms de *l. annularis, l. reticularis*. — *l. inflammatoire* (Balzer) ou *l. racemosa* (Ehrmann). Variété de *l.* caractérisée par l'aspect ramifié et la coloration rouge du réseau, l'infiltration de la peau sous-jacente; il a surtout été observé au cours de la périartérite noueuse.

livédoïde, *adj.* Qui a rapport au livedo, ou qui ressemble au livedo.

lividité, *s. f.* (*lividus,* livide). Coloration violacée de la peau causée par le froid, les contusions et quelques affections. — *l. cadavérique.* Syn. *sugillation.* Tache violacée de forme et d'étendue variables apparaissant plusieurs heures après la mort sur les parties déclives du corps.

Llobet-Varsi (méthode de). Fixation à la paroi abdominale, après réduction et suture, de la poche adventice résultant de l'extirpation incomplète d'un kyste hydatique.

Lloyd (signe de). Douleur que l'on provoque, dans la lithiase rénale, par la succussion du rein avec la main enfoncée dans l'angle costo-lombaire.

Lloyd (syndrome de). V. *adénomatose pluri-endocrinienne.*

lm. Abréviation de lumen (v. ce terme).

L.N.P.F. V. *facteur de perméabilité.*

loase ou **loasis,** *s. f.* Infestation par la *Filaria loa* (v. filaire et filariose).

lobe moyen (syndrome du). Syn. *syndrome de Brock.* Trouble de la ventilation avec dilatation des bronches, localisé dans le territoire du lobe moyen du poumon. Il est dû à une sténose de la bronche lobaire moyenne, généralement comprimée par une adénopathie, séquelle d'une primo-infection tuberculeuse.

lobectomie, *s. f.* (λοβός, lobe; ἐκτομή, ablation). Excision d'un lobe, p. ex. d'un lobe pulmonaire, hépatique, thyroïdien ou cérébral. — *l. préfrontale.* Ablation chirurgicale des deux lobes préfrontaux. V. *psychochirurgie.*

lobéline (épreuve à la). Epreuve destinée à mesurer la vitesse circulatoire. On compte le temps qui s'écoule entre l'injection intra-veineuse rapide d'une solution de lobéline et l'apparition de secousses de toux; normalement il est de 5 à 8 secondes. Il est allongé en cas de défaillance cardiaque.

lobengulisme, *s. m.* (du pays de Lobengula en Afrique du Sud; Hutchinson, 1895). Syndrome caractérisé par l'association de l'obésité avec l'atrophie des organes génitaux et des poils, et le développement exagéré des mamelles.

lobite, *s. f.* Inflammation d'un lobe. Terme employé généralement pour désigner l'inflammation d'un lobe pulmonaire; ex. *l. tuberculeuse.*

lobopode, *s. m.* (λοβός, lobe; πούς, ποδός, pied). V. *pseudopode.*

lobotomie, *s. f.* (λοβός, lobe; τομή, section). Section d'un lobe. — Syn. *leucotomie préfrontale.* Section chirurgicale, à l'aide d'un instrument spécial analogue à un trocart mousse, le leucotome, de la totalité (*lobotomie*) ou d'une partie (*leucotomie*) des faisceaux blancs qui unissent le cortex cérébral préfrontal au reste du cerveau, en particulier au noyau médio-dorsal du thalamus. Opération pratiquée pour remédier à certains troubles mentaux, surtout à ceux qui comportent une grande tension nerveuse avec anxiété (v. *psychochirurgie*). — *l.* ou *leucotomie transorbitaire* (Fiamberti, 1937; W. Freeman, 1947; M. T. Moore, 1949). *L.* effectuée avec un leucotome particulier, le trans-orbitome, introduit dans le cul-de-sac conjonctival supérieur et enfoncé de 7 cm en arrière du sinus frontal; on lui imprime alors un mouvement en éventail dans le plan frontal. La manœuvre, effectuée des 2 côtés, sous anesthésie provoquée par l'électro-choc, est très rapide et n'entraîne pas de dilacération corticale.

Lobstein (maladie de). V. *ostéopsathyrose*.

Lobstein (placenta de). V. *vélamenteuse du cordon (insertion)*.

lobulite, s. f. Inflammation d'un lobule. Terme employé généralement pour désigner l'inflammation d'un lobule pulmonaire.

localisation cérébrale. Détermination, sur la surface de l'encéphale, de régions qui correspondent à une sensibilité déterminée (*zone somatosensitive* et *zone somestho-psychique* de Tilney et Riley) ou dont l'excitation artificielle ou psychique entraîne les mouvements de certaines parties du corps (*centres moteurs, électro-* ou *excito-moteurs*). Les lésions de ces zones spécialisées coïncident avec des troubles de la sensibilité pour les premières, avec l'altération des perceptions différenciées (stéréognosie, etc.) pour les secondes, et avec des paralysies partielles pour les troisièmes. Les lésions d'une région voisine de la zone motrice, la *zone psycho-motrice*, produisent des troubles de la coordination (apraxie) et de l'attention. C'est l'étude de ces lésions et de leurs conséquences qui a permis d'établir les *l. c.*

lochies, s. f. pl. (λοχεῖα, de λοχός, femme en couches). Écoulement sanguinolent qui succède à l'accouchement et dure de quinze jours à un mois.

lochiométrie, s. f. (λοχεῖα, lochies; μήτρα, utérus). Rétention des lochies dans l'utérus; elle est due généralement à l'antéflexion de cet organe.

lochiorragie, s. f. (λοχεῖα; ῥήγνυμι, je jaillis). Lochies très abondantes.

Lockart - Mommery (opération de) (1908). Résection du cancer recto-colique par voie abdominale pure, l'invagination du côlon dans le rectum conservé assurant la continence.

locomotive (bruit de) (Guttman). Bruit de frottement péricardique ne se produisant qu'à un seul moment de la révolution cardiaque, ordinairement mésosystolique, que l'on observe parfois dans la péricardite.

locus, s. m. V. *gène*.

locus niger (syndrome du). Syndrome pédonculaire (v. ce terme) dû à une lésion du locus niger et caractérisé spécialement par l'existence, du côté opposé à la lésion, de troubles du tonus analogues à ceux de la maladie de Parkinson.

Löffler (bacille de). V. *Klebs-Löffler (bacille de)*.

Löffler (endocardite de) (L., de Zurich, 1936). Syn. *endocardite pariétale fibroplastique avec éosinophilie sanguine*. Affection rare, apparaissant chez l'homme vers la quarantaine, caractérisée anatomiquement par une épaisse couche de tissu fibreux nacré recouvrant l'endocarde pariétal d'un ou des deux ventricules, diffusant dans le myocarde et quelquefois par des lésions d'artérite et d'artériolite dans les différents viscères; cliniquement par une insuffisance cardiaque d'apparence primitive, globale ou à prédominance droite avec ascite, presque toujours mortelle en quelques mois, parfois au milieu de complications rénales, nerveuses ou thromboemboliques; il existe souvent de la fièvre et fréquemment une forte éosinophilie sanguine (de 20 à 60 %). Sa nature est encore mal connue; on invoque une réaction allergique à une infection atténuée ou à une parasitose (filariose); sa parenté avec la périartérite noueuse a été discutée.

Löffler (syndrome de) (L. de Zurich, 1932). Poussées fluxionnaires fugaces et souvent récidivantes, révélées par la radiologie, au niveau des poumons, accompagnées d'éosinophile sanguine. Considérées d'abord comme de nature tuberculeuse, elles semblent être des réactions allergiques du poumon à des causes variées : parasitaires (ascaris), infectieuses, toxiques, anaphylactiques, endocriniennes, etc. V. *angéite nécrosante*.

Löfgren (syndrome de) (1946). Syndrome associant des adénopathies médiastinales bilatérales volumineuses non tuberculeuses et un érythème noueux. Il survient chez la femme jeune, et son évolution, parfois longue, est toujours favorable. Son origine est discutée : les infections streptococciques et surtout la maladie de Besnier-Boeck-Schaumann semblent les causes les plus fréquentes.

logagnosie, s. f. (λόγος, parole; ἀγνωσία, défaut de reconnaissance) (Wyllie, 1894). Impossibilité de reconnaître un mot parlé ou écrit.

logoclonie, s. f. (λόγος; κλόνος, mouvement tumultueux). « Répétition spasmodique d'une syllabe au milieu ou à la fin d'un mot » (A. Porot).

logocophose, s. f. (λόγος; κῶφος, sourd). V. surdité verbale.

logolâtrie, s. f. (λόγος; λατρεία, culte). Culte des mots considérés comme ayant une puissance magique.

logoneurose, s. f. (Kussmaul). V. dyslogie.

logonévrose, s. f. (Bateman). Trouble du langage chez les nerveux.

logopathie, s. f. (Kussmaul, 1876). V. dyslogie.

logophobie, s. f. (λόγος; φόβος, peur). Crainte morbide de parler.

logophonique, adj. (λόγος; φωνή, voix). Se dit d'une variété d'amnésie. V. amnésie et surdité verbale.

logoplégie, s. f. (λόγος; πλήσσειν, frapper) (Magnan). V. aphémie.

logorrhée, s. f. (λόγος; ῥεῖν, couler). Flux de paroles; besoin irrésistible de parler qu'éprouvent parfois certains aliénés.

logosémiotique, adj. (λόγος; σημεῖον, signe). Se dit d'une variété d'amnésie. V. amnésie et cécité verbale.

lombalgie, s. f. (lumbi, les lombes; ἄλγος, douleur). Douleur siégeant dans la région lombaire.

lombalisation, s. f. ou **lombarisation**, s. f. (Léri, 1921). Anomalie de la première vertèbre sacrée qui s'individualise et devient plus ou moins semblable à la cinquième vertèbre lombaire. Cette anomalie régressive semble être moins rare

que la sacralisation, avec laquelle elle est souvent confondue. Elle s'accompagne parfois de spondylolisthésis avec ensellure lombaire, et de douleurs tenaces que le décubitus dorsal peut seul apaiser.

Lombard (épreuve de). Epreuve destinée à révéler la simulation de la surdité. L'homme à audition normale parle haut dans le bruit (réflexe cochléo-phonatoire); assourdi par des récepteurs téléphoniques où l'on fait passer un courant alternatif, le sujet examiné élève instinctivement la voix s'il entend.

lombarthrie, s. f. (lumbi, les lombes; ἄρθρον, articulation) (Léri, 1918) ou **lumbarthrose**, s. f. Syn. rhumatisme lombaire chronique. Forme de rhumatisme chronique dégénératif localisé uniquement à la colonne lombaire et déterminant une incurvation du tronc due à des déformations vertébrales (tassement, soudures, ostéophytes, etc.) et des douleurs plus ou moins vives, lombaires ou sciatiques. C'est à cette variété de rhumatisme que se rattacherait le syndrome décrit sous le nom de camptocormie.

lombo-discarthrose, s. f. Altération des disques intervertébraux lombaires, isolée ou accompagnée de lésions des bords des vertèbres.

lombo-sciatalgie, s. f. ou **lombo-sciatique**, s. f. Névralgie sciatique associée à une douleur névralgique de la région lombaire.

lombotomie, s. f. (lumbi, les lombes; τομή, section). Ouverture chirurgicale de la région lombaire.

lombricose, s. f. Ensemble des accidents qui proviennent de la présence dans le tube digestif des Ascarides lombricoïdes ou lombrics (parasites de l'intestin).

long acting. En anglais : à action prolongée ou retard.

longiface, adj. (longus, long; facies, visage). V. dolichoprosope.

longiligne, adj. (longus) (R. Baron) (morphologie). Se dit d'un type d'individu caractérisé par la longueur des membres et la brièveté du tronc.

longitudinale (réaction). Excitabilité galvanique du muscle plus
grande lorsque l'on applique les 2
électrodes à ses extrémités que
lorsque le courant est appliqué au
point moteur. Cette réaction pathologique traduit l'interruption
fonctionnelle du nerf moteur; elle
fait partie de la réaction de dégénérescence.

longivulte, adj. (longus; vultus, visage). V. *dolichoprosope.*

looch, s. m. (origine arabe, Littré).
Médicament ayant la consistance
d'un liquide épais, sirupeux, formé
d'une émulsion et d'un mucilage
(*looch blanc* ou *amygdalin*) ou, plus
rarement, d'un mucilage seul sans
émulsion (*looch gommeux*).

Looser ou **Looser-Milkman (stries,
traits** ou **zones de).** Lignes claires
transversales disposées de façon
plus ou moins symétrique sur la
diaphyse des os longs, les branches
ischio-pubiennes, les côtes, correspondant à du tissu ostéoïde et s'observant dans le rachitisme, l'ostéomalacie. V. *Milkman (syndrome de).*

**Looser-Debray-Milkman (syn-
drome de).** V. *Milkman (syndrome
de).*

lophotriche, s. m. (λόφος, crinière;
θρίξ, cheveu) (Ellis). Variété de
bacilles ayant une houppe de cils
vibratiles à une seule de leurs extrémités.

Lorain (infantilisme type). V.
infantilisme type Lorain.

lordose, s. f. (λορδός, plié). Déviation
de la colonne vertébrale à convexité
antérieure.

Lorenz (positions de). Attitudes
successives d'immobilisation du
membre inférieur, appliquées après
réduction d'une luxation congénitale de la hanche chez l'enfant. La
première comporte une forte abduction avec flexion de la cuisse et de
la jambe; les suivantes mettent progressivement le membre en extension, rotation interne et abduction
légère. Ces positions, maintenues
dans un appareil en plâtre ou en
cuir, permettent la rétraction de la
capsule articulaire et le développement du toit du cotyle.

Loreta (opération de). Syn. *divulsion digitale du pylore.* Dilatation
forcée du pylore dans les cas d'insuffisance pylorique.

Lorrain-Smith (effet). Action toxique de l'oxygène sur le poumon;
elle se traduit par la pneumonie à
l'oxygène.

Lörrincz (méthode de). Méthode
de diagnostic précoce de la grossesse
(8e à 10e semaine). Elle consiste en
une injection intra-veineuse d'une
très faible dose d'extrait du lobe
postérieur d'hypophyse. De 20 à
40 secondes plus tard, l'utérus, s'il
est gravide, devient d'une dureté
ligneuse. Cette contraction ne se
produit pas avec un utérus fibro-
mateux.

lotion, s. f. (lotio, lavage). Lavage
d'une partie ou de toute la surface
du corps avec de l'eau chaude ou
froide, simple ou contenant des
substances médicamenteuses.

Louis (angle de). V. *angle sternal* ou
de Louis.

Louis (lois de). Lois formulées par
Louis dans ses *Recherches anatomo-
pathologiques sur la phtisie* (1825):
1o Les tubercules siègent primitivement au sommet des poumons,
et ils y sont toujours plus anciens
qu'à la base. — 2o Après quinze ans,
il n'y a pas de tubercule dans un organe, s'il n'y en a pas dans les poumons.

Louis (méthode de). Syn. *méthode
numérique.* Méthode introduite par
Louis dans l'étude des maladies et
qui consiste à classer les faits exacts,
à les étudier avec soin, et surtout
les *compter.* Cette méthode, appelée
aujourd'hui *statistique,* permet de
s'élever des faits particuliers aux
faits généraux et de découvrir de
véritables lois.

Louis-Bar (syndrome de). V.
ataxie-télangiectasies.

loupe, s. f. V. *kyste sébacé.*

louping-ill. Syn. *encéphalite écossaise.*
Maladie qui frappe les moutons en
Ecosse. Elle est due à un arbovirus
(v. ce terme) transmis par les tiques,
et caractérisée par des phénomènes
nerveux, tremblement, paralysies et
coma souvent mortel. L'homme a

pu être infecté accidentellement.
V. *encéphalite primitive à virus.*

Lowe (syndrome de) (1952). Syn.
*syndrome oculo-cérébro-rénal de
Lowe, organo-acidurie avec glaucome
et arriération mentale.* Affection
héréditaire et familiale rare, transmise selon le mode récessif, liée au
sexe. Survenant peu après la naissance, elle est caractérisée par l'association d'un syndrome de De Toni-
Debré-Fanconi (avec protéinurie
habituelle et glycosurie inconstante),
d'une arriération mentale avec hypotonie musculaire et aréflexie tendineuse et d'une cataracte bilatérale
avec glaucome qui aboutit à la cécité.

Lowenberg et Hill (maladie de).
Variété de leucodystrophie soudanophile (v. ce terme) observée chez
l'adulte et dont les lésions sont
analogues à celles de la maladie de
Pelizaeus-Merzbacher.

**Lown, Ganong et Levine (syn-
drome de).** V. *Clerc, Robert-Lévy
et Cristesco (syndrome ou type de).*

LRF. Abréviation de « luteo-releasing
factor », substance polypeptidique
extraite de l'hypothalamus et qui
contrôle la sécrétion de lutéotrophine.

L. T. ou **L. T. H.** Lutéotrophine ou
hormone lutéotrophique. V. ce
terme et *gonadostimuline.*

L.T.F. Abréviation de lymphocyte
transforming factor. V. *facteur de
transformation lymphocytaire.*

**Lucas-Championnière (méthode
de).** Application du massage et de
la mobilisation au traitement des
fractures, en particulier de celles
du col du fémur.

**Lucas-Championnière (procédé
de).** Méthode de cure radicale de la
hernie inguinale; elle comprend
essentiellement la ligature du collet
du sac, le plus haut possible, et la
reconstitution de l'aponévrose du
grand oblique.

Luccherini (méthode de) (1956).
Traitement de la sciatique et de la
névralgie cervico-brachiale par l'injection intra-rachidienne d'hydrocortisone.

Lucet (maladie de) (1892). Myoglobinurie paroxystique du cheval

s'accompagnant de douleurs musculaires avec impotence fonctionnelle. V. *myoglobinurie paroxystique
idiopathique.*

**Luciani-Wenckebach (bloc, phé-
nomène ou période de).** V. *Wenckebach (bloc, période ou phénomène
de).*

Lucie Frey (syndrome de). V. *auriculo-temporal (syndrome de l').*

Lucio (phénomène de) (Latapi).
Poussée évolutive de la lèpre caractérisée par une éruption, prédominante aux extrémités, de taches
rouge sang, douloureuses, évoluant
vers des ulcérations qui laissent des
cicatrices indélébiles. Cette forme
est quelquefois appelée lèpre de
Lucio. V. *lèpre lazarine.*

lucite, *s. f.* (λύκη, lumière) (Gougerot, 1922). V. *actinite.*

Luder-Sheldon (syndrome de)
(1955-61). Variété de néphropathie
tubulaire chronique voisine du syndrome de De Toni-Debré-Fanconi;
c'est une maladie héréditaire transmise selon le mode dominant, au
cours de laquelle les différentes fonctions tubulaires s'altèrent progressivement.

Ludloff (signe de). Signe de la fracture du petit trochanter. Impossibilité de soulever le membre inférieur dans la position assise, et possibilité de le soulever dans le décubitus dorsal. Dans cette position,
le droit antérieur de la cuisse et le
tenseur du fascia lata suppléent le
psoas désinséré.

Ludwig (angine de) (1836). Syn.
maladie de Gensoul. Variété de phlegmon du plancher de la bouche,
caractérisée par une tuméfaction de
la région sushyoïdienne, d'une dureté ligneuse, augmentant rapidement et arrivant à gêner la respiration (d'où le nom d'*angine*). Elle
s'accompagne en même temps d'un
état général grave, indice de son
caractère infectieux.

Ludwig (théorie de). Théorie de la
sécrétion rénale selon laquelle le
plasma sanguin, à l'exclusion des
albuminoïdes et des graisses, traverse les parois glomérulaires pour

arriver dans les tubes contournés où il se concentre par réabsorption d'une grande partie de l'eau et grâce à la résorption par diffusion de tout le glucose, d'une part importante du NaCl et d'une faible partie de l'urée et de l'acide urique (*théorie de la filtration-réabsorption*).

lues venerea. V. *syphilis.*

luétine, s. f. (H. Noguchi, 1913). Substance extraite de cultures pures de *Treponema pallidum.*

luétine-réaction, s. f. Syn. *réaction de Noguchi, luo-test.* Réaction destinée à révéler la syphilis. Elle consiste en l'apparition d'une papule, après l'injection dans le derme d'une petite quantité de luétine, papule qui s'efface lentement au bout de 7 à 10 jours ou se transforme en pustule. Cette réaction est le plus souvent absente dans les syphilis primaires ou secondaires, elle est plus fréquemment positive dans les syphilis tertiaires surtout cutanéo-muqueuses. Une 2ᵉ réaction, pratiquée 8 jours après la 1ʳᵉ, réactive souvent la réaction de Bordet-Wassermann.

luétique, adj. Syphilitique.

lumbago, s. m. (*lumbi,* les lombes). 1° Expression prise quelquefois dans le sens vague de douleur des lombes. — 2° Affection douloureuse de la région lombaire survenant brusquement à la suite d'un effort. Localisé d'abord dans les masses musculaires sacro-lombaires, le *l.* est considéré actuellement comme une entorse des articulations des vertèbres entre elles ou comme la conséquence du déplacement du nucleus pulposus du disque intervertébral.

lumbarthrie, s. f. ou **lumbarthrose,** s. f. V. *lombarthrie.*

lumen, s. m. (lm). Quantité de lumière interceptée par une surface de 1 m² dont chaque point est situé à une distance moyenne de 1 m d'une source lumineuse uniforme, de surface négligeable, ayant une intensité de une candela.

luminance, s. f. V. *brillance,* 2°.

lunarite, s. f. V. Kienböck (*maladie de*).

luo-test, s. m. V. *luétine-réaction.*

lupique, adj. Qui se rapporte au lupus. — *maladie l.* Lupus érythémateux aigu disséminé (v. ce terme).

lupo-érythémato-viscérite maligne (Lian, 1947). V. *lupus érythémateux aigu disséminé.*

lupoïde, s. f. V. *sarcoïdes cutanées ou dermiques.*

lupome, s. m. Syn. *tubercule lupique.* Petit tubercule cutané arrondi, jaune bistre, translucide, en gelée de pomme et du volume d'une tête d'épingle à un pois. Ces tubercules s'accroissent lentement et confluent en placards. V. *lupus tuberculeux.*

lupo-viscérite maligne. V. *lupus érythémateux aigu disséminé.*

lupus, s. m. (*lupus,* loup; allusion à l'action rongeante de cette maladie). Affection de la peau ayant une tendance envahissante et destructive. Ce terme, sous lequel on confondait autrefois des lésions cancéreuses, syphilitiques, lépreuses et tuberculeuses, désigne actuellement, lorsqu'il est employé seul, le *l.* tuberculeux.

lupus acnéique. Lupus érythémateux avec hyperkératose localisée au niveau des orifices pilo-sébacés.

lupus (chilblain) (angl. *chilblain,* engelure) (Hutchinson). Variété de lupus érythémateux chronique siégeant aux mains et aux oreilles, caractérisé par la teinte asphyxique des téguments, leur infiltration importante et une hyperkératose ponctuée qui lui donnent un aspect d'engelure.

lupus érythémateux aigu disséminé (Kaposi, 1872), **l. é. disséminé (L. E. D.)** ou **l. é. exanthématique.** Syn. *maladie de Kaposi.* Affection caractérisée par une éruption de placards érythémateux violacés, finement squameux, siégeant au visage (vespertilio, v. ce terme) et aux mains, par des arthralgies, de la fièvre, de l'asthénie et de l'amaigrissement. Des localisations viscérales multiples, surtout rénales, cardiaques (l'association avec une endocardite réalise le syndrome de Libman-Sacks; v. ce terme), nerveuses, pleuro-pulmonaires montrent bien qu'il s'agit d'une maladie générale pour laquelle les termes de *lupo-érythémato-viscérite maligne* (Lian, 1947), de *lupo-viscérite maligne*, de *maladie lupique* ont été proposés et dont l'évolution est fatale en quelques mois ou quelques années. On la classe parmi les maladies auto-immunes et les maladies des complexes immuns. V. ces termes, *Hargraves (cellule de)*, *Haserick (test de)* et *anticorps anti-noyaux* ou *antinucléaire.*

lupus érythémateux chronique (Cazenave, 1851). Syn. *lupus de Cazenave*, *herpes crétacé* de Devergie (v. ce terme), *séborrhée congestive* de Hebra (v. *lupus érythémato-folliculaire*), *ulérythème centrifuge* de Unna. Dermatose caractérisée par une plaque limitée rouge, légèrement infiltrée, plus ou moins squameuse (squames adhérentes aux orifices folliculaires) et s'atrophiant au centre. Elle siège sur les régions découvertes : nez, joues (vespertilio, v. ce mot), oreilles, cuir chevelu, mains et sur la muqueuse buccale. On décrit des formes *fixes* ou *discoïdes*, avec infiltration et hyperkératose importantes, et cicatrice scléreuse ; et des formes *centrifuges* ou *migrantes*, superficielles, congestives, évoluant par poussées extensives et régressives. Le *l. é. ch.* est une affection tenace, récidivante, généralement bénigne ; son évolution vers le lupus érythémateux aigu disséminé est rare. Sa nature est inconnue.

lupus érythémateux disséminé. V. *lupus érythémateux aigu disséminé.*

lupus érythémateux profond. V. *Kaposi-Irgang (lupus érythémateux profond de).*

lupus érythémato - folliculaire (E. Besnier). Syn. *séborrhée congestive* (Hebra). Lupus érythémateux dont les squames grasses poussent des prolongements coniques très apparents dans les orifices folliculaires (crampons).

lupus érythématoïde ou **lupus érythémato-tuberculeux de Vidal et Leloir.** Variété superficielle de lupus tuberculeux dont l'appa-

rence est celle du lupus érythémateux.

lupus exedens. V. *lupus tuberculeux.*

lupus lymphangitique en nappe de Leredde et Pautrier. Variété de lupus tuberculeux siégeant à l'extrémité du nez qui est infiltré, rouge violacé.

lupus miliaire. V. *sarcoïdes cutanées* ou *dermiques.*

lupus pernio (Besnier, 1889). Dermatose localisée à la face et aux extrémités, consistant en tuméfactions rouge bleuâtre à bords diffus, d'évolution très longue. C'est une des manifestations cutanées de la maladie de Besnier-Bœck-Schaumann.

lupus scléreux de Leloir (1882) ou **l. scléreux et papillomateux de Vidal** (1883). Variété de lupus érythémateux siégeant aux extrémités et qui, par son aspect hyperkératosique et fissuré et par son évolution vers la sclérose cicatricielle, rappelle la tuberculose verruqueuse.

lupus tuberculeux. Syn. *l. de Willan.* Variété la plus commune, la plus polymorphe et autrefois la plus rebelle de tuberculose cutanée, caractérisée par la présence de *lupomes*. Dans cette expression, le mot tuberculeux a d'abord désigné la lésion élémentaire : le tubercule au sens dermatologique du terme, ou lupome, puis aussi la cause de la maladie : la tuberculose. Le *l. t.* forme un placard de siège et d'étendue variable, rouge violacé, surélevé, irrégulier, parfois squameux, cicatriciel au centre, avec des lupomes à la périphérie ; il peut être turgescent (*l. tumidus*), évoluer vers l'ulcération (*l. exedens*), présenter un aspect végétant et rongeant, tel le *l.* du nez qui, autrefois, pouvait rapidement creuser la face en un véritable cratère.

lupus tumidus. V. *lupus tuberculeux.*

Lust (signe de). Flexion dorsale et abduction légère du pied provoquées par la percussion du sciatique poplité externe au col du péroné ; signe de spasmophilie.

Lust et Nelis (syndrome de). Syndrome toxi-infectieux épidémique du nouveau-né. Toxicose aiguë du nourrisson (v. ce terme) épidémique.

lutéal, *adj.* (*luteus*, jaune). Qui se rapporte au corps jaune de l'ovaire.

lutéine, *s. f.* (*luteus*, jaune). V. *progestérone.*

lutéinémie, *s. f.* Présence de lutéine dans le sang.

lutéinique, *adj.* Qui se rapporte au corps jaune de l'ovaire. — *kyste l.* Variété de kyste de l'ovaire développée à partir du corps jaune.

lutéinisante (hormone). V. *gonadostimuline.*

lutéinisation, *s. f.* Transformation en corps jaune du follicule ovarien de de Graaf, après sa rupture.

lutéinome, *s. m.* Tumeur ovarienne très rare développée aux dépens du corps jaune.

lutéinostimuline, *s. f.* V. *gonadostimuline.*

Lutembacher (syndrome de) (1916). Cardiopathie congénitale caractérisée par l'association d'un rétrécissement mitral et d'une communication inter-auriculaire avec dilatation du tronc et des branches de l'artère pulmonaire.

lutéomimétique, *adj.* V. *progestomimétique.*

lutéotrophine ou **lutéotrophique (hormone)** (L. T. ou L. T. H.). Hormone sécrétée par le lobe antérieur de l'hypophyse et qui entretient le fonctionnement du corps jaune. Elle est probablement identique à la prolactine. V. ce terme et *gonadostimuline.*

Lutheran (antigène, facteur ou **système).** V. *groupes sanguins* et *facteur sécréteur.*

Luton (méthode de). Injection intra-rachidienne d'endoprotéine méningococcique, dans la méningite cérébro-spinale aiguë.

Lutz-Lewandowsky (dysplasie verruciforme de). Syn. *épidermodysplasie verruciforme de Lewandowsky-Lutz.* Affection cutanée familiale débutant dans l'enfance, caractérisée par l'existence de multiples verrues planes couvrant le dos des mains, parfois aussi le visage et le thorax, accompagnées quelquefois de papil-

lomes. Ces verrues, persistantes, peuvent dégénérer en épithélioma.

Lutz-Splendore-Almeida (maladie de). V. *blastomycose brésilienne.*

lux, *s. m.* (lx). Unité d'éclairement. Éclairement moyen d'une surface de 1 m² recevant un flux lumineux de 1 lumen. V. *phot.*

luxation, *s. f.* (*luxare*, déboîter). Déplacement permanent de deux surfaces articulaires qui ont perdu plus ou moins complètement les rapports qu'elles affectent normalement l'une avec l'autre. — *l. atloïdo-axoïdienne.* V. *atloïdo-axoïdienne* (*luxation*). — *l. congénitale larvée de la hanche.* V. *malformation subluxante de la hanche.*

luxmètre, *s. m.* Appareil permettant de mesurer l'éclairement en un point déterminé de l'espace.

lx. Abréviation de lux (v. ce terme).

lycanthropie, *s. f.* (λύκος, loup; ἄνθρωπος, homme). Monomanie dans laquelle les malades se croient changés en loup.

lycorexie, *s. f.* (λύκος; ὄρεξις, désir). Boulimie.

Lyell (syndrome de). V. *érythrodermie bulleuse avec épidermolyse.*

lymphadénie, *s. f.* (*lympha*, eau, de νύμφη, déesse des eaux; ἀδήν, glande) (Ranvier). Syn. *lymphadénomatose, lymphadénose, diathèse lymphogène* (Jaccoud). Terme sous lequel on désignait les syndromes caractérisés par la prolifération excessive du tissu hématopoïétique, en particulier au niveau des ganglions lymphatiques qui augmentent de volume. Le tissu néoformé est tantôt typique ou analogue au tissu normal (on nomme alors parfois cette production *lymphome* ou *lymphadénome*, c'est la *lymphadénie typique* de Clerc, terme qui s'applique à tous les états leucémiques et aux états inflammatoires bénins), tantôt métatypique ou modifié (c'est la *lymphadénie atypique* de Clerc, qui comprend les états cancéreux, *lymphosarcome*, et certains syndromes voisins du cancer et des leucémies, *chlorome, lymphogranulomatose maligne*). — La *l.* comprend plusieurs formes : la *l. simple* ou *aleucémique*, sans augmentation notable du nombre des globules blancs dans le sang; — la *l. aleucémique à forme ganglionnaire.* V. *adénie*; — la *l. leucémique* caractérisée par l'augmentation considérable du nombre des globules blancs dans le sang; — la *l. leucémique aiguë.* V. *leucémie aiguë*; — la *l. leucopénique* (Gilbert) dans laquelle le nombre des leucocytes est diminué; — la *l. splénique des nourrissons.* V. *kala-azar infantile.*

lymphadénite, *s. f.* V. *adénite.*

lymphadénite mésentérique. V. *adénite mésentérique aiguë ou subaiguë.*

lymphadénoïde, *adj.* Qui ressemble à la lymphadénie.

lymphadénomatose, *s. f.* V. *lymphadénie.*

lymphadénome, *s. m.* (νύμφη; ἀδήν, glande). V. *lymphome.*

lymphadénopathie, *s. f.* (νύμφη; ἀδήν; πάθος, maladie). Maladie des ganglions lymphatiques.

lymphadénosarcome, *s. m.* V. *lymphosarcome.*

lymphadénose, *s. f.* V. *lymphadénie.*

lymphagogue, *adj.* et *s. m.* (νύμφη; ἄγειν, pousser). Substance qui augmente la production de la lymphe.

lymphangiectasie, *s. f.* (νύμφη; ἀγγεῖον, vaisseau; ἔκτασις, extension). Dilatation variqueuse des ganglions (*adéno-lymphocèle*) et des vaisseaux lymphatiques (*varices lymphatiques*), que l'on observe en particulier dans les pays chauds, où elle est due à la filaire du sang; elle aboutit souvent alors à l'éléphantiasis. — *l. intestinale.* V *entéropathie exsudative.* — *l. des mains et des pieds.* V. *angiokératome.*

lymphangiectode, *s. f.* Syn. *lymphangioma circumscriptum* (Malcolm Morris). Affection rare et peu connue, caractérisée par l'apparition, en un point quelconque de la peau, de vésicules disposées par groupes et laissant échapper un liquide clair analogue à la lymphe.

lymphangiectomie, *s. f.* (νύμφη; ἀγγεῖον, vaisseau; ἐκτομή, ablation). Résection des vaisseaux lymphatiques. — *l. superficielle totale* (M.

Servelle). Résection, en deux temps, de tout le tissu cellulaire sous-cutané et de l'aponévrose entourant un membre atteint d'éléphantiasis.

lymphangioma circumscriptum. V. *lymphangiectode.*

lymphangioma tuberosum multiplex (Kaposi). Affection rare et peu connue, caractérisée par des nodosités multiples de la grosseur d'une lentille, siégeant dans le derme, et qui seraient formées de tissu conjonctif traversé par de nombreuses dilatations lymphatiques.

lymphangiome, *s. m.* (νύμφη; ἀγγεῖον, vaisseau). Angiome développé au niveau des vaisseaux lymphatiques. — *l. kystique.* Kyste séreux congénital multiloculaire, siégeant le plus souvent dans le creux sus-claviculaire, développé aux dépens d'ébauches primitives de vaisseaux lymphatiques.

lymphangioplastie, *s. f.* Syn. *lymphoplastie.* 1° Opération destinée à réparer ou remplacer les vaisseaux lymphatiques. — 2° (S. Handley). Traitement des œdèmes chroniques consistant à drainer la lymphe des régions où elle stagne vers un point où elle puisse être résorbée, au moyen des fils de soie insérés sous la peau.

lymphangiosarcome, *s. m.* Tumeur maligne analogue à l'hémangio-endothéliome, développée aux dépens des vaisseaux lymphatiques du bras après une mammectomie pour cancer du sein. V. *Stewart Treves* (*syndrome de*).

lymphangite, *s. f.* (νύμφη; ἀγγεῖον, vaisseau). Syn. *angioleucite, lymphatite, lymphite.* Inflammation des vaisseaux lymphatiques. — *l. tronculaire.* Inflammation des troncs lymphatiques. — *l. réticulaire.* Inflammation des réseaux lymphatiques du derme. — *l. radiculaire* (Le Dentu). Inflammation des racines mêmes des lymphatiques dans la peau, le tissu conjonctif ou les viscères; elle n'a pas d'existence séparée et se confond avec l'inflammation de ces différents tissus.

lymphatique, *adj.* Qui se rapporte à

la lymphe. — *tempérament l.* V. *lymphatisme.*

lymphatisme, s. m. Syn. *tempérament lymphatique.* Dystrophie mal définie que l'on observe souvent dans l'enfance. Elle est caractérisée par « une augmentation de volume des organes lymphoïdes, des amygdales, des ganglions, du thymus, par une certaine mollesse, un empâtement, une pâleur des tissus qui semblent infiltrés de lymphe. Cet état peut être héréditaire; il résulte parfois d'une infection chronique comme la syphilis ou la tuberculose; il se rencontre souvent chez les enfants dyspeptiques et survient, comme le rachitisme, au cours de troubles gastro-intestinaux qui compromettent la nutrition. Il ne va guère sans un certain degré d'infection habituelle des organes lymphoïdes exposés » (Hutinel).

lymphatite, s. f. V. *lymphangite.*

lymphe, s. f. (νύμφη, eau). Liquide incolore ou ambré, qui remplit les vaisseaux lymphatiques. La *l.* est originaire du sang et renferme des leucocytes et les mêmes substances que le sérum sanguin, mais en moindre proportions.

lymphémie, s. f. (auteurs allemands). Syn. de *leucémie.*

lymphite, s. f. V. *lymphangite.*

lympho-adénopathie immunoblastique ou **angio-immunoblastique avec dysprotéinémie.** V. *adénopathies angio-immunoblastiques.*

lymphoblaste, s. f. (lymphe; βλαστός, germe). Syn. *lymphogonie, macrolymphocyte.* Cellule souche des lymphocytes, qui dérive de l'hémocytoblaste et donne naissance au grand lymphocyte. Elle mesure 15 μ de diamètre et ressemble beaucoup à la *cellule indifférenciée* et au *myéloblaste.* Certains auteurs soutiennent l'identité de ces trois sortes de cellules embryonnaires. Elle se trouve dans les follicules lymphoïdes des ganglions lymphatiques et dans tous les nodules lymphoïdes de l'organisme.

lymphoblastomatose, s. f. V. *lymphoblastose.*

lymphoblastome, s. m. Tumeur maligne formée dans les ganglions ou dans la rate par la prolifération des lymphoblastes. — *l. giganto-folliculaire.* V. *Brill-Symmers (maladie de).*

lymphoblastose, s. f. Syn. *lymphoblastomatose.* Variété de leucémie aiguë caractérisée par une prolifération des lymphoblastes. — *l. bénigne.* V. *mononucléose infectieuse.*

lymphocytaire (série). Série de cellules qui, à partir de l'hémocytoblaste, aboutit au lymphocyte. Elle comprend le lymphoblaste, le grand et le petit lymphocyte.

lymphocytaire mixte (réaction). Culture mixte des lymphocytes. V. *lymphocytes (transformation des — in vitro).*

lymphocyte, s. m. (lymphe; χύτος, cellule). Leucocyte mononucléaire dont le diamètre varie de 10 ou 12 μ (grand *l.*) à 8 ou 9 μ (petit *l.*). Le noyau, foncé, ovale, est entouré d'un cytoplasme hyalin basophile pâle. Les *l.* (surtout les petits *l.*) ont des vies de durée variable. 1° Ceux à *vie courte* disparaissent en 2 ou 3 jours, sauf s'ils ont été au contact d'un antigène : ils donnent alors naissance aux immunoblastes; 2° ceux à *vie longue* (plus de 500 jours) dérivent des immunoblastes; ils ont gardé la mémoire du précédent contact avec l'antigène et (probablement grâce à l'intervention du thymus : on les appelle aussi *l.* thymo-dépendants) ils sont devenus cellules immuno-compétentes (v. ce terme, *mémoire immunologique* et *immunitaire, compétence, 2°*).

lymphocyte B ou **burso-dépendant.** V. *cellules burso-dépendantes.*

lymphocyte embryonnaire (grand). V. *cellule indifférenciée.*

lymphocyte K. (*K,* initiale du mot anglais *Killer,* tueur, en anglais : *Killer cell*). Nom donné aux lymphocytes thymo-dépendants, variété de cellules immuno-compétentes (v. ce terme), parce qu'ils attaquent directement les cellules porteuses des antigènes auxquels ils sont sensibilisés et les détruisent. P. ex. ce sont eux qui, lors des phénomènes de rejet de greffe, se fixent précocement sur les cellules endothéliales des vaisseaux et les altèrent. V. *cytotoxicité* et *lymphocytotoxicité*.

lymphocyte leucocytoïde. Nom donné aussi au moyen mononucléaire de 10 à 15 μ de diamètre.

lymphocyte suppresseur. V. *cellule suppressive*.

lymphocyte T ou **thymo-dépendant.** V. *cellules thymo-dépendantes*.

lymphocytes (culture mixte des). V. *lymphocytes (transformation des — in vitro)*.

lymphocytes (test du transfert normal des) (TTNL) (Brent et Medawar, 1963). Méthode préconisée, avant une transplantation d'organe, pour apprécier la compatibilité tissulaire entre donneur et receveur. Elle consiste à injecter, dans le derme du receveur, des quantités variables de lymphocytes des donneurs possibles. La réaction locale, au bout de 24 ou 48 heures, est d'autant moins forte que la compatibilité tissulaire est meilleure (v. *histocompatibilité*). C'est une variété de réaction « greffon contre hôte ». V. *maladie homologue* et *hypersensibilité différée* (*test d'*).

lymphocytes (transformation des — in vitro ou **transformation blastique des — in vitro).** Syn. *test de la transformation lymphoblastique* (*T.T.L.*). Transformation in vitro des petits lymphocytes en cellules immunocompétentes (v. ce terme), ou immunoblastes, ou cellules blastiques, lorsqu'ils sont mis en présence d'un antigène contre lequel le sujet dont ils proviennent est immunisé. — On a tiré de ce phénomène des applications pratiques : 1º Si l'on mélange in vitro les lymphocytes de 2 sujets non jumeaux homozygotes, le nombre de ces lymphocytes transformés en immunoblastes est d'autant plus grand que les antigènes leucocytaires des 2 sujets sont plus différents, c.-à-d. que leur incompatibilité tissulaire est plus importante. Cette *culture mixte des lymphocytes* (B. Bain; F. Bach et K. Hirschhorn,

1964) ou *réaction lymphocytaire mixte* est utilisée comme test d'histocompatibilité (v. ce terme) pour choisir un donneur en cas de transplantation d'organe. Elle mesure le degré de l'incompatibilité, due essentiellement aux antigènes HLA-D. V. *hypersensibilité différée* (*test d'*), *lymphostimulation 2º, facteur mitogène, facteur de transformation lymphocytaire* et *système HLA*. — 2º Cette réaction de transformation des lymphocytes est utilisée également pour détecter les allergies microbiennes et médicamenteuses.

lymphocytémie, s. f. (lymphocyte; αἷμα, sang). Présence de lymphocytes dans le sang en grande abondance. — Pris parfois comme synonyme de *leucémie lymphoïde*.

lymphocytolyse, s. f. Destruction des lymphocytes.

lymphocytomatose, s. f. V. *lymphomatose*.

lymphocytome, s. m. V. *lymphosarcome* et *lymphome*.

lymphocytophtisie essentielle de Glanzmann. V. *alymphocytose congénitale*.

lymphocytopoïèse, s. f. (lymphocyte; ποιεῖν, faire). Formation de lymphocytes.

lymphocytose, s. f. Présence de lymphocytes dans un liquide de l'organisme. — *l. infectieuse aiguë de Carl Smith.* Syn. *maladie de Carl Smith* (1941). Affection virale frappant surtout l'enfant vers 7 ou 8 ans, caractérisée par un catarrhe rhinopharyngé, de la diarrhée, une leucocytose et une lymphocytose très fortes et parfois une fièvre modérée ou de l'asthénie; la réaction de Paul et Bunnel est négative. L'évolution se fait rapidement vers la guérison.

lymphocytotoxicité, s. f. 1º Pouvoir destructeur envers les lymphocytes. — *test de l.* Destruction des lymphocytes porteurs d'un antigène par l'anticorps correspondant. — 2º Pouvoir destructeur de certains lymphocytes (lymphocytes K, v. ce terme) envers les cellules porteuses d'un antigène étranger.

lymphocytotoxine, s. f. Substance destructrice des lymphocytes. Ce terme désigne plus précisément un anticorps possédant cette activité. De tels anticorps apparaissent dans le sérum sanguin au cours des iso-immunisations (iso-leuco-anticorps). Certains s'attaquent aux lymphocytes du sujet qui les a produits (autolymphocytotoxine); p. ex. au cours de certaines maladies virales et du lupus érythémateux aigu disséminé. V. *iso-immunisation.*

lymphocytotoxique, *adj.* Qui détruit les lymphocytes.

lymphodermie, *s. f.* Manifestation cutanée de la leucémie lymphoïde.

lymphodialyse, *s. f.* Procédé d'épuration extra-rénale (v. ce terme) par dialyse extra-corporelle de la lymphe. Celle-ci est prélevée dans le canal thoracique, recueillie dans un sac stérile et réinjectée dans une veine après extraction des déchets dans un rein artificiel. La *l.* permet le traitement palliatif des malades atteints d'insuffisance rénale très grave en attente de transplantation du rein; en outre, par la soustraction de lymphocytes qu'elle entraîne, et parfois aussi par l'irradiation extracorporelle de la lymphe, elle augmente la tolérance immunitaire du futur greffé.

lymphœdème, *s. m.* (νύμφη; οἴδημα, gonflement). Œdème dû à l'obstruction des voies lymphatiques. — *l. héréditaire.* V. *trophœdème* et *éléphantiasis.*

lympho-épithélioma, *s. m.* (Regaud, Javin). Néoplasie de l'amygdale constituée par un épithélioma indifférencié infiltré de lymphocytes.

lymphogénèse, *s. f.* (νύμφη; γεννᾶν, engendrer). Formation de la lymphe.

lymphogonie, *s. f.* (Benda). V. *cellule indifférenciée et lymphoblaste.*

lymphogranulomatose bénigne (J. Schaumann). V. *Besnier-Boeck-Schaumann* (*maladie de*).

lymphogranulomatose inguinale subaiguë. V. *Nicolas et Favre* (*maladie de*).

lymphogranulomatose maligne. V. *Hodgkin* (*maladie de*).

lymphographie, *s. f.* Étude radiographique des voies et des ganglions lymphatiques, après injection d'une substance opaque aux rayons X.

lymphohistiocytose familiale (Nelson). Syn. *réticulose hémophagocytaire* (Farquhar et Claireaux), *maladie de Farquhar.* Maladie familiale, frappant les jeunes enfants, donnant un tableau analogue à celui de la maladie d'Abt-Letterer-Siwe (v. ce terme), mais sans éruption cutanée et avec de fréquentes atteintes nerveuses (méningite); elle est mortelle en quelques semaines ou quelques mois. Il existe une infiltration lymphocytaire et histiocytaire diffuse.

lymphoïde (système). Ensemble comprenant : 1° les lymphocytes, les plasmocytes et les cellules dont ils dérivent; tous ces éléments sont répartis dans le sang, la lymphe, le tissu conjonctif et surtout dans les organes lymphoïdes; — 2° les organes lymphoïdes : ganglions lymphatiques, pulpe blanche de la rate, organes lymphoïdes clos du tube digestif et surtout thymus.

lymphoïdocyte, *s. m.* V. *hémocytoblaste.*

lymphokine, *s. f.* (Dumonde). Substance soluble sécrétée par les lymphocytes thymo-dépendants lors d'un nouveau contact avec l'antigène auquel ils ont été sensibilisés, et qui déclenche la réaction d'immunité cellulaire. Il existe plusieurs variétés de ces médiateurs humoraux; certains ne sont pas spécifiques d'un antigène (facteur de perméabilité, f. inhibiteur de migration des leucocytes, f. mitogène, lymphotoxine, f. de transformation lymphocytaire, f. inhibant la synthèse de l'A.D.N.); d'autres sont spécifiques d'un seul antigène (facteur de transfert). V. ces différents termes et *immunité.*

lympholeucocyte hémomacrophage (Dominici). Grand mononucléaire. V. *mononucléaire.*

lympholyse, *s. f.* (νύμφη; λύειν, dissoudre). Destruction du tissu lymphoïde et des lymphocytes.

lymphomatose, *s. f.* Syn. *lymphocytomatose.* Nom générique donné à toutes les affections caractérisées par l'hyperplasie du système lymphatique (lymphome). La *l.* s'accompagne de lymphocytémie avec hyperleucocytose considérable (*l. diffuse* ou *leucémique* ou *leucémie lymphoïde*), modérée (*l. subleucémique*) ou avec leucocytose normale (*l. aleucémique*). Elle peut être généralisée ou à forme ganglionnaire. Elle comprend certains cas classés autrefois dans l'adénie de Trousseau. V. *leucémie lymphoïde*. — *l. sublymphémique* (Turck). V. *mononucléose infectieuse*.

lymphome, *s. m.* Syn. *lymphadénome, lymphocytome bénin.* Tumeur composée de tissu adénoïde typique, développée soit dans les organes contenant déjà ce tissu (rate, ganglions, etc.), soit dans les organes qui en sont dépourvus. — *l. de Burkitt.* V. *Burkitt* (lymphome de). — *l. folliculaire* ou *giganto-folliculaire.* V. *Brill-Symmers* (*maladie de*).

lymphome méditerranéen (Ramot, 1965; Eidelmann, 1966). Affection décrite chez de jeunes sujets originaires des pays méditerranéens. Elle se manifeste par une diarrhée abondante, des crises douloureuses abdominales et une altération rapide de l'état général qui, malgré quelques rémissions, aboutit à la mort en 1 à 4 ans. Il s'agit d'un syndrome de malabsorption intestinale portant sur les glucides, les protides, les lipides et les électrolytes : la kaliémie et la calcémie sont basses. Ce syndrome est lié à une atrophie des villosités intestinales et à une infiltration du chorion du grêle par des cellules lymphoplasmocytaires d'allure maligne; le sang contient souvent une protéine anormale qui est un fragment des chaînes lourdes des immunoglobulines A. Cette maladie semble en rapports étroits avec celle des chaînes lourdes α (v. ce terme).

lymphomycose sud-américaine. V. *blastomycose brésilienne.*

lymphopathie, *s. f.* (νύμφη; πάθος, souffrance). Maladie du système lymphatique.

lymphopénie, *s. f.* (νύμφη; πενία, pauvreté). Diminution du nombre des lymphocytes. — *l. familiale*

(Barandun). Maladie familiale très rare voisine de l'alymphocytose (v. ce terme).

lympho-péritonite puerpérale. Expression employée par Siredey pour désigner la pelvipéritonite primitive, maladie qui est toujours d'origine puerpérale et dont les germes infectieux se propagent par voie lymphatique.

lymphophile, *adj.* (νύμφη; φιλεῖν, aimer). Qui a de l'affinité pour le tissu lymphatique. Se dit par ex. de certaines tumeurs malignes qui envahissent les ganglions,

lymphoplastie, *s. f.* (Lexer). V. *lymphangioplastie.*

lymphopoïèse, *s. f.* (νύμφη; ποιεῖν, faire). Formation de globules blancs ou de lymphocytes (*lymphocytopoïèse*).

lymphoprolifératif, *adj.* Qui s'accompagne de la multiplication anormale, dans les organes lymphoïdes (ganglions, rate, thymus, nodules du tube digestif), de lymphocytes, de plasmocytes et de lymphoblastes. — *syndrome l.* (Lukes et Tindle, 1975). Syndrome caractérisé cliniquement par de la fièvre, de l'amaigrissement, une augmentation de volume des ganglions lymphatiques, du foie et de la rate; par une anémie hémolytique et une hyperglobulinémie polyclonale. Ce syndrome serait dû à la prolifération des lymphocytes B et à leur transformation en immunoblastes et en plasmocytes, cette réaction d'hypersensibilité pouvant être d'origine médicamenteuse.

lymphoréticulopathie, *s. f.* Maladie des systèmes lymphatique et réticulo-endothélial.

lymphoréticulosarcome, *s. m.* Tumeur dont les caractères sont à la fois ceux du lymphosarcome et du réticulosarcome.

lympho-réticulose bénigne d'inoculation. V. *griffes de chat* (*maladie des*).

lymphorragie, *s. f.* (νύμφη; ῥήγνυμι, je jaillis) ou **lymphorrhée,** *s. f.* (νύμφη; ῥεῖν, couler). Ecoulement persistant de lymphe; il est dû à la blessure d'un vaisseau ou d'un ganglion lymphatique.

lymphosarcomatose, s. f. ou mieux **lymphosarcome,** s. m. (νύμφη; σάρξ, chair). Syn. *lymphadénome malin, lymphadénosarcome, sarcome lymphadénoïde* (Rindfleisch). Nom donné à des tumeurs malignes se développant dans les ganglions et parfois dans les formations lymphoïdes des différents organes, essaimant des métastases et provoquant rapidement la mort; le sang ne prend jamais l'aspect leucémique. Ces tumeurs sont composées soit de lymphocytes d'aspect inégal (*lymphocytome typique* de Ménétrier), soit de petites cellules rondes à gros noyaux (*lymphocytome atypique*). — *l.* ou *maladie de Kundrat* (1893). Forme de *l.* ne frappant qu'un seul côté et qu'un petit groupe de ganglions. Sa marche est lente et il a tendance à s'ulcérer.

lymphoscrotum, s. m. Éléphantiasis des bourses avec varices lymphatiques très développées.

lymphose, s. f. (νύμφη). Nom générique des maladies non inflammatoires du tissu lymphatique.

lymphostase, s. f. (νύμφη; στάσις, arrêt). Arrêt ou ralentissement de la circulation dans les vaisseaux lymphatiques.

lympho-stimulation, s. f. 1° Incitation à la production de lymphe ou de lymphocytes. — 2° Transformation in vitro des lymphocytes en cellules blastiques analogues aux cellules immunocompétentes (v. ce terme). Elle survient lorsqu'on ajoute à leurs cultures certaines substances, p. ex. la phytohémagglutinine, le sérum anti-lymphocyte (v. ces termes) ou un antigène contre lequel le sujet dont ils proviennent est immunisé. V. *lymphocytes (transformation des — in vitro).*

lymphotoxine, s. f. (Granger, 1970). Syn. *facteur cytotoxique.* Un des médiateurs humoraux de l'immunité cellulaire sécrétés par les lymphocytes thymo-dépendants (v. *lymphokine*). Il détruit les cellules avec lesquelles il a été en contact,

qu'elles soient ou non porteuses de l'antigène auquel les lymphocytes ont été sensibilisés (médiateur non spécifique).

lymphotrope, adj. (νύμφη; τρέπειν, tourner). Qui a de l'affinité pour le tissu lymphatique. — *virus l.*

lyophilisation, s. f. (λύω, je dissous; φίλος, ami). Syn. *cryodessiccation.* Procédé de conservation des produits biologiques fragiles (extraits d'organes, hormones, vaccins, ferments, plasma, sérum, globules, globulines, antibiotiques, etc.). Ceux-ci sont d'abord congelés à basse température, puis desséchés sous vide poussé. Le produit, qui n'a subi aucune altération, peut se dissoudre instantanément dans l'eau.

lypémanie, s. f. (λύπη, tristesse; μανία, folie). V. *mélancolie.*

lysat, s. m. (λύω, je dissous). Nom donné aux produits de la digestion ou dissolution des cellules ou des bactéries par les lysines.

lysat-vaccin, s. m. Lysat obtenu en partant d'un vaccin microbien dont les éléments figurés sont dissous par une lysine. Le *l.-v.* garderait le pouvoir vaccinant, mais perdrait les toxines du vaccin dont il provient. d'après Flandin et Duchon.

lyse, s. f. (λύω). Dissolution des tissus ou des bactéries par les lysines.

lyse des euglobulines (temps de). V. *Kaulla (test de von).*

lysine, s. f. (λύειν; dissoudre). Nom générique donné à des substances (anticorps) qui ont la propriété de dissoudre les globules sanguins, les cellules des tissus, les bactéries, et qui ne révèlent leur existence que par cette propriété. V. *sensibilisatrice.*

lysis, s. f. (λύσις, solution). Nom qui s'applique aux défervescences lentes et progressives s'opérant en plusieurs jours. Ex. : la défervescence de la fièvre typhoïde.

lysobactérie, s. f. V. *hétérolysat.*

lysogène, adj. (lyse; γεννᾶν, engendrer). Se dit d'une bactérie infectée par un prophage. V. *bactérie lysogène.*

lysogénie, s. f., **lysogénique (conversion).** V. *conversion lysogénique.*

lysokinase, *s. f.* V. *profibrinolysine.*

lysoplasie, *s. f.* (λύειν; πλάσσειν, former) (N. Fiessinger, 1942). « Processus de formation cellulaire qui accompagne une dégénérescence cellulaire, qu'il s'agisse de viscère ou de tissu ».

lysosome, *s. m.* (λύειν; σῶμα, corps) (De Duve, 1955). Syn. *lysosome primaire, phagosome.* Particule présente dans le protoplasma des cellules, entourée d'une membrane lipoprotéique et contenant des enzymes variées du type hydrolase, la lysozyme et d'autres agents bactéricides protéiques. Ces substances, déversées dans une vacuole cellulaire protégée par une membrane et avec laquelle fusionnent les *l.* (formant ainsi un *l. secondaire, phagocytome* ou *phagolysosome*), digèrent les déchets du métabolisme cellulaire et les corps étrangers. Les *l.* sont les agents de la défense cellulaire et de la phagocytose : les granulations des leucocytes polynucléaires neutrophiles et des macrophages sont des *l.* Lorsque la membrane du *l.* est rompue ou altérée, les hydrolases se répandent dans la cellule et la détruisent. Les *l.* jouent probablement aussi un rôle dans la mitose, la fécondation, les réactions inflammatoires, les thésaurismoses, en pathologie articulaire et musculaire, en immunologie et en carcinogénèse. V. *maladie lysosomiale.*

lysosomial, *adj.* Qui se rapporte au lysosome.

lysotypie, *s. f.* Technique d'identification des bactéries en fonction de leur sensibilité aux différents bactériophages.

lyso-vaccinothérapie, *s. f.* Emploi thérapeutique des lysats-vaccins.

lysozyme, *s. f.* (Flemming, 1922). Syn. *muramidase.* Enzyme capable de détruire la paroi cellulaire des bactéries capturées dans les lysosomes des phagocytes. C'est un agent non spécifique de la défense de l'organisme que l'on trouve dans un grand nombre de tissus et d'humeurs.

lysozymémie, *s. f.* (lysozyme; αἷμα, sang). Présence de lysozyme dans le sérum sanguin; son taux normal est de 8 à 20 microgrammes par ml.

lysses, *s. f. pl.* (λύσσα, rage). Lésion spéciale de la bouche, apparaissant pendant la période d'incubation de la rage et permettant un diagnostic précoce. Elle consiste, d'après Marochetti (1820), en la présence de petites tumeurs siégeant à l'extrémité des canaux excréteurs des glandes sous-maxillaires et sublinguales, de chaque côté du frein, Elle n'a pas été retrouvée par les auteurs plus récents.

lyssophobie, *s. f.* (λύσσα, rage; φόβος, crainte). Crainte morbide (phobie) de la rage.

lysyl-bradykinine, *s. f.* V. *kallidine.*

lytique, *adj.* (λυτικός, qui dissout). Qui se rapporte à la lyse ou qui la provoque.

lytique (substance). 1° Substance qui provoque la lyse. — 2° Substance qui rend les cellules des muscles lisses ou des glandes insensibles à l'action des médiateurs chimiques du système nerveux végétatif.

M

Mac Ardle - Schmid - Pearson (maladie de) (McA., 1951; S., 1959; P., 1961). Syn. *glycogénose type V*. Variété de maladie glycogénique (v. ce terme) caractérisée cliniquement par une fatigabilité anormale avec crampes musculaires douloureuses à l'effort et parfois myoglobinurie; du point de vue biologique, par l'absence d'élévation de la lactacidémie et de la pyruvicémie lors du travail musculaire anaérobie (sous ischémie). Elle est due à une accumulation, dans les muscles, du glycogène dont la dégradation est bloquée, dès la première étape, par l'absence d'une enzyme, la phosphorylase musculaire. C'est une maladie enzymatique héréditaire, transmise selon le mode autosomique récessif.

Mac Burney (incision de). Incision « à plans croisés » pratiquée dans l'appendicectomie; elle ouvre obliquement l'aponévrose du grand oblique, transversalement, en écartant leurs fibres, le petit oblique et le transverse et verticalement le péritoine; le croisement des lignes de suture évite l'éventration.

Mac Burney (opération de). Extraction des calculs biliaires arrêtés au niveau de l'ampoule de Vater après duodénostomie et section de la papille.

Mac Burney (point de). Point qui correspond à peu près à l'insertion de l'appendice sur le cæcum. Ce point, d'après M. B., « siège à un pouce et demi ou deux pouces (4 à 5 cm) de l'épine iliaque antéro-supérieure droite, sur le trajet d'une ligne menée de cette épine à l'ombilic ». La douleur à la pression en ce point limité est un signe d'appendicite.

Mac Carthy (réflexe de). La percussion légère du rebord orbitaire supérieur provoque normalement la fermeture des paupières avec disparition de la fente palpébrale. C'est une variété de réflexe trigémino-palpébral (v. ce terme).

Macdonald (indice de) (1931) (paludologie). Pourcentage des enfants splénomégaliques dans le sang desquels on trouve des parasites (v. *indice d'infection vraie*).

Mac Donnel (signe de). V. *trachée (signe de la)*.

Macewen (épine tibiale de). Saillie osseuse située à l'insertion tibiale du ligament latéral interne du genou, observée dans le *genu valgum* des adolescents.

Macewen (procédé de). Traitement des anévrismes de l'aorte, qui consiste à gratter la face interne de la poche avec la pointe d'une aiguille introduite et laissée en place dans la paroi. L'irritation ainsi déterminée favorise le dépôt de la fibrine qui renforce la paroi de l'anévrisme.

Macewen (signe de). Signe basé sur l'examen comparatif de la sonorité des différentes parties du crâne chez les enfants âgés de plus de deux ans. Quand le sujet est assis, la tête droite, on trouve normalement une zone sonore au niveau de la base du frontal et de la portion squameuse du pariétal. Cette sonorité s'accroît chaque fois que le ventricule latéral est dilaté par du liquide (début de la méningite tuberculeuse avec hydrocéphalie). Elle disparaît quand le liquide siège entre le cerveau et la paroi crânienne (méningite cérébro-spinale).

Mach (onde de). V. *vent du boulet*.

Mach (syndrome de) (R. S. Mach, 1955). Syn. *syndrome d'œdème cyclique idiopathique*. Syndrome caractérisé par un gonflement tissulaire généralisé dû à une rétention hydrosaline, avec prise de poids importante et rapide, survenant chez la femme, surtout à la fin du cycle menstruel et en position debout. Il comporte également des maux de tête, de l'asthénie, une oligurie, une constipation chronique avec abus des laxatifs, une sensibilité particulière aux conflits psycho-affectifs. La thérapeutique par les diurétiques, efficace sur l'œdème, entraîne une hypovolémie avec sécrétion exagérée d'aldostérone et d'hormone antidiurétique. V. *obésité d'eau et de sel* et *obésité paradoxale avec rétention d'eau.*

mâchoire à clignotement. V. *Gunn (phénomène de).*

mâchoires (mal des). V. *tétanos.*

mâchonnement, *s. m.* Mouvement automatique et continuel des mâchoires, symptôme qui se rencontre dans un certain nombre d'affections de l'encéphale.

macilence, *s. f.* (*macer*, maigre). Amaigrissement total ou partiel.

Mac Intyre (maladie de). V. *Kahler (maladie de).*

Mac Kusick (classification de) (1965). Classification des mucopolysaccharidoses (v. ce mot) en plusieurs types.

Mac Lagan (réaction de). V. *thymol (réaction au) de Mac Lagan.*

Mac Leod (syndrome de) (1954). Syn. *syndrome de S wyer-James* (1953). Syndrome caractérisé par une hyperclarté pulmonaire unilatérale, généralisée ou limitée à un lobe, visible sur les clichés radiographiques. Dans le poumon anormalement transparent, non distendu et souvent au contraire rétracté, les bronchioles périphériques sont oblitérées, alors que les grosses bronches sont normales, la ventilation est diminuée, la vascularisation pulmonaire est réduite. Il s'agit très probablement de séquelles de bronchopneumopathies graves et unilatérales de la première enfance. V. *Janus (syndrome de)* et *poumon évanescent.*

Mac Mahon (maladie ou **syndrome de)** (1948). Syn. *ictère cholestatique* (ou *cholostatique*) *chronique par cholangiolite et péricho-*

langiolite, maladie de Hanot-Mac Mahon. Variété de cirrhose de Hanot (v. ce terme) caractérisée anatomiquement par la disparition des cholangioles (ou canaux biliaires interlobulaires) au milieu d'une réaction cellulaire inflammatoire intense des espaces portes, par une sclérose hépatique progressive et par l'absence de lésions des cellules parenchymateuses du foie. Ce syndrome, plus fréquent chez la femme vers la cinquantaine, est parfois secondaire à une hépatite virale ou à l'absorption de certains médicaments; il existe une forme congénitale par agénésie ou malformation des voies biliaires. Il est fréquent, surtout après une longue évolution, que la lipémie et la cholestérolémie soient très élevées, et que des xanthomes cutanés apparaissent : on parle alors de *cirrhose xanthomateuse* (Thannhauser et Magendantz, 1938, ou *cirrhose biliaire xanthomateuse* ou *cirrhose ictéro-xanthomateuse* — Lemaire — ou *syndrome de Thannhauser*).

Mac Murray (manœuvre de). Procédé permettant de reconnaître une lésion de la corne postérieure d'un ménisque du genou : le genou étant fléchi, des mouvements de rotation, d'abduction et d'adduction imprimés à la jambe et au pied, sans ou avec extension lente de la jambe, provoquant un claquement perçu au niveau de la partie interne de l'interligne articulaire.

macro-amylase, *s. f.* Amylase (v. ce terme) anormale, de poids moléculaire élevé, supérieur à 150 000. C'est une association protéine-amylase de structure mal connue, peut être un complexe antigène-anticorps composé d'amylase normale et d'immunoglobuline A. Cette combinaison entrave l'élimination urinaire de l'amylase qui s'accumule dans le sérum (variété d'hyper-amylasémie).

macro-amylasémie, *s. f.* Présence de macro-amylase (v. ce terme) dans le sang.

macro-angiopathie, *s. f.* (μακρός, grand; ἀγγεῖον, vaisseau; πάθος, maladie). Altération des grosses et des moyennes artères; athérosclérose.

macrocéphalie, *s. f.* (μακρός, long, grand; κεφαλή, tête) (anthropologie). Allongement du crâne dont la partie postérieure offre un volume exagéré (déformation généralement artificielle). — Augmentation pathologique du volume de la tête (hydrocéphalie).

macrocheilie, *s. f.* ou **macrochilie,** *s. f.* (μακρός ; χεῖλος lèvre). Syn. *cheilite granulomateuse* de Miescher. Hypertrophie congénitale des lèvres, formée par une variété de lymphangiome. Pour certains, elle serait une forme fruste du syndrome de Melkersson-Rosenthal.

macrochirie, *s. f.* (μακρός; χείρ, main). Monstruosité caractérisée par le développement excessif des mains.

macrocytaire, *adj.* Qui se rapporte au macrocyte.

macrocytase, *s. f.* (Ehrlich). Variété de *cytase* (ou *alexine*) globulicide et cytolytique contenue dans les mononucléaires.

macrocyte, *s. m.* (μακρός; κύτος, cellule). Nom donné aux globules rouges dont le diamètre est de 9 à 12 μ, au lieu de 7 μ, diamètre normal.

macrocytose, *s. f.* Présence de macrocytes dans le sang (anémies diverses).

macrodactylie, *s. f.* (μακρός; δάκτυλος, doigt). Vice de conformation consistant en un développement monstrueux d'un ou de plusieurs doigts.

macrogénitosomie précoce (Pellizzi, 1910) ou mieux **macrogénétosomie,** *s. f.* (Ménétrier). Syn. *protéléiose* (Berblinger), *syndrome de Pellizzi,* *virilisme précoce* (Nobécourt). Précocité du développement physique et particulièrement génital (enfants Hercule). Ce syndrome, attribué par Pellizzi à une tumeur de l'épiphyse, semble plutôt dû à une altération des centres végétatifs mamillo-tubériens ou, plus rarement, à une tumeur de la surrénale ou des glandes génitales. On l'observe chez les garçons ou chez les filles : il s'accompagne, dans ce dernier cas, d'hirsutisme et de virilisme.

macroglobuline, *s. f.* Globuline de poids moléculaire très élevé (900 000), de constante de sédimentation de 19 S, monoclonale, dont la structure ne diffère guère de celle des immunoglobulines M (Ig M). V. *immunoglobuline, paraprotéine* et *macroglobulinémie.*

macroglobulinémie, *s. f.* Présence, dans le plasma sanguin, de globulines de poids moléculaire très élevé (macroglobuline, v. ce terme). L'augmentation modérée de la *m.* a été observée au cours de diverses maladies (cirrhoses, syndromes néphrotiques, hépatites chroniques, lupus érythémateux, mononucléose infectieuse). Une augmentation plus importante peut être secondaire à certains cancers (épithéliomes ou sarcomes) et à la trypanosomiase ; elle caractérise aussi une affection qui semble primitive, la *m. essentielle de Waldenström* (1944). C'est une maladie du système réticulo-lymphoïde mortelle, d'évolution lente, caractérisée par une anémie, des hémorragies, une augmentation de volume du foie, de la rate et des ganglions lymphatiques, avec infiltration lympho-plasmocytaire. La vitesse de sédimentation globulaire est très accélérée et le sang contient une immunoglobuline particulière (paraprotéine), de très haut poids moléculaire, appartenant au groupe des Ig M. V. *paraprotéinémie* et *immunoglobuline.*

macroglossie, *s. f.* (μακρός; γλώσσα, langue). Syn. *lingua vituli, paraglosse.* Augmentation montrueuse du volume de la langue, entraînant parfois la procidence de cet organe hors de la bouche. Elle est due souvent à une variété de lymphangiome.

macroglossite, *s. f.* (J. Sabrazès). Glossite phlegmoneuse avec gonflement considérable de la langue.

macrognathie, *s. f.* (μακρός; γνάθος, mâchoire). Développement exagéré de la mâchoire inférieure.

macrolides, *s. m. pl.* Famille d'antibiotiques (v. ce terme) comprenant les *m. vrais* (ex. : l'érythromycine, l'oléandomycine, la spiramycine) et les *m. apparentés* (ex. : la lincomycine, la clindamycine, la virginiamycine, la pristinamycine, la novobiocine, la rifampicine (v. ces différents termes). Les *m.* agissent sur les ribosomes des bactéries en empêchant la liaison des acides aminés et donc la croissance du germe; à l'exception de la rifampicine, qui attaque les chromosomes. Leur action sur les bactéries est prolongée (v. *bactériopause*); leur spectre d'activité est analogue à celui des pénicillines; la rifampicine est efficace, per os, contre le bacille de Koch. V. *ribosome.*

macrolymphocyte, *s. m.* V. *cellule indifférenciée* et *lymphoblaste.*

macrolymphocytomatose, *s. f.* V. *leucémie aiguë.*

macromélie, *s. f.* 1° (μακρός ; μέλος, membre). Monstruosité qui consiste en une longueur excessive de quelques membres. — 2° (μακρός ; μῆλα, joues). Hypertrophie monstrueuse des joues.

macroparéite, *s. f.* (μακρός ; παρειά, joue). Syn. *paréite granulomateuse* (H. Schuermann, 1952). Tuméfaction d'une ou des deux joues, observée parfois au cours du syndrome de Melkersson-Rosenthal.

macrophage, *s. m.* (μακρός ; φαγεῖν, manger). Phagocyte (v. ce terme) de grande dimension. Les macrophages comprennent les cellules du tissu conjonctif, les cellules endothéliales des vaisseaux, les cellules de la rate, celles de la moelle des os, certaines cellules du sang (monocytes).

macrophagocytose, *s. f.* Résorption de déchets cellulaires (pigments sanguins, débris de globules rouges ou blancs) par les macrophages.

macropie ou **macropsie,** *s. f.* (μακρός ; ὄψις, vue). Syn. *mégalopsie.* Phénomène subjectif observé chez certains névropathes qui croient plus grands qu'ils ne sont en réalité les objets offerts à leur vue.

macropodie, *s. f.* (μακρός ; πούς, ποδός, pied). Syn. *mégalopodie.* Mons-

truosité caractérisée par le développement exagéré des pieds.

macroprosopie, *s. f.* (μακρός ; πρόσωπον, face). Monstruosité caractérisée par le développement exagéré de la face.

macropsie, *s. f.* V. *macropie.*

macroscopique, *adj.* (μακρός ; σκοπεῖν, regarder). Qui est visible à l'œil nu.

macroskélie, *s. f.* (μακρός ; σκέλος, jambe) (Manouvrier). Monstruosité caractérisée par le développement exagéré des jambes.

macrosomatie ou **macrosomie,** *s. f.* (μακρός ; σῶμα, corps). Variété de gigantisme caractérisée par la grosseur excessive de tout le corps. — *macrosomie adiposo-génitale de Christiansen.* Syn. *syndrome de Christiansen.* Affection exceptionnelle, observée chez l'enfant, caractérisée par de l'obésité et une croissance exagérée; elle serait due à un trouble de fonctionnement de la cortico-surrénale et du thymus.

macrostomie, *s. f.* (μακρός ; στόμα, bouche). Fissure commissurale uni- ou bilatérale augmentant considérablement la fente de la bouche, et due à un vice de développement de la face.

macrotie, *s. f.* (μακρός ; οὖς, ὠτός, oreille). Monstruosité caractérisée par le développement exagéré des oreilles.

Macruz (indice de) (1958) (cardiologie). Formule proposée pour préciser le diagnostic d'hypertrophie auriculaire gauche ou droite. C'est le rapport entre la durée de l'onde P de l'électrocardiogramme et celle du segment PR. Il est normalement de 1 à 1,6; il est supérieur à la normale en cas d'hypertrophie auriculaire gauche; inférieur dans l'hypertrophie auriculaire droite; il reste normal si l'hypertrophie intéresse les 2 oreillettes.

macule, *s. f.* (macula, tache). Lésion élémentaire de la peau, consistant en une tache rouge de dimensions variables, ne faisant pas de saillie notable à la surface des téguments et qui disparaît momentanément par la pression du doigt. — *m. gonor-*

rhéique de Sängers. V. *Sängers* (*macule gonorrhéique de*).

maculopathie, s. f. Altération de la macula de la rétine.

madarose ou **madarosis,** s. f. (μαδαρός, glabre). Calvitie du bord palpébral, due à la chute des cils.

Maddock (syndrome de) (1953). Insuffisance hypophysaire dissociée: la sécrétion de gonadostimuline et celle de corticotrophine sont déficientes tandis que celle de thyréostimuline est intacte; il en résulte une insuffisance génitale avec asthénie, hypotension et hypoglycémie.

Madelung (difformité ou maladie de) (1879). V. *carpocyphose.*

Madura (pied de) (Colebrook, 1846). Syn. *fungus du pied, maladie endophytique du pied, pérical, pied de Cochin* (Madura et Cochin: villes de l'Inde). Mycétome du pied appartenant à la variété dite *maduromycose.* Il se traduit par une hypertrophie considérable du pied qui est infiltré et présente des ulcérations fongueuses et des trajets fistuleux; il peut entraîner la mort du malade si l'on ne pratique l'amputation.

maduromycose, s. f. Syn. *hyphomycétome.* Variété de mycétome, dont le type est la maladie ou le pied de Madura, caractérisée par des grains constitués de filaments mycéliens volumineux, cloisonnés et formant généralement des chlamydospores.

Maffucci (syndrome de) (1881). Syndrome caractérisé par l'association d'une dyschondroplasie et d'une angiomatose sous-cutanée (et plus rarement viscérale). Les chondromes, plus ou moins nombreux, et qui parfois évoluent vers la malignité, siègent sur les os longs, surtout aux extrémités (doigts). Les doigts sont aussi le siège d'élection des angiomes, le plus souvent plans, rarement tubéreux. Lorsqu'il existe en plus des troubles de la pigmentation cutanée (nævus, vitiligo, etc.), le *syndrome de Kast* est réalisé. — Il doit être rapproché du syndrome de Klippel-Trenaunay.

magistral, ale, adj. (*magister,* maître). Se dit des médicaments dont la composition est indiquée par le médecin sur son ordonnance.

magma, s. m. (μάσσειν, piler). Résidu que l'on obtient après avoir exprimé les parties liquides d'une substance quelconque.

magnamycine, s. f. V. *carbomycine.*

magnésémie, s. f. ou **magnésiémie,** s. f. Présence et taux du magnésium dans le sang. Dans le plasma le taux normal est de 22 mg par litre en moyenne; soit 1,8 mEq/l.

magnésiurie, s. f. Présence et taux du magnésium dans l'urine. L'élimination urinaire du magnésium est normalement de 200 mg/24 h.

magnétocardiographie, s. f. Etude du champ magnétique du cœur.

magnétothérapie, s. f. (magnétisme; θεραπεία, traitement). Emploi thérapeutique des aimants.

Magnus (phénomène ou réflexe de). Syn. *réflexe tonique profond du cou.* Dans la rigidité décérébrée, les mouvements passifs de la tête sur le tronc déclenchent des variations de tonus musculaire des membres.

Mahler (signe de) (1895). Signe précoce de la phlébite des membres inférieurs chez les accouchées; il consiste en une rapidité particulière du pouls, dont la fréquence croît de jour en jour (*pouls grimpant*) bien que la température reste normale.

Mahu (signe de). Signe permettant de faire le diagnostic entre la sinusite maxillaire et l'empyème simple du sinus dû au déversement dans cette cavité du pus provenant d'une autre origine. Il est basé sur la diminution de capacité du sinus dans le cas de sinusite.

maigreur, s. f. Disparition des réserves graisseuses de l'organisme, parfois accompagnée d'atrophie des masses musculaires et des viscères. — *m. hypophysaire.* M. attribuée à une insuffisance du lobe antérieur de l'hypophyse; à tort, car la destruction isolée de ce lobe n'entraîne pas d'amaigrissement.

Maillard (coefficient d'imperfection uréogénique de). Syn. *indice d'imperfection uréogénique.* Rapport de l'azote ammoniacal sur la somme de l'azote uréique plus l'azote ammoniacal de l'urine. Ce rapport est normalement de 6,58 pour 100. Son augmentation indiquerait un trouble de l'uréogénèse hépatique ou un trouble plus général portant sur l'acidose.

main d'accoucheur (Trousseau). Syn. *main de Trousseau*. Attitude particulière de la main que l'on observe dans la tétanie. Les doigts contracturés, à demi-fléchis sur le carpe, sont serrés les uns contre les autres de façon à former un cône. C'est la position que l'accoucheur donne à sa main pour pratiquer le toucher manuel.

main acromégalique. V. *acromégalique*.

main bote (vieux français *bot*, émoussé, arrondi). Déformation congénitale ou acquise de la main, dans laquelle celle-ci est repliée sur l'avant-bras, qui se termine ainsi par une extrémité arrondie, analogue à celle qui termine la jambe dans la déformation connue sous le nom de pied bot.

main creuse (signe de la) (R. Garcin, 1955). Aspect anormal présenté par la paume de la main dans les conditions suivantes : le malade place ses avant-bras verticaux, mains et doigts étendus dans leurs prolongements, les paumes en avant, le 1er métacarpien ramené dans leur plan frontal; on lui commande alors d'écarter les doigts : le 1er métacarpien se porte en avant, en flexion et en adduction légère, creusant la paume, dans certains cas pathologiques : chorée ou athétose (main creuse tonique) ou atteinte pyramidale discrète (main creuse parétique).

main cubitale. Aspect particulier de la main observé dans la paralysie du nerf cubital, combinant la *griffe cubitale* et la *main de squelette* (v. ces termes).

main figée. Attitude spéciale permanente de la main associant la contracture des doigts, serrés en extension les uns contre les autres, à l'ankylose, à l'atrophie musculaire et à des troubles vaso-moteurs et trophiques. Elle a été observée à la suite de minimes blessures de la main ou du poignet. Attribuée d'abord simplement à l'hystérie, elle semble bien avoir, en outre, des causes organique complexes (réflexes sympathiques). V. *physiopathiques* (*troubles*).

main en griffe. Aspect particulier de la main dû à l'atrophie des muscles interosseux; les fléchisseurs, privés de leurs antagonistes, déterminent la flexion des deux dernières phalanges avec extension de la première sur le carpe.

main hypogénitale. Trouble circulatoire des mains, observé chez les jeunes filles, se traduisant par la rougeur, le refroidissement et la sudation des téguments de la main, attribuée à une insuffisance ovarienne.

main hypothalamique (Guillain, Alajouanine et Mathieu, 1924). Attitude de la main caractérisée par la flexion de tous les doigts à l'exception d'un seul, index ou médius, raidi en extension. Elle est observée dans les lésions du carrefour hypothalamique.

main en lorgnette (Pierre Marie et Léri, 1913). Déformation de la main caractérisée par un raccourcissement des doigts et parfois des métacarpiens dont les téguments, plissés transversalement, paraissent trop longs; les doigts sont très mobiles et peuvent être passivement allongés ou raccourcis, les phalanges semblant rentrer les unes dans les autres comme les éléments d'une lorgnette. Cette déformation se voit dans certaines formes de rhumatisme chronique avec ostéolyse.

main (phénomène de la). V. *Raimiste* (*signes de*), 1°.

main-pied-bouche (syndrome). Affection bénigne, survenant surtout chez les enfants, caractérisée par une stomatite dont les vésicules s'ulcèrent rapidement, et une éruption discrète de petites vésicules ovoïdes et grisâtres siégeant sur les mains et les pieds surtout autour des ongles et sur le talon. Elle paraît provoquée par un virus Coxsackie de type A.

main plate. Aspect particulier de la main, totalement atrophiée et inerte, observé dans les paralysies associées des nerfs médian et cubital.

main de prédicateur (Charcot). Attitude spéciale de la main qui est étendue sur l'avant-bras, tandis que les phalanges sont fléchies. Elle est due à la paralysie des muscles innervés par le cubital et le médian, tandis que les extenseurs (innervés par le radial) sont intacts.

main sénile. (P. Marie et A Léri). Localisation rare du rhumatisme chronique dégénératif (arthrose) aux trois premières articulations métacarpo-phalangiennes.

main de singe. Aspect particulier de la main dû à l'atrophie des muscles des éminences thénar et hypothénar, d'où l'aplatissement de ces dernières et l'impossibilité de l'opposition du pouce qui est rejeté en arrière La préhension ne peut plus s'effectuer que par flexion des doigts dans la paume de la main, comme chez le singe. On l'observe dans le type Aran-Duchenne, dans le type Gombault-Déjerine et dans la paralysie du nerf médian.

main de squelette. Aspect émacié de la main observé dans la paralysie du nerf cubital : l'atrophie de l'adducteur du pouce et des muscles interosseux creuse des gouttières entre les métacarpiens, et celle de l'éminence hypothénar aplatit le bord cubital de la main.

main (subluxation spontanée de la). V. carpocyphose.

main succulente. V. succulent.

main thalamique (Lhermitte). Aspect particulier de la main observé dans le syndrome thalamique : les doigts sont en hyperflexion, les ongles striés et incurvés; il existe de violentes douleurs accrues par le froid.

main en trident (Pierre Marie). Main dont les doigts sont courts et boudinés à leur base, ce qui force leurs extrémités à s'écarter les unes des autres. Cette déformation se rencontre dans l'achondroplasie.

main de Trousseau. V. main d'accoucheur.

Maisonneuve (appareil de). Gouttière plâtrée, formée d'attelles postérieures et latérales, destinée à immobiliser les fractures de jambe.

Maisonneuve (fracture de). Fracture du péroné siégeant au niveau du col et causée par le diastasis des malléoles avec fracture de la malléole interne.

Maisonneuve (méthode de). Traitement des fractures de Dupuytren par la réduction à l'aide de tractions manuelles et par l'immobilisation dans une gouttière plâtrée.

Maisonneuve (opération de). V. entéro-anastomose.

Majocchi (maladie de). V. purpura annularis telangiectodes.

mal (grand ou **haut).** Syn. comitialité, mal comitial, mal caduc, mal sacré, mal de la terre, mal de Saint-Jean, mal de Saint-Valentin, morbus comitialis, morbus sacer. Epilepsie se manifestant par des crises généralisées convulsives (tonico-cloniques). V. épilepsie généralisée.

mal (petit) (Esquirol, 1815). Terme qui a d'abord désigné toute crise d'épilepsie mineure; puis les différentes variétés d'absence, les myoclonies petit mal et l'effondrement épileptique. Actuellement il est réservé aux absences typiques et aux myoclonies petit mal (v. ces différents termes). — état de petit mal. V. absence (état d'). — variante de petit mal. V. Lennox-Gastaut (syndrome de). — petit mal électro-encéphalographique ou diencéphalique. Variété d'épilepsie sous-corticale caractérisée par un tracé encéphalographique particulier. — myoclonie petit mal. V. ce terme.

mal des aérostiers. V. aviateurs (mal des).

mal de l'air. V. transports (mal des).

mal d'altitude. V. altitude (mal d').

mal des aviateurs. V. aviateurs (mal des).

mal de Bright. V. Bright (mal de).

mal caduc. V. mal (grand ou haut).

mal comitial. V. mal (grand ou haut).

mal d'hôpital. V. pourriture d'hôpital.

mal des insertions. V. insertions (mal des).

mal des irradiations pénétrantes.
V. *rayons* (*mal des*).

mal des mâchoires. V. *tétanos.*

mal de mer. V. *transports* (*mal des*).

mal des montagnes. V. *altitude*
(*mal d'*).

mal de Naples ou **mal napolitain.**
V. *syphilis.*

mal perforant. Ulcération indolore
ayant tendance à gagner toujours en
profondeur, déterminée généralement par une lésion nerveuse. —
m. p. buccal (Fournier), Affection
rare caractérisée par la chute spontanée des dents, la résorption du
rebord alvéolaire, enfin des perforations palatines ; elle est due à une
névrite du trijumeau, qui se rattache elle-même souvent au tabes. —
m. p. plantaire. Affection caractérisée par une ulcération siégeant à
la plante du pied au niveau de l'articulation métatarso-phalangienne
des orteils, ayant tendance à envahir l'articulation sous-jacente ; elle
est sous la dépendance d'une névrite, qui se rattache elle-même au
tabes, au diabète sucré, ou à tel
autre processus général. — *m. p.
plantaire familial.* V. *myélodysplasique* (*syndrome familial*).

mal des rayons. V. *rayons* (*mal des*).

mal du roi (*King's Evil*). Nom donné
autrefois, en France et en Angleterre,
aux adénopathies cervicales, parce
que le roi, dans chacun de ces pays,
avait le privilège de guérir les
écrouelles par le simple toucher.

mal sacré. V. *mal* (*grand ou haut*).

mal de Saint-Jean. V. *mal* (*grand ou
haut*).

mal de Saint-Roch. V. *chalicose.*

mal de Saint-Valentin. V. *mal*
(*grand ou haut*).

mal de la terre. V. *mal* (*grand ou
haut*).

mal des transports. V. *transports*
(*mal des*).

mal des tubérosités. V. *insertions*
(*mal des*).

mal vertébral. V. *Pott* (*mal de*). —
m. v. sous-occipital. Mal de Pott
localisé à la partie supérieure de la
colonne vertébrale et surtout à
l'atlas et à l'axis.

malabsorption (syndrome de).
Ensemble de signes traduisant une
dénutrition grave d'origine digestive : diarrhée abondante au long
cours avec stéatorrhée, amaigrissement, anémie, œdèmes, carences
multiples (en protéines, calcium,
potassium, vitamines). Il est dû,
soit à une perturbation de l'absorption intestinale dont les causes sont
multiples : résection étendue ou
court-circuit chirurgical de l'intestin grêle, fistules gastro-coliques,
stéatorrhée idiopathique, maladie
de Whipple, soit à une insuffisance
digestive par manque d'enzyme au
cours des affections gastriques,
hépatiques ou pancréatiques.

**malabsorption spécifique de la
vitamine B$_{12}$ avec protéinurie
d'Imerslund-Najman-Gräsbeck.**
V. *Imerslund - Najman - Gräsbeck*
(*anémie ou maladie de*).

malacia, *s. f.* (μαλακία, mollesse).
Trouble de l'appétit consistant en
un désir morbide de mets excitants
ou acides. — *m. microplastica.* V.
dysplasie périostale.

malacie, *s. f.* (μαλακία). Ramollissement.

malacique, *adj.* (μαλακία). Qui se
rapporte à un ramollissement.

malacoplasie, *s. f.* (μαλακία ; πλάσσειν, former) (Michaelis et Gutmann, 1902 ; von Hansemann,
1903). Syn. *malakoplakie, malakoplasie, cystite en plaque.* Affection
rare, de nature inconnue, analogue
à la leucoplasie, observée au niveau
de la muqueuse vésicale. Celle-ci
présente des plaques jaune-brun-
nâtres, molles, saillantes, arrondies
ou ovalaires, parfois ulcérées. A leur
niveau existe une réaction histiocytaire de la sous-muqueuse qui
contient de grandes cellules éosinophiles spumeuses renfermant des
vacuoles et des inclusions basophiles riches en calcium : les corps
de Michaelis et Gutmann. Il s'agit
d'une affection locale, bénigne, se
manifestant par des signes de cystite chronique. Des plaques analogues siègent parfois sur les
muqueuses digestives.

maladie, *s. f.* Nom sous lequel on désigne le « processus morbide envisagé depuis sa cause initiale jusqu'à ses conséquences dernières » (G.-H. Roger).

maladie par aberration chromosomique. Maladie congénitale due à une anomalie du nombre ou de la structure (délétion ou translocation) des chromosomes somatiques (aberration autosomique) ou sexuels (aberration gonosomique). L'anomalie se produit au moment de la méiose, et cet accident peut aboutir soit à un excès de matériel chromosomique, certains gamètes portant les 2 chromosomes d'une paire au lieu d'un seul (trisomie), soit à une perte de ce matériel (monosomie, délétion d'un bras chromosomique). Cette maladie n'est pas, en principe, transmissible, sauf dans certains cas très particuliers de translocation. V. *caryotype, sexe nucléaire, trisomie, monosomie, dysgonosomie, polygonosomie, délétion et translocation.*

maladie allergique. V. *allergique.*

maladie auto-entretenue, ou **par auto-agression, auto-immune** ou **par auto-immunisation.** V. *auto-allergie.*

maladie des avortons. V. *maladie homologue.*

maladie bleue. V. *bleue (maladie).*

maladie bronzée. V. *Addison (maladie d').*

maladie bronzée hématurique du nouveau-né. V. *tubulhématie.*

maladie par carence. V. *carence.*

maladie par carence immunitaire. V. *carence immunitaire.*

maladie du collagène. V. *collagène.*

maladie collodionnée. V. *desquamation collodionnée.*

maladie par complexes antigène-anticorps. V. *complexes immuns.*

maladie par complexes immuns. V. *complexes immuns.*

maladie congénitale. Maladie avec laquelle l'enfant est né; elle est soit héréditaire, soit acquise pendant les 3 premiers mois de la vie intra-utérine et non transmissible. V. *embryopathie.*

maladie cyclique trisymptomatique. V. *Milian (maladie ou trisyndrome de).*

maladie enzymatique. V. *enzymopathie.*

maladie familiale. Affection qui frappe, sans changer de forme, plusieurs membres d'une même famille, et dont le caractère génétique n'est pas certain. Elle se manifeste comme un trouble du développement et se distingue des *maladies de famille,* où intervient, à côté de la notion du terrain, une cause surajoutée comme l'infection.

maladie génétique ou **génotypique.** V. *maladie héréditaire.*

maladie glycogénique. V. *glycogénique.*

maladie granulomateuse septique de l'enfant. V. *granulomatose septique progressive.*

maladie héréditaire. Syn. *hérédopathie.* Maladie dont le germe provient du spermatozoïde ou de l'ovule et qui existe par conséquent dès l'origine de la vie intra-utérine. Les m. h. sont dues à la présence, sur les chromosomes, de gènes pathologiques (*m. h. vraies, m. génétiques* ou *génotypiques, génopathie,* transmissibles) ou à une anomalie des chromosomes (*m. par aberration chromosomique* — v. ce terme — rarement transmissibles). Selon leur mode de transmission, on distingue les *m. h.* dominantes autosomiques, les *m. h.* récessives autosomiques, les *m. h.* liées au sexe. Elles peuvent être congénitales ou non, se manifestant, dans ce dernier cas, dans l'adolescence ou l'âge mûr. V. *dominant, récessif, hérédité autosomique, hérédité liée au sexe.*

maladie homologue. Syn. *maladie des avortons, syndrome de réaction du greffon contre l'hôte, maladie ou syndrome secondaire* (G. Mathé). Ensemble de troubles, souvent mortels, provoqués par l'introduction chez un sujet rendu immunologiquement tolérant (v. *tolérance immunitaire*) d'un greffon riche en cellules immunologiquement compétentes (p. ex. une greffe de moelle osseuse). Ces manifestations sont dues à la réaction du greffon contre l'hôte (graft-versus-host reaction) dont les cellules, et probablement les antigènes d'histocompatibilité, seront attaqués par les lymphocytes du greffon, contre lesquels ils ne pourront se défendre. Ces manifestations consistent en amaigrissement avec diarrhée, éruptions cutanées avec altération des phanères, atteinte hépatique, infections. Elles s'accompagnent d'une hypertrophie du foie et de la rate et surtout d'une atrophie des organes lymphoïdes. Elles sont analogues à celles qui suivent l'ablation du thymus chez l'animal nouveau-né (*maladie thymoprive*).

maladie immunitaire. Maladie en rapport avec une perturbation quantitative ou qualitative des moyens de défense naturels de l'organisme : que le système immunitaire soit déficient (v. *maladie immuno-déficitaire* et *carence ou déficit immunitaire*) ou qu'il réagisse de façon excessive ou déréglée. V. *immunitaire (système)*, *hypersensibilité*, *auto-allergie* et *complexes immuns*.

maladie immuno-déficitaire. Maladie caractérisée par une déficience de l'immunité, humorale (p. ex. agammaglobulinémie) ou cellulaire (p. ex. alymphocytose, ataxie-télangiectasies).

maladie infectieuse. V. *infectieux*.

maladie lysosomiale. Maladie héréditaire, à transmission génétique récessive, due à l'absence d'une enzyme normalement présente dans les lysosomes (v. ce terme). Cette déficience entraîne une perturbation dans le métabolisme des substances normalement dégradées par cette enzyme et qui s'accumulent dans certains organes, réalisant des maladies de surcharge. V. *thésanrismose*.

maladie médicamenteuse. Troubles morbides provoqués par certaines substances utilisées à des fins thérapeutiques : ils peuvent être dus à l'usage de doses trop fortes, ou à des réactions d'intolérance, ou à des effets secondaires portant sur d'autres organes que celui que l'on désire soigner.

maladie métabolique. Terme très général par lequel on désigne toutes

les maladies en rapport avec une perturbation de métabolisme (v. ce terme). Elles peuvent être héréditaires ou acquises; être dues à l'interruption d'une chaîne de synthèse par l'absence d'une enzyme, à une anomalie endocrinienne ou alimentaire; elles peuvent toucher l'équilibre des glucides (p. ex. diabète, glycogénose, galactosémie congénitale), des nucléotides (p. ex. goutte), des protides (p. ex. les amino-acidopathies), des lipides (p. ex. obésité, dyslipidoses), les équilibres acido-basique, ionique, osmotique, hydrique, minéral, phosphocalcique, vitaminique, etc.

maladie moléculaire (L. Pauling). Maladie due à un défaut constitutionnel et héréditaire qui empêche la synthèse d'un groupement moléculaire non enzymatique. Ex. : les hémoglobinoses (v. ce terme) dans lesquelles le sujet ne peut fabriquer l'hémoglobine normale et édifie à la place une molécule pathologique (hémoglobine S, C, etc.).

maladie œdémateuse du sevrage. V. *œdémateuse du sevrage (maladie)*.

maladie opératoire. V. *choc opératoire*.

maladie de l'oreillette. V. *maladie rythmique auriculaire*.

maladie périodique. V. *périodique*.

maladie pestilentielle. V. *quarantenaire (maladie)*.

maladie à précipitines. V. *complexes immuns*.

maladie professionnelle. Maladie provoquée par la profession du sujet. Les *m. p.* sont dues à des agents physiques (radiopathie, maladie des caissons) ou chimiques (rossignol des tanneurs, gale des cimentiers); elles peuvent être dues à une intoxication (saturnisme, benzénisme, plomb des vidangeurs) ou à l'inoculation d'un germe pathogène (pustule maligne, tubercule anatomique).

maladie quarantenaire. V. *quarantenaire (maladie)*.

maladie résiduelle ou **maladie résiduelle minimale** (cancérologie). Nom donné par G. Mathé (1969) à un état caractérisé par la persistance, chez un cancéreux traité par la chirurgie, la chimio- ou la radiothérapie, de cellules néoplasiques en faible quantité, et contre lequel l'immunothérapie active a été essayée.

maladie rhumatoïde. V. *polyarthrite chronique évolutive.*

maladie rythmique auriculaire (Slama, Waynberger, Motté et Bouvrain, 1969) (cardiologie). Syn. *maladie de l'oreillette.* Affection caractérisée par l'alternance de crises de tachycardie et de bradycardie supra-ventriculaires. Elle survient chez des sujets de plus de 50 ans, au cœur apparemment sain, et se manifeste par des palpitations, de la dyspnée, des lipothymies. Les troubles rythmiques sont très variés : tachycardie par fibrillation, flutter ou tachysystolie auriculaires ; bradycardie sinusale, nodale ou par bloc sino-auriculaire. Les crises se répètent plus ou moins souvent et la diversité de leurs mécanismes entraînant des indications thérapeutiques opposées, elles sont d'un traitement très difficile.

maladie secondaire. V. *maladie homologue.*

maladie sérique ou **maladie du sérum.** V. *sérum (maladie du).*

maladie de surcharge. V. *thésaurismose.*

maladie systémique ou **de système.** V. *systémique.*

maladie thymoprive. V. *maladie homologue.*

maladie vénérienne. Syn. *maladie à transmission sexuelle, M.T.S.* Maladie contagieuse contractée par les rapports sexuels ; ex. : syphilis, blennorragie, chancre mou, maladie de Nicolas et Favre, granulome inguinal et autres affections urogénitales dues à des Chlamydia (urétrite à inclusions), à des Candida, à des Trichomonas, etc.

maladie zymotique. V. *zymotique.*

maladrerie, s. f. Nom donné autrefois aux *léproseries.*

malaire (point) (anthropologie). Point situé sur le tubercule de la face externe de l'os malaire.

malakoplakie, s. f. ; **malakoplasie,** s. f. V. *malacoplasie.*

Malan (tumeur mixte intra-murale de). Tumeur développée aux dépens des glandes salivaires du voile du palais, d'abord dans le voile, puis dans l'épaisseur de la paroi pharyngée.

malaria, s. f. (italien : *mala*, mauvais ; *aria*, air). V. *paludisme.*

malariathérapie, malariatherapy (angl.), **malariaterapia** (ital.). V. *paludothérapie.*

malarien, enne, adj. Syn. *paludéen, paludique, palustre.* Qui a rapport au paludisme (malaria). — *groupe m.* Ensemble des formes de paludisme provoquées par les différentes variétés de *Plasmodium* (v. ce mot): fièvres tierce bénigne, quarte, tierce maligne, pernicieuses, cachexie palustre et fièvre bilieuse hémoglobinurique.

malariologie, s. f. V. *paludologie.*

malariologue, s. m. V. *paludologue.*

Malassez (spore de). Syn. *bacille bouteille.* Parasite polymorphe, ovalaire ou de forme étranglée que l'on trouve en grande abondance dans les squames du pityriasis simplex.

Malassez et Vignal (bacille de). V. *yersiniose* et *adénite mésentérique aiguë.*

Malécot (sonde de). Sonde en caoutchouc destinée au cathétérisme de l'urètre ; elle est munie à son extrémité de deux ailerons qui la maintiennent dans la vessie.

mâles (hormones). V. *androgènes (hormones).*

malformation luxante de la hanche. Terme proposé par Lance pour désigner la luxation congénitale de la hanche. En effet, ce qui est congénital, ce n'est pas la luxation, ce sont les malformations du cotyle, de la tête fémorale, de la capsule et des muscles (*hanche luxable* [Le Damany], *préluxation*) qui permettent la constitution de la luxation dès les premiers pas de l'enfant. Cette malformation est héréditaire, dominante à expressivité variable.

malformation subluxante de la hanche ((Lance). Syn. *dystrophie* subluxante (Ombrédanne). Subluxation congénitale de la hanche, due à des malformations congénitales analogues à celles de la malformation luxante, moins accentuées cependant, et à une déformation progressive ultérieure de la tête et du col du fémur.

Malgaigne (fracture de). Double fracture verticale de la ceinture pelvienne : le trait antérieur passe par le trou ischio-pubien, et le trait postérieur par l'os iliaque.

Malgaigne (méthode de). Emploi dans la cure des anus contre nature de la suture directe de l'intestin et des plans pariétaux.

Mali (acro-angiomatose de). V. acro-angiomatose.

malignité, s. f. (malignitas). Caractère insidieux et particulièrement redoutable soit d'une maladie, au cours de laquelle il se manifeste par l'apparition de symptômes anormaux ou par une évolution inattendue qui entraînent rapidement la mort ; soit d'une tumeur, fatale par sa tendance à l'extension et à la généralisation. — syndrome de m. V. malin (syndrome).

malin, maligne, adj. (malignus, méchant). Se dit d'une maladie qui présente un caractère grave et insidieux ou d'une tumeur susceptible de se généraliser et d'amener la mort du malade. — syndrome m. (Hutinel). Ensemble de symptômes apparaissant parfois au cours des maladies infectieuses (diphtérie, scarlatine, rougeole, grippe, f. typhoïde, etc.), précocement ou tardivement : adynamie, hyperthermie, collapsus cardio-vasculaire, vomissements, diarrhée, albuminurie, hémorragies et érythèmes. Ce syndrome donne à la maladie en cours un caractère d'exceptionnelle gravité et annonce une mort prochaine. Il est dû à l'atteinte du système neurovégétatif (centres et formations périphériques) (Reilly, Marquézy et Mlle Ladet, 1938). — syndrome m. secondaire de Marfan. V. Marfan (syndrome malin secondaire de).

Malins (syndrome de). V. anémie phagocytaire.

malisto-distal, adj. (μάλιστα, surtout) (morphologie). Se dit d'un sujet chez lequel prédomine le segment distal (membres et crâne).

malisto-médial, adj. (μάλιστα) (morphologie). Se dit d'un sujet chez lequel prédomine le segment médial (thorax et étage nasal de la face).

malisto-proximal, adj. (μάλιστα) (morphologie). Se dit d'un sujet chez lequel prédomine le segment proximal (abdomen et étage buccal de la face).

malléatoire (chorée). V. chorée hystérique.

malléine, s. f. (malleus, morve). Substance extraite des cultures du bacille de la morve (Malleomyces mallei). Employée en cuti-réaction chez l'homme, par voie sous-cutanée, intradermique ou conjonctivale chez le cheval, elle provoque, si le sujet est ou a été atteint de la morve, des réactions locales qui servent au diagnostic de la maladie.

malléolaire, adj. Qui se rapporte aux malléoles, tibiale et péronière. — fracture m.

Mallet-Guy (signe de). Point douloureux provoqué par la palpation de la région sous-costale gauche chez un sujet atteint de pancréatite chronique et couché en décubitus latéral droit.

Mallory (cirrhose de). V. cirrhose post-nécrotique.

Mallory-Weiss (syndrome de) (1929). Hémorragies gastro-intestinales, souvent mortelles, par ulcérations de la muqueuse du cardia, à la suite de vomissements répétés et prolongés. Elles surviennent au cours de l'alcoolisme, de la gastrite atrophique, des cirrhoses nutritionnelles, des hernies hiatales, d'œsophagite, etc.

maltase, s. f. Ferment des sucs pancréatique et intestinal qui transforme le maltose en glucose au cours de la digestion.

Malte (fièvre de). V. mélitococcie.

malthusianisme, s. m. (de Malthus, économiste anglais, qui publia, en 1798, un Essai sur le principe de population, où il signalait les dangers de l'accroissement de la population).

Mise en pratique des différents moyens propres à diminuer la natalité (avortements provoqués, castrations, procédés anticonceptionnels, etc.).

maltosurie, *s. f.* Présence de maltose dans l'urine; elle est exceptionnelle.

mamilloplastie, *s. f. (mamilla,* mamelle; πλάσσειν, former). Opération qui consiste à enlever un ou deux lambeaux de peau autour du mamelon et qui a pour but de supprimer l'ombilication ou l'invagination du mamelon.

mammectomie, *s. f. (mamma,* mamelle; ἐκτομή, ablation) (Dartigues). V. *mastectomie.*

mammite, *s. f. (mamma).* V. *mastite.* — *m. noueuse.* V. *kystique de la mamelle (maladie).*

mammographie, *s.f.* V. *mastographie.*

mammose, *s. f.* V. *mastose.*

mammotrope, adj. Qui a de l'affinité pour la glande mammaire.

manche de veste (déformation en). Déformation d'un segment de membre en arc de cercle; elle est due à la consolidation d'une fracture en mauvaise position (cal angulaire) ou à une affection osseuse (maladie de Paget).

manchette (test de la) (Robertson et Katz, 1938). Epreuve proposée pour confirmer le diagnostic d'angine de poitrine. La pose d'un brassard pneumatique gonflé à 50 mm de Hg (ou 100 mm pour Kiss et Slapak) au-dessus de la pression artérielle maxima provoquerait une crise douloureuse chez 70 à 80 p. 100 des malades atteints d'angine de poitrine vraie.

Mandl (méthode de). Traitement de l'angine de poitrine par l'anesthésie des ganglions supérieurs de la chaîne sympathique thoracique.

Mandl (opération de). V. *parathyroïdectomie.*

manganémie, *s. f.* Présence de manganèse dans le sang.

manganique, adj. Qui se rapporte au manganèse.

manganisme, *s, m.* Intoxication par le manganèse survenant chez les ouvriers qui extraient et manipulent le minerai et inhalent ses poussières. Elle se manifeste essentiellement par des accidents nerveux : agressivité puis asthénie et apathie, tremblement et surtout hypertonie musculaire entraînant des troubles de l'équilibre, de la marche et de la parole, et un aspect figé du visage; et aussi par des pneumopathies aiguës sévères.

manganurie, *s. f.* Présence de manganèse dans l'urine.

mangy, *s, m.* (Fontoynont, 1911). Maladie endémique sur les hauts plateaux de Madagascar, caractérisée par une parotidite chronique généralement bilatérale ne s'accompagnant ni de douleur, ni de réaction inflammatoire. Elle serait à la glande parotide ce que le goitre est à la glande thyroïde.

maniaque, adj. et *s. m.* Se dit d'un malade atteint de manie. — Qui a rapport à la manie. — *exaltation m.* V. *hypomanie.*

manichéisme, *s. m.* Doctrine philosophique qui prétend que le monde est régi par deux puissances égales et opposées, les principes du Bien et du Mal. — *m. délirant.* Conception délirante dans laquelle le malade se croit à la fois attaqué et protégé par des personnages imaginaires.

manicome, *s. m.* (μανία, folie; κομεῖν, soigner). Hôpital d'aliénés.

manie, *s. f.* (μαίνομαι, je délire). Syndrome caractérisé « par une surexcitation générale et permanente des facultés intellectuelles et morales » (Baillarger), et qui peut se manifester soit au cours d'une affection mentale, soit à l'état d'isolement et constituer une psychose autonome. — *m. blasphématoire.* V. *coprolalie.* — *m. dépilatoire.* V. *trichotillomanie.* — *m. intermittente* ou *périodique.* V. *folie périodique.*

maniement, *s. m.* Mot employé en art vétérinaire pour désigner les régions du corps facilement accessibles à la palpation et dans lesquelles la graisse s'accumule. Ce mot est quelquefois employé en médecine humaine pour désigner les dépôts graisseux superficiels.

manigraphe, *s. m.* (μανία, folie; γράφειν, écrire). V. *psychiatre.*

manipulation, *s. f.* (*manipulus*, poignée). Action d'effectuer certaines manœuvres manuelles : 1° pour réaliser des expériences de physique ou des préparations chimiques ; 2° pour remédier à certains déplacements osseux (vertébraux, p. ex.). — Nom parfois donné à ces manœuvres elles-mêmes.

mannitol (épreuve au). V. *clairance.*

Mannkopf (signe de) (1885). Augmentation de la fréquence du pouls par compression des points douloureux dans les névralgies.

manno-heptulosurie, *s. f.* Présence dans l'urine de manno-heptulose, sucre rare, contenu dans certains fruits (avocat).

mannosidose, *s. f.* Affection congénitale rare de l'enfant caractérisée par des troubles du développement du squelette rappelant ceux de la maladie de Hurler, un retard psychomoteur, une hépatosplénomégalie et la présence, dans l'urine, de composés du mannose (variété d'oligosaccharide) qui, par ailleurs, surchargent les leucocytes et les cellules du foie et de la rate, lesquelles manquent, par contre, d'une enzyme, l'α-mannosidase. La *m.* est une maladie métabolique héréditaire qui entre dans le cadre des mucolipidoses (v. ce terme).

manométrie, *s. f.* Mesure de la pression à l'intérieur d'un vaisseau ou d'une cavité.

Mantoux (réaction ou **test de).** Intradermo-réaction (v. ce terme) à la tuberculine.

Mantoux (type). V. *porokératose papillomateuse.*

manuluve, *s. m.* (*manus*, main ; *luere*, laver). Bain de mains.

M. A. O. Abréviation de mono-amine-oxydase. V. ce terme.

maquignon (signe du) (Marjolin). Signe dû à la claudication légère qui marque soit le début de la coxalgie. Il consiste dans l'inégalité du rythme de la marche, plus perceptible à l'oreille qu'à la vue (c'est ainsi que les maquignons reconnaissent chez les chevaux un léger degré de boiterie).

marais (fièvre des). V. *fièvre des marais.*

Marañon (signe de) (1919). Syn. *tache rouge thyroïdienne.* Dans la maladie de Basedow, érythème provoqué par une excitation mécanique légère de la région antérieure du cou et localisé à l'aire de projection cutanée de la glande thyroïde.

marasme, *s. m.* (μαραινεῖν, dessécher). Maigreur extrême de tout le corps provoquée par une longue maladie. — *m. sénile.* Processus régulier d'atrophie qui frappe la plupart des tissus dans la vieillesse.

marastique, *adj.* Qui se rapporte à l'état de marasme. — *thrombose m.* Thrombose vasculaire, presque toujours veineuse, survenant au cours des affections qui altèrent gravement l'état général (cancer, infections, etc.).

Marburg (maladie à virus de). Maladie infectieuse dont une petite épidémie de laboratoire a été observée, en 1967, en Allemagne Fédérale, près de Francfort, et en Yougoslavie, chez des sujets ayant manipulé des singes (Cercopithecus Aethiops) importés d'Afrique Orientale. Elle est due à un virus à A.R.N. classé parmi les rhabdovirus, transmis par contact interhumain. La maladie débute brusquement par de la fièvre, de la céphalée, des myalgies, des troubles gastro-intestinaux. Elle dure deux semaines environ au cours desquelles tous les appareils peuvent être touchés, surtout le foie et le rein. Elle est mortelle dans 30 % des cas.

Marburg (syndrome de). V. *apinéalisme.*

Marburg (triade de). Groupe de trois symptômes évocateurs du diagnostic de sclérose en plaques : signes d'irritation pyramidale, abolition des réflexes cutanés abdominaux, pâleur de la partie temporale des deux rétines.

Marchand (cirrhose de). V. *cirrhose post-nécrotique.*

marche, *s. f.* V. *démarche.*

marche en étoile (épreuve de la)

(Babinski et Weil). V. *déviation angulaire (épreuve de la)*.

marches (exercice des deux) (*two-step exercice*) (Master, 1929). Epreuve d'effort (v. ce terme) destinée à faire apparaître des modifications de l'électrocardiogramme chez des sujets atteints d'angine de poitrine et dont le tracé électrique est normal au repos. Elle consiste à faire monter et descendre au malade, pendant une minute et demie, un escalier de deux marches (de 20 cm de hauteur), selon une cadence variable avec l'âge, le poids et le sexe du sujet.

Marchesani (syndrome de) (1939). V. *Weill-Marchesani (syndrome de)*.

Marchiafava-Bignami (maladie ou syndrome de) (1903). Variété d'encéphalopathie alcoolique (v. ce terme) décrite chez les buveurs de vin Claret italien ; elle est caractérisée anatomiquement par une nécrose axiale du corps calleux et cliniquement par une torpeur progressive avec confusion mentale ou délire, des troubles du tonus musculaire, des paralysies oculaires et une évolution rapide vers la mort, en l'absence d'un traitement intensif par la vitamine B$_1$. V. *Gayet-Wernicke (encéphalopathie ou maladie de)*.

Marchiafava - Micheli (maladie de) (1931). Affection d'origine inconnue, caractérisée par une anémie hémolytique chronique accompagnée d'ictère, par une hémosidérinurie permanente et par une hémoglobinurie paroxystique nocturne.

Marckwald (opération de). Syn. *opération de Simon*. Amputation du col de l'utérus par la méthode à deux lambeaux : on pratique sur chaque lèvre séparément une excision conique de la partie hypertrophiée et on suture les deux lambeaux ainsi obtenus.

Marcus Gunn (phénomène de). V. *Gunn (phénomène de M.)*.

Maréchal (réaction de). Coloration vert émeraude obtenue en versant quelques gouttes de teinture d'iode dans une urine contenant du pigment biliaire.

maremmatiques (fièvres). V. *paludisme*.

Marey (lois de). 1° *loi de variation périodique de l'excitabilité cardiaque*. Le myocarde n'est pas excitable dans la phase systolique, mais il le devient dans la phase diastolique. — 2° *loi de l'uniformité de travail du cœur*. La fréquence des battements cardiaques augmente toutes les fois que la tension artérielle diminue ; elle diminue au contraire quand la pression artérielle augmente.

Marfan (loi de) (1886). « On ne constate presque jamais de tuberculose pulmonaire, tout au moins de tuberculose pulmonaire évidente et en évolution, chez des sujets qui, pendant l'enfance, ont été atteints d'écrouelles (adénite tuberculeuse suppurée du cou) et qui en ont guéri complètement avant qu'aucun autre foyer de tuberculose eût été appréciable ».

Marfan (maladies de). 1° Paraplégie spasmodique, due à la syphilis congénitale, survenant chez des enfants de 4 à 12 ans ; elle est associée à des troubles psychiques, au signe d'Argyll-Robertson et à une kératite interstitielle. — 2° V. *Marfan (syndrome de)*.

Marfan (procédé ou voie de) (Larrey ; Jaboulay, 1909 ; Marfan, 1911). Technique de ponction du péricarde par voie épigastrique, l'aiguille étant enfoncée en dessous de l'appendice xyphoïde, vers le haut, et rasant la face postérieure du sternum.

Marfan (syndrome de) (1896). Maladie héréditaire du tissu conjonctif, transmise selon le mode dominant. Elle se manifeste par des malformations multiples : squelettiques (grande taille avec cyphoscoliose, thorax en entonnoir ou en bréchet, dolichosténomélie, hyperlaxité ligamentaire), oculaires (subluxation bilatérale et parfois anomalie de taille et de forme des cristallins avec tremblement de l'iris, évolution vers le décollement de la rétine et le glaucome) et cardio-vasculaires, les plus graves : atteinte aortique par défaut des fibres élastiques de la media (anévrysme du sinus de Valsalva, anévrysme disséquant), insuffisances aortique et mitrale, lésions de l'artère pulmonaire et des veines. D'autres malformations cardiaques (surtout communication inter-auriculaire) ou squelettiques peuvent lui être associées. V. *dolichosténomélie, arachnodactylie* et *cœur arachnodactylique*.

Marfan (syndrome malin secondaire de). Syndrome de la plus haute gravité survenant au décours d'une angine diphtérique (5e au 20e jour); il est caractérisé par la pâleur, l'asthénie, une paralysie du voile du palais, un collapsus cardiovasculaire avec dilatation du cœur et hypertrophie du foie, une albuminurie avec azotémie; il évolue vers la mort en une dizaine de jours.

margaroïde (tumeur). Nom donné parfois à certaines tumeurs ayant l'aspect de la margarine.

marginal, *adj.* Qui se rapporte aux bords d'une cavité. — *fracture m.* Fracture du bord articulaire d'une extrémité osseuse (radius, tibia).

Marie (maladies de Pierre). V. *acromégalie, ostéo-arthropathie hypertrophiante pneumique* et *hérédoataxie cérébelleuse*.

Marie (myopathie type Pierre). V. *myopathie primitive progressive*.

Marie (type Pierre) ou **Marie et Boveri (type Pierre)** (P. Marie, 1906). Nom donné à une forme de *névrite hypertrophique progressive familiale* (v. ce terme) caractérisée par le tremblement intentionnel, la parole saccadée, l'exophtalmie et l'atrophie limitée à la jambe.

Marie et Foix (manœuvre de Pierre). Manœuvre destinée à mettre en évidence la paralysie faciale chez un hémiplégique dans le coma : la compression bilatérale du nerf facial en arrière des condyles du maxillaire inférieur n'entraîne la contraction des muscles de la face que du côté sain.

Marie et Foix (syndrome de Pierre). V. *hypothalamique (syndrome)*.

Marie et Robinson (syndrome de). V. *lévulosurique (syndrome)*.

Marie et Sainton (maladie de Pierre). V. *dysostose cléido-crânienne héréditaire*.

Marie-Strümpell (maladie de Pierre). V. *pelvispondylite rhumatismale*

Marin Amat (phénomène de) (1918-24). Synergie fonctionnelle consistant dans la fermeture d'un œil provoquée par l'ouverture large de la bouche. C'est l'inverse du phénomène de Marcus Gunn (v. ce terme).

Marine-Lenhart (syndrome de) (1911). Variété d'hyperthyroïdie avec goitre nodulaire, dont le ou les nodules, comme le reste de la glande, fixent exagérément l'iode. Ce syndrome entrerait dans le cadre de la maladie de Basedow.

Marinesco-Sjögren (syndrome de) (M., 1931; S., 1950). Maladie familiale associant une cataracte congénitale bilatérale, une oligophrénie, un syndrome neurologique de type hérédo-ataxie. Elle est transmise selon le mode autosomique récessif; elle entrerait dans le cadre des hérédo-dégénérations spino-cérébelleuses. — La *maladie de Sjögren* (1935) comporte seulement l'association d'une cataracte congénitale bilatérale et d'une oligophrénie.

Marion (maladie de). V. *col vésical (maladie du)*.

Marion (opérations de G.). 1° Procédé de cure radicale de l'exstrophie vésicale. Il consiste à creuser, avec un trocart courbe, un canal urétral sous-pubien; puis à reconstituer, en libérant et en accolant les bords de la vessie, une cavité vésicale devant laquelle on suture l'aponévrose des droits, puis la peau. — 2° Extirpation d'un diverticule de la vessie par la taille hypogastrique. — 3° Création d'un nouvel urètre après fermeture complète du col de la vessie; opération pratiquée en cas de fistule vésico-vaginale avec destruction du col vésical. — 4° Occlusion du cul-de-sac de Douglas par suture de la face antérieure du rectum à la face postérieure du vagin et du col utérin : opération destinée à remédier à la rétroflexion et à la rétrodéviation de l'utérus.

Marion (signes de). 1° Syn. *signe de la soupape.* Arrêt brusque de l'écoulement de l'urine par une sonde introduite dans la vessie et rétention du liquide injecté ensuite par cette sonde. Ce phénomène est dû à l'obstruction des yeux de la sonde par les franges d'une tumeur intravésicale. — 2° Symptôme révélant la présence d'adénomes sous-urétraux pouvant obstruer le col vésical, bien que la prostate ne paraisse pas hypertrophiée au toucher : l'examen au cystoscope permet de voir, dans le même champ, le col de la vessie surélevé et l'orifice urétéral vers lequel est tourné le prisme.

marisque, s. f. (*marisca,* espèce de figue sauvage). Petite tumeur s'insérant à la marge de l'anus, pourvue d'une enveloppe cutanée ou cutanéo-muqueuse, ridée, molle et indolente, et provenant d'une hémorroïde ayant subi la transformation fibreuse.

Marjolin (ulcère de) (1828). Variété de cancer de la lèvre inférieure développée sur des brûlures par cigarettes.

marmorisation, s. f. (*marmor,* marbre). Augmentation considérable de la densité d'un os, dont une partie plus ou moins étendue devient compacte comme du marbre.

Maroteaux et Lamy (syndrome de). V. *nanisme polydystrophique.*

marqué, ée, adj. Se dit d'une substance sur laquelle a été fixé un isotope radio-actif. On peut suivre le cheminement et la localisation de cette substance dans l'organisme grâce aux rayons γ qu'émet l'isotope (v. ce mot et *scintillographie*).

Marsh (maladie de) (Tapret). V. *Basedow (maladie de).*

marsupialisation, s. f. Suture, aux lèvres de l'incision cutanée, des bords de la cavité persistant après l'extirpation incomplète d'un kyste (k. hydatique, k. de l'ovaire). On forme ainsi une poche comparée à celle des marsupiaux.

martial, ale, adj. Ferrugineux. Ex. : *carence m., médication m.*

Martin et Pettit (sérodiagnostic de). Sérodiagnostic de la leptospirose ictéro-hémorragique.

Martinet (épreuve de). Variété d'épreuve d'effort dans laquelle le sujet exécute 20 flexions sur les membres inférieurs, au rythme de une par seconde.

Martorell (ulcère hypertensif de). V. *ulcère hypertensif de Martorell.*

Martorell et Fabré-Tersol (syndrome de) (1944). V. *Takayashu (maladie ou syndrome de).*

Martzloff (graduation de) (1922). Essai de classification des néoplasmes pavimenteux du col de l'utérus en trois groupes d'après les types des cellules rencontrées dans l'épaisseur de la muqueuse.

masculinisant, adj. (*masculus,* masculin). V. *virilisant.*

masculinisation, s. f. (*masculus*). V. *virilisation.*

masculisme, s. m. (*masculus*). Etat d'un individu qui, tout en appartenant au sexe féminin, présente quelques caractères du sexe masculin, tels que le développement de la barbe et des moustaches. Le *m.* s'accompagne ordinairement de la disparition des règles et peut être aussi observé après la ménopause.

masochisme, s. m. (du romancier allemand Sacher Masoch qui l'a vanté). Syn. *algolagnie passive.* Perversion du sens génital chez l'homme, l'acte sexuel ne pouvant s'accomplir que sous l'action d'insultes, de flagellation ou de tout autre sévice.

massage, s. m. (μάσσειν, pétrir). Action de presser, de pétrir, de manipuler avec les mains une partie des masses musculaires ou un organe tel que l'estomac, le cœur, etc. — *m. inspiratoire* (Mœbius). Massage indirect du foie par l'intermédiaire du diaphragme, préconisé dans les accès d'hépatalgie.

massage cardiaque. Procédé de réanimation destiné, en cas d'arrêt cardiaque, à rétablir d'urgence une circulation efficace, indispensable surtout au niveau du cerveau et des artères coronaires. Le *m. c. externe* ou *à thorax fermé* provoque l'éjection du sang ventriculaire par compression du cœur entre le sternum et le rachis (v. *Kouwenhoven, méthode de*). Le *m. c. interne* ou *à thorax ouvert* comporte, après thoracotomie et ouverture du péricarde, la compression rythmée du cœur entre le pouce et les doigts de la main droite ou entre les deux mains.

Massel, Ettinger et Voskamp (opération de) (1950). Résection des nerfs splanchniques et de la chaîne sympathique dorsolombaire de D_2 à L_2; opération préconisée pour traiter l'hypertension artérielle.

Masson (théorie de). Théorie d'après laquelle les tumeurs dites mixtes des glandes salivaires auraient une origine uniquement épithéliale.

massothérapie, *s. f.* (massage; θερα-πεία, traitement). Emploi thérapeutique du massage.

mastectomie, *s. f.* (μαστός, mamelle; ἐκτομή, ablation). Syn. (incorrect) *mammectomie.* Ablation de la glande mammaire.

Master (épreuve de). V. *marches (exercice des deux).*

Masters et Allen (syndrome de). V. *Allen et Masters (syndrome d').*

mastite, *s. f.* (μαστός, mamelle). Syn. *mammite.* Nom générique de toutes les affections inflammatoires de la mamelle. — *mastite carcinomateuse* (Klotz et Volkmann). Cancer du sein observé chez la femme jeune pendant la grossesse ou la lactation, ayant l'aspect d'une inflammation aiguë de toute la glande et évoluant vers la mort en quelques mois ou en quelques semaines. — *m. totale.* V. *panmastite.*

mastocyte, *s. m.* (francisation du mot allemand *mastzellen*; κύτος, cellule). Syn. *mastzellen* (Ehrlich), *héparinocyte, labrocyte.* Variété d'histiocyte existant normalement dans le tissu conjonctif et se rencontrant en petit nombre dans le sang. C'est une cellule de 25 à 30 μ de diamètre, dont le gros noyau massif et irrégulier est souvent mas-

qué par des granulations métachromatiques plus ou moins grosses. Le *m.* dérive de l'histioblaste par l'intermédiaire du promastocyte. Il sécrète et stocke l'héparine et l'histamine, peut-être aussi l'acide hyaluronique. — Certains auteurs nomment ces cellules *m. tissulaires* et appellent *m. sanguins* les polynucléaires basophiles.

mastocytome, *s. m.* Variété exceptionnelle d'urticaire pigmentaire (mastocytose dermique pure) se présentant sous la forme d'une tumeur circonscrite arrondie.

mastocytose, *s. f.* (Sézary; Degos). Présence de mastocytes dans un tissu ou un organe qui caractérise des affections primitives, généralement bénignes, du système réticuloendothélial. Elle est généralement *localisée* au derme et à l'épiderme : c'est la *m. dermique pure* ou *urticaire pigmentaire* (v. ce terme). Beaucoup plus rarement elle envahit les os, le foie, la rate, les ganglions, le sang, ou même les poumons, les reins, le tube digestif, etc.; ces *m. diffuses* (Ellis, 1949) peuvent avoir une évolution sévère (transformation en leucose, p. ex.).

mastocyto-xanthome, *s. m.* V. *nævo-xantho-endothéliome.*

mastodynie, *s. f.* (μαστός; ὀδύνη, douleur). Douleur névralgique de la mamelle pouvant irradier dans les régions voisines. C'est un symptôme qui peut se rencontrer dans plusieurs affections de la glande.

mastographie, *s. f.* (μαστός; γράφειν, écrire). Syn. (incorrect) *mammographie.* Radiographie de la glande mammaire comportant la mastographie proprement dite ou examen sans préparation, la pneumomastographie et la galactographie (v. ces termes).

mastoïdectomie, *s. f.* (mastoïde; ἐκτομή, ablation). Trépanation et évidement de l'apophyse mastoïde, de l'aditus et de l'antre pratiquée en cas de mastoïdite aiguë.

mastoïdite, *s. f.* Inflammation de l'apophyse mastoïde consécutive presque toujours à une otite moyenne. — *m. de Bezold.* V. *Bezold (m. de).*

mastologie, s. f. Etude du sein normal et pathologique.

mastopathie, s. f. (μαστός; πάθος, affection). Nom générique servant à désigner toutes les modifications de la glande mammaire, allant de la simple congestion jusqu'à la maladie kystique et comprenant notamment les congestions douloureuses menstruelles, l'hypertrophie glandulaire massive, les mastites, etc.

mastopexie, s. f. (μαστός; πῆξις, fixation). Opération consistant à relever le sein et à le fixer au muscle pectoral; elle a pour but de remédier à la mastoptose.

mastoptose, s. f. (μαστός; πτῶσις, chute). Abaissement des glandes mammaires pouvant entraîner de l'engorgement hypostatique et de l'eczéma intertrigineux.

mastose, s. f. (μαστός) (Reclus, 1883). Syn. *mammose*. Nom générique donné à diverses affections bénignes non inflammatoires du sein (mammites sclérokystiques, kystes du sein, maladie kystique de la mamelle).

mastzellen (all. *Mast*, engraissement; *Zellen*, cellules) (Ehrlich). V. *mastocyte*.

Masugi (néphrite allergique, type) (1933). Lésions rénales déterminées, chez le lapin, par l'injection d'un sérum de canard anti-lapin, c'est-à-dire contenant des anticorps dirigés contre les membranes basales des capillaires glomérulaires du lapin. Masugi avait obtenu une glomérulonéphrite évolutive; le même procédé expérimental peut aussi provoquer un syndrome néphrotique. V. *Steblay (néphrite allergique type)*.

Matas (opération de). V. *anévrismorraphie.*

Matas-Bickham (opération de) (1904). Opération pratiquée en cas d'anévrisme artério-veineux et consistant dans la suture de l'orifice artériel après ouverture de la veine.

matérialiste (doctrine). V. *monisme.*

maternité, s. f. Service hospitalier ou établissement privé réservé aux femmes sur le point d'accoucher.

Mathias Duval (théorie de). V. *parthénogénèse (théorie de la).*

Mathieu (maladie de). V. *ictère infectieux à recrudescence fébrile.*

Mathieu (opération de P.). Procédé associant, dans la cure radicale de l'hypospadias, la méthode d'Ombrédanne pour la réfection de l'urètre et celle de Duplay pour la couverture de la surface cruentée (v. *Duplay* et *Ombrédanne, opérations de*).

matière médicale. Ensemble des corps qui fournissent les médicaments. — Partie de la thérapeutique qui a pour objet la description de tous les agents employés dans le but de guérir les malades (médicaments proprement dits et agents thérapeutiques divers tels que l'électricité, les rayons X. etc.).

matité, s. f. Son obtenu par la percussion d'une partie du corps, caractérisé par l'élévation du ton, l'abaissement de l'intensité et l'absence de timbre appréciable. Quand elle est complète, on la compare au son obtenu en percutant la cuisse (*tanquam percussi femoris*).

matrocline, adj. et **matroclinie,** s. f. (μάτηρ, mère; κλίνειν, pencher). V. *hérédité maternelle.*

matrone, s. f. (*matrona*, mère de famille). Autrefois, sage-femme. — Actuellement ce terme désigne les femmes qui pratiquent illégalement les accouchements, sans avoir le titre de sage-femme.

matronisme, s. m. (*matrona*) (Pende). Syn. *syndrome de Pende*. Forme d'obésité survenant chez les petites filles, s'accompagnant de puberté précoce et d'arrêt de croissance avec nanisme : elle affecte le type rencontré habituellement chez la femme à l'âge mûr. Le m. serait dû à une insuffisance thyroïdienne, associée à une suractivité de la corticale surrénale.

Mattéi (méthode de). Traitement des abcès du poumon par des instillations locales de pénicilline, au moyen d'une sonde de Métras introduite dans la trachée et dans la bronche de drainage.

Mauriac (syndrome de Pierre) (M., de Bordeaux, 1930). Syndrome observé chez des enfants atteints de diabète grave et instable, traité depuis longtemps par l'insuline, caractérisé par une hépatomégalie, l'arrêt de la croissance et une obésité localisée à la partie supérieure du corps.

Mauriceau (manœuvre de) (obstétrique). Manœuvre destinée à dégager la tête du fœtus retenue dans l'excavation ou dans le bassin mou, dans l'accouchement par le siège, lorsque le tronc et les membres sont déjà sortis; elle consiste à placer le fœtus à cheval sur l'avant-bras de l'accoucheur et à faire fléchir fortement la tête en mettant deux doigts dans la bouche.

Max Herz (procédé de). V. *Herz (procédé de Max).*

Max Schüller (loi de). V. *Schüller (loi de Max).*

maxillite, s. f. Ostéite des maxillaires.

May-Hegglin (syndrome de) (M., 1909; H., 1945). Syndrome familial à transmission autosomale dominante, caractérisé par une thrombopénie et par la présence permanente, d'une part, d'inclusions bleutées dans le cytoplasme des leucocytes (surtout des polynucléaires), et, d'autre part, de plaquettes géantes.

Maydl (procédé ou opération de) (1892). Procédé d'urétéro-entérostomie appliqué à la cure radicale de l'exstrophie de la vessie. Il consiste dans la transplantation du trigone avec les deux uretères dans la paroi de l'S iliaque.

Maydl-Reclus (procédé de). Anus contre nature, pratiqué en deux temps, sur l'anse iliaque du côlon, en cas de cancer du rectum inopérable.

Mayer (courbes de). V. *Sigmund-Mayer (courbes, ondes ou oscillations de).*

Mayer-Kufs (maladie de). V. *Kufs (idiotie amaurotique de type).*

Mayer-Rokitansky-Kuster-Hauser (syndrome de). V. *Rokitansky-Kuster (syndrome de).*

Mayer et Schaeffer (rapport de). V. *lipocytique (coefficient ou indice).*

Mayo-Robson (signe de). Douleur provoquée à la pression de l'angle costo-vertébral, surtout du côté

gauche, au cours de la pancréatite aiguë hémorragique.

Mayor (écharpe de). Pièce de toile triangulaire employée pour maintenir un pansement du sein.

Mayor (marteau de). Procédé de révulsion dû à Mayor, chirurgien de Lausanne (1829). Il consistait dans l'application sur les téguments d'un marteau que l'on a fait chauffer dans l'eau bouillante.

Mazza et Benitez (signe de). V. *Chagas (maladie de).*

Mazzotti (test de). Réaction permettant le diagnostic de la filariose : une injection de diéthylcarbamazine provoque une lyse, des parasites et une réaction allergique.

mbori, s. f. Trypanosomiase qui sévit au Mali spécialement sur les dromadaires. Pour Laveran, le trypanosome de cette maladie ne diffère de celui du *surra* que par une moins grande virulence.

Meadows (syndrome de) (1957). Défaillance cardiaque apparemment primitive survenant à la fin de la grossesse et surtout quelques semaines après l'accouchement, chez des femmes au cœur antérieurement sain. Elle se manifeste par une cardiomégalie avec des signes d'hypertrophie ventriculaire gauche, des œdèmes, parfois des embolies. Son évolution est généralement favorable; mais elle récidive souvent lors des grossesses ultérieures.

méatoscopie urétérale (Fenwick). Examen des méats urétéraux à l'aide du cystoscope.

méatotomie, s. f. (méat; τομή, section). Incision du méat urinaire, opération qui a pour but d'augmenter le diamètre de cet orifice.

mécanicisme, s. m. V. *iatromécanisme.*

mécaniste (doctrine). V. *monisme.*

mécanogramme, s. m. Courbe obtenue par l'enregistrement des mouvements ou des phénomènes vibratoires nés de l'activité mécanique d'une partie du corps. Ex. les battements de la pointe du cœur (apexogramme), des veines (phlébogramme), des artères (sphygmogramme et piézogramme), les bruits du cœur (phonocardiogramme).

mécanothérapie, *s. f.* (μηχανή, machine; θεραπεία, traitement) (Bonnet, de Lyon, 1848). Syn. *méthode de Zander* (1857). Méthode de traitement qui consiste à faire exécuter aux articulations des mouvements actifs ou passifs au moyen d'appareils spéciaux.

méchage, *s. m.* Pose d'une mèche.

mèche, *s. f.* (bas lat. *myxa*, de *myxus*, mèche). Petite bande de gaze ou de toile que l'on introduit dans une plaie ou dans un trajet fistuleux pour faciliter l'écoulement de la sérosité ou du pus, pour empêcher une cicatrisation trop rapide de ses lèvres ou pour assurer l'hémostase.

mécher, *v.* Poser une mèche.

Meckel (théorie de) (1822). Théorie d'après laquelle l'encéphalocèle résulte d'un arrêt de développement du crâne qui laisse un orifice permettant l'ectopie cérébrale ou méningée.

méconium, *s. m.* (μηκώνιον, suc du pavot). Nom donné aux matières visqueuses brunâtres ou verdâtres que le fœtus expulse peu après sa naissance, et qui présentent une entière analogie de couleur et de consistance avec le suc de pavot.

médecine, *s. f.* Science des maladies et art de les guérir. — *m. légale.* Branche des connaissances médicales traitant des relations de la médecine avec le droit. — *m. hermétique.* V. *hermétique* et *spagyrique.* — *m. mentale.* V. *psychiatrie.* — *m. opératoire.* 1° M. qui a pour objet les opérations chirurgicales. 2° Etude des opérations sur le cadavre. — *m. périnatale.* V. *périnatalogie.* — *m. préventive.* Etude des moyens qui s'opposent au développement des maladies (hygiène, prophylaxie). — *m. psycho-somatique.* V. *psycho-somatique.* — *m. sociale.* Application des connaissances médicales à la pratique des lois sociales (maladies professionnelles, hygiène des usines, sécurité sociale, etc.). — *m. spagyrique.* V. *spagyrique* et *hermétique.* — *m. vétérinaire.* Etude des maladies des animaux et de leur traitement.

médiacalcose, *s. f.* ou **médiacalcinose,** *s. f.* Syn. *sclérose de Mönckeberg.* Variété de sclérose artérielle caractérisée par la dégénérescence et la calcification des fibres musculaires de la tunique moyenne des artères; souvent associée à l'athérome, elle frappe essentiellement les artères musculaires de moyen calibre. On l'observe chez les diabétiques.

médiacalcose coronaire. Affection se manifestant chez le nourrisson de moins de 3 mois par une asystolie brutale et rapidement mortelle avec cardiomégalie, hypertension artérielle et signes électrocardiographiques d'ischémie-nécrose. Il existe des calcifications artérielles généralisées (coronaires, artères des membres, du cou, etc.).

médial (segment ou **système)** (R. P. Dr Verdun) (morphologie). Ensemble biologique formé des organes cardio-respiratoires avec leur seuil nasal, et du derme. V. *distal (segment)* et *proximal (segment).*

médianécrose, *s. f.* Nécrose de la tunique moyenne des artères. — *m. aortique idiopathique, m. disséquante de l'aorte, m. kystique de l'aorte.* V. *dissection aortique.*

médiastinal (syndrome) (Dieulafoy). Ensemble des symptômes dus à la compression des différents organes situés dans le médiastin : dyspnée, dysphagie, dysphonie et développement de la circulation veineuse thoracique.

médiastinite, *s. f.* Nom générique donné à toutes les inflammations du tissu cellulaire du médiastin.

médiastinographie gazeuse (Bariéty, Coury et Mathé, 1952). Exploration radiologique du médiastin préalablement infiltré d'air. Celui-ci, insufflé le plus souvent à travers la paroi de la trachée (pneumo-médiastin artificiel postérieur), dessine, sur les tomographies de face ou de profil, les contours des organes et des tumeurs du médiastin. V. *pneumomédiastin.*

médiastino-péricardite calleuse (Griesinger, Kussmaul). Inflammation chronique diffuse du tissu cellulaire du médiastin, compliquant parfois la symphyse cardiaque et déterminant des adhérences du péricarde avec les plèvres, le sternum, les côtes et le rachis.

médiastinoscopie, s. f. (médiastin; σκοπεῖν, examiner). Exploration visuelle du médiastin au moyen d'un endoscope introduit par voie sussternale.

médiastinotomie, s. f. (médiastin; τομή, section). Nom donné aux opérations qui ont pour but d'atteindre les organes situés dans le médiastin (bronches, trachée, œsophage, etc.). — La *m.* est *antérieure,* et s'accompagne de résection plus ou moins étendue du sternum et des cartilages costaux, ou *postérieure* avec résection des côtes. — *m. sussternale.* V. *Gatellier (opération de).*

médiat, ate, adj. (*médiare,* être au milieu). Qui se fait à l'aide d'un intermédiaire. — *auscultation m.* V. *auscultation.* — *cicatrisation* ou *réunion m.* V. *cicatrisation.*

médiateur chimique (Lœwi, 1921). Syn. *neuromédiateur, neurotransmetteur.* Substance libérée, sous l'influence de l'excitation, par les terminaisons nerveuses. Les médiateurs transmettent l'excitation (l'information) d'un neurone à l'autre dans le cerveau, des nerfs aux muscles et aux différents organes. Ces messagers chimiques des cellules nerveuses sont nombreux : leurs effets et leurs lieux de production sont différents; les mieux connus sont l'acétylcholine et la noradrénaline; puis viennent la dopamine, l'adrénaline, la sérotonine, l'histamine, l'acide gamma-amino-butyrique (Gaba), etc. Chacun d'eux agit électivement sur un récepteur (v. ce terme) spécifique pour produire un effet biologique. v. *adrénergique, nerf* et *cholinergique, nerf*).

médical, ale, adj. Qui concerne la médecine envisagée comme science. *Etudes médicales.*

médicament, s. m. Substance thérapeutique, quel que soit son mode d'administration.

médication, s. f. Emploi systématique d'un ou de plusieurs agents médicaux dans le but de faire disparaître un symptôme, d'améliorer une fonction troublée, ou de modifier la constitution altérée d'une humeur ou d'une partie de l'organisme.

médicinal, ale, adj. Qui a des propriétés curatives : *plantes médicinales.*

médioligne, adj. (*medius,* moyen) (R. Baron) (morphologie). Se dit d'un type d'individu caractérisé par l'harmonieuse proportion des membres et du tronc.

méditerranéenne (fièvre). V. *mélitococcie.*

Médrol-glucose (épreuve de) (Kelly et West). Variante de l'épreuve de cortisone-glucose (v. ce terme) dans laquelle la cortisone est remplacée par le Médrol (n. dép.) (6 méthylprednisolone).

médullaire, adj. (*medulla,* moelle). Qui a rapport à la moelle épinière, à la moelle osseuse ou à la partie centrale des capsules surrénales (médullo-surrénale). — *syndromes de compression et de section m.* V. *moelle (syndromes de compression et de section).*

médullectomie surrénale (*medulla;* ἐκτομή, ablation; on devrait dire *myélectomie surrénale*). Résection du tissu médullaire de la glande surrénale; opération destinée à combattre la polycythémie avec hypertension ou l'hypertension artérielle permanente solitaire.

médullisation, s. f. (*medulla*). Envahissement du tissu compact des os par le tissu médullaire, au cours de l'ostéoporose.

médullite, s. f. Inflammation de la moelle osseuse (v. *ostéomyélite*). Terme qui pourrait aussi bien désigner l'inflammation de la moelle épinière ou de la médullo-surrénale. V. *myélite.*

médulloblastome, s. m. (*medulla;* βλαστός, germe) (Bailey et Cushing). V. *neurospongiome.*

médulloculture, s. f. Ensemencement d'un milieu de culture avec de la moelle osseuse obtenue par trépanation ou ponction (sternum), pour rechercher les microbes qui y sont contenus (bacille d'Eberth, b. de Koch, etc.).

médullo-épithéliome, *s. m.* (Bailey et Cushing). V. *neuro-épithéliome.*

médullogramme, *s. m.* (medulla; γράμμα, écrit). V. *myélogramme.*

médullopathie, *s. f.* (medulla ; πάθος, maladie). Mot mal fait. V. *myélopathie.*

médullosclérose, *s. f.* (medulla ; σκληρός, dur). Sclérose de la moelle (épinière, osseuse ou surrénale). V. *myélosclérose.* — La *m.* surrénale chirurgicale a été préconisée comme traitement de l'hypertension artérielle permanente solitaire.

médullosurrénal, *adj.* Qui a rapport au tissu médullaire de la glande surrénale. — *hormones m.* Hormones sécrétées par la partie médullaire de la glande surrénale (cellules chromaffines). Ce sont les catécholamines constituées normalement, chez l'homme, de 78 à 91 % d'adrénaline, et de 9 à 22 % de noradrénaline (v. ces termes et *chromaffine).*

médullosurrénalome, *s. m.* V. *phéochromocytome.*

médullothérapie antirabique (Pasteur, 1885). Traitement préventif de la rage par l'inoculation de moelles plus ou moins desséchées de lapins enragés.

médullotrope, *adj.* (medulla, moelle; τρέπειν, tourner). V. *myélotrope.*

médullo-virus, *s. m.* Nom parfois donné au virus de la maladie de Heine-Médin.

Meduna (méthode de L. von) (1935). Traitement de la démence précoce par des crises d'épilepsie provoquée en injectant une solution à 10% de cardiazol dans une veine ou un muscle.

méga-artère, *s. f.* V. *dolicho-* et *méga-artère.*

mégabassinet, *s. m.* (μέγας, grand; bassinet). Dilatation congénitale du bassinet, due à une aplasie de sa musculature lisse; elle est la cause de certaines hydronéphroses.

mégabulbe, *s. m.* (μέγας; βολβός, oignon). Dilatation du bulbe pylorique.

mégacalicose, *s. f.* (μέγας; calice) (A. Puigvert, de Barcelone, 1963).

Malformation rénale caractérisée par une considérable augmentation de volume des calices avec, en regard, atrophie des pyramides de Malpighi. Contrairement à la médullaire, la corticale rénale est normale, de même que le bassinet.

mégacapillaire, *s. m.* Anomalie congénitale des capillaires, dont la largeur est considérablement augmentée.

mégacaryoblaste, *s. m.* Grande cellule (30 μ de diamètre) quadrangulaire dont le protoplasma hyalin est très basophile, et dont le noyau rectangulaire a un réseau chromatinien grossier. Elle se trouve dans la moelle osseuse et dérive de l'hémocytoblaste. Après s'être multipliées par des mitoses classiques, chaque cellule donnant 2 cellules-filles à 2 n chromosomes, les *n.* présentent des phénomènes d'endomitose (v. ce terme) et se transforment en *m.* à 4 n, 8 n puis 16 n chromosomes, puis en mégacaryocytes (v. ce terme) basophiles.

mégacaryoblastose, *s. f.* Prolifération des mégacaryoblastes. — *m. maligne.* Variété de mégacaryocytose maligne évoluant comme une leucose aiguë et caractérisée par la prolifération abondante, dans la moelle osseuse, de cellules très jeunes et atypiques de la série des plaquettes (mégacaryoblastes).

mégacaryocytaire, *adj.* Qui a trait aux mégacaryocytes. — Se dit de certaines variétés de myélose caractérisées par l'abondance des mégacaryocytes.

mégacaryocyte, *s. m.* (μέγας, grand; κάρυον, noyau; κύτος, cellule). Syn. *cellule géante de la moelle des os.* Nom donné à de grandes cellules (50 à 100 μ), à gros noyau vésiculé, plurilobé et bourgeonnant se rencontrant dans la moelle des os. Les *m.* dérivent des mégacaryoblastes et passent par les stades basophile, granuleux et thrombocytogène avant de perdre leurs noyaux et de se fragmenter en très nombreuses plaquettes (thrombocytes).

mégacaryocytose, *s. f.* Abondance excessive, dans la moelle osseuse, des mégacaryocytes que l'on trouve également dans le sang circulant et même dans tous les tissus (myéloses mégacaryocytaires). La prolifération médullaire des mégacaryocytes a parfois un caractère atypique : il s'agit d'une *m. maligne* d'évolution plus ou moins rapidement mortelle (leucémie mégacaryocytaire).

mégacéphalie, *s. f.* (μέγας; κεφαλή, tête) (anthropologie). Syn. *mégalocéphalie*. Développement considérable du crâne (normal ou pathologique).

mégacôlon, *s. m.* Syn. *maladie de Hirschsprung, de Mya, de Ruysch,* qui, d'après Jayle, l'a dessinée et décrite au XVIIᵉ siècle. Dilatation d'une partie plus ou moins étendue du gros intestin avec épaississement de la musculeuse, accompagnée de constipation opiniâtre, de distension énorme de l'abdomen, de stase fécale et de stercorémie. Observé dans la première enfance, le *m.*, congénital, est dû à l'absence de cellules nerveuses dans les ganglions de Meissner et d'Auerbach de la région recto-sigmoïdienne. Débutant chez l'adulte, le *m.* peut être secondaire à une sténose ou à une maladie nerveuse, à une intoxication, etc.

mégadiaphragme (Bard). Amincissement et ascension congénitaux du diaphragme, prédisposant à l'éventration diaphragmatique (v. ce terme).

mégadolicho-artère, *s. f.* V. *dolicho- et méga-artère.*

mégadolichocôlon, *s. m.* (μέγας; δολιχός, allongé; κῶλον, côlon). Dilatation et allongement du côlon.

mégadolicho-uretère, *s. m.* Dilatation et allongement d'un uretère.

mégaduodénum, *s. m.* (μέγας). Dilatation du duodénum.

méga-estomac, *s. m.* V. *mégastrie.*

mégagrêle, *s. m.* Dilatation de l'intestin grêle.

mégalacrie, *s. f.* (μέγας; ἄκρος, extrémité). V. *acromégalie.*

mégalencéphalie, *s. f.* V. *encéphalomégalie.*

mégalérythème épidémique (Plachte, 1904). Syn. *érythème infectieux aigu* (Sticker, 1899), *cinquième maladie éruptive.* Maladie contagieuse épidémique, appartenant au groupe des fièvres éruptives et s'associant le plus souvent à une épidémie de rougeole ou de rubéole. Elle donne lieu à une éruption de macules devenant confluentes au niveau de la face, atteignant les membres et respectant le tronc; il n'y a pas d'énanthème, et les symptômes généraux sont très discrets. Elle est probablement due à un virus.

mégalhépatie, *s. f.* (μέγας; ἧπαρ, foie). V. *hépatomégalie.*

mégaloblaste, *s. m.* (μέγας; βλαστός, cellule). Cellule nucléée de la lignée des globules rouges, chez l'embryon ou le sujet atteint d'anémie de Biermer (v. *mégalocytaire, série*). Elle est intermédiaire entre le promégaloblaste et le mégalocyte. Elle est caractérisée par sa très grande taille, l'abondance de son protoplasma, la finesse du réseau chromatinien de son noyau. D'abord *basophile* (25 μ de diamètre), elle devient *polychromatophile* (16 μ), puis *acidophile* au fur et à mesure que son protoplasma se charge en hémoglobine. Son noyau disparaît alors.

mégalocéphalie, *s. f.* V. *mégacéphalie.*

mégalochirie, *s. f.* (μέγας; χείρ, main) (Sakorraphos). Terme correct qui devrait être substitué à *chiromégalie.*

mégalocornée, *s. f.* V. *kératomégalie.*

mégalocrânie, *s. f.* (morphologie). Développement exagéré du volume du crâne par rapport à celui du corps; il se traduit par une élévation du rapport cranio-somatique (v. ce terme).

mégalocytaire (série). Série de cellules qui, chez l'embryon ou chez le sujet atteint d'anémie de Biermer, aboutit, à partir de l'hémocytoblaste, à un globule rouge de grande taille (mégalocyte). Elle comprend le promégaloblaste, les mégaloblastes et le mégalocyte.

mégalocyte, s. m. (μέγας; κύτος, cellule). Nom donné aux globules rouges géants dont le diamètre dépasse 12 μ; ils proviennent des mégaloblastes dont le noyau s'est résorbé.

mégalocytique (anémie). V. *anémie pernicieuse.*

mégalocytose, s. f. Présence de mégalocytes dans le sang (anémie pernicieuse hyperchrome).

mégalogastrie, s. f. V. *mégastrie.*

mégalomanie, s. f. (μέγας; μανία, folie). Délire des grandeurs.

mégalophtalmie, s. f. (μέγας; ὀφθαλμός, œil). Anomalie congénitale de l'œil consistant en un agrandissement de ses diamètres (principalement de ceux de la cornée).

mégalopodie, s. f. (μέγας; πούς, ποδός, pied). V. *macropodie.*

mégalopsie, s. f. (μέγας; ὄψις, vue). V. *macropsie.*

mégalosplanchnie, s. f. V. *mégasplanchnie.*

mégalosplénie, s. f. (μέγας; σπλήν, rate) (Sakorraphos). Terme correct qui devrait être substitué à *splénomégalie.*

mégalothymie, s. f. ou **mégalothymus,** s. m. Augmentation de volume du thymus.

mégamycétome, s. m. Mycétome (v. ce mot) de grande taille.

méga-œsophage, s. m. Grande dilatation de l'œsophage tantôt congénitale, tantôt due à un spasme du cardia.

méga-organe, s. m. (μέγας; ὄργανον, organe). V. *mégasplanchnie.*

mégarectum, s. m. Dilatation du rectum.

mégasigmoïde, s. m. Dilatation et allongement de l'anse sigmoïde du côlon.

mégasplanchnie, s.f. (μέγας; σπλάγχνον, viscère) (P. Hillemand). Syn. *méga-organe, mégalosplanchnie, splanchnomégalie, viscéromégalie.* Augmentation de volume des viscères. — m. *digestive.* Dilatation des différents segments du tube digestif (mégaœsophage, mégagastre, mégaduodénum, mégacôlon).

mégastrie, s. f. (μέγας; γαστήρ, estomac). Syn. *méga-estomac, méga-*logastrie. Nom donné par Ewald à un estomac normalement très volumineux (dont la capacité dépasse 1 700 ml), sans qu'il y ait, à proprement parler, dilatation.

méga-uretère, s. m. Dilatation congénitale de l'uretère, due à une aplasie de sa musculature lisse. Elle est généralement associée à celle du bassinet et peut provoquer une hydronéphrose.

meibomiite, s. f. Inflammation des glandes de Meibomius.

Meige ou **Meige-Milroy-Nonne (maladie** ou **syndrome de).** V. *trophœdème.*

Meigs (syndrome de). Syn. *syndrome de Demons-Meigs* (D., 1900-1903; M., 1935-1943). Syndrome caractérisé par une ascite et un hydrothorax abondants récidivant rapidement après ponction, liés au développement d'une tumeur bénigne de l'ovaire (fibrome le plus souvent) et guérissant totalement après ablation de cette tumeur.

Meiners (abaque de). Graphique utilisé pour corriger le temps d'éjection ventriculaire. V. *éjection ventriculaire gauche (temps d').*

Meinicke (réactions de). Réactions utilisées pour le diagnostic de la syphilis. — 1° *réaction d'opacification* (1923). Réaction qui utilise le trouble que produit, dans le sérum des syphilitiques, l'addition, en proportion déterminée, de l'antigène (extrait de cœur de cheval ou de bœuf) mélangé à une solution alcoolique de baume de tolu. Au bout d'une heure les tubes contenant un sérum syphilitique sont devenus plus ou moins opaques. — 2° *réaction de clarification* (1929). Réaction dans laquelle on emploie un antigène plus riche en résine (tolu) que l'antigène utilisé dans la réaction d'opacification. La solution de cet antigène est fortement opaque et l'addition de sérum syphilitique provoque dans les tubes à expérience une sédimentation qui débute au bout d'une heure et clarifie le liquide en vingt-quatre heures.

meiopragie, s. f. V. *miopragie.*

meiose, *s. f.* (μείωσις, réduction, de μείων, moins) (génétique). Syn. *division réductrice.* Division cellulaire, particulière aux gamètes (ovule et spermatozoïde), caractérisée par la séparation de chacun des deux éléments qui constituent les *n* paires de chromosomes (23 paires chez l'homme : 22 paires de chromosomes somatiques et 2 chromosomes sexuels), chacun de ces éléments passant dans une cellule fille, Il en résulte que l'ovule et le spermatozoïde ne renferment dans leur noyau qu'un seul élément de chaque paire, soit *n* chromosomes simples (23 chez l'homme : 22 chromosomes somatiques et 1 chromosome sexuel, X ou Y).

meiostagmine (réaction de la). V. *miostagmine (réaction de la).*

melæna ou **méléna,** *s. m.* (μέλαινα, noire, sous-ent. χολή, bile). Symptôme qui consiste dans l'évacuation par l'anus de sang noir mélangé ou non aux selles et présentant souvent l'aspect du goudron.

mélagre, *s. f.* (μέλος, membre; ἄγρα, douleur). Nom donné autrefois aux douleurs des membres d'origine rhumatismale ou goutteuse.

mélalgie, *s. f.* (μέλος; ἄλγος, douleur) (Beau). Douleurs des membres observées surtout aux membres inférieurs.

mélancolie, *s. f.* (μέλας, ανος, noir; χολή, bile). Syn. *lypémanie* (Esquirol). Psychose survenant par accès caractérisée par « l'existence morbide d'une émotion pénible, dépressive, qui domine le sujet » (Griesinger), et entraîne secondairement la diminution des facultés intellectuelles. Elle peut guérir ou passer à l'état chronique. — *m. intermittente* ou *périodique.* V. *folie intermittente.*

mélanèle, *adj.* (μέλας; ἧλος, clou) (L. Léger, 1961). Se dit de l'aspect clouté et noirâtre des nodules hépatiques dans les cirrhoses du foie, observé au cours d'interventions chirurgicales pour dérivation portocave; il correspond histologiquement à des foyers d'apoplexie, et il est de signification pronostique fâcheuse.

mélanémie, *s. f.* (μέλας; αἷμα, sang). Altération spéciale du sang caractérisée par la présence de pigment dans le sang, et par l'accumulation de ce pigment au niveau de certains organes. On l'observe surtout dans le paludisme.

mélanhidrose, *s. f.* ou **mélanidrose,** *s. f.* (μέλας; ἱδρώς, sueur). Variété de chromhidrose (v. ce terme) caractérisée par la couleur noire de la sueur.

mélanine, *s. f.* Nom donné aux différentes variétés de pigments de couleur foncée, allant du noir au brun roussâtre, se trouvant à l'état normal en différents points de l'organisme (choroïde, peau où ils augmentent sous l'influence des rayons ultra-violets, etc.) et à l'état pathologique dans différentes tumeurs dites mélaniques. La *m.* est essentiellement constituée par une substance amino-soufrée. V. *tyrosine.*

mélanique, *adj.* Se dit des tissus infiltrés de pigments noirs. — *carcinome m.* Variété très rare de carcinome, caractérisée par la présence du pigment qui infiltre un plus ou moins grand nombre de cellules. — *sarcome m.* V. *mélanosarcome.*

mélanisme, *s. m.* Etat de la peau qui présente une pigmentation d'intensité variable, mais toujours diffuse et quelquefois généralisée. On l'observe dans différentes maladies (maladie d'Addison, diabète bronzé, syphilis, etc.).

mélanoblaste, *s. m.* (μέλας; βλαστός, germe). V. *mélanocyte.*

mélanoblastome, *s. m.* Terme qui, selon Cornil et Mosinger, devrait être préféré à celui de naevocarcinome (v. ce terme).

mélanoblastose neuro-cutanée. Syn. *dysplasie pigmentaire neuroectodermique, mélanose neuro-cutanée.* Affection caractérisée par l'association de naevi, parfois très étendus, pigmentaires, verruqueux et pileux, et de troubles nerveux variés : hydrocéphalie du nourrisson, céphalée, paralysies, troubles céré-belleux, syndrome de tumeur céré-brale, provoqués par des anomalies pigmentaires des méninges (taches, infiltration plus ou moins diffuse, pouvant engainer la moelle et l'origine des nerfs, tumeurs par-fois malignes).

mélanocinèse, s. f. (μέλας; κίνησις, mouvement). Mobilisation des pig-ments dans les tissus.

mélanocyte, s. m. (μέλας; κύτος, cellule). Syn. *cellule de Langerhans, chromatophore, mélanoblaste, méla-nodendrocyte, mélanogénocyte.* Cel-lule de la couche basale de l'épi-derme, munie de prolongements dendritiques et capable de former le pigment mélanique.

mélanocytome, s. m. Terme qui, pour certains, devrait être préféré à celui de nævocarcinome.

mélanodendrocyte, s. m. (μέλας; δένδρον, arbre; κύτος, cellule). V. *mélanocyte.*

mélanodermie ou mieux **mélano-épidermie,** s. f. Coloration foncée de la peau due à l'infiltration de pigment dans la couche profonde de l'épiderme. Il s'agit le plus souvent d'une abondance pathologique du pigment cutané normal, la mélanine. V. *mélanisme.* — m. *des vagabonds.* Pigmentation des miséreux infestés de poux. Elle prédomine sur le haut du corps, et son aspect bi-garré est dû à la présence d'eczé-matisation, de lichénification, de stries de grattage et de cicatrices foncées ou décolorées de pyoder-mites.

mélanodermite toxique lichénoïde et bulleuse. V. *Riehl (mélanose de).*

mélanodontie infantile (μέλας; ὀδούς dent) (Beltrami et Romieu, 1939). Affection frappant unique-ment les dents de lait, consistant en une destruction de l'émail sur une surface plus ou moins grande, laissant apparaître l'ivoire qui prend une teinte d'un brun noi-râtre. Elle serait due à la carence de vitamine C.

mélano-épidermie, s. f. V. *mélano-dermie.*

mélano-fibrome, s. m. (Kreibisch). V. *naevus bleu de Max Tièche.*

mélano-floculation palustre. V. *Henry (réaction d').*

mélanogénèse, s. f. (μέλας; γένεσις, génération). Formation du pig-ment mélanique.

mélanogénocyte, s. m. (μέλας; γένεσις; κύτος, cellule). V. *mélano-cyte.*

mélanoglossie, s. f. (μέλας; γλῶσσα, langue). Coloration noire de la partie dorsale de la langue due à un champignon. V. *glossophytie.*

mélanome, s. m. Nom générique des tumeurs mélaniques ou à pigments. — m. *bénin.* Nævus pigmentaire. — m. *juvénile.* V. *Spitz (mélanome juvé-nile de Sophie).* — m. *malin.* Nævo-carcinome.

mélanophoro-dilatatrice (hor-mone). V. *intermédine.*

mélanoptysie, s. f. (μέλας; πτύειν, cracher) (Gernez-Rieux). Expecto-ration noire survenant au cours de l'anthracose des mineurs de charbon, lors du ramollissement de masses tumorales pulmonaires.

mélanosarcome, s. m. Syn. *sarcome mélanique, mélanome, chromatopho-rome.* Tumeur d'une grande mali-gnité ayant presque toujours son point de départ dans la peau ou dans le globe oculaire, présentant tous les caractères du sarcome et ne s'en différenciant à l'œil nu et au microscope que par l'abondance du pigment réparti tantôt uniformé-ment, tantôt irrégulièrement. V. *Villaret (syndrome de) n° 2.*

mélanose, s. f. (μέλας; νόσος, mala-die). Nom sous lequel Laënnec désignait les tumeurs mélaniques. — Aujourd'hui ce mot désigne l'ac-cumulation de matière noire dans les différents tissus de l'économie, que cette matière vienne du dehors (anthracose), ou qu'elle soit formée dans les organes; c'est dans ce der-nier sens qu'il est plus volontiers employé; il se rapporte alors à l'accumulation de pigment dans les différents tissus, et la mélanodermie en est une variété.

mélanose circonscrite précancé-reuse de Dubreuilh. Syn. *éphé-*

lide mélanique (Hutchinson, 1892), *lentigo malin* (Dubreuilh, 1894). Affection du vieillard, siégeant électivement sur les joues, les paupières, le front. Elle débute par une ou plusieurs taches brunes ou noires, de la taille d'une tête d'épingle, qui s'accroissent d'abord rapidement, puis se stabilisent. Leur transformation maligne en nævocarcinome est fréquente.

mélanose dégénérative du chorion. V. *incontinentia pigmenti.*

mélanose de guerre. V. *Riehl (mélanose de).*

mélanose lenticulaire progressive. V. *xeroderma pigmentosum.*

mélanose neuro-cutanée. V. *mélanoblastose neuro-cutanée.*

mélanose de Riehl. V. *Riehl (mélanose de).*

mélanotrichie linguale (μέλας; θρίξ, τριχός, cheveu) (H. Surmont). V. *glossophytie.*

mélanotrope (hormone). V. *intermédine.*

mélanurie, *s. f.* (μέλας; οὖρον, urine). Présence de pigment mélanique dans l'urine.

mélasme, *s. m.* (μέλας). Taches noires observées chez les vieillards, en particulier aux jambes, dues à une coloration anormale de l'épiderme et suivie de desquamation furfuracée.

Meleda ou Mljet (maladie de) (Ehlers). Maladie héréditaire récessive, commune dans l'île de Meleda (Dalmatie) et caractérisée par une télangiectasie symétrique des extrémités avec hyperkératose et hyperidrose. Son association avec une chute précoce des dents constitue la *variété Papillon-Lefèvre*; le *type Greither* est une forme de la maladie de *M.* transmise selon le mode dominant. V. *kératodermie.*

mélé-kormique (rapport) (μέλος, membre; κορμός, tronc d'arbre) (morphologie). Rapport entre la valeur volumétrique des quatre membres et celle du tronc.

méléna, *s. m.* V. *melæna.*

mélicérique, *adj.* V. *mélitagreux.*

mélicéris, *s. m.* (μελίκηρον, rayon de miel). Sorte de loupe formée par l'accumulation dans le follicule pileux d'une matière jaunâtre, ayant la consistance du miel, constituée par une grande quantité de graisse libre et de cellules épidermiques dissociées.

mélioïdose, *s. f.* (μᾶλις ou μηλίς, morve; εἶδος, forme) (Stanton, 1921). Maladie infectieuse des rongeurs, transmissible à l'homme par la voie digestive ou par la voie sous-cutanée, due au bacille de Whitmore (1912) ou *Malleomyces pseudomallei*, observée dans le Sud-Est asiatique. Elle se manifeste de façon très polymorphe, tantôt par un état septicémique aigu d'allure typhique avec diarrhée, tantôt par un état septico-pyohémique traînant, tantôt par des localisations pulmonaires ou cutanées.

mélitagreux, euse, *adj.* (μέλι, miel; ἄγρα, mal, dartre). Syn. *mélicérique.* Se dit des croûtes de l'impétigo à cause de leur ressemblance avec le miel.

mélitémie, *s. f.* (μέλι, miel; αἷμα, sang). Présence, dans le sang, d'un sucre, quelle qu'en soit la nature (glucose, galactose, fructose, pentose, saccharose, lactose, etc.).

mélitine, *s. f.* Filtrat d'une culture en bouillon de *Brucella* ou *Micrococcus melitensis*, utilisé en injections intra-dermiques pour le diagnostic (*intradermo-réaction de Burnet*) et en injections sous-cutanées ou intra-veineuses pour le traitement de la mélitococcie.

mélitococcie, *s. f.* (*Melita*, Malte). Syn. *fièvre de Malte* (Marston, 1863), *f. méditerranéenne, f. ondulante* (Hughes), *f. sudorale* (Galassi) ou *sudoro-algique, rockfever* à Gibraltar, *fièvre folle* à Tunis, *febbricola* en Italie. Maladie infectieuse, qui, du littoral de la Méditerranée, a gagné peu à peu toute la France, se transmettant habituellement de la chèvre, de la brebis ou de la vache à l'homme par le lait ou directement, et due à *Brucella melitensis* (*Micrococcus melitensis* de Bruce, 1883) ou à *Brucella abortus.*

Elle est caractérisée par une fièvre intermittente irrégulière (ondulante) avec sueurs profuses et algies diverses, et par des rechutes fréquentes qui prolongent la maladie pendant plusieurs mois et laissent le malade profondément anémié. La *m.* tend à devenir une maladie viscérale : elle est accompagnée de tuméfaction du foie et de la rate, peut donner lieu à des arthrites chroniques, en particulier sacroiliaques, à de l'orchite, à des accidents nerveux (syndrome méningo-encéphalitique, synd. méningomyélo-radiculaire tardif avec paraplégie), à de fausses tuberculoses etc. Sa fréquence et sa gravité augmentent.

méliturie, *s. f.* (μέλι, miel ; οὐρεῖν, uriner). Présence dans l'urine, d'un sucre, quelle qu'en soit la nature (glucose, galactose, fructose, pentose, saccharose, lactose, etc.).

Melkersson-Rosenthal (syndrome de). Association d'une tuméfaction permanente d'une ou des deux lèvres, s'étendant parfois à tout le visage ; d'une paralysie faciale (Melkersson, 1928) uni- ou bilatérale ; et d'une langue plicaturée (Rosenthal, 1931) parfois augmentée de volume. Ce syndrome débute dans l'enfance, évolue par poussées et s'accompagne parfois de céphalées, d'asthénie, d'atteinte des nerfs crâniens et d'adénopathies. Certains auteurs en font une maladie de système, et le rattachent à la maladie de Besnier-Bœck-Schaumann.

mellite, *s. m.* Sirop où le sucre est remplacé par le miel.

Mellori (myopathie type). V. *Gowers (myopathie distale ou type de).*

Melnick et Needles (syndrome de). V. *ostéodysplastie.*

mélomèle, *s. m.* (répétition du mot μέλος, membre) (I. G. St-Hilaire). Monstre caractérisé par l'insertion d'un ou de plusieurs membres accessoires sur un ou plusieurs membres normaux.

méloplastie, *s. f.* (μῆλον, pommette ; πλάσσειν, former). Restauration de la face par autoplastie.

mélorhéostose, *s. f.* (μέλος, membre ; ρεῖν, couler ; ὀστέον, os) (Léri, 1922). Syn. *maladie de Léri et Joanny, ostéose engainante monomélique, ostéose monomélique éburnante de Putti.* Maladie congénitale, d'origine vraisemblablement embryonnaire, caractérisée par une hyperostose en coulée de bougie occupant toute la longueur d'un membre qui est souvent le siège d'angiomes ou de sclérodermie. Dans les formes atypiques, elle peut s'étendre à d'autres parties du squelette.

mélorhéostose vertébrale (Lacapère). Syn. *hyperostose ankylosante vertébrale sénile* (Forestier, 1950), *hyperostose vertébrale engainante* (Boulet, 1955), *spondylorhéostose, syndrome de Forestier et Rotés-Quérol* (F. et R.-Q., 1950). Affection survenant chez l'homme entre 60 et 70 ans, caractérisée par une coulée osseuse étendue le long de la face antérieure du rachis, surtout importante de D_8 à D_{11} ; elle n'entraîne ni douleur ni ankylose. Elle est souvent associée à un diabète.

mélotomie, *s. f.* (μέλος ; τομή, section). Variété d'embryotomie consistant dans la section d'un membre qui occupe la voie génitale et empêche par son volume toute intervention ultérieure.

mélotrophose traumatique, *s. f.* (μέλος ; τροφή, nourriture) (Abrami, 1939). Syn. *pseudo-panaris.* Nom donné à un ensemble de troubles trophiques qui succèdent parfois à une piqûre banale non infectée : rougeur et œdème locaux, rétraction de l'aponévrose palmaire, décalcification, etc. ; ces troubles sont remarquables par leur durée et les douleurs qui les accompagnent. Ils sont vraisemblablement d'origine sympathique (à rapprocher des *algies diffusantes post-traumatiques,* de la *maladie de Sudeck,* de la *névrite ascendante,* de l'*ostéoporose algique post-traumatique* et du *syndrome extenso-progressif*).

Melrose (méthode de). Arrêt cardiaque temporaire utilisé au cours des interventions chirurgicales sur le cœur ouvert, sous circulation extra-corporelle. Il est obtenu par l'injection dans la chambre aortique sus-sigmoïdienne (et par conséquent dans la circulation coronarienne) d'une solution de citrate de potassium.

Meltzer (signe de). Syn. *signe de Lapinski et Jaworski.* Douleur vive provoquée par la contraction du psoas-iliaque droit (flexion du membre inférieur sur le bassin), quand les doigts appuient légèrement sur le point de Mac Burney. Signe de l'appendicite chronique.

Meltzer-Lyon (épreuve de). Epreuve qui consiste à injecter par la sonde d'Einhorn, dont l'ampoule a été amenée dans la 2ᵉ portion du duodénum (tubage duodénal), une solution concentrée de sulfate de magnésie qui provoque le relâchement du sphincter d'Oddi et la contraction de la vésicule; 10 à 30 minutes plus tard, on retire par la sonde une bile épaisse, foncée, dite bile B, qui représente le contenu de la vésicule biliaire; cette bile est différente de la bile A cholédocienne claire recueillie d'abord, et de la bile C hépatique claire, que l'on aspire ensuite. Cette épreuve est utilisée pour le diagnostic et le traitement des affections des voies biliaires.

membrane flottante ou **ondulante (signe de la).** Image radiologique caractéristique du kyste hydatique du poumon évacué par vomique. C'est une ombre irrégulière située au-dessus du niveau liquide horizontal, formée par les débris de la membrane du kyste.

membranes hyalines (maladie ou **syndrome des)** (Hochheim, 1903; Clements, Pattle, 1962). Variété de syndrome de détresse inspiratoire (ou respiratoire) du nouveau-né. Il est caractérisé par une polypnée avec tirage sus- et sous-sternal, rapidement progressive, suivie de défaillance cardiaque droite et de signe d'atteinte neurologique. La surface des canaux aériens et des alvéoles pulmonaires est recouverte de membranes fibrinoïdes éosinophiliques, probablement en rapport avec l'altération du surfactant (v. ce terme). Les membranes peuvent se résorber, et la guérison survient vers le 4ᵉ ou 5ᵉ jour; elles peuvent provoquer la mort en 2 à 3 jours par anoxie avec acidose. Ce syndrome est observé surtout chez les prématurés nés de mère diabétique. — Le développement de membranes hyalines a été observé chez l'adulte au cours de diverses pneumopathies (virales, bactériennes, fibreuses, ou consécutives à des agressions chimiques ou physiques), de l'urémie, de l'oxygénothérapie à haute concentration.

membrane de Jackson. V. *Jackson (membrane de).*

membrane pyogénique. V. *pyogénique (membrane).*

membre fantôme. V. *amputés (illusions des).*

membre de polichinelle. V. *polichinelle (membre de).*

mémoire immunologique. Souvenir que certains lymphocytes (les petits lymphocytes à vie longue) gardent de l'antigène rencontré par les cellules dont ils proviennent (les lymphocytes à vie courte, par l'intermédiaire des immunoblastes). Devenus cellules immuno-compétentes (v. ce terme), ces lymphocytes, lors d'un contact avec cet antigène, le reconnaissent, se multiplient rapidement et déclenchent la production d'anticorps spécifiques sériques ou cellulaires. Cette *m. i.* est un élément essentiel de la sensibilisation et de l'hypersensibilité retardée (v. ces termes).

mémoration, *s. f. (memor,* qui se souvient). Evocation d'un souvenir fixé plus ou moins longtemps auparavant.

menace d'infarctus (syndrome de). V. *état de mal angineux.*

ménagogue, *adj.* (μήν, menstrues; ἄγειν, pousser). V. *emménagogue.*

ménarche, *s. m.* (μήν, menstrues; ἀρχή, commencement). Apparition des premières règles.

Ménard (lit de). V. *Lannelongue (lit de).*

Mende (syndrome de) (1926). Syndrome congénital et familial associant un albinisme partiel (mèche de cheveux blanche) et une surdité; s'y ajoutent parfois l'aspect mongoloïde du visage, des malformations de l'oreille externe et une hétérochromie irienne. V. *Van der Hoeve-Halbertsma-Waardenburg (syndrome de)*.

Mendel (lois de) (1865). Lois qui régissent l'hérédité. 1° *loi de pureté des gamètes* (Naudin, 1862; Mendel, 1865). Les caractères différentiels entre les variétés constituent autant de paires, chacune de ces paires se dissocie dans les gamètes qui ne contiennent que l'un des termes de la paire, c.-à-d. sont *purs* et se recombinent dans les fécondations selon les lois de la probabilité statistique. — 2° *loi de dominance* (Mendel, 1865). Les croisements entre deux races pures, végétales ou animales, ne différant que par un seul caractère (homozygotes), montrent que les hybrides de la 1re génération (hétérozygotes) sont tous du type de l'un des parents; ce type est dit *dominant*, l'autre est dit *récessif*. Les hybrides croisés entre eux donneront 75% du type dominant et 25% du type récessif (1re proportion mendélienne). Ces mêmes hybrides croisés avec les types récessifs donneront 50% de chacun des types récessif et dominant (2e proportion mendélienne), etc.

Mendel-Bechterew (réflexe ou signe de). V. *Bechterew-Mendel (signe de)*.

Mendelsohn (signe de). Instabilité du pouls qui reprend lentement son équilibre après un travail musculaire quelconque; signe d'asthénie cardiaque.

Mendelson (syndrome de) (1946). Syndrome dû au reflux ou à l'aspiration du liquide gastrique acide dans les bronches, soit pendant une anesthésie générale (souvent pour un accouchement) ou aussitôt après, soit au cours de certains comas ou états cachectiques. Ce reflux provoque des accidents pulmonaires graves allant de l'œdème aigu rapide-ment mortel dans un tableau de choc et de défaillance cardiaque aiguë, à la nécrose pulmonaire et à la surinfection microbienne.

Ménétrier (maladie de). V. *polyadénome gastrique diffus*.

Ménétrier (syndrome de). Syndrome constitué par les éléments suivants : œdème dur occupant les membres inférieurs, la partie inférieure de l'abdomen, la moitié gauche du thorax et le bras gauche; épanchement citrin, hémorragique, ou parfois chyliforme des plèvres surtout à gauche et du péritoine; engorgement des ganglions susclaviculaires gauches. Il indique une oblitération, le plus souvent cancéreuse, du canal thoracique.

menhidrose ou **ménidrose**, *s. f.* (μήν, menstrues; ίδρώς, sueur). Trouble de la sécrétion sudorale, caractérisé par une exagération de cette sécrétion se montrant aux époques menstruelles. La *m.* est considérée par quelques auteurs comme de véritables règles supplémentaires.

Ménière (maladie ou syndrome de) (1848). Syn. *oticodinie, surdité apoplectiforme, vertige auriculaire, v. ab aure laesa, v. labyrinthique*. Accès brusques de vertiges accompagnés de bourdonnements d'oreilles et de surdité, de durée variable (quelques secondes à quelques jours); ils sont séparés par des intervalles de calme plus ou moins complet et ne s'accompagnent ni de suppuration otitique ni d'atteinte organique du système nerveux central. Cette forme (*vertige-névralgie*), dans laquelle l'audition est normale entre les crises, est due à des troubles vasculaires avec hypertension du liquide labyrinthique. Le *vertige-névrite*, dans lequel une surdité irréductible progresse entre les accès, est lié à une méningonévrite généralement syphilitique. Le *vertige tronculaire*, par tumeur de l'angle ponto-cérébelleux ou arachnoïdite, s'accompagne de signes d'atteinte du système nerveux central. — La *surdité apoplectiforme* est une modalité clinique de ce syndrome, caractérisée par l'intensité de ce vertige et la chute qui lui fait suite avec conservation de la conscience.

méniérique (vertige). Nom donné par Portmann au vertige d'origine labyrinthique, symptôme capital du syndrome de Ménière et du syndrome de Lermoyez.

méningé (syndrome). Ensemble de symptômes traduisant l'irritation des méninges : céphalée violente, contracture de la nuque, puis du rachis, de l'abdomen et des membres inférieurs, vomissements, constipation; accessoirement convulsions, paralysies diverses, hyperesthésie cutanée, photophobie. Ce syndrome est observé au cours des diverses méningites et des hémorragies méningées; la ponction lombaire précise l'aspect pathologique du liquide céphalo-rachidien.

méningiome, s. m. (Cushing, 1922). Tumeur habituellement bénigne développée dans les méninges aux dépens du tissu arachnoïdien. V. endothéliome méningé.

méningisme, s. m. (E. Dupré, 1894). Syn. pseudo-méningite. Complexus symptomatique comprenant tous ou presque tous les signes fonctionnels que l'on rencontre habituellement dans la méningite aiguë, sans qu'il existe de lésion appréciable des méninges. On l'observe surtout dans l'enfance et aux confins de l'enfance et de l'adolescence. — m. névropathique. — m. réflexe. — m. toxi-infectieux.

méningite, s. f. (Herpin). Nom générique donné à toutes les inflammations aiguës ou chroniques des méninges cérébrales ou médullaires, quelle qu'en soit la cause (infection microbienne ou intoxication). D'où un grand nombre de m., causées par le méningocoque, les microbes pyogènes, la tuberculose, la syphilis, la spirochétose, la mélitococcie, les oreillons, le saturnisme, l'insolation, etc. Elles présentent comme caractères communs : la fièvre, la céphalée, des troubles moteurs (v. méningé, syndrome), des phéno-

mènes psychiques et des troubles vaso-moteurs. — m. cloisonnée. M. localisée à certaines parties de l'espace sous-arachnoïdien isolées par des adhérences. V. blocage méningé.

méningite cérébro-spinale épidémique. Maladie infectieuse épidémique due au méningocoque qui envahit les méninges cérébrales et médullaires. Cette m. est caractérisée cliniquement surtout par la brusquerie du début et l'intensité de la fièvre et des phénomènes méningés : contracture de la nuque et du dos, signe de Kernig, délire puis coma. Son évolution spontanée est presque toujours rapide et fatale.

méningite endothélio-leucocytaire multirécurrente bénigne (P. Mollaret, 1944). Affection rare, peut-être due à un ultra-virus, caractérisée par la répétition d'épisodes méningés fébriles et brefs (3 à 4 jours) pendant lesquels le liquide céphalorachidien, opalescent, renferme un nombre considérable de cellules (lymphocytes, polynucléaires, cellules endothéliales). Après de nombreux accès échelonnés sur plusieurs années, la guérison complète survient.

méningite lymphocytaire bénigne ou curable. Syn. sous-arachnoïdite aiguë curable des jeunes sujets (Chalier, Planchu et Badinand). Dénomination appliquée à un groupe d'affections différentes d'origine, mais ayant en commun des signes d'irritation méningée, une évolution fébrile bénigne souvent à rechutes et des modifications du liquide céphalo-rachidien (forte lymphocytose avec albuminose légère, absence de germe à l'examen direct). Il comprend les formes méningées des leptospiroses, les méningites à virus (maladie d'Armstrong, méningites ourlienne, zonateuse, herpétique, certaines formes méningées de l'encéphalite épidémique, de la maladie de Heine-Medin), les neurobrucelloses à forme méningée, etc., et certaines formes dont la cause reste inconnue.

méningite myalgique (Gsell, 1949).
V. *myalgie épidémique.*

méningite séreuse (Quincke, 1893).
Syn. *hydropisie méningée, méningo-
épendymite chronique exsudative et
adhésive* (P. Bize). Inflammation
subaiguë ou chronique des méninges molles et des espaces arachnoïdiens au niveau du cerveau ou
de la moelle, avec augmentation de
la quantité du liquide céphalo-rachidien. Elle peut être diffuse (*m. s.
interne, ventriculaire, généralisée* ou
hydrocéphalique) et se manifester
par un syndrome d'hypertension
intracrânienne (v. ce terme); ou
localisée (*m. s. externe circonscrite,
méningite kystique, kyste séreux,
arachnoïdite séreuse, kystique* ou
*adhésive, arachnitis, arachnoïdopie-
mérite séreuse cérébrale*, H. Claude,
1933) par suite de cloisonnements
plus ou moins complets et déterminer une symptomatologie variable qui rappelle celle des tumeurs
développées dans les mêmes régions
(fosse cérébrale postérieure, régions
opto-chiasmatique, fronto-rolandi-
que et médullaire). Elle peut être
provoquée par un traumatisme ou
une infection; en pratique, sa cause
reste souvent indéterminée.

méningoblaste, *s. m.* (μῆνιγξ, membrane; βλαστός germe). Nom donné à des cellules névrogliques transformées constituant certaines tumeurs méningées.

méningoblastome, *s. m.* (Oberling,
1927). Tumeur méningée formée
de méningoblastes, et pouvant comprimer la moelle.

méningocèle, *s. f.* (μῆνιγξ, membrane; κήλη, tumeur). syn. *hydroméningocèle.* Ectopie, à la face
externe du crâne, des méninges ne
renfermant que du liquide en plus
ou moins grande abondance, et
possédant un pédicule étroit, presque toujours imperméable. C'est
une variété d'*encéphalocèle.* — La
m. peut siéger le long du canal
rachidien et constitue alors une
variété de *spina bifida* (syn. *hydrorachis externe rétromédullaire*).

méningococcémie ou **méningococcie,** *s. f.* Infection générale due
au méningocoque et ne s'accompagnant pas nécessairement de
méningite cérébro-spinale. Elle se
traduit cliniquement par une fièvre
élevée, des douleurs articulaires et
une éruption de taches purpuriques
ou rosées, anatomiquement par la
présence de méningocoques dans le
sang.

méningocoque, *s. m.* (*Diplococcus in-
tracellularis meningitidis*) (Weichsel-
baum, 1887). Diplocoque observé
dans la méningite cérébro-spinale
épidémique et qui est l'agent pathogène de cette maladie.

méningo-encéphalite, *s. f.* Inflammation du cerveau et de ses enveloppes.

méningo-encéphalocèle, *s. f.* Ectopie cérébrale qui contient une
cavité provenant d'un diverticule
des espaces sous-arachnoïdiens. V.
encéphalocèle.

méningo-épendymite, *s. f.* Inflammation des méninges et du canal
de l'épendyme. — *m. é. chronique
exsudative et adhésive* (P. Bize).
V. *méningite séreuse.*

méningo-myélite, *s. f.* Inflammation de la moelle et de ses enveloppes, en particulier de la pie-
mère.

méningopathie, *s. f.* (μῆνιγξ; πάθος,
souffrance). Nom générique donné
à toutes les affections des méninges.
— *m. tuberculeuse.* Nom proposé
par Poncet pour désigner la tuberculose des méninges. Ce terme comprend de nombreux états pathologiques, depuis les céphalées plus
ou moins tenaces et les méningites
atténuées, qui se terminent par la
guérison, jusqu'aux formes rapidement mortelles.

méningo-radiculite, *s. f.* Inflammation des racines nerveuses, d'origine méningée.

méningo-radiculo-myélite, *s.f.* (Roger). Inflammation simultanée de la
moelle épinière, des racines rachidiennes et des méninges. Elle survient parfois au cours de la mélitococcie. — *m.-r.-m. progressive*
(Sicard). Complication tardive et
rare de la méningite cérébro-
spinale ; elle consiste en diminution

de la motilité, de la sensibilité et de la réflectivité des membres inférieurs due à l'évolution tardive d'une sclérose de la moelle et des racines nerveuses.

méningo-récidive, *s. f.* (Bayet et Desneux). V. *neuro-réaction.*

méningorragie, *s. f.* (μήνιγξ; ρήγνυμι, je jaillis). Hémorragie méningée.

méningothéliome, *s. m.* Variété de méningiome constituée de cellules méningothéliales.

méningotropiques (accidents) (Sicard). V. *neuro-réaction.*

méningotropisme, *s. m.* (μήνιγξ; τρέπειν, tourner). Affinité pour les méninges que présentent certaines substances chimiques et certaines races microbiennes.

méningo-typhoïde (fièvre) ou **méningo-typhus,** *s. m.* Forme méningée de la fièvre typhoïde. Il s'agit le plus souvent d'un mode de début, parfois d'une prédominance des symptômes méningés pendant toute l'évolution de la maladie et, plus rarement, d'une méningite aiguë grave compliquant une fièvre typhoïde en période d'état.

méniscal, *adj.* (μηνίσκος, croissant). Qui se rapporte à un ménisque articulaire. — *hernie m.* Luxation d'un ménisque articulaire, en particulier du disque intervertébral (v. *disque intervertébral, hernie du*).

méniscectomie, *s. f.* (μηνίσκος; ἐκτομή, ablation). Extirpation opératoire totale ou partielle d'un ménisque articulaire.

méniscite, *s. f.* (μηνίσκος). Syn. *méniscose.* Nom générique donné à tous les états pathologiques des ménisques intra-articulaires : subluxation chronique, arthrite chronique, lésion traumatique ou dégénérative, etc.

méniscographie, *s. f.* (μηνίσκος; γραφή, document écrit). Radiographie des ménisques du genou après injection, dans l'articulation, d'air ou de liquide opaque aux rayons X.

méniscopexie, *s. f.* (μηνίσκος; πῆξις, fixation). Suture des fragments de ménisque articulaire après traumatisme,

meniscus bipartitus ou **ménisque en anse de seau.** Ménisque du genou déchiré par une fente longitudinale qui isole une bande fibreuse fixée seulement en avant et en arrière et flottant dans l'articulation.

ménisque (signe du) (Guéret et Lambling, 1949). Un des aspects radiologiques du cancer gastrique au début, caractérisé par un sillon clair concave vers le bord de l'estomac, séparant du reste de l'ombre gastrique l'ulcération cancéreuse qu'il circonscrit et dont la tache barytée ne déborde pas la limite de l'estomac.

Menkes (syndrome de) (1962). Syndrome probablement héréditaire à transmission récessive liée au sexe, observé chez de jeunes garçons de 3 à 6 mois. Il comporte des anomalies des cheveux (fins, dépigmentés, clairsemés et fragiles) et des signes d'atteinte cérébrale et cérébelleuse (hypotonie, retard mental profond) avec cécité apparente. Il existe un déficit d'absorption du cuivre : trouble métabolique inverse de celui de la maladie de Wilson. V. *dégénérescence hépatolenticulaire.*

Mennel (manœuvre de). Manœuvre destinée à mettre en évidence l'atteinte douloureuse des articulations sacro-iliaques dans la pelvispondylite rhumatismale. Le malade est couché sur un côté, la hanche et le genou de ce côté en hyperflexion ; la jambe du côté opposé est tirée en arrière en hyperextension, genou fléchi.

ménoméningococcie, *s. f.* (Sicard, 1928). Méningococcie des méninges. L'utilité de ce terme découle de l'emploi des expressions méningococcie pulmonaire, articulaire, viscérale, pour désigner les cas où le coccus qualifié méningé fait toute son évolution pathologique en dehors des membranes nerveuses.

ménopause, *s. f.* (μήν, mois ; παῦσις, cessation). Fin de la fonction menstruelle. Elle correspond à la cessation de l'activité ovarienne et s'accompagne d'une régression des caractères sexuels, de bouffées de chaleur et, parfois, de perturbations psychiques et neuro-endocriniennes. — *m. artificielle*. Abolition des règles à la suite d'une opération (ablation de l'utérus ou castration bilatérale).

ménorragie, *s. f.* (μήν; ῥήγνυμι, je jaillis). Syn. (*pro parte*) *polyménorrhée*. Exagération de l'écoulement menstruel soit en quantité, soit en durée.

ménorragique (fièvre) (Trousseau). V. *fièvre ménorragique*.

ménorrhée, *s. f.* (μήν; ῥεῖν, couler). Ecoulement des règles.

ménorrhémie, *s. f.* (Kieffer). Rétention dans le sang des produits toxiques qui doivent être normalement éliminés par les règles.

ménothermique (courbe). Courbe des températures relevées, au cours du mois, chez la femme, en période d'activité génitale. Elle permet de situer le moment de l'ovulation qui s'accompagne d'une légère élévation thermique.

méno-urie, *s. f.* (μήν, mois; οὖρον, urine) (Youssef, 1957). Hémorragie vésicale menstruelle due à l'évacuation du sang des règles par une fistule utéro-vésicale à sens unique d'origine traumatique.

ménoxénie, *s. f.* (μήν; ξένος, étranger) (Flamand). Règles déviées ou vicariantes. Hémorragies survenant à l'époque des règles et se faisant au niveau d'un autre organe que l'utérus.

menstruation, *s. f.* Syn. *flux menstruel, règles, mois, ordinaires*, etc. Phénomène physiologique lié à la fonction de reproduction, existant chez la femme bien portante, depuis la puberté jusqu'à la ménopause, et consistant en un écoulement sanguin d'origine utérine, se faisant au niveau des organes génitaux et se reproduisant tous les mois. La *m.* est supprimée toujours pendant la gestation et le plus souvent pendant la lactation.

menstruel, elle, *adj.* Qui a rapport aux règles. — *fièvre m.* V. *fièvre ménorragique*. — *flux m.* V. *mens-*

truation et *menstrues*. — *période* ou *phase m*. Période pendant laquelle se produit la menstruation (v. ce terme et *menstruel, cycle*).

menstruel (cycle). Succession périodique, chez la femme, des phénomènes utéro-vaginaux déclenchés par les sécrétions ovariennes et destinés à préparer l'appareil génital à la nidation d'un œuf, phénomènes analogues à ceux qui constituent le cycle œstral chez les femelles des mammifères. Ce cycle comprend : 1° une phase *proliférative* folliculinique correspondant à la maturation d'un follicule de de Graaf (v. *œstrone*), puis à l'ovulation; 2° une phase de *prénidation* folliculo-lutéinique (v. *progestérone*); 3° si l'ovule n'est pas fécondé, une phase *menstruelle* hémorragique (v. *œstral* et *ovarien, cycles*).

menstrues, *s. f. pl.* (*menstrua*, de *mensis*, mois). Syn. *règles*. Nom donné à l'écoulement sanguin dont la répétition régulière constitue la menstruation.

mentagre, *s. f.* (*mentum*, menton; ἄγρα, prise). Variété de folliculite pileuse limitée au menton.

mental, ale, *adj.* Qui a rapport à l'intelligence. — *arriération m.* V. *arriération*. — *médecine m.* V. *psychiatrie*. — *pathologie m.* Partie de la pathologie qui concerne les maladies de l'esprit.

mentisme, *s. m.* (*mens, mentis*, esprit) (Chaslin). Trouble psychique caractérisé par l'existence d'une suite mouvante d'images, de sons, de mots et d'idées dont l'enchaînement s'impose à l'esprit du sujet, bien que celui-ci connaisse leur caractère absurde et parasitaire. Le *m.* s'observe dans les états qui s'accompagnent de dissolution de la conscience (états hypnagogiques, intoxications, stade préhallucinatoire de l'automatisme mental).

mentonnier (point) (anthropologie). Point situé au milieu du bord inférieur du maxillaire inférieur.

méphitisme, *s. m.* (*mephitis*, odeur repoussante). Viciation de l'air par des gaz irrespirables ou par d'autres principes pouvant avoir sur l'organisme animal une action nocive immédiate.

mEq. Abréviation de milliéquivalent (v. ce terme). — *mEq/L.* Milliéquivalent par litre.

mer (mal de). Syn. *naupathie.* V. *transports (mal des).*

méralgie paresthésique (μηρός, cuisse; ἄλγος, douleur) (Bernhardt, 1895). Syn. *maladie de Bernhardt.* Affection caractérisée par des douleurs et des troubles divers de la sensibilité subjective et objective, survenant dans le domaine du nerf fémoro-cutané (face externe de la cuisse), souvent déclenchés par la station debout ou la marche, et persistant parfois pendant des années. Ce syndrome indique un état de souffrance du nerf survenant à la suite d'une maladie générale (diabète, fièvre typhoïde, typhus), d'une affection nerveuse (tabes, paralysie générale), d'une compression vertébrale ou enfin d'un simple trouble local (muscle paralysé, station debout prolongée).

mérasthénie agitante (μηρός, cuisse; asthénie). V. *jambes sans repos (syndrome des).*

6-mercaptopurine, *s. f.* V. *antimétabolite.*

Mercier-Fauteux (opération de) (M. F., de Montréal, 1939-44). Ligature de la grande veine coronaire et résection du plexus nerveux péricoronarien; opération destinée à accroître la circulation coronarienne et à supprimer la douleur de l'angine de poitrine.

mercurialisation, *s. f.* Introduction dans l'organisme de mercure ou de composés mercuriels par les voies digestive, cutanée, hypodermique ou intra-veineuse.

mercurialisme, *s. m.* V. *hydrargyrisme.*

Meredith (opération de). V. *cholécystotomie idéale.*

Merle (méthode de) (M., de Clermont-Ferrand, 1934). Traitement du tétanos par le sérum et l'anatoxine associés à l'alcool, injecté par voie intra-veineuse.

mérocèle, *s. f.* (μηρός, cuisse; κήλη, hernie). Hernie crurale.

mérocrine, *adj.* (μέρος, partie; κρίνειν, sécréter) (Ranvier). Se dit d'une glande dans laquelle le produit de sécrétion, formé à l'intérieur des cellules, est expulsé au dehors sans destruction du protoplasma qui continue à former les matériaux d'une nouvelle sécrétion. V. *eccrine, holocrine, apocrine.*

mérodiastolique, *adj.* (μέρος; diastole). Se dit d'un phénomène (bruit, souffle, etc.) qui n'occupe qu'une partie de la diastole.

mérogonie, *s. f.* V. *andromérogonie.*

méroplasmatique (formule) (μέρος; πλάσμα, modelé) (morphologie). Formule (ou ensemble de formules) indiquant la répartition de la masse constituant le corps humain entre ses différents segments (crâne, face, tronc, abdomen, membres, etc.).

mérosystolique, *adj.* (μέρος; systole) (Potain). Se dit d'un phénomène (bruit, souffle, etc.) qui n'occupe qu'une partie de la systole.

mérotomie, *s. m.* (μέρος; τέμνειν, couper). Opération consistant à détacher d'un organisme vivant un fragment plus ou moins considérable pour observer les phénomènes de survie que ce fragment peut présenter.

mérozoïte, *s. m.* (μέρος; ζῶον, animal). 1° Fragment séparé d'un organisme vivant dans l'opération de la mérotomie. — 2° Une des phases du cycle évolutif des sporozoaires; l'hématozoaire du paludisme, dans le cycle asexué intracellulaire qu'il poursuit dans l'organisme (*schizonte*), se divise en une série de corpuscules ou *m.* qui pénètrent dans de nouveaux globules sanguins et deviennent des agents de l'auto-infection.

Merskey (test de) (1969). Syn. *test d'inhibition de l'hémagglutination passive de globules rouges tannés et sensibilisés par du fibrinogène.* Epreuve permettant de déceler, dans le sérum sanguin, une quantité anormale de produits de dégradation du fibrinogène ou de la fibrine. Normalement, des hématies humaines appartenant au groupe O, tannées et sensibilisées par du fibrinogène humain, sont agglutinées par un sérum homologue antifibrinogène. Cette agglutination ne se produit pas (test positif) si, auparavant, ce sérum a été neutralisé par des produits de dégradation du fibrinogène ou de la fibrine, comme ceux qui existent dans le sérum de malades chez lesquels il y a défibrination, au cours du syndrome de coagulation intravasculaire disséminée (v. ce terme).

mérycisme, *s. m.* (μηρυκισμός, rumination). Phénomène assez rare, caractérisé par le retour volontaire ou involontaire des aliments de l'estomac dans la bouche, où ils peuvent être de nouveau mastiqués.

méryite, *s. f.* V. *cowpérite.*

Merzbacher-Pelizaeus (maladie de). V. *Pelizaeus-Merzbacher (maladie de).*

mésangial, *adj.* (μέσος, qui est au milieu; ἀγγεῖον, vaisseau). Qui concerne la tunique moyenne des vaisseaux.

mésartérite, *s. f.* Inflammation de la tunique moyenne des artères. Elle n'existe pas sans lésion concomitante des autres tuniques : l'artérite est toujours totale.

mésaticéphalie, *s. f.* (μέσατος, moyen; κεφαλή, tête) (Broca). Syn. *mésocéphalie.* Forme du crâne intermédiaire entre la brachycéphalie et la dolichocéphalie.

mésatimorphe, *adj.* (μέσατος; μορφή, forme) (morphologie). Syn. *mésomorphe.* Dont la forme est harmonieusement développée dans le sens de la hauteur comme dans celui de la largeur.

mésatiskélie, *s. f.* (μέσατος; σκέλος, jambe) (morphologie). Etat caractérisé par le développement moyen et harmonieux des jambes, par rapport à l'ensemble du corps.

mésencéphaliques (syndromes). Ensemble de symptômes traduisant l'atteinte du mésencéphale, c.-à-d. des pédoncules cérébraux avec les tubercules quadrijumeaux. V. *pédonculaires (syndromes).*

mésencéphalo - sous - thalamiques (syndromes). Syndromes dus à l'atteinte des centres nerveux mésencéphaliques et sous-thalamiques.

Ils comprennent essentiellement, du côté opposé à la lésion : une hémiplégie cérébelleuse et un hémisyndrome extra-pyramidal et parfois une hémi-anesthésie, une hémiplégie pyramidale, de la dysarthrie et des symptômes oculaires qui permettent de localiser exactement la lésion.

mésenchymatose, *s. f.* Dégénérescence des tissus dérivés du mésenchyme.

mésenchyme, *s. m.* « Tissu conjonctif embryonnaire formant la plus grande partie du mésoderme » (Littré).

mésenchyme (maladie du) (Aegerter). Syn. *mésenchymopathie.* Conception nosologique plus vaste que la maladie du collagène (v. ce terme), comprenant toutes les affections dans lesquelles entrent en jeu les réactions de défense du tissu conjonctif et du système réticulo-endothélial.

mésenchymome, *s. m.* Tumeur, généralement bénigne, développée aux dépens des tissus dérivés du mésenchyme, et contenant des éléments de ces divers tissus.

mésenchymopathie, *s. f.* V. *mésenchyme (maladie du).*

mésentérite, *s. f.* (μεσεντέριον, mésentère). Inflammation du mésentère. — *m. rétractile.* Affection rare, d'origine mal déterminée, consistant en une rétraction locale ou diffuse du mésentère et entraînant souvent l'occlusion de l'intestin.

mesenterium commune. Disposition anormale du mésentère qui est unique, commun à l'intestin grêle et au côlon, et situé dans un plan frontal. Elle résulte de l'absence de rotation de l'anse omphalo-mésentérique pendant la vie embryonnaire; cette absence place en outre la totalité de l'intestin grêle dans la partie droite de l'abdomen, tandis que le gros intestin est refoulé à gauche.

mésocardie, *s. f.* (μέσος, qui est au milieu; καρδία, cœur). Anomalie congénitale de position du cœur, intermédiaire entre la situation normale et la dextrocardie sans inversion des cavités : la pointe du cœur est dirigée en avant ou un peu à droite. Elle s'accompagne généralement d'autres malformations cardiaques. V. *situs sagittalis*.

mésocéphalie, s. f. V. *mésaticéphalie*.

mésocolopexie, s. f. (mésocôlon; πῆξις, fixation). Fixation du mésocôlon à la paroi.

mésoderme, s. m. (μέσος, qui est au milieu; δέρμα, peau). Feuillet moyen du blastoderme qui formera le tissu de soutien, les muscles, les organes génito-urinaires, le système cardio-vasculaire, le sang, l'épithélium de la cavité cœlomique.

mésodermose, s. f. Affection frappant électivement les tissus provenant du mésoderme. Ex. : la *maladie de Nicolas-Favre*, dont les lésions névraxiques expérimentales se localisent de préférence aux méninges, aux plexus choroïdes, aux vaisseaux et à la microglie.

mésodermotropisme, s. m. Affinité de certains microbes ou virus pour les tissus dérivés du mésoderme.

mésodiastole, s. f. Milieu de la diastole du cœur.

mésodiastolique, adj. Se dit d'un phénomène qui apparaît au milieu de la diastole du cœur (grand silence).

mésoduodénite, s. f. Inflammation du mésentère du duodénum.

mésognathie, s. f. (μέσος, moyen; γνάθος, mâchoire). Développement moyen de la mâchoire inférieure, en harmonie avec les dimensions de la face et du crâne.

méso-histologie, s. f. ou **mésologie histologique** (Bertillon). Influence du milieu sur les éléments anatomiques et sur les tissus qu'ils constituent.

méso-inositol, s. m. Syn. *vitamine B₇, bios I*. Facteur du groupe vitaminique B identifié à l'ester hexaphosphorique de l'inositol; il est très répandu dans les aliments d'origine végétale ou animale et possède une action lipotrope.

mésologie, s. f. (μέσος, milieu; λόγος, doctrine). « Science des milieux ou science qui a pour objet la connaissance des rapports qui re-

lient les êtres vivants aux milieux dans lesquels ils sont plongés; c'est dire que cette science s'efforce de découvrir les influences réciproques que les deux termes en présence, le milieu et l'être immergé, exercent l'un sur l'autre, ainsi que les modifications qui en résultent pour chacun d'eux » (Bertillon). V. *écologie*.

mésomélique, adj. (μέσος; μέλος, membre). Qui se rapporte au segment moyen d'un membre.

mésométrie, s. f. (μέσος; μέτρον, mesure). V. *eumétrie*.

mésomorphe, adj. (μέσος; μορφή, forme). V. *mésatimorphe*.

mésoneurite, s. f. (Vanlair). Variété de névrite interstitielle siégeant dans une partie du tissu conjonctif des nerfs et se présentant soit sous la forme nodulaire, soit sous la forme lamellaire.

mésopique, adj. (μέσος; ὄψ, ὀπός, vue). Qui concerne la sensibilité rétinienne à une lumière peu intense. V. *photopique* et *scotopique*.

mésoprosope, adj. (μέσος; πρόσωπον, visage) (morphologie). Syn. *œquiface* ou *œquivulte*. Dont le visage est aussi large que long.

mésoroptre, s. m. (μέσος, qui sert de limite; ὄπτομαι, je vois). Distance à laquelle un objet doit être placé pour être vu distinctement.

mésorrhinien, s. m. (μέσος, moyen; ῥίς, nez) (Broca). Nom donné en anthropologie et en ethnographie aux individus ou aux races dont l'indice nasal est moyen (de 48 à 52) (race mongolique).

mésosigmoïdite, s. f. Inflammation du mésentère de l'anse sigmoïde; elle détermine parfois de la sclérose et des rétractions (*m. rétractile*) et des phénomènes d'occlusion.

mésosystole, s. f. Milieu de la systole du cœur.

mésosystolique, adj. (μέσος, milieu; systole) (Potain). Se dit des phénomènes qui apparaissent au milieu de la systole du cœur (petit silence).

mésothéliome, s. f. Syn. *coelothéliome*. Tumeur bénigne ou maligne dérivée des cellules tapissant les séreuses (plèvre, péritoine, péricarde). — *m. pleural*. Syn. *endo-théliome pleural*, *pleurome*. Cancer primitif de la plèvre, rare, développé aux dépens de l'endothélium pleural (ou mésothélium), caractérisé cliniquement par un épanchement pleural hémorragique récidivant et très douloureux, l'envahissement fréquent du péricarde et du péritoine et une évolution mortelle en quelques mois. L'examen endoscopique montre à la surface de la plèvre les mamelons framboisiformes caractéristiques.

métabolimétrie, *s. f.* Mesure du métabolisme.

métabolique, *adj.* Qui implique l'idée de transformation ou de métabolisme. — *délire m.* V. *délire.* — *maladie m.* V. *maladie métabolique.* — *quotient m.* Rapport du métabolisme maximum au métabolisme minimum.

métabolique d'effort (test) (A. Durupt, 1947). Mesure des variations du métabolisme de base sous l'influence d'un effort : chez les sujets normaux, il s'accroît de $+ 1$ à $+ 6$; il augmente de $+ 6$ à $+ 14$ chez les hyperthyroïdiens non basedowiens ; il s'élève au-dessus de $+ 15$ au cours de la maladie de Basedow ; cette épreuve est, par contre, toujours négative chez les hypothyroïdiens.

métabolisme, *s. m.* (μεταβολή, de μεταβάλλειν, transformer). Nom donné à l'ensemble des modifications chimiques qui ont lieu dans l'organisme, destinées à subvenir à ses besoins en énergie, à la formation, à l'entretien, à la réparation des tissus, à l'élaboration de certaines substances (hormones, enzymes, anticorps, etc.). Cet ensemble constitue l'acte de la nutrition. V. *anabolisme* et *catabolisme.* — *erreur innée du m.* V. *enzymopathie.*

métabolisme basal ou **de base** ou **m. b.** ou **m. minimum** (Magnus Levy, 1895). Quantité de chaleur, exprimée en grandes calories, produite en une heure et par mètre carré de surface du corps, lorsque le sujet est au repos complet, à jeun depuis 14 ou 16 heures, dans une atmosphère de température moyenne de 16°, et suffisamment couvert pour n'avoir à réagir ni contre le froid, ni contre la chaleur du milieu ambiant. Le chiffre moyen normal, pour un homme adulte, est de 40. L'augmentation du *m. b.* est le plus souvent un signe d'hyperthyroïdie.

métabolisme mucineux. Fonction attribuée par Horsley à la glande thyroïde, et qui consiste à transformer la mucine en une substance utile à l'organisme.

métabolisme de sommeil (Bartels, 1949 ; E. Azerad, 1955). Métabolisme basal mesuré pendant le sommeil provoqué, de manière à éliminer certains facteurs extra-thyroïdiens (agitation, anxiété) capables de fausser les résultats.

métabolisme de sommet ou **maximum** (Giaja, 1924). Quantité de chaleur maximum que peut produire un être vivant sous l'influence d'une cause excitatrice (refroidissement) lorsqu'il est à jeun et réduit au simple jeu des mécanismes réflexes (en dehors de la contraction musculaire volontaire).

métabolite, *s. m.* Substance formée au cours du métabolisme d'une autre substance.

métachromasie, *s. f.* (μετά, indiquant le changement ; χρῶμα, couleur). Syn. *métachromatisme.* Propriété qu'ont certains éléments histologiques de prendre une teinte différente de celle du colorant employé, lequel donne sa nuance à l'ensemble du tissu.

métachromatique, *adj.* Se dit de la teinte d'un élément figuré basophile lorsqu'elle est différente de celle du colorant employé. — Par extension, ce terme est utilisé pour désigner de tels éléments.

métachromatisme, *s. m.* (μετά, indique le changement ; χρωματισμός, action de colorer). 1° Modification dans la couleur de la peau et des poils sous l'influence de l'âge ou des maladies. — 2° V. *métachromasie.*

métachronose, *s. f.* (μετά, indique le changement ; χρόνος, temps) (L.

Lapicque). Changement (généralement diminution) de chronaxie. — *m. de subordination*. Modification de la chronaxie des filets nerveux sous l'action de certains centres nerveux supérieurs; elle expliquerait l'aiguillage de l'influx nerveux vers un neurone plutôt qu'un autre, et entrerait constamment en jeu dans la coordination des mouvements (v. *isochronisme*).

métacortandracine, s. f. V. *delta-cortisone*.

métacortandralone, s. f. V. *delta-hydrocortisone*.

métacortène, s. m. V. *delta-cortisone*.

métacritique, adj. (μετά, après; κρίσις, crise). Se dit de tout ce qui suit la période critique d'une maladie.

métadysenterie chronique. Nom donné par Aldo Castellani à une variété de colite chronique succédant à la dysenterie.

métagénèse, s. f. (μετά, alternativement; γένεσις, naissance). Mode de reproduction de certains êtres organisés, caractérisé par la possibilité pour ces êtres, avant d'avoir atteint leur forme adulte et sexuée, de donner naissance à des germes nouveaux qui, en se développant, deviendront adultes, sexués et capables de se reproduire par fécondation.

métagénésique, adj. Postérieur à la fécondation.

métagéria, s. f. (μετά, indiquant le changement; γεραίον, vieux) (Gilkes). Syndrome caractérisé par un vieillissement prématuré, dont les signes apparaissent dès la naissance (atrophie, pigmentation et télangiectasies cutanées, cheveux clairsemés, diabète et athérome artériel d'évolution précoce), et par un développement statural normal.

métagmique, adj. (μετά, après; ἀγμός, fracture) (Roger et Garnier, 1903). Qui est consécutif à une fracture. — *ostéopathie m.* Variété particulière de déformation osseuse consécutive à une fracture, siégeant dans le segment de membre sous-jacent à l'os fracturé et

sans rapport direct avec le traumatisme.

métallique (bruit). Nom donné à toute une série de bruits perceptibles à l'auscultation, qui ont pour caractère commun une résonance éclatante, et qui semblent provenir d'une cavité à parois métalliques. Ex. *résonance m., tintement m., bruit d'airain*.

métallophobie, s. f. (μέταλλον, métal; φόβος, crainte). Appréhension angoissante (phobie) de toucher certains objets métalliques (boutons de porte, etc.).

métallothérapie, s. f. (μέταλλον; θεραπεία, traitement). 1° Emploi thérapeutique des métaux et de leurs sels. — 2° Application de certains métaux en nature sous forme de plaques, bracelets, anneaux, etc., pratique renouvelée de la médecine hermétique.

métamère, s. m. (μετά; μέρος, partie). Syn. *protovertèbre, prévertèbre, somite*. Segment résultant de la division primitive de l'embryon, ou métamérie.

métamérie, s. f. Division primitive de la corde dorsale et des tissus environnants en segments ou métamères. Chaque segment possède en soi l'ensemble des propriétés ou attributions de l'être définitivement achevé. Cette division ne persiste pas chez les vertébrés supérieurs, où il se produit une nouvelle fragmentation de la corde dorsale qui donne lieu à la formation des vertèbres définitives.

métamérie cutanée. Division de la surface cutanée en territoires dont chacun répond à un segment médullaire primitif ou neurotome. Cette division a été invoquée pour expliquer la répartition de certains troubles cutanés : anesthésies, éruptions (zona) qui sont en rapport avec une lésion nerveuse, mais ne répondent pas à la distribution d'un nerf périphérique.

métamorphie, s. f. (μεταμορφόω, je transforme). Transformation de la substance conjonctive fondamentale.

métamorphopsie, *s. f.* (μεταμορφόω; ὄψις, vue). Syn. *syndrome de von Weizsäcker*. Trouble de la vision; le malade voit les objets d'une autre forme que celle qu'ils ont réellement.

métamyélocyte, *s. m.* Myélocyte dont le noyau commence à se segmenter et qui est en train de se transformer en polynucléaire adulte.

métamyxovirus, *s. m.* V. *myxovirus*.

métanémie, *s. f.* ou **métanémiques (syndromes)** (μετά, avec; anémie) (P. Chevallier). 1º Formes atypiques de l'anémie hypochrome essentielle de l'adulte, dans lesquelles existent seuls les troubles digestifs (dysphagie, atrophie gastrique), trophiques (ongles mous, déformés, fissures cutanées, chute des cheveux, prurit) et de l'état général; le nombre des hématies et le taux de l'hémoglobine sont normaux. Seul le taux du fer sérique est abaissé et la thérapeutique ferrique amène la guérison. — 2º m. biermérienne. Formes non anémiques de la maladie de Biermer, caractérisées par la présence de troubles digestifs ou nerveux, isolés ou associés, curables par l'administration de vitamine B$_{12}$. V. *neuropathie achylique biermérienne*.

métaplasie, *s. f.* (Virchow) ou **métaplasique (processus).** Processus en vertu duquel certains éléments appartenant à un tissu produisent d'autres éléments qui s'éloignent des premiers et qui constituent des cellules et des tissus ayant des caractères physiques et chimiques distincts. La *m.* expliquerait la formation de tissus normaux ou pathologiques aux dépens de tissus qui en diffèrent.

métaplasma, *s. m.* Syn. *paraplasma*. Substances alimentaires élaborées par le protoplasma, isolées en enclaves dans la cellule.

métapneumonique, *adj.* Qui survient après la guérison de la pneumonie. Ex. : *pleurésie m.*

métastase, *s. f.* (μετάστασις, de μεθίστημι, je change de place). 1º Pour les anciens, transport de la matière morbifique de l'organe où elle s'est d'abord fixée, sur des parties plus ou moins éloignées. — 2º Autrefois, disparition d'un phénomène pathologique, coïncidant avec l'apparition, en un autre point de l'économie, d'un autre phénomène pathologique, ces deux manifestations morbides dépendant d'un même état diathésique, ordinairement l'arthritisme. Ex. : eczéma alternant avec l'asthme. — 3º Actuellement, on donne le nom de *m.* aux foyers secondaires d'une affection (suppuration et surtout cancer) disséminés par voie lymphatique ou sanguine à partir d'un foyer primitif. Ex. : *m. cancéreuse*.

métastatique, *adj.* Qui a rapport à la métastase. — *abcès m.* V. *abcès*.

métatarsalgie, *s. f.* Syn. *pododynie*. Douleur de la région métatarsienne, due parfois à l'effondrement de la voûte plantaire antérieure (pied rond). V. *insuffisance du 1er rayon* (*syndrome d'*). — *m. de Morton* (Thomas G. Morton, 1876). Syn. *maladie, névralgie ou pied de Morton*. Affection caractérisée par une douleur paroxystique à la marche, de type névralgique partant de la 4e articulation métatarso-phalangienne et irradiant dans tout l'avant-pied; la voûte plantaire est aplatie. Cette douleur est due à un névrome développé sur le nerf plantaire digital du 3e espace ou parfois à une simple compression de ce nerf.

métatarsectomie, *s. f.* (métatarse; ἐκτομή, ablation). Ablation du métatarse. Elle est généralement partielle et comporte, p. ex., dans le traitement du pied creux, la résection de la base des métatarsiens (*m. typique*) ou une résection osseuse à cheval sur l'interligne de Lisfranc, intéressant la tête des métatarsiens et la partie antérieure des os du tarse (*m. arthrodèse*).

métatarsomégalie, *s. f.* (métatarse; μέγας, grand). Monstruosité caractérisée par le développement exagéré des métatarsiens (avant-pied).

metatarsus adductus. V. *pes adductus*.

metatarsus varus. V. *pes adductus*.

métathérapeutique, *adj*. Qui survient après un traitement.

métathèse, *s. f.* (μετατίθημι, je déplace) (M. Perrin et A. Cuénot, de Nancy, 1931). Mécanisme de désintoxication de l'organisme consistant dans le déplacement des toxiques fixés sur le protoplasma cellulaire, par différents agents modificateurs (phénomènes phylactiques, action adjuvante du chloroforme dans le traitement du tétanos et de la diphtérie).

métatopie, *s. f.* (μετά, indique le changement; τόπος, lieu). Processus suivant lequel certains éléments peu développés à l'état normal dans un tissu (cellules cartilagineuses au milieu des ligaments) se mettent à proliférer et à devenir prépondérants sous l'influence d'une cause morbide. Ex. : production d'ecchondroses sur les bords d'une arthrite déformante.

métatrophique, *adj.* (μετά, à la place de; τροφή, nourriture) (Richet et Héricourt). Se dit d'une méthode thérapeutique qui consiste à modifier l'alimentation et la nutrition en même temps qu'on administre une substance médicamenteuse. Ex. : suppression du chlorure de sodium de l'alimentation des épileptiques à qui l'on administre du bromure. Il y aurait substitution d'un sel alcalin à l'autre.

métatypique, *adj.* Se dit d'une tumeur formée par un tissu ayant son analogue dans l'économie, mais ne se rencontrant pas au point atteint.

Méténier (signe de) (1939). Facilité d'éversion de la paupière supérieure : cette éversion est obtenue par une simple traction de la paupière vers le haut. Signe observé dans la maladie de Danlos, du fait de l'hyperélasticité de la peau.

météorisme, *s. m.* (μετέωρος, élevé). Syn. *ballonnement*. Gonflement de l'abdomen par des gaz contenus dans l'intestin.

météorolabile, *adj.* (μετέωρος, élevé dans les airs; *labi*, tomber). Se dit des sujets qui sont particulièrement sensibles aux variations météoro-

logiques (spasmophiles, asthmatiques, etc.).

météoropathie, *s. f.* (μετέωρος; πάθος, souffrance). Affection déterminée ou simplement influencée par les phénomènes météorologiques.

météoropathologie, *s. f.* (μετέωρος; πάθος; λογος, discours) (G. Mouriquand et R. Charpentier, de Lyon, 1928). Science qui traite du rapport de la pathologie humaine ou animale avec les phénomènes météorologiques.

météoropathologique (syndrome) (G. Mouriquand). Ensemble de troubles déterminés chez l'homme et les animaux par certaines perturbations atmosphériques (vents secs et chauds : fœhn, autan, vent du Midi à Lyon; ou froids : mistral, pampéro).

météorotrope, *adj.* (μετέωρος; τρέπειν, tourner). — Qui subit les influences météorologiques. Ex. : *migraines m.*, déclenchées par les perturbations atmosphériques.

méthémoglobine, *s. f.* Pigment brun dérivé de l'hémoglobine dans lequel le fer est à l'état trivalent. Il est incapable de fixer l'oxygène. Les hématies normales en contiennent 1 %.

méthémoglobinémie, *s. f.* Présence, dans les hématies, d'une quantité excessive de méthémoglobine pouvant entraîner des symptômes asphyxiques par anoxémie : cyanose intense de la peau et des muqueuses sans polyglobulie, anxiété, dyspnée modérée. On distingue des *m.* acquises par intoxication, le plus souvent professionnelle (dérivés nitrés ou chloronitrés des carbures benzéniques, aniline, nitrates); et une *m.* congénitale, d'origine génotypique, transmise selon le mode dominant.

méthicilline, *s. f.* Syn. Penistaph (n. dép.), Flabelline (n. dép.). V. *pénicilline.*

méthionine, *s. f.* Acide aminé soufré indispensable à l'organisme; il existe dans les œufs, la caséine, le lait (v. *lipotropique, substance*). — *épreuve de la m.* (Benhamou, Grech et Gardelle, 1949). Procédé d'exploration du fonctionnement du foie (fonction oxydante). Il consiste à faire ingérer ou à injecter 2 g de m. et à mesurer, pendant les 24 heures suivantes, le taux d'élimination des sulfates minéraux dans l'urine. Chez le sujet normal, il est de 87 p. 100; il est presque nul dans les ictères infectieux et les hépatonéphrites curables à la période d'état et dans les néphrites chroniques azotémiques; il est normal dans les néphroses et l'amylose.

méthioninémie, s. f. Présence de méthionine dans le sang.

méthioninurie, s. f. Présence de méthionine dans l'urine.

méthodisme, s. m. Doctrine de l'école d'Alexandrie d'après laquelle toutes les maladies proviennent du resserrement ou du relâchement des différentes parties du corps.

Méthotrexate, s. m. (n. dép.). V. antimétabolite.

métis, isse, adj. (mixtus, mêlé). Produit d'individus de races différentes; on réserve le mot hybride pour désigner le produit d'espèces différentes.

métoarion, s. m. (μετά, après; ὠάριον, ovule) (Raciborski). V. corps jaune.

métœstrus, s. m. V. œstral (cycle).

métopage, s. m. (μέτωπον, front; παγεῖς, unis) (I. G. St-Hilaire). Monstre formé de deux individus à ombilics distincts, réunis par leurs extrémités céphaliques, front à front, sans aucune autre malformation.

métopique (point) (μέτωπον, front) (anthropologie). Point situé sur la ligne médiane entre les deux bosses frontales.

métopiques (rapports) (μέτωπον, front) (morphologie) (R. P. Dr Verdun). Rapports permettant de préciser la forme du front. On distingue : l'indice de hauteur, fronto-crânien (rapport de la hauteur du front, multipliée par 100, à la hauteur apico-auriculaire; chiffre normal : 46,1) et l'indice de largeur, temporo-pariétal (rapport du diamètre bi-temporal, multiplié par 100, au

diamètre bi-pariétal; chiffre normal: 76,6).

métopique (suture). V. suture crânienne.

Métopirone (n. dép.) **(test à la)** (Liddle, 1958). Méthode d'étude de la sécrétion d'hormone corticotrope (A.C.T.H.) par l'antéhypophyse. La Métopirone bloque, au niveau de la cortico-surrénale, la synthèse du cortisol (ou hydrocortisone), d'où chez les sujets normaux, une sécrétion exagérée d'A.C.T.H. par l'hypophyse et, par conséquent, une élaboration, par la cortico-surrénale, d'une quantité abondante du métabolite précédant immédiatement le cortisol, le composé S de Reichstein, dont on dose l'élimination urinaire (H_4S_1 v. ce terme) avec les 17-hydroxycorticostéroïdes par la réaction de Porter et Silber. L'accroissement de l'élimination urinaire de ce composé S est encore plus fort en cas d'hypersécrétion d'A.C.T.H. (maladie de Cushing par hyperplasie bilatérale des surrénales). Aucune élévation n'est observée, au contraire, chez les sujets atteints d'insuffisance cortico-surrénale primitive (chez qui le test de Thorn est négatif) et chez les sujets atteints d'insuffisance antéhypophysaire (chez qui le test de Thorn est positif).

métralgie, s. f. (μήτρα, utérus; ἄλγος, douleur). Syn. hystéralgie, utéralgie. Douleur utérine.

métrite, s. f. (μήτρα). Nom générique donné à toutes les affections inflammatoires de l'utérus.

métrite déciduiforme. Affection survenant chez la femme, à la ménopause, caractérisée par des ménorragies abondantes et des métrorragies. La biopsie de la muqueuse utérine montre une transformation déciduale analogue à celle de la grossesse au début. Cette affection est due à une surabondance, dans l'organisme, de lutéine produite par de nombreux corps jaunes probablement développés sous l'influence d'une sécrétion exagérée de gonadostimuline B.

métrocèle, s. f. (μήτρα; κήλη, hernie). V. hystérocèle.

métrocyte, *s. m.* (μήτρα; κύτος, cellule). Nom donné à des cellules hémoglobinifères très volumineuses, possédant un noyau de faibles dimensions et considérées par Engel comme les cellules mères des normoblastes (anémie pernicieuse, réaction myéloïde du sang). — *m. de 1re génération* (Engel) ou de *2e génération*. V. *hématies primordiales et secondaires.*

métro-élytrorraphie, *s. f.* (μήτρα; ἔλυτρον, vagin; ῥαφή, suture). Opération qui consiste à suturer la paroi vaginale antérieure ou la lèvre antérieure du col avec la paroi postérieure du vagin.

métropathie, *s. f.* (μήτρα; πάθος, affection). Nom générique de toutes les affections de l'utérus.

métro-péritonite, *s. f.* Inflammation de l'utérus et du péritoine.

métroptose, *s. f.* (μήτρα; πτῶσις, chute). V. *hystéroptose.*

métrorragie, *s. f.* (μήτρα; ῥήγνυμι, je jaillis). Hémorragie utérine survenant en dehors des règles.

métrorrhée, *s. f.* (μήτρα; ῥεῖν, couler). Écoulement de liquide aqueux (liquide amniotique) ou muqueux par l'utérus.

métro-salpingo-ovario-péritonite, *s. f.* Terme générique proposé par Trélat pour désigner les lésions variées que peut produire l'inflammation de l'appareil génital de la femme.

métroscope, *s. f.* (μήτρα; σκοπεῖν, examiner) (Naugh). Instrument dont on introduit l'une des extrémités dans le col utérin dans le but d'entendre les battements du cœur du fœtus (peu employé).

métrose de réceptivité (Moricard). Hyperplasie folliculinique de l'endomètre, évoluant chez une femme dont les ovaires sont normaux : elle serait due à une sensibilité particulière de la muqueuse utérine aux hormones œstrogènes, sécrétées en quantité normale.

métrotomie, *s. f.* (μήτρα; τομή, section). V. *hystérotomie.*

Metzger-Tilanus (méthode de). Application du massage et de la mobilisation précoce aux fractures de la rotule.

Meulengracht (maladie de). Variété de cholémie familiale.

Meulengracht (méthode de). Procédé de dosage des pigments biliaires dans le plasma sanguin. La couleur d'échantillons de plasma progressivement dilués est comparée à celle d'une solution étalon de bichromate de potasse. Le chiffre normal est de 4 (N. Fiessinger).

Meunier (procédé ou **méthode de H.)** (1898). Syn. *gastrobactérioscopie.* Recherche du bacille de la tuberculose dans les crachats déglutis, par l'examen du suc gastrique; seule méthode applicable chez les enfants.

Meunier et Mlle Vinay (méthode ou **procédé de).** Épreuve destinée à déceler l'avitaminose K. La vitamine K étant nécessaire à la formation de la prothrombine, on évalue la quantité de prothrombine contenue dans le sang par photométrie, en mesurant la vitesse de formation de la fibrine dans le plasma citraté recalcifié; un ralentissement de cette vitesse est caractéristique d'une diminution du taux de prothrombine et donc de la vitamine K.

Meyenburg (maladie ou **syndrome de von).** V. *polychondrite atrophiante chronique.*

Meyer (réaction de). Réaction décelant la présence d'une faible quantité de sang, et utilisée pour rechercher les hémorragies occultes dans les différents excreta. La substance à examiner est additionnée du réactif de Meyer (solution alcaline de phénolphtaléine réduite par la poudre de zinc) puis de quelques gouttes d'eau oxygénée. Si elle contient du sang, la phénolphtaline est oxydée par l'oxyhémoglobine, transformée en phénolphtaléine, et le mélange prend une coloration rouge.

Meyer-Betz (maladie de). V. *myoglobinurie paroxystique.*

Meyer et Sanfilippo (syndrome de). V. *oligophrénie polydystrophique.*

Meyer-Schwickerath (syndrome de) (1957). Syn. *dysplasie oculo-dento-digitale.* Ensemble de malformations comportant des anomalies oculaires (microphtalmie, hypertélorisme, anomalies de l'iris, glaucome congénital, épicanthus), dentaires (hypoplasie de l'émail) et digitales (syndactylie bilatérale des 4e et 5e doigts, recourbés en griffe). S'y ajoutent parfois de la microcéphalie avec agénésie du massif facial, de l'alopécie et diverses malformations squelettiques.

Meyerhof (réaction de). V. *Pasteur (réaction de).*

Meynet (nodosités de) (1875). Petites tumeurs sous-cutanées, sphériques ou ovoïdes, mobiles sous la peau, d'un volume variant de celui d'une lentille à celui d'une noisette, se rencontrant surtout au voisinage des articulations malades, dans le rhumatisme articulaire aigu. Elles sont formées de tissu conjonctif en voie de prolifération active. Elles seraient d'un pronostic grave.

miasme, s. m. (μίασμα, de μιαίνειν, souiller). Nom sous lequel on désignait autrefois le principe de nature inconnue qui était la cause des maladies épidémiques et contagieuses (choléra, peste, typhus). Ce terme vague n'a plus de raison d'être depuis que les découvertes pastoriennes ont montré que la cause de ces maladies était toujours un agent figuré.

micelle, s. f. (*mica*, parcelle) (Nægeli, 1877). Très petite particule de substance solide en suspension dans un milieu liquide. La présence de *m.* dispersées dans un tel milieu réalise une solution colloïdale (v. *colloïdal*). Les *m.* portent des charges électriques et se déplacent dans un champ électrique (v. *électrophorèse*). Elles peuvent être formées de plusieurs molécules agglomérées, accompagnées d'ions libres (suspensoïdes ou mieux colloïdes micellaires) ou de molécules uniques (émulsoïdes ou mieux colloïdes moléculaires).

Michael (type). V. *kératodermie symétrique des extrémités.*

Michetti (opération de). Désinsertion extra-pleurale des symphyses pulmonaires, sous le contrôle de la pleuroscopie.

micro-aérophilique, adj. (P. Wilmoth) ou mieux **micro-aérophile,** adj. Terme désignant des microbes faiblement aérobies.

micro-anévrisme, s. m. Anévrisme de petite taille.

micro-angiopathie, s. f. (μικρός, petit; ἀγγεῖον, vaisseau; πάθος, maladie). Altération des petits vaisseaux, artérioles et capillaires, dont la basale est épaissie. Elle est très fréquente chez le diabétique. — *m. a. diabétique* (N. Ashton, 1952), que certains considèrent comme presque spécifique du diabète sucré — chez qui elle provoque de graves complications, au niveau de la peau et surtout de la rétine et des reins. V. *rétinopathie diabétique* et *Kimmelstiel et Wilson (syndrome de).*

micro-angiopathie thrombotique. V. *purpura thrombo-cytopénique thrombotique.*

micro-angioscopie, s. f. (Policard). V. *capillaroscopie.*

micro-aortie, s. f. Hypoplasie congénitale de l'aorte, généralisée ou localisée à un segment.

microbe, s. m. (μικρός, petit; βίος, vie) (Sédillot, 1878). Nom générique donné aux êtres unicellulaires assez petits pour n'être vus, à tout moment de leur existence, qu'au microscope. Il désigne donc, outre les bactéries, d'autres espèces, comme les levures, les moisissures, les protozoaires, les rickettsies, les spirochètes, les ultravirus. — *m. de sortie.* V. *germe de sortie.*

microbicide, adj. (microbe; *caedere*, tuer). Qui détruit les microbes.

microbie, s. f. (μικρός; βίος). V. *microbiologie.*

microbien, ienne, adj. Qui a rapport aux microbes; qui est causé par les microbes; *maladie m.*

microbiologie, s. f. (μικρός; βίος; λόγος, discours). Syn. *microbie.* Science qui s'occupe des microbes. — Pasteur préférait le terme *microbie* à *bactériologie.* — *m. œcologique.* Partie de la *m.* qui étudie la vie des microbes dans leurs conditions naturelles, qui sont toujours assez différentes des conditions où ils se trouvent dans les laboratoires.

microbisme, s. m. Nom donné à l'ensemble de la flore bactérienne d'un milieu organique. — *m. latent.* Présence dans l'organisme de microbes pathogènes qui ne déterminent aucun trouble pendant un temps plus ou moins long. Ils peuvent, sous l'influence de circonstances favorables amener l'éclosion de maladies diverses.

microblaste, s. f. (μικρός; βλαστός, germe). Erythroblaste de petite taille (3 à 5 μ).

microburie, s. f. V. *bactériurie*.

microcardie, s. f. (μικρός; καρδία, cœur). Petitesse anormale du cœur, par rapport au poids et à la taille du sujet.

microcaulie, s. f. (μικρός; καυλός, tige). Petitesse congénitale de la verge (Littré).

microcéphalie, s. f. (μικρός; κεφαλή, tête). Petitesse du crâne due soit à une craniosténose (v. ce terme), soit consécutive à un arrêt de développement du cerveau. C'est la *m. par micro-encéphalie*, dans laquelle le crâne est petit mais non déformé et contraste avec une face de volume normal; il existe un important retard mental, mais il n'y a ni trouble oculaire ni hypertension intracrânienne. Elle peut être secondaire à une embryopathie ou primitive : c'est la maladie de Giocomini ou idiotie microcéphalique familiale, héréditaire à transmission récessive.

microchromosome métacentrique (syndrome du) (Abbo et Zellweger, 1970). Ensemble de malformations congénitales rares comprenant un retard psychomoteur important, une hypertonie musculaire, une cryptorchidie, un hypertélorisme, un rétrécissement des fentes palpébrales et parfois un colobome de la rétine. De ces différentes malformations, aucune n'est caractéristique : elles existent dans d'autres syndromes et l'étude du caryotype ne fournit pas davantage de caractère spécifique : elle montre un petit chromosome supplémentaire mal identifié.

micro-climat, s. m. (μικρός; κλίμα). Etat de l'atmosphère autour d'un point plus ou moins isolé du milieu général.

micrococcus, s. m. ou **microcoque**, s. m. V. *coccus*.

microcôlon, s. m. Retard de développement du côlon, dont le défaut de calibre peut entraîner chez le nouveau-né des accidents d'occlusion intestinale.

microculture, s. f. Examen systématique du produit de raclage de surfaces ensemencées avant l'apparition des colonies. Ce procédé permet de déceler la présence de bacilles tuberculeux dans des crachats où l'examen direct, après homogénéisation, ne les avait pas montrés.

microcytaire, adj. V. *microcytique*.

microcytase, s. f. (Ehrlich). Variété de *cytase* (ou *alexine*) bactéricide, contenue dans les leucocytes polynucléaires.

microcyte, s. m. (μικρός; κύτος, cellule). Nom donné aux globules rouges dont le diamètre est d'environ 6 μ au lieu de 7 μ, diamètre normal. — Hayem donnait le nom de *m.* aux globules très petits appelés aussi *schistocytes*.

microcytémie, s. f. Syn. *microcytose*. Présence de microcytes dans le sang (anémie). V. *anémie microcytaire*. — *m. de Silvestroni et Bianco.* V. *anémie microcytique drépanocytaire (ou microcytémie) de S. et B.*

microcytique, adj. Syn. *microcytaire*. Qui se rapporte aux microcytes. — *anémie m.* (v. ce terme).

microcytose, s. f. V. *microcytémie*.

microdactylie, s. f. (μικρός; δάκτυλος, doigt). Petitesse d'un ou de plusieurs doigts ou orteils, due à un arrêt du développement ou à une absence congénitale de certaines phalanges.

microdontie, s. f. ou **microdontisme**, s. m. (μικρός; ὀδούς, ὀδόντος, dent). Arrêt de développement d'une ou de plusieurs dents, qui conservent chez l'adulte les dimensions qu'elles présentaient chez l'enfant (rachitisme, etc.).

microdrépanocyte, *s. m.* Drépanocyte (v. ce terme) de petite taille.

microdrépanocytose, *s. f.* Présence, dans le sang, de microdrépanocytes. V. *drépanocytose.*

micro-embolisme, *s. m.* Production d'embolies de petite taille.

micro-encéphalie, *s. f.* Petitesse du cerveau. V. *microcéphalie.*

microgastrie primitive (μικρός; γαστήρ, estomac) (Bendersky). Petitesse de l'estomac due probablement à un arrêt de développement, se rencontrant surtout chez les femmes et s'accompagnant d'hyperexcitabilité de la muqueuse gastrique (hoquet, éructations, vomissements à répétition, etc.).

microgénie, *s. f.* (μικρός; γένειον, menton). Développement incomplet de la saillie mentonnière du maxillaire inférieur.

microglossie, *s. f.* (μικρός; γλῶσσα, langue). Petitesse de la langue.

micrognathie, *s. f.* (μικρός; γνάθος, mâchoire). Développement incomplet du maxillaire inférieur, soit congénital (arrêt de développement), soit acquis. Dans ce cas, la *m.* est due à une constriction des mâchoires résultant d'un traumatisme obstétrical, ou d'une inflammation de l'articulation temporo-maxillaire pendant l'enfance ou enfin de rétraction cicatricielle.

microgramme, *s. m.* Syn. *gamma.* Millième de milligramme, c.-à-d. millionième de gramme, représenté par la lettre grecque γ, puis par μg.

micrographie, *s. f.* (μικρός; γράφειν, décrire). 1° Description des corps qui ne se voient qu'au microscope. — 2° Ecriture dont les lettres sont de dimensions réduites et souvent décroissantes; on l'observe dans la maladie de Parkinson.

microgyrie, *s. f.* (μικρός; γῦρος, circonvolution). Petitesse des circonvolutions cérébrales par atrophie ou arrêt de développement.

microhématurie, *s. f.* Hématurie de faible abondance, décelable seulement à l'examen microscopique du culot urinaire.

microleucocytoculture, *s. f.* (Noël Fiessinger). Culture bactérienne, obtenue avec les leucocytes provenant de la centrifugation du sang citraté, dans les septicémies.

microlithiase, *s. f.* (μικρός; λίθος, pierre). Formation de calculs microscopiques (microlithes).

microlithiase alvéolaire pulmonaire (Harbitz, 1918; Schildknecht, 1932; Pühr, 1933). Maladie rare, souvent familiale, de pathogénie obscure, caractérisée anatomiquement par la présence dans les alvéoles de la totalité des deux poumons, de petits calculs (100 à 200 μ) stratifiés, formés d'une mucoprotéine surchargée de calcium (calcosphérite). Elle est cliniquement latente; les radiographies montrent un granité très fin, sablé, dense, disséminé dans les deux champs pulmonaires, mais prédominant aux bases, aux hiles et soulignant la bordure pleurale et les scissures. Elle est très longtemps bien tolérée, mais aboutit, à plus ou moins longue échéance, à une insuffisance respiratoire avec défaillance cardiaque droite. V. *protéinose alvéolaire pulmonaire.*

micromanomètre, *s. m.* (P. Soulié, Allard et Laurens, 1954) (cardiologie). Petit instrument, long de 8 mm et de 2,7 mm de diamètre, placé en tête d'un cathéter destiné à l'exploration des cavités cardiaques et vasculaires. Il permet d'obtenir des tracés de pression très précis et d'enregistrer les vibrations acoustiques des bruits et des souffles dans le cœur et les vaisseaux.

micromastie, *s. f.* (μικρός; μαστός, mamelle). Développement insuffisant des glandes mammaires.

micromélie, *s. f.* (μικρός; μέλος, membre). Syn. *brachymélie, nanisme micromélique.* Brièveté des membres contrastant avec le développement normal du tronc. — *m. rhizomélique.* V. *achondroplasie.* — *m. segmentaire symétrique* (F. Regnault, 1909). Arrêt du développement en longueur, portant sur deux membres au niveau d'un même segment; cette malformation semble surtout frapper l'humérus; elle est parfois familiale. Sa nature est inconnue.

micromètre, *s. m.* (μικρός; μετρεῖν, mesurer). Instrument employé en micrographie pour la mesure des objets de petite dimension.

micron, *s. m.* (μικρός, petit). Unité de mesure adoptée en micrographie et correspondant au millième de millimètre; on la représente par la lettre grecque μ.

micronodulaire, *adj.* (μικρός; *nodulus*, petit nœud). Caractérisé par la présence de nodules de petite taille. — *tuberculose m.* V. *granulie*.

micro-organisme, *s. m.* ou **microparasite**, *s. m.* V. *microbe*.

microphages, *s. m. pl.* (μικρός; φαγεῖν, manger). Phagocytes de petite dimension. Ce sont les leucocytes polynucléaires neutrophiles et les éosinophiles.

microphagocytose, *s. f.* Phagocytose des microbes.

microphakie, *s. f.* (μικρός; φακός, lentille). Petitesse anormale du cristallin.

microphtalmie, *s. f.* (μικρός; ὀφθαλμός, œil). Anomalie congénitale consistant en une diminution des différents diamètres de l'œil.

microphyte, *s. m.* (μικρός; φυτόν, végétal). Végétal microscopique; microbe.

micropie, *s. f.* (μικρός; ὤψ, œil). V. *micropsie*.

micropinocytose, *s. f.* (μικρός; πίνω, je bois; κύτος, cellule). Pinocytose (v. ce terme) visible seulement au microscope électronique.

micro-polyadénie périphérique ou **micro-polyadénopathie** (Legroux). Syn. *polymicro-adénopathie*. Inflammation chronique des ganglions de l'aine, de l'aisselle et du cou, caractérisée par le nombre des ganglions atteints, la petitesse de leur volume et leur indolence. On l'observe chez les enfants, dans différentes septicémies chroniques du premier âge et surtout dans la tuberculose.

micropsie, *s. f.* (μικρός; ὄψις, vue). Syn. *micropie*. Phénomène subjectif consistant à croire plus petits qu'ils ne le sont en réalité les objets offerts à la vue.

microrchidie, *s. f.* (μικρός; ὄρχις, testicule). Petitesse des testicules s'accompagnant de stérilité.

microrhinie, *s. f.* (μικρός; ῥίς, nez) (Crouzillac, 1906). Resserrement transversal du nez dû à un arrêt de développement du maxillaire supérieur, et réduisant ou supprimant l'espace compris entre le cornet inférieur et la cloison.

microscope, *s. m.* (μικρός, petit; σκοπεῖν, examiner). Instrument d'optique donnant une image plus ou moins grossie des objets examinés. — *électronique* (1934). *M.* utilisant un faisceau d'électrons réfractés à travers des champs magnétiques créés par des bobines parcourues par le courant électrique et tenant ainsi la place des lentilles du microscope ordinaire. Le *m. é.* permet de voir des volumes un million de fois plus petits que ceux montrés par le microscope ordinaire et d'examiner des objets n'ayant que 3 à 5 mμ de dimension. L'image est reçue sur un écran luminescent auquel on peut substituer une plaque photographique.

microscopique, *adj.* Qui ne peut être fait ou vu qu'à l'aide du microscope.

microsérologie, *s. f.* Etude du sérum et de ses propriétés (chimiques, biologiques, etc.) pratiquée sur de très petites quantités de sang prélevées par simple piqûre du doigt.

microskélie, *s. f.* (μικρός; σκέλος, jambe). V. *brachyskélie*.

microsomatie, *s. f.* ou **microsomie**, *s. f.* (μικρός; σῶμα, corps). Syn. *pygméisme* (Poncet et Leriche). Monstruosité caractérisée par la petitesse du corps qui a conservé ses proportions harmonieuses et présente, à son échelle, un développement ostéomusculaire et génital normal.

microsome, *s. m.* (μικρός; σῶμα). Fine particule présente dans le protoplasme des cellules. Les ribosomes et les lysosomes sont des *m.*

microspectroscope, *s. m.* Oculaire muni de prismes, qui, substitué dans le microscope à l'oculaire ordinaire, donne une image du spectre.

microsphérocytose, s. f. Présence dans le sang de formes plus ou moins sphériques d'hématies de faible diamètre, trouvées fréquemment chez les sujets atteints d'ictère hémolytique (anémie ou ictère hémolytique congénital, type Minkowski-Chauffard). La m. est familiale et héréditaire.

microsphérophakie, s. f. Anomalie du cristallin, petit et sphérique.

microsphygmie, s. f. (μικρός; σφυγμός, pouls). Petitesse du pouls.

microspondylie, s. f. (μικρός; σπόνδυλος, vertèbre). Affection congénitale caractérisée par la diminution de hauteur des vertèbres.

microsporie, s. f. (μικρός; σπόρος, semence). Maladie causée par un microsporon. Ce terme sert le plus souvent à désigner la *teigne tondante à petites spores de Gruby-Sabouraud,* variété de teigne très contagieuse frappant le cuir chevelu où elle détermine une grande plaque alopécique arrondie de 2 à 5 cm de diamètre ou de petits placards qui se fusionnent en une aire polycyclique. Elle est due au *Microsporon audouini,* dont les spores très nombreuses forment une gaine au cheveu malade. — D'autres variétés de *Microsporon* sont spéciales à diverses espèces animales (chien, chat, cheval), et peuvent se communiquer à l'homme. V. *teigne.*

Microsporon furfur. Champignon parasite, cause du *pityriasis versicolor.*

Microsporon minutissimum. Champignon parasite, cause de l'*érythrasma.*

microsthésie, s. f. (μικρός; αἴσθησις, sensibilité). Trouble du toucher, caractérisé par une altération spéciale des sensations de poids et de volume; les objets tenus dans la main paraissent moins lourds et moins volumineux qu'ils ne le sont en réalité.

microstomie, s. f. (μικρός; στόμα, bouche). « Petitesse congénitale de l'orifice buccal » (Littré).

microtie, s. f. (μικρός; οὖς, ὠτός, oreille). Monstruosité caractérisée par la petitesse des oreilles.

microtome, s. m. (μικρός; τομή, section). Instrument employé en micrographie pour obtenir des coupes très fines, destinées à être examinées au microscope.

microzoaire, s. m. (μικρός; ζῶον, animal). Animal microscopique.

miction, s. f. (mictio, de *mingere,* uriner). Syn. *urèse* (inusité). Action d'uriner.

mictionnel, elle, adj. Qui se rapporte à l'émission d'urine.

M. I. D. A. (obstétrique). Abréviation de mento-iliaque droite antérieure, position d'engagement rare de la présentation de la face, le menton étant tourné vers le côté droit du bassin et en avant.

Middlebrook et Dubos (réaction de) (1948). Agglutination, par le sérum des tuberculeux, d'hématies sensibilisées par certains antigènes tuberculeux. La valeur pratique de cette réaction est discutée. (A distinguer de la réaction de Dubos et Middlebrook).

M. I. D. P. (obstétrique). Abréviation de mento-iliaque droite postérieure, position d'engagement de la présentation de la face la plus fréquente, le menton étant tourné vers le côté droit du bassin et en arrière.

Miescher (syndrome de). V. *Bloch-Miescher (syndrome de).*

M. I. F. Abréviation de Migration Inhibiting Factor. V. *facteur inhibiteur de migration.*

M. I. G. A. (obstétrique). Abréviation de mento-iliaque gauche antérieure, position d'engagement de la présentation de la face la plus fréquente avec la M.I.D.P., le menton étant tourné vers le côté gauche du bassin et en avant.

M. I. G. P. (obstétrique). Abréviation de mento-iliaque gauche postérieure, position d'engagement rare de la présentation de la face, le menton étant tourné vers le côté gauche du bassin et en arrière.

migraine, s. f. (ἥμισυς, demi; κρανίον, crâne). Syn. *hémicrânie.* Syndrome caractérisé par des accès de céphalgie intense, le plus souvent unilatérale, ayant pour siège les régions temporale et orbitaire, accompagnée de malaise général, de nausées et de vomissements. — *m. accompagnée.* M., souvent ophtalmique, au cours de laquelle surviennent des paresthésies, des convulsions, de l'aphasie, des troubles vaso-moteurs et psychiques transitoires. — *m. cervicale.* V. *Bärtschi-Rochain (syndrome de).*

migraine ophtalmique. Syndrome caractérisé par des accès de migraine s'accompagnant de phénomènes visuels très particuliers (scotome scintillant), qui durent un temps variable, de quelques secondes à une heure, et qui précèdent, en général, la céphalalgie.

migraine ophtalmoplégique (Charcot). Syn. *paralysie oculo-motrice récidivante* ou *périodique, maladie de Mœbius, syndrome de Charcot-Mœbius.* Syndrome caractérisé par des accès migraineux intenses, durant plusieurs jours, se terminant brusquement par l'apparition d'une paralysie totale du moteur oculaire commun. Ces crises se répètent à des intervalles plus ou moins éloignés et peuvent aboutir à la paralysie complète et persistante du nerf.

Migration Inhibiting Factor (M.I.F.). V. *facteur inhibiteur de migration.*

migratrices (cellules). Nom donné aux globules blancs qui, grâce à leur amiboïsme, peuvent traverser les vaisseaux par diapédèse et émigrer dans les différents tissus.

Mikulicz (drainage et pansement de). Pansement des laparotomies destiné à assurer le drainage de la cavité abdominale. Il consiste en un sac de gaze, que l'on introduit dans le ventre plus ou moins profondément et que l'on remplit de bandes de gaze qui jouent le rôle de drain. V. *Dupuytren (sac de).*

Mikulicz (maladies ou **syndromes de).** 1º (1892). Hypertrophie bilatérale, indolente et chronique des glandes lacrymales et salivaires, avec parfois diminution ou suppression de leur sécrétion. C'est un syndrome dont la maladie de Besnier-Bœck-Schaumann est une des causes les plus fréquentes. — 2º (1906). Syn.

kystes essentiels ou bénins des os, ostéite fibrokystique localisée des os longs, ostéite géodique, ostéo-dystrophie juvénile kystique. « Maladie bénigne de la période de croissance, se localisant sur les os longs des membres, en particulier au voisinage de l'épiphyse fertile, caractérisée par une formation kystique solitaire avec lésions d'ostéite fibreuse » (Mikulicz).

miliaire, s. f. (*milium*, grain de millet). 1º Éruption survenant à la suite de transpirations abondantes et constituant, avec les sudamina, le groupe des éruptions sudorales. Elle est formée de vésicules très fines du volume d'un grain de millet, entourées d'une petite aréole rosée ; le contenu de la vésicule est limpide au début, mais peut se troubler (*m. blanche*) ou même devenir purulent (*m. jaune*). Ces vésicules sont considérées par la plupart des auteurs comme des kystes sudoripares, dus à la rétention de la sueur, l'orifice du canal glandulaire étant bouché par l'épiderme. — *m. rouge.* V. *lichen tropicus.* — 2º V. *granulie.*

miliaire, adj. De la dimension d'un grain de millet, ou qui est caractérisé par des lésions de cette dimension. — *abcès m.* — *acné m.* V. *grutum.* — *anévrisme m.* Petit anévrisme dont le diamètre varie de 2 dixièmes de millimètre à 1 millimètre, siégeant sur les artérioles du cerveau et dont la rupture provoque l'hémorragie cérébrale. — *fièvre m.* V. *suette miliaire.* — *granulations m.* V. *granulations grises.* — *image m.* Aspect radiographique du poumon qui présente, réparti sur tous les nœuds de la trame, un semis régulier de petites opacités innombrables, arrondies, de la taille d'un grain de mil. On l'observe dans la granulie, dans certaines infections pulmonaires virales ou microbiennes, dans la carcinose, les pneumoconioses, dans la maladie de Besnier-Bœck-Schaumann, et parfois au cours du rétrécissement mitral et de certaines collagénoses. — *lupoïde* ou *lupus m.* V. *sarcoïdes cu-*

tanées ou dermiques. — *tuberculose m.* ou *miliaire.* V. *granulie.*

Milian (maladie ou **trisyndrome de)** (1928). Syn. *maladie cyclique trisymptomatique.* Affection cutanée probablement d'origine streptococcique, caractérisée par trois ordres de symptômes : 1° des médaillons parakératosiques généralisés ; 2° des zones érythémato-œdémateuses ; 3° des vésicules ou bulles de dysidrose.

milium, *s. m.* V. *grutum.* — *colloïd m.* V. *colloïd milium.*

Milkman (syndrome de) (1930). Syn. *Looser-Debray-Milkman (syndrome de), ostéose douloureuse avec pseudo-fractures.* Ensemble clinique comprenant des phénomènes douloureux dans les différentes parties du squelette, une certaine impotence fonctionnelle des membres inférieurs, accompagné d'images radiographiques spéciales consistant en fentes linéaires symétriques au niveau des branches ischio-pubiennes, de nombreuses côtes et des omoplates (stries ou zones de Looser). Ce syndrome, qui est dû le plus souvent à un régime alimentaire carancé, peut être considéré comme une forme clinique d'ostéomalacie.

Millard-Gubler (syndrome de) (1855). Association d'une paralysie faciale de type périphérique et parfois d'une paralysie du moteur oculaire externe du côté de la lésion, et d'une hémiplégie des membres du côté opposé (hémiplégie alterne). Ce syndrome est dû à une atteinte protubérantielle.

Milles (syndrome de) (1884). Variété de syndrome de Sturge-Weber-Krabbe (v. ce terme) avec angiome de la choroïde mais sans augmentation de volume du globe oculaire.

millet, *s. m.* 1° Petite tumeur d'un blanc jaunâtre, de la dimension d'un grain de millet, siégeant sur les paupières, et due à l'accumulation des produits de sécrétion des glandes sébacées de cette région. — 2° V. *muguet.*

millicurie, *s. m.* (abrév. *mc*). Millième partie du curie (v. ce terme).

milliéquivalent, *s. m.* (mEq) (chimie). Millième partie de l'équivalent (v. ce mot). Unité employée en biologie pour représenter la concentration ionique d'une solution. L'expression en *m.* d'une concentration ionique connue en poids est obtenue en divisant le nombre de milligrammes par litre par le poids atomique de l'ion, et en multipliant le résultat par la valence de cet ion. Elle permet l'étude de l'équilibre entre les ions acides et basiques des liquides de l'organisme.

Millikan-Siekert (syndrome de). (1955). Syndrome neurologique dû à un déficit circulatoire intermittent du tronc basilaire lié à l'athérome. Il est caractérisé par une hémiplégie à bascule, des paralysies des nerfs crâniens, un syndrome cérébelleux et des troubles de la conscience : accidents d'apparition subite, mais réversibles.

millilambert, *s. m.* Sous-multiple du lambert (v. ce terme).

millimicron, *s. m.* Millième de micron, c'est-à-dire millionième de millimètre ; on le représente par mμ.

millimole, *s. f.* (mmol). Unité chimique de masse moléculaire employée en biologie. Millième partie d'une mole. Pour exprimer en *mmol* une concentration donnée en milligrammes par litre, on divise cette concentration par le poids moléculaire.

Millin (opération de T.). Ablation de la prostate par voie rétropubienne extra-vésicale.

milliosmole, *s. m.* (mosM) (chimie). Millième partie de l'osmole (v. ce mot). Unité employée en biologie pour exprimer la pression osmotique des différents corps dissous dans les liquides de l'organisme, en fonction de leur concentration moléculaire ou ionique. Pour traduire en *m.* la pression d'une solution dont la concentration est connue en poids, on divise le nombre de milligrammes par litre par le poids moléculaire du corps (s'il s'agit d'un corps non ionisé) ou par le poids atomique de l'ion (s'il s'agit d'un corps complètement ionisé).

milliroentgen, *s. m.* (abrév. mr). Millième partie du roentgen (v. ce mot).

Mills (syndrome de) (1906). Syndrome caractérisé par une hémiplégie en contracture débutant au pied et s'étendant, au cours d'une progression très lente qui dure des années, à tout le membre inférieur et au membre supérieur du même côté. Elle respecte la face. Son origine est inconnue; elle semble due à une dégénérescence lente de la portion médullaire du faisceau pyramidal.

Milne (méthode de) (1910). Méthode de traitement des fièvres éruptives, en particulier de la rougeole et de la scarlatine, préconisée par Robert Milne et permettant d'éviter la contagion, sans pratiquer l'isolement du malade. Elle consiste en badigeonnages répétés des amygdales et du pharynx avec de l'huile phéniquée à 10 %, en des onctions de la peau avec de l'essence d'eucalyptus pure et en protection de la tête du malade, pendant la période d'éternuement et de toux, par un grand cerceau recouvert d'une étoffe légère que l'on asperge de temps en temps avec de l'essence d'eucalyptus.

Milroy (maladie de). V. *trophœdème.*

mimétique (substance). Substance dont l'action est identique à celle d'une autre; en particulier à celle des médiateurs chimiques du système nerveux végétatif.

mimétisme, *s. m.* (μιμέομαι, j'imite). Procédé de défense employé par certaines espèces animales, qui prennent l'aspect d'autres espèces bien protégées, de façon à profiter de la confusion et à être laissées de côté. Le *m.* est donc distinct de l'*homochromie.*

mimocinétique (amnésie) (μίμος, mime; κίνησις, mouvement). V. *amnésie.*

Minamata (maladie de). Intoxication par l'absorption de poissons et de coquillages pêchés près de la ville côtière de ce nom, au Japon, et contaminés par des déchets industriels riches en mercure rejetés dans la mer. Elle se traduit par des troubles neurologiques d'évolution subaiguë et souvent mortels : paralysies, douleurs violentes, cécité, troubles psychiques; également par la naissance d'enfants anormaux. Les premiers cas sont apparus en 1953; la responsabilité de la pollution a été connue en 1959, mais reconnue officiellement en 1965 seulement.

minéralocorticoïde (syndrome). V. *hyperaldostéronisme.*

minéralocorticoïdes, *s. m. pl.,* **minéralo-corticostéroïdes,** *s. m. pl.* ou **minéralotropes (hormones).** Groupe d'hormones sécrétées par la zone glomérulée de la corticosurrénale, agissant sur le métabolisme des électrolytes et de l'eau; la seule connue de ces hormones est l'aldostérone. La désoxycorticostérone, produit de synthèse, possède une action analogue. V. *aldostérone.*

minerve, *s. f.* Nom donné en chirurgie orthopédique aux appareils destinés à maintenir la tête en bonne position, dans les cas de torticolis musculaire permanent ou d'arthrite des articulations vertébrales.

Minervini (signe de). Syn. *pouls lingual.* Battements systoliques de la langue, synchrones au pouls, observés parfois dans les grandes insuffisances aortiques.

Mingazzini (épreuve de). Epreuve destinée à révéler une légère parésie d'un membre supérieur. Le malade, les yeux fermés, étend parallèlement en avant les deux bras, le membre du côté parésié baisse rapidement et retombe. — Une manœuvre analogue décèle une paralysie légère du membre inférieur.

minimum efficace (loi du). L'action d'une substance sur l'organisme n'apparaît qu'à partir d'une certaine dose.

Minkowski (théorie de). Théorie pathogénique du diabète sucré, dont le trouble fondamental serait l'incapacité de la cellule à utiliser le glucose.

Minkowski et Chauffard (maladie ou syndrome de). Ictère hémolytique congénital (v. ce terme).

minoratif, adj. et s. m. (*minorare,* amoindrir). Purgatif doux, qui ne provoque ni colique ni trouble général. V. *laxatif.*

miopragie, s. f. (μείων, moindre; πράσσειν, exécuter) (Potain). Syn. *meiopragie.* Etat d'un organe qui, par suite d'une lésion antérieure, se trouve en infériorité fonctionnelle.

miose ou **miosis,** s. f. (μείωσις, εως, amoindrissement). V. *myose* et *myosis.*

miostagmine (réaction de la) (μείων; στάλαγμα, goutte) (Ascoli et Izar, 1910). Syn. *réaction de la méiostagmine.* Recherche du nombre de gouttes que fournissent des volumes semblables d'un sérum spécifique additionné ou non de l'antigène correspondant. Avec l'antigène la réaction d'immunité se produit, la tension superficielle s'abaisse et le nombre des gouttes fournies par un même volume de sérum augmente. Cette méthode a été proposée pour le diagnostic de certaines maladies (f. typhoïde, syphilis et même tumeurs malignes). Elle est inutilisée actuellement.

miotique, adj. (μειωτικός, qui peut amoindrir). V. *myotique.*

misanthropie, s. f. (μῖσος, haine; ἄνθρωπος, homme). Aversion pour les hommes et la société, symptôme d'hypochondrie.

misogynie, s. f. (μῖσος; γυνή, femme). Répulsion morbide de l'homme pour les rapports sexuels, ou simplement pour la société des femmes.

misonéisme, s. m. (μῖσος, aversion; νέος, nouveau). Aversion pour les choses nouvelles.

M.I.T. Abréviation de monoïodotyrosine. V. *iodotyrosine.*

Mitchell (maladie de). V. *érythromélalgie.*

Mitchell (syndrome de). V. *causalgie.*

mithridatisme, s. m. (allusion à la légende de Mithridate, qui s'était accoutumé aux poisons). Immunité à l'égard des poisons minéraux ou végétaux, acquise par l'administration de ces poisons, d'abord à doses minimes et facilement tolérées, puis à doses progressivement croissantes. V. *accoutumance.*

mitochondrie, s. f. (μίτος, fil; χόνδρος, grain). V. *chondriome.*

mitoclasique, adj. (μίτος; κλάσις, rupture). Qui provoque la rupture des chromosomes. — *poison m.* V. *antimitotique.*

mitogénétiques (rayons). V. *rayon.*

mitogénique, adj. (μίτος; γεννᾶν, engendrer). Qui provoque les mitoses.

mitomycine C, s. f. Syn. Amétycine (n. dép.) V. *antimitotique.*

mitose, s. f. (μίτος, fil, peloton). V. *caryocinèse.*

mitosine, s. f. (R. Moricard). Hormone sécrétée par le lobe antérieur de l'hypophyse et dont la fonction est de déterminer l'apparition de mitoses dans les cellules des divers tissus de l'organisme et spécialement dans les tissus endocriniens.

mitotique, adj. Qui se rapporte à la mitose. — *poison m.* V. *antimitotique.*

mitral, adj. Qui a rapport à l'orifice mitral du cœur et à ses valves. — *facies m.* Aspect particulier des malades atteints de rétrécissement mitral : visage coloré, sillonné de petites veinosités, lèvres facilement violacées et fréquence de l'acné ou de la couperose. — *insuffisance m.* V. *insuffisance valvulaire.* — *maladie m.* Association de l'insuffisance et du rétrécissement mitral. — *rétrécissement m.* V. *rétrécissement.*

mitralite, s. f. Inflammation de l'orifice mitral du cœur et de ses valves, généralement de nature rhumatismale. Elle aboutit à la sténose avec insuffisance de l'orifice mitral, lésion le plus souvent cicatricielle, au niveau de laquelle peut cependant persister un processus inflammatoire torpide.

Mitsuda (réaction de). V. *lépromine (épreuve à la).*

mixique pulmonaire (μῖξις, mélange). Partie de la mécanique respiratoire qui a trait à la dilution et à la répartition des gaz respiratoires dans les différents lobules pulmonaires; sa valeur est appréciée par la rapidité de dilution d'un gaz neutre dans l'air résiduel du poumon, au cours de la mesure du volume résiduel (spirographie). V. *volume résiduel.*

mixture, *s. f.* (*miscere,* mêler). Préparation pharmaceutique formée par un mélange de plusieurs médicaments. Ce nom est, en général, réservé aux mélanges contenant des substances très actives et, par suite, destinés à être pris par doses faibles, particulièrement par gouttes.

Miyagawanella, *s. f.* V. *Chlamydia.*

miyagawanellose, *s. f.* (Miyagawa, méd. japonais). V. *pararickettsiose.*

Mizuo (phénomène de). V. *Oguchi (maladie d').*

M.L.C. Abréviation de Mixed Lymphocyte Culture (culture mixte des lymphocytes). V. *lymphocytes (transformation des — in vitro).*

Mljet (maladie de) (Mljet est le nom yougoslave de Méléda). V. *Méléda (maladie de).*

mmol. Symbole de millimole (v. ce mot).

mnésique, *adj.* (μνάομαι, je me souviens). Qui garde le souvenir. — *épilepsie m.* ou *consciente.* V. *épilepsie.*

MNS (système). V. *types sanguins.*

Mobitz (bloc de) (1923) (cardiologie). *Type I.* V. *Wenckebach (bloc, période ou phénomène de).* — *Type II* (décrit en 1906 par Wenckebach et Hay). Variété de bloc auriculo-ventriculaire partiel (du 2e degré), dans laquelle, périodiquement, une systole auriculaire est bloquée, c.-à-d. n'est pas suivie de contraction ventriculaire (p. ex. 1 sur 8). Sur l'électrocardiogramme, on voit le rythme auriculaire continuer normalement après l'onde P bloquée. L'espace PR, souvent normal, reste toujours fixe.

Möbius (maladie de). V. *migraine ophtalmoplégique.*

Möbius (signe de). Difficulté de la convergence des yeux, observée dans la maladie de Basedow.

Möbius (syndromes de). 1o V. *akinesia algera.* — 2o (1888-1892). Syn. *diplégie faciale congénitale.* Paralysie faciale congénitale généralement bilatérale et associée à une paralysie uni- ou bilatérale du nerf moteur oculaire externe, accompagnée parfois de paralysie d'autres nerfs crâniens et de diverses malformations congénitales. Elle est due à une agénésie des noyaux du nerf facial et du nerf moteur oculaire externe. Certains auteurs la considèrent comme une myopathie oculaire. V. *myopathie primitive progressive.*

moelle (syndrome de compression de la). Ensemble de symptômes, d'apparition progressive, dus à la compression de la moelle par un mal de Pott, une tumeur vertébrale ou intra-rachidienne. Ce sont d'abord des phénomènes radiculaires (v. *lésionnel, syndrome*), puis, dans certains cas, un syndrome de Brown-Séquard (v. ce terme), enfin une paraplégie spasmodique (v. *lésionnel, syndrome sous-*).

moelle (syndrome de section complète de la). Ensemble de symptômes provoqués par l'interruption (blessure, hémorragie intra-médullaire, commotion) des faisceaux de la moelle épinière, dans leur continuité. Ce sont, accompagnée de phénomènes de choc et apparaissant brutalement, une para- ou une quadriplégie flasque, complète, avec abolition des réflexes tendineux, anesthésie totale, troubles sphinctériens et trophiques importants. Si le blessé survit, la contracture et les réflexes d'automatisme médullaire apparaissent en quelques semaines. En cas de simple commotion, une amélioration considérable peut survenir rapidement.

Mœller-Barlow (maladie de). V. *scorbut infantile.*

Mœrsch-Woltman (syndrome de). V. *homme raide ou rigide (syndrome de l').*

mogiarthrie, *s. f.* (μόγις, avec peine; ἄρθρον, articulation) (Rouma, 1907). Difficulté de l'articulation des mots.

mogigraphie, *s. f.* (μόγις; γράφειν, écrire) (Hirsch). Crampe des écrivains. V. *spasmes fonctionnels.*

mogilalie, *s. f.* (μόγις; λαλεῖν, parler) (Mansfeld). Impossibilité d'articuler certaines syllabes.

mogiphonie, *s. f.* (μόγις; φωνή, parole). Trouble de la phonation spécial aux professionnels de la voix. Il consiste en une impuissance vocale rapidement croissante, accompagnée d'une sensation pénible de constriction gutturale se produisant seulement pendant l'exercice professionnel de la voix. La m. coïncide avec le relâchement des cordes vocales.

Mohr (syndrome de). V. *dysmorphie orodactyle.*

moi, *s. m.* Terme de psychanalyse désignant la personnalité de l'individu, dont il a conscience et qu'il affirme (par opposition au « ça » — v. ce terme — et à autrui).

moignon, *s. m.* Portion d'un membre amputé, comprise entre la cicatrice et l'articulation qui est immédiatement au-dessus.

mol. Synbole de mole (v. ce terme).

molaire, *adj.* Qui se rapporte à une mole, ou molécule-gramme. — *solution m.* Solution contenant une molécule-gramme par litre. — *poids m.* Syn. *poids moléculaire.* Poids, en grammes, d'une mole d'une substance. Il se calcule à partir du poids atomique des corps simples dont elle est composée. Ex. : p. m. de $H_2 O$: poids atomique de H : 1 g, poids atomique de O : 16 g; $H_2 O$: $(1 \times 2) + 16 = 18$ g.

môlaire, *adj.* Qui se rapporte à une môle hydatiforme.

molal, *s. m.* Unité de molalité (v. ce mot) : elle représente une mole (ou un atome-gramme) d'une substance par 1000 g de solvant.

molalité, *s. f.* Concentration d'un corps dissous dans un solvant : c'est le nombre de moles de ce corps dissoutes par 1 000 g de solvant. V. *molarité.*

molarité, *s. f.* Concentration d'un corps dissous dans un solvant : c'est le nombre de moles de ce corps dissoutes par litre de solvant. V. *molalité.*

mole, *s. f.* (mol). Syn. *molécule-gramme.* Unité chimique de masse moléculaire. Masse d'une substance correspondant à $6,022 \cdot 10^{23}$ molécules (réelles) de cette substance.

môle, *s. f.,* **m. hydatiforme** ou **vésiculaire** (*moles,* masse). Nom donné par les anciens auteurs à un certain nombre de corps fort différents, qui pouvaient être expulsés par l'utérus : fibromyome, polype, débris placentaires, caillots modifiés, etc. — Actuellement, on réserve ce nom à une dégénérescence kystique fort rare des villosités choriales de l'œuf. Elle se présente sous la forme d'un amas de petites vésicules, réunies par des filaments très ténus et contenues dans une membrane.

môle embryonnée. Développement, exceptionnel, d'un embryon au milieu d'une môle hydatiforme.

moléculaire (poids). V. *molaire (poids).*

molécule-gramme, *s. f.* V. *mole.*

molimen, *s. m.* (*moliri,* faire effort). Ensemble des troubles morbides qui précèdent et préparent un phénomène critique (la nature semble faire un effort pour réaliser cette crise). — *m. hémorragique.* Battements de cœur, vertiges, irrégularités du pouls qui précèdent l'hémorragie.

mollicute, *s. f.* (*mollis,* mou; *cutis,* peau). V. *mycoplasma.*

molluscum, *s. m.* Syn. *nævus molluscum, m. vrai.* Tumeur fibreuse et flasque de la peau, variété de nævus conjonctif. Elle peut être plane et étalée, déprimée au palper, ou, au contraire, saillante ou même pédiculée (molluscum pendulum). Leur taille varie d'une tête d'épingle à une orange ou plus : les *m.* volumineux sont appelés *fibromes molluscum.* Les *m.* durs et noueux sont les *névromes plexiformes* (v. ce terme). Les *m.* font partie du tableau de la maladie de Recklinghausen et de la sclérose tubéreuse de Bourneville.

molluscum contagiosum (Bateman, 1817). Syn. *acné varioliforme* (Bazin), *epithelioma contagiosum* (Neisser). Affection cutanée contagieuse et inoculable dans certaines conditions, due à un très gros virus, classé avec le groupe des poxvirus; elle est caractérisée par de petites élevures d'un blanc mat ou rosé, de la grosseur d'une perle, dont le sommet est creusé d'une dépression en ombilic. Cette tumeur contient une masse blanchâtre demi-solide, qu'on peut faire sortir par compression, à travers la cupule centrale. Le *m. c.* siège à la face (paupières), sur le tronc et les régions ano-génitales.

molluscum pendulum. V. *mollus-cum.*

molluscum pseudo-carcinomato-sum. V. *kérato-acanthome.*

molluscum sebaceum. V. *kérato-acanthome.*

Momburg (méthode de) (1908). Procédé d'hémostase provisoire de la moitié inférieure du corps, consistant à enrouler plusieurs fois autour de la taille un gros cordon élastique de manière à comprimer l'aorte abdominale.

momification, *s. f.* Transformation d'un cadavre en momie, ou, plus généralement, dessiccation des tissus animaux leur permettant de résister à la putréfaction. La gangrène sèche peut amener la *momification* d'une partie du corps (phalange, doigt, orteil, plus rarement pied en entier).

Monakow (syndrome de von). Syndrome alterne dû à une lésion de la calotte d'un pédoncule cérébral et comportant, du côté de la lésion, une paralysie du moteur oculaire commun et, du côté opposé, une hémiparésie avec hémianesthésie et mouvements choréo-athétosiques.

Monaldi (méthode de) (1938). Syn. *drainage pariétal* ou *endocavitaire.* Drainage avec aspiration d'une caverne pulmonaire au moyen d'une sonde à demeure qui traverse la paroi thoracique.

Monbrun-Benisty (syndrome de). Variété de névralgisme facial (v. ce terme) apparaissant parfois quelques mois après une blessure de l'œil et de l'orbite. Il est caractérisé par une douleur rétro-oculaire irradiant à l'occiput et accompagnée de vasodilatation faciale avec hypersudation et hyperesthésie cutanée.

Mönckeberg (maladie de) (1904). Rétrécissement aortique valvulaire calcifié primitif, d'origine inconnue. Les calcifications débutent sur la face aortique des valvules, dans les culs de sac valvulaires qu'elles rem-

plissent, laissant libres les bords des valves.

Mönckeberg (sclérose de). V. *médiacalcose* ou *médiacalcinose.*

Mondor (maladie de) (1939). Thrombose d'une veine superficielle de la paroi antéro-latérale du thorax. Elle est caractérisée par son début insidieux, sans cause apparente, l'existence d'un cordon veineux induré et douloureux, et sa guérison spontanée en quelques semaines.

Mondor (signe de). Turgescence des veines jugulaires, accompagnée d'angoisse, apparaissant, en position couchée, chez un blessé porteur d'une plaie du cœur avec hémopéricarde compressif.

monère, *s. f.* (Hæckel). Organisme monocellulaire dépourvu d'enveloppe et formé d'une petite masse de protoplasma homogène sans noyau. C'est pour Hæckel le point de départ de l'arbre généalogique des êtres vivants.

Monge (maladie de) (1928). Polyglobulie chronique due au séjour prolongé aux grandes altitudes.

mongolien, enne. 1° *adj.* V. *mongolique.* — 2° *s. m.* ou *f.* Sujet atteint de mongolisme.

mongolique, *adj.* Qui offre une certaine ressemblance avec les types de race jaune. — *facies m.* V. *mongolisme.* — *tache m.* V. *tache bleue sacrée.*

mongolisme, *s. m.* (Langdon Down, 1866). Syn. *idiotie* ou *imbécillité mongolienne, maladie* ou *syndrome de Down* ou *de Langdon Down, trisomie* 21. Variété d'idiotie congénitale dans laquelle l'enfant, dès sa naissance, présente un facies de Chinois: face ronde, aplatie, tête brachycéphale, yeux bridés et obliques avec épicanthus, un abdomen hypotonique, des mains et des pieds courts et larges. C'est une maladie par aberration chromosomique (v. ce terme) due à la présence d'un chromosome surnuméraire sur la paire de chromosomes somatiques n° 21 (Lejeune, Gautier et Turpin, 1959), associée parfois à une translocation (21-21 ou 21-15). V. *trisomie.*

mongoloïde, *s. m.* Sujet atteint de mongolisme.

monilethrix, *s. m.* (*monile*, collier ; θρίξ, poil). Syn. *syndrome de Sabouraud* (1892). Affection héréditaire transmise selon le mode dominant, atteignant le bulbe pileux et se manifestant, au cours des premiers mois de la vie, par une alopécie définitive plus ou moins complète. Le cuir chevelu est couvert de petites élevures rosées, folliculaires (cônes pilaires) et les cheveux, cassants, ont un aspect moniliforme avec une alternance de zones étranglées et de zones renflées.

Monilia, *s. f.* Genre de champignons blastosporés actuellement appelé *Candida.*

moniliase, *s. f.* V. *candidose.*

moniliforme, *adj.* (*monile*, collier ; *forma*, forme). Se dit d'un canal ou d'un cordon présentant une série d'étranglements qui le font ressembler à un chapelet. — *aplasie m.* V. *aplasie.*

moniliose, *s. f.* V. *candidose.*

monisme, *s. m.* (Hæckel). Syn. *doctrine mécaniste* ou *matérialiste.* Doctrine suivant laquelle « les formes de la matière organique aussi bien que de l'inorganique sont les produits nécessaires des forces naturelles », c.-à-d. des forces physico-chimiques. « C'est la conception unitaire de la nature entière ».

moniteur, *s. m.* Appareil électronique destiné à la surveillance automatique des malades, utilisé dans les unités de soins intensifs. Les *m.* enregistrent l'électrocardiogramme, les pressions vasculaires, le rythme respiratoire, etc. ; ils déclenchant l'alarme lorsque les chiffres mesurés s'écartent de la normale et parfois même assurent la riposte thérapeutique.

monitorage, *s. m.* (angl. : *monitoring*) — Procédé de surveillance des malades utilisant le moniteur (v. ce terme).

monitoring, *s. m.* V. *monitorage.*

mono-amine, *s. f.* Groupe d'amines, comprenant la sérotonine et les catécholamines (dopamine, adrénaline, noradrénaline). Leur dégradation métabolique se fait essentiellement par le moyen de 2 enzymes : la catéchol-O-méthyltransférase (C.O.M.T.) et la mono-amine-oxydase (M.A.O.). Leur rôle physiologique serait important au niveau de la substance grise du système nerveux central et intéresserait essentiellement la régulation du tonus émotionnel et les phénomènes d'intégration communs à la vie de relation et à la vie végétative. V. *médiateur chimique.*

mono-amine-oxydase (M. A. O.). Enzyme intervenant dans la dégradation des mono-amines (v. ce terme).

mono-artérite oblitérante (Leriche, 1930). Artérite, généralement juvénile, limitée à un segment vasculaire.

mono-arthrite, *s. f.* Arthrite localisée à une seule articulation. — *m. déformante traumatique* (Volkmann et Hueter). Arthropathie qui atteint surtout le coude ou le genou plusieurs années après une fracture articulaire. — *m. apicale.* Syn. *périapexite.* Infection de l'espace qui entoure l'extrémité d'une racine dentaire.

monoarthrite aiguë récidivante et paroxysmes abdominaux. V. *périodique (maladie).*

monoballisme, *s. m.* Variété d'hémiballisme localisée au membre supérieur.

monoblaste, *s. m.* V. *histioblaste.*

monobrucellose, *s. f.* Brucellose (fièvre de Malte) dont les manifestations sont localisées à un seul appareil.

monocardiogramme, *s. m.* (Mann, de New York, 1920). V. *vectocardiogramme.*

monocéphalien, *s. m.* (μόνος, seul, unique ; κεφαλή, tête) (I.G. St-Hilaire). Famille de monstres qui comprend « tous les monstres doubles autositaires chez lesquels une double tête, n'offrant aucune trace extérieure de duplicité, se trouve surmonter deux corps confondus d'une manière plus ou moins intime et sur une étendue plus ou moins grande ».

monochorée, s. f. (μόνος, seul; χορεία, danse). Mouvements choréiques localisés à un seul membre.

monoclonal, adj. Qui se rapporte à un seul clone (v. ce terme).

monoculaire, adj. (μόνος; oculus, œil). Qui résulte de l'emploi d'un seul œil. — vision m. — diplopie m. V. diplopie.

monocytaire, adj. Qui s'accompagne de monocytose. — angine m. V. mononucléose infectieuse.

monocyte, s. m. (μόνος; κύτος, cellule). Syn. grand mononucléaire. Le plus grand des globules blancs (12 à 25 μ de diamètre); son noyau est réniforme et son protoplasme est rempli de fines granulations azurophiles. Il se trouve dans le sang normal dans la proportion de 4 à 10 % des leucocytes. C'est une cellule macrophage qui provient du système réticulo-endothélial (v. promonocyte). — angine à m. V. mononucléose infectieuse.

monocytodermie, s. f. (monocyte; δέρμα, peau) (Weissenbach). Ensemble des manifestations cutanées (urticaire, œdème aigu, purpura) qui accompagnent parfois la monocytose.

monocytoïde, adj. (monocyte; εἶδος, forme). Qui ressemble au monocyte.

monocytose, s. f. État particulier du sang caractérisé par l'augmentation du nombre des monocytes, lorsque leur proportion dépasse 12 % des leucocytes et que leur nombre total s'élève à plus de 1 500 par millimètre cube. On l'observe d'une façon transitoire dans presque toutes les maladies aiguës, surtout dans la fièvre typhoïde, les endocardites infectieuses et les fièvres éruptives, dans quelques états chroniques (paludisme, fièvre récurrente, etc.) et dans un certain nombre de formes de leucémie. — m. aiguë. V. mononucléose infectieuse.

monogénèse, s. f. (μόνος; γένεσις, génération) (Van Beneden). Nom donné à la génération directe dans laquelle les individus se reproduisent seulement par œuf ou ovule, par opposition à la digénèse ou génération alternante. — Ce mot est

pris aussi adjectivement : les vertébrés sont monogénèses.

monogénisme, s. m. (μόνος; γένος, race). Syn. monophylétisme. Doctrine anthropologique d'après laquelle toutes les races humaines dériveraient d'un seul type primitif.

monoglycéride, s. m. V. glycéride.

monoïdéisme, s. m. Prédominance d'une seule idée pendant l'attention.

monoiodo-3 tyrosine, s. f. V. iodotyrosine.

monomanie, s. f. (μόνος; μανία, folie) (Esquirol). Syn. délire partiel. « Lésion partielle de l'intelligence, des affections ou de la volonté » (Esquirol). On l'observe dans la dégénérescence mentale et elle se manifeste généralement sous forme de délire partiel exprimant une passion exaltée et expansive (érotomanie, pyromanie) ou d'obsessions, d'impulsions, de craintes irrésistibles (folie du doute, phobies variées, etc.).

monomèle, s. m. (μόνος; μέλος, membre). Monstre caractérisé par l'arrêt de développement d'un des deux membres inférieurs. V. ectromèle.

monomélique, adj. (μόνος; μέλος, membre). Qui se rapporte à un seul membre.

monomérie, s. f. (μόνος; μέρος, fonction) ou **monomérique (hérédité)** (génétique). Hérédité dont chacun des caractères normaux ou pathologiques est déterminé par la présence d'un seul gène dominant ou d'une seule paire de gènes récessifs. V. polymérie.

monomorphe, adj. (μόνος; μορφή, forme). Se dit d'un phénomène, d'un état, d'une maladie dont toutes les manifestations présentent la même forme.

monomphalien, s. m. (μόνος; ὀμφαλός, nombril) (I.G. Saint-Hilaire). Syn. omphalopage. Famille de monstres doubles à ombilic commun.

mononévrite, s. f. Atteinte isolée (névrite) d'un tronc nerveux.

mononucléaire, adj. Se dit d'une cellule ne possédant qu'un seul noyau. Ex. : leucocyte m. (par opposition au leucocyte polynucléaire qui paraît avoir plusieurs noyaux). — *s. m.* Leucocyte mononucléaire. Le sang de l'adulte en contient trois variétés dont le protoplasma basophile est dépourvu de granulations : le *lymphocyte* (v. ce mot), le *moyen mononucléaire* de 10 à 15 μ de diamètre et le *grand mononucléaire* ou *monocyte* (v. ce mot). — *m. orthobasophile.* V. *cellule indifférenciée.*

mononucléose, *s. f.* Variété de leucocytose dans laquelle l'augmentation du chiffre des leucocytes porte principalement sur la quantité des mononucléaires. — *m. leucémoïde.* V. *mononucléose infectieuse.*

mononucléose infectieuse (Sprunt et Evans, 1920). Syn. *adénolymphoïdite aiguë bénigne* (P. Chevallier, 1928), *angine à monocytes* ou *monocytaire* (Schultz et Baader), *fièvre glandulaire* (Pfeiffer, 1889) ou *ganglionnaire* (J. Comby, 1928), *lymphoblastose bénigne, lymphomatose sublymphémique, maladie de Pfeiffer, monocytose aiguë, mononucléose leucémoïde, pseudoleucémie lymphoïde aiguë, réticulite monocytémique, réticulo-endothéliose aiguë leucémoïde* ou *monocytémique.* Affection fébrile, survenant chez des jeunes gens, dont les symptômes essentiels sont : une angine parfois ulcéreuse, une fluxion ganglionnaire quelquefois généralisée, une splénomégalie légère, une formule sanguine caractéristique : leucocytose légère avec forte proportion de grands mononucléaires à protoplasma très basophile (immunoblaste : v. *cellule immuno-compétente*) et une réaction de Paul-Bunnell-Davidsohn positive; elle évolue rapidement vers la guérison. Elle semble due (Henle, 1967) au virus EB (v. ce terme), du groupe herpès (herpesvirus).

monophasique, *adj.* (μόνος; φάσις, période). Se dit de tout phénomène, de tout être qui passe dans son existence ou son évolution une seule période ou phase. — *onde m.* V. *dôme* (onde en).

monophobie, *s. f.* (μόνος; φόβος, crainte). Appréhension angoissante (phobie) que certains névropathes éprouvent dans la solitude.

monophtalmie, *s. f.* (μόνος; ὀφθαλμός, œil) (Sakorraphos). Absence congénitale d'un œil. — On emploie ordinairement dans ce sens le mot *anophtalmie* dont la signification grammaticale est différente (v. ce mot).

monophylétique (théorie) (μόνος; φυλή, espèce). Théorie du transformisme intégral de Hæckel : tout être vivant dérive par une série de transformations de la monère initiale.

monophylétisme, *s. m.* V. *monogénisme.*

monoplégie, *s. f.* (μόνος; πλήσσειν, frapper). Paralysie localisée à un seul membre ou à un seul groupe musculaire.

monopsie. *s. f.* (μόνος; ὤψ, œil). V. *cyclopie.*

monorchidie, *s. f.* (μόνος; ὄρχις, testicule). Anomalie consistant en la présence d'un seul testicule dans le scrotum, l'autre glande s'étant arrêtée dans son développement ou dans sa migration.

monosomie, *s. f.* (μόνος; σῶμα, corps) (génétique). Maladie par aberration chromosomique caractérisée par l'absence de l'un des chromosomes d'une paire, tous les autres chromosomes allant normalement par paires. L'anomalie peut porter sur la paire de chromosomes sexuels (ou gonosomes) : c'est le cas du syndrome de Turner; ou sur une paire de chromosomes somatiques (ou autosomes) : on ne connaît que des cas de *m.* autosomique partielle, dont le mieux individualisé est la maladie du cri du chat. V. *délétion, haploïde.*

monosomien, *s. m.* (μόνος; σῶμα, corps) (I.G. Saint-Hilaire). Famille de monstres doubles dont les deux corps sont intimement fusionnés, mais qui présentent deux têtes plus ou moins séparées.

monosporiose, *s. f.* Affection, généralement cutanéo-muqueuse, due à un champignon du genre *monosporium.*

monosymptomatique, *adj.* Qui se manifeste par un seul symptôme.

monosynaptique, *adj.* Qui se rapporte à une seule synapse (v. ce terme, 1°). — *réflexe m.* V. *réflexe monosynaptique.* — *test m.* Etude du niveau d'excitabilité des neurones moteurs au moyen de réflexes monosynaptiques provoqués par la stimulation électrique de la voie afférente. V. *réflexe H.*

monothermie, *s. f.* (μόνος; θέρμη, chaleur) (Gilbert et Lereboullet, 1905). Identité entre la température matinale et la température vespérale d'un malade; il n'existe qu'une température. Cette anomalie a été observée dans les affections biliaires et gastro-intestinales.

monotriche, *s. m.* (μόνος; θρίξ, cheveu) (Ellis). Variété de bacilles pourvus d'un seul cil vibratile à l'une de leurs extrémités.

monovalent, *adj.* (μόνος; *valere,* valoir). Se dit d'un sérum thérapeutique ou d'un vaccin préparé au moyen d'une seule race microbienne, et qui est efficace seulement contre les affections déterminées par cette seule race.

monoxène, *adj.* V. *parasite.*

monozygote, *adj.* (μονοζυγής, attaché avec une seule courroie). Syn. *uniovulaire, univitellin.* Se dit des jumeaux ayant un placenta commun, provenant de la division anormale d'un œuf unique. V. *jumeau.* — *m. hétérocaryote.* Se dit de jumeaux vrais, issus d'un seul œuf, mais dont les chromosomes ne sont pas tous identiques.

Monro (point de). V. *Munro (point de).*

monstre, *s. m.* (*monstrare,* montrer). Individu de conformation insolite, par excès (*m. double*), par défaut ou par position anormale des parties. — *m. autositaire.* Monstre double dans lequel chaque individu est capable de vivre par lui-même. — *m. parasitaire.* Monstre double dans lequel l'un des individus vit par lui-même, tandis que l'autre se développe aux dépens de son frère. — *m. simple* ou *m. unitaire.* V. *unitaire (monstre).*

monstruosité, *s. f.* Nom donné aux « déviations du type spécifique,

complexes, très graves, vicieuses, apparentes à l'extérieur et congénitales » (I.G. St-Hilaire).

montagnes (mal des). V. *altitude (mal d').*

Monteggia (fracture ou lésion de). Fracture du cubitus à l'union des tiers supérieur et moyen avec luxation du radius en avant et un peu en dehors. On l'observe surtout chez les enfants.

Montenegro (intradermo-réaction de) (1926). Intradermo-réaction pratiquée avec des extraits alcalins de cultures tirées de *Leishmania.* Elle est positive chez les sujets atteints ou guéris de leishmanioses.

montre (épreuve de la). Etude de l'acuité auditive au moyen d'une montre que l'on écarte plus ou moins de l'oreille ou que l'on place sur l'apophyse mastoïde.

Moore-Corradi (opération de). V. *wiring.*

Mooren (ulcère serpigineux ou ulcus rodens de la cornée de) (1867). Variété rare d'ulcération de la cornée débutant à la périphérie de celle-ci par de petites infiltrations blanc-jaunâtres qui s'ulcèrent, progressent vers le centre et en profondeur et se recouvrent d'un voile.

Morax (diplo-bacille de). Microbe spécifique de la conjonctivite subaiguë.

Morax (maladie de). Syn. *conjonctivite subaiguë.* Conjonctivite caractérisée par de la rougeur des angles palpébraux conjonctivaux et causée par le diplo-bacille de Morax.

morbide, *adj.* Qui tient à la maladie. *Entité m.*

morbidité, *s. f.* (*morbidus,* morbide, de *morbus,* maladie). Etat de maladie. — Somme des maladies qui ont frappé un individu ou un groupe d'individus dans un temps donné.

morbifique, *adj.* (*morbus,* maladie; *ficare,* fréquent. de *facere,* faire) ou **morbigène,** *adj.* (*morbus;* γεννᾶν, engendrer). Qui cause ou produit une maladie.

morbilleux, *adj.* (*morbilli,* rougeole, diminut. de *morbus*). Qui a rapport à la rougeole.

morbilliforme, *adj.* Qui ressemble à l'éruption de la rougeole. *Rash m.*

morbus anglicus. V. *rachitisme*.

morbus carateus. V. *pinta*.

morbus comitialis. V. *mal (grand ou haut)*.

morbus coxæ senilis (Smith, 1845). V. *coxarthrie*.

morbus maculosus hæmorragicus. V. *Werlhof (maladie de)*.

morbus sacer. V. *mal (grand ou haut)*.

mordicante (chaleur) (*mordicare*, picoter). Sensation de picotement particulier qu'éprouve la main en tâtant la peau de certains fébricitants (chaleur accompagnée de sécheresse).

Morel (sclérose laminaire de). Variété d'encéphalopathie alcoolique.

Morel-Lavallée (épanchement séreux de) (1853). Collection de sérosité étalée sous la peau observée, surtout à la cuisse ou aux lombes, après un choc tangentiel violent.

Morel-Lavallée (maladie de). V. *Perrin-Ferraton (maladie de)*.

Morel et Mott (loi de). V. *anticipation-antéposition (loi de)*.

Moreschi (opération de). Syn. *circumvallation*. Incision circulaire en jarretière de la peau jusqu'à l'aponévrose, au-dessus d'une ulcération du membre inférieur. Cette intervention déterminerait la cicatrisation rapide et définitive de l'ulcération.

Morestin (opération de). Opération pratiquée en cas de cancer du plancher de la bouche propagé au maxillaire inférieur. Elle consiste dans la résection du rebord alvéolaire de la mâchoire inférieure, de la portion malade du plancher et de la région voisine, envahie, de la face inférieure de la langue.

Morgagni (cataracte de). Cataracte à un stade tardif, « trop mûre », dans laquelle le cristallin se liquéfie à l'intérieur du sac capsulaire. Il s'agit souvent d'une forme congénitale. Des complications peuvent survenir, fissuration du sac en particulier. La cure chirurgicale en est délicate.

Morgagni ou **Morgagni-Morel** ou **Morgagni-Stewart-Greeg-Morel** **(syndrome de)** (Morgagni, 1765; Stewart, 1928; Morel, 1930). Syn. *craniopathie métabolique* (Moore, 1936), *endocraniose hyperostosique* (Pende, 1933), *hyperostose frontale interne* (Morel, 1930). Syndrome caractérisé par l'association d'hyperostose frontale interne, de virilisme et d'adipose, à laquelle s'ajoutent parfois des troubles cérébraux et hypophysaires dissociés (polydypsie, troubles du sommeil, asthénie, diabète, troubles visuels). Il survient uniquement chez la femme après la ménopause et serait dû à un trouble hypophysaire.

Morgagni-Adams-Stokes (syndrome de). V. *Adams-Stokes (syndrome d')*.

Morgan (tache de). V. *tache rubis*.

Mori (opération de). V. *Baldwin (opération de)*.

moria, *s. f.* (*morio*, bouffon). Trouble mental caractérisé par un mélange d'excitation euphorique et de jovialité avec disposition à la plaisanterie, signalé par Bruns et Jastrowitz dans les tumeurs du lobe frontal.

Morin (méthode de) (M., de Québec). Recherche des cellules cancéreuses des crachats après centrifugation, puis inclusion dans la paraffine et coupe du culot ainsi obtenu.

Morison-Talma (opération de). V. *Talma (opération de)*.

Moro (réflexe de). Syn. *réflexe des bras en croix*. Attitude des bras en croix provoquée, chez le nouveau-né, par le déplacement brusque de la tête sur le cou.

Moro (test de). V. *percuti-réaction*.

Moroney (opération de). Gastrectomie complétée par l'interposition, entre l'estomac et le duodénum, d'un segment de côlon destiné à former un nouveau réservoir gastrique.

morphée, *s. f.* Syn. *sclérodermie en plaques*. Sclérodermie circonscrite caractérisée par des placards arrondis (*m. en plaques*), des bandes (*m. en bandes*) ou de petites plages de quelques millimètres de diamètre (*m. en gouttes* ou *white spot disease :*

v. *lichen plan atrophique ou scléreux*)
blanc nacré, indurés, entourés d'un
halo coloré lilas caractéristique
(*lilac ring*). — *m. lépreuse*. Cicatrices
blanches ou pigmentées et anesthésiques des lésions lépreuses.

morphéique, *adj.* (Μορφεύς. Morphée, dieu du sommeil). Qui a trait
à l'endormissement.

morphinisme, *s. m.* (Laborde). Intoxication chronique par la morphine ou par ses sels.

morphinomanie, *s. f.* (morphine;
μανία, folie). Habitude morbide de
la morphine; le besoin de ce médicament s'étant transformé peu à peu
en une impulsion d'autant plus impérieuse que l'intoxication est plus
forte.

morphogène, *adj.* (μορφή, forme;
γεννᾶν, produire). Qui détermine
la forme.

morphogénèse ou **morphogénie**,
s. f. (μορφή; γεννᾶν) (Serres). Ensemble des lois qui déterminent la
forme des tissus, des organes et des
êtres au cours de leur évolution, et
qui interviennent également en cas
de réparation.

morphognosie, *s. f.* (μορφή; γνῶσις,
connaissance). Faculté de reconnaître, par le toucher, la forme des
différents objets.

morphogramme, *s. m.* « Représentation graphique des formes humaines au moyens de quelques
mesures choisies selon la technique
imaginée par J. Decourt et J.M.
Doumic » (J. Decourt).

morphographie ou **morphologie**,
s. f. (μορφή; γραφεῖν, décrire; λόγος,
description). Etude et description
de la forme extérieure des animaux
ou des végétaux, de leurs organes
ou parties d'organes. — *m. biologique.* Description de la forme des
êtres vivants et de leur structure;
elle comprend l'anatomie, l'histologie et l'embryologie comparées.

morphotype, *s. m.* Catégorie dans
laquelle un individu est classé
d'après ses formes. V. *morphogramme.*

Morquio (maladies de). 1° (1901).
Bloc auriculo-ventriculaire congéni-

tal, associé le plus souvent à une
malformation (communication interauriculaire basse ou interventriculaire) ou à une tumeur du septum.
Il serait parfois dû à une endocardite fœtale. — 2° (1929). Syn.
*dysostosis enchondralis metaepiphysa-
ria* (aut. allemands : Catel, 1944),
maladie de Brailsford (1929), *maladie de Morquio-Ullrich* (Wiedeman,
1954), *mucopolysaccharidose type IV.*
Affection faisant partie du groupe
des mucopolysaccharidoses (v. ce
terme) et se manifestant, dès que
l'enfant commence à marcher, par
l'effondrement du rachis (aplatissement des vertèbres) avec brièveté du
tronc et saillie en avant du sternum,
par la subluxation des hanches (coxa
valga) et un genu valgum bilatéral.
Elle entraîne un nanisme avec infirmités considérables et parfois de
graves complications de compression
médullaire. Il existe en outre une
saillie de la partie inférieure du massif facial, des anomalies dentaires,
des opacités cornéennes, de l'hypoacousie, parfois une insuffisance
aortique, enfin une excrétion urinaire anormale de mucopolysaccharides acides, en particulier un excès
de chondroïtine-sulfate A ou C et
surtout du kérato-sulfate. C'est une
maladie héréditaire à transmission
récessive autosomique.

Morquio-Ullrich (maladie de). V.
Morquio (maladies de, 2°).

Morris (point de). Syn. *point cœliaque droit.* Point douloureux situé à
un pouce et demi (4 cm) de l'ombilic sur la ligne joignant l'ombilic
à l'épine iliaque antéro-supérieure
droite. Il est observé dans la cholécystite et ne doit pas être confondu
avec un point appendiculaire.

**Morsier (syndrome de Georges
de).** V. *dysplasie olfacto-génitale.*

mort, *s. f.* « Cessation définitive de
tous les actes dont l'ensemble
constitue la vie des êtres organisés »
(Littré). Les fonctions vitales ne
s'arrêtent pas en même temps dans
tous les tissus et tous les organes, et,
pendant longtemps, on a considéré
que la mort d'un individu pouvait
être affirmée sur la perte totale de

la conscience avec abolition de la motilité, de la sensibilité et de toute réaction aux diverses excitations, sur l'arrêt de la circulation et de la respiration, et sur la mydriase. — La pratique des transplantations d'organes — entraînant la nécessité de savoir à quel moment prélever le greffon sur le donneur — a rendu indispensable une définition plus précise de la mort. Médecins, légistes et théologiens s'accordent pour affirmer que la mort de l'homme coïncide avec celle de son cerveau, bien que puisse persister plus ou moins longtemps les fonctions de certains tissus ou organes. Cette *mort cérébrale*, caractérisée par la cessation totale et définitive de toutes les fonctions du cerveau (y compris celles du tronc cérébral) est, en pratique, actuellement affirmée, chez un sujet en coma dépassé, n'ayant pas été soumis à l'hypothermie ou à l'action de médicaments dépresseurs du système nerveux, par l'aspect plat des électroencéphalogrammes répétés : tout signal électrique spontané ou provoqué par les différentes stimulations ayant disparu de façon permanente et durable (circulaire ministérielle du 24 avril 1968).

mortalité, *s. f.* (démographie). Rapport qui existe entre le nombre des décès et le chiffre de la population où ils se sont produits, pendant un temps déterminé, généralement l'année moyenne, unité de temps.

mortification, *s. f.* Gangrène.

mortinatalité, *s. f.* (démographie). Rapport qui existe entre le nombre des mort-nés et le chiffre total des naissances.

mort-né, ée, *adj.* et *s. m.* Enfant mort avant d'avoir respiré.

Morton (maladies de). 1° V. *métatarsalgie de Morton.* — 2° m. ou *syndrome de Dudley J. Morton.* Syn. *pied ancestral, pied de Néanderthal.* Affection douloureuse du pied due à la brièveté du premier métatarsien et à une hyperostose corticale du deuxième. V. *insuffisance du premier rayon (syndrome d').*

Morton (métatarsalgie, névralgie ou **pied de).** V. *métatarsalgie de Morton.*

Morton (toux de). V. *émétisant.*

Morton (triade de) (1689). Groupement des trois signes que Morton considérait comme pathognomoniques de la phtisie pulmonaire au début : toux, fièvre et amaigrissement.

Morvan (chorée de). V. *chorée fibrillaire.*

Morvan (maladie ou **panaris de)** (1883). Syn. *panaris analgésique.* Affection caractérisée par des troubles nerveux des membres et surtout des doigts (parésie, anesthésie, névralgie), puis par des troubles trophiques consistant en panaris analgésique des dernières phalanges et se terminant souvent par la nécrose et des mutilations. Elle est actuellement considérée comme un syndrome relevant de causes multiples, dont la lèpre et la syringomyélie.

morve, (*s. f. morbus*, maladie, la morve étant la maladie par excellence du cheval, Littré). Maladie contagieuse et inoculable, de pronostic très grave, due au bacille morveux (*Malleomyces mallei*), particulière aux équidés, mais pouvant être transmise accidentellement à l'homme et à diverses espèces animales, se traduisant cliniquement par des phénomènes généraux graves, une dermite érysipélateuse, des collections purulentes, cutanées ou sous-cutanées, et une inflammation des fosses nasales avec jetage, qui constitue un phénomène caractéristique. Quand les fosses nasales ne sont pas atteintes, la maladie prend le nom de *farcin.*

mosaïque, *s. f.* (génétique). Anomalie de la répartition des chromosomes survenant dans certaines cellules, après la fécondation; l'organisme renferme ainsi des cellules dont l'équipement chromosomique (caryotype) est différent de celui de l'ensemble des cellules. V. *sexe nucléaire* et *maladies par aberration chromosomique.* — *adj.* Se dit d'un sujet dont toutes les cellules ne possèdent pas le même équipement chromosomique.

Moschcowitz (maladie ou **syndrome de).** V. *purpura thrombocytopénique thrombotique.*

Moschkowicz ou **Moskovicz** ou **Moszkowicz (épreuve de).** Epreuve qui permet de déterminer le niveau de l'oblitération dans l'artère d'un membre atteint d'artérite. On enroule autour du membre malade, de l'extrémité à la racine, une bande d'Esmarch qu'on laisse en place 5 minutes. Quand on l'enlève brusquement, l'afflux de sang se manifeste par une coloration rouge qui s'étend de haut en bas et s'arrête à la limite supérieure du territoire ischémié.

mosM. Abréviation de milliosmole (v. ce terme). — *mosM/L.* Milliosmole par litre.

Moss (classification de). V. *groupes sanguins.*

Mossé-Marchand-Mallory (cirrhose de) (Mossé, 1879 ; Marchand, 1895 ; Mallory, 1911). V. *cirrhose post-nécrotique.*

moteurs (centres). V. *localisations cérébrales.*

Mothe (procédé de). Procédé de réduction des luxations antéro-internes de l'épaule qui utilise la traction du bras oblique en haut suivie de la projection rapide de la main du côté malade sur l'épaule opposée, pendant que l'on refoule la tête humérale dans la cavité articulaire.

motilité, *s. f.* (*motus,* mouvement). Faculté de se mouvoir. — *m. suppléée* (Létiévant). Mouvements produits par des groupes musculaires voisins des muscles paralysés et destinés à remédier en partie à l'inaction de ces muscles. Ces mouvements peuvent faire croire à une paralysie incomplète.

motricité, *s. f.* (*motus,* mouvement). Propriété que possèdent les centres nerveux de provoquer la contraction musculaire.

Mott (cellule mûriforme de) (1905). Plasmocyte atypique caractérisé par un noyau dense très foncé, excentrique, et par un cytoplasme bourré de vacuoles. Il existe parfois dans la moelle osseuse et les ganglions lymphatiques des sujets atteints de parasitoses (trypanosomiases, leishmanioses), de myélomes et de macroglobulinémies.

mouche (bruit de). Bruit musical à timbre élevé entendu quand on appuie légèrement le stéthoscope sur la jugulaire externe d'une malade atteinte de chlorose.

mouches, *s. f. pl.* Nom donné aux douleurs du début de l'accouchement, correspondant à la période d'effacement du col. Elles sont courtes et rappellent plus ou moins la sensation désagréable produite par les piqûres de mouches.

mouches volantes. Syn. *myiodopsie, myodésopsie.* Apparition de points brillants dans le champ visuel. Ces images subjectives sont dues aux éléments du corps vitré, dont l'ombre se projette sur la rétine.

Mouchet (opération de). Transposition de la rotule et des ligaments sus- et sous-jacents à travers la capsule articulaire. Opération pratiquée pour empêcher la luxation récidivante de la rotule.

Mouchet (paralysie d'Albert). Paralysie cubitale apparaissant longtemps après une fracture du condyle externe de l'humérus survenue dans la première enfance, et ayant entraîné un cubitus valgus progressif.

Mouchet-Camey (opération de) (1951). Syn. *op. de Beal-Longmire.* Gastrectomie totale complétée par l'interposition, entre le cardia et le duodénum, d'une anse jéjunale destinée à former un nouveau réservoir gastrique.

mouchetures, *s. f. pl.* Scarifications légères faites avec la pointe d'une lancette, ne dépassant pas l'épaisseur du derme, et destinées à donner issue à la sérosité de l'œdème.

moulin (bruit de) (Bricheteau, 1844). Syn. *bruit de roue hydraulique* (Morel-Lavallée), *bruit de gargouillement* (Stokes), *bruit de palette.* Clapotage sonore et rythmé analogue au bruit des palettes d'un moulin à eau, que l'on entend au niveau du cœur dans les cas d'hydropneumo-péricarde et de collection hydro-aérique médiastinale.

Mounier-Kuhn (syndrome de). Association d'ethmoïdoantrite et de dilatation des bronches congénitale.

Moussous (maladie de) (1905). V. *érythrodermie desquamative des nourrissons.*

Moutard-Martin (signe de). V. *contro-latérale (douleur provoquée).*

mouvements associés. V. *syncinésies.*

mouvement circulaire (théorie du) (*circus movement*) (Lewis, 1921) (cardiologie). Théorie destinée à expliquer la fibrillation et le flutter des oreillettes. Du fait d'un raccourcissement anormal de la période réfractaire du myocarde auriculaire, une onde d'excitation tourne sans cesse, à grande vitesse, autour de l'embouchure des veines caves; si elle est très rapide (450 par minute) et agit d'une façon parcellaire et irrégulière sur des oreillettes inexcitables par places, elle provoque la fibrillation; si elle est plus lente (300 par minute) et trouve un myocarde auriculaire plus homogène, elle détermine le flutter.

Mowlen Jackson (greffe de). Procédé de greffe cutanée dans lequel on associe des bandes alternées d'homo- et d'autogreffes.

moxa, *s. m.* (portug. *mechia*, mèche). Procédé de cautérisation employé depuis la plus haute antiquité en Extrême-Orient, complètement abandonné aujourd'hui, sauf au Japon, et consistant en l'application sur le point du corps que l'on veut cautériser, d'une substance que l'on y fait brûler lentement.

moya-moya, *s. m.* V. *Nishimoto (maladie de).*

m.R.N.A. Abréviation anglaise d'A.R.N. messager. V. *ribonucléique (acide).*

M.T.S. Initiales de maladie à transmission sexuelle. V. *maladie vénérienne.*

Much (granules de). Éléments extrêmement ténus provenant du bacille de la tuberculose, tantôt acidorésistants comme ce bacille, tantôt ayant perdu cette qualité.

Mucha-Haberman (maladie de) (1916). V. *parapsoriasis varioliformis de Wise.*

mucilage, *s. m.* Nom donné aux médicaments dans lesquels entre une solution de gomme dans l'eau, destinée à leur donner une consistance épaisse et visqueuse.

mucinase, *s. f.* (G. H. Roger). Ferment qui existe dans la muqueuse intestinale et qui détermine la coagulation du mucus.

mucine, *s. f.* Substance transparente, hyaline, demi-liquide, ne se coagulant pas par la chaleur, mais se coagulant par l'acide acétique; elle est élaborée par les cellules du tissu muqueux et s'accumule dans leur intervalle.

mucinose, *s. f.* Maladie caractérisée par l'infiltration des tissus par la mucine (v. ce terme). Le myxœdème, le sclérœdème, la mucinose folliculaire sont des mucinoses.

mucinose cutanée scléro-papuleuse. V. *myxœdème cutané circonscrit ou atypique.*

mucinose folliculaire. Syn. *alopécie mucineuse de Pinkus.* Maladie du follicule pileux associant son infiltration élective par de la mucine à de l'inflammation. Elle s'observe surtout chez l'adulte jeune et réalise des aires d'alopécie du cuir chevelu et des sourcils et, au niveau de la face et du cou, des plaques rougeâtres ou des papules folliculaires.

mucinose papuleuse. V. *myxœdème cutané circonscrit ou atypique.*

Mückle et Wells (syndrome de) (1962). Affection familiale à transmission autosomique dominante associant, dans ses formes complètes, des poussées d'arthralgies accompagnées d'urticaire qui apparaissent dans l'adolescence, une surdité de perception et une amylose du rein évoluant rapidement vers l'insuffisance rénale.

muco-adénomatose gastrique diffuse. V. *polyadénome gastrique diffus.*

mucocèle, *s. f.* (*mucus*; χήλη, tumeur). 1° Tumeur formée par du mucus (Littré). — 2° Tumeur formée par le sac lacrymal, lorsque les conduits lacrymaux ne sont pas perméables et que le canal nasal est également obstrué.

muco-cutanéo-oculaire (syndrome) (Robinson et Mc Grumb, 1950). Terme groupant la maladie de Behçet, le syndrome de Fiessinger-Leroy-Reiter, l'ectodermose érosive pluri-orificielle de Fiessinger-Rendu.

mucographie, s. f. (*mucus;* γράφειν, inscrire). Etude radiographique du relief de la muqueuse gastrique, imprégnée de substance opaque aux rayons X selon une technique particulière.

mucoïde, adj. Qui ressemble à la mucine, ou dont la structure rappelle celle d'une muqueuse. — *kyste m.* Kyste dont la paroi est constituée par un épithélium cylindrique semblable à celui des muqueuses.

mucolipidose, s. f. Maladie héréditaire à transmission récessive autosomique, due à un trouble métabolique par défaut d'enzyme, et caractérisée par l'accumulation, dans certains organes, de mucopolysaccharides acides et de glycolipides. On décrit plusieurs variétés de m. qui rappellent cliniquement la maladie de Hurler, mais qui en diffèrent généralement par l'absence de mucopolysaccharides dans l'urine. Parmi ces variétés, citons la pseudo-polydystrophie de Hurler, la fucosidose et la mannosidose. V. ces termes, *gangliosidose, mucopolysaccharidose* et *Scholz-Greenfield* (*maladie de*).

mucolyse, s. f. (*mucus;* λύσις, solution). Diminution de viscosité des humeurs riches en mucine.

mucolytique, adj. Qui produit la mucolyse.

mucomètre, s. m. (*mucus;* μήτρα, utérus). Distension de la cavité utérine par du mucus, consécutive à l'atrésie du col.

mucopolysaccharide, s. m. Variété de glucoprotéines (v. ce terme); certains m. sont *azotés* (dont les mucoïdes et les chondroïdes); d'autres sont *acides* (protéoglycanes) et comptent parmi les constituants

principaux de la substance fondamentale du tissu conjonctif (p. ex. les chondroïtine-sulfates, l'héparitine-sulfate, le kérato-sulfate, les dérivés de l'acide hyaluronique), ils comprennent aussi les antigènes des groupes sanguins, les constituants de la capsule des pneumocoques.

mucopolysaccharidose, s. f. Terme désignant un groupe de maladies héréditaires dues à une perturbation, par déficience enzymatique (v. *maladie lysosomiale*), du métabolisme des mucopolysaccharides acides (v. ce terme) qui sont accumulés en excès dans les tissus. Ces maladies ont en commun une élimination urinaire anormale, quantitativement et qualitativement de ces mucopolysaccharides. Leur groupe comprend essentiellement, selon la classification de Mac Kusick (1945): la maladie de Hurler proprement dite (m. de type I), celle de Hunter (m. de type II), l'oligophrénie polydystrophique (maladie de Sanfilippo ou m. HS ou m. de type III), la maladie de Morquio (m. de type IV), la maladie de Scheie (m. de type V), le nanisme polydystrophique (syndrome de Maroteaux et Lamy ou m. CSB ou m. de type VI), le syndrome de Dygge (m. de type VII). Pour certains auteurs, d'autres maladies comptent parmi les m., ou en sont proches : le syndrome d'Ellis-Van Creveld, certaines dysplasies spondylo-épiphysaires, l'onycho-ostéodysplasie héréditaire et même la pseudo-polydystrophie d'Hurler (bien qu'elle ne s'accompagne pas de mucopolysaccharidurie). Les m. sont parfois associées à d'autres thésaurismoses comme la gangliosidose (v. ces termes). V. *mucolipidose* et *dysplasie spondylo-épiphysaire génotypique.*

mucopolysaccharidurie, s. f. Présence de mucopolysaccharides dans l'urine. Il s'agit généralement de mucopolysaccharides acides; normalement, leur taux ne doit pas dépasser 10 mg par litre chez l'enfant et 5 chez l'adulte. V. *mucopolysaccharidose.*

mucoprotéide, *s. m.* Variété de glucoprotéines (v. ce terme); certains *m.* contiennent plus de 4 % de glucides : ce sont les *m.* vrais; d'autres, moins de 4 % : ce sont les *glycoprotéides.* Les principaux *m.* sont ceux du cartilage (chondroïdes), de la mucine (mucoïdes), des protéines du plasma.

mucoprotéinurie, *s. f.* Présence de mucoprotéine dans l'urine.

muco-pus, *s. m.* Mucus ayant l'apparence de pus par suite de l'abondance des leucocytes qu'il contient.

mucormycose, *s. f.* (Paltauf, 1885). Envahissement de l'organisme par un champignon de la famille des phycomycètes (v. *phycomycose*) : Mucor, Absidia, Rhizopus. Il survient généralement chez un diabétique en acido-cétose. Des fosses nasales, porte d'entrée habituelle, le micro-organisme gagne les sinus, l'orbite puis le cerveau : il essaime parfois dans les différents viscères (poumon). Il provoque des thromboses extensives des vaisseaux, et la mort survient en quelques jours dans le coma, parfois hémiplégique.

mucorrhée, *s. f.* (*mucus*; ῥεῖν, couler). V. *myxorrhée.*

mucosité, *s. f.* Nom donné à des amas de substance épaisse et filante qui tapissent certaines muqueuses. Les *m.* sont formées surtout de mucus concrété, auquel s'ajoutent des cellules desquamées, des microbes et des poussières.

mucoviscidose, *s. f.* ou **mucoviscose,** *s. f.* (Fanconi, 1935; D. Andersen, 1938). Syn. *dysporie entéro-broncho-pancréatique* (Glanzmann), *syndrome de Landsteiner - Fanconi-Andersen.* Affection héréditaire transmise selon le mode récessif autosomique, dans laquelle les glandes à mucus sécrètent un liquide abondant, trop visqueux et riche en glycoprotéines, et les glandes séreuses un liquide trop riche en chlore et en sodium (v. *sueur test de la*). C'est la plus fréquente des maladies génétiques de l'enfance (1 cas sur 2 000 naissances). Elle est très polymorphe et atteint surtout le pancréas exocrine (*fibrose kystique* ou *maladie fibrokystique du pancréas, pancréatite fibro-kystique*) et les glandes de l'épithélium bronchique. Elle se manifeste soit, chez le nouveau-né, par une occlusion intestinale mortelle (iléus méconial), soit par des troubles digestifs dus à l'insuffisance pancréatique : diarrhée chronique abondante et graisseuse avec météorisme et troubles de la croissance évoluant parfois vers la fibrose hépatique; soit par une infection pulmonaire aiguë ou chronique très fréquente et d'autant plus grave que l'enfant est plus jeune. A côté de ces formes rapidement mortelles existent des formes d'évolution prolongée.

mucronal, *adj.* (*mucro*, pointe). V. *apexien.*

mucus, *s. m.* (*mucus*, de *mungere*, moucher). Substance sécrétée par les glandes muqueuses et les cellules caliciformes ou cellules glandulaires. Elle est insoluble dans l'alcool et l'éther, soluble dans l'eau et ne prend pas les réactifs colorants.

muguet, *s. m.* (nommé ainsi à cause de sa couleur blanche comme la fleur du muguet). Syn. *blanchet, millet, stomatite crémeuse.* Maladie parasitaire due au développement sur certaines muqueuses (la muqueuse buccale en particulier et quelquefois le pharynx) d'un micro-organisme, *Candida albicans* (autrefois appelé *Oïdium albicans* — v. ces termes). Le muguet se présente sous l'aspect de plaques plus ou moins étendues d'un blanc crémeux et s'accompagne de réaction acide de la salive. Il se montre surtout chez les jeunes enfants athrepsiques et chez les sujets cachectiques.

Mules (opération de). Ablation de la cornée et évidement complet de tout le contenu de l'œil avec conservation de la sclérotique et de l'appareil musculaire, et insertion dans la sclérotique d'un globe de verre ou d'argent.

Müller (épreuve ou manœuvre de). V. *Buerger-Müller (épreuve ou manœuvre de).*

Müller (loi de) (1838). 1° Toute tumeur est formée d'un tissu ayant son analogue dans l'organisme normal, soit à l'état embryonnaire, soit à l'état de complet développement. V. *Remak-Virchow* (loi de). — 2° V. *irritabilité spécifique* (loi d').

Müller (réflexe de). V. *dermographisme douloureux.*

Müller (signe de Friedrich von). Battements du voile du palais et des amygdales, dus à l'association du pouls capillaire et des pulsations carotidiennes. On observe ce signe dans l'insuffisance aortique.

Müller (syndrome de). Coronarite et infarctus du myocarde au cours de l'hypercholestérolémie familiale.

Muller Ribbing (maladie de). V. *polyostéochondrite.*

Müller-Savariaud (opération de). Ablation du vagin et du col utérin suivie d'enfouissement de l'utérus et de réfection du périnée; opération destinée à remédier au prolapsus génital chez les femmes âgées.

Müller-Weiss (maladie de). V. *scaphoïdite tarsienne.*

mullérien, *adj.* Qui se rapporte aux canaux de Müller. — *kyste m.* Kyste du vagin développé aux dépens des restes du canal de Müller.

mulléroblastome, *s. m.* (Mlle Gauthier-Villars, 1950). Tumeur mixte d'évolution maligne développée dans le corps de l'utérus et, selon certains auteurs, aux dépens des vestiges du canal de Müller.

multifactoriel, *adj.* (*multum*, beaucoup de; *factor*, celui qui fait). Qui se rapporte à plusieurs éléments constituants, à plusieurs causes; ou qui en dépend.

multifocal, *adj.* (*multum*, beaucoup; *focus*, foyer). Qui se rapporte à plusieurs foyers.

multinévrite, *s. f.* (*multum*; νεῦρον, nerf). Syn. *névrite multiple.* Atteinte simultanée ou successive de plusieurs nerfs périphériques situés souvent dans des régions éloignées les unes des autres et non symétriques; elle se manifeste par des douleurs, une paralysie et une atrophie des muscles correspondants.

multipare, *adj.* (*multum*; *parere*,

enfanter). Se dit d'une femme qui a eu plusieurs enfants.

multivalent, *adj.* (*multum*; *valere*, valoir). Terme préférable proposé par Ch. Nicolle pour remplacer *polyvalent.*

Münchhausen (syndrome de) (R. Asher, 1951) (baron de Münchhausen, 1720-1797, officier allemand aux aventures fabuleuses). Syndrome décrit chez des malades couturés de cicatrices d'opérations chirurgicales pratiquées au cours d'hospitalisations répétées pour des affections simulées, dramatiques et invraisemblables. Hospitalisations que ces malades, au comportement psychique particulier, interrompent parfois d'eux-mêmes après altercations avec le personnel soignant. C'est une forme chirurgicale de la pathomimie (v. ce terme).

Münchmeyer (maladie de). V. *myosite ossifiante progressive.*

Munro (point de). Point situé à l'intersection du bord externe du muscle droit et de la ligne qui joint l'épine iliaque antéro-supérieure droite à l'ombilic (point appendiculaire).

Münzer-Rosenthal (syndrome de) (M., 1927; R., 1939-40). Association d'hallucinations, d'anxiété et de catalepsie.

muqueuse (fièvre). Nom donné autrefois à certaines formes légères de la fièvre typhoïde.

muqueuse (plaque). Lésion syphilitique secondaire, se rencontrant sur les muqueuses et sur la peau qui recouvre les parties voisines d'un orifice (bouche, anus, vulve). Ce sont des érosions superficielles du chorion muqueux, qui présente parfois à ce niveau une saillie plus ou moins considérable. Leur couleur est rouge ou plus souvent opaline; elles sont quelquefois recouvertes d'un exsudat diphtéroïde.

muqueux (râle). V. *sous-crépitant (râle).* — Ce terme est employé surtout par les auteurs qui veulent réserver celui de sous-crépitant aux râles de retour de la pneumonie.

mural thrombus, *s. m.* V. *thrombus.*

muramidase, *s. f.* V. *lysozyme.*

mûriforme (cellule). V. *Mott* (cellule *mûriforme de*).

murmure asystolique (Parrot). Syn. *souffle de Parrot.* Souffle doux s'entendant au premier temps, au niveau du bord gauche du sternum, se propageant en haut et à droite, qui existe parfois dans l'asystolie et est dû à l'insuffisance tricuspidienne fonctionnelle.

murmure respiratoire ou **vésiculaire.** Bruit que l'on entend lorsque l'on applique l'oreille contre la poitrine d'un homme qui ne présente aucune lésion thoracique et qui respire naturellement. C'est un « léger murmure, analogue à celui que produit une personne dormant d'un sommeil paisible ou poussant un profond soupir » (Barth et Roger).

murmure rotatoire. Syn. *bruit musculaire.* Bruit sourd dû à la contraction musculaire.

Murphy (bouton de). Petit appareil en forme de bouton de chemise employé en chirurgie pour pratiquer l'anastomose de deux segments de l'intestin.

Murphy (méthode de). Application au traitement de la péritonite purulente généralisée des règles suivantes : intervention précoce, anesthésie locale, laparotomie rapide, ayant simplement pour but la pose d'un gros drain, et position relevée de l'opéré (dite de Fowler); puis administration de sérum physiologique par voies sous-cutanée et intra-rectale.

Murphy (signe de). Douleur provoquée par la palpation profonde, en décubitus dorsal, de la région vésiculaire au moment d'une grande inspiration; signe de lithiase vésiculaire.

muscarinien ou **muscarinique (effet).** Action pharmacodynamique analogue à celle de la muscarine, qui ralentit le cœur, dilate les artérioles, abaisse la pression artérielle, fait contracter l'intestin et les bronches et accroît les sécrétions.

C'est une action parasympathicomimétique.

musculaire (bruit). V. *murmure rotatoire.*

musculo-dynamométrique (rapport) (R. P. Dr Verdun) (morphologie). Chiffre obtenu en divisant le périmètre musculaire moyen du sujet (somme des périmètres de la cuisse, du mollet, de l'avant-bras et du bras, divisée par 4), par la moyenne dynamométrique (obtenue à l'aide des chiffres donnés par la pression de la main droite et les tractions horizontales et verticales des bras). Il est normalement de 42,8.

Musset (signe de) (Delpeuch). Secousses de la tête, rythmées par les battements cardiaques, chez les malades atteints d'insuffisance aortique (Alfred de Musset aurait le premier noté ce signe sur lui-même). On l'a observé également dans l'anévrisme de la crosse de l'aorte et dans le goitre exophtalmique.

mussitation, *s. f.* (*mussitare*, murmurer). Mouvement des lèvres que l'on observe dans certaines maladies graves avec phénomènes cérébraux.

Mustard (opérations de). 1o Cure chirurgicale radicale de la transposition complète des gros vaisseaux. Comme l'opération de Senning (v. ce terme), elle consiste à réaliser, par le cloisonnement des oreillettes, une transposition veineuse corrigeant la transposition artérielle. V. *Blalock-Hanlon (opération de).* — 2o Cure chirurgicale en 2 temps d'un retour veineux pulmonaire anormal total. Dans un 1er temps, la veine cave supérieure gauche est anastomosée à l'oreillette gauche; ultérieurement, la veine cave supérieure gauche est liée au-dessus de l'abouchement de toutes les veines pulmonaires et la communication interauriculaire est fermée.

mutagène, *adj.* (*mutatio*, changement; γεννᾶν, engendrer). Qui provoque une mutation.

mutant, *adj.* Qui a subi une mutation (v. ce terme). — *s. m.* Individu type, caractère ou gène qui a été modifié par suite d'une mutation.

mutase, *s. f.* Enzyme permettant le transfert d'atomes ou de groupements d'atomes à l'intérieur d'une molécule. Ex. la diphosphoglycéro-mutase (v. *anémie hémolytique enzymoprive*).

mutation, *s. f.* (*mutatio*, changement) (de Vries, 1901) (biologie). Syn. *explosion, hétérogénèse* (Koelliker, 1864), *idiocinèse* (Lenz, 1912), *saltation*. Variation brusque, totale d'emblée, parfois considérable, qui peut se manifester dans une espèce chez des sujets normaux en apparence, devenir parfois héréditaire et caractériser une nouvelle espèce. Elle résulte de la modification brutale d'un segment plus ou moins étendu de la molécule d'A.D.N. qui constitue le chromosome; elle peut intéresser une fraction de gène (*m. ponctuelle*), un ou plusieurs gènes (*m. génétique*), parfois même un volumineux segment de chromosome (*m. segmentaire* ou *chromosomique*). La modification brusque peut également porter sur des chromosomes entiers et modifier leur nombre ou leur structure; dans ce dernier cas elle peut se faire par délétion, insertion ou translocation (v. ces mots). Si la *m.* n'est pas léthale et n'entrave pas la reproduction, elle se transmet aux générations suivantes. La théorie de la mutation s'oppose à la doctrine de l'évolution continue de Darwin. V. *désoxyribonucléique (acide)* et *gène*.

mutationnisme, *s. m.* « Doctrine d'après laquelle l'évolution s'est faite par mutations; cette doctrine s'appuie sur la discontinuité qui existe dans la succession des caractères distinctifs des divers groupements zoologiques » (Rouvière). — Etude des changements de forme résultant des croisements aboutissant à la création de variétés nouvelles sans création toutefois de type nouveau. V. *génétique* et *Mendel (lois de)*.

mutisme, *s. m.* (*mutus*, muet). Etat d'un individu qui n'articule aucune parole. Terme général qui comprend le *m.* volontaire, celui des aliénés et des simulateurs, le *m.* temporaire des sourds qui peuvent apprendre à parler, le *m.* par arrêt de développement cérébral des idiots, des crétins, etc. On réserve généralement ce terme au cas des sujets qui gardent le silence tout en ayant leurs centres du langage et leurs moyens d'expression intacts.

mutité, *s. f.* (*mutus*). Privation du langage par lésions de ses centres ou des organes de la phonation ou de la réception. V. *surdi-mutité* et *audi-mutité*.

Mya (maladie de). V. *mégacôlon*.

myalgie, *s. f.* (μῦς, muscle; ἄλγος, douleur). Syn. *myosalgie, myodynie*. Douleur musculaire.

myalgie épidémique (Ejnar Sylvest, 1930). Syn. *crampe passagère du diaphragme* (Payne et Armstrong 1923), *grippe du diable* (Dabney, 1888), *grippe d'été* (Melnick, 1950), *maladie de Bornholm* (E. Sylvest), *méningite myalgique* (Gsell, 1949), *myosite épidémique* (Weterings, 1950), *pleurésie épidémique, pleurodynie contagieuse* (Finsen, 1856), *poliomyélite sans paralysie* (Dalldorf, 1948), *rhumatisme musculaire de poitrine*. Maladie épidémique, assez fréquente en été en Amérique du Nord, au Danemark et dans les pays scandinaves, observée également en Hollande, en Angleterre et en France. Elle débute brusquement par des douleurs atroces à la base du thorax, empêchant la respiration. Les muscles douloureux sont indurés et parfois infiltrés de nodules. Cette douleur est accompagnée par des phénomènes généraux : fièvre, céphalée, hoquet et peut être compliquée par des manifestations pleuro-pulmonaires, de la péricardite, de l'otite moyenne et même de l'encéphalite. La maladie évolue rapidement vers la guérison, parfois après une ou deux rechutes. Elle est due au virus Coxsackie B.

myalgique des gens âgés avec réaction systémique (syndrome). V. *pseudopolyarthrite rhizomélique*.

myase cutanée. V. *myiase cutanée*.

myasthénie, *s. f.* (μῦς; ἀ- priv.; σθένος, force) (Erb, 1879; Goldflam,

1893). Syn. *syndromes d'Erb* et *d'Erb-Goldflam, asthénie bulbo-spinale, myasthénie grave pseudo-paralytique* (Jolly), *paralysie bulbaire asthénique* (Strümpell). Affection caractérisée par une excessive tendance à la fatigue musculaire, progressive, évoluant par poussées et frappant de préférence les muscles moteurs de l'œil, les masticateurs, les muscles pharyngés et laryngés ; elle peut s'étendre aux muscles spinaux (cou, membres) et entraîner la mort par troubles bulbaires. Elle serait due à un blocage progressif de la jonction myoneurale, de cause inconnue. Elle coexiste souvent avec une tumeur du thymus et avec la présence d'auto-anticorps anti-muscles. V. *système HLA.*

myasthénique (facies). Aspect particulier que présente la figure des malades atteints de myasthénie ; il est dû à l'atteinte des muscles de la face, du cou et des masticateurs. Les yeux sont mi-clos, les lèvres entr'ouvertes, les plis du visage affaissés. La tête est inclinée et la mâchoire inférieure parfois abaissée : l'ensemble donne au visage une expression hébétée.

myasthénique (réaction). Syn. *réaction d'épuisement, réaction de Jolly.* Diminution de la durée et de la force de la contraction des muscles soumis à des excitations faradiques répétées, malgré l'élévation croissante du seuil d'excitabilité.

myatonie, *s. f.* (μῦς ; ἀ- priv. ; τόνος, ressort). Syn. *amyotonie.* Absence ou destruction de la tonicité musculaire.

myatonie congénitale (Oppenheim, 1900). Syn. *amyotonie congénitale, amyotonie* ou *maladie d'Oppenheim.* Affection de la première enfance qui consiste en une paralysie flasque complète ou incomplète, avec atonie musculaire, mais sans atrophie. Elle frappe les muscles des membres, parfois ceux du tronc, mais respecte toujours ceux de la face. Elle semble être en relation avec un arrêt de développement des cellules des cornes antérieures de la moelle. Actuellement on la considère comme une forme de la maladie de Werdnig-Hoffmann (v. ce terme).

myatonie périodique. V. *paralysie périodique familiale.*

myatrophie, *s. f.* (μῦς ; ἀτροφία, atrophie) (Sakorraphos). Terme correct qui devrait être substitué à *amyotrophie.*

mycélium, *s. m.* (μύκης, champignon). Filaments plus ou moins ramifiés qui proviennent des spores et constituent la partie fondamentale des champignons.

mycétide, *s. f.* Manifestation cutanée en rapport avec une infection mycosique et sans localisation habituelle du parasite à son niveau. C'est une manifestation allergique due aux champignons.

mycétome, *s. m.* (Vandyke Carter, 1860). Tuméfaction inflammatoire produite par la prolifération d'un champignon parasite et caractérisée par la présence de grains formés d'un feutrage de filaments mycéliens, grains qui s'éliminent au dehors par des fistules. Les *m.* se divisent en deux groupes : les *maduromycoses* dues à un champignon et les *actinomycoses* dues à une bactérie filamenteuse.

mycétose, *s. f.* (μύκης, μύκητος, champignon) (Sakorraphos). Terme correct qui devrait être substitué à *mycose.* — *m. toxique* (R. Dalimier). Terme proposé pour désigner les intoxications par les champignons.

Mycobacteriaceæ. Famille bactérienne appartenant à la classe des *Actinomycètes* et comprenant le genre *Mycobacterium.*

mycobactérie, *s. f.* V. *Mycobacterium.*

mycobactériose, *s. f.* Terme par lequel on désigne toutes les maladies provoquées par les mycobactéries « atypiques », c.-à-d. autres que les bacilles des tuberculoses humaine et bovine, et le bacille de la lèpre. Ce sont essentiellement des affections de l'appareil respiratoire ressemblant à la tuberculose ; les formes généralisées des *m.* avec fièvre, manifestations sanguines, cutanées, hépatiques et spléniques sont plus rares.

Mycobacterium, s. m. Genre bactérien de la famille des *Mycobacteriaceæ*, dont les bacilles sont acido-résistants. Les uns sont des mycobactéries pathogènes : *mycobacterium lepræ* (v. *Hansen, bacille de*) et *mycobacterium tuberculosis* (v. *Koch, bacille de*). D'autres sont saprophytes. D'autres, dits « atypiques » sont parfois pathogènes : v. *mycobactériose*.

mycodermothérapie, s. f. (*mycoderma*, levure; θεραπεία, traitement). Emploi thérapeutique des levures et particulièrement de la levure de bière.

mycolysat, s. m. Emulsion microbienne dissoute et filtrée, employée dans le traitement de certaines infections (staphylococcies).

Mycoplasma, s. f. ou **mycoplasme,** s. m. Syn. *pleuropneumonia-like organism* (*P.P.L.O.*), *mollicute* peu employé). Micro-organisme filtrable, apparaissant au microscope électronique comme de petits grains de 100 à 200 mμ, ressemblant à des virus et se multipliant, comme eux, en milieu cellulaire. Mais ils en diffèrent car ils sont constitués d'acides ribonucléique (A.R.N.) et désoxyribonucléique (A.D.N.) et peuvent se développer aussi en bouillon et sur gélose. De nombreux caractères les séparent des bactéries, en particulier leur extrême petitesse et l'absence de paroi cellulaire rigide; leurs rapports avec les formes L (v. ce terme) ont été discutés. Les *m.* provoquent des maladies des plantes et des animaux. Le *M. mycoïdes* est l'agent de la péri-pneumonie (ou pleuro-pneumonie) des bovidés. D'autres *m.* sont à l'origine de maladies humaines : le *M. fermentans,* de certaines affections génitales, le *M. pneumoniæ* (ou agent d'Eaton), de la pneumonie atypique. V. *Eaton* (*maladie d'*).

mycose, s. f. (μύκης). Nom générique donné à toutes les affections parasitaires provoquées par des champignons.

mycosique, adj. Qui se rapporte à une mycose.

mycosis, s. m. (μύκης). Mot créé par Alibert pour désigner les affections caractérisées par des excroissances ou tumeurs fongueuses de la peau. — Actuellement ce mot ne s'emploie plus que dans l'expression *mycosis fongoïde* (syn. *maladie d'Alibert* : A., 1832), qui désigne une dermatose particulière d'évolution chronique, irrégulière, toujours mortelle, caractérisée dans sa forme classique type Alibert-Bazin, d'abord par un prurit intense, des éruptions diverses, érythémateuses ou eczématiformes (période érythémateuse prémycosique), plus tard par l'apparition de plaques lichénoïdes infiltrées, bosselées, accompagnées de prurit, d'adénopathies, d'altération de l'état général, enfin, en dernier lieu, par des tumeurs d'un rouge vif, pouvant s'ulcérer. Il existe aussi une *forme érythrodermique,* type Hallopeau-Besnier (1892), très prurigineuse, dans laquelle la peau de tout le corps est rouge, infiltrée, lichénifiée, et une *forme à tumeurs d'emblée,* type Vidal-Brocq (1885). La cause du *m. f.* est inconnue; on classe cette maladie parmi les hématodermies et l'on discute ses rapports avec les leucoses et les réticuloses.

Mycostatine, s. f. (n. dép.). Nystatine. V. *antifongiques*.

mycothérapie, s. f. (μύκης; θεραπεία, traitement). Emploi thérapeutique des levures et de leurs extraits ainsi que de substances sécrétées par des champignons (pénicilline, streptomycine, etc.).

mycotique, adj. V. *anévrisme mycotique.*

mydriase, s. f. (μυδρίασις, de ἀμυδρός, obscur). Dilatation anormale de la pupille avec immobilité de l'iris (paralysie du sphincter) ou avec conservation des réflexes (spasme du dilatateur).

mydriatique, adj. et s. m. Se dit des substances qui produisent la mydriase.

myélasthénie, s. f. (μυελός, moelle; ἀ- priv.; σθένος, force). Syn. *neurasthénie spinale.* Forme clinique de la neurasthénie dans laquelle prédominent tantôt la rachialgie, l'hyperesthésie de la colonne vertébrale et les douleurs thoraciques ou abdominales, tantôt les douleurs lancinantes et la faiblesse des membres inférieurs, la courbature lombaire et l'impuissance génitale, syndrome qui fait penser à un début de tabes.

myélémie, s. f. (μυελός; αἷμα, sang). Présence dans le sang de globules jeunes qui normalement ne se trouvent que dans la moelle osseuse (hématies nucléées, myélocytes).

myélencéphale, s. m. (μυελός; ἐγκέφαλος, encéphale). Centres nerveux (moelle et encéphale).

myélinolyse, s. f. (myéline; λύειν, dissoudre). Destruction de la myéline.

myélite, s. f. (μυελός). 1° (Ollivier, d'Angers, 1821). Inflammation de la moelle épinière. — m. aiguë ascendante ou diffuse. V. Landry (syndrome de). — m. aiguë disséminée. V. ataxie aiguë. — m. nécrotique subaiguë (Foix et Alajouanine, 1926). M. à tendance nécrosante prédominant sur la substance grise; elle se manifeste par une paraplégie d'abord spasmodique, puis flasque, avec amyotrophie; elle évolue vers la mort en un ou deux ans. — m. transverse. M. atteignant d'une façon diffuse un segment de la moelle dorso-lombaire. Elle se manifeste par une brusque paraplégie flasque avec abolition des réflexes tendineux, troubles sphinctériens et trophiques. — 2° Ce terme pourrait désigner également l'inflammation de la moelle osseuse (v. ostéomyélite) ou celle de la médullo-surrénale. V. médullite.

myélite chronique interstitielle (Rohr). Affection caractérisée par une sclérose de la moelle osseuse, envahie par des cellules histioïdes; cette sclérose entrave la formation des globules rouges, des granulocytes et des plaquettes; c'est une forme de myélose aplasique.

myéloblaste, s. m. (μυελός; βλαστός, germe). Syn. myélogonie. Cellule souche des leucocytes granuleux, qui dérive de l'hémocytoblaste et donne naissance au promyélocyte.

Elle mesure 20 à 25 μ; son protoplasme bleu clair contient des granulations azurophiles. Elle se trouve dans la moelle osseuse. Le m. ressemble à la cellule indifférenciée et au lymphoblaste avec lesquels certains auteurs l'identifient. D'autres distinguent le m. par ses réactions diastasiques (pouvoir protéolytique et oxydant) qui sont le propre des cellules de la série myéloïde.

myéloblastomatose ou **myéloblastose**, s. f. Variété de leucémie aiguë caractérisée par la prolifération des myéloblastes.

myéloblastome, s. m. V. myélocytome.

myélobulbographie, s. f. Radiographie de la moelle épinière et du bulbe pratiquée dans les mêmes conditions que la myélographie (v. ce terme, 2°).

myélocèle, s. f. V. myéloméningocèle.

myéloculture, s. f. Ensemencement d'un milieu de culture avec une petite quantité de moelle osseuse.

myélocystocèle, s. f., **myélocystoméningocèle**, s. f. (μυελός; κύστις, vessie; μῆνιγξ, méninge; κήλη, tumeur) (Recklinghausen, 1886). Syn. hydrorachis interne intramédullaire (Cruveilhier), hydromyélocèle (Virchow). Variétés de spina bifida dues à la dilatation partielle du canal central de la moelle. Elles coïncident souvent avec divers arrêts de développement et constituent les formes les plus graves du spina bifida.

myélocyte, s. m. (μυελός; κύτος, cellule). Cellule de 15 μ de diamètre qui, dans la lignée des leucocytes granuleux, est intermédiaire entre le promyélocyte et le polynucléaire adulte. Le protoplasma est déjà bourré de granulations neutro-, éosino- ou basophiles, mais le noyau est encore rond, régulier. Ces cellules jeunes ne se trouvent normalement que dans la moelle osseuse. — m. homogène orthobasophile. V. cellule indifférenciée.

myélocytémie, s. f. (μυελός; κύτος; αἷμα, sang). Syn. myélocytose san-

guine. Présence de myélocytes dans le sang.

myélocytome, *s. m.* Syn. *tumeur à médullocèles* (Robin), *myéloblastome*. Variété de myélome à myélocytes ou à myéloblastes.

myélocytose, *s. f.* Présence de myélocytes dans un tissu ou une humeur de l'organisme. — *m. sanguine*. V. *myélocytémie*.

myélodermie, *s. f.* Manifestation cutanée de la leucémie myéloïde.

myélodysplasie, *s. f.* (μυελός; δυς indique la difficulté; πλάσσειν, façonner) (A. Fuchs, 1909). Nom donné à des vices de développement congénitaux très minimes de la moelle. Ces lésions, qui passent le plus souvent inaperçues, seraient la cause de malformations (syndactylie, déhiscence du canal sacré, déformation des os du pied) et de troubles fonctionnels rangés souvent parmi les névroses (incontinence nocturne d'urine, troubles de la sensibilité au niveau des pieds, anomalie des réflexes).

myélodysplasique (syndrome familial) (C. Enderlé, 1933). Syn. *gangrène symétrique familiale avec arthropathie* (Bruns, 1903), *mal perforant plantaire familial, syringomyélie lombaire familiale* (Guillain et Thévenard, 1929), *trophonévrose familiale des extrémités inférieures* (Gobell et Runge, 1917), *trophopathie myélodysplasique du pied* (Kienböck). Noms sous lesquels a été décrite autrefois l'acropathie ulcéromutilante de Thévenard (v. ce terme), que l'on attribuait à tort à une syringomyélie lombo-sacrée.

myélo-endothéliome, *s. m.* V. *Ewing* (*sarcome d'*).

myélofibrose, *s. f.* (μυελός; fibrose) (H. C. Wood, 1871). Affection d'origine inconnue, caractérisée anatomiquement par une transformation fibreuse de la moelle osseuse et cliniquement par de l'asthénie, de la pâleur, une splénomégalie douloureuse, des hémorragies, du purpura, et une évolution mortelle en 3 ou 4 ans. Il existe une anémie modérée avec leucocytose et réticulocytose, ainsi qu'une métaplasie myé-

loïde de la rate, du foie, du tissu lymphatique et même de tous les organes, qui traduit une hématopoïèse extra-médullaire.

myélogène, *adj.* (μυελός; γενής, qui est engendré). Qui est ou semble d'origine médullaire. — *leucémie m.* V. *leucémie myélogène*. — *ostéosarcome m.* V. *ostéosarcome*.

myélogonie, *s. f.* (Benda). V. *cellule indifférenciée*.

myélogramme, *s. m.* (μυελός; γράμμα, caractère d'écriture). Syn. *médullogramme*. Formule indiquant les proportions respectives des différents éléments cellulaires de la moelle osseuse (formes jeunes et adultes des globules du sang).

myélographie, *s. f.* (μυελός; γραφή, écriture). 1° Étude de la moelle osseuse obtenue chez le sujet vivant par trépanation ou ponction d'un os superficiel tel que le sternum. — 2° Radiographie de la moelle épinière après injection, dans l'espace sous-arachnoïdien, de substances de contraste iodées (v. *Sicard, épreuve de*) ou d'air (*m. gazeuse*). V. *radiculographie*.

myéloïde (sarcome). V. *myélosarcomatose*.

myéloïdes (tumeurs) (μυελός; εἶδος, forme) (Paget). Tumeurs formées par les éléments du tissu médullaire des os.

myélo-leucémique, *adj.* (μυελός; λευκός, blanc; αἷμα, sang). Qui se rapporte à la leucémie myéloïde. — *s. m.* ou *f.* Sujet atteint de leucémie myéloïde.

myélolipome, *s. m.* Tumeur surrénale ayant l'aspect histologique d'une moelle osseuse riche en cellules graisseuses et hématopoïétiques.

myélomalacie, *s. f.* (μυελός; μαλακία, mollesse). Ramollissement de la moelle épinière ayant pour cause généralement une oblitération vasculaire.

myélomatose, *s. f.* Nom générique donné aux affections caractérisées par une hyperplasie du tissu hématopoïétique de la moelle osseuse. La *m.* peut s'accompagner de la présence anormale dans le sang de globules appartenant à la série myéloïde (myélocytes, chiffre élevé de polynucléaires éosinophiles ou basophiles, hématies nucléées), avec hyperleucocytose considérable (*m. diffuse* ou *leucémique* ou *leucémie myéloïde*) ou discrète, ou avec une leucocytose normale (*m. subleucémique* ou *aleucémique* de Clerc et Ribierre, *anémie splénique myéloïde* de Vaquez, Ribierre et Aubertin, certains myélomes). — *m. décalcifiante diffuse* (Weissenbach et Lièvre, 1938). Syn. *myélome ostéomalacique*. Affection voisine de la maladie de Kahler, caractérisée par une décalcification douloureuse du rachis, des côtes et du bassin, l'hyperplasie plasmocytaire diffuse de la moelle osseuse, l'absence d'albumosurie de Bence Jones et parfois par de l'anémie, une azotémie discrète et de l'hyperprotidémie. — *m. érythrémique*. V. *érythrémie et leucémie myéloïde*. — *m. leucémique et myélocytome combinés* (Ménétrier). V. *chlorome*.

myélome, *s. m.* 1° Variété de lymphadénome caractérisée par la prédominance des myélocytes. — 2° Syn. *ostéomyélome*. Tumeur maligne développée aux dépens du tissu médullaire. — *m. à éosinophiles*. V. *granulome éosinophilique des os.* — *m. multiples*. V. *Kahler (maladie de).* — *m. ostéomalacique* (Gilbert Dreyfus, 1947). V. *myélomatose décalcifiante diffuse.* — *m. plasmocytaire*. V. *plasmocytome*.

myéloméningocèle, *s. f.* (μυελός; μήνιγξ, méninge; κήλη, tumeur) (Recklinghausen, 1886). Syn. *hydrorachis externe prémédullaire* (Cruveilhier), *myélorachischisis* (Lapointe), *myéloschisoméningocèle, myélocèle* (Bockenheimer). Variété de *spina bifida* avec hernie de la moelle et d'une partie des méninges; l'arachnoïde et la dure-mère manquant. La *m.* se présente sous la forme d'une tumeur médiane, elle s'accompagne de troubles nerveux divers et elle est rarement compatible avec la vie.

myélomère, *s. m.* (μυελός; μέρος, partie). Territoire cutané en forme de bande nettement limitée, dont les nerfs sont en relation avec un neurotome. V. *métamérie cutanée*.

myélopathie, *s. f.* (μυελός; πάθος, affection). Syn. (incorrect) *médullopathie*. Nom générique donné à toutes les affections de la moelle épinière ou de la moelle osseuse. — *m. vasculaire*. V. *ramollissement médullaire*.

myélopathique, *adj.* Qui se rapporte à une affection de la moelle épinière ou de la moelle osseuse.

myélopénie, *s. f.* (μυελός; πενία, pauvreté). V. *myélose aplasique*.

myélophtisie, *s. f.* (μυελός; φθίσις, consomption). V. *myélose aplasique et panmyélophtisie*.

myélophtisique, *adj.* Qui se rapporte à la destruction de la moelle osseuse. — *anémie m.* (Pappenheim). V. *anémie*.

myéloplaxe, *s. m.* Syn. *ostéoclaste, polycaryocyte*. Cellule géante multinucléée de la moelle osseuse (v. *ostéoclaste*). Les *m.* sont peu abondants chez l'adulte; on les trouve en plus ou moins grand nombre dans les *tumeurs à m.* (v. *myéloplaxome*).

myéloplaxome, *s. m.* Syn. *tumeur à myéloplaxes, ostéoclastome*. Tumeur bénigne de couleur brun rouge, saignant facilement, siégeant sur le maxillaire (épulis) ou sur l'épiphyse des os longs; elle est formée d'un tissu conjonctif jeune très vasculaire (tissu de granulation) contenant des myéloplaxes.

myéloprolifératif, *adj.* Qui s'accompagne de la multiplication anormale, dans la moelle osseuse, des éléments cellulaires qui donnent naissance aux globules rouges, aux leucocytes granuleux, aux plaquettes sanguines ou aux cellules réticulo-endothéliales. — *syndromes m.* (Dameshek, 1951). Ensemble des maladies caractérisées par une prolifération primitive, d'allure néoplasique, d'une ou de plusieurs des lignées hématopoïétiques de la moelle. Entrent dans ce cadre les leucémies myéloïdes, l'érythrémie, la splénomégalie myéloïde avec myélofibrose, la thrombocytémie essentielle. V. *myélose hyperplasique*.

myélorachischisis, *s. m.* (Lapointe).
V. *myéloméningocèle.*

myéloréticulose, *s. f.* Réticulo-
endothéliose localisée à la moelle
osseuse. V. *Schüller-Christian (maladie de).*

myélosarcomatose, *s. f.* ou **myélo-
sarcome,** *s. m.* Syn. *sarcome myéloïde.* Tumeur maligne non ossifiante développée aux dépens de la
moelle osseuse. Ses éléments cellulaires ressemblent aux myéloblastes.

myéloschisoméningocèle, *s. f.* V.
myéloméningocèle.

myélosclérose, *s. f.* (μυελός; σκλήρωσις, endurcissement). Syn. *médull-
losclérose.* 1º Sclérose en plaques
localisée à la moelle. — 2º Sclérose
de la moelle osseuse, envahie par des
faisceaux de tissu fibreux et privée
de cellules hématopoïétiques. Elle
est parfois associée à une condensation osseuse anormale (ostéosclérose) : c'est l'*ostéomyélosclérose*
(Henck, 1879), que l'on rencontre
dans la maladie érythroblastique de
l'adulte (certains emploient le terme
d'ostéomyélosclérose comme syn. de
maladie érythroblastique de l'adulte). — 3º V. *ostéopétrose.*

myélose, *s. f.* 1º Affection dégénérative de la moelle épinière. — 2º
Altération de la moelle osseuse primitive ou secondaire à une infection
ou une intoxication (benzol, sels
d'or, arsenic, radiations ionisantes).
— *m. aiguë leucémique* ou *aleucémique.* V. *leucémie aiguë.* — *m. aleucémique mégacaryocytaire.* V. *érythroblastique de l'adulte (maladie).* — *m.
aplasique* ou *aplastique.* Syn. *hémocytophtisie, myélopénie, myélophtisie.*
M. entravant les fonctions hématopoïétiques de la moelle. Elle peut
être totale et porter à la fois sur la
formation des hématies, des plaquettes et des granulocytes (panmyélophtisie) ou partielle (anémie,
purpura, agranulocytose). — *m.
aplasique infantile familiale avec malformations et troubles endocriniens,* ou
*m. aplasique avec infantilisme et mal-
formations.* V. *Fanconi (maladie de).*
— *m. érythro-leucémique* (Di Guglielmo, 1917). *M.* avec exagération
de la formation des hématies et des

granulocytes. — *m. hyperplasique* ou
hyperplastique. M. avec exagération
des fonctions hématopoïétiques de
la moelle. Elle peut exalter toutes
ces fonctions (panmyélose hyperplasique chronique) ou seulement
la formation des hématies, des plaquettes ou des granulocytes (érythrémie, érythroblastose, myélose
hyperthrombocytaire ou mégacaryocytaire, leucose). V. *myéloprolifératifs (syndromes).* — *m. hyperplasique
érythrocytaire simple* (Di Guglielmo).
V. *érythrémie.* — *m. hyperthrombocytaire.* V. *m. hyperplasique et mégacaryocytose.* — *m. hypoplasique* ou
hypoplastique. Forme atténuée de *m.
aplasique.* — *m. leucémique* (Schridde). V. *leucémie myéloïde.* — *m.
mégacaryocytaire.* V. *m. hyperplasique* et *mégacaryocytose.* — Pour certains auteurs, la *m. aleucémique* comprendrait les *érythroblastoses de
l'adulte* et des formes mégacaryocytaires.

myélose érythrémique aiguë (Di
Guglielmo, 1926). Syn. *érythromyélose aiguë* (P. Chevallier et Mlle Z.
Ely), *érythrémie aiguë, érythroblastose aiguë, maladie de Di Guglielmo.*
Affection frappant l'enfant ou l'a-
dulte, caractérisée anatomiquement
par une hyperplasie du tissu érythropoïétique (moelle, foie, rate)
et une érythroblastose considérable,
et, cliniquement, par une anémie
grave avec fièvre rémittente, hypertrophie de la rate et du foie et souvent phénomènes hémorragiques,
durant un ou deux mois et se terminant par la mort. Elle tient, dans la
série rouge, la place occupée par la
leucémie aiguë dans la série blanche.
— Une forme *chronique* (Di Guglielmo, 1942), dans laquelle on
observe en outre du subictère et des
douleurs osseuses, évolue vers la
mort en 2 ans environ.

myélose ostéomalacique (Bouchut,
Levrat et Guichard, 1934). Affection de la moelle osseuse caractérisée par une hyperplasie myéloïde
diffuse surtout dans les os plats et
courts (sternum, côtes, vertèbres)
avec décalcification simulant l'ostéomalacie; se manifestant par des

douleurs diffuses, des déformations osseuses, des fractures spontanées et de la fièvre et aboutissant à la mort. Le sang peut rester normal, ou présenter à la fin un aspect de leucémie aiguë.

myélotomie, *s. f.* (μυελός; τομή, section). Section de la moelle, pratiquée surtout pour interrompre les voies de la sensibilité. La *m. transversale* ou chordotomie (v. ce terme) et la *m. commissurale* (Putnam, 1934) ou commissurotomie, qui coupe les fibres de la douleur et les fibres thermiques au niveau de leur entrecroisement, ont été proposées comme traitement des douleurs intolérables de certains cancers pelviens.

myélotoxicose, *s. f.* Destruction de la moelle osseuse par un corps toxique. V. *myélose*.

myélotoxique, *adj.* (μυελός; τοξικόν, poison). Nuisible pour la moelle (osseuse ou épinière).

myélotrope, *adj.* (μυελός; τρέπειν, tourner). Syn. *médullotrope*. Qui a de l'affinité pour la moelle.

Mygind (signe de). Signe analogue à celui de Hennebert, mais observé en cas de fistule labyrinthique.

myiase cutanée (μυῖα, mouche). Dermatose parasitaire déterminée par le cheminement dans ou sous la peau de larves de divers diptères. — On distingue une *m. rampante cutanée* (*creeping disease* de R. Lee, 1874) caractérisée par une traînée rose sinueuse progressant chaque jour; une *m. sous-cutanée* à tumeurs ambulatoires et une *m. furonculoïde*.

myiodopsie, *s. f.* (μυιώδης, semblable aux mouches; ὄψις, vue). V. *mouches volantes*.

myitis, *s. f.* (μῦς, muscle). V. *myosite*.

mylacéphale, *s. m.* (μύλη, masse; ἀ- priv.; κεφαλή, tête) (I. G. Saint-Hilaire). Monstre acéphale dont le corps n'est qu'une masse informe qui échappe à toute description.

myocardie, *s. f.* (μῦς, muscle; καρδία, cœur) (Laubry et Walser, 1925). Syn. *hypodynamie myocardique*, *myocardite subaiguë primitive* (Tripier et Gallavardin). Affection du myocarde caractérisée par une hypertrophie du cœur et une défaillance cardiaque rapidement progressive, survenant sans cause apparente et s'accompagnant de lésions non inflammatoires de la fibre cardiaque. V. *myocardiopathie*. — *m. pigmentaire*. Nom proposé par Laubry pour désigner le *syndrome endocrino-hépato-cardiaque* (v. ce terme).

myocardiopathie, *s. f.* Syn. *myocardopathie*, *cardiomyopathie*. Affection primitive et grave, parfois familiale (Evans : v. *cardiomégalie familiale*), du muscle cardiaque, dont on distingue 2 formes : 1° une *forme non obstructive* (syn. *myocardie* — v. ce terme —, *insuffisance cardiaque primitive*, *hypertrophie cardiaque idiopathique*, *myocardite non spécifique*) caractérisée par une augmentation de volume du cœur dont les cavités sont dilatées et les parois amincies; cette forme évolue vers une insuffisance cardiaque globale et irréductible; 2° une *forme obstructive* (syn. *cardiomyopathie obstructive*, *C.M.O.*, *sténose musculaire ventriculaire*) caractérisée par une forte hypertrophie des parois ventriculaires prédominant sur le septum et rétrécissant, pendant la systole, la cavité du ventricule au point de la séparer en 2 chambres : une apicale de hautes pressions et une sous-valvulaire de basses pressions. Cette variété est plus fréquente au niveau du ventricule gauche (*sténose musculaire du ventricule gauche* —P. Soulié, 1958 —, *sténose idiopathique de la chambre de chasse du V. G.* — P. Soulié —, *hypertrophie sténosante du V. G.* — R. Froment et Gravier); longtemps latente, elle se manifeste par de l'angine de poitrine et des troubles du rythme et, le plus souvent, se termine par la mort subite. — Certains auteurs classent parmi les *m.* non obstructives les atteintes myocardiques des infections virales ou microbiennes, des maladies métaboliques (hémochromatose, certaines thésaurismoses); endocriniennes, neuro-musculaires, de l'amylose, des collagénoses, des intoxications (alcool, etc.).

myocardite, *s. f.* (Sobernheim). Nom générique de toutes les inflammations du myocarde. — La *m.* peut être *aiguë*, parfois suppurée, et s'observe alors au cours des infections aiguës ou des intoxications rapides; ou *chronique* (*m. scléreuse, cardio-sclérose, cirrhose* ou *sclérose cardiaque*) et a la même origine que l'athérosclérose qui l'accompagne généralement. — *m. de Fiedler* (1901) ou *m. interstitielle de Fiedler. M.* d'origine mal connue, peut-être allergique, caractérisée anatomiquement par une infiltration lympho-plasmocytaire et parfois granulomateuse du myocarde avec prolifération conjonctivo-vasculaire; elle survient chez l'adulte jeune et se traduit par une défaillance cardiaque aiguë rapidement mortelle. — *m. non spécifique.* V. *myocardiopathie.* — *m. pigmentaire.* V. *endocrino-cardiaque* ou *endocrino-hépato-myocardique* (*syndrome*). — *m. subaiguë primitive* (Tripier et Gallavardin). V. *myocardie.*

myocardopathie, *s. f.* V. *myocardiopathie.*

myocardose, *s. f.* Lésion non inflammatoire du myocarde observée chez les athéroscléreux âgés, se traduisant par des signes d'insuffisance cardiaque à marche progressive et due à une insuffisance coronarienne chronique. — *m. métabolique.* Modification fonctionnelle du myocarde en rapport avec des altérations du milieu intérieur : carence en potassium, perturbation du taux des protides sanguins (*m. dysprotéinémiques* ou *hypoprotéinémiques;* Wuhrmann, 1950).

myocavernome muqueux (Caroli, 1951). Hypertrophie concentrique de la paroi de la vésicule biliaire, constituée par une hyperplasie de la muqueuse, un épaississement myomateux de la musculeuse et une couche de kystes épithéliaux. Cette hypertrophie provoque des rétrécissements divisant la vésicule en plusieurs lobules.

myocèle, *s. f.* (μῦς; κήλη, tumeur). V. *hernie musculaire.*

myochronoscope, *s. m.* (μῦς; χρόνος, temps; σκοπεῖν, examiner) (Czermak). Instrument destiné à mesurer la vitesse de propagation jusqu'aux muscles de l'excitation nerveuse.

myoclonie, *s. f.* (μῦς; κλόνος, agitation). Syn. *chorée électrique.* Contractions musculaires cloniques, brusques, semblables aux secousses provoquées par le choc électrique, involontaires, non systématisées, se répétant à des intervalles variables. Elles intéressent une partie d'un muscle, un muscle entier ou un groupe musculaire. C'est le symptôme principal de diverses affections nerveuses (encéphalite épidémique, paramyoclonus multiplex, chorée de Bergeron, etc.). Pour Unverricht, le terme *m.* doit être réservé aux contractions localisées à un faisceau musculaire ou à un muscle entier, le mot *clonie* désignant les contractions qui mettent en jeu des groupes musculaires synergiques. V. *clonie.*

myoclonie épileptique. Contraction musculaire brusque déclenchée par une activation anormalement violente de nombreux neurones du cerveau. Ces myoclonies sont massives et bilatérales dans les épilepsies généralisées; localisées dans les épilepsies partielles. — *m. é. progressive familiale.* V. *Unverricht-Lundborg* (maladie ou syndrome de).

myoclonie petit mal. Secousse brève de tous les muscles survenant au cours d'une épilepsie généralisée primaire, entre les grandes crises convulsives; ces myoclonies sont toujours accompagnées de modifications bilatérales et symétriques de l'électroencéphalogramme (polypointes et pointes-ondes). V. *mal* (*petit*).

myoclonie phrénoglottique. V. *hoquet.*

myoclonie vélopalatine. V. *myoclonique vélopalatin* (*syndrome*).

myoclonique (crise). Forme mineure de la crise épileptique (petit mal) caractérisée par l'apparition soudaine de contractions des muscles fléchisseurs d'un bras ou des deux bras, parfois du tronc. V. *myoclonie petit mal.*

myoclonique vélopalatin (syndrome). Syn. *nystagmus pharyngé et laryngé* (Spencer, 1886), *nystagmus du voile.* Secousses myocloniques observées au niveau du voile du palais, dont le rythme constant chez le même malade est de 120 à 140 par minute en moyenne; elles peuvent s'étendre à d'autres régions. Ce syndrome qui passe souvent inaperçu traduit une atteinte du bulbe, de la protubérance ou du cervelet et se rencontre aussi dans la sclérose en plaques, l'encéphalomyélite et la méningite cérébrospinale.

myodésopsie, *s. f.* (μυιώδης, semblable aux mouches; ὄψις, vue). V. *mouches volantes.*

myodynie, *s. f.* (μῦς; ὀδύνη, douleur). V. *myalgie.*

myodystonique (réaction) (μῦς; δυς, difficile; τόνος, ressort). Persistance tonique de la contraction du trapèze (portion supérieure) à la suite de la faradisation. Ce signe a été décrit par Söderbergh dans le myxœdème et par Clovis Vincent dans l'encéphalite épidémique.

myodystrophie fœtale déformante. V. *arthrogrypose multiple congénitale.*

myogène, *adj.* (μῦς; γεννᾶν, engendrer). Se dit en physiologie de tout ce qui est d'origine musculaire. — *théorie m.* de l'automatisme cardiaque.

myoglobine, *s. f.* Hémoglobine musculaire.

myoglobinurie, *s. f.* Présence de myoglobine dans l'urine. Il existe des *m. secondaires* à un traumatisme (brûlure, écrasement : v. *Bywaters, syndrome de*), à une oblitération artérielle, à un effort musculaire violent, à une infection ou à une intoxication. Et une. m. *paroxystique idiopathique* ou *paralytique* (Meyer-Betz, 1910); syn. *maladie de Meyer-Betz, myohémoglobinurie paroxystique, myopathie paroxystique avec hémoglobinurie* (R. Debré, Ch. Gernez et G. Sée, 1934), *myopathie* ou *myosite myoglobinurique* (Gunther,

1940), *polymyosite myoglobinurique de Gunther, rhabdomyolyse récurrente,* affection très rare, caractérisée par des crises de douleurs musculaires intenses dans les jambes parfois déclenchées par un effort ou une infection, accompagnées de contractures et quelquefois d'un état de choc, et de l'émission d'urines brunes contenant de la myoglobine. Ces crises se répètent pendant des années avec une fréquence variable; la possibilité de graves complications (anurie, paralysie) en assombrit le pronostic. Elle est analogue à la maladie de Lucet du cheval. — *m. épidémique.* V. *Haff (maladie du).*

myognathe, *s. m.* (μῦς; γνάθος, mâchoire) (I. G. St-Hilaire). Monstre double chez qui la tête surnuméraire est adhérente au maxillaire inférieur du sujet principal par des muscles et de la peau.

myographe, *s. m.* (μῦς; γράφειν, tracer). Appareil enregistreur destiné à inscrire les contractions musculaires en les amplifiant pour en faciliter l'étude.

myohématine, *s. f.* V. *cytochrome.*

myohémoglobinurie, *s. f.* V. *myoglobinurie.* — *m. paroxystique.* V. *myoglobinurie paroxystique idiopathique.*

myoïde, *adj.* (μῦς; εἶδος, forme). 1° Se dit parfois des tumeurs formées de tissu musculaire lisse. — 2° Qui a l'apparence du muscle.

myokymie, *s. f.* (μῦς; κῦμα, ondulation). 1° Syn. *trémulation fasciculaire.* Agitation presque continuelle d'un muscle, sans déplacement du segment de membre correspondant. — 2° (F. Schultze, 1894). Syndrome caractérisé par l'existence de contractions musculaires rappelant la myoclonie, mais s'en distinguant par leur caractère ondulatoire et par l'existence de troubles de la sensibilité.

myolyse, *s. f.* (μῦς; λύειν, dissoudre). 1° Destruction, dissolution du tissu musculaire. V. *Bywaters (syndrome de).* — 2° (Marinesco). Résolution de la fibre musculaire en ses éléments constitutifs (début de l'atrophie musculaire). V. *myotexie*.

myomalacie, *s. f.* (μῦς, muscle; μαλακία, mollesse). Dégénérescence du muscle qui se transforme en tissu conjonctif mou; on observe en particulier la *m.* comme séquelle de l'infarctus du myocarde.

myomatose, *s. f.* Nom donné à la maladie caractérisée par la formation de myomes.

myome, *s. m.* (μῦς). Tumeur formée par du tissu musculaire. — Les *m.* se divisent en *m.* formés par du tissu musculaire strié ou *rhabdomyomes*, très rares, et *m.* formés par du tissu musculaire à fibres lisses ou *liomyomes*, fréquents, siégeant dans les régions où existent les fibres musculaires lisses et en particulier dans l'utérus (*fibromyomes*).

myome myoblastique. V. *Abrikossoff* (*tumeur d'*).

myomectomie, *s. f.* (myome; ἐκτομή, ablation). Opération qui consiste à enlever un fibromyome par la voie vaginale ou la voie abdominale en respectant l'utérus.

myomère, *s. m.* (μῦς; μέρος, partie). Syn. *myotome* ou *segment musculaire*. Série de segments d'origine mésodermique qui se disposent chez l'embryon le long du tube médullaire et de chaque côté de celui-ci. Chaque segment correspond à un métamère et donne naissance à l'ensemble des muscles striés qui se formeront entre deux vertèbres définitives.

myomotomie, *s. f.* (myome; τομή, section). Ablation d'un myome. — Ce terme n'est guère employé que pour désigner l'*opération de Péan n° 2*, ou *myomotomie vaginale par morcellement*. V. *Péan* (*opérations de*).

myonéphropexie, *s. f.* (μῦς, muscle; νεφρός, rein; πῆξις, fixation). Fixation du rein (néphropexie) à l'aide de bandelettes musculaires empruntées à l'un des muscles du voisinage (carré des lombes, psoas, sacrolombaire). Ce procédé laisse au rein une certaine mobilité qui existe

à l'état physiologique et ne risque pas de troubler son fonctionnement.

myœdème, *s. m.* (μῦς; οἴδημα, gonflement). Contractilité idio-musculaire. Nodosité produite au niveau d'un muscle superficiel dont quelques fibres se contractent isolément. On produit ce phénomène en excitant par un choc ou une friction brusque les muscles du bras ou du thorax, chez un grand nombre de sujets et en particulier chez les cachectiques (phtisiques, typhiques, etc.).

myopathia distalis juvenilis hereditaria de Biemond. V. *Gowers* (*myopathie distale ou type de*).

myopathia distalis tarda hereditaria de Welander. V. *Gowers* (*myopathie distale ou type de*).

myopathie, *s. f.* (μῦς; πάθος, affection). Nom générique donné aux affections du système musculaire; il est très souvent pris dans le sens plus étroit de myopathie primitive progressive (v. ce terme).

myopathie atrophique progressive. V. *myopathie primitive progressive*.

myopathie myoglobinurique. V. *myoglobinurie paroxystique idiopathique*.

myopathie myotonique. V. *myotonie atrophique*.

myopathie némaline. (νῆμα, fil) (Shy, 1963). Variété de myopathie congénitale caractérisée anatomiquement par la présence anormale de filaments dans les fibres musculaires striées.

myopathie paroxystique avec hémoglobinurie. V. *myoglobinurie paroxystique idiopathique*.

myopathie primitive progressive (Charcot, 1872). Syn. *dystrophie musculaire progressive* (Erb), *m. atrophique progressive* (Landouzy et Déjerine). Maladie musculaire primitive, dégénérative, d'évolution progressive. Elle est familiale et héréditaire et débute le plus souvent dans le jeune âge. Elle est caractérisée cliniquement par l'affaiblissement progressif, puis l'atrophie apparente ou non de certains groupes musculaires répartis symétriquement, les muscles de la racine des membres étant généralement les premiers atteints; anatomiquement, par des lésions limitées au muscle lui-même sans lésion constatable du système nerveux central ou périphérique. Suivant la localisation initiale de l'atrophie, on distingue : le *type pseudo-hypertrophique de Duchenne*, le plus fréquent, le plus classique et le plus grave (v. *paralysie pseudo-hypertrophique type Duchenne*), le *type Leyden-Mœbius*, le *type facio-scapulo-huméral de Landouzy-Déjerine*, le *type juvénile d'Erb* ou *scapulo-huméral* (v. ces différents termes); des formes distales, plus rares et très variées (v. *Gowers, myopathie distale ou type de*); des formes encore moins fréquentes : *m.* lombo-pelvi-fémorale de Raymond et Guillain, *m.* fémoro- tibiale d'Eichhorst, la *m.* de Zimmerlin (v. ces termes), la *m.* fibreuse de Cestan et Lejonne, la *m.* péronière de Rimbaud et Giraud, la *m.* fibro-lipocalcaire, la *m.* type Pierre Marie avec ptosis bilatéral et affaiblissement des masticateurs, les *m.* purement oculaires qui, pour certains, comprennent les syndromes de Mœbius (v. ce terme, 2°) et celui de Türk-Stilling-Duane (v. ce terme).

myopathie thyréotoxique. Fonte musculaire au niveau de la racine des membres, survenant parfois au cours de la maladie de Basedow; elle fait partie des manifestations dues à l'hyperthyroïdie.

myopathique, *adj.* Qui concerne les affections du système musculaire.
— *facies m.* Aspect particulier que présente la figure de certains malades, atteints de myopathie primitive progressive (type facio-scapulo-huméral de Landouzy-Déjerine) et dû à l'atrophie des muscles de la face; le visage est amaigri, immobile, indifférent, semblable à celui d'un idiot; la peau est lisse, l'œil grand ouvert, les paupières ne peuvent se fermer complètement, la bouche semble élargie, les lèvres sont grosses, la supérieure en saillie et l'inférieure éversée.

myopathique (réaction). Trouble particulier de l'excitabilité électrique du muscle au cours de la myopathie primitive progressive : il consiste en une hypo-excitabilité galvanique et faradique du muscle atrophié : c'est un trouble quantitatif sans modification qualitative de la contraction.

myopie, *s. f.* (μύειν, cligner; ὤψ, œil). Anomalie héréditaire de la réfraction statique de l'œil, dans laquelle l'image d'un objet éloigné se forme en avant de la rétine, lorsque l'accommodation n'intervient pas. Elle est généralement due à l'allongement de l'axe antéro-postérieur du globe oculaire (*m. axile*). On distingue la *m. bénigne*, inférieure à 6 dioptries, et la *m. maligne*, ou « *m. maladie* » supérieure à 6 dioptries. Celle-ci, beaucoup plus rare, est caractérisée par l'existence de lésions dégénératives du fond d'œil portant sur la sclérotique, la choroïde et la rétine et aboutissant à l'atrophie papillaire (conus myopique) et à une distension du pôle postérieur de la sclérotique (staphylome myopique). Cette *m.* évolue vers de graves complications : dégénérescence du vitré, décollement de la rétine, cataracte, hémorragies choroïdiennes (taches noires de Fuchs), association avec un glaucome.

myoplasma, *s. m.* Syn. *plasma musculaire.* Liquide obtenu en broyant et en soumettant à la presse des muscles refroidis au-dessous de 0°. Le *m.* se coagule et se divise en un caillot rétractile et une partie liquide (sérum musculaire).

myoplastie, *s. f.* (μῦς; πλάσσειν, façonner). Réfection musculaire. En particulier, procédé opératoire consistant à fermer l'orifice de l'anneau, dans la cure radicale de la hernie crurale, au moyen d'un lambeau musculaire emprunté aux muscles voisins (Schwartz, 1892).

myoplégie familiale (Oddo et Audibert, 1901). V. *paralysie familiale périodique.*

myopsychie, *s. f.* (μῦς; ψυχή, âme) (Joffroy, 1902). Nom générique des maladies dans lesquelles coexistent des troubles moteurs et des troubles psychiques, tous deux étant sous la dépendance d'une cause conceptionnelle ou héréditaire : chorées de Sydenham et d'Huntington, maladies de Thomsen, de Friedreich, syringomyélie, amyotrophie, tics.

myorésolutif, *adj.* Qui provoque le relâchement musculaire.

myorraphie, *s. f.* (μῦς; ῥαφή, suture). Suture musculaire.

myorythmie, *s. f.* (Cruchet). Syn. *bradycinésie* (P. Marie et G. Lévy). Mouvement involontaire répété, régulier et lent, affectant les muscles des membres et entraînant un déplacement rythmique de ceux-ci. On l'observe surtout chez les parkinsoniens post-encéphalitiques.

myosalgie, *s. f.* V. *myalgie.*

myosarcome, *s. m.* Tumeur maligne développée aux dépens des fibres musculaires striées (rhabdomyosarcome) ou lisses (leiomyosarcome).

myosclérolipomatose, *s. f.* Pseudo-hypertrophie musculaire survenant en quelques mois et consécutive aux lésions médicales ou chirurgicales des nerfs périphériques.

myosclérose, *s. f.* (μῦς; σκληρός, dur). Induration des muscles qui, généralement, s'atrophient et se rétractent.

myosclérose rétractile des vieillards (Lhermitte). Atrophie et induration musculaires avec rétraction des muscles et des tendons qui frappent surtout les membres inférieurs et les immobilisent dans une attitude de demi-flexion rigide persistant après la mort. L'examen histologique montre une véritable cirrhose musculaire; les nerfs périphériques et la moelle sont indemnes. Ces lésions musculaires sont propres aux vieillards chez qui elles sont d'autant plus apparentes que le tégument qui les recouvre est lui-même atrophié.

myose, *s. f.* V. *myosis.*

myosérum, *s. m.* (μῦς; sérum) (Richet). Syn. *sérum musculaire.* Suc de viande obtenu par compression.

myosine, *s. f.* Syn. *fibrine musculaire.* 1° Myosine proprement dite ou

m. A : protéine de poids moléculaire très élevé, appartenant au groupe des globulines et présente dans le tissu musculaire. — 2° *myosine B.* Syn. *actomyosine.* Complexe formé par l'association de *m. A* et d'une autre protéine musculaire, l'actine; il donne au muscle sa contractilité.

myosis, *s. m.* (μύειν, cligner). Syn. *myose.* Rétrécissement permanent avec immobilité plus ou moins complète de la pupille provenant d'un trouble de l'innervation de l'iris.

myosismie, *s. f.* (μῦς; σεισμός, secousse) (P. Marie, 1904). Tremblement fibrillaire ou fasciculaire, irrégulier et relativement lent, observé dans les hémiplégies organiques récentes au niveau de certains muscles du membre inférieur.

myosite, *s. f.* (μῦς, μυός). Syn. *myitis.* Inflammation du tissu musculaire. — *m. épidémique.* V. *myalgie épidémique.* — *m. myoglobinurique* (Gunther, 1940). V. *myoglobinurie paroxystique idiopathique.* — *m. ossifiante des paraplégiques.* V. *para-ostéo-arthropathie.* — *m. ossifiante progressive* (Münchmeyer, 1869). Syn. *maladie de Münchmeyer, polymyosite ossifiante progressive.* Affection rare caractérisée par la production de formations osseuses multiples dans le système conjonctif intra- et péri-musculaire, dans les tendons et les aponévroses; elle débute dans le jeune âge par les muscles du dos et de la nuque et envahit peu à peu toute la musculature.

myosolénome, *s. m.* (Jayle, 1926). V. *endométriome.*

myospasie, *s. f.* (μῦς; σπάω, je contracte) (Marina, 1888). Nom générique proposé pour désigner les diverses affections nerveuses qui se traduisent par des spasmes.

myostéome traumatique (μῦς; ὀστέον, os) (Cahier). Ostéome musculaire adhérent ou non au squelette consécutif à un traumatisme direct ou indirect et qui est dû à la calcification d'un hématome.

myosyndesmotomie, *s. f.* (μῦς; σύνδεσμος, ligament; τομή, section).

Section des tendons et des ligaments articulaires.

myotatique (réflexe). V. *réflexe myotatique.*

myotexie, s. f. (μῦς; τῆξις, fonte) (Marinesco). Fonte des fibres et des fibrilles musculaires avec disparition du myoplasma (second temps du processus myopathique dont la myolyse est le premier). V. *myolyse, 2°.*

myotique, adj. et s. m. (μύειν, cligner). Se dit des substances qui produisent le myosis.

myotome, s. m. (μῦς; τέμνειν, couper). 1° Ténotome. — 2° V. *myomère.*

myotomie, s. m. (μῦς; τομή, section). 1° Section des muscles. Ténotomie. — 2° Dissection des muscles. — *m. de Bigelow* ou *de Bigelow-Cleland.* V. *Bigelow* ou *Bigelow-Cleland (myotomie ou opération de).* — *m. extramuqueuse.* V. *Heller (opération de).*

myotonie, s. f. (μῦς; τόνος, tension). Lenteur et difficulté de la décontraction musculaire au cours des mouvements volontaires, les mouvements passifs étant libres : les muscles atteints présentent la réaction myotonique (v. ce terme). — *m. acquise* (Talma) ou *sporadique.* Affection de peu de durée, curable, caractérisée par la réaction myotonique et par des crampes, survenant après des efforts prolongés; certains pensent qu'il s'agit de formes tardives de la maladie de Thomsen. — *m. atrophique* (Rossolimo, 1902). Syn. *maladie de Steinert* (1909), *dystrophie myotonique* (Curschmann, 1912), *myopathie myotonique.* Affection héréditaire, dominante, d'expressivité variable, présentant à la fois les caractères des myopathies et ceux de la myotonie : réaction myotonique (plus discrète que dans la maladie de Thomsen) et atrophie progressive de certains muscles (au début, extrémités et face, puis généralisation très lente); il existe en plus un syndrome dystrophique : cataracte corticale, punctiforme, troubles endocriniens (insuffisance testiculaire), goitre, calvi-

tie précoce et, dans de nombreux cas, une atteinte myocardique (troubles de la conduction). — *m. congénitale* (Erb). V. *Thomsen (maladie de).* — *m. intermittente* (Martins et Hansemann, 1889). Variété de maladie de Thomsen dans laquelle la myotonie n'apparaît que par temps froids. — *m. sporadique.* V. *m. acquise.*

myotonique (réaction) (Erb). Trouble particulier de l'excitabilité électrique des muscles, consistant surtout en modifications qualitatives de la forme des contractions; celles-ci sont plus lentes à se produire et plus lentes à disparaître qu'à l'état normal (persistance du galvanotonus après interruption du courant); et aussi en modifications quantitatives : l'excitabilité faradique est augmentée; l'excitabilité galvanique est un peu augmentée; mais il y a inversion de la formule comme dans la réaction de dégénérescence.

myotonomètre, s. m. (Hartenberg, 1909). Appareil destiné à mesurer le tonus musculaire.

myringite, s. f. (bas lat. *miringa,* tympan, corruption de μῆνιγξ, membrane). Inflammation du tympan.

myringoplastie, s. f. (*miringa;* πλάσσειν, former). V. *tympanoplastie.*

myringotomie, s. f. (*miringa;* τομή, section). Incision du tympan.

mytacisme, s. m. (μῦ, m). Vice de prononciation qui consiste à substituer les lettres *m, b, p* à d'autres lettres.

mythomanie, s. f. (μῦθος, fable; μανία, folie) (E. Dupré, 1905). Tendance pathologique, plus ou moins volontaire et consciente, au mensonge et à la création de fables (enfants, névropathes, etc.).

mythoplastie, s. f. (μῦθος, πλάσσειν, former). Terme proposé par Dupré et Logre (1911) pour désigner l'hystérie, parce que cette maladie est caractérisée, pour ces auteurs, par une aptitude spéciale des malades à réaliser des syndromes fonctionnels. Cette tendance à l'altération de la vérité est consciente ou inconsciente, volontaire ou involontaire, comme dans la mythomanie, mais porte spécialement sur la physiologie des divers organes : l'hystérie serait la *mythomanie des syndromes*.

myure (pouls). V. *pouls myure.*

myxochondrome, s. m. (μύξα, muco-sité; χόνδρος, cartilage). Syn. *chondromyxome.* Tumeur mixte formée de tissu cartilagineux et de tissu muqueux, évoluant souvent comme une tumeur maligne.

myxœdème, s. m. (μύξα; οἴδημα, gonflement) (Ord, 1877). Affection caractérisée cliniquement par l'infiltration muqueuse des téguments, par un ralentissement de toutes les fonctions aboutissant à une diminution considérable du métabolisme basal, à la frigidité et à des troubles intellectuels plus ou moins marqués, et, chez l'enfant, par un arrêt de développement et la non-apparition de la puberté. Elle est due à la suppression de la fonction thyroïdienne. — On en distingue trois variétés : 1° *m. spontané des adultes* ou *cachexie pachydermique* (Charcot); 2° *m. congénital* ou *idiotie myxœdémateuse* (Bourneville, 1882) dû à l'absence congénitale du corps thyroïde; 3° *m. opératoire* ou *cachexie strumiprive*. — *m. lichénoïde.* V. *myxœdème cutané circonscrit ou atypique.* — *m. localisé.* V. *trophœdème.* — *m. tubéreux.* V. *myxœdème cutané circonscrit ou atypique.*

myxœdème cutané circonscrit ou **atypique.** Syn. *mucinose papuleuse* (Dalton et Seidell, 1953), *lichen fibro-mucinoïde* (Lorincz, 1953), *mucinose cutanée scléro-papuleuse* (Gutkow, 1955). Maladie de peau rare, dépourvue de tout lien avec l'insuffisance thyroïdienne et la présence de mucine, dont de Graciansky et Boulle (1956) distinguent 2

variétés : 1° le *lichen myxœdémateux* (ou *myxœdème lichénoïde* ou *myxœdème tubéreux* de Jadassohn-Dœsseker) caractérisé par des papules roses disséminées et parfois par une infiltration en nappe de la peau et un érythème; il peut évoluer vers une cachexie mortelle. — 2° le *myxœdème circonscrit prétibial* survenant chez des malades ayant des antécédents d'hyperthyroïdie, caractérisé par de gros nodules ou des placards en relief irréguliers, rose violacé, ou par un éléphantiasis des deux jambes avec aspect mamelonné, verruqueux et grisâtre de la peau.

myxome, s. m. Nom donné à des tumeurs formées par du tissu muqueux; elles ont été nommées d'abord *tumeurs colloïdes* ou *gélatiniformes*, par suite de leur aspect. Actuellement on les rapproche des sarcomes.

myxorrhée, s. f. (μύξα; ῥεῖν, couler) (Roger). Syn. *mucorrhée.* Ecoulement abondant de mucus.

myxosarcome, s. m. Tumeur à tissus multiples comprenant des tissus muqueux et sarcomateux, et se confondant pour certains auteurs avec le *cylindrome.*

myxovirus, s. m. Groupe de virus à A.R.N. comprenant : les orthomyxovirus (virus de la grippe ou myxovirus influenzae, types A, B et C), les métamyxovirus (virus syncytial respiratoire) et les paramyxovirus (virus para-influenzae, virus de la rougeole, des oreillons et de la maladie de Newcastle). La particule virale (virion) a une symétrie hélicoïdale : l'acide nucléique forme un filament spiralé sur lequel se greffent les molécules protéiques, l'ensemble formant la nucléo-capside. V. *virus, grippe* et *bronchopneumopathie de type viral.*

N

N (hormone) (Albright). V. *andro-gènes (hormones)*.

N° 1, N° 2, etc. Dans les prescriptions médicales, indiquent le nombre. Ex. : jaune d'œuf N° 2 = deux jaunes d'œufs.

Naboth (œufs de). Petits kystes muqueux dus à l'oblitération des conduits excréteurs des glandes du col utérin.

Nadi-réaction, s. f. Teinte bleue que prend l'urine au contact d'un réactif contenant du chlorure de di-méthylparaphénylène-diamine et de l'α-naphtol en solution alcoolique. Cette réaction serait positive en cas de nécrose myocardique ou cérébrale.

Nadler, Wolfer et Elliot (syndrome de) (1929). Syn. *hépatome hypoglycémiant*. Variété rare de tumeur extra-pancréatique avec hypoglycémie, survenant chez l'homme de plus de 40 ans. Elle est caractérisée par l'existence, chez un malade porteur d'un hépatome primitif, d'une hypoglycémie importante, se manifestant par des malaises allant parfois jusqu'au coma et précédant le stade terminal d'insuffisance hépatique. La relation entre le cancer du foie et l'hypoglycémie est mal connue. V. *Doege et Potter (syndrome de)* et *Anderson (syndrome d')*.

Nægele (bassin de) (1841) (obstétrique). V. *bassin vicié*.

Nægeli (syndrome de). V. *dermatose pigmentaire réticulée*.

nævi kystiques pilo-sébacés disséminés. V. *stéatocystomes multiples*.

nævocancer ou **nævocarcinome, s. m.** Syn. *mélanoblastome* (Cornil et Mosinger), *mélanocytome, mélanome malin*. Terme impropre histologiquement, par lequel on désigne habituellement un épithéliome d'une grande malignité, souvent pigmenté, développé aux dépens des nævi næ-vo-cellulaires. — Pour Woringer (1936), le terme de mélanome malin devrait être réservé aux tumeurs néoplasiques issues du mélanoblaste.

nævo-endothélio-xanthome, s. m. V. *nævo-xantho-endothéliome*.

naevomatose baso-cellulaire (Binkley et Johnson, 1951). Maladie héréditaire aux localisations multiples. Les lésions cutanées ressemblent beaucoup aux adénomes sébacés, variété blanche; elles s'accompagnent de manifestations osseuses (kystes maxillaires), nerveuses, plus rarement génitales, endocriniennes et oculaires. Certains les rangent parmi les phacomatoses. V. *adénomes sébacés symétriques de la face*.

nævo-xantho-endothéliome, s. m. (Mac Donagh, 1912). Syn. *mastocytoxanthome* (Gadrat, 1952), *nævo-endothélio-xanthome, xanthogranulomatose juvénile* (Helwig, 1954), *xanthogranulome juvénile, nævo-xanthome de Mac Donagh* (Woringer, 1956). Petite tumeur dermique légèrement saillante, d'un diamètre variant de 3 mm à 2 cm, rose ou brune. Ces tumeurs apparaissent dès le jeune âge, par poussées successives, évoluant très lentement en se desséchant et guérissant spontanément en plusieurs années, en laissant des cicatrices. La nature de cette affection est inconnue : il s'agit probablement d'une maladie de système qui associe souvent aux tumeurs cutanées (avec infiltration d'histiocytes et de fibroblastes) des lésions des poumons, des os, des testicules et des yeux.

nævo-xanthome de Mac Donagh. V. *nævo-xantho-endothéliome*.

nævus, s. m. au pl. **nævi** (*naevus*, marque, tache). Difformité cutanée d'origine embryonnaire, plus ou moins étendue, mais toujours circonscrite, permanente ou très lentement évolutive. Elle est parfois associée à d'autres dysplasies cutanées ou viscérales. — On distingue les *n. simples*, ne contenant que des éléments normaux de la peau, hypo- ou hyperplasiés, sans tendance à la dégénérescence maligne; ce sont les *n. épidermiques*, les *n. conjonctifs*, les *n. des annexes* (maladie de Fordyce, hidradénome), les pachydermies régionales, les angiomes, les *n. aplasiques* : alopécique, achromique, atrophique, etc.; et les *n. nævo-cellulaires*, pigmentaires ou non, qui contiennent des éléments anormaux, les cellules næviques, et peuvent évoluer vers une lésion d'une particulière malignité, le *nævo-carcinome*. — *n. araneus*. V. *angiome stellaire*. — *n. flammeus*. V. *angiome plan*. — *n. molluscum*. V. *molluscum*. — *n. pigmentaire commun*. V. *lentigo*. — *n. spilus* (Pollio). V. *tache hépatique*. — *n. stellaire*. V. *angiome stellaire*. — *n. télangiectasique*. V. *angiome stellaire*.

nævus bleu de Max Tièche (1906). Syn. *chromatophorome* (Riecke, 1903), *mélano-fibrome* (Kreibisch). Nævus apparaissant généralement entre 20 et 40 ans et formant soit une macule bleuâtre de 3 à 4 cm de diamètre, soit une papule rénitente bleue-ardoisée, de 3 à 4 mm de diamètre. Il siège à la face, au dos des mains et des pieds, et son évolution est presque toujours bénigne.

nævus fusco-cæruleus ophtalmomaxillaris (Ota, 1939). Syn. *nævus* ou *syndrome d'Ota*. Dermatose congénitale rare et bénigne apparaissant surtout chez les femmes avant la vingtième année, caractérisée par des taches pigmentaires bleutées localisées dans le territoire des deux premières branches du trijumeau; elles sont très souvent associées à une mélanose de la conjonctive et parfois de la muqueuse buccale et des méninges.

nævus d'Ota. V. *nævus fusco-cæruleus ophtalmomaxillaris*.

nævus variqueux ostéo-hypertro- phique. V. *Klippel-Trenaunay (syndrome de)*.

nagana. Syn. *maladie de la tsé-tsé*. Trypanosomiase originaire des rives du Zambèse (Livingstone), répandue aujourd'hui dans toute l'Afrique centrale, où elle atteint surtout les chevaux, mais aussi les autres animaux domestiques tels que les ruminants et les chiens. Elle est transmise par une mouche du genre glossine. L'homme lui est réfractaire.

Nagel (anomalie de). V. *achloroblepsie*.

nalidixique (acide). Syn. *Négram* (n. dép.). V. *antibiomimétiques*.

nanisme, *s. m.* (νάνος, nain). Anomalie de l'être humain, caractérisée par la petitesse de la taille comparée à celle de la moyenne des individus de même âge et de même race, sans insuffisance sexuelle ou intellectuelle.

nanisme achondroplasique. V. *achondroplasie*.

nanisme atéléiotique. V. *atéliose*.

nanisme diastrophique (διάστροφος, de travers, tortueux) (M. Lamy et P. Maroteaux, 1960). Maladie caractérisée par des troubles de la croissance osseuse se manifestant dès la naissance, et ressemblant au cours des premières années, à l'achondroplasie. Elle s'en distingue ensuite par son évolution qui aboutit à un nanisme micromélique sévère : membres courts et déformés par des altérations méta- et épiphysaires (genu valgum, pieds bots, etc.), tronc raccourci par une forte scoliose; avec souvent malformations du pavillon de l'oreille et division de la voûte palatine, mais sans anomalies crâniennes. Il s'agit d'une affection héréditaire transmise selon le mode autosomique récessif; elle appartient au groupe des chondrodystrophies génotypiques (v. ce terme).

nanisme métatropique (P. Maroteaux, 1966). Variété rare de chondrodystrophie génotypique (v. ce terme) rappelant par certains traits l'achondroplasie et la maladie de Morquio. Elle se manifeste, dès la naissance, par la dolichocéphalie et la brièveté des membres. Puis une cyphoscoliose apparaît et s'accentue, provoquant un raccourcissement et un rétrécissement du tronc; un retard mental est fréquent.

nanisme micrognathe (P. Maroteaux, 1967-70). Variété de chondrodystrophie héréditaire à transmission récessive autosomique. Elle est caractérisée par un nanisme micromélique (la brièveté des os portant électivement sur les segments proximaux et moyens des membres) avec hypoplasie du maxillaire inférieur et fissure palatine (donnant un aspect analogue à celui du syndrome de Pierre Robin). Des malformations de la face (hypertélorisme, aplatissement de la racine du nez, etc.), un léger retard du développement psychomoteur sont fréquents.

nanisme micromélique. V. *acromicrie* et *micromélie*.

nanisme mitral (Gilbert et Rathery). Nanisme coïncidant avec un rétrécissement mitral.

nanisme Mulibrey. Terme formé des deux premières lettres des mots anglais : muscle, liver (foie), brain (cerveau), eye (œil) (J. Perheentupa, d'Helsinki, 1970). Syndrome rare caractérisé par l'association d'un retard de croissance, d'un facies triangulaire avec crâne d'aspect hydrocéphalique, d'hypotonie musculaire, d'un gros foie, d'une pigmentation rétinienne clairsemée. Il existe en outre des anomalies cardiaques dont la plus fréquente et la plus grave est une péricardite constrictive. Ce syndrome est probablement lié à un gène autosomique récessif.

nanisme myxœdémateux. Nanisme observé au cours du myxœdème précoce de l'enfance; il est dysharmonieux, et s'accompagne de forte infiltration des téguments et d'importants troubles intellectuels (idiotie myxœdémateuse).

nanisme polydystrophique (P. Maroteaux et M. Lamy, 1964). Syn. *dysostose avec élimination exclusive de chondroïtine-sulfate B* (Maro-

teaux, Levêque, Julien Marie et M. Lamy, 1963), *syndrome de Maroteaux et Lamy, mucopolysaccharidose CSB* ou *de type VI*. Affection voisine de la maladie de Hurler (v. ce terme); elle s'en distingue par l'atteinte des métaphyses osseuses, par la discrétion des troubles mentaux et des altérations faciales et par une plus grande liberté des mouvements articulaires. L'urine contient une variété de mucopolysaccharides acides : le chondroïtine-sulfate B. Cette maladie fait partie du groupe des mucopolysaccharidoses (v. ce terme). Elle est transmise héréditairement selon le mode récessif autosomique.

nanisme rénal. Syn. *infantilisme rénal, rachitisme rénal* (Apert), *néphrite chronique atrophique de l'enfance.* Nanisme en rapport avec une néphrite chronique de l'enfance, accompagné souvent de signes d'infantilisme. V. *ostéodystrophie rénale.*

nanisme à tête d'oiseau (Seckel, 1960). Variété de nanisme congénital, d'origine inconnue, avec retard de la maturation osseuse et anomalies morphologiques, particulièrement remarquables au niveau du crâne et de la face (mâchoire inférieure peu développée, petit crâne) associées à un niveau mental bas. V. *François (syndrome de).*

nanisme thanatophore (θανατοφόρος, qui donne la mort) (P. Maroteaux, M. Lamy et J.-M. Robert, 1967). Variété de nanisme incompatible avec la vie, caractérisé essentiellement par l'extrême brièveté des membres et l'étroitesse du thorax. Différente de l'achondroplasie, elle appartient au groupe des chondrodystrophies génotypiques.

nanisme à type de gargouille. V. *Hurler (maladie, polydystrophie ou syndrome de).*

nanisme à type sénile (Variot et Pironneau). V. *progérie.*

nanocéphalie, *s. f.* (νάνος; κεφαλή, tête). Exiguïté anormale de la tête dans sa totalité ou seulement dans quelques-unes de ses parties.

nanogramme, *s. m.* Millionième de milligramme (10^{-6} mg), milliardième de gramme (10^{-9} g). Symbole : ng.

nanomélie, *s. f.* (νάνος; μέλος, membre). Brièveté anormale (nanisme) d'un ou de plusieurs membres dans leur totalité ou seulement dans un de leurs segments.

Nanta et Gadrat (maladie de). Forme cutanée du granulome éosinophilique des os (v. ce terme).

naphtomanie, *s. f.* (Chambard). Habitude morbide signalée chez certains habitants de Boston qui s'intoxiquaient en respirant les vapeurs provenant du naphte et du pétrole.

narcissique (syndrome) ou **narcissisme,** *s. m.* (du personnage mythologique Narcisse) (psychiatrie). Syndrome caractérisé par de la fatuité, de l'insouciance, un manque de bon sens et d'autocritique aboutissant à une admiration de soi-même, béate et injustifiée.

narco-analyse, *s. f.* (νάρκη, assoupissement) (Horsley, 1936). Méthode consistant à pratiquer un examen neuro-psychiatrique, au moment de son réveil, chez un malade qui a été légèrement endormi par une injection intra-veineuse d'un composé barbiturique. A cet instant, en effet, les barrages psychiques volontaires ou involontaires disparaissent temporairement, ce qui permet au malade d'exprimer des idées ou des sentiments qu'il n'extériorisait pas par méfiance ou inhibition, ou qui étaient refoulés dans son subconscient. Cette libération peut être utilisée dans un but thérapeutique (*narco-synthèse, narco-psychanalyse*).

narcobiose, *s. f.* (νάρκη; βίος vie) (Ph. Decourt). Diminution de l'activité cellulaire générale.

narcobiotique (action). Action que provoque la narcobiose.

narcolepsie, *s. f.* (νάρκη, assoupissement; ληπτικός, qui prend) (Gélineau, 1880). Exagération pathologique du besoin de dormir, tendance irrésistible au sommeil, survenant par accès. — La *n.* peut être essentielle, généralement associée à la cataplexie (*maladie de Gélineau*); elle est plus souvent symptomati-

que (tumeurs encéphaliques, syphilis cérébrale, traumatisme crânien, obésité, diabète, épilepsie).

narcomanie, *s. f.* (Legrain). Toxicomanie due aux somnifères.

narcopsychanalyse, *s. f.* V. *narcoanalyse.*

narcose, *s. f.* (νάρκωσις, assoupissement). Sommeil. Ce mot désigne surtout le sommeil artificiel. Ex. : *n. chloroformique.*

narcosynthèse, *s. f.* V. *narcoanalyse.*

narcothérapie, *s. f.* Emploi thérapeutique, dans certaines maladies mentales, du sommeil continu, entretenu pendant plusieurs jours à l'aide de narcotiques.

narcotique, *adj.* et *s. m.* (νάρκη, assoupissement). Se dit des substances qui produisent l'assoupissement, la résolution musculaire et un engourdissement de la sensibilité pouvant aller jusqu'à l'anesthésie.

narcotisme, *s. m.* Nom donné à l'ensemble des effets produits par les substances narcotiques. — *n. des nègres.* V. *sommeil (maladie du).*

nasal (indice) (anthropologie). Rapport qui existe sur le squelette entre la largeur maxima de l'orifice antérieur du nez et sa hauteur prise de l'épine nasale au point nasal.

nasal (point) (anthropologie). Syn. *nasion.* Point situé à la racine du nez au milieu de la suture nasofrontale.

nasal (syndrome du nerf). V. *Charlin (syndrome de).*

nasillement, *s. m.* (de *nazille,* ancienne forme de narine). V. *rhinolalie fermée.*

nasion, *s. m.* V. *nasal (point).*

nasonnement, *s. m.* (*nasus,* nez). V. *rhinolalie ouverte.*

nasopharyngien (polype). Fibrome implanté sur la face inférieure du sphénoïde, apparaissant chez les garçons entre 15 et 20 ans et prenant une taille d'autant plus maligne, par sa tendance envahissante et hémorragique, que le sujet est plus jeune.

Nassilov (opération de) (1888). Opération qui a pour but d'aborder la portion thoracique de l'œsophage par le médiastin postérieur en réséquant un certain nombre de côtes.

natalité, *s. f.* (*natus*, né) (démographie). Rappport qui existe entre le nombre des naissances et le chiffre de la population pendant un temps déterminé.

natiforme (crâne) (*nates*, fesses) (Parrot). Aspect particulier du crâne qui se rencontre dans la syphilis congénitale et qui est caractérisé par la présence de deux saillies osseuses, développées à droite et à gauche de la ligne médiane, et séparées l'une de l'autre par une gouttière profonde formée par la suture sagittale.

natrémie, *s. f.* Taux du sodium (Na) contenu dans le sang, chez l'homme normal. Le taux du sodium des globules est de 0,80 g et le taux du sodium du plasma de 3,25 g (142 mEq) par litre.

natriurèse, *s. f.* V. *natrurie.*

natriurétique, *adj.* Qui se rapporte à l'élimination urinaire du sodium.

natriurie, *s. f.* V. *natrurie.*

natropénie, *s. f.* Diminution du taux de sodium (Na) dans les humeurs de l'organisme.

natrurie, *s. f.* Syn. *natriurèse, natriurie.* Présence et taux du sodium dans l'urine. La *n.* varie de 2 à 3,50 g (120 à 150 mEq) par 24 h chez le sujet normal.

naturisme, *s. m.* Doctrine d'après laquelle on doit tout attendre de la nature médicatrice.

naupathie, *s. f.* (ναῦς, navire; πάθος, affection). Mal de mer. V. *transports (mal des).*

nausée, *s. f.* (ναῦς). Envie de vomir.

néarthrose, *s. f.* (νέος, nouveau; ἄρθρον, articulation). Articulation de nouvelle formation (v. *pseudarthrose*). — Certains auteurs (Denucé) veulent réserver ce nom aux cas où l'articulation nouvelle succède à une résection articulaire.

nécatorose, *s. f.* Ankylostomose (v. ce terme) à *Necator americanus.*

Neck-Odelberg (maladie de Van). V. *Van Neck-Odelberg (maladie de).*

nécrobiose, *s. f.* (νεκρός, mort, cadavre; βίος, vie). Modification dans la structure d'un organe ou d'une partie d'organe dont la circulation a été abolie, mais qui se trouve à l'abri de l'infection. Le tissu qui subit une sorte de transformation régressive est toléré par les parties vivantes voisines. Ex. : *n. du cerveau, du rein, de la rate* à la suite d'infarctus.

nécrobiose lipoïdique des diabétiques (Urbach, 1932). V. *dermatite atrophiante lipoïdique.*

nécrobiotique, *adj.* Qui a rapport à la nécrobiose.

nécrocytotoxine, *s. f.* (Mme Eliacheff, 1905). Matière extractive toxique, non dialysable, existant dans l'urine et provenant de la désagrégation des noyaux cellulaires. Sa quantité augmente dans les urines pathologiques.

nécrolyse épidermique toxique. V. *érythrodermie bulleuse avec épidermolyse.*

nécrophagie, *s. f.* (νεκρός; φαγεῖν, manger). Syn. *ptomaphagie.* Habitude qu'ont certains aliénés de manger les cadavres humains.

nécrophilie, *s. f.* (νεκρός; φιλεῖν, aimer). Syn. *vampirisme.* Perversion du sens génital consistant dans la pratique de l'acte sexuel avec des cadavres.

nécrophobie, *s. f.* (νεκρός; φόβος, crainte). Crainte morbide et obsédante (phobie) des cadavres.

nécropsie, *s. f.* (νεκρός; ὄψις, vue) ou **nécroscopie,** *s. f.* (νεκρός; σκοπεῖν, examiner). V. *autopsie.*

nécrose, *s. f.* (νεκρός). 1° Mortification des os et des cartilages. — On étend parfois cette dénomination à la mortification des autres tissus. V. *gangrène.* — 2° (électrocardiographie). Degré le plus accentué de la souffrance myocardique, à la suite de l'oblitération d'une artère coronaire. A la *n.* correspond en quelques jours la destruction des fibres musculaires remplacées par un tissu inerte du point de vue électrique. Sur l'électrocardiogramme, elle se traduit par la disparition de l'onde R, remplacée par une onde Q ou transformée en onde QR, celle-ci persistant, en règle, indéfiniment (v. *ischémie* et *lésion*).

nécrose de coagulation (Weigert). Syn. *dégénérescence fibrinoïde*. Lésion histologique caractérisée par une tuméfaction des cellules qui deviennent transparentes, réfringentes, perdent leur noyau et ressemblent à de la fibrine coagulée. Elle paraît identique à la *dégénérescence vitreuse*.

nécrose disséminée du tissu adipeux. V. *stéatonécrose*.

nécrose toxique de l'épiderme (Lyell, 1956). V. *érythrodermie bulleuse avec épidermolyse*.

nécrospermie, s. f. (νεκρός; σπέρμα, semence). Mort des spermatozoïdes.

nécrotique, adj. Qui se rapporte à la nécrose. Ex. : *troubles n.*

nécro-tuberculose, s. f. (Grancher et Ledoux-Lebard). Tuberculose expérimentale obtenue en injectant dans les veines d'un lapin des bacilles tués par une température de 115°. Cette expérience montre que les bacilles tuberculeux renferment en eux-mêmes des toxines qui résistent à la chaleur.

négation (délire de). V. *délire*.

négativisme, s. m. Trouble de l'activité volontaire observé dans les psychoses, caractérisé d'abord par la lenteur, la contrainte et l'hésitation des mouvements commandés, puis par une inertie complète et une résistance passive aux mouvements que l'on cherche à imprimer.

Negram, s. m. (n. dép.). Acide nalidixique. V. *antibiomimétique*.

Negri (corps ou corpuscules de) (1903). Corpuscules trouvés par Negri dans les cellules du système nerveux central des animaux morts de la rage : ils sont spécifiques de cette maladie. Ce sont très probablement des réactions de la cellule contre le virus. On ne les trouve pas chez les animaux inoculés avec la rage expérimentale.

Negro (signe de). Dans la paralysie faciale d'origine périphérique, quand on incite le malade à regarder en l'air, tout en gardant la tête fixe, le globe oculaire du côté paralysé remonte plus haut que celui du côté sain. Le même phénomène ne se rencontre pas dans la paralysie faciale d'origine centrale.

Negro (syndrome de) (1906). « Myasthénie d'origine périphérique », considérée actuellement comme une forme fruste, d'allure myasthénique, de polynévrite diphtérique.

Neisser (épreuve de). Syn. *épreuve de la bière.* Absence de filaments dans le premier jet d'urine même après absorption de bière ; signe de guérison de l'urétrite blennorragique.

neisserien, enne, adj. (de Neisser, qui a découvert le gonocoque). Gonococcique.

Nélaton (appareil de). Appareil destiné à l'immobilisation des fractures des deux os de l'avant-bras sans grand déplacement ; il est composé de compresses appliquées sur les faces dorsale et palmaire de l'avant-bras, maintenues par de petites attelles.

Nélaton ou **Nélaton-Roser (ligne de).** Ligne droite, oblique en bas et en dedans, formée par l'épine iliaque antéro-supérieure, le sommet du grand trochanter et l'ischion, lorsque le membre inférieur est dans la demi-flexion. Cette ligne sert de repère lorsqu'on cherche le déplacement du grand trochanter dans les fractures ou les luxations de la hanche.

Nélaton (signe de). Signe de lésion du nerf radial au cours d'une fracture de la diaphyse humérale ; la percussion sur le coude, de bas en haut, provoque une douleur et des fourmillements irradiant vers la main.

Nélaton (sonde de). Sonde souple, en caoutchouc, destinée au cathétérisme de l'urètre.

Nelson (phénomène de). V. *immunoadhérence*.

Nelson ou **Nelson-Mayer (réaction ou test de)** (1949). Syn. *T.I.T.* (test d'immobilisation des tréponèmes), *T.P.I.-test* (treponema pallidum immobilization test). Réaction sérologique spécifique de la syphilis. Le sérum du malade, inactivé, et mélangé, en présence de complément frais, à une suspension de *Treponema pallidum*, immobilise ceux-ci et leur fait perdre leur pouvoir infectieux pour le lapin. Cette réaction, dont la technique est très délicate, est positive dans 50 p. 100 des cas de chancre; elle est ensuite toujours positive pendant l'évolution de la maladie. Elle est plus sensible et plus fidèle que celle de Bordet-Wassermann. Elle est due à un anticorps spécifique (*immobilisine*), différent de ceux qui provoquent les réactions classiques de déviation du complément ou de floculation.

némathelminthes, *s. m. pl.* (νῆμα, fil; ἕλμινς, ver). Vers de la classe des helminthes, cylindriques et longs, à corps non segmenté; ils comprennent les nématodes (ascarides, oxyures, ankylostomes, strongles, etc.), les gordiens et les acanthocéphales.

nématode, nématoïde, *s. m.* (νῆμα; εἶδος, forme). Ordre de vers caractérisés par un corps filiforme. Il comprend de nombreux parasites, tels que les ascarides, les filaires, etc.

néocytémie, *s. f.* (νέος, nouveau; κύτος, cellule; αἷμα, sang). Présence dans le sang de cellules néoplasiques. Constatée dans des cas de lymphadénome et de sarcomatose, elle semble coïncider avec une généralisation du néoplasme.

néoformation, *s. f.* V. *néoplasie*.

néogénèse, *s. f.* (νέος; γεννᾶν, engendrer). Formation d'un nouvel organe (vaisseau, par ex.).

néoglucogénèse, *s. f.* ou **néoglycogénèse**, *s. f.* (νέος; γλυκύς, sucré; γεννᾶν, engendrer). Syn. *gluco-* ou *glyconéogénèse*. Formation, dans l'organisme (surtout dans le foie), de glycogène à partir de protéines (certains acides aminés) et de lipides. Elle s'effectuerait en partie sous l'influence des 11-oxycorticostéroïdes (v. ce terme).

néo-hippocratisme. Retour vers la doctrine d'Hippocrate, au service de laquelle sont mis les procédés modernes de recherches scientifiques.

néolipogénèse, *s. f.* V. *liponéogénèse*.

néomembrane, *s. f.* (νέος; *membrana*, membrane). Membrane de nouvelle formation, possédant un réseau vasculaire et présentant une structure analogue à celle des autres membranes de l'organisme.

néomercazole (épreuve au) (Studer et Wyss). Épreuve consistant à comparer la fixation thyroïdienne d'iode radioactif avant et après ingestion pendant 5 jours de néomercazole. Cette substance inhibe le fonctionnement thyroïdien, ce qui déclenche normalement une stimulation de la sécrétion de thyréostimuline et une augmentation de la fixation thyroïdienne d'iode. L'épreuve est négative lorsque cette fixation n'est pas accrue : dans les cas d'insuffisance primitive du corps thyroïde et d'insuffisance de sécrétion antéhypophysaire.

néomycine, *s. f.* (Waksman et Lechevallier, 1949). Substance extraite d'un *Actinomyces*, le *Streptomyces fradiæ*, et douée d'une puissante activité antibiotique vis-à-vis de nombreux germes Gram + et Gram —. Expérimentalement, elle est active contre le bacille de Koch, mais elle est toxique pour le rein et le système nerveux. V. *aminosides*.

néo-natale (période). Premier mois de la vie, après lequel le nouveau-né devient nourrisson jusqu'à la fin de sa seconde année.

néonatalogie, *s. f.* Étude du nouveau-né, normal et pathologique. V. *néonatale (période)*.

néoplasie, *s. f.*, **néoplasique** ou **néoplastique (processus)** (νέος; πλάσις, formation). Syn. *néoformation*. Formation d'un tissu nouveau dont les éléments se substitueraient à ceux d'un tissu antérieur sans rien leur emprunter. Ex. : *ossification enchondrale*. — Ce terme s'emploie plus souvent pour désigner les productions morbides et en particulier les tumeurs.

néoplasme, *s. m.* (νέος; πλάσσειν, former). Tissu morbide qui résulte du processus néoplastique. Tumeur.

néoplastie, *s. f.* (νέος; πλάσσειν, former). Restauration par autoplastie.

néo-rickettsiose, s. f. (Paul Giroud, 1955). Nom donné à « un groupe d'affections dont l'agent causal se situe à la limite inférieure des rickettsies, à côté du groupe de la psittacose » (P. Giroud). Ces maladies sont transmissibles des bovins et des ovins à l'homme sans hôte intermédiaire, directement ou par les produits laitiers. Elles se manifestent cliniquement par un syndrome infectieux à rechute avec atteintes viscérales multiples (encéphalite ou méningo-encéphalite, pneumonie atypique, hépatonéphrite, etc.).

néosensibilité, s. f. V. *discriminatif (système).*

néostomie, s. f. (νέος; στόμα, bouche). Nom générique des opérations qui consistent à pratiquer un nouvel abouchement d'un canal dans la cavité où il aboutit naturellement, ou dans une autre cavité, ou à l'extérieur.

néovirion, s. m. V. *virus.*

népenthès, s. m. (νή, sans; πένθος, deuil). Remède qui, d'après Homère, chassait la mélancolie.

néphélémètre, s. m. (νεφέλη, nuage, trouble; μέτρον, mesure). V. *néphélémétrie.*

néphélémétrie, s. f. (νεφέλη; μέτρον). Méthode de dosage d'un corps en suspension dans une solution par la mesure, au moyen d'un photomètre (néphélémètre), de l'intensité du trouble que ce corps donne à la solution, comparé à celui d'une gamme étalon. Elle est utilisée pour apprécier la concentration d'une émulsion microbienne, l'importance d'un précipité (de protéines p. ex.) qui rendent la solution lactescente plus ou moins opaque.

néphélion, s. m. (νεφέλη). Tache transparente de la cornée n'interceptant pas complètement la lumière.

néphralgie, s. f. (νεφρός, rein; ἄλγος, douleur) (Rayer). Douleur siégeant au niveau d'un rein, sans lésion anatomique appréciable de l'organe. — Elle serait due parfois à une néphrite chronique, parcellaire, unilatérale, accompagnée ou non de périnéphrite, ou marquerait le début

d'un cancer ou d'une tuberculose du rein.

néphrangiospasme, s. m. (νεφρός; ἀγγεῖον, vaisseau; σπασμός, spasme) (Chabanier et Lobo-Onell). Néphropathie déterminée par un spasme des artères rénales, pouvant aboutir à la sclérose de ces artères (néphroangiosclérose) et déterminant l'hypertension artérielle.

néphrectasie, s. f. (νεφρός; ἔκτασις, dilatation). Dilatation du bassinet et des calices du rein.

néphrectomie, s. f. (νεφρός; ἐκτομή, ablation). Ablation totale ou partielle d'un rein.

néphrétique, adj. Qui a rapport au rein. — *colique n.* V. *colique néphrétique.*

néphrite, s. f. Nom générique par lequel on désigne toutes les inflammations aiguës ou chroniques du rein. On tend actuellement à le remplacer par le terme de *néphropathie.* — Quelques auteurs (Rathery et Froment) réservent ce nom aux seules affections comportant une insuffisance rénale.

néphrite aiguë épithéliale. V. *néphrite épithéliale dégénérative.*

néphrite allergique, type Masugi. V. *Masugi (néphrite allergique, type).*

néphrite ascendante. V. *pyélonéphrite ascendante.*

néphrite chronique atrophique de l'enfance. V. *nanisme rénal.*

néphrite chronique héréditaire. V. *Alport (syndrome d').*

néphrite chronique avec perte de potassium. Variété rare de pyélonéphrite caractérisée par une insuffisance rénale avec élimination excessive de potassium par l'urine. Cette élimination entraîne une hypokaliémie, des crampes, puis une asthénie musculaire intense avec parfois paralysie, une tendance au collapsus et s'accompagne d'alcalose métabolique. Ce syndrome serait, pour certains, en rapport avec un hyperaldostéronisme primaire ou secondaire.

néphrite épithéliale dégénérative. Syn. *néphrite aiguë anurique, néphrite tubulaire* ou *tubulo-intersti-*

tielle, néphrose aiguë, néphropathie tubulaire aiguë ou *anurique, néphropathie tubulo-interstitielle aiguë, tubulo-néphrite aiguë, tubulopathie aiguë*. « Groupe nosologique d'étiologie variable, mais parfaitement caractérisé, sur le plan clinique, par une oligo-anurie grave avec rétention azotée sans œdème et, sur le plan anatomique, par des lésions rénales, habituellement réversibles, prédominant tantôt sur le segment proximal, tantôt sur le segment distal des tubuli » (M. Dérot et J. Fabre). Cette néphrite survient surtout au cours des intoxications (mercure, tétrachlorure de carbone), des grandes hémolyses (accidents de la transfusion, septicémies à Bacillus perfringens), des chocs.

néphrite hématurique (J. Albarran, 1904). Variété de glomérulonéphrite chronique au cours de laquelle les hématuries sont importantes, persistantes et récidivantes. Lorsque l'hématurie est le seul symptôme (sujets jeunes), la ponction-biopsie rénale peut être nécessaire pour affirmer l'origine glomérulaire de l'hémorragie.

néphrite interstitielle. Syn. *néphropathie interstitielle*. Néphrite dans laquelle les lésions (infiltration leucocytaire dans la forme aiguë, sclérose dans la forme chronique) siègent dans l'espace qui sépare les tubes entre eux et ceux-ci des glomérules. Elle est d'origine infectieuse le plus souvent (il s'agit alors d'une pyélonéphrite) ou toxique (phénacétine, certains antibiotiques); elle peut compliquer plus rarement un obstacle des voies excrétrices sans infection, le diabète, la goutte, l'hypercalcémie, etc. Longtemps caractérisée simplement par la présence de protéines et de nombreux leucocytes dans l'urine, elle évolue lentement vers l'insuffisance rénale avec hyperazotémie, parfois acidose hyperchlorémique et hypertension artérielle. — *n. i. exsudative de Bell. N. i.* chronique d'emblée.

néphrite de Masugi. V. *Masugi (néphrite allergique, type).*

néphrite avec perte de sel. V. *déplétion sodique (syndrome de).*

néphrite tubulaire ou **tubulo-interstitielle aiguë.** V. *néphrite épithéliale dégénérative.*

néphro-anémiques (syndromes). Syn. *syndromes néphro-hémolytiques, syndromes hémolytiques et urémiques.* Syndromes décrits depuis 1955, caractérisés par l'association d'une anémie hémolytique intense, d'une néphropathie aiguë avec hématurie, protéinurie et azotémie, et parfois d'une thrombopénie avec ou sans purpura. A côté d'une forme curable du nourrisson, existent des formes graves de l'enfant et de l'adulte évoluant rapidement vers la mort par insuffisance rénale ou, chez l'adulte, par accident d'hypertension artérielle. Anatomiquement existent des lésions de micro-angiopathie thrombotique (Royer, 1958) analogues à celles du purpura thrombocytopénique thrombotique (v. ce terme), parfois de nécrose du cortex rénal (Gasser, 1955) ou, chez l'adulte, des lésions de néphro-angiosclérose maligne. Ces syndromes entrent dans le cadre des anémies hémolytiques micro-angiopathiques (v. ce terme et *néphro-angiosclérose*).

néphro-angiosclérose, *s. f.* (νεφρός; ἀγγεῖον, vaisseau; σκληρός, dur). Lésions artériolaires rénales apparaissant de manière pratiquement constante au cours de l'hypertension artérielle dite primitive : hyalinisation de l'intima de l'artère afférente du glomérule, s'étendant ensuite aux capillaires glomérulaires. En clinique, l'atteinte rénale se manifeste tardivement : c'est la *n.-a. bénigne.* — Dans la *n.-a. maligne,* les lésions sont particulières : les artères afférentes sont atteintes d'endartérite proliférante diffuse, nécrosante et thrombosante; les glomérules sont ischémiés, parfois sclérosés. L'évolution est grave : si la *n.-a. m.* (cas le plus fréquent) est apparue au cours d'une hypertension artérielle jusque-là banale, celle-ci prend alors une allure rapidement sévère, compliquée d'accidents cardio-vasculaires aigus (hypertension maligne). Si, cas plus rare, elle est primitive, son évolution est alors celle d'une insuffisance rénale aiguë, souvent anurique, avec anémie hémolytique micro-angiopathique (v. ce terme et *néphro-anémiques, syndromes*).

néphroblastome, *s. m.* V. *Wilms (tumeur de).*

néphrocalcinose, *s. f.* Production de dépôts calcaires dans le parenchyme rénal; elle peut être provoquée par l'hyperparathyroïdie, l'acidose hyperchlorémique idiopathique, les infections rénales. V. *calcinose.*

néphrocèle, *s. f.* (νεφρός; κήλη, hernie). Hernie du rein.

néphro-épithéliome, *s. m.* Epithéliome primitif du rein, tubulé ou végétant, développé aux dépens de l'épithélium des tubes urinifères.

néphrogène, *adj.* (νεφρός; γένης, qui est engendré). D'origine rénale.

néphrogramme, *s. m.* (νεφρός; γράμμα, écriture). Image radiologique du parenchyme rénal, obtenue au cours d'une urographie, ou au cours de l'angiographie rénale, lorsque le produit opaque imprègne les premières voies excrétrices intra-rénales. — *n. isotopique* (Taplin et Winter, 1956). Syn. *rénogramme isotopique, radiorénogramme.* Courbe traduisant, en fonction du temps, l'élimination rénale d'une substance iodée marquée (I^{131}) injectée par voie intraveineuse. Cette élimination provoque une radioactivité transitoire des deux reins, laquelle est détectée par une sonde à scintillation placée sur chaque région lombaire et enregistrée. Cette radioactivité est ainsi inscrite sur un graphique dont la forme permet d'apprécier la valeur fonctionnelle de chaque rein. V. *gammagraphie rénale* et *scintillographie.*

néphrographie, *s. f.* (νεφρός; γραφεῖν, inscrire). Enregistrement d'un néphrogramme. Parfois employé comme synonyme de néphrogramme.

néphro-hémolytique (syndrome). V. *néphro-anémiques (syndromes).*

néphroleptique (palper). V. *Glénard (procédé de).*

néphrolithe, *s. m.* (νεφρός; λίθος, pierre). Calcul du rein.

néphrolithiase, *s. f.* Lithiase rénale.

néphrolithotomie, *s. f.* (νεφρός; λίθος; τομή, incision). Opération qui consiste à inciser un rein pour extraire le ou les calculs contenus dans le bassinet.

néphrologie, *s. f.* (νεφρός; λόγος, science). Etude du rein et de ses affections.

néphrolyse, *s. f.* (νεφρός; λύειν, délier) (Rovsing, 1903). Libération chirurgicale du rein et résection de son atmosphère celluleuse.

néphron, *s. m.* (νεφρός, rein). Unité morphologique et fonctionnelle du rein; le *n.* est composé d'un glomérule et d'un tubule ou tube urinifère, ce dernier comprenant le tube contourné proximal, l'anse de Henle, le tube contourné distal et le tube collecteur.

néphronévrose, *s. f.* (νεφρός; névrose). Troubles urinaires (alternatives d'anurie et de polyurie) d'origine nerveuse.

néphronophtise héréditaire de l'enfant ou **n. de Fanconi** (F., 1951). Syn. *néphrophtisie de Fanconi, dégénérescence tubulaire progressive familiale.* Maladie familiale à transmission récessive autosomique caractérisée anatomiquement par une atrophie rénale avec atteinte tubulaire et interstitielle diffuse, et souvent kystes multiples dans la médullaire. Elle se manifeste, dès l'âge de 2 ou 3 ans, par une polyurie avec polydipsie, baisse du pouvoir de concentration urinaire, diminution de l'ammoniurie, par une anémie et parfois par des crises convulsives. Elle évolue en quelques années vers la mort par insuffisance rénale avec hyperazotémie et dystrophie osseuse. Pour la majorité des auteurs, la *maladie kystique de la médullaire* (v. ce terme) et la *n.* seraient la même maladie. V. *néphropathie tubulaire chronique* et *Senior-Loken (syndrome de).*

néphro-omentopexie, *s. f.* (νεφρός, omentum, épiploon; πῆξις, fixation)

(P. Abrami, M. Iselin et Robert-Wallich, 1938). Fixation d'une languette d'épiploon bien vascularisée à la surface d'un rein préalablement décapsulé et légèrement scarifié. Intervention destinée à améliorer la circulation rénale et à abaisser la tension artérielle.

néphropathie, *s. f.* (νεφρός; πάθος, affection). Syn. *néphrite* (v. ce terme). Nom générique de toutes les affections des reins. On distingue, selon qu'elles atteignent électivement les glomérules, les tubes, le tissu interstitiel ou les vaisseaux : les *glomérulopathies*, les *tubulopathies*, les *n. interstitielles* et les *n. vasculaires.*

néphropathie bilatérale familiale. V. *Alport* (*syndrome d'*).

néphropathie endémique balkanique. Affection rénale d'origine inconnue observée depuis 1956 dans certaines localités de Bulgarie, de Yougoslavie et de Roumanie, situées le long du Danube entre les Carpathes et les Balkans, où elle sévit à l'état endémique. Elle est caractérisée anatomiquement par une sclérose rénale avec atteinte primitive sévère des glomérules, une sclérose interstitielle diffuse et des lésions tubulaires moins importantes. Elle évolue lentement vers une insuffisance rénale mortelle par coma azotémique sans œdème ni hypertension artérielle.

néphropathie épidémique (Myhrman, 1948). Maladie caractérisée, après un début d'allure grippale, par des manifestations gastro-intestinales et rénales (coliques néphrétiques, protéinurie, oligurie, hématurie). Elle évolue le plus souvent, au bout d'une semaine, vers une guérison définitive. Elle serait due à un virus transmis par les rongeurs.

néphropathie familiale avec surdité. V. *Alport* (*syndrome d'*).

néphropathie hématurique familiale, ou **n. hématurique héréditaire avec surdité.** V. *Alport* (*syndrome d'*).

néphropathie osmotique (Allen, 1951). Syn. *néphrose osmotique.* Altération rénale survenant à la suite de perfusions de solutions hypertoniques (de saccharose, de glucose, de mannitol, de dextran 40, de produits de contraste pour urographie), chez des sujets le plus souvent atteints de diabète, d'infection urinaire, de défaillance des fonctions hépatiques ou rénales. Elle est caractérisée anatomiquement par le gonflement des cellules des tubes contournés proximaux qui présentent de nombreuses vacuoles, et cliniquement par une insuffisance rénale aiguë avec anurie grave, parfois mortelle.

néphropathie post-transfusionnelle. Insuffisance rénale grave, anurique et azotémique, succédant au choc brutal avec hémolyse que provoque une transfusion de sang incompatible.

néphropathie tubulaire aiguë ou **anurique.** V. *néphrite épithéliale dégénérative.*

néphropathie tubulaire chronique. Syn. *tubulopathie chronique.* Affection caractérisée par l'altération d'une ou de plusieurs des fonctions des tubes contournés des reins. Cette altération peut faire partie d'une insuffisance rénale globale, ou bien être isolée et donner lieu à un tableau clinique très particulier. Il s'agit alors : 1° soit d'*anomalie congénitale primitive* des fonctions tubulaires : dégénérescence tubulaire familiale progressive, anomalie fermentaire du tube proximal (diabète rénal, d. aminé, d. phosphaté, d. phospho-gluco-aminé, d. calcique) ou du tube distal (acidose rénale hyperchlorémique d'Albright), anomalie par défaut de réponse à un stimulus hormonal (pseudo-hypoparathyroïdisme, diabète insipide néphrogène) ; — 2° soit d'*anomalies secondaires* à des maladies héréditaires du métabolisme (glycogénose, galactosémie, maladie de Wilson, cystinose surtout), ou à des malformations des reins ou des voies urinaires, ou à des intoxications diverses (v. les différentes maladies citées).

néphropathie tubulo-interstitielle aiguë. V. *néphrite épithéliale dégénérative.*

néphropéritoine, *s. m.* (νεφρός; περιτόναιον, péritoine). Terme proposé par L. Binet, P. Tanret et J.-L. Reymond pour désigner la dialyse péritonéale (v. ce terme).

néphropexie, *s. f.* (νεφρός; πῆξις, fixation). V. *néphrorraphie, 1°.*

néphroplastie, *s. f.* (νεφρός; πλάσσειν, former). Syn. *néphroplicature.* Plicature du rein effectuée de manière à mettre et à maintenir en contact ses deux pôles; opération destinée à remédier à une hydronéphrose lorsque l'évacuation du bassinet est gênée par une anomalie de la jonction pyélo-urétérale : coudre sur une artère polaire inférieure ou sténose intrinsèque.

néphroplicature, *s. f.* V. *néphroplastie.*

néphroptose, *s. f.* (νεφρός; πτῶσις, chute). Déplacement et mobilité anormale du rein par suite du relâchement de ses moyens de fixité. La *néphroptose* accompagne souvent les autres ptoses viscérales. Elle comprend deux degrés : le premier où le rein est simplement dit *mobile,* dans lequel le déplacement de l'organe est limité; le deuxième, où le rein est dit *flottant,* dans lequel l'organe peut occuper un point quelconque de la cavité abdominale.

néphrorragie, *s. f.* (νεφρός; ῥήγνυμι, je jaillis). Hémorragie d'origine rénale.

néphrorraphie, *s. f.* (νεφρός; ραφή, suture). 1° Syn. *néphropexie.* Fixation d'un rein mobile. — 2° Suture d'un rein après incision.

néphrosclérose, *s. f.* (νεφρός; σκληρός, dur). Sclérose rénale.

néphrosclérotique, *adj.* Qui se rapporte à la sclérose rénale.

néphrose, *s. f.* (νεφρός). Terme employé par Fr. von Müller (1905) pour désigner des lésions dégénératives des reins sans inflammation, donc sans néphrite véritable. La *n.* est caractérisée cliniquement par une protéinurie abondante, l'extrême rareté de l'hématurie microscopique et une tendance prononcée aux œdèmes, sans hypertension, ni rétention uréique, ni lésion réti-

nienne. — *n. aiguë.* V. *néphrite épithéliale dégénérative.* — *n. biliaire* (Mœbius et Fahr). Altération des tubes rénaux (dépôts pigmentaires intracellulaires avec parfois dégénérescence des cellules) qui a été observée au cours des ictères chroniques par rétention. Elle est d'habitude latente cliniquement.

néphrose lipoïdique (Epstein, 1917). Variété de *n.* dans laquelle il existe une infiltration graisseuse des cellules des tubes du rein. Elle est caractérisée cliniquement par un syndrome néphrotique (v. ce terme). On en a décrit deux variétés, l'une pure et paraissant primitive (maladie d'Epstein), l'autre associée d'emblée aux signes d'insuffisance rénale.

néphrose-néphrite, *s. f.* (L. Langeron). Combinaison d'un syndrome néphrotique, et d'une néphrite azotémique et hypertensive (glomérulo-néphrite chronique).

néphrose osmotique. V. *néphropathie osmotique.*

néphro-splénographie, *s. f.* Radiographie des reins et de la rate après injection, dans le système circulatoire, d'une substance opaque aux rayons X.

néphrospongiose, *s. f.* V. *rein en éponge.*

néphrostomie, *s. f.* (νεφρός; στόμα, bouche). Établissement d'une fistule rénale chirurgicale.

néphrotique (syndrome). Syndrome caractérisé par un œdème généralisé, une protéinurie abondante, une hypoprotidémie portant essentiellement sur les albumines (avec inversion du rapport albumine-globulines) et souvent une hyperlipidémie (élévation du taux des β-lipoprotéines). Il se rencontre au cours de nombreuses affections : glomérulo-néphrites, maladie amyloïde, lupus érythémateux disséminé, pyélonéphrite chronique, diabète, troubles circulatoires, au cours de certaines intoxications et parfois de la grossesse; des formes familiales de la première enfance ont été décrites. Il peut aussi être

primitif : c'est la néphrose lipoïdique (v. ce terme).

néphrotomie, s. f. (νεφρός ; τομή,
section). Incision pratiquée sur le
rein, dans le but d'extraire un
calcul ou d'évacuer une collection
liquide.

néphrotomie superficielle (Le Dentu, 1880). Débridement de la capsule propre du rein.

néphrotomographie, s. f. Tomographie d'un rein opacifié par l'injection intravasculaire d'une substance de contraste.

néphrotoxicité, s. f. Pouvoir nocif
envers les cellules du rein.

néphrotoxine, s. f. (νεφρός ; toxine).
1º Anticorps capable de léser le
rein, développé dans le sérum sous
l'influence d'un antigène rénal. V.
cytotoxine. — 2º Toxine produite
au cours des néphrites aux dépens
de l'épithélium rénal altéré et qui,
passant dans le sang, élèverait la
pression artérielle (d'après Castaigne).

néphrotyphus, s. m. (A. Robin).
Fièvre typhoïde débutant par une
néphrite aiguë, avec élimination de
bacilles d'Eberth par l'urine, les
symptômes de la néphrite masquant
en grande partie ceux de la fièvre
typhoïde.

néphro-urétérectomie, s. f. Ablation simultanée d'un rein et de son
uretère.

**nerfs craniens (syndrome para-
lytique unilatéral des).** V. *Garcin
(syndrome de).*

nerf nasal (syndrome du). V.
Charlin (syndrome de).

**nerfs vaso-sensibles (syndrome
des).** Accidents liés à un ralentissement du cœur et à une chute de
la pression artérielle consécutifs
à une irritation des zones reflexo-
gènes sinu-carotidiennes et cardio-
aortique, chez des sujets particulièrement sensibles. V. *sinu-aortique* (*syndrome*) et *sinu-carotidien*
(*syndrome*).

nerf vidien (syndrome du) (Vail,
1932). Syndrome analogue à celui
de Sluder (v. ce terme) attribué à
une névralgie du nerf vidien.

Néri (signes de). — *A.* Phénomènes
observés dans l'*hémiplégie organique.* — *1º* (au membre supérieur).
Le sujet étant couché sur le dos, les
bras étendus le long du corps, les
mains en pronation, si on soulève
l'un après l'autre les avant-bras de
façon à les amener à la position
verticale, on observe que du côté
sain la main reste en pronation,
tandis que du côté malade, la main
tourne peu à peu en dedans. — *2º*
(au membre inférieur). Le sujet
étant couché, si l'on pratique la
manœuvre de Lasègue, du côté
sain, on arrive à donner au membre
un angle de 70º à 75º, du côté
paralysé on atteint à peine 50º. Le
même phénomène se produit dans
la station debout en faisant pencher
le malade en avant. Ce phénomène
serait dû à l'hypertonicité des fléchisseurs. — *B.* Signes observés au
cours de la *névralgie sciatique :* 1º
la flexion forcée de la tête et du
tronc réveille la douleur par élongation du nerf ; — 2º en position
debout, la flexion du tronc s'accompagne de la flexion du genou du
côté malade.

nervin, ine, adj. et s. m. (*nervus,*
nerf). Se dit d'une substance considérée comme jouissant de la propriété de tonifier les nerfs.

nervisme, s. m. Doctrine issue des
travaux de Pavlov et développée
par les auteurs russes, fondée sur
« la soumission à l'organisation nerveuse de tous les processus ayant
lieu dans l'organisme, aussi bien
à l'état normal qu'à l'état pathologique » (Bikov). La pathologie
cortico-viscérale est le développement de cette doctrine.

nervosisme, s. m. (*nervosus,* nerveux).
Syn. *névrosisme.* Nom sous lequel
on a longtemps désigné un état de
susceptibilité nerveuse mal défini,
s'accompagnant d'accidents variés
(spasmes, douleurs, troubles vaso-
moteurs). La neurasthénie et le
pithiatisme sont les causes les plus
fréquentes de cet état morbide.

nervo-tabes, s. m. (Déjerine, 1881).
Syn. *neuro-tabes, tabes périphérique.*
Affection caractérisée par un en-

semble clinique se rapprochant de celui offert par le tabes dorsal (ataxie, signe de Westphal, signe de Romberg, etc.), et due à des lésions des nerfs périphériques sans atteinte de la moelle épinière.

nésidioblastome, *s. m.* (νησίδιον, petite île; βλαστός, germe; — ome : tumeur). V. *insulinome.*

Nettleship (maladie de). V. *urticaire pigmentaire.*

Neuhauser (anomalie de). Anomalie de développement des arcs aortiques caractérisée par la situation à droite de la crosse et de la portion descendante de l'aorte, le ligament artériel naissant de la branche gauche de l'artère pulmonaire et passant derrière la trachée et l'œsophage pour rejoindre la crosse aortique.

neural (arc). V. *arc neural.*

neurapraxie, *s. f.* (νεῦρον, nerf; ἀπραξία, inertie). Interruption momentanée des fonctions d'un nerf légèrement blessé; les axones sont intacts, et la guérison survient spontanément.

neurasthénie, *s. f.* (νεῦρον; ἀ-priv.; σθένος, force) (Beard, 1880). Syn. *épuisement nerveux, maladie de Beard.* Névrose se manifestant surtout chez les neuro-arthritiques et chez les surmenés, et présentant comme caractères fondamentaux une hypotonie musculaire et artérielle, une diminution plus ou moins caractérisée des sécrétions glandulaires, accompagnée de céphalée, rachialgie, dyspepsie gastro-intestinale et ptose des viscères. Ces troubles entraînent l'insomnie, une sensation de grande fatigue, et déterminent un état mental particulier où dominent la tristesse, la crainte et l'indécision. — *n. cérébrale.* V. *cérébrasthénie.* — *n. dimidiée.* V. *hémineurasthénie.* — *n. spinale.* V. *myélasthénie.*

Neurath (test de). Technique sérologique permettant de reconnaître si la positivité d'une réaction d'hémolyse ou de floculation pour la syphilis est bien due à cette maladie; dans le cas contraire, il s'agit d'une fausse réaction positive.

neurectomie, *s. f.* V. *névrectomie.* — *n. intra-murale.* V. *neuro-endartériectomie intra-murale.*

neuricrinie, *s. f.* (νεῦρον, nerf; κρίνω, je sécrète) (G. Roussy et M. Mosinger, 1937). « Elaboration de produits de sécrétion par des cellules d'origine neuro- et ectodermique ».

neurilemmome, *s. m.* V. *neurinome.*

neurinome, *s. m.* (Verocay). Syn. *chitoneurome, gliome périphérique* (Lhermitte et Leroux), *lemmome, lemmoblastome, neurilemmome* (Stout), *schwannogliome, schwannome* (Masson). Tumeur des nerfs périphériques développée aux dépens des cellules de la gaine de Schwann. Presque toujours bénigne, elle siège surtout sur les gros troncs nerveux. Sa localisation aux nerfs craniens et aux racines médullaires entraîne des accidents de compression du système nerveux central.

neuro-achylique (syndrome). V. *neuropathie achylique biermérienne.*

neuro-analeptique, *adj.* Qui augmente l'excitabilité nerveuse.

neuro-anémique (syndrome) (P. Mathieu, 1925). Association des symptômes de l'anémie de Biermer et de troubles nerveux variés : paresthésies, troubles de la sensibilité profonde aboutissant parfois à une forme pseudo-tabétique (v. *fibres longues, syndrome des*) ou associés à une paraplégie (v. *scléroses combinées*); beaucoup plus rarement accidents bulbaires, paralysies des nerfs crâniens, polynévrite.

neuro-arthritisme, *s. m.* (Charcot). Diathèse héréditaire comportant un ensemble de manifestations nerveuses (névroses, hystérie, épilepsie essentielle, etc.) et arthritiques (rhumatisme, diabète, obésité, artério-sclérose, urticaire, migraine, asthme, etc.).

neurobiologie, *s. f.* Étude des manifestations de la vie dans le système nerveux.

neuroblastome, *s. m.* (Wright). Syn. *sympathome embryonnaire* (Pick). Tumeur maligne, développée au niveau de la chaîne sympathique ou de la médullo-surrénale, constituée par des éléments analogues à ceux des ébauches embryonnaires du sympathique. On distingue : 1° le *sympathome sympathogonique* (Masson) ou *sympathogoniome* (Köhler) ou *sympathicogoniome*, dû à la prolifération de cellules totalement indifférenciées ; 2° le *sympathome sympathoblastique* (Masson) ou *sympathoblastome* (Robertson), formé de cellules un peu plus évoluées ; 3° le *ganglioneuroblastome* (Robertson) ou *sympathico-gonioblastome*, du type intermédiaire, dont une partie des éléments est parvenue à maturité.

neurobrucellose, *s. f.* V. *neuroméli-tococcie.*

neurocapillarite, *s. f.* Inflammation des vaisseaux capillaires de la peau avec atteinte des éléments nerveux de leurs parois. V. *capillarite.*

neuro-chimie, *s. f.* Étude des réactions chimiques qui accompagnent le fonctionnement du système nerveux.

neuro-chirurgie, *s. f.* Chirurgie des centres nerveux.

neurocrinie, *s. f.* (νεῦρον, nerf ; κρίνω, je sécrète) (P. Masson et L. Berger, 1923). Passage direct dans le tissu nerveux des produits de sécrétion de certaines glandes endocrines (hypophyse, glande interstitielle du testicule, etc.). — On distingue une *n. cellulaire* caractérisée par le passage des cellules dans le tissu nerveux, une *n. pigmentaire* caractérisée par le passage du pigment et une *n. colloïde* caractérisée par celui de la colloïde.

neurocytome, *s. m.* V. *ganglioneurome.*

neurodermatose, *s. f.* Nom donné autrefois aux dermatoses ayant comme signe dominant le prurit qui est de nature nerveuse (prurigo, strophulus).

neurodermite, *s. f.* V. *névrodermite.*

neurodysleptique, *adj.* (νεῦρον ; dysleptique) (Delay). V. *hallucinogène.*

neuro-ectodermite, *s. f.* (Roger). V. *ectodermose neurotrope.*

neuro-ectodermose ou **neuro-ecto-dermatose,** *s. f.* (L. Cornil). V. *phacomatose.* — *n. congénitale.* V.

polydysplasie ectodermique héréditaire.

neuro-endartériectomie, *s. f.* ou **n.-e. intramurale** (L. Bazy, H. Reboul et P. Laubry, 1949). Syn. *neurectomie intra-murale, sympathectomie intramurale.* Nom donné à l'endartériectomie (v. ce terme) qui, en supprimant les terminaisons nerveuses et les centres nerveux autonomes situés dans la paroi artérielle, réalise une véritable sympathectomie. Son effet vasodilatateur s'ajoute au rétablissement de la perméabilité artérielle ; elle peut être pratiquée sur des artères non complètement oblitérées pour améliorer la circulation artérielle en aval.

neuro-épithéliome, *s. m.* (Roussy et Oberling). Syn. *médullo-épithéliome* (Bailey et Cushing). Variété rare de gliome d'aspect épithélial et d'évolution particulièrement maligne. Il siège surtout au niveau de la rétine, plus rarement au cerveau ; il se développe parfois sur un des vestiges médullaires de la région sacro-coccygienne.

neurofibromatose, *s. f.* (Recklinghausen, 1882). V. *Recklinghausen (maladie ou neurofibromatose de).*

neurofibrome, *s. m.* Tumeur des nerfs périphériques due à la prolifération des cellules conjonctives du périnèvre.

neurofibro-sarcomatose, *s. f.* (Cestan, 1903). Variété particulière de sarcomatose primitive du système nerveux, caractérisée par le développement rapide de nombreuses tumeurs malignes du type sarcome au niveau de la base du cerveau et le long de la moelle ; ces tumeurs envahissent aussi les nerfs périphériques.

neurogangliome, *s. m.* V. *ganglioneurome.*

neurogène, *adj.* (νεῦρον ; γένης, qui est engendré). Se dit en physiologie de tout ce qui est d'origine nerveuse. — *théorie neurogène* de l'automatisme cardiaque.

neuroglioblastome, *s. m.* (νεῦρον ; γλία, glu ; βλαστός, germe) (Paillas et Gastaut). V. *neuro-spongiome.*

neurogliomatose, *s. f.* V. *Reckling-hausen* (*maladie ou neurofibromatose de*). — *n. centrale de Cestan.* Affection caractérisée par la coexistence d'une neurofibromatose de Recklinghausen, de gliomes des nerfs périphériques et des centres nerveux, et de méningiomes; c'est une néoplasie systématique de tout le système névroglique.

neurogliome, *s. m.* 1° V. *ganglioneurome.* — 2° Petite tumeur développée au niveau de la lésion d'un nerf et formée par le pelotonnement des tubes nerveux sectionnés.

neurogliome (syndrome du) (Leriche). Ensemble des troubles vasomoteurs, trophiques, et surtout douloureux déterminés par l'excitation du neurogliome développé au bout central d'un nerf sectionné.

neuro-hématiques (syndromes). Terme proposé pour grouper les diverses manifestations pathologiques associant des troubles nerveux et sanguins : syndromes neuro-hémolytiques et neuro-anémiques essentiellement.

neuro-hémolytiques (syndromes) (Sarrouy et Portier, d'Alger, 1949). Association de la maladie hémolytique (ou d'une autre maladie sanguine familiale : anémie de Cooley, anémie à hématies falciformes) avec des syndromes neurologiques divers de type hérédo-dégénération spinocérébelleuse ou myélose funiculaire surtout. Les deux manifestations, hémolytique et nerveuse, peuvent coexister chez le même sujet, ou alterner chez des individus d'une même lignée.

neuro-lépride, *s. f.* Eruption cutanée d'origine lépreuse, qui n'est pas due à la localisation du bacille de Hansen dans la peau, mais qui représente un trouble trophique causé par une névrite due elle-même au développement du bacille dans un nerf.

neuroleptique, *adj.* (νεῦρον; λαμβάνειν, saisir) (J. Delay, 1957). Syn. *neuroplégique.* Qui calme l'agitation et l'hyperactivité neuromusculaire. — *s. m.* médicament qui possède ces propriétés (ex. : chlorpromazine

ou Largactil — n. dép. —; réserpine). Les *n.* font partie des psycholeptiques ; ils dépriment également le système neurovégétatif.

neurolipidose, *s. f.* V. *lipoïdoses nerveuses.*

neurolipomatose d'Alsberg (A., 1892). Terme proposé pour désigner une maladie commune dont la neurofibromatose de Recklinghausen et la lipomatose circonscrite multiple seraient deux manifestations.

neurolipomatose douloureuse. V. *Dercum* (*maladie de*).

neurologie, *s. f.* (νεῦρον; λόγος, discours). Etude des maladies du système nerveux. — Ce terme désigne également pour quelques auteurs l'étude de l'anatomie et de la physiologie du système nerveux.

neurolophome, *s. m.* (νεῦρον, nerf; λόφος, crête) (Pearse). Nom générique des tumeurs du système nerveux développées à partir de la crête neurale. Ce groupe comprend : les ganglioneuromes et les neuroblastomes, les mélanomes, les neurinomes, les apudomes.

neurolymphomatose périphérique (J. Lhermitte et J.-O. Trelles). Affection très rare, de nature inconnue, que l'on a rapprochée de la lymphomatose des gallinacés, consistant en une infiltration lymphoblastique localisée à une partie du système nerveux périphérique et entraînant de la parésie et des troubles trophiques (amyotrophie) des régions innervées.

neurolyse, *s. f.* (νεῦρον; λύειν, détacher, dissoudre). 1° Libération chirurgicale d'un nerf comprimé par une cicatrice ou une chéloïde intra- ou extra-nerveuse. — 2° Destruction d'un nerf au moyen d'injections d'alcool pratiquées dans le nerf lui-même.

neurolytique, *adj.* Qui se rapporte à, ou qui produit la neurolyse. — *injection n.*

neuromédiateur, *s. m.* V. *médiateur chimique.*

neuromélitococcie, *s. f.* (H. Roger, de Marseille, 1929). Syn. *neurobrucellose.* Terme qui désigne les diverses localisations nerveuses de la mélitococcie, ainsi que les troubles qui en sont la conséquence. Ces troubles n'apparaissent parfois qu'après la guérison apparente de la maladie.

neuromimétique, *adj.* (νεῦρον; μιμητικός, imitateur). Qui reproduit les effets de l'activité d'un nerf.

neuromyélite optique aiguë (Devic, 1894). Syn. *neuropticomyélite aiguë, maladie de Devic.* Syndrome caractérisé par une myélite diffuse, le plus souvent aiguë, précédée, accompagnée ou suivie d'une névrite optique, souvent douloureuse, à évolution parallèle. Il se traduit cliniquement par une paraplégie associée à une cécité; il entraîne parfois la mort, mais le plus souvent il régresse lentement. Certains auteurs le considèrent comme une forme de la sclérose en plaques aiguë.

neuro-myosite, *s. f.* (Senator, 1893). V. *polymyosite.*

neurone, *s. m.* (νεῦρον, nerf) (Waldeyer). Ensemble constituant la cellule nerveuse et comprenant : une masse protoplasmique qui entoure le noyau (*péricaryone*), de nombreuses arborisations protoplasmiques ou *dendrites* (dont l'ensemble constitue le *dendrone*) et un long prolongement cylindrique, le *cylindraxe* ou *axone.*

neuronique, *adj.* Qui se rapporte au neurone. — *décharge n.* Libération d'énergie « occasionnelle, soudaine, excessive, rapide, localisée dans la substance grise » (Jackson) du cerveau, qui provoque la crise d'épilepsie ou ses équivalents, et que l'électroencéphalographie met directement en évidence.

neuronite, *s. f.* (Grasset, 1900). Inflammation du neurone intéressant à la fois le corps cellulaire et son prolongement. Grasset réunissait sous cette appellation la poliomyélite antérieure et la polynévrite motrice.

neuronoblastome, *s. m.* Variété de cérébrome (v. ce mot) constituée de cellules jeunes (neuronoblastes).

neuronolyse, *s. f.* Destruction de la cellule nerveuse par les leucocytes

qui l'ont envahie (neuronophagie). Il ne reste plus comme trace du processus inflammatoire qu'un amas de globules blancs ayant la forme de l'ancienne cellule. Ces leucocytes dégénèrent à leur tour.

neuronophagie, *s. f.* (neurone; φαγεῖν, manger) (Marinesco). Syn. *neurophagie.* Phénomène observé par Marinesco dans la plupart des lésions aiguës du système nerveux; il consiste dans la pénétration de la cellule nerveuse par les cellules névrogliques jeunes. On tend à considérer ce processus comme une manifestation de la phagocytose.

neuro-œdémateux (syndrome) (R. Debré et Julien Marie, 1941). Syndrome épidémique frappant surtout les jeunes enfants et succédant à une phase de rhino-pharyngite souvent accompagnée de douleurs spontanées à allure capricieuse. Il est caractérisé par l'évolution d'un œdème parfois considérable associé à des paralysies flasques, progressives, massives, avec persistance des réflexes tendineux, frappant les muscles de la ceinture pelvienne, du tronc et de la nuque, et quelquefois les nerfs crâniens. L'évolution se fait soit rapidement vers la guérison totale, soit vers la mort en quelques jours par atteinte des centres respiratoires. Il s'agit vraisemblablement d'une affection à virus neurotrope inconnu. — Certains auteurs pensent qu'il s'agit d'une variété de dermatomyosite.

neuropapillite, *s. f.* (de Wecker). Inflammation localisée à la papille du nerf optique, qui apparaît, à l'ophtalmoscope, gonflée, œdémateuse, avec des veines distendues. Elle évolue généralement vers l'atrophie de la papille.

neuropathie, *s. f.* (νεῦρον; πάθος, affection). Nom générique donné à toutes les affections nerveuses.

neuropathie achylique biermérienne (G. Boudin, J. Barbizet et R. Labet, 1954). Syn. *syndrome neuro-achylique* (R. Lafon, P. Pagès et J. D. Temple, 1954). Forme à début neurologique de la maladie de Biermer, dans laquelle les troubles neurologiques (v. *neuro-anémique, syndrome*) et l'achylie apparaissent plusieurs mois ou plusieurs années avant les altérations hématologiques. V. *métanémie biermérienne.*

neuropathie amyloïde. Atteinte neurologique survenant au cours d'une amyloïdose systématisée primitive (v. *Königstein-Lubarsch, maladie de*). Elle se traduit par des troubles sensitivo-moteurs à type de polynévrite des membres inférieurs, et parfois des membres supérieurs, avec atteinte de la sensibilité profonde; ils sont associés à des manifestations digestives importantes et génito-urinaires. Il existe deux formes de *n. a.*: une forme *familiale* à transmission autosomique dominante, observée chez les Portugais (Corino Andrade, 1951 : « mal de Pesinhos », polyneuropathie amyloïde primitive, maladie de Corino Andrade), débutant entre 20 et 30 ans et entraînant la mort dans la cachexie en 2 ou 3 ans; et une forme *sporadique*, plus rare, apparaissant chez l'homme entre 50 et 60 ans, évoluant vers la mort en 7 à 10 ans.

neuropathie dégénérative radiculaire. V. *hérédo-dégénération neuro-radiculaire.*

neuropathie para-néoplasique ou **para-hodgkinienne.** Syndrome neurologique survenant chez des sujets atteints de cancer (*n.* para-néoplasique) ou de maladie de Hodgkin (*n.* para-hodgkinienne). Il se présente sous des types cliniques variables : moteurs, sensitifs, sensitivo-moteurs, soit d'origine périphérique, soit d'origine centrale. Sa pathogénie est inconnue : l'atteinte nerveuse n'étant pas due à une compression, ni à un envahissement tumoral, ni à une nécrose d'origine vasculaire, ni à la thérapeutique anti-néoplasique. V. *paranéoplasiques* (*manifestations*).

neuropathie radiculaire sensitive héréditaire. V. *acropathie ulcéro-mutilante.*

neuropathologie, *s. f.* (νεῦρον; pathologie). Partie de la pathologie qui traite des maladies du système nerveux.

neurophagie, *s. f.* (νεῦρον; φαγεῖν, manger). V. *neuronophagie.*

neuropharmacologie, *s. f.* Étude des effets des médicaments sur le système nerveux.

neurophospholipidose, *s. f.* V. *lipoïdoses nerveuses.*

neurophylactique, *adj.* Qui protège le système nerveux.

neurophylaxie, *s. f.* (νεῦρον, nerf; φύλαξις, protection). Protection du système nerveux.

neurophysiologie, *s. f.* Etude du fonctionnement du système nerveux.

neuroplégique, *adj.* (νεῦρον; πλήσσειν, frapper). V. *neuroleptique.*

neuroprobasie, *s. f.* (νεῦρον; πρόβασις, marche en avant) (Levaditi, 1926). Propagation de certains ultravirus neurotropes (herpès, rage, poliomyélite) le long des filets nerveux. V. *septinévrite.*

neuropsychochimie, *s. f.* Etude des réactions chimiques qui accompagnent le fonctionnement du système nerveux et les activités mentales.

neuropsychopharmacologie, *s. f.* Etude des médicaments qui modifient le fonctionnement du système nerveux et l'activité mentale, et de leurs effets.

neuropticomyélite aiguë. V. *neuromyélite optique aiguë.*

neuro-radiologie, *s. f.* Radiologie appliquée à la neurologie.

neuro-réaction, *s. f.* (Audry). Syn. *accidents neurotropiques* (Buschke) ou *méningotropiques* (Sicard), *méningorécidive* (Bayet et Desneux). Ensemble des accidents nerveux qui surviennent chez certains sujets, de quelques jours à plusieurs mois après la fin d'un traitement par le dioxydiamidoarsénobenzol ou 606. Ce sont des paralysies des nerfs crâniens, en particulier du facial et du moteur oculaire commun, des névrites optiques, des troubles labyrinthiques avec vertige et bourdonnements, des céphalées avec vomissements ou nausées. Ces accidents s'accompagnent presque toujours de modifications du liquide céphalo-rachidien.

neuro-réactivation, *s. f.* Réactivation des symptômes d'une maladie nerveuse. V. *réactivation, 3°.*

neuro-récidive, *s. f.* Accident syphilitique portant sur le système nerveux, survenant après la guérison apparente de la maladie.

neuro-rétinite, *s. f.* Altération du fond de l'œil caractérisée par l'œdème de la papille, des exsudats et des hémorragies papillaires, la sclérose des artères du fond de l'œil et enfin l'atrophie du nerf optique. Complication des néphrites et de l'hypertension artérielle.

neurorraphie, *s. f.* (νεῦρον; ῥαφή, suture). Suture des deux bouts d'un nerf sectionné.

neuro-sarcome, *s. m.* Sarcome du nerf.

neuro-sécrétion, *s. f.* Elaboration par certaines cellules nerveuses (celles de l'hypothalamus p. ex.) de produits de caractères hormonaux.

neuro-spongiome, *s. m.* (Roussy et Oberling, 1931). Syn. *glioblastome isomorphe* (Del Rio Ortega), *granuloblastome* (Stevenson et Echlin, 1934), *médulloblastome* (Bailey et Cushing, 1925), *neuroglioblastome* (Paillas et Gastaut, 1943), *sphéroblastome* (Marburg, 1931). Variété de tumeur cérébrale (gliome) à tendance rapidement envahissante, survenant surtout chez l'enfant et siégeant au niveau du cervelet et du IVe ventricule. Elle se traduit d'abord par un syndrome de la ligne médiane, puis s'étend aux hémisphères cérébelleux et à la moelle. Son ablation est suivie de récidive rapide.

neuro-syphilis, *s. f.* Accidents nerveux de la syphilis.

neuro-tabes, *s. m.* V. *nervo-tabes.*

neuro-tachycardique (syndrome). V. *cœur irritable.*

neurotisation, *s. f.* Phénomène observé dans la cicatrisation des nerfs sectionnés; les cylindraxes du bout central croissent et pénètrent dans le bout périphérique, assurant ainsi la restauration fonctionnelle du nerf.

neurotmésis, *s. f.* (νεῦρον; τμῆσις, section). Section des axones, du névrilème et de la gaine de Schwann à la suite de la blessure d'un nerf. Elle ne se répare jamais spontanément.

neurotome, *s. m.* (νεῦρον; τομή, section). Segment du système nerveux central de l'embryon, correspondant à un métamère.

neurotomie, *s. f.* V. *névrotomie.*

neurotonie, *s. f.* (νεῦρον; τόνος, tension). Emotivité exagérée se traduisant en particulier par la vivacité des réflexes (v. *dystonie neurovégétative.*)

neurotoxine, *s. f.* Nom donné aux toxines qui agissent sur le système nerveux central en déterminant la paralysie ou la contracture (venin des colubridés, toxine diphtérique, toxine tétanique, etc.).

neurotoxique (syndrome) (L. Ribadeau-Dumas). Forme grave de toxicose du nourrisson dans laquelle les manifestations nerveuses et vaso-motrices traduisent l'existence d'un syndrome malin.

neurotransmetteur, *s. m.* V. *médiateur chimique.*

neurotripsie, *s. f.* (νεῦρον; τρίβω, je broie). Ecrasement des nerfs, en particulier du sciatique. Opération préconisée par Verneuil pour modifier la nutrition des membres atteints de troubles trophiques (vieux ulcères, maux perforants, etc.).

neurotrope, *adj.* (νεῦρον; τρέπειν, tourner) (Ehrlich). Se dit des substances chimiques, des microbes, des virus, etc., qui se fixent d'une façon élective sur le tissu nerveux.

neurotrophique, *adj.* (νεῦρον, nerf; τροφή, nourriture). Syn. *trophoneurotique.* Qui se rapporte à des troubles trophiques d'origine nerveuse.

neurotropique, *adj.* (νεῦρον; τρέπειν, tourner). Qui concerne le neurotropisme. — *accidents n.* (Buschke). V. *neuro-réaction.*

neurotropisme, *s. m.* Affinité pour le tissu nerveux que présentent certaines substances chimiques et certaines races microbiennes. — *n. d'alarme* (Sicard). Signes d'intolérance nerveuse tels que céphalée, vomissements, fièvre légère que l'on observe chez certains sujets au moment des injections de dioxydiamidoarsénobenzol ou 606 et qui doivent faire craindre l'apparition d'accidents nerveux tardifs et plus graves. V. *neuro-réaction*.

neuro-vaccin, *s. m.* Vaccin obtenu par inoculation du virus vaccinal dans le cerveau du lapin. En le faisant passer de cerveau de lapin à cerveau de lapin, on l'obtient à l'état de pureté absolue, et, inoculé à la peau de l'homme, il provoque des réactions parfois un peu différentes de celles du dermo-vaccin habituel.

neutropénie, *s. f.* (*neuter*, neutre; πενία, pauvreté). Diminution plus ou moins considérable du nombre des leucocytes polynucléaires neutrophiles. Elle est parfois congénitale (*n.* cyclique chronique, *n.* familiale de Gänsslen, syndrome de Shwachman-Diamond, maladie de Chediak-Steinbrinck-Higashi) et responsable d'états de carence immunitaire (v. ce terme).

neutropénie cyclique (ou **périodique**) **chronique.** Maladie rare de l'enfant, caractérisée par la répétition régulière, tous les 21 jours environ, d'infections fébriles touchant surtout les muqueuses buccale et anale. Elles durent 7 à 10 jours et s'accompagnent d'une chute temporaire du taux des polynucléaires neutrophiles du sang, dû à un ralentissement de la formation de ces leucocytes. Sa nature est inconnue.

neutropénie familiale de Gänsslen (1941). Syndrome héréditaire à transmission autosomale dominante, sans expression clinique, caractérisé uniquement par une diminution modérée du taux des polynucléaires neutrophiles dans le sang.

neutropénie splénique (Wiseman et Doan, 1942). Syn. *splénomégalie neutropénique*. Affection très rare, caractérisée par une forte splénomégalie, de l'anémie avec leucopénie et diminution du taux des polynucléaires neutrophiles et par un allongement du temps de saignement. Elle évolue par poussées et

peut guérir par splénectomie. V. *hypersplénisme*.

neutrophile, *adj.* (*neuter*, neutre; φιλεῖν, aimer). Se dit des éléments figurés colorés par les réactifs où la base et l'acide sont tous deux colorants. — *polynucléaire n.* Nom donné à des variétés de polynucléaires à noyau très irrégulier, segmenté, et à protoplasma semé d'innombrables et très fines granulations neutrophiles.

Neville (maladie de) (1973). Encéphalopathie familiale progressive rare avec surcharge lipidique neuroviscérale, se manifestant essentiellement par une ophtalmoplégie supranucléaire touchant les mouvements verticaux du globe oculaire, par une hépatosplénomégalie et par la présence, dans la moelle osseuse, de histiocytes bleus. La substance accumulée est encore mal définie; elle serait voisine de la sphingomyéline, ce qui apparente la maladie de *N.* à celle de Niemann-Pick (v. ce terme).

névragmie, *s. f.* (νεῦρον; ἀγμός, fracture). Section ou arrachement d'un nerf faits dans un but expérimental (employée par Waller pour étudier la dégénérescence).

névralgie, *s. f.* (νεῦρον; ἄλγος, douleur). Syndrome caractérisé par des douleurs spontanées ou provoquées, continues ou paroxystiques, siégeant sur le trajet des nerfs. — *n. de Brissaud*. V. *névralgisme facial*. — *n. épileptiforme*. V. *tic douloureux de la face*. — *n. de Ramsay Hunt*. V. *névralgie du ganglion géniculé*. — *n. de Sluder*. V. *Sluder (névralgie de)*. — *n. testiculaire* (Gosselin). Syn. *orchialgie*. Douleurs violentes et tenaces, irradiées du scrotum vers l'abdomen, succédant parfois à une épididymite. — *n. du trijumeau*. V. *névralgie faciale*.

névralgie amyotrophiante de l'épaule. V. *Parsonage et Turner (syndrome de)*.

névralgie faciale (Valleix). Syn. *névralgie du trijumeau*. Névralgie siégeant dans le territoire du nerf trijumeau ou d'une de ses branches. On distingue la *n. essentielle* (*mala-*

die de Trousseau ou de *Fothergill*), intermittente, évoluant par accès subits, atrocement douloureux, durant quelques secondes, généralement déclenchés par une cause provocatrice et séparés par des périodes de calme absolu; et des *n. symptomatiques*, de cause et d'aspect clinique variables.

névralgie du ganglion géniculé ou **n. géniculée.** Syn. *névralgie de Ramsay Hunt*. Névralgie caractérisée par le siège auriculaire et le caractère continu des douleurs, avec hypoesthésie du conduit auditif externe et du pavillon de l'oreille. Elle est généralement provoquée par un zona du ganglion géniculé et s'accompagne d'éruption vésiculeuse de la conque et de paralysie faciale. Pour R. Hunt, il existerait en outre une névralgie géniculée autonome, analogue cliniquement à la sympathalgie faciale (v. *névralgisme facial*).

névralgie du ganglion sphéno-palatin. V. *Sluder (syndrome de)*.

névralgie du glosso-pharyngien. Névralgie siégeant dans la région de l'angle de la mâchoire et de la base de la langue, irradiant vers l'oreille et l'amygdale. Les douleurs atroces, unilatérales, évoluent par crises paroxystiques déclenchées par les mouvements de déglutition ou l'attouchement de l'amygdale. Cette névralgie peut être essentielle ou symptomatique d'une tumeur de l'angle ponto-cérébelleux, du cavum, du pharynx, de la langue, de l'amygdale ou d'une tumeur glomique.

névralgies méningées localisées (Guillaume et Mazars, 1945). Douleur pulsatile fronto-pariétale augmentée par les efforts accroissant la pression intrarachidienne, accompagnée de larmoiement et de rhinorrhée. Elle guérit par la section de la racine ophtalmique du trijumeau.

névralgisme facial (Sicard). Syn. *causalgie faciale, algies sympathiques de la face* (Tinel), *sympathalgies et psychalgies faciales* (Souques; Alajouanine et Thurel), *névralgie de Brissaud*. État douloureux de la face survenant surtout chez les psychasthéniques et qui diffère de la névralgie essentielle par le peu de précision anatomique de la douleur qui est diffuse, continue, à type de brûlure avec troubles vasomoteurs, souvent bilatérale, et ne s'accompagne pas de trémulation spasmodique des muscles du visage.

névraxite, s. f. Inflammation du névraxe. — *n. épidémique*. V. *encéphalite épidémique d'Economo-Cruchet*. — *n. vertigineuse* (Knud Winther, 1949). Syn. *vertige épidémique*. Maladie épidémique, caractérisée par son début brutal, de violents vertiges, parfois des vomissements, une fièvre légère et une évolution rapide vers la guérison. L'association de troubles auditifs, vestibulaires et oculaires a été signalée. Il s'agit probablement d'une encéphalite à virus.

névraxitique, adj. Qui se rapporte à la névraxite.

névrectomie, s. f. (νεῦρον; ἐκτομή, ablation). Syn. *neurectomie*. Résection d'un nerf sur une partie plus ou moins longue de son trajet.

névrite, s. f. (νεῦρον, nerf). Nom sous lequel on désigne actuellement la plupart des lésions des nerfs, qu'elles soient inflammatoire, ou dégénératives. Les néoplasmes des nerfs seuls ne sont pas comptés parmi les névrites. — *n. ascendante*. Syn. *n. irradiante* (Guillain et Barré). Syndrome caractérisé par l'apparition, à la suite d'une lésion nerveuse ou d'une blessure quelconque de la main, de douleurs très vives, à type de brûlures, continues avec paroxysmes, d'abord localisées, puis diffusant au bras, au cou, au thorax, parfois au côté opposé, et pouvant s'accompagner de spasmes et de tremblements. V. *algies diffusantes post-traumatiques, extenso-progressif (syndrome), mélotrophose traumatique, ostéoporose algique post-traumatique* et *Sudeck (atrophie de)*. — *n. interstitielle de Déjerine-Sottas*. V. *névrite hypertrophique progressive familiale*. — *n. irradiante*. V. *n. ascendante*. — *n. multiple*. V. *multinévrite*.

névrite de la ceinture scapulaire. V. *Parsonage et Turner* (*syndrome de*).

névrite hypertrophique progressive familiale. Maladie héréditaire à transmission dominante autosomique, caractérisée anatomiquement par une névrite interstitielle des nerfs périphériques et de leurs racines avec hypertrophie de la gaine de Schwann dont les cellules prolifèrent et s'imbriquent en bulbe d'oignon et dont la myéline s'altère; cliniquement par une paralysie avec amyotrophie frappant surtout les extrémités, par des fibrillations musculaires, la déformation des pieds, la cypho-scoliose, l'abolition des réflexes, la diminution de la sensibilité et l'augmentation de volume des nerfs périphériques. Elle débute dans l'enfance, aux membres inférieurs, et a une marche progressive très lente. On en a décrit deux formes, dites *type Déjerine-Sottas* et *type Pierre Marie.* V. ces termes et *acropathie amyotrophiante.*

névrodermie, *s. f.* (Brocq). Groupe de dermatoneuroses dans lesquelles, malgré un prurit intense, la réaction cutanée est nulle ou insignifiante (prurit sans lésions). Ex. : *prurit sénile.*

névrodermite, *s. f.* (Brocq). Syn. *neurodermite.* Groupe de dermatoneuroses, dans lesquelles la réaction cutanée toujours intense se traduit soit par des éruptions spéciales (lichen, lichénification, urticaire), soit par des lésions banales (papules de prurigo, eczématisation). Ex. : *prurigo de Hébra.* Actuellement ce terme est employé comme syn. de *lichénification circonscrite,* lésion observée dans le prurigo simplex chronique circonscrit ou lichen simplex chronique de Vidal.

névrodocite, *s. f.* (Sicard, 1916). Inflammation des canaux osseux, fibro-osseux ou aponévrotiques, dans lesquels passe un tronc nerveux, déterminant un syndrome névralgique.

névroglique (sarcome). V. *gliosarcome.*

névrologie, *s. f.* (νεῦρον; λόγος, dis-cours). Partie de l'anatomie qui traite du système nerveux.

névrome, *s. m.* (νεῦρον). Tumeur formée de tissu nerveux (ganglionnaire ou fasciculé). On donne aussi souvent, par un abus de langage, le nom de *n.* aux tumeurs développées sur le trajet d'un nerf, quelle que soit leur structure (fibrome, sarcome, etc.). — *n. d'amputation.* Cicatrice exubérante et douloureuse d'un tronc nerveux au niveau de l'amputation d'un membre. V. *neurogliome.* — *n. plexiforme.* Nom donné à tort à une variété de tumeur cutanée de la maladie de Recklinghausen : c'est un nævus molluscum de grande taille empli de nodosités, de cordons durs, donnant au doigt la sensation d'un paquet de ficelle. V. *molluscum.*

névropathie, *s. f.* (νεῦρον; πάθος, affection). Ce mot ne s'emploie pas dans le sens général d'affection du système nerveux, comme pourrait le faire croire sa similitude avec les mots *cardiopathie, pneumopathie.* Il désigne ordinairement un état de faiblesse générale du système nerveux central, considéré particulièrement au point de vue de ses fonctions psychiques. Parmi les états névropathiques se range la neurasthénie.

névropticomyélite, *s. f.* V. *neuromyélite optique.*

névrose, *s. f.* Nom générique donné à un groupe d'affections, dont les symptômes indiquent un trouble dans le fonctionnement du système nerveux, sans que l'examen anatomique révèle des lésions appréciables des éléments de ce système et sans qu'il existe d'altération de la personnalité (contrairement aux psychoses). Les principaux états névrotiques sont : l'angoisse, l'asthénie, les obsessions, les phobies, l'hystérie.

névrose d'abandon. Névrose survenant à la suite de l'absence ou de la disparition d'un lien affectif de soutien, aussi bien chez l'enfant (v. *arriération affective, syndrome d'*) que chez l'adulte ou le vieillard. Elle peut se manifester de façons diverses : état dépressif, stupeur, angoisse, parfois suicide, ou au contraire exaltation, agressivité, etc.

névrose anagapique (ἄν- nég.; ἀγάπη, affection) (Levi Bianchini, 1953). Syn. *anagapie*. Névrose voisine de celle d'abandon, survenant à la suite de traumatismes psychiques de l'enfance ou de l'adolescence.

névrose cardiaque ou **tachycardique**. V. *cœur irritable*.

névrose traumatique. Syn. *maladie ou névrose d'Oppenheim*. Maladie spéciale dont les symptômes ne sont pas dus à la suggestion ni à l'auto-suggestion, bien distincte par conséquent de l'hystérie traumatique. Elle survient à la suite de violents ébranlements du système nerveux (accidents de chemin de fer, chute, tremblement de terre). Elle se manifeste surtout par des phénomènes de dépression continus et croissants et peut aboutir à une véritable paralysie organique. V. *crâne* (*syndrome subjectif des blessés du*).

névrose vaso-constrictive des glandes mammaires de la femme. V. *angionévrose douloureuse du sein*.

névrosisme, s. m. V. *nervosisme*.

névrosthénique, adj. et s. m. (νεῦρον; σθένος, force). Se dit des agents capables d'augmenter la force nerveuse.

névrotomie, s. f. (νεῦρον; τομή, section). Syn. *neurotomie*. Section d'un nerf. Opération pratiquée le plus souvent pour mettre fin à une névralgie rebelle. — *n. juxta-protubérantielle*. V. *Dandy* (*opérations de*), 1°. — *n. rétrogassérienne*. Syn. *neurotomie, radicotomie* ou *rhizotomie rétrogassérienne, opération de Frazier, opération de Spiller-Frazier*. Section de la racine sensitive du trijumeau, entre le ganglion de Gasser et la protubérance; opération pratiquée en cas de névralgie faciale essentielle. Elle se complique quelquefois de kératite neuroparalytique (v. ce terme).

Newcastle (maladie de). Conjonctivite bénigne due à l'inoculation accidentelle d'un virus aviaire voisin de celui de la grippe (paramyxovirus).

nez en lorgnette, nez en pied de marmite. Déformation du nez, due à l'affaissement de la partie inférieure qui semble rentrer dans la partie supérieure, les narines se trouvant ainsi dirigées en avant. Elle est caractéristique de la syphilis congénitale, mais se voit également dans la polychondrite atrophiante chronique et dans l'acrocéphalosyndactylie (v. ces termes).

Nézelof (syndrome de). Alymphocytose congénitale pure due à un déficit de la seule immunité cellulaire en rapport avec une hypoplasie du thymus. V. *alymphocytose congénitale*.

niacine, s. f. V. *antipellagreuse (vitamine)*.

Nichamin (maladie de). Polyglobulie (ou polycythémie) constitutionnelle; affection exceptionnelle, de caractère familial, associée fréquemment à des troubles endocriniens ou nerveux.

niche, s. f. Image radiologique d'un ulcère gastrique ou duodénal, et de certaines formes de cancer gastrique. Elle résulte du remplissage, par la substance opaque, de la cavité pathologique, et se manifeste par une saillie sur le bord du viscère (*niche de profil*) ou par une tache persistant après évacuation (*niche de face*). La *n*. peut être de taille et de forme variables, mais elle est toujours constante et fixe. — *n. en bourrelet* (G. Albot). *N*. séparée de l'ombre gastrique par un sillon clair; elle est presque toujours symptomatique d'un cancer ulcéré. — *n. encastrée* (Gutmann). *N*. creusée dans une zone raide plus ou moins étendue qui fait saillie à l'intérieur de l'estomac; signe de cancer gastrique au début. — *n. de Haudek*. V. *Haudek* (*niche de*). — *n. en plateau* (Gutmann). *N*. formant une saillie très faible, et dont l'implantation sur le bord de l'estomac, large, est limitée par un petit bourrelet rigide; signe de cancer gastrique au début. — *n. à racine* ou *à radicelles*. *N*. à bourrelet dans la-

quelle le sillon clair est coupé perpendiculairement par un ou plusieurs traits barytés.

Nickerson-Kweim (réaction de).
V. *Kweim (réaction de).*

Nicloux (réaction de). Réaction
permettant de doser l'alcool contenu dans le sang. Elle peut servir
à déceler l'ivresse.

Nicolaïer (bacille de). Syn. *bacille
du tétanos.* Agent spécifique du
tétanos; bacille anaérobie caractérisé par sa forme renflée à une
extrémité, en clou ou baguette de
tambour. Il agit sur l'organisme par
la toxine qu'il sécrète.

Nicolas et Favre (maladie de)
(1913). Syn. *lymphogranulomatose
inguinale subaiguë* ou *vénérienne,
poradénite* (N. Fiessinger), *poradénolymphite suppurée* (Ravaut), *quatrième maladie vénérienne, chancre* et
bubon poradénique, bubon climatique
ou *climatérique.* Maladie caractérisée par une adénopathie inguinale,
iliaque et fémorale douloureuse,
évoluant lentement vers la suppuration sous forme de petits
foyers multiples, et consécutive à
une ou plusieurs petites ulcérations
des organes génitaux, appelées
chancres poradéniques ou *ulcères
simples adénogènes.* Cette affection
est contagieuse et se propage par le
contact vénérien. Dans certains cas,
elle se manifeste sous la forme
d'une infection ano-rectale avec
adénite, parfois compliquée d'abcès
et de fistules périrectaux et de
rétrécissements du rectum. V.
Jersild (syndrome de) et *esthiomène
éléphantiasique de la vulve.* Elle est
due à une petite bactérie du genre
Chlamydia (v. ce terme) et a été
classée parmi les pararickettsioses.

Nicolau (syndrome de) (1925).
Dermite livédoïde et gangréneuse
de la fesse consécutive à une injection dans les muscles fessiers, d'un
sel de bismuth ou d'un autre produit insoluble qui a pénétré accidentellement dans une artère.

nicotinamide, *s. f.* V. *antipellagreuse (vitamine).*

nicotinamidémie, *s. f.* Présence
normale dans le sang de l'amide

nicotinique ou vitamine PP dont le
taux varie de 0,70 à 0,90 mg p.
100 ml. Ce taux s'abaisserait dans la
grande insuffisance hépatique.

nicotine (épreuve à la). V. *Cates et
Garrod (test de).*

nicotinique (acide et amide). V.
antipellagreuse (vitamine).

nicotinique (effet) (Langley, 1890).
Action pharmacodynamique sur les
relais ganglionnaires du système
nerveux autonome, analogue à
celle de la nicotine. A faible dose, ce
poison excite les synapses ganglionnaires (*effet n. stimulant*): les parasympathiques d'abord, puis les
sympathiques, et la médullo-surrénale; il provoque alors tachycardie, hypertension, polypnée,
mydriase et accélération du péristaltisme. A fortes doses (*effet n. dé-
presseur*), il paralyse les synapses
ganglionnaires (action ganglioplégique).

nicotinisme, *s. m.* V. *tabagisme.*

nicotinothérapie, *s. f.* Emploi thérapeutique de l'amide nicotinique.
V. *antipellagreuse (vitamine).*

nictatio spastica. V. *spasmes en
flexion (syndrome des).*

nictation ou **nictitation,** *s. f. (nic-
tare,* clignoter). Clignotement.

nidation, *s. f. (nidus,* nid). Période de
l'ovo-implantation (v. ce terme)
correspondant à la pénétration de
l'œuf fécondé dans l'endomètre.
Elle s'étend du 7e au 10e jour après
la fécondation.

nidoreux, *adj. (nidor,* odeur d'une
chose brûlée). Se dit de tout ce qui
a une odeur d'hydrogène sulfuré ou
d'œuf pourri. Ex. : *renvois* ou *rapports nidoreux.*

Nielsen (syndrome de) (1934). Association d'un syndrome de Bonnevie-Ullrich à un syndrome de Klippel-Feil.

Niemann-Pick (maladie de) (N.,
1914; P., 1922). Syn. *histiocytose
lipoïdique essentielle.* Maladie héréditaire, transmise selon le mode récessif, rapidement mortelle, apparaissant dans la première enfance.
Elle se manifeste par un arrêt de
développement, des œdèmes, de la

fièvre, des troubles digestifs avec hypertrophie de la rate et du foie et dénutrition, de l'hypotonie musculaire et de l'idiotie; il existe une pigmentation cutanée jaune. La lipémie et la cholestérolémie sont très élevées. Cette maladie est une lipoïdose hépato-splénique (v. ce terme) à phosphatides avec surcharge des organes par l'un de ceux-ci, la sphingomyéline. Ce trouble du métabolisme des graisses est dû à l'absence d'une enzyme, la sphingomyélinase. V. *sphingolipidose* et *réticulo-endothéliose.*

Nikolsky (signe de) (1892-1896). « Clivage de la couche superficielle de l'épiderme provoqué par une pression ou un frottement appuyé du doigt de l'observateur sur les téguments. Il traduit le relâchement des adhérences normales entre les couches de l'épiderme. Il se recherche notamment dans les régions apparemment saines de la peau des dermatoses bulleuses où sa mise en évidence, qui objective le processus histologique d'acantholyse, est caractéristique, sinon absolument spécifique, du pemphigus vrai » (S. Boulle).

Nil (bouton ou **herpès du).** V. *bouton d'Orient.*

nipiologie, *s. f.* (νήπιος, qui ne parle pas, en bas âge; λόγος, science) (E. Cacace, 1905). Terme groupant toutes les études scientifiques, artistiques et historiques concernant les enfants du premier âge. V. *périnatalogie.*

Nishimoto (maladie de) (1964). Syn. *moya-moya.* Affection d'origine inconnue, décrite d'abord au Japon, frappant l'adolescent et caractérisée par des épisodes neurologiques fugaces et récidivants : paralysies (hémi- ou monoplégies), crises convulsives, hémorragies méningées, altération du champ visuel. Elle est due à une obstruction progressive de la partie antérieure du polygone artériel de Willis; l'artériographie montre une hypoplasie bilatérale de tout l'axe carotidien avec le développement d'un fin réseau artériolaire anastomo-

tique ayant l'aspect de « fumée de cigarette » (moya-moya en japonais).

nit, *s. m.* V. *brillance.*

nitrite d'amyle (épreuve du) (Josué et Godlewski). Inhalation de quelques gouttes de nitrite d'amyle. Chez le sujet normal, elle détermine une tachycardie par inhibition du pneumogastrique.

nitritoïde (crise) (Milian). Crise caractérisée par de la congestion faciale, des vomissements, de l'angoisse, de la tachycardie avec hypotension, apparaissant chez certains sujets immédiatement après une injection intraveineuse d'arsénobenzol. Elle peut être mortelle. Elle doit son nom à l'analogie d'aspect que présentent les malades avec ceux qui ont inhalé une forte dose de nitrite d'amyle.

nitrobleu de tétrazolium (N.B.T.) (épreuve ou **test au)** (Baehner et Nathan, 1968). Epreuve destinée à apprécier l'activité bactéricide des polynucléaires par l'étude de leur pouvoir de digestion phagocytaire. Les polynucléaires, mis en présence de particules de latex imprégnées de nitrobleu de tétrazolium (N.B.T.), prennent normalement, en phagocytant ces particules, une teinte bleue due à la réduction du N.B.T. en nitroformazan. Il s'agit, en fait, d'une réaction indirecte testant la production d'H_2O_2 qui accompagne la phagocytose normale. Cette production est altérée dans les états de carence immunitaire (en particulier au cours de la granulomatose septique progressive : v. ces termes), par suite d'un déficit enzymatique portant sur le cycle des pentoses : d'où une absence de digestion des particules phagocytées par les polynucléaires qui ne se colorent pas en bleu.

nitrofurane, *s. m.* Syn. *Furadoïne* (n. dép.). V. *antibiomimétique.*

niveau supérieur (crise de). Syn. *crise d'épilepsie centrencéphalique* (W. Penfield, 1941). Crise d'épilepsie débutant par une perte de connaissance. La décharge épileptogène naît dans le tronc cérébral supérieur; elle provoque une crise d'épilepsie généralisée (crise d'épilepsie petit mal. V. *mal, petit*).

Noack (syndrome de). V. *acrocéphalopolysyndactylie*.

Noble (opération de) (1917). Plicature totale de l'intestin grêle réalisée en accolant les unes aux autres les surfaces dépéritonisées des anses. Opération préconisée en cas d'occlusion récidivante, pour remplacer les adhérences spontanées provocatrices d'occlusions par d'autres, organisées de manière à les rendre inoffensives. V. *Childs (opération de)*.

Noble (signe de). Signe précoce de grossesse. Perception au toucher vaginal de l'augmentation de volume de l'utérus devenu globuleux, empêchant la dépression normale des culs de sac latéraux du vagin.

Nocard (bacille de). Bacille découvert par Nocard en 1892, qu'il croyait être l'agent pathogène de la psittacose.

nocardia, *s. f.* (Trévisan, 1889). Genre de bactérie filamenteuse appartenant à la classe des Actinomycètes. Certaines espèces sont pathogènes et déterminent des « actinomycoses », des mycétomes ou des mycoses cutanées (nocardioses).

nocardiose, *s. f.* Maladie due aux nocardias, à localisations essentiellement sous-cutanées, pulmonaires et cérébrales. V. *actinomycose*.

nocicepteur, *s. m.* (*nocere*, nuire; *capere*, prendre). Récepteur sensitif captant les excitations douloureuses.

nociceptif, ive, *adj.* (*nocere*, nuire; *capere*, prendre). Qui capte les excitations douloureuses. — *excitation nerveuse n.* Excitation ayant pour point de départ le siège d'un trauma, transmise par le système vagosympathique au cerveau, où elle détermine de l'hyperhémie et de l'œdème. L'*e. n. n.* serait la cause des chocs traumatiques et postopératoires. — *réflexe n.* V. *réflexe de défense*.

nocuité, *s. f.* « Propriété d'être nuisible » (Littré).

nodal, *adj.* (cardiologie). Syn. *atrio-* ou *auriculo-ventriculaire, jonctionnel*. Qui se rapporte au nœud auriculo-

ventriculaire d'Aschoff-Tawara. — *échappement n.* ou *jonctionnel*, ou *nodal escape*. V. *échappement nodal* et *échappement ventriculaire*. — *extrasystole n.* ou *jonctionnelle*. Extrasystole née dans le nœud de Tawara. — *rythme n.* ou *jonctionnel*. Rythme cardiaque anormal commandé par des excitations nées dans le nœud de Tawara ; il est caractérisé par une bradycardie à 40 ou 50 et, sur l'électrocardiogramme, par un espace PR variable, raccourci, et une onde P négative en D_2, D_3 et VF, tantôt précédant, tantôt suivant l'onde R, tantôt cachée par elle, suivant que l'excitation vient de la partie haute du nœud de Tawara (*r. n.* supérieur), de sa partie basse — ou pour certains du faisceau de His — (*r. n.* inférieur) ou de sa partie moyenne (*r. n.* moyen). En fait, les critères électrocardiographiques sur lesquels sont fondées les localisations semblent contestables, et le terme de *rythmes jonctionnels* est actuellement préféré pour désigner ceux qui prennent naissance dans cette région de jonction auriculo-ventriculaire. — *tachycardie n.* ou *jonctionnelle*. Tachycardie paroxystique (v. ce terme) dont le point d'origine est situé dans le nœud de Tawara.

Nodet (maladie de). V. *pemphigus aigu fébrile grave*.

nodohisien, *adj.* (cardiologie). Qui se rapporte à la partie inférieure du nœud de Tawara et au tronc du faisceau de His.

nodosité, *s. f.* (*nodus*, nœud). Nom donné en anatomie pathologique à toutes les productions accidentelles qui donnent au toucher la sensation d'un corps dur plus ou moins arrondi et nettement circonscrit. — *n. d'Albini*. V. *Cruveilhier (nodosités de)*. — *n. de Bouchard, n. de Cruveilhier, n. d'Heberden, n. de Meynet*. V. *Bouchard, Cruveilhier, Heberden, Meynet*. — *n. rhumatismales*. N. sous-cutanées, dures, non douloureuses dont les dimensions varient de celles d'une lentille à celles d'une noix, siégeant au voisinage des articulations, dans les rhumatismes chroniques et en particulier dans les formes généralisées à poussées inflammatoires. Leurs caractères histologiques, comme ceux des nodosités de Meynet, rappellent la structure des nodules d'Aschoff. — *n. des trayeurs.* V. *tubercules des trayeurs.*

nodule, *s. m.* (*nodulus*, petit nœud). Nom donné en anatomie normale ou pathologique à de petites nodosités. — *n. chaud.* V. *adénome thyroïdien toxique.* — *n. exsudatif.* V. *exsudatif (nodule ou tubercule).* — *n. froid.* V. *adénome thyroïdien toxique.* — *n. d'Osler.* V. *Osler (nodule d').* — *n. des trayeurs.* V. *tubercules des trayeurs.* — *n. vocaux.* Petites saillies fibreuses siégeant sur le bord libre des deux cordes vocales, dues au surmenage de la voix.

noétique, *adj.* (νοεῖν, penser). Qui concerne l'aspect intellectuel de la pensée (par opposition à son aspect affectif, ou thymique).

nœud vital (Flourens, 1827). Point situé sur le plancher du 4ᵉ ventricule, au niveau du centre respiratoire. Sa lésion entraîne la mort par arrêt de la respiration. Les vitalistes y localisèrent pour un temps le principe vital.

Noguchi (réaction de). V. *luétine-réaction.*

noli me tangere (en latin : ne me touchez pas). Nom donné par les anciens auteurs à certains ulcères cutanés, que les divers topiques ne font qu'irriter. Il s'agit le plus souvent d'épithéliomas ou de cancroïdes.

noma, *s. m.* (νόμη, de νέμειν, ronger). Stomatite gangréneuse, se rencontrant chez les enfants, secondaire à des maladies générales infectieuses (rougeole, scarlatine, fièvre typhoïde).

nomœdème, *s. m.* (νόμος, de νέμω, répartir; œdème) (Ribierre et Pichon). Nom proposé pour désigner l'*œdème vrai* ou surabondance pathologique de la sérosité interstitielle, attribuée à un trouble de la répartition de l'eau dans l'organisme.

nona, *s. f.* (étym. incertaine : 1° *nona*, en ital. neuvième heure; 2° *nonna*, en ital. aïeule; 3° corruption popul. de *coma*). Affection caractérisée par un sommeil profond, durant plusieurs jours ou plusieurs semaines et survenant à la suite de la grippe. Observée en Italie pendant l'épidémie de 1889-90, elle n'a pas été signalée depuis.

nonane (fièvre) (*nonanus*, qui revient le neuvième jour). Fièvre intermittente dont les accès reparaissent le neuvième jour.

nonnes (bruit de). V. *diable (bruit de).*

Nonne-Apelt (réaction de). Réaction destinée à déceler la présence de la globuline dans le liquide céphalo-rachidien; formation d'un précipité par l'addition au liquide d'une quantité égale d'une solution saturée de sulfate d'ammoniaque (syphilis des centres nerveux).

noo-analeptique, *adj.* (νόος, intelligence; ἀναλαμβάνειν, reprendre). Qui stimule la vigilance. — *s. m.* Médicament qui possède cette propriété (p. ex. les amphétamines); les *n.* font partie des psycho-analeptiques (v. ce terme).

Noonan (syndrome de) (1963). Syndrome ressemblant à celui de Turner (v. ce terme) par l'aspect du malade et sa débilité mentale. Cependant les déformations thoraciques sont plus discrètes, le pterygium colli plus rare, l'hypertélorisme plus important, le nanisme moins accentué; la malformation cardiaque, constante, est une sténose valvulaire pulmonaire. Il s'en distingue surtout par l'état souvent normal des gonades et l'aspect, toujours normal, du caryotype (46 chromosomes avec formule gonosomique XX ou XY). Enfin, certains cas familiaux font penser qu'il peut s'agir d'une maladie génétique. Ses rapports avec le syndrome de Turner, surtout dans ses formes atypiques, sont discutés.

noradrénaline, *s. f.* (Nor : abrév. des mots allemands Nitrogen ohne

Radikal; adrénaline) (synthétisée par Stolz en 1905). Syn. *norépinéphrine* (aut. anglo-saxons), *Lévophed* (n. dép.). Catécholamine (v. ce terme) sécrétée surtout par les cellules sympathiques des ganglions pararachidiens, aux dépens de la dopamine. Elle diffère de l'adrénaline par l'absence d'un groupement méthyle sur l'atome d'azote. Son action vasoconstrictrice et hypertensive est supérieure à celle de l'adrénaline : elle stimule les récepteurs adrénergiques α. Normalement, le sang contient 4 à 5 μg de *n.* par litre, et l'élimination urinaire de *n.* est de 30 à 60 μg par 24 heures. La *n. lévogyre* est utilisée dans le traitement des collapsus. V. *catécholamine* et *sympathine*.

noradrénergique, *adj.* Qui agit par l'intermédiaire de la noradrénaline. — *nerfs n.* V. *adrénergique (nerfs a.).*

norépinéphrine, *s. f.* V. *noradrénaline.*

no-restraint (en angl. : absence de contrainte). Suppression de tous les moyens de contention employés autrefois dans les asiles d'aliénés.

normalité, *s. f.* Concentration d'une solution d'électrolyte exprimée en nombre d'équivalent-grammes par litre de solution. La solution qui contient 1 équivalent-gramme par litre est dite normale (1 N).

Norman-Landing (maladie de). V. *gangliosidose généralisée.*

Norman-Wood (idiotie amaurotique de). V. *idiotie amaurotique familiale.*

normergie, *s. f.* Pouvoir réactif normal de l'organisme vis-à-vis des substances étrangères.

normobare, *adj.* (*norma*, équerre; βάρος, poids) (morphologie). Dont le poids et la taille sont en proportions normales.

normoblaste, *s. m.* (*norma*, équerre et fig. modèle; βλαστός, germe). Cellule nucléée de la lignée normale des globules rouges (érythroblastes) présente dans la moelle osseuse, intermédiaire entre le pronormoblaste et le globule rouge adulte (érythrocyte). D'abord *basophile* (de 16 à 18 μ de diamètre), le *n.* devient

ensuite *polychromatophile* (9 à 12 μ) puis *acidophile* (8 à 9 μ) au fur et à mesure que son protoplasma se charge en hémoglobine. Son noyau se réduit alors, se fragmente et disparaît.

normoblastose, *s. f.* Présence de normoblastes dans le sang ou la moelle osseuse.

normocapnie, *s. f.* (*norma* ; καπνός, vapeur). Taux normal de l'acide carbonique dans le sang. V. *gaz carbonique (contenance ou teneur du sang en).*

normochrome, *adj.* (*norma*; χρῶμα, couleur). — *anémie n.* V. *anémie isochrome.*

normocytaire (série). Série de cellules qui, chez l'homme sain, aboutit à partir de l'hémocytoblaste au globule rouge de taille normale (normocyte). Elle comprend le pronormoblaste, les normoblastes et le normocyte.

normocyte, *s. m.* (*norma*; κύτος, cellule). Globule rouge adulte dérivant d'un normoblaste par expulsion du noyau.

normocytose, *s. f.* Existence dans le sang de globules rouges de dimension normale (sang normal).

normodrome, *adj.* (*norma*; δρόμος, course) (cardiologie). Se dit d'une contraction cardiaque qui se propage dans le sens habituel.

normogalbe, *adj.* (*norma*; galbe) (morphologie). V. *galbotypique (rapport).*

normospermie, *s. f.* Etat normal du sperme, contenant des spermatozoïdes normaux en quantité et en qualité.

normostyle, *adj.* (*norma*; στῦλος, colonne) (morphologie). De forme moyenne, ni trop longue ni trop courte, ni trop mince ni trop épaisse.

normothyroïdie, *s. f.* Fonctionnement normal du corps thyroïde. V. *euthyréose.* — Danielopolu a proposé de désigner ainsi les goitres simples ne donnant lieu ni à des phénomènes d'hypothyroïdie ni à des phénomènes d'hyperthyroïdie.

normotope, *adj.* (*norma*; τόπος, lieu) (cardiologie). Se dit d'une contraction cardiaque née au niveau du sinus.

normotype, adj. (norma ; τύπος, forme) (cardiologie). Se dit d'une contraction cardiaque de qualité normale.

normotypique, adj. (norma ; τύπος, forme) (morphologie). De forme normale, intermédiaire entre les formes trapues et élancées.

normovolémie ou **normovolhémie,** s. f. Volume sanguin total (volémie, v. ce terme) normal.

normoxémie, s. f. (norma ; ὀξύς, oxygène ; αἷμα, sang). Teneur normale en oxygène du sang. — Etat du sang contenant une quantité normale d'oxygène. V. oxygène (contenance ou teneur du sang en).

normoxie, s. f. Quantité d'oxygène distribuée aux tissus par le sang dans l'unité de temps chez le sujet normal ; elle est le résultat d'une teneur normale de sang en oxygène.

Norrie (maladie de) (1927-1933). Cécité congénitale de l'enfant par atrophie des globes oculaires ; elle est liée à un pseudo-gliome des rétines. C'est une anomalie héréditaire à transmission récessive liée au sexe, et qui frappe les garçons.

nosencéphale, s. m. (νόσος, maladie ; ἐγκέφαλος, encéphale) (I. G. Saint-Hilaire). Monstre pseudencéphalien présentant au lieu de cerveau une tumeur vasculaire ; le crâne est largement ouvert dans les régions frontale et pariétales ; le trou occipital n'est pas atteint.

nosocomial, adj. (nosocomium, hôpital : νόσος, maladie ; κομεῖν, soigner). Qui dépend des hôpitaux.

nosogénie, s. f. (νόσος ; γεννάω, j'engendre). Etude des causes et du développement des maladies.

nosographie, s. f. (νόσος ; γράφειν, écrire). Classification méthodique des maladies.

nosologie, s. f. (νόσος ; λόγος, discours). Etude des caractères distinctifs qui permettent de définir les maladies.

nosologique, adj. Qui concerne la nosologie. — groupe n. Ensemble des maladies, ou des formes d'une même maladie, provoquées par le même agent pathogène ou par des agents pathogènes très voisins les uns des autres. Ex. : groupe malarien, gr. amaril, leishmanioses, rickettsioses, fièvres récurrentes, etc. — région n. Région du globe terrestre caractérisée par la prédominance d'une ou de plusieurs maladies infectieuses.

nosomanie, s. f. (νόσος ; μανία, folie). Exagération de l'hypocondrie allant jusqu'aux conceptions délirantes ; le sujet présentant une préoccupation excessive de sa santé et se croyant atteint d'une ou de plusieurs maladies.

nosophobie, s. f. (νόσος ; φόβος, crainte). Crainte excessive qu'éprouvent certains sujets de contracter des maladies.

nosophore, s. m. (νόσος ; φόρος, qui porte). Lit mécanique pour les malades.

nosothérapie, s. f. (νόσος ; θεραπεία, traitement). Nom sous lequel R. Van der Elst propose de réunir toutes les applications thérapeutiques des chocs infectieux (inoculation du paludisme dans la paralysie générale) et des chocs anaphylactiques ou protéiniques.

nosotoxicose, s. f. (von Jaksch). V. auto-intoxication.

nostalgie, s. f. (νόστος, retour ; ἄλγος, douleur). Tristesse et dépérissement provoqués par l'éloignement du pays natal et du milieu où l'on a longtemps vécu.

nostras, adj. (nostras, de notre pays). Se dit des maladies spéciales à notre région : choléra nostras.

notalgie, s. f. (νῶτος, dos ; ἄλγος, douleur). Douleur dans la région dorsale.

notencéphale, s. m. (νῶτος ; ἐγκέφαλος, encéphale) (I. G. Saint-Hilaire). Monstre dont le crâne présente une ouverture dans sa portion occipitale par laquelle fait hernie l'encéphale. Ce dernier forme une tumeur pédiculée au niveau de la nuque.

Nothnagel (signe de). V. ballon (signe du).

notomèle, s. m. (νῶτος ; μέλος, membre) (I. G. Saint-Hilaire). Monstre présentant un ou deux membres accessoires insérés sur le dos.

noueuse de la mamelle (maladie) (Tillaux et Phocas, 1886). V. *kystique de la mamelle (maladie)*.

nourrisson, *s. m.* Enfant à la mamelle; en fait pendant la période de sa vie allant de la fin du premier mois à l'âge de deux ans, où commence la première enfance.

nouure, *s. f.* 1° Nom que l'on donne vulgairement aux tuméfactions épiphysaires des enfants rachitiques. — 2° Induration circonscrite de l'hypoderme, pouvant atteindre le volume d'un œuf.

nouveau-né, *adj.* et *s. m.* Nom sous lequel on désigne l'enfant depuis sa naissance jusqu'à la chute du cordon.

Nové-Josserand (opération de). Opération pratiquée en cas d'hypospadias ou d'épispadias; elle consiste dans la reconstitution de l'urètre au moyen d'une greffe épidermique tubulée introduite dans un tunnel foré à travers le gland et sous la peau de la face inférieure de la verge.

Nové-Josserand (signe de). Signe traduisant l'anormale laxité de la capsule articulaire chez les nourrissons prédisposés à la luxation de la hanche; la cuisse luxée peut être croisée transversalement sur celle du côté opposé au niveau du pli de l'aine.

novobiocine, *s. f.* Syn. *Cathomycine* (n. dép.). V. *macrolides*.

novocaïnestérase (épreuve de la). V. *procaïnestérase (épreuve de la)*.

novocaïnisation, *s. f.* V. *procaïnisation*.

noyau, *s. m.* (*nux, nucis,* noix). Nom donné en anatomie pathologique à un amas d'éléments nouveaux (*n. cancéreux, tuberculeux,* etc.).

noyau rouge (syndrome alterne du) (Souques, Crouzon et I. Bertrand, 1930). Syn. *syndrome inférieur du noyau rouge* (Ch. Foix). Syndrome pédonculaire (calotte) comportant, dans sa symptomatologie, du côté de la lésion, la présence d'une paralysie du moteur oculaire commun; et du côté opposé : soit

des mouvements choréo-athétosiques et de l'hypertonie (syndrome de Benedikt), soit un hémi-syndrome cérébelleux (syndrome de Claude) parfois associé à un syndrome pyramidal du même côté.

noyau rouge (syndrome controlatéral du) (Souques, Crouzon et I. Bertrand, 1930). Syn. *syndrome supérieur du noyau rouge* (Foix, Chiray et Nicolesco), *syndrome de Chiray, Foix et Nicolesco, syndrome rubro-thalamique, syndrome du territoire thalamo-perforé.* Syndrome dû à une lésion d'un pédoncule cérébral (calotte) et caractérisé par la présence, du côté opposé, d'un syndrome cérébelleux-thalamique (tremblement intentionnel, mouvements choréo-athétosiques et parkinsoniens, hémiasynergie); il ne comporte pas d'atteinte du moteur oculaire commun.

noyau rouge (syndrome inférieur du) (Ch. Foix). V. *noyau rouge (syndrome alterne du)*.

noyau rouge (syndrome supérieur du). V. *noyau rouge (syndrome controlatéral du)*.

nubilité, *s. f.* (*nubere,* se marier). Etat de l'individu qui est apte au mariage.

nucléase, *s. f.* Nom donné aux ferments sécrétés par la muqueuse intestinale et qui ont pour effet de décomposer les acides nucléiques (v. *nucléoprotéide*) en éléments plus simples; la polynucléotidase, la phosphatase et la nucléosidase sont des *n.* Ils entrent dans la composition de l'érepsine.

nucléophagocytose, *s. f.* Absorption et destruction de noyaux cellulaires par un phagocyte (généralement un leucocyte polynucléaire neutrophile). Les cellules de Hargraves (v. ce terme) sont un exemple de *n.*

nucléoprotéide, *s. m.* ou **nucléoprotéine,** *s. f.* (*nucleus,* noyau; protéine, de πρῶτος, premier). Variété de protéide complexe (hétéroprotéide) résultant de la combinaison d'une protéine avec un acide nucléique. Très répandues dans tout l'organisme, les *n.* sont prépondérantes dans les noyaux cellulaires.

nucléosidase, s. f. Ferment sécrété par la muqueuse intestinale et qui décompose les nucléosides libérés par la phosphatase en glucides et en bases puriques ou pyrimidiques. V. *nucléase.*

nucléotide, s. m. Corps chimique constitué par l'union molécule à molécule d'acide phosphorique, d'un glucide et d'une base purique ou pyrimidique. Une molécule de *n.* forme l'unité primaire d'acide désoxyribonucléique (v. ce terme). L'union de 4 molécules de *n.* donne un acide nucléique, dont la combinaison avec un protéide forme un nucléoprotéide.

nullipare, adj. et s. f. (*nullus,* nul; *parere,* enfanter). Femme qui n'a pas eu d'enfant.

numération globulaire. Syn. *hématimétrie.* Détermination du nombre des globules rouges et des globules blancs par millimètre cube de sang.

numérique (méthode). V. *Louis (méthode de).*

nummulaire, adj. (*nummulus,* dim. de *nummus,* pièce de monnaie). Qui a la forme d'une pièce de monnaie. — *crachat n.* Crachat étalé et arrondi qui se rencontre très souvent dans la phtisie pulmonaire.

nuque (signe de la). V. *Brudzinski (signes de),* 2°.

nuquo-mydriatique (phénomène) (Flatau). V. *Flatau (signe de).*

nutation, s. f. (*nutare,* branler la tête). Oscillation de la tête.

nutriment, s. m. (*nutrire,* nourrir). Substance alimentaire pouvant être directement et entièrement assimilée, sans avoir à subir les modifications de la digestion et pouvant ainsi être introduite par injection intra-veineuse. Ex. le glucose, les acides aminés.

nutrition, s. f. (*nutrire,* nourrir). « Ensemble des échanges qui se font entre l'organisme vivant et le milieu qui l'entoure » (M. Duval). — *n. formative* (Virchow). V. *histopoïèse.*

nyctalgie paresthésique des membres supérieurs (νύξ, νυκτός,

nuit; ἄλγος, douleur) (Froment, 1947). V. *acroparesthésie.*

nyctalopie, s. f. (νύξ; ὤψ, œil). Faculté de voir la nuit (et non pas cécité nocturne, comme l'ont entendu certains auteurs en le faisant venir de νύξ, nuit; ἀλαός, aveugle; ὤψ, œil; Littré).

nycthéméral, adj. Qui se rapporte à une durée de 24 h (un jour et une nuit), plus précise par conséquent que celle indiquée par l'adjectif circadien (v. ce terme).

nycthémère, s. m. (νύξ; ἡμέρα, jour). Espace de temps comprenant un jour et une nuit, c'est-à-dire 24 h.

nycturie, s. f. (νύξ; οὖρον, urine) (Péhu, 1903). Excrétion urinaire à prédominance nocturne. Elle se rencontre dans l'hyposystolie et dans les scléroses rénales.

nymphomanie, s. f. (νύμφη, nymphe; μανία, folie). Aphrodisie ou exagération des désirs sexuels chez la femme.

nymphotomie, s. f. (νύμφη; τομή, section). Excision d'une partie des nymphes ou petites lèvres.

nystagmiforme, adj. Qui ressemble au nystagmus. — *secousses n.*

nystagmus, s. m. (νυστάζω, je m'incline). Mouvements oscillatoires et quelquefois rotatoires du globe oculaire. Ces mouvements sont involontaires, saccadés, horizontaux, verticaux ou quelquefois de circumduction. Ils sont congénitaux ou symptomatiques d'une lésion des centres nerveux. — *n. des mineurs* (de Lapersonne). *N.* dû au défaut d'éclairage, aux efforts d'accommodation et à la direction convergente du regard en haut et en dedans (maladie professionnelle). — *n. de Nylen.* V. *vertige de position.* — *n. optocinétique. N.* physiologique du sujet qui regarde une suite d'objets défilant rapidement devant ses yeux : il comprend une secousse lente de l'œil qui suit l'objet mobile et une secousse rapide de rappel. — *n. pharyngé et laryngé* (Spencer, 1886) ou *n. du voile.* V. *myoclonique vélopalatin (syndrome).* — *n. de position.* V. *vertige de position.* — *n. provoqué de*

Barany. V. *Barany* (*épreuve de*). —
n. *vestibulaire calorique.* V. *Barany*
(*épreuve ou signe de*).

nystagmus retractorius. Nystagmus caractérisé par des secousses successives qui rétractent le globe oculaire et rétrécissent la fente palpébrale. Il est dû à une lésion haute de la calotte pédonculaire auteur de l'aqueduc de Sylvius et est souvent associé à un syndrome de Parinaud. V. *aqueduc de Sylvius* (*syndrome de l'*) et *pédonculaires* (*syndromes*).

nystatine, *s. f.* Syn. *Mycostatine* (n. dép.). Substance extraite de *Streptomyces nourcei* et douée d'une puissante activité antibiotique vis-à-vis des levures (Candida albicans en particulier). V. *antifongiques*.

O

O₂ (capacité du sang en). V. *oxygène (capacité du sang en).*

O₂ (concentration du sang en). V. *oxygène (concentration, contenance ou teneur du sang en).*

O₂ (contenance du sang en). V. *oxygène (concentration, contenance ou teneur du sang en).*

O₂ (pression partielle en). V. *PO₂.*

O₂ (saturation du sang en). V. *oxygène (saturation du sang en).*

O₂ (teneur du sang en). V. *oxygène (contenance ou teneur du sang en).*

oariule, s. m. (ὠάριον, ovule; οὐλή, cicatrice) (Robin). V. *corps jaune.*

Obermeier (spirille ou spirochète d') (1873). Microbe en forme de filament délié, flexueux, doué de mouvements en spirale, que l'on trouve dans le sang des malades atteints de fièvre récurrente au moment des accès. V. *fièvre récurrente.*

Oberndorfer (règle d'). Au cours du cancer de la prostate, les métastases osseuses sont d'autant plus importantes que la tumeur primitive est plus petite.

obésité, s. f. (*obesitas,* de *obesus,* gras). Hypertrophie générale du tissu adipeux.

obésité androïde (Vague et Jouve). Obésité prédominant au segment supérieur du corps (tronc et partie haute de l'abdomen); elle est souvent compliquée d'altérations artérielles et parfois de diabète floride.

obésité douloureuse. V. *Dercum (maladie de).*

obésité d'eau et de sel (Zondek, 1926). Syn. *syndrome hyperhydropexique* (Parhon, 1933), *syndrome de Parhon.* Variété d'obésité observée chez des femmes atteintes de troubles menstruels, caractérisée par sa prédominance sur le tronc, les cuisses et les hanches, son caractère souvent douloureux et son association à la rétention d'eau et de sel dans l'organisme. Elle s'accompagne de turgescence des téguments, de migraines, de malaises, de dépressions psychiques, quelquefois d'instabilité thermique. Elle serait due à un trouble du fonctionnement de l'hypophyse ou du diencéphale, plus précisément à une hypersécrétion d'hormone antidiurétique du lobe postérieur de l'hypophyse. V. *obésité paradoxale avec rétention d'eau* et *Mach (syndrome de).*

obésité génitale. Obésité coïncidant avec l'absence ou l'arrêt des fonctions génitales (eunuques; ménopause : v. *adiposité*).

obésité gynoïde (Vague et Jouve). Obésité prédominant sur le segment inférieur du corps : partie basse de l'abdomen, fesses et cuisses; les altérations artérielles et le diabète ne l'accompagnent qu'exceptionnellement.

obésité hypophysaire. V. *Babinski-Fröhlich (syndrome de)* et *Cushing (maladie de).*

obésité insulinienne (Rathery). Obésité consécutive à une cure prolongée d'insuline.

obésité ostéoporotique (Askanazy, 1900). V. *Cushing (maladie de).*

obésité paradoxale avec rétention d'eau (de Gennes, 1945) ou **obésité spongieuse** (Gilbert Dreyfus, 1947). Syn. *hydrolipopexie* (Albeaux-Fernet, 1947), *anémie graisseuse. O.* observée, souvent en dépit des restrictions alimentaires, chez certaines jeunes femmes; elle prédomine sur le ventre, les hanches et les cuisses. Elle s'accompagne d'asthénie et de troubles des règles : chaque période prémenstruelle est marquée par une augmentation de l'obésité. Elle semble due à une atteinte des centres hypophysothalamiques. La progestérone, les hormones mâles, l'extrait thyroïdien, le régime sec et protéinique l'améliorent. V. *obésité d'eau et de sel* et *Mach (syndrome de).*

obésité surrénale. V. *génito-surrénal (syndrome)* et *virilisme.*

obésité thyroïdienne. Obésité associée à des signes de myxœdème.

obitoire, *s. m.* (*obire*, mourir). 1° Dépôt mortuaire où l'on gardait les corps soupçonnés d'être en état de mort apparente. — 2° Morgue.

objectif, ive, *adj.* Qui a rapport au monde extérieur et peut être révélé par les sens. — Se dit des symptômes découverts par le médecin, par opposition aux signes subjectifs perçus seulement par le malade.

oblatif, *adj.* (*oblatio*, action d'offrir). En psychanalyse, se dit de sentiments qui portent le sujet à se donner de lui-même, à aimer véritablement.

oblitération des troncs supra-aortiques (syndrome d'). V. *Takayashu (maladie ou syndrome de).*

obnubilation, *s. f.* (*ob*, au-devant; *nubilum*, nuage). Obscurcissement de la conscience.

« observation Hip » (syndrome d') (Butler, 1933; Valderrama, 1963). Syn. *coxite transitoire, synovite transitoire* ou *épiphysite aiguë de la hanche, hanche irritable.* Forme particulière de synovite subaiguë de la hanche, douloureuse, fébrile, entraînant une impotence notable, et aboutissant en quelques mois à une augmentation de volume de la tête fémorale (coxa magna). Son étiologie est inconnue. Son évolution est toujours favorable.

obsession, *s. f.* (*obsessio*, action d'assiéger). Sentiments ou pensées pénibles qui s'imposent à l'esprit malgré leur caractère d'absurdité reconnu par le sujet et provoquent une sensation d'angoisse. Ils peuvent survenir aussi bien chez le débile intellectuel que chez les individus intelligents et cultivés.

obsidional, *adj.* (*obsidium*, siège) (Sacquépée, 1917). Survenant au cours de la guerre de tranchées. — *infection o.*

obstétrical, *adj.* Qui a rapport à l'art des accouchements.

obstétricie, *s. f.* ou **obstétrique,** *s. f.* (*ob*, devant; *stare*, se tenir). Art des accouchements.

obstipum (abdomen) (*obstipus*, incliné) (Habs). Raccourcissement congénital d'un muscle droit de l'abdomen; lésion très rare, comparable au torticolis congénital.

obstructif (syndrome respiratoire). V. *insuffisance respiratoire.*

obstruction, *s. f.* (*obstruere*, boucher). Gêne ou obstacle à la circulation des matières solides ou liquides dans un conduit de l'organisme.

obturation, *s. f.* (*obturare*, boucher). 1° Fermeture à l'aide d'un appareil (obturateur) d'une ouverture congénitale ou accidentelle (voûte palatine). — 2° *obturation des dents.* Remplissage de la cavité d'une dent cariée avec une substance destinée à fermer hermétiquement cette cavité, et à suppléer par sa dureté à la portion de dent disparue. — 3° *obturation de l'intestin.* Occlusion de l'intestin par un corps étranger avalé ou introduit par le rectum.

obtusion, *s. f.* « Diminution plus ou moins marquée de la perméabilité mentale et de la conscience » (A. Porot).

obtusisme mandibulaire. Exagération de l'ouverture de l'angle formé par les deux branches du maxillaire inférieur.

occipital (syndrome). Ensemble de symptômes provoqués par l'altération du lobe occipital du cerveau. Ce sont des troubles visuels : essentiellement une hémianopsie latérale homonyme respectant la macula, et, si la lésion siège à gauche, une cécité psychique et des hallucinations visuelles.

occipital maximum (point) (anthropologie). Point du crâne où aboutit le diamètre antéro-postérieur maximum parti de la glabelle.

occipito-bregmatique (diamètre) (obstétrique). Diamètre de la tête du fœtus allant de l'occiput au bregma.

occipito-frontal (diamètre) (obstétrique). Diamètre de la tête fœtale allant de la protubérance occipitale externe à la racine du nez.

occipito-mentonnier (diamètre) (obstétrique). Diamètre de la tête fœtale allant de la protubérance occipitale externe à la partie inférieure et médiane du menton.

occiput mou. V. *craniotabes.*

occlusion, s. f. (*occludere*, fermer). 1° Rapprochement des bords d'une ouverture naturelle (paupières). — 2° Oblitération d'un conduit ou d'un orifice (vagin, col utérin, etc.). — *o. intestinale.* Arrêt du cours des matières contenues dans l'intestin. V. *iléus.*

occultation parasitaire (Edm. Sergent, A. Donatien, F. Lestoquard et E. Plantureux, 1927). « Disparition passagère d'un parasite (*Plasmodium*, Piroplasme) préexistant dans le sang de circulation périphérique, sous l'action d'une autre infection parasitaire aiguë intercurrente (ex. : o. du parasite de la fièvre tierce bénigne par celui de la fièvre tierce maligne) » (Edm. Sergent).

ochrodermie, s. f. (ὠχρός, pâle; δέρμα, peau) (M. Labbé). Pâleur de la peau, quelle qu'en soit la cause.

ochronose, s. f. (ὠχρός, jaune) (Virchow, 1866). Affection très rare caractérisée par une coloration des cartilages, des tendons et de certaines zones cutanées, variant du gris-brun au noir, et visible surtout aux sclérotiques et au niveau des oreilles et du nez par transparence de la peau. L'o. est une manifestation de l'alcaptonurie (v. ce terme).

octane (fièvre) (*octanus*, huitième). Forme de fièvre intermittente dans laquelle les accès reviennent le huitième jour, laissant entre eux six jours d'intervalle.

oculaire sympathique (syndrome). V. *Claude Bernard-Horner* (syndrome de).

oculariste, s. m. (*ocularius*, oculiste). Celui qui fabrique des pièces de prothèse oculaire.

oculiste, s. m. (*oculus*, œil). Médecin qui s'occupe spécialement des maladies des yeux.

oculistique, s. f. V. *ophtalmologie.*

oculo-cardiaque (réflexe). V. *réflexe oculo-cardiaque.*

oculo-cérébro-rénal de Lowe (syndrome). V. *Lowe* (syndrome de).

oculo-cervico-facial (syndrome). V. *Wildervanck* (syndrome de).

oculogyre, adj. et s. m. (*oculus*; *gyro*, je tourne). Qui fait tourner les yeux. Nom sous lequel Grasset désigne les centres, nerfs et muscles rotateurs des yeux. — *crise o.* Spasme des muscles rotateurs des yeux fixant les globes oculaires dans une attitude déterminée, le plus souvent le regard tourné en haut (yeux au plafond, crise de plafonnement, anoblepsie); phénomène fréquent au cours des formes prolongées d'encéphalite épidémique.

oculo-moteur, adj. Qui fait mouvoir le globe oculaire. — *nerf o.-m.*

oculo-muco-cutané de Fuchs (syndrome). V. *ectodermose érosive pluriorificielle.*

oculo-réaction, s. f. Syn. *ophtalmo-réaction.* Réaction inflammatoire plus ou moins vive de la conjonctive, avec larmoiement et sécrétion fibrineuse, que l'on observe chez certains malades, en particulier chez les tuberculeux et les typhiques, quand on leur instille dans l'œil une goutte d'un produit extrait du microbe causal de leur maladie (dilution de tuberculine au centième pour les tuberculeux, toxine typhique pour les dothiénentériques).

oculo - sympathique paralytique (syndrome). V. *Claude Bernard-Horner* (syndrome de).

oculo - urétro - synovial (syndrome) ou **oculo-urétro-synovite.** V. *Fiessinger et Leroy* (syndrome de).

oculo-vertébral (syndrome). V. *Weyers et Thier* (syndrome de).

ocytocine, s. f. (ὠκύς, prompt; τόκος, accouchement). Syn. *hypophamine α, pitocine.* Hormone provenant du lobe postérieur de l'hypophyse et excitant les contractions de l'utérus au moment de l'accouchement.

ocytocique, adj. et s. m. Syn. *oxytocique.* Qui hâte l'accouchement.

Oddi (signe d'). Douleur à la miction, surtout à la fin de celle-ci, observée en cas d'épanchement sanguin intrapéritonéal.

oddipathie, s. f. (Oddi ; πάθος, affection). Terme générique désignant toutes les affections du sphincter d'Oddi : tumeurs (ampullomes), diverticules, réaction à des maladies du pancréas, du duodénum, des voies biliaires (lithiase) qui peuvent en troubler le fonctionnement, provoquer infection, incontinence, obstruction ou sclérose sténosante.

oddite, s. f. Affection inflammatoire du sphincter d'Oddi.

odontalgie, s. f. (ὀδούς, ὀδόντος, dent ; ἄλγος, douleur). Sensation douloureuse ressentie au niveau d'une dent.

odontaplasie, s. f. (ὀδούς, ὀδόντος ; aplasie). Syn. densaplasie. Défaut de développement, ou résorption après fracture, de l'apophyse odontoïde de l'axis. La dislocation atloïdo-axoïdienne qui en résulte entraîne, au bout de quelques années, une compression médullaire avec para- puis quadriplégie spasmodique.

odontocie, s. f. (ὀδούς ; ὠκύς, léger) (Ferrier, 1900). Diminution de la consistance des dents favorisant le développement de la carie et due à leur décalcification ; elle coïncide avec l'ostéocie.

odontogénie, s. f. (ὀδούς ; γένεσις, génération). Formation des follicules dentaires et des dents.

odontologie, s. f. (ὀδούς ; λόγος, discours). Étude des dents et de leurs maladies.

odontome, s. m. (ὀδούς). Nom donné par Broca à des tumeurs dentaires qu'il croyait formées aux dépens du tissu conjonctif. On les classe actuellement parmi les dentomes (v. ce terme). — Virchow désigne ainsi non seulement les o. de Broca, mais encore toutes les tumeurs des dents telles que les exostoses dues à une inflammation du périoste alvéolo-dentaire. — o. odontoplastique. Variété d'o. due à une hypergénèse du bulbe dentaire. Ces o. peuvent être non dentifiés et avoir la dureté du fibrome, ou dentifiés et se présenter sous forme de masses de consistance osseuse, à surface mamelonnée, ayant la même structure que la dent.

odontorragie, s. f. (ὀδούς, ὀδόντος, dent ; ῥήγνυμι, je jaillis). Hémorragie consécutive à l'avulsion d'une dent.

odontotechnie, s. f. (ὀδούς ; τέχνη, art). Art dentaire.

Ody (opération d') (1930). Trépanation sous-occipitale pratiquée le plus souvent pour combattre les signes de compression cérébro-bulbaires.

...odynie (ὀδύνη, douleur). Suffixe qui sert à désigner les phénomènes douloureux. Ex. : acrodynie, pleurodynie.

odynophagie, s. f. (ὀδύνη ; φαγεῖν, manger). Déglutition douloureuse. On emploie souvent dans ce sens le terme de dysphagie.

œcologie, s. f. V. écologie.

œdémateuse du sevrage (maladie) (Jeanne Delon, de Casablanca, 1950). Affection observée, surtout en été et en automne, chez le nourrisson musulman, peu après le sevrage ; elle est caractérisée par de la diarrhée, un écoulement nasal, un amaigrissement intense, puis de l'œdème, de l'impotence fonctionnelle, des lésions cutanées et une évolution rapidement mortelle. Elle semble due à une carence en protides. V. kwashiorkor.

œdémateux, euse, adj. Qui est atteint d'œdème. Qui est de la nature de l'œdème.

œdémateux (syndrome). Syn. syndrome chlorurémique (F. Widal, 1903) (terme inusité actuellement : l'action hydropigène du Cl Na est due à l'ion Na et non à l'ion Cl), syndrome hydropigène, syndrome de rétention hydrosaline ou hydrosodée ou hydrochlorurée sodique. Ensemble des phénomènes déterminés par la rétention, dans l'organisme, d'eau et de sel. Il consiste en une infiltration générale des tissus (préœdème, puis œdèmes périphériques), en troubles respiratoires (œdème laryngé et pulmonaire, hydrothorax), en troubles digestifs (vomissements, diarrhée), en troubles nerveux (céphalée, éclampsie, coma). Ces divers phénomènes s'observent dans les néphrites aiguës et chroniques et dans la dégénérescence amyloïde des reins. V. *hyperhydratation extracellulaire* (syndrome d').

œdème, *s. m.* (οἴδημα, de οἰδεῖν, grossir). Infiltration séreuse de divers tissus et en particulier du tissu conjonctif du revêtement cutané ou muqueux. Au niveau de la peau, l'*œdème* se révèle par un gonflement indolore et sans rougeur, qui garde quelque temps l'empreinte du doigt (godet). — l'*œ.* peut également infiltrer le poumon, le cerveau, etc. — l'*œ.* généralisé prend le nom d'*anasarque*.

œdème aigu angioneurotique ou **toxi - névropathique** (Strubing, 1886) ou **paroxystique héréditaire.** V. *Quincke (maladie de).*

œdème bleu ou **hystérique. Œ**dème dur, s'accompagnant presque toujours d'une coloration violacée et survenant chez les hystériques généralement au niveau d'un membre paralysé ou contracturé.

œdème de Calabar. V. *filaire.*

œdème par carence ou **déséquilibre alimentaire** ou **de dénutrition,** œ. **d'alimentation,** œ. de **famine,** œ. de **guerre. Œ**dème généralisé avec ou sans hydropisie des séreuses, observé en période de disette, chez les hommes soumis à un régime très pauvre et déséquilibré (réduction élective de la viande et des graisses), à un travail pénible ou exposés au froid. Il s'accompagne de polyurie, d'amaigrissement, de faiblesse générale, de bradycardie, d'anémie globulaire, d'élévation considérable de l'hydrémie et d'abaissement du taux des protides sanguins. Cette affection a sévi de façon massive dans les camps de prisonniers et de déportés en Allemagne. V. *déséquilibre alimentaire* (syndrome du).

œdème cellulitique des membres inférieurs. Œdème dur infiltrant la région susmalléolaire et la face dorsale du pied, survenant chez les arthritiques à la suite de surmenage musculaire ou de traumatisme.

œdème cyclique idiopathique (syndrome de). V. *Mach (syndrome de).*

œdème histologique (Achard). V. *pré-œdème.*

œdème malin. Accident initial rare du charbon. Il siège de préférence aux paupières, quelquefois à la face, à la poitrine ou au bras. Il augmente assez rapidement, devient dur, la peau se couvre de phlyctènes à liquide sanguinolent, qui, une fois ouvertes, laissent à nu des escarres analogues à celles de la pustule maligne. V. *charbon.*

œdème nerveux familial (Meige). V. *trophœdème.*

œdème péliosique (Apert, 1904). Variété d'œdème aigu essentiel accompagné de douleurs rhumatoïdes et dépourvu de tout caractère héréditaire et familial.

œdème post-traumatique (Secrétan). Œdème dur, accompagné de douleurs et d'impotence fonctionnelle, et souvent d'hyperthermie et d'atrophie musculaire, survenant rapidement après un traumatisme. Il est probablement dû à des troubles réflexes de nature sympathique (v. *physiopathique, trouble*).

œdème printanier pulmonaire anaphylactique (Engel). Affection observée au printemps, à Shanghaï, caractérisée par de la dyspnée, une expectoration albumineuse et orangée, des ombres pulmonaires fugaces et polymorphes visibles sur les radiographies. Elle serait due à une sensibilisation au pollen de troène.

œdème de Quincke. V. *Quincke (maladie ou œdème de).*

œdème rhumatismal chronique. V. *trophœdème.*

œdème rhumatismal à répétition. V. *Quincke (maladie de).*

œdème segmentaire. V. *trophœdème.*

œdème segmentaire du grêle. V. *iléopathie segmentaire œdémateuse.*

œdème strumeux ou **asphyxique symétrique des jambes.** V. *érythrocyanose des jambes.*

Œdipe (complexe d') (par référence au mythe antique d'Œdipe, victime du destin ; ayant appris par le Sphinx qu'il avait épousé sa mère Jocaste et tué son père Laïos, il se punit en se crevant les yeux et en s'exilant de Thèbes) (psychanalyse). Attraction amoureuse pour la mère et hostilité envers le père. Cette attitude affective d'attachement sexuel à la personne des parents, qui apparaît normalement chez l'enfant entre 3 et 5 ans, est ensuite refoulée dans l'inconscient. Lorsqu'elle n'est pas surmontée et qu'elle persiste, intériorisée, elle est, selon les psychanalystes, à l'origine des névroses et des psychoses. V. *complexe.*

œdipisme, *s. m.* Variété d'auto-mutilation qui consiste dans l'énucléation volontaire de l'œil.

œil-de-perdrix. Variété de cor (v. ce mot) siégeant sur le bord interne du 5e orteil, en face d'une hyperkératose du bord externe du 4e. Il est centré par un point noir entouré d'une aréole rouge (d'où son nom) : il est douloureux et ramolli par la macération.

œkoumène, *s. f.* (ἡ οἰκουμένη — sous ent. γῆ —, la terre habitée). Espace habité par l'homme.

œnolature, *s. f.* ou **œnolé,** *s. m.* (οἶνος). Syn. *vin médicinal.* Médicament liquide dans lequel l'excipient est le vin. — Certains auteurs (Béral) ont distingué les *œnolés* et les *œnolatures :* les premiers comprenant les préparations dans lesquelles toute la substance médicamenteuse est solubilisée par le vin, les autres comprenant celles dans lesquelles on a fait agir le vin sur des matières (racine, écorce) qui abandonnent une partie de leur substance à cet excipient.

œnolisme, *s. m.* (οἶνος, vin). Forme de l'alcoolisme provoquée par l'abus presque exclusif du vin et se traduisant surtout par des troubles digestifs, hépatiques (*cirrhose*) et nerveux (*névrite périphérique, delirium tremens*).

œnomanie, *s. f.* (οἶνος ; μανία, folie) (Rayer). V. *delirium tremens.*

Œrtel (méthode d') (1878). Syn. *cure de terrain.* Application, au traitement des affections chroniques du cœur, des ascensions graduées sur terrains en pente variable, de la diminution des boissons avec association de bains de vapeur ou d'étuve. Cette thérapeutique nécessite une grande surveillance.

œsoduodénostomie, *s. f.* Anastomose termino-terminale entre l'œsophage et le duodénum ; pratiquée pour rétablir la continuité du tube digestif après gastrectomie totale.

œsofibroscope, *s. m.* Syn. *œsophago-fibroscope.* Fibroscope (v. ce terme) destiné à l'exploration de l'œsophage.

œsofibroscopie, *s. f.* Syn. *œsophago-fibroscopie.* Méthode d'exploration visuelle directe de l'œsophage au moyen d'un fibroscope (v. ce terme) : l'œsofibroscope.

œsogastroduodénofibroscopie, *s. f.* ou **œsogastroduodénoscopie,** *s. f.* Examen visuel des cavités œsophagienne, gastrique et duodénale au moyen d'un fibroscope (v. ce terme).

œsogastrostomie, *s. f.* (οἰσοφάγος, œsophage ; γαστήρ, estomac ; στόμα, bouche). V. *œsophago-gastrostomie.*

œsojéjunostomie, *s. f.* V. *œsophago-jéjunostomie.*

œsophagectomie, *s. f.* (οἰσοφάγος ; ἐκτομή, ablation) (Czerny, 1877). Résection d'une partie de l'œsophage.

œsophagisme, *s. m.* Contracture spasmodique de l'œsophage déterminant un rétrécissement plus ou moins prononcé, sans lésion appréciable au point où il siège.

œsophagite, *s. f.* Inflammation aiguë ou chronique de l'œsophage.

œsophago-cardiotomie extra-muqueuse. V. *Heller (opération de).*

œsophago-colo-gastrostomie, *s. f.* (Vulliet, 1911). Œsophagoplastie utilisant le côlon transverse pour l'anastomose de l'œsophage avec l'estomac.

œsophago-dermato-colo-gastrostomie, *s. f.* Œsophagoplastie obtenue à l'aide d'une plastie cutanée prolongée par un segment de côlon transverse.

œsophago-dermato-gastrostomie, *s. f.* Syn. *opération de Bircher* (1894). Œsophagoplastie réalisée à l'aide d'un tunnel cutané.

œsophago - dermato - jéjuno - gastrostomie, *s. f.* (Lexer Blauel). Œsophagoplastie obtenue à l'aide d'un tunnel cutané que l'on raccorde en haut avec l'œsophage et en bas avec une anse exclue du jéjunum.

œsophagofibroscope, *s. m.* V. *œsofibroscope.*

œsophagofibroscopie, *s. f.* V. *œsofibroscopie.*

œsophago-gastrostomie, *s. f.* Syn. *opération de Heyrovski, œsogastrostomie.* Opération pratiquée dans le cas de rétrécissement de l'œsophage. Elle consiste dans l'établissement d'une anastomose entre la grosse tubérosité de l'estomac, que l'on attire à travers une incision du diaphragme, et l'œsophage au-dessus du point sténosé.

œsophago - jéjuno - gastrostomose ou **stomie,** *s. f.* Syn. *opération de Roux* de Lausanne (1907). Opération qui consiste à remplacer l'œsophage oblitéré par une portion du jéjunum transplantée sous la peau qui recouvre le sternum et anastomosée, d'une part, avec l'estomac, d'autre part, avec l'extrémité supérieure de l'œsophage.

œsophago-jéjunostomie, *s. f.* (οἰσοφάγος; jéjunum; στόμα). Établissement d'une anastomose terminoterminale entre l'œsophage et le jéjunum. Opération pratiquée en cas de cancer inextirpable du cardia ou après gastrectomie totale, pour rétablir la continuité du tube digestif.

œsophagomalacie, *s. f.* (οἰσοφάγος, œsophage; μαλακός, mou) (Zenker et Ziemssen). Friabilité de la paroi œsophagienne qui serait provoquée par l'action du suc gastrique chez les malades qui ont de fréquents vomissements. Ce ramollissement pourrait être la cause de la rupture de l'œsophage.

œsophagoplastie, *s. f.* (οἰσοφάγος; πλάσσειν, façonner). Nom donné aux diverses opérations destinées à remplacer une plus ou moins grande partie de l'œsophage oblitéré, soit par une plastie cutanée, soit par une portion d'estomac, de jéjunum ou de côlon transplantée.

œsophagorragie, *s. f.* (οἰσοφάγος; ῥήγνυμι, je jaillis). Hémorragie se produisant au niveau de la muqueuse œsophagienne.

œsophago-salivaire (réflexe). V. *réflexe œsophago-salivaire.*

œsophagoscopie, *s. f.* (οἰσοφάγος; σκοπεῖν, examiner). Application de l'endoscopie à l'examen de l'œsophage.

œsophagostomie, *s. f.* (οἰσοφάγος; στόμα, bouche). Opération qui consiste à pratiquer sur l'œsophage, au-dessous d'un point rétréci, un orifice permanent par lequel on peut alimenter le malade.

œsophagotome, *s. m.* Instrument destiné à pratiquer l'œsophagotomie interne. Il se compose d'une longue tige graduée, destinée à être introduite dans l'œsophage jusqu'au rétrécissement et portant à son extrémité des lames que l'on peut faire plus ou moins saillir pour sectionner le rétrécissement.

œsophagotomie, *s. f.* (οἰσοφάγος; τομή, incision). 1° œ. interne. Opération qui consiste à sectionner un rétrécissement de l'œsophage de dedans en dehors, à l'aide d'un œsophagotome. — 2° œ. externe. Opération qui consiste à ouvrir le canal œsophagien de dehors en dedans, soit pour extraire un corps étranger, soit pour agir directement sur un rétrécissement, soit enfin pour alimenter le malade.

œsophago-tubage, *s. m.* Opération qui consiste à placer une sonde à demeure dans un rétrécissement de l'œsophage.

Œsterreicher ou **Œsterreicher-Turner (syndrome d').** V. *onycho-ostéo-dysplasie héréditaire.*

œstradiol, *s. m.* Syn. *dihydrofolliculine.* Substance voisine de l'œstrone, beaucoup plus active qu'elle, et que l'on considère comme la véritable hormone femelle; on l'extrait également des ovaires (Doisy) et de l'urine (Schwenk). — *épreuve au* benzoate d'œ. V. *hypocalcémie (épreuve de l'— provoquée)*.

œstral (cycle). Modification périodique de l'utérus et du vagin déclenchée par les sécrétions ovariennes, et qui préparent à la fécondation et à la gestation. On distingue : une phase folliculinique, le *préœstrus* ; puis l'*œstrus*, qui correspond à l'ovulation et à la période de rut où la fécondation est possible ; une phase folliculino-lutéinique, le *post-œstrus* ou *métœstrus*, de préparation à la gestation ou au retour au repos, cette dernière phase étant le *diœstrus* ou *interœstrus*. V. *menstruel (cycle)* et *ovarien (cycle)*

œstranediol, *s. m.* Hormone femelle extraite de l'urine.

œstriol, *s. m.* Syn. *hydrate de folliculine* (Marrian, 1930). Hormone placentaire (Collip) extraite de l'urine des femmes gravides.

œstrogène, *adj.* (οἶστρος, fureur ; γεννᾶν, engendrer). Qui provoque l'*œstrus* chez la femme et les femelles des mammifères. — *hormones œ.* Groupe des hormones extraites des follicules ovariens et surtout des produits naturels tels que l'urine : œstrone, œstriol, œstradiol, équilénine, équiline, 17-dihydroéquilénine, et œstranediol A et B. On a pu reproduire par synthèse l'œstrone et l'œstradiol, et toute une série de corps chimiquement différents mais doués de propriétés comparables à celles de l'œstrone et actifs *per os* : les *œ. de synthèse* (Dodd, depuis 1936) : diéthylstilbœstrol, hexœstrol, dienœstrol, acide doïsynolique, acide allénolique, éthinyl-œstradiol, etc.

œstrogénie, *s. f.* Présence d'hormones œstrogènes dans l'organisme.

œstrogénothérapie, *s. f.* Emploi thérapeutique de produits naturels ou synthétiques pouvant déclencher l'œstrus (œstrogènes).

œstroïdes, *s. m. pl.* V. *phénolstéroïdes*.

œstroïdurie, *s. f.* V. *phénolstéroïdurie*.

œstromanie, *s. f.* (οἶστρος, fureur ; μανία, folie). Nom donné à la fois au *satyriasis* (homme) et à la *nymphomanie* (femme).

œstrone, *s. f.* (Courrier, 1921 ; Allen et Doisy, 1922). Nom chimique adopté par convention internationale pour désigner la *folliculine*. — Hormone ovarienne dont le rôle physiologique est de déclencher la prolifération de la muqueuse utérine avant l'ovulation. Elle provoque également l'apparition des caractères sexuels féminins. On extrait l'œ. de l'urine de jument gravide, de femme enceinte et d'étalon ; on la produit aussi par synthèse.

œstrus, *s. m.* (en lat. fureur). V. *œstral (cycle)*.

officinal, ale, *adj.* (*officina*, boutique). « Se dit des préparations dont la composition est indiquée par le Codex » (Littré).

Ogino-Knaus (loi d') (K., 1929 ; O., 1930). Loi physiologique en vertu de laquelle, chez la femme bien réglée, la fécondation ne serait possible que du douzième au dix-neuvième jour inclus qui précèdent les règles.

Ogle (signes d'). V. *Cyril Ogle (signes d')*.

Ogston (opérations d') (1884). 1º Opération destinée à remédier au pied plat valgus douloureux. Elle consiste à souder ensemble, en les enchevillant, le scaphoïde et l'astragale disposés en angle ouvert en dedans. — 2º Syn. *évidement sous-cutané du tarse*. Opération destinée à remédier au pied bot congénital. Elle consiste dans l'évidement successif des noyaux osseux de la tête et du corps de l'astragale et de la tête du calcanéum, avec une curette ou une mèche introduites par une étroite ponction de la peau et des parties molles jusqu'à l'os.

Oguchi (maladie d') (1907). Variété d'héméralopie congénitale observée d'abord au Japon. L'examen ophtalmoscopique révèle, lorsque le sujet a été exposé à la lumière, une coloration blanc grisâtre qui prédomine à la macula et à la papille, et qui disparaît après quelques minutes ou quelques heures de séjour dans l'obscurité (phénomène de Mizuo, 1914), la rétine reprenant un aspect normal. C'est une maladie héréditaire à transmission récessive autosomique.

17-OH ou **17-OH-corticoïdes.** V. *17-hydroxycorticostéroïdes.*

O. I. D. A. (obstétrique). Abréviation d'occipito-iliaque droite antérieure, position d'engagement rare de la présentation du sommet, l'occiput étant tourné vers le côté droit du bassin et en avant.

...oïde et quelquefois par abrév. **...ide** (εἶδος, forme). Suffixe qui signifie en *forme de* et indique la ressemblance. Il est accolé aux radicaux latins aussi bien qu'aux racines grecques. Ex. *cancroïde, ostéoïde.*

oïdiomycose, s. f. V. *candidose.*

Oïdium albicans (Robin). V. *Candida.*

O. I. D. P. (obstétrique). Abrév. d'occipito-iliaque droite postérieure, position d'engagement de la présentation du sommet la plus fréquente avec l'O.I.G.A., l'occiput étant tourné vers le côté droit du bassin et en arrière.

O. I. D. T. (obstétrique). Abrév. d'occipito-iliaque droite transverse, position d'engagement rare de la présentation du sommet, l'occiput étant tourné en travers, en direction du côté droit du bassin.

O. I. G. A. (obstétrique). Abrév. d'occipito-iliaque gauche antérieure, position d'engagement de la présentation du sommet la plus fréquente, l'occiput étant tourné vers le côté gauche du bassin et en avant.

oignon, s. m. Bourse séreuse recouverte de derme et d'épiderme épaissis, due à la compression de la chaussure, développée au niveau des articulations du pied et surtout de l'articulation métatarso-phalangienne du gros orteil.

O. I. G. P. (obstétrique). Abrév. d'occipito-iliaque gauche postérieure, position d'engagement exceptionnelle de la présentation du sommet, l'occiput étant tourné vers le côté gauche du bassin et en arrière.

O. I. G. T. (obstétrique). Abrév. d'occipito-iliaque gauche transverse, position d'engagement rare de la présentation du sommet, l'occiput

étant tourné en travers, en direction du côté gauche du bassin.

Oldfield (maladie d') (1954). Affection héréditaire dominante caractérisée par l'association d'une polypose colique et de kystes sébacés.

oléandomycine, s. f. Syn. *T.A.O.* (n. dép.). V. *macrolides.*

olécranalgie, s. f. Douleur siégeant sur l'olécrane, survenant à la suite de surmenage de l'avant-bras ou de légers traumatismes provoquant une irritation périostée de cette région.

oléidémie, s. f. (*oleum*, huile; αἷμα, sang) (Chabrol et Charonnat, 1937). Présence, dans le sang, d'un ensemble composé de certains aldéhydes d'acides gras non saturés et de cholestérol. On mesure le taux de l'o. par la réaction sulfo-phospho-vanillique (v. ce terme).

oléique marqué (épreuve à l'acide). Épreuve permettant d'étudier l'absorption intestinale des graisses. Elle consiste à doser dans le sang la radio-activité de l'iode 131 avec lequel on a marqué (v. ce terme) l'acide oléique que l'on a fait ingérer. Ce taux renseigne sur l'état fonctionnel de la muqueuse intestinale car seules les enzymes de celle-ci interviennent dans l'absorption de cet acide gras. Associé à l'épreuve de la trioléine marquée (v. ce terme), lipide dont la digestion nécessite en outre la présence de lipase pancréatique, ce test peut permettre de distinguer la part du grêle et celle du pancréas exocrine à l'origine d'une stéatorrhée.

olénoskélique (rapport) (ὠλένη, bras; σκέλος, jambe) (R. P. Dr Verdun) (morphologie). Rapport de la longueur de tout le membre supérieur, multipliée par 100, à celle de tout le membre inférieur.

oléostyle (rapport) (ὠλένη; στῦλος, colonne) (morphologie). Rapport entre la moyenne des périmètres du bras et de l'avant-bras et la longueur du membre supérieur (acromio-styloïdienne).

oléo-éthérisation rectale (A. Chalier, de Lyon). Administration par le rectum d'un mélange d'éther et d'huile pour obtenir l'anesthésie générale.

oléolithe, s. m. (*oleum*, huile; λίθος, pierre). Calculs formés dans la vessie, à la suite d'instillations répétées d'huile et constitués d'une masse savonneuse infiltrée de sels urinaires et de fibrine.

oléome, s. m. Syn. *huilome, vaselinome*. Néoplasie inflammatoire provoquée par des injections d'huile (généralement d'huiles de vaseline).

oléothorax, s. m. (*oleum*, huile; θώραξ) (Bernou). Injection d'huile dans la plèvre, au cours du pneumothorax artificiel, dans le but d'atténuer la nocivité des épanchements pleuraux concomitants et d'empêcher la formation d'une symphyse pleurale. — L'o. peut être pratiqué dans un pneumothorax extrapleural, pour empêcher l'accolement des parois (*o. extra-pleural*).

olfactif (syndrome). Ensemble de symptômes provoqués par les tumeurs cérébrales siégeant au-dessus de la lame criblée de l'ethmoïde (méningiomes) : perte progressive uni, puis bilatérale, de l'odorat, atrophie optique bilatérale, enfin troubles mentaux par compression du lobe frontal.

olfaction, s. f. (*olfacere*, flairer). Exercice du sens de l'odorat.

olfacto-génital (syndrome). V. *dysplasie olfacto-génitale*.

olfactométrie, s. f. Mesure de la concentration minima d'une substance capable de provoquer une sensation olfactive.

oligaimie, oligémie ou **olighémie**, s. f. (ὀλίγος, peu; αἷμα, sang). V. *anémie*.

oligoamnios, s. m. (ὀλίγος; amnios). Syn. *oligohydramnie, oligohydramnios*. Insuffisance de la quantité du liquide amniotique, qui peut s'abaisser, dans une grossesse à terme, à 100 ou 150 g.

oligo-anurie, s. f. Diminution extrême de la diurèse confinant à sa suppression.

oligo-arthrite, s. f. (ὀλίγος, peu; ἄρθρον, articulation). Arthrite atteignant un petit nombre d'articulations.

oligoasthénospermie, s. f. (ὀλίγος; ἀσθενής, faible; σπέρμα, semence). Faible abondance et faible mobilité des spermatozoïdes dans le sperme.

oligobare, adj. (ὀλίγος; βάρος, poids) (morphologie). Dont le poids est faible par rapport à la taille.

oligochromémie, s. f. (ὀλίγος; χρῶμα, couleur; αἷμα, sang). Diminution de la coloration du sang, et par conséquent de l'hémoglobine (anémie).

oligoclonal, adj. Qui se rapporte à un petit nombre de clones (v. ce terme).

oligocrânie, s. f. (ὀλίγος; κρανίον, crâne) (morphologie). Développement insuffisant du volume du crâne par rapport à celui du corps; il se traduit par un abaissement du rapport cranio-somatique.

oligocytémie, s. f. (ὀλίγος; κύτος, globule; αἷμα, sang). Diminution du nombre des globules sanguins. — *o. hématoblastique*. Diminution du chiffre des hématoblastes (fièvres prolongées, anémie sévère).

oligodendrocytome (Roussy et Oberling) ou **oligodendrogliome** (P. Bailey) (ὀλίγος; δένδρον, arbre; κύτος, cellule; γλία, glu). Variété de gliome formée de petites cellules à noyau arrondi, ressemblant aux cellules d'oligodendroglie d'Hortega; elle se développe surtout dans le lobe pariétal.

oligodipsie, s. f. (ὀλίγος; δίψα, soif). Diminution ou absence presque complète de la sensation de la soif que l'on observe chez certains sujets sans que leur santé paraisse troublée.

oligodynamique (pouvoir ou **action)** (ὀλίγος; δύναμις, force). Nom donné à l'action bactéricide faible mais très nette de la plupart des métaux et, en particulier, de l'argent. — *unité du pouvoir oligodynamique* ou *OD* (Pilod et Codvelle, 1932). Activité conférée à une eau qui tue 2 millions de *B. coli* après 24 heures de contact avec un métal à 37°.

oligo-élément, s. m. Nom donné à certains métaux et métalloïdes (fer, zinc, magnésium, fluor, cuivre, aluminium, iode) dont la présence, à dose infinitésimale, est indispensable dans la ration alimentaire (aliments protectifs).

oligohormonal, *adj.* Qui est en rapport avec une insuffisance d'hormone.

oligohydramnie, *s. f.,* **oligohydramnios,** *s. m.* V. *oligoamnios.*

oligomacronéphronie, *s. f.* (ὀλίγος; μακρός, grand; nephron). Diminution du nombre et augmentation de la taille des néphrons du rein. V. *hypoplasie rénale bilatérale avec oligonéphronie.*

oligoménorrhée, *s. f.* (Cotte). Diminution de la fréquence de l'écoulement menstruel; règles rares.

oligomimie, *s. f.* (ὀλίγος; μῖμος, mime). Appauvrissement de la mimique.

oligonéphronie, *s. f.* (ὀλίγος; nephron). Diminution du nombre des néphrons dans le rein. V. *hypoplasie rénale bilatérale avec oligonéphronie.*

oligophagie, *s. f.* (ὀλίγος; φαγεῖν, manger). Diminution de l'appétit. — *o. psychonévrotique* (J. Decourt). V. *anorexie mentale.*

oligophrénie, *s. f.* (ὀλίγος; φρήν, intelligence). Terme qui comprend tous les degrés de faiblesse d'esprit allant de la débilité mentale à l'idiotie. V. *arriération mentale.*

oligophrénie phénylpyruvique (J. Delay, 1947). Syn. *idiotie* ou *imbécillité phénylpyruvique, maladie de Fölling* (F., 1934), *phénylcétonurie.* Oligophrénie héréditaire, transmise selon le mode récessif, associée à des signes neurologiques (hypertonie musculaire, crises d'épilepsie, mouvements choréo-athétosiques), à des altérations du comportement (agitation, maniérisme, catatonie, mouvements stéréotypés) et à un défaut de pigmentation des phanères. Elle est due à un trouble du métabolisme de la phénylalanine qui, par défaut d'enzyme, n'est pas transformée en tyrosine, mais est dégradée en acide phénylpyruvique; celui-ci s'accumule dans le sang et s'élimine par l'urine. C'est une maladie enzymatique. V. *Guthrie* (test de).

oligophrénie polydystrophique (P. Maroteaux et M. Lamy, 1964). Syn.

mucopolysaccharidose HS (héparitine-sulfate) ou *type III, maladie de Sanfilippo* (1962), *syndrome de Meyer et Sanfilippo.* Affection voisine de la maladie de Hurler (v. ce terme). Elle s'en distingue par la sévérité de la dégradation mentale apparaissant vers l'âge de 2 ou 3 ans et aboutissant à l'idiotie; par l'importance de l'hépatomégalie; par la discrétion des opacités cornéennes et des anomalies squelettiques, localisées aux os du crâne, aux vertèbres et au bassin; enfin par l'élimination urinaire abondante de mucopolysaccharides acides de type héparitine-sulfate. Cette maladie, qui appartient au groupe des mucopolysaccharidoses (v. ce terme), se transmet héréditairement suivant le mode récessif autosomique; elle évolue rapidement vers la mort.

oligopnée, *s. f.* (ὀλίγος; πνεῖν, respirer) (Hugh Jones). Diminution globale de la ventilation pulmonaire. Elle peut être la conséquence d'une atteinte des centres nerveux, des muscles ou du squelette du thorax, d'un épanchement pleural très important, d'une forte obésité. Elle provoque l'hypercapnie.

oligoposie, *s. f.* (ὀλιγοποσία, action de boire peu) (M. Labbé). Ingestion habituelle d'une quantité insuffisante de boisson.

oligosaccharides, *s. m. pl.* Ancien nom des aminosides (v. ce terme).

oligosidérémie, *s. f.* (ὀλίγος; σίδηρος, fer; αἷμα, sang) (Hallé et Jolly, 1903; Rist et Louis Guillemot, 1906). Syn. *chloro-anémie des jeunes enfants.* Anémie hypochrome survenant chez les jeunes enfants à partir du 6ᵉ mois, due à une carence en fer. Le nombre des globules rouges est normal, mais le taux de l'hémoglobine est très bas. L'o. guérit par le traitement ferrique.

oligospermie, *s. f.* (ὀλίγος; σπέρμα, semence). Faible quantité de spermatozoïdes dans le sperme.

oligotrichie, *s. f.* (ὀλίγος; θρίξ, cheveu). Développement incomplet du système pileux qui n'existe qu'à l'état de simple duvet, fin et grêle.

oligurie, *s. f.* (ὀλίγος; οὐρεῖν, uriner). Diminution de la quantité des urines.

oligurique (hormone). V. *pitressine.*

Oliver (signe d'). V. *trachée (signe de la).*

Ollier (attelle pelvidorso-pédieuse d'). Appareil plâtré destiné au traitement des fractures sous-trochantériennes du fémur; il consiste en une gouttière appliquée sur la face antéro-interne du membre inférieur, qui est immobilisé en extension et en abduction; elle est terminée par un étrier pour l'avant-pied; elle prend point d'appui, d'autre part, sur le pelvis du côté opposé.

Ollier (maladie d'). V. *dyschondroplasie.*

Ollier (opération d'). Traitement du rhinophyma par décortication au rasoir ou au bistouri du nez hypertrophié.

Ollivier (maladie d') (O., d'Angers). Sarcomatose primitive des méninges.

Olmer (maladie d') (1925). V. *fièvre boutonneuse.*

Olmer (opération d'). Ligature de la veine surrénale principale gauche; opération qui a été pratiquée pour combattre l'hypertension artérielle.

olympien (crâne ou **front).** Front proéminent, anormalement développé en hauteur et en largeur.

omacéphale, *s. m.* (ὦμος, épaule; ἀκέφαλος, acéphale) (I. G. St-Hilaire). Monstre acéphale, privé de membres thoraciques et terminé à la région de l'épaule (forme très rare).

omalgie, *s. f.* (ὦμος; ἄλγος, douleur). V. *scapulalgie.*

omarthrose, *s. f.* Rhumatisme chronique dégénératif (arthrose) localisé à l'articulation scapulo-humérale.

ombilication, *s. f.* Formation d'une dépression au centre d'une saillie de la peau (*o.* des pustules vaccinales ou varioliques). — *o. du mamelon.* Formation d'une dépression circulaire autour du mamelon, qui se trouve ainsi situé au fond d'une sorte de cupule et ne peut être saisi par l'enfant.

ombilico-portographie, *s. f.* Portographie (v. ce terme) réalisée au moyen d'un catheter introduit dans la veine ombilicale, sous contrôle radiologique, après dénudation du ligament rond.

ombilico-porto-scintigraphie, *s. f.* (Moretti, Gross et coll. 1972-1974). Scintigraphie (v. ce terme) du foie et de ses différents segments obtenue en injectant des microsphères marquées avec un isotope radioactif, dans la veine porte, par la veine ombilicale.

Ombrédanne (maladie ulcéreuse d'). V. *ulcéreuse (maladie — intra-utérine).*

Ombrédanne (opérations d'). 1° Mode de cure radicale de l'hypospadias appelé par l'auteur *procédé du sac* et présentant l'avantage d'éviter la dérivation des urines et la sonde à demeure; il reconstitue l'urètre aux dépens des téguments de la verge situés au-dessus du méat hypospade, ramenés vers le gland, et recouvre la surface cruentée par le prépuce dédoublé et rabattu. — 2° (1911). Orchidopexie transscrotale (v. ce terme). — 3° (1911). Abouchement des kystes du pancréas non énucléables dans le duodénum descendant, s'ils siègent à la tête de l'organe, ou vers l'angle duodéno-jéjunal à travers le mésocôlon transverse, s'ils siègent à la queue. — 4° Opération autoplastique qui a pour but de transplanter au périnée un anus anormalement abouché et de l'y fixer, grâce à un pont cutané transversal. — 5° Opération destinée à corriger la surélévation congénitale de l'omoplate et consistant, après libération totale de cet os, dans l'amarrage de son angle supéro-interne à une apophyse épineuse vertébrale. — 6° Opération pratiquée pour corriger le pied bot de la paralysie infantile: c'est une *arthrorise à deux greffons* de la tibiotarsienne: en arrière, un greffon traverse verticalement la partie postérieure de l'astragale et du calcanéum, enraidit l'articulation sous-astragalienne et forme butée derrière la mortaise tibio-péronière;

un greffon antérieur embroche les têtes de l'astragale et du calcaneum et s'oppose à tout déplacement en varus ou en valgus. — 7° Cure radicale du pied bot varus équin chez les très jeunes enfants; elle comprend l'allongement du tendon d'Achille associé à la section de la malléole interne et à l'opération de Phelps-Kirmisson (v. ce terme). — 8° Cure radicale du pied bot varus équin fixé : tarsectomie cunéiforme faite à la demande dans les deux interlignes de la torsion, médiotarsien et sous-astragalien.

Ombrédanne (procédé d'). Méthode de traitement des fractures de la clavicule chez l'enfant; elle consiste dans l'immobilisation, par un bandage de corps, du coude rejeté derrière le thorax, l'avant-bras, fléchi à angle droit, étant placé derrière le dos.

Ombrédanne (schéma d'). Schéma permettant d'apprécier, sur une radiographie de face du bassin, la position de la tête fémorale. Il est utilisé, chez l'enfant, dans le cas de luxation congénitale de la hanche.

...ome. Suffixe représentant la finale grecque... ωμα, qui s'applique aux tumeurs néoplasiques. Ex. : *sarcome, carcinome.*

omental, *adj.* (*omentum,* épiploon). Qui a rapport à l'épiploon.

omentectomie, *s. f.* (*omentum;* ἐκτομή, ablation). Résection chirurgicale, plus ou moins étendue, de l'épiploon.

omentofixation, *s. f.* (*omentum ; fixus,* immobile) ou **omentopexie,** *s. f.* (*omentum;* πῆξιν, fixation). Syn. *épiploopexie, épiplopexie.* Opération qui consiste à fixer l'épiploon soit à la paroi abdominale, soit sur un organe; elle a pour but de développer une circulation collatérale capable de diminuer une stase dans le système porte, ou de revasculariser cet organe. V. *Talma* (*opération de*) et *cardio-omentopexie.*

Omi (opération d'). Opération qui consiste à inclure l'épiploon dans un des reins. Elle a été proposée et pratiquée par les Japonais dans les cas d'ascite cirrhotique.

omophagie, *s. f.* (ὠμός, cru; φαγεῖν, manger) (Percy, an X). Boulimie pour la viande crue.

omotocie, *s. f.* (ὠμός, cru, non mûr; τόκος, accouchement). Accouchement prématuré.

omphalectomie, *s. f.* (ὀμφαλός, ombilic; ἐκτομή, ablation). Résection de l'ombilic.

omphalite, *s. f.* (ὀμφαλός). Inflammation de l'ombilic.

omphalocèle, *s. f.* (ὀμφαλός; κήλη, hernie). Hernie ombilicale.

omphalocèle-macroglossie-gigantisme (syndrome). V. *Wiedemann et Beckwith (syndrome de).*

omphalopage, *s. m.* (ὀμφαλός; παγεῖς, uni). V. *monomphalien.*

omphalorragie, *s. f.* (ὀμφαλός; ῥήγνυμι, je jaillis). Hémorragie ombilicale.

omphalosite, *s. m.* (ὀμφαλός; σῖτος, nourriture) (I. G. St-Hilaire). Ordre de monstres manquant d'un grand nombre d'organes, et dont la vie n'est entretenue que par la communication avec la mère par le cordon ombilical. Ils meurent dès que l'on coupe le cordon.

omphalotomie, *s. f.* (ὀμφαλός; τομή, section). Section du cordon ombilical.

omphalotripsie, *s. f.* (ὀμφαλός; τρίβω, je broie). Ecrasement du cordon ombilical à l'aide d'une pince à forte pression (omphalotribe); ce procédé rend inutile la ligature du cordon.

onanisme, *s. m.* (Onân, fils de Juda; Bible : Genèse XXXVIII, 9). « Ensemble des moyens employés par l'un ou l'autre sexe pour produire l'orgasme vénérien en dehors des conditions du coït normal » (Chrétien). Historiquement : pratique du coït interrompu.

onchocercose, *s. f.* Infestation par la filaire *Onchocerca volvulus,* observée en Afrique et en Amérique centrales. Elle se manifeste par de petites tumeurs sous-cutanées analogues à des ganglions enflammés, siégeant de préférence au niveau des épines iliaques, des trochanters, du gril costal, accompagnées d'un rash prurigineux. Ces localisations cutanées sont connues aussi sous le nom de *craw-craw* ou de *gale fila-rienne*. On a signalé aussi des arthrites suppurées et, au Congo, des troubles oculaires (conjoncti-vite, iritis avec périkératite). Ces diverses manifestations sont dues à la présence d'embryons de filaires ou microfilaires transmis par un moucheron du genre Simulie.

onchocerque, *s. m.* (*Onchocerca volvulus*). Parasite de l'ordre des néma-todes, fin comme un fil et long de plusieurs centimètres, formant de petites tumeurs en se pelotonant avec ses congénères.

oncocytome, *s. m.* (ὄγκος, masse; κύτος, cellule). Tumeur, générale-ment bénigne, de structure glandu-laire (variété d'adénome) formée de grosses cellules à protoplasme gra-nuleux et éosinophile. Elle siège sur le corps thyroïde, les bronches, les glandes salivaires, les reins.

oncogène, *adj.* (ὄγκος, masse; γεννᾶν, engendrer). Qui provoque une pro-lifération tumorale.

oncographie, *s. f.* (ὄγκος, volume; γράφειν, écrire). Enregistrement des changements de volume d'un corps ou d'un organe à l'aide d'un ins-trument nommé *oncographe*.

oncologie, *s. f.* (ὄγκος, masse; λόγος, discours). Étude des tumeurs.

oncornavirus, *s. m.* (ὄγκος; RNA; virus). Syn. *leucovirus*. Groupe de virus à A.R.N. (ou R.N.A.) dont la capside a une symétrie cubique, responsables des leucémies et des tumeurs sarcomateuses animales.

oncose, *s. f.* (ὄγκος) (von Recklin-hausen). Syn. *ostéolyse ostéoblastique* (Leriche). Processus de résorption osseuse caractérisé par une déminé-ralisation associée à une atteinte de la cellule osseuse.

oncotique (pression ou **tension)** (Schade). Nom donné à la pression osmotique exercée par les colloïdes et surtout par les protéides.

onction, *s. f.* (*unctio*). Syn. *inunction*. Action d'enduire une partie du corps d'une substance grasse.

onde... V. au second mot. Ex. *onde anacrote*. V. *anacrote* (*onde*). — *onde en dôme*. V. *dôme* (*onde en*). — *onde de Pardee*. V. *Pardee* (*onde de*). — *onde P. V. P.* (*onde*).

ondée systolique. V. *débit systolique*.

Ondine (malédiction d') (Selon la légende, la nymphe Ondine, pour punir son mari, un mortel, lui enleva la possibilité de respirer automati-quement, et il mourut quand il s'en-dormit) (Severinghaus et Mitchell, 1962). Syn. *hypoventilation alvéo-laire primitive d'origine centrale*. Syndrome caractérisé par des pé-riodes de bradypnée et d'apnée avec cyanose, somnolence et même insuf-fisance cardiaque droite. L'hyper-capnie, l'hypoxémie, l'acidose ga-zeuse décompensée témoignent de l'hypoventilation alvéolaire, tandis que les épreuves fonctionnelles res-piratoires sont normales. Ce syndro-me, très rare chez l'adulte, excep-tionnel chez l'enfant, évolue par poussées déclenchées par des infec-tions respiratoires ou des médica-tions dépressives de la respiration. Il apparaît primitif, indépendant de toute affection neurologique, mus-culaire ou des voies aériennes, dû probablement à un trouble des cen-tres respiratoires.

ondulant, ante, *adj.* — *fièvre o.* V. *mélitococcie*. — *pouls o.* « Pouls dont les mouvements sont continuels et inégaux, se font par une succession d'élévations et de dépressions » (Littré).

ondulation épigastrique. Phéno-mène observé dans les sténoses du pylore. C'est une ondulation de la paroi abdominale se propageant de gauche à droite, due à une sorte de spasme clonique des tuniques musculaires de l'estomac luttant contre l'obstacle pylorique.

ongle incarné. Syn. *onyxis latérale*. Inflammation du sillon latéral de l'ongle d'un orteil (presque tou-jours le côté externe de l'ongle du gros orteil), donnant lieu à une ulcération suppurante et fongueuse dans laquelle s'enfonce le bord de l'ongle.

onglée, s. f. Premier degré de la gelure des mains : les téguments sont rouges, tuméfiées et le siège d'une douleur cuisante.

onglet, s. m. V. *ptérygion*.

onguent, s. m. (*ungere*, oindre). Médicament de consistance pâteuse appliqué sur la peau avec ou sans friction et qui se liquéfie à la chaleur du corps.

oniomanie, s. f. (ὠνή, achat; μανία, folie). Impulsion morbide à faire des achats.

onirique, adj. (ὄνειρος, songe). Qui a rapport aux rêves. — *délire o.* V. *onirisme*.

onirisme, s. m. (ὄνειρος). Syn. *délire onirique*. Délire subaigu que l'on a comparé à un rêve pénible poursuivi à l'état de veille. Le malade est en proie à des visions terrifiantes, à des hallucinations de la sensibilité générale (piqûres, décharges électriques), du sens musculaire (sensation de déplacement rapide) et quelquefois de la vue. Cette forme de délire est fréquente dans l'alcoolisme chronique.

oniro-analyse, s. f. (ὄνειρος; analyse). Exploration du subconscient par l'étude des rêves provoqués par certaines substances qui perturbent l'activité mentale (haschich, mescaline).

onirodynie, s. f. (ὄνειρος; ὀδύνη, douleur). Cauchemar.

oniroïde (état). Etat de rêverie.

onomatomanie, s. f. (ὄνομα, nom; μανία, folie) (Charcot et Magnan, 1885). Nom donné à diverses formes d'obsession, qui ont ce caractère commun qu'un nom ou un mot occupe spécialement l'esprit du malade. Tantôt c'est la recherche angoissante d'un mot, d'un nom; tantôt l'impulsion à le répéter sans cesse; tantôt, au contraire, la crainte morbide d'entendre ou de prononcer certaines expressions.

ontogénèse ou **ontogénie,** s. f. (ὄν, ὄντος, l'être; γεννᾶν, engendrer). Développement de l'individu, par opposition à *phylogénie*, développement de l'espèce.

ontologie, s. f. (ὄν; λόγος, discours). Broussais désigne par ce mot la doctrine opposée à la doctrine physiologique, qui ne rattache pas les phénomènes pathologiques aux phénomènes réguliers de la vie. — Flourens donne ce nom à l'étude des êtres vivants et des phénomènes individuels.

onyalai, s. f. Affection d'origine inconnue, ni infectieuse, ni contagieuse, décrite par Wellmann, en 1904, au Congo, en Rhodésie et dans les régions africaines avoisinantes. Elle rappelle, par ses signes, le purpura hémorragique.

onycharthrose (s. f.) **héréditaire** (ὄνυξ, ongle; ἄρθρον, articulation). V. *onycho-ostéodysplasie héréditaire*.

onychatrophie, s. f. (ὄνυξ; atrophie). Atrophie congénitale ou acquise des ongles.

onychauxis, s. m. (ὄνυξ; αὔξη, accroissement). Hypertrophie congénitale ou acquise des ongles régulièrement développés dans tous les sens.

onycho-arthro-ostéodysplasie héréditaire. V. *onycho-ostéodysplasie héréditiare*.

onychogène (évolution) (ὄνυξ; γένεσις, genèse). Evolution que subissent les cellules de la couche de Malpighi au niveau de la plaque unguéale. Cette évolution aboutit à la formation des éléments de l'ongle.

onychographie, s. f. (ὄνυξ; γράφειν, écrire) (Herz). Mesure et enregistrement de la pression des vaisseaux unguéaux (pouls unguéal) à l'aide d'un instrument appelé onychographe, analogue au sphygmographe.

onychogryphose, s. f. ou **onychogrypose,** s. f. (ὄνυξ; γρυπός, recourbé). Hypertrophie de l'ongle se faisant d'une manière irrégulière (ongle en massue, ongle cannelé transversalement, ongle épaissi ayant la forme d'un coin recourbé légèrement en arrière ou d'une griffe courbée en avant). On ne l'observe guère qu'aux orteils et chez les vieillards.

onycholyse, s. f. (ὄνυξ; λύειν, détacher). Séparation spontanée de l'ongle et de la pulpe unguéale.

Elle commence par le bord libre et s'étend peu à peu parfois jusqu'à la matrice, sans amener de réaction inflammatoire.

onychomycose, s. f. (ὄνυξ; μύκης, champignon). Lésion produite au niveau des ongles par des champignons parasites, soit l'Achorion schœnleinii (o. favique), soit une variété de Trichophyton (o. trichophytique).

onycho-ostéodysplasie héréditaire. Syn. arthro-onychodysplasie, onycho-arthro-ostéodysplasie héréditaire, ostéo-onychodysplasie héréditaire (Roeckerath, 1951), onycharthrose héréditaire (Touraine, 1942), syndromes d'Österreicher (1929-31), de Turner (1933), d'Österreicher-Turner, de Fong (1946), de Touraine. Affection congénitale rare, caractérisée par l'association d'une dysplasie unguéale bilatérale, portant surtout sur les ongles des mains qui sont soit absents, soit hypoplasiques, fragiles, déformés; et d'une dysplasie osseuse localisée aux surfaces articulaires et aux parties juxta-articulaires des os des membres : essentiellement des genoux (rotules absentes ou hypoplasiques), des coudes (tête radiale) et du bassin (éperons osseux en forme de cornes implantés sur les fosses iliaques externes); des anomalies rénales et de la pigmentation des iris peuvent coexister. Il s'agit d'une maladie héréditaire à transmission dominante autosomique, à forte pénétrance, et à expressivité variable. Le gène responsable de l'anomalie est situé sur le même chromosome que celui du groupe sanguin ABO. L'élimination urinaire d'acide hyaluronique permet de ranger cette maladie parmi les mucopolysaccharidoses (v. ce terme).

onychopathie, s. f. (ὄνυξ; πάθος, affection). Nom générique donné à toutes les affections unguéales.

onychophagie, s. f. (ὄνυξ; φαγεῖν, manger). Habitude qu'ont certains individus de ronger leurs ongles.

onychoptose, s. f. (ὄνυξ; πτῶσις, chute). Chute des ongles.

onychorode, s. m. (ὄνυξ, ongle;

ῥόδον, rose) (Audibert, 1934). Nom proposé pour désigner les personnes dont les ongles ont une couleur rose. V. rhodonychie.

onychorrhexis, s. f. (ὄνυξ; ῥῆξις, déchirure). Fragilité extrême des ongles due à des fissures longitudinales.

onychoschizie, s. f. (ὄνυξ; σχίζειν, séparer). Décollement ou état fissuré des ongles.

onychose, s. f. Nom générique donné aux troubles trophiques des ongles.

onychotillomanie, s. f. (ὄνυξ; τίλλω, j'arrache; μανία, folie). Tic consistant dans le déchirement des ongles.

onyxis, s. m. ou f. (ὄνυξ). Nom donné primitivement à toutes les inflammations du derme sous-unguéal ou rétro-unguéal. — Actuellement, on réserve ce nom aux formes chroniques qui s'accompagnent d'ulcérations et de fongosités, et dont le type est l'ongle incarné ou o. latérale. Il existe plusieurs variétés d'o. : l'o. scrofuleuse, l'o. syphilitique, etc.

oocinète, s. m. (ᾠόν, œuf; κίνησις, mouvement). Œuf mobile résultant de l'union des gamètes, au cours de la phase de reproduction sexuée des sporozoaires. V. zygote.

oophoralgie, s. f. (ᾠοφόρος, ovaire; ἄλγος, douleur). Syn. ovarialgie. Douleur siégeant au niveau de l'ovaire et se rencontrant en dehors de toute altération anatomique de cet organe.

oophorectomie, s. f. (ᾠοφόρος; ἐκτομή, ablation). Syn. castration. Extirpation des ovaires sains, du moins en apparence. — Quelques auteurs en font un synonyme d'ovariotomie.

oophorite ou **oophoritis,** s. f. V. ovarite.

oophoro-épilepsie, oophoro-manie, s. f. Nom donné par Battey à des accidents nerveux graves (épilepsie, hystérie, etc.), qu'il attribuait à des lésions ovariennes, parce qu'ils coïncidaient avec des troubles menstruels. Cette doctrine a eu pour conséquence l'ablation des ovaires chez un grand nombre de névropathes.

oophorome, *s. m.* Syn. *tumeur de Brenner.* Petite tumeur bénigne de l'ovaire, généralement latente, probablement développée aux dépens d'un follicule de de Graaf.

oophororraphie, *s. f.* (ωοφόρος ; ραφή, suture). Opération qui consiste à fixer l'ovaire.

oophoro-salpingectomie, *s. f.* Ablation de la trompe et de l'ovaire par la voie abdominale.

oophoro-salpingite, *s. f.* V. *salpingo-ovarite.*

oophoro-salpingotomie, *s. f.* Ablation des annexes de l'utérus (ovaires et trompes).

oosporose, *s. f.* Maladie produite par des champignons appartenant au genre *Oospora ;* ces parasites peuvent se localiser sur la peau, la conjonctive, la muqueuse buccale, l'intestin et surtout le poumon. L'*o. pulmonaire* simule la tuberculose ; elle peut se compliquer d'abcès cérébraux métastatiques.

O. P. (obstétrique). Abrév. d'occipito-pubienne, position la plus fréquente de la présentation du sommet, lorsque celle-ci arrive au détroit inférieur et que l'occiput tourne vers le pubis.

opacification (réaction d'). V. *floculation (réaction d').*

opacimétrie, *s. f.* (*opacitas,* ombre ; μέτρον, mesure). Syn. *turbidimétrie.* Mesure de l'opacité (turbidité) d'une suspension ; elle croît avec la grosseur des grains et lorsqu'il y a floculation.

Opalski (syndrome sous-bulbaire d') (1946). Syndrome neurologique caractérisé par l'association du syndrome de Wallenberg (auquel manquent les paralysies de la déglutition et de la phonation) et d'un syndrome pyramidal siégeant du côté de la lésion. Il est dû à une lésion analogue à celle du syndrome de Wallenberg, mais plus étendue.

open-door (en anglais, porte ouverte). Méthode de traitement de l'aliénation mentale, caractérisée par la grande liberté laissée aux malades (suppression des murs d'enceinte et de tout ce qui rappelle, dans les asiles, la maison de détention).

opératoire (maladie). V. *choc opératoire.*

opéron, *s. m.* (Jacob, Perrin, Sanchez et Monod, 1960). Groupe formé, sur un segment de chromosome, par des gènes de structure et par un gène régulateur ; leur action est coordonnée et le répresseur peut les bloquer ensemble. Dans le code génétique, l'o. constitue une unité de transcription. V. *gène, code génétique, répresseur.*

ophiase ou **ophiasis,** *s. f.* (Celse). « Pelade, ainsi dite à cause que les malades ont cheute de poil, par ondes, à la figure d'un serpent nommé en grec ὄφις » (A. Paré). V. *pelade ophiasique.*

ophiasique (pelade). V. *pelade ophiasique.*

ophidisme, *s. m.* (ὄφις, serpent). Ensemble des accidents causés par la morsure des serpents venimeux.

ophryon, *s. m.* (ὀφρύς, sourcil). Syn. *point sus-nasal* ou *sus-orbitaire* (anthropologie). Milieu de la ligne qui répond sur le front à la base du crâne et à la voûte des orbites ; elle marque la séparation des parties sus- et sous-cérébrales de la face.

ophtalmalgie, *s. f.* (ὀφθαλμός, œil ; ἄλγος, douleur). Névralgie oculaire.

ophtalmia nivalis. V. *ophtalmie des neiges.*

ophtalmia nodosa (Sämisch). Kératite superficielle caractérisée par un semis de points grisâtres irrégulièrement distribués sur la cornée, constituant parfois de véritables nodosités. Chacun de ces points serait dû à la présence d'un poil d'une chenille processionnaire (*Cnethocampa pityocampa*) qui sécrète une substance irritante. Le pronostic serait bénin.

ophtalmie, *s. f.* (ὀφθαλμός, œil). Nom générique de toutes les affections inflammatoires de l'œil. Ces inflammations débutent souvent par la conjonctive et peuvent rester limitées à cette membrane. — On prend parfois le mot *o.* comme synonyme de *conjonctivite.*

ophtalmie des neiges (Gonin, de Lausanne, 1908). Syn. *ophtalmia nivalis, cécité des neiges.* Conjonctivite généralement intense avec ophtalmalgie, photophobie, larmoiement et parfois légère ulcération de la cornée, qui se manifeste de 10 à 20 heures après les ascensions dans les régions des neiges, quand on a négligé de protéger les yeux. Cette conjonctivite, qui coïncide souvent avec un coup de soleil sur la face, est due à l'action des rayons bleus et ultra-violets du spectre. Elle n'aboutit presque jamais à la cécité.

ophtalmie phlycténulaire. V. *kérato-conjonctivite phlycténulaire*.

ophtalmie purulente profonde. V. *panophtalmie*.

ophtalmie sympathique. Ensemble des symptômes inflammatoires (lésions du tractus uvéal) qui peuvent survenir dans un œil à la suite d'une lésion, le plus souvent traumatique, de l'autre œil. Il serait dû à des manifestations d'hypersensibilité retardée par auto-immunisation. V. *auto-antigène* et *auto-allergie*.

ophtalmite, s. f. **ophtalmitis,** s. m. Termes peu employés. V. *ophtalmie* et *panophtalmie*.

ophtalmodynamomètre, s. m. (ὀφθαλμός; δύναμις, force; μέτρον, mesure) (Bailliart). Appareil destiné à mesurer la pression artérielle rétinienne (v. ce terme).

ophtalmodynie, s. f. (ὀφθαλμός; ὀδύνη, douleur). « Douleur rhumatismale de l'œil. Névralgie faciale frappant les divisions palpébrales du nerf ophtalmique » (Littré).

ophtalmologie, s. f. (ὀφθαλμός; λόγος, discours). Syn. *oculistique* (inusité). Etude des yeux au triple point de vue anatomique, physiologique et pathologique.

ophtalmomalacie, s. f. (ὀφθαλμός; μαλακός, mou). Syn. *phtisie oculaire*. Atrophie de l'œil, caractérisée par le ramollissement avec diminution de volume du globe. Elle est toujours consécutive à une autre affection (généralement de nature inflammatoire).

ophtalmométrie, s. f. (ὀφθαλμός; μέτρον, mesure). Détermination de l'indice de réfraction des divers milieux de l'œil, et mensurations de ces milieux réfringents. — Ce terme s'applique actuellement à la détermination de la courbure des principaux méridiens de la cornée, à l'aide de l'ophtalmomètre de Javal-Schiœtz.

ophtalmomycétide, s. f. Réaction allergique des muqueuses oculaires et des paupières (conjonctivite, uvéite, eczéma des paupières) provoquée par un champignon, appartenant aux genres *Candida, Aspergillus, Trichophyton*.

ophtalmomycose, s. f. Affection de l'œil et de ses annexes cutanéo-muqueuses provoquée par un champignon appartenant le plus souvent aux genres *Candida* et *Aspergillus*.

ophtalmopathie, s. f. (ὀφθαλμός; πάθος, maladie). Nom générique de toutes les maladies de l'œil.

ophtalmoplastie, s. f. (ὀφθαλμός; πλάσσειν, former). Prothèse oculaire.

ophtalmoplégie, s. f. (ὀφθαλμός; πληγή, coup) (Brunner, 1850). Paralysie des muscles de l'œil. Quand tous les muscles (intrinsèques et extrinsèques) sont paralysés, on lui donne le nom d'*o. double* (très rare). — *o. douloureuse de Tolosa et Hunt.* V. *Tolosa et Hunt (syndrome ou ophtalmoplégie douloureuse de).* — L'*o. externe* est la paralysie des muscles extrinsèques, et du releveur de la paupière. — L'*o. interne* (Hutchinson, 1879) est la paralysie des muscles intrinsèques, c'est-à-dire du sphincter de la pupille et du muscle ciliaire. — *o. nucléaire.* Syn. *polioencéphalite supérieure.* Paralysie des muscles de l'œil due à des lésions des noyaux et des fibres d'origine des nerfs des 3e, 4e et 6e paires (atteinte pédonculaire); elle réalise le faciès d'Hutchinson (v. *polioencéphalite*). — *o. sensitivo-sensoriomotrice* (Rochon-Duvignaud, 1896). V. *fente sphénoïdale (syndrome de la).* — *o. supranucléaire progressive.* V. *Steele, Richardson et Olszewski (maladie ou syndrome de).*

ophtalmo-réaction, s. f. V. *oculoréaction.*

ophtalmo-rhino-stomato-hygrose (syndrome d') (ὑγρός, humide) (M. Creyx et J. Lévy, de Bordeaux,

1948). Syn. *syndrome de Creyx et Lévy*. Syndrome caractérisé par une hypersécrétion lacrymale, nasale et salivaire permanente accompagnée d'arthrite du rachis cervical. Sa symptomatologie l'oppose au syndrome de Sjögren (v. ce terme).

ophtalmo-rhino-stomato-xérose (syndrome d') (ξηρός, aride). V. *Sjögren (syndrome de)*.

ophtalmoscope, *s. m.* (ὀφθαλμός; σκοπεῖν, examiner). Instrument destiné à la fois à éclairer et à examiner le fond de l'œil.

ophtalmoscopie, *s. f.* Syn. *rétinoscopie*. Examen du fond de l'œil à l'aide de l'ophtalmoscope.

ophtalmostat, *s. m.* (ὀφθαλμός; στατός, arrêté). Instrument destiné à écarter les paupières et à fixer le globe de l'œil pour permettre de pratiquer une opération sur cet organe.

ophtalmotomie, *s. f.* (ὀφθαλμός; τομή, section). Incision de l'œil.

opiacé, *adj. et s. m.* Qui contient de l'opium ou une préparation d'opium.

opiat, *s. m.* (ὄπιον, opium, de ὀπός, suc). Nom donné autrefois aux électuaires dans la composition desquels entrait de l'opium. Actuellement, on l'emploie comme synonyme d'*électuaire*.

opiophagie, *s. f.* (ὄπιον, opium; φαγεῖν, manger). Habitude de manger de l'opium, soit à petites doses, comme excitant, soit à plus fortes doses, comme sédatif et stupéfiant.

opisthion, *s. m.* (ὄπισθεν, en arrière) (anthropologie). Point médian du bord postérieur du trou occipital.

opisthognathisme, *s. m.* (ὄπισθεν; γνάθος, mâchoire). Développement moindre de l'un des maxillaires par rapport à l'autre qui présente alors du prognathisme (v. ce mot).

opisthotonos, *s. m.* (ὄπισθεν; τόνος, tension). Variété de contracture généralisée prédominant sur les muscles extenseurs. Le corps et la tête se renversent en arrière, les jambes et les bras sont en extension. Elle se voit dans le tétanos, l'hystérie, au cours de certaines crises toniques postérieures et dans les méningites avec hypertension intra-cranienne.

opocéphale, *s. m.* (ὤψ, ὠπός, face, visage; κεφαλή, tête) (I. G. Saint-Hilaire). Monstre unitaire autosite présentant de l'atrophie de la région inférieure du crâne, avec rapprochement ou réunion des oreilles sur la ligne médiane (groupe des otocéphaliens), et caractérisé spécialement par l'absence de bouche ou de trompe, un œil unique ou des yeux rapprochés, formant avec leurs dépendances la plus grande partie de la tête.

opodermie, *s. f.* (ὀπός, suc; δέρμα, peau). Groupe de dermatoses dont la cause est due à l'insuffisance des glandes endocrines.

opodiagnostic, *s. m.* (ὀπός, suc; diagnostic) (Gilbert et Carnot). Confirmation du diagnostic d'insuffisance d'une glande endocrine par l'action curatrice des extraits d'une glande similaire.

opodyme, *s. m.* (ὤψ; δίδυμος, jumeau) (I. G. Saint-Hilaire). Monstre double ne possédant qu'un corps (monosomien) et dont les deux têtes, confondues en arrière, se séparent en deux faces distinctes à partir de la région oculaire.

opothérapie, *s. f.* (ὀπός, suc; θεραπεία, traitement) (Landouzy). Emploi thérapeutique de tissus, de glandes ou d'organes quel qu'en soit le mode d'administration, soit à l'état naturel, soit sous forme d'extraits. — Ce terme est utilisé surtout dans le sens d'emploi thérapeutique des glandes endocrines, soit en nature, soit sous forme d'extraits ou d'hormones reconstituées par synthèse.

Oppel (opération de von). V. *surrénalectomie*.

Oppenheim (maladie d'). Syn. *dermatite des prés*. Dermatite érythémato-bulleuse (phytophotodermatite, v. ce terme) observée après un bain de soleil prolongé pris dans les prés, après un bain ou une sudation abondante. Elle serait due à l'imprégnation de la peau par la chlorophylle et à l'action de la lumière; elle peut laisser des macules pigmentées ou décolorées.

Oppenheim (maladie ou **amyotonie d').** V. *myatonie congénitale.*

Oppenheim (maladie ou **névrose d').** V. *névrose traumatique.*

Oppenheim (pseudo-tabes hypophysaire d'). Syn. *pseudo-tabes acromégalique de Sternberg.* Association d'un syndrome neurologique fait de troubles de la sensibilité profonde et d'abolition des réflexes ostéotendineux des membres inférieurs, et d'un adénome hypophysaire avec signes d'hypopituitarisme et parfois quelques symptômes d'acromégalie.

Oppenheim (signe d'). Redressement du gros orteil obtenu en exerçant une pression descendante sur les muscles de la région antéro-externe de la jambe. Ce signe indique une lésion des voies pyramidales.

Oppenheim-Urbach (maladie d'). V. *dermatite atrophiante lipoïdique.*

oppositionisme (Lhermitte et Hécaen). Trouble de la motilité caractérisée par la contraction automatique des muscles antagonistes du mouvement passif que l'on veut imprimer à un membre. Ex. : la flexion de la jambe sur la cuisse est entravée par la contraction du quadriceps. Cette rigidité cède assez vite et ne doit pas être confondue avec la rigidité des artérioscléreux.

opsite, *s. f.* (ὄψις, aspect). Nom donné à toutes les affections qui ressemblent aux maladies classiques et qui sont déterminées par la présence dans l'organisme de corps étrangers jouant le rôle de parasites (xénoparasites). Les maladies ainsi produites prennent le nom de celles auxquelles elles ressemblent, nom que l'on fait suivre de la terminaison *opsis.* Ex. : *eczématopsis, ostéomyélopsis,* etc.

opsiurie, *s. f.* (ὄψε, tard; οὖρον, urine) (Gilbert et Lereboullet, 1901). Retard de l'élimination rénale de l'eau après les repas, mis en évidence par l'examen fractionné des urines. Ce symptôme, dû au retard de l'absorption au niveau de l'intestin, indique l'hypertension portale au début.

opsoclonie, *s. f.* (ὄψις, œil; κλόνος, agitation). Agitation constante des globes oculaires, persistant pendant le sommeil, avec ou sans coordination des mouvements des deux yeux. Cette myoclonie ataxique des yeux serait due à une lésion circonscrite des voies cérébelleuses reliées aux noyaux moteurs des globes oculaires.

opsoménorrhée, *s. f.* Règles retardées.

opsonine, *s. f.* (ὀψωνέω, je prépare les aliments) (Wright, 1902). Protéine soluble capable de se combiner avec les microbes, afin de les préparer à la phagocytose. Elle existe dans le sérum des sujets normaux et plus abondamment dans celui des individus immunisés artificiellement. Il existe, d'une part, des *o. spécifiques* d'un microbe donné, thermostables : ce sont des anticorps (immunoglobulines G ou Ig G) qui attirent les microbes vers le phagocyte et les fixent sur ce dernier; et d'autre part, des *o. non spécifiques,* thermolabiles, formées des premières fractions du complément (surtout de C'3) qui se fixent aussi sur le phagocyte et activent l'ingestion des microbes. V. *complément* et *immunophagocytose.*

opsonique (indice) (Wright et Douglas, 1903). Rapport qui existe entre le nombre des microbes phagocytés par les leucocytes normaux dans le sérum spécifique (d'un sujet infecté par ces microbes ou immunisé contre eux) et le nombre des microbes phagocytés dans un sérum normal.

opsonisation, *s. f.* Fixation d'opsonine à la surface des microbes.

opto-mélanocytique ou **opto-pituito-mélanocytique (réflexe).** V. *réflexe o.-m.*

optométrie, *s. f.* (ὄπτομαι, voir; μέτρον, mesure). 1º Détermination des limites de la vision distincte à l'aide d'un instrument appelé optomètre. — 2º Syn. *dioptrique de l'œil.* Étude de la déviation des rayons lumineux par les milieux réfringents de l'œil.

opzymes, *s. m. pl.* (ὄψις, apparences; ζύμη, ferment). Extraits secs d'organes pathologiques ou de tumeurs renfermant les albumines spécifiques de ces tissus pathologiques. Ces albumines mises en présence d'un sérum contenant des ferments de défense sont partiellement transformées en peptone, si ces ferments correspondent à des organes malades ou à des tumeurs analogues à ceux d'où proviennent les *o*. V. *ferments de défense*.

or colloïdal (réaction de Lange à l'). V. *Lange (réaction de)*.

orbitaire (indice) (anthropologie). Rapport qui existe sur le squelette entre le diamètre vertical de l'orbite et son diamètre transverse.

orbitonométrie, *s. f.* Mesure de la réductibilité du globe oculaire sous l'influence d'une pression progressive.

orbivirus, *s. m.* V. *rotavirus*.

orchialgie, *s. f.* (ὄρχις, testicule; ἄλγος, douleur). Névralgie testiculaire (v. ce terme).

orchidectomie, *s. f.* (ὄρχις; ἐκτομή, ablation). Extirpation d'un testicule (*o. simple*) ou des deux testicules (*o. double*).

orchidodystrophie polygonosomique. V. *Klinefelter (syndrome de)*.

orchidopexie, *s. f.* (ὄρχις; πῆξις, fixation). Syn. *célorraphie*, *orchidorraphie*. Fixation opératoire, dans les bourses, d'un testicule ectopique; elle peut être *transscrotale*, la glande libérée étant introduite dans la bourse du côté opposé (opérations de Walther et d'Ombrédanne) ou par *fixation crurale* (opérations de L. Imbert et de Rochet).

orchidoptose, *s. f.* (ὄρχις; πτῶσις, chute). Relâchement considérable du scrotum avec abaissement du testicule et développement de varices dans le cordon (varicocèle).

orchidorraphie, *s. f.* (ὄρχις; ῥαφή, suture). V. *orchidopexie*.

orchidothérapie, *s. f.* (ὄρχις; θεραπεία, traitement). Emploi thérapeutique d'extrait testiculaire (méthode de Brown-Séquard).

orchidotomie, *s. f.* (ὄρχις; τομή, section). Syn. *orchiotomie*. Incision d'un testicule.

orchido-vaginopexie, *s. f.* (Parona). Opération pratiquée dans le varicocèle. Elle consiste à fixer à l'anneau inguinal externe le testicule à l'aide de la vaginale retournée.

orchi-épididymite, *s. f.* V. *orchite*.

orchiocèle, *s. f.* (ὄρχις; κήλη, tumeur) (Littré). Tumeur du testicule.

orchiotomie, *s. f.* (ὄρχις; τομή, section). V. *orchidotomie*.

orchite, *s. f.* (ὄρχις). Nom générique donné à toutes les inflammations aiguës ou chroniques du testicule. Elle s'accompagne ordinairement d'épididymite.

ordonnance, *s. f.* Ensemble des prescriptions faites par le médecin au malade, concernant aussi bien les médicaments que les soins hygiéniques.

oreiller (signe de l'). Attitude courbée en avant, les bras repliés sur un oreiller placé sur les genoux, qui soulage parfois seule le malade atteint de péricardite avec grand épanchement.

oreillette (maladie de l'). V. *maladie rythmique auriculaire*.

oreillette gauche (grosse) – arythmie complète – fièvre (syndrome). V. *grosse oreillette gauche-arythmie complète-fièvre (syndrome)*.

oreillons, *s. m. pl.* Syn. *ourles*, *fièvre ourlienne*, *parotidite épidémique*. Maladie infectieuse, épidémique et contagieuse, caractérisée par la tuméfaction simultanée ou successive de certaines glandes, particulièrement des glandes salivaires et moins souvent du pancréas, des testicules, des glandes mammaires, des ovaires et de la glande thyroïde. Elle provoque souvent une réaction méningée. Elle est due à un virus du groupe des myxovirus (paramyxovirus).

orexigène, *adj.* (ὄρεξις, appétit; γεννᾶν, engendrer). Syn. *apéritif*. Qui donne de l'appétit.

orexique, *adj.* (ὄρεξις, appétit). Qui se rapporte à l'appétit.

Orf, *s. m.* V. *dermatite pustuleuse contagieuse ovine*.

organe-cible, s. m. V. *récepteur*.

organicisme, s. m. Théorie médicale d'après laquelle chaque maladie a pour cause une lésion matérielle d'un organe.

organique, adj. Qui se rapporte à un organe ou à un organisme. — 1° Se dit plus particulièrement d'un phénomène qui est en relation avec l'altération apparente de la structure d'un organe; ex. : *souffle o. du cœur :* souffle provoqué par la lésion anatomique d'un orifice ou d'une cavité du cœur ou par une communication anormale entre cavités cardiaques ou entre gros vaisseaux (souffle lésionnel); ou par la dilatation d'un orifice cardiaque secondaire au relâchement du myocarde (souffle fonctionnel). — *trouble o.* Manifestation morbide, généralement grave, due à une lésion d'un organe. — 2° (chimie). Qui concerne les éléments extraits des organismes vivants. Pratiquement se dit des éléments inclus dans une molécule contenant du carbone; ex. : phosphore organique.

organisateur, s. m. V. *inducteur, 1°*.

organisme, s. m. (*organum*, organe). Individu, animal ou végétal, formé d'un certain nombre de parties ou d'organes, mais ayant sa vie propre.

organite, s. m. Élément cellulaire. Corps organisé entrant dans la structure des êtres vivants.

organo-acidémie, s. f. Présence, dans le sang, d'acides organiques issus du métabolisme intermédiaire. V. *organo-acidurie*.

organo-acidurie, s. f. Présence, dans l'urine, d'acides organiques issus du métabolisme intermédiaire tels qu'acides aliphatiques (acides aconitique, adipique, succinique), acides alcools (acides citrique, β-hydroxybutyrique, lactique, malique), acides cétoniques (acides α-cétoglutamique, pyruvique) — à l'exclusion des acides aminés et généralement aussi des acides phénols.

organo-acidurie avec glaucome et arriération mentale. V. *Lowe (syndrome de)*.

organo-fonctionnel (syndrome) (M. Chiray et I. Pavel, 1927). Syndrome caractérisé par l'association d'une altération viscérale, organique, qui donne au syndrome ses signes particuliers, et d'une excitabilité anormale du système végétatif, fonctionnelle, qui déclenche l'apparition des accidents. Ex. : colique hépatique, angine de poitrine, asthme.

organogénésie, organogénèse ou **organogénie**, s. f. (ὄργανον, organe; γεννᾶν, engendrer). Étude de la formation et du développement des différents organes de l'économie en particulier.

organographie, s. f. (ὄργανον; γραφεῖν, décrire) ou **organologie**, s. f. (ὄργανον; λόγος, discours). Description des organes.

organoïde (tumeur). V. *tératome*.

organoleptique (propriété) (ὄργανον; ληπτός, pris, reçu) (Chevreul). Impression faite par les corps sur les organes des sens.

organopathie, s. f. (ὄργανον; πάθος, affection). Affection à laquelle correspond une lésion organique, par opposition aux affections *sine materia*.

organosol, s. m. V. *sol*.

organothérapie, s. f. Partie de la thérapeutique concernant l'emploi des tissus, des glandes, des organes et de leurs produits, administrés à l'état cru, c'est-à-dire sans aucune préparation. V. *Brown-Séquard (méthode de)*.

organotrope, adj. Qui a tendance à se fixer sur un organe.

organotropisme, s. m. Affinité pour un organe que présentent certains virus ou certaines souches microbiennes.

orgasme, s. f. (ὀργασμός, de ὀργᾶν, être excité). Excitation génésique portée au plus haut degré.

orgelet, s. m. Furoncle de la paupière dont le point de départ est une des glandes sébacées annexées à un cil. Sa forme et sa grosseur l'ont fait comparer à un grain d'orge.

Orient (bouton ou **ulcère d').** V. *bouton d'Orient*.

orifice auriculo - ventriculaire commun (ou primitif) (persis-

tance de l'). V. *canal atrio-ven-triculaire commun (persistance du)*.

Ormond (maladie d') (Albarran, 1905-1907; Ormond, 1948). Syn. *fibrose rétropéritonéale idiopathique, liposclérose rétropéritonéale, liposclérose périurétérale, périurétérite plastique, rétropéritonite fibreuse et sclérosante*. Maladie de cause inconnue, caractérisée anatomiquement par le développement, dans la graisse rétropéritonéale, d'un tissu fibreux épais de 3 à 4 cm qui s'étend de la 2ᵉ vertèbre lombaire au promontoire sacré. Il englobe, sans les envahir, les reins, les uretères, l'aorte, les artères iliaques primitives, la veine cave inférieure, parfois les veines mésentériques et porte. Le tableau clinique est variable, généralement dominé par une altération de l'état général et une atteinte de l'appareil urinaire (compression des uretères avec hydronéphrose, infection, azotémie et mort par anurie) ou des signes de compression vasculaire. La corticothérapie et la radiothérapie ont été préconisées; mais la libération chirurgicale des organes comprimés (uretères surtout) est souvent nécessaire. — Certains cas de fibrose rétropéritonéale consécutifs à l'emploi de dérivés de l'ergot de seigle (méthysergide) ont été rapportés.

ornithose, *s. f.* (K. F. Meyer et Smadel, 1941). Maladie infectieuse, bénigne, évoluant comme une pneumonie atypique, transmise à l'homme par de nombreux oiseaux (surtout par les pigeons) et due à de petits corpuscules analogues à ceux de la psittacose (v. ce terme).

oro-digito-facial (syndrome). V. *dysmorphie orodactyle*.

orologie, *s. f.* (ὅρος, sérosité; λόγος, discours) (Landouzy). Parties de l'anatomie normale et de l'anatomie pathologique qui comprennent l'étude des humeurs de l'organisme (sang, lymphe, épanchements séreux, etc.).

orosomucoïde, *s. m.* Syn. *séromucoïde* α₁. Une des α₁ - globulines du plasma sanguin.

orothérapie, *s. f.* (ὅρος, montagne; θεραπεία, soin) (Bouyer, de Cauterets). Nom proposé pour désigner l'ensemble des moyens thérapeutiques qui peuvent être mis en œuvre dans la montagne (altitude, air, soleil, forêts, sources thermales, etc.).

oroticurie, *s. f.* Présence d'acide orotique dans l'urine. — *o. héréditaire* (Huguley, 1959). Maladie rare se manifestant dès les premiers mois de la vie par un retard de croissance staturo-pondérale, de l'asthénie, et une anémie hypochrome importante avec mégaloblastose médullaire. Elle s'accompagne d'une forte élimination urinaire d'acide orotique. Cet acide fait partie de la chaîne métabolique qui, de l'acide aspartique, aboutit à la synthèse des acides nucléiques. L'insuffisance de deux enzymes agissant l'une après l'autre pour dégrader l'acide orotique serait à l'origine de cette affection héréditaire récessive autosomique. — *o. acquise. O.* provoquée par l'administration d'une substance antimitotique, la 6-azauridine. Elle s'accompagne d'élimination simultanée d'orotidine 5-phosphate.

orteil en marteau ou **orteil en cou de cygne** (Nélaton). Déformation du 2ᵉ orteil serré entre le 1ᵉʳ et le 3ᵉ, caractérisée par l'extension de la 1ʳᵉ phalange, la flexion de la 2ᵉ et l'extension de la 3ᵉ. Une prédisposition congénitale est aggravée par le port de chaussures trop courtes ou à talons trop hauts. La déformation en griffe, au sommet de laquelle se développe un cor, est fixée ensuite par des rétractions tendineuses et ligamentaires.

orteils (phénomène des). V. *Babinski (signe de)*.

orthacousie, *s. f.* (ὀρθός, droit; ἀκούειν, entendre). Audition normale. — Ce mot est employé également dans les sens de prophylaxie et traitement de la surdité et des troubles de l'audition.

Orthédrine, *s. f.* (n. dép.) V. *amphétamine*.

orthèse, *s. f.* (ὀρθός, droit; τίθημι, je place). Appareil orthopédique formé d'une coque rigide recouvrant les membres inférieurs et le tronc en totalité ou en partie, doublée d'un vêtement gonflable, l'ensemble étant destiné à maintenir en position debout ou assise un malade atteint de paraplégie ou de fragilité osseuse.

ortho-basophile, *adj.* V. *orthochromatique.*

orthobiotique (sérum). V. *sérum orthobiotique.*

orthocéphale, *adj.* (ὀρθός, droit; κεφαλή, tête) (anthropologie). Nom donné dans quelques nomenclatures au crâne mésaticéphale. V. *mésaticéphalie.*

orthochromatique, *adj.* Se dit de la teinte d'un élément figuré basophile lorsqu'elle est analogue à celle du colorant employé; on dit alors que l'élément est *ortho-basophile.*

orthochrome, *adj.* (ὀρθός; χρῶμα, couleur). — *anémie o.* V. *anémie isochrome.*

orthodiagramme, *s. m.* Image obtenue par l'orthodiagraphie.

orthodiagraphie, *s. f.* Procédé permettant de déterminer les dimensions réelles d'un organe (en particulier du cœur) d'après son image radioscopique.

orthodiascopie, *s. f.* Projection normale sur l'écran fluorescent des contours des organes que l'on veut étudier.

orthodontie, *s. f.* ou **orthodontosie**, *s. f.* (ὀρθός; ὀδούς, dent). Partie de l'art dentaire qui s'occupe de la prophylaxie et du traitement des difformités congénitales ou acquises des dents.

orthogénèse, *s. f.* (ὀρθός, droit; γεννᾶν, engendrer). Nom donné aux séries évolutives qui se font par des variations successives et dans une direction déterminée.

orthognathisme, *s. m.* (ὀρθός; γνάθος, mâchoire). Disposition générale de la face telle que la ligne du profil allant du front au menton soit verticale. Cette conformation ne se rencontre en réalité dans aucune race; toutes sont plus ou moins prognathes. On donne néanmoins le nom d'*orthognathes* aux races chez lesquelles la ligne du profil se rap-

proche le plus de la verticale (race blanche).

orthoïde, *adj.* (ὀρθός; εἶδος, forme). V. *rectiligne.*

orthométrie, *s. f.* (ὀρθός; μήτρα, utérus). Redressement et fixation en position normale de l'utérus déplacé.

orthomorphie, *s. f.* ou **orthomorphisme**, *s. m.* (ὀρθός; μορφή, forme). « Art de prévenir et de corriger les difformités du corps » (Delpech). Mot proposé pour remplacer le terme *orthopédie* qui implique à tort la limitation de cet art au traitement des enfants.

orthomyxovirus, *s. m.* V. *myxovirus.*

orthopédie, *s. f.* (ὀρθός; παῖς, enfant). Mot créé par Andry (1741), qui lui donna comme signification : « l'art de prévenir et de corriger dans les enfants les difformités du corps ». Actuellement, on étend cette définition aux adultes.

orthophonie, *s. f.* (ὀρθός; φωνή, voix). Prononciation normale, par opposition au bégaiement et autres troubles de la phonation. Ce mot est aussi employé dans le sens de *traitement orthophonique.*

orthophonique (traitement). Traitement destiné à corriger les vices de prononciation (bégaiement, blésité, etc.).

orthophrénie, *s. f.* (Félix Voisin), **orthophrénopédie**, *s. f.* (ὀρθός; φρήν, esprit; παῖς, enfant) (Thulié). Education, dressage des jeunes déficients mentaux.

orthopie, *s. f.* (ὀρθός; ὤψ, vue). Rectitude du regard. — Ce mot est employé surtout dans le sens de prophylaxie ou traitement du strabisme.

orthopnée, *s. f.* (ὀρθός; πνεῖν, respirer). Dyspnée empêchant le malade de rester couché et l'obligeant à s'asseoir ou à rester debout.

orthopsychopédie, *s. f.* (ὀρθός; ψυχή, âme; παῖς, enfant) (E. Pichon). Thérapeutique des troubles psychiques infantiles.

orthoptie, *s. f.* (ὀρθός; ὄπτεσθαι, voir). Ensemble des procédés de rééducation de l'œil, appliqué surtout au traitement du strabisme concomitant.

orthorythmique, adj. (ὀρθός, droit; ῥυθμος, mouvement réglé et mesuré). V. *stimulation cardiaque orthorythmique.*

orthoscope, s. m. (ὀρθός; σκοπεῖν, examiner). Appareil destiné à examiner sous l'eau l'œil et plus particulièrement la chambre antérieure et l'iris. Peu usité, cet appareil est généralement remplacé par l'éclairage latéral.

orthostatique, adj. Se dit des phénomènes provoqués par la station debout. — *albuminurie o.* V. *albuminurie orthostatique.* — *hypotension o.* V. *hypotension.* — *tachycardie o.* V. *tachycardie.*

orthostatisme, s. m. (ὀρθοστατεῖν, se tenir debout). Station debout et phénomènes qui en résultent.

orthothymique, adj. (ὀρθός; θυμός, âme). Qui se rapporte à un comportement extérieur normal.

orthotonos, s. m. (ὀρθός; τόνος, contraction, tension). Variété de tétanos caractérisée par la contracture synergique des muscles extenseurs et fléchisseurs, qui maintiennent le corps dans la rectitude.

orthotopique, adj. (ὀρθός; τόπος, lieu). Qui est situé à sa place normale.

ortiée (fièvre). V. *urticaire.*

Ortner (signe d'). Signe inconstant d'hémorragie intra-crânienne, consistant en un trouble plus ou moins accusé dans le fonctionnement des muscles de la moitié opposée du thorax.

Ortner (syndrome d') (1897). Association d'une paralysie laryngée et d'un rétrécissement mitral. La compression du nerf récurrent semble due, le plus souvent, à l'artère pulmonaire dilatée.

Ortolani (signe de). Signe du ressaut (v. ce terme), observé dans la luxation de la hanche du nourrisson.

O. S. (obstétrique). Abrév. d'occipito-sacrée, position exceptionnelle de la présentation du sommet, lorsque celle-ci arrive au détroit inférieur et que l'occiput tourne vers le sacrum.

os lavé. V. *os de verre.*

os de marbre ou **os marmoréens (maladie des).** V. *ostéopétrose.*

os de verre. Syn. *os lavé.* Os totalement transparent aux rayons X, sa trame osseuse étant complètement effacée : image d'ostéoporose très avancée.

oschéocèle, s. f. (ὄσχεον, scrotum; κήλη, hernie). Hernie scrotale.

oschéoplastie, s. f. (ὄσχεον; πλάσσειν, former). Autoplastie appliquée à la réparation du scrotum.

oschéotomie, s. f. (ὄσχεον; τομή, section). Résection d'une partie du scrotum; opération pratiquée dans les cas de tumeurs scrotales.

oscillomètre, s. m. Appareil destiné à indiquer la pression maxima, la pression moyenne et la pression minima du courant sanguin, ainsi que l'indice oscillométrique.

oscillométrie, s. f. Etude de la pression artérielle et de l'amplitude des battements artériels à l'aide de l'oscillomètre.

oscillométrique, adj. — *indice o.* ou *I. O.* Chiffre donné par la plus grande oscillation de l'aiguille de l'oscillomètre.

...ose (ὦσις, impulsion). Suffixe qui désigne les maladies chroniques (ex. : *tuberculose, carcinose*) ou les affections non inflammatoires (ex. : *néphroses, arthrose*).

ose, s. m. Une des deux grandes classes des glucides. Les *o.* sont des sucres simples, non hydrolysables. Selon leur nombre d'atomes de carbone, on les distingue en tétroses, pentoses, hexoses (glucose), heptoses, etc.

Osgood (maladie d') (1903). V. *apophysite tibiale antérieure.*

O'Shaughnessy (opération d'). V. *cardio-omentopexie.*

oside, s. m. Une des deux grandes classes des glucides. Les *o.* donnent par hydrolyse un ou plusieurs oses; on les divise en *holosides* et en *hétérosides.*

Osler (maladies d'). V. *Jaccoud-Osler* (maladie de) et *angiomatose hémorragique familiale* (maladie de Rendu-Osler).

Osler (nodule d'). Syn. *pseudo-panaris d'Osler.* Nodosité rouge, douloureuse, de la dimension d'une lentille, développée, au cours d'une poussée fébrile, dans l'épaisseur du derme de la pulpe des doigts et des orteils, chez les malades atteints d'endocardite maligne à évolution lente ou maladie de Jaccoud-Osler.

Osler (pneumonie lupique d'). Localisation pulmonaire du lupus érythémateux aigu disséminé. Elle consiste en lésions parenchymateuses bilatérales donnant, sur les radiographies, des images réticulaires, réticulo-nodulaires ou d'infiltrats nuageux.

osmhidrose ou **osmidrose,** *s. f.* (ὀσμή, odeur; ἱδρώς, sueur). V. *bromhidrose.*

osmolalité, *s. f.* Concentration moléculaire de toutes les particules osmotiquement actives contenues dans une solution, exprimée en osmoles (ou en milliosmoles) par kilogramme de solvant.

osmolarité, *s. f.* Concentration moléculaire de toutes les particules osmotiquement actives contenues dans une solution, exprimée en osmoles (ou en milliosmoles) par litre de solvant.

osmole, *s. m.* Unité de mesure de pression osmotique. C'est la pression osmotique exercée par une molécule-gramme d'un corps non ionisé dissous dans un litre d'eau; ou par un ion-gramme, s'il s'agit d'un corps complètement ionisé, dissous dans un litre d'eau. V. *milliosmole.*

osmonocivité, *s. f.* Ensemble des troubles mécaniques observés à la suite de l'introduction dans un organisme, par voie intra-veineuse, d'un liquide qui n'a pas la même concentration moléculaire que le sérum avec lequel il se trouve en contact. Ces troubles proviennent des variations de la pression osmotique et ne doivent pas être confondus avec ceux qui sont dus à la toxicité du liquide introduit.

osmorécepteur, *adj.* Qui est sensible aux variations de la pression osmotique. — *s. m.* Terminaison nerveuse possédant cette qualité pour le milieu intérieur de l'organisme. L'excitation des *o,* par augmentation de la pression osmotique du sang,

déclenche la sécrétion d'hormone anti-diurétique.

osmose, *s. f.* (ὠσμός, action de pousser). Passage réciproque de deux liquides inégalement riches en molécules dissoutes, à travers une membrane semi-perméable qui les sépare.

osmothérapie, *s. f.* Méthode thérapeutique basée sur les lois de l'osmose et qui consiste en injections intra-veineuses de solutions hypertoniques, destinées à abaisser la pression intra-rachidienne ou à faciliter les échanges entre l'eau et les sels thérapeutiques dissous, d'une part, et les substances colloïdales du sang ou du liquide céphalo-rachidien, d'autre part (injection intra-veineuse de néosalvarsan dissous dans une solution concentrée d'urotropine).

osmotique, *adj.* Qui a rapport à l'osmose. — *diurèse* et *diurétique o.* V. ces termes. — *pression* ou *tension o.* Force exercée, de part et d'autre de la membrane à demi perméable qui les sépare, par deux liquides inégalement riches en molécules dissoutes (v. *endosmose* et *exosmose*). V. *delta cryoscopique du plasma* et *oncotique (pression).* — *pression o. efficace du plasma* (J. Hamburger et Mathé). Pression *o.* des électrolytes plasmatiques qui, seule, intervient dans les échanges d'eau entre les secteurs intra et extra-cellulaires. On l'obtient en retranchant de la pression osmotique totale (déterminée par cryoscopie) celle de l'urée et du glucose qui diffusent également dans les deux secteurs intra- et extra-cellulaires.

ossiculectomie, *s. f.* (*ossiculum,* osselet; ἐκτομή, ablation). Extirpation des osselets de l'oreille moyenne.

ossification, *s. f.* (*os; facere,* faire). Formation et développement du tissu osseux, qu'ils soient normaux (syn. *ostéogénèse, ostéogénie*) ou pathologiques. — *o. enchondrale.* Transformation en os du tissu cartilagineux qui constitue l'ébauche de la plupart des pièces du squelette. — *o. de membrane.* Formation de tissu osseux directement à partir de l'ébauche mésenchymateuse de

certains os (os du crâne, maxillaire).
— *o. périostale*. Production d'os par
le périoste qui entoure la diaphyse.

ossifluent, *adj.* (*os ; fluere,* couler).
Qui s'accompagne de fonte osseuse.
— *abcès ossifluent.* V. *abcès par
congestion.*

ostéalgie, *s. f.* (ὀστέον, os ; ἄλγος, douleur). Douleurs osseuses spontanées
ou provoquées (fièvre de croissance).

ostéide, *s. f.* (ὀστέον ; εἶδος, forme).
Incrustation de certains tissus par
des sels calcaires.

ostéite, *s. f.* (Gerdy, 1836). Nom
générique donné à toutes les affections inflammatoires des os. Il est
pris quelquefois comme synonyme
d'*ostéomyélite*.

ostéite apophysaire de croissance
(Lannelongue, 1878). V. *apophysite tibiale antérieure.*

ostéite bipolaire. *O.* frappant les
deux épiphyses d'un même os.

ostéite condensante. V. *ostéite productive.*

**ostéite déformante hypertrophi-
que.** V. *Paget (maladie osseuse de).*

ostéite engainante des diaphyses.
V. *ostéo-arthropathie hypertrophiante
pneumique.*

**ostéite épiphysaire aiguë des ado-
lescents** (Gosselin). V. *ostéomyélite
infectieuse aiguë.*

ostéite fibro-kystique. Syn. *maladie
osseuse de Recklinghausen* (1891),
ostéose parathyroïdienne (J. A.
Lièvre, 1931), *ostéose fibro-kystique*.
Affection chronique liée à un hyperfonctionnement, dû le plus souvent à un adénome, des glandes
parathyroïdes. Elle est caractérisée
par : 1) des altérations osseuses
(décalcification diffuse du squelette
avec transformation fibreuse de la
moelle et production de kystes multiples) qui se traduisent cliniquement par des douleurs, des fractures
spontanées, des déformations osseuses progressives et parfois par
des tuméfactions osseuses localisées ;
2) une lithiase rénale calcique qui
peut entraîner l'incrustation du
rein par les sels de calcium et une
insuffisance rénale ; 3) accessoirement par d'autres calcifications
viscérales (artères), des troubles

digestifs (ulcère), nerveux, ou de
l'état général ; 4) un syndrome
humoral particulier : hypercalcémie,
hypercalciurie, hypophosphorémie,
hyperphosphatasémie. V. *hyperparathyroïdie.* — *o. f.-k. localisée des
os longs.* V. *Mikulicz (maladies de),* 2°.

ostéite à forme névralgique. V.
ostéonévralgie.

ostéite géodique. V. *Mikulicz (maladies de),* 1°.

**ostéite hyperhémique non suppu-
rée, ostéite plastique de la croissance** (Poncet). V. *fièvre de croissance.*

ostéite juxta-épiphysaire (Ollier).
V. *ostéomyélite infectieuse aiguë.*

ostéite phlegmoneuse. V. *ostéomyélite infectieuse aiguë.*

ostéite polykystique de Jungling.
V. *Perthes-Jungling (ostéite cystoïde
de).*

ostéite productive. Nom donné par
Cornil et Ranvier à toutes les os-
téites qui déterminent une formation nouvelle de tissu osseux. — Si
l'*o.* répare seulement les pertes de
substance, on dit qu'elle est *restitutive*. — Si la néoformation osseuse
réduit le calibre des canalicules de
Havers et augmente la densité de
l'os qui prend la consistance de
l'ivoire, elle devient *condensante*.
V. *éburnation.*

ostéite raréfiante. Ostéite avec destruction des éléments anatomiques
de l'os et formation d'un séquestre.

ostéite restitutive. V. *ostéite productive.*

**ostéite syphilitique des nouveau-
nés.** Ostéochondrite syphilitique
congénitale siégeant à l'union de la
diaphyse et du cartilage de conjugaison des os longs, au voisinage
des épiphyses fertiles. V. *Parrot
(maladie de).*

ostéite tuberculeuse. V. *ostéo-tuberculose.*

osteitis condensans ilii. V. *ostéose
condensante iliaque bénigne.*

ostéo-arthrite, *s. f.* Arthrite se compliquant de lésions osseuses au niveau des surfaces articulaires. —
o.-a. hypertrophique dégénérative
(F. Bezançon et M.-P. Weil). V.
arthrose.

osteo-arthritis deformans endemica. V. *Kaschin-Beck (maladie de).*

ostéo-arthropathie, *s. f.* Lésion simultanée d'une articulation et des extrémités osseuses adjacentes.

ostéo-arthropathie déformante ou **dégénérative** ou **dystrophique.** V. *arthrose.*

ostéo - arthropathie hypertrophiante pneumique (Pierre Marie, 1890). Syn. *maladie de Pierre Marie,* *ostéite engainante des diaphyses* (Renon et Géraudel, 1920), *périostose engainante acroméegalique* (Lasserre). Augmentation de volume du squelette des extrémités des membres, avec prolifération du périoste engainant les diaphyses, observée dans les infections pulmonaires chroniques et les tumeurs pulmonaires et médiastinales. Elle s'accompagne généralement d'hypertrophie et de déformations des parties molles (doigts hippocratiques, en massue, en battant de cloche, ongles incurvés, en verre de montre), souvent d'arthralgies et de troubles sympathiques; elle procède par poussées douloureuses. V. *dysacromélie et paranéoplasiques (manifestations).*

ostéo-arthrose interépineuse. V. *Baastrup (maladie de).*

ostéoblaste, *s. m.* Cellule jeune mésenchymateuse qui assure la formation de la trame osseuse.

ostéoblastique, *adj.* Qui concerne les ostéoblastes.

ostéoblastome, *s. m.* (ὀστέον; βλαστός, germe). Tumeur bénigne des os se développant chez le sujet jeune, au niveau du rachis, du squelette des mains et des pieds, constituée par la prolifération d'ostéoblastes élaborant des lamelles de tissu osseux. V. *ostéosarcome.*

ostéochondrite, *s. f.* ou **ostéochondrose,** *s. f.* (ὀστέον; χόνδρος, cartilage). Syn. *chondro-épiphysose.* Dystrophie de croissance frappant électivement certaines régions ostéocartilagineuses : épiphyses, apophyses, petits os, corps vertébraux, ainsi que certaines synchondroses (union de deux os par un cartilage). Elle semble faire partie du groupe

des nécroses aseptiques par troubles de la vascularisation et guérit, suivant son siège, soit sans séquelles, soit en laissant une déformation définitive.

ostéochondrite déformante juvénile de la hanche. Syn. *ostéochondrite primitive de la hanche, arthrite déformante juvénile, épiphysite fémorale supérieure, maladie de Perthes* (1910), *de Legg* (1902), *de Calvé* (1910), *de Waldenström* (1909). Ostéochondrose du noyau d'ossification de la tête fémorale qui s'aplatit, se condense et prend un aspect fragmenté. L'ostéochondrose peut guérir sans séquelle, mais entraîne le plus souvent une déformation de la hanche : la coxa plana (v. ce terme).

ostéochondrite disséquante. Syn. *maladie de König.* Ostéochondrite rare, évoluant en 3 phases de nécrose osseuse sous-cartilagineuse, de formation d'un séquestre osseux, de chute du séquestre dans la cavité articulaire. Elle survient chez l'adulte jeune, frappant surtout le genou, puis le coude, la hanche, s'accompagnant de douleurs, de boiterie, de raideur, d'atrophie musculaire et de blocage articulaire. La radiographie montre la décalcification des os voisins de l'articulation atteinte et la séparation d'un mince séquestre ostéo-cartilagineux.

ostéochondrite ischio-pubienne. V. *Van Neck Odelberg (maladie de).*

ostéochondrite primitive de la hanche. V. *ostéochondrite déformante juvénile de la hanche.*

ostéochondrite vertébrale infantile. V. *vertebra plana.*

ostéochondrodystrophie, *s. f.* V. *chondrodystrophie.*

ostéo-chondromatose (*s. f.*) **articulaire** (Reichel, 1900). Syn. *chondromatose articulaire* ou *synoviale, maladie de Henderson-Jones* (1916). Affection rare des articulations (coude, genou), dont la synoviale est épaissie, villeuse et forme de petits nodules cartilagineux qui tombent dans la cavité articulaire et s'ossifient (ostéochondromes). Leur ablation empêche l'évolution vers l'arthrose; la synovectomie associée évite les récidives.

ostéochondrome, s. m. V. *chondrome ossifiant.*

ostéochondrosarcome, s. m. « Tumeur conjonctive maligne développée aux dépens de l'os, du cartilage, du périoste, dont les cellules néoplasiques produisent des substances intercellulaires rappelant plus ou moins les substances osseuse et cartilagineuse » (P. Lecène et P. Moulonguet). V. *ostéosarcome.*

ostéochondrose, s. f. V. *ostéochondrite.*

ostéocie, s. f. (ὀστέον; ὠκύς, léger) (Ferrier, 1900). Diminution de la densité et de la consistance des os par suite de leur décalcification. On peut considérer cet état comme une forme ébauchée d'ostéomalacie; son diagnostic se fait par l'odontocie.

ostéoclasie, s. f. (ὀστέον; κλᾶν, briser). 1° Processus de résorption osseuse dans lequel l'os est attaqué par des ostéoclastes (v. ce terme, 1°). — 2° Méthode thérapeutique qui consiste à redresser certaines difformités des os et des articulations en fracturant un os, soit par un effort manuel, soit au moyen d'appareils spéciaux nommés ostéoclastes.

ostéoclaste, s. m. Syn. *ostoclaste.* 1° Nom donné par Kölliker aux myéloplaxes (grandes cellules de la moelle osseuse), parce qu'ils sont les agents destructeurs de la substance osseuse. — 2° V. *ostéoclasie*, 2°.

ostéoclastome, s. m. V. *myéloplaxome.*

ostéocope, adj. (ὀστέον; κόπτειν, briser). — *douleur o.* V. *douleur.*

ostéodermopathie hypertrophiante (Marcel Labbé et Paul Renault, 1928). Variété du syndrome décrit par P. Marie sous le nom d'ostéoarthropathie hypertrophiante pneumique dans laquelle les arthropathies sont remplacées par des troubles trophiques cutanés (hypertrophie de la peau de la face, œdème chronique des pieds). Les quelques cas observés semblent se rattacher à une limitation respiratoire persistante. V. *pachydermie plicaturée avec pachypériostose des extrémités.*

ostéo-dermopathique (syndrome). V. *pachydermie plicaturée avec pachy-périostose des extrémités.*

ostéodynie, s. f. (ὀστέον; ὀδύνη, douleur). V. *douleur ostéocope.*

ostéodysplasie, s. f. (ὀστέον; δύς, indiquant la difficulté; πλάσσειν, façonner). V. *ostéodystrophie.*

ostéodysplastie, s. f. (ὀστέον; δύς, indiquant la difficulté; πλαστός, façonné). Syn. *syndrome de Melnick et Needles* (1966). Maladie squelettique héréditaire rare comportant essentiellement des irrégularités de contour des os longs, dont la corticale est inégale, et des modifications de forme des os plats. Le crâne et la face, les hanches et les doigts sont le plus souvent atteints. La transmission est dominante autosomique.

ostéodystrophie, s. f. (ὀστέον; δύς; τροφή, nourriture). Syn. *ostéodysplasie.* Trouble de la formation (ostéodysplasie) ou de la nutrition (ostéodystrophie), du tissu osseux provoquant des déformations du squelette plus ou moins étendues. Il peut être d'origine génétique ou être secondaire à un trouble du métabolisme (p. ex. ostéodystrophie rénale).

ostéodystrophie héréditaire d'Albright (Mann, 1962). Syn. *syndrome d'Albright* (1942), *tétanie chronique multidystrophique d'Albright* (H. P. Klotz), *crétinisme hypoparathyroïdien* (Schüpbach et Courvoisier, 1949), *tétanie chronique hypophysaire* (Klinke, 1951). Nom sous lequel on groupe le *pseudo-hypoparathyroïdisme* d'Albright (1942) — attribué alors par cet auteur à une insensibilité du tube rénal à la parathormone — et le *pseudo-pseudohypoparathyroïdisme* (Albright, 1952). Il s'agit de 2 variétés d'une même maladie familiale caractérisée par une morphologie anormale (nanisme avec obésité, visage rond, cou court, mains courtes et larges), de la débilité mentale, des calcifications des parties molles et une tétanie chronique avec crises convulsives et calcifications intracrâniennes évocatrice d'hypoparathyroïdie. — La

1re des 2 variétés (*type I* ou *pseudo-hypoparathyroïdisme*) s'accompagne d'un syndrome biologique d'insuffisance parathyroïdienne : hypocalcémie et hyperphosphorémie; dans la 2e (*type II* ou *pseudo-pseudo-hypoparathyroïdisme*) ce syndrome biologique est absent, la calcémie est normale, la tétanie et les convulsions très rares. C'est une maladie héréditaire à transmission dominante et à pénétrance variable, du groupe des chondrodystrophies génotypiques. V. *Seabright-Bantam (syndrome)* et *Ellsworth-Howard (épreuve de)*.

ostéodystrophie juvénile kystique (Mikulicz). V. *Mikulicz (maladies de)*, 2°.

ostéodystrophie rénale. Altération du squelette due à une insuffisance rénale chronique : décalcification et raréfaction osseuses souvent accompagnées de calcifications des tissus mous. Quand l'*o. r.* survient chez l'enfant, elle s'accompagne de troubles du développement du squelette : nanisme rénal des néphrites interstitielles chroniques, rachitisme des néphropathies tubulaires chroniques congénitales (v. ces termes).

ostéofibromatose kystique. V. *Jaffe-Lichtenstein (maladie de)*.

ostéofibrose, *s. f.* V. *ostéopathie fibreuse.*

ostéogénèse, *s. f.* (ὀστέον; γένεσις, génération). V. *ossification.*

ostéogénèse neurogène. V. *para-ostéo-arthropathie.*

osteogenesis imperfecta (Vrolik, 1845). V. *dysplasie périostale.* — *o.i. congenita.* V. *dysplasie périostale.* — *o. i. psathyrotica* ou *tarda.* V. *ostéopsathyrose.*

ostéogénie, *s. f.* (ὀστέον; γένεσις, génération). V. *ossification.*

ostéogénique, *adj.* Qui a rapport à la formation du tissu osseux.

ostéogénique (maladie) (Ombrédanne). Syn. *maladie exostosante* (Léri), *chondrodysplasie déformante héréditaire, hyperostose ostéogénique.* Chondrodysplasie génotypique à hérédité dominante caractérisée par le développement, au cours de la croissance, d'exostoses osseuses et ostéo-cartilagineuses multiples affectant essentiellement les métaphyses et s'accompagnant de déformations métaphysaires et de raccourcissements osseux; le cubitus est presque toujours atteint, ce qui entraîne une incurvation et une luxation du radius constituant la malformation de Bessel-Hagen. Certaines exostoses peuvent dégénérer en chondrosarcomes.

ostéogénique (sarcome) (Ewing). V. *ostéo-sarcome.*

ostéoïde, *adj.* (ὀστέον; εἶδος, forme). Qui rappelle le tissu osseux. — *bordure o.* Bande de tissu o. située en lisière des travées osseuses, observée sur les coupes histologiques d'os ostéomalacique. — *chondrome, sarcome, tumeur o.* Tumeur rare, presque toujours diffuse, se généralisant fréquemment à un grand nombre d'organes; elle est formée d'une sorte de charpente de cellules fines, réfringentes, infiltrées de granulations calcaires, entre les travées de laquelle on trouve des cellules rondes ou fusiformes analogues aux cellules sarcomateuses. On n'y rencontre pas les ostéoblastes qui caractérisent le tissu osseux. — *tissu o.* Trame protidique du squelette sur laquelle les sels de calcium se fixent pour former le tissu osseux normal.

ostéoïdose, *s. f.* Quantité de tissu ostéoïde (trame protidique) contenue dans le squelette. On peut classer les décalcifications diffuses en deux groupes : 1° les *maladies de l'ostéoïdose* ou de la construction osseuse : hyper- ou hypo-ostéoïdose; ce groupe comprend l'ostéomalacie, l'ostéoporose et l'ostéoporomalacie; 2° les *maladies de l'ostéolyse.* V. *hyperostéolyse.*

ostéologie, *s. f.* (ὀστέον; λόγος, discours). Partie de l'anatomie qui traite des os.

ostéo-lymphatisme, *s. m.* (Marfan). Syn. *rachitisme gras.* Rachitisme associé à l'hypertrophie du tissu lymphoïde (ganglions, amygdales, végétations adénoïdes).

ostéolyse, *s. f.* (ὀστέον; λύσις, action de dissoudre) (Lobstein). Destruction progressive du tissu osseux. Il existe une *o.* normale, compensée par une ostéogénèse d'importance égale, et une *o.* pathologique, soit localisée (p. ex. usure des corps vertébraux par un anévrisme aortique), soit généralisée. Il s'agit alors d'*o.* exagérée ou non compensée : d'hyperostéolyse (v. ce terme). — *o.* massive. V. *Gorham (maladie de).* — *o. ostéoblastique.* V. *oncose.*

ostéomalacie, *s. f.* (ὀστέον; μαλακία, mollesse). Déminéralisation squelettique généralisée, par insuffisance de fixation phospho-calcique sur la trame protéique de l'os ou tissu ostéoïde. Elle se manifeste cliniquement par le syndrome de Looser-Milkmann (v. ce terme). Les cause d'*o.* sont les carences solaire et vitaminique (vitamine D), les insuffisances d'apport et d'absorption phospho-calciques (gastrites et gastrectomies, insuffisances biliaire, pancréatique et intestinale), ainsi que les déperditions phosphocalciques exagérées, rénales (tubulopathies) et extra-rénales (grossesse et allaitement. Le rachitisme est l'ostéomalacie infantile. V. *ostéoporose* et *ostéoporomalacie.*

ostéomalacie vitamino-résistante essentielle. V. *diabète phosphaté familial chronique.*

ostéomarmoréose, *s. f.* V. *ostéopétrose.*

ostéomatose, *s. f.* (Kienböck, de Vienne). Affection caractérisée par la formation d'ostéomes intra-articulaires (radiographie).

ostéome, *s. m.* (ὀστέον, os). 1° Tumeur bénigne formée de tissu osseux adulte, à développement lent et à évolution locale. Elle siège sur le massif osseux crânio-facial. — 2° Ossification intramusculaire posttraumatique provenant de la calcification d'un hématome.

ostéome ostéoïde (Jaffe, 1935). Tumeur osseuse bénigne, développée aux dépens du tissu conjonctif ostéo-formateur, siégeant avec prédilection au niveau des membres inférieurs des adultes jeunes. Elle se traduit cliniquement par des douleurs vives, localisées, à pré-

dominance nocturne, radiologiquement par une petite zone transparente, unique, arrondie, homogène, entourée d'ostéosclérose. Son évolution est très lente, et le traitement chirurgical en assure la guérison.

ostéomes des paraplégiques. V. *para-ostéo-arthropathie.*

ostéo-musculaires supérieur et inférieur (rapports) (R. P. Dr Verdun) (morphologie). Chiffres obtenus, pour le membre supérieur en divisant la somme des périmètres du poignet et du métacarpe, multipliée par 100, par celle des périmètres du bras et de l'avant-bras; pour le membre inférieur, en divisant la somme des périmètres du cou-de-pied et du métatarse, multipliée par 100, par celle des périmètres de la cuisse et du mollet. Ce rapport est normalement de 74,5 pour le membre supérieur, de 53 pour le membre inférieur.

ostéomyélite, *s. f.* (ὀστέον; μυελός, moelle). Inflammation simultanée de l'os et de la moelle osseuse.

ostéomyélite à éosinophiles. V. *granulome éosinophilique.*

ostéomyélite infectieuse aiguë. Syn. *abcès sous-périostique, ostéite* ou *ostéomyélite phlegmoneuse diffuse, ostéite épiphysaire* ou *juxta-épiphysaire, ostéite épiphysaire aiguë des adolescents* (Gosselin), *ostéomyélite des adolescents, périostite phlegmoneuse, typhus des membres* (Chassaignac) (peu utilisés). Maladie frappant surtout l'enfance et l'adolescence, consistant en une inflammation des éléments cellulaires de l'os, du périoste et de la cavité médullaire, localisée à la région juxta-épiphysaire, due au développement du staphylocoque pyogène, s'accompagnant de symptômes généraux graves et évoluant vers la suppuration (phlegmon des os) et la formation d'un séquestre.

ostéomyélome, *s. m.* V. *myélome, 2°.*

ostéomyélosclérose, *s. f.* V. *myélosclérose, 2°.*

ostéonécrose, *s. f.* Mortification de l'os.

ostéonécrose aseptique. Ostéonécrose due à une mauvaise irrigation de l'os; elle aboutit soit à une destruction définitive, soit à une résorption de l'os nécrosé et à son remplacement par du tissu néoformé qui est le siège d'une calcification stérilisante ou qui, au contraire, demeure vivant. L'*o.* peut être *secondaire* à un traumatisme, à la corticothérapie, à une embolie (gazeuse : maladie des caissons; globulaire: drépanocytose; cellulaire : maladie de Gaucher) ou *primitive*, due à une thrombose vasculaire ou à des microtraumatismes répétés provoquant des microfractures multiples survenant dans certains territoires d'élection (tête et condyles fémoraux, tête humérale, astragale, etc.). V. *ostéochondrite.*

ostéonévralgie, *s. f.* Syn. *ostéite à forme névralgique* (Gosselin). Variété d'inflammation chronique des os, caractérisée par des douleurs rebelles, avec exacerbations, causée par un traumatisme, la syphilis, le rhumatisme articulaire chronique, etc.

ostéo-onycho-dysplasie (*s. f.*) **héréditaire.** V. *onycho-ostéo-dysplasie héréditaire.*

ostéopathie, *s. f.* (ὀστέον; πάθος, affection). Nom générique de toutes les affections osseuses.

ostéopathie de carence. Syn. *ostéopathie de famine.* Variété d'ostéomalacie (v. ce terme) causée par la diminution du calcium, du phosphore et de la vitamine D consécutive aux privations. Elle se manifeste par des douleurs, des fractures spontanées, une décalcification diffuse du squelette et par l'affaissement du thorax avec cyphose ou scoliose.

ostéopathie condensante disséminée. V. *ostéopoecilie.*

ostéopathie de famine. V. *ostéopathie de carence.*

ostéopathie fibreuse. Syn. *ostéofibrose.* Terme générique groupant un certain nombre d'affections osseuses non inflammatoires (ostéoses) caractérisées par la dégénérescence fibreuse de la moelle. L'*o. f.* peut être localisée ou généralisée; être due à une hyperparathyroïdie (os-

téose parathyroïdienne ou maladie de Recklinghausen; ostéose fibrogéodique rénale de Rutishauser et Albright); être la cicatrice d'une réticulose osseuse (maladies d'Abt-Letterer-Siwe et de Schüller-Christian); être congénitale : dysplasie fibreuse (maladies d'Albright et de Jaffe-Lichtenstein).

ostéopathie fluorée. Altération des os observée en Afrique du Nord et en Amérique, dans certaines régions où l'eau est trop riche en fluor; c'est une densification généralisée et symétrique avec apparition de productions osseuses d'origine périostée et ossifications ligamentaires; elle respecte les os du crâne et des extrémités. Elle s'accompagne d'altérations de l'émail dentaire. Il n'y a ni troubles sanguins, ni manifestations neurologiques. V. *darmous.*

ostéopathie hyperostosante et sclérosante multiple infantile. V. *Engelmann (maladie d').*

ostéopathie raréfiante post-ménopausique. V. *ostéoporose post-ménopausique.*

ostéopathie striée. V. *Vorhœve (maladie de).*

ostéopédion, *s. m.* (ὀστέον; παιδίον, enfant). V. *lithopédion.*

ostéopériostite, *s. f.* Inflammation aiguë ou chronique du périoste et de l'os sous-jacent (v. *périostite*). — *o. alvéolo-dentaire.* V. *périostite alvéolo-dentaire.* — *o. hypertrophiante de Hirtz.* Forme rarissime d'ostéite gonococcique avec importante hyperostose.

ostéopétrose, *s. f.* (ὀστέον; πέτρος, pierre) (Karschner). Syn. *maladie d'Albers-Schönberg* (1904), *maladie des os de marbre* ou *des os marmoréens* (Albers-Schönberg), *myélosclérose* (Mozer), *ostéomarmoréose, ostéosclérose généralisée.* Affection héréditaire, à transmission récessive ou dominante, se manifestant plus ou moins tard, caractérisée par une condensation osseuse d'intensité et d'étendue variables, comblant la cavité médullaire, déformant les os (extrémités renflées en massues) et les rendant anormalement fragiles. Elle est due à un dérèglement de la résorption ostéoclastique physiologique. Il existe des formes bénignes et des formes graves avec cécité et surdité par compression nerveuse ou avec anémie progressive mortelle par étouffement de la moelle osseuse ou par hémolyse splénique. — *o. symptomatique.* Ostéose condensante diffuse rappelant plus ou moins la maladie d'Albers-Schönberg, observée surtout au cours d'affections sanguines (leucémie myéloïde, anémie, myélose aleucémique) ou due à des métastases cancéreuses ou à des intoxications (fluor).

ostéophlegmon, *s. m.* Suppuration osseuse sous-périostée avec envahissement inflammatoire des tissus voisins. Ce terme s'applique surtout à l'*o.* du maxillaire inférieur provoqué par une infection dentaire.

ostéophyte, *s. m.* (ὀστέον; φυτόν, végétation) (Lobstein). Production osseuse exubérante développée aux dépens du périoste dans le voisinage d'une articulation malade ou d'une ostéite chronique. — L'*o.* peut également résulter de l'envahissement par le tissu osseux d'un ligament au niveau de son insertion.

ostéophytose, *s. f.* Affection caractérisée par le développement d'ostéophytes.

ostéoplasie, *s. f.* (ὀστέον; πλάσις, formation) (Jayle, 1928). Néoformation osseuse atypique.

ostéoplastie, *s. f.* (ὀστέον; πλάσσειν, former). Nom donné à toutes les opérations qui ont pour but la restauration d'un os à l'aide de fragments osseux. — *o. périostique* (Ollier). Syn. *périostéoplastie.* Procédé opératoire destiné à produire du tissu osseux avec des lambeaux de périoste transplantés.

ostéopœcilie, *s. f.* (ὀστέον, os ; ποικίλος, varié) (Ledoux-Lebard, 1916). Syn. *ostéopathie condensante disséminée.* Affection osseuse héréditaire, transmise selon le mode dominant, dépourvue de signes cliniques et se traduisant à la radiographie, par un semis de petits îlots denses sur les zones spongieuses du squelette

(épiphyses) et par des stries radiées sur les ailes iliaques.

ostéoporomalacie, *s. f.* (ὀστέον; πόρος, pore; μαλακία, molesse). Déminéralisation squelettique généralisée par raréfaction de la trame protéique de l'os et par insuffisance de fixation phosphocalcique sur cette trame : elle associe le processus de l'ostéoporose et celui de l'ostéomalacie.

ostéoporose, *s. f.* (ὀστέον; πόρος, pore). Déminéralisation squelettique généralisée par raréfaction de la trame protéique de l'os. Elle se traduit cliniquement par des douleurs de l'impotence, des déformations osseuses, parfois des fractures ; radiologiquement par une transparence osseuse exagérée avec des travées plus nettement dessinées qu'à l'état normal ; histologiquement par un agrandissement des espaces médullaires et une atrophie trabéculaire. Les causes d'*o.* sont essentiellement des troubles du métabolisme protidique : insuffisance d'apport ou d'absorption (*o.* post-ménopausique — Albright, 1940 — ou ostéopathie raréfiante post-ménopausique ; *o.* sénile ; *o.* des affections digestives : gastrectomie, cirrhose, stéatorrhée idiopathique ; *o.* diabétique ; *o. de* l'hémochromatose idiopathique) ; pertes excessives (*o.* des maladies de Cushing et de Basedow ; *o.* des traitements prolongés par les corticoïdes ; *o.* d'immobilisation) ; causes mixtes (*o.* neurologiques). L'*o.* est souvent associée à l'ostéomalacie (ostéoporomalacie, v. ce terme). V. *hypo-ostéoïdose, fragilité osseuse héréditaire, ostéomalacie.*

ostéoporose adipeuse (Cornil et Ranvier). La raréfaction osseuse porte sur les extrémités épiphysaires, et les espaces médullaires agrandis sont remplis de cellules adipeuses.

ostéoporose algique post-traumatique (R. Leriche, 1924). Ostéoporose douloureuse accompagnée d'impotence et souvent de troubles vaso-moteurs (cyanose, œdème), survenant quelques semaines après un traumatisme, dans les parties voisines du squelette. V. *algies dif-*

fusantes post-traumatiques, extenso-progressif (syndrome), mélotrophose traumatique, névrite ascendante, Sudeck (atrophie de) et algo-dystrophie sympathique du membre supérieur.

ostéoporose avec diabète rénal chez l'adulte. V. *diabète rénal phospho-glucidique.*

ostéoporose thyréogène. V. *ostéose thyroïdienne.*

ostéopsathyrose ou **osteopsathyrosis,** *s. f.* (ὀστέον; ψαθυρός, friable). Syn. *maladie de Lobstein* (1829), *fragilité osseuse héréditaire tardive, osteogenesis imperfecta tarda* (Looser), *osteogenesis imperfecta psathyrotica* (Ortolani), *osteopsathyrosis idiopathica* (Lobstein), *maladie des hommes de verre* (Apert), *syndromes des sclérotiques bleues, de Van der Hæve et de Kleyn* (1918), *d'Eddowes* (1900), *maladie d'Adair Dighton.* Maladie héréditaire, à transmission dominante autosomale, se manifestant dès la première enfance, et caractérisée par une fragilité particulière des os qui se brisent au moindre choc (« hommes de verre »), un amincissement des os plats (déformation du crâne, v. *crâne à rebord*), la coloration bleue des sclérotiques, parfois des troubles auditifs *(v. Van der Hæve et de Kleyn, triade de)* et endocriniens. L'*o.* s'atténue le plus souvent, ou disparaît à l'adolescence. Elle est une forme de fragilité osseuse héréditaire (v. ce terme).

osteopsathyrosis congenita, o. foetalis. V. *dysplasie périostale.*

ostéopycnose, *s. f.* (ὀστέον; πύκνωσις, condensation). Nom proposé par E. Clément, en 1942, pour désigner l'augmentation de la densité des os observés dans la mélorhéostose.

ostéo-radio-nécrose, *s. f.* Mortification du tissu conjonctif de l'os provoquée par l'application de rayons X, de radium, ou par l'introduction de corps radio-actifs dans l'organisme.

ostéo-sarcome, *s. f.* Syn. *sarcome ostéogénique.* Sarcome se développant dans les os (fémur et tibia surtout) aux dépens du tissu ostéogénique (v. *ostéochondrosarcome*). On

lui décrit trois variétés suivant son point de départ : 1° *o.-s. central* ou *myélogène,* qui dérive de la moelle et se développe dans les épiphyses des os longs et le tissu spongieux des autres os; — 2° *o.-s. périphérique* ou *périostéal,* qui se développe surtout au niveau des diaphyses, aux dépens de la face profonde du périoste (moelle sous-périostique); — 3° *o.-s. parostéal,* qui prend son origine sur la face externe du périoste. — Suivant la tendance destructrice ou constructrice de la tumeur, on décrit des *sarcomes ostéolytiques* ou *ossifiants.*

ostéosclérose, *s. f.* (ὀστέον; σκλήρωσις, induration). Nom donné parfois à l'éburnation des os. — *o. généralisée.* V. *ostéopétrose.*

ostéose, *s. f.* Lésion non inflammatoire des os.

ostéose cancéreuse. Lésions dystrophiques observées sur le squelette de certains cancéreux, que l'os soit envahi ou non par le néoplasme.

ostéose de carence. V. *ostéopathie de carence.*

ostéose condensante iliaque bénigne. Syn. *osteitis condensans illii.* Condensation osseuse de la portion juxta-sacrée de l'os iliaque, généralement bilatérale, parfois douloureuse, observée le plus souvent chez la femme jeune après un accouchement difficile ou un traumatisme.

ostéose douloureuse avec pseudo-fractures. V. *Milkman (syndrome de).*

ostéose engainante monomélique. V. *mélorhéostose.*

ostéose de famine. V. *ostéopathie de carence.*

ostéose fibrogéodique rénale (Rutishauser et Albright, 1936). Dégénérescence fibreuse de la moelle osseuse due à une hyperparathyroïdie secondaire à une acidose par atteinte des glomérules rénaux.

ostéose fibrokystique. V. *ostéite fibrokystique.*

ostéose hyperthyroïdienne. V. *ostéose thyroïdienne.*

ostéose monomélique éburnante de Putti. V. *mélorhéostose.*

ostéose parathyroïdienne (J.-A. Lièvre, 1931). V. *ostéite fibro-kystique*.

ostéose thyroïdienne. Syn. *ostéose hyperthyroïdienne, ostéoporose thyréogène*. Ostéoporose raréfiante très douloureuse liée à un état d'hyperthyroïdie et ne cédant qu'à la thyroïdectomie.

ostéostéatome, *s. m.* (ὀστέον; στέαρ, graisse). Nom parfois donné à l'ostéosarcome qui a subi la dégénérescence graisseuse.

ostéosynthèse, *s. f.* (ὀστέον; σύνθεσις, composition). 1º Réunion, à ciel ouvert, des fragments d'un os fracturé, à l'aide de boulons, vis, fils ou plaques métalliques, etc., qu'on abandonne au milieu des tissus, ou que l'on retire au bout d'un certain temps (*o. temporaire*). — 2º Opération destinée à provoquer l'ankylose d'une articulation (m. de Pott, spondylolisthésis, etc.).

ostéo-syphilose, *s. f.* Nom donné par quelques auteurs à tous les accidents osseux d'origine syphilitique: périostite, périostose, syphilome ou gomme; troubles de l'ostéogénèse chez les syphilitiques congénitaux, etc.

ostéothérapie, *s. f.* (ὀστέον; θεραπεία, traitement). 1º L. Courtillier (1937) a réuni « sous cette dénomination tout ce qui concerne le traitement que l'on fait sur les os tant au point de vue médical que chirurgical ». — 2º Ce terme peut signifier également: emploi thérapeutique des os et des substances qui en proviennent.

ostéo-thorio-nécrose, *s. f.* Mortification du tissu conjonctif de l'os provoquée par l'introduction de trop fortes quantités de thorium dans l'organisme.

ostéotomie, *s. f.* (ὀστέον; τοχή, section). Section chirurgicale d'un os long. — *o. curviligne de Dufourmentel.* V. *Dufourmentel* (ostéotomie curviligne de). — *o. de dérotation.* V. *dérotation*.

ostéo-tuberculose, *s. f.* Syn. *ostéite tuberculeuse.* Inflammation du tissu osseux sous l'influence du bacille de Koch. Elle se présente sous différentes formes: infiltration tuberculeuse, carie, spina-ventosa et ostéite tuberculeuse aiguë.

Österreicher ou **Österreicher-Turner (syndrome d').** V. *onycho-ostéo-dysplasie héréditaire*.

ostiofolliculite staphylococcique. (*ostium*, ouverture; *folliculus*, petit sac). V. *impétigo circumpilaire*.

ostium commune. Orifice qui, chez l'embryon, fait communiquer à la fois les deux oreillettes et les deux ventricules du cœur; sa persistance après la naissance constitue une cardiopathie congénitale avec shunt artério-veineux souvent mal supportée. V. *canal atrioventriculaire commun (persistance du)*.

ostium primum. Orifice qui, à un stade précoce du développement embryologique du cœur, fait communiquer les deux oreillettes; il est placé entre le septum primum et le septum intermedium. De sa persistance après la naissance résulte une communication interauriculaire située au contact du plancher auriculoventriculaire, qui est intact. V. *communication interauriculaire*.

ostium secundum. Orifice qui, pendant un stade du développement embryonnaire du cœur, fait communiquer les deux oreillettes. Après la disparition de l'ostium primum, l'*o. s.* ou *trou de Botal* se forme dans le septum primum, bientôt rétréci par le développement du septum secundum: il prend alors le nom de *foramen ovale* que la valvule de Vieussens obturera normalement. La persistance du foramen ovale après la naissance, et surtout celle de sa perméabilité (par défaut d'accolement ou de développement de la valvule de Vieussens) constituent les variétés les plus fréquentes de communication interauriculaire (v. ce terme), situées à distance du plancher auriculoventriculaire, et donc les plus curables chirurgicalement.

Ostman-Moulonguet (signe d'). Douleur oculo-orbitaire à la fois superficielle et profonde avec violents paroxysmes, observée dans la pétrosite (ostéite profonde du rocher).

ostoclaste, *s. m.* V. *ostéoclaste*.

Ota (nævus ou syndrome d'). V. *nævus fusco-cæruleus ophtalmo-maxillaris.*

otalgie, *s. f.* (οὖς, ὠτός, oreille; ἄλγος, douleur). Syn. *otodynie.* Douleur siégeant au niveau de l'oreille.

othématome, *s. m.* (οὖς; hématome). Hématome du pavillon de l'oreille.

oticodinose, *s. f.* ou **oticodinie,** *s. f.* (ὠτικός, qui se rapporte à l'oreille; δῖνος ou δίνη, vertige). V. *Ménière (syndrome de).*

otite, *s. f.* (οὖς; ὠτός, oreille). Nom donné à toutes les inflammations aiguës ou chroniques de l'oreille. — *o. barotraumatique.* V. *caissons (maladie des)* et *barotraumatisme.* — *o. externe.* Inflammation du conduit auditif externe. — *o. externe desquamative* (Hartmann). Syn. *kératose obturante* (Wreden). Affection du conduit auditif externe et du tympan déterminant une desquamation intense et la formation de bouchons épidermiques profonds, adhérents, qui peuvent diminuer considérablement l'acuité auditive. — *o. interne.* Inflammation primitive ou secondaire de l'oreille interne. — *o. labyrinthique.* V. *Ménière (syndrome de).* — *o. moyenne.* Inflammation de la caisse du tympan. — *o. moyenne adhésive.* Variété d'otite moyenne chronique donnant lieu à la formation de tissu fibreux et se traduisant cliniquement par une surdité plus ou moins prononcée s'accompagnant souvent de vertige et de nausées. — *o. ostéo-spongieuse* (Malherbe, 1900). *O.* moyenne chronique observée chez la femme, apparaissant à l'époque de la puberté, se révélant par une surdité précoce bilatérale avec bruits d'intensité variable, due à des poussées d'ostéite de la paroi labyrinthique et en rapport avec un mauvais fonctionnement des parathyroïdes. — *o. sèche sclérémateuse.* V. *antro-salpingite.*

otocéphale, *s. m.* (οὖς; κεφαλή, tête) (I. G. Saint-Hilaire). Monstre ne possédant qu'une seule orbite contenant un œil ou les deux yeux; dont les oreilles sont rapprochées ou réunies en une seule sous la tête; dont les mâchoires sont distinctes, et qui ne présente pas de trompe nasale.

otochalasis, *s. f.* (οὖς; χάλασις, relâchement). Relâchement avec atrophie des téguments des lobules des oreilles.

otocopose, *s. f.* (οὖς; κόπος, fatigue). Epuisement temporaire de l'audition; signe du début de la surdité. L'ouïe baisse rapidement pour reparaître après quelques instants de silence.

otodynie, *s. f.* (οὖς; ὀδύνη, douleur). V. *otalgie.*

otolithisme, *s. m.* (οὖς; λίθος, pierre) (A. Tumarkin, 1936). Syndrome constitué par un vertige violent avec chute, sans perte de connaissance ni vomissement. Il serait dû à une irritation passagère de l'appareil otolithique et ne doit pas être confondu avec le vertige de Ménière.

otologie, *s. f.* (οὖς; λόγος, discours). Etude de l'oreille et des maladies qui lui sont spéciales.

otologiste, *s. m.* V. *auriste.*

oto-mastoïdite, *s. f.* Otite moyenne accompagnée de mastoïdite.

otomycose, *s. f.* (οὖς; μύκης, champignon). Affection de l'oreille externe ou de l'oreille moyenne (et des cellules mastoïdiennes) due au développement d'un champignon, appartenant le plus souvent aux genres *Aspergillus* ou *Candida.* Elle se manifeste presque toujours par un début brusque, des douleurs très vives, des bourdonnements, une surdité presque complète, et entraîne parfois la perforation du tympan.

otopathie, *s. f.* (οὖς; πάθος, affection). Nom générique de toutes les affections de l'appareil auditif.

otoplastie, *s. f.* (οὖς; πλάσσειν, former). Opération qui a pour but de restaurer l'oreille externe détruite ou déformée.

otorragie, *s. f.* (οὖς; ῥήγνυμι, je jaillis). Hémorragie par le conduit auditif externe.

otorrhée, *s. f.* (οὖς; ῥεῖν, couler). Nom donné aux écoulements qui se font par l'oreille, quels qu'en soient la nature et le point de départ.

oto-sclérose, *s. f.* (οὖς ; σχληρός, dur). Variété d'otite chronique, dont les lésions bilatérales intéressent la caisse et le labyrinthe qui est frappé de périostite, puis d'ostéite. Elle aboutit progressivement à la surdité définitive.

otoscope, *s. m.* (οὖς ; σκοπεῖν, examiner). Syn. *auriscope* (terme incorrect). Instrument permettant l'inspection du conduit auditif externe et du tympan : il est composé d'un speculum d'oreille et d'une source lumineuse. — *o. de Toynbee*. Instrument destiné à l'auscultation de l'oreille. Il est composé d'un tube de caoutchouc terminé à chaque extrémité par un embout olivaire et destiné à relier l'oreille du malade à celle du médecin. Ce dernier entend ainsi les bruits normaux ou morbides, spontanés ou provoqués, qui se produisent dans la caisse, en particulier quand on y insuffle de l'air (v. *Politzer, expérience de*).

otoscopie, *s. f.* (οὖς ; σκοπεῖν, examiner). Nom donné à l'examen de l'oreille, quel que soit le procédé employé (otoscope, spéculum, etc.).

otospongiose, *s. f.* (οὖς ; σπογγία, éponge). Affection congénitale caractérisée anatomiquement par l'extension de l'ossification de la paroi interne de la caisse du tympan (promontoire) qui va progressivement bloquer le fonctionnement de l'étrier, entraînant une altération croissante de l'organe de Corti ; et cliniquement par le développement d'une surdité bilatérale avec parfois bourdonnements d'oreille. Cette affection est plus fréquente chez les femmes, apparaissant au moment de la puberté et s'aggravant à l'occasion des grossesses. V. *cophochirurgie*.

Otto (bassin ou **maladie d')** (1824). V. *protrusion acétabulaire*.

Oudard (procédé d') (1924). Opération consistant dans l'allongement de l'apophyse coracoïde de l'omoplate dédoublée dans le sens de la longueur ; elle forme ainsi une butée osseuse qui empêche le glissement de la tête humérale dans les luxations récidivantes de l'épaule.

ouloplasique, *adj.* (οὐλή, cicatrice ; πλάσσειν, former). Cicatrisant. Ex. : *action o.* de certains agents thérapeutiques : air chaud, fulguration, etc.

ourles, *s. f. pl.* (du vieux franç. *our* ou *orle*, de *ora*, bord). V. *oreillons*.

ourlien, enne, *adj.* Qui se rapporte aux oreillons. — *fièvre ourlienne.* V. *oreillons*.

Ourov (maladie de l'). V. *Kaschin-Beck (maladie de)*.

ouvriers des silos (maladie des) (Lowry et Schuman, 1956). Affection pulmonaire survenant chez les ouvriers qui pénètrent dans un silo à grain peu de jours après son remplissage. Elle est due à l'inhalation de dioxyde d'azote produit par la fermentation du grain et elle peut entraîner la mort, soit par œdème pulmonaire précoce, soit au bout de 2 à 3 semaines, par bronchiolite fibreuse oblitérante.

ovalbumine, *s. f.* Albumine du blanc de l'œuf.

ovalocyte, *s. m.* Hématie de forme ovoïde.

ovalocytose, *s. f.* 1° Présence d'ovalocytes dans le sang. — 2° Syn. *anémie elliptocytique* ou *ovalocytique, elliptocytose, maladie de Dresbach* (1904). Anémie constitutionnelle et familiale, caractérisée par l'existence de poussées d'hémolyse avec déglobulisation modérée, subictère et splénomégalie. Les globules rouges sont de forme allongée (ovalocytes, elliptocytes, bactériocytes) ; leur hémoglobine est normale ; leur résistance normale ou augmentée. Il s'agit d'une maladie héréditaire génétique : le gène qui en est responsable est situé sur le même chromosome que celui du facteur Rhésus.

ovarialgie, *s. f.* V. *oophoralgie*.

ovariectomie, *s. f.* (*ovarium*, ovaire ; ἐκτομή, ablation). Ablation des ovaires (terme plus exact, mais moins usité qu'*ovariotomie*).

ovarien, ienne, *adj.* Qui a rapport aux ovaires ou en dépend. — *cycle o.* Étapes successives que parcourt en 28 jours le follicule de l'ovaire, sous l'influence des hormones gonadotropes hypophysaires. Elles comprennent d'abord, déclenchée par l'hormone folliculo-stimulante, une *phase folliculaire* brève, de croissance et de maturation du follicule d'où s'échappe (*ovulation*) l'ovocyte qui gagnera la trompe et l'utérus pendant la phase suivante. Celle-ci, *phase lutéinique* (déterminée par l'hormone de lutéinisation), plus durable, est caractérisée par la transformation du follicule ovarien rompu en corps jaune qui regressera si l'ovule n'est pas fécondé, permettant la phase folliculaire du cycle suivant. V. *menstruel* (*cycle*) et *œstral* (*cycle*). — *facies o.* Syn. *facies de Spencer Wells.* Altération particulière du visage, consistant surtout dans l'émaciation des traits et la teinte terreuse, observée par Spencer Wells chez les femmes porteuses d'un volumineux kyste de l'ovaire. — *fièvre o.* V. *fièvre ménorragique.*

ovariocèle, *s. f.* (*ovarium ;* κήλη, hernie). Hernie de l'ovaire.

ovarioprive, *adj.* (*ovarium ; privere,* priver). Qui se rapporte à la suppression des ovaires ou de leur fonctionnement.

ovariothérapie, *s. f.* (*ovarium ;* θεραπεία, traitement). Emploi thérapeutique de préparations ovariennes.

ovariotomie, *s. f.* (*ovarium,* ovaire ; τομή, section). Opération qui consiste à enlever les ovaires. Ce mot s'emploie surtout pour désigner l'ablation complète d'un kyste ovarien. V. *oophorectomie* et *ovariectomie.*

ovarite, *s. f.* Syn. *oophorite, oophoritis.* Inflammation de l'ovaire, accompagnant généralement la salpingite.

overdamping (angl. *over,* au delà ; *to damp,* amortir) (électrocardiographie). Altération artificielle de l'électrocardiogramme (arrondissement des angles) due à un défaut de l'appareil enregistreur, les oscillations du galvanomètre étant trop amorties.

overshoot ou **overshooting** (angl. *to overshoot,* dépasser) (électrocardiographie). Altération artificielle de l'électrocardiogramme (accentuation de l'onde S) due à un défaut

de l'appareil enregistreur, le galvanomètre ne revenant à la ligne isoélectrique qu'après l'avoir dépassée.

« oversuppression » (syndrome d'). Aménorrhée survenant chez des femmes qui cessent de prendre des pilules contraceptives ; elle peut durer plusieurs mois.

ovillé, *adj.* (*ovis,* brebis). Se dit des matières fécales qui ont la forme et la dureté des excréments de brebis.

oviparité, *s. f.* (*ovum,* œuf ; *parere,* engendrer). Mode de reproduction par les œufs.

ovoculture, *s. f.* Inoculation à un œuf embryonné, par voie allantoïdienne, vitelline ou même intraveineuse, d'un produit biologique (sang, exsudat), pour cultiver les germes que ce produit peut contenir.

ovogénie, *s. f.* (*ovum ;* γένεσις, naissance). Étude du développement de l'ovule. Mot souvent employé comme synonyme d'*embryogénie.*

ovoglobuline, *s. f.* Variété d'albumine représentant 6,7 p. 100 des albumines du blanc de l'œuf.

ovo-implantation, *s. f.* Fixation de l'œuf fécondé sur la paroi utérine ; elle s'effectue du 5e au 15e jour après la fécondation : c'est le début de la grossesse. V. *nidation* et *placentation.*

ovulation, *s. f.* Ponte ovarique. Rupture de l'ovisac et mise en liberté de l'ovule.

ovulation sidérée (syndrome de l') (Seguy). Syn. *syndrome du follicule persistant.* Dystrophie kystique des ovaires caractérisée par l'absence d'ovulation et de formation de corps jaune et par la persistance d'un follicule hypersécrétant. Elle se traduit cliniquement par de l'aménorrhée, puis des métrorragies.

Owren (maladie d'). V. *parahémophilie, 1°.*

Owren (test d'). V. *thrombotest.*

oxalémie, *s. f.* (oxalate ; αἷμα, sang) (Lecœur). Présence de l'acide oxalique dans le sang ; son taux normal est de 5 mg par litre. Son augmentation est observée surtout chez les goutteux, les diabétiques, les lithiasiques rénaux et quelques rhumatisants. V. *Bird* (*maladie de*).

oxaligène, *adj.* (oxalique; γεννᾶν, engendrer). Qui donne naissance à l'acide oxalique. — *aliments o.* : glucides, nucléoprotéides et certains acides aminés.

oxalique, *adj.* Qui a rapport à l'acide oxalique ou à ses sels. — *diathèse o.* ou *goutte o.* V. *Bird (maladie de).*

oxalophore, *adj.* (oxalique; φορός, qui porte). Qui apporte de l'acide oxalique. — *aliment o.* : cacao, thé, oseille, épinards, poivre, chocolat.

oxalorachie, *s. f.* (Georges Rodillon). Présence d'acide oxalique dans le liquide céphalo-rachidien.

oxalose, *s. f.* (C. Lepoutre, 1925). Affection rare, observée surtout chez l'enfant, probablement familiale, caractérisée anatomiquement par des dépôts de cristaux d'oxalate de calcium dans les reins et dans d'autres organes, et cliniquement par une lithiase urinaire oxalique, parfois associée à des troubles du développement et à une néphrocalcinose, et évoluant vers la mort par insuffisance rénale azotémique et acidosique.

oxalurie, *s. f.* (oxalate; οὖρον, urine). Présence dans l'urine d'acide oxalique sous forme d'oxalate de chaux et rarement d'oxalate de magnésium ou de sodium en quantité insignifiante.

Oxford (unité). Unité servant à exprimer l'activité de la pénicilline. Une *u. O.* est la quantité minima de pénicilline qui, diluée dans 50 ml de bouillon, inhibe la croissance d'une culture de staphylocoque doré. C'est 1/1 650 mg d'une pénicilline étalon conservée à Washington par la Federal Food and Drug Administration.

18-oxo-corticostérone, *s. f.* V. *aldostérone.*

oxycarbonémie, *s. f.* Présence d'oxyde de carbone dans le sang. La teneur du sang en oxyde de carbone varie à l'état normal de 0,13 à 1,3 pour 1 000.

oxycarbonisme, *s. m.* Intoxication par l'oxyde de carbone.

oxycéphalie, *s. f.* (ὀξύς, pointu;

κεφαλή, tête) (Virchow). V. *acro-céphalie.*

11-oxycorticostéroïdes, *s. m. pl.* Syn. *11-corticostéroïdes, gluco- ou glycocorticoïdes, gluco- ou glycocorticostéroïdes* (Selye), *hormone glucido-protidique, hormone protéinoglucidique ou protido-glucidique* (Lichtwitz), *hormone sucrée ou hormone S (Sugar hormone,* Albright), *11-oxystéroïdes.* Groupe de stéroïdes sécrétés par la zone fasciculée de la cortico-surrénale et caractérisés par la présence d'un radical cétone ou alcool fixé sur le 11e sommet du carbone. Il comprend : la corticostérone, la 11-déhydrocorticostérone, la 17-hydroxycorticostérone ou cortisol ou hydrocortisone, la 17-hydroxy 11-déhydrocorticostérone ou cortisone. Ces hormones agissent sur le métabolisme des *glucides :* elles transforment les protéines tissulaires en glycogène (v. *néoglucogénèse*), fixent ce dernier sur le foie et élèvent, à la longue, le taux de la glycémie. Elles activent le catabolisme des *protides* et provoquent l'atrophie des organes lymphoïdes (avec lymphopénie), des muscles et l'ostéoporose; elles freinent l'anabolisme azoté. Elles perturbent également le métabolisme des *lipides* (accroissement du tissu adipeux). Enfin elles ont une puissante *action anti-inflammatoire* et *anti-allergique* et s'opposent à la formation des anticorps (v. *immunodépresseur*). *L'élimination urinaire* des *11-o.* globaux (dosés par la méthode de Gornall et Mac Donald) est de 8 à 15 mg par 24 h chez l'homme, de 5 à 10 chez la femme; l'élimination urinaire des *17-OH corticoïdes* (méthode de Porter et Silber) est de 4 à 8 mg chez l'homme, de 2 à 5 chez la femme. V. *cortico-surrénales (hormones)* et *17-hydroxycorticostéroïdes.*

oxycytochrome, *s. m.* Forme oxydée du *cytochrome.*

oxydase, *s. f.* 1º Enzyme activant l'oxygène. Ex. : la cytochrome-oxydase qui active l'O$_2$ en lui apportant des électrons. — 2º Enzyme transformant, par fixation d'oxygène, une substance en une autre. Ex. : l'aminoxydase qui transforme les amines en aldéhydes.

oxydation, *s. f.* Réaction chimique caractérisée par la fixation d'oxygène sur un corps (*o. proprement dite* ou *oxygénation*). — Par extension, pour une substance donnée « une oxydation consiste en la perte d'une ou plusieurs charges d'électricité négative, en un départ d'un ou plusieurs électrons » (Polonovski); d'une façon plus générale, en une augmentation de valence.

oxydone, *s. f.* Ferment capable, comme les oxydases, de véhiculer l'oxygène, mais qui est insoluble dans l'eau. Les *o.* se rencontrent dans les tissus animaux ; elles sont stables ou labiles,

oxydoréduction, *s. f.* Groupement formé par des réactions d'oxydation et de réduction couplées, pouvant réaliser un équilibre variable selon les circonstances.

oxygénase, *s. f.* Ferment capable de fixer l'air sur une molécule d'eau avec formation d'eau oxygénée.

oxygénation, *s. f.* Oxydation d'une substance par fixation d'oxygène.

oxygène (capacité du sang en). Syn. *pouvoir oxyphilique* ou *oxyphorique du sang.* Quantité maximum d'oxygène que peut fixer le sang. Elle est de 20,5 ml d'O_2 pour 100 ml de sang normal (ou de 20,5 volumes, selon l'expression courante), dont la presque totalité est fixée sur l'hémoglobine, une très faible partie (0,36 ml) étant dissoute dans le plasma. V. *P O$_2$.*

oxygène (coefficient d'utilisation de l'). Rapport de la différence artérioveineuse en oxygène à la contenance du sang en oxygène, $\times 100$ (v. ces termes). Normalement, la différence étant de 0,05 ml et la contenance de 0,19 ml d'O_2 par ml de sang, le coefficient est de

$$\frac{0,05}{0,19} \times 100 = 26\,\%.$$

Si le sang traverse un organe très avide d'oxygène, et pour lequel la différence artério-veineuse est supérieure à 0,05, le coefficient sera

augmenté. Il mesure l'importance du prélèvement d'O_2 par les tissus irrigués.

oxygène (concentration, contenance ou teneur du sang en). Quantité d'oxygène (O_2) fixée par le sang. Elle est normalement de 19 ml (ou de 19 volumes) par 100 ml de sang artériel (CaO_2), de 13 à 14 ml (ou volumes) par 100 ml de sang veineux mêlé ($C\bar{v}O_2$) ; elle dépend de la pression partielle du sang en oxygène. V. *oxygène (capacité du sang en).*

oxygène (consommation d'). Symbole : $\dot{V}O_2$. Volume d'O_2, exprimé en millilitres par minute, absorbé dans les alvéoles par la circulation sanguine capillaire pulmonaire, transporté par le sang (*débit d'oxygène*) et consommé dans les tissus. Il est normalement de 250. V. *oxygène (différence artério-veineuse en).*

oxygène (débit d'). V. *oxygène (consommation d')* et *oxygène (différence artério-veineuse en).*

oxygène (dette d'). Déséquilibre, dans l'organisme, entre la consommation d'oxygène et l'apport de celui-ci par la ventilation pulmonaire ; il survient au cours de l'effort, lorsque le besoin en oxygène augmente plus vite que son arrivée. L'équilibre se rétablit plus ou moins rapidement après l'effort, la « dette » est alors remboursée.

oxygène (différence artério-veineuse en). Différence entre la teneur en oxygène du sang artériel et celle du sang veineux. Elle est normalement de 0,19 ml — 0,14 ml = 0,05 ml (ou volume) pour 1 ml de sang. Elle représente la quantité d'oxygène distribuée aux tissus par le sang. Le *débit d'oxygène* transporté par le sang et distribué aux tissus est la différence artério-veineuse multipliée par le débit cardiaque : $0,05 \times 5\,000$ ml = 250 ml/minute. V. *oxygène (consommation d').*

oxygène (pression partielle en). V. *PO$_2$.*

oxygène (saturation du sang en). Rapport de la contenance en oxygène du sang à sa capacité en oxygène. Le sang artériel est normalement saturé en O_2 (Sa O_2) à 97 %, et la sang veineux mêlé à 73 %. La saturation en oxygène du sang artériel mesure la valeur de la fonction pulmonaire d'oxygénation du sang. V. *oxygène* (*capacité du sang en*) et *oxygène* (*concentration, contenance ou teneur du sang en*).

oxygène (teneur du sang en). V. *oxygène* (*concentration, contenance ou teneur du sang en*).

oxygénocarbothérapie, s. f. (L. Dautrebande, E. Philippot et Ed. Dumoulin, 1942). Emploi thérapeutique, en inhalation, de l'oxygène et de l'anhydride carbonique, à l'aide d'un appareil permettant de doser le mélange des deux gaz ou d'en administrer un seul. V. *carbogénothérapie.*

oxygénopexie, s. f. Fixation de l'oxygène. — *pouvoir oxygénopexique* des globules rouges.

oxygénothérapie, s. f. Emploi thérapeutique de l'oxygène soit en inhalation, soit en injection intradermique ou sous-cutanée. — *o. hyperbare. O.* par inhalation d'oxygène pur ou d'un mélange gazeux riche en oxygène dans un caisson où règne une pression élevée (2 à 3 atmosphères). Elle augmente considérablement la quantité d'oxygène dissous dans le plasma.

oxyhémoglobine, s. f. Forme oxydée de l'hémoglobine. Chez l'homme, elle cristallise en prismes orthorhomboédriques de couleur rouge. Elle peut être décomposée en *globine,* albumine incolore, et en *hématine* ou *hème,* pigment ferrugineux brun; l'hématine privée d'oxygène devient *l'hémochromogène.*

oxymel, s. m. (ὀξύς, acide; μέλι, miel). Médicament composé de miel et de vinaigre.

oxymétrie, s. f. Dosage de la quantité d'oxygène contenue dans un gaz ou un liquide (p. ex. sang). Il peut être effectué par une méthode chimique (dosage volumétrique) ou par un procédé physique (mesure spectrophotométrique à l'aide d'un oxymètre à cellule photoélectrique). Par ce dernier procédé, fondé sur la différence des spectres d'absorption de l'oxyhémoglobine et de l'hémoglobine réduite, le taux d'oxygène peut être apprécié sans prise de sang, à travers la peau.

oxyosmie, s. f. (ὀξύς, aigu; ὀσμή, odorat). Sensibilité exquise de l'odorat observée chez certains individus et dans certaines races (noires). L'*o.* est physiologique, tandis que l'*hyperosmie* est un phénomène pathologique.

11-β-oxy-18-oxo-cortexone, s. f. V. *aldostérone.*

oxyphile, adj. V. *éosinophile.*

oxyphilique ou **oxyphorique (pouvoir — du sang).** V. *oxygène* (*capacité du sang en*).

oxyregmie, s. f. (ὀξύς, acide; ἐρευγμός, éructation). Eructation acide.

11-oxystéroïdes. V. *11-oxycorticostéroïdes.*

oxytapeinotypique (rapport) (ὀξύς, pointu; ταπεινός, bas; τύπος, forme) (morphologie). Rapport crânien entre le diamètre apico-auriculaire multiplié par 100 et la demi-somme des diamètres fronto-occipital et bipariétal.

oxytétracycline, s. f. (Finlay, 1950). Syn. *Terramycine* (n. dép.). Antibiotique de la famille des tétracyclines (v. ce terme) extrait d'un actinomycète (*Streptomyces rimosus*), doué d'une activité analogue à celle de la chlortétracycline (v. ce terme).

oxytocique, adj. (ὀξύς, prompt; τόκος, accouchement). V. *ocytocique.*

oxyure, s. m. (ὀξύς, aigu; οὖρα, queue). Syn. *oxyure vermiculaire.* Ver de l'ordre des Nématodes (famille des Ascarides), long de 4 à 9 mm suivant le sexe, qui vit en parasite dans le tube digestif. On le trouve dans toute la longueur de l'intestin grêle et du gros intestin; sa présence, au niveau du rectum et de l'anus détermine un prurit insupportable.

oxyurase ou **oxyurose,** s. f. Syn. *entérobiase.* Maladie produite par les oxyures; elle est ordinairement localisée dans l'intestin, mais peut aussi intéresser la peau du périnée, du scrotum, des cuisses, quand les femelles des oxyures émigrent en ces points (*o. cutanée*).

ozène, *s. m.* (ὄζειν, sentir mauvais). Syn. *punaisie, rhinite atrophique, rhinite chronique fétide.* Affection de la muqueuse nasale, dont le principal symptôme est l'exhalation par les narines d'une odeur fétide, comparée à celle d'une punaise écrasée; la puissance olfactive est en même temps diminuée. L'examen direct permet de constater l'atrophie de la muqueuse et du squelette sous-jacent, ainsi que la présence de muco-pus et de croûtes brunes qui tapissent les parois des fosses nasales.

ozéneux, *adj.* (ὄζειν). Qui sent mauvais. — *pleurésie o.* Nom générique donné par Dieulafoy à toutes les pleurésies dont le liquide sent mauvais. Elles comprennent les *pleurésies fétides,* pleurésies purulentes dont le liquide est puant sans qu'il y ait dégagement de gaz, ni sphacèle; les *pleurésies putrides,* qui s'accompagnent de dégagement de gaz dans la plèvre (pyopneumothorax) et les *pleurésies gangréneuses,* où il y a sphacèle de la paroi pleurale.

ozonothérapie, *s. f.* Emploi thérapeutique d'un mélange d'oxygène (99,5 à 95 %) et d'ozone (0,5 à 5 %), sous forme de douches, bains, lavements, injections hypodermiques, intra-musculaires ou dans une cavité organique. Ce mélange se comporte comme un oxydant énergique et un bactéricide puissant.

P

P. Symbole de la pression gazeuse. —
P_AO_2, PaO_2. V. PO_2. — $PACO_2$,
$PaCO_2$. V. PCO_2.

P (onde). V. *électrocardiogramme*.

P (substance) (von Euler et Gad-
dum). Enzyme polypeptidique présente dans les tissus. Elle abaisse
la pression artérielle, provoque une
vaso-dilatation périphérique, augmente le péristaltisme intestinal et
jouerait un rôle de médiateur chimique au niveau du système nerveux.
V. *kinine*.

P (système) (Landsteiner et Levine,
1927). Groupe de 2 agglutinogènes
P_1 et P_2 présents dans les globules
rouges de nombreux sujets de race
blanche. Son intérêt dans la pratique
des transfusions sanguines est très
limité. V. *groupes sanguins*.

PA (espace). Distance qui sépare le
début de l'onde auriculaire P, repérée sur l'électrocardiogramme recueilli à la surface du corps, de l'onde auriculaire rapide de l'électrocardiogramme endocavitaire auriculo-ventriculaire enregistré simultanément. Elle mesure la durée de
la conduction intra-auriculaire (35
à 45 millisecondes). Son allongement isolé traduit un trouble de
cette conduction. V. *H (onde)*.

P. A. B. V. *para-aminobenzoïque (acide)*.

pacemaker, *s. m.* (angl. *pace*, allure;
maker, créateur) (cardiologie). 1°
Région du cœur où prend naissance
l'excitation motrice; à l'état normal, c'est le nœud sinusal ou nœud
de Keith et Falck. — *wandering p.*
V. *commande instable*. — 2° V. *stimulateur*.

Pachon (épreuve de). Epreuve d'insuffisance cardiaque. Après effort,
la baisse de la pression systolique
et l'augmentation de la pression
diastolique avec diminution de la
pression différentielle indiqueraient

la diminution de la force de réserve
du cœur. La valeur de cette épreuve
est contestée.

pachyblépharose, *s. f.* (παχύς, épais;
βλέφαρον, paupière). Epaississement des paupières.

pachybronchite, *s. f.* (παχύς, épais;
βρόγχος, bronche) (Favre, 1925).
Affection chronique des bronches,
souvent d'origine syphilitique, caractérisée, anatomiquement, par
leur épaississement et leur rigidité
et, cliniquement, par des poussées
de bronchite à prédominance unilatérale, avec localisation des signes
physiques au niveau du hile et des
bases.

pachycapsulite, *s. f.* (παχύς; *capsula*,
petite boîte). Epaississement inflammatoire de la capsule d'un organe,
de la capsule rénale en particulier.

pachycéphalie, *s. f.* (παχύς, épais;
κεφαλή, tête) (Virchow). Epaississement des parois du crâne avec synostose des pariétaux et de l'occipital. C'est une variété très rare de
craniosténose.

pachychoroïdite, *s. f.* (Despagnet).
Forme de choroïdite atrophique
congénitale, caractérisée par la formation d'une couche de tissu fibreux
entre la coque ossifiée et le liquide
sous-rétinien.

pachydermatocèle, *s. f.* (παχύς;
δέρμα, peau; κήλη, tumeur) (Valentin Mott) ou **pachydermocèle,** *s.
f.* V. *dermatolysie*.

pachydermie, *s. f.* (παχύς; δέρμα).
Accroissement persistant de l'é-
paisseur de la peau dans son ensemble, dû à une hyperplasie fibreuse interstitielle. — *p. blanche
laryngée.* Syn. *leucoplasie laryngée.*
Plaque blanche verruqueuse siégeant sur les cordes vocales; elle
est constituée par des papilles hypertrophiées recouvertes d'un épithélium kératinisé très épaissi et

peut se transformer en cancer. — *p. plicaturée avec pachypériostose de la face et des extrémités* (Touraine, Solente et Golé, 1935). Syn. *maladie hypertrophiante singulière* (C. Tournier), *pachydermopériostose* (J. Vague, 1948), *syndrome ostéo-dermopathique*, *syndrome de Touraine, Solente et Golé, hyperostose généralisée avec pachydermie*. Affection héréditaire caractérisée par un épaississement et un plissement de la peau, surtout sur le front, le cuir chevelu, la face et les paumes des mains (pachydermie nævique), et par un épaississement du périoste et de l'os, provoquant une hypertrophie des extrémités analogue à celle de l'ostéo-arthropathie hypertrophiante pneumique. V. *dysacromélie*. — *p. vorticellée du cuir chevelu* (Audry, 1920). Syn. *cutis gyrata* (Unna), *pachydermie plicaturée* (Périn). Nævus géant du cuir chevelu formant des replis cutanés épais et contournés séparés par des sillons profonds.

pachydermocèle, *s. f.* (παχύς; δέρμα; χήλη, tumeur). V. *dermatolysie*.

pachydermopériostose, *s. f.* (παχύς; δέρμα; περί, autour; ὀστέον, os). V. *pachydermie plicaturée avec pachypériostose de la face et des extrémités*.

pachy-exopleurite, *s. f.* Complication du pneumothorax extra-pleural, consistant en un épaississement considérable et progressif des parois de cette cavité, pouvant aller jusqu'à la combler.

pachyméningite, *s. f.* (παχύς; μῆνιγξ, membrane). Inflammation chronique avec épaississement de la dure-mère. — *p. cervicale hypertrophique* (Charcot). Affection caractérisée, anatomiquement, par l'épaississement des méninges et surtout de la dure-mère au niveau de la région cervicale, et, cliniquement, par des phénomènes douloureux et paralytiques localisés aux membres supérieurs. — *p. externe* ou *scléro-méningite*. Inflammation localisée à la face externe de la dure-mère en rapport avec une lésion voisine de la boîte cranienne. —

p. interne ou *hémorragique*. Inflammation chronique de la dure-mère avec épaississement et production de néo-membranes, cause fréquente d'hémorragie méningée.

pachyonychie ou **pachyonyxis,** *s. f.* (παχύς; ὄνυξ, ongle). Epaississement des ongles des mains et des pieds.

pachy-pelvi-péritonite hémorragique. Péritonite chronique localisée au petit bassin et dont les vaisseaux de nouvelle formation, très friables, seraient cause d'hématocèle pelvienne (processus analogue à celui de l'hémorragie méningée dans la pachyméningite).

pachypéricardite, *s. f.* V. *péricardite*.

pachypérihépatite, *s. f.* Périhépatite accompagnée de production de fausses membranes entre lesquelles peuvent se produire et s'enkyster des épanchements séreux ou hémorragiques.

pachypériostose, *s. f.* (παχύς; περί; ὀστέον). Epaississement du périoste.

pachypleurite, *s. f.* Epaississement de la plèvre, formé de tissu conjonctif très vasculaire, observé fréquemment dans les pleurésies chroniques. — *p. hémorragique*. P. avec épanchement hémorragique (tuberculose ou cancer). — *p. rétractile*. P. aboutissant à la symphyse pleurale totale avec rétraction thoracique et immobilisation complète du poumon malade (terminaison de certains pneumothorax artificiels).

pachysalpingite, *s. f.* Syn. *salpingite chronique parenchymateuse, s. ch. hypertrophique*. Salpingite chronique caractérisée par la prolifération considérable du tissu conjonctif et l'épaississement des parois de la trompe.

pachystyle, *adj.* (παχύς; στῦλος, colonne) (morphologie). De forme courte et épaisse.

pachysynovite hémorragique. Nom donné parfois à la variété hémorragique de l'hygroma chronique.

pachyvaginalite, *s. f.* Syn. *hématocèle vaginale, périorchite, vaginalite plastique*. Inflammation chronique de la séreuse qui enveloppe le testicule (vaginale), s'accompagnant d'épaississement et d'hémorragie.

pachyvaginite kystique. Syn. *colpohyperplasie kystique* (Winkel), *vaginite emphysémateuse*. Forme de la vaginite de la grossesse, dans laquelle les papilles de la muqueuse enflammée se creusent de cavités kystiques, contenant de la sérosité et parfois des gaz.

packing, *s. m.* Bande de toile ou compresse placée, au cours d'une anesthésie par inhalation, dans le pharynx d'un malade intubé, pour éviter l'inondation de la trachée par le sang ou d'autres liquides, au cours d'interventions chirurgicales sur le nez et la bouche.

PACO₂, Pa CO₂. V. *PCO₂*.

P. A. D. Abréviation de pneumothorax artificiel droit.

pædiatrie, *s. f.* V. *pédiatrie*.

pædiomètre, *s. m.* (παιδιον, enfant; μέτρον, mesure) ou **pædomètre,** *s. m.* (παῖς, enfant; μέτρον). Instrument destiné à mesurer la taille des enfants.

P. A. G. Abréviation de pneumothorax artificiel gauche.

Paget (maladie de) (Sir James Paget, 1874) (*Paget's disease of the nipple*). Affection rare du mamelon observée chez les femmes à partir de 40 ans, caractérisée d'abord par des lésions de la peau, rappelant plus ou moins l'eczéma, puis par une infiltration cancéreuse progressive de la glande mammaire. Elle peut se développer sur certaines muqueuses (vulve).

Paget (maladie osseuse de) (Sir James Paget, 1876). Syn. *ostéite déformante hypertrophique*. Maladie caractérisée anatomiquement par l'hypertrophie et la déformation de certaines pièces squelettiques alors que les os voisins sont indemnes; cliniquement par un aspect simiesque avec pariétaux hypertrophiés, tibias et fémurs incurvés (jambes en manches de veste), thorax aplati latéralement, bassin évasé et cyphose. Ces déformations, qui s'accompagnent d'une augmentation du taux sanguin des phosphatases alcalines, et souvent de douleurs et

d'arthroses, témoignent d'un profond remaniement de la structure osseuse par augmentation de l'ostéolyse, plus ou moins compensée par une ostéogénèse anarchique avec hypervascularisation de l'os. La cause de la maladie de Paget demeure inconnue.

Paget – von Schrötter (syndrome de) (P. 1875; von S. 1884). Thrombose de la veine axillaire, en apparence primitive, parfois consécutive à un traumatisme. Elle provoque un œdème du bras, de l'épaule, quelquefois du cou, évoluant spontanément vers la guérison.

pagétoïde, *adj.* (Paget; εἶδος, forme). Qui présente des caractères analogues à ceux de la maladie de Paget.

pagophagie, *s. f.* (πάγος, glaçon; φαγεῖν, manger). Habitude de manger de la glace (eau gelée et non glace de pâtissier) en abondance; elle est presque toujours associée à une carence en fer, avec ou sans anémie. C'est une variété de pica (v. ce terme).

palatite, *s. f.* (*palatum*, palais). Stomatite localisée au palais.

palatoplastie, *s. f.* (*palatum*; πλάσσειν, former). V. *staphyloplastie*.

palatoschizis, *s. f.* (*palatum*; σχίζειν, diviser). Prolongement à la voûte palatine de la fissure du bec-de-lièvre.

paléopathologie, *s. f.* (παλαιός, ancien; pathologie) (Ruffer, 1913). Étude des maladies que peut révéler l'examen des débris humains ou animaux des temps anciens (momies).

paléophrénie, *s. f.* (παλαιός; φρήν, esprit) (Pierson, 1955). Psychisme primitif.

paléosensibilité, *s. f.* V. *protecteur* (*système*).

palettation, *s. f.* Syn. *férulation*. Mode de massage consistant à frapper avec une palette ou férule.

palette, *s. f.* 1° (*poelette*, diminutif de poêle, Littré). Vase plat en étain, gradué, destiné à recevoir le sang des saignées et d'une contenance de 125 g. — 2° (*pala*, pelle). Petite planche de bois, reproduisant la forme de la main et divisée à une extrémité en cinq languettes répondant à chaque doigt; elle sert dans les pansements des plaies de la main et permet de maintenir les doigts écartés. — *bruit de p.* V. *moulin* (*bruit de*).

pâleur-hyperthermie (syndrome) (Ombrédanne, 1922). Syndrome observé chez des nourrissons, apparaissant quelques heures après une opération. Il consiste en pâleur, dyspnée, hyperthermie, et se termine rapidement par la mort. — Ce syndrome est aussi observé chez l'adulte à la suite notamment des traumatismes craniens et des brûlures étendues.

palicinésie, *s. f.* ou **palikinésie,** *s. f.* (πάλιν, de nouveau; κίνησις, mouvement) (Schulmann, 1920). Syndrome caractérisé par la répétition spontanée et involontaire du même geste; ex. : le balancement continuel du corps.

paligraphie, *s. f.* (πάλιν; γράφειν, écrire). Répétition habituelle, dans les écrits, de la même idée, de la même phrase, du même mot, de façon monotone.

palikinésie, *s. f.* (πάλιν; κίνησις, mouvement). V. *palicinésie.*

palilalie, *s. f.* (πάλιν, de nouveau; λαλεῖν, parler) (Souques, 1908). Trouble de la parole consistant en la répétition spontanée, involontaire, deux ou plusieurs fois de suite, d'une même phrase ou d'un même mot; il s'accompagne souvent d'accélération progressive du débit (tachyphémie). Ce phénomène, voisin de l'*écholalie,* est en rapport avec l'affaiblissement de l'intelligence.

palilogie, *s. f.* (πάλιν; λόγος, parole) (Trenel). Variété de palilalie (v. ce terme) où la répétition d'une phrase bien construite s'intercale entre des mots incohérents et incompréhensibles.

palimphrasie, *s. f.* (πάλιν; φράσις, langage) (Rouma, 1907). Répétition continuelle d'un mot, d'une phrase, d'une rime ou d'un vers.

palindromique, *adj.* (παλινδρομία, course en sens inverse). A rechutes.

palingnostique (délire) (πάλιν, de nouveau, γιγνώσκω, je reconnais). Délire caractérisé par de continuelles illusions de fausse reconnaissance.

palisyllabie, *s. f.* (πάλιν; συλλαβή, syllabe). Trouble de l'élocution caractérisé par la répétition involontaire, explosive, saccadée d'une syllabe, généralement la première d'un mot; symptôme essentiel du bégaiement.

pallanesthésie, *s. f.* (πάλλειν, secouer; anesthésie) (Rydel et Seiffer, 1903). Abolition de la sensibilité vibratoire.

pallesthésie, *s. f.* (πάλλειν; αἴσθησις, sensibilité) (Rydel et Seiffer, 1903). Sensibilité osseuse aux vibrations, étudiée à l'aide du diapason appliqué sur la peau.

palliatif, *adj.* et *s. m.* (*palliare,* cacher). Qui calme ou supprime les symptômes pénibles d'une maladie sans agir sur la maladie elle-même.

pallidal, *adj.* Qui se rapporte au pallidum, partie interne du noyau lenticulaire. — *rigidité p.* V. *rigidité pallidale.* — *syndrome p.* Ensemble de symptômes liés à l'atteinte du pallidum; il se traduit cliniquement par la maladie de Parkinson et les syndromes parkinsoniens.

palmature, *s. f.* (*palmatus,* palmé). V. *syndactylie.*

palmo-plantaire (signe) (Filipowicz, 1893). Coloration jaune spéciale que prennent les régions palmaires et plantaires pendant certaines maladies fébriles. Dans la convalescence, ces mêmes régions sont le siège d'une desquamation abondante. Le *signe p.-p.* se rencontre dans le rhumatisme articulaire aigu, la tuberculose et surtout la fièvre typhoïde.

palmo-spasme, *s. m.* (Walter). Phénomène assez rare observé dans l'atrophie musculaire progressive. C'est une sorte d'agitation de la main, qui se produit quand on interrompt un courant faradique ou galvanique traversant les muscles du membre supérieur.

palpation, *s. f.,* **palper,** *s. m.* (*palpare*). « Méthode d'exploration qui consiste à appliquer les doigts ou la main tout entière sur les parties extérieures du corps et dans les cavités accessibles, pour apprécier par le toucher les qualités physiques des tissus et pour se renseigner à la fois sur la consistance, l'élasticité, la mobilité, les vibrations, sur la température et enfin sur la sensibilité des divers organes» (H. Barth).

palper néphroleptique. V. *Glénard* (*procédés de*), *1°*.

palpitation, *s. f.* (*palpitare*, s'agiter). « Battement de cœur sensible et incommode pour le malade, plus fréquent que dans l'état naturel et quelquefois inégal, sous les rapports de fréquence et de développement » (Laënnec).

Paltauf (maladie de). V. *lymphogranulomatose maligne*.

paludéen, enne, *adj.* Syn. *malarien* (v. ce terme), *paludique, palustre*. Qui a rapport au paludisme.

paludide, *s. f.* Nom donné aux accidents cutanés paraissant dérivés directement de l'infection palustre.

paludique, *adj.* V. *paludéen*.

paludisme, *s. m.* (Verneuil) (*palus, udis*, marais). Syn. *impaludisme, fièvres maremmatiques, f. paludéennes, f. paludiques, f. palustres, f. limnémiques, f. à quinquina, paludose, f. telluriques, f. des marais, f. intermittentes, intoxication palustre*, en ital. *malaria*. Maladie infectieuse provoquée par un hématozoaire spécial (Laveran, 1880), le *Plasmodium* (v. ce terme), inoculé par la piqûre de moustiques appartenant à diverses variétés d'*anophèles* (*A. maculipennis* surtout). Elle revêt des formes nombreuses : aiguës, consistant en accès de fièvre survenant à intervalles réguliers ; chroniques, avec anémie, spléno- et hépatomégalie et pigmentation, pouvant aboutir à la cachexie palustre (v. *malarien, groupe*). Son médicament spécifique est la quinine.

paludologie, *s. f.* Syn. *malariologie*. Étude du paludisme.

paludologue, *s. m.* Syn. *malariologue*. Médecin spécialisé dans l'étude du paludisme.

paludométrie, *s. f.* Application des mesures quantitatives à l'étude du paludisme.

paludose, *s. f.* (Lancereaux). V. *paludisme*.

paludothérapie, *s. f.* (proposée par Legrain, en 1913 ; réalisée par Wagner von Jauregg de Vienne, en 1917). Syn. *impaludation thérapeutique, malariathérapie*. Inoculation de l'hématozoaire du paludisme dans un but thérapeutique. Employée d'abord dans la paralysie générale, cette méthode a été essayée dans d'autres affections. On a presque toujours recours au *Plasmodium vivax*, agent de la fièvre tierce bénigne, facilement maniable.

palustre, *adj.* V. *paludéen*.

P.A.N. Abréviation de périartérite noueuse. V. ce terme.

panacée, *s. f.* (πᾶν, tout; ἄκος, remède). Remède à tous maux.

panagglutinine, *s. f.* V. *pananticorps*.

panangéite, *s. f.* Syn. *panvascularite*. 1° Inflammation de la totalité des vaisseaux (artères, veines, lymphatiques) d'un organe ou d'une région. — 2° Inflammation de toutes les tuniques d'un vaisseau. — *p. diffuse nécrosante* (F. Siguier, 1952). Affection très rare, de nature inconnue, caractérisée anatomiquement par une atteinte diffuse de toutes les tuniques des petits et des gros vaisseaux, prédominant sur les veines, et cliniquement par une succession de thromboses veineuses et artérielles portant sur les vaisseaux des membres, de la peau (entraînant de très vives douleurs, de l'œdème, puis de la nécrose), des viscères (reins, intestin, cerveau). Elle évolue en plusieurs années vers la mort dans un tableau de cachexie fébrile entrecoupé de rémissions.

panangiographie, *s. f.* (πᾶν, tout; ἀγγεῖον, vaisseau; γράφειν, inscrire). Radiographie de tout le réseau vasculaire.

pananticorps, *s. m.* Anticorps sérique actif contre une variété d'antigène (p. ex. globules rouges, leucocytes ou plaquettes), que cet antigène provienne du malade lui-même ou d'un individu normal de même espèce et de même groupe sanguin s'il s'agit d'hématies. Selon leur mode d'action, on distingue des panagglutinines et des panhémolysines.

panaortite, *s. f.* Inflammation soit de toutes les tuniques aortiques, soit de l'aorte sur toute sa longueur.

panaortite idiopathique (Roberts, William et Wibin, 1966). Maladie exceptionnelle, observée chez les jeunes Africains, caractérisée par une atteinte de toutes les tuniques aortiques provoquant des anévrismes de l'aorte et de ses branches, et des sténoses à l'origine de celles-ci ; elle est parfois associée à une atteinte du myocarde et du péricarde. Il existe un syndrome inflammatoire avec accélération considérable de la vitesse de sédimentation des hématies, et l'évolution se fait le plus souvent vers une hypertension artérielle par sténose des artères rénales. V. *crosse aortique (syndrome de la).*

panaris, *s. m.* (*panaricium*). Nom générique donné à toutes les inflammations aiguës des doigts, quelles que soient leur nature, leur étendue et leur profondeur. — *p. analgésique* ou *nerveux.* V. *Morvan (maladie de).* — *p. mélanique* (Hutchinson). Localisation sous et péri-unguéale d'un mélanome malin.

panartérite, *s. f.* 1º Artérite étendue à tout le système artériel. — 2º Inflammation des trois tuniques de l'artère (intima, media et adventice). — *p. subaiguë des vieillards* (M. Morin). V. *artérite temporale.*

panarthrite engainante (J. Forestier). Forme de rhumatisme chronique analogue au rhumatisme fibreux (v. ce terme).

pancardite, *s. f.* (πᾶν, tout ; καρδία, cœur). Syn. *endomyopéricardite.* Inflammation de l'endocarde, du myocarde et du péricarde. Elle se voit surtout au cours du rhumatisme articulaire aigu et peut provoquer une forte augmentation de volume du cœur (*grand cœur rhumatismal* de Duroziez, *p. maligne* de Trousseau) et avoir une évolution sévère (*asystolie fébrile* ou *inflammatoire, rhu-*

matisme cardiaque évolutif ; v. ces termes).

pancholécystite, *s. f.* (Lecène). Inflammation de toutes les tuniques de la vésicule biliaire.

panchondrite, *s. f.* (πᾶν, tout ; χόνδρος, cartilage). Inflammation de tous les cartilages. V. *polychondrite atrophiante chronique.*

Pancoast et Tobias (syndrome de) (1924). Syn. *syndrome apico-costo-vertébral douloureux* (Tobias). Syndrome observé au cours de l'évolution des tumeurs malignes de la région de l'apex pulmonaire (cancer pulmonaire surtout) ; il est caractérisé par des douleurs irradiant dans l'épaule, le bras et la main, parfois par une parésie localisée de la main, et par des troubles sympathiques (syndrome de Claude Bernard-Horner, tachycardie, troubles de la sudation et de la pigmentation). La radiographie montre une opacité de l'apex et, presque toujours, des lésions de destruction osseuse, costale et vertébrale.

pancréatectomie, *s. f.* (πάγκρεας ; ἐκτομή, ablation). Extirpation totale ou partielle du pancréas.

pancréatico-cholédocienne (zone) (Chauffard et Rivet). Région limitée en dedans par la ligne médiane sus-ombilicale et en dehors et à droite par une ligne partant de l'ombilic et faisant avec la précédente un angle de 45º. Elle n'atteint pas tout à fait l'ombilic en bas et, en haut, ne dépasse pas, sur la ligne oblique, un point situé à 5 cm de l'ombilic. Elle correspond à la tête du pancréas et à la terminaison des conduits biliaires et pancréatiques.

pancréatico-lithotripsie, *s. f.* Refoulement et broiement des calculs pancréatiques.

pancréaticotomie, *s. f.* (pancréatique ; τομή, section). Syn. *taille pancréatique.* Incision du canal pancréatique.

pancréatique (point). V. *Desjardins (point pancréatique de).*

pancréatite, *s. f.* Nom donné à toutes les inflammations aiguës ou chroniques du pancréas. — La *p. aiguë* ou *suraiguë*, due à une autodigestion de la glande (*p. hémorragique* ou *œdémateuse*), réalise un syndrome dramatique (v. *drame pancréatique de Dieulafoy*) évoluant vers la mort en quelques heures ou quelques jours. — La *p. subaiguë* peut débuter d'une manière aussi dramatique, mais présente des rémissions avec rechutes ; elle peut aboutir à la formation d'un pseudokyste ou à la *p. chronique*, que caractérisent l'amaigrissement rapide, l'asthénie, la douleur au point pancréatique, l'ictère avec distension de la vésicule biliaire et les troubles digestifs dus à l'insuffisance de l'organe.

pancréatite fibro-kystique. V. *mucoviscidose.*

pancréato-cholangiographie, *s. f.* Radiographie du pancréas par injection de substance opaque dans le canal de Wirsung, et de la voie biliaire principale, opacifiée également, par cathétérisme de l'ampoule de Water au cours de la duodénoscopie (v. ce terme).

pancréato-duodénectomie, *s. f.* V. *duodéno-pancréatectomie.*

pancréato-entérostomie, *s. f.* Etablissement d'une fistule faisant communiquer le canal pancréatique avec l'intestin.

pancréato-gastrostomie, *s, f.* Etablissement d'une fistule faisant communiquer le canal pancréatique avec l'estomac.

pancréatogène, *adj.* (pancréas ; γένης, qui est engendré). D'origine pancréatique.

pancréatographie, *s. f.* (pancréas ; γράφειν, inscrire). Radiographie du pancréas, après injection de substance opaque aux rayons X dans le canal de Wirsung ; elle est pratiquée au cours d'une intervention chirurgicale avec ouverture de la 2e portion du duodénum ou pendant une duodénoscopie (v. ce terme) : c'est la *p. ascendante* ; la *p. descendante* s'effectue par ponction du canal de Wirsung, lorsqu'il est dilaté au niveau de la queue du pancréas.

pancréato-jéjunostomie, *s. f.* Abouchement chirurgical du canal pancréatique dans le jéjunum.

pancréato-kystotomie, *s. f.* Incision d'un kyste du pancréas.

pancréatolyse, *s. f.* (pancréas ; λύσις, libération). Opération préconisée dans les pancréatites chroniques nodulaires sans lithiase biliaire ni ictère ; elle consiste à inciser la capsule pancréatique pour libérer la glande.

pancréatoprive, *adj.* (pancréas ; *privere,* priver). Qui est en rapport avec la suppression du pancréas.

pancréato-stimuline, *s. f.* (Aron, 1930 ; Anselmino et Hoffmann, 1933). Hormone hypophysaire douée de la propriété de stimuler la fonction pancréatique et en particulier d'augmenter le nombre des îlots de Langerhans. Son existence est très contestée.

pancréatostomie, *s. f.* (πάγκρεας ; στόμα, bouche). Établissement d'une fistule faisant communiquer le canal pancréatique avec l'extérieur.

pancréatotomie, *s. f.* (πάγκρεας ; τομή, section). Incision chirurgicale du pancréas.

pancréatotrope, *adj.* Qui a des affinités pour le pancréas. — *hormone p.* V. *pancréatostimuline.*

pancréozymine, *s. f.* (Harper et Raper). Hormone produite par la muqueuse duodénale et qui excite la sécrétion du suc pancréatique (surtout de ses ferments).

pancytopénie, *s. f.* (πᾶν ; κύτος, cellule ; πενία, pauvreté). Diminution du nombre de tous les éléments figurés du sang (globules rouges, globules blancs, plaquettes). Elle peut être due à une atteinte de la moelle osseuse (v. *panmyélophtisie*) ou à une destruction excessive des globules, en particulier dans la rate (*pancytopénie splénique* de Doan et Wright, 1946 ; v. *hypersplénisme*). — *p. chronique idiopathique avec leuco-agglutinine sérique* (J. Bernard, 1953). Syndrome d'origine inconnue, essentiellement caractérisé par une *p.* associée à la présence de leuco-agglutinine sanguine. Tantôt il y a aplasie médullaire et l'évolution est lentement mortelle ; tantôt la moelle est normale et la splénectomie peut amener la guérison.

pandémie, *s. f.* (πανδημία, le peuple entier). Propagation d'une maladie infectieuse à presque tous les habitants d'une région plus ou moins étendue, parfois à l'humanité toute entière.

pandiculation, *s. f.* (*pandiculari*, s'étendre). Action automatique et forcée par laquelle on porte les bras en haut en renversant la tête et le tronc en arrière et en allongeant les jambes. Elle s'accompagne souvent de bâillements.

Pandy (réaction de). Réaction permettant de distinguer les méningites vraies des syndromes méningés. Elle consiste à laisser tomber une goutte de liquide céphalo-rachidien dans une solution d'acide phénique. La formation d'un précipité colloïdal d'albumine permet d'affirmer l'existence d'une méningite.

panencéphalite, *s. f.* (πᾶν, tout; encéphalite). Affection de l'encéphale touchant à la fois la substance grise (polio-encéphalite) et la substance blanche (leuco-encéphalite). — *p. de Pette-Döring* (1939). Variété d'encéphalite subaiguë d'évolution grave, survenant chez l'adulte, voisine de la leuco-encéphalite sclérosante subaiguë (v. ce terme) mais de symptomatologie plus polymorphe.

panencéphalite sclérosante subaiguë. V. *leuco-encéphalite sclérosante subaiguë.*

pangénèse, *s. f.* (πᾶν, tout; γένεσις, génération). Doctrine inverse de la *panspermie* (v. ce mot).

pangeria, *s. f.* (πᾶν, tout; γεραιός, vieux). V. *Werner (syndrome de).*

panhémocytophtisie, *s. f.* V. *panmyélophtisie.*

panhémolysine, *s. f.* V. *pananticorps.*

panhypopituitarisme, *s. m.* (Albright). Insuffisance hypophysaire globale. — Terme généralement réservé à l'insuffisance antéhypophysaire totale. V. *hypopituitarisme, maladies de Simmonds et de Sheehan.*

panhypotélendocrinose primaire. V. *pluriglandulaire (syndrome).*

paniléite, *s. f.* Inflammation de toutes les tuniques de l'iléon. V. *iléite régionale ou terminale.*

panmastite, *s. f.* (πᾶν; μαστός, mamelle). Syn. *mastite totale.* Phlegmon diffus envahissant la glande mammaire dans sa totalité.

panmyélopénie, *s. f.* (πᾶν; μυελός, moelle; πενία, pauvreté). V. *panmyélophtisie.*

panmyélophtisie, *s. f.* (πᾶν; μυελός; φθίσις, consumption) (E. Frank, 1925). Syn. *aleucie hémorragique, hypoleucie hémorragique, panhémocytophtisie, panmyélopénie.* Affection caractérisée par l'association d'agranulocytose, d'hémorragies et d'anémie évoluant rapidement vers la mort. Elle est due à la sidération brutale de toutes les fonctions hématopoiétiques de la moelle et peut être provoquée par une infection ou une intoxication.

panmyélose, *s. f.* (πᾶν; μυελός). Affection atteignant tous les éléments de la moelle osseuse formateurs de globules rouges, de leucocytes granuleux, de plaquettes et de cellules réticulo-endothéliales. Elle peut être aplasique (panmyélophtisie, v. ce terme) ou hyperplasique (v. *myélose hyperplasique*).

panmyélose hyperplasique chronique (Di Guglielmo, 1917). Syn. *érythroleucémie, érythroleucose,* ou *érythro-leuco-myélose chroniques.* Affection caractérisée anatomiquement par la prolifération dans la moelle osseuse, la rate, les ganglions, le foie, d'éléments formateurs des hématies, des leucocytes et des plaquettes; cliniquement par une énorme splénomégalie, une hépatomégalie modérée, une augmentation dans le sang du taux des hématies, des leucocytes et des plaquettes avec quelques myéloblastes, érythroblastes et mégacaryocytes. L'évolution est chronique et bénigne.

panmyélose splénomégalique chronique (Bénard). V. *érythroblastose de l'adulte (maladie).*

panneux, euse, *adj.* Qui se rapporte au pannus.

panniculalgie, *s. f.* V. *adiposalgie.*

panniculite, *s. f.* Inflammation du tissu graisseux sous-cutané ou pannicule adipeux. — Nom parfois donné à la cellulite superficielle. — *p. fébrile nodulaire récidivante non suppurée* (Parkes Weber, 1925). Syn. *hypodermite rhumatismale* (A. Rubens-Duval et Guivarch), *maladie de Weber-Christian.* Affection très rare caractérisée par l'apparition sur divers segments du corps de petites tumeurs érythémateuses et douloureuses, développées aux dépens du tissu cellulaire sous-cutané et accompagnées de céphalée et de fièvre intense. Ces nodules évoluent spontanément vers l'atrophie après quelques poussées fébriles. — *p. de Rothmann-Makaï.* V. *Rothmann-Makaï (syndrome ou panniculite de).*

pannus, *s. m.* (*pannus*, morceau d'étoffe). 1° Affection de la cornée, due généralement à une irritation prolongée, et caractérisée par le développement d'un réseau vasculaire à sa surface avec injection conjonctivale intense. La transparence de la cornée est tantôt conservée (*pannus tenuis*), tantôt plus ou moins profondément troublée (*p. crassus* ou *sarcomateux*). — 2° Tissu inflammatoire granuleux, d'origine synoviale, recouvrant le cartilage articulaire au cours de certaines arthrites.

panophtalmie ou **panophtalmite,** *s. f.* (πᾶν; ὀφθαλμός, œil). Syn. *ophtalmie purulente profonde, phlegmon de l'œil.* Inflammation suppurative envahissant l'œil en entier, se terminant généralement par sa perforation ou son atrophie.

panoptiques (lunettes) (πᾶν; ὅπτομαι, je vois). Syn. *lunettes sténopéiques.* Lunettes dont les verres sont remplacés par deux écrans percés de trous de 6 à 7 dixièmes de millimètre. Elles sont propres à toutes les vues et permettent la vision très rapprochée.

panostéite, *s. f.* (πᾶν; ὀστέον, os). Ostéomyélite aiguë.

panphlegmon, *s. m.* (πᾶν; φλέγω, je brûle). 1° Phlegmon généralisé à tout un organe tel que la glande mammaire. — 2° Septicémie suraiguë.

Pansini (syndrome de) (1901). Ensemble de symptômes traduisant l'atteinte du cervelet au cours du paludisme estivo-automnal. Il est caractérisé par un syndrome cérébelleux avec hypotonie musculaire, dysarthrie et parfois confusion mentale.

pansinusite, *s. f.* Syn. *sinusites combinées.* Inflammation simultanée de plusieurs des sinus de la face.

panspermie, *s. f.* (πᾶν, tout; σπέρμα, graine). Dissémination universelle des germes vivants, non seulement sur notre globe, mais dans les espaces sidéraux. Hypothèse destinée à expliquer l'apparition de la vie sur la terre par le transport de ces germes à l'intérieur de météorites. — *p. atmosphérique.* Présence dans l'atmosphère des germes de nombreuses maladies (microbes pathogènes) mêlés aux poussières.

pansympathite, *s. f.* (Péhu). V. *holosympathose.*

pantophobie, *s. f.* (πᾶς, παντός, tout; φόβος, crainte). Terreur diffuse, sans objet particulier, se manifestant envers tout ce qui entoure le malade. Elle est généralement en rapport avec des hallucinations de la vue et de l'ouïe ou des conceptions délirantes.

pantoptose, *s. f.* Ptose généralisée frappant non seulement les viscères abdominaux (intestin, foie, reins, rate), mais s'accompagnant de prolapsus du rectum et de la vessie, de tendance aux hernies, varices, hémorroïdes, d'atonie gastrique et intestinale et de désordres nerveux.

pantothénique (acide). Syn. *facteur FF, facteur de filtrat, vitamine B_5.* Facteur de croissance très répandu dans les divers aliments: c'est un des constituants de la coenzyme A.

pantrope, *adj.* Se dit d'un virus qui a de l'affinité pour tous les tissus.

panvascularite, *s. f.* V. *panangéite.*

P.A.O. Pression artérielle (diastolique) ophtalmique. V. *pression artérielle rétinienne.*

PAO₂; PaO₂. V. *PO₂.*

PAP. Pression artérielle pulmonaire. — *PAPr. P.a.p.* au repos. — *PAP 40 w. P.a.p.* lors d'un travail de 40 watts.

Papanicolaou (test de). V. *vaginal* (*étude des frottis vaginaux*).

papillaires (tumeurs). Nom donné aux tumeurs de différente nature (sarcome, fibrome, carcinome, épithéliome) qui présentent à leur surface des bourgeons analogues à des papilles hypertrophiées. Elles sont quelquefois confondues à tort avec les papillomes.

papillectomie, *s. f.* (papille; ἐκτομή, ablation). Résection du repli duodénal (papille) au niveau duquel se jettent le canal cholédoque et le canal de Wirsung.

papillite, *s. f.* 1° (ophtalmologie). Œdème de la papille optique, dont la cause est mal connue (inflammation ou compression). — 2° Hyperplasie et inflammation du repli duodénal (papille) au niveau duquel se jette le canal cholédoque; elle peut être à l'origine de certains ictères (*p. ictérigène primitive de Caroli*) et de troubles pancréatiques.

papillite linguale. Petites ulcérations très douloureuses, visibles seulement à la loupe, et cachées dans les plis de la muqueuse linguale autour des papilles fongiformes.

papillomatose, *s. f.* Affection contagieuse et inoculable, caractérisée par l'existence de multiples *verrues* ou *papillomes* cutanés ou muqueux. Fréquente chez le chien, le cheval et le bœuf, elle est transmissible à l'homme sous formes de verrues aux mains, et celles-ci peuvent se transmettre à leur tour aux animaux.

papillomatose confluente et réticulée de Gougerot et Carteaud (1927). Dermatose très rare constituée par des papules brunâtres disposées en réseaux confluents et localisées particulièrement à la région intermammaire, s'étendant ensuite pour réaliser un placard losangique xipho-ombilical et sus-pubien. Elle s'apparente à l'acanthosis nigricans et à la dyskératose folliculaire de Darier.

papillomatose vésicale diffuse. V. *villeuse de la vessie* (*maladie*).

papillome, *s. m.* Lésion de la peau et des muqueuses, caractérisée par l'hypertrophie des papilles normales. Les causes en sont multiples; elles peuvent être banales, ou au contraire spécifiques (verrues, certaines formes de tuberculose).

Papillon-Léage et Psaume (syndrome de). V. *dysmorphie orodactyle.*

Papillon-Lefèvre (variété). V. *Meleda* (*maladie de*).

papillosphinctérotomie, *s. f.* Incision de l'ampoule de Vater avec section de la partie du sphincter d'Oddi située dans la paroi duodénale; opération pratiquée en cas de lithiase cholédocienne basse, d'inflammation de l'ampoule de Vater et du sphincter d'Oddi, de pancréatite chronique.

papillotomie, *s. f.* Incision transduodénale de l'ampoule de Vater pour en extraire un calcul bloqué.

Papin (opération de) (1921). Enervation rénale pratiquée en cas de petite hydronéphrose.

papovavirus, *s. m.* Groupe de virus à A.D.N. mesurant 45 mμ, dont la capside est de symétrie cubique et comporte 72 capsomères. Il comprend les virus des verrues, des papillomes, du polyome et les virus SV 40 et SV 5 des simiens.

pappataci (fièvre à). V. *fièvre à pappataci.*

papule, *s. f.* (*papula*, bouton). Lésion élémentaire de la peau, caractérisée par une élevure solide, de forme variable (conique, hémisphérique, à facettes), dont les dimensions varient d'un grain de millet à une lentille ou même plus, de couleur rose, rouge ou plus rarement brune, formée par une infiltration de la couche superficielle du derme et disparaissant au bout d'un certain temps sans laisser de cicatrice.

papulose atrophiante maligne (R. Degos, J. Delort et R. Tricot, 1942). Syn. *syndrome cutanéo-intestinal mortel, syndrome de Degos.* Maladie très rare, caractérisée d'abord par l'apparition, sur le tronc et les membres supérieurs, de quelques petites papules hémisphériques rose pâle dont le centre devient ensuite déprimé, blanc et gaufré; plusieurs poussées apyrétiques se succèdent pendant quelques semaines ou quelques mois. Puis survient brutalement une douleur abdominale aiguë due à une péritonite par perforation mortelle en quelques jours. L'intestin grêle est parsemé de petites taches jaunâtres ; comme les papules cutanées, elles sont le siège d'altérations vasculaires importantes allant jusqu'à la thrombose.

papulose lymphomatoïde (Macaulay, 1968). Éruption de papules et de nodules, d'évolution souvent nécrotique et croûteuse, siégeant symétriquement sur les membres et le tronc, évoluant par poussées pendant des mois ou des années. Le derme est infiltré de cellules ressemblant à des monocytes.

P.A.R. Pression artérielle rétinienne (v. ce terme).

para... (παρά, auprès de, contre, à travers). Préfixe indiquant le voisinage, l'opposition ou la défectuosité.

para-amino-benzoïque (acide) (P. A. B.). Syn. *vitamine H'* ou *H²*, *vitamine P'*. Dérivé aminé de l'acide benzoïque nécessaire à la croissance de certains micro-organismes (il s'oppose à l'action bactériostatique des sulfamides : v. *antisulfamide*). Il est employé dans le traitement des dyspnées et possède une certaine activité antibiotique contre le bacille de Koch.

para-amino-hippurique (épreuve à l'acide). V. *clairance*.

para-amino-salicylique (acide) (P. A. S.) (J. Lehmann, 1943). Dérivé aminé de l'acide salicylique doué, *in vitro* et *in vivo*, de propriétés bactériostatiques vis-à-vis du bacille de Koch. V. *antituberculeux*.

para-amyloïdose, s. f. Amylose primitive. V. *amyloïde (maladie)* et *Königstein-Lubarsch (maladie de)*.

para-appendicite, s. f. Nom donné par quelques chirurgiens à des péritonites circonscrites, localisées au voisinage de l'appendice, mais ne s'accompagnant pas de lésions de cet organe. Les symptômes de la *p.-a.* sont semblables à ceux de l'appendicite.

paraballisme, s. m. V. *biballisme*.

parabasedowien (syndrome) (Marcel Labbé, Azerad et Gilbert Dreyfus, 1930). Syn. *syndrome basedowiforme* ou *basedowoïde*. Syndrome observé chez des jeunes femmes, caractérisé par un ensemble de signes rappelant ceux du goitre exophtalmique : nervosité, tachycardie, palpitations, tremblement émotionnel, troubles vaso-moteurs et psychiques, mais sans goitre, ni amaigrissement, ni modification du métabolisme basal. Il serait dû à un trouble fonctionnel primitif du système neuro-végétatif.

parabiose, s. f. (παρά, à côté ; βίος, vie). 1° Association de deux ou de plusieurs organismes qui se développent simultanément, mais dont l'un seulement jouit d'une vie qui lui est propre, tandis que les autres vivent aux dépens de celui-ci. — 2° Syn. *greffe siamoise*. Greffe unissant l'un à l'autre deux organismes entiers (p. ex. deux animaux de même espèce : rats, lapins, salamandres, etc.), chez qui l'on crée ainsi une circulation commune. — *p. des nerfs* (Wedensky, 1902). Modification déterminée dans un nerf par une excitation suffisamment intense et prolongée, modification qui précède l'abolition de la fonction de ce nerf.

paracarence, s. f. V. *paravitaminose*.

paracentèse, s. f. (παρά, à travers ; κεντεῖν, piquer). Opération qui consiste à pratiquer une ouverture dans une partie du corps, le plus souvent pour évacuer une collection liquide contenue dans une cavité naturelle (plèvre, péricarde, péritoine, œil, oreille, etc.).

paracentre, s. m. V. *parasystolie*.

paracéphale, s. m. (παρά, presque ; ἀκέφαλος, sans tête ; ou παρά, impliquant l'idée de défectuosité, et κεφαλή, tête) (I. G. St-Hilaire). Monstre unitaire omphalosite, caractérisé par une tête atrophiée dans toutes ses parties, mais présentant encore des rudiments d'organes des sens et une cavité buccale.

paracholie, s. f. (παρά ; χολή, bile) (Pick, 1894). Trouble de la sécrétion biliaire dû à une action réflexe sur les nerfs sécréteurs, ayant pour résultat le passage d'une plus ou moins grande quantité de bile dans les espaces lymphatiques.

parachute (valvule mitrale en). Malformation congénitale de l'appareil valvulaire mitral dans laquelle les cordages des 2 valves convergent, pour s'y insérer, sur un unique pilier musculaire. Un rétrécissement sous valvulaire est ainsi réalisé, souvent associé à d'autres malformations cardiaques.

paracoccidioidose, paracoccidioidal granuloma. V. *blastomycose brésilienne.*

paracolite, s. f. (Mayor). Inflammation du tissu cellulaire mésocolique ou rétrocolique, aboutissant ou non à la suppuration et provoquée le plus souvent par une colite ascendante.

paracousie, s. f. (παρακούειν, entendre mal). Anomalie dans la perception des sons, dont la tonalité ou l'intensité peuvent être inexactement perçues. Quelques auteurs font entrer dans la p. les bourdonnements, tintements et autres bruits subjectifs. — *p. double.* V. *diplacousie.* — *p. de Weber.* Exaltation de l'audition par contact. V. *Weber (épreuves de),* 1°. — *p. de Willis.* Exaltation de l'audition aérienne dans les milieux en trépidation (sourds qui entendent mieux que personne dans une voiture en marche); elle est le signe d'une lésion grave de l'oreille moyenne.

paracoxalgie, s. f. Syn. *fausse coxalgie.* Tuberculose osseuse évoluant au voisinage de l'articulation de la hanche dans le grand trochanter, l'ischion, l'ilion ou le pubis et déterminant des symptômes qui font penser à la coxalgie vraie.

para-Cushing (syndrome) (J. Weill, 1950). Syndrome d'hypercorticisme fonctionnel, rappelant le syndrome de Cushing, au cours duquel l'élimination urinaire des hormones cortico-surrénales n'est pas augmentée; il n'est pas rare chez l'enfant au moment de la puberté et évolue vers la régression.

paracystite, s. f. (Paul Delbet). Syn. *extracystite, phlegmon prévésical.* Inflammation de l'espace prévésico-pelvien ou cavité de Retzius.

paradentaire, adj. Qui se trouve à côté de la dent. — *tumeur p.* Tumeur développée aux dépens des restes des organes qui ont formé la dent (adamantinomes, kystes radiculo-dentaires ou dentifères).

paradentome, s. m. (Ombrédanne). V. *dentome.*

paradiabétique (état) (Marcel Labbé et Boulin). Syn. *état prédiabétique.* Manifestation pathologique proche du diabète, dépourvue d'expression clinique, caractérisée uniquement par une augmentation modérée de l'hyperglycémie provoquée, qui est parfois suivie d'une faible glycosurie. On l'observe dans les familles de diabétiques, chez les obèses, les suralimentés, au cours de certaines affections hépatiques, endocriniennes ou rénales, de certaines infections.

paradontolyse, s. f. (παρά, à côté; ὀδούς, dent; λύσις, solution). Syn. *parodontolyse.* Résorption pathologique de l'alvéole dentaire du maxillaire.

paradoxie, s. f. (παραδοξία, étrangeté). Syn. *paradoxisme.* Manifestation anormale, dans le temps, de l'activité génitale : elle peut être précoce (*p.* infantile) ou tardive (*p.* sénile).

paradoxisme, s. m. V. *paradoxie.*

para-endocrinien (syndrome) (Jacques Decourt). Ensemble de symptômes paraissant lié à l'atteinte d'une glande endocrine, mais provoqué en réalité par un processus purement nerveux.

para-érythroblaste, s. m. (Lehndorff). Erythroblaste atypique, incapable d'arriver à maturité.

paraffinome, s. m. (Broeckaert). Prolifération fibreuse qui se développe parfois au niveau des injections prothétiques de paraffine.

paragangliome, s. m. Syn. *parasympathome.* V. *phéochromocytome.* — Certains auteurs donnent le nom de *p.* aux tumeurs bénignes de la glande intercarotidienne.

paragénésie, *s. f.* (παρά, à côté; γένεσις, génération). Syn. *homogénésie paragénésique, hybridité collatérale* (anthropologie). Nom donné par Broca aux croisements dont les produits ou métis de premier sang sont stériles entre eux ou à leur deuxième ou troisième génération; les produits de ces métis avec les individus de l'une des deux races mères (métis de second sang) étant indéfiniment fertiles.

paraglosse, *s. f.* (παρά; γλῶσσα, langue). V. *macroglossie.*

paragnathe, *s. m.* (παρά; γνάθος, mâchoire). Monstre polygnathien, chez lequel la mâchoire inférieure surnuméraire est placée latéralement.

paragnosie, *s. f.* (παρά; γνῶσις, connaissance). Fausse reconnaissance d'objets. V. *agnosie.*

paragonimiase, paragonimiasis ou **paragonimose,** *s. f.* Hémoptysie endémique de l'Extrême-Orient, maladie due à *Paragonimus westermanni* ou *ringeri,* ou *Distoma pulmonale* ou *ringeri* ou *westermanni* : c'est la distomatose pulmonaire.

paragrammatisme, *s. m.* (Kleist). Usage incorrect des formes grammaticales aboutissant à une jargonaphasie (v. ce terme).

paragranulome de Hodgkin. Selon Jackson et Parker (1947), une des trois formes anatomiques de la maladie de Hodgkin; elle est caractérisée par la prédominance des lymphocytes et la rareté des cellules de Sternberg dans les ganglions.

paragraphie, *s. f.* (παρά; γράφειν, écrire) (Kussmaul). Trouble du langage écrit, caractérisé par la confusion des mots.

paragueusie, *s. f.* (παρά; γεῦσις, goût). Anomalie ou perversion du sens du goût.

parahémophilie, *s. f.* 1° (Owren, 1947). Syn. *maladie d'Owren, hypoaccélérinémie constitutionnelle* ou *congénitale.* Affection héréditaire se manifestant dès l'enfance et caractérisée par des hémorragies répétées, semblables à celles de l'hémophilie. Le temps de coagulation, et surtout le temps de Quick, sont allongés. Cette affection est due à l'absence,

dans le plasma sanguin, de proaccélérine. — 2° V. *Alexander (syndrome ou parahémophilie d').*

para-influenza (infection à). Groupe d'affections des voies respiratoires dues au virus para-influenza.

parakératose, *s. f.* (παρά; κέρας, corne). Dermatose caractérisée par un trouble de l'évolution cornée des cellules épidermiques. — *p. pityriasiforme* (Brocq). Syn. *eczématide pityriasiforme.* Variété d'eczématide (v. ce terme) siégeant sur les jambes, surtout variqueuses. L'éruption rappelle celle de la *p.* psoriasiforme, mais les taches sont moins rouges, les squames plus fines et onctueuses et il y a parfois de la pigmentation. — *p. psoriasiforme* (Brocq). Syn. *eczématide psoriasiforme.* Variété d'eczématide siégeant sur le tronc et la racine des membres, parfois en bordure du cuir chevelu, caractérisée par des plaques rouges recouvertes de squames blanchâtres rappelant celles du psoriasis. Elle évolue pendant longtemps, par poussées souvent éloignées.

parakeratosis variegata. V. *parapsoriasis lichénoïde.*

parakinésie, *s. f.* (παρά, impliquant l'idée de défectuosité; κίνησις, mouvement) (de Buck, 1899). Défaut de coordination dans les mouvements volontaires.

paralalie, *s. f.* (παρά; λαλεῖν, parler) (Lordat, 1843). V. *paraphémie.*

paraleucémique, *adj.* Se dit d'un état pathologique voisin de la leucémie.

paralexie, *s. f.* (παρά; λέξις, mot) (Kussmaul, 1876). Trouble de la lecture dans lequel le malade substitue des mots vides de sens aux mots du texte.

parallélokinésie, *s. f.* (Pick). Phénomène observé dans certains cas d'hémiplégies organiques mais surtout d'hémiplégies pithiatiques. Le sujet ne peut mouvoir spontanément le membre malade, mais il reproduit avec ce membre les mouvements passifs exécutés par le membre sain.

parallergie, *s. f.* (παρά, à côté; allergie) (Moro et Keller). Syn. *coallergie,* *pathergie.* Réaction que présentent parfois certains tissus (la peau dans la cuti-réaction), non seulement à l'allergène pour lequel le sujet a été sensibilisé, mais aussi à un ou plusieurs allergènes d'espèces différentes. Ce phénomène est surtout observé quand la sensibilisation est récente et intense.

paralysie, *s. f.* (παραλύειν, délier, relâcher). Diminution ou abolition de la motricité. Elle présente de nombreuses variétés dues à l'intensité du phénomène (*p. complète* ou *incomplète, parésie*), à sa topographie (*monoplégie, hémiplégie, paraplégie*), à son évolution, à sa cause, etc. — La diminution ou l'abolition de la sensibilité (anesthésie) est quelquefois désignée sous le nom de *p. sensitive.*

paralysie agitante. V. *Parkinson (maladie de).*

paralysie alterne ou **dimidiée.** V. *hémiplégie alterne.*

paralysie des amoureux. Paralysie radiale due à la compression du nerf, pendant la nuit, par la tête d'un dormeur appuyée sur le bras.

paralysie anapeiratique. V. *anapeiratique.*

paralysie ascendante aiguë. V. *Landry (maladie de).*

paralysie de Bell. V. *Bell (paralysie de).*

paralysie des béquillards ou **des béquilles.** V. *béquilles (paralysie des).*

paralysie bulbaire aiguë de Leyden. Inflammation aiguë des noyaux gris bulbaires (*polioencéphalite inférieure aiguë*), débutant brusquement par de la céphalée, des vertiges, des douleurs de la nuque, entraînant rapidement une paralysie vélo-palatine, parfois une paralysie faciale, de la dysarthrie et des troubles de la déglutition. La mort survient en quelques jours, précédée de perturbations cardio-vasculaires et de somnolence. Cette paralysie évolue chez les alcooliques, ou bien au cours des syndromes malins des maladies infectieuses, du syndrome de Landry ou de la maladie de Heine-Medin.

paralysie bulbaire asthénique. V. *myasthénie.*

paralysie bulbaire atrophique progressive. V. *paralysie labio-glosso-laryngée.*

paralysie bulbaire infectieuse. V. *Aujeszky (maladie de).*

paralysie bulbo-ponto-pédonculaire. Variété clinique de la *paralysie labio-glosso-laryngée*, observée lorsque les noyaux moteurs de la protubérance et du pédoncule (noyau moteur du trijumeau, moteur oculaire externe, facial supérieur) sont aussi atteints par la paralysie.

paralysie bulbo-spinale. Variété de la *paralysie labio-glosso-laryngée*, observée lorsque les noyaux moteurs de la moelle sont aussi atteints. On observe alors une paralysie avec atrophie musculaire dans le territoire des nerfs spinaux comme dans celui des nerfs bulbaires.

paralysie flasco-spasmodique. V. *flasco-spasmodique.*

paralysie flasque. Paralysie avec hypotonie musculaire et abolition des réflexes tendineux et cutanés.

paralysie générale progressive (Bayle, 1822) (P.G. ou P.G.P.). Syn. (inusités) *ataxie psychomotrice* (Lunier), *démence paralytique* (Baillarger), *encéphalite chronique interstitielle diffuse, maladie de Bayle, périencéphalite chronique diffuse, périencéphaloméningite chronique diffuse* (Calmeil). Affection, d'origine syphilitique, caractérisée anatomiquement par des lésions diffuses des centres nerveux et de leurs enveloppes, et cliniquement par l'affaiblissement progressif de l'intelligence, du délire (mégalomanie) et des troubles somatiques tels que : embarras de la parole, anomalies pupillaires, tremblement (de la langue en particulier), etc. L'évolution spontanée se fait vers la démence, le gâtisme et la mort en 2 à 5 ans.

paralysie hyperspasmodique ou **hyperspastique.** Paralysie spasmodique avec contractures très intenses.

paralysie immunitaire. V. *tolérance immunitaire.*

paralysie infantile. Terme employé autrefois pour désigner la poliomyélite antérieure aiguë de l'enfant.

paralysie intermittente. Attaque de paralysie due à l'infection palustre, durant quelques heures et se terminant par une crise sudorale. Ces attaques affectent des types semblables aux différents types de fièvres intermittentes et sont favorablement modifiées par la quinine.

paralysie ischémique (Volkmann). V. *Volkmann (rétraction musculaire ischémique de).*

paralysie labio-glosso-laryngée (Trousseau). Syn. *paralysie musculaire progressive de la langue, du voile du palais et des lèvres* (Duchenne, 1860), *paralysie labio-glosso-palato-laryngée* (Charcot), *paralysie bulbaire atrophique progressive* (Leyden), *maladie* ou *syndrome de Duchenne.* Syndrome caractérisé par l'existence de paralysies multiples avec atrophie portant sur les muscles des lèvres, de la langue, du voile du palais, du pharynx et du larynx. La mort survient au bout de 2 à 3 ans par atteinte des centres respiratoires et cardiaques. Il est sous la dépendance de lésions des noyaux moteurs de la partie inférieure du bulbe rachidien (*paralysie bulbaire vraie* ou *polio-encéphalite inférieure chronique*), survenant au cours de la sclérose latérale amyotrophique, de la poliomyélite antérieure chronique, d'infections à virus neurotropes, etc.

paralysie du matin (West). Forme atténuée de la maladie de Heine-Medin; la période fébrile initiale fait défaut, la paralysie s'installe pendant la nuit et elle est découverte au réveil.

paralysie musculaire progressive de la langue, du voile du palais et des lèvres. V. *paralysie labio-glosso-laryngée.*

paralysie musculaire pseudo-hypertrophique (Duchenne, de Boulogne). V. *paralysie pseudo-hypertrophique type Duchenne.*

paralysie oculo-motrice récidivante (Mauz Mauther), **paralysie oculo-motrice périodique** (Joachim Senator). V. *migraine ophtalmoplégique.*

paralysie périodique familiale (Cavaré, 1853) ou **spinale intermittente** (Hartwig). Syn. *myoplégie familiale, myatonie périodique, maladie de Westphal* (1885). Affection héréditaire et familiale, de type dominant, consistant en crises périodiques de paralysie, caractérisées par 3 symptômes : para- ou quadriplégie motrice flasque avec intégrité des territoires musculaires innervés par les nerfs crâniens; abolition complète des réflexes tendineux des membres; inexcitabilité électrique (faradique et galvanique) totale des muscles paralysés. Il n'y a pas de troubles intellectuels, sensitifs ni sphinctériens. Les crises, qui débutent à la puberté et apparaissent à la fin de la nuit ou après un repas riche en glucides, durent quelques heures ou quelques jours et se reproduisent à intervalles très variables pendant lesquels l'examen neurologique du malade est négatif. Pendant les crises, le taux du potassium s'abaisse dans le plasma et dans l'urine, et s'élève dans les cellules. — Il existe une *p. périodique non familiale* (Coirault, 1958) et des *p. périodiques secondaires* à des affections qui entraînent une hyper- ou une hypokaliémie : hyperthyroïdie, hyperaldostéronisme, insuffisance rénale et surrénale, coma acidosique, etc.

paralysie pseudo-bulbaire (Lépine). Syndrome survenant chez les vieillards artérioscléreux, provoqué par une succession de petits foyers bilatéraux de ramollissement cérébral (lacunes, v. ce terme) avec atrophie diffuse de la substance nerveuse. Il consiste en un ensemble de troubles moteurs bilatéraux et de troubles psychiques (état lacunaire) : parésies entraînant la démarche à petits pas, crises de rire et de pleurs spasmodiques, affaiblissement intellectuel; des troubles de la parole et de la déglutition évoquent l'atteinte bulbaire. L'évolution, entrecoupée de petits ictus, se fait vers la démence et le gâtisme (v. *cérébrosclérose*).

paralysie pseudo-hypertrophique type Duchenne (D., de Boulogne, 1849-1861). Syn. *paralysie musculaire pseudo-hypertrophique, type pseudo-hypertrophique de Duchenne. maladie de Duchenne*. Variété de myopathie primitive progressive (v. ce terme). Elle débute dans l'enfance, généralement chez les garçons, avant la 5e année, par les membres inférieurs où l'atrophie musculaire est masquée par le développement exagéré des tissus adipeux et fibreux (pseudo-hypertrophie des jumeaux et des muscles de la ceinture pelvienne); elle envahit plus tard les membres supérieurs où l'atrophie est de règle. Elle s'accompagne précocement de rétractions tendineuses. Une atteinte du myocarde, des troubles vaso-moteurs, de l'ostéoporose sont fréquents. L'évolution est progressive vers une infirmité complète; la mort survient au bout de 5 à 15 ans par infection intercurrente ou insuffisance cardiaque. C'est une maladie héréditaire à transmission récessive liée au sexe.

paralysie psychique. Inertie, sans paralysie véritable, observée souvent dans un membre atteint de troubles profonds de sa sensibilité (lésion du lobe pariétal). Le malade ne mobilise son membre que s'il y est contraint.

paralysie radiculaire. Paralysie succédant à des altérations des racines nerveuses. Ce terme est aussi appliqué aux paralysies qui résultent de lésions frappant les paires nerveuses (troncs aussi bien que racines) qui entrent dans la constitution d'un plexus.

paralysie radiculaire inférieure du plexus brachial. V. *Aran-Duchenne* (syndrome de) et *Déjerine-Klumpke* (syndrome de).

paralysie radiculaire moyenne du plexus brachial. V. *Remak* (syndrome de).

paralysie radiculaire supérieure du plexus brachial. V. *Duchenne-Erb* (syndrome ou paralysie type).

paralysie spasmodique ou **spastique.** Paralysie avec contracture pyramidale (v. ce terme).

paralysie spinale. — *p. s. aiguë de l'adulte.* V. *poliomyélite antérieure aiguë.* — *p. s. atrophique subaiguë.* V. *poliomyélite antérieure subaiguë.* — *p. s. infantile.* V. *Heine-Medin* (maladie de). — *p. s. intermittente* (Hartwig). V. *paralysie périodique familiale.* — *p. s. spasmodique* ou *spastique* (Erb). V. *tabes dorsal spasmodique.*

paralysie supra-nucléaire progressive. V. *Steele, Richardson et Olszewski (maladie ou syndrome de)*.

paralysie de Todd. Hémiplégie transitoire survenant après une crise d'épilepsie localisée bravais-jacksonienne.

paramastite, s. f. (παρά, à côté; μάστος, mamelle) (Billroth). Syn. *phlegmon périmammaire.* Nom donné à toutes les inflammations développées autour du sein, soit dans la peau ou le tissu cellulaire sous-cutané, soit dans le tissu cellulaire rétro-glandulaire.

paramédian (syndrome — de Foix). V. *bulbaire antérieur (syndrome).*

paramétabolite, s. m. Substance modifiant, dans l'organisme, le métabolisme de certains corps, en captant des produits intermédiaires ou en empêchant l'action d'enzymes indispensables à la synthèse de ces corps. Ex. les urico-frénateurs (v. ce terme et *antimétabolite*).

paramétrite, s. f. (παρά; μήτρα, utérus). Inflammation aiguë (*phlegmon juxta-utérin* de Bouilly) ou chronique du tissu cellulaire du ligament large de l'utérus développée dans l'espace pelvirectal supérieur de Richet (gaine hypogastrique de Delbet).

paramigraineux (syndrome). V. *céphalée vasculaire de Horton.*

paramimie, s. f. (παρά, qui indique un défaut; μιμέομαι, j'imite) (Kussmaul, 1876). 1° Trouble de l'utilisation des gestes qui ne correspondent plus aux idées ni aux sentiments. — 2° Discordance des expressions sur le visage avec les émotions ou les sentiments, parfois observée chez les schizophrènes.

paramnésie, s. f. (παρά; μνῆσις, souvenir). 1° (Lordat, 1843). Trouble de la faculté d'expression, consistant en une perte de la mémoire des mots et de leurs signes, avec suggestion instinctive de sons ou de mots n'ayant aucun rapport avec la pensée que veut exprimer le malade. — 2° *p. de certitude.* Syn. *illusion de fausse reconnaissance.* Souvenir inexact, illusion du déjà-vu, du déjà-vécu; phénomène qui se rencontre dans les états de confusion mentale, le délire de persécution, les intoxications et l'hystérie, et qui relève souvent de la médecine légale. — 3° *p. de localisation.* Souvenir exact, mais mal localisé dans le temps ou dans l'espace.

paramorphisme, s. m. (Pende). Terme sous lequel P. groupe toutes les altérations morphologiques constitutionnelles, congénitales ou acquises.

paramusie, s. f. (παρά; μοῦσα, muse) (Wallaschek, 1891). Trouble de la faculté musicale qui permet encore au malade de chanter, mais en se trompant sur les tons et les intervalles.

paramycétome, s. m. (Chalmers et Archibald). Tuméfaction inflammatoire produite par le développement d'un champignon, qui provoque l'hypertrophie, la déformation et la destruction des tissus et qui diffère du mycétome par l'absence de grains.

paramyélocyte, s. m. Cellules sanguines anormales, voisines des monocytes et des myélocytes; elles se distinguent de ces derniers par certains caractères de leurs noyaux irrégulièrement lobulés et par la finesse des granulations de leur protoplasma.

paramyélocytose, s. f. Présence de paramyélocytes dans le sang; elle caractérise certaines affections sanguines voisines des myélosarcomatoses et des leucémies myéloïdes.

paramylose, s. f. (Strauss). V. *Königstein-Lubarsch (maladie de).*

paramyoclonie, s. f. (παρά; μῦς, muscle; κλόνος, agitation). Myoclonie portant sur les deux membres inférieurs, les deux membres supérieurs ou les quatre membres, le tronc et la face.

paramyoclonus multiplex (Friedreich, 1881). Syndrome caractérisé par des contractions musculaires cloniques, involontaires et instantanées, ordinairement bilatérales, ne produisant pas de mouvements étendus. Ces contractions débutent par les membres inférieurs pour gagner les supérieurs et plus rarement la face. L'évolution est lente, mais se termine ordinairement par la guérison. Sa nature n'est pas connue; on l'a rattachée à l'hystérie et à la neurasthénie; d'autres auteurs en font une névrose motrice spéciale, voisine de la chorée.

paramyotonie congénitale (παρά; μῦς, muscle; τόνος, tension) (Eulenburg, 1886). Syn. *maladie d'Eulenburg.* Affection héréditaire et familiale, apparaissant dès la naissance, se manifestant par une raideur spasmodique et douloureuse (tête et cou, membres supérieurs), suivie d'un état paralytique prédominant aux membres, survenant souvent dans certains groupes musculaires d'une façon symétrique, ordinairement sous l'influence du froid. Elle a été rapprochée de la maladie de Thomsen. V. *myotonie intermittente.*

paramyxovirus, s. m. V. *myxovirus.*

para - néoplasiques (manifestations ou **syndromes).** Manifestations morbides disparates survenant au cours de l'évolution d'un cancer, surtout d'un cancer bronchique à petites cellules, et dont la pathogénie est inconnue : elles ne sont dues ni à une métastase, ni à une compression. Ce sont des manifestations nerveuses (neuropathies para-néoplasiques, v. ce terme), musculaires (dermatomyosites), ostéo-articulaires (ostéo-arthropathie hypertrophiante pneumique, hippocratisme digital), cutanées (acanthosis nigricans), endocriniennes (syndrome de

Schwartz-Bartter), sanguines ou métaboliques. Elles régressent après la cure de la tumeur maligne. V. *paraprotéinémie*.

paranéphrite, *s. f.* V. *périnéphrite*.

paranévraxite, *s. f.* Affection ressemblant cliniquement à la névraxite épidémique, mais s'en distinguant cependant par certains points, par exemple l'absence de séquelles de type parkinsonien.

parangi. V. *pian*.

paranoïa, *s. f.* (παράνοια, folie) (Kraepelin, 1913). Délire d'interprétation.

paranoïaque (constitution). Disposition d'esprit associant la vanité, la méfiance, la fausseté de jugement et l'inadaptabilité sociale.

paranoïaque (psychose). Psychose caractérisée par l'évolution progressive et irréductible d'un délire cohérent, systématisé (délire de persécution, de grandeur, mysticisme, hypochondrie), organisé à partir de certains épisodes de la vie affective ou émotionnelle; et par la conservation complète de la clarté et de l'ordre dans la pensée, le vouloir et l'action. Cette psychose conduit souvent à des réactions antisociales (crimes, délits). Elle avait été décrite par Esquirol dans le groupe des monomanies. V. *folie raisonnante* et *délire systématisé*.

paranoïaque (structure). Caractère d'un délire qui est cohérent, systématisé et sans affaiblissement psychique notable.

paranoïde (structure) (παράνοια; εἶδος, aspect). Caractère d'un délire qui est incohérent, polymorphe, et qui traduit un trouble profond de la personnalité.

paranomia, *s. f.* (παρά; νομίζω, je désigne). Trouble du langage dans lequel les objets sont désignés par d'autres mots que ceux qui leur sont appliqués.

para-ombilical (point). V. *Bazy (point de)*, 1°.

paraosmie, *s. f.* V. *parosmie*.

para-ostéo-arthropathie, *s.f.* (Mᵐᵉ Déjerine et Ceillier, 1918-1920). Syn. *ostéogénèse neurogène, ostéomes des paraplégiques, myosite ossifiante des paraplégiques, fibromyopathie ossifiante neurogénique*. Affection caractérisée par des ossifications juxta-articulaires et juxta-osseuses, parfois volumineuses, limitant les mouvements de l'articulation. On l'observe chez les malades longtemps immobilisés surtout par des affections du système nerveux (paraplégies, comas).

parapareunie, *s. f.* (παρά, à côté; πάρευνος, compagnon de lit). Accomplissement extra-vaginal de l'acte sexuel, entre individus de sexes différents.

parapexien, *adj.* (παρά; *apex*, pointe) (cardiologie). Qui siège à côté de la pointe du cœur.

paraphasie, *s. f.* (παρά; φάσις, parole) (Armand de Fleury, 1864). Syn. *aphrasie, hétérophrasie, paraphrasie*. Trouble de l'utilisation des mots, dans lequel ceux-ci ne sont pas employés à leur sens véritable. On prend souvent ce terme pour désigner l'ensemble des troubles du vocabulaire (perte de la mémoire des mots, intoxication par le mot, substitution ou déformation des mots). — *p. verbale*. Les mots sont exactement prononcés mais employés indistinctement. — *p. littérale*. V. *jargonaphasie*.

paraphémie, *s. f.* (παρά; φήμι, je parle). Syn. *paralalie*. Trouble du langage parlé, caractérisé par la confusion des mots.

paraphimosis, *s. f.* (παρά, au-delà; φιμόω, je serre). Etranglement du gland par le collet préputial trop étroit, lorsque ce dernier a été ramené en arrière de la couronne.

paraphlébite, *s.f.* (παρά; φλέψ, veine). V. *périphlébite*.

paraphonie, *s. f.* (παρά; φωνή, voix). Trouble de la phonation, caractérisé par de la discordance dans l'émission des sons.

paraphrasie, *s. f.* (παρά; φράσις, élocution) (A. de Fleury, 1864). V. *paraphasie*.

paraphrénie, *s.f.* (παρά; φρήν, esprit) (Kraepelin, 1909). Etat mental pathologique où coexistent, d'une part, des constructions délirantes fantastiques, d'autre part, la conservation de la lucidité et de l'adaptation au monde réel, le passage de l'un à l'autre état s'effectuant aisément.

paraphrenitis, s. f. V. *phrenitis, 2°.*

paraphronique (état) (παράφρων, délirant) (Pitres). « Délire hystéro-hypnotique, à caractère monoïdéique, dans lequel l'esprit, dominé par une sorte de fascination psychique, reste indifférent à tout ce qui ne se rapporte pas à l'objet de son délire, est rebelle à toutes les suggestions étrangères à son rêve, et perd ensuite le souvenir des actes accomplis durant la période délirante ».

paraphrosyne, s. f. (παρά; φρήν, esprit). Délire fébrile. V. *calenture.*

paraphtisiques (accidents). Nom donné par Marfan aux troubles et aux lésions que l'on rencontre chez les phtisiques, mais qui ne sont pas sous la dépendance directe du bacille de la tuberculose. Ce sont, d'une part, les hyperhémies, œdèmes et inflammations (gastrite, néphrite, etc.). d'autre part, les stéatoses, dégénérescence amyloïde et nécroses cellulaires d'origine infectieuse (infections secondaires) ou toxique (toxines microbiennes ou asphyxie).

paraphtongie, s. f. (παρά; φθέγγομαι, je parle) (Armand de Fleury, 1864). Erreur de la parole par phénomène réflexe.

paraphylaxie, s. f. (Danielopolu). V. *anaphylaxie.*

paraphysique, s. f. V. *parapsychologie.*

paraplasma, s. m. V. *métaplasma.*

paraplégie, s. f. (παρά; πλήσσειν, frapper). Paralysie des deux membres supérieurs, des deux membres inférieurs ou des quatre membres. Ce terme n'est guère usité que pour désigner la paralysie des deux membres inférieurs.

paraplégie cutanéo-réflexe. Paraplégie hyperspasmodique en flexion; elle interdit tout mouvement et expose à toutes les complications du décubitus.

paraplégie spasmodique familiale. Maladie nerveuse héréditaire, qui fait partie du groupe de l'hérédo-dégénération spino-cérébelleuse. Elle est caractérisée par une paralysie avec contractures en extension des membres inférieurs, d'évolution très lente, généralement associée à des symptômes neurologiques divers (cérébelleux surtout), variables selon le siège des lésions (cortical, sous-cortical, pédonculo-protubérantiel, bulbaire, etc.) Ces lésions peuvent être de types divers : malformation, dégénérescence, infection chronique. Le type Strümpell-Lorrain est une variété de *p.* s. f.

paraplégie spinale spastique (Erb). V. *tabes dorsal spasmodique.*

parapleurésie, s. f. (παρά, indiquant la fausseté; pleurésie). « Nom donné par les auteurs, soit à la pleurodynie, soit à la pleuro-pneumonie » (Littré).

paraplexie, s. f. (παρά; πλῆξις, coup). Terme peu employé et pris tantôt dans le sens de paralysie partielle, tantôt dans le sens de paralysie totale.

parapneumolyse, s. f. (παρά, auprès de; pneumolyse). V. *pneumolyse.*

parapneumonique, adj. Qui survient pendant l'évolution de la pneumonie. — *pleurésie p.*

parapraxie, s. f. (παρά; πρᾶξις, action) (Rose, 1907). Variété d'apraxie secondaire à l'agnosie; le trouble moteur est dû à ce que le malade ne reconnaît pas l'objet manié par lui.

paraprotéine, s. f. (Apitz, 1940). Syn. *M-protein, M-component.* Variété de protéine anormale appartenant au groupe des immunoglobulines (v. ce terme); la structure des *p.* ne diffère guère de celle des immunoglobulines (Ig) normales : ce sont des Ig A, G, M, D ou E. Mais chaque espèce est sécrétée par un ensemble homogène de cellules appartenant à une seule famille ou clone (*p.* ou protéine monoclonale) : elle est donc parfaitement homogène et se traduit sur le diagramme de l'électrophorèse par un pic élevé et étroit. On trouve les *p.* dans le sang et les humeurs au cours de certaines maladies. V. *paraprotéinémie.*

paraprotéinémie, *s. f.* ou **para-protéinose,** *s. f.* Présence, dans le sang, de paraprotéine (v. ce terme). On l'observe au cours de certaines maladies groupées sous la dénomination de p. ou *dysglobulinémie monoclonale* (v. ce terme), dysglobulinémie et paraprotéinémie étant souvent employées comme synonymes. — *p. biclonale.* V. *dysglobulinémie biclonale.* — *p. essentielle bénigne.* V. *gammapathie monoclonale bénigne.* — *p. polyclonale.* V. *dysglobulinémie polyclonale.*

paraprotéinurie, *s. f.* Présence de paraprotéine (v. ce terme) dans l'urine.

parapsoriasis, *s. m.* (Brocq, 1902). Terme désignant un certain nombre de dermatoses érythémato- ou papulo-squameuses. — *p. en gouttes* (Brocq). Syn. *lichen psoriasis* (Neisser), *pityriasis lichenoides chronica* (Juliusberg, 1899). Dermatose rare caractérisée par une éruption de petites papules isolées, disséminées surtout sur le tronc et les membres, évoluant par poussées pendant des années. — *p. en plaques.* Syn. *érythrodermie pityriasique en plaques disséminées* (Brocq, 1897), *maladie de Brocq.* Dermatose caractérisée par des placards érythémateux disséminés sur le tronc et la racine des membres, persistant indéfiniment, mais qui, parfois, se transforment en mycosis fongoïde. — *p. lichénoïde* dont Civatte (1936) distingue deux variétés : 1° le *p. l.* proprement dit (ou *lichen variegatus* de Crocker, 1900) avec atrophie cutanée où un réseau érythémato-squameux est associé à des papules et à des placards, et qui ne serait qu'une variété de *p.* en plaques; 2° la *parakeratosis variegata* de Unna, Santi et Pollitzer (1890), sans atrophie, où le réseau, les plaques et les papules, d'apparition rapide, sont plus saillants et squameux que dans la forme précédente. — *p. varioliformis de Wise.* Syn. *pityriasis lichenoides et varioliformis acuta de Mucha-Haberman.* Forme aiguë du *p.* en gouttes, caractérisée par la tendance à l'ulcération des papules, l'aréole rouge qui entoure chacune d'elles, enfin par son évolution fébrile vers la guérison en quelques semaines.

parapsychologie, *s. f.* Syn. *paraphysique.* Etude de certains phénomènes insolites tels que la transmission de pensée et la prémonition, que n'expliquent ni la psychologie, ni la physique classiques.

pararéflexe, *s. m.* (παρά, à côté; réflexe). Phénomène d'origine réflexe déterminé par une excitation qui ordinairement déclenche un autre réflexe. Ex. : éphidrose faciale provoquée par la mastication ou la gustation et remplaçant la salivation, phénomène observé chez certains sujets atteints de blessure profonde de la face.

pararénaux (points). V. *rénaux (points).*

pararickettsie, *s. f.* V. *Chlamydia.*

pararickettsiose, *s. f.* Syn. *miyagawanellose.* Nom qui a été donné à un groupe d'affections rappelant les rickettsioses par certains côtés et dues aux Chlamydias (v. ce terme).

pararythmie, *s. f.* V. *parasystolie.*

parasémie, *s. f.* (παρά; σῆμα, signe). Perversion du langage mimique; on l'observe chez les paranoïaques.

parasitaire, *adj.* 1° Qui concerne les parasites ou est causé par eux : *maladies p.* — 2° Qui vit aux dépens d'un autre être. — *monstre p.* V. *monstre.* — 3° (psychiatrie). Se dit de phénomènes (images, mots, idées) qui s'imposent à la conscience du malade, bien que celui-ci, par son sens critique, reconnaisse leur absurdité.

parasite, *s. m.* (παράσιτος, qui mange à côté d'un autre, de παρά, auprès; σῖτος, nourriture). Animal ou végétal qui, pendant une partie ou la totalité de son existence, vit aux dépens d'un individu d'une autre espèce, dont il altère parfois la santé. — *p. hétéroxène* (ἕτερος, autre; ξένος, étranger). *P.* dont le développement n'est possible qu'aux dépens de plusieurs hôtes successifs. — *p. monoxène* (μόνος, seul; ξένος). *P.* effectuant toute son évolution aux dépens d'un seul hôte. — *p. protélien* (πρό, avant; τελείος, adulte). *P. provisoire*, vivant aux dépens d'un hôte pendant son jeune âge, et libre à l'état adulte.

parasitémie, *s. f.* (παράσιτος; αἷμα, sang). Présence de parasites dans le sang.

parasiticide, *adj.* et *s. m.* (*parasitus*, parasite; *caedere*, tuer). Se dit des substances qui servent à détruire les parasites.

parasitisme, *s. m.* Condition d'un être organisé (parasite) qui vit sur un autre corps organisé, qu'il en tire ou non sa nourriture. — *p. vrai*. Variété de *p.* dans laquelle le parasite prend à son hôte les substances qui lui sont nécessaires pour vivre. Ex. : vers intestinaux, gale, etc. (parasites proprement dits), microbes pathogènes (par. symbiotiques). — *p. faux* ou *pseudo-parasitisme* (Blanchard). Variété de *p.* dans laquelle le parasite ne vit qu'accidentellement sur l'hôte qui l'héberge.

parasitologie, *s. f.* (παράσιτος; λόγος, discours). Partie de l'histoire naturelle qui s'occupe de l'étude des parasites animaux et végétaux.

parasitophobie, *s. f.* (παράσιτος; φόβος, peur). Crainte excessive qu'éprouvent certains sujets de contracter des maladies cutanées parasitaires, en particulier la gale. La *p.* est contagieuse, contrairement aux autres phobies.

parasitose, *s. f.* Terme générique par lequel on désigne les maladies déterminées par des parasites.

parasitotrope, *adj.* (παράσιτος; τρέπειν, tourner). Se dit d'une substance qui, introduite dans l'organisme, a tendance à se fixer sur les parasites, y compris, pour certains auteurs, les germes pathogènes.

parasomnie, *s. f.* Nom par lequel H. Roger (de Marseille) désigne une série de troubles du sommeil, tels que les rêves, les cauchemars et le somnambulisme.

paraspasme facial bilatéral (Sicard, 1925). Syn. *spasme facial médian* (Meige). Mouvement convulsif, se rapprochant du spasme, localisé à la face, débutant par l'occlusion des paupières et gagnant en quelques mois les autres muscles de la face.

parastrume, *s. f.* (παρά; *struma*, goitre) (Langhans). Variété de goitre développé aux dépens des glandules parathyroïdes.

parasympathicolytique, *adj.* V. *vagolytique*.

parasympathicomimétique, *adj.* V. *vagomimétique*.

parasympathicotonie, *s. f.* V. *vagotonie* (le nerf vague étant la partie essentielle du système parasympathique).

parasympathome, *s. m.* V. *paragangliome*.

parasyphilis, *s. f.* ou **parasyphilitiques (accidents)** (Fournier). Manifestations tardives observées chez les sujets atteints de syphilis congénitale ou acquise et dont on méconnaissait autrefois la nature. On les considère aujourd'hui comme des accidents quaternaires de la syphilis.

parasystolie, *s. f.* (Kauffmann et Rothberger) (cardiologie). Syn. *pararythmie*. Variété très rare d'arythmie caractérisée par l'existence, à côté du centre d'automatisme sinusal normal, d'un autre centre d'automatisme hétérotope (*paracentre*) poursuivant constamment son activité indépendamment du premier et généralement avec un rythme plus lent que celui-ci. Le rythme cardiaque est commandé tantôt par un centre, tantôt par l'autre. C'est une variété de dissociation par interférence. V. *interférence*.

parathormone, *s. f.* (Collip, 1925; Aurbach, 1959; Rasmussen et Craig, 1959). Syn. *parathyrine*. Hormone hypercalcémiante produite par les glandes parathyroïdes. Elle est antagoniste de la calcitonine (v. ce terme) et, comme cette dernière, elle agit sur l'os, le rein et l'intestin. — *épreuve de la p.* V. *Ellsworth-Howard* (épreuve de).

parathymie, *s. f.* (παρά; θυμός, volonté) (Tastevin). Manifestations affectives paradoxales et déconcertantes observées au cours de la schizophrénie.

parathyréoprive (syndrome). Syn. *insuffisance parathyroïdienne, hypoparathyroïdie.* Ensemble des accidents aigus et chroniques qui surviennent après l'extirpation ou l'atrophie des glandes parathyroïdes et qui peuvent entraîner la mort : tétanie, hypocalcémie avec hypocalciurie et hyperexcitabilité mécanique et électrique des nerfs et des muscles, parfois calcifications des parties molles et même débilité mentale.

parathyréose, *s. f.* Affection non inflammatoire des glandes parathyroïdes.

parathyréostimuline, *s. f.* V. *parathyréotrope (hormone).*

parathyréotrope, *adj.* (parathyroïde; τρέπειν, tourner). Qui a des affinités pour les glandes parathyroïdes. — *hormone p.* Hormone sécrétée par le lobe antérieur de l'hypophyse, stimulant le fonctionnement des glandes parathyroïdes. Son existence est contestée.

parathyrine, V. *parathormone.*

parathyroïdectomie, *s. f.* Syn. *opération de Mandl* (1925). Ablation d'une glande parathyroïde. Cette opération, pratiquée d'abord dans les cas d'hypertrophie, l'est maintenant aussi dans les affections qui peuvent être rattachées à un fonctionnement exagéré de la glande (hypercalcémie).

parathyroïdien, enne, *adj.* Qui concerne les glandes parathyroïdes. — *hormone p.* V. *parathormone.* — *insuffisance p.* V. *parathyréoprive (syndrome).*

parathyroïdite, *s. f.* Inflammation des glandes parathyroïdes.

parathyroïdome, *s. m.* Tumeur constituée par la prolifération du tissu des glandules parathyroïdes.

paratonie, *s. f.* (παρά; τόνος, ressort) (E. Dupré). Anomalie de la contraction musculaire dans laquelle le muscle, au lieu de se relâcher sous l'influence de la volonté, se contracte plus ou moins et entre dans un état de tension qui a pour effet de maintenir le segment de membre intéressé dans une attitude cataleptoïde momentanée. La *p.*

est fréquente dans la débilité mentale et fait partie du syndrome de débilité motrice décrit par E. Dupré.

paratrigéminal (syndrome). V. *Raeder (syndrome de).*

paratuberculose, *s. f.* 1° (René Burnand, de Lausanne, 1936). Nom proposé pour désigner l'ensemble des troubles observés chez les descendants de tuberculeux. — 2° Affection ressemblant à la tuberculose.

paratyphiques (bacilles). Microbes très voisins du bacille d'Eberth, agents de la fièvre paratyphoïde.

paratyphlite, *s. f.* (παρά, à côté; τυφλός, cæcum) (Oppolzer). Phlegmon du tissu cellulaire de la fosse iliaque droite.

paratyphoïde (fièvre) ou **paratyphus,** *s. m.* Maladie ayant les allures cliniques et les lésions de la fièvre typhoïde, mais s'en différenciant bactériologiquement par la présence d'un microbe voisin du bacille d'Eberth, mais distinct de lui (*bac. paratyphique A* ou *B*).

paravaccine, *s. f.* V. *tubercules des trayeurs.*

paravariole, *s. f.* V. *alastrim.*

paravitaminose, *s. f.* (*para-avitaminose* serait mieux). Syn. *paracarence.* Nom proposé par G. Mouriquand pour désigner des troubles ou lésions d'avitaminose qui, au bout d'un temps plus ou moins long, ne sont plus sensibles à la thérapeutique vitaminique. Ils sont ainsi nommés par analogie avec les accidents d'origine syphilitique (parasyphilis de Fournier) sur lesquels la médication spécifique est inactive.

parchemin (bruit de). Bruit comparable à celui que font deux morceaux de parchemin frottés l'un contre l'autre, et que l'on entend parfois dans certaines maladies du cœur (péricardite sèche).

Pardee (ondes de). 1° Syn. *onde coronarienne de Pardee, cove-plane T* (Oppenheimer et Rothschild). Aspect de l'électrocardiogramme au cours de l'infarctus du myocarde, résultant de la régression de l'onde en dôme (v. ce terme). Il est caractérisé par l'abaissement jusqu'au voisinage de la ligne iso-électrique (v. ce terme) du segment ST qui décrit une courbe concave en bas avant de rejoindre une onde T négative, très profonde et pointue. — 2º Autre aspect de l'électrocardiogramme au cours de l'infarctus du myocarde (face postéro-diaphragmatique) : présence, en 3e dérivation, d'une onde Q profonde; cet aspect n'a de valeur diagnostique que s'il existe en V F et parfois en D 2 une onde Q anormale.

...pare (*parere*, enfanter). Suffixe qui, précédé d'un chiffre romain (III, IV, etc.), signifie : femme qui accouche pour la 3e fois (*III-pare*), la 4e fois (*IV-pare*), etc.

parectropie, *s. f.* (παρεκτροπή, action d'écarter) (Dupré, 1908). Trouble de l'exécution des ordres prescrits, observé chez les paralytiques généraux; l'ordre est compris, mais exécuté de travers. — V. *apraxie*.

paréite granulomateuse (παρειά, joue). V. *macroparéite*.

parenchymateux, *adj.* Se dit des lésions inflammatoires qui frappent spécialement l'élément noble (épithélium) d'un organe. Ex.: *néphrite p.*, etc.

parenchymatose, *s. f.* (Aufrecht). Dégénérescence granulo-graisseuse d'origine infectieuse qui frappe simultanément plusieurs viscères (foie, rein, etc.).

parentéral, *adj.* (παρά; ἔντερον, intestin). Qui a lieu à côté de l'intestin. — *introduction p.* d'une substance : introduction dans l'organisme d'une substance par une autre voie que la voie digestive; p. ex. en injections sous-cutanées, intramusculaires ou intraveineuses.

parergie, *s. f.* (παρά; ἔργω, j'agis). Action indirecte sur l'organisme d'une diathèse ou d'un état morbide envisagé comme origine d'affections secondaires.

parésie, *s. f.* (πάρεσις, faiblesse). Paralysie légère consistant dans l'affaiblissement de la contractilité.

paresthésie, *s. f.* (παρά; αἴσθησις, sensibilité). 1º Anomalie de la perception des sensations, consistant

en retard, persistance, erreur de localisation, etc., des excitations tactiles, douloureuses, thermiques ou vibratoires. — 2º Sensations pénibles variées, survenant sans cause apparente, telles que fourmillement, engourdissement, picotement, chaleur ou froid, constriction localisée, ruissellement de liquide, impression de marcher sur du coton, etc. — *p. agitante nocturne des membres inférieurs.* V. *jambes sans repos (syndrome des).*

parhépatie, *s. f.* (παρά; ἧπαρ, foie). Syn. *dyshépatie.* Viciation dans le fonctionnement de la cellule hépatique.

parhomologie, *s. f.* (Führbringer). « Homologie incomplète résultant de l'origine d'organes correspondants dans des métamères de rang différent » (L. Vialleton).

Parhon (syndrome de). V. *obésité d'eau et de sel.*

parhormone, *s. f.* (Gley, 1911). Nom donné aux produits de déchet (urée, CO_2) ayant un rôle physiologique, mais devant être séparés des hormones, substances réellement sécrétées.

paridensité, *s. f.* (Castaigne et Chaumerliac). Constance de la densité de l'urine, qui reste la même dans tous les échantillons émis par un même sujet pendant 24 heures. — La *p. basse* (égale ou inférieure à 1010) permet d'affirmer une néphrite chronique urémigène. — La *p. élevée* (entre 1010 et 1020) sans oligurie marquée est un signe d'insuffisance rénale (loi d'Albarran). V. *isosthénurie.*

pariétal (syndrome). Ensemble de symptômes provoqués par une lésion du lobe pariétal du cerveau. Ils sont dûs à un trouble de l'intégration et de l'utilisation des messages sensifs venus de la périphérie, qui désoriente le malade quant à la notion qu'il a de son propre corps et à l'adaptation des gestes au but recherché (apraxie constructive et idéomotrice, ataxie, hypotonie musculaire). Ces symptômes sont localisés à la moitié du corps opposée à la lésion. L'astéréognosie, ou perte de la possibilité de reconnaître les objets par le toucher, est l'élément essentiel de syndrome. Ces troubles du schéma corporel co-existent le plus souvent avec d'autres manifestations neurologiques. V. *Déjerine (syndrome sensitif cortical de), Déjerine-Mouzon (syndrome de), Anton-Babinski (syndrome de), Gerstmann (syndrome de). Christiansen-Silverstein (syndrome de), autotopo-agnosie, Balint (syndrome de), Russel-Brain (syndrome de).*

pariétectomie, *s. f.* Résection d'une paroi, en particulier d'une partie plus ou moins étendue de la paroi thoracique. V. *Schede (opération de).* — *p. de complément.* V. *pariéto-pleurectomie.*

pariétite, *s. f.* (*paries, etis,* mur). Inflammation d'une paroi.

pariétographie, *s. f.* Radiographie des veines de la paroi abdominale après injection d'un liquide opaque aux rayons X.

pariéto-pleurectomie, *s. f.* Syn. *pariétectomie de complément.* Résection localisée de la paroi thoracique et de la plèvre pariétale, destinée à achever l'affaissement d'une poche pleurale persistant après thoracoplastie.

Parinaud (conjonctivite de) (1889). Conjonctivite, généralement unilatérale, accompagnée de gonflement des paupières ; la conjonctive palpébrale est le siège de follicules et de végétations. Il existe une adénopathie pré-auriculaire et sous-maxillaire et parfois des symptômes d'infection générale. L'évolution se fait vers la guérison. L'origine infectieuse de cette maladie est très vraisemblable, ainsi que sa transmission par les animaux (maladie des griffes du chat, tularémie, etc..).

Parinaud (syndrome de) (1883). Paralysie verticale du regard, associée parfois à une paralysie de la convergence, intéressant les mouvements volontaires, les mouvements automatico-réflexes ou les deux à la fois. Elle est due à une lésion de la calotte pédonculaire ou des tubercules quadrijumeaux. V. *calotte (syndrome de la).*

Parker-Hare (signe de) (1945). Le poing étant fermé sur le pouce fléchi, la phalange distale du pouce dépasse le bord externe du 5e métacarpien. Ce signe, vérifié par radiographie, est particulièrement évocateur du syndrome de Marfan (v. ce terme).

Parker et Muckenfuss (réaction de) (1932). Réaction de déviation du complément proposée pour le diagnostic sérologique de la variole : on recherche la présence de l'antigène dans une pustule, la sensibilisatrice étant fournie par un sérum de lapin vacciné. Elle est positive en cas de variole et de vaccine.

Parkes Weber (syndrome de). V. *hémangiectasie hypertrophique.*

Parkinson (maladie de) (1817). Syn. *paralysie agitante.* Affection due à une lésion du corps strié et du *locus niger,* essentiellement caractérisée par un tremblement spécial, surtout prononcé aux doigts (mouvement d'émietter du pain, de rouler une boulette, etc.) et par une rigidité musculaire qui donne au malade une attitude soudée particulière, correspondant à la flexion moyenne des membres (jambes légèrement fléchies, tronc incliné, bras à moitié pliés, etc.), et un masque étonné et figé, dit *facies parkinsonien.* Il existe deux variétés principales de la *m. de P.,* la forme sénile et la forme consécutive à une *encéphalite épidémique.* V. *virus lents (maladies à)* et *dopamine.*

parkinsonien, enne, *adj.* Qui se rapporte à la maladie de Parkinson. — *s. m.* ou *f.* Sujet atteint de la maladie de Parkinson. — *syndrome p.* V. *Parkinson (maladie de).*

parkinsonien (faciès). V. *Parkinson (maladie de).*

parodontis, *s. f.* (παρά ; ὀδούς, dent). Inflammation douloureuse des gencives.

parodontolyse, *s. f.* V. *paradontolyse.*

parole en miroir. Trouble de la parole qui est à la parole ordinaire ce que l'*écriture en miroir* est à l'écriture. On a signalé soit l'inversion des syllabes dans le mot et des mots dans la phrase, soit l'inversion des lettres dans le mot, chaque mot gardant sa place dans la phrase.

paromphalocèle, s. f. (παρά; ὀμφαλός, nombril; κήλη, hernie). Hernie de la paroi abdominale au voisinage de l'ombilic.

parophtalmie, s. f. (παρά; ὀφθαλμός, œil). Inflammation périoculaire ou palpébrale.

paropsie, s. f. (παρά; ὄψις, vue). Trouble de la vision.

parorchidie, s. f. (παρά; ὄρχις, testicule). Position vicieuse d'un ou des deux testicules, telle que la cryptorchidie.

parorexie, s. f. (παρά; ὄρεξις, appétit). Trouble de l'appétit comprenant à la fois la *pica* et la *malacia*.

parosmie, s. f. (παρά; ὀσμή, odorat). Perversion des sensations subjectives de l'olfaction ou hallucination de l'odorat (sensation permanente ou passagère d'une odeur généralement désagréable).

parostal ou **parostéal**, adj. Qui concerne le tissu cellulaire extérieur au périoste. — *ostéo-sarcome* p. V. *ostéo-sarcome*.

parostéite ou **parostite**, s. f. Inflammation du tissu cellulaire parostéal (tissu cellulaire assez dense qui entoure le périoste). Elle reste extérieure au périoste qui la sépare de l'os.

parotidectomie, s. f. (parotide; ἐκτομή, ablation). Ablation totale ou partielle de la glande parotide.

parotidite, s. m. (parotide, de παρά, auprès de; οὖς, ὠτός, oreille). Inflammation de la parotide, observée parfois dans le cours ou le décours de certaines maladies infectieuses (f. typhoïde, f. puerpérale, etc.). — *p. épidémique.* V. *oreillons.*

parotidomégalie, s. f. Augmentation de volume de la glande parotide.

paroxysme, s. m. (παρά, indiquant augmentation; ὀξύνειν, rendre aigu). Période d'une maladie ou d'un état morbide pendant laquelle les symptômes ont leur maximum d'acuité.

Parrot (cicatrices de). Cicatrices superficielles blanchâtres à contours indécis, siégeant surtout autour de la bouche et succédant à des fissures labiales. Ces cicatrices, observées chez les enfants, sont un des stigmates de la syphilis congénitale.

Parrot (loi de) (1876). Syn. *loi des adénopathies similaires.* Toutes les fois qu'un ganglion bronchique est le siège d'une lésion tuberculeuse, il y a une lésion analogue dans le poumon. — Pour quelques auteurs (Calmette, Jousset), la lésion pulmonaire, au lieu d'être primitive, comme le pensait Parrot, est secondaire à l'adénopathie; celle-ci peut d'ailleurs exister seule.

Parrot (maladies de). 1° V. *achondroplasie.* — 2° V. *Parrot (pseudo-paralysie ou maladie de).*

Parrot (pseudo-paralysie ou maladie de) (1869). Impotence motrice plus ou moins prononcée frappant un ou plusieurs membres, s'accompagnant de douleur, survenant chez certains syphilitiques congénitaux dès le premier âge. La radiographie montre qu'il ne s'agit pas d'un décollement épiphysaire, comme le croyait Parrot, mais d'une fracture siégeant à quelques millimètres de la zone d'ossification; elle révèle parfois, en outre, des lésions osseuses variées : ostéochondrite, gomme, périostite ossifiante. V. *ostéite syphilitique des nouveau-nés.*

Parrot (souffle de). V. *murmure asystolique.*

Parry et Romberg (maladie de). V. *Romberg (maladie de).*

Parsonage et Turner (syndrome de) (1948). Syn. *névralgie amyotrophiante de l'épaule, syndrome de la ceinture scapulaire, radiculalgie brachiale aiguë.* Syndrome caractérisé par l'apparition brusque d'une violente douleur de l'épaule, suivie d'une paralysie de type périphérique des muscles de la ceinture scapulaire, puis d'une amyotrophie intense et rapide du territoire paralysé accompagnée d'hypoesthésie superficielle. Il survient chez l'adulte jeune, et évolue lentement vers la guérison. Sa cause est inconnue; certains cas sont apparus après une infection, une intervention chirurgicale, un traumatisme, ou une in-jection de sérum ou de vaccin.

part, *s. m.* (*parere*, accoucher). 1° Accouchement; employé surtout pour désigner la mise bas des animaux. — 2° Nouveau-né; terme de jurisprudence employé dans les expressions *exposition de part, substitution de part,* etc.

parthénogénèse, *s. f.* (παρθένος, vierge; γένεσις, naissance). Production de certains êtres sans fécondation. V. *apogamie* et *métagénèse*. — *théorie de la p.* (Mathias Duval, Répin et Wilms). Théorie expliquant la formation des embryomes par la segmentation spontanée d'un ovule en dehors de toute fécondation. Cette théorie, qui ne pouvait s'appliquer qu'aux tumeurs de l'ovaire, n'est plus admise actuellement.

parthénologie, *s. f.* (παρθένος; λόγος, discours) (Jayle, 1933). Etude de l'organisme de la vierge et de son appareil génital considérés aux points de vue embryologique, anatomique, physiologique et pathologique.

partigène, *s. m.* (Deycke et Much). Syn. *antigène partiel*. Elément constitutif d'un antigène. Certains microbes, comme le bacille tuberculeux, considérés en tant qu'antigènes, agissent non pas comme un tout uniforme, mais par leurs éléments constituants. Chacun de ces *p.* provoque la formation d'anticorps particuliers; c'est la somme de tous les anticorps partiels qui est susceptible de créer l'immunité et de vaincre l'infection.

parturiente, *s. f.* Femme qui accouche.

parturition, *s. f.* (*parturire*, accoucher). Accouchement naturel.

parulie, *s. f.* (παρά; οὖλος, gencive). Abcès des gencives; complication de la périodontite phlegmoneuse.

parvicollis (uterus). Utérus dont le col a subi un arrêt de développement partiel.

parvovirus, *s. m.* Virus à ADN, de petite taille (18 à 22 mμ), dont la capside, symétrique, possède 32 capsomères. Chez l'homme, ce sont des virus satellites des adénovirus : ils ne peuvent se développer que dans des cellules infectées par un adénovirus, et leur rôle est mal connu. Chez l'animal, ils peuvent se développer seuls.

P.A.S. V. *para-amino-salicylique (acide)*.

P.A.S.-émie. Taux de l'acide para-amino-salicylique dans le sang.

P.A.S.-résistance. Résistance des microbes à l'action bactériostatique de l'acide para-amino-salicylique.

Paschen-Borrel (corpuscules élémentaires de) (Borrel, 1903; Paschen, 1908). Syn. *Borrelia* (nom donné par Goodpasture en hommage à Borrel). Très petits corpuscules isolés des lésions vaccinales et considérés actuellement comme l'ultra-virus de la vaccine. Des corpuscules analogues ont été décrits dans les lésions d'autres maladies dues à des ultra-virus : zona, varicelle, etc.

passivité, *s. f.* (André Thomas) (neurologie). Signe d'hypotonie musculaire; il consiste dans la diminution de la résistance normale involontaire d'un segment de membre aux mouvements qu'on lui fait subir et dans l'amplitude anormalement grande des mouvements qu'on peut lui imprimer.

Passow (syndrome de) (1934). Coexistence de troubles oculaires (hétérochromie irienne et syndrome de Claude Bernard-Horner) et de dysraphie (v. ce terme).

Pasteau (points de). 1° V. *urétéral moyen (point)*. — 2° V. *Bazy (points de)*, 2°. — 3° V. *inguinal, sus-iliaque latéral* et *sus-intra-épineux (points)*.

Pasteau et Iselin (procédé de). Opération plastique pratiquée dans les ruptures de l'urètre périnéal. Elle consiste, après dérivation hypogastrique de l'urine, à aboucher au périnée les deux bouts de l'urètre rompu dont on rétablira la continuité, dans un second temps, à l'aide de lambeaux cutanés périnéaux.

Pasteur (réaction de) (O. Warburg). Syn. *réaction de Pasteur-Meyerhof, r. de Meyerhof*. Phase du métabolisme cellulaire qui aboutit, sous l'influence de phénomènes d'oxydation, à la retransformation en glucides d'une grande partie de l'acide lactique précédemment formé par la fermentation de ces mêmes glucides; phénomène de synthèse fréquemment observé dans la respiration cellulaire.

Pasteur Vallery-Radot (épreuve de). Syn. *épreuve du rythme en échelons de l'élimination chlorurée.* Epreuve permettant de mesurer la perméabilité du rein au chlorure de sodium. A un malade non œdémateux soumis depuis quelques jours à un régime sans sel et en équilibre salin, on donne 10 g de NaCl par jour. Si le rein est normal, au bout de 3 ou 4 jours l'élimination urinaire quotidienne de sel se fixe aux environs de 10 g. Quand ce chiffre n'est atteint qu'après plus de 4 jours d'échelons prolongés, la perméabilité pour le NaCl est diminuée. Elle l'est davantage lorsque, après plusieurs jours d'échelons progressifs, l'élimination se stabilise au-dessous de 10 g. Elle est abolie quand le rein ne parvient à rejeter qu'une quantité infime de chlorure de sodium sans même ébaucher un rythme en échelons.

Pasteurella, *s. f.* (au pl. *Pasteurellae*) (Toni et Trevisan; Lignières, 1930). Genre de la tribu des *Pasteurellae* (qui comprend en outre deux autres genres : *Cillopasteurella* et *Malleomyces*); il est subdivisé en trois espèces : *P. pestis, P. tularensis* et *P. septica.* Les *p.* sont de très petits bacilles ovoïdes prenant les colorants à leurs deux pôles; ils sont les agents des pasteurelloses (v. ce terme et *yersiniose*).

pasteurellose, *s. f.* (Lignières). Nom sous lequel on réunit, en médecine vétérinaire, des affections qui entrent presque toutes dans le groupe des septicémies hémorragiques (fièvre typhoïde du cheval, choléra des poules, septicémie hémorragique du mouton, du bœuf, du porc, etc.), et qui sont dues à *Pasteurella septica.* Il existe trois variétés de *p.* humaine, toutes d'origine animale : la peste

(due à *Pasteurella pestis*), la tularémie (due à *P. tularensis*) et la troisième, la seule qui, en pratique, est désignée par le terme de *p.*, la *p.* à *P. septica,* l'agent du choléra des poules (Pasteur, 1880). Cette dernière, beaucoup moins grave que les *p.* animales, évolue soit comme une infection locale au point d'inoculation, soit comme une septicémie, une pleurésie ou une méningite. La *p.* humaine à *Cillopasteurella pseudo-tuberculosis rodentium* est exceptionnelle. V. *yersiniose.*

pasteurisation, *s. f.* Opération qui consiste à porter à 70°-75° pendant vingt à trente minutes un liquide fermentescible, puis à le refroidir brusquement. Elle est spécialement appliquée au lait, car elle détruit la plupart des microbes pathogènes, tels que les bacilles de la fièvre typhoïde, du choléra et de la tuberculose. Elle ne modifie pas les matières protéiques autant que l'ébullition et permet la conservation pendant deux ou trois jours.

Pastia (signe de). Traits purpuriques siégeant aux plis du coude dans l'éruption de la scarlatine.

Patau (syndrome de) (Kurt P., 1960). Syn. *trisomie 13* et, anciennement : *trisomie 13-15, trisomie D.* Variété de trisomie (v. ce terme) dans laquelle le chromosome surnuméraire est situé sur la 13e paire de chromosomes somatiques. Elle est caractérisée par des malformations multiples : la tête est petite (microcéphalie) avec un front fuyant, une mâchoire inférieure atrophiée, un bec de lièvre bilatéral, un nez épaté, des oreilles déformées, des paupières closes cachant une microphtalmie et d'autres anomalies oculaires; les doigts sont déformés, fléchis; il existe une polydactylie, un angiome plan, et aussi des troubles neurologiques (débilité mentale, parfois convulsions ou hypertonie), des malformations viscérales (cardiaques surtout) et un aspect spécial des dermatoglyphes. L'évolution est mortelle en 3 mois environ.

patch, *s. m.* (angl.). Pièce, morceau.

Patek (régime de) (1947). Régime hyperazoté et riche en calories, préconisé dans le traitement des cirrhoses; il comprend 140 g de protides, 50 à 100 g de lipides et 360 g de glucides par jour.

Patel (appareils de Maurice). 1º Appareil destiné à l'immobilisation des fractures de jambe : il comprend deux tiges de fer longeant les deux côtés du membre inférieur, coudées à 45º au niveau du genou, réunies en haut par un anneau qui s'appuie sur la racine de la cuisse; leurs extrémités inférieures sont maintenues au-dessus du plan du lit par un support spécial; le membre repose sur un hamac de toile. — 2º Appareil destiné à l'immobilisation en abduction, sous extension continue, des fractures du fémur; il comprend deux tiges métalliques qui longent les faces externes et interne du membre, prennent en haut un large appui sur le bassin et se terminent en bas par un étrier.

Patella (maladie de). Nom donné en Italie à une sténose pylorique inflammatoire survenant chez des tuberculeux jeunes et dont la nature tuberculeuse, quoique probable, n'est pas prouvée.

patella bipartita (Reinbold; Albert Mouchet, 1919) ou mieux **partita**. Syn. *maladie de Gruber*. Anomalie congénitale de la rotule, caractérisée par l'existence d'un ou de plusieurs points d'ossification supplémentaires qui, même à l'âge adulte, resteront toujours isolés, pouvant ainsi faire croire à une fracture.

patellaire, *adj.* (*patella*, rotule). V. *rotulien*.

patellaplastie, *s. f.* (*patella*; πλάσσειν, former). Modelage chirurgical de la rotule (proposé en cas d'arthrose fémoro-patellaire).

patellectomie, *s. f.* (*patella*; ἐκτομή, ablation). Ablation de la rotule.

patellite, *s. f.* Ostéite de la rotule. — *p. des adolescents* ou *de croissance*. V. *Sinding-Larsen-Sven Johansson (maladie de).*

patelloplastie, *s. f.* (*patella*; πλάσσειν, former). Reconstitution chirurgi-

cale de la rotule fracturée ou déformée par des lésions d'arthrose.

patence (période de) (*patere*, être évident). Phase d'une affection parasitaire pendant laquelle le parasite peut être décelé chez le malade.

pathergie, *s. f.* 1º V. *parallergie.* — 2º (Roessle). Ensemble les manifestations morbides d'origine allergique.

...pathie (πάθος, souffrance, affection). Suffixe qui, placé après un nom d'organe, désigne d'une façon générale une affection de cet organe. Ex. : *cardiopathie, encéphalopathie.*

pathogène, *adj.* (πάθος; γεννᾶν, engendrer). Qui détermine une maladie. Ex. : *microbe pathogène.* — *pouvoir p.* V. *pathogénicité.*

pathogénèse, pathogénésie ou **pathogénie**, *s. f.* (πάθος; γένεσις, naissance, origine). Etude du mécanisme suivant lequel les causes morbifiques agissent sur l'organisme pour produire une maladie.

pathogénétique, *adj.* Qui est déterminé par une cause étrangère à l'organisme. — *éruption p.* (Bazin). Eruption causée par l'introduction dans l'économie d'une substance nuisible quelconque, alimentaire ou médicamenteuse.

pathogénicité, *s. f.* Syn. *pouvoir pathogène*. Pouvoir de provoquer une maladie.

pathogénique, *adj.* Qui a rapport à la pathogénie.

pathognomonie, *s. f.* (πάθος; γνώμων, signe indicateur). Etude des signes caractéristiques d'une maladie.

pathognomonique, *adj.* Syn. *diacritique*. Qui est particulier à une maladie. — *signe p.* Signe ne se rencontrant que dans un état morbide déterminé, et suffisant à lui seul à caractériser cet état morbide et à poser le diagnostic. Ex. : le bruit de succussion hippocratique est *p.* de l'hydropneumothorax.

pathologie, *s. f.* (πάθος; λόγος, discours). Science qui a pour objet l'étude des maladies.

pathologie comparée. Etude comparative des phénomènes morbides dans les différentes espèces animales. On y rattache également l'étude des maladies transmissibles des animaux à l'homme et de l'homme aux animaux.

pathologie externe. Partie de la p. consacrée à l'étude des maladies ou lésions siégeant à la surface du corps ou dont les soins nécessitent l'emploi de moyens chirurgicaux.

pathologie générale. (Gaubius). Partie de la p. qui traite des éléments communs à toutes les maladies (causes, lésions, symptômes), considérés en eux-mêmes et non plus dans leurs groupements constituant les différents types morbides.

pathologie interne. Partie de la p. consacrée à l'étude des maladies siégeant à l'intérieur du corps ou justiciables de traitements purement médicaux.

pathologie de la seringue. V. *seringue (pathologie de la).*

pathologique, adj. Qui concerne la pathologie. Ex. : *anatomie p.*

pathomimie, s. f. (πάθος; μιμέομαι, je simule) (Paul Bourget et Dieulafoy, 1908). Syn. *syndrome de Dieulafoy.* Etat morbide voisin de la mythomanie, caractérisé par le besoin qu'éprouvent ceux qui en sont atteints de simuler une maladie, parfois même au prix d'une automutilation. V. *Münchhausen (syndrome de).*

pathopharmacodynamie, s. f. (πάθος; pharmacodynamie) (A. Quevauviller). Partie de la pharmacologie qui a pour objet l'étude de l'action des médicaments sur l'organisme malade.

pathophobie, s. f. (πάθος; φόβος, crainte). Crainte morbide (phobie) des maladies.

patrocline, adj. et **patroclinie,** s. f. (πατήρ, père; κλίνειν, pencher). V. *hérédité paternelle.*

paucisymptomatique, adj. (pauci, peu nombreux; symptoma, de σύμπτωμα, symptôme). Qui donne lieu à peu de symptômes.

Paul (réaction de) (1919). Méthode de diagnostic bactériologique de la variole; elle consiste dans l'inoculation du contenu d'une pustule variolique à la cornée du lapin :

en 36 à 48 heures apparaissent de petites vésicules qui évoluent vers la nécrose et l'ulcération.

Paul-Bunnell-Davidsohn (réaction de) (1932-1935). Epreuve qui serait caractéristique de la mononucléose infectieuse. Le sérum des sujets atteints de cette maladie posséderait des agglutinines spéciales lui conférant un accroissement considérable du pouvoir normal d'agglutiner et même de lyser les globules rouges du mouton.

paumes rouges (syndrome des). V. *Lane (maladie de John).*

Paunz (épreuve de). V. *rouge Congo (épreuve du).*

pause compensatrice. V. *compensateur (repos).*

pavimenteux perlé (épithéliome). V. *cholestéatome.*

Pavlov (petit estomac de). Isolement d'une partie de l'estomac que l'on fixe et que l'on ouvre à la paroi cutanée. Cette expérience, réalisée sur des chiens, est destinée à obtenir du suc gastrique pur de tout aliment. Elle est à rapprocher du *repas fictif* (v. ce terme).

Pavlov (réflexe acide de). V. *réflexe.*

pavlovien, enne, adj. Qui se rapporte à Pavlov. — *théorie p.*

pavor nocturnus. V. *terreurs nocturnes.*

Pavy (maladie de). Syn. *albuminurie intermittente cyclique.* Affection caractérisée par des signes subjectifs vagues, malaises généraux, névralgie, dyspepsie, et par la présence d'albumine dans les urines émises après le repas du matin et jusque vers cinq ou six heures du soir. Elle se rencontre chez de jeunes sujets issus de parents goutteux ou rhumatisants.

Payr (opération de) (1908). Opération ayant pour but de réaliser un drainage permanent des ventricules du cerveau dans les sinus longitudinal supérieur et qui consiste à transplanter une veine prise sur le malade et destinée à faire l'office de drain.

Payr-Kondoléon (opération de). V. *Kondoléon (opération de).*

P.B. Abréviation de ponction-biopsie (v. ce terme).

P.B.G. Abréviation de porphobilinogène. V. *porphyrine*.

P.B.I. Abréviation de Portein Bound Iodine. V. ce terme et *iodémie*.

P$\overline{c}$CO₂. Pression partielle moyenne du gaz carbonique dans le sang capillaire.

P.C.E. Abréviation de polyarthrite chronique évolutive.

PCO₂. Pression partielle (v. ce terme) en gaz carbonique d'un milieu gazeux (air) ou liquide (sang). Elle est normalement de 40 mm de Hg dans l'air alvéolaire (PACO₂) et dans le sang artériel (PaCO₂), et de 45 à 48 mm de Hg dans le sang veineux mêlé (P$\overline{v}$CO₂). La PCO₂ du sang mesure le CO₂ dissous dans le plasma.

P$\overline{c}$O₂. Pression partielle moyenne de l'oxygène dans le sang capillaire.

P.D.F. V. *fibrine* (*produits de dégradation de la*).

P.D.P. Initiales de plasma dépourvu de plaquettes.

Péan (opérations de). 1° Syn. *opération de Billroth, 1er procédé*. Résection du pylore et de l'antre avec anastomose gastro-duodénale termino-terminale (pratiquée pour la 1re fois par Péan en 1879 et un an plus tard par Billroth). — 2° Hystérectomie vaginale, par morcellement, pratiquée pour le traitement des suppurations pelviennes (1882) ou l'ablation des fibromyomes utérins.

Pearson, Adams et Denny Brown (syndrome de). Myosite des muscles prétibiaux avec myoglobinurie secondaire, survenant après des efforts de danse ou de patinage.

peau ansérine. V. *ansérine* (*peau*).

peau de chagrin (plaques en). Plaques cutanées épaissies, ridées, siégeant habituellement dans la région lombo-sacrée, caractéristiques de l'épiloia (v. *sclérose tubéreuse du cerveau*).

peau d'orange (aspect de la). Apparence capitonnée et piquetée de la peau traduisant l'adhérence cutanée du cancer du sein. Elle peut être également observée dans la cellulite sous-cutanée lorsque l'on pince la peau.

peaucier (signe du) (Babinski). La contraction du muscle peaucier est plus énergique du côté sain que du côté paralysé dans l'hémiplégie organique.

pectoriloquie, *s. f.* (*pectus*, poitrine; *loqui*, parler) (Laënnec). Modification de la voix perçue à l'auscultation. La voix semble sortir directement de la poitrine à travers le canal du stéthoscope (cavernes pulmonaires superficielles, etc.). — *p. aphonique* ou *aphone* (Guéneau de Mussy). Signe stéthoscopique que l'on observe dans les vastes épanchements pleuraux séro-fibrineux, mais non dans les pleurésies purulentes (signe de Baccelli, 1875). En faisant parler le malade à voix basse, l'oreille qui ausculte perçoit nettement les paroles chuchotées par le malade.

pectus excavatum. V. *thorax en entonnoir*.

pédale (signe de la). Tremblement de la jambe bien visible lorsque le pied repose sur le sol par sa pointe; on l'observe dans la maladie de Basedow.

pédérastie, *s. f.* (παῖς, παιδός, enfant; ἐράω, j'aime). Syn. *pédophilie*. Variété de l'inversion de l'instinct sexuel chez l'homme : « j'appelle pédéraste celui qui, comme le mot l'indique, s'éprend des jeunes garçons » (André Gide). V. *homosexuel*.

pédiatrie, *s. f.* (παῖς; ἰατρεία, médecine). Branche de la médecine qui s'occupe des maladies des enfants. Médecine infantile.

pédiculaire, *adj.* (*pediculus*, pou). Qui concerne les poux. — *maladie p.* V. *phtiriase*.

pédicule, *s. m.* (*pediculus*, petit pied). Partie rétrécie rattachant au corps certaines tumeurs ou certains organes.

pédicules choroïdiens (syndrome des) (Foix; Poppi). Variété de syndrome de Déjerine-Roussy avec hémiplégie très accentuée, hémianopsie et absence de signes cérébelleux.

pédicules thalamo-genouillé et thalamo-perforé (syndrome des). V. *hypothalamique (syndrome).*

pédiculose, *s. f.* (*pediculus*, pou). V. *phtiriase.*

pédieuse (signe de la) (Tessier, 1902). Hypertension artérielle relative, au niveau de la pédieuse, chez les malades atteints d'aortite abdominale : les chiffres dépassent de 1 à 4 cm, ceux mesurés au niveau de la radiale. La valeur de ce signe est contestée.

pédiluve, *s. m.* (*pes, pedis*, pied ; *luere*, laver). Bain de pieds.

pédiométrie, *s. f.* (παιδίος, petit enfant ; μέτρον, mesure) (Variot, 1908). Ensemble des méthodes qui permettent d'apprécier la croissance de l'enfant.

pédionalgie, *s. f.* (πέδιον, plante du pied ; ἄλγος, douleur). Névralgie plantaire, maladie décrite par G. Marius en 1779.

pédogénèse, *s. f.* (παῖς, παιδός ; γένεσις, génération) (Fruhmsholz et Hartemann, 1938). Ensemble des fonctions de reproduction chez l'être humain (fécondation, grossesse, accouchement et puerpéralité).

pédogénèse, *s. f.* (zoologie). Reproduction par les formes larvaires ; mode de reproduction rare, spécial à certains genres d'insectes.

pédologie, *s. f.* (παῖς, παιδός ; λόγος, discours) (Blum, 1899). Étude expérimentale de l'enfant.

pédonculaires (syndromes). Syn. *syndromes mésencéphaliques.* Syndromes dus à l'atteinte d'un pédoncule cérébral. Ils sont caractérisés par de la dysarthrie et par une hémiplégie alterne comportant, du côté de la lésion, une paralysie des muscles moteurs de l'œil et, du côté opposé, une hémiplégie (face et membres) avec contracture. Ils comprennent les *syndromes de Weber, de Foville, de la calotte, du locus niger, du corps de Luys.* V. ces termes et *cérébelleuse supérieure (syndrome de l'artère).*

pédonculotomie, *s. f.* Section chirurgicale du pédoncule cérébral, destinée à interrompre le faisceau

pyramidal (pyramidotomie) ou le faisceau spinothalamique (tractotomie).

pédophilie, *s. f.* (παιδοφιλης, qui aime les enfants). V. *pédérastie.*

pédospasme, *s. m.* (*pes, pedis,* pied ; spasme) (Escherich). Syn. *spasme pédal.* Contracture du pied en extension et en varus pendant la crise de tétanie ; le dos du pied est cambré, la plante est creusée, les orteils sont fléchis.

peeling, *s. m.* V. *exfoliation.*

Peet (opération de Max) (1933). Résection bilatérale sus-diaphragmatique en un temps des nerfs splanchniques et de la chaîne sympathique du 8ᵉ (et parfois du 6ᵉ) au 12ᵉ ganglion dorsal inclus ; opération destinée à remédier à l'hypertension artérielle permanente solitaire.

Pel (syndrome de) (1898). Crises ophtalmiques du tabes caractérisées par de vives douleurs avec photophobie, larmoiement et blépharospasme.

Pel-Ebstein (maladie de). Lymphadénome avec poussées fébriles périodiques.

pelade, *s. f.* (peler). Dermatose atteignant les régions pileuses du corps, surtout le cuir chevelu et la barbe ; elle est caractérisée par des plaques d'alopécie bien circonscrites, arrondies, d'évolution rapide, centrifuge, et qui peuvent se rejoindre. L'évolution se fait en quelques mois vers la repousse totale des poils. Au niveau des plaques, la peau est lisse, blanche, brillante, non cicatricielle. Près des bords, les *cheveux* prennent un aspect *peladique* en point d'exclamation, en épis, en massue.

pelade achromateuse (Bazin). Variété de pelade dans laquelle la peau est décolorée et atrophiée.

pelade décalvante (Bazin). Variété de *p.* amenant très rapidement une chute complète des cheveux et parfois aussi de tous les autres poils.

pelade ophiasique (Sabouraud). Syn. *ophiase* ou *ophiasis* (v. ces termes). Variété de *p.* observée chez l'enfant. Elle débute par une plaque chauve sur la nuque, verticale; puis apparaissent des plaques horizontales qui dénudent en couronne la limite inférieure du cuir chevelu.

pelade pseudo-tondante (Lallier) ou **à cheveux fragiles** (Besnier). Variété de p. dans laquelle la surface des plaques est parsemée de quelques petits poils peu adhérents.

peladique, *adj.* Qui se rapporte à la pelade. — *cheveux p.* V. *pelade.*

peladoïde, *s. f.* (Leloir). Variété de pelade d'origine tropho-neurotique.

peladophobie, *s. f.* (pelade; φόβος, peur). Crainte excessive qu'éprouvent certains sujets de contracter la pelade.

pélagisme, *s. m.* (*pelagus*, mer). Mal de mer.

Pelger-Huet (anomalie nucléaire familiale de) (Pelger, 1928; Huet, 1932). Anomalie héréditaire du noyau des leucocytes polynucléaires adultes, qui est compact et arrondi. Cette anomalie provoque une déviation très marquée de la formule d'Arneth vers la gauche. Elle ne s'accompagne d'aucun trouble morbide.

péliome, *s. m.* (πελιός, livide). Tache livide de la peau (cuivrée, verte ou jaune).

péliose, *s. f.* (πελιός). Ce mot employé seul est inusité aujourd'hui. Il désignait le purpura.

péliose hépatique (Schœlank, 1916). Maladie du foie très rare chez l'homme, très fréquente chez la vache (foie tacheté ou télangiectasie maculeuse des bovidés), généralement découverte à l'autopsie qui montre des taches ecchymotiques disséminées à la surface et à l'intérieur du foie, dues à une dilatation des sinusoïdes. Elle est presque toujours consécutive à la tuberculose, plus rarement à un cancer ou à une intoxication (dérivés androgéniques anabolisants).

péliose rhumatismale. V. *purpura rhumatoïde.*

péliosique (œdème). V. *œdème péliosique.*

Pelizaeus-Merzbacher (maladie de) (P., 1885; M., 1907-10). Affection généralement rangée parmi les leucodystrophies soudanophiles (v.

ce terme), presque toujours familiale, héréditaire récessive, débutant dès les premiers mois de la vie et évoluant lentement. Elle est caractérisée par une paraplégie spasmodique progressive accompagnée de signes cérébelleux, de déficience mentale, de troubles trophiques et vasomoteurs. Anatomiquement, il existe, au milieu de larges zones démyélinisées, de petits îlots avec fibres nerveuses et gaines de myéline intactes.

Pelkan (éperon de). Symptôme radiologique du scorbut infantile : saillie opaque débordant de chaque côté l'extrémité de la diaphyse osseuse et limitant l'hématome sous-périosté.

pellagre, *s. f.* (étym. discutée : 1º *pellis,* peau; *aegra* malade; 2º *pellis; agria,* grossière; 3º *pellis;* ἄγρα, affection) (Frapolli, 1771). Syn. *anicotinose* (inusité). Maladie due à un déséquilibre nutritionnel particulier qui aboutit à une carence en amide nicotinique (vitamine PP ou antipellagreuse) apportée, absorbée ou utilisée de manière insuffisante. Elle est endémique dans les régions où l'alimentation est riche en maïs et pauvre en protéines animales (acides aminés, tryptophane en particulier); il semble qu'à côté de la carence en vitamine PP, il en existe d'autres en diverses vitamines du groupe B. Elle est caractérisée cliniquement par un érythème siégeant sur les parties découvertes (cou, face, dos des mains), des troubles digestifs (langue rouge, aphtes, diarrhée), souvent des troubles mentaux, de la porphyrinurie et elle peut évoluer vers la cachexie et la mort. Elle guérit rapidement par l'administration de vitamine PP et par un régime équilibré. — *p. infantile d'Afrique Noire.* V. *kwashiorkor.*

pellagroïde, *adj.* Qui ressemble à la pellagre et à ses manifestations. Ex. : *éruption pellagroïde.*

Pellegrini-Stieda (maladie de). Syn. *mal. de Köhler-Stieda, mal. de Stieda.* Production osseuse traumatique para-articulaire développée sur le condyle interne du fémur et correspondant à une ossification du ligament latéral interne. On la rencontre également à l'épaule, au coude, à la tibio-tarsienne et sur le ligament rotulien.

pellet, *s. m.* Comprimé d'hormone cristallisée destiné à être inséré sous la peau. V. *implantation.*

Pellizzi (syndrome de). V. *macrogénitosomie.*

péloïde, *s. m.* (πελός, noirâtre; εἶδος, aspect) (Soc. intern. d'hydrologie médicale, 1933). Syn. *pélose, poltose.* Terme proposé pour désigner les boues thérapeutiques.

pélose, *s. f.* V. *péloïde.* — *pélose* désigne de préférence les boues naturelles (Dax, Saint-Amand, etc.).

pelvicellulite, *s. f.* Cellulite pelvienne. Inflammation du tissu cellulaire du bassin.

pelvigraphie, *s. f.* (*pelvis,* bassin; γραφεῖν, décrire). V. *pelvimétrie.* — *p. gazeuse.* Syn. *pneumopelvigraphie.* Étude radiologique des organes du petit bassin après création d'un pneumopéritoine. V. *gynécographie.*

pelvilogie, *s. f.* (*pelvis,* bassin; λόγος, discours). Étude du bassin normal ou pathologique (au point de vue obstétrical).

pelvimétrie, *s. f.* (*pelvis*; μέτρον, mesure). Syn. *pelvigraphie.* Mensuration du bassin et surtout de son diamètre antéro-postérieur, pratiquée en obstétrique à l'aide d'instruments spéciaux nommés *pelvimètres* ou à l'aide de la radiographie.

pelvimétro-salpingite, *s. f.* (Pozzi) ou **pelvipéritonite,** *s. f.* Péritonite localisée à la cavité pelvienne. Elle est très rarement primitive et procède alors d'une infection puerpérale. Dans l'immense majorité des cas, elle est secondaire aux affections de la trompe et de l'ovaire.

pelviprotéinothérapie, *s. f.* Traitement abortif de la phlébite puerpérale par l'injection, dans la paroi du col utérin, d'une solution de protéine (thérapeutique actuellement abandonnée).

pelvis obtecta. Syn. *bassin couvert* (obstétrique). Bassin atteint de spondylizème, ou de spondylolisthésis, ces deux variétés de malformations pelviennes déterminant l'obstruction du détroit supérieur.

pelvispondylite rhumatismale (S. de Sèze). Syn. *spondylose rhizomélique* (Pierre Marie, 1898), *polyarthrite ankylosante, spondylarthrite ankylosante, maladie de Pierre Marie-Strumpell* (S. 1897). Affection peu fréquente, survenant le plus souvent chez des hommes jeunes, évoluant lentement et marquée, au début, par des périodes de douleurs rachidiennes nocturnes; elle atteint électivement les articulations sacro-iliaques et la colonne vertébrale dont les ligaments se calcifient (v. *syndesmophytes*). Elle s'accompagne parfois d'iritis et d'insuffisance aortique. Elle ne doit pas être confondue avec la polyarthrite chronique évolutive. V. *système HLA.*

pelvi-support, *s. m.* Appareil destiné à soutenir le bassin des malades pendant la durée des pansements qui nécessitent l'élévation du tronc au-dessus du plan du lit.

pelvitomie, *s. f.* (*pelvis*; τομή, section). Section chirurgicale de la partie antérieure du bassin, destinée à écarter les deux os iliaques et à élargir, au moment d'un accouchement difficile, un bassin rétréci. Il en existe trois variétés : l'ischio-pubiotomie (abandonnée), la symphyséotomie et la pubiotomie.

pelvivaccination, *s. f.* Traitement abortif de la phlébite puerpérale par l'injection, dans la paroi du col utérin, d'un vaccin spécifique ou polyvalent (thérapeutique actuellement abandonnée).

pélycogène, *adj.* 1° (πέλυξ, πέλυκος, bassin; γεννᾶν, produire). Qui retentit sur le bassin. — 2° (πέλυξ; γένης, qui est engendré). Qui est d'origine pelvienne. — *cyphose p.* (Freund) (obstétrique). Incurvation cyphotique de très grand arc, à siège intra-pelvien, observée lorsque la cinquième vertèbre lombaire fait intégralement partie du sacrum (assimilation symétrique). Il en résulte une élévation du promontoire qui peut être une cause de dystocie. — *scoliose p.* (obstétrique). Scoliose lombo-sacrée ou sacrée déterminant une malformation du bassin, qui est souvent une cause de dystocie.

pélycoscopie, *s. f.* (πέλυξ, πέλυκος, bassin : σκοπεῖν, examiner) (Jayle, 1911). Syn. *endopélycoscopie, culdoscopie, cœlioscopie transvaginale.* Examen visuel direct de la cavité du petit bassin, éclairée par un instrument spécial introduit par le vagin après laparotomie vaginale. V. *cœlioscopie.*

pélycotomie, *s. f.* (πέλυξ; τομή, section). V. *ischio-pubiotomie.*

pemphigoïde séborrhéique. Mauvaise dénomination du pemphigus érythémateux (v. ce terme).

pemphigoïdes, *s. f. pl.* Terme groupant toutes les dermatoses bulleuses différentes du pemphigus vrai : phlyctènes d'origine physico-chimique, éruptions bulleuses médicamenteuses, érythème polymorphe bulleux, bulles pyococciques du pemphigus aigu des nouveau-nés, épidermolyse bulleuse, porphyries cutanées; et aussi trois affections bulleuses dont les rapports avec le pemphigus vrai sont encore discutés : le pemphigus aigu fébrile grave de Nodet, le pemphigus chronique bénin familial, la maladie de Dühring-Brocq.

pemphigus, *s. m.* (πέμφιξ, bulle). Syn. *pemphix* (Alibert), *pompholyx* (Willan). Terme employé d'abord pour désigner une lésion cutanée, la bulle, puis toutes les dermatoses dont la bulle constitue l'élément essentiel. Ces dermatoses sont actuellement classées en deux groupes : le *p. vrai* et les *pemphigoïdes.*

pemphigus aigu fébrile grave de Nodet. Syn. *maladie des bouchers.* Affection succédant à une blessure chez des sujets que leur profession met en contact avec des cadavres d'animaux. Elle débute par un impétigo banal au point d'inoculation, puis apparaît brutalement une éruption de bulles sur placards érythémateux, tandis que l'état général s'altère rapidement; elle évolue habituellement vers la mort.

pemphigus aigu des nouveau-nés. Maladie épidémique et contagieuse, caractérisée par l'apparition de bulles de pemphigus avec ou sans fièvre chez des enfants vigoureux et bien portants. Elle évolue par poussées et se termine ordinairement par la guérison.

pemphigus chronique bénin familial (Gougerot et Allée, 1933; Howard et Hugh Hailey, 1939). Syn. *maladie de Hailey.* Dermatose rare, familiale, transmise selon le mode dominant, survenant chez l'adulte jeune, caractérisée par des placards érythémateux recouverts de bulles siégeant sur le cou, les aisselles, les aines, les régions ano-génitales, par la parfaite conservation de l'état général et par sa bénignité malgré des récidives qui s'échelonnent parfois pendant plusieurs années; histologiquement par des lésions d'acantholyse respectant la vitalité des cellules. Cette dermatose appartient au groupe des pemphigoïdes. A côté de la forme décrite (*type Hailey*) existe une variété (*type Gougerot*) débutant dans le jeune âge et dans laquelle les bulles sont disséminées sur tout le corps.

pemphigus cicatriciel. V. *pemphigus oculaire.*

pemphigus congénital. V. *épidermolyse bulleuse.*

pemphigus érythémateux (Ormsby, 1921; Senear, 1926). Syn. *pemphigus séborrhéique* (Touraine), *syndrome de Senear-Usher.* Variété de pemphigus vrai (v. ce terme) caractérisée par l'apparition, sur le visage, d'un érythème rappelant le lupus érythémateux et de placards ressemblant à la dermatite séborrhéique, puis par la survenue, sur le tronc, d'une éruption de bulles qui se rompent rapidement et laissent des croûtes épaisses. L'évolution lente est généralement mortelle.

pemphigus foliacé (Cazenave, 1844). Variété de pemphigus vrai (v. ce terme) dans laquelle les bulles font place, parfois très rapidement, à de vastes placards irréguliers rouge sombre recouverts de petites croûtes lamelleuses, siégeant sur le haut du dos et de la poitrine. La maladie, après quelques longues rémissions, évolue vers la cachexie et la mort en quelques années.

pemphigus héréditaire. V. *épidermolyse bulleuse.*

pemphigus isolé des muqueuses. V. *pemphigus oculaire.*

pemphigus oculaire. Syn. *pemphigus isolé des muqueuses, pemphigus cicatriciel.* Dermatose bulleuse caractérisée par le siège de l'éruption, longtemps localisée aux muqueuses : oculaires surtout, buccale, pharyngée, œsophagienne, génitale ; par sa tendance aux cicatrices, entraînant la formation de symblépharon, d'opacités cornéennes qui aboutissent parfois à la cécité ; par l'apparition tardive de bulles sur la peau de la face, du cou, de la partie supérieure du thorax. Cette dermatose semble être une variété de la maladie de Dühring-Brocq.

pemphigus séborrhéique. V. *pemphigus érythémateux.*

pemphigus subaigu malin à bulles extensives (Brocq, 1919). Variété de pemphigus vulgaire (v. ce terme) caractérisée par l'étendue et la confluence des bulles, dont la rupture crée de vastes surfaces à vif, suintantes, très douloureuses, par la gravité de l'atteinte de l'état général et par une évolution mortelle en quelques semaines.

pemphigus traumatique. V. *épidermolyse bulleuse.*

pemphigus végétant (Neumann, 1876). Variété de pemphigus vulgaire (v. ce terme) dans laquelle les bulles, surtout dans la bouche et les plis cutanés, se rompent rapidement, laissant une excoriation qui se couvre de villosités mollasses proliférant en larges placards mamelonnés et suintants.

pemphigus vrai. Groupe de dermatoses ayant en commun « l'importance clinique essentielle des bulles, l'évolution spontanée habituelle vers la mort, enfin le siège épidermique des lésions cutanées majeures : dégénérescence cellulaire et acantholyse d'Auspitz » (de Graciansky et Boulle). Ce groupe comprend : le pemphigus vulgaire, le *p.* subaigu malin à bulles extensives, le *p.* végé-

tant, le *p.* foliacé et le *p.* érythémateux ou séborrhéique.

pemphigus vulgaire. Variété de pemphigus vrai (v. ce terme) survenant à l'âge moyen de la vie, caractérisé par une éruption de bulles de tailles variables remplies de liquide citrin, indolores, reposant sur une peau saine, siégeant sur tout le corps, prédominant aux plis et atteignant les muqueuses (bouche surtout). Ces bulles se dessèchent ou se rompent. L'éruption s'accompagne d'une atteinte précoce et grave de l'état général (fièvre élevée, troubles digestifs, amaigrissement) ; la maladie évolue habituellement vers la mort en 6 à 12 mois.

pemphix, *s. m.* (πέμφιξ, bulle) (Alibert). V. *pemphigus.*

Penbritine, (n. dép.) Ampicilline. V. *pénicilline.*

Pende (loi de). Loi précisant l'antagonisme existant entre « les deux groupes neuro-endocriniens qui règlent la morphogénèse : le groupe thymo-lympho-pancréatique, anabolique et vagal, qui règle l'accroissement en largeur et en poids, et le groupe thyro-hypophyso-gonado-surrénal, orthosympathique, catabolique, qui stimule l'accroissement en longueur et accélère la différenciation morphologique » (R.P. Dr Verdun).

Pende (méthode ou **opération de)** (1924). Résection des deux nerfs splanchniques gauches qui contribuent pour une grande part à l'innervation du tissu médullaire des deux glandes surrénales, opération destinée à combattre l'hypertension artérielle et l'angiospasme.

Pende (rapport de). V. *coefficient pondéral.*

Pende (syndromes de). 1º Syn. *cachexie surrénale.* Forme cachectique de l'insuffisance surrénale, caractérisée par un amaigrissement progressif, une peau squameuse, la chute des poils, de la lassitude, de l'hypotension et un abaissement du taux du glucose et du cholestérol dans le sang. — 2º V. *hyperthymie.* — 3º V. *matronisme.*

Pendred (syndrome de) (1896). Affection familiale, héréditaire à transmission probablement récessive autosomique. Elle est caractérisée par l'association d'une surdité de perception bilatérale, compliquée parfois de mutité, et d'un goitre diffus ou nodulaire; celui-ci, qui apparaît le plus souvent dans la 2ᵉ enfance, peut s'accompagner de signes d'hypothyroïdie, en général modérés.

pendulaire (démarche). V. *démarche*.

pendulaire (épreuve) (Mach. 1874). Variante de l'épreuve rotatoire (v. ce terme) dans laquelle le sujet, la tête inclinée de 30° vers le bas, est assis dans un cadre qui peut osciller autour d'un axe vertical, comme un pendule de torsion.

pendulaire (rythme). V. *rythme pendulaire*.

pénétrance, *s. f.* (génétique). Fréquence avec laquelle un gène manifeste ses effets.

pénétration-survie (test de). V. *Huhner (test de) in vitro*.

pénicillémie, *s. f.* V. *pénicillinémie*.

pénicillés (vaisseaux). Vaisseaux capillaires provenant de la ramification d'une artériole en un bouquet de fins ramuscules que l'on a comparés aux poils d'un pinceau.

pénicillinase, *s. f.* Enzyme, produite par certains microbes, qui détruit la pénicilline. V. *résistance bactérienne aux antibiotiques*.

pénicilline, *s. f.* (Fleming, 1929). Antibiotique de la famille des bêta-lactamines (v. ce terme). La *p.* naturelle (pénicilline G) est élaborée par une moisissure, le *Penicillium notatum*; elle est douée d'une très grande activité antibactérienne. Celle-ci, très polyvalente, s'exerce *in vitro* et *in vivo* avec une intensité décroissante contre le streptocoque, le pneumocoque, le staphylocoque, le gonocoque, le méningocoque, les germes de la gangrène gazeuse, le bacille diphtérique, le tréponème pâle et certains champignons. Les *p.* semi-synthétiques résistent mieux aux pénicillinases (ex. la méthicilline) ou ont un spectre d'action plus large, étendu aux germes Gram — (ex. l'ampicilline).

pénicillinémie, *s. f.* Présence de pénicilline dans le sang.

pénicillino-résistant, *adj.* Se dit de microbes sur lesquels la pénicilline est inefficace.

pénicillinothérapie ou **pénicillothérapie,** *s. f.* Emploi thérapeutique de la pénicilline.

Pénicline, *s. f.* (n. dép.). Ampicilline V. *pénicilline*.

Pénistaph, *s. m.* (n. dép.). Méthicilline. V. *pénicilline*.

pénitis, *s. f.* (*penis*, verge). Inflammation totale de la verge, envahissant les tissus érectiles et le fourreau, aboutissant à la suppuration et quelquefois à la gangrène.

pentalogie, *s. f.* (cardiologie). Association d'une tétralogie de Fallot (v. ce terme) et d'une communication inter-auriculaire.

pentastome, *s. m.* (πέντε, cinq; στόμα, bouche). V. *linguatule*.

pentastomose, *s. f.* V. *linguatulose*.

pentosurie, *s. f.* (pentose, sucre ne contenant que cinq atomes de carbone). Présence de pentose dans l'urine. Les urines pentosuriques réduisent la liqueur de Fehling, mais ne dévient pas le plan de polarisation et ne fermentent pas sous l'influence de la levure.

péotillomanie, *s. f.* (πέος, verge; τίλλω, je tire; μανία, folie). Habitude de porter sa main au niveau de la région génitale; tic différent de l'onanisme.

P. E. P. Abréviation de pneumothorax extra-pleural.

peplos, *s. m.* (πέπλος, vêtement) V. *virus*.

Pepper (syndrome de) (1901). Syndrome dû, chez le très jeune enfant, au développement des métastases hépatiques d'un sympathome embryonnaire; il est caractérisé par une hépatomégalie considérable qui masque la tumeur primitive et par une évolution vers une cachexie mortelle en 2 à 3 mois.

pepsie, *s. f.* (πέψις, coction). «Terme servant à désigner l'ensemble des caractères de la digestion tirés de l'examen physico-chimique du suc stomacal » (Hayem et Lion).

pepsine, *s. f.* Ferment soluble contenu dans le suc gastrique et servant à transformer les matières albuminoïdes des aliments en peptones, c'est-à-dire en corps facilement solubles et diffusibles, capables, par conséquent, d'être absorbés et assimilés.

pepsinurie, *s. f.* (Robin). Présence de pepsine dans l'urine.

peptide, *s. m.* Variété de protide (v. ce terme).

peptogène, *adj.* (πεπτός, digéré; γεννᾶν, produire). Se dit des substances dont l'ingestion augmente la production de la pepsine du suc gastrique.

peptonothérapie, *s. f.* Emploi thérapeutique de la peptone, en particulier pour désensibiliser l'organisme.

peptonurie, *s. f.* Présence de peptone dans l'urine.

péracéphale, *s. m.* (πέρα, outre mesure; ἀκέφαλος, acéphale) (I. G. St-Hilaire). Monstre acéphalien chez lequel l'arrêt du développement porte aussi sur la partie supérieure du tronc, et qui ne présente pas de membres supérieurs.

perce-membrane, *s. m.* Instrument destiné à rompre artificiellement les membranes pendant l'accouchement.

percussion, *s. f.* (*percutere*, frapper). 1° (Auenbrugger, 1761). Mode d'exploration clinique, qui consiste à provoquer certains sons en frappant, soit avec les doigts, soit avec un instrument spécial, une région déterminée du corps pour reconnaître l'état des parties sous-jacentes. On interpose généralement un doigt ou une lame mince (métallique ou autre) entre les téguments et le doigt ou l'instrument qui percute. — *p. paradoxale* (Hertz). Sonorité de la poitrine coïncidant avec une grande abondance de râles; phénomène observé dans l'œdème aigu du poumon. — *p. plessimétrique.* V. *plessimétrique.* — *p. transfixiante* (Pende). Procédé de *p.* destiné à délimiter la matité du thymus. Il consiste à percuter doucement la pointe

de l'index gauche placé à plat sur le thorax avec le médius droit en extension et maintenu raide comme si on voulait lui faire transpercer le thorax. — 2° Mode de massage qui consiste à frapper plus ou moins légèrement avec le poing demifermé la partie que l'on veut masser.

percutané, *adj.* Qui se produit à travers la peau. — *test p.* V. *percuti-réaction* et *Vollmer* (*test de*). — *vaccination p.* Vaccination pratiquée au moyen d'un certain nombre de piqûres perforant la peau à travers la solution vaccinale déposée auparavant sur l'épiderme. Ex. : vaccination *p.* par le B. C. G. (Rosenthal, 1939).

percuti-réaction, *s. f.* (Moro, 1908; Hamburger, 1933). Syn. *test de Moro.* Réaction cutanée inflammatoire obtenue, en cas de tuberculose, avec une tuberculine concentrée à froid et formolée, dont on dépose une goutte sur l'épiderme décapé à l'éther; une onction de trente secondes suffit à provoquer la réaction dans les deux premiers jours. La *p.-r.* est plus sensible et d'un emploi plus simple que la cuti-réaction.

perfusion, *s. f.* Injection intraveineuse prolongée d'une quantité importante de soluté iso- ou hypertonique, généralement salé ou sucré, contenant ou non des médicaments. — *p. intestinale.* V. *dialyse intestinale.* — *p. sanguine.* V. *transfusion continue.*

péri... (περί, autour de). « Préfixe qui signifie à l'entour de » (Littré).

périadénite, *s. f.* (περί, autour; ἀδήν, glande). Inflammation de l'atmosphère conjonctive périganglionnaire (complication de l'adénite aiguë).

périadénoïdite, *s. f.* Phlegmon du pharynx nasal développé au point d'implantation des végétations adénoïdes.

périangiocholite, *s. f.* Inflammation et suppuration du tissu hépatique autour des voies biliaires. Elle accompagne généralement l'angiocholite et se traduit anatomiquement par de nombreux abcès miliaires ou par des abcès aréolaires du foie.

périapexite, s. f. V. *mono-arthrite apicale.*

périappendicite, s. f. Péritonite localisée autour de l'appendice.

périaqueducal (syndrome). V. *aqueduc de Sylvius (syndrome).*

périartérite, s. f. Inflammation de la tunique externe des artères. Elle est, en général, accompagnée de lésion des autres tuniques et l'artérite est totale.

périartérite noueuse (P.A.N.). Syn. *artérite* ou *polyartérite noueuse, maladie de Kussmaul-Maier* (1866). Affection rare, caractérisée par une symptomatologie polymorphe dans laquelle dominent une atteinte de l'état général avec fièvre irrégulière et asthénie intense ; des signes de névrites multiples : douleurs vives de siège très variable avec atrophie musculaire et abolition des réflexes ; des douleurs musculaires ; des manifestations cutanées : nodosités dures et mobiles ou éruptions érythémateuses ou purpuriques ; des atteintes viscérales : rénales, cardiovasculaires, digestives, respiratoires, oculaires. Elle aboutit presque toujours à la mort en quelques semaines ou en quelques années. Anatomiquement, la maladie est caractérisée par des lésions d'artérite segmentaire avec granulome périvasculaire formant des nodosités réparties sur les artères de moyen et de petit calibre, superficielles ou viscérales ; elles évoluent vers l'oblitération ou l'anévrysme. La *p. n.* est classée parmi les maladies du collagène. V. *angéite nécrosante.*

périartérite segmentaire superficielle. V. *artérite temporale.*

périarthrite, s. f. (περί ; ἄρθρον, articulation). Rhumatisme extra-articulaire qui atteint l'ensemble des tissus fibro-tendineux entourant l'articulation : les deux formes les plus fréquentes sont la *p.* de l'épaule (*p.* scapulo-humérale) et la *p.* de la hanche. La *p. scapulo-humérale* peut être pure, consécutive à une tendinite ou à une bursite de voisinage ; associée à une arthrose cervicale ou à une névralgie cervico-brachiale ; enfin d'origine neurotrophique (v. *épaule gelée* et *rhumatisme neurotrophique du membre supérieur*), cette dernière variété étant la seule à laisser des séquelles.

pérical, s. m. V. *Madura (pied de).*

péricardectomie ou **péricardiectomie**, s. f. (péricarde ; ἐκτομή, ablation). Syn. *péricardiolyse, cardiolyse.* Décortication du cœur préconisée dans la péricardite chronique constrictive pour libérer le cœur de la coque fibreuse ou calcaire qui en trouble profondément le fonctionnement. Elle consiste dans la résection de la gangue péricardique dans toute son épaisseur, soit sur une surface très étendue, autour des ventricules, de l'oreillette droite et de l'abouchement des veines caves (E. Churchill, 1928), soit seulement au niveau des ventricules (Rehn, Schmieden, 1918). V. *Delorme (opérations de)* n° 2.

péricardiocentèse, s. f. (péricarde ; κεντεῖν, piquer). Ponction du péricarde.

péricardiolyse, s. f. V. *péricardectomie.*

péricardiotomie, s. f. (péricarde ; τομή, section). Syn. *péricardotomie.* Incision faite au péricarde dans le but d'évacuer une collection liquide de cette séreuse.

péricardique, adj. Qui a rapport au péricarde. — *adhérences p.* V. *symphyse cardiaque.* — *frottement p.* V. *cuir neuf (bruit de).*

péricardite, s. f. Inflammation du péricarde, aiguë ou chronique, sèche ou avec épanchement (séreux, purulent, hémorragique).

péricardite aiguë bénigne ou **épidémique** ou **fugace** ou **aiguë non spécifique bénigne.** Péricardite survenant chez les adultes jeunes, caractérisée par son début aigu très douloureux et fébrile et son évolution constante vers la guérison complète, malgré des récidives possibles. Son origine virale est généralement admise (virus connu : grippe, pneumonie atypique, etc., ou inconnu).

péricardite calleuse. V. *péricardite constrictive.*

péricardite constrictive ou **calleuse.** Syn. *syndrome de Pick* (1896), *pseudo-cirrhose péricardique, symphyse péricardo-périhépatique* (Gilbert et Garnier). Forme de *p.* chronique caractérisée par l'épaississement du sac péricardique (*pachypéricardite*), qui constitue une gangue fibreuse, lardacée ou calleuse, parfois calcifiée, progressivement rétractile, enserrant le cœur dont elle gêne les mouvements (adiastolie). Elle finit par entraîner une insuffisance cardiaque où prédomine l'hypertension veineuse (surtout dans le domaine de la veine cave inférieure) avec ascite importante, gros foie (pseudo-cirrhose péricardique ; v. ce terme), cyanose, distension des jugulaires, et plus tardivement œdème des jambes. Cette asystolie ne cède qu'à la péricardectomie. V. *symphyse cardiotuberculeuse.*

péricardite symphysaire. V. *symphyse du péricarde.*

péricardo-périhépatique (symphyse) (Gilbert et Garnier). V. *pseudo-cirrhose péricardique.*

péricardotomie, *s. f.* V. *péricardiotomie.*

péricaryone, *s. m.* (περί ; κάρυον, noyau) (Sherrington). V. *neurone.*

péricholangiolite, *s. f.* (περί ; χολή, bile ; ἀγγεῖον, vaisseau). Inflammation du tissu interstitiel des espaces portes, qui entoure les cholangioles, ou canaux biliaires interlobulaires.

péricholécystite, *s. f.* Inflammation du tissu cellulaire qui entoure la vésicule biliaire.

périchondrite, *s. f.* Inflammation souvent suppurative du périchondre, membrane fibreuse entourant un cartilage. Elle s'observe surtout au niveau du larynx.

périchondrome, *s. m.* (Cruveilhier). Syn. *chondrome externe* (Virchow). Chondrome ayant pour origine le périoste ou quelquefois les couches corticales de l'os. Il siège surtout sur les grands os des membres, l'omoplate, le bassin, où il peut être, par son volume, une cause de dystocie.

péricolite, *s. f.* Péritonite localisée autour du côlon, plastique ou suppurée, consécutive le plus souvent à une colite segmentaire.

péricolite cicatricielle post-appendiculaire (Tavel). Formation de brides enserrant et déformant le côlon, que l'on observe parfois à la suite des appendicites. Elle s'accompagne de douleurs, de fièvre et de troubles digestifs dont la nature est souvent méconnue.

péricololyse, *s. f.* (G. Lardennois). Libération des adhérences qui fixent le côlon : opération pratiquée dans les cas de péricolite chronique.

péricornéal (cercle). V. *périkératique (cercle).*

péricoronarite, *s. f.* Infection des tissus qui entourent la couronne d'une dent incluse dans le maxillaire (sac péricoronaire).

péricowpérite, *s. f.* Inflammation du tissu cellulaire qui entoure les glandes de Méry (ou de Cowper) ; complication fréquente de la cowpérite.

péricysticite, *s. f.* Inflammation des tissus entourant le canal cystique.

péricystite, *s. f.* (περί ; κύστις, vessie). Inflammation de tout l'espace celluleux qui entoure la vessie. — L'inflammation localisée en avant de la vessie (cavité de Retzius) prend le nom de *paracystite* ou *extracystite*.

pérididymite, *s. f.* (περί, autour ; δίδυμος, testicule). Inflammation de la pérididyme ou tunique albuginée du testicule.

péridiverticulite, *s. f.* (Maxwell Tellnig). Variété de périsygmoïdite due à l'inflammation de diverticules du côlon.

périduodénite, *s. f.* Péritonite chronique localisée autour du duodénum déterminant des brides et des adhérences avec les organes voisins.

périencéphalite, *s. f.* (περί, autour ; ἐγκέφαλος, encéphale). Inflammation de l'écorce grise, accompagnant la méningite. — *p. chronique diffuse,* ou *périencéphalo-méningite chronique diffuse* (Calmeil). V. *paralysie générale progressive.*

péri-entéro-colite, *s. f.* (G. Lardennois). Périviscérite abdominale adhésive intéressant plus particulièrement l'intestin grêle et les côlons, depuis l'angle duodéno-jéjunal, jusqu'à la fin de l'anse sigmoïde.

périfolliculaire, adj. (περί; folliculus, enveloppe). Autour d'un follicule (pileux, p. ex.).

périfolliculite pilaire ou **pilo-sébacée.** Inflammation de la peau qui entoure les follicules pileux. Elle est tantôt isolée, tantôt agminée.

périfolliculite urétrale. Inflammation du tissu cellulaire périurétral, au niveau des foramina atteints de folliculite. C'est une complication de la blennorragie. Elle peut être le point de départ d'un abcès périurétral.

périgastrite, s. f. Péritonite localisée au pourtour de l'estomac.

périglomérulaire, adj. Autour des glomérules de Malpighi des reins.

périhépatite, s. f. Inflammation de la capsule fibreuse du foie (capsulite périhépatique) ou du péritoine qui entoure cet organe (péritonite partielle périhépatique). — p. gonococcique. V. Fitz-Hugh (syndrome de).

périkératique (cercle) (περί; κέρας, cornée). Syn. cercle péricornéal. Cercle vasculaire que l'on observe autour de la cornée dans les kératites.

périkystectomie, s. f. Ablation d'un kyste et de l'enveloppe qui l'entoure (périkyste).

périkystite, s. f. Inflammation de l'enveloppe conjonctive généralement très vasculaire qui entoure les kystes. C'est la p. infectieuse qui détermine la suppuration des kystes hydatiques du foie.

périlobulite, s. f. Inflammation des travées conjonctives qui entourent les lobules pulmonaires.

perimaxillite, s. f. Périostite des maxillaires.

périméningite aiguë spinale (Albers, 1833). Affection caractérisée anatomiquement par l'inflammation primitive du tissu cellulo-adipeux qui enveloppe la dure-mère rachidienne. Au point de vue clinique, elle se manifeste ordinairement par des douleurs vives et lancinantes, puis par de la paralysie flasque avec anesthésie dans la partie inférieure

du corps. La paralysie gagne les muscles du thorax et la mort survient par asphyxie.

périmètre, s. m. Instrument destiné à explorer l'étendue du champ visuel (v. ce terme). Il en existe plusieurs types : p. de Landolt, de Magitot, appareil de Goldmann ; ce dernier comporte essentiellement une coupole dont le sujet fixe le centre et sur la concavité de laquelle se déplacent des index lumineux de taille et de luminance variables.

périmétrie, s. f. Exploration de l'étendue du champ visuel à l'aide du périmètre (v. ce terme).

périmétrite, s. f. ou **périmétro-salpingite** (Pozzi). Pelvipéritonite secondaire à une affection des annexes.

périnatalogie ou **périnatologie,** s. f. Syn. médecine périnatale. Étude des maladies de l'enfant qui peuvent survenir pendant les périodes précédant ou suivant immédiatement la naissance. V. nipiologie.

périnéauxésis, s. m. (περίνεος, périnée ; αὔξησις, accroissement). Variété de colpo-périnéorraphie (procédé de A. Martin).

périnéocèle, s. f. (περίνεος, périnée ; κήλη, hernie). Hernie périnéale.

périnéoplastie, s. f. (περίνεος ; πλάσσειν, former). « Autoplastie de la région périnéale » (Littré).

périnéorraphie, s. f. (περίνεος ; ῥαφή, suture). Suture des deux lèvres d'un périnée déchiré au cours d'un accouchement, après leur avivement si la déchirure est ancienne et avec, au besoin, reconstitution du plan musculo-aponévrotique profond et myorraphie des releveurs.

périnéostomie, s. f. (περίνεος ; στόμα, bouche). V. urétrostomie périnéale.

périnéotomie, s. f. (περίνεος ; τομή, section). Incision du périnée.

périnéphrite, s. f. (περί ; νεφρός, rein) (Rayer). Syn. paranéphrite. Inflammation de l'enveloppe cellulo-adipeuse du rein. Elle évolue vers la sclérose (p. scléreuse), vers l'hypertrophie graisseuse (p. fibro-lipomateuse) ou vers la suppuration (phlegmon périnéphrétique).

périnéphrose (*s. f.*) **traumatique** (Legueu). Syn. *kyste paranéphrétique* (Paul Delbet), *pseudo-hydronéphrose traumatique*. Collection plus ou moins limitée d'urine aseptique entourant un rein; elle est due à la rupture traumatique du bassinet, d'un calice ou de l'uretère à sa partie supérieure.

période de vire. V. *Thury (loi de).*

périodique, *adj.* Qui se reproduit au bout d'un certain laps de temps. Ex.: *maladie p. — folie p.* V. *folie périodique. — paralysie p.* V. *paralysie périodique familiale. — vomissements p.* V. *vomissements acétonémiques.*

périodique (maladie) (Reimann, 1950). Syn. *épanalepsie méditerranéenne* (H. Mamou), *maladie des Arméniens, monoarthrite aiguë récidivante et paroxysmes abdominaux* (Benmussa). Affection de nature inconnue, familiale, frappant les jeunes, et électivement les Israélites nord-africains et les Arméniens. Elle est caractérisée par la répétition, à intervalles variables, pendant de nombreuses années, de crises brutales, disparaissant spontanément en quelques jours, soit articulaires, soit abdominales (simulant l'appendicite ou l'occlusion aiguë), soit abdomino-thoraciques, soit fébriles avec splénomégalie, soit plus rarement neutropéniques, purpuriques, sialorrhéiques, péricardiques, cellulitiques, etc. Elle se complique parfois d'atteinte rénale.

périodontite expulsive (περί; ὀδούς, dent). V. *pyorrhée alvéolo-dentaire.*

périodontite simple. V. *périostite alvéolo-dentaire.*

périodontite suppurée. V. *ostéophlegmon.*

périœsophagite, *s. f.* Inflammation du tissu cellulaire qui entoure l'œsophage.

périonyxis, *s. f.* (περί; ὄνυξ, ongle). Inflammation des replis périunguéaux.

périophtalmite, *s. f.* V. *capsulite.*

périorchite, *s. f.* (περί; ὄρχις, testicule) (Kocher). V. *pachyvaginalite.*

périostal, périostéal ou **périostique,** *adj.* Qui se rapporte au périos-

te. — *douleur p.* — *ossification p.* V. *ossification.* — *ostéo-sarcome p.* V. *ostéo-sarcome.*

périostéite, *s. f.* (peu usité). V. *périostite.*

périostéogénèse, *s. f.* Formation sous le périoste d'une couche ostéoïde plus friable que l'os vrai, que l'on observe chez les nouveau-nés atteints de syphilis congénitale.

périostéoplastie, *s. f.* V. *ostéoplastie périostique.*

périostéose, *s. f.* V. *périostose.*

périostite, *s. f.* Syn. *périostéite.* Nom générique donné à toutes les inflammations aiguës ou chroniques du périoste; elles s'accompagnent généralement d'ostéite. — *p. albumineuse* (Poncet, 1874). *P.* caractérisée par l'existence, en face du cartilage de conjugaison des os longs, d'une collection sous ou extra-périostique de liquide transparent et visqueux. C'est une affection curable de l'adolescence, due à une infection atténuée, et qui évolue de façon subaiguë ou torpide. — *p. alvéolodentaire* ou *p. dentaire.* Syn. *périodontite simple.* Inflammation de la membrane alvéolo-dentaire succédant presque toujours à la carie dentaire. — *p. exanthématique du maxillaire* (Salter). Ostéite suppurée à marche aiguë, aboutissant à la nécrose, observée surtout chez les enfants convalescents de fièvres éruptives. — *p. externe rhumatismale* (Duplay). V. *p. albumineuse.* — *p. phlegmoneuse* (E. Boeckel). V. *ostéomyélite infectieuse aiguë.* — *p. rampante* (Knaggs). Variété de leontiasis ossea.

périostose, *s. f.* Syn. *périostéose.* Lésion non inflammatoire du périoste pouvant se transformer en exostose.

périostose engainante acromégalique. V. *ostéoarthropathie hypertrophiante pneumique.*

péripachyméningite purulente aiguë. Inflammation suppurative aiguë de la face externe de la dure-mère spinale et du tissu conjonctif qui la sépare de la colonne vertébrale, avec décollement de la dure-mère, sur une plus ou moins grande étendue. Elle succède presque toujours à une lésion localisée du rachis.

périphérique (syndrome) (neurologie). Ensemble de symptômes dus à l'atteinte du neurone périphérique au niveau de la corne antérieure, des racines antérieures ou postérieures, du ganglion ou du nerf.

périphlébite, s. f. (περί; φλέψ, veine). Syn. *paraphlébite*. Inflammation du tissu conjonctif qui entoure une veine. Dénomination souvent appliquée, à tort, à la phlébite des veines superficielles ou à la phlébite variqueuse.

péripilaire, adj. (περί; *pilus*, poil). V. *circumpilaire*.

péripleurite, s. f. (περί; πλευρά, plèvre). Inflammation du tissu cellulaire compris entre la plèvre pariétale et la paroi thoracique.

péripneumonie, s. f. (περί; πνεύμων, poumon). 1º Nom sous lequel on décrivait autrefois la pneumonie, en la confondant avec d'autres affections thoraciques, notamment la pleurésie. — 2º Syn. *pleuro-pneumonie*. Maladie infectieuse, contagieuse et épizootique de la race bovine, caractérisée par une bronchopneumonie avec épanchement pleural et une évolution mortelle. Elle est due à un microbe filtrable, visible et cultivable, le « pleuropneumonialike organism » (v. ce terme).

périproctite septique diffuse (Vidal). Syn. *cellulite pelvienne, périrectite gangréneuse, phlegmon diffus péri-ano-rectal*. Inflammation diffuse péri-rectale, secondaire le plus souvent à une plaie de l'anus ou du rectum et frappant surtout les diabétiques ou les alcooliques.

périprostatite, s. f. Inflammation du tissu cellulaire qui entoure la prostate. Elle est le plus souvent la conséquence d'une prostatite. Plus rarement, elle succède à l'inflammation d'un organe voisin (vessie, rectum, vésicule séminale).

périrectite, s. f. Inflammation du tissu cellulaire périrectal. — *p. gangréneuse*. V. *périproctite septique diffuse*.

périsalpingite séreuse. Inflammation du péritoine qui entoure la trompe, survenant généralement par poussées brusques au cours d'une pelvipéritonite secondaire à une affection des annexes.

périsigmoïdite, s. f. Nom donné à tous les foyers d'infection qui avoisinent le côlon pelvien ou anse sigmoïde, quelle qu'en soit l'origine, interstitielle ou par propagation.

périsplénite, s. f. Péritonite localisée à la partie du péritoine qui entoure la rate.

périssoploïde, adj. (περισσός, impair; suffixe *ploïde*, tiré par analogie de haploïde, diploïde, etc.) (génétique). Se dit des cellules polyploïdes (v. ce terme) possédant un nombre impair de *n* chromosomes (3 *n*, 5 *n*, 7 *n*...).

péristaltique, adj. (περί; στέλλειν, resserrer). Se dit des contractions qui se font de haut en bas dans l'estomac et l'intestin.

péristaltisme, s. m. Contractions péristaltiques.

péristaltogène, adj. Qui provoque des contractions péristaltiques.

péristase, s. f. (περί; στάσις, position) (génétique). V. *phénotype*, 2º.

périsynovite, s. f. Abcès ou phlegmon de la gaine conjonctive qui entoure une synoviale. Il succède le plus souvent à une synovite suppurée.

périthéliome, s. m. Nom proposé par Reclus pour désigner une tumeur maligne due à la prolifération des cellules conjonctives qui forment la tunique adventice d'une artère (périthélium). Il s'applique en particulier à une variété de tumeur diffuse primitive de la pie mère formant des manchons aux petits vaisseaux qui pénètrent dans le cortex cérébral.

péritoine (maladie gélatineuse du) (Péan; Werth). Epanchement péritonéal de consistance gélatineuse, provenant de la rupture d'un kyste mucoïde dans l'abdomen (kyste de l'ovaire surtout, ou kyste intestinal); il peut entraîner des greffes tumorales sur le péritoine.

péritomie, s. f. (περί, autour; τομή, section). V. *circoncision*.

péritomiste, s. m. Celui qui pratique la circoncision chez les Juifs.

péritonéo-dialyse, *s. f.* V. *dialyse péritonéale.*

péritonéo - pleural (syndrome) (Fernet et Boulland, 1884-1885). Syn. *syndrome de Fernet-Boulland.* Syndrome caractérisé par l'association d'une péritonite tuberculeuse à forme ascitique et d'une pleurésie de même nature, uni- ou bilatérale (loi de Godelier).

péritonéoscopie, *s. f.* (περιτόναιον, péritoine; σκοπεῖν, examiner). V. *cœlioscopie.*

péritonisation, *s. f.* Syn. *autoplastie péritonéale.* Temps spécial de la laparotomie ayant pour but de recouvrir de séreuses toutes les surfaces cruentées, de façon que l'intestin, en tous les points de la cavité abdominale, s'adosse, comme chez le sujet sain, à une surface lisse et recouverte d'endothélium.

péritonisme, *s. m.* (Gubler). Syn. *pseudo-péritonite.* Complexus symptomatique réalisant le tableau de la péritonite aiguë (constipation, vomissements, douleurs, etc.), sans qu'il y ait en réalité inflammation du péritoine.

péritonite, *s. f.* Inflammation aiguë ou chronique du péritoine. On en décrit de nombreuses variétés, suivant son étendue : *p. généralisée, p. localisée* autour d'un organe; — suivant sa cause : *p. par perforation, p. tuberculeuse,* etc. — *p. encapsulante.* Affection caractérisée par la formation aux dépens du péritoine d'une membrane d'aspect parfois « brillant et glacé », qui enveloppe une partie plus ou moins grande des viscères abdominaux.

péritoxine, *s. f.* Toxine entourant le corps d'une bactérie en y adhérant. Ex. : la couche graisseuse qui entoure le bacille de Koch.

péritriche, *s. m.* (περί; θρίξ, cheveu) (Ellis). Variété de bacilles munis de cils vibratiles sur tout leur pourtour.

pérituberculeuse (réaction) (Ribadeau-Dumas et H. Béclère, 1919). V. *épituberculose.*

pérityphlite, *s. f.* (περί; τυφλός, cæcum). Inflammation du péritoine qui entoure le cæcum.

pérityphlocolite, *s. f.* (περί; τυφλός; κῶλον, côlon). Inflammation du péritoine qui entoure le cæcum et le côlon.

péri-unguéal, *adj.* Autour de l'ongle.

périurétérite, *s. f.* Inflammation généralement chronique du tissu cellulaire qui entoure l'uretère; c'est une complication des urétérites. — La *p. fibreuse* ou *fibrolipomateuse* accompagne l'urétérite chronique sans dilatation, augmente l'épaisseur des parois de l'uretère et diminue son calibre par compression.

périurétérite plastique. V. *Ormond (maladie d').*

périurétrite, *s. f.* Inflammation des tissus qui entourent l'urètre; elle peut être chronique ou aiguë (phlegmon) et, dans ce dernier cas, être circonscrite (*abcès urineux* ou *tumeur urineuse*) ou diffuse (*infiltration d'urine*). V. *abcès urineux* et *urineuse (infiltration).*

périvaginite disséquante ou **phlegmoneuse.** Inflammation du tissu cellulaire du petit bassin localisée autour du vagin.

périvasculaire, *adj.* Autour des vaisseaux.

périvascularite, *s. f.* Inflammation des espaces périvasculaires.

périviscérite, *s. f.* (Huchard). Inflammation chronique des séreuses qui entourent les viscères (association d'une péritonite, d'une pleurésie et d'une péricardite à forme sèche). Ce terme est actuellement employé dans le sens de péritonite chronique fibro-adhésive localisée à un segment du tube digestif dont elle gêne le fonctionnement.

périwarthonite, *s. f.* Inflammation des tissus qui entourent le canal de Warthon.

perle sanguine. V. *tache rubis.*

perlèche ou **pourlèche,** *s. f.* (J. Lemaistre, 1886). Syn. *bridou.* Maladie de peau bénigne, due à des germes variés, contagieuse, caractérisée par une exulcération siégeant au niveau de la commissure des lèvres, bilatérale, évoluant en deux ou trois semaines, mais sujette à récidiver. Elle se rencontre surtout chez les enfants. C'est une complication de l'impétigo.

perlés (crachats) (Laënnec). Crachats spumeux renfermant de petits bouchons secs, élastiques, opalescents, facilement visibles à la loupe ; ils caractérisent l'expectoration qui termine la crise d'asthme.

perméation, *s. f.* (*per*, à travers ; *meare*, passer) (S. Handley). Nom donné à la propagation par greffes successives des cellules cancéreuses le long des troncs lymphatiques, d'où production de lymphangite cancéreuse.

permictionnel, elle, *adj.* (*per*, pendant). Qui se produit pendant l'émission d'urine.

pernicieux, euse, *adj.* (*pernicies*, perte, destruction). Se dit de certaines formes graves des maladies, la gravité étant due, non à une circonstance accidentelle, comme l'âge du sujet ou son état antérieur, mais à la nature même du mal. — *accès p.* V. *fièvre pernicieuse*. — *anémie p.* V. ce terme. — *fièvre p.* V. ce terme.

perniciosité, *s. f.* Caractère particulièrement grave présenté par certaines formes de maladies (paludisme, anémie), de nature à entraîner la mort rapide ou presque immédiate.

pernion, *s. m.* (*pernio*, engelure). V. *engelure*.

perniose, *s. f.* (*pernio*). Terme sous lequel certains auteurs groupent le livedo, l'érythrocyanose sus-malléolaire, l'acrocyanose, l'érythème induré de Bazin.

péromèle, *s. m.* (πηρός, infirme ; μέλος, membre). Monstre caractérisé, soit par l'absence plus ou moins complète d'un ou de plusieurs membres (*ectromèle*), soit par l'état rudimentaire des mains ou des pieds (*hémimèle*).

per-opératoire, *adj.* (*per*, pendant). Qui se produit au cours d'une intervention chirurgicale.

peroxydase, *s. f.* Enzyme oxydante pouvant décomposer l'eau oxygénée (peroxyde d'hydrogène, d'où son nom) avec production d'oxygène actif, c'est-à-dire capable d'oxyder énergiquement les corps voisins. La *p.* est très proche de la catalase,

composée du même groupement prosthétique (hémine) mais différente par la structure de sa partie protéinique (apo-enzyme).

peroxydo-diagnostic, *s. m.* (Marfan, Ménard et St-Girons). Procédé qui permet de préciser la nature des leucocytes d'un pus ou d'un épanchement lorsqu'une leucolyse intense a rendu le cyto-diagnostic impossible. Il est fondé sur l'existence de ferments oxydants dans les leucocytes polynucléaires et leur absence dans les lymphocytes.

perpétuation, *s. f.* (*perpetuare*, rendre perpétuel). « Conservation des espèces par la reproduction des individus » (Littré).

Perret et Devic (signe de). V. *Pins (signe de)*.

Perrin (opération de). V. *cervico-cystopexie*.

Perrin-Ferraton (maladie de) (Maurice Perrin, 1859 ; Ferraton, 1905). Syn. *hanche à ressaut* ou *à ressort, maladie de Morel-Lavallée*. Maladie caractérisée par un claquement sec et bref se produisant dans certains mouvements de la hanche et dû à l'accrochage par le grand trochanter, anormalement saillant, de la partie supérieure du fascia lata tendue par le grand fessier dans une attitude particulière. Elle se rencontre chez les sujets nerveux et souvent chez les simulateurs.

Perroncito (signe de). Douleur provoquée par la pression au niveau du duodénum, accompagnée de tympanisme de cette partie de l'intestin : signe fréquent dans l'ankylostomiase.

persécuté, *adj.* et *s. m.* Sujet atteint du délire de persécution. V. *psychose hallucinatoire chronique*. — *p. persécuteur* (Falret, 1878). *P.* ayant des réactions antisociales (intrigues, revendications, procès, crimes). V. *paranoïaque (psychose)*.

persécution, *s. f.* — *délire de p.* V. *psychose hallucinatoire chronique*. — Des *idées de p.* sont parfois observées à titre épisodique au cours de l'alcoolisme subaigu, de la manie, de la démence sénile, de la paralysie générale, de l'épilepsie, etc., chez des individus qui se considèrent comme des victimes, sans systématiser leurs idées délirantes.

persévération, *s. f.* (*perseverare*) (Pick). Tendance qui existe chez certains malades (apraxiques) à reproduire constamment le mouvement qu'ils viennent d'exécuter (*p. clonique*) ou à prolonger la contraction musculaire une fois l'acte accompli (*p. tonique*). Ce terme s'applique quelquefois à la répétition de gestes ou de mots.

persorption, *s. f.* Passage de fines particules alimentaires solides (p. ex.: grains d'amidon), pouvant atteindre le diamètre de 150 microns, entre les cellules de l'épithélium intestinal.

perspiration, *s. f.* (*per*, à travers; *spirare*, souffler). Exhalation de vapeur d'eau et de gaz à travers une membrane. — Ce mot ne s'emploie guère que dans l'expression *p. cutanée*; il désigne alors les échanges gazeux qui se font à travers la peau (élimination de vapeur d'eau et d'acide carbonique, absorption d'oxygène).

perte de sel (syndrome de). V. *déplétion sodique (syndrome de).*

Perthes (épreuve de) (1895). Syn. *épreuve de Delbet et Mocquot* (1913). Manœuvre destinée à apprécier, en cas de varices, la circulation veineuse profonde de la jambe. Un garrot peu serré est placé en dessous de la crosse de la saphène; après une marche de quelques minutes, les varices s'effacent si les veines profondes sont perméables; dans le cas contraire, les veines se dilatent et une sensation pénible de tension du mollet apparaît. V. *Takats (épreuve de G. de).*

Perthes (maladie de). V. *ostéochondrite déformante juvénile de la hanche.*

Perthes-Jungling (ostéite cystoïde de). Syn. *ostéite polykystique de Jungling.* Localisation de la maladie de Besnier-Bœck-Schaumann aux os des doigts et des orteils. Elle se manifeste par du gonflement, de la douleur, des nodosités juxta-articulaires, et de petites bulles claires

bien circonscrites visibles sur la radiographie.

perversion, *s. f.* (*pervertere*, corrompre). Déviation des instincts (de nutrition, de reproduction, d'association) ou du jugement, due à un trouble psychique (débilité, perversité morale) qui provoque des tendances affectives et morales contraires aux tendances normales.

perversité, *s. f.* Trouble psychique ayant un « caractère proprement moral. Elle consiste dans le plaisir à faire le mal; elle comporte une joie de nuire qui a un caractère essentiellement haineux » (Pichon).

pes adductus. Syn. *metatarsus adductus, metatarsus varus.* Malformation congénitale du pied que caractérise le déjettement des métatarsiens en dedans par rapport à l'axe du pied.

pes arcuatus. V. *pied creux.*

pes cavus. V. *pied creux.*

pes excavatus. V. *pied creux.*

pes supinatus. Malformation congénitale du pied caractérisée par une rotation à 90° de l'avant pied telle que la plante regarde en dedans, l'arrière pied étant normal.

Pescador (dérivation de). V. *dérivation.*

pessaire, *s. m.* (πεσσός, pessaire, pièce d'un jeu). Instrument que l'on introduit dans le vagin pour maintenir l'utérus, lorsque cet organe est déplacé (prolapsus, anté- ou rétroversion, etc.).

Pestalozzi (anévrisme de) (appelé aussi à tort *anévrisme disséquant*). Epanchement de sang dans la gaine lymphatique péri-vasculaire, qui se rencontre soit dans l'hémorragie, soit dans le ramollissement cérébral.

peste, *s. f.* (*pestis*, fléau). Nom donné autrefois à toutes les grandes épidémies, d'où le nom de *maladies pestilentielles*, que l'on donne encore parfois aux maladies épidémiques. — Actuellement ce terme désigne une maladie infectieuse, épidémique et contagieuse, existant à l'état endémique au centre de l'Asie, au centre de l'Afrique et dans les Amériques, caractérisée par les signes généraux propres à toutes les infections graves (fièvre élevée, tachycardie, oppression, délire, etc.), et, suivant le cas, par l'apparition de bubons aux aines et aux aisselles (*p. bubonique*), par des signes d'inflammation pulmonaire (*p. pneumonique*), par des hémorragies se faisant par les diverses muqueuses et au niveau des téguments (*p. noire*), parfois seulement par les signes généraux d'une septicémie rapidement mortelle. Elle est due à un coccobacille, *Pasteurella pestis*, ou bacille de Yersin (1894), dont les réservoirs sont certains rongeurs sauvages (v. *peste endogée*); dans la diffusion des épidémies, le rat joue un rôle essentiel, transmettant la maladie à l'homme par l'intermédiaire de la puce.

peste aviaire (Centanni, 1901). Maladie contagieuse, due à un ultra-virus, qui frappe les poules dans le nord de l'Italie, et accessoirement quelques autres oiseaux. Elle est caractérisée par une somnolence profonde qui aboutit presque toujours à la mort.

peste bovine. Syn. *typhus contagieux*. Maladie infectieuse, inoculable et contagieuse, spéciale aux bovidés, mais pouvant se transmettre à quelques autres espèces (moutons, chèvres, chameaux). Elle est due à un ultra-virus et sévit en Asie centrale et en Afrique. Elle est caractérisée par un état typhoïde extrêmement grave et par une inflammation des muqueuses conjonctivales, pituitaire, buccale et vaginale avec ulcérations.

peste de cocar. V. *Aujeszky (maladie d')*.

peste endogée (ἔνδον, en dedans; γῆ, terre) (H. H. Mollaret, 1963). Peste persistant à l'état latent après une épizootie, le bacille survivant dans le sol des terriers où habitaient les rongeurs réservoirs de germe. La maladie reparaît périodiquement, au moment où les terriers infectés sont réoccupés par une nouvelle population de rongeurs.

peste équine. Maladie infectieuse spéciale aux équidés et localisée en Afrique; elle est caractérisée par une évolution rapide et très souvent mortelle, marquée par des manifes-

tations congestives et œdémateuses surtout pulmonaires. Elle est due à un ultra-virus très probablement transmis par un insecte.

peste porcine. Maladie contagieuse, épizootique, inoculable, due à un ultra-virus, spéciale au porc. Elle est caractérisée par une atteinte profonde de l'état général, avec manifestations pulmonaires, digestives, nerveuses, un érythème purpurique et une évolution rapide vers la mort. Elle pourrait être transmise à l'homme.

pesticine, *s. f.* Bactériocine (v. ce terme) du bacille pesteux.

pestiféré, *adj. et s.* Qui est infecté de la peste, ou qui en est atteint.

pestilentiel, elle, *adj.* Qui dépend de la peste ou, par analogie, qui en a le caractère de gravité. — *maladie p.* V. *quarentenaire (maladie)*.

pétéchial, *adj.* Qui s'accompagne de pétéchies.

pétéchies, *s. f. pl.* (latin du XVᵉ siècle : *pestichiæ*, de *pestis*, peste, parce que la peste s'accompagne souvent de p., Littré). Variété d'hémorragie cutanée, caractérisée par de petites taches d'un rouge violacé, dont les dimensions varient d'une tête d'épingle à une lentille. Ce sont les plus petites taches de purpura.

Peter (ligne de). V. *symphysaire horizontale (ligne)*.

Peter (loi de). Ligne de conduite destinée à prévenir les accidents gravido-cardiaques chez les femmes atteintes de maladie du cœur. Tracée sous la forme d'aphorisme : « fille, pas de mariage; femme, pas d'enfant; mère, pas d'allaitement », elle comporte de très nombreuses exceptions.

Peters (syndrome de) (1906). Anomalie congénitale du segment antérieur de l'œil associant une opacité cornéenne centrale et profonde et des lésions iriennes (synéchies antérieures annulaires complètes ou limitées). Elle est souvent bilatérale et provoque une perte presque totale de la vision. Elle est fréquemment associée à d'autres anomalies oculaires (strabisme, nystagmus, glaucome, cataracte) et à des malformations diverses : cardiaques, digestives, bec de lièvre, hydro- ou microcéphalie. Elle est vraisemblablement due à une fœtopathie.

Petges-Cléjat ou **Petges-Jacobi (maladie de).** Syn. *poïkilodermatomyosite, poïkilodermie atrophique vasculaire* (Jacobi, de Berlin, 1908), *sclérose atrophique de la peau avec myosite généralisée* (Petges et Cléjat, de Bordeaux, 1906). Syndrome caractérisé par l'association de lésions cutanées (atrophie avec télangiectasies et pigmentation donnant à la peau un aspect bigarré) et d'une atrophie musculaire avec myosclérose, prédominant aux ceintures scapulaire et pelvienne, et entraînant l'impotence et la déformation des membres. Il évolue d'une manière chronique et fait partie du groupe des dermatomyosites (v. ce terme).

Petit (hernie de J.-L.). Hernie lombaire se faisant par le triangle de J.-L. Petit; toutes les hernies lombaires ne suivent pas ce trajet.

Pétri (boîte de). Boîte formée de deux disques de verre pouvant s'adapter l'un à l'autre. Dans le disque formant le fond de la boîte on coule du bouillon gélosé et le tout peut être facilement stérilisé, ensemencé et mis à l'étuve. La *b. de P.* est surtout utilisée pour la séparation des microbes dont les colonies se développent isolément et peuvent être facilement étudiées.

pétrissage, *s. m.* Mode de massage qui consiste à presser, comprimer, écraser les tissus saisis dans une seule main ou dans les deux.

pétrosite, *s. f.* (*petrosus,* rocheux). Syn. *rochérite.* Ostéite profonde du rocher, presque toujours consécutive à une otite moyenne.

pétro-sphénoïdal (syndrome du carrefour). V. *carrefour pétrosphénoïdal (syndrome du).*

Pettenkofer (réaction de). Réaction qui caractérise la présence des acides biliaires dans l'urine. On l'obtient en versant dans l'urine quelques gouttes d'une solution de sucre au cinquième, puis un filet d'acide sulfurique concentré; l'urine devient violette, puis pourpre, si elle contient des acides biliaires.

Peutz ou **Peutz-Jeghers (syndrome de).** V. *lentiginose périorificielle avec polypose viscérale.*

pexie, *s. f.* (πῆξις, fixation). 1° Fixation des bactéries, des colloïdes dans les tissus. — 2° Employé comme suffixe, ce mot désigne soit l'opération chirurgicale destinée à remédier à la mobilité anormale ou à la ptose d'un organe (néphropexie, entéropexie), soit la fixation d'éléments anormaux par certaines cellules de l'organisme (bactériopexie, colloïdopexie).

Peyer (plaques de). Accumulations de follicules clos, formant sous la muqueuse de la dernière partie de l'intestin grêle des saillies plus ou moins notables. Elles sont altérées dans la fièvre typhoïde; elles sont alors le siège d'inflammation et même d'ulcérations.

Pezzer (sonde de). Sonde en caoutchouc, destinée au cathétérisme de l'urètre; son extrémité renflée la maintient en place dans la vessie. On l'utilise également lors d'une cæcostomie pour réaliser un anus artificiel continent.

Pfannenstiel (maladie de) (1908). V. *ictère grave familial du nouveau-né.*

Pfaundler-Hurler (maladie de). V. *Hurler (maladie, polydystrophie ou syndrome de).*

Pfeiffer (bacille de) (1890). Syn. *Hæmophilus* ou *Hemophilus influenzæ, Bacillus* ou *Bacterium influenzæ.* Petit bacille, ne prenant pas le Gram, trouvé dans les sécrétions naso-pharyngées des malades atteints de grippe, mais aussi, fréquemment, dans le nez et la gorge des sujets sains en temps d'épidémie grippale. Il est à l'origine des complications de la grippe.

Pfeiffer (maladie de). V. *mononucléose infectieuse.*

Pfeiffer (phénomène ou **expérience de)** (1894). Transformation en boule de certains bacilles (vibrion cholérique, bacille typhique) quand on les injecte dans la cavité péritonéale d'un cobaye immunisé. Cette transformation s'opère dans le liquide de exsudé, en dehors des leucocytes.

Pfeiffer (syndrome de) (1964). Syn. *acrocéphalosyndactylie de type V*. Variété d'acrocéphalosyndactylie (v. ce terme) héréditaire à transmission autosomique dominante dans laquelle la soudure des doigts est discrète, les orteils sont longs et les pouces larges; il n'y a pas de retard mental.

Pfister-Brill (maladie de). V. *Brill-Symmers* (*maladie de*).

Pflüger (formule de). Formule précisant l'action du courant galvanique sur le muscle ou sur son nerf moteur en cas d'excitation monopolaire. Lorsqu'on fait croître progressivement l'intensité du courant, on voit d'abord apparaître une secousse à la fermeture si l'électrode active est négative, puis à la fermeture si l'électrode active est positive, ensuite à l'ouverture si l'électrode active est positive, puis à l'ouverture si l'électrode active est négative : NF > PF > PO > NO.

Pflüger (loi des secousses de). Formules précisant l'action du courant galvanique sur le nerf moteur, lorsque celui-ci est excité par deux électrodes identiques (excitation bipolaire). Quand le courant est à faible intensité, le muscle ne se contracte pas; lorsque celle-ci augmente, le muscle se contracte à la fermeture du courant; si l'intensité croît encore, le muscle se contracte aussi à l'ouverture; enfin pour des courants forts, on n'observe qu'une seule secousse : elle survient à la fermeture si le courant se dirige vers le muscle, à l'ouverture dans le cas contraire.

Pfuhl (signe de) (1877). Signe permettant de déterminer la situation par rapport au diaphragme d'un épanchement purulent. Si on pratique une ponction avec un appareil muni d'un manomètre, on constate que la pression augmente pendant l'inspiration et diminue pendant l'expiration, dans le cas où la collection est sous-phrénique; c'est l'inverse qui se produit si la collection est sus-diaphragmatique.

P. G. 1° (ou *P. G. P.*). Abréviation de paralysie générale progressive. — 2° Abréviation de prégnandiol.

Pg (atriogramme satellite) (Géraudel) (électrocardiographie). Nom donné à une petite onde généralement négative suivant parfois l'onde QRS. Elle correspondrait à l'activité d'une partie plus ou moins importante des oreillettes.

6-P.G.D. V. *anémie hémolytique enzymoprive*.

PGX. V. *endopéroxyde*.

pH (Sörensen, 1909). Symbole exprimant l'acidité réelle d'une solution en fonction de sa concentration en ions H^+ (hydrogène). Le pH est le logarithme changé de signe de la concentration en ions H : $pH = - \log [H^+]$. Une solution neutre a un $pH = 7$; le pH d'une solution acide est inférieur à 7; celui d'une solution basique, supérieur. Normalement le pH du sang artériel est de 7,4 et celui du sang veineux de 7,34.

ph. V. *phot*.

PH (espace) (cardiologie). Distance qui sépare le début de l'onde auriculaire P, repérée sur l'électrocardiogramme recueilli à la surface du corps, de l'onde H, due à l'activité du faisceau de His, située sur l'électrocardiogramme endocavitaire auriculo-ventriculaire enregistré simultanément. Elle mesure la somme du temps de conduction intra-auriculaire (espace PA) et du temps de conduction dans le nœud de Tawara (espace AH). Cette durée totale est en moyenne de 110 millisecondes. V. *H* (*onde*).

phacoérisis, *s. f.* (φακός, lentille; αἱρέω, je saisis) (Barraquer, 1915). Syn. *opération de Barraquer*. Opération de la cataracte qui consiste, après la section de la cornée et iridectomie, à extraire le cristallin et sa capsule simultanément à l'aide de l'*érisiphaque*, appareil qui utilise le vide pour attirer le cristallin et l'arracher sans rupture de sa capsule.

phacomalacie, *s. f.* (φακός; μαλακός, mou). Ramollissement du cristallin.

phacomatose, *s. f.* (φακός, lentille) (Van der Hœve, 1923). Syn. *neuro-*

ectodermose (Roger, 1923), *neuroectodermatose* (L. Cornil, 1933), *dysplasie neuroectodermique congénitale* (Van Bogaert, 1935), *chitoneuromatose* (Martin et Dechaume, 1928). Nom donné à un groupe de maladies qui ont en commun, dans leur symptomatologie, la présence de petites tumeurs ou de kystes situés en divers points du corps, et en particulier au niveau du système nerveux. Il comprend la maladie de Recklinghausen, la sclérose tubéreuse de Bourneville, la maladie de von Hippel-Lindau, au cours desquelles on peut observer la *p. rétinienne*, (Van der Hœve, 1920), affection oculaire caractérisée par la présence de tumeurs pédiculées implantées sur la papille optique et composées de neurofibrilles et de cellules plates du type embryonnaire. Certains auteurs font entrer dans ce groupe le syndrome de Sjögren et Larsson et la *nævomatose baso-cellulaire*. V. *apudome.* — *p. de Bourneville.* V. *sclérose tubéreuse du cerveau.*

phacosclérose, s. f. (φακός; σκληρός, dur). Induration du cristallin.

phæochromocytome, s. m. V. *phéochromocytome.*

phage, s. m. V. *bactériophage.*

phagédénique, adj. Qui ronge. Ex. : *chancre p.*

phagédénisme, s. m. (φαγεῖν, manger; ἄδην, abondamment). Tendance de quelques plaies, ulcères, ulcérations, chancres, à s'étendre en surface et en profondeur et à résister aux traitements. — *p. géométrique.* V. *idiophagédénisme.* — *p. tropical.* V. *ulcère phagédénique des pays chauds.*

phagocytaire, adj. Qui a rapport aux phagocytes et à la phagocytose.

phagocyte, s. m. (φαγεῖν; κύτος, cellule). Nom donné à des cellules capables d'englober des corps solides, et en particulier des microbes, qui sont détruits dans leur intérieur. Ces cellules sont mobiles (leucocytes polynucléaires, mononucléaires, éosinophiles), ou fixes (cellules endothéliales des vaisseaux, cellules fixes du tissu conjonctif). Selon leur taille, on distingue les *macrophages* du sang (monocytes) et des tissus et les *microphages*, essentiellement les leucocytes polynucléaires neutrophiles. V. *lysosome.*

phagocytome, s. m. V. *lysosome.*

phagocytose, s. f. (Metchnikoff, 1883-84). Absorption de particules solides par une cellule. Elle permet aux organismes unicellulaires de capter les substances nutritives. Chez les êtres pluricellulaires, la *ph.* est un processus de défense, en particulier antimicrobien, assumé par les phagocytes. Les microbes sont fixés, par les opsonines, sur les phagocytes, ingérés dans les vacuoles (ou phagocytomes) de ces derniers, où ils sont digérés par les enzymes des lysosomes (v. ces différents termes). Divers produits du métabolisme des leucocytes ajoutent leur action bactéricide à celle de ces enzymes.

phagolyse, s. f. (phagocyte; λύειν, dissoudre). Dissolution des phagocytes dans le liquide où ils sont plongés; leur contenu, ainsi mis en liberté, peut agir sur les microbes qui se trouvent dans le milieu.

phagolysosome, s. m. V. *lysosome.*

phagomanie, s. f. (φαγεῖν; μανία, folie) (Marcel Labbé, 1932). Etat psychique caractérisé par l'exagération de l'appétit (hyperorexie) et l'impuissance à résister au désir de manger.

phagosome, s. m. (φαγεῖν; σῶμα, corps). V. *lysosome.*

phagothérapie, s. f. (φαγεῖν; θεραπεία, traitement). 1º Emploi thérapeutique des régimes alimentaires. — 2º (A. Raiga, 1935). Emploi thérapeutique du bactériophage comprenant la modification du terrain sur lequel se développe la bactérie (auto-hémothérapie, insulinothérapie) et la bactériolyse par le bactériophage. (Le terme correct devrait être *bactériophagothérapie*).

phako-exérèse, s. f. (φακός, lentille; exérèse). Ablation du cristallin.

phakolyse, s. f. (φακός, lentille; λύειν, libérer). Opération qui consiste dans la suppression du cristallin, préconisée dans les très fortes myopies.

phakoscopie, *s. f.* (φακός, lentille; σκοπεῖν, examiner) (Darier). Procédé d'exploration des milieux oculaires : on fait regarder au malade, a travers des lentilles très divergentes, la flamme d'une bougie placée au fond d'une pièce obscure; la moindre opacité du cristallin est perçue par le malade comme une tache noire ou une strie.

phalangisation, *s. f.* Opération consistant à sectionner la commissure du pouce ou des doigts pour permettre l'utilisation d'une main mutilée ou l'adaptation d'un appareil prothétique sur cette main.

phalangose, *s. f.* (φαλάγγωσις, de φάλαγξ, rang). 1° V. *trichiasis.* — 2° Relâchement paralytique de la paupière inférieure.

phanère, *s. m.* (φανερός, apparent). Terme générique par lequel on désigne parfois les productions épidermiques apparentes, telles que poils, ongles, cornes, etc.

phanérogénétique, *adj.* (φανερός; γένεσις, génération). Se dit d'une affection dont l'origine est connue. Ex. : *méningite p.*

phantasme ou **fantasme,** *s. m.* (φάντασμα, vision). Objet qu'un malade, atteint d'hallucination visuelle ou de lésion de l'appareil optique, croit percevoir. — En psychanalyse, rêverie à l'état de veille.

pharmacie, *s. f.* (φάρμακον, médicament). « Art de reconnaître, de recueillir, de conserver les drogues simples et de préparer les médicaments composés » (Littré).

pharmacocinétique, *s. f.* (φάρμακον; κίνησις, mouvement). Étude du sort des médicaments dans l'organisme : de leur pénétration, de leur métabolisme, de leur distribution par la circulation sanguine, de leur action sur les récepteurs, de leur élimination. V. *biopharmaceutique* et *disponibilité biologique des médicaments.*

pharmacodépendance, *s. f.* (φάρμακον; dépendance) (O.M.S.). État résultant de l'absorption périodique ou continuelle de certaines substances chimiques (stupéfiants, analgé-

siques, hallucinogènes, délirogènes, enivrants, hypnotiques, psychoanaleptiques) et dans lequel le sujet a besoin de continuer son intoxication. Il dépend de la drogue soit psychiquement (*dépendance psychique* ou *psychologique*; v. *accoutumance toxicomaniaque* et *assuétude*) si le seul motif qui le pousse est la recherche du plaisir ou le désir de chasser une sensation de malaise; soit physiquement (*dépendance physique* ou *physiologique*) lorsque son organisme exige, pour conserver son nouvel équilibre, un apport régulier et souvent croissant du toxique, dont la suspension ou la neutralisation provoque des troubles physiques intenses (v. *toxicomanie*).

pharmacodynamie, *s. f.* (φάρμακον; δύναμις, force). Partie de la pharmacologie qui a pour objet l'étude de l'action exercée par les agents médicinaux sur l'organisme sain.

pharmacogénétique, *s. f.* (φάρμακον; génétique). Science qui étudie la transmission héréditaire d'anomalies enzymatiques cellulaires responsables d'une sensibilité particulière à diverses substances, c.-à-d. l'influence des facteurs génétiques sur l'action des médicaments, et l'effet toxique de certains médicaments sur les chromosomes.

pharmacologie, *s. f.* (φάρμακον; λόγος, discours). Étude des médicaments.

pharmacomanie, *s. f.* (φάρμακον; μανία, folie). Syn. *pharmacophilie.* Besoin impérieux qu'éprouvent certains sujets d'absorber des médicaments.

pharmacopée, *s. f.* (φάρμακον; ποιεῖν, faire). 1° Art de préparer les médicaments. — 2° V. *codex.*

pharmacophilie, *s. f.* (φάρμακον; φιλία, amitié) (Hayem et Lion). V. *pharmacomanie.*

pharmacopsychiatrie, *s. f.* (φάρμακον; psychiatrie). Étude des substances chimiques qui provoquent des troubles mentaux et de leurs effets: psychiatrie expérimentale.

pharmacopsychologie, *s. f.* (φάρμακον; psychologie). Syn. *psychopharmacologie.* Étude des médicaments qui modifient l'activité mentale (psychotropes) et de leurs effets; psychologie expérimentale.

pharmacoradiologie, *s. f.* Examen radiologique d'un segment du tube digestif après administration d'un médicament (morphine, atropine, ganglioplégique, etc.), capable de modifier le péristaltisme. On peut ainsi rendre plus nette une image jugée suspecte à un premier examen radiologique fait sans préparation. V. *Porcher (épreuve de).*

pharmacothérapie, *s. f.* (φάρμακον; θεραπεύειν, soigner). 1° Emploi thérapeutique des médicaments. — 2° Etude de l'action des médicaments sur l'organisme malade.

pharyngectomie, *s. f.* (φάρυγξ, pharynx; ἐκτομή, ablation). Ablation du pharynx en totalité ou en partie.

pharyngisme, *s. m.* (φάρυγξ). Contraction spasmodique des muscles du pharynx.

pharyngite, *s. f.* Inflammation du pharynx. — *p. aphteuse, p. vésiculeuse.* V. *herpangine.*

pharyngographie, *s. f.* (φάρυγξ; γράφειν, inscrire). Etude radiographique du pharynx.

pharyngomycose, *s. f.* Angine bénigne, due au *Leptothrix buccalis,* caractérisée cliniquement par l'existence de points blancs sur les amygdales, le pharynx et la base de la langue.

pharyngo-salpingite, *s. f.* Inflammation de la muqueuse de la trompe d'Eustache ayant pour point de départ un catarrhe pharyngé postérieur et pour résultat possible une otite moyenne.

pharyngoscopie, *s. f.* (φάρυγξ; σκοπεῖν, examiner). Examen de la cavité du pharynx à l'aide du pharyngoscope, instrument analogue au laryngoscope.

pharyngostomie, *s. f.* (φάρυγξ; στόμα, bouche). Abouchement à la peau de la cavité pharyngée. Elle peut être médiane ou latérale et fait partie de la laryngectomie en 3 temps. On la pratique également pour extraire les corps étrangers de l'hypopharynx.

pharyngotomie, *s. f.* (φάρυγξ; τομή, section). Ouverture chirurgicale du pharynx par une incision soit horizontale et sus-, sous- ou transhyoïdienne, soit latérale et oblique ou verticale.

Phelps-Kirmisson (opération de). Cure radicale du pied bot varus équin. Elle consiste à fendre profondément le bord interne du pied (parties molles et os) pour le redresser et l'immobiliser dans une bonne position.

Phemister (opération de). Opération destinée à consolider une pseudarthrose des os de la jambe. Elle consiste dans l'insertion d'un greffon osseux entre la corticale et le périoste du tibia, pratiquée sans toucher au foyer de pseudarthrose et complétée souvent par la résection d'un court fragment du péroné.

Phemister (signe de). Signe radiologique exceptionnel du kyste dermoïde du médiastin : une ligne de niveau sépare, à l'intérieur du kyste, deux zones liquidiennes de densités différentes.

Phénédrine, *s. f.* (n. dép.). V. *amphétamine.*

phénicoles, *s. m. pl.* Famille d'antibiotiques (v. ce terme) comprenant le chloramphénicol et le thiamphénicol. Ils agissent sur les ribosomes bactériens et empêchent l'accrochage des acides aminés sur les molécules de protéines en formation. Ils ont une activité antibactérienne très étendue, mais peuvent provoquer de graves accidents sanguins (anémie précoce curable, ou pancytopénie tardive et, le plus souvent, mortelle). V. *ribosomes.*

phénocopie, *s. f.* (φαίνειν, paraître; copie) (génétique). Réalisation, par des mutations génétiques diverses, d'anomalies ou de tares apparemment identiques.

phénolstéroïdes, *s. m. pl.* Syn. *P. S.,* œstroïdes. Groupe de corps chimiques éliminés par l'urine et comprenant les hormones œstrogènes ainsi que d'autres substances de composition analogue mais de propriétés physiologiques différentes. L'ensemble de ces corps est dosé en bloc par la méthode de Jayle (dosage des œstrogènes), pratiquée sur l'extrait *phénolique* des urines. Leur taux normal est, par 24 heures, chez l'homme de 200 γ, chez la femme de 180 à 250 (Jayle).

phénolstéroïdurie, s. f. Syn. *œstroïdurie.* Présence des phénolstéroïdes dans l'urine.

phénolsulfonephtaléine (épreuve de la) (P.S.P.) (Rowntree et Geraghty, 1911). Méthode d'appréciation du pouvoir d'excrétion du tube rénal, fondée sur l'élimination urinaire d'une quantité donnée (6 mg) de phénolsulfonephtaléine injectée dans les veines. Au bout de 15 minutes l'examen colorimétrique de l'urine montre, si la perméabilité rénale est normale, une élimination de 20 % de la substance injectée; au bout de 70 minutes, l'élimination totale doit être de 60 à 70 %. Un chiffre plus faible est l'indice d'une insuffisance rénale.

phénomène des allongeurs. V. *réflexe de défense.*

phénomène des doigts ou **des interosseux.** V. *doigts (phénomène des).*

phénomène du pied. V. *clonus du pied.*

phénomène plantaire combiné (Crocq, 1904). Abolition simultanée du réflexe plantaire cortical ou réflexe en flexion et du réflexe plantaire médullaire ou réflexe du fascia lata. Ce phénomène ne s'observe que dans l'hystérie et spécialement dans les formes accompagnées d'anesthésie.

phénopsychisme, s. m. (φαίνειν, paraître; ψυχή, âme). État mental apparent.

phénotype, s. m. (φαίνειν, paraître; τύπος, empreinte) (génétique) (Johannsen, 1909). 1º Manifestation apparente du patrimoine héréditaire (génotype, v. ce terme) de l'individu plus ou moins modifié par le milieu ambiant. — 2º Autrefois, par opposition au *génotype,* ensemble des caractères non héréditaires imprimés à l'individu par le milieu ambiant. Actuellement, on désigne cet ensemble par le terme de *péristase,*

le mot *p.* étant employé uniquement dans le sens précédent. — *p. Bombay* (du nom de la ville où il a été découvert). Dans la classification des groupes sanguins, type d'individu qui, étant incapables de former la substance H (v. ce terme), ne peuvent élaborer les antigènes A et B des groupes sanguins correspondants. Ces sujets possèdent toutefois, dans leurs chromosomes, les gènes A ou B destinés à transformer la substance H en antigène A ou B, et ils les transmettent à leurs descendants. V. *Lewis (facteur, substance ou système).*

phénozyge, adj. (φαίνειν, apparaître; ζύγος, joug, zygoma). V. *angle pariétal.*

phentolamine, s. f. Syn. *Régitine* (n. dép.). Substance de synthèse antagoniste de l'adrénaline (α-bloquant).

phénylalanine, s. f. Acide aminé de la série cyclique, indispensable à l'organisme, produit par l'hydrolyse des protéines animales et végétales. Dans la chaîne qui aboutit à la synthèse des catécholamines (v. ce terme), il est le précurseur de la tyrosine.

phénylcétonurie, s. f. V. *oligophrénie phénylpyruvique.*

phéochromocytome, s. m. ou **phæochromocytome,** s. m. (φαιός, brun; χρῶμα, couleur; κύτος, cellule) (Pick, 1912). Syn. *chromaffinome.* Tumeur très riche en adrénaline et en noradrénaline, développée aux dépens des cellules chromaffines du tissu médullaire de la glande surrénale (*médullo-surrénalome, surrénalome hypertensif, hypernéphrome médullaire*) ou, beaucoup plus rarement (10 à 20 % des cas), aux dépens des formations aberrantes du même tissu situées dans les plexus sympathiques de la région surrénale, au niveau du glomus carotidien ou du bassin (*paraganglionre*). Elle se manifeste classiquement par des crises d'hypertension paroxystique avec hyperglycémie, parfois glycosurie et décharge urinaire de catécholamines, entraînant assez lentement la défaillance cardio-rénale et des accidents cérébraux d'origine artérielle. Plus souvent, dans 60 % des cas, elle provoque une hypertension artérielle permanente grave. V. *apudome*.

pHi. V. *iso-électrique (point)*.

Philips et Van Slyke (technique de). Méthode de mesure de la densité du plasma sanguin. On laisse tomber une goutte de plasma dans plusieurs flacons contenant des solutions de sulfate de cuivre de densités échelonnées connues : selon que la goutte remonte vers la surface, tombe au fond ou reste au milieu du flacon, on conclut que la densité plasmatique est inférieure, supérieure ou égale à celle de la solution. Normalement, cette densité est de 1026. Il y a hémoconcentration au-dessus de 1027, hémodilution au-dessous de 1025.

philocytase, *s. m.* (Metchnikoff). V. *sensibilisatrice*.

phimosis, *s. m.* (φιμός, lien). Etroitesse congénitale ou accidentelle de l'anneau préputial, empêchant de découvrir le gland. — *p. labial*. Atrésie de l'orifice buccal.

phlébalalgie ou **phlébalgie,** *s. f.* (φλέψ, φλεβός, veine; ἄλγος, douleur). Douleur siégeant sur le trajet des veines variqueuses.

phlébartérie simple. V. *anévrisme artério-veineux*.

phlébartériectasie, *s. f.* (φλέψ; ἀρτηρία, artère; ἔκτασις, dilatation) (Parkes Weber). Dilatation des artères et des veines observée dans l'anévrisme cirsoïde.

phlébartérite, *s. f.* Phlébite compliquée de troubles circulatoires dans le territoire de l'artère voisine.

phlébectasie, *s. f.* (φλέψ, veine; ἔκτασις, dilatation). Dilatation veineuse. Varice.

phlébectomie, *s. f.* (φλέψ; ἐκτομή, ablation). Résection d'un segment plus ou moins étendu d'une veine.

phlébite, *s. f.* (Breschet, 1818). Inflammation aiguë, subaiguë ou chronique d'une veine. — La *p. subaiguë* entraîne l'oblitération (*p. oblitérante*) par un caillot dont l'extrémité libre peut se détacher et déterminer une embolie. Quelquefois elle aboutit à la suppuration

(*p. aiguë* ou *suppurée*), à la formation d'abcès et à l'infection purulente. La *p. chronique* d'origine cachectique (tuberculose, cancer) ou toxique n'entraîne pas toujours l'oblitération, mais la sclérose de la paroi (*phlébosclérose*) et souvent son incrustation calcaire. — *p. bleue de Grégoire*. V. *phlegmatia caerulea dolens*.

phlébo-anesthésie, *s. f.* (Bier, 1908). Anesthésie locale portant sur un membre ou un segment de membre, obtenue en réalisant d'abord l'ischémie de ce membre avec la bande élastique et en injectant dans la veine une solution anesthésique (cocaïne, procaïne, etc.).

phlébocavographie, *s. f.* V. *cavographie*.

phléboclyse, *s. f.* (φλέψ; κλύζειν, laver). Injection intra-veineuse d'une plus ou moins grande quantité de sérum physiologique ou d'un liquide médicamenteux.

phlébodynie, *s. f.* (φλέψ; ὀδύνη, douleur). 1° Douleur veineuse. — 2° Affection bénigne caractérisée par des douleurs au niveau des veines superficielles ou profondes des membres inférieurs, spontanées et réveillées par la palpation. Il n'y a ni œdème, ni rougeur, ni fièvre, ni trouble de la coagulation, ni modification de la formule sanguine.

phlébogène (angiome). V. *angiome*.

phlébogramme, *s. m.* 1° Courbe obtenue avec un appareil qui enregistre les battements d'une veine, généralement la veine jugulaire (*jugulogramme*). V. *pouls jugulaire*. — 2° Image obtenue par phlébographie.

phlébographie, *s. f.* (φλέψ; γράφειν, inscrire). 1° Inscription des battements d'une veine, généralement la veine jugulaire. — 2° Radiographie d'une veine après injection, dans cette veine, d'un produit opaque aux rayons X (*p. directe*) ou d'un groupe de veines après injection de ce produit dans l'artère correspondante (*p. indirecte*).

phlébolithe, *s. m.* (φλέψ; λίθος, pierre). Concrétion calcaire qui incruste parfois les parois des veines variqueuses.

phlébologie, *s. f.* (φλέψ; λόγος, discours). Étude des veines et de leurs maladies.

phlébolyse, *s. f.* (φλέψ; λύω, je libère). Dissection d'une veine pour la libérer d'une gangue inflammatoire qui l'enserre; elle réalise une véritable sympathectomie.

phlébomanomètre, *s. m.* Appareil destiné à mesurer la pression du sang dans les veines.

phlébonarcose, *s. f.* Narcose obtenue par l'injection intra-veineuse d'une solution aqueuse isotonique d'une substance somnifère (composé barbiturique).

phlébopexie, *s. f.* (φλέψ; πῆξις, fixation) (Lerda, Chevrier). Opération pratiquée parfois pour la cure du varicocèle : elle consiste à la résection des veines spermatiques antérieures avec fixation, à un pilier du canal inguinal, du moignon inférieur de ligature des veines réséquées.

phlébo-phlegmon, *s. m.* (Schwartz). Phlegmon périveineux circonscrit, observé parfois autour de la phlébite suppurée.

phlébopiézométrie, *s. f.* (φλέψ; πιέζω, je presse; μέτρον, mesure) (Villaret, 1912). Mesure de la pression veineuse périphérique.

phlébosclérose, *s. f.* (φλέψ; σκληρός, dur) (Lobstein). Syn. *thrombosclérose sténosante* (Souques et Janin). Transformation scléreuse des parois des veines, analogue à l'artériosclérose, avec laquelle cette lésion coïncide habituellement. — La *p.* peut aussi être provoquée par certaines injections intra-veineuses.

phlébose, *s. f.* Nom proposé pour désigner certaines thromboses veineuses aseptiques, s'opposant aux phlébites d'origine infectieuse.

phlébospasme, *s. m.* (φλέψ; σπασμός, de σπάω, je contracte). Syn. *veinospasme.* Contraction spasmodique des parois d'une veine.

phlébothrombose, *s. f.* (φλέψ, veine; θρόμβος, caillot) (Ochsner et de Bakey, 1941). Variété de thrombose veineuse caractérisée par un caillot adhérant peu à une paroi presque normale : le caillot flotte à l'intérieur de la veine qu'il n'obture pas

totalement. Cliniquement la *p.* est remarquable par sa latence et la fréquence des embolies. Elle serait due avant tout à l'altération de la coagulation et à la stase sanguine, et non à une inflammation de la paroi veineuse. Elle s'oppose à la *thrombophlébite* (v. ce mot).

phlébotomie, *s. f.* (φλέψ; τομή, section). 1° Incision d'une veine pratiquée pour extraire un caillot, introduire un cathéter ou évacuer une certaine quantité de sang. — 2° Saignée veineuse.

phlébotonique, *adj.* (φλέψ; τόνος, tension). Qui augmente la tonicité des parois veineuses.

phlegmasie, *s. f.* (φλεγμασία, de φλέγω, je brûle). Inflammation.

phlegmasie chronique indurée (Cruveilhier). V. *pneumonie réticulée hypertrophique.*

phlegmatia alba dolens (*œdème blanc douloureux*). Forme subaiguë de la phlébite infectieuse, qui se manifeste par un œdème blanc particulier, occupant un membre ou un segment de membre, dont la principale veine est thrombosée et qui s'accompagne de douleurs et d'impotence de ce membre. La *p. a. d.* frappe généralement la jambe; on l'observe dans l'état puerpéral, à la suite des maladies infectieuses, et dans la plupart des cachexies.

phlegmatia cærulea dolens. Syn. *phlébite bleue de Grégoire* (1938). Variété de phlébite compliquée de spasme artériel; elle est caractérisée par la brutalité de son début, l'intensité de la douleur, un œdème accompagné de cyanose et de refroidissement des téguments, une altération profonde de l'état général avec collapsus, une évolution souvent grave, vers la gangrène, ou même mortelle.

phlegmœdème, *s. m.* (φλέγω; œdème) (Ribierre et Pichon). Nom proposé pour désigner les œdèmes inflammatoires.

phlegmon, *s. m.* (φλέγω). Inflammation du tissu conjonctif superficiel ou profond périviscéral. — *p. de Bernütz.* V. *Bernütz* (*phlegmon de*). — *p. circonscrit.* Inflammation circonscrite aboutissant à un abcès chaud. — *p. diffus.* Syn. *cellulite diffuse, érysipèle phlegmoneux.* Inflammation envahissant de proche en proche le tissu conjonctif et entraînant la nécrose étendue des tissus enflammés. — *p. de Heurteaux.* V. *Heurteaux (phlegmon de).* — *p. juxta-utérin, p. du ligament large.* V. *paramétrite.* — *p. ligneux* (Reclus). *P.* diffus, d'évolution très lente, caractérisé par l'extrême dureté de la tuméfaction. — *p. périmammaire.* V. *paramastite.* — *p. total de Chassaignac. P.* ayant envahi un membre tout entier, disséquant os, muscles et vaisseaux.

phlegmorragique (période). Période du choléra asiatique qui succède à la diarrhée prémonitoire; elle est caractérisée par des selles liquides à grains riziformes, des vomissements et des crampes, et précède immédiatement la période algide.

phlogistique, *adj.* Qui se rapporte à l'inflammation.

phlogogène, *adj.* (φλόξ, flamme; γεννᾶν, engendrer). Qui provoque l'inflammation.

phlogose, *s. f.* (φλόξ). Inflammation.

phlogothérapie, *s. f.* (φλόξ; θεραπεία, traitement) (Coste, Forestier et Lacapère, 1931) (*Reiztherapie* des Allemands). Nom proposé pour désigner l'action thérapeutique déterminée par le choc obtenu en injectant certaines substances: protéines, vaccins divers, etc.

phloridzine (épreuve de la) (Achard et V. Delamare, 1899). Examen clinique de la fonction du rein basée sur la propriété que possède la phloridzine de provoquer de la glycosurie lorsqu'elle est injectée sous la peau. Lorsque le fonctionnement de la glande rénale est troublé, la glycosurie phloridzique est généralement retardée, très faible ou nulle.

phlyctène, *s. f.* (φλύζειν, bouillir). Soulèvement de l'épiderme, rempli de sérosité transparente. Ce mot désigne à la fois la vésicule et la bulle.

phlycténo-glucose, *s. f.* (Gilbert Dreyfus et Lamotte). V. *glycophlycténie.*

phlycténose récidivante des extrémités. V. *acrodermatite continue.*

phlycténothérapie, *s. f.* Emploi du sérum du vésicatoire dans le traitement et la prophylaxie des maladies infectieuses (fièvre de Malte, rougeole, coqueluche, typhoïde).

phlycténule, *s. f.* Petite phlyctène de la cornée dans la kératite phlycténulaire.

phlyzacié, *adj.* (φλυζάκιον, petite pustule, de φλύζειν, bouillonner). Se dit quelquefois d'une pustule large reposant sur une base indurée; la croûte qui lui succède est brune ou noirâtre et épaisse. Ex.: *ecthyma.*

phobie, *s. f.* (φόβος, peur). Nom donné à des appréhensions irraisonnées, obsédantes et angoissantes, survenant dans des circonstances déterminées, toujours les mêmes pour chaque malade. — Employé comme suffixe, ce mot désigne la peur morbide de l'objet ou de l'acte désigné par la première partie du mot composé.

phocomèle, *s. m.* (φώκη, phoque; μέλος, membre) (I.-G. Saint-Hilaire). Monstre ectromélien chez lequel les deux segments moyens des membres s'étant atrophiés, les mains et les pieds semblent s'insérer directement sur le tronc, comme chez les phoques.

phonasthénie, *s. f.* (φωνή, voix; asthénie) (Giulio Ferreri). Faiblesse des sons articulés.

phonème, *s. m.* (φωνή, voix, langage). Nom proposé par Wernicke pour désigner les hallucinations auditives verbales (audition de mots représentant des sons).

phonendoscope, *s. m.* (φωνή, voix; ἔνδον, en dedans; σκοπεῖν, examiner) (Bianchi). Stéthoscope biauriculaire muni d'une caisse de résonance servant soit à ausculter soit à délimiter les organes superficiels.

phonendoscopie, *s. f.* Délimitation d'un organe à l'aide du phonendoscope appliqué à son niveau. Le bruit provoqué par de légers ébranlements de la peau est transmis à l'oreille par l'organe et amplifié par le phonendoscope. Ce bruit cesse d'être perçu dès que les limites de l'organe examiné sont dépassées.

phoniatrie, *s. f.* (φωνή, voix ; ἰατρεία, médecine). Etude de la voix, de son mécanisme et de ses troubles.

phonoangéiogramme, *s. m.* ou **phonoangiogramme,** *s. m.* (φωνή ; ἀγγεῖον, vaisseau ; γράμμα, écrit). Courbe obtenue par l'enregistrement graphique des bruits des vaisseaux.

phonoangéiographie, *s. f.* ou **phonoangiographie,** *s. f.* Enregistrement graphique des bruits des vaisseaux.

phonoangéiologie, *s. f.* ou **phonoangiologie,** *s. f.* (φωνή ; ἀγγεῖον ; λόγος, discours). Etude des bruits des vaisseaux.

phonoartériogramme, *s. m.* (φωνή ; ἀρτηρία ; γράμμα, écrit). Courbe obtenue par l'enregistrement graphique des bruits artériels.

phonoartériographie, *s. f.* Enregistrement graphique des bruits des artères.

phonocardiogramme, *s. m.* Courbe obtenue par l'enregistrement graphique des bruits du cœur.

phonocardiographie, *s. f.* (φωνή ; cardiographie). Enregistrement graphique des bruits du cœur.

phonocinétique (amnésie) (φωνή ; κίνησις, mouvement). V. *amnésie.*

phonomètre, *s. m.* (φωνή ; μέτρον, mesure). V. *acoumètre.*

phonophobie, *s. f.* (φωνή ; φόβος, peur). Crainte de parler à voix haute. On l'observe chez les malades très affaiblis.

phonorénogramme, *s. m.* Tracé enregistré au cours de la phonorénographie.

phonorénographie, *s. f.* Enregistrement graphique des bruits produits dans l'artère rénale (p. ex. lorsqu'elle est sténosée) au moyen d'une sonde munie d'un micromanomètre (v. ce terme) introduite dans l'uretère et le bassinet du rein.

phonostéthographe, *s. m.* (φωνή ; στῆθος, poitrine ; γράφειν, écrire). Appareil destiné à enregistrer les bruits intrathoraciques (cardiaques ou pulmonaires).

phosphatase, *s. f.* 1° Enzyme libérant les phosphates anorganiques insolubles par hydrolyse des phosphates organiques. Elle existe dans la plupart des tissus, mais surtout dans l'os : elle joue un rôle important dans la minéralisation du squelette. La *p. alcaline,* ainsi nommée parce qu'elle agit en milieu alcalin (pH optimum 8,6 à 9,1), est normalement présente dans le sang à un taux de 1 à 5 unités Bodansky (ou 4 à 15 unités King-Armstrong). Elle est en partie éliminée par la bile. Son taux sanguin est plus élevé pendant la croissance, et au cours de certaines maladies osseuses et hépatiques : rachitisme, ostéomalacie, hyperparathyroïdie, maladie de Paget, cancer secondaire des os, ictères par rétention, cancer du foie. La *p. acide* (qui agit en milieu acide : pH optimum 5 à 5,6) a son taux sanguin (normalement de 1 à 5 unités Plummel) très augmenté en cas de cancer prostatique, surtout s'il existe des métastases. — 2° Enzyme sécrétée par la muqueuse intestinale et qui décompose les nucléotides libérées par la polynucléotidase en acide phosphorique et nucléosides (v. *nucléase*).

phosphatasémie, *s. f.* Présence de phosphatase dans le sang.

phosphatémie, *s. f.* Quantité de phosphates contenue dans le sang. On l'exprime en milligrammes de phosphore. V. *phosphorémie.*

phosphatidémie, *s. f.* Présence normale de phosphatides dans le sang (plasma et globules).

phosphaturie, *s. f.* Présence de phosphates dans l'urine ; leur élimination normale est de 800 à 1 300 mg par 24 heures.

phosphène, *s. m.* (φῶς, lumière ; φαίνειν, briller) (Savigny, 1838). Sensation lumineuse (image entoptique) perçue par l'œil sans qu'elle ait été provoquée par la lumière. Elle peut être spontanée (migraine ophtalmique) ou succéder à un traumatisme, à une compression de l'œil ou à une excitation électrique de la rétine.

phosphodiurèse, s. f. Elimination de phosphates par l'urine. V. *phosphaturie.*

6-phosphogluconate-déshydrogénase. V. *anémie hémolytique enzymoprive.*

phospholipide, s. m. Variété de lipides (glycéride) contenant de l'acide phosphorique et un acide aminé ou un alcool azoté. Les *p.* sanguins se trouvent dans les molécules complexes des lipoprotéines : surtout dans celles des β-lipoprotéines et encore plus dans celles des α-lipoprotéines. Parmi les *p.*, on distingue les lécithines, les céphalines, les phosphatidyl-sérines et les sphingomyélines.

phospholipidose, s. f. V. *lipoïdoses hépatospléniques.*

phosphoprotéide, s. m. Variété de protéide complexe (hétéroprotéide) résultant de l'union d'un protide et d'une substance phosphorée; les *p.* existent dans les œufs et le lait (caséine, caséinogène).

phosphorémie, s. f. Syn. *phosphatémie* (v. ce terme). Présence et quantité de phosphore dans le plasma sanguin. La *p. minérale* normale est comprise, chez l'adulte, entre 35 et 40 mg par litre; chez l'enfant, entre 40 et 55 mg par litre (sous forme de phosphate mono- ou diacide).

phosphoride, s. f. Lésion cutanée, ordinairement bénigne, observée chez les ouvriers qui manient le phosphore (maladie professionnelle).

phosphorisme, s. m. Intoxication par le phosphore. — Le *p. aigu,* dû à l'ingestion de phosphore, se manifeste par des troubles digestifs : nausées, vomissements, diarrhée avec ténesme, puis une insuffisance hépatique aboutissant à la mort plus ou moins rapide selon la quantité absorbée. — Le *p. chronique,* maladie professionnelle, détermine de l'asthénie, de l'impuissance génitale et surtout des accidents au niveau des gencives et des dents, accidents qui aboutissent parfois à la *nécrose phosphorée* des maxillaires.

phosphorolyse, s. f. Etape de la transformation, dans l'organisme, du glycogène en glucose. Sous l'influence d'une enzyme, la *phosphorylase,* les liaisons des maillons constitutifs de la grosse molécule de glycogène sont attaquées par l'acide phosphorique et il en résulte la formation de l'ester glucose-1-phosphorique (Cori).

phosphoroscope, s. m. (φῶς, lumière; φορός, qui porte; σκοπεῖν, examiner) (Becquerel). Appareil destiné à déterminer si un corps solide, liquide ou gazeux est phosphorescent, et à mesurer son degré de phosphorescence.

phosphorylase, s. f. V. *phosphorolyse.*

phosphorylation, s. f. Etape de la transformation, dans l'organisme, du glucose en glycogène. Elle est effectuée grâce à l'apport d'énergie fournie par l'acide adénosine-triphosphorique et sous l'influence d'un ferment, l'*hexokinase.*

phospho-vanillique (réaction) (Chabrol, Charonnat et Cottet). Procédé de dosage des sels biliaires dans le sérum sanguin. Il consiste dans la comparaison de la teinte rose-violet, obtenue en traitant le sérum suspect par l'acide phosphorique et la vanilline, avec celles de solutions étalons au cobalt. Si la cholalémie est faible, on recherche dans des échantillons de sérum de plus en plus dilués le seuil d'apparition de l'anneau coloré (anneau limite). Cette réaction permet de déceler les sels biliaires à la concentration de 4 mg par litre. Elle est négative chez le sujet normal; au cours des cirrhoses, son chiffre oscille entre 10 et 50 mg, et entre 100 et 160 mg en cas d'ictère franc.

phot, s. m. **(ph).** Unité d'éclairement. Eclairement moyen d'une surface de 1 cm² recevant un flux lumineux de 1 lumen. Le *ph.* vaut 10^4 lux. V. *lux.*

photisme, s. m. (φῶς, φωτός, lumière). Syn. *pseudochromesthésie, pseudophotesthésie, sensation visuelle secondaire.* Apparences visuelles observées dans l'audition colorée. V. *audition colorée.*

photo-allergie, *s. f.* Réaction cutanée anormale transitoire (urticaire) provoquée par les rayons solaires : c'est une variété d'allergie.

photobiologie, *s. f.* (φῶς, φωτός; biologie). Etude de l'influence de la lumière, et en particulier de la lumière solaire (bains de soleil), sur l'organisme dans son ensemble et sur le fonctionnement des divers appareils.

photobiotropisme, *s. m.* Biotropisme déterminé par l'action de la lumière (herpès solaire).

photodermatose, *s. f.* ou **photodermite,** *s. f.* Accidents cutanés variés (érythème, prurigo, urticaire) causés par une hypersensibilité de la peau à la lumière.

photogène, *adj.* (φῶς; γεννᾶν, engendrer). Qui engendre la lumière.

photomètre, *s. m.* (φῶς; μέτρον, mesure). Appareil permettant de mesurer l'intensité lumineuse.

photométrie, *s. f.* Mesure de l'intensité lumineuse et des grandeurs qui lui sont apparentées (flux lumineux, brillance, éclairement).

photomotographe, *s. m.* (Gilson, 1959). Appareil destiné à enregistrer le réflexogramme achilléen (v. ce terme). Le pied du sujet est installé de manière à intercepter un faisceau lumineux reçu par une cellule photoélectrique. Son déplacement, provoqué par la percussion du tendon d'Achille, entraîne une variation du courant, qui est enregistrée par un électrocardiographe.

photophobie, *s. f.* (φῶς; φόβος, crainte). Crainte de la lumière due le plus souvent à l'impression pénible et même douloureuse qu'elle provoque. Ce symptôme se rencontre dans les affections oculaires (conjonctivite, kératite, etc.) et aussi dans certaines affections cérébrales (méningites).

photopique, *adj.* (φῶς; ὄψ, ὀπός, vue). Qui concerne la sensibilité rétinienne à une lumière vive. V. *scotopique* et *mésopique*.

photopodogramme, *s. m.* (φῶς, φωτός; πούς, ποδός, pied; γράμμα, écriture). (Viladot et Roig-Puerta). Empreinte de la plante du pied ob-

tenue en posant celle-ci, badigeonnée d'un révélateur non irritant, sur un papier photographique (v. *podostatigramme*).

photopsie, *s. f.* (φῶς; ὄψις, vue). Nom donné à des visions subjectives d'apparence lumineuse qui frappent l'œil sain aussi bien que l'œil malade, et qui sont dues à des excitations directes de la rétine et du nerf optique, excitations généralement légères (spasmes des paupières, afflux de sang dans le réseau vasculaire, choc léger de l'œil, etc.).

photosensibilisation, *s. f.* Sensibilisation à la lumière (y compris les rayons ultra-violets) de la peau, dont les parties découvertes sont atteintes d'érythème sous l'influence des rayons du soleil; elle survient chez des sujets prédisposés par l'absorption ou l'application locale de certains médicaments, ou par un trouble du métabolisme des porphyrines.

phototactique (propriété), **phototactisme,** *s. m.* ou **phototaxie,** *s. f.* (φῶς; τάξις, arrangement). Syn. *phototropisme.* Propriété que possède le protoplasma de réagir à la lumière (étudiée sur le plasmode). — *p. positive.* Attraction du protoplasma par une faible lumière. — *p. négative.* Répulsion par une vive lumière.

photothérapie, *s. f.* (φῶς; θεραπεία, traitement). Méthode de traitement utilisant l'action de la lumière soit blanche, soit colorée. Par extension, s'applique également à la thérapeutique par les rayons ultraviolets et infrarouges.

phototraumatisme, *s. m.* Action vulnérante de la lumière.

phototropisme, *s. m.* (φῶς; τρέπειν, tourner). V. *phototactique (propriété)*.

phrénésie, *s. f.* V. *frénésie*.

phrénicectomie, *s. f.* (phrénique; ἐκτομή, ablation) ou **phrénicotomie,** *s. f.* (phrénique; τομή, section). Section avec ou sans exérèse d'un des nerfs phréniques, amenant la paralysie avec ascension de la moitié correspondante du diaphragme (traitement des affections broncho-pulmonaires chroniques). V. *Félix (opération de)* et *Gœtze (opération de)*.

phrénicotripsie, *s. f.* (τρίβω, je broie). Ecrasement du nerf phrénique destiné à le paralyser et à obtenir un résultat analogue à celui de la phrénicectomie (v. ce terme).

phrénique, *adj.* (φρήν, diaphragme). Qui appartient ou qui a rapport au diaphragme.

phrénique (phénomène du) (Soloviev). Signe observé dans la tétanie. Il consiste en secousses rythmiques de la moitié gauche du diaphragme, synchrones aux systoles cardiaques, mais ne se confondant pas avec le choc de la pointe. Ces secousses seraient dues à l'irritation du nerf phrénique gauche par les mouvements du cœur ou de la crosse de l'aorte.

phrénique (signe du). Point douloureux que l'on fait apparaître par la pression de l'un des nerfs phréniques à son passage entre les scalènes. On l'observe dans la cholécystite (Chauffard), dans l'appendicite (Iliescu, de Bucarest, 1926), dans les pyélonéphrites aiguës et dans les accidents paroxystiques de la lithiase rénale (J. Troisier, 1927).

phrénite, *s. f.* (φρήν). Inflammation du diaphragme.

phrenitis, *s. f.* (φρήν, esprit ou diaphragme). Nom donné par les anciens : 1° à un délire aigu avec fièvre intense, carphologie, pouls petit et serré; 2° à l'inflammation du diaphragme ou à la pleurésie diaphragmatique.

phrénocardie, *s. f.* (Max Herz, 1909). Névrose du cœur caractérisée par de la douleur précordiale, un trouble spécial du rythme respiratoire consistant en soupirs profonds à intervalles irréguliers, et des palpitations avec instabilité du pouls. Ce syndrome s'observe surtout chez les névropathes à préoccupations d'ordre génital.

phrénocardiospasme, *s. m.* Spasme du diaphragme et du cardia. V. *cardiospasme.*

phrénoglottisme, *s. m.* ou **phréno-** glottique (spasme) (φρήν; γλῶττα, langue). V. *laryngospasme.*

phrénologie, *s. f.* (φρήν, esprit; λόγος, discours) (Gall, 1758-1828). Syn. *craniologie, cranioscopie* Théorie d'après laquelle l'inspection et la palpation du crâne et la recherche de ses protubérances permettraient de connaître les facultés et instincts dominants chez un sujet, d'après un système hypothétique de localisations cérébrales.

phrénonévrose, *s. f.* (φρήν, diaphragme; νεῦρον, nerf). Ballonnement considérable de l'abdomen avec lordose et constipation intense survenant parfois chez les névropathes et dû à un spasme du diaphragme. Ces phénomènes disparaissent sous l'influence de l'anesthésie générale.

phrénoptose, *s. f.* (φρήν; πτῶσις, chute) (Glénard, 1906). Abaissement de la voûte du diaphragme consécutif à la chute des viscères abdominaux; c'est une complication de l'entéroptose.

phrénospasme, *s. m.* (φρήν; σπασμός, de σπάω, je contracte). V. *cardiospasme.*

phrynodermie, *s. f.* (φρῦνος, crapaud; δέρμα, peau). Eruption de papules cornées folliculaires au cours de l'avitaminose A.

phtiriase, *s. f.* (φθείρ, pou). Syn. *maladie pédiculaire, pédiculose.* Dermatose provoquée par la présence, sur une partie du corps ou sur toute sa surface, d'un grand nombre de parasites appartenant à l'une des trois variétés : *Pediculus capitis,* pou de tête; *Pediculus vestimentorum seu corporis,* pou du corps; *Pediculus pubis* ou *Phtirius pubis,* pou du pubis.

phtisie, *s. f.* (φθίσις, consomption, de φθίω, je détruis). Autrefois synonyme de consomption. — Plus tard (Bayle) nom générique donné à toutes les maladies chroniques du poumon, qui s'accompagnent de suppuration abondante et de fièvre hectique et qui aboutissent à la mort — Actuellement, il est synonyme de *tuberculose pulmonaire,* et correspond aussi bien aux formes aiguës et subaiguës qu'aux formes chroniques.

phtisie aiguë. Forme aiguë de la tuberculose dans laquelle l'évolution est trop rapide pour que le processus aboutisse à l'ulcération. — *p. aiguë granulique.* V. *granulie.* — *p. aiguë pneumonique.* V. *pneumonie caséeuse.*

phtisie calculeuse. Infiltration du poumon tuberculeux par des sels de calcium.

phtisie chronique ou **ulcéreuse.** Forme commune de la tuberculose pulmonaire, caractérisée au point de vue anatomique par la formation de tubercules, leur ramollissement et leur transformation en cavernes ; au point de vue clinique, par le début insidieux et la marche lente, susceptible d'arrêt et de guérison.

phtisie dorsale. V. *Pott* (*mal de*).

phtisie galopante. Syn. *bronchopneumonie tuberculeuse.* Forme rapide de la tuberculose pulmonaire ulcéreuse à foyers disséminés. C'est une phtisie commune « qui brûle les étapes » (Grancher et Hutinel).

phtisie laryngée. Laryngite tuberculeuse.

phtisie des mineurs. V. *anthracose.*

phtisie oculaire. V. *ophtalmomalacie.*

phtisie pancréatique. État d'amaigrissement et de faiblesse extrêmes observé dans un certain nombre d'affections chroniques du pancréas.

phtisie des tailleurs de pierre. V. *chalicose.*

phtisiogène, *adj.* (φθίσις ; γεννᾶν, engendrer ou γενής, engendré). Qui engendre la phtisie ou qui est déterminé par elle. — *chancre p.* V. *Cohnheim-Baumgarten* (*loi de*).

phtisiologie, *s. f.* (φθίσις ; λόγος, discours). Étude de la phtisie.

phtisiophobie, *s. f.* (φθίσις ; φόβος, peur). Crainte morbide de la tuberculose pulmonaire.

phtisiothérapie, *s. f.* (φθίσις ; θεραπεία, thérapeutique). Thérapeutique de la tuberculose pulmonaire.

phtisique, *adj.* ou *s.* Malade atteint de phtisie.

phtisurie, *s. f.* (φθίσις ; οὖρον, urine) (inusité). Affaiblissement dû à une diurèse excessive. — *p. sucrée* (inusité). État particulier de cachexie auquel aboutissent les diabétiques maigres à la période terminale ; cachexie due non seulement à la glycosurie, mais aussi à la déperdition considérable d'urée et à la tuberculose pulmonaire concomitante.

phycomycose, *s. f.* (Lie Kian Joe, 1956). Maladie provoquée par les phycomycètes, champignons inférieurs. On distingue 2 groupes de *p.* : les *mucormycoses* (v. ce terme) et les *basidiobolomycoses*, mycoses tropicales rares dues à *Basidiobolus ranarum*, caractérisées par une infiltration des tissus sous-cutané et musculaire des membres et du tronc.

phylactique, *adj.* (φύλαξις, protection) (Darier et Tzanck, 1931). Se dit de l'action désensibilisante que présentent certaines substances de nature très diverses indépendamment de leur action pharmacodynamique ordinaire (arsenicaux, bismuth, hyposulfite de soude, etc.). — *réaction p.* Wright désigne ainsi le pouvoir que possède tout organisme de détruire les germes qu'on y introduit ; cette réaction de défense physiologique est renforcée par une vaccination ou une maladie.

phylactisme, *s. m.* Action ou propriété phylactique de certains corps. V. *phylactique.*

phylacto-transfusion, *s. f.* (Abrami et Tzanck). Immuno-transfusion pratiquée avec un sang préparé longtemps d'avance, le donneur éventuel étant vacciné tous les 15 jours environ avec des stock-vaccins préparés à l'aide de microbes tués, de lysats et d'anatoxine. V. *immunotransfusion.*

phylaxie, *s. f.* (φύλαξις, protection). 1° Pouvoir de défense de l'organisme contre l'infection, comprenant la phagocytose et la formation d'anticorps. — 2° Terme proposé par Henrijean pour remplacer *antianaphylaxie.* V. *Besredka* (*méthode de*).

phyllode, *s. m.* (φύλλον, feuille ; εἶδος, forme). Variété ou phase de l'évolution anatomique de l'adéno-sarcome du sein. V. *cystosarcome phyllode.*

phylogénèse ou **phylogénie**, *s. f.* (φυλή, tribu, espèce ; γεννᾶν, engendrer). Développement de l'espèce, par opposition à *ontogénie*, développement de l'être.

phymateux, euse, *adj.* Tuberculeux.

phymatose, *s. f.*, **phymie**, *s. f.* (φῦμα, tubercule). Tuberculose.

physico-chimique, *adj.* Se dit des phénomènes qui tiennent de la physique et de la chimie.

physicopyrexie, *s. f.* (φυσικός ; πῦρ, feu ; ἔχειν, avoir). Hyperthermie générale obtenue par des moyens physiques.

physicothérapie, *s. f.* (φυσικός de φύσις, nature ; θεραπεία, thérapeutique). V. *physiothérapie*.

physinose, *s. f.* (φύσις ; νόσος, maladie) (Lancereaux). Nom générique des maladies causées par les agents physiques.

physiogène, *adj.* (φύσις, nature ; γένης, qui est engendré). En médecine mentale, se dit des phénomènes, des symptômes, des maladies déterminées par des troubles organiques, par des lésions physiques perceptibles à nos sens ; s'oppose à *psychogène*.

physiogénèse ou **physiogénie**, *s. f.* (φύσις ; γένεσις, formation). Développement naturel de l'organisme et de ses différentes parties.

physiognomonie, *s. f.* (φύσις ; γνώμων, signe indicateur). Étude de la forme générale de la tête et des traits du visage, faite dans le but de connaître le caractère et les inclinations d'un sujet.

physiologie, *s. f.* (φύσις ; λόγος, discours). Partie de la biologie qui a pour objet d'étudier les fonctions et les propriétés des organes et des tissus des êtres vivants. — *p. cellulaire*. Étude des phénomènes vitaux localisés dans la cellule.— *p. générale*. « Étude de l'acte intime d'une fonction indépendamment des divers mécanismes qui interviennent dans cette fonction » (M. Duval). — *p. pathologique* ou *physiopathologie*. Étude du fonctionnement de l'organisme, ou d'un organe, lorsqu'il est troublé par la maladie. — *p. psychique*. V. *psychophysiologie*.

physiopathique, *adj.* (φύσις, nature ; πάθος, maladie). — *troubles p.* (Babinski et Froment, 1918). Syn. *syndrome de Babinski-Froment, troubles* ou *contractures réflexes*. Manifestations pathologiques post-traumatiques (impotence, contracture, troubles vaso-moteur et trophique) dont l'intensité semble hors de proportion avec leur cause apparente. — On admet qu'il s'agit de phénomènes organiques réels généralement associés au pithiatisme (v. *main figée*). V. *extenso-progressif* (*syndrome*).

physiopathologie, *s. f.* V. *physiologie pathologique*.

physiothérapie, *s. f.* (φύσις ; θεραπεία, traitement). Syn. *physicothérapie*. Utilisation, dans un but thérapeutique, des agents physiques naturels ou artificiels : eau, air, électricité, radiations lumineuses, rayons X, corps radio-actifs, froid, chaleur ; la *p.* met également en œuvre le climat, l'altitude, le repos, le mouvement comme la marche, les exercices de gymnastique et la trépidation.

physocèle, *s. f.* (φῦσα vent ; κήλη, hernie). Hernie scrotale distendue par des gaz.

physométrie, *s. f.* (φῦσα ; μήτρα, matrice). Présence de gaz dans l'utérus.

phytobézoard, *s. m.* Corps étranger de l'estomac formé par des débris végétaux d'origine alimentaire. V. *bézoard*.

phytohémagglutinine, *s. f.* Mucoprotéine extraite des graines de haricot rouge (*Phaseolus vulgaris*), capable d'agglutiner les hématies et de provoquer la prolifération des petits lymphocytes cultivés in vitro, et leur transformation en grandes cellules blastiques, analogues aux cellules immunocompétentes (v. ce terme) ou immunoblastes (Nowell, 1960). Cette transformation constitue le *test à la p.* Il est positif quand l'immunité cellulaire est normale ; la transformation des lymphocytes ne se produit pas (test négatif) en cas de carence de cette immunité et d'absence d'hypersensibilité différée. La *p.* aurait en outre une action immuno-dépressive. V. *hypersensibilité différée (test d')* et *lymphostimulation, 2°.*

phytohormone, s. f. V. *auxine.*

phytoparasite, s. m. (φυτόν, plante; παράσιτος, qui mange à côté d'un autre). Parasite appartenant au règne végétal.

phytopathologie, s. f. (φυτόν; pathologie). Etude des maladies des plantes.

phytophotodermatite, s. f. (φυτόν; φῶς, φωτός, lumière; dermatite). Affection cutanée caractérisée par une éruption érythémato-bulleuse provoquée par le contact avec des plantes, l'exposition au soleil et l'humidité de la peau. La variété la plus connue est la maladie d'Oppenheim (v. ce terme).

phytostérol, s. m. Nom générique qui désigne tous les stérols d'origine végétale tels que l'ergostérol.

phytothérapie, s. f. (φυτόν, plante; θεραπεία, traitement). Thérapeutique par les plantes.

pian, s. m. (mot de la langue galibi, Littré). Syn. *boubas, frambæsia, parangi, yaws.* Maladie contagieuse, épidémique dans presque tous les pays tropicaux, en particulier dans l'Afrique et l'Amérique équatoriales, dans les îles de l'Océanie et dans le sud de l'Asie. Elle est caractérisée par l'apparition, sur la peau, de tuméfactions ou *pians,* à surface granuleuse, et ressemblant plus ou moins à des framboises; le début est accompagné de fièvre et de douleurs dans les membres; puis ces boutons s'ulcèrent; l'un d'entre eux, plus considérable que les autres, porte le nom de *mère-pian* ou *maman-pian.* A cette phase primaire succède une période secondaire, caractérisée par une éruption de pianides et de pianômes (v. ces termes) et, dans les années suivantes, des accidents tertiaires cutanés (kératodermie palmo-plantaire, lésions tubéreuses et ulcéreuses, gangosa), articulaires et osseux. Le *p.,* que l'on a quelquefois cherché à identifier avec la syphilis, est dû à un parasite, *Treponema pertenue*

(Castellani, 1903), très voisin de celui de cette maladie.

pian-bois, s. m. Syn. *bouton de Bahia, leishmaniose forestière américaine.* Affection très commune dans la région boisée de la Guyane, distincte du pian proprement dit, caractérisée par l'apparition de tuméfactions circonscrites, dont le centre se creuse d'un ulcère cratériforme; les ganglions correspondants sont engorgés, et l'état général est plus ou moins gravement atteint. Elle est due à *Leishmania brasiliensis* transmise par les phlébotomes.

pian hémorragique, V. *verruga du Pérou.*

pianide, s. f. Lésion cutanée du pian à la période secondaire; elle peut être maculeuse, papuleuse ou papulo-tuberculeuse.

pianôme, s. m. Syn. *frambœside, frambœsome.* Lésion cutanée du pian à la période secondaire, de forme arrondie, saillante, constituée d'un amas de végétations saignantes recouvert d'une croûte brune. Elle disparaît en quelques mois ou quelques années, laissant une cicatrice pigmentée ou achromique.

pianomisation, s. f. Transformation en pianôme de la lésion cutanée primaire du pian.

piarrémie, s. f. (πίαρ, graisse; αἷμα, sang). Etat du sang contenant de la graisse en émulsion.

piastrinémie, s. f. (Di Guglielmo, 1923). Anomalie sanguine caractérisée par la présence de mégacaryocytes intacts dans le sang circulant. Elle a été observée au cours des formes particulièrement graves d'érythro-leucémies, d'érythrémie et de septicémies.

pic, s. m. Syn. angl., souvent employé à tort en français : *spike* (pointe). Terme désignant certaines dénivellations d'un tracé électrique (électrocardiogramme, électroencéphalogramme, etc.) plus ou moins amples, mais de très brève durée, s'inscrivant sous la forme d'un simple trait vertical. P. ex. : pic provoqué par la décharge d'un cardiostimulateur.

pica, *s. m.* (*pica*, pie, allusion au goût de cet oiseau). Syn. *allotriophagie*, *cittosis*. Perversion de l'appétit consistant en une tendance à manger des substances non comestibles.

Pick (maladie de) (1892). Variété précoce de démence sénile, caractérisée, anatomiquement, par l'atrophie massive du cerveau avec prédominance sur les lobes frontaux et temporaux, et, cliniquement, par l'affaiblissement rapide des facultés intellectuelles aboutissant à la démence complète, et par une aphasie présentant plutôt le type sensoriel. Les malades meurent dans le gâtisme soit de cachexie, soit d'une maladie intercurrente.

Pick (signe de). Injection des conjonctives oculaires limitée à la zone visible entre les paupières, au cours de la fièvre à pappataci.

Pick (syndrome de) (1896). V. *péricardite constrictive*.

Pick-Herxheimer (maladie de). V. *dermatite chronique atrophiante*.

Pickwick (syndrome de) ou **pickwickien (syndrome)** (d'après l'aspect d'un personnage du roman de Ch. Dickens, les papiers posthumes du Pickwick Club) (décrit par Sieker et collab., 1955; nommé par Burwell et collab. en 1956). Syndrome caractérisé par une très forte obésité et une hypoventilation alvéolaire chronique avec hypoxémie et hypercapnie (v. ces termes); et aussi par de la somnolence, des secousses musculaires, une respiration périodique, de la cyanose avec polyglobulie, une hypertrophie ventriculaire droite, puis une insuffisance cardiaque droite.

picornavirus, *s. m.* (pico-, préfixe indiquant la petitesse, de l'italien *piccolo*; RNA: ribonucleic acid; virus). Groupe de virus à ARN de petite taille (18 à 30 mμ); ces virus ont une capside de symétrie cubique avec 32 capsomères et ils sont dépourvus d'enveloppe. Ce groupe comprend les entérovirus et les rhinovirus (v. ces termes).

picote, *s. f.* Cow-pox accidentellement transmis à l'homme.

pied (phénomène du). V. *clonus*.

pied ancestral. V. *Morton (maladies de)*, 2°.

pied d'athlète. Syn. *épidermophytie plantaire*, *pied de Hong-Kong, de Madagascar*; angl. *athletic foot, athlete's foot, tinea pedis*. Affection du pied due à certaines variétés de *Trichophyton*, d'*Epidermophyton* ou au *Ctenomyces pedis*, observée d'abord dans les pays tropicaux, puis en Europe (surtout chez les sportifs et les militaires). Elle débute généralement dans le 4e espace interdigital; elle est caractérisée par un épaississement de la couche cornée de la peau sur les faces latérales des orteils. La lésion peut s'étendre et se compliquer de fissures, de rougeur, de squames, de petites vésicules et même de manifestations allergiques cutanées à distance.

pied-bouche (syndrome). Maladie virale dont l'agent, très petit, n'a pas été identifié. Elle est fréquente chez les animaux de ferme et atteint rarement l'homme. Chez ce dernier, elle est bénigne, et caractérisée, après un début fébrile, par une éruption de vésicules sur la muqueuse buccale, les mains et les pieds.

pied bot (*bot* signifie, en vieux français, émoussé, arrondi). Syn. *stréphopodie*. Déformation permanente du pied, congénitale ou acquise, l'empêchant de prendre contact avec le sol par ses points d'appui normaux. Il existe quatre grandes variétés de *p. b.* suivant le sens de la déviation : 1° le *p. b. équin* : le pied est en extension forcée et repose sur le sol par son extrémité antérieure (analogie avec le pied du cheval); — 2° le *p. b. talus* : le pied est en flexion forcée sur la jambe et repose par le talon; — 3° le *p. b. valgus* : le pied est dévié, la plante en dehors, et repose sur son bord interne; — 4° le *p. b. varus* : le pied est dévié, la plante en dedans, et repose sur son bord externe. — Très souvent des déviations des deux premières variétés s'associent à une des deux autres pour former le *p. b. varus équin* et le *p. b. talus valgus*.

pied bot tabétique (Joffroy). Pied bot varus équin s'observant chez les ataxiques après un long séjour au lit ; le poids des couvertures, portant sur un membre dont le tonus musculaire est affaibli ou supprimé, produit cette déformation.

pied carré. Pied dont les 3 premiers orteils ont la même longueur.

pied de Charcot. V. *pied tabétique*.

pied de Cochin. V. *Madura (pied de)*.

pied convexe congénital. Variété de pied bot (v. ce terme) ressemblant au pied talus valgus, car l'avant-pied est en flexion dorsale et en abduction, mais dans laquelle l'astragale est en extension (équinisme) sur le tibia.

pied creux. Syn. *pes arcuatus, pes cavus, pes excavatus*. Déformation fréquente du pied, le plus souvent constitutionnelle et en rapport avec l'hypertonie des muscles de la plante. Elle survient lentement chez l'enfant, et est caractérisée par la coudure de l'avant pied sur l'arrière-pied au niveau de l'articulation médiotarsienne, entraînant l'accentuation de la concavité plantaire, une voussure dorsale, la déformation en griffe des orteils et parfois l'équinisme. C'est la forme classique du *pied creux varus*, qui serait plus rare que le *pied creux valgus* (J. Lelièvre). Le *p. c.* est parfois dû à une maladie nerveuse.

pied égyptien. Pied dont le 1er orteil est le plus long, la taille des autres décroissant régulièrement jusqu'au 5e

pied équin. V. *équin* et *équinisme*.

pied forcé. Syn. *maladie de Deutschlander* (1921). Accident observé surtout chez les jeunes soldats à la suite de chute, saut, faux pas, effort ou simplement marche forcée. Il se manifeste par un gonflement dur de la partie moyenne du pied, et une douleur vive limitée en un point de l'un des métatarsiens. Il s'agit toujours d'une fracture complète ou incomplète des métatarsiens, comme la radiographie permet de le constater. V. *insuffisance du 1er rayon (syndrome d')*.

pied de Friedreich. V. *Friedreich (pied de)*.

pied grec. Pied dont le 2e orteil est le plus long.

pied hérissé (Weissenbach, Françon, Truchot et Robert). Variété de rhumatisme goutteux caractérisée par l'existence de nombreux ostéophytes sur la face dorsale du tarse, au niveau des interlignes articulaires.

pied de Hong-Kong. V. *pied d'athlète*.

pied d'immersion. Syn. *syndrome de White*. Syndrome provoqué, chez les naufragés, par le séjour prolongé des extrémités dans l'eau ; il est caractérisé par des douleurs, un érythème simple ou accompagné d'œdème, de phlyctènes et d'ecchymoses, ou par des lésions analogues à celles du pied de tranchée.

pied de Madagascar. V. *pied d'athlète*.

pied de Madura. V. *Madura (pied de)*.

pied de mine. Lésions complexes du pied provoquées, en temps de guerre, par l'explosion de mines. Elles consistent en œdème avec peau marbrée, violacée, parfois couverte de phlyctènes ; en blessures vasculaires et en fractures multiples, surtout de l'astragale et du calcanéum. Elles sont dues à un effet de souffle localisé.

pied de Morton. V. *métatarsalgie*.

pied de Néanderthal. V. *Morton (maladies de), 2o*

pied du Paraguay. Forme végétante, localisée au pied, de la leishmaniose américaine.

pied en piolet. Variété de pied convexe congénital (v. ce terme) dans laquelle l'astragale et le calcanéum sont en extension (équinisme) sur le tibia, l'avant-pied étant en flexion dorsale et abduction.

pied plat. Déformation du pied caractérisée par la disparition de la concavité plantaire, la déviation du talon en valgus, l'hypotonie de la plante et l'étalement de l'avant-pied sur le sol : c'est le *pied plat valgus statique*, congénital. V. *tarsalgie des adolescents*.

pied plat valgus douloureux (J. Guérin). V. *tarsalgie des adolescents*.

pied rond (A. Wallet, 1942). Terme proposé pour désigner la *métatar-salgie* (v. ce mot) due à l'affaissement de la voûte transversale métatarsienne antérieure.

pied tabétique (Charcot et Féré). Syn. *pied de Charcot*. Déformation du pied, se rencontrant dans le tabes, et due à des arthropathies associées à des lésions osseuses du tarse et du métatarse. Elle est caractérisée par un affaissement de la voûte plantaire avec gonflement dorsal du pied et épaississement de son bord interne. Cette déformation est complètement différente du pied bot tabétique de Joffroy.

pied de tranchées. Nom donné aux accidents observés pendant la guerre de 1914-1918, chez les soldats ayant séjourné en hiver dans les tranchées inondées. Ils consistent en œdème rouge et douloureux du pied, accompagné de foyers suppurés, de lymphangite et d'hyperpulsatilité artérielle. Leur pathogénie est complexe : avec le froid, interviennent l'humidité, la mauvaise hygiène (compression par les bandes molletières), les infections et les mycoses.

piedra, *s. f.* (en espagnol, pierre) (Osario, de Bogota, 1876). Syn. *trichomycose noueuse, trichosporie noueuse*. Maladie des poils et des cheveux due à un champignon parasite et caractérisée cliniquement par la présence de nouures échelonnées sans ordre sur les poils ; ces nouures sont formées par l'accumulation des spores d'un *Trichosporum* (Vuillemin, de Nancy) qui restent extérieures au poil. Cette maladie, assez répandue en Colombie, ne s'observe que très rarement dans nos climats.

piemérite, *s. f.* Inflammation de la pie-mère au cours d'une méningite. — Terme employé comme synonyme de méningite pour éviter de prononcer ce dernier mot devant le malade.

piéssithérapie, *s. f.* V. *piézothérapie*.

piézogramme, *s. m.* Courbe obtenue avec le piézographe. — *p. artériel*. Syn. *artériopiézogramme*. Courbe représentant les variations instantanées de la pression artérielle, obtenue avec le piézographe. V. *piézographie artérielle*.

piézographe, *s. m.* Appareil enregistreur des pressions.

piézographie, *s. f.* (πιέζω, je presse ; γραφή, écriture) ou mieux **piéssi-graphie,** *s. f.* (πίεσις, pression) (Rondopoulos). Enregistrement des pressions. — *p. artérielle*. Enregistrement de la pression artérielle et de ses variations. Elle peut être directe, par ponction artérielle, ou indirecte, à travers les téguments. La courbe des variations instantanées de la pression artérielle, enregistrée au cours d'une pulsation, sur la carotide, à l'aide d'un appareil piézo-électrique, reflète fidèlement l'état du système artériel (Donzelot et Meyer-Heine, 1948).

piézothérapie, *s. f.* (πιέζω, je presse ; θεραπεία, traitement) ou mieux **piéssithérapie,** *s. f.* (πίεσις, pression) (Rondopoulos). Application thérapeutique des pressions positives intra-thoraciques dans la cure des affections pulmonaires. V. *pneumothorax artificiel*.

pigeonneau, *s. m.* V. *rossignol des tanneurs*.

pigment ocre. V. *hémosidérine*.

pigment paludéen ou **palustre.** V. *hémozoïne*.

pigmentaire épithéliomateuse (maladie). V. *xeroderma pigmentosum*.

pigmentation, *s. f.* Accumulation de pigment en certains points ; elle peut être normale ou pathologique. — *p. des vagabonds*. V. *vagabonds (maladie des)*.

pigmenturie, *s. f.* Présence d'un pigment coloré dans l'urine.

Pignet (indice). V. *robusticité (coefficient de)*.

Pilcher (manœuvre de). Procédé de réduction de la fracture de l'extrémité inférieure du radius ; elle consiste à tirer sur la main, d'abord en hyperextension, puis en flexion, tout en appuyant sur le dos du fragment inférieur pour le propulser en avant.

pilimiction, *s. f.* (*pilus*, poil; *mictio*, miction). Emission d'urine contenant soit des filaments muqueux capilliformes, soit de vrais poils qui peuvent être chargés de cristaux d'acide urique. Ces poils ont été introduits dans la vessie par l'urètre ou proviennent d'un kyste dermoïde.

pili torti, *s. m. pl.* (*pilus*; *tortus*, tordu). (Galewsky, 1932). Syn. *trichokinesis*, *trichotortosis* (Ronchèse, 1933). Dysplasie congénitale et presque toujours familiale des cheveux qui, dès leur apparition, souvent tardive, ont une apparence laineuse, moirée, due à la torsion de chaque cheveu sur lui-même. Vers la puberté la chevelure reprend peu à peu son aspect normal.

pilo-moteur (réflexe). V. *réflexe pilo-moteur.*

pilonidal (kyste ou **sinus), pilonidale (fistule** ou **maladie).** V. *sinus pilonidal.*

Piltz-Westphal (réflexe de). V. *Galassi (réflexe de).*

pilule, *s. f.* (*pilula*, dimin. de *pila*, boule). Médicament destiné à l'usage interne dans lequel la substance active, seule ou associée à un excipient, forme une petite sphère de consistance assez ferme, pouvant être avalée en nature sans affecter le goût.

Pimafucine, *s. f.* (n. dép.) Pimaricine V. *antifongique.*

pimaricine, *s. f.* Syn. *Pimafucine* (n. dép.). V. *antifongique.*

pince omo-costo-claviculaire (syndrome de la). V. *scalène antérieur (syndrome du).*

pincement articulaire (Ménard). Diminution apparente de hauteur de l'interligne articulaire, visible sur la radiographie; symptôme habituel de l'ostéo-arthrite tuberculeuse.

pincement de l'épididyme. V. *Chevassu (signes de),* 2°.

pincement herniaire. V. *herniaire.*

pincement de la vaginale. V. *Sébileau (signe de).*

pinéal (syndrome). Syn. *syndrome épiphysaire.* Ensemble de symptômes provoqués par les tumeurs

de l'épiphyse (glande pinéale) : céphalée, hypertension intracrânienne, troubles psychiques et oculaires (paralysies des IIIe, IVe et VIe paires de nerfs crâniens, syndrome de Parinaud, signe d'Argyll-Robertson), troubles génitaux (macrogénitosomie); plus tard surviennent des troubles cérébelleux et infundibulo-tubériens.

pinéaloblastome, *s. m.* (Bailey). Tumeur maligne de la glande pinéale.

pinéalome, *s. m.* (Krabbe). Tumeur de la glande pinéale, développée aux dépens des cellules épiphysaires, parenchymateuses ou névrogliques. Elle s'accompagne parfois de macrogénitosomie précoce.

pinguécula ou **pinguicula,** *s. f.* (*pinguiculus*, diminutif de *pinguis*, gras). Petite saillie jaunâtre dont le volume ne dépasse pas celui d'une lentille, située sur la conjonctive en dehors du limbe cornéal et formée, non par de la graisse, mais par un amas de cellules épithéliales et du tissu conjonctif.

pink disease (en anglais : maladie rose). V. *acrodynie.*

Pinkus (alopécie mucineuse de). V. *mucinose folliculaire.*

Pinkus (tumeur fibro-épithéliale de). Variété d'épithélioma basocellulaire à stroma hyperplasique d'évolution très lente.

pinocytose, *s. f.* (πίνω, je bois; κύτος, cellule). Syn. *phénomène de Lewis.* Absorption de gouttelettes de liquide par les macrophages.

Pins (signe de) (1889). Syn. *signe de Perret et Devic.* Signe observé dans la péricardite avec épanchement, en particulier chez les enfants. Il consiste en phénomènes pseudo-pleurétiques (matité, souffle) que l'on perçoit à la partie postérieure gauche du thorax, et qui disparaissent dans la position genu-pectorale.

pinta, *s. f.* ou **pinto (mal del)** (en esp. tache naturelle au visage). Syn. *morbus carateus* (Alibert, 1829), *carate, boussarolo, piquite.* Affection des régions tropicales et subtropicales d'Amérique et d'Afrique, due à *Treponema carateum.* Elle débute au point d'inoculation par un accident primaire, papule puis placard érythémato-squameux. Quelques mois après, une éruption d'éléments analogues caractérise la période secondaire. A la période tertiaire apparaissent des taches squameuses dyschromiques de couleur variable, bleuâtre, rouge, violette, brune, jaune, qui donnent aux téguments un aspect bigarré et qui, à la longue, deviennent achromiques.

Piotrowski (phénomène de). Réflexe consistant en une flexion plantaire du pied, accompagnée d'une contraction des muscles jumeaux du mollet; on le produit par une percussion du muscle jambier antérieur, entre le tubercule tibial antérieur et la tête du péroné. Il indiquerait une lésion des voies extra-pyramidales. Il se rencontre dans l'encéphalite léthargique, la catatonie, la schizophrénie, laquelle entrerait ainsi dans le groupe des affections organiques du système nerveux. On l'aurait aussi observé après les crises épileptiques et les contusions cérébrales.

piquite, s. f. V. *pinta.*

piqûre (signe de la) (Koch). Signe de fragilité des capillaires. Chez certains sujets atteints de purpura, une piqûre faite sur les téguments est entourée le lendemain d'un halo hémorragique.

piqûre anatomique ou **d'autopsie.** Infection grave survenant à la suite d'écorchures ou de blessures des mains au cours d'autopsie; elle est due à l'inoculation de microbes très virulents, et elle est caractérisée par des phénomènes généraux, de la lymphangite et rapidement de l'adénite axillaire avec phlegmon diffus périganglionnaire.

piriforme, adj. (*pirum,* poire; *forma,* forme). Qui est en forme de poire.

Pirogoff (opération de) (1853). Procédé d'amputation du pied dans lequel on enlève par un trait de scie les surfaces articulaires du calcanéum et des os de la jambe, de manière à amener la soudure intime du calcanéum avec le tibia et le péroné.

piroplasmose, s. f. Syn. *babésiose.* Nom générique donné aux maladies produites par des hématozoaires endoglobulaires du genre *Piroplasma,* inoculés par des tiques. Il existe une fièvre hémoglobinurique du bœuf due à *Piroplasma bovis ;* mais on ne connaît pas de *p.* humaine; les piroplasmes décrits au cours de la fièvre pourprée des Montagnes Rocheuses, de la dengue, du typhus exanthématique ne sont en réalité que des artifices de préparation.

Pirquet (réaction ou **test de von).** Cuti-réaction à la tuberculine.

pistolet (bruit de ou **coup de).** Syn. (angl.) *pistol shot.* 1° *artériel* ou *fémoral.* Bruit sourd, comparé à celui d'un coup de pistolet, synchrone au pouls, perçu à l'auscultation des artères fémorales dans l'insuffisance aortique. Il est en rapport avec l'élévation soudaine de la pression dans le vaisseau. — 2° *thoracique.* Bruit mésosystolique, très intense, électivement entendu et enregistré dans le 2ᵉ espace intercostal droit, au cours des insuffisances aortiques très importantes et pures. Il est dû à la brusque distension de l'aorte par l'onde systolique projetée par la contraction ventriculaire.

pistol-shot, s. m. V. *pistolet (bruit de ou coup de).*

piston (signe du) (Dujarier). Signe de pseudarthrose du col du fémur : le sujet, étant couché sur le dos, la jambe fléchie, un mouvement de va-et-vient imprimé à la cuisse provoque un déplacement anormal du trochanter.

pithiatique, adj. Se dit des troubles guérissables par la persuasion. — s. m. ou f. Sujet atteint de pithiatisme.

pithiatisme, s. m. (πειθώ, persuasion; ἰατός, guérissable). « État pathologique se manifestant par des troubles qu'il est possible de reproduire par suggestion, chez certains sujets, avec une exactitude parfaite, et qui sont susceptibles de disparaître sous l'influence de la persuasion (contre-suggestion) seule » (Babinski, 1901). D'après B. la conception ancienne de l'hystérie doit être rejetée et remplacée par celle du *pithiatisme.* On tend actuellement à considérer le *p.* comme un trouble du fonctionnement cortical et des régulations cortico-sous-corticales.

pitocine, *s. f.* V. *ocytocine.*

Pitres (signes de). 1º V. *cordeau* (*signe du*). — 2º Anesthésie du testicule à la pression. Signe de tabes.

pitressine, *s. f.* Syn. *hypophamine β, vasopressine, hormone antidiurétique* (ADH), *hormone antipolyurique* ou *oligurique, adiurétine.* Hormone du lobe postérieur de l'hypophyse qui, d'une part, contracte les artères, les capillaires et élève la pression artérielle et, d'autre part, augmente la réabsorption de l'eau par le tube rénal ; elle fait disparaître la polyurie provoquée par l'ablation de l'hypophyse et celle du diabète insipide.

pituitaire, *adj.* 1º Qui se rapporte à la muqueuse des fosses nasales. — 2º et **pituitarien,** *adj.* V. *hypophysaire.*

pituite, *s. f.* (*pituita*, mucosité). Liquide filant, aqueux, que quelques malades, et en particulier les alcooliques, rendent le matin à jeun, soit par expectoration, soit par une sorte de régurgitation. — *p. hémorragique* (Mathieu et Milian). V. *hémosialémèse.*

pituitoprive, *adj.* V. *hypophysoprive.*

pituitrine, *s. f.* Syn. *rétropituitrine.* Nom donné aux extraits du lobe postérieur de l'hypophyse ou glande pituitaire. La *p.*, qui semble être sécrétée par l'hypothalamus, élève la pression artérielle, contracte les artères, les capillaires, l'utérus, l'intestin et diminue la diurèse. Dans la *p.* coexisteraient deux hormones distinctes : la *pitressine* et l'*ocytocine.*

pityriasis, *s. m.* (πίτυρον, son). Ce mot, employé seul, signifie : « affection cutanée caractérisée par une fine desquamation » (Brocq).

pityriasis circiné et marginé de Vidal. Dermatose très proche du pityriasis rosé de Gibert dont elle se distingue par le petit nombre et l'accroissement très lent des médaillons.

pityriasis lichenoides chronica. V. *parapsoriasis en gouttes.*

pityriasis lichenoides et varioliformis acuta de Mucha-Haberman. V. *parapsoriasis varioliformis de Wise.*

pityriasis lingual. V. *glossite exfoliatrice marginée.*

pityriasis rosé de Gibert (G., 1860). Dermatose débutant par une plaque unique dite primitive, rosée, recouverte de squames fines et adhérentes, suivie bientôt d'une éruption secondaire généralisée formée de macules et de médaillons de forme ovale, rosés, squameux, à centre jaunâtre. Elle siège sur le tronc, le cou et les membres. Son évolution, cyclique, par poussées, dure 6 à 8 semaines et se termine par la guérison. L'affection confère habituellement l'immunité.

pityriasis rubra (Hebra). V. *érythrodermie.*

pityriasis rubra pilaire (Devergie, 1857 ; Richaud, 1877 ; Besnier) Syn. *lichen ruber acuminatus de* Kaposi. Dermatose rare, caractérisée cliniquement par de petites papules cornées centrées par un poil atrophié et par de larges placards érythémato-squameux tantôt lisses, tantôt formés par la coalescence des papules cornées. C'est une affection chronique, durant des années, avec des périodes de rémission plus ou moins longues.

pityriasis simplex. Desquamation non inflammatoire, furfuracée, de l'épiderme corné.

pityriasis simplex circonscrit. Syn *dartre furfuracée* ou *volante, impétigo sec* (Sabouraud). Taches arrondies, rosées, avec desquamation furfuracée, siégeant surtout sur la figure des jeunes sujets. C'est une dermatose infectieuse, variété d'impétigo.

pityriasis simplex diffus. Manifestation de la kérose prédominant surtout aux régions pileuses. D'après l'aspect des squames, on distingue un *p. sec* et un *p. gras* ou *séborrhéique.*

pityriasis stéatoïde de Sabouraud. V. *dermatose figurée médio-thoracique.*

pityriasis versicolor. Dermatose caractérisée par le développement de taches jaunes ou fauves, légèrement squameuses, occupant de préférence le tronc et dues à la germination dans l'épiderme d'un champignon parasite, le *Microsporon furfur*.

P.K. V. *anémie hémolytique enzymoprive*.

pK. Symbole exprimant la constante d'un équilibre chimique ou thermodynamique. C'est le logarithme changé de signe de cette constante.

placebo, s. m. (lat. je plairai). Préparations pharmaceutiques (pilules, cachets, potions, etc.) dépourvues de tout principe actif et ne contenant que des produits inertes. Elles sont prescrites dans un but psychothérapique, ou pour juger, par comparaison et en éliminant le facteur psychique, l'action réelle des médicaments présentés sous une forme identique, avec lesquels on les fait alterner à l'insu du malade (*méthode du p.* ou *blind test*). V. aussi *double anonymat* ou *double aveugle* (*épreuve en*).

placebo (méthode du). V. *placebo*.

placenta accreta. Adhérence pathologique du placenta à l'utérus. Pendant la grossesse, elle peut provoquer des avortements et, après l'accouchement, des hémorragies et des complications infectieuses par rétention placentaire.

placenta de Lobstein. V. *vélamenteuse du cordon* (*insertion*).

placenta prævia (*prævius*, qui va au-devant). Insertion vicieuse du placenta sur le segment inférieur de l'utérus. Le *p. p.* détermine des hémorragies à répétition pendant les trois derniers mois de la grossesse et prédispose, en outre, à l'accouchement prématuré et à la présentation vicieuse.

placentation, s. f. Période de l'ovoimplantation (v. ce terme) correspondant à l'établissement de rapports vasculaires entre l'œuf fécondé et l'endomètre (création d'un placenta primaire). Elle s'étend du 10e au 14e jour après la fécondation.

placentite, s. f. Nom donné par Brachet à l'inflammation du placenta. On a décrit sous ce nom les lésions de la caduque, les hématomes du placenta, etc.

placentome, s. m. V. *chorio-épithéliome*.

plafonnement (crise de). V. *oculogyre* (*crise*).

plagiocéphalie, s. f. (πλάγιος, oblique; κεφαλή, tête) (Linné). Malformation du crâne dont l'aspect dissymétrique est dû à la soudure prématurée des sutures d'un seul côté, surtout de la suture coronale; c'est une variété de craniosténose. — *p. athrepsique* (Parrot). Déformation générale de la tête des athrepsiques. Elle consiste en un aplatissement latéral du crâne qui paraît allongé d'avant en arrière. La raréfaction du liquide céphalo-rachidien et le décubitus latéral entraînent le chevauchement des os du crâne.

plaie, s. f. Solution de continuité des téguments produite par un agent mécanique, avec ou sans perte de substance.

plaie annamite. V. *ulcère phagédénique des pays chauds*.

plan, s. m. (R. P. Dr Verdun) (morphologie). Répartition de la masse constituant le corps humain dans ses différents segments, envisagée en surface dans le plan frontal (longueur et largeur).

plancher de l'orbite (syndrome du). V. *Dejean* (*syndrome de*).

planéto-cardiogramme ou **planogramme,** s. m. (πλανητός, errant) (R. Sulzer et W. Duchosal). V. *vectocardiogramme*.

planigalbe, adj. (*planus*, plan; *galbe*) (R. P. Dr Verdun). V. *rectiligne*.

planigalbie, s. f. (R. P. Dr Verdun). Etat d'un sujet planigalbe.

planigraphie, s. f. (*planus*, plan; γραφεῖν, inscrire). V. *tomographie*.

planogramme, s. m. V. *vectogramme*.

planotopocinésie, s. f. (πλάνη, erreur; τόπος, lieu; κίνησις, mouvement) (P. Marie, Bouttier et Percival Bailey, 1922). Désorientation dans l'espace, perte du sens de la position respective des objets.

planotypique (rapport) (*planus*, plan; *typus*, figure) (morphologie). V. *eury-dolichotypique* (*rapport*).

plaque des fumeurs. V. *leucoplasie*.

plaques muqueuses. V. *muqueuses* (*plaques*).

plaque nacrée commissurale. V. *leucoplasie.*

plaques de Peyer. V. *Peyer* (*plaques de*).

plaques ptérygoïdiennes. V. *ptérygoïdiennes* (*plaques*).

plaquette, *s. f.* (Bizzozero, 1882). Syn. *globulin* (Donné, 1846), *hématoblaste* (Hayem, 1877), *thrombocyte.* Petit élément figuré du sang, se présentant sous forme de bâtonnet fuselé, puis rapidement de disque de 2 à 3 μ. Les *p.*, qui proviennent de la fragmentation des mégacaryocytes, sont dépourvues de noyau et jouent un rôle important dans la coagulation sanguine : ce sont elles qui la déclenchent et qui provoquent le début de l'hémostase, ou *hémostase primaire.* Normalement il existe 200 000 à 400 000 plaquettes par mm³ de sang. V. *release, agrégation de plaquettes* et *hémostase.*

plaquettopénie, *s. f.* (plaquette; πενία, pauvreté). V. *thrombopénie.*

plaquettopoïèse, *s. f.* (ποιεῖν, faire). Formation des plaquettes sanguines.

plasma, *s. m.* (πλάσμα, de πλάσσειν, former). Partie liquide qui entre dans la composition des certains tissus. — *p. musculaire.* V. *myoplasma.* — *p. sanguin.* Partie liquide du sang; 550 g par litre.

plasma ac-globuline, *s. m.* V. *accélérine.*

plasma prothrombin conversion factor. V. *accélérine.*

plasma thromboplastin antecedent (P. T. A.) (Rosenthal, 1953). Syn. *facteur XI, facteur prothromboplastique C.* Un des ferments plasmatiques de coagulation dits facteurs de contact (v. ce terme) dont le déficit produit une affection hémorragique, la maladie de Rosenthal ou hémophilie C. V. *facteurs prothromboplastiques.*

plasma thromboplastin component. V. *facteur antihémophilique B.*

plasma thromboplastin factor B. V. *facteur anti-hémophilique B.*

plasmapexine, *s. f.* V. *histaminopexie.*

plasmaphérèse, *s. f.* (plasma; ἀφαίρεσις, suppression). Méthode de traitement qui consiste dans la soustraction du plasma sanguin, les éléments figurés étant réinjectés après lavage. Elle est utilisée dans les dysglobulinémies.

plasmarrhexis, *s. f.* (plasma; ῥῆξις, éruption) (Klebs). Disparition de la membrane cellulaire et mise en liberté des granulations du protoplasma. C'est le terme ultime de la dégénérescence cellulaire.

plasmase, *s. f.* V. *thrombine.*

plasmathérapie, *s. f.* Emploi thérapeutique du plasma sanguin. — Certains désignent ainsi, improprement, l'introduction dans l'organisme de solutions physiologiques (solutés physiologiques ou « sérums artificiels » salés ou glucosés), pour réserver le terme de sérothérapie à l'emploi du sérum sanguin.

plasmazellen, *s. f. pl.* (πλάσμα; all. *Zellen,* cellules) (Unna) V. *plasmocyte.* — p. du sang. V. *Türk* (*cellules de*).

plasmide, *s. m.* (Lederberg). Minuscule élément génétique présent dans certaines bactéries (Entérobactéries, p. ex.), beaucoup plus petit que le chromosome et indépendant de lui, mais, comme lui, constitué d'acide désoxyribonucléique et porteur de gènes; il est souvent situé dans le cytoplasme et il est capable de donner naissance, par réplication, à un autre élément identique. Cette réplique peut être transférée à une autre bactérie (conjugaison bactérienne) dont le matériel et le patrimoine génétiques sont, de ce fait, transformés. Ce mécanisme de conjugaison joue un rôle important, par transfert de *plasmides de résistance,* dans l'apparition de la résistance bactérienne aux antibiotiques. V. ce terme, *facteur F, facteur R, conjugaison bactérienne, réplication.*

plasmine, *s. f.* Autrefois (S. Denis, de Commercy, 1859), syn. de fibrinogène; aujourd'hui, employé uniquement comme syn. de fibrinolysine (v. ce terme).

plasminémie, *s. f.* Présence de plasmine (ou fibrinolysine, v. ce terme) dans le sang.

plasminogène, *s. m.* **plasminogène-pro-activateur, plasminogène-kinase (complexe).** V. *profibrinolysine.*

plasmocyte, *s. m.* (πλάσμα; κύτος, cellule). Syn. *plasmazellen* (Unna). Variété de cellule conjonctive (histiocyte) de 15 à 20 μ de diamètre, ovale ou arrondie, qui se rencontre rarement dans le sang circulant. Ces cellules sont formées d'un protoplasme se colorant fortement et uniformément par les couleurs basiques d'aniline, et d'un noyau excentrique situé à un pôle de la cellule et possédant 5 à 6 grains de chromatine très colorables. Le *p.* dérive de l'histioblaste par l'intermédiaire du proplasmocyte. Son origine est mal connue : il proviendrait de formations lymphoïdes (v. *cellules bursodépendantes*). Le *p.* joue un rôle essentiel dans l'immunité humorale : c'est lui qui sécrète les immunoglobulines. — *p. du sang.* V. *Turk (cellules de)*.

plasmocytomatose, *s. f.* Variété de lymphadénie généralement aleucémique caractérisée par la prolifération des plasmocytes (*p.* typique).

plasmocytome, *s. m.* Syn. *myélome plasmocytaire.* Tumeur osseuse développée aux dépens des éléments cellulaires de la moelle osseuse (myélome) et dans laquelle prédominent les plasmocytes; elle peut rester unique (*p.* solitaire) ou se généraliser (myélomes multiples, v. *Kahler, maladie de*). Il existe quelques cas de *p.* extra-osseux (nasopharyngé, pulmonaire, digestif).

plasmocytosarcome, *s. m.* Plasmocytome constitué de plasmocytes atypiques et dont l'évolution est maligne.

plasmocytose, *s. f.* Apparition dans le sang de plasmocytes en nombre plus ou moins considérable, dans certains états pathologiques. — *p. osseuse.* Réaction inflammatoire chronique à plasmocytes de la moelle osseuse, observée parfois au cours de la tuberculose, des infections

chroniques et de la maladie de Hodgkin.

plasmode, *s. m.* Masse formée par la fusion de plusieurs amibes. Elle constitue une énorme masse protoplasmique très favorable aux études expérimentales. Les physiologistes ont étudié sur le plasmode la plupart des propriétés du protoplasma.

plasmodicide, *adj.* (*Plasmodium*; *cædere*, tuer). Qui tue le *Plasmodium*, parasite du paludisme.

plasmodies, *s. f. pl.* 1° Masses protoplasmiques formées de la réunion des spores des champignons myxomycètes. Elles sont analogues sous tous les rapports aux plasmodes. — 2° Syn. de *Plasmodium*.

plasmodiome, *s. m.* Nom sous lequel Brindeau et Nattan-Larrier réunissent la *môle hydatiforme* et le *déciduome malin.* Ces deux néoplasmes se développent aux dépens de l'ectoderme ovulaire et présentent les mêmes caractères infectants et les mêmes éléments histologiques.

Plasmodium, *s. m.* (Marchiafava et Celli, 1885). Hématozoaire du paludisme. — *P. falciparum* ou *praecox.* Parasite se renouvelant d'une façon irrégulière, donnant des fièvres quotidiennes, tierces malignes, etc., qui sont souvent d'un type grave pernicieux. — *P. malariae.* Parasite de la fièvre quarte bénigne se renouvelant toutes les 72 heures. — *P. ovale.* Parasite particulier à l'Afrique tropicale, ressemblant à *P. malariae*, mais provoquant des fièvres tierces. — *P. praecox.* V. *P. falciparum.* — *P. vivax.* Parasite de la fièvre tierce bénigne se renouvelant toutes les 48 heures.

plasmokinase, *s. f.* V. *fibrinokinase.*

plasmolyse, *s. f.* (πλάσμα; λύειν, séparer). Syn. *plasmoschise.* Phénomène d'osmose à travers la membrane des cellules. Ce phénomène peut être obtenu en mettant les cellules au contact d'une solution hypertonique, qui a la propriété de leur enlever une partie de leur eau et de rétracter leur protoplasma.

plasmome, *s. m.* V. *granulome.*

plasmoprévention, *s. f.* Injection de plasma sanguin d'un convalescent pratiquée préventivement chez un sujet exposé à la contagion.

plasmoschise, *s. f.* (πλάσμα; σχίζειν, fendre) (Lövit). V. *plasmolyse.*

plasticité, *s. f.* (πλάσσειν, former). 1º Propriété possédée par les éléments anatomiques et les tissus de se nourrir, de se développer et de modifier leurs formes selon les circonstances. — 2º Propriété que possèdent certaines humeurs, et en particulier le sang, de nourrir les tissus.

plastie, *s. f.* (πλάσσειν, former). V. *plastique (opération).* — Comme suffixe, désigne une opération destinée à réparer un organe.

plastique (anémie). V. *anémie pernicieuse.*

plastique (opération). Opération destinée à réparer un organe ou une partie d'organe (rhinoplastie) ou à rétablir son fonctionnement (gastroplastie) sans lui faire subir de mutilation.

plastron appendiculaire. Masse résistante, d'étendue variable, perceptible à la palpation de la fosse iliaque droite au décours de certaines crises d'appendicite; elle donne la « sensation d'un blindage doublant la paroi abdominale » (Jalaguier) et traduit une réaction péritonéale localisée.

plateaux vertébraux (maladie des) V. *épiphysite vertébrale douloureuse de l'adolescence.*

plathelminthes, *s. m. pl.* (πλατύς, large; ἕλμινς, ver). Vers de la classe des helminthes caractérisés par leur corps plat et comprenant de nombreux parasites tels que les douves, les tænias et les bothriocéphales.

platinectomie, *s. f.* V. *cophochirurgie.*

platybasique (crâne) (πλατύς, large; βάσις, base) (Broca). Crâne à base plate et élargie. Cette déformation est due à l'enfoncement des condyles de l'occipital, et quelquefois de tout le pourtour du trou occipital. On l'observe surtout dans l'enfance et dans la vieillesse, lorsque les os

ont subi une altération dans leur consistance.

platycéphalie, *s. f.* (πλατύς; κεφαλή, tête) (anthropologie). Type de crâne aplati dont la voûte est surbaissée.

platycnémie, *s. f.* (πλατύς; κνήμη, jambe) (Broca). Aplatissement transversal et courbure du tibia en lame de sabre; déformation observée souvent chez l'homme primitif et chez certains sauvages; elle serait due à l'excès de fatigue.

platymérie, *s. f.* (πλατύς; μηρός, fémur). Aplatissement du fémur d'avant en arrière; déformation observée souvent chez l'homme primitif.

platypodie, *s. f.* (πλατύς; πούς, pied). Pied plat.

platyrrhinien, *s. m.* (πλατύς; ῥίς, ῥινός, nez) (Broca). Nom donné en anthropologie et en ethnographie aux individus et aux races dont l'indice nasal est grand (de 53 à 58) (nez large relativement à sa longueur; race éthiopique).

platyspondylie, *s. f.* (πλατύς; σπόνδυλος, vertèbre) (Putti, 1900). Affection congénitale caractérisée par un aplatissement des vertèbres avec ou sans division du corps vertébral ou de l'arc postérieur (*spina bifida*), associée souvent à une scoliose.

pléiade ganglionnaire. Groupe de ganglions augmentés de volume.

pléiochlorurie, *s. f.* Élimination plus abondante des chlorures par le rein.

pléiochromie, *s. f.* (πλείων, plus abondant; χρῶμα, couleur). Excès de matière colorante dans un liquide organique et en particulier dans la bile.

pléiochromique (ictère). V. *ictère pléiochromique.*

pléiocytose, *s. f.* (πλείων; κύτος, cellule). V. *pléocytose.*

pléiomazie ou **pléomazie,** *s. f.* (πλείων ou πλέων; μαζός, mamelle). V. *polymastie.*

pléionurie, *s. f.* V. *polyurie.*

pléiotropie, *s. f.* ou **pléiotropisme,** *s. m.* (πλείων, plus nombreux; τρόπος, direction) (génétique). Détermination, par un seul gène, de caractères multiples et, en apparence, indépendants les uns des autres.

pléobare, *adj.* (πλέων, plus grand; βάρος, poids). Dont le poids est grand par rapport à la taille.

pléocytose, *s. f.* (πλέων; κύτος, cellule). Syn. *hypercytose, pléiocytose.* Grande abondance de cellules.

pléomazie, *s. f.* V. *polymastie.*

pléomorphisme, *s. m.* (πλέων; μορφή, forme). Propriété que possèdent certaines bactéries de changer de forme sous des influences déterminées.

pléonostéose, *s. f.* (πλέων; ὀστέον, os) (André Léri, 1921). Syn. *maladie de Léri.* Affection familiale du développement du système osseux, transmise héréditairement selon le mode dominant, consistant en soudure précoce des épiphyses, déformation et hypertrophie des os surtout à leurs extrémités, entraînant une difficulté des mouvements; elle est plus marquée au membre supérieur (main courte, épaisse, carrée, doigts fléchis, avant-bras en pronation, bras en rotation interne), et comporte souvent un faciès mongoloïde. Certains la considèrent comme une variété de polyostéochondrite.

plésihormone ou **plésiormone,** *s. f.* (πλησιός, voisin; hormone) (Hallion, 1926). Substances exerçant, sur d'autres organes que ceux qui les ont produites, une action physiologique définie, comme font les hormones; mais elles sont déversées directement dans le liquide interstitiel et n'accomplissent leur fonction que dans une zone restreinte au voisinage immédiat de l'élément anatomique producteur.

plésiocrinie, *s. f.* (πλησιός; κρίνω, je sécrète) (Hallion). Mode de sécrétion interne dans lequel les produits de la sécrétion (plésihormones) restent dans le voisinage de l'organe sécréteur.

plésioradiographie, *s. f.* (πλησιός; radiographie). Syn. *radiographie de contact.* « Méthode radiographique consistant à placer le tube aussi près que possible des téguments de manière à réaliser un brouillage

des structures éloignées du film et à obtenir ainsi des images nettes de l'os au contact du film » (Trial).

plésiothérapie, *s. f.* (πλησίος; θεραπεία, traitement). V. *Chaoul (méthode de).*

plessimètre, *s. m.* (πλήσσειν, frapper; μέτρον, mesure) (Piorry, 1828). Instrument employé par Piorry pour pratiquer la percussion médiate; on s'est servi, ensuite, dans le même but, de deux pièces de monnaie, dont l'une était appliquée sur la paroi thoracique examinée et l'autre servait de percuteur.

plessimétrie, *s. f.* Emploi du plessimètre.

plessimétrique, *adj.* Qui a rapport à la plessimétrie. — *auscultation p.* (N. Guéneau de Mussy, 1875). Auscultation des fosses sus- et sousépineuses combinée avec la percussion des clavicules, ou auscultation du creux sous-claviculaire combinée avec la percussion des apophyses épineuses. — *percussion p.* Percussion du thorax pratiquée avec le plessimètre ou avec deux pièces de monnaie, et combinée, le plus souvent, avec l'auscultation d'une région diamétralement opposée. Méthodes abandonnées.

pléthore, *s. f.* (πλήθειν, être plein). Nom donné par les humoristes à la surabondance du sang ou de diverses humeurs dans tout l'organisme ou seulement dans une de ses parties. — V. *Gaisböck (maladie de).*

pléthysmodiagramme, *s. m.* (πληθυσμός, augmentation; διά, à travers; γράμμα, écrit). Courbe obtenue par la pléthysmodiagraphie.

pléthysmodiagraphie, *s. f.* V. *diagraphie.*

pléthysmogramme, *s. m.* Courbe obtenue par la pléthysmographie.

pléthysmographie, *s. f.* (πληθυσμός; γράφειν, écrire). Enregistrement des changements de volume survenant dans un territoire vasculaire soumis à des variations de flux sanguin, à l'aide d'un appareil, le *pléthysmographe.*

pleural, ale, *adj.* Qui a rapport à la plèvre: *adhérences p.* — *frottement p.* Bruit de frottement révélé par l'auscultation dans les pleurésies sans épanchement — *souffle p.* V. *pleurétique (souffle).*

pleuraliser, *v.* Recouvrir de plèvre; temps spécial de la thoracotomie ayant pour but de tapisser de séreuse les surfaces cruentées du moignon bronchique en cas d'exérèse pulmonaire.

pleurectomie, *s. f.* (πλευρόν, côté; ἐκτομή, ablation). 1º Résection d'une partie plus ou moins étendue de la plèvre que l'on pratique parfois au cours de la décortication pleuro-pulmonaire.

pleurésie, *s. f.* (πλευρόν, côté). Syn. *pleurite.* Inflammation de la plèvre, aiguë ou chronique, avec ou sans épanchement. On en décrit un grand nombre de formes : 1º suivant la nature du liquide épanché (*p. séro-fibrineuse, p. hémorragique, p. purulente*) ; — 2º suivant la cause déterminante (*p. rhumatismale, p. cancéreuse, p. gangréneuse, p. tuberculeuse, p. à microbes variés : pneumocoque, pneumobacille, streptocoque, staphylocoque, etc.*) ; — 3º suivant le siège et l'étendue de l'épanchement (*p. double, diaphragmatique, interlobaire, médiastine, aréolaire, etc.*) ; — 4º suivant l'état du sujet atteint (*p. des cardiaques, des enfants, des vieillards, etc.*). — *p. épidémique.* V. *myalgie épidémique.*

pleurétique, *adj.* Qui a rapport à la pleurésie : *point p.* — *souffle p.* ou *pleural.* Souffle tubaire transmis des bronches à l'oreille à travers un poumon comprimé par un épanchement pleural. Ce souffle est doux, lointain, voilé, expiratoire, légèrement aigre.

pleurite, *s. f.* V. *pleurésie.* — On désigne ordinairement sous ce nom les pleurésies sèches, localisées, qui accompagnent les poussées congestives dans la tuberculose pulmonaire.

pleurodynie, *s. f.* (πλευρόν; ὀδύνη, douleur). Point de côté; douleur ne correspondant pas toujours à une lésion définie. — *p. contagieuse.* V. *myalgie épidémique.*

pleurolyse, *s. f.* (πλευρόν; λύειν, libérer). Libération des adhérences pleurales ou section des brides qui unissent les deux feuillets d'une plèvre. V. *Jacobaeus (opération de).*

pleurome, *s. m.* (Cornil, Audibert, Montel et Mosinger, 1938). V. *mésothéliome pleural.*

pleuromèle, *s. m.* (πλευρόν; μέλος, membre) (Pictet). Monstre polymélien caractérisé par l'existence de deux membres antérieurs accessoires.

pleuro-péricardite, *s. f.* Inflammation simultanée de la plèvre et du péricarde.

pleuro-péritonéal (syndrome). V. *péritonéo-pleural (syndrome).*

pleuro-pneumolyse thoracoplastique. V. *Friedrich (opération de).*

pleuro-pneumonectomie, *s. f.* (πλευρόν, plèvre; πνεύμων, poumon; ἐκτομή, ablation) (M. Bérard et P. Juttin, de Lyon, 1949). Résection, en un seul temps, de la plèvre et du poumon sous-jacent; opération préconisée en cas de tuberculose pleuro-pulmonaire avec pachypleurite.

pleuropneumonia-like organism (P.P.L.O.) V. *Mycoplasma.*

pleuro-pneumonie, *s. f.* Pneumonie accompagnée d'une pleurésie. — *p. des bovidés.* V. *péripneumonie, 2º.*

pleuroscope, *s. m.* Nom donné à divers endoscopes destinés à examiner la cavité pleurale distendue par un pneumothorax.

pleuroscopie, *s. f.* (πλευρόν; σκοπεῖν, examiner). Syn. *thoracoscopie* (Jacobæus, de Stockholm, 1910). Exploration visuelle de la cavité pleurale au moyen d'un pleuroscope introduit, à l'aide d'un trocart, dans la plèvre distendue par un gaz (pneumothorax).

pleurosome, *s. m.* (πλευρόν; σῶμα, corps) (I. G. St-Hilaire). Monstre caractérisé par une éventration latérale occupant principalement la portion supérieure de l'abdomen et s'étendant même au dedans de la poitrine. Le membre thoracique du côté de l'éventration est plus ou moins atrophié.

pleuro-thoraco-pleurectomie, *s. f.* (Sergent et P. Wiehn, 1937). Triple intervention destinée à supprimer les grandes cavités pleurales résiduelles infectées; elle comprend une large *pleurotomie* évacuant la plèvre et préparant la *thoracoplastie* accompagnée elle-même d'excision de la plèvre pariétale ou *pleurectomie*.

pleuro-thoraco-pneumonectomie, *s. f.* Pleuro-pneumonectomie (v. ce mot) complété par une thoracoplastie.

pleurothotonos, *s. m.* (πλευρόθεν, latéralement; τόνος, tension). Position que prend parfois le corps dans le tétanos; par suite de la contraction de tous les muscles d'un côté, le malade est courbé en arc de cercle dirigé à droite ou à gauche.

pleurotomie, *s. f.* (πλευρόν; τομή, section). Ouverture de la plèvre au bistouri, soit pour évacuer une collection liquide, soit pour explorer la cavité pleurale ou l'un des poumons à l'aide d'un endoscope.

pleuro - tuberculose primitive. Pleurésie séro-fibrineuse dont le liquide contient des bacilles de Koch révélés par l'examen direct ou l'inoculation au cobaye, survenant chez un sujet qui semble indemne de tuberculose.

pleuro-typhoïde (fièvre) ou **pleurotyphus,** *s. m.* Fièvre typhoïde débutant par une pleurésie.

plexalgie, *s. f.* Névralgie d'un plexus nerveux et plus particulièrement d'un plexus sympathique.

plexite, *s. f.* Syn. *syndrome plexulaire.* Inflammation du plexus nerveux rachidien. Elle se manifeste par des paralysies totales flasques avec gros troubles de la sensibilité et importantes modifications électriques.

plexite aiguë (Divry et Van Bogaert). V. *polyradiculonévrite.*

plexulaire, *adj.* Qui se rapporte au plexus rachidien. — *syndrome p.* V. *plexite.*

P. L. G. (pregnandiol-like-glycuronides) (M. F. Jayle). Fraction acétoprécipitable des G. B. S. 13 (v. ce terme).

plique, *s. f.* (*plicare,* de πλεχεῖν, mêler). Syn. *trichome.* Enchevêtrement des cheveux qui forment un véritable feutrage, au milieu duquel se trouvent des parasites, des poussières et de la graisse.

plomb des vidangeurs. Intoxication aiguë par l'hydrogène sulfuré et les vapeurs ammoniacales qui se dégagent des fosses d'aisances. V. *sulfhydrisme.*

plombage, *s. m.* Remplissage d'une cavité pathologique qui ne peut se combler spontanément (dent, os) ou d'une cavité artificielle dont les parois doivent être maintenues écartées (apicolyse), avec une substance solide, inaltérable.

plombémie, *s. f.* (*plumbum,* plomb; αἷμα, sang). Présence de plomb dans le sang.

plomburie, *s. f.* Présence de plomb dans l'urine.

plongeurs (maladie des). V. *caissons (maladie des).*

Plummer (adénome toxique ou **syndrome de).** V. *adénome thyroïdien toxique* ou *thyrotoxique.*

Plummer-Vinson (syndrome de). (P., 1912; V., 1922). Syn. *syndrome de Kelly-Patterson* (1919). Variété d'anémie hypochrome essentielle, survenant surtout chez la femme vers la quarantaine, caractérisée par un abaissement considérable du taux du fer sérique et une atteinte des téguments, des phanères et des muqueuses, surtout digestives : dysphagie douloureuse intense, langue de Hunter, atrophie de la muqueuse gastrique avec anachlorhydrie. Elle évolue souvent vers le cancer de l'hypopharynx ou de l'œsophage.

pluriadénomatose, *s. f.* Affection caractérisée par la présence, dans un organe, de plusieurs adénomes.

pluriglandulaire, *adj.* Qui se rapporte à plusieurs glandes. — *syndrome p. de Claude et Gougerot* (1907). Syn. *infantilisme pluriglandulaire, pseudopanhypopituitarisme, panhypotélendocrinose primaire* (M. Perrault). Syndrome observé chez l'adulte jeune, caractérisé par une maigreur accentuée, un aspect sénile des téguments, la chute des poils, l'atrophie des organes génitaux, de la pigmentation et de l'hypotension. Il semble dû à une insuffisance primitive des glandes génitales, thyroïde et surrénales, l'hypophyse étant intacte.

pnéomètre, s. m. (πνεῖν, respirer; μέτρον, mesure). V. *spiromètre*.

pneumallergène, s. m. Substance (allergène) capable de déclencher, lorsqu'elles sont inhalées, des réactions allergiques (de type anaphylactique) au niveau de l'appareil respiratoire (asthme, rhume des foins, etc.).

pneumarthrographie, s. f. (πνεῦμα, air; ἄρθρον, articulation; γραφή, dessin). Radiographie d'une articulation après injection de gaz dans la synoviale.

pneumarthrose, s. f. Présence d'air dans une synoviale articulaire, accidentelle à la suite d'une plaie, ou provoquée en vue d'un examen radiologique.

pneumatisme, s. m. (Athénée, d'Attalée). Doctrine médicale ancienne qui, reprenant les théories dogmatistes (Platon) et stoïciennes, attribuait la cause de la vie et des maladies à un souffle (πνεῦμα), émanation de l'âme universelle.

pneumatocèle, s. f. (πνεῦμα, air; κήλη, tumeur). Tumeur gazeuse et quelquefois emphysème. — *p. du canal de Sténon*, fréquente chez les verriers. — *p. du crâne.* Epanchement d'air entre les os du crâne et leur périoste ou dans la cavité crânienne (sous ou extradural, ou même intracérébral), causé par la perforation spontanée ou traumatique des sinus frontaux ou des cellules mastoïdiennes. — *p. vaginale.* Syn. *pneumocèle scrotale* (Verneuil). Distension de la tunique vaginale par des gaz : complication de l'hématocèle. — *p. pulmonaire.* Cavité bulleuse du poumon, labile, survenant au cours d'une infection pulmonaire, et due au soufflage d'une minime perte de substance.

pneumatorectique (respiration), V. *respiration pneumatorectique*.

pneumatose, s. f. (πνεῦμα, air). Nom donné par les médecins du XVIIIᵉ siècle à tous les états morbides causés par la présence de gaz dans les tissus, dans les organes ou dans les cavités telles que l'estomac et l'intestin, qui ne doivent en contenir norma-

lement que de faibles quantités : d'où une grande variété de *p.* — *p. intestinale.* Syn. *kystes gazeux de l'intestin.* Groupe de petits kystes gazeux compris dans l'épaisseur de la paroi intestinale et pouvant déterminer par leur nombre une induration plus ou moins limitée, analogue à celle que produirait un néoplasme. — *p. kystique post-opératoire* (Devé, 1906). V. *hydropneumokyste post-opératoire.* — *p. péricardique.* V. *pneumopéricarde.*

pneumatothérapie, s. f. (πνεῦμα; θεραπεία, traitement). Cure d'air.

pneumaturie, s. f. (πνεῦμα; οὖρον, urine). Emission de gaz par l'urètre.

pneumectomie, s. f. (πνεύμων, ονος, poumon; ἐκτομή, ablation). Syn. *pneumonectomie.* Excision d'une partie plus ou moins étendue d'un poumon ou d'un poumon entier (*p. totale*), opération pratiquée dans les cas de tuberculose, de cancer ou de suppuration bronchopulmonaire.

pneumo-artériographie, s. f. Radiographie d'un territoire artériel rendu plus transparent que les tissus voisins par une injection d'oxygène dans le tronc principal. Procédé abandonné.

pneumobacille, s. m. V. *Friedländer (bacille de).*

pneumobacillémie, s. f. (pneumobacille; αἷμα, sang). Infection générale par le pneumobacille de Friedländer.

pneumocardie, s. f. (Et. May). Syndrome caractérisé, anatomiquement, par l'association d'une myocardie du ventricule droit et d'un emphysème pulmonaire atrophique avec dilatation bronchique; cliniquement, par une cyanose avec dyspnée évoluant rapidement vers la mort par asphyxie. L'atteinte simultanée du cœur et des poumons serait due à un trouble neuro-végétatif.

pneumocèle, s. f. (πνεύμων, poumon; κήλη, hernie). 1° Hernie du poumon. — 2° Employé à tort comme synonyme de *pneumatocèle*: *p. du sac lacrymal.* — *p. scrotale* (Verneuil). V. *pneumatocèle vaginale.*

pneumocéphale, s. m. ou **pneumocéphalie,** s. f. (πνεῦμα, air; κεφαλή, tête). Terme désignant non seulement la présence d'air dans la cavité crânienne (pneumocrâne), mais aussi l'emphysème péricrânien.

pneumocholangie, s. f. (πνεῦμα; χολή, bile; ἀγγεῖον, vaisseau). Présence d'air dans les voies biliaires.

pneumocholécystie, s. f. (πνεῦμα; χολή; κύστις, vessie). Présence d'air dans la vésicule biliaire.

pneumocisternographie, s. f. V. cisternographie.

pneumococcémie, s. f. (pneumocoque; αἷμα, sang). Septicémie provoquée par le pneumocoque.

pneumococcie, s. f. Ensemble des accidents morbides produits par le pneumocoque.

pneumococcose, s. f. Maladie causée par le pneumocoque.

pneumocolie, s. f. (πνεῦμα, air; κῶλον, côlon) (Lœper). Présence dans le côlon d'air ou de gaz de fermentation. Terme plus général qu'aérocolie.

pneumoconiose, s. f. (πνεύμων, poumon; κόνις, poussière) (Zenker, 1866). Syn. pneumonoconiose. Nom donné à l'ensemble des altérations causées par l'inhalation et la fixation dans le poumon des particules solides répandues dans l'atmosphère (charbon, silice, fer). — p. anthracosique ou p. des houilleurs. V. anthracose. — p. à poussières mixtes. V. anthracosilicose.

pneumocoque, s. m. (Talamon; Fränkel). Syn. Micrococcus pasteuri. Coccus allongé, lancéolé, en flamme de bougie, ordinairement accolé par deux (diplocoque) et entouré d'une capsule réfringente. Il reste coloré par la méthode de Gram. C'est l'agent de la pneumonie.

pneumocoqueluche alvéolaire (Julien Marie et Georges Sée, 1951). Forme pulmonaire de la coqueluche, caractérisée par de la dyspnée, de très nombreux râles bulleux fins (bronchite capillaire) et une hyperlymphocytose considérable.

pneumocrâne, s. m. (πνεῦμα, air; κρανίον, crâne) ou **pneumo-encéphale,** s. m. (πνεῦμα; ἐγκέφαλος, cerveau). Epanchement d'air dans la cavité cranienne (sous-dural, sous-arachnoïdien ou intra-ventriculaire). — pneumo-encéphale artificiel. P. obtenu en injectant de l'air dans le canal rachidien dans un but diagnostique (encéphalographie gazeuse ou ventriculographie) ou thérapeutique (pour rompre des adhérences méningées).

Pneumocystis carinii. V. Pneumonie interstitielle à Pneumocystis carinii.

pneumocystographie, s. f. (πνεῦμα; κύστις, vessie; γραφή, dessin). Radiographie de la vessie préalablement vidée et remplie d'air; pratiquée après l'instillation d'une substance opaque aux rayons X floculant au contact d'un épithélium pathologique, elle permet d'avoir une image des lésions intra-vésicales.

pneumo-encéphale, s. m. V. pneumocrâne.

pneumo-encéphalographie, s. f. V. encéphalographie gazeuse.

pneumo-exo-péritoine, s. m. Insufflation d'air dans le tissu sous-péritonéal, pratiquée au-dessus du pubis; l'air infiltre l'espace de Retzius et les fosses lombaires et permet, sur les clichés radiographiques, l'examen par contraste des organes du pelvis et de la région lombaire. V. rétro-pneumo-péritoine.

pneumo-ganglionnaires (syndromes). V. pneumo-lymphocytaires (syndromes).

pneumogastrographie, s. f. V. gastrophotographie.

pneumographe, s. m. (Marey). Syn. stéthographe (Riegel). Instrument destiné à enregistrer l'expansion circonférentielle du thorax pendant les mouvements respiratoires.

pneumographie cérébrale. Radiographie de l'encéphale après substitution d'air au liquide céphalique. V. ventriculographie, 1° et encéphalographie gazeuse.

pneumogynécographie, s. f. Radiographie de l'utérus et des ovaires, rendus visibles grâce à un pneumopéritoine.

pneumohémie putride (πνεῦμα, air; αἷμα, sang). Nom donné autrefois à certaines formes de la septi-cémie suraiguë.

pneumohystéroscopie, *s. f.* (πνεῦμα; ὑστέρα, utérus ; σκοπεῖν, examiner). Variété d'hystéroscopie (v. ce ter-me) dans laquelle les parois utérines, normalement accolées, sont écartées par une insufflation de gaz car-bonique.

pneumokyste hydatique. Rupture d'un kyste hydatique du poumon et pénétration de l'air dans la cavité kystique, sans effraction de la plèvre.

pneumokyste post-opératoire. V. *hydro-pneumokyste post-opératoire.*

pneumolithe, *s. m.* (πνεύμων ; λίθος, pierre). Concrétion solide qui se trouve parfois dans le parenchyme pulmonaire.

pneumologie, *s. f.* V. *pneumonologie.*

pneumo-lymphocytaires (syn-dromes) (J. Bernard et Lapresle, 1947). Terme proposé pour désigner un groupe d'affections, microbien-nes ou virales, caractérisées par des ombres pulmonaires fugaces, visi-bles sur les radiographies, associées à une lymphocytose sanguine ou à des adénopathies périphériques (*syndromes pneumo-ganglionnaires*) : coqueluche, mononucléose infec-tieuse, lymphoréticulose bénigne d'inoculation.

pneumolyse, *s. f.* (πνεύμων, pou-mon; λύειν, délier). Libération du poumon immobilisé par des adhé-rences plus ou moins intimes des deux plèvres qui gênent l'efficacité d'un pneumothorax thérapeutique; elle est pratiquée pour permettre au poumon de s'affaisser correcte-ment. La section des brides faites, au cours du pneumothorax artificiel, avec l'aide de la thoracoscopie, en est la forme habituelle. La *p. chirur-gicale* permet l'affaissement du pou-mon en créant une cavité artificielle entre la plèvre pariétale et la paroi thoracique. Suivant le plan de cli-vage utilisé, on distingue : 1° la *p. endofasciale* ou *parapneumolyse*, cli-vant le tissu cellulaire lâche situé entre la plèvre pariétale en dedans et le fascia endothoracique en de-hors; 2° la *p. extrafasciale* ou *télé-*

pneumolyse ou *pneumolyse extra-musculo-périostée*, dans laquelle le plan de clivage, plus externe que dans le cas précédent, passe en dehors du fascia endothoracique auquel restent adhérents les muscles intercostaux et le périoste costal, dont la régénération s'opposera à la réexpansion pulmonaire. La ca-vité extra-pleurale obtenue par ces interventions peut être entretenue de différentes manières. V. *apicolyse.*

pneumomastographie, *s. f.* (πνεῦμα, air ; mastographie). Radiographie du sein après injection d'air dans une cavité kystique préalablement vidée.

pneumomédiastin, *s. m.* Epanche-ment gazeux dans les espaces cellu-leux du médiastin. Il est parfois provoqué pour étudier, sur des ra-diographies, les organes médiasti-naux (*p. artificiel*, Bariéty, Coury et Mathé, 1952 : v. *médiastinographie gazeuse* et *pneumostratigraphie*, Gi-raud, 1952).

pneumomètre, *s. m.* (πνεῦμων ; μέτρον, mesure) (Waldenburg). Instrument qui permet de déter-miner la pression sous laquelle l'air est inspiré et expiré.

pneumonectomie, *s. f.* V. *pneumec-tomie.*

pneumonie, *s. f.* Ce mot employé seul signifie presque toujours *pneu-monie lobaire.* V. ce mot.

pneumonie à agglutinines froides. V. *Eaton (maladie d').*

pneumonie atypique. V. *broncho-pneumopathie de type viral.*

pneumonie caséeuse. Syn. *phtisie aiguë pneumonique.* Forme aiguë de la phtisie, caractérisée au point de vue anatomique par l'infiltration tuberculeuse du poumon (Laënnec), rappelant comme aspect l'hépatisa-tion de la pneumonie lobaire; et au point de vue clinique, par un état général grave dû à l'infection tuberculeuse, et par des signes lo-caux analogues à ceux de la pneu-monie.

pneumonie catarrhale. V. *broncho-pneumonie.*

pneumonie à cellules géantes de Hecht. Pneumonie virale mortelle survenant chez les enfants, caractérisée anatomiquement par la présence de cellules géantes dans les poumons. Il s'agit probablement d'une rougeole persistante chez des sujets incapables de produire des anticorps anti-rougeoleux, bien que leur taux de gamma-globulines sériques soit normal.

pneumonie chronique (Charcot). V. *pneumonie réticulée hypertrophique*.

pneumonie de déglutition. Infection broncho-pulmonaire provoquée par le passage dans les voies aériennes de débris alimentaires.

pneumonie disséquante (Hutinel et Proust; Letulle et Bezançon). Variété rare d'inflammation pulmonaire aiguë aboutissant à la suppuration et à la destruction du parenchyme, en dehors de tout processus gangreneux; le pneumobacille de Friedländer en est souvent la cause.

pneumonie fibrineuse, pneumonie franche. V. *pneumonie lobaire*.

pneumonie graisseuse (Langleen), **huileuse** ou **lipoïdique.** V. *stéatose pulmonaire*.

pneumonie hilifuge de Glanzmann. V. *bronchopneumopathie de type viral*.

pneumonie interstitielle (Hérard, Cornil et Hanot). V. *pneumonie réticulée hypertrophique*.

pneumonie interstitielle desquamante. Syn. *syndrome de Liebow* (1965). — Syndrome rare, d'origine inconnue, caractérisé anatomiquement par la présence de grandes cellules alvéolaires granuleuses en placard (pneumocytes) qui remplissent les alvéoles pulmonaires, les cloisons interalvéolaires étant pratiquement normales; et, cliniquement, par un ensemble de signes (dyspnée, toux, etc.) ressemblant à ceux des fibroses pulmonaires. Sous l'influence de la corticothérapie, il évolue souvent vers l'amélioration ou même la guérison.

pneumonie interstitielle à Pneumocystis carinii. Pneumopathie très grave due à un parasite, *Pneumocystis carinii* et survenant chez

des sujets en état de carence immunitaire (p. ex. au cours d'un traitement par les immunodépresseurs) et chez certains prématurés.

pneumonie lobaire. Syn. *pneumonie fibrineuse, pneumonie franche*. Maladie infectieuse due au pneumocoque lancéolé encapsulé de Talamon-Fränkel. Elle est caractérisée, anatomiquement, par une inflammation aiguë du poumon frappant un lobe dans sa totalité (hépatisation homogène) et par la présence d'un exsudat fibrineux remplissant les alvéoles pulmonaires; cliniquement, par son évolution cyclique depuis son début brusque et solennel, jusqu'à sa défervescence rapide, en une seule crise, apparaissant du 5e au 9e jour.

pneumonie lobulaire. V. *bronchopneumonie*.

pneumonie marginale. V. *atélectasie*.

pneumonie massive (Grancher). Variété de pneumonie lobaire, dans laquelle la plupart des signes physiques manquent; elle est due à l'oblitération des grosses bronches par des concrétions fibrineuses.

pneumonie à Mycoplasma pneumoniæ. V. *Eaton* (*maladie d'*).

pneumonie réticulée atrophique. Amincissement avec atrophie de tous les éléments de la paroi de l'alvéole du poumon, vaisseau compris : c'est une lésion caractéristique de l'emphysème pulmonaire. Elle peut coexister avec la pneumonie réticulée hypertrophique ou lui succéder.

pneumonie réticulée hypertrophique. Syn. *phlegmasie pulmonaire indurée* (Cruveilhier), *pneumonie chronique* (Charcot), *pneumonie interstitielle* (Hérard, Cornil et Hanot), *pneumopathie interstitielle*. Variété de fibrose pulmonaire, caractérisée par l'épaississement considérable des cloisons interalvéolaires, où la prolifération du tissu conjonctif étouffe les capillaires, et par la vacuité et la diminution de taille des alvéoles pulmonaires. On l'observe dans certains cas de tuberculose pulmonaire (F. Bezançon et Delarue), de collagénoses et au cours du rétrécissement mitral avec hypertension artérielle pulmonaire. V. *fibrose pulmonaire interstitielle diffuse.*

pneumonie virale ou **à virus.** V. *bronchopneumopathie de type viral.*

pneumonite, s. f. (Adams). Pneumopathie congénitale du fœtus et du prématuré, parfois épidémique, et peut-être due à un virus. Elle est caractérisée anatomiquement par une prolifération et une desquamation abondante de l'épithélium bronchique, avec une infiltration péribronchique et interstitielle de cellules mononucléaires à inclusions cytoplasmiques acidophiles.

pneumoconiose, s. f. V. *pneumoconiose.*

pneumonologie, s. f. (πνεύμων, ονος, poumon; λόγος, étude). Syn. *pneumologie.* Etude du poumon et de ses maladies.

pneumonopathie, s. f. V. *pneumopathie.*

pneumopaludisme du sommet. Syn. *maladie de Bruns.* Complication pulmonaire du paludisme, consistant dans l'induration du sommet du poumon, et simulant la phtisie au début. Elle s'en distingue par l'absence de râles, la toux sèche, et l'amélioration rapide sous l'influence des sels de quinine.

pneumopathie, s. f. (πνεύμων; πάθος, affection). Nom générique de toutes les affections du poumon.

pneumopathie atypique. V. *bronchopneumopathie de type viral.*

pneumopathie des éleveurs d'oiseaux. V. *éleveurs d'oiseaux (maladie des).*

pneumopathie par hypersensibilité. V. *pneumopathie immunologique.*

pneumopathie immunologique. Syn. *pneumopathie par hypersensibilité.* Affection professionnelle due à une réaction allergique des poumons à l'inhalation d'un antigène organique. Les *p. i.* ont en commun : une évolution par épisodes aigus, dyspnéiques, souvent fébriles; des images radiologiques réticulo-micronodulaires; des troubles de la fonc-

tion ventilatoire de type restrictif et avec bloc alvéolo-capillaire; un aspect histologique de granulome diffus giganto-cellulaire et épithélioïde du tissu interstitiel du poumon; et la présence, dans le sérum, d'anticorps spécifiques précipitants caractéristiques des réactions d'hypersensibilité semi-retardée de type Arthus (v. *Arthus, phénomène d'*). Parmi ces affections, il faut citer : le poumon de fermier, la coniosporiose, la bagassose, la subérose, la byssinose et bien d'autres dues aussi à l'inhalation de poussières végétales (champignon, malt, bois, sisal, café, thé), ou à celle de poussières animales (maladie des éleveurs d'oiseaux, pneumopathie par inhalation de poudre de post-hypophyse chez les sujets atteints de diabète insipide). V. *hypersensibilité* et *complexe immun.*

pneumopathie interstitielle. V. *pneumonie réticulée hypertrophique.*

pneumopathie virale. V. *bronchopneumopathie de type viral.*

pneumopelvigraphie, s. f. (πνεῦμα, air; *pelvis,* bassin; γραφή, écriture). V. *pelvigraphie gazeuse.*

pneumopéricarde, s. m. (πνεῦμα, air; περικάρδιον, péricarde). Syn. *pneumatose péricardique.* Epanchement d'air ou de gaz dans le péricarde, consécutif le plus souvent à une plaie thoracique, qui permet à l'air extérieur de pénétrer directement dans le péricarde.

pneumopéritoine, s. m. Epanchement gazeux dans la cavité péritonéale. Il est parfois spontané et accompagne une pneumatose intestinale; le plus souvent provoqué et dû à l'introduction de gaz pour l'examen radiologique des viscères abdominaux ou dans un but thérapeutique.

pneumopexie, s. f. (πνεύμων; πῆξις, fixation). Fixation du poumon à la paroi thoracique parfois pratiquée après une intervention sur le poumon en plèvre libre; elle est destinée à assurer la ré-expansion du poumon.

pneumopyélographie, s. f. (πνεῦμα; πύελος, bassin; γραφή, dessin). Syn.

pyélographie gazeuse. Radiographie du bassinet et du rein après insufflation d'air par une sonde urétérale.

pneumorachie, *s. f.* ou **pneumorachis,** *s. m.* (πνεῦμα, air; ῥάχις, épine dorsale). Présence dans le canal rachidien d'air injecté par ponction lombaire, dans le but d'explorer, au moyen des rayons X, ce canal ou les ventricules cérébraux.

pneumo-rein, *s. m.* (Rosenstein; Carelli, 1921). Injection d'air dans la loge périrénale, destinée à faciliter, par contraste, l'examen radiographique du rein et de la capsule surrénale.

pneumorésection, *s. f.* (terme incorrect). V. *pneumectomie.*

pneumorétropéritoine, *s. m.* V. *rétropneumopéritoine.*

pneumorragie, *s. f.* (πνεύμων, poumon; ῥήγνυμι, je jaillis) (Laënnec). Infiltration de sang dans le tissu pulmonaire; apoplexie pulmonaire.

pneumoséreuse, *s. f.* Présence dans une séreuse articulaire ou viscérale d'air ou de gaz; elle peut être spontanée ou provoquée dans un but thérapeutique ou en vue d'un examen radiologique.

pneumo-stratigraphie, *s. f.* (πνεύμων; stratigraphie) (G. Giraud, 1952). Etude radiographique des organes thoraciques et abdominaux rendus visibles sur des tomographies frontales et sagittales grâce au contraste de leur ombre avec l'air préalablement injecté dans l'espace celluleux abdomino-thoracique postérieur qui les entoure. La méthode peut également être appliquée aux articulations et au système nerveux (injection d'air dans les espaces arachnoïdiens et ventriculaires).

pneumotachographe, *s. m.* (πνεύμων, poumon; τάχος, vitesse; γραφή, dessin). Appareil destiné à pratiquer la pneumotachographie (v. ce terme).

pneumotachographie, *s. f.* (Fleisch, 1925). Enregistrement des débits ventilatoires pulmonaires.

pneumothérapie, *s. f.* (πνεῦμα, air; θεραπεία, thérapeutique) (Hanke). Méthode de traitement employée dans l'emphysème, qui consiste à faire inspirer le malade dans l'air comprimé et à le faire expirer dans l'air raréfié. — *p. cérébrale* (J. Delay, 1946). Emploi thérapeutique de l'insufflation d'air (ou d'oxygène) dans les ventricules du cerveau et les espaces péricérébraux (encéphalographie gazeuse par voie lombaire), préconisé dans certaines épilepsies, certaines méningites cloisonnées, certains troubles hypophysotubériens, certaines psychoses.

pneumothorax, *s. m.* (πνεῦμα; θώραξ, poitrine). Epanchement spontané ou provoqué d'air ou de gaz dans la cavité pleurale. — *p. artificiel,* opératoire ou *thérapeutique.* Syn. *méthode de Forlanini, piézothérapie pulmonaire.* Insufflation d'air ou d'un gaz inerte dans la cavité pleurale, destinée à réaliser la *collapsothérapie* (v. ce mot) d'un poumon. Cette opération préconisée en 1888 par Potain n'a été mise en pratique que plus tard. — *p. différé* (Et. Bernard, 1950). *P.* thérapeutique créé, en cas de tuberculose pulmonaire, non pas immédiatement, mais après un traitement préparatoire par les antibiotiques. — *p. extra-pleural.* Syn. *méthode de Schmidt.* Décollement chirurgical du feuillet pariétal de la plèvre, pratiqué lorsque les adhérences empêchent la création d'un *p. intrapleural,* puis insufflation de cette cavité artificielle traitée comme un pneumothorax thérapeutique. - Les deux cavités intra- et extra-pleurales peuvent coexister autour d'un même poumon (*p. mixte*). — *p. hydatique.* Rupture d'un kyste hydatique pulmonaire (pneumokyste hydatique) dans une bronche, puis dans la plèvre entraînant la pénétration de l'air dans la cavité pleurale. — *p. idiopathique bénin* ou des *conscrits* (Galliard, 1888). *P.* survenant chez des sujets jeunes, apparamment indemnes de tuberculose, et guérissant rapidement sans complications. Pour certains (Sergent), il serait néanmoins de nature tuberculeuse; pour d'autres (Galliard, Courcoux, Rist), ce *p.* non tuberculeux est dû à la rupture d'une vésicule d'emphysème pulmonaire. — *p. insatiable* (Burnand). Variété de *p. thérapeutique* dans laquelle, malgré d'abondantes injections de gaz, on n'arrive pas à obtenir le collapsus. — *p. mixte*. V. *p. extra-pleural*. — *p. à soupape* ou *suffocant* (Bouveret). *P.* spontané dans lequel la communication pleuro-pulmonaire forme un clapet qui permet à l'air d'entrer dans la plèvre au moment de l'inspiration et l'empêche de sortir à l'expiration; d'où augmentation de la pression de l'air intra-pleural et asphyxie rapide.

pneumotomie, s. f. (πνεύμων; τομή, section). Incision faite au poumon dans un but thérapeutique (évacuation d'un abcès du poumon).

pneumotrope, adj. (πνεύμων, poumon; τρέπειν, tourner). Qui se fixe électivement sur le poumon.

pneumo-tympan, s. m. Existence d'air comprimé dans l'oreille moyenne: accident fréquent et bénin du coryza. Le *p.-t.* se manifeste brusquement par une douleur pongitive survenant dans une oreille au moment de l'effort fait pour se moucher; il s'accompagne de surdité, de bourdonnement et parfois d'un peu de vertige.

pneumo-typhoïde (fièvre) ou **pneumotyphus,** s. m. Fièvre typhoïde dont le début est masqué par les signes d'une pneumonie concomitante, et qui suit son évolution après que la pneumonie a terminé la sienne. La pneumonie, dans ce cas, a été rapportée par un certain nombre d'auteurs à une infection du poumon par le bacille d'Eberth, agent de la fièvre typhoïde. On admet généralement aujourd'hui qu'elle est due au pneumocoque.

P. N. O. Abréviation parfois employée pour désigner le pneumothorax et surtout le pneumothorax artificiel.

Po₂. Pression partielle (v. ce terme) en oxygène d'un milieu gazeux (air) ou liquide (sang). Elle est normalement de 159 mm de Hg dans l'air inspiré, de 90 à 112 mm de Hg dans l'air alvéolaire (PAo₂) et dans le sang artériel (PaO₂) et de 37 à 40 mm de Hg dans le sang veineux mê-

lé (Pvo₂). La Po₂ du sang mesure l'oxygène dissous dans le plasma.

poche des eaux. Nom donné en obstétrique à la saillie faite dans le vagin par les membranes de l'œuf, lorsque le col est dilaté.

podagre, s. f. (πούς, ποδός, pied; ἄγρα, prise). Manifestation de la goutte, au niveau des articulations du pied. — adj. Se dit d'un sujet atteint de la goutte.

podalique, adj. V. *version*.

podencéphale, s. m. (πούς, pédicule; ἐγκέφαλος, encéphale) (I. G. Saint-Hilaire). Monstre dont l'encéphale est situé en grande partie hors de la boîte crânienne, à la voûte de laquelle il est réuni par un pédicule.

pododynie, s. f. (πούς; ὀδύνη, douleur) (Gross). V. *métatarsalgie*.

podologie, s. f. (πούς; λόγος, discours). Étude du pied normal et pathologique.

podoscope, s. m. (πούς, ποδός; σκοπεῖν, examiner) (J. Lelièvre). Appareil composé d'un miroir horizontal placé en dessous d'une vitre solide, également horizontale, sur laquelle le sujet à examiner se tient pieds nus. Un éclairage électrique permet de voir, dans le miroir, la plante des pieds, et ses zones d'appui dans les différentes positions.

podo-skélique (rapport) (πούς, ποδός, pied; σκέλος, jambe) (morphologie). Rapport entre la longueur du pied et la somme des longueurs de la jambe et de la cuisse.

podostatigramme, s. m. (πούς, ποδός; στατός, stationnaire; γράμμα, écriture) (Viladot et Roig-Puerta). Variété de photopodogramme (v. ce terme) indiquant l'importance des pressions des différentes zones d'appui du pied.

podostyle (rapport) (πούς; στῦλος, colonne) (morphologie). Rapport entre le périmètre du métatarse et la longueur du pied au repos.

pœcilandrie, s. f. (ποικίλος, varié; ἀνήρ, ἀνδρός, mâle). Existence chez certaines espèces de gallinacés de plusieurs variétés de mâles, les uns ayant le plumage du coq (camail, lancettes, faucilles), les autres celui de la poule. La même anomalie a été observée chez les papillons.

pœcilocytose, s. f. Terme correct qui devrait être substitué à *poïkilocytose.*

pœcilotherme, adj. Terme correct qui devrait être substitué à *poïkilotherme.*

pœdogamie, s. f. Processus de fécondation dans lequel les cellules différenciées, qui vont s'unir pour produire le nouvel être, proviennent toutes deux d'un même individu. C'est une variété d'*automixie.*

poïkilocytose, s. f. (ποικίλος, varié; κύτος, cellule). Syn. *pœcilocytose.* Déformation d'une partie des globules rouges en forme de poire, de virgule, etc.

poïkilodermatomyosite, s. f. V. *Petges-Cléjat (maladie de).*

poïkilodermie, s. f. Affection de la peau caractérisée, après une phase d'accidents rappelant une infection légère (myalgies, arthralgies, œdème léger de la face), par un érythème télangiectasique formant un réseau à mailles capillaires, au centre duquel la peau est atrophiée, de couleur blanc nacré en certains points, rose en certains autres, pigmentée en d'autres. — La *p.* localisée au visage et au cou ou *maladie de Civatte* frappe surtout les femmes au moment de la ménopause. Certains auteurs la confondent avec la *mélanose de Riehl.* — *p. atrophique vasculaire.* V. *Petges-Cléjat (maladie de).* — *p. congénitale.* V. *Thomson (syndrome de).*

poïkilotherme, adj. (ποικίλος, varié; θέρμη, chaleur). Syn. *pœcilotherme.* Se dit des animaux à température variable, improprement appelés à sang froid; leur température subit les mêmes variations que celle du milieu ambiant. — s. m. Animal à température variable.

poing (signe du). Attitude de la main, fermée, les doigts fléchis sur le pouce; elle est observée chez le nourrisson pendant la crise de tétanie.

poing fermé (signe du). Syn. *signe de Claude.* Impossibilité de fermer le poing complètement, au cours de la paralysie du nerf médian, la

flexion et l'opposition du pouce, ainsi que la flexion des deux dernières phalanges de l'index et du médius étant abolies.

point rubis. V. *tache rubis.*

pointe, s. f. Aspect pathologique de l'électroencéphalogramme caractérisé par une oscillation de grande amplitude (100 microvolts ou plus), de durée brève (40 à 60 millisecondes) et présentant 3 segments : ascendant, descendant sous la ligne de base et ascendant de nouveau, se succédant très rapidement. Elle survient de manière paroxystique, isolée ou répétée, en cas d'irritation du cortex cérébral (épilepsie). — *p. lente.* Syn. *onde abrupte, onde à front raide.* Pointe dans laquelle le 3ᵉ segment (de retour à la ligne de base) est plus lent que les premiers; elle s'observe dans l'épilepsie à foyer temporal. — *p. vertex.* Pointe lente de voltage moyen, observée parfois dans la région du vertex, lors de stimulations auditives.

pointe-onde (complexe). Aspect pathologique de l'électroencéphalogramme caractérisé par la succession rapide d'une pointe (v. ce terme) et d'une nouvelle dénivellation du tracé, de même amplitude, mais plus lente et d'aspect arrondi. Elle est presque caractéristique de l'absence du petit mal épileptique surtout lorsque les pointes-ondes se succèdent régulièrement en rythme de 3 à 3,5 par seconde.

pointe du rocher (syndrome de la). V. *Gradenigo (syndrome de).*

pointillage ou **pointillement,** s. m. Mode de massage qui consiste à percuter une partie du corps avec un ou plusieurs doigts.

poison, s. m. Nom donné à toute substance chimique capable de troubler ou d'arrêter la vie de l'être ou des différentes parties qui entrent dans sa composition : organes, tissus, cellules (d'après Roger).

Poland (syndrome de) (1841). Malformation rare d'un membre supérieur, le plus souvent le droit. Les anomalies de la main sont les plus importantes. Cette main est courte, les doigts apparaissent soudés (syndactylie) et présentent des altérations osseuses d'importance variable : la 2ᵉ phalange des 4 derniers doigts est brève, plus rarement absente; exceptionnellement les 2ᵉ, 3ᵉ et 4ᵉ doigts sont atrophiés. Il existe en outre des anomalies des dermatoglyphes (v. ce terme), une atrophie de l'avant-bras et du bras et surtout une hypoplasie du faisceau sterno-costal du grand pectoral. Cette malformation est probablement la conséquence d'un trouble du développement embryonnaire, peut-être d'une atrophie ou d'une hypoplasie de l'artère sous-clavière. Son origine génétique a été discutée.

polichinelle (membre de). Aspect complètement ballant et disloqué que présentent parfois les membres des tabétiques, en raison de l'altération et du relâchement des articulations, et de l'hypotonie musculaire.

policlinique, s. f. (πόλις, ville; clinique). 1º Clinique qui se fait auprès des malades de la ville non hospitalisés (consultations, visites de malades en ville). — 2º Etablissement destiné au traitement des maladies et à l'enseignement de la médecine, dans lequel les malades ne sont pas hospitalisés.

polioencéphalite, s. f. (πολιός, gris ; ἐγκέφαλος, encéphale). Inflammation de la substance grise de l'encéphale : cortex et noyaux gris bulbo-protubérantiels. — p. aiguë et subaiguë. P. se traduisant cliniquement par de la confusion, de l'anxiété, de l'agitation ou de la somnolence, la paralysie aiguë ou subaiguë des nerfs bulbo-protubérantiels, et survenant à la suite de maladies infectieuses (affections à virus neurotrope: poliomyélite; diphtérie, scarlatine, etc.) ou d'intoxications (alcool, plomb, etc.). — p. chronique. P. se traduisant par une paralysie d'évolution lente des nerfs bulbo-protubérantiels, provoquée par la syphilis ou par une infection à virus neurotrope. — p. inférieure aiguë. V. paralysie bulbaire aiguë de Leyden. — p. inférieure chronique. V. paralysie

labio-glosso-laryngée. — p. supérieure. V. ophtalmoplégie nucléaire. — p. sup. hémorragique (Wernicke, 1881). V. Gayet-Wernicke (encéphalopathie ou maladie de).

polioencéphalomyélite, s. f. V. polionévraxite.

poliomyélite, s. f. (πολιός, gris; μυελός, moelle). Inflammation de l'axe gris de la moelle épinière. — 1º p. postérieure. Inflammation des cornes postérieures de la moelle. V. zona. — 2º p. antérieure. Altération des cornes antérieures de la moelle (téphromyélite).

poliomyélite antérieure aiguë. 1º de l'enfance. V. Heine-Medin (maladie de). — 2º de l'adulte. Syn. paralysie spinale aiguë de l'adulte. La symptomatologie est la même que dans l'enfance, mais l'atrophie est moins marquée, en raison du complet développement du squelette. V. Heine-Medin (maladie de).

poliomyélite antérieure chronique. Destruction lente et progressive des cellules des cornes antérieures de la moelle entraînant l'atrophie musculaire progressive (v. ce terme). Sa marche est ordinairement très lente.

poliomyélite antérieure chronique familiale de l'enfance. V. Werdnig-Hoffmann (amyotrophie, forme).

poliomyélite antérieure subaiguë. Syn. paralysie spinale atrophique subaiguë. Amyotrophie d'origine médullaire évoluant vers la mort en quelques mois. Elle débute au niveau des mains (atrophie de type Aran-Duchenne), puis gagne les avant-bras, les membres inférieurs (par leur extrémité distale), le tronc, le cou. Elle s'accompagne de fibrillations, de réaction de dégénérescence et d'importants troubles vaso-moteurs. La mort survient par atteinte bulbaire.

poliomyélite sans paralysie. V. myalgie épidémique.

poliomyéloencéphalite, s. f. V. polionévraxite.

polionévraxite, s. f. (πολιός; névraxite). Syn. polioencéphalomyélite, poliomyéloencéphalite. Maladie du système nerveux central dont les lésions sont localisées à la substance grise (cerveau et moelle épinière).

poliose, *s. f.* (πολιός). Décoloration des poils.

poliovirus, *s. m.* Virus de la poliomyélite antérieure aiguë; il appartient au groupe des entérovirus. Trois types de *p.* ont été identifiés : type I (Brunehilde), type II (Lansing) type III (Léon). L'homme est le seul réservoir de *p.*; ce dernier pénètre par les voies digestives, atteint le névraxe par voie sanguine ou en suivant les fibres nerveuses.

Politzer (expérience de). Manœuvre qui consiste à insuffler de l'air dans la caisse du tympan à l'aide d'une poire de caoutchouc, dont l'embout est introduit dans une narine; on profite d'un mouvement de déglutition pour presser brusquement la poire.

pollakicoprose, *s. f.* (πολλάκις, souvent; κόπρος, excrément) (Bard, 1917). Fréquence anormale des selles.

pollakiménorrhée, *s. f.* (πολλάκις; μήν, mois; ῥεῖν, couler). Syn. *polyménorrhée* (pro parte). Règles trop fréquentes.

pollakiurie, *s. f.* (πολλάκις, souvent; οὐρεῖν, uriner) (Dieulafoy). Syn. *sychnurie.* Fréquence exagérée des mictions ne coïncidant pas nécessairement avec l'augmentation du volume total des urines; c'est un signe de néphrite interstitielle ou d'affection vésico-prostatique.

pollicidigitale (pince) (*pollex, icis,* pouce; *digitus,* doigt). Pince formée par l'opposition du pouce et des autres doigts.

pollicisation, *s. f.* (*pollex, icis,* pouce) (Guermonprez, de Lille, 1887). Opération destinée à remplacer le pouce par le 2e métacarpien et ce qui reste de l'index dans les cas de perte totale du pouce.

pollinose, *s. f.* ou **pollinosis,** *s. f.* Ensemble des manifestations pathologiques survenant lors du contact de grains de pollen avec une muqueuse spécifiquement sensibilisée (nasale, conjonctivale, bronchique);

p. ex. : rhume des foins, asthme, etc. V. *atopie.*

pollution, *s. f.* (*polluere,* souiller). Emission de sperme en dehors du coït.

poltose, *s. f.* (πόλτος, bouillie). V. *péloïde.*

poly... (πολύς, beaucoup). Préfixe indiquant, soit un certain nombre (polyarthrite), soit un nombre ou une abondance exagérée (polyglobulie, polyurie).

Polya (opération ou **procédé de).** Syn. *opération de Reichel.* Gastrectomie partielle avec implantation termino-latérale de la tranche gastrique dans le jéjunum.

polyadénome, *s. m.* (πολύς, beaucoup; adénome). Syn. *adénome multiglandulaire* (Broca). Adénomes constitués par l'hypertrophie simultanée d'un grand nombre de glandes de même nature.

polyadénome gastrique diffus ou **en nappe** (Ménétrier, 1888). Syn. *maladie de Ménétrier, gastrite hypertrophique géante, muco-adénomatose gastrique diffuse.* Variété rare de gastrite, caractérisée par une hypertrophie considérable des plis de la muqueuse de l'estomac, avec hypertrophie des glandes qui prennent parfois l'aspect de glandes coliques (métaplasie). L'évolution, chronique, est bénigne : la transformation néoplasique est exceptionnelle. Mais l'hypersécrétion gastrique due à l'augmentation de la surface glandulaire provoque une perte en protéines d'où parfois hypoprotidémie, œdèmes et même cachexie (*gastropathie exsudative*).

polyadénome du gros intestin (Quénu). Syn. *adénomatose essentielle du gros intestin, polypose intestinale* ou *recto-colique, polyposis coli* (Virchow). Variété rare de tumeur, siégeant de préférence au niveau du rectum et constituée par un amas de polypes développés aux dépens des glandes de la muqueuse et pouvant se transformer en cancer. Le *p.* détermine de la diarrhée, des hémorragies et souvent de la douleur. V. *lentiginose péri-orificielle avec polypose viscérale.*

polyalgies, s. f. pl. (πολύς, nombreux ; ἄλγος, douleur). Douleurs de sièges multiples. — *p. climatériques.* Manifestations douloureuses articulaires et para-articulaires survenant fréquemment chez la femme au moment de la ménopause.

polyallélie, s. f. (πολύς, beaucoup ; ἀλλήλων, l'un l'autre) (génétique). Nom donné à une série d'états divers d'un même gène mutant, chez différents sujets, chaque état séparément étant allélomorphique d'un gène déterminé normal, toujours le même. En d'autres termes, c'est une *série d'allélomorphes multiples.* La *p.* expliquerait les variétés observées dans la gravité de certaines tares ou maladies héréditaires.

polyangéite, s. f. (πολύς ; ἀγγεῖον, vaisseau). Affection caractérisée par des atteintes vasculaires diffuses.

polyangionévrite, s. f. (πολύς ; ἀγγεῖον ; νεῦρον, nerf). Terme groupant un grand nombre d'affections, de nature inconnue, caractérisées par des atteintes vasculaires diffuses (purpura, artérite des jambes, des coronaires, glomérulo-néphrite...), des polynévrites sensitivo-motrices (avec impotence, douleurs et troubles trophiques), une évolution fébrile et cachectisante : périartérite noueuse, artérite temporale, maladie de Libman-Sacks, etc., et la *p. essentielle fébrile anodulaire* (P. Michon, 1954), histologiquement distincte des affections précédentes.

polyarsénothérapie, s. f. Application aux arsenicaux de la polychimiothérapie.

polyartérite, s. f. Artérite frappant plusieurs segments du système artériel (p. ex. : coronaires et artères des membres inférieurs).

polyartérite noueuse. V. *périartérite noueuse.*

polyartest, s. m. Réactif permettant d'effectuer, en deux minutes, sur lame, une réaction analogue à celle de Waaler-Rose et destinée à rechercher le facteur rhumatoïde (v. ces termes).

polyarthralgies, s. f. pl. (πολύς ; arthralgie). Douleurs articulaires multiples. V. *arthralgie.*

polyarthrite, s. f. (πολύς, nombreux ; ἄρθρον, articulation). Inflammation aiguë ou chronique frappant simultanément plusieurs articulations.

polyarthrite aiguë épidémique tropicale (Hench, 1942). Syn. *rhumatisme de Bougainville.* Syndrome d'origine inconnue et spontanément curable, observé en Australie et dans l'île Bougainville (archipel des Salomon en Océanie). Il associe une polyarthrite aiguë et fébrile à des adénopathies et à une éruption maculo-papuleuse.

polyarthrite aiguë fébrile. V. *Bouillaud (maladie de).*

polyarthrite ankylosante. Nom donné par les auteurs allemands (*polyarthritis ankylosans*) à la *pelvispondylite rhumatismale* (v. ce mot).

polyarthrite chronique déformante ou **p. c. inflammatoire** ou **p. c. rhumatismale** ou **p. c. symétrique progressive.** V. *polyarthrite chronique évolutive.*

polyarthrite chronique évolutive (P. C. E.) (F. Coste et J. Forestier, 1929). Syn. *arthrite rhumatoïde, arthrodynie* (Cullen), *goutte asthénique primitive* (Landré-Beauvais), *polyarthrite chronique déformante* ou *p. c. inflammatoire* ou *p. c. rhumatismale* (de Sèze et Ryckwaert) ou *p. c. symétrique progressive* (Bezançon et M. P. Weil), *polyarthrite rhumatismale* ou *rhumatoïde, rhumatisme chronique déformant* (Teissier et Roque) ou *rh. ch. progressif généralisé* ou *rh. ch. progressif infectieux* (Weissenbach et Françon) ou *rh. articulaire chronique progressif* (Charcot, 1853), *rhumatisme noueux, maladie de Charcot.* Maladie chronique, caractérisée par des manifestations articulaires inflammatoires, ordinairement bilatérales et symétriques, frappant de préférence les articulations distales des membres, progressant par poussées, restant toujours fixée aux articulations primitivement atteintes, et entraînant la production de douleurs, de déformations et d'attitudes vicieuses qui conduisent à une impotence fonctionnelle plus ou moins complète ; il existe souvent de la fièvre et une altération de l'état général. C'est une maladie qui se rencontre surtout chez les femmes au moment de la ménopause ; le froid humide paraît avoir une grande importance dans son étiologie ; sa nature réelle n'est pas connue. — Pour certains, la *P.C.E.* est un syndrome clinique et radiologique qui, à côté de la maladie décrite ci-dessus (dénommée alors *maladie rhumatoïde*), comprend certaines formes de connectivite (v. *collagène, maladie du*) et peut-être d'autres entités analogues à la maladie rhumatoïde, mais qui en diffèrent par la sérologie et l'histologie. — V. *facteur rhumatoïde*.

polyarthrite épidémique. Affection fébrile bénigne caractérisée par de légères douleurs articulaires et une éruption de la face, observée en Australie depuis 1928. Elle semble due à un arbovirus, le virus de la rivière Ross.

polyarthrite rhumatismale ou **rhumatoïde.** V. *polyarthrite chronique évolutive*.

polyarthrite sèche progressive (Weissenbach et Françon, 1935). V. *polyarthrose*.

polyarthropathie, *s. f.* (πολύς ; ἄρθρον, articulation ; πάθος, maladie). Affection caractérisée par de multiples arthropathies.

polyarthropathique, *adj.* Qui s'accompagne d'arthropathies multiples. — *tabes p.* V. *tabes*.

polyarthrose, *s. f.* (πολύς ; ἄρθρον) (Coste et Forestier). Syn. *maladie des arthroses, polyarthrite sèche progressive* (Weissenbach et Françon, 1935), *polyarthrose progressive* (de Sèze). Variété de rhumatisme chronique dégénératif (arthrose) débutant insidieusement vers la quarantaine, atteignant progressivement plusieurs articulations, évoluant pendant des dizaines d'années sans altération humorale de type inflammatoire, et pouvant entraîner, par certaines localisations (hanches, genoux), de graves infirmités.

polyarthrose xanthomateuse (Layani, 1939). Syn. *rhumatisme chro-*

nique déformant xanthomateux. Affection évoluant comme un rhumatisme chronique déformant grave, douloureux, mono-, puis polyarticulaire, aboutissant à la dislocation des jointures ; la radiographie montre des vacuoles érodant, puis détruisant les épiphyses. Il existe, en outre, des signes de xanthomatose cutanée ou viscérale et une cholestérolémie élevée. La lésion osseuse contient des lipides voisins du cholestérol et des cellules spumeuses caractéristiques des xanthomatoses.

polyathéromatose, *s. f.* Manifestations multiples et successives d'athéromatose survenant en des territoires artériels distincts et souvent éloignés.

polycanaliculite, *s. f.* Inflammation de nombreux conduits glandulaires, par infection ascendante, chez un même individu, qui présente une prédisposition spéciale aux furoncles, otites, dacryocystites, angiocholites, etc. V. *diathèse d'auto-infection*.

polycapsulite, *s. f.* Inflammation de la capsule de plusieurs articulations.

polycarentiel, *adj.* Qui se rapporte à la carence simultanée de plusieurs éléments.

polycaryocyte, *s. m.* V. *myéloplaxe*.

polychimiothérapie, *s. f.* (πολύς ; χυμία, chimie ; θεραπεία, traitement). Emploi simultané de plusieurs médicaments différents, chimiquement voisins et doués de propriétés pharmacologiques identiques, administrés à doses faibles. Les accidents thérapeutiques sont évités par la petitesse des doses de chacun des médicaments, tandis que l'effet curatif est obtenu par l'importance de la quantité totale absorbée.

polycholie, *s. f.* (πολύς ; χολή, bile). Sécrétion biliaire exagérée.

polycholique (ictère). V. *ictère polycholique*.

polychondrite atrophiante chronique (Jaksch-Wartenhorst, 1923). Syn. *chondromalacie systématisée* (von Meyenburg, 1936), *panchondrite* (Harders, 1954), *polychondrite à rechutes* (Pearson, 1960), *syndrome*

d'*Askanasy* (Arslan, 1963), *maladie
ou syndrome de von Meyenburg*. Maladie rare associant des lésions oculaires (épisclérite, irido-cyclite, conjonctivite) et une dégénérescence, avec disparition plus ou moins complète, des cartilages. Celle-ci atteint le nez (nez en pied de marmite), les oreilles, les articulations (polyarthrite douloureuse et déformante) et surtout les voies respiratoires. Le ramollissement de l'armature cartilagineuse de la trachée et des bronches entraîne des troubles ventilatoires qui font toute la gravité de la maladie. Celle-ci évolue en quelques années par poussées, avec parfois atteinte de l'état général et du cœur. Sa cause est inconnue : on a invoqué une origine enzymatique ou auto-immune.

polychondrite à rechutes. V. *polychondrite atrophiante chronique.*

polychromasie, *s. f.* ou **polychromatophilie,** *s. f.* (πολύς; χρῶμα, couleur; φιλία, amitié). État des globules rouges qui se colorent par deux ou trois couleurs différentes, soit d'une manière diffuse, soit par traînées ou par points. La *p.* est un signe de destruction et de réparation des globules.

polycinétique, *adj.* (πολύς; κίνησις, mouvement). Qui se rapporte à plusieurs mouvements. V. *réflexe polycinétique.*

polyclinique, *s. f.* (πολύς; clinique). Clinique où sont hospitalisés les malades atteints d'affections diverses.

polyclonal, *adj.* (πολύς; κλών, rejeton) (génétique). Qui se rapporte à plusieurs clones (v. ce terme).

polyclonie, *s. f.* (πολύς; κλόνος, agitation). Secousses musculaires cloniques se succédant sans interruption. — *p. de Kojewnikow.* V. *épilepsie partielle continue.*

polycorie, *s. f.* 1° (πολύς; κόρη, pupille). Anomalie congénitale ou acquise de l'iris. Existence de deux ou de plusieurs orifices pupillaires. — 2° (πολύς; κόρος, satiété) (R. Debré, 1934). « Accumulation pathologique de substance de réserve dans un organe, aboutissant à son hypertrophie » (R. Debré). Cette accumulation se fait dans la cellule noble, hépatique, rénale, musculaire ou nerveuse; tandis que, dans les *dyslipoïdoses* (v. ce mot), les substances lipidiques s'accumulent dans le système réticulo-endothélial. V. *thésaurismose.* — *p. glycogénique.* V. *glycogénique* (*maladie*).

polycorique, *adj.* (R. Debré, 1934). Se dit de l'augmentation de volume d'un organe (foie, rein, centres nerveux) par accumulation de réserves (glycogène, graisse) dans la cellule noble. Ex. : *hépatomégalie p.*

polycrotisme, *s. m.* (πολύς; κρότος, battement). Série de soulèvements que l'on observe sur la ligne de descente dans les tracés sphygmographiques. Le *p.* se rencontre dans le cas de ralentissement considérable des battements cardiaques (convalescence) et dans certains empoisonnements chroniques (saturnisme).

polycythemia vera. V. *érythrémie.*

polycythémie, *s. f.* (πολύς; κύτος, cellule; αἷμα, sang) (Osler, 1903). V. *polyglobulie.* — *p. essentielle.* V. *Nichamin* (*maladie de*). — *p. hypertonique.* V. *Gaisböck* (*maladie de*). — *p. vraie.* V. *érythrémie.*

polycytose, *s. f.* Abondance d'éléments cellulaires dans un liquide organique.

polydactylie, *s. f.* ou **polydactylisme,** *s. m.* (πολύς; δάκτυλος, doigt). Anomalie héréditaire transmise selon le type dominant, consistant en l'existence de doigts surnuméraires.

polydipsie, *s. f.* (πολύς; δίψα, soif). Soif excessive.

polydysendocrinie, *s. f.* Trouble du fonctionnement simultané de plusieurs glandes endocrines.

polydysplasie, *s. f.* (πολύς; δύς, difficile ; πλάσσειν, façonner). Présence chez un même sujet de plusieurs malformations dues à des troubles de développement de tissus ou d'organes.

polydysplasie ectodermique héréditaire (A. Touraine, 1936). Syn. *neuro-ectodermose congénitale, congenital ectodermal defects* (aut. anglo-saxons). Groupe d'affections familiales ayant pour caractères communs des troubles dans le développement des organes d'origine ectodermique. — Les mieux connues sont l'*anhidrose avec hypotrichose et anodontie* et le *syndrome de Schäffer* (v. ces termes) dont les caractères s'opposent presque point par point.

polydyspondylie, s. f. (πολύς; δύς; σπόνδυλος, vertèbre) (Turpin). Malformation caractérisée par une insuffisance de poids et de taille, un retard psychique et de nombreuses anomalies vertébrales. Elle est en rapport avec une atypie des chromosomes, le noyau cellulaire ne contenant que 45 au lieu de 46 chromosomes, due à une translocation (v. ce terme) entre les chromosomes autosomiques des paires 13 et 22.

polydystrophie, s. f. (πολύς; δύς; τροφή, nourriture). Trouble de la nutrition atteignant plusieurs organes. — *p. de Hurler.* V. *Hurler (maladie, polydystrophie ou syndrome de).*

polyeidocyte, s. m. (πολύς; εἶδος, forme; κύτος, cellule). V. *cellule indifférenciée.*

polyembryonie, s. f. Production de deux ou de plusieurs individus à partir d'un seul œuf dont les cellules, au cours de son développement, se séparent pour former des embryons distincts qui deviendront des jumeaux univitellins (ou monozygotes).

polyépiphysite vertébrale. V. *épiphysite vertébrale douloureuse de l'adolescence.*

poly-épiphyso-dyschondroplasie symétrique (Albeaux-Fernet, 1950). Dystrophie osseuse voisine de la maladie de Morquio (v. ce terme, n° 2).

polyépiphysose, s. f. V. *polyostéochondrite.*

polyesthésie, s. f. (πολύς; αἴσθησις, sensibilité). « Trouble de la sensibilité dans lequel une excitation unique produit des sensations multiples » (Littré).

polyethnique, adj. (πολύς; ἔθνος, race). Terme proposé par Ch.

Nicolle pour désigner les vaccins préparés avec plusieurs souches ou races d'une même espèce (vaccins staphylococciques).

polyfactoriel, adj. Qui se rapporte à, ou dépend de plusieurs facteurs (v. ce mot).

polyfibromatose neurocutanée pigmentaire. V. *Recklinghausen (maladie de).*

polygalactie, s. f. ou **polygalie,** s. f. (πολύς; γάλα, lait). Hypersécrétion lactée.

polyganglio-névrite, s. f. (Laruelle et Reumont, 1949). Syndrome caractérisé cliniquement par l'apparition simultanée, à tous les niveaux du corps, de paresthésies et de parésies, et par une évolution mortelle par paralysie respiratoire ou syncope cardiaque, dans un délai de 4 à 45 jours; anatomiquement par des lésions prolifératives, puis destructives de tous les ganglions cérébrospinaux et par des lésions dégénératives des nerfs périphériques. Son étiologie est inconnue.

polygénique, adj. (génétique). Qui se rapporte à, ou dépend de plusieurs gènes. V. *polymérie.*

polygénisme, s. m. (πολύς; γένος, race). Syn. *polyphylétisme.* Doctrine anthropologique d'après laquelle les différentes races humaines dérivent d'autant de types primitifs et constituent autant d'espèces irréductibles.

polyglobulie, s. f. (πολύς; globule). Syn. *polycythémie.* Augmentation du volume total des globules rouges de l'organisme. Pratiquement, la *p.* est diagnostiquée sur la constatation d'un nombre d'hématies par mm³ supérieur à 6 millions, et d'une élévation proportionnelle de l'hématocrite, ce qui permet d'éliminer les *fausses polyglobulies des microcytoses* (thalassémie hétérozygote p. ex.). Les *fausses polyglobulies par hémoconcentration* sont reconnues par la mesure des volumes globulaire et plasmatique au moyen de la méthode isotopique au chrome 51. — On distingue : 1° des *p. secondaires :* *p.* réactionnelles à une anoxie au cours des insuffisances respiratoires, des cardiopathies congénitales avec shunt veino-artériel, de séjours prolongés en altitude (maladie de Monge), de certaines hémoglobinoses ; *p. tumorales* au cours des cancers du rein à cellules claires et des hémangioblastomes du cervelet, aussi au cours des cancers du foie, des fibromes utérins, des tumeurs surrénales ; 2° des *p. primitives*, érythroleucémies, maladie érythroblastique de l'adulte et surtout érythrémie (v. ce terme) ou *maladie de Vaquez*. V. *érythropoïétine.*

polyglobulie des artériopathiques. V. *Gaisböck (maladie de).*

polyglobulie constitutionnelle. V. *Nichamin (maladie de).*

polyglobulie gastrogène. Syn. *érythrémie hyperchylique.* Polyglobulie associée à un ulcère gastroduodénal.

polygnathie, *s. f.* (πολύς ; γνάθος, mâchoire). Monstruosité caractérisée par l'implantation sur l'un des maxillaires d'une tumeur reproduisant d'une façon plus ou moins exacte les caractères d'un maxillaire supplémentaire.

polygnathien, *s. m.* (I. G. St-Hilaire). Famille de monstres doubles parasitaires atteints de polygnathie.

polygonosomie, *s. f.* (πολύς ; gonosome). Syn. *polysomie gonosomique.* Variété de maladie par aberration chromosomique (v. ce terme) caractérisée par la présence de plus de 2 chromosomes sexuels (ou gonosomes) dans les cellules du soma. V. *caryotype, hétérochromosome, dysgonosomie* et *trisomie.*

polyhydramnios, *s. m.* V. *hydramnios.*

polyhygromatose, *s. f.* (πολύς ; ύγρός, humide). Affection caractérisée par l'inflammation de plusieurs bourses séreuses.

polykératose congénitale. Terme générique proposé par Touraine (1943) pour désigner certaines dermatoses congénitales ayant des caractères communs (kératose palmoplantaire, pachyonychie, syndrome de Jadassohn-Lewandowsky, kératoses folliculaires et juxtaarticulaires, leucoplasie congénitale des muqueuses, ichtyose hystrix, ichtyose bulleuse, épidermolyses bulleuses).

polykinétique, *adj.* V. *polycinétique.*

polykystique, *adj.* (πολύς ; κύστις, vessie). Qui comporte plusieurs kystes.

polykystique (maladie). Syn. *polykystose.* Affection caractérisée par l'existence de nombreux kystes congénitaux plus ou moins volumineux dans le rein, le foie, le poumon ou le pancréas, ou simultanément dans plusieurs de ces organes. — *m. p. épidermique héréditaire.* V. *stéatocystomes multiples.* — *m. p. des poumons.* V. *kyste aérien des poumons* et *kystadénome.* — *m. p. des reins.* V. *kystique des reins (maladie).* — *m. p. des seins.* V. *kystique de la mamelle (maladie).*

polykystome, *s. m.* Tumeur formée de plusieurs kystes. — *p. rénal* (Chevassu). V. *kystique des reins (maladie).*

polykystose, *s. f.* V. *polykystique (maladie).*

polylysatothérapie, *s. f.* Emploi thérapeutique des produits de l'hydrolyse acide de plusieurs glandes endocrines. Ceux-ci, utilisés à petites doses, amélioreraient le fonctionnement des glandes correspondantes.

polymastie, *s. f.* (πολύς ; μαστός, mamelle). Syn. *pleiomazie, pléomazie.* Multiplicité des mamelles.

polymélien, *s. m.* (πολύς ; μέλος, membre) (I. G. Saint-Hilaire). Famille de monstres doubles parasitaires, caractérisée par l'existence de membres supplémentaires s'insérant sur l'autosite, soit directement, soit par l'intermédiaire d'un rudiment de tronc.

polyménorrhée, *s. f.* (πολύς ; μήν, mois ; ρεῖν, couler). 1° V. *ménorragie.* — 2° V. *pollakiménorrhée.*

polymérase H, *s. f.* (H., pour hybride) (Temin et Misutani, 1970 ; Baltimore, 1970). Syn. *transcriptase inverse* ou *reverse* (ainsi nommée parce qu'elle permet la transcription d'une chaîne d'A.D.N. sur une chaîne d'A.R.N., opération inverse de celle qui se produit dans la cellule normale), *A.D.N. polymérase-A.R.N. dépendante*. Enzyme associée aux virus cancérigènes et à ceux de certaines leucémies. Elle permet à un virus oncogène (ou cancérigène) à A.R.N. de s'intégrer aux chromosomes de la cellule qu'il infecte et qui sont formés d'A.D.N. En effet, grâce à la *p. H.*, l'A.R.N. du virus forme, par replication, un acide nucléique hybride à double chaîne hélicoïdale comportant, avec la chaîne simple d'A.R.N. du virus, une chaîne simple d'A.D.N. calquée sur la précédente. Cet hybride va se repliquer pour former un autre acide nucléique à double chaîne d'A.D.N. dont chacune est copiée sur la chaîne d'A.D.N. précédente. Cette double chaîne d'A.D.N. va s'incorporer au chromosome de la cellule infectée et se substituer à l'A.D.N. de cette cellule pour diriger, par le procédé habituel des A.R.N. messagers, la synthèse des protéines virales qui vont constituer de nouveaux virions et transformer la cellule infectée en cellule cancéreuse. V. *virus*, *provirus* et *virus oncogène*.

polymérie, *s. f.* (πολύς; μέρος, fonction) (génétique). Hérédité dont chacun des caractères normaux ou pathologiques est déterminé par l'action de plusieurs gènes. « La plupart des différences qui séparent les individus normaux sont dues à l'action de plusieurs gènes, parfois d'un grand nombre d'entre eux » (M. Lamy). V. *monomérie*, *dimérie* et *polygénie*.

polymérisme, *s. m.* (πολύς; μέρος, partie). Monstruosité consistant dans l'existence d'organes supplémentaires.

polymicroadénopathie, *s. f.* V. *micropolyadénie*.

polymorphe, *adj.* (πολύς; μορφή, forme). Se dit d'un phénomène, d'un état, d'une maladie dont les manifestations présentent des aspects différents.

polymorphie, *s. f.* ou **polymorphisme,** *s. m.* (πολύς; μορφή, forme). État particulier d'un corps inorga-

nique, d'une cellule ou d'un être vivant, pouvant revêtir différentes formes sans cependant changer de nature. Ex. : *p. des corps simples, p. des micro-organismes.* — Ce terme s'applique également aux différentes manifestations, souvent très dissemblables entre elles, d'un phénomène, d'une maladie, d'un état toxique ou infectieux. Ex. : *p. cancéreux, p. des troubles d'origine alcoolique* ou *saturnine*, etc.

polymyalgie artéritique. Syndrome associant, chez des sujets âgés, l'artérite temporale et la pseudopolyarthrite rhizomélique.

polymyosite, *s. f.* (πολύς; μῦς, muscle). Affection rare caractérisée par une atrophie musculaire douloureuse avec dégénérescence des fibres striées, foyers d'hémorragie et de sclérose, accompagnée de fièvre, d'atteinte de l'état général et souvent d'œdèmes avec altérations de la peau (*p. œdémateuse de Wagner-Unverricht, p. aiguë progressive, dermatomyosite*), des nerfs périphériques (*neuro-myosite*), du sang ou des vaisseaux (*p. hémorragique*). V. *dermatomyosite*. A côté de ces *p.* aiguës existent des *p. chroniques* pseudomyopathiques, pseudomyasthéniques, arthropathiques. — Le syndrome neuro-œdémateux serait, pour certains une variété de *p.* œdémateuse. — *p. myoglobinurique de Gunther*. V. *myoglobinurie paroxystique idiopathique.* — *p. ossifiante progressive.* V. *myosite ossifiante progressive.* — *p. des pays chauds* (Sarrailhé, 1909). Localisation d'une pyohémie à staphylocoques dans l'épaisseur des muscles; caractérisée cliniquement par un début brusque : fièvre élevée à type rémittent, douleur fixe avec exacerbations nocturnes et terminaison par résorption ou suppuration.

polymyxine, *s. f.* Antibiotique du groupe des polypeptides (v. ce terme), isolé du *Bacillus polymyxa*. La *p. B.*, bactéricide, est toxique pour le rein et le système nerveux. La *p. E.* (syn. *colistine, Colimycine* — n. dép.), isolée du *Bacillus colistium*, est, elle aussi, toxique.

polynésie, *s. f.* (πολύς; νῆσος, île) (Askanazy). Augmentation du nombre et du volume des îlots de Langerhans, avec hyperinsulinisme et hypoglycémie, entraînant le ralentissement du métabolisme. La *p.* se traduit cliniquement par un amaigrissement considérable, de l'hypotension et une cachexie croissante jusqu'à la terminaison fatale.

polyneuromyosite, *s. f.* Polynévrite accompagnée de lésions musculaires (myosite) indépendantes des troubles d'origine névritique. V. *polymyosite.* — *p. sulfamidique. P.* consécutive à l'administration prolongée et massive de sulfamides.

polyneuropathie, *s. f.* Affection touchant plusieurs territoires nerveux. — *p. amyloïde familiale.* V. *neuropathie amyloïde.*

polynévrite, *s. f.* (πολύς; νεῦρον, nerf). Atteinte des nerfs périphériques d'origine interne, généralement toxique ou infectieuse : elle porte sur plusieurs nerfs, ou plus rarement sur une partie du territoire d'un nerf. Elle se traduit par des symptômes bilatéraux et symétriques. — *p. pellagroïde.* V. *acrodynie.*

polynévritogène, *adj.* Qui produit une polynévrite.

polynucléaire, *adj.* Se dit d'une cellule possédant plusieurs noyaux. — *leucocyte p.* Syn. *granulocyte.* Variété de globules blancs, de 12 à 14 μ de diamètre, formés d'un protoplasma granuleux assez abondant, et d'un noyau irrégulier ou segmenté qui paraît multiple. Suivant les affinités tinctoriales des granulations protoplasmiques, on distingue les *leucocytes p.* en *neutrophiles, éosinophiles* et *basophiles.*

polynucléose, *s. f.* Variété de leucocytose dans laquelle l'augmentation du chiffre des leucocytes porte exclusivement sur celui des polynucléaires.

polynucléotidase, *s. f.* Ferment sécrété par la muqueuse intestinale, décomposant les acides nucléiques en nucléotides. V. *nucléase.*

polyome, *s. m.* Variété de cancer provoqué par un virus (papovavirus) et particulière à certaines espèces animales.

polyopie, *s. f.* ou **polyopsie,** *s. f.* (πολύς; ὄψις, vue). Vision de plusieurs images pour un seul objet. — *p. binoculaire.* V. *diplopie.* — *p. monoculaire* (Rémy, de Dijon). Perception de plusieurs images, ordinairement trois, par un seul œil. Ce trouble tient à des inégalités de réfringence des diverses parties du cristallin (début de cataracte).

polyorchidie, *s. f.* (πολύς; ὄρχις, testicule). Existence de plus de deux testicules ; anomalie fort rare.

polyorexie, *s. f.* (πολύς; ὄρεξις, faim). Faim excessive V. *boulimie.*

polyostéochondrite, *s. f.* (R. Turpin et F. Coste, 1941). Syn. *dysplasie poly-épiphysaire dominante* (M. Lamy et P. Maroteaux, 1958), *dystrophie ostéochondrale poly-épiphysaire* (Robert Clément, 1941), *dysplasia epiphysialis multiplex* (Fairbank, 1935-47), *dysostosis enchondralis* (Jansen, 1934), *dysostosis enchondralis epiphysaria* (Catel, 1944), *dystrophie métaphyso-épiphysaire* (W.P.V. Jackson, 1954), *maladie de Clément, m. de Muller Ribbing* (Allemagne et pays nordiques), *m. de Fairbank* (Angleterre), *polyépiphysose, polyostéochondrose.* Variété de dysplasie spondylo-épiphysaire génotypique (v. ce terme). Elle atteint surtout, symétriquement, les articulations des membres et touche peu le rachis ; elle s'accompagne d'hypotonie musculaire et d'hyperlaxité ligamentaire. La maladie, qui se manifeste vers l'âge de 3 ou 4 ans par des troubles de la marche, guérit avec la fin de la croissance, laissant peu de séquelles : petitesse de la taille, troubles fonctionnels dus aux déformations articulaires (coxa vara), parfois arthroses. C'est une maladie héréditaire dominante, due à un gène pathologique porté par l'un des chromosomes d'une paire d'autosomes (hétérozygotes). Différentes variétés ont été décrites sous le nom de maladies de Silfverskiöld (1925), de Valentin (1930), de Weill. Certains lui rattachent la pléonostéose de Léri.

polyostéochondrose, s. f. V. *polyostéochondrite.*

polypage, s. m. (πολύς; παγεῖς, uni) (Pictet). Monstre de la famille des monocéphaliens formé de deux corps à axes parallèles.

polype, s. m. (πολύς; πούς, pied). Nom donné à des tumeurs généralement bénignes, fibreuses ou muqueuses, s'implantant par un pédicule tantôt large et court, tantôt long et grêle, dans une cavité naturelle. On peut les rencontrer sur la plupart des muqueuses et dans le conduit auditif externe. Ex.: *p. de l'œsophage, p. de l'utérus, p. du vagin,* etc. — *p. naso-pharyngien.* V. *naso-pharyngien (polype).*

polypectomie, s. f. Ablation d'un polype.

polypeptidase, s. f. Ferment capable de désintégrer les polypeptides.

polypeptidasémie, s. f. Présence de polypeptidase dans le sang.

polypeptide, s. m. Nom donné à des substances azotées provenant de la désintégration des albumines de l'organisme et constituant un stade intermédiaire entre les peptones et les acides aminés. Les *p.* existent dans le sang et dans l'urine des sujets en équilibre biologique normal.

polypeptides, s. m. pl. Famille d'antibiotiques (v. ce terme) produits par des bactéries du genre *Bacillus.* Ils agissent au niveau de la membrane cytoplasmique bactérienne qu'ils détruisent, provoquant la dissolution de la cellule (bactériolyse). Ils sont efficaces surtout contre les germes Gram —. Cette famille comprend la bacitracine et la tyrothricine, réservées aux usages locaux, et les polymyxines. V. ces termes.

polypeptidémie, s. f. Présence des polypeptides dans le sérum sanguin. Leur taux normal, mesuré en azote polypeptidique (*indice de polypeptidémie* de Cristol et Puech), est de 40 à 60 mg par litre; évalué en tyrosine, il est de 25 mg par litre (v. *index tyrosine*). L'exagération de ce taux ou *hyperpolypeptidémie* s'ob-

serve au cours de l'urémie, de la grande insuffisance hépatique, chez les opérés, les victimes de grands traumatismes, les cancéreux, etc., et explique les divers phénomènes toxiques désignés sous le nom de choc, de maladie opératoire, de cachexie cancéreuse, etc.

polypeptidogénie, s. f. Elaboration dans l'organisme des polypeptides aux dépens des albumines tissulaires autogènes et parfois des albumines alimentaires hétérogènes.

polypeptidopexique (fonction). Fonction d'arrêt exercée par le foie sur les polypeptides résultant de la digestion des albumines alimentaires et entraînés par le sang de la veine porte; ces polypeptides sont normalement désaminés dans le foie et transformés en ammoniaque et en corps cétoniques.

polypeptidorachie, s. f. Présence de polypeptides dans le liquide céphalo-rachidien. Elle ne s'observe guère qu'à l'état pathologique dans le cas d'une autolyse des centres nerveux.

polypeptidotoxie, s. f. Intoxication par les polypeptides, due soit à l'insuffisance du foie ou des reins, soit à une production excessive de polypeptides aux dépens des tissus. Elle se manifeste surtout par des phénomènes nerveux (*p. cérébroméningée*), analogues à ceux que l'on observe au cours de l'urémie.

polypeptidurie, s. f. Présence de polypeptides dans l'urine. Leur taux normal ne dépasse pas 10 mg par litre.

polyphagie, s. f. (πολύς; φαγεῖν, manger). Besoin excessif de manger et absence du sentiment de satiété.

polypharmacie, s. f. (πολύς; φάρμακον, médicament). Prescription d'un grand nombre de médicaments.

polyphénie, s. f. (πολύς; φαίνειν, apparaître). Manifestation, sous des aspects différents, de la même anomalie d'un seul facteur chromosomique. Ex.: état allergique provoquant tantôt l'asthme, tantôt l'eczéma, l'urticaire, etc.

polyphrasie, s. f. (πολύς; φράσις, parole). Manie de la parole.

polyphylétisme, *s. m.* (πολύς; φυλή, tribu). V. *polygénisme.*

polyplastose congénitale (Touraine, 1943). « Etat constitutionnel polydysembryoplasique dont les multiples manifestations cliniques traduisent un processus général d'hyperplasie et d'hyperfonctionnement ». Touraine range dans ce cadre les anomalies ectodermiques cutanéo-muqueuses (nævi pigmentaires et molluscoïdes, kératose disséminée ou palmo-plantaire, hypertrichose, hyperidrose, acanthosis nigricans), des anomalies ectodermiques nerveuses (épilepsie, oligophrénie, démence), des troubles du métabolisme (obésité, diabète), des troubles endocriniens, des troubles du développement général (infantilisme, nanisme) et le cancer.

polyploïde, *adj.* (πολύς, nombreux; suffixe *ploïde,* tiré par analogie de haploïde, diploïde, etc.) (génétique). Se dit de certaines constitutions anormales des cellules du *soma* qui ont un nombre de chromosomes supérieur à 2 *n,* chiffre normal (v. *triploïde* et *tétraploïde*).

polyploïdie, *s. f.* Etat des cellules polyploïdes (v. *polyploïde*).

polyploïdisation, *s. f.* Apparition de polyploïdie.

polypnée, *s. f.* (πολύς; πνεῖν, respirer). Respiration rapide et superficielle.

polypointes, *s. f. pl.* Pointes groupées en salves, observées sur l'électro-encéphalogramme lors d'une secousse clonique épileptique (v. *pointe*).

polypose, *s. f.* Maladie constituée par le développement de polypes. — *p. intestinale* ou *recto-colique.* V. *polyadénome du gros intestin.* — *p. nasale.* V. *Woakes (maladie de).*

polyposis coli. V. *polyadénome du gros intestin.*

polypsalidie, *s. f.* (πολύς; ψαλίς, voûte). (R. Walbaum, 1966). Anomalie des crêtes et des sillons dermiques (dermatoglyphes, v. ce terme) caractérisée par la présence d'arches sur la pulpe de plusieurs doigts. On l'observe dans certains

syndromes comportant des malformations multiples (trisomie 18).

polypyarthrite, *s. f.* (πολύς; πῦον, pus; ἄρθρον, articulation). Arthrites purulentes multiples.

polyradiculonévrite, *s. f.* (Guillain, Barré et Strohl, 1916). Syn. *syndrome de Guillain et Barré, cellulo-radiculonévrite, plexite aiguë.* Syndrome caractérisé anatomiquement par l'inflammation de nombreuses racines nerveuses avec dissociation albumino-cytologique du liquide céphalo-rachidien; et cliniquement par des paresthésies douloureuses, de l'impotence fonctionnelle, l'abolition des réflexes tendineux, localisées surtout sur la partie inférieure du corps, mais pouvant frapper toutes les racines des nerfs rachidiens et crâniens. La mort peut survenir par atteinte des nerfs respiratoires. Cette affection, généralement curable, est parfois secondaire à une maladie infectieuse ou virale; le plus souvent elle paraît primitive et serait pour certains d'origine allergique.

polysarcie, *s. f.* (πολύς; σάρξ, chair). Développement exagéré soit des muscles, soit de la graisse dans tout l'organisme.

polysensibilisation, *s. f.* Sensibilisation à plusieurs antigènes.

polysérite, *s. f.* Inflammation de plusieurs séreuses.

polysialie, *s. f.* (πολύς; σίαλον, salive). V. *ptyalisme.*

polysomie, *s. f.* (πολύς; σῶμα, corps) (génétique). Maladie par aberration chromosomique caractérisée par la présence de chromosomes surnuméraires sur une paire de chromosomes sexuels (*p.* gonosomique ou polygonosomie, v. ce terme) ou somatiques.

polyspermie, *s. f.* (πολύς; σπέρμα, semence). Présence dans l'œuf fécondé de plus d'un pronucléus mâle, par suite de la pénétration anormale de deux ou de plusieurs spermatozoïdes, d'où formation d'un monstre double.

polysplénie, *s. f.* (πολύς; σπλήν, rate). (Jiepel, 1903; Putschar, 1934). Présence de plusieurs rates dans l'abdomen d'un même sujet, ou plutôt de plusieurs petites masses de tissu splénique remplaçant la rate normale. — La *p*. s'accompagne généralement d'autres malformations : cardiaques presque toujours (communication inter-auriculaire ou inter-ventriculaire, anomalie des retours veineux, continuation azygos, atrésie mitrale, hypoplasie du ventricule gauche, coarctation aortique) et d'une tendance à la symétrie des viscères (situs inversus plus ou moins complet, lévo- ou dextrocardie, poumons à 2 lobes chacun, foie médian, estomac à droite, duodénum et cæcum mobiles). Ce syndrome est voisin de celui d'Ivemark (v. ce terme), et plus rare que lui. Le pronostic dépend des malformations cardiaques, généralement complexes. V. *lévo-isomérisme*.

polystéroïdique, *adj.* Qui se rapporte à plusieurs stéroïdes, et en particulier aux différentes hormones stéroïdes. — *exploration p.* (M. F. Jayle, 1953). Dosage des produits d'élimination urinaire des hormones stéroïdes (G B S 13, 17-cétostéroïdes, S B S 11, phénolstéroïdes, folliculine, corticoïdes réducteurs).

polysulfamidothérapie, *s. f.* (Lehr, 1948). Application aux sulfamides de la polychimiothérapie.

polysyndactylie, *s. f.* (πολύς; σύν, avec; δάκτυλος, doigt). Malformation héréditaire associant la présence de doigts surnuméraires (polydactylie) et la soudure des doigts entre eux (syndactylie).

polysyphilisé, *adj.* et *s. m.* (Paul Chevallier, 1932). Nom proposé pour désigner les sujets qui sont atteints de syphilis plusieurs fois dans leur existence.

polysystolie (théorie de la). Théorie émise par Gallavardin expliquant les extra-systoles cardiaques par la naissance de stimuli pathologiques en divers points du faisceau de His et de ses branches.

polythélie, *s. f.* (πολύς; θήλη, mamelon). Multiplicité des mamelons sur une seule mamelle.

polytopique, *adj.* (πολύς; τόπος, lieu) (M. et Mme Sorrel). Se dit d'une affection aux localisations multiples

telle que la tuberculose, la syphilis, la staphylococcie, etc.

polytransfusé, *adj.* Qui a reçu plusieurs transfusions sanguines.

polytrichie, *s. f.* ou **polytrichose,** *s. f.* (πολύς; θρίξ, τριχός, cheveu). V. *hypertrichose*.

polytritome, *s. m.* (Péan). Instrument permettant de développer une très grande force et servant à trépaner les os.

polyuridipsique (syndrome). Syn. *syndrome polyurodipsique*. Association d'une soif excessive et d'une sécrétion surabondante d'urine. Ex. diabète insipide.

polyurie, *s. f.* (πολύς; οὖρον, urine). Syn. *pléionurie*. Sécrétion d'urine en quantité abondante. — *p. expérimentale* (épreuve de la). V. *Albarran* (épreuve de la *p.* expérimentale d').

polyurodipsique (syndrome). V. *polyuridipsique* (syndrome).

polyvalent, *adj.* (πολύς; *valere*, valoir). Se dit d'un sérum thérapeutique ou d'un vaccin préparés au moyen de plusieurs races d'une même espèce microbienne et qui sont efficaces contre les affections déterminées par chacune de ces races.

polyviscéral, *adj.* (πολύς; *viscera*, viscères). Qui concerne plusieurs organes.

pommelière, *s. f.* Nom donné en médecine vétérinaire à la tuberculose bovine (par comparaison des tubercules avec de petites pommes).

Pompe (maladie ou syndrome de) (1933). Syn. *cardiomégalie glycogénique, glycogénose type II*. Forme cardiaque de la maladie glycogénique (v. ce terme) due à l'absence d'une enzyme glycogénolytique, l'alpha 1-4 glucosidase. Elle est caractérisée anatomiquement par l'accumulation de glycogène dans le myocarde, et cliniquement par l'apparition rapide, chez un nourrisson, d'une insuffisance cardiaque avec énorme cœur, toujours mortelle en quelques semaines ou quelques mois. Il existe parfois une atteinte des muscles squelettiques (macroglossie, hypotonie musculaire généralisée). C'est une maladie hérédi-

taire transmise selon le mode autosomique récessif.

pompholyx, *s. m.* (πομφόλυξ, vésicule).
Nom donné par Willan au pemphi-
gus chronique.

Poncet (opération de). V. *urétrostomie périnéale.*

Poncet (rhumatisme de). V. *rhumatisme de Poncet.*

Poncet-Spiegler (tumeurs de).
Syn. *tumeurs de Spiegler.* Tumeurs
multiples, arrondies, pouvant atteindre la taille d'un œuf, proliférant sur le cuir chevelu, s'étendant
parfois aux tempes, au front et à la
nuque. Histologiquement elles sont
bénignes, encapsulées, lobulées,
parfois creusées de pseudokystes
(d'où leur nom de cylindrome).
C'est une affection héréditaire, à
transmission autosomique dominante.

ponction, *s. f.* (*pungere*, piquer). Opération qui consiste à pratiquer une
ouverture étroite à un organe, dans
le but de donner issue à un liquide
normal ou pathologique. Elle peut
être *exploratrice* (destinée à préciser
un diagnostic) ou *évacuatrice* et *curative* (paracentèse, thoracentèse,
ponction d'abcès, etc.). — *p. amniotique.* V. *amniocentèse.* — *ponction-
biopsie* (P. B.). Introduction, à travers la peau, dans un organe plein,
os, foie, rein, d'un trocart ou d'une
aiguille de fort calibre, dans le but
de prélever, par aspiration, un
fragment de parenchyme destiné
à l'examen histologique. — *p. étagées.* *P.* multiples pratiquées à différents niveaux de la colonne vertébrale pour étudier la composition
du liquide céphalo-rachidien au-
dessus et au-dessous d'une compression ou d'un cloisonnement. — *p.
lombaire.* V. *rachicentèse.* — *p. orbitaire.* (L. Bériel, 1909). Introduction d'une aiguille le long du plafond de l'orbite, à travers la fente
sphénoïdale, dans le but de recueillir le liquide céphalo-rachidien
péri-cérébral ou d'injecter un médicament. — *p. sous-occipitale.* Introduction d'une aiguille entre
l'occipital et l'atlas, dans le but de
recueillir le liquide céphalo-rachi-

dien ou d'injecter un médicament.
— *p. sternale.* Introduction d'une
aiguille dans le manubrium sternal,
à travers la table externe, jusqu'à
la moelle osseuse, dont on prélève
un fragment pour étudier le myélogramme (v. ce terme). — *p. ventriculaire.* Introduction d'une aiguille
dans les ventricules latéraux du
cerveau pratiquée, chez l'enfant, à
travers la fontanelle et, chez l'adulte,
après trépano-ponction.

**pondéro-dynamométrique (rap-
port)** (R. P. Dr Verdun) (morphologie). Chiffre obtenu en divisant
le poids du sujet par la moyenne
dynamométrique (calculée à l'aide
des chiffres donnés par la pression
de la main droite, les tractions
horizontales et verticales du bras)
multipliée par 10. Il est normalement de 83,5.

pongitif, ive, *adj.* (*pungere*, piquer).
— *douleur p.* V. *douleur.*

ponos, *s. m.* (πόνος, fatigue). Nom
donné dans les îles Spezzia et
Hydra à une forme d'anémie qui
n'est probablement que le *kala-azar
infantile.*

ponose, *s. f.* V. *kinésisme.*

pontage, *s. m.* Syn. *by-pass* (angl.).
Opération destinée à rétablir la circulation en aval d'une oblitération
artérielle limitée. Elle utilise un
greffon anastomosé à l'artère au-
dessus et en dessous de l'oblitération qui se trouve ainsi contournée
par le flux sanguin. On emploie parfois le *p.* à titre temporaire pour
dériver le sang d'un secteur artériel
sur lequel on pratique une intervention chirurgicale. V. *dérivation*
et *shunt.*

pontin, *adj.* Qui se rapporte à la
protubérance ou pont de Varole. —
syndrome p. V. *protubérantiels (syndromes).*

pool, *s. m.* (angl. masse). Réserve.

Poppen (opération de) (1947). Résection des nerfs splanchniques et
de la chaîne sympathique du 4e ganglion dorsal au 2e ou au 3e ganglion
lombaire inclus. Cette intervention
est effectuée des deux côtés, par
voie extra-pleurale, dans deux
séances successives, pour remédier

à l'hypertension artérielle permanente solitaire.

Popper (épreuve de). Elévation normale du taux de la lipase sanguine après injection intra-veineuse de sécrétine activée par l'acide β-méthylcholique. Elle manque en cas d'insuffisance pancréatique.

Popper et de La Huerga (réaction de). Floculation du sérum sanguin en présence d'un réactif au sulfate d'ammonium. Son intensité renseigne sur le taux des gamma-globulines sériques.

poradénique, adj. (πόρος, cavité; ἀδήν, glande). Qui a rapport à la *maladie de Nicolas-Favre* à cause des foyers multiples creusant les ganglions enflammés. Ex.: *antigène p. — bubon p.* V. *Nicolas et Favre (maladie de).*

poradénite, s. f. (N. Fiessinger). V. *Nicolas et Favre (maladie de).*

poradénolymphite suppurée (Ravault, 1922). V. *Nicolas et Favre (maladie de).*

Porak et Durante (maladie de). V. *dysplasie périostale.*

Porcher (épreuve de). Examen radiologique de l'estomac après injection de morphine, qui augmente le tonus, l'amplitude et la rapidité des mouvements gastriques. V. *pharmacoradiologie.*

porchers (maladie des jeunes). V. *pseudo-typho-méningite des porchers.*

porencéphalie, s. f. (πόρος, cavité; ἐγκέφαλος, cerveau) (Heschl, 1850). Variété d'encéphalopathie infantile, caractérisée par la présence de cavités s'ouvrant à la surface des hémisphères et communiquant avec les ventricules. Elle est la conséquence d'un arrêt de développement et siège presque constamment dans le territoire de l'artère sylvienne. Elle se traduit cliniquement par l'idiotie, de la contracture hémiplégique et parfois par des crises épileptoïdes ou de l'athétose double. — *p. traumatique* (Lenormant et Billet; Behague). Syn. *pseudo-hydrocéphalies internes traumatiques* (Sultan). Cavités kystiques intracérébrales creusées dans la cicatrice

méningo-encéphalique d'un traumatisme cranien.

Porges (réaction de). Formation d'un précipité dans un sérum par addition d'une solution de glycocholate de soude. Cette réaction, d'après Porges, ne se produirait que chez les syphilitiques.

poroadénolymphite, s. f. V. *Nicolas et Favre (maladie de).*

porocéphalose, s. f. Maladie causée par l'accumulation dans l'organisme de larves de *Porocephalus armillatus.* Elle se rencontre chez les indigènes de l'Afrique et se traduit soit par un état typhique avec cachexie, soit par un syndrome d'ictère grave.

porofolliculite, s. f. (Besnier). Folliculite orificielle due au staphylocoque, caractérisée par une petite pustule centrée par un poil. Elle est souvent confondue avec l'impétigo vrai.

porokératose, s. f. (πῶρος, callosité; χέρας, corne) (Mibelli, 1893). Syn. *hyperkératose figurée centrifuge atrophiante* (Ducrey et Respighi), *kérato-atrophodermie héréditaire chronique et progressive* (Ormsby et Montgomery). Dermatose rare, héréditaire, transmise selon le mode dominant, apparaissant dans l'enfance et caractérisée par des plaques soit atrophiques et pouvant simuler le lupus érythémateux, soit hérissées de saillies et de cônes cornés. Ces plaques sont limitées par un bourrelet épidermique creusé d'une rigole dans laquelle se trouve un liséré corné. — *p. papillomateuse* (type Mantoux). Variété de kératodermie palmo-plantaire congénitale et héréditaire, caractérisée par la présence de nombreux îlots cornés miliaires creusés de petits godets.

porome eccrine de Pinkus. Tumeur cutanée bénigne, siégeant habituellement sur la plante du pied, développée aux dépens du canal excréteur des glandes sudoripares eccrines.

porose cérébrale (πόρος, cavité) (P. Marie). Lésion cadavérique de l'encéphale rencontrée dans les autopsies faites en été. Elle consiste en cavités multiples taillées à l'emporte-pièce, du volume d'un pois à celui d'une noisette, disséminées dans le centre ovale, les ganglions centraux, la protubérance, et donnant à l'encéphale l'apparence décrite sous le nom d'*état de fromage de gruyère*. Elle est due au développement de microbes anaérobies.

porphobilinogène, *s. m.* V. *porphyrine.*

porphyria cutanea tarda. V. *porphyrie.*

porphyrie, *s. f.* Terme groupant un certain nombre de manifestations pathologiques dues à une perturbation du métabolisme des porphyrines. Les plus importantes sont les *p. essentielles,* héréditaires et liées à la déficience d'une des enzymes nécessaires à la synthèse de ces pigments. On les divise, selon que l'anomalie qualitative ou quantitative de la production des porphyrines a son origine dans la moelle osseuse ou dans le foie, en *p. érythropoïétiques* et en *p. hépatiques.* La *maladie de Günther* (1911) ou *p. érythropoïétique congénitale,* transmise selon le mode récessif autosomique, est la variété la plus rare et aussi la plus grave. Elle se manifeste chez l'enfant par l'apparition, sur les régions exposées au soleil, de pigmentation et surtout de bulles laissant parfois des cicatrices mutilantes (hydroa vacciniforme), par des crises hémolytiques avec splénomégalie et, dans certains cas, par la teinte rose des dents et la présence de lanugo. La mort survient le plus souvent avant l'âge de 30 ans. La *p. intermittente aiguë* est la plus fréquente des *p.* hépatiques. Transmise selon le mode autosomique dominant, elle évolue chez des adultes jeunes par crises répétées et graves à symptomatologie digestive (violentes douleurs abdominales avec vomissements et constipation) et nerveuse (paralysie ascendante souvent mortelle), parfois psychique; ces crises sont souvent déclenchées par la prise de médicaments (barbituriques surtout, hormones sexuelles stéroïdes). La *p. cutanée tardive* de Waldenström, autre *p.* hépatique,

est caractérisée par un syndrome cutané analogue à celui de la maladie de Günther et parfois par des troubles abdominaux et nerveux; ses manifestations cliniques surviennent chez des sujets âgés après absorption d'alcool ou de certains médicaments. Les *p.* hépatiques comportent encore la *p. variegata* ou *mixte* et la *coproporphyrie héréditaire* (Waldenström, 1957) qui ressemblent aussi à la maladie de Günther. Enfin la *protoporphyrie érythropoïétique* a une origine mixte, médullaire et hépatique; elle est transmise selon le mode autosomique dominant et provoque, chez l'enfant, une éruption urticarienne après exposition au soleil. Le symptôme commun à toutes ces formes est la présence de porphyrine (uro- ou coproporphyrine) dans l'urine, qui est presque toujours de couleur rouge porto. — L'élimination urinaire de porphyrine peut également survenir au cours de nombreuses maladies (intoxications par le plomb, l'hexachlorobenzène ou par certains somnifères, cirrhoses hépatiques, mal des rayons, avitaminose PP) : ce sont des *porphyrinuries symptomatiques.*

porphyrine, *s. f.* Pigment constitué par 4 molécules de pyrrol réunies en circuit fermé et donnant une belle fluorescence rouge en lumière de Wood. La synthèse des *p.,* réalisée dans l'organisme à partir du glycocolle et de l'acide succinique grâce à une série d'enzymes, passe par plusieurs étapes: acide δ-aminolévulinique (A.A.L. ou A.L.A.), porphobilinogène (P.B.G.), uroporphyrinogène, coproporphyrinogène et protoporphyrinogène qui donne la protoporphyrine, laquelle se combine au fer bivalent pour former l'hème (v. ce mot). La presque totalité des *p.* se trouve donc dans l'hémoglobine, la myoglobine et les ferments respiratoires. Une très petite quantité (1 mg) reste libre (uroporphyrine, coproporphyrine, protoporphyrine).

porphyrinémie, *s. f.* Présence de porphyrine dans le sang.

porphyrinogénèse, *s. f.* (porphyrine;

γεννᾶν, engendrer). Production de porphyrine.

porphyrinurie, s. f. Syn. *hématoporphyrinurie.* Présence de porphyrine dans l'urine qui prend une teinte rouge pourpre, se fonçant à l'air. — V. *porphyrie.*

porphyrisation, s. f. Réduction d'une substance médicamenteuse en une poudre très fine en la broyant avec la molette sur une table très dure et bien plane, ordinairement de porphyre.

porracé, ée, adj. (*porrum,* poireau). De couleur vert pâle semblable à celle du poireau. Ex. : *vomissements porracés.*

porrigo, s. m. (*porrigere,* s'étendre). Nom donné autrefois à différentes variété d'alopécies. Le *p. decalvans* de Willan et Bateman correspond à la pelade. — Le *p. scutulata* (qui a l'aspect de mailles d'un réseau), à la teigne tondante trichophytique. — Mais par suite d'une confusion, le terme de *p. decalvans* fut pris par certains auteurs (Gruby, 1843) pour désigner non plus la pelade, mais une variété de teigne trichophytique.

Porro (opération de) (1876). Opération césarienne suivie de l'ablation de l'utérus et de ses annexes.

Porta (grains de). Granulations qui constituent l'angiome simple et qui sont elles-mêmes formées par des pelotons de capillaires sanguins.

Porter et Silber (méthode de). V. *11-oxycorticostéroïdes.*

Portes (opération de). Opération césarienne avec extériorisation temporaire de l'utérus ; elle a été proposée en cas d'infection utérine.

porteurs de germes. Sujets cliniquement sains dont les excreta contiennent des germes pathogènes et qui peuvent propager des maladies contagieuses telles que la fièvre typhoïde, l'encéphalite épidémique, la méningite cérébrospinale et la diphtérie.

Portmann (opération de) (1926). Ouverture et fistulisation de la portion méningée du sac endolymphatique de l'oreille interne destinées

à faire disparaître les vertiges d'origine labyrinthique.

portographie, s. f. Radiographie du tronc et des branches de la veine porte, injectés d'une substance opaque aux rayons X au cours d'une splénoportographie, ou directement pendant une intervention chirurgicale.

porto-hépatographie, s. f. Radiographie de la veine porte (tronc et branches) et du foie, injectés d'une substance opaque aux rayons X (v. *portographie*).

Posadas (méthode de) (1898). Évacuation et extirpation d'un kyste hydatique du poumon réalisées en plèvre libre ; opération plus dangereuse que celle pratiquée dans une plèvre cloisonnée par des adhérences.

Posadas-Rixford ou **Posadas-Wernicke (maladie de).** V. *coccidioïdomycose.*

position, s. f. 1° Attitude prise spontanément sous l'influence de la maladie (*p. assise* dans les cas de gêne respiratoire, *p. en chien de fusil* dans la méningite), ou sur l'indication du médecin ou du chirurgien pour un examen ou une opération (*p. genu-cubitale, p. genu-pectorale, p. ventrale,* etc. v. ces mots). — 2° Nom donné en obstétrique aux rapports qui existent entre la partie fœtale qui se présente au détroit supérieur, et les points de repère du bassin maternel. V. M.I.D.A., M.I.D.P., M.I.G.A., M.I.G.P., O.I.D.A., O.I.D.P., O.I.D.T., O.I.G.A., O.I.G.P., O.I.G.T., O.P., O.S., S.I.D.A., S.I.G.A., S.I.G.P. — 3° *p. électrique du cœur* (Wilson, 1944) (électrocardiographie). Orientation des ventricules par rapport aux membres. Elle varie selon les rotations du cœur autour de ses axes sagittal, transversal et surtout longitudinal. On en distingue 6, allant de la *p. horizontale* à la *p. verticale*; on l'identifie en comparant l'électrocardiogramme enregistré en dérivations unipolaires des membres aVL et aVF avec celui recueilli dans les dérivations précordiales droites et gauches.

position (épreuve de). Recherche des variations du pouls et de la tension artérielle, étudiées d'une façon rigoureusement codifiée sur un sujet couché, assis, puis debout. Cette épreuve renseigne sur le rôle joué par le système nerveux chez certains hypertendus.

position de fonction. Attitude d'une articulation qui, en cas de blocage de celle-ci, entraîne l'impotence la moins gênante pour le patient.

positivisme, s. m. Système philosophique fondé sur l'ensemble des sciences positives, sciences qui s'appuient sur les faits, sur l'expérience.

Posner-Schlossmann (syndrome de) (1947). Syndrome caractérisé par des crises répétées d'hypertonie paroxystique du globe oculaire, unilatérales, survenant chez des individus jeunes; il existe des précipités blancs sur la face postérieure de la cornée. Ces crises glaucomateuses sont peu douloureuses, n'altèrent pas l'acuité visuelle et ont généralement un pronostic favorable; elles seraient de nature allergique.

posologie, s. f. (ποσόν, combien; λόγος, discours). Etude des doses thérapeutiques des divers médicaments suivant l'âge, le sexe et l'état du malade.

postcardiotomie (syndrome). V. *postcommissurotomie (syndrome).*

post-coïtal (test). V. *Huhner (test de).*

postcommissurotomie (syndrome) (Bercu, 1953). Syndrome de cause inconnue, survenant quelques semaines après une commissurotomie, caractérisé par de la fièvre, des douleurs thoraciques, une pleuropéricardite et des arthralgies; il existe une accélération de la vitesse de sédimentation globulaire, une hyperleucocytose avec polynucléose. Il évolue vers la guérison en quelques jours ou quelques semaines et ne favorise pas la récidive de la sténose mitrale. Le même syndrome inflammatoire peut aussi survenir après d'autres opérations cardiovasculaires intrathoraciques, ce qui justifie les appellations plus géné-

rales de *syndrome postcardiotomie* (Dresdale, 1956), de *syndrome post-péricardiotomie* (Soloff, 1953; Johnson; Ito, 1958), de *syndrome post-thoracotomie* (Ch. Dubost, 1960). Il ressemble beaucoup au syndrome postinfarctus du myocarde (v. ce terme).

postcommotionnel (syndrome). V. *crâne (syndrome subjectif des blessés du).*

postcoronarite (syndrome). V. *postinfarctus du myocarde (syndrome).*

postérieure (crise) (Hughlins Jackson, 1871). Syn. *crise tonique, cerebellar fit, tonic fit.* Accès hypertonique paroxystique observé dans les tumeurs cérébelleuses. Il débute brutalement, précédé parfois d'une céphalée violente; il est caractérisé par une contracture intense, généralisée (nuque en hyperextension, bras en flexion, jambes en extension) avec pâleur, bradycardie et parfois perte de connaissance. Il est dû à une brusque hypertension de la fosse cérébrale postérieure et son pronostic est très grave.

postexpiratoires (râles). Râles sous-crépitants, apparaissant à la fin de l'expiration, après une première série de râles dont ils sont séparés par une pause très nette et très courte; c'est un signe de caverne pulmonaire.

posthectomie, s. f. (πόσθη, prépuce; ἐκτομή, ablation) (Doiteau) ou **posthéotomie,** s. f. (πόσθη; τομή, section). V. *circoncision.*

posthite, s. f. (πόσθη, prépuce). Inflammation du prépuce. Elle est généralement accompagnée par l'inflammation du gland (*balanite*); c'est alors la *balano-posthite.*

postinfarctus du myocarde (syndrome) (Dressler, 1955). Syn. *syndrome de Dressler.* Syndrome survenant parfois dans les jours ou les semaines qui suivent l'apparition d'un infarctus du myocarde. Il est caractérisé par de la fièvre, des douleurs thoraciques, une péricardite, une pleurésie, parfois une congestion pulmonaire; il existe une accélération de la vitesse de sédimentation des hématies, une légère hyperleucocytose avec polynucléose neutrophile. Après plusieurs rechutes, la guérison survient, hâtée par l'administration de corticoïdes. Ce syndrome, que l'on doit rapprocher du syndrome post-commissurotomie (v. ce terme), peut également succéder à une simple poussée de coronarite (*syndrome postcoronarite de Dressler*, 1959). Son origine auto-allergique a été discutée.

postmenstruel, elle, *adj.* Qui suit les règles. — *période* ou *phase postm.* Période succédant à la fin des règles, correspondant à la prolifération de la muqueuse utérine et à la ponte ovulaire (V. *menstruel, cycle*).

postœstrus, *s. m.* V. *œstral (cycle).*

postopératoire (maladie). V. *opératoire (maladie).*

post-péricardiotomie (syndrome). V. *postcommissurotomie (syndrome).*

post-phylactique, *adj.* (*post*, après; φύλαξις, protection). Se dit de l'action exercée par quelques substances qui, en application locale, empêchent le développement de certains germes après la contamination. Ex. : action *p.* de certaines pommades anti-syphilitiques.

post-tachycardique (syndrome) (électrocardiographie). Modifications transitoires de l'électrocardiogramme (sous-dénivellation de ST, inversion de T) survenant souvent après un accès de tachycardie paroxystique, ventriculaire ou supra-ventriculaire.

post-thoracotomie (syndrome). V. *postcommissurotomie (syndrome).*

postural, *adj.* Qui se rapporte à une position. — *drainage postural* ou *de posture* ou *d'attitude* (Garvin). Syn. *méthode de Quincke.* Méthode facilitant l'évacuation des sécrétions au cours des suppurations broncho-pulmonaires par la position déclive. Le malade est couché dans la position qui assure le mieux, sous l'influence de la pesanteur, le drainage de la poche purulente par les voies naturelles; on évite ainsi les rétentions et les surinfections. — Cette méthode est également appliquée au traitement des sinusites suppurées.

Potain (appareil de). Appareil destiné à aspirer le liquide pleural au cours d'une thoracentèse.

potamophobie, *s. f.* (ποταμός, fleuve; φόβος, crainte). Crainte morbide des cours d'eau.

potassémie, *s. f.* V. *kaliémie.*

potassisme, *s. m.* V. *kalisme.*

potentialisation, *s. f.* Syn. *potentiation.* Renforcement d'un phénomène sous l'influence d'un autre phénomène (v. *sommation* et *facilitation*). P. ex. : action de certains médicaments qui, associés à d'autres, en augmentent l'efficacité, bien qu'ils ne possèdent pas toujours les mêmes propriétés pharmacodynamiques.

potentialiser, *v.* (pharmacodynamie). Syn. *potentier.* Renforcer; provoquer une potentialisation (v. ce terme).

potentiation, *s. f.* V. *potentialisation.*

potentier, *v.* V. *potentialiser.*

pot fêlé (bruit de). 1° (Laënnec). Bruit obtenu parfois en percutant la région sous-claviculaire, pendant que la bouche du malade est ouverte. Il indique l'existence d'une vaste caverne superficielle dont l'air s'échappe par un orifice étroit. — 2° Bruit provoqué par la percussion du crâne, dans l'hydrocéphalie de l'enfant.

potion, *s. f. (potio).* Préparation magistrale liquide, destinée à être prise par ingestion. Elle est composée de divers éléments : la base (le médicament actif), l'adjuvant, l'excipient, le correctif et l'intermède.

potomanie, *s. f.* (πότος, action de boire; μανία, folie) (Achard). Besoin permanent qu'éprouvent certains sujets, au psychisme souvent anormal, de boire un liquide quelconque, le plus souvent de l'eau, en grande abondance. La *p.* s'accompagne de polyurie. Elle ne doit pas être confondue avec la dipsomanie ni avec le diabète insipide (v. ces termes).

Pott (fracture de). Nom donné par les Anglais à la *fracture de Dupuytren* (v. ce mot).

Pott (mal de). Syn. *mal vertébral, phtisie dorsale.* Tuberculose vertébrale, se manifestant généralement par une gibbosité due à l'effondrement des vertèbres malades, par de la paraplégie et par des abcès froids, dits *abcès par congestion*.

Potter (syndrome de) (1946). Agénésie rénale bilatérale entraînant, en quelques jours, la mort du nouveau-né (généralement de sexe masculin) dans un tableau d'anurie; parfois l'enfant est mort-né. Elle s'accompagne d'une morphologie faciale spéciale : front large avec yeux écartés, épicanthus, nez plat et élargi, oreilles implantées bas, menton fuyant; parfois aussi d'hypoplasie des poumons, des voies urinaires basses et des organes génitaux.

Potts ou **Potts, Gibson et Smith (opération de)** (1946). Opération destinée, comme celle de Blalock-Taussig (v. ce terme) à améliorer l'hématose en cas de maladie bleue. Elle augmente le débit pulmonaire en amenant au poumon, pour qu'il y soit oxygéné, du sang aortique partiellement désaturé. Elle consiste dans l'anastomose latéro-latérale de la face antérieure de l'isthme de l'aorte à la face postérieure de la branche gauche de l'artère pulmonaire.

pouce (procédé du) (F. Glénard). Exploration du foie faite à l'aide du pouce de la main gauche, les autres doigts de cette main enserrant la glande, tandis que la main droite étalée comprime légèrement l'abdomen du malade et fixe ses viscères.

pouce (signes du). 1° *signe de Klippel et Weil* (1909). Chez les hémiplégiques atteints de contracture, on voit le pouce se fléchir spontanément quand on redresse les quatre autres doigts ou un seul d'entre eux. Ce signe fait défaut dans l'hémicontracture hystérique. — 2° V. *journal (signe du)*.

pouce large (syndrome du). V. *Rubinstein et Taybi (syndrome de)*.

pouce à ressort. V. *doigt à ressort*.

Pouey (opération de). Excision de la muqueuse du canal cervical utérin dans les cas d'inflammation.

Pouliquen (appareils de). 1° Appareil destiné à immobiliser, sous extension continue, une fracture du col chirurgical ou de la diaphyse de l'humérus; il est composé de trois planchettes articulées, l'une appliquée verticalement contre le thorax, la seconde maintenant le bras en abduction, la troisième soutenant l'avant-bras. — 2° Gouttière métallique destinée à l'immobilisation provisoire et au transport des blessés atteints de fracture de cuisse. Elle est munie à son extrémité inférieure d'un étrier pour appliquer l'extension continue et, à son extrémité supérieure, d'une plaque cintrée qui la solidarise avec le pelvis.

pouls... V. aussi *pulsus*.

pouls, *s. m.* (*pulsus,* de *pellere,* pousser). Soulèvement perçu par le doigt qui palpe une artère superficielle. Il est dû à la propagation, le long des parois artérielles, de l'onde de choc provoquée par l'impact, sur l'aorte ascendante, du sang éjecté par le ventricule gauche. — Par extension, expansion systolique d'une veine, du foie, etc.

pouls alternant (Traube, 1872). Syn. *alternance du cœur.* Succession régulière d'une pulsation forte et d'une pulsation faible, d'une contraction cardiaque forte et d'une contraction cardiaque faible, ces contractions restant rigoureusement équidistantes. Quelquefois la pulsation faible est légèrement plus proche de la pulsation forte qui la suit que de celle qui la précède. C'est un signe d'insuffisance ventriculaire gauche.

pouls amygdalien (Huchard). Battements systoliques des amygdales observés dans l'insuffisance aortique.

pouls anacrote. V. *anacrote (onde).*

pouls bigéminé (*bigeminus,* redoublé). Se dit du pouls lorsque deux pulsations, qui se suivent de très près, sont séparées périodiquement d'un groupe semblable par un intervalle plus ou moins long (*rythme couplé*). La deuxième pulsation, due à une extrasystole, peut être faible et n'être pas perçue (*p. disystolique*). Le *p. b.* est un des types les plus fréquents d'allorythmie; il est observé dans l'intoxication par la

digitale (*p. digitalique* de Duroziez).
V. *bigéminisme* et *disystolique*.

pouls bulbaire de Bamberger. V.
Bamberger (pouls bulbaire de).

pouls capillaire (Lebert, 1862;
Quincke, 1868). Alternatives de
rougeur et de pâleur de la peau,
dues à la distension et au retrait des
capillaires, observées dans l'insuffisance aortique; ce phénomène
n'est perceptible qu'au niveau des
points très vasculaires (derme sous-
unguéal, front, rétine, plaque
d'urticaire).

pouls de Corrigan. V. *Corrigan
(pouls de).*

pouls dicrote. V. *dicrote (onde).*

pouls digitalique. V. *pouls bigéminé.*

pouls disystolique. V. *pouls bigéminé*
et *disystolique.*

pouls filiforme. Pouls très petit donnant au doigt la sensation d'un fil.

pouls grimpant. V. *Mahler (signe de).*

pouls hépatique. Mouvement rythmique d'expansion totale du foie,
suivant immédiatement le choc de
la pointe du cœur et le pouls carotidien, ce qui le distingue des battements cardiaques ou aortiques
transmis au foie. C'est le *p. h. systolique*, observé dans l'insuffisance
tricuspidienne; il est dû au reflux
du sang dans les veines caves et les
veines sushépatiques (v. *foie systolique*). Dans le rétrécissement tricuspidien, l'enregistrement graphique
montre le caractère *présystolique* du
p. h. contemporain de la contraction
auriculaire.

pouls instable. Variété de *p.* caractérisée par la différence entre le nombre des pulsations dans le décubitus
et dans la position debout. Lorsque le
sujet est debout, l'augmentation peut
être de 10 à 20 pulsations par minute. Le *p. inst.* est presque toujours
associé à l'hypotension artérielle.

pouls irrégulier perpétuel. Arythmie complète (v. ce terme) permanente.

pouls jugulaire (Friedreich, 1864;
Potain, 1867). Mouvements d'expansion des veines jugulaires, qui
reflètent les variations de pression
dans l'oreillette droite. Leur enregistrement donne un tracé (*phlébo-

gramme*) sur lequel se succèdent
ondes et dépressions : *onde a*, provoquée par la contraction de l'oreillette; *onde c*, due à la fermeture et
au bombement vers l'oreillette de
la valvule tricuspide, et, pour certains, à la transmission de la pulsation carotidienne sous-jacente; *dépression x*, contemporaine de l'éjection ventriculaire, la plus ample du
tracé (v. *pouls veineux négatif*); *onde
v*, dont la montée traduit le remplissage auriculaire et dont le sommet correspond à l'ouverture de la
valvule tricuspide; *dépression y* provoquée par l'écoulement du sang
vers le ventricule droit et après laquelle la courbe remonte (diastasis),
le remplissage de l'oreillette se poursuivant; enfin petite *onde h.* marquant la fin du cycle cardiaque. —
p. j. ventriculaire. V. *pouls veineux
ventriculaire.*

pouls lent permanent. Syn. *maladie
de dissociation* (inusité). Bradycardie
permanente due au bloc auriculo-
ventriculaire complet. Les ventricules battent selon un rythme autonome, très lent, indépendant de
celui des oreillettes qui reste normal. Cette bradycardie est toujours
due à l'interruption du faisceau de
His. Souvent, surtout au début de
son évolution, le *p.l.p.* se complique
de paroxysmes donnant lieu aux accidents du syndrome d'Adams-
Stokes (v. ce terme et *bloc cardiaque*).

pouls lingual. V. *Minervini (signe de).*

pouls myure (μῦς, rat; ουρά, queue).
Pouls dont les pulsations deviennent
de plus en plus faibles et finissent
par disparaître. — *p. m. réciproque.*
Pouls dont les pulsations s'ampli-
fient peu à peu après s'être affaiblies
progressivement.

pouls ondulant. V. *ondulant.*

pouls paradoxal (*pulsus inspiratione
intermittens*) (Kussmaul, 1873). Syn.
signe de Griesinger - Kussmaul. Affaiblissement pouvant aller jusqu'à
la disparition du pouls radial pendant l'inspiration, bien que le cœur
continue à battre régulièrement, ce
qui est l'inverse de l'état normal.
Ce symptôme peut s'observer dans
les médiastinites, les épanchements

et les symphyses péricardiques, et enfin, d'après F. Frank, dans tous les cas où un obstacle s'oppose à la rentrée de l'air dans la poitrine (croup, sténose laryngée, etc.).

pouls pupillaire. V. *hippus circulatoire.*

pouls quadrigéminé (*quatuor ; geminus,* jumeau). Se dit du pouls, quand un groupe de quatre pulsations est séparé périodiquement d'un groupe semblable par un intervalle plus ou moins long. Il est dû à l'apparition régulièrement répétée d'une extra-systole après trois contractions cardiaques normales ; plus rarement à la succession d'une contraction normale et de trois extra-systoles. Cette variété d'arythmie périodique constitue le *quadrigéminisme.*

pouls de Quincke. V. *pouls capillaire* et *pouls veineux progressif.*

pouls serratile (*serra,* scie). Pouls perçu dans certains points d'une artère et non dans l'intervalle.

pouls tricrote (τρεῖς, trois; κρότος, battement). Pouls dont la ligne de descente présente deux soulèvements. V. *catacrotes* (ondes).

pouls trigéminé (*tri,* trois; *geminus,* jumeau). Se dit du pouls quand un groupe de trois pulsations est séparé périodiquement d'un groupe semblable par un intervalle plus ou moins long. Il est dû à l'apparition régulièrement répétée d'une extra-systole après deux contractions cardiaques normales, plus rarement à la succession d'une contraction normale et de deux extra-systoles. Cette variété d'arythmie périodique constitue le *trigéminisme.*

pouls veineux. Battement observé au niveau des gros troncs veineux. V. *pouls jugulaire.*

pouls veineux auriculaire. V. *pouls veineux* (*faux*).

pouls veineux direct. V. *pouls veineux progressif.*

pouls veineux (faux). Pulsations observées au niveau des jugulaires, bien que la valvule tricuspide fonctionne normalement. Elles sont dues soit au reflux veineux au mo-

ment de la systole auriculaire (*j. p. v. présystolique*), que celle-ci soit normale (*p. v. normal* correspondant à l'onde *a* du phlébogramme) ou pathologique (grande onde *a* en cas de gêne à l'évacuation de l'oreillette droite : *p. v. d'origine auriculaire*), soit à la transmission des battements artériels de la carotide (*f. p. v. systolique, p. v. d'origine artériel*). V. *pouls jugulaire.*

pouls veineux négatif (*auteurs allemands*) ou **pouls veineux normal** ou **physiologique** (Potain, 1867). Affaissement normal de la veine jugulaire pendant la systole ventriculaire. Il correspond à la dépression *x* du phlébogramme, et il est dû à l'aspiration du sang veineux dans l'oreillette droite, quand la valvule tricuspide est attirée en bas par la contraction ventriculaire. V. *pouls jugulaire.*

pouls veineux progressif (Quincke, 1868). Syn. *pouls veineux direct* (Boyer ; King, 1837). Pulsations en retard sur le pouls radial, que l'on peut observer au niveau des veines dorsales du pied et de la main au cours des phlegmasies, de l'anémie et de l'insuffisance aortique. Il se produit en même temps que le pouls capillaire et présente une direction centripète (si l'on comprime la veine, le bout périphérique seul continue à battre).

pouls veineux systolique. V. *pouls veineux ventriculaire ou vrai.*

pouls veineux ventriculaire ou **vrai.** Syn. *p. v. systolique.* Battement de la veine jugulaire externe synchrone à la systole ventriculaire. Il est dû au reflux du sang veineux dans les veines caves à chaque contraction des ventricules, par suite de l'insuffisance tricuspidienne ou de la stase sanguine dans l'oreillette droite. Il est formé par la fusion des 3 ondes *a, c,* et *v* du phlébogramme normal (v. *pouls jugulaire* et *Bamberger* (*pouls bulbaire de*)).

poumon d'acier. Appareil métallique dérivé du spirophore et mû électriquement, dans lequel on peut placer un malade atteint de paralysie des muscles respiratoires pour entretenir artificiellement la ventilation pulmonaire.

poumon de choc. Insuffisance respiratoire aiguë survenant au cours ou au décours d'un choc hypovolémique (généralement infectieux). Elle est caractérisée par une respiration très rapide, de l'anxiété, de l'agitation, une cyanose que ne corrige par l'oxygénothérapie. L'évolution est très souvent mortelle, soit en quelques heures ou en 2 à 3 jours au milieu d'un état de choc irréversible avec œdème pulmonaire, soit en 10 à 20 jours par insuffisance respiratoire progressive liée au développement rapide d'une fibrose interstitielle et alvéolaire avec thromboses capillaires et apparition de membranes hyalines dans les alvéoles. V. *choc* (maladie des) et *membranes hyalines* (maladie des).

poumon des éleveurs d'oiseaux ou **de pigeons.** V. *éleveurs d'oiseaux* (maladie des).

poumon éosinophilique. V. *éosinophilie tropicale* et *Löffler* (syndrome de).

poumon évanescent. Syn. *syndrome d'évanouissement pulmonaire, dystrophie pulmonaire progressive* (Heilmeyer et Schmid, 1956), *poumon hyperclair unilatéral, hyperclarté pulmonaire unilatérale.* Syndrome caractérisé par une augmentation de la transparence d'une partie plus ou moins étendue des poumons, généralement d'un lobe supérieur, visible sur les radiographies, avec raréfaction extrême de la trame pulmonaire. Son évolution, très lente, dure de nombreuses années, sans symptomatologie clinique caractéristique. Ce syndrome diffère des hyperclartés par emphysème ou kystes ; il semble dû à une hypoplasie ou à une aplasie des branches de l'artère pulmonaire, probablement congénitale. V. *Janus* (syndrome de) et *Mac Leod* (syndrome de).

poumon de fermier. Syn. *maladie des batteurs en granges.* Pneumopathie immunologique (v. ce terme) survenant chez les cultivateurs manipulant des végétaux et surtout du foin moisi, et inhalant ainsi des spores d'actinomycètes thermophiles, généralement de *Thermopolyspora polyspora.* Elle peut évoluer vers la chronicité, aboutissant alors à une fibrose interstitielle diffuse grave avec insuffisance respiratoire, puis cardiaque.

poumon hyperclair unilatéral. V. *poumon évanescent.*

poumon radiothérapique. « Nom donné par Huguenin aux lésions à type de fibrose pouvant se développer dans un poumon à la suite d'une irradiation intensive du thorax. Il vaudrait mieux dire : poumon post-radiothérapique » (Trial).

poumon en rayon de miel (honeycomb lung) (Oswald et Parkinson). Image radiographique du poumon caractérisée par des opacités réticulaires diffuses associées à des petites clartés arrondies régulièrement réparties. Elle a été décrite dans les manifestations pulmonaires des collagénoses (sclérodermie, lupus érythémateux aigu disséminé, polyarthrite chronique évolutive), des réticuloses (granulome éosinophilique, maladie de Schüller-Christian), des phacomatoses et de béryllioses.

poumon tropical éosinophilique. V. *éosinophilie tropicale.*

Pourfour du Petit (syndrome de François) (1727). Association de mydriase, d'exophtalmie, d'élargissement de la fente palpébrale et accessoirement de pâleur et de refroidissement de la face. Ce syndrome, inverse du *syndrome de Claude Bernard-Horner*, est dû à l'irritation du sympathique cervical provoquée, le plus souvent, par un goitre basedowifié ou une maladie de Basedow à prédominance unilatérale.

pourlèche, s. f. V. *perlèche.*

pourpre, s. m. Nom vulgaire du purpura.

pourriture d'hôpital. Syn. *gangrène nosocomiale, mal d'hôpital, typhus traumatique, ulcère putride ou gangréneux, diphtérie des plaies.* Maladie infectieuse et contagieuse, due à l'association du bacille fusiforme et du spirochète de Vincent, se rencontrant comme complication des plaies ; elle est caractérisée par la formation d'exsudats membraneux et de foyers de ramollissement gangréneux. Elle a complètement disparu aujourd'hui des hôpitaux.

pousse, *s. f.* Nom donné en médecine vétérinaire à la dyspnée du cheval, due soit à l'emphysème pulmonaire, soit à la rigidité de la cage thoracique par ossification des cartilages costaux.

poussée (épreuve ou **phénomène de la)** (Foix et Thévenard). Réflexe d'attitude maintenant l'équilibre (automatisme d'équilibration) lorsque le sujet, debout au garde à vous, subit une poussée antéro-postérieure ou latérale. Les muscles du côté du corps où est appliquée la poussée se contractent immédiatement. Ce réflexe est aboli dans la maladie de Parkinson, les dystonies d'attitude, etc. ; il est normal dans les ataxies tabétique et cérébelleuse.

Pouteau (fractures de) (1760). 1° Syn. *fracture de Colles*. Fracture de l'extrémité inférieure du radius accompagnée presque toujours de déplacement du fragment carpien en arrière et en dehors, et de pénétration des fragments, entraînant la déformation en *dos de fourchette* (Velpeau) du poignet et la déviation de la main en dehors. — 2° *fracture de Pouteau renversée*. Syn. *fracture de Goyrand*. Fracture de l'extrémité inférieure du radius dans laquelle le déplacement du fragment carpien se fait en avant, d'où déformation en *ventre de fourchette* (Destot).

poxvirus, *s. m.* Groupe de virus à A.D.N. Les *p.*, de forme rectangulaire, sont parmi les plus gros virus (300 à 350 mμ sur 200 à 250). Certains sont à l'origine de maladies humaines : virus de la variole, de la vaccine, du molluscum contagiosum (virus oncogène) ; d'autres propres aux animaux, peuvent accidentellement atteindre l'homme (maladies professionnelles) : virus du cowpox, du tubercule des trayeurs, de la dermite pustuleuse contagieuse.

P.P. Initiales de plasminogène-pro-activateur. V. *profibrinolysine*.

P.P.L.O. Pleuropneumonia-like organism. V. *mycoplasma*.

P.P.S.B. (fraction coagulante). Produit « d'origine plasmatique humaine contenant, sous forme concentrée, les facteurs de coagulation adsorbables par le phosphate tricalcique, c.-à-d. la *P*rothrombine, la *P*roconvertine, le facteur *S*tuart et le facteur anti-hémophilique *B* » (J.-P. Soulier). Il est efficace dans le syndrome hémorragique du nouveau-né, les intoxications par les antivitamines K, certaines complications hémorragiques de l'hémophilie B et dans certaines atteintes hépatiques graves.

PR (espace). V. *électrocardiogramme*.

Prader et Gurtner (syndrome de) (1955). Syn. *hyperplasie lipoïde des surrénales*. Variété exceptionnelle d'hyperplasie surrénale congénitale (v. *Wilkins, maladie de*), féminisante, observée chez le jeune garçon.

Prader, Labhart, Willi et Fanconi (syndrome de) (1956). Syndrome rare, probablement héréditaire, se manifestant, chez le nourrisson, par une hypotonie musculaire avec adynamie. Apparaissent ensuite un retard moteur et staturo-pondéral, une débilité mentale sévère, une obésité considérable compliquée parfois de diabète, des anomalies faciales, ostéoarticulaires (vertébrales et coxales), enfin un hypogonadisme.

pragmato-agnosie, *s. f.* (πρᾶγμα, objet ; ἀγνωσία, défaut de reconnaissance) (Wyllie, 1894). Défaut de reconnaissance des objets.

prandial, *adj.* (*prandium*, repas). Qui a rapport aux repas. — *pré-prandial.* Qui survient avant les repas. — *post-prandial.* Qui survient après les repas. — *diarrhée p.* (Linossier, 1908). Diarrhée survenant immédiatement après l'ingestion des aliments ; on l'observe seulement chez les sujets à la fois cholémiques et nerveux ; elle est précédée, au milieu du repas, par une douleur violente au niveau de la vésicule ; survient ensuite une colique intestinale

suivie d'une évacuation abondante
de bile pure ou mélangée de quelques matières.

Pratt (épreuve de) (1941). Manœuvre destinée à repérer, en cas de
varices, les veines perforantes qui
fonctionnent à contre-courant. Le
sujet étant couché, la jambe élevée,
on place un garrot en haut de la
cuisse et on enroule une bande
d'Esmarch du pied à la racine du
membre. Le malade est mis ensuite
debout et, pendant qu'on enlève
la bande d'Esmarch de haut en bas,
on en enroule une autre immédiatement au-dessus, en ne laissant entre
les deux qu'un petit espace libre,
au niveau duquel on voit les perforantes remplir la saphène.

Pratt (signe de). Dilatation des
veines prétibiales superficielles au
cours de la phlébite des veines du
mollet.

Prausnitz-Küstner (épreuve de).
Epreuve de l'anaphylaxie passive
sur l'homme pour le diagnostic des
états anaphylactiques. Chez un
sujet ne présentant pas d'hypersensibilité, on injecte dans le derme :
1º à la face antérieure d'un avant-
bras, 1/10 de ml de sérum d'un
homme sensibilisé; 2º sur l'autre
avant-bras, 1/10 de ml de sérum
d'un homme non sensibilisé (injection témoin). Le lendemain on
injecte exactement aux mêmes
points 1/10 de ml de la substance
sensibilisante (extraits protéiniques
variés, etc.). Si le résultat est positif, l'injection d'antigène faite au
point où a été injecté le sérum de
sujet sensibilisé provoque au bout
de 10 minutes en ce point un placard ortié entouré d'une zone érythémateuse souvent prurigineuse,
de 10 à 40 cm de diamètre. Elle dure
d'une demi-heure à une heure.

Pravaz (seringue de) (P., médecin
français, 1791-1853). Une des premières seringues utilisées pour les
injections hypodermiques : le corps
de la seringue était en verre avec
une armature métallique et le piston
était en métal.

praxie, s. f. (πρᾶξις, action). Coordination normale des mouvements

vers le but proposé. V. *apraxie.*
préacidose, s. f. V. *acido-cétose.*
précancéreux, euse, adj. Qui précède le cancer.
**précancérose condylomatoïde de
Unna-Delbanco.** Végétations vénériennes géantes et profuses, développées sur une muqueuse ou un
tégument infiltrés et se transformant
en néoplasme au bout de quelques
mois.
précarence, s. f. Insuffisance de certaines substances indispensables,
agissant à très faibles doses, telles
que sels minéraux, acides aminés et
surtout vitamines, apportées par la
ration alimentaire, cette insuffisance
ne se manifestant pas encore d'une
façon clinique. — Ce terme est souvent pris dans le sens d'avitaminose
latente.
précarence (épreuves de). Epreuves destinées à révéler l'insuffisance
de vitamines absorbées par l'organisme avant l'apparition des phénomènes d'avitaminose. Ces épreuves
varient selon la vitamine considérée : mesure de l'héméralopie latente
pour la vitamine A, dosage dans
l'urine des vitamines B_1 et C, augmentation de l'activité phosphatasique du sérum pour la vitamine D.
précipitation (réaction de). V. *floculation (réaction de).*
précipitine, s. f. Substance (anticorps) qui se forme dans le sérum
d'un animal à la suite de l'administration d'un antigène. Cette substance détermine un précipité quand
on mélange le sérum de l'animal
ainsi préparé (sérum précipitant ou
antisérum) à un liquide contenant
l'antigène qui a servi à la préparation. Ce phénomène de la *séro-précipitation*, observé d'abord avec des
cultures filtrées sous l'influence de
l'addition du sérum spécifique (Nicolle), se produit aussi avec les humeurs de l'organisme et particulièrement avec le sérum sanguin
(Bordet, 1899). Ex. : le sérum d'un
lapin préparé par des injections de
sang d'une autre espèce animale précipite le sérum de cette autre espèce
d'une manière exclusive. D'où application médico-légale pour re-

chercher l'origine humaine ou animale des taches de sang.

précipito-diagnostic, *s. m.* (Fleig et Lisbonne, 1908). Méthode de diagnostic basée sur la recherche dans le sang et les humeurs d'un malade d'une précipitine due à la réaction de l'organisme contre l'agent parasitaire ou microbien de la maladie. — Vincent a proposé le même terme pour désigner l'épreuve destinée à mettre en évidence, par l'action d'un sérum précipitant, l'existence, chez un malade, de produits solubles sécrétés par le microbe pathogène. — Dans le premier cas la précipitine est dans le sang et les humeurs du malade (échinococcose); dans le second elle est dans le sérum préparé (méningite cérébrospinale).

précirrhose, *s. f.* Nom donné à un ensemble de signes (troubles gastriques et intestinaux, acholie pigmentaire, urobilinurie, glycosurie alimentaire, etc.) qui précèdent ceux de la cirrhose et qui correspondent à un trouble dans la fonction hépatique.

précoma, *s. m.* Phase initiale du coma, au cours de laquelle la conscience est encore conservée, au moins en partie.

précordialgie, *s. f.* (Huchard). Nom donné à toutes les douleurs de la région précordiale, et notamment aux fausses angines de poitrine.

prédiabétique (état). V. *paradiabétique* (*état*).

prédiastolique, *adj.* Qui précède la diastole cardiaque.

prédisposition convulsive. Possibilité qui existe chez tout individu de faire une crise d'épilepsie généralisée à type convulsif sous l'influence d'une agression cérébrale violente. Il s'agit d'une prédisposition *constitutionnelle* héréditaire, présente, à des degrés divers, chez tout être humain, dépendant probablement des variations d'un caractère normal transmis par plusieurs gènes. Elle est parfois renforcée par la survenue d'intoxications (alcool), de troubles métaboliques (insuffisance rénale) ou endo-

criniens (puberté), de lésions cérébrales (séquelles de traumatisme crânien) qui ajoutent à cet état constitutionnel une prédisposition *acquise*. V. *prédisposition épileptique*.

prédisposition épileptique. Possibilité qui existerait, plus ou moins forte, chez tout individu, de faire des crises d'épilepsie de n'importe quel type, sous l'influence d'une agression cérébrale. Ils s'agirait d'une prédisposition *constitutionnelle* héréditaire dépendant d'un seul gène autosomique dominant, de pénétrance irrégulière et d'expressivité plus forte dans l'enfance. Comme la prédisposition convulsive (v. ce terme), dont il faut la distinguer, elle peut être renforcée par une prédisposition *acquise* due à la survenue d'intoxications, de troubles métaboliques ou endocriniens, ou de lésions cérébrales.

prédisposition morbide (*prae*, d'avance; *disponere*, disposer). État de l'organisme qui le rend apte à contracter facilement une maladie.

prednisolone, *s. f.* V. *delta-hydrocortisone*.

prednisone, *s. f.* V. *delta-cortisone*.

prédominance ventriculaire (cardiologie). État du cœur caractérisé, sur les dérivations D_1 D_2 et D_3 de l'électrocardiogramme, par l'aspect suivant du complexe ventriculaire : déviation de l'axe électrique de l'onde QRS vers la droite ou vers la gauche et négativité de l'onde T dans les dérivations où l'onde R a la plus grande amplitude (en D_1 et parfois en D_2 en cas de *p. v. gauche ;* en D_3 et parfois en D_2 en cas de *p. v. droite*). L'image de *p. v.* fait généralement partie de l'aspect de l'électrocardiogramme dit d'hypertrophie ventriculaire gauche; pour certains auteurs *p. v.* et hypertrophie ventriculaire sont synonymes.

pré-excitation ventriculaire, pré-excitation (syndromes de). V. *Wolff-Parkinson-White* (*syndrome de*) et *Clerc, Robert Lévy et Cristesco* (*syndrome de*).

préfrontal (syndrome). V. *frontal* (*syndrome*).

Δ-1-4-prégnadiène - 17 α-21 diol-3-11-20-trione. V. *delta-cortisone*.

prégnandiol, *s. m.* (Marian et Butenandt). Produit d'élimination de la progestérone, sans aucune activité, extrait de l'urine des femmes gravides.

prégnandiolurie, *s. f.* Présence de prégnandiol dans l'urine.

prégnéninolone, *s. f.* (Inhoffen et Holweg, 1938). Syn. *éthinyltestostérone*. Produit chimique obtenu par synthèse et possédant des propriétés progestinogènes, œstrogènes et même androgènes.

prégnénolone, *s. f.* (H. Selye). Hormone extraite du testicule de porc et considérée comme un précurseur chimique des hormones corticosurrénales. Elle aurait une action analogue à celles de l'œstrone, de la progestérone, des hormones corticosurrénales, de la testostérone et même un effet spermatogénétique. On l'a préconisée dans le traitement du rhumatisme. V. *testiculaires* (*hormones*).

préhension forcée (phénomène de la). V. *réflexe de préhension* et *grasping-reflex*.

préinfundibulaire (souffle). V. *souffle anorganique pulmonaire, infundibulaire* ou *préinfundibulaire*.

Preiser (maladie de). V. *Köhler-Mouchet* (*maladie de*), 2°.

préluxation, *s. f.* (Putti). État anatomique d'une articulation caractérisé par des malformations congénitales osseuses, capsulaires et musculaires prédisposant à la luxation. V. *malformation luxante de la hanche*.

prématuré, *adj.* (*praematurus*, qui arrive avant le temps). — *accouchement p.* Accouchement avant terme (à partir du 6e mois de la grossesse). — *s. m.* Enfant né entre la date de viabilité légale (180e jour de la gestation) et le 35e ou 36e semaine après la conception ; son poids est généralement inférieur à 2 200 g.

prématurité, *s. f.* Le fait d'être prématuré ; état d'un enfant prématuré.

prémédication, *s. f.* Administration, avant une intervention chirurgicale, de médicaments destinés à calmer l'angoisse des malades, à diminuer

les sécrétions, les besoins en oxygène, les réflexes neuro-végétatifs et à préparer l'action des anesthésiques (morphine, barbituriques, atropine, etc.).

prémédiquer, *v.* Appliquer la prémédication.

prémenstruel, elle, *adj.* Qui précède les règles. — *fièvre p.* V. *fièvre ménorragique.* — *période* ou *phase p.* Période succédant à la phase post-menstruelle, correspondant à l'évolution du corps jaune et à l'adaptation de l'endomètre à la nidation de l'œuf (V. *menstruel, cycle*).

premier arc (syndrome du). V. *arc* (*syndrome du premier*).

prémonitoire, *adj.* (*prae*, avant ; *monere*, avertir). Se dit des signes qui précèdent parfois l'éclosion d'une maladie épidémique et contagieuse, signes qui, reconnus à temps, permettent de prendre les mesures prophylactiques nécessaires. Ex. : *diarrhée prémonitoire* du choléra asiatique.

prémonitoire d'infarctus (syndrome). V. *état de mal angineux*.

prémuni, *adj.* « Qui possède la prémunition, soit naturelle, soit à la suite d'une vaccination prémunisante. Ex. : vaccination antituberculeuse par le B. C. G. » (Edm. Sergent).

prémunir, *v.* Conférer la prémunition.

prémunisation, *s. f.* (Ch. Nicolle). Terme peu usité. V. *prémunition*, 2°.

prémunité, *s. f.* (Ch. Nicolle, 1934). Terme peu usité. V. *prémunition*, 1°.

prémunitif, ive, *adj.* Qui confère la prémunition.

prémunition, *s. f.* (Edm. Sergent, L. Parrot et A. Donatien, 1924) (*prae*, auparavant ; *munire*, munir). 1° Syn. *immunité d'infection* ou *de surinfection* (R. Debré et Bonnet, 1927), *immunité non stérilisante*, *immunité relative* (Pasteur, 1881 ; Plehn, 1901 ; von Wasielewski, 1901-1908), *immunité partielle* (J. Bordet, 1920), *immunité-tolérance*, *prémunité* (Ch. Nicolle). « État de résistance à toute surinfection d'un organisme déjà infecté. La p., contemporaine de l'infection et cessant avec elle, est conférée par diverses maladies infectieuses chroniques (paludisme, piroplasmoses, tuberculose, syphilis, brucelloses, etc.). La *p.* s'oppose à l'immunité vraie, que caractérise la résistance d'un organisme guéri à toute réinfection et qui, généralement durable, est consécutive à certaines infections aiguës (rougeole, scarlatine, variole, charbon, fièvre typhoïde, etc.) » (Edm. Sergent). — 2° Syn. *prémunisation* (Ch. Nicolle). « Acte par lequel on procure artificiellement cette résistance; action de prémunir : la vaccination contre la tuberculose par le vaccin B. C. G. est une *p.* » (Edm. Sergent).

prémycosique, *adj.* Qui se rapporte à la période de début du mycosis fongoïde : *éruption p., érythrodermie p.*

prémycosis, *s. m.* Stades évolutifs du mycosis fongoïde qui précèdent l'apparition des tumeurs cutanées caractéristiques.

Preobraschenski (syndrome de) (1904). Syn. *ramollissement médullaire antérieur, syndrome de l'artère spinale antérieure.* Syndrome d'ischémie médullaire dû à l'atteinte (presque toujours athéromateuse) des artères nourricières de la région antérieure de la moelle épinière, au niveau cervical dorsal ou lombaire. Il est caractérisé anatomiquement par des lésions de la substance grise des cornes antérieures, des cornes latérales et de la base des cornes postérieures, associées à des lésions de la substance blanche des 3/4 internes des cordons latéraux; cliniquement par la survenue brutale (précédée parfois de troubles moteurs ou sensitifs fugaces) d'une paraplégie ou d'une quadriplégie flasque avec anesthésie totale ou seulement thermo-algésique et troubles sphinctériens. L'évolution est généralement favorable, les paralysies régressent en quelques semaines.

précœdème, *s. m.* (Widal et Javal). Syn. *œdème histologique.* Période qui précède l'apparition de l'œdème et pendant laquelle les tissus de l'organisme augmentent leur degré normal d'hydratation, sous l'influence de la rétention de sel. On reconnaît son existence par la méthode des pesées.

précœstrus, *s. m.* V. *œstral (cycle).*

préparant, ante, *adj.* — *douleurs préparantes.* V. *douleurs.* — *injection p.* V. *injection.*

prépatence (période de) (*præ*, devant; *patere*, être évident). Syn. *incubation parasitaire.* Phase d'une affection parasitaire qui s'étend depuis la contamination jusqu'à l'apparition des parasites chez le malade.

prépondérance ventriculaire (cardiologie). Etat du cœur caractérisé, sur l'électrocardiogramme, par une déviation simple de l'axe électrique vers la gauche ou vers la droite; il correspond à des variations purement morphologiques de la position du cœur dans le thorax, ou à un début d'hypertrophie d'un des deux ventricules (*p. v.* gauche ou droite).

presbyacousie, *s. f.* (πρέσϐυς, vieux; ἀκούειν, entendre). Modification de l'ouïe que l'on peut observer chez les vieillards. Ils entendent mieux de loin que de près, et perçoivent mieux la voix chuchotée que la voix haute, sans doute parce que l'organe affaibli accommode moins facilement et est troublé dans son fonctionnement par une trop grande sonorité.

presbyophrénie, *s. f.* (πρέσϐυς; φρήν, intelligence). Psychose observée parfois chez les vieillards, surtout chez les vieilles femmes, et caractérisée par des angoisses, des hallucinations, des idées délirantes et de persécution, la perte de la mémoire et la difficulté à fixer l'attention. Elle s'accompagne souvent de polynévrite (psychose polynévritique de Korsakoff) et se termine rarement par la guérison.

presbyopie, *s. f.* (πρέσϐυς; ὄψις, vue) ou **presbytie,** *s. f.* (πρεσϐύτης, vieillard). Difficulté de voir nettement, sans fatigue, les objets rapprochés, ayant pour cause la diminution de l'amplitude de l'accommodation, due à la vieillesse. Le *punctum proxi* *mum* s'écarte progressivement de l'œil et tend à rejoindre le *punctum remotum*.

présclérose, *s. f.* (Huchard). Etat morbide caractérisé par une hypertension artérielle permanente et des symptômes d'insuffisance rénale; il précède l'artériosclérose.

préséance (loi de) (Edm. Sergent et L. Parrot, 1935). « L'existence d'un parasite dans l'organisme empêche l'invasion de cet organisme par un autre parasite de la même espèce (bactérie, protozoaire, helminthe, etc.). La préséance du parasite *premier occupant* explique la prémunition de l'hôte » (Edm. Sergent).

présellaire, *adj.* Qui est situé en avant de la selle turcique.

présentation, *s. f.* Nom donné par les accoucheurs à la partie fœtale qui tend à s'engager dans la filière pelvienne (*p. de la face, du sommet, du siège, du tronc*).

présérologique, *adj.* — *période p. de la syphilis.* Période initiale de la syphilis pendant laquelle les réactions sérologiques ne sont pas encore positives.

préserve, *s. f.* (Ekelöf, 1905). Terme proposé pour désigner les substances et produits alimentaires qui ont été mis à l'abri de la décomposition par un procédé quelconque : chauffage, salaison, fumage, dessiccation, congélation. — Le mot *conserve* s'appliquerait particulièrement aux aliments stérilisés par la chaleur, et conservés dans des récipients clos à l'abri de l'air.

présomptives (réactions — de la syphilis). Réactions sérologiques de la syphilis exécutées avec des antigènes d'une très grande sensibilité mais dont la spécificité n'est pas absolue. Seules les réponses négatives ont de la valeur. V. *standard* (*réactions — de la syphilis*).

présphygmique, *adj.* Se dit de la période pendant laquelle le ventricule commence à se contracter sans imprimer encore un mouvement au sang artériel. V. *isométrique*.

pression, *s. f.* Mode de massage consistant en un contact plus ou moins appuyé et répété de la main ou d'un doigt sur une partie du corps.

pression artérielle. V. *tension artérielle*.

pression artérielle rétinienne (PAR). Syn. *P.A.O.* (pression artérielle ophtalmique). Pression du sang dans les artères de la rétine. Mesurée à l'ophtalmodynamomètre, la PAR diastolique normale est de 30 à 40 grammes, et la systolique de 70 à 75. V. *Bailliart* (indice rétino-huméral de).

pression capillaire pulmonaire. Pression mesurée au cours du cathétérisme des cavités droites du cœur et de l'artère pulmonaire, lorsque l'extrémité de la sonde est bloquée dans une artériole pulmonaire. Cette pression est égale à celle des veines pulmonaires et de l'oreillette gauche. La pression capillaire moyenne est de 5 mm de Hg (mx 7, mn 2). La *p.c.p.* est anormalement élevée dans les cardiopathies gauches (rétrécissement mitral, gêne à l'évacuation ou insuffisance du ventricule gauche) et dans les cardiopathies congénitales à shunt gauche-droite important et à résistances pulmonaires normales.

pression oncotique. V. *oncotique* (*pression*).

pression osmotique. V. *osmotique* (*pression*).

pression partielle d'un gaz. Pression exercée par ce gaz considéré isolément au sein d'un mélange gazeux (p. ex. air) ou liquide (p. ex. sang). Ainsi la pression partielle de l'oxygène dans l'air à la pression atmosphérique de 760 mm de Hg est de 21 % de 760 (l'air contient 21 % d'oxygène), c.-à-d. de 159,6 mm de Hg.

pression partielle en gaz carbonique. V. $P\,CO_2$.

pression partielle en oxygène. V. PO_2.

pression veineuse (P.V.). Pression exercée par le sang sur les parois des veines. — La *p.v. périphérique* mesurée par ponction d'une veine du pli du coude sur le sujet couché est normalement de 3 à 12 cm d'eau. — La *p.v. centrale* (*P.V.C.*) est celle, mesurée par cathétérisme, qui règne dans l'oreillette droite et les veines caves près de leurs embouchures.

presso-récepteur, *s. m.* V. *baro-récepteur.*

présure, *s. f.* (*presura*, part. de *prendere*, prendre). Matière extraite du quatrième estomac ou caillette du veau et des jeunes ruminants, uniquement nourris de lait : elle contient en grande quantité le ferment lab, qui caille le lait.

présystole, *s. f.* (*prae*, avant ; systole). Moment qui précède immédiatement la systole ventriculaire, c'est-à-dire le 1er bruit du cœur. — La *p.* correspond à la contraction des oreillettes et serait mieux nommée *systole auriculaire.*

présystolique, *adj.* Se dit des bruits qui coïncident avec la contraction des oreillettes et précèdent immédiatement la systole ventriculaire (premier bruit). Ex. : *souffle présystolique* du rétrécissement mitral.

prévaccination, *s. f.* V. *vaccination.*

prévalence, *s. f.* (épidémiologie) (terme remplaçant celui de *fréquence globale* : Organisation Mondiale de la Santé, 1966). « Nombre de cas de maladies ou de malades, ou de tout autre événement tel qu'un accident, dans une population donnée, sans distinction entre les cas nouveaux et les cas anciens. Elle peut être exprimée en chiffre absolu ou, plus souvent, en proportion par rapport au nombre d'individus. La *p.* est toujours précisée dans le temps » (Monnerot-Dumaine).

préventorium, *s. m.* (*praeventor*, celui qui précède). Établissement destiné à réunir des sujets, surtout des enfants et des adolescents, chez lesquels la primo-infection tuberculeuse a été dépistée de bonne heure par une cuti-réaction positive, c'est-à-dire avant l'apparition de la tuberculose-maladie. « Cette maison médicalement dirigée, bien aménagée, dans de bonnes conditions de climat, assure aux sujets qu'on lui confie, avec un bon repos, les soins hygiéno-diététiques nécessaires » (A. Courcoux).

préventriculaire, *adj.* Se dit d'un phénomène cardiaque perçu dans la région située en dedans et au-dessus de la zone où bat la pointe du cœur. — *souffle p.* V. ce terme.

prévertèbre, *s. f.* V. *métamère.*

Prévost (phénomène de) (1868). Déviation conjuguée de la tête et des yeux observée à la suite de l'ictus apoplectique. V. *Vulpian et Prévost (loi de).*

priapisme, *s. m.* (Πρίαπος, Priape, membre viril). Erection violente, prolongée, souvent douloureuse, née sans appétit sexuel et n'aboutissant à aucune éjaculation. Elle est généralement symptomatique d'un empoisonnement par la cantharide, d'une cystite, d'une blennorragie, d'une leucémie, d'une lésion des centres nerveux, etc.

Pribram (méthode de). Injection dans les voies biliaires, après cholécystostomie ou cholécystectomie, d'un mélange alcool-éther, puis d'huile d'olive, dans le but de ramollir un calcul biliaire resté en place et de faciliter son évacuation par les voies naturelles.

Price-Jones (courbe de). Courbe en cloche obtenue en portant en abscisse le diamètre et en ordonnée le nombre des hématies. Elle permet d'apprécier l'importance de l'anisocytose (v. ce terme).

prière mahométane (signe de la). Position genu-pectorale que prennent, pour soulager leur dyspnée, les malades atteints de péricardite avec grand épanchement.

primigeste, *adj.* et *s. f.* (*primus*, premier ; *gestare*, porter). Femme enceinte pour la première fois.

primipare, *adj.* et *s. f.* (*primus*, premier ; *parere*, enfanter). Femme qui accouche pour la première fois.

primo-infection, *s. f.* Envahissement de l'organisme par un microbe, pour la première fois.

Pringle (adénome sébacé de type). V. *adénomes sébacés symétriques de la face.*

Prinzmetal (angor type). V. *angor type Prinzmetal.*

pristinamycine, *s. f.* Syn. *Pyostacine* (n. dép.). V. *macrolides.*

pro-accélérine, s. f. V. accélérine.

probant, s. m. (génétique). Syn. propositus. Nom donné au sujet malade qui est le point de départ d'une enquête familiale sur sa maladie.

probénécide, s. m. V. urico-éliminateur.

procaïnestérase (épreuve de la) (R. Hazard et J. Ravasse, 1945). Syn. épreuve de la novocaïnestérase. Epreuve fondée sur la propriété que possède le sérum sanguin d'hydrolyser in vitro la procaïne (ou Novocaïne, n. dép.) et de la dissocier en acide para-amino-benzoïque et en diéthylamino-éthanol. Normalement 40 à 50 p. 100 de procaïne sont hydrolysés en 15 minutes, et 80 à 100 p. 100 en 30 minutes. Le taux d'hydrolyse est abaissé dans l'insuffisance hépatique et dans l'hypothyroïdie ; il serait augmenté dans l'hyperthyroïdie.

procaïnisation, s. f. Syn. novocaïnisation. Emploi thérapeutique de la procaïne (ou Novocaïne n. dép.) pour anesthésier une région ou pour paralyser temporairement un nerf ou un ganglion nerveux.

procaryote, adj. et s. m. Se dit des organismes unicellulaires dont le noyau est dépourvu de membrane et réduit à un seul chromosome (ex. les bactéries).

processus, s. m. (procedere, s'avancer). Evolution d'une série de phénomènes ou de lésions anatomiques se rapportant à une maladie.

procidence, s. f. (procidere, tomber). Chute d'une partie. Ex. : p. du rectum. — En obstétrique : p. du bras, du cordon. Descente du bras, du cordon (v. procubitus, 1°), au-devant de la partie fœtale qui se présente.

procolis, s. m. Variété de torticolis dans laquelle la tête est projetée en avant.

proconsulaire (cou) (de Saint-Germain). Tuméfaction considérable de la région cervicale, effaçant la délimitation du cou et de la mâchoire et rappelant l'aspect du buste du proconsul Vitellius. Elle est due à une adénopathie intense avec infil-tration des tissus voisins. On l'observe dans le cas de diphtérie maligne.

proconvertine, s. f. V. convertine.

procritique, adj. (πρό, avant ; κρίσις, crise). Se dit de la période qui précède immédiatement la crise d'une maladie.

proctalgie, s. f. (πρωκτός, anus ; ἄλγος, douleur). Névralgie anale.

proctectomie, s. f. (πρωκτός ; ἐκτομή, ablation). Résection d'un lambeau de la paroi de l'ampoule rectale, le plus souvent de la paroi postérieure (p. postérieure) pour remédier au prolapsus du rectum.

proctite, s. f. (πρωκτός). Inflammation du rectum.

proctocèle, s. f. (πρωκτός ; κήλη, hernie). Syn. proctoptose. Chute du rectum.

proctoclyse, s. f. (πρωκτός ; κλύζειν, laver). Lavement. — p. continue. Syn. goutte-à-goutte rectal. Administration d'un liquide isotonique par voie rectale, à l'aide d'un dispositif spécial qui ne le laisse passer que goutte à goutte.

proctopexie, s. f. (πρωκτός ; πῆξις, fixation). V. rectopexie.

proctoplastie, s. f. (πρωκτός ; πλάσσειν, former). Opération autoplastique qui a pour but de remettre et de fixer à sa place normale un anus ectopique (chirurgie infantile).

proctoptose, s. f. (πρωκτός ; πτῶσις, chute). V. proctocèle.

proctorrhée, s. f. (πρωκτός ; ῥεῖν, couler). Ecoulement muqueux par l'anus.

proctoscopie, s. f. (πρωκτός ; σκοπεῖν, examiner). Examen de l'anus et du rectum à l'aide d'un anuscope ou d'un rectoscope.

proctotomie, s. f. (πρωκτός ; τομή, section). Opération portant sur l'anus et le rectum, destinée à en combattre le rétrécissement. V. rectotomie.

procubitus, s. m. (en latin : couché au-devant). — 1° (obstétrique). Chute du cordon ombilical (procidence du cordon) au-devant de la partie fœtale qui se présente ; la poche des eaux étant encore intacte, le cordon repose sur les membranes qui arrêtent sa descente. — 2° Attitude du corps couché sur le ventre (décubitus ventral).

prodrome, *s. m.* (πρό, devant, en avant; δρόμος, course). Signe avant-coureur d'une maladie. Etat de malaise qui précède souvent une maladie.

production sublinguale. V. *subglossite diphtéroïde.*

proencéphale, *s. m.* (πρό; ἐγκέφαλος, encéphale) (I. G. St-Hilaire). Monstre exencéphalien chez lequel l'encéphale fait saillie en grande partie hors de la boîte crânienne par une ouverture de la région frontale.

pro-enzyme, *s. f.* V. *zymogène.*

pro-érythroblaste, *s. m.* Dans la lignée cellulaire formatrice des globules rouges, stade intermédiaire entre la cellule souche et l'érythroblaste. Son protoplasme est hyperbasophile.

Prœtz (méthode de). Procédé de désinfection des fosses nasales permettant de faire pénétrer un liquide bactéricide dans certains sinus de la face inaccessibles à la ponction. Une dépression créée dans les fosses nasales, préalablement remplies du liquide, aspire l'air des sinus et permet au liquide de le remplacer dans la cavité, la tête ayant été placée en position déclive correcte.

proferment, *s. m.* V. *zymogène.*

Profeta (loi de). Un enfant né d'une mère syphilitique, et sain en apparence, peut être allaité sa mère sans aucun danger de contamination.

profibrinolysine, *s. f.* Syn. *plasminogène-proactivateur (P.P.), protyptase.* Ferment existant normalement dans le plasma à l'état inactif et pouvant être transformé en fibrinolysine active sous l'influence d'une kinase d'origine tissulaire (kinase sécrétée par les parois vasculaires lorsque la fibrine s'y dépose, (lysokinase ou fibrinokinase, abondante surtout dans le poumon, l'utérus et la prostate; urokinase) ou bactérienne (streptokinase). L'union profibrinolysine-kinase est parfois appelée *complexe plasminogène-ki-*

nase. Le sang contient 15 à 20 mg de *p.* pour 100 ml.

profil croisé. V. *Wenckebach (signe de).*

profus, use, *adj.* Abondant. — *sueurs p., diarrhée p.*

progénèse, *s. f.* (πρό, devant; γένεσις, génération) (R. Turpin, 1954). Influence des facteurs préconceptionnels héréditaires et non héréditaires, sur le développement de l'enfant.

progénésique, *adj.* Antérieur à la fécondation.

progeria, *s. f.* ou **progérie,** *s. f.* (πρό, indiquant l'antinomie ; γεραιος, vieux) (Hastings Gilford, 1904). Syn. *nanisme sénile* (Variot et Pironneau). Variété familiale de nanisme avec insuffisance des glandes génitales, dans lequel l'aspect général de l'individu, au lieu de rappeler l'enfant, fait au contraire penser au vieillard : amaigrissement, chute des cheveux, facies vieillot et ridé, athérome artériel.

progestatif, ive, *adj.* (pro, en faveur de; *gestare,* porter). Syn. *progestinogène.* Qui provoque la transformation prégravidique de la muqueuse utérine (endomètre). — *hormone p.* ou *progestative.* V. *progestérone.*

progestérone, *s. f.* Nom qui remplace, dans la nouvelle nomenclature, celui de *lutéine.* Syn. *hormone progestinogène* ou *progestative, progestine.* Hormone provenant de la sécrétion interne du corps jaune ovarien. Son rôle physiologique est de transformer la muqueuse utérine, hyperplasiée par la folliculine, en « endomètre prégravidique » et de favoriser la fixation et le développement de l'œuf fécondé. Elle rend en outre possible l'évolution de la grossesse par son action inhibitrice sur la contractilité et la tonicité du muscle utérin.

progestine, *s. f.* V. *progestérone.*

progestinogène, *adj.* V. *progestatif.*

progestomimétique, *adj.* (pro, en faveur de; *gestare,* porter; *mimeticos,* imitatif). Syn. *lutéomimétique.* Dont l'action est semblable à celle de la progestérone.

prognathisme, *s. m.* (πρό; γνάθος, mâchoire) ou **prognathie,** *s. f.* Disposition générale de la face telle que, vues de profil, l'une des mâchoires ou les deux mâchoires semblent projetées en avant de la ligne verticale abaissée de la racine du nez. Le *p.* peut être *supérieur, inférieur* ou *total.*

prohormone, *s. f.* Nom proposé, par analogie avec les provitamines, pour désigner des substances inactives existant dans les organes endocrines, et auxquelles une réaction relativement simple conférerait l'activité hormonale typique.

proïosystole, *s. f.* (πρώιος, prématuré; systole) (Géraudel, 1928). Nom proposé pour remplacer *extrasystole,* le caractère essentiel de la systole ainsi désignée étant d'être prématuré.

proïurie, *s. f.* (πρώιος; οὖρον, urine). Accélération de l'élimination rénale de l'eau, mise en évidence par l'examen fractionné des urines après absorption d'une quantité déterminée d'eau.

prolabé, *adj.* Se dit d'un organe déplacé de haut en bas (atteint de prolapsus).

prolactine, *s. f.* (Riddle; Gardner et Turner, 1933). Syn. *hormone galactogène, lactostimuline.* Hormone provenant du lobe antérieur de l'hypophyse, excitant la sécrétion lactée. Elle jouerait aussi un rôle dans la sécrétion de la progestérone, son action est inhibée par la dopamine et la bromocriptine (v. ces termes) et *gonadostimuline.*

prolactinémie, *s. f.* Présence et taux de la prolactine dans le sang.

prolan, *s. m.* (Zondek et Aschheim, 1928). V. *gonadostimuline.*

prolanémie, *s. f.* Présence de prolan dans le sang.

prolanurie, *s. f.* Présence de prolan dans l'urine.

prolapsus, *s. m.* (*pro,* en avant; *labi,* tomber). Chute ou abaissement d'un organe ou d'une partie d'organe, par suite du relâchement de ses moyens de fixité (*p. de l'utérus, du rectum*). — *p. ani. P.* incomplet du rectum, dans lequel seule la muqueuse glisse et sort par l'anus. — *p. ani et recti.* Invagination de la portion inférieure du rectum, avec ses trois tuniques, à travers l'anus : la muqueuse du cylindre enveloppant se continuant avec la peau de la périphérie de l'anus sans sillon circonférentiel. — *p. coli invaginati.* Issue, à travers l'anus, d'une invagination intestinale. — *p. du cordon* pendant l'accouchement. V. *procidence* et *procubitus, 1°.* — *p. recti.* Invagination du rectum, avec ses trois tuniques, à travers l'anus; la muqueuse du cylindre enveloppant restant séparée de la peau de l'anus par un sillon circonférentiel.

prolapsus de la valve mitrale-clic (syndrome). V. *ballonnement ou ballonnisation de la valve mitrale.*

prolifère (kyste) (Cornil et Ranvier), **proligère (kyste)** (Pozzi). V. *cysto-épithéliome.*

prolylpeptidase, *s. f.* Ferment sécrété par la muqueuse intestinale et qui a pour effet de détacher un acide aminé, la proline, des polypeptides qui le renferment. Il est un des constituants de l'érepsine.

promastocyte, *s. m.* Cellule du tissu conjonctif, intermédiaire entre l'histioblaste et le mastocyte.

promégaloblaste, *s. m.* Grande cellule de 25 à 35 μ de diamètre, à gros noyau arrondi; c'est la cellule souche de la série mégaloblastique (v. ce terme). Elle dérive directement de l'hémocytoblaste et donne naissance au mégaloblaste.

promonocyte, *s. m.* Cellule macrophage de 15 à 30 μ de diamètre, au protoplasme clair, hyalin, au noyau de forme variable et dépourvu de nucléole. Elle dérive de l'histioblaste et peut donner naissance au monocyte.

promontoire, *s. m.* 1° Nom donné en obstétrique à la saillie sur le bassin de l'angle sacrovertébral. — 2° Saillie osseuse de la paroi interne de la caisse du tympan. — 3° (Scarpa). V. *éperon.*

promyélocyte, *s. m.* Myélocyte jeune, forme intermédiaire entre le myéloblaste et le myélocyte. Il a 20 μ de diamètre; son protoplasme se charge de granulations éosino-, baso- ou neutrophiles. Il se trouve dans la moelle osseuse.

pronation, *s. f.* (*pronus*, penché en avant). Mouvement de l'avant-bras qui a pour résultat de faire exécuter à la main une sorte de rotation de dehors en dedans.

pronation (phénomène de la). 1° (Babinski). Au cours de l'hémiplégie flasque, la main du côté paralysé, placée en supination, se remet aussitôt en pronation. — 2° (Strümpell). Variété de syncinésie; la flexion volontaire de l'avant-bras entraîne sa pronation involontaire; également l'élévation de l'épaule provoque l'abduction du bras, la flexion et la pronation de l'avant-bras.

pronation douloureuse des enfants. Syn. *torpeur douloureuse* (Chassaignac). Parésie douloureuse du bras survenant chez les jeunes enfants à la suite d'une traction brusque sur le membre supérieur (enfant tenu par la main). Elle guérit spontanément en quelques jours.

pronormoblaste, *s. m.* Cellule de 20 à 25 µ de diamètre, à protoplasme très basophile, à gros noyau foncé; c'est la cellule souche de la lignée normale des globules rouges; elle dérive directement de l'hémocytoblaste et donne naissance au normoblaste.

pronostic, *s. m.* (πρό; γνωσκεῖν, connaître). Acte par lequel le médecin prévoit l'issue probable de la maladie et les différentes péripéties possibles.

propathie, *s. f.* (πρό; πάθος, affection). Affection antérieure à l'état morbide actuel.

propédeutique, *s. f.* (πρό; παιδεύειν, enseigner, de παῖς, enfant). Enseignement des éléments d'une science, préparant l'étudiant à recevoir un enseignement plus complet.

propeptonurie, *s. f.* V. *albumosurie*.

properdine, *s. f.* (*perdere*, détruire) (Pillemer, 1954). Protéine existant dans le plasma sanguin (taux normal : 20 mg par litre) où elle interviendrait dans l'activation du complément (v. ce terme). Elle possède une activité bactéricide et joue

un rôle important dans l'immunité naturelle.

prophage, *s. m.* (Lwoff, 1950). Fragment de l'acide désoxyribonucléique (A.D.N.) d'un bactériophage qui s'attache au chromosme d'une bactérie et sera transmis avec ce dernier par replication (v. ce terme) au moment de la division bactérienne. Toutes les bactéries-filles possèdent donc héréditairement l'information génétique du bactériophage; mais le pouvoir lytique de celui-ci reste latent, capable toutefois de se réveiller subitement (p. ex. sous l'influence d'hormones ou de substances cancérigènes), provoquant la lyse de la bactérie, avec libération du bactériophage complet. — *p. défectif.* P. qu'une anomalie génétique empêche de se transformer en bactériophage virulent.

prophlogistique, *adj.* (πρό; φλόξ, φλογός, flamme). Qui favorise l'inflammation.

prophylactique, *adj.* Se dit de l'action préventive de certaines substances.

prophylaxie, *s. f.* (προφυλάσσειν, garantir). Partie de la thérapeutique qui a pour objet de prévenir le développement des maladies. — *p. causale vraie; p. clinique; p. étiologique; p. médicamenteuse.* V. *chimioprophylaxie.*

proplasmocyte, *s.m.* Variété d'histiocyte intermédiaire entre l'histioblaste et le plasmocyte; la cellule d'irritation de Türck est un *p.*

proportionnalité (loi de). L'action d'une substance sur l'organisme est d'autant plus intense que les doses employées sont plus fortes.

propositus, *s. m.* V. *probant.*

propriocepteur, *s. m.* (*proprius*, qui appartient à; *capere*, recueillir). V. *intérocepteur.*

proprioceptif (réflexe). V. *réflexe proprioceptif.*

proprioceptive (sensibilité). V. *sensibilité.*

propulsion, *s. f.* (*pro*, en avant; *pellere*, pousser). Syn. *antépulsion.* Tendance que certains malades (*maladie de Parkinson*) éprouvent à accélérer leur marche jusqu'à prendre le pas de course. « Ils semblent courir après leur centre de gravité » (Trousseau).

prosaptoglobine, *s. f.* Substance protéique électropositive apparaissant dans le plasma sanguin au cours de nombreux états pathologiques et possédant la propriété de se fixer sur l'hémoglobine.

prosaptoglobinémie, *s. f.* Présence de prosaptoglobine dans le sang. L'indice de *p.* compris chez le sujet normal entre 0,1 et 0,7, s'élève chez le tuberculeux de 0,8 à 4, selon la gravité des lésions.

prosécrétine, *s. f.* (Bayliss et Starling). Substance spécifique, contenue dans la muqueuse duodénale, qui, en présence d'un acide (chyme acidifié par le suc gastrique), se transforme en *sécrétine.*

prosopagnosie, *s. f.* (Bodamer, 1945). Perte de la faculté de reconnaître les physionomies.

prosopalgie, *s. f.* (πρόσωπον, visage; ἄλγος, douleur). Névralgie faciale; névralgie du trijumeau.

prosoplégie, *s. f.* (πρόσωπον; πλήσσειν, frapper). Paralysie faciale.

prosopomètre, *s. m.* (πρόσωπον, visage; μέτρον, mesure) (anthropométrie). Instrument destiné à mesurer les différents diamètres de la face et du crâne.

prosoposcopie, *s. f.* (πρόσωπον; σκοπεῖν, examiner). Étude de l'aspect de la face et des modifications qu'y impriment les maladies.

prosphysectomie, *s. f.* (πρόσφυσις, appendice; ἐκτομή, ablation) (Guinard). V. *appendicectomie.*

prostaglandines, *s. f. pl.* (von Euler, 1934). Substances dérivées d'acides gras non saturés, possédant toutes le même squelette carboné (acide prostanoïque) formé d'un noyau pentagonal et de deux chaînes latérales. On connaît de nombreuses *p.*, réparties en 6 classes (dénommées de A à F) selon la structure du noyau, et en 3 séries d'après la formule des chaînes latérales. Seules les *p.* E et F de la série 2 semblent avoir une importance pratique. Elles ont été découvertes dans la prostate et le liquide séminal, mais sont présentes également dans de nombreux organes. Toutes les cellules semblent capables de les synthétiser très rapidement; elles ne passent pas dans le sang, et agissent localement, probablement comme régulateurs cellulaires, sur les membranes des cellules ou les nucléotides cycliques. Elles sont très rapidement détruites. Leurs effets, très puissants, sont multiples et mal connus, variables selon les espèces de *p.* Elles agissent sur l'appareil génital, en favorisant, p. ex., la fécondation et l'accouchement; sur l'appareil circulatoire, les bronches, le rein, le tube digestif, les glandes endocrines. — Selon des travaux récents, les *p.* seraient des sous produits de corps beaucoup plus puissants mais extrêmement instables, les *endopéroxydes* (v. ce terme) et les *thromboxanes.*

prostate (maladie diverticulaire de la) (Heitz-Boyer). Affection caractérisée par l'existence, dans la prostate, de petites cavernes infectées qui peuvent entretenir la chronicité d'une urétrite, provoquer une épididymite ou une prostatite (*p. adénomateuse, p. scléreuse hypertrophiante*).

prostatectomie, *s. f.* (πρόστατης, prostate; ἐκτομή, ablation). Extirpation de la prostate en totalité ou en partie. — *p. suspubienne* ou *hypogastrique.* V. *Freyer (opération de).* — *p. rétropubienne.* V. *Millin (opération de).* — *p. transurétrale* ou *résection endoscopique.* Ablation d'un adénome prostatique de petit volume par les voies naturelles (urètre), sous le contrôle de la vue (endoscopie urétro-vésicale).

prostatique, *adj.* Qui a rapport à la prostate. — *hypertrophie p.* V. *adénome périurétral.* — *s. m.* Malade atteint d'hypertrophie de la prostate et des accidents qui en sont la conséquence. — *p. sans prostate.* Sujet atteint de troubles analogues à ceux provoqués par l'adénome de la prostate (dysurie, rétention d'urine) et dus uniquement à la maladie du col vésical (v. ce terme).

prostatisme, s. m. Ensemble des accidents déterminés par l'hypertrophie de la prostate. — p. *vésical* (Guyon). V. *col vésical (maladie du)*.

prostatite, s. f. Inflammation de la prostate. — p. *adénomateuse* et p. *scléreuse hypertrophiante.* V. *prostate (maladie diverticulaire de la)*.

prostatomonose, s. f. (πρόστατης; μονόω, j'isole) (Audry, 1902). Isolement de la prostate dont on libère toutes les faces sauf celle qui est en contact avec l'urètre (opération analogue à la *prostatopexie*).

prostatopexie sous-périnéale (πρόστατης; πῆξις, fixation) (Delagénière, 1902). Luxation de la prostate hors de sa cage aponévrotique et isolement de l'organe. Cette opération a pour but de déterminer l'atrophie de la prostate hypertrophiée.

prostatorrhée, s. f. (πρόστατης; ῥεῖν, couler). Ecoulement par la verge, en dehors de l'éjaculation, d'un liquide muqueux; on observe ce symptôme dans la prostatite chronique.

prostatotomie, s. f. (πρόστατης; τομή, section). Incision de la prostate.

prosthétique (groupement). Fraction non protéique contenue dans la molécule des hétéroprotéides et libérée par l'hydrolyse de ces corps.

prostigmine (test à la) (Viets et Schwab). Epreuve destinée à déceler les formes frustes de la myasthénie : l'injection intra-musculaire de 1,5 mg de prostigmine fait disparaître l'asthénie musculaire en 15 à 30 minutes.

prostration, s. f. (*prosternere,* renverser, à cause du décubitus dorsal dans lequel reste le malade). Abattement extrême, anéantissement complet des forces musculaires, que l'on observe dans les formes graves des maladies aiguës (fièvre typhoïde adynamique), et qui s'accompagne souvent de stupeur.

protaminase, s. f. Ferment protéolytique, sécrété par le pancréas, qui détache l'arginine des protamines.

protamine, s. f. Protéide simple (holoprotéide) existant dans le sperme. — p. (index de). V. *index de protamine*.

protamine (test au sulfate de) (Latallo, 1971). Épreuve destinée à mettre en évidence, dans le plasma sanguin, des substances solubles produites par la formation de thrombine. L'apparition d'un gel, lorsqu'on ajoute au plasma une solution de sulfate de protamine de pH8, indique la présence de ces substances. Ce test est habituellement positif dans les syndromes de coagulation intravasculaire disséminée (v. ce terme).

protanomalie, s. f. (πρῶτος, premier; ἀνωμαλία, irrégularité). Syn. *anomalie de Hart.* Légère anomalie (affaiblissement) de la vision du rouge; faible degré de protanopie. C'est une trichromasie congénitale anormale. V. *trichromate anormal* et *anérythropsie.*

protanope, adj. (πρῶτος; ἀ- priv.; ὤψ, vue). Se dit de l'œil incapable de voir le rouge (le rouge étant la première des trois couleurs fondamentales : rouge, vert et bleu). V. *anérythropsie.*

protanopie, s. f. (πρῶτος, premier; ἀ- priv., ὤψ, vue). V. *anérythropsie.*

protéase, s. f. Ferment protéolytique, analogue à la trypsine, sécrété par les leucocytes myéloïdes et capable de digérer les albuminoïdes.

protecteur (système). Syn. *paléosensibilité.* Ensemble des sensibilités protopathiques intégrées dans le cerveau au niveau du thalamus et destinées uniquement au déclenchement des réactions réflexes ou automatiques de protection.

protéide, s. m. Variété de protide (v. ce terme) d'un poids moléculaire très élevé et composée d'un grand nombre d'acides aminés Les p. sont les constituants fondamentaux de la cellule vivante. On les divise en *holoprotéides* (ou protéines) et en *hétéroprotéides* (v. ces termes).

protéidémie ou mieux **protidémie,** s. f. Syn. *protéinémie.* Taux des protéines dans le plasma sanguin; il est normalement de 70 à 80 g par litre. Ces protéines comprennent l'albumine, les globulines et le fibrinogène. V. ce terme, *sérum-albumine* et *sérum-globuline.*

protéidoglycémie, *s. f.* Présence du sucre protéidique dans le plasma sanguin; son taux normal est de 0,80 g à 1,10 g par litre.

Protein Bound Iodine (P.B.I.). Iode lié aux protéines. V. *iodémie*.

protéinase, *s. f.* Nom donné aux ferments qui provoquent la transformation des protides en éléments plus simples. Ex.: la pepsine, la trypsine, l'érepsine, etc.

protéine, *s. f.* V. *holoprotéide*. — *p. de Bence-Jones*. Paraprotéine présente dans l'urine au cours de la maladie de Kahler (v. ce terme et *albumosurie*); elle a la même structure que les chaînes légères des immunoglobulines: elles peuvent être du type κ ou du type λ. V. *Bence Jones (réaction de)*. — *p. monoclonale*. V. *paraprotéine*.

protéine C réactive (*C protein reactive* ou *C reactive protein* : *C.R.P.*) (Tillet et Francis, 1930; Avery, 1941). Protéine floculant avec les polysaccharides extraits de la capsule du pneumocoque C. Elle apparaît dans le plasma sanguin aussitôt après l'introduction d'un antigène dans l'organisme, et disparaît lorsque, plus tard, se forment les anticorps. Elle existe dans le sang pendant la phase aiguë de certaines affections: maladie de Bouillaud, glomérulo-néphrite, dermatomyosite, périartérite noueuse, sclérodermie, endocardite subaiguë, leucémie lymphoïde aiguë, tuberculose pulmonaire, infarctus du myocarde, hépatites, cancer du pancréas et des voies biliaires, etc.

protéinémie, *s. f.* V. *protéidémie*.

protéinoglucidique (hormone). V. *11-oxycorticostéroïdes*.

protéinogramme, *s. m.* Syn. *protidogramme*. Graphique (ou formule) représentant le taux des différentes protéines contenues dans un liquide organique (sang, liquide céphalo-rachidien, etc.). V. *électroprotéinogramme*.

protéinorachie, *s. f.* Syn. (incorrect) *albuminorachie*. Présence de protéine dans le liquide céphalo-rachidien; normalement ce dernier en contient 0,20 g par litre.

protéinose alvéolaire pulmonaire (Rosen, Castelman et Liebow, 1958). Affection rare, caractérisée anatomiquement par l'accumulation, dans les alvéoles pulmonaires, d'une substance amorphe plus ou moins granuleuse, constituée essentiellement de mucoprotéines issues de la transformation des cellules alvéolaires. L'obstruction alvéolaire se traduit cliniquement par une dyspnée progressive, des troubles de l'hématose avec cyanose, et une insuffisance cardiaque droite; radiologiquement, par une opacification micronodulaire progressive des champs pulmonaires. L'évolution aboutit parfois à la mort en peu d'années, parfois à une guérison totale, spontanée ou hâtée par les lavages pulmonaires. L'origine de cette maladie est inconnue. V. *microlithiase alvéolaire pulmonaire*.

protéinothérapie, *s. f.* Emploi thérapeutique des différentes substances albuminoïdes ou protéines (lait, sérum, peptone, émulsion microbienne, etc.) introduites dans l'organisme soit par voie digestive, soit par voie parentérale.

protéinurie, *s. f.* Présence, dans l'urine, de protéines provenant du sérum sanguin (albumine, globuline), des voies excrétrices urinaires ou des tissus (histurie). Ce terme remplace actuellement celui d'*albuminurie* (v. ce mot).

protéiprive, *adj.* (protéine; *privere*, priver). Qui est provoqué par le manque de protéines.

protéléiose, *s. f.* (πρό, avant; τέλειος, parvenu à maturité) (Berblinger). V. *macrogénitosomie précoce*.

protélien, *adj.* V. *parasite*.

protéocrasique, *adj.* Qui se rapporte à la transformation et à la destruction des substances albuminoïdes.

protéoglycane, *s. f.* V. *mucopolysaccharide*.

protéolipidique (cénapse ou **complexe).** V. *lipoprotéine*.

protéolyse, *s. f.* (protéique, de πρῶτος, premier; λύειν, dissoudre). Dissolution et digestion des substances albuminoïdes ou protéiques.

Parfois employé comme syn. de fibrinolyse (v. ce terme).

protéolytique, *adj.* Se dit d'une substance qui dissout les matières albuminoïdes ou protéiques.

protéopexique (fonction) (Widal, 1920). Fonction d'arrêt exercée par le foie sur les substances protéiques entraînées par le sang de la veine porte.

protéosothérapie, *s. f.* Emploi thérapeutique des protéoses, en particulier dans les maladies infectieuses (protéoses extraites des corps bactériens, peptone).

protéotoxie, *s. f.* Nom sous lequel Arthus a proposé de grouper toutes les manifestations toxiques provoquées par les albumines (choc anaphylactique, etc.).

prothèse, *s. f.* (πρό, au lieu de ; τίθημι, je place). Partie de la chirurgie qui se propose de remplacer un organe ou un membre, en totalité ou en partie, par un appareil reproduisant leurs formes et, si possible, rendant les mêmes services. Ex. : *p. dentaires, p. oculaire.* — On désigne aussi par *p.* la pièce ou l'appareil de remplacement. — On donne aussi parfois le nom de *p.* aux opérations plastiques (greffe, autoplastie, pose d'appareil provisoire, etc.) destinées à remédier à une difformité congénitale ou accidentelle.

prothétique, *adj.* Qui a rapport à la prothèse. — *appareil prothétique.*

prothrombinase, *s. f.* (Owren, 1947). Thromboplastine activée par sa combinaison avec la proconvertine, puis avec l'accélérine, et capable de transformer en quelques secondes la prothrombine en thrombine.

prothrombine, *s. f.* Syn. *facteur II, thrombogène, sérozyme,* (Bordet). Globuline (glycoprotéide) existant dans le plasma et qui, sous l'action de la thromboplastine active (ou prothrombinase) et en présence de calcium ionisé, se transforme en thrombine. Celle-ci, à son tour va se combiner au fibrinogène pour former la fibrine. La vitesse de la transformation de la *p.* en thrombine est accrue par la présence d'ac-

célérine et de proconvertine. Il est probable que le foie est chargé de la synthèse de la *p.,* synthèse qu'il ne peut réaliser sans la vitamine K. V. *thrombinoformation — étude de la consommation de p.* Dosage de la *p.* résiduelle du sérum après coagulation du sang, c'est-à-dire de la *p.* non utilisée pendant la coagulation. On mesure le temps de coagulation de ce sérum additionné de thromboplastine puis de fibrinogène. Cette méthode est employée pour dépister, dans le sang des hémophiles, une déficience des facteurs thromboplastiques. — *taux de p.* Evaluation de la quantité de *p.* contenue dans un plasma sanguin donné (et mesurée par le temps de Quick, v. ce terme) par rapport à un plasma normal ; le taux normal est de 100 %. — *temps de p.* V. *Quick (méthode de).*

prothrombinémie, *s. f.* Présence de prothrombine dans le sang. Quand son taux mesuré par le temps de Quick (v. ce terme), devient inférieur à 25 % du chiffre normal (*hypoprothrombinémie*), la coagulation sanguine est très retardée et il y a danger d'hémorragie. L'hypoprothrombinémie peut être congénitale ou acquise (défaut de synthèse de la prothrombine au cours des maladies du foie, avitaminose K, absorption des dérivés du dicoumarol). V. *dysprothrombie.*

prothrombique (complexe). Groupe des globulines qui, combinées au calcium ionisé et à la thromboplastine concourent à la formation de la thrombine : ce sont la prothrombine, l'accélérine, la convertine et le facteur Stuart.

prothrombokinine, *s. f.* V. *thromboplastinogène.*

prothromboplastin (bêta). V. *facteur anti-hémophilique B.*

proti... V. *protéi...*

protide, *s. m.* Nom donné au groupe des acides aminés et des corps qui leur donnent naissance par hydrolyse (décision de l'Union internationale de la Chimie, Cambridge, 1923). On les divise en *peptides,* formés par l'union d'un nombre restreint d'acides aminés, et en *pro-*

téides composés d'un grand nombre de ceux-ci. V. *protéide.*

protidémie, *s. f.* V. *protéidémie.*

protidoglucidique (hormone). V. *oxycorticostéro des.*

protidogramme, *s. m.* V. *protéinogramme.*

protidolipidique (complexe). V. *lipoprotéine.*

protidolyse, *s. f.* Terme devant remplacer *protéolyse.*

proto... (πρῶτος, premier). Préfixe qui signifie premier.

protobactérie, *s. f.* (πρῶτος, premier; bactérie) ou **protobe,** *s. m.* (πρῶτος; βίος, vie). Nom sous lequel on désigne les éléments vivants invisibles aux plus forts grossissements et traversant les filtres. Ex.: *protobe bactériophage.*

protodiastole, *s. f.* Première phase de la diastole du cœur.

protodiastolique, *adj.* Qui se rapporte à la première partie de la diastole, après l'ouverture des valvules auriculo-ventriculaires.

protogène, *s. m.* (πρῶτος; γενής, qui est engendré). Nom proposé par Sanarelli et Alessandrini (1933) pour désigner des formes intermédiaires à l'ultra-virus et au microbe correspondant. — *p. tuberculeux.* Forme bacillaire se développant, à partir de l'ultra-virus tuberculeux, dans la loge externe des sacs de collodion insérés dans le péritoine d'un animal et contenant l'ultravirus tuberculeux.

protohématine, *s. f.* V. *porphyrine.*

protopathie, *s. f.* (πρῶτος, premier; πάθος, affection). Affection qui n'est ni la suite ni la conséquence d'une autre.

protoplasma, *s. m.* ou **protoplasme,** *s. m.* (πρῶτος, premier; πλάσμα, de πλάσσειν, donner une forme). Syn. *cytoplasme, sarcode.* Substance vivante organisée, libre ou contenue dans une membrane. Elle représente la *base physique de la vie* (Huxley).

protoplaste, *s. m.* Bactérie artificiellement altérée, ayant perdu sa paroi rigide, mais conservant sa membrane cytoplasmique. Elle prend une forme sphérique et se lyse rapidement dans les milieux usuels;

elle ne peut refaire sa paroi, ni se multiplier. V. *béta-lactamines.*

protoporphyrie érythropoïétique. V. *porphyrie.*

protoporphyrine, *s. f.* V. *porphyrine.*

protoporphyrinémie, *s. f.* Présence de protoporphyrine dans le sang.

protoporphyrinogène, *s. m.* V *porphyrine.*

protosoma, *s. m.* (πρῶτος; σῶμα, corps) (J. Daranyi, de Budapest, 1937). Nom proposé pour désigner des unités vivantes infiniment petites, du même ordre de dimension que les molécules d'albumine, et capables des fonctions vitales les plus diverses. Elles comprendraient les virus, les bactériophages, les gènes et les agents du cancer.

protosystole, *s. f.* Première phase de la systole du cœur.

protosystolique, *adj.* Se dit d'un phénomène se passant dans la première partie de la systole.

protovertèbre, *s. f.* V. *métamère.*

protozoaires, *s. m. pl.* (πρῶτος, premier; ξῶον, animal). Groupe d'animaux unicellulaires comprenant les rhizopodes, les flagellés, les sporozoaires, les infusoires et, pour certains, les spirochètes.

protozoose, *s. f.* Maladie causée par les protozoaires. — *p. sanguine.* V. *hémoprotozoose.*

protraction, *s. f.* (*pro* en avant; *trahere,* tirer). Action de tirer en avant. Ex.: *p. de la langue.*

protrusion, *s. f.* (*pro*; *trudere,* pousser). État d'un organe poussé en avant par une cause pathologique. Ex.: *p. du globe oculaire, p. de la langue.* — *p. acétabulaire* (Otto, 1824). Syn. *bassin* ou *maladie d'Otto, bassin de Chrobak* (Eppinger, 1903). Refoulement intra-pelvien du fond de la cavité cotyloïde, sous la pression de la tête fémorale. Cette déformation assez rare, observée surtout chez la femme, limite le mouvement d'abduction des membres inférieurs et peut devenir une cause de dystocie par rétrécissement du bassin.

protryptase, *s. f.* V. *profibrinolysine.*

protubérantiels (syndromes). Syn. *syndromes pontins.* Syndromes dus à une atteinte de la protubérance et comportant toujours, du côté opposé, une hémiplégie, accompagnée parfois de troubles sensitifs. Un hémisyndrome cérébelleux, une paralysie du facial, du moteur oculaire externe ou de l'hémioculomoteur peuvent siéger du côté de l'hémiplégie ou du côté de la lésion, réalisant alors une hémiplégie alterne. V. *Millard-Gubler, Foville, Raymond-Cestan, Gellé, Grenet, Gasperini* (*syndromes de*). — Ces syndromes localisés sont généralement d'origine tumorale. Les ramollissements par atteinte vasculaire se traduisent par une symptomatologie plus diffuse : le *syndrome paramédian* caractérisé par une hémiplégie contro-latérale, devenant rapidement spasmodique, parfois localisée au membre supérieur, plus souvent par une para- ou une quadriplégie par atteinte bilatérale; ou le *syndrome latéral*, plus rare, donnant une hémiplégie cérébelleuse (v. ce terme) associée parfois à une atteinte du trijumeau ou du facial, à la surdité ou à un syndrome de Claude Bernard-Horner. V. aussi *calotte protubérantielle* (*syndrome de la*).

Proust (signe de). Dépressibilité du cul-de-sac de Douglas, douloureux et tendu, en cas de rupture de grossesse extra-utérine. V. *Douglas* (*cri ou signe du*).

provirus, *s. m.* (Temin, 1962). Fragment d'acide nucléique (A.D.N. ou A.R.N.) d'un virus fixé sur l'A.D.N. chromosomique des cellules d'un individu et qui est transmis avec cet A.D.N. lors de la division de la cellule. Ce processus, analogue à celui de l'évolution des prophages (v. ce terme), expliquerait, lorsqu'il touche les cellules sexuelles, le caractère héréditaire de certaines maladies virales et même de certains cancers et leucémies. V. *virus oncogène, polymérase H et exovirus.*

provitamine, *s. f.* Nom donné à des substances, contenues dans quelques aliments, qui, sous certaines influences, se transforment en vitamines, telles que le carotène en vitamine A et les stérols en vitamine D.

provocation (test de). V. *tuberculinisation* (*épreuve de la*).

Prower (facteur). V. *facteur Stuart.*

proximal (système) (R. P. Dr Verdun) (morphologie). Ensemble biologique formé de l'abdomen avec son seuil buccal, de l'hypoderme, des tissus lymphatique et adipeux. V. *distal* (*système*) et *médial* (*système*).

PRP. Initiales de plasma riche en plaquettes.

prurigène, *adj.* Qui provoque le prurit.

prurigineux, euse, *adj.* Qui cause de la démangeaison.

prurigo, *s. m.* (*prurire,* démanger). Nom générique donné à certaines affections de la peau, caractérisées par l'existence de papules assez volumineuses, recouvertes le plus souvent d'une croûtelle noirâtre due aux excoriations produites par le grattage. — *p. diathésique* (Besnier). V. *eczéma atopique.* — *p. de Hebra.* Variété de *p.* analogue morphologiquement au *p. simplex chronique,* mais qui débute dans le jeune âge, est essentiellement rebelle, et guérit, en général, vers la puberté. On a décrit une forme légère banale ou *p. mitis* (lichen polymorphe chronique) et une forme grave ou *p. ferox* (lichen agrius). — *p. nodulaire de Hyde.* V. *lichen obtusus corné* (Brocq ; Pautrier). — *p. simplex aigu* (Brocq-Tommasoli). V. *strophulus.* — *p. strophulus.* V. *strophulus.*

prurigo simplex chronique ou **vulgaire** (Darier). Variété de *p.* caractérisée par un prurit intense avec grattage, aboutissant à de l'urticaire, à de l'érythème, puis à de vastes lichénifications avec pustules et pigmentation, à de l'eczéma et à des excoriations. Cette dermatose dure des années. Le *p. s. chr.* peut être *diffus* (lichénification diffuse, névrodermite diffuse de Brocq et Jacquet) ou *circonscrit* (plaque de lichénification, lichen simplex chronique de Vidal, névrodermite chronique circonscrite de Brocq et Jacquet).

prurit, *s. m.* (*prurire*). Trouble fonctionnel des nerfs de la peau, produisant des démangeaisons et ne dé-

pendant pas de lésions cutanées pré-
monitoires appréciables. On a décrit différentes variétés de *p.*, suivant le siège (*p. de l'anus, du scrotum, des narines,* etc.) ou suivant la
cause (*p. ictérique, brightique,* etc.).
— *p. à forme eczémato-lichénienne.*
V. *eczéma atopique.*

Pryce (type). V. *séquestration pulmonaire.*

P. S. Abréviation de phénolstéroïdes.

psammo-carcinome, *s. m.* Cancer
renfermant des calcifications. —
p.-c. du foie.

psammome, *s. m.* (ψαμμός, sable).
Nom donné par Virchow aux endothéliomes à cause des nodules calcifiés analogues à des grains de sable
que l'on rencontre dans ces tumeurs
V. *endothéliome méningé.*

psauoscopie, *s. f.* (ψαύειν, effleurer
du doigt; σκοπεῖν, examiner) (J.
Chalier et R. Froment, de Lyon,
1936). Mode d'examen des différentes parties du corps et spécialement du thorax et de l'abdomen,
consistant à effleurer avec la pulpe
de l'index la région à examiner.

pseudarthrose, *s. f.* (ψευδής, faux;
ἄρθρον, articulation). Articulation
accidentelle due au défaut de consolidation d'un os fracturé, et au niveau de laquelle se produisent des
mouvements d'une plus ou moins
grande amplitude. — *p. fibro-synoviale.* V. *pseudo-énarthrose.*

pseudencéphale, *s. m.* (ψευδής : ἐγκέφαλος, encéphale) (I. G. St-Hilaire). Monstre dont le crâne et le
canal vertébral sont largement ou-
verts en arrière, et chez lequel
l'encéphale est remplacé par une
tumeur vasculaire.

pseudesthésie, *s. f.* (ψευδής; αἴσθησις,
sensibilité). Perception de deux sensations différentes provoquée par
l'excitation d'un seul organe sensoriel. L'une des sensations correspond au sens dont on a excité l'organe, l'autre semble provenir d'un
autre sens. Ex. : *audition colorée, vision auditive, olfactive,* etc.

pseudo... (ψευδής, faux). Préfixe qui
signifie la fausseté d'une chose,
l'erreur d'une sensation, la similitude avec un état morbide.

pseudo-anémie angiospastique
(Vermehren, 1902). Affection observée surtout chez les névropathes,
caractérisée par les mêmes symptômes que la chlorose, mais ne s'accompagnant pas de modification
dans la composition du sang. Elle
serait due à la vaso-constriction
de certains territoires vasculaires et
se rapprocherait de la maladie de
Raynaud.

pseudo-asthme, *s. m.* V. *asthme, 2°.*

**pseudo-basedowisme post-opéra-
toire.** V. *basedowisme aigu.*

pseudoblepsie, *s. f.* (ψευδής; βλέψις,
vue). « Perversion du sens de la
vue » (Littré).

**pseudo-bulbaire (paralysie ou syn-
drome).** V. *paralysie pseudo-bulbaire.*

pseudo-choléra de Stanton. Forme
clinique de mélioïdose (v. ce terme)
caractérisée par l'intensité de la
diarrhée et de la déshydratation.

pseudo-chromesthésie, *s. f.* (ψευδής;
χρῶμα, couleur; αἴσθησις, sensibilité). V. *photisme.*

**pseudo-cicatrices stellaires spon-
tanées.** V. *Colomb (maladie de).*

pseudo - cirrhose péricardique
(Pick, 1896; Venot, 1896). Syn.
symphyse péricardo-périhépatique
(Gilbert et Garnier). Variété de foie
cardiaque, due à la péricardite constrictive, observée chez l'adulte et
caractérisée par l'infiltration, dans
le parenchyme, de brides fibreuses
issues de la capsule hépatique épaissie (périhépatite). V. *péricardite
constrictive.*

pseudo-coarctation. V. *aorte plicaturée.*

pseudo-comitial, *adj.* Qui ressemble à l'épilepsie. V. *épileptiforme* et
épileptoïde.

pseudo-cowpox, *s. m.* V. *tubercules
des trayeurs.*

**pseudo-éléphantiasis neuro-ar-
thritique.** V. *trophœdème.*

pseudo-énarthrose, *s. f.* Syn. *pseudarthrose fibro-synoviale.* Pseudarthrose possédant des ligaments,
une synoviale, des surfaces articulaires, et reproduisant le type de
l'énarthrose.

pseudo-endocrinien (syndrome).
V. *Seabright Bantam* (*syndrome des*).

pseudogamie, s. f. Processus suivant lequel la fécondation a lieu au moyen de la réunion des deux cellules non différenciées comme gamètes et provenant d'un même individu.

pseudoglobuline, s. f. V. *globuline.*

pseudo - gonococcie entéritique (Touraine et Ruel). V. *Fiessinger et Leroy* (*syndrome de N.*).

pseudo-hématocèle, s. f. Hématocèle extra-péritonéale ou sous- péritonéo-pelvienne.

pseudo-hémophilie, s. f. V. *Willebrand-Jürgens* (*maladie de von*). — *p. h. héréditaire de Frank.* V. *thrombasthénie.*

pseudo-hermaphrodisme, s. m. V. *hermaphrodisme, 2º.*

pseudo-Hurler. V. *gangliosidose généralisée.*

pseudo-hydrocéphalies internes traumatiques (Sultan, 1916). V. *porencéphalie traumatique.*

pseudo-hydronéphrose traumatique. V. *périnéphrose traumatique.*

pseudo-hypertrophique de Duchenne (type). V. *paralysie pseudo-hypertrophique type Duchenne.*

pseudo-hypoparathyroïdisme, s. m. V. *ostéodystrophie héréditaire d'Albright.*

pseudo-leucémie infantile infectieuse. V. *kala-azar infantile.*

pseudo-lipome, s. m. Masse graisseuse diffuse, située le plus souvent dans la fosse sus-claviculaire qu'elle remplit, et où elle peut comprimer le plexus brachial et les vaisseaux. Les *p.-l.* sont très souvent symétriques.

pseudo-membrane, s. f. Exsudat pathologique se produisant à la surface des muqueuses, ou plus rarement des séreuses, formé le plus souvent, mais non toujours, d'un feutrage fibrineux, se détachant par lambeaux qui ne se dissocient pas dans l'eau.

pseudo-membraneux, euse, adj. Qui est caractérisé par la formation d'exsudats ayant l'apparence de membranes. Ex. : *angine p.-m., entérite p.-m.*

pseudo-méningite, s. f. V. *méningisme.*

pseudo-myasthénique paranéoplasique de Lambert-Eaton (syndrome). V. *Lambert-Eaton* (*syndrome de*).

pseudo-mycétome, s. m. Tuméfaction inflammatoire ressemblant cliniquement au mycétome et au paramycétome, mais ne contenant ni grains, ni filaments mycéliens, ni corps éosinophiles (certaines lésions tertiaires du pian, certains angiokératomes, certaines lésions cutanées ou osseuses).

pseudo-myopathique (syndrome). Ensemble de symptômes simulant une myopathie (atrophie musculaire des ceintures scapulaire et pelvienne et de la racine des membres) observé dans certaines polynévrites infectieuses et dans les polyradiculonévrites. Il se distingue de la myopathie par son apparition très rapide, l'existence de troubles de la sensibilité, l'abolition des réflexes tendineux, et une évolution régressive en quelques mois.

pseudo-névralgie, s. f. Douleur se manifestant sur le trajet d'une branche ou d'un tronc nerveux comme une névralgie, mais s'en distinguant par l'absence des points douloureux caractéristiques. Les *p.-n.* sont dues à la compression des racines rachidiennes; elles apparaissent au cours du mal de Pott, du cancer vertébral, etc., et devancent en général les signes de compression de la moelle.

pseudo-névrome d'attrition (Marie et Foix). Epaississement cicatriciel limité d'un tronc nerveux qui adhère intimement aux tissus voisins, survenant à la suite d'une blessure.

pseudo-panaris, s. m. V. *mélotrophose traumatique.* — *p. p. d'Osler.* V. *Osler* (*nodule d'*).

pseudo-panhypopituitarisme, s. m. V. *pluriglandulaire.*

pseudo-paralysie, s. f. V. *Parrot* (*pseudo-paralysie de*). — *p.-p. générale arthritique.* V. *Klippel* (*maladie de*).

pseudo-parasitisme, s. m. (R. Blanchard). Parasitisme dans lequel le parasite ne vit qu'accidentellement et très peu de temps sur l'hôte qui l'héberge.

pseudo-pelade, s. f. (Brocq, 1885) ou **pseudo-peladiques (états)** (Degos). Dermatose caractérisée par la formation d'îlots glabres cicatriciels au niveau desquels la destruction des cheveux est définitive. Elle est tantôt primitive, tantôt secondaire à des altérations du follicule pileux (inflammatoire ou kératosique), au lichen plan, au lupus érythémateux, etc.

pseudo-péritonite, s. f. V. péritonisme.

pseudo-phénomène du genou. V. genou (pseudo-phénomène du).

pseudo-photesthésie, s. f. V. photisme.

pseudo-plasma, s. m. V. hétérologue (tissu).

pseudopode, s. m. (ψευδής; πούς, ποδός, pied). Syn. lobopode. Prolongements courts et lobés que poussent certains organismes inférieurs (monères, amibes) pour se déplacer. Les leucocytes se déplacent également en émettant des p.

pseudo-polyarthrite rhizomélique (Forestier et Certonciny, 1953). Syn. syndrome de Forestier et Certonciny, syndrome myalgique des gens âgés avec réaction systémique (J. D. Kersley, 1951). Affection apparaissant presque toujours après la soixantaine, rapidement caractérisée par un enraidissement douloureux des articulations des ceintures scapulaire et pelvienne (épaules et hanches) et du rachis, surtout cervical. Elle s'accompagne d'altération de l'état général : amaigrissement, troubles digestifs, fièvre, augmentation importante de la vitesse de sédimentation globulaire. Elle évolue par poussées vers la guérison sans séquelles en 2 à 3 ans. Ses rapports avec l'artérite temporale et la polyarthrite rhumatoïde ont été discutés.

pseudo-polydystrophie de Hurler (P. Maroteaux et M. Lamy, 1966). Affection voisine de la maladie de Hurler et classée près des mucopolysaccharidoses, parmi les mucolipidoses (v. ces termes). Elle s'en distingue par le début moins précoce (vers l'âge de 4 ou 5 ans), par l'importance du nanisme, par la prédominance des malformations squelettiques sur le tronc (sans cyphose lombaire), par l'aspect radiologique des os, par l'apparition tardive et la discrétion de la détérioration mentale; par l'absence d'anomalie hématologique et surtout d'élimination urinaire anormale de mucopolysaccharides acides.

pseudo-porencéphalie, s. f. Lésion cérébrale caractérisée, comme la porencéphalie vraie, par une dépression située sur le cortex, mais cette dépression ne communique pas avec les ventricules : c'est une formation kystique développée aux dépens de la pie-mère qui en tapisse les parois. Elle se rencontre dans l'idiotie comme la porencéphalie vraie.

pseudo-pseudo-hypoparathyroïdisme, s. m. V. ostéodystrophie héréditaire d'Albright.

pseudo-rage, s. f. V. Aujeszky (maladie d').

pseudo-rhumatisme infectieux. V. rhumatisme infectieux.

pseudo-sclérodermie à éosinophiles. V. Shulman (syndrome de).

pseudo-sclérose ou **p.-s. en plaques de Westphal-Strümpell.** V. Westphal-Strümpell (syndrome de).

pseudo-sclérose spastique de Jakob. V. Creutzfeldt-Jakob (maladie de).

pseudosmie, s. f. (ψευδής; ὀσμή, odeur). « Hallucination de l'odorat » (Littré).

pseudo-somation, s. f. (H. Rouvière, 1941). « Nom donné à une catégorie particulière de variations qui se distinguent des mutations spontanées en ce que celles-ci se produisent sans cause apparente ou connue, tandis que les p.-s. paraissent dépendre directement de forces naturelles physiques ou chimiques... La modification du germen qui assure la transmission héréditaire du nouveau caractère est consécutive à un changement dans la constitution du soma. »

pseudo-tabes, s. m. Syndrome nerveux comprenant quelques-uns des principaux signes du tabes (douleurs fulgurantes, perte des réflexes, signe de Romberg, etc.) et dû tantôt à des névrites périphériques (*nervo-tabes* : polynévrites alcoolique, diabétique, diphtérique, névrite hypertrophique familiale), tantôt à une atteinte des cordons postérieurs de la moelle (maladie de Friedreich, syndrome neuro-anémique). — *p.-t. acromégalique de Sternberg*, *p.-t. hypophysaire d'Oppenheim.* V. *Oppenheim (pseudo-tabes hypophysaire d').*

pseudo-truncus arteriosus. V. *truncus aorticus.*

pseudo-tuberculose, s. f. Nom donné à un groupe de maladies caractérisées par des lésions dont l'aspect macroscopique rappelle celui de la tuberculose, bien qu'elles ne soient pas sous la dépendance du bacille de Koch. — *p.-t. aspergillaire.* V. *aspergillose.* — *p.-t. des rongeurs.* Maladie épizootique frappant surtout les animaux de laboratoire, mais qui peut atteindre également l'homme chez lequel elle détermine une affection dont le tableau clinique rappelle celui de la fièvre typhoïde. Elle est due à Yersinia pseudo-tuberculosis (v. *yersinose*).

pseudo-typho-méningite des porchers (H. Bouchet, de Cruseilles, 1914). Syn. *dengue des tommiers, grippe des laiteries, maladie de Bouchet, maladie des fruitières, maladie des jeunes porchers.* Maladie infectieuse due à *Leptospira pomona*, transmise du porc à l'homme, chez lequel elle se manifeste d'abord par des symptômes rappelant ceux d'une fièvre typhoïde à début brusque, suivis d'une courte accalmie, à laquelle succède un syndrome méningé ne dépassant pas 48 heures. La guérison est de règle. Cette affection a été observée en Savoie et en Suisse.

pseudo-xanthome élastique (Darier, 1896). Dermatose rare, caractérisée par de petites élevures blanc-

jaunâtre, nombreuses, parfois confluentes en une nappe jaune-lilas; la peau est épaissie, molle et relâchée, et porte des vergetures. Les lésions prédominent aux faces latérales du cou, aux aisselles, aux plis du coude et aux creux poplités. V. *Grönblad-Strandberg (syndrome de)* et *élastorrhexis.*

psilose, s. f. (ψιλός, glabre). V. *alopécie.*

psilosis, s. m. V. *sprue.*

psittacisme, s. m. (ψιττακός, perroquet). Trouble du langage parlé consistant dans la répétition mécanique de phrases ou d'idées que le sujet n'a ni comprises ni élaborées.

psittacose, s. f. (ψιττακός, perroquet) (Ritter, 1879; Morange, 1894). Maladie infectieuse transmise à l'homme par des perruches ou des perroquets qui en sont atteints, et due à de très petits corpuscules : *Chlamydia psittaci*. Elle est caractérisée par des phénomènes généraux graves (fièvre, adynamie), des troubles intestinaux, et une détermination pulmonaire prédominante (pneumonie atypique). La mortalité est élevée. Elle entrerait dans le groupe des pararickettsioses. V. *ornithose* et *Chlamydia.*

psoas (signe du). V. *Bonnet (signe de).*

psodyme, s. m. (ψόα, lombes; δίδυμος, jumeau). Monstre double disomien caractérisé par deux corps distincts au-dessus de la région lombaire où a lieu la fusion. Il n'existe que deux jambes et quelquefois le rudiment d'une troisième.

psoïte ou **psoïtis,** s. f. (psoas, de ψόα, les lombes). Inflammation, ordinairement suivie d'abcès, du muscle psoas.

psore, s. f. (psora, gale). V. *gale.*

psorentérie, s. f. (ψόρα, vésicule; ἔντερον, intestin). Lésion constituée par de petites saillies arrondies, opaques, ayant l'aspect de vésicules disséminées sur la muqueuse intestinale, dues à la tuméfaction des follicules clos, que l'on observe dans les inflammations intenses de l'iléon (choléra, fièvre typhoïde).

psoriasis, s. m. (ψώρα, gale, de ψάω, gratter, s'en aller en poussière).

Syn. *alphos* (inus.). Affection de la peau caractérisée par l'apparition, en certains points d'élection (coudes, genoux, cuir chevelu, région sacrée) et parfois sur tout le corps, d'éléments arrondis, formés de squames sèches, brillantes et nacrées, s'enlevant aisément par le grattage (signe de la tache de bougie) et laissant au-dessous d'elles une surface rouge, luisante et saignant facilement (signe de la rosée sanglante ou s. d'Auspitz). V. *système HLA*. — *p. arthropathique* (Besnier et Bourdillon, 1888). V. *rhumatisme psoriasique*. — *p. buccal* (Bazin et Debove). V. *leucoplasie buccale*. — *p. scrofuleux*. V. *folliclis*.

psorospermie, *s. f.* (ψώρα; σπέρμα, semence). Nom donné à certaines coccidies (v. ce mot). Une variété, *p. oviforme*, a été décrite chez l'homme dans les cellules de la maladie de Paget du mamelon, du molluscum contagiosum et de certains épithéliomas superficiels. On admet généralement que ces formations intracellulaires, prises pour un parasite, ne sont que de simples inclusions protoplasmiques.

psorospermose, *s. f.* Maladie produite par les psorospermies.

psorospermose folliculaire végétante (Darier, 1889). V. *Darier (maladie de)*.

P. S. P. (épreuve de la). V. *phénolsulfonephtaléine (épreuve de la)*.

P. Sp. Abréviation de pneumothorax spontané.

psychalgie, *s. f.* (ψυχή, âme; ἄλγος, douleur). Variété exceptionnelle de névralgie dans laquelle prédomine l'élément psychopathique. — *p. faciale*. V. *névralgisme facial*.

psychanalyse, *s. f.* (S. Freud). Méthode d'investigation psychologique qui cherche à déceler dans l'esprit l'existence de souvenirs, désirs ou images, dont la présence subconsciente cause des troubles psychiques ou physiques.

psychasthénie, *s. f.* (ψυχή, âme; ἀ-priv.; σθένος, force). 1° (P. Janet, 1900). Indécision de l'esprit, tendance au doute, aux appréhensions instinctives et irraisonnées, qui aboutit à la folie du doute, aux diverses phobies, impulsions ou aboulies. — 2° Quelques médecins avec Dubois (de Berne) proposent ce terme pour remplacer celui de *neurasthénie*, en raison du rôle prépondérant de l'esprit dans la genèse des états neurasthéniques.

psychiatre, *s. m.* Syn. *aliéniste, manigraphe* (inus.). Médecin spécialiste des maladies mentales.

psychiatrie, *s. f.* (ψυχή; ἰατρεία, traitement). Syn. *médecine mentale*. Partie de la médecine consacrée spécialement à l'étude des maladies de l'esprit.

psycho-analeptique, *adj.* (ψυχή; ἀναλαμβάνειν, reprendre) (J. Delay, 1957). Qui excite l'activité mentale. — *s. m.* Médicament qui possède cette propriété (ex. : l'amphétamine); les *p.-a.* comprennent les noo-analeptiques et les thymo-analeptiques; ils font partie des psychotropes (v. ce mot).

psycho-anémique (syndrome). Association d'anémie de Biermer et de troubles psychiques : agitation ou dépression, plus rarement états aigus d'excitation, délire, surtout paranoïaque, confusion mentale, dépression mélancolique.

psycho-chirurgie, *s. f.* (E. Moniz et Lima, de Lisbonne, 1936). Nom proposé pour désigner les interventions chirurgicales portant sur le cerveau et destinées à remédier à certains troubles mentaux : soit en supprimant leur cause (tumeur cérébrale, lésion post-traumatique, perturbation de la tension intra-crânienne : *p. c. lésionnelle*), soit en excluant certaines parties du cortex cérébral (*p. c. fonctionnelle*) : lobectomie, lobotomie, topectomie, thalamotomie — v. ces termes —, pratiquées chez des agités, des anxieux, des maniaques, des hallucinés, ou chez des malades souffrant d'algies psychiques ou somatiques irréductibles. — Certains auteurs (Puech) étendent ce terme (*p. c. indirecte*) à des interventions dirigées contre une cause extra-cérébrale de troubles mentaux (endocrinienne, p. ex.).

psychodépresseur, *adj.* V. *psycholeptique.*

psycho-diagnostic, *s. m.* (Rorschach, 1920). Méthode d'examen mental fondée sur l'interprétation, par le sujet examiné, d'images créées au hasard en écrasant quelques gouttes d'encre projetées sur une feuille de papier que l'on plie. Cette méthode permet de porter un jugement sur l'intelligence, l'attention, la mémoire et surtout sur l'affectivité.

psychodrame, *s. m.* Méthode psychothérapique de groupe consistant en un jeu dramatique auquel participent médecins et malades, ceux-ci interprétant des rôles en rapport avec leurs situations particulières.

psychodysleptique, *adj.* (ψυχή; δύς, indiquant la difficulté; λαμβάνειν, saisir) (J. Delay, 1957). Syn. *psychopathogène.* Qui provoque des troubles mentaux (déviation du jugement, etc.). — *s. m.* Médicament qui possède ces propriétés (p. ex. haschisch, mescaline); les *p.* font partie des psychotropes (v. ce mot).

psycho-embryopathie, *s. f.* Embryopathie (v. ce terme) à manifestations mentales.

psychogène, *adj.* (ψυχή; γένης, qui est engendré). En médecine mentale, se dit des phénomènes, des symptômes, des maladies purement psychiques, c'est-à-dire ne correspondant à aucune lésion perceptible à nos moyens actuels de recherche. Ce terme s'oppose à *physiogène.*

psychogénèse, *s. f.* Développement normal ou pathologique des facultés mentales.

psychogramme, *s. m.* (ψυχή; γράμμα, caractère d'écriture). Tableau ou graphique exposant les résultats d'un examen psychométrique.

psychographique, *adj.* (ψυχή; γραφεῖν, inscrire). — *trouble p.* Altération de l'écriture provoquée par une affection mentale : oubli d'un mot, qualificatif absurde, faute d'orthographe grossière, rature, etc.

psycholepsie, *s. f.* (ψυχή; λαμβάνειν, saisir). Baisse subite de la tension psychologique se traduisant chez les épileptiques par les diverses manifestations comitiales.

psycholeptique, *adj.* (ψυχή; λαμβάνειν, saisir) (J. Delay, 1957). Syn. *psychoplégique, psychodépresseur.* Qui déprime l'activité mentale. — *s. m.* Médicament qui possède cette propriété. Les *p.* font partie des psychotropes; on les divise en hypnotiques, neuroleptiques et tranquillisants.

psychométrie, *s. f.* (ψυχή; μέτρον, mesure). Appréciation et notation chiffrée des capacités intellectuelles

psycho-moteur (centre) ou **psycho-motrices (zones).** V. *localisation cérébrale.*

psycho-motrice (crise). V. *temporale (crise ou épilepsie).*

psychoneurasthénie, *s. f.* ou **psycho-neurasthénique (état).** V. *neurasthénie* et *psychonévrose.*

psychonévrose, *s. f.* (Dubois, de Berne). Terme générique pour servir à désigner un certain nombre d'affections nerveuses, dont le point de départ est surtout psychique : neurasthénie, psychasthénie, hystérie, hypochondrie et mélancolie à forme légère.

psychonose, *s. f.* (ψυχή; νόσος, maladie) (Fernet, 1907). Nom générique des maladies causées par des agents moraux.

psychopathie, *s. f.* (ψυχή; πάθος, affection). Maladie mentale.

psychopathique, *adj.* Qui se rapporte à, ou qui dépend d'une maladie mentale. — *trouble p.* Manifestation pathologique due au pithiatisme, en l'absence de toute altération organique de la région atteinte.

psychopathogène, *adj.* (ψυχή; πάθος, maladie; γεννᾶν, engendrer). V. *psychodysleptique.*

psychopathologie, *s. f.* Etude des maladies mentales.

psychopharmacologie, *s. f.* V. *pharmacopsychologie.*

psychophysiologie, *s. f.* ou **psychophysique,** *s. f.* Etude du fonctionnement du cerveau et de ses activités mentales.

psychoplasme familial (Boven) Ensemble des qualités, des défauts et des tares mentales communs aux membres d'une même famille

psychoplasticité, *s. f.* (Dupré et Logre, 1911). Aptitude spéciale des hystériques à réaliser des syndromes morbides.

psychoplégie, *s. f.* (ψυχή; πλήσσειν, frapper) (Logre et Deshaies). Accès transitoires de désorientation ou d'amnésie attribués à des éclipses cérébrales par artériosclérose.

psychoplégique, *adj.* V. *psycholeptique.*

psychopolynévrite, *s. f.* Association de troubles psychiques et de polynévrites que l'on observe parfois dans les états infectieux ou toxiques, et, en particulier, dans l'alcoolisme. La *p.* s'accompagne souvent de troubles digestifs et d'insuffisance hépatique.

psychoprophylaxie, *s. f.* (ψυχή; prophylaxie). Prévention des réactions nuisibles de l'organisme grâce à une préparation psychologique capable de supprimer, de modifier ou de créer certains réflexes conditionnés. Ex. *p.* des douleurs de l'accouchement.

psychose, *s. f.* (ψυχή). Syn. *vésanie.* Nom générique donné à toutes les maladies mentales.

psychose carcérale. Troubles mentaux apparaissant, du fait de leur incarcération, chez des prisonniers psychiquement normaux; ce sont des accès confusionnels ou des états dépressifs.

psychose circulaire. V. *folie périodique.*

psychose cyclothymique. V. *folie périodique.*

psychose hallucinatoire chronique (Gilbert Ballet, 1911). Syn. *délire de persécution* (Lasègue, 1852), *délire chronique à évolution systématique* (Magnan), *délire systématisé progressif* ou *délire systématique progressif* (Cullerre), *délire des dégénérés, démence paranoïde, maladie de Lasègue, psychose systématique progressive* (P. Garnier). « Psychose à évolution progressive ne s'accompagnant pas de troubles physiques, caractérisée par des idées de persécution coordonnées et par des hallucinations auxquelles peuvent venir s'associer ou se substituer des idées

de grandeur systématisées » (Marchand). Magnan a schématisé son évolution en quatre phases : 1º incubation et interprétations délirantes; 2º idées de persécution et hallucinations; 3º idées ambitieuses; 4º démence.

psychose maniaque dépressive. V. *folie périodique.*

psychose paranoïaque. V. *paranoïaque (psychose).*

psychose périodique. V. *folie périodique.*

psychose systématique progressive (P. Garnier). V. *psychose hallucinatoire chronique.*

psychosensoriel, *adj.* Se dit de tout ce qui a trait à la fois aux facultés intellectuelles et aux perceptions sensorielles. — Ex. : *troubles p.* sous l'influence de certaines intoxications.

psycho-somatique (médecine) (ψυχή, âme; σῶμα, corps). Étude des perturbations psychiques d'ordre affectif et des troubles viscéraux qui en constituent la manifestation corporelle.

psychotechnie ou **psychotechnique,** *s. f.* (ψυχή; τέχνη, art). Étude analytique des aptitudes techniques et intellectuelles de l'homme.

psychothérapie, *s. f.* ou **psychothérapeutique,** *s. f.* (ψυχή; θεραπεία, traitement). 1º (Bernheim). Nom donné à la suggestion appliquée méthodiquement au traitement des maladies. — Plus généralement, emploi des ressources de l'esprit dans le traitement des troubles mentaux ou somatiques. — 2º (peu employé dans ce sens) Traitement des psychoses.

psychotique, *adj.* Qui concerne la psychose. — *s. m.* ou *f.* Sujet atteint de psychose.

psychotonique, *adj.* (ψυχή; τόνος, tension). Qui accroît l'activité cérébrale.

psychotrope, *adj.* (ψυχή; τρέπειν, tourner). Qui agit sur l'activité cérébrale. — *s. m.* Médicament qui possède cette propriété. J. Delay distingue parmi les médicaments *p.* les psycholeptiques, les psycho-analeptiques et les psychodysleptiques.

psychrothérapie, *s. f.* (ψυχρός, froid; θεραπεία, traitement) (N. Guénau de Mussy). Emploi thérapeutique du froid quel que soit son mode d'application, général (bain froid, drap mouillé, lotions, etc.) ou local (sac de glace, lavement, boissons glacées, etc.).

psydracié, *adj.* (ψυδράκιον, petite pustule). Se dit quelquefois d'une pustule petite, qui n'est pas entourée d'un cercle inflammatoire accentué; la croûte qui lui succède est jaunâtre et peu épaisse.

psydracium, *s. m.* (ψυδράκιον) (Willan et Bateman). Eruption pustuleuse de l'impétigo.

P. T. A. Initiales de plasma thromboplastin antecedent (v. ce terme).

P. T. C. Initiales de plasma thromboplastin component (v. *facteur antihémophilique B*).

PtCO₂. Pression partielle du gaz carbonique dans un tissu.

ptéréon ou **ptérion,** *s. m.* (πτερόν, aile, apophyse ptérygoïde). Région où se rencontrent les sutures des os frontal, pariétal, temporal et sphénoïde, en formant ordinairement un H.

pternalgie, *s. f.* (πτέρνα, talon ἄλγος, douleur). V. *talalgie*.

ptéroylglutamique (acide). V. *folique (acide)*.

ptérygion, *s. m.* (πτερύγιον, petite aile). Syn. *onglet*. Epaississement membraneux de la conjonctive, qui présente la forme d'un triangle à base périphérique et à sommet dirigé vers la cornée, sur laquelle il tend à gagner de plus en plus.

ptérygion du cou, pterygium colli (πτερύγιον). Replis cutanés, simples ou multiples, généralement bilatéraux, tendus de la région mastoïdienne à la région acromiale de chaque côté du cou. Cette malformation est presque toujours accompagnée d'autres tares physiques. V. *Bonnevie-Ullrich (syndrome de)*.

ptérygoïdes de la conjonctive (πτέρυξ, υγος, aile; εἶδος, forme). Plis de la conjonctive qui, après un traumatisme, se greffent quelque-

fois sur la cornée et peuvent être pris pour un ptérygion.

ptérygoïdiennes (plaques) (Parrot). Ulcérations situées d'une manière parfaitement symétrique sur les parties latérales de la voûte palatine des nourrissons athrepsiques. Elles correspondent aux saillies mamelonnées que forment en ces points, sous la muqueuse, les apophyses ptérygoïdes.

P. T. F. B. Initiales de plasma thromboplastic factor B. V. *facteur antihémophilique B*.

ptilose, *s. f.* (πτίλωσις, plumage, chute des cils). 1º Chute des cils. — 2º Pneumoconiose par inhalation de poussières de plumes d'autruche.

ptisane, *s. f.* (πτισάνη, orge broyé). Décoction d'orge broyé que les anciens administraient aux malades.

ptomaïne, *s.f.* (πτῶμα, ατος, cadavre) (Selmi, 1881), ou mieux **ptomatine,** *s. f.* (Kobert). Nom générique donné aux nombreux alcaloïdes (inoffensifs ou toxiques) qui prennent naissance dans les cadavres en putréfaction. On a étendu cette dénomination à tous les alcaloïdes d'origine microbienne.

ptomaphagie, *s. f.* (πτῶμα; φαγεῖν, manger). V. *nécrophagie*.

ptose, *s. f.* (πτῶσις, chute). Déplacement d'un viscère par suite du relâchement de ses moyens de fixité.

ptosis, *s. m.* (πτῶσις, chute). Chute de la paupière supérieure. V. *blépharoptose*.

ptyaline, *s. f.* (πτύαλον, salive). Ferment salivaire qui transforme l'amidon cuit et le glycogène en dextrine et en maltose.

ptyalisme, *s. m.* Syn. *flux salivaire, polysialie, salivation, sialorrhée*. Sécrétion salivaire exagérée pouvant s'élever à 4 ou 5 litres (non compris la salive déglutie). Le p. s'observe dans diverses névroses, dans la grossesse, dans certaines lésions nerveuses (paralysie labio-glosso-laryngée, paralysie faciale, etc.), dans les stomatites (en particulier dans la st. mercurielle).

ptyalorrhœa ejaculativa. Affection rare caractérisée par de la sialorrhée avec projection en jet de la salive.

puberté, *s. f.* (*pubes*, poil). Ensemble des modifications qui se produisent chez les filles au moment où s'établit la menstruation, et chez les garçons dès que les testicules produisent des spermatozoïdes.

pubescence, *s. f.* (*pubescere*, se couvrir de duvet). Présence de poils. Terme usité surtout en botanique.

pubio-sacré (diamètre) (obstétrique). Diamètre antéro-postérieur du bassin allant du pubis à la tête du sacrum.

pubiotomie, *s. f.* (*pubis*; τομή, section). Syn. *opération de Gigli, taille latéralisée du pubis* (Gigli), *hébotomie, hébostéotomie*. Opération qui consiste à sectionner le pubis en dehors de la symphyse pour produire l'élargissement momentané d'un bassin rétréci, pendant l'accouchement.

puériculture, *s. f.* (*puer*, enfant; *cultura*, culture) (Caron, 1865). Ensemble des moyens propres à favoriser le développement physiologique de l'enfant, soit avant la naissance (*p. intra-utérine* ou *fœticulture*), soit après (*p. extra-utérine* ou *infanticulture*).

puérile (respiration). Respiration exagérée : les deux temps s'entendent plus fortement qu'à l'état normal. Elle rappelle le murmure vésiculaire du poumon des enfants.

puérilisme, *s. m.* (E. Dupré, 1901). Syndrome psychopathique consistant en une réversion de la personnalité, dans lequel toute une série concordante et systématique de manifestations psychiques et expressives traduit un retour à l'état d'âme de l'enfance, avec ses tendances, ses goûts, ses expressions mimiques et son langage. On a observé cet état mental chez les hystériques.

puerpéral, ale, *adj.* (*puerpera*, accouchée). Relatif à l'accouchement. — *accidents puerpéraux*. Complications qui peuvent survenir au moment de l'accouchement ou immédiatement après (hémorragie, fièvre, éclampsie, etc.). — *éclampsie p.* V. *éclampsie.* — *état p.* V. *puerpéralité.* — *fièvre p.* État fébrile accompagné de symptômes généraux plus ou moins graves apparaissant chez l'accouchée et dus à une infection à point de départ utérin. — *folie p.* Ensemble des troubles psychiques plus ou moins accentués qui surviennent parfois pendant la grossesse et au moment de l'accouchement. — *lympho-péritonite p.* V. *lympho-péritonite puerpérale.*

puerpéralité, *s. f.* Syn. *état puerpéral.* Conditions dans lesquelles se trouve l'organisme d'une nouvelle accouchée, pendant le temps qui lui est nécessaire pour revenir à son état normal. — Ce terme est quelquefois pris dans le sens d'*état gravido-puerpéral* et désigne alors l'ensemble des fonctions : grossesse, accouchement et suites de couches.

puits eczématiques de Devergie. V. *Devergie (puits de).*

pulmonaire, *adj.* (*pulmo, onis*, poumon). Qui se rapporte au poumon. — (cardiologie). Qui se rapporte à l'artère pulmonaire et aux valvules situées à son orifice; ou même, par extension, à la circulation pulmonaire. — *cavités p.* Cavités droite du cœur. — *cœur p.* V. ce terme, — *insuffisance p.* V. ce terme, — *rétrécissement p.* V. *rétrécissement.* — *ventricule p.* Ventricule droit.

pulmonaire (grosse) — petite aorte. V. *grosse pulmonaire — petite aorte.*

pulpite, *s. f.* Inflammation de la pulpe dentaire, complication de la carie.

pulsatif, ive, *adj.* (*pulsare*, battre). Qui produit des pulsations. — *douleur p.* V. *douleur.*

pulsatile, *adj.* (*pulsare*). Qui présente des pulsations; ou qui dépend des battements cardiaques. Ex. : *tumeur p.*

pulsation, *s. f.* (*pulsare*, frapper). Battement du cœur et des artères. — *p. négative normale* (Marey). Dépression systolique que l'on observe parfois au niveau de la pointe du cœur, en dehors de toute lésion cardiaque.

pulsion, *s. f.* (*pellere*, pousser). 1° Trouble de l'équilibre obligeant certains sujets (maladie de Parkinson) à avancer ou à reculer, parfois précipitamment, comme s'ils é-taient poussés. — 2° (psychiatrie). Tendances irrésistibles et plus ou moins inconscientes, d'origine essentiellement instinctive (le «ça»), orientant l'activité de l'individu.

pulsus... V. aussi *pouls...*

pulsus bisferiens. Variété de pouls qui, sur le sphygmogramme, comporte un sommet systolique bifide formé de 2 pointes d'à peu près égale hauteur. On l'observe en particulier dans les insuffisances aortiques importantes avec sténose discrète, parfois aussi dans les canaux artériels persistants. Le *p. b.* ne doit pas être confondu avec le *pouls dicrote.*

pulsus celer et alter. V. *Corrigan (pouls de).*

pulsus differens. Affaiblissement du pouls au membre supérieur gauche en cas d'anévrisme du segment horizontal de la crosse de l'aorte (Marey et F. Franck).

pulsus parvus. V. *pulsus tardus.*

pulsus tardus. Syn. *pulsus parvus.* Pouls petit et paresseux observé dans le rétrécissement de l'orifice aortique; la paroi artérielle se soulève lentement et, sur le sphygmogramme, la ligne d'ascension est très oblique.

pultacé, *adj.* (*puls, pultis,* bouillie). Se dit d'un exsudat qui a la consistance d'une bouillie et se dissocie facilement dans l'eau (*exsudat p.* de certaines angines que l'on appelle par abréviation *angines p.*).

pulvérisation, *s. f.* (*pulvis,* poussière). Action de réduire en poudre une substance solide. — Par extension, opération qui consiste à lancer dans l'atmosphère d'une chambre ou sur une partie malade une substance solide ou liquide réduite en très fines particules.

pulvérulence des narines. Accumulation de poussière sur les poils des narines avec état de sécheresse de celles-ci. Elle s'observe dans les formes adynamiques des grandes pyrexies.

punaisie, *s. f.* (punais, de *putere,* puer). V. *ozène.*

punch drunk (H. S. Martland, New York, 1928). V. *encéphalite traumatique.*

punctum proximum. Point le plus rapproché de vision distincte. V. *presbytie.*

punctum remotum. Point le plus éloigné de vision distincte. V. *presbytie.*

pupillométrie, *s. f.* Mensuration, à l'aide d'un appareil spécial le pupillomètre, du diamètre de la pupille immobile, et étude comparative des changements de ce diamètre sous l'influence de diverses excitations.

pupilloscopie, *s. f.* V. *skiascopie.*

pupillotonie, *s. f.* Perturbation de la motilité pupillaire avec extrême lenteur à la décontraction. La *p.* est associée à une anomalie des réflexes dans le syndrome d'Adie.

purgatif, *s. m.* Substance provoquant l'accélération du transit intestinal et l'évacuation des selles.

puriforme, *adj.* Qui a l'apparence du pus.

Purinéthol, *s. m.* (n. dép.). V. *antimétabolite.*

purinogène, *adj.* Qui provoque ou facilite la formation de bases puriques et de leur dérivé, l'acide urique.

purinophore, *adj.* Qui contient des bases puriques; celles-ci se transforment en acide urique.

Purkinje (arbre ou figures de). Perception, grâce à un éclairage très oblique, de l'ombre projetée par les vaisseaux rétiniens sur la couche postérieure de la rétine.

purpura, *s. m.* (*purpura,* pourpre). Lésion élémentaire de la peau caractérisée par l'issue des globules rouges hors des vaisseaux; c'est une hémorragie cutanée. Cette lésion a donné son nom à un certain nombre de syndromes, dont elle constitue le phénomène principal.

purpura abdominal. V. *purpura rhumatoïde.*

purpura allergique. V. *purpura rhumatoïde.*

purpura anaphylactoïde. V. *purpura rhumatoïde.*

purpura annularis telangiectodes (Majocchi, 1895). Syn. *maladie de*

Majocchi. Dermatose se manifestant par des taches purpuriques, punctiformes, lenticulaires ou linéaires qui s'agrandissent d'une manière centrifuge et donnent lieu à des figures annulaires dont le centre est achromique.

purpura athrombopénique. V. *purpura rhumatoïde*.

purpura exanthématique. V. *purpura rhumatoïde*.

purpura fulminans (Henoch). Variété suraiguë de *purpura* caractérisée par l'existence de phlyctènes sanglantes, d'hématurie, de convulsions et aboutissant à la mort en quelques jours. Elle est souvent due à une septicémie à méningocoques.

purpura hémorragique. Variété de *purpura* dans laquelle l'éruption cutanée s'accompagne d'hémorragies par les muqueuses. On réserve parfois ce nom à la *maladie de Werlhof*.

purpura hyperglobulinémique ou **hyperimmunoglobulinémique** (Waldenström, 1948). Maladie caractérisée par un purpura en nappes, siégeant surtout aux membres inférieurs, souvent associée à des arthralgies, à un syndrome de Raynaud et parfois à des adénopathies. Le purpura évolue par poussées (déclenchées souvent par l'orthostatisme) pendant des mois ou même des années. Il s'accompagne d'hyperprotéinémie avec forte élévation du taux des gamma-globulines sanguines, dont le poids moléculaire est normal (ce qui le distingue de la macroglobulinémie de Waldenström, v. ce terme). Cette élévation est due essentiellement à une augmentation des immunoglobulines (Ig) G, qui forment des complexes immuns avec des anticorps-anti Ig G que contient souvent le plasma sanguin. La vitesse de sédimentation globulaire est considérablement augmentée, mais la coagulation du sang, le temps de saignement et le taux des plaquettes sont normaux. Cette forme, primitive, a une évolution bénigne; elle est considérée comme une affection

auto-immune et classée parfois parmi les maladies des complexes immuns. Elle peut coïncider avec d'autres manifestations auto-immunes (v. *auto-allergie*), surtout avec le syndrome de Sjögren et l'anémie hémolytique. Elle peut survenir en même temps qu'une hépatite chronique évolutive, une cirrhose du foie, une tuberculose, un diabète, un rhumatisme, etc. Certains auteurs considèrent alors le *p. h.* comme secondaire à ces affections. Enfin, une prolifération maligne des tissus lymphoïde, réticulaire ou plasmocytaire, peut apparaître tardivement au cours de son évolution. V. *complexes immuns*.

purpura infectieux. Syndrome caractérisé par des symptômes infectieux graves, une éruption de purpura et des hémorragies multiples. On lui rattache le *typhus angiohématique* de Landouzy et Gomot, le *purpura hémorragique primitif* de Martin de Gimard et le *purpura fulminans* de Henoch. — Le *p. i.* peut être provoqué par de nombreux germes et surtout par le méningocoque.

purpura inflammatoire bénin de Chevallier. V. *purpura rhumatoïde*.

purpura myélopathique (Faisans). Syndrome caractérisé par quelques phénomènes généraux et une éruption de purpura disposée plus ou moins régulièrement suivant le trajet des nerfs; il a été rattaché à une altération médullaire.

purpura papuleux de Hebra. Dermatose chronique et récidivante survenant chez l'adulte, caractérisée par une éruption, sur les membres, de taches purpuriques lenticulaires, papuleuses, et par une altération de l'état général.

purpura rhumatoïde (Mathieu). Syn. *maladie de Schönlein* ou de *Schönlein-Henoch*, *péliose rhumatismale* (Schönlein, 1839), *purpura allergique* (Wintrobe), *p. anaphylactoïde* (Franck), *p. athrombopénique* (Schultz), *p. exanthématique* (Besnier), *p. inflammatoire bénin* (P. Chevallier). Affection de l'enfance et de l'adolescence, caractérisée par des manifestations articulaires (ordinairement arthralgies), des phénomènes gastro-intestinaux généralement peu intenses et par des éruptions cutanées (pétéchies, ecchymoses, parfois papules ortiées). Elle évolue par poussées, souvent déclenchées par l'orthostatisme. Elle se complique parfois d'hématurie et d'albuminurie, ou d'accidents abdominaux aigus (*purpura abdominal* de Henoch) qui en aggravent le pronostic. Elle paraît liée à un trouble de la perméabilité capillaire ; les tests de l'hémostase sont tous normaux.

purpura de Seidlmayer (1939). Variété de purpura rhumatoïde survenant brutalement chez le nourrisson, caractérisée par des ecchymoses en cocarde et des éléments purpuriques nécrotiques siégeant à la face, accompagnés d'œdèmes segmentaires rappelant l'œdème de Quincke. L'état général est bon, et le pronostic est favorable.

purpura sénile de Bateman (Bateman, 1818). Dermatose survenant chez les vieillards, caractérisée par l'existence de taches purpuriques sur les avant-bras et les jambes, récidivant pendant des années ; elle serait liée à la dégénérescence sénile de la peau.

purpura thrombocytopénique essentiel ou **purpura thrombopénique chronique idiopathique.** V. *hémogénie*.

purpura thrombocytopénique secondaire de cause inconnue. V. *Wiskott-Aldrich (syndrome de)*.

purpura thrombocytopénique thrombotique (E. Moschcowitz, 1925). Syn. *maladie* ou *syndrome de Moschcowitz*, *micro-angiopathie thrombotique* (Symmers, 1952). Maladie rare de l'enfant et de l'adulte caractérisée anatomiquement par une atteinte diffuse des artérioles et des capillaires associant gonflement de l'endothélium, dépôt sous-endothélial de substances fibrinoïdes et thromboses ; cliniquement par un début aigu fébrile, une anémie hémolytique intense avec déformation des hématies, un purpura et parfois

des hémorragies liées à une chute du taux des plaquettes sanguines, une atteinte rénale avec hématurie et azotémie, des manifestations neurologiques fugaces et variables et une évolution par poussées et rémissions, mais toujours mortelle. Elle entre dans le cadre des anémies hémolytiques microangiopathiques (v. ce terme).

Purtscher (syndrome, rétinite ou **rétinopathie de)** (1910). Syndrome oculaire survenant quelques heures ou quelques jours après un traumatisme dont le point d'impact est situé loin de l'œil (écrasement thoracique, fracture du crâne ou des os des membres). Il est caractérisé par une baisse de la vision, bilatérale, un œdème rétinien diffus, grisâtre avec dépôts floconneux le long des veines et des hémorragies rétiniennes. Il évolue vers la résolution ou la cécité. Il s'agit d'un trouble vasculaire provoqué par une hypertension veineuse dans le territoire céphalique ou par des embolies graisseuses à point de départ osseux. V. *embolie graisseuse*.

purulent, te, *adj.* Qui a rapport au pus ou qui contient du pus. — Ex. : *crachats p.* — *urine p.* — *infection p.* V. *pyohémie*.

pus, *s. m.* (πῦον, pus). Exsudat pathologique de consistance liquide, d'aspect louche et opaque, tenant en suspension des cellules dites globules de pus, qui ne sont autres que des leucocytes polynucléaires ; à côté de ces éléments, on trouve des cellules venant des tissus voisins, des leucocytes des autres variétés et des microbes. — *p. chocolat.* P. brunâtre strié de sang des abcès amibiens aigus du foie. — *p. louable.* Pus épais, d'apparence crémeuse (pneumocoques). — *p. mort* (Chauffard). P. stérile des abcès amibiens chroniques du foie. — *p. putride.* Pus fluide, gris sale ou brunâtre, d'odeur fétide, dans lequel les leucocytes sont plus ou moins complètement détruits (anaérobies).

pustule, *s. f.* (*pustula*, de *pus*, pus). Lésion de la peau consistant en un soulèvement circonscrit de l'épiderme, contenant un liquide purulent. — *p. maligne*. Nom donné à la forme la plus commune du charbon chez l'homme. Elle débute par une petite vésicule remplie de sérosité, dont la base s'indure rapidement et, au niveau de laquelle se forme une plaque de gangrène entourée d'une zone inflammatoire. L'œdème gagne bientôt de proche en proche et on voit apparaître les phénomènes généraux dus à l'infection généralisée. V. *charbon*. — *p. phlyzaciée*. V. *phlyzacié*. — *p. de Colles*. V. *Colles (pustules de)*.

pustulose sous-cornée de Sneddon et Wilkinson (1956). Syn. *maladie ou syndrome de Sneddon et Wilkinson*. Affection cutanée caractérisée par une éruption, sur le tronc et la racine des membres, de vésico-pustules stériles très superficielles situées strictement sous la couche cornée de l'épiderme, confluant en placards circinés d'évolution excentrique et serpigineuse, récidivant pendant des mois et des années sans altérer l'état général.

pustulose vacciniforme (Kaposi, 1887) ou **varioliforme aiguë** (Juliusberg, 1898) ou **varicelliforme**. Syn. *eczéma herpétiforme, éruption varicelliforme de Kaposi*. Éruption de pustules ombiliquées, accompagnées d'œdèmes, se développant ordinairement sur un eczéma de la face chez de jeunes enfants, et ayant tendance à s'étendre. Ces pustules, qui ressemblent à celles de la vaccine ou de la variole, évoluent généralement vers la guérison en quelques jours pendant lesquels, malgré une fièvre élevée, l'état général reste bon; cependant, chez les très jeunes enfants, et lorsque l'éruption est très importante, l'évolution peut être mortelle. La nature de cette éruption est discutée; elle paraît être tantôt vaccinale, tantôt herpétique.

putréfaction, *s. f.* (*putrefacere*, pourrir). Décomposition des corps organisés, animaux ou végétaux, privés de vie, sous l'influence de bactéries pour la plupart anaérobies. La *p.* détermine la production de substances nouvelles généralement toxiques et de gaz fétides.

putride, *adj.* Qui répand une odeur infecte et nauséabonde analogue à celle d'un corps en putréfaction. — *pleurésie p.* Pleurésie purulente accompagnée de formation de gaz dans la plèvre.

putrilage, *s. m.* (*putrilago*). Matière pultacée produite par la nécrose et la putréfaction des tissus dans la gangrène.

putrilagineux, euse, *adj.* Qui est réduit à l'état de putrilage.

Putti (repères de). Repères radiologiques permettant d'apprécier le déplacement de la tête fémorale chez le nourrisson atteint de luxation congénitale de la hanche.

Putti-Parham (lame de). Ruban métallique utilisé pour le cerclage des fractures.

P.V. Pression veineuse (v. ce terme).

P.V.C. Pression veineuse (v. ce terme) centrale.

P̄v̄CO₂. V. PCO_2.

P̄v̄O₂. V. PO_2.

pyarthrite, *s. f.* ou **pyarthrose**, *s. f.* (πύον, pus; ἄρθρον, articulation). Arthrite purulente.

pycnique, *adj.* et *s. m.* (πυκνός, fort). Caractérisé par la force. Ex. : *constitution pycnique*. V. *pycnoïde ou pycnique (constitution)*.

pycnodysostose, *s. f.* (πυκνός, dense, compact; δύς, indiquant la difficulté; ὀστέον, os) (M. Lamy et P. Maroteaux, 1962). Affection osseuse rare, héréditaire, transmise selon le mode récessif autosomique, caractérisée par une augmentation de la densité des os et des malformations squelettiques multiples : petite taille, crâne volumineux avec fontanelles ouvertes et sutures larges, maxillaire inférieur hypoplasié, mains et pieds courts et massifs.

pycnoépilepsie, *s. f.* (πυκνός, fréquent; ληπτικός, qui prend) (Friedmann, 1906). Syn. *pycnolepsie*. Variété d'épilepsie généralisée caractérisée par l'extrême fréquence des absences typiques (plusieurs centaines par jour).

pycnoïde, *adj.* (πυκνός, épais; εἶδος,

forme). Syn. *pycnomorphe*. De forme large et épaisse.

pycnoïde ou **pycnique (constitution)** (πυκνός) (Kretschmer). Constitution morphologique caractérisée par la prédominance des dimensions horizontales, l'étroitesse des épaules, l'ampleur du thorax, l'aspect trapu des membres et de leurs extrémités dont les doigts sont courts et effilés, l'abondance du système pileux, la vaste étendue d'un front souvent dégarni. Elle correspondrait le plus souvent à la constitution psychopathique cycloïde. V. *cyclothymie* et *leptoïde ou leptosome (constitution)*.

pycnolepsie, s. f. V. *pycnoépilepsie*.

pycnoleptique (accès). V. *pycnoépilepsie*.

pycnomorphe, adj. (πυκνός; μορφή, forme). V. *pycnoïde*.

pycnomorphe (état) (πυκνή, compact; μορφή, forme). État des cellules nerveuses succédant à la chromatolyse.

pycnose, s. f. (πύκνωσις, condensation). Transformation du noyau de la cellule, consistant en une condensation de la chromatine. Le noyau devient homogène et uniformément coloré. Ce phénomène serait dû à la mort du noyau.

pyélectasie, s. f. (πύελος, bassinet; ἔκτασις, dilatation). Dilatation du bassinet.

pyélique, adj. (πύελος). Qui se rapporte au bassinet.

pyélite, s. f. (πύελος, bassin). Inflammation aiguë ou chronique de la muqueuse qui tapisse le bassinet et les calices des reins.

pyélocaliciel, adj. Qui concerne le bassinet et les calices du rein.

pyélocystite, s. f. (Escherich). Association de pyélite et de cystite.

pyélogramme, s. m. Radiogramme obtenu par la pyélographie.

pyélographie, s. f. (πύελος; γραφεῖν, inscrire). Radiographie du bassinet et des cavités rénales après injection, au moyen d'une sonde urétérale, d'un liquide opaque aux rayons X (*p. ascendante* ou *rétrograde*) ou après injection intraveineuse d'un liquide ayant les mêmes propriétés et pouvant être éliminé par les reins (*p.*

d'élimination, descendante, excrétrice, intraveineuse ou *urographie*). — *p. gazeuse*. V. *pneumopyélographie*.

pyélo-iléostomie, s. f. et **pyélo-iléo-cystostomie,** s. f. Opération consistant à drainer le bassinet rénal soit à la peau (pyélo-iléostomie) soit dans la vessie (pyélo-iléo-cystostomie) par l'intermédiaire d'une anse de l'intestin grêle faisant office de pontage.

pyélolithotomie, s. f. (πύελος; λίθος, pierre; τομή, incision). Pyélotomie pratiquée dans le but d'extraire un ou plusieurs calculs situés dans le bassinet.

pyélonéphrite, s. f. (πύελος; νεφρός, rein). « Néphrite interstitielle (v. ce terme) microbienne associée à une atteinte du bassinet et à une infection urinaire » (J. Hamburger).

pyélonéphrite ascendante. Syn. *néphrite ascendante*. Néphrite interstitielle microbienne secondaire à une lésion souvent obstructive ou à un trouble du fonctionnement des voies urinaires excrétrices.

pyélonéphrite xanthogranulomateuse (Hooper, Klempson et Schlegel, 1962). Variété de néphrite interstitielle unilatérale détruisant le rein en totalité ou en partie. Elle est caractérisée anatomiquement par de larges travées fibreuses et inflammatoires riches en histiocytes contenant des inclusions spumeuses (caractéristiques des réactions xanthomateuses); ces travées sont parsemées de nodules jaunes formés de macrophages chargés de lipides, et de micro-abcès. Le tableau clinique est celui d'une infection urinaire aiguë, fébrile, avec gros rein douloureux.

pyélonéphrose, s. f. Hydronéphrose partielle dans laquelle seul le bassinet est dilaté.

pyélonéphrotomie, s. f. (πύελος; νεφρός; τομή, incision). Pyélotomie combinée à de petites néphrotomies.

pyéloplastie, s. f. (πύελος; πλάσσειν, former). Opération ayant pour but la réparation du bassinet d'un rein.

pyéloscopie, s. f. (πύελος; σκοπεῖν, examiner). Observation radioscopique du bassinet rempli de liquide opaque aux rayons X; elle permet l'étude de la motricité pyélo-urétérale.

pyélostomie, *s. f.* (πύελος; στόμα, bouche). Etablissement d'une fistule chirurgicale au niveau du bassinet.

pyélotomie, *s. f.* (πύελος; τομή, section). Incision pratiquée sur le bassinet dans le but d'extraire un calcul ou d'évacuer une collection liquide.

pyélo-urétéral (point). V. *Bazy* (*point de*), *1°.*

pyélo-vésical (réflexe) (Bazy). V. *réflexe pyélo-vésical.*

pyémie, *s. f.* (πῦον, pus; αἷμα, sang). V. *pyohémie.*

pygméisme, *s. m.* (pygmée, de πυγμαῖος, haut d'une coudée) (Poncet et Leriche). V. *microsomie.*

pygomèle, *s. m.* (πυγή, fesse; μέλος, membre) (I. G. St-Hilaire). Monstre double polymélien, caractérisé par la présence d'un ou de deux membres supplémentaires insérés derrière ou entre les membres normaux de l'autosite.

pygopage, *s. m.* (πυγή; παγεῖς, unis) (I. G. St-Hilaire). Monstre double eusomphalien, dont les deux corps sont soudés par la région fessière.

Pyle (maladie de) (1931). Syn. *dysostose* ou *dysplasie cranio-métaphysaire, dysplasie métaphysaire familiale.* Anomalie héréditaire du développement du système osseux, rare, caractérisée par la persistance de l'aspect infantile des métaphyses qui restent larges et aplaties. Elle se traduit cliniquement par un nanisme avec incurvation des diaphyses osseuses et genu valgum, et par un épaississement des os du crâne et de la face avec élargissement et bombement du front et parfois hypertélorisme.

pyléphlébite, *s. f.* (πύλη, porte; phlébite). Phlébite de la veine porte.

pyléthrombose, *s. f.* (Rommelaere). Thrombose de la veine porte.

pylorectomie, *s. f.* (πυλωρός, pylore; ἐκτομή, ablation). Résection du pylore. — V. *gastrectomie.* — *p. antrale.* Résection du pylore et de l'antre pylorique.

pylorisme, *s. m.* Tendance au spasme de la musculature du pylore, déterminée soit par une ulcération de la muqueuse à son voisinage, soit par un état dyspeptique avec sensibilité particulière de l'appareil sensitivo-moteur de l'estomac.

pylorite, *s. f.* (Lœper, 1919). Inflammation interstitielle de la muqueuse pylorique, se traduisant par un syndrome douloureux tardif.

pylorobulboscopie, *s. f.* Fibroscopie du pylore et du bulbe duodénal au moyen du fibroscope à vision axiale. V. *fibroscope* et *fibroscopie.*

pyloro-duodénite, *s. f.* (L. Bouchut et P. Ravault, de Lyon, 1927). Inflammation des muqueuses du pylore et du duodénum se manifestant par un syndrome douloureux tardif, pouvant aboutir à la formation d'un ulcère.

pyloro-gastrectomie, *s. f.* V. *gastropylorectomie.*

pyloroplastie, *s. f.* (πυλωρός; πλάσσειν, former). Syn. *opération de Heineke-Mikulicz.* Incision longitudinale d'un rétrécissement pylorique, suivie de la suture transversale de la plaie. Cette opération a pour résultat de transformer la partie rétrécie en une partie dilatée.

pylorospasme, *s. m.* Spasme du pylore observé surtout chez le nourrisson, entraînant chez lui des vomissements avec état cachectique grave.

pylorostomie, *s. f.* (πυλωρός; στόμα, bouche) (Lambotte, 1905). Fistule gastrique destinée à remédier à une sténose œsophagienne et pratiquée au niveau du pylore, dont le sphincter sert d'orifice alimentaire à l'estomac. Ce dernier se vide par une anastomose gastro-intestinale que l'on pratique en même temps. L'opération comprend ainsi : la section du duodénum et la fermeture de son bout inférieur, une gastroentérostomie postérieure et la fixation du pylore dans la plaie.

pylorotomie, *s. f.* (πυλωρός; τομή, section). Syn. *opération de Fredet.* Incision longitudinale de la couche musculaire hypertrophiée du pylore, incision respectant la muqueuse.

Cette opération est pratiquée dans la sténose du pylore des nourrissons.

pyocéphalie, *s. f.* (πῦον, pus; κεφαλή, tête). Epanchement de liquide purulent dans les ventricules cérébraux.

pyocholécyste, *s. m.* (πῦον; χολή, bile; κύστις, vessie). Vésicule biliaire enflammée et contenant du pus.

pyocholécystite, *s. f.* Cholécystite suppurée.

pyocine, *s. f.* Bactériocine (v. ce terme) du bacille pyocyanique.

pyocolpos, *s. m.* (πῦον, pus; κόλπος, vagin). Collection purulente intravaginale consécutive à un hématocolpos.

pyocyanique (bacille) (πῦον; κύανος, bleu) (Gessard). Bacille que l'on rencontre dans certains pus colorés en bleu; il se cultive bien sur les milieux habituels, où il donne une coloration bleu verdâtre.

pyocyte, *s. m.* (πῦον; κύτος, cellule). Cellule du pus.

pyodermie, *s. f.* ou **pyodermite**, *s. f.* (πῦον; δέρμα, peau). Ensemble des lésions suppuratives de la peau.

pyodermite végétante. Infection cutanée, d'origine externe, dont l'agent causal est le staphylocoque, caractérisée par l'existence de surfaces végétantes, à la périphérie desquelles on trouve la lésion élémentaire sous forme d'une pustule folliculaire ayant une grande analogie avec le sycosis. — *p. v. circonscrites*. P. v. localisées sur le dos des mains, autour des orifices de la face, dans les grands plis; elle peut prendre un aspect papillomateux, verruqueux ou tumoral. — *p. v. généralisée*. Syn. *dermatite pustuleuse chronique centrifuge de Hallopeau* (1889), *maladie de Hallopeau*. P. v. formant de vastes nappes croûteuses ou mamelonnées, étendues à de larges surfaces de téguments, d'évolution chronique et récidivante.

pyogène, *adj.* (πῦον; γένεσις, génération). Qui fait suppurer. Nom donné aux microbes ordinaires de la suppuration (*streptocoque, staphylocoque pyogène*).

pyogénie, *s. f.* Production du pus.

pyogénique (membrane). Nom donné autrefois à la paroi des abcès; on supposait que cette paroi, formée de tissu cellulaire induré, sécrétait le pus.

pyohémie, *s. f.* (πῦον; αἷμα, sang). Syn. *infection purulente, pyémie*. Ensemble des accidents dus au passage, dans la circulation, de microbes qui vont donner lieu à des suppurations multiples au niveau des séreuses viscérales ou articulaires et dans les parenchymes.

pyolabyrinthite, *s. f.* (Lermoyez). Otite suppurée ayant envahi le labyrinthe.

pyomètre, *s. m.* ou **pyométrie**, *s. f.* (πῦον; μήτρα, matrice, utérus). Collection purulente intra-utérine.

pyomyosite, *s. f.* (Commes, 1918). Maladie observée en Afrique occidentale et caractérisée par la formation d'abcès musculaires apparaissant au cours d'un état infectieux. Elle est due à un cocco-bacille voisin des *Pasteurellae*. — Cette affection rappelle beaucoup la *polymyosite des pays chauds* (v. ce terme).

pyonéphrite, *s. f.* (πῦον; νεφρός, rein) (F. Legueu et Ch. Motz, 1932). Inflammation du parenchyme rénal due à un microbe pyogène banal (staphylocoque ou coli-bacille), provoquant généralement des abcès de taille et de nombre variable.

pyonéphrose, *s. f.* (πῦον; νεφρός, rein) (Rayer). Infection grave de tout le rein caractérisée par la rétention du pus dans le bassinet distendu, la destruction et l'inflammation (pyonéphrite) du parenchyme et la réaction inflammatoire du tissu voisin (périnéphrite). Elle succède généralement à la pyélonéphrite et se manifeste par de la fièvre, une tumeur rénale et de la pyurie intermittente.

pyopéricarde, *s. m.* Epanchement purulent dans la cavité péricardique.

pyopérihépatite, *s. f.* (πῦον; périhépatite). Péritonite purulente enkystée, développée au niveau du péritoine périhépatique; elle occupe, le plus souvent, l'espace situé entre la face supérieure du foie et le diaphragme, et constitue alors une variété de *pyothorax sous-phrénique*.

pyophagie, *s. f.* (πύον; φαγεῖν, manger). Déglutition, volontaire ou non, de pus venant soit des dents (pyorrhée alvéolo-dentaire), soit du nez, du larynx, de la trachée ou des poumons.

pyophtalmie, *s. f.* V. *hypopyon.*

pyopneumocholécyste, *s. m.* Cholécystite gangréneuse avec dégagement gazeux plus ou moins abondant.

pyopneumohydatide, *s. f.* (πύον; πνεῦμα, air; hydatide). Kyste hydatique atteint d'une suppuration putride avec dégagement de gaz.

pyopneumokyste hydatique. Suppuration d'un *pneumokyste hydatique* (kyste hydatique du poumon ouvert dans les bronches). Il présente les signes du pyopneumothorax sans qu'il y ait épanchement pleural.

pyopneumopéricarde, *s. m.* (πύον; πνεῦμα; péricarde). Epanchement purulent et gazeux de la cavité péricardique.

pyopneumopérihépatite, *s. f.* (πύον; πνεῦμα; périhépatite) (Chauffard). Péritonite enkystée développée aux dépens du péritoine périhépatique et s'accompagnant de formation de pus et de gaz; elle succède souvent à la perforation de l'un des segments du tube digestif. Quand elle siège entre le foie et le diaphragme, elle donne lieu aux signes habituels du pyopneumothorax, d'où les noms de *pyopneumothorax sous-phrénique* (Leyden), *faux pneumothorax* (Cossy), qu'on lui a alors donnés.

pyopneumothorax, *s. m.* (πύον; πνεῦμα; θώραξ, poitrine). Epanchement gazeux de la cavité pleurale (pneumothorax), accompagné d'un épanchement purulent plus ou moins abondant.

pyorrhée, *s. f.* (πύον; ῥεῖν, couler). Ecoulement de pus. — *p. alvéolo-dentaire.* Syn.: *alvéolyse, gingivite expulsive, maladie de Fauchard, périodontite expulsive.* Arthrite alvéolo-dentaire suppurée, généralement polyarticulaire, progressant du collet vers l'apex, caractérisée par l'ébranlement des dents atteintes, le décollement de leur sertissure et aboutissant souvent à leur chute. Elle se rencontre chez les arthritiques et surtout chez les diabétiques.

pyosalpinx, *s. m.* (πύον; σάλπιγξ, trompe). Transformation de la trompe de Fallope en une poche contenant du pus; c'est une forme de la salpingite suppurée.

pyosclérose, *s. f.* (πύον; σκληρός, dur). Suppuration chronique dans laquelle de multiples foyers purulents sont entourés d'un tissu scléreux abondant, à tendance extensive ou atrophique. La *p.* caractérise certaines formes d'abcès du poumon.

pyospermie, *s. f.* Présence de nombreux leucocytes dans le sperme.

Pyostacine, *s. f.* (n. dép.). Pristinamycine. V. *macrolides.*

pyostercoral, *adj.* (πύον; *stercus*, excrément). Qui concerne le pus et les excréments.

pyostérine, *s. f.* (P. Delbet). Substance contenue dans le pus et douée de propriétés empêchantes à l'égard des microbes infectants.

pyothérapie, *s. f.* (πύον; θεραπεία, traitement). Emploi thérapeutique, en injections sous-cutanées, du pus stérilisé. — *p. aseptique* (Bridré, 1917). Emploi thérapeutique de pus aseptique recueilli dans un abcès provoqué par injection sous-cutanée d'essence de térébenthine chez le cheval. — La *p.*, abandonnée actuellement, était une variété de protéinothérapie.

pyothorax, *s. m.* Pleurésie purulente. — *p. sous-phrénique.* Péritonite purulente enkystée, localisée à la partie supérieure du péritoine, sous le diaphragme et donnant lieu à un ensemble de signes physiques qui rappellent ceux de la pleurésie diaphragmatique.

pyramidal (syndrome). Ensemble des signes traduisant l'altération du faisceau pyramidal: paralysie à type de mono- ou d'hémiplégie, d'abord flasque, puis avec contracture, prédominant sur les groupes musculaires les plus régis par la motilité volontaire; diminution des réflexes cutanés; diminution, puis exagération des réflexes tendineux; inversion du réflexe cutané plantaire; souvent réflexe d'automatisme. Pour Barré, il s'agit d'un *s. p. mixte*, qui peut être dissocié en *s. p. déficitaire* avec hypotonie (*v. épreuve de Barré*), réflexe cutané plantaire en flexion et absence d'hyperréflectivité et en *s. p. irritatif* avec contracture musculaire, exagération des réflexes tendineux, inversion du réflexe cutané plantaire. *Syndromes déficitaire et irritatif* peuvent exister isolément.

pyramidale (contracture). Hypertonie musculaire due à une lésion du faisceau pyramidal et s'accompagnant d'exagération des réflexes ostéo-tendineux dans le territoire correspondant, et de syncinésies. Elle prédomine sur les muscles de la racine des membres; aux membres supérieurs, sur les fléchisseurs et, aux membres inférieurs, sur les extenseurs.

pyramidotomie, *s. f.* V. *pédonculotomie.*

pyrétique, *adj.* (πυρετός, fièvre). V. *fébrile.*

pyrétogène, *adj.* (πυρετός; γεννᾶν, engendrer). Qui provoque la fièvre. — *s. m.* (Seibert, 1923). Substance parfois contenue dans les solutés stériles injectables et capable de provoquer une réaction fébrile lorsque ces solutés sont introduits en quantité importante par voie intra-veineuse. Les *p.* sont des produits de désintégration microbienne. — On emploie parfois, à tort, dans ce sens, le terme pyrogène.

pyrétologie, *s. f.* (πυρετός; λόγος, discours). Partie de la pathologie qui s'occupe des maladies fébriles.

pyrétothérapie, *s. f.* (πυρετός; θεραπεία, traitement). Emploi thérapeutique de l'hyperthermie provoquée, soit par inoculation d'une maladie fébrile telle que le paludisme ou la fièvre récurrente, soit par injection d'un agent pyrétogène tel que certains vaccins ou substances protéiniques, soit par les ondes courtes. Son application, d'abord limitée au traitement de la paralysie

générale, a été étendue à d'autres affections (asthme, arthrites, etc.).

pyrexie, *s. f.* (πῦρ, feu; ἔχειν, avoir). Nom générique de toutes les maladies fébriles.

pyrgocéphalie, *s. f.* (πύργος, tour; κεφαλή, tête). V. *acrocéphalie.*

pyridoxine, *s. f.* Syn. *vitamine B₆, adermine.* Dérivé pyridinique (chlorhydrate de pyridoxol) qui intervient dans le métabolisme des protéines, des graisses et des glucides. Sa carence, chez l'homme, détermine des accidents digestifs, cutanés et nerveux.

pyridoxino-dépendance, *s. f.* (Hunt, 1954). Syn. *dyspyridoxinose cérébrale* (Julien Marie, 1962). Maladie du nouveau-né, caractérisée par des crises convulsives subintrantes résistant aux anticonvulsivants et cédant très rapidement à l'administration de pyridoxine, qui reste nécessaire indéfiniment. Il s'agit probablement d'un trouble métabolique dû à une tare génétique récessive.

pyridoxinothérapie, *s. f.* Emploi thérapeutique de la pyridoxine.

pyridoxinurie, *s. f.* Présence et taux de la pyridoxine dans l'urine.

pyriforme, *adj.* V. *piriforme.*

pyrogène, *adj.* (πῦρ, feu; γεννᾶν, engendrer). Qui provoque le feu. — Terme employé à tort comme syn. de pyrétogène; v. ce mot.

pyroglobuline, *s. f.* (πῦρ; globuline). Variété de globuline qui, à l'inverse des cryoglobulines, précipite par chauffage.

pyromanie, *s. f.* (πῦρ; μανία, folie). Syn. *monomanie incendiaire* (Esquirol). Impulsion qui pousse certains déséquilibrés à mettre le feu.

pyrophobie, *s. f.* (πῦρ; φόβος, crainte). Crainte morbide (phobie) des incendies, du feu, des allumettes.

pyrosis, *s. m.* (πυρόω, je brûle). Sensation de brûlure qui part de l'épigastre, remonte l'œsophage jusqu'à la gorge et s'accompagne d'éructation et de renvoi d'un liquide acide et brûlant; c'est un symptôme de dyspepsie.

pyruvate-kinase, *s. f.* V. *anémie hémolytique enzymoprive.*

pyruvicémie, *s. f.* Présence, dans le sang, d'acide pyruvique, produit de dégradation du métabolisme des glucides. Le taux de la *p.* est normalement inférieur à 1,4 mg p. cent; il est plus élevé (hyperpyruvicémie) au cours de l'avitaminose B$_1$.

pyurie, *s. f.* (πῦον, pus; οὐρεῖν, uriner). Emission d'urine mélangée de pus.

pyxigraphie, *s. f.* (πυξίς, boîte en buis; γράφειν, enregistrer). Méthode de prélèvement du contenu intestinal au moyen d'une capsule cylindrique en matière plastique préalablement ingérée. Dans cette capsule, un piston, télécommandé lorsque l'appareil, suivi sous écran radioscopique, a atteint l'endroit voulu, aspire le contenu de l'intestin à travers les orifices de la coque cylindrique. La capsule est récupérée dans les selles, et son contenu analysé.

Q

Q. Symbole du volume sanguin.

Q ou **Qb.** Symbole du débit cardiaque.

Q (composé) de Reichstein. V. *désoxycorticostérone.*

Q fever. V. *fièvre Q.*

Q (onde) ; QRS (ondes) ; QRST (complexe). V. *électrocardiogramme.*

QB₁. V. *index mitral.*

Qc. Symbole du débit sanguin capillaire.

Q.I. Symbole du quotient intellectuel (v. ce terme).

QO₂. Quantité d'oxygène consommée par un tissu de l'organisme. Elle est exprimée en millilitres d'O₂ par gramme de tissu frais et par heure.

q.s. ou **q.s.p.** Quantité suffisante pour... Abréviation, suivie d'un chiffre, par laquelle on indique, en ml ou en g, à la fin d'une formule magistrale, le volume ou le poids de l'excipient nécessaire pour obtenir le volume ou le poids de l'ensemble du médicament.

QS (onde) (électrocardiographie). Forme anormale, uniquement négative, de l'onde rapide ventriculaire. En cas d'infarctus du myocarde, on l'observe dans les dérivations précordiales, lorsque l'électrode est placée en face d'une zone où la paroi ventriculaire est nécrosée sur toute son épaisseur. V. *trou électrique (phénomène du).*

quadranopsie, *s. f.* V. *hémianopsie en quadrant.*

quadrige (syndrome du) (C. Verdan). « Gêne apportée à la flexion des doigts restants par la fixation chirurgicale ou spontanée des tendons fléchisseurs du doigt amputé » (J. Lataste, Leroux et R. Vilain). Par comparaison avec la manière dont l'aurige romain conduisait les quatre chevaux de son char, en entourant leurs rênes autour de son corps : si les rênes d'un des chevaux étaient fixées, celles des trois autres devenaient moins efficaces.

quadrigéminé, *adj.* V. *pouls q.*

quadrigéminisme, *s. m.* V. *pouls quadrigéminé.*

quadriparésie, *s. f.* (*quatuor,* quatre; πάρεσις, faiblesse). Parésie des quatre membres.

quadriplégie ou **quadruplégie,** *s. f.* (*quatuor,* quatre; πλήσσειν, frapper). Syn. *tétraplégie.* Paralysie des quatre membres.

quarantaine, *s. f.* Séjour dans un lazaret, que l'on impose aux voyageurs et aux marchandises venant de pays où règnent certaines maladies contagieuses, avant de les laisser communiquer avec les habitants du pays où ils se rendent. Ce séjour était autrefois de quarante jours, mais la connaissance du mode de propagation de ces maladies et des mesures de désinfection efficaces ont permis de réduire la durée actuelle des *q.,* et de les remplacer presque toujours par une simple inspection sanitaire.

quarantenaire (maladie). Nom donné actuellement (règlement sanitaire international de 1951) aux maladies pestilentielles exotiques (choléra, peste, fièvre jaune, variole, typhus exanthématique, fièvre récurrente) dont les foyers doivent être déclarés aux organismes sanitaires internationaux et dont les cas doivent être dépistés par la surveillance sanitaire des voyageurs.

quarte (fièvre) (*quartus,* quatrième). Forme de fièvre intermittente dans laquelle les accès reviennent le quatrième jour, laissant entre eux deux jours d'intervalle. — *f. q. doublée* ou *triplée.* Fièvre intermittente se manifestant par deux ou trois accès de fièvre chaque quatrième jour. — *f. double quarte.* V. *double quarte (f.).*

quarteron, one, s. Celui, celle qui provient de l'union d'un blanc et d'une mulâtresse ou d'un mulâtre et d'une blanche.

quatorzième jour (maladie du) (auteurs allemands). Forme tardive de la maladie du sérum, exceptionnelle en France.

quatorzième ou **quinzième jour (syndrome du).** Syn. *crise intermenstruelle.* Ensemble de symptômes qui, chez les femmes atteintes d'hyperfolliculinie, surviennent 14 ou 15 jours après la fin des règles au moment de l'ovulation : énervement, gonflement généralisé, augmentation de volume des seins, douleurs pelviennes, leucorrhée, rarement petite hémorragie utérine.

quatrième maladie. V. *Dukes-Filatow (maladie de).*

quatrième maladie vénérienne. V. *Nicolas et Favre (maladie de).*

quatrième ventricule (syndrome du). Ensemble de symptômes provoqués par les tumeurs cérébrales du IVe ventricule. Elles déterminent un blocage aigu du liquide céphalo-rachidien et une hypertension intracrânienne évoluant rapidement, par poussées. Elles se manifestent par une céphalée violente, paroxystique, irradiant dans les épaules et immobilisant la tête, dont tout mouvement brusque déclenche des vomissements, des vertiges ou même une syncope ; par des troubles de l'équilibre en station debout avec tendance à la rétropulsion et, inconstamment, par de la stase papillaire, l'atteinte des nerfs crâniens et des troubles bulbaires. Ces tumeurs évoluent surtout chez l'enfant et provoquent de l'hydrocéphalie.

Queckenstedt ou **Queckenstedt-Stookey (épreuve de)** (Q, 1916 ; S. 1925). Épreuve qui consiste à augmenter la pression du liquide céphalique en comprimant les jugulaires. Les variations de pression se transmettent au liquide céphalo-rachidien le long du canal arachnoïdien, sauf en cas d'obstacle. Cette épreuve permet de diagnostiquer les tumeurs qui compriment la moelle, et au-dessous desquelles ne se manifeste pas l'hyperpression.

Queensland (fièvre du). V. *fièvre Q.*

Quénu-Sobottin (opération de). Thoracoplastie avec mobilisation de la partie moyenne des côtes (de la 4e à la 10e) ; chacune de celles-ci est réséquée sur une longueur de 15 à 20 mm, en avant sur la ligne mamelonnaire, et en arrière sur le prolongement du bord axillaire de l'omoplate (empyème chronique).

Quérido (test de). V. *thyréostimuline (test à la).*

quérulence, s. f. (*querulus,* qui se plaint). Attitude revendicatrice.

Quervain (maladie de de) (1895). Syn. *ténosynovite chronique sténosante.* Affection caractérisée cliniquement par une douleur et une légère saillie localisées sous l'apophyse styloïde du radius, au niveau des tendons du long abducteur et du court extenseur du pouce, dont les mouvements provoquent de la crépitation et une exaspération de la douleur ; anatomiquement par un épaississement circulaire cartilagineux au niveau du tunnel ostéofibreux de la gaine de ces tendons.

Quervain (thyroïdite subaiguë de de). Syn. *thyroïdite pseudo-tuberculeuse, thyroïdite granulomateuse, thyroïdite à cellules géantes.* Tuméfaction du corps thyroïde, diffuse, modérée et d'aspect inflammatoire, souvent accompagnée au début de douleurs, de fièvre et de signes d'hyperthyroïdie. Elle évolue vers la guérison en quelques semaines ou quelques mois. Elle survient surtout chez la femme de 30 à 50 ans. Histologiquement c'est une thyroïdite nodulaire d'aspect pseudo-folliculaire. V. *Hashimoto (goitre lymphomateux de).*

Quetelet (règle de). Le poids en kilogrammes d'un adulte bien portant égale le nombre de centimètres dont sa taille dépasse le mètre.

queue de cheval (syndrome de la). Groupe de symptômes dûs à la compression des nerfs qui constituent la queue de cheval. Ils comprennent des troubles moteurs (paralysie flasque des muscles de la loge anté-ro-externe de la jambe, entraînant l'équinisme), des troubles sensitifs (névralgies à forme de sciatique et anesthésies intéressant les membres inférieurs, le périnée et les organes génitaux), des troubles trophiques (amyotrophie précoce, cyanose, œdème dur et escarres), et des troubles sphinctériens (incontinence ou rétention).

Queyrat (maladie de) (1911). V. *érythroplasie*.

Quick (épreuve de J. A.). Syn. *épreuve de l'acide hippurique, hippuricurie provoquée*. Epreuve destinée à l'étude de la fonction antitoxique du foie. Après ingestion de benzoate de soude, on recherche le mode d'élimination de l'acide hippurique formé par la conjugaison de l'acide benzoïque et de la glycine fournie par le foie. Cette épreuve est influencée par l'insuffisance hépatique, mais aussi par l'élimination rénale.

Quick (méthode de). Evaluation de la quantité de prothrombine du plasma sanguin par la mesure du temps de Quick (v. ce terme); cette mesure permet également d'apprécier le manque de vitamine K, celle-ci étant nécessaire à la formation de la prothrombine.

Quick (temps ou test de) (1935). Syn. *temps de prothrombine*. Temps de coagulation, à 37°, du plasma sanguin oxalaté puis additionné de calcium et d'un excès de thromboplastine. Il mesure la somme des durées de la thrombinoformation, de la fibrinoformation et de l'activation de la thromboplastine. Normalement il est de 15 secondes. Son allongement est proportionnel à l'abaissement des taux de la prothrombine et de certains facteurs accélérant la transformation de la prothrombine en thrombine (proaccélérine, proconvertine, facteur Stuart). V. *thrombotest*.

Quincke (maladie ou œdème de) (1882). Syn. *œdème rhumatismal à répétition, angioneurose cutanée ou muqueuse, œdème aigu angio-neurotique* ou *toxi-névropathique* ou *paroxystique héréditaire*. Variété d'ur-

ticaire caractérisée par la brusque apparition d'infiltrations œdémateuses de la face ou des muqueuses, infiltrations considérables, limitées, prurigineuses. Cette maladie évolue par poussées parfois fébriles, pendant des années. Son danger réside dans la localisation au larynx. C'est une manifestation d'anaphylaxie. — Il en existe une forme héréditaire, transmise selon le mode autosomique dominant dans laquelle les poussées périodiques peuvent s'accompagner de réaction péritonéale.

Quincke (méthode de). V. *postural (drainage)*.

Quincke (œdème de). V. *Quincke (maladie ou œdème de)*.

Quincke (ponction lombaire de) (1891). V. *rachicentèse*.

Quincke (pouls de). V. *pouls capillaire* et *pouls veineux progressif*.

quinine (test à la) (Harvey et Whitehall). Epreuve destinée à déceler les formes frustes de myasthénie : l'ingestion de faibles doses de quinine accroît l'asthénie musculaire.

quininisation ou **quinisation**, *s. f.* Emploi thérapeutique de la quinine. — *q. préventive.* Usage systématique et méthodique des sels de quinine dans les pays où règne le paludisme.

quininisme ou **quinisme**, *s. m.* Ensemble des phénomènes d'intoxication produits par les sels de quinine. Ils se manifestent par des bourdonnements avec ou sans hébétude, des vertiges et de la surdité temporaire.

quinique, *adj.* (*quina*). Qui a rapport à la quinine ou au quinquina. — *ivresse q.* Ensemble des symptômes cérébraux déterminés par les sels de quinine pris à doses élevées. V. *quininisme*.

Quinquaud (maladie de). V. *folliculite décalvante*.

Quinquaud (signe de). Sorte de crépitation phalangienne, perceptible à l'oreille et due sans doute à de minimes lésions articulaires, qui se produit chez certains sujets au niveau des doigts, quand ceux-ci sont appliqués verticalement par leurs pointes, avec une pression modérée, sur un plan résistant, comme la paume de la main. Ce serait un signe d'alcoolisme.

quintane (fièvre) (*quintus*, cinquième). Forme de fièvre intermittente dans laquelle les accès reviennent le cinquième jour, laissant entre eux trois jours d'intervalle.

quinte, *s. f.* (*quintus*, cinquième). Nom donné d'abord, suivant les uns, à l'accès de toux de la cinquième heure (tuberculeux); suivant d'autres (Baillou : XVIe siècle), à « une certaine toux à laquelle sont sujets les petits enfants, que les Parisiens appellent une quinte, *quod quinta quaque hora fere videatur recurrere* » (Guy Patin, 1644), c.-à-d. « parce qu'elle paraît revenir à peu près toutes les cinq heures ». — Ce terme sert actuellement à désigner tout accès de toux, et en particulier l'accès si caractéristique de la coqueluche.

quintus varus supradductus. Anomalie congénitale du 5e orteil dévié en dedans et en haut, chevauchant le 4e.

quinzième jour (syndrome du). V. *quatorzième jour (syndrome du)*.

quotidienne (fièvre) (*quotus dies*, chaque jour). Forme de fièvre intermittente dans laquelle les accès reviennent tous les jours. Elle est dite *quotidienne simple*, *double*, *triple*, suivant le nombre des accès quotidiens.

quotient albumineux du sérum. Rapport, dans le sérum sanguin, de la sérum-albumine à la sérum-globuline; il est normalement de 1,5 à 2.

quotient intellectuel (Q.I.) (Stern). Rapport de l'âge mental d'un enfant à son âge réel.

quotient respiratoire (symbole R). Rapport du volume de CO_2 éliminé à celui de l'O_2 absorbé; il est normalement de 0,8.

quotient vital (Spehl). Chiffre obtenu en divisant par la taille du sujet le produit de sa capacité vitale pulmonaire réelle par son poids. Il oscille autour de 1 619 chez l'homme adulte; il est d'autant meilleur qu'il est plus élevé.

R

R. Symbole du quotient respiratoire (v. ce terme).

r. Abréviation de rœntgen (v. ce terme).

R (onde). V. *électrocardiogramme*.

R.A. Réserve alcaline.

R. A. A. Rhumatisme articulaire aigu.

Raab (syndrome de). Syndrome de Laurence-Biedl avec héméralopie.

rabique, *adj.* (*rabies*, rage). Qui a rapport à la rage ou qui détermine la rage. — *virus* r. Germe pathogène de la rage non encore isolé des cellules nerveuses qu'il parasite.

racémeux, *adj.* (*racemus*, grappe). En forme de grappe.

rachialgie, *s. f.* (ῥάχις, rachis; ἄλγος, douleur). Douleur siégeant le long de la colonne vertébrale.

rachialgite, *s. f.* (ῥάχις; ἄλγος, douleur). V. *spinite*.

rachianalgésie, *s. f.* (ῥάχις; analgésie). Terme qui devrait remplacer *rachianesthésie*, car l'anesthésie proprement dite n'existe pas par voie rachidienne. V. *spinalgie*.

rachianesthésie, *s. f.* (ῥάχις; anesthésie). Syn. *anesthésie rachidienne*. Méthode d'anesthésie partielle consistant à injecter, par ponction lombaire, dans les espaces sous-arachnoïdiens, une substance qui, en agissant directement sur la moelle, provoque l'anesthésie des régions innervées par les nerfs sous-jacents. Elle peut être employée pour soulager les douleurs des paraplégiques (*méthode de Bier*) ou pour déterminer l'insensibilité en vue d'une opération chirurgicale (*procédé de Tuffier*). — *r. générale* (Th. Jonnesco, 1908). Application de la r. à toutes les opérations pratiquées sur la tête, le tronc et les membres, en faisant l'injection à des niveaux suffisamment élevés du canal rachidien.

rachianesthésie hyperbare. Anesthésie rachidienne obtenue en injectant quelques millilitres d'une solution médicamenteuse plus dense que le liquide céphalorachidien. Celle-ci se dirige vers les régions déclives, ce qui permet, en variant la position de l'opéré, d'insensibiliser des régions plus ou moins haut situées.

rachianesthésie hypobare. Anesthésie rachidienne obtenue en injectant un volume assez important (10 à 20 ml) d'une solution médicamenteuse de même densité que le liquide céphalorachidien. L'étendue de la zone insensibilisée dépend du volume injecté.

rachicentèse, *s. f.* (ῥάχις; κεντεῖν, piquer) (Marfan, 1893). Syn. *ponction lombaire* (Quincke, 1891). Introduction d'un fin trocart entre deux arcs vertébraux de la colonne lombaire, dans le but d'évacuer, sans aspiration, le liquide céphalo-rachidien.

rachicocaïnisation, *s. f.* Syn. *opération de Chicago, méthode de Corning*. Application des sels de cocaïne à la rachianesthésie.

rachidien, enne, *adj.* Qui se rapporte à la colonne vertébrale.

rachischisis, *s. m.* (ῥάχις; σχίσις, fente). Malformation du rachis consistant en une fente vertébrale. — *r. antérieur.* Syn. *somatoschisis.* Persistance de la fente sagittale qui divise en deux parties le corps d'une vertèbre, lui donnant l'aspect radiologique de la *vertèbre en papillon.* — *r. postérieur.* V. *spina bifida.*

rachistovaïnisation, *s. f.* Application de la Stovaïne (n. dép.) à la rachianesthésie.

rachitigène, *adj.* Qui détermine le rachitisme ou en favorise le développement. Ex. : *régime r.*

rachitique, adj. Qui a rapport au rachitisme. — s. m. ou f. Qui est atteint de rachitisme.

rachitis, s. m. Nom sous lequel Glisson décrivait, en 1650, les déformations osseuses du rachitisme.

rachitisme, s. m. (ῥάχις, rachis) (Glisson, 1650). Syn. *maladie de Glisson* et (inusités): *morbus anglicus, nouure des articulations.* Maladie de la période de croissance, qui se manifeste par des déformations variables du squelette : gonflement des épiphyses, inflexion des diaphyses, modifications du crâne (craniotabes) et du thorax (thorax en entonnoir, chapelet costal : v. ces termes). Ces altérations sont accompagnées de troubles gastro-intestinaux et d'atteinte de l'état général (anémie, adénopathies, hypotonie musculaire). Le r. résulte d'un trouble du métabolisme phospho-calcique dû à une carence en vitamine D, le plus souvent liée à une carence solaire. — r. *dystrophique* (Mouriquand). R. insensible à la thérapeutique, irréversible. — r. *eutrophique* (Mouriquand). R. accessible au traitement. — r. *gras.* V. *ostéo-lymphatisme.* — r. *hémorragique.* V. *scorbut infantile.* — r. *hypophosphatémique.* V. *diabète phosphaté familial chronique.* — r. *rénal* (Apert). V. *nanisme rénal.* — r. *tardif* (Ollier). Nom que l'on donne parfois à certaines déformations osseuses telles que genu valgum, scoliose, pied plat douloureux, coxa-vara, etc., qui surviennent au moment de la plus grande activité de la croissance (12 à 15 ans). Il s'agit parfois d'une rechute tardive du rachitisme infantile. — r. *vitamino-résistant familial hypophosphatémique de Fanconi.* V. *diabète phosphaté familial chronique.*

rachitome, s. m. (ῥάχις; τέμνειν, couper). Instrument avec lequel on peut ouvrir le canal rachidien sans léser la moelle, au cours de l'autopsie.

rachitomie, s. f. (ῥάχις; τομή, section). Syn. *embryotomie rachidienne.* Section de la colonne vertébrale lorsque le fœtus se présente par l'épaule et qu'on ne peut pratiquer la version.

rad, s. m. (radiologie). Unité de dose absorbée (v. ce terme). 1 rad = 100 ergs/g.

Rademaker et Garcin (épreuve de). V. *adaptation statique (épreuve d').*

radiance, s. f. « Quotient du flux lumineux que rayonne une surface émettrice par l'aire de cette surface. La r. est une grandeur de même nature que l'éclairement. Elle s'exprime en lux et en phots. La seule différence réside dans le sens du flux lumineux : il est émis lorsqu'il s'agit de radiance, et reçu lorsqu'il s'agit d'éclairement » (G. Laitier).

radiation, s. f. (radiare, rayonner). Phénomène électromagnétique de même nature que la lumière. — r. *ionisante.* R. capable de provoquer l'ionisation d'un gaz, c.-à-d. d'arracher à un atome un électron et de provoquer la formation de corpuscules chargés électriquement ou ions (v. *ionisation* et *ion*). — *syndrome aigu des r.* V. *rayons (mal des).*

radicellectomie, s. f. (radicelle, ἐκτομή, ablation). Variété de rhizotomie consistant dans la section de la radicelle à son point de jonction avec la moelle épinière. La r. *postérieure sélective,* totale ou partielle, est utilisée dans le traitement chirurgical de la douleur.

radicotomie, s. f. (radix, racine; τομή, section). V. *rhizotomie.*

radiculaire, adj. Qui a rapport aux racines des nerfs crâniens ou rachidiens, ou aux racines des dents. — *paralysie r.* V. *paralysie radiculaire.*

radiculaire (syndrome). Ensemble de symptômes provoqués par l'altération des racines médullaires. L'atteinte de la racine antérieure ou motrice provoque une paralysie avec atrophie (s. r. *moteur*); celle d'une racine postérieure ou sensitive donne un s. r. *sensitif* : irritatif (douleurs) si la racine est irritée, déficitaire (anesthésie) si elle est détruite. V. *radiculite.* — s. r. *inférieur du plexus brachial.* V. *Aran-Duchenne (syndrome d')* et *Déjerine-Klumpke (syndrome).* — s. r. *moyen du plexus brachial.* V. *Remak (syndrome de).*

— s. r. supérieur du plexus brachial.
V. *Duchenne-Erb (syndrome de)*.

radiculalgie, s. f. (*radicula*, petite racine; ἄλγος, douleur) (Chipault). Douleur sourde et continue, entrecoupée de violents paroxysmes, due à l'irritation ou à l'inflammation des racines des nerfs crâniens ou rachidiens. Elle marque souvent le début de la radiculite.

radiculalgie brachiale aiguë. V. *Parsonage et Turner (syndrome de)*.

radiculite, s. f. (Chipault). Inflammation des racines des nerfs crâniens ou rachidiens due à une cause mécanique (compression par une tumeur, un abcès, un anévrisme) ou toxi-infectieuse (tuberculose, syphilis, névraxite, etc.). Elle est caractérisée essentiellement par les troubles sensitifs à topographie radiculaire (douleurs, v. *radiculalgie*; fourmillements; anesthésie), accessoirement par des troubles moteurs (parésie avec atrophie musculaire), par de la diminution des réflexes et par des troubles électriques.

radiculo-ganglionnaire (syndrome). V. *zona*.

radiculographie, s. f. Syn. *intradurographie* (A. Sicard, 1957). Radiographie des racines rachidiennes rendues visibles par l'injection, dans le liquide céphalorachidien, d'un produit de contraste iodé hydrosoluble.

radieutomètre, s. m. (Mergier). Appareil destiné à déterminer la position exacte des corps étrangers dans l'organisme à l'aide de deux radiographies.

radifère, adj. Se dit des substances qui émettent des radiations.

radioactivation, s. f. Action par laquelle on confère à un tissu la propriété d'émettre le rayonnement caractéristique des corps radifères (injection d'un radio-isotope).

radioactivité, s. f. (Henri Becquerel, 1896). Propriété que possèdent à des degrés divers certains corps, dits *corps radifères* (radium, uranium etc.), d'émettre spontanément et continûment des rayons qui traversent les corps opaques, impressionnent les plaques photographiques et rendent les gaz conducteurs de l'électricité. « La r. provient du noyau de l'atome qui, en se transformant spontanément, émet de l'énergie nucléaire. Les corps radioactifs sont naturels ou artificiels; ces derniers proviennent de transmutations réalisées dans des piles atomiques sous l'effet des neutrons » (Trial).

radiobiotiques (effets). Effets biologiques des radiations.

radiocardiogramme, s. m. Syn. *gamma-cardiogramme*. Courbe obtenue avec la radiocardiographie.

radiocardiographie, s. f. (Prinzmetal, 1948). Syn. *gamma-cardiographie, gammagraphie cardiaque*. Epreuve hémodynamique fondée sur l'étude de la courbe de dilution, dans les cavités cardiaques, d'une substance radioactive émettrice d'un rayonnement γ (sérum-albumine humaine marquée à l'iode 131 ou à l'iode 132) injectée dans la veine sous-clavière. Le passage de ce corps radioactif dans le ventricule droit, puis dans le ventricule gauche est enregistré par un compteur à scintillations placé sur l'aire précordiale. La courbe obtenue permet d'étudier le fonctionnement de chacun des ventricules, la circulation pulmonaire et le débit cardiaque. V. *scintigraphie* et *gamma-angiocardiographie*.

radiocartographie, s. f. V. *scintigraphie*.

radiocinématographie, s. f. Application de la cinématographie à la radiologie : enregistrement cinématographique des mouvements des ombres radiologiques. — *r. directe*. Impression directe de la pellicule cinématographique par les rayons X. — *r. indirecte*. Cinématographie de l'image obtenue sur un écran radioscopique et renforcée par un amplificateur de brillance.

radiodermite, s. f. (*radius*, rayon; dermite). Lésion cutanée ou muqueuse provoquée par les rayons X ou les substances radioactives. Les *accidents de la radiothérapie* peuvent être précoces : érythème avec parfois œdème, vésicules et bulles;

ou tardifs : pigmentation de la peau avec atrophie ou induration et télangiectasies, parfois ulcérations (radionécrose). Les *accidents professionnels* consistent en atrophie et sclérose cutanée avec télangiectasies, formations hyperkératosiques et ulcérations atones et douloureuses. La transformation en cancer n'est pas exceptionnelle.

radiodiagnostic, *s. m.* (*radius* ; diagnostic). Application des rayons X au diagnostic des maladies et à la recherche des corps étrangers.

radiodigraphie, *s. f.* V. *digraphie.*

radioélectrokymographie, *s. f.* V. *cinédensigraphie.*

radioépidermite, *s. f.* Lésion de l'épiderme produite par l'application de rayons X ou de corps radioactifs.

radioépithélioma, *s. m.* Epithélioma provoqué par l'application de rayons X ou de corps radioactifs.

radioexcitation, *s. f.* V. *radiostimulation.*

radiogramme, *s. m.* V. *radiographie,* 2°.

radiographie, *s. f.* (*radius* ; γράφειν, inscrire).1° Syn. *skiagraphie.* Formation, sur un film photographique, de l'image d'un corps interposé entre ce film et une source de rayons X. — 2° Syn. *radiogramme, skiagramme.* L'image ainsi obtenue. — *r. de contact.* V. *plésioradiographie.*

radio-immunisation, *s. f.* V. *radiorésistance acquise.*

radio-immunochimiques (méthodes), (Pincus, 1969). Méthodes très sensibles d'étude des réactions antigène-anticorps, utilisant des anticorps marqués par un isotope radio-actif. V. *radio-immunodiffusion* et *radio-immuno-électrophorèse.*

radio-immunodiffusion, *s. f.* Variété très sensible d'immunodiffusion, dans laquelle on utilise un anticorps sérique marqué par un isotope radioactif. V. *radio-immunochimiques (méthodes)* et *immunodiffusion.*

radio-immuno-électrophorèse, *s. f.* Variété très sensible d'immunoélectrophorèse dans laquelle on utilise un anticorps marqué par un isotope radio-actif. V. *radio-immuno-*

logiques (méthodes) et *immuno-électrophorèse.*

radio-immunologique (méthode) (Berson et Yalow, 1956-1964). Procédé très précis de dosage des hormones peptidiques et, plus généralement, de presque tous les antigènes. Il consiste à mettre en présence de l'anticorps correspondant, dans des proportions données, le liquide biologique contenant l'antigène à doser et ce même antigène marqué par un isotope radioactif. Ce dernier sera d'autant moins fixé par l'anticorps que le liquide biologique est plus riche en antigène naturel. Le comptage des portions respectives de l'antigène radio-actif fixée et restée libre (séparées par différents procédés : électrophorèse, absorption des résines échangeuses d'ions, etc.) comparé à des courbes-témoins établies avec des doses connues du même antigène-étalon, donnera la quantité d'antigène contenue dans le liquide biologique étudié.

radio-isotope, *s. m.* V. *isotopes.*

radio-isotopographie, *s. f.* Impression d'un film photographique par un organe contenant des isotopes radioactifs.

radiokymographie, *s. f.* V. *kymographie.*

radiolabile, *adj.* Qui est sensible à l'action des rayons X.

radiolésion, *s. f.* Syn. *radiopathie.* Nom sous lequel on groupe tous les troubles pathologiques causés par les rayons X et les corps radioactifs, depuis les brûlures et les plaies pouvant se transformer en cancer, jusqu'aux altérations sanguines et aux troubles oculaires.V. *rayons (maldes).*

radio-leucémie, *s. f.* V. *radio-leucose.*

radio-leucose, *s. f.* Syn. *radio-leucémie.* Leucose provoquée par les radiations ionisantes (rayons X, corps radioactifs, produits de fission nucléaire).

radiolipiodolé (examen). V. *lipio* — ou *lipiodo* — diagnostic.

radiologie, *s. f.* (*radius* ; λόγος, discours). Partie de la physique concernant les rayons X, les corps radioactifs et les applications qui en sont faites.

radiolucite, s. f. V. *actinite.*

radiomanométrie, s. f. Étude, sur des clichés radiographiques en série, de certains conduits ou vaisseaux injectés de liquide opaque aux rayons X sous une pression contrôlée. — *r. des voies biliaires.* Étude radiologique du remplissage de la vésicule, du cystique et de la voie hépatocholédocienne, ainsi que des pressions nécessaires pour faire progresser le liquide de contraste dans ces différents éléments. Elle est pratiquée au cours d'une opération sur les voies biliaires, par ponction de la vésicule, des canaux cystique ou cholédoque, ou après l'intervention, par un drain laissé en place. Elle renseigne sur la perméabilité et le tonus des voies biliaires, et aussi sur le jeu des sphincters qui en règlent l'évacuation. — *r. portale.* Étude per-opératoire du système veineux porte, de sa topographie, de ses anastomoses avec les veines caves, et de la pression sanguine qui y règne.

radiomensuration, s. f. Mensuration du squelette, des viscères thoraciques et abdominaux et localisation des corps étrangers à l'aide des données fournies par la radiologie.

radiomimétique, adj. Se dit d'une substance dont l'action est identique à celle des rayons. — *composé r.* V. *antimitotique.*

radiomucite, s. f. Réaction inflammatoire d'une muqueuse, provoquée par la radiothérapie (rayons X ou corps radioactif).

radiomutation, s. f. Mutation provoquée par les radiations ionisantes.

radionécrose, s. f. Nécrose déterminée par l'emploi des rayons X ou des corps radioactifs. V. *ostéonécrose aseptique.*

radiopathie, s. f. (*radius* ; πάθος, souffrance) (Foveau de Courmelles, 1897). V. *radiolésion.*

radiopelvigraphie, s. f. Radiographie appliquée à l'examen du bassin.

radiopelvimétrie, s. f. Application de la radiographie à la mensuration des divers diamètres du bassin.

radiophotographie, s. f. (de Abreu). Photographie de l'image observée sur l'écran radioscopique. Elle est plus particulièrement utilisée pour le dépistage systématique de la tuberculose pulmonaire dans les collectivités.

radiorénogramme, s. m. V. *néphrogramme isotopique.*

radiorésistance acquise. Diminution progressive et abolition de la radiosensibilité de certaines cellules (tumeurs malignes) sous l'influence de doses successives et espacées de rayons X. On emploie dans le même sens les termes impropres de *radioimmunisation* et *radiovaccination.*

radiorésistant, adj. Qui est peu sensible à l'action des rayons X.

radiosarcome, s. m. Sarcome provoqué par l'application de rayons X ou de corps radioactif.

radioscopie, s. f. (*radius* ; σκοπεῖν, examiner). Syn. *skiascopie.* Examen de l'image formée sur un écran fluorescent par un corps interposé entre cet écran et une source de rayons X.

radiosensibilité, s. f. Sensibilité des tissus vivants à l'action des rayons X. Cette sensibilité varie avec la morphologie et la physiologie des tissus (loi de Bergonié et Tribondeau) ; elle dépend aussi de la dose, de l'intensité et de la qualité du rayonnement.

radiostimulation, s. f. (P. Lehmann, 1934). Application des rayons X, administrés à faibles doses, dans le but d'obtenir « des phénomènes de stimulation fonctionnelle non suivis d'un effet inverse, au niveau de l'organe irradié ».

radiothérapie, s. f. (*radius* ; θεραπεία, traitement). «Application thérapeutique des radiations électromagnétiques de courte longueur d'onde. Ce terme est généralement employé dans le sens plus restreint de thérapeutique par les rayons X (syn. *röntgenthérapie*). Suivant les modalités techniques, la *r.* est dite *superficielle, semi-pénétrante* ou *pénétrante.* On distingue d'autre part la *r. fonctionnelle* ou anti-inflammatoire qui a un effet modificateur,

antalgique, endocrinien, et la r. *destructive* utilisée essentiellement dans le traitement du cancer » (Trial).
— *r. de contact.* V. *Chaoul (méthode de).*

radiotomie, s. f. V. *tomographie.*

radiovaccination, s. f. V. *radiorésistance acquise.*

radiumpuncture, s. f. V. *curiepuncture.*

radiumthérapie, s. f. (radium; θεραπεία, traitement). V. *curiethérapie.*

radius curvus. V. *carpocyphose.*

radon, s. m. Emanation du radium.

Radoslaw (épreuve de). V. *hypoglycémie provoquée (épreuve de l').*

Raeder (syndrome de) (1924). Syn. *syndrome paratrigéminal, syndrome sympathique paratrigéminé.* Syndrome provoqué par une lésion de la partie postérieure de la paroi externe du sinus caverneux, près du ganglion de Gasser. Il est caractérisé par l'atteinte progressive et globale des branches du nerf trijumeau (en particulier sympathalgie faciale à type de migraine ophtalmique), un syndrome de Claude Bernard-Horner et une paralysie du nerf moteur oculaire externe. V. *Bonnet (syndrome de P. et Y.).*

rage, s. f. (*rabies,* rage). Maladie infectieuse aiguë due à un rhabdovirus (virus rabique), commune à l'homme et à certains animaux (chien, loup, chat, etc.), se manifestant par des symptômes nerveux qui sont d'abord des signes d'excitation (hyperesthésie, spasmes, hydrophobie, fureur, convulsions), puis des signes de dépression (paralysie), et se terminant par la mort. — *r. de laboratoire.* R. déterminée exceptionnellement chez l'homme par le vaccin employé à titre préventif. Elle se manifeste par des accidents paralytiques suivis de mort et ne peut être affirmée qu'après inoculation positive du bulbe au lapin. — *r. mue* ou *muette* ou *paralytique.* Variété de la rage du chien caractérisée par la paralysie d'un membre postérieur ou des masséters, survenant d'emblée ou succédant à la forme furieuse. — *r. des rues.* R. observée

chez le chien en dehors de toute inoculation expérimentale.

ragocyte, s. m. (ράξ, ραγός, grain de raisin; κύτος, cellule). Syn. *R. A. Cell* (Hollander, 1963). Polynucléaire ou macrophage présent dans le liquide synovial au cours de la polyarthrite chronique évolutive. Il est rempli de granulations réfringentes groupées en grappes de raisin et qui contiendraient le facteur rhumatoïde (v. ce terme).

raideur juvénile. V. *brachymyomie.*

raie blanche de Sergent. V. *ligne blanche surrénale.*

raie méningitique (Trousseau). Syn. *raie de Trousseau.* Ligne rouge persistante, que l'on produit en traçant sur la peau une raie avec l'ongle. Ce trouble vaso-moteur, d'abord signalé dans les méningites, et considéré comme un signe pathognomonique de ces affections, a été rencontré par la suite dans un grand nombre d'états morbides. La *r. m.* n'a de valeur pour le diagnostic de méningite que quand elle est longue à apparaître et longue à disparaître.

railway-brain (de l'anglais : *railway,* chemin de fer; *brain,* cerveau). Troubles cérébraux consécutifs à un accident de chemin de fer.

railway-spine (*railway ; spine,* moelle épinière). Troubles médullaires consécutifs à un accident de chemin de fer. — On rattache ce syndrome ainsi que le précédent à l'*hystéro-neurasthénie traumatique.*

Raïmiste (signes de) (1909). Phénomènes observés dans l'hémiplégie organique avant l'établissement de la contracture. 1º (au membre supérieur). Syn. *phénomène de la main.* Le malade ayant le coude appuyé sur un plan résistant, on relève l'avant bras et la main de façon à les placer verticalement; si la main qui soutient celle du malade glisse peu à peu vers l'avant-bras, on voit la main paralysée privée de son appui tomber brusquement par suite de l'augmentation du tonus des fléchisseurs. Ce phénomène n'existe pas quand le tonus musculaire a complètement disparu (mort, narcose anesthésique). — 2° (au membre inférieur). Syn. *signe de l'adduction associée*. Le malade étant dans le décubitus dorsal, on provoque un mouvement d'abduction ou d'adduction de la jambe paralysée quand on s'oppose à l'accomplissement de ce mouvement commandé du côté sain.

râle, *s. m.* (flam. *ratelen,* faire du bruit). Syn. *rhonchus.* Nom donné par Laënnec à tous les bruits anormaux que produit, pendant l'acte respiratoire, le passage de l'air dans les bronches, soit à cause des liquides accumulés dans ces conduits ou dans les alvéoles pulmonaires, soit en raison de la présence d'un rétrécissement partiel des canaux aériens. Pour les différents *r.,* v. au second mot. Ex. : *râle crépitant.* V. *crépitant (râle).*

ralentissement (réaction de). Terme proposé par le congrès des médecins électro-radiologistes de langue française (Paris, 1949) pour remplacer celui de réaction de dégénérescence.

ramicotomie, *s. f.* (*ramex, icis,* branche; τομή, section) ou **ramisection,** *s. f.* (*ramus,* branche; *sectio,* coupure). Section des rameaux communicants du grand sympathique, blancs (pré-ganglionnaires) ou gris (post-ganglionnaires).

ramollissement cérébral. Syn. *cérébromalacie, encéphalomalacie.* Lésion cérébrale consistant essentiellement en un infarctus par altération artérielle (thrombose ou embolie), entraînant secondairement la mortification et le ramollissement du territoire cérébral privé de l'afflux sanguin. Au point de vue clinique, le ramollissement cérébral débute souvent par un ictus et se traduit par une hémiplégie plus ou moins complète.

ramollissement médullaire. Lésion ischémique de la moelle épinière. Le *r. m. transverse,* total, réalise un syndrome de section complète de la moelle; le *r. m. postérieur* provoque une déficience de la sensibilité profonde; le *r. m. antérieur*

est le plus fréquent : v. *Preobraschenski (syndrome de).*

ramollissement vertébro-basilaire. (Ch. Foix et Hillemand, 1923). Lésion (v. *ramollissement cérébral*) siégeant sur la partie du système nerveux central dont la vascularisation dépend du réseau artériel vertébro-basilaire : tronc cérébral jusqu'au thalamus, moelle cervicale et écorce des lobes temporal et occipital du cerveau. V. *tronc cérébral, thalamiques et sous-thalamiques, occipital, cérébelleux (syndromes); tronc basilaire (syndrome ou thrombose du*); insuffisance vertébro-basilaire.

ramoneurs (cancer des). V. *cancer.*

Ramsay Hunt (maladies ou **syndromes de).** V. *Hunt (maladies ou syndromes de Ramsay).*

Ramsay Hunt (névralgie de). V. *névralgie du ganglion géniculé.*

Ramsay Hunt (zone de). V. *Hunt (zone de Ramsay).*

random. En anglais : au hasard.

Ranke (classification de) (1916). Division en 3 stades successifs du cycle évolutif de l'infection tuberculeuse : *période primaire* ou primoinfection caractérisée par l'apparition, sur un organisme neuf, du « complexe primaire », chancre pulmonaire d'inoculation et adénopathie correspondante, qui évolue vers la calcification; *période secondaire* d'hypersensibilité et de généralisation par voie sanguine, caractérisée par des poussées inflammatoires curables : pleurale, péritonéale, articulaire, ganglionnaire, etc.; *période tertiaire* d'immunité relative et de localisation des lésions qui, limitées à un seul organe (surtout au poumon), évoluent lentement.

ranule, *s. f.* (*ranula,* dim. de *rana,* grenouille). V. *grenouillette.* — *r. concrète.* Nom donné aux calculs salivaires par les anciens anatomistes qui les considéraient comme indépendants du canal de Wharton et de même nature que les grenouillettes.

râpe (bruit de). Syn. *souffle râpeux.* Bruit de souffle rude, grave ou aigu, se produisant à l'état pathologique dans les cavités du cœur et qui imite jusqu'à un certain point le bruit d'une *râpe*, d'une *lime*, ou d'une *scie*. On l'observe généralement dans certaines lésions orificielles.

raphanie, *s. f.* (Linné). Maladie convulsive attribuée à l'intoxication par les semences de *Raphanus raphanistrum*, mêlées avec le blé. — Pour les auteurs contemporains la *r.* est la forme convulsive de l'ergotisme.

rappel (bruit de) (Bouillaud, 1841). Syn. *bruit d'enclume, bruit de caille.* Modification du rythme cardiaque consistant dans le dédoublement du second bruit, ou dans l'adjonction d'un troisième bruit; on l'a comparé au rappel du tambour et au « double ressaut du marteau sur l'enclume après qu'il a frappé le fer » (Bouillaud) (rétrécissement mitral, etc.). V. *dactyle (bruit de).* — *b. d. r. paradoxal* (Gilbert et Garnier). Adjonction d'un bruit présystolique et allongement du petit silence, d'où modification du rythme cardiaque tel qu'entre les bruits systolique et diastolique le temps écoulé est plus long qu'entre les bruits diastolique et présystolique (symphyse cardiaque).

raptus, *s. m.* (*rapere*, enlever). 1° « Transport soudain des humeurs dans une partie » (Littré). Ex. : *r. hémorragique.* — 2° En médecine mentale : impulsions violentes et soudaines qui portent un délirant au suicide, à la mutilation ou à l'homicide.

rash, *s. m.* (en anglais, éruption). Eruption transitoire, rappelant suivant les cas celle de la scarlatine, de la rougeole, de l'érysipèle ou du purpura, qui s'observe quelquefois pendant la période d'invasion de la variole, au cours d'un certain nombre de maladies fébriles habituellement non éruptives, ou comme réaction d'intolérance à un médicament.

Rashkind (atriotomie transseptale de ou **septostomie atriale de).** V. *auriculotomie.*

Rasmussen (anévrismes de) (1868). Petits anévrismes du volume d'une lentille ou d'un pois, situés sur les rameaux de l'artère pulmonaire qui cheminent dans les parois des cavernes tuberculeuses. Ils peuvent être le point de départ d'hémoptysies abondantes et même mortelles.

rasorisme, *s. m.* (Rasori, médecin italien du commencement du XIXe siècle). Syn. *contre-stimulisme.* Doctrine d'après laquelle la plupart des maladies seraient dues à un excès de stimulation. Elle a pour conséquence l'emploi systématique de médicaments hyposthénisants ou controstimulants.

Rast, *s. m.* (initiales de : Radio-Allergo-Sorbent Test; Wide et coll. 1967). Epreuve permettant de dépister un état d'hypersensibilité immédiate à un antigène par le dosage des immunoglobulines E sériques correspondant à cet antigène.

Rastelli (opération de) (1967). Intervention chirurgicale correctrice de la transposition complète des gros vaisseaux. Elle consiste à sectionner l'artère pulmonaire et à la raccorder au ventricule droit au moyen d'un tube valvulé, et à diriger le sang du ventricule gauche vers l'aorte par une pièce convenablement placée à travers la communication inter-ventriculaire. Elle est pratiquée également dans le cas de truncus arteriosus, lorsqu'il existe des artères pulmonaires bien individualisées.

rat (unité) (Allen et Doisy, 1922). « La plus petite quantité de folliculine qui, administrée en trois fois à trois heures d'intervalle, est capable de provoquer, en 36 heures, les signes vaginaux de l'œstrus chez une rate de 150 g ovariectomisée depuis 15 jours » (L. de Gennes).

rate hypertrophiée moyenne. Chiffre exprimant le degré moyen de l'hypertrophie de la rate dans une collectivité de paludéens présentant une splénomégalie palpable.

rate lardacée. Rate infiltrée d'une façon diffuse par la substance amyloïde.

rate sagou (Virchow). Rate infiltrée de substance amyloïde qui apparaît sous forme de petits grains grisâtres, brillants, du volume d'une tête d'épingle, ressemblant à des grains de sagou cuits.

Rathbun (syndrome de). V. *hypophosphatasie.*

Rathke (tumeur de la poche de). V. *craniopharyngiome.*

rationalisme, *s. m.* (*ratio,* raison). Doctrine où l'on suit les principes de la raison.

raucité, *s. f.* (*raucus,* rauque). Modification du timbre de la voix qui devient plus grave et comme voilée. Elle s'observe dans les lésions des cordes vocales, du nerf récurrent et dans beaucoup d'affections nerveuses.

Ravasini (test de). Appréciation de la valeur fonctionnelle du rein d'après la rapidité d'apparition de l'image pyélique au cours de l'urographie intra-veineuse.

Ravaut (méthode de). Traitement de l'amibiase par des injections d'émétine alternant avec des injections intraveineuses de novarsénobenzol.

Rayleigh (anomalie de). V. *deutéranomalie.*

Raymond (syndrome de) (1906). Ensemble de troubles psychiques observé dans les lésions du corps calleux. Il est caractérisé par un manque de liaison dans les idées, une bizarrerie dans les manières et dans les actes, des troubles de la mémoire atteignant d'abord les faits récents ; enfin par de profondes modifications du caractère : irritabilité, versatilité, insouciance.

Raymond-Cestan (syndrome de) (1903). Variété de paralysie alterne motrice due à une lésion de la partie supérieure de la protubérance. Elle est caractérisée par une paralysie directe des mouvements de latéralité des globes oculaires, un hémisyndrome cérébelleux également du côté de la lésion et, du côté opposé, par une hémiplégie avec hémianesthésie. C'est une variété de syndrome de Foville. V. *Foville (syndrome moyen de ou syndrome protubérantiel supérieur de).*

Raymond et Guillain (type) V. *myopathie primitive progressive.*

Raynaud (maladie de) (1862). Syn. *gangrène symétrique des extrémités.* Affection caractérisée par des troubles circulatoires d'allure paroxystique siégeant symétriquement aux extrémités, consistant en ischémie, puis cyanose et asphyxie locale, sensation de doigts morts, et pouvant aboutir à la gangrène sèche. La nature de cette affection n'est pas connue ; elle est considérée comme une névrose vaso-motrice. — Un syndrome analogue (*syndrome de Raynaud*) peut être provoqué par une atteinte artérielle : compression (dans le défilé costo-claviculaire) ou artérite (thrombo-angéite, artérite digitale).

rayon, *s. m.* (*radius*). Elément rectiligne constitutif (ou plus exactement axe de propagation) de la lumière ou de tout autre forme d'énergie de même nature (*rayons ou rayonnements électromagnétiques,* classés par longueurs d'onde croissantes en : γ, X, ultra-violets, lumineux, infrarouges et hertziens), ou de nature différente mais se propageant en ligne droite comme la lumière (*rayons ou rayonnements particulaires* formés d'électrons, de neutrons ou d'ions, comme les rayons cathodiques, les rayons α et β). — *r. α. R.* formé de corpuscules chargés positivement (atomes d'hélium privés de leurs deux électrons périphériques et réduits à leurs noyaux) émis par les corps radioactifs. Les *r. α.* sont très peu pénétrants. — *r. β. R.* formé d'électrons émis par les corps radioactifs : les *r. β.* sont peu pénétrants. — *r.γ. R.* formé de vibrations électromagnétiques de fréquence plus grande que celle de rayons X, émis par les corps radioactifs ; ces *r.* ont une longueur d'onde de 0,01Å à 0,05 Å ; leur pénétration est considérable. — *r. canaux* ou *de Goldstein.* Ions positifs qui, dans un tube de Crookes, se dirigent vers la cathode et, lorsque celle-ci est perforée, en traversant les orifices sous forme de rayons lumineux. V. *ion.* — *r. ca-*

thodique. Faisceau d'électrons émis, dans un tube de Crookes, par la cathode frappée par l'afflux cathodique d'ions positifs. — *r. limites.* V. *buckythérapie.* — *r. X ou de Röntgen.* R. formé de vibrations électromagnétiques analogues à celles de la lumière, mais de fréquence beaucoup plus élevée (longueur d'onde : 0,05 Å à 0,02 μ); les *r. X* prennent naissance lorsque des électrons rapides sont arrêtés brusquement par un obstacle. — Blondlot a décrit en 1903 sous le nom de *rayons N* des radiations provenant de diverses sources, en particulier des muscles et du tissu nerveux, et Gurwitsch, en 1923, sous le nom de *r. mitogénétiques,* d'autres radiations provenant aussi de tissus vivants. L'existence de ces deux dernières sortes de *r.* est très discutée.

rayonnement, s. m. 1° Ensemble de rayons émis simultanément par la même source. — 2° L'émission elle-même. — *r. radioactif.* R. émis par les corps radioactifs, naturels ou artificiels : il est composé de rayons α, β et γ. V. *rayon.*

rayons (mal des). Syn. *mal des irradiations pénétrantes* (Béclère). Troubles d'intensité et de durée variables observés chez les malades traités par les rayons X ou les corps radioactifs. Tantôt fugaces, légers, immédiats, ils rappellent les signes du mal de mer; tantôt tardifs, ils surviennent après les irradiations de tumeurs très radiosensibles: ils consistent en une asthénie profonde avec diarrhée, vomissements, fièvre, dyspnée et faiblesse cardiaque. Ils résultent des altérations sanguines provoquées par les irradiations et de l'intoxication due à la destruction rapide et à la résorption des tissus malades. — Un *syndrome aigu des radiations* a été observé chez les victimes des bombardements atomiques ou d'accidents dans les laboratoires de recherches atomiques. Suivant que l'irradiation a été plus ou moins intense, il comporte soit des accidents nerveux mortels presque immédiatement ou en quelques heures, soit des manifestations digestives (vomissements, diarrhée avec fièvre) survenant dans les quinze premiers jours et rapidement mortels, soit enfin des accidents sanguins dus à l'atrophie de la moelle osseuse (panmyélophtisie), se manifestant au bout de 3 semaines et parfois curables.

RBH (onde) (cardiologie). Déflexion de l'électrocardiogramme endocavitaire correspondant à l'activité électrique de la branche droite (Right Bundle) du faisceau de His. V.H. (*onde*).

R. C. T. Red colloidal test. V. *rouge colloïdal (réaction au).*

R. D. Réaction de dégénérescence. V. *dégénérescence (réaction de).*

réaction de dégénérescence. V. *dégénérescence (réaction de).*

réaction seconde (Brocq; Ravaut). Affection cutanée à type d'eczéma ou d'eczématide due aux toxines sécrétées par les germes d'un foyer infectieux et apparaissant à distance de ce foyer. Ces dermatoses sont des manifestations d'hypersensibilité aux toxines; on les désigne par le nom du genre suivi de ...*ide : levuride, trichophytide.*

réaction vestibulaire thermique. V. *Barany (signe de).*

réactivation, s. f. Action qui consiste à faire apparaître de nouveau des phénomènes disparus. — 1° *r. des glandes endocrines* (Leriche). Rétablissement de la sécrétion de certaines glandes endocrines dont la fonction était abolie. Ex.: *r.* des glandes parathyroïdes par la résection de la chaîne sympathique cervicale. — 2° *r. d'un sérum.* Restitution d'alexine à un sérum inactivé en y ajoutant un peu de sérum frais. — 3° *r. d'une maladie.* Nouvelle apparition, sous l'influence d'une médication spécifique, des symptômes d'une maladie qui semblait éteinte et qui subit une nouvelle poussée évoluant souvent vers la guérison. Il s'agit probablement d'un phénomène général observé dans la syphilis (Milian, Herxheimer) au début d'un traitement mercuriel ou arsenical, dans la tuberculose torpide à la suite d'injection de très faibles doses de tuberculine, dans le kala-azar traité par les sels d'antimoine (d'Œlnitz), et aussi dans la goutte, le rhumatisme chronique, etc. V. *biotropisme* et *réaction de Herxheimer*. — *test de r. de Bessis*. V. *Bessis* (*test de r. de*).

réactivité, *s. f.* (Zœller). Manière dont se comporte un organe ou un individu en présence d'une agression quelconque ; en particulier l'organisme soumis à des injections immunisantes ; elle varie selon les sujets. — La *r. naturelle* correspond à l'aptitude plus ou moins marquée que possède chaque sujet neuf à produire l'anticorps correspondant à l'antigène qu'on lui injecte. — La *r. acquise* est l'aptitude que possède chaque individu vacciné ou immunisé par une maladie à produire des anticorps en plus grande abondance sous l'influence d'une nouvelle vaccination contre cette maladie.

réactogène, *adj.* ou *s. m.* Substance provoquant l'hypersensibilité d'un organisme (poisons à dose non toxique, certains aliments et médicaments divers, etc.). Allergène (v. ce terme).

réadaptation, *s. f.* Mise en condition d'un ancien malade ou d'un infirme pour le rendre capable de reprendre son travail antérieur.

réagine, *s. f.* Syn. *anticorps réaginique*. Anticorps sérique, appartenant aux immunoglobulines Ig E, apparaissant spontanément chez des sujets génétiquement prédisposés. Il va se fixer sur les mastocytes et les basophiles du sang, où sa rencontre avec l'antigène déclenche une manifestation d'allergie (asthme, rhume des foins, urticaire, etc.). V. *atopie* et *choc anaphylactique*.

réaginique, *adj.* En rapport avec une réagine.

réanimation, *s. f.* Ensemble de mesures permettant de rétablir les fonctions vitales momentanément compromises : respiration, circulation, nutrition, excrétion, équilibre hydroélectrique, etc... — la *r. médicale* doit assurer la « restauration d'un équilibre aussi proche que possible de la normale dans le mi-

lieu intérieur » (J. Hamburger). — la *r. chirurgicale* s'exerce dans les circonstances particulières des périodes opératoires et post-opératoires, où des accidents brutaux nécessitent des techniques spéciales (massage du cœur, etc.).

rebreathing, *s. m.* (angl.). Procédé qui consiste à faire respirer un sujet en circuit fermé, sans débarrasser de leur CO_2 les gaz expirés. Il est utilisé en anesthésie générale, et au cours de certaines épreuves fonctionnelles respiratoires ; il porte alors parfois sur les gaz provenant d'un seul poumon, isolés au cours d'une bronchospirométrie.

recalcification ou **recalcification plasmatique (temps de) (T.R.P.).** V. *Howell* (*temps de*).

Récamier (opération de) (1829). V. *hystérectomie vaginale*.

Récamier (signe de) (1826). V *frémissement hydatique*.

récepteur, *s. m.* (*recipere*, recevoir) (physiologie). Syn. *effecteur* (R. Collip). Organe, tissu ou cellule (*organe-*, *tissu-* ou *cellule- cible*, *organe*, ou *tissu effecteur*, *cellule effectrice*) influencé électivement par une substance élaborée dans un point du corps plus ou moins éloigné. Ex. : les vésicules séminales, la prostate, le pénis sont les *r.* des hormones mâles ; les cellules musculaires lisses ou glandulaires sont les *r.* des médiateurs chimiques libérés par le système nerveux végétatif. Au niveau de la cellule, les *r.* sont des molécules protéiques situées sur la membrane ou dans le cytoplasme. V. *médiateur chimique*.

récepteur (site). V. *antigénique* (*site* ou *déterminant*).

récepteur adrénergique ou **sympathique.** Structure moléculaire contenue dans les cellules effectrices (v. *récepteur*) situées dans les différents organes (glandes, muscles lisses p. ex.) au niveau de la terminaison des filets sympathiques, et capable de réagir aux médiateurs adrénergiques (amines sympathicomimétiques : v. *catécholamine*) par une réponse caractéristique. Selon le type de cette réponse, on distingue, avec Ahlquist (1948) : les *récepteurs* α sensibles à l'action de la noradrénaline et responsables de presque tous les effets excitateurs de la stimulation sympathique (vasoconstriction, tachycardie, contraction de la rate et de l'utérus) et d'un seul effet inhibiteur (sur l'intestin); et les *récepteurs* β que l'on peut stimuler par l'isoprénaline et dont dépendent presque tous les effets inhibiteurs de la stimulation sympathique (vasodilatation, relâchement des muscles bronchiques, utérin, vésical, digestifs) et un seul effet excitateur (cardiaque). Ces deux types de récepteur sont également sensibles à l'action de l'adrénaline. V. *sympathine* et *médiateur chimique*.

récepteur dopaminergique. Structure moléculaire présente dans certaines cellules effectrices (v. *récepteur*) capable de réagir à la dopamine. Les r. d. siègent surtout dans les vaisseaux du rein et de l'intestin. V. *dopamine* et *médiateur chimique*.

récepteur histaminique. Structure moléculaire continue dans certaines cellules effectrices (v. *récepteur*), capable de réagir à l'histamine. On distingue les *récepteurs* H_1 (Ash et Schild), responsables de la chute de la pression artérielle, de la dilatation des capillaires, de la contraction des muscles lisses de l'intestin et des bronches; et les *récepteurs* H_2 dont dépendent la stimulation de la sécrétion gastrique, la tachycardie, l'inhibition des contractions utérines (Black, 1972). L'action des premiers peut être bloquée par les médicaments anti-histaminiques et anti-allergiques, et celle des seconds par la burimamide et la métiamide. V. *médiateurs chimiques*.

récepteur de reconnaissance ou **de surface.** Structure particulière située à la surface de certains lymphocytes (lymphocytes burso-dépendants et peut-être aussi lymphocytes thymo-dépendants). Ces structures sont des immunoglobulines (donc des anticorps) sécrétées par le lymphocyte et qui font partie de sa membrane (*immunoglobulines de membrane* ou *de surface*). Grâce à

ces anticorps, ces lymphocytes reconnaissent et captent les antigènes qu'ils doivent immobiliser ou détruire. V. *sensibilisation, cellule immunocompétente, antigénique (site)* et *fragment Fab*.

récepteur sensitif. Terminaison nerveuse captant les excitations que les fibres sensitives transmettent vers la moelle.

récepteur sympathique. V. *récepteur adrénergique*.

réceptivité, *s. f.* Facilité plus ou moins grande avec laquelle l'organisme se laisse envahir par l'infection. Contraire d'immunité.

récessif, *adj.* (génétique). Se dit d'un gène qui manifeste son effet seulement s'il existe sur les deux chromosomes de la paire (c.-à-d. à l'état homozygote). Le *caractère r.* est celui transmis par ce gène. Il n'apparaît que chez l'homozygote; chez l'hétérozygote, il ne se manifeste pas, car il est masqué par le caractère correspondant (dominant) porté par le gène allélomorphe. Le *mode r.* est la façon dont se transmettent les maladies héréditaires liées à des gènes récessifs. V. *dominant*.

récessivité, *s. f.* (génétique). Propriété d'un gène - ou d'un caractère - de se manifester seulement chez le sujet homozygote; chez l'hétérozygote, elle ne peut apparaître, car elle est masquée par le caractère dominant du gène allélomorphe. V. *récessif* et *dominance*.

receveur universel. Nom donné aux individus appartenant au groupe sanguin (v. ce terme) AB. Leur sérum, privé d'agglutinine, n'agglutine aucune hématie. Ils peuvent donc recevoir du sang de tous les sujets, quel que soit le groupe sanguin de ceux-ci.

rechloruration, *s. f.* Introduction thérapeutique de chlorure de sodium dans un organisme qui en manque.

rechute, *s. f.* Nouvelle évolution morbide succédant à une première affection de même nature, sans qu'il y ait eu nouvelle infection. La *r.* apparaît ordinairement quand le malade est déjà revenu à l'apyrexie et au moment où la convalescence va s'établir. Il peut y avoir plusieurs r. successives. V. *récidive*.

récidive, *s. f.* (re itératif; *cadere*, tomber). Apparition d'une maladie chez un individu qui a déjà souffert de cette même maladie, plus ou moins longtemps auparavant. La r. diffère de la rechute en ce qu'il y a une nouvelle infection.

recipe (en lat. prenez). Mot par lequel le médecin commençait la formule d'une préparation magistrale et qu'il remplaçait souvent par le signe ℞.

reciproque (rhythme). V. *rythme réciproque*.

Recklinghausen (maladie) ou **neurofibromatose de).** Syn. *gliofibromatose* (Carrière et Huriez), *neurofibromatose* (von Recklinghausen, 1882), *neurogliomatose* (Lhermitte), *polyfibromatose neurocutanée pigmentaire.* Affection héréditaire transmise selon le type autosomique dominant à expression occasionnelle, d'évolution lente, caractérisée par la présence de tumeurs cutanées, pédiculées ou non (fibromes : nævi molluscum : v. *tumeur royale*), de tumeurs des nerfs (gliomes) ou du système nerveux central et de taches pigmentaires de la peau (taches « café au lait »); il existe souvent aussi des tumeurs viscérales, des adénomes endocriniens, des dysplasies diverses, des altérations du squelette (cypho-scoliose), parfois des troubles mentaux. On range la *m. de R.* parmi les phacomatoses (v. ce terme).

Recklinghausen (maladie osseuse de). V. *ostéite fibro-kystique*.

reclassement, *s. m.* Mise en condition d'un ancien malade ou d'un infirme pour le rendre capable de faire un travail différent de son travail précédent.

Reclus (appareil de). Appareil destiné au traitement ambulatoire des fractures de jambe : le blessé marche sur un étrier de métal fixé, par des colliers plâtrés, à la jambe immobilisée dans une gouttière plâtrée.

Reclus (maladie de). V. *kystique de la mamelle* (*maladie*).

Reclus (procédé de P.). Anesthésie locale par injection intra-dermique d'une solution de procaïne.

recrudescence, *s. f.* (re, itératif; *crudescere*, s'irriter). Aggravation d'une maladie, après une rémission temporaire. — En épidémiologie, augmentation du nombre des cas de maladie dans une région.

recruitment, *s. m.* (en angl. récupération). Réapparition d'une audition normale, au delà d'une certaine intensité des sons, chez les sujets atteints de lésions des cellules nerveuses cochléaires. Dans ce cas, pendant l'augmentation de l'intensité des sons, la surdité disparaît : l'oreille malade récupère sa fonction et, a partir d'un certain seuil, entend comme l'oreille saine. C'est le phénomène de Fowler (1936). Celui-ci n'existe pas en cas de lésions tympaniques, nerveuses tronculaires ou centrales : l'écart entre l'audition des deux oreilles restant le même, quelle que soit l'intensité du son.

rectiligne, *adj.* (rectus, droit; *linea*, ligne) (R. Baron) (morphologie). Syn. *orthoïde, plani-galbe* (R. P. Dr Verdun). Dont le profil (v. *alloïdisme*) est intermédiaire entre la caviligne et le vexiligne (profil droit).

rectite, *s. f.* Inflammation du rectum.

rectocèle, *s. f.* (rectum ; κήλη, tumeur). Syn. *colpocèle postérieure.* Saillie du rectum dans le vagin dont il repousse la paroi postérieure. Les deux parois rectale et vaginale s'adossent sans interposition du péritoine.

recto-coccypexie, *s. f.* (Gérard-Marchant). Fixation du rectum au tissu fibreux qui entoure le coccyx. Quelques sutures, faisant à sa paroi des plis transversaux, diminuent la longueur de l'organe. Cette opération est destinée à obvier au prolapsus rectal.

recto-colite, *s. f.* Inflammation simultanée du rectum et du côlon.

recto-colite hémorragique. Syn. *r. c. muco-* ou *ulcéro-hémorragique, r. c. hémorragique et purulente, colite* ulcéreuse, *suppurante* ou *cryptogéné-tique*. Maladie d'origine inconnue, caractérisée anatomiquement par des lésions congestives hémorragiques et hypersécrétantes de la muqueuse recto-colique et cliniquement par un syndrome dysentérique muco-hémorragique évoluant par poussées fébriles répétées : le pronostic est grave, mortel dans 15 à 20 % des cas.

rectographie, *s. f.* V. *rectophotographie.*

rectopérinéorraphie, *s. f.* Nom donné à deux opérations autoplastiques (*r.-p. antérieure* de Schwartz, et *r.-p. postérieure* de Duret), destinées à remédier à l'élargissement de l'anus et au défaut de tonicité du sphincter dans le prolapsus rectal.

rectopexie, *s. f.* (*rectum* ; πῆξις, fixation). Syn. *proctopexie*. Suspension du rectum aux parois du bassin, préconisée pour la cure des prolapsus du rectum. Elle peut être latérale (Ghédini, Quénu) ou postérieure (Verneuil, Gérard-Marchant). — *r. discale*. R. postérieure dans laquelle le rectum est fixé au disque lombosacré.

rectophotographie, *s. f.* Syn. *rectographie*. Photographie de la muqueuse rectale prise à l'aide d'un appareil spécial introduit dans le rectum.

rectoplicature, *s. f.* Opération consistant à plisser la muqueuse rectale, pratiquée en cas de prolapsus du rectum. V. *Thiersch* (*opération de*).

rectorragie, *s. f.* (*rectum* ; ῥήγνυμι, je jaillis). Hémorragie rectale.

rectorraphie, *s. f.* (*rectum* ; ῥαφή, suture). Plicature de l'ampoule rectale préconisée comme cure du prolapsus (Lange).

rectoscope, *s. m.* Variété d'endoscope destiné à examiner le rectum et l'anse sigmoïde.

rectoscopie, *s. f.* (*rectum* ; σκοπεῖν, examiner) (Dmitri de Ott, 1903). Examen de la cavité rectale et même de l'S iliaque à l'aide d'un rectoscope.

rectosigmoïdite, *s. f.* Inflammation simultanée du rectum et de l'anse sigmoïde du côlon.

rectosigmoïdoscopie, *s. f.* Examen, à l'aide de l'endoscope, du rectum et de l'anse sigmoïde du côlon.

rectotomie, *s. f.* (*rectum* ; τομή, section). 1º Incision du rectum pour aborder la cavité du petit bassin (évacuation d'un abcès). — 2º Incision d'un rétrécissement du rectum, soit par la voie interne (*r. interne*), soit en faisant une large brèche à travers les parties molles qui sont comprises entre le rectum, l'anus et le coccyx (*r. externe*).

rectus-wick (opération du) (Todd et Statham, 1926 ; Gordon Crowe, 1953) (angl. *rectus*, muscle droit ; *wick*, mèche). Traitement chirurgical de l'ascite au moyen d'un des muscles droits de l'abdomen qui, par son extrémité supérieure désinsérée de la région costo-xyphoïdienne, puis suturée à la face antérieure du sacrum, joue le rôle d'une mèche de drainage permanente.

récurrence, *s. f.* Nouvelle évolution morbide succédant à une première affection de même nature, sans qu'il y ait eu nouvelle infection. La *r.* apparaît plus tardivement que la rechute, plusieurs semaines ou même plusieurs mois après la première atteinte.

récurrent, ente, *adj.* (*recurrere*, courir en arrière). Qui remonte à son origine, qui revient à son point de départ. — *fièvre r.* ou *typhus r.* V. *fièvre r.*

récurrenthérapie, *s. f.* ou **récurrentothérapie,** *s. f.* (A. Marie et V. Cohen). Inoculation de la fièvre récurrente dans un but thérapeutique (maladies mentales et nerveuses et particulièrement paralysie générale). V. *pyrétothérapie.*

red colloidal test. V. *rouge colloïdal* (*réaction au*).

réduction, *s. f.* (*reducere*, ramener). 1º Opération qui consiste à remettre en place soit un os luxé ou fracturé, soit un organe déplacé accidentellement (rein flottant, intestin hernié, etc.). — 2º Réaction chimique par laquelle un corps perd un atome d'oxygène (*désoxygénation*). Par extension, pour une substance donnée, une réduction consiste dans le gain d'une ou de plusieurs charges d'électricité négative, dans la fixation d'un ou de plusieurs électrons ; d'une façon plus générale, dans une diminution de valence.

redux, *adj.* (en lat. qui est de retour). Se dit d'une lésion qui reparaît spontanément plus ou moins longtemps après sa guérison apparente. Ex. : *chancre r.*

Reese-Blodi (dysplasie rétinienne de) (1950). Ensemble de malformations congénitales comprenant des anomalies oculaires (pseudo-gliome rétinien bilatéral) et viscérales multiples (arriération mentale avec hydro- ou microcéphalie ; polydactylie, pied bot, bec de lièvre, scoliose ; malformations cardiaques, digestives et urinaires).

ré-entrée, *s. f.* (cardiologie). Phénomène expliquant certains troubles du rythme cardiaque. Lorsque l'onde d'excitation qui parcourt le système de conduction intra-cardiaque est arrêtée par une zone de myocarde dont la phase réfractaire est allongée, elle la contourne lentement et elle l'excite de manière rétrograde. Puis, revenue par une voie détournée au point où elle avait été arrêtée, elle se propage aux fibres musculaires voisines sorties alors de leur période réfractaire, déclenchant ainsi une nouvelle contraction prématurée. Ce mécanisme explique certaines extrasystoles, celles dont le couplage est précoce et fixe par rapport à la systole précédente. Il peut expliquer aussi, lorsqu'il se répète régulièrement et rapidement en un rythme circulaire auto-entretenu, certaines tachycardies : flutter auriculaire, tachycardie supra-ventriculaire (tachycardie paroxystique du syndrome de Wolff-Parkinson-White, maladie de Bouveret), tachycardie ventriculaire. V. *rythme réciproque.*

réflectivité, *s. f.* Propriété, présentée par certaines parties du corps, d'être le point de départ d'un acte réflexe lorsqu'elles sont excitées.

réflexe (acte ou phénomène) (*reflectere,* réfléchir). Réaction motrice ou sécrétoire déclenchée par le système nerveux en dehors de l'intervention de la volonté, en réponse à une stimulation des terminaisons nerveuses sensitives. L'excitation transmise par les fibres sensitives ou centripètes est réfléchie par la cellule nerveuse centrale et renvoyée par une fibre centrifuge à un organe plus ou moins éloigné (muscle, glande). — On distingue le *r. absolu* ou *inconditionnel,* acte réflexe ordinaire congénital où intervient un centre nerveux infra-cortical (bulbe, moelle), du *r. conditionné* ou *conditionnel* (Pavlov) ou *psychique* (Ch. Richet), acte réflexe individuel, acquis, dans lequel intervient l'écorce cérébrale. V. *autocinétisme.* — *troubles r.* (Babinski et Froment). V. *physiopathiques* (*troubles*) et *main figée.*

réflexe abdominal. Contraction unilatérale des muscles de la paroi abdominale provoquée par l'excitation de la peau de l'abdomen du côté correspondant, au-dessus ou au-dessous de l'ombilic (*r. a. supérieur* et *inférieur*).

réflexes d'Abrams. V. *Abrams* (*réflexes d'*).

réflexe achilléen. Extension du pied sur la jambe, provoquée par la percussion du tendon d'Achille.

réflexe acide de Pavlov. Sécrétion pancréatique abondante provoquée par l'introduction d'un acide dans le duodénum.

réflexe acoustico-palpébral. Syn. *réflexe cochléo-palpébral.* Clignement bilatéral des paupières provoqué par la brusque perception d'un bruit.

réflexe anal. Contraction du sphincter anal provoquée par l'excitation de la peau de la marge de l'anus.

réflexe aneurogène (H. Roger), **r. sans nerfs** (Errera) ou **non nerveux** (Massart). Réflexe existant chez les êtres inférieurs dépourvus de système nerveux ou réduits à une seule cellule (protophytes et protozoaires), ainsi que chez les végétaux.

réflexe antagoniste. 1° *r. antagonistes.* Par opposition à « réflexes alliés », réflexes qui entrent simultanément en compétition pour la voie commune finale. Celle-ci ne pouvant être occupée en même temps par des réponses d'effet opposé, l'un des deux réflexes l'emporte. Ainsi un réflexe nociceptif de flexion prédomine-t-il sur le réflexe myotatique d'extension. — 2° *r. des antagonistes*. La contraction d'un muscle s'accompagne du relâchement de son antagoniste. C'est le principe de l'innervation réciproque de Sherrington, déjà vu par Descartes.

réflexe à l'attention. V. *Haab (réflexe de)*.

réflexe d'attitude. Syn. *réflexe général de posture*. Réflexe tonique qui détermine les contractions musculaires nécessaires au maintien de l'équilibre du corps. V. *poussée (épreuve ou phénomène de la)*.

réflexe d'automatisme médullaire. V. *réflexe de défense*.

réflexe d'axone ou **axonial** (Langley). Réflexe produit sans participation du centre nerveux; l'excitation périphérique remonterait le long des fibres nerveuses, et, avant d'atteindre les centres médullaires, descendrait, par une branche de bifurcation du nerf, vers l'organe récepteur (vaisseau, intestin, vessie).

réflexe de Bainbridge. V. *Bainbridge (réflexe de)*.

réflexe de Bechterew-Mendel. V. *Bechterew-Mendel (réflexe de)*.

réflexe bicipital. Flexion de l'avant bras provoquée par la percussion du tendon du biceps brachial.

réflexe des bras en croix. V. *Moro (réflexe de)*.

réflexe bulbo-caverneux. Contraction du muscle bulbo-caverneux provoquée par le pincement du gland ou de la face dorsale de la verge.

réflexe cardiaque. V. *Abrams (réflexes d')*.

réflexe cochléaire. Acte involontaire provoqué par l'audition d'un bruit; son abolition indique la nature organique d'une surdité. — *r. cochléo-palpébral*. V. *réflexe acoustico-palpébral*. — *r. cochléo-phonatoire*. V. *Lombard (épreuve de)*.

réflexe cœliaque. V. *cœliaque*.

réflexe conditionné ou **conditionnel.** V. *réflexe (acte ou phénomène)*.

réflexe consensuel. La lumière qui frappe un œil détermine dans l'œil du côté opposé, même si celui-ci est dans l'obscurité, un réflexe pupillaire égal à celui qui se produit du côté éclairé. La contraction pupillaire obtenue par l'éclairage d'un seul œil est plus faible que celle produite par l'éclairage des deux yeux.

réflexe contro-latéral. V. *Brudzinski (signes de) n° 1*.

réflexe cornéen. Occlusion bilatérale des paupières avec ascension du globe oculaire, provoquée par l'attouchement de la cornée.

réflexe crémastérien. Contraction du crémaster déterminant l'ascension du testicule chez l'homme et la rétraction de la grande lèvre chez la femme, causée par l'excitation des téguments de la face interne de la cuisse.

réflexe cubito-pronateur. Pronation de la main provoquée par la percussion de l'apophyse styloïde du cubitus.

réflexe cuboïdien. Extension dorsale des quatre derniers orteils provoquée normalement par la percussion du dos du pied au niveau du cuboïde. V. *Bechterew-Mendel (réflexe ou signe de)*.

réflexe cutané, osseux ou **tendineux.** Réflexes déterminés par l'excitation de certains points des téguments, par la percussion de certains os, de certains tendons, et se manifestant par une contraction musculaire involontaire, brusque et de courte durée.

réflexe cutané plantaire. Flexion plantaire du gros orteil et des autres orteils provoquée par l'excitation de la plante du pied, d'arrière en avant; l'inversion de ce réflexe constitue le signe de Babinski (v. ce terme).

réflexe de défense. Syn. *réflexe nociceptif*. Réaction involontaire provoquée par une stimulation (visuelle, auditive, cutanée, etc.) à caractère nuisible, et permettant d'échapper à celle-ci. Ex.: protrusion des griffes de certains animaux, mouvements de grattage ou de balayage au niveau d'un point irrité. Ces réactions sont plus nettes en l'absence de contrôle cortical. En clinique, on les observe en cas de section ou de compression de la moelle avec hyperspasmodicité : ce sont des signes d'*automatisme médullaire* (v. ce terme). Le *réflexe des raccourcisseurs* consiste dans le triple retrait du pied qui se fléchit sur la jambe, de la jambe sur la cuisse et de la cuisse sur le bassin. Il est obtenu par le pincement énergique de la peau et des muscles ou la flexion plantaire des orteils. Beaucoup plus rarement, le *r. d. d.* consiste dans la contraction des extenseurs du côté excité ou même du côté opposé (*phénomène des allongeurs*).

réflexe extéroceptif (*exterus*, en dehors, étranger; *capere*, recueillir). Réaction de muscles ou de glandes à des stimulations venues de l'extérieur. La réaction intéresse en général plusieurs groupes de muscles dont les contractions coordonnées ont l'aspect d'une réaction de défense contre la stimulation nocive. C'est un réflexe complexe supposant la mise en jeu de neurones intercalaires.

réflexe fessier ou **glutéal** (γλουτός, fesse). Contraction des muscles fessiers, avec ascension du pli fessier, provoqué par l'excitation de la peau de la fesse.

réflexe de Galassi. V. *Galassi (réflexe de)*.

réflexe de Goltz. V. *Goltz (réflexe de)*.

réflexe de Guillain. V. *réflexe naso-palpébral*.

réflexe H. Réflexe monosynaptique (v. ce terme) provoqué par la stimulation électrique directe (percutanée) du nerf afférent.

réflexe de Haab. V. *Haab (réflexe de)*.

réflexe de Harrison. V. *Harrison (réflexe de)*.

réflexe de Hering et Breuer. V. *Hering et Breuer (réflexe de)*.

réflexe de Hoffmann. V. *Hoffmann (signes de) n° 2*.

réflexe idéo-moteur. V. *Haab (réflexe de)*.

réflexe idio-musculaire. Contraction brusque et involontaire d'un muscle provoquée par sa percussion directe.

réflexe intéroceptif. Réflexe ayant son point de départ dans une terminaison nerveuse située à l'intérieur du corps (intérocepteur; v. ce terme).

réflexe de Mac Carthy. V. *Mac Carthy (réflexe de)*.

réflexe de Magnus. V. *Magnus (phénomène ou réflexe de)*.

réflexe mamillo-aréolaire. Réflexe pilo-moteur des muscles de l'aréole.

réflexe massétérin. Syn. *réflexe mentonnier*. Fermeture de la bouche provoquée par la percussion du menton (contraction des masséters).

réflexe médio-plantaire. Extension du pied sur la jambe, avec flexion des orteils, provoquée par la percussion de la partie moyenne de la plante du pied.

réflexe médio-pubien (Guillain et Alajouanine). Contraction bilatérale des adducteurs de la cuisse et des muscles abdominaux provoquée par la percussion de la symphyse pubienne.

réflexe à la menace. V. *réflexe optico-palpébral*.

réflexe mentonnier. V. *réflexe massétérin*.

réflexe monosynaptique. Réflexe mettant en jeu une seule synapse. P. ex. dans le *r. m. moteur*, les fibres afférentes intéressées issues des fuseaux neuromusculaires s'articulent directement, sans neurone intermédiaire, dans les cornes antérieures de la moelle, avec les cellules des neurones moteurs qui commandent le muscle dont ces fibres afférentes sont issues. L'amplitude de la réponse du *r. m. moteur* à une stimulation maintenue constante dépend du nombre de neurones moteurs intéressés dans le réflexe et du niveau d'excitabilité de ces neurones. V. *monosynaptique (test)* et *réflexe H*.

réflexe de Moro. V. *Moro (réflexe de)*.

réflexe de Müller. V. *dermographisme douloureux*.

réflexe myotatique (μῦς, muscle; τάσις, contraction) (Liddell et Sherrington) (1925). Contraction tonique du muscle provoquée par son propre étirement.

réflexe naso-palpébral. Syn. *réflexe de Guillain.* Occlusion bilatérale et simultanée des paupières provoquée par la percussion de la racine du nez. C'est une variété de réflexe trigémino-palpébral. V. ce terme.

réflexe neuro-endocrinien. Réflexe ayant pour résultat l'excitation d'une glande endocrine.

réflexe nociceptif (*nocere*, nuire; *capere*, prendre) (physiologie). V. *réflexe de défense.*

réflexe oculo-cardiaque (Dagnini, 1898). Syn. *signe d'Aschner.* Ralentissement du pouls avec abaissement de la pression artérielle obtenu par la compression des globes oculaires. Ce réflexe peut être exagéré, c'est-à-dire que le nombre des pulsations, au lieu de diminuer de 4 à 12 par minute, s'abaisse de 20 et même plus (certains cas de goitre exophtalmique, états vagotoniques); il peut être inversé, c'est-à-dire que les pulsations deviennent plus rapides qu'auparavant pendant la compression des yeux (états sympathicotoniques, certains cas de grossesse en apparence normale).

réflexe oculo-moteur-pneumatique. V. *Hennebert* (*signe ou syndrome de*).

réflexe œsophago-salivaire (Roger, 1904). Salivation considérable provoquée par l'excitation mécanique de l'œsophage. Ce réflexe se produit par l'intermédiaire du pneumogastrique.

réflexe olécranien. Syn. *réflexe tricipital.* Extention de l'avant-bras provoquée par la percussion du tendon du triceps brachial.

réflexe optico-palpébral. Syn. *réflexe à la menace.* Clignement bilatéral des paupières provoqué par la brusque perception d'une vive lumière ou par la subite apparition d'un objet proche dans le champ visuel.

réflexe opto-mélanocytique ou **opto-pituito-mélanocytique.** Réflexe neuro-endocrinien à point de départ optique, à chaînon hypophysaire, expliquant la mobilisation du pigment (mélanocinèse) sous l'influence de la lumière, ou plus simplement le changement de couleur de certains vertébrés (batraciens, reptiles et poissons) suivant la teinte du fond sur lequel ils reposent.

réflexe osseux. V. *réflexe cutané.*

réflexe oto-cardiaque. Ralentissement du pouls déterminé par une excitation légère du conduit auditif externe; réflexe à rapprocher du *réflexe oculo-cardiaque.*

réflexe palpébral de la pupille. V. *Galassi* (*réflexe de*).

réflexe paradoxal. Mouvement réflexe inverse de celui qui est habituellement obtenu par la percussion d'un tendon. Ainsi, au coude, la percussion du tendon du triceps brachial provoque la flexion de l'avant-bras au lieu de l'extension; au genou, la percussion du tendon rotulien détermine la flexion de la jambe (Benedikt) au lieu de l'extension. Ce serait un signe de subréflectivité ou d'irréflectivité.

réflexe patellaire ou **rotulien.** Extension brusque de la jambe sur la cuisse provoquée par la percussion du tendon rotulien. Il renseigne sur l'état de la moelle à un niveau correspondant aux 2e, 3e et 4e racines lombaires. C'est le plus connu et le plus souvent recherché des réflexes tendineux.

réflexe péronéo-fémoral postérieur. Contraction des muscles de la face postérieure de la cuisse provoquée par la percussion de la tête du péroné.

réflexe pharyngé. Contraction du pharynx et nausée provoquées par l'excitation du pharynx.

réflexe photomoteur. V. *réflexes pupillaires.*

réflexe pilo-moteur. Redressement des poils et phénomène de la chair de poule provoqués par l'excitation de certaines zones telles que la région cervicale ou la région axillaire, par des excitants sensoriels (bruits désagréables) ou par des états psycho-affectifs (frayeur, émotions diverses). L'étude de ce réflexe d'ordre sympathique peut être utilisée pour faire le diagnostic du siège de certaines affections nerveuses.

réflexe plantaire. Flexion des orteils provoquée normalement par l'excitation de la plante du pied. V. *orteils (phénomène des)*.

réflexe polycinétique. Réflexe tendineux caractérisé par la production de plusieurs secousses consécutives à un seul ébranlement (début de *clonus*).

réflexe de posture. 1° *r. général de posture*. V. *réflexe d'attitude.* — 2° *r. local de posture* (Foix et Thévenard, 1923). Syn. *contraction paradoxale de Westphal*. Contraction d'un muscle provoquée par le rapprochement passif de ses points d'insertion (p. ex. pour le biceps brachial, par la flexion passive de l'avant-bras).

réflexe de préhension (Janichewski, 1909). Mouvement de flexion des doigts provoqué par l'excitation de la paume des mains chez le nouveau-né et chez certains malades atteints de lésions de la région frontale de l'encéphale.

réflexe presseur (Danielopolu). « Nom donné à une série de réflexes pathologiques partis du cœur et de l'aorte et qui produisent des effets excitateurs sur l'appareil cardiovasculaire : accélération du rythme, augmentation de la force contractile du myocarde, élévation de la pression sanguine et peut-être aussi vaso-constriction coronarienne ». — *suppression du r. p.* V. *Danielopolu* *(opération de)*.

réflexe proprioceptif (*proprius*, qui appartient à; *capere*, recueillir). Réflexe du type le plus simple, l'organe récepteur réagissant à une excitation venue de son propre territoire. Ce réflexe ne met vraisemblablement en jeu que deux neurones, un sensitif et un moteur (arc réflexe simple). Ex. : contraction d'un muscle provoquée par l'élongation brusque de ce muscle ou par la percussion de son tendon.

réflexe psychique. V. *réflexe (acte ou phénomène)*.

réflexe psycho-galvanique (Féré, 1888). Variation de la résistance cutanée au passage du courant électrique, sous l'influence de causes diverses, émotions, excitations sensorielles capables de modifier la sécrétion sudorale.

réflexe pulmonaire. V. *Abrams (réflexes de)*.

réflexe pupillaire. Contraction de la pupille provoquée par la projection, sur l'œil, d'un faisceau lumineux (r. *à la lumière* ou r. *photomoteur*) ou par la vision d'un objet rapproché (r. *à l'accommodation*). — r. p. *cortico-visuel*. V. *Haab (réflexe de)*.

réflexe pyélo-vésical (Bazy). Douleur réflexe que l'on provoque quelquefois chez les malades atteints de pyélite, de pyélonéphrite ou de lithiase rénale, en pressant la paroi abdominale à 2 ou 3 cm. de la ligne médiane. On détermine ainsi une douleur qui irradie vers la vessie et s'accompagne du besoin d'uriner.

réflexe des raccourcisseurs. V. *réflexe de défense*.

réflexe radio-pronateur. Pronation de la main provoquée par la percussion de la face antérieure de l'apophyse styloïde du radius.

réflexe réno-rénal (Guyon). Douleur lombaire et troubles fonctionnels (anurie), observés du côté non malade en cas d'affection rénale unilatérale (lithiase).

réflexe réno-urétéral. Douleur irradiant le long de l'uretère, ressentie en cas de lithiase rénale.

réflexe réno-vésical (Guyon). Phénomènes vésicaux tels que mictions fréquentes, dysurie, ténesme, observés parfois en cas de lithiase rénale.

réflexe de Rossolimo. V. *Rossolimo (réflexe de)*.

réflexe rotulien. V. *réflexe patellaire*.

réflexe de Schäffer. V. *Schäffer (signe de)*.

réflexe scrotal. Réflexe pilo-moteur du dartos.

réflexe sinu-carotidien. Léger ralentissement du pouls avec abaissement de la tension minima lorsque l'on comprime le cou au niveau de la bifurcation des deux carotides primitives; phénomène exagéré en cas de vagotonie, inversé en cas de sympathicotonie. V. *sinu-carotidien (syndrome)*, *Czermak (épreuve ou manœuvre de)* et *réflexe oculocardiaque*.

réflexe solaire. V. *cœliaque*.

réflexe stylo-radial. Flexion de l'avant-bras provoquée par la percussion de l'apophyse styloïde du radius.

réflexe tarso-phalangien. V. *Bechterew-Mendel (réflexe de)*.

réflexe tendineux. V. *réflexe cutané*.

réflexe tibio-fémoral postérieur. Contraction des adducteurs provoquée par la percussion de la tubérosité interne du tibia.

réflexe tonique profond du cou. V. *Magnus (phénomène ou réflexe de)*.

réflexe total. Syn. *mass reflex* de Riddoch. Réaction de toute la partie inférieure du corps dans les cas de section totale de la moelle. L'excitation des membres inférieurs provoque le mouvement de retrait, l'évacuation de la vessie et la sudation des membres paralysés.

réflexe tricipital. V. *réflexe olécranien*.

réflexe trigémino-palpébral. Occlusion des paupières provoquée par une excitation portée dans le territoire du trijumeau. Ex. : réflexe naso-papébral, réflexe de Mac Carthy (v. ces termes).

réflexe urétéro-vésical. Douleur réflexe accompagnée d'envie d'uriner que l'on provoque chez les sujets atteints de pyélite ou de pyélonéphrite, en explorant la face inférieure de la vessie au niveau de l'embouchure des uretères. Ce signe presque constant est plus facile à constater chez la femme, où l'exploration se fait par le toucher vaginal.

réflexe vélo-palatin. Contraction unilatérale du voile du palais provoquée par un attouchement léger de sa muqueuse, à droite ou à gauche de la ligne médiane.

réflexe vésico-rénal spontané (Bazy). Douleur ressentie au niveau du rein malade au moment où le sujet éprouve le besoin d'uriner; ce réflexe existe au cours de la pyélonéphrite des urinaires.

réflexe de Westphal-Piltz. V. *Galassi (réflexe de)*.

réflexion (onde de). V. *dicrote (onde)*.

réflexogène, *adj.* Qui détermine un réflexe. — *zone r.* Zone de l'organisme dont l'excitation provoque un réflexe.

réflexogramme achilléen (Chaney, 1924; Lambert, 1947; Lawson, 1958). Enregistrement graphique de la réponse musculaire à la percussion du tendon d'Achille. Normalement la contraction dure 250 à 330 millièmes de seconde; chez le sujet hypothyroïdien, elle est plus lente; elle est plus rapide au contraire chez l'hyperthyroïdien. V. *photomotographe*.

réflexométrie, *s. f.* Terme qui désigne non une mensuration exacte des réflexes, mais les rapports qui existent entre les caractères de certains réflexes observés chez l'individu sain et les caractères des mêmes réflexes modifiés par la maladie. — La *r. pupillaire* étudie le réflexe photomoteur et ses modifications pathologiques (latence prolongée, lenteur et faible amplitude, alternatives de contractions et de dilatations, etc.).

réflexopathie, *s. f.* (A. Marie et Jaworski, 1912). Nom donné aux répercussions lointaines que peuvent produire les lésions et troubles organiques.

réflexothérapie, *s. f.* Méthode thérapeutique permettant d'agir à distance et par voie réflexe sur une lésion en intervenant sur une zone éloignée des parties malades, soit en l'excitant, soit en l'anesthésiant, soit en y supprimant une cause pathologique d'irritation. V. *sympathicothérapie*.

reflux hépato-jugulaire (William Pasteur, 1885; Rondot, 1898). Syn. *retentissement abdomino-jugulaire* (Lian et Blondel, 1925). Distension de la veine jugulaire déterminée par la compression lente et méthodique du foie (ou de l'abdomen) et durant autant que cette compression. Ce symptôme (qui s'accompagne d'une élévation importante de la pression veineuse dans la jugulaire), observé chez les asystoliques porteurs d'un foie cardiaque, indique l'existence d'une insuffisance ventriculaire droite.

reflux spléno-jugulaire (A. Bezon, 1964). Distension des veines jugulaires déterminée par la compression manuelle d'une rate augmentée de volume (splénomégalie tropicale, p. ex.). Elle s'accompagne d'une élévation de la pression veineuse et témoigne d'une hypertension portale par augmentation du débit de la veine splénique et d'une libre communication entre les systèmes porte et cave.

refoulement, s. m. Emprisonnement, dans le subconscient, de souvenirs, d'idées ou d'émotions dont l'extériorisation dans le conscient est empêchée par des barrages psychiques involontaires. V. *défoulement.*

réfrigération, s. f. V. *Allen (méthode d').*

Refsum (maladie de) (1945). Syn. *hérédopathie ataxique polynévritique.* Maladie héréditaire rare transmise selon le mode récessif autosomique, apparaissant dans l'enfance ou l'adolescence. Elle est caractérisée cliniquement par l'association d'une polynévrite distale avec atrophie musculaire, d'une dégénérescence pigmentaire de la rétine avec héméralopie, rétrécissement concentrique du champ visuel, atrophie papillaire, d'une dissociation albumino-cytologique du liquide céphalo-rachidien et d'une ataxie cérébelleuse avec troubles de la sensibilité profonde ; s'y ajoutent parfois de l'hypoacousie, de la dysplasie épiphysaire, de l'ichtyose et une myocardiopathie. L'évolution est lente et irrégulière. La lésion anatomique essentielle est une névrite hypertrophique ; celles du fond d'œil rappellent la rétinite pigmentaire. La maladie serait due à un trouble du métabolisme lipidique : mauvaise dégradation du phytol avec accumulation d'acide phytanique. C'est une lipoïdose (v. ce terme).

refus (phénomène du) (Mouriquand). Défaut d'assimilation par l'organisme, soit d'aliments, soit de médicaments qui sont absorbés, digérés, mais non utilisés. Ce phénomène est observé dans les avitaminoses arrivées au stade irréversible.

refus (phénomène tissulaire de). Réaction des cellules des tissus de l'organisme qui deviennent résistantes à l'action de certains germes ou de certains virus. C'est un processus d'immunité tissulaire (v. *immunité*).

refus calcique (syndrome de). V. *hypo-ostéoïdose.*

régénération, s. f. (*regenerare,* régénérer). Reproduction d'une partie détruite.

régime, s. m. (*regere,* gouverner). Administration raisonnée et méthodique de l'alimentation. Au point de vue étymologique strict, ce mot a une signification plus vaste et comprend l'usage raisonné de tout ce qui est nécessaire à l'existence, aussi bien en l'état de santé qu'en l'état de maladie ; quelques auteurs lui donnent ce sens.

Régitine (épreuve à la) (Grimson, 1951). Epreuve destinée à dépister l'origine médullo-surrénale d'une hypertension artérielle. L'injection intraveineuse de 5 mg de Régitine (n. dép. de la phentolamine, substance de synthèse fortement adrénolytique et faiblement sympathicolytique, dont l'action s'oppose à celle de la noradrénaline) abaisse temporairement les chiffres tensionnels lorsque l'hypertension est due à un phéochromocytome. En 2 minutes la pression maxima baisse d'au moins 35 mm de Hg et la pression minima d'au moins 25 mm.

règles, s. f. pl. V. *menstrues.* — r. *supplémentaires.* Ecoulement de sang périodique par des parties autres que les voies génitales (estomac, poumons, muqueuse nasale, etc.), accompagnant des règles peu abondantes ou les remplaçant complète-

ment. — *fausses r. de la quinzaine.*
Hémorragie utérine minime survenant parfois 15 jours après la fin des règles, au moment de l'ovulation, surtout chez les femmes hyperfolliculiniques. V. *quatorzième jour (syndrome du).*

regorgement, *s. m.* Ecoulement de l'urine qui s'échappe, par trop-plein, d'une vessie ne se contractant plus.

régression, *s. f.* (*regressio,* retour). 1º Retour d'un tissu ou d'un organe à une des phases antérieures de son évolution. — 2º (psychologie). Retour à un stade précédent du développement affectif ou intellectuel.

régurgitation, *s. f.* (*re,* en arrière; *gurges, itis,* gouffre). Retour des aliments de l'estomac ou de l'œsophage dans la bouche, sans effort de vomissements; cet acte, comparé à la rumination, est fréquent chez les jeunes enfants. On le rencontre également dans les rétrécissements de l'œsophage et dans un certain nombre d'affections stomacales. — *r. auriculaire, mitrale* ou *systolique* (Routier; Lenègre). Projection de sang du ventricule gauche dans l'oreillette gauche, pendant la systole ventriculaire, à travers un orifice mitral insuffisant. L'examen sous écran radioscopique, en position oblique antérieure droite et après opacification de l'œsophage, la met en évidence, en montrant une rétropulsion ou même une expansion de l'oreillette gauche pendant la contraction ventriculaire. V. *insuffisance valvulaire.*

Reh (réaction de) (1934). Cutiréaction pratiquée avec la toxine diphtérique. Elle donne des résultats comparables à ceux de la *réaction de Schick* et a l'avantage d'apparaître plus tôt.

réhabilitation, *s. f.* Mise en condition d'un ancien malade ou d'un infirme pour le rendre capable de reprendre une place décente dans la société.

Rehberg (épreuve et théorie de). Méthode de calcul du débit glomérulaire rénal, fondée sur la comparaison des taux urinaire et sanguin

de la créatinine, après ingestion de cette substance. La créatinine, d'après la théorie de Rehberg (variante de la théorie de filtration-réabsorption v. ce terme) serait la seule de toutes les substances ayant filtré à travers le glomérule à ne pas être réabsorbée par les tubes contournés; on pourrait donc, en connaissant le chiffre de son excrétion urinaire et en admettant que son taux dans le filtrat glomérulaire est le même que dans le plasma sanguin, calculer le débit glomérulaire. La comparaison de celui-ci avec le volume des urines émises permettrait d'apprécier l'importance de la réabsorption tubulaire. On pourrait ainsi, théoriquement, distinguer le travail des glomérules de celui des tubes contournés.

Rehn (signe de). Tuméfaction perçue à la palpation de la région sus-sternale, apparaissant au moment de l'expiration et formée par le thymus hypertrophié qui vient faire hernie hors du thorax.

Rehn-Schmieden (opération de). Péricardectomie (v. ce terme) subtotale.

réhydratation, *s. f.* Introduction thérapeutique d'eau dans un organisme qui en manque.

Reichel (opération de). V. *Polya (opération de).*

Reichmann (syndrome de). V. *gastro-succorrhée.*

Reid (méthode de) (1875). Emploi de la compression élastique générale dans le traitement des anévrismes artériels circonscrits.

Reifenstein (syndrome de). V. *Klinefelter (syndrome de).*

Reilly (phénomène ou **syndrome de J.).** Syn. *syndrome d'irritation.* Ensemble de perturbations provoquées expérimentalement, au niveau de différents organes, par une irritation du sympathique central ou périphérique (ou même d'une muqueuse riche en fibres sensitives, telle que celle du pharynx). Cette irritation peut être due à des agents très divers (toxines microbiennes, agents physiques, réactions allergiques, etc.) ; elle diffuse jusqu'aux organes les plus lointains et y provoque une vaso-dilatation avec augmentation de la perméabilité des capillaires, de l'œdème et des infarctus, et aussi des lésions électives du système réticulo-endothélial. Cet ensemble rappelle le syndrome malin observé en clinique.

reins (maladie congénitale et héréditaire des — avec surdité). V. *Alport (syndrome d').*

reins (nécrose corticale bilatérale des) (Juhel Renoy, 1886). Nécrose ischémique de l'ensemble des éléments cellulaires du cortex rénal (glomérules, épithélium des tubes, surtout proximaux, artérioles). Elle survient le plus souvent à la suite d'accidents obstétricaux, plus rarement au cours d'une septicémie, d'une pancréatite aiguë. Elle débute par une oligo-anurie d'installation souvent brutale avec collapsus et parfois hémolyse intense. L'évolution est très grave, rapidement mortelle dans un tableau d'anurie irréversible, ou malgré une reprise de la diurèse ; quelquefois, cependant, la guérison survient, au prix d'une importante insuffisance rénale résiduelle.

rein (nécrose médullaire du) (von Friedreich, 1877). Nécrose ischémique limitée aux pyramides rénales et souvent aux papilles (*nécrose papillaire rénale*). Elle est favorisée par l'infection du rein, l'existence d'un diabète, d'un obstacle sur les voies urinaires, ou par l'absorption prolongée de phénacétine. Elle peut être cliniquement latente, ou se manifester par des hématuries isolées, ou par un tableau de pyélonéphrite aiguë ou subaiguë. L'urographie montre des images cavitaires, ou en anneau, ou en pinces de crabe.

rein artificiel. Appareil permettant l'épuration extra-rénale (v. ce terme) par hémodialyse extra-corporelle. Le sang, dérivé hors de l'organisme, circule dans un tube ou dans des plaques de cellophane baignant au milieu d'une solution saline isotonique dans laquelle diffusent les déchets toxiques ; puis, toujours en circuit fermé, il est réinjecté dans une veine. V. *hémodialyse.*

Rein-Bossak (réaction de). Réaction de floculation utilisée pour le diagnostic sérologique de la syphilis ; c'est une variante, plus complexe, plus délicate et plus sensible, de la réaction de Kline (v. ce terme).

rein de choc. Insuffisance rénale aiguë (v. ce terme) d'origine ischémique due à la chute brutale de la pression artérielle, telle qu'elle est réalisée au cours du choc.

rein en éponge (G. Lenarduzzi, 1939 ; R. Cacchi et V. Ricci, 1948). Syn. *maladie de Cacchi et Ricci, ectasies précalicielles des tubes rénaux* (Cl. Maitre, J. Lefebvre et J. Sauvegrain, 1961), *ectasies tubulaires précalicielles* (Coliez, 1964), *ectasie canaliculaire précalicielle diffuse, néphrospongiose, tubulectasie médullaire ou précalicielle des reins, spongiose rénale.* Maladie congénitale du rein caractérisée par la présence de nombreuses ectasies kystiques des tubes collecteurs dans les pyramides près des calices. La symptomatologie, sauf en cas de lithiase rénale associée, est uniquement radiologique. Les kystes s'imprègnent de substance opaque au cours de l'urographie intra-veineuse ou au cours de la pyélographie, donnant des images variées en flammèches, en bouquet de fleurs, en gâteau de miel, etc.

rein ficelé. Rein sclérogommeux de la syphilis tertiaire dont la surface est parcourue par de profonds sillons correspondant aux régions scléreuses.

rein flottant, rein mobile. V. *néphroptose.*

rein mastic. Variété de tuberculose rénale dans laquelle l'organe entier est transformé en une masse caséeuse, pâteuse, comparable au mastic des vitriers.

rein polykystique ou **polymicrokystique.** V. *kystique du rein (maladie).*

rein sacciforme. Syn. *cystinéphrose, cystinephrosis.* Nom sous lequel Kuster a réuni les dilatations du rein, quelle que soit leur nature :

septique (*pyonéphrose*), ou aseptique (*hydronéphrose*).

rein tuberculeux (Chauffard). Rein dont la surface présente de multiples bosselures : cet aspect a été décrit au cours des néphrites subaiguës.

réinfection, s. f. Infection nouvelle survenant sur un terrain antérieurement infecté par le même germe, mais actuellement guéri de cette ancienne infection.

Reiprich (réaction de). Méthode de diagnostic biologique de la grossesse analogue à celle de Zondek et Aschheim (v. ce terme), mais utilisant des rattes impubères.

Reis-Bücklers (maladie de) (R., 1917; B., 1949). Syn. *dystrophie cornéenne de Reis-Bücklers.* Dystrophie cornéenne héréditaire à transmission dominante autosomale, caractérisée par de fines opacités disposées irrégulièrement en anneau sur la membrane limitante antérieure de la cornée. Leur extension progressive entraîne des ulcérations douloureuses et une baisse de la vision.

Reissman (signe de). Souffle à maximum systolique, perçu à l'auscultation des globes oculaires à travers les paupières fermées; signe inconstant du goitre exophtalmique.

Reiter (maladie ou **syndrome de)** (1916). V. *Fiessinger et Leroy (syndrome de).*

rejet (crise du). V. *rejet de greffe (phénomène du).*

rejet de greffe (phénomène du). Processus immunologique par lequel l'organisme d'un receveur se défend contre un greffon ou un transplant allogénique, c.-à-d. provenant d'un donneur ayant une constitution génétique différente. Il s'agit d'une réaction « hôte contre greffon ». Dans celle-ci, les antigènes tissulaires du greffon (surtout ceux du système HLA) sont rapidement reconnus comme étrangers par les cellules immuno-compétentes (v. ce terme) de l'hôte : lymphocytes T et B. Celles-ci par cytotoxicité ou par les anticorps sériques et surtout cellulaires (anticorps de greffe) qu'elles produisent, vont détruire le greffon. Cette destruction, qui se

manifeste d'abord par une diminution de l'activité fonctionnelle du transplant, survient généralement dans les 2 semaines qui suivent la greffe, parfois plus tard, quelquefois même plus de 2 ans après. Cette « crise de rejet » ou « crise de transplant » peut être réversible sous l'influence du traitement immunodépresseur, ou définitive. V. *histocompatibilité, antigènes tissulaires, système HLA, hypersensibilité différée ou retardée (réaction d')* et *lymphocytes K.*

release, s. m. ou **release reaction** (angl.: liberation). Stade de l'hémostase primaire dans lequel les plaquettes, modifiées par leur adhésion aux parois vasculaires (v. *inducteur*) sécrètent rapidement un certain nombre de substances (A.D.P., sérotonine, catécholamines, facteurs plaquettaires n°s 2, 3 et 4, facteur XIII, fibrinogène, antiplasmine) qui favorisent la coagulation. Cette sécrétion est facilitée par la présence de traces de thrombine. Le r. précède de l'agrégation des plaquettes (v. ce terme.)

relèvement paradoxal de la paupière (signe du) (Dupuy-Dutemps et Cestan). Syn. *signe de Dupuy-Dutemps et Cestan.* Élévation paradoxale de la paupière du côté paralysé lorsque, dans la paralysie faciale totale, on demande au malade d'abaisser le regard, puis de fermer fortement les yeux.

rem, s. m. (initiales de : rad equivalent man, équivalent rad chez l'homme). Dose de rayonnement ionisant absorbé, dont l'efficacité biologique est la même que celle d'un rad de rayons X. V. *dose absorbée.*

Remak (division de). V. *amitose.*

Remak (muscles du groupe). Muscles innervés par le nerf radial, à l'exception du long supinateur : triceps, radiaux, cubital postérieur extenseurs des doigts, long abducteur du pouce.

Remak (réaction de). Syn. *lenteur de la secousse musculaire.* Contraction lente du muscle sous l'action du courant galvanique; on ne l'ob serve que sur le muscle dont le nerf est dégénéré.

Remak (syndrome de). Syn. *paralysie radiculaire moyenne du plexus brachial.* Syndrome provoqué par l'atteinte du tronc primaire moyen (7e racine cervicale). Il est caractérisé par une parésie du triceps et une paralysie flasque des autres muscles du groupe Remak (v. ce terme), avec abolition du réflexe tricipital, atrophie musculaire et troubles des réactions électriques, et parfois par une hypoesthésie en bande au milieu de la face dorsale de l'avantbras et de la main.

Remak (théorie des trois feuillets de). Hypothèse destinée à expliquer la pathogénie des tumeurs. Les tissus dérivés du mésoderme donneraient naissance aux néoplasmes conjonctifs; ceux nés de l'ectoderme et de l'endoderme, aux néoplasmes épithéliaux. Théorie abandonnée.

Remak-Virchow (loi de) (1850). Les cellules néoplasiques d'une tumeur donnée proviennent par filiation directe de cellules préexistantes (*omnis cellula a cellula*). V. *Müller (loi de)*.

rémission, s. f. (*remittere*, relâcher). Affaiblissement temporaire des symptômes d'une maladie soit aiguë, soit chronique.

rémittent, te, adj. Qui présente des rémissions. — *fièvre r.* Fièvre se présentant sous forme d'une série d'accès très rapprochés, entre chacun desquels la température ne revient pas à la normale et ne présente qu'une rémission plus ou moins marquée.

remplacement, s. m. (génétique). Anomalie de la méiose consistant en un échange de segments entre deux chromosomes. V. *mutation* et *enjambement*.

remplissage ventriculaire rapide (bruit de). V. B_3.

rénaux (points). Syn. *points pararénaux.* Points au niveau desquels la pression provoque une douleur dans certaines affections rénales (lithiase, pyélonéphrite). V. *costo-musculaire*, *costo-vertébral* et *sous-costal (points).*

Rendu-Osler (maladie de) (Rendu 1896; Osler, 1901). V. *angiomatose hémorragique familiale.*

rénine, s. f. Substance hypertensive extraite de la corticale des reins du lapin par Tigerstedt et Bergmann en 1898. — La r. est une α_2-globuline sécrétée par l'appareil juxtaglomérulaire du rein, possédant une action enzymatique. Elle se combine à une autre α_2-globuline du plasma d'origine hépatique, l'*angiotensinogène* (ou hypertensinogène, ou substrat plasmatique de la rénine) pour donner l'*angiotensine* qui est la véritable substance hypertensive. V. *angiotensine* et *rénine-angiotensine (système).*

rénine (activité — du plasma). Syn. *angiotensinémie.* Évaluation de la sécrétion de rénine par le rein. Elle est effectuée par des dosages biologiques très délicats et exprimée en quantité d'angiotensine libérée par litre de plasma et par minute. Les chiffres normaux sont compris entre 4 et 18 nanogrammes, pour un sujet en décubitus depuis 10 heures et soumis à un régime normalement salé. Ils sont élevés dans l'hypertension maligne et dans l'hypertension par ischémie rénale, et très abaissés dans le syndrome de Conn. V. *angiotensine, angiotensine (test à l')* et *rénine-angiotensine (système).*

rénine-angiotensine (système). Ensemble physiologique formé par la rénine et son dérivé l'angiotensine. Il stimule la production d'aldostérone et, par ce mécanisme, réduit l'élimination d'eau et de sodium et augmente la pression artérielle. En pathologie, le système rénine-angiotensine est excité par l'ischémie rénale. V. *rénine (activité — du plasma).*

rénémie, s. f. (rénine; αἷμα, sang). Présence, et taux, de la rénine dans le sang.

rénitence, s. f. (*reniti*, résister). Etat d'un organe ou d'une partie des téguments qui résiste à la pression en cédant cependant un peu, sans fluctuation proprement dite.

réno-décortication, s. f. (P. Ertzbischoff). V. *Edebohls (opération d').*

rénogramme isotopique. V. *né-phrogramme isotopique.*

rénoprive, *adj.* (*renes*, les reins; *privare*, priver). Qui se rapporte à l'ablation d'un ou des deux reins.

réno-rénal (réflexe). V. *réflexe réno-rénal.*

rénotrope, *adj.* (*renes*, les reins; τρέπειν, tourner). Qui agit sur le rein.

renversé, *s. m.* Manœuvre destinée à assurer la parfaite application d'une bande de pansement que l'on enroule autour d'une surface tronconique. Elle consiste, par un mouvement de torsion, à plier obliquement la bande sur elle-même, de manière que la face externe se trouve en dessous, que le bord inférieur devienne supérieur, et que l'enroulement puisse être poursuivi dans le même sens, avec une direction légèrement modifiée.

réovirus, *s. m.* (Sabin, 1959). REO : initiales de Respiratoire Entéritique, Orphelin : v. *virus orphelin*). Syn. *virus ECHO 10.* Virus entéritique et respiratoire à A.R.N. isolé du groupe des virus ECHO; il peut également provoquer des encéphalites et des encéphalomyélites. Son diamètre est de 75-80 mμ; sa capside a une symétrie cubique et possède 92 capsomères.

rep, *s. m.* (initiales de : rœntgen equivalent physical, équivalent physique du rœntgen). Quantité de radiations ionisantes qui produit, par gramme d'air, le même nombre de paires d'ions des deux signes et la même énergie qu'un rœntgen. Cette unité est valable pour toutes les radiations ionisantes, y compris les rayons β et les neutrons.

repas de Boyden. V. *Boyden* (*épreuve ou repas de*).

repas d'épreuve. Repas composé d'une quantité déterminée d'aliments, que l'on fait prendre aux malades et que l'on extrait de leur estomac par tubage au bout d'un certain temps pour pratiquer l'analyse chimique de leur suc gastrique.

repas d'Ewald. V. *Ewald* (*repas d'*).

repas fictif. 1° Expérience due à Pavlov; elle consiste à faire déglutir des aliments à un chien porteur d'une fistule gastrique et dont l'œsophage est abouché à la peau du cou, de façon à empêcher les aliments de parvenir dans l'estomac. Le *r. f.* provoque une abondante sécrétion de suc gastrique qu'il est facile de recueillir à l'état de pureté. — 2° (Carnot, 1907). Procédé destiné, en clinique, à obtenir du suc gastrique pur. Il consiste à faire mastiquer lentement, pendant 10 minutes, un repas appétissant, dont le sujet rejette ensuite toutes les bouchées (ainsi que la salive). On pratique alors un tubage d'estomac et, de 10 en 10 minutes, on recueille le suc gastrique.

répercussion, *s. f.* (*repercussio*) (Bourguignon) (physiologie). « Modification réflexe de la chronaxie motrice, consécutive à des traumatismes ou à des processus pathologiques atteignant la voie sensible » (H. Fredericq).

répercussivité sympathique (A. Thomas, 1928). Retentissement réflexe anormal d'une excitation périphérique sur une région ou un organe éloignés, par l'intermédiaire du système nerveux sympathique. Elle est due à l'irritabilité exagérée des centres, des conducteurs ou des récepteurs nerveux ou bien à celle de la région qui répond. Ex. : le réflexe pilo-moteur apparaît plus rapidement et se montre plus intense sur un membre traumatisé ou blessé.

replication, *s. f.* (*replicatio*, répétition, réplique) (Delbrück, Hershey et Luria) (génétique). Formation d'une chaîne d'A.R.N.-messager par copie d'une des chaînes d'A.D.N. dont elle constitue la réplique. D'une façon plus générale, formation, par contact, d'une copie d'un élément génétique. V. *ribonucléique* (*acide*).

repolarisation, *s. f.* Récupération de charges électriques positives. La *r.* de la surface de la fibre musculaire se produit au moment du retrait de l'excitation (v. *doublets, théorie des*); sur l'électrocardiogramme, elle correspond à l'onde T.

repos compensateur. V. *compensateur (repos).*

répresseur, *s. m.* (*repressor*, celui qui réprime) (Pardee, Jacob and Monod, 1959) (génétique). Substance élaborée par les gènes régulateurs et capable de bloquer la synthèse de l'A.R.N. - messager et des protéines. V. *gène, ribonucléique (acide), inducteur 2°, dérépression.*

résection, *s. f.* (*resecare*, retrancher). Action de retrancher sur une étendue plus ou moins grande un nerf, un vaisseau, un muscle, un tendon, un os, sains ou malades. — *r. articulaire.* R. portant sur les extrémités des os et destinée à provoquer l'ankylose d'une articulation.

réserve alcaline (R. A.) (Van Slyke et Cullen, 1917). On désigne sous ce nom des corps (bicarbonate et autres combinaisons faibles de l'acide carbonique : v. *tampon*) contenus dans le sang et capables, par libération et élimination de CO_2, de lutter contre une invasion de l'organisme par un acide fort. En pratique on mesure cette alcalinité potentielle par la recherche de la teneur du plasma en bicarbonate; celle-ci est exprimée par la quantité de CO_2 que peut dégager un volume connu de plasma, sous l'influence d'un acide fort. Normalement 100 volumes de sang donnent 55 à 60 volumes de CO_2. Exprimée en ions bicarbonate, la *r. a.* normale est de 25 à 27 milliéquivalents par litre de plasma.

résistance (stade ou **syndrome de).** V. *adaptation (syndrome d').*

résistance artérielle. V. *résistance vasculaire.*

résistance artérielle pulmonaire. V. *résistance vasculaire.*

résistance bactérienne aux antibiotiques. Faculté, pour une bactérie, de supporter sans dommage une concentration d'antibiotiques supérieure à celle que l'on peut obtenir dans l'organisme. Cette résistance peut être innée ou naturelle, ou bien acquise par un contact prolongé des bactéries avec les antibiotiques. Elle résulte alors de la modification brusque, accidentelle, d'un segment du chromosome bactérien (mutation). Le mutant résistant ainsi apparu va proliférer, tandis que les bactéries sensibles aux antibiotiques disparaissent sous l'effet du traitement (sélection). C'est la *résistance chromosomique :* la cible sur laquelle agit d'habitude l'antibiotique est modifiée. Une seconde sorte de résistance, plus fréquente actuellement (70 % des cas), est la *résistance plasmidique* ou *résistance transférable* (Ochiai et Akika, 1960) dans laquelle celle-ci est transmise d'une bactérie résistante à une autre par transfert de certains plasmides, les plasmides de résistance. La bactérie sécrète alors une enzyme capable d'inactiver l'antibiotique (ex.: la pénicillinase). V. *plasmide* et *facteur R.*

résistance des capillaires (épreuve de). V. *Göthlin (test de).*

résistance des érythrocytes à la chaleur (test de) (Hegglin et Maier, 1944). Etude comparée de l'hémolyse à la température ordinaire et à l'étuve à 37°. Chez les sujets atteints de maladie de Marchiafava-Micheli, l'hémolyse est plus rapide à la chaleur; elle débute presque immédiatement alors que, pour un sang normal, dans les mêmes conditions, elle ne commence qu'entre la 72e et la 90e heure.

résistance globulaire (épreuve de la). Epreuve permettant de mesurer la résistance des globules rouges aux substances hémolysantes. Le sang est réparti dans des tubes contenant des solutions de NaCl de concentration de moins en moins forte (de 0,90 g à 0,30 g %). On note la solution dans laquelle l'hémoglobine commence à diffuser (hémolyse initiale ou minima, normalement 0,46 à 0,44) et celle où l'hémolyse est totale (hémolyse maxima, normalement 0,34). On dit que la *résistance* est *augmentée* quand l'hémolyse ne débute qu'après la solution 0,42 (certains ictères) et *diminuée* (*fragilité globulaire*), quand elle débute avant la solution 0,48 (ictère hémolytique).

résistance à l'hypercalcémie pro-voquée (épreuve de). V. *A. T. 10* (*épreuve à l'*).

résistance pulmonaire. V. *résistance vasculaire.*

résistance vasculaire. Force qui s'oppose à l'écoulement du flux sanguin dans les vaisseaux. On la calcule d'après les chiffres des pressions vasculaires et du débit cardiaque. La *r. du circuit artériel périphérique* est de 1 000 à 1 500 unités Wiggers (v. ce terme); celle du *circuit artériel pulmonaire* (ou *résistance pulmonaire*) est de 350 unités pour la *r.* pulmonaire totale (pour toute la petite circulation) et de 100 unités pour la *r.* pulmonaire artériolaire (dans le secteur artériolaire précapillaire).

résolutif, ive, *adj.* Qui calme une inflammation, un engorgement. — *s. m.* Médicament destiné à faire disparaître une inflammation sans suppuration.

résolution, *s. f.* (*resolvere*, résoudre). 1° Terminaison des inflammations par le retour des parties malades à leur état physiologique, sans suppuration. — 2° Affaiblissement ou disparition des contractions musculaires quel'on observe dans l'anesthésie, les paralysies partielles et les maladies graves.

résorption, *s. f.* (*resorbere*, absorber). Disparition partielle ou totale d'un organe ou d'un produit pathologique solide, liquide ou gazeux, dont les éléments sont peu à peu repris par la circulation sanguine ou lymphatique. — *r. intestinale.* Passage d'une substance (essentiellement d'une substance dissoute) à travers les cellules de l'épithélium intestinal.

respirateur, *s. m.* Appareil permettant d'assurer la ventilation pulmonaire d'un malade avec de l'air ou de l'oxygène. Certains appareils automatiques (un des plus utilisés est celui d'Engström) réalisent une respiration artificielle prolongée (au cours de la poliomyélite p. ex.) avec une fréquence, une amplitude et une pression réglables.

respiration amphorique. V. *amphorique.*

respiration artificielle. Ensemble de manœuvres (essentiellement insufflation par la méthode du bouche à bouche ou au moyen d'appareils, qui a supplanté les mouvements communiqués à la cage thoracique et les tractions de la langue), pratiquées soit chez les nouveau-nés en état de mort apparente, soit en cas de syncope ou d'asphyxie, dans le but de faire pénétrer l'air dans les voies respiratoires et de rétablir le jeu normal de la respiration. V. *bouche à bouche, Eve, Schäfer et Silvester* (*procédés de*).

respiration assistée. Syn. *respiration compensée.* Au cours de l'anesthésie générale en circuit fermé et avec curarisation, augmentation de l'amplitude des mouvements respiratoires du malade au moyen de pressions effectuées par l'anesthésiste sur le sac respiratoire, régulièrement et en suivant le rythme propre du sujet. Elle a pour but d'assurer une ventilation pulmonaire suffisante.

respiration caverneuse. V. *caverneux.*

respiration de Cheyne-Stokes. V. *Cheyne-Stokes* (*respiration de*).

respiration en circuit fermé. V. *rebreathing.*

respiration compensée. V. *respiration assistée.*

respiration contrôlée. Au cours de l'anesthésie générale en circuit fermé et avec curarisation, substitution au rythme respiratoire propre du malade, aboli par l'action du curare, d'un rythme artificiel, commandé par l'anesthésiste et entrecoupé de pauses, indispensables dans certaines opérations sur l'abdomen et surtout sur le thorax. — Cette technique de respiration artificielle, qui ne laisse au malade aucune initiative respiratoire, est aussi utilisée au cours des grandes insuffisances respiratoires. C'est l'appareil respirateur qui insuffle les poumons d'un malade passif, à un rythme et avec une amplitude réglables.

respiration expiratrice (Bouchut). Type respiratoire caractérisé par une expiration brusque aussitôt suivie d'une inspiration à laquelle succède un repos (dans le type respiratoire normal le repos a lieu après l'expiration). La r. *expiratrice* s'observe chez les enfants atteints de bronchopneumonie.

respiration de Kussmaul et Kien. V. *Kussmaul et Kien* (*respiration de*).

respiration périodique. V. *Cheyne-Stokes* (*respiration de*).

respiration pneumatorectique (Holovtschiner). Respiration profonde et le plus souvent accélérée qui dérive du besoin d'oxygène. Type respiratoire observé dans les hemorragies.

respiration puérile. V. *puérile.*

respiration singultueuse. V. *singultueuse.*

respiration stertoreuse. V. *stertor.*

respiration stridoreuse ou **striduleuse des nouveau-nés.** V. *stridor des nouveau-nés.*

respiration suspirieuse. V. *suspirieuse* (*respiration*).

respiration syncopale. V. *syncopale* (*respiration*).

respirométrie, *s. f.* 1º Mesure des échanges respiratoires des bactéries permettant d'apprécier le taux de croissance (vitesse de multiplication) des microbes dans une culture. — 2º Etude et enregistrement des mouvements respiratoires.

ressaut (signes du). 1º Signe de fracture cervicale vraie du col du fémur : la fracture n'étant pas engrenée, des tractions manuelles réduisent facilement l'attitude vicieuse; mais celle-ci se reproduit dès que l'on cesse la traction, avec un brusque ressaut et une grosse crépitation. — 2º (Le Damany, 1913). Signe de malformation luxante de la hanche chez le nouveau-né : la jambe de celui-ci étant fléchie à angle droit sur la cuisse, la cuisse fléchie de même manière sur le bassin est portée en adduction et légèrement refoulée en arrière. La sortie de la tête fémorale hors du cotyle donne parfois une sensation de ressaut; son retour dans le cotyle par la manœuvre inverse (cuisse en abduction et grand

trochanter repoussé en avant) la donne toujours.

restaurants chinois (syndrome des) (1968). Ensemble de troubles observés parfois, aux Etats-Unis d'Amérique, 15 à 30 minutes après la prise d'un repas dans un restaurant chinois : brûlures vives irradiant du tronc vers la périphérie, sensation d'écrasement de la face, oppression thoracique. Ces manifestations, qui disparaissent spontanément en quelques minutes ou en une à deux heures, sont provoquées par le L glutamate monosodique ajouté aux aliments comme condiment.

resténose, *s. f.* Réapparition d'un rétrécissement (d'un conduit, d'un orifice) précédemment supprimé.

restitutive (ostéite). V. *ostéite productive.*

restrictif (syndrome respiratoire). V. *insuffisance respiratoire.*

rétention, *s. f.* (retinere, retenir). Accumulation d'un produit solide, liquide ou gazeux dans le conduit destiné à son évacuation, le réservoir qui le contient naturellement ou la lymphe qui baigne les tissus. Les substances ainsi retenues constituent un danger soit par leur volume, soit par l'intoxication qu'elles provoquent.

rétention fœtale. Persistance, dans l'utérus, d'un fœtus mort. La période de r. *f.* s'étend de la mort du fœtus à son expulsion.

rétention hydrochlorurée sodique, hydrosaline ou **hydrosodée (syndrome de).** V. *œdémateux* (*syndrome*).

rétention placentaire. Persistance dans la cavité utérine, après la délivrance, d'un fragment de placenta; elle risque d'entraîner des hémorragies et de l'infection.

rétentionniste, *s. m.* Nom donné aux malades affectés de rétention d'urine.

retentissement abdomino-jugulaire. V. *reflux hépato-jugulaire.*

Réthi (opération de). Section des muscles adducteurs du larynx au niveau de leur insertion sur le cartilage arythénoïde ; opération pratiquée en cas de paralysie bilatérale des nerfs récurrents.

réticulé (système), ou **réticulée (formation** ou **substance)**. Ensemble de cellules nerveuses disposées en réseau dense le long du tronc cérébral, de la région bulbaire basse à l'hypothalamus latéral et postérieur. Il joue un rôle de coordination et de synthèse très important, contrôlant les activités cérébrale et spinale (respectivement par le système *ascendant* activateur et le système *descendant* inhibiteur et facilitateur), réglant le tonus de posture et l'état vigile, recevant et intégrant toutes les sensations qui parviennent à l'encéphale et influant sur les fonctions végétatives.

réticulémie, *s. f.* 1° Présence dans le sang des cellules du système réticulo-endothélial normales ou pathologiques. V. *réticulo-endothéliose.* — 2° (Sézary). Syn. *histioleucémie* (Di Guglielmo). Variété de réticulo-endothéliose d'évolution maligne, caractérisée par une érythrodermie généralisée, une atteinte viscérale d'étendue variable et la présence, dans le sang, de cellules monstrueuses issues du système réticulo-endothélial.

réticulide, *s. f.* Manifestation cutanée des réticulo-endothélioses.

réticulite, *s. f.* 1° (E. Sergent, 1929). Aspect radiographique du poumon rappelant celui d'un réseau aux mailles égales et polygonales. On observe cet aspect dans la *périlobulite* (v. ce mot). — 2° Inflammation du tissu réticulo-endothélial. — *r. monocytémique* (Cazal). V. *mononucléose infectieuse.*

réticulo-angiosarcome du foie. V. *kupfférome.*

réticulocyte, *s. m.* 1° V. *hématie granuleuse.* — 2° Cellule du tissu réticulo-endothélial.

réticulocytose, *s. f.* Présence dans le sang de réticulocytes en plus ou moins grande abondance caractérisant diverses variétés d'anémie. Le taux normal des réticulocytes est inférieur à 2%. V. *hyperréticulocytose.*

réticulo-endothélial (système) ou **S. R. E.** (Aschoff, 1913). Syn. *système réticulo-histiocytaire, S. R. H.* (Volterra), *système réthélial.* Ensemble de cellules d'origine mésenchymateuse comprenant les histiocytes, les monocytes et des cellules fixes, les cellules réthéliales. Cet ensemble est réparti dans tout l'organisme : dans le tissu réticulé péricapillaire, dans celui des membranes basales des épithéliums, de la moelle osseuse, de la rate, des ganglions lymphatiques, dans le tissu conjonctif collagène, dans le derme et les différents viscères : foie (cellules de Küppfer), glandes endocrines, poumons, etc. Ce système joue un rôle dans la phagocytose (action granulopexique), le métabolisme de certains lipides, dans l'hématopoïèse (v. *hémohistioblastique, tissu*), dans la destruction des hématies et probablement dans la formation des protides et des anticorps.

réticulo-endothéliome, *s. m.* V. *réticulo-sarcome.*

réticulo-endothéliosarcome, *s. m.* (Connor). Variété de réticulo-sarcome dont les cellules ont subi un début de différenciation endothéliale.

réticulo-endothéliose, *s. f.* Syn. *hémohistioblastose, histiocytomatose* (Epstein), *histiocytose, réticulose, rétothéliose.* Terme sous lequel on groupe des affections caractérisées par la prolifération typique ou atypique des éléments propres du système réticulo-endothélial. Cette prolifération peut être généralisée (rate, ganglions, foie, peau, poumons, os, sang, muscles) ou localisée. — On décrit des *r. secondaires* à des infections ou à des parasitoses (paludisme, kala-azar, mononucléose infectieuse, endocardite lente, fièvre typhoïde, etc.) ou associées à des maladies du sang (leucoses, érythrémies aiguës, maladie de Hodgkin, anémie pernicieuse, myélose aplastique) ou provoquées par un trouble du métabolisme (maladie de Gaucher, de Niemann-Pick, de Schüller-Christian); et des *r. primitives*, de nosologie incertaine presque toujours d'évolution maligne, aiguë (maladie d'Abt-Letterer-Siwe, r. histiocytaire aiguë, r. subaiguë à évolution maligne du nourrisson) ou plus rarement chronique (forme analogue à la r. histiocytaire aiguë mais évoluant en quelques années), parfois cependant bénignes (r.e. aiguë de l'enfant). — Les r. e. sont rapprochées parfois de la maladie de Hodgkin, des leucoses à monocytes, des réticulo-sarcomes, de la maladie de Besnier-Bœck-Schaumann.

réticulo-endothéliose aiguë. V. *réticulose histiocytaire aiguë.*

réticulo-endothéliose aiguë de l'enfant (R. Clément et B. Duperrat, 1952). Affection aiguë survenant chez l'enfant, caractérisée par un syndrome infectieux (fièvre élevée, prostration), une éruption cutanée, une atteinte lymphoïde (angine, adénopathies importantes, spléno- et hépatomégalies), une longue évolution de plusieurs mois entrecoupée de poussées, aboutissant à la guérison. Il existe une légère anémie avec hyperleucocytose modérée et mononucléose. L'étiologie est inconnue. Les lésions histologiques des ganglions diffèrent de celles de la mononucléose infectieuse ; elles sont caractérisées par une intense prolifération histiocytaire.

réticulo-endothéliose aiguë hémorragique des nourrissons. V. *Abt-Letterer-Siwe (maladie de).*

réticulo-endothéliose aiguë leucémoïde ou **monocytémique.** V. *mononucléose infectieuse.*

réticulo-épithéliome, s. m. Variété de réticulo-sarcome présentant certains caractères histologiques des épithéliomes.

réticulofibrose, s. f. V. *fibroréticulose.*

réticulo-granulomatose, s. f. V. *réticulose X.*

réticulo-histiocytaire (système). V. *réticulo-endothélial (système).*

réticulo-histiosarcome, s. m. Variété de réticulo-sarcome voisine de l'histioblastome.

réticulo-lymphosarcome, s. m. Variété de réticulo-sarcome dont les cellules ont subi un début de différenciation hématopoïétique vers la lignée lymphatique.

réticulomatose, s. f. (Sézary). Variété de réticulo-endothéliose dans laquelle les cellules réticulées s'écartent peu ou pas du type normal et ne comportent aucun caractère de malignité.

réticulopathie, s. f. Affection du système réticulo-endothélial.

réticulo-plasmocytome, s. m. Syn. *hémohistioblasto-plasmocytome, histioblasto-plasmocytome.* Plasmocytome (v. ce terme) contenant de très nombreuses cellules réticulées de type histioblastique.

réticulo-sarcomatose, s. m. Variété de réticulo-sarcome caractérisée par l'apparition de la prolifération maligne dans plusieurs territoires différents du système réticulo-endothélial.

réticulo-sarcome, s. m. Syn. *réticuloendothéliome, rétothélo-sarcome* (Roulet, 1932). Prolifération maligne et envahissante du tissu réticulo-endothélial provoquant des tumeurs de la moelle osseuse (sarcome d'Ewing), de la rate, du foie, des ganglions lymphatiques, etc. et donnant des métastases.

réticulose, s. f. 1° (N. Fiessinger, 1929). V. *réticulo-endothéliose.* — 2° V. *dyslipidose.*

réticulose aiguë maligne, r. aleucémique. V. *réticulose histiocytaire aiguë.*

réticulose cutanée et pulmonaire du nourrisson. V. *réticulose subaiguë à évolution maligne du nourrisson.*

réticulose hémophagocytaire. V. *lymphohistiocytose familiale.*

réticulose histiocytaire. V. *réticulose X.*

réticulose histiocytaire aiguë (J. Cathala et P. Boulenger, 1941). Syn. *réticulose aiguë maligne, r. aleucémique* (Letterer), *r. médullaire histiocytaire* (Scott et Robb-Smith, 1939), *r. mégacaryocytaire* (Favre, 1934), *r. pure aiguë* (Oberling et Guérin), *r. syncytiale* (Dustin et

Weil, 1936), *r. systématisée* (Byka-wa), *r. métaplasique aiguë maligne* (Sézary, 1941), *réticulo-endothéliose aiguë* (Ugriumow), *histiocytose non lipoïdique* (Foot et Olcott). Maladie caractérisée par une atteinte profonde de l'état général (anorexie, asthénie, émaciation et fièvre élevée, souvent irrégulière), de l'anémie leucopénique avec tendance à la mononucléose, une splénomégalie importante avec hypertrophie moins marquée du foie et des ganglions et une évolution plus ou moins rapidement mortelle au cours de laquelle apparaissent des œdèmes, un ictère hémolytique, du purpura et des hémorragies. Il existe une prolifération cellulaire systématisée du tissu réticulo-endothélial portant sur la rate, le foie, les ganglions, la moelle osseuse et le derme. La *r. h. a.* est à rapprocher des leucémies aiguës, surtout de la leucémie à monocytes.

réticulose maligne. Terme général sous lequel on essaie de grouper toutes les manifestations d'évolution maligne, souvent disparates, du système réticulo-endothélial; qu'elles soient *généralisées* et *diffuses* (réticulose histiocytaire aiguë, leucémie à monocytes, maladie d'Abt-Letterer-Siwe, réticulose subaiguë à évolution maligne du nourrisson), ou *tumorales* (maladie de Hodgkin, réticulosarcome, sarcome histiocytaire de la rate, sarcome d'Ewing, hématodermies telles que le mycosis fongoïde et la maladie de Kaposi).

réticulose à mastocytes. V. *urticaire pigmentaire.*

réticulose pure aiguë. V. *réticulose histiocytaire aiguë.*

réticulose subaiguë à évolution maligne du nourrisson (Julien Marie, 1941). Syn. *réticulose cutanée et pulmonaire du nourrisson.* Variété de réticulose du nourrisson caractérisée par l'association de lésions cutanées croûteuses et purpuriques et de manifestations pulmonaires: dyspnée et cyanose avec, sur les radiographies, des images réticulées ou micro-nodulaires diffuses et des bulles d'emphysème. Elle évolue vers la mort en quelques mois.

réticulose systématisée. V. *réticulose histiocytaire aiguë.*

réticulose X. Syn. *granulome histiocytaire, histiocytose X* (Lichtenstein, 1953), *réticulose histiocytaire, réticulo-granulomatose* (Lennert, Pinkus, 1949). Groupe morbide dans lequel certains auteurs (Wallgren, 1940; Farber, 1941; Mallory, 1942; Pinkus; Lichtenstein) ont réuni trois affections classiquement différentes: la maladie d'Abt-Letterer-Siwe, la maladie de Hand-Schüller-Christian et le granulome éosinophilique des os, entre lesquelles existent des formes intermédiaires, et qui possèdent des caractères histologiques communs (granulome réticulo-histiocytaire avec accumulation de cholestérol).

réticulotrope, *adj.* (reticulum, réseau; τρέπειν, tourner). Qui a de l'affinité pour le système réticulo-endothélial.

réticulum, *s. m.* (en lat. réseau). Nom donné en anatomie à tous les réseaux de fibres ou de vaisseaux.

rétinite, *s. f.* Nom générique de toutes les inflammations de la rétine; la *r.* est le plus souvent symptomatique d'une maladie générale ou d'une affection d'un autre organe: *r. syphilitique, r. albuminurique, r. diabétique,* etc.

rétinite circinée. Altération oculaire faite de dépôts lipidiques intra-rétiniens apparaissant sous forme de taches blanches brillantes toujours situées autour d'une lésion rétinienne, en arrière des vaisseaux et en avant de l'épithélium pigmenté. Ces taches peuvent apparaître à la suite d'affections très diverses du fond d'œil.

rétinite de Coats. V. *Coats (maladie ou rétinite de).*

rétinite de Leber. V. *Leber (rétinite de).*

rétinite pigmentaire. Processus dégénératif de la rétine, bilatéral, familial et héréditaire. Il apparaît dans l'enfance, est caractérisé par l'hespéranopie, l'aspect atrophique de la papille, une pigmentation anormale de la rétine, une baisse progressive de l'acuité visuelle et le rétrécissement du champ visuel. Il aboutit tôt ou tard à la cécité.

rétinite de Purtscher. V. *Purtscher (syndrome, rétinite ou rétinopathie de).*

rétinite septique de Roth. V. *Roth (rétinite septique de).*

rétinoblastome, *s. m.* Tumeur maligne de la rétine survenant dans le jeune âge, dont les formes bilatérales sont toujours héréditaires.

rétinographie, *s. f.* Examen photographique de la rétine.

rétinopathie, *s. f.* Terme désignant toutes les affections rétiniennes. — On l'emploie quelquefois par opposition à rétinite pour désigner celles qui ne sont pas de nature infectieuse.

rétinopathie diabétique. Complication rétinienne très fréquente du diabète sucré, due à l'altération des capillaires. C'est une des localisations les plus redoutables de la micro-angiopathie diabétique (v. ce terme), responsable de l'ischémie et des micro-anévrismes rétiniens. Elle entraîne la cécité lorsque la zone maculaire est atteinte.

rétinopathie de Purtscher. V. *Purtscher (syndrome, rétinite ou rétinopathie de).*

rétinoscopie, *s. f.* V. *ophtalmoscopie.*

rétothélial (système). V. *réticuloendothélial (système).*

rétothéliose, *s. f.* V. *réticulo-endothéliose.*

rétothélo-sarcome, *s. m.* V. *réticulosarcome.*

retourné, *s. m.* (Ducroquet). Manœuvre destinée à assurer la parfaite application d'une bande de pansement que l'on enroule autour d'une surface tronconique. Elle consiste à faire revenir la bande en arrière (*r. simple*) et à la ramener ensuite dans le sens primitif en modifiant sa direction selon les besoins, la face externe de la bande étant toujours à l'extérieur (*double r. en deux temps*). Le *double r. en un temps* consiste à faire un pli transversal rabattu qui permet le changement de direction voulu.

retours veineux anormaux. Abouchement anormal, dans le cœur, des veines pulmonaires ou caves, dû à un défaut du développement embryologique du cœur et des vaisseaux. 1° Une ou plusieurs veines pulmonaires (retour veineux pulmonaire anormal ou RVPA) se jettent dans l'oreillette droite, la veine cave supérieure ou la veine innominée gauche : anomalie généralement bien tolérée, sauf si elle porte sur toutes les veines pulmonaires (RVPA total : v. *image en huit de chiffre; Roe, opération de* et *Williams, opération de*); une communication interauriculaire est souvent associée. 2° Les veines caves sont triples, quadruples, en positions anormales ou se jettent dans l'oreillette gauche ou le sinus coronaire.

rétractilité, *s. f.* (*re ; trahere,* tirer). Propriété que possèdent certains tissus de revenir sur eux-mêmes en diminuant de longueur.

rétraction de l'aponévrose palmaire. V. *Dupuytren (maladie de).*

rétrécissement, *s. m.* Syn. *sténose.* Diminution permanente du calibre d'un orifice ou d'un conduit du corps, avec altération de la paroi. Ex. : *r. de l'urètre, du pylore, du rectum,* etc. — *r. valvulaire.* R. d'un des orifices cardiaques. Ex. : *r. mitral, r. tricuspidien, r. aortique, r. pulmonaire.*

rétrocolis, *s. m.* (*retro,* en arrière; *collum,* cou). Variété de torticolis dans laquelle la tête est rejetée en arrière par suite de la contracture des muscles de la nuque.

rétrodéviation de l'utérus. Terme général qui comprend tous les déplacements en arrière de l'utérus en totalité ou en partie.

rétroflexion de l'utérus (*retro ; flectere,* fléchir). Déviation de l'utérus dans laquelle le fond de l'organe se trouve incliné en arrière, tandis que le col garde sa situation normale.

rétrognathie, *s. f.* Déformation de la mâchoire qui, vue de profil, paraît rejetée en arrière.

rétrograde, *adj.* (*retrogradus,* de *retro,* en arrière, et *gradi,* aller). V. *amnésie.*

rétrolisthésis, s. m. (retro, en arrière; όλίσθησις, glissement). Glissement en arrière d'un segment de la colonne vertébrale, sur le segment inférieur. Il est observé au niveau de la colonne lombaire, souvent à la suite d'une lésion des disques intervertébraux.

rétro-olivaires (syndromes). V. *bulbaires postérieurs (syndromes),*

rétroparotidien postérieur (syndrome). V. *Villaret (syndrome de).*

rétropéritonite calleuse. Péritonite chronique localisée à l'arrière-cavité des épiploons et caractérisée par un épaississement scléreux du péritoine. C'est une complication de la linite plastique.

rétropéritonite fibreuse et sclérosante. V. *Ormond (maladie d').*

rétropituitrine, s. f. V. *pituitrine.*

rétropneumopéritoine, s. m. (retro; πνεῦμα, air; περιτόναιος, péritoine) (Ruiz Rivas, 1938; de Gennes, 1949). Syn. *pneumorétropéritoine.* Insufflation rétro-péritonéale d'oxygène, pratiquée au niveau du raphé ano-coccygien. Elle permet de faire apparaître par contraste, sur les clichés radiographiques, les reins, les surrénales, la rate, le foie, les piliers du diaphragme, les psoas et les néoformations de la région postérieure de l'abdomen. V. *pneumo-exopéritoine.*

rétroposition de l'utérus (retro; ponere, placer). Déplacement en totalité de l'utérus en arrière.

rétropulsion, s. f. (retro; pellere, pousser). 1° Action de repousser. R. de la tête du fœtus mal engagée. — 2° Tendance que certains malades (*maladie de Parkinson*) éprouvent à accélérer de plus en plus leur marche en arrière lorsqu'ils ont commencé à reculer.

rétrosellaire, adj. Qui est situé derrière la selle turcique.

rétrotraction, s. f. (retro; bas lat. tractio, de trahere, tirer). Flexion du corps en arrière provoquée, chez certains malades (*maladie de Parkinson*), en station debout, par la contraction involontaire des muscles lombaires.

rétrotubérite, s. f. Inflammation de la fossette de Rosenmüller (récessus situé en arrière de l'orifice pharyngien de la trompe d'Eustache).

rétrovaccination, s. f. Inoculation à la génisse du vaccin humain, dans le but d'obtenir un vaccin plus actif (régénération du vaccin).

rétroversion de l'utérus (retro; vertere, tourner). Déviation de l'utérus dans laquelle le fond de l'organe se trouve porté en arrière, tandis que le col remonte en avant vers le pubis.

réunion par première ou **par deuxième intention.** V. *cicatrisation.*

revascularisation, s. f. Rétablissement de la circulation sanguine dans un territoire ischémié.

rêve (état de). V. *unciforme ou uncinée (crise).*

Reverdin (aiguille de). Aiguille montée sur un manche, présentant latéralement près de la pointe une encoche pouvant être transformée en trou par une tige métallique mobile.

Reverdin (greffe de) (1869). Greffe épidermique à petits greffons de 3 ou 4 mm de diamètre.

réversibilité, s. f. Possibilité d'un retour à un état antérieur.

réversion, s. f. (revertere, retourner). 1° (anthropologie). Syn. *anomalie réversive.* Développement anormal d'un organe rudimentaire rappelant une parenté, dans le passé, entre deux espèces actuellement très différentes. Ex.: chez l'homme le repli semi-lunaire de l'angle interne de l'œil représente la troisième paupière des marsupiaux. — 2° (biologie). « Retour, à la suite de générations plus ou moins nombreuses d'individus croisés, au type de l'espèce primitive » (Littré). — 3° (pathologie). Nom donné par Jaccoud à une nouvelle poussée exanthémateuse survenant dans les fièvres éruptives, peu après la disparition du premier exanthème.

reviviscence, s. f. (reviviscere, revivre). Propriété de certains êtres inférieurs (rotifères, etc.), qui, après avoir été desséchés et bien que présentant l'aspect de cadavres, peuvent être rappelés à la vie si on leur rend l'eau qui leur avait été soustraite.

révulsif, adj. et s. m. Nom donné à tous les moyens propres à provoquer la révulsion.

révulsion, s. f. (re ; vellere, arracher). Acte thérapeutique consistant à produire un afflux sanguin dans un point plus ou moins éloigné d'un organe malade, dans le but de dégager cet organe. La r. peut s'obtenir directement (ventouse, saignée), ou indirectement par des agents qui produisent un travail pathologique particulier (autrefois : vésicatoires, séton, cautère ; actuellement : application de chaleur ou de médicaments irritants, farine de moutarde, essence de térébenthine, iode, etc.).

Reybard (opération de) (1883). Colectomie en un temps, avec suture colique termino-terminale complète et immédiate.

Reye ou **Reye-Johnson (syndrome de)** (Reye, Morgan et Baral, 1963). Syn. encéphalopathie de Reye. Syndrome observé chez les nourrissons et les enfants, caractérisé anatomiquement par une infiltration graisseuse massive du foie et d'autres organes et par des lésions œdémateuses accompagnées d'altérations cellulaires du système nerveux central ; cliniquement par l'apparition brutale, souvent après un épisode infectieux banal, d'un coma avec crises convulsives et contractures, hépatomégalie et hémorragies. L'évolution est mortelle en quelques jours dans 80 % des cas. Les examens de laboratoire montrent une élévation considérable du taux des transaminases sériques, une hyper-ammoniémie, une chute des taux de la prothrombine et du glucose sanguins. Ce syndrome serait la conséquence d'une anomalie du métabolisme des lipides révélée par une infection microbienne ou virale, ou par une intoxication ; les acides gras libérés en masse attaqueraient le système mitochondrial cellulaire.

Reynold-Révillod et Déjerine (syn-

drome de). V. bulbaire antérieur (syndrome).

R.F. Abréviation de Releasing Factors. V. facteurs de déclenchement.

rH. Symbole exprimant le potentiel d'oxydo-réduction d'un corps, c'est-à-dire son degré d'affinité pour l'oxygène. Le rH se chiffre par le logarithme de l'inverse de l'activité (ou de la pression) de l'hydrogène moléculaire. C'est, en effet, cette pression qui commande l'orientation de la réaction vers l'oxydation ou vers la réduction.

Rh (facteur). V. Rhésus (facteur).

rhabdomyolyse, s. f. (ῥάβδος, raie ; μῦς, muscle ; λύσις, dissolution). Destruction du muscle strié. Elle peut être provoquée par une infection ou une intoxication et s'accompagne de contractures douloureuses des masses musculaires, de myoglobinurie et d'une élévation du taux sanguin des enzymes musculaires (créatine-phosphokinase, aldolase, lactico-déshydrogénase). Elle peut se voir au cours de certaines maladies enzymatiques. V. glycogénique (maladie). — rh. récurrente. V. myoglobinurie paroxystique idiopathique.

rhabdomyome, s. m. (ῥάβδος ; myome). Myome à fibres striées ; tumeur très rare, surtout à l'état de pureté. — rh. granuleux ou granulocellulaire. V. Abrikossoff (tumeur d').

rhabdomyosarcome, s. m. V. myosarcome

rhabdovirus, s. m. Virus à A.R.N. (v. ce terme) en forme de balle de fusil. Le groupe des rh comprend les virus de la rage, de la stomatite vésiculeuse, le virus Marburg et d'autres, pathogènes pour les animaux, mais non pour l'homme.

rhagade, s. f. (ῥάγας, fente). Crevasse.

Rhea Barton (fracture de) (Barton, John Rhea, 1838). Variété rare de fracture de l'extrémité inférieure du radius consistant en l'écornure du rebord articulaire postérieur. — f. de Rhea Barton renversée. Syn. f. de Letenneur. Ecornure du rebord articulaire antérieur de l'extrémité inférieure du radius.

rhéobase, *s. f.* (Lapicque, 1909). Intensité atteignant le seuil de l'excitation pour un passage de courant débutant brusquement et indéfiniment prolongé. En d'autres termes, c'est « le plus faible courant à début brusque capable d'exciter » (Lapicque).

rhéocardiogramme, *s. m.* (ῥέω, je coule; καρδία, cœur; γράμμα, inscription). Syn. *cardiodiagramme.* Courbe obtenue par la rhéocardiographie.

rhéocardiographie, *s. f.* (Holzer, Polzer et Marko, 1945). Syn. *cardiodiagraphie* (Donzelot et Milovanovitch, 1946), *diélectrographie* (Atzler et Lehmann, 1932). Etude des mouvements du cœur et des gros vaisseaux au moyen de la diagraphie (v. ce terme). On fait traverser le thorax par des courants à haute fréquence (ondes hertziennes); les changements de volume du cœur et des vaisseaux, provoquant des modifications d'impédance, font varier l'intensité de ces courants. Ces variations sont enregistrées avec un électrocardiographe.

rhéo-encéphalographie, *s. f.* Etude des variations d'impédance intracrânienne en rapport avec les modifications du flux vasculaire; elle renseigne sur l'état de la circulation cérébrale. V. *rhéographie.*

rhéogramme, *s. m.* Courbe obtenue par la rhéographie.

rhéographe, *s. m.* Appareil destiné à pratiquer la rhéographie.

rhéographie, *s. f.* Enregistrement des modifications rythmiques de la conductibilité électrique d'un segment du corps humain traversé par des courants de haute fréquence, en rapport avec les variations de la masse sanguine dans cette région (battements du cœur, pulsations vasculaires). V. *diagraphie, rhéocardiographie.*

rhéologie, *s. f.* (ῥέω, je coule; λόγος, discours). Etude de la déformation ou de l'écoulement des éléments de l'organisme : p. ex. des battements du cœur et des artères, ou du flux sanguin dans l'appareil circulatoire.

rhéophore, *s. m.* (ῥεῖν, couler; φέρειν, porter). Nom donné aux fils qui réunissent la source d'électricité aux électrodes.

Rhésus ou **Rh (facteur)** (ainsi nommé parce que Landsteiner et Wiener, en 1940, le mirent en évidence en injectant du sang de singe *Macacus Rhesus* dans l'oreille du lapin, produisant ainsi chez ce dernier un sérum anti-Rhésus avec lequel ils étudièrent les phénomènes d'agglutination des sangs humains). Agglutinogène du globule rouge indépendant des deux agglutinogènes A et B plus anciennement connus. Dans la race blanche, il existe dans les hématies de 85 % des sujets (sujets Rh +), et joue un rôle dans certains accidents de la transfusion sanguine. En outre, quand un fœtus Rh + (engendré par un père Rh +) se développe chez une femme dont le sang ne contient pas ce facteur (Rh —), des agglutinines anti-Rhésus (anticorps immuns) apparaissent dans le sang maternel (iso-immunisation, v. ce terme) et agglutinent, à travers le placenta, les hématies de l'enfant. Ce phénomène est à l'origine des maladies du nouveau-né groupées sous le nom d'érythroblastose ou de maladie hémolytique du nouveau-né. — En fait, il existe, non pas un seul agglutinogène Rh, mais toute une série d'antigènes qui se transmettent héréditairement et s'associent de façons diverses : Hr (Levine) ou Hr' : Rho ou Rh standard (le plus fréquent), rh', rh'' selon la nomenclature de Wiener, correspondant à D, C, E avec leurs allélomorphes *d, c, e,* selon celle de Fisher, Taylor et Race. V. *groupes sanguins, types sanguins* et *incompatibilité fœto-maternelle.*

rhétinolé, *s. m.* (ῥητίνη, résine). Médicament externe formé du mélange d'une résine et de différentes substances.

rhinelcose, *s. f.* (ῥίς, ῥινός, nez; ἕλκος, ulcère). Ulcération d'une narine.

rhinencéphale, *s. m.* (ῥίς; ἐγκέφαλος, encéphale). 1° (anatomie) Ensemble des formations cérébrales assurant le sens olfactif. — 2° Syn. *rhino-céphale* (I. G. St-Hilaire). Monstre cyclocéphalien dont l'appareil nasal est représenté par une trompe qui s'insère au bas du front.

rhinite, *s. f.* (ῥίς). Inflammation aiguë ou chronique de la muqueuse des fosses nasales. — *r. atrophiante* ou *atrophique* ou *r. chronique fétide.* V. *ozène.* — *r. chronique hypertrophique.* Variété de *r.* caractérisée par l'hypertrophie de la muqueuse nasale.

rhinocéphale, *s. m.* (ῥίς; κεφαλή, tête). V. *rhinencéphale.*

rhinœdème médicamenteux (E. Escat, 1936). Œdème chronique de la muqueuse pituitaire observé chez les sujets qui abusent de certains médicaments en instillations nasales.

rhino-hydrorrhée, *s. f.* V. *hydrorrhée nasale.*

rhinolalie, *s. f.* (ῥίς; λαλιά, parole) (Kussmaul). Syn. *rhinophonie.* Nom donné aux troubles de la phonation déterminés par des modifications de la résonnance des cavités nasales. — 1° *r. ouverte.* Modification de la voix due à une exagération de la perméabilité nasale (paralysie, perforation de la voûte ou du voile, etc.): les voyelles buccales prennent un timbre nasal (*nasonnement*). — 2° *r. fermée.* Modification de la voix due à la suppression de la perméabilité nasale; si l'obstacle siège en arrière, le malade ne peut plus émettre les voyelles nasales; il parle en réalité de la bouche (*stomatolalie*); si l'obstacle siège dans la partie antérieure des fosses nasales, il y a excès de résonnance (*nasillement* ou *voix de polichinelle*).

rhinolithe, *s. m.* (ῥίς; λίθος, pierre). Calcul des fosses nasales.

rhinologie, *s. f.* (ῥίς; λόγος, discours). Etude du nez, des fosses nasales et des affections qui leur sont propres.

rhinométrie, *s. f.* (ῥίς; μέτρον, mesure). Mesure du degré de perméabilité des fosses nasales pour l'air.

rhinomycose, *s. f.* Affection des fosses nasales due à un champignon, le plus souvent du genre *Candida.*

rhino-pharyngite, *s. f.* Inflammation du pharynx nasal ou rhinopharynx.

rhinophonie, *s. f.* (ῥίς; φωνή, voix). V. *rhinolalie.*

rhinophycomycose, *s. f.* Localisation aux tissus sous-cutanés du nez, des lèvres et de la face, de la phycomycose (v. ce terme).

rhinophyma, *s. m.* (ῥίς; φῦμα, tumeur). Syn. *acné hypertrophique* ou *éléphantiasique.* Hypertrophie quelquefois considérable du nez, due à l'épaississement de la peau et au développement des glandes sébacées; la peau est lisse, brillante, et rouge à ce niveau.

rhinoplastie, *s. f.* (ῥίς; πλάσσειν, former). Opération destinée à remédier aux difformités ou pertes de substance du nez en le reconstituant en totalité ou en partie.

rhino-réaction, *s. f.* (Lafite-Dupont et Molinier, 1909). Réaction inflammatoire aboutissant à la formation d'une petite croûte jaunâtre sur la muqueuse nasale des sujets tuberculeux, quand on applique sur cette muqueuse, pendant 10 minutes, un tampon d'ouate imbibé d'une solution étendue de tuberculine.

rhinorragie, *s. f.* (ῥίς; ῥήγνυμι, je jaillis). Hémorragie nasale.

rhinorraphie, *s. f.* (ῥίς; ῥαφή, suture). Suture des bords d'une plaie du nez.

rhinorrhée, *s. f.* (ῥίς; ῥεῖν, couler). Ecoulement de liquide par le nez, en dehors de tout phénomène inflammatoire. — *r. cérébro-spinale.* V. *hydrorrhée nasale.*

rhino-salpingite, *s. f.* Inflammation de la muqueuse de la trompe d'Eustache, ayant pour point de départ une rhinite atrophique ou hypertrophique, et comme conséquence une otite moyenne chronique avec sclérose du tympan.

rhinosclérome, *s. m.* (ῥίς; σκληρός, dur) (Hebra). Maladie infectieuse due à un bacille spécial (Frisch, 1882) et caractérisée, au point de vue clinique, par une tuméfaction, d'une dureté cartilagineuse, des narines, de la cloison du nez et de la lèvre supérieure.

rhinoscopie, s. f. (ῥίς; σκοπεῖν, examiner). Examen des fosses nasales soit par les narines (r. *antérieure*), soit par le pharynx à l'aide d'un miroir introduit derrière le voile du palais (r. *postérieure*).

rhinosporidiose, s. f. Mycose des pays tropicaux, due au *Rhinosporidium seeberi*. Elle est habituellement localisée aux muqueuses, surtout au rhinopharynx (polypes) et à la conjonctive, mais elle peut s'étendre à la peau et aux os.

rhinotomie, s. f. (ῥίς; τομή, section). Opération qui consiste à pratiquer une large brèche dans la face pour découvrir la partie antérieure des fosses nasales. — r. *sous-labiale*. V. *Rouge* (*opération de*).

rhino-vaccination antitoxique (Chr. Zœller et G. Ramon, 1927). Vaccination avec des anatoxines concentrées, instillées ou pulvérisées dans les fosses nasales.

rhinovirus, s. m. Virus à A.R.N., très petit, appartenant au groupe des picornavirus. Il existe une centaine de types de rh., responsables de près de la moitié des affections des voies aériennes supérieures de l'homme (coryza et, chez l'enfant, bronchites, bronchiolites et broncho-pneumonies).

rhizalyse, s. f. (ῥίζα, racine; λύσις, dissolution). « Résorption physiologique ou pathologique d'une racine dentaire » (Trial).

rhizarthrose, s. f. (ῥίζα; ἄρθρον, articulation). Arthrose de la racine d'un doigt (pouce), d'un orteil, d'un membre.

rhizomélique, adj. (ῥίζα; μέλος, membre) (P. Marie). Qui se rapporte à la racine des membres (*spondylose r.*) ou à leurs segments proximaux (*micromélie r.*).

rhizomère, s. m. (ῥίζα; μέρος, partie). Syn. *zone radiculaire de sensibilité tactile* (Sherrington). Territoire cutané en forme de bande mal limitée, dont les nerfs sont en relation avec un ganglion rachidien et les racines qui en émanent.

rhizomorphique (rapport) (ῥίζα; μορφή, forme) (R. P. Dr Verdun) (morphologie). Rapport entre la longueur du tronc et sa largeur au niveau de la racine des membres (moyenne des diamètres bi-acromial et bi-trochantérien).

rhizopodes, s. m. pl. (ῥίζα; πούς, pied). « Protozoaires constitués par une cellule nue, capable d'émettre par la surface de son corps des prolongements protoplasmiques non permanents et de forme variable, appelés *pseudopodes* » (E. Brumpt). Cette classe comprend les amibes parasites de l'homme.

rhizotomie, s. f. (ῥίζα; τομή, section). Syn. *radicotomie*. Section chirurgicale des racines médullaires. — r. *antérieure*. V. *Förster-Dandy* (*opération de*). — r. *postérieure* pratiquée pour supprimer les douleurs radiculaires violentes et rebelles. V. *Förster* (*opération de*). — r. *rétrogassérienne*. V. *névrotomie rétrogassérienne*.

rhodanate de sodium (épreuve au) (Crandall et Anderson, 1934; Lavietes, 1936; R. Cachera et P. Barbier, 1941). Epreuve permettant de mesurer en bloc la masse des liquides extra-cellulaires de l'organisme. Elle consiste à injecter dans les veines une substance (thiocyanate ou sulfocyanate ou rhodanate de sodium) qui diffuse rapidement et électivement dans le plasma et les liquides interstitiels, sans pénétrer dans les cellules. Son dosage dans le sang, de 45 à 75 minutes après l'injection, permet de calculer la masse des liquides extra-cellulaires (21 p. 100 du poids du sujet). Si l'on effectue en même temps l'épreuve au bleu de Chicago (v. ce terme), on obtient, en soustrayant le chiffre du plasma de celui des liquides extra-cellulaires, le volume des liquides interstitiels de l'organisme.

rhodonychie, s. f. (ῥόδον, rose; ὄνυξ, ongle) (Rondopoulo, 1934). Terme mieux formé qu'*onychorode* et par lequel on pourrait désigner la particularité qui consiste dans la couleur rose des ongles.

rhonchus, s. m. (lat. *rhonchus*, de ῥόγχος, ronflement). V. *râle*.

rhophéocytose, s. f. (ῥοφέω, j'avale; κύτος, cellule). V. *micropinocytose*.

rhotacisme, s. m. (ρωτακισμός, emploi fréquent de la lettre ρ). Vice de prononciation caractérisé par la difficulté ou l'impossibilité de prononcer la lettre r.

rhumatisme, s. m. (ρεῦμα, fluxion). Nom donné à des affections très diverses, aiguës ou chroniques, ayant comme caractères communs la douleur et la fluxion, localisées surtout au niveau des jointures et des parties molles qui les entourent, mais pouvant se manifester ailleurs.

rhumatisme allergique de Kahlmetter (1934). Forme de rhumatisme très voisine du rhumatisme palindromique, survenant chez les femmes entre 30 et 40 ans, caractérisée par des poussées brèves et récidivantes d'arthrite avec œdèmes articulaires et périarticulaires, et rashs cutanés.

rhumatisme articulaire aigu. V. *Bouillaud (maladie de)*.

rhumatisme articulaire chronique partiel. V. *arthrite déformante*.

rhumatisme articulaire chronique progressif (Charcot). V. *polyarthrite chronique évolutive*.

rhumatisme articulaire dégénératif. V. *arthrose*.

rhumatisme articulaire subaigu curable. Polyarthrite post-angineuse de l'adulte jeune atteignant plusieurs grosses articulations, mais sans localisation extra-articulaire, et se terminant par la guérison après 6 mois à 2 ans d'évolution. Elle apparaît comme une maladie intermédiaire entre la maladie de Bouillaud et la polyarthrite chronique évolutive.

rhumatisme blennorragique. R. infectieux déterminé par le gonocoque.

rhumatisme de Bougainville. V. *polyarthrite aiguë épidémique tropicale*.

rhumatisme cardiaque. V. *cardite rhumatismale*.

rhumatisme cardiaque évolutif (Ribierre et Pichon, 1924). Forme de rhumatisme articulaire aigu avec manifestations cardiaques, caractérisée par son évolution prolongée et des poussées fébriles avec atteintes articulaires, défaillance myocar-dique et modifications des lésions valvulaires. Elle peut apparaître au cours de la première crise de la maladie de Bouillaud (*r. c. é. d'emblée*) ou au cours d'une rechute (*r. c. secondairement évolutif*). Elle peut aboutir à la mort en quelques mois ou à l'apyrexie avec stabilisation plus ou moins durable des lésions cardiaques. V. *pancardite* et *asystolie fébrile ou inflammatoire*.

rhumatisme chronique déformant (Tessier et Roque). V. *polyarthrite chronique évolutive*. — rh. ch. déf. xanthomateux. V. *polyarthrose xanthomateuse*.

rhumatisme chronique dégénératif. V. *arthrose*.

rhumatisme chronique progressif généralisé ou **rh. ch. pr. infectieux** (Weissenbach et Françon). V. *polyarthrite chronique évolutive*.

rhumatisme fibreux (Jaccoud). Variété de rhumatisme chronique succédant, chez l'adulte jeune, à une crise de rhumatisme articulaire aigu ; elle est caractérisée par des déformations analogues à celles du rhumatisme chronique déformant, mais dues seulement à des lésions fibreuses périarticulaires sans atteinte profonde des jointures.

rhumatisme goutteux. « État articulaire de rhumatisme chronique, coexistant avec un état humoral uricémique » (Besnier). — On en fait actuellement « un rhumatisme dont la goutte est la cause » (M.-P. Weil et C. Polak).

rhumatisme d'Heberden. V. *Heberden (rhumatisme d')*.

rhumatisme infectieux ou **pseudo-rhumatisme infectieux.** Nom donné aux manifestations articulaires apparaissant dans le décours de certaines maladies infectieuses aiguës. Elles sont dues soit au microbe de la maladie causale, soit à une infection secondaire, et elles n'ont rien de commun avec le rhumatisme articulaire aigu.

rhumatisme de Kahlmetter. V. *rhumatisme allergique de Kahlmetter*.

rhumatisme lombaire chronique. V. *lombarthrie*.

rhumatisme musculaire de poitrine. V. *myalgie épidémique*.

rhumatisme neurotrophique du membre supérieur (Pierre-P. Ravault, de Lyon, 1946). Syn. *syndrome épaule-main* (O. Steinbrocker, de New York, 1947). Syndrome caractérisé par l'enraidissement douloureux des articulations de l'un, ou plus rarement, des deux bras (la main et l'épaule surtout) avec décalcification des os et aspect œdématié, puis atrophié et figé de la main. Son évolution est généralement favorable. Il peut être déclenché par un traumatisme minime, une intervention chirurgicale quelconque, certaines affections thoraciques (surtout angor coronarien et infarctus myocardique) ou neurologiques, une arthrose des vertèbres cervicales, ces diverses affections altérant, par voie réflexe, l'innervation sympathique du bras. Il peut survenir aussi après certaines thérapeutiques (antibiotiques tuberculo-statiques, phénobarbital, peut-être iode radioactif) et s'étendre alors aux membres inférieurs.

rhumatisme noueux. V. *polyarthrite chronique évolutive*.

rhumatisme osseux partiel. V. *arthrite déformante*.

rhumatisme palindromique (Hench et Rosenberg, 1941). Forme rare de rhumatisme caractérisée par la répétition indéfinie de fréquentes et brèves poussées d'arthrite et de périarthrite souvent accompagnées de nodules intradermiques et sous-cutanés. Elles évoluent sans fièvre, ni lésions radiologiques et n'aboutissent jamais au rhumatisme chronique.

rhumatisme de Poncet (P., 1896). Variété de rhumatisme dû à la forme inflammatoire de la tuberculose ; son importance est très diversement appréciée selon les auteurs ; on lui a décrit des formes aiguës et chroniques, généralisées et localisées.

rhumatisme psoriasique. Syn. *psoriasis arthropathique* (Besnier et Bourdillon, 1888). Variété de rhumatisme chronique pouvant frapper les adultes atteints d'un psoriasis, le plus souvent sévère et étendu. Le *r. p.* réalise des formes localisées (hydarthroses, arthralgies) ou des formes progressives généralisées aboutissant à de graves déformations avec ankyloses. V. *système HLA*.

rhumatoïde, *adj.* Se dit des douleurs analogues à celles du rhumatisme. — *facteur rh.* V. ce terme. — *maladie rh.* V. *polyarthrite chronique évolutive*.

rhumatologie, *s. f.* Étude des différentes sortes de rhumatisme.

rhume de cerveau. V. *coryza*.

rhume des foins. V. *coryza spasmodique*.

rhume de poitrine. V. *bronchite*.

rhytidosis, *s. m.* (ῥυτίς, ίδος, ride) (Rossbach, 1890). Syn. *maladie des rides*. Affection caractérisée par l'existence de nombreuses rides cutanées donnant à un jeune homme l'aspect d'un vieillard.

Ribbert (théorie de). Modification de la théorie de Cohnheim d'après laquelle l'isolement des cellules qui donneraient naissance au néoplasme serait acquis (traumatisme) et non congénital.

riboflavine, *s. f.* V. *lactoflavine*.

ribonucléique (acide) (A.R.N.) (génétique). Longue molécule formée d'une seule chaîne hélicoïdale de structure analogue à l'une des deux chaînes qui constituent l'acide désoxyribonucléique (A.D.N.). Elle en diffère par le remplacement d'un sucre, le désoxyribose, par un autre, le ribose, et d'une base pyrimidique, la thymine, par une autre, l'uracile. Elle permet la synthèse des protéines cellulaires selon le programme inscrit sur le code génétique (v. ce terme). — 1° l'*A.R.N.* messager (A.R.N.m.) (Jacob et Monod, 1961) est synthétisé grâce à une enzyme (A.R.N. polymérase), sur le modèle d'une des chaînes de la molécule d'A.D.N. : elle représente, en quelque sorte, la copie de cette chaîne. L'A.R.N.m. sort du noyau et va transmettre au ribosome (v. ce terme) l'information du code génétique prise sur la chaîne d'A.D.N. et grâce à laquelle seront choisis et agencés les différents acides aminés qui doivent constituer la molécule de protéine, généralement une enzyme. Ces acides aminés, synthétisés par le ribosome et apportés par l'A.R.N. de transfert, sont fixés sur la molécule d'A.R.N. messager au niveau de ses différents codons (v. ce terme). Lorsque la chaîne des acides aminés, qui constitue la molécule de protéine, est achevée, elle se détache de l'A.R.N. messager, du ribosome et de l'A.R.N. de transfert. Après avoir servi de matrice, l'A.R.N. messager est détruit, et ses éléments seront réutilisés pour la synthèse d'autres molécules semblables destinés à transmettre de nouveau le message héréditaire des chromosomes aux ribosomes. — 2° l'*A.R.N. de transfert* (A.R.N.t.) est chargé de reconnaître et de capter, par une de ses extrémités, un acide aminé pour lequel il a une affinité spécifique et de le transférer au complexe ribosome-A.R.N. messager, sur lequel il se fixe par son autre extrémité, au niveau des codons correspondants, permettant ainsi l'édification de la molécule de protéine. — *A.R.N. ribosomal.* A.R.N. constituant un élément essentiel du ribosome (v. ce terme) sur lequel se fixent les protéines. L'unité 30 S du ribosome a un A.R.N. ribosomal, l'unité 50 S en possède deux. V. *désoxyribonucléique (acide)* et *replication.*

ribosomal, *adj.* Qui concerne le ribosome.

ribosome, *s. m.* (Palade, 1953; Roberts, 1958; Dintzis) (génétique). Particule protoplasmique formée de protéines et d'acide ribonucléique (A.R.N. ribosomal) et constituée de deux unités dénommées 30 S et 50 S (S = unité Svedberg). D'après les informations déchiffrées sur la molécule d'A.R.N. messager (qui les a copiées sur le code génétique de l'A.D.N.) et contre laquelle elle s'est placée, elle synthétise une chaîne de polypeptides en additionnant successivement les acides

aminés inscrits au programme de l'A.R.N. messager. Les acides aminés sont apportés au complexe ribosome-A.R.N. messager par l'A.R.N. de transfert qui se fixe d'abord, par son anticodon, sur l'A.R.N. messager, au niveau du codon initiateur. — Les r. des bactéries ont été spécialement étudiés; c'est en effet en détruisant la structure de leurs molécules qu'agissent certains antibiotiques (streptomycine, chloramphénicol, tétracycline). V. *désoxyribonucléique (acide), ribonucléique (acide), code génétique, codon, anticodon* et *translocation 2°.*

Ribot (loi de). Dans l'involution intellectuelle, les souvenirs les plus récents disparaissent les premiers.

Ricard (amputation de). Amputation du pied intertibiocalcanéenne. Elle consiste à extirper l'astragale avec l'avant-pied; le calcanéum est conservé et il s'établit une néarthrose tibio-calcanéenne.

Rich (méthode de) ou **(maladie du sérum, type)** (1943). Manifestations pathologiques (en particulier vasculaires et articulaires) produites chez le lapin par l'injection intra-veineuse de fortes quantités de sérum de cheval.

Richard (opération de). Arthrodèse extra-articulaire de la sacro-iliaque au moyen de deux greffons osseux embrochant la partie postérieure de la crête iliaque et les apophyses épineuses sacrées; opération pratiquée dans la sacro-coxalgie.

Richer (opération de) (1935). Section simultanée des nerfs érecteurs et des nerfs hypogastriques, opération destinée à supprimer les cystalgies rebelles des cancéreux inopérables et des tuberculeux invétérés.

rickettsie, *s. f.* (Ricketts et Wilder, 1910). Syn. *Coxiella* (selon la nomenclature américaine). Petit élément granuleux ou bacilliforme mesurant 500 mμ environ et présentant presque tous les caractères des bactéries : ils synthétisent l'A.D.N. et l'A.R.N., possèdent une membrane cellulaire et des ribosomes et sont sensibles aux antibiotiques ; mais ce sont des parasites intra-cellulaires stricts (comme les virus). On rencontre les *r.* dans l'organisme de certains insectes, en particulier les tiques et les poux. — Les *r.* sont les agents pathogènes d'un certain nombre de maladies. V. *rickettsiose*.

rickettsiémie, *s. f.* Présence de rickettsies dans le sang.

rickettsiose, *s. f.* Nom donné à un groupe de maladies causées par les rickettsies inoculées par des arthropodes, caractérisées par leur allure fébrile, cyclique, du tuphos, souvent un exanthème et des réactions sérologiques communes (agglutination du proteus X 19). On range aujourd'hui parmi les *r.* humaines : le typhus exanthématique, le typhus bénin, la fièvre pourprée des Montagnes Rocheuses, la fièvre boutonneuse, la fièvre fluviale du Japon, la fièvre tropicauve de Malaisie, la fièvre Q, la fièvre des tranchées, les fièvres à tiques du Queensland et sibériennes. — En médecine vétérinaire on décrit un certain nombre de *r.* spéciales aux bœufs, aux chiens, aux moutons, dues chacune à des variétés de rickettsies et transmises par diverses tiques.

rickettsiose varicelliforme ou **vésiculeuse.** Rickettsiose bénigne décrite en 1946 dans les faubourgs de New York. Elle est caractérisée par une fièvre à 40° pendant sept jours, une escarre au point d'inoculation, un érythème papulo-vésiculeux disséminé, respectant la paume des mains et la plante des pieds. Elle serait due à *Rickettsia akari*, transmise par un acarien à partir de la souris, réservoir de virus.

rictus, *s. m.* (*rictus*). Ouverture de la bouche avec contraction des peauciers donnant l'aspect du rire forcé. — *r. sardonique.* V. *sardonique*.

rideau (signe du) (Vernet). Signe de paralysie unilatérale du constricteur supérieur du pharynx, innervé par le glosso-pharyngien. La stimulation de la paroi postérieure du pharynx entraîne son déplacement en masse vers le côté sain et un peu obliquement vers le haut.

Ridley (chorio-rétinite de) (1945). Dégénérescence chorio-rétinienne avec atrophie optique et sclérose artérielle au cours de l'onchocercose. V. *Robles (maladie de)*.

Riedel (opération de). V. *cholédocho-entérostomie latérale*.

Riedel-Tailhefer (maladie de). Syn. *strumite ligneuse, thyroïdite cancériforme de Tailhefer, thyroïdite ligneuse diffuse* ou *scléreuse*. Thyroïdite très rare, survenant chez la femme vers la cinquantaine. Elle est caractérisée par une tuméfaction très dure du corps thyroïde, d'abord unilatérale, puis bilatérale, une inflammation intense et évolutive des tissus environnants, des signes de compression des organes voisins et une légère hypothyroïdie. V. *Hashimoto (goitre lymphomateux de)*.

Rieder (cellule de). Variété de *cellule indifférenciée* à noyau encoché ou lobulé plus sombre et à granulations azur.

riedériforme, *adj.* Qui ressemble à la cellule de Rieder.

Rieger (syndrome de) (1935). Association de malformations du segment antérieur de l'œil (cornée : opacités, mégalocornée ; iris : hypoplasie du stroma, adhérences, embryotoxon postérieur, colobome), de glaucome congénital et d'anomalies des os de la face (hypertélorisme, agénésie des maxillaires avec hypoplasie des dents), du système nerveux (hydrocéphalie, débilité mentale), parfois du cœur. C'est une maladie héréditaire à transmission dominante. — Lorsque les malformations oculaires existent seules, il s'agit de l'*anomalie* ou de la *malformation de Rieger*.

Riehl (mélanose de) (1917). Syn. *mélanose de guerre*. Dermatose chronique de nature inconnue, observée chez la femme vers la cinquantaine, surtout au cours des deux dernières guerres mondiales. Elle est caractérisée par une forte pigmentation en réseau, brune ou ardoisée, siégeant sur les parties latérales du visage, le pourtour de la bouche et parfois le cou et les membres supérieurs, sans aucune manifestation d'ordre général. Parfois cette pigmentation est associée à de l'atrophie cutanée et à des télangiectasies (*poïkilodermie réticulée pigmentaire de la face et du cou*, Civatte, 1922) ou, chez certains sujets manipulant des huiles industrielles, à des papules et à des folliculites (*mélanodermite toxique lichénoïde et bulleuse*, Hoffmann et Habermann, 1918).

Rietti-Greppi-Micheli (maladie ou **syndrome de)** (R. : 1924-1925 ; G. : 1928 ; M. : 1929). (Syn. *thalassemia minor*. Variété bénigne de thalassémie (v. ce terme), dont le tableau est celui, atténué, de l'anémie de Cooley. L'anémie est modérée, avec splénomégalie et subictère. Dans les formes minimes, l'anomalie hématologique consiste en une polyglobulie avec microcytose.

Rieux (hernie de). Hernie d'une anse intestinale dans la loge retrocæcale, pouvant provoquer une occlusion par étranglement interne.

Rifadine, *s. f.* (n. dép.). Rifampicine. V. *macrolides*.

rifampicine, *s. f.* Syn. *Rifadine* (n. dép.), *Rimactan* (n. dép.). V. *macrolides*.

Rift (fièvre de la vallée du). V. *fièvre de la vallée du Rift*.

Riga ou **Riga-Fede (maladie de).** V. *subglossite diphtéroïde*.

rigidité des artério-scléreux. V. *Fœrster (syndrome de).*

rigidité cadavérique. Phénomène cadavérique qui se manifeste d'un quart d'heure à sept heures après la mort. Il consiste en un durcissement des muscles avec perte de leur élasticité. Il est dû à la coagulation de la myosine.

rigidité décérébrée ou **de décérébration.** Contracture musculaire permanente de type extra-pyramidal, en extension, provoquée expérimentalement (Sherrington) par la section du mésencéphale et observée dans le cas de tumeurs du mésencéphale ou du cervelet, où elle s'accompagne d'attaques toniques, tétanoïdes, comateuses, et quelquefois dans le syndrome de Little, la

chorée, l'athétose, l'encéphalite et le ramollissement cérébral, affections où la *r. d.* n'est que parcellaire et incomplète.

rigidité de décortication (Olmsted et Logan ; Bieber et Fulton). Rigidité analogue à la rigidité décérébrée (v. ce terme), mais s'en distinguant par l'attitude en flexion des avant-bras et des poignets par celle, en adduction, du bras. Elle est provoquée expérimentalement par l'ablation du cortex cérébral (décortication) ; elle a été observée cliniquement dans certaines encéphalites et au cours de traumatismes crâniens graves.

rigidité de fixation (Strumpell). Exagération du réflexe de posture locale au cours de la maladie de Parkinson.

rigidité mésencéphalique. V. *rigidité décérébrée.*

rigidité pallidale. Variété de contracture extra-pyramidale, prédominant à la face et aux membres supérieurs, observée en cas d'altération des corps striés (*globus pallidus*), p. ex. dans la maladie de Wilson, certains spasmes de torsion et certaines formes de paralysie pseudo-bulbaires.

rigidité spasmodique congénitale des membres. V. *Little (maladie ou syndrome de).*

rigor, *s. m.* (*rigor*). Frisson.

Riley-Day (syndrome de). V. *dysautonomie familiale.*

Rimactan, *s. m.* (n. dép.). Rifampicine. V. *macrolides.*

Rimbaud et Giraud (type). V. *myopathie primitive progressive.*

Rimifon, *s. m.* (n. dép.). Isoniazide. V. *antituberculeux.*

Rinne (épreuve de). Comparaison entre la perception aérienne et la perception crânienne d'une même oreille, à l'aide d'un diapason placé d'abord devant l'oreille, puis contre l'apophyse mastoïde. A l'état normal, le son est mieux et plus longtemps entendu par la voie aérienne. Dans les maladies de l'appareil de transmission, c'est le phénomène inverse qui a lieu (le *Rinne* est dit alors *négatif*).

rire cynique. V. *sardonique (rire).*
rire sardonique. V. *sardonique.*
Ritter von Rittersheim (maladie de). V. *dermatite exfoliatrice des nouveau-nés.*
rituel conjuratoire. Ensemble de gestes que des obsédés, pour apaiser leurs scrupules, se croient obligés de répéter, dans un ordre immuable, avant certains de leurs actes, afin d'en assurer la réussite.
Rivalta (épreuve de). Epreuve permettant de distinguer les épanchements inflammatoires des hydropisies mécaniques ; elle consiste à laisser tomber quelques gouttes de la sérosité à examiner dans de l'eau distillée additionnée d'un peu d'acide acétique ; le liquide devient trouble lorsqu'il s'agit d'un exsudat inflammatoire, et reste limpide dans le cas contraire.
Rivero Carvallo (signe de) (1946). Signe d'insuffisance tricuspidienne. Le souffle systolique xiphoïdien est plus intense quand le malade arrête sa respiration en inspiration profonde que pendant l'apnée post-expiratoire. Ce signe permet de distinguer le souffle de l'insuffisance tricuspidienne de celui de l'insuffisance mitrale, que ces manœuvres ne modifient pas.
Rivers et Scott (test de neutralisation de). Procédé de diagnostic de la chorioméningite lymphocytaire : un cobaye qui reçoit sous la peau un mélange de virus et du sérum à tester reste bien portant lorsque le sérum contient les anticorps spécifiques de ce virus (séro-protection).
riziforme, adj. Dont l'aspect rappelle celui des grains de riz. — grain r. Syn. *grain hordéiforme.* Nom donné à des corps étrangers, non organisés, dont le volume varie d'une tête d'épingle à un haricot, que l'on trouve en plus ou moins grand nombre dans certaines synovites tendineuses d'origine tuberculeuse. Ils sont formés de fragments de la synoviale malade, détachés par les mouvements du tendon dans sa gaine. — *selle r.* Evacuation alvine formée d'un liquide aqueux, incolore, dans lequel nagent des flocons blanchâtres que l'on a comparés à des grains de riz cuits et qui sont formés de détritus épithéliaux. Elle se rencontre dans le choléra asiatique.
R. M. Rétrécissement mitral.
R.N.A. V. *ribonucléique (acide).*
rob, s. m. (arabe, *robb,* moût de vin purifié au feu). Extrait de suc de fruit préparé par évaporation jusqu'à consistance de miel.
Robert (bassin de) (obstétrique). V. *bassin vicié.*
Robert Jones (opération de). V. *Jones (opération de Robert).*
Robertson (signe d'Argyll). V. *Argyll Robertson (signe d').*
Robertson-Laval (méthode de). Implantation de greffons osseux accompagnée ou non de synovectomie. Opération proposée comme traitement d'une tumeur blanche à son début, chez l'enfant.
Robin (coefficient de). Syn. *coefficient azoturique.* Rapport de l'azote de l'urée à l'azote total de l'urine. Sa valeur normale est de 0,83. Son étude renseignerait sur l'activité de la cellule hépatique ; mais l'abaissement du *c. de R.* peut aussi être dû à l'acidose.
Robin (syndrome de Pierre) (1923). Malformation congénitale rare associant une hypoplasie avec rétroposition du maxillaire inférieur, une fissure palatine, une glossoptose et des troubles respiratoires ; il existe parfois des malformations cardiaques. C'est un des syndromes du premier arc (v. ce terme).
Robineau (suture de). V. *Wölfler (suture de).*
Robinson, Power et Kepler (test de). Epreuve destinée à explorer le fonctionnement de la corticosurrénale (métabolisme hydrique et salin). Elle est fondée sur le fait que l'addisonien élimine l'eau absorbée moins vite que le sujet normal. Elle combine l'étude de l'excrétion de l'eau, du chlore et de l'urée après régime sans sel et ingestion d'eau.
Robles (maladie de) (1917). Manifestation oculaire de la filariose à

Onchocerca volvulus. Elle est observée en Amérique du Sud et en Afrique. Elle comporte une atteinte des paupières, de la cornée, de l'iris et une chorio-rétinite (v. *Ridley, chorio-rétinite de*). Elle peut aboutir à la cécité.

robusticité (coefficient ou **indice de)** (Pignet, 1900). Syn. *valeur numérique de l'homme, indice Pignet.* Chiffre obtenu en retranchant de la taille exprimée en centimètres le total du poids exprimé en kilogrammes et du périmètre thoracique moyen exprimé en centimètres. Cet indice est utilisé par les bureaux de recrutement et les conseils de révision.

rochérite, *s. f.* V. *pétrosite.*

Rochet (opérations de). 1° Résection d'un fragment cunéiforme de la branche montante du maxillaire inférieur, suivie d'interposition musculaire (suture du ptérygoïdien interne au masséter); opération pratiquée en cas d'ankylose de l'articulation temporo-maxillaire. — 2° Résection de la branche périnéale du nerf honteux interne, pratiquée en cas de cystite rebelle. — 3° Désinsertion ischio-pubienne de l'aponévrose périnéale moyenne permettant d'abaisser la prostate et le col vésical et de reconstruire sur une sonde l'urètre membraneux sectionné ou rétréci. — 4° Orchidopexie avec fixation temporaire du testicule à un bandage entourant le genou, au moyen d'un tube de caoutchouc (opération de L. Imbert modifiée).

Rochon-Duvigneaud (syndrome de). V. *fente sphénoïdale (syndrome de la).*

Roe (opération de). Cure chirurgicale du retour veineux pulmonaire anormal total. Par voie extra-cardiaque, la veine cave supérieure gauche est anastomosée à l'oreillette gauche, puis la communication interauriculaire est fermée par voie transauriculaire gauche. V. *retours veineux anormaux.*

Rœderer-Hallé (syndrome de). Brièveté des muscles et manque d'élasticité de la peau limitant le mouvement des articulations.

Rœmer (méthode de). Traitement de la maladie de Parkinson par l'atropine à hautes doses, administrée *per os* d'une manière progressive (de 3/4 de mg à 20 ou 35 mg).

rœntgen, *s. m.* (abrév. : *r*). Unité de dose d'exposition aux rayons X et γ. C'est la quantité de rayons X ou γ telle que l'émission corpusculaire associée dans $1,293.10^{-3}$ gramme d'air (soit 1 ml d'air à 0° et 760 mm Hg) produite, dans l'air, des ions transportant une unité électrostatique CGS de quantité d'électricité de l'un ou de l'autre signe (soit $2,08.10^9$ paires d'ions). C'est donc une définition physique dépendant du pouvoir d'ionisation des rayons X ou γ. Cette unité ne convient donc que pour ces rayonnements. Pour pouvoir comparer les effets de toutes les radiations ionisantes (y compris les rayons β et les neutrons), dont l'effet biologique est le même et dépend des phénomènes d'ionisations, on a adopté une autre unité, le rep (v. ce terme).

rœntgen... V. *röntgen...*

Roesler (signe de) (1928). Encoches siégeant sur le bord inférieur des côtes, visibles sur les radiographies des malades atteints de rétrécissement congénital de l'isthme de l'aorte. Elles sont dues à l'érosion de l'os par les artères intercostales dilatées qui établissent une circulation collatérale entre les portions sus- et sous-stricturales de l'aorte.

Roger (maladie de) (1879). Terme longtemps considéré comme synonyme de communication interventriculaire (v. ce terme). Il est réservé actuellement aux C. I. V. de petite taille ne permettant qu'un faible débit sanguin du ventricule gauche dans le ventricule droit; cette forme se manifeste cliniquement par le souffle de Roger (v. ce terme); elle est longtemps bien tolérée.

Roger (souffle de). Souffle systolique, rude et râpeux, occupant toute la partie moyenne de la région précordiale, ayant son maximum dans le troisième espace intercostal gauche et irradiant en rayons de roue. Il révèle la communication entre les deux ventricules. V. *Roger (maladie de).*

Rohr (agranulocytose hyperplasique du type ou **moelle de)** (1936). Variété d'agranulocytose dans laquelle la moelle osseuse présente une réaction hyperplasique composée uniquement de formes jeunes (promyélocytes et myélocytes). Il s'agirait de formes graves, mais non fatalement mortelles.

Rokitansky (loi de). La tuberculose pulmonaire ne frappe pas les sujets atteints de rétrécissement mitral. Cette loi comporte de nombreuses exceptions.

Rokitansky-Frerichs (maladie de). Variété rare d'ictère grave, primitif, d'origine inconnue, avec insuffisance hépatique rapidement mortelle, correspondant à l'atrophie jaune aiguë du foie.

Rokitansky-Kuster (syndrome de) (Hauser, 1958). Syn. *syndrome de Mayer - Rokitansky - Kuster - Hauser* (M., 1829; R., 1838; K., 1910). Variété la plus fréquente d'absence congénitale du vagin, dans laquelle existent des malformations de l'utérus (dont le corps et le col sont absents, et dont les cornes, ébauchées, forment de simples bourgeons pleins), tandis que les trompes et les ovaires sont normaux. Elle est due à un arrêt de développement des deux tiers inférieurs des canaux de Müller.

Rokitansky-Maud Abbott (syndrome de). V. *canal atrio-ventriculaire commun (persistance du).*

Rolland (réaction de). V. *Thévenon et Rolland (réaction de).*

Rollet (syndrome de). V. *apex orbitaire (syndrome de l').*

Romana (signe de). V. *Chagas (maladie de).*

Romano Ward (syndrome de) (cardiologie). Affection rare, très probablement héréditaire, à transmission autosomique dominante, caractérisée essentiellement, sur l'électrocardiogramme, par un allongement de l'espace QT, parfois associé à des anomalies des ondes T, à une bradycardie, à une arythmie auriculaire, à une commande instable ou à un raccourcissement de l'espace PR. Cliniquement elle se manifeste par la répétition de syncopes, dues à des troubles du rythme ventriculaire (extrasystoles, accès de fibrillation ou de torsades de pointe). Elle se termine souvent par la mort subite. Il n'y a pas, dans cette affection, de surdité, comme dans le syndrome de Jervell et Lange-Nielsen (v. ce terme).

Romberg (maladie de) (1846). Syn. *hémiatrophie faciale progressive, trophonévrose de la face, maladie de Parry et Romberg* (P., 1825). Affection caractérisée par l'atrophie progressive, débutant dans l'enfance, de tous les tissus d'une moitié du visage. Son origine est inconnue; elle serait une variété de dysraphie (v. ce terme).

Romberg (signes de). 1° Impossibilité pour le tabétique de garder son équilibre, quand, debout, les talons joints, on lui fait fermer les yeux. — 2° Douleur le long du nerf obturateur, irradiée jusqu'au genou, observée dans la hernie obturatrice étranglée.

ronflant (râle). Syn. *râle sonore grave* (auscultation). Bruit musical accompagnant le murmure respiratoire et comparé au ronflement d'un homme endormi. V. *sonores (râles).*

röntgen... V. *ræntgen...*

röntgénisation, *s. f.* **röntgénoscopie,** *s. f.* **röntgenthérapie,** *s. f.* Noms donnés en Allemagne à l'action des rayons X, à la *radioscopie* et à la *radiothérapie,* du nom de Röntgen qui a découvert les rayons X (décembre 1895).

Roque (signe de) (1869). Inégalité observée au moment de la dilatation pupillaire chez les sujets atteints de tuberculose pulmonaire du sommet; la dilatation est plus marquée du côté malade.

Rorschach (test de) (1921). Psychodiagnostic (v. ce terme) dans lequel on étudie l'interprétation, par le malade, d'une série de douze planches représentant des taches de formes et de couleurs données.

rosacée, *s. f.* (sous-entendu acné). V. *couperose.*

Rose (position de). Position à donner au malade pour toute opération portant sur le palais. Elle consiste à laisser pendre la tête au delà du bord de la table d'opération.

Rose (tétanos céphalique ou **hydrophobique de).** Tétanos provoqué par une plaie de la face : il est caractérisé par des contractures des muscles de la région cervico-faciale, du pharynx et de la glotte provoquant l'hydrophobie, par une paralysie faciale siégeant du côté de la blessure, par du trismus et par une évolution bénigne.

rose bengale (épreuve du) (N. Fiessinger et H. Walter). Epreuve destinée à explorer la fonction chromagogue hépatique, par l'étude du mode d'élimination par le foie d'un colorant, le *rose bengale,* injecté dans les veines du sujet. Au bout de 45 minutes, l'examen colorimétrique du sang permet d'apprécier le taux du colorant restant dans la circulation. Normalement, celui-ci est bas, au-dessous de 3 ; il est plus élevé, de 3 à 9, chez les hépatiques. Un taux supérieur à 9 indique un grave défaut d'élimination (atteinte du foie ou rétention biliaire).

rose bengale (test de la coloration au). Epreuve utilisée pour le diagnostic de la maladie de Sjögren. Elle consiste à instiller dans l'œil une solution de rose bengale qui colore électivement les cellules de la conjonctive et de la cornée lésées par la maladie.

rosée sanglante (signe de la). V. *psoriasis.*

Rosen (opération de). V. *cophochirurgie.*

Rosenbach (maladie de) (1887). V. *érysipéloïde.*

Rosenbach (signes de). 1° Persistance du réflexe abdominal malgré l'anesthésie cutanée, dans l'hémiplégie hystérique ; si l'hémiplégie est d'origine organique, ce réflexe est aboli. — 2° Rareté du clignement des paupières et tremblement plus ou moins rapide de celles-ci apparaissant après leur occlusion ; signe constant dans la maladie de Basedow et fréquent dans les syndromes encéphalitiques et la paralysie générale. — 3° Abolition des réflexes abdominaux au cours de la sclérose en plaques.

Rosenbach (syndrome de). Variété de *tachycardie paroxystique,* dans laquelle il y a association de troubles cardiaques, respiratoires et gastriques.

Rosenbach (test de). Dosage de l'hémoglobinémie avant et après immersion d'une main dans l'eau froide pendant 5 minutes ; dans les cas d'hémoglobinurie paroxystique *a frigore,* le chiffre obtenu après refroidissement est plus élevé que celui noté avant l'immersion.

Rosenthal (maladie de) (1957). Syn. *hémophilie C.* Affection hémorragique héréditaire non liée au sexe et transmise selon le mode dominant. Elle diffère de l'hémophilie par la discrétion du syndrome hémorragique et l'absence fréquente d'hémarthrose. Elle est due à l'absence, dans le plasma, de plasma-thromboplastin-antecedent, l'un des facteurs prothromboplastiques plasmatiques.

Rosenthal-Kloepfer (syndrome de) (1962). Syndrome caractérisé par l'association de leucomes bilatéraux opacifiant les cornées, d'un aspect acromégalique du visage avec fortes bosses frontales et gros plis cutanés de la face et du cuir chevelu (cutis verticis gyrata).

roséole, *s. f.* Eruption de taches rosées nummulaires ou lenticulaires, non saillantes ou à peine surélevées, qui disparaissent au bout de quelques jours en laissant quelquefois après elles une légère desquamation furfuracée. La *roséole* est observée dans des états morbides divers, tels que : certaines *maladies infectieuses* (fièvre typhoïde, typhus, syphilis, etc.) et quelques *intoxications* (copahu, iodures). Elle se manifeste également comme phénomène vaso-moteur dû à l'émotion (*r. pudique*).

roséole épidémique. V. *rubéole.*

roséole infantile. V. *sixième maladie.*

Roser-Braun (signe de). Absence de pulsations de la dure-mère, constatée au cours de la trépanation, en cas d'abcès du cerveau.

Roser-Nélaton (ligne de). V. *Nélaton-Roser (ligne de).*

rosettes (phénomène ou **technique des)** (Zaalberg, 1964; Biozzi, 1966). Syn. *technique de l'immunocyto-adhérence.* Procédé permettant de mettre en évidence la production d'anticorps sériques au niveau des cellules qui les sécrètent (cellules lymphoïdes). Celles-ci, mises en contact avec l'antigène vis-à-vis duquel le sujet est immunisé, l'agglutinent. Lorsque cet antigène est figuré (quand il s'agit de globules rouges, p. ex.), il se dispose en couronne autour des cellules sécrétrices d'anticorps. Ces images de rosettes sont spécifiques de l'anticorps étudié : elles ne se forment qu'au contact de l'antigène correspondant.

rosettes (test d'inhibition des) (J. F. Bach, 1969). Epreuve permettant de vérifier l'activité immunodépressive d'un sérum anti-lymphocyte (ou d'autres immunodépresseurs). Ce sérum, mélangé à des lymphocytes préalablement immunisés contre certains globules rouges, les rend incapables, lorsqu'ils sont mis ultérieurement en contact avec ces globules, de sécréter contre eux les anticorps et de les agglutiner en rosettes. V. *rosettes (technique des)* et *récepteur de reconnaissance.*

rosette de Haserick. V. *Haserick (rosette de).*

rosette d'Herbert. V. *Herbert (rosette d').*

rosette rhumatoïde (J.F. Bach, F. Delbarre, 1968). Figure obtenue par la technique des rosettes (v. ce terme) appliquée à l'étude de la polyarthrite rhumatoïde. Des lymphocytes du malade sont mis en présence d'hématies sensibilisées avec des immunoglobulines de la

pin. Les images de rosette apparaissent en période de poussées douloureuses. V. *facteur rhumatoïde.*

Roske-De Toni-Caffey (syndrome de). V. *Caffey-Smith (syndrome de).*

Rossbach (maladie de). V. *gastroxynsis.*

rossignol des tanneurs (ainsi nommé à cause des cris que la douleur arrache aux sujets qui en sont atteints). Syn. *pigeonneau, tourtereau.* Lésions professionnelles, spéciales aux ouvriers mégissiers, siégeant aux doigts et se développant au niveau d'excoriations irritées par le contact de caustiques (potasse, acide chromique). Ce sont des ulcérations arrondies à bords taillés à pic, ressemblant vaguement à un œil de pigeon, très douloureuses et très rebelles.

Rössle (cholangite diffuse non oblitérante ou **maladie de).** V. *cholangite.*

Rossolimo (réflexes ou **signes de)** (1902). 1° Flexion des orteils provoquée par la percussion de leur face plantaire, chez les malades atteints d'une lésion du faisceau pyramidal. — 2° Flexion réflexe des doigts de la main (y compris le pouce) provoquée par la percussion du métacarpe palmaire à la base de l'index et du médius. Elle traduirait une altération du faisceau pyramidal.

rotation du cœur. Mouvement du cœur qui tourne autour d'un de ses trois axes : sagittal, transversal ou longitudinal. V. *position électrique du cœur.* — *r. horaire* ou *dextrogyre.* V. *dextrorotation du cœur.* — *r. antihoraire* ou *lévogyre.* V. *lévorotation du cœur.*

rotatoire (bruit). Syn. *b. musculaire.* Bruit de roulement continu que l'on entend lorsque l'on place le stéthoscope sur un muscle à l'état de contraction.

rotatoire (chorée). V. *chorée hystérique.*

rotatoire (épreuve). Syn. *épreuve giratoire.* Epreuve destinée à mettre en évidence un trouble de l'équilibre (lésion du labyrinthe). Un sujet, assis les yeux fermés et la tête droite sur une chaise spéciale, présente normalement, après avoir effectué rapidement une dizaine de tours sur lui-même, une déviation de l'axe du corps et un nystagmus prolongé dirigé dans le sens de la rotation. Ce réflexe fait défaut en cas de destruction du labyrinthe. V. *pendulaire (épreuve)*, *vestibulaire (épreuve)* et *cupulométrie*.

rotavirus, *s. m.* Syn. *orbivirus* (Bishop, 1973-1974). Virus en forme de roue et ressemblant au réovirus, responsable de certaines diarrhées du nourrisson et parfois d'infections respiratoires.

Rotch (signe de). Présence d'une zone de matité à la partie interne du 5e espace intercostal droit. Ce serait le signe le plus précoce d'un épanchement péricardique.

Roth (rétinite septique de) (1872). Rétinite microembolique survenant au cours des états septicémiques, en particulier de l'endocardite infectieuse. Elle est caractérisée par la présence, sur la rétine, de multiples foyers hémorragiques à centre blanc (taches de Roth), fugaces et récidivants.

Rothmann-Makaï (syndrome ou panniculite de) (R., 1894; M., 1928). Syn. *lipogranulomatose souscutanée disséminée spontanément résolutive* (Makaï). Variété de panniculite nodulaire (v. *panniculite fébrile nodulaire récidivante non suppurée*) survenant chez le jeune enfant, caractérisée par un grand nombre de nodules symétriques, parfois douloureux, d'aspect peu inflammatoire et évoluant plus ou moins rapidement vers la guérison spontanée.

Rothmund (syndrome de) (1868). Affection familiale héréditaire à transmission récessive autosomique, caractérisée par l'association d'une sclérodermie de la face, des mains et des pieds, débutant 4 à 5 mois après la naissance, s'accompagnant de pigmentation, de télangiectasies, de poïkilodermie et souvent d'ulcérations douloureuses; d'une cataracte corticale bilatérale, apparaissant entre 4 et 7 ans, d'évolution

rapide; de troubles laryngés (voix enrouée ou de fausset); et souvent d'un aspect eunuchoïde. V. *Werner (syndrome de)*.

Rotor, Manahan et Florentin (syndrome de) (1948). Affection rare, qui semble familiale, caractérisée par un ictère peu intense, variable, d'évolution chronique, sans altération de l'état général. La bilirubinémie est modérément élevée, de type mixte (directe et indirecte); il existe parfois une hémolyse modérée et, dans l'urine, des pigments et quelquefois des sels biliaires. Les voies biliaires sont libres; il n'y a pas d'atteinte des fonctions hépatiques ni de pigmentation du foie. Cette affection est due à une mauvaise excrétion de la bilirubine conjuguée provoquée par l'absence d'une enzyme hépatique (transférase). V. *ictère chronique idiopathique*.

Rotter (position de). Décubitus latéral droit chez les opérés de péritonite appendiculaire.

rotule (clonus, danse ou **phénomène de la).** Syn. *trépidation rotulienne.* Phénomène analogue au *clonus du pied* et ayant la même signification. On le produit en imprimant un mouvement brusque de haut en bas à la rotule, à l'aide des doigts appliqués sur ses bords (la jambe étant en extention); la rotule exécute alors une série d'oscillations. V. *clonus*.

rotulien, enne, *adj.* Syn. *patellaire.* Qui a rapport à la rotule. — *choc r.* Sensation de contact obtenue, dans l'hydarthrose du genou, par le brusque enfoncement de la rotule, qui, à travers le liquide synovial sousjacent, va heurter les condyles fémoraux. — *réflexe r.* V. *réflexe patellaire.*

roue dentée (phénomène de la). Phénomène observé chez les sujets atteints de maladie de Parkinson : du fait de l'hypertonie musculaire, la mobilisation passive des divers segments de membre est freinée par une résistance qui cède par saccades, évoquant la libération successive des crans d'une roue dentée.

roue hydraulique (bruit de). V. *moulin (bruit de).*

rouet (bruit de). V. *diable (bruit de).*

Rouge (opération de) (1873). Syn. *rhinotomie sous-labiale.* Variété de *rhinotomie* dans laquelle l'incision est pratiquée sous la lèvre supérieure. Elle a l'avantage d'épargner le squelette et de ne pas laisser de cicatrice visible.

rouge colloïdal (réaction au). Syn. *red colloïdal test* (R. C. T.), *réaction* ou *test de Ducci* (1950). Floculation du sérum sanguin en présence d'une solution de rouge écarlate (ou de rouge cérol). Les résultats sont notés de 1 (réaction négative) à 5 (réaction fortement positive). Cette réaction est positive en cas d'inflammation du mésenchyme hépatique et aussi dans d'autres affections : rénales, sanguines, articulaires, etc. Elle est en rapport avec le taux des γ-globulines du sérum.

rouge Congo (épreuve du) (Bennhold, 1923 ; Paunz, 1924). Syn. *épreuve de Bennhold, modifiée par Paunz.* Injection intraveineuse de *rouge Congo.* Chez le sujet normal, au bout d'une heure et demie, on retrouve encore dans le sang plus de 70 % de colorant injecté. Si le sujet est atteint d'amylose, la substance colorante disparaît beaucoup plus rapidement et n'apparaît pas dans l'urine; elle serait fixée par la substance amyloïde. La maladie du collagène et certaines affections rénales s'accompagnent également d'abaissement rapide du taux de rouge Congo dans le sang.

rougeole, s. f. Maladie infectieuse, contagieuse et épidémique, caractérisée par un exanthème formé de petites taches rouges peu saillantes, débutant par la face et précédé par un catarrhe des muqueuses oculonasale et pharyngo-laryngée, avec énanthème du pharynx et spécialement de la face interne des joues (taches de Koplick). Elle entre dans la classe des fièvres éruptives. Elle est due à un virus à A.R.N. de 120 mμ, pourvu d'une enveloppe à structure hélicoïdale : c'est un paramyxovirus (v. *myxovirus*).

rouget, s. m. Syn. *aoûtat.* Nom vulgaire de la nymphe octopode de *Thrombicula autumnalis.* De couleur rouge, cette nymphe vit en parasite sur les petits animaux et sur l'homme auquel ses piqûres causent de vives démangeaisons avec érythème et parfois un peu de fièvre. On ne l'observe guère qu'aux mois d'août et de septembre.

rouget du porc. Maladie contagieuse, due à un microbe spécifique (*Bacillus erysipelatus suis,* Pasteur et Thuillier, 1882), provoquant de graves épizooties chez le porc. Elle est inoculable à l'homme, chez qui elle est observée exceptionnellement. Elle revêt chez lui, soit la forme localisée (v. *érysipéloïde*), soit la forme généralisée avec de vastes plaques érythémateuses, soit, très rarement, la forme septicémique.

Rouget (loi de) (physiologie). Loi d'après laquelle les nerfs vaso-dilatateurs n'abordent jamais les organes dans lesquels ils se terminent sans passer par des cellules ganglionnaires.

Rougnon-Heberden (maladie de) (1768). V. *angine de poitrine.*

roulement à billes (manœuvre ou **signe du)** (J. Forestier). Manœuvre destinée à mettre en évidence la limitation de la rotation du fémur dans le rhumatisme chronique de la hanche (coxarthrie). Le malade étant en décubitus ventral, la jambe fléchie à angle droit, verticale, obéit moins librement aux légers mouvements de ballottement transversal que lui imprime le médecin.

roulement diastolique (Duroziez). Bruit de roulement qui se produit pendant la diastole cardiaque et qui se continue avec le bruit de souffle présystolique, dans le rétrécissement mitral.

roulement de Flint. V. *Flint (roulement ou signe de).*

roulis (mouvement de) (Jaccoud). Syn. *signe de Jaccoud.* Mouvement ondulatoire, systolique, de la région précordiale, dessinant par sa progression instantanée de haut en bas et de droite à gauche la contraction des oreillettes, puis des ventricules, et la rotation du cœur autour de son axe longitudinal; on rencontre ce signe dans la symphyse cardiaque.

Roussanoff (épreuve de). Epreuve destinée à apprécier la vitalité de la jambe en cas d'artérite du membre inférieur. Elle consiste à inscrire la durée pendant laquelle le malade peut faire des mouvements actifs de l'articulation tibio-tarsienne.

Roussy-Lévy (maladie de). V. *dystasie aréflexique héréditaire.*

Routier (procédé de). Opération destinée à remédier à la rétraction de l'aponévrose palmaire; elle consiste, après dissection de la peau, dans la résection de tous les épaississements fibreux.

Rouvillois (appareils de). 1º Appareil métallique destiné à l'immobilisation, avec extension continue, des fractures du bras ou de l'avantbras; il comprend un arc axillaire, un cadre brachial vertical, un cadre antibrachial horizontal, réglables tous deux, et une pièce qui maintient l'appareil en abduction en prenant point d'appui au-dessus de la crête iliaque. — 2º Appareil de suspension destiné au traitement des fractures de cuisse.

Roux (opérations de) (R. de Lausanne). 1º V. *œsophago-jéjuno-gastrostomose.* — 2º Opération destinée à empêcher la luxation récidivante de la rotule : elle consiste dans la transplantation, en dedans, de l'insertion tibiale du ligament rotulien.

Roux (procédé de) (R., de Toulouse, 1852). V. *Wood-Le Fort (opération de).*

Roux (signe de). Enfoncement du grand trochanter observé, du côté atteint, dans les fractures du bassin.

Rovamycine, *s. f.* (n. dép.). V. *spiramycine.*

Rovsing (signes de). 1º (1907). Douleur provoquée au point de Mac Burney par une pression exercée dans la fosse iliaque gauche, chez certains malades atteints d'appendicite. Cette douleur serait due au refoulement des gaz du gros intestin vers le cæcum. Ce signe pourrait servir à différencier, chez la femme, l'appendicite de l'inflammation des annexes droites. — 2º Symptôme de soudure des deux reins, en fer à cheval; il consiste en une douleur paraombilicale plus ou moins violente provoquée par l'hyperextension du rachis, l'isthme qui unit les deux reins comprimant alors les vaisseaux et les nerfs.

Roy et Jutras (syndrome de). Syndrome caractérisé par l'association d'une hypertrophie de la peau du visage et des extrémités, d'une hypertrophie chéloïdienne des tarses palpébraux et d'un épaississement du périoste des os de la main et parfois de l'avant-bras.

Royer (technique de). V. *cholangiographie.*

...rragie ou **...rrhagie** (ῥήγνυμι, je jaillis). Suffixe qui signifie écoulement. Ex. : *blennorragie, hémorragie.* — Placé à la suite d'un nom d'organe, il signifie hémorragie de cet organe. Ex. : *gastrorragie, urétrorragie,* etc.

Ruault (signe de). Signe du début de la tuberculose pulmonaire; le médecin placé derrière le malade pose une main sur chaque épaule et perçoit ainsi facilement la diminution d'amplitude respiratoire et le retard qui existe du côté malade dans les respirations profondes.

rubéfaction, *s. f. (rubefacere,* rendre rouge). Congestion cutanée passagère due aux rubéfiants.

rubéfiant, *adj. et s. m. (ruber,* rouge; *facere,* faire). Nom donné à une série d'agents médicamenteux, dont l'application sur la peau détermine une congestion intense et passagère.

rubéole, *s. f. (ruber).* Syn. *roséole épidémique.* Maladie infectieuse, contagieuse et épidémique, caractérisée par une éruption polymorphe rappelant à la fois celle de la rougeole et celle de la scarlatine, et par des engorgements ganglionnaires multiples. Quand elle survient chez la femme enceinte, elle peut provoquer des malformations du fœtus (V. *Gregg, syndrome de).* Elle fait partie des fièvres éruptives; elle est due à un virus à A.R.N. de 70 à 75 mμ.

rubéole scarlatiniforme. V. *Dukes-Filatow* (*maladie de*).

rubéoleux, *adj.* Qui a rapport à la rubéole.

rubéoliforme, *adj.* Se dit d'une éruption qui rappelle celle de la rubéole.

rubigine, *s. f.* (Auscher et Lapicque). V. *hémosidérine*.

Rubin (méthode de) (1919). Insufflation de gaz dans le péritoine par les trompes de Fallope pour rétablir leur perméabilité.

Rubinstein et Taybi (syndrome de) (1963). Syn. *syndrome du pouce large*. Variété de nanisme congénital avec anomalies morphologiques : élargissement du bout des doigts et des orteils et malformations cranio-faciales (crâne petit, front proéminent, micrognathisme, télangiectasie médio-frontale, nez aquilin, palais ogival, fente palpébrale oblique en bas et en dehors, anomalies oculaires diverses). Il existe un retard de la maturation osseuse et du.développement intellectuel. La cause de ce syndrome est inconnue : le caryotype est normal.

rubro-thalamique (syndrome). V. *noyau rouge* (*syndrome contro-latéral du*).

Rud (syndrome de) (1927). Syndrome caractérisé par l'association d'ichtyose congénitale, d'oligophrénie et d'épilepsie, avec parfois infantilisme et tétanie; il paraît voisin de l'idiotie xérodermique et du syndrome de Sjögren-Larsson (v. ce terme).

Ruffier (indice de). V. *indice de résistance cardiaque*.

Ruge et Schrœder (opération de) (1882). Opération plastique destinée à remédier à certaines malformations utérines (utérus cloisonné, septus ou subseptus); elle consiste dans la résection de la cloison anormale.

Ruggi (opération ou procédé de) (1892). Cure radicale de la hernie crurale par voie inguinale avec réfection de la paroi par suture des muscles petit oblique et transverse et du bord postérieur de l'arcade au ligament de Cooper.

rugine, *s. f.* (*runcina*, rabot). Instrument de chirurgie formé d'une plaque d'acier, dont les bords sont taillés en biseau et qui sert à racler les os pour en détacher le périoste.

Rumberg (signe de). Signe observé au début de l'occlusion intestinale; en combinant l'auscultation et un léger frottement cutané au niveau de l'anse dilatée, on perçoit une résonance en bourdon.

Rummo-Ferranini (maladie de). V. *gérodermie génito-dystrophique*.

Rumpel-Leede (phénomène de). V. *lacet* (*signe du*).

Ruotte (opération de) (1907). Opération destinée à faciliter la résorption de l'ascite d'origine cirrhotique, en drainant le liquide péritonéal vers les veines du membre inférieur. Elle consiste à aboucher la veine saphène interne au péritoine par-dessus le ligament de Poupart (opération peu pratiquée).

rupia, *s. m.* (ῥύπος, crasse). Lésion de la peau caractérisée par la formation d'une croûte centrale noirâtre soulevée par du pus et entourée d'une auréole inflammatoire. A cette croûte, s'en ajoutent bientôt de nouvelles, qui forment des couches concentriques stratifiées, de telle sorte que le revêtement croûteux présente l'aspect d'une écaille d'huître. Cette lésion peut se rencontrer dans différentes maladies (syphilis, infection banale de la peau à forme d'ecthyma chez les cachectiques).

rupophobie, *s. f.* (ῥύπος, crasse; φόβος, peur). Crainte obsédante de la saleté.

Russell (corps de). Amas de substance acidophile qui forme de grosses vacuoles à la périphérie du cytoplasme des plasmocytes et de certaines cellules cancéreuses.

Russel (syndromes de). 1° V. *Silver Russel* (*syndrome de*). — 2° Syndrome dû à une lésion de la région pariéto-occipitale du cerveau, caractérisée par une désorganisation de la notion d'espace unilatérale, surtout gauche, associée alors à une hémiasomatognosie. — 3° V. *cachexie diencéphalique de Russel.*

Rust (hernie de). Variété de hernie obturatrice descendant plus ou moins bas entre l'obturateur externe et la membrane obturatrice interne.

Rustizky (maladie de). V. *Kahler (maladie de).*

rut, *s. m.* (vieux franç. *ruit,* rugissement). Ensemble des phénomènes que présentent les femelles et les mâles des animaux pendant la période où l'accouplement et la fécondation sont possibles. Chez la femelle, le *rut* correspond à l'œstrus.

rutine, *s. f.* Syn. *rutoside.* Substance découverte en 1842 par Weiss dans la Rue (*Ruta graveolens*) et capable d'élever considérablement la résistance de la paroi des capillaires (action vitaminique P.; Lavollay et Neuman, Sevin, 1941-43).

Ruysch (maladie de). V. *mégacôlon.*

R.V.P.A. Retour veineux pulmonaire anormal. V. *retours veineux anormaux.*

rythme alpha (α). Syn. *rythme de Berger.* Aspect de l'électroencéphalogramme caractérisé par une succession d'oscillations lentes (ondes α), d'une fréquence de 8 à 12 cycles par seconde, d'une intensité de 50 microvolts en moyenne et d'une périodicité donnant au tracé un aspect en fuseau. C'est le rythme normal de base de l'adulte éveillé, au repos sensoriel, les yeux fermés; il cesse dès l'ouverture des yeux (réaction d'arrêt). Il prédomine dans la région pariéto-occipitale du cerveau.

rythme de Berger. V. *rythme alpha.*

rythme bêta (β). Aspect de l'électroencéphalogramme caractérisé par une succession d'oscillations rapides (ondes β) d'une fréquence de 15 à 20 cycles par seconde, de bas voltage (5 à 10 microvolts) et de forme sinusoïdale. C'est un rythme normal de l'adulte au repos, les yeux fermés; il prédomine dans les régions rolandiques et pré-rolandiques du cerveau. Il disparaît à l'ouverture des yeux (réaction d'arrêt).

rythme bigéminé. V. *pouls bigéminé.*

rythme circadien. V. *circadien.*

rythme couplé. V. *pouls bigéminé.*

rythme de déclenchement (Perret, 1892). Modification du rythme cardiaque caractérisée par le raccourcissement du petit silence. Ce rythme s'accompagne de tachycardie. Il a été décrit comme signe de faiblesse cardiaque.

rythme delta (δ). Aspect pathologique de l'électroencéphalogramme caractérisé par une succession d'oscillations lentes (ondes δ), d'une fréquence de ½ à 3 cycles par seconde, d'un voltage élevé (100 microvolts) et de forme sinusoïdale régulière (rythme δ monomorphe) ou irrégulière (rythme δ polymorphe). Il traduit une souffrance cérébrale grave.

rythme en échelons de l'élimination chlorurée (épreuve du). V. *Pasteur Vallery-Radot (épreuve de).*

rythme fœtal. V. *embryocardie.*

rythme idio-ventriculaire. V. *idio-ventriculaire.*

rythme idio-ventriculaire accéléré. V. *tachycardie ventriculaire lente.*

rythme jonctionnel. V. *nodal.*

rythme nodal. V. *nodal.*

rythme pendulaire (Pawinsky). Syn. *embryocardie dissociée* (Grasset). Variété de rythme fœtal sans tachycardie ni affaiblissement des bruits; les deux bruits sont égaux. On a comparé ce rythme cardiaque aux oscillations d'un pendule.

rythme quadrigéminé. V. *pouls quadrigéminé.*

rythme réciproque (P. D. White, 1921) (cardiologie). Variété de trouble du rythme dans laquelle l'excitation cardiaque, née dans le nœud auriculo-ventriculaire, déclenche la contraction des ventricules, puis, par voie rétrograde, celle des oreillettes, et redescend ensuite des oreillettes dans les voies de conduction, provoquant une nouvelle systole ventriculaire. V. *ré-entrée.*

rythme du sinus coronaire (*Zahn,* 1912) (cardiologie). Rythme cardiaque anormal, rare, généralement transitoire, caractérisé, sur l'électrocardiogramme, par la négativité des ondes auriculaires P en D_2, D_3 et aVF et par la durée normale du temps de conduction auriculo-ventriculaire. Il est dû au déplacement du centre de commande des battements cardiaques vers l'embouchure de la grande veine coronaire. C'est une variété de rythme nodal (ou jonctionnel).

rythme sinusal. V. *sinusal*.

rythme thêta (θ). Aspect pathologique de l'électroencéphalogramme caractérisé par une succession d'oscillations lentes (ondes θ), d'une fréquence de 4 à 7 cycles par seconde, d'un voltage de 50 microvolts et de forme plus ou moins régulière. On l'observe dans les zones temporo-pariétales du cerveau, dans certains cas de souffrance cérébrale.

rythme trigéminé. V. *pouls trigéminé*.

rythme ventriculaire accéléré. V. *tachycardie ventriculaire lente*.

rythme ventriculaire ectopique lent. V. *tachycardie ventriculaire lente*.

rythmique auriculaire (maladie). V. *maladie rythmique auriculaire*.

S

S (composé — de Reichstein). 11-désoxy-cortisol, précurseur du cortisol (ou hydrocortisone) dans la synthèse de cette hormone par la cortico-surrénale. V. H_4S et *Métopirone (test à la).*

S (hormone) (Albright). V. *11-oxycorticostéroïdes.*

S (onde). V. *électrocardiogramme.*

S (unité). V. *Svedberg (unité).*

Sabin et Feldman (test de). V. *dye-test de Sabin et Feldman.*

Sabouraud (syndrome de). V. *monilethrix.*

sabulographie, *s. f.* (*sabulum,* sable) (H. Levesque, 1970). Procédé radiologique permettant de mettre en évidence le sable ou la boue biliaire dans la vésicule, par ingestion de fortes doses de substances radio-opaques.

saburral, ale, *adj.* (*saburra,* lest). Se dit de la muqueuse linguale lorsqu'elle est recouverte d'un enduit blanc jaunâtre. L'*état s.* de la langue est un symptôme que l'on constate ordinairement dans le cas de trouble gastrique, lié ou non à une maladie générale.

S.A.C. Symbole de la réaction d'immuno-hémolyse (v. ce terme).

sac (procédé du). V. *Ombrédanne (opération d'),* 1°.

saccharimétrie, *s. f.* (σάχχαρον, sucre; μέτρον, mesure). Dosage du sucre contenu dans un liquide, et en particulier dans l'urine.

saccharinate de soude (épreuve au) (Fishberg, King et Hitzig, 1934). Epreuve destinée à mesurer la vitesse circulatoire. On compte le temps qui s'écoule entre l'injection intra-veineuse de 3 à 5 ml d'une dilution aqueuse à 33 % de saccharinate de soude et le moment où le sujet perçoit une saveur sucrée; normalement il est de 10 à 16 secondes; il est allongé en cas de défaillance cardiaque; il est raccourci dans les insuffisances cardiaques avec débit élevé (anémie, fistule artério-veineuse, hyperthyroïdie) et dans les cardiopathies congénitales à shunt droite-gauche. — Le *déhydrocholate de soude (décholine* ou *Dycholium,* n. dép.) peut être employé au lieu de saccharinate; le sujet perçoit alors une saveur amère (Winternitz, 1931).

saccharisme, *s. m.* V. *glycosisme.*

saccharocorie, *s. f.* (σάχχαρον, sucre; κόρος, satiété, dégoût). Répulsion pour le sucre.

saccharolé, *s. m.* Médicament pulvérulent obtenu en mélangeant à du sucre des substances médicamenteuses.

Saccharomyces, *s. m.* (σάχχαρον, sucre; μύκης, champignon). Nom générique des levures. — *S. albicans.* V. *Candida.* — *S. cerevisiae.* Levure de bière.

saccharomycose, *s. f.* (σάχχαρον; μύκης, champignon). Terme par lequel on désignait les maladies provoquées par les levures (*Saccharomyces*). V. *candidose.*

saccharosurie, *s. f.* Présence exceptionnelle de saccharose dans l'urine.

saccharure, *s. m.* Saccharolé obtenu en versant sur du sucre des teintures alcooliques ou éthérées ou des alcoolatures, puis en séchant et en pulvérisant.

sacralisation, *s. f.* Anomalie de la cinquième vertèbre lombaire consistant dans l'élargissement de l'une ou des deux apophyses transverses, les rendant analogues aux ailerons sacrés. Cette anomalie peut aller jusqu'à la soudure avec le sacrum de ces apophyses transverses ou même du corps de la vertèbre.

sacro-coccygienne (fistule). V. *sinus pilonidal.*

sacro-coxalgie, *s. f.* (*sacrum ; coxa*, os coxal ; ἄλγος, douleur). Arthrite chronique de la symphyse sacro-iliaque (le terme de sacro-iléite est préférable). — Ordinairement, on réserve ce nom à la tuberculose de cette articulation.

sacro-iléite, *s. f.* Inflammation de l'articulation sacro-iliaque, provoquant une impotence fonctionnelle et des douleurs lombaires ou fessières qui ont parfois des irradiations radiculaires.

sacrolisthésis, *s. m.* (A. Mouchet). V. *sacrum basculé*.

sacro-lombalisation, *s. f.* Nom proposé pour désigner à la fois la *lombalisation* et la *sacralisation*, ces deux anomalies étant souvent difficiles à distinguer et la distinction n'ayant pas une grande importance clinique ou thérapeutique.

sacrum basculé (Gourdon, de Bordeaux, 1932). Syn. *hiérolisthésis* (A. Lippens), *sacrolisthésis* (A. Mouchet). Changement de position du sacrum, par suite du relâchement des ligaments des articulations sacro-iliaques, entraînant une lordose lombaire exagérée avec des douleurs rappelant le lumbago, la sciatique ou le rhumatisme vertébral. Le *s. b.* peut s'établir progressivement (grossesses, fatigue, petits traumatismes répétés), ou brusquement à la suite d'un accident.

sadisme, *s. m.* (marquis de Sade). Syn. *algolagnie active*. Perversion du sens génital qui a besoin, pour être excité, de la vue de la souffrance d'autrui.

Sæmisch (ulcère de). V. *kératite à hypopyon*.

Sæthre (syndrome de). V. *Chotzen* (*syndrome de*).

sage-femme, *s. f.* Femme diplômée qui pratique l'art des accouchements.

Sahib (maladie de). V. *kala-azar*.

Sahli (épreuve de). Méthode d'exploration de la sécrétion externe du pancréas. On fait ingérer au malade une pilule à l'iodoforme enfermée dans une capsule de gluten, inattaquable par le suc gastrique et très

rapidement dissoute par le suc pancréatique. Normalement la réaction de l'iode apparaît dans l'urine six heures après l'ingestion de la capsule.

saignée, *s. f.* (*sanguis*, sang). Evacuation d'une certaine quantité de sang. Elle est *générale*, lorsque la soustraction porte sur une veine ou une artère ; *locale*, lorsque le sang provient des capillaires (ventouses scarifiées, sangsues). — On donne aussi quelquefois ce nom au sang qui vient d'être évacué ou à la région du corps sur laquelle on pratique de préférence l'opération (pli du coude). — *s. osseuse.* V. *Duvernay* (*opération de*).

saignement (temps de). V. *Duke* (*épreuve de*).

Saint (triade de). Association de hernie de l'hiatus œsophagien, de lithiase biliaire et de diverticulose colique.

Saint-Germain (attelle de). Attelle métallique constituée d'une semelle plantaire et d'une tige jambière, destinée à la contention, après correction, des déformations du pied (pied bot).

Saint-Guy (danse de). V. *chorée*.

Saint-Roch (mal de). V. *chalicose*.

Sainton (signe de). V. *Joffroy* (*signes de*), *1°*.

Sakati (syndrome de). V. *acrocéphalopolysyndactylie*.

Sakel (méthode de). Traitement de la schizophrénie au moyen de chocs provoqués par l'injection d'insuline. V. *insulinique* (*choc*).

SAL. Sérum anti-lymphocyte (v. ce terme).

salaam (tic de) (arabe, *salam*, salut). V. *spasmes en flexion* (*syndrome des*).

salacité, *s. f.* (*salire*, saillir). Propension aux rapprochements sexuels ; se dit surtout en parlant des animaux.

salicylémie, *s. f.* (salicylate ; αἷμα, sang). Présence de salicylate dans le sang.

salicylothérapie, *s. f.* (salicylate ; θεραπεία, traitement). Emploi thérapeutique des salicylates.

salidiurétique, *adj.* Syn. *salurétique*. Qui augmente l'élimination urinaire des électrolytes (sodium et potassium). — *s. m.* Médicament possédant cette propriété. Il agit en inhibant la réabsorption du Na et du K par la partie proximale du tube rénal.

salivaire (test) (Kakizaki, 1973). Diminution de la sécrétion de la salive parotidienne et de sa concentration en bicarbonates et en amylase : signe de lésion pancréatique.

salivation, *s. f.* V. *ptyalisme.*

Salkowski (procédé de). Procédé utilisé pour la recherche du pigment biliaire dans l'urine. Il consiste à précipiter ce pigment au moyen du chlorure de calcium, à délayer ensuite le précipité dans l'alcool, à le solubiliser par l'acide chlorhydrique et à ajouter de l'acide nitrique nitreux qui fait apparaître la succession des couleurs bleue, violette et rouge.

Salleras-Zarate (syndrome de). Malformation oculaire associant une ophtalmoplégie, une myopie, et des anomalies de forme et de réaction pupillaires.

salmonellose, *s. f.* (de Salmon, qui décrivit le bacille du hog-cholera) (Lignières). Nom sous lequel on réunit des affections qui entrent presque toutes dans le groupe des septicémies avec détermination intestinale et atteignent un grand nombre d'espèces animales ainsi que l'homme. Elles sont dues à des bactéries présentant de nombreux caractères communs et appartenant au genre *Salmonella:* bacilles typhique et paratyphiques, bacilles d'Aertrycke, et de Gärtner, du hog-choléra, etc.

salol (épreuve du) (Ewald et Sievers, 1887). Méthode proposée pour apprécier l'état de la motilité gastrique, et permettant, si l'estomac se contracte normalement, de reconnaître la valeur de la sécrétion pancréatique. Elle consiste à faire ingérer un gramme de salol et à rechercher dans l'urine la présence de l'acide salicylique. S'il y a insuffisance motrice de l'estomac et que le pancréas fonctionne normalement, la réaction de l'acide salicylique

apparaît dans l'urine, mais d'une façon tardive. Si le pancréas est malade, l'acide salicylique ne peut être décelé. Le succès de cette épreuve est soumis à trop de conditions pour qu'on puisse lui accorder une réelle valeur.

Salomon (épreuve de). Recherche de l'albumine dans le liquide de lavage de l'estomac à jeun, l'estomac ayant été largement lavé la veille au soir, après une journée de régime lacté. La présence d'albumine est un signe, non de cancer, mais d'ulcération quelle qu'en soit la nature.

salpingectomie, *s. f.* (σάλπιγξ, trompe; ἐκτομή, ablation). Ablation de l'une ou des deux trompes utérines.

salpingite, *s. f.* (σάλπιγξ). 1° Inflammation aiguë ou chronique d'une des trompes utérines ou de Fallope, consécutive le plus souvent à une métrite. — 2° Inflammation de la trompe d'Eustache précédant ou accompagnant d'ordinaire l'otite moyenne. — *s. chronique hypertrophique, s. chronique parenchymateuse.* V. *pachysalpingite.*

salpingographie, *s. f.* (σάλπιγξ; γράφειν, inscrire). Radiographie des trompes utérines ou des trompes d'Eustache, injectées préalablement avec une substance opaque aux rayons X.

salpingoïde, *adj.* (σάλπιγξ; εἶδος, forme). V. *caviligne.*

salpingolysis, *s. f.* (σάλπιγξ; λύειν, libérer). Opération qui consiste à libérer la trompe et son pavillon par section des adhérences péritubaires.

salpingo-ovariectomie, *s. f.* Ablation des trompes et des ovaires avec conservation de l'utérus.

salpingo-ovariopexie, *s. f.* (σάλπιγξ; *ovarium;* πῆξις, fixation). Fixation de l'ovaire à la trompe.

salpingo-ovariosyndèse, *s. f.* (σάλπιγξ; *ovarium;* σύν, avec; δέσις, action de lier). Suture de l'ovaire à la trompe.

salpingo-ovariotripsie, *s. f.* (σάλπιγξ; *ovarium;* τρίψις, broiement). Ablation des annexes de l'utérus par la voie vaginale après broiement et morcellement.

salpingo-ovarite, *s. f.* Syn. *tubo-ovarite, oophorosalpingite, annexite.* Nom générique donné à toutes les inflammations simultanées des annexes de l'utérus (trompes et ovaires).

salpingoplastie, *s. f.* (σάλπιγξ; πλάσσειν, former). Opération réparatrice d'une trompe de Fallope, destinée en particulier à rétablir sa perméabilité.

salpingorraphie, *s. f.* (σάλπιγξ; ῥαφή, suture). Suture de la trompe.

salpingoscopie, *s. f.* (σάλπιγξ; σκοπεῖν, examiner) (Valentin, 1903). Examen de l'orifice interne de la trompe d'Eustache à l'aide d'un appareil (salpingoscope) analogue au cystoscope, que l'on introduit dans le nasopharynx en passant par le méat nasal inférieur.

salpingostomie, *s. f.* (σάλπιγξ; στόμα, bouche). Création d'un pavillon artificiel dans le cas de salpingite kystique aseptique, pour éviter la stérilité qui résulte de l'ablation de la trompe.

salpingotomie, *s. f.* (σάλπιγξ; τομή, section). Ouverture d'une trompe kystique.

saltation, *s. f.* (*saltare*, sauter). V. *mutation.*

saltatoire (chorée) (*saltare*, sauter). V. *chorée hystérique.*

salurétique, *adj.* et *s. m.* V. *salidiurétique.*

Salzer (procédé de). Méthode employée pour compléter la cure radicale d'une hernie crurale, lorsque l'anneau est très dilaté; elle consiste dans l'oblitération de cet anneau par un lambeau de muscle pectiné relevé et fixé à l'arcade de Fallope.

Salzmann (kératite nodulaire de) (1925). Affection dégénérative de la cornée, caractérisée par l'existence de petites bosselures translucides en grains de riz, succédant souvent à une kératite phlycténulaire. Elle est d'évolution lente et ne donne guère de troubles fonctionnels.

Sanarelli (phénomène de) (1924). Chez un lapin qui a reçu dans les veines une culture de vibrions cholériques (inoculation parfaitement tolérée), l'injection intra-veineuse 24 heures plus tard du filtrat inoffensif d'un microbe banal détermine la mort dans l'algidité après avoir entraîné la production de lésions hémorragiques de l'intestin. V. *Shwartzman* (phénomène de).

sanatorium, *s. m.* (au pl. ...riums ou ...ria) (*sanator*, celui qui guérit). Etablissement situé dans des conditions climatiques déterminées, destiné au traitement des maladies chroniques, essentiellement de la tuberculose.

Sanclomycine, *s. f.* (n. dép.). V. *tétracyclines.*

Sanders (signe de). V. *Heim et Sanders* (signe de).

Sandhoff (maladie de). Variété de gangliosidose généralisée (v. ce terme) due à un déficit en A et B hexosaminidase et au cours de laquelle les manifestations neurologiques sont absentes.

Sanfilippo (maladie de). V. *oligophrénie polydystrophique.*

sang laqué. Etat du sang dont l'hémoglobine a abandonné les globules pour se dissoudre dans le plasma. Il est transparent comme un sirop.

sang de rate. Nom donné en Beauce au charbon des moutons. V. *charbon.*

Sängers (macule gonorrhéique de). Tache rouge située à l'orifice de la glande de Bartholin, chez les malades atteintes de bartholinite gonococcique.

sanglot (spasme du). V. *spasme du sanglot.*

sangsue (procédé de la) (Lesieur). Procédé spécial de recherche des microbes contenus dans le sang. Le sang à examiner est obtenu par l'application d'une sangsue et se trouve ainsi rendu incoagulable; il peut être alors centrifugé et le culot être examiné au microscope.

sanguicole, *adj.* (*sanguis*, sang; *colere*, habiter). Se dit des parasites qui vivent dans le sang (hématozoaires, microfilaires, etc.).

sanie, *s. f.* (*sanies*). Matière purulente, fétide, mêlée de sang, qui s'écoule des plaies infectées, des ulcères non soignés, etc.

sanieux, euse, *adj.* Qui contient de la sanie. Ex. *ulcère s.*

Santy (opération de). Résection du rectum par voie abdomino-sacrée avec conservation du sphincter, à travers lequel l'intestin est abaissé. Opération pratiquée en cas de cancer du rectum.

Sanyal (conjonctivite de) (1929). Conjonctivite unilatérale bénigne, observée en Inde et due à un actinomycose; la conjonctive a un aspect velouté. L'évolution se fait spontanément vers la guérison en 8 à 10 semaines.

SaO₂. V. *oxygène (saturation du sang en).*

saphénectomie, *s. f.* Résection de l'une des saphènes en totalité ou en partie; opération destinée à combattre les varices.

saphisme, *s. m.* (Σαπφώ). V. *tribadisme.*

sapide, *adj.* (*sapor*, goût). Qui a de la saveur.

saponé, *s. m.* (*sapo*, savon). Médicament dans la composition duquel entre du savon.

saponulé, *s. m.* Nom donné à des alcoolés assez chargés de savon pour prendre la consistance gélatineuse.

saponure, *s. m.* Mélange de savon en poudre et de substance résineuse ou extractive.

saprogène, *adj.* (σαπρός, putride; γεννᾶν, engendrer). Qui engendre la putréfaction.

saprophyte, *s. m.* (σαπρός; φυτόν, végétal). Nom donné aux microbes qui ne se développent pas dans l'organisme vivant et vivent aux dépens des matières mortes. Ils comprennent les microbes de la putréfaction qui peuvent devenir pathogènes par les poisons qu'ils sécrètent.

saprozoïte, *s. m.* (σαπρός; ζῷον, animal) (Blanchard). Animalcule vivant dans les matières organiques en décomposition. Le terme *saprophyte* s'applique aux végétaux, donc aux bactéries; celui de *saprozoïte* aux animaux, et, par conséquent, aux protozoaires.

SÂQRS, SÂQRST (Bayley) (électrocardiographie). Symboles des axes électriques moyens de QRS ou de QRST (v. *axe électrique du cœur*) orientés dans l'espace et non plus projetés sur un plan frontal.

sarcine, *s. f.* (*sarcina*, ballot). Bactérie dont les éléments se disposent en masses cubiques par suite du mode de segmentation qui se fait suivant trois plans. Les *s.* sont des microbes saprophytes que l'on rencontre dans l'estomac malade (*S. ventriculi*), dans la gangrène pulmonaire, etc.

sarcocèle, *s. m.* ou *f.* (σάρξ, chair; κήλη, tumeur). Nom donné à toutes les tuméfactions du testicule et de l'épididyme, quelle que soit leur nature. Ex.: *s. tuberculeux, s. syphilitique, s. cancéreux.*

sarcode, *s. m.* (σαρκώδης, charnu) (Desjardin). V. *protoplasma.*

sarcodiques (mouvements ou **déformations).** Phénomènes cadavériques observés sur les infusoires et consistant en déformations et production de boules (*boules s.*) qui disparaissent dans le milieu ambiant.

sarco-épiplocèle, *s. m.* (σάρξ, chair; ἐπίπλοος, épiploon; κήλη, tumeur). « Hernie épiploïque compliquée d'un sarcocèle » (Littré).

sarco-épiplomphale, *s. f.* (σάρξ; ἐπίπλοος; ὀμφαλός, nombril). « Hernie ombilicale formée par l'épiploon » (Littré).

sarco-hydrocèle, *s. f.* (σάρξ; ὕδωρ, eau; κήλη, tumeur). « Sarcocèle accompagné d'une hydrocèle » (Littré).

sarcoïde, *s. f.* Terme créé par Kaposi (1873) pour désigner un groupe de néoplasies cutanées ressemblant au sarcome, mais moins graves que lui, et de nature lymphoïde (*s. de Kaposi-Spiegler, s. de Spiegler-Fendt*). Boeck, puis Darier, l'ont appliqué ensuite à des dermatoses différentes : *s. cutanées* et *s. hypodermiques* (v. ces termes).

sarcoïdes cutanées ou **dermiques** (Boeck, 1899). Syn. *lupoïdes bénignes disséminées* (Boeck). Affection caractérisée par une éruption de nodules hémisphériques d'un rouge violacé ou brunâtre, de la taille d'un grain de millet à celle d'un gros pois (*lupoïdes miliaires disséminées de Darier*, *lupus miliaire*), ou plus gros (noisette ou placard : *sarcoïde cutanée*, *lupoïde tubéreuse* ou *en placard* de Boeck), développés dans le derme, et siégeant à la figure, sur les épaules et la face d'extension des membres. Elle a une évolution longue (5 à 10 ans) et bénigne; sa nature est mal connue. V. *Besnier-Boeck-Schaumann* (*maladie de*).

sarcoïdes hypodermiques. Affection caractérisée par une éruption de nouures situées dans l'hypoderme et recouvertes d'une peau normale ou violacée. On en distingue 2 formes. 1° les *s. h. de type Darier-Roussy* (1906) irrégulières, de la taille d'une grosse noix ou d'une mandarine, siégeant dans les flancs, les régions costales et scapulaires, la face antérieure des cuisses, le bas de l'abdomen et la figure; la plupart des auteurs en font une forme de la maladie de Besnier-Boeck-Schaumann; d'autres, une variété de tuberculides; d'autres enfin, un syndrome aux causes diverses. — 2° les *s. noueuses disséminées de Darier* (1910), plus petites, plus nombreuses, plus régulières, évoluant par poussées sur la face d'extension des membres et le tronc; c'est une variété de tuberculide dermo-hypodermique voisine de l'érythème induré de Bazin.

sarcoïdose, s. f. V. *Besnier-Boeck-Schaumann* (*maladie de*).

sarcoleucémie, s. f. V. *leuco-sarcomatose.*

sarcomatose, s. f. Nom donné à la maladie caractérisée par la formation de sarcomes.

sarcomatose multiple hémorragique de Kaposi (1872). Syn. *acrosarcomatose de Kaposi, angiosarcomatose de Kaposi, maladie de Kaposi, sarcomatose pigmentaire idiopathique* ou *télangiectasique, sarcome de Kaposi.* Affection observée surtout dans les pays méditerranéens, en Europe centrale et orientale chez les hommes de 40 à 60 ans; elle est caractérisée par l'apparition,

sur la peau, de placards angiomateux rouges, ecchymotiques, parfois livides; de nodules durs, violacés, enchâssés dans le derme, siégeant en peau saine ou sur les placards; d'œdème élastique ou dur; de pigmentation. Cette éruption débute aux extrémités et gagne progressivement tout le corps, s'étendant même aux viscères. Elle évolue en 2 à 10 ans vers la mort par cachexie, anémie, ou hémorragie. On discute sa nature néoplasique ou infectieuse.

sarcomatose pigmentaire idiopathique ou **télangiectasique.** V. *sarcomatose multiple hémorragique de Kaposi.*

sarcome, s. m. (σάρξ, chair). Syn. *tumeur fibroplastique, tumeur embryoplastique* (Robin). Tumeur développée aux dépens du tissu conjonctif et dont les cellules sont en prolifération très active, mais ne donnent naissance qu'à des produits (fibrilles, os, cartilage) incomplètement développés (tissu embryonnaire). Il existe un certain nombre de variétés suivant le type de cellules prédominant qu'on y rencontre : *s. fuso-cellulaire* et *globo-cellulaire, ostéo-sarcome, myxosarcome, sarcome mélanique* ou *mélano-sarcome, chondro-sarcome, lympho-sarcome* (v. ces mots). — Toutes ces variétés ont comme caractère commun la malignité, c'est-à-dire la tendance à se généraliser et à récidiver. — *s. angiolithique.* V. *angiolithique* (*sarcome*). — *s. angioplastique.* V. *hématangio-sarcome.* — *s. d'Ewing.* V. *Ewing* (*sarcome d'*) — *s. fibroblastique.* V. *fibrosarcome* 2°. — *s. de Kaposi.* V. *sarcomatose multiple hémorragique de Kaposi.* — *s. myéloïde.* V. *myélosarcomatose* — *s. névroglique.* V. *gliosarcome.* — *s. ossifiant ostéogénique et ostéolytique* V. *ostéosarcome.*

sarcome de Hodgkin. Selon Jackson et Parker (1947), une des trois formes anatomiques de la lympho granulomatose maligne; les ganglions renferment une grande quantité de cellules de Sternberg, quelques lymphocytes et un peu d fibrose. Ce *s.* serait une forme de transition entre la maladie de Hodgkin et le réticulosarcome ganglionnaire.

arcophagie, *s. f.* (σάρξ ; φαγεῖν, manger). Régime exclusivement carné.

arcoplasma, *s. m.* Protoplasma des cellules musculaires. Il entoure les noyaux et s'insinue en traînées plus ou moins longues entre les groupes de fibrilles musculaires.

arcopte, *s. m.* (σάρξ ; κόπτειν, couper) ou **Sarcoptes scabiei** (s. de la gale). Syn. *Acarus scabiei.* Parasite de l'ordre des acariens qui provoque les lésions de la gale.

arcotripsie, *s. f.* (σάρξ ; τρίψις, broiement). V. *écrasement linéaire.*

ardonique (rire) (σαρδόνιος, de l'île de Sardaigne, où croît en abondance la sardoine ou renoncule scélérate qui provoque des convulsions). Syn. *rire* ou *spasme cynique.* Aspect particulier de la face dû à la contraction de ses muscles peauciers « en sorte qu'il semble que le malade rit » (A. Paré). Facies observé dans le tétanos.

arnoff (technique de) (S. de Boston, 1948). Technique de respiration artificielle par excitation électrique du nerf phrénique, directe ou à travers la peau.

ÂT (Bayley) (électrocardiographie). Symbole de l'axe électrique moyen de T (v. *axe électrique du cœur*) orienté dans l'espace et non plus projeté sur un plan frontal.

atellitisme cultural (H. Meunier). Influence exercée par le développement de certaines bactéries sur des colonies d'une autre bactérie cultivée sur le même milieu. Le développement des cultures du bacille de Pfeiffer est favorisé par la culture simultanée, sur le même milieu, de certains autres microbes (staphylocoque, colibacille, etc.).

atellitose, *s. f.* (I. Bertrand). Augmentation du nombre des cellules rondes qui forment l'enveloppe de chaque cellule nerveuse du ganglion sympathique.

attler (voile de) (1931). Œdème cornéen dû au port de verres de contact mal adaptés, et rendant la vision floue.

saturation (test de). V. *charge (épreuve de).*

saturation du sang en oxygène. V. *oxygène (saturation du sang en).*

saturnin, ine, *adj.* Qui a rapport au plomb ou à ses composés. V. *saturnisme.* — *colique s.* ou *de plomb.* V. *colique.* — *liséré s.* V. *Burton (liséré de).*

saturnisme, *s. m.* (*saturnus,* plomb). Intoxication par le plomb ou par les sels de plomb. — Le *s. aigu* donne lieu à de violentes douleurs intestinales (coliques de plomb) avec constipation. — Le *s. chronique* se manifeste surtout par des troubles nerveux (tremblement, paralysie, encéphalopathie), par de la néphrite interstitielle et peut aboutir à la cachexie dite saturnine et à la mort.

satyriasis, *s. m.* (Σάτυρος, Satyre). Aphrodisie ou exagération des désirs sexuels chez l'homme.

Sauerbruch (méthode de). Thoracoplastie totale (v. ce terme).

Sauerbruch (opération de). Lobectomie pulmonaire ou pneumonectomie réalisée en plèvre cloisonnée.

sauna, *s. m.* Etablissement de bains finlandais dans lequel le sujet s'expose à une forte chaleur sèche, la séance étant entrecoupée de bains de vapeur, de douches ou de bains d'eau froide et de flagellation.

sauriasis, *s. m.* (σαῦρα, lézard). V. *ichtyose.*

Savariaud (signe de). Signe traduisant l'anormale laxité de la capsule articulaire chez les nourrissons prédisposés à la luxation de la hanche : le raccourcissement du membre inférieur, net dans le décubitus dorsal, augmente lorsqu'on fait asseoir l'enfant, la jambe étendue sur la cuisse.

Savin (syndrome de) (1956). Syndrome héréditaire à transmission diagynique caractérisé par l'association de lésions cornéennes (épaississements nodulaires et exulcérations), d'ichtyose et de manifestations allergiques.

Sayre (appareil de). Bandage en diachylon qui servait autrefois à l'immobilisation, en bonne position, des fractures de la clavicule.

Sayre (corset ou **méthode de).** Traitement orthopédique du mal de Pott au moyen d'un corset plâtré que l'on met en place, le malade étant suspendu par la nuque, le menton et les aisselles, de façon à redresser et étendre le rachis. Ce corset embrasse et maintient le tronc des hanches aux aisselles.

sb. Abréviation de stilb (v. *brillance*).

S. B. S. 11 (M. F. Jayle). Syn. *Sulfates ButyloSolubles, sulfates de 3-β-stéroïdes neutres.* Fraction sulfoconjuguée extraite par le norbutanol (c. à d. butylosoluble), en milieu alcalin (pH 11), des produits d'élimination urinaire des hormones stéroïdes. Elle comprend une substance virilisante et certains des 17-cétostéroïdes. L'élimination urinaire normale des S.B.S. 11 est de 15,5 mg par 24 heures chez l'homme, de 8 mg par 24 heures chez la femme (M. F. Jayle).

scabies, *s. f.* (lat. gale). V. *gale*.

scabieux, *adj.* (*scabies,* gale). Qui ressemble à la gale ou qui a rapport à la gale.

Scadding (syndrome de) (1956). V. *fibrose pulmonaire interstitielle diffuse.*

scævolisme, *s. m.* (Caius Mucius Scævola, qui brûla volontairement sa main droite pour montrer la fermeté romaine). Variété d'auto-mutilation qui consiste dans la destruction volontaire par le feu de parties plus ou moins étendues du corps.

scalène antérieur (syndrome du) (Howard Naffziger, de San Francisco, 1935). Syn. *syndrome de la côte cervicale, synd. du défilé costoclaviculaire* (Leriche, 1941), *synd. de la pince omo-costo-claviculaire, synd. du défilé des scalènes.* Ensemble de symptômes dus à l'irritation ou à la compression de l'artère sousclavière ou des racines inférieures du plexus brachial par une côte cervicale ou par le défilé de la 1re côte et du scalène antérieur anormalement rigide. Ce sont des crises paroxystiques localisées à la main et l'avant-bras, à prédominance nocturne, soit vaso-motrices (syndrom de Raynaud), soit douloureuse (acroparesthésies).

scalénotomie, *s. f.* (σκαληνός, scalène τομή, section). Section des muscle scalènes antérieurs et postérieur d'un côté; opération destinée compléter l'action de la phrénicec tomie et à obtenir l'immobilit complète d'un hémithorax. La sec tion du scalène antérieur est parfoi nécessaire pour faire disparaître le crises paroxystiques du syndrome d scalène antérieur.

scalp, *s. m.* Arrachement accidentel d cuir chevelu en totalité ou en partie

scalpel, *s. m.* (*scalpere,* inciser). Ins trument tranchant destiné aux dis sections.

scanner, *s. m.* (angl. to scan, scruter V. *tomographie axiale transvers couplée avec ordinateur.*

scanning, *s. m.* (to scan). Term anglais parfois employé (à tort) pou désigner la scintigraphie (v. ce mot)

scansion, *s. f.* (*scandere,* scander Trouble de la prononciation qu consiste à détacher les syllabes d chaque mot comme l'on fait e scandant un vers.

scaphocéphalie, *s. f.* (σκάφη, barque κεφαλή, tête) (anthropologie). Mal formation crânienne caractérisée pa la forme élevée, très allongée d'avan en arrière et très aplatie latéralemen du crâne, qui présente le typ dolichocéphale exagéré. Elle es due à la soudure prématurée de l suture sagittale : c'est une variété d craniosténose.

scaphoïdite tarsienne (Mouchet e Röderer). 1o Syn. *maladie de Köhle* (1908), *maladie de Köhler-Mouche* Affection rare frappant le scaphoïd du tarse, chez l'enfant ou l'adoles cent, caractérisée par de la douleu plus accusée le soir, du gonflemen des parties molles et une diminu tion du volume de l'os examiné à l radiographie. Elle évolue en quel ques mois vers la guérison. Sa na ture est mal connue : on peut la rap procher de la maladie de Schlatte et de l'ostéochondrite de la hanche. — 2° Syn. *maladie de Muller-Weiss* (1927). Affection très rare réalisant, chez l'adulte, une scaphoïdite tarsienne généralement bilatérale et consécutive à un traumatisme, et ne guérissant qu'après immobilisation plâtrée ou intervention chirurgicale.

scapholisthésis, *s. m.* (σκάφη, barque ; ὀλίσθησις, glissement) (Brailsford). Scaphoïdite tarsienne de l'adulte, dans laquelle l'os se divise en deux fragments qui glissent latéralement.

scapula elevata. V. *élévation congénitale de l'omoplate.*

scapulae alatae (en latin, omoplates ailées). Omoplates détachées du thorax par suite de l'atrophie des muscles qui les maintiennent appliquées contre les épaules, et en particulier des rhomboïdes.

scapulalgie, *s. f.* (*scapula*, épaule ; ἄλγος, douleur). Syn. *omalgie.* Un certain nombre d'auteurs désignent sous ce nom toutes les arthrites chroniques de l'épaule. On réserve ordinairement ce nom à l'arthrite tuberculeuse de cette articulation.

scapulectomie, *s. f.* (*scapula* ; ἐκτομή, ablation). Ablation primitive et totale de l'omoplate, avec conservation du membre supérieur.

scapulo-huméral (type). V. *Erb* (*type scapulo-huméral ou forme juvénile d'*).

scapulo - thoracique (rapport) (Kretschmer) (morphologie). Rapport entre le diamètre bi-acromial, multiplié par 100, et le périmètre thoracique au repos.

scarification, *s. f.* (*scarificare*, de σκαριφεύειν, inciser). Incision superficielle faite avec un bistouri, un rasoir ou un appareil spécial nommé *scarificateur*, et destinée à faire une saignée locale.

scarlatine, *s. f.* (écarlate). Fièvre éruptive caractérisée par un début brusque (frisson violent, angine et céphalée), un énanthème buccal et pharyngé, un exanthème généralisé de teinte écarlate, et une desquamation par larges placards. Elle est due au streptocoque hémolytique localisé dans la gorge (angine), dont

la toxine érythrogène diffuse et atteint le système nerveux végétatif (éruption et éventuellement complications et syndrome malin). — *s. chirurgicale.* Nom donné autrefois à la *septicémie suraiguë* lorsqu'elle s'accompagnait d'éruption scarlatiniforme ou d'hémorragie sous-cutanée. — *s. puerpérale.* Scarlatine apparaissant au cours des suites de couches et se distinguant par sa gravité et l'absence fréquente d'angine initiale. — *s. variegata* (ou vergetée). *S.* dans laquelle l'éruption se compose de larges plaques séparées par des intervalles de peau saine.

scarlatiniforme, *adj.* Qui ressemble à la scarlatine.

scarlatinoïde méta-diphtérique (Marfan). Eruption avec fièvre, présentant tous les caractères de la scarlatine, que l'on observe parfois dans le décours de la diphtérie. Rattachée d'abord aux accidents causés par le sérum, elle est considérée maintenant par nombre d'auteurs comme une scarlatine vraie.

Scarpa (entonnoir membraneux ou infundibulum de). Cavité créée, au fond de l'orifice d'un anus contre nature, par la rétraction progressive du promontoire (ou éperon, v. ce terme) et permettant aux matières de passer directement du bout intestinal afférent dans le bout efférent.

Scarpa (méthode de). Traitement (abandonné) de l'anévrisme artériel circonscrit par la ligature de l'artère pratiquée loin au-dessus du sac.

Scarpa (promontoire de). V. *éperon.*

Scarpa (staphylome de) (1801). Variété de staphylome postérieur.

scatome, *s. m.* (σκώρ, σκατός, excréments) (Demons). Syn. *coprome, fécalome, stercorome.* Enorme accumulation de matières qui simule une tumeur intestinale.

Schäfer (méthode de) (1904). Procédé manuel de respiration artificielle dans lequel le sujet, couché sur le ventre, a la base du thorax alternativement comprimée et relâchée par la pression des mains du sauveteur, placé à cheval sur la région lombaire de l'accidenté.

Schäfer (syndrome de) (1925). Syn. *hyperectodermose congénitale*. Affection héréditaire selon le mode dominant, caractérisée par de l'hypertrichose, de l'hyperhidrose, de la pachyonychie, de la kératose folliculaire, palmo-plantaire, unguéale et muqueuse, une cataracte congénitale et parfois par des troubles psychiques, de l'épilepsie, de l'hypogénitalisme et un retard de croissance. C'est la variété hyperplasique de la *polydysplasie ectodermique héréditaire* (v. ce terme).

Schäffer (signe de). Extension du gros orteil provoquée par le pincement du tendon d'Achille, signe révélateur d'une lésion du faisceau pyramidal.

Schamberg (maladie de) (1901). Syn. *dermatose pigmentaire progressive*. Dermatose caractérisée par l'apparition aux membres inférieurs de plaques pigmentées parsemées, surtout à la périphérie, de petits points rouges. Il s'agit d'une variété de capillarite survenant presque uniquement chez l'homme et évoluant pendant des années.

Schanz (maladie de) (1905). V. *ténosite achilléenne*.

Schattuck (faciès de). Aspect particulier du visage, fait d'un mélange de subictère, de pâleur et de cyanose, observé dans le rétrécissement tricuspidien.

Schatzki et Gary (syndrome de) (1953). Rétrécissement muqueux annulaire de l'œsophage siégeant à 4 ou 5 cm du diaphragme, au-dessus d'une petite hernie hiatale. Il se manifeste, après la cinquantaine, par une dysphagie plus ou moins importante.

Schaudinn (tréponème de) (1905). Syn. *Treponema pallidum*. Agent spécifique de la syphilis, considéré d'abord comme un spirochète et rangé maintenant parmi les tréponèmes (v. ce mot).

Schauta et Wertheim (opération de). V. *Watkins-Schauta-Wertheim (opération de)*.

Schede (opération de). Syn. *pariétectomie*. Résection plus ou moins étendue d'une partie de la cage thoracique (côtes, espaces intercostaux et plèvre pariétale) chez le malades atteints d'empyème chronique total ; elle est destinée à permettre l'affaissement de la paroi externe de la cavité pleurale. Le Anglo-saxons désignent également sous ce nom la *pariéto-pleurectomie*. V. *Létiévant (opération de, thoracectomie et thoracoplastie*.

Scheie (maladie ou syndrome de (1962). Syn. *mucopolysaccharidose de type V*. Variété de mucopolysaccharidose (v. ce terme) transmise selon le mode autosomique récessif, voisine de la maladie de Hurler (v. ce terme), dont elle se distingue par une déformation modérée du squelette et l'absence de retard mental.

schéma ou **schème,** *s. m.* (σχῆμα plan). Tracé figurant d'une façon simplifiée la disposition d'un organe ou d'un appareil.

schéma corporel. Notion que nous avons de notre corps. V. *somatognosie*.

Scheuerlein (signe de). Signe indiquant le siège sous-phrénique d'un épanchement purulent : deux ponctions pratiquées dans deux espaces intercostaux différents donnent issue : la supérieure à un liquide de séreux et l'inférieure à du pus, ou bien une même ponction ramène d'abord, superficiellement, un liquide de séreux, puis, plus profondément, du pus.

Scheuermann (maladie de). V. *épiphysite vertébrale douloureuse de l'adolescence*.

Scheuthauer (syndrome de). V. *dysostose cléido-cranienne héréditaire*.

Schick (réaction de). Syn. *diphtérino-réaction*. Intradermo-réaction pratiquée avec la toxine diphtérique. La *r. de S. positive* indique la réceptivité à la diphtérie : la *r. de S. négative* montre que l'organisme est immunisé. En temps d'épidémie, elle permet de limiter l'injection prophylactique aux seuls cas positifs.

Schilder (maladie de). V. *sclérose cérébrale de Schilder*.

Schilder-Foix (maladies de) (1912).
1° V. *sclérose cérébrale diffuse.* —
2° Certains désignent par ce nom
la sclérose cérébrale de Schilder.

Schiller (test de). Syn. *test de Lahm-
Schiller.* Epreuve destinée à révéler
les lésions précancéreuses du col
utérin. Elle consiste à imprégner le
museau de tanche avec la solution
iodo-iodurée de lugol qui colore
en brun acajou les zones normales
riches en glycogène et ne colore
pas les zones d'épithélium pathologique. En cas d'hypofolliculinie
la muqueuse prend une coloration
jaune chamois.

Schilling (test de) (1953). Procédé
destiné à l'étude du métabolisme de
la vitamine B_{12}. Deux capsules
contenant cette vitamine sont ingérées ensemble : dans l'une, la
vitamine est marquée au cobalt 58
(^{58}Co), dans l'autre, elle est marquée au cobalt 57 (^{57}Co) et liée au
facteur intrinsèque (technique du
double marquage : Katz; Bell,
1969). Le taux d'excrétion urinaire,
pendant les 24 heures suivantes, est
mesuré séparément pour les deux
sortes de vitamine B_{12} marquées,
grâce à leur rayonnement γ différent. Ces taux sont normalement
supérieurs à 8 ou 10 % : 21 % pour
la vitamine B_{12} isolée et 22 % pour
celle liée au facteur intrinsèque.
Ils sont respectivement de 3 et
11 % chez les sujets atteints d'anémie de Biermer, et de 3 à 4 %
chez ceux qui souffrent de malabsorption spécifique de la vitamine
B_{12} avec protéinurie ou anémie
d'Imerslund-Najman-Gräsbeck (v.
ce terme et *anémie de Biermer*).

Schimmelbusch (maladie de).
Nom donné, à l'étranger, à la maladie kystique de la mamelle (v. ce
terme).

Schirmer (épreuve de). Méthode
permettant de mesurer l'intensité
de la sécrétion lacrymale : une
bande de papier buvard mince,
large de 5 mm, longue de 35 mm
est appliquée par une extrémité
dans l'angle interne de l'œil. On
mesure la longueur du papier

humecté en 1 à 3 minutes. Normalement elle est de 20 mm.

Schirmer (syndrome de) (1860).
Variante du syndrome de Sturge-
Weber-Krabbe (v. ce terme) accompagnée précocement de glaucome et
d'hydrophtalmie.

schistocyte, *s. m.* (J. Jolly). V.
schizocyte.

schistose, *s. f.* Syn. *maladie des ardoisiers.* Variété ordinairement béni-
gne de pneumoconiose due à l'inhalation de poussières d'ardoise, formées en grande partie de silicates.

schistosome, *s. m.* (σχιστός, fendu ;
σῶμα, corps). 1° (I.-G. St-Hilaire).
Monstre caractérisé par une éventration latérale ou médiane sur
toute la longueur de l'abdomen et
par l'absence ou l'état très imparfait des membres pelviens. — 2°
(Weinland, 1858). Syn. *Bilharzia*
(Cobbold, 1859). Genre de ver
de l'ordre des Trématodes. Le
mâle, long de 9 à 12 mm, porte la
femelle dans un sillon ventral. Trois
espèces peuvent parasiter l'homme :
le *Schistosoma hæmatobium* (v. *Bilharzia hæmatobia*) qui provoque la
bilharziose vésicale; le *S. mansoni*
qui détermine la bilharziose intestinale et la splénomégalie égyptienne
(v. ce terme); le *S. japonicum*, responsable d'une bilharziose intestinale et hépatique, la bilharziose
artérioso-veineuse (v. *schistosomiase*). L'homme est contaminé par
les eaux infestées dans lesquelles il
travaille ou se baigne. V. *bilharziose.*

schistosomiase, *s. f.* (I. Tsuchiya).
Syn. *bilharziose artérioso-veineuse,
b. sino-japonaise, maladie de Katayama* (ville du Japon où la maladie
est très fréquente). Maladie endémique au Japon et dans quelques
pays d'Extrême-Orient et due à un
parasite voisin de la Bilharzia hæmatobia, le *Schistosoma japonicum* ou
Schistosomum cattoi, trématode que
l'on trouve avec ses œufs dans le foie
où il détermine une cirrhose hypertrophique. L'évolution de cette maladie mortelle est insidieuse et
longue. Elle se traduit cliniquement
par l'hypertrophie du foie et de la
rate avec ascite, diarrhée et anémie.

La présence des œufs du parasite dans les fèces permet de fixer le diagnostic. V. *bilharziose*.

schizocéphale, s. m. (σχίζω, je divise; κεφαλή, tête). Monstre dont la tête est divisée longitudinalement.

schizocyte, s. m. (σχίζω; κύτος, cellule). Syn. *schistocyte*. Fragment d'hématie observé dans le sang au cours de diverses anémies. Les s. proviennent d'hématies fragiles artificiellement morcelées.

schizocytose, s. f. Présence, dans le sang, de fragments d'hématies (schizocytes).

schizogonie, s. f. (σχίζω; γόνος, génération). Phase de multiplication asexuée des sporozoaires.

schizoïde (constitution). V. *schizoïdie, 1°*.

schizoïdie, s. f. (σχίζω). 1° (Kretschmer, 1921). Syn. *constitution schizoïde, schizothymie*. Faculté de s'isoler de l'ambiance et de perdre contact avec elle, que présentent normalement certains individus, qui caractérise nombre d'artistes et de philosophes, et sur laquelle peuvent se greffer divers états morbides psychopathiques (troubles de comportement, etc.). — 2° Syn. *schizomanie* (H. Claude). Forme de caractère où dominent l'émotivité, la timidité, le repli sur soi-même avec tendance à la rêverie; elle est souvent la conséquence de chocs affectifs répétés dans l'enfance.

schizomanie, s. f. (σχίζω; μανία, folie) (H. Claude). V. *schizoïdie, 2°*.

schizomycète, s. m. (σχίζω; μύκης, champignon). V. *bactérie*.

schizonoia, s. f. Nom donné par Laforgue, Codet et Pichon à un processus qui serait à la base des arrêts d'évolution et des régressions psychiques constituant les névroses infantiles. C'est la discordance entre le but cherché consciemment qui est normal et la conduite imposée par des appétences inconscientes anormales du fait d'une arriération affective.

schizonte, s. m. (σχίζω, je divise). Syn. *agamonte*. Nom donné aux éléments des sporozoaires qui, au cours de leur cycle de multiplication

asexuée (*schizogonie*), vivent en parasites dans les cellules.

schizonticide, adj. ou **schizontocide** adj. (schizonte; cœdere, frapper). Qui détruit les schizontes. Se dit de certains médicaments anti-paludiques utilisés à titre curatif et prophylactique.

schizopathie, s. f. (σχίζω; πάθος, maladie) (Bleuler). Etat intermédiaire entre la schizoïdie et la schizophrénie.

schizophasie, s. f. (σχίζω; φάσις, parole) (Kraepelin). Verbigération (v. ce terme) des démences précoces.

schizophrène, s. m. Sujet atteint de schizophrénie.

schizophrénie, s. f. (σχίζω; φρήν, esprit) (Bleuler, de Zurich, 1911). Terme par lequel B. désigne tous les états mentaux qui présentent comme caractère essentiel la dissociation et la discordance des fonctions psychiques (affectives, intellectuelles et psycho-motrices), avec perte de l'unité de la personnalité, rupture du contact avec la réalité et tendance à s'enfermer dans un monde intérieur. L'évolution plus ou moins rapide, souvent par poussées, aboutit parfois à la démence. Bleuler fait de la s. un synonyme de démence précoce (v. ce terme). — *s. simple* (type Claude). V. *schizoïdie*.

schizophyte, s. m. (σχίζω; φυτόν, végétal). V. *bactérie*.

schizoprosopie, s. f. (σχίζω; πρόσωπον, visage). Division de presque toute la face par le prolongement en haut de la fissure du bec-de-lièvre

schizose, s. f. Syn. *syndrome d'intériorisation*. Terme générique proposé par H. Claude pour désigner les états morbides caractérisés par la prédominance de l'*autisme*, de la vie intérieure « qui arrive à se substituer à l'activité psychique en rapport normal avec le réel ». Elle comprend la *schizoïdie* de Kretschmer, la *schizomanie* de H. Claude et la *schizophrénie* de Bleuler.

schizothorax, s. m. (σχίζω; θώραξ, poitrine). Monstruosité caractérisée par la division de toute la paroi thoracique.

schizothymie, *s. f.* (σχίζω; θυμός, âme). V. *schizoïdie.*

Schlatter (maladie de) (1908). V. *apophysite tibiale antérieure.*

Schmid (dysostose métaphysaire de type). V. *dysostose métaphysaire.*

Schmidt (épreuve de). Épreuve destinée à explorer la fonction pancréatique. Elle consiste à faire ingérer du thymus au malade; en cas de déficit de la trypsine pancréatique, on retrouve dans les selles les noyaux cellulaires non digérés.

Schmidt (méthode de). Pneumothorax extra-pleural (v. ce terme).

Schmidt (syndromes de). 1° Association d'une hémiparalysie du voile du palais avec une paralysie du récurrent et de l'épaule (trapèze et sterno-cléido-mastoïdien) du même côté, que l'on observe dans les lésions du bulbe. V. *bulbaires postérieurs (syndromes).* — 2° (1926). Insuffisance surrénale avec insuffisance thyroïdienne primitives, sans déficience hypophysaire, parfois associée à un diabète. Les glandes atteintes sont le siège d'une infiltration lymphoïde. La cause et la pathogénie de ce syndrome sont obscures : son origine auto-immune a été discutée.

Schmieden (opération de). Péricardectomie subtotale (v. ce terme).

Schmieden (point de). Variété de suture en surjet voisine de celle de Connel-Mayo. V. *Connel-Mayo (suture de).*

Schmorl (nodule de). Syn. *hernie intrasomatique.* Variété de hernie discale (v. *disque intervertébral, hernie du*) dans laquelle le *nucleus pulposus,* expulsé en avant, se loge dans le corps vertébral.

Schneeberg (test de). Étude de la concentration urinaire provoquée par l'injection sous-cutanée de 10 unités d'extrait post-hypophysaire.

Schneider (épreuve de). Variété d'épreuve d'effort (v. ce terme) : le sujet, ayant le pied droit posé sur une chaise haute de 50 cm et le gauche à terre, grimpe debout sur la chaise et en descend 5 fois en 15 secondes.

Schnitzler (manœuvre ou **position de)** (1895). Manœuvre pratiquée dans les cas de paralysie aiguë post-opératoire de l'estomac; elle consiste à placer le malade dans la position ventrale ou génu-pectorale; dans cette attitude, l'estomac ne refoule plus l'intestin dans le petit bassin et l'artère mésentérique ne comprime plus la dernière portion du duodénum; la distension de l'estomac cesse presque instantanément.

Schnyder (dystrophie cristalline de la cornée de) (1929-39). Malformation cornéenne héréditaire et familiale à transmission autosomale dominante, apparaissant précocement; parfois elle est congénitale. Elle est caractérisée par une opacité centrale en forme de disque, située dans le 1/3 antérieur de la cornée, constituée par des cristaux de nature lipidique.

Schœmaker (ligne de). V. *spinotrochantérienne (ligne).*

Schœnborn (méthode de) (1876). Procédé opératoire destiné à remédier, à l'aide d'un lambeau pharyngé, à la division du voile du palais.

Schœnlein ou **Schœnlein-Henoch (maladie** ou **syndrome de)** (1839). V. *purpura rhumatoïde.*

Scholz-Greenfield (maladie de) (S., 1925; G., 1933). Syn. *leucodystrophie métachromatique infantile familiale.* Maladie génétique, héréditaire récessive, du métabolisme lipidique, caractérisée anatomiquement par une accumulation de sulfatides (esters sulfuriques de cérébrosides) dans tout le système nerveux (c'est une sulfatidose, variété de lipoïdose nerveuse) et par l'existence de lipides métachromatiques dans les foyers de désintégration de la myéline, dans certains neurones et dans quelques viscères; cliniquement par le tableau d'une encéphalopathie subaiguë progressive. Elle débute vers l'âge de 2 ou 3 ans et se manifeste par des troubles de la marche (contractures et ataxie), du nystagmus, une régression mentale progressive, des convulsions, puis la cécité. La mort survient en 3 ou 4 ans. La maladie est due à l'absence d'une enzyme, l'arylsulfatase A; elle entre dans le cadre des leucodystrophies (v. ce terme, *sphingolipidose, leucodystrophie à prélipoïdes, leucodystrophie avec insuffisance gliale* et *mucolipidose*).

Schönlein. V. *Schœnlein*.

Schridde (maladie de). V. *anasarque fœto-placentaire*.

Schridde (signe de). Engorgement des follicules lymphoïdes de la base de la langue, observé dans les états thymo-lymphatiques.

Schröder (opération de). Variété d'amputation du col de l'utérus; elle consiste dans l'ablation de toute la partie malade du col par deux incisions commissurales formant deux lambeaux à base étroite constitués de muqueuse vaginale, que l'on suture ensuite par capitonnage.

Schröder (syndrome de). Aménorrhée, avec hyperplasie glandulo-kystique de la muqueuse utérine, due à la sécrétion exagérée d'œstrone par un follicule ovarien persistant et kystique.

Schubert (opération de). Création d'un vagin artificiel à l'aide de l'anus et du rectum transplantés; opération pratiquée en cas d'absence congénitale du vagin.

Schuchardt et Schauta (opération de) (1901-1902). Hystérectomie vaginale élargie dans laquelle on enlève d'un seul bloc, avec l'utérus, le plus possible de vagin et de tissu cellulaire paramétrique avec les ganglions (opération pratiquée dans le cas de cancer de l'utérus).

Schüller (loi de Max). Le traumatisme peut localiser, sur le point où il s'exerce, l'infection qui s'est développée en d'autres régions de l'organisme.

Schüller (maladie de A.) (1926). Ostéoporose circonscrite du crâne, révélée par la radiographie, se manifestant parfois par un syndrome douloureux crânien très accentué, avec des crises paroxystiques survenant spontanément ou sous l'influence d'efforts ou de mouvements de la tête. Dans la plupart des cas,

elle constitue un des éléments de la maladie de Paget, dont on retrouve les images sur le reste du squelette.

Schüller-Christian (maladie de) (Schüller, 1915; Christian, 1919). Syn. *dysostose* ou *xanthomatose cranio-hypophysaire, granulomatose* ou *granulome lipoïdique des os* (Snapper), *maladie de Hand-Schüller-Christian* (Hand, 1893). Affection frappant, dans la moitié des cas, des enfants de 3 à 10 ans, caractérisée par des altérations et déformations des os du crâne (lacunes, parfois augmentation du volume de la tête), de l'exophtalmie, une hépatosplénomégalie et parfois des xanthomes cutanés et des signes d'atteinte du diencéphale : diabète insipide, syndrome adiposo-génital, nanisme. Elle évolue vers la mort par cachexie en quelques années. C'est une lipoïdose osseuse (v. ce terme) cholestérinique avec accumulation de cholestérol dans des granulomes réticulo-histiocytaires osseux et viscéraux.

Schultz (maladie de). V. *agranulocytose*.

Schultz-Charlton (réaction de). Extinction localisée de l'éruption scarlatineuse par l'injection intradermique de sérum de convalescents de scarlatine ou même d'individus normaux. Elle est toujours négative avec le sérum de scarlatineux à la période d'éruption.

Schultz et Dale (réaction de). Contraction d'une anse intestinale ou d'une corne utérine d'un cobaye sensibilisé à un antigène quand on ajoute cet antigène au liquide de Ringer dans lequel baigne la préparation.

Schultze (syndrome de). V. *acroparesthésie*.

Schwabach (épreuve de). Comparaison entre les durées des perceptions auditives osseuses chez un malade et chez un sujet sain. Dès que le diapason appliqué sur la mastoïde cesse d'être perçu par le malade, le médecin l'applique sur sa propre mastoïde et compte le nombre de secondes pendant lesquelles il continue à l'entendre.

schwannite, *s. f.* (Dechaume). Inflammation de la gaine de Schwann des nerfs.

schwannogliome, *s. m.* V. *neurinome.*

schwannomatose, *s. f.* Affection caractérisée par le développement de schwannomes multiples.

schwannome, *s. m.* (Masson). V. *neurinome.*

Schwartz (procédé de). Méthode employée pour compléter la cure radicale d'une hernie crurale, lorsque l'anneau est très dilaté ; elle consiste dans l'oblitération de cet anneau par un lambeau du moyen adducteur.

Schwartz (signe de). Syn. *signe du flot* (Briquet et Schwartz). Transmission au loin, le long d'une veine variqueuse, d'une onde liquide provoquée par une chiquenaude donnée sur les varices les plus importantes ; cette épreuve permet l'étude topographique du réseau variqueux. La transmission s'effectue également à contre-courant si les valvules sont insuffisantes.

Schwartz-Bartter (syndrome de) (1957). Syndrome paranéoplasique (v. ce terme) dû à une hypersécrétion pathologique d'hormone antidiurétique. Il est caractérisé essentiellement par des désordres électrolytiques : abaissement du taux du sodium et de la pression osmotique du plasma avec surcharge aqueuse, élimination excessive du Na par l'urine, dont la pression osmotique est forte. Ces désordres peuvent être corrigés par la restriction hydrique et l'administration d'acide éthacrinique ; ils sont indépendants de toute maladie rénale ou surrénale. Ils s'accompagnent parfois des manifestations digestives ou neuropsychiques du syndrome d'hypotonie osmotique du plasma (v. ce terme). Ce syndrome a été observé au cours des cancers bronchiques à petites cellules (celles-ci sécréteraient une substance antidiurétique analogue à la pitressine) et parfois aussi au cours d'autres cancers, de tuberculose pulmonaire et de lésions du système nerveux central. V. *anti-diurétique* (*syndrome de sécrétion inappropriée d'hormone*) et *apudome.*

Schweninger et Buzzi (anétodermie type). V. *anétodermie érythémateuse.*

sciatalgie, *s. f.* Névralgie sciatique.

sciatalgique, *adj., s. m. ou f.* Atteint de névralgie sciatique.

sciatique (ἰσχίας, affection de la hanche). 1° *adj.* Qui se rapporte à la hanche. — *goutte s.* Désignation populaire de la douleur sciatique. — 2° *s. f.* Syndrome dont l'élément principal est une douleur très vive siégeant le long du trajet du nerf sciatique et de ses branches. Il peut correspondre anatomiquement à des lésions réelles du nerf (*névrite s.*), ou au contraire le nerf peut ne pas paraître altéré (*névralgie s.*). Il peut être sous la dépendance de causes locales provoquant l'irritation des racines du nerf dans le canal vertébral (rhumatisme, hernie du disque intervertébral, ostéite, méningite, tumeur, etc.) ou d'affections générales (tuberculose, diabète, syphilis, goutte). — *s. spasmodique* (Brissaud). Variété de *s.* accompagnée de phénomènes spasmodiques très marqués : exagération des réflexes, trépidation épileptoïde et contracture des muscles de la hanche et des masses sacro-lombaires, entraînant une scoliose homologue (c.-à-d. une incurvation de la colonne lombaire à concavité dirigée du côté malade).

scie (bruit de). V. *râpe (bruit de).*

scintigramme, *s. m.* V. *scintigraphie.*

scintigraphie, *s. f.* (angl. scanning) (*scintilla*, étoile ; γράφειν, inscrire). Syn. *scintillographie, gammagraphie, cartographie, autogammagraphie, autoradiographie viscérale, radiocartographie.* Procédé permettant de repérer dans l'organisme un isotope radioactif qui y a été introduit pour étudier un phénomène physiologique ou pathologique, et de suivre son cheminement dans l'économie. Les radiations γ émises par l'isotope font apparaître une série de points brillants sur l'écran d'un compteur à scintillations déplacé à la surface du corps; ces points peuvent être enregistrés sur un graphique (*scintigramme* ou *scintillogramme*) qui dessine la silhouette, la « carte » de l'organe ou de la région qui a fixé l'isotope. La *s.* s'applique, en particulier, à l'étude du corps thyroïde, du foie, du rein, du cerveau, du poumon, du cœur (v. *gammagraphie*). Au lieu de réaliser une exploration géographique avec un détecteur mobile, on peut aussi, avec un détecteur fixe, établir une courbe de radioactivité d'un organe en fonction du temps. V. *radio-cardiographie*, *gamma-encéphalographie*, *gammagraphie rénale*, *g. hépatique* et *néphrogramme isotopique*.

scintillations (compteur à). V. *compteur de particules*.

scintillogramme, *s. m.* V. *scintigraphie*.

scintillographie, *s. f.* V. *scintigraphie*.

scissiparité, *s. f.* (*scindere*, fendre). V. *fissiparité*.

scissurite, *s. f.* Pleurite localisée à une scissure interlobaire et révélée, souvent après guérison, par l'existence d'une ligne sombre, suivant le trajet d'une scissure, sur une radiographie pulmonaire.

scléral, *adj.* Qui se rapporte à la sclérotique.

sclérectomie, *s. f.* (σκληρός; dur; ἐκτομή, ablation) (Lagrange). Résection de la sclérotique pratiquée dans le glaucome chronique.

sclérème, *s. m.* (σκληρός, dur). Induration de la peau avec perte de la mobilité des téguments sur les parties profondes. — *s. des adultes.* V. *sclérodermie.* — *s. œdémateux des nouveau-nés* (Bouchut). *S.* débutant ordinairement de 2 à 10 jours après la naissance, s'accompagnant de phénomènes d'athrepsie et se terminant souvent par la mort en quelques jours.

sclérémie, *s. f.* (Alibert, 1817). V. *sclérodermie.* — Besnier réservait ce nom à une forme de *sclérodermie* appelée par Hardy forme œdémateuse, dans laquelle les téguments sont épaissis et blanchâtres.

scléreux, *adj.* (σκληρός). Fibreux.

sclérite, *s. f.* Syn. *sclérotite*. Inflammation de la sclérotique. Elle se localise ordinairement dans le tissu cellulaire épiscléral (*épisclérite*).

scléro-choroïdite, *s. f.* Affection caractérisée par une atrophie partielle de la choroïde pouvant aller jusqu'à sa disparition, avec amincissement de la sclérotique, entraînant l'ectasie de cette membrane sous forme de bosselures plus ou moins irrégulières. — La *s.-c.* est tantôt *postérieure*, coïncidant avec le staphylome postérieur, elle se manifeste par de la myopie progressive, des scotomes variés et une diminution de l'acuité visuelle; — tantôt *antérieure*, elle se manifeste par la déformation de la partie antérieure de la sclérotique (staphylome antérieur), avec névralgies ciliaires plus ou moins vives suivant la marche de l'affection (aiguë ou chronique), apparition de scotome, rétrécissement irrégulier du champ visuel et tendance à la perte totale de la vision.

scléro-conjonctivite, *s. f.* « Inflammation simultanée de la sclérotique et de la conjonctive » (Littré).

sclérodactylie, *s. f.* (σκληρός; δάκτυλος, doigt). Sclérodermie (v. ce terme) limitée aux doigts.

scléro-dermatomyosite, *s. f.* (σκληρός; δέρμα, peau; μῦς, muscle). Affection caractérisée par l'association de sclérodermie (*s. progressive, s. œdémateuse* ou *s. en plaques*) et d'atrophie musculaire. Elle est voisine des dermatomyosites.

sclérodermie, *s. f.* (σκληρός; δέρμα, peau) (Gintrac, 1847). Syn. *chorionitis* (inusité), *dermatosclérose*, *sclérémie*, *sclérème des adultes* (Thirial, 1845). Dermatose caractérisée par l'épaississement avec induration de la peau et du tissu cellulaire sous-cutané et parfois des tissus profonds; à ce stade succède un stade d'atrophie et souvent d'ulcération des téguments. — Elle présente différentes variétés : *s. localisées* en plaques (v. *morphée*), en gouttes, en bandes; *s. généralisée* à *forme œdémateuse* de Hardy (1877), très rare, où l'infiltration des téguments atteint la face, puis le cou et le thorax, et peut guérir (sclérœdème de l'adulte de Buschke, 1900) ou évoluer vers une sclérose atrophique généralisée; *sclérodactylie progressive* ou *acrosclérose* (Hutchinson, 1893) où l'atteinte cutanée débute aux doigts, précédée d'un syndrome de Raynaud, et peut gagner les bras, parfois les pieds et les jambes, puis la face et le tronc : cette forme évolue très lentement vers la cachexie. Elle peut s'accompagner d'atteintes musculaires, ostéoarticulaires ou viscérales (digestives, cardiaques, pulmonaires surtout). La s. est considérée comme une maladie du collagène.

sclérodermiforme, *adj.* Qui a l'apparence de la sclérodermie.

sclérœdème, *s. m.* Œdème ligneux au niveau duquel la peau semble injectée de paraffine, donne la sensation de cuir et ne se laisse ni pincer, ni déprimer en godet. Cette forme d'œdème très rare semble être un début de sclérodermie (v. ce terme).

sclérogène (méthode) (σκληρός; γεννᾶν, engendrer) (Lannelongue). Méthode qui consiste à déterminer la production du tissu fibreux dans un but thérapeutique. Elle a été préconisée surtout dans le traitement des arthrites tuberculeuses, et aussi dans la cure radicale de la hernie inguinale chez l'enfant. — Elle est utilisée également pour oblitérer les dilatations veineuses (varices, hémorroïdes).

scléro-lipomatose, *s. f.* Hyperplasie du tissu conjonctif interstitiel d'un organe avec accumulation de cellules graisseuses et atrophie des éléments nobles de l'organe. Ex. : *s. des fibres musculaires.*

sclérolyse, *s. f.* (σκληρός; λύειν, dissoudre). Action résolutive exercée par certaines substances ou certaines médications (ionisation) sur les productions pathologiques de tissu fibreux (ankylose, sclérose périarticulaire).

scléromalacie, *s. f.* (sclérotique; μαλακία, mollesse). Altération avec ramollissement de la sclérotique de l'œil. — *s. perforante.* V. *Van der Hoeve (syndrome de).*

scléro-méningite, *s. f.* V. *pachyméningite.*

scléromyosite, *s. f.* Extension de la sclérose aux muscles sous-jacents aux régions atteintes de *sclérodermie.* V. *scléro-dermatomyosite.*

scléronychie, *s. f.* (σκληρός; ὄνυξ, ongle) (Unna). Lésion de l'ongle caractérisée par son induration et son épaississement.

scléropoïkilodermie, *s. f.* Sclérodermie progressive associée à une pigmentation et à des télangiectasies cutanées.

scléroprotéide, *s. m.* Variété de protéide simple (holoprotéide) existant dans les tissus de soutien des phanères.

sclérose, *s. f.* (σκληρός). Induration pathologique d'un organe ou d'un tissu par suite de l'hypertrophie du tissu conjonctif qui entre dans sa structure.

sclérose atrophique de la peau avec myosite généralisée (Petges et Cléjat, 1906). V. *Petges-Cléjat ou Petges-Jacobi (maladie de).*

sclérose cérébrale centro-lobaire (Pierre Marie et Ch. Foix, 1913; Ch. Foix et Julien Marie, 1927). Syn. *maladie de Foix-Julien Marie.* Affection appartenant au groupe des scléroses cérébrales diffuses (v. ce terme) débutant dès la petite enfance, caractérisée anatomiquement par des placards scléreux rétractiles siégeant dans la substance blanche des deux hémisphères cérébraux, sous l'écorce, et comportant une réaction gliale pauvre en cellules, sans trace d'inflammation ou de surcharge métabolique; cliniquement par une évolution rapide au début, où l'on voit survenir des spasmes, des contractures, puis des paralysies avec troubles sensoriels (cécité, etc.), plus lente à la période de régression; celle-ci n'est jamais complète et laisse des paraplégies spasmodiques et un état de déchéance intellectuelle. Certains considèrent cette maladie comme un stade cicatriciel de la sclérose cérébrale de Schilder (encéphalite périaxiale diffuse); d'autres séparent les deux affections et placent la *s. c. c.-l.* dans le cadre des encéphalites infantiles d'origine vasculaire ou toxique.

sclérose cérébrale diffuse. Syn. *maladie de Schilder-Foix* (1912). Terme désignant un groupe d'affections entrant dans le cadre des leucoencéphalites (v. ce terme). Elles ont en commun certains caractères anatomiques (démyélinisation primitive et sclérose de la substance blanche du cerveau, symétriques et diffuses) et cliniques (affaiblissement psychique, troubles pyramidaux et oculaires). Elles atteignent les sujets jeunes ; les unes sont de nature dégénérative, les autres d'origine inflammatoire. On distingue la leucoencéphalite sclérosante subaiguë de Van Bogaert et les autres scléroses inflammatoires diffuses, les gliomatoses diffuses (prolifération de cellules astrocytaires néoplasiques détruisant la myéline), les leucodystrophies progressives, la sclérose cérébrale de Schilder avec la sclérose cérébrale centro-lobaire, l'encéphalite concentrique de Baló (v. ces différents termes).

sclérose cérébrale de Schilder. Syn. *encéphalite périaxiale diffuse* (Schilder, 1912). Variété de sclérose cérébrale diffuse (v. ce terme) de l'adulte jeune. Elle est caractérisée anatomiquement par une démyélinisation bilatérale symétrique du centre ovale, respectant les fibres en U et le cortex. Cliniquement, le début est progressif (céphalées, vertiges, apathie et surtout diminution de la vue) ; puis apparaissent les troubles moteurs : hémiplégie, diplégie, paraplégie spasmodiques avec crises convulsives. La maladie procède par poussées évolutives, aboutit à la démence, à la cécité complète et entraîne la mort, dans un état de gâtisme avec hypertonie, au bout d'un an ou de 18 mois. Ses rapports avec la sclérose cérébrale centro-lobaire et avec la sclérose en plaques ont été discutés. Sa cause est inconnue. V. *Heubner-Schilder* (*type*).

sclérose cérébrale spongieuse de Canavan. V. *Canavan* (*maladie de*).

sclérose combinée. V. *scléroses combinées.*

sclérose des cordons postérieurs. V. *tabes dorsalis.*

sclérose hypertrophique pulpaire de Gauckler. V. *Gauckler* (*sclérose hypertrophique pulpaire de*).

sclérose laminaire de Morel. V. *Morel* (*sclérose laminaire de*).

sclérose latérale amyotrophique. Syn. *maladie de Charcot* (1865). Affection caractérisée, anatomiquement, par la dégénérescence du faisceau pyramidal et l'atrophie des grandes cellules ganglionnaires des cornes antérieures de la substance grise ; et, cliniquement, par la coexistence de phénomènes de paralysie spasmodique et d'une atrophie musculaire progressive de type Aran-Duchenne avec contractions fibrillaires, pouvant aboutir au syndrome de la paralysie labio-glosso-laryngée. L'évolution se poursuit fatalement vers la mort en 2 ans environ.

sclérose maligne (Volhard et Fahr). Forme grave de l'hypertension artérielle décrite à tort comme affection autonome.

sclérose multiloculaire ou **multiple.** V. *sclérose en plaques.*

sclérose en plaques (Charcot et Vulpian, 1866). Syn. *sclérose multiple* ou *multiloculaire.* Affection démyélinisante des centres nerveux caractérisée, au point de vue anatomique, par des plaques de sclérose disséminées en plus ou moins grand nombre à la surface des circonvolutions cérébrales et de la moelle épinière et visibles aussi sur les coupes de ces organes ; et, au point de vue clinique, par un ensemble de symptômes spinaux, cérébraux et bulbaires en rapport avec les localisations des lésions. La paraplégie spasmodique, le tremblement intentionnel, le nystagmus sont les troubles les plus constants de cette affection qui évolue longuement par poussées successives. V. *Charcot* (*triade de*) et *Marburg* (*triade de*). Les rapports de la *s. e. p.* avec les autres maladies démyélinisantes du système nerveux central ont été discutés : encéphalomyélite aiguë dis-séminée, neuromyélite optique aiguë de Devic, leucoencéphalites. Sa pathogénie est complexe, et il semble qu'intervienne un désordre immunitaire, probablement d'origine génétique et lié à la présence de certains antigènes tissulaires du système HLA, qui favorise la persistance, dans le système nerveux, de virus divers et banaux. V. *virus lents (maladies à)*.

sclérose primitive de l'artère pulmonaire. V. *hypertension artérielle pulmonaire primitive*.

sclérose primitive des cordons latéraux. V. *tabes dorsal spasmodique*.

sclérose pulmonaire. V. *fibrose pulmonaire*.

sclérose pulmonaire idiopathique. V. *fibrose pulmonaire interstitielle diffuse*.

sclérose tubéreuse du cerveau (Bourneville, 1880). Syn. *épiloïa* (Sherlock, 1911), *maladie de Bourneville et Brissaud*, *phacomatose de Bourneville* (Van der Hoeve, 1923), *sclérose tubéreuse de Bourneville*. Maladie héréditaire transmise selon le mode dominant, caractérisée anatomiquement par la présence, dans les couches superficielles du cerveau, de nombreuses nodosités de la grosseur d'un noyau de cerise ou d'une noisette. Ces nodosités sont formées d'un tissu fibrillaire contenant des cellules à protoplasma homogène qui les rapprochent des gliomes neuro-formatifs. Cliniquement elle se manifeste par de l'idiotie, des crises épileptiques, des troubles cérébelleux et des paralysies ; très fréquemment par des altérations cutanées : adénomes sébacés symétriques de la face, tumeurs périunguéales de Kœnen (v. ces termes), plaques gaufrées en peau de chagrin ; parfois coexistent de la phacomatose rétinienne et d'autres malformations viscérales (cardiaques : rhabdomyome) ou squelettiques.

scléroses combinées. Syn. *dégénérescence combinée subaiguë de la moelle* (Russell, Batten et Collier, 1900). Ensemble de syndromes

caractérisés anatomiquement par une sclérose (ou une dégénérescence) simultanée de plusieurs faisceaux de la moelle épinière. La forme la plus fréquente associe des lésions de la voie pyramidale et des cordons postérieurs dont l'atteinte conjuguée provoque une paraplégie avec troubles de la sensibilité profonde. V. *ataxo-paraplégie*. Les s. c. ont des causes multiples : syphilis, sclérose en plaques, artériosclérose, intoxications ou infections, surtout anémie de Biermer, qui réalise ainsi une des formes du syndrome neuro-anémique. Les différentes variétés d'hérédo-dégénération spino-cérébelleuse entrent également dans ce cadre.

sclérotendinite, s. f. Extension de la sclérose aux tendons sous-jacents aux régions atteintes de *sclérodermie*.

scléroticonyxis, s. f. (sclérotique ; νύσσειν, percer). Nom donné au temps de l'opération de la cataracte qui consiste à faire une ouverture à la sclérotique.

scléroticotomie, s. f. ou **sclérotomie,** s. f. (sclérotique ; τομή, section) (Snellen). Incision de la sclérotique.

sclérotiques bleues (syndrome des). V. *ostéopsathyrose*.

sclérotite, s. f. V. *sclérite*.

scolex, s. m. (σκώληξ, ver). Partie antérieure, pourvue de ventouses et quelquefois de crochets, des vers cestoïdes (tête de tænia).

scoliose, s. f. (σκολιός, tortueux). Déviation latérale du rachis. — s. *capitis*. V. *caput obliquum*.

scorbut, s. m. (de l'islandais *skyrbjugr*, tuméfaction qui se crevasse ou s'ulcère, par l'intermédiaire du hollandais *Scheurbuik*). Maladie par carence due à l'absence ou à l'insuffisance dans l'alimentation des vitamines C contenues dans les légumes et les fruits frais. Le s. est caractérisé par un état subfébrile, de l'anémie, des hémorragies multiples, surtout au niveau des gencives qui deviennent fongueuses, par des troubles gastro-intestinaux, et par une cachexie progressive qui aboutit souvent à la mort. Chez l'adulte, le *s.* revêt la forme épidémique en frappant des collectivités dont les membres sont soumis au même régime carencé (marins, prisonniers, etc.). — *s. infantile.* Syn. *maladie de Barlow, maladie de Mœller-Barlow ou de Cheadle-Mœller-Barlow, rachitisme hémorragique.* Le *s.* apparaît chez les nourrissons élevés au lait modifié industriellement; il se manifeste surtout par des hématomes sous-périostés, des douleurs épiphysaires avec altération de l'ossification et une anémie marquée. Il cède à l'administration de jus de fruit (orange, citron, raisin, etc.).

scorbutique, *adj.* Qui est atteint du scorbut, ou qui est causé par le scorbut.

scotodinie, *s. f.* (σκοτοδινία, de σκότος, obscurité; δίνη. tournoiement) (Gorter). V. *vertige apoplectique.*

scotome, *s. m.* (σκότος, obscurité). Tache immobile qui masque une partie du champ visuel, située, tantôt au centre, tantôt à la périphérie; elle est régulière ou irrégulière et dépend généralement d'une lésion du nerf optique. On distingue le *s. négatif,* correspondant à une zone rétinienne où la stimulation lumineuse ne se produit plus, du *s. positif,* où, à une stimulation rétinienne anormale, correspond un comblement du « trou » du champ visuel par une sensation surajoutée : tache noire ou colorée, aux contours généralement précis.

scotome de Bjerrum. V. *Bjerrum (scotome de).*

scotome scintillant. Tache brillante, mobile, formée tantôt de lignes brisées, tantôt de flammèches diversement colorées, que perçoivent les sujets atteints de certaines névropathies et en particulier de migraine ophtalmique.

scotomisation, *s. f.* (σκότος). Phénomène par lequel est effacé du souvenir un épisode désagréable de l'existence.

scotopique, *adj.* (σκότος; ὄψ, ὀπός, vue). Qui concerne la sensibilité

rétinienne à une lumière peu intense. V. *photopique* et *mésopique.*

Scoville (opération de). V. *topotomie.*

scrapie, *s. f.* V. *virus lents (maladies à).*

scribomanie, *s. f.* (*scribere,* écrire; μανία, folie). V. *graphomanie.*

scrofule, *s. f.* (*scrofa,* truie, par analogie avec les tumeurs ganglionnaires du porc). Variété de tempérament lymphatique propre à l'enfance et à l'adolescence, caractérisée par une prédisposition aux infections banales de la peau (impétigo) et des muqueuses (rhinite, otite, etc.) qui revêtent un caractère suintant et une allure chronique, et à la tuberculose qui se localise sur les ganglions, les os, les articulations, évolue sans grande réaction et aboutit à la caséification. — Pour certains auteurs, la *s.* est la forme particulière que prend la tuberculose lorsqu'elle frappe de jeunes sujets lymphatiques.

scrofuleux, euse, *adj.* Qui est atteint de scrofule; qui a rapport à la scrofule.

scrofulide, *s. f.* (Bazin et Hardy). Nom générique des affections cutanées qui sont en rapport étiologique avec la scrofule. Ce mot n'est plus guère employé aujourd'hui. — *s. boutonneuse* (Bazin). V. *lichen scrofulosorum.*

scrofuloderme, *s. m.* Variété la plus fréquente de gomme tuberculeuse hypodermique, développée dans le voisinage du foyer tuberculeux osseux ou ganglionnaire qui lui a donné naissance. Ses localisations les plus fréquentes sont le cou (écrouelles), la région présternale, les articulations.

scrofulo-tuberculide de la cornée et de la conjonctive. V. *kérato-conjonctivite phlycténulaire.*

scrofulo-tuberculose, *s. f.* Forme atténuée de la tuberculose ganglionnaire et osseuse, se rencontrant fréquemment chez les enfants.

scrub-typhus. V. *fièvre fluviale du Japon.*

Scultet (appareil de). Appareil provisoire pour fracture de jambe, dérivé de celui qu'inventa Jean Scultet au XVIIe siècle .Il est composé d'une série de bandelettes de toile serrées autour du membre, imbriquées comme les tuiles d'un toit, et de trois attelles de bois, enveloppées dans un drap fanon, qui maintiennent la fracture réduite par l'intermédiaire de coussins de balle d'avoine.

scybales, s. f. pl. (σκύβαλα, excréments). Excréments durs et arrondis qui s'accumulent dans l'intestin à la suite d'une constipation opiniâtre.

Seabright - Bantam (syndrome) (du nom d'une race de gallinacés dans laquelle le coq a les plumes caudales du type femelle, par réponse anormale du plumage à l'incitation hormonale). Syn. *syndrome pseudo-endocrinien.* Nom proposé par Albright (de Boston) en 1942 pour désigner les syndromes endocriniens déterminés, non par l'insuffisance de l'hormone, mais par l'absence de réaction des organes récepteurs. Cet auteur pensait que le syndrome décrit par lui, la même année, sous le nom de pseudo-hypoparathyroïdisme était dû à une insensibilité du tube rénal, en tant que « récepteur », à la parathormone normalement sécrétée, le tube rénal réabsorbant les phosphates de façon excessive. V. *ostéodystrophie héréditaire d'Albright* et *Ellsworth-Howard (épreuve d').*

sébacé, adj. (sebum, suif). Se dit de la matière grasse et onctueuse sécrétée par certaines glandes de la peau (*glandes s.*). — *enduit s.* des nouveau-nés. — *kyste s.* V. *kyste.*

Sebestyen (opération de). Opération associant au pneumothorax intra-pleural le décollement extrapleural des zones symphysées et l'incision de la plèvre pariétale aux limites de la symphyse; on crée ainsi une poche unique et sans bride. C'est une variété de *pneumothorax mixte.*

Sébileau (signe de). Syn. *signe du pincement de la vaginale.* Symptôme permettant de préciser la nature d'une tumeur des bourses : le pincement de la vaginale, à la surface de la tumeur, n'est pas possible que dans le cancer du testicule; il ne l'est pas dans l'hématocèle.

sébocystomatose, s. f. (sebum; κύστις, vessie). V. *stéatocystomes multiples.*

sébopoïèse, s. f. Sécrétion de sébum.

séborrhée, s. f. (sebum ; ῥεῖν, couler) (Fuchs, de Göttingen, 1840). Augmentation de la sécrétion des glandes sébacées, accompagnée souvent d'hypertrophie glandulaire. Suivant la forme de cette sécrétion, la *s.* peut être *sèche, graisseuse* ou *huileuse.* Elle accompagne souvent diverses dermatoses (eczéma, psoriasis), auxquelles elle donne des caractères spéciaux. Elle favorise le développement de l'acné. — *s. congestive* (Hebra). V. *lupus érythémato-folliculaire.*

séborrhéide, s. f. Dermatose caractérisée par des éléments pityriasiques squameux ou squamo-croûteux, apparaissant avec prédilection sur les peaux grasses. Elle correspond à l'*eczéma séborrhéique* de Unna. — *s. péripilaire.* Eczématide folliculaire (v. *eczématide*).

seborrhœa corporis (Duhring). V. *dermatose figurée médio-thoracique.*

sebum, s. m. Matière sébacée.

sec (râle). V. *sonores (râles).*

secondaire (maladie ou syndrome) (G. Mathé). V. *maladie homologue.*

secondipare, adj. et s. f. (secundus, second; parere, enfanter). Femme qui accouche pour la seconde fois.

secousse musculaire (lenteur de la). V. *Remak (réaction de).*

secousses (loi des). V. *Pflüger (loi des secousses de).*

secreta, s. m. pl. (secreta, choses sécrétées). Ensemble des produits de sécrétion.

sécrétagogue, adj. et s. m. (secreta ; ἀγωγός, qui amène). Se dit d'une substance qui provoque ou augmente la sécrétion d'une glande.

Sécrétan (maladie de). Œdème dur du dos de la main consécutif à un traumatisme parfois insignifiant et entraînant une incapacité fonctionnelle de longue durée. V. *main figée.*

sécrétine, *s. f.* (Bayliss et Starling, 1902). Hormone extraite de la muqueuse duodénale, excitant la sécrétion du suc pancréatique (surtout de ses sels alcalins) et à un moindre degré celle de la bile, du suc intestinal et de la salive.

sécrétine (épreuve de la) (Chiray, 1926). Injection intra-veineuse de sécrétine purifiée provoquant un abondant écoulement de suc pancréatique et de bile recueillis par la sonde duodénale. Elle calme la douleur spontanée ou provoquée qui siège au niveau de l'épigastre dans certaines affections pancréatiques. — Certains auteurs, pour stimuler la sécrétion pancréatique, associent à l'injection intra-veineuse de sécrétine celle de pancréozyme ou de cæruléine.

sécrétine-cæruléine ou **sécrétine-pancréozyme (épreuve** ou **test de la).** V. *sécrétine (épreuve de la).*

sécrétion, *s. f.* (*secernere*, séparer). Acte physiologique en vertu duquel certains tissus (épithéliums glandulaires) produisent des substances plus ou moins liquides, dont les éléments sont empruntés au sang avec choix et sélection chimique ou élaborés par l'activité glandulaire. — *s. externe.* S. des glandes dont les produits sont, ou bien déversés directement à la surface d'une muqueuse, ou bien recueillis par un canal excréteur. — *s. interne* (Claude Bernard, 1855). S. des glandes dites endocrines dont les produits sont repris par le sang ou la lymphe (gl. thyroïde, capsules surrénales, etc.). — Beaucoup de glandes ont une double sécrétion, externe et interne (foie, pancréas, testicule, etc.).

section des brides. V. *Jacobæus (opération de).*

sectoriectomie, *s. f.* (secteur; ἐκτομή, ablation). Ablation d'une partie d'organe (secteur) formant un territoire indépendant du point de vue vasculaire et fonctionnel; elle peut comprendre plusieurs segments. Ex. : ablation d'un secteur porte du foie. V. *segmentectomie.*

sédatif, ive, *adj.* (*sedare*, apaiser). Calmant. — *s. m.* Médicament qui modère l'action d'un organe ou d'un appareil.

sédation, *s. f.* (*sedare*). Apaisement. Ex. : *s. de la douleur.*

sédation (épreuve de). Étude de la chute tensionnelle provoquée, chez les malades hypertendus, par l'administration de certains sédatifs (amytal, tétra-éthyl-ammonium). Une baisse accentuée indiquerait l'importance du rôle joué par le système nerveux.

Sédillot (opération de). Urétrotomie externe pratiquée sans l'aide d'un conducteur intra-urétral, lorsque la sténose de l'urètre est infranchissable.

sédiment, *s. m.* (*sedere*, descendre). Dépôt formé par la précipitation de matières tenues en suspension ou en dissolution dans un liquide. — Se dit surtout des dépôts urinaires.

sédimentation, *s. f.* Formation de sédiment. — *s. globulaire* ou *sanguine* ou *s. des hématies.* Chute des globules rouges au sein du plasma, *in vitro*, lorsque le sang a été rendu incoagulable. On l'étudie dans un tube vertical, long et étroit. La vitesse de sédimentation globulaire (V. S. G.) est mesurée par la hauteur (en millimètres) de la colonne de plasma qui surmonte celle des hématies sédimentées; cette hauteur est notée au bout de 1 heure, de 2 h. et de 24 h. Les chiffres normaux sont, pour ces trois lectures, de 3, 8 et 50 mm chez l'homme, de 6, 16, et 70 mm chez la femme. La V.S.G. est accrue au cours de nombreuses affections aiguës ou chroniques, et sa recherche répétée offre dans certains cas un intérêt pronostique.

S.E.D. Abréviation de secteur endocrinien diffus. V. *cellule APUD.*

Seemann (syndrome de). Trouble du développement cérébelleux avec ataxie, troubles vestibulaires et retard d'apparition de la parole.

segmentectomie, *s. f.* (segment; ἐκτομή, ablation). Ablation d'une partie limitée d'organe (segment) formant un territoire indépendant du point de vue vasculaire et fonctionnel (foie, poumon, etc.). V. *sectoriectomie*.

segmentographie, *s. f.* (segment; γράφειν, inscrire). Radiographie d'un segment d'organe (territoire limité et indépendant du point de vue vasculaire), en particulier de ses vaisseaux (angiographie).

Segond (opération de). Procédé de cure radicale de l'exstrophie vésicale consistant à rabattre la vessie sur la gouttière pénienne, et le tablier préputial sur le lambeau vésical rabattu.

ségrégation, *s. f.* (*segregare*, mettre à part). 1° Mesure d'hygiène, prise dans les pays chauds, qui consiste à isoler et à éloigner des habitations européennes les logements des indigènes. — 2° Dans la théorie du darwinisme, on donne ce nom à un processus spécial de variation des espèces. Dans une même espèce, les individus les plus faibles, au lieu de disparaître, peuvent se séparer de ceux qui sont mieux adaptés. Ils émigrent et se développent dans un autre milieu où ils donnent naissance à une espèce nouvelle.

Seidlmayer (purpura de). V. *purpura de Seidlmayer*.

Seitelberger (maladies de). 1° (1952-53) Syn. *dystrophie neuroaxonale infantile de Seitelberger, idiotie spastique amaurotique axonale*. Variété rare de sphingolipidose (v. ce terme) familiale à transmission probablement récessive autosomique, caractérisée anatomiquement par une surcharge lipo-glycoprotéique complexe prédominant sur l'axone des cellules nerveuses. Elle débute, dans les deux premières années de la vie, par de l'hypotonie musculaire et un arrêt du développement staturo-pondéral. Puis apparaissent une contracture des membres inférieurs, des myoclonies, de l'épilepsie, des signes bulbaires, du nystagmus, une importante détérioration mentale et de la cécité. Elle se termine par la mort avant l'âge de 10 ans. C'est une lipoïdose du système nerveux central. — 2° (1954). Variété rare de leucodystro-

phie soudanophile (v. ce terme) dans laquelle l'absence de myéline, totale, est strictement localisée au système nerveux central. Elle semble proche de la maladie de Pelizaeus-Merzbacher.

sélection, *s. f.* (*selectio*, choix). — *s. artificielle*. Art de diriger la reproduction des plantes ou des animaux pour modifier les races ou en créer de nouvelles. — *s. naturelle* (Darwin). Prédominance de certaines espèces de plantes ou d'animaux mieux adaptés aux milieux où ils doivent vivre, au détriment des autres qui disparaissent plus ou moins complètement.

séline, *s. f.* (σελήνη, lune). Nom donné à un état des ongles caractérisé par la formation de taches blanchâtres dues à l'absence de pigment.

Selivanoff ou **Selivanov (réaction de).** Réaction caractéristique du lévulose.

sellaire, *adj.* (*sella*, siège). Qui se rapporte à la selle turcique.

selle ballon. Image radiographique, de profil, de la selle turcique distendue par le développement d'un adénome chromophobe de l'hypophyse; elle est agrandie dans tous ses diamètres, son plancher est élargi, ses parois sont minces, les apophyses clinoïdes effilées et écartées.

Sellek-Frade (réaction de) (1957). Floculation d'une solution d'acétate de cuivre par addition de sérum d'un malade dont les fonctions hépatiques sont perturbées (cirrhose, hépatite). Cette réaction, de réalisation très simple, est liée à l'abaissement du taux de l'albumine et à l'élévation de celui des globulines (surtout de la γ-globuline) du sérum.

Selter-Swift-Feer (maladie de). V. *acrodynie*.

sémantique, *s. f.* (σημαντικός, qui indique). Partie de la thérapeutique qui étudie et emploie, dans le traitement des maladies, la création et le développement de réflexes conditionnels.

Semb (méthode ou **opération de)**
(C. Semb, d'Oslo, 1935). V. *apicolyse.*

semi-léthal ou **subléthal (facteur
ou gène)** (génétique). Gène dont
la présence, chez les parents, provoque la mort de l'enfant avant sa
puberté.

semi-lunaire (maladie du). V.
Kienböck (maladie de).

séminome, s. m. (Chevassu, 1906).
Tumeur maligne (épithélioma) développée au dépens du tissu de la
glande séminale (testicule ou ovaire).

sémiologie ou (à tort) **séméiologie,**
s. f. (σημεῖον, signe; λόγος, discours).
Syn. *sémiotique.* Partie de la médecine qui étudie les signes des maladies.

sémiologique, adj. Qui a rapport aux
signes des maladies. Ex. : *valeur s.*

sémiotique ou (à tort) **séméiotique,**
s. f. (σημειωτική). V. *sémiologie.*

Senear-Usher (syndrome de). V.
pemphigus érythémateux.

sénescence, s. f. (senescere, vieillir).
Vieillissement. Affaiblissement déterminé par l'âge.

sénestrogyre, adj. (sinister, gauche;
gyrare, tourner). V. *lévogyre.*

Senhouse Kirkes (maladie de)
(Kirkes, William Senhouse, 1854).
Endocardite infectieuse aiguë survenant sur un cœur normal et provoquant des lésions valvulaires végétantes et nécrotiques très destructrices et embolisantes.

sénile, adj. Qui est causé par la vieillesse. *Gangrène s., démence s., démarche s.*

sénilisme, s. m. (senilis, sénile). Syn.
gérontisme. Etat d'un enfant ou d'un
adulte qui présente un aspect rappelant plus ou moins celui du vieillard:
peau sèche et ridée, chute des cheveux, sclérose artérielle, etc. V. *progérie, gérodermie génito-dystrophique,
pluriglandulaire (syndrome).*

sénilité, s. f. (senilis, sénile). Affaiblissement progressif des facultés cor-
porelles et mentales chez le vieillard.
— *s. précoce d'origine pluriglandulaire.* V. *pluriglandulaire (syndrome)
de Claude et Gougerot.*

Senior-Loken (syndrome de)
(Contreras et Espinoza, 1960;

Senior, 1961; Loken, 1961). Association de deux maladies héréditaires, une néphronophtise et une
dégénérescence   tapéto-rétinienne
(v. ces termes). Cette dernière provoque une perte précoce et progressive de la vue avec parfois
rétinopathie pigmentaire et altération du champ visuel.

Senning (opération de A.) (1959).
Intervention chirurgicale destinée à
corriger totalement la transposition
complète des gros vaisseaux. Sous
circulation extra-corporelle, la cloison inter-auriculaire et les parois
des oreillettes sont remodelées de
manière à diriger le sang venant des
veines pulmonaires vers l'oreillette
droite d'où il gagnera l'aorte par le
ventricule droit, et celui des veines
caves vers l'oreillette gauche d'où
il ira dans l'artère pulmonaire à travers le ventricule gauche. V. *Mustard (opération de)* et *Blalock-Hanlon
(opération de).*

sens musculaire. Syn. *fonction kinesthésique.* Sensibilité particulière que
possèdent les muscles, tenant le
milieu entre les sensations générales
et les sensations spéciales. Le s. m.
donne la notion du mouvement exécuté, de l'effort, de la situation occupée à chaque instant par les membres.

sens sexuel contraire. V. *inversion, 6°.*

sens statique. V. *statique (sens).*

sens stéréognostique. V. *stéréognostique (sens ou perception).*

sensibilisation, s. f. Action de rendre
un être vivant, un organe ou un
tissu capable de réagir d'une manière particulière (réaction allergique : v. *allergie*) au contact d'un
agent chimique ou physique (antigène). La s. est à l'origine de réactions d'intolérance générales (choc,
fièvre) ou locales (urticaire, ictère,
purpura, etc.). — C'est un phénomène immunologique dans lequel
les lymphocytes jouent un rôle essentiel. Certains d'entre eux ont, à
leur surface, des récepteurs (immunoglobulines) spécifiques de certains
antigènes (ou de certaines catégories
d'antigènes). Lorsqu'ils rencontrent

ces antigènes, ils les reconnaissent, les captent, et se transforment alors en cellules jeunes, blastiques (v. *cellules immunocompétentes*), puis se divisent : les cellules nées de cette division sont sensibilisées. Certaines participent d'emblée à la réaction immunitaire, d'autres gardent « en mémoire » cette sensibilisation et déclencheront une réponse immunitaire en cas de nouveau contact avec le même antigène. Cette *s.* des lymphocytes a lieu dans les ganglions lymphatiques et dans la rate. V. *hypersensibilité différée ou retardée (réaction d')*, *mémoire immunologique* et *récepteur de reconnaissance.* — On emploie parfois ce terme pour désigner l'état qui résulte de cette action, ou comme synonyme d'*anaphylaxie* ou d'*allergie.* — *s. autogène* (P. Duval et J.-Ch. Roux, 1937) ou *s. endogène* (Jahiel). *S.* d'un être vivant par les albumines de ses propres tissus ; v. *auto-allergie.* — *s. hétérogène. S.* par des albumines étrangères introduites dans l'organisme.

sensibilisatrice, *s. f.* (Bordet). Syn. *ambocepteur, corps immunisant, desmon, fixateur, immunisine, philocytase.* Substance protéique (gammaglobuline) apparaissant dans le sérum d'un sujet qui a reçu un apport de produits étrangers tels que microbes, hématies, cellules, ou même certaines matières albuminoïdes, produits que l'on réunit sous le nom d'*antigènes.* Cette substance, un anticorps, se fixe sur l'antigène en formant un complexe immun et le rend sensible à l'action neutralisante ou destructrice du complément. La propriété bactéricide, hémolytique ou cytolytique d'un tel sérum est donc due à l'action combinée de deux facteurs, chacun d'eux étant inactif isolément : l'un est cette substance, spécifique, résistant à la température de 55°, appelée *sensibilisatrice* ; l'autre, non spécifique, antérieur à l'introduction de l'antigène, existant dans tous les sérums, détruite à 55°, active seulement après fixation de la sensibilisatrice et à laquelle on réserve

le nom de *complément.* V. ce terme, *ambocepteur, anticorps* et *complexe immun.*

sensibilisine, *s. f.* V. *toxogénine.*

sensibilité, *s. f.* (*sensibilitas*). Propriété que possèdent certaines parties du système nerveux de recevoir, de transmettre ou de percevoir des impressions. Celles-ci peuvent être recueillies à la surface du corps (*s. superficielle* de Déjerine, ou *extéroceptive* de Sherrington ; tactile, douloureuse, thermique, sensorielle) ou dans l'intimité de l'organisme (*s. profonde* de Déjerine ; *intéroceptive* de Sherrington, viscérale ; et *proprioceptive* de Sherrington, musculaire, osseuse, tendineuse et articulaire). — *s. épicritique* (Head). *S.* complexe, discriminée, avec appréciation de l'intensité de la sensation et de sa situation dans l'espace ; elle met en jeu l'activité du cortex cérébral. — *s. protopathique* (Head). *S.* simple, élémentaire ; il en existe 4 modalités : tactile, thermique, douloureuse et kinesthésique. — Pris quelquefois dans le sens d'*irritabilité* (v. ce terme).

sensibilité suppléée (Létiévant). Sensibilité persistant dans un membre ou un segment de membre, malgré la section d'une partie des nerfs qui s'y rendent.

sensitif cortical de Déjerine (syndrome). V. *Déjerine (syndrome sensitif cortical de).*

sensitine, *s. f.* Nom proposé par Danielopolu (1938) pour désigner des substances de nature inconnue non spécifique, excrétées par les différents organes et qui ont la propriété d'exciter les terminaisons sensitives (l'histamine est une *sensitine*).

sensitivo-moteurs (phénomènes). Actions réflexes par opposition aux phénomènes idéo-moteurs.

sensorium, *s. m.* (*sensus*, sens). Le cerveau, considéré comme foyer intellectuel et centre où aboutissent toutes les sensations.

septal, *adj.* (cardiologie). Qui se rapporte au septum, cloison interauriculaire et interventriculaire.

septane (fièvre) (*septanus*, septième). Forme de fièvre intermittente dans laquelle les accès reviennent le septième jour, laissant entre eux cinq jours d'intervalle.

septénaire, *s. m.* Espace de sept jours.

septicémie, *s. f.* (σηπτικός, de σήπειν, corrompre; αἷμα, sang) (Piorry, 1847). Infection générale grave de l'organisme, caractérisée par des décharges importantes et répétées, dans le sang, de germes pathogènes figurés provenant d'un foyer initial et pouvant créer des foyers secondaires multiples plus ou moins apparents. Elle est caractérisée cliniquement par une fièvre élevée, des frissons, une altération de l'état général et une hémoculture positive. — *s. à Bacillus funduliformis*. V. *Bacillus funduliformis*.

septicémie veineuse. Septicémie dans laquelle le processus infectieux s'étend uniquement au système veineux dont les différents territoires sont envahis simultanément ou successivement. Il en existe deux formes : la *s. v. aiguë primitive* (J. Renault et P.-P. Lévy, Cain et Oury), mortelle et la *s. v. subaiguë* (Vaquez et Leconte, 1921) ou *maladie des thromboses veineuses récidivantes* (F. Siguier, 1957), de nature inconnue, non infectieuse, dont l'évolution par poussées successives s'étendant parfois sur plusieurs années est généralement favorable; elle peut être en relation avec une hernie diaphragmatique ou un cancer viscéral (pancréas) latent.

septicité, *s. f.* Caractère septique et infectieux d'une maladie.

septicologie, *s. f.* (σηπτικός; λόγος, discours). Étude du comportement de l'organisme au cours des maladies infectieuses.

septico-pyémie ou **pyohémie**, *s. f.* Variété de septicémie dans laquelle les microbes se localisent secondairement en certains points de l'économie, où ils produisent des foyers purulents.

septinévrie (Poincloux, 1923) ou **septinévrite**, *s. f.* (Nicolau, Mme Dimancesco-Nicolau, et J.-A. Galloway, 1929). Terme employé pour exprimer la généralisation centrifuge, par la voie des nerfs, d'un agent pathogène, en particulier d'un ultra-virus neurotrope, dans tout le système nerveux central, viscéral et périphérique. Cette notion, d'après les auteurs, est l'homologue de septicémie. (*Septinévrie* est plus exact, la finale ...*ite* indiquant l'inflammation.) V. *neuroprobasie*.

septique, *adj.* (σηπτικός). Se dit des accidents causés par les microbes et par les toxines qu'ils sécrètent.

septite, *s. f.* Inflammation d'un septum; p. ex. de la cloison interventriculaire du cœur.

septostomie, *s. f.* (*septum*, cloison; στόμα, bouche). Création d'une ouverture dans une cloison. — *s. atriale de Rashkind*. V. *auriculotomie*. — *s. chirurgicale de Blalock-Hanlon*. V. *Blalock-Hanlon (opération de)*.

septotomie, *s. f.* (*septum*; τομή, section). Variété de rhinoplastie, qui consiste à réséquer une partie de la cloison nasale (septum) et à employer ce lambeau cartilagineux à la réfection du nez.

septus (uterus) (*septum*, cloison). V. *bilocularis (uterus)*.

séquelle, *s. f.* (*sequi*, suivre). Suite, complications plus ou moins tardives et durables d'une maladie.

séquestration, *s. f.* 1° Formation d'un séquestre (v. ce mot). — 2° Emprisonnement; en particulier d'une partie de la masse sanguine ou du volume globulaire, bloquée dans un territoire vasculaire isolé du point de vue fonctionnel, et soustraite à la circulation générale : p. ex. au cours des états de choc.

séquestration pulmonaire. Malformation congénitale du poumon caractérisée par l'irrigation anormale d'une partie de cet organe par une artère issue directement de l'aorte ou d'une de ses collatérales, et par l'existence de kystes bronchiques dans le territoire pulmonaire ainsi vascularisé. Ce territoire est donc isolé de la petite circulation et du système bronchique. L'affection est latente et n'est révélée que par l'infection plus ou moins tardive des kystes. — On distingue deux types de *s. p.* : les *s. p. intralobaires* (Huber, 1777; Muller, 1928) incluses dans le parenchyme pulmonaire et dépourvues de revêtement pleural propre, et les *s. p. extralobaires* (Rokitansky et Rektorzick, 1871) totalement isolées du poumon. Parmi les premières, on oppose le *type Pryce* (1946) caractérisé par l'absence d'une bronche segmentaire et d'une ramification de l'artère pulmonaire au niveau de la séquestration et le *type Henri Le Brigand-Duprez* (1954) dans lequel il n'y a pas suppression, mais refoulement, de ces deux branches artérielle et bronchique. Dans le type Pryce, les variétés I, II, et III individualisent des différences de distribution de l'artère anormale née de l'aorte descendante. — Certains auteurs admettent l'origine acquise de quelques formes de *s. p.*

séquestre, *s. m.* (*sequestrare*, séparer). Partie d'un os frappée de nécrose.

séquestrectomie ou **séquestrotomie,** *s. f.* Extraction d'un séquestre inclus dans un os vivant.

séreux, euse, *adj.* 1° Qui a rapport au sérum ou qui a l'apparence du sérum (*liquide s.*). — *anémie s.* V. *anémie.* — *cachexie s.* V. *cachexie.* 2° Qui se rapporte à une séreuse (péritoine, plèvre, etc.) : suture séreuse, séro-séreuse.

Sergent-Bernard (syndrome de). Forme aiguë de l'insuffisance surrénale (*hypo-épinéphrie*) simulant un empoisonnement suraigu, le choléra ou la péritonite et aboutissant rapidement à la mort.

sériescopie, *s. f.* Procédé d'examen radiologique qui consistait à prendre, de la partie étudiée, « deux couples stéréoradiographiques suivant des axes de décalage perpendiculaires entre eux. Ces quatre films sont superposés sur un même négatoscope et examinés pendant que l'on déplace synchroniquement chacun d'entre eux dans le sens où a été réalisé le décalage pour la prise du cliché. ...On a ainsi une infinité de tomographies intéressant toute l'épaisseur de l'organe examiné » (Cottenot).

Sérieux et Capgras (syndrome de). V. *folie raisonnante.*

sérine, *s. f.* 1° V. *sérum-albumine.* — 2° Acide aminé tiré de la soie.

sérinémie, *s. f.* Présence normale de sérum-albumine dans le sang (46 g par litre de plasma).

seringue (pathologie de la) (Mollaret et Reilly, 1947). Ensemble des affections dues à des germes pathogènes ou à des parasites inoculés accidentellement au moyen de seringues ou d'aiguilles mal stérilisées.

sérinurie, *s. f.* Variété d'albuminurie caractérisée par la présence de sérum-albumine seule dans l'urine.

sériographe, *s. m.* Appareil permettant de prendre une série de clichés radiographiques à une cadence rapide (plusieurs clichés par seconde). Il est utilisé au cours des angiocardiographies, des artériographies, etc.

sériographie, *s. f.* 1° Enregistrement d'une série de clichés à l'aide du sériographe (v. ce terme). — 2° Image ainsi obtenue.

sérique, *adj.* Qui a rapport au sérum. — *accidents s.* V. *sérum (maladie du).*

sérite, *s. f.* Inflammation d'une séreuse.

séro-agglutination, *s. f.* V. *sérodiagnostic.*

séro-anatoxithérapie, *s. f* (G. Ramon, 1937). Injections simultanées d'une dose massive de sérum immunisant spécifique à forte teneur en antitoxine et d'une dose plus faible d'anatoxine de même spécificité, suivies à plusieurs jours d'intervalle d'injections de doses croissantes d'anatoxine seule (traitement du tétanos, de la diphtérie et des infections dues au staphylocoque). V. *séro-vaccination.*

séro-appendix, *s. m.* Hydropisie intra-appendiculaire, observée parfois chez les sujets ayant eu une crise d'appendicite aiguë et opérés à froid.

séro-atténuation, *s. f.* (Debré et Ravina). Sérothérapie pratiquée avec le sérum d'un convalescent dans le but d'atténuer les symptômes d'une maladie contagieuse (rougeole).

sérodiagnostic, *s. m.* (Widal). Syn. *séro-agglutination, séroréaction.* Application du phénomène de l'agglutination des microbes au diagnostic de certaines maladies : fièvres typhoïde et paratyphoïde (*réaction* ou *s. de Widal*), dysenterie bacillaire, fièvre de Malte (*s. de Wright*), méningite cérébro-spinale, choléra, rickettsioses, etc. V. *agglutination.* — *s. de Martin et Pettit.* V. *Martin et Pettit (séro-diagnostic de).* — *s. qualitatif de Félix.* V. *Félix (s. qualitatif de).*

sérofloculation, *s. f.* Formation de flocons dans un sérum sous une influence déterminée. La *s.* contribue à établir le diagnostic de certaines maladies parasitaires. — La *s. à l'eau distillée* s'observe dans la leishmaniose. — *s. palustre.* V. *Henry (réaction d').* — *s. de Laporte et Brocard* dans les infections à Bacillus funduliformis. V. *Laporte et Brocard (réaction de s.).* — *s. à la résorcine.* V. *Vernes (réaction de),* Nº 2.

séro-immunologiques (méthodes). V. *immunosérologiques (méthodes).*

sérologie, *s. f.* 1º Étude des sérums et de leurs différentes propriétés. — 2º Étude des modifications présentées par le sérum sous l'influence de diverses maladies.

sérologique, *adj.* Qui a rapport à la sérologie. — *guérison s.* Guérison contrôlée par la disparition des modifications provoquées dans le sérum par la maladie. Ex. : réaction de Wassermann devenue négative.

séromucoïde α, *s. m.* Une des α-globulines du sérum; elle est composée de deux fractions : la *s.* α-1 ou orosomucoïde et la *s.* α-2 ou haptoglobine.

séro-précipitation, *s. f.* V. *précipitine.*

séroprévention, *s. f.* (Nicolle et Conseil). Sérothérapie avec le sérum d'un convalescent, pratiquée préventivement chez un sujet exposé à la contagion (rougeole).

séropronostic, *s. m.* Pronostic basé sur l'intensité et la date de l'apparition de la réaction de Widal chez les malades atteints de fièvre typhoïde; le pronostic serait grave quand le pouvoir agglutinant apparaît tardivement alors que les symptômes sont absolument nets.

séroprophylaxie, *s. f.* Injection dans un but prophylactique d'un sérum immunisant provenant soit d'un animal préparé (tétanos, diphtérie, etc.), soit d'un convalescent (rougeole).

séroprotection, *s. f.* Absence de toute réaction morbide chez un animal auquel on injecte, en même temps qu'un microbe ou un virus pathogène, un sérum contenant les anticorps spécifiques contre ce microbe ou ce virus. Ce phénomène est mis à profit pour rechercher les anticorps spécifiques dans un sérum de malade, de convalescent, ou de vacciné. V. *séroprotection (test cutané de),* Theiler (test de séroprotection de), Rivers et Scott (test de neutralisation de).

séroprotection (test cutané de) (P. Giroud). Procédé permettant le diagnostic rétrospectif du typhus exanthématique. Si le sujet suspect est un ancien typhique, son sérum, mélangé à des rickettsies virulentes, injecté ensuite dans le derme d'un lapin, empêche la réaction locale que provoque l'injection de rickettsies mélangées de sérum normal témoin.

séroréaction, *s. f.* V. *sérodiagnostic.*

sérosité, *s. f.* (serum, petit-lait). Liquide se coagulant comme la lymphe, et contenu dans la cavité des séreuses. — On donne aussi ce nom aux liquides des hydropisies, des œdèmes et des phlyctènes.

sérothérapie, *s. f.* (serum ; θεραπεία, thérapeutique). Emploi thérapeutique du sérum sanguin. — Désigne surtout l'administration, par injection sous-cutanée, intramusculaire ou intrarachidienne, d'un sérum immunisant (v. ce terme) d'origine animale (provenant d'un animal vacciné contre une maladie infectieuse) ou humaine (sérum de convalescent d'une maladie infectieuse) pour protéger contre cette maladie (*s. préventive :* v. *séroprophylaxie*) ou pour la traiter (*s. curative*).

sérotonine, *s. f.* (Page, Rapport et Green, 1948). Syn. *5-hydroxytryptamine, 5 H. T., entéramine* (Vialli et Erspamer, 1933). Amine présente dans la plupart des tissus de l'organisme, où elle intervient comme médiateur chimique. Elle dérive d'un acide aminé, le tryptophane, dégradé d'abord dans les cellules chromaffines de l'intestin, puis dans le foie et le rein. Elle est véhiculée par les plaquettes sanguines. Elle semble agir sur certains processus nerveux et vasculaires (rôle vaso-constricteur au cours de l'hémostase) et sur la contraction des muscles lisses. En pathologie, elle joue un rôle dans le carcinoïde du grêle (v. ce terme), dans certaines maladies mentales, dans les troubles fonctionnels des gastrectomisés, dans l'hypertension portale et probablement aussi dans la migraine, le syndrome de Raynaud, l'allergie, l'inflammation. Elle est éliminée par l'urine sous forme d'un dérivé, l'acide 5-hydroxyindolacétique (5 H.I.A.) dont le taux (normalement de 2 à 9 mg par 24 heures) est considérablement accru dans le carcinoïde du grêle (50 à 580 mg par 24 heures). V. *carcinoïde du grêle* et *sérotoninémie*.

sérotoninémie, *s. f.* Présence de la sérotonine (v. ce terme) dans le sang. La *s.* est normalement de 0,10 à 0,30 γ/ml. Son taux est considérablement élevé dans le carcinoïde du grêle (v. ce terme).

sérotype, *s. m.* Catégorie dans laquelle on classe les microbes ou les virus selon leurs réactions en présence de sérums contenant des anticorps spécifiques.

sérovaccination, *s. f.* Procédé d'immunisation qui réunit l'action des vaccins et des sérums. L'immunité passive rapidement obtenue par le sérum permet d'attendre l'immunité active plus lente, mais plus durable, provoquée par le vaccin

(vaccination de la peste, Calmette et Salimbeni ; du tétanos, G. Ramon). V. *séro-anatoxithérapie.*

sérozyme, *s. f.* V. *prothrombine.*

serpigineux, *adj.* (*serpere,* ramper). Se dit des ulcères, des érysipèles qui guérissent d'un côté et s'étendent d'un autre, et semblent se déplacer en rampant.

serratile (pouls). V. *pouls s.*

serratique (bruit) (*serra,* scie). Bruit de scie. Timbre spécial que prend quelquefois le cornage.

serrefine, *s. f.* (Vidal de Cassis). Petite pince à pression continue employée pour réunir les deux lèvres d'une plaie.

Serres (loi de) (1842). « L'organogénie humaine est une anatomie comparée transitoire, comme, à son tour, l'anatomie comparée est l'état fixe et permanent de l'organogénie de l'homme ».

serretelle, *s. f.* Instrument employé en chirurgie oculaire, en particulier dans l'opération de la cataracte, et permettant de saisir la capsule du cristallin et de l'enrouler sur elle-même après l'avoir déchirée.

sérum (maladie du). Syn. *maladie sérique.* Nom sous lequel on désigne les divers accidents qui surviennent parfois de 8 à 15 jours après une injection unique de sérum de cheval (sérum normal, sérums antitoxiques et antimicrobiens). Ils consistent en éruptions érythémateuses ou urticariennes géantes, fièvre, arthrites, adénopathies, œdème, parfois albuminurie et paralysie amyotrophique dissociée du plexus brachial. Ces symptômes sont plus fréquents, plus précoces et plus graves, avec insuffisance rénale et lésions cardiovasculaires, chez les sujets qui ont déjà été soumis à des injections de sérum. La maladie sérique est une variété particulière d'anaphylaxie ; elle survient en effet dès la première injection d'antigène, chez un sujet non sensibilisé par une injection antérieure préparante, et les anticorps sériques précipitants ne sont pas décelables au début et à la phase aiguë de la maladie, car ils forment, avec l'antigène, des complexes immuns qui fixent le complément. Ils n'apparaissent qu'au déclin de l'affection. Les complexes immuns solubles circulants, en se déposant sous l'endothélium des parois vasculaires, jouent un rôle essentiel dans l'évolution de cette maladie, de ses manifestations fluxionnaires vasomotrices et rénales. V. *hypersensibilité, hypersensibilité immédiate (réaction d')* et *complexes immuns.*

sérum ac-globuline, *s. f.* V. *accélérine.*

sérum-albumine, *s. f.* ou **sérine,** *s. f.* Substance albuminoïde se trouvant en abondance dans le plasma et le sérum sanguins (42 g par litre). C'est la protéine sanguine dont le poids moléculaire est le plus faible ; elle ne constitue pas une substance chimique définie, mais un mélange. V. *protéidémie.*

sérum anticomplémentaire. V. *anticomplémentaire.*

sérum anti-lymphocyte (SAL) (de Metchnikoff, 1899, à Sacks, 1964). Sérum hétérologue neutralisant les lymphocytes : *in vitro,* il les agglutine et les détruit ; *in vivo,* il diminue leur nombre et leur pouvoir immunologique. On l'obtient en provoquant chez l'animal, par l'injection de lymphocytes humains, l'apparition d'anticorps sériques spécifiques. Ceux-ci étant fixés sur les immunoglobulines Ig G, on utilise aussi en clinique les *globulines anti-lymphocytaires* (GAL).Certains lymphocytes (cellules immunocompétentes, v. ce terme) produisant et transportant les anticorps de l'immunité cellulaire responsables des réactions d'hypersensibilité retardée, on utilise ce sérum comme immuno-dépresseur.

sérum antimicrobien. Sérum immunisant provenant d'un animal qui a reçu à différentes reprises des doses croissantes d'émulsion de microbes morts, ou parfois vivants, et qui est ainsi vacciné contre ces microbes. Ex. : *sérum antistreptococcique, sérum antipesteux.*

sérum anti-réticulaire-cytotoxique. V. *Bogomoletz (sérum de).*

sérum antitoxique. Sérum immunisant provenant d'un animal qui a reçu à différentes reprises des doses croissantes de toxines microbiennes et qui est ainsi vacciné contre ces toxines. Ex. : *sérum antidiphtérique.*

sérum artificiel. V. *soluté physiologique.*

sérum de Bardach. V. *Bardach (sérum de).*

sérum de Bogomoletz. V. *Bogomoletz (sérum de).*

sérum-globuline, *s. f.* Variété de protéine (globuline) contenue dans le plasma et le sérum sanguins (27 à 31 g par litre), dans les globules et les diverses sérosités (lymphe, chyle, épanchements). Elle forme un groupe hétérogène de protéines d'un poids moléculaire élevé, qui comprend les globulines α_1, α_2, β et γ. Les trois premières sont des protéines de transport se combinant à des pigments, à des métaux, à des glucides et à des lipides : elles forment, avec les glucides, des glucoprotéines présentes surtout dans les globulines α_2 et β ; et, avec les lipides, des lipoprotéines contenues essentiellement dans les globulines β. Les globulines γ sont les supports des anticorps. V. *protéidémie, gammaglobuline, glucoprotéine* et *lipoprotéine.*

sérum-hépatite, *s. f.* V. *hépatite d'inoculation.*

sérum hétérologue. Sérum immunisant fourni par un individu d'une autre espèce que celle à laquelle appartient le sujet auquel on l'injecte.

sérum homologue. Sérum immunisant fourni par un individu de la même espèce que celle à laquelle appartient le sujet auquel on l'injecte.

sérum immunisant. Syn. *immunsérum, immunosérum.* Sérum sanguin contenant un anticorps capable de réagir contre un antigène donné, p. ex. un microbe, une toxine, un antigène érythrocytaire ou leucocytaire. Il peut être employé en thérapeutique pour conférer une immunité passive; ou au laboratoire, pour préciser la nature d'un antigène inconnu.

sérum orthobiotique (ὀρθός, droit; βίος, vie) (Bardach). Sérum analogue à celui de Bogomoletz (v. ce nom).

sérum physiologique. V. *soluté physiologique*.

sérum précipitant. V. *antisérum*.

serum prothrombin conversion accelerator (S.P.C.A.). V. *convertine*.

sérum sanguin. Liquide jaunâtre que laisse peu à peu transsuder le caillot après la coagulation du sang (400 g par litre de sang). Le s. s. a la même composition que le plasma; il en diffère cependant par l'absence de fibrinogène et la présence de plasmase et de fibrino-globuline.

sérumthérapie, *s. f.* V. *sérothérapie.*

Service de Santé militaire français (appareils universels du). V. *Rouvillois (appareils de).*

sésamoïdite, *s. f.* Ostéite d'un os sésamoïde.

séton, *s. m.* (*seta*, soie). 1º Mèche de coton que l'on passe sous la peau par une ouverture et une contre-ouverture, et qui est destinée à entretenir un exutoire (n'est plus employé). — 2º Exutoire entretenu par le séton. — 3º Actuellement, on donne le nom de s. à un faisceau de crins passé sous la peau, ou à travers une cavité à drainer, et dont les deux extrémités sortant par deux orifices différents, sont nouées à l'extérieur. On l'utilise pour assurer un drainage continu sans cicatrice inesthétique (abcès de la face et du cou). — Par extension *blessure en s.* Blessure faite par un projectile ou une arme blanche qui ont cheminé sous la peau en faisant deux orifices comparés à ceux du séton.

seuil, *s. m.* Degré limite d'un excitant au-dessous duquel il n'y a plus de sensation. — Point critique correspondant à un certain taux de dilution, de solution ou de mélange qui marque l'apparition d'un phénomène. — *s. de l'activité morbigène.*

Taux de concentration à partir duquel une dilution de culture microbienne, injectée à un animal de laboratoire, devient pathogène. — *s. d'élimination* (urologie). Taux intra-sanguin au-dessus duquel une substance donnée commence à apparaître dans l'urine. — *s. de la floculation.* Proportion entre les quantités de sérum examiné et de solution colloïdale titrée à partir de laquelle apparaît la floculation. — *s. photo-cardiazolique.* Dose de cardiazol (injecté à vitesse constante dans les veines d'un sujet) pour laquelle la stimulation lumineuse intermittente fait apparaître, sur l'électro-encéphalogramme, des décharges bilatérales synchrones, accompagnées de myoclonies. Elle varie avec les sujets et sa mesure (*épitest* de Rémond et Gastaut) permet de déterminer l'aptitude épileptogène.

Sever (maladie de). Apophysite calcanéenne postérieure; c'est une variété rare d'ostéochondrose, caractérisée par un point douloureux localisé et un aspect fissuré et condensé du noyau d'ossification.

Sever (opération de). Opération destinée à remédier à l'attitude du bras en rotation interne irréductible par suite de la paralysie obstétricale du plexus brachial. Elle consiste en la section du muscle sous-scapulaire et l'incision de la paroi antérieure de l'articulation de l'épaule, ce qui permet de corriger complètement la rotation interne du bras qui est ensuite immobilisé dans un plâtre (chirurgie infantile).

sevrage, *s. m.* (de *sevrer*, qui, dans l'ancien français, signifiait séparer, Littré). Action de priver un enfant du lait maternel pour lui donner une autre nourriture. — Par analogie, privation plus ou moins rapide du poison habituel dans une cure de désintoxication.

sexdigitisme, *s. m.* (*sex*, six; *digitus*, doigt). Syn. *hexadactylie.* Anomalie congénitale consistant en l'existence d'un doigt surnuméraire. Ces doigts sont souvent dépourvus de squelette et sont unis par un pédicule à la surface cutanée.

sex-linkage, *s. m.* V. *liaison.*

sexe anatomique. V. *sexe somatique.*

sexe chromatinien. V. *sexe nucléaire.*

sexe chromosomique. V. *sexe génétique.*

sexe génétique. Syn. *sexe chromosomique.* Sexe dépendant de la constitution chromosomique (v. *caryotype*). Il est déterminé, dès la fécondation, par la nature du chromosome sexuel du spermatozoïde paternel : un spermatozoïde porteur d'un chromosome sexuel Y donne naissance à un garçon ; il engendre une fille s'il porte un chromosome sexuel X. Les gonocytes, ou cellules sexuelles primordiales, qui sont ainsi génétiquement douées d'une potentialité mâle ou femelle, orientent ultérieurement le sexe gonadique. V. *hétérochromosome.*

sexe génital externe. Syn. *sexe urogénital.* Etape de l'évolution de la sexualité apparaissant entre le 60e jour et le 5e mois de la vie intra-utérine : le sillon urogénital indifférencié se transforme en organes génitaux externes masculins ou féminins. Le *s. g. e.* détermine normalement le sexe officiel ou d'état civil.

sexe génital interne. Syn. *sexe gonadophorique.* Etape de l'évolution de la sexualité apparaissant entre le 50e et le 60e jour de la vie intra-utérine, par différenciation des canaux gonadophoriques en canaux déférents et vésicules séminales ou en utérus et partie supérieure du vagin.

sexe gonadique. Etape de l'évolution de la sexualité apparaissant vers le 45e jour de la vie embryonnaire, au moment de la différenciation de la gonade primitive en testicule ou en ovaire. Normalement cette transformation se fait conformément au sexe génétique.

sexe gonadophorique. V. *sexe génital interne.*

sexe gonophorique. Sexe déterminé par l'aspect des voies génitales.

sexe nucléaire (Barr et Bertram, 1949). Syn. *sexe chromatinien.* Sexe

déterminé par la présence (ou par l'absence) dans le noyau de la cellule, du corpuscule de Barr (v. ce terme). L'existence de ce corpuscule caractérise le *s. n.* féminin ; leur absence, le *s. n.* masculin. Le *s. n.* correspond généralement, mais non toujours, à un équipement chromosomique du sexe correspondant et donc au sexe génétique. Dans certains cas pathologiques, en effet, lors de la méiose (v. ce terme) les 2 chromosomes sexuels de la cellule germinale passent dans une seule des 2 cellules sexuelles, l'autre n'en contenant pas. L'union d'une de ces cellules sexuelles anormales (cellules *aneuploïdes*) avec une cellule normale donnera naissance à des cellules anormales par le nombre de leurs chromosomes (45 ou 47, au lieu de 46) et par la proportion des chromosomes des 2 sexes : elles posséderont soit un seul chromosome sexuel, soit 3, dont 2 ou 3 chromosomes X. Ainsi certains sujets auront un aspect masculin en ayant un *s. n.* féminin (syndrome de Klinefelter), d'autres un aspect féminin avec un *s. n.* masculin (syndrome de Turner). V. *maladie par aberration chromosomique, monosomie, trisomie, haplo X, diplo X, triplo X, mosaïque.*

sexe psychologique. Comportement sexuel d'un individu : il dépend, non seulement de sa morphologie et de l'aspect de ses organes génitaux, mais aussi de son éducation, de ses habitudes et de ses appétits.

sexe somatique. Syn. *sexe anatomique.* Dernière étape anatomique de l'évolution de la sexualité, caractérisée par l'apparition des différences morphologiques masculines ou féminines.

sexe urogénital. V. *sexe génital externe.*

sex-ratio, *s. f.* (génétique). Taux de naissance des garçons par rapport à l'ensemble des naissances.

sextane (fièvre) (*sextus,* sixième). Forme de fièvre intermittente dans laquelle les accès reviennent le sixième jour, laissant entre eux un intervalle de quatre jours.

sexualisation, s. f. Apparition des caractères sexuels au cours du développement de l'individu.

sexualité, s. f. « Ensemble des attributs anatomiques et physiologiques qui caractérisent chaque sexe » (Littré).

Sézary (syndrome de) (1938-1949). Affection cutanée survenant chez l'homme vers la cinquantaine. Annoncée par un prurit violent, elle est caractérisée par une érythrodermie sèche diffuse avec épaississement et aspect squameux des téguments, accompagnée d'adénopathies à prédominance inguinale. Le derme est infiltré de grandes cellules mononucléées atypiques dont le noyau, volumineux, irrégulier, très foncé, a une chromatine striée. Il existe une hyperleucocytose sanguine constituée essentiellement de ces mêmes cellules mononucléées (*cellules de Sézary*), que l'on considère comme des lymphocytes T anormaux. Cette maladie, classée parmi les hématodermies, se termine par la mort au bout de quelques années. V. *cellules circulantes (syndrome des petites)*.

Sf (unité). V. *Svedberg (unité)*.

S.F.M.C. V. *fibrine (produits de dégradation de la)*.

SG (Bayley) (électrocardiographie). Symbole du gradient ventriculaire (v. ce terme) orienté dans l'espace et non projeté sur un plan frontal.

SGO-T. Transaminase (v. ce terme) glutamino-oxalacétique dans le sérum sanguin.

SGP-T. Transaminase (v. ce terme) glutamique-pyruvique dans le sérum sanguin.

SH (électrocardiographie). Symbole de l'axe anatomique du cœur orienté dans l'espace.

Sheehan (syndromes de). 1° (1938). Syndrome pur d'hypopituitarisme antérieur (v. ce terme), survenant à la suite d'un accouchement compliqué d'hémorragies abondantes et de collapsus. Il est dû à une nécrose du lobe antérieur de l'hypophyse. Il se manifeste, aussitôt après l'accouchement, par une hypoglycé-

mie accentuée transitoire, puis par une absence ou un arrêt de la lactation. En quelques années se constitue un tableau d'insuffisance pluriglandulaire (thyroïde, ovaire, cortico-surrénale) sans amaigrissement. V. *Simmonds (maladie de)*. — 2° (1940). Syn. *stéatose spongiocytaire aiguë du foie* (R. Worms, 1966). Ictère grave survenant, chez une femme enceinte, au cours des 3 derniers mois de la grossesse. Il s'accompagne d'albuminurie, d'œdèmes, d'hypertension artérielle, d'hyperazotémie. Son évolution est le plus souvent mortelle. Anatomiquement, il s'agit d'une transformation graisseuse, sans nécrose, des cellules du lobule hépatique, sauf de celles qui entourent les espaces portes; il existe parfois des lésions pancréatiques et rénales associées. La pathogénie de ce syndrome reste inconnue; peut-être a-t-il une origine métabolique.

Sheibe (syndrome de). Observé dans les cas d'empyème mastoïdien, il consiste en pulsations synchrones au pouls dans l'oreille atteinte, pulsations se prolongeant pendant plusieurs semaines ainsi que les phénomènes inflammatoires du tympan. Il peut déceler une mastoïdite latente.

Shelden (opération de) (1955). Intervention chirurgicale pratiquée en cas de névralgie faciale, et consistant dans la compression, avec un instrument mousse, de la racine postérieure du trijumeau, à sa jonction avec le ganglion de Gasser.

Shelley (test de) (1962). Procédé permettant de rechercher, *in vitro*, la sensibilité d'un sujet à un allergène. Ce dernier est mélangé au sérum du malade, en présence de leucocytes basophiles de lapin. Lorsque le malade est sensibilisé à l'allergène, un certain nombre (20 à 50 %) de ces leucocytes perdent leurs granulations, cette disparition étant due au conflit antigène-anticorps qui libère l'histamine contenue dans ces granulations.

Shepherd (fracture de). Fracture des tubercules postérieurs de l'astragale et plus particulièrement du tubercule externe.

Shiga (bacille de). V. *Chantemesse et Widal (bacille de).*

shigellose, *s. f.* Dysenterie bacillaire, due au bacille de Shiga.

shock, *s. m.* V. *choc.*

Shulman (syndrome de) (1974). Syn. *pseudo-sclérodermie à éosinophiles.* Syndrome rare, à début rapide, caractérisé par une altération modérée de l'état général, par une infiltration douloureuse des muscles des membres accompagnée d'arthralgies et de synovite, par des placards cutanés fugaces siégeant sur le tronc et la racine des bras et des jambes, et par une sclérodactylie modérée. L'évolution est favorable spontanément ou sous l'effet de la corticothérapie. Il existe une hypergammaglobulinémie et une éosinophilie sanguine importantes. Anatomiquement on note une sclérose du derme et des infiltrats inflammatoires du tissu sous-cutané et des fascias musculaires. Ce syndrome paraît proche de la sclérodermie subaiguë.

shunt, *s. m.* (angl. dérivation). Communication anormale de deux parties de l'appareil cardiovasculaire où règnent des pressions différentes et entre lesquelles le sang ne circule normalement qu'après avoir parcouru un réseau vasculaire plus ou moins étendu, et d'où il se trouve ainsi dérivé par un véritable court-circuit. Le s. peut être naturel (*s. porto-cave,* communication entre les cavités droites et gauches du cœur, entre aorte et artère pulmonaire, anévrysme artério-veineux) ; il est parfois créé chirurgicalement pour contourner un obstacle (*s. porto-cave* pour supprimer l'hypertension portale due à la sclérose hépatique) ou pour diminuer l'encombrement circulatoire dans un organe (anastomose inter-azygo-pulmonaire pratiquée autrefois pour réduire l'hypertension pulmonaire dans certains rétrécissements mitraux). — On emploie également ce mot pour désigner le passage du sang à travers cette communication et pour indiquer son importance, sa direction, etc. V. *dérivation* et *pontage.* — *s. droite-gauche* ou *veino-artériel.* Passage du sang noir dans le territoire du sang rouge ; il résulte en général de malformations cardiaques complexes (tétralogie de Fallot, transpositions vasculaires, etc.) qui se traduisent cliniquement par la maladie bleue. — *s. gauche-droite* ou *artério-veineux.* Passage anormal du sang rouge oxygéné dans le territoire du sang noir ; p. ex. à travers un canal artériel persistant, une communication inter-auriculaire ou interventriculaire, les pressions dans les cavités du cœur gauche et dans l'aorte étant normalement très supérieures à celles des cavités droites et de l'artère pulmonaire. — *s. croisé, double, mixte* ou *bi-directionnel.* Association de deux s. de sens opposé, l'un d'eux étant en général prédominant.

shunt (effet) (pneumologie). Passage, dans les veines pulmonaires, d'une quantité plus ou moins importante de sang non oxygéné, dû à la persistance de la circulation capillaire pulmonaire dans une zone non ventilée du poumon, p. ex. à la suite d'obstruction bronchique ou bronchiolaire. De cette disposition anormale résulte un abaissement de la saturation en oxygène du sang dans la grande circulation, qui peut aboutir à l'hypoxie et à l'insuffisance cardiaque droite.

Shwachman-Diamond (syndrome de) (1963). Syndrome congénital très rare décrit chez le jeune enfant, caractérisé par une insuffisance pancréatique externe avec stéatorrhée chronique due à une hypoplasie lipomateuse du pancréas exocrine, par une neutropénie chronique et parfois par des lésions osseuses. V. *carence immunitaire.*

Shwachman, Patterson et Laguna (test de). Procédé de recherche de la trypsine dans les selles, utilisant la digestion d'un film de gelatine. Il permet de dépister facilement l'insuffisance de sécrétion pancréatique externe.

Shwartzman (phénomène de)
(1928). L'injection intra-dermique
au lapin de certains filtrats microbiens est suivie d'une réaction hémorragique locale aboutissant à la
nécrose, si on pratique le lendemain
une injection intraveineuse du même filtrat. On peut obtenir la même
réaction hémorragique dans divers
viscères (rein, poumon, testicule,
etc.), à la suite d'une préparation
analogue de ces organes. V. *Sanarelli (phénomène de)*.

Shy et Drager (syndrome de)
(1960). Syndrome rare, débutant,
chez un homme de 50 ans environ,
par des troubles neuro-végétatifs
d'apparence banale : vésicaux, sudo-
raux ou génitaux. Puis apparaît une
hypotension orthostatique pouvant
perturber, de façon transitoire, la
vue, l'équilibre ou la conscience.
Quelques années après surviennent
des manifestations neurologiques :
dysarthrie, instabilité de la marche,
tremblement et rigidité, hyperréflectivité tendineuse. Cette affection, mortelle au terme d'une très
longue évolution, est caractérisée
anatomiquement par des lésions dégénératives des formations latérales
de la moelle, du locus niger, du
locus cæruleus, du putamen, du
noyau dorsal du vague.

Sia (réaction de). Réaction de floculation à l'eau distillée, laquelle
entraîne la précipitation des euglobulines sériques. Elle est positive
dans le kala-azar, le paludisme, les
cirrhoses et la macroglobulinémie
de Waldenström.

sialagogue, *s. m.* (σίαλον, salive;
ἀγωγός, qui amène). Médicament
destiné à provoquer l'hypersécrétion salivaire.

sialodochite, *s. f.* (σίαλον; δόχος, qui
contient, qui reçoit). Inflammation
du canal excréteur d'une glande salivaire. — *s. fibrineuse* (Küssmaul). *S.*
caractérisée par l'existence, à l'orifice du canal, d'un bouchon fibrino-
purulent qui provoque une crise de
grenouillette aiguë (v. ce terme).

sialogène, *adj.* (σίαλον, salive; γεννάω, je produis). Qui provoque la
salivation.

sialogramme, *s. m.* Image radiographique obtenue par la sialographie
(v. ce terme).

sialographie, *s. f.* Radiographie des
canaux excréteurs de la salive (Sténon et Wharton), après leur injection avec un liquide opaque aux
rayons X.

sialophagie, *s. f.* (σίαλον; φαγεῖν,
manger). Déglutition constante de
la salive, accompagnée ou non d'aérophagie, que l'on observe souvent
dans les gastropathies.

sialorrhée, *s. f.* (σίαλον; ῥεῖν, couler).
V. *ptyalisme*.

sialo-sémiologie. Étude de la salive
et de sa composition chimique.

sibilance, *s. f.* Bruit déterminé par
les râles sibilants et perçus par l'auscultation des poumons au début de
la bronchite.

sibilant (râle) (*sibilare*, siffler). Syn.
râle sonore aigu (auscultation). Sifflement musical d'un ton plus ou
moins aigu, qui accompagne le
murmure respiratoire et peut même
le masquer. Il a été comparé tantôt
au roucoulement de la tourterelle,
tantôt au sifflement du vent. V.
sonores (râles).

Sibson (encoche de). Déformation
que subit la zone de matité cardiaque dans les épanchements péricardiques. Cette matité a la forme
d'un triangle irrégulier; mais vers
le tiers supérieur du bord gauche
existe une dépression ou encoche
qui donne à cette zone la forme
d'une *brioche*.

Sicard (épreuve de). Syn. *lipiodo-
diagnostic médullaire.* Radio-dia-
gnostic des affections intra-rachi-
diennes à l'aide d'une injection
sous-arachnoïdienne de Lipiodol (n.
dép.). Le liquide opaque aux rayons
X, mobile suivant la position du malade, s'arrête à la limite de l'obstacle
en cas de compression médullaire.

Sicard (méthodes de). 1° V. *épidurale (méthode).* — 2° Traitement
des varices par des injections sclérosantes.

Sicard (syndrome de). V. *angle
cérébello-occipito-vertébral de Sicard
(syndrome de l')*.

Sicard (syndrome du carrefour condylo-déchiré postérieur de). V. *Collet (syndrome de).*

Sicard et Desmarest (opération de). Ablation extra-dure-mérienne d'un certain nombre de ganglions rachidiens; opération destinée à supprimer les crises gastriques du tabes ou certaines algies post-zostériennes.

Sicard et Robineau (opération de) (1920). Section cervicale du nerf glosso-pharyngien pratiquée dans les cas de névralgie de ce nerf.

sickle-cell, *s. f.* (angl.: cellule en faucille). V. *drépanocyte.*

sicklémie, *s. f.* (angl. *sickle*, faucille; αἷμα, sang). V. *anémie à hématies falciformes.*

S. I. D. A. (obstétrique). Abréviation de sacro-iliaque droite antérieure, position d'engagement rare de la présentation du siège, le sacrum étant tourné vers le côté droit du bassin et en avant.

sidération, *s. f.* (*siderari*, être frappé d'une influence maligne, de *sidus*, astre; Littré). Anéantissement subit des forces vitales, se traduisant par l'arrêt de la respiration et un état de mort apparente (action de la foudre, des courants électriques, apoplexie, etc.), attribué autrefois aux influences astrales.

sidérémie, *s. f.* (σίδηρος, fer; αἷμα, sang). Présence de fer dans le sérum sanguin; le taux normal est de 120 à 130 microgrammes pour 100 ml.

sidérine, *s. f.* (Quincke). V. *hémosidérine.*

sidérinurie, *s. f.* V. *hémosidérinurie.*

sidéroblaste, *s. m.* (σίδηρος; βλαστός, germe). Cellule de la moelle osseuse de la lignée des globules rouges contenant des inclusions ferriques non hémoglobiniques.

sidéroblastose, *s. f.* Présence de sidéroblastes dans les différents tissus de l'organisme. V. *anémie hypochrome hypersidérémique.*

sidérocyte, *s. m.* (σίδηρος; κύτος, cellule). Globule rouge contenant des inclusions ferriques non hémoglobiniques.

sidérodromophobie, *s. f.* (σίδηρος, fer; δρόμος, chemin; φόβος, crainte). Appréhension angoissante et morbide (phobie) que certains névropathes éprouvent en montant en chemin de fer, variété de claustrophobie (v. ce mot).

sidéronécrose, *s. f.* (σίδηρος; νεκρός, mort). Mort d'une cellule étouffée par une surcharge ferrique trop abondante. On l'observe dans la sidérose hépatique.

sidéropénie, *s. f.* (σίδηρος; πενία, pauvreté). Diminution du fer; en particulier du taux du fer du sérum sanguin.

sidéropénique, *adj.* V. *ferriprive.*

sidéropexie, *s. f.* (σίδηρος; πῆξις, fixation). Fixation du fer dans les tissus.

sidérophage, *s. m.* (σίδηρος; φαγεῖν, manger). Macrophage contenant des inclusions ferrugineuses.

sidérophilie, *s. f.* (σίδηρος; φιλία, amitié). Affinité pour le fer.

sidérophiline, *s. f.* Syn. *transferrine.* Protéine (globuline β₁) du plasma sanguin qui fixe le fer et le transporte aux différents organes. Normalement 1/3 seulement de cette globuline est combiné au fer; cette proportion augmente, parfois jusqu'à saturation, lors d'une surcharge en fer de l'organisme. — *coefficient ou taux de saturation de la s.* Rapport du fer sérique à la capacité totale de fixation du fer par le sérum. Il est normalement de 0,35; il est abaissé dans les anémies par carence, élevé dans les syndromes hémolytiques et l'anémie de Biermer, et surtout dans les hémochromatoses (0,80 à 1). V. *capacité de fixation en fer du sérum (épreuve de).* — *groupe ou système des transferrines.* V. *groupes sanguins.*

sidérophore, *adj.* (σίδηρος; φορός, qui porte). Porteur de fer. Se dit de certaines cellules bourrées de pigments ferriques.

sidéroprive, *adj.* (σίδηρος, fer; *privere*, priver). Terme incorrect. V. *ferriprive.*

sidérose, *s. f.* (σίδηρος, fer). Infiltration des tissus par le fer venant de l'extérieur ou formé dans l'organisme. — s. *hépatique* (Quincke, 1875). Syn. *hépatosidérose*. Infiltration des cellules et du tissu conjonctif du foie par des pigments ferrugineux. Elle survient au cours des hémochromatoses (v. ce terme). — s. *pulmonaire*. Pneumokoniose provoquée par l'inhalation de poussière de fer (tailleurs de limes, ouvriers se servant d'oxyde rouge de fer).

sidérosilicose, s. f. Infiltration des poumons par des poussières riches en sels de fer et par la silice (p. ex. chez les travailleurs des mines d'ocre).

sidérothérapie, s. f. (σίδηρος; θεραπεία, traitement). Emploi thérapeutique du fer et de ses composés.

sidérurie, s. f. (σίδηρος; οὐρεῖν, uriner). Présence de fer dans l'urine. La quantité de fer éliminée par l'urine est très faible : 0,1 à 0,5 mg par 24 heures.

S. I. D. P. (obstétrique). Abréviation de sacro-iliaque droite postérieure, position d'engagement de la présentation du siège la plus fréquente avec la S. I. G. A., le sacrum étant tourné vers le côté droit du bassin et en arrière.

Siegrist (stries moniliformes de) (1899). Chapelet de granulations pigmentées observé à l'examen du fond de l'œil, sur le trajet d'un vaisseau choroïdien sclérosé, chez des sujets âgés, athéromateux ou myopes.

sifflement, s. m. Terme proposé par l'arrêté ministériel du 1er janvier 1975 pour remplacer celui de *wheezing* (v. ce mot).

S.Ig. V. *immunoglobuline sécrétoire.*

S. I. G. A. (obstétrique). Abréviation de sacro-iliaque gauche antérieure, position d'engagement de la présentation du siège la plus fréquente, le sacrum étant tourné vers le côté gauche du bassin et en avant.

sigmatisme, s. m. (de la lettre grecque Σ). Vice de prononciation caractérisé par la difficulté ou l'impossibilité de prononcer la lettre S.

sigmoïdite, s. f. 1o Inflammation de la quatrième portion du côlon (côlon iliopelvien ou anse sigmoïde). —

2o Inflammation des valvules sigmoïdes du cœur.

sigmoïdo-colofibroscopie, s. f. Méthode d'exploration visuelle directe de tout le côlon au moyen du fibroscope (v. ce terme, *sigmoïdofibroscopie* et *colofibroscopie*).

sigmoïdofibroscope, s. m. Syn. *sigmoïdoscope*. Fibroscope (v. ce terme) destiné à l'exploration visuelle directe du côlon sigmoïde.

sigmoïdofibroscopie, s. f. Syn. *fibrosigmoïdoscopie*. Méthode d'exploration visuelle directe du côlon sigmoïde au moyen du sigmoïdofibroscope introduit par voie rectale.

sigmoïdoscopie, s. f. (sigmoïde; σκοπεῖν, examiner). Méthode d'exploration visuelle directe du côlon sigmoïde au moyen du rectoscope ou du fibroscope.

sigmoïdoscope, s. m. V. *sigmoïdofibroscope.*

sigmoïdostomie, s. f. Anus artificiel pratiqué sur l'anse sigmoïde (côlon ilio-pelvien).

Sigmund-Mayer (courbes, ondes ou oscillations de). Variations faibles, lentes et périodiques de la pression artérielle moyenne, en rapport avec des modifications rythmiques du tonus vasomoteur.

signal-symptôme, s. m. Symptôme permettant de localiser le siège d'une lésion des centres nerveux (secousses cloniques débutant toujours par la même région dans l'épilepsie bravais-jaksonienne).

signe, s. m. Phénomène qui, reconnu par le médecin dans l'organisme du malade et apprécié par lui, permet d'arriver au diagnostic et au pronostic de la maladie. Les s. sont tirés des symptômes de la maladie, et aussi de la constitution, de l'état antérieur et de l'hérédité du malade.

S. I. G. P. (obstétrique). Abréviation de sacro-iliaque gauche postérieure, position d'engagement rare de la présentation du siège, le sacrum étant tourné vers le côté gauche du bassin et en arrière.

Silfverskiöld (maladie de) (1925). V. *polyostéochondrite.*

silicatose, *s. f.* Pneumoconiose due à l'inhalation de poussières contenant surtout des silicates (alumine, chaux, magnésie, potasse, etc.).

silicose, *s. f.* (*silex, icis,* silex). Affection due à l'action sur le poumon de poussières de bioxyde de silicium (silice), absorbées par inhalation. — La silice, en outre, facilite la dissémination dans le poumon du bacille de Koch et en accroît la virulence locale (*silico-tuberculose*).

silicotique, *adj.* — nodule ou *granulation* s. Lésion spécifique de la silicose consistant en un nodule dur, fibreux, contenant de la silice et donnant au poumon atteint de silicose un aspect tacheté particulier.

silico-tuberculose, *s. f.* V. *silicose.*

sillon de la gale. Lésion cutanée caractéristique de la gale, consistant en un trajet linéaire qui pénètre obliquement dans la couche épidermique, et se termine par une petite saillie; il est creusé par la femelle du sarcopte de la gale qui s'y enfonce pour déposer ses œufs.

sillon unguéal (Beau). Sillon transversal apparaissant sur l'ongle à l'occasion d'une pyrexie quelconque; il est dû à une altération de la matrice unguéale.

silos (maladie des ouvriers des). V. *ouvriers des silos* (*maladie des*).

Silver (syndrome de). V. *Silver-Russel* (*syndrome de*).

Silver-Russel (syndrome de) (S., 1953; R., 1954). Variété de nanisme congénital avec anomalies morphologiques : malformations craniofaciales (crâne volumineux, mâchoire inférieure peu développée et en retrait), asymétrie de l'ensemble du corps, retard de la maturation osseuse et, accessoirement, anomalies digitales (p. ex. incurvation du 5e doigt), cutanées (taches café au lait) et perturbations du développement sexuel. Il n'existe pas de trouble intellectuel, ni d'anomalie viscérale ou humorale. La cause de ce syndrome est inconnue.

Silverman (syndrome de) (1953). Syn. *syndrome des enfants battus.* Syndrome observé chez des enfants en bas âge maltraités, ou simplement mal soignés ou mal nourris, ou bien ayant peut-être une fragilité osseuse anormale. Il consiste en fractures multiples et peut laisser des séquelles durables ostéo-articulaires, nerveuses, faciales ou oculaires.

Silverman-Andersen (indice de). Chiffre permettant d'apprécier, chez le nouveau-né, la gravité d'un syndrome de détresse respiratoire, en faisant intervenir l'importance du tirage intercostal, du tirage sous-xiphoïdien, la synchronisation des mouvements respiratoires abdominaux et thoraciques, le battement des ailes du nez, le gémissement expiratoire. Chacun de ces 5 éléments est coté de 0 à 2; l'état du nouveau-né est d'autant plus grave que le chiffre total est plus élevé. V. *membranes hyalines* (*syndrome des*).

Silvester (méthode de) (1858). Procédé manuel de respiration artificielle dans lequel le sujet, couché sur le dos, a les bras alternativement tirés en extension puis fléchis et comprimés sur le thorax par le sauveteur, placé à la tête de l'accidenté.

Silvestrini-Corda (syndrome de). Cirrhose hépatique avec gynécomastie.

Silvestroni et Bianco (anémie microcytique drépanocytaire ou **microcytémie de).** V. *anémie microcytique drépanocytaire de Silvestroni et Bianco.*

Simmonds (maladie de) (1914). Syn. *cachexie hypophysaire.* Syndrome d'hypopituitarisme antérieur (v. ce terme) observé parfois à la suite d'une grossesse, caractérisé par un amaigrissement extrême avec dépression générale, somnolence et confinement au lit, associé à une insuffisance des glandes thyroïdienne, ovariennes et cortico-surrénales. On a discuté, à propos de la *m. de S.,* le rôle des lésions de la région infundibulo-tubérienne et ses rapports avec l'anorexie mentale. V. *Sheehan* (*syndrome de*).

Simon (foyers de). Nom donné en Allemagne à l'aspect radiologique de lésions pulmonaires d'origine tuber culeuse en voie de cicatrisation, situées à l'étage supérieur du poumon. Elles sont connues en France sous le nom de *grenaille* ou de *cicatrices froncées des sommets*.

Simon (opération de). V. *Marckwald (opération de).*

Simonin (épreuve de). Procédé de détermination du groupe sanguin analogue à l'épreuve de Beth Vincent (v. ce terme), mais dans laquelle le sérum du sujet à examiner est placé en contact avec des hématies étalonnées A et B (mise en évidence des agglutinines anti-A et anti-B : épreuve indirecte).

Simpson (douleurs de). Crises douloureuses à caractère paroxystique et se reproduisant à des heures régulières que l'on observe d'une façon précoce dans le cancer de l'utérus.

Sims (méthode de) (1852). Syn. *méthode américaine.* Traitement de la fistule vésico-vaginale par larges avivements des bords.

Sims (opération de). Opération destinée à ramener en arrière le corps de l'utérus antéfléchi. Elle consiste à raccourcir la paroi antérieure du vagin en avivant et en suturant le bord d'un pli que l'on fait à cette paroi.

simulation, *s. f. (simulare).* Imitation des symptômes d'une maladie, le plus souvent dans un but frauduleux.

sinapisation, *s. f.* Rubéfaction de la peau produite par l'essence de moutarde. — *épreuve de la s.* Abolition de cette rubéfaction sur les territoires cutanés privés d'innervation (dégénération d'un nerf périphérique).

sinapisme, *s. m.* (σίναπι, moutarde). Cataplasme ou emplâtre dont la moutarde fait la base ; il est destiné à produire la rubéfaction ou la révulsion.

Sinclair (appareil de). Appareil destiné au traitement des fractures de cuisse par l'extension continue. Il comprend un cadre en bois surplombant le lit et le soulevant au pied, cadre auquel est suspendue, en position élevée, la jambe immo-

bilisée dans une attelle de Thomas ; le poids du corps réalise la contre-extension.

Sinclair (semelle de). Planchette plantaire permettant d'exercer une traction sur le membre inférieur en ne prenant point d'appui que sur le pied.

Sinding Larsen-Johansson (maladie de) (Sinding Larsen, 1921 ; Sven Johansson, 1922). Syn. *patellite des adolescents* ou *de croissance.* Ostéochondrose atteignant, pendant la croissance, la rotule dont la pointe offre, à la radio, un aspect flou et irrégulier ; elle se traduit cliniquement par une hydarthrose douloureuse du genou avec amyotrophie du quadriceps.

Singer (épreuve de). Epreuve destinée à juger de l'existence ou de l'absence du facteur antipernicieux dans le suc gastrique d'un malade atteint d'anémie grave. Si ce principe existe, le suc gastrique du malade, injecté à de jeunes rats, détermine une crise réticulocytaire traduisant la réaction hématopoïétique de la moelle osseuse. Cette crise ne se produit pas si le suc injecté ne contient pas le facteur antipernicieux (dans le cas d'*anémie pernicieuse* ou de *Biermer,* par ex.).

Singer et Plotz (réaction de). V. *latex (réaction au).*

singultueuse (respiration) (*singultus,* sanglot). Respiration gênée qui semble entrecoupée de sanglots.

sinistrocardie, *s. f. (sinister,* gauche ; καρδία, cœur). V. *lévocardie.*

sinistrose, *s. f.* (de sinistre) (Brissaud, 1908). Syndrome psychique observé chez les victimes d'accidents du travail et caractérisé par une inhibition de la bonne volonté, résultant d'une interprétation erronée de la loi ; le blessé étant convaincu que toute blessure professionnelle doit lui valoir des dommages-intérêts. Sans lésion somatique, ni trouble nerveux, il arrive à se persuader qu'il est malade et incapable de tout travail.

sinistroversion, *s. f.* V. *lévocardie.*

sinu-aortique (syndrome). Brefs

accès d'hypotension accompagnés parfois de vertiges ou de syncopes, provoqués par de courtes poussées hypertensives (p. ex. à l'occasion de quintes de toux), chez des sujets dont les zones réflexogènes sinu-carotidienne et cardio-aortique sont hyperexcitables. V. *nerfs vaso-sensibles (syndrome des).*

sinu-carotidien (réflexe). V. *réflexe s.-c.*

sinu-carotidien (syndrome) ou **sinu-carotidienne (syndrome d'hyper-réflectivité).** Syn. *syndrome du sinus carotidien, syndrome sinusal, syndrome de Charcot-Weiss-Barber.* Vertiges ou pertes de connaissance durant de quelques secondes à quelques minutes avec pâleur, parfois convulsion et même arrêt de la respiration et du cœur. Ils sont déclenchés par l'attouchement de la région réflexogène sinu-carotidienne ou par une poussée d'hypertension (toux, effort). Ils sont parfois provoqués par une tumeur du sinus carotidien. V. *nerfs vaso-sensibles (syndrome des).*

sinus carotidien (syndrome du). V. *sinu-carotidien (syndrome).*

sinus caverneux (syndrome de la paroi externe du) (Foix, 1920). Syn. *syndrome de Foix.* Syndrome caractérisé par une ophtalmoplégie unilatérale, débutant par le moteur oculaire externe, rapidement progressive et accompagnée de douleurs dans le territoire de l'ophtalmique. Il est dû à l'atteinte des nerfs moteurs de l'œil et de l'ophtalmique dans la paroi externe du sinus caverneux par une tumeur hypophysaire, une phlébite du sinus caverneux ou un anévrisme de la carotide interne à l'intérieur du sinus. — Jefferson (1938-39) en distingue 3 variétés : 1° *synd. postérieur* où domine l'atteinte des 3 branches sensitives du trijumeau, la paralysie oculo-motrice étant discrète (v. *Bonnet, syndrome de P. et Y.*) ; 2° *synd. de la partie moyenne* avec ophtalmoplégie totale et atteinte de l'ophtalmique et du nerf maxillaire supérieur ; 3° *synd. antérieur* : c'est le syndrome de la fente sphénoïdale (v. ce terme).

sinus coronaire (rythme du). V. *rythme du sinus coronaire.*

sinus pilonidal (*pilus*, poil ; *nidus*, nid). Syn. *kyste pilonidal, fistule ou maladie pilonidale* ou *sacro-coccygienne.* Granulome sous-cutané contenant des poils, s'infectant et se fistulisant fréquemment, et tendant à récidiver après traitement chirurgical. Son siège d'élection est la fossette coccygienne en regard de l'extrémité inférieure de la 1re pièce du coccyx. Kyste congénital selon certains auteurs, le *s. p.* est un pseudo-kyste pour d'autres, acquis à la suite de la pénétration sous la peau de poils rompus.

sinus venosus. Variété de communication interauriculaire haute dont le bord supérieur se confond avec la partie terminale dilatée de la veine cave supérieure, associée à un retour veineux anormal, la totalité ou une partie des veines pulmonaires droites se jetant dans l'oreillette droite ou la veine cave supérieure.

sinusal, *adj.* (cardiologie). Qui se rapporte au sinus (nœud sino-auriculaire de Keith et Flack), point d'origine de la contraction cardiaque normale — *rythme s.* Rythme cardiaque normal (normotope), commandé par des excitations nées dans le sinus. — *tachycardie, bradycardie et arythmie s.* Accélération, ralentissement ou irrégularité du cœur provoqués par des modifications au niveau du sinus (v. *tachycardie sinusale*). — *syndrome s.* V. *sinu-carotidien (syndrome).*

sinusectomie, *s. f.* (sinus ; ἐκτομή, ablation) (G. Laurens, 1904). Opération qui consiste à supprimer le sinus frontal en en réséquant la paroi antérieure et le plancher.

sinusite, *s. f.* Inflammation des sinus de la face. — *s. combinés.* V. *pansinusite.*

sinusographie, *s. f.* Radiographie des sinus veineux du crâne après leur injection par un produit opaque aux rayons X.

sinuso-hydrorrhée, *s. f.* V. *hydrorrhée nasale.*

Sipple (syndrome de) (1961) (Eisenberg et Wallenstein, 1932; J.C. et D.B. de Courcy, 1952). Association exceptionnelle d'un carcinome médullaire de la glande thyroïde, d'un phéochromocytome de la médullo-surrénale, très souvent bilatéral et, dans de nombreux cas (40 à 83 %), d'un adénome parathyroïdien. Elle résulte d'une anomalie génétique transmise selon le mode dominant autosomique. V. *apudome*.

sirénomèle, *s. m.* (σιρήν, sirène; μέλος, membre) (I. G. St-Hilaire). Monstre symélien caractérisé par la soudure et l'arrêt de développement des membres inférieurs, qui se terminent en pointe sans qu'il y ait de pieds.

sirop d'érable (maladie du). V. *leucinose*.

sismothérapie, *s. f.* (σεισμός, secousse; θεραπεία, thérapeutique). 1° Mode de traitement qui consiste à imprimer, soit à tout l'organisme, soit à une partie limitée du corps, des vibrations rapides, régulières et de peu d'amplitude. La *s.* se pratique soit avec la main, soit à l'aide d'appareils spéciaux. — 2° Nom proposé par P. Courbon et J. Perrin pour désigner le traitement de diverses psychoses par les chocs thérapeutiques, quelle que soit la méthode mise en œuvre pour les réaliser (choc colloïdoclasique, crises convulsives du cardiazol ou de l'électro-choc, coma insulinique, etc.).

sismothère, *s. m.* (σεισμός; θηράω, j'atteins) (Lapipe et Rondepierre, 1940). Appareil destiné à provoquer l'électrochoc.

Sistrunk (opération de). Opération destinée à remédier à l'éléphantiasis des membres, dans laquelle la résection du tissu cellulaire sous-cutané et de l'aponévrose superficielle, plus large que dans l'opération de Kondoléon, réalise une véritable lymphangiectomie.

site antigénique. V. *antigénique* (*site ou déterminant*).

site récepteur. V. *antigénique* (*site ou déterminant*) et *récepteur de reconnaissance ou de surface*.

sitiologie, *s. f.* (σιτίον, aliments; λόγος, discours). Traité des aliments.

sitiomanie, *s. f.* (σιτίον; μανία, folie) (Magnan, 1885). Besoin irrésistible de manger qui pousse le sujet à absorber d'énormes quantités d'aliments; il se manifeste soit d'une manière continue, soit sous forme d'accès, chez certains malades mentaux.

sitiophobie, *s. f.* (σιτίον; φόβος, crainte). Refus absolu de prendre des aliments; symptôme observé chez certains aliénés.

sitostérol, *s. m.* Stérol contenu dans le germe des céréales et qui, par irradiation, se transforme en une substance analogue à la vitamine D.

situs incertus. Variété partielle d'inversion viscérale dans laquelle certains organes sont inversés tandis que d'autres sont à leur place habituelle et que d'autres enfin (foie, p. ex.) occupent une position médiane anormale. (v. *inversion*, 1° et *Ivemark, syndrome d'*).

situs inversus. Inversion viscérale totale (*s. i. completus* ou *totalis*) ou partielle. V. *inversion*.

situs sagittalis. Variété partielle d'inversion viscérale dans laquelle le foie et le cœur occupent une position médiane (v. *mésocardie*), les poumons sont symétriques avec 3 lobes chacun et la rate est absente. V. *Ivemark* (*syndrome d'*).

sixième maladie. Syn. *exanthème subit* ou *critique, roséole infantile, fièvre de trois jours des jeunes enfants* ou *avec exanthème critique*. Fièvre éruptive bénigne, survenant chez les enfants de 6 semaines à 2 ans, caractérisée par une température élevée (de 39° à 40°), une défervescence brusque le 3e ou 4e jour, coïncidant avec une éruption rubéoliforme d'un rose clair, respectant la face, durant 24 heures et une leucopénie avec granulo-cytopénie. Elle est probablement d'origine virale.

Sjögren (dystrophie réticulaire pigmentaire) (1950). Anomalie héréditaire de la rétine à transmission probablement autosomale récessive; elle est caractérisée par une pigmentation disposée en réseau au niveau du pôle postérieur de l'œil, n'altérant pas la vue. Elle s'accompagne souvent d'autres malformations oculaires et de surdi-mutité.

Sjögren (maladie de). V. *Marinesco-Sjögren (syndrome de).*

Sjögren (syndrome de) (Gougerot, 1925 ; Houwer, 1927 ; Sjögren, 1933). Syn. *syndrome de Gougerot-Houwer-Sjögren, syndr. arthro-oculo-salivaire, syndr. d'ophtalmo-rhino-stomato-xérose* (Creyx et Lévy, 1948), *xérodermostéose* (A. Touraine, 1950). Syndrome caractérisé par la diminution ou l'arrêt de la sécrétion des glandes lacrymales, salivaires et des voies digestives supérieures avec kératite, conjonctivite sèche, xérostomie, rhinite, pharyngite et laryngite sèches ; par l'hypertrophie, puis l'atrophie des glandes salivaires ; par une polyarthrite chronique et souvent par une fièvre modérée. Ce syndrome rappelle celui de Mikulicz. nº 1. On le classe parmi les maladies autoimmunes ou parmi les maladies des complexes immuns. Le sérum de ces malades contient parfois un anticorps anti-tissu (v. ces différents termes et *auto-allergie*).

Sjörgen et Larsson (syndrome de) (1957). Maladie héréditaire transmise selon le mode autosomique récessif, caractérisée par l'association d'oligophrénie, d'ichthyose congénitale, d'une paraplégie spasmodique et parfois d'une dégénérescence maculaire de la rétine. Certains auteurs la classent parmi les phacomatoses.

Sjöqvist (opération de). Section des fibres sensitives du trijumeau au niveau du noyau de ce nerf ; opération pratiquée en cas de névralgie faciale essentielle.

skélalgie paresthésique (σκέλος, jambe ; ἄλγος, douleur). Affection caractérisée par des troubles sensitifs et trophiques dans la sphère d'innervation du sciatique poplité externe, présentant une grande analogie, à part la localisation, avec ceux que l'on observe dans la *méralgie paresthésique.*

skélostyle (rapport) (σκέλος, jambe ; στύλος, colonne) (morphologie). Rapport entre la moyenne des périmètres de la cuisse et du mollet et la longueur du membre inférieur (trochantéro-malléolaire externe).

skénite, *s. f.* Inflammation des glandes de Skene (glandes situées chez la femme au niveau du méat urinaire).

skeptophylaxie, *s. f.* (σκηπτός, foudre ; φύλαξις, protection). V. *tachyphylaxie.*

skiagramme, *s. m.* (σκιά, ombre ; γράμμα, écrit). V. *radiographie, 2º.*

skiagraphie, *s. f.* (σκιά ; γραφή, dessin). V. *radiographie, 1º.*

skiascopie, *s. f.* (σκιά ; σκοπεῖν, examiner). 1º Syn. *kératoscopie, méthode de Cuignet, pupilloscopie.* Examen de l'ombre pupillaire dans le but de déterminer le degré de réfraction de l'œil examiné. — 2º V. *radioscopie.*

skodique (bruit) ou **skodisme,** *s. m.* (de Skoda, médecin autrichien). Son tympanique léger donné par la percussion du sommet d'un poumon sain, dans le cours de la pleurésie avec moyen épanchement.

Sluder (névralgie ou **syndrome de)** (1908). Syn. *névralgie* ou *syndrome du ganglion sphénopalatin.* Variété de névralgisme facial (v. ce terme) compliquant parfois une sinusite sphénoïdale. Elle est caractérisée par des douleurs de la racine du nez, de l'œil, des dents du maxillaire supérieur, irradiant vers le cou et associées à une congestion des muqueuses nasales (hydrorrhée) et oculaire (avec parfois mydriase unilatérale). Elle cède à la cocaïnisation du ganglion sphénopalatin.

sludge, *s. m.* V. *agrégat d'hématies.*

sludging, *s. m.* (Knisely, 1947). V. *agrégation des hématies.*

Slyke (coefficient ou **épreuve de Van).** V. *Van Slyke (coefficient ou épreuve de).*

smegma, *s. m.* (σμῆγμα, savon). Matière blanchâtre analogue à du savon mouillé qui se trouve chez l'homme dans le sillon balano-préputial, et chez la femme entre les petites lèvres et le clitoris ; elle est due à la desquamation des cellules épithéliales des organes génitaux.

Smith (maladie de Carl). V. *lymphocytose infectieuse aiguë.*

Smith (méthode ou **test de).** Epreuve destinée à déceler l'avitaminose K. La vitamine K étant nécessaire à la formation de la prothrombine et à la coagulation du sang, on mesure la vitesse de cette dernière après avoir mélangé à 0,9 ml de sang du malade 0,1 ml de thromboplastine. La même mesure étant faite avec du sang normal, « l'activité de coagulation » est donnée par le rapport du 1er résultat au 2e multiplié par 100.

Smith (signe de). Signe observé chez les enfants atteints d'adénopathie bronchique et déterminé par la compression veineuse. Il consiste en un murmure veineux, perçu à l'aide du stéthoscope placé sur la première pièce du sternum, lorsque la tête de l'enfant est fortement renversée en arrière.

Smith, Lemli et Opitz (syndrome de) (1964). Variété de nanisme congénital avec anomalies morphologiques surtout cranio-faciales : microcéphalie, nez épaté avec hypertélorisme, insuffisance de développement du maxillaire inférieur ; et aussi syndactylie, hypospadias, troubles digestifs (vomissements) et débilité mentale. Il s'agit probablement d'un syndrome héréditaire à transmission récessive autosomique.

Smith-Petersen (clou de) (1931). V. *clou.*

Smith-Petersen (opération de). Opération destinée à donner du jeu à la tête fémorale hypertrophiée dans l'arthrite chronique de la hanche (coxarthrie). Elle consiste dans l'ablation de la portion antérieure du sourcil cotyloïdien associée à une large capsulotomie et à la résection des productions osseuses anormales.

Smithwick (opération de R.) (1940). Résection des nerfs splanchniques et d'un segment de la chaîne sympathique compris entre le 8e ganglion thoracique et le 1er ganglion lombaire inclus. Cette intervention est effectuée des deux côtés, dans deux séances successives, pour remédier à l'hypertension artérielle permanente solitaire.

smyridose, *s. f.* (σμύρις, émeri). Pneumopathie professionnelle consécutive à l'inhalation prolongée de poussière d'émeri.

Sneddon et Wilkinson (maladie ou **syndrome de).** V. *pustulose sous-cornée de Sneddon et Wilkinson.*

sodoku ou **sokosho,** *s. m.* (Jap. *so,* rat ; *doku,* poison ou *so,* rat ; *ko,* morsure ; *sho,* maladie). Maladie commune en Chine et au Japon, mais pouvant se rencontrer en Amérique et en Europe ; elle débute, de une à trois semaines après une morsure de rat, par un accès de fièvre, avec poussée inflammatoire au niveau du point d'inoculation ; quelques jours plus tard apparaît une éruption généralisée de plaques rouges, à laquelle succède une amélioration rapide. Après quelques jours d'apyrexie, survient une nouvelle poussée fébrile analogue à la précédente et la guérison n'est obtenue qu'après quatre ou cinq accès semblables. Cette maladie, parfois mortelle, est due à un spirochète découvert par Futaki : *Spirochæta morsus muris* ou *Spirochæta japonica.*

sodomie, *s. f.* (de Sodome). Coït anal. Essentiellement variété de l'inversion de l'instinct sexuel chez l'homme « dont le désir s'adresse aux hommes faits » (André Gide). V. *homosexuel.*

Soframycine, *s. f.* (n. dép.). V. *framycétine.*

soif (épreuve de la). Dans le diabète insipide, la restriction des boissons ne diminue pas la polyurie ; elle entraîne en quelques heures un syndrome de déshydratation aiguë.

so in tchen. Nom chinois du *koro* (v. ce mot).

Sokolow et Lyon (indice de) (1949) (électrocardiographie). Indice destiné à préciser le diagnostic d'hypertrophie ventriculaire gauche, fondé sur l'étude du complexe ventriculaire dans les dérivations précordiales. Cette hypertrophie est probable si la somme arithmétique des amplitudes de R en V$_5$ et de S en V$_1$ est supérieure à 35 millimètres.

sokosho, s. m. V. *sodoku.*

sol, s. m. Nom donné aux solutions colloïdales. Ce terme est employé comme suffixe. — *hydrosol.* Solution colloïdale dont le solvant est de l'eau. — *organosol.* Solution colloïdale dont le solvant est un liquide organique.

solaire (réflexe) (H. Claude). V. *cœliaque (réflexe).*

solaire (syndrome). Ensemble des phénomènes douloureux paroxystiques siégeant dans la partie supérieure et médiane de l'abdomen, comprenant la sensibilité à la pression, les vomissements, la petitesse du pouls et la tendance au collapsus, tels qu'ils sont réalisés avec leur maximum d'acuité dans la crise gastrique du tabes. On l'observe dans tous les cas d'irritation du plexus solaire (ulcération, néoplasme de la petite courbure, tumeur de l'épiploon, aortite abdominale, etc.).

solénome, s. m. (σωλήν, canal) (Jayle, 1926). V. *endométriome.*

solidisme, s. m. (Érasistrate). Doctrine de l'école d'Alexandrie d'après laquelle toutes les maladies proviennent de troubles des parties solides de l'organisme.

Solis-Cohen (arthrose angioneurale de). V. *arthrose angioneurale de Solis-Cohen.*

solitaire (fièvre). Dans la classification des fièvres paludéennes de Torti, on donne ce nom à une variété d'accès pernicieux dont la gravité résulte de la continuité ou de l'acuité des symptômes ordinaires.

soluté, s. m. ou **solution,** s. f. (*solutus,* dissous). Liquide formé par la dissolution d'une substance solide dans un liquide. — *s. physiologique.* Terme proposé (Codex, 1926) pour remplacer celui de *sérum artificiel* ou *physiologique.* Il désigne des solutions isotoniques de composition variable, dans lesquelles entrent presque toujours du chlorure de sodium et parfois du bicarbonate de soude ou du glucose. Ces solutions sont employées, après stérilisation,

en injections sous-cutanées, intra-veineuses ou rectales.

Solutricine, s. f. (n. dép.). V. *tyrothricine.*

soma, s. m. (σῶμα, corps). Terme employé en anatomie comparée et en biologie pour désigner l'ensemble de l'organisme, abstraction faite du tissu génital ou *germen.*

somathormone, s. f. V. *somatotrope* (*hormone*).

somation, s. f. Nom par lequel on désigne les caractères acquis au cours du développement d'un organisme, caractères ne devenant pas héréditaires, c'est-à-dire modifiant le *soma* sans aucun retentissement sur les cellules germinales, même si ces caractères se renouvellent sans cesse dans une longue suite de générations.

somatique, adj. (σῶμα). Qui concerne le corps ou lui appartient. Ex. : *symptômes somatiques* (dans les maladies mentales, par opposition aux phénomènes psychiques).

somato-agnosie, s. f. (σῶμα; ἀγνωσία, ignorance). V. *asomatognosie.*

somatognosie, s. f. (σῶμα, corps; γνῶσις, connaissance). Connaissance que nous prenons de notre corps. V. *schéma corporel.*

somatomorphique (formule) (σῶμα, ατος, corps; μορφή, forme) (R. P. Dr Verdun). Formule (ou ensemble de formules) indiquant la répartition de la masse constituant le corps humain selon les trois dimensions de l'espace (frontale : *plan* ; sagittale, *galbe* ; *style.* V. ces termes).

somatonévrose, s. f. (σῶμα; névrose). Nom donné aux manifestations extérieures des névroses.

somatoparaphrénie, s. f. Forme d'hémiasomatognosie avec interprétation délirante du sentiment d'étrangeté de la moitié du corps atteinte.

somatopleure, s. f. (σῶμα, corps; πλευρά, côté) (embryologie). Feuillet du mésoderme appliqué contre l'ectoderme et limitant le cœlome en dehors.

somatoschisis, s. m. (σῶμα; σχίσις, fente). V. *rachischisis antérieur.*

somato-sensitifs (centres) ou **somato-sensitives (zones)**. V. *localisation cérébrale*.

somatostatine, s. f. (σῶμα, ατος, corps; στάσις, arrêt) (Guillemin, 1973). Tétradécapeptide inhibant le facteur de déclenchement (v. ce terme) de l'hormone hypophysaire de croissance.

somatotrope, adj. (σῶμα, ατος; τρέπειν, tourner). Qui a des affinités pour le corps. — *hormone s.* Syn. *somathormone*, *somatotrophine* ou *S T H*. Hormone sécrétée par le lobe antérieur de l'hypophyse et stimulant la croissance; elle agirait en outre sur le métabolisme des protides, des glucides et indirectement sur celui des lipides. Contrairement à la cortisone et à la corticostimuline, elle favoriserait les réactions inflammatoires et allergiques.

somatotrophine, s. f. V. *somatotrope* (hormone).

somesthésie, s. f. (σῶμα; αἴσθησις, sensibilité). Sensibilité aux diverses excitations subies par le corps, à l'exception de celles provenant des organes sensoriels; elle comprend les sensations extéroceptives (tact, pression, chaud, froid), les sensations proprioceptives (musculaires et tendineuses) et les sensations douloureuses.

somestho-psychiques (zones) (σῶμα, corps; αἴσθησις, sensibilité; ψυχή, âme). V. *localisation cérébrale*.

somite, s. m. V. *métamère*.

sommation, s. f. (Setschenow, 1868) (physiologie). Syn. *facilitation*. Renforcement de l'activité musculaire ou nerveuse soit par la mise en action d'un nombre de plus en plus grand d'unités contractiles ou conductrices (s. dans l'espace ou s. *spatiale*), soit par la répétition des stimulations (s. dans le temps ou s. *temporelle*). V. *addition latente*.

sommation (bruit ou galop de) (Wolferth et Margolies, 1933). Bruit cardiaque apparaissant parfois au milieu de la diastole, chez des sujets normaux (*bruit de sommation*) lorsque le cœur s'accélère; il est dû à la superposition de deux bruits qui,

normalement sont presque toujours isolément inaudibles : le bruit auriculaire et le bruit de remplissage ventriculaire rapide. On peut l'entendre aussi dans l'insuffisance cardiaque avec tachycardie ou allongement du temps de conduction auriculo-ventriculaire, lorsque coïncident les bruits de galop présystolique et protodiastolique (*galop de sommation*). V. *galop* (bruit ou rythme de), B_3 et B_4.

sommeil (cure de) (médecins russes, 1946-1950). Méthode thérapeutique consistant à provoquer, par de faibles doses d'hypnotiques, un sommeil prolongé pendant trois semaines, aussi proche que possible du sommeil naturel, et que l'on interrompt pour alimenter le malade. Elle est employée dans la cure des maladies cortico-viscérales (ou psychosomatiques) : ulcères digestifs, spasmes viscéraux ou vasculaires, artérite, hypertension, asthme, névrodermite, causalgie, etc. — Celles-ci seraient dues à des réflexes conditionnés nocifs que l'on interromprait ainsi au niveau de leurs relais thalamiques et sous-corticaux.

sommeil (maladie du). Syn. *trypanosomiase africaine*, *cathypnose*, *hypnopathie*, *hypnosie*, *léthargie d'Afrique*, *narcotisme des nègres*, *toxinose du sommeil* (Van den Corput). Maladie infectieuse, endémique, due à l'inoculation par la mouche tsé-tsé ou *Glossina palpalis* (Brumpt, 1903) de *Trypanosoma gambiense* (Dutton, 1901). La *m. du s.* évolue en deux périodes; la première est caractérisée par des accès fébriles irréguliers, l'hypertrophie de la rate et des ganglions, des érythèmes, du prurit et des troubles mentaux analogues à ceux du début de la paralysie générale; l'examen du sang révèle la présence des parasites, celui du liquide céphalo-rachidien montre de la lymphocytose; à la deuxième période apparaissent la céphalalgie, l'apathie et surtout les accès de sommeil de plus en plus prolongés qui aboutissent à la mort.

somnambulisme, *s. m.* (*somnus,* sommeil; *ambulare,* marcher). État d'automatisme ambulatoire se produisant pendant le sommeil. Cet état peut être spontané, c'est-à-dire apparaître en dehors de toute cause connue; ou, au contraire, provoqué (hypnotisme). On rattache actuellement le *s. naturel* ou *spontané* à l'hystérie mono-symptomatique, ou à l'épilepsie.

somnifère, *adj.* et *s. m.* (*somnus,* sommeil; *ferre,* porter). V. *hypnotique, 1°.*

sonde, *s. f.* Instrument rigide ou flexible, cylindrique, présentant ou non un canal central, destiné à explorer les canaux naturels ou accidentels, ou à pratiquer le cathétérisme.

Sones (technique de) (1962). Procédé de coronarographie sélective (v. ce terme) dans lequel la sonde est introduite par l'artère humérale droite, après dénudation de celle-ci.

Sonnenburg (point de). Point situé du côté droit de l'abdomen, à l'intersection de la ligne bis-iliaque et du bord externe du muscle droit; il correspond à l'appendice.

sonnette (signe de la). 1° Mouvements de reptation imprimés par chaque systole cardiaque, chez les artérioscléreux, à l'artère humérale indurée et battante, dont le tracé sinueux apparaît sous la peau. — 2° *s. de la s. cardio-aortique.* Signe radioscopique de l'insuffisance aortique : du fait de l'amplitude excessive des battements alternés du ventricule gauche et de l'aorte, l'ombre cardio-aortique semble osciller à chaque systole.

sonocardiogramme, *s. m.* Graphique obtenu au cours de l'exploration du cœur par les ultra-sons (échocardiographie).

sonogramme, *s. m.* Graphique obtenu au cours de l'exploration d'un organe par les ultra-sons (échographie).

sonores (râles). Syn. *râles bronchiques, vibrants* ou *secs* (auscultation). Nom donné à toutes les variétés de râles sibilants et ronflants (v. ces termes), par opposition aux râles humides ou bulleux. On les entend aux deux temps de la respiration,

au cours des bronchites, de l'asthme et de la dilatation des bronches.

sophrologie, *s. f.* (σωφρόνως, avec modération, avec sagesse; λόγος, discours) (Caycedo, 1960). Étude et utilisation thérapeutique du retentissement sur la conscience et l'organisme des différentes techniques psychosomatiques telles que la suggestion, la détente, le yoga et le zen.

sopor, *s. m.* (en lat. sommeil profond). État d'assoupissement prononcé, dans lequel l'engourdissement intellectuel est moins marqué que dans le *coma* proprement dit.

soporatif, ive, ou **soporifique,** *adj.* Qui provoque le sommeil.

soporeux, euse, *adj.* Qui s'accompagne d'un assoupissement profond. *Maladie s.*

Soresi-Brocq (hystérectomie inter-annexielle de). Hystérectomie subtotale ménageant sur chaque bord une mince lame de tissu utérin pour protéger l'artère utérine et assurer la vascularisation des ovaires, laissés en place.

Sorsby (dégénérescence maculaire pseudo-inflammatoire de) (1949). Anomalie héréditaire de la rétine caractérisée par une choriorétinite centrale de type inflammatoire, bilatérale et symétrique. La région de la macula, d'abord œdématiée, avec des exsudats et des hémorragies, devient atrophique, blanchâtre, parsemée de pigmentations. Elle évolue lentement vers une baisse de la vision avec scotome central.

Sorsby (syndrome de) (1935). Affection familiale et héréditaire caractérisée par l'association d'un colobome maculaire bilatéral et d'une malformation des doigts et des orteils (brachy-, poly- ou syndactylie).

Soskin (test de) (S. de Chicago, 1940). Épreuve inoffensive permettant, lorsqu'elle est positive chez une femme aménorrhéique, d'exclure formellement l'hypothèse d'une grossesse : dans ce cas, l'injection intra-musculaire, répétée 3 jours de suite, de 1,5 mg de prostigmine, déclenche une hémorragie utérine.

Lorsque l'hémorragie ne se produit pas (test négatif), la grossesse est possible, mais non certaine. Ce test n'a de valeur que s'il est positif; c'est un test de « non-grossesse ».

Soskin (théorie de). Théorie pathogénique (abandonnée) du diabète sucré, dont le trouble fondamental serait la difficulté, pour le glucose, de franchir la membrane cellulaire et de pénétrer dans la cellule; celle-ci, chez le diabétique, étant aussi capable que chez le sujet normal d'utiliser le glucose.

Sotos (syndrome de). V. *gigantisme cérébral*.

sou (signe du) (Pitres). Signe obtenu au moyen de la percussion plessimétrique du thorax (v. *plessimétrique*), combinée avec l'auscultation, lorsque la cavité pleurale est occupée par un épanchement liquide. L'auscultation, pratiquée au point diamétralement opposé à celui que l'on percute, fait percevoir un bruit clair, limpide, argentin qui paraît prendre naissance au voisinage immédiat de l'oreille.

souche bactérienne. Colonie microbienne issue d'un seul germe recueilli sur un malade, multiplié par des repiquages successifs sur différents milieux de culture.

souffle, *s. m.* Syn. *bruit de souffle* (Andral), *bruit de soufflet* (Laënnec). Nom générique donné à tous les sons qui se produisent soit dans l'appareil respiratoire, soit dans l'appareil circulatoire, et qui ressemblent au bruit fait par une colonne d'air ou de liquide poussée avec force dans un canal étroit.

souffle (accidents du). En angl. *blast-injuries.* Accidents provoqués par une explosion, un déplacement massif de terrain, etc. Ils consistent en lésions diffuses de tout l'appareil respiratoire : dilacérations, suffusions hémorragiques, hématomes, souvent associées à des lésions du tympan, de la paroi thoracique, du cou et de l'abdomen. Ils peuvent provoquer une anoxie et sont d'un pronostic grave.

souffle (bruit de) (Andral). V. *souffle*.

souffle amphorique. V. *amphorisme*.

souffle anémique. Souffle anorganique variable, généralement mésosystolique et mésocardiaque, entendu parfois à l'auscultation du cœur d'un malade atteint d'anémie.

souffle anémo - spasmodique (Constantin Paul). Souffle accompagnant le premier bruit du cœur, s'entendant au foyer d'auscultation de l'artère pulmonaire chez certains anémiques et attribué à une sténose fonctionnelle de l'infundibulum de l'artère pulmonaire .V. *anorganique*.

souffle anorganique. Syn. *souffle innocent*. V. *anorganique*. — *s. a. pulmonaire, infundibulaire, infundibulo-pulmonaire* ou *préinfundibulaire* (Tripier et Devic, 1897). Syn. *souffle physiologique d'éjection sigmoïdienne*. Souffle anorganique intra-cardiaque systolique, siégeant au foyer pulmonaire, d'intensité et de timbre parfois variables. On l'entend chez des sujets jeunes au cœur éréthique, au cours des affections fébriles, de l'hyperthyroïdie, de l'anémie, des déformations thoraciques et aussi de certaines malformations congénitales augmentant le débit pulmonaire (communication inter- auriculaire).

souffle bronchique. V. *souffle tubaire*.

souffle cardio-pulmonaire (Potain). Syn. *souffle extracardiaque*. Souffle accompagnant les bruits du cœur, prenant naissance dans la lame pulmonaire située au-devant de lui sous l'influence du retrait de l'organe au moment de la systole. V. *anorganique*.

souffle caverneux ou **cavitaire.** V. *caverneux*.

souffle céphalique. V. *céphalique*.

souffle continu cave supérieur (Lian, 1937-61). Souffle continu très intense, à renforcement télésystolique, siégeant à la partie parasternale des 2e et 3e espaces intercostaux droits et irradiant surtout vers l'aisselle droite. Il a été signalé chez des sujets atteints d'aortite ou de médiastinite. Il serait dû à la compression de la veine cave supérieure.

souffle en diamant. Terme parfois employé, à tort, comme synonyme de souffle losangique (v, *souffle d'éjection*). C'est la traduction erronée du terme anglais « diamond-shaped murmur », souffle en forme de losange, « diamond » signifiant alors, dans ce cas, non « diamant », mais « carreau » de carte à jouer.

souffle diastolique. V. *diastolique.*

souffle en écharpe. V. *souffle mitro-aortique.*

souffle d'éjection (Leatham, 1958). Souffle systolique cardiaque provoqué par l'expulsion du contenu ventriculaire dans le sens normal du courant sanguin à travers un orifice trop étroit (aortique ou pulmonaire). Il commence après le 1er bruit du cœur et se termine avant le 2e; son maximum est mésosystolique : sur le phonocardiogramme, il a une forme losangique (souffle losangique). Il s'oppose au souffle de régurgitation (v. ce terme).

souffle extra-cardiaque. V. *souffle cardio-pulmonaire.*

souffle fonctionnel. V. *organique.*

souffle infundibulaire ou **infundibulo-pulmonaire.** V. *souffle anorganique pulmonaire.*

souffle innocent. V. *anorganique 1°, souffle a.*

souffle lésionnel. V. *organique.*

souffle losangique. V. *souffle d'éjection.*

souffle mitro-aortique (Huchard). Syn. *souffle en écharpe.* Souffle systolique apexien irradiant vers le haut, se rencontrant au cours de l'insuffisance mitrale des artérioscléreux.

souffle organique. V. *organique.*

souffle placentaire. V. *souffle utérin.*

souffle pleural. V. *pleurétique.*

souffle pleurétique. V. *pleurétique.*

souffle pré-infundibulaire. V. *souffle anorganique pulmonaire.*

souffle préventriculaire. Nom parfois donné à un souffle systolique siégeant en dedans et au-dessus de la zone où bat la pointe du cœur, le long du bord gauche du sternum.

Parfois anorganique, il traduit plus souvent soit une communication interventriculaire (v. *Roger, souffle de*), soit un rétrécissement aortique, soit une myocardiopathie obstructive.

souffle pulmonaire. V. *souffle anorganique pulmonaire.*

souffle râpeux. V. *râpe (bruit de).*

souffle rectangulaire. V. *souffle de régurgitation.*

souffle de régurgitation (Leatham, 1958). Souffle systolique cardiaque provoqué par l'expulsion du contenu ventriculaire dans une direction différente du sens normal du courant sanguin, à travers un orifice pathologique. Ex. : les souffles systoliques d'insuffisance mitrale et tricuspidienne, et de la communication interventriculaire. Ce souffle est holosystolique, débutant avec le 1er bruit du cœur et se terminant avec le 2e; il les masque souvent. Sur le phonocardiogramme, il a une forme rectangulaire (souffle rectangulaire). Il s'oppose au souffle d'éjection (v. ce terme).

souffle de Roger. V. *Roger (souffle de).*

souffle systolique. V. *systolique.*

souffle tubaire. Syn. *souffle bronchique.* Souffle intense, rude, de tonalité élevée, ayant son maximum d'intensité à l'inspiration; il traduit l'existence d'un bloc de condensation pulmonaire étendu et superficiel (pneumonie, bronchopneumonie).

souffle tunellaire. Syn. *bruit de tunnel, signe de Gibson.* Souffle continu systolo-diastolique, à renforcement télésystolique et protodiastolique, perçu à l'extrémité interne des premiers espaces intercostaux gauches, en cas de persistance du canal artériel.

souffle utérin. Syn. *souffle placentaire.* Souffle d'intensité et de tonalité variables, synchrone au pouls, que l'on entend chez la femme enceinte, à partir du 4e mois, à l'auscultation de l'abdomen, surtout à sa partie basse.

soufflet (bruit de). 1° (Laënnec). V. *souffle.* — 2° (Tripier et Devic). Bruit cardiaque complexe rappelant celui du soufflet, avec le gonflement aspiratif qui précède la propulsion de l'air, et dû à la coexistence d'un souffle systolique anorganique de la base ou de la pointe du cœur avec le bruit de galop (mal de Bright).

soulier (signes du). 1º (Duvernay). Dans les cas d'arthrite chronique de la hanche avec impossibilité de flexion, le malade, pour se chausser, hanche en rectitude, est obligé de porter son pied en arrière et en haut. — 2º (Moutier). En cas d'appendicite chronique, la flexion du tronc en avant, nécessaire pour le laçage des souliers, provoque une douleur dans la fosse iliaque droite (contraction du psoas).

soupape (signe de la). V. *Marion (signes de)*, 1º.

Soupault-Bucaille (opération de). Opération de Henley (v. ce terme) pratiquée chez un malade ayant subi une gastrectomie type Polya et présentant des troubles digestifs mécaniques. La bouche de gastroentérostomie est laissée en place; mais son anse efférente jéjunale, sectionnée, est anastomosée au moignon duodénal pour rétablir le circuit par le duodénum; la continuité du jéjunum est assurée par la suture de l'ancienne anse afférente de la bouche de gastro-entérostomie à la tranche distale de l'anse efférente sectionnée.

Souques (signe de). V. *doigts (phénomène des)*.

Souques (triade de). Ensemble de symptômes caractéristiques du zona auriculaire par atteinte du ganglion géniculé : éruption vésiculeuse dans la zone de Ramsay-Hunt (v. ce terme), troubles cochléo-vestibulaires (hyper- ou hypoacousie, vertiges rotatoires avec vomissements) et paralysie faciale de type périphérique, totale.

Sourdille (opération de). Fenestration (v. ce terme) en deux temps par voie rétro-auriculaire.

souris articulaire. V. *arthrophyte*.

sous-arachnoïdite aiguë curable des jeunes sujets. Nom proposé par des médecins lyonnais (Chalier,

Planchu et Badinand) pour désigner la *méningite lymphocytaire bénigne*.

sous-clavière voleuse (syndrome de la) ou **sous-clavière (syndrome de vol de l'artère).** Syn. *syndrome de suppléance vertébrobasilaire, vol sous-clavier, hémodétournement dans les artères du cou à destination cérébrale, insuffisance vertébro-brachiale.* Syndrome caractérisé par la survenue d'accidents neurologiques ischémiques paroxystiques (vertiges, pertes de connaissance, amaurose, amnésie, etc.) déclenchés par les mouvements d'un membre supérieur dont la circulation artérielle est défectueuse. Il survient en effet chez des sujets dont l'artère sous-clavière, ou le tronc brachio-céphalique, est obstrué, en amont de la naissance de l'artère vertébrale, par une sténose ou une thrombose presque toujours d'origine athéromateuse. En aval de l'obstacle, l'artère sous-clavière est alimentée par l'artère vertébrale où le sang circule à contre-courant, provenant de l'artère vertébrale contro-latérale, du tronc basilaire et de l'hexagone de Willis. Le tronc basilaire se trouve ainsi privé, quand les mouvements du bras demandent un accroissement de son irrigation, d'une partie de l'apport sanguin qui lui est normalement destiné, et qui est détourné au profit de l'artère sous-clavière. D'où les accidents neurologiques ischémiques paroxystiques (syndromes vertébro-vertébral, basilo-vertébral ou vertébro-basilaire). V. *crosse aortique (syndrome de la)* et *insuffisance vertébro-basilaire.*

sous-cortical (système). V. *extrapyramidal (système)*.

sous-costal (point). Point situé à 2 cm au-dessous du rebord costal, près de l'extrémité antérieure de la 10e côte, en dehors du point vésiculaire; la pression y provoque de la douleur dans les pyélonéphrites et la lithiase rénale.

sous-crépitant (râle). Syn. *râle muqueux, râle bronchique humide* (auscultation). Râles comparés au bruit que l'on produit en soufflant avec un chalumeau dans de l'eau de savon. Ils éclatent de façon irrégulière aux deux temps de la respiration; suivant l'importance des bulles, on en décrit trois variétés : *r. s.-c. fins, moyens et gros.* — On les rencontre dans différentes affections des bronches et du poumon : bronchite, broncho-pneumonie, œdème pulmonaire, dilatation des bronches, tuberculose, etc.

sous-crustacée (cicatrisation). V. *cicatrisation.*

sous-cutané, adj. V. *hypodermique.*

sous-lésionnels (signes). V. *lésionnels.*

sous-maxillite, s. f. Inflammation des glandes sous-maxillaires.

sous-nasal (point) (anthropologie). Milieu du bord inférieur des narines ou base de l'épine nasale.

sous - occipito - bregmatique (diamètre) (obstétrique). Diamètre de la tête fœtale allant du point de rencontre de l'occipital et de la nuque, au milieu de la grande fontanelle.

sous-parotidien postérieur (syndrome de l'espace). V. *Villaret (syndrome de).*

sous-pénienne (fistule congénitale). Canal faisant communiquer l'urètre avec un point variable de la face inférieure de la verge.

sous-thalamiques (syndromes). V. *thalamiques et sous-thalamiques (syndromes).*

Southey (tube de). Tube métallique court et de petit calibre que l'on introduit sous la peau pour évacuer l'œdème en cas d'anasarque irréductible. Il n'est plus guère employé.

spagirie, s. f. (σπάειν, séparer; ἀγείρειν, réunir). Ancien nom de la chimie.

spagirique, adj. Chimique. — *médecine* s. Médecine qui n'employait que des remèdes chimiques; on l'appelait aussi médecine hermétique (v. ce mot).

spanémie, s. f. (σπάνις, manque; αἶμα, sang). V. *anémie.*

spanioménorrhée, s. f. (σπάνιος, rare; μήν, mois; ῥεῖν, couler). Al-

longement de l'intervalle qui sépare les règles.

spanopnée, s. f. (σπανός, rare; πνεῖν, respirer). Ralentissement du rythme respiratoire.

sparadrap, s. m. (*spargere*, étendre; drap). Tissu recouvert d'une matière emplastique (v. *emplâtre*), dans laquelle on incorpore quelquefois un médicament.

sparganose, s. f. (σπαργάω, je gonfle). Maladie déterminée par *Sparganum mansoni* (forme intermédiaire d'un botriocéphale), observée en Annam, et qui frappe surtout l'appareil oculaire. Elle est due à l'application sur l'œil atteint de conjonctivite d'un emplâtre fait de muscles ou de viscères de grenouille; ces animaux étant souvent contaminés par les larves de *Sparganum*, celles-ci passent dans le tissu cellulaire de l'orbite, où elles provoquent une violente inflammation avec œdème périorbitaire et exophtalmie, pouvant entraîner la perte de l'œil.

spasme, s. m. (σπασμός, de σπάω, je contracte). Contraction involontaire d'un groupe musculaire, d'un muscle ou même d'un faisceau isolé. — Quelques auteurs réservent ce mot à la contraction convulsive des muscles lisses. — *s. cynique.* V. *sardonique (rire).* — *s. tonique.* V. *tonisme.*

spasme carpo-pédal. Contracture localisée aux deux mains (v. *main d'accoucheur*) et aux deux pieds, raidis en varus équin, que l'on observe dans certaines crises de tétanie.

spasme facial médian. V. *paraspasme facial bilatéral.*

spasme glottique essentiel des nourrissons. V. *laryngospasme.*

spasme pédal. V. *pédospasme.*

spasme du sanglot. Convulsion d'origine anoxique précédée d'apnée prolongée, de cyanose et d'une suspension de la conscience, survenant chez le nourrisson au cours d'un accès de colère.

spasme ou névrose de torsion (Ziehen, 1908; Oppenheim, 1911). Syndrome caractérisé par des mouvements involontaires variés, brusques, ou choréo-athétosiques, dus à des ondes de contractures toniques, frappant surtout les muscles du tronc (torsion avec lordose ou cypho-scoliose) et des membres. Le s. de t. peut être primitif (v. *maladie de Ziehen-Oppenheim*) ou survenir à la suite d'une encéphalite ou au cours de la maladie de Wilson.

spasmes en flexion (syndrome des) (Giraud, Gastaud et Latour, 1953). Syn. *syndrome de West* (1841), *épilepsie en flexion généralisée* (Vasquez et Turner, 1951), *encéphalite myoclonique* (Giraud et collab.), *encéphalopathie myoclonique infantile avec hypsarythmie, tic de salaam* (salaam : salut, en arabe), *spasmes infantiles, spasmus nutans, nictatio spastica*. Syndrome primitif, ou parfois secondaire à des lésions cérébrales, survenant dans les premiers mois de la vie. Il associe : des spasmes musculaires toniques très brefs, en salves, provoquant la flexion de la tête et des 4 membres, survenant par crises répétées pendant plusieurs mois ; une régression psychomotrice importante et définitive ; des modifications caractéristiques de l'électroencéphalogramme (*dysrythmie majeure ou hypsarythmie*, v. ce mot). Spontanément la poussée évolutive s'arrête, laissant des séquelles psychiques (déficit du langage) ou épileptiques (syndrome de Lennox, v. ce terme). Une corticothérapie précoce, par l'A.C.T.H., amène la guérison. V. *épilepsie généralisée secondaire*.

spasmes fonctionnels (Duchenne, de Boulogne) ou **professionnels.** Syn. *crampes fonctionnelles* ou *professionnelles, dyscinésie professionnelle.* Troubles moteurs survenant parfois dans un groupe musculaire à la suite de la répétition fréquente d'un mouvement professionnel ; ces troubles peuvent être paralytiques ou convulsifs et sont alors presque toujours toniques. Ex. : crampes des écrivains, des pianistes, des danseuses, des télégraphistes, etc.

spasmes infantiles. V. *spasmes en flexion (syndrome des).*

spasmodicité, *s. f.* Syn. *spasticité.* Disposition plus ou moins marquée à se contracturer.

spasmodique, *adj.* Syn. *spastique.* Qui s'accompagne de contracture. — *démarche s.* Démarche des malades atteints de *paraplégie spasmodique.* Les membres inférieurs sont raidis, les cuisses et les genoux rapprochés, les pieds, en équinisme, glissent sur le sol et ne sont portés l'un devant l'autre que par l'oscillation du tronc qui s'incline alternativement à droite et à gauche en décrivant une légère rotation (*démarche de gallinacé de Charcot*). — *paralysie s.* V. ce terme.

spasmogène, *adj.* Qui provoque le spasme. — *zones s.* (dites autrefois *hystérogènes*). Régions plus ou moins étendues, dont la pression, chez certains névropathes, peut provoquer un accès convulsif.

spasmo-lymphatisme, *s. m.* (Mouriquand). Variété de thymo-lymphatisme (v. ce terme) caractérisée par l'existence de spasmes (spasme laryngé p. ex. auquel on attribue la mort subite).

spasmolytique, *adj.* Qui supprime l'état spasmodique. Ex. : *médication s.*

spasmophilie, *s. f.* (σπασμός ; φιλία, tendance) (Féré). Syn. *cryptotétanie, diathèse spasmophile* (Finkenstein) ou *spasmogène* (Marfan), *tétanie chronique constitutionnelle* ou *idiopathique, tétanie latente.* Prédisposition souvent héréditaire aux crises de tétanie. Elle est caractérisée par une hyperirritabilité neuromusculaire particulière, généralement latente, mais qui peut se manifester par des lipothymies, des paresthésies, des troubles psychiques, des spasmes viscéraux, des crises convulsives ou même des crises typiques de tétanie. Elle semble due à une instabilité spéciale du système qui contrôle à la fois le métabolisme calcique et l'excitabilité neuro-musculaire (glandes parathyroïdes, centres nerveux sous-corticaux).

spasmus nutans. V. *spasmes en flexion (syndrome des).*

spasticité, s. f. V. *spasmodicité.*

spastique, adj. V. *spasmodique.*

Spät-Hurler (en all. *Spät*, retardé). Dénomination allemande des formes tardives de la maladie de Hurler (v. ce terme).

Spatz et Hallervorden (syndrome de). V. *Hallervorden-Spatz (syndrome de).*

S. P. C. A. V. *convertine.*

spécialiste, s. m. « Médecin qui, renonçant à l'exercice de la médecine générale, se consacre exclusivement soit au diagnostic et au traitement des maladies de certains organes et appareils, soit au diagnostic ou au traitement par certaines techniques, soit à l'hygiène » (Confédération des Syndicats médicaux français, 1933).

spécialité, s. f. — *s. médicale.* L'une des parties de la médecine exercée par un spécialiste. — *s. pharmaceutique.* Médicament fabriqué industriellement.

spécificité, s. f. (*species*, espèce; *facere*, faire). Ensemble des caractères qui constituent une espèce. — La *s. d'une maladie* provient de tous les faits (causes, signes, évolution, action des médicaments) qui contribuent à la rendre toujours semblable à elle-même. — La *s. d'un médicament* signifie que son action est particulièrement efficace sur une seule maladie (sels de quinine sur le paludisme, émétine sur la dysenterie amibienne). — La *s. d'un microbe* veut dire qu'il est pathogène pour une seule maladie. — Ce terme est parfois employé comme synonyme de syphilis (v. *spécifique*). — (génétique). Modalité qualitative de la manifestation des effets d'un gène (v. *expression*). — (immunologie). Adaptation exacte et exclusive d'un anticorps à un antigène.

spécificité isomérique. V. *stéréospécificité.*

spécifique, adj. Se dit des caractères propres à une espèce. — *maladie s.* Maladie toujours déterminée par la même cause et sensible aux mêmes médicaments. — Avant les découvertes pastoriennes, la syphilis était, par son étiologie bien établie, la maladie spécifique par excellence, d'où l'emploi, qui a persisté, du terme *spécifique* comme synonyme de syphilitique. — *médicament s.* — *microbe s.* V. *spécificité.*

Speck (test de) (1954). Epreuve destinée à vérifier la perméabilité des trompes de Fallope. Lorsque celle-ci est normale, l'injection de phénolphtaléine dans la cavité utérine est suivie, au bout de 30 minutes, de la présence du produit dans l'urine.

spectre d'un antibiotique. Partie de la flore microbienne sur laquelle l'antibiotique exerce son action bactériostatique ou bactéricide. Le spectre est d'autant plus large, ou étendu, que le nombre des espèces microbiennes sensibles à cet antibiotique est grand. V. *antibiotique.*

spéculaire, adj. Qui semble vu dans un miroir. — *écriture s.* V. *écriture en miroir.* — *hallucination s.* V. *autoscopie*, 1°.

spéculum, s. m. (*speculum*, miroir). Instrument destiné à maintenir largement béants les orifices des cavités naturelles et à éclairer celles-ci au moyen de la lumière réfléchie par leur surface interne polie.

spédatrophie, s. f. (racine σπεδ, répandre) (Lièvre, 1948). Affection caractérisée par une atrophie disséminée portant sur les téguments, le tissu cellulaire sous-cutané, les muscles, les os; elle est irrégulièrement répartie, mais peut frapper un segment de membre dans son ensemble. Elle s'accompagne parfois d'atrophie glandulaire (seins) et d'hémiatrophie faciale.

Spehl (indice ou **quotient de).** V. *quotient vital.*

spéléomorphique, adj. (σπήλαιον, caverne; μορφή, forme). Qui présente l'aspect d'une caverne.

spéléoplastie, s. f. (σπήλαιον;πλάσσειν, former). Intervention chirurgicale destinée à obtenir l'effacement d'une caverne pulmonaire tuberculeuse en réséquant une partie de sa paroi.

spéléoscopie, s. f. (E. Sivrière, de Passy) (σπήλαιον; σκοπεῖν, examiner). Examen de la cavité d'une caverne pulmonaire à l'aide d'un appareil analogue à l'endoscope, introduit par la canule du trocart servant au drainage endocavitaire.

spéléostomie, s. f. (σπήλαιον; στόμα, bouche). V. *spéléotomie.*

spéléotomie, s. f. (σπήλαιον; τομή, incision). Syn. *spéléostomie.* Ouverture chirurgicale d'une caverne, p. ex. dans le poumon ou le rein. Opération parfois pratiquée sur une caverne pulmonaire superficielle résiduelle après thoracoplastie.

spélonque, s. f. (*spelunca*, caverne). Caverne pulmonaire.

Spencer Wells (facies de). V. *ovarien (facies).*

Spéransky (méthode de) (1935). Traitement (abandonné) de la polyarthrite chronique évolutive par le salicylate de soude à hautes doses associé au brassage du liquide céphalo-rachidien dont 20 ml, aspirés par ponction lombaire, sont réinjectés très lentement, à 20 reprises, en une heure.

spermatocèle, s. f. (σπέρμα, semence; κήλη, tumeur). Tuméfaction formée par l'accumulation de sperme dans le testicule ou dans l'épididyme (d'origine mal connue).

spermatocystectomie, s. f. (σπέρμα; κύστις, vessie; ἐκτομή, ablation). Syn. *vésiculectomie.* Ablation des vésicules séminales.

spermatocystite, s. f. (σπέρμα; κύστις, vessie). Syn. *vésiculite.* Inflammation des vésicules séminales, le plus souvent d'origine blennorragique.

spermatogénèse, s. f. (σπέρμα, sperme; γένεσις, génération). Production de spermatozoïdes.

spermatorragie, s. f. (σπέρμα; ῥήγνυμι, je jaillis). Mot employé parfois à tort dans le sens de *hématospermie.*

spermatorrhée, s. f. (σπέρμα, semence; ῥεῖν, couler). Emission involontaire de sperme.

spermatorrhéophobie, s. f. (σπέρμα; ῥεῖν; φόβος, peur) (Rochet). Crainte morbide de l'écoulement involontaire du sperme.

spermaturie, s. f. (σπέρμα; οὖρον, urine). Présence de spermatozoïdes dans l'urine.

spermiogénèse, s. f. (σπερμεῖον, semence, γένεσις, génération). Stade terminal de la spermatogénèse (v. ce terme).

spermiologie, s. f. (σπερμεῖον; λόγος, discours). Etude du sperme.

spermoculture, s. f. Culture de sperme recueilli aseptiquement pour y déceler la présence de microbes, en particulier du gonocoque.

spermogramme, s. m. Résultats fournis par l'examen macroscopique, microscopique (numération, aspect, motilité et vitalité des spermatozoïdes, recherche des autres éléments cytologiques) et physico-chimique du sperme.

spermolithe, s. m. (σπέρμα; λίθος, pierre). Calcul des voies spermatiques (vésicules séminales).

spermoloropexie, s. f. (σπέρμα; λῶρον, cordon; πῆξις, fixation) (Alevisatos, 1906). Opération destinée à remplacer l'orchidopexie dans la cure de l'ectopie testiculaire. Elle consiste à fixer le cordon spermatique à la face antérieure de la symphyse pubienne, le testicule demeurant libre de toute attache dans les bourses.

spermotoxine, s. f. V. *cytotoxine.*

sphacèle, s. m. (σφάκελος, mortification). V. *gangrène.*

sphénencéphale, s. m. V. *sphénocéphale.*

sphéno-caverneux (syndrome) (Clovis Vincent). Terme proposé pour grouper les syndromes de la paroi externe du sinus caverneux et de la fente sphénoïdale (v. ces termes), caractérisés par l'atteinte des nerfs moteurs oculaires et de l'ophtalmique, dans leur trajet intra-crânien, par un traumatisme, une infection (périostite et surtout arachnoïdite), une tumeur (méningiome de la petite aile du sphénoïde) ou un anévrysme carotidien.

sphénocéphale, s. m. (σφήν, coin, sphénoïde; ἐγκέφαλος, encéphale, ou κεφαλή, tête) (I. G. St-Hilaire). Syn. *sphénencéphale.* Monstre otocéphalien caractérisé par la configuration du sphénoïde, dont la forme rappelle celle du sphénoïde des oiseaux. V. *otocéphale.*

sphénocéphalie, s. f. (anthropologie). Malformation du crâne caractérisée par un aspect triangulaire à sommet postérieur; c'est une variété de craniosténose, inverse de la trigonocéphalie.

sphénoïdite, s. f. Inflammation de la muqueuse du sinus sphénoïdal.

sphénotrésie, s. f. (sphénoïde; τρῆσις, perforation) ou **sphénotripsie,** s. f. (sphénoïde; τρίψις, broiement). Variété d'embryotomie consistant à transpercer le crâne avec un instrument spécial destiné à briser le sphénoïde (sphénotribe).

sphère attractive. V. *centrosome.*

sphéroblastome, s. m. V. *neurospongiome.*

sphérocytose, s. f. V. *microsphérocytose.* — s. *congénitale,* s. *héréditaire.* Ictère hémolytique congénital. V. *ictère hémolytique.*

sphérophakie, s. f. Aspect sphérique du cristallin.

sphérophorose, s. f. Terme désignant l'ensemble des manifestations morbides provoquées par les bacilles du genre *Spherophorus.* Les s. les plus fréquentes sont les septicémies dues au *Spherophorus* ou *Bacillus funduliformis* (v. ce terme).

Spherophorus funduliformis. V. *Bacillus funduliformis.*

sphéroplaste, s. m. Variété de protoplaste (v. ce terme) dont la paroi est incomplètement détruite (elle possède une portion lipoprotéique ou lipopolysaccharique qui persiste). Elle est moins fragile que le protoplaste, peut refaire sa paroi et se multiplier. Certains auteurs l'identifient aux formes L (v. ce terme et *pleuropneumonia-like organism* et *bacilles-lactamines*).

sphinctéralgie, s. f. (σφιγκτήρ, de σφίγγειν, serrer; ἄλγος, douleur). Contraction spasmodique douloureuse d'un sphincter.

sphinctérectomie, s. f. (σφιγκτήρ; ἐκτομή, ablation). Résection d'un sphincter (col de la vessie).

sphinctérométrie, s. f. Mesure du tonus musculaire d'un sphincter.

sphinctérométrogramme, s. m. Graphique représentant les résultats de la sphinctérométrie.

sphinctéroplastie, s. f. (σφιγκτήρ, πλάσσειν, former). Réparation d'un sphincter.

sphinctérospasme, s. m. (σφιγκτήρ; σπασμός, contraction). Spasme d'un ou de plusieurs sphincters; le s. est parfois congénital.

sphinctérotomie, s. f. Section d'un sphincter. — s. *transduodénale.* Section du sphincter d'Oddi après ouverture du duodénum.

sphingolipidose, s. f. Maladie enzymatique due à une surcharge de l'organisme en sphingolipides. Les s. sont des variétés de lipoïdoses comprenant : 1° les affections dues à une surcharge en *phosphosphingosides,* (s. *à sphingomyéline*) comme la maladie de Niemann-Pick; 2° celles à *glycosphingosides* avec surcharge : soit en sulfatides (maladie de Scholz-Greenfield), soit en céramido-glucose (s. *à cérébrosides* : maladie de Gaucher), soit en céramido-trihexoside (maladie de Fabry), soit en gangliosides (s. *à gangliosides* : gangliosidose). V. ces différents termes, *lipoïdose* et *thésaurismose.*

sphygmique, adj. (σφυγμός, pouls). 1° Qui se rapporte au pouls. — 2° Se dit de la période de la systole ventriculaire pendant laquelle le sang est chassé dans les artères.

sphygmobolométrie, s. f. (σφυγμός; βόλος, jet; μέτρον, mesure) (Sahli). Mesure de l'énergie développée par la pulsation artérielle.

sphygmogramme, s. m. (σφυγμός; γράμμα, écriture). Syn. *artériogramme.* Tracé sphygmographique du pouls.

sphygmographe, s. m. (σφυγμός; γράφειν, écrire) (Marey). Instrument enregistreur composé essentiellement d'un levier dont le petit bras s'applique sur une artère (ordinairement l'artère radiale) et dont le grand bras est destiné à transcrire sur une bande de papier les pulsations artérielles en les amplifiant.

sphygmographie, s. f. Inscription du pouls à l'aide du sphygmographe.

sphygmologie, s. f. (σφυγμός; λόγος, discours). Etude du pouls; cette science constitue une partie importante de la médecine chinoise traditionnelle.

sphygmomanomètre, *s. m.* Appareil composé essentiellement d'un manomètre destiné à mesurer la tension artérielle.

sphygmomètre, *s. m.* (σφυγμός; μέτρον, mesure). Instrument destiné à mesurer le pouls (abandonné depuis l'invention du sphygmographe).

spica, *s. m.* (*spica*, épi). Bandage croisé appliqué au niveau de la racine d'un membre. Ex. : *s. de l'aine.*

Spiegel (hernie de la ligne semi-lunaire de). Hernie apparaissant dans les parties latérales de la paroi abdominale (laparocèle) au niveau de la ligne d'union des fibres charnues du muscle transverse avec son aponévrose (ligne semi-lunaire de Spiegel).

Spiegler (tumeurs de). V. *Poncet-Spiegler (tumeurs de).*

Spielmeyer-Vogt (maladie de) (V., 1905; S., 1908). Syn. *maladie de Batten-Mayou* (B., 1903; M., 1904). Forme juvénile d'idiotie amaurotique familiale (v. ce terme) se manifestant vers l'âge de 6 ans. Elle est caractérisée par une baisse progressive de la vision (rétinite pigmentaire), une régression mentale avec troubles caractériels, signes extra-pyramidaux (rigidité) et troubles cérébelleux. Elle évolue vers une quadriplégie spasmodique et aboutit à la mort vers l'âge de 18 ans dans la démence et la cachexie.

spike, *s. m.* (angl.: pointe). V. *pic.*

Spiller (type). Variété de myopathie primitive progressive avec hypertrophie musculaire vraie.

Spiller-Frazier (opération de). V. *névrotomie rétrogassérienne.*

spina aperta. V. *spina-bifida.*

spina-bifida, *s. m.* (en lat. épine bifide) (Tulp, 1641). Syn. *hydrorachis, rachischisis postérieur.* Malformation congénitale consistant en une fissure du rachis, due au défaut de soudure d'un ou de plusieurs arcs vertébraux, et à travers laquelle font hernie, sous forme d'une tumeur plus ou moins volumineuse, les méninges et parfois la moelle

avec une quantité variable de liquide céphalo-rachidien. C'est la *s.-b. aperta* (ouverte), de pronostic très grave, surtout lorsqu'existent des paralysies dues à la hernie de la moelle (v. *myéloméningocèle*). — *s. b. occulta* (cachée) (Recklinghausen) ou *latent.* Variété fréquente et bénigne de *s.b.* dans laquelle la peau, normalement développée au niveau de la fissure rachidienne, la cache complètement.

spina occulta. V. *spina-bifida.*

spinal, ale, *adj.* Qui a rapport à la colonne vertébrale ou à la moelle épinière. — *apoplexie s.* V. *ictus médullaire.* — *choc s.* Sidération de la réflectivité médullaire avec collapsus circulatoire survenant immédiatement après section de la moelle épinière. — *trépidation s.* V. *clonus.*

spinale antérieure (syndrome de l'artère). V. *Preobraschenski (syndrome de).*

spinalgie, *s. f.* (*spina*, épine; ἄλγος, douleur). Sensibilité à la pression des apophyses épineuses. Cette sensibilité particulière, observée sur les apophyses comprises entre la deuxième et la septième dorsale, alors que les autres restent insensibles, serait due, pour Neisser et Petruschky, à la tuberculose primitive des ganglions bronchiques et serait un signe précoce de l'infection tuberculeuse.

spinaux (signe des) (F. Ramond, 1910). Signe consistant en une contraction réflexe des muscles spinaux, long dorsal et ilio-lombaire au-dessous de la 12ᵉ côte et se révélant à l'inspection par une modification de la saillie musculaire qui est plus étalée, à la palpation par une dureté plus grande, à la percussion par une vibration ou même une contraction du muscle, enfin par l'absence de relâchement dans les mouvements de latéralité du tronc. Il se rencontre dans les cas de pleurésie.

spina-ventosa, *s. m.* (en latin : épine venteuse). Variété de tuberculose osseuse se rencontrant au niveau des os longs du pied et de la main (phalanges) et caractérisée par l'aspec boursouflé du corps de l'os avec amincissement de son tissu.

spinite, *s. f.* Syn. *rachialgite.* Nom sous lequel on confondait autrefois l'inflammation de la moelle et celle de ses enveloppes (la myélite et la méningite spinale).

spino-trochantérienne (ligne) (Schœmaker). Ligne droite unissant le sommet du grand trochanter, l'épine iliaque antéro-supérieure et l'ombilic. Elle sert de repère pour apprécier les déplacements du grand trochanter dans les fractures ou les luxations de la hanche.

spinulosisme, *s. m.* Hyperkératose de l'ostium folliculaire formant un bouchon corné qui émerge de l'orifice pilo-sébacé. Symptôme de kératose folliculaire acuminée.

spiral, *s. m.* Bandage formé de tours de bande enroulés en spirale. — *s. du doigt, du pied, de poitrine.*

spiramycine, *s. f.* (1954). Syn. *Rovamycine* (n. dép.). Antibiotique de la famille des macrolides (v. ce terme) extrait de *Streptomyces ambofaciens,* ayant une efficacité comparable à celle de l'érythromycine, actif *per os* et très bien toléré. Il agit contre certaines espèces résistantes aux autres antibiotiques et ne modifie pas la flore intestinale.

spirille, *s. m.* (*spirillum*). Nom générique donné à des bactéries en forme de filaments allongés et contournés en hélice.

spirillose, *s. f.* Nom générique donné aux maladies déterminées par les différentes variétés de spirilles.

Spirochæta hispanica. Agent spécifique d'une variété de *fièvre récurrente* (v. ce terme).

Spirochæta pallida (Schaudinn, 1905). Agent spécifique de la syphilis. V. *Treponema.*

spirochète, *s. m.* (*Spirochæta,* Blanchard, ou *Spirochæte,* Cohn) (σπεῖρα, spirale ; χαίτη, soie). Protozoaire spiralé, à corps grêle et flexible, se déplaçant par des mouvements actifs. On en distingue 3 genres : *Spirochæta* ou *Borrelia* (s. des fièvres récurrentes), *Treponema* (*t.* de la syphilis et du pian), *Leptospira* (*l.* de la spirochétose ictérigène).

spirochétogène, *adj.* Qui est produit par un spirochète. — *granule s.* (Y. Manouelian, 1935). Syn. *ultravirus spirochétique* (P. Séguin, 1930). Grain argyrophile, d'un diamètre égal à la largeur du spirochète qui lui a donné naissance, muni d'un fin filament ondulé, trouvé dans les cultures âgées de spirochètes, ainsi que dans le suc des ganglions ou des gommes syphilitiques (*g. s. de Treponema pallidum*). Le *g. s.* semble être la forme de résistance du parasite.

spirochétose, *s. f.* Nom générique donné aux maladies déterminées par les différentes variétés de spirochètes ; elles présentent souvent une récurrence des symptômes (fièvre, éruption, etc.) : *fièvre récurrente* avec ses diverses variétés, *fièvre à tiques, broncho-spirochétose de Castellani, angine de Vincent, spirochétose ictérigène* ou *ictéro-hémorragique, fièvre des marais, sodoku.* — Le terme de *s.* devrait être réservé à l'infection par le spirochète de Dutton et d'Obermeier, c'est-à-dire aux divers aspects de la *fièvre récurrente* (vœu émis par le XXVᵉ Congrès Français de Médecine, 1938).

spirochétose broncho-pulmonaire. Syn. *bronchite sanglante, bronchospirochétose, maladie de Castellani.* Maladie due à un spirochète particulier, *Spirochæta bronchialis* (Castellani, 1905) que l'on trouve en abondance dans l'expectoration et caractérisée cliniquement par des signes de bronchite avec crachats sanglants. Elle a été découverte à Ceylan et retrouvée ensuite dans les différentes parties du monde, et même en France.

spirochétose ictérigène ou **ictéro-hémorragique.** Maladie déterminée par *Spirochæta ictero-hemorragiæ* (Inada et Ido, 1914) et produisant habituellement le type clinique de l'*ictère infectieux à recrudescence fébrile* (v. ce terme), ancien *ictère fébrile à rechute,* dénommé encore *maladie de Mathieu* ou *de Weil.* — Cette maladie devrait être désignée désormais par le nom de *leptospirose ictérigène* (v. ce mot).

spirochétose récurrente. V. *fièvre récurrente.*

spirogramme, s. m. Tracé obtenu avec le spirographe. V. *spirographie.*

spirographe, s. m. Appareil destiné à pratiquer la spirographie (v. ce terme).

spirographie, s. f. (*spirare,* respirer; γράφειν, inscrire). 1° Etude de la ventilation pulmonaire. Elle comprend la mesure des *volumes respiratoires* mobilisés par les mouvements du thorax (volume courant, volumes de réserve inspiratoire et de réserve expiratoire, capacité vitale) et celle de leur *utilisation dans le temps* (ventilation minute, ventilation maxima, volume expiratoire maximum seconde). Ces mesures sont effectuées (spirométrie) sur le tracé fourni par le spirographe. La s. est un des éléments de l'exploration fonctionnelle pulmonaire. — 2° Enregistrement de ce tracé (spirogramme).

spirolactone, s. f. V. *spironolactone.*

spiromètre, s. m. Syn. *pnéomètre* (inusité). Appareil destiné à pratiquer la spirométrie (v. ce terme).

spirométrie, s. f. (*spirare,* respirer; μέτρον, mesure). Mesure des volumes d'air mobilisés par les mouvements respiratoires, et des débits ventilatoires. V. *spirographie.*

spironolactone, s. f. Syn. *Aldactone* (n. dép.). Substance antagoniste de l'aldostérone (leurs constitutions chimiques sont voisines) dont elle bloque l'action sur les cellules tubulaires distales des reins. Lorsque des œdèmes s'accompagnent d'hyperaldostéronisme, la s. provoque une diurèse abondante riche en sodium et pauvre en potassium. La s. est une des spirolactones.

spirophore, s. m. (*spirare;* φέρω, je porte). Instrument inventé par Woillez (1876) et destiné à pratiquer la respiration artificielle chez les asphyxiés.

spiroscopie, s. f. (*spirare;* σκοπεῖν, examiner). Examen de la respiration à l'aide d'un appareil nommé *spiroscope* qui mesure le volume d'air expulsé; cet appareil est uti-

lisé surtout dans un but d'éducation respiratoire chez les convalescents d'affections thoraciques.

Spitz (mélanome juvénile de Sophie) (1948). Petite tumeur cutanée nævique arrondie, rose ou rouge, ferme et indolore, d'évolution lente et bénigne, survenant chez un sujet jeune.

splanchnectomie, s. f. (σπλάγχνον, νου, viscère) ou **splanchnicectomie,** s. f. (terme incorrect). Résection d'un nerf splanchnique sur une plus ou moins grande étendue.

splanchnicotomie, s. f. V. *splanchnotomie.*

splanchnique, adj. (σπλάγχνον, νου, viscère). Qui a rapport aux viscères.

splanchnodyme, s. m. (σπλάγχνον; δίδυμος, double). Monstre caractérisé par le dédoublement de quelques viscères (côlon, vulve, vagin, etc.).

splanchnographie, s. f. (σπλάγχνον; γράφειν, inscrire). Radiographie des viscères, après injection, dans le système circulatoire, d'une substance opaque aux rayons X.

splanchnologie, s. f. (σπλάγχνον; λόγος, discours). Partie de l'anatomie qui s'occupe de la description des viscères (appareils digestif, respiratoire, génito-urinaire, etc.).

splanchnomégalie, s. f. V. *mégasplanchnie.*

splanchnomicrie, s. f. (σπλάγχνον, viscère; μικρός, petit). Diminution de volume de tous les viscères, observée dans l'anorexie mentale, la maladie de Simmonds et tous les états de dénutrition.

splanchnopleure, s. f. (σπλάγχνον; πλευρά, côté) (embryologie). Feuillet viscéral du mésoderme, en contact avec l'endoderme et limitant le cœlome en dedans.

splanchnoptose, s. f. (σπλάγχνον; πτῶσις, chute). Syn. *viscéroptose.* Syndrome caractérisé par le relâchement des divers moyens de fixité des viscères abdominaux (estomac, intestin, foie, rein), qui se déplacent plus ou moins et présentent des troubles variés dans leur fonctionnement.

splanchnotomie, *s. f.* (σπλάγχνον, νου; τομή, section) ou **splanchnicotomie,** *s. f.* (terme incorrect). Section des nerfs splanchniques. V. *Pende (opération de).*

splanchnotrope, *adj.* V. *viscérotrope.*

spleen, *s. m.* V. *tædium vitæ.*

splénalgie, *s. f.* (σπλήν, rate; ἄλγος, douleur). Douleur au niveau de la rate.

splénectomie, *s. f.* (σπλήν; ἐκτομή, ablation) (Péan). Syn. *laparosplénectomie* (Czerny). Extirpation totale ou partielle de la rate.

splénique, *adj.* (σπλήν). Syn. *liénal* ou *liénique.* Qui a rapport à la rate. — *leucémie s.* V. *leucémie myéloïde.*

splénisation, *s. f.* (σπλήν) (Léger, 1823). Lésion du poumon caractérisée par une induration de son tissu qui prend un aspect rappelant plus ou moins celui du tissu splénique. Elle se rencontre dans certaines variétés de congestion pulmonaire et dans les broncho-pneumonies.

splénite, *s. f.* (σπλήν). Inflammation de la rate.

spléno-cardiaque (syndrome). Syndrome associant des anomalies de la rate (absente ou, au contraire, multiple) et des malformations cardiaques. V. *Ivemark (syndrome d')* et *polysplénie.*

splénocléisis, *s. m.* (σπλήν; κλείω, j'enferme) (Schiassi, 1906). Opération qui consistait à envelopper la rate pendant quelques jours avec de la gaze légèrement iodoformée, dans le but de provoquer le développement d'une large capsule conjonctive qui enserrait la rate et tendait à réduire son volume, tout en créant de nouvelles voies de dérivation veineuse. Elle avait été préconisée dans les anémies qui s'accompagnent de splénomégalie.

spléno-contraction, *s. f.* Contraction de la rate; elle est provoquée par des agents chimiques (quinine, adrénaline, strychnine, etc.), par des agents physiques (courant électrique, mouvement, excitation du splanchnique, saignée, etc.), ou même par l'émotion. — La *s.-c.* adrénalinique est utilisée en clinique pour apprécier la réductibilité

d'une splénomégalie et pour rendre plus fructueux un examen de sang (numération globulaire et formule sanguine).

splénoculture, *s. f.* (σπλήν; *cultura,* culture). Ensemencement d'un milieu de culture avec un fragment de rate, pour déceler dans celle-ci la présence de germe.

splénocyte, *s. m.* Grand mononucléaire macrophage qui se trouve dans le sinus de la rate.

splénocytome, *s. m.* (Lino, 1925). V. *splénome.*

spléno-diagnostic, *s. m.* (Vincent, 1912). Augmentation du volume de la rate, déterminée chez les typhiques par l'inoculation d'un supplément d'antigène (2 ml d'autolysat concentré de bacilles typhiques vivants, stérilisés par addition d'éther). La percussion de la rate avant et après cette injection permet de préciser un diagnostic douteux.

splénogène, *adj.* (σπλήν; γενής, qui est engendré). Qui a son origine dans la rate.

splénogramme, *s. m.* Formule indiquant les proportions respectives des différents éléments cellulaires du tissu hématopoïétique splénique.

splénogranulomatose sidérosique (Gamna, 1922). V. *splénomégalie mycosique.*

splénographie, *s. f.* V. *spléno-porto-graphie.*

spléno-hépatite, *s. f.* Syn. *hépato-splénite.* Inflammation de la rate et du foie.

splénomanométrie, *s. f.* Mesure de la pression dans la rate, et par conséquent dans le système de la veine porte, par ponction splénique (généralement au cours d'une spléno-portographie). La pression normale est de 10 cm d'eau.

splénome, *s. m.* (Ménétrier). Syn. *splénocytome.* Tumeur maligne de la rate formée aux dépens du tissu hématopoïétique splénique. Elle est composée de mononucléaires et d'éléments géants à noyaux multiples et bourgeonnants.

splénomégalie, *s. f.* (σπλήν; μέγας, grand). Syn. *mégalosplénie.* Hypertrophie de la rate.

splénomégalie chronique avec anémie et myélémie (Weil et Clerc, 1902). V. *érythroblastique de l'adulte* (*maladie*).

splénomégalie égyptienne. Complication très grave de la biharziose à *Schistosoma mansoni* évoluant comme une maladie de Banti en trois phases : de splénomégalie, de cirrhose du foie et, enfin, d'ascite terminale.

splénomégalie érythroblastique ou **érythromyéloïde.** V. *érythroblastique de l'adulte* (*maladie*).

splénomégalie hémolytique. V. *ictère hémolytique.*

splénomégalie mycosique (Gandy-Gamna). Syn. *maladie de Gandy-Gamna, splénogranulomatose sidérosique.* Variété de *spl.* caractérisée par la présence dans la rate de petits nodules dans lesquels certains auteurs ont trouvé des champignons (*Sterigmatocystes nidulans* et *Aspergillus*).

splénomégalie myéloïde (Chevallier) ou **splénomégalie myéloïde mégacaryocytaire** (Favre, Croizat et Guichard, 1933). V. *érythroblastique de l'adulte* (*maladie*).

splénomégalie myéloïde avec myélocythémie (Rathery, 1902). V. *érythroblastique de l'adulte* (*maladie*).

splénomégalie neutropénique. V. *neutropénie splénique.*

splénomégalie primitive. (Debove et Brühl). Affection caractérisée par la prolifération du tissu lymphoïde de la rate : forme de *lymphadénie aleucémique.*

splénomégalie avec sclérose de la moelle osseuse. V. *érythroblastique de l'adulte* (*maladie*).

splénopathie, *s. f.* (σπλήν; πάθος, affection). Nom générique donné à toutes les affections de la rate.

splénopexie, *s. f.* (σπλήν; πῆξις, fixation). Opération qui consiste dans la fixation de la rate.

spléno-phlébite, *s. f.* (σπλήν; phlébite) (Rommelaere). Phlébite de la veine splénique; elle entraîne la *spléno-thrombose* et ses conséquences (v. ce mot).

spléno-pneumonie, *s. f.* (Jeoffroy). Syn. *cortico-pleurite, maladie de*

Grancher (1883). Affection caractérisée par des signes rappelant ceux de la pleurésie aiguë, évoluant en deux ou trois semaines et se terminant ordinairement par la guérison : elle correspond anatomiquement à une congestion du poumon, qui lui donne l'aspect du tissu splénique (splénisation) avec œdème pleural et sous-pleural, mais sans épanchement. Elle est due soit à l'infection pneumococcique, soit plus souvent à l'infection tuberculeuse.

spléno-portographie, *s. f.* (Abeatici et Campi; L. Léger, 1951). Syn. *hépatosplénographie, splénographie.* Radiographie de la rate, du tronc et des branches de la veine porte, puis du foie, rendus visibles par l'injection transpariétale, dans la rate, d'un produit opaque aux rayons X.

splénorraphie, *s. f.* (σπλήν; ῥαφή, suture). Suture de la rate.

splénosclérose, *s. f.* (σπλήν; σκληρός, dur). Transformation fibreuse de la rate, généralement accompagnée d'hypertrophie.

splénose péritonéale (Buchbinder et Lipkoff, 1939). Affection caractérisée par la présence de nombreux nodules de tissu splénique implantés sur le péritoine, le plus souvent à la suite d'une rupture traumatique de la rate.

splénothérapie, *s. f.* (σπλήν; θεραπεία, traitement). Opothérapie splénique. Emploi thérapeutique de la rate.

spléno-thrombose, *s. f.* Oblitération de la veine splénique consécutive souvent à une thombro-phlébite du système porte; elle entraîne l'hypertrophie de la rate, le développement de la circulation veineuse de la paroi abdominale et des hémorragies multiples (épistaxis, stomatorragie et hématémèse).

splénotomie, *s. f.* (σπλήν; τομή, section). Incision de la rate.

splénotomographie, *s. f.* Procédé permettant de réaliser des coupes radiologiques (tomographie) de la rate opacifiée par l'injection, au moyen du cathétérisme de l'artère splénique, d'une émulsion de produit huileux iodé.

spléno-typhoïde, s. f. Forme de la fièvre typhoïde, caractérisée cliniquement par la tendance de la fièvre à prendre le type récurrent, et anatomiquement par une augmentation considérable en volume de la rate.

spodogène, adj. (σποδός, cendre; γεννᾶν, engendrer). Se dit de la rate augmentée de volume par l'accumulation de débris globulaires (paludisme, empoisonnements).

spondylarthrite, s. f. (σπόνδυλος, vertèbre; ἄρθρον, articulation). Arthrite des articulations des vertèbres entre elles. — s. ankylosante. V. pelvispondylite rhumatismale.

spondylarthrose, s. f. (σπόνδυλος, vertèbre; arthrose). Rhumatisme chronique non inflammatoire des vertèbres et de leurs articulations.

spondyle, s. m. (σπόνδυλος, vertèbre). Nom ancien de vertèbre.

spondylectomie, s. f. (σπόνδυλος; ἐκτομή, ablation). Ablation d'une vertèbre.

spondylite, s. f. (σπόνδυλος, vertèbre). Inflammation aiguë ou chronique des vertèbres. — s. traumatique (Kümmell). V. Kümmell-Verneuil (maladie de). — s. tuberculeuse. V. Pott (mal de).

spondylizème, s. m. (σπόνδυλος; ἵζημα, affaissement) (Hergott, 1877). Affaissement de la colonne vertébrale dû à la lésion d'un ou de plusieurs corps vertébraux (mal de Pott). Lorsque cet affaissement a lieu à l'union des parties lombaires et sacrée, il détermine une déviation angulaire du rachis qui vient obstruer le détroit supérieur d'où une cause de dystocie.

spondylocléisis ou **spondyloklisis** (σπόνδυλος; κλεῖσις, fermeture) (Lambl). Variété de spondylolisthésis, dans laquelle le corps de la vertèbre bascule en s'inclinant sur le détroit supérieur sans franchir la marge du bassin.

spondylodiscite, s.f. Inflammation d'une vertèbre et des disques intervertébraux voisins. Elle provoque des douleurs rachidiennes à irradiations radiculaires et une rigidité du segment vertébral atteint.

spondylolisthésis, s. m. (σπόνδυλος; ὀλίσθησις, glissement) (Kilian, 1854). Glissement en avant d'un segment de la colonne vertébrale par suite du défaut d'ossification des points latéraux de l'arc, ou exceptionnellement d'une fracture siégeant à ce niveau. Ce glissement a lieu surtout à l'union des parties lombaire et sacrée de la colonne vertébrale et détermine une viciation du bassin, cause de dystocie.

spondylolyse, s. f. ou **spondylolysis,** s. m. (σπόνδυλος; λύσις, relâchement) (Lambl). Syn. spondyloschisis. Insuffisance ou absence d'ossification de l'arc vertébral au niveau de l'isthme. C'est une malformation congénitale qui provoque le spondylolisthésis (v. ce terme).

spondylopathie, s. f. (σπόνδυλος; πάθος, souffrance). Affection de la colonne vertébrale.

spondyloptose, s. f. ou **spondyloptosis,** s. m. (σπόνδυλος; πτῶσις, chute) (Lambl). Variété très accentuée de spondylolisthésis, dans laquelle la colonne vertébrale tombe dans l'excavation pelvienne.

spondylorhéostose, s. f. (σπόνδυλος; ῥεῖν, couler; ὀστέον, os). V. mélorhéostose vertébrale.

spondyloschisis, s. m. (σπόνδυλος; σχίσις, séparation) (Neugebauer). V. spondylolysis.

spondylose rhizomélique (σπόνδυλος) (Pierre Marie, 1898). V. pelvispondylite rhumatismale.

spondylothérapie, s. f. Syn. méthode d'Abrams (1910). Méthode de traitement des anévrismes de l'aorte qui consistait à pratiquer des séries de fortes percussions sur l'apophyse épineuse de la septième vertèbre cervicale. On recherchait ainsi, par voie réflexe, le resserrement de l'aorte. — La s. a été également préconisée (P. Aubourg) dans le traitement de l'aérocolie; elle déterminerait des contractions viscérales réflexes.

spongioblastome, s. m. (σπόγγος, éponge; βλαστός, germe) (Bailey, 1932). Variété de gliome analogue au glioblastome (v. ce terme). — s. multiforme. V. glioblastome. — s.

polaire. S. peu évolutif, siégeant surtout dans la région du IIIᵉ ventricule et du chiasma optique.

spongiose, *s. f.* V. *spongoïde.* — *s. rénale.* V. *rein en éponge.*

spongoïde, *adj.* (σπόγγος, éponge; εἶδος, forme). D'apparence spongieuse. — *état s.* ou *spongiose* de l'épiderme. Œdème péricellulaire de l'épiderme, lésion initiale de l'eczéma (Sabouraud). V. *exosérose.* — *tissu s.* Nom donné par J. Guérin et Broca au tissu spongieux dans les os rachitiques.

sporadique, *adj.* (σπείρειν, disperser). Se dit d'une maladie quand elle atteint un individu isolément par opposition à *épidémique* et *endémique,* qui s'appliquent aux maladies frappant à la fois tout un groupe de population.

spore, *s. f.* (σπορά, graine). Nom donné aux corpuscules reproducteurs des cryptogames et des bactéries.

Sporidium vaccinale (Funck, 1901). Protozoaire trouvé dans les pustules vaccinales par Funck qui l'avait considéré comme l'agent spécifique de la vaccine.

sporo-agglutination, *s. f.* (Widal et Abrami). Application du phénomène de l'agglutination (v. ce mot) au diagnostic de la sporotrichose.

sporogonie, *s. f.* (σπόρος, semence; γόνος, génération). Multiplication des zygotes. Mode de reproduction sexuée des sporozoaires.

sporotrichose, *s. f.* (σπορά; θρίξ, cheveu). Maladie parasitaire due à un champignon, *Rhinocladium schenki,* considéré autrefois comme un *Sporotrichum,* dont il existe 3 variétés : *beurmanni, schenki* et *dori.* Elle revêt trois types cliniques : 1° La *s. sous-cutanée gommeuse à foyers multiples* (de Beurmann, 1903), caractérisée par de petits abcès sous-cutanés offrant l'aspect de gommes syphilitiques et ne s'ouvrant jamais spontanément. — 2° La *s. lymphangitique gommeuse systématisée* (type Schenk et Hektoen) dont les abcès gommeux siègent le long des lymphatiques et ont tendance à s'ulcérer. — 3° La *s. à grands abcès mul-*

tiples disséminés (type Dor) que l'on a comparé aux abcès froids. Ces trois types peuvent coexister sur le même malade. On a signalé des cas de *s. osseuse* revêtant l'aspect d'ostéomyélite chronique.

sporozoaire, *s. m.* (σπορά; ζῶον, animal). Classe de protozoaires vivant en parasites dans les cellules ou les tissus animaux et constitués par une masse protoplasmique pourvue d'un noyau et entourée d'une cuticule. Elle comprend un certain nombre de parasites de l'homme : hématozoaire du paludisme, certaines coccidies, etc.

sporozoïte, *s. m.* Élément fusiforme, résultant de la multiplication des zygotes, qui représente un stade de la reproduction sexuée de l'hématozoaire du paludisme.

sporozoose, *s. f.* Nom donné aux maladies déterminées par les sporozoaires. Elles sont tantôt générales (paludisme), tantôt locales, et peuvent atteindre les divers tissus ou organes.

spot, *s. m.* Terme anglais désignant un point; p. ex. le point lumineux observé sur un oscilloscope.

Spranger - Wiedmann (maladie de). Variété de dystrophie chondroépiphysaire caractérisée par un retard staturo-pondéral, des anomalies osseuses des épiphyses, des vertèbres, du bassin et du fémur, et parfois une forte myopie.

spray, *s. m.* (Mot anglais signifiant : gouttelettes, embrun) et parfois employé à tort comme synonyme de pulvérisation ou de brouillard. V. *aérosol, aérosolthérapie.*

Sprengel (maladie ou **déformation de).** V. *élévation congénitale de l'omoplate.*

sprue, *s. f.* ou **sprue tropicale** (holl. sprouw : aphte). Syn. *diarrhée de Cochinchine, diarrhée tropicale, psilosis.* Diarrhée avec stéatorrhée survenant dans les pays chauds et humides, à début brusque et évoluant par poussées sur un fond de chronicité; elle s'accompagne souvent d'amaigrissement, d'atrophie musculaire considérable, de stomatite bulleuse et aphteuse à tendance ulcéreuse et d'une anémie hyperchrome. Elle semble due à une infection à germes non spécifiques, plutôt qu'à une parasitose ou à des carences vitaminiques parfois invoquées. V. *stéatorrhée idiopathique.* — *s. chirurgicale.* Stéatorrhée consécutive à une résection chirurgicale étendue de l'intestin grêle.

sprue nostras (Holmes et Starr, 1929). Affection analogue à la sprue tropicale, survenant dans les pays tempérés en dehors de tout antécédent colonial. Sa pathogénie est inconnue; certains cas sont à rapprocher de la maladie de Gee (v. ce terme, et *stéatorrhée idiopathique*).

spume, s. f. (*spuma*, écume). Liquide organique couvert d'une écume à grosses bulles, comparé à de l'eau savonneuse.

spumeux, euse, adj. Qui est mêlé d'écume. Ex. : *expectoration s.*

Spurway (maladie de) (1896). Forme tardive de la fragilité osseuse héréditaire (v. ce terme).

sputation, s. f. (*sputare*, cracher). Action de cracher de la salive d'une façon presque continue. Ex. : *s. des aliénés, des hystériques, des femmes enceintes.*

squame, s. f. (*squama*, écaille). Lamelles épidermiques qui se détachent de la surface de la peau. Quand elles sont petites et très fines, elles sont dites *farineuses, furfuracées* ou *pityriasiques.*

squameux, euse, adj. Caractérisé par l'abondance plus ou moins grande de squames. — *dermatose s. D.* telle que le *psoriasis*, caractérisée par une abondante desquamation.

squarreux, euse, adj. (*squarrosus*, crasseux). Rude au toucher. — *favus s.* (Cornil et Ranvier). Syn. *favus en galette.* Nom donné au *favus* lorsqu'il se présente sous forme de croûtes grises, épaisses et imbriquées.

squarring (en angl.: devenant carré). V. *vertèbre carrée.*

squatting, s. m. V. *accroupissement.*

squirrhe, s. m. (σϰίρρος, corps dur). Variété de carcinome dans laquelle les travées fibreuses sont épaisses et

résistantes. — *s. atrophiques.* S. dans lequel la prolifération du tissu fibreux amène l'étouffement des alvéoles et des cellules, et, par suite, la rétraction de la tumeur.

S. R. E. Système réticulo-endothélial. V. *réticulo-endothélial (système).*

S. R. H. Système réticulo-histiocytaire. V. *réticulo-endothélial (système).*

ST (segment). V. *électrocardiogramme.*

stabile, adj. (*stabilis*, immobile). — *courant s.* Courant électrique continu lorsque les rhéophores restent fixés immobiles sur une région.

stade, s. m. (σταδίον, piste d'une longueur déterminée). 1° Période d'une durée déterminée. Ex. : *s. de froid, de chaleur, de sueur*, qui se succèdent dans l'accès de fièvre intermittente. — 2° Degré de gravité d'une lésion ou d'une maladie. — *s. des artérites des membres inférieurs.* V. *artérites des membres inférieurs (stade des).* — *s. du coma.* V. *coma.* — *s. du fond d'œil.* V. *Wegener (stades du fond d'œil selon).* — V. aussi *Besnier-Bœck-Schaumann (maladie de).*

stade amphibole. V. *amphibole.*

Staehelin (procédé de). Méthode d'appréciation de la capacité fonctionnelle du cœur fondée sur l'étude de la fréquence du pouls avant et après la marche.

stalagmométrie, s. f. (σταλαγμός, écoulement goutte à goutte; μέτρον, mesure). Détermination du nombre de gouttes d'un liquide correspondant au millilitre. Cette méthode permet d'établir un rapport entre la tension superficielle de ce liquide et celle de l'eau distillée. Elle est employée pour le dosage des sels biliaires dans l'urine.

standard (réactions — de la syphilis). Réactions sérologiques de la syphilis exécutées avec des antigènes choisis pour leur sensibilité et leur spécificité. V. *présomptives (réactions — de la syphilis).*

stannose, s. f. Manifestations toxiques provoquées par l'étain: surtout pulmonaires par inhalation de vapeurs ou de poussières de sels d'étain.

stapedectomie, *s. f.* (*stapia*, étrier; ἐκτομή, ablation). Ablation de l'étrier; un des temps d'une opération destinée à remédier à la surdité par otospongiose; il est suivi du remplacement de l'étrier par une prothèse. V. *cophochirurgie, 2°.*

staphylectomie, *s. f.* (staphylome; ἐκτομή, ablation). Ablation du staphylome cornéen.

staphylhématome, *s. m.* (σταφυλή, luette; αἷμα, sang). Epanchement sanguin dans l'épaisseur de la luette; Il se présente sous forme de petites tuméfactions bleuâtres, douloureuses, occasionnant un peu de dysphagie et de dysphonie.

staphylite, *s. f.* (σταφυλή). Inflammation de la luette.

staphylocoagulase, *s. f.* V. *coagulase.*

staphylococcémie, *s. f.* (staphylocoque; αἷμα, sang). Infection générale due à la présence du staphylocoque dans le sang.

staphylococcie, *s. f.* Nom générique des états morbides qui sont sous la dépendance d'une infection à staphylocoques. — *s. maligne de la face.* Tuméfaction rouge et indurée s'étendant rapidement autour d'un furoncle de l'aile du nez ou de la lèvre supérieure; elle s'accompagne de gonflement de toute la face et d'un état septicémique compliqué parfois de thrombophlébite du sinus caverneux, dont l'évolution spontanée est habituellement mortelle en quelques jours.

staphylocoque, *s. m.* (σταφυλή, grain de raisin; κόκκος, graine). Nom générique donné à des bactéries de forme arrondie (coccus), caractérisées par leur groupement rappelant celui des grains d'une grappe de raisin. Comme ce microbe amène souvent la formation de pus, on lui donne le nom de *s. pyogène.* Il présente plusieurs variétés que l'on distingue d'après la coloration de leur culture sur agar (*Staphylococcus pyogenes aureus, albus, citreus*).

staphylome, *s. m.* (σταφυλή, grain de raisin). Lésion du globe de l'œil consistant en une saillie de sa coque, due à un affaiblissement local de la paroi, et comparée par les anciens à un grain de raisin. Le *s.* peut siéger au niveau de la cornée, au niveau de la sclérotique (*s. antérieur* et *s. postérieur*) ou enfin au niveau de l'iris. Il est consécutif soit à un traumatisme (*s. cornéen*), soit à une inflammation (*sclérochoroïdite, iritis*). — *s. myopique.* V. *myopie.* — *s. pellucide conique.* V. *kératocone.* — — *s. pellucide globuleux.* V. *kératoglobe.* — *s. de Scarpa.* V. *Scarpa (staphylome de).*

Staphylomycine, *s. f.* (n. dép.). Virginiamycine. V. *macrolides.*

staphyloplastie, *s. f.* (σταφυλή, luette; πλάσσειν, former). Syn. *palatoplastie.* Opération consistant en une autoplastie destinée à combler une perte de substance du voile du palais.

staphylorraphie, *s. f.* (σταφυλή; ῥαφεῖν, coudre). Opération ayant pour but de remédier à la division congénitale du voile du palais, en suturant les deux bords de l'ouverture après les avoir avivés.

staphylotomie, *s. f.* (staphylome; τέμνειν, couper). Incision du staphylome opaque cornéen ou iridocornéen.

staphylotoxine, *s. f.* Toxine sécrétée par le staphylocoque.

Stargardt (maladie ou syndrome de) (1909). Affection congénitale et héréditaire, se manifestant dans l'enfance ou l'adolescence par une baisse de la vision qui aboutira à une cécité presque totale. La rétine présente d'abord dans sa région maculaire une pigmentation irrégulière, puis des taches jaune foncé; elle prend enfin, de façon diffuse, un aspect pigmenté, terne et atrophique. V. *Behr (maladie de)* et *Best (maladie de).*

Starling (loi de) (1914). Lorsque la pression et l'afflux de sang augmentent de façon excessive dans les ventricules cardiaques, ceux-ci se dilatent et l'élongation des fibres myocardiques déclenche une force contractile accrue nécessaire pour chasser dans l'aorte la totalité du sang reçu. Cette loi exprime la relation entre la dilatation du cœur et sa force de contraction.

stase, s. f. (στάσις, arrêt). Arrêt ou ralentissement considérable de la circulation ou de l'écoulement d'un liquide de l'économie (s. sanguine, s. laiteuse, etc.). — s. intestinale chronique (Arbuthnot Lane, 1904). Affection chronique due à la rétention prolongée du contenu intestinal et à l'absorption des substances toxiques, absorption qui résulte de cette rétention.

staso-basophobie, s. f. (στάσις, station; βάσις, marche; φόβος, crainte) (Debove). Impossibilité de se tenir debout et de marcher, due à la terreur de tomber. Cette affection diffère de l'astasie-abasie de Charcot par l'existence de la crainte angoissante (phobie), tandis que l'astasie-abasie est due à un oubli (amnésie) des mouvements de la marche.

stasophobie, s. f. (στάσις; φόβος, crainte) (Bouveret). Appréhension morbide (phobie) de la station debout.

stati-densigraphie, s. f. (status, immobile; densus, épais; γράφειν, écrire) (Maurice Marchal, 1949). Méthode d'exploration de la capacité respiratoire pulmonaire. Elle consiste à comparer les quantités de rayons X traversant le poumon en inspiration et en expiration, enregistrées au moyen d'une cellule photo-électrique.

statique (crise). V. akinétique (crise).

statique (sens). Ensemble des sensations fournies par les canaux semi-circulaires et le vestibule du labyrinthe. Les premiers nous renseignent sur l'orientation de notre tête dans l'espace, le second nous fait percevoir les mouvements de translation.

statokinésimétrie, s. f. Epreuve destinée à mettre en évidence un trouble vestibulaire à l'aide d'une bascule qui enregistre les moindres variations du centre de gravité du sujet. Elle est rarement utilisée.

status dysraphicus. V. dysraphie.

status pastosus (pastus, engraissé) (auteurs allemands). V. thymo-lymphatisme.

status thymico-lymphaticus (auteurs allemands). V. thymo-lymphatique (état).

Staub (effet) (1922). Une seconde absorption de glucose, chez le sujet normal, n'augmente pas l'hyperglycémie provoquée par une première ingestion : cette hyperglycémie a en effet déclenché une sécrétion d'insuline qui s'oppose à toute nouvelle élévation de la glycémie. Chez le diabétique, l'effet S. n'existe pas, et la nouvelle absorption de glucose provoque un nouvel accroissement de la glycémie. V. Traugott (épreuve de).

Stauffer (syndrome de) (1961). Hépatomégalie avec perturbations réversibles du fonctionnement du foie apparaissant au cours de l'évolution d'un cancer primitif du rein à cellules claires (hypernéphrome). C'est une variété de syndrome paranéoplasique (v. ce terme).

stauroplégie, s. f. (σταυρός, croix; πλήσσειν, frapper). Paralysie croisée d'un membre supérieur et du membre inférieur de l'autre côté.

stéarolé, s. m. (στέαρ, graisse). Pommade.

stéarrhée, s. f. (στέαρ; ῥεῖν, couler). Syn. stéatorrhée. Excès considérable de matières grasses excrétées avec les fèces; symptôme fréquent dans les lésions du pancréas, surtout quand elles sont associées à des lésions du foie. — Ce mot est employé aussi comme synonyme de séborrhée.

stéato-cirrhose carentielle de sevrage (Monnerot-Dumaine, 1953). V. kwashiorkor.

stéatocystomes multiples (στέαρ; κύστις, vessie) (Pringle, 1899). Syn. sébocystomatose (Günther, 1917), maladie polykystique épidermique héréditaire (Sézary et Lévy-Coblentz, 1931), nævi kystiques pilo-sébacés disséminés (Lisi, 1932). Maladie de peau caractérisée par la présence, sur le thorax, le cou et le front de multiples kystes intra- ou sous-cutanés à contenu graisseux, de dimensions variant d'un grain de mil à un pois.

stéatolyse, *s. f.* (στέαρ, ατος, graisse; λύειν, dissoudre). Dissolution et digestion des substances grasses.

stéatolytique, *adj.* Se dit d'une substance qui dissout les matières grasses.

stéatome, *s. m.* (στέαρ). Nom donné autrefois aux lipomes de consistance dure et aux kystes sébacés.

stéatomérie, *s. f.* (στέαρ; μέρος, partie). Dépôt graisseux considérable limité à la face externe des cuisses ou des hanches (*stéatotrochantérie*) que l'on constate souvent chez les jeunes femmes (Espagne, Flandre, Allemagne, etc.).

stéatonécrose, *s. f.* (στέαρ; νεκρός, mort) (Hallion). Syn. *cyto-stéatonécrose, granulome lipophagique.* Nécrose du tissu adipeux. — La *st.* frappe surtout la graisse contenue dans l'épiploon et le mésentère au cours des pancréatites aiguës hémorragiques (v. ce terme). Elle se présente sous la forme de petites taches blanchâtres (*taches de bougie*) dues à la saponification, par les ferments pancréatiques, des graisses des cellules adipeuses.

stéatopygie, *s. f.* (στέαρ; πυγή, fesse). Hypertrophie graisseuse des fesses, caractère constant de la race boschimane (Vénus hottentote).

stéatorrhée, *s. f.* V. *stéarrhée.*

stéatorrhée idiopathique. Terme sous lequel Thaysen (1932) réunit la sprue tropicale, la maladie de Gee et la sprue nostras, ces 3 maladies ayant en commun la diarrhée graisseuse, la dénutrition par trouble des métabolismes protéique (hypoprotidémie et œdèmes), lipidique et calcique (hypocalcémie avec tétanie, ostéoporose et ostéomalacie), l'anémie et l'absence de toute lésion viscérale importante capable d'expliquer ces troubles.

stéatose, *s. f.* (στέαρ). Lésion consistant dans l'envahissement des éléments anatomiques d'un tissu par des graisses neutres (triglycérides : esters d'acides gras et de glycérol). Si le protoplasma n'est pas détruit mais simplement refoulé, il y a infiltration; si la graisse résulte de la transformation du protoplasma cellulaire, il y a dégénérescence.

stéatose hépatique massive des nourrissons (Debré et Semelaigne, 1930). V. *hépatomégalie polycorique.*

stéatose pulmonaire (Debré, 1935). Syn. *pneumonie graisseuse, huileuse* ou *lipoïdique.* Affection rare et peu connue, observée surtout chez les jeunes enfants, n'ayant que peu de signes cliniques (toux quinteuse, expectoration banale, plus tard dyspnée et cyanose), et décelée parfois seulement par l'examen radiologique, qui montre des nodules foncés disséminés dans les poumons. On a incriminé les instillations dans le rhinopharynx d'huiles médicamenteuses. Certains auteurs réservent le terme de *s.p.* à des pneumopathies graisseuses d'origine endogène, associées ou non à des xanthomatoses, et caractérisées par des condensations pulmonaires cholestéroliques.

stéatose spongiocytaire aiguë du foie. V. *Sheehan (syndrome de),* 2°.

stéatotrochantérie, *s. f.* Stéatomérie localisée au niveau des hanches.

Steblay (néphrite allergique, type). Glomérulonéphrite expérimentale provoquée, chez l'animal, par l'injection d'antigènes de membrane basale des capillaires glomérulaires d'un animal d'une autre espèce. V. *Masugi (néphrite allergique, type).*

Steel (signe de). Expansion systolique, constatée radiologiquement, de l'anévrisme pariétal du cœur.

Steele, Richardson et Olszewski (maladie ou syndrome de) (1964). Syn. *ophtalmoplégie* ou *paralysie supra-nucléaire progressive.* Affection dégénérative du cerveau, que certains auteurs rangent parmi les maladies à virus lents (v. ce terme), atteignant l'homme entre 50 et 70 ans. Elle est caractérisée cliniquement par une paralysie des mouvements du globe oculaire touchant électivement ceux de verticalité, par une hypertonie musculaire fixant en hyperextension le tronc et la nuque, et par une akinésie faciale avec immobilité du visage. L'évolution se poursuit inexorablement en quelques années vers un syndrome pseudo-bulbaire avec affaiblissement intellectuel. Il existe une raréfaction des neurones au niveau des noyaux des nerfs crâniens, de la partie interne du globus pallidus, du corps de Luys, du mésencéphale, du locus niger, de la calotte protubérantielle et du noyau dentelé du cervelet.

Steell (murmure de Graham). V. *Graham Steell (murmure de).*

Stefansky (maladie de). Maladie du rat d'égout (*Mus decumanus*), rappelant de très près la lèpre humaine, due à un bacille (b. de Stefansky) si analogue au bacille de Hansen que quelques auteurs font de ces deux bacilles deux variétés d'une même espèce modifiées par une longue adaptation à des terrains différents.

Stein-Leventhal (syndrome de) (1935). Syndrome observé chez la femme jeune, caractérisé cliniquement par l'association d'obésité, d'hirsutisme, de stérilité et d'aménorrhée, et anatomiquement par l'augmentation de volume des ovaires, qui sont nacrés, fibreux et kystiques. Il est parfois amélioré par la résection cunéiforme des deux ovaires.

Steinach (opérations de). 1° Ligature ou section des canaux déférents, préconisée pour rajeunir l'organisme. — 2° Interruption artificielle de l'excrétion des tubes séminifères au moyen d'une ligature placée entre le testicule et l'origine de l'épididyme. Opération préconisée dans un but de rajeunissement, améliorant en outre les troubles urinaires des prostatiques.

Steinert (maladie de). V. *myotonie atrophique.*

Steinmann (broche de) (S., de Berne, 1907). Tige métallique que l'on passe au travers du fragment inférieur d'un os fracturé et par laquelle on exerce sur celui-ci une traction continue capable de réduire le déplacement.

stellectomie, *s. f.* Ablation du ganglion étoilé (fusion du ganglion cervical inférieur et du premier ganglion thoracique du grand sympathique).

Stellwag (signe de) (1869). Allongement de la fente palpébrale avec occlusion incomplète des yeux quand le malade croit les avoir fermés (goitre exophtalmique).

sténocardie, *s. f.* (στενός, étroit; καρδία, cœur). Nom donné quelquefois à l'*angine de poitrine*, à cause de la sensation de constriction éprouvée au cœur par les malades.

sténocéphalie, *s. f.* (στενός; κεφαλή, tête) (anthropologie). Etroitesse du crâne.

sténochorde, *s. f.* (στενός; χορδή, corde) (Ritgen). 1° *s. antérieure.* Ligne oblique allant de l'épine sciatique au sous-pubis. — 2° *s. postérieure.* Ligne oblique allant de l'épine sciatique au fond de la grande échancrure sciatique. — Ces deux lignes, que l'on peut mesurer avec les doigts, permettent, d'après Ritgen, de calculer l'amplitude et le degré d'asymétrie du bassin.

sténopéiques (lunettes). V. *panoptiques (lunettes).*

sténose, *s. f.* (στενός). V. *rétrécissement.*

sténose aortique supra-valvulaire. V. *Williams et Beuren (syndrome de).*

sténose hypertrophique du pylore. Syn. *sténose pylorique des nourrissons.* Hypertrophie considérable de la couche musculaire du pylore observée immédiatement ou peu après la naissance, entraînant l'occlusion complète de l'orifice pylorique, la dénutrition rapide et la mort.

sténose idiopathique de la chambre de chasse du ventricule gauche. V. *myocardiopathie.*

sténose de l'infundibulum pulmonaire ou **sténose isolée de l'infundibulum pulmonaire.** V. *Lafitte-Barié (syndrome de).*

sténose musculaire du ventricule gauche (P. Soulié, 1958). V. *myocardiopathie.*

sténose pylorique des nourrissons. V. *sténose hypertrophique du pylore.*

sténothorax, s. m. (στενός; θώραξ, poitrine). Étroitesse de la poitrine.

Stepp (épreuve de). Injection intra-duodénale par tubage d'une solution de peptone à 5 ou 10 p. 100, destinée à provoquer l'excrétion de la bile contenue dans la vésicule biliaire.

steppage, s. m. (Charcot). Démarche particulière des malades atteints de paralysie des extenseurs des orteils et des péroniers (névrite alcoolique, etc.). Ne pouvant fléchir le pied sur la jambe, ces malades sont obligés, à chaque pas, de relever fortement la jambe par une flexion de la cuisse sur le bassin pour ne pas heurter contre le sol la pointe du pied, qui est constamment abaissée (analogie avec le trot de certains chevaux dits *steppeurs*).

step-test, s. m. (angl. *step*, marche). Epreuve d'effort analogue à l'exercice des deux marches (v. *marche, exercice de deux*). Elle consiste à faire monter et descendre sur place, 30 à 40 fois par minute, pendant 2 à 3 minutes, une marche de 18 à 20 cm de haut.

stéradian, s. m. « Angle solide ayant pour sommet le centre d'une sphère de 1 m de rayon et pour base une surface de 1 m² découpée sur cette sphère » (A. Strohl et A. Djourno).

stercobiline, s. f. Pigment provenant de la dégradation de la bilirubine au cours de la digestion intestinale.

stercoraire ou **stercoral,** adj. (*stercus*, excrément). Qui concerne les excréments.

stercorémie, s. f. (*stercus*, excrément; αἷμα, sang). V. *coprémie*.

stercorome s. m. V. *scatome*.

stéréoagnosie, s. f. (στερεός, solide; ἀ- priv.; γιγνώσκω, je reconnais). Syn. *astéréognosie*. Perte du *sens stéréognostique* que l'on observe parfois dans l'hémiplégie. Elle survient surtout lors des lésions du lobe pariétal. V. *pariétal* (syndrome).

stéréocardiogramme, s. m. (στερεός, solide, cubique). Vectocardiogramme développé dans les trois dimensions de l'espace.

stéréo-déviation, s. f. V. *Hertwig-Magendie* (phénomène de).

stéréognosie, s. f. (στερεός; γιγνώσκω, je reconnais). Reconnaissance de la forme et du volume des objets.

stéréognostique (sens ou **perception)** (Hoffmann, 1885). Faculté de reconnaître par le tact la forme des objets, ainsi que les autres propriétés physiques, telles que consistance, température, poids, etc. Ce n'est pas un sens, mais une association de divers modes de sensibilité élémentaire, provenant de la sensibilité superficielle et de la sensibilité profonde.

stéréo-radiographie, s. f. Application de la vision binoculaire à l'examen radiographique. — Examen, à l'aide d'un stéréoscope, de deux radiographies prises simultanément.

stéréo-radioscopie, s. f. Application à l'examen radioscopique de la vision binoculaire qui donne la sensation du relief.

stéréospécificité, s. f. Syn. *spécificité isomérique*. Affinité élective pour l'un des isomères d'un corps : isomères optiques ou isomères géométriques dus à des positions différentes d'un groupement fonctionnel par rapport à un atome de carbone.

stéréotaxie, s. f. (στερεός, à trois dimensions; τάξις, disposition). Méthode créée en neurophysiologie par Horsley et Clarke (1910) et utilisée plus récemment chez l'homme (Spiegel; Talairach; Leksell; 1947-49). Elle consiste à atteindre une région profonde du cerveau, préalablement définie par ses coordonnées dans les 3 plans de l'espace, avec une électrode qui pénètre dans le crâne par un simple orifice de trépanation et qui est guidée par un appareil spécial d'après les données du repérage préalable.

stéréotaxique, adj. Qui utilise un repérage précis dans les trois plans de l'espace. — *chirurgie s.*; *technique s.*

stéréotypé, ée, adj. Se dit des actes ou gestes habituels répétés involontairement, mais qui ne présentent pas le caractère convulsif des tics (friser sa moustache, ronger ses ongles, se frotter les mains, etc.).

stéréotypie, s. f. Exagération de l'automatisme au cours de certaines maladies du système nerveux. Elle consiste dans la répétition continuelle des mêmes gestes (s. motrice ou échopraxie), des mêmes tics, des mêmes mots (s. verbale ou écholalie).

stérilisation, s. f. 1° Destruction des germes qui existent à la surface ou dans l'épaisseur d'un objet quelconque (instrument, pansement, vêtement, etc.), par des moyens physiques (chaleur sèche ou humide) ou chimiques (antiseptiques). — 2° Opération ayant pour but de priver un être vivant de la possibilité de se reproduire.

stérilité, s. f. Impossibilité pour un homme ou pour une femme de procréer des enfants par suite d'un trouble fonctionnel ou d'une lésion organique de l'appareil génital.

Sterling (phénomènes ou **réflexes de).** 1° Flexion des quatre derniers doigts et adduction du pouce provoquées par la percussion de la face palmaire des phalangettes, en cas d'atteinte du faisceau pyramidal. C'est, à la main, l'équivalent du réflexe de Rossolimo. — 2° Variété de syncinésie : le bras du côté paralysé et contracturé se déplace involontairement en abduction ou en adduction lorsque l'on s'oppose au mouvement correspondant du côté sain.

sternalgie, s. f. (στέρνον, sternum ; ἄλγος, douleur) (Baumès). Nom donné quelquefois à l'angine de poitrine par suite de la localisation de la douleur en arrière du sternum.

Sternberg (cellules de). Cellules géantes, à noyaux multiples et volumineux, souvent en mitose, contenues dans les ganglions hypertrophiés des malades atteints de lymphogranulomatose maligne et considérées comme caractéristiques de cette maladie.

Sternberg (maladie de) (1898). V. lymphogranulomatose maligne.

Sternberg (pseudo-tabes acromégalique de). V. Oppenheim (pseudotabes hypophysaire d').

sterno-dorsal (diamètre) (obstétrique). Diamètre antéro-postérieur du fœtus allant du sternum au rachis.

sternogramme, s. m. Myélogramme obtenu par ponction du sternum.

sternopage, s. m. (στέρνον ; παγείς, uni). Monstre double monomphalien formé de deux corps unis face à face depuis l'ombilic jusqu'à la poignée du sternum.

sternotomie, s. f. Section chirurgicale du sternum.

sternutation, s. f. (sternutare, éternuer souvent). Éternuements répétés.

sternutatoire, adj. et s. m. Se dit des substances qui provoquent l'éternuement.

stéroïdémie, s. f. Présence de stéroïdes dans le sang, essentiellement des hormones cortico-surrénales et génitales.

stéroïdes (hormones). Groupes d'hormones (génitales et cortico-surrénales) dont la formule chimique dérive du squelette tétracyclique qui caractérise les stérols, et qui sont formées à partir du cholestérol. V. androstane. — 3 α-stéroïdes. V. G.B.S. 11 ou 13.

stéroïdogénèse, s. f. Formation de stéroïdes, essentiellement des hormones cortico-surrénales ou génitales.

stérol, s. m. Alcool polycyclique complexe de poids moléculaire élevé. L'importance biologique des s. est considérable, car le noyau pentano-phénantrénique qui le caractérise existe dans le cholestérol et ses dérivés, les acides choliques, l'ergostérol, les hormones génitales et cortico-surrénales.

stérolytique, adj. Se dit du pouvoir que possèdent certains liquides de l'organisme (sérum, bile, etc.) de dissoudre les stérols en général et en particulier le cholestérol.

stertor, s. m. ou **stertoreuse (respiration)** (stertere, ronfler). Respiration bruyante s'accompagnant de ronflement.

stéthacoustique, adj. (στῆθος, poitrine ; ἀκούω, j'entends). Se dit des signes fournis par l'auscultation de la poitrine. — s. f. Auscultation de la poitrine.

stéthographe, s. m. (στῆθος, poitrine; γράφειν, écrire) (Riegel). V. *pneumographe.* — s. bilatéral. Appareil inscrivant séparément les mouvements de chaque moitié du thorax.

stéthoscope, s. m. (στῆθος; σκοπεῖν, examiner) (Laënnec). Instrument permettant l'auscultation médiate. L'appareil inventé par Laënnec en 1819 était un cylindre de bois ou de métal, plein ou creux, destiné à transmettre à l'oreille du médecin les sons qui se produisent dans la partie du corps sur laquelle on l'applique. — Le s. biauriculaire, employé actuellement, est constitué d'un petit entonnoir, ou d'une capsule fermée par une membrane, que l'on applique sur la région à examiner, et qui est reliée par un tube flexible en Y à deux embouts permettant d'ausculter simultanément avec les deux oreilles. — Le s. d'accoucheur est un tube en forme de cornet que le médecin interpose entre l'abdomen gravide et son oreille pour entendre le cœur du fœtus. V. *auscultation.*

Stevens-Johnson (syndrome de). V. *ectodermose érosive pluri-orificielle.*

Stewart et Hamilton (méthode de). V. *dilution (courbe de).*

Stewart-Holmes (épreuve de). Épreuve destinée à mettre en évidence l'incoordination cérébelleuse : lorsqu'on cesse brusquement de s'opposer à la flexion de l'avant-bras du malade, le mouvement de flexion s'effectue avec une amplitude exagérée, du fait du retard de la contraction des antagonistes.

Stewart-Morel (syndrome de). V. *Morgagni (syndrome de).*

Stewart et Trèves (syndrome de) (1948). Syndrome rare caractérisé, chez un sujet amputé d'un sein cancéreux, par le développement tardif d'une tumeur (lymphangiosarcome) sur le bras œdématié du côté opéré.

S. T. H. Somatotrophine. V. *somatotrope (hormone).*

sthénique, adj. (σθένος, force). Qui s'accompagne d'énergie, de tonus, de force, ou qui s'y rapporte.

stibio-intolérance, s. f. Intolérance à l'antimoine.

Stieda (maladie de). V. *Pellegrini-Stieda (maladie de).*

Stierlin (image de). Image radiologique obtenue par lavement baryté dans la tuberculose iléo-cæcale. Elle est caractérisée par un défaut de remplissage du cæcum, dans lequel la bouillie opaque ne laisse qu'une mince traînée effilée, contrastant avec la réplétion normale du côlon ascendant et avec celle de l'iléon, si la valvule de Bauhin est insuffisante.

stigmasie, s. f. ou **stigmatodermie,** s. f. V. *urticaire.*

stigmastérol, s. m. Stérol contenu dans la fève de Calabar et qui, par irradiation, se transforme en une substance analogue à la vitamine D.

stigmate, s. m. (στίζω, je pique, je marque). 1º Orifice microscopique que les cellules migratrices produisent en perforant les cellules endothéliales, lorsqu'elles sortent d'un capillaire par diapédèse. — 2º Marque laissée par une plaie cicatrisée. Ex. : s. de la variole. — 3º Nom donné à des signes permanents mais difficiles à déceler qui permettent de diagnostiquer certaines affections telles que la *syphilis occulte* (leucoplasie, abolition des réflexes), la *dégénérescence mentale* (déformation du crâne et de la face, folie, criminalité), l'*hystérie* dont les s. seraient souvent suggérés par le médecin examinateur (v. *hystérie*). — 4º Marques cutanées disposées, sur le corps de certains mystiques, comme les blessures du Christ.

stilb, s. m. V. *brillance.*

stilbœstrol, s. m. (Dodds, Goldberg, Lawson et Robinson, 1938). Produit œstrogène obtenu par synthèse.

Still (maladie de). V. *Chauffard-Still (maladie de).*

Stiller (signe de). Mobilité anormale de la dixième côte, se rencontrant chez les sujets atteints de ptose viscérale et particulièrement de rein mobile ou de dilatation atonique de l'estomac.

Stilling-Türk-Duane (syndrome

de). V. *Türk-Stilling-Duane (syndrome de).*

stimulateur, s. m. (cardiologie). Syn. *cardiostimulateur, pacemaker.* Appareil capable d'envoyer, au myocarde ventriculaire, des impulsions électriques rythmées pour déclencher ses contractions. Il se compose d'un boîtier contenant le dispositif électronique et la source d'énergie (piles au mercure, au lithium ou au plutonium) relié à des électrodes fixées au cœur. Certains types de *s.* envoient leurs impulsions de façon permanente; d'autres seulement en cas de défaillance du rythme cardiaque spontané (*s.* à la demande ou *s.* sentinelle). V. *électrosystolie.*

stimulateur biogénique ou **biologique.** V. *Filatov (méthode de).*

stimulation cardiaque orthorythmique (Zacouto, 1971) (cardiologie). Mode d'entraînement électrique du cœur par une sonde endocavitaire reliée à un stimulateur externe de type sentinelle à hystérésis variable (dont le délai de stimulation est calculé automatiquement en fonction du rythme instantané, c.-à-d. de la durée de la diastole ventriculaire précédente). Ce stimulateur délivre des impulsions couplées, ces couples étant isolés ou répétés, selon un programme fixé à l'avance. Cette méthode permet l'étude en laboratoire des divers mécanismes électrophysiologiques du cœur. Elle peut être utilisée pour traiter certaines crises de tachycardie et pour améliorer, dans des cas particuliers, l'efficacité cardiaque (hémodynamique assistée). V. *électrosystolie.*

stimulator (long-acting thyroid) (L. A. T. S.) (Adams et Purves, 1956). Substance stimulant directement la sécrétion thyroïdienne, distincte de la thyréostimuline : par son action retardée et prolongée, par la plus grande longueur de sa demi-vie plasmatique, par ses propriétés chimiques et immunologiques (c'est une immunoglobuline G 7S probablement élaborée par le système lymphocytaire). On la trouve dans le sérum sanguin de plus de la moitié des sujets atteints de maladie de Basedow, mais son rôle dans la pathogénie de cette affection est mal connu. Peut-être s'agit-il d'un anticorps actif contre quelques composants cellulaires de la thyroïde, ce qui rapprocherait la maladie de Basedow des maladies auto-immunes.

stimuline, s. f. 1° (Metchnikoff). Substance existant dans les sérums spécifiques, douée d'une action excitante sur les globules blancs et favorisant ainsi la phagocytose. — 2° Syn. *hormones endocrinotropes, trophines.* Nom générique d'un ensemble d'hormones sécrétées par le lobe antérieur de l'hypophyse et qui excitent l'activité des autres glandes endocrines : gonado-, thyréo-, cortico-stimulines ou trophines.

stimuline biogénique. V. *Filatov (méthode de).*

stimulinémie, s. f. Présence et taux des stimulines dans le sang circulant.

stimulon, s. m. (Chany, 1967). Facteur favorisant la multiplication des virus. C'est une protéine antagoniste de l'interféron (v. ce terme) qui se manifeste lorsque deux virus infectent successivement la même cellule : son apparition, déclenchée par le premier virus, facilite la multiplication du second. Le *s.* est calqué sur les gènes du virus et non sur ceux de la cellule infectée; contrairement à l'interféron, il n'est donc pas spécifique de l'espèce animale attaquée par le virus.

stimulus, s. m. (en lat. aiguillon). 1° « Perturbation extérieure ébranlant la cellule » (L. Lapicque). — 2° Facteur physique ou chimique capable de déclencher un mécanisme nerveux, musculaire, humoral, etc. Il peut venir du dehors ou prendre naissance dans l'organisme lui-même.

stock-vaccin, s. m. Vaccin préparé avec différentes souches d'un même microbe et conservé au laboratoire.

stock-vaccination, s. f. Vaccination à l'aide d'un stock-vaccin.

stock-vaccinothérapie, *s. f.* Méthode thérapeutique qui consiste dans l'emploi des stocks-vaccins.

Stöffel (opération de). Opération pratiquée chez certains infirmes (maladie de Little) et consistant dans la résection du nerf moteur des muscles dont on veut supprimer la contracture.

Stokes (loi de). Syn. *loi de Chopart-Stokes.* Quand une muqueuse ou une séreuse est enflammée, les muscles sous-jacents sont paralysés.

Stokes-Adams (maladie de). V. *Adams-Stokes (maladie de).*

stomacace, *s. f.* (στόμα, bouche; κάκη, mauvaise). Ulcération fétide de la bouche.

stomacal, *adj.* V. *gastrique.*

stomachique, *adj.* Qui favorise la digestion gastrique.

stomate, *s. m.* (στόμα). Orifice microscopique que les cellules migratrices produisent en écartant les cellules endothéliales, lorsqu'elles traversent le revêtement ou lorsqu'elles sortent d'un capillaire par diapédèse.

stomatite, *s. f.* (στόμα). Nom générique donné aux inflammations de la muqueuse buccale. — *s. aphteuse.* V. *aphteux.* — *s. crémeuse.* V. *muguet.* — *s. électrogalvanique.* S. provoquée par la présence, dans la bouche, de pièces métalliques de potentiels électriques différents (généralement des prothèses dentaires bimétalliques) génératrices de courant continu. — *s. gangréneuse.* V. *noma.* — *s. mercurielle.* S. observée parfois chez les malades soumis à un traitement mercuriel. Sa forme légère ou *s. d'alarme* (Fournier) se borne à une salivation abondante, au gonflement des gencives et parfois au déchaussement d'une dent cariée; sa forme grave ou *s. historique* (Fournier) s'accompagne de la chute des dents, d'ulcérations profondes, gangréneuses, d'hémorragies et peut aboutir à la nécrose des maxillaires. — *s. vésiculeuse.* Maladie du bétail due à un rhabdovirus (v. ce terme), transmissible à l'homme chez qui elle détermine une affection d'allure grippale.

stomatolalie, *s. f.* (στόμα; λαλεῖν, parler) (Raugé). V. *rhinolalie fermée.*

stomatologie, *s. f.* (στόμα; λόγος, discours). Etude de la bouche et de ses maladies.

stomatoplastie, *s. f.* (στόμα; πλάσσειν, former). 1° Opération qui consiste à réparer par autoplastie les malformations congénitales ou acquises de la cavité buccale. — 2° En gynécologie, on donne ce nom à une opération autoplastique consistant à refaire l'orifice du col de l'utérus, dans le cas de sténose.

stomatorragie, *s. f.* (στόμα; ῥήγνυμι, je jaillis). Hémorragie buccale.

stomencéphale, *s. m.* (στόμα; ἐγκέφαλος, encéphale, ou κεφαλή, tête) (I. G. Saint-Hilaire). Syn. *stomocéphale.* Monstre cyclo-céphalien, caractérisé par la présence d'un œil unique sur la ligne médiane, ou de deux yeux dans la même orbite, et par l'arrêt de développement des mâchoires, la bouche présentant une saillie en forme de trompe.

stomite, *s. f.* (στόμα). Inflammation de la muqueuse de l'estomac au niveau d'une bouche de gastro-entérostomie.

stomocéphale, *s. m.* V. *stomencéphale.*

Storch (réaction de). Décomposition de l'eau oxygénée par l'addition de lait cru de femme ou de vache, et coloration bleue du mélange en présence de la paraphényldiamide. Cette réaction n'a pas lieu si le lait a été porté à la température de 80°. Elle serait due à un ferment détruit par la chaleur.

stovarsolthérapie, *s. f.* Emploi thérapeutique du Stovarsol (n. dép.).

S.T.P.D. (conditions ou système) (Standard Temperature Presure Dry air). Mode d'expression d'un volume gazeux dans lequel on considère que la température et la pression sont « standard » (0° et pression indiquée par le baromètre diminuée de 47 mm Hg) et que l'air est sec.

strabisme, *s. m.* (στραβός, louche). Défaut de convergence des deux axes visuels vers le point fixé, le sujet ne regardant qu'avec un seul œil, presque toujours le même. —

Le *s.* est tantôt *divergent* (déviation en dehors), tantôt *convergent* (déviation en dedans), très rarement *sursumvergent* (déviation en haut) ou *deorsumvergent* (déviation en bas). On distingue un *s.* non paralytique, dit *concomitant*, et un *s.* paralytique.

strabomètre, *s. m.* (στραϐός; μέτρον, mesure). Instrument destiné à mesurer le degré de déviation dans le strabisme.

strabotomie, *s. f.* (στραϐός; τομή, section). Déplacement de l'insertion scléroticale de l'un des muscles de l'œil pour remédier au strabisme.

strangulation, *s. f.* (*strangulare*, étrangler). V. *étranglement*.

strangurie, *s. f.* (στράγξ, goutte; οὖρον, urine). Miction douloureuse, goutte par goutte, avec ténesme vésical.

Strassmann (opération de) (1907). Opération plastique destinée à remédier à certaines malformations utérines (utérus double : didelphe, duplex, bicornis). Elle consiste dans la réunion des deux cavités utérines en une seule, sans résection, au moyen d'une incision transversale suivie, après traction vers le haut sur la zone d'accolement, d'une suture verticale.

stratigraphie, *s. f.* (*stratus*, étendue; γραφεῖν, décrire). V. *tomographie*.

Straus (signe de). Retard de la sudation provoquée par la pilocarpine du côté paralysé, dans le cas de paralysie faciale périphérique de forme grave.

stréphendopodie, *s. f.* (στρέφω, je tourne; ἔνδον, en dedans; πούς, ποδός, pied) (Vincent Duval). Pied bot varus.

stréphexopodie, *s. f.* (στρέφω, ἔξον, en dehors; πούς, pied) (Vincent Duval). Pied bot valgus.

stréphopodie, *s. f.* (στρέφω; πούς) (Vincent Duval). V. *pied bot*.

streptococcémie, *s. f* (streptocoque; αἶμα, sang). Infection sanguine par le streptocoque.

streptococcie, *s. f.* Nom générique de toutes les maladies qui sont sous la dépendance d'une infection par le streptocoque.

streptocoque, *s. m.* (στρεπτός, tourné, tortillé; κόκκος, graine). Nom générique donné à des bactéries de forme arrondie (*coccus*), dont les éléments se groupent en chaînettes. Il en existe plusieurs variétés dont les deux principales sont pour Schottmüller : *S. longus*, hémolytique, et *S. mitior seu viridans*, non hémolytique.

strepto-diphtérie, *s. f.* Forme de diphtérie dans laquelle le streptocoque est associé au bacille de Lœffler.

streptodornase, *s. f.* (Sherry, Tillett et Christensen, 1948). Ferment (désoxyribo-nucléase complexe) extrait des filtrats de culture de streptocoque hémolytique A, capable d'hydrolyser les nucléo-protéines du pus et de fluidifier celui-ci (v. *streptokinase*).

streptokinase, *s. f.* (Tillett et Garner, 1933). Substance dissolvant les caillots de fibrine, extraite des filtrats de culture de streptocoque hémolytique A. Elle agirait en activant un facteur fibrinolytique (profibrinolysine, v. ce terme) présent dans le sérum et les exsudats. Elle est utilisée, avec la streptodornase dans le traitement des épanchements séreux cloisonnés (débridement enzymatique). Elle est parfois employée pour dissoudre un caillot intra-vasculaire (thérapeutique fibrino- ou thrombolytique).

streptolysine, *s. f.* Hémolysine produite par le streptocoque hémolytique du type β. Il en existe sortes : la *s. O* (labile à l'Oxygène d'où son nom) et la *s. S* (apparaissant dans les milieux de culture au Sérum, d'où son nom); la première seule se comporte comme un antigène. V. *antistreptolysine*.

Streptomyces, *s. m.* Genre de bactéries appartenant à la classe des Actinomycètes et comprenant des Actinomycètes filamenteux. D nombreux *s.* sont saprophytes ont un rôle dans la transformatio des sols. D'autres sécrètent des substances utilisées comme ant biotiques (v. *streptomycine*). Ce

tains sont à l'origine de mycétomes.
V. *Actinomycètes*.

streptomycine, *s. f.* (Schatz, Bugie
et Waksman, 1944). Syn. *Didromycine* (n. dép.). Antibiotique de la
famille des aminosides (v. ce terme)
élaboré par une moisissure, le
Streptomyces griseus, doué *in vitro*
et *in vivo* d'activité antibactérienne
contre le bacille de Koch, de nombreux germes gram-négatifs (bacilles de Pfeiffer, de Friedlander,
pyocyanique, proteus, colibacille,
bacille de la coqueluche, microbes
de la tularémie et de la brucellose)
et quelques germes gram-positifs
(staphylocoque, streptocoque).

streptomycino-dépendance, *s. f.*
Développement plus rapide de certaines cultures de bacille de Koch
par addition de streptomycine. Cette
s.-d., liée à la streptomycino-
résistance, peut avoir, en clinique,
des conséquences très graves.

streptomycinorachie, *s. f.* Présence
de streptomycine dans le liquide
céphalo-rachidien.

streptomycino- ou **streptomyco-
résistant**, *adj.* Se dit de microbes
sur lesquels la streptomycine est
inefficace.

streptomycino- ou **streptomyco-
thérapie**, *s. f.* Emploi thérapeutique de la streptomycine.

streptothricine, *s. f.* (Waksman,
Woodruff et Horning, 1941). Substance élaborée par le *Streptomyces
lavendulæ* et douée, *in vitro*,
d'activité antibactérienne contre
certains germes gram-négatifs.

streptothricose, *s. f.* (στρεπτός,
tourné, tortillé; θρίξ, poil). 1° Affection cutanée particulière à certaines espèces animales, due à un
Actinomycète, le *Dermatophilus
congolensis*. — 2° Nom sous lequel
on désignait autrefois l'actinomycose.

streptothrix, *s. m.* (Cohn). Bactérie
filamenteuse classée actuellement
parmi les Actinomycètes.

streptovarycine, *s. f.* V. *clindamycine*.

stress, *s. m.* (en angl. force, effort
intense, pression). « Mot anglais
employé par H. Selye (1936) pour

exprimer l'état réactionnel d'un
organisme soumis à l'action d'un
excitant quelconque. Des termes
français plus précis qui, suivant
les cas, rendent l'idée de *s.*, sont
préférables : agression, stimulation,
atteinte, choc, contrainte, pression,
tension, émotion, commotion, déséquilibre, dépression, indisposition,
malaise, etc. — L'excitant (que
Selye appelle le *stressor*) peut être
animé (microbe), physique (froid),
chimique (poison), un trouble ou
une lésion organique (hémorragie),
nerveux (effort, émotion désagréable ou agréable) » (Edm. Sergent).
V. *adaptation (syndrome d')*.

striatum (état marbré du). V.
Vogt (syndrome de Cécile et Oscar).

striction, *s. f.* (*stringere*, serrer).
Constriction, resserrement.

stricture, *s. f.* (*stringere*). Rétrécissement.

stricturectomie, *s. f.* (*strictura*, rétrécissement; ἐκτομή, ablation). Résection d'un rétrécissement. Appliquée à l'urètre, la *s.* est destinée
à compléter l'urétrotomie externe
(Pousson).

stricturotomie, *s. f.* (*strictura*, étranglement; τομή, section). Débride-
ment d'un rétrécissement. Appliquée aux points lacrymaux, cette
opération facilite l'introduction
d'une sonde ou d'une curette.

stridor des nouveau-nés (*stridor*,
sifflement). Syn. *respiration stridoreuse* ou *striduleuse des nouveau-
nés*. Affection bénigne des nouveau-
nés, caractérisée par un bruit striduleux qui se répète à chaque mouvement respiratoire et qui s'exagère
quand l'enfant pleure ou s'agite ;
elle serait due à une malformation
de l'orifice supérieur du larynx
(Variot). — On décrit un *s. congénital* dû à l'hypertrophie du thymus.

stridoreux, euse, *adj.* (*stridor*) ou
striduleux, euse, *adj.* (*stridulus*,
qui rend un son aigu). Se dit de
certains bruits respiratoires sifflants,
aigus, qui se produisent dans le
larynx et la trachée (sifflement laryngo-trachéal). — *laryngite striduleuse*. V. *laryngite*.

striés (syndromes). Ensemble de symptômes liés à l'altération du corps strié. Lhermitte distingue : un *syndrome strio-pallidal* (v. ce terme); un *syndrome strié* correspondant à une lésion du *noyau caudé* et du *putamen* (chorée de Huntington, syndrome de C. et O. Vogt, spasmes de torsion; v. ces termes); un *syndrome pallidal* (v. ce terme).

stries angioïdes de la rétine (Plange, 1891). Craquelures profondes, sinueuses, irradiant d'un anneau gris ardoisé qui entoure la papille de la rétine. La macula peut présenter des lésions dégénératives et hémorragiques qui compromettent la vision. V. *Grönblad-Strandberg (syndrome de)*.

stries de Haab. V. *Haab (stries de)*.

stries moniliformes de Siegrist. V. *Siegrist (stries moniliformes de)*.

stries de Wickham. V. *Wickham (stries de)*.

strio-pallidal, adj. Qui se rapporte à l'ensemble du corps strié (*striatum* et *pallidum*). — *syndrome s. p.* Ensemble de symptômes liés à l'altération du corps strié; il se traduit cliniquement par la maladie de Wilson (v. *hépatite familiale juvénile avec dégénérescence du corps strié*) ou, si les lésions sont limitées, par de l'hypotonie, de l'hémichorée, de l'adiadococinésie, ou encore par un syndrome pseudo-bulbaire en cas de lésions bilatérales.

stripping, s. m. (angl. : arrachement). V. *éveinage*.

stroboscopie, s. f. (στρόβος, tournoiement; σκοπεῖν, examiner). Méthode d'examen du larynx permettant de compter le nombre des vibrations des cordes vocales. Un moteur électrique fait tourner devant l'œil de l'observateur un obturateur qui interrompt la vue à des intervalles réguliers. Les cordes semblent immobiles quand l'obturateur atteint un nombre de tours égal au nombre de leurs vibrations par seconde.

stroma, s. m. (στρῶμα, tapis). Nom donné en histologie à la trame d'un tissu; elle est formée en général de tissu conjonctif dont les mailles soutiennent les cellules et les formations cellulaires.

strongle géant (*Eustrongylus gigas*). Parasite de l'ordre des nématodes dont la longueur peut atteindre u mètre, qui se trouve à l'état adul dans l'appareil urinaire, en parti culier dans les reins du chien, du loup et très rarement de l'homme il détermine de l'hématurie, de la pyurie, de très vives douleurs e peut entraîner la mort.

strongyloïdes, s. m. pl. (στρογγύλος rond; εἶδος, forme). Genre de némathelminthes appartenant à l famille des rhabditidés, dont un espèce, *S. stercoralis* (syn. *Anguillul stercoralis* ou *intestinalis*, *Rhabdone ma strongyloides* ou *intestinalis* petit ver cylindrique long de 1 à mm, vit en parasite dans la paro intestinale. On le rencontre dan les pays chauds et aussi en Europe dans les pays miniers; sa distribu tion géographique est semblabl à celle de l'ankylostome et d necator. V. *anguillulose*.

strongyloïdose, s. f. V. *anguillulos*.

strongylose, s. f. V. *eustrongylos*.

strophulus, s. m. (en lat. bandelette (Willan et Bateman). Syn. *liche simplex aigu* (Vidal), *lichen urticatu prurigo simplex aigu* (Brocq), *prurigo strophulus, urticaire papuleuse*. De matose prurigineuse caractérisée pa des papules lenticulaires centrée par une petite vésicule ou une peti croûte, reposant sur une base urt carienne. Fréquente dans la pre mière enfance, elle évolue par pous sées successives et ne laisse pas d trace.

struma lymphomatosa (Hashimo to, 1912). V. *Hashimoto (goitr lymphomateux de)*.

strumectomie, s. f. (*struma*, goitre ἐκτομή, ablation). Ablation total ou partielle d'un goitre.

strume post-branchiale. Tumeu thyroïdienne très rare, d'évolutio maligne, reproduisant la structur du canal post-branchial, dérivé d la portion ventrale de la 5e fen branchiale.

strume rénale. Nom parfois donn à l'*hypernéphrome*.

strumeux, *adj.* Scrofuleux. V. *scrofule.* — *œdème s.* V. *érythro-cyanose des jambes.*

strumiprive (cachexie) *(struma,* goitre; *privare,* priver). V. *cachexie myxœdémateuse* et *myxœdème.*

strumite, *s. f. (struma,* goitre). Inflammation d'une glande thyroïde atteinte de goitre. — *s. ligneuse.* V. *Riedel-Tailhefer (maladie de).*

Strümpell (phénomène de). 1° Contraction du jambier antérieur qui se produit quand, le malade étant dans le décubitus dorsal, on lui ordonne de fléchir la jambe et quand on s'oppose à ce mouvement en exerçant une pression sur la face antérieure de la cuisse. Il en résulte une rotation du pied en dedans et une élévation du bord interne du pied (scléroses combinées). — 2° V. *pronation (phénomène de la),* 2°.

Strümpell-Lorrain (type). Variété de paraplégie spasmodique familiale (v. ce terme) dans laquelle, à la paralysie avec contracture des membres inférieurs, est souvent associé un syndrome cérébelleux.

Strümpell-Pierre Marie (maladie de). V. *pelvispondylite rhumatismale.*

strychnisme, *s. m.* (Marshall Hall). « Ensemble des phénomènes causés par la strychnine et ses sels » (Littré).

Stuart (facteur). V. *facteur Stuart.*

Studer et Wyss (épreuve de). V. *néomercazole (épreuve au).*

Stuhmer (maladie de). V. *kraurosis penis.*

stupéfiant, *adj.* et *s. m.* Médicament dont l'action sédative, analgésique, narcotique et euphorisante provoque à la longue accoutumance et toxicomanie. A cette catégorie appartiennent l'opium, la morphine, l'héroïne, la cocaïne, le chanvre indien, les analgésiques centraux à action morphinique (p. ex. la péthidine), etc. L'achat, la détention, la vente et la prescription de ces médicaments sont sévèrement réglementés ; leur liste constitue le tableau B.

stupeur, *s. f. (stupor).* Engourdissement général ou local. Ex. : *s. des tissus.*

stuporeux, euse, *adj.* Qui se rattache à l'état de stupeur. — *langue s.* Modification de l'aspect de la langue qui se rencontre dans la stupeur, la mélancolie et, en général, toutes les fois que la langue reste longtemps en immobilité complète (fièvre typhoïde, états graves) ; elle porte alors la trace des impressions dentaires sur ses bords.

Sturge-Weber-Krabbe (maladie de) (S., 1879; W., 1922; K., 1934). Syn. *angiomatose encéphalotrigéminée, angiomatose neurocutanée, maladie de Krabbe, maladie de Weber.* Association d'un angiome plan cutané de la face, unilatéral, siégeant dans le territoire des branches du trijumeau (surtout dans celles de l'ophtalmique), de troubles oculaires du même côté (coloration exagérée de la rétine, angiome de la choroïde, glaucome), et de troubles cérébraux (épilepsie, migraine ophtalmique, hémiplégie). Ces derniers sont liés à une atteinte angiomateuse et gliomateuse du cerveau accompagnée de calcifications corticales. V. *Jahnke (syndrome de), Schirmer (syndr. de), Lawford (syndr. de), Milles (syndr. de).*

stylalgie, *s. f.* Syn. *angine styloïdienne de Garel* (1921-1928), *syndrome de la longue apophyse styloïde.* Douleur pharyngée unilatérale, tenace, à irradiations cervicale et auriculaire, accompagnée de troubles de la déglutition, en rapport avec une apophyse styloïde anormalement longue qui irrite le nerf glosso-pharyngien. V. *Eagle (syndrome d°).*

style, *s. m.* (στῦλος, colonne) (R. P. Dr Verdun) (morphologie). Proportion de chacun des différents segments du corps humain (tronc, membres), considéré comme un fût cylindrique ; selon que son périmètre l'emporte ou non sur sa longueur, chaque segment peut être épais et court, long et mince, etc.

stylet, *s. m. (stylus).* Petite tige métallique dont une extrémité est parfois percée d'un chas, tandis que l'autre est renflée ou se termine en bouton ou en fourche.

stylo-carotidien (syndrome). V. *Eagle (syndrome de).*

styloïde (syndrome de la longue apophyse). V. *stylalgie.*

styloïdectomie, *s. f.* (styloïde; ἐκτομή, ablation). Ablation de l'apophyse styloïde.

stylotypique (rapport) (στύλος; τύπος, forme). Relation entre le périmètre et la hauteur d'un segment de membre.

stypage, *s. m.* (στύπη, étoupe). Traitement des névralgies par le refroidissement local obtenu en promenant sur les téguments un tampon imbibé de chlorure de méthyle.

styptique, *adj.* et *s. m.* (στυπτικός). Astringent.

Stypven-céphaline (temps de) (Stypven, n. dép. d'une préparation de venin de vipère Russell). Temps de coagulation analogue au temps de Quick (v. ce terme), mais dont la mesure s'effectue en utilisant une thromboplastine spéciale additionnée de venin de vipère et de céphaline; il est allongé lorsque le taux du facteur Stuart dans le plasma est diminué.

subconscient, *adj.* (psychologie). Qui est faiblement, partiellement conscient. Se dit d'un fait d'ordre psychologique qui échappe à la conscience distincte. — *s. m.* Ensemble de phénomènes subconscients.

subdélire ou **subdelirium,** *s. m.* (*sub* indiquant un amoindrissement; délire). Délire doux et tranquille se manifestant par des paroles sans suite, prononcées à voix basse, la recherche d'un objet imaginaire, etc., mais qui n'empêche pas le malade de répondre aux questions qu'on lui pose.

subérose, *s. f.* (*suber,* liège) (Lopo de Carvalho; Da Silva Horta, 1954). Pneumopathie immunologique (v. ce terme) consécutive à l'inhalation de poussières de liège.

subfébrilité, *s. f.* Syn. *état subfébrile.* Légère hyperthermie comprise entre 37°,1 et 37°,8 (Mester) et de longue durée. On l'observe dans un certain nombre de maladies générales (tuberculose) et d'affec-

tions locales (troubles digestifs, appendicite chronique, lésions septiques bucco-pharyngiennes, hyperthyroïdisme, etc.).

subglossite diphtéroïde (Riga, 1880). Syn. *maladie de Cardarelli, maladie de Riga* ou *de Riga-Fede, production sublinguale.* Petite tumeur exulcérée sublinguale siégeant au niveau du frein de la langue, due au frottement des incisives inférieures, que l'on observe chez les enfants atteints de toux, quelle qu'en soit la cause. Elle est surtout fréquente dans la coqueluche.

subictère, *s. m.* Ictère léger.

subictérique, *adj.* Qui présente une coloration jaunâtre.

subintrant, *adj.* (*subintrare,* entrer presque en même temps). Se dit d'accès de fièvre intermittente, d'épilepsie, etc., tellement rapprochés que l'un commence quand le précédent n'est pas encore terminé.

subinvolution de l'utérus (Simpson). Hypertrophie de l'utérus persistant d'une façon définitive au-delà des suites de couches.

subjectif, ive, *adj.* Qui a rapport au sujet. — Se dit des symptômes qui ne sont perçus que par le malade, comme la douleur.

subjectif des blessés du crâne (syndrome). V. *crâne (syndrome subjectif des blessés du).*

subjectif post-commotionnel (syndrome). V. *crâne (syndrome subjectif des blessés du).*

subjectif des traumatisés du crâne (syndrome). V. *crâne (syndrome subjectif des blessés du).*

subléthal, *adj.* Presque mortel. — *dose s.* Dose légèrement inférieure à la dose mortelle.

subléthal (facteur ou **gène).** V. *semi-léthal (facteur ou gène).*

subleucémie, *s. f.* Variété de leucémie au cours de laquelle l'hyperleucocytose est modérée, tandis que la formule sanguine reste caractéristique de l'affection leucémique.

sublimé (réaction au). V. *Gros (réaction de)* et *Takata-Ara (réaction de).*

subluxation, *s. f.* Luxation incomplète. — s. *spontanée de la main*. V. *carpocyphose*.

submatité, s. f. Diminution de la sonorité, matité incomplète obtenue par la percussion d'une partie du corps.

subnarcose, s. f. (*sub*, indiquant un amoindrissement; νάρκωσις, assoupissement). Sommeil léger, incomplet. Se dit surtout de l'état de demi-sommeil provoqué par l'emploi d'anesthésiques généraux à faibles doses.

subordination (loi de) (R. Baron) (morphologie). Les variations du profil (alloïdisme) sont subordonnées à celles des lignes générales (anamorphose) et à celles du volume et du format (hétérométrie).

subréflectivité, s. f. (Babinski). Affaiblissement des réflexes.

subsepsis allergica. V. *Wissler-Fanconi (syndrome de)*.

subseptus (uterus). Malformation congénitale de l'utérus qui est cloisonné dans sa moitié supérieure (vestige des deux canaux de Müller).

substrat plasmatique de la rénine. Angiotensinogène. V. *rénine*.

subtiline, s. f. (Jansen et Hirschmann, 1944). Substance extraite du *Bacillus subtilis* et douée, *in vitro*, d'une grande activité antibiotique contre les germes Gram +, le gonocoque et le bacille de Koch. Sa toxicité limite son emploi.

succédané, adj. et s. m. (*succedaneus*, qui remplace). Médicament ayant les mêmes propriétés qu'un autre et qui peut lui être substitué.

succulent, ente, adj. (*succus*, suc). Se dit parfois d'un organe ou d'une partie de l'organisme augmentés de volume par un afflux anormal de lymphe. — *main s*. (Marinesco). Aspect particulier de la main, dû à une infiltration œdémateuse des tissus sous-cutanés, surtout marquée à la face dorsale et au niveau des premières phalanges, coexistant souvent avec l'atrophie des muscles; c'est un trouble trophique qui s'observe dans la syringomyélie, dans certains cas de myopathie, et chez les anciens hémiplégiques. — *organes lymphoïdes s*. chez les lymphatiques (J. Comby).

succussion, s. f. (*succutere*, secouer). Action de secouer. — *s. hippocratique*. Mode d'exploration du thorax consistant, le malade étant assis sur son lit, à imprimer au tronc des mouvements de latéralité, et à pratiquer en même temps l'auscultation de la poitrine. Dans le cas d'hydro-pneumothorax, on entend un bruit de flot caractéristique. V. *flot (bruit de)* et *glouglou (bruit de)*.

Suchet (microméthodes ou **microréactions de)**. Techniques sérologiques utilisant de très faibles quantités de sérum (0,01 ml) obtenues par simple piqûre de la pulpe du doigt; elles sont surtout employées dans les examens en grande série pratiqués dans les collectivités.

sucrée (hormone). V. *11-oxycorticostéroïdes*.

sudamina, s. m. pl. (pl. de *sudamen*, lat. fictif de *sudare*, suer). Lésion de la peau caractérisée par la formation de petites vésicules très fines, transparentes, ne s'accompagnant pas de rougeur des téguments et apparaissant à la suite de transpirations abondantes.

sudation, s. f. (*sudare*, suer). Production de sueur dans un but thérapeutique.

Sudeck (atrophie ou **maladie de)** (1900). Décalcification des os, succédant parfois au traumatisme d'une extrémité. Elle est accompagnée de douleur et d'impotence. V. *algies diffusantes post-traumatiques*, *extenso-progressif (syndrome)*, *mélotrophose traumatique*, *névrite ascendante* et *ostéoporose algique post-traumatique*.

sudorifique, adj. et s. m. (*sudor ; facere*). Syn. *diaphorétique*. Qui provoque la sudation.

suette, s. f. — *s. anglaise*. Maladie fébrile, contagieuse, qui a sévi en Angleterre au XVe et au XVIe siècle sous forme de violentes épidémies et qui a complètement disparu aujourd'hui; elle présentait de nombreuses analogies avec la *s. miliaire*. — *s. miliaire*. Syn. *fièvre miliaire*. Maladie infectieuse, endémo-épidémique en France, caractérisée cliniquement par des sueurs, un érythème polymorphe avec miliaire et des phénomènes nerveux, en particulier étouffements et crises dyspnéiques.

sueur de sang. V. *hémathidrose.*

sueur (test de la) (Darling et Di Sant'Agnese, 1953). Dosage du chlorure de sodium dans la sueur, utilisé pour le diagnostic de la mucoviscidose (v. ce terme). La concentration sudorale en Cl, qui est normalement de 30 mEq/l, ne dépasse le taux de 60 mEq/l que dans cette maladie.

suffocation, s. f. (*suffocare*). Asphyxie causée par un obstacle mécanique siégeant à l'intérieur des voies respiratoires, ou sur la bouche et le nez.

suffusion, s. f. (*suffundere*, répandre dessous). Épanchement.

suggestibilité, s. f. « Aptitude à être influencé par une idée acceptée par le cerveau et à la réaliser » (Bernheim).

suggestion, s. f. (*suggerere*, suggérer, de *sub*, sous, et *gerere*, porter). 1° « Acte par lequel une idée est introduite dans le cerveau et acceptée par lui » (Bernheim). — 2° Nom donné à cette idée, que le sujet soit conscient ou non (hypnotisme) de son origine extérieure.

sugillation, s. f. (*sugillare*, meurtrir). 1° Légère ecchymose de la peau. — 2° V. *lividité cadavérique.*

sulciforme, adj. (*sulcus*, sillon). Qui a la forme d'un sillon. — *érosion s.* (Parrot). Lésion dentaire constituée par une rainure linéaire creusée dans la couronne suivant un trajet horizontal (syphilis congénitale).

sulfamide, s. m. Antibiotique classé dans la famille des antibiomimétiques. Le terme *s.* désigne le para-amino-benzène sulfamide et toute une série de corps organosoufrés chimiquement voisins. Ils agissent comme antimétabolites en empêchant la synthèse de l'acide folique. Ils exercent une action bactériostatique *in vitro* et *in vivo* sur de nombreux microbes : streptocoque, pneumocoque, gonocoque, méningocoque, staphylocoque, etc. Leur efficacité est actuellement limitée

du fait de la résistance acquise par de nombreux germes. V. *antibiomimétiques* et *antimétabolite.*

sulfamidémie, s. f. Présence de sulfamides dans le sang.

sulfamidorachie, s. f. Présence de sulfamides dans le liquide céphalo-rachidien.

sulfamidorésistance, s. f. Résistance des microbes à l'action bactériostatique d'un, de plusieurs ou de tous les corps à fonction sulfamide.

sulfamidothérapie, s. f. Emploi thérapeutique des divers corps à fonction sulfamide dont on utilise les propriétés bactériostatiques par voie interne ou externe.

sulfamidurie. Présence dans l'urine des sulfamides éliminés par les reins.

sulfatidose, s. f. (Jervis). Variété de lipoïdose caractérisée par l'accumulation de sulfatides. V. *Scholz-Greenfield (maladie de).*

sulfhémoglobine, s. f. Produit résultant de la transformation de l'hémoglobine, au cours de l'intoxication par l'hydrogène sulfuré et par les sulfamides.

sulfhémoglobinémie, s. f. Présence dans le sang de sulfhémoglobine entraînant des accidents analogues à ceux de la méthémoglobinémie (v. ce mot).

sulfhydrisme, s. m. Intoxication professionnelle par inhalation d'hydrogène sulfuré souvent mélangé à des vapeurs ammoniacales, à de l'acide carbonique, à de l'acide nitreux, etc. (fosses, égouts). Le *s. aigu* se manifeste d'une façon foudroyante (plomb des vidangeurs), par la perte de connaissance accompagnée de quelques convulsions; si le malade est ranimé, il garde assez longtemps de l'oppression épigastrique et de la céphalée. — Le *s. lent* ou *chronique*, plus rare, s'accompagne de céphalée intense et constrictive, de somnolence, de bourdonnements d'oreille, de catarrhe des voies respiratoires et digestives; il peut aboutir au marasme ou à l'ictère grave.

sulfobromophtaléine (épreuve à la). V. *bromesulfonephtaléine (test de la).*

sulfocarbonisme, *s. m.* Intoxication par le sulfure de carbone.

sulfocyanate de sodium (épreuve au). V. *rhodanate de sodium (épreuve au).*

sulfo-phospho-vanillique (réaction) (Chabrol et Charonnat, 1937). Procédé de dosage des acides gras non saturés et du cholestérol dans le sérum sanguin et dans la bile. Il consiste à traiter d'abord, au bain-marie bouillant, par l'acide sulfurique concentré, le liquide à éprouver, puis à pratiquer la réaction phospho-vanillique. Une teinte rose apparaît, dont l'importance est appréciée par comparaison avec des solutions étalon au cobalt. Chiffres normaux : dans le sérum sanguin, 7 à 10 g ; dans la bile, 20 à 30 g.

super-embryonnement, *s. m.* V. *superfétation.*

super-fécondation, *s. f.* (*super*, sur, au-dessus de). Syn. *super-imprégnation.* Fécondation de deux ou de plusieurs ovules au cours du même coït ou de coïts successifs pendant la même période d'ovulation.

super-femelle (syndrome de la). V. *triplo X.*

superfétation, *s. f.* (*super ; fetare*, engendrer). Syn. *super-embryonnement.* Fécondation de deux ovules (grossesse gémellaire bi-ovulaire ou dizygote) au cours de deux périodes d'ovulation successives. C'est la conception d'un second fœtus pendant le cours d'une grossesse. De tels faits n'ont jamais été prouvés.

superfusion néphronique (syndrome de). Syndrome caractérisé par l'accroissement de la perfusion des glomérules rénaux et de la fonction tubulaire. Il a été observé dans l'hypoplasie rénale bilatérale avec oligonéphronie.

super-imprégnation, *s. f.* V. *superfécondation.*

super-infection, *s. f.* Syn. *surinfection.* Infection nouvelle contractée par un sujet déjà infecté antérieurement et non encore guéri. — Ce terme est employé habituellement dans le cas où la deuxième infection est de même nature que la première (tuberculose).

super-involution de l'utérus. Exagération de l'involution post-puerpérale. L'utérus s'atrophie, bien que le sujet n'ait pas atteint l'âge de la ménopause.

super-syphilisation, *s. f.* Nouvelle infection syphilitique d'un sujet déjà atteint de syphilis.

super-tuberculisation, *s. f.* (P. Carnot). Deuxième infection tuberculeuse survenant et évoluant au cours d'une tuberculose antérieure.

supination, *s. f.* (*supinus*, renversé sur le dos). 1° Mouvement de l'avant-bras qui a pour résultat de faire exécuter à la main une sorte de rotation de dedans en dehors. — 2° Décubitus dorsal, la tête renversée, les bras et jambes étendus et reposant sur le lit ; signe de grande faiblesse.

suppléance vertébro-basilaire (syndrome de). V. *sous-clavière voleuse (syndrome de la).*

suppositoire, *s. m.* (*supponere,* placer au-dessous). Préparation pharmaceutique, de consistance solide, de forme conique ou ovoïde que l'on met dans l'anus soit pour faciliter les évacuations, soit pour faire absorber un médicament.

suppuration, *s. f.* (*suppurare,* suppurer). Production de pus.

supramastite, *s. f.* (*supra,* sur ; μαστός, mamelle). Nom donné au phlegmon superficiel du sein, c'est-à-dire se développant en avant de la glande, dans la peau ou le tissu cellulaire sous-cutané.

suprasellaire, *adj.* Qui est situé au-dessus de la selle turcique.

supra-ventriculaire, *adj.* (cardiologie). Se dit d'un phénomène (tachycardie, extrasystole) dont l'origine est située au-dessus du ventricule : dans le sinus, l'oreillette, ou le nœud de Tawara.

suralimentation, *s. f.* Ingestion d'une quantité d'aliments supérieure à la ration d'entretien. — La s., qui est le plus souvent une faute d'hygiène, peut faire partie du traitement de certaines maladies.

surcharge diastolique. V. *hypertrophie ventriculaire de surcharge.*

surcharge systolique. V. *hypertrophie ventriculaire de barrage.*

surcharge ventriculaire (électrocardiographie). V. *hypertrophie ventriculaire.*

surcharge volumétrique. V. *hypertrophie ventriculaire de surcharge.*

surdi-mutité, *s. f.* Privation de la parole par suite d'une surdité congénitale ou acquise dans les premières années de la vie (avant l'âge de 8 ans).

surdité, *s. f.* (*surdus*, sourd). Affaiblissement ou abolition complète du sens de l'ouïe. La s. peut être due à une lésion des centres cérébraux de l'audition (*s. centrale*), à une lésion du nerf auditif (*s. de perception*) ou à une lésion de l'oreille moyenne : tympan, trompe d'Eustache, chaîne des osselets (*s. de transmission*, la seule curable chirurgicalement). — *s. apoplectiforme.* V. *Ménière (syndrome de).*

surdité musicale. Syn. *amusie sensorielle* ou *réceptive.* Variété d'aphasie sensorielle dans laquelle le malade ne reconnaît plus les airs de musique.

surdité verbale (Kussmaul, 1876). Syn. *cophémie* (Shaw, 1893), *kophémie, logocophose* (Lichtheim). Variété d'aphasie sensorielle, consistant dans l'impossibilité de comprendre les idées exprimées par les sons articulés rationnels. V. *amnésie logophonique.* — *s. v. congénitale.* V. *audi-mutité.*

surface mitrale. Dimensions de l'orifice mitral, exprimées en cm². V. *Gorlin (formule de)* et *index mitral.*

surfactant, *s. m.* (von Neergardt, 1929; Macklin, 1954; Clements, 1957). Liquide formant un film très mince qui tapisse la face interne des alvéoles pulmonaires. Il est sécrété par les grandes cellules alvéolaires granuleuses (pneumocytes II), et il est formé d'un complexe lipidoprotidique riche en phospholipides et en mucopolysaccharides. C'est une substance tensio-active dont la tension superficielle, fait remarquable, est variable, augmentant et diminuant parallèlement à la distension des alvéoles. Le s. joue, de ce fait, un rôle très important dans la mécanique ventilatoire, modifiant l'élasticité et la rétraction pulmonaire (v. *compliance*). En pathologie, il interviendrait dans le syndrome des membranes hyalines et peut-être dans certains collapsus pulmonaires.

surinfection, *s. f.* V. *super-infection.*

surjet, *s. m.* V. *suture en surjet.* — *s. à point arrière.* Réalisation, à l'aide d'un fil unique, d'une succession de points de surjet disposés de manière que l'entrée de chaque point soit au niveau du milieu de la boucle précédente, et sa sortie en avant d'elle. Ce s. n'est pas utilisé pour suturer une incision, mais pour faire une hémostase préventive autour du tracé d'un lambeau cutané. — *s. de Cushing.* V. *Cushing (surjet ou suture de).* — *s. de Gely.* V. *Gely (surjet ou suture de).*

Surmay (opération de) (1878). V. *jéjunostomie.*

surmenage, *s. m.* Trouble morbide résultant d'un exercice prolongé au delà de la sensation de fatigue. Il peut être aigu ou chronique, général ou local, intellectuel ou physique. Le s. est dû à une auto-intoxication par les déchets qui n'ont pu être éliminés.

sur-moi, *s. m.* (psychanalyse). Partie inconsciente de la personnalité qui apparaît chez l'enfant lors du refoulement dans l'inconscient de ses tendances instinctives (pulsions), en particulier de son attachement sexuel à la personne de ses parents (complexe d'Œdipe). C'est une sorte de censure accusatrice qui inspire le sentiment névrotique de culpabilité et d'autopunition.

suroxygénation, *s. f.* Exagération de la proportion d'oxygène contenu dans le mélange inhalé en cas d'oxygénothérapie ; le taux maximum d'oxygène tolérable paraît être d'environ 60 %.

surra, *s. m.* Trypanosomiase particulière aux bovidés, originaire des

Indes et s'étendant sur les Philippines, Java et Maurice, où elle cause des ravages analogues à ceux de la maladie de la tsé-tsé; l'agent de transmission du parasite est également une glossine.

surréflectivité, s. f. (Babinski). Exagération des réflexes.

surrénales (hormones). Hormones sécrétées par les glandes surrénales. V. *cortico-surrénale* et *médullo-surrénale.*

surrénale (hyperplasie — congénitale). V. *Wilkins (maladie de).*

surrénales (hyperplasie lipoïde des). V. *Prader et Gurtner (syndrome de).*

surrénalectomie, s. f. (von Oppel, 1921). Syn. *épinéphrectomie, opération de von Oppel.* Extirpation d'une glande surrénale; opération préconisée dans les cas d'hypertension essentielle, de maladie de Buerger ou de tumeur de la glande.

surrénalite, s. f. Inflammation des capsules surrénales, survenant généralement au cours d'une infection et se traduisant par des douleurs lombo-abdominales, de l'anorexie, des vomissements, de la diarrhée et de la prostration avec tendance au collapsus.

surrénalo-génital (syndrome) (Broster et Gardner Hill, 1933). V. *génito-surrénal (syndrome).*

surrénalome, s. m. Syn. *épinéphrome, hypernéphrome.* Nom générique des tumeurs, bénignes ou malignes, de la glande surrénale. On distingue le *cortico-surrénalome* et le *médullo-surrénalome* (v. ces mots). — *s. hypertensif* (Vaquez, Donzelot et Géraudel, 1929). V. *phéochromocytome.*

surrénalotrope, adj. Qui a des affinités pour les glandes surrénales. Ex. : *hormones.*

surrénogénital (syndrome). V. *génitosurrénal (syndrome).*

surrénoprive, adj. Qui se rapporte ou qui est dû à une déficience des glandes surrénales.

sus-acromiotomie, s. f. (obstétrique). Opération qui consiste à inciser profondément les muscles de la région sus-acromiale pour faciliter

l'accommodation du tronc (fœtus mort), dans le cas de bassin vicié, ou lorsque l'accouchement doit être pratiqué rapidement (éclampsie).

susapexien, adj. (cardiologie). Qui siège au-dessus de la pointe du cœur.

sus-iliaque latéral (point). Point situé au-dessus de la partie moyenne de la crête iliaque, au niveau de l'émergence du rameau perforant du 12e nerf intercostal; la pression en ce point est parfois douloureuse dans les affections rénales (Pasteau).

sus-intra-épineux (point). Point situé au-dessus et en avant de l'épine iliaque antéro-supérieure, au niveau de l'émergence du nerf fémorocutané; la pression en ce point est parfois douloureuse dans les affections rénales (Pasteau).

sus-nasal ou **sus-orbitaire (point).** V. *ophryon.*

suspensoïde, s. m. V. *micelle.*

suspensoir, s. m. (*suspendere,* suspendre). Bandage destiné à soutenir le scrotum.

suspiciens, adj. (*suspicere,* regarder en haut). Qui fait tourner l'œil vers le haut. Ex. : les fibres des nerfs oculo-moteurs commandant l'élévation du globe oculaire.

suspirieuse (respiration) (*suspirium,* soupir). Respiration dont le bruit est analogue à celui du soupir.

Sussman (éperon de). Image visible sur les aortographies prises en position oblique antérieure gauche : petite saillie sur le contour interne de l'aorte, juste en aval de l'isthme, correspondant à l'embouchure aortique d'un canal artériel perméable.

sustentation, s. f. (*sustentatio,* nourriture). Action de soutenir les forces d'un malade, d'un convalescent, d'un blessé, d'un opéré par une alimentation convenable ou des médicaments appropriés. — *base de s.* (*sustentare,* soutenir). Pour un sujet debout, espace limité par les deux pieds et les droites qui joignent les talons d'une part et les points d'appuis antérieurs des pieds d'autre part.

Sutter (antigène, facteur ou **système).** V. *groupes sanguins.*

Sutton (maladie de) (1916). Affection cutanée caractérisée par un nævus pigmentaire situé au centre d'une tache de vitiligo.

suture, s. f. (*sutura*, couture, de *suo,* je couds). Réunion, à l'aide de fils, des parties divisées (lèvres d'une plaie, extrémités d'un tendon ou d'un nerf coupés, etc.). — s. de *Connel-Mayo, de Cushing, de Gély, aux points de Gillies, de Halsted, de Le Dentu, de Le Fort, de Lembert, de Robineau, de Wölfler.* V. chacun de ces noms propres.

suture sur bourdonnet. V. *bourdonnet.*

suture en bourse. Suture dans laquelle le fil est passé tout autour d'une ouverture circulaire, qui se trouve fermée lorsque les deux extrémités du fil sont tirées et nouées ensemble.

suture crânienne (anatomie). Ligne de réunion de deux os plats de la voûte du crâne. A la naissance, existent : 1° selon l'axe sagittal, la *suture métopique* qui unit les deux moitiés de l'os frontal, prolongée en arrière par la *suture interpariétale ;* elles sont séparées par la fontanelle antérieure ou bregmatique, de forme losangique. En arrière, la suture interpariétale se termine à la fontanelle postérieure ou lambdatique, triangulaire. — 2° Selon l'axe transversal, en avant, les *sutures coronales,* unissant les os frontaux et les pariétaux, étendues de la fontanelle antérieure aux fontanelles sphénoïdiennes (ou f. ptériques de Pozzi) ; en arrière, les *sutures lambdoïdes* unissant les pariétaux et l'occipital, étendues de la fontanelle postérieure aux fontanelles mastoïdiennes (ou f. astériques de Pozzi). La soudure prématurée de ces sutures provoque les différentes formes de craniosténose (v. ce terme).

suture intradermique. V. *surjet intradermique.*

suture de pelletier. V. *suture en surjet simple.*

suture primitive. Suture d'une plaie pratiquée dans les premières heures.

suture primitive retardée. Mise en place de fils d'attente après le nettoyage chirurgical d'une plaie ; si l'évolution de celle-ci est satisfaisante, les fils seront serrés vers le 5e jour.

suture de rapprochement. Suture faite de points profonds émergeant à distance des lèvres d'une plaie. Elle est destinée à éviter un excès de tension sur la suture de la plaie elle-même ou à assurer une coaptation large des tissus. Les fils sont parfois noués sur des tubes placés parallèlement à la plaie, ou arrêtés sur eux au moyen de plombs écrasés (tubes de Galli).

suture secondaire. Suture, après avivement et mobilisation de ses bords, d'une plaie ancienne propre et bourgeonnante.

suture séro-séreuse. Suture unissant deux surfaces tapissées de séreuse et destinée à recouvrir la suture d'un organe sous-jacent (enfouissement).

suture en surjet. Suture continue, le même fil assurant l'affrontement d'un bout à l'autre de l'incision. Pour chaque point, il est passé transversalement d'une lèvre à l'autre, de dehors en dedans pour la première, de dedans en dehors pour la seconde. Dans le *surjet simple* (ou *suture de pelletier*), l'aiguille commence chaque point en piquant la même lèvre ; dans le *surjet à points passés,* le fil, avant chaque point, est passé dans la boucle du point précédent. Dans le *surjet en U* ou à *points de matelassier,* l'aiguille commence chaque point en pénétrant dans la peau du côté où elle est sortie pour le point précédent. Le *surjet intradermique* est un surjet en U dans lequel l'aiguille, entre chaque point, ne sort pas de la peau, mais chemine dans le derme, parallèlement à la surface cutanée. Elle est utilisée pour obtenir des cicatrices très peu visibles.

Svedberg (unité) (Svedberg, en 1949, utilise l'ultra-centrifugation pour différencier les molécules des protides). Syn. *unité S. f.* (Svedberg of flotation). Unité servant à définir, selon leurs volumes, les différentes classes de molécules protido-lipidiques (ou de lipoprotéines) du sérum sanguin, séparées entre elles et isolées des protéines, au cours d'une ultracentrifugation prolongée, grâce à leur densité différente (Gofman, 1949). Chez le sujet sain, les molécules sont relativement petites (Sf 2 à 6); au cours de l'athérosclérose, il existe à jeun des molécules plus volumineuses (Sf 10 à 20) et l'ingestion de graisses provoque l'apparition de très grosses molécules (Sf supérieur à 100).

Swan (opération ou technique de) (1954). Fermeture chirurgicale d'une communication interauriculaire par incision de l'oreillette droite, l'assèchement des cavités cardiaques étant réalisé par clampage des gros vaisseaux du cœur sous hypothermie provoquée modérée.

Swan (syndrome de) (1948). Syn. *syndrome de la tache aveugle.* Syndrome observé dans certains strabismes internes dans lesquels la convergence des axes des deux yeux fait un angle de 12 à 18°; de telle manière que, dans la vision binoculaire, l'image se forme sur la tache aveugle de l'œil dévié en même temps que sur la macula de l'autre œil : il n'y a donc pas de diplopie. Ce syndrome est observé dans certaines hypermétropies avec anisométropie.

Swediaur (talalgie de). V. *talalgie.*

Sweet (syndrome de) (1964). Affection aiguë, caractérisée par de la fièvre et une éruption cutanée nodulaire prédominant aux membres supérieurs. Elle succède à une infection respiratoire et guérit rapidement par la corticothérapie.

Swenson-Bill (opération de). Opération pratiquée en cas de mégacôlon congénital; elle consiste dans la résection de la zone de rétrécissement recto-sigmoïdien, où les fibres nerveuses des plexus de Meissner et d'Auerbach sont altérées.

Swyer-James (syndrome de). V. *Mac Leod (syndrome de).*

Swift-Feer (maladie de) (1914). V. *acrodynie.*

sycéphalien, s. m. (σύν, avec; κεφαλή, tête) (I. G. Saint-Hilaire). Syn. *janicéphale, janiforme.* Nom donné à une famille de monstres doubles caractérisés par la fusion des deux têtes.

sychnosphygmie, s. f. (συχνός, fréquent; σφυγμός, pouls) (Spring, 1866) (inusité). Fréquence du pouls, correspondant à la tachycardie.

sychnurie, s. f. (συχνός; οὖρον, urine) (Laboulbène). V. *pollakiurie.* (Ce terme est préférable à pollakiurie).

sycosis, s. m. (σύκωσις, tumeur en forme de figue, de σῦκον, figue). Syn. *sycosis arthritique* (Bazin), *eczéma récidivant* ou *impétigo sycosiforme de la lèvre supérieure.* Variété de folliculite frappant les régions couvertes de gros poils (lèvres et joues), caractérisée par la formation, à la racine des poils, de pustules, de nodosités et même d'abcès intradermiques. — Il existe un *s. simple* causé par le staphylocoque et un *s. trichophytique.* — Le *s. lupoïde* (Brocq) ou *ulérythème sycosiforme,* se distingue par son extension régulière et son alopécie cicatricielle centrale.

Sydenham (chorée de). V. *chorée.*

Sydenham (hématurie de). Nom donné par Dieulafoy aux hématuries provoquées par un calcul rénal (pour rappeler l'observation que fit Sydenham sur lui-même).

sylvienne (syndrome de la). Forme la plus fréquente du ramollissement cérébral, due à l'oblitération de l'artère sylvienne. Elle est caractérisée par une hémiplégie, totale ou prédominante sur un membre ou sur la face, par des troubles sensitifs correspondants transitoires et, suivant les cas, par une aphasie, une hémianopsie homonyme ou une apraxie.

symbiose, s. f. (σύν, avec; βίος, vie). Existence simultanée et associée de deux ou plusieurs organismes qui vivent et se développent dans les mêmes conditions. Ils réagissent souvent les uns sur les autres, se transforment et acquièrent des propriétés nouvelles. Ex. : *s. bactérie-bactériophage.*

symbiotes, *s. f. pl.* (Portier, 1918). Bactéries vivant dans l'intimité des tissus, aussi bien chez les animaux que chez les végétaux, et se montrant en particulier dans la graisse des organes génitaux des vertébrés. Les *s.* seraient les agents de toutes les synthèses biologiques et fourniraient aux cellules leurs substances alimentaires et leurs matériaux de réserve.

symblépharon, *s. m.* (σύν; βλέφαρον, paupière). Adhérence entre les paupières et le globe de l'œil, d'origine cicatricielle et, très rarement, d'origine congénitale.

symbrachydactylie, *s. f.* (σύν; βραχύς, court; δάκτυλος, doigt). Soudure (syndactylie) et brièveté (brachydactylie) des doigts.

Syme (amputation ou **opération de).** Amputation du pied dans l'articulation tibio-tarsienne avec résection des malléoles et formation du lambeau avec la peau du talon.

Syme (opération de) (Jame S., 1844). Urétrotomie externe pratiquée sur un conducteur cannelé introduit par le méat.

symèle, *s. m.* (σύν; μέλος, membre) (I. G. St-Hilaire). Monstre caractérisé par la soudure des deux membres inférieurs qui se terminent par un double pied.

Symmers (maladie de). V. *Brill-Symmers (maladie de).*

Symonds (syndrome de) (1931). Hypertension intra-crânienne passagère au décours d'une otite moyenne; elle provoque de la céphalée, un œdème papillaire de stase et parfois des hémorragies rétiniennes ou même une paralysie transitoire de la VIᵉ paire crânienne.

sympathalgie, *s. f.* Syn. *algie sympathique.* Douleur d'origine neurovégétative siégeant en un point du système nerveux sympathique, en particulier au niveau d'un plexus. — *s. faciale.* V. *névralgisme facial.* — *s. solaire.* V. *solaire (syndrome).*

sympathectomie ou **sympathicectomie,** *s. f.* (sympathique; ἐκτομή, ablation). Résection plus ou moins étendue d'un nerf, d'un ganglion ou d'une chaîne sympathique au niveau des régions cervicale, dorsale ou lombaire. Elle a pour but de provoquer une vaso-dilatation dans la zone dépendant du segment nerveux supprimé. On la pratique en cas d'artérite oblitérante (*s. périartérielle* comportant l'ablation de la gaine celluleuse de l'artère; *s. lombaire*); elle a été préconisée comme traitement de l'hypertension artérielle (résection de la chaîne dorso-lombaire : opérations de Peet, de Smithwick, de Leriche, de Poppen, de White, de Grimson; v. ces termes). — *s. intra-murale.* V. *neuro-endartériectomie.*

sympathicisme, *s. m.* (M. Buch). Névralgies sympathiques.

sympathicogénique, *adj.* D'origine sympathique.

sympathicogonioblastome, *s. m.* V. *neuroblastome.*

sympathicogoniome, *s. m.* V. *neuroblastome.*

sympathicolytique, *adj.* (sympathique; λύειν, dissoudre). Syn. *sympatholytique, sympathicoplégique, sympathoplégique.* Se dit de ce qui paralyse le système nerveux sympathique.

sympathicomimétique, *adj.* Syn. *sympathomimétique.* Se dit d'une substance dont l'action imite celle du sympathique.

sympathicoplégique, *adj.* (sympathique; πλήσσειν, frapper). V. *sympathicolytique.*

sympathicothérapie, *s. f.* Traitement de certaines maladies par l'irritation ou l'anesthésie des zones de la muqueuse nasale reliées en filets sympathiques; variété de réflexothérapie.

sympathicotonie, *s. f.* (sympathique; τόνος, ressort) (Eppinger et Hess). Anomalie constitutionnelle particulière, caractérisée par une sensibilité spéciale du système nerveux sympathique reconnaissable, en clinique, à la tachycardie, à l'éréthisme cardiaque, à l'amaigrissement, à l'irritabilité du caractère, aux battements épigastriques, à la sécheresse de la peau, à la mydriase et à l'étroitesse de la fente palpébrale. L'injection sous-cutanée d'un milligramme d'adrénaline donne de la glycosurie, tandis que l'injection d'un centigramme de pilocarpine ne donne ni sudation, ni salivation exagérées. Elle s'oppose à la *vagotonie*. V. *adrénergie*.

sympathicotripsie, *s. f.* (sympathique; τρίψις, broiement) (Chipault). Broiement du ganglion cervical supérieur, opération qui déterminerait les mêmes effets nerveux que la sympathectomie.

sympathicotropisme, *s. m.* 1° Action excitante de certaines substances dites *sympathicotropes* sur le sympathique; elle est caractérisée par l'accélération du rythme cardiaque et une élévation de la tension artérielle. — 2° Ce mot est employé parfois dans le sens de *sympathicotonie*.

sympathine, *s. f.* (Cannon, 1931). Substance sympathico-mimétique libérée, à leur extrémité distale, par les nerfs adrénergiques (v. ce terme) au moment de leur stimulation. C'est le médiateur chimique de ces nerfs. La *s. E*, élaborée par leurs rameaux excitants (vaso-constricteurs, cardio-accélérateurs, etc.), est surtout formée de noradrénaline; la *s. I*, issue des terminaisons inhibitrices (broncho-dilatatrices, intestinales), est l'adrénaline. V. *récepteur adrénergique* ou *sympathique*.

sympathique, *adj.* (σύν; πάθος, affection). 1° Se dit du retentissement des troubles morbides d'un organe sur un ou plusieurs autres organes ou sans lésion de ceux-ci. — *folie s.* V. *folie*. — *ophtalmie s.* V. *ophtalmie*. — 2° Qui se rapporte au système nerveux sympathique. — *récepteur s.* *récepteur adrénergique* ou *sympathique*. — *s. m.* Système nerveux sympathique.

sympathique cervical postérieur (syndrome) (Barré et Liéou, 1925-1928). Syn. *syndrome de Barré et Liéou*, *syndrome de Fuchs*. Syn-

drome caractérisé par de la céphalée localisée à la nuque et à la région occipitale, des vertiges, des éblouissements, des bourdonnements d'oreille et parfois des troubles vaso-moteurs et des spasmes de la face. Il apparaît au cours du rhumatisme du rachis cervical et serait dû à l'irritation du plexus sympathique qui entoure l'artère vertébrale. V. *vestibulaire (syndrome)* et *Bärtschi-Rochain (syndrome de)*.

sympathique paratrigéminé (syndrome). V. *Raeder (syndrome de)*.

sympathoblastome, *s. m.* V. *neuroblastome*.

sympathogoniome, *s. m.* V. *neuroblastome*.

sympathologie, *s. f.* (Laignel-Lavastine). Etude des réactions sympathiques physiologiques et pathologiques.

sympatholyse, *s. f.* (sympathique; λύω, je dissous). Destruction d'éléments nerveux appartenant au système sympathique.

sympatholytique, *adj.* V. *sympathicolytique*.

sympathome embryonnaire, s. sympathoblastique, s. sympathogonique. V. *neuroblastome*.

sympathomimétique, *adj.* V. *sympathicomimétique*.

sympathoplégique, *adj.* (sympathique; πλήσσειν, frapper). V. *sympathicolytique*.

sympathose, *s. f.* Nom donné par Laignel-Lavastine aux syndromes par lesquels se manifestent les perturbations des fonctions sympathiques. — *s. artérielle* (P. N. Deschamps, 1952). Variété de maladie artérielle des membres inférieurs différant des artérites oblitérantes. Elle est caractérisée par de la claudication intermittente et même des douleurs au repos, mais sans diminution de l'indice oscillométrique et sans évolution vers la thrombose; elle guérit mais peut récidiver.

symphalangie, *s. f.* (σύν, ensemble; φάλαγξ, phalange) (Drinkwater, 1917). Syn. *symphalangisme* (Mercier, 1838; H. Cushing, 1916), *syndrome de Drinkwater*. Malformation des doigts consistant en l'absence de l'articulation entre la phalange et la phalangine ; elle est héréditaire, transmise selon le type dominant.

symphalangisme, s. m. V. *symphalangie.*

symphatnie, s. f. (σύν, ensemble ; φάτνη, alvéole). Courbe de l'arc alvéolaire (anthropologie).

symphonallaxis, s. f. (συμφωνία, ensemble de sons; ἀλλάσσειν, changer) (Schmalz, 1848). Emploi de consonnes les unes pour les autres.

symphysaire horizontale (ligne) (Peter). Syn. *ligne de Peter.* Ligne droite horizontale unissant le sommet des deux grands trochanters et passant par le bord supérieur de la symphyse pubienne. Elle sert de repère pour apprécier les déplacements du grand trochanter dans les fractures ou les luxations de la hanche.

symphyse, s. f. (σύν; φύσις, production). Adhérence anormale des deux feuillets d'une séreuse.

symphyse cardiaque. Syn. *symphyse péricardique, péricardite symphysaire.* Union plus ou moins intime des deux feuillets du péricarde souvent associée à des adhérences médiastinales qui relient le cœur aux organes voisins et l'immobilisent. Parfois le péricarde est épaissi en une coque fibreuse qui enserre le cœur ; c'est alors qu'apparaissent les troubles du fonctionnement cardiaque (v. *péricardite constrictive*).

symphyse cardio - tuberculeuse (Hutinel, 1893). Syn. *cirrhose cardiotuberculeuse, syndrome d'Hutinel.* Tableau d'asystolie subfébrile à prédominance hépatique, avec gros foie, œdème, ascite abondante et récidivante, spontanément mortelle, propre à l'enfant et à l'adolescent. Il est dû à une s. péricardique tuberculeuse associée à une atteinte tuberculeuse du péritoine et du foie ; c'est une forme de péricardite constrictive (v. ce terme).

symphyse péricardique. V. *symphyse cardiaque.*

symphyse péricardo-périhépatique (Gilbert et Garnier). V. *pseudocirrhose péricardique.*

symphyse pleurale. Adhérence plus ou moins étendue des deux feuillets de la plèvre.

symphyse rénale. Anomalie consistant dans la soudure des deux reins ; elle peut réaliser des types variables : rein en fer à cheval, en galette, sigmoïde, s. r. unilatérale.

symphysite, s. f. Inflammation de la symphyse pubienne. — s. *tuberculeuse.*

symphyséotomie, s. f. (σύμφυσις, symphyse ; τομή, section) (Sigault, 1768). Syn. *synchondrotomie.* Section de l'articulation pubienne, de manière à obtenir un écartement momentané des deux os iliaques et, par suite, un élargissement du bassin. Elle a pour but de faciliter l'accouchement par les voies naturelles dans le cas de rétrécissement du bassin.

symptomatique, adj. Qui concerne les symptômes d'une maladie. — *médication s.* Traitement des symptômes et non des causes d'une maladie.

symptomatologie, s. f. (σύμπτωμα, symptôme ; λόγος, discours). Etude des symptômes des maladies.

symptôme, s. m. (σύν ; πίπτειν, arriver). Phénomène particulier que provoque dans l'organisme l'état de maladie. Découverts par le médecin (s. *objectifs*) ou signalés par le patient (s. *subjectifs*), les s. permettent d'établir le diagnostic. — Pour quelques auteurs, ce mot ne devrait désigner que les troubles fonctionnels perçus par le malade lui-même (s. *subjectifs*).

synadelphe, s. m. (σύν; ἀδελφός, frère) (I. G. St-Hilaire). Monstre double, monocéphalien, caractérisé par une seule tête et un seul tronc qui porte huit membres, dont quatre semblent dorsaux et sont dirigés en haut.

synalgésie, s. f. (σύν; ἄλγησις, douleur) ou **synalgie,** s. f. (σύν; ἄλγος, douleur). Névralgie survenant dans le voisinage d'une violente douleur.

synallélognathie, s. f. (σύν; ἀλλήλων, l'un l'autre ; γνάθος, mâchoire) (anthropologie). Etat des deux mâchoires gardant constantes leurs relations, malgré les variations de l'ensemble de la face dans les diverses races humaines.

synanche ou **synancie**, s. f. V. angine.

synapse, s. f. (σύναψις, point de jonction) (Michael Foster). 1° Lieu de connexion de deux neurones. — 2° Syn. cénapse (Machœbœuf). Nom parfois donné en chimie à certains corps complexes. Ex. : s. lipidoprotidique.

synaptase, s. f. (συνάπτω, je réunis). Nom proposé par Morat et Doyon pour désigner les ferments solubles qui opèrent des recompositions, le terme de diastase étant réservé à ceux qui font des décompositions.

synaptique, adj. Qui se rapporte à la synapse. — temps s. Temps mis par l'excitation nerveuse à franchir les synapses intercalées entre les neurones.

synaptolytique, adj. (synapse; λύειν, dissoudre) ou **synaptoplégique**, adj. (synapse; πλήσσειν, frapper). V. ganglioplégique.

synaraxie, s. f. (σύν; ἀράξειν, frapper). Nom donné en biologie au mode d'affrontement des dents des deux mâchoires.

synarthrose, s. f. (σύν; ἄρθρον, articulation). Union de deux os par une suture fibreuse (synfibrose), cartilagineuse (synchondrose) ou osseuse (synostose).

syncheilie ou **synchilie**, s. f. (σύν; χεῖλος, lèvre). Atrésie d'origine cicatricielle de l'orifice buccal, avec perte de substance des lèvres et des joues, et adhérence de celles-ci au rebord alvéolaire.

synchisis ou **synchysis**, s. m. (συγχύσις, confusion). Lésion du globe de l'œil consistant en un ramollissement du corps vitré s'accompagnant souvent d'opacités flottant dans son intérieur. — s. étincelant. Forme rare de ramollissement du corps vitré, caractérisé par la présence de nombreuses paillettes de cholestérol qui flottent dans son intérieur et miroitent comme une poussière d'or. V. Benson (maladie de).

synchondrotomie, s. f. (σύν; χόνδρος, cartilage; τομή, section). V. symphyséotomie.

synchroniseur, s. m. (σύν; χρόνος, temps) (F. Halberg, 1954). Facteur qui impose la cadence de ses variations cycliques aux rythmes biologiques d'un organisme sensible. Ex. : l'alternance du jour et de la nuit influe sur les rythmes circadiens de la température animale, de l'excrétion de l'eau, du sodium, de la sécrétion des hormones, etc. V. circadien et chronobiologie.

syncinésies, s. f. pl. (σύν; κίνησις, mouvement). Syn. mouvements associés. Contractions coordonnées et involontaires apparaissant dans un groupe de muscles à l'occasion de mouvements volontaires ou réflexes d'un autre groupe musculaire.

synclitisme, s. m. (σύν; κλίνειν, incliner) (obstétrique). Théorie suivant laquelle la tête du fœtus, pendant l'engagement, descend de manière que son diamètre bipariétal soit parallèle au plan du détroit supérieur et aux différents plans de l'excavation qu'il traverse successivement, la suture sagittale se maintenant à égale distance du pubis et du sacrum.

syncopale (respiration) (Holovtschiner). Respiration entrecoupée, interrompue par de longues pauses, devenant de plus en plus superficielle jusqu'à la cessation finale. Type respiratoire des hémorragies mortelles.

syncope, s. f. (σύν; κόπτειν, couper). « Perte de connaissance brutale et complète liée à une soudaine anoxie cérébrale » (J. Hamburger). Elle s'accompagne de paleur extrême et généralement d'arrêt respiratoire. Elle est provoquée par une pause cardiaque, une bradycardie ou une tachycardie excessives, ou par une subite hypotension artérielle. — On donne parfois le nom de s. locale à l'arrêt de la circulation dans une partie du corps bien limitée, tel qu'on l'observe dans la maladie de Raynaud.

syncytiome, s. m. Tumeur formée

aux dépens du syncytium (syn. de *déciduome*).

syncytium, *s. m.* Masse protoplasmique continue pourvue de nombreux noyaux. — (embryologie). Couche de protoplasma granuleux tapissant les villosités choriales.

syndactylie, *s. f.* (σύν; δάκτυλος, doigt). Malformation héréditaire transmise selon le type dominant, consistant dans la soudure des doigts entre eux, soudure des plans superficiels (doigts palmés) ou osseux.

syndesmopexie, *s. f.* (σύνδεσμος, ligament; πῆξις, fixation). Opération ayant pour but de remédier à la rupture d'un ligament. — Ce terme désigne surtout une intervention destinée à maintenir réduite la luxation susacromiale de la clavicule : elle consiste à attacher l'extrémité externe de cet os à l'apophyse coracoïde par un fil non résorbable.

syndesmophyte, *s. m.* (σύνδεσμος, ligament; φυτόν, végétation). Calcification des ligaments articulaires; en particulier des ligaments antérieurs et latéraux unissant les corps vertébraux dans la pelvispondylite rhumatismale, surtout de la 11e vertèbre dorsale à la 2e lombaire.

syndesmophytose, *s. f.* Présence de syndesmophytes (v. ce terme).

syndesmoplastie, *s. f.* (σύνδεσμος; πλάσσειν, former). Réfection d'un ligament articulaire.

syndesmotomie, *s. f.* (σύνδεσμος, ligament; τομή, section). Section des ligaments articulaires.

syndrome, *s. m.* (σύνδρομή, concours). Réunion d'un groupe de symptômes qui se reproduisent en même temps dans un certain nombre de maladies.

syndromique (réaction). V. *tuberculinisation (épreuve de la)*.

synéchie, *s. f.* (σύν; ἔχειν, tenir). Adhérence. — Employé parfois dans le sens de *symphyse*. — (ophtalmologie). Adhérence de l'iris en avant avec la face postérieure de la cornée (*s. antérieure*), ou en arrière avec la capsule du cristallin (*s. postérieure*). — *s. intra-nasale*. Adhérence de la cloison du nez avec un cornet, généralement le

cornet inférieur. — *s. utérine*. Adhérence entre les parois de la cavité utérine, séquelle d'une tuberculose utéro-annexielle ou d'un curetage. V. *Asherman (syndrome d')*.

synéchotomie, *s. f.* (synéchie; τομή, section). Section de brides ou d'adhérences. — *s. nasales*. Destruction des synéchies nasales. — *s. pleurale* (G. Poix). V. *Jacobæus (opération de)*.

synencéphalocèle, *s. f.* (σύν; encéphalocèle). Encéphalocèle congénitale présentant des adhérences plus ou moins étendues avec le placenta, le cordon ou les membranes.

synergie, *s. f.* (σύν; ἔργον, œuvre) (physiologie). Association de plusieurs organes, de plusieurs muscles, pour l'accomplissement d'une fonction ou d'un mouvement.

synergisme, *s. m.* Renforcement de l'action de deux substances par leur association : l'effet global est supérieur à la somme des effets isolés.

synestalgie, *s. f.* (σύν; αἴσθησις, sensibilité; ἄλγος, douleur) (Souques). Douleurs paroxystiques provoquées dans certaines affections (causalgie) par le simple frôlement d'une région éloignée du point douloureux.

synesthésalgie, *s. f.* (σύν; αἴσθησις, sensibilité; ἄλγος, douleur). Synesthésie douloureuse.

synesthésie, *s. f.* (σύν; αἴσθησις, sensibilité). Trouble dans la perception des sensations. Il consiste dans la « production d'une double sensation sous l'influence d'une impression partant d'une région sensible limitée. Une des sensations est perçue comme ayant cette région pour point de départ; l'autre correspond à une région qui est plus ou moins éloignée de la précédente et qui n'a subi aucune espèce d'excitation directe » (Vulpian). V. *pseudesthésie*.

synfibrose, *s. f.* (σύν; fibrose). V. *synarthrose*.

synophrys, *s. m.* (σύν; ὀφρύς, sourcil). Convergence des sourcils sur la racine du nez.

synopsie, *s. f.* (σύν; ὄψις, vue). Terme générique servant à désigner l'association de phénomènes visuels aux sensations perçues par les autres sens. Ex. : *audition colorée*.

synoque (fièvre) (σύν; ἔχειν, tenir). Nom sous lequel on décrivait autrefois des maladies fébriles de courte durée, dont on ne connaissait pas la cause.

synorchidie, *s. f.* (σύν; ὄρχις, testicule). Réunion des deux testicules soudés sur la ligne médiane du corps ; elle est toujours intra-abdominale.

synostose, *s. f.* (σύν; ὀστέον, os). Soudure des os. Ce mot n'est généralement employé que pour désigner la soudure des os du crâne. V. *synarthrose*.

synostoses multiples (maladie des) (P. Maroteaux, J. P. Bouvet et M. L. Briard, 1972). Malformation squelettique héréditaire à transmission autosomique dominante, caractérisée par de multiples soudures osseuses atteignant les articulations interphalangiennes, celles des os du carpe et du tarse, parfois celles des coudes et celles des osselets de l'oreille.

synovectomie, *s. f.* (Ollier). Syn. *arthrectomie*. Opération qui consiste à ouvrir largement une articulation malade et à enlever complètement la capsule synoviale et les fongosités qu'elle peut contenir, en respectant les extrémités articulaires.

synovialome, *s. m.* Tumeur développée aux dépens d'une synoviale articulaire. — *s. bénin*. Tumeur bénigne à myéloplaxes, parfois multiple, siégeant surtout au genou. — *s. malin*. V. *synovio-sarcome*.

synovialosarcome, *s. m.* V. *synoviosarcome*.

synoviolyse, *s. f.* (synovie; λύσις, libération) ou **synoviorthèse,** *s. f.* (ὀρθόω, je redresse) (F. Delbarre, 1968). Traitement des affections de la synoviale par des injections modificatrices intra-articulaires d'acide osmique (*s. chimique*) ou de radio-isotope (*s. isotopique*).

synovio-sarcome, *s. m.* (Lejars et Rubens-Duval, 1910). Syn. *synovialome malin*, *synovialosarcome*. Tumeur maligne développée, chez l'adulte jeune, aux dépens de cellules mésenchymateuses qui res-

semblent à celles du tissu synovial. Elles apparaissent au niveau des parties molles de la cuisse, du genou, de la tibio-tarsienne, des parois abdominale et thoracique.

synoviothérapie, *s. f.* Traitement des maladies de la synoviale.

synovite, *s. f.* Inflammation aiguë ou chronique, sèche ou avec épanchement, des membranes synoviales et particulièrement des synoviales tendineuses, le mot *arthrite* s'appliquant à l'inflammation des synoviales articulaires.

synovite crépitante. Syn. *aï crépitant* ou *douloureux*, *ténalgie crépitante*, *ténosite crépitante*, *téno-synovite aiguë sèche* (Volkmann). Inflammation aiguë de gaines tendineuses, caractérisée par une vive douleur et une crépitation très fine.

synovite fongueuse. Forme de synovite tuberculeuse caractérisée par la formation de fongosités dans la gaine synoviale.

synovite à grains riziformes. Forme de synovite tuberculeuse, caractérisée par la présence de grains riziformes dans la synoviale distendue. V. *riziformes (grains)*.

synovite lipophagique. Localisation de la *maladie lipophagique*, observée seulement aux genoux. Elle se manifeste par des épanchements articulaires survenant à la suite de traumatismes, épanchements se résorbant et se reproduisant facilement et aboutissant à l'épaississement de la séreuse, à l'atrophie musculaire et à la limitation des mouvements (elle devrait être nommée *arthrite lipophagique*).

synovite plastique. Variété de synovite aiguë sèche, caractérisée par la formation dans la séreuse d'une gangue embryonnaire qui, en devenant fibreuse, crée des adhérences tendineuses.

synovite polypoïde ou **villeuse.** V. *synovite villo-nodulaire hémopigmentée*.

synovite villo-nodulaire hémopigmentée. Syn. *synovite villeuse* ou *polypoïde*. Maladie articulaire de l'adulte jeune, plus fréquente au genou, caractérisée par un épaississement de la synoviale avec des villosités brunâtres infiltrées de pigments ferriques et qui peuvent envahir le tissu osseux. Elle est caractérisée cliniquement par des hémarthroses à répétition. La résection de la synoviale est le seul traitement de cette affection dont la cause est inconnue.

synthèse, *s. f.* (σύνθεσις, composition). Réunion. — *difformité par s.* Monstruosité qui résulte de la soudure de parties normalement séparées. — *s. morphologique* (Cl. Bernard). V. *histopoïèse*.

syntonie, *s. f.* (σύντονος, en accord avec). 1° (psychiatrie) (Bleuler). Fusion harmonieuse du comportement d'un sujet avec son milieu ambiant. C'est une des caractéristiques de la cyclothymie (par opposition à schizothymie). — 2° (neurologie) *s. d'automatisme* (Roussy et Cornil). Renforcement de la contracture de la rigidité pallidale pendant les efforts (marche p. ex.).

syphilide, *s. f.* Nom générique donné à l'ensemble des manifestations cutanées de la syphilis (en dehors du chancre). — *s. pigmentaire.* Manifestation cutanée de la syphilis secondaire, se traduisant par une augmentation de la pigmentation sur des surfaces plus ou moins étendues entourant d'autres régions à coloration normale. Elle se rencontre surtout au niveau du cou, chez la femme (collier de Vénus).

syphiligraphie, syphiliographie, syphilographie, *s. f.* (syphilis; γράφειν, décrire). Etude de la syphilis.

syphilimétrie, *s. f.* (Vernes). Mesure de l'importance de l'infection syphilitique par l'intensité de la réaction de floculation de Vernes-péréthynol, appréciée au photomètre (v. *Vernes, réaction de,* n° 1). Sa répétition permet de contrôler l'efficacité du traitement.

syphiliphobie, *s. f.* V. *syphilophobie*.

syphilis, *s. f.* (*Syphilus,* nom du berger malade du poème de Fracastor, 1530). Syn. *vérole, lues venerea, mal napolitain.* Maladie générale contagieuse et inoculable dont l'agent pathogène est *Treponema pallidum* de Schaudinn. Elle débute par un chancre induré accompagné d'adénopathies (*accident primitif*), sauf quand elle est congénitale ou transmise par voie intra-vasculaire (transfusion); elle se manifeste ensuite par des éruptions cutanées et muqueuses, parfois par des inflammations viscérales (*accidents secondaires*), et plus tardivement par des lésions dégénératives ou proliférantes de divers tissus et organes (*accidents tertiaires*), gommes, scléroses diverses). On désigne actuellement sous le nom de *s. quaternaire* des manifestations plus tardives encore telles que le tabes, la paralysie générale, la leucoplasie linguale, les anévrismes artériels, etc. — *s. binaire.* S. contractée par un sujet atteint de *s.* congénitale; elle est souvent atypique. — *s. décapitée.* S. sans chancre initial.

syphilis desquamative de la langue (Parrot). V. *glossite exfoliative marginée.*

syphilisation, *s. f.* Inoculation expérimentale de la syphilis.

syphilitique, *adj. et s.* Qui appartient à la syphilis; qui est atteint de syphilis.

syphiloïde, *adj.* (syphilis; εἶδος, forme). Qui ressemble à la syphilis : *lésions s.* — *s. f.* Eruption cutanée rappelant par son aspect celle de la syphilis, mais indépendante de cette maladie. — *s. postérosive* (Jacquet). Syn. *érythème lenticulaire* (Sevestre), *érythème papuleux postérosif, érythème vacciniforme syphiloïde, vaccino-syphiloïde de la peau.* Eruption de la première enfance, liée à des troubles gastro-intestinaux, siégeant sur les fesses, les parties génitales, les cuisses, mais respectant le fond des plis (diagnostic avec la syphilis). Elle est formée de plaques érythémateuses, surélevées, érodées, arrondies et parfois confluentes.

syphilomanie, *s. f.* (syphilis; μανία, folie). Forme de nosomanie dans laquelle le malade se croit atteint de syphilis.

syphilome, *s. m.* Production pathologique, de nature syphilitique, ayant une analogie plus ou moins grande avec une tumeur (gomme). — *s. ano-rectal* (Fournier). Rétrécissement inflammatoire du rectum considéré autrefois comme un accident tertiaire précoce de la syphilis, rattachée aujourd'hui à la *maladie de Nicolas et Favre.* — *s. primaire.* Chancre induré.

syphilophobie, *s. f.* (syphilis; φόβος, crainte). 1° (Ricord). Crainte morbide (phobie) des maladies vénériennes. — 2° Inquiétude exagérée accompagnée d'anxiété et parfois d'obsession, éprouvée par quelques syphilitiques lorsqu'ils apprennent la nature de leur mal.

syphilo-scrofule, *s. f.* (Devergie, 1834). Nom donné à l'ensemble des accidents et des lésions relevant à la fois de la syphilis et de la tuberculose.

syphilo-strumeux, *adj.* Qui dépend de la syphilis et de la scrofule. Ex. : *hybridité s.-s.* (Fournier).

syphonome, *s. m.* (Henle). V. *cylindrome.*

syringobulbie, *s. f.* Affection du bulbe analogue, au point de vue anatomique, à la syringomyélie, caractérisée cliniquement par des troubles variables selon les noyaux bulbaires atteints (paralysie du voile, du larynx, hémiatrophie linguale, anesthésie du trijumeau, douleurs faciales, vertiges, nystagmus, etc.).

syringo-cystadénome ou **syringome,** *s. m.* V. *hidradénome.*

syringomyélie, *s. f.* (σύριγξ, canal; μυελός, moelle) (Ollivier, d'Angers, 1824). Syn. *gliomatose médullaire.* Affection de la moelle épinière, caractérisée anatomiquement par l'existence, dans la moelle cervicale le plus souvent, d'une cavité plus ou moins étendue, voisine du canal de l'épendyme et qui semble due à un trouble du développement médullaire; et cliniquement par l'association d'une paraplégie spasmodique et de symptômes localisés aux membres supérieurs, au cou et au thorax : atrophie musculaire, abolition de la sensibilité à la douleur et à la température avec conservation de la sensibilité tactile, troubles trophiques, — *s. lombaire familiale* (Guillain et Thévenard, 1929). V. *myélodysplasique* (*syndrome familial*).

syringomyélique, *adj.* Qui a rapport à la syringomyélie. — *dissociation s. de la sensibilité* (Charcot) ou *dissociation thermo-algésique.* Dissociation de la sensibilité telle qu'on la rencontre dans la syringomyélie : elle consiste dans l'abolition de la sensibilité à la douleur et à la température avec conservation des sensibilités tactile et profonde.

syringomyélobulbie, *s. f.* Affection de la moelle et du bulbe dans laquelle on trouve réunis les lésions et les symptômes de la syringomyélie et de la syringobulbie. Dans quelques cas assez rares on a observé, en outre, des vertiges et des bourdonnements d'oreilles ou de la surdité (troubles vestibulaires).

sysomien, *s. m.* (σύν, avec; σῶμα, corps) (I. G. St-Hilaire). Famille de monstres doubles caractérisés par la fusion des deux corps, les deux têtes restant distinctes.

systématique ou **systématisée (affection).** En pathologie nerveuse, on donne ce nom aux affections qui « se trouvent limitées à un système de fibres de même signification fonctionnelle et dont l'individualisme se révèle déjà aux premières époques du développement » (Leyden).

systématisé progressif (délire) ou **systématique progressive (psychose).** V. *Lasègue* (*maladie de*).

système (maladie de). V. *systémique* (*maladie*).

système ABH. V. *ABH* (*substances ou système*).

système ABO. V. *groupes sanguins.*

système A.P.U.D. V. *cellule A.P.U.D.*

système chromaffine. V. *chromaffine.*

système circadien. V. *circadien.*

système complémentaire. V. *complément.*

système discriminatif. V. *discriminatif (système)*.

système distal. V. *distal (système)*.

système dopaminergique. Ensemble de neurones qui, dans le cerveau, réagissent à la dopamine (médiateur chimique : v. ce terme).

système endocrinien diffus. V. *cellule A.P.U.D.*

système enzymatique. V. *enzymatique (système)*.

système extra-pyramidal. V. *extrapyramidal (système)*.

système gabaminergique. Ensemble de neurones qui, dans le cerveau, réagissent à l'acide gamma-aminobutyrique (gaba) (médiateur chimique : v. ce terme).

système de Gothenburg. V. *Gothenburg (système de)*.

système d'histocompatibilité. V. *histocompatibilité, groupes tissulaires* et *système HLA*.

système HLA (Human Leukocyte Antigen). Primitivement nommé *système Hu-1* (histocompatibilité Humaine n° 1) (J. Dausset, 1965-1967). Système principal de groupe tissulaire (v. ce terme) chez l'homme, établi selon des critères sérologiques et génétiques. Il est d'une extrême complexité et comprend de nombreux antigènes leucoplaquettaires (*antigènes HLA*) siégeant sur la membrane des cellules et dépendant de gènes (*gènes HLA*) situés sur des régions symétriques (loci) des 2 chromosomes de la 6e paire : ces régions forment le *complexe HLA* ou complexe majeur d'histocompatibilité (C.M.H.). On connaît 4 séries alléliques d'antigènes HLA : A, B, C et D, constitués de molécules glycoprotéiques. Le complexe chromosomique HLA comporte donc 4 paires de loci : A, B, C et D, chacune codant les molécules de l'antigène correspondant. Chaque série d'antigènes contient d'ailleurs de très nombreux facteurs antigéniques : 15 pour la série A, 20 pour la B, 5 pour la C, 6 pour la D sont actuellement identifiés. Les antigènes HLA-A et B sont les plus importants : ils sont présents sur toutes les cellules de l'organisme; les HLA-D n'existent que sur les lymphocytes B, les cellules épidermiques et les spermatozoïdes (v. *antigène Ir* et *antigène Ia*). Le complexe HLA, par les gènes qu'il groupe et dont l'action est synergique, joue un rôle capital en biologie : ces gènes marquent la personnalité de l'individu, la surveillent et le défendent contre toute modification due à une agression extérieure (infectieuse, chimique, greffe allogénique) ou à une mutation : ils déclenchent la réponse immunitaire cellulaire et humorale, et provoquent l'élimination des propres cellules de leur organisme ayant subi des modifications ou des cellules étrangères introduites chez lui. Ils sont transmis héréditairement selon le mode dominant autosomal. Ce système joue un rôle essentiel dans l'histocompatibilité (v. ce terme) : il est indépendant du système d'antigènes érythrocytaires ABO, ABH et Rhésus, et des antigènes des groupes sériques. — Des recherches récentes ont montré, chez certains malades, la présence plus ou moins fréquente de certains antigènes HLA : de l'antigène B 27 en rhumatologie, au cours de la pelvispondylite rhumatismale essentiellement, et aussi du syndrome de Fiessinger-Leroy-Reiter, du rhumatisme psoriasique, de la maladie de Still; également des antigènes du groupe B, au cours d'autres maladies : sclérose en plaques, myasthénie, maladie cœliaque, certaines affections cutanées et endocriniennes. Le rôle et le mécanisme de cette association : complexes HLA-maladies sont encore mal connus; mais des constatations commencent à éclairer les notions, jusqu'alors imprécises, de terrain et de prédisposition aux maladies. V. *antigènes tissulaires* et *lymphocytes (transformation des — in vitro)*.

système Hu-1. V. *système HLA*.

système immunitaire. V. *immunitaire (système)*.

système limbique. V. *limbique système)*.

système de Lipman. V. *Lipman* (*système de*).

système lymphoïde. V. *lymphoïde* (*système*).

système médial. V. *médial* (*système*).

système P. V. *P* (*système*).

système protecteur. V. *protecteur* (*système*).

système proximal. V. *proximal* (*système*).

système rénine-angiotensine. V. *rénine-angiotensine* (*système*).

système réticulé. V. *réticulé* (*système*).

système sous-cortical. V. *extra-pyramidal* (*système*).

système Sutter. V. *groupes sanguins.*

système tissulaire. V. *groupes tissulaires* et *système HLA.*

système triaxial de référence. V. *triaxial* (*système — de référence*).

systémique, *adj.* 1° Qui se rapporte à un système. — *maladie s.* ou *maladie de système*. Affection touchant électivement les différents éléments appartenant à un même tissu ou système (réticulo-endothélial, lymphoïde, conjonctif, etc.). — 2° (cardiologie). Employé, à la suite des auteurs anglo-saxons, dans le sens de : qui se rapporte à la grande circulation. — *cavités, cœur, ventricule s.* Cavités, ventricule du cœur qui reçoivent le sang des veines pulmonaires et l'envoient dans l'aorte :

normalement, cavités et ventricule gauche.

systole, *s. f.* (συστολή, resserrement). Contraction du muscle cardiaque. La *s.* simultanée des 2 oreillettes précède celle, également simultanée, des 2 ventricules. Le début de la *s.* des ventricules est marqué par la fermeture des valvules auriculo-ventriculaires ; sa fin par celle des valvules sigmoïdes aortiques et pulmonaires. La *s.* ventriculaire passe par deux phases, isométrique et isotonique (v. ces termes) et elle correspond au petit silence. Elle provoque le premier bruit du cœur, le choc de la pointe et la pulsation des artères. V. *diastole.*

systole en écho (Huchard). Bruit surajouté, sourd et étouffé, que l'on perçoit parfois, entre les systoles ventriculaires, en auscultant un sujet atteint de bloc auriculo-ventriculaire complet. V. *galop du bloc.*

systole électro-mécanique (Blumberger et Haldack, 1954) (cardiologie). Durée s'étendant du début de l'onde ventriculaire rapide QRS de l'électrocardiogramme à la composante aortique du 2e bruit du cœur repérée sur le phonocardiogramme (Q-A$_2$). Normalement elle est de 0,37 sec.

systolique, *adj.* Qui se rapporte à la systole. — *bruit s. du cœur.* V. B_1. — *souffle s.* Souffle survenant pendant la systole ventriculaire.

T

T (onde). V. *électrocardiogramme*.

T1 (type) (Parkinson et Bedford) (cardiologie). Electrocardiogramme caractérisé par l'inversion profonde et l'aspect pointu de l'onde T en 1re dérivation, observé dans l'infarctus de la face antérieure et de la pointe du cœur.

T'₂. V. *diiodo-3,3' thyronine*.

T₃. V. *triiodo-3,5,3' thyronine*.

T₃. test. V. *Hamolsky (test de)*.

T3 (type) (Parkinson et Bedford) (cardiologie). Electrocardiogramme caractérisé par l'inversion profonde et l'aspect pointu de l'onde T en 3e dérivation, observé dans l'infarctus de la partie postérieure et de la base du cœur.

T₄. V. *thyroxine*.

T. A. Abréviation de tension artérielle.

Taarnhöj (opération de) (1952). Décompression du nerf trijumeau par ouverture de la gaine dure-mérienne du ganglion de Gasser. Opération pratiquée en cas de névralgie faciale.

tabacosis, *s. m.* Pneumoconiose spéciale aux ouvriers qui tamisent la poudre fine du tabac.

tabagisme, *s. m.* Syn. *nicotinisme*. Intoxication aiguë ou chronique par le tabac.

tabardillo, *s. m.* V. *typhus bénin*.

tabes, *s. m.* (*tabes*, consomption). Autrefois synonyme de consomption. — Aujourd'hui pris uniquement dans le sens de *t. dorsalis* ou *dorsualis*. Syn. *ataxie locomotrice progressive, sclérose des cordons postérieurs, leucomyélite postérieure, dégénération grise des cordons postérieurs, maladie de Duchenne de Boulogne*. Affection d'origine syphilitique caractérisée, anatomiquement, par une sclérose des cordons postérieurs de la moelle épinière et l'atrophie des racines postérieures et, clini-

quement, par des troubles de la motilité, dont le plus important est l'incoordination motrice avec conservation de la force musculaire, par l'abolition des réflexes, par divers troubles subjectifs et objectifs de la sensibilité (douleurs fulgurantes, crises viscérales, anesthésie tactile, altération de la sensibilité profonde), et par des troubles trophiques. — *t. amaurotique. T.* caractérisé par une cécité précoce et l'apparition tardive des autres symptômes. — *t. combiné* (Grasset). *T.* associé à une paraplégie. — *t. polyarthropathique* (Foix et Alajouanine). *T.* caractérisé par l'existence d'arthropathies multiples.

tabes dorsal spasmodique (Charcot, 1875). Syn. *paralysie* (ou *paraplégie*) *spinale spasmodique* ou *spastique* (Erb), *sclérose primitive des cordons latéraux* (Strümpell, Déjerine et Sottas). Syndrome médullaire dont les causes sont multiples, et décrit primitivement comme une maladie autonome. Il est caractérisé, du point de vue anatomique, par une sclérose symétrique de la portion intramédullaire des faisceaux pyramidaux; et, du point de vue clinique, par une paralysie spasmodique en extension frappant les membres inférieurs, d'évolution lentement progressive.

tabes héréditaire. V. *Friedreich (maladie de)*.

tabes périphérique. V. *nervo-tabes*.

tabescence, *s. f.* (*tabescere*, dépérir). Marasme, amaigrissement.

tabétique, *adj.* et *s.* Qui est atteint de tabes; qui dépend du tabes. — *amaurose t.* Amaurose due à l'atrophie de la papille au cours du tabes. — *démarche t.* V. *ataxique*. — *dissociation t.* Altération de la sensibilité profonde avec conservation de la sensibilité superficielle.

tabéto-cérébelleuse (démarche) (Charcot). Démarche particulière observée dans la maladie de Friedreich et tenant à la fois de la démarche de l'ataxique vulgaire (jambes projetées maladroitement de côté et d'autre) et de la titubation propre aux lésions du cervelet.

tabéto-spasmodique (démarche). Démarche observée dans les scléroses combinées et où s'associent l'ataxie et la trépidation spasmodique du pied qui pose sur le sol.

tableaux A, B et C. Listes sur lesquelles sont inscrites les substances vénéneuses employées en médecine et dont l'achat, la détention, la vente et l'emploi ont été réglés par le décret du 19 novembre 1948. Les produits toxiques sont classés dans le tableau A, les stupéfiants dans le tableau B, les produits dangereux ou à conserver à part dans le tableau C.

tablier, *s. m.* (anthropologie). Nom donné à la portion des petites lèvres qui, chez les négresses et surtout chez les Hottentotes, dépasse la vulve et peut atteindre de 15 à 18 cm de longueur.

tabouret (signe du) (R. Froment, de Lyon, 1947). Difficulté éprouvée par un malade à se relever lorsqu'il est assis sur un tabouret bas. Signe décrit chez certains hyperthyroïdiens atteints d'un syndrome myopathique localisé aux racines des membres inférieurs.

tabourka (bruit de) (en arabe, tambour). Résonance du second bruit cardiaque, au foyer aortique, comparable à celle d'un tambour arabe et traduisant l'induration des valvules sigmoïdes.

tache aveugle (syndrome de la). V. *Swan (syndrome de).*

taches bleues ou **ombrées.** Taches ardoisées, irrégulières, lenticulaires ou nummulaires, siégeant sur les cuisses, l'abdomen et les flancs et dues à la morsure du *Phtirius inguinalis* ou morpion.

tache bleue sacrée ou **tache mongolique.** Tache de teinte bleutée, à contours diffus, plus ou moins étendue, siégeant à la région lombaire, sacrée ou fessière, que l'on observe chez presque tous les enfants de race jaune et qui s'efface au bout de quelques années. C'est une variété de nævus. On l'a quelquefois rencontrée chez des enfants d'autres races. Chez le singe elle persiste toute la vie.

tache de bougie. V. *stéatonécrose.* — *signe de la t. de b.* V. *psoriasis.*

taches café au lait. V. *Recklinghausen (maladie ou neurofibromatose de).* — *syndrome taches café au lait et sténose pulmonaire.* V. *cardio-cutanés (syndromes).*

tache hépatique. Syn. *nævus spilus.* Variété de nævus pigmentaire caractérisée par des taches brunes plus ou moins grandes et régulières au niveau desquelles la peau ne présente pas d'autre modification. C'est un des symptômes de la maladie de Recklinghausen.

tache mongolique. V. *tache bleue sacrée.*

tache de Morgan. V. *tache rubis.*

taches rosées lenticulaires. Éruption cutanée caractéristique de la fièvre typhoïde, à la période d'état. Les taches sont des macules arrondies, de la taille d'une lentille, rose pâle, s'effaçant à la distension des téguments. Peu nombreuses, elles siègent à la partie haute de l'abdomen ou sur la base du thorax.

tache rouge thyroïdienne. V. *Marañon (signe de).*

taches de rousseur. V. *lentigo.*

tache rubis. Syn. *angiome nodulaire* ou *sénile, perle sanguine, point rubis* (Darier), *tache de Morgan, télangiectasie papillaire* (Siemens). Petit angiome en forme de perle, semblant enchâssé dans le derme, apparaissant parfois chez l'adulte, sur le tronc et les membres. Contrairement aux notions classiques, les *t. r.* ne sont pas plus fréquentes chez les cancéreux ou chez les hépatiques (v. *étoile vasculaire*).

taches de Tardieu. V. *Tardieu (taches de).*

tache de vin. V. *angiome plan.*

tachographie, *s. f.* (τάχος, vitesse; γραφή, dessin). Mesure et enregistrement de la vitesse d'un fluide.

tachy-allergie, *s. f.* (P. Courmont et H. Gardère, 1935). Apparition rapide de l'allergie chez des cobayes à qui l'on injecte simultanément du sérum de chèvre et une dose de virulence limite de bacilles de Koch.

tachy-arythmie, *s. f.* V. *arythmie complète*.

tachycardie, *s. f.* (ταχύς, vite; καρδία, cœur) (Gerhardt, 1882). Accélération du rythme des battements cardiaques. La *t.* est *modérée* quand les pulsations sont de 80 à 100 par minute, *intense* quand elles dépassent 100. Elle peut être symptomatique (d'origine infectieuse, toxique, cachectique, nerveuse, cardio-vasculaire) ou essentielle.

tachycardie auriculaire. V. *tachysystolie auriculaire*.

tachycardie auriculaire avec bloc auriculo-ventriculaire. V. *tachysystolie auriculaire*.

tachycardie auriculaire paroxystique. V. *tachycardie paroxystique*.

tachycardie idio-ventriculaire. V *tachycardie ventriculaire lente*.

tachycardie jonctionnelle. V. *nodale* (*tachycardie*) et *tachycardie paroxystique*.

tachycardie nodale. V. *nodale* (*tachycardie*) et *tachycardie paroxystique*.

tachycardie orthostatique (Huchard). *T.* se manifestant dès que le malade prend l'attitude verticale, et s'accompagnant souvent de vertige, céphalée, palpitations, pour disparaître dans la position assise ou couchée. Elle est due à une hypotension artérielle très accentuée.

tachycardie paroxystique (Bouveret, 1889). Affection caractérisée par la répétition d'accès, à début et à fin brusques, durant de quelques minutes à plusieurs heures, pendant lesquels le cœur bat très rapidement et régulièrement (180 à 220 par minute, et même plus). On distingue la *t. p. supra-ventriculaire*, auriculaire ou nodale (jonctionnelle) (*t. p.* essentielle, ou maladie de Bouveret) survenant sur un cœur apparemment normal, d'évolution longue et généralement bénigne, et la *t. p.*

ventriculaire (v. *tachycardie ventriculaire*). V. *ré-entrée*.

tachycardie permanente par flutter. V. *flutter*.

tachycardie sinusale. Accélération du rythme sinusal normal, ne dépassant guère 150 par minute. Sur l'électrocardiogramme, la forme des ondes auriculaires P et le temps de conduction auriculo-ventriculaire sont normaux.

tachycardie supraventriculaire. V. *supraventriculaire* et *tachycardie paroxystique*.

tachycardie ventriculaire (cardiologie). Syn. *tachycardie paroxystique ventriculaire*. Variété de trouble du rythme caractérisé, sur l'électrocardiogramme, par la succession rapide et à peu près régulière, à une cadence moyenne de 140 à 200 par minute, de complexes ventriculaires atypiques ressemblant à des extrasystoles ventriculaires; ils sont commandés par 1 ou 2 foyers ventriculaires ectopiques. Le rythme auriculaire, dissocié, est plus lent (70 à 80 par minute). La *t. v.* est, en règle, d'un pronostic très grave; elle survient surtout à la phase aiguë de l'infarctus du myocarde ou à la période terminale des cardiopathies chroniques. Non réduite rapidement (le choc électrique est le traitement de choix), elle entraîne rapidement la mort par fibrillation ventriculaire et arrêt cardiaque. Les *t. v.* idiopathiques et bénignes sont beaucoup plus rares. V. *torsade de pointes*, *tachycardie ventriculaire lente* et *ré-entrée*.

tachycardie ventriculaire bidirectionnelle (cardiologie). Variété de tachycardie ventriculaire caractérisée, sur l'électrocardiogramme, par l'alternance régulière de la direction des complexes ventriculaires dont les axes s'opposent entre eux de 180° environ. On l'observe le plus souvent au cours d'un traitement digitalique excessif lorsque le myocarde est très altéré.

tachycardie ventriculaire lente (cardiologie). Syn. *rythme ventriculaire ectopique lent, rythme ventri-*

culaire ou *idioventriculaire accéléré*, *tachycardie idioventriculaire*. Trouble du rythme bénin dû à une activité intermittente particulière d'un centre ventriculaire ectopique. Il est caractérisé, sur l'électrocardiogramme, par la succession, presque régulière, à une fréquence comprise entre 60 et 100 par minute, de 4 à 30 complexes ventriculaires élargis, rappelant, par leur forme, les extrasystoles ventriculaires. Ce rythme ventriculaire, dissocié d'avec celui, plus lent, des oreillettes, diffère du rythme idioventriculaire habituel, plus lent (30 à 40 par minute) et de celui des tachycardies ventriculaires classiques, plus rapides (140 à 200 par minute). Il survient surtout à la phase aiguë de l'infarctus du myocarde, lorsque le rythme sinusal est lent.

tachygénèse, *s. f.* Syn. *accélération embryogénique*. Suppression d'un certain nombre des stades que l'embryon doit traverser au cours de son développement en vertu de la loi de Hæckel.

tachyphagie, *s. f.* (ταχύς; φαγεῖν, manger) (Jacquet, 1907). Action de manger rapidement ayant pour conséquence une mastication défectueuse et la dyspepsie.

tachyphémie, *s. f.* (ταχύς; φημί, je parle). Trouble de la parole consistant en accélération paroxystique du débit : les phrases sont prononcées très rapidement, spasmodiquement et d'une voix de plus en plus faible; il s'accompagne souvent de palilalie. On l'observe dans la maladie de Parkinson.

tachyphylaxie, *s. f.* (ταχύς; φυλάσσειν, préserver) (Gley et Champy, 1911). Syn. *skeptophylaxie* (Lambert, Ancel et Bouin, 1911), *tachysynéthie* (H. Roger, 1911). Diminution progressive des réactions de l'organisme à un agent pathogène lorsque celui-ci est administré de façon répétée. P. ex. l'injection d'une petite dose d'un antigène empêche une dose plus forte, injectée quelques minutes après, de provoquer des accidents graves. V. *Besredka* (*méthode de*).

tachypnée, *s. f.* (ταχύς, vite; πνεῖν, respirer). Accélération considérable du rythme respiratoire.

tachypnée transitoire du nouveau-né. V. *détresse inspiratoire du nouveau-né.*

tachypsychie, *s. f.* Accélération du rythme de la pensée.

tachysynéthie, *s. f.* (ταχύς; συνήθεια, accoutumance) V. *tachyphylaxie.*

tachysystolie, *s. f.* (ταχύς, vite; systole). Rapidité anormale des systoles cardiaques. — *t. auriculaire* ou *tachycardie auriculaire*. Variété de tachycardie due à l'activité anormale d'un foyer ectopique auriculaire; elle est différente du flutter. Les contractions des oreillettes se succèdent à une cadence presque toujours régulière de 130 à 250 par minute, séparées les unes des autres par une courte diastole. Sur l'électrocardiogramme, la forme des ondes P est anormale, et le temps de conduction auriculo-ventriculaire est variable. Les contractions auriculaires entraînent généralement les ventricules à un rythme moins rapide, car il existe en règle un bloc auriculo-ventriculaire $^2/_1$ ou $^3/_1$, parfois variable (*t.* ou *tachycardie auriculaire avec bloc auriculo-ventriculaire*, R. Froment, 1958). Ce trouble du rythme est très tenace : il est grave quand il survient au cours de l'intoxication digitalique ou des cardiopathies à un stade avancé. — *t. ventriculaire*. Etat préfibrillatoire des ventricules.

tachyurie, *s. f.* (ταχύς; οὖρον, urine) (M. Labbé et Violle). Elimination rapide par les reins du liquide absorbé.

tacographie, *s. f.* V. *tomographie axiale transverse couplée avec ordinateur.*

tactisme, *s. m.* V. *taxie.*

tactognosique, *adj.* (*tactus*, toucher; γνῶσις, connaissance). Qui se rapporte à la reconnaissance des objets par le toucher. — *aire* ou *zone t.* Région du lobe pariétal comprenant le pied de P_1 et de P_2.

tædium vitæ. Syn. *spleen* (angl.). Dégoût de vivre par ennui et lassitude permanents, s'observant chez les psychasthéniques.

Tænia ou **Ténia**, *s. m.* (ταινία, ruban). Famille ou ordre des Cestodes, comprenant de nombreuses espèces qui vivent en parasites de l'homme ou des animaux supérieurs. Les uns se rencontrent dans le tube digestif de l'homme à l'état adulte (*T. solium*, *T. saginata*, etc.); les autres sont parasites de l'espèce humaine sous forme d'échinocoque ou d'hydatide, stade d'évolution intermédiaire à l'embryon et à l'état adulte.

tæniase, *s. f.* ou **tæniasis**, *s. m.* Infestation par le Tænia.

tænicide, *adj.* et *s. m.* Qui tue les Ténias.

tænifuge, *adj.* et *s. m.* Vermifuge employé spécialement contre les Tænias.

taie, *s. f.* (bas-lat. *teca*, de θήκη, enveloppe). Tache de la cornée. V. *leucome*.

taille, *s. f.* Ouverture chirurgicale de la vessie pour en extraire les calculs, presque toujours par voie hypogastrique (*cystotomie, cystostomie*), très rarement par voie transpéritonéale ou par voie périnéale (la première pratiquée, et abandonnée actuellement). — Par analogie, on emploie parfois ce mot pour désigner l'extraction d'un corps étranger d'une cavité naturelle par une ouverture opératoire. Ex.: *t. articulaire, t. intestinale, t. stomacale.* — *t. latéralisée du pubis.* V. *pubiotomie*.

Tait (opérations de Lawson). 1° Nom parfois donné à la laparotomie pour lésion inflammatoire des annexes de l'utérus, du nom du chirurgien anglais qui tenta le premier cette opération en 1872. — 2° V. *cholécystostomie.*

Takata-Ara (réaction de) (1925). Précipitation et décoloration d'une solution de sublimé et de fuchsine quand on y ajoute du sérum sanguin de malades atteints de cirrhose, de grande insuffisance hépatique et parfois de cancer du foie, ou du liquide céphalo-rachidien de malades atteints de syphilis nerveuse ou de méningite. Cette réaction n'est pas spécifique. V. *Gros (réaction de)*.

Takats (épreuve de G. de) (1951). Epreuve destinée à dépister l'obstruction et l'incontinence des veines profondes de la jambe en cas de varices. Celles-ci sont vidées par élévation du membre, puis un garrot modérément serré est placé sous le genou. Si les varices restent collabées, il n'y a ni obstruction, ni insuffisance veineuse profonde. Si elles restent distendues, on demande au patient de se soulever 10 fois sur la pointe des pieds : les varices restent gonflées en cas d'obstruction veineuse profonde; elles se vident dans le cas contraire. Le malade reste alors debout, le garrot en place : si les veines se remplissent à nouveau, il existe une insuffisance des veines profondes. V. *Perthes (épreuve de)*.

Takats (test de de). V. *tolérance à l'héparine in vivo (test de)*.

Takayashu (maladie ou **syndrome de)** (1908). Syn. *maladie des femmes sans pouls, maladie sans pouls* (Shimizu, 1948), *syndrome de Martorell et Fabré-Tersol* (1944), *syndrome d'oblitération des troncs supra-aortiques* (Martorell). Affection rare, survenant chez la femme jeune, caractérisée par une oblitération des gros troncs issus de la crosse de l'aorte (carotides et sous-clavières). Cette oblitération est due à une panartérite segmentaire inflammatoire dont les lésions prédominent sur l'adventice et aboutissent secondairement à la thrombose. Elle se traduit cliniquement par l'abolition des pouls aux deux bras et aux carotides, une claudication intermittente des membres supérieurs, des syncopes par ischémie cérébrale et souvent une cécité par cataracte ou ischémie rétinienne; d'autres anomalies des vaisseaux rétiniens ont été signalées : anévrisme, anastomose artério-veineuse, hémorragies. Il existe parfois d'autres localisations artérielles et aussi des antécédents rhumatismaux. L'évolution se fait par poussées fébriles avec syndrome biologique inflammatoire, entrecoupées de longues périodes de stabilisation. La nature de cette affection est mal connue; il s'agit peut-être d'une réaction allergique, en particulier à une agression streptococcique. — Certains auteurs parlent de *maladie de Martorell et Fabré-Tersol* lorsque manquent les critères stricts de lésions anatomiques, d'âge et de sexe caractéristiques de la maladie de Takayashu. Ce sont alors, à côté de cette maladie, d'autres formes du syndrome de la crosse aortique (v. ce terme).

talalgie, *s. f. (talus,* talon; ἄλγος, douleur) (Desprès). Syn. *pternalgie* (inusité). Douleur persistante du talon, localisée ou non aux régions inférieures ou postérieures du calcanéum (v. *Haglund, syndrome de).* — *t. blennorragique de Swediaur.* Douleur siégeant au niveau de l'insertion du tendon d'Achille, observée parfois chez les sujets atteints de blennorragie.

talantémie, *s. f.* (τάλαντον, plateau de balance; αἶμα, sang). Balancement circulatoire entre deux organes (poumon, rate).

talcage, *s. m.* Introduction de poudre de talc à l'intérieur d'une séreuse dans le but de provoquer une symphyse entre les deux feuillets (plèvre, péricarde).

talcose, *s. f.* Pneumopathie professionnelle consécutive à l'inhalation prolongée de poussières de talc.

Talma (opération de) (T. d'Utrecht, 1898). Syn. *opération de Morison-Talma* (Morison, 1896). Opération qui consiste à fixer, après laparotomie, le grand épiploon à la paroi abdominale antérieure (variété d'omentopexie); elle est destinée à empêcher la formation de l'ascite dans les cirrhoses en créant, entre le système porte et la veine cave, de nombreuses anastomoses par où s'établit une circulation collatérale.

talon (épreuve du). Manœuvre destinée à mettre en évidence la dysmétrie; le malade, couché sur le dos, ne peut atteindre correctement son genou avec le talon opposé.

talus, *adj. (talus,* talon). V. *pied bot.*

tampane, *s. f.* (Ozou, 1909). Nom donné à la Réunion à une maladie cutanée pigmentaire qui a pour siège d'élection le cou et la face et ne s'accompagne d'aucun signe subjectif. Elle est caractérisée par un mélange d'îlots hyperpigmentés et de zones hypopigmentées, réunis ou confluents.

tampon, *s. m.* ou **substance tampon.** Substance qui, dans une solution, maintient constant le pH de celle-ci quand un acide ou une base y est ajouté : elle absorbe, « tamponne », cet acide ou cette base. Dans l'organisme, le tampon le plus important est constitué par les sels alcalins (surtout le bicarbonate de soude du plasma) dont la masse constitue la réserve alcaline (v. ce terme) qui joue un rôle essentiel dans le maintien de l'alcalinité sanguine à son taux fixe. — *système t.* Groupement des substances tampon capable de maintenir fixe l'équilibre acido-basique du milieu intérieur, et son pH, lors d'un brusque apport d'acide ou de base. Il est formé par l'association d'une base faible et d'un sel de cette base avec un acide fort ou, beaucoup plus souvent, par l'association d'un acide faible et d'un sel de cet acide avec une base forte. Le *s. t.* le plus important est formé, dans le plasma sanguin, par l'ensemble $CO_3 H_2/CO_3 NaH$: il se combine à tout acide fort pénétrant dans l'organisme, forme avez lui un sel de Na et lui substitue l'acide plus faible libéré par la réaction. L'hémoglobine, les protéines plasmatiques, les phosphates ne sont que des *s. t.* accessoires.

tamponnade, *s. f.* Compression aiguë du cœur par un épanchement péricardique abondant. Elle se manifeste par un collapsus avec élévation de la pression veineuse, hépatomégalie et turgescence des veines jugulaires, et avec chute de la pression artérielle et pouls paradoxal. V. *Beck (triades de),* 1°.

tamponnement, *s. m.* Moyen d'hémostase consistant en l'introduction de tampons fortement serrés dans une cavité qui est le siège d'une hémorragie (fosses nasales, vagin, utérus, plaie profonde, etc.), de façon à pratiquer la compression des vaisseaux.

Tangier (maladie de) (du nom de l'île de la baie de Chesapeake où habitaient les premiers malades étudiés) (Frederickson, 1961). Syn. *a-alphalipoprotéinémie*. Maladie familiale à transmission autosomale récessive, due à un trouble du métabolisme des lipides (hypolipidémie : v. ce terme). Le taux sanguin du cholestérol est très bas ; les α-lipoprotéines sériques sont absentes, et le cholestérol est stocké dans divers tissus. Il existe une hypertrophie du foie, de la rate et des amygdales (qui ont une teinte jaunâtre particulière), parfois des manifestations neurologiques. La mort peut survenir par coronarite.

tanne, s. f. (anc. franç. *tanne,* couleur brune). V. *kyste sébacé.*

T.A.O. (n. dép.). Oléandomycine. V. *macrolides.*

tapéinocéphalie, s. f. (ταπεινός, bas ; κεφαλή, tête). Malformation du crâne qui est bas, peu élevé et aplati dans le sens sagittal.

taphophobie, s. f. (τάφος, tombeau ; φόβος, crainte) (Morselli). Crainte obsédante (phobie) d'être enterré vivant.

Tapia (syndrome de). Paralysie laryngée unilatérale avec hémiparalysie linguale du même côté, sans hémiparalysie correspondante du voile du palais.

tapotage (signe du) (H. Erni) (*Klopf-phänomen*). Signe révélant l'existence d'une caverne pulmonaire superficielle. La percussion légère pratiquée avec le manche d'un couteau tenu par l'extrémité de la lame, en un point fixe du thorax correspondant à une caverne, provoque une quinte de toux suivie d'expectoration. — Cette manœuvre, qui facilite la dessiccation des cavernes, a été préconisée comme un adjuvant thérapeutique.

tapotement, s. m. Mode de massage qui consiste en une série de chocs superficiels ou profonds, exercés soit avec les doigts, soit avec le bord

cubital des mains, soit avec le poing fermé.

T.A.R. Abréviation de tension artérielle rétinienne.

Tardieu (taches de). Taches ecchymotiques sous-pleurales fréquentes dans les cas d'asphyxie quelle qu'en soit la cause.

tarentisme, s. m. (tarentule ; on croyait que le *t.* était dû à la piqûre de cette araignée venimeuse). Variété de *chorée hystérique* fort analogue à la *chorée saltatoire,* qui régna d'une façon épidémique en Italie vers le XVIIe siècle.

target-cell, s. f. (angl. *target,* cible ; *cell,* cellule). V. *cellule-cible.*

Targowla (réaction de) (1924). Réaction utilisée pour le diagnostic de la syphilis nerveuse : le liquide céphalo-rachidien des malades atteints de syphilis du névraxe, mélangé à de l'élixir parégorique, en provoque la floculation.

tarsalgie des adolescents (Gosselin). Syn. *pied plat valgus douloureux* (J. Guérin), *tarsoptose.* Affection caractérisée par un affaissement de la voûte plantaire avec déviation du pied en dehors, s'accompagnant de douleurs au niveau du tarse et de claudication. Elle survient chez des jeunes gens de 15 à 20 ans à la suite de marches ou de stations debout prolongées.

tarsectomie, s. f. (τάρσος, tarse ; ἐκτομή, ablation). Ablation de l'une des deux rangées des os du tarse (*t. antérieure* ou *postérieure*), des deux rangées (*t. totale*) ou seulement de quelques-uns des os du tarse (*t. complexe*).

tarsite, s. f. 1° Inflammation des cartilages tarses. — La *t. syphilitique* (Magawli) s'accompagne d'épaississement considérable des tarses avec chute des cils. — *t. périglandulaire.* V. *canaliculite tarsienne.* — 2° Inflammation des os du tarse.

tarsoclasie, s. f. (ταρσός ; κλάειν, briser). Redressement forcé des pieds bots, sans intervention sanglante ; procédé abandonné aujourd'hui.

tarsomégalie, s. f. (ταρσός ; μέγας, grand). Nom donné par Mouchet et Belot au premier cas connu de dysplasie épiphysaire hémimélique (v. ce terme).

tarsoplastie, s. f. (ταρσός; πλάσσειν, former). Opération destinée à corriger le pied bot varus équin congénital, consistant à réséquer une partie du calcanéum et de l'astragale, à la partie externe du pied, et à transplanter ces os dans une brèche faite à la face interne du tarse.

tarsoptose, s. f. (ταρσός; πτῶσις, chute). V. *tarsalgie des adolescents.*

tarsorraphie, s. f. (ταρσός; ραφή, suture). Suture des cartilages tarses. V. *blépharorraphie.*

tarsostrophie, s. f. (ταρσός; στροφή, renversement). Opération pratiquée en cas de trachome et consistant à disséquer un fragment myrtiforme du cartilage tarse et à le remettre en place après l'avoir retourné.

tarsotomie, s. f. (ταρσός; τομή, section). 1° Section pratiquée dans le tarse à travers le squelette, sans résection des os. — 2° Opération pratiquée en cas d'entropion, et qui consiste à réséquer une partie du cartilage tarse.

Tart-cell, s. f. (Tart, nom du malade chez lequel cette cellule a été découverte) (Hargraves, 1948). Cellule réticulaire (ou plus rarement polynucléaire) contenant, dans son protoplasme, une grosse inclusion constituée par un noyau phagocyté. On rencontre la *T. c.* dans la moelle osseuse et le sang des sujets atteints de lupus érythémateux aigu disséminé (comme les cellules de Hargraves), mais aussi chez des malades souffrant d'autres affections.

tasicinésie ou **tasikinésie,** s. f. (τάσις, tendance; κίνησις, mouvement) (Sicard, 1923). Tendance au mouvement, à la marche qu'éprouvent certains malades atteints de psychopathies diverses ou d'encéphalite épidémique.

Taussig (syndrome de). Cardiopathie congénitale exceptionnelle caractérisée par l'association d'une sténose de l'isthme de l'aorte, d'une sténose sous-valvulaire aortique et d'une insuffisance aortique.

Taussig-Bing ou **Taussig-Bing-Pernkopf (syndrome de)** (Taussig-Bing, 1948; Pernkopf, 1920). Cardiopathie congénitale cyanogène exceptionnelle caractérisée par une transposition incomplète des gros vaisseaux de la base du cœur. L'aorte est seule transposée et part du ventricule droit; l'artère pulmonaire naît à cheval sur une communication interventriculaire et se trouve en avant et à gauche de l'aorte. V. *transposition artérielle* et *ventricule droit à double issue.*

taux, s. m. « Le taux d'une espèce chimique dans une humeur est le rapport entre une masse donnée de cette substance et le volume d'humeur où elle est contenue » (Ribierre et Pichon). — *t. infra-liminaire* (limen, seuil). Taux inférieur au seuil. — *t. supra-liminaire.* Taux supérieur au seuil (v. *seuil).*

Tavel (opération de) (1906). Procédé de gastrostomie utilisant un segment de l'iléon pour réunir l'estomac à la peau.

Tavernier (opération de). Opération destinée à obtenir, dans les arthrites sacro-iliaques, une ankylose de l'articulation, au moyen d'une greffe pratiquée en plein foyer.

taxie, s. f. (τάξις, arrangement). Syn. *tactisme, tropisme.* Influence attractive ou répulsive exercée par certaines substances ou certains phénomènes sur le protoplasma. Ces trois mots, *taxie, tactisme* et *tropisme,* ne s'emploient généralement que combinés. Ex. : *chimiotaxie, héliotropisme.*

taxinomie, s. f. (τάξις; νόμος, loi). V. *biotaxie.*

taxis, s. m. (τάξις). Ensemble de manœuvres consistant en pressions méthodiques faites avec la main, et destinées à faire rentrer dans la cavité abdominale une hernie étranglée. Ses indications sont actuellement très rares. Ce mot s'applique aussi à la réduction du paraphimosis.

Tay-Sachs (maladie de) (T., 1881; S., 1887). Forme infantile de l'*idiotie amaurotique familiale* (v. ce terme) due à la surcharge du système nerveux central en monosialo-ganglio-side GM2; elle débute vers l'âge de 5 mois, uniquement chez les Israélites polonais. Elle est caractérisée par une déchéance intellectuelle progressive, du relâchement musculaire avec crises spasmodiques et exagération des réflexes, puis une rigidité décérébrée, de la cécité et une hypersensibilité de l'ouïe. L'examen oculaire montre une tache rouge cerise sur la macula, avec ou sans atrophie optique. La maladie se termine par la mort dans le marasme vers l'âge de 2 ou 3 ans.

Taylor (méthode de) (1946). Traitement des perforations des ulcères gastro-duodénaux par aspiration gastrique continue, associée à la réhydratation massive parentérale, aux antibiotiques, à la morphine et à l'atropine.

Taylor (syndrome de) (E. W. Taylor, 1915). Syndrome familial caractérisé par l'association d'une ptose palpébrale d'apparition tardive et d'une dysphagie progressive.

T.B.G. Abréviation de Thyroxin Binding Globulin (v. ce terme).

T.B.P.A. Abréviation de Thyroxin Binding Pre Albumin (v. ce terme).

T.C.A. Abréviation de temps de céphaline activé. V. *céphaline (temps de).*

T.C.M.H. V. *hémoglobine (teneur corpusculaire ou globulaire moyenne en).*

TCT. Abréviation de thyrocalcitonine (v. *calcitonine*).

technopathie, *s. f.* Nom générique donné à toutes les maladies professionnelles.

T.E.G. Abréviation de thrombo-élastogramme.

tegmento-thalamique (syndrome) (Facon, 1958). Syndrome neurologique traduisant l'insuffisance circulatoire dans le territoire du tronc basilaire. Il comprend : une hypersomnie plus ou moins profonde, parfois une paralysie de la parole, une paralysie bilatérale du moteur oculaire commun (ptosis, strabisme divergent, mydriase paralytique) et des troubles du tonus (hypertonie de type parkinsonien ou hypotonie cérébel-

leuse). Après de longues périodes de poussées régressives, il évolue vers la thrombose définitive du tronc basilaire. V. *tronc basilaire (syndrome de thrombose du)* et *thalamiques et sous thalamiques (syndromes).*

Teichmann (réaction de). Réaction utilisée en médecine légale pour rechercher la présence de sang dans des taches suspectes. Elle est fondée sur la transformation de l'hémoglobine en cristaux d'hémine dits *cristaux de Teichmann,* après traitement par l'acide acétique bouillant et évaporation. V. *hémine.*

teigne, *s. f.* (*tinea,* teigne, insecte). Terme générique par lequel les anciens auteurs désignaient toutes les affections du cuir chevelu, en particulier celles de l'enfance. — Depuis Devergie et Bazin, on réserve ce nom à un groupe de dermatoses du cuir chevelu dues à un champignon, aboutissant à l'alopécie passagère ou définitive. — Il en existe trois sortes : la *t. faveuse* ou *favique* ou *favus* (v. ce mot), les *t. tondantes* (v. *trichophytie* et *microsporie*) et les *t. suppuratives* (v. *kérion*). La *t. amiantacée* d'Alibert (1814) ou mieux fausse teigne amiantacée (Sabouraud), non mycosique, est caractérisée par une croûte blanchâtre, sèche, faite de squames lamelleuses engainant le cheveu et rappelant les mèches d'amiante.

teinture, *s. f.* (*tingere,* teindre). Médicament formé par la dissolution des principes actifs d'une ou plusieurs substances médicamenteuses dans un liquide convenable (*teinture aqueuse, alcoolique, éthérée*).

télangiectasie, *s. f.* (τῆλε, loin ; ἀγγεῖον, vaisseau ; ἔκτασις, dilatation). Dilatation des vaisseaux éloignés du cœur. — *t. héréditaire hémorragique.* V. *angiomatose hémorragique familiale.* — *t. papillaire* (Siemens). V. *tache rubis.* — *t. verruqueuse.* V. *angiokératome.*

télé-autoradiographie, *s. f.* « Enregistrement photographique à distance des contours d'organes vivants imprégnés de substance radioactive émettrice de rayons γ » (A. Strohl et A. Djourno). Ceux-ci impressionnent le film photographique à travers une grille de plomb dont les canaux sont imprégnés d'iodure de sodium activé au thallium; ce sel, en transformant les rayons γ en rayons ultra-violets et violets très actiniques, permet un temps de pose réduit à quelques minutes.

télécæsiothérapie, s. f. (τῆλε ; cæsium; θεραπεία, traitement). Syn. *télécésiumthérapie*. Traitement à distance des tumeurs malignes au moyen du rayonnement émis par le cæsium radio-actif.

télécardiophone, s. m. (τῆλε ; καρδία, cœur ; φωνή, son) (Lutembacher et Gaumont). Stéthoscope microphonique avec amplificateur électrique, destiné spécialement à faire entendre les bruits du cœur à distance.

télécésiumthérapie, s. f. V. *télécæsiothérapie*.

téléclitoridie, s. f. (τῆλε, loin; κλειτορίς). Malformation consistant dans une situation trop antérieure du clitoris, anormalement éloigné de l'orifice vaginal.

télécobalthérapie, s. f. (τῆλε ; cobalt; θεραπεία, traitement). Traitement à distance des tumeurs (surtout des tumeurs profondes) au moyen du rayonnement émis par le cobalt radio-actif.

télécuriethérapie, s. f. (τῆλε; Curie; θεραπεία, traitement). Syn. *téléradiumthérapie*. Utilisation thérapeutique du radium, employé à distance de la région à traiter.

télédiastole, s. f. (τῆλε, loin; diastole). Dernière partie de la diastole du cœur.

télédiastolique, adj. Se dit d'un phénomène qui se passe dans la dernière partie de la diastole.

télégammathérapie, s. f. Utilisation thérapeutique des rayons γ, émis à distance de la région à traiter.

télégonie, s. f. (τῆλε ; γονή, génération). V. *imprégnation*, 2°.

téléologie, s. f. (τέλος, fin; λόγος, traité). Recherche des causes finales.

téléphalangien (rapport) (τῆλε ; φάλαγξ, phalange) (morphologie). Rapport entre la longueur de la phalangette et la somme des longueurs de la phalange et de la phalangine.

télépneumolyse, s. f. (τῆλε, loin ; pneumolyse). V. *pneumolyse*.

téléradiocinématographie, s. f. Application de la télévision à la radiocinématographie; l'image recueillie par une caméra électronique et projetée sur un écran éloigné du malade et de la source de rayons X est enregistrée par le cinéma.

téléradiographie, s. f. Radiographie obtenue en éloignant suffisamment la source des rayons du corps à radiographier pour que la déformation de l'image soit négligeable.

téléradiokymographie, s. f. Kymographie (v. ce terme) obtenue en éloignant suffisamment la source des rayons du sujet pour que la déformation de l'image soit négligeable.

téléradiophotographie, s. f. Application de la télévision à la radiophotographie; l'image recueillie par une caméra électronique et projetée sur un écran éloigné du malade et de la source de rayons X, est fixée par la photographie.

téléradioscopie, s. f. Application de la télévision à la radioscopie, l'image recueillie par une caméra électronique étant projetée et observée sur un écran éloigné du malade et de la source de rayons X.

téléradiothérapie, s. f. Syn. *téléræntgenthérapie*. Emploi thérapeutique des rayons X dont le foyer est éloigné de la région irradiée. — *t. totale*. Irradiation d'une surface très étendue ou même de la totalité du corps.

téléradiumthérapie, s. f. V. *télécuriethérapie*.

téléræntgenthérapie, s. f. V. *téléradiothérapie*.

télésystole, s. f. (τῆλε, loin; systole). Dernière partie de la systole cardiaque.

télésystolique, adj. Se dit d'un phénomène qui se passe dans la dernière partie de la systole.

téléthermographie, s. f. (τῆλε, loin; thermographie). V. *thermographie*.

Telford-Smith (doigt de). Incurvation de l'auriculaire observée au cours d'affections diverses (mongolisme, maladie de Laurence-Moon-Biedl, etc.).

tellurique, *adj.* (*tellus*, terre). Qui a rapport à la terre et à son influence. — *maladies t.* Nom donné autrefois à certaines affections dont le germe, pensait-on, était contenu dans la terre, parmi lesquelles la *fièvre t.* qui désignait le *paludisme*.

télotisme, *s. m.* (τέλος, achèvement). Se dit de la rigidité des organes érectiles.

tempérament, *s. m.* « Tout ce qui concerne les variations individuelles de l'activité nutritive et fonctionnelle... Le *t.* a donc trait à l'activité de l'organisme; il en est une caractéristique dynamique » (Bouchard). C'est « la nature diversifiée selon les individus » (A. Dechambre). Le *t.* est l'ensemble formé par la complexion du sujet et son retentissement sur le caractère; c'est la partie du psychisme en rapport avec la structure corporelle, avec la constitution de l'organisme, par l'intermédiaire des modifications humorales et des réactions du système neuro-végétatif. — La conception humorale hippocratique distingue 4 tempéraments : le *t. sanguin,* qui prédispose à l'arthritisme, aux phlegmasies et aux hémorragies; le *t. bilieux,* aux troubles digestifs et surtout hépatiques et aux scléroses; le *t. nerveux,* aux névropathies : hystérie, névralgies, palpitations, etc.; le *t. lymphatique,* à l'asthénie, aux maladies chroniques : scrofule, tuberculose, rachitisme et aux affections catarrhales traînantes.

tempête (bruit de) (Récamier). Mélange de râles sonores et humides et de râles sous-crépitants fins, que l'on entend à l'auscultation de la poitrine dans les cas de bronchite capillaire.

temporal (syndrome). Ensemble de symptômes provoqués par l'atteinte du lobe temporal du cerveau. Le plus important est une aphasie de Wernicke, si la lésion est à gauche; accessoirement peuvent exister des troubles sensoriels : surdité, anosmie unilatérales, hémianopsie latérale homonyme du quadrant supérieur, ou bien des hallucinations évoluant sous forme d'accès épileptiques avec état de rêve (crises unciformes, v. ce terme), en cas de lésions de la circonvolution de l'hippocampe.

temporale (crise ou épilepsie). Variété de crise épileptique, à type d'absence, provoquée par une lésion (tumeur ou cicatrice) du lobe temporal. Elle débute par une hallucination sensorielle ou des perturbations végétatives; elle est caractérisée par un trouble psychique spécial (dissolution de la conscience, altération de la mémoire et du langage, état de rêve, anxiété), associé à des manifestations motrices (mouvements coordonnés) qui lui font parfois donner le nom de *crise psycho-motrice.* La crise uncinée est une forme de c. *t.*

temporale (signe de la) (Dieulafoy). Dilatation flexueuse et induration de l'artère temporale, visible chez les sujets atteints d'athérosclérose.

temporo-pariétal (rapport) (R. P. Dr Verdun) (morphologie). Rapport du diamètre bi-temporal, multiplié par 100, au diamètre bi-pariétal.

temps circulatoire (mesure du). V. *vitesse circulatoire (mesure de la).*

temps de... V. au second mot. Ex. : *temps de coagulation.* V. *coagulation.* — *temps de Howell.* V. *Howell (temps de).*

tenaculum, *s. m.* (en lat. attache). Instrument en forme d'aiguille courbe destiné à accrocher et à tirer les vaisseaux que l'on veut lier (n'est plus employé).

ténalgie, *s. f.* (τένων, tendon ; ἄλγος, douleur). Douleur au niveau des tendons. — *t. crépitante.* V. *synovite crépitante.*

tendinite, *s. f.* V. *ténosite.*

tendinopériostite, *s. f.* V. *insertions (mal des).*

ténesme, *s. m.* (τείνειν, tendre). Tension douloureuse avec sensation de brûlure et envies continuelles d'aller à la selle ou d'uriner, éprouvées au niveau de l'anus ou du col de la vessie.

tenette, *s. f.* Sorte de pince employée dans l'opération de la taille pour saisir les calculs dans la vessie ouverte.

teneur du sang en gaz carbonique. V. *gaz carbonique (concentration, contenance ou teneur du sang en).*

teneur du sang en oxygène. V. *oxygène (concentration, contenance ou teneur du sang en).*

Ténia, *s. m.* V. *Tænia.*

tennis-arm, *s. m.,* **tennis-elbow,** *s. m.* V. *épicondylite.*

ténodèse, *s. f.* (τένων, tendon; δέσις, action de lier). Transformation du tendon d'un muscle paralysé en un ligament d'arrêt extra-articulaire. Après section du muscle près du tendon, l'extrémité de celui-ci est fixée en un point déterminé du squelette. — Opération pratiquée sur les tendons du jambier antérieur et du court péronier latéral dans le pied paralytique équin.

ténologie, *s. f.* (τένων; λόγος, étude). Syn. *ténontologie.* Partie de l'anatomie qui traite des tendons.

ténolyse, *s. f.* (τένων; λύειν, délier). Libération chirurgicale d'un tendon bloqué par des adhérences.

tenonien, *adj.* Qui se rapporte à la capsule de Tenon.

tenonite, *s. f.* V. *capsulite.*

ténontologie, *s. f.* **ténontoplastie,** *s. f.* **ténontorraphie,** *s. f.* **ténontotomie,** *s. f.* (τένων, τένοντος, tendon) (Sakorraphos). Termes corrects qui devraient être substitués à *ténologie, ténoplastie, ténorraphie* et *ténotomie.*

ténopexie, *s. f.* (τένων; πῆξις, fixation). Fixation du tendon d'un des muscles de l'œil dans l'opération de l'avancement musculaire pour strabisme.

ténoplastie, *s. f.* (τένων; πλάσσειν, former). Syn. *ténontoplastie.* Greffe tendineuse réalisée en interposant un tronçon de tendon d'animal (chien) entre les extrémités d'un tendon sectionné, lorsque ces extrémités sont trop éloignées pour être suturées directement.

ténorraphie, *s. f.* (τένων; ῥαφή, suture). Syn. *ténontorraphie.* Suture des tendons.

ténosite, *s. f.* (τένων). Syn. *tendinite.* Inflammation d'un tendon. — *t. achilléenne.* Syn. *maladie de Schanz.* Inflammation du tendon d'Achille, limitée à une partie de sa longueur et caractérisée par une tuméfaction douloureuse rendant la marche pénible. Elle est parfois d'origine arthritique, mais elle est plus souvent due à un traumatisme, une marche forcée, une chaussure mal ajustée. — *t. crépitante.* V. *synovite crépitante.* — *t. d'insertion, t. rhumatismale.* V. *insertions (mal des).*

ténosynovite, *s. f.* Inflammation simultanée d'un tendon et de la gaine synoviale qui l'entoure. — *t. aiguë sèche* (Volkmann). V. *synovite crépitante.* — *t. chronique sténosante.* V. *Quervain (maladie de de).*

ténotome, *s. m.* Instrument destiné à sectionner un tendon (ordinairement le tendon d'Achille dans la cure radicale du pied bot équin).

ténotomie, *s. f.* (τένων; τομή, section). Syn. *ténontotomie.* Section d'un tendon pour redresser un membre, un segment de membre (pied bot) ou un organe (œil atteint de strabisme). — On applique également ce terme à la section des brides fibreuses cicatricielles, qui gênent certains mouvements ou maintiennent un membre ou un segment de membre en mauvaise position.

tensif, ive, *adj.* V. *douleur tensive.*

tensio-actif, *adj.* Qui modifie la tension superficielle.

tension, *s. f.* (tendere, tendre). 1° Résistance qu'une paroi organique plus ou moins souple oppose aux liquides ou aux gaz contenus dans la cavité qu'elle limite. — *t. vasculaire.* Résistance de la paroi des vaisseaux à la pression sanguine. — *t. de la paroi abdominale* dans l'ascite ou le météorisme. — 2° Pression d'un liquide organique. Ex. : *t. du liquide céphalo-rachidien.*

tension artérielle. Force élastique exercée par les parois artérielles sur leur contenu sanguin. Elle s'équilibre, en pratique, avec la force contractile du cœur transmise par le sang (pression artérielle); et les termes de tension artérielle et de pression artérielle, bien que correspondant à des notions physiques différentes, sont en clinique, devenus synonymes. — *t. différentielle.* Différence entre les tensions artérielles maxima et minima; elle est, à l'état normal, de 4 à 7 cm de mercure. — *t. maxima,* « Valeur de la pression existant dans le système artériel au moment même de la systole cardiaque (*p. systolique*) » (A. Clerc). Elle est à l'état normal de 12,5 à 14 cm de mercure. — *t. minima.* Valeur de la « pression qui existe dans les artères au moment de la diastole, c'est-à-dire entre deux contractions cardiaques (*p. diastolique*) » (A. Clerc). Elle est à l'état normal de 8 à 9 cm de mercure. — *t. moyenne.* Terme désignant « la pression constante qui assurerait le même débit dans les vaisseaux que la pression variable qui y règne » (Marey). En clinique, la *t. m.* correspond à la plus grande oscillation observée sur le cadran oscillométrique du sphygmomanomètre. Normalement, elle est de 11 à 9 cm de mercure.

tension intermittente de l'épigastre (Bouveret, 1901). Signe très précoce de la sténose du pylore consistant en un soulèvement de la partie gauche de l'épigastre. Cette tuméfaction plus ou moins résistante à la palpation disparaît et reparaît sans ondulation de la paroi; elle est due à un spasme tonique de la paroi gastrique.

tension oncotique. V. *oncotique.*

tension osmotique. V. *osmotique.*

tension superficielle. Force apparaissant dans les couches superficielles des liquides qui, du fait d'un arrangement particulier de leurs molécules, acquièrent des propriétés analogues à celles d'une membrane élastique.

tension veineuse. V. *pression veineuse.*

tensionnel, *adj.* Qui a rapport à la tension (ou à la pression) des liqui-

des organiques. Ex. : *variations t. du liquide céphalo-rachidien.*

tentoriel, *adj.* Qui se rapporte à la tente du cervelet. — *sus-t.* et *sous-t.* Qui est situé au-dessus ou en dessous de la tente du cervelet.

tentoriographie, *s. f.* Radiographie de la tente du cervelet après injection des sinus latéraux par une substance opaque aux rayons X.

ténuiligne, *adj.* (*tenuis,* mince) (A. Thooris). Se dit d'un type d'individu caractérisé par les faibles dimensions de ses diamètres sagittaux.

téphro-myélite, *s. f.* (τεφρός, de couleur cendrée, gris ; μυελός, moelle). Inflammation des cornes de l'axe gris de la moelle épinière. Cette lésion ne se rencontre à l'état isolé qu'au niveau des cornes antérieures; quand elle évolue rapidement, elle donne lieu au syndrome de la paralysie spinale infantile ou de la paralysie spinale aiguë de l'adulte (plus rare). V. *poliomyélite antérieure.*

térabdelle, *s. f.* (τηρεῖν, prendre ; βδέλλα, sangsue). Instrument composé de ventouses reliées à une machine pneumatique et pouvant être utilisé pour une saignée locale.

tératencéphalie, *s. f.* (τέρας, monstre; κεφαλή, tête). Terme désignant l'ensemble des monstruosités crâniennes.

tératoblastome, *s. m.* Tératome d'évolution maligne développé aux dépens de cellules de type embryonnaire.

tératogène, *adj.* Qui provoque des malformations ou des monstruosités.

tératogénèse, *s. f.* (τέρας, monstre ; γένεσις, formation) ou **tératogénie,** *s. f.* (τέρας; γένεια, naissance). Production de malformations ou même de monstruosités chez les êtres organisés.

tératoïde (tumeur). V. *tératome.*

tératologie, *s. f.* (τέρας ; λόγος, discours). Etude des anomalies et des monstruosités des êtres organisés.

tératome, *s. m.* Syn. *tumeur organoïde* (Virchow) ou *tératoïde.* Nom parfois donné aux tumeurs complexes, mixtes, où des tissus multiples se disposent en organes différenciés, pour rappeler leur développement aux dépens de germes embryonnaires (théorie de l'inclusion de Cohnheim).

tératopage, *s. m.* (τέρας; παγεῖς, unis). Nom donné parfois à tous les monstres doubles.

tératospermie, *s. f.* (τέρας, monstre ; σπέρμα, semence). Abondance de spermatozoïdes de formes anormales dans le sperme.

térébellum, *s. m.* (terebellum, trépan). Sorte de perce-crâne; instrument servant en obstétrique pour pratiquer l'embryotomie.

térébrant, *adj.* (terebrare, percer). Qui a tendance à creuser, à gagner en profondeur. Ex. : *ulcération t., phagédénisme t. — douleur t.* V. *douleur.*

térébration, *s. f.* (terebrare). Perforation.

termone, *s. f.* Substance capable de déterminer le type sexuel de la cellule (sexe féminin = gynotermone; sexe masculin = androtermone) isolée chez les protistes et dans certains tissus végétaux.

terrain morbide. Prédisposition de certains sujets à contracter des maladies. Dans quelques cas, elle a pu être rattachée à un trouble biochimique précis: p. ex. la prédisposition aux anémies hémolytiques des individus ayant un déficit enzymatique des globules rouges. V. *anémie hémolytique enzymoprive.*

Terramycine, *s. f.* (n. dép.). V. *oxytétracycline.*

terreurs nocturnes (*pavor nocturnus*). Syndrome caractérisé par la survenue, en pleine nuit, chez l'enfant, de manifestations motrices provoquées probablement par des illusions ou des hallucinations terribles. Ce trouble cesse généralement au bout d'une demi-heure sans avoir entraîné le réveil.

Terrien (maladie de) (1900). Malformation rare de la cornée consistant en une ectasie de sa partie marginale, d'évolution très lente et se manifestant par un simple astigmatisme. Elle peut se compliquer de synéchies antérieures ou de prolapsus de l'iris, et même de perforation de la cornée.

Terrier (signe de). Disparition, provoquée par la compression localisée au siège exact d'une fistule artério-veineuse superficielle, du thrill et du souffle que l'on percevait à leur maximum à ce niveau.

territoire lenticulo-optique (syndrome du). Variété de syndrome de Déjerine-Roussy (v. ce terme) dans laquelle les troubles moteurs sont intenses et les douleurs absentes.

territoire thalamo-genouillé (syndrome du). V. *Déjerine-Roussy (syndrome de).*

territoire thalamo-perforé (syndrome du). V. *noyau rouge (syndrome contro-latéral de).*

territoire thalamo-tubérien (syndrome du). Variété de syndrome de Déjerine-Roussy (v. ce terme) dans laquelle les douleurs sont peu intenses.

Terry (maladie de). V. *fibroplastie rétro-cristallinienne ou rétro-lentale.*

Terson (syndrome de) (1926). Hémorragies du vitré et de la rétine accompagnant les hémorragies méningées sous-arachnoïdiennes au cours de l'évolution des anévrismes intra-crâniens.

tertiarisme, *s. m.* Période tertiaire de la syphilis.

Teschen (maladie de) (du district de Teschen, en Tchécoslovaquie, où la maladie a d'abord été décrite). Syn. *encéphalomyélite enzootique des porcs.* Maladie endémo-épidémique due à un ultra-virus, frappant les porcs de l'Europe centrale (Bohême, Silésie), caractérisée par des symptômes nerveux évoluant en 3 phases d'excitation, de paralysie du train postérieur et de coma. Elle est souvent mortelle.

test, *s. m.* (de l'anglais). 1° Epreuve (ex. : test à l'iode radio-actif, test de Vollmer). — 2° Réaction chimique (ex. : thymol-test). — Les *t. psychologiques* sont des méthodes d'exploration du développement de l'intelligence, du caractère ou des aptitudes professionnelles. Ils permettent d'analyser, dans une certaine mesure, le psychisme d'un

individu, et aussi d'opérer une classification parmi les membres d'une
collectivité, dans un but de sélection ou d'orientation professionnelle.

test croisé. V. *compatibilité sanguine.*

test-object, *s. m.* (angl.: *test,* épreuve;
object, objet). Préparation microscopique servant à comparer la valeur
des microscopes et de leurs objectifs.

test-tape, *s. m.* (angl. tape : ruban).
Méthode destinée à déterminer,
chez la femme, la date de l'ovulation. On dose, dans les glaires
cervicales, à l'aide d'un papier
réactif spécial, le glucose dont le
taux serait plus élevé au moment de
l'ovulation. Cette méthode paraît
infidèle.

testiculaires (hormones). Hormones sécrétées par la glande interstitielle du testicule. L'*h. t.* véritable
est la testostérone, dont l'androstérone est une forme d'élimination.
Le testicule sécrète en outre une
faible quantité d'hormone œstrogène; il produirait également la prégnénolone (H. Selye; Ruczika) qui
agirait sur les éléments de la lignée
spermatique. V. *androgènes (hormones).*

**testicule féminisant (syndrome
du)** (Wilkins, Deamer et Morris,
1953). Syn. *syndrome de féminisation
testiculaire.* Forme extrême du pseudo-hermaphrodisme androgynoïde;
elle est caractérisée par : une morphologie féminine, un appareil génital externe et un comportement
psycho-affectif féminin; l'absence
d'utérus et de trompes (entraînant
aménorrhée primaire et stérilité);
l'existence de testicules de type
impubère situés dans les grandes
lèvres, le canal inguinal ou l'abdomen. Le sexe nucléaire et le sexe
génétique sont masculins. Ce syndrome semble dû à des anomalies
de la sensibilité des organes-cibles
(récepteurs, v. ce terme) à leurs
hormones respectives normalement
sécrétées : inertie des récepteurs de
la testostérone, hypersensibilité de
ceux des œstrogènes.

testicule irritable (A. Cooper). Névralgie essentielle d'un testicule,
sans lésion apparente.

testiculo-mammaire (syndrome)
(Chevassu). Syndrome observé dans
certains chorio-épithéliomes du testicule et caractérisé par l'augmentation de volume des seins et la présence de prolan dans l'urine, dues
à la sécrétion du tissu chorio-pla-
centaire.

testocorticoïde, *s. m.* ou **testocor-
ticostéroïde,** *s. m.* (Selye). V.
androgènes (hormones).

testostérone, *s. f.* (Laqueur, 1935).
Hormone mâle sécrétée par les cellules de Leydig du testicule, et
accessoirement par la cortico-surrénale et l'ovaire. Son administration
au mâle impubère provoque l'apparition des caractères sexuels masculins. V. *androgènes (hormones).*

tétanie, *s. f.* (L. Corvisart). Syndrome observé surtout chez le jeune
enfant, plus rarement chez la femme,
caractérisé par des contractures
occupant les extrémités (main
d'accoucheur, spasme carpo-pédal,
v. ces termes) et capables de s'étendre aux membres et quelquefois au
tronc; elles procèdent par accès, mais
peuvent être provoquées artificiellement par la compression des
vaisseaux et des nerfs des membres
atteints, qui met ainsi en évidence
un état de *spasmophilie* (v. ce mot)
permanent. La *t.* survient dans les
hypocalcémies avec baisse du calcium sanguin ionisé (hypoparathyroïdies, carences et insuffisances
d'absorption calcique); au cours des
alcaloses (vomissements) et de certaines maladies infectieuses. — *t.
chronique constitutionnelle* ou *idiopathique.* V. *spasmophilie.* — *t. chronique hypophysaire* (Klinke, 1951).
V. *ostéodystrophie héréditaire d'Albright.* — *t. chronique multidystrophique d'Albright* (H. P. Klotz). V.
ostéodystrophie héréditaire d'Albright.
— *t. latente.* V. *spasmophilie.*

tétaniforme, *adj.* Qui a l'apparence
du tétanos. Ex. *syndrome t.*

tétanique, *adj.* 1° Qui se rapporte à
la tétanie. — 2° Qui se rapporte au
tétanos.

tétanisation, *s. f.* Production de phénomènes tétaniques.

tétanos, *s. m.* (τέτανος, rigidité spasmodique : Hippocrate, de τείνω, je tends). 1° Syn. *trismus* ou *mal des mâchoires.* Maladie déterminée par un microbe spécial (bacille de Nicolaïer), et due à l'intoxication par la toxine que sécrète ce microbe au point où il végète (en général plaie extérieure) ; elle est caractérisée cliniquement par une contracture douloureuse, débutant ordinairement au niveau des muscles masticateurs (*trismus*), envahissant ensuite progressivement la nuque, le tronc et les membres, avec redoublement convulsif très douloureux sous l'influence des plus légères excitations. — *t. en boule.* V. *emprosthotonos.* — *t. bulbo-paralytique de Worms* ou *t. céphalique avec ophtalmoplégie.* V. *Worms (tétanos bulbo-paralytique de).* — *t. céphalique* ou *hydrophobique de Rose.* V. *Rose (tétanos céphalique ou hydrophobique de).*—*t. dysphagique de Larrey.* V. *Larrey (tétanos dysphagique de).* — 2° (physiologie). Contraction continue d'un muscle strié ou lisse ; elle est produite par la fusion des secousses élémentaires des diverses fibres provoquées par une suite d'excitations très rapprochées.

tétartanopie, *s. f.* (τέταρτος, quatrième ; α-priv. ; ὄψ, vue). Daltonisme pour le bleu et le jaune sans raccourcissement du spectre.

tétartanopsie, *s. f.* (τέταρτος, quart ; anopsie). Anopsie en quadrant. Affaiblissement ou perte de la vue dans le quart du champ visuel.

tête de Méduse. 1° Développement considérable du réseau veineux sous-cutané périombilical, avec dilatation serpentine des vaisseaux, observé parfois dans la cirrhose de Laënnec. — 2° Lermoyez désigne également par le nom de *t. de M.* la dilatation des veines du cuir chevelu et du front par gêne de la circulation intra-crânienne dans la thrombo-phlébite des sinus.

tête d'oiseau (syndrome dyscéphalique à). V. *François (syndrome de).*

tête en pain de sucre. V. *acrocéphalie.*

tête de serpent. Nom donné, à cause de sa forme, à l'extrémité centrale du caillot de la phlébite oblitérante ; c'est cette extrémité, sans adhérence avec la paroi, qui se détache parfois et, entraînée par le sang veineux, pénètre dans le cœur droit et l'artère pulmonaire et détermine une embolie.

tête à la Thersite. V. *acrocéphalie.*

téthéline, *s. f.* (θάλλω, τέθηλα, je fais croître) (Brailsford-Robertson). Hormone de croissance sécrétée par le lobe antérieur de l'hypophyse.

tétracoque, *s. m.* V. *tétragène.*

tétracycline, *s. f.* Syn. *Sanclomycine* (n. dép.), *Tétracyne* (n. dép.). Antibiotique dérivé de la chlortétracycline (v. ce terme) par soustraction d'un atome de chlore. Il est extrait des cultures de *Streptomyces albo-niger.* Il a les mêmes propriétés que la chlortétracycline et l'oxytétracycline. V. *tétracyclines.*

tétracyclines, *s. f. pl.* (Putman, Hendricks et Welch, 1953). Famille d'antibiotiques (v. ce terme) comprenant les *t.* naturelles (chlortétracycline, oxytétracycline, tétracycline base, etc.) et les *t.* semi-synthétiques (doxycycline, p. ex.) (v. ces termes). Ces antibiotiques arrêtent la croissance des germes en empêchant la lecture du code génétique dans les ribosomes bactériens et la libération des acides aminés nécessaires à la synthèse des protéines microbiennes. V. *ribosome.*

Tétracyne, *s. f.* (n. dép.). V. *tétracycline.*

tétrade de Fallot. V. *Fallot (tétralogie ou tétrade de).*

tétragène, *s. m.*, ou **tétracoque,** *s. m.* (*Micrococcus tetragenes*). Microcoque de la salive dont les éléments se disposent souvent par quatre.

tétragonosomie, *s. f.* (τέτρα, quatre ; gonosome). Variété de maladie par aberration chromosomique (v. ce terme) caractérisée par la présence de 4 chromosomes sexuels (ou gonosomes) dans les cellules du soma. V. *polygonosomie* et *caryotype.*

tétrahydroaldostérone, *s. f.* Produit

de dégradation de l'aldostérone, éliminé par l'urine. V. *aldostéronurie*.

tétraïodo-3, 5, 3', 5' thyronine, *s. f.* V. *thyroxine*.

tétralogie de Fallot (τετραλογία, ensemble de quatre ouvrages). V. *Fallot* (*tétralogie ou tétrade de*).

tétraplégie, *s. f.* (τέτρα, de τέσσαρα, quatre ; πλήσσειν, frapper). V. *quadriplégie*.

tétraploïde, *adj.* (τετραπλόος, quadruple) (génétique). Se dit de certaines constitutions anormales des cellules du *soma* qui, les deux gamètes originels étant restés diploïdes à la suite d'une anomalie de la méiose, possèdent *4n* chromosomes, au lieu de *2n*, chiffre normal. Si les deux gamètes originels proviennent de parents de même espèce, le produit est *autotétraploïde* ; si les gamètes sont issus de parents d'espèces différentes, le produit est *allotétraploïde* (ou *amphidiploïde*). Allo- et autotétraploïdie sont des cas particuliers d'allo- et d'autopolyploïdie. V. *polyploïde*.

Tf (antigène ou système). V. *groupes sanguins*.

T.G.M.H. V. *hémoglobine* (*teneur corpusculaire ou globulaire moyenne en*).

T. G. O. Transaminase (v. ce terme) glutamique oxalacétique.

T. G. O. S. Transaminase glutamique oxalacétique du sérum sanguin.

T. G. P. Transaminase (v. ce terme) glutamique pyruvique.

T. G. P. S. Transaminase glutamique pyruvique du sérum sanguin.

thalamectomie, *s. f.* V. *thalamotomie*.

thalamique, *adj.* Qui se rapporte au thalamus : 1° facette articulaire postérieure du calcanéum avec l'astragale ; 2° (neurologie) couche optique : noyau de substance grise situé à l'intérieur du cerveau, et de chaque côté du 3e ventricule.

thalamiques et **sous-thalamiques (syndromes).** Syndromes neurologiques dus à une lésion du thalamus (ou couche optique) et de la région sous-jacente. Ils comprennent les syndromes *latéraux* (syndr. thalamique classique ou syndr. de Déjerine-Roussy, syndr. controlatéral

du noyau rouge, syndr. hypothalamique) ; le syndrome *tegmento-thalamique* (v. ces différents termes) ; le syndrome *médian* traduisant un ramollissement médian et bilatéral du thalamus par atteinte du tronc basilaire : si celui-ci est étendu, apparaît un syndrome tegmento-thalamique ; s'il est plus localisé, il réalise la démence thalamique avec acinésie, apathie, stéréotypie, troubles de la mémoire et indifférence affective.

thalamo-genouillé (syndrome de l'artère ou du territoire). V. *Déjerine-Roussy* (*syndrome de*).

thalamo-genouillé et thalamo-perforé (syndrome des pédicules). V. *hypothalamique* (*syndrome*).

thalamolyse, *s. f.* (thalamus ; λύσις, dissolution). V. *thalamotomie*.

thalamo-perforé (syndrome de l'artère ou du territoire). V. *noyau rouge* (*syndrome contro-latéral du*).

thalamotomie, *s. f.* (thalamus ; τομή, section) (Spiegel). Syn. *thalamolyse* et (improprement) *thalamectomie*. Intervention chirurgicale destructrice ayant pour but de supprimer partiellement et électivement les connexions du thalamus au niveau du thalamus lui-même, par procaïnisation, alcoolisation ou électrocoagulation. Elle est utilisée dans le traitement des dyskinésies, de la douleur ou en psychochirurgie.

thalassémie, *s. f.* (θάλασσα, mer ; αἷμα, sang) (Whipple et Bradford, 1932). Terme sous lequel on groupe un certain nombre d'anémies infantiles héréditaires, transmises probablement selon le mode autosomal dominant, ayant en commun certains caractères hématologiques : ce sont des anémies hypochromes hypersidérémiques (v. ce terme) dues à une répartition anormale, dans la molécule d'hémoglobine, des différentes chaînes polypeptidiques dont les structures sont normales. Le plus souvent, la chaîne β est en quantité insuffisante, d'où le nom de β-*thalassémie* donnée à cette anémie dans laquelle existe aussi une quantité excessive d'hémoglobine F (ou fœtale). Les *th.* ont également en commun leur répartition géographique : pays riverains de la Méditerranée centrale et orientale, Iran, Extrême-Orient. La *th. majeure*, ou anémie de Cooley (v. ce terme) en est la forme grave, homozygote ; la *th. mineure*, ou maladie de Rietti-Greppi-Micheli, est plus fréquente et bénigne ; elle comporte une polyglobulie microcytaire et hypochrome ; les *th. minimes* sont de simples anomalies hématologiques chez les porteurs sains de la tare. Ces deux dernières formes sont des variétés hétérozygotes de la maladie, la tare thalassémique n'existant que chez un seul des deux parents. — Les *th.* dues à l'insuffisance des autres chaînes : α, γ, etc., sont beaucoup plus rares. L'*α-thalassémie* est mortelle in utero dans sa forme homozygote ; chez les hétérozygotes, elle est mineure et bénigne. — Il existe des *formes associées* dans lesquelles, à côté de l'hémoglobine normale et de l'hémoglobine F, se trouve, dans le sang, une hémoglobine anormale : hémoglobine S (thalasso-drépanocytose ou anémie microcytique drépanocytaire de Silvestroni et Bianco, v. ce terme), hémoglobine C (anémie avec hématies en cible), hémoglobine E (anémie analogue à celle de Cooley). La *th.* est une hémoglobinopathie (v. ce terme) quantitative.

thalasso-drépanocytose, *s. f.* V. *anémie microcytique drépanocytaire (ou microcytémie) de Silvestroni et Bianco.*

thalassophobie, *s. f.* (θάλασσα, mer ; φόβος, peur). Appréhension angoissante que certains névropathes éprouvent en face de la mer.

thalassothérapie, *s. f.* (θάλασσα ; θεραπεία, traitement) (La Bonnardière, 1867). Emploi thérapeutique de l'eau de mer, des boues et des algues marines et du climat marin.

thanatologie, *s. f.* (θάνατος, mort ; λόγος, discours). Etude de la mort et des questions qui s'y rapportent.

thanatophobie, *s. f.* (θάνατος ; φόβος, crainte). Crainte exagérée, morbide et obsédante de la mort.

thanatopraxie, *s. f.* (θάνατος ; πρᾶξις, action). Mise en œuvre des divers procédés de traitement et de conservation des cadavres.

Thannhauser (syndrome de) ou **Thannhauser-Magendantz (maladie de).** V. *Mac-Mahon (maladie ou syndrome de).*

thécal, *adj.* (θήκη, boîte). Qui se rapporte aux thèques (enveloppes des follicules ovariens).

Theiler (test de séroprotection de). Un sérum contenant des anticorps anti-amarils protège la souris blanche contre l'inoculation intracérébrale de virus amaril neurotrope. Ce test est utilisé soit comme moyen de diagnostic au cours de la fièvre jaune, soit pour contrôler l'efficacité de la vaccination, soit comme moyen de dépistage dans les enquêtes épidémiologiques.

theilériose, *s. f.* (du nom du médecin Arnold Theiler). Piroplasmose bovine de l'Afrique du Nord due à *Theileria dispar* propagée par une tique (*Hyalomma mauritanicum*).

théisme, *s. m.* (Fernet). Intoxication par le thé.

thélalgie, *s. f.* (θηλή, mamelon ; ἄλγος, douleur). Sensibilité douloureuse du mamelon.

thélite, *s. f.* (θηλή, mamelon). Inflammation du mamelon.

thélorragie, *s. f.* (θηλή ; ῥήγνυμι, je jaillis). Hémorragie se faisant par le mamelon.

thélotisme, *s. m.* (θηλή). Projection des mamelons par contraction des muscles de l'aréole (réflexe mamillo-aréolaire).

théomanie, *s. f.* (θεός, dieu ; μανία, folie) (Esquirol). Monomanie religieuse contemplative.

thérapeute, *s. m.* (θεραπεύω, je soigne). Médecin qui s'occupe particulièrement de thérapeutique.

thérapeutique, *s. f.* ou **thérapie,** *s. f.* (θεραπεύω). Partie de la médecine qui s'occupe des moyens propres à guérir ou à soulager les malades. — *t. tissulaire.* V. *Filatov (méthode de).*

...thérapie (θεραπεία, traitement). Suffixe indiquant l'emploi thérapeutique d'une substance ou d'un agent quelconque dont le nom forme la première partie du mot composé. Ex. : *opothérapie, électrothérapie.* — Cependant on l'emploie quelquefois pour désigner le traitement de la partie du corps ou celui de l'affection dont le nom figure en tête du mot composé. Ex. : *dermatothérapie.* — t. *tissulaire.* V. *Filatov* (*méthode de*).

thermalgie, s. f. (Stopford). V. *causalgie.*

thermalisme, s. m. Terme qui s'applique à tout ce qui concerne les stations thermales : organisation, aménagements, hygiène, urbanisme, considérés aussi bien au point de vue administratif et social qu'au point de vue thérapeutique. — Souvent pris dans le sens plus restreint de « science qui a pour but d'utiliser les propriétés si variées de l'eau minérale, en fonction des éléments qu'elle renferme et des actions thérapeutiques qu'elle révèle » (H. Flurin, de Cauterets).

thermalité, s. f. (θέρμη, chaleur). Propriété de certaines eaux naturelles d'être spontanément plus chaudes que le milieu ambiant.

thermes, s. m. pl. « Etablissement disposé pour l'usage thérapeutique des eaux médicinales chaudes » (Littré).

thermite, s. f. (θέρμη, chaleur). Dermatose due à l'action de la chaleur.

thermo-algésique, adj. (θέρμη; ἄλγησις, douleur). Qui se rapporte à la fois à la chaleur et à la douleur. Ex. : *sensibilité th.-a., anesthésie th.-a.*

thermo-analgésie, s. f. ou **thermo-anesthésie,** s. f. (θέρμη, chaleur; analgésie; anesthésie). Abolition de la sensibilité normale à la chaleur.

thermo-cautère, s. m. (θέρμη; cautère) (Paquelin). Instrument servant à faire des cautérisations ignées. Il est composé d'une tige creuse de platine maintenue incandescente par un courant gazeux formé d'un mélange d'air et de vapeurs hydrocarbonées.

thermo-climatisme, s. m. Association des cures thermales et climatiques.

thermo-esthésie, s. f. (θέρμη ; αἴσθησις, sensibilité). Sensibilité à la chaleur. Sa recherche, fort importante dans certaines affections nerveuses (syringomyélie), se fait à l'aide d'un thermomètre dont la cuvette est entourée d'un manchon que l'on peut chauffer à volonté (thermo-esthésiomètre).

thermogénèse, s. f. (θέρμη; γεννᾶν, engendrer). Développement continu et régulier de la chaleur chez les êtres vivants.

thermogramme, s. m. (θέρμη; γράμμα, écriture). V. *thermographie.*

thermographie, s. f. (θέρμη; γράφειν, inscrire). Enregistrement, grâce à un détecteur à rayons infra-rouges, du rayonnement thermique émis par une source de chaleur. L'image de la surface explorée, reçue sur un tube cathodique, peut être photographiée (carte thermique, thermogramme). Cette technique, aussi appelée *téléthermographie,* s'oppose à la t. *de contact* où une solution de cristaux, changeant de couleur selon la température, est étendue sur la peau de la région à étudier.

thermolabile, adj. (θέρμη, chaleur ; *labilis,* changeant). Se dit d'une substance qui est détruite ou perd ses qualités à une température déterminée. Ex. : l'alexine est t. à 55°, c'est-à-dire est détruite par une chaleur égale ou supérieure à 55°; les enzymes sont toutes th.

thermolyse, s. f. (θέρμη, chaleur ; λύσις, dissolution). Disparition de la chaleur.

thermo-palpation, s. f. (Benczur et Jonas, 1890). Appréciation par le palper des différences de température entre les diverses régions du corps.

thermoparesthésie, s. f. Trouble de la sensibilité à la chaleur.

thermo-pénétration, s. f. (Bernd et Preyss). V. *diathermie.*

thermophile, adj. (θερμός, chaud ; φίλος, ami) (physiologie). Se dit des êtres végétaux ou animaux qui vivent et se développent à des températures fort élevées (jusqu'à 83°).

thermophobie, *s. f.* (θέρμη; φόβος, crainte). Crainte des couvertures et des vêtements trop chauds qu'éprouvent certains malades (*goitre exophtalmique, maladie de Parkinson*), par suite de la sensation de chaleur dont ils souffrent constamment.

thermorégulation, *s. f.* Maintien de la température à un chiffre constant.

thermorésistance, *s. f.* Résistance à la chaleur.

thermosensibilité, *s. f.* Sensibilité à la chaleur.

thermostabile ou **-stable**, *adj.* (θέρμη; *stabilis*, stable). Se dit d'une substance qui supporte une température déterminée sans perdre aucune de ses qualités. Ex. : la sensibilisatrice est *t.* à 55°.

thermostabilité, *s. f.* Etat d'une substance thermostabile.

thermothérapie, *s. f.* (θέρμη; θεραπεία, traitement). Emploi thérapeutique de la chaleur.

thermotropisme, *s. m.* (θέρμη; τρέπειν, tourner). Propriété que possède le protoplasma de réagir à la chaleur.

Thersite (crâne ou **tête à la)** (Thersite, personnage de l'Iliade — II, 218-219 — au crâne pointu). V. *acrocéphalie.*

thésaurismose, *s. f.* (θησαυρίζω, je mets en réserve) (von Gierke) ou **thésaurose**, *s. f.* (θησαυρός, dépôt). Syn. *maladie de surcharge.* Nom sous lequel on désigne des états pathologiques divers, caractérisés par la mise en réserve anormale, dans les tissus de l'organisme, de lipides, de glucides ou de protides qui sont parmi les constituants habituels du cytoplasme. Les *t.* comprennent les lipoïdoses (maladies de Niemann-Pick, de Schüller-Christian, de Gaucher), les gangliosidoses, les glycogénoses (*t.* glycogéniques) et les mucopolysaccharidoses (v. tous ces termes, *xanthomatose, polycorie* et *maladie lysosomale congénitale*).

théta (onde et **rythme)** (onde et rythme θ). V. *rythme théta.*

Thévenard (maladie ou **syndrome de).** V. *acropathie ulcéro-mutilante.*

Thévenon et Rolland (réaction de). Réaction décelant la présence d'une faible quantité de sang, et utilisée pour rechercher les hémorragies occultes dans les différents excreta. La substance à examiner est additionnée d'un volume égal d'une solution alcoolique de pyramidon à 5 %, puis de quelques gouttes d'acide acétique et d'eau oxygénée. Si elle contient du sang, le mélange prend une teinte bleu-violet.

T.H.I. Abréviation de test du hamster irradié (v. ce terme).

thiamine, *s. f.* Vitamine B₁. V. *aneurine.*

thiamphénicol, *s. m.* Syn. *Thiophénicol* (n. dép.) Antibiotique de la famille des phénicols (v. ce terme).

Thiophénicol, *s. m.* (n. dép.). V. *thiamphénicol.*

Thibierge et Weissenbach (syndrome de) (1910). Association de sclérodermie généralisée, de concrétions calcaires sous-cutanées et de décalcification osseuse. Elle est considérée comme un syndrome d'hyperparathyroïdie.

Thiemann (maladie de) (1909). Epiphysite des deuxièmes phalanges digitales, survenant chez l'enfant ou l'adolescent, et caractérisée par une tuméfaction douloureuse et de la raideur des articulations interphalangiennes. Les radiographies montrent l'aplatissement et l'élargissement des épiphyses dont les bords sont irréguliers et dentelés. C'est une variété d'ostéochondrite, héréditaire et familiale.

thiémie, *s. f.* (θεῖον, soufre; αἷμα, sang) (Lœper, 1926). Teneur du sang en soufre.

Thiersch (greffe de). Greffe épidermique.

Thiersch (opérations de). 1° Rectopexie et myorraphie des releveurs de l'anus avec rectoplicature antérieure et postérieure; opération pratiquée dans les grands prolapsus du rectum. — 2° Reconstitution de la paroi supérieure du canal urétral au moyen de deux lambeaux cutanés disséqués sur le dos de la verge; opération pratiquée dans l'épispadias.

thiocyanate de sodium (épreuve au). V. *rhodanate de sodium (épreuve au).*

thiogénèse, *s. f.* (θεῖον, soufre; γεννᾶν, engendrer). Elaboration de produits soufrés. Ex. : formation de la méthionine, du glutathion, par le foie.

thiopexique (fonction). Pouvoir de fixation des substances soufrées que possède le foie.

thiopurine, *s. f.* V. *antimétabolite.*

thiopurinol, *s. m.* V. *urico-frénateur.*

Thiriar (méthode de) (1899). Traitement des furoncles et des anthrax par l'injection intra-dermique d'oxygène sous pression. Méthode abandonnée.

thlipsencéphale, *s. m.* (θλῖψις, écrasement; ἐγκέφαλος, encéphale) (I. G. Saint-Hilaire). Monstre pseudencéphalien, dont le cerveau est remplacé par une tumeur fongueuse se prolongeant en arrière jusqu'au trou occipital, et quelquefois jusqu'aux premières vertèbres cervicales largement ouvertes.

Thomas-Lardennois (attelle de). Appareil destiné à immobiliser une fracture de cuisse pendant le transport du blessé. Il est formé de deux tiges métalliques longeant les faces externe et interne du membre inférieur, réunies en haut par un anneau qui entoure la racine de la cuisse et en bas par un étrier servant d'appui pour l'extension continue.

Thomayer (poche de). Poche ascitique persistant, dans la péritonite tuberculeuse à forme fibro-adhésive, du côté gauche de l'abdomen, tandis que les anses intestinales sont attirées vers la droite par la rétraction du mésentère.

Thompson (maladie de) (1939). Syn. *anémie hémolytique héréditaire non sphérocytaire.* Anémie hémolytique héréditaire chronique sans sphérocytose, avec résistance osmotique normale des globules rouges et non curable par la splénectomie. — Cette entité a été divisée d'abord par Selwyn et Dacie (1954) en 2 types : le type I où l'auto-hémolyse à l'étuve à 37° est normale, et normalement retardée par l'adjonction de glucose; le type II dans lequel l'auto-hémolyse à 37° est très augmentée, mais nullement retardée par addition de glucose. — Elle est actuellement démembrée en : anémies hémolytiques enzymoprives (v. ce terme), anémie avec inclusions intra-érythrocytaires et urines noires (qui entre probablement dans le cadre des hémoglobinoses, v. ce terme), anémie avec porphyrie érythropoïétique, et anémie par modifications de la membrane de l'hématie.

Thompson (opération de) (1939). Cardio-péricardopexie (v. ce terme) par introduction de poudre de talc entre les deux feuillets du péricarde.

Thomsen (maladie de). Syn. *myotonie congénitale.* Affection familiale et héréditaire transmise selon le type dominant (décrite en 1876 par Th. sur lui-même, ses ascendants et ses descendants), débutant dans l'enfance ou l'adolescence, faisant partie du groupe des myopathies, et dont l'expression clinique réside dans un trouble particulier de la décontraction des muscles volontaires. Au début du mouvement, le muscle se met en état de raideur spasmodique, état qui s'oppose au relâchement, mais cède bientôt et disparaît quand le même mouvement se reproduit; les muscles présentent une réaction électrique spéciale, dite réaction myotonique. L'hypertrophie musculaire diffuse est fréquente; l'atrophie plus rare. A partir de l'âge adulte, la maladie cesse de progresser; elle constitue une infirmité compatible avec l'existence.

Thomson (syndrome de). Syn. *poïkilodermie congénitale.* Syndrome apparaissant dans la première année de la vie, débutant par une infiltration de la peau, celle-ci prenant ensuite un aspect bigarré, à la fois télangiectasique, pigmentaire et atrophique. Ces lésions atteignent le visage, les faces d'extension des membres, le siège. A cet aspect poïkilodermique s'ajoutent souvent une alopécie plus ou moins étendue, des kératoses circonscrites, des dystrophies unguéales ou dentaires, une petitesse de la taille et des extrémités, des lésions osseuses. V. *Cole, Rauschkolb et Toomay* (*syndrome de*) et *Wodniansky* (*syndrome de*).

thoracectomie, *s. f.* (θώραξ, poitrine; ἐκτομή, ablation) (Simon, d'Heidelberg, 1869). Résection d'un plus ou moins grand nombre de côtes et même des 10 ou 11 côtes supérieures (*t. totale*), pratiquée parfois dans la tuberculose pulmonaire et les pleurésies purulentes anciennes. — *t. antérieure* ou *précordiale*. V. *Brauer* (*opération de*).

thoracentèse ou mieux **thoracocentèse** (Littré), *s. f.* (θώραξ, ακος; κεντεῖν, percer). Ponction de la paroi thoracique avec un trocart pour évacuer une collection liquide de la plèvre (la ponction du péricarde est également une *t.*, mais n'est jamais désignée par ce terme).

thoracocaustie ou **thoracocaustique**, *s. f.* (Jacobæus, 1913). V. *Jacobæus* (*opération de*).

thoraco-laparotomie, *s. f.* Incision de la paroi thoracique et de la paroi abdominale.

thoracopage, *s. m.* (θώραξ ; παγεῖς, uni). Monstre double formé par deux individus unis entre eux au niveau du thorax.

thoraco-phréno-laparotomie, *s. f.* (Schwartz). Incision de la paroi thoracique (thoracotomie latérale gauche), de la paroi abdominale (laparotomie oblique) et du diaphragme, utilisée comme voie d'abord du tiers inférieur de l'œsophage, du cardia et de la grosse tubérosité de l'estomac.

thoracoplastie, *s. f.* (θώραξ ; πλάσσειν, former). Résection d'une ou de plusieurs côtes (ou parties de côtes); procédé de *collapsothérapie*. Elle peut être *totale* (résection du segment postérieur de toutes les côtes, de la 1re à la 11e), *subtotale* (de la 1re à la 8e) ou *partielle*, limitée au niveau de la lésion pulmonaire

dont on désire le collapsus (*t. compressive*) ou la détente (*t. de détente* ou *d'attente*). La *t.* peut être *élargie* lorsqu'à la *t.* partielle on ajoute la résection des extrémités antérieures des côtes supérieures et *complète* quand on associe à une *t.* totale la résection des segments antérieurs des 6 ou 7 premières côtes.

thoraco-pleuro-pneumonectomie, *s. f.* Pleuro-pneumonectomie (v. ce terme) complétée par une thoracoplastie.

thoracoscopie, *s. f.* (θώραξ; σκοπεῖν, examiner) (Jacobæus, de Stockholm, 1910). V. *pleuroscopie*.

thoracostomie, *s. f.* (θώραξ; στόμα, bouche) (Morison, 1908). Large résection costale pratiquée au niveau du cœur dans le but de supprimer une pression intrathoracique exagérée, qu'elle soit due à l'excès de volume du cœur ou qu'elle résulte de la présence d'une tumeur médiastinale inopérable.

thoracostyle (**rapport**) (θώραξ; στῦλος, colonne) (morphologie). Rapport entre le périmètre thoracique et la hauteur du sternum.

thoracotomie, *s. f.* (θώραξ; τομή, section). Ouverture chirurgicale du thorax, souvent avec ablation d'une côte; opération soit exploratrice, soit premier temps d'une intervention sur le poumon, le cœur ou l'œsophage. Elle peut être latérale, antérieure ou postérieure.

thoraco-xiphopage, *s. m.* Monstre double monocéphalien, intermédiaire au *thoracopage* et au *xiphopage*, caractérisé par la soudure des sternums, des cartilages costaux et des foies, avec dextrocardie chez l'un des sujets et communication des deux péricardes.

thoradelphe, *s. m.* (θώραξ; ἀδελφός, frère) (I.-G. St-Hilaire). Monstre double monocéphalien, caractérisé par la présence de deux troncs nettement séparés au-dessous de l'ombilic (quatre membres pelviens), et confondus en un seul au-dessus (deux membres thoraciques, une seule tête).

thorax en bréchet ou **en carène.** Déformation rachitique du thorax caractérisée par la saillie du sternum et l'aplatissement latéral des côtes.

thorax de Davies. V. *Davies (thorax de).*

thorax en entonnoir. Syn. *pectus excavatum.* Malformation congénitale ou acquise (rachitisme) caractérisée par une dépression plus ou moins profonde siégeant à la partie inférieure du sternum.

thorax en sablier. Déformation due au rachitisme caractérisée par le rétrécissement du thorax sous les aisselles et son évasement à sa partie inférieure, où il se raccorde à un abdomen volumineux.

thorax en tonneau. Aspect particulier du thorax rigide, immobilisé en inspiration forcée, que l'on observe chez certains emphysémateux dont les cartilages costaux sont calcifiés.

thorax paradoxal (Follet, 1913). Incurvation du tronc et surtout du thorax présentant sa concavité du côté de l'épanchement, dans certains cas de pleurésie sérofibrineuse ou purulente. Le côté sain est saillant, à l'inverse de ce que l'on observe ordinairement sans que l'on connaisse la raison de cette anomalie.

thoriumthérapie, s. f. Emploi thérapeutique du thorium X.

Thorn (test de) (1948). Epreuve destinée à explorer le fonctionnement de la cortico-surrénale (hormone protéido-glucidique). Chez le sujet normal, l'injection intramusculaire de 25 mg de corticostimuline diminue de plus de moitié le nombre des éosinophiles du sang et augmente le taux de l'acide urique urinaire. Elle provoque une très forte élimination, par l'urine, des 17-cétostéroïdes et surtout des 11-oxystéroïdes. Ces modifications n'apparaissent pas en cas d'insuffisance cortico-surrénale (maladie d'Addison, états d'épuisement de l'organisme). On a proposé de remplacer l'injection de corticostimuline par celle d'adrénaline (*test de Thorn, n° 2*), d'éphédrine (G. La-

roche) ou d'adrénochrome (M. Perrault, 1950). Ces variantes, qui mettent en jeu les relais hypophysaire et hypothalamique, donnent des résultats plus difficiles à interpréter.

Thornton - Bond (méthode de). Syn. *méthode de Bobrow.* Traitement du kyste hydatique par incision suivie de suture sans drainage.

thoron, s. m. Emanation du thorium.

Thorotrast (maladie du) ou **thorotrastose,** s. f. Ensemble d'accidents dus à l'emploi, en radiologie vasculaire, du Dioxyde de Thorium ou Thorotrast (n. dép.), utilisé entre 1930 et 1940, et abandonné en 1948. Ce produit, dont la radioactivité est de très longue durée, émet un rayonnement α, β et γ nécrosant et sclérosant; du fait de son poids moléculaire élevé, il ne s'élimine pas et reste fixé dans le système réticulo-endothélial (ganglions, foie, rate). Les accidents se manifestent tardivement, 15 à 20 ans après l'injection du produit, et peuvent entraîner la mort par cirrhose ou cancer du foie, ou parfois par atteinte de la moelle osseuse.

Thost-Unna (type). V. *kératodermie symétrique des extrémités.*

thrill, s. m. (anglais *thrill,* frémissement) (W. Hunter). V. *frémissement vibratoire.*

thrombase, s. f. V. *thrombine.*

thrombasthénie, s. f. (θρόμβος, caillot; ἀσθένεια, faiblesse). Modification de la forme et des propriétés des plaquettes sanguines. — *t. héréditaire* (Glanzmann, 1918). Syn. *maladie de Glanzmann, pseudo-hémophilie héréditaire de Frank.* Diathèse hémorragique héréditaire rare, transmise selon le mode récessif autosomique, analogue à l'hémogénie, dont elle diffère cependant par les caractères des plaquettes qui, en nombre normal, ont des formes et des affinités tinctoriales variées; elles n'ont, de plus, aucune tendance à l'agglutination. L'irrétractilité du caillot est constante, l'allongement du temps de saignement, le signe du lacet manquent parfois.

thrombectomie, *s. f.* (θρόμβος ; ἐκτομή, ablation). Ablation, après incision du vaisseau, du thrombus qui l'oblitère.

thrombélastogramme, *s. m.* V. *thrombo-élastogramme.*

thrombélastographe, *s. m.* V. *thrombo-élastographe.*

thrombélastographie, *s. f.* V. *thrombo-élastographie.*

thrombine, *s. f.* Syn. *fibrinferment, plasmase, thrombase.* Ferment soluble, capable de transformer le fibrinogène en fibrine. La *t.* provient de l'activation de la prothrombine par la thromboplastine, en présence de calcium ionisé et d'accélérateurs (accélérine et proconvertine). — *temps de t.* Temps de coagulation du plasma décalcifié, puis recalcifié, en présence d'un excès de *t.*; il mesure la durée de la fibrinoformation, qui dépend des quantités de fibrinogène, d'antithrombine et d'héparine contenues dans le plasma. Il est normalement de 2 à 4 secondes.

thrombinoformation, *s. f.* Transformation de la prothrombine en thrombine sous l'action de la thromboplastine : c'est le 2ᵉ stade de la coagulation, qui s'effectue normalement en 12 secondes. V. *thromboplastine* et *fibrinoformation.*

thrombinomimétique, *adj.* Dont les effets sont semblables à ceux de la thrombine. — *s. m.* Substance capable de tels effets : staphylocoagulase, venins de serpent, etc.

thrombo-agglutination, *s. f.* Syn. *thrombocyto-agglutination.* Agglutination des plaquettes sanguines.

thrombo-agglutinine, *s. f.* Syn. *thrombocyto-agglutinine.* Anticorps contenu dans certains sérums sanguins anormaux, capable d'agglutiner les plaquettes sanguines. V. *thrombo-anticorps.*

thrombo-angéite oblitérante, *s. f.* Syn. *maladie de Léo Buerger* (1906), *endartériose* (Leriche), *thrombo-angiose* (Leriche), *thrombo-artérite juvénile.* Syndrome observé presque uniquement chez des hommes jeunes, de race sémitique, d'Europe centrale, non syphilitiques et faisant abus du tabac. Il est caractérisé par une panvascularite aiguë oblitérante diffuse, frappant d'abord les artères distales des jambes, évoluant par poussées avec douleurs, atteintes veineuses et ulcérations. Les récidives successives aboutissent à des mutilations et à la mort en quelques mois ou quelques années. L'hyperfonctionnement surrénal joue, pour certains auteurs, un rôle essentiel dans le développement de cette maladie.

thrombo-angiose, *s. f.* V. *thrombo-angéite oblitérante.*

thrombo-anticorps, *s. m.* Syn. *anticorps anti-plaquettaire.* Anticorps capable de détruire (thrombolysine) ou d'agglutiner (thrombo-agglutinine) les plaquettes sanguines.

thrombo-artériose, *s. f.* V. *thrombo-artérite par surcharge.*

thrombo-artérite, *s. f.* Artérite oblitérante. — *t. a. juvénile.* V. *thrombo-angéite oblitérante.* — *t. a. par surcharge.* Syn. *thrombo-artériose.* T. a. dégénérative, d'origine athéromateuse.

thrombocytaire (série). Série de cellules qui, à partir de l'hémocytoblaste, aboutit à la formation des plaquettes sanguines (thrombocytes). Elle comprend le mégacaryoblaste, les mégacaryocytes et le thrombocyte.

thrombocyte, *s. m.* (θρόμβος ; κύτος, cellule). V. *plaquette.*

thrombocytémie, *s. f.* (θρόμβος ; κύτος ; αἷμα, sang). Présence de plaquettes dans le sang. — Ce terme désigne plus spécialement un groupe d'affections sanguines caractérisées par l'augmentation considérable et permanente des plaquettes sanguines, et par une hyperplasie des mégacaryocytes médullaires. — La *t. essentielle* est une myélose hyperthrombocytaire de cause inconnue caractérisée par des hémorragies (*t. hémorragique* d'Epstein), une splénomégalie et souvent des thromboses vasculaires; le temps de saignement est peu allongé et le temps de coagulation à peu près normal.

thrombocyto-agglutination, s. f.
V. *thrombo-agglutination*.

thrombocyto-agglutinine, s. f. V.
thrombo-agglutinine.

thrombocytolyse, s. f. (θρόμβος ;
χύτος ; λύειν, dissoudre). Destruction des plaquettes sanguines.

thrombocytopénie, s. f. (θρόμβος;
χύτος; πενία, pauvreté). V. *thrombopénie*. — *t. essentielle*. V. *hémogénie*.

thrombocytopoièse, s. f. (thrombocyte; ποιεῖν, faire). Formation des
plaquettes sanguines.

thrombocytose, s. f. Taux des plaquettes (thrombocytes) dans le sang.
Pris souvent comme syn. d'hyper-
plaquettie (v. ce terme).

thrombodynamogramme, s. m.
V. *thrombo-élastogramme*.

thrombodynamographe, s. m. V.
thrombo-élastographe.

thrombodynamographie, s. f. V.
thrombo-élastographie.

thrombo-élastogramme, s. m.
(T.E.G.) Syn. *thrombélastogramme*,
thrombodynamogramme. Courbe enregistrée avec le thrombo-élastographe.

thrombo-élastographe, s. m. Syn.
thrombélastographe, *thrombodynamographe*. V. *thrombo-élastographie*.

thrombo-élastographie, s. f. (Har-
tert, 1948). Syn. *thrombélastographie*, *thrombodynamographie*. Etude,
au moyen d'un appareil spécial
(thrombo-élastographe), de la coagulation sanguine, pratiquée sur le
sang total ou sur du plasma (oxa-
latés et recalcifiés), que ce plasma
soit riche en plaquettes (P.R.P.) ou
dépourvu de plaquettes (P.D.P.).
Cet appareil effectue un enregistrement photographique de toutes
les phases de la formation du caillot
et de son évolution. On mesure,
sur le diagramme, la vitesse de
coagulation par l'addition de *r*
(temps de latence de la coagulation
ou temps de thromboplastine, normalement 16 à 20 mm) et de *k*
(temps de formation de la thrombine, normalement 6 à 8 mm); on
mesure aussi la solidité du caillot,
donnée par *Emx*, normalement 115
à 175 mm (multiple de *am*, ampli-

tude maxima, c.-à-d. l'écartement
maximum des deux branches du
graphique : normalement 53 à 64
mm), et le degré de rétraction du
caillot. V. *indice de potentiel thrombodynamique* et *hypercoagulabilité*.

thrombo-embolique (maladie).
Processus morbide caractérisé par
la formation, à l'intérieur des veines,
de caillots sanguins qui risquent
de se détacher et de créer des embolies pulmonaires. On en distingue 2 types : la *phlébo-thrombose*
et la *thrombo-phlébite*. V. ces termes
et *coagulo-lytique thrombogène* (*déséquilibre*).

thrombo-endartériectomie, s. f.
V. *endartériectomie*.

thrombogène, 1° adj. Qui produit
une thrombose. — 2° s. m. V. *prothrombine*.

thrombogénèse, s. f. (θρόμβος, caillot; γεννᾶν, engendrer). Production
de la thrombose.

thrombographie, s. f. Etude de la
coagulation sanguine.

thrombokinase, s. f. (Morawitz). V.
thromboplastine.

thrombokinine, s f. V. *thromboplastine*.

thrombolyse, s. f. Dissolution d'un
caillot. V. *fibrinolyse*.

thrombolysine, s. f. 1° V. *fibrinolysine*. — 2° Anticorps contenu dans
certains sérums anormaux, capable
de détruire les plaquettes sanguines.
V. *thrombo-anticorps*.

thrombolytique, adj. (θρόμβος ;
λύειν, dissoudre). Qui provoque la
disparition d'un caillot.

thrombopathie, s. f. (θρόμβος ; παθή,
maladie). Terme désignant les
affections dues à une altération de
la qualité des plaquettes sanguines.
— *t. constitutionnelle de von Willebrand-Jürgens*. V. *Willebrand-Jürgens* (*maladie de von*).

thrombopénie, s. f. (θρόμβος ; πενία,
pauvreté). Syn. *plaquettopénie*,
thrombocytopénie. Diminution du
taux des plaquettes sanguines. —
t. chronique idiopathique ou *t. essentielle* (Frank). V. *hémogénie*.

thrombophilie, s. f. (θρόμβος, caillot ; φιλία, amitié). V. *hypercoagulabilité*.

thrombo-phlébite, *s. f.* Inflammation d'une veine dans laquelle se forme un caillot. — Ochsner et de Bakey (1941) désignent ainsi une variété de thrombose veineuse caractérisée par une large et solide adhérence du caillot à la paroi de la veine qui est totalement obstruée, enflammée et spasmée; la symptomatologie est riche (œdèmes, douleurs, etc.) et les embolies sont rares. La *t.-p.* s'oppose à la *phlébothrombose* (v. ce terme), à laquelle elle peut succéder (*t.-p.* plastique); elle est parfois d'origine infectieuse. — *t.-p. migratrice.* V. *septicémie veineuse.*

thromboplastine, *s. f.* (Howell). Syn. *cytozyme* (Bordet), *thrombokinase* (Morawitz, 1905), *thrombokinine, thrombozyme, zymoplastine* (Alexander Schmidt, 1895). Ferment nécessaire à la coagulation du sang, et formé dans le plasma par l'interréaction des facteurs de contact plasmatique activés (facteurs XI et XII) et des autres facteurs prothromboplastiques: plaquettaires (thromboplastinogénase : facteur plaquettaire n° 3) et plasmatiques (facteurs VIII et IX), en présence de traces de thrombine et de calcium ionisé. Grâce à son activation par l'accélérine, la convertine et le facteur Stuart, elle devient la *t. activée* ou *prothrombinase* et va transformer rapidement la prothrombine en thrombine. V. *facteurs prothromboplastiques et facteurs de contact.* A côté de cette *t. endogène*, existe une *t. exogène* ou tissulaire peu différente, présente dans les extraits aqueux de nombreux tissus (cerveau, poumon, etc.)

thromboplastinoformation, *s. f.* Production de thromboplastine (v. ce terme). C'est le premier stade de la coagulation, qui s'effectue en 1 mn 45 sec. V. *thrombinoformation.* — *test de t. de Biggs et Douglas.* Méthode de laboratoire permettant d'étudier l'élaboration de la thromboplastine à partir des divers facteurs (v. *facteurs prothromboplastiques*), de préciser le rôle des pla-

quettes et de déterminer le type d'une hémophilie.

thromboplastinogénase, *s. f.* (Quick). Syn. *enzyme* ou *facteur plaquettaire, facteur III.* Ferment lipoïdique libéré par la destruction des thrombocytes et qui transforme le thromboplastinogène en thromboplastine. La *t.* existe également dans tous les tissus de l'organisme. V. *facteurs prothromboplastiques.* — On distingue plusieurs *facteurs plaquettaires,* dont le *f. p. n° 2* protidique et le *f. p. n° 3* phospholipidique qui favorisent la formation de la fibrine; le *f. p. n° 4,* capable de neutraliser l'héparine et d'autres substances telles que les produits de dégradation du fibrinogène et de la fibrine, douées de pouvoir antithrombique.

thromboplastinogène, *s. m.* (Quick). Syn. *facteur, globuline* ou *substance antihémophilique A, facteur VIII, facteur plasmatique, globuline-substance, prothrombokinine.* Globuline plasmatique thermolabile qui, sous l'action de la thromboplastinogénase, donne la thromboplastine. Elle fait défaut chez l'hémophile de type A. V. *facteurs prothromboplastiques.*

thromboplastique, *adj.* Se dit des substances qui favorisent la coagulation.

thrombosclérose sténosante (Souques et Janin). V. *phlébosclérose.*

thrombose, *s. f.* (θρόμβος, caillot) (Virchow). Formation d'un caillot dans un vaisseau sanguin ou dans une des cavités du cœur chez un être vivant. V. *coagulation.* — Par extension, Chauffard a donné le nom de *t. biliaire cholédocienne* au processus d'accroissement sur place des gros calculs du cholédoque par dépôt de couches successives d'un mélange de cholestérol et de pigments biliaires.

thrombose marastique. V. *marastique.*

thromboses veineuses récidivantes (maladie des) (F. Siguier, 1957). V. *septicémie veineuse subaiguë.*

thrombostase, *s. f.* (Lutembacher). Syndrome dû à la stase veineuse survenant soit dans le territoire des veines caves, soit dans le territoire des veines pulmonaires, chez des cardiaques dans les oreillettes desquels se sont développés des thrombus. Selon le siège des caillots, on a décrit un *type droit* avec œdème cyanique des membres inférieurs, ascite et gros foie, et un *type gauche* avec dyspnée violente, cyanose et signes d'œdème aigu du poumon.

thrombostatique, *adj.* (θρόμβος; στάσις, arrêt). Qui empêche la formation d'un caillot.

thrombosthénine, *s. f.* Protéine rétractile présente dans les plaquettes sanguines et qui joue un rôle important dans la rétraction du caillot. V. *fibrine*.

thrombotest (Owren, 1959). Syn. *test d'Owren*. Méthode permettant d'évaluer, dans le plasma sanguin, le taux des 4 facteurs de la coagulation (prothrombine, proconvertine, facteur antihémophilique B et facteur Stuart) sur lesquels agissent les antivitamines K (en particulier les dicoumarols). On mesure la vitesse de coagulation, à 37°, du plasma citraté et mélangé au réactif d'Owren, essentiellement composé de céphaline, de thromboplastine à action lente et de chlorure de calcium. La coagulation se fait normalement en 35 secondes. Cette épreuve, d'exécution facile, est préconisée pour surveiller les effets anticoagulants des antivitamines K. Ces effets seraient satisfaisants lorsque le *t.* donne des résultats compris entre 10 et 25 % du chiffre normal. Mais, comme la mesure du *temps de Quick*, cette épreuve n'explore qu'un secteur de la coagulation et ne renseigne pas sur la coagulabilité globale.

thromboxane, *s. f.* V. *endopéroxyde*.

thrombozyme, *s. f.* V. *thromboplastine*.

thrombus, *s. m.* Masse sanguine coagulée dans le cœur ou dans un vaisseau où elle détermine une thrombose. — *t. blanc* ou *de conglutination*. Syn. *caillot blanc* ou *plaquettaire, primitif* ou *de battage* (Hayem) (v. *défibrination*), *clou plaquettaire* (Hayem). Amas de plaquettes, contenant quelques leucocytes, qui se forme rapidement dans un vaisseau à l'endroit où l'endothélium est altéré, et qui y adhère (ce n'est pas un caillot, car il ne contient ni fibrine ni globule rouge). — *t. mural*. Caillot intracardiaque adhérent à une zone altérée de l'endocarde. — *t. rouge* ou *de propagation*. Syn. *caillot rouge* ou *cruorique, caillot de fibrine, secondaire* ou *de stase* (Hayem). Caillot constitué de globules rouges et de quelques amas de plaquettes enserrés dans un réseau de fibrine qui, en cas de thrombose intravasculaire, se forme sur le thrombus blanc et s'étend, plus ou moins adhérent à la paroi vasculaire, dans le sens du courant sanguin. V. *coagulation, fibrine* et *hémostase*.

Thure Brandt (position de). Position destinée à relâcher autant que possible la paroi abdominale pour le toucher vaginal combiné au palper. La malade est dans le décubitus dorsal, les poings placés sous le siège, la tête fléchie sur la poitrine, les extrémités inférieures fléchies ne reposant que par la pointe des pieds, et fait de profondes inspirations.

Thury (loi de). Loi d'après laquelle le degré de maturation de l'ovule au moment de la fécondation réglerait le sexe du produit. Un ovule jeune (début du rut chez les femelles) donnerait une femelle; un ovule vieux (fin du rut ou, chez la femme, aussitôt après les règles) donnerait un mâle. Entre les deux phases extrêmes, il existerait une période moyenne dite *période de vire* au cours de laquelle l'ovule peut donner l'un ou l'autre sexe.

Thygeson (kératite de) (1950). Kératite bilatérale ponctuée caractérisée par la présence de groupements de petits grains blanchâtres dans les couches superficielles de la cornée. Son début est brutal par du larmoiement et de la photophobie. Elle évolue vers la guérison malgré des rechutes qui peuvent se prolonger pendant deux ans.

thymectomie, *s. f.* (θύμος, thymus; ἐκτομή, ablation). Extirpation partielle ou totale du thymus.

thymie, *s. f.* (θυμός, âme) (psychiatrie). Comportement extérieur de l'individu envisagé plus spécialement par rapport à son activité ou à son humeur gaie ou triste.

thymique, *adj.* 1° Qui concerne le thymus. — *asthme t.* V. *laryngospasme.* — 2° Qui a rapport au comportement extérieur de l'individu (affectivité).

thymo-analeptique, *adj.* (θυμός, âme; ἀναλαμβάνειν, reprendre). Qui stimule l'humeur. — *s. m.* Médicament qui possède cette propriété (p. ex. les antidépresseurs). Les *t.-a.* font partie des psycho-analeptiques.

thymocytome, *s. m.* (θύμος, thymus; κύτος, cellule). Tumeur bénigne du thymus, formée essentiellement de thymocytes.

thymo-dépendant, *adj.* Qui dépend du thymus. — *cellule* ou *lymphocyte t.* V. *cellule thymo-dépendante.* — *immunité t.* Immunité cellulaire liée aux cellules (ou lymphocytes) thymo-dépendants. V. *immunité* et *cellule immunocompétente.*

thymoépithéliome, *s. m.* Tumeur bénigne du thymus, développée essentiellement aux dépens de la trame épithéliale et des corps de Hassal.

thymol (réaction au — de Mac Lagan) ou **thymol-test** (1944). Floculation du sérum sanguin en présence d'une solution de thymol. Son intensité est nettement accrue dans les ictères par hépatite, tandis qu'elle est normale dans les ictères par rétention; elle est en rapport avec les taux des β-lipoprotéines et des immunoglobulines M du sérum. Valeur normale : inférieure à 1 degré Mac Lagan, inférieure à 10 degrés Vernes, inférieure à 40 degrés Meunier.

thymo-lymphatique (état ou **syndrome)** ou **thymo-lymphatisme** (Paltauf et Escherich). Variété de lymphatisme caractérisé par l'aspect pâle, empâté et bouffi de l'enfant, la mollesse des chairs (*status pastosus* des auteurs allemands), l'hypertrophie des organes lymphoïdes (ganglions, amygdales, rate et, classiquement, thymus), des signes de rachitisme, le manque de résistance aux infections, et parfois la mort subite.

thymome, *s. m.* Nom générique donné à toutes les tumeurs du thymus, bénignes ou malignes.

thymoparathyroïdectomie, *s. f.* (R. Leriche, 1941). Ablation simultanée du thymus et d'une glande parathyroïde.

thymoprive, *adj.* (θύμος ; *privere,* priver). Qui est en rapport avec l'absence de thymus.

thymoprive (maladie). V. *maladie homologue.*

thymosine, *s. f.* (Golstein, White et Trainin; J. F. Bach, 1971). Polipeptide de faible poids moléculaire sécrété par le thymus et qui donnerait la compétence immunitaire aux lymphocytes thymo-dépendants. V. *cellules thymo-dépendantes.*

thyréocèle, *s. f.* V. *goitre.*

thyréogène, *adj.* 1° (θυρέος, bouclier, thyroïde ; γενής, qui est engendré). Qui est d'origine thyroïdienne. — *névrose t.* — 2° (θυρέος ; γεννᾶν, engendrer). Qui agit sur la glande thyroïde : *facteur t.*

thyréoglobuline, *s. f.* V. *thyroglobuline.*

thyréopathie, *s. f.* Nom générique que l'on peut appliquer à toutes les affections de la glande thyroïde.

thyreophyma acutum. V. *thyroïdite.*

thyréoprive, *adj.* Qui est en rapport avec la supression d'un corps thyroïde normal.

thyréoptose, *s. f.* (thyroïde; πτῶσις, chute). Déplacement de la glande thyroïde qui se trouve abaissée et située dans la partie supérieure du thorax.

thyréose involutive. V. *Hashimoto (goitre lymphomateux d').*

thyréostimuline, *s. f.* (**T.S.H.**). V. *thyréotrope (hormone).* — *test à la t.* (Querido et Stanbury, 1950). Syn. *test de Querido.* Epreuve consistant à comparer la fixation thyroïdienne de l'iode radioactif, en cas de myxœdème, avant et après injection de thyréostimuline. Si le myxœdème est d'origine thyroïdienne primitive, la fixation, très faible avant l'épreuve, n'est pas augmentée après l'injection; cette dernière élève au contraire le taux de la fixation si le myxœdème est d'origine hypophysaire ou centrale. Chez le sujet normal, cette épreuve augmente la fixation d'iode radioactif de 60 à 80 % à la 24e heure. V. *iode radioactif (test à l').*

thyréotoxicose, *s. f.* (Kocher). Syn. *thyrotoxicose.* Ensemble des symptômes dus à l'imprégnation de l'organisme par une surabondance d'hormones thyroïdiennes : tremblement fin des extrémités, nervosité, émotivité et anxiété excessives, agitation, intolérance à la chaleur avec hypersudation, troubles digestifs, amaigrissement en dépit d'un appétit conservé, fixité du regard, tachycardie, arythmie; un goitre est presque toujours présent. Ce syndrome est observé dans la maladie de Basedow, le goitre multinodulaire toxique, l'adénome toxique du corps thyroïde; il peut être provoqué par l'ingestion en excès d'hormones thyroïdiennes et, beaucoup plus rarement, par une tumeur hypophysaire sécrétant l'hormone thyréotrope. — *t. primitive.* T. apparaissant dès le début de l'atteinte thyroïdienne (ex. mal de Basedow). — *t. secondaire.* T. apparaissant plus ou moins tardivement au cours de l'évolution d'un goitre. V. *basedowifiant.*

thyréotrope, *adj.* Qui a des affinités pour la glande thyroïde. — *hormone t.* Syn. *thyréostimuline (T.S.H.), thyréotrophine.* Hormone sécrétée par le lobe antérieur de l'hypophyse, stimulant le fonctionnement de la glande thyroïde.

thyréotrophine, *s. f.* V. *thyréotrope (hormone).*

thyreotropin releasing factor (T.R.F.). Substance polypeptidique par l'intermédiaire de laquelle les noyaux antérieurs de l'hypothalamus régleraient la sécrétion de thyréostimuline.

thyrocalcitonine, *s. f.* **(T.C.T.).** V. *calcitonine.*

thyrocalcitonine (syndrome d'hypersécrétion de). V. *hyperthyrocalcitoninémie (syndrome d').*

thyrocalcitonine (syndrome d'hyposécrétion de). Syndrome rare provoqué par une diminution de la sécrétion thyroïdienne de calcitonine (v. ce terme). On l'observe chez des sujets atteints de goitre simple, d'hyper- et surtout d'hypothyroïdie. Il est caractérisé par une hypercalcémie légère ou parfois par un simple allongement de la courbe d'hypercalcémie provoquée. V. *hypercalcémie provoquée (épreuve d').*

thyro-frénateur, *adj.* Qui ralentit la sécrétion thyroïdienne.

thyrogène, *adj.* V. *thyréogène.*

thyroglobuline, *s. f.* (Oswald, 1899). Syn. *thyréoglobuline.* Substance protéique iodée, d'un poids moléculaire considérable (650 000), présente dans les vésicules colloïdes du corps thyroïde et sécrétées par les cellules basales de ces vésicules. Elle contient 95 % de l'iode thyroïdien : c'est dans la *t.* que l'iode se fixe sur la tyrosine et que se forment les hormones thyroïdiennes. V. ce terme et *tyrosine.*

thyroïdectomie, *s. f.* (thyroïde; ἐκτομή, ablation). Extirpation totale ou partielle de la glande thyroïde.

thyroïdie, *s. f.* (D. Danielopolu, de Bucarest, 1938). Nom proposé pour désigner les affections thyro-végétatives, de causes différentes, débutant toutes par l'hyperplasie de la thyroïde (goitre) et évoluant d'une façon variable.

thyroïdien, *adj.* Qui a rapport à la glande thyroïde. — *signe t.* (Vincent, 1907). Syn. *signe de Vincent.* Tuméfaction parfois douloureuse de la glande thyroïde, observée fréquemment au cours du rhumatisme articulaire aigu.

thyroïdiennes °(hormones). Hormones sécrétées par le corps thyroïde; ce sont des acides aminés iodés. Elles sont formées au sein de la thyroglobuline (qui les stocke et les libère) par condensation des iodotyrosines (monoïodo- et diiodotyrosine). Ces hormones sont : la triiodo-3, 5, 3' thyronine (ou T_3), la tétraïodo-3, 5, 3', 5' thyronine ou thyroxine (ou T_4) et la diiodo-3, 3' thyronine (ou T_2) moins importante (v. ces différents termes). Elles augmentent la consommation d'oxygène dans les tissus, accroissent le métabolisme basal et la thermogénèse, et accélèrent la croissance et le rythme cardiaque. V. *iodémie*.

thyroïdisme, s. m. (Béclère, 1894). Ensemble des accidents provoqués par l'intoxication thyroïdienne et observés à la suite de l'ingestion, dans un but thérapeutique, d'extraits thyroïdiens ou d'hormones thyroïdiennes. Ces accidents rappellent les symptômes de la *maladie de Basedow*. — *t. aigu post-opératoire*. V. *basedowisme aigu*.

thyroïdite, s. f. Syn. *goitre inflammatoire*, *thyreophyma acutum*. Nom générique donné à toutes les inflammations de la glande thyroïde. — *t. auto-immune*. V. *Hashimoto* (*goitre lymphomateux de*). — *t. cancériforme de Tailhefer*. V. *Riedel-Tailhefer* (*maladie de*). — *t. à cellules géantes*. V. *Quervain* (*thyroïdite subaiguë de de*). — *t. chronique d'Hashimoto*. V. *Hashimoto* (*goitre lymphomateux de*). — *t. granulomateuse*. V. *Quervain* (*thyroïdite subaiguë de de*). — *t. ligneuse diffuse*. V. *Riedel-Tailhefer* (*maladie de*). — *t. parasitaire*. V. *Chagas* (*maladie de*). — *t. pseudo-tuberculeuse*. V. *Quervain* (*thyroïdite subaiguë de de*). — *t. scléreuse*. V. *Riedel-Tailhefer* (*maladie de*). — *t. subaiguë de de Quervain*. V. *Quervain* (*thyroïdite subaiguë de de*).

thyroïdose chronique ou **involutive**. V. *Hashimoto* (*goitre lymphomateux d'*).

thyroïdothérapie, s. f. (thyroïde; θεραπεία, traitement). Emploi thérapeutique d'extraits thyroïdiens ou d'hormones thyroïdiennes.

thyroïtoxémie, s. f. (thyroïde; toxémie). V. *basedowisme aigu*.

thyrotomie, s. f. (thyroïde; τομή, section). Laryngotomie pratiquée au niveau du cartilage thyroïde que l'on incise.

thyrotoxicose, s. f. V. *thyréotoxicose*.

thyro-toxique (crise). V. *basedowisme aigu*.

thyrotrope, adj. V. *thyréotrope*.

Thyroxin Binding Globulin (T.B.G.). Variété de protéine (glucoprotéine migrant par électrophorèse entre les α_1 et les α_2 globulines) à laquelle la thyroxine se trouve liée dans le sérum sanguin. V. *thyroxine*.

Thyroxin Binding Pre Albumin (T.B.P.A.). Variété de protéine migrant par électrophorèse en avant de l'albumine, à laquelle est parfois liée la thyroxine dans le sérum sanguin (v. *thyroxine*).

thyroxine, s. f. (Kendall, 1915). Syn. *tétraïodo-3, 5, 3', 5' thyronine*, T_4. Une des hormones thyroïdiennes : celle que l'on trouve le plus abondamment dans le sérum sanguin. Elle y existe sous deux formes : une forme libre, la seule active, en proportion très faible et une forme liée à des protéines : à la T.B.G. (Thyroxin Binding Globulin), accessoirement à la T.B.P.A. (Thyroxin Binding Pre Albumin) et à l'albumine. Cette forme liée aux protéines est de beaucoup la plus importante ; elle donne naissance à la forme libre. V. *thyroïdiennes* (*hormones*) et *iodémie*.

thyroxinémie, s. f. (thyroxine; αἷμα, sang). Présence de thyroxine dans le sang.

thyroxinien, adj. Qui se rapporte à la thyroxine.

thyroxino-formation, s. f. Elaboration de la thyroxine.

thyroxinothérapie, s. f. Emploi thérapeutique de la thyroxine.

tibia en fourreau ou **en lame de sabre**. Déformation du tibia qui est aplati latéralement, parfois épaissi en masse et présente une courbure à convexité antéro-externe; elle peut être due à la syphilis ou au rachitisme. V. *platycnémie*.

tibia vara. Syn. *maladie de Blount*. Epiphysose de la tubérosité interne du tibia, survenant entre 10 et 14 ans. Elle entraîne une déformation de l'extrémité supérieure du tibia, telle que celle-ci glisse vers le dehors et dévie la jambe en dedans (genou en baïonnette).

tibial, *adj.* Qui a rapport au tibia. — *choc t.* Sensation de contact entre les surfaces articulaires du tibia et du fémur provoquée, en cas d'entorse du genou avec déchirure des ligaments latéraux, par les mouvements d'abduction et d'adduction de la jambe.

tibial antérieur (syndrome). Syndrome dû à une ischémie des muscles de la loge antérieure de la jambe, qui deviennent douloureux, gonflés, impotents. Il est généralement provoqué par un effort musculaire excessif. La forme aiguë, la moins fréquente, peut évoluer vers la fibrose musculaire si la section de l'aponévrose ne vient pas libérer d'urgence les muscles turgescents.

tic, *s. m.* (all. *ticken*, toucher légèrement). « Mouvement convulsif habituel et conscient, résultant de la contraction involontaire d'un ou de plusieurs muscles du corps, et reproduisant le plus souvent, mais d'une façon intempestive, quelque geste réflexe ou automatique de la vie ordinaire ». (G. Guinon).

tics (maladie des) (Gilles de la Tourette, 1885). Syn. *maladie de Gilles de la Tourette.* Affection caractérisée par l'importance et la généralisation progressive des tics et par son évolution sur un terrain de dégénérescence mentale, associée à des troubles psychiques graves (obsessions, phobies, parfois délires) qui peuvent aboutir à la démence.

tic douloureux de la face. Syn. *névralgie épileptiforme* (Trousseau). Variété de névralgie faciale caractérisée par des crises excessivement douloureuses, s'accompagnant de contraction involontaire des muscles de la région atteinte.

tic rotatoire. V. *torticolis spasmodique.*

tic de salaam. V. *spasmes en flexion (maladie des).*

tick bite fever. Syn. *fièvre par morsure de tique, fièvre de dix jours de Prétoria, fièvre de Natal.* Maladie typhique, analogue à la fièvre boutonneuse, observée en Afrique du Sud. Elle est transmise par une tique, *Amblyomma hoebræum.*

tick fever. V. *fièvre à tiques africaine.*

tidal drainage. V. *drainage.*

tierce (fièvre) (*tertianus,* troisième). Variété de fièvre intermittente dont les crises reviennent le troisième jour, laissant entre elles un jour d'intervalle. — *fièvre double tierce.* V. *double tierce (fièvre).* — *fièvre tierce doublée.* Fièvre intermittente où il y a deux accès tous les deux jours avec un jour d'apyrexie.

Tietze (syndrome de) (1921). Syndrome caractérisé par une tuméfaction douloureuse d'un ou de plusieurs cartilages costaux, évoluant spontanément vers la guérison en quelques semaines ou en quelques mois. Il serait souvent associé à une infection des voies respiratoires.

Tiffeneau (épreuve de) (1948). Mesure du volume expiratoire maximum seconde (v. ce terme).

Tiffeneau (rapport de). V. *coefficient d'utilisation de la capacité vitale.*

Tifomycine, *s. f.* V. *chloramphénicol.*

tigedite, *s. f.* (Séverin). Contracture des muscles de la nuque dans le tétanos.

Tillaux (appareil de). Appareil destiné à réduire et à maintenir sous extension continue les fractures de la diaphyse fémorale. Il se compose de bandelettes de diachylon, collées sur les faces externe et interne de la jambe, et formant sous le pied un étrier auquel est fixée la corde de traction.

Tillaux (manœuvre de). Manœuvre destinée à mettre en évidence l'adhérence d'une tumeur du sein au grand pectoral : la mobilité de la tumeur sur les plans profonds est diminuée lorsque l'on fait contracter le grand pectoral, en s'opposant au mouvement d'adduction du bras du malade.

Tillaux (signe de). La présence d'une zone sonore à la percussion entre le pubis et une tumeur abdominale est en faveur de la nature mésentérique de celle-ci.

Tillaux et Phocas (maladie de). Syn. *maladie noueuse de la mamelle.* V. *kystique de la mamelle* (*maladie*).

Tilling-Wernicke (syndrome de) (T., 1874; W., 1889). Paralysie des mouvements volontaires du regard dans toutes les directions; c'est une ophtalmoplégie due à l'atteinte de la partie postérieure de la 2e circonvolution frontale du cerveau. Elle s'accompagne parfois d'une paralysie des nerfs facial, trijumeau et grand hypoglosse.

timbre-test de Kfouri (1925). Test analogue à celui de Vollmer (v. ce terme), utilisant un timbre en papier buvard qui a baigné jusqu'au moment de l'emploi dans un tube rempli de tuberculine brute.

tinea albigena. Syn. *Khi-Huen*, mot vietnamien. Dermatose observée en Extrême-Orient, caractérisée par la dépigmentation et l'hyperkératose de la paume des mains et de la plante des pieds et la friabilité des ongles. Elle serait due, pour les uns, à un champignon, *Glenosporella albicans*, à un tréponème pour d'autres.

tinea flava. Epidermomycose fréquente en Extrême-Orient, analogue au *pityriasis versicolor*. Castellani et Chambers désignent sous ce nom le hodi-potsy (v. ce terme).

tinea imbricata. V. *tokélau*.

tinea pedis. V. *pied d'athlète*.

tintement métallique (Laënnec). Bruit léger argentin, comparé par Laënnec à celui que l'on produit en laissant tomber un grain de sable dans une coupe de cristal, et que l'on perçoit en auscultant les vastes cavernes et surtout les pneumothorax. La pathogénie en est encore mal connue.

tiques africaines (fièvre à). V. *fièvre à tiques africaine*.

tirage, *s. m.* Dépression de la paroi thoracique soit au-dessus du sternum (*t. sus-sternal*), soit au-dessous (*t. sous-sternal*), pendant les fortes inspirations, quand l'entrée de l'air dans la poitrine est empêchée par un obstacle mécanique. Ce phénomène est dû à l'action de la pression atmosphérique qui n'est plus contrebalancée, par suite du vide intrathoracique qui se produit alors; il est plus fréquent chez les enfants dont le thorax est souple.

tiroir (signes du). 1o (P. Delbet). Signe de pseudarthrose du col du fémur : sur le blessé assis, on peut provoquer un mouvement de va-et-vient en tirant sur la cuisse et en la repoussant. — 2o (Rocher). Signe de déchirure des ligaments croisés du genou : celui-ci étant fléchi, on peut imprimer à l'épiphyse tibiale, par rapport aux condyles fémoraux, des mouvements antéro-postérieurs anormaux.

tisane, *s. f.* (étym. voir *ptisane*). Infusion ou décoction très étendue d'une substance médicamenteuse végétale, administrée chaude ou froide pour désaltérer, favoriser la sudation, et souvent aider l'action de médicaments plus actifs. — *t. composée*. V. *apozème*.

Tiselius (méthode de). V. *électrophorèse*.

tissu-cible, *s. m.* V. *récepteur*.

tissulaire, *adj.* Qui a rapport aux tissus. — *thérapeutique* ou *thérapie t.* V. *Filatov* (*méthode de*).

titillomanie, *s. f.* (*titillare*, chatouiller ; μανία, manie). Manie de se gratter.

Tm. V. *capacité tubulaire maximum d'excrétion ou de réabsorption*.

T.M.L. Abréviation de test de migration des leucocytes (v. ce terme).

Tm$_{PAH}$. Quantité maxima d'acide para-amino-hippurique, en mg, que les tubes rénaux peuvent excréter en une minute. Elle est en moyenne de 77,5. Elle est proportionnelle au nombre de tubes fonctionnant dans les reins.

tocologie, *s. f.* (τόκος, accouchement; λόγος, discours). Traité des accouchements.

tocophérol (α et β), *s. m.* Vitamine E ou v. de reproduction. Sa carence chez le rat, entraîne l'atrophie du testicule, avec disparition des spermatozoïdes, l'avortement et des troubles neuro-musculaires.

Todd (démarche de) (1856). V. *démarche en draguant.*

Todd (méthode de). Emploi de l'alcool dans la pneumonie et, d'une façon générale, dans les infections aiguës, comme aliment « capable d'entretenir la chaleur animale ».

Todd (paralysie de). V. *paralysie de Todd.*

togavirus, *s. m.* Virus à A.R.N., de 35 à 40 mμ de diamètre, assemblant sa capside dans le cytoplasme de la cellule infectée. Les *t.* ont été détachés du groupe des arbovirus, dont ils constituaient une grande partie.

tokélau, *s. m.* (nom d'un groupe d'îles de la Polynésie où cette affection est fréquente). Syn. *tinea imbricata.* Dermatose squameuse, très prurigineuse, qui décrit sur la peau des cercles concentriques s'entrecoupant entre eux et couvrant les téguments de dessins bizarres. Le *t.* respecte le cuir chevelu mais altère les ongles. Il est dû à une variété d'aspergillus, le *Lepidophyton* ou *Trichophyton concentricum,* dont le feutrage mycélien se trouve constamment dans les écailles de l'épiderme. Cette affection est très répandue au Vietnam.

tolbutamide (test de tolérance au) (Unger et Madison, 1957). Etude de l'hypoglycémie provoquée par l'injection intraveineuse de 1 g de tolbutamide (sulfamide hypoglycémiant). Chez le sujet normal, au bout de 30 mn, la glycémie est abaissée de 0,50 g; chez le diabétique, elle diminue moins (0,20 g en moyenne), mais pendant plus longtemps (au delà de 90 minutes).

tolbutamide-glucose (test) (Basténie). Comparaison entre une épreuve d'hyperglycémie classique et une autre épreuve d'hyperglycémie effectuée après injection intraveineuse d'un sulfamide hypoglycémiant (tolbutamide) à la dose de 10 mg par kilo de poids. Cette épreuve explore la capacité fonctionnelle du pancréas, c.-à-d. sa réserve d'insuline.

tolérance au glucose (test de). V. *hyperglycémie alimentaire ou provoquée (épreuve de l').*

tolérance à l'héparine in vitro (test de) (Waugh et Ruddick, 1944). Epreuve mesurant, *in vitro,* la coagulabilité globale du sang. « Elle consiste à mesurer les temps de coagulation de quatre échantillons de 0,5 ml d'un même plasma oxalaté et recalcifié en présence de 0,03, 0,07 et 1 unité d'héparine diluée dans 0,1 ml de sérum physiologique » (J.-P. Soulier). L'addition d'héparine rend la réaction plus sensible en ralentissant la vitesse de coagulation et en augmentant les écarts entre les valeurs normales et pathologiques. Ce temps, toujours comparé à celui d'un plasma témoin, est raccourci en cas de thrombose, allongé en cas de thrombopénie et surtout d'hémophilie. Cette épreuve permet de suivre les résultats des traitements anticoagulants.

tolérance à l'héparine in vivo (test de) (de Takats, 1943). Mesure, pendant les 4 premières heures, de l'allongement du temps de coagulation du sang provoqué, *in vivo,* par l'injection intra-veineuse de 25 à 50 mg d'héparine. En cas de thrombose vasculaire aiguë, manifeste ou latente, le temps de coagulation est moins ou pas allongé.

tolérance hydro-carbonée. V. *assimilation hydrocarbonée (coefficient d').*

tolérance immunitaire ou **immunologique.** Syn. *immunotolérance, paralysie immunitaire.* Impossibilité, pour un sujet adulte, de réagir par la production d'anticorps à l'introduction, dans son organisme, d'un antigène donné qui provoque, par ailleurs, les réponses immunologiques habituelles chez les autres sujets. Elle est acquise lorsqu'une première inoculation de cet antigène a été faite quand le sujet était nouveau-né, c.-à-d. à une époque où il était incapable de s'immuniser; le sujet, ainsi préparé, tolérera, comme s'il venait de ses propres tissus, un greffon porteur de ce (ou de ces) même(s) antigène(s). La *t. i.* peut être créée chez l'adulte par un traitement immuno-dépresseur, par le déclenchement d'un processus de facilitation immunitaire (v. ces termes) et aussi par l'injection de cet antigène à doses massives ou, au contraire, en très faibles quantités. — *t. i. partielle.* Incapacité plus ou moins complète à produire une seule des deux variétés d'anticorps, cellulaire ou humorale. V. *carence ou déficit immunitaire.*

tolérance au sulfate de protamine (test de) (J.-P. Soulier, 1950). Epreuve permettant de mesurer la coagulabilité globale du sang et de déceler un excès d'héparine. Elle « consiste à mesurer les temps de coagulation de 10 échantillons de 0,2 ml d'un même plasma oxalaté et recalcifié en présence de 0,1 ml de solution de protamine à des concentrations croissantes (0,005 à 0,65 %). Dans les syndromes hémorragiques par trouble de la coagulation, les temps de coagulation sont plus longs que ceux des témoins. Dans les phlébites, au contraire, ils sont raccourcis. »

tolérogène, *adj.* (immunologie). Qui provoque la tolérance immunitaire.

Tolosa et Hunt (syndrome ou ophtalmoplégie douloureuse de) (T., 1954 ; W. E. Hunt, 1961). Syndrome caractérisé par l'association de crises douloureuses rétro-orbitaires et de paralysies oculo-motrices touchant les IIIe, IVe et VIe paires de nerfs crâniens ; il serait dû à des lésions de péri-artérite granulomateuse entourant la carotide interne dans le sinus caverneux.

Tomaselli (maladie de). Syn. *fièvre quinique.* Fièvre accompagnée d'ictère et d'hématurie ou d'hémoglobinurie, observée chez quelques paludéens soumis au traitement par la quinine. Elle serait due, pour les médecins italiens, à l'intoxication quinique.

tomenteux, *adj.* (tomentum, duvet). Se dit d'une surface couverte de fibrilles courtes et serrées ressemblant à un duvet.

...tomie (τομή, section). Suffixe qui, placé après le nom d'un organe ou d'une région du corps, forme, avec

ce nom, un mot composé signifiant : ouverture ou incision de cet organe ou de cette région.

tommiers (dengue des). V. *pseudo-typho-méningite des porchers.*

tomoéchographie, *s. f.* V. *échographie* (de type B).

tomogramme, *s.m.* V. *tomographie,* 2°.

tomographie, *s. f.* (τομή ; γράφειν, inscrire). 1° Syn. *planigraphie, radiotomie, stratigraphie.* Procédé d'exploration radiologique ayant pour but d'obtenir la radiographie d'une mince couche d'organe à une profondeur voulue. Le principe de la méthode repose sur le déplacement simultané de l'ampoule et du film autour d'un axe passant par le plan de coupe ; au niveau de ce plan les images sont nettes, tandis qu'elles sont floues et inapparentes sur les plans situés en avant et en arrière. La forme du déplacement varie avec les appareils employés (tomographe, stratigraphe, planigraphe), qui donnent des résultats peu différents. — 2° Syn. *tomogramme.* Image obtenue par ce procédé.

tomographie axiale transverse couplée avec ordinateur (G. N. Hounsfield, 1972). Syn. *tacographie* (Taco : initiales de Tomographie Axiale Computerisée ; γράφειν, inscrire). Procédé radiologique particulier permettant, in vivo, l'étude en coupe des différents tissus du corps humain. Un appareil complexe, le « scanner » (angl. to scan : balayer) — Emiscanner (du nom de la firme anglaise qui l'a mis au point) — envoie un faisceau très fin de rayons X qui explore, en tranches minces, la partie de l'organisme à étudier. Il mesure l'absorption des rayons X en fonction de la densité des tissus rencontrés ; le coefficient d'absorption est calculé par un ordinateur qui transforme les variations de densité en variations de brillance du spot d'un écran cathodique sur lequel apparaît rapidement — et peut être photographiée — la coupe des tissus explorés avec leurs détails plus ou moins lumineux suivant leurs densités. Ce procédé a d'abord été appliqué à l'étude du cerveau (J. Ambrose, 1972), puis à celle du corps entier (body-scanner, 1975).

tomophotographie, *s. f.* (Ronneaux, 1938). Procédé analogue à la radiophotographie, qui consiste à photographier l'écran radioscopique sur lequel est projeté l'image obtenue par tomographie.

tonaphasie, *s. f.* (Hughes, 1903). Variété de paramnésie dans laquelle les notes de musique sont comprises en tant que signes, mais n'éveillent pas l'idée des sons correspondants.

tondante, *adj.* pris parfois substantivement : *s. f.* V. *teigne*.

tonic fit (angl.). V. *postérieure (crise)*.

tonicardiaque, *adj.* V. *cardiotonique*.

tonicité, *s. f.* (τόνος, tension). Etat particulier de tension permanente et involontaire des tissus vivants, et spécialement du tissu musculaire (*t.* ou *tonus musculaire*), sous la dépendance du système nerveux central et périphérique. Ex. : un muscle vivant, au repos (dans les conditions physiologiques), présente toujours un certain degré de tension en vertu de laquelle ses deux moitiés s'écartent, si on vient à le sectionner. Cet écartement n'a plus lieu si le muscle est privé de son innervation. V. *tonus*.

tonique. 1° *adj.* Qui a rapport à la tonicité, au tonus ou au tonisme. — *convulsion* ou *spasme t.* V. *tonisme*. — *crise t.* V. *postérieure (crise)*. — 2° *s. m.* Médicament qui « reconstitue les forces assimilatrices et imprime à l'organisme de la résistance vitale » (Trousseau et Pidoux).

tonisme, *s. m.* Syn. *convulsion* ou *spasme tonique*. Convulsion qui consiste en des contractions relativement durables, déterminant une rigidité presque permanente, interrompue parfois par des secousses.

tonneau (signe du). Sensation spéciale éprouvée par le doigt mouillé promené sur la paroi thoracique, lorsqu'il arrive au niveau d'un épanchement pleurétique.

tonolyse, *s. f.* (τνόος; λύειν, dissoudre) (Achard et Paisseau, 1905). Nom donné aux altérations des cellules déterminées par des varia-tions de la tension osmotique du milieu où elles vivent.

tonométrie, *s. f.* (τόνος; μέτρον, mesure). Mesure des diverses tensions (*t. artérielle, veineuse* ou *capillaire, t. oculaire*, etc.).

tonoscopie, *s. f.* (A. Terson). Examen à l'aide de l'ophtalmoscope des pulsations des artères rétiniennes provoquées par la pression dynamométrique sur le globe de l'œil.

tonotrope, *adj.* (τόνος; τρέπειν, tourner) (physiologie). Qui concerne le tonus musculaire. — *action t.* sur le tonus diastolique du cœur.

tonsillectomie, *s. f.* V. *amygdalectomie*.

tonsillotome, *s. m.* (tonsillæ, amygdales; τομή, section). V. *amygdalotome*.

tonsillotomie, *s. f.* V. *amygdalotomie*.

tonus, *s. m.* (τόνος, ou *tonus*, tout ligament tendu ou pouvant se tendre, ressort, tension). Etat permanent d'activité fondamentale des muscles lisses et striés et de certains centres nerveux : *t.* musculaire. V. *tonicité*; *t.* des centres nerveux vaso-constricteurs, cardio-modérateurs et cardio-accélérateurs. — *t. immunotrophique* (Levaditi). Aptitude de certains tissus à dégager une immunité locale. V. *immunité tissulaire*.

topectomie, *s. f.* (τόπος, lieu; ἐκτομή, ablation). Ablation de certaines zones de l'écorce cérébrale (préfrontales, péricalleuses, orbitaires, etc.); opération effectuée pour remédier à certains troubles mentaux (v. *psycho-chirurgie*).

topholipome, *s. m.* Lipome contenant dans son épaisseur des concrétions tophacées de dimensions variables, observé parfois chez les goutteux.

tophus, *s. m.*, au *pl.* **tophi**, ou **tophacées (concrétions)** (τόφος, tuf). Concrétions d'urate de soude qui se déposent autour des articulations et sur le bord du pavillon de l'oreille chez les goutteux.

topique, *adj.* et *s. m.* (τόπος, lieu). Médicament appliqué à l'extérieur.

topoalgie, *s. f.* (τόπος; ἄλγος, douleur) (Blocq). Douleur fixe dont le siège n'est pas en rapport avec un territoire anatomique ou physiologique. Elle existe parfois seule et peut être considérée comme une neurasthénie monosymptomatique. Le plus souvent, elle s'accompagne de stigmates neurasthéniques. — *t. continue paroxystique* (Sicard). Douleur localisée, d'une grande acuité au moment des paroxysmes (tabes).

topoesthésie, *s. f.* (τόπος; αἴσθησις, sensibilité). V. *topognosie.*

topognosie, *s. f.* (τόπος, lieu; γνῶσις, connaissance). Syn. *topoesthésie.* Localisation d'une excitation perçue à la surface des téguments.

Topolanski (signe de). Injection plus ou moins marquée de la conjonctive observée dans la maladie de Basedow. Elle peut se présenter soit sous la forme d'un cercle périkératique, soit sous la forme d'une étoile à quatre branches correspondant aux points d'insertion des quatre muscles droits.

topophobie, *s. f.* (τόπος ; φόβος, crainte). Crainte morbide de certains endroits; névrose analogue à l'agoraphobie.

topophylaxie, *s. f.* (Sicard, Paraf et Forestier, 1921). Mode d'injection intra-veineuse, destinée à éviter les dangers des injections massives de certaines substances médicamenteuses (arsénobenzol). Le lien de caoutchouc placé au-dessus du point d'injection est desserré au bout de quelques minutes et très lentement. On réalise ainsi un choc atténué comme dans la *tachyphylaxie.*

topotomie, *s. f.* (τόπος; τομή, section) (Ferey, 1950). Syn. *opération de Scoville* (1949). Section chirurgicale des fibres blanches cérébrales parallèlement à l'écorce et à son contact; elle est pratiquée dans certaines zones, et a des indications analogues à celles de la topectomie.

Torkildsen (opération de) (1939). Syn. *ventriculo-cisternostomie.* Dérivation du liquide céphalo-rachidien des ventricules latéraux dans la grande citerne; opération pratiquée en cas de distension des ven-

tricules latéraux par obstruction des trous de Monro.

tormina intestinorum nervosa (coliques nerveuses intestinales). Affection peu fréquente, caractérisée par de violentes contractions péristaltiques ou antipéristaltiques de l'intestin grêle, accompagnées d'un bruit de glou-glou et d'une sensation de malaise.

tormineux, *adj.* (*tormina*, violentes coliques). « Qui est sujet à la dysenterie ou aux tranchées, qui s'y rapportent. — *douleurs t.* » (Littré).

Tornwaldt (angine de) (1885). Catarrhe rétro-nasal chronique, localisé à l'un des récessus de l'amygdale pharyngée, en particulier au récessus médian.

torpide, *adj.* (*torpidus*, immobile). Se dit des plaies, ulcères, lésions et même de certaines variétés d'affections qui ne manifestent aucune tendance vers l'amélioration ou l'aggravation.

torsades de pointes (F. Dessertenne, 1965). Trouble paroxystique du rythme ventriculaire consistant en accès de tachycardie différents de ceux de la tachycardie ou de la fibrillation ventriculaires. Il est caractérisé, sur l'électrocardiogramme, par une succession rapide de ventriculogrammes atypiques (200 à 250 par minute) dont les variations d'amplitude et de sens donnent au tracé un aspect torsadé autour de la ligne iso-électrique. Cet accès est bref (quelques secondes), spontanément curable et récidivant; il provoque une lipothymie ou une syncope; parfois il évolue vers une fibrillation ventriculaire mortelle. Il survient au cours des grandes bradycardies, essentiellement celles du bloc auriculo-ventriculaire complet, chez des sujets dont la repolarisation ventriculaire est perturbée (espaces QT allongés, ondes T inversées et géantes), parfois hypokaliémiques ou intolérants à la quinidine.

torticolis, *s. m.* (*tortum collum,* cou tordu). Syn. *caput obstipum* ou *collum distortum.* Pour les uns, ce terme s'applique à toutes les positions vicieuses de la tête, pour d'autres, il désigne un certain degré de torsion du cou, avec inclinaison de la tête. On distingue, suivant la cause, le *t. cutané*, le *t. osseux* ou *articulaire* et le *t. musculaire*. C'est le dernier (*t. musculaire permanent*), dû à la rétraction du sterno-mastoïdien, que l'on désigne communément sous le nom de *t.* — *t. auriculaire* de Gellé. *T.* dû à l'irritation du sterno-mastoïdien par une lésion de l'oreille (otite suppurée). — *t. mental* (Brissaud, 1893). Tic du cou observé chez certains dégénérés; il est caractérisé par la possibilité pour le malade de redresser complètement la tête par un procédé de son choix. — *t. spasmodique.* Spasme des muscles du cou dû à une irritation chronique du spinal, d'origine centrale ou périphérique. — Le *t. mental* et le *t. spasmodique* seraient des formes de la *dystonie lordotique progressive* ou *spasme de torsion*. — *t. naso-pharyngien.* V. *Grisel (maladie de).*

torulopsidose, s. f. V. *cryptococcose.*

torulose, s. f. V. *cryptococcose.*

Totapen (n. dép.). Ampicilline. V. *pénicilline.*

toucher, s. m. Mode d'investigation employé surtout en obstétrique et en chirurgie, qui consiste à introduire l'index, ou l'index et le médius et quelquefois toute la main dans la cavité naturelle que l'on veut explorer. Ex.: *toucher vaginal, t. intra-utérin, t. vésical, t. rectal, t. rhino-pharyngien.* Il se combine souvent avec la palpation. — *t. mitral.* Exploration digitale de l'orifice mitral, pratiquée au cours de la commissurotomie.

Toupet (opération de). Opération analogue à celle de Babcock (v. ce terme).

toupie (bruit de). V. *diable (bruit de).*

Touraine (syndrome de). V. *onycho-ostéo-dysplasie héréditaire.*

Touraine, Solente et Golé (syndrome de). V. *pachydermie plicaturée avec pachypériostose de la face et des extrémités.*

Tourette (maladie de Gilles de la). V. *tics (maladie des).*

Tournay (réaction ou réflexe de). Dilatation de la pupille qui regarde

en dehors quand les yeux sont fixés latéralement pendant quelque temps (phénomène physiologique normal).

tourniole, s. f. Panaris superficiel péri-unguéal ayant tendance à faire le tour de l'ongle.

tourniquet, s. m. 1° V. *vertige paralysant.* — 2° Instrument destiné à augmenter la striction d'un garrot.

tourtereau, s. m. V. *rossignol des tanneurs.*

tout ou rien (loi du) (Pézard). Il existe, pour les hormones, une dose au-dessous de laquelle leur action est nulle et à partir de laquelle elle est d'emblée maxima. Cette loi est contestée.

toux, s. f. (*tussis,* toux). Expiration brusque, saccadée et bruyante, tantôt volontaire, tantôt réflexe, et due le plus souvent à une irritation du pneumogastrique (affections des voies respiratoires). — Ce réflexe peut avoir une autre origine et la *toux* être symptomatique d'affections diverses : *t. utérine, t. gastrique, t. vermineuse, t. hépatique,* etc. V. *tussipare (zone).*

toux bitonale (Marfan). Toux dans laquelle sont juxtaposés deux bruits distincts et dissonants simultanés : l'un grave et voilé, l'autre plus aigu et cassé. On l'observe en cas de compression trachéo-bronchique.

toux émétisante. V. *émétisant.*

toux férine. V. *férine.*

toux de Morton. V. *émétisant.*

toux obnubilante (C. Lian). Toux quinteuse qui provoque un obscurcissement passager de la conscience; c'est une forme atténuée d'ictus laryngé.

toxalbumine, s. f. (τοξιχόν, poison; albumine). Nom donné à des substances albuminoïdes caractérisées par leur très grande toxicité en injection intra-vasculaire ou sous-cutanée; ce pouvoir toxique ne se manifeste que quelques heures ou quelques jours après l'injection; il devient nul ou à peu près quand les *t.* sont absorbées par les voies digestives. Les *t.* peuvent être d'origine animale (venin de certains serpents), d'origine végétale (ricine retirée des grains du ricin, abrine des graines de l'*Abrus precatorius*) ou d'origine bactérienne (les toxines doivent en partie leur toxicité aux *t.* qu'elles renferment).

toxémie, *s. f.* (τοξικόν; αἷμα, sang). Accumulation dans le sang d'une quantité excessive de poisons d'origine endogène ou exogène par suite de l'insuffisance absolue ou relative des organes chargés de les transformer et de les éliminer.

toxémie gravidique. Syn. *hypertension gravidique.* Variété de néphropathie de la grossesse avec hypertension artérielle. On en distingue 3 formes : 1⁰ une *t. g. pure* caractérisée par la survenue, après le 7ᵉ mois, d'œdème, d'hypertension artérielle et de protéinurie, et pouvant aboutir à l'éclampsie : la pression artérielle, normale avant la grossesse, est également normale après, et la toxémie ne récidive pas lors des grossesses ultérieures; 2⁰ une *t. surajoutée* survenant, avant le 6ᵉ mois, chez des femmes atteintes d'hypertension artérielle permanente et dont les accidents vasculaires (cérébraux, myocardiques et rénaux) sont hâtés et aggravés à chaque grossesse; 3⁰ une *t. récidivant* précocement à chaque grossesse, sans hypertension dans l'intervalle de celles-ci. — Le pronostic est sévère pour la mère dans la deuxième forme; il est toujours grave pour l'enfant, davantage dans la deuxième forme et surtout dans la troisième.

toxibactériothérapie, *s. f.* Emploi thérapeutique des produits solubles (toxines) sécrétés par les microbes.

toxicité, *s. f.* Propriété d'une substance (poison) capable de tuer un être vivant. — *coefficient de t.* La plus faible quantité d'une substance pouvant tuer un animal; dose mortelle minima d'un poison généralement rapporté au poids de l'animal.

toxicodermie, *s. f.* V. *toxidermie.*

toxicologie, *s. f.* (τοξικόν; λόγος, discours). Étude ou science des poisons.

toxicomaniaque, *adj.* Qui se rapporte à la toxicomanie.

toxicomanie, *s. f.* (τοξικόν ; μανία, folie). Terme désignant l'usage habituel et excessif, nuisible pour l'individu et pour la société, de substances ou de médicaments toxiques : opium, morphine, héroïne, cocaïne, chloral, barbituriques, etc. L'alcoolisme est souvent rangé au nombre des *t.* — Ce terme est souvent pris dans un sens restrictif, désignant seulement l'intoxication par les opiacés et les analgésiques à action morphinique. V. *assuétude, accoutumance toxicomaniaque* et *addiction.*

toxicomanogène, *adj.* Qui provoque la toxicomanie.

toxicophore, *adj.* (τοξικόν; φορός, qui porte). Se dit des animaux qui se nourrissent de substances toxiques pour l'homme et dont la consommation peut provoquer des empoisonnements plus ou moins graves.

toxicose, *s. f.* 1⁰ (von Jaksch). V. *intoxication.* — 2⁰ *T. aiguë du nourrisson.* Affection caractérisée par un syndrome analogue à celui du choléra infantile (v. ce terme), avec déshydratation aiguë, parfois due à une infection des voies aériennes supérieures (otite).

toxidermie, *s. f.* (τοξικόν; δέρμα, peau). Syn. *toxicodermie.* Dermatose d'origine toxique. — *t. bromopotassique végétante.* V. *granulome glutéal infantile.*

toxie, *s. f.* Quantité d'un liquide toxique capable de tuer immédiatement en injection intra-veineuse 1 kg de lapin.

toxigène, *adj.* Qui produit des toxines. Ex. : aptitudes *t.* des bacilles diphtériques.

toxi-infection, *s. f.* Action exercée sur l'organisme par les poisons solubles (toxines), sécrétés par les microbes.

toxine, *s. f.* Poison soluble sécrété par les bactéries soit dans l'organisme vivant, soit dans les milieux de culture artificiels. C'est aux *t.* que l'on attribue la plupart des symptômes et des lésions des maladies microbiennes. Plutôt que la distinction entre *endotoxines* et *exotoxines* (v. ces termes), on utilise actuellement une classification chimique en *t.* protéiques et *t.* glucidolipidoprotéiques. Outre leur pouvoir toxique, les *t.* ont un pouvoir antigénique qui suscite la formation d'anticorps (antitoxines) et qui est utilisé dans la préparation des anatoxines (v. ce terme).

toxinhémie, *s. f.* (Kocher et Tavel). Nom proposé pour désigner les intoxications générales par les produits microbiens, sans passage des microbes dans la circulation sanguine (tétanos, diphtérie).

toxinique, *adj.* Qui a rapport aux toxines. — *abcès t.* (Calmette). V. *abcès toxinique.* — *pouvoir t.* de certains germes. — *vaccination t.* V. *vaccination.*

toxinogénèse, *s. f.* Production de toxine.

toxinose du sommeil (Van den Corput). V. *sommeil (maladie du).*

toxinothérapie, *s. f.* (toxine; θεραπεία, thérapeutique). Syn. *toxithérapie.* Emploi thérapeutique de certaines toxines.

toxique, *s. m.* (τοξικόν, poison). Poison. — *adj.* Qui agit comme un poison.

toxithérapie, *s. f.* V. *toxinothérapie.*

toxituberculide, *s. f.* (Hallopeau). V. *tuberculide.*

toxo-allergie, *s. f.* Modification de l'organisme qui rend possible la survenue d'accidents toxiques déclenchés par un mécanisme immunologique. Ils surviennent après un deuxième contact de l'organisme avec le produit toxique, le premier contact ayant seulement sensibilisé le sujet.

toxocarose, *s. f.* Infestation humaine par les larves de l'ascaris du chien (*Toxocara canis*). Elle se manifeste cliniquement par une hépatomégalie, de la bronchite, des infiltrats pulmonaires, puis par une choriorétinite exsudative. Il existe une forte éosinophilie sanguine et une hypergammaglobulinémie; l'intradermo-réaction est positive.

toxogénine, *s. f.* (Richet, 1908). Syn. *sensibilisine.* Substance non toxique par elle-même, existant chez les animaux anaphylactisés et capable d'engendrer un poison immédiatement

mortel dit *apotoxine,* quand on injecte à l'animal une nouvelle dose de la substance anaphylactisante, dose non mortelle pour un animal neuf.

toxoïde, *s. f.* (toxine; εἶδος, forme) (Ehrlich). Produit de modification des toxines se rencontrant dans certains bouillons de culture (diphtérie, tétanos); la *t.* est dépourvue de toxicité, mais est capable de fixer l'anticorps; elle diffère donc de la toxine en ce que le groupement *toxophore* est détruit, tandis que le groupement *haptophore* est conservé. La transformation des toxines en *t.* explique l'atténuation spontanée de ces cultures qui conservent néanmoins leurs propriétés immunisantes. V. *anatoxine.*

toxolyse, *s. f.* (τοξικόν; λύειν, dissoudre) (Achard et Paisseau, 1905). Nom donné aux altérations cytolytiques déterminées par les substances toxiques introduites dans le milieu où vivent les cellules, indépendamment de tout changement osmotique.

toxomimétique, *adj.* (Hallion). Qui imite une action toxique ou médicamenteuse déterminée. — *réflexe conditionnel t.* Réaction de l'organisme analogue à celle que produirait une substance chimique et qui est due à un réflexe conditionnel.

toxone, *s. f.* (Ehrlich). Produit sécrété par les bactéries et analogue à la toxine; la *t.* possède le même groupe haptophore, qui lui permet de fixer, comme la toxine, l'anticorps spécifique; mais elle se distingue de la toxine par un groupe toxophore, ayant sur l'organisme une action plus faible et différente.

toxo-pachy-ostéose diaphysaire tibio-péronière (τόξος, arc; παχύς, épais; ὀστέον, os) (Weissmann-Netter et Stuhl, 1954). Syn. *maladie de Weissmann-Netter et Stuhl, dysmorphie jambière de Weissmann-Netter* (Krewer, 1961). Malformation congénitale et familiale des os des jambes, caractérisée par une courbure à concavité postérieure et un épaississement des tibias et des péronés; elle est souvent associée à un encastrement de la 5ᵉ vertèbre lombaire et à une petitesse de la taille.

toxophobie, *s. f.* (τοξικόν; φόϐος, crainte). Crainte morbide (phobie) d'être empoisonné par des poisons ou des toxines imaginaires contenus dans les aliments.

toxophore, *adj. et s. m.* (τοξικόν; φορός, qui porte). Se dit du groupement atomique dont la présence dans une molécule de toxine justifie l'action nocive de cette dernière sur les tissus; son influence sur le protoplasma est conditionnée par la combinaison du groupement haptophore avec ce protoplasma.

toxoplasme, *s. m.* (τόξον, arc; πλάσμα, figure) (Nicolle et Manceaux, 1908). Protozoaire en forme de croissant, (Toxoplasma gondii), pouvant infester l'homme et les animaux (toxoplasmose); il ne peut vivre qu'à l'intérieur des cellules vivantes.

toxoplasmose, *s. f.* Maladie parasitaire due au toxoplasme, atteignant de très nombreuses espèces animales, chez lesquelles elle détermine des manifestations encéphalitiques et digestives. Elle frappe également l'homme qui présente : soit des formes congénitales aiguës évoluant comme une encéphalomyélite, mortelle ou génératrice de séquelles psychomotrices importantes (hydrocéphalie, convulsions, calcifications intra-crâniennes, chorio-rétinite); soit des formes acquises, mal connues : f. généralisées mortelles, f. localisées (cutanées, ganglionnaires, méningo-encéphalitiques, oculaires, articulaires, pulmonaires, etc.), f. frustes ou inapparentes, très fréquentes. V. *dye test de Sabin et Feldman.*

toxurie, *s. f.* (N. Guéneau de Mussy). V. *urémie.*

Toynbee (épreuve de). Manœuvre qui consiste à faire un mouvement de déglutition à vide, la bouche et les narines étant fermées. On détermine ainsi, dans le pharynx nasal, une diminution de pression qui se propage à la caisse du tympan par suite de l'ouverture de la trompe d'Eustache.

trabéculectomie, *s. f.* (*trabeculum;* ἐκτομή, ablation) (J. C. Cairns). Opération de microchirurgie oculaire destinée au traitement du glaucome chronique. Elle consiste dans l'ablation des structures trabéculaires du canal de schlemm. L'altération de ce réseau trabéculaire, situé dans l'angle iridocornéen, qui filtre normalement l'humeur aqueuse s'écoulant de la chambre antérieure vers le réseau veineux entourant la sclérotique, forme en effet obstacle à l'évacuation de l'humeur aqueuse.

trabéculotomie, *s. f.* (*trabeculum;* τομή, section) (Harms, de Tübingen; A. Brachet et A. Dubois-Poulsen). Opération de microchirurgie oculaire destinée au traitement du glaucome chronique. Elle consiste dans l'ouverture, au moyen d'une sonde, de la partie interne du canal de Schlemm et du trabeculum dont l'obstruction empêchait l'écoulement de l'humeur aqueuse. V. *trabéculectomie.*

trachéal inverse (signe) (Hirtz). Soulèvement de la trachée et du larynx à chaque battement systolique; signe d'anévrisme de la convexité de la crosse de l'aorte.

trachée (signe de la) (Oliver, 1878). Syn. *signe de Mac Donnel, signe d'Oliver.* Secousse brusque de haut en bas imprimée au tube laryngo-trachéal par les battements d'un anévrisme de la crosse de l'aorte. V. *Cardarelli (signe de).*

trachéite, *s. f.* (τραχεῖα, trachée, de τραχύς, dur). Inflammation de la trachée. Elle accompagne généralement, soit la laryngite, soit la bronchite.

trachelhématome, *s. m.* (τράχηλος, cou; αἷμα, sang). Hématome du sterno-cléido-mastoïdien, déterminé, chez le nouveau-né, par les tiraillements et la rupture de ce muscle au moment de l'accouchement. Il se présente sous forme d'une tumeur plus ou moins volumineuse occupant la gaine du muscle et s'accompagnant de torticolis. La guérison complète a généralement lieu au bout de quelques mois.

trachélisme, *s. m.* (Marshall Hall). Contraction spasmodique des muscles du cou, pendant l'attaque d'épilepsie, entraînant la gêne de la circulation veineuse, d'où la turgescence de la face, la protrusion et la morsure de la langue, etc.

trachélopexie ligamenteuse (τράχηλος, col ; πῆξις, fixation) (Jacobs). Hystérectomie abdominale supravaginale et fixation du moignon cervical aux moignons des ligaments ronds, dans le but de remédier au prolapsus utéro-vaginal.

trachéloplastie, *s. f.* (τράχηλος ; πλάσσειν, former). Réfection chirurgicale du col utérin.

trachélorraphie, *s. f.* (τράχηλος ; ῥαφή, suture). Syn. *opération d'Emmet.* Avivement et suture d'une des commissures du museau de tanche pour réparer la déchirure du col utérin consécutive à un accouchement.

trachéo-bronchite, *s. f.* Trachéite accompagnée de bronchite. — *t.-b. fulgurante* (Le Mée et L.-G. Richards, 1934). Affection des nourrissons et des jeunes enfants caractérisée par un début brutal, une fièvre élevée et des accès de suffocation avec stridor inspiratoire, voix rauque et toux aboyante. La laryngoscopie montre au-dessous de la glotte des sécrétions épaisses, gluantes et adhérentes. Le germe est le streptocoque hémolytique.

trachéobronchoscopie, *s. f.* V. *bronchoscopie.*

trachéocèle, *s. f.* (τραχεῖα, trachée ; κήλη, tumeur). Tumeur gazeuse du cou formée par un épanchement limité d'air en communication avec la trachée.

trachéo-fistulisation, *s. f.* (G. Rosenthal). Ponction du larynx, entre les cartilages thyroïde et cricoïde, avec une aiguille ou une canule courbe de petit calibre, pour introduire directement dans la trachée des substances gazeuses, liquides ou pulvérulentes ou pour évacuer l'eau des bronches d'un noyé.

trachéo-malacie, *s. f.* (τραχεῖα ; μαλακία, mollesse) (Rose). Ramollissement de la trachée par dégéné-

rescence graisseuse des cartilages (complication très rare du goitre).

trachéopathie ostéoplastique (Dalgaard, 1947). Ossification pathologique de la trachée et des bronches siégeant dans la sous-muqueuse, entraînant de la toux, des hémoptysies et parfois une obstruction respiratoire.

trachéoplastie, *s. f.* Opération chirurgicale destinée à remplacer, par une greffe cutanée, un segment rétréci de la trachée.

trachéoscopie, *s. f.* (τραχεῖα ; σκοπεῖν, examiner). Examen de la cavité de la trachée à l'aide d'un instrument analogue au laryngoscope, introduit soit par la bouche, soit par une ouverture faite par trachéotomie.

trachéosténose, *s. f.* (τραχεῖα ; στένωσις, rétrécissement). Rétrécissement de la trachée.

trachéostomie, *s. f.* (τραχεῖα ; στόμα, bouche) (Sébileau). Variété de trachéotomie dans laquelle on fixe par 2 points de chaque côté les parois de la brèche trachéale aux bords de l'incision cutanée.

trachéotomie, *s. f.* (τραχεῖα ; τομή, section). Incision chirurgicale de la trachée. Suivie de la mise en place d'une canule trachéale, elle est pratiquée en cas d'obstacle laryngé empêchant l'air d'arriver aux poumons et lorsque la ventilation pulmonaire est gênée par des sécrétions trachéobronchiques que l'on pourra aspirer par la canule.

trachome, *s. m.* (τραχύς, raboteux). Granulations de la *conjonctivite granuleuse.* — Par extension, nom donné actuellement à cette maladie. Affection contagieuse, endémique dans les pays chauds, due à des micro-organismes (agents TRIC) appartenant au groupe des Chlamydias (v. ce terme), caractérisée par le développement de granulations dans les culs-de-sac conjonctivaux, avec inflammation de la conjonctive bulbaire. Elle peut se compliquer de lésions de la cornée qui sont souvent la cause d'un trouble plus ou moins marqué de la vision.

tractotomie, *s. f.* (*tractus*, traînée; τομή, section). V. *pédonculotomie*.

tractotomie trigéminale (Olof Sjöqvist, 1938). Section de la racine descendante du trijumeau dans son trajet bulbo-spinal; opération préconisée dans la névralgie faciale.

tractus, *s. m.* (en lat. traînée). Nom donné en anatomie normale et pathologique à des filaments ou à des faisceaux de fibres qui se trouvent à la surface ou dans l'épaisseur d'une partie de l'organisme.

traitement, *s. m.* Ensemble des moyens thérapeutiques et des prescriptions hygiéniques employés dans le but de guérir une maladie.

tramite, *s. f.* (Potez, 1925). Nom proposé pour désigner une inflammation chronique de la *trame* pulmonaire, généralement tuberculeuse, par analogie avec l'alvéolite. — Le terme de *t. fibreuse* a été appliqué aux images radiologiques de renforcement du réseau réticulé pulmonaire; ce terme, trop vague, sans correspondance anatomique précise, n'est plus guère utilisé.

tranchées, *s. f. pl.* Coliques violentes. — *t. utérines.* Vives douleurs siégeant dans l'utérus, qui se contracte après l'accouchement pour expulser placenta et caillots.

tranquillisant, *adj.* Qui calme l'anxiété. — *s. m.* Médicament qui possède cette propriété (ex. méprobamate); les *t.* font partie des psycholeptiques.

transaminase, *s. f.* Syn. *aminophérase.* Enzyme sous l'influence de laquelle s'effectue la transamination (v. ce terme). Il en existe plusieurs variétés; les mieux connues sont la *t.* aspartique-cétoglutarique ou *t.* glutamique-oxalacétique (T. G. O. ou GO-T.) et la *t.* glutamique-pyruvique (T. G. P. ou GP-T.). La première se trouve surtout dans le myocarde et aussi dans les muscles squelettiques, le cerveau, le foie et le rein; la seconde dans le foie et les muscles squelettiques. Lorsqu'un de ces organes est frappé de nécrose, le ferment qu'il contient est libéré et le taux des *t.* s'élève dans le sang; en particulier celui de la T. G. O.

dans les premiers jours de l'évolution de l'infarctus du myocarde, et celui des deux *t.* au cours des hépatites toxiques et infectieuses.

transaminasémie, *s. f.* Présence et taux des transaminases (v. ce mot) dans le sang. Le taux normal maximum de chacune des deux transaminases (T. G. O. et T. G. P.), est de 40 unités (Wroblewski ou Karmen).

transamination, *s. f.* (Braunstein et Kritzmann, 1937). Réaction chimique consistant dans l'échange de la fonction aminée d'un α-amino-acide contre la fonction cétone d'un α-céto-acide; elle aboutit à la formation d'un nouvel α-amino-acide dérivant de l'α-céto-acide primitif, et d'un nouvel α-céto-acide, issu de l'α-amino-acide primitif. Elle joue un rôle important dans le métabolisme des protéines. V. *transaminase*.

transcortine, *s. f.* Alpha-globuline sanguine assurant le transport de l'hydrocortisone.

transcriptase inverse ou **reverse.** V. *polymérase H.*

transférase, *s. f.* Enzyme catalysant le transfert d'une fonction chimique d'un corps à un autre: fonction acide (transacylase), aldéhyde (transaldolase), cétonique (transcétolase), etc.

transferrine, *s. f.* V. *sidérophiline.*

transfert, *s. m.* (psychanalyse). Acte par lequel un malade reporte sur son médecin les sentiments d'affection ou d'hostilité qu'il éprouvait, dès l'enfance, et de manière latente, pour une autre personne (le plus souvent un de ses parents).

transfert normal des lymphocytes (test du). V. *lymphocytes* (*test du transfert normal des*).

transfert simultané des lymphocytes à un hamster irradié. V. *hamster irradié* (*test du*).

transfixion, *s. f.* (*transfigere*, transpercer). Procédé d'amputation qui consiste à traverser avec le couteau la partie que l'on veut amputer et à couper les chairs de dedans en dehors.

transforation, s. f. (*transforare*, transpercer). Opération qui consiste à percer le crâne d'un fœtus à l'aide d'un appareil appelé transforateur. — Premier temps de la basiotripsie.

transformation blastique des lymphocytes in vitro. V. *lymphocytes (transformation des — in vitro).*

transformation lymphoblastique (test de la) (T. T. L.). V. *lymphocytes (transformation des — in vitro).*

transformation des lymphocytes in vitro. V. *lymphocytes (transformation des — in vitro).*

transformisme, s. m. (Lamarck, 1809). Syn. *lamarckisme.* Théorie biologique d'après laquelle les espèces animales et végétales dérivent les unes des autres par une transformation lente des organes due à leur adaptation aux conditions d'existence.

transfusion, s. f. (*transfundere*, transvaser). Injection, dans les veines d'un animal, de sang pris à un autre animal. Actuellement ce terme s'applique surtout à l'injection intraveineuse, chez l'homme, de sang humain frais, pratiquée de bras à bras, ou conservé. — *t. continue goutte à goutte.* Syn. *perfusion sanguine, driptransfusion.* Injection intra-veineuse de sang pratiquée avec une lenteur extrême (100 ml à l'heure) permettant d'introduire dans l'organisme une masse considérable de sang (jusqu'à 6 litres). — *t. intramédullaire.* T. réalisée en injectant le sang dans la moelle d'un os (sternum, tibia); technique d'exception.

transfusionnel, adj. Qui se rapporte à la transfusion.

transillumination, s. f. Syn. *actinoscopie, diaphanoscopie, diascopie.* Procédé d'examen qui consiste à éclairer par transparence certaines parties du corps (sinus de la face, testicules, lèvres, doigts, etc.), le sujet étant dans une pièce obscure.

transit lipidique (épreuve du). V. *Warter et Métais (épreuve de).*

transit de la vitamine B$_{12}$ marquée (épreuve ou test du) (Glass, 1954). Mesure de la radioactivité hépatique, par scintigraphie, 8

jours après l'ingestion de vitamine B$_{12}$ marquée. Elle permet d'étudier l'absorption de cette vitamine et l'activité du facteur intrinsèque. Chez le sujet normal, le chiffre obtenu est supérieur à 1 000 coups par minute. Dans la maladie de Biermer, du fait de l'absence de facteur intrinsèque, la vitamine B$_{12}$ est mal absorbée et le chiffre est inférieur à 200; mais il devient normal si on ajoute, à la vitamine B$_{12}$ ingérée, le facteur intrinsèque.

translocation, s. f. (*trans*, exprimant le changement de lieu; *locare*, placer) (génétique). 1° Anomalie de la méiose consistant en transfert d'un segment de chromosome, ou d'un chromosome entier, à un chromosome d'une autre paire. Elle entraîne, dans la transmission des gènes, des perturbations qui se manifestent dans les croisements ultérieurs (mutation). Cette anomalie de structure des chromosomes est responsable de certaines maladies par aberration chromosomique (v. ce terme). — *t. 9/22.* V. *chromosome Philadelphie 1.* — *t. 22/13.* V. *polydyspondylie.* — t. 21/21 et 21/15. V. *mongolisme.* — Lorsque la *t.* se fait sans perte de gène, on dit qu'elle est *équilibrée.* — 2° Déplacement d'un ribosome le long de la molécule d'A.R.N.-messager, d'un codon au codon voisin, réalisant la fixation successive des différents acides aminés dont la chaîne constituera la protéine synthétisée par le ribosome. V. *ribosome* et *ribonucléique (acide).*

transloqué, adj. (génétique). Qui se rapporte à la translocation (v. ce terme).

transmésocolique, adj. A travers le mésocôlon. — *gastro-entérostomie t.*

transméthylation, s. f. Réaction chimique par laquelle le radical méthyle (CH_3) d'une substance est transféré sur une autre.

transmural, adj. (*trans*, exprimant la traversée; *murus*, paroi) (cardiologie). Se dit d'une lésion myocardique intéressant toute l'épaisseur du muscle cardiaque, de l'endocarde au péricarde.

transorbitome, *s. m.* V. *lobotomie transorbitaire.*

transpéritonéal, *adj.* Qui traverse le péritoine. — Se dit de la façon d'aborder certains organes profonds de l'abdomen (reins, pancréas) par une laparotomie.

transplant, *s. m.* V. *transplantation.*

transplant (crise ou rejet du). V. *rejet de greffe* (phénomène du).

transplantation, *s. f.* Greffe d'un organe fonctionnel (transplant) d'un individu à un autre avec rétablissement de la continuité des gros vaisseaux. — *t. allogénique.* V. *t. homologue.* — *t. autologue.* Syn. *auto-t. T.* dans laquelle l'organe prélevé est greffé sur le même sujet. — *t. hétérologue* ou *xénogénique.* Syn. *hétéro-t. T.* dans laquelle l'organe prélevé est emprunté à un sujet d'espèce différente. — *t. homologue* ou *allogénique* Syn. *homo-t. T.* dans laquelle l'organe greffé (homotransplant) est prélevé sur un sujet de la même espèce mais de formule génétique différente. — *t. isologue* ou *isogénique.* Syn. *iso-t. T.* dans laquelle l'organe greffé est prélevé sur un jumeau monozygote ou, au laboratoire, sur un animal de même race pure; c.-à-d. sur un sujet de même espèce ayant la même formule génétique. — *t. xénogénique.* V. *t. hétérologue.* — V. *greffe.*

transpleural, *adj.* Qui traverse la plèvre. — Se dit d'une méthode qui consiste à aborder certains organes, thoraciques ou abdominaux, en passant à travers la plèvre.

transporteur d'hydrogène. Nom donné à une série de corps capables de passer facilement de leurs formes oxydées à leurs formes réduites et inversement. Leur rôle, essentiel dans la respiration cellulaire, selon la conception de Wieland, est de capter l'hydrogène libéré et activé par les *déshydrases,* puis de le restituer progressivement, pour qu'il s'unisse à l'oxygène fixé par le *cytochrome,* en produisant une énergie utilisable par la cellule. V. *accepteur d'hydrogène* et *donateur d'hydrogène.*

transporteur mécanique (parasitologie). Hôte intermédiaire transmettant une infection sans que, dans son organisme, le germe hébergé subisse d'évolution (par opposition à *vecteur*).

transports (mal des). Syn. *cinépathie.* Malaise généralisé s'accompagnant de bâillements, de nausées, de vomissements, de pâleur, de sueurs, de lipothymies, provoqué, chez le passager, par les mouvements de son véhicule (bateau, avion, voiture) et en rapport avec l'excitation du labyrinthe. Selon les cas, il s'agit de *mal de mer, de l'air, d'auto,* etc.

transposition artérielle ou **des gros vaisseaux.** Anomalie des rapports entre l'origine des gros vaisseaux (aorte et artère pulmonaire) et leurs ventricules respectifs. Elle peut être *totale,* l'aorte naissant du ventricule droit et l'artère pulmonaire du ventricule gauche; ou *partielle,* un des deux troncs artériels partant du ventricule qui, normalement, n'est pas le sien et l'autre naissant soit en position normale, soit à cheval sur les 2 ventricules. La *t. a.* n'est viable qu'associée à une communication entre le domaine du sang oxygéné et celui du sang veineux : communication interauriculaire, interventriculaire ou canal artériel persistant. Elle se manifeste cliniquement par un tableau de maladie bleue sévère, mortelle en moyenne dans les 2 premières années de la vie, par anoxémie ou par défaillance cardiaque. Les syndromes de Taussig-Bing et de Beuren (v. ces termes) sont des variétés de *t. partielle.* La *t.* est « corrigée » quand, malgré la disposition anormale du pédicule vasculaire, l'artère pulmonaire est alimentée par le ventricule veineux (dont la structure interne est celle du ventricule gauche et qui communique avec l'oreillette droite par un orifice à valve bicuspide), et l'aorte par le ventricule artériel (qui a la configuration intérieure du ventricule droit et communique avec l'oreillette gauche par un orifice à valve tricuspide). La *t.* est « dite corrigée » lorsque la disposition précédente est rendue fonctionnellement imparfaite par des malformations cardiaques associées, surtout cyanogènes. — Certains auteurs réservent le nom de *t.* à une anomalie des situations respectives de l'aorte et de l'artère pulmonaire à leur origine, leurs rapports antéro-postérieurs étant inversés; l'aorte naît et chemine en avant de l'artère pulmonaire. La *t.* est souvent associée à une *permutation* des gros vaisseaux, l'aorte naissant du ventricule droit et l'artère pulmonaire du ventricule gauche, et parfois à une *inversion* des cavités cardiaques, les cavités droites prenant la place de leurs homologues gauches. V. *Mustard (opération de), Senning (opération de), Blalock-Hanlon (opération de), Rastelli (opération de), auriculotomie transseptale de Rashkind.*

transposition des viscères. V. *inversion, 1°.*

transsacculaire, adj. (*trans*, à travers; *sacculus*, petit sac). A travers un sac (anévrismal, p. ex.), ou à travers le saccule.

transsexualisme, s. m. « Sentiment éprouvé par un individu normalement constitué d'appartenir au sexe opposé, avec désir intense et obsédant de changer d'état sexuel, anatomie comprise, pour vivre sous une apparence conforme à l'idée qu'il s'est faite de lui-même » (Alby, 1956). Il s'agit d'une psychonévrose pour laquelle des explications génétiques ont été recherchées.

transsonnance percutatoire (Runeberg). Combinaison de l'auscultation et de la percussion qui permet de tracer la limite de deux organes voisins. Le son transmis à l'oreille par le stéthoscope se modifie lorsque le doigt qui percute passe de l'organe ausculté à un organe voisin (à rapprocher de la *percussion plessimétrique* et de la *phonendoscopie*).

transsonnance sterno-vertébrale (d'Œlnitz, 1912). Signe stéthoscopique obtenu chez l'enfant en percutant le sternum avec une seule main pendant que l'oreille est appliquée au niveau de l'apophyse épineuse de la 7e vertèbre cervicale. Dans les cas d'adénopathie trachéo-bronchique, le son transmis a une

tonalité élevée et un timbre éclatant, tandis qu'à l'état normal il est lointain et assourdi.

transsudat, s. m. (*trans*, à travers; *sudare*, suer). Liquide organique suintant au niveau d'une surface non enflammée (peau, muqueuse, séreuse) et obéissant seulement à des lois mécaniques.

transsudation (test de) (N. Fiessinger, 1926). Epreuve destinée à déceler l'aptitude des tissus à l'œdème. Elle consiste à provoquer, au moyen d'une manchette pneumatique, une augmentation de pression sanguine dans la main : l'œdème apparaît dans cette main chez les sujets hydropiques ou ayant une tendance à l'hydropisie; il ne se produit pas chez les sujets normaux.

transthermie, s. f. (Nagelschmidt). V. *diathermie.*

transurétral, adj. V. *endo-urétral.*

transvatérien, adj. A travers l'ampoule de Vater. — *drainage t.*

transvestisme, s. m. V. *travestisme.*

trapèze (syndrome du) (G. Huc). Douleur de la nuque due à une contracture de fatigue du trapèze et des muscles voisins. Elle est la conséquence d'une attitude vicieuse du rachis (cyphose cervico-dorsale) chez des sujets qui travaillent la tête penchée en avant.

trappage, s. m. ou **trapping,** s. m. (ou air trapping) (angl. emprisonnement). Sortie difficile et lente de l'air hors des alvéoles pulmonaires pendant l'expiration, contrastant avec son entrée aisée et rapide pendant l'inspiration (l'air est pris au piège). Ce phénomène, observé surtout dans l'emphysème pulmonaire, est dû à l'obstruction bronchique et à la distension pulmonaire excessive, et il aboutit à une augmentation considérable du volume résiduel.

Traube (cœur de). Hypertrophie considérable du cœur portant surtout sur le ventricule gauche, que l'on a décrit sous le mal de Bright (ou glomérulonéphrite chronique).

Traube (double ton de) (1872) (Doppelton). Double bruit que l'on entend en auscultant l'artère fémorale, au triangle de Scarpa, en appuyant très légèrement le stéthoscope. Signe exceptionnel de l'insuffisance aortique.

Traube (espace de). Région de la paroi thoracique antérieure, située à gauche du sternum, limitée en bas par le rebord costal, en haut par la matité cardiaque et en dehors par la matité de la rate. Cet espace correspond au cul-de-sac pleural costo-diaphragmatique et à l'estomac situé en arrière. Il est normalement sonore et ne devient mat que dans le cas d'un épanchement pleural gauche; sa matité révèle un épanchement abondant (supérieur à 2 litres).

Traube (loi de). Toute néphrite interstitielle tend à produire l'hypertrophie du ventricule gauche du cœur.

Traube-Hering (oscillations de). Oscillations rythmiques de la pression artérielle moyenne correspondant aux mouvements respiratoires.

Traugott (épreuve de) (1922). Utilisation de l'effet Staub (v. ce terme) pour le diagnostic du diabète sucré. Une deuxième dose de 50 g de glucose est ingérée au moment où commence à décroître l'hyperglycémie provoquée par l'absorption d'une première dose identique : chez le sujet normal, la glycémie, qui n'a pas dépassé 1,60 g, continue à diminuer. Chez le diabétique, après avoir dépassé le taux de 2 g entre les deux ingestions, elle s'élève à nouveau.

traulisme, s. m. (τραυλισμός, bégaiement). Difficulté de la prononciation de l'*r* et du *k* pour les sourds-muets.

trauma, s. m. (τραῦμα, blessure). Blessure. Lésion locale produite par une violence extérieure.

traumatique, adj. Qui a rapport aux plaies; qui a pour cause une blessure. Ex. : *tétanos* t.

traumatisme, s. m. « Etat général particulier, créé de toutes pièces par l'action d'une violence externe sur notre organisme » (Verneuil). Ce mot est pris souvent à tort dans le sens de trauma.

traumatologie, s. f. Partie de la pathologie externe consacrée à l'étude des blessures (chirurgie d'urgence, accidents de la rue et de la route, accidents du travail, etc.).

traumatopnée, s. f. (τραῦμα ; πνεῖν, respirer) (Fraser, 1859). Entrée et sortie généralement bruyantes de l'air par l'orifice d'une plaie thoracique mettant en communication la plèvre avec l'air extérieur (pneumothorax).

travail, s. m. (obstétrique). Ensemble des phénomènes mécaniques douloureux qui constituent l'accouchement. — *lit de* t. — *salle de* t.

travail (accident du). V. *accident.*

travail ventilatoire (Ww). Produit de la pression intrathoracique par les variations du volume d'air contenu dans les poumons et les voies aériennes.

travail ventriculaire (cardiologie). Produit de la pression moyenne (en mm de Hg) de l'aorte (pour le ventricule gauche) ou de l'artère pulmonaire (pour le ventricule droit) par le débit cardiaque (en litres par minute) et par la constante 0,1332. Il est, normalement, de 75 joules/m pour le ventricule gauche et de 10 pour le droit.

travestisme, s. m. (travestir). Syn. *transvestisme.* Adoption par un inverti des habitudes vestimentaires et sociales du sexe opposé. — *t. masculin.* V. *éonisme.*

Treacher Collins (syndrome de). V. *Franceschetti (syndrome de).*

Treille (loi de). Dans la fièvre tierce une dose de 2 g de quinine administrée au début d'un accès ne l'influence pas, mais procure consécutivement une apyrexie de cinq jours au minimum.

Treitz (hernie de). Hernie d'une anse intestinale dans l'hiatus de Winslow, pouvant provoquer une occlusion par étranglement interne.

Treitz (syndrome de) (1859). Ensemble des accidents du tube digestif observés dans l'urémie et dus, en grande partie, à l'élimination vicariante des éléments azotés par la muqueuse digestive: vomissements, hématémèse, diarrhée tantôt sé-

reuse, tantôt hémorragique, melæna, etc.

trématodes, *s. m. pl.* (τρῆμα, per-
tuis). « Ordre de la classe des helminthes ayant pour type les *douves* »
(Littré).

tremblante du mouton. V. *virus
lents* (*maladie à*).

tremblement, *s. m.* Syn. *trémulation,
trépidation.* Agitation involontaire
du corps en totalité ou en partie, par
petites oscillations rapides, généralement compatible avec l'exécution
des mouvements volontaires qui
perdent seulement un peu de leur
précision. Le *t.* peut se manifester
au repos (*t. statique*) ou à propos
d'un mouvement (*t. kinétique*), surtout s'il est dirigé dans un but défini (*t. intentionnel* de la sclérose en
plaques).

trémogène, *adj.* Qui provoque le
tremblement.

trémophobie, *s. f.* (τρέμω, je tremble ;
φόβος, peur) (Meige, 1908). Peur de
trembler.

tremor (flapping) (en angl. *to flap*,
battre des ailes). Syn. *asterixis.* Terme anglais désignant des mouvements de flexion et d'extension des
poignets, lents, irréguliers et de
grande amplitude, comparés à des
battements d'ailes de papillon ; le *f. t.*
survient au cours des comas hépatiques, des insuffisances respiratoires et rénales, et des hypokalié-
mies.

trémulation, *s. f.* (*tremulus,* trem-
blant). V. *tremblement.* — *t. épileptoïde.* V. *clonus.*

trémulation auriculaire (Lian et
Goblin, 1936). État de l'oreillette,
intermédiaire entre la fibrillation
et le flutter ; les ondes auriculaires,
visibles surtout sur certaines dérivations précordiales de l'électrocardiogramme, sont plus rapides et
moins régulières que dans le flutter,
mais plus nettes et moins rapides
que dans la fibrillation. V. *fibrillo-
flutter.*

trémulation fasciculaire. V. *myokymie, 1°.*

Trendelenburg ou **Trendelenburg-
Brodie (manœuvre, procédé** ou
signe de) (Brodie, 1846 ; Trende-

lenburg, 1890). Manœuvre destinée à mettre en évidence l'insuffisance valvulaire dans les varices
superficielles de la jambe. Après
avoir vidé, en élevant la jambe, la
saphène variqueuse, on place l'index sur l'embouchure de la veine
et on fait lever le malade : la
saphène reste vide ; si on cesse la
compression digitale, brusquement
et de haut en bas, tout le paquet
variqueux se remplit d'un seul coup.

Trendelenburg (opérations de)
(1908). 1° Ouverture de l'artère
pulmonaire et extraction des caillots
qui l'obstruent dans les cas d'embolie pulmonaire menaçant immédiatement l'existence. — 2° Ostéotomie sus-malléolaire des os de la
jambe, dans le cas de pied plat valgus douloureux (tarsalgie des adolescents) ; ce qui permettrait de
rendre à la mortaise tibio-péronière
son orientation normale. — 3° Suppression d'une fistule vésico-vaginale par voie transvésicale sus-pubienne extrapéritonéale.

Trendelenburg (position de). Syn.
position dorso-sacrée déclive. Position dans laquelle, la malade reposant sur le dos, le bassin est plus
élevé que les épaules (gynécologie).
Elle avait été déjà recommandée par
Guy de Chauliac au XIVᵉ siècle et
par Scultet au XVIIᵉ siècle.

Trendelenburg (procédés de).
1° V. *Trendelenburg ou T.-Brodie
(manœuvre, procédé ou signe de).* —
2° Méthode employée pour compléter la cure radicale d'une hernie
crurale, lorsque l'anneau est très
dilaté : elle consiste dans l'oblitération de cet anneau par un fragment
d'os décalcifié.

Trendelenburg (signes de). 1° V.
Trendelenburg (manœuvre de). —
2° Signe de luxation congénitale de
la hanche : pendant la marche, au
moment de l'appui sur le membre
luxé, le sujet déplace ses épaules
vers le côté malade, d'où une « boiterie de l'épaule » caractéristique.
— 3° Signe de luxation congénitale
stabilisée de la hanche : dans la
station à cloche-pied sur le côté
malade, on observe une bascule du

bassin, abaissé du côté sain, tandis que le tronc reste d'aplomb et la ligne des épaules, horizontale.

trépan, *s. m.* (τρυπάω, je perce). Instrument en forme de vilebrequin destiné à percer les os et plus particulièrement ceux du crâne.

trépanation, *s. f.* Opération qui consiste à pratiquer un orifice dans un os, soit avec le trépan, soit avec la gouge et le maillet, soit à l'aide de tout autre instrument.

trépano-ponction, *s. f.* Ponction du ventricule latéral du cerveau pratiquée après trépanation.

tréphocyte, *s. m.* (τρέφω, je nourris; κύτος, cellule). Leucocyte ayant pour rôle de transformer certains éléments du sérum en protoplasma.

tréphocytose, *s. f.* Action des tréphocytes.

tréphone, *s. m.* (Carrel, 1924). Substance utilisée par les cellules pour la construction de leur protoplasma. Les *t.* sont formées par l'action des lymphocytes et des macrophages, véritables glandes unicellulaires, sur certaines parties constitutives du sérum.

trépidation, *s. f.* (trepidare, trembler). V. *tremblement.* — *t. épileptoïde* ou *spinale.* V. *clonus.* — *t. rotulienne.* V. *rotule* (*clonus, danse* ou *phénomène de la*).

trépied méningitique. Groupement des trois principaux signes du syndrome méningé : céphalée, vomissement, constipation.

trépied vital. Nom donné par Bichat aus trois organes essentiels à la vie : cœur, poumon et cerveau.

tréponématose, *s. f.* V. *tréponémose.*

tréponème, *s. m.* (treponema) (τρέπω, je tourne; νῆμα, fil). Genre de spirochète long de 6 à 14 μ, dont le corps spiralé, très grêle, cylindrique, présente environ 10 tours de spire réguliers et dont les extrémités pointues sont parfois munies d'un prolongement grêle. — *Treponema pallidum* (Schaudinn, 1905) est l'agent pathogène de la syphilis. — *Treponema pertenue* est l'agent du pian et *Treponema cuniculi* celui de la spirochétose vénérienne du lapin.

tréponémicide, *adj.* Qui détruit les tréponèmes.

tréponémose, *s. f.* Syn. *tréponématose.* Nom générique donné aux maladies causées par les tréponèmes.

T.R.F. Abréviation de : thyreotropin releasing factor (v. ce terme).

triade de... V. au nom propre. Ex. triade de Fallot. V. *Fallot* (*trilogie ou triade de*).

triaxial (système — de référence) (Bayley, 1944) (électrocardiographie). Schéma construit en déplaçant, sans faire varier leurs directions, les trois côtés du triangle d'Einthoven, de façon à les faire se couper en un même point. Ces trois axes représentent les 3 dérivations standard de l'électrocardiogramme et limitent 6 secteurs dans lesquels on peut projeter le vecteur commun représentant l'axe électrique du cœur.

tribadisme, *s. m.* (τριβάς, άδος, tribade, de τρίβειν, frotter). Syn. *lesbianisme, saphisme.* Inversion de l'instinct sexuel chez la femme, se traduisant par la recherche de la satisfaction de cet instinct avec un individu du même sexe.

tribo-électricité, *s. f.* (τρίβειν, frotter). Électricité développée par frottement.

tribologie, *s. f.* (τρίβειν; λόγος, discours). Étude du frottement et de l'usure (en pathologie articulaire).

TRIC (agents) (initiales de Trachoma Inclusion Conjunctivitis). Micro-organismes intermédiaires entre les virus et les bactéries, du groupe des *Chlamydias* (v. ce terme). Ce sont les agents du trachome, de la conjonctivite et de l'urétrite à inclusions; ils sont proches de ceux de la psittacose et de la maladie de Nicolas-Favre.

tricéphale, *s. m.* (τρεῖς, trois; κεφαλή, tête). Groupe de monstres triples, présentant trois têtes distinctes.

trichauxis, *s. m.* (θρίξ, τριχός, cheveu; αὔξη, augmentation). V. *hypertrichose.*

trichesthésie, *s. f.* (θρίξ; αἴσθησις, sensibilité) (N. Vaschide et P. Rousseau, 1902). Mode particulier de la sensibilité que l'on observe au niveau des régions couvertes de poils. Des variations très légères (aiguilles dont le poids varie de 0,80 g à 0,005 g) sont généralement perçues lorsqu'elles portent sur la base d'un poil ; elles ne provoquent pas de sensation lorsqu'elles portent sur l'épiderme voisin.

trichiasis, s. m. (θρίξ). 1º Déviation congénitale ou acquise des cils en arrière vers le globe oculaire, sans participation de la paupière à cette déformation. L'irritation permanente de la conjonctive bulbaire et de la cornée, qui en résulte, est une cause de kératite et même d'entropion. — Lorsque les cils dirigés en arrière appartiennent à une ou plusieurs rangées de cils surnuméraires, l'affection prend le nom de *phalangose.* — 2º V. *trichosis.*

trichine, s. f. (θρίξ). Syn. *Trichina spiralis.* Ver parasite de l'ordre des Nématodes, dont la forme adulte se rencontre dans l'intestin du porc. Les embryons, dès leur naissance, traversent la paroi de l'intestin et cheminent à travers l'organisme pour s'arrêter dans les muscles et principalement dans le diaphragme, les muscles intercostaux, ceux de l'œil, etc. Là, ils s'enkystent, passent à l'état larvaire et tombent en vie latente. — Ils ont été aussi trouvés chez l'homme, où ils provoquent la *trichinose.*

trichinose, s. f. Maladie causée par l'ingestion de viande de porc trichinée. Survenant d'une façon épidémique, elle est très rare en France et dans les pays où l'on soumet la viande de porc à une cuisson prolongée. Elle se manifeste d'abord par des troubles gastriques, puis par une fièvre élevée, des crampes, des contractures musculaires, enfin par de l'œdème de la face, des membres et du tronc. L'examen du sang montre une hyperéosinophilie et une hypoprotidémie. La *t.* se termine parfois par la cachexie et la mort.

trichobézoard, s. m. (θρίξ ; bézoard, v. ce mot). Syn. *égagropile.* Corps étranger de l'estomac (bézoard) formé par un amas de poils ou de cheveux.

trichocéphale, s. m. (θρίξ ; κεφαλή, tête). Syn. *Trichocephalus hominis.* Ver parasite de l'ordre des Nématodes dont la partie antérieure, très mince, a la finesse d'un fil, et qui habite à l'état adulte le cæcum de l'homme.

trichocéphalose, s. f. Maladie produite par les trichocéphales ; elle consiste en troubles intestinaux variés, accompagnés parfois d'anémie.

trichoclasie, s. f. (θρίξ ; κλάσις, fracture). Rupture des cheveux.

trichoclastie, s. f. (θρίξ ; κλάστος, brisé). Nom proposé pour désigner les différents tics qui consistent à arracher ou à briser les cils, les sourcils, les poils de barbe ou les cheveux.

trichodesmotoxicose, s. f. Intoxication par les semences d'une plante qui, en Asie, en Afrique et en Australie, parasite parfois le blé, le *Trichodesma meanum.* Ces graines contiennent des alcaloïdes neurotropes et provoquent un syndrome encéphalitique grave.

tricho-épithéliome papuleux multiple (Jarisch). Variété d'adénome sébacé symétrique de la face (v. ce terme).

trichogénique, adj. (θρίξ ; γεννᾶν, engendrer). Qui provoque le développement du système pileux.

trichokinésis, s. m. (θρίξ ; κίνησις, mouvement). V. *pili torti.*

tricholeucocyte, s. m. (θρίξ, cheveu ; leucocyte). V. *leucémie à tricholeucocytes.*

trichomalacie, s. f. (θρίξ ; μαλακία, mollesse). Maladie du cuir chevelu caractérisée, chez l'enfant, par une alopécie en plaques mal limitées, occipitales ou pariétales, portant quelques cheveux très larges et d'une extrême mollesse.

trichomanie, s. f. (θρίξ ; μανία, folie) (Besnier). V. *trichophobie,* 2º et *trichotillomanie.*

trichome, s. m. V. *plique.*

trichomonacide, adj. et s. Qui tue les trichomonas.

trichomonas, *s. m.* (θρίξ ; μονάς, monade, unité). Protozoaire piriforme, à corps non spiralé, muni de 3 ou 5 flagelles antérieurs, parasites des cavités naturelles. — *T. vaginalis* (Donné, 1837). — *T. intestinalis* (Leuckart, 1879).

trichomonase, *s. f.* Infestation par le trichomonas. La forme la plus fréquente est la *t.* uro-génitale, due au *Trichomonas vaginalis* : elle se manifeste, chez la femme, par une vaginite et, chez l'homme, par une urétrite discrète ; la *t.* intestinale (due au *Trichomonas intestinalis*) est très rare en France.

trichomycose, *s. f.* (θρίξ ; μύκης, champignon). Affection parasitaire de la tige du poil. — *t. noueuse* (Juhel-Rénoy). V. *piedra*. — *t. vulgaire.* V. *lépothrix*.

trichomycosis palmellina. V. *lépothrix*.

trichonodosis, *s. m.* (θρίξ ; nodosus, noueux). Présence, sur les cheveux, de nodosités multiples d'origine traumatique.

trichophobie, *s. f.* (θρίξ ; φόβος, crainte). 1° Appréhension angoissante (phobie) de toucher certaines étoffes (velours, soie, etc.). — 2° Crainte excessive qu'éprouvent certaines femmes d'être défigurées par le développement exagéré du duvet normal du visage.

trichophytide, *s. f.* Manifestation cutanée en rapport avec la trichophytie, sans présence habituelle du parasite à son niveau. V. *réaction seconde*.

trichophytie, *s. f.* (θρίξ ; φυτόν, végétal) (Hardy). Maladie causée par le développement sur la surface cutanée d'un champignon parasite du genre *Trichophyton*. Il peut se localiser sur le cuir chevelu où il détermine la *teigne tondante* (Trichophyton tonsurans, T. pterygoides, T. violaceum), sur la barbe où il provoque le *sycosis trichophytique* et le *kérion*, sur les régions glabres (T. ochraceum, T. megnini, T. violaceum) où il donne l'*herpès circiné* et sur les ongles atteints alors d'*onychomycose trichophytique*. Il faut séparer des *trichophyties* la *teigne tondante à*

petites spores de Gruby-Sabouraud, qui n'appartient pas à ce groupe ; elle est due à un champignon, *Sabouraudites* (ou *Microsporon*) *audouini*, qui n'est pas un trichophyton. V. *microsporie*.

trichophyton, *s. m.* Genre de champignon parasite, se développant sur la peau et ses annexes (poils, ongles) où il détermine les différentes trichophyties (v. ce terme). Il comporte de très nombreuses espèces, endo- ou ectothrix.

trichoplastique (formule) (θρίξ ; πλάσσειν, former) (morphologie). Formule (ou ensemble de formules) résumant, pour un sujet, l'extension et la distribution (viriloïde ou féminoïde) du système pileux.

trichoptilose, *s. f.* (θρίξ ; πτίλον, plume). Syn. *trichorrhexie*. Altération des cheveux consistant en une sécheresse plus ou moins grande du poil, qui se fend soit à son extrémité, soit latéralement. Cette altération se rencontre dans diverses affections de la peau : trichophytie, séborrhée sèche, ou même dans les affections à siège éloigné : tuberculose pulmonaire, maladies infectieuses graves telles que fièvre typhoïde, etc.

tricho-rhino-phalangien (syndrome). (J. A. Lièvre et coll. 1974). Association héréditaire rare de malformations comportant : des cheveux rares, un nez en poire et des doigts noueux et divergents. Les radiographies montrent un aspect conique des épiphyses des phalanges, que l'on retrouve dans quelques maladies héréditaires. Ce syndrome serait voisin de la maladie de Thiemann.

trichorrhexie, *s. f.* (θρίξ ; ῥῆξις, rupture). V. *trichoptilose*. — *t. noueuse* ou *trichorrhexis nodosa*. Affection rare des cheveux, de nature indéterminée, due, pour Sabouraud, à l'abus des lotions, savonnages, décolorations ou frisures ; les cheveux se gonflent en un ou plusieurs points, puis éclatent et se cassent à ce niveau.

trichorrhexomanie, *s. f.* (θρίξ ; ῥῆξις ; μανία, folie) (Galewski).

Tic voisin de la trichotillomanie (v. ce terme), qui consiste à casser ses cheveux.

trichose, *s. f.* (θρίξ). Terme générique désignant les maladies et anomalies des poils et des cheveux.

trichosis, *s. m.* (θρίξ). Syn. *trichiasis.* Développement anormal de poils sur une muqueuse et en particulier sur celle de la vessie ou de l'urètre (kyste dermoïde). — *t. de la caroncule.* Développement exagéré des poils rudimentaires de la caroncule.

trichosporie, *s. f.* (Vuillemin, 1901). V. *piedra.*

trichotillomanie, *s. f.* (θρίξ; τίλλω, j'arrache; μανία, folie) (Hallopeau, 1889). Syn. *trichomanie* (Besnier), *alopécie par grattage, manie dépilatoire.* Geste automatique qui consiste à s'arracher les cheveux et les poils, observé chez certains sujets, et qui peut avoir pour point de départ un prurit local.

trichotortosis, *s. m.* (θρίξ; *tortus,* tordu). V. *pili torti.*

trichromasie, *s. f.* Etat d'un sujet trichromate (v. ce terme).

trichromate, *adj.* (τριχρώματος, tricolore). Se dit de l'œil normal qui perçoit bien les trois couleurs fondamentales du spectre (rouge, vert, bleu — ou, pour certains, violet), ainsi que leurs nuances. — *t. anormal.* Se dit de l'œil qui distingue les trois couleurs fondamentales du spectre, mais avec des modifications dans la perception de leurs intensités lumineuses relatives et peut-être de leur saturation. V. *protanomalie, deutéranomalie* et *tritanomalie.*

tricrote (pouls) (τρεῖς, trois; κρότος, battement). V. *pouls tricrote.*

tricuspide, *adj.* (*tri,* trois; *cuspis, cuspidis,* pointe). Se dit d'un orifice muni de trois valves.

tricuspidien, ienne, *adj.* Qui a rapport à l'orifice tricuspide du cœur. — *insuffisance t.* V. *insuffisance valvulaire.* — *rétrécissement t.* V. *rétrécissement.*

tricuspidite, *s. f.* Inflammation de l'orifice tricuspide du cœur et de ses valves.

tridermique, *adj.* (τρεῖς, trois; δέρμα, peau). Qui possède les trois feuillets du blastoderme (endoderme, mésoderme, ectoderme). — *tumeur t.* V. *embryome.*

triencéphale, *s. m.* V. *triocéphale.*

trieurs de laine (maladie des). Broncho-pneumonie primitive causée par la bactéridie charbonneuse. V. *charbon.*

trigéminé (pouls) (*tri,* trois; *geminus,* jumeau). V. *pouls trigéminé.*

trigéminisme, *s. m.* V. *pouls trigéminé.*

trigger zone. V. *zone déclic ou de déclenchement.*

triglycéride, *s. m.* Variété de lipide (*glycéride,* v. ce terme, qui est parfois employé, de même que celui de *graisse neutre,* comme synonyme de *t.*) résultant de l'estérification des 3 fonctions alcool du glycérol par 3 molécules d'acide gras. C'est un tri-ester du glycérol. Les *t.* existent dans le tissu adipeux et le sérum sanguin. Les *t.* sériques sont synthétisés dans l'épithélium de l'intestin grêle à partir des corps gras alimentaires digérés (*t. d'origine exogène*) et, dans le foie, en partie aux dépens du glucose (*t. d'origine endogène*). Ils passent dans la lymphe et le sang où, liés aux protéines sanguines, ils forment la majeure partie de la fraction la plus légère des lipoprotéines : des chylomicrons (pour les *t.* exogènes) et des pré-β-lipoprotéines ou lipomicrons (pour les *t.* endogènes). V. *lipidémie, lipémie, hyperlipidémie* et *hyperlipémie.*

triglycéridémie, *s. f.* (le terme de *glycéridémie* est parfois employé comme syn. de *t.*). Présence et taux des triglycérides dans le sang. Normalement 0,75 g à 1,50 g $^o/_{oo}$. V. *triglycéride* et *hyperlipémie.*

trigonal, *adj.* (τρεῖς, trois; γωνία, angle). Qui se rapporte à un trigone (cérébral, olfactif, vésical, p. ex.).

trigonite, *s. f.* Cystite localisée au trigone vésical.

trigonocéphalie, *s. f.* (τρεῖς, trois; γωνία, angle; κεφαλή, tête) (anthropologie). Syn. *crâne en trèfle.* Malformation du crâne caractérisée par un aspect triangulaire à sommet antérieur, avec une bosse frontale et deux bosses pariétales. Elle est due à la soudure prématurée de la suture métopique ; c'est une variété de craniosténose.

trigonosomie, *s. f.* (τρεῖς ; gonosome). Variété de maladie par aberration chromosomique (v. ce terme) caractérisée par la présence de trois chromosomes sexuels (ou gonosomes) dans les cellules du soma. V. *polygonosomie* et *caryotype.*

triiodo-3, 5, 3' thyronine, *s. f.* Syn. T_3. Une des hormones thyroïdiennes (v. ce terme). On ne la trouve dans le sérum sanguin, sous sa forme libre, qu'en très faible quantité ; car bien que cette forme libre soit beaucoup plus importante que celle de la thyroxine ou T_4 (T_3 est peu liée aux protéines), elle est, dès sa formation, soustraite au sang et utilisée par les tissus. V. *thyroxine.*

trijumeau (névralgie du). V. *névralgie faciale.*

trilogie de Fallot (τριλογία, ensemble de trois ouvrages). V. *Fallot (trilogie ou triade de).*

trimethoprime, *s. f.* V. *antibiomimétiques.*

tringlage, *s. m.* (Fredet). V. *éveinage.*

triocéphale, *s. m.* Syn. *triencéphale* (I. G. St-Hilaire). Monstre otocéphalien, caractérisé par l'absence d'appareil buccal, d'appareil nasal et d'appareil oculaire. La tête n'est plus qu'un petit moignon que la peau revêt partout presque uniformément.

trioléine marquée (épreuve à la). Epreuve permettant d'étudier la digestion des graisses. Elle consiste à doser, dans le sang, la radioactivité de l'iode 131 avec lequel on a marqué (v. ce terme) la trioléine que l'on a fait ingérer. Un taux élevé témoigne à la fois d'une bonne digestion par la lipase pancréatique, qui dégrade la trioléine en acide oléique, et d'une bonne absorption de ce dernier par l'intestin grêle. Un taux faible oriente vers un déficit en lipase, une maladie du grêle, ou leur association. Une épreuve à l'acide oléique marqué (v. ce terme) permet alors de distinguer, à l'origine d'une stéatorrhée, la part

du pancréas exocrine et celle de l'intestin grêle.

triolet (bruit de) (Gallavardin, 1913). Syn. *clic méso-* ou *télésystolique, galop mésosystolique* (Cuffer et Barbillon, 1887) (inusité). Bruit sec, parcheminé, bref et permanent, interposé entre le 1er et le 2e bruit du cœur (télé- ou mésosystolique). Il est dû, soit à la mise en tension d'une bride intrapéricardique ou pleuro-pericardique (*claquement pleuro-péricardique :* Lian, 1931), soit au claquement d'une partie de l'appareil mitral (cordage ou valve éversée et brusquement mise en tension) ; on l'a observé dans les insuffisances mitrales mineures par ballonnement de la valve mitrale (v. ce terme).

triorchidie, *s. f.* (τρεῖς, trois ; ὄρχις, testicule). Anomalie consistant en la présence de trois testicules dans les bourses. Les cas de *tr.* authentiques sont très rares, une tumeur simulant ordinairement le troisième testicule.

triose-phosphate-isomérase, *s. f.* V. *anémie hémolytique enzymoprève.*

triphasique, *adj.* (τρεῖς ; φάσις, période). Se dit de tout phénomène, de tout être qui présente dans son existence ou son évolution trois périodes ou phases.

Tripier et Devic (souffle de). V. *souffle anorganique pulmonaire.*

triple quotidienne (fièvre). V. *quotidienne (fièvre).*

triple retrait (phénomène du). V. *réflexe de défense, r. des raccourcisseurs.*

triplégie, *s. f.* (τρεῖς ; πλήσσειν, frapper). Hémiplégie accompagnée de paralysie d'un membre du côté opposé.

triplet XYY (génétique). Aberration chromosomique caractérisée génétiquement par l'existence de 3 chromosomes sexuels : XYY : c'est une trisomie. Elle se manifeste par des modifications morphologiques discrètes (taille élevée), par une intelligence et une affectivité inférieures à la normale, par une agressivité précoce et une absence de sentiment de culpabilité. Certains ont vu dans la présence de ce chromosome supplémentaire Y une prédisposition à la délinquance (« chromosome du crime »). V. *maladie par aberration chromosomique* et *trisomie*.

triplo-X (syndrome). Syn. *syndrome de la super-femelle*. Maladie par aberration chromosomique (v. ce terme et *sexe nucléaire*) caractérisée génétiquement par l'existence de 3 chromosomes sexuels X; c'est une variété de trisomie. On l'a observée chez des femmes d'aspect normal ou légèrement androïdes, bien réglées et fécondes, presque toujours débiles mentales.

triploïde, *adj.* (τριπλόος, triple) (génétique). Se dit de certaines constitutions anormales des cellules du *soma* qui, un des gamètes originels étant resté diploïde à la suite d'une anomalie de la méiose, possèdent 3n chromosomes, au lieu de 2n, chiffre normal.

triploïdie, *s. f.* État d'un sujet triploïde.

triplopie, *s. f.* Perception de trois images; elle est toujours *monoculaire.* V. *polyopie.*

tripode (signe du). Signe observé dans la poliomyélite antérieure aiguë : le malade, en s'asseyant dans son lit, prend point d'appui derrière son dos avec ses deux bras.

Triquet (procédé de). Manœuvre permettant d'introduire une sonde (sonde d'Itard) dans l'orifice pharyngien de la trompe d'Eustache.

trismus, *s. m.* (τρίζω, je grince). Constriction intense des mâchoires par contracture des muscles masticateurs; symptôme du tétanos. Ce mot est pris parfois comme synonyme de tétanos.

trisomie, *s. f.* Anomalie génétique caractérisée par la présence, sur une paire de chromosomes, d'un 3e chromosome supplémentaire (ou, pour certains, d'un fragment de chromosome supplémentaire seulement), tous les autres chromosomes allant normalement par paires. Le caryotype comporte donc 47 chromosomes au lieu de 46. Cette anomalie, qui réalise une maladie par aberration chromosomique (v. ce terme)

peut porter sur la paire de chromosomes sexuels (ou gonosomes) : c'est le cas du syndrome de Klinefelter, des syndromes triplo-X et triplet XYY (v. ces termes); ou sur une paire de chromosomes somatiques (ou autosomes). Certaines maladies congénitales, dues à une *t.* autosomique, sont désignées par le numéro de la paire portant le chromosome supplémentaire : la *t.* 13 (ou *t.* 13-15): v. *Patau (syndrome de)*; — la *t.* 18 (ou *t.* 17 ou *t.* 17-18): v. *Edwards (syndrome de)*; — la *t.* 21 : v. *mongolisme.* De nombreuses trisomies sont létales (celles portant sur les groupes de paires chromosomiques autosomiques A, B, C, D, E, F, G) et certaines aboutissent à des avortements génétiques (v. ce terme et Denver, classification de).

trisymptôme de Gougerot. Syn. *allergides cutanées nodulaires* ou *allergides nodulaires dermiques de Gougerot, vascularite dermique allergique* (M. Ruiter, 1952), *maladie trisymptomatique de G.* Affection cutanée de nature allergique, caractérisée par trois ordres de symptômes : 1° des éléments érythémato-papuleux de 2 à 10 mm de diamètre, en cocarde; 2° des macules purpuriques de 1 à 5 mm; 3° et surtout des nodosités dermiques de 2 à 7 mm, saillantes, dures, recouvertes d'une peau normale. Elle évolue pendant des années par poussées accompagnées de fièvre, d'arthralgies, de souffles cardiaques. Son pronostic est bénin.

trisyndrome de Behçet. V. *Behçet (syndrome ou trisyndrome de).*

trisyndrome de Milian. V. *Milian (maladie de).*

tritanomalie, *s. f.* (τρίτον, troisième; ἀνωμαλία, irrégularité). Légère anomalie (affaiblissement) de la vision du bleu (ou du violet pour certains auteurs); faible degré de tritanopie. C'est une trichromasie congénitale anormale. V. *trichromate anormal* et *acyanoblepsie.*

tritanope, *adj.* Se dit de l'œil incapable de voir le bleu (ou, pour certains, le violet), la troisième couleur fondamentale du spectre (rouge, vert, bleu — ou violet). V. *acyano-blepsie*.

tritanopie, s. f. (τρίτον, troisième; ά-priv.; ῶψ, vue). Qualité de l'œil tritanope. V. *acyanoblepsie*.

t.R.N.A. Abréviation anglaise d'A.R.N. de transfert. V. *ribo-nucléique (acide)*.

trocart ou **trois-quarts,** s. m. Instrument destiné à pratiquer la ponction. Il se compose d'une tige métallique cylindrique, terminée par une pointe triangulaire dont les trois arêtes sont coupantes, et contenue dans une canule qui ne laisse sortir que la pointe. Après la ponction, cette canule reste dans la plaie faite par le trocart et facilite l'évacuation du liquide.

trochisque, s. m. (τροχός, roue). Petite masse médicamenteuse à laquelle on donne la forme de rondelle, de pain de sucre, de cube, etc.

trochocéphalie, s. f. (τροχός; κεφαλή, tête) (anthropologie). Malformation du crâne caractérisée par sa forme arrondie.

Troell-Junet (syndrome de) (1938). Syndrome associant acromégalie, hyperthyroïdie, diabète sucré et hyperostose de la voûte crânienne. Ces signes endocriniens traduisent un hyperpituitarisme antérieur global.

troisième homme (test du). Epreuve destinée à étudier l'histocompatibilité entre deux sujets en vue d'une éventuelle greffe ou transplantation. On greffe à un 3ᵉ individu (le 3ᵉ homme) un fragment de peau du futur receveur. Le greffon est rejeté, et, chez ce sujet intermédiaire, apparaissent des anticorps contre les antigènes tissulaires du receveur. 14 jours plus tard, on fait à ce même 3ᵉ homme, des greffes cutanées provenant des divers donneurs possibles. Le greffon qui sera rejeté le premier sera celui du meilleur donneur : c'est lui qui possède le plus d'antigènes tissulaires (ou de greffe) communs avec le receveur, puisque c'est contre lui que les anticorps suscités par la greffe du receveur ont réagi le plus violemment.

Troisier (ganglion ou **signe de).** Nom donné au ganglion sus-claviculaire gauche hypertrophié secondairement à un cancer de l'estomac ou de l'intestin.

trombidiose, s. f. Dermatose provoquée par la pénétration, dans la peau, d'un acare voisin du sarcopte de la gale : *Trombidium* ou *rouget*. Les symptômes rappellent ceux de la gale : douleurs, démangeaisons, perte de sommeil, vésicules avec traces de grattage, mais ils s'en distinguent par l'absence de sillon.

trombone (mouvements de) (Magnan). Variété de tremblement de la langue, consistant en mouvements alternés de projection et de rétraction, observée dans la paralysie générale.

Trömmer (manœuvre ou **signe de).** Percussion digitale de la face palmaire de l'extrémité du médius ou de l'index fléchi du sujet, dont la main est en supination. Elle provoque normalement la flexion des doigts. Ce réflexe explore la racine C 6.

tronc aortique. V. *truncus aorticus*.

tronc artériel commun. V. *truncus arteriosus*.

tronc basilaire (syndrome de thrombose du). Ensemble de troubles neurologiques d'origine ischémique provoqués par l'oblitération de l'artère basilaire; il varie selon le siège et l'importance du ramollissement, qui peut s'étendre du cortex occipital à la région bulbo-protubérantielle. Après une phase d'insuffisance vertébro-basilaire (v. ce terme) apparaissent : une altération de la conscience par souffrance de la substance réticulée, des troubles du tonus pouvant aller jusqu'à la rigidité de décérébration; parfois aussi une hémi- ou une quadriplégie avec atteinte variable des nerfs crâniens, des troubles oculaires et végétatifs (respiratoires et thermiques). L'évolution se fait par poussées successives vers la mort. V. *ramollissement vertébro-basilaire* et *tegmento-thalamique (syndrome)*.

tronc cérébral (syndromes du). Ensemble de syndromes dus à l'atteinte des centres nerveux situés entre la moelle et le cerveau. V. *bulbaires, protubérantiels* et *pédonculaires (syndromes)*.

tronc-membres (rapport linéaire) (R. P. Dr Verdun) (morphologie). Chiffre obtenu en divisant la demi-somme des longueurs du membre supérieur (acromio-digitale) et du membre inférieur (trochantéro-malléolaire et pied au repos) par la hauteur du buste : il est normalement de 1,58.

tronc-membres (rapport volumétrique) (R. P. Dr Verdun) (morphologie). Chiffre obtenu en divisant le volume du segment distal total (membres et crâne) par la somme des volumes des segments proximal (abdomen et étage buccal de la face) et médial (thorax et son vestibule nasal) ; il est normalement de 1,23.

tronc pulmonaire. Variété de dilatation congénitale de l'artère pulmonaire dans laquelle ce vaisseau assure seul, en raison d'une interruption de la grande circulation par atrésie mitrale ou aortique, l'alimentation des deux circulations, pulmonaire et périphérique, cette dernière par le canal artériel resté perméable.

tronc-tête (rapport linéaire) (morphologie). Rapport entre la hauteur du segment céphalique et celle du tronc.

tronculaire, *adj.* Qui se rapporte à un tronc nerveux.

tronculite sous-cutanée (Moscowitz, 1933 ; Mondor, 1939). Inflammation subaiguë ou chronique, évoluant vers la fibrose, des divers éléments d'un paquet vasculo-nerveux sous-cutané et de son tissu conjonctif de soutien. Elle est caractérisée par un cordon induré douloureux à la palpation.

...trope (τρέπειν, tourner). Suffixe qui, placé à la suite d'une racine, indique l'affinité pour la partie de l'organisme désignée par la racine. Ex. : *entérotrope, somatotrope*.

trophallergène, *s. m.* (τροφή, nourriture ; allergène). Antigène absorbé par voie digestive et capable de déclencher une réaction anaphylactique.

trophicité, *s. f.* Ensemble des conditions auxquelles obéissent la nutrition et le développement d'un organe, d'un tissu ou d'une partie de l'organisme.

trophine, *s. f.* V. *stimuline, 2º*.

trophique, *adj.* (τροφή, nourriture). Qui concerne la nutrition des tissus. — *centre t., nerf t.* Centre nerveux et nerf dont les lésions entraînent, dans la nutrition des tissus, des troubles appelés *troubles t.*

trophodermatoneurose, *s. f.* (Selter, 1903). V. *acrodynie infantile*.

trophœdème, *s. m.* (Meige, 1899). Syn. *dystrophie œdémateuse, myxœdème localisé, œdème nerveux familial* (Meige), *œdème rhumatismal chronique* (Desnos), *œdème segmentaire* (Debove), *pseudo-éléphantiasis neuro-arthritique* (Mathieu), *maladie de Meige, m. de Milroy* (1892), *m. de Meige-Milroy-Nonne* (N., 1891), *éléphantiasis familial de Milroy*. Variété d'œdème chronique blanc, dur, indolore, à répartition segmentaire, siégeant le plus souvent au niveau de l'un ou des deux membres inférieurs. Le *t.* est tantôt isolé, tantôt héréditaire et familial (lymphœdème héréditaire) ; il peut être congénital. Il serait dû à une malformation des lymphatiques.

trophoneurotique, *adj.* V. *neurotrophique*.

trophonévrose, *s. f.* (τροφή, nourriture ; névrose). Nom générique donné à tout un groupe d'affections caractérisées par l'existence de troubles trophiques qu'on ne peut rattacher à une lésion définie du système nerveux. Ex. : *gangrène symétrique des extrémités.* — *t. autocopique.* V. *amputation spontanée.* — *t. de la face.* V. *Romberg (maladie de).* — *t. familiale des extrémités inférieures* (Gobell et Runge, 1917). V. *myélodysplasique (syndrome).*

trophonose, *s. f.* (τροφή ; νόσος, maladie) (Fernet, 1907). Nom générique des maladies causées par des agents de nutrition.

trophopathie, *s. f.* (τροφή, nourriture ; πάθος, maladie) (Alibert). Affection due au trouble de la nutrition des tissus. — *t. myélodysplasique du pied* (Kienböck). V. *myélodysplasique (syndrome familial).*

trophophylaxie, *s. f.* (τροφή ; φύλαξις, protection) (Lassablière, 1937). Propriété possédée par les aliments de protéger l'organisme contre les intoxications.

trophoplasma, *s. m.* (τροφή ; πλάσμα). Nom donné par Marinesco à la substance fondamentale fibrillaire de la cellule nerveuse.

trophotropisme, *s. m.* V. *chimiotaxie.*

tropin-test. V. *bactériotropique (indice).*

tropisme, *s. m.* (τρέπειν, tourner). V. *taxie.*

Trother (triade de). Groupe de trois symptômes : otalgie, surdité et troubles de la motilité du voile, observé en cas de cancer nasopharyngien développé autour de l'orifice de la trompe d'Eustache.

trou auscultatoire. V. *auscultatoire (trou).*

trou déchiré antérieur (syndrome du). V. *Bonnet (syndrome de P. et Y.).*

trou déchiré postérieur (syndrome du). V. *Vernet (syndrome de).*

trou électrique (phénomène du) (électrocardiographie). En cas d'infarctus myocardique étendu à toute l'épaisseur de la paroi ventriculaire, tout se passe comme si le potentiel négatif intra-cavitaire était transmis à l'électrode précordiale placée en face de la région nécrosée qui, inerte électriquement, se comporterait comme une fenêtre ouverte à travers la paroi cardiaque ; ce phénomène s'inscrit sur l'électrocardiogramme par une onde négative QS.

Trousseau (facies souffleté ou signe du double soufflet de). V. *facies souffleté de Trousseau.*

Trousseau (main de). V. *main d'accoucheur.*

Trousseau (maladies de). 1° V. *érythème noueux.* — 2° Névralgie faciale essentielle. V. *névralgie faciale.*

Trousseau (point apophysaire de). « Douleur réveillée par la pression

de l'apophyse épineuse de la vertèbre qui correspond au nerf malade dans le cas de névralgie » (Littré).

Trousseau (raie de). V. *raie méningitique.*

Trousseau (signe de). Accès de contracture (main d'accoucheur, spasme carpopédal) que l'on provoque dans la tétanie par la compression des membres au niveau des principaux cordons nerveux ou des vaisseaux.

Trousseau (signe de l'hôpital). Signe de coxalgie au début : en station debout, l'enfant ne tarde pas à porter tout le poids de son corps sur le membre sain ; du côté malade, il fléchit légèrement le genou et pose le pied en équinisme.

T.R.P. Temps de recalcification plasmatique. V. *Howell (temps de).*

Trueta (phénomène de). Dérivation du sang, dans le rein, des glomérules corticaux vers les glomérules juxta médullaires, avec ischémie (et même parfois nécrose) du cortex rénal, provoquée, chez le lapin, par certaines agressions : irritation sympathique, choc, écrasement d'un membre.

truncus aorticus. Syn. *tronc aortique, pseudo-truncus arteriosus, faux tronc artériel.* Anomalie congénitale des gros vaisseaux de la base du cœur caractérisée par l'existence d'un tronc artériel unique, à la suite de la régression et de l'atrésie du tronc de l'artère pulmonaire. L'aorte, très fortement dextroposée, naît à cheval sur les deux ventricules au-dessus d'une communication interventriculaire haute ; elle assure l'irrigation pulmonaire par les artères bronchiques. Le tableau clinique est celui d'une maladie bleue mortelle avant l'âge de 15 ou 20 ans.

truncus arteriosus. Syn. *tronc artériel commun, vrai truncus.* Anomalie congénitale des gros vaisseaux de la base du cœur caractérisée par l'existence d'un tronc artériel unique, dû à la persistance du tronc artériel commun embryonnaire (absence de cloisonnement du bulbe artériel). Ce tronc, né à cheval sur les deux ventricules au-dessus d'une communication inter-ventriculaire, donne naissance aux branches de l'aorte et aux artères pulmonaires droite et gauche. Selon le mode de naissance des artères pulmonaires, on distingue 4 types de *t. a.* (Collet et Edwards) : *type I* : le *t. a.* se divise rapidement en aorte et tronc de l'artère pulmonaire; *type II* : les deux artères pulmonaires droite et gauche naissent séparément, très près l'une de l'autre, de la face postérieure du segment ascendant du *t. a.* ; *type III* : les deux artères pulmonaires naissent chacune d'un bord de ce segment ascendant; *type IV* : il n'y a pas d'artères pulmonaires; la vascularisation des poumons est assurée par des branches de l'aorte descendante (artères bronchiques). Le tableau clinique est celui d'une maladie bleue mortelle avant l'âge de 15 ans. Dans certains cas l'opération de Rastelli peut être réalisée (v. ce terme).

Truzzi (manœuvre de) (obstétrique). Manœuvre destinée à faciliter le dégagement des bras dans la présentation pelvienne. Elle consiste à introduire la main de même nom que le bras à dégager, jusqu'à ce que l'extrémité des doigts dépasse un peu l'épaule, et à embrasser l'humérus avec les deux dernières phalanges des quatre derniers doigts.

trypanocide, *adj.* Qui tue les trypanosomes.

trypanosome, *s. m.* (τρύπανον, tarière; σῶμα, corps) (Gruby, 1843). Genre de protozoaires flagellés, fusiformes, parasites du sang, et agents spécifiques d'un certain nombre de maladies des pays chauds. V. *trypanosomiase*.

trypanosomiase, *s. f.*, **trypanosomose,** *s. f.* ou **trypanosomatose,** *s. f.* Nom générique donné aux maladies déterminées par les différentes variétés de trypanosomes. Elles comprennent des maladies épizootiques frappant principalement les équidés et les bovidés, notamment la *maladie de la tsé-tsé,* le *surra,* le *mal de Caderas,* la *dourine,* et deux maladies humaines, la *t.*

africaine ou *maladie du sommeil* (v. ce terme) et la *t. américaine* (v. *Chagas, maladie de*).

trypsine, *s. f.* Syn. *ferment protéolytique.* Enzyme contenue dans le suc pancréatique, qui transforme les matières albuminoïdes, et surtout les albumoses et les peptones, en polypeptides et en dipeptides au cours de la digestion intestinale. Ses propriétés protéolytiques sont utilisées en thérapeutique. V. *trypsinogène* et *kallikréine*.

trypsinogène, *s. m.* Proferment inactif sécrété par le pancréas, et que l'entérokinase transforme en trypsine active.

tryptase, *s. f.* (Frederick). V. *fibrinolysine.*

tsé-tsé (maladie de la). V. *nagana.*

T.S.H. Abréviation de thyroid stimulating hormone. V. *thyréotrope (hormone).*

tsutsugamushi, *s. m.* V. *fièvre fluviale du Japon.*

T.T.L. Abréviation de test de transformation lymphoblastique. V. *lymphocytes (transformation des — in vitro).*

T.T.N.L. Abréviation de test du transfert normal des lymphocytes. V. *lymphocytes (test du transfert normal des).*

tubage duodénal. Introduction dans le duodénum, à travers l'œsophage et l'estomac, d'un mince tube de caoutchouc terminé par une olive perforée, destiné à prélever des échantillons de bile ou de suc pancréatique, ou à déposer *in situ* des médicaments. V. *Meltzer-Lyon (épreuve de).*

tubage gastrique. Introduction dans l'estomac, à travers l'œsophage, d'un tube de caoutchouc permettant de prélever des échantillons de suc gastrique ou de laver l'estomac.

tubage du larynx. Introduction dans le larynx d'un tube métallique destiné à assurer le libre passage de l'air dans les voies aériennes et à remédier aux accidents d'obstruction et de spasme glottique (croup, cancer du larynx).

tubaire, *adj.* 1° Se dit, en auscultation, d'un bruit qui semble sorti d'un tube rigide. Ex.: *souffle t.* (v. ce terme), *voix t.* — 2° Qui a rapport aux trompes de Fallope; ex. *grossesse t.* : grossesse développée dans une trompe de Fallope; — ou aux trompes d'Eustache; ex. *catarrhe t.*

tubercule, s. m. (*tuberculum*, de *tuber*, tumeur). 1° (anatomie pathologique). Petite masse arrondie jaunâtre, d'un volume variant d'un pois à une noix, que l'on rencontre à la surface ou dans la profondeur des tissus. Le plus souvent, chez l'homme, ces formations sont dues au bacille de Koch, appelé pour cette raison le bacille de la tuberculose; mais d'autres micro-organismes et même des poudres inertes, à condition qu'elles servent de véhicules à des microbes même banaux, peuvent aussi les produire (pseudotuberculose). — 2° (dermatologie). Lésion particulière de la peau, consistant en des masses solides, arrondies, qui occupent les couches profondes du derme, qui évoluent lentement et laissent généralement après elles des cicatrices. Les *tubercules cutanés* se rencontrent dans des affections très différentes, notamment dans la syphilis, la lèpre, le lupus. Dans ce dernier cas seulement, ils sont dus au bacille de Koch.

tubercule anatomique. Lésion tuberculeuse très limitée de la peau (variété de tuberculose verruqueuse), observée généralement chez les anatomistes qui se sont blessés en faisant l'autopsie d'un phtisique.

tubercule de Bouchut. V. *Bouchut* (*tubercule de*).

tubercule de Carabelli. V. *Carabelli* (*tubercule de*).

tubercule élémentaire. V. *follicule tuberculeux.*

tubercule exsudatif. V. *exsudatif* (*nodule ou tubercule*).

tubercule de guérison (Cruveilhier) ou **t. enkysté.** *T.* pulmonaire fibreux ou calcifié que l'on trouve à l'autopsie de sujets guéris d'une tuberculose pulmonaire légère et dont la maladie a pu même passer inaperçue.

tubercule d'inoculation. Chancre phtisiogène. V. *Cohnheim-Baumgarten* (*loi de*).

tubercule lupique. V. *lupome.*

tubercule miliaire. V. *granulation grise.*

tubercules des trayeurs. Syn. *nodosités* ou *nodules des trayeurs, paravaccine, pseudo cow-pox.* Dermatose rare en France, due à un pox-virus (v. ce terme), consistant en nodules indolores ou légèrement prurigineux atteignant aux mains les trayeurs de vaches du fait de leurs occupations professionnelles. Les nodules, sur le sommet desquels apparaît une vésicule, guérissent en 15 jours. Cette affection ressemble à la dermatite pustuleuse contagieuse ovine (v. ce terme) due à un virus voisin.

tuberculémie, s. f. (tuberculose; αἷμα, sang) (Poncet). Ensemble des accidents toxiques dus à la résorption de la toxine tuberculeuse. La *t.* s'observe chez les malades qui n'éliminent pas les produits de sécrétion de leurs foyers tuberculeux, ou chez les sujets soumis aux injections de tuberculine.

tuberculide, s. f. (Darier, 1896). Syn. *toxituberculide* (inusité) (Hallopeau). Nom sous lequel on désigne certaines formes atypiques de tuberculose cutanée d'évolution favorable, où l'on ne trouve pas de bacille de Koch. La distinction entre tuberculose « vraie » et tuberculide paraît actuellement artificielle. — *t. folliculaire.* V. *lichen scrofulosorum.* — *t. lichénoïde.* V. *lichen scrofulosorum.* — *t. papulo-nécrotique.* V. *folliclis.*

tuberculine, s. f. Nom donné à différentes substances extraites des cultures du bacille de la tuberculose. Leur caractère commun est de provoquer chez les tuberculeux une réaction qui, suivant le mode d'administration, est locale (cuti-, oculo- ou intradermo-réaction) ou générale (injection hypodermique).

tuberculinique, adj. Qui dépend de la tuberculine; *réaction t.*

tuberculinisation, s. f. (Poncet). Auto-intoxication par les produits d'élaboration du microbe de la tuberculose. — *épreuve de la t.* Injection de tuberculine pratiquée dans le but de révéler une tuberculose latente. On obtient dans ce cas une réaction fébrile plus ou moins marquée. Cette épreuve sert surtout à déceler la tuberculose chez les bovidés. Pratiquée chez l'homme (réaction syndromique, A. Jacquelin, 1964; test de provocation, J. Vidal, 1970), elle a permis, en les exacerbant passagèrement, de rattacher certaines manifestations polymorphes à une hypersensibilité à la tuberculine.

tuberculino-diagnostic, *s. m.* Emploi de la tuberculine pour le diagnostic de la tuberculose. V. *tuberculine.*

tuberculinothérapie, *s. f.* (tuberculine; θεραπεία, traitement). Emploi thérapeutique de la tuberculine.

tuberculisation, *s. f.* Envahissement de l'organisme par le germe de la tuberculose (bacille de Koch).

tuberculoïde, *adj.* En forme de tubercule.

tuberculome, *s. f.* 1° (Lannelongue). Abcès tuberculeux. — 2° Formation tuberculeuse caséeuse pseudo-tumorale, arrondie, constituée de couches stratifiées concentriques, d'évolution généralement lente et silencieuse.

tuberculose, *s. f.* Maladie contagieuse et inoculable, commune à l'homme et aux animaux, due à un microbe spécial appelé *bacille de Koch,* caractérisée anatomiquement par la dissémination des bacilles dans une partie ou dans la totalité de l'organisme, et la formation autour de chaque centre bactérien d'une production inflammatoire, revêtant en général l'aspect du tubercule. Cliniquement son aspect est différent suivant qu'elle envahit rapidement tout l'organisme (*granulie*) ou qu'elle reste cantonnée plus ou moins exactement dans un tissu où elle parcourt ses différents stades (*t. pulmonaire, intestinale, péritonéale, articulaire, osseuse, ganglionnaire, cutanée,* etc.). — *t. atypique à petits nodules.* V. *folliclis.* — *t. lichénoïde.* V. *lichen scrofulosorum.* — *t. micronodulaire* ou *miliaire.* V. *granulie.*

tuberculose pulmonaire. — *t.p. fermée. T.p.* dont les lésions ne communiquent pas avec les bronches; les crachats ne contiennent pas de bacilles de Koch. — *t.p. ouverte. T.p.* dont les lésions sont ouvertes dans les bronches et qui est rendue contagieuse par la présence de bacilles de Koch dans les crachats.

tuberculostatique, *adj.* Qui arrête la multiplication du bacille tuberculeux (se dit de certains antibiotiques : streptomycine, isoniazide, etc.). V. *antituberculeux.*

tubéreux (abcès) (Velpeau) (*tuber,* tumeur). V. *hidrosadénite.*

tubérien, enne, *adj.* Qui se rapporte au tuber cinereum. — *syndrome t.* V. *infundibulaire (syndrome).*

tubérosités (mal des). V. *insertions (mal des).*

tubo-ovarite, *s. f.* V. *salpingo-ovarite.*

tubo-tympanite, *s. f.* Otite moyenne accompagnée d'inflammation de la trompe d'Eustache.

tubulé (épithéliome). Variété d'épithéliome caractérisée par la présence de cylindres pleins d'épithélium pavimenteux ne subissant pas l'évolution épidermique, au milieu d'un stroma de tissu conjonctif adulte ou embryonnaire. — Le *cylindrome* (Billroth) se rattache à cette variété de tumeur.

tubulectasie médullaire ou **précalicielle des reins.** V. *reins en éponge.*

tubulhématie, *s. f.* (Parrot, 1873). Syn. *maladie bronzée hématurique des nouveau-nés* (Laroyenne et Charrin, 1873), *maladie de Winckel* (W., 1879), *ictère infectieux des nouveau-nés, ictère noir des nouveau-nés* (Liouville). Forme grave d'ictère infectieux épidémique des nouveau-nés, caractérisée cliniquement par une coloration brun chocolat de la peau, de la cyanose des lèvres, des doigts et des orteils, une teinte subictérique des conjonctives, des hématuries et parfois d'autres hémorragies et de la splénomégalie, et aboutissant presque toujours à la mort; anatomiquement, par la présence de globules rouges dans les tubes contournés des reins.

tubulisation des nerfs (Vanlair). Méthode qui consiste, dans les cas de suture des nerfs à distance, à assurer la régénération des fibres nerveuses dans une bonne direction, par l'emploi de drains en os décalcifié, destinés à se résorber lentement.

tubulo-néphrite aiguë. V. *néphrite épithéliale dégénérative.*

tubulo-néphrose, *s. f.* Néphrose dans laquelle les lésions dégénératives sont localisées sur les tubuli.

tubulopathie, *s. f.* Syn. *néphropathie tubulaire.* Variété de néphropathie (v. ce terme) atteignant électivement le tube contourné du rein. — *t. aiguë.* V. *néphrite épithéliale dégénérative.* — *t. d'Albright.* V. *acidose rénale hyperchlorémique.* — *t. chronique.* V. *néphropathie tubulaire chronique.*

tubulorhexis, *s. m.* (*tubulus*, tube; ῥῆξις, rupture) (décrit par Dunn, Gillespie et Niven en 1941; nommé par J. Olivier en 1951). Lésion du tube rénal, caractérisée par une rupture qui siège surtout sur la deuxième moitié de sa partie proximale. La membrane basale et la continuité du tube sont interrompues. Le *t.* survient dans les néphropathies tubulo-interstitielles aiguës.

Tuffier (opération de) (1891). V. *apicolyse.*

Tuffier (procédé de). V. *rachianesthésie.*

tuftsin, *s. m.* (Najjar, 1970). Globuline formée de 4 acides aminés (tétrapeptide) qui agit sur le phagocyte pour activer la phagocytose.

tularémie, *s. f.* (Mac Coy, 1911) (du comté de Tulare en Californie). Syn. *maladie de Francis.* Maladie observée d'abord en Amérique du Nord, puis au Japon, dans le nord de l'Europe et plus récemment en France, caractérisée cliniquement par des symptômes généraux, fièvre et asthénie, de l'hypertrophie, avec ou sans suppuration, des ganglions en rapport avec une ulcération correspondant au point d'inoculation. Elle est due à *Pasteurella*

tularensis (ou *Bacterium tularense*, ou *Brucella tularensis*) qui donne chez le lièvre une maladie épidémique transmise à l'homme par contact direct (chasseur) ou peut-être indirect (piqûre d'insecte).

tularine, *s. f.* Antigène extrait d'une culture de *Pasteurella tularensis.* Injecté par voie intra-dermique (intra-dermo-réaction à la *t.*), il provoque l'apparition d'une papule et d'une vésicule chez le sujet atteint de tularémie dès le 7e jour de la maladie. Cette réaction persiste plusieurs mois après la guérison.

tuméfaction, *s. f.* « Augmentation du volume d'une partie » (Littré).

tumescence, *s. f.* V. *intumescence.*

tumeur, *s. f.* (*tumere*, enfler). Syn. *néoplasme.* Nom générique donné à des productions pathologiques constituées par un tissu de nouvelle formation et distinctes d'un processus inflammatoire.

tumeur d'Abrikossoff. V. *Abrikossoff* (*tumeur d'*).

tumeur atypique. V. *atypique.*

tumeur blanche. Arthrite tuberculeuse chronique, ainsi nommée à cause du gonflement des tissus et de l'absence de réaction inflammatoire, d'où la coloration blanche de la peau.

tumeur de Brooke. V. *Brooke* (*tumeur de*).

tumeur carcinoïde. V. *carcinoïde* (*tumeur*).

tumeur à cellules granuleuses. V. *Abrikossoff* (*tumeur d'*).

tumeur cirsoïde. V. *anévrisme cirsoïde.*

tumeur dermoïde. V. *dermoïde.*

tumeur embryoïde ou embryonnée. V. *embryome.*

tumeur embryoplastique. V. *sarcome.*

tumeur érectile. V. *angiome caverneux.*

tumeur érectile pulsatile. V. *anévrisme cirsoïde.*

tumeur fibro-kystique. V. *fibro-kystique* (*tumeur*).

tumeur fibroplastique. V. *sarcome.*

tumeur fissuraire. Embryome (kyste dermoïde, fibro-chondrome, angiome) développé sur les lignes de soudure des bourgeons faciaux.

tumeur framboisiforme. V. *botryomycome.*

tumeur géante d'Elsberg. V. *Elsberg (tumeur géante d').*

tumeur glomique. V. *glomique (tumeur).*

tumeur de Gubler. V. *Gubler (tumeur de).*

tumeur hétéradénique à corps oviformes. V. *cylindrome.*

tumeur histioïde. V. *histioïde.*

tumeur de Krükenberg. V. *Krükenberg (tumeur de).*

tumeur leydigienne. V. *leydigien.*

tumeur margaroïde. V. *margaroïde (tumeur).*

tumeur à médullocèles. V. *myélocytome.*

tumeur mixte. Tumeur comportant, entremêlés, des éléments cellulaires provenant de plusieurs tissus (épithélial et conjonctif); elle peut être bénigne (parotide) ou maligne (rein, testicule); v. *dysembryome.*

tumeur mixte intramurale de Malan. V. *Malan (tumeur mixte intramurale de).*

tumeur myéloïde. V. *myéloïdes (tumeurs).*

tumeur à myéloplaxes. V. *myéloplaxome.*

tumeur organoïde. V. *tératome.*

tumeur papillaire. V. *papillaires (tumeurs).*

tumeur périunguéale de Kœnen. V. *Kœnen (tumeur périunguéale de).*

tumeur perlée. V. *cholestéatome.*

tumeur de Poncet-Spiegler. V. *Poncet-Spiegler (tumeur de).*

tumeur royale. Nom donné, dans la maladie de Recklinghausen, à la plus volumineuse des tumeurs cutanées.

tumeur tératoïde. V. *tératome.*

tumeur tridermique. V. *embryome.*

tumeur typique. V. *typique (tumeur ou épithéliome).*

tumorectomie, *s. f.* (tumeur; ἐκτομή, ablation). Ablation d'une tumeur.

tunnel (bruit de). V. *souffle tunnellaire.*

tunnel aorto-ventriculaire gauche (Edwards, 1963). Malformation cardiaque rare, faisant communiquer l'aorte (au niveau du sinus de Valsalva coronaire droit) et le ven-

tricule gauche par un trajet situé dans le septum interventriculaire, en arrière de l'infundibulum pulmonaire. Elle simule cliniquement une insuffisance aortique importante; mais l'aorte est très élargie, le carotidogramme montre la persistance de l'onde dicrote, et surtout l'aortographie opacifie le trajet anormal. La cure chirurgicale précoce donne un très bon résultat.

tunnel carpien (syndrome du). V. *canal carpien (syndrome du).*

tunnel tarsien (syndrome du). V. *canal tarsien (syndrome du).*

tunnellaire (souffle). V. *souffle tunnellaire.*

tunnellisation, *s. f.* Création d'un conduit en forme de tunnel, entièrement recouvert par les tissus au sein desquels il est établi. — *t. osseuse* (Ollier). V. *Duvernay (opération de).*

tuphos, *s. m.* (τῦφος, stupeur). Syn. *état typhoïde.* Ensemble formé par l'état de stupeur et d'abattement extrême qui caractérise la fièvre typhoïde et quelques maladies telles que le typhus exanthématique et les paratyphoïdes (affections typhoïdes).

turbidimétrie, *s. f.* (angl. *turbid,* trouble, de *turba,* foule; μέτρον, mesure). Mesure de la turbidité. V. *opacimétrie.*

turbidité, *s. f.* Aspect trouble d'un liquide tenant en suspension un précipité.

turbinectomie, *s. f.* (*turbo, inis,* coquille en forme de cône; ἐκτομή, ablation). Syn. *conchotomie.* Ablation d'un des cornets des fosses nasales.

turgescence, *s. f.* (*turgescere,* se gonfler). Augmentation de volume d'une partie du corps par rétention de sang veineux.

turgor, *s. m.* (en lat. gonflement). Turgescence non œdémateuse des téguments par troubles du métabolisme de l'eau et de l'élimination rénale du sel. La peau est tendue et donne à la palpation une sensation de résistance et de gonflement élastique. V. *précædème.*

Türk (cellules de). 1° *Cellules d'irritation* (Türk). Syn. *plasmocyte* ou *plasmazellen du sang.* Variété de proplasmocyte de 7 à 20 μ, ovoïdes, ne se rencontrant dans le sang qu'à l'état pathologique, caractérisée par un noyau excentrique, sombre, radié et un protoplasma très basophile. — 2° *Cellule de Türk*. Nom donné au grand mononucléaire orthobasophile (leucoblaste, myéloblaste).

Türk-Stilling-Duane (syndrome de) (S., 1887; T., 1896; D., 1905). Syndrome oculaire unilatéral congénital, plus fréquent chez les filles. Il est caractérisé par une limitation des mouvements d'abduction de l'œil et, lors des mouvements d'adduction, par une énophtalmie avec rétrécissement de la fente palpébrale; il existe en outre une attitude de torticolis, la tête étant tournée du côté de l'œil malade. Ce syndrome serait en rapport avec une fibrose du muscle droit externe. V. *myopathie primitive progressive*.

Turner (syndrome de). V. *onycho-ostéodysplasie héréditaire*.

Turner ou **Turner-Albright** ou **Turner-Ullrich (syndrome de)** (T., 1938; A., 1942; U., 1930). Syndrome observé dans le sexe féminin, caractérisé par un nanisme avec aspect infantile, une aplasie totale des ovaires (ou des ovaires rudimentaires) et un ensemble de malformations : du thorax (élargi en bouclier), de la face et du cou (pterygium colli, ptosis, hypertélorisme, épicanthus, oreilles larges et basses, micrognathisme), des membres (cubitus valgus, anomalies des genoux, des mains et des pieds); des nævi, du lymphœdème, des malformations cardio-vasculaires (aortiques : coarctation; sténose pulmonaire) et rénales, la débilité mentale s'ajoutent souvent à l'ensemble. C'est une maladie par aberration chromosomique. Génétiquement, il est, en règle, défini par un phénotype féminin et un sexe nucléaire masculin, et par l'existence d'un seul chromosome sexuel X, résultat de l'union d'un ovule ou d'un spermatozoïde porteur de ce chromosome avec un autre gamète totalement dépourvu de chromosome sexuel. Le caryotype comporte donc 45 chromoso-

mes (au lieu de 46, chiffre normal) avec une formule gonosomique $XO(^{45}XO)$. — A côté de cette forme classique, on a décrit des variétés atypiques par leur morphologie, par l'existence d'une fonction gonadique ou même d'ovaires normaux, par leurs formules gonosomiques plus ou moins complexes : mosaïques $^{45}XO/^{46}XX, ^{45}XO/^{47}XXX, XO/XY$, etc., formules XXX ou XX avec anomalies de structure du chromosome X; et aussi un *syndrome de Turner mâle* ou *masculin* (Flavell, 1943) avec phénotype masculin, présence de testicules généralement anormaux et caryotype le plus souvent normal XY. — Certains auteurs (Polani, 1961) réservent le terme de *syndrome de Turner* (chez la fille ou chez le garçon) aux cas associant, à la morphologie classique, une agénésie (ou une dysgénésie) gonadique, et un caryotype presque toujours anormal; ils parlent de *syndrome d'Ullrich* (chez la fille ou chez le garçon) quand les stigmates morphologiques existent seuls, les gonades et le caryotype étant normaux (v. *Noonan, syndrome de*); l'ensemble étant désigné par le terme de *syndrome de Turner-Ullrich*. V. *sexe nucléaire, monosomie, haplo X, caryotype, Bonnevie-Ullrich (syndrome de)*.

Turnover, *s. m.* Terme anglais (qui signifie retournement) utilisé pour désigner le circuit, la rotation, le taux de renouvellement, le cycle métabolique d'une substance — le calcium p. ex. — dans l'organisme.

turricéphalie, *s. f.* (*turris*, tour; κεφαλή, tête). Terme incorrect. V. *acrocéphalie*.

tussigène, *adj.* (*tussis*, toux; γεννᾶν, engendrer). Qui provoque la toux.

tussipare (zone) (*tussis*, toux; *parere*, déterminer) (Marfan). Région qui peut devenir le point de départ de l'arc réflexe aboutissant à la toux. En dehors des voies respiratoires, ces zones se trouvent dans le conduit auditif externe, dans l'amygdale, dans l'estomac, l'intestin, le foie, la rate, et dans les organes génitaux.

tuyaux d'orgue (images en). Aspect radiologique formé de la juxtaposition d'images hydroaériques multiples, observé parfois dans l'occlusion intestinale aiguë.

T.V. 1° Toucher vaginal. — 2° Tachycardie ventriculaire (v. ce terme).

Twort-d'Hérelle (phénomène de). V. *d'Hérelle (phénomène de).*

tylosis essentiel. V. *kératodermie symétrique des extrémités.*

tylosis gompheux (τύλος, cor) (Alibert). V. *cor.*

tylositas symmetrica hallucis. Callosité se développant sur le pouce des vachers qui traient les vaches à la mode suisse, en tenant le trayon entre le pouce et l'index.

tympanique (son) (τύμπανον, tambour). Syn. *tympanisme.* Sonorité particulière à timbre aigu que présentent normalement certaines régions du corps quand on les percute (hypocondre gauche quand l'intestin est distendu par des gaz). Cette sonorité peut se rencontrer quelquefois au niveau de la poitrine et indique alors un épanchement de gaz dans la plèvre (pneumothorax).

tympanisme, *s. m.* 1° V. *tympanique (son).* — 2° Etat de l'abdomen, quand l'intestin est distendu par des gaz.

tympanite, *s. f.* 1° Distension considérable de l'abdomen par des gaz intestinaux ou par des gaz dégagés dans le péritoine dans certains cas de péritonite. — 2° Inflammation de la caisse du tympan, otite moyenne.

tympano-labyrinthopexie, *s. f.* (M. Sourdille, de Nantes). V. *fenestration.*

tympanoplastie, *s. f.* (tympan; πλάσσειν, former). Syn. *myringoplastie.* Opération destinée à remédier aux lésions cicatricielles de la membrane et parfois de la caisse du tympan consécutives à une otite chronique. Elle consiste dans l'application d'une greffe cutanée ou aponévrotique sur la perforation du tympan avec, souvent, réparation des lésions de la chaîne des osselets.

tympanosclérose, *s. f.* Sclérose du tympan entraînant la surdité.

tyndallisation, *s. f.* (Tyndall). Procédé de stérilisation qui consiste à porter plusieurs fois de suite, à vingt-quatre heures d'intervalle, une substance fermentescible (milieu de culture) à une température (58° et parfois 80° à 100°), qui détruit les micro-organismes, mais qui n'altère pas la composition chimique du milieu. Les spores non détruites par le premier chauffage se développent et les microbes engendrés sont tués par les chauffages successifs.

typage, *s. m.* (angl. *typing*) (immunologie). Méthode permettant de reconnaître les antigènes portés par des cellules sanguines. On observe le comportement de ces dernières en présence de complément et d'une série d'anticorps connus. Elles sont détruites lorsqu'elles rencontrent l'anticorps correspondant à leur antigène.

type, *s. m.* (τύπος, forme). Ensemble de caractères propres à certains groupes d'individus et permettant leur classification. — Catégorie d'individus ayant en commun certains éléments morphologiques, psychologiques, physiologiques, etc. leur conférant, p. ex., le même genre de réactions, la même structure de leur personnalité.

types sanguins. Catégories où l'on range les individus selon que leurs globules rouges possèdent l'un ou l'autre, ou à la fois les deux agglutinogènes M et N (produits par 2 gènes allèles M et N), découverts par Landsteiner et Levine (1927). Il existe 3 *t. s.* : MM, NN et MN. Un antigène S (issu d'un gène S et de son allèle s), puis d'autres antigènes (Hunter, Henshaw, limités à la race noire) ont été découverts ensuite. Le *t. s.* est aussi fixe et immuable que le groupe ; type et groupe sont absolument indépendants l'un de l'autre. Le plasma humain ne contient qu'exceptionnellement des anticorps naturels (agglutinines) correspondant à ces antigènes ; des anticorps immuns anti-S peuvent apparaître après transfusion ou grossesse. V. *groupes sanguins.*

typhique, *adj.* et *s.* (τῦφος, stupeur). Qui a rapport à la fièvre typhoïde ou au typhus. — *bacille t.* V. *Eberth (bacille de).* — Malade atteint de fièvre typhoïde ou de typhus.

typhisation urinémique (Peter). V. *urémie.*

typhlatonie, *s. f.* (τυφλός, cæcum; ά-priv.; τόνος, ressort) (Fischler, 1909) ou **typhlectasie,** *s. f.* (τυφλός; ἔκτασις, dilatation) (Robinson, 1910). Dilatation du cæcum, liée à un état catarrhal de la muqueuse, simulant parfois l'appendicite et entraînant la stase des matières. Elle se manifeste cliniquement par du météorisme local, des gargouillements, du clapotage et quelques troubles généraux d'auto-intoxication produits par la fermentation des matières stagnantes dans le cæcum.

typhlite, *s. f.* (τυφλός, aveugle, cæcum). Inflammation du cæcum. — L'importance de cette maladie a beaucoup diminué depuis qu'on a démontré que la plupart des *t.* étaient des péritonites localisées autour du cæcum et de son appendice (appendicites et péri-appendicites).

typhlo-appendicite, *s. f.* Inflammation de l'appendice et de la région du cæcum sur laquelle il est implanté.

typhlo-cholécystite, *s. f.* (Gaston Durand et Binet, 1924). Nom donné aux états morbides qui associent le syndrome douloureux de la fosse iliaque droite et le syndrome de la cholécystite chronique.

typhlo-colite, *s. f.* (τυφλός, cæcum; κῶλον, côlon). Syn. *colotyphlite.* Colite à localisation cæcale prédominante. Elle est confondue parfois avec l'appendicite, mais peut aussi déterminer cette maladie.

typhlo-hépatite, *s. f.* Inflammation du cæcum et du côlon ascendant associée à celle du foie. — *t.-h. amibienne.*

typhlolexie, *s. f.* (τυφλός;; λέξις, parole) (Variot et Lecomte, 1906).

Nom proposé pour remplacer l'expression de *cécité verbale.*

typhlomégalie, *s. f.* (τυφλός; μέλας, grand) (Robinson, 1910). Hypertrophie du cæcum sous l'influence d'une alimentation végétale qui donne des déchets abondants. — La *t.* est physiologique, tandis que la *typhlectasie* est pathologique.

typhlopexie, *s. f.* (τυφλός; πῆξις, fixation). Syn. *cæcopexie, cæcofixation.* Fixation opératoire du cæcum à la paroi abdominale. Opération destinée à remédier à la trop grande mobilité du cæcum et à combattre les troubles qu'elle entraîne.

typhlorraphie, *s. f.* (τυφλός; ῥαφή, suture). V. *cæcoplicature.*

typhlo-sigmoïdostomie, *s. f.* (von Bergmann). Syn. *cæco-sigmoïdostomie.* Entéro-anastomose entre le cæcum et l'anse sigmoïde.

typhlostomie, *s. f.* (τυφλός; στόμα, bouche) (Folet, 1885). Syn. *cæcostomie.* Création d'un anus artificiel au niveau du cæcum.

typho-bacillose, *s. f.* (Landouzy, 1885). Forme de primo-infection tuberculeuse caractérisée par l'existence d'une fièvre d'allure cyclique avec défervescence lente, qui lui donne une certaine ressemblance clinique avec la fièvre typhoïde.

typhoïde, *adj.* (τῦφος, stupeur; εἶδος, forme). Qui ressemble au typhus. — *affections t.* Maladies aiguës au cours desquelles on observe un ensemble de symptômes rappelant ceux du typhus. — *état t.* V. *tuphos.* — *fièvre t.* V. ce terme. — *ictère t.* V. *ictère grave.*

typho-malarienne (fièvre). Fièvre typhoïde dont l'allure clinique est modifiée par le paludisme. Cette forme se rencontre dans les pays où règne le paludisme. Tantôt la fièvre typhoïde réveille le germe de la maladie chez un ancien paludéen, tantôt les deux affections sont contemporaines.

typhomanie, *s. f.* (τῦφος, stupeur; μανία, folie). Délire avec stupeur observé dans la fièvre typhoïde et le typhus.

typhus abdominalis. Nom donné en Allemagne à la *fièvre typhoïde.*

typhus amaril. V. *fièvre jaune.*

typhus ambulatorius (Griesinger). Forme de fièvre typhoïde dans laquelle les sujets se sentent assez peu malades pour continuer leurs occupations. La bénignité de cette forme n'est qu'apparente et des accidents graves (hémorragies, perforation intestinale) peuvent survenir.

typhus angiohématique (Landouzy et Gomot). Variété de purpura infectieux caractérisée par l'existence d'un syndrome infectieux intense (tuphos) et d'hémorragies multiples (peau, séreuses, etc.). Son évolution est souvent fatale.

typhus bénin. Syn. *t. murin, t. exanthématique mexicain, t. du Nouveau Monde, tabardillo.* Variété de typhus connue depuis longtemps au Mexique, observée aussi aux Etats-Unis et en Europe (en 1927 à bord des navires de guerre à Toulon). Il est dû à un virus voisin de celui du typhus historique, *Rickettsia prowazeki* var. *mooseri* (l'identité des deux virus a été soutenue). Le *t. b.* est une maladie du rat, transmise du rat à l'homme par la puce et de l'homme à l'homme par le pou. Ses symptômes sont ceux du typhus exanthématique, atténués, et la guérison est la règle.

typhus de chien. V. *chien (maladie de).*

typhus exanthématique (Sauvages, 1760; Murchinson, 1896). Syn. *typhus historique* (Ch. Nicolle), *typhus pétéchial.* Maladie infectieuse, contagieuse et épidémique, caractérisée, au point de vue clinique, par un début brusque avec fièvre intense d'emblée, un exanthème généralisé avec tendance aux hémorragies et des troubles nerveux analogues à ceux de la fièvre typhoïde. Les agents de transmission sont le pou du corps (Ch. Nicolle, 1909) et la puce (Blanc et Baltazard); « l'agent pathogène se trouve en grande quantité dans leurs déjections. C'est la *Rickettsia prowazeki.* La prophylaxie de cette maladie est fondée sur la vaccination : diverses méthodes sont utilisées, les unes employant un virus murin vivant : crottes de puces biliées (technique de Blanc), cerveaux de souris desséchés enrobés dans du jaune d'œuf (technique de Laigret); les autres utilisent un virus tué : Weigl cultive les rickettsies dans l'intestin du pou, Cox dans l'œuf, Durand et Giroud le virus historique dans les poumons de souris et de lapins. Le procédé utilisant le lapin est tout particulièrement intéressant au point de vue rendement » (P. Giroud). Edm. Sergent emploie, pour la culture des rickettsies, la chèvre et le mouton.

typhus exanthématique mexicain. V. *typhus bénin.*

typhus hépatique. V. *ictère infectieux à recrudescence fébrile.*

typhus historique. V. *typhus exanthématique.*

typhus ictérode. V. *fièvre jaune.*

typhus levissimus (Hildebrand). Forme anormale et atténuée du *typhus exanthématique* dans laquelle l'éruption peut même manquer. Elle est surtout observée dans l'enfance.

typhus des membres (Chassaignac). V. *ostéomyélite infectieuse aiguë.*

typhus murin (*mus, muris,* rat) ou **du Nouveau Monde.** V. *typhus bénin.*

typhus pétéchial. V. *typhus exanthématique.*

typhus récurrent ou **à rechute.** V. *fièvre récurrente.*

typhus rural ou **tropical de Malaisie.** Fièvre exanthématique voisine du typhus, analogue à la *fièvre fluviale du Japon* (v. ce terme).

typhus de São-Paulo. V. *fièvre maculeuse brésilienne.*

typhus traumatique. V. *pourriture d'hôpital.*

typique (tumeur ou **épithéliome).** Tumeur dont la structure rappelle celle du tissu aux dépens duquel elle se développe.

typologie humaine (τύπος, forme; λόγος, discours). Science qui « a pour objet l'étude des types différenciés que présentent, dans le cadre commun de l'espèce, les hommes concrets dans leurs éléments morphologiques, biologiques, psychologiques, et sociologiques » (R.

P. Dr Verdun). Ex. : types sexuels, raciaux, individuels normaux ou pathologiques, etc.

typus amstelodamensis, typus degenerativus amstelodamensis. V. *amstelodamensis* (*typus*).

tyraminase, s. f. Ferment détruisant la tyramine par oxydation.

tyramine, s. f. Aminephénol toxique, dérivée de la tyrosine, intermédiaire possible dans l'élaboration de l'adrénaline.

tyraminémie, s. f. Présence dans le sang de tyramine; son taux normal est de 2 mg par litre.

tyrocidine, s. f. V. *tyrothricine.*

tyrosinase, s. f. Ferment présent chez certains végétaux et certains animaux, ainsi que dans la peau humaine, capable de transformer la tyrosine en un pigment noir, la mélanine.

tyrosine, s. f. Acide aminé de la série cyclique, produit par l'hydrolyse des protéines végétales et animales. C'est un des éléments de la chaîne qui aboutit à la synthèse des catécholamines; en dérivent également la mélanine et, par fixation d'iode, les hormones thyroïdiennes. Il est formé aux dépens de la phénylalanine et se transforme en dopa. V. *catécholamine, thyroglobuline* et *iodotyrosine.*

tyrosinémie, s. f. Présence de tyrosine dans le sang. V. *tyrosinose congénitale.*

tyrosinose congénitale (Medes, 1932; Zetterstrom, 1965). Syn. *tyrosinémie.* Maladie enzymatique héréditaire rare, transmise selon le mode récessif autosomique, caractérisée par l'apparition, presque toujours chez le jeune enfant, d'une cirrhose hépatique puis d'un rachitisme vitamino-résistant et d'une tubulopathie rénale complexe du type De Toni-Debré-Fanconi. Son évolution est variable, parfois mortelle par insuffisance hépatique ou transformation maligne de la cirrhose. Elle est due à une anomalie du métabolisme d'un acide aminé, la tyrosine, dont la dégradation est bloquée par l'absence d'une enzyme, la parahydroxy-phényl-pyruvate-oxydase. Le taux de la tyrosine est élevé dans le sang et dans l'urine qui contient également les dérivés parahydroxyphénoliques de cet acide.

tyrosinurie, s. f. Présence de tyrosine dans l'urine.

tyrothricine, s. f. (Dubos, 1939). Syn. *Solutricine* (n. dép.). Antibiotique de la famille des polypeptides (v. ce terme), élaboré par le *Bacillus brevis,* doué *in vitro* d'activité antibactérienne contre de nombreux germes Gram positif (streptocoque, pneumocoque, staphylocoque, b. diphtérique, microbes de la gangrène gazeuse) et contre les spirochètes buccaux. La *t.* est hémolytique et ne peut être utilisée en injections; on l'emploie en applications locales. Elle est formée d'un mélange de 20 % de *gramicidine* et de 80 % de *tyrocidine.*

U

U (onde). V. *électrocardiogramme*.

Uhl (maladie d') (1952). Aplasie congénitale du myocarde du ventricule droit, qui est mince et translucide (ventricule papyracé). Elle entraîne, chez le nourrisson, une insuffisance cardiaque rapidement mortelle. Elle peut être associée à d'autres malformations cardiaques.

U. I. V. Abréviation d'urographie intra-veineuse (v. *urographie*).

Ukraine (fièvre d'). V. *fièvre d'Ukraine*.

ulcération, *s. f.* (*ulcus*). 1° Processus morbide déterminant la solution de continuité d'un tégument, avec perte de substance. — 2° Ulcère superficiel résultant de cette perte de substance. — *u. compressive* (Lannelongue). Syn. *décubitus ulcéreux* (Volkmann). Usure de deux surfaces articulaires cariées en contact, au point de plus forte pression réciproque, sous l'influence du poids du corps et de la contracture musculaire. C'est un processus de destruction osseuse, de luxation et d'extension du foyer au cours des ostéo-arthrites tuberculeuses.

ulcère, *s. m.* (*ulcus*, ἕλκος). Perte de substance du revêtement cutané ou muqueux, ayant peu de tendance à la cicatrisation.

ulcère aigu de la vulve. V. *ulcus vulvæ acutum*.

ulcère annamite. V. *ulcère phagédénique des pays chauds*.

ulcère calleux. Ulcère gastro-duodénal ancien caractérisé par le développement considérable de tissu fibreux rétractile au pourtour de la lésion et par son adhérence aux organes voisins.

ulcère de Curling. V. *Curling (ulcère de)*.

ulcère du désert. Ulcération cutanée observée pendant la campagne d'Egypte et de Palestine (guerre de 1914-1919) chez des cavaliers et due au bacille diphtérique.

ulcère du Gabon. V. *ulcère phagédénique des pays chauds*.

ulcère gangréneux. V. *pourriture d'hôpital*.

ulcère hypertensif de Martorell (1945). Ulcération cutanée sus-malléolaire externe très douloureuse, s'observant chez les hypertendus artériels, rebelle aux traitements usuels et guérissant par la gangliectomie lombaire.

ulcère de Jacob. V. *ulcus rodens*.

ulcère de Marjolin. V. *Marjolin (ulcère de)*.

ulcère en miroir. Syn. angl. : *kissing-ulcer* (*to kiss*, embrasser) (Moynihan). Ulcère dit « de contact » siégeant vis-à-vis d'un autre ulcère dans le duodénum, sur la paroi opposée.

ulcère peptique. Syn. *u. récidivant*. *U.* survenant plus ou moins longtemps après une gastro-entérostomie ou une gastrectomie pratiquée le plus souvent pour ulcère de l'estomac ou du duodénum. Cet *u.* siège soit sur la nouvelle bouche, soit à son voisinage sur l'estomac ou sur le jéjunum.

ulcère phagédénique des pays chauds. Syn. *phagédénisme tropical, plaie ou ulcère annamite, ulcère du Gabon*. Affection des pays chauds, caractérisée par la formation, sur les membres inférieurs, ou plus rarement sur le tronc, d'une ulcération à marche extensive, pouvant amener dans les formes graves des nécroses étendues, mais restant en général limitée au derme et se terminant par la guérison. Elle serait due à l'association du bacille fusiforme et du spirochète de Vincent.

ulcère putride. V. *pourriture d'hôpital*.

ulcère récidivant (X. Delore et H. Gabrielle). V. *ulcère peptique*.

ulcère rond. V. *ulcère simple de l'estomac*.

ulcère de Sæmisch. V. *kératite à hypopion*.

ulcère serpigineux de la cornée de Mooren. V. *Mooren* (*ulcère serpigineux ou ulcus rodens de la cornée de*).

ulcère simple adénogène. V. *Nicolas et Favre* (*maladie de*).

ulcère simple chronique de la vulve. V. *ulcus vulvæ simplex chronicum*.

ulcère simple de l'estomac (Cruveilhier, 1830). Syn. *ulcère rond, maladie de Cruveilhier*. Affection stomacale, consistant anatomiquement en une perte de substance plus ou moins profonde de la muqueuse gastrique, et caractérisée cliniquement par des douleurs épigastriques, survenant quelques heures après le repas, des hématémèses, presque toujours de l'hyperchlorhydrie et une évolution par poussées. Il peut exister aussi au niveau de l'œsophage et dans la première partie du duodénum, c'est-à-dire dans toutes les régions de la muqueuse digestive qui sont en contact avec le suc gastrique acide.

ulcères vénéroïdes de Welander (1903). Ulcérations superficielles, nettement délimitées et à centre déprimé, siégeant sur les muqueuses génitales de la femme et guérissant spontanément. On n'y trouve ni bacille de Ducrey, ni tréponème, ni association fuso-spirillaire; il s'agit peut-être d'une variété d'aphtes.

ulcère vésical de Hunner. Cystite chronique interstitielle d'origine inconnue avec ulcération au sommet de la vessie.

ulcéreuse (maladie — intra-utérine) (Ombrédanne). Syn. *maladie ulcéreuse d'Ombrédanne*. Affection mal connue du fœtus caractérisée par l'existence, *in utero*, d'ulcérations nécrotiques qui seraient responsables des amputations congénitales, des syndactylies, des brides, des sillons et des stigmates attribués classiquement aux brides amniotiques.

ulcéro-cancer, *s. m.* (G. Hayem, 1901). Cancer développé au niveau d'un ulcère de l'estomac.

ulcérogène, *adj.* (*ulcus*; γεννᾶν, engendrer). Qui produit un ulcère.

ulcus calleux. V. *ulcère calleux*.

ulcus elevatum tertiaire (Verneuil). Aspect que prend chez certains syphilitiques l'ulcère de jambe. Sous la perte de substance bourgeonnante, prend naissance une tumeur indolente, ferme, élastique, adhérente aux parties sous-jacentes et cédant rapidement à l'action du traitement spécifique.

ulcus rodens (Jacob, de Dublin, 1827). Syn. *ulcère de Jacob; rodent ulcer, Jacob's ulcer* des aut. anglais. Variété d'épithélioma baso-cellulaire cutané siégeant surtout à la face, caractérisé par un nodule induré entouré de télangiectasies qui évolue très lentement, s'ulcère mais ne métastase pas. L'exposition prolongée au soleil et au vent favoriserait son apparition.

ulcus rodens de la cornée de Mooren. V. *Mooren* (*ulcère serpigineux ou ulcus rodens de la cornée de*).

ulcus serpens. V. *kératite à hypopion*.

ulcus vulvæ acutum (Lipschütz, 1904). Ulcération bénigne, douloureuse, non vénérienne, guérissant spontanément, survenant au niveau de la vulve, le plus souvent chez les vierges, attribuée par L. au *Bacillus crassus*. C'est une variété d'aphtose.

ulcus vulvæ simplex chronicum (Clément Simon, 1928). Ulcère chronique indolore, torpide, siégeant à la fourchette de la vulve, sans lésion concomitante et sans relation avec la syphilis, le chancrelle, la maladie de Nicolas et Favre, la tuberculose, le cancer et les mycoses, observé chez les prostituées âgées.

ulcus wall (angl. *wall*, mur). Épais bourrelet, formé par la muqueuse œdématiée, qui entoure l'ulcère de l'estomac pendant les poussées douloureuses. Sur les radiographies de profil, ce bourrelet clair borde la niche ulcéreuse et la fait paraître plus profonde.

ulérythème, *s. m.* (οὐλή, cicatrice; ἐρύθημα, rougeur) (Unna). Groupe de dermatoses caractérisées par de l'érythème et une atrophie superficielle des téguments. — *u. centrifuge* (Unna). V. *lupus érythémateux chronique.* — *u. ophryogène* (ὀφρύς, ύος, sourcil). Kératose pilaire de la face. — *u. sycosiforme.* V. *sycosis lupoïde.*

ulite, *s. f.* (οὖλον, gencive). V. *gingivite.*

Ullrich (syndrome d'). V. *Bonnevie-Ullrich (syndrome de)* et *Turner (syndrome de).*

Ullrich-Feichtiger (syndrome de) (U., 1951; F., 1943). Ensemble de malformations congénitales comprenant des dystrophies cranio-faciales (acro- ou brachycéphalie, facies infiltré et immobile, oreilles déformées, mâchoire petite, fente palpébrale étroite avec parfois anophtalmie ou microphtalmie), squelettiques (polydactylie, pied bot et spina bifida) et viscérales multiples.

Ullrich et Frehmerey-Dohna (syndrome d'). V. *arc (syndrome du premier).*

ulothrique, *adj.* (οὖλος, crépu; θρίξ, cheveu). Se dit des races humaines dont les représentants ont les cheveux crépus (Bory de Saint-Vincent).

ultra... (en lat. au-delà de). Préfixe indiquant une position en avant ou au delà.

ultra-centrifugation, *s. f.* Centrifugation obtenue avec un centrifugeur atteignant la vitesse de 100 000 tours et développant « un champ de force valant des centaines de milliers de fois celui de la pesanteur » (A. Boivin).

ultra-diathermie. Utilisation en thermothérapie des ondes hertziennes courtes (comprises entre 2 et 30 m).

ultradien, *adj.* (par analogie avec ultra-violet; *dies,* jour). Qui se rapporte à une durée inférieure à 20 heures. — *rythme u.* Rythme dont la période est inférieure à 20 heures. V. *circadien.*

ultra-germe, *s. m.* V. *virus.*

ultra-filtration, *s. f.* (Bechhold, 1908). Filtration à travers une paroi capable de retenir les particules très petites, visibles seulement à l'ultra-microscope, que tiennent en suspension certains liquides (sérums, solutions colloïdales), et qui passent à travers les pores des filtres habituels, tels que les bougies Chamberland ou Berkefeld.

ultra-microscope, *s. m.* Microscope permettant, à l'aide d'un éclairage spécial, de constater l'existence d'objets dont les dimensions trop petites échappent aux plus forts grossissements. Ces objets sont éclairés par un faisceau lumineux très intense perpendiculaire à l'axe du microscope. Leur présence est révélée par la lumière qu'ils diffractent et qui se détache sur fond noir, mais leur forme ne peut être distinguée. — On emploie parfois, à tort, le terme d'*u.-m.* pour désigner un microscope beaucoup moins complexe, muni d'un dispositif à fond noir sur lequel se détachent, très brillants, les objets éclairés latéralement. Cet instrument, contrairement au précédent, ne montre pas les objets de taille ultra-microscopique, mais il permet de voir, sans avoir besoin de les colorer, et même à l'état vivant (tréponèmes), les objets visibles au microscope ordinaire et d'étudier leur forme.

ultrason, *s. m.* Vibration acoustique de fréquence trop grande pour être audible (supérieure à 20 000 périodes par seconde pour l'homme).

ultrasonocardiographie, *s. f.* V. *échocardiographie.*

ultrasonogramme, *s. m.* V. *échogramme.*

ultrasonographie, *s. f.* et **ultrasonoscopie,** *s. f.* V. *échographie, 2°*

ultrasonothérapie, *s. f.* Emploi thérapeutique des ultrasons.

ultrasonotomographie, *s. f.* V. *échographie, 2°* (de type B).

ultra-virus, *s. m.* (C. Levaditi, 1921). V. *virus.*

Umber et Retzloff (test de). Étude de l'élimination de l'acide urique, après injection intraveineuse d'acide urique ou d'urates.

uncarthrose, s. f. Lésions arthrosiques localisées aux articulations uncovertébrales, au cours de la cervicarthrose.

unciforme ou **uncinée (crise).** Syn. *attaque du gyrus uncinatus* (Baruk), *dreamy state, uncinate fits* (Jackson). Hallucination paroxystique olfactive ou gustative, parfois visuelle ou auditive, accompagnée d'absence, d'état de rêve et quelquefois d'exaltation, observée dans les tumeurs cérébrales siégeant près du crochet (*uncus*) de l'hippocampe.

uncinariose, s. f. Maladie produite par *Uncinaria duodenalis* ou *Ankylostoma duodenale.* V. *ankylostomasie.*

unco-discarthrose, s. f. Association d'uncarthrose et de discarthrose au cours du rhumatisme chronique dégénératif du rachis cervical (cervicarthrose).

uncusectomie, s. f. (*uncus*; ἐκτομή, ablation). Ablation de l'uncus, ou apophyse semi-lunaire des vertèbres cervicales.

unicollis (uterus). Variété d'utérus double dans laquelle la cloison n'intéresse que le corps de l'organe; le col est unique. Cette anomalie passe le plus souvent inaperçue.

unicornis (uterus). Utérus réduit à une de ses moitiés par suite de l'atrophie d'un des canaux de Müller.

unifactoriel, adj. (*unum*, un seul; *factor*, celui qui fait). Qui se rapporte à un seul élément constituant, à une seule cause; ou qui en dépend.

uniovulaire, adj. (*unum*, un seul; ovule, de *ovum*, œuf). V. *monozygote.*

unisexualité, s. f. Existence normale, chez un individu, des attributs anatomiques et physiologiques d'un seul sexe.

unitaire (monstre). Syn. *monstre simple.* Classe de monstres chez lesquels on ne rencontre que les éléments d'un seul individu.

univitellin, ine, adj. (*unum*, un seul; *vitellum*, jaune d'œuf). — V. *monozygote.*

Unna (botte de). Enveloppement de la jambe en forme de botte, réalisé par l'enroulement d'une bande de mousseline imprégnée de colle de Unna (mélange de glycérine, de gélatine, d'oxyde de zinc et d'eau); il est utilisé comme traitement ambulatoire des ulcères variqueux.

Unverricht-Lundborg (maladie ou **syndrome d')** (U., 1891; L., 1903). Syn. *myoclonie épileptique progressive familiale, maladie de Lafora* (1911). Variété de myoclonie familiale, héréditaire selon le mode récessif, accompagnée parfois de troubles du langage. Elle débute par des crises d'épilepsie généralisée, auxquelles viennent se joindre des mouvements myocloniques continus, et elle aboutit à de multiples paralysies, à la cécité, à la démence et à la mort au bout de 10 à 15 ans. C'est une maladie dysmétabolique avec infiltration du système nerveux, de la rétine, du cœur, du foie et de la peau par des mucopolysaccharides acides. V. *mucopolysaccharidose* et *épilepsie généralisée secondaire.*

U. P. R. V. *urétéropyélographie rétrograde.*

uraniste, s. m. (du nom d'Aphrodite Ourania ou céleste, déesse des amours masculins, par opposition à l'Aphrodite Pandémos ou vulgaire, d'après le Banquet de Platon) (Ubrichs, 1860) (médecine légale). V. *homosexuel.*

uranoplastie, s. f. (οὐρανός, palais; πλάσσειν, former) ou **uranostéoplastie,** s. f. (οὐρανός; ὀστέον, os; πλάσσειν, former). Opération autoplastique destinée à restaurer le voile du palais et à fermer les perforations congénitales ou acquises de la voûte.

urano-staphyloplastie, s. f. (οὐρανός; σταφυλή, luette; πλάσσειν, former) ou **urano-staphylorraphie,** s. f. (οὐρανός; σταφυλή; ῥαφή, suture). Syn. *uranoplastie en double pont.* Opération chirurgicale destinée à corriger par autoplastie ou par suture simple une fissure de la voûte et du voile du palais.

uratohistéchie, *s. f.* (urate; ἴστημι, je fixe) (Gudzent). Affinité excessive des tissus pour l'acide urique; théorie pathogénique de la goutte (?).

uraturie, *s. f.* Présence d'urates dans l'urine.

Urbach-Köningstein (épreuve d'). Épreuve d'anaphylaxie passive destinée à dépister, chez le sujet atteint d'eczéma, la présence d'anticorps. Elle est analogue à celle de Prausnitz-Küstner (v. ce terme), mais l'injection intradermique de sérum de sujet sensibilisé y est remplacée par l'injection de sérosité de vésicules d'eczéma.

Urbach-Wiethe (maladie de). V. *lipoïdo-protéinose de la peau et des muqueuses.*

urbanisme, *s. m.* (*urbs*, ville). « Art de construire, de transformer, d'aménager les villes au mieux de la commodité suivant les règles de l'esthétique et de l'hygiène » (Acad. fr.).

urée (épreuve de l') (Achard et Paisseau). Méthode de recherche de la concentration maxima de l'urée dans l'urine. On fait ingérer au sujet, en plus de son alimentation, 20 g d'urée par jour pendant 3 jours consécutifs, à la fin desquels la concentration maxima est atteinte; normalement elle est de 55 g par litre.

urée (épreuve du lavage à l'). V. *lavage à l'urée (épreuve du).*

uréique hémato-urinaire (rapport). V. *Cottet (rapport de).*

urémie, *s. f.* (urée, ou οὖρον, urine; αἷμα, sang) (Piorry, 1847). Syn. (inusités) *urinémie* (Gubler), *uroémie, toxurie* (N. Guénau de Mussy), *typhisation urinémique* (Peter). Ensemble des accidents toxiques provoqués par l'accumulation dans le sang des poisons que le rein élimine à l'état normal et qui se trouvent retenus par suite d'un trouble survenu dans son fonctionnement. L'*u.* est un mode de terminaison fréquent des affections rénales; elle présente de nombreux types cliniques (formes nerveuse, respiratoire, gastro-intestinale, etc.). V. *azoté-*

mique (syndrome). — petite u. Ensemble des symptômes avant-coureurs des grands phénomènes terminaux qui constituent la *grande u.*

urémigène, *adj.* (Castaigne). Se dit d'une variété de néphrite chronique dont l'évolution conduit nécessairement à l'urémie.

urémique, *adj.* Qui a rapport à l'urémie.

uréogénèse, uréogénie, *s. f.* ou **uréogénique (fonction).** V. *uréopoïèse.*

uréomètre, *s. m.* (urée; μέτρον, mesure). Appareil permettant de mesurer la quantité d'urée contenue dans un liquide.

uréopoïèse, *s. f.* ou **uréopoïétique (fonction)** (urée; ποιεῖν, faire). Syn. *uréogénèse, uréogénie, fonction uréogénique.* Production de l'urée dans l'organisme.

uréosécrétoire (constante ou **coefficient).** V. *Ambard (constante uréosécrétoire d').*

urèse, *s. f.* (οὔρησις, de οὐρεῖν, uriner). V. *miction.*

urétéraux (points). 1° *point urétéral supérieur.* V. *Bazy (points de),* 1°. — 2° *point urétéral moyen* (Pasteau). Point situé sur la ligne bis-iliaque, à l'union de son tiers externe et de son tiers moyen; la pression en ce point est douloureuse dans les pyélo-urétérites et dans la lithiase urinaire. — 3° *point urétéral inférieur.* V. *Bazy (points de),* 2°.

urétérectomie, *s. f.* (οὐρητήρ, uretère; ἐκτομή, ablation). Résection d'une partie de l'uretère (*u. partielle*) avec suture des deux bouts, ou de l'uretère dans sa totalité. Cette opération accompagne alors la néphrectomie.

urétérhydrose, *s. f.* V. *hydruretère.*

urétérite, *s. f.* (οὐρητήρ). Inflammation des uretères. Elle est presque toujours secondaire soit à une infection vésicale (*u. ascendante*), soit à une lésion rénale (*u. descendante*).

urétéro-caecocystoplastie, *s. f.* Opération chirurgicale destinée à réparer l'uretère et la vessie en utilisant le caecum pour reconstituer la vessie.

urétérocèle, s. f. (οὐρητήρ; κήλη, tumeur). Dilatation pseudo-kystique du segment intra-vésical de l'uretère.

urétéro-colostomie, s. f. Opération qui consiste à aboucher l'uretère dans le côlon, en particulier dans le côlon transverse.

urétéro-cysto-néostomie, s. f. Syn. *urétéro-néocystostomie.* Réimplantation de l'uretère dans la vessie, dans le cas de section accidentelle de l'uretère, de rétrécissement de celui-ci, ou de fistule urétéro-vaginale.

urétérocystoplastie, s. f. Opération chirurgicale destinée à réparer l'uretère et la vessie.

urétéro-entéroplastie, s. f. V. *urétéro-iléoplastie, 2°.*

urétéro-entérostomie, s. f. Opération qui consiste à aboucher l'uretère dans l'intestin.

urétérographie, s. f. ou **urétéro-pyélographie rétrograde,** s. f. (U.P.R.) (Chevassu, 1927). Radiographie de l'appareil urinaire après injection, par le méat urétéral, sous contrôle cystoscopique, d'un liquide opaque aux rayons X qui remonte jusqu'au bassinet.

urétéro-hydronéphrose, s. f. Hydronéphrose (v. ce terme) associée à une distension totale ou partielle de l'uretère.

urétéro-hydrose, s. f. (οὐρητήρ; ὕδωρ, eau). Dilatation de l'uretère par de l'urine aseptique, à la suite d'un processus analogue à celui de l'hydronéphrose (v. ce terme).

urétéro-iléoplastie, s. f. 1° Procédé de réfection de l'uretère dans lequel le ou les uretères sont implantés dans une anse intestinale grêle isolée et anastomosée à la vessie. — 2° Syn. *urétéro-entéroplastie.* Remplacement de l'uretère (dans le cas de méga-uretère, p. ex., par une anse d'intestin grêle).

urétéro-lithotomie, s. f. (οὐρητήρ; λίθος, pierre; τομή, section). Incision de l'uretère pratiquée pour enlever un calcul enclavé.

urétérolyse, s. f. Libération chirurgicale de l'uretère comprimé par du tissu fibreux.

urétéro-néo-cystostomie, s. f. V. *urétéro-cysto-néostomie.*

urétéro-néo-pyélostomie, s. f. V. *urétéro-pyélo-néostomie.*

urétéroplastie, s. f. (οὐρητήρ; πλάσσειν; former). Réfection chirurgicale de l'uretère.

urétéro-pyélographie rétrograde (U.P.R.) (M. Chevassu, 1927). V. *urétérographie.*

urétéropyélolyse, s. f. Opération chirurgicale destinée à libérer l'uretère et le bassinet d'adhérences qui les entourent.

urétéro-pyélo-néostomie, s. f. Syn. *urétéro-néo-pyélostomie.* Opération qui consiste à pratiquer un nouvel abouchement de l'uretère dans le bassinet (dans le cas de rétrécissement de l'uretère).

urétéro-pyélo-néphrite, s. f. V. *pyélonéphrite.*

urétéro-rectostomie, s. f. Opération qui consiste à aboucher l'uretère dans le rectum.

urétérorraphie, s. f. (οὐρητήρ; ραφή, suture). Suture d'une plaie urétérale. — Réunion des deux extrémités sectionnées de l'uretère.

urétéro-sigmoïdostomie, s. f. Opération qui consiste à aboucher un uretère dans l'anse sigmoïde du côlon. V. *Maydl (procédé ou opération de)* et *Coffey (technique de).*

urétérostomie, s. f. (οὐρητήρ; στόμα, bouche). Taille d'un uretère pratiquée par la voie lombaire ou iliaque, avec implantation de l'uretère à la peau. — *u. temporaire.* Boutonnière faite à un uretère à travers laquelle on introduit, dans le bout supérieur, une sonde qui donne l'urine du rein correspondant; l'urine de l'autre rein est recueillie directement dans la vessie. Ce procédé d'exclusion d'un rein a été conseillé dans les cas d'impossibilité de cathétérisme des uretères pour déterminer la valeur fonctionnelle d'un rein non malade.

urétérotomie, s. f. (οὐρητήρ; τομή, section). Incision de la paroi d'un uretère rétréci ou obstrué par un calcul. — *u. externe.* Section longitudinale d'un uretère et suture transversale de la plaie. — *u. in-*

terne. Incision d'un rétrécissement d'un uretère à l'aide d'un instrument analogue à l'urétrotome de Maisonneuve.

urétéro-vésical (point). V. *Bazy (points de),* 2°.

urétéro-vésical (réflexe). V. *réflexe urétéro-vésical.*

urétéro-vésicoplastie, s. f. Réparation chirurgicale d'anomalies de la vessie et de la partie inférieure de l'uretère.

urétralgie, s. f. (οὐρήθρα, urètre; ἄλγος, douleur). Douleur névralgique de l'urètre, sans lésion appréciable de ce conduit.

urètre antérieur (étude des cellules de l') (del Castillo). Examen des cellules urétrales antérieures desquamées, recueillies par filtration de l'urine. Ces cellules présentent, au cours du cycle ovarien, des modifications analogues à celles des cellules vaginales et leur étude peut remplacer celle des frottis vaginaux.

urétrectomie, s. f. (οὐρήθρα; ἐκτομή, ablation). Résection d'une portion de l'urètre; elle est *partielle,* si on laisse un pont de la paroi supérieure du canal; *circonférentielle,* si on résèque un segment entier.

urétrite, s. f. (οὐρήθρα). Inflammation de la muqueuse de l'urètre. Elle peut être due à des microbes variables, mais très souvent elle est causée par le gonocoque (*urétrite blennorragique*). — *u. végétante.* V. *col vésical (maladie néoformante du).*

urétrite à inclusions. Urétrite provoquée par le même agent infectieux que le trachome et la conjonctivite à inclusions, l'agent TRIC, du groupe des Chlamydias.

urétrocèle, s. f. (οὐρήθρα; κήλη, hernie). 1° Dilatation de l'urètre qui fait saillie dans le vagin sous la forme d'une tumeur de la grosseur d'une noix. — 2° Premier degré de cystocèle vaginale.

urétro-cervico-trigonite, s. f. V. *col vésical (maladie néoformante du — chez la femme).*

urétrocystite, s. f. (οὐρήθρα; κύστις, vessie). Urétrite postérieure dont l'inflammation s'étend à la vessie et qui s'accompagne de symptômes de cystite du col.

urétro-cystographie, s. f. Radiographie de l'urètre et de la vessie après injection, dans leurs cavités, d'une substance opaque aux rayons X.

urétro-cystoscopie, s. f. Exploration endoscopique de l'urètre et de la vessie.

urétrographie, s. f. Radiographie de l'urètre après injection d'un liquide opaque aux rayons X (étude des rétrécissements).

urétroplastie, s. f. (οὐρήθρα; πλάσσειν, former). Opération autoplastique destinée à combler une perte de substance ou à fermer une fistule urétrale.

urétrorragie, s. f. (οὐρήθρα; ῥήγνυμι, je jaillis). Hémorragie de l'urètre.

urétrorraphie, s. f. (οὐρήθρα; ῥαφή, suture). Suture de l'urètre sectionné en totalité ou en partie.

urétrorrhée, s. f. (οὐρήθρα; ῥεῖν, couler). Ecoulement plus ou moins abondant par l'urètre.

urétroscopie, s. f. (οὐρήθρα; σκοπεῖν, examiner). Examen du conduit urétral à l'aide de l'urétroscope, instrument analogue à l'endoscope.

urétro-skénite, s. f. Inflammation de l'urètre et des glandes de Skene.

urétrosténie, s. f. (οὐρήθρα; στενός, étroit). Rétrécissement de l'urètre.

urétrostomie, s. f. (οὐρήθρα; στόμα, bouche). Ouverture de l'urètre et création d'un méat artificiel, en cas de rétrécissement infranchissable. — *u. périnéale* (Poncet et Delore). Syn. *périnéostomie. U.* pratiquée au niveau du périnée.

urétrotome, s. m. (οὐρήθρα; τέμνειν, couper) (Maisonneuve, 1863). Instrument destiné à pratiquer l'urétrotomie interne. Il se compose essentiellement d'une lame triangulaire montée sur une longue tige destinée à être introduite dans l'urètre et qui, par une disposition spéciale, sectionne seulement le point rétréci du canal.

urétrotomie, s. f. (οὐρήθρα; τομή, section). Incision de la paroi de l'urètre dans le but de rétablir le cours de l'urine. — *u. externe.* Urétrotomie faite de dehors en dedans (v. *Sédillot* et *Syme,* opérations de). Lorsque l'ouverture est faite derrière les bourses, on la nomme taille urétrale. — *u. interne.* U. faite de dedans en dehors à l'aide d'un urétrotome.

urhidrose ou **uridrose,** s. f. (οὖρον, urine; ἱδρώς, sueur). Sueur renfermant les éléments constitutifs de l'urine. Symptôme qui s'observe dans le cas d'insuffisance rénale (urémie).

uricémie, s. f. (acide urique; αἷμα, sang). Présence normale d'acide urique dans le sang (normalement de 0,03 g à 0,05 g par litre). — Ce terme est pris souvent dans le sens d'*hyperuricémie.*

urico-éliminateur, adj. Syn. *uricosurique.* Qui provoque l'élimination, par le rein, de l'acide urique. — s. m. Médicament qui possède ce pouvoir, utilisé dans le traitement de la goutte. Ex. probénécide (Bénémide, n. dép.).

urico-frénateur, adj. Syn. *uricoinhibiteur.* Qui empêche, dans l'organisme, la synthèse de l'acide urique. — s. m. Médicament qui possède ce pouvoir, utilisé dans le traitement de la goutte. Ex. allopurinol (Zyloric, n. dép.), thiopurinol. V. *paramétabolite.*

uricogénèse, s. f. (acide urique; γεννᾶν, engendrer). V. *uricopoïèse.*

urico-inhibiteur, adj. V. *uricofrénateur.*

uricolyse, s. f. (acide urique; λύειν, dissoudre). Destruction de l'acide urique dans l'organisme.

uricolytique, adj. Qui se rapporte à l'uricolyse. Ex. : *fonction uricolytique du foie.*

uricopexie, s. f. (acide urique; πῆξις, fixation). Précipitation et fixation de l'acide urique soit dans les tissus (goutte), soit dans les reins, sous forme de calculs (lithiase urique).

uricopoïèse, s. f. (acide urique; ποιεῖν, faire). Syn. *uricogénèse.* Formation de l'acide urique dans l'organisme.

uricopoïétique, adj. Qui se rapporte à l'uricopoïèse.

uricosurie, s. f. V. *uricurie.*

uricosurique, adj. et s. m. V. *uricoéliminateur.*

uricurie, s. f. (urée, acide urique; οὖρον, urine). Syn. *uricosurie.* Elimination de l'acide urique par l'urine. Elle est normalement de 0,5 g à 1 g d'urates par 24 heures.

uridrose, s. f. V. *urhidrose.*

urinaire (crise). 1º Accès de douleurs vésicales et urétrales survenant chez les tabétiques. — 2º Brusque polyurie survenant à la fin de certaines maladies (pneumonie p. ex.).

urinémie, s. f. V. *urémie.*

urines (division des). Séparation de l'urine du rein droit de celle du rein gauche, effectuée par un cathétérisme urétéral bilatéral, en vue de comparer la valeur fonctionnelle des deux reins.

urine jumenteuse (*jumentum,* bête de somme). Urine trouble comme celle du cheval.

urines à odeur de houblon (maladie des) (Smith et Strang, 1958). Syn. *maladie du houblon.* Maladie congénitale apparaissant chez le nouveau-né, très voisine, dans sa symptomatologie, son évolution et probablement sa pathogénie, de la leucinose (v. ce terme).

urines à odeur de sirop d'érable (maladie des). V. *leucinose.*

urineux, euse, adj. Qui a rapport à l'urine. — *abcès u.* V. *abcès.* — *empoisonnement u.* Intoxication due à la résorption de l'urine retenue chez les malades atteints de rétrécissement de l'urètre ou d'hypertrophie de la prostate. — *fièvre u.* V. *fièvre urineuse.* — *infiltration d'urine* ou *u.* Phlegmon diffus gangréneux du périnée; c'est une complication des plus graves du rétrécissement de l'urètre.

urobiline, s. f. Pigment dérivé des pigments biliaires par réduction de ces derniers dans l'intestin.

urobilinurie, s. f. (urobiline; οὐρεῖν, uriner). Présence de l'urobiline dans l'urine. L'urobiline apparaît dans l'urine dans certaines maladies fébriles et dans les affections hépatiques. On reconnaît sa présence à l'aide du spectroscope (bande d'absorption à la limite du bleu et du vert).

urocèle, *s. f.* (οὖρον, urine; κήλη, hernie). Nom parfois donné à la tumeur formée par l'infiltration d'urine dans les bourses.

uroculture, *s. f.* Ensemencement d'un milieu de culture avec une petite quantité d'urine prélevée aseptiquement.

urocytogramme, *s. m.* (οὖρον; κύτος, cellule; γράμμα, écriture). Résultat de l'étude microscopique des éléments cellulaires de l'urine, rassemblés par sédimentation ou centrifugation (culot urinaire).

urodiérétère, *s. m.* (οὖρον; διαιρέω, je sépare) (Luys). Appareil destiné à recueillir séparément dans la vessie les urines de chaque rein.

urodynie, *s. f.* (οὖρον, urine; ὀδύνη, douleur). Sensation douloureuse éprouvée en urinant.

uroémie, *s. f.* V. *urémie.*

urogénèse, *s. f.* (οὖρον; γεννᾶν, engendrer). V. *uropoïèse.*

urographie, *s. f.,* **urographie intraveineuse (U.I.V.)** (οὖρον; γραφεῖν, écrire). Syn. *pyélographie d'élimination, pyélographie descendante,* ou *excrétrice,* ou *intraveineuse.* Radiographie de l'appareil urinaire après administration par voie intraveineuse d'une substance opaque aux rayons X s'éliminant par les reins.

urokinase, *s. f.* (Astrup et Sterndorff; Sobal, 1952). Enzyme extraite de l'urine humaine, capable d'activer la profibrinolysine (v. ce terme). Elle est employée depuis 1963 pour dissoudre un caillot intravasculaire (thérapeutique fibrino- ou thrombolytique).

urologie, *s. f.* (οὖρον; λόγος, discours). Etude de l'appareil urinaire et, chez l'homme, de l'appareil génital.

uromancie, *s. f.* (οὖρον; μαντεία, divination). « Art prétendu de deviner les maladies par l'inspection des urines » (Littré).

uromèle, *s. m.* (οὐρά, queue; μέλος, membre) (I.-G. Saint-Hilaire). Monstre symélien, caractérisé par la fusion intime des deux membres

inférieurs qui ne présentent à leur extrémité qu'un seul pied.

uromètre, *s. m.* (οὖρον, urine; μέτρον, mesure). Densimètre destiné à donner le poids spécifique de l'urine.

uronéphrose, *s. f.* (οὖρον; νεφρός, rein) (Kuster). V. *hydronéphrose.*

uropathie, *s. f.* Affection des voies urinaires.

uropepsine, *s. f.* Enzyme protéolytique considérée comme la forme d'élimination urinaire de la pepsine; son dosage, dans l'urine, pourrait remplacer celui de la pepsine dans le suc gastrique.

uropoïèse, *s. f.* ou **uropoïétique (fonction)** (οὖρον; ποιεῖν, faire). 1° Syn. *urogénèse.* Sécrétion urinaire. — 2° Parfois employé à tort dans le sens d'uréopoïèse (v. ce terme).

uroporphyrine, *s. f.* V. *porphyrine.*

uroporphyrinogène, *s. m.* V. *porphyrine.*

uropyonéphrose, *s. f.* (Guyon). Distension du bassinet par de l'urine purulente.

uroscopie, *s. f.* (οὖρον; σκοπεῖν, examiner). Examen clinique des urines.

urostalagmie, *s. f.* Application de la stalagmométrie à l'étude de la tension superficielle des urines.

urothérapie, *s. f.* (οὖρον; θεραπεία, traitement). 1° Thérapeutique destinée à modifier la composition des urines. — 2° Emploi thérapeutique de l'urine, jadis préconisé comme topique, en ingestion ou en injection.

urotoxie, *s. f.* (Bouchard, 1887). Quantité d'urine qui, injectée dans les veines d'un lapin, est capable de tuer un kilogramme de matière vivante.

urotoxique (coefficient) (Bouchard, 1887). Poids de matière vivante, exprimé en kilogrammes et en fraction de kilogramme, que peut intoxiquer la quantité d'urine qu'émet un homme par 24 heures et par kilogramme de son poids, l'urine étant injectée dans les veines périphériques d'un lapin.

urticaire, *s. f.* (*urtica,* ortie). Syn. (inusités) *cnidosis, stigmasie, stigmatodermie, fièvre ortiée.* Eruption caractérisée par la production d'élevures rosées ou rouges, parfois décolorées au centre, ressemblant à des piqûres d'ortie, s'accompagnant d'une sensation de brûlure et de prurit évoluant très rapidement. C'est un symptôme que l'on rencontre dans des affections diverses, en particulier dans les intoxications alimentaires ou médicamenteuses.

urticaire papuleuse. V. *strophulus*.

urticaire pigmentaire (Nettleship, 1869). Syn. *mastocytose dermique pure, maladie de Nettleship.* Dermatose caractérisée par des taches ou des élevures bistrées qui peuvent devenir urticariennes sous l'influence du grattage. Cette affection débute peu de temps après la naissance pour disparaître au bout de 8 à 10 ans; elle n'est pas une variété d'urticaire. Elle est caractérisée anatomiquement par la présence, dans le derme, de nombreux mastocytes; et il est possible qu'à côté des formes classiques, très vraisemblablement héréditaires, il en existe d'autres qui seraient des variétés de réticulose (réticuloses à mastocytes).

urticaire pigmentée. Variété très rare d'urticaire caractérisée par une éruption hémorragique laissant après elle des taches saillantes ou aplaties, de coloration brunâtre, persistant longtemps.

urticaire tubéreuse. V. *érythème noueux*.

urticarisme, *s. m.* Tendance congestive de la peau des régions envahies par une poussée d'urticaire à produire des éléments nouveaux sous l'influence d'une irritation légère.

urtication, *s. f.* (*urtica*). 1º Flagellation avec une poignée d'orties fraîches et rubéfaction ainsi obtenue. — 2º Sensation analogue à celle qui est produite par les orties.

Usher (syndrome d') (1914). Affection héréditaire à transmission récessive autosomique apparaissant chez le jeune enfant. Elle est caractérisée par l'association d'une dégénérescence pigmentaire de la rétine —

provoquant une baisse de l'acuité visuelle, une altération du champ visuel et de l'héméralopie — avec une surdité de perception bilatérale et symétrique accompagnée de mutité. V. *Cockayne* (*syndrome de*) et *Hallgren* (*syndrome d'*).

ustion, *s. f.* (*ustio*, cautérisation). Application d'un cautère actuel (terme vieilli).

Uta du Pérou. Forme ulcéreuse de la leishmaniose américaine.

utéralgie, *s. f.* (*uterus*; ἄλγος, douleur). V. *métralgie*.

utérin, ine, *adj.* 1º Qui concerne l'utérus. Ex. : *colique u.* — *cycle u.* V. *menstruel* (*cycle*). — 2º Né de la même mère.

uterus acollis. V. *acollis* (*uterus*).

uterus bicornis. V. *bicornis* (*uterus*).

uterus biforis. V. *biforis* (*uterus*).

uterus bilocularis. V. *bilocularis* (*uterus*).

uterus bipartitus. V. *bilocularis* (*uterus*).

uterus deficiens. V. *deficiens* (*uterus*).

utérus didelphe. V. *didelphe* (*utérus*).

uterus diductus. V. *diductus* (*uterus*).

uterus duplex. V. *duplex* (*uterus*).

utérus gravide. V. *gravide* (*utérus*).

uterus parvicollis. V. *parvicollis* (*uterus*).

utérus - pied - main (syndrome) (Aaron M. Stern, 1970). Association rare et héréditaire d'hypoplasie et de malformation des mains et des pieds, et d'utérus double.

uterus septus. V. *bilocularis* (*uterus*).

uterus unicollis. V. *unicollis* (*uterus*).

uterus unicornis. V. *unicornis* (*uterus*).

uvéite, *s. f.* Inflammation de l'uvée, membrane de l'œil qui comprend l'iris, le corps ciliaire et la choroïde.

uvéo-encéphalite, *s. f.* V. *Harada* (*maladie de*).

uvéo-parotidite, *s. f.* Inflammation de l'uvée et des glandes parotides. V. *uvéite* et *Heerfordt* (*syndrome de*).

uviothérapie, *s. f.* Emploi thérapeutique des rayons ultra-violets.

V

V. 1° Symbole de volume gazeux. — 2° (électrocardiographie). Symbole des dérivations unipolaires de Wilson, l'électrode indifférente étant fixée à la borne centrale (v. ce terme et *dérivation*).

V̇. Symbole du débit gazeux (volume par unité de temps).

V (fracture en). V. *Gerdy (fracture spiroïde de).*

V (onde). V. *pouls jugulaire.*

VA. Symbole du volume de l'air alvéolaire.

V̇A. Symbole de la ventilation alvéolaire (v. ce terme).

V-test (Voluter, 1959). Procédé d'identification des cadavres fondé sur l'étude radiologique, de profil, de la selle turcique.

Vaal (syndrome de de). V. *dysgénésie réticulaire.*

vaccin, *s. m.* (*vacca*, vache). Substance qui, introduite dans un organisme, lui confère l'immunité vraie (immunité active) contre une maladie microbienne ou parasitaire, de même que la vaccine confère l'immunité contre la variole. Le *v.* est soit un agent figuré (microbe), soit un produit soluble. — Employé seul, ce mot garde sa signification première et désigne l'agent de transmission de la vaccine. — *v. anatoxique.* V. *anavaccin.* — *v. anavirulent.* V. *anavirulent.*

vaccin polyvalent. Vaccin préparé avec plusieurs races de microbes de même espèce. — On a même étendu le sens de cette expression en l'utilisant pour désigner des vaccins préparés avec des microbes voisins les uns des autres, mais différents par certaines de leurs propriétés essentielles. Ainsi on a appelé parfois *v. p.* un vaccin antityphique préparé non seulement avec plusieurs races de bacilles d'Eberth,

mais aussi avec des bacilles para typhiques A et B (vaccin TAB).

vaccination, *s. f.* Inoculation ou administration par voie buccale d'un vaccin soit pour protéger l'organisme contre une maladie déterminée (*v. préventive* ou *prévaccination*), soit pour combattre une maladie en évolution en augmentant la résistance de l'organisme (*v. curative* ou *curovaccination*). — Dans le langage courant, ce mot signifie inoculation de la vaccine. — *v. antianaphylactique.* V. *Besredka (méthode de).* — *v. jennérienne* (1798). Inoculation de la vaccine suivant le procédé de Jenner, c'est-à-dire de bras à bras. — *v. pastorienne* (1879-1881). Vaccination à l'aide de cultures atténuées (*v. anticharbonneuse*).

vaccination associée (Ch. Zœller et G. Ramon, 1927). Emploi du mélange d'un ou de plusieurs vaccins microbiens et d'une ou de plusieurs anatoxines ; p. ex. vaccin antityphoparatyphoïdique ou TAB, anatoxine diphtérique et anatoxine tétanique. On pratique ainsi l'immunisation simultanée contre plusieurs infections. Cette *v. a.* a, entre autres avantages, celui d'accroître l'efficacité des immunités antitoxiques qu'elle confère.

vaccination toxinique. Vaccination à l'aide de toxines. L'emploi de toxines diffusibles, non modifiées, offrant de grands dangers, on a d'abord utilisé des mélanges de toxine et de sérum antitoxique ; actuellement on se sert uniquement d'*anatoxine* (v. ce mot).

vaccine, *s. f.* (*vacca*). Maladie générale, primitive chez le bœuf (*cow-pox*) et le cheval (*horse-pox*), provoquée chez l'homme par l'inoculation d'un virus spécial du groupe pox (vaccin, virus vaccinal qui serait un hybride des virus de la variole et du cowpox) dans le but de le préserver de la variole; elle est caractérisée par l'apparition de pustules, ordinairement localisées aux points d'inoculation, et l'existence de quelques symptômes généraux, habituellement peu marqués. — *fausse v.* V. *vaccinoïde.*

vaccinelle, *s. f.* V. *vaccinoïde.*

vaccinide, *s. f.* Eruption vaccinale généralisée soit autour du point d'inoculation, soit à grande distance sous forme de pustules ou d'érythème.

vaccinifère, *adj.* (vaccin; *ferre*, porter). Se dit de la génisse ou de l'enfant auxquels on prend le vaccin pour l'inoculer à d'autres.

vacciniforme, *adj.* Qui a l'aspect de la vaccine.

vaccinogénèse, *s. f.* (vaccin; γεννᾶν, engendrer). Etablissement de l'immunité vaccinale dans l'organisme.

vaccinoïde, *s. f.* Syn. *vaccinelle, fausse vaccine.* Eruption vaccinale bénigne que l'on observe souvent chez les sujets revaccinés. On admet généralement que la *v.* confère l'immunité comme la vraie vaccine.

vaccino-prophylaxie, *s. f.* Nom donné parfois à la vaccination pratiquée dans un but préventif. V. *vaccination.*

vaccinostyle, *s. m.* Plume métallique non fendue, très pointue et à bords tranchants, servant à pratiquer la vaccination jennérienne et la cutiréaction.

vaccino-syphiloïde de la peau. V. *syphiloïdes postérosives.*

vaccinothérapie, *s. f.* Syn. *méthode de Wright.* Utilisation thérapeutique des vaccins, que l'on fasse appel à leur action préventive, ou à leur action curative au cours d'une maladie déclarée. V. *vaccination.*

vacuolisation, *s. f.* Formation de cavités (vacuoles), p. ex. dans le cytoplasme d'une cellule.

va-et-vient (bruit de). Frottement pleural ou péricardique rythmé par les deux temps de la respiration ou par les mouvements du cœur.

vagabonds (maladie ou mélanodermie des). V. *mélanodermie des vagabonds.*

vagal, *adj.* Qui se rapporte au nerf vague, ou pneumogastrique.

vaginal, *adj.* Qui a rapport au vagin ou à la tunique séreuse qui enveloppe le testicule (tunique vaginale). — *étude des frottis v.* (Papanicolaou, 1933). Syn. *colpocytologie, test de Papanicolaou.* 1° Méthode d'exploration des fonctions ovariennes (*examen cyto-hormonal*). Les mucosités vaginales sont étalées sur lames et colorées par le liquide de Schorr. L'aspect des cellules épithéliales du vagin varie selon les stades du cycle menstruel : cellules basophiles atrophiques après les règles, cellules éosinophiles kératinisées de plus en plus nombreuses jusqu'à l'ovulation, devenant ensuite plus rares et plissées. En cas d'hypofolliculine, ces frottis sont du type atrophique; en cas d'hyperfolliculine, ils montrent une abondance anormale de cellules kératinisées. — 2° L'étude des frottis vaginaux permet aussi le dépistage de lésions du col et du canal cervical de l'utérus. Papanicolaou a rangé les résultats obtenus en 5 classes : cl. I, frottis normal; cl. II, frottis inflammatoire; cl. III, frottis suspect avec cellules modifiées : sujet à surveiller; cl. IV, frottis cancéreux avec cellules atypiques au milieu de cellules normales; cl. V, frottis cancéreux avec grand nombre de cellules atypiques.

vaginalite, *s. f.* Inflammation aiguë ou chronique de la vaginale (enveloppe séreuse du testicule).

vaginalite plastique. V. *pachy-vaginalite.*

vaginisme, *s. m.* Syn. *vaginodynie.* Contraction spasmodique douloureuse du constricteur du vagin due à l'hyperesthésie des organes génitaux externes, elle-même déterminée souvent par une lésion parfois légère (rupture de l'hymen, vaginite, eczéma de la vulve, etc.).

vaginite, *s. f.* Inflammation du vagin.

vaginite emphysémateuse. V. *pachyvaginite kystique.*

vaginodynie, *s. f.* (*vagina*; ὀδύνη, douleur). V. *vaginisme.*

vaginofixation de l'utérus. V. *hystéropexie vaginale*.

vaginotrope, *adj.* (*vagina*; τρέπειν, tourner). V. *colpotrope*.

vagolytique, *adj.* Syn. *parasympathicolytique*. Qui paralyse le pneumogastrique.

vagomimétique, *adj.* Syn. *parasympathicomimétique*. Se dit d'une substance dont l'action imite celle du nerf vague, p. ex. l'acétylcholine, la pilocarpine, la muscarine. V. *muscarinien ou muscarinique (effet)*.

vagotomie, *s. f.* (vague; τομή, section). Section du nerf vague ou pneumogastrique (Xᵉ paire). — *v. bilatérale.* V. *Dragstedt (opération de)*.

vagotonie, *s. f.* (vague; τόνος, ressort) (Eppinger et Hess). Syn. *parasympathicotonie*. Anomalie constitutionnelle particulière, caractérisée par une sensibilité spéciale du système nerveux autonome régi par le pneumogastrique, entraînant une série de troubles dont les principaux sont : la bradycardie, la tendance aux syncopes et à l'anxiété, le myosis avec élargissement de la fente palpébrale, la transpiration localisée aux extrémités, la salivation, l'hyperchlorhydrie, la constipation spasmodique avec poussées de diarrhée, les troubles respiratoires. L'injection sous-cutanée de 1 cg de pilocarpine provoque, dans ce cas, une salivation et une sudation accentuées, tandis que l'injection de 1 mg d'adrénaline ne donne ni glycosurie, ni polyurie. Elle s'oppose à la *sympathicotonie.* V. *cholinergie*.

vagotonine, *s. f.* (Santenoise). Hormone vagomimétique sécrétée par le pancréas.

vagotoninémie, *s. f.* Présence de vagotonine dans le sang.

vagotropisme, *s. m.* 1° État particulier de certains sujets chez lesquels prédominent les symptômes imputables à l'excitation du nerf vague : pouls lent, hyperacidité gastrique, constipation habituelle. — 2° Action de certaines substances, dites *vagotropes*, sur le nerf vague; elle est caractérisée par un ralentissement du rythme cardiaque et la baisse de la tension artérielle.

Vail (syndrome de). V. *nerf vidien (syndrome du)*.

vairons (yeux). Nom donné aux yeux d'un sujet lorsqu'ils présentent de la dissemblance dans la coloration de leur iris.

val. Symbole de valence-gramme. V. *équivalent, 2°*.

valence, *s. f.* (chimie). Nombre qui exprime l'aptitude des atomes à se remplacer ou à s'associer dans les combinaisons chimiques. La *v.* d'un corps simple en chimie minérale ou d'un radical en chimie organique représente sa capacité de substitution ou de combinaison à l'hydrogène. On dit que l'oxygène a valence 2 parce qu'il peut s'unir à 2 H, par exemple dans la formation d'H_2O: il est divalent. Le Na a valence 1, car il peut se substituer à 1 H, par exemple à celui d'HCl pour donner NaCl: il est monovalent. — La *v. d'un ion* est égale au nombre de charges électriques élémentaires (— ou +) qu'il porte, c.-à-d. au nombre d'électrons acquis (pour les anions négatifs) ou perdus (pour les cations positifs) au cours de l'ionisation. V. *ion*.

valence-gramme, *s. f.* V. *équivalent, 2°*.

Valentin (maladie de). V. *polyostéochondrite*.

valeur globulaire (*V.G.*) ou **hémoglobinique.** Teneur de l'hématie en hémoglobine indiquée par le rapport R/N de la quantité d'hémoglobine (R) au nombre des hématies (N) contenues dans le même volume de sang. Normalement la valeur globulaire G est égale à 1. Elle est aussi égale à 1 dans les anémies normochromes; elle est inférieure à 1 dans les anémies hypochromes, et supérieure à 1 dans celles hyperchromes. Mais cette technique est imprécise, et on lui préfère actuellement la mesure de la concentration globulaire moyenne en hémoglobine et celle de la teneur globulaire moyenne en hémoglobine. V. *ces termes*.

valeur numérique de l'homme. V. *robusticité (coefficient ou indice de).*

valeur somatique (Viola) (anthropométrie). Chiffre obtenu en divisant par 2 la somme de l'indice du tronc et de celui des membres.

valeur volumétrique (Viola) (anthropométrie). Volume du parallélipipède circonscrivant le thorax ou l'abdomen; on l'obtient en multipliant entre eux les chiffres donnés par la mesure des trois dimensions du segment envisagé.

valgus, a, um, *adj.* (en lat. tourné en dehors). Se dit d'un membre ou d'un segment de membre dévié en dehors. Ex. : *coxa valga, genu valgum* et v. *pied bot valgus.*

Valleix (lois de). Lois qui régissent la localisation des points douloureux à la pression dans les névralgies. Ces points se trouvent : 1º à l'émergence des troncs nerveux; 2º à la traversée des muscles par les filets nerveux qui gagnent la peau; 3º au niveau de la dissociation intradermique des branches terminales, et 4º là où les troncs nerveux sont très superficiels.

Valleix (points de). Points douloureux observés dans les différentes névralgies sur le trajet des nerfs malades. Leur localisation obéit aux lois de Valleix.

valori-segmentaires (rapports) (*valorem,* de *valere,* valoir). Rapports entre les volumes des segments distaux et ceux des segments proximaux du corps.

Valsalva (épreuve, manœuvre ou **test de)** (1704). Syn. *épreuve de Weber* (1850). Effort bloqué d'expiration forcée, effectué nez et bouche fermés, après une inspiration profonde. Il provoque une insufflation de l'air dans la caisse du tympan (Valsalva). — Cette manœuvre augmente la pression intrathoracique, élève les pressions artérielle pulmonaire et veineuse périphérique et réduit le retour veineux au cœur. Elle entraîne une bradycardie initiale avec diminution du volume du cœur et des gros vaisseaux, suivie d'une tachy-cardie avec chute de la pression artérielle et augmentation de volume du cœur. Elle affaiblit l'intensité de tous les souffles cardiaques sauf celui de la myocardiopathie obstructive qui est renforcé. A la reprise de la respiration, les souffles du cœur droit reprennent leur intensité avant ceux du cœur gauche.

Valsalva (méthode de) (1731). Mode de traitement, abandonné, de l'anévrysme artériel circonscrit par des émissions sanguines répétées, accompagnées d'une diète sévère et de fréquentes purgations, dans le but de rendre le sang plus coagulable.

valve flasque (syndrome de la). V. *ballonnement* (ou *ballonnisation*) *de la valve mitrale.*

valvulaire, *adj.* Qui a rapport aux valvules, et en particulier à celles du cœur. Ex. : *claquement v., insuffisance v., rétrécissement v.*

valvulectomie, *s. f.* (*valvulæ,* de *valvæ,* porte double; ἐκτομή, ablation). Résection opératoire, totale ou partielle, d'une valvule cardiaque, en cas de sténose orificielle serrée.

valvulite, *s. f.* V. *cardi-valvulite.*

valvuloplastie, *s. f.* (*valvulæ;* πλάσσειν, former). Réparation chirurgicale d'une valvule (p. ex. d'une valvule du cœur : mitrale, aortique, etc.).

valvulotomie, *s. f.* Section opératoire des valvules cardiaques en cas de sténoses orificielles serrées (v. *valvuloplastie*). — v. *pulmonaire.* V. *Brock (opération de).*

vampirisme, *s. m.* V. *nécrophilie.*

Van den Bergh (méthode d'Hymans). V. *diazo-réaction, 2º.*

Van Bogaert (encéphalite de). V. *leuco-encéphalite sclérosante subaiguë).*

Van Bogaert et Divry (syndrome de) (1945). Syndrome neuro-cutané héréditaire à transmission récessive liée au sexe. Il est caractérisé par une angiomatose diffuse du cortex cérébral et des méninges et une démyélinisation du centre ovale; et cliniquement par des troubles moteurs pyramidaux et extra-pyramidaux, des crises d'épilepsie, de la démence et une pigmentation cutanée avec télangiectasies.

Van Bogaert et Nyssen (maladie de). V. *leucodystrophie*.

Van Creveld et von Gierke (maladie de). V. *glycogénique (maladie)*.

Van der Hoeve (syndrome de) (1921). Syn. *scléromalacie perforante*. Variété très rare de nécrose de la sclérotique pouvant apparaître au décours d'une polyarthrite rhumatismale avec nodosités de Meynet. Son évolution, silencieuse, aboutit à une brèche péricornéenne profonde mettant à nu la choroïde.

Van der Hoeve-Halbertsma-Waardenburg (syndrome de). V. *Waardenburg (syndrome de)*, 2°.

Van der Hoeve et de Kleyn (triade de) (1918). Forme d'ostéopsathyrose (v. ce terme) avec teinte bleue des sclérotiques et surdité progressive.

vanillisme, *s. m.* 1° *v. alimentaire*. Intoxication provoquée par l'ingestion de certaines préparations où entre la vanille (glaces et crèmes). Les symptômes du *v. alimentaire* ressemblent à une petite attaque de choléra (diarrhée, vomissements, crampes). — 2° *v. professionnel*. Ensemble d'accidents variés observés chez les ouvriers qui récoltent et manipulent les gousses de vanille : éruptions cutanées et muqueuses, troubles nerveux tels que hallucinations, angoisses, palpitations, troubles gastro-intestinaux rappelant la dysenterie, et, chez les femmes, ménorragies profuses qui déterminent parfois une véritable cachexie.

vanillylmandélique (acide). V. *vanylmandélique (acide)*.

Van Neck-Odelberg (maladie de) (1924). Ostéochondrose de la branche ischiopubienne de l'os iliaque, survenant chez des enfants de 6 à 10 ans, caractérisée cliniquement par une douleur de la partie haute de la cuisse, de la boiterie et, sur les radiographies, par une raréfaction non homogène du tissu osseux de la branche ischio-pubienne.

Van Slyke (coefficient ou **épreuve de)** (1921). Syn. *épreuve de l'épuration uréique*. Formule permettant d'apprécier la sécrétion rénale de l'urée en fonction de la concentration de l'urée dans le sang et du volume urinaire. Elle donne le nombre de millilitres de sang totalement débarrassés de son urée par minute (*clearance* ou *clairance*, v. ce mot). Selon l'importance du débit urinaire, Van Slyke distingue deux cas, pour lesquels il applique 2 formules différentes : 1° la *clairance maxima* (épuration uréique maxima), quand la diurèse atteint ou dépasse 2 ml par minute; elle est donnée par le coefficient d'épuration plasmatique (v. *clairance*); chiffre normal : 75 ml de plasma sanguin épuré par minute; — 2° la *clairance standard* (épuration uréique standard), quand la diurèse moyenne est de 1 ml par minute; elle est calculée avec la formule précédente, modifiée; chiffre normal : 54 ml par minute (l'intérêt de la clairance standard est contesté par certains auteurs : J. Hamburger). Pratiquement, on exprime ce chiffre en pourcentage de la moyenne normale. Les chiffres obtenus chez un sujet sain vont de 130 à 75 %. Entre 75 et 50 se placent les cas douteux; au-dessous de 50 % existe toujours un trouble de la fonction rénale qui, lorsque le chiffre est inférieur à 20 %, s'accompagne d'élévation du taux de l'urée sanguine.

Van t'Hoff (loi de) (physiologie). Chez les êtres vivants, toute élévation de température de 10° double les réactions chimiques et augmente les manifestations vitales (comme permet de le constater le dosage des échanges gazeux). Pour chaque espèce, il existe un point critique au delà duquel surviennent des troubles pouvant aboutir à la mort.

vanylmandélique (acide) (V.M.A.). Syn. *acide vanillylmandélique, acide 3 méthoxy 4 hydroxymandélique*. C'est la principale des substances produites au cours de la dégradation des catécholamines, éliminée par l'urine. Normalement l'excrétion urinaire est de 2 à 6 µg par 24 heures (exprimée en µg de créatinine); elle s'élève dans le phéochromocytome au-dessus de 10 et parfois dépasse 500 µg. V. *catécholamine*.

V̇A/Q̇c. Symbole du rapport ventilation/circulation (v. ce terme).

Vaquez (maladie ou syndrome de) (1892). V. *érythrémie*.

Vaquez et Cottet (épreuve de) (1910). V. *diurèse provoquée (épreuve de la)*.

varice, *s. f. (varix)*. Syn. *phlébectasie*. Dilatation permanente d'une veine. — *v. anévrismale*. V. *anévrisme artério-veineux*. — *v. artérielle*. V. *anévrisme cirsoïde*. — *v. lymphatique*. V. *lymphangiectasie*.

varicelle, *s. f.* Syn. *petite vérole volante*. Maladie infectieuse, contagieuse, ordinairement très bénigne, caractérisée par une éruption, se faisant en plusieurs poussées, de vésicules qui se flétrissent et se dessèchent au bout de quelques jours. Les complications pulmonaires et nerveuses sont rares. La maladie est due à un virus du groupe herpèsvirus, qui est aussi celui du zona (v. ce terme).

varicelliforme, *adj*. Qui ressemble à la varicelle. — *éruption v. de Kaposi*. V. *pustulose vacciniforme*.

varicocèle, *s. m.* et *f. (varix,* varice; κήλη, tumeur). Dilatation variqueuse des veines du cordon spermatique. — *varicocèle tubo-ovarien*. Dilatation variqueuse des veines utéro-ovariennes.

varicographie, *s. f.* Radiographie d'une veine variqueuse injectée d'un produit opaque aux rayons X.

variole, *s. f. (varius,* tacheté, moucheté). Syn. *petite vérole*. Maladie infectieuse, épidémique et contagieuse, due à un virus du groupe pox (poxvirus, v. ce terme), caractérisée cliniquement par une marche cyclique pendant laquelle évolue, après une période dominée par l'intensité des symptômes généraux (fièvre à 40°, céphalée, myalgies, vomissements) une éruption particulière. Celle-ci consiste en ulcéra-

tions buccales et en très nombreuses macules, réparties sur tout le corps; elles se transforment en papules dures, puis en vésicules dont le liquide devient purulent; ces vésicules s'ombiliquent et se couvrent de croûtes laissant après leur chute, des cicatrices plus ou moins profondes. L'éruption est dite *confluente* quand les papules se confondent dès leur apparition au visage; elle est *cohérente* quand les éléments éruptifs n'arrivent au contact qu'au moment de la suppuration. — La forme *hémorragique* caractérisée par l'intensité des phénomènes généraux, un rash purpurique ou astacoïde, entraîne la mort en quelques jours. — *v. ovine*. V. *clavelée*.

varioleux, euse, *adj*. Qui dépend de la variole. — *s. m.* et *f*. Qui en est atteint.

variole-vaccine, *s. f.* Transformation de la variole en vaccine par passage sur un animal plus ou moins réfractaire. — Théorie uniciste généralement abandonnée.

varioliforme, *adj*. Qui ressemble à la variole. — *acné v.* V. *molluscum contagiosum*.

variolique, *adj*. Qui a rapport à la variole.

variolisation, *s. f.* Inoculation de la variole faite autrefois dans un but prophylactique.

varioloïde, *s. f.* Forme bénigne de la variole, caractérisée par l'absence de suppuration et la brièveté de l'évolution totale.

variolo-vaccine, *s. f.* V. *variole-vaccine*.

Variot (nanisme sénile de). V. *progérie*.

Variot (signe de). Existence de fausses membranes recouvrant le bord libre de l'épiglotte. On peut les apercevoir chez les enfants atteints de croup en déprimant fortement la base de la langue et en provoquant une nausée.

Variot, Sébileau et Ferrand (cyanose paroxystique de). V. *cyanose paroxystique de Variot, Sébileau et Ferrand*.

variotine, *s. f.* Syn. *Léofungine* (n. dép.). V. *antifongique*.

variqueux, euse, *adj.* (*varicosus*). Qui a rapport aux varices. — *ulcère v.* — *s. m.* et *f.* Qui en est atteint.

varisation, *s. f.* Mise en varus.

varus, a, um, *adj.* (en lat. tourné en dedans). Se dit d'un membre ou d'un segment de membre dévié en dedans. Ex. *coxa-vara*, *genu varum* et v. *pied bot varus*.

vascularisation, *s. f.* (*vasculum*, petit vase, vaisseau). Développement des vaisseaux dans un tissu, dans un organe.

vascularite, *s. f.* V. *angéite*. — *v. dermique allergique*. V. *trisymptôme de Gougerot*.

vasculite, *s. f.* V. *angéite*.

vasculo-toxique, *adj.* Qui exerce une action nocive sur les vaisseaux sanguins.

vasectomie, *s. f.* (*vas*, canal; ἐκτομή, ablation). Résection des canaux déférents.

vaselinome, *s. m.* V. *oléome*.

vasoconstriction, *s. f.* (*vas*, vaisseau; *constrictio*, resserrement). Diminution du calibre d'un vaisseau par contraction de ses fibres musculaires.

vasodilatation, *s. f.* (*vas*; *dilatatio*). Dilatation d'un vaisseau. — *syndrome de v. hémicéphalique*. V. *céphalée vasculaire de Horton*.

vasodilatine, *s. f.* Nom donné par Popielski à des produits d'extraction tissulaire qui possèdent une action vasodilatatrice et hypotensive; ces produits seraient à rapprocher de l'histamine.

vasolabilité, *s. f.* (*vas*, vaisseau; *labi*, glisser rapidement). Instabilité vasomotrice.

vasomoteur, trice, *adj.* (*vas*, vaisseau; *motor*, moteur). Qui se rapporte à la contraction ou à la dilatation des vaisseaux.

vasoplégie, *s. f.* Suppression du tonus des parois vasculaires.

vasopressine, *s. f.* V. *pitressine*.

vasopressinémie, *s. f.* Présence et taux, dans le sang, de la vasopressine ou pitressine (v. ce terme).

vasotomie, *s. f.* (*vas*, canal; τομή, section). Section des canaux déférents.

vasotribe, *s. m.* V. *angiotribe*.

vasotripsie, *s. f.* (*vas*, vaisseau; τρίψις, broiement) (Doyen). V. *angiotripsie*.

vasotrope, *adj.* (*vas*; τρέπειν, tourner). Qui se fixe ou qui agit électivement sur les vaisseaux.

vaso-vagal (syndrome) (Lewis, 1932). Association de vaso-dilatation périphérique (en particulier au niveau des muscles) et de bradycardie par excitation du nerf vague; elle provoque une hypotension artérielle. Elle est observée en cas de syncopes (réflexes, émotives, posthémorragiques).

vaso-vésiculectomie, *s. f.* Ablation totale du canal déférent et de la vésicule séminale.

Vaughan (réaction de). Réaction analogue à celle de Waaler-Rose (v. ce terme), dans laquelle les globules rouges de mouton sont remplacés par des hématies humaines O Rh — sensibilisées par des anticorps anti-Rh non agglutinants.

Vautrin (procédé de). Syn. *procédé de Doyen* ou du *Jaboulay*. Retournement de la vaginale, opération pratiquée dans la cure radicale de l'hydrocèle.

V. C. V. *volume courant*.

V. C. G. Vectocardiogramme (v. ce terme).

V̇CO₂. Symbole du débit de gaz carbonique. V. *gaz carbonique éliminé* (*débit du*).

Vd (*dead*, mort, en anglais). Symbole du volume d'air contenu dans l'espace mort respiratoire (v. ce terme).

V̇d. Symbole du débit gazeux dans l'espace mort respiratoire (v. ce terme).

V. D. R. L. (réaction) (Harris, au Venereal Disease Research Laboratory). Microréaction de floculation sur lame servant au diagnostic sérologique de la syphilis.

V̇E. Symbole du débit ventilatoire expiré (ou ventilation-minute : v. ce terme).

Veau (méthode de) (1937). Procédé opératoire destiné à remédier à la division du voile du palais; il consiste à reconstituer le voile en trois plans de suture : muqueuse nasale, muscle, muqueuse buccale.

vecteur, *adj.* ou *s. m.* (*vector,* de *vehere,* porter) (parasitologie). « Hôte intermédiaire transmettant une infection après évolution, dans son organisme, du germe qui la produit » (Edm. Sergent, L. Parrot et A. Catanei).

vectoballistocardiogramme ou **vectoballistogramme,** *s. m.* Graphique résumant les variations de direction et d'intensité des mouvements imprimés au corps par l'activité mécanique du cœur pendant sa contraction. Il peut être enregistré dans les plans frontal, horizontal et sagittal; et la combinaison de ces trois images permet de construire le ballistogramme spatial.

vectocardiogramme ou **vectogramme,** *s. m.* (cardiologie). Syn. *monocardiogramme* (Mann), *planétocardiogramme* (Sulzer et Duchosal), *vectordiagramme* (Schellong et Schwingel). *V. C. G.* Graphique résumant les variations de direction et d'intensité de la force électromotrice apparente du cœur pendant la contraction cardiaque. Sa projection sur le plan frontal peut être établie en réunissant par une courbe les extrémités des différents vecteurs construits dans le triangle d'Einthoven (v. ce terme), à partir de chaque point de l'électrocardiogramme enregistré simultanément dans deux dérivations. En pratique, le *V. C. G.* est obtenu directement par un appareil spécial : le vectocardiographe (ou cardiovectographe). La combinaison des trois vectogrammes enregistrés dans les plans frontal, horizontal et sagittal, permet de construire le vectogramme dans l'espace (*v. spatial*).

vectocardiographie ou **vectographie,** *s. f.* (cardiologie). Syn. *cardiovectographie.* 1° Enregistrement d'un vectocardiogramme. — 2° Etude des vectocardiogrammes.

vectogastrogramme, *s. m.* (A. Martin et J.-L. Thillier, 1971). Graphique résumant les variations de direction et d'intensité de la force électromotrice apparente de l'estomac. V. *électrogastrographie.*

vectogastrographie, *s. f.* Enregistrement du vectogastrogramme.

vector-diagramme, *s. m.* (Schellong et Schwingel). V. *vectocardiogramme.*

vectoscopie, *s. f.* Observation sur l'écran du vectocardiographe de la figure tracée par le déplacement du spot lumineux.

végétalisme, *s. m.* (de végétal). Doctrine diététique dérivée du végétarisme et permettant seulement l'emploi d'aliments fournis par le règne végétal.

végétarisme, *s. m.* (*vegetare,* vivifier, ou *vegetus,* vigoureux). Doctrine diététique qui exclut absolument de l'alimentation tout ce qui a vécu d'une vie animale. Le *v.* défend la chair de tous les animaux, mais permet les produits du règne animal (lait, beurre, œufs, miel, etc.).

végétation, *s. m.* Papillome siégeant au niveau des replis de la peau ou des muqueuses baignés par un liquide irritant. — *v. adénoïdes.* V. *adénoïdes (végétations).* — *v. myrtiforme* (Cl. Simon). Végétation vulvaire à structure d'éléphantiasis. — *v. vénériennes.* V. *condylome.*

véhicule, *s. m.* (*vehere,* porter). Excipient liquide. Substance dans laquelle on dissout les autres principes actifs du médicament.

veinite, *s. f.* Nom donné par Sicard à l'irritation de l'endothélium veineux provoquée par les injections intra-veineuses aseptiques de certaines solutions. Elle aboutit à l'oblitération de la veine par un processus aseptique (traitement des varices par les injections sclérosantes).

veinographie, *s. f.* V. *phlébographie.*

veino-occlusive du foie (maladie). V. *Chiari (maladie ou syndrome de).*

veinospasme, *s. m.* V. *phlébospasme.*

vélamenteux, euse, *adj.* (*velamentum,* voile, enveloppe). En forme de voile. Ex. : *adhérences v.* — Qui a rapport à une enveloppe. — *insertion v. du cordon.* Syn. *placenta de Lobstein, anomalie de Benckiser.* Insertion du cordon ombilical sur les membranes de l'œuf. Les vaisseaux ombilicaux gagnent séparément le placenta en cheminant entre les membranes.

vélocimètre, *s. m.* (*velox, velocis,* rapide; μέτρον, mesure). V. *fluxmètre.*

Velu-Spéder (maladie de). V. *darmous.*

vélvétique, *adj.* (anglais *velvet,* velours). Qui a l'aspect du velours.

V. E. M. S. V. *volume expiratoire maximum-seconde.*

V. E. M. S. / C. V. ou **V. E. M. S. × 100 / C. V.** V. *coefficient d'utilisation de la capacité vitale.*

vénéréologie, *s. f.* (*Venus, eris;* λόγος, discours). Syn. *cypridologie.* Etude des maladies vénériennes (syphilis, blennorragie, chancrelle, etc.).

vénérien, enne, *adj.* (*Venus, eris*). Qui se rapporte à, ou qui est provoqué par l'acte sexuel : *désirs v., maladie v.* V. ce terme. — *s. m.* ou *f.* Sujet atteint de maladie vénérienne (syphilis, blennorragie, chancrelle, etc.).

vent du boulet. Syn. *onde explosive, de choc* ou *de Mach.* Zone d'air comprimé qui précède et accompagne les projectiles ou les fragments de projectiles (éclats d'obus) et qui transmet à l'organisme le choc aérien produit par l'explosion, d'où lésions viscérales sans lésions des téguments.

vent du midi (syndrome du) (Mouriquand). Syndrome observé à Lyon chez des nourrissons fragiles, lorsque souffle le vent du Midi. Il est caractérisé par de l'agitation, des cris et de l'hyperthermie et peut provoquer la mort. Il est dû à une déshydratation rapide, par voies cutanée et pulmonaire, provoquée par l'abaissement du degré hygrométrique, et l'élévation de la température atmosphérique.

ventilation alvéolaire. Symbole $\dot{V}A$. Quantité d'air inspiré qui entre par minute dans les alvéoles pulmonaires et participe aux échanges gazeux avec le sang; sa valeur est donnée par la formule : fréquence inspiratoire × (volume courant — espace mort respiratoire). — On peut aussi définir la *v. a.,* véritable clairance, comme la quantité d'air qui, par minute, épure les alvéoles du CO_2 produit par l'organisme en maintenant, au niveau de celles-ci, une concentration de CO_2 stable; c'est le rapport du débit expiratoire du CO_2 à la pression partielle alvéolaire (Rossier et Sadoul). La *v. a.* normale est en moyenne, chez l'adulte au repos, de 4 litres par minute (2 l à 2,500 l par minute et par mètre carré de surface corporelle).

ventilation/circulation (rapport). (Symbole : $\dot{V}A/\dot{Q}C$). Syn. *rapport ventilation/perfusion.* Rapport existant, dans un territoire pulmonaire considéré, entre la ventilation alvéolaire et le flux sanguin pulmonaire; il est normalement de 0,8, ou de 4/5 (la ventilation alvéolaire, chez l'homme au repos, est de 4 litres par minute, et le débit sanguin capillaire pulmonaire est de 5 litres/minute). L'oxygénation du sang artériel est insuffisante, dans la zone pulmonaire considérée, si ce rapport est perturbé; elle l'est aussi, dans l'ensemble des poumons, si ce rapport n'est pas le même dans tous les territoires pulmonaires.

ventilation maxima (V. M. ou V. Mx.) ou **ventilation maxima-minute** (V. Mx. M.) (Hermanssen, 1933). Syn. *débit ventilatoire maxima-minute* (*D. V. M. M.*). Le plus grand volume d'air qu'un sujet peut faire passer dans ses poumons pendant l'unité de temps; il est exprimé en litres d'air par minute (normalement 100 à 160). On le mesure directement lors de respirations aussi rapides et profondes que possibles, répétées pendant 10 à 30 secondes; plus souvent on le calcule en multipliant par 30 le volume expiratoire maximum-seconde (v. ce terme).

ventilation-minute ou **ventilation Mn** (Symbole : $\dot{V}E$). Nombre de litres d'air inspirés et expirés en une minute, lors de mouvements respiratoires d'amplitude normale. Il est obtenu en multipliant le volume courant par le nombre de respirations à la minute; normalement il est compris entre 5 et 9 litres (en moyenne 6 l), au repos (3 à 4 litres par minute et par mètre carré de surface corporelle).

ventilation/perfusion (rapport). V. *ventilation/circulation (rapport).*

ventilation pulmonaire (coefficient de la). V. *coefficient de la ventilation pulmonaire.*

ventouse, *s. f. (ventosa).* Petite cloche de verre appliquée sur un point quelconque des téguments après y avoir raréfié l'air. — *v. scarifiée.* V. appliquée sur des scarifications (saignée locale).

ventrale (position) (Küster, 1904). Décubitus abdominal préconisé chez les laparotomisés pour péritonite septique afin de favoriser le drainage.

ventre en bateau. Aspect particulier du ventre dont la partie centrale se creuse en formant une dépression encadrée par les dernières côtes et les os iliaques. On l'observe dans un grand nombre de maladies, particulièrement le choléra, la méningite tuberculeuse, la colique de plomb, etc.

ventre de batracien. Aspect particulier qu'offre le ventre des malades ayant une ascite ancienne ; il est caractérisé par l'élargissement des parties latérales, qui le fait ressembler à un ventre de grenouille.

ventre en besace. Déformation du ventre observée chez les obèses âgés et les multipares à la fin de la grossesse. Le ventre, au lieu de faire saillie en avant, tombe sur le pubis et sur les cuisses.

ventre de bois. Consistance particulière de la paroi abdominale, d'une dureté ligneuse, due à une contracture musculaire étendue et irréductible, observée chez les malades atteints de péritonite aiguë.

ventre à double saillie. Ventre présentant deux saillies inguinales chez les prédisposés aux hernies.

ventre de fourchette (Destot). Déformation du poignet observée dans les variétés de fracture de l'extrémité inférieure du radius avec déplacement du fragment carpien en avant.

ventre en obusier. Déformation du ventre caractérisée par une pro-

éminence médiane, observée chez les malades atteints d'ascite au début (péritonite tuberculeuse à forme ascitique).

ventriculaire, *adj. (ventriculus,* ventricule). Qui se rapporte à un ventricule cardiaque ou cérébral.

ventricular escape. V. *échappement nodal ou ventriculaire.*

ventricule droit à double issue ou **à double sortie.** Malformation cardiaque congénitale très rare. C'est une variété de transposition des gros vaisseaux de la base : l'aorte et l'artère pulmonaire naissent du ventricule droit, le ventricule gauche évacuant son contenu dans le droit par une communication inter-ventriculaire (C. I. V.) généralement large. Selon le siège de la C. I. V., on décrit 2 types de cette malformation : le type I, où la C. I. V. est en arrière et au-dessous de l'éperon de Wolff, et où le tableau est celui d'une C. I. V. avec hypertension artérielle pulmonaire ; le type II, où la C. I. V. est en avant et au-dessus de l'éperon, sous l'orifice de l'artère pulmonaire : c'est le syndrome de Taussig-Bing (v. ce terme) dans lequel existe une cyanose importante. Enfin, la malformation peut être compliquée d'une sténose pulmonaire : elle simule alors de très près la tétralogie de Fallot.

ventricule papyracé. V. *Uhl (maladie d').*

ventriculite, *s. f.* Méningite localisée aux ventricules cérébraux. — Ce mot pourrait désigner également une endocardite localisée aux ventricules du cœur.

ventriculo-atriostomie, *s. f.* Mise en communication d'un ventricule cérébral et d'une oreillette cardiaque au moyen d'un tube en matière plastique ; opération pratiquée, dans certaines hydrocéphalies, pour évacuer l'excès de liquide céphalo-rachidien dans le système circulatoire.

ventriculo-cisternostomie, *s. f.* V. *Torkildsen (opération de).*

ventriculogramme, *s. m.* 1° Syn. *complexe ventriculaire.* Portion de l'électrocardiogramme se rapportant à l'activité du ventricule (v.

électrocardiogramme). — 2° Image obtenue par ventriculographie.

ventriculographie, *s. f.* 1° (Dandy, 1913). Exploration radiographique des ventricules cérébraux après injection d'air dans le canal rachidien ou directement dans les ventricules après trépanation et ponction de la corne occipitale. — 2° Exploration radiographique des ventricules du cœur après injection d'une substance opaque aux rayons X.

ventriculo-necteur (appareil, faisceau ou **centre)** (*ventriculus ; nectere,* unir). V. *cardio-necteur (appareil ou système).*

ventriculoplastie, *s. f.* (*ventriculus ;* πλάσσειν, former). Réparation d'un ventricule. — (cardiologie). Résection d'un anévrisme ventriculaire (en règle, développé aux dépens de la paroi du ventricule gauche à la suite d'un infarctus du myocarde transmural étendu) avec restauration de la paroi du cœur.

ventriculostomie, *s. f.* (*ventriculus ;* στόμα, bouche). Ouverture chirurgicale d'un ventricule cérébral (généralement le IIIe) dans les espaces sous-arachnoïdiens de la base du crâne (citernes). Opération destinée à drainer une hydrocéphalie et, au besoin, à faire pénétrer dans les citernes un médicament injecté par ponction ventriculaire (streptomycine, dans certaines formes de méningites tuberculeuses).

ventriculotomie, *s. f.* (*ventriculus ;* τομή, section). 1° Ouverture chirurgicale d'un ventricule cérébral. — 2° Ouverture chirurgicale d'un ventricule du cœur pratiquée dans le but de corriger une malformation cardiaque congénitale ou acquise.

ventro-fixation de l'utérus. V. *hystéropexie abdominale.*

ventroscopie, *s. f.* (*venter, tris,* ventre ; σκοπεῖν, examiner) (Dmitri de Ott, 1901). Examen, au cours d'une opération, des cavités abdominale et pelvienne, à l'aide d'une petite lampe à incandescence fixée sur un manche spécial ou dans la concavité d'une des valves qui écartent les lèvres de la plaie. Le malade doit

être dans la position de Trendelenburg. V. *cœlioscopie.*

ver de Guinée. V. *filaire de Médine.*

verbigération, *s. f.* Verbiage incohérent dans lequel les mêmes mots ou les mêmes séries de mots sont répétés indéfiniment ; on l'observe chez certains déments excités.

verdunisation, *s. f.* (Ph. Bunau-Varilla, 1916, armée de Verdun). Mode de purification des eaux destinées à la boisson, caractérisé par : 1° l'emploi de très faibles doses de chlore (un décimilligramme par litre d'eau) ; 2° l'automatisme du mélange dû à un système particulier d'écoulement de l'eau de Javel ; 3° le brassage énergique de l'eau.

Verger-Déjerine (syndrome de). V. *Déjerine (syndrome sensitif cortical de).*

vergetures, *s. f. pl.* Syn. *vibice.* Traces laissées par les coups de verges. — Petites raies d'abord rouges, puis blanches et nacrées, ayant un aspect cicatriciel, qui sillonnent la peau soumise à une distension exagérée (abdomen des femmes enceintes, membres au niveau des épiphyses quand la croissance a été rapide, etc.). — *v. pourpres.* V. *Cushing (maladie et syndrome de).* — *v. rondes.* Cicatrices arrondies de la syphilis secondaire.

Verhoogen (procédé de). Opération pratiquée dans l'exstrophie de la vessie. Elle consiste dans la transformation du cæcum exclu en une vessie nouvelle où l'on abouche les uretères, et qui évacue l'urine par l'intermédiaire de l'appendice abouché à la peau.

vermiculaire, *adj.* Qui se rapporte ou qui ressemble aux vers. — *contraction v.* V. *contraction fibrillaire.*

vermien (syndrome). V. *vermis (syndrome du).*

vermifuge, *adj. et s. m.* (*vermis,* ver ; *fugare,* chasser). Syn. *anthelminthique, antihelminthique.* Médicament qui provoque l'expulsion des vers intestinaux.

vermiothes ou **vermiotes,** *s. f. pl.* Petits cylindres comparés à du vermicelle que l'on fait sortir de la surface ulcérée d'un épithélioma de la langue ou des lèvres en opérant une pression latérale.

vermis (syndrome du). Ensemble de symptômes provoqués par l'atteinte isolée du vermis du cervelet : instabilité de la station debout, incoordination de la démarche, nystagmus horizontal. Il peut être dû à une infection (syphilis) ou à une tumeur (Cushing et Bailey); dans ce dernier cas, il existe en outre un syndrome d'hypertension intracrânienne évoluant par poussées accompagnées de crises postérieures.

Verner et Morrison (syndrome de) (1958). Syndrome caractérisé par l'association d'une diarrhée rebelle, entraînant hypokaliémie et insuffisance rénale, et d'une tumeur des îlots de Langerhans du pancréas non sécrétrice d'insuline.

Vernes (réactions de). 1° (syphilis). Syn. *réaction de Vernes-péréthynol* (1921). Réaction de floculation obtenue avec un sérum syphilitique auquel on ajoute, comme antigène, un extrait de poudre de cœur de cheval épuisée par le perchlorure d'éthylène (péréthynol). L'emploi de solutions titrées et l'examen, avec un photomètre spécial, des tubes où se produit la réaction permettent, en quelque sorte, de mesurer le pouvoir floculant du sérum. — 2° (tuberculose). Syn. *réaction de Vernes-résorcine*. Variation dans l'intensité de la floculation que tout sérum donne en présence d'une solution de résorcine. Cette intensité ou indice optique est mesurée avec le photomètre. Quand elle est inférieure à 15, elle appartient, d'après Vernes, aux sujets non tuberculeux; quand elle est supérieure à 30, elle appartient aux sujets tuberculeux; quand elle est comprise entre 15 et 30, l'intensité de la floculation constitue un signe d'alerte. Cette réaction n'est pas applicable à la tuberculose osseuse de l'enfant. — 3° (cancer). Syn. *réaction de Vernes-hélianthine*. Augmentation, en cas de cancer, de l'intensité de la floculation que donne tout sérum en présence d'une solution d'hélianthine ou orangé III; le chiffre donné par

le photomètre est supérieur à 80. Cette méthode est peu employée.

Vernet (syndrome de) (1916). Syn. *syndrome du trou déchiré postérieur*. Ensemble des troubles dus à la paralysie des trois nerfs qui passent par le trou déchiré postérieur : glossopharyngien, pneumogastrique et spinal (paralysie et anesthésie unilatérales du voile du palais, du larynx et du pharynx, paralysie unilatérale du trapèze et du sterno-cléido-mastoïdien).

Verneuil (signes de). 1° Signe indirect de fracture du bassin : une pression douce exercée simultanément sur les deux crêtes iliaques et tendant à les rapprocher l'une de l'autre provoque une douleur au niveau des traits de fracture. — 2° Signe de fracture du métacarpien : le refoulement d'avant en arrière du doigt correspondant provoque une vive douleur au niveau du trait de fracture.

Verneuil (théorie de). V. *enclavement, 1°*.

vernix caseosa. Matière grasse comparée à du saindoux qui, chez beaucoup de nouveau-nés, s'étale en couche plus ou moins épaisse sur la région dorsale, les plis axillaires et inguinaux. Elle serait due à une hypersécrétion de l'appareil pilosébacé du fœtus.

Verocay (nodule de). Formation observée dans les neurinomes et constituée par des éléments fibrillaires groupés en tourbillons.

vérole, *s. f. (varius,* varié, moucheté). V. *syphilis.* — petite v. V. *variole.* — petite v. volante. V. *varicelle.*

verre (homme de). Malade atteint d'ostéopsathyrose (v. ce terme).

verres (épreuve des trois). V. *Guyon (épreuve des trois verres de).*

verrue, *s. f. (verruca).* Tumeur bénigne de la peau, contagieuse et inoculable, résultant d'une hyperplasie papillaire et épidermique, et due à un virus du groupe des papovavirus (v. ce terme). Les *v. vulgaires* sont de petites élevures cornées assez saillantes, à surface mamelonnée ou villeuse, siégeant sur la face dorsale des mains et des pieds, plus rarement sur la figure et la plante des pieds; les *v. planes juvéniles*, petites papules aplaties, siègent surtout sur la face, le cou, la poitrine et sur le dos des mains. Les *v. filiformes*, minces, allongées et cornées poussent sur la face dans les zones barbues, sur les paupières et les lèvres; les *v. digitées* se développent sur le cuir chevelu des adultes où elles forment des bouquets charnus digitiformes. — *v. figue.* V. *condylome acuminé.* Les *v. plantaires* (Dubreuilh, 1895), siégeant au niveau des points d'appui du pied, sont de petites masses blanchâtres et grenues enchâssées dans un anneau hyperkératosique, creusant en profondeur et très douloureuses à la pression. — On appelle abusivement *v. molles* de petites élevures jaunâtres ou pigmentées, formées de cellules næviques qui peuvent dégénérer en cancer; et *v. planes séniles* ou *v. séborrhéiques* des élevures kératosiques brunâtres qui apparaissent sur le tronc et la face après la quarantaine. — *v. télangiectasique.* V. *angiokératome.*

verruga du Pérou, *s. f.* (en esp. verrue). Syn *bartonellose.* Maladie endémique de certaines vallées des Andes, inoculable, mais non contagieuse, caractérisée soit par des symptômes infectieux graves avec fièvre élevée, douleurs généralisées et anémie considérable — 1 million de globules rouges — (*fièvre de la Oroya, maladie de Carrion*) qui peuvent parfois entraîner la mort, soit par une éruption cutanée (*verruga, bouton d'Amboine, pian hémorragique*) composée d'éléments miliaires ou de saillies mamelonnées ressemblant à des fraises et à des framboises. Cette forme succède parfois à la précédente. L'agent pathogène est un sporozoaire, *Bartonella bacilliformis,* transmis par le *Phlebotomus verrucarum.*

verruqueux, *adj.* Qui porte des verrues ou a la forme d'une verrue. Ce terme caractérise aussi certaines formes de maladies : *tuberculose v., syphilide v.*

vers (mal des). V. *bassines (mal des).*
version, *s. f.* (*vertere,* tourner). Changement de position que l'on imprime au fœtus pour faciliter sa sortie de l'utérus. Suivant la partie fœtale que l'on amène vers le petit bassin, elle est dite *céphalique* (tête) ou *podalique* (pieds). On peut la pratiquer : 1° en imprimant au fœtus des mouvements à travers la paroi : *v. par manœuvres externes* ; 2° en allant saisir avec la main introduite dans l'utérus la partie que l'on veut amener vers le détroit supérieur : *v. par manœuvres internes* ; 3° en associant les deux procédés : tandis qu'une main est introduite dans les organes génitaux, l'autre agit sur le fœtus à travers la paroi abdominale : *v. mixte* ou *bipolaire.*

vertebra plana (Calvé). Syn. *maladie de Calvé, ostéochondrite vertébrale infantile.* Ostéochondrose du corps vertébral s'observant chez le jeune enfant et laissant comme séquelle un aplatissement en galette.

vertébral (mal). V. *Pott (mal de).*

vertèbre en cadre. Aspect radiologique d'une vertèbre augmentée de volume, dont le pourtour, anormalement condensé, apparaît plus opaque que le centre. On l'observe dans la maladie de Paget.

vertèbre carrée. Angl. *squarring.* Signe radiologique de la pelvispondylite rhumatismale : le bord antérieur de la vertèbre vue de profil est rectiligne alors qu'il est normalement concave.

vertèbre en diabolo. Aspect radiologique des vertèbres dans certains cas de rhumatisme chronique (rh. ostéophytique vertébral) : le corps vertébral paraît étranglé en son milieu, entre les ostéophytes développés contre les faces supérieure et inférieure.

vertèbre d'ivoire (Souques, 1924). Syn. *vertèbre noire.* Aspect radiologique d'une vertèbre dont le corps, non déformé, apparaît beaucoup plus opaque que normalement. Cette image de condensation homogène peut être due à une métastase cancéreuse, surtout d'un cancer de la prostate; mais aussi à l'ostéopétrose, la maladie de Paget, la maladie de Hodgkin.

vertèbre noire. V. *vertèbre d'ivoire.*

vertèbre en papillon. V. *rachischisis antérieur.*

vertèbre striée. Aspect radiologique d'une vertèbre dont le corps est parcouru par de nombreuses lignes opaques, parallèles, verticales et horizontales, témoins d'une condensation irrégulière. On l'observe dans la maladie de Paget.

vertébro-basilaire (insuffisance). V. *insuffisance vertébro-basilaire.*

vertébro-basilaire (ramollissement). V. *ramollissement vertébro-basilaire.*

vertébro-basilaire (syndrome). V. *sous-clavière voleuse (syndrome de la).*

vertébro-vertébral (syndrome). V. *sous-clavière voleuse (syndrome de la).*

vertébrothérapie, *s. f.* (vertebra, vertèbre; θεραπεία, traitement). Traitement de certaines algies d'origine rachidienne par des manipulations de la colonne vertébrale (tractions, torsions); en particulier, traitement des douleurs lombo-sciatiques, dorsales ou cervico-brachiales par altération du disque intervertébral, au moyen de tractions exercées sur le rachis.

vertex, *s. m.* (*vertex*, sommet) (anthropologie). Point le plus élevé de la voûte du crâne.

vertige, *s. m.* (*vertere*, tourner). « Trouble cérébral, erreur de sensation, sous l'influence de laquelle le malade croit que sa propre personne ou les objets environnants sont animés d'un mouvement giratoire ou oscillatoire » (N. Guéneau de Mussy).

vertige ab aure læsa. V. *Ménière (syndrome de).*

vertige angiopathique. Vertige dû à la sclérose des artères bulbaires.

vertige apoplectique. Syn. *scotodinie, v. ténébreux.* Vertige dans lequel, à la sensation de tournoiement, s'ajoutent de l'obscurcissement de la vue et de l'obnubilation des autres sens, avec défaillance. Il précède souvent l'apoplexie.

vertige auriculaire. V. *Ménière (syndrome de).*

vertige épidémique. V. *névraxite vertigineuse.*

vertige galvanique. Syn. *v. voltaïque.* V. produit par l'action d'un courant galvanique sur les fibres vestibulaires de la VIIIe paire, les deux électrodes d'une pile étant appliquées sur les apophyses mastoïdes. Au moment de la fermeture, les objets semblent se déplacer du pôle négatif au pôle positif et le corps semble tourner dans le même sens; au moment de l'ouverture du courant, la rotation semble se faire dans le sens opposé. L'existence d'un vertige anormal est l'indice d'une perturbation fonctionnelle ou d'une lésion de l'appareil statique (canaux semi-circulaires). V. *voltaïque (épreuve).*

vertige labyrinthique. V. *Ménière (syndrome de).*

vertige laryngé (Charcot, 1876). Syn. *ictus laryngé.* Syndrome caractérisé par une perte de connaissance subite et complète, mais de courte durée, succédant à un picotement laryngé et à un accès de toux. L'irritation laryngée, qui est le point de départ des accès, peut résulter d'une lésion locale ou d'une lésion éloignée, mais à retentissement laryngé (tabes).

vertige méniérique. V. *méniérique (vertige).*

vertige mental (Lasègue) ou **névropathique.** Angoisse précordiale subite, consciente, invincible, s'accompagnant d'une sensation de collapsus et de défaillance, avec brouillard devant les yeux et pâleur de la face. Elle est provoquée par la vue d'un objet et se répète chaque fois dans les mêmes conditions. Le *v. mental* présente de grandes analogies avec les *phobies.*

vertige paralysant (Gerlier, 1884-85). Syn. *maladie de Gerlier, kubisagari, tourniquet.* Maladie dont la nature est inconnue (infectieuse?) qui se manifeste sous forme de petites épidémies très localisées (Jura, Japon) et frappe uniquement les personnes en contact avec les bovidés (bergers, trayeurs, etc.). Elle survient par accès, caractérisés par des parésies momentanées, des troubles visuels (ptosis, obnubilation, diplopie, photopsie, photophobie), parfois des troubles de l'équilibre et des douleurs vertébrales et cérébrales. On en a distingué trois types : *type de l'endormi* (v. *ptosique*), *t. du recueillement* et *t. de l'aveugle ivre*. L'intelligence et la santé générale ne sont jamais atteintes. H. Verger, de Bordeaux, assimile le v. p. à l'*encéphalite épidémique* (1926).

vertige de position. Vertige provoqué en modifiant la position du sujet. Sa recherche fait partie des épreuves vestibulaires. On distingue : 1º le *v.* ou *nystagmus de position de type I* ou *nystagmus de Nylen* (1939); *v.* ou simple sensation d'instabilité du regard provoqué en plaçant le malade en décubitus dorsal, la tête pendant dans le vide (position de Rose); il dure tant qu'est maintenue cette position et peut être reproduit aussitôt après de la même manière; il a été considéré d'abord comme évocateur d'une tumeur intracrânienne; 2º le *v. de p. de type* II (Hallpike, 1962), *v.* rotatoire, bénin, dû à des positions variées, mais dont la disparition précède celle de la posture anormale, et qui n'est pas reproductible immédiatement. Il relève de causes très nombreuses.

vertige ptosique (David). V. *v. paralysant*.

vertige stomacal (Trousseau, Lasègue) (*vertigo a stomacho laeso*). Vertige plus ou moins prononcé, accompagné souvent de nausées et de vomissements, en relation avec des troubles gastriques. On l'observe dans des circonstances très diverses chez certains dyspeptiques (atonie, hypochlorhydrie), chez les convalescents de maladies graves (f. typhoïde), soit à jeun, soit après l'ingestion de certains aliments.

vertige ténébreux. V. *vertige apoplectique*.

vertige voltaïque. V. *vertige galvanique*.

veru montanum (syndrome du). Ensemble des symptômes provoqués par une urétrite postérieure avec inflammation du *veru montanum* : érections d'abord douloureuses avec éjaculations prématurées et sanglantes, puis érections incomplètes et rares pouvant entraîner la neurasthénie génitale et l'impuissance.

vésanie, s. f. (*vesania*, folie). V. *psychose*.

vésicant, adj. Qui détermine des ampoules à la peau. *Emplâtre v.*, *gaz v.*

vésicatoire, s. m. (*vesicare*, se tuméfier). 1º Topique destiné à provoquer le soulèvement de l'épiderme par accumulation au-dessous de lui d'une certaine quantité de sérosité. Il est presque toujours fait avec de la poudre de cantharide ou de la cantharidine. — 2º Phlyctène provoquée par l'emplâtre vésicant et plaie qui lui succède. — *épreuve du v.* (Roger et Josué). Épreuve clinique basée sur l'examen histologique des cellules contenues dans la sérosité du *v.* Chez l'homme normal, on trouve une forte proportion de polynucléaires éosinophiles; chez les individus atteints de maladie infectieuse, ces cellules sont peu nombreuses ou font complètement défaut. Elles reparaissent si l'organisme triomphe de l'infection.

vésico-pustule, s. f. Vésicule dont le contenu devient purulent.

vésiculaire (râle). V. *crépitant* (*râle*).

vésicule, s. f. (*vesicula*, dim. de *vesica*). Lésion élémentaire de la peau, consistant en un soulèvement circonscrit de l'épiderme contenant de la sérosité transparente.

vésicule fraise (*strawberry gallbladder* de Mc Carthy). Syn. *cholestérose de la vésicule*. Cholécystite légère dont la lésion est constituée, à l'œil nu, par des grains jaunes pédiculés sur la muqueuse; au microscope, par des amas de cellules lipoïdiques sous-épithéliales. Elle est en rapport tantôt avec la stase vésiculaire et précède la lithiase, tantôt avec une infection moyenne ou légère de l'arbre biliaire.

vésicule perlée. Lésion cutanée de la gale, moins caractéristique que le sillon (v. ce terme). C'est une surélévation globuleuse, transparente, de la taille d'une tête d'épingle, siégeant sur les faces latérales des doigts et la partie antéro-interne des poignets, parfois à l'extrémité d'un sillon.

vésiculectomie, s. f. (vésicule; ἐκτομή, ablation). V. *spermatocystectomie*.

vésiculite, s. f. V. *spermatocystite*.

vésiculographie, s. f. Radiographie des vésicules séminales après leur injection avec un produit opaque aux rayons X.

vésiculotomie, s. f. (vésicule; τομή, section) (Fuller, 1908). Incision des vésicules séminales.

vespertilio, s. m. (en lat. chauve-souris). Syn. *érythème centrifuge de Biett* (1828), *érythème centrifuge symétrique, lupus érythémateux symétrique aberrant* ou *l. e. migrans*. Variété de *lupus érythémateux* chronique qui se développe symétriquement sur les pommettes et à la face dorsale du nez, donnant ainsi l'aspect d'une chauve-souris aux ailes déployées.

vessie (maladie villeuse de la). V. *villeuse de la vessie (maladie).*

vestibulaire (dysharmonie). V. *dysharmonie vestibulaire.*

vestibulaires (épreuves). Manœuvres destinées à mettre en évidence un trouble de l'équilibre en cas d'altération du labyrinthe : recherche du nystagmus spontané ou provoqué (Bárány, épreuves rotatoire et voltaïque), signe de Romberg, épreuves des bras tendus, de l'index, de la marche en étoile (v. ces termes), *vertige de position* et *électronystagmographie.*

vestibulaire (syndrome). Syn. *syndrome labyrinthique.* Ensemble de symptômes dus à une altération des voies vestibulaires (ou labyrinthiques). Il est caractérisé par des vertiges, des troubles de l'équilibre (déviation du corps au repos ou en mouvement), du nystagmus, des modifications de la réflectivité ves-

tibulaire (épreuves calorique, rotatoire, voltaïque; v. ces termes). La symptomatologie est toujours identique, complète, globale et harmonieuse (la secousse lente du nystagmus, la déviation des bras tendus et celle du corps se faisant du même côté) dans le *syndrome périphérique* par atteinte du labyrinthe ou du nerf vestibulaire; elle est variable, partielle, dysharmonieuse (la secousse lente du nystagmus, la déviation des bras tendus et celle du corps se faisant de côtés différents) dans le *syndrome central* par atteinte des noyaux vestibulaires bulbaires et des voies efférentes. Il existe enfin des *syndromes mixtes*, d'autres dus à des attitudes particulières du sujet (v. *vertige de position*), d'autres d'*origine cervicale* (traumatisme, vertige de Ménière, insuffisance vertébro-basilaire, syndrome sympathique cervical postérieur). V. *électro-nystagmographie* et *cupulométrie.*

vestibulaire thermique (réaction). V. *Bárány (épreuve ou signe de).*

vexigalbe, adj. (convexus, convexe; galbe) (R. P. Dʳ Verdun). V. *vexiligne.*

vexigalbie, s. f. (R. P. Dʳ Verdun). État d'un sujet vexigalbe.

vexiligne, adj. (convexus; linea, ligne) (R. Baron) (morphologie). Syn. *vexigalbe* (R. P. Dʳ Verdun). Dont le profil (v. *alloïdisme*) est caractérisé par la prédominance des saillies (profil vexé).

V. F. (électrocardiographie). Symbole de la dérivation unipolaire de la jambe gauche (Foot). V. *dérivation.*

V.G. V. *valeur globulaire.*

V.G.M. V. *volume globulaire moyen.*

viabilité, s. m. (vitæ habilis, apte à vivre; Littré). État du fœtus né viable. « Être né viable, c'est être né vivant et avoir vécu d'une vie autre que la vie intra-utérine, et présenter en outre un développement général, une conformation et un état de santé non incompatibles avec la continuation définitive de la vie » (Tardieu).

viable, adj. Qui est apte à vivre. V. *viabilité.*

vibices, *s. f. pl.* (*vibicem,* marque de coup de fouet). 1° Hémorragie cutanée se présentant sous la forme de sillons ou de stries (variété de purpura). — 2° V. *vergeture.*

Vibramycine, *s. f.* (n. dép.). V. *doxycycline.*

vibrance péricardique protodiastolique ou **isodiastolique** (C. Lian, Marchal et Pautrat, 1933). Syn. *bruit de galop post-systolique* (Laubry et Pezzi, 1925). Bruit cardiaque anormal « atteignant un éclat surprenant, véritablement vibrant, beaucoup plus fort que les bruits normaux », que l'on perçoit dans toute l'aire précordiale, mais surtout à la pointe, aussitôt après le 2e bruit du cœur, en cas de péricardite calcifiante. Il traduirait la vibration de la plaque calcaire lorsque le cœur se dilate brusquement au début de la diastole.

vibrance péricardique proto- ou **méso-systolique** (R. Froment, 1945). Bruit cardiaque analogue à la vibrance péricardique protodiastolique, mais perçu entre les deux bruits cardiaques, au milieu ou au début de la systole, en cas de péricardite calcifiante. Il serait dû à l'incurvation systolique de la plaque calcaire.

vibrants (râles). V. *sonores (râles).*

vibration, *s. f.* (*vibratio,* action de secouer). — *v. abdominales* (De Brun, 1901). Vibrations perçues par la main appliquée sur la paroi abdominale au moment où le sujet parle. Ces *v.* sont un signe d'ascite au début et disparaissent dès que la sensation de flot devient perceptible. — *v. thoraciques.* V. perçues par la main posée à plat sur le thorax pendant que le sujet parle; elles sont plus fortes en cas de condensation du parenchyme pulmonaire (pneumonie), plus faibles ou abolies en cas d'épanchement pleural liquide (pleurésie) ou gazeux (pneumothorax). — (kinésithérapie). Mode de massage consistant en une série d'ébranlements rapides que la main, par des pressions intermittentes répétées sans perdre le contact avec les téguments, détermine sur une région du corps.

vibratoire (frémissement). V. *frémissement.*

vibrion, *s. m.* (*vibrare,* vibrer). Bactérie plus ou moins incurvée, ciliée, mobile. — *v. cholérique* (Koch, 1885). V. *virgule (bacille).* — *v. septique* (Pasteur, 1875). Long bâtonnet (3 à 15 μ), droit ou flexueux, souvent groupé en longues chaînettes. Le *v. s.* mobile, pourvu de très nombreux cils, est un germe anaérobie. Il détermine chez l'homme une variété de gangrène gazeuse.

vibriose du bétail. Maladie vénérienne des bovins et des ovins due au *Vibrio fœtus,* qui provoque avortements et stérilité temporaire des femelles. De rares cas de septicémies à *V. fœtus* ont été signalés dans l'espèce humaine.

vibrisses, *s. f. pl.* (*vibrissæ*). Poils implantés à l'intérieur des narines.

vicariant, *adj.* (*vicarius,* remplaçant). Suppléant. — Se dit d'un organe ou d'une fonction qui joue le rôle d'un autre organe ou d'une autre fonction déficiente.

victimologie, *s. f.* (médecine légale). Étude (psychiatrique en particulier) des victimes.

Vidal (type). Type de polyarthrite chronique évolutive caractérisée par l'aspect des doigts en coup de vent (v. ce terme).

Vidal-Brocq (type). Variété de mycosis fongoïde, caractérisée par la présence de tumeurs bien limitées dont l'apparition n'est pas précédée par les périodes eczémateuse et lichénoïde.

Vidal-Jacquet (syndrome de) (1893). Syndrome caractérisé par l'association de kératose palmoplantaire « en clous de tapissier » et d'une polyarthrite. Il avait été attribué à la gonococcie; actuellement on le rattache au syndrome de Fiessinger-Leroy-Reiter (v. ce terme).

vigilambulisme, *s. m.* (*vigil,* éveillé; *ambulare,* marcher). État d'automatisme ambulatoire avec dédoublement de la personnalité se produisant pendant la veille. Ex. :

automatisme comitial ambulatoire
(v. ce mot).

Vigouroux (signe de). Diminution de la résistance électrique de la peau dans le goitre exophtalmique.

Villaret (syndromes de). 1° (1917). Syn. *syndrome rétroparotidien postérieur, syndr. de l'espace sous-parotidien postérieur.* Ensemble des troubles déterminés par la paralysie unilatérale et simultanée des quatre derniers nerfs crâniens (glosso-pharyngien, pneumogastrique, spinal, grand hypoglosse) et du sympathique blessés ou comprimés dans l'espace rétro-parotidien. Il est caractérisé cliniquement par une hémiparalysie glosso-palato-pharyngolaryngée avec hémianesthésie, des troubles de la déglutition et de la phonation, et par un syndrome de Claude Bernard-Horner du même côté. — 2° (1939). Apparition d'une hépatomégalie douloureuse et d'une mélanurie chez un sujet ayant subi l'énucléation d'un œil (porteur d'un « œil de verre »). Cette triade permet d'affirmer la généralisation d'un mélanosarcome choroïdien.

Villaret (triade de). V. *Villaret (syndromes de) n° 2.*

villeuse de la vessie (maladie). Syn. *papillomatose vésicale diffuse.* Affection caractérisée par l'existence d'une multitude de papillomes implantés sur la muqueuse vésicale, qui prend un aspect chevelu ou velouté.

villeux, euse, *adj.* (*villosus,* velu). Qui présente des villosités. — *tumeur v.* — (anatomie) *membranes v.* « Nom donné : 1° aux séreuses (*m. v. simples*) quoiqu'elles n'aient point de villosité; 2° aux muqueuses (*m. v. composées*) » (Littré).

villosité, *s. f.* (*villosus*). Petites saillies filiformes couvrant certaines surfaces auxquelles elles donnent un aspect velu. — *v. choriales.*

villotoxémie, *s. f.* (Fieux et Mauriac). Intoxication supposée de l'organisme par les produits issus des villosités choriales. La théorie de la *v.* avait été invoquée pour expliquer les phénomènes de l'intoxication gravidique.

Vincent (angine de). Syn. *amygdalite chancriforme, angine ulcéromembraneuse.* Variété d'amygdalite subaiguë dans laquelle l'amygdale est le siège d'une ulcération qui simule un chancre induré. Dans l'exsudat diphtéroïde qui recouvre cette ulcération on rencontre à l'examen microscopique des bacilles fusiformes associés à des spirochètes (spirochètes de Vincent).

Vincent (épreuve de Beth) (1918). Procédé de détermination du groupe sanguin. Il consiste à mélanger, sur une lame de verre ou de carton glacé, une petite goutte du sang à examiner avec une grosse goutte de chacun des sérums étalons A, B et O, contenant respectivement les agglutinines β, α et αβ. L'agglutination des hématies, rapide, est visible macroscopiquement lorsque l'agglutinine sérique rencontre dans les hématies l'agglutinogène correspondant. Si elle est provoquée par les sérums des groupes B et O, le sang appartient au groupe A; par ceux des groupes A et O, il appartient au groupe B; par tous les sérums, au groupe AB; et si l'agglutination n'apparaît nulle part, le sang appartient au groupe O.

Vincent (méthode de). Traitement de la maladie du sérum par le salicylate et le benzoate de soude administrés par voie buccale.

Vincent (signe de). Anesthésie du nerf dentaire inférieur détruit dans l'ostéomyélite profonde du maxillaire inférieur.

Vincent (signe thyroïdien de). V. *thyroïdien.*

Vineberg (opération de) (1946). Implantation de l'artère mammaire interne en plein myocarde, opération destinée à améliorer la vascularisation du muscle cardiaque en cas d'insuffisance coronarienne.

viomycine, *s. f.* (Finlay, 1949). Substance antibiotique extraite des cultures de *Streptomyces puniceus* ou *floridæ,* active contre le bacille de Koch, même contre les souches résistantes à la streptomycine et à l'isoniazide. Son utilisation en clinique est limitée par sa toxicité. V. *antituberculeux*.

Vipond (signe de) (V., de Montréal, 1906). Adénopathie généralisée observée pendant la période d'incubation de certaines maladies infectieuses aiguës, telles que la rougeole, la rubéole, les oreillons et la varicelle. L'apparition de ce signe, chez des enfants qui vivent dans un endroit contaminé, permet de faire un diagnostic précoce et de pratiquer l'isolement en temps utile.

viral, adj. Qui se rapporte à un virus.

Virchow (tumeur sableuse de). V. *psammome* et *endothéliome méningé*.

virémie, s. f. Présence de virus dans le sang circulant.

vireux, euse, adj. (*virus*, poison). Se dit des substances végétales qui répandent une odeur ou ont une saveur désagréables (opium, ciguë).

virginiamycine, s. f. Syn. *Staphylomycine* (n. dép.). V. *macrolides*.

virgule (bacille) Bactérie aérobie de 1 μ à 2 μ 5 de long, légèrement incurvée (d'où son nom), terminée par un cil vibratile et ayant une très grande mobilité. Le *b. v.*, qui se cultive facilement sur les milieux ordinaires, est l'agent pathogène du choléra asiatique.

virilisant, adj. (*virilis*, masculin). Syn. *masculinisant*. Qui provoque l'apparition de caractères sexuels secondaires masculins. — *hormone m.* ou *v.* — *tumeur m.* ou *v.*

virilisation, s. f. (*virilis*, masculin). Syn. *masculinisation*. Apparition chez la femme pubère de caractères sexuels secondaires appartenant au sexe masculin. V. *virilisme*.

virilisme, s. m. Syn. *syndrome androgénique*. Syndrome observé chez la femme, après la puberté, consistant en un développement exubérant et précoce du système pileux qui prend une distribution masculine, une adipose généralisée, des vergetures pourpres, de l'hypersthénie, un psychisme viril, de l'hypertension et du diabète parfois, et de l'aménorrhée. Ce syndrome est généralement dû à une tumeur maligne de la cortico-surrénale (*v. surrénal* : v. *génito-surrénal, syndrome*); il évo-

lue en quelques mois vers la cachexie et la mort; il peut être dû également à un adénome basophile de l'hypophyse (v. *Cushing, maladie ou syndrome de*) ou, exceptionnellement, à une tumeur de l'ovaire (arrhénoblastome). V. *Wilkins (maladie de)*. — *v. pilaire* (Achard). Syn. *hirsutisme* (Guthrie et Emery). Dystrophie du système pilaire chez la femme, consistant en hypertrichose à prédominance masculine, avec dysménorrhée et troubles mentaux, sans obésité ni hypersthénie. — *v. précoce* (Nobécourt). V. *macrogénitosomie*.

viriloïde, adj. (*vir, viris,* homme; εῖδος, forme). V. *androïde*.

virion, s. m. V. *virus*.

viroïde, s. m. Agent infectieux plus simple qu'un virus, réduit à un acide nucléique, sans coque protéique (capside). On le considère comme un virus défectif, c.-à-d. incapable de donner naissance à des virions, ou comme un gène pathologique.

virologie, s. f. (virus; λόγος, discours). Etude des virus et des ultra-virus.

viroplasme, s. m. (P. Tournier et M. Plissier, 1960). Amas de fines granulations irrégulières situé, autour du noyau, dans le protoplasme des cellules infectées par un virus. Avec les particules virales arrondies et les filaments qu'il contient, il forme l'ensemble des inclusions protoplasmiques de ces cellules infectées.

virose, s. f. Nom générique des maladies causées par les ultra-virus. — *v. pulmonaire*. V. *bronchopneumopathie de type viral*.

virulence, s. f. (*virulentia,* mauvaise odeur). Aptitude des microbes à se développer dans le corps des animaux et à y sécréter des toxines. Le degré de *v.*, dont dépend la gravité des accidents produits, varie avec la résistance offerte par le terrain et les influences qui ont agi antérieurement sur le microbe.

virulicide, adj. Qui détruit les virus. Ex. : *propriété v.* du sérum.

virus, s. m. (*virus*, suc, poison). Syn. *virus filtrable* ou *filtrant, ultra-*

virus (Levaditi, 1921), *infragerme* et *ultragerme* (inusités). Nom donné, avant la découverte des microbes pathogènes, à la substance qui recèle l'agent du contage et est capable de transmettre la maladie. Puis il fut employé comme synonyme de germe pathogène, réservé surtout aux germes mal connus et non isolés de certaines maladies contagieuses. — Actuellement le terme de virus désigne de nombreux agents pathogènes, spécifiques, non cultivables sur les milieux artificiels, ne pouvant se multiplier qu'au sein des cellules vivantes qu'ils parasitent (*virus cytotropes*). Ils sont représentés par des particules de si faibles dimensions qu'elles traversent les filtres bactériens usuels; leur taille varie de 200 à 300 mμ pour les plus gros virus (psittacose, variole, vaccine, etc.), à 10 mμ pour les plus petits (poliomyélite, fièvre aphteuse, etc.). Les virus sont invisibles au microscope optique; leur image a pu être obtenue par la microphotographie en lumière ultra-violette et avec le microscope électronique. Chaque particule virale arrivée à maturité (virion) ne contient qu'un type d'acide nucléique (ARN ou ADN) : ce matériel génétique est entouré d'une coque (capside) formée de constituants protéiniques (capsomères) disposés géométriquement. La coque a des fonctions protectrices et antigéniques; l'acide nucléique représente seul la fraction pathogène qui pénètre dans la cellule envahie par le virus et qui va s'intégrer au matériel génétique de cette dernière en déviant son métabolisme. La cellule infectée, dont le patrimoine génétique est modifié, sera ainsi obligée de fabriquer des acides nucléiques et des protéines virales, lesquelles formeront de nouveaux virions (néovirions) qui vont transmettre l'infection aux autres cellules. Chaque virus a une spécificité d'espèce et d'organe. Certains virus, au moins chez les animaux, sont responsables de cancers et de leucémies (v. *virus oncogènes*). — On a d'abord classé les virus selon l'hôte chez lequel ils se multiplient (virus des vertébrés, des végétaux, des microbes, etc.), selon les troubles qu'ils provoquent (virus respiratoire, entérique, etc.) ou leur mode de transmission (par les arthropodes : arbovirus). Actuellement, ils sont catalogués d'après leur structure : le type de leur acide nucléique (ADN ou ARN), la symétrie de leur capside (cubique ou hélicoïdale) et le lieu (dans le noyau ou le cytoplasme de la cellule infectée) où leurs éléments sont assemblés, la présence ou l'absence d'enveloppe (peplos), le nombre des capsomères et le diamètre de l'hélice. V. *virus à ADN*, *virus à ARN*, *polymérase H* et *provirus*.

virus (réservoir de). Animal ou milieu extérieur chez lequel se conserve le germe pathogène (« virus » étant pris dans un sens extensif). Ex. : la chèvre pour la fièvre méditerranéenne, l'homme pour la variole, le sol pour le charbon.

virus à ADN (ou à DNA). Virus dont le matériel génétique est formé d'acide désoxyribonucléique (ADN). On en connaît 5 groupes : les parvovirus, les papovavirus, les adénovirus, les herpèsvirus, les poxvirus. V. *virus*.

virus APC (adéno-pharyngo-conjonctivaux). V. *adénovirus*.

virus Arbor. V. *arbovirus*.

virus à ARN (ou à RNA). Virus dont le matériel génétique est formé d'acide ribonucléique (ARN). On en connaît 10 groupes : les réovirus, les picornavirus, les ortho-, méta- et paramyxovirus, les rhabdovirus, les oncornavirus, les arénovirus, les togavirus, les coronavirus. V. *virus*.

virus de Bittner. Virus responsable des tumeurs mammaires de la souris, transmis au souriceau par le lait maternel.

virus cancérigène ou **cancérogène.** V. *virus oncogène*.

virus Coxsackie. V. *Coxsackie (virus)*.

virus cytotrope. V. *virus*.

virus E.B. (Epstein-Barr). Virus découvert par Epstein et Barr en 1964 dans le lymphome de Burkitt, retrouvé, en Chine méridionale, chez les sujets atteints de cancer du rhinopharynx, peut-être héréditairement prédisposés, puis au cours de la mononucléose infectieuse (Henle, 1967). On le met en évidence par la culture des lymphocytes et la recherche des anticorps. Il existe aussi chez certains sujets normaux.

virus ECHO. V. *ECHO* (virus).

virus filtrable ou **filtrant**. V. *virus*.

virus fixe. Syn. *virus de passage*. Virus obtenu par l'inoculation de la *rage des rues* au lapin, suivie d'un grand nombre de passages de lapin à lapin. Le *v.* acquiert alors une virulence invariable et l'incubation de la *rage de laboratoire*, maladie ainsi obtenue, devient fixe et dure de 6 à 7 jours. Cette fixité du *v.* est irréversible et permanente.

virus Junin. V. *arénovirus*.

virus lents (maladies à) (Sigurdsson, 1954). Maladies dues à des virus divers, souvent non identifiés. Elles ont comme caractères communs : 1° l'existence d'une longue période muette (quelques mois à quelques années) séparant le moment où l'agent infectieux pénètre dans l'organisme et celui où apparaissent les symptômes de la maladie; 2° l'atteinte élective d'un seul tissu ou organe (le système nerveux central); 3° leur affinité exclusive pour certaines espèces animales; 4° une évolution progressive vers la mort. Les raisons de l'incubation prolongée sont inconnues : on a incriminé une prédisposition génétique et la manière dont l'hôte réagit au virus; mais les réponses inflammatoires ou immunitaires sont différentes selon les maladies. — Les affections à virus lents sont nombreuses chez l'animal : citons chez le mouton, la tremblante ou scrapie et la visna. Chez l'homme, on en connaît quatre : le kuru, la maladie de Creutzfeldt-Jakob, la leuco-encéphalopathie multifocale progressive et la leuco-encéphalite sclérosante subaiguë. La sclérose en plaques, la maladie de Parkinson post-encéphalitique et même d'autres affections « dégénératives » telles que la maladie d'Alzheimer, celle d'Alpers, la sclérose latérale amyotrophique et, pour certains, le cancer, pourraient peut-être entrer aussi dans ce cadre. V. *encéphalopathies spongiformes subaiguës à virus*.

virus Machupo. V. *arénovirus*.

Virus de Marburg (maladie à). V. *Marburg (maladie à virus de)*.

virus oncogène. Syn. *Virus cancérigène* ou *cancérogène*. Virus capable d'introduire son matériel génétique dans un chromosome de la cellule qu'il infecte, et de la rendre ainsi cancéreuse ou leucémique. Cette modification de son patrimoine génétique perturbe le métabolisme de la cellule hôte; celui-ci, au lieu de rester normal et régulier, devient anarchique et déclenche la prolifération désordonnée de cellules dont l'atypie morphologique et fonctionnelle affirme le caractère malin. Des virus à ARN (oncornavirus) sont la cause de leucémies et de cancers chez les animaux; chez l'homme, certains virus à ADN du groupe herpès (virus EB) ont été trouvés associés à des cancers. V. *virus, polymérase H, provirus, exovirus* et *endovirus*.

virus orphelin. Virus identifié, mais dont on ignore le rôle pathogène : ce sont des « virus en quête de maladie ». V. *Echo* (virus).

virus para-influenza. Myxovirus, du groupe paramyxovirus, responsable d'affections des voies respiratoires, bénignes chez l'adulte (simple coryza), plus graves chez l'enfant (bronchites, bronchiolites, bronchopneumonies), très sévères chez le nourrisson (pseudo-croup). Il en existe 4 types.

virus de passage. V. *virus fixe*.

virus respiratoire syncytial (V.R.S.). Virus du groupe des métamyxovirus responsable de la majorité des pneumopathies de l'enfance. V. *bronchopneumopathie de type viral*.

virus des rues. Virus de la rage des rues. V. *rage*.

virus S.L.E. V. *encéphalite américaine de S.-Louis*.

virus Tacaribe. V. *arénovirus*.

virus Tahyna. V. *fièvre à virus Tahyna*.

virus West-Nile. V. *fièvre à virus West-Nile*.

virus-vaccin, *s. m.* (Pasteur, 1881). Vaccin constitué par des germes vivants, de virulence atténuée; il est inoculé pour provoquer une infection latente capable de prémunir l'organisme contre une attaque violente du même germe. Ex. : vaccination contre la rage, le typhus, la tuberculose (par le B. C. G.), etc.

viscérale (crise). Manifestation paroxystique, généralement douloureuse, frappant divers organes au cours du tabes (v. *crise gastrique, intestinale, laryngée, urinaire*).

viscéralgie, *s. f.* (*viscera,* viscères; ἄλγος, douleur). Nom générique donné à tous les troubles de la sensibilité des viscères ayant une origine nerveuse.

viscérocepteur, *s. m.* (*viscera,* viscères; *capere,* recueillir). V. *intérocepteur*.

viscérographie, *s. f.* ou **viscérographique (méthode)** (Danielopolu, de Bucarest, 1921). Enregistrement d'un tracé des contractions de diverses parties du tube digestif, en particulier de l'estomac et du duodénum, obtenu à l'aide d'une sonde introduite plus ou moins profondément. Cette méthode est également applicable à l'étude des contractions vésicales.

viscéromégalie, *s. f.* (*viscera,* μέγας, grand). Mot mal formé. V. *splanchnomégalie*.

viscéroptose, *s. f.* (*viscera,* πτῶσις, chute) (Dalché). V. *splanchnoptose*.

viscérotrope, *adj.* Se dit des substances chimiques, des microbes, des virus, etc., qui se fixent d'une façon élective sur les viscères. Le terme *splanchnotrope* serait préférable.

viscosité, *s. f.* (*viscum,* glu). « Résistance au frottement qui s'oppose au déplacement des molécules les unes par rapport aux autres » (Dognon).

— *viscosité psychique.* V. *bradypsychie*.

vision, *s. f.* Action de voir. — Pris parfois dans le sens d'hallucination de la vue.

visna, *s. f.* V. *virus lents (maladies à)*.

vissage, *s. m.* Immobilisation des fragments d'un os fracturé, maintenus en contact par une ou plusieurs vis.

vitalisme, *s. m.* (Van Helmont, 1577-1644; Théophile de Bordeu et Barthez, de Montpellier, XVIIIᵉ siècle). Doctrine qui explique par l'influence d'un *principe vital,* différent de l'âme spéciale à l'homme, le fonctionnement des organes communs aux hommes et aux animaux.

vitalité, *s. f.* Ensemble des propriétés inhérentes à la substance organisée. — Syn. de vie.

vitamine, *s. f.* (Funk, 1912). Substance existant en très petite quantité dans certaines matières nutritives, ne rentrant dans aucune des grandes classes d'aliments et dont les faibles doses, indispensables à la croissance et au maintien de l'équilibre vital, doivent être apportées par l'alimentation, sous peine de voir apparaître une maladie dite par carence. — On distingue les *v. liposolubles* : *v. A* ou *v. antixérophtalmique* ou *axérophtol, v. D_2* ou *calciférol, v. D_3* ou *v. antirachitique* des huiles de foie de poissons, *v. E* ou *v. de reproduction* ou *tocophérol, v. F,* formée d'un ensemble d'acides gras non saturés et dont la carence provoque des dermatoses, *v. K* ou *v. de coagulation,* dont la carence provoque une diathèse hémorragique par trouble de la formation de la prothrombine; et les *v. hydrosolubles* : *v. B_1* ou *v. antinévritique* ou *aneurine, v. B_2* ou *G* ou *v. nutritive* ou *lactoflavine, v. B_4* ou *antiagranulocytaire, v. B_5* ou *acide pantothénique, v. B_6* ou *pyridoxine, v. B_7* ou *méso-inositol, v. B_8 (H ou H_1)* ou *biotine, v. B_9, Bc, M,* ou *acide folique, v. B_{12}* ou *cyanocobalamine, v. H'_0, H^2, P'* ou *acide para-amino-benzoïque, v. PP* ou *amide nicotinique, v. C* ou *v. anti-*

scorbutique ou *acide ascorbique*, v. *P* ou *citrine* (v. tous ces termes).

vitamine B₁₂ marquée (épreuve de transit de la). V. *transit de la vitamine B₁₂ marquée (épreuve ou test du)*.

vitaminisation, *s. f.* Production de vitamines dans un corps contenant certaines substances (stérols) ou enrichissement en vitamines de ce corps, sous l'influence d'agents extérieurs.

vitaminologie, *s. f.* Etude des vitamines.

vitaminothérapie, *s. f.* Emploi thérapeutique des vitamines.

vitastérine, *s. f.* (Funk, 1925) ou **vitastérol,** *s. m.* Nom proposé pour désigner un groupe de vitamines qui ont pour caractère de résister à de hautes températures, aux alcalis et à la dessiccation. Leur molécule ne renferme pas d'azote, mais est uniquement composée de carbone, d'oxygène et d'hydrogène.

vitesse circulatoire (mesure de la). Syn. *mesure du temps circulatoire.* On l'apprécie en mesurant le temps qui s'écoule entre l'introduction d'un produit dans une veine périphérique et sa manifestation en un point éloigné du lieu de l'injection : goût spécial dans la bouche s'il s'agit d'un produit sapide (v. *saccharinate de soude, épreuve au,* et *éther, épreuve à l'*), réaction physiologique (modification respiratoire, vaso-dilatation, bradycardie), apparition d'une coloration (après injection de fluorescéine p. ex.), etc.

vitesse de sédimentation globulaire. V. *sédimentation*.

vitiligo, *s. m.* (*vitiligo*, tache blanche). Affection caractérisée par un trouble de la pigmentation de la peau, consistant en l'apparition de plaques décolorées d'un blanc mat, à contours précis, entourées d'une zone où la peau est plus pigmentée que normalement.

vitreuse (dégénérescence). V. *nécrose de coagulation*.

vitro-pression (manœuvre de la). Manœuvre consistant à appuyer une lame de verre sur la peau, pour en chasser le sang. Elle est utilisée en dermatologie pour préciser certains diagnostics (lupus p. ex.).

vividialyse, *s. f.* (*vivus,* vivant; *dialyse*). V. *hémodialyse*.

vivisection, *s. f.* (*vivus,* vivant; *sectio,* action de couper). Opération pratiquée dans un but expérimental sur les animaux vivants.

V. L. (électrocardiographie). Symbole de la dérivation unipolaire du bras gauche (Left). V. *dérivation*.

V. M. ou **V. Mx.** ou **V. Mx. M.** V. *ventilation maxima*.

V. M. A. V. *vanylmandélique (acide)*.

V̇o₂. Symbole du débit (ou de la consommation) d'oxygène. V. *oxygène (consommation d')*.

Vogel-Minning (test de) (1949). Réaction destinée à mettre en évidence la présence d'anticorps spécifiques chez des sujets atteints de bilharziose ; le sérum de ces malades, mis en présence de cercaires de *Schistosoma mansoni* provoque, autour de celles-ci, la formation d'une membrane.

Vogt (dyscéphalo-syndactylie ou **syndrome de).** V. *dyscéphalo-syndactylie*.

Vogt (syndrome de Cécile et Oscar) (1911). Variété congénitale et infantile de paralysie pseudo-bulbaire, caractérisée anatomiquement par l'*état marbré du striatum* (noyau caudé et segment externe — putamen — du noyau lenticulaire, dépourvus de cellules) et cliniquement par un état spasmodique des muscles de la face (trismus), du pharynx (dysphagie), du larynx (dysarthrie), et des membres (mouvements athétosiques et hypertonie), sans trouble de l'intelligence ni de la sensibilité.

Vogt-Hueter (point de). Point où l'on pratique la trépanation dans le cas d'épanchement sanguin traumatique intra-crânien ; il est situé « dans la fosse temporale, au sommet de l'angle formé par deux lignes, l'une horizontale, passant à deux travers de doigt au-dessus de l'arcade zygomatique ; l'autre verticale, passant à un bon travers de doigt en arrière de l'apophyse frontale de l'os malaire » (E. Forgue).

Vogt-Koyanagi (syndrome de) (V., 1906 ; K., 1929). Affection de nature inconnue, voisine de la maladie de Harada (v. ce terme) caractérisée par l'association de vitiligo, d'une alopécie temporaire, de décoloration des poils, de surdité et de troubles oculaires graves (uvéite antérieure précoce bilatérale, parfois décollement de la rétine, glaucome aigu, cataracte).

Vogt-Spielmeyer (maladie de). V. *Spielmeyer-Vogt (maladie de).*

Voillemier (fracture type). Double fracture verticale de la ceinture pelvienne : le trait antérieur passe par le corps ou les branches du pubis, et le trait postérieur au niveau des trous sacrés (fr. par pression verticale : fr. verticale du sacrum de *V.* ; fr. par pression sagittale : fr. par arrachement d'une lamelle du sacrum de *V.*).

voix (épreuve de la). Etude de l'acuité auditive par l'emploi de la voix chuchotée.

voix bitonale. V. *diplophonie.*

voix bronchique ou **tubaire.** V. *bronchophonie.*

voix chevrotante. V. *égophonie.*

voix eunuchoïde. V. *eunuchoïde.*

voix ligneuse (Fauvel). Voix rauque et râpeuse des malades atteints de cancer des cordes vocales.

voix de polichinelle. V. *égophonie.*

vol sous-clavier. V. *sous-clavière voleuse (syndrome de la).*

volémie, *s. f.,* ou **volhémie,** *s. f.* (*volumen*, masse ; αἷμα, sang). Volume sanguin total, plasmatique et globulaire ; il comprend la masse du sang circulant et de celui qui est immobilisé dans les réservoirs sanguins. Normalement, la *v. globale* est, en moyenne, chez l'homme, de 76 ml/kg et de 2,89 l/m² ; chez la femme, de 66 ml/kg et de 2,44 l/m². La *v. plasmatique* est, chez l'homme, de 46 ml/kg et de 1,75 l/m² ; chez la femme, de 43 ml/kg et de 1,58 l/m². La *v. globulaire* est, chez l'homme, de 30 ml/kg et de 1,14 l/m² ; chez la femme, de 23 ml/kg et de 0,86 l/m².

Volhard (épreuves de). 1° *épreuve de la concentration.* Epreuve destinée à mesurer la capacité de concentration globale des reins : elle explore le fonctionnement tubulaire. Le malade, au repos et mangeant normalement, est soumis pendant 24 heures à une restriction hydrique (un demi-litre d'eau). Pendant ce temps on mesure, toutes les 3 heures, la quantité et la densité de l'urine. A l'état normal, la quantité éliminée en 24 heures ne doit pas dépasser 800 ml, la densité doit être au moins, dans un échantillon, de 1025. — 2° *épreuve de la dilution.* Epreuve permettant d'étudier la perméabilité du rein pour l'eau. Le sujet alité absorbe le matin 1 500 ml d'eau ; jusqu'à midi l'urine est recueillie toutes les demi-heures, on en mesure chaque fois la quantité et la densité. A l'état normal, il doit en être éliminé 1 300 à 1 600 ml et la densité d'un des échantillons ne doit être que de 1 001 à 1 002. — Cette épreuve vulgarisée par Volhard, était utilisée depuis longtemps en France par Castaigne et Paillard. V. *diurèse provoquée (épreuves de la).*

volhémie, *s. f.* V. *volémie.*

Volhynie (fièvre de). Nom sous lequel la *fièvre des tranchées* (v. ce terme) était connue en Pologne avant la guerre.

volition, *s. f.* (psychologie et physiologie). Phénomène actif de l'encéphale qui conduit à une volonté.

Volkmann (carie sèche de). V. *carie*

Volkmann (difformités ou **déformations de).** 1° Déjettement du pied en dehors par arrêt de développement des os de la jambe, du péroné en particulier, entraînant l'obliquité de l'articulation tibio-tarsienne. — 2° Syn. *genou angulaire complexe.* Déformation du genou consécutive à une tumeur blanche et fixée par ankylose. Elle est caractérisée par une luxation du tibia en arrière, la rotation externe de la jambe et une inflexion tibio-fémorale à concavité antérieure.

Volkmann (maladie, syndrome, contracture ou **rétraction musculaire ischémique de)** (1881)

Syn. *paralysie ischémique.* Affection rare observée surtout chez l'enfant, à la suite de traumatismes du coude, consistant en une nécrose ischémique suivie de sclérose et de raccourcissement, frappant quelques muscles de l'avant-bras, en particulier les longs fléchisseurs des doigts. Elle serait due à la compression du muscle par un hématome profond ou à une lésion vasculaire. — On a signalé des cas de rétraction musculaire ischémique du membre inférieur à la suite de traumatisme.

Vollmer (test de) (Vollmer et Goldberger, 1937). Syn. *test percutané, tuberculin patch test, Vollmer patch test, Lederle patch test.* Réaction cutanée inflammatoire obtenue, en cas d'allergie tuberculeuse, par l'application pendant 48 heures, sur la peau dégraissée, d'un carré de papier filtre imprégné d'une quantité déterminée de tuberculine brute très concentrée, puis desséché. Le *test de V.* serait plus sensible que la cuti-réaction, mais moins que l'intradermo-réaction. V. *percuti-réaction.*

volo-récepteur, *s. m.* Partie de l'appareil circulatoire (carotides, oreillette droite, etc.) sensible aux variations du volume sanguin circulant.

voltaïque (épreuve) (Babinski). Syn. *épreuve galvanique.* Manœuvre destinée à explorer le labyrinthe et le nerf vestibulaire. Elle consiste dans l'application d'un courant continu de 2 à 7 milliampères au moyen de deux électrodes placées de chaque côté de la tête, sur les régions préauriculaires. On observe normalement, pendant le passage du courant seulement, une inclinaison de la tête vers le pôle positif et un nystagmus rotatoire dirigé vers le pôle négatif. V. *vestibulaires (épreuves)* et *vertige galvanique.*

volume courant (V. C. ou Vt : angl. *tidal,* qui se rapporte à la marée) (terme remplaçant celui d'*air courant*). « Volume gazeux mobilisé lors d'une inspiration ou d'une expiration normale ; chez l'adulte normal au repos il varie de 400 à 600 ml. » (J. Le Melletier).

volume expiratoire maximum-seconde (V. E. M. S.) (Tiffeneau et Pinelli). Syn. *capacité pulmonaire utilisable à l'effort (C. P. U. E.)* de Tiffeneau et Pinelli, *débit expiratoire maximum seconde (D. E. M. S.).* Volume gazeux rejeté pendant la 1re seconde d'une expiration forcée et mesurée par la spirographie (épreuve de Tiffeneau ou de l'expiration forcée). Il est normalement de 70 à 85 % de la capacité vitale. On recommande au sujet, après avoir inspiré au maximum, d'expirer aussi vite et brusquement que possible. V. *ventilation maxima* et *coefficient d'utilisation de la capacité vitale.*

volume globulaire. *V. g. moyen* V.G.M.). « Volume moyen, exprimé en micromètres cubes (μm^3), occupé par une hématie d'un échantillon de sang donné. Il est normalement de 87 ± 5 micromètres cubes » (R. André). Il est donné par le rapport, pour un même volume de sang (1 mm³), entre le volume des globules rouges, fourni par l'hématocrite, et leur nombre. — *V. g. total.* « Volume total, exprimé en millilitres, occupé par tous les globules rouges intravasculaires » (R. André). Il est normalement de 26,5 ml par kilo chez l'homme, de 24,5 ml par kilo chez la femme.

volume pulmonaire total. V. *capacité pulmonaire totale.*

volume de réserve expiratoire (V. R. E.) (terme remplaçant celui d'*air de réserve*). Quantité de gaz « qu'il est encore possible d'expulser par expiration forte après une expiration normale » (J. Le Melletier). Elle est en moyenne de 0,750 l chez la femme et de 1,300 l chez l'homme.

volume de réserve inspiratoire (V. R. I.) (terme remplaçant celui d'*air complémentaire*). Quantité de gaz « qu'il est encore possible de faire pénétrer dans les poumons après une inspiration normale » (J. Le Melletier) ; elle est en moyenne de 1,900 l chez la femme et de 2,400 l chez l'homme.

volume résiduel (V. R.) (terme remplaçant celui d'*air résiduel*). Quantité de gaz restant dans les poumons à la fin d'une expiration forcée ; elle ne peut être mesurée qu'indirectement, par dilution d'un gaz neutre contenu dans un circuit spirographique fermé. Elle est en moyenne de 1,350 l chez la femme et de 1,450 l chez l'homme.

volume systolique. V. *débit systolique.*

volvulus, *s. m. (volvere,* rouler). Torsion d'un organe autour de son pédicule, p. ex. d'une anse intestinale autour de son mésentère, entraînant l'arrêt des matières et le syndrome de l'occlusion intestinale ; torsion d'un kyste de l'ovaire, etc.

vomique, *s. f. (vomere,* vomir). Expectoration subite et abondante de sérosité, de pus ou de sang, provenant d'une cavité naturelle ou accidentelle du thorax, cavité qui s'ouvre brusquement dans une grosse bronche où elle vide plus ou moins complètement son contenu (l'abondance de cette expectoration l'a fait comparer à un vomissement). — On donne parfois le nom de *v.* à la collection thoracique ainsi évacuée.

vomissement, *s. m.* Acte par lequel le contenu de l'estomac est violemment rejeté par la bouche.

vomissements acétonémiques, périodiques ou **cycliques.** Syndrome observé chez les enfants arthritiques, débutant brusquement, au milieu d'une bonne santé apparente, par de la fièvre et des vomissements. Il existe une intolérance complète des liquides et des solides qui dure de deux à huit jours. L'haleine a une odeur aigre, rappelant celle du chloroforme et de l'acétone, l'urine contient des corps cétoniques. Ces *v.* s'accompagnent souvent de maux de tête, d'agitation et d'un grand abattement. Ce tableau clinique, qui rappelle celui de la méningite, cesse brusquement, et la santé se rétablit du jour au lendemain.

vomissements fécaloïdes. V. *fécaloïde.*

vomissements en fusée. V. *fusée.*

vomissements habituels (maladie des). V. *gastro-pylorospasme.*

vomissements incoercibles ou **graves de la grossesse.** Intolérance complète aux aliments solides ou liquides avec inappétence absolue entraînant une dénutrition rapide, survenant chez certaines femmes enceintes, sous diverses influences.

vomissements périodiques. V. *vomissements acétonémiques.*

vomito negro, *s. m.* (en espagnol : vomissement noir). V. *fièvre jaune.* — *v. n. appendiculaire* (Dieulafoy). Hématémèse noire abondante due à des ulcérations gastriques consécutives à l'appendicite.

vomiturition, *s. f. (vomiturire,* avoir envie de vomir, Littré). Régurgitation. Vomissement incomplet dans lequel les matières s'arrêtent dans l'œsophage, vont quelquefois jusqu'à la bouche, mais ne sont pas rejetées au dehors.

Vorhœve (maladie de). Syn. *ostéopathie striée.* Forme d'ostéopœcilie dans laquelle les zones de condensation, au lieu d'être punctiformes, dessinent des stries verticales.

Voss (opération de) (1956). Mode de traitement de la coxarthrose, consistant à sectionner chirurgicalement les muscles périarticulaires de la hanche, afin de supprimer la pression qu'ils exercent sur les surfaces articulaires.

voussure, *s. f.* Exagération de la convexité du thorax dans une région limitée. Ex. : *v. précordiale.*

V. R. 1° (électrocardiographie). Symbole de la dérivation unipolaire du bras droit (Right). V. *dérivation.* — 2° V. *volume résiduel.*

V. R./C.T. Rapport du volume résiduel à la capacité totale pulmonaire. Normalement il varie entre 18 % à 20 ans et 33 % à 65 ans.

V. R. E. V. *volume de réserve expiratoire.*

V. R. I. V. *volume de réserve inspiratoire.*

Vrolik (maladie de). V. *dysplasie périostale.*

V.R.S. Virus respiratoire syncytial (v. ce terme).

V. S. G. Vitesse de sédimentation globulaire. V. *sédimentation.*

Vt. Symbole du volume courant (v. ce terme).

Vulpian (syndrome de). Douleurs sympathiques, accompagnées de troubles vaso-moteurs et thermiques, observées parfois au cours des compressions de la moelle dans la région dorsale moyenne.

Vulpian (type). Atrophie musculaire progressive spinale, débutant par l'épaule.

Vulpian et Prévost (loi ou **phénomène de).** Dans l'attaque d'apoplexie, la tête et les yeux sont tournés de telle façon que le malade semble *regarder sa lésion*. V. *Prévost (phénomène de).*

vultueux, *adj.* (*vultus*, visage). Se dit du visage quand il est congestionné et bouffi.

vulvectomie, *s. f.* (*vulva*, vulve; ἐκτομή, ablation). Résection partielle ou totale de la vulve.

vulviforme, *adj.* (*vulva* ; *forma*, apparence). Qui présente l'aspect d'une vulve. — *hypospadias v.*

vulvite, *s. f.* Inflammation de l'une ou de plusieurs des parties anatomiques qui constituent la vulve.

vulvo-vaginite, *s. f.* Inflammation de la vulve et du vagin, s'accompagnant souvent d'urétrite et se manifestant surtout par l'hypersécrétion de la muqueuse.

W

**Waaler-Rose (test d'hémoagglu-
tination de)** (W., 1940; R., 1948).
Agglutination d'hématies de mouton (préalablement sensibilisées au
contact d'un sérum de lapin anti-
mouton) par du sérum humain,
privé de ses hétéro-agglutinines
naturelles. L'agglutination pour
une dilution supérieure à 1/32 est
presque caractéristique de la polyarthrite rhumatoïde; elle apparaît
aussi dans certaines spondylarthrites
ankylosantes, dans la lupo-érythémato-viscérite et dans la dermatomyosite. V. *facteur rhumatoïde*.

Waardenburg (syndromes de). 1°
(1934). Syn. *acrocéphalosyndactylie
de type IV*. Variété d'acrocéphalosyndactylie (v. ce terme) voisine de
la dyscéphalo-syndactylie. C'est un
ensemble de malformations hérédi-
daires à transmission autosomique
dominante, associant une acrocéphalie avec déformation fronto-orbi-
taire, une brièveté des doigts légèrement soudés, du strabisme, un
nez long et mince et parfois des malformations cardiaques. — 2° (1951).
Syn. *syndrome de Waardenburg-
Klein* (K., 1950), *syndrome de Van
der Hœve-Halbertsma-Waardenburg*
(V. der H., 1916). Syndrome associant des anomalies des paupières
(déplacement vers le dehors de
l'angle interne de l'œil et des points
lacrymaux), de la racine du nez,
élargie, et des sourcils, qui se
rejoignent sur la ligne médiane, des
anomalies pigmentaires des iris, un
albinisme partiel, de la surdité ou
de la surdi-mutité. Cet ensemble de
malformations est dû à une tare
génétique transmise selon le mode
autosomique dominant.

**Waardenburg-Jonkers (dystrophie
cornéenne de)** (1961). Anomalie
héréditaire de la cornée transmise
selon le mode dominant, caractérisée

par des opacités en flocons de neige
des couches antérieures et par la
discrétion des troubles fonctionnels.

**Waardenburg-Klein (syndrome
de).** V. *Waardenburg (syndromes de)*,
2°.

**Wagner von Jauregg (méthode
de).** V. *paludothérapie*.

**Wagner-Unverricht (dermato-
myosite de).** V. *dermatomyosite*.

Wagstaffe (fracture de). V. *Le Fort
(fracture de)*.

Wahl (signe de von). Météorisme
abdominal localisé, par distension
de l'anse susjacente à l'obstacle,
observé au début de l'occlusion
intestinale aiguë.

Walcher (position de) (obstétrique).
Attitude préconisée en Allemagne
pendant le travail, lorsqu'il y a un
léger rétrécissement du bassin. Elle
consiste à placer le siège de la
femme au bord du lit, sur un coussin dur, les membres pendants. Le
diamètre antéro-postérieur du détroit supérieur s'agrandirait ainsi
de quelques millimètres.

Waldenström (maladies de). 1°
V. *ostéochondrite déformante juvénile de la hanche*. — 2° V. *macroglobulinémie*.

**Waldenström (purpura hyperglo-
bulinémique de).** V. *purpura hyperglobulinémique de Waldenström*.

Waldeyer (loi de). V. *Bard (loi de)*.

Walford et Kaplan (1956). V. *fibrose
pulmonaire interstitielle diffuse*.

Wallenberg (syndrome de) (1895).
Syndrome neurologique dû à une
lésion des faces latérales du bulbe
par occlusion de l'artère cérébelleuse
postérieure et inférieure ou de l'artère vertébrale. C'est une des principales localisations du ramollissement vertébrobasilaire. Il est caractérisé par les phénomènes alternes
suivants : du côté de la lésion, anesthésie de la face, paralysie du voile

du palais, de la corde vocale et du pharynx, paralysie du sympathique, troubles cérébelleux et vestibulaires, paralysie du trapèze et du sterno-cléido-mastoïdien; du côté opposé, anesthésie thermo-algésique et parfois paralysie légère.

wallérienne (dégénérescence) (du nom de l'anatomiste Waller, 1857). Syn. *dégénérescence nerveuse descendante*. Nom donné aux lésions dégénératives d'un nerf séparé de son centre trophique : fragmentation des fibres du cylindraxe, puis de la myéline, multiplication des noyaux de la gaine de Schwann.

Wals (signe de). Ampliation du thorax du côté opposé à la pleurésie, quand celle-ci est due à une tumeur du poumon ou du médiastin.

Walther (fracture de). Variété exceptionnelle de fracture du maxillaire supérieur, combinant une double fracture verticale et une fracture horizontale.

Walther (opérations de). 1° Orchidopexie transscrotale (v. ce terme). — 2° Traitement de l'éléphantiasis par la dérivation sous-cutanée de la sérosité vers une région normale, au moyen de drains de caoutchouc.

Walton (méthode de) (1887). Traitement des salpingites par la dilatation forcée de l'utérus, suivie du curettage et du drainage prolongé.

wandering pacemaker (angl. *wandering*, errant; *pace*, allure; *maker*, créateur). V. *commande instable*.

Wangensteen (méthode de) (1931). Aspiration duodénale continue pratiquée, au cours des occlusions intestinales, au moyen d'une sonde duodénale.

Wangensteen (opération de). Résection de tout le fundus gastrique. V. *fundusectomie*.

Ward (syndrome de Romano). V. *Romano Ward (syndrome de)*.

Wardill (méthode de) (1926). Procédé opératoire destiné à remédier à la division du voile du palais par un plissement de la paroi pharyngée avec suture du constricteur supérieur du pharynx.

Wardrop (maladie de). Variété d'onyxis malin se rencontrant surtout dans l'enfance et l'adolescence et qui est peut-être de nature tuberculeuse.

Wardrop (méthode de). Mode de traitement de l'anévrisme artériel circonscrit par ligature à distance au-dessous du sac. (Abandonné).

Wartenberg (phénomène de) (1946). Synergie fonctionnelle consistant, à la suite de l'attouchement de la cornée, dans la fermeture de l'œil associée à une déviation de la mâchoire du côté opposé.

Warter et Métais (épreuve de). (1952). Syn. *épreuve du transit lipidique*. Epreuve d'exploration de l'absorption des graisses par l'intestin. On fait ingérer une quantité connue d'huile d'olive et de baryte. Le dosage comparatif des ingesta et des excreta (repérés grâce à la baryte) permet de connaître le pourcentage d'absorption de l'huile d'olive, qui est normalement voisin de 90%.

wash-out, *s. m.* (angl. : *to wash-out*, faire disparaître en lavant). V. *lavage à l'urée (épreuve du)*.

Wassermann (réaction de) (1906). Syn. *réaction de Bordet-Wassermann*. Application au diagnostic de la syphilis de la réaction de fixation de Bordet et Gengou. Comme on n'a pas encore obtenu de culture de *Treponema pallidum*, on se sert comme antigène d'un extrait de foie de nouveau-né atteint de syphilis congénitale, dont le foie contient toujours beaucoup de tréponèmes. La réaction de fixation se produit non seulement avec le sérum de syphilitique, mais aussi avec le liquide céphalo-rachidien des sujets atteints de syphilis du névraxe. D'après Levaditi, elle peut s'obtenir en remplaçant l'extrait de foie de nouveau-né syphilitique par d'autres substances, notamment des solutions de taurocholate et de glycocholate de soude; il s'agit donc d'une réaction particulière, dans laquelle le tréponème n'a aucune part et qui n'est pas due à l'intervention d'anticorps et d'antigènes syphilitiques, dans le sens habituel de ces mots.

Waterhouse-Friderichsen (syndrome de) (1916-18). Syndrome caractérisé par un purpura généralisé, fébrile, d'apparition brutale, aboutissant à la mort en 12 ou 24 heures dans le coma et l'hypotension. Il s'accompagne d'hypoglycémie. Il survient le plus souvent chez des enfants de moins de 5 ans et correspond à une surrénalite aiguë hémorragique provoquée par le méningocoque (forme D : Bamatter). Ce syndrome se rattache au *purpura fulminans*.

Waterston (opération de). Variante de l'opération de Potts (v. ce terme) dans laquelle l'anastomose est pratiquée entre la face postérieure de l'aorte ascendante et la face antérieure de la branche droite de l'artère pulmonaire.

Watkins ou **Watkins-Schauta-Wertheim (opération de)** (Watkins, 1898 ; Schauta et Wertheim, 1899). Colpo-périnéorraphie complétée par l'interposition, entre le vagin et la vessie, de l'utérus basculé et fixé en antéversion ; opération destinée à remédier au prolapsus utérin, surtout lorsqu'il est accompagné de rétroversion et de cystocèle.

Watson (régime de). Régime hyperazoté, plus riche en lipides que le régime de Patek, préconisé dans le traitement des hépatites.

Waugh et Ruddick (test de). V. *tolérance à l'héparine in vitro (test de)*.

Weber (compas de). Compas spécial permettant de mesurer la distance minima qui sépare deux points dont la piqûre détermine deux excitations distinctes. V. *esthésiomètre*.

Weber (épreuves de). 1º Comparaison de l'acuité auditive des deux oreilles à l'aide d'un diapason appuyé au milieu du front. Le son est mieux perçu du côté malade, quand la lésion porte sur l'appareil de transmission (oreille moyenne) ; il se localise au contraire du côté sain, dans les altérations de l'oreille interne. — 2º V. *Valsalva (épreuve, manœuvre ou test de)*.

Weber (maladie de). V. *Sturge-Weber-Krabbe (maladie de)*.

Weber (réaction de) (1893). Réaction décelant la présence d'une faible quantité de sang et utilisée pour rechercher les hémorragies occultes dans différents excreta. La substance à examiner, traitée par l'acide acétique et l'éther, est additionnée de teinture de gaïac et d'un peu d'eau oxygénée ; si elle contient du sang, la teinture de gaïac est oxydée par l'oxyhémoglobine et le mélange prend une teinte bleue.

Weber (syndrome de) (1863). Syn. *hémiplégie alterne supérieure* ou *pédonculo-protubérantielle*. Association d'une hémiplégie et d'une paralysie du moteur oculaire commun du côté opposé à l'hémiplégie. Ce syndrome correspond anatomiquement à une lésion du pied du pédoncule cérébral.

Weber (syndrome de Parkes). V. *hémangiectasie hypertrophique*.

Weber-Christian (maladie de). V. *panniculite fébrile nodulaire récidivante non suppurée*.

Wechsler-Bellevue (échelle ou **test de).** Groupe d'épreuves utilisées, en psychiatrie, pour déterminer, chez l'adulte, le quotient intellectuel.

Weech (syndrome de). V. *anhidrose avec hypotrichose et anodontie*.

Weed et Mc Kibben (méthode de). Méthode qui permet d'abaisser la pression céphalo-rachidienne en injectant ou en faisant ingérer des solutions salées ou sucrées hypertoniques.

Weeks (bacille de). V. *Hæmophilus conjunctivitidis*.

Wegener (granulomatose ou **syndrome de)** (Klinger, 1931 ; *W.*, 1936). Syn. *granulome rhinogène*. Syndrome caractérisé cliniquement par la succession d'une suppuration nécrosante rhino-pharyngée accompagnée presque toujours d'infiltration du parenchyme pulmonaire, d'une atteinte artérielle, enfin d'une insuffisance rénale qui entraîne la mort en quelques semaines ou quelques mois ; anatomiquement par des lésions granulomateuses évoluant vers la nécrose au niveau de l'appareil respiratoire, par des lésions vasculaires analogues à celles de la périartérite noueuse, et par des lésions rénales glomérulaires, à type de glomérulonéphrite thrombosante. V. *angéite nécrosante* et *granulome malin centro-facial.*

Wegener (stade du fond d'œil selon). Classification schématique des lésions du fond d'œil dans la maladie hypertensive, selon leur gravité croissante. *Stade I :* aspect cuivré des vaisseaux; *stade II :* signe du croisement de Gunn (v. ce terme); *stade III :* hémorragies et exsudats; *stade IV :* œdème papillaire.

Weigl (vaccin de). V. *typhus exanthématique.*

Weil (maladie de). V. *ictère infectieux à recrudescence fébrile.*

Weil-Félix (réaction de). Sérodiagnostic du typhus exanthématique. Le sérum, du 10e au 20e jour de la maladie, agglutine fortement une émulsion de Proteus X 19.

Weill (maladie de). V. *polyostéochondrite.*

Weill (signe de). Signe précoce de la pneumonie infantile décrit par Weill (de Lyon). Il consiste dans le défaut d'expansion de la région sous-claviculaire du côté malade, quel que soit le siège de la pneumonie.

Weill (syndrome de). Hémi-hyperesthésie neuro-musculaire dans la tuberculose pulmonaire. Elle siège du même côté que la lésion pulmonaire ou, si la tuberculose est bilatérale, du côté où elle est le plus prononcée.

Weill-Marchesani (syndrome de) (W., 1932; M., 1939). Affection héréditaire, probablement récessive, caractérisée par un nanisme avec brachycéphalie et extrémités courtes, et par des anomalies du cristallin (aspect sphérique, petitesse et subluxation) parfois accompagnées de glaucome. Elle résulterait, comme le syndrome de Marfan, d'une anomalie du tissu conjonctif.

Weill et Reys (syndrome de) (1926). V. *Adie (maladie ou syndrome d').*

Weinberg (réaction de) (W., 1908; Ghedini, 1906). Application de la réaction de fixation du complément au diagnostic de l'échinococcose.

Weingarten (syndrome de). V. *éosinophilie tropicale.*

Weir (opération de). V. *appendicostomie.*

Weir Mitchell (maladie de). V. *érythromélalgie.*

Weir Mitchell (syndrome de). V. *causalgie.*

Weiss (signe de). Contraction de l'orbiculaire provoquée par la percussion de l'angle externe de l'orbite, observée dans la tétanie.

Weissmann-Netter et Stuhl (maladie de). V. *toxo-pachy-ostéose diaphysaire tibiopéronière.*

Weizsäcker (syndrome de von). V. *métamorphopsie.*

Welander (myopathia distalis tarda hereditaria de). V. *Gowers (myopathie distale ou type de).*

Welch (bacille de). Bacillus perfringens (v. ce terme).

Weltmann (réaction de). Réaction destinée à révéler l'existence d'une infection ou d'un processus fibreux, quels qu'en soient le siège, la nature ou la cause. Normalement le sérum sanguin, très dilué par l'eau distillée, ne flocule par ébullition qu'en présence d'une quantité donnée et fixe d'un électrolyte (chlorure de calcium). Chez les sujets porteurs d'un processus inflammatoire ou nécrotique, ou d'une néphrose, il faut ajouter plus de chlorure de Ca; il faut en mettre moins, au contraire, chez les malades atteints d'un processus fibreux ou hémolytique, ou d'une lésion du parenchyme hépatique.

Wenckebach ou Luciani-Wenckebach (bloc, période ou phénomène de). 1o (1898). Syn. *bloc de Mobitz, type I.* Variété d'arythmie cardiaque due à un bloc auriculo-ventriculaire incomplet et irrégulier (variété de bloc du 2e degré). Elle est caractérisée, au cours de plusieurs systoles successives, par l'allongement régulier et progressif de l'intervalle auriculo-ventriculaire (espace PR), aboutissant à une contraction auriculaire isolée suivie d'une pause ventriculaire, après laquelle le cycle recommence (*périodes de Wenckebach* ou *de Luciani-Wenckebach*). — 2° Wenckebach et Hay ont individualisé, en 1906, ce que Mobitz a décrit plus tard sous le nom de type II. V. *Mobitz* (*bloc de*), *type II.*

Wenckebach (signe de). Immobilité et plus souvent rétraction de la partie inférieure du sternum au moment de l'inspiration en cas de symphyse cardiaque. Cette immobilité, contrastant avec la projection en avant de la partie supérieure du thorax, réalise le *profil croisé.*

Wenckebach (test de). Amélioration temporaire des symptômes cardiovasculaires du béribéri par l'injection intramusculaire de la moitié d'un lobe postérieur d'hypophyse.

Werdnig - Hoffmann (amyotrophie, forme ou **maladie de)** (Werdnig, 1891 ; Hoffmann, 1893). Syn. *poliomyélite antérieure chronique familiale de l'enfant.* Variété de poliomyélite antérieure chronique, débutant dans les premiers jours ou les premiers mois de la vie, caractérisée par une amyotrophie avec réaction de dégénérescence, à propagation centrifuge au niveau des membres, atteignant d'abord les membres inférieurs et les lombes, par l'existence initiale de pseudo-hypertrophie et l'absence de contractions fibrillaires, troubles qui la rapprochent des myopathies. Son évolution est mortelle en 2 ou 3 ans. L'examen anatomique de la moelle fait constater l'atrophie des cellules des cornes antérieures. C'est une affection héréditaire transmise selon le type récessif. — Actuellement on considère la myatonie congénitale d'Oppenheim et le syndrome de Kugelberg-Welander comme des variétés de maladie de Werdnig-Hoffmann.

Werlhof (maladie de) (1735). Syn. *purpura hémorragique, morbus maculosus hæmorragicus* (Werlhof). Syndrome caractérisé par une éruption de purpura, s'accompagnant d'hé-morragies multiples, apparaissant sans cause connue, ne s'accompagnant ni de fièvre, ni d'altération marquée de l'état général, et se terminant par la guérison au bout de 8 à 10 jours. Il s'agirait d'une forme d'*hémogénie*. — *m. de W. familiale congénitale.* V. *Wiskott-Aldrich* (*syndrome de*).

Wermer (syndrome de). V. *adénomatomatose pluri-endocrinienne.*

Werner (syndrome de) (1904). Syn. *pangeria.* Sclérodermie atrophique avec poïkilodermie, tumeurs cutanées, aspect eunuchoïde et cataracte bilatérale corticale de type endocrinien ; il s'agit d'une affection héréditaire récessive autosomique qui se manifeste chez l'adolescent et l'adulte jeune ; elle s'accompagne parfois d'ostéoporose, de diabète et d'athérosclérose précoce et aboutit à un vieillissement prématuré. V. *Rothmund* (*syndrome de*).

Werner (test de). Diminution de la sécrétion de thyréostimuline provoquée, chez le sujet normal, par l'administration de tri-iodothyronine : il s'ensuit une réduction de l'activité thyroïdienne et de la fixation de l'iode radioactif 131. Chez le sujet atteint de maladie de Basedow, la thyroïde, devenue autonome, reste insensible à l'action de la tri-iodothyronine qui ne modifie pas la courbe de fixation de l'I^{131}.

Wernicke (aphasie de) (1874). V. *aphasie de Wernicke.*

Wernicke (maladie de). V. *Gayet-Wernicke* (*encéphalopathie ou maladie de*).

Wernicke (réaction hémiopique de). Lorsque l'hémianopsie dépend d'une lésion des voies optiques antérieures, en avant des corps genouillés (bandelette optique), la pupille ne réagit pas à l'éclairement de la moitié aveugle de la rétine.

Wertheim (opération de) (1900). Hystérectomie abdominale élargie, dans laquelle on enlève d'un seul bloc, l'utérus, le plus possible de vagin et de tissu cellulaire paramétrique avec les ganglions (opération pratiquée dans le cas de cancer).

Wertheim et Schauta (opération de). V. *Watkins-Schauta-Wertheim (opération de).*

Wertheimer (opération de) (1948). Résection des nerfs splanchniques et de la chaîne sympathique du 4e ganglion dorsal au 2e ganglion lombaire inclus. Intervention effectuée des deux côtés, en deux temps, pour remédier à l'hypertension artérielle permanente solitaire.

Wertheimer-Salomonson (syndrome de) (1921). Maladie de Parkinson d'origine syphilitique associée à un tabes.

West (syndrome de). V. *spasmes en flexion (syndrome des).*

Westergren (méthode de). Mesure de la vitesse de sédimentation globulaire. V. *sédimentation.*

Westermark (signe de) (1938). Hyperclarté d'un segment de poumon, ischémié à la suite de l'oblitération de la branche correspondante de l'artère pulmonaire. Signe radiographique observé parfois au cours de l'embolie pulmonaire.

Westphal (contraction paradoxale de). V. *réflexe de posture locale.*

Westphal (maladie de) (1885). V. *paralysie périodique familiale.*

Westphal (signe de) (1875). Abolition du réflexe patellaire : signe précoce du tabes.

Westphal-Piltz (réflexe de) (1899). V. *Galassi (réflexe de).*

Westphal-Strümpell (syndrome de) (Westphal, 1883; Strümpell, 1898). Syn. *pseudo-sclérose, pseudosclérose en plaques de Westphal-Strümpell.* Affection très rare, rappelant la sclérose en plaques, et qui est une variété de *dégénérescence hépato-lenticulaire* (v. ce terme). Elle est caractérisée cliniquement par un tremblement intentionnel, une parole scandée et l'existence d'un cercle bronzé cornéen de Kayser-Fleischer; anatomiquement par des lésions microscopiques du cortex, du cervelet et des ganglions basilaires, consistant en une production anormale de névroglie, et par une cirrhose du foie, atrophique et nodulaire, qui ne donne pas de manifestation clinique.

Wetherbee (maladie de) (d'après le nom du malade). Poliomyélite antérieure chronique dégénérative à caractère familial et débutant aux membres inférieurs.

Weyers et Thier (syndrome de) (1958). Syn. *syndrome oculo-vertébral.* Variété de syndrome du premier arc (v. ce terme) comportant : des anomalies du globe oculaire (microphtalmie, anophtalmie, colobome), une aplasie de l'hémiface et des malformations des vertèbres cervicales et dorsales (hémivertèbres, vertèbres cunéiformes ou agénésiques).

wheezing, *s. m.* (en angl. : sifflement respiratoire) (terme que l'arrêté ministériel du 1er janv. 1975 propose de remplacer par celui de *sifflement*). Bruit respiratoire anormal perceptible à n'importe quel temps de la respiration, et souvent à distance, au cours des sténoses bronchiques; il est de timbre variable : sifflement, ronflement, gargouillement, bruit de râpe ou de crécelle, etc.

Whipple (maladie de) (1907). Syn. *lipodystrophie intestinale.* Affection caractérisée anatomiquement par des dépôts de graisse et d'acides gras dans les tissus lymphatiques de l'intestin et du mésentère, et, cliniquement, par des arthralgies, puis de la diarrhée graisseuse, de l'ascite chyleuse, de l'hypotension artérielle et un amaigrissement progressif. Elle aboutit à la mort en quelques années.

Whipple (méthode de) (1920). Traitement des anémies graves et même pernicieuses par l'ingestion de foie de veau cru ou peu cuit en grande quantité (de 80 à 200 g par jour), ou par l'administration d'extraits hépatiques buvables ou injectables.

White (opération de). Intervention analogue à celle de Poppen (v. ce terme), mais effectuée par voie transpleurale.

White (syndrome de). V. *pied d'immersion.*

White-Bock (indice de) (électrocardiographie). Indice fondé sur l'étude du complexe QRS dans les dérivations périphériques. De la somme (en millimètres) des déflexions positives en D_1 et négatives en D_3 on soustrait la somme des déflexions négatives en D_1 et positives en D_3. Son étude permet de distinguer les déviations de l'axe électrique du cœur dues à une hypertrophie ventriculaire (indice supérieur à 17 mm) de celles dues à une simple rotation du cœur vers la gauche (indice inférieur à 17 mm).

Whitehead (opération ou **procédé de).** Méthode de cure sanglante des hémorroïdes, qui consiste dans l'ablation d'un manchon muqueux ano-rectal complet après dilatation forcée des sphincters.

white spot disease. V. *morphée.*

Whitman (méthode de R.) (W., de New-York, 1901-14). Procédé de traitement orthopédique des fractures du col du fémur par l'immobilisation du membre inférieur en abduction, rotation interne et extension dans un appareil plâtré qui l'engaine des orteils à l'abdomen. La *m. de W.* a été *modifiée par R. Ducroquet* (1926), qui immobilise la cuisse en abduction à 90° et rotation externe et par *H. Judet* (1919) qui la fixe en flexion, abduction et rotation interne; ces deux derniers procédés permettant au blessé de garder la position assise.

Whitman (opérations de). 1° Opération reconstructrice de la hanche pratiquée en cas de pseudarthrose du col du fémur ou de coxarthrie; elle consiste dans l'ablation de la tête fémorale et le modelage du col que l'on introduit dans le cotyle avec ou sans interposition de fascia lata; le trochanter, préalablement détaché, est ensuite réinséré un peu au-dessous de sa place primitive et la cuisse est immobilisée en abduction. — 2° Cure radicale du pied bot varus équin par astragalectomie et reposition de la mortaise tibio-péronière en avant, au niveau de l'articulation médiotarsienne; elle est souvent associée à une tarsectomie partielle.

Whitmore (bacille de). Agent spécifique de la *mélioïdose.*

Wickham (stries de). Lignes blanc-laiteux ou grisâtres qui dessinent, sur les plaques de lichen plan, un réseau caractéristique.

Widal (lois de). Règles établies par Widal et ses élèves, permettant de fixer le pronostic des néphrites chroniques en fonction du taux de l'urée sanguine. Si celui-ci est de 0,5 g à l g, il s'agit d'une azotémie d'alarme qui peut rester stationnaire, progresser ou régresser; une azotémie entre l et 2 g indique la mort dans un délai de 2 ans au maximum. Au-dessus de 2 g, la survie n'est que de quelques mois ou de quelques semaines; une azotémie supérieure à 3 g est l'indice d'une mort très prochaine.

Widal (réaction ou **séro-diagnostic de).** V. *séro-diagnostic.*

Widal et Abrami (épreuve de). Modification de l'épreuve de Donath et Landsteiner.

Widal, Abrami et Brulé (ictère hémolytique, type). Ictère hémolytique acquis (v. ce terme).

Wide et Gemzelle (réaction ou **test de).** Réaction immunologique permettant le diagnostic biologique rapide de la grossesse. La présence de gonadotrophine chorionique dans l'urine de la femme enceinte est décelée par une réaction d'inhibition de l'hémagglutination passive. Des hématies sur lesquelles cette hormone a été fixée ne peuvent plus être agglutinées par l'immun-sérum correspondant, si celui-ci a été préalablement mélangé à une urine contenant la dite hormone.

Wiedemann et Beckwith (syndrome de) (W., 1964; B., 1964). Syn. *syndrome omphalocèle-macroglossie-gigantisme* (Wiedemann), *syndrome d'hypertrophie staturale avec macroglossie et omphalocèle.* Syndrome rare, parfois familial, se manifestant dès la naissance, caractérisé par l'association de macroglossie, d'omphalocèle, d'un poids et d'une taille excessifs, d'une augmentation de volume des viscères et parfois d'une hypoglycémie. Le gigantisme se développe dans l'enfance, avec évolution accélérée de l'ossification, tandis que l'hypertrophie de la langue et des viscères régresse et qu'un état prédiabétique et parfois hyperlipémique apparaît.

Wiethe (maladie de). V. *lipoïdoprotéinose de la peau et des muqueuses.*

Wieting (opération de) (1908). Anastomose artério-veineuse, pratiquée entre l'artère et la veine fémorale chez les artério-scléreux qui sont menacés de gangrène du membre inférieur par obstruction progressive des voies artérielles. Le sang artériel arriverait aux capillaires par les ramifications veineuses.

Wiggers (unité). Unité servant à mesurer la résistance vasculaire (v. ce terme); elle l'exprime en dynes par seconde par cm^3 par cm^2 ou dynes/sec./cm^5.

Wilder (test de). Epreuve destinée à explorer le fonctionnement de la cortico-surrénale (métabolisme hydrique et salin). L'application d'un régime strictement désodé provoque chez les addisoniens une chute brutale du poids et de la pression artérielle. Elle est dangereuse et ne doit pas être prolongée plus de 4 ou 5 jours.

Wildervanck (syndrome de) (1960). Syn. *syndrome oculo-cervico-facial.* Ensemble de malformations associant les syndromes de Klippel-Feil et de Türk-Stilling-Duane (v. ces termes) et une surdi-mutité.

Wilkins (maladie de) (1950). Syn. *hyperplasie surrénale congénitale.* Affection héréditaire et familiale à transmission récessive autosomique, caractérisée anatomiquement par une hyperplasie congénitale cérébriforme des glandes surrénales et cliniquement par l'apparition d'une puberté précoce chez le jeune garçon ou d'un pseudohermaphrodisme féminin chez la petite fille. Elle est due à un défaut de synthèse des hormones surrénales : l'impossibilité d'élaborer le cortisol (ou hydrocortisone), qui déclenche, par l'intermédiaire de l'hypophyse, la stimulation et l'hyperplasie du cortex surrénal et l'hypersécrétion de 17-OH progestérone et d'hormones mâles; dans l'urine

le taux des 17-cétostéroïdes est élevé, et celui des 11-oxycorticostéroïdes abaissé. La cortisone administrée précocement amène la guérison; sinon l'évolution se fait vers un nanisme avec hirsutisme. — A côté de cette *forme virilisante pure* existent une forme avec insuffisance surrénale (syndrome de Debré-Fibiger) et une forme avec hypertension artérielle. V. *hypercorticisme* et *Prader et Gurtner (syndrome de).*

Wilkinson (anémie de). V. *anémie achrestique.*

Willan (lupus de). V. *lupus tuberculeux.*

Willebrand-Jürgens (maladie de von) (1933). Syn. *pseudo-hémophilie, thrombopathie constitutionnelle de von W.-J.* Diathèse hémorragique héréditaire et familiale analogue à l'hémogénie, décrite aux îles Aaland, caractérisée par la longue durée du temps de saignement, alors que le temps de coagulation, la rétractilité du caillot, le nombre et l'aspect des thrombocytes restent normaux. Son évolution, chronique avec des poussées, se fait vers une lente atténuation. On en distingue actuellement 3 types : la *m. de von W. de type vasculaire* ou pseudo-hémophilie A, rapportée à un défaut de contractilité des capillaires; la *m. de von W. de type plaquettaire* avec altération du test de thromboplastinoformation; la *m. de von W. avec troubles capillaires et déficit en facteur antihémophilique A ou B.*

Willems (méthode de). Mobilisation pratiquée immédiatement après une arthrotomie, pour faciliter l'évacuation du liquide articulaire.

Willi-Prader-Labhart (syndrome de). V. *Prader-Labhart-Willi-Fanconi (syndrome de).*

Williams (opération de). Cure chirurgicale du retour veineux pulmonaire anormal total. Par voie postérieure extra-cardiaque, la veine cave supérieure gauche est anastomosée à l'oreillette gauche, puis la communication interauriculaire est fermée par voie transauriculaire droite. V. *retours veineux anormaux.*

Williams (signe de). Diminution de la saillie inspiratoire du côté gauche de la poitrine dans la symphyse cardiaque.

Williams et Beuren (syndrome de) (W., 1961 ; B., 1962). Syndrome comportant 3 ordres de malformations congénitales : 1º une sténose aortique supra-valvulaire siégeant au-dessus du sinus de Valsalva, s'accompagnant parfois d'anomalies de l'aorte ascendante (hypoplasie), des grosses branches de la crosse, des artères coronaires et des sténoses des branches de l'artère pulmonaire ; 2º un facies caractéristique (facies d'elfe) avec front élargi, yeux écartés, nez retroussé, grosses lèvres éversées, joues pendantes, menton fuyant ; 3º un retard mental. Ce syndrome rappelle, par ses anomalies morphologiques, l'hypercalcémie idiopathique du nourrisson. Il est sporadique ; seule la forme avec sténose aortique isolée semble familiale.

Williamson (signe de). Abaissement du lobe gauche du foie au cours de la péricardite avec épanchement.

Willis (maladie de). V. *diabète sucré.*

Willis (paracousie de). V. *paracousie.*

Willis-Gardner-Baldwin (phénomène de). V. *Baldwin-Gardner-Willis (phénomène de).*

Wills (anémie de Lucy). V. *anémie de Lucy Wills.*

Wilmoth (opération de). Réduction sanglante des fractures du calcanéum avec greffe ostéo-périostique.

Wilms (théorie de). V. *Bonnet (théorie de).*

Wilms (tumeur de) (1899). Syn. *néphroblastome, tumeur de Birch-Hirschfeld.* Adénosarcome du rein observé uniquement chez les jeunes enfants. Il est formé de cellules de type embryonnaire : il peut atteindre un volume considérable, et son évolution est rapidement mortelle.

Wilson (bloc de branche de type) (cardiologie). Variété habituelle de bloc de la branche droite du faisceau de His (v. *bloc de branche, image dite de*), caractérisée, en 1ʳᵉ dérivation, par l'existence d'une onde S large

et profonde suivant une onde R étroite et, en 3ᵉ dérivation, par une onde R élargie suivant une onde Q étroite.

Wilson (maladie de) (1912). V. *hépatite familiale juvénile avec dégénérescence du corps strié.*

Wilson ou **Wilson-Brocq (maladie de).** Dermatite exfoliative généralisée subaiguë ou chronique. V. *érythrodermie.*

Wilson et Mikity (maladie ou **syndrome de)** (1960). Syn. *emphysème pseudokystique bilatéral du prématuré.* Insuffisance respiratoire progressive avec polypnée, tirage et cyanose, apparaissant chez les nouveau-nés prématurés. Les radiographies pulmonaires montrent des images nodulaires associées à un aspect réticulé, à des zones d'emphysème et à des kystes aériens. Ce syndrome, d'origine inconnue, aboutit souvent à la mort en quelques semaines. Il guérit parfois grâce à une oxygénothérapie prolongée pendant plusieurs mois.

Wimberger (anneau ou **signe de).** Symptôme radiologique du scorbut infantile : cercle anormalement opaque entourant le noyau épiphysaire des os longs.

Winckel (maladie de). V. *tubulhématie.*

Winiwarter (opération de von). V. *cholécystentérostomie.*

Winternitz (test de). Recherche de l'iode dans l'urine, 5 heures après l'ingestion d'une huile iodée que seul le suc pancréatique peut décomposer. Un résultat négatif indique l'absence de la sécrétion pancréatique externe.

Wintrich (signe de). Modification du son tympanique obtenu par la percussion de certaines cavernes pulmonaires, sous l'influence de l'ouverture ou de la fermeture de la bouche. La tonalité s'élève lorsque la bouche est ouverte, car elle constitue une caisse de résonance ; la tonalité s'abaisse au contraire quand la bouche est fermée.

wiring, *s. m.* (angl. *to wire,* munir de fil métallique) (Moore, 1864 ; Baccelli, 1877 ; Linton). Syn. *Opération* de Baccelli, op. de Moore-Corradi. Procédé abandonné, de traitement de l'anévrysme de l'aorte qui consistait à introduire dans le sac un long fil métallique fin et souple qui s'enroulait en pelote et favorisait la thrombose intra-sacculaire : c'était le *w. à froid. — w. à chaud.* V. *Blakemore (méthode de).*

wirsungographie, *s. f.* (wirsung; γράφειν, inscrire). Radiographie du canal de Wirsung du pancréas préalablement rempli d'un liquide opaque aux rayons X. V. *pancréatographie.*

wirsungo-jéjunostomie, *s. f.* Anastomose du canal de Wirsung du pancréas à une anse de l'intestin grêle.

Wiskott-Aldrich (syndrome de) (W., 1937; A., 1954). Syn. *maladie de Werlhof familiale congénitale* (Wiskott), *purpura thrombocytopénique secondaire de cause inconnue* (R. Aldrich), *syndrome d'Aldrich.* Syndrome héréditaire à transmission récessive liée au sexe, survenant chez des nourrissons de sexe masculin. Dès les premiers jours de la vie apparaissent du purpura et souvent du meléna; puis, vers le 3e mois, de l'eczéma. L'évolution est toujours mortelle par hémorragies ou infection (cutanée, otitique ou pulmonaire). Il s'agit d'une maladie par carences immunitaires, d'une dysgammaglobulinémie avec augmentation des immunoglobulines (Ig) A et diminution des Ig M, perturbation de l'hypersensibilité retardée et thrombocytopénie. V. *carence immunitaire.*

Wissler-Fanconi (syndrome de). Syn. *subsepsis allergica* (W. et F.). Syndrome observé chez les enfants et caractérisé par de la fièvre, un érythème, des arthropathies discrètes, une splénomégalie modérée, une polyadénopathie, une anémie avec leucocytose et polynucléose. Il évolue vers la guérison. W. et F. le considèrent comme une manifestation d'allergie microbienne et le classent entre les maladies de Bouillaud et de Still.

Witebsky (substance de). Substance spécifique que l'on ajoute au sang du groupe O (donneur universel) pour absorber les agglutinines anti-A et anti-B qui pourraient provoquer des accidents lors des exsanguino-transfusions.

Witzel (iléostomie à la). V. *iléostomie.*

Woakes (ethmoïdite ou **maladie de).** Syn. *polypose nasale.* Rhinite totale purulente avec ostéite de l'ethmoïde et prolifération de nombreux et volumineux polypes muqueux.

Wodniansky (syndrome de). Poïkilodermie apparaissant dès la naissance, surtout au tronc et aux membres, associée à des proliférations papillomateuses des muqueuses et à des lésions osseuses. V. *Thomson (syndrome de).*

Wohlfart - Kugelberg - Welander (syndrome de). V. *Kugelberg-Welander (syndrome de).*

Wohlgemuth (régime de). Régime destiné à diminuer la sécrétion externe du pancréas et préconisé pour le traitement des fistules pancréatiques; il exclut tout hydrate de carbone et ne comprend que de la viande, des graisses, et des alcalins destinés à réduire la production de sécrétine.

Woillez (maladie de). Syn. *congestion pleuro-pulmonaire.* Affection caractérisée par un ensemble de signes semblables à ceux du début de la pneumonie franche aiguë, mais n'ayant pas de marche cyclique et aboutissant en quelques jours à la guérison. Elle a été rapportée anatomiquement à une congestion aiguë du poumon.

Wolff (loi de). V. *Delpech (loi de).*

Wolff-Parkinson-White (syndrome de) (1930) (cardiologie). Syn. *syndrome du faisceau de Kent, syndrome de pré-excitation* (pro parte). Syndrome électrocardiographique rare et bénin, caractérisé par un raccourcissement durable de l'espace PR associé à des anomalies des complexes ventriculaires offrant l'aspect dit de bloc de branche. On distingue le type A qui ressemble au bloc droit et le type B qui évoque le bloc gauche. Ces anomalies sont dues à la présence, avant le début de l'onde QRS, d'une onde *delta* qui déforme cette onde et qui traduit l'excitation anticipée (pré-excitation) d'une partie du myocarde ventriculaire. Cette pré-excitation est liée à l'existence d'un faisceau anormal de tissu nodal, le faisceau de Kent, qui court-circuite les voies normales de conduction en réunissant directement une des oreillettes à l'un des ventricules. Les sujets atteints de cette anomalie présentent souvent des crises de tachycardie paroxystique. V. *Clerc, Robert-Lévy et Cristesco (type).* V. *ré-entrée.*

wolffien, enne, *adj.* Qui se rapporte au corps de Wolff. — *kyste w.* Kyste plus ou moins volumineux, développé aux dépens des restes du corps de Wolff et siégeant dans la région lombaire ou au niveau de l'ovaire (kyste parovarien, kyste du ligament large). — *tumeur w.* Variété rare d'épithélioma du testicule.

Wölfler (adénomes de). 1° *a. fœtal.* Adénome trabéculaire du corps thyroïde, variété de goitre nodulaire. — 2° *a. gélatineux.* Adénome acineux ou vésiculaire du corps thyroïde, variété de goitre nodulaire.

Wölfler (suture de). Syn. *suture de Robineau.* Procédé d'entérorraphie comprenant, en 2 plans, la suture bord à bord, à points séparés, d'abord de la muqueuse, puis de la couche musculo-séreuse; certains y ajoutent un 3e plan séreux.

Wolman (maladie de) (1961). Xanthomatose familiale primitive avec calcifications surrénales. C'est une maladie due à l'altération du métabolisme des lipides (lipoïdose, v. ce terme) qui se manifeste dès les premières semaines de la vie par des vomissements, de la diarrhée et un arrêt de croissance pondérale. Le foie et la rate sont augmentés de volume. Il existe une anémie avec présence, dans le sang, de leucocytes à vacuoles et, dans la moelle, de cellules spumeuses. La mort survient par inanition vers le 4e mois. La lipémie est normale, mais les surrénales, la rate et surtout le foie sont surchargés de cholestérol et de graisses neutres.

Wood (lumière de). Partie du spectre ultra-violet donnant des effets de fluorescence et utilisée pour le diagnostic de certaines affections dermatologiques.

Wood-Le Fort (opération de). Procédé de cure radicale de l'exstrophie vésicale imaginé par Roux (de Toulouse, 1852), perfectionné par Wood, puis par Le Fort. Il consiste dans la création d'une paroi vésicale antérieure avec des lambeaux cutanés abdominaux rabattus, et d'une paroi supérieure de l'urètre avec le tablier préputial; son principal défaut est la persistance de l'incontinence.

Woods (phénomène de) (1940). « Action empêchante qu'exerce, tant *in vivo* (Woods) qu'*in vitro* (Selbie), l'acide para-aminobenzoïque (acide p. a. b.) à l'égard de l'effet bactériostatique et curatif de certains composés sulfamidés sur le streptocoque hémolytique et le *B. coli* » (C. Levaditi et R. Perrault). V. *antisulfamide.*

Wooler (annuloplastie de). V. *annuloplastie.*

Worms (tétanos bulboparalytique de). Syn. *tétanos céphalique avec ophtalmoplégie.* Forme rare et toujours mortelle du tétanos succédant à une plaie de la zone oculaire; elle est caractérisée par une contracture des muscles de la région cervico-faciale associée à une paralysie du moteur oculaire commun et parfois du moteur oculaire externe du côté de la blessure.

Wreden (épreuve de). Syn. *docimasie auriculaire.* Epreuve à laquelle on soumet la caisse du tympan d'un nouveau-né pour y constater la présence d'air, et savoir s'il a respiré avant de mourir. On isole du reste de la tête l'oreille et la trompe, dont on obture l'orifice pharyngien et on enlève les parties molles jusqu'au tympan que l'on pique sous l'eau.

Wright (méthode de). V. *vaccinothérapie.*

Wright (sérodiagnostic de). V. *sérodiagnostic.*

wucheriose, *s. f.* Filariose (v. ce terme).

Wuhrmann et Wunderly (réaction de). V. *Wunderly (réaction de).*

Wunderlich (lois de). Propositions relatives à la température dans la fièvre typhoïde : 1° Toute maladie dans laquelle la température atteint 40° le soir du premier jour n'est pas une fièvre typhoïde. — 2° Toute maladie dans laquelle la température n'atteint pas 39°,5 le soir du quatrième jour n'est pas une fièvre typhoïde. — 3° Dans la fièvre typhoïde le maximum de la température se montre d'abord le soir. — 4° Il se produit le septième jour un abaissement de la température qui ne va jamais jusqu'à la normale. — 5° La défervescence se fait toujours par lysis. — Ces lois n'ont rien d'absolu.

Wunderlich (maladie de). V. *hématome périrénal.*

Wunderly (réaction de). Syn. *réaction de Wuhrmann* et *Wunderly* Floculation, par addition de sulfate de cadmium, de certains sérums sanguins pathologiques (états inflammatoires : polyarthrite chronique évolutive, syphilis, maladies infectieuses, maladies du sang, etc.). Elle est en rapport avec le taux des γ-globulines et des α-globulines du sérum.

Ww. Symbole du travail ventilatoire (v. ce terme).

Wyburn-Mason (syndrome de). Polynévrite sensitivo-motrice d'évolution capricieuse survenant au cours d'un cancer bronchique ou digestif. C'est une neuropathie paranéoplasique.

Wylie (opération de). Plicature des ligaments ronds dans leur portion sous-péritonéale, destinée à corriger la rétroflexion et la rétrodéviation de l'utérus.

X

x (dépression). V. *pouls jugulaire.*

xanthélasma, *s. m.* (ξανθός, jaune; ἔλασμα, plaque de métal) (E. Wilson). Xanthome plan (v. ce terme) des paupières.

xanthémolyse, *s. f.* (ξανθός; hémolyse). Hémolyse locale des globules rouges extravasés accompagnée, par modification de l'hémoglobine, de formation locale de bile, qui teinte en jaune le liquide contenant les hématies altérées.

xanthinurie, *s. f.* (Dent et Philpot, 1954). Présence, dans l'urine, de xanthine et, d'une façon plus générale, des bases puriques produites par la dégradation de l'acide nucléique et normalement transformées en acide urique. C'est une anomalie rare qui provoque parfois la précipitation de calculs xanthiques.

xanthochromie, *s. f.* (ξανθός; χρῶμα, couleur) (Besnier). Coloration jaune. Ex. : *x.* du liquide céphalorachidien au cours des hémorragies méningées par biligénie locale. — Coloration jaune verdâtre de la peau, que l'on observe dans les cas de xanthélasma généralisé et qui n'est pas de l'ictère vrai. — *x. cutanée* (M. Labbé, 1914). Syn. *lipochromie, xanthosis.* Coloration jaune d'or des téguments et surtout des paumes des mains et des plantes des pieds, observée assez souvent chez les diabétiques graves et d'autres cachectiques, mais aussi chez les sujets bien portants. Elle est due à la présence dans le sang d'un pigment, le *lipochrome,* analogue à la *carotine,* d'origine alimentaire, animale ou végétale. V. *carotinodermie.*

xanthodermie, *s. f.* (ξανθός; δέρμα, peau). 1° V. *xanthochromie.* — 2° Subictère localisé en certains points des téguments (paume des mains, plante des pieds, sillons naso-la-

biaux), que l'on a signalé dans la *cholémie simple familiale.*

xantho-erythrodermia perstans (Radcliffe Crocker, 1905). Variété de parapsoriasis en plaques dans laquelle la couleur des plaques est d'un rose presque fauve.

xanthogranulomatose, *s. f.* V. *naevo-xantho-endothéliome.*

xanthogranulome, *s. m.* Formation d'aspect tumoral infiltrant le tissu adipeux (souvent rétropéritonéal) constituée de granulomes et de macrophages riches en corps gras.

xanthogranulome juvénile. V. *naevo-xantho-endothéliome.*

xanthogranulome rétropéritonéal (Ch. Oberling, 1935). Syn. *tumeur solide paranéphrétique* (P. Lecène, 1919). Volumineuse tumeur rétropéritonéale primitive, très rare, d'aspect et d'origine variables : le plus souvent mésenchymateuse, (60 %), plus rarement nerveuse ou embryonnaire. Son développement, très lent, s'accompagne de fièvre, d'amaigrissement et de compression des organes abdominaux. Son extirpation est difficile du fait d'adhérences multiples; elle est très souvent suivie de récidive locale, et parfois de métastases. Suivant la prédominance, dans la tumeur, d'éléments fibreux ou graisseux, il s'agit de *fibrogranuloxanthome* ou de *lipogranuloxanthome.*

xanthomateuse (maladie) ou **xanthomatose,** *s. f.* (Chambard). Processus morbide aboutissant à la production, dans l'épaisseur du derme, de taches ou de nodosités d'un jaune plus ou moins foncé. — M. Sosman avait groupé sous le nom de *x.* l'ensemble des maladies par surcharge lipoïdique que l'on désigne maintenant par le terme de lipoïdose. Le nom de *x.* est actuellement réservé aux lipoïdoses par surcharge de cholestérol : *x.* localisées (xanthomes cutanés), *x.* généralisées (*x.* hypercholestérolémique, familiale ou secondaire, *x.* à cholestérolémie normale, cirrhose xanthomateuse, *x.* osseuses — en particulier la maladie de Schüller-Christian ou *x.* cranio-hypophysaire).

xanthomatose familiale primitive. V. *Wolman* (*maladie de*).

xanthomatose hypercholestérolémique familiale (Thannhauser, 1938). Affection héréditaire à transmission autosomique caractérisée cliniquement par l'existence de xanthomes (*x.* cutanés en tumeur, *x.* tendineux), de xanthélasma, de cercle péricornéen et d'athérome artériel précoce qui en domine le pronostic (angine de poitrine, artérite cérébrale) ; du point de vue biologique par une hyperlipidémie portant essentiellement sur le cholestérol (dont le taux, souvent supérieur à 5 $^0/_{00}$, atteint ou dépasse le tiers de celui des lipides totaux) et les β-lipoprotéines ; les triglycérides sont relativement peu augmentés. L'*hypercholestérolémie familiale* est une forme fruste de la *x. h. f.* dans laquelle existent seuls les signes humoraux. — Cette variété d'hyperlipidémie (v. ce terme) à sérum clair, qui correspond au type 2 de Frederickson, est peu sensible au régime pauvre en graisses. V. *hypercholestérolémie.*

xanthomatose par hyperlipémie essentielle. V. *hyperlipémie essentielle.*

xanthome, *s. m.* (ξανθός) (Smith, 1864). Dermatose caractérisée par de petites tumeurs cutanées renfermant un ester gras du cholestérol, parfois associées à des tumeurs sous-cutanées de constitution analogue (*x.* tendineux) ; c'est une variété de lipoïdose. — *x. disséminés. X.* dont les éléments peu saillants, de petite taille, jaunes puis brunâtres, sont répartis sur tout le corps, essentiellement aux plis de flexion et sur les faces latérales du cou. Ils ne s'accompagnent pas d'élévation du taux du cholestérol ni des autres lipides

du sang ; ils résultent d'une prolifération réticulo-histiocytaire ; ils sont isolés ou constituent un des éléments de la maladie de Schüller-Christian. — *x. éruptif. X.* dont les éléments papuleux, de la taille d'une tête d'épingle à celle d'un pois, jaune clair, très nombreux et groupés en amas, évoluent par poussées sur la face d'extension des extrémités, les fesses, parfois les lèvres et la voûte palatine. Ils sont la conséquence d'une hyperlipémie portant sur les graisses neutres, essentielle ou secondaire (diabète, pancréatite, néphrose lipoïdique). — *x. plan.* Variété de *x.* en tumeur formée de petites taches ou de petites nodosités de couleur jaune. Elle peut être généralisée ou au contraire localisée ; on la rencontre aux faces d'extension des bras, aux coudes et aux genoux, aux plis palmaires, mais surtout sur les paupières (xanthélasma). — *x. tubéreux.* Variété de *x.* en tumeur siégeant aux faces d'extension des coudes, des genoux, des épaules, formée de tuméfactions globuleuses ou conglomérées, dont la couleur varie du jaune au rouge violacé et dont le volume peut atteindre celui d'une mandarine. — *x. en tumeur. X.* accompagné d'hypercholestérolémie ; on distingue les *x.* plans et les *x.* tubéreux (v. ces termes). Ils peuvent être le symptôme cutané de la xanthomatose hypercholestérolémique familiale (v. ce terme) ou accompagner l'hypercholestérolémie d'autres maladies (ictères prolongés, cirrhose xanthomateuse, hypothyroïdie, etc.).

xanthomisation secondaire (Darier). Infiltration cholestérolique d'une affection cutanée tumorale, dégénérative ou infectieuse.

xanthopsie, *s. f.* (ξανθός ; jaune ; ὄψις, vue). Teinte jaune uniforme qui semble colorer tous les objets ; symptôme peu fréquent de l'ictère, observé aussi dans l'intoxication par la santonine.

xanthoptysie, *s. f.* (ξανθός ; πτύειν, cracher) (A. D. Roche et A. Vernhes, 1960). Expectoration jaune survenant exceptionnellement au cours de la sidérosilicose des mineurs de l'ocre, lors du ramollissement des masses tumorales pulmonaires.

xanthosis, *s. m.* (Hymans Van den Bergh, 1913; von Norden). V. *xanthochromie cutanée.*

xénodiagnostic, *s. m.* (ξένος, hôte) (E. Brumpt, 1914). Procédé de diagnostic des maladies parasitaires employé lorsque le parasite est trop rare dans le sang périphérique du malade pour que sa recherche soit facile. Il consiste à faire piquer le malade par l'arthropode qui est le vecteur naturel de l'affection chez qui le parasite se multipliera et sera facilement mis en évidence.

xénogreffe, *s. f.* (ξένος, étranger; greffe). V. *hétérogreffe.*

xénoparasitisme, *s. m.* (ξένος, étranger; parasitisme). Condition d'un corps inerte (fragment de verre ou de métal, glume d'avoine, etc.), qui s'installe sur un hôte vivant et s'y comporte à la façon d'un parasite vrai. — *x. simple.* Le corps étranger s'enkyste avec une réaction faible ou nulle de l'organisme. — *x. compliqué.* Le corps étranger détermine des abcès ou des phlegmons.

xénopathique (pensée). « Expression morbide des différentes activités psychiques éprouvées comme étrangères à notre propre personnalité et faisant une intrusion mystérieuse et hostile dans le champ de la conscience » (de Verbizier).

xénophonie, *s. f.* (ξένος, étranger; φωνή, voix). Trouble de la phonation qui donne à la voix un accent étranger.

xeroderma pigmentosum (Kaposi, 1870). Syn. *atrophoderma pigmentosum* (Crocker), *mélanose lenticulaire progressive* (Pick), *maladie pigmentaire épithéliomateuse* (Quinquaud). Affection rare héréditaire, transmise selon le type récessif, apparaissant dès le jeune âge sous l'influence des rayons solaires, caractérisée d'abord par un érythème et des taches pigmentaires des téguments, puis par la sécheresse et

l'atrophie de la peau, sur laquelle apparaissent des taches dépigmentées et des télangiectasies ; généralement l'apparition de multiples tumeurs cutanées malignes entraîne la mort dans l'enfance ou dans l'adolescence.

xérodermie, *s. f.* (ξηρός, dur, aride; δέρμα, peau). Variété d'*ichtyose* dans laquelle la peau est simplement sèche et la desquamation pulvérulente. — *x. pilaire.* V. *kératose pilaire.*

xérodermostéose, *s. f.* (ξηρός; δέρμα; ὀστέον, os). V. *Sjögren (syndrome de).*

xérophtalmie, *s. f.* ou **xérome,** *s. m.* (ξηρός; ὀφθαλμός, œil) (Schmidt, 1803). État de sécheresse avec atrophie de la conjonctive bulbaire entraînant l'opacité de la cornée, la perte plus ou moins complète de la vision et parfois aboutissant à la *kératomalacie* (v. ce mot). La *x.* et l'héméralopie sont les principaux symptômes de l'avitaminose A.

xéroradiographie, *s. f.* (ξηρός, sec; radiographie). Procédé d'obtention d'une image radiologique fondé sur la modification de la conductibilité électrique du sélénium sous l'influence des rayons X. Sur une plaque métallique est déposée une fine couche de sélénium recouverte d'une charge électrique + uniforme. L'exposition aux rayons X fait fuir celle-ci sur le support métallique proportionnellement à l'importance de l'irradiation reçue. Ainsi se trouve réalisée une image électrostatique des objets interposés entre la source de rayons X et la plaque. Cette image est révélée « à sec » par la projection d'un nuage de poussières électriquement chargées —, dont les particules se déposent sur la plaque avec une densité proportionnelle à celle de la charge locale + de ladite plaque. Cette image poudrée peut être photographiée ou reportée sur une feuille de papier adhésif appliquée sur la plaque. Ce procédé donne une image très contrastée dans le détail.

xérorhinie, *s. f.* (ξηρός, sec; ῥίς, ῥινός, nez). Sécheresse de la muqueuse nasale.

xérose, *s. f.* (ξηρός) (Boy-Tessier). 1° Sécheresse. — 2° Modification de la structure des organes se produisant sous l'influence de la vieillesse, et caractérisée par une prolifération conjonctive, générale et régulière; elle diffère de la sclérose, qui est une prolifération conjonctive irrégulière et localisée sous forme d'îlots, de nappes ou de travées.

xérosis, *s. m.* Kératinisation superficielle de l'épithélium de la conjonctive bulbaire, puis de l'épithélium de la cornée, marquant le début de la xérophtalmie.

xérostomie, *s. f.* (ξηρός; στόμα, bouche). V. *aptyalisme.*

Xgᵃ (antigène, facteur ou système). V. *groupes sanguins.*

xiphodyme, *s. m.* (ξίφος, appendice xiphoïde; δίδυμος, jumeau) (I. G. St-Hilaire). Monstre double syso-mien, dont les deux corps sont fusionnés par leur partie inférieure jusqu'à la base du thorax, les deux colonnes vertébrales restant presque toujours séparées dans toute leur longueur.

xiphodynie, *s. f.* (ξίφος; ὀδύνη, douleur). V. *xiphoïdalgie.*

xiphoïdalgie, *s. f.* (ξίφος, appendice xiphoïde; ἄλγος, douleur). Syn. *xiphodynie.* Douleur au niveau de l'appendice xiphoïde. — Elle peut être due à une malformation congénitale, à un traumatisme, au rhumatisme, à la cellulite; ou être irradiée d'un organe voisin : cœur, estomac, rachis, vésicule biliaire, etc.

xiphopage, *s. m.* (ξίφος, appendice xiphoïde; παγείς, unis) (I, G. St-Hilaire). Monstre double monomphalien, dont les deux corps sont unis de l'ombilic à l'appendice xiphoïde. Ex. : *les frères Siamois.*

Y

y (dépression). V. *pouls jugulaire.*

yakriton, *s. m.* (jap. *yakrit,* foie) (Sato). Hormone hépatique antitoxique.

yaws. V. *pian.*

Yersin (bacille de). Bacille très court (coccobacille) ne prenant pas le Gram, rencontré en abondance dans les bubons pesteux et considéré comme l'agent pathogène de la peste.

yersiniose, *s. f.* Cadre nosologique dans lequel on groupe les maladies dues aux germes du genre *Yersinia* (ils ressemblent au bacille de Yersin ou *Pasteurella pestis*) : en particulier à *Yersinia pseudo-tuberculosis* ou *Y. malassezii* (appelé auparavant : bacille de Malassez et Vignal — 1883 —, *Pasteurella pseudo-tuberculosis* et *Cillopasteurella pseudo-tuberculosis rodentium*) et à *Yersinia enterocolitica*. Ces germes, responsables d'épizooties chez les rongeurs, peuvent provoquer, chez l'homme, des infections soit d'allure septicémique, très souvent mortelles, soit à type d'adénite mésentérique aiguë (v. ce terme), variété la plus fréquente, soit à forme gastro-entéritique avec fièvre, douleurs abdominales, vomissements et diarrhée (forme particulière à *Yersinia enterocolitica*). V. *pseudo-tuberculose des rongeurs.*

yeux de chat (syndrome des) (Schachenmann, 1965). Ensemble de malformations congénitales rare comportant un colobome de l'iris, une fistule préauriculaire, des malformations de l'appareil urinaire, une atrésie anale et une encéphalopathie. L'étude du caryotype montre l'existence d'un petit chromosome surnuméraire mal identifié.

yeux au plafond (phénomène des). V. *oculogyre (crise).*

yoghourt, *s. m.* Lait fermenté préparé en faisant réduire le lait de moitié à la température de 80° et en le soumettant à l'action d'un ferment spécial.

Young (signe de). Dans le cancer de la prostate, le toucher rectal, combiné au cathétérisme de l'urètre avec un béniqué, permet de sentir, entre le doigt et l'instrument, une certaine épaisseur de tissu ; chez un sujet normal ou dans l'hypertrophie de la prostate, au contraire, le béniqué est perçu contre la paroi du rectum.

Young (syndrome de) (Abaza, 1953). Syn. *syndrome de Hoet-Abaza* (Gilbert Dreyfus, 1958). Syndrome rare caractérisé par l'apparition, chez la femme, d'obésité progressant à chaque grossesse, puis de diabète ; et par la mise au monde d'enfants mort-nés ou trop gros et atteints de cardiomégalie, d'érythropoïèse hépatosplénique et d'hypoglycémie. Abaza attribue ce syndrome à une sécrétion excessive d'hormone somatotrope pendant les grossesses, et il le rapproche des travaux de Young (1951) sur le diabète provoqué expérimentalement par des injections répétées d'extraits de lobe antérieur de l'hypophyse.

Z

Zander (méthode de) (1857). V. *mécanothérapie*.

Zarate (opération de) (Z., de Buenos-Ayres, 1924). Symphyséotomie partielle.

zéisme, *s. m.* (*zea*, maïs). Troubles dus à l'ingestion de maïs. On attribuait autrefois la pellagre au *z*.

Zellweger (syndrome de) (Bowen, Lee, Zellweger et Lindenberg, 1964). Syn *Syndrome hépato-cérébro-rénal*. Ensemble malformatif très rare et rapidement mortel transmis selon le mode autosomique récessif. Il comprend essentiellement une hypotrophie avec malformations cranio-faciales (turricéphalie), cérébrales et cardiaques, un retard psychomoteur, une hypotonie musculaire importante avec convulsions, une chondrodystrophie ossifiante, une hépatomégalie, des reins polykystiques et une thésaurismose ferrique.

zézaiement, *s. m.* Vice de prononciation consistant dans la substitution de la lettre *z* au *j* et au *g* doux; il est fréquent chez les enfants.

Zibans (bouton des). V. *bouton d'Orient*.

Ziehen-Oppenheim (maladie de). Syn. *dysbasie lordotique progressive, dystonie musculaire déformante*. Variété primitive de spasme de torsion (v. ce terme), frappant surtout les Juifs polonais et russes, de caractère souvent familial et débutant dans l'enfance.

Zieve (syndrome de) (1958). Association d'un ictère cholostatique peu intense, d'une hyperlipidémie importante avec augmentation du taux des triglycérides et souvent hypercholestérolémie, et d'une anémie hémolytique modérée. Ce syndrome survient chez des alcooliques chroniques; il s'accompagne de troubles digestifs, de fièvre, d'amaigrisse-

ment, d'hépatomégalie; il évolue en quelques semaines vers la guérison si l'intoxication est supprimée. V. *hyperlipidémie*, type 4.

Zimmerlin (amyotrophie ou **myopathie de type)** (1883). Variété de myopathie primitive progressive (v. ce terme), débutant par les muscles de la moitié supérieure du corps, avec prédilection pour les muscles volumineux.

Zimmerman (réaction de). Réaction utilisée pour mesurer, dans l'urine, le taux des 17-cétostéroïdes (ils donnent une coloration rouge violacé avec le métadinitro-benzène, en milieu alcalin).

zoamylie, *s. f.* Fonction glycogénique.

zoamyline, *s. f.* (Rouget). V. *glycogène*.

zoanthropie, *s. f.* (ζῶον, animal; ἄνθρωπος, homme). Syn. *zoopathie*. Nom générique donné par quelques aliénistes à toutes les affections mentales dans lesquelles le malade se croit transformé en un animal (cheval, chien, loup, etc.).

Zollinger et Ellison (syndrome de) (1955-59). Syndrome caractérisé par l'association d'ulcères digestifs de siège divers, graves, souvent multiples et récidivants; d'hypertrophie des glandes et de la muqueuse gastriques avec hypersécrétion et hyperacidité très importante; souvent de diarrhée; enfin de tumeurs des îlots de Langerhans du pancréas, non sécrétrices d'insuline, le plus souvent malignes et qui, sécrétant en abondance de la gastrine (Gregory, 1969), sont à l'origine de la maladie ulcéreuse. Ce syndrome peut être associé à d'autres adénomes endocriniens: il serait alors un cas particulier d'adénomatose pluri-endocrinienne (v. ce terme). V. *Verner et Morrison (syn-*

drome de), *gastrine, gastrinémie, gastrinome.*

zomothérapie, *s. f.* (ζωμος, jus de viande; θεραπεία, traitement) (Richet et Héricourt). Méthode de traitement qui utilise le plasma musculaire, c'est-à-dire la viande crue. Ce plasma n'agirait pas en tant qu'aliment, mais il exercerait une action immunisante contre l'infection tuberculeuse.

zona, *s. m.* (ζώνη, ceinture). Syn. *herpes zoster, syndrome radiculoganglionnaire.* Affection caractérisée par une éruption unilatérale de vésicules rappelant celles de l'herpès, disposées par groupes, sur le trajet des nerfs de la sensibilité, accompagnées de douleurs plus ou moins intenses et évoluant rapidement. Le *z.* est une maladie infectieuse due à un virus, du groupe herpèsvirus, qui est aussi celui de la varicelle. Ce virus se localise électivement sur le système radiculo-ganglionnaire postérieur et les cornes postérieures de la moelle (*poliomyélite postérieure*). Le plus souvent le *z.* survient chez un sujet ayant eu la varicelle, le virus ayant été réactivé. Il est fréquent chez des porteurs de néoplasies, lymphome, maladie de Hodgkin en particulier. — A côté du *z.* vrai, il faut distinguer les éruptions zoniformes, qui sont sous la dépendance de lésions nerveuses, centrales ou périphériques, et ont une évolution différente.

zonateux, euse, *adj.* Terme incorrect. V. *zostérien.*

Zondek (méthode de). Utilisation, dans le traitement des aménorrhées, de folliculine et de lutéine mélangées et injectées ensemble.

Zondek et Aschheim (méthode de). Diagnostic biologique de la gestation basé sur la recherche du prolan dans l'urine de la femme présumée enceinte. Cette urine est injectée à des souris femelles impubères qui sont sacrifiées au bout de quelques jours. En cas de grossesse, leurs ovaires contiennent des follicules hémorragiques ou des corps jaunes atrésiques. — Cette réaction est observée à un faible degré dans la vieillesse, chez des femmes ayant subi la castration et chez des sujets atteints de tumeurs.

zone, *s. f.* Z. *d'alarme.* V. *alarme* (zone d'). — *z. de déclic* ou *de déclenchement.* Syn. (angl.) *trigger zone* (*trigger* : gâchette, déclic). Zone d'hyperexcitabilité, dont la stimulation déclenche une manifestation paroxystique (crise d'épilepsie, de névralgie). — *z. décollable de Gérard-Marchant.* V. *Gérard-Marchant* (zone décollable de). — *z. épileptogène.* V. *épileptogène.* — *z. de Head.* V. *Head* (zones de). — *z. hystérogène.* V. *spasmogène.* — *z. de Looser.* V. *Looser* (zone de). — *z. motrice.* V. *localisation cérébrale.* — *z. psychomotrice.* V. *localisation cérébrale.* — *z. radiculaire.* V. *dermatome, 2°.* — *z. somato-sensitive.* V. *localisation cérébrale.* — *z. somestho-psychique.* V. *localisation cérébrale.* — *z. spasmogène.* V. *spasmogène.*

zone (phénomène de) (sérologie). Absence de réaction d'un anticorps spécifique avec son antigène lorsque cet anticorps est en solution trop concentrée ou trop étendue.

zonulaire (cataracte). V. *cataracte.*

zooglée, *s. f.* (ζωον, animal; γλία, glu). Groupe de bactéries arrondies (coccus), dont les éléments sont agglutinés par une gelée plus ou moins épaisse et résistante.

zoogreffe, *s. f.* Greffe dermo-épidermique dont on emprunte les éléments à un animal (chien, cobaye, lapin, grenouille). Elle réussit très rarement, et n'est indiquée que lorsqu'il s'agit de combler de très vastes pertes de substances.

zoomanie, *s. f.* (ζώον; μανία, folie). Amour morbide et excessif que certains névropathes éprouvent pour les animaux (antivivisectionnistes, etc.).

zoomorphisme, *s. m.* (ζώον; μορφή, forme). Métamorphose en animal. Croyance ancienne aux loups-garous, à la lycanthropie, etc.

zoomylien, *s. m.* (ζώον; μύλη, môle). Famille unique de l'ordre des monstres unitaires parasites de la classification d'I. G. Saint-Hilaire. Les pièces décrites par ce naturaliste comme des zoomyliens ne sont autres que des kystes dermoïdes.

zoonite, *s. m.* Nom donné à chaque segment d'un annelé, et étendu également aux vertébrés, chez lesquels il représente le type idéal élémentaire des formes animales. V. *métamère.*

zoonose, *s. f.* (ζῶον; νόσος, maladie). Maladie qui frappe surtout les animaux. On tend à réserver ce terme aux affections naturellement transmissibles des animaux vertébrés à l'homme et inversement (charbon, tuberculose bovine, psittacose, etc.).

zooparasite, *s. m.* (ζῶον, animal; parasite). Parasite appartenant au règne animal.

zoopathie, *s. f.* (ζῶον; πάθη, maladie). 1º Maladie des animaux. — 2º V. *zoanthropie.*

zoophilie, *s. f.* (ζῶον; φιλία, amitié). 1º Affection pour les animaux. — 2º Attraction de certaines espèces animales pour d'autres espèces (les anophèles sont attirés par divers animaux domestiques, lapins, porcs, buffles). — *z. érotique.* V. *bestialité.*

zoophobie, *s. f.* (ζῶον; φόβος, crainte). Crainte morbide (phobie) de certains animaux.

zooprophylaxie, *s. f.* (ζῶον; prophylaxie). « Protection exercée vis-à-vis de l'homme par certains animaux sur lesquels les anophèles aiment à se nourrir » (J. Legendre).

zoopsie, *s. f.* (ζῶον; ὄψις, vue). Hallucination visuelle consistant en vision d'animaux (hallucinations des intoxiqués).

zoose, *s. f.* (ζῶον). Maladie parasitaire d'origine animale.

zoostérol, *s. m.* Nom générique qui désigne tous les stérols d'origine animale.

zoster (herpès). V. *zona.*

zostérien, ienne, *adj.* (ζωστήρ, ῆρος, ceinture). Qui est causé par le zona, ou qui est en rapport avec le zona. — *paralysie z.*

zostériforme, *adj.* (ζωστήρ). Qui ressemble au zona.

Zumbusch (syndrome de). Psoriasis pustuleux généralisé carac-térisé par l'apparition, sur l'ensemble d'un psoriasis étendu, d'une multitude de minuscules pustules stériles, parfois confluentes. Il s'accompagne de fièvre élevée, de frissons, de prurit; il peut évoluer vers la mort. Il serait plus fréquent au cours des psoriasis arthropathiques.

Zweifel (signe de). Ascension de la coupole diaphragmatique du côté de la lésion, observée parfois à la radioscopie, à la suite d'une embolie pulmonaire.

zygote, *s. m.* (ζυγόω, j'unis). Œuf fécondé, produit de l'union des gamètes.

Zyloric, *s. m.* (n. dép.) Allopurinol. V. *urico-frénateur.*

zymase, *s. f.* (ζύμη, levain) (Antoine Béchamp, 1857-64). Ferment soluble provenant de la levure et possédant la propriété de dédoubler le sucre en acide carbonique et alcool. — Ce terme est pris aussi dans le sens plus général de ferment soluble (v. *ferment*).

zymo-diagnostic, *s. m.* (N. Fiessinger et P.-L. Marie, 1909). Moyen de préciser la nature des leucocytes d'un pus ou d'un épanchement, quand une leucolyse intense ne permet pas le cytodiagnostic (examen direct). Il est fondé sur le pouvoir possédé par les polynucléaires et les myélocytes de digérer l'albumine coagulée; ce que ne font pas les lymphocytes.

zymogène , *s. m.* (ζύμη, ferment; γεννᾶν, engendrer). Syn. *pro-enzyme, proferment.* Substance protéinique spécifique donnant naissance à une enzyme : les *z.* sont les précurseurs des enzymes : ex. le trypsinogène, le chymotrypsinogène, le fibrinogène, le thromboplastinogène, la pro-accélérine, etc. La transformation du *z.* en enzyme active est déclenchée par l'action d'ions H et surtout par la présence de l'enzyme elle-même, la vitesse de la réaction s'accélérant au fur et à mesure que celle-ci progresse (autocatalyse). L'existence, dans l'organisme, d'enzymes à l'état de précurseurs inactifs évite l'autodigestion des tissus, la coagulation du sang dans les vaisseaux, etc.

zymonématose, s. f. (ζύμη, levure; νῆμα, filament) (de Beurmann et Gougerot, 1909). Variété de mycose due au *Zymonema*. Les deux types les plus importants sont les maladies de Gilchrist et de Lutz-Splendore-Almeida (v. *blastomycose*).

zymoplastine, s. f. V. *thromboplastine*.

zymosthénique, adj. (Roger, 1908).

Se dit de la propriété que présentent certains ferments de renforcer l'action de ferments analogues, quand ceux-ci ont perdu leur pouvoir zymotique propre.

zymotique, adj. (ζύμη, ferment). Qui a rapport à la fermentation. — *maladies z.* Nom donné autrefois aux maladies infectieuses et inoculables, dont les phénomènes étaient comparés à une fermentation.